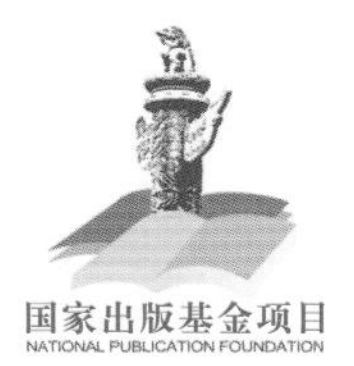

“十四五”国家重点出版物出版规划项目

超声医学

第 7 版

下 册

名誉主编 周永昌
主 编 唐 杰 郭万学
副 主 编 燕 山 王金锐
田家玮 王志刚

科学出版社
龍門書局
北 京

内 容 简 介

本书自第1版出版至今，不断再版和重印，受到广大读者的喜爱和支持，已成为超声医师必备的专业书。本书第7版由国内各地的数十名知名专家和众多专业技术骨干集体修订、编著而成，被列为国家出版基金项目、"十四五"国家重点出版物出版规划项目。全书结合超声医学设备、技术和临床应用等诸多方面新的发展和进步，对超声专业经典内容进行了系统的阐述，介绍了超声医学发展的科研动态和新技术应用等方面的内容。

全书分上下两册，共有三篇，分别为超声医学基础、超声诊断、超声治疗。

第一篇超声医学基础，阐述了超声医学概论、超声声学基础、超声生物物理学、超声测量和安全性、超声诊断原理及诊断基础、超声诊断仪、超声治疗仪、超声造影、介入性超声、超声组织定征。

第二篇超声诊断，按照解剖部位论述了颅脑疾病、眼部疾病、颌面部疾病、甲状腺与甲状旁腺疾病、乳腺疾病、浅表淋巴结疾病、心血管疾病、周围血管疾病、胸腔疾病、肝脏疾病、胆道系统疾病、脾脏疾病、胰腺疾病、胃肠疾病、肾上腺疾病、肾及输尿管疾病、膀胱疾病、尿道疾病、前列腺和精囊疾病、阴囊疾病、子宫及附件疾病、正常妊娠超声表现、异常妊娠子宫、肌肉骨骼系统疾病、腹膜后疾病等，专门论述了小儿疾病。

第三篇超声治疗，讲述了各种超声疗法、超声碎石、颅面部超声疗法、高强度聚焦超声治疗、超声造影剂治疗研究。

本书图文并茂，是国内超声医学领域的经典权威参考工具书，适合各年资超声医师和相关专业技术人员、研究人员参考阅读。

图书在版编目（CIP）数据

超声医学 / 唐杰，郭万学主编 . — 7版 . — 北京：龙门书局，2024.3

国家出版基金项目，"十四五"国家重点出版物出版规划项目

ISBN 978-7-5088-6380-1

Ⅰ . ①超… Ⅱ . ①唐… ②郭… Ⅲ . ①超声波诊断 ②超声波疗法 Ⅳ . ① R445.1 ② R454.3

中国国家版本馆CIP数据核字（2023）第25366

责任编辑：姚 磊 郭 威 郭 颖 高玉婷 / 责任校对：张 娟

责任印制：霍 兵 / 封面设计：吴朝洪

科 学 出 版 社
龍 門 書 局 出版

北京东黄城根北街16号

邮政编码：100717

http://www.sciencep.com

三河市春园印刷有限公司印刷

科学出版社发行 各地新华书店经销

*

2024年3月第 七 版 开本：880×1230 1/16

2025年2月第二次印刷 印张：118

字数：4 084 800

定价：698.00 元（上、下册）

（如有印装质量问题，我社负责调换）

编著者名单

名誉主编 周永昌

主　　编 唐　杰　郭万学

副 主 编 燕　山　王金锐　田家玮　王志刚

编　　委 （以姓氏笔画为序）

丁文虹　主任医师　首都医科大学附属北京安贞医院
王　伟　副主任医师　中国人民武装警察部队特色医学中心
王　牧　教授　主任医师　吉林大学中日联谊医院
王　健　教授　主任医师　山西医科大学第一医院
王　静　教授　主任医师　华中科技大学同济医学院附属协和医院
王正滨　教授　主任医师　青岛大学附属医院
王志刚　教授　主任医师　重庆医科大学附属第二医院
王岳恒　教授　主任医师　河北医科大学第二医院
王金锐　教授　主任医师　北京大学第三医院
王建华　教授　主任医师　中国人民解放军总医院第七医学中心
王俊峰　副教授　副主任医师　哈尔滨医科大学附属第一医院
王彩荣　主任医师　首都医科大学宣武医院
王新房　教授　主任医师　华中科技大学同济医学院附属协和医院
文华轩　副主任医师　南方医科大学附属深圳市妇幼保健院
田家玮　教授　主任医师　哈尔滨医科大学附属第二医院
冉海涛　教授　主任医师　重庆医科大学附属第二医院
朱　樱　副主任医师　上海交通大学医学院附属瑞金医院
伍于添　教授　中山大学生物医学工程学院
牟　芸　主任医师　浙江大学医学院附属第一医院
杜国庆　教授　主任医师　中山大学孙逸仙纪念医院
李　猛　副主任医师　北京大学首钢医院
李发琪　教授　重庆医科大学生物医学工程学院
李安华　教授　主任医师　中山大学肿瘤防治中心
李志艳　主任医师　深圳市第三人民医院
李建初　教授　主任医师　中国医学科学院北京协和医院
李秋洋　副教授　副主任医师　中国人民解放军总医院第一医学中心

李胜利	教授　主任医师	南方医科大学附属深圳市妇幼保健院
李瑞珍	教授　主任医师	中南大学湘雅三医院
吴长君	教授　主任医师	哈尔滨医科大学附属第一医院
何　文	教授　主任医师	首都医科大学附属北京天坛医院
何静波	主任医师	湖南省儿童医院
汪　伟	主任医师	中国人民解放军总医院第一医学中心
汪龙霞	主任医师	中国人民解放军总医院第一医学中心
张　艳	副教授　副主任医师	中国人民解放军总医院第一医学中心
张　晶	教授　主任医师	中国人民解放军总医院第五医学中心
张红霞	主任医师	首都医科大学附属北京天坛医院
张志强	教授　主任医师	中国医科大学附属盛京医院
张青萍	教授　主任医师	华中科技大学同济医学院附属同济医院
张桂珍	主任医师	首都医科大学附属北京安贞医院
陆文明	主任医师	湖州市第一人民医院
陈亚青	教授　主任医师	上海交通大学医学院附属新华医院
陈思平	教授	深圳大学
林周璋	教授　主任医师	同济大学附属同济医院
罗渝昆	教授　主任医师	中国人民解放军总医院第一医学中心
周建桥	主任医师	上海交通大学医学院附属瑞金医院
郑哲岚	主任医师	浙江大学医学院附属第一医院
赵玉华	教授　主任医师	中国人民解放军海军军医大学上海长海医院
赵齐羽	主任医师	浙江大学医学院附属第一医院
赵夏夏	主任医师	中国人民解放军原第一医院
段星星	副主任医师	长沙市妇幼保健院
姜　雪	副教授　副主任医师	中国医科大学附属盛京医院
姚　磊	主任医师	浙江大学医学院附属第一医院
耿　斌	主任医师	首都医科大学附属北京安贞医院
徐启彬	主任医师	浙江大学医学院附属第一医院
徐钟慧	主任医师	中国医学科学院北京协和医院
徐秋华	教授　主任医师	上海交通大学医学院附属第九人民医院
徐辉雄	教授　主任医师	复旦大学附属中山医院
高　敬	主任医师	首都医科大学宣武医院
郭万学	主任医师	中国人民解放军原北京军区总医院
唐　杰	教授　主任医师	中国人民解放军总医院第一医学中心
崔振双	副主任医师	中国人民解放军总医院第七医学中心
崔海滨	主任医师	黑龙江省眼科医院

彭红梅	主任医师	中国人民解放军总医院第一医学中心
蒋　珺	副主任医师	上海交通大学医学院附属新华医院
蒋天安	教授　主任医师	浙江大学医学院附属第一医院
智　光	教授　主任医师	中国人民解放军总医院第一医学中心
谢　芳	副教授　副主任医师	中国人民解放军总医院第一医学中心
谢阳桂	教授　主任医师	南通大学附属医院
谢明星	教授　主任医师	华中科技大学同济医学院附属协和医院
詹维伟	教授　主任医师	上海交通大学医学院附属瑞金医院
燕　山	教授　主任医师	上海交通大学医学院附属第九人民医院
薛志艳	主任医师	哈尔滨市眼科医院
薛恩生	教授　主任医师	福建医科大学附属协和医院

第7版前言

第6版《超声医学》出版发行至今已进入第12年。在过去的12年中，超声医学从设备、技术和临床应用等诸多方面又有了新的发展和进步，为了及时将超声医学领域的这些新发展、新技术呈现给广大读者，经与科学出版社协商，我们在第6版《超声医学》的基础上进行再次修订，即将出版发行第7版《超声医学》。

经过几代超声工作者的不懈努力，今天，超声医学已从单一的检查科室发展成为诊治兼备，甚至拥有独立病床的临床学科，在住院医师规范化培训中，已成为独立的培训学科。超声医学发展到今天，我们必须铭记以郭万学老会长为代表的老一代超声医学家为此作出的巨大贡献。郭老是我国超声医学发展的重要奠基人之一，同时建立了不朽的功勋：他创建了我国第一个国家级超声医学专业学会——中国超声医学工程学会；他创办了我国第一本国家级超声医学刊物——《中国超声医学杂志》；他组织举办了国内影响最大、届数最多的超声医学培训班，为我国超声医学事业培养了大批优秀人才；他主编了业界影响力最大、学术最权威、再版次数最多的综合性超声医学专业学术专著——《超声医学》。

从1989年《超声医学》第1版发行至今的第7版，本书能够拥有众多读者，深受广大从业者青睐，要得益于郭万学老会长一贯的治学理念、甘于奉献的高尚情操，从第1版组稿伊始，他就明确提出了本书编写的宗旨：第一是为读者服务；第二是发扬民主作风、选贤任能；第三是追求专著内容丰富、全面新颖、文字简练、形式朴实无华、价格低廉。这些编写宗旨确保了《超声医学》能够成为超声医学专业里的专著常青树和不老松。这些编写宗旨将在未来的《超声医学》再版中得到坚持和发扬。

第7版《超声医学》被列为“十四五”国家重点出版物出版规划项目、国家出版基金项目，参加的编著者既有耄耋之年的德高望重的老前辈、老专家，也有在超声临床工作中卓有建树的中、青年专家，他们是超声医学发展的参与者和推动者，也是超声医学逐步发展成充满活力的独立学科（“从弱小走向辉煌”）的见证者。本书凝聚了这些老、中、青超声医学专家的专业学识和经验，也展现了中外超声医学的最新发展成果。

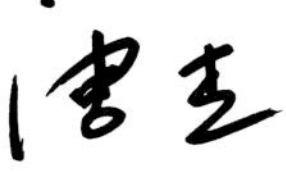

中国人民解放军总医院第一医学中心

2023年12月

上册目录

下册目录

第21章

胆道系统疾病

随着超声诊断仪器的不断改进，新的电子技术和计算机技术的广泛应用，超声检查在临床医学诊疗中的价值日趋显著。超声诊断仪不仅具有彩色多普勒、频谱多普勒、能量多普勒及宽频超声的功能，还利用二次谐波、超声造影、三维成像等先进技术，在医学领域中发挥着极其重要的作用，显示了极大的优越性，目前已经成为胆道系统疾病首选的检查方法。

第一节　胆道系统超声解剖

胆道系统包括胆囊和胆管两大部分。胆道系统将肝细胞分泌的胆汁输送至十二指肠管道内，分为肝内和肝外两部分。肝内部分称为肝内胆管，由毛细胆管、小叶间胆管、肝段（叶）胆管和左、右肝管构成，在肝内形成胆管树。肝外部分包括肝总管、胆总管及胆囊（图21-1-1）。

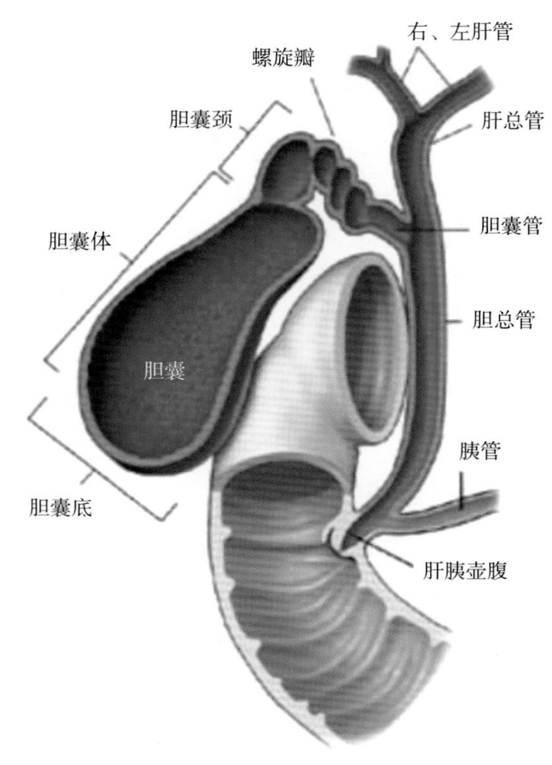

图21-1-1　胆道系统解剖

一、胆囊

胆囊位于肝右叶下方的胆囊窝内，呈梨形，长径7～9cm，短径3～4cm，前后径小于4cm，容量30～50ml。胆囊分为底、体、颈3部分。胆囊底部的体表投影，位于右侧腹直肌外缘与第9肋软骨交界处下方。胆囊颈部位于肝门右侧，常呈"S"形，并与胆囊管连接处有一袋状凸起，称为哈氏囊（Hartmann pouch），结石常藏于此处。胆囊管与肝总管汇合成胆总管，胆囊管长2～4cm，直径0.2～0.3cm。胆囊体部呈漏斗形，紧贴于胆囊窝内，标志着肝中裂的位置，近肝门右侧与胆囊颈相接。胆囊体的下面（游离面），由前向后，依次与横结肠的右端、十二指肠上部及降部的上端相邻接。

胆囊的生理作用主要是贮存、浓缩和排出胆汁，肝脏不断分泌胆汁注入胆道，胆总管下端的奥狄（Oddi）括约肌在空腹时处于收缩状态，并能经受300mmH_2O的压力，因而胆汁转流入胆囊。进食后，由于神经反射和内分泌的作用，胆囊收缩和胆总管下端的括约肌松弛，将胆囊内浓缩的胆汁排入十二指肠内。当胆总管下端发生阻塞时，胆汁淤积，胆管内压力升高，患者出现黄疸。

二、胆管

胆管系统分为肝内胆管和肝外胆管两部分。肝内部分由肝内毛细胆管、小叶间胆管以及逐渐汇合成的左肝管和右肝管组成。肝外部分由肝总管及肝门外与胆囊管相接而成的胆总管组成。

1.肝内胆管　小叶间胆管内径17～20μm，超声难以显示，而左肝管可显示，平均长度约1.6cm，右肝管平均长度约0.8cm，正常肝内胆管内径为2～3mm。

2.肝外胆管　肝总管平均长度约3cm，内径3～4mm。胆囊管位于胆囊颈的左后下方，呈弯曲状，长2～3cm，内径2～3mm，与肝总管平行下降一段后再与之汇合成胆总管。胆总管自肝总管与胆囊管汇合后起始，直至十二指肠的乳头部开口，全长7～8cm，内径多小于8mm，胆总管前方有十二指肠球部、降部和胰头，后方与门静脉伴行，门静脉后方为下腔静脉。

第二节 胆道系统超声扫查技术

一、受检者的准备

1.为了保证胆囊、胆管内有足够的胆汁充盈，并减少胃肠内容物和气体的干扰，在超声检查前24小时禁脂肪饮食，停用影响胆汁排空的药物如阿托品、利胆素（羟甲烟胺）等，检查前须禁食8小时以上。

2.腹胀严重者，可饮无气水或口服胃肠超声造影剂，或在检查前1～2天服用消导理气中药或口服消胀药物，如口服西甲硅油乳剂，每次2ml（共50滴），每日3次，对消除肠道气体有明显作用，然后再行超声检查。若有肠内容物干扰时，可在灌肠后施行超声检查。

3.在超声检查前2天，避免行胃肠钡剂、胃镜检查或胆道X线造影检查；若受检者急需胃肠钡剂和胆道造影检查，超声检查应在2～3天后进行。

4.小儿或不合作者，可给予催眠药后在睡眠状态下行超声检查。较小的婴幼儿，无须严格禁食。

5.观察胆囊收缩功能及胆管通畅程度时，可采用简便的脂餐试验。其方法：受检者空腹时行超声检查，观察胆囊位置、大小和形态，测量并计算空腹胆囊容积；然后嘱受检者进食高脂肪、高蛋白饮食（油煎鸡蛋2个，或乳化脂肪60ml以100ml温水送服），若受检者不适合高脂肪、高蛋白饮食，可口服50%硫酸镁30ml代替。进食后1小时、2小时各检查1次，在同一切面和部位重复测量胆囊的大小并记录，计算胆囊排空率。

【判定标准】

（1）胆囊收缩功能良好：餐后2小时内胆囊排空或缩小＞2/3，属正常。

（2）胆囊收缩功能较差：餐后2小时内胆囊收缩＜1/2者，属可疑。

（3）胆囊收缩功能差：餐后2小时内胆囊收缩＜1/3者，属不正常。

（4）胆囊无收缩功能：餐后2小时，胆囊大小同空腹，若空腹胆囊＜正常大小，多提示有重度病变而失去功能，若胆囊增大，则表示胆囊以下有梗阻。不伴黄疸者，梗阻部位在胆囊颈或胆囊管。

二、检查体位

1.仰卧位　是最常用的体位。受检者平静呼吸，腹部放松，两手平放或置于头部，暴露上腹部，行超声扫查。观察肝内胆管、胆囊效果好，但易受胃肠道气体干扰，影响胆囊底部及肝外胆管的观察。

2.右前斜位　可使肝脏和胆囊向左下移位，扩大肝脏和胆囊的声窗，减少气体干扰，与仰卧位结合并快速改变体位，有利于观察胆囊内可疑结石的移动情况。

3.左侧卧位或胸膝位　受检者左侧卧45°左右，使肝和胆囊向左下移位，可提高胆囊和肝外胆管中下段病变的超声显示率，同时可减少胃肠气体干扰，有利于胆囊颈部结石及结石移动的观察。

4.半坐位或站立位　常用于特别肥胖者或高位胆囊，主要是观察胆囊结石移动情况。

三、超声扫查技术

（一）胆囊

1.胆囊长轴扫查　在仰卧位或右前斜位，探头置于右肋缘下或右肋间斜向扫查（图21-2-1）。扫查到胆囊后，调整探头方位和角度，与胆囊长轴平行扫查。胆囊位置较高者，可采用右前斜位或嘱受检者深吸气后屏气检查。右肋间扫查有利于胆囊颈部的显示。

2.胆囊短轴扫查　在胆囊长轴切面上旋转探头90°，从胆囊颈部向底部连续扫查。

（二）胆管

1.肝内胆管　从剑突下或右侧肋缘下向上横切或斜切扫查，可显示门静脉左、右支及伴行的左、右肝管（图21-2-2）。左、右肝管正常情况下容易显示，在肝内的二级分支有时也可显示，三级以上分支则不易显示。各级肝管与相应的门静脉伴行，可先显示门静脉，在附近寻找伴行的胆管。右肋间斜切面扫查可显示门静脉右支、右前支、右后支及伴行的胆管（图21-2-3）。剑突下扫查还可显示“工”字形门静脉左支或肝左外上支胆管（图21-2-4）。

2.肝外胆管　肝外胆管的探查，一般采用肋下斜切、剑突下纵切、肋间斜切及上腹部横切等扫查方法。胆总管的探查，常以胆囊、门静脉主干及胰头等作为声像图的解

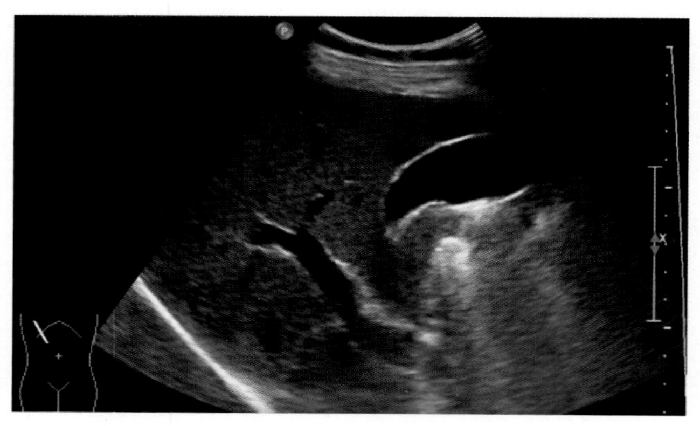

图21-2-1　右肋间斜切面扫查（胆囊长轴切面）

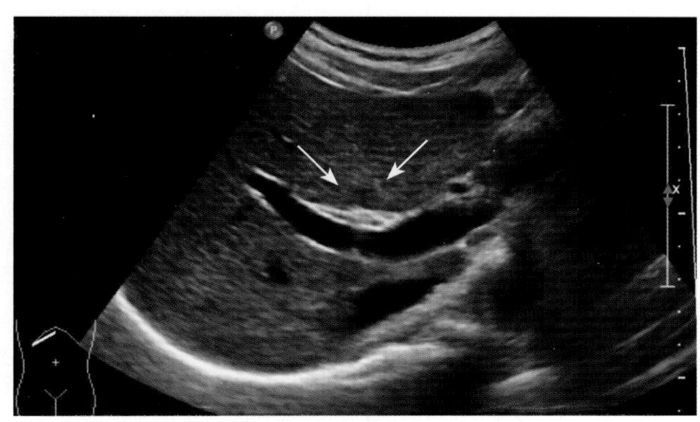

图21-2-2 右肋缘下斜切面扫查
门静脉左、右支及伴行的左、右肝管（箭头）

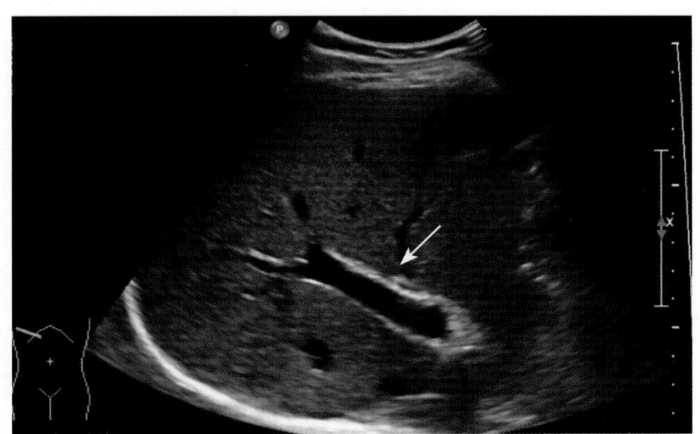

图21-2-3 右肋间斜切面扫查
门静脉右支、右前支、右后支及伴行的胆管（箭头）

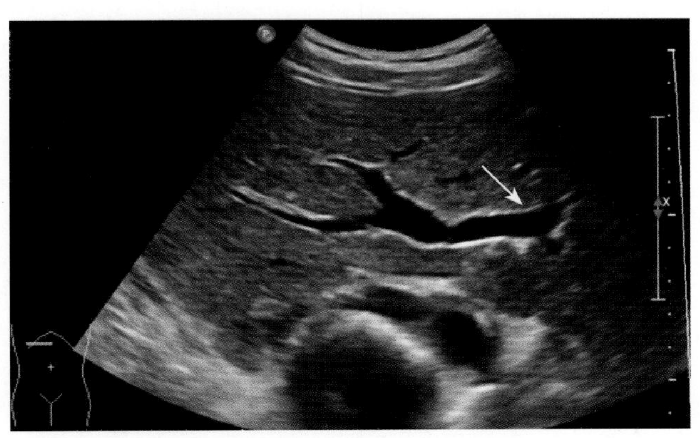

图21-2-4 剑突下横切面扫查
门静脉左支构成的“工”字形及肝左外上支胆管（箭头）

剖标志。超声检查不易发现胆囊管与肝总管的汇合处，因此不再严格区分肝总管与胆总管，统称为肝外胆管。

右肋间扫查，在门静脉主干前方显示肝总管及胆总管上段。剑突下横切扫查，显示胰腺长轴切面，在胰头后外方显示胆总管胰头段的短轴图像。然后旋转探头，右上腹纵切扫查，显示胆总管胰头段的长轴切面，再向上斜切扫查，显示与门静脉主干伴行的胆总管上段。胆总管下段多与脊柱平行走行，向下、向右折曲进入十二指肠降部。在右上腹肝门部至胰头区域行纵、斜切扫查，可追踪肝外胆管。

四、特殊超声检查法

1.三维成像 胆囊和胆管因含有液体且病变时易引起周围或内部液体的集聚，所以是三维成像最佳检查对象之一。与二维超声图像比较，三维成像的优点是能更清晰地显示胆道系统病变的空间关系，从不同方向和角度仔细观察胆道系统复杂的病变，以提高手术成功率，减少手术并发症。

2.超声内镜 超声内镜术是指在内镜下使用的一种超声扫描设备，即在胆道系统疾病诊断中，采用胃镜导入超声探头完成超声检查。该方法可以避开胃肠道气体干扰，提高了胆总管下段的超声显像的成功率，与经腹超声相比，探头可更好地接近胆囊、胆总管检查目标，利用高频技术，有效地提高图像分辨率，可以清晰显示胆总管的三层结构。

五、胆道系统超声造影检查技术

1.仪器选择 使用的仪器与肝脏造影基本相同，一般为高端彩色超声仪，探头频率一般为2～5MHz，须配备低机械指数特异对比成像模式，造影模式与非造影模式间能自由切换。

2.检查前准备 检查前受检者应避免使用影响胆囊收缩的药物，同时需禁食8小时以上，以保证胆囊内有足够的胆汁充盈，同时不受肠气干扰。

3.造影剂准备 目前国内广泛使用的超声造影剂为声诺维（SonoVue®，意大利Bracco公司），主要成分为六氟化硫（SF_6）气体及白色冻干粉末，使用前向瓶内注入无菌生理盐水5ml，用力摇匀至乳白色混悬液。

4.检查体位及扫查方向 受检者一般采取平卧位，必要时可根据实际情况采取左侧卧位或右侧卧位，甚至半卧位或俯卧位以观察病灶随体位的变化情况。根据胆囊的体表投影位置，多选用右肋间或肋下斜向扫查，多切面多角度显示胆囊及病灶最大切面，以获得最佳二维图像，对胆囊内隆起性或息肉样病变应注意显示病变基底部。

5.仪器调节及基本操作 先进行胆囊及病变部位的常规超声扫查。然后固定探头，切换至造影成像模式，聚焦于病变部位，调节机械指数及增益，与肝脏造影调节设置参数相同。造影时推荐采用双幅成像技术以便准确定位目标病变，同时因为胆囊病变多较小，可考虑使用局部放大功能，便于观察病灶内部或基底部细微特征。另外，在扫查过程中也要注意受检者呼吸的配合，尽量确保观察部位位于屏幕的中央区域。

6.造影剂给药途径、剂量和方式　造影剂给药途径和剂量基本同肝脏超声造影检查，根据所使用仪器不同剂量可有所区别，一般推荐用量在1.0ml或以上，或0.02ml/kg，给药方式多采用经置于肘前静脉的20G静脉留置针快速注入，继之快速推入5ml生理盐水冲管。

7.图像存储　注入造影剂同时启动计时器，对病变部位连续观察不少于2min，延迟期常规行肝脏扫查，了解有无周围肝脏浸润或肝内转移，整个过程连续观察至少3min至造影剂廓清，并将所有静态及动态图像存储于机器硬盘中。

8.造影时相划分　目前胆囊超声造影时相多采用的分期方法是将开始注入造影剂至第30秒定义为增强早期（或动脉期），第31秒至不少于第180秒定义为增强晚期（或静脉期）。

第三节　正常胆道系统声像图

一、正常胆囊声像图

正常胆囊的纵断面呈梨形、长茄形或椭圆形。胆囊轮廓清晰，囊壁线光滑整齐，胆囊腔内呈无回声暗区，透声良好，胆囊后壁及后方回声多增强。正常胆囊超声测值：长径一般不超过9cm，前后径不超过4cm，胆囊壁厚度一般不超过3mm（图21-3-1）。进食后胆囊收缩变小，胆囊壁厚度增加。

二、正常胆管声像图

1.肝内胆管　左、右肝管（肝内一级胆管）容易显示，位于门静脉左、右支前方，呈细管状，无回声。肝内二级胆管（左肝内叶、左肝外叶、右肝前叶、右肝后叶胆管）有时也可显示，但三级以上分支胆管（各肝段胆管）则较难显示。左、右肝管内径一般小于3mm，或小于伴行门静脉内径的40%。肝内二级胆管及以上分支如有扩张，与伴行的门静脉呈平行管征。

2.肝外胆管　超声显像将肝外胆管分为上、下两段。上段自肝门发出后，在门静脉前方与其伴行，形成双管结构（图21-3-2），管壁呈平滑的线状高回声。部分受检者肝门部横切面图像显示，肝外胆管与肝固有动脉、门静脉3个圆形管腔结构形成“米老鼠征”，门静脉是头部，肝固有动脉和肝外胆管分别在左前、右前，形似两只耳朵。

肝外胆管下段与下腔静脉伴行，并向胰头背外侧延伸，其内径小于或等于门静脉的1/3，一般小于8mm。超声检查时，由于胃肠气体回声干扰，肝外胆管下段不易显示，可采用饮水法或口服超声显像剂，或者口服西甲硅油乳剂等充盈胃腔、十二指肠等方法，提高显示率。胆总管可随年龄增长而增宽，65岁以上正常人最大内径可达10mm，约有15%胆囊切除术后受检者胆总管内径可增至10mm，但无任何胆道梗阻的证据。婴幼儿胆总管最大内径一般不超过2mm，12岁以下较大儿童肝外胆管内径2～3mm，一般不超过4mm。

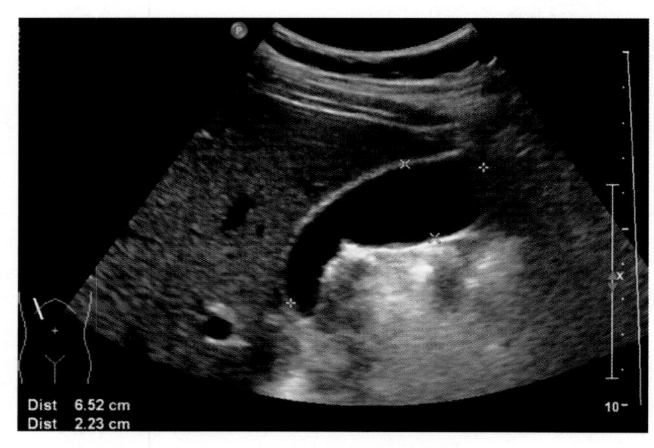

图21-3-1　正常胆囊测量

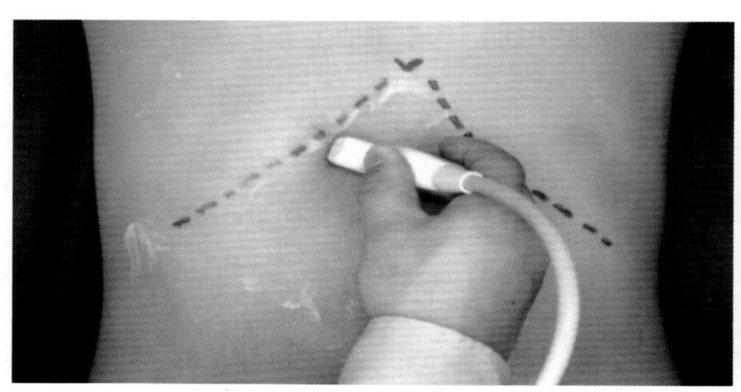

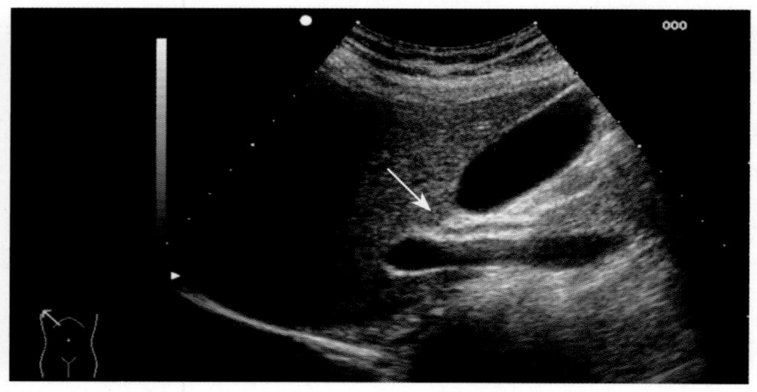

图21-3-2　正常肝外胆管内径测量

门静脉前方显示与其伴行的肝外胆管上段（箭头）

第四节　胆囊疾病超声诊断

正常胆囊有贮存、浓缩和调节胆汁排放功能，胆囊腔内胆汁为均匀性液体，胆囊壁与胆汁间存在一定声阻抗差，形成了良好的超声反射界面。胆囊壁显示清晰，胆囊腔内呈无回声，后方回声增强。当胆囊发生病变时，胆囊大小、形态、透声性及胆囊壁厚度等出现异常回声表现，根据声像图表现，结合临床资料，均可及时确诊。

一、胆囊结石

胆囊结石是常见的胆囊疾病，根据结石成分，可分为3种类型：胆固醇结石、胆色素结石和混合性结石。女性患者多于男性。胆囊结石常与胆囊炎同时存在，并互为因果。临床上以混合性结石最为多见，结石形状常为多面形，少数呈球形，一般单个结石较多，多发者，结石常较小。结石常可以引起胆道炎症、梗阻及肿瘤。

（一）病理与临床表现

1.病理表现　结石对胆囊的机械刺激，可导致胆囊炎反复发作，使胆囊壁纤维组织增生，囊壁增厚，重者胆囊萎缩。胆固醇结石的主要成分为胆固醇，呈球形或椭圆形，剖面呈放射状。胆色素结石的主要成分为胆红素钙，可含少量胆固醇，呈泥沙样或砂粒状。混合性结石，主要由胆色素、胆盐和胆固醇组成，呈颗粒状，比较小，一般不到1cm，相互堆砌成多面体，表面光滑或粗糙。

胆囊结石可以单个、多发或呈泥沙样。较小结石可阻塞胆囊管而使胆囊增大或急性发炎。多发性胆囊结石可以充满整个胆囊腔，而胆囊腔内很少有胆汁储存。巨大胆囊结石伴胆囊萎缩时，胆囊也常无储存胆汁功能。胆囊结石长期嵌顿可造成胆囊积液。

2.临床表现　胆囊结石的临床表现取决于结石大小、部位、有无阻塞及感染等情况。多数患者表现有上腹部、剑突下疼痛，程度不一，有时伴有向左、右肩部放射性痛。患者食欲缺乏，上腹闷胀不适、嗳气、呃逆等。大部分患者饱食高脂饮食后，可促使症状发作或加剧。合并感染时，可出现寒战、高热，检查时右上腹肌紧张，右季肋部叩击痛，墨菲征（＋）。

（二）声像图表现

胆囊结石的声像图可以归纳为典型和非典型两大类。

1.典型胆囊结石声像图特点

（1）胆囊腔内一个或多个强回声，或呈斑状强回声，或呈半圆形、弧形强回声（图21-4-1）。

（2）强回声结石后方可伴有声影，其边缘清晰锐利（图21-4-2）；小于5mm的结石声影可以不明显。

（3）强回声结石随体位改变，沿重力方向移动。

2.非典型胆囊结石声像图特点

（1）充满型胆囊结石：胆囊窝内正常无回声的胆囊腔消失，胆囊壁增厚（W），腔内充满弧形、半月形或团块状强回声（E），并伴宽大的声影（S），即所谓的“囊壁-结石-声影”三联征（“WES”征）（图21-4-3）。

（2）胆囊颈部结石：位于胆囊颈管内，容易漏诊，多合并胆囊肿大和胆泥形成（图21-4-4）。

（3）Mirizzi综合征：结石嵌顿在胆囊的颈、管部引起胆囊炎，并压迫肝总管造成部分梗阻，梗阻以上部位

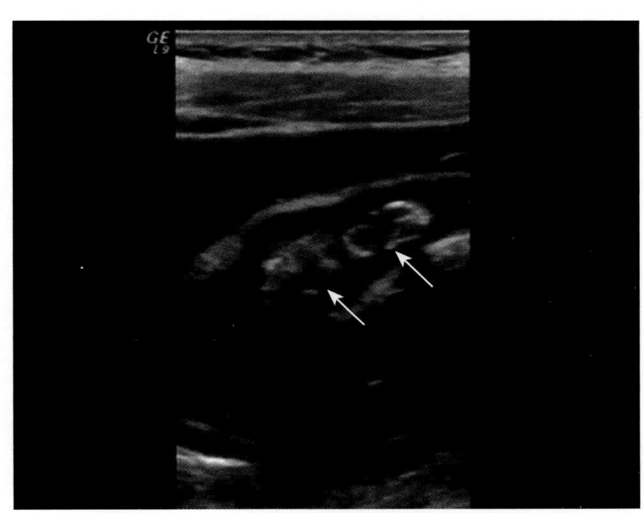

图21-4-1　胆囊多发结石
胆囊腔内多个强回声（箭头）

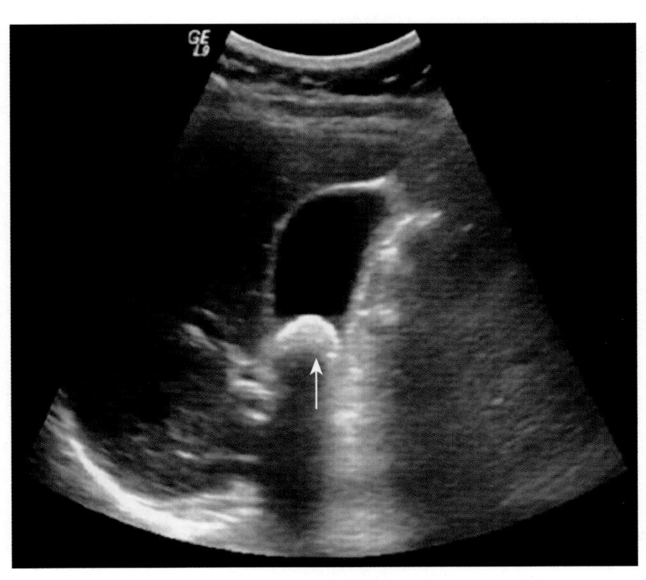

图21-4-2　胆囊单发结石
胆囊腔内强回声，后方伴声影（箭头）

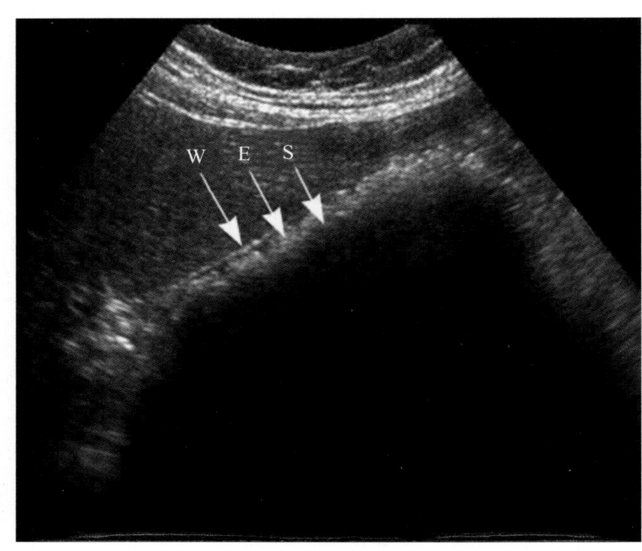

图21-4-3 充满型胆囊结石

胆囊窝内正常胆囊腔消失，形成所谓的“WES”征（箭头）

的胆管扩张。超声表现为胆囊颈、管部强回声结石伴后方声影，胆囊肿大，或因慢性胆囊炎反复发作而胆囊萎缩，胆囊壁明显增厚；肝内胆管及肝外胆管上段（肝总管）扩张，肝外胆管中、下段（胆总管）管径正常（图21-4-5）。

（4）泥沙样结石：超声显示胆囊内直径1～2mm的细小点状强回声，其后方可伴有声影，利用高频超声可提高声影的显示率。泥沙样结石常出现在胆囊底或体部，平卧时，常沿重力方向沉积平铺于胆囊腔后壁，体位改变时随之移动（图21-4-6）。

（5）胆囊壁内结石：胆囊壁增厚或呈“双边影”征，其内可见单发或多发的数毫米长的点状强回声，其后方可见“彗星尾”征，改变体位时不移动（图21-4-7）。

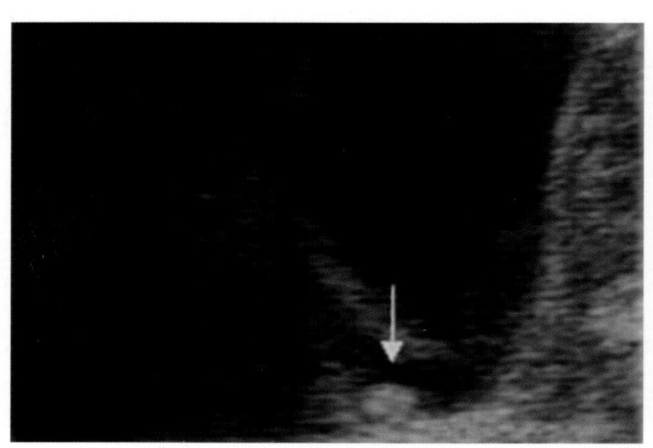

图21-4-4 胆囊颈部结石（箭头）

胆囊颈部类圆形强回声

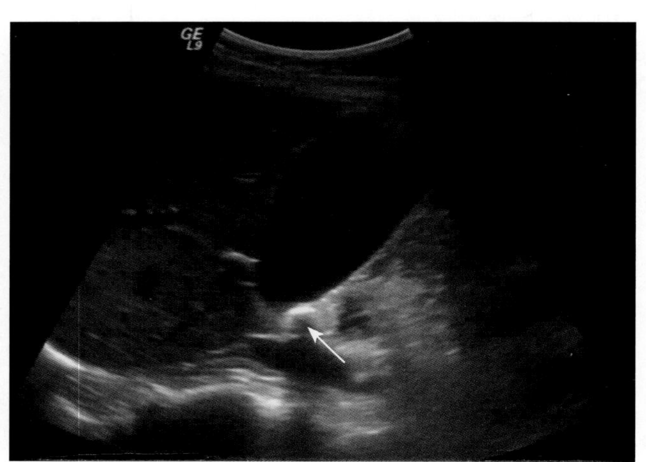

图21-4-5 Mirizzi综合征

胆囊颈管强回声伴后方声影，胆囊肿大（箭头）

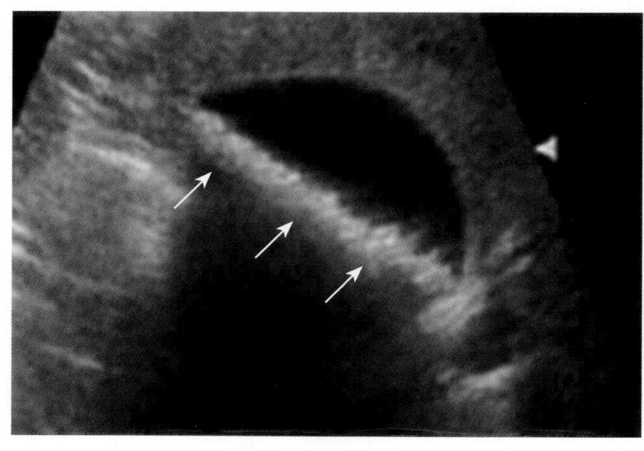

图21-4-6 胆囊泥沙样结石

胆囊腔内多发直径1～2mm的细小点状强回声，后方伴声影（箭头）

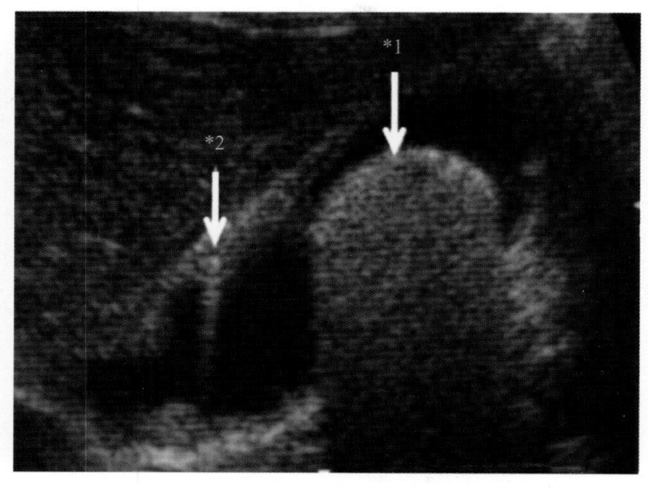

图21-4-7 胆囊壁内结石

*1：胆囊腔内团状强回声（箭头）；*2：胆囊壁内点状强回声（箭头）

（三）鉴别诊断

1.肠道气体　胆囊周围肠道气体可表现为强回声及其声影，在声束厚度效应下似位于胆囊腔内而易误诊为结石，好发部位多在胆囊颈、体交界部附近。可通过探头压迫右上腹、改变体位或改变扫查方向鉴别，肠道气体表现为强回声不稳定，改变体位时，光团不随胆囊移动，声影杂乱，不如结石声影那样干净、清晰。诊断泥沙样结石首先须排除旁瓣现象，变换扫查部位和切面方向即能识别。

2.胆囊炎性沉积物及陈旧的浓缩胆汁　泥沙样结石应与前者相鉴别。前者多见于胆囊、胆管梗阻或长期禁食患者，其层状回声移动速度较慢，且在胆汁中漂动，回声较弱，并且无声影。

3.胆囊蛔虫　胆囊腔内胆汁中可见多个弯曲、垂直、平行的管状结构，如管状形态位置活动有改变，则多系存在活虫，如呈静止状态，大多死亡。倘若蛔虫不能退出胆囊，则蛔虫蜷曲成团死亡，则可见不均质的增强团块状回声、无声影。

4.胆囊颈部钙化淋巴结　胆囊颈部钙化淋巴结或术后的瘢痕组织，与胆囊壁紧密粘连时，酷似胆囊结石，但其后方无声影，可采用高频超声及二次谐波技术，以资鉴别。

（四）临床价值

超声检查对胆囊结石的诊断有很高的敏感性，准确性在95%以上。使用全数字化、宽频带、变频探头的高分辨率超声仪器，在存在胆汁的情况下可以对胆囊结石大小、形态、部位做出明确诊断，在所有影像学方法中列为首选。使用高分辨率超声，在胆汁充盈状态下，可发现小至1mm的结石。

二、陶瓷样胆囊

陶瓷样胆囊（porcelain gallbladder）也称钙化性胆囊，是由胆囊长期慢性炎症及结石嵌顿引起胆囊壁血供障碍所导致的胆囊壁钙化。本病多发生于50岁以上的女性，男女比例为1∶4，可继发于胆囊结石。

（一）病理与临床表现

1.病理表现　主要的病理改变是胆囊壁钙化，且约63%的病例胆囊腔内充满结石。在慢性胆囊炎、结石、钙乳胆汁、胆管闭塞，胆囊黏膜广泛变性、脱落及纤维化基础上，胆囊壁发生广泛钙盐沉积，形成黄白色蛋壳样结构。

2.临床表现　多数患者有慢性胆囊炎、胆结石及慢性胆道疾病临床表现，但也有患者无症状及体征。患者一般上腹胀满、疼痛及局部压痛，个别病例有发热、黄疸，部分病例在右季肋部可触及硬肿块。

（二）声像图表现

超声显示正常充满胆汁的胆囊腔消失，代之以弧形、条带状强回声及宽大的声影（图21-4-8）。也可表现为胆囊缩小，胆囊内壁局限性钙化，附以弧形、条带状强回声，可伴声影，局部囊壁回声中断。倘若囊壁未完全钙化，有部分声束穿透，可能显示为间断性强回声，胆囊暗区可显示。

（三）鉴别诊断

1.充满型胆囊结石　陶瓷样胆囊囊壁部分钙化时，胆囊腔暗区可显示，如完全钙化，则与充满型胆囊结石不易鉴别。

2.胆囊积气　胆囊内积气时可产生声影，应与陶瓷样胆囊鉴别。前者在改变体位时迅速向胆囊高部位移动，其声影出现明显的“快闪”伪像，可资鉴别。

3.泥沙样结石　泥沙样结石沉积在胆囊最低位置，呈强光带，可产生宽大声影。当体位改变后，在声像图上可以看到结石移动和强回声带及声影的重新分布，而陶瓷样胆囊则恒定无改变，以资鉴别。

（四）临床价值

陶瓷样胆囊有一定的恶变倾向，因此，早期诊断和治疗对预防胆囊癌具有重要意义，超声检查对本病的诊断有一定价值。

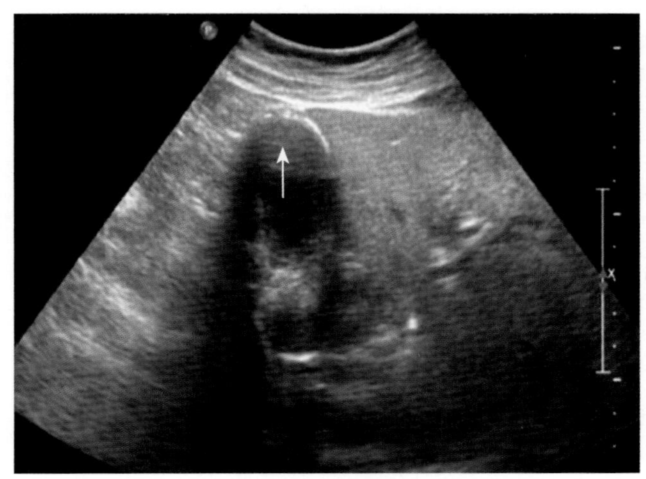

图21-4-8　陶瓷样胆囊

正常充满胆汁的胆囊腔消失，代之以弧形强回声及宽大的声影（箭头）

三、异常胆汁

正常人胆囊内储有胆汁，超声扫查呈无回声暗区。怀孕、快速减肥、长时间禁食，或危重疾病、长期全静脉营养、服用头孢曲松钠、长期奥曲肽治疗及骨髓移植都可能是胆汁淤积的诱发因素。

（一）病理与临床表现

1.病理表现　胆汁沉积可分为功能性及病理性，正常胆汁为胆固醇溶解于胆盐和卵磷脂组成的复合胶体中。早期，由于胆囊收缩功能障碍，胆囊管括约肌功能减低，胆汁不能畅通地排出，滞留在胆囊内，形成胆色素钙颗粒结晶。若胆汁长期滞留和浓缩，损伤胆囊黏膜，可形成炎症；如胆固醇沉淀析出，逐渐融合集结则形成结石。合并细菌感染时可引起急性化脓性胆囊炎，胆汁由浑浊变为脓液，含有血细胞或脱落的细胞屑等。

2.临床表现　急、慢性胆囊炎患者常有轻重不一的腹胀，右上腹部疼痛或不适，胃有灼热感、恶心、呕吐、嗳气等消化不良症状，但发生胆道梗阻时可出现黄疸。

（二）声像图表现

胆囊腔内沉积的胆汁呈散在点状、雾状弱回声或中等回声，无定形、分布不均匀，漂浮在胆囊腔内；有时在胆囊腔后壁，可见向腔内突起的带状或团状中等回声，称为隆起型胆泥，其后方无声影、内部无血管结构，改变体位后，依重力方向缓慢移动，胆囊壁正常不增厚，很容易诊断；极少数情况，充满型胆囊结石因具有与肝脏相同的回声而掩盖了胆囊腔的显示，被称为肝样变胆囊，通过仔细寻找正常的胆囊壁可被识别。

（三）鉴别诊断

1.胆囊结石　超声诊断胆囊结石，是以胆汁和结石声阻抗差别的回声反射为诊断依据，当胆囊腔内有纯净的胆汁时，结石的强回声才容易显示出来；相反，缺少胆汁衬托或胆汁稠厚或脓性胆汁均不利于结石强回声显示。泥沙样结石应与胆囊内炎性沉积物及陈旧的浓缩胆汁鉴别。后者多见于胆囊、胆管梗阻或长期禁食者，其层状回声移动速度较慢，且在胆汁中漂动，回声较弱并无声影。

2.急性胆囊炎　视炎症轻重程度可有很大差别。①单纯性胆囊炎，胆汁正常或稍显示浑浊。②化脓性胆囊炎，胆汁呈现密集点状、斑点状或絮状回声，胆囊腔内积脓，胆汁稠厚，若有炎症渗出物则呈现团块状或乳头状及长条状沉积物回声，改变体位后缓慢移动。③坏疽性胆囊炎，坏死、穿孔，胆汁可流入腹腔，在胆囊周围形成积液。④胆囊管如被结石或瘢痕粘连阻塞，胆汁滞留于胆囊，久之色素被吸收而引起胆汁成分改变，刺激胆囊，发生慢性炎症，同时胆囊黏膜不断分泌黏液，使胆囊扩大，内含透明的黏性液体，形成“胆囊积液”。⑤肝内胆管积气时可见强回声呈条带状或排列成串，多有胆道手术史。

3.胆囊内积气　胆囊内积气时，可见胆囊呈串珠状或浑浊气体回声影。

4.胆囊钙化　胆囊钙化后，可见坚强的线状强光带回声，其后方伴有声影。

（四）临床价值

超声影像检查对异常胆汁回声的诊断有较高的敏感性，可灵敏地反映胆囊病变，也可排除非胆囊性病变的可能。

四、胆囊出血

（一）病理与临床表现

1.病理表现　胆囊出血与胆囊感染囊壁发生出血、坏死等严重炎症反应有关，此外，胆囊外伤、穿刺活检、肿瘤、寄生虫及凝血机制障碍等也可继发胆囊出血。

2.临床表现　多数患者有右上腹疼痛、恶心、呕吐、体温升高。出血进入肠道时，可引起粪隐血试验阳性，血块若阻塞胆管可出现黄疸。

（二）声像图表现

胆囊出血的不同时期，声像图表现各异。

1.胆囊新鲜出血，表现为胆囊腔内呈均匀性弱回声，与肝组织回声近似。

2.胆囊出血可迅速形成血栓或凝血块，表现为点状、絮状低回声（图21-4-9）。

3.胆囊出血时间较长，表现为胆囊腔内疏松、类软组织团块状回声，或呈点片状低回声或中等回声；扩张

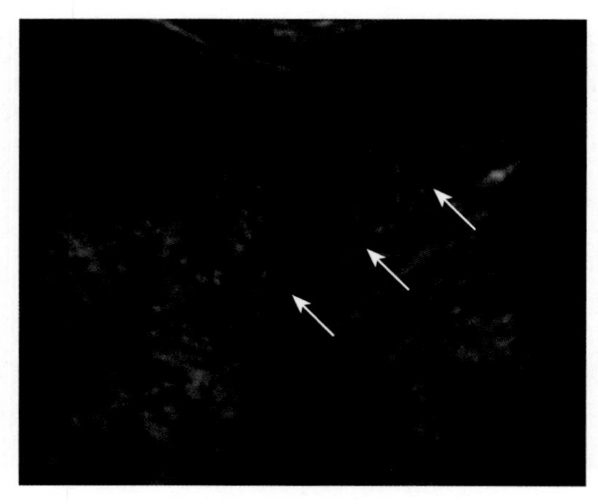

图21-4-9　胆囊出血

胆囊腔内点状、絮状低回声（箭头）

的胆管较前缩小或恢复正常，患者黄疸减轻。

（三）鉴别诊断

胆囊外伤、施行经皮穿刺肝胆道成像（percutaneous transhepatic cholangiography，PTC）或经皮肝穿刺胆道引流（percutaneous transhepatic cholangial drainage，PTCD）后，可导致胆囊、胆道出血，出现上述声像图表现，尤其是在1周内的动态变化，有粪隐血试验阳性者，可诊断为胆囊出血。当病史和声像图不典型时，须与无声影的结石、泥沙样结石、胆泥、炎症造成的脱落黏膜、脓液及纤维碎片、息肉、肿瘤等相鉴别（详见有关章节）。

（四）临床价值

超声检查能及时、准确地判断胆囊出血，动态观察其变化，是一种安全、较好的无创伤性检查方法。

五、急性胆囊炎

急性胆囊炎是细菌感染、结石、寄生虫等引起的胆汁引流不畅、淤滞、阻塞胆道，或胰液反流而引起的急性炎症性疾病。

（一）病理与临床表现

1.病理表现　病理变化程度可分为单纯性、化脓性、坏疽性3种类型。初期胆囊充血、水肿，囊腔扩张，胆汁浑浊。镜下为胆囊黏膜充血、水肿，白细胞浸润。进一步发展，囊腔内充满浑浊的脓性胆汁，黏膜坏死、溃疡形成，囊壁各层组织可有大量白细胞浸润或小脓肿形成，胆囊壁出血性梗死。发生急性坏疽性胆囊炎，严重者可发生胆囊穿孔，并发弥漫性腹膜炎。

2.临床表现　患者突然发病，右上腹部剧烈疼痛，炎症波及腹膜时，可引起腹肌强直，并向右肩胛区牵引痛。患者常有发热、畏寒、呕吐等症状。右上腹可触及肿大胆囊，并有明显的压痛。

（二）声像图表现

1.胆囊壁增厚　正常胆囊壁厚度1～2mm，≥3mm即为增厚。急性胆囊炎患者胆囊壁增厚可达5～10mm，呈局限性或整个胆囊壁都累及（图21-4-10）。

2.胆囊壁内“双边影”征　胆囊壁增厚与胆囊增大同时存在，增厚的胆囊内壁毛糙，胆囊黏膜与浆膜层强回声之间存在感染、渗出、出血透声带而形成“双边影”征，提示急性胆囊炎（图21-4-11）。

3.胆囊肿大合并结石　由于胆囊炎合并结石阻塞胆囊管或胆总管，胆汁排泄不畅，引起胆囊积液、肿大（图21-4-12）。

4.超声墨菲征（Murphy sign）　检查中嘱患者做深吸气，当探头在右上腹肋缘下触及胆囊时，稍加用力，患者即有加剧性疼痛，严重者可被迫屏气，此时称超声墨菲征阳性。

5.胆囊穿孔　是急性胆囊炎最严重的并发症。胆囊穿孔后，扩张的胆囊缩小，胆囊腔内回声增多、黏稠，穿孔处胆囊壁连续性中断、缺失，周围可见边界不清晰的液性暗区或腹腔其他部位的胆汁瘤；胆囊周围有脓肿时，显示为圆形或椭圆形透声暗区或者边缘不规则的低回声肿块（图21-4-13）。极少数情况下，胆囊穿孔后胆汁可进入邻近肝实质形成脓肿。

6.胆囊积气　急性气肿性胆囊炎罕见，多由产气杆菌引起或胆囊缺血损伤所致。少量积气可表现为胆囊腔内及胆囊壁内气体回声，呈稀疏或密集的点、线状强回声，伴不稳定声影，有时后方出现“彗星尾”征（图21-4-14）；大量积气时，正常胆囊腔消失，胆囊窝内可见明

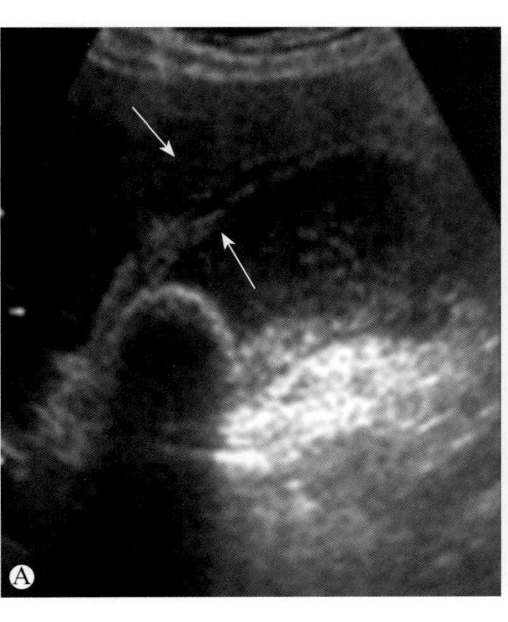

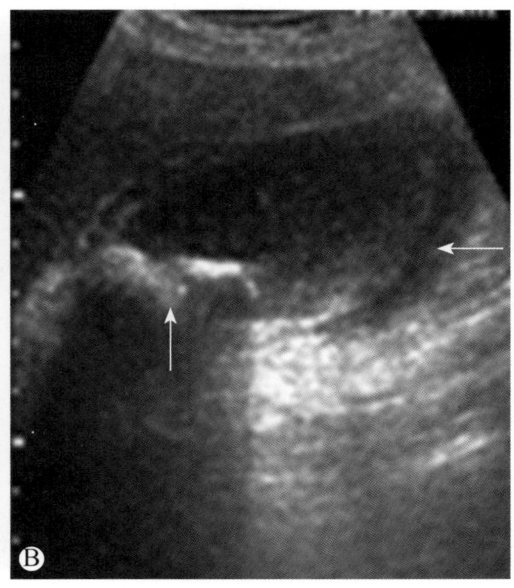

图21-4-10　急性胆囊炎（一）
A.胆囊肿大，腔内可见半圆形强回声伴声影，胆囊壁增厚呈“双边影”征（箭头）；B.胆囊肿大，腔内可见多发弧形强回声伴声影（竖箭头），胆囊壁增厚呈“双边影”征，胆囊周边积液（横箭头）

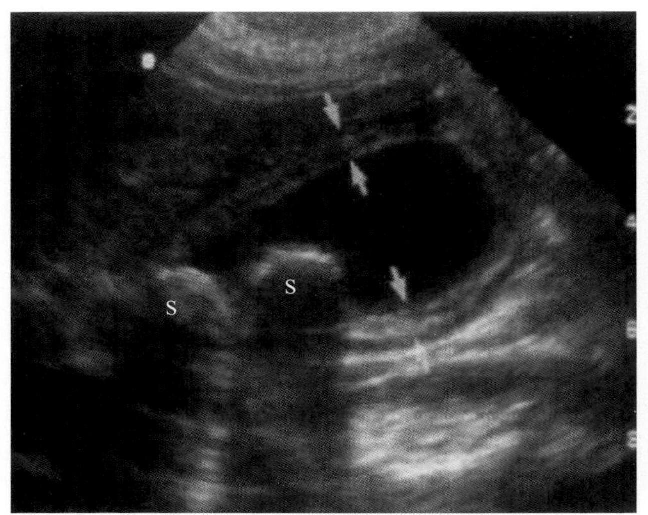

图21-4-11 急性胆囊炎（二）

胆囊肿大，腔内可见多发弧形强回声（S）伴声影，胆囊壁增厚呈“双边影”征（箭头）

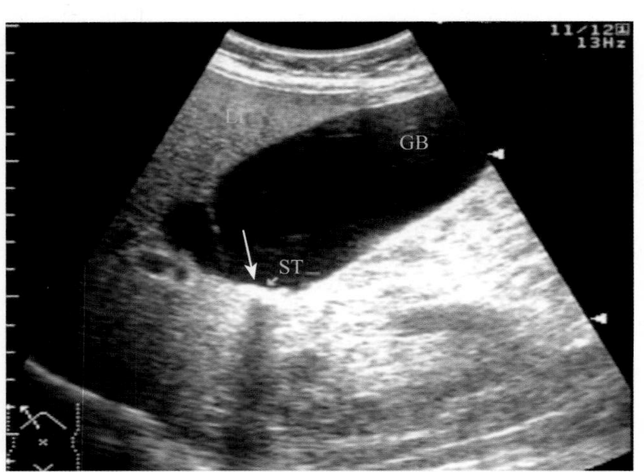

图21-4-12 急性胆囊炎（三）

胆囊（GB）积液、肿大，腔内可见斑状强回声（箭头）

亮的气体回声带及后方不稳定声影，诊断较困难，可同时伴有肝内胆管积气，通过挤压胆囊窝观察气体移动加以鉴别。

7.胆囊无收缩功能　脂餐试验后2小时，胆囊大小无变化，可判断胆囊收缩功能障碍；若空腹胆囊小于正常大小，多表示有病变而失去功能；若胆囊增大，表示胆囊以下部位有梗阻。

（三）超声造影表现

1.胆囊壁增厚呈“双边影”征时，胆囊壁与肝动脉几乎同步增强，早于周围肝实质。胆囊黏膜和外壁同步增强，呈平行线状增强，囊壁连续、完整，其间可见低增强带，呈“双轨”征。

2.胆囊壁增厚不明显者，可见胆囊壁全层明显均匀增强，边界清楚，与肝脏或周围组织分界清晰。

3.造影剂消退早于周围肝实质，呈低增强，直至造影剂廓清。

4.急性胆囊炎出现穿孔时表现为高增强的胆囊壁中间出现节段性、不连续的无增强带，同时在无增强带旁胆囊周围可见外溢胆汁所致的包裹性无增强区。

5.部分胆囊炎周围肝实质伴有炎症反应时，增强早期呈片状不规则高增强（图21-4-15），增强晚期可呈等或低增强。

6.胆囊炎合并结石、胆泥或血凝块形成时，腔内结石、胆泥、血凝块表现为持续的无增强。

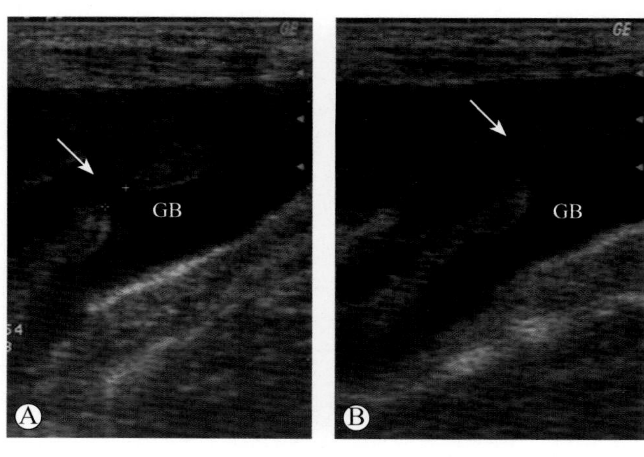

图21-4-13 急性胆囊炎，胆囊穿孔

胆囊（GB）缩小，穿孔处胆囊壁连续性中断、缺失，周围可见边界不清晰的液性暗区（箭头）

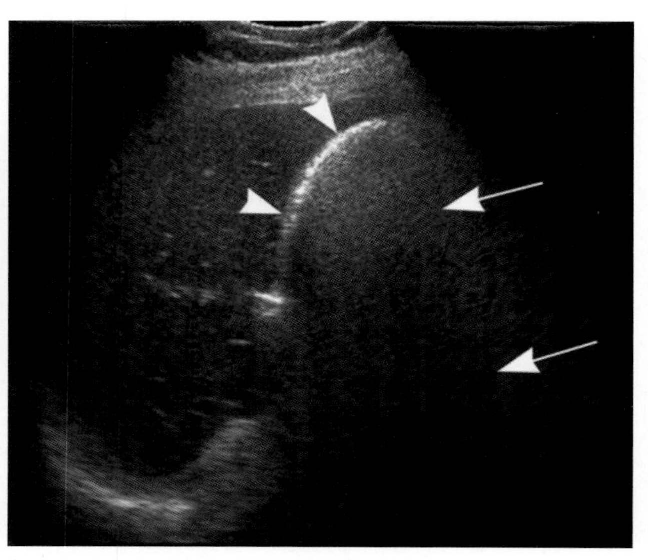

图21-4-14 胆囊积气

胆囊壁内密集的弧线状气体强回声（短箭头），后伴不稳定声影（长箭头）

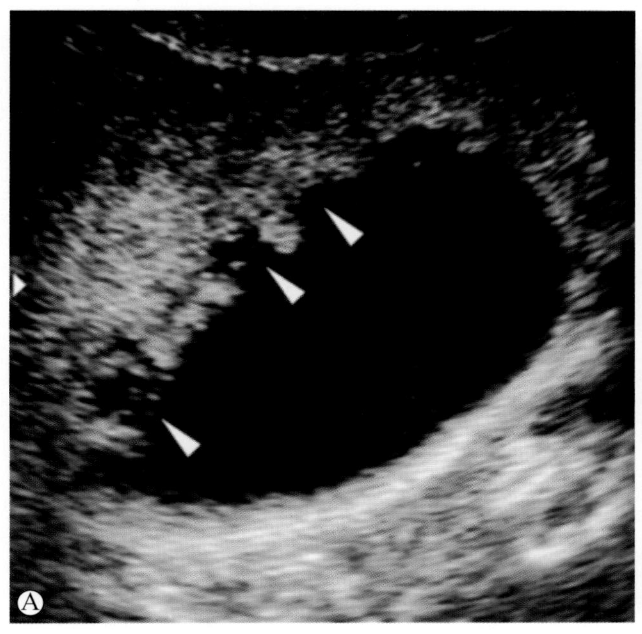

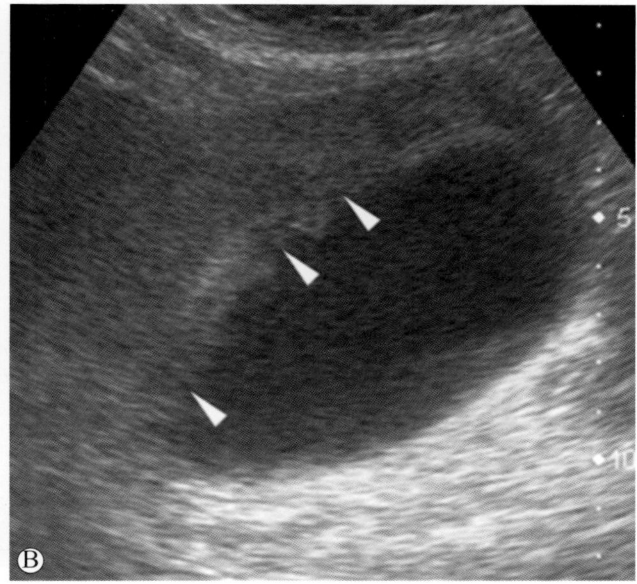

图21-4-15　急性胆囊炎，胆囊周围炎症

A.增强早期胆囊壁不光滑，周围肝脏组织呈不规则高增强（箭头）；B.胆囊周围肝实质伴有炎症反应（箭头）

（四）鉴别诊断

胆囊增大，长径＞9cm，厚径＞4cm，肿大的胆囊内有嵌顿结石或有寄生虫，结合临床症状，比较容易确诊。

急性胆囊炎所引起的胆囊肿大，应与胆囊颈管梗阻、肝硬化、肾脏疾病、右心衰竭，以及其他疾病引起的低蛋白血症相鉴别，可根据临床表现、实验室检查，以资鉴别（表21-4-1）。

表21-4-1　急性胆囊炎的声像图鉴别诊断

项目	急性胆囊炎	肝硬化	阻塞性黄疸	慢性胆囊炎
胆囊壁增厚	+	+	-	+
胆囊肿大	+	-	+	-
胆囊壁“双边影”征	+	-	-	-
超声墨菲征	+	-	-	-
胆囊收缩功能	无	差	差	差

（五）临床价值

超声是急性胆囊炎的首选检查方法，而且还能估计其严重程度或发现并发症，对临床治疗方案的选择具有重要价值。

六、慢性胆囊炎

慢性胆囊炎，常由急性胆囊炎反复发作迁延而来，其病因繁杂，其中伴有结石者占60%～80%。此外，寄生虫、细菌、胆囊管狭窄等均可引起慢性胆囊炎。

（一）病理与临床表现

1.病理表现　据文献报道，慢性胆囊炎病因和病理可分为三类：

（1）感染性胆囊炎：是最常见的一种，由急性胆囊炎迁延而来，轻者仅黏膜有炎症，胆囊壁有时增厚，纤维组织增生，重者胆囊壁显著增厚，甚至胆囊萎缩，功能丧失。

（2）代谢性胆囊炎：常见由胆固醇沉积在胆囊壁黏膜上而引起的慢性胆囊炎，由于黄白色的胆固醇散布在充血的黏膜上，形如草莓而称之为“草莓样胆囊”。

（3）阻塞性胆囊炎：胆囊管嵌顿结石，胆汁滞留于胆囊，刺激胆囊，发生慢性炎症。

2.临床表现　本病可以无阳性体征，除非并发急性胆囊炎。常有胆绞痛史，典型的临床症状为腹胀、右上腹隐痛不适、嗳气、食欲缺乏、厌油或进油煎蛋类食物后右腹部疼痛加剧。

（二）声像图表现

1.胆囊缩小，囊壁增厚，常达5mm以上，毛糙不平，轮廓不规则（图21-4-16）。

2.胆囊内透声差，出现强弱不等的点片状、云雾状或团块状回声。

3.萎缩性胆囊炎，胆囊腔缩小，无胆汁回声（图21-4-17）。

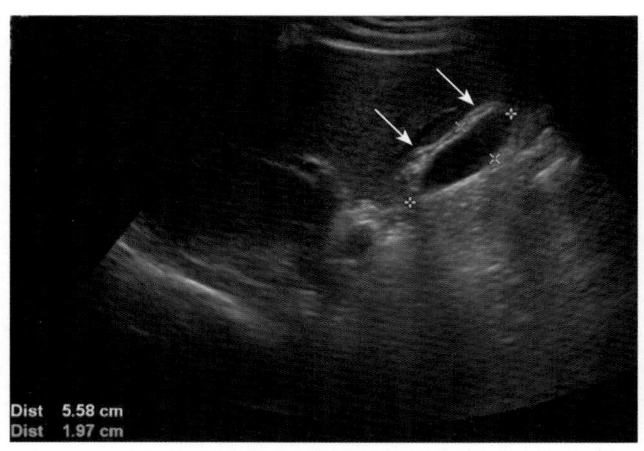

图21-4-16 慢性胆囊炎（一）
胆囊缩小，囊壁增厚，轮廓不规则（箭头）

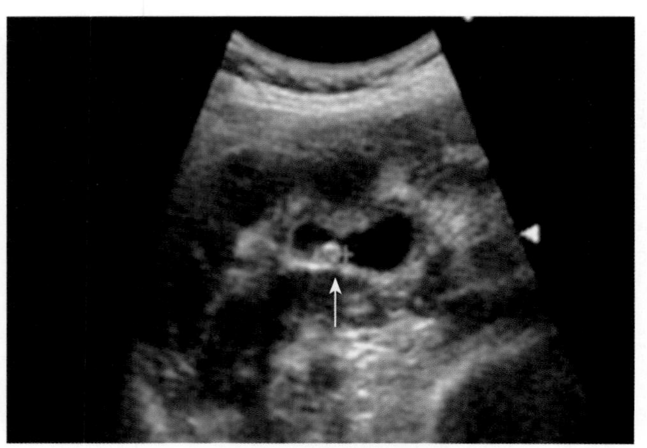

图21-4-17 慢性胆囊炎（二）
胆囊萎缩，胆囊腔缩小，腔内可见结石（箭头）

4.炎症较重者，胆囊壁增厚，回声增强，边界模糊欠光整，可出现类似“双边影”征（图21-4-18）。

5.合并胆囊结石者，可形成“WES”征。

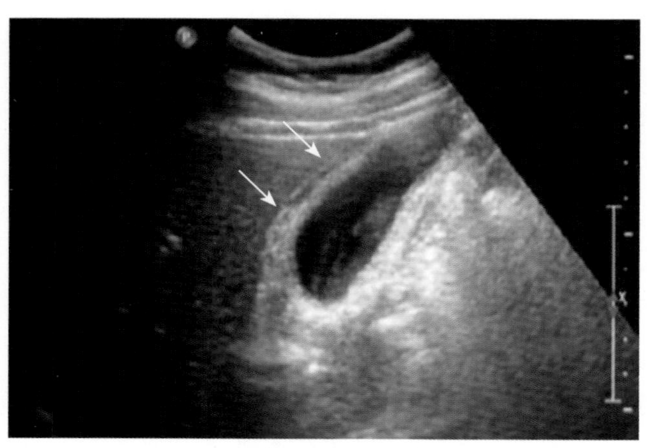

图21-4-18 慢性胆囊炎（三）
胆囊壁增厚，回声增强，边界模糊，可出现类似“双边影”征（箭头）

6.合并胆囊周围炎症者，胆囊周围回声杂乱，失去常态，呈三角形或多边形。

7.胆囊收缩功能差或无收缩功能。

（三）超声造影表现

1.胆囊壁增厚不明显者，早期可见胆囊壁均匀高增强，囊壁连续完整，与肝脏和周围组织分界清楚，晚期消退呈低增强。

2.胆囊壁增厚者，可表现为造影早期胆囊壁呈高增强，欠均匀，晚期呈低增强，胆囊壁连续性好（图21-4-19）。

（四）鉴别诊断

1.胆囊癌 长期慢性胆囊炎可致胆囊壁均匀或不均匀增厚，与周围组织粘连，边界不清，合并胆囊内胆泥淤积或胆色素结石形成时，可表现为胆囊内实性回声填充，常规超声常易误诊为胆囊癌。胆囊癌的囊壁呈局限

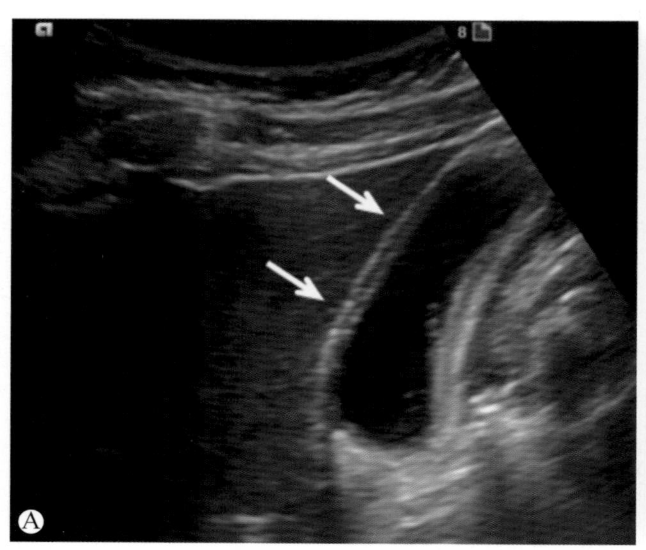

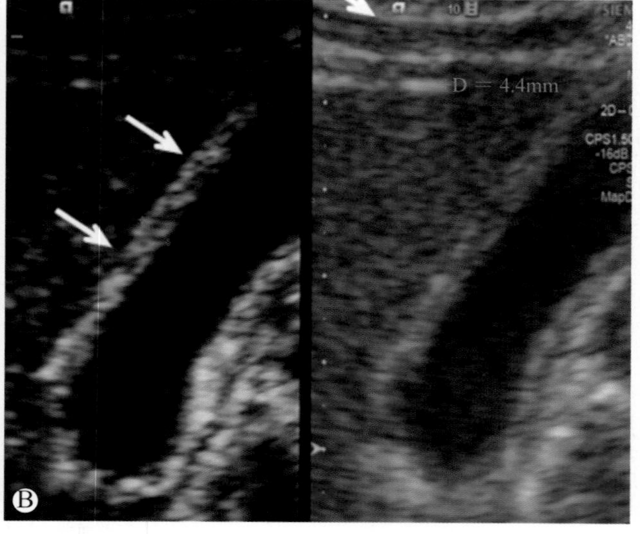

图21-4-19 慢性胆囊炎（四）
A.胆囊壁弥漫性增厚（箭头）；B.造影后胆囊壁呈高增强，分布欠均匀，黏膜层与浆膜层连续完整（箭头）

性或弥漫性不均匀增厚，常以颈、体部最显著，黏膜面不规则，有侵犯肝实质及肝门部的特点；而慢性胆囊炎，胆囊壁连续性好，可资鉴别。超声造影对于某些慢性胆囊炎与胆囊癌的鉴别有较高的应用价值。慢性胆囊炎超声造影显示囊壁增强后连续、不中断，囊内实性回声如为胆泥则表现为无增强；而胆囊癌的超声造影表现为胆囊壁中断、破坏、层次不清，与周围胆囊壁在增强形态和水平上有差别，周围肝实质受侵犯时，可有肝转移癌的相应表现。

2.胆囊腺肌症　胆囊壁增厚，壁内可见小囊腔（罗-阿窦）为其特点。

（五）临床价值

超声检查可显示胆囊病变、形态、大小、内部回声特点、病变范围、胆囊周围炎症浸润程度，为临床选择合适的治疗方案提供客观的依据。

七、胆囊腺肌症

胆囊腺肌症（gallbladder adenomyomatosis）是一种以腺体及肌层增生为主的良性增生性疾病，成年女性多见，病因不明，占胆囊良性疾病的40%。

（一）病理与临床表现

1.病理表现　病理特征为胆囊壁黏膜呈局灶性或弥漫性增生、肥厚，以局灶性增厚多见；罗-阿窦（Rokitansky-Aschoff sinus）数目增多，扩大成囊状，穿至肌层深部。本症初期为黏膜上皮增生，继之上皮组织（罗-阿窦）过度扩张呈小囊状，逐渐向肌层延伸，导致黏膜层及肌层增生、肥厚，可达正常的3～5倍，黏膜表面呈“天鹅绒”状；胆囊腔可变窄，位置较深的窦腔内充满胆汁，可形成结石。

2.临床表现　大部分患者可无症状，如有症状，则与结石、炎症表现一样，可有上腹隐痛、消化不良、嗳气、厌油腻食物等。

（二）声像图表现

目前，国外学者将胆囊腺肌症分为局灶型、节段型和弥漫型。

局灶型胆囊腺肌症是最常见的，超声表现为胆囊壁内点状强回声，后方伴“彗星尾”征（图21-4-20），CDFI显示“快闪”伪像（图21-4-21）；胆囊壁可不增厚或仅轻度增厚，罗-阿窦形成的壁内囊腔在此型中并不常见，可能是由于囊腔太小不易被超声显示，壁内点状强回声可能是由罗-阿窦囊腔或囊内碎屑引起的。此型病灶小，在没有特殊标定的情况下，病理取材时很可能漏掉而不能获得诊断。另一种比较常见的局灶型胆囊腺肌症表现为胆囊壁局灶性增厚，常位于胆囊底部，可形成肿块样或胆囊壁不规则增厚，也称胆囊腺肌瘤（gallbladder adenomyoma）（图21-4-22），易被误诊为肿瘤；囊壁内可见多个微小囊腔，呈无回声小暗区，并可见点状强回声，伴“彗星尾”征，采用高频超声扫查病灶会更清晰。

节段型胆囊腺肌症常发生于胆囊体部和颈部（图21-4-23），呈节段性增厚，偶尔会被误诊为胆囊周围或肝脏的肿块。超声表现为胆囊壁全层增厚，部分可向腔内突

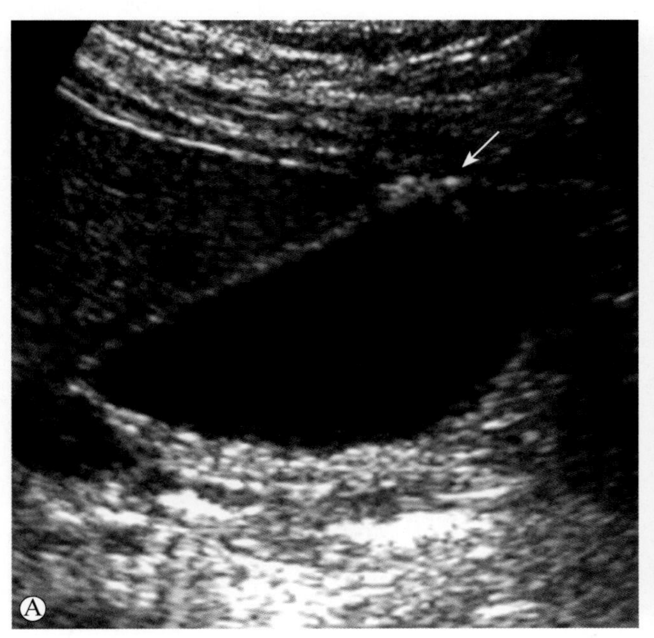

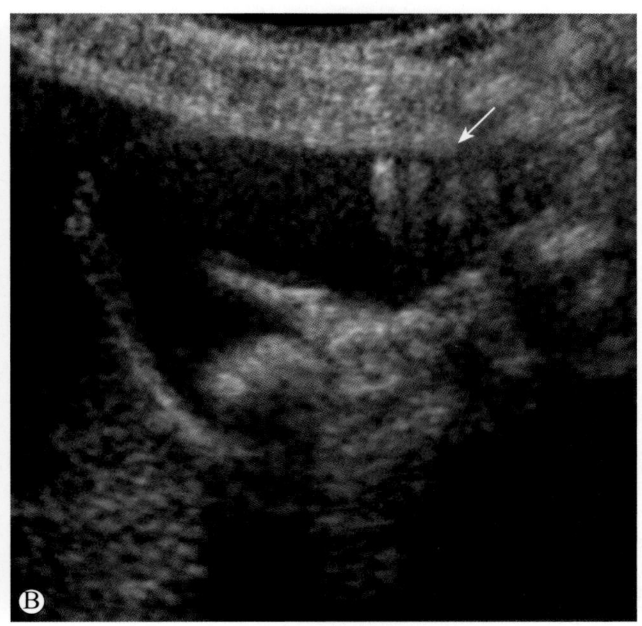

图21-4-20　胆囊腺肌症（局灶型）（一）

A、B．胆囊壁内可见点状强回声，后伴“彗星尾”征（箭头）

引自Rumack CM，Wilson SR，Charboneau JW，et al. Diagnostic ultrasound.4th ed.Philadelphia：Mosby，Inc，2011

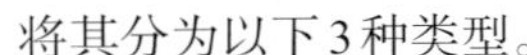

出，导致胆囊腔狭窄，形成“沙漏状”胆囊，囊壁内可见一个或多个微小囊腔，并见点状强回声伴“彗星尾”征。还有的国外学者提出胆囊壁呈环形增生、肥厚，并将其认为是节段型胆囊腺肌症的早期阶段。

弥漫型胆囊腺肌症较少见。

国内学者根据胆囊腺肌症病变累及的部位和范围，将其分为以下3种类型。

1.局限型　常位于胆囊底部，病变累及范围内胆囊壁局部增厚（图21-4-24），可呈新月形或梭形，增厚的胆囊壁内见稀疏分布或蜂窝状的小囊状无回声或小网格样回声；囊壁内可见散在分布的点状强回声伴“彗星尾”征，采用高频超声扫查病灶会更清晰。

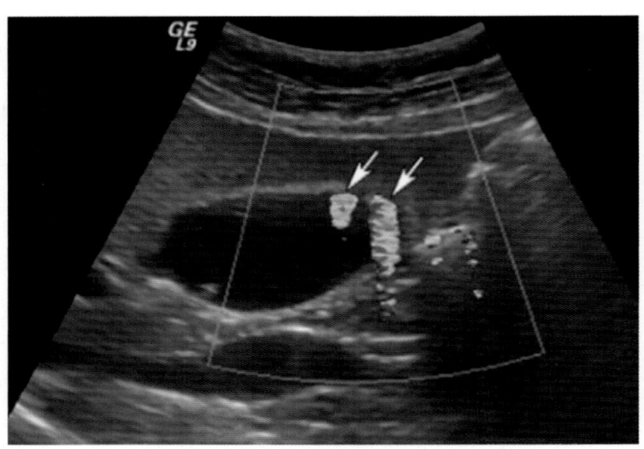

图21-4-21　胆囊腺肌症（局灶型）（二）

CDFI显示胆囊壁内点状强回声“快闪”伪像（箭头）

引　自Yu MH，Lee JY，YooN J-H.Color Doppler twinkling artifacts from gallbladder adenomyomatosis with 1.8MHz and 4.0MHz color Doppler frequencies.Ultrasound Med-Biol，2012，38（7）：1188-1194

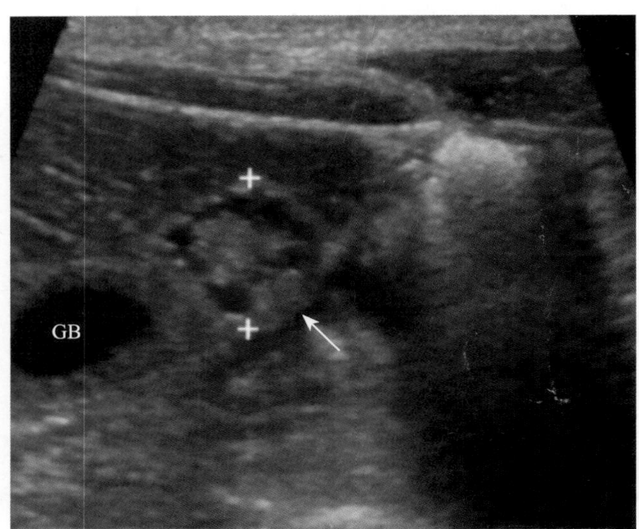

图21-4-22　胆囊腺肌症（腺肌瘤）

胆囊底部局限性增厚，可见多发囊腔及点状强回声，后伴“彗星尾”征（箭头）。GB.胆囊

引　自Hertzberg BS，Middleton WD. Ultrasound：The requisites. Philadelphia，PA：Elsevier，2016

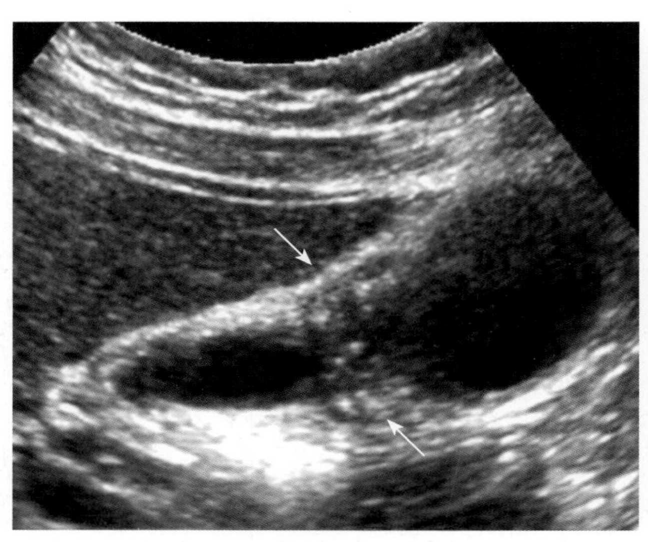

图21-4-23　胆囊腺肌症（节段型）（一）

胆囊体部节段性增厚，向腔内突出，胆囊腔狭窄，形成“沙漏状”胆囊，囊壁内可见多个微小囊腔，并见点状强回声伴“彗星尾”征（箭头）

引自Rumack CM，Wilson SR，Charboneau JW，et al. Diagnostic ultrasound.4th ed. Philadelphia：Mosby，Inc，2011

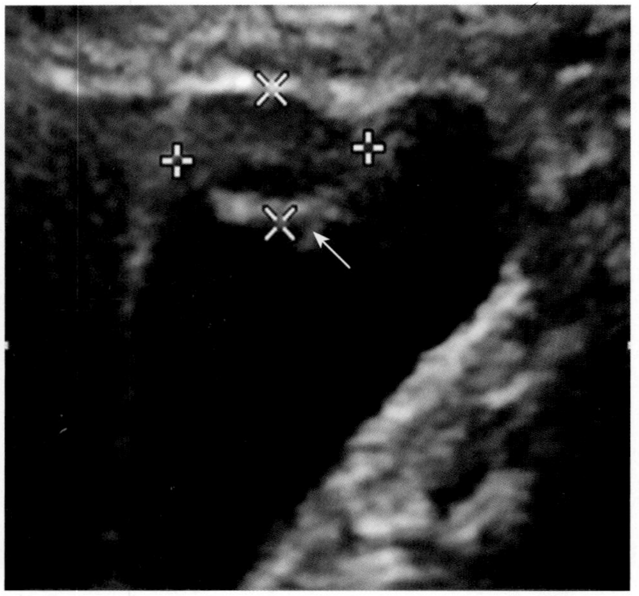

图21-4-24　胆囊腺肌症（局限型）（一）

胆囊底部囊壁局部增厚，呈梭形，增厚的胆囊壁内见稀疏分布小囊状无回声（箭头）

2.节段型　胆囊壁呈节段性增厚，常位于胆囊体部和颈部，胆囊壁可全层增厚向腔内突出，导致胆囊腔环形狭窄，形成所谓“三角征”或“哑铃状”胆囊；囊壁内可见一个或多个微小囊腔，并见点状强回声伴“彗星尾”征（图21-4-25，图21-4-26）。

3.弥漫型　此型较少见，胆囊壁广泛性增厚，内腔可有狭窄，增厚的囊壁浆膜层清晰，黏膜面不光滑（图21-4-27）。

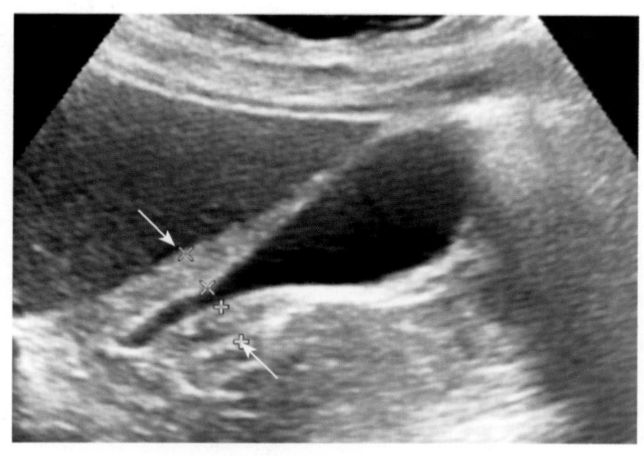

图21-4-25　胆囊腺肌症（节段型）（二）
胆囊颈部囊壁呈节段性增厚，囊壁内可见多个微小囊腔（箭头）

（三）超声造影表现

1.增强早期病变处与胆囊壁同步开始增强，呈等增强或稍低增强，胆囊壁黏膜层与浆膜层连续性完整（图21-4-28）。

2.增强形态多不均匀，病变区域可见由罗-阿窦形成的多个小无增强区，典型者呈蜂窝状改变。

3.部分节段型或局灶型可表现为增强早期病灶周边黏膜层和浆膜层呈环状高增强，内部可见灶状低或无增强（图21-4-29）。

4.晚期减退为低增强，黏膜层与浆膜层之间区域的低增强带较厚。

（四）鉴别诊断

胆囊腺肌症超声检查，壁内可见点状强回声伴彗星尾征为特征，胆囊壁可增厚或不增厚。当缺乏这些特征时，弥漫型病变者应与慢性胆囊炎鉴别，后者表现为胆囊壁增厚、毛糙、回声增强（表21-4-2）；胆囊壁局灶性增厚主要与息肉样病变鉴别；胆囊壁不典型增厚需注意与厚壁型胆囊癌鉴别，两者均可表现为胆囊壁不规则增厚，而超声造影对本病的定性诊断有一定的优势，造影显示胆囊腺肌症的胆囊壁黏膜层与浆膜层连续完整，而胆囊癌囊壁被破坏，层次不清。

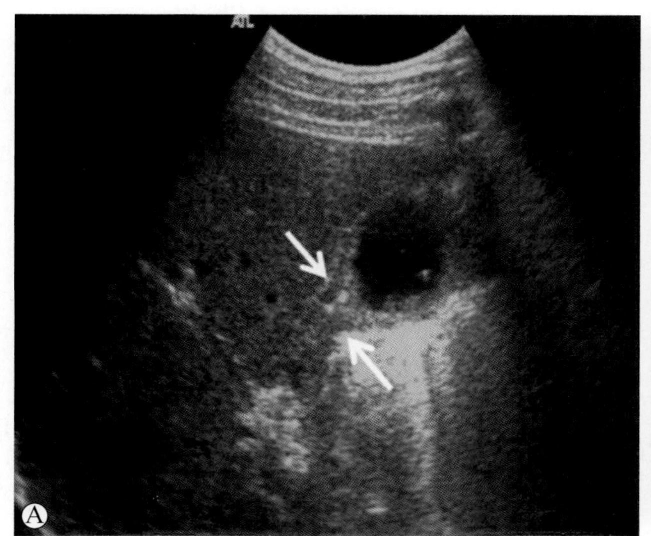

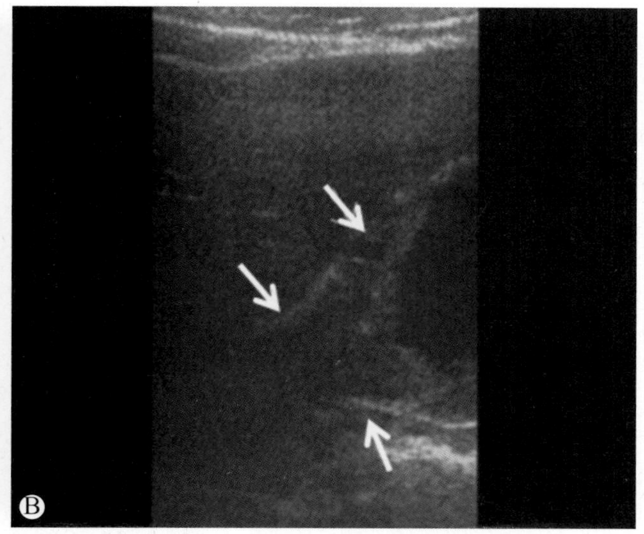

图21-4-26　胆囊腺肌症（节段型）（三）
A.胆囊颈部囊壁节段性增厚（箭头）；B.高频超声显示增厚的胆囊壁内可见多个微小囊腔（箭头）

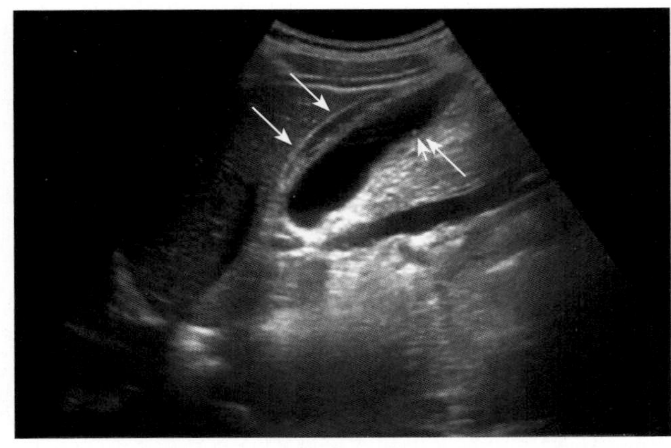

图21-4-27 胆囊腺肌症（弥漫型）

胆囊壁弥漫性增厚，增厚的囊壁浆膜层清晰，黏膜面欠光滑（箭头），囊壁内可见点状强回声（短箭头）

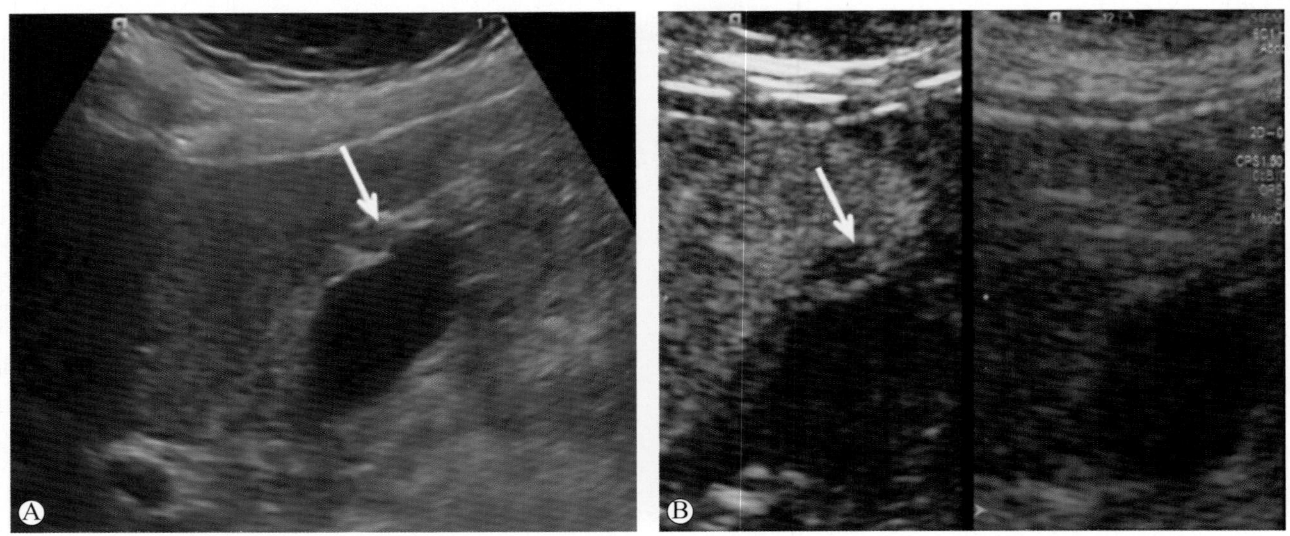

图21-4-28 胆囊腺肌症（局限型）（二）

A.常规超声显示胆囊底部局灶性增厚（箭头）；B.超声造影显示底部胆囊壁呈同步稍高增强，黏膜层与浆膜层连续完整，中间呈偏低增强（箭头）

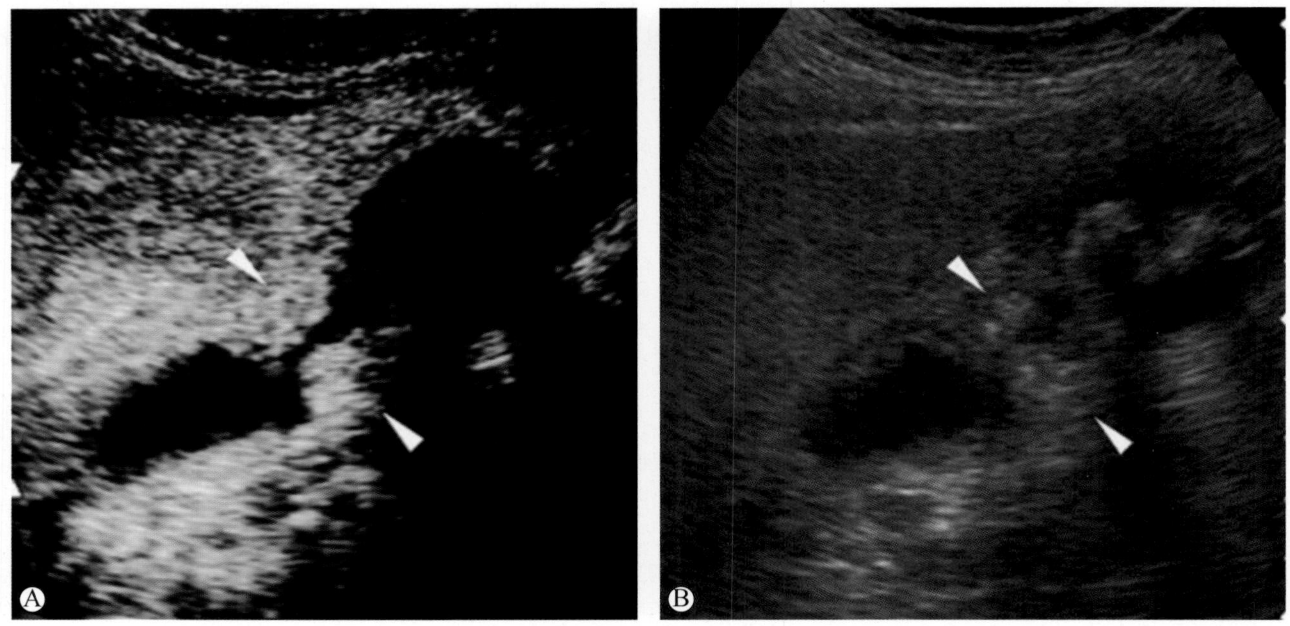

图21-4-29 胆囊腺肌症（节段型）（四）

A.超声造影显示胆囊体部病灶周边黏膜层和浆膜层呈环状高增强，内部可见灶状低或无增强（箭头）；B.常规超声显示胆囊体部节段性增厚，囊壁内见点状强回声伴“彗星尾”征（箭头）

引自Gerstenmaier JF，Hoang KN，Gibson RN. Contrast-enhanced ultrasound in gallbladder disease：A pictorial review. Abdom Radiol（NY），2016，41（8）：1640-1652

表21-4-2 胆囊腺肌症声像图鉴别诊断

项　目	胆囊腺肌症	慢性胆囊炎	胆囊癌
胆囊壁	小点状强回声伴彗星尾征；囊壁可增厚或不增厚，呈局灶性、节段性或弥漫性增厚	囊壁普遍性增厚、不光滑	局限性增厚或呈结节状、肿块样向腔内突出
胆囊与周邻关系	分界清楚，周围组织可无异常改变	胆囊周围有炎症反应时，可见片状不规则回声	周围肝实质可受侵犯
胆囊透声性	腔内透声好	透声差，腔内散在点状回声	胆囊腔不均匀狭窄

（五）临床价值

现代高分辨率超声对胆囊腺肌症的检出率很高，可以清晰地显示病变形态、部位及分型，并可对胆囊壁增厚原因进行鉴别诊断，有利于动态观察及随访，具有重要的临床价值。

八、胆囊息肉样病变

胆囊息肉样病变是指超声检查显示胆囊壁局限性增厚或突入胆囊腔内的小隆起样病变的总称，不是严格意义上的病理学分类。它既包含胆囊的炎症性或代谢性增生疾病（如炎性息肉、胆固醇性息肉、局灶性胆囊腺肌），也包含胆囊良、恶性肿瘤（小的腺瘤、胆囊癌等）。超声检查的主要目的是确认息肉样病变的存在，并鉴别息肉样病变的性质。

（一）病理与临床表现

1.病理表现　病理上，胆囊息肉样病变，可分为肿瘤性息肉和非肿瘤性息肉两大类。前者多指腺瘤及腺癌；后者包括胆固醇性息肉、炎性息肉、腺瘤样增生，以及少见的异位胃黏膜、胰腺组织或肝组织等。

2.临床表现　由于病变较小，一般无临床症状，往往在体检或其他检查中发现。少数患者可能有上腹闷胀、食欲缺乏、厌食油腻、恶心等。

（二）声像图表现

1.胆囊息肉样病变的诊断需满足：胆囊壁局部增厚或自囊壁向腔内突起的异常回声；不随体位改变而移动；后方不伴声影。

2.胆囊息肉样病变中胆固醇性息肉占绝大多数，通常在10mm以下，但也有报道达20mm，以多发性高回声多见，表面呈桑葚状或乳头状（图21-4-30），基底部较窄；腺瘤性息肉大小可超过10mm，以单发性和等回声多见，表面平滑，一般无桑葚状特征，基底部较宽，也可带蒂；炎症性息肉少见，常多发，基底宽，无蒂，多合并胆囊炎、胆囊结石。

3.胆囊大小和形态一般正常，囊壁厚度正常或轻度增厚。

4.息肉最大径如超过10mm者，需注意排除真性肿瘤性病变的可能（图21-4-31）。

（三）超声造影表现

1.病灶动脉期与胆囊壁同步增强，多数呈迅速、均匀高增强，消退快于肝实质，一般在造影剂注射50s后变为均匀低增强，边界清楚（图21-4-32）。

2.病变基底部相对较窄，病变附着处胆囊壁无明显

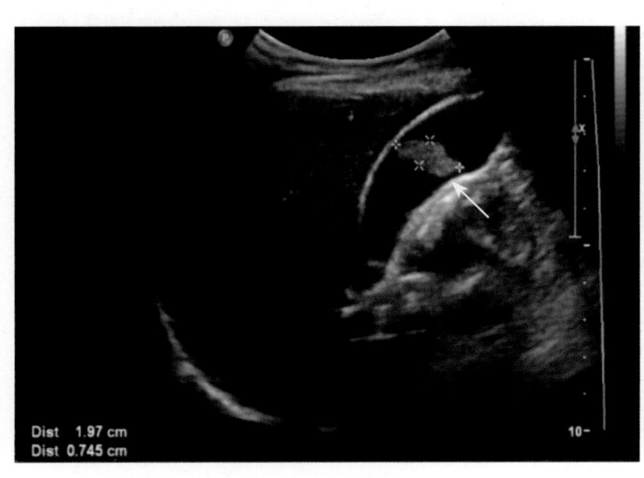

图21-4-30　胆固醇性息肉（一）

胆囊腔内高回声，表面呈桑葚状，基底部较窄，胆囊壁厚度正常（箭头）

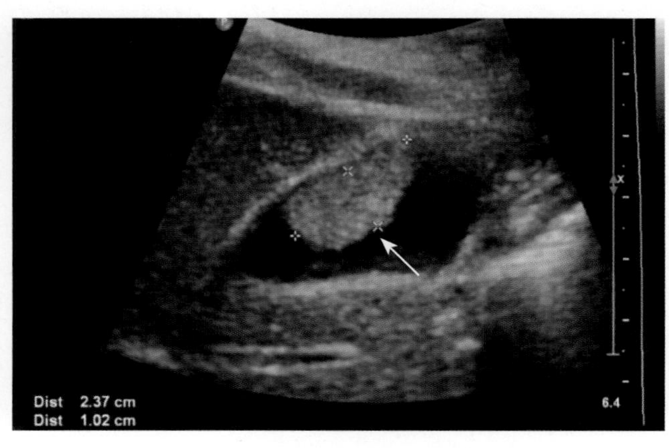

图21-4-31　胆固醇性息肉局部腺瘤样变

胆囊腔内可见单发高回声，最大径超过10mm，表面平滑，基底部较宽（箭头）

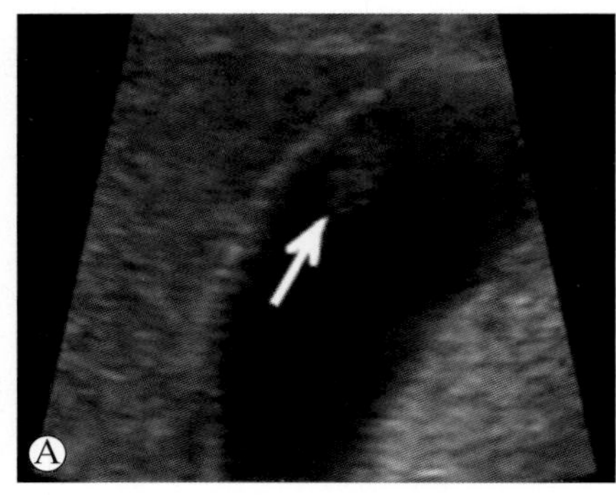
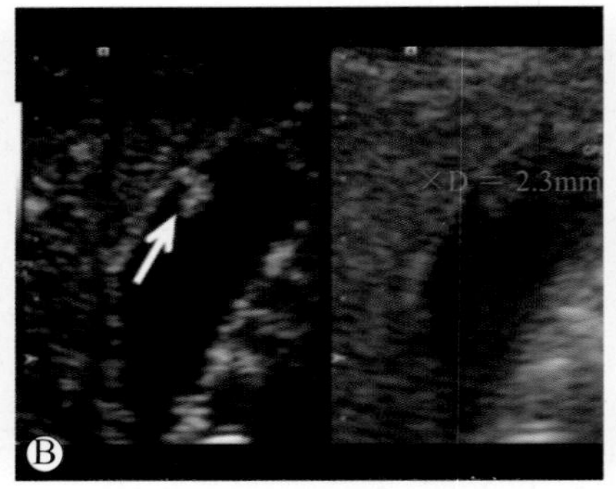

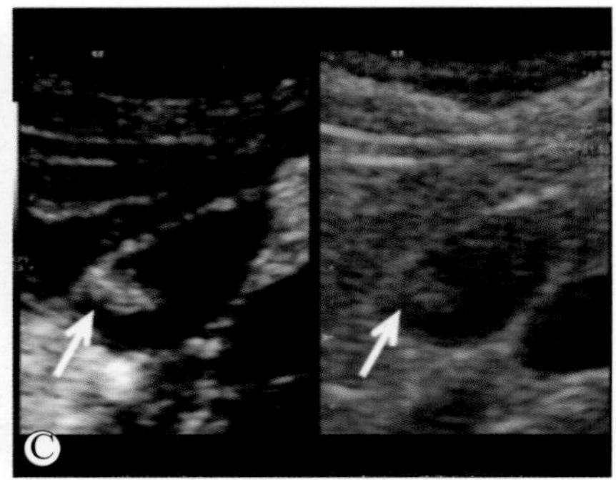

图21-4-32 胆固醇性息肉（二）

A.常规超声显示胆囊壁等回声（箭头）；B.超声造影显示动脉早期呈等增强，基底较窄，与胆囊壁相连（箭头）；C.病灶附着处胆囊壁连续完整，无增厚（箭头）

增厚，胆囊壁结构连续完整，未见中断，可见黏膜及外壁的线状高增强（图21-4-33）。

3.病变内部血管形态多为均匀的点状分布，较大的息肉可见单支状或分支状血管分布。典型者可见细小血管经息肉的蒂从胆囊壁延伸入息肉内。

（四）鉴别诊断

1.胆囊颈部螺旋瓣回声易与颈部息肉样病变混淆，应多切面、多方位观察。

2.超声造影有助于鉴别胆囊息肉样病变的性质，为选择合适的临床治疗方案提供有价值的信息。通常肿瘤性病变表现为动脉期均匀高增强，病变的基底部相对较宽，伴有恶变的肿瘤性病变超声造影显示息肉内部可见粗大树枝状血管、消退时间较短、附着处胆囊壁增厚、壁结构连续性破坏等。

3.堆积状泥沙样结石、陈旧性胆汁、脓团、脱落坏死组织、凝血块等，变换体位观察其移动性及变形性有助于鉴别，但对于变换体位移动不明显的情况，超声造影可以有效鉴别诊断。不论是肿瘤性息肉还是非肿瘤性息肉，超声造影动脉期均表现为不同程度的增强；而堆积状泥沙样结石、陈旧性胆汁、脓团、脱落坏死组织、凝血块等，动脉期均为无增强表现（图21-4-34）。

（五）临床价值

现代高分辨率超声对胆囊息肉样病变检出率很高，可以清楚显示病变形态、部位、大小、数目及回声特征等，方便动态随访及观察变化，对早期胆囊癌的预防及诊断有重要的价值。

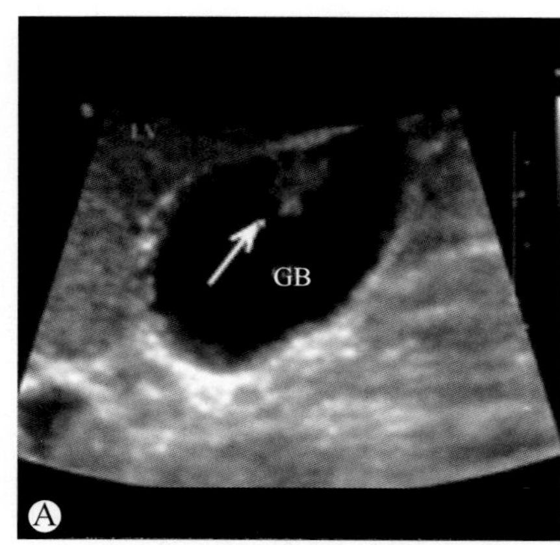

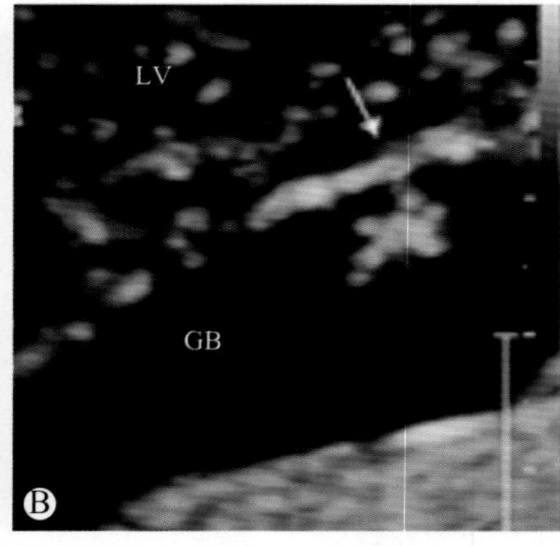

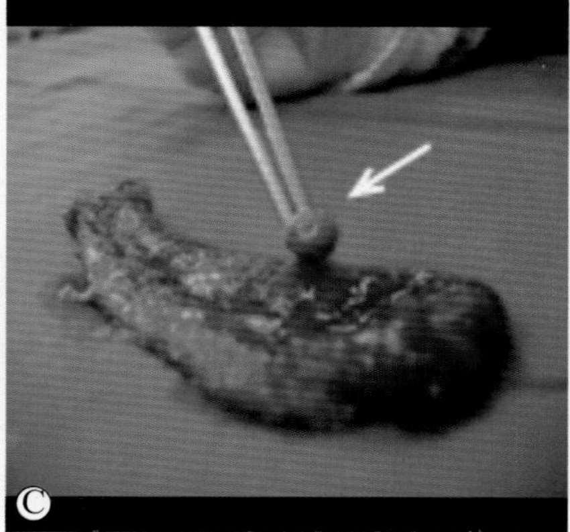

图21-4-33 胆固醇性息肉（三）

A.胆囊腔内高回声，表面呈桑葚状，基底部较窄（箭头）；B.超声造影显示病变基底部相对较窄，病变附着处胆囊壁结构连续完整，未见中断，可见黏膜及外壁的线状高增强（箭头）；C.病理：胆囊腺肌症（箭头）。GB.胆囊；LV.肝脏

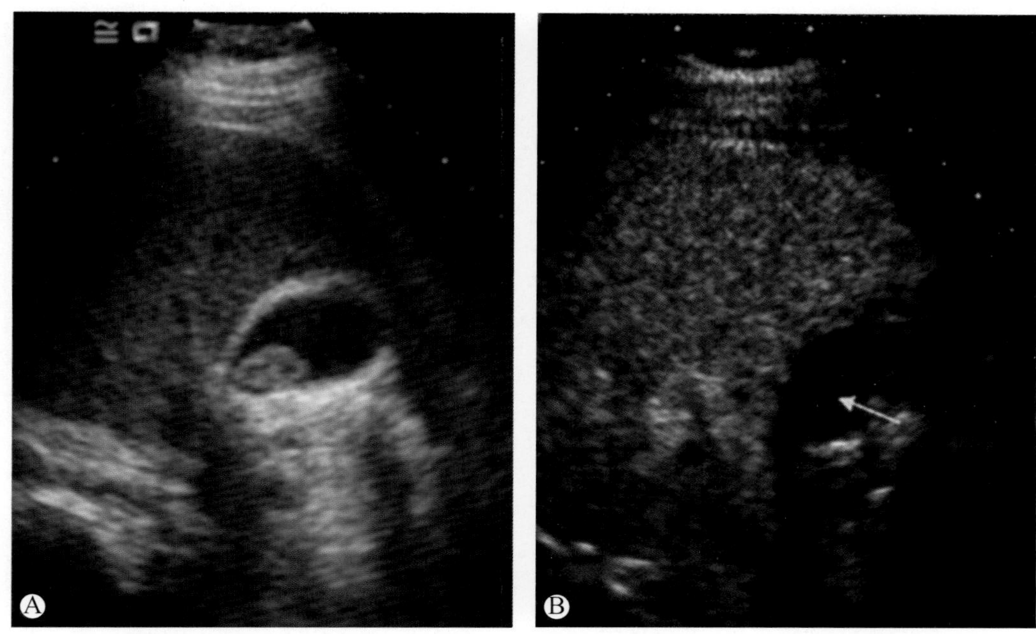

图21-4-34 胆囊内泥沙样结石

A.常规超声显示胆囊腔内偏高回声；B.超声造影显示病变呈无增强表现（箭头）

九、胆囊肿瘤

胆囊肿瘤分为良性和恶性两大类。良性肿瘤少见，腺瘤是最常见的一种。原发性胆囊癌是胆道系统最常见的恶性肿瘤，绝大多数为腺癌，其次是未分化癌和鳞癌，也可有混合型。

（一）胆囊良性肿瘤

1.病理与临床表现

（1）病理表现：胆囊良性肿瘤常见的是腺瘤（adenoma），其他如平滑肌瘤、脂肪瘤、纤维瘤等均极为少见。腺瘤是由胆囊上皮形成的良性肿瘤，表面可光滑或呈桑葚状、颗粒状。根据其病理结构特征分为管状、乳头状及管状乳头状三种类型。

（2）临床表现：胆囊良性肿瘤一般瘤体小，多数无临床症状，如伴有胆囊炎，可有恶心、嗳气、食欲缺乏、乏力、右上腹部疼痛、厌食油腻、大便次数增多等。常在体检时首先由超声检查发现。

2.声像图表现

（1）腺瘤好发于胆囊颈部和体部，多孤立存在，多发者少见，病灶最大直径一般为5～20mm，多超过10mm。

（2）胆囊壁突向腔内的圆形、乳头状或团块状回声，呈中等回声，内部回声均匀，部分带短而粗的蒂，基底较宽，表面较光滑，形态规则；超过20mm的腺瘤可呈结节状、乳头状或分叶状，为等-高回声或混合回声（图21-4-35）。

（3）一般不伴声影，不随体位改变而移动。CDFI显示较大的腺瘤内部多可见血流信号，自胆囊壁伸入瘤内，呈动脉或静脉型血流频谱。

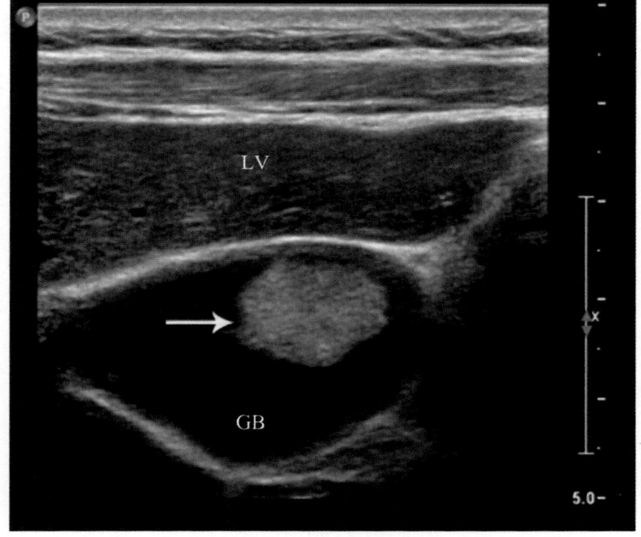

图21-4-35 胆囊腺瘤（一）

胆囊体部腔内可见团块状中等回声，内部回声均匀，基底较宽，表面较光滑，形态规则（箭头）。LV.肝脏；GB.胆囊

（4）胆囊的活动度尚好，邻近的胆囊壁可增厚。

3.超声造影表现

（1）胆囊腺瘤的超声造影表现与息肉样病变基本相同，但前者直径较大，基底较宽（图21-4-36）。

（2）增强早期快速均匀高增强，直径大于10mm的腺瘤，动脉期多数可以观察到分支型血管结构，但消退缓慢，病灶增强减退时间平均为50s以上，晚期逐渐减退为低或等增强（图21-4-37）。

（3）腺瘤基底部胆囊壁连续性好，未见中断，可见

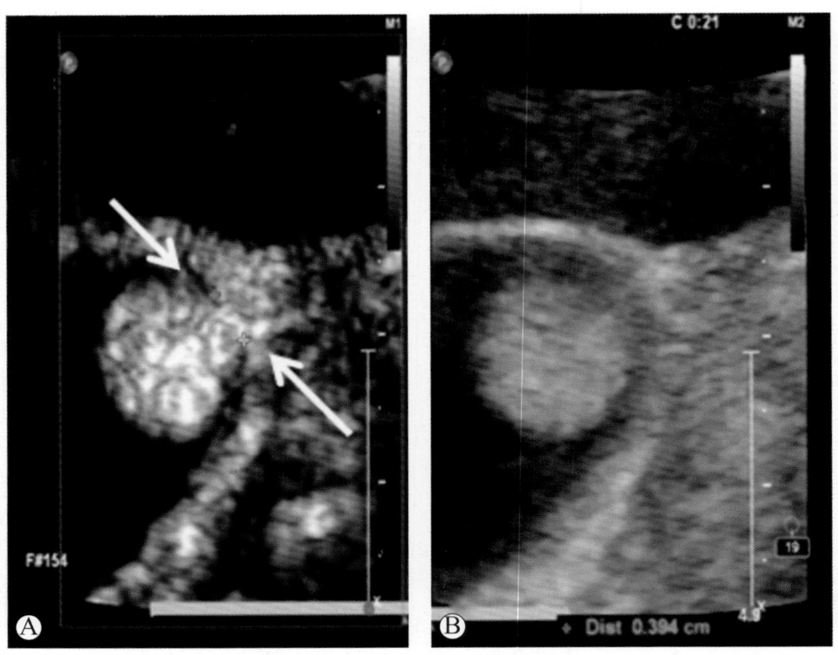

图21-4-36 胆囊腺瘤（二）

A.超声造影显示动脉期呈快速均匀高增强，基底较宽（箭头）；B.常规超声显示胆囊腔内类圆形中等回声，表面较光滑，形态规则

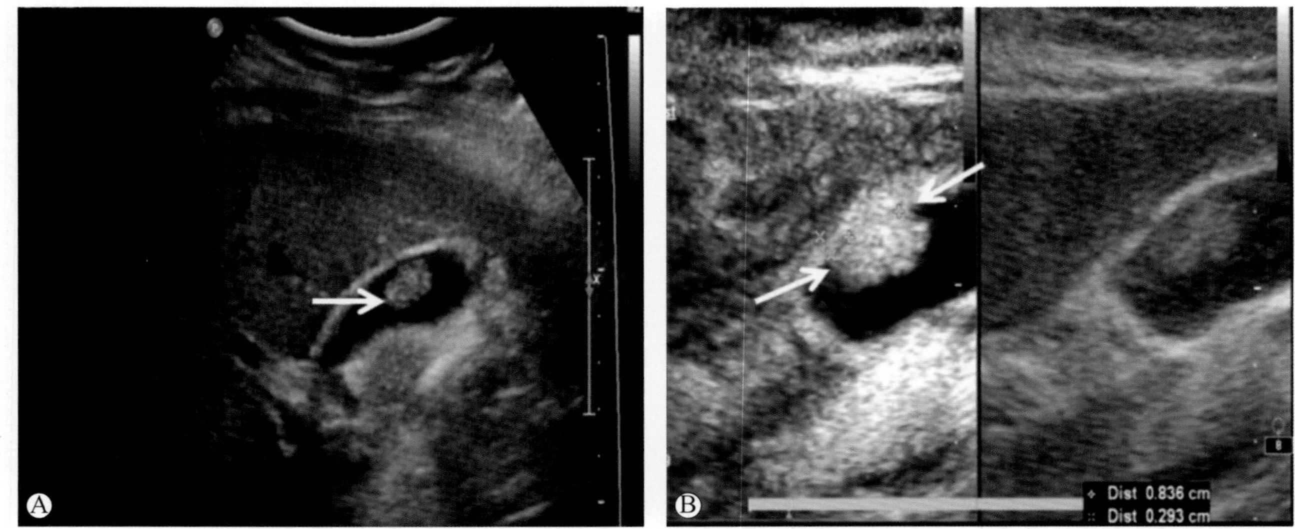

图21-4-37 胆囊腺瘤（三）

A.常规超声显示胆囊壁中等回声（箭头）；B.超声造影显示动脉期呈高增强，基底部较宽（箭头），病变附着处胆囊壁连续完整

黏膜及外壁的线状高增强。

4.鉴别诊断

（1）胆囊癌：胆囊腺瘤有恶变倾向，因此良恶性的鉴别尤为重要。如果观察到病灶形态不规则，内部回声不均质，表面回声模糊欠光滑，基底部较宽，胆囊壁层次不清，彩色多普勒病灶内部见粗大且不规则的血流信号，应考虑胆囊癌的可能。胆囊癌壁增厚，黏膜面常不规则，胆囊壁的连续性常受到破坏，胆囊外形有改变，常表现出周围肝实质或肝门部的侵犯特征。胆囊癌内部的血流多普勒频谱呈低阻动脉血流，RI多低于0.40。超声造影可以提供更有价值的信息，鉴别诊断时重点观察造影增强后病灶基底部的宽度、基底附着处胆囊壁厚度及胆囊壁的连续完整性。

（2）陈旧性黏稠胆汁：表现为强回声时容易误诊，但陈旧性黏稠胆汁常沉积于胆囊后壁，改变体位时有移动性特征，而胆囊腺瘤则无移动特征，以资鉴别。

（3）其他：较小的胆囊腺瘤不易与胆固醇性息肉或炎性息肉相鉴别，较大的腺瘤不易与早期胆囊癌鉴别，应结合其他影像学检查，综合分析，方可确诊。

5.临床价值 超声检查对胆囊良性肿瘤，尤其是腺瘤检出率很高，可动态观察腺瘤的发展。由于胆囊腺瘤有恶变倾向，因此超声造影能提供更多良恶性鉴别的信息，可以预防及早期发现癌变。

（二）胆囊癌

胆囊癌是胆道系统最常见的恶性肿瘤，多数为腺癌，占71%～90%，主要致病因素有胆囊结石、慢性炎症等。可发生在胆囊的各个部位，颈部、体部更为常见。

1. 病理与临床表现

（1）病理表现：大多数胆囊癌呈浸润性生长，好发于颈部、体部，早期局限在胆囊颈部或体部壁内，晚期胆囊壁广泛增厚，胆囊腔消失，并浸润邻近器官与组织。早期阶段即可发生扩散和转移，通过淋巴管、血管转移至胆管及肝脏。根据肿瘤大体病理特征可分为三型：息肉型、肿块型和厚壁型。组织学类型多为腺癌，其次是未分化癌和鳞癌。

（2）临床表现：胆囊癌患者早期多无临床症状，多有长期慢性胆囊炎病史，可有腹胀，右上腹隐痛不适，嗳气、厌食。晚期可出现消瘦、黄疸、腹水。实验室检查：碱性磷酸酶、胆固醇、黄疸指数升高。

2. 声像图表现

诊断要点：

（1）病变早期胆囊壁上≥10mm的低或等回声息肉样病灶、局部隆起或囊壁局部增厚。

（2）病变晚期胆囊内见回声不均的肿块甚至充满囊腔或囊壁弥漫性增厚。

（3）建议采用高频超声观察，可观察到囊壁层次不清。

（4）彩色多普勒多可见病灶内部丰富的血流信号。

（5）常合并胆囊结石、胆泥或慢性胆囊炎，可引起胆道梗阻。

（6）癌肿易侵犯肝总管引起上段胆道梗阻，肝内肝管扩张。

（7）病变晚期，常浸润胆囊周围肝组织或出现肝内转移，肝门部、胰周及腹主动脉旁见淋巴结肿大。

根据病理形态特征，胆囊癌超声图像可有以下几种表现：

（1）息肉型：病灶一般较小，呈乳头状或结节状突向囊腔，基底较宽，表面不光整，胆囊壁连续性破坏。病变内部回声不均匀，多为低回声或中等回声，可有回声衰减，不随体位改变而移动。倘若合并结石，可见结石强回声，后方伴声影（图21-4-38）。

（2）肿块型：正常胆囊腔消失，胆囊壁上可见基底部较宽的实性肿块，或局部隆起突向腔内伴胆囊壁局部增厚，呈低回声或中等回声，表面不平，边缘不规则，常伴有结石强回声，声影不典型（图21-4-39）。

（3）厚壁型：胆囊壁呈局限性或弥漫性不均匀增厚，多为低回声或混合回声，常以颈部或体部显著。胆囊腔不均匀狭窄或扩张，外壁不光滑，内壁粗糙、不规则（图21-4-40）。

（4）混合型：胆囊壁增厚同时伴有结节状或乳头状肿块突入腔内，肿瘤内部回声杂乱，呈高、低相间，轮廓不规则，与肝脏及周围脏器边界不清，晚期可见实性不均质肿块充满胆囊腔，液性暗区消失（图21-4-41）。

3. 超声造影表现

（1）绝大多数胆囊癌增强早期呈迅速高增强，早于

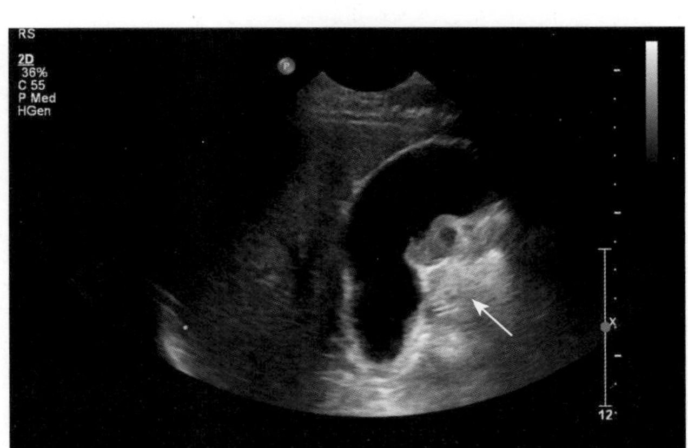

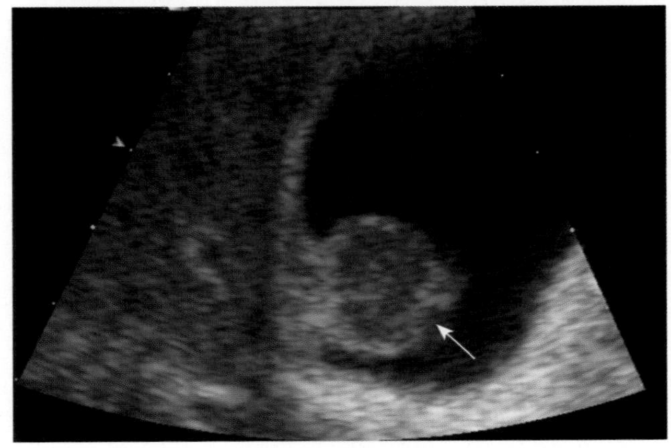

图21-4-38　息肉型胆囊癌（一）

胆囊壁可见乳头状或结节状低回声，突向囊腔，内部回声不均匀，基底较宽，表面不光整（箭头）

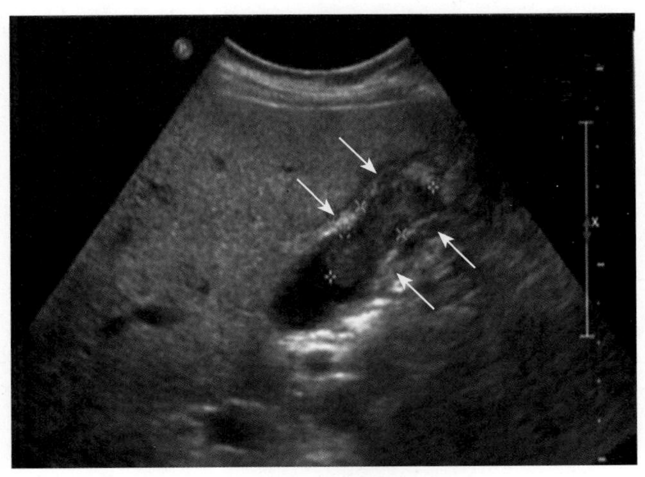

图21-4-39　肿块型胆囊癌（一）

正常胆囊腔消失，胆囊壁上可见基底部较宽的实性肿块，呈低回声，表面不平，边缘不规则（箭头）

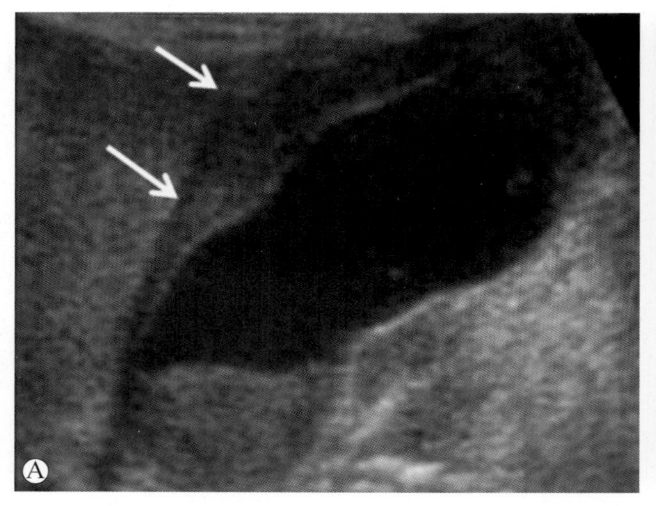
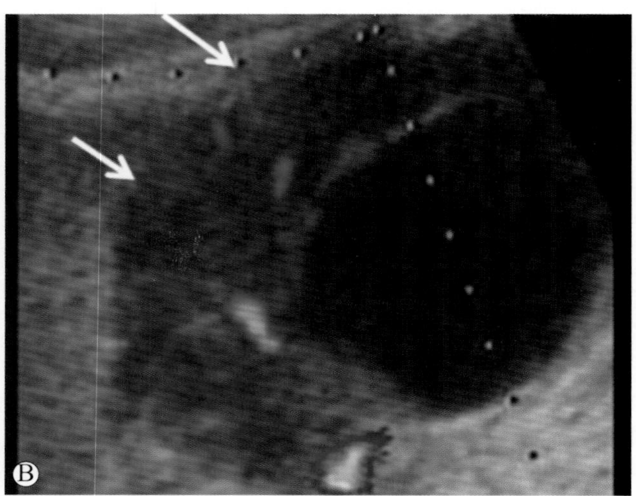

图21-4-40 厚壁型胆囊癌（一）

A.胆囊体部囊壁局限性不均匀增厚，呈低回声（箭头），外壁不光滑；B.CDFI显示增厚的壁内可见血流信号（箭头）

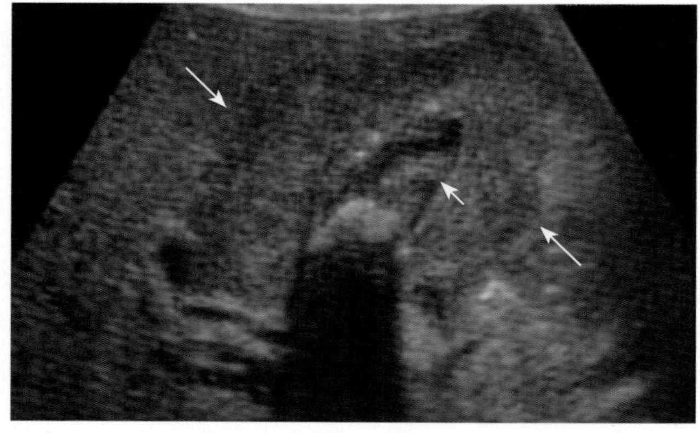

图21-4-41 混合型胆囊癌合并结石

胆囊壁增厚（长箭头），并见实性不均质肿块充满胆囊腔（短箭头），肿瘤内部回声杂乱，轮廓不规则，胆囊液性暗区消失，与肝脏边界不清

周围肝实质。

（2）肿瘤多迅速减退为低增强，增强变低时间在20～40s，早于胆囊良性病变。

（3）增强早期肿瘤血供较丰富，常可见滋养血管伸入；病灶内部血管构筑多呈树枝状或不规则状，排列杂乱。

（4）不同类型胆囊癌增强形态亦有差异。

1）息肉型胆囊癌多较小，呈圆形或椭圆形，边界清楚，呈稍高增强，局限于胆囊腔内；肿瘤附着处胆囊壁结构可正常或异常增强、增厚，胆囊壁层次不清，与周围肝脏分界不清（图21-4-42）。

2）肿块型胆囊癌病灶较大，增强早期呈不均匀高增强，常侵犯周围肝实质或肝门部胆管形成不规则形肿块，边界不清，胆囊壁连续性及完整性破坏，甚至胆囊腔消

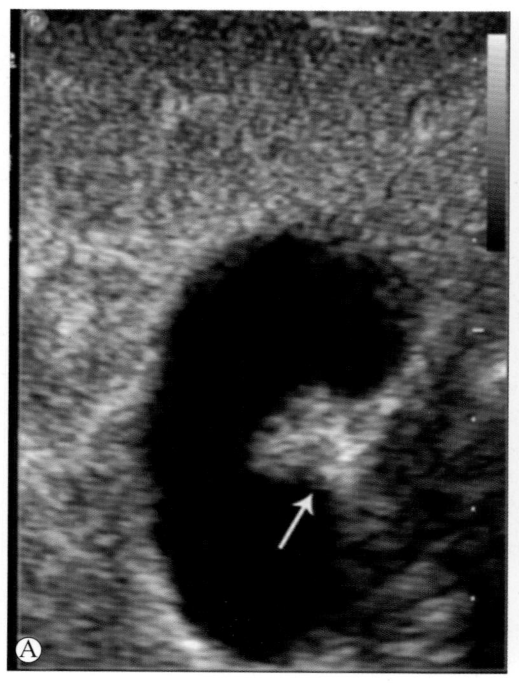
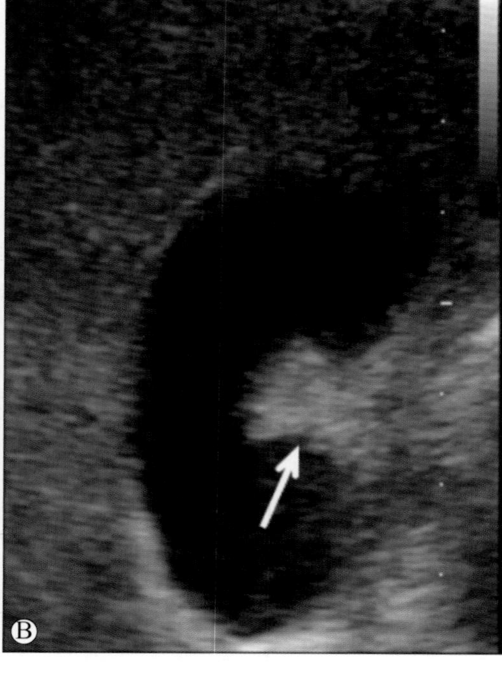

图21-4-42 息肉型胆囊癌（二）

A.超声造影显示动脉期病灶呈稍高增强，基底部较宽（箭头），附着处囊壁增厚，层次不清，外壁尚连续完整；B.常规超声显示胆囊壁乳头状中等回声突向囊腔（箭头），基底较宽，表面不光整

失，增强晚期减退为低增强，肿瘤边界更清楚，浸润范围更明确（图21-4-43）。

3）厚壁型胆囊癌表现为胆囊壁明显增厚，增强早期呈高、等或低增强，囊壁层次不清，正常“双轨”征消失，晚期呈边界清楚的低增强（图21-4-44）。

（5）胆囊癌易浸润周围肝脏或转移至肝脏，延迟期扫查肝脏，受浸润的周围肝实质呈低增强，并见肝内多发圆形低增强灶，造影剂廓清较明显，呈“黑洞”征。

4. 鉴别诊断

（1）息肉型胆囊癌须与良性胆囊息肉样病变相鉴别，当后者为单发病灶、回声偏低、大小在10mm左右时，

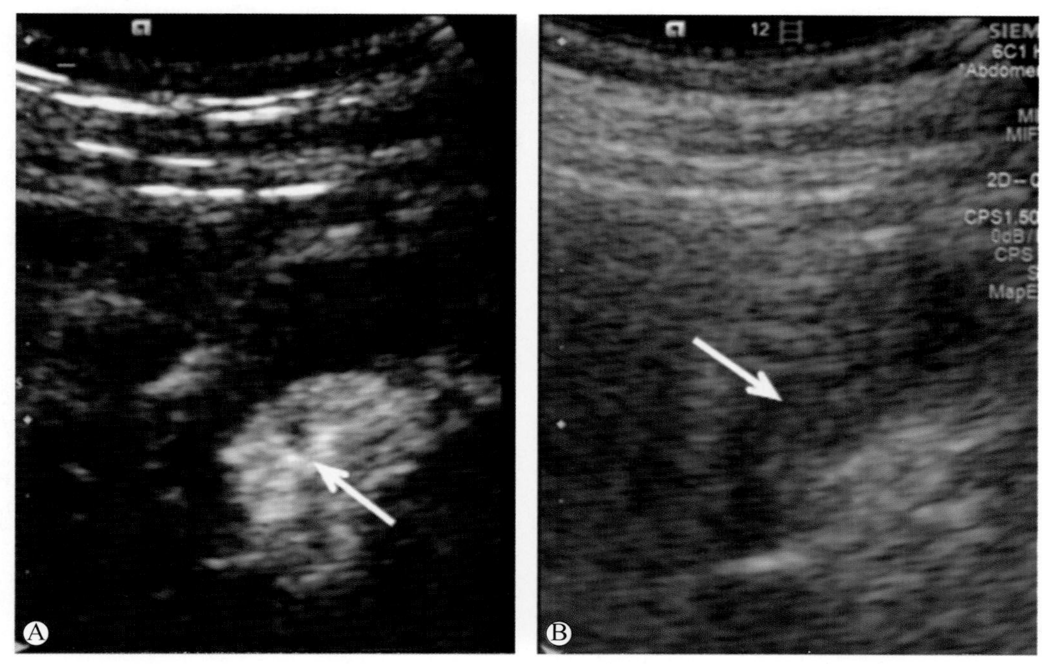

图21-4-43　肿块型胆囊癌（二）

A. 超声造影显示动脉期肿块不均匀高增强，内见不规则血管结构（箭头）；B. 常规超声显示胆囊体部可见中等回声肿块突向囊腔（箭头），基底较宽，表面不光整

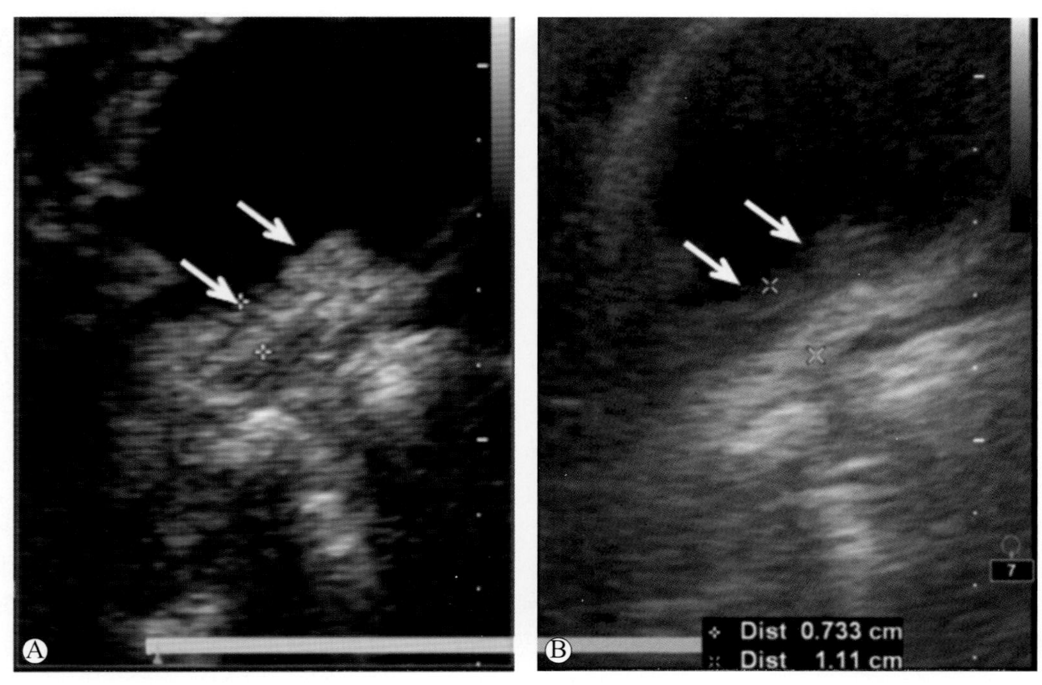

图21-4-44　厚壁型胆囊癌（二）

A. 超声造影显示动脉期增厚的胆囊壁呈不均匀高增强，囊壁结构层次不清（箭头）；B. 常规超声显示胆囊壁局限性不均匀增厚，内壁粗糙，不规则（箭头）

欲明确诊断较困难。超声造影鉴别胆囊疾病良恶性较常规超声更加准确（表21-4-3），可明确其浸润范围。

表21-4-3 胆囊良恶性病变的超声造影鉴别要点

超声造影（CEUS）所见	良性病变	恶性病变
大小	较小，常＜10mm	较大，常＞20mm
边界	清楚	不清
增强形态	均匀	不均匀
病变内血管结构	无，点状	不规则、条状或树枝状
增强变低时间	较慢，常＞50s	较快，常＜35s
基底部胆囊壁完整性	完整、连续	不完整、连续性破坏
与周围组织（如肝脏）的关系	分界清晰	侵犯周围组织
肝脏转移	无	有

（2）肿块型胆囊癌须与稠厚的胆泥、节段型胆囊腺肌症相鉴别。改变扫查体位、探头压迫胆囊可使胆泥移动或变形。部分胆泥与胆囊壁粘连移动不明显时，在超声造影下表现为无增强，可资鉴别。胆囊腺肌症在增厚的胆囊壁内多有点状强回声伴彗星尾征或小的蜂窝状无回声区。

（3）厚壁型胆囊癌壁内回声杂乱不均，严重的慢性胆囊炎、弥漫型胆囊腺肌症也有类似的声像图表现，容易混淆，仔细观察胆囊内壁、外壁层次及壁内回声可帮助鉴别。前者以局限性增厚多见，增厚的囊壁向腔内或腔外凸出，整个胆囊解剖层次完整性丧失，CDFI显示肿瘤基底部及内部可见条状、斑点状动脉血流，RI＞0.7；病变晚期，常侵犯胆管引起胆道梗阻、肝内胆管扩张，超声造影对胆囊癌肝内转移灶的检出率已被证实较常规超声明显提高。

（4）弥漫型胆囊癌如果肿瘤虽充满囊腔但还能保持胆囊的形态或仍能辨认囊壁，诊断较易明确。如肿瘤已向肝脏浸润，胆囊轮廓消失，则需要和肝内肿瘤鉴别。如在胆囊区扫查到肿块而又看不到胆囊时应考虑是否为弥漫型胆囊癌。如为肝脏来源肿瘤压迫胆囊使之移位或变形，一般情况下仍能寻找到胆囊的图像，同时胆囊壁多连续完整。

5.临床价值 胆囊癌超声影像诊断准确率可达63.5%～82%，由于高分辨率超声诊断仪及超声造影技术的应用，对部分病例可早期做出诊断。如果超声影像图发现下列情况，应警惕胆囊癌的可能性：①大于10mm的胆囊息肉样病变向腔内突出或动态观察肿瘤生长迅速者；②结石周围的胆囊壁有局限性增厚者；③陶瓷样胆囊、胆囊和胆管畸形。超声随访和动态复查，对早期诊断胆囊癌有重要价值。

十、胆囊先天性畸形

（一）病理与临床表现

1.病理表现 胆囊先天性畸形不常见，但种类繁多，主要的先天性异常大致可分为三类（图21-4-45）。

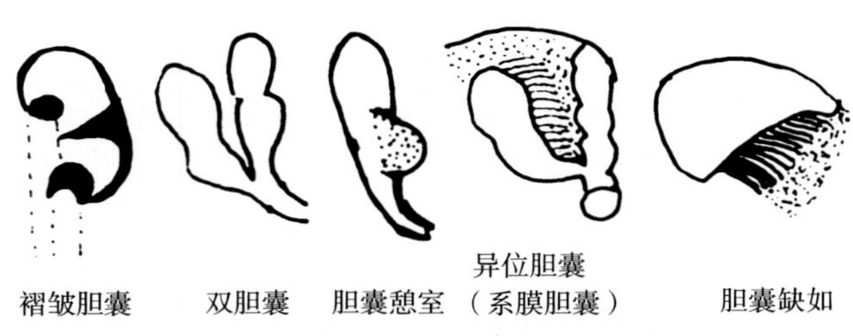

图21-4-45 胆囊先天性畸形

（1）数目变异：双胆囊、三胆囊、先天性胆囊缺如。

（2）形态变异：褶皱胆囊、双房胆囊、胆囊憩室。

（3）位置变异：左位胆囊、肝内胆囊、游离胆囊等。

2.临床表现 先天性胆囊畸形，很少引起临床症状，一般只有当影响到胆囊内胆汁出入时，才可出现右上腹不适或疼痛。

（二）声像图表现

1.褶皱胆囊 胆囊体、底部或胆囊颈、体部之间显示分隔条带状回声，胆囊被分成2～3个腔，但其间是相通的。

2.双胆囊 在肝下显示两个相互独立、各自完整的胆囊和胆囊管，通常一大一小，排列可有多种情况，以并排多见。超声很难完整显示胆囊管结构，不能明确双胆囊的胆囊管与胆总管的真实连接情况，因而，应注意与双叶胆囊相鉴别。

3.胆囊缺如 本病罕见。超声检查各个切面均未见显示胆囊的液性暗区，并排除胆囊切除、萎缩或异位后，才可初步拟诊。确诊本病必须参考其他影像学检查结果。

4.胆囊憩室 声像图显示胆囊形态、大小均正常，囊壁局部向外突起，形成一个圆形的囊腔，通常约1cm，此囊腔与胆囊相通，多见于胆囊底、体部，憩室内常有小结石或沉积物。

5.异位胆囊 声像图表现为正常胆囊区未见胆囊，常见的有肝内胆囊，指胆囊大部或全部藏于肝实质内，也可出现于全部内脏反位，或仅为胆囊反位，位于左肝叶下方，镰状韧带左侧；另一种异位胆囊可出现于左、右膈下等处，胆囊颈或胆囊管异常纤细；其他还有位于腹腔内、后腹膜和盆腔等部位的病例报道。

（三）鉴别诊断

超声检查可以灵敏地显示先天性胆囊畸形，可做出提示性诊断。但是，先天性胆囊缺如应与慢性萎缩性胆囊炎相鉴别。口服多潘立酮片加饮水法，可排除胃肠道气体干扰，增加胃肠蠕动，观察有无胆囊，以资鉴别。

双胆囊应与葫芦形胆囊区别，前者是在同一切面或不同切面上可探及两个分别有胆囊颈和胆囊管的完整胆囊，而后者可见胆囊的长径较长并有弯曲，故在某一个切面上显示两个暗区，以资鉴别。

（四）临床价值

超声检查能灵敏地发现先天性胆囊异常，并能与胆囊疾病进行鉴别，同时还能发现并发的胆道系统疾病，为临床医师手术治疗及确定手术方式，提供重要依据。

十一、胆囊壁增厚的鉴别诊断

超声影像能够清晰地显示胆囊壁厚度的改变，胆囊壁厚度＞3mm即可诊断为胆囊壁增厚。根据增厚程度不同可分为两种类型：①弥漫性增厚；②局限性增厚。胆囊壁增厚的病因：可由胆囊病变引起，也可由非胆囊病变造成。常见疾病有急慢性胆囊炎、厚壁型胆囊癌、胆囊腺肌症、肝硬化、慢性心力衰竭、慢性肾炎、低蛋白血症及胆囊壁静脉曲张等，均可引起继发性胆囊壁改变（图21-4-46）。

（一）声像图表现

1.慢性胆囊炎　胆囊壁增厚、粗糙、轮廓模糊，壁厚5～10mm。急性发作时，可见“双边影”征，反复发作囊壁明显增厚，囊腔缩小，如胆囊内充满结石，可呈现“WES”征。胆囊严重萎缩时，即形成实质性团块状强回声。

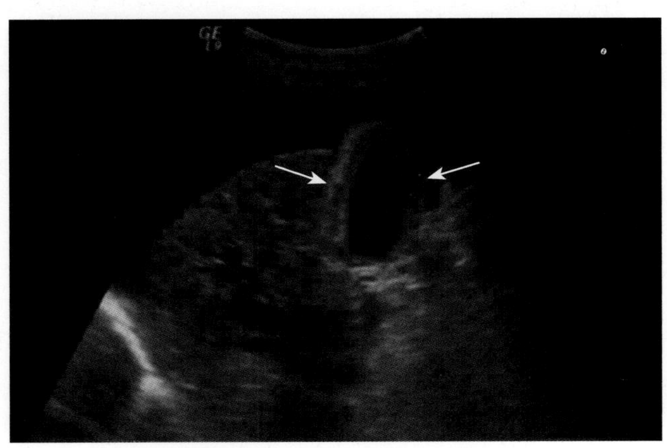

图21-4-46　胆囊壁增厚

肝硬化后胆囊壁水肿、增厚（箭头），并见腹水

2.胆囊腺肌症　①节段型：胆囊壁节段性增厚，形成环形狭窄，未累及部位胆囊壁正常。②局灶型：胆囊壁局限性增厚，可呈椭圆形或锥帽状，中央见小圆形透声区，未病变部位胆囊壁正常。③弥漫型：胆囊壁普遍增厚、模糊。

3.急性胆囊炎　胆囊壁增厚，可呈双层或多层回声带，内壁间质水肿，伴有黏膜形成不规则皱褶，声像图表现为内壁高低不平并有中断现象。

4.厚壁型胆囊癌　胆囊壁呈不均匀性增厚、僵硬，多数浸润胆囊颈部，逐渐向体部或底部浸润。

5.充满型胆囊结石　胆囊壁增厚，紧贴胆囊前壁形成半月状强回声带，后伴大片声影，胆囊后壁不能显示。典型的声像图表现为“囊壁-结石-声影”三联征（“WES”征）。

6.胆囊憩室　胆囊壁局限性增厚，囊壁局部向外凸出，常发生在体部，憩室口与胆囊腔相通，憩室内可发生结石感染，并出现相应的声像图表现。

（二）鉴别诊断

引发胆囊壁增厚声像图表现的鉴别诊断见表21-4-4。

表21-4-4　胆囊壁增厚声像图表现鉴别要点

项目	慢性胆囊炎	胆囊腺肌症	厚壁型胆囊癌	肝源性胆囊壁改变
胆囊壁	普遍性增厚、粗糙、厚度均匀	节段性或局限性增厚	不均匀增厚、黏膜层向腔内形成不规则隆起	增厚的胆囊壁，内外层呈平行状态，常随肝脏疾病好转或进展而相应改变
囊内回声	散在点状回声，合并结石时，可见强回声团块，后伴声影	壁内可见罗-阿窦呈小囊腔，低或无回声	囊壁上有结节状或不规则形隆起物	无回声
透声性	差	良好	透声区缩小	尚好

第五节　胆道疾病超声诊断

胆道系统分为肝内胆管和肝外胆管两部分。肝内胆管由毛细胆管、小叶间胆管、段（叶）胆管和左、右肝管组成。肝外胆管除胆囊及胆囊管外，由肝总管和胆总管组成，最终与主胰管在壶腹部汇合，开口于十二指肠壁。

一、胆管结石

根据结石的来源，胆管结石分为原发性和继发性两种。原发性胆管结石是指原发于胆管系统（包括肝内胆管）内的结石，结石的性质大多为含有多量胆红素钙的色素性混合结石；继发性胆管结石是指胆囊内结石通过扩大的胆囊管进入胆总管而形成的结石，结石的形状与性质多与胆囊内结石相同，多数为胆固醇混合结石。

（一）肝外胆管结石

肝外胆管结石（extrahepatic bile duct stones）是指位于左肝管、右肝管开口以下的结石，根据结石的来源分为原发性和继发性两种。原发性在肝外胆管形成，继发性是由胆囊内结石排至胆管内形成。

1.病理与临床表现

（1）病理表现：主要取决于结石大小、梗阻程度及并发感染等因素，病变可累及整个胆道和胰腺。胆管结石可呈球形、椭圆形或柱状，也可呈不规则形聚集在一起。由于结石的刺激和阻塞，肝外胆管可不同程度扩张。胆管壁因充血、水肿、溃疡形成及纤维组织增生而增厚，可致管腔狭窄。结石嵌顿在壶腹部可引起胆道梗阻，合并感染时，可引起急性梗阻性化脓性胆管炎，感染的胆汁可逆行流入胰管，引起急性胰腺炎。

（2）临床表现：肝外胆管结石，急性发作缓解后，转入慢性阶段，可无症状或有轻度上腹不适、疼痛、恶心、呕吐等胃肠道表现。如结石阻塞胆管，继发胆管炎，则会出现阵发性上腹部痛、发热、寒战和黄疸，即Charcot三联征，严重时可出现中毒性休克。

2.声像图表现

（1）肝内外胆管扩张，胆囊增大，胆外胆管壁可有增厚，回声增强。

（2）胆管内可见强回声，后方伴声影。

（3）胆管内较小结石和泥沙样结石，呈中等或较弱的回声，后方声影不明显（图21-5-1）。

（4）强回声团与胆管壁之间有分界，典型的可见液性暗区包绕结石强回声而成为“靶环”样。

（5）胆管扩张明显时，变换体位或脂餐后可显示结石在胆管内可发生位置移动。

3.鉴别诊断　典型的肝外胆管结石，容易明确诊断。若只显示胆总管扩张而探测不到结石，则应与胆总管下端癌和胰头癌鉴别。癌肿所致胆管扩张常比胆结石严重，黄疸逐渐加深，最后浸润胰头，出现胰头增大，胰管扩张。

饮水500～1000ml后探查，可提高胆总管下段结石的显示率。位于胰腺后方的胆总管结石，可借助胰腺为声窗进行检查。纵、横切面相互补充或加压扫查有助于肝外胆管结石的显示。

4.临床价值　近年来，由于高分辨率超声仪器的广泛应用，超声诊断肝外胆管结石的检出率也有所提高，但对胆总管末端的结石容易受胃肠气体干扰，假阴性率高，可建议行其他影像学检查，进一步明确诊断，为临床选择合理的治疗方案，提供有价值的影像学依据。

（二）肝内胆管结石

肝内胆管结石（intrahepatic bile duct stones）在我国发病率较高，好发于左、右肝管汇合部或左肝管。

1.病理与临床表现　肝内胆管结石指左、右肝管汇合部以上的结石，多数是在肝外胆管结石的基础上，继发于肝内胆汁排出不畅所致，可广泛分布于肝内胆管系统。少数肝内胆管结石为原发性的，以肝左外叶和肝右后叶多见，与此处胆管弯曲度大而引流不畅有关。

（1）病理表现：肝内胆管结石，常为多发，大小及形态不一，位于扩张的胆管内，病变胆管及梗阻近端胆管可有不同程度扩张。继发感染时，可引起胆管炎、胆管狭窄、梗阻、进行性肝损害、胆汁淤积性肝硬化等。

（2）临床表现：急性发作期，患者有肝区胀痛、发热及胸背部不适。双侧肝管阻塞时可出现黄疸，合并胆囊和肝外胆管结石时，有肝外胆管梗阻的症状和体征。

2.声像图表现

（1）肝内出现沿胆管走行分布的圆形、斑点状、条索状或边界不规则的片状强回声，后方伴声影（图21-5-2）。

（2）结石阻塞部位远端肝内胆管呈囊状或分支状扩张，扩张的小胆管与伴行的门静脉分支构成肝内“平行管”征。

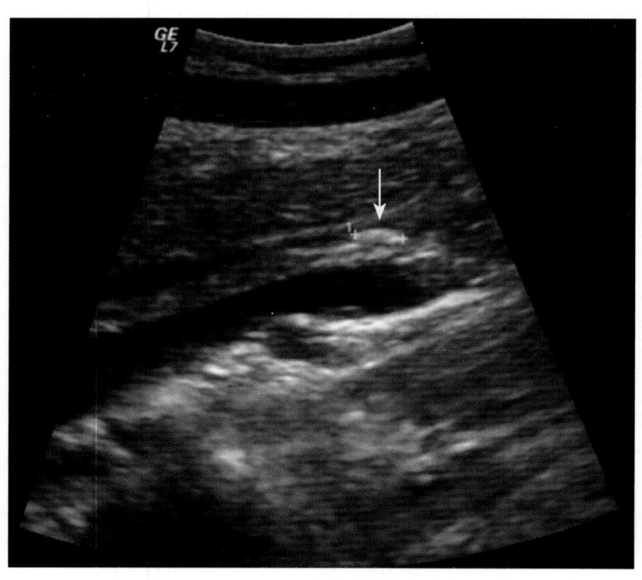

图21-5-1　肝外胆管下段结石

肝外胆管内可见强回声，后方伴声影（箭头）

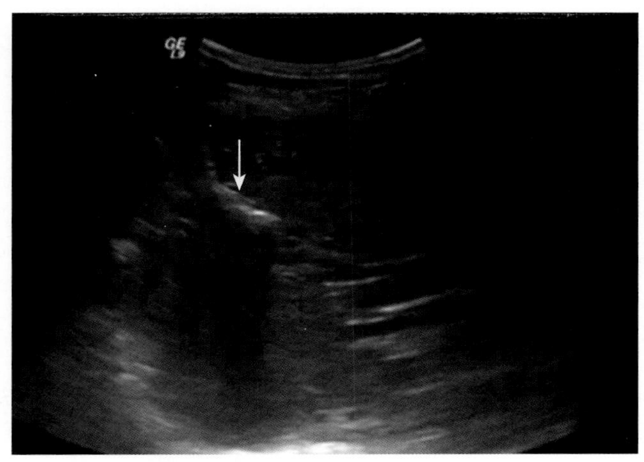

图21-5-2　肝内胆管结石

肝内沿胆管走行分布点状强回声，后方伴声影（箭头）

（3）被堵塞的小胆管反复发炎、淤胆，相应部位肝实质回声粗糙不均匀，甚至出现受累肝叶、肝段肝实质硬化、萎缩，肝硬化时，胆管扩张则不明显。

3.鉴别诊断

（1）肝圆韧带：左肝横断面扫查时，表现为肝左叶内强回声，后方常伴声影，但在纵断面扫查时可显示为自门静脉左支矢状部向下延伸出肝的强回声带，周围无管壁回声和胆汁无回声，故不难鉴别。

（2）肝内钙化灶：呈强回声伴声影，可出现在肝内任何部位，以肝周围多见，但无近端小胆管阻塞扩张及胆汁淤积，也无伴行的门静脉，且多为孤立性存在，可鉴别。

（3）肝血管瘤：表现为高回声团，无声影，位于肝实质内。

（4）肝内肝管积气：为强回声，呈条带状，排列成串，后伴彗星尾或混响伪像，多有胆道手术史。

4.临床价值　超声是肝内胆管结石首选的检查方法，可准确判断肝内胆管结石的部位、大小、数目。

（三）胆管扩张

正常肝内胆管内径为2～3mm，大于4mm时可诊断为肝内胆管扩张。正常胆总管直径多小于8mm，大于10mm时可诊断为胆总管扩张。胆管扩张可由结石、肿瘤或胰腺等病因引起，也可见于胆囊切除术后代偿性改变。

小儿胆管扩张较为少见，常见的疾病有肝外型胆道闭锁、原发性硬化性胆管炎、先天性胆总管扩张和Caroli病、胆道蛔虫病及胆管结石（详见后面章节）。

二、胆道蛔虫病

胆道蛔虫病（ascariasis of the biliary tract）是指肠道内蛔虫经十二指肠乳头胆管开口处钻入胆道，虫体多停留于肝外胆管，也可进入胆囊，偶见于肝内胆管。

（一）病理与临床表现

1.病理表现　钻入胆道的蛔虫多为一条，也可为多条。钻入的蛔虫可造成胆道梗阻或继发胆道感染。蛔虫进入胆道后在一段时间内可存活，虫体死亡后常以蛔虫残体为核心形成结石。

2.临床表现　患者上腹部有剧烈钻顶性疼痛或绞痛，时作时止，并向背部或右肩部放射，伴有食欲缺乏、恶心、呕吐，可有四肢发凉，出冷汗。严重病例可有轻度黄疸，如有继发性感染，则出现胆管炎或胰腺炎表现。

（二）声像图表现

1.胆囊或胆管的液性暗区内，可见均匀性中等或高回声条索状虫体回声。

2.条索状虫体回声两侧边缘为平行的强回声带，呈“等号”状，也称“通心面”征（图21-5-3）。

3.蛔虫钻入胆囊后，表现为弧形或蜷曲样管状回声。

4.实时扫查如见存活的虫体在胆囊或胆总管内蠕动，有确诊意义。

5.虫体阻塞胆道后，胆管可扩张。

6.虫体死亡后则无典型的管状回声，可为条索状或碎片样回声，形态可不规则，回声增强，并可以此为核心形成结石。

（三）鉴别诊断

胆道内出现均匀条状或“等号”状回声，可以提示胆道蛔虫病，如果能观察到虫体蠕动，则诊断更为明确。胆总管留置的T形管呈两条平行的线状回声，结合病史，不难鉴别。当蛔虫死亡后，虫体溶解碎裂，可表现为絮状或团状回声，与胆道内的脓栓、黏稠胆汁、胆泥、血凝块等沉积物回声不易区分，应结合病史和临床资料综合分析加以鉴别。若虫体导致胆道梗阻，可建议行ERCP检查，将阻塞物取出后经病理确诊。

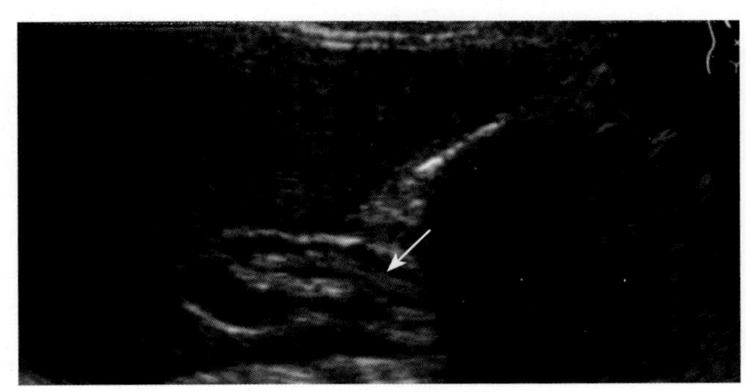

图21-5-3　胆道蛔虫

胆总管内可见条索状虫体，为平行的强回声带，呈“等号”状（箭头）

（四）临床价值

超声诊断胆道蛔虫病，方法简便、迅速、可靠，不仅可以直观显示钻入胆道内的蛔虫，还可以及时发现胆道梗阻等并发症，是胆道急诊的有效鉴别方法。

三、胆道积气

胆道积气（pneumobilia）指肝内胆管、胆总管或胆囊内的气体积聚。临床上以肝内、外胆管积气尤其是肝内胆管积气为多见，胆囊内气体较为少见。胆道积气常发生于胆道术后如胆肠吻合术、胆道镜检查和T形管引流者，也可见于胆道内瘘和胆道产气杆菌感染。

（一）病理与临床表现

1.病理表现　通过胆道镜观察，发现这些患者的胆管内充满泡沫状絮状物，胆管壁充血水肿。胆道积气阻碍胆汁排出，引起胆道内压增高。由于体位关系，气体多积聚于肝右前叶和肝左内叶胆管内。

2.临床表现　患者上腹部疼痛、发热，并伴有腹胀，严重者出现寒战、高热、黄疸等一系列急性胆道感染体征。由于原有胆道疾病临床症状和体征的掩盖，胆道积气多被临床医师忽视。

（二）声像图表现

1.肝实质内出现点、线状、树枝状强回声，沿门静脉或胆管走向分布，后方具有“彗星尾”征或伴有不稳定的浅淡声影（图21-5-4）。

2.动态观察时，特别是改变体位、肠管蠕动、深呼吸时，气体强回声的形态和位置可有一定变化，即存在所谓的“闪烁感”。

3.部分病例可伴有肝内胆管或肝外胆管扩张，气体回声则位于扩张的胆管内，多出现于肝脏左内叶和右前叶二、三级胆管分支附近。

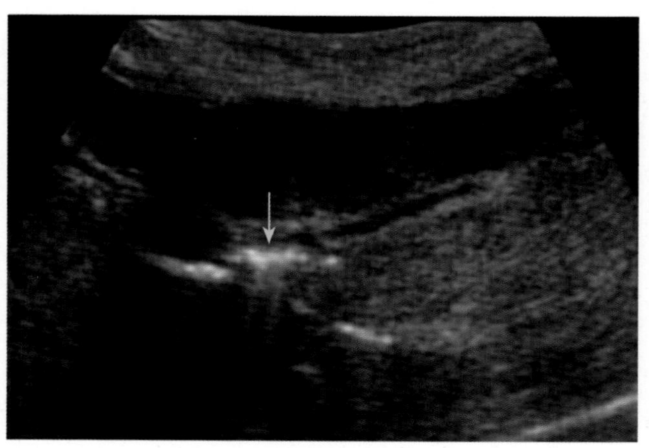

图21-5-4　胆道积气

肝实质内点、线状强回声，沿胆管走向分布，后方伴“彗星尾”征（箭头）

4.门静脉内气体强回声，表现为多切面检查均位于门静脉管腔内，此类患者多见于严重肠道坏疽合并产气杆菌感染，患者临床症状危重。

5.当胆管积气与结石并存时，可能会因为胆道气体干扰结石显示而造成结石的漏诊；同样，絮团状胆管积气后方可能会出现比较干净的声影，使检查者误将气体回声诊断为胆道结石而造成胆道积气的漏诊，需多体位、多切面扫查。

（三）鉴别诊断

肝内胆管结石多表现为沿肝内胆管分布，门静脉旁的斑片状或条索状强回声，后方有“干净”的声影，近端小胆管扩张。而胆道积气，表现为胆道内强回声，其后方伴有“彗星尾”征多重反射，且随呼吸闪烁性移动，连续观察其位置、形态、声影均不稳定为其特征，以资鉴别。

（四）临床价值

超声已成为胆道积气的主要检查工具，可以提示其他胆道疾病的存在，是一种便捷而有效的检查方法。

四、胆管癌

胆管癌（carcinoma of bile duct）是指源于肝外胆管，包括左、右肝管汇合部至胆总管下端的恶性肿瘤，可分为肝门部胆管癌（上段胆管癌）、中段胆管癌及下段胆管癌3种类型。好发于老年男性，原发性胆管癌较少见，其病因尚不清楚，可能与胆管结石、原发性硬化性胆管炎等疾病有关。

1.病理表现　根据大体病理形态特点，可分为3种类型：管壁浸润型，可见于胆管任何部位，最为多见；肿块型，较少见，多见于晚期胆管癌；乳头型，最少见，可发生于胆管任何部位。原发性胆管癌组织学类型大多数为腺癌，少数为鳞癌和未分化癌。肿瘤自胆管壁呈乳头状或结节状突入管腔，弥漫性生长，使管壁增厚、僵硬，内腔变窄、堵塞，近端胆管扩张，侵及肝、胆囊、胰腺、肠管及淋巴结等邻近组织。胆石症、硬化性胆管炎可能是胆管癌的诱因，也可继发于胰腺癌引起的胆道梗阻。

2.临床表现　进行性黄疸是胆管癌的最常见症状。患者有肝区疼痛、食欲下降、体重减轻、消瘦，如合并结石及胆道感染可有发热，随病情的发展可出现肝大、门静脉高压和腹水。

（一）肝门部胆管癌

肝门部胆管癌又称Klatskin瘤，是指原发于胆囊管开口以上肝总管与左、右二级肝管起始部之间的胆管癌。主要侵犯肝总管、肝总管分叉部及左、右肝管，是胆道系统较为常见的恶性肿瘤，属高位胆管癌，多数为腺癌。早期诊断困难，预后较差。按照国际通用改良的Bismuth-Corlette分型法分为四型：Ⅰ型，肿瘤位于肝总管，未侵犯汇合部；Ⅱ型，肿瘤侵犯肝总管及左右肝管汇合部；Ⅲ型，肿瘤侵犯肝总管、左右肝管汇合部并已侵犯右肝管（Ⅲa）或左肝管（Ⅲb）；Ⅳ型，肿瘤侵犯肝总管、左右肝管汇合部并侵犯左、右肝管（图21-5-5）。

1.声像图表现

（1）高度扩张的肝内胆管在肝门部被截断（图21-5-6）。

（2）肝外胆管不扩张，胆囊不肿大或萎缩。

（3）胆管截断处可见边界不清晰、形态不规则的肿物，以中等或稍强回声多见，癌肿与周围显著扩张的肝内胆管构成“蜘蛛征”（图21-5-7）。

（4）CDFI显示肿物内部或周边探及彩色血流信号和高速、高阻的动脉频谱（图21-5-8）。

（5）门静脉、胆管内可检测到团块状癌栓回声，并可见肝内转移灶和肝外淋巴结肿大。

2.超声造影表现　肝门部胆管癌大部分肿瘤强化后较周围肝实质早或同步增强，动脉早期可呈高增强、等增强或低增强，动脉晚期迅速消退为低增强，有快进快出的特点（图21-5-9）。门脉期肿瘤消退为低增强病灶，边界相对清楚，有利于显示肿瘤浸润的范围，对确定肿瘤的分型和治疗方案有重要的价值。另外，超声造影可以增强门静脉的显影，如肿瘤邻近门静脉局部血流变窄、中断或出现充盈缺损，则提示门静脉受侵犯。

3.临床价值　在肝门部胆管癌诊断中，超声检查作为一种无创性影像检查技术，可明确肝内胆管扩张和肿瘤发生部位及其浸润范围，同时，还可以了解肝内、外转移情况。

（二）中下段胆管癌

肿瘤位于肝外胆管的中下段，以肝外胆管下段常见。根据大体病理分为3种类型：乳头型、结节型、硬化型，95%以上为腺癌，少数为鳞癌和囊腺癌。

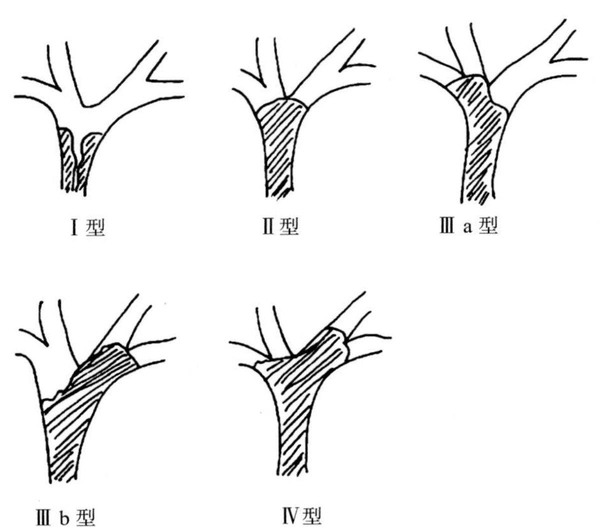

图21-5-5　肝门部胆管癌的Bismuth-Corlette分型示意图

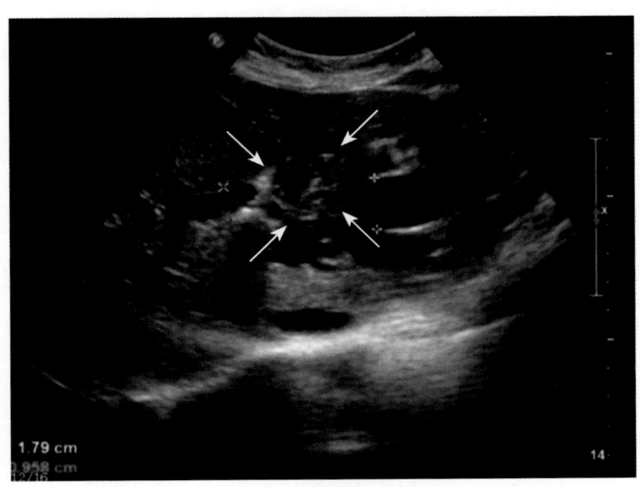

图21-5-6　肝门部胆管癌（一）

肝门部可见边界不清晰、形态不规则的中等回声，肝内胆管扩张，在肝门部被截断（箭头）

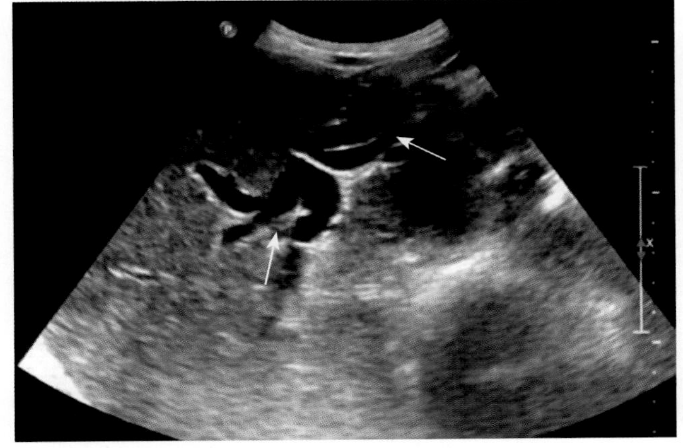

图21-5-7　肝门部胆管癌（二）

癌肿与周围显著扩张的肝内胆管构成“蜘蛛征”

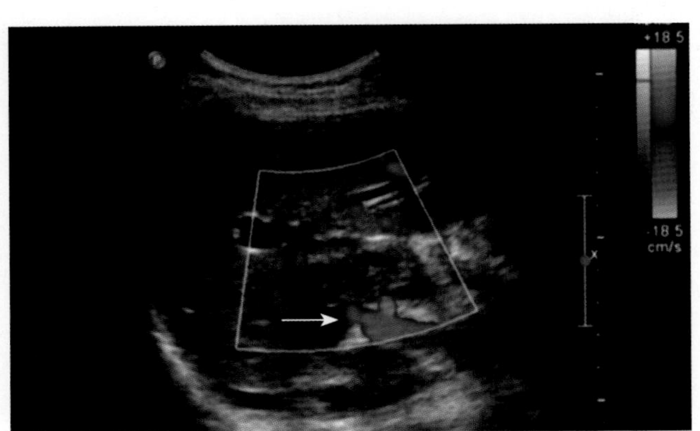

图21-5-8　肝门部胆管癌（三）

CDFI显示肿物内部及周边探及彩色血流信号

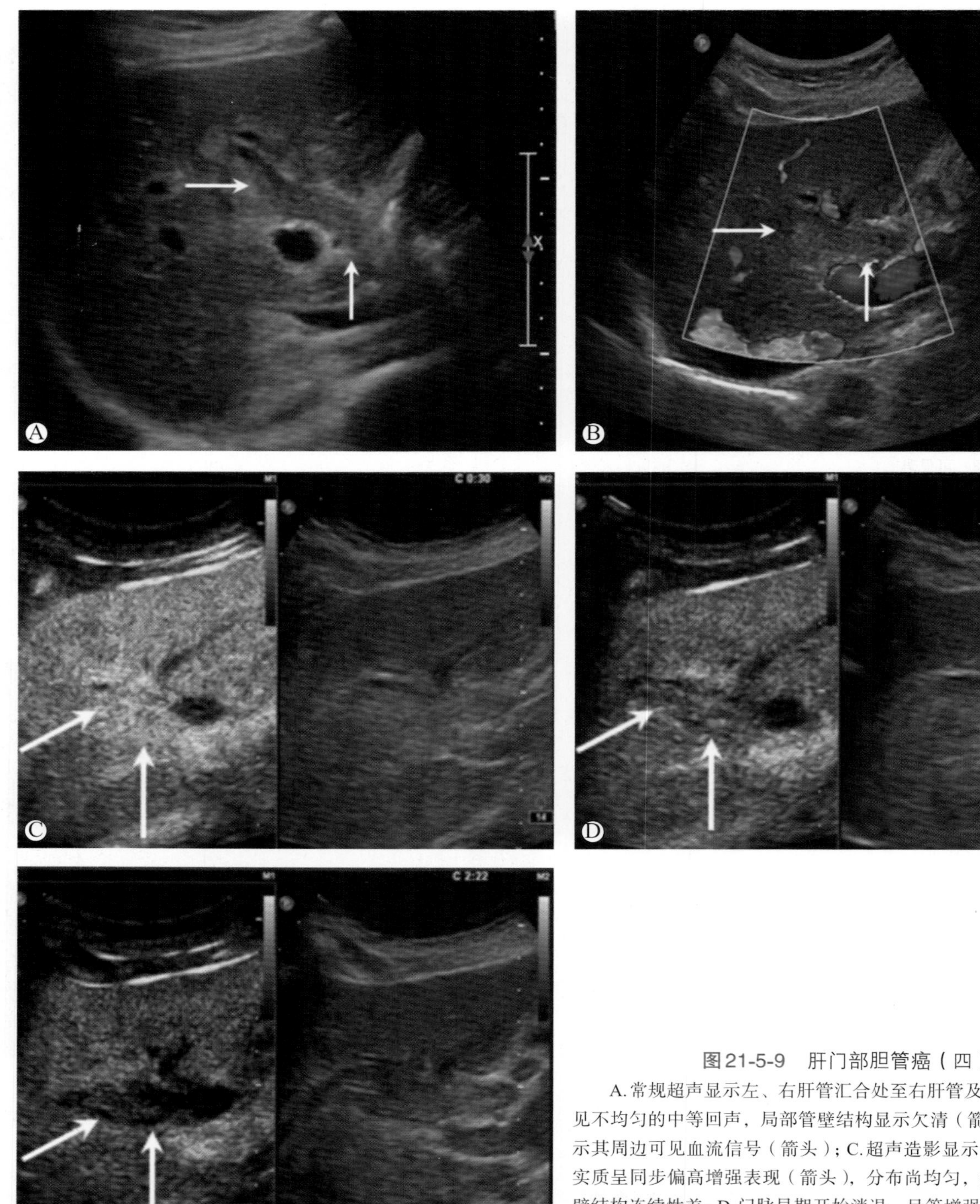

图21-5-9 肝门部胆管癌（四）

A.常规超声显示左、右肝管汇合处至右肝管及其分支管腔内可见不均匀的中等回声，局部管壁结构显示欠清（箭头）；B.CDFI显示其周边可见血流信号（箭头）；C.超声造影显示动脉期与周围肝实质呈同步偏高增强表现（箭头），分布尚均匀，病灶附着处胆管壁结构连续性差；D.门脉早期开始消退，呈等增强表现，门脉晚期呈偏低增强表现（箭头）；E.延迟期呈低至无增强表现（箭头）

1.声像图表现

（1）乳头型：呈乳头状突入扩张的管腔内，胆汁与肿块界面形成倒"U"字形，肿块回声多数高于肝回声，边缘不整齐，无声影，位置固定。肿瘤所在部位的胆管壁连续性中断，有的在管壁和肿瘤之间可见细线状无回声带（图21-5-10）。

（2）结节型：肿块在扩张的胆管内呈不规则的结节，肿块骤然截断管腔，致使胆汁与肿块界面回声与管壁呈近似直角，肿块回声多数呈中等回声或高回声，无声影，与管壁分界不清（图21-5-11，图21-5-12）。

（3）硬化型：管壁呈不均匀增厚，膨胀性增宽，呈中或高回声带，有时与周围组织无分界。管腔逐渐狭窄或闭塞，梗阻端呈"V"字形（图21-5-13）。

2.超声造影表现　肝外胆管中下段胆管癌超声造影表现为动脉早期呈等或稍高增强，动脉晚期快速减退，呈低增强。胆管壁连续性破坏，边界不清，侵犯周围组织（图21-5-14）。部分乳头型胆管癌局限于管腔内，管壁周围组织可不受侵犯。

3.鉴别诊断

（1）胰头癌：胰头部肿块伴胰管扩张，多数为胰头

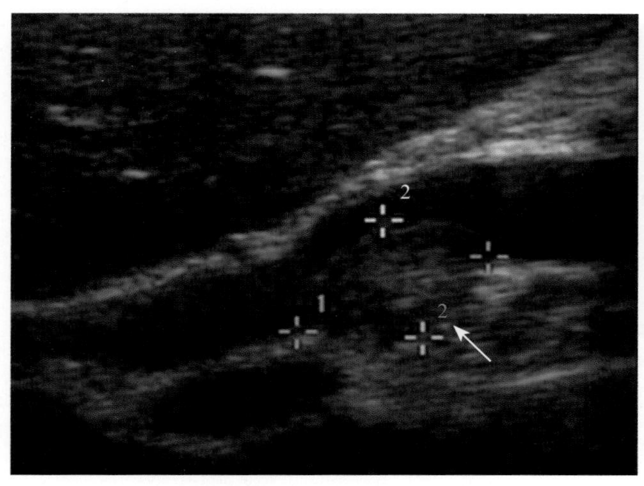

图21-5-10　肝外胆管癌（乳头型）

肝外胆管扩张，可见乳头状中等回声突入扩张的管腔内，无声影，病灶附着处胆管壁连续性中断（箭头）

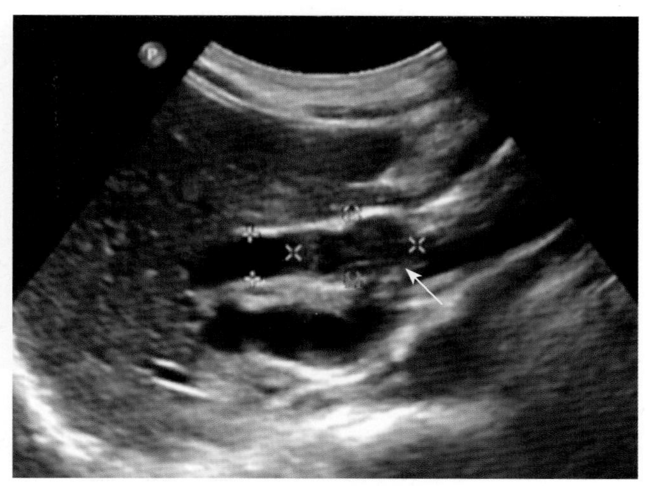

图21-5-11　肝外胆管癌（结节型）(一)

胆总管中段扩张，管腔内可见不规则结节样中等回声，无声影，管腔骤然被截断（箭头）

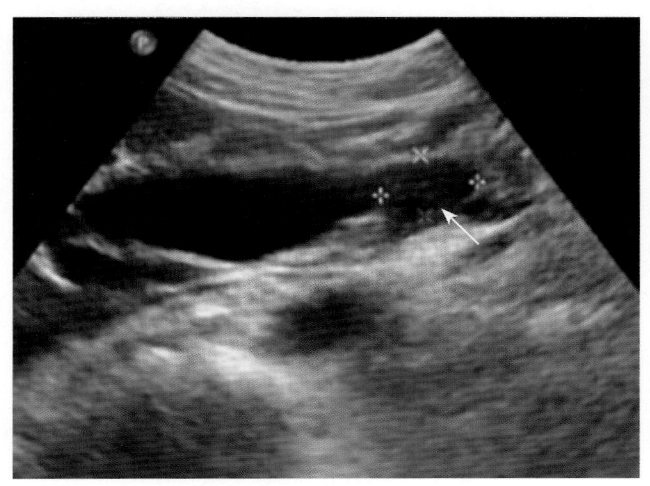

图21-5-12　肝外胆管癌（结节型）(二)

胆总管下段扩张，管腔内可见结节样中等回声，无声影，与管壁分界不清（箭头）

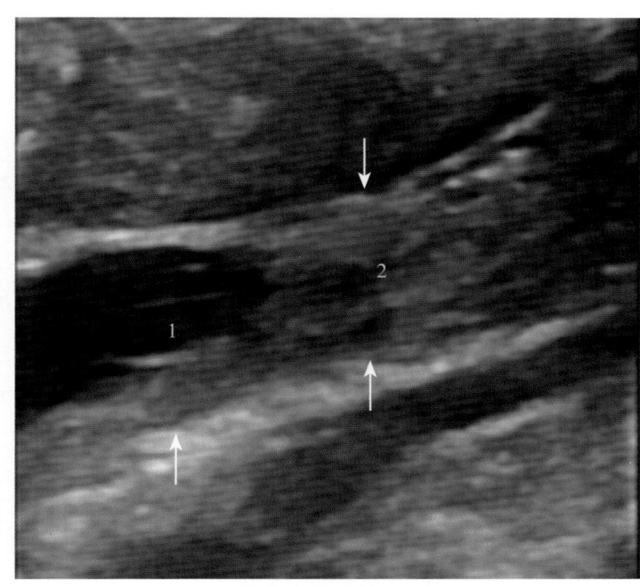

图21-5-13　肝外胆管癌（硬化型）

肝外胆管下段管壁不均匀增厚，呈中等偏高回声（箭头），与周围组织分界不清，管腔逐渐狭窄

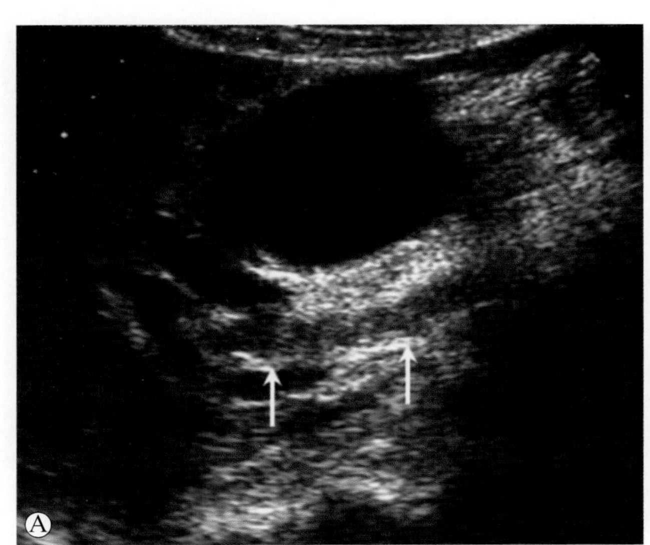

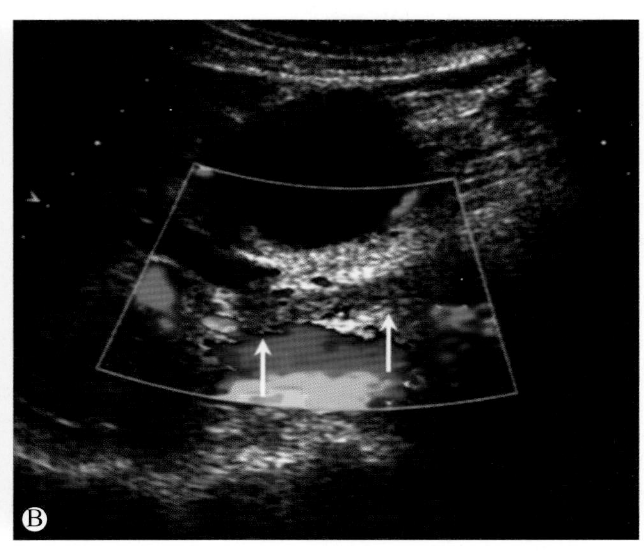

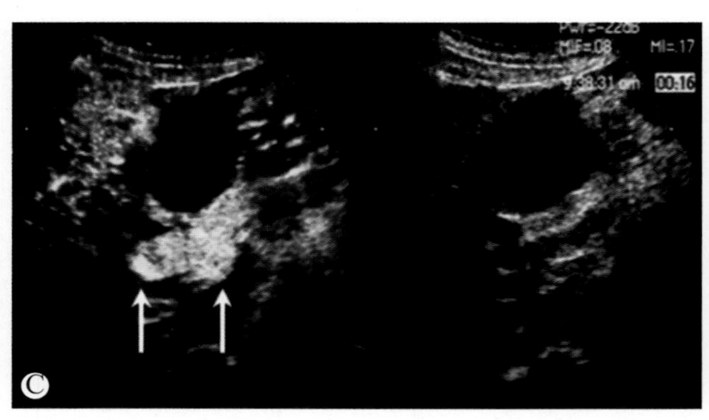

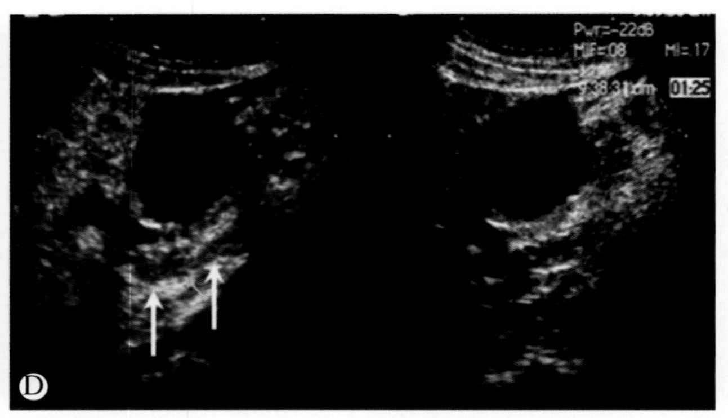

图21-5-14 肝外胆管癌

A.常规超声显示肝外胆管中下段可见低回声充填，病灶边界不清（箭头）；B.CDFI显示未探及明显血流信号（箭头）；C.超声造影显示动脉早期低回声呈高增强表现（箭头）；D.动脉晚期减退，呈低增强表现（箭头）

癌；胆管扩张而胰管不扩张时，多数为胆管癌。如癌肿向下浸润到胰头和壶腹部，则超声很难鉴别。

（2）肝外胆管结石：若胆管结石无声影，嵌顿后不随体位移动，很难与乳头型肝外胆管癌鉴别，超声造影可帮助鉴别诊断。前者为无增强，后者可呈等或稍高增强且快速消退。

4.临床价值 超声检查对胆管癌的诊断价值已得到公认。超声检查不仅能确定肿瘤发生的部位，还能估计其胆管壁浸润程度及周围组织侵犯情况，为确定治疗方案提供可靠的依据。经静脉超声造影能明确鉴别肿瘤与结石或胆泥，并能了解病变范围，经胆道超声造影能准确判断胆道梗阻水平及程度，有助于肝门部胆管癌的临床分型诊断。

五、硬化性胆管炎

硬化性胆管炎（sclerosing cholangitis）也称纤维性胆管炎或狭窄性胆管炎，是一种原因未明的胆管疾病，分为原发性和继发性两类。继发性硬化性胆管炎可由多种原因所致。

（一）病理与临床表现

1.病理表现 原发性硬化性胆管炎，是一种原因未明的胆管疾病，以肝内、外胆管的慢性纤维化狭窄和闭塞为特征，临床上极少见。其特点为病变胆管壁均匀性增厚，管腔狭窄，严重时完全闭塞。继发性硬化性胆管炎，可由多种原因所致，如手术损伤、T形管引流及肝动脉插管化疗等。多呈局限性管壁增厚、纤维化、狭窄。

2.临床表现 主要有间歇性发生呈进行性加重的梗阻性黄疸，患者右上腹部疼痛、肝脾大，伴有发热。晚期可发生肝硬化及门静脉高压的相应症状。

（二）声像图表现

1.胆管壁明显增厚，厚度4～6mm，甚至超过10mm，回声明显增强（图21-5-15，图21-5-16）。

2.受累节段胆管腔内径狭窄或闭塞，呈僵硬的强回

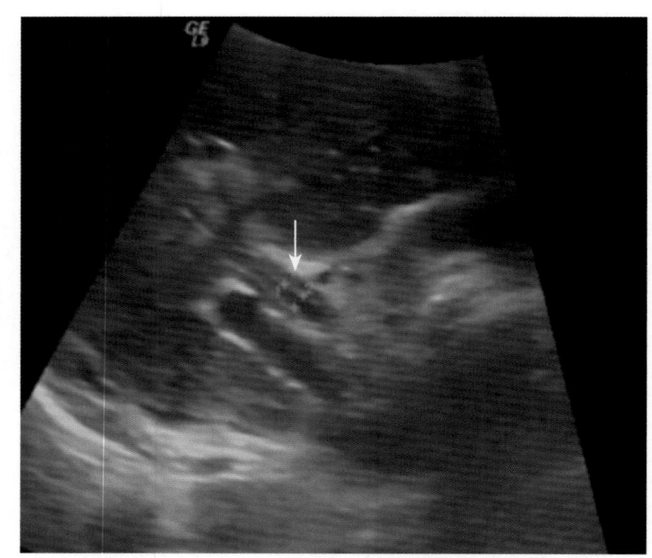

图21-5-15 硬化性胆管炎（一）

肝外胆管壁明显增厚（箭头）

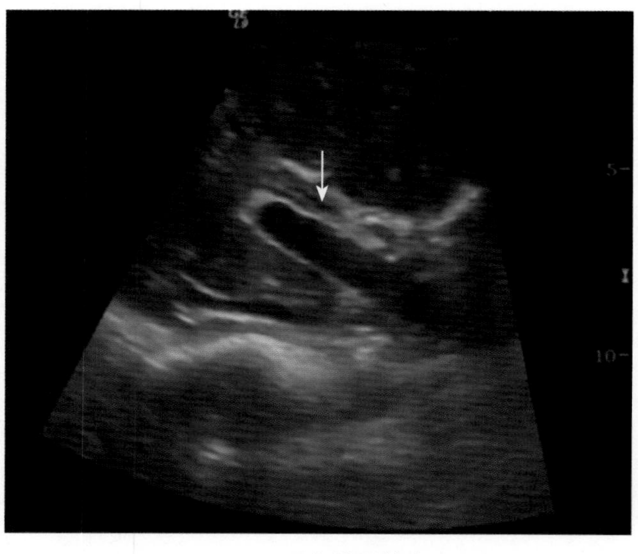

图21-5-16 硬化性胆管炎（二）

肝外胆管壁明显增厚，胆管腔狭窄（箭头）

声带（图21-5-17）。

3.狭窄以上胆管轻中度扩张。

4.肝内小胆管受累者，可见多个“等号”样强回声（图21-5-18）。

5.病变累及胆囊者，可见胆囊壁增厚，胆囊收缩功能减低或消失（图21-5-19）。

（三）鉴别诊断

1.胆管癌　浸润型胆管癌的胆管壁呈弥漫性浸润，导致管壁增厚、管腔狭窄或闭塞，并有截断感，而原发性硬化性胆管炎的管壁为均匀性增厚，呈强回声带，其闭塞近端胆管扩张较轻或不扩张，可资鉴别。

2.化脓性胆管炎　多数继发于急性胆管梗阻之后，声像图显示胆管壁明显增厚、模糊，有时呈现类似胆囊壁水肿所致的“双边影”征。胆管扩张，管腔增宽，可见胆管无回声区内浮动的细密点状回声或絮状沉积物回声，可资鉴别。

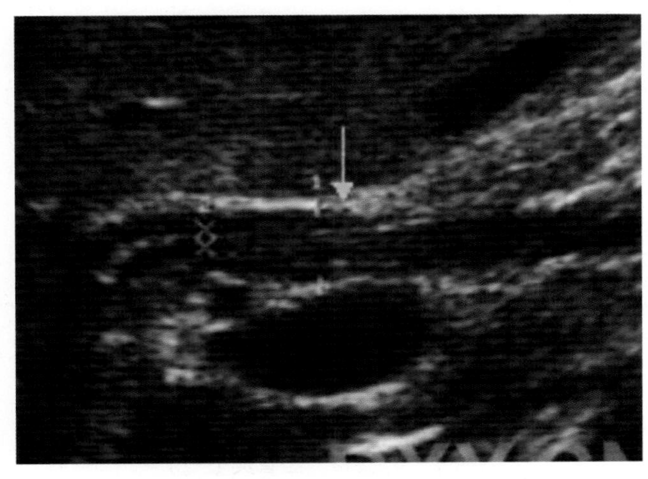

图21-5-17　硬化性胆管炎（一）

肝外胆管壁明显增厚，回声明显增强，受累节段胆管腔狭窄，呈僵硬的强回声带（箭头）

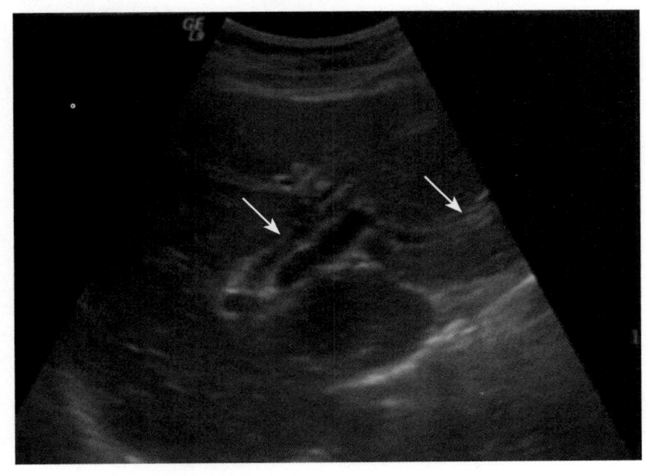

图21-5-18　硬化性胆管炎（二）

肝内小胆管受累，呈多个“等号”样强回声带（箭头）

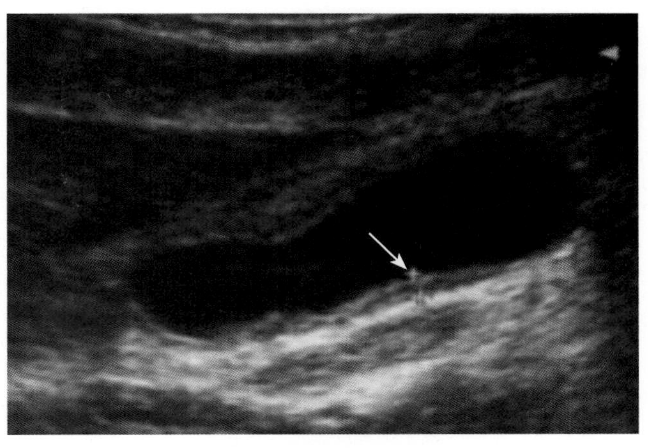

图21-5-19　硬化性胆管炎（三）

受累胆囊壁增厚（箭头）

3.肝门部转移淋巴结　当肝门部转移淋巴结压迫胆管导致梗阻时，声像图在梗阻部位显示软组织团块，界限清楚，体积较大，回声相对较低。

（四）临床价值

超声检查诊断硬化性胆管炎特异性表现不高，需对胆管壁增厚的疾病进行鉴别，提供早期诊断的依据。

六、化脓性胆管炎

化脓性胆管炎（suppurative cholangitis）是由急性胆管梗阻和急性化脓性炎症所致，主要由胆管结石、胆道蛔虫及赘生物等所引发，常需紧急手术处理。

（一）病理与临床表现

1.病理表现　本病的病理特点为胆道梗阻和化脓性感染，胆管壁充血、水肿、增厚，黏膜破坏，胆管扩张，胆管腔内充满脓性胆汁或脓液，并可合并胆管内积气。

2.临床表现　患者上腹顶胀性疼痛或绞痛，继而寒战、高热、恶心、呕吐等，严重者可出现昏迷、休克等，甚至出现黄疸及夏科氏综合征的表现。体征为上腹部压痛、肌紧张，有时可能触及肿大的胆囊，血白细胞和中性粒细胞比例明显升高。

（二）声像图表现

1.胆总管及肝内多处胆管扩张，以胆总管扩张最明显。

2.胆总管内出现密集的细点状回声或絮状沉积物，胆总管的管壁不同程度增厚、粗糙（图21-5-20）。

3.多数患者可显示胆管梗阻部位的结石或蛔虫回声。

4.胆囊肿大伴有胆泥沉积，囊壁呈“双边影”征，

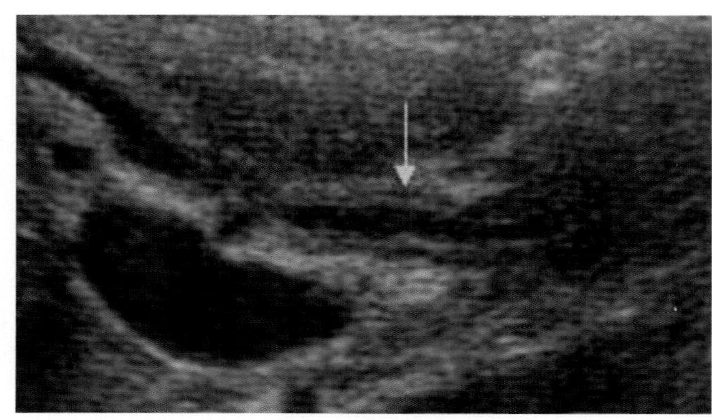

图21-5-20 化脓性胆管炎

胆总管扩张，管壁不同程度增厚、粗糙（箭头），管腔内密集的细点状回声

囊内除结石外，可探及点状、絮状或团块状回声，后方不伴声影，可随体位改变而缓慢移动。

（三）鉴别诊断

化脓性胆管炎，须结合临床表现加以诊断。本病发病急骤，如有上述典型的临床症状和声像图表现，即可提示诊断。需要鉴别的疾病主要是硬化性胆管炎和单纯性胆管结石引起的急性梗阻。前者以进展缓慢的胆管壁增厚为特征，后者发病急骤，但无急性感染的证据，与急性化脓性胆管炎容易鉴别。胆道蛔虫病，根据上腹部剧烈疼痛，超声检查显示扩张的胆管内可见均匀条状或“等号”状回声带的声像图特征，容易与本病鉴别。

（四）临床价值

超声检查化脓性胆管炎，具有较高敏感性和准确性，优于其他检查方法，可以直观地显示肝外胆管扩张、管壁增厚、回声增强及管腔内密集点状回声或沉积物的弱回声特征，迅速做出诊断，对争取早期诊断和治疗有重要价值。

七、先天性胆管疾病

先天性胆管疾病，主要包括先天性胆管（胆道）扩张和闭锁。常见的有以下3种类型：①先天性胆总管囊状扩张症（congenital choledochal cysts）；②先天性肝内胆管囊状扩张症（Caroli病）；③先天性胆道闭锁（congenital biliary atresia，CBA）。

（一）先天性胆总管囊状扩张症

先天性胆总管囊状扩张症，又称先天性胆总管囊肿，主要表现为胆总管呈囊状扩张，而扩张上方的肝管、胆囊管和胆囊可无异常改变。可发生于胆总管的任何部位，但以中上段胆总管多见。其病因目前尚不明确，众多学者认为，可能是胆管壁先天性薄弱，故当胆管末端受阻以致管内压力增高时，管壁扩大成囊状。

1.病理与临床表现

（1）病理表现：镜下检查，可见胆管扩张，内含胆汁栓，门静脉和胆管周围纤维化，胰腺亦可纤维化，晚期可有腹水。

（2）临床表现：本病女性多于男性，多见于儿童或年轻人。儿童年龄多在1周岁以内，亦可见于青壮年。常因胆道感染而产生上腹部疼痛。黄疸在出生后数日开始，2个月后明显加重，如梗阻及感染较轻，可延迟数月或数年发生黄疸。半数病例呈持续性，也可有间歇现象。患者有畏寒、发热表现，常与黄疸、疼痛伴发。查体：黄疸、肝脾大，大部分患者可触及右上腹部包块，呈囊性感，固定不动，有轻度压痛。主要临床症状是腹痛、黄疸及包块，有“三联症”之称。

2.声像图表现

（1）肝门部出现与胆总管相连、边界清晰的椭圆形或梭形无回声区，后方回声增强（图21-5-21）。

（2）囊肿有时伴有结石强回声团（图21-5-22）。

（3）囊肿的近端胆管可不扩张，与囊肿相连接；巨大的胆总管囊肿可造成胆囊或周边血管受压、变小或移位（图21-5-23，图21-5-24）。

（4）囊肿的大小和张力可有变化。

3.鉴别诊断

（1）胰腺假性囊肿：多数位于胰腺附近，囊肿后壁与胰腺相通，主要病因是胰腺炎和腹部外伤史，若囊内见有胰管回声，鉴别诊断较容易。

（2）肝囊肿：在肝内出现圆形或椭圆形无回声区，囊壁菲薄，边缘整齐光滑，与周围组织界限分明，多伴

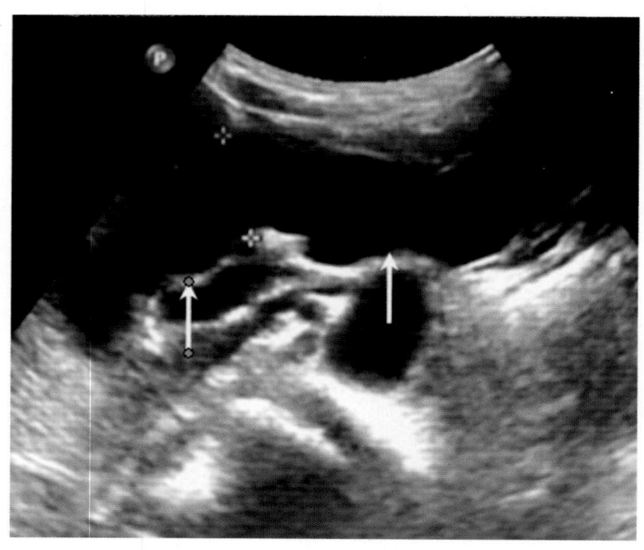

图21-5-21 先天性胆总管囊状扩张

胆总管呈囊状扩张，边界清晰（箭头）

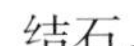

有侧边声影。而先天性胆总管囊状扩张症，胆总管表现球形无回声，与胆总管相连，以资鉴别。

4.临床价值　超声检查是诊断胆总管囊肿最简便有效的影像学检查技术，可迅速做出诊断。通过随访复查，观察囊壁的变化，对早期发现癌变有重要价值。

（二）先天性肝内胆管囊状扩张症

先天性肝内胆管囊状扩张症（Caroli病），于1958年由Caroli首先报道，本病男性多于女性，多数在儿童或青年时被发现。病变可累及整个肝脏或局限于一个肝叶、肝段内的胆管扩张，易引发胆道感染和结石，也可合并胆管癌。

1.病理与临床表现

（1）病理表现：主要病理改变为肝内胆管呈交通性囊性扩张，病变可累及全肝或局限于一个肝叶或肝段的胆管扩张，其扩张的囊腔内含有胆汁，部分合并结石。

（2）临床表现：轻者可不引起症状，当胆管扩张范围大且并发结石或感染时，则表现为右上腹剧烈疼痛、发热、黄疸、肝大。严重时，呈现类似急性肝脓肿或急性化脓性胆管炎的临床表现。

2.声像图表现

（1）肝内出现边界清晰的不规整节段性管状、囊状或球状无回声区，与邻近肝内、肝外胆管相通（图21-5-25）。

（2）囊壁回声增强，欠光滑。

（3）合并结石时，囊腔内可探及结石团块状强回声及声影（图21-5-26）。

（4）合并感染后，囊腔无回声区可出现细密点状回声，严重时囊腔不能显示，呈杂乱高回声团。

（5）囊腔的数目与大小差别较大，可一个或多个囊

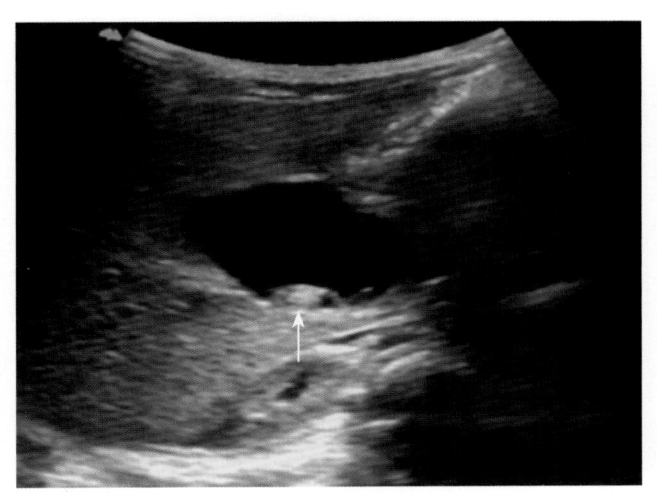

图21-5-22　先天性胆总管囊肿

胆总管呈囊状扩张，内可见结石（箭头）

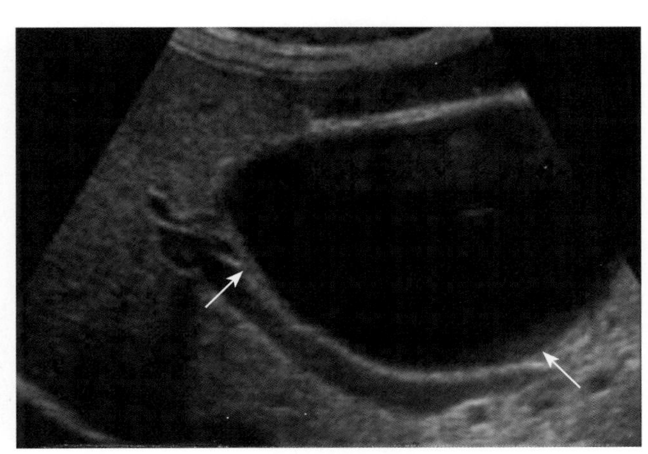

图21-5-23　巨大的先天性胆总管囊肿（箭头）

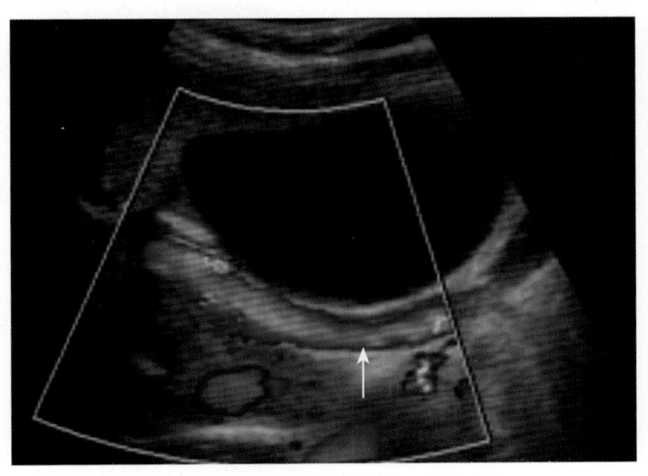

图21-5-24　巨大的先天性胆总管囊肿

巨大的胆总管囊肿使后方的门静脉受压、移位（箭头）

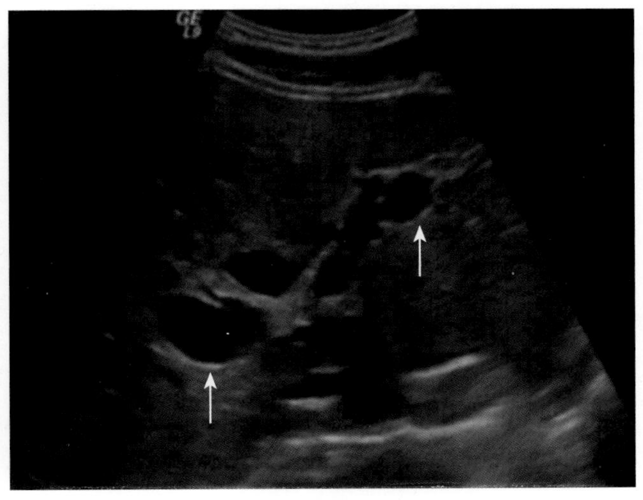

图21-5-25　Caroli病（一）

肝内多处边界清晰的节段性管状、囊状无回声区（箭头），与邻近肝内胆管相通

腔互相交通，形成“蜂房状”回声（图21-5-27）。

3.鉴别诊断

（1）肝囊肿：肝囊肿呈圆形，壁光滑规整，分布于肝实质，与胆管无相通。而Caroli病，肝内胆管呈囊状或柱状扩张，有交通性，囊壁回声增强，不光滑，以资鉴别。

（2）多囊肝：呈大小不等、互不相通的圆形或椭圆形无回声区，邻近囊肿相互挤压，囊壁回声强弱不均，与胆管不相通。常合并多囊肾，甚至多囊胰、多囊脾，具有家族性和遗传性特点，以资鉴别。

（3）硬化性胆管炎：表现为不同程度的局部胆管狭窄，有时出现近端胆管轻度扩张，但其管壁明显增厚，回声增强，有僵硬感。而Caroli病肝内可见多发呈囊状或柱状无回声区，与胆管相通，囊壁回声强而清晰，欠规整，结合临床加以鉴别。

4.临床价值　结合临床病史，超声对先天性肝内胆管囊状扩张症（Caroli病）具有较高的诊断价值，同时还能了解肝内胆管扩张的部位、范围和程度，为临床选择合理的治疗方案提供可靠的依据。

（三）先天性胆道闭锁

先天性胆道闭锁是新生儿持续性黄疸的最常见原因之一，有的学者认为是胚胎发育时畸形，也有学者认为是炎症感染而使胆管上皮破坏增生，胆管阻塞所致。根据胆道闭锁发生的部位可分为肝内型和肝外型。

1.病理与临床表现

（1）病理表现：病理改变分两种。一种是胆管闭锁，肝内外胆管全部闭塞；另一种是胆管上皮破坏，形成狭窄，但尚未完全阻塞。本病由于胆汁排泄受阻，肝脏因胆汁淤积而增大，质地变硬，久之发生胆汁性肝硬化、门静脉高压，最后胆管腔消失。

（2）临床表现：婴儿出生1～2周后出现进行性加重的黄疸，伴黄色尿和陶土色粪便。继而食欲下降，肝脾大，最终出现门静脉高压症状。

2.声像图表现

（1）肝内型：肝脏增大，肝内回声均匀性增强，肝内外胆管不扩张，胆囊难以显示或萎缩为其特点。高频超声可见肝内血流信号直接延续到包膜边缘。可有肝脾大和肝硬化、门静脉高压、腹水等声像图征象。

（2）肝外型：肝脏增大，闭锁部位以上肝内、外胆管扩张，闭锁部位以下肝外胆管难以显示。胆囊是否肿大取决于胆道闭锁的部位，闭锁部位在胆囊管汇合口以下者，胆囊扩张，闭锁部位在汇合口以上者，胆囊难以显示。

肝内外胆管闭锁，可见肝内外胆管都不扩张，胆囊不显示，胆囊窝处仅见稍强的粗带状回声，肝实质损害严重，甚至出现肝硬化声像图特征。

3.鉴别诊断

（1）肝内型：先天性胆道闭锁要与新生儿巨红细胞性肝炎鉴别，后者血清中甲胎蛋白增加，经治疗后，病情会好转，肝内胆管和胆囊可以显示，以资鉴别。

（2）肝外型：先天性胆道闭锁应与先天性肝内胆管囊状扩张症鉴别，后者扩张的肝内胆管壁回声增厚，且无持续性梗阻性黄疸的临床特征，以资鉴别。

4.临床价值　超声可作为一种安全、有效的常规检查手段用于新生儿黄疸的诊断和鉴别。对于先天性肝外型胆道闭锁的诊断价值较高，尤其是高频超声；对于先天性肝内型胆道闭锁，超声确实缺乏特征性改变。

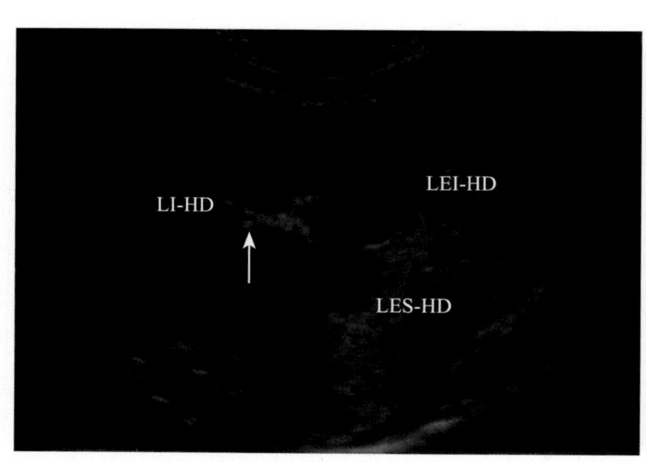

图21-5-26　Caroli病伴囊内结石

肝内多处边界清晰的囊状或球状无回声，囊腔内可探及强回声（箭头）。LI-HD.左内叶肝管；LEI-HD.左外叶下段肝管；LES-HD.左外叶上段肝管

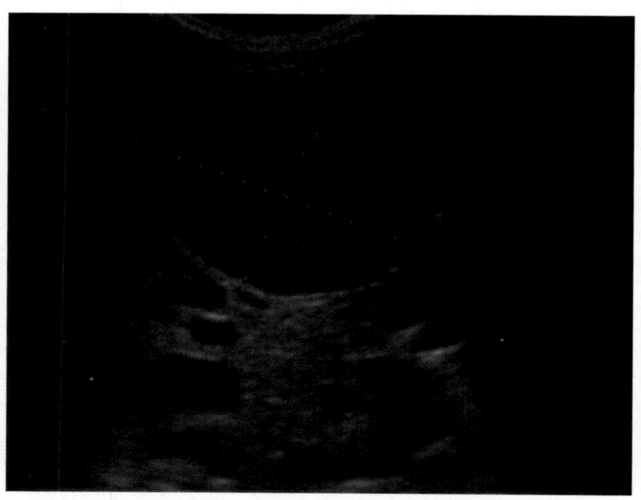

图21-5-27　Caroli病（二）

肝内可见多处囊状无回声，囊腔的数目与大小差别较大，互相交通，形成“蜂房状”回声

八、梗阻性黄疸鉴别诊断

梗阻性黄疸是由肝内毛细胆管、小胆管、肝胆管或胆总管机械性阻塞引起的。临床上分为肝外梗阻性黄疸和肝内梗阻性黄疸两大类型。肝外胆管良性梗阻常见于胆总管结石、化脓性胆管炎、胆管远端狭窄、慢性胰腺炎、胆道寄生虫、胆总管囊肿及胆道闭锁；恶性梗阻常见于胰头癌、胆管癌、肝门部胆管癌、壶腹部癌及恶性淋巴瘤。

诊断梗阻性黄疸，梗阻部位的判断是关键：①胆总管扩张，提示胆道下端梗阻（包括胰腺上段、胰腺段及壶腹部）；②胆总管正常或不显示，肝内胆管和左、右肝管扩张，提示肝门部梗阻；③胆总管、肝总管不扩张，左、右肝管一侧或双侧扩张或整个胆道均未见扩张，则为肝内阻塞；④仅有胆囊增大，肝内、肝外胆管正常者，多为胆囊管阻塞。通常，胆囊增大提示下端梗阻，胆囊不大提示上端梗阻。

（一）病理与临床表现

1.病理表现　黄疸是由于胆色素代谢障碍，在血液和组织中过多积聚而产生的一种症状。胆汁在肝内至十二指肠乳头之间的任何部位发生梗阻，均可出现梗阻性黄疸。肝外胆道阻塞，结合胆红素、胆盐通过破裂的毛细胆管注入肝窦，或经过损害的肝细胞流入肝窦，电镜下可见毛细胆管扩张，并与Disse间隙相通，胆汁由此反流入肝淋巴液和肝窦，引起黄疸。肝内梗阻往往局限于肝内、左右肝管或全肝的胆管扩张，多为肝内肿瘤、结石或胆管炎致使胆管阻塞而形成黄疸。

2.临床表现　梗阻性黄疸，除原发疾病引起的症状和体征外，常见巩膜、皮肤表现为黄绿色，皮肤瘙痒，尿似浓茶，陶土色粪便。如有感染，可有畏寒、发热、恶心、呕吐、腹泻、营养不良等。

（二）声像图表现

关键是梗阻部位的判断。

胆总管扩张，提示胆道下端梗阻（包括胰腺上段、胰腺段及壶腹部）。

胆总管正常或不显示，肝内胆管和左、右肝管扩张，提示肝门部梗阻。

胆总管、肝总管不扩张，左、右肝管一侧或双侧扩张或整个胆道均未见扩张，则为肝内阻塞。

仅有胆囊增大，肝内、肝外胆管正常者，多为胆囊管阻塞。

一般情况下，胆囊增大，提示下端梗阻，胆囊不大，提示上端梗阻。

1.肝外胆道梗阻的超声表现

（1）肝内胆管扩张：正常左、右肝管（一级肝管）内径为2～3mm，大于4mm提示有扩张（图21-5-28），大于8mm为重度扩张（图21-5-29），介于两者之间为中度扩张。若二级以上肝内胆管显示清晰，并与伴行的门静脉分支形成“平行管”征，是肝内胆管轻度至中度扩张的表现。重度扩张时，扩张的胆管后方回声增强，管壁不规则，呈“树枝状”向肝门部汇集，伴行的门静脉分支受压而显示不清，呈“星状”结构。如梗阻较重、时间较长，扩张的胆管可延伸分布至肝实质边缘。

（2）肝外胆管扩张：扩张的胆管与伴行的门静脉管径相近时，肝门部纵断面出现两条平行的管道，称“平行管征”或“双筒猎枪”征（图21-5-30）。正常胆总管内径＜8mm，肝外胆管上段内径在8～10mm为轻度扩张，＞15mm为重度扩张，介于两者之间为中度扩张。

（3）胆囊形态改变：胆囊肿大取决于梗阻部位，胆囊管开口以下水平梗阻时可出现胆囊肿大（图21-5-31）；

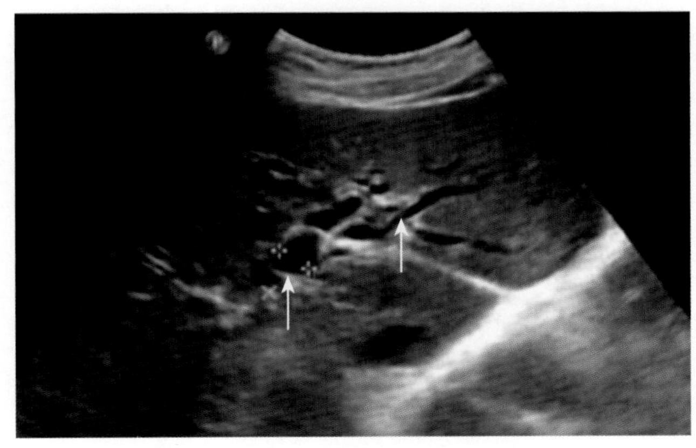

图21-5-28　肝内胆管轻度扩张

左、右肝管及二级肝管显示清晰（箭头），并与伴行的门静脉分支形成“平行管”征

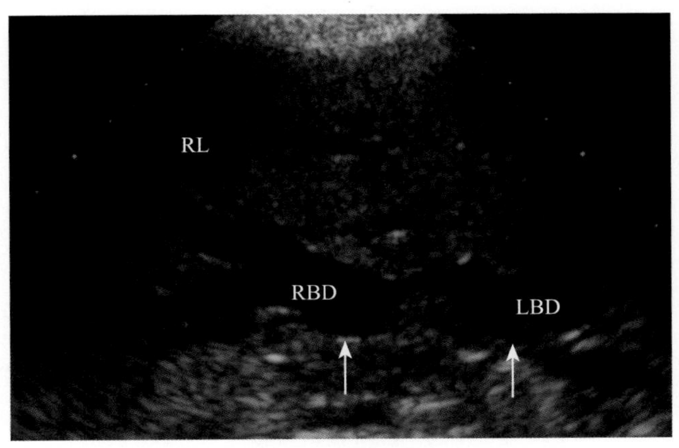

图21-5-29　肝内胆管重度扩张

肝内胆管重度扩张，管壁不规则，呈“树枝状”向肝门部汇集，伴行的门静脉分支受压而显示不清，呈“星状”结构（箭头）。RL.右肝；RBD.右肝管；LBD.左肝管

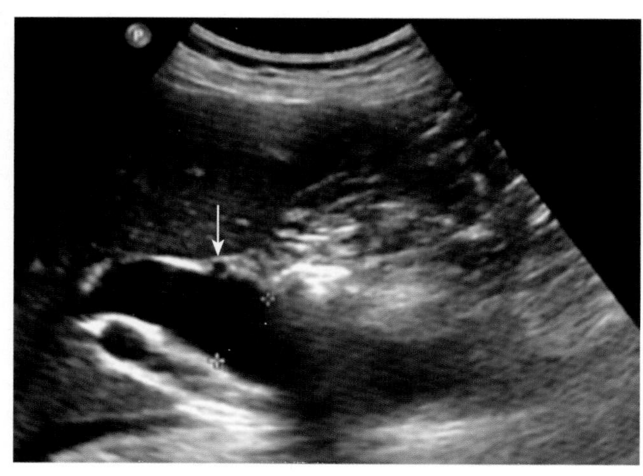

图21-5-30 肝外胆管扩张

胆总管扩张，与伴行的门静脉呈“双筒猎枪”征（箭头）

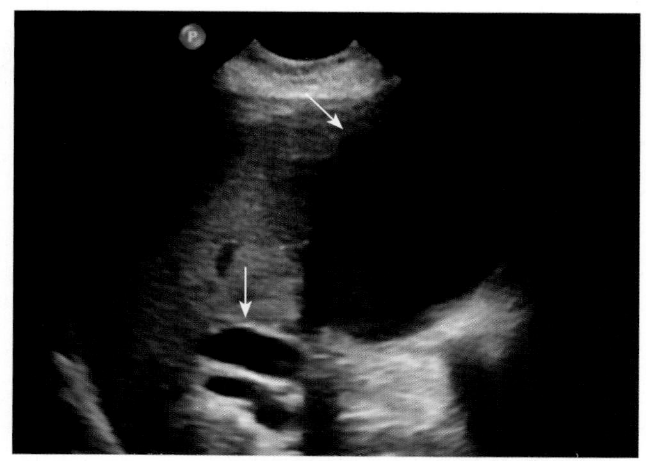

图21-5-31 肝外胆管扩张、胆囊肿大

低位梗阻时，肝外胆管扩张、胆囊肿大（箭头）

若梗阻发生于胆囊管开口以上水平，胆囊可正常大小、缩小或萎缩。

此外，主胰管一般不扩张。

2.肝内胆道阻塞性黄疸的超声检查 一般无明显异常表现。

（1）鉴别诊断

1）早期恶性梗阻：恶性肿瘤由于生长迅速，很快造成胆管完全梗阻，临床上出现黄疸体征，但尚未形成胆管扩张，检查者容易将肝外阻塞性黄疸漏诊。

2）原发性硬化性胆管炎：表现为胆管壁回声增强，管壁增厚而无扩张。

3）胆道闭锁：肝外胆道闭锁可表现为肝内胆管扩张，肝内胆道闭锁仅表现为肝区回声增强而无胆管扩张，无特异性表现，诊断需慎重。

4）合并弥漫性肝病的胆管梗阻：有些弥漫性肝病，如肝硬化、弥漫性肝癌、肝淋巴瘤等由于肝脏炎症、纤维化、肿瘤组织在肝内广泛浸润，肝内胆管扩张受阻。因此，当发生肝外胆道梗阻时，声像图通常不出现肝内胆管扩张，特别是黄疸疾病早期阶段，难以鉴别。

（2）脂餐试验：超声检查发现胆囊病变和胆道扩张，一般都具有典型的临床症状。但是，部分病例临床表现不典型，超声检查难以判断胆道是否存在梗阻。脂餐试验有助于明确梗阻部位、范围、形态，对胆系疾病的超声诊断发挥重要作用。

食用两个油煎鸡蛋，45min至1h后复查超声，观察胆管径的变化。若胆管内径缩小，多可排除梗阻；若胆管内径增加≥2mm或不变（仍保持轻度扩张状态），可提示存在梗阻，此现象是超声判断早期梗阻的重要依据。

（3）临床价值：超声检查作为梗阻性黄疸鉴别诊断的首选方法，诊断的准确率为95%。然而对于梗阻病因的诊断尚有一定困难，尤其对肥胖或胃肠胀气患者检查胆总管下段病变时更为困难，必要时可结合MRCP、ERCP和PTC等检查。

九、肝外胆管下段超声显像方法与技巧

肝外胆管扩张，是超声诊断梗阻性黄疸的主要指征。肝外胆管发生梗阻后，胆管扩张早于黄疸的出现，直至胆管内压力高于肝细胞分泌压的失代偿阶段，临床上才出现黄疸。

胆管扩张时，管腔与伴行的门静脉出现两条平行的管道，称为“双筒猎枪征”，对于提示肝外胆管扩张是一个重要指标。关于胆管长度的测量，对梗阻部位的判断有参考价值。一般从左、右肝管汇合口计算，扩张胆管的长度若＞3.5cm，可认为是胆总管梗阻，如＞9cm，可判断壶腹部及乳头部发生梗阻。

肝外胆管下段是病变的高发部位，然而超声显示却较为困难，其原因主要是胆管前方有胃肠腔内的气体干扰，并且胆汁的充盈条件较差。因此，设法减少这种气体的干扰，并且增加胆汁的充盈状态，是提高肝外胆管下段显示率的关键，也是提高或改进胆系疾病超声诊断的关键。

在超声检查中，肝外胆管下段显示不佳时，可试用以下方法。

（1）在超声检查前做胃肠道准备，以减少气体干扰，能获得一定的改善效果。具体方法是：检查前3日禁食多渣和易产气食物，检查前一日晚餐限进流食，睡前给予缓泻药如番泻叶5g，检查当日禁早餐。

（2）检查前口服西甲硅油，待40min后饮水300～400ml，再实施超声检查，可提高显示效果。

（3）采用口服50%葡萄糖液40ml，待15～20min后饮水300～400ml，待15～20min后再实施超声检查，显像效果较满意。

（4）饮水法。饮用温水500ml，然后右侧卧位，使水充盈胃窦和十二指肠，并在此部位用力向两侧移动探头，把气体推移开，可使下段胆管及胰头部得到较好的显示。

（5）脂餐法。早晨空腹进食两个油煎鸡蛋，引起胆囊收缩，45min至1小时复查超声，若存在梗阻病变，则胆汁排出不畅或受阻，管腔内压力升高，胆管充盈增宽，此时探头紧压腹壁推开胆管与探头之间的胃肠气体，延长胆管的可显示段，有助于下端胆管和壶腹部病变的显示。

（6）体位法。患者取胸膝位，上身低，臀部高，超声探头反复挤压胆管部位腹壁，可使胆管下段的结石从位置深在的下段上移而得到显示。若胆管仅轻度扩张，患者可在脂餐后采取此体位，由于胆汁大量排入胆管，结石容易上移。此体位亦有助于对无声影的结石、胆泥、肿瘤等做出鉴别诊断。如果病情较重，不能取胸膝位时，可取仰卧位，调整床面，使患者呈头低足高位，亦能获得较好效果。

（7）探头侧转法。超声检查在胆总管下段，以顺时针向右侧转0°～90°，有助于显示胆总管下段和壶腹部病变，倘若胆管扩张，可采取自肝门向下做连续横切面扫查追踪病变，可获得较好的效果。

综合应用上述方法，可明显提高肝外胆管下段病变的显示率，从而提高超声诊断的准确率。

十、胆道内超声造影

经皮经肝胆管置管引流（PTBD）的患者，可以通过引流管向胆道内注入超声造影剂进行胆道内超声造影检查。此项检查有利于显示引流管的位置，以及判断胆管梗阻的部位和类型，有望成为补充胆道造影的一项检查方法。

（罗渝昆　谢　芳）

第22章 22

脾脏疾病

第一节 概述

脾是人体最大的淋巴器官和储血器官，在机体的细胞免疫和体液免疫等方面起重要作用。脾具有储存血液、破坏衰老红细胞，清除正常生存期后的血小板的功能；骨髓功能受损时，可重新发挥髓外造血功能。脾本身的病变并不多见，但发生全身感染、血液病、网状内皮细胞病及肝病变时，均可引起脾急性暂时性肿大或慢性持久性肿大，并可反映前述病变的严重程度。20世纪50年代末，上海超声医学研究组应用A型超声诊断仪检测脾的大小、厚度及波形的变化，提供了肝病变的相关信息。20世纪60年代初进行B型超声对脾显像的研究，肯定了脾超声检查的应用价值，尤其在脾大小的测量、脾外伤的诊断，以及脾良恶性占位性病变的鉴别诊断方面。

一、解剖概要

脾呈楔形或长椭圆形，位于左季肋部的深面，左肋膈窦的下方，腋前线至腋中线第9～11肋间，脾的长轴与左侧第10肋平行。长10～12cm，宽6～8cm，厚3～4cm。脾有膈面和脏面、前缘和后缘、上端（极）和下端（极）。脾膈面凸起与膈肌相贴，并借膈与胸膜腔的肋膈窦和左肺相邻。脏面凹陷，前脏面较大，与胃底部相接触，后脏面与左肾及肾上腺前面相接触，中部为脾门，呈纵向凹陷，脾动脉、脾静脉、淋巴管和神经出入脾门，组成脾蒂。胰尾常抵达脾门或其附近。脾的下方与结肠脾曲相邻。

二、仪器和准备

通常选用实时彩色多普勒超声诊断仪，凸阵探头或扇形探头，频率3～5MHz，儿童可选用更高频率。

脾超声检查前一般无须特殊准备，但空腹扫查更佳。为了清晰显示胃、胰尾、左肾与脾的关系，可先空腹饮水500ml。在呼气后屏气状态下进行脾扫查，以排除肺气干扰。

三、体位

1.右侧卧位或左前斜位　是常规采用的体位。扫查时嘱患者左手上举至头部以增加肋间隙宽度，探头置于腋前线至腋后线间的第9～11肋间逐一进行扫查。通过脾门处显示脾静脉的肋间斜切面，并侧动探头以获得脾最大长径及厚径。此切面超声束与脾门血管接近平行，是观察脾形态、内部结构和对脾门血管进行多普勒测量的常用切面。

2.仰卧位　将探头置于左侧腋中线与腋后线间做冠状扫查，并使声束平面向腹侧倾斜，可显示脾门及脾的完整轮廓，观察脾与邻近脏器如肾、胃和膈的关系，发现有无胸腔积液和膈下积液。

3.俯卧位　不常用，常在脾较小或脾定位、鉴别巨脾及腹膜后巨大肿物时采用。

第二节 正常脾声像图和正常值

一、正常声像图

左肋间斜切扫查时脾呈半月形，上部较下部靠近中线，长轴常与左第10肋平行。正常脾轮廓清晰，表面光滑整齐，实质回声均匀细腻，回声强度一般稍低于正常肝组织。脾前缘可探及脾切迹，外侧缘呈向外突的弧形，和膈肌相贴，外侧缘的上方易受肺气影响。内侧缘中部向内凹陷为脾门，可探及数条管状结构进出，为脾动脉、静脉。脾门处脾静脉内径＜9mm，在脾门处由2～6个分支汇合而成，脾动脉较细，内径2～3mm，二维超声不易显示。彩色多普勒则能显示脾动脉、静脉的血流及其流速（图22-2-1）。

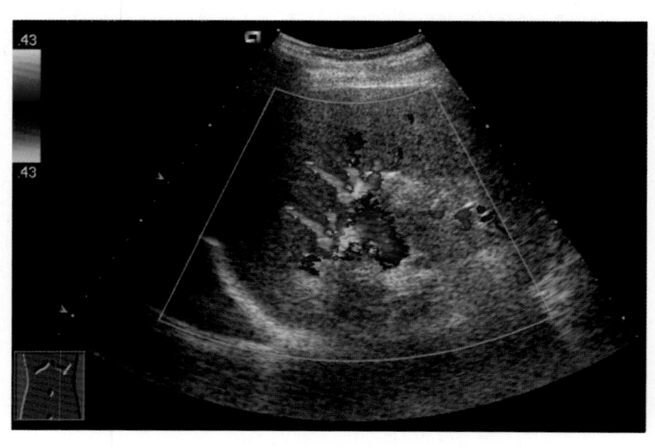

图22-2-1　正常脾脏彩色多普勒图像

二、脾的超声测量和正常值

脾测值大小因扫查方向和测量方法不同而稍有差异，同时正常脾的大小随年龄、营养状况、生理状况亦稍有变化（图22-2-2，图22-2-3）。

1. 径线测量

（1）脾的厚径：左肋间斜切断面测量脾门到脾对侧缘的径线，即为脾的厚度，正常值范围为3～4 cm，个别可稍厚，但不超过4.5 cm。

（2）脾的长径：左肋间斜切并与左第10肋平行扫查显示脾解剖学上的长径，测量脾下极最低点至上极最高点间的距离，正常范围为8～10 cm。

（3）脾的宽径：为垂直于脾长轴切面上的最大径，正常值范围为5～7 cm。

2. 脾面积和体积的测量

（1）面积测量

古贺（Koga）简易面积计算公式：面积（S）＝0.8×长径×厚径。

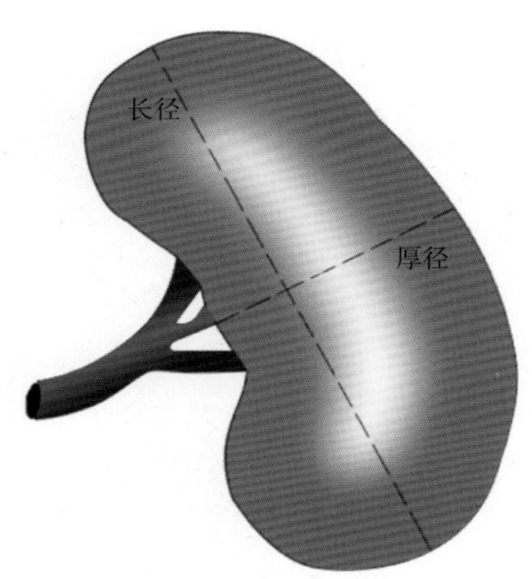

图22-2-2　脾脏测量示意图

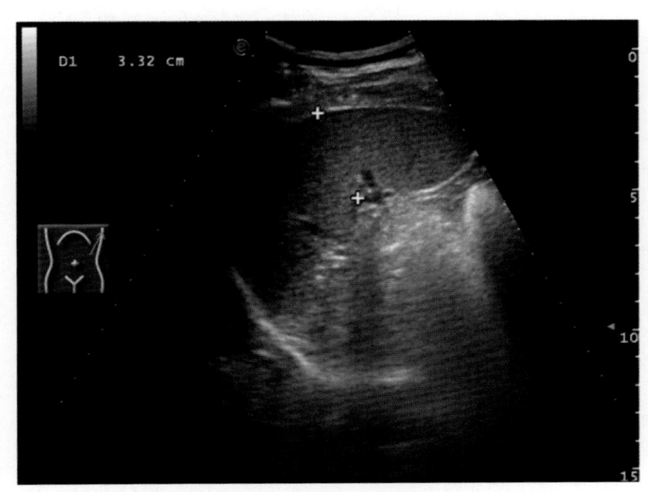

图22-2-3　脾脏测量图

正常值＜38 cm^2。

（2）体积计算

体积代表值：最大长径×厚径×宽径。

正常值：（155.28±65.40）cm^3。

张武等根据尸检脾体积代表值与脾重相关研究，得出二者关系密切（$r = 0.93$）。此法简便易行，可作为临床超声测量依据。

第三节　脾先天性异常

脾先天性异常是指脾在发育过程中产生的各种生理变异，除副脾较多见外，其他均较少见，包括先天性脾缺如、多脾综合征、先天性脾反位及游走脾。

一、副脾

较常见，是胚胎期一些脾组织胚芽未融合而形成的。可以单发或多发，常位于脾缘内侧、脾门区及胰尾部靠近脾动脉，偶可见于脾结肠韧带及左肾周围。声像图在上述部位可显示圆形或椭圆形均匀回声，包膜完整平滑，边界清晰。其特点是内部回声强度、密度和分布情况均与脾相似（图22-3-1）。副脾应与脾门肿大的淋巴结或肿瘤鉴别。此外，脾亢患者行脾切除术后残留的副脾可增生而明显增大，易误诊为肿瘤，需结合病史诊断。

二、先天性脾缺如

较罕见，常与先天性心脏病同时发生。超声检查时，探头从各切面各方位反复仔细扫查均未能显示脾时，要考虑先天性脾缺如的可能。但必须除外小脾同时受肺气干扰及脾位置异常。

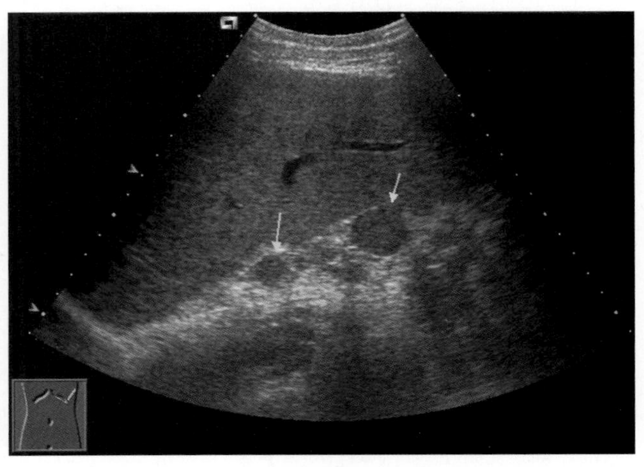

图22-3-1　体检发现脾门附近见两个圆形均匀低回声团，类似于脾回声。超声诊断：副脾

三、多脾综合征

极罕见，系指有几个大小相似的脾回声。也可与先天性心脏病同时发生。

四、先天性脾反位

较少见，常与肝反位同时存在。超声检查时，如脾区不出现典型的脾声像图，而呈现肝声像图，内见门静脉和肝静脉，应考虑有内脏反位的可能，此时检查右季肋区，如显示典型的脾声像图及脾静脉，即可确诊。

五、游走脾

游走脾又称脾异位，较少见，系由脾蒂和韧带先天性过长所致。受脾重力的牵引，游走脾多沿腹腔左侧向下移动直至盆腔。超声检查时，在正常脾区无脾声像图，而在其附近或盆腔探及实性均匀团块并显示脾切迹及脾动、静脉则可提示游走脾。游走脾活动度较大，可随体位改变移动，有的可还纳脾窝，但亦可因局部粘连而不能复位。

第四节 脾大的超声诊断

脾大多数是全身性疾病的局部表现，引起脾大的原因包括：①肝硬化、门静脉高压、门静脉海绵样变、巴德-基亚里综合征、慢性右心衰竭等导致的淤血性脾大。②急慢性病毒性肝炎、血吸虫病等肝病变以及各种细菌或病毒所致感染性疾病、贫血等，可引起脾的反应性肿大。③淋巴造血组织疾病如白血病、恶性淋巴瘤、网状内皮细胞增多症等，可引起脾浸润性肿大。④代谢性异常如肝糖原贮积综合征。⑤自身免疫性疾病等。

1.声像图表现 ①正常脾在左肋缘下不能探及，其前缘不过腋前线，当超声显示脾超过上述范围时，应提示脾大。②脾厚度＞4.0 cm或脾长度＞10 cm时，应考虑有脾大的可能。③脾内回声改变与病因密切相关。感染性脾大以轻度肿大多见，内部回声均匀；淤血性脾大时脾静脉增宽，脾内静脉扩张，脾内回声随时间的推移由低向高变化；血液病性脾大时，肿大程度多较显著，其内部回声因细胞浸润减低。

2.分型

（1）脾轻度肿大：脾形态轮廓未见异常，各径线测值稍大于正常值。在仰卧位平静吸气时，肋缘下刚可探及脾，深吸气时，脾下极在肋缘下2～3 cm（图22-4-1）。

（2）脾中度肿大：脾失去正常形态、轮廓，各径线测值明显增大。在仰卧位平静吸气或呼气时肋缘下均可探及脾，深吸气时，脾下极在肋缘下＞3 cm至脐平面。脾前缘切迹较浅而模糊。彩色多普勒显示脾静脉增粗，脾内血流也略增多（图22-4-2）。

（3）脾重度肿大：脾失去正常形态及轮廓，各径线测值显著增大。脾两极处轮廓圆钝，脾前缘切迹消失。周围脏器可被肿大脾推挤而向四周移位。脾下极超过脐平面，可达盆腔。彩色多普勒超声显示脾静脉内径明显增宽，可扭曲扩张，类似海绵样结构或静脉瘤形成（图22-4-3）。

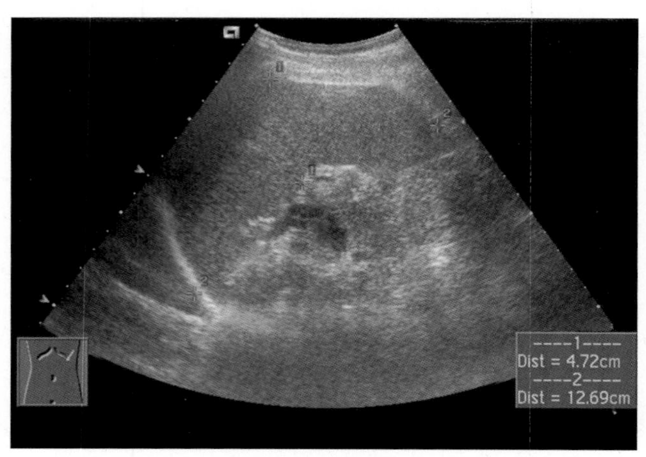

图22-4-1 脾轻度肿大

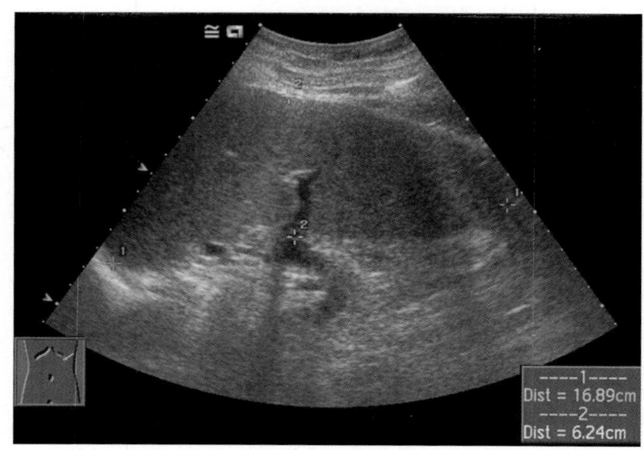

图22-4-2 脾中度肿大

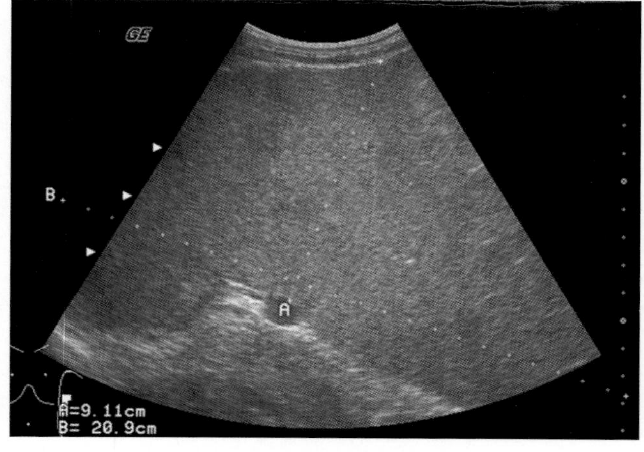

图22-4-3 脾重度肿大

3.临床意义　超声可确定脾有无肿大及肿大的程度，并对肿大程度的变化进行监测。根据脾大的某些声像图表现，对病因的诊断也有一定的提示意义：如白血病、恶性淋巴瘤等恶性肿瘤细胞对脾的弥漫性浸润，常使脾明显肿大，脾实质回声减低，分布较均匀；而肝硬化、特发性门静脉高压症及血吸虫病等引起的脾大依据病史、原发病的超声所见及脾的回声改变如脾内散在分布的点状强回声、类似满天星样结构等亦可做出较明确的病因诊断。但总体上由于对弥漫性脾大的病因缺乏相应特异性声像图改变，鉴别诊断有一定的难度。

第五节　脾良性局限性病变

一、脾囊肿

脾囊肿是脾内的囊性病变，可分为寄生虫性囊肿（如棘球蚴囊肿）和非寄生虫性囊肿。非寄生虫性囊肿分为真性囊肿和假性囊肿。真性囊肿较少见，75%为假性囊肿。

1.病理生理　①真性囊肿，一般为单发，多位于包膜下，壁薄，囊内含浆液，偶尔发生囊内出血，囊肿周围出现厚壁纤维组织。②表皮样囊肿，有纤维性厚壁，囊内壁光滑，覆以鳞状上皮，有小梁，囊内为红色或棕色黏稠液体，含胆固醇结晶。③假性囊肿，继发于外伤性血肿、脾梗死吸收后，囊壁为致密结缔组织，无内衬上皮，囊内容物为浆液性或血性液。④脾包虫囊肿，由感染棘球蚴虫引起，大都为单发。囊壁分两层，内囊壁由角质层及生发层组成，外囊壁较厚，由周围被挤压的脾组织及纤维结缔组织构成，囊内多为清亮液体，囊壁内可出现钙化。

2.不同类型脾囊肿声像图的特征

（1）真性囊肿：脾内见类圆形无回声区，囊壁薄而清晰，内透声佳（图22-5-1）。

（2）表皮样囊肿：单发，囊壁可见，内部可有弥漫性弱、中等强度的回声，其后壁及后方组织回声增强（图22-5-2）。

（3）假性囊肿：囊壁厚，病变多位于脾包膜下。若囊壁钙化，可显示斑块状强回声伴声影。

（4）脾包虫囊肿：内有子囊或孙囊形成“囊中囊”。内壁脱落时，囊内出现不规则条带状回声，呈“蜂窝状”或“车轮状”。

二、脾结核

脾结核是指结核杆菌侵入脾后发生的炎症性病变。病理类型分为三型：①粟粒型，是相对早期阶段，脾内仅有散在的粟粒样结核结节。②干酪坏死型，进展期，脾内出现大小不等的脓腔，其内充满干酪样坏死组织和脓液。③钙化型，稳定好转期，脾内有多数钙化灶。

声像图：①粟粒型，急性期粟粒性结核现已不易见到，表现为脾轻、中度肿大，内部回声增强或无特殊改变。粟粒结核钙化者，脾实质内均匀密布小点状强回声或斑片状强回声，多数无声影。偶尔有彗星尾征或有线状声影。②干酪坏死型，脾中、重度肿大，脾内有多个大小不等、形状不规则的混合性回声区，内部可有液化形成的无回声区，其间可见散在的细点状回声。接近被膜的病灶，可使脾表面呈结节状隆起（图22-5-3）。病灶穿破后可形成膈下寒性脓疡，而表现为该部位的无回声区，内有细小回声光点。脾周围炎和脾周粘连时导致脾随呼吸运动减弱或消失，脾脏面的肠管粘连时可见固定不动的肠气回声。③钙化型，脾轻度肿大，脾内有单个或多个点状、团块状强回声，其后方伴有声影。

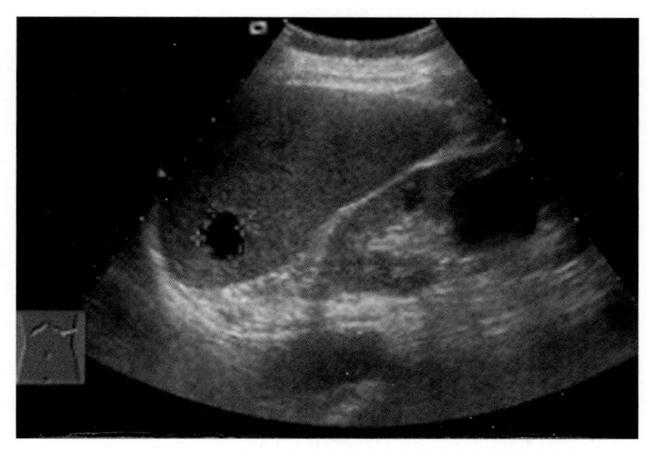

图22-5-1　患者，女性，45岁，体检发现脾占位。超声见脾上极一枚无回声区，边界清晰，后方伴增强效应

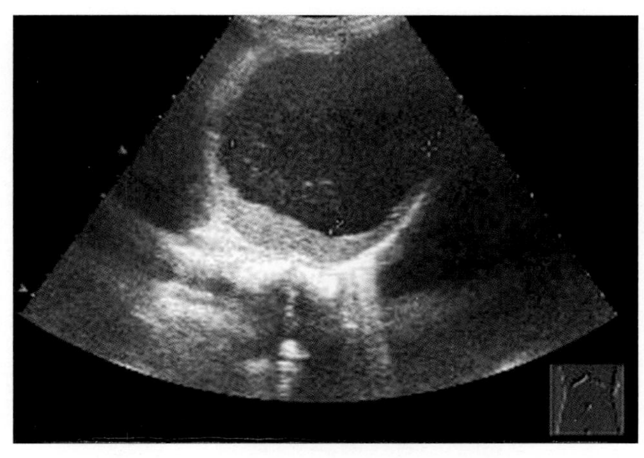

图22-5-2　患者，女性，32岁，体检发现脾占位。超声见脾内一枚无回声区，边界清晰，后方伴增强效应，无回声区内见散在强光点漂浮。术后病理诊断：脾表皮样囊肿

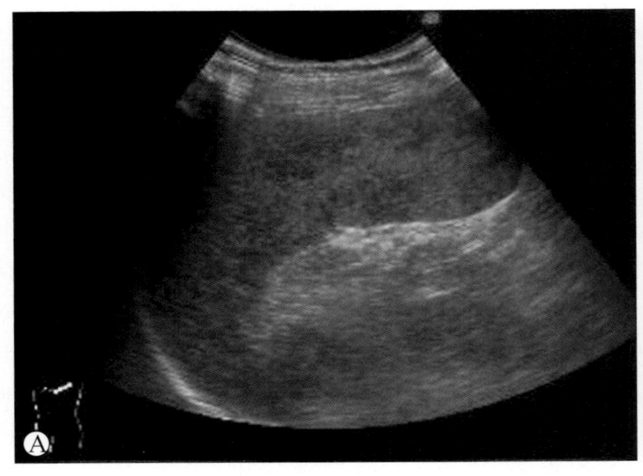

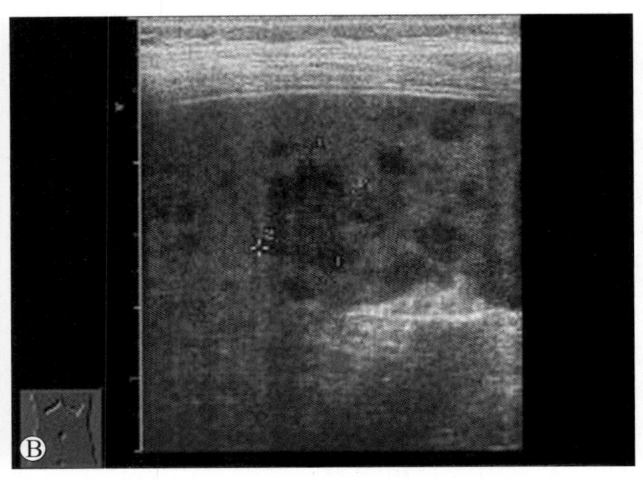

图22-5-3 脾结核

A.患者，女性，27岁，低热伴左上腹不适半年，超声显示脾轻度肿大，回声分布不均，呈结节感；B.高频超声扫查，显示脾内多发片状低回声区，形态不规则，边界清晰。超声诊断：脾结核。术后病理诊断：脾结核

三、脾脓肿

脾脓肿较少见，常继发于全身感染性疾病后，细菌经血行至脾，也可经邻近器官的直接感染或经淋巴道感染。

临床表现：发热、寒战、脾区疼痛、压痛、腹肌紧张和脾大。

声像图：脾大，肿大的程度与脾脓肿的大小和数目有关。病变早期表现为单个或多个圆形或不规则形的回声增高或减低区。随病情进展，脓肿坏死液化后呈现边界清楚的无回声区，壁较厚，内缘不整齐，内有散在的小点状或斑片状回声，可随体位改变漂动。超声引导穿刺抽出脓液可明确诊断并引流治疗。

四、脾梗死

脾梗死通常是脾动脉分支被堵塞的结果，梗死原因有栓塞（如治疗性碘油栓塞、左心瓣膜血栓或左房附壁血栓脱落），脾动脉内膜的局限性纤维化增厚，以及其他伴有脾大的疾病，如白血病、真性红细胞增多症、淤血性脾大等。小的梗死灶多为楔形，底朝被膜。较大者形态不规则。如果血栓含有化脓菌可继发脾脓肿形成。

1. 临床表现 为左季肋部突发性疼痛，向左肩部放射。梗死范围大或合并感染者，可伴发热。

2. 声像图 ①病变常位于前缘，呈楔形或不规则形，病变早期内部常呈低回声，边缘处回声更低，常为单个，也可多发，基底较宽，朝向包膜，尖端指向脾门（图22-5-4，图22-5-5）。②随病程延长，病变纤维化后内部回声逐渐增高，分布不均匀；局部钙化后出现伴声影的斑片状强回声或液化后形成不规则的液性暗区，可发展成为假性囊肿。③脾可增大，有时亦可变形。④CDFI：梗死区无血流信号显示，超声造影梗死区域全程未见造影剂充填，无增强回声（图22-5-6）。

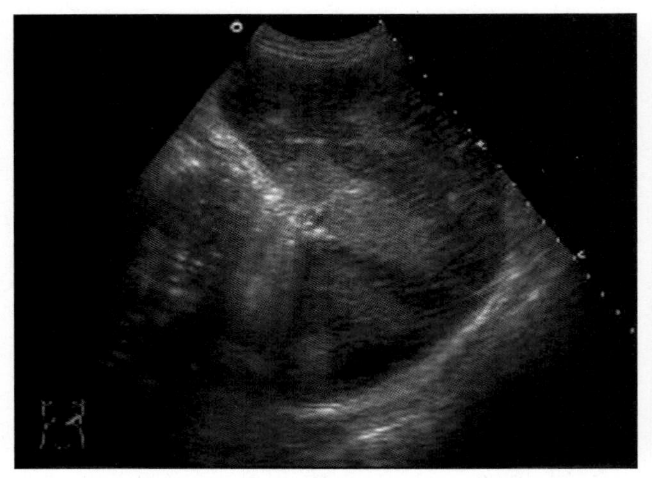

图22-5-4 患者，男性，45岁，脾栓塞术后1周复查。脾内发现多发楔形的低回声区。诊断：脾梗死

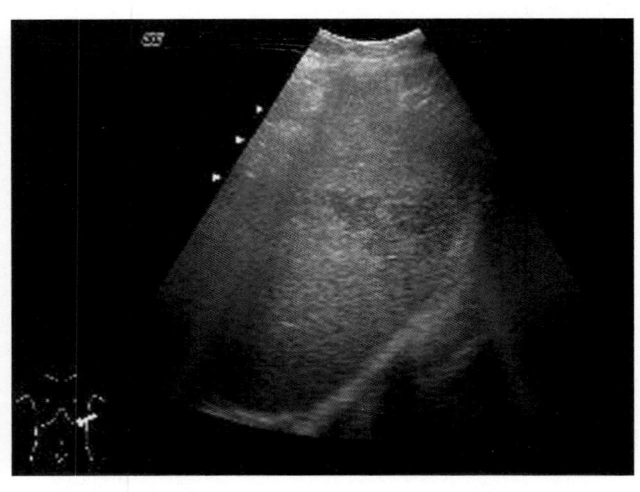

图22-5-5 患者，女性，32岁，有白血病病史，突发左上腹疼痛1天。脾内可见一片状楔形的低回声区。诊断：脾梗死

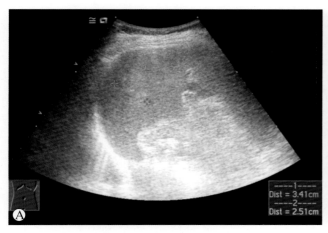

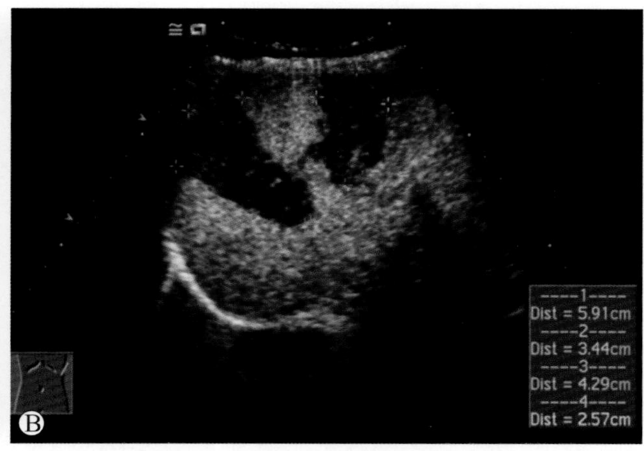

图22-5-6　患者，女性，41岁，因左上腹剧痛1天就诊

A.常规超声脾内探及片状偏高回声区；B.超声造影实质期脾内梗死灶呈无增强

第六节　脾良性肿瘤

一、脾血管瘤

脾血管瘤多为海绵状血管瘤，偶为毛细血管瘤，是脾最常见的良性肿瘤，但远不如肝血管瘤多见，分为结节型和弥漫型两种。结节型脾血管瘤诊断较易，声像图特征与肝血管瘤相似，可为单个或多个结节，呈边界清晰、边缘不规则的回声增强区（图22-6-1），有的可见周围血管进入病灶的边缘裂隙现象。瘤体内回声一致，其间可见回声较低的圆点状或细管状结构。较大者表现为分布不均匀的低回声、混合回声或瘤体内血窦形成的不规则无回声区（图22-6-2，图22-6-3）。当有纤维化时，回声呈现不均匀性增高。弥漫型脾血管瘤容易和其他病变相混淆，脾不同程度肿大和外形改变，脾内弥漫多发大小不等结节，边界显示不清，CDFI显示肿块周边有绕行的动脉和门静脉样血流，内部无血流显示。超声造影表现：多数病灶增强早期均匀或不均匀性增强，晚期消退，这与大部分肝血管瘤的造影模式不同。

二、脾淋巴管瘤

脾淋巴管瘤是一种少见的先天性畸形，在病理学上分3种类型：①毛细血管性；②海绵性；③囊性。其中，以囊性脾淋巴管瘤最为常见，主要由不同发育程度的淋巴管样结构组成，管腔内有淋巴液。

脾内病变中淋巴管样成分和血管成分并存，称脉管瘤，具有血管瘤和淋巴管瘤二者的特点，临床上较血管瘤和淋巴管瘤多见。病灶边缘和内部回声视血管与淋巴管成分多少而定：血管成分多，边界不清晰，内有网格样回声，粗细不均，病理基础多为发育不完整的血管所致；淋巴管成分多，边界较清晰，内部囊状结构可显示为较大的液性暗区。脉管瘤、血管瘤和淋巴管瘤三者鉴别较为困难（图22-6-4，图22-6-5）。

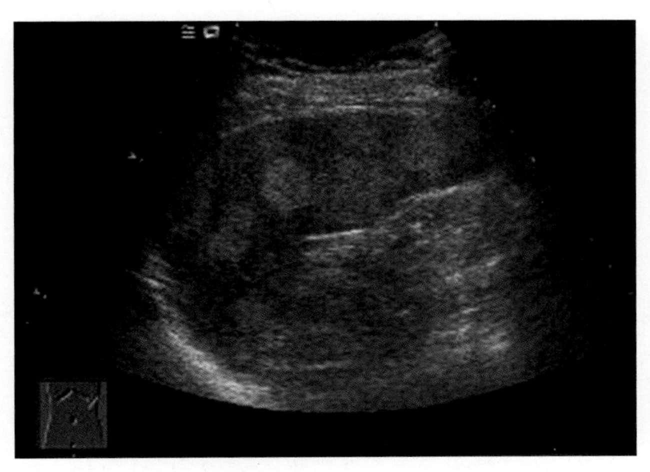

图22-6-1　患者，女性，35岁，体检发现脾占位。脾内多枚大小不等高回声团，边界清楚，团块边缘欠光滑。病理诊断：脾血管瘤

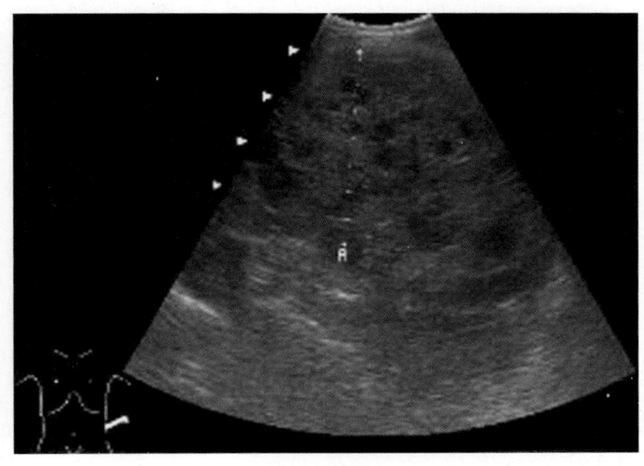

图22-6-2　患者，女性，40岁，体检发现“多囊脾”1月余。脾外形增大，内部探及散在大小不等的无回声区。病理诊断：脾血管瘤

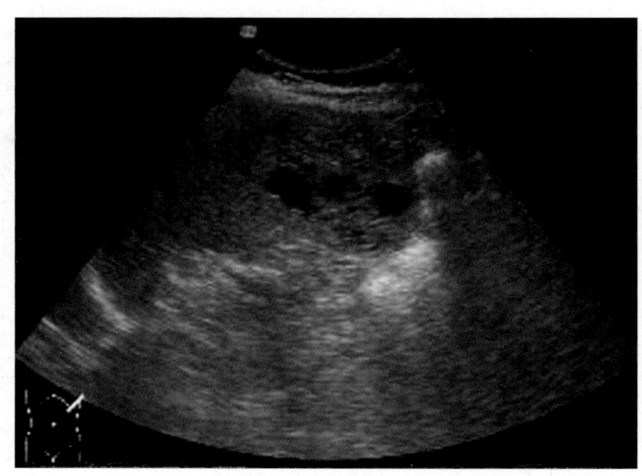

图22-6-3 患者，女性，40岁，右季肋部酸胀5年余，加重两个月就诊发现脾占位。脾下极探及一边界清楚的混合回声团，内呈多房网格状改变。病理诊断：脾血管瘤

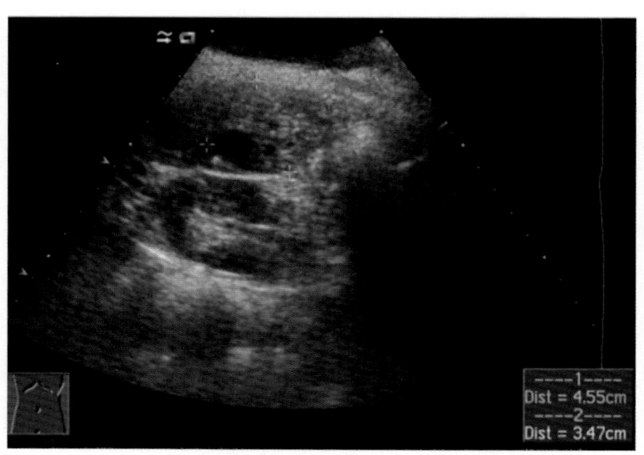

图22-6-4 脾脉管瘤常规超声显像。脾脏下极探及囊实性团块，边界清晰，部分呈囊性

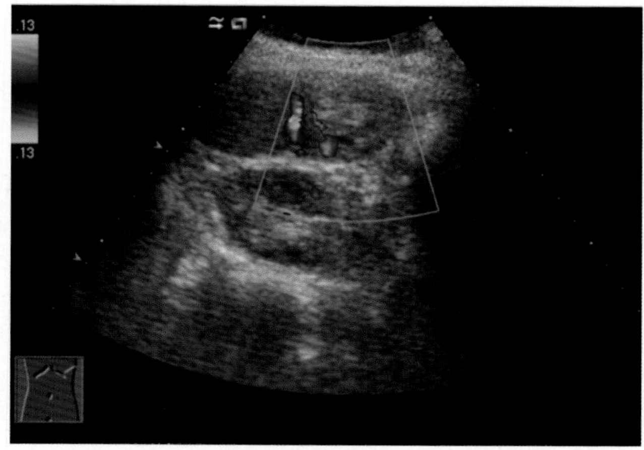

图22-6-5 脾脉管瘤常规超声显像。囊实性团块周边脾实质内见少量彩色多普勒血流信号

第七节 脾恶性肿瘤

原发性脾恶性肿瘤较罕见，以脾原发的恶性淋巴瘤和血管内皮肉瘤等多见。脾继发的恶性肿瘤并不少见，以恶性淋巴瘤、白血病脾浸润及脾转移癌较为常见。

脾巨大肿瘤可对邻近器官产生推移及压迫，引起上腹部饱胀、呼吸困难、肩痛及便秘等。约有30%的脾原发性血管内皮肉瘤以肿瘤自发性破裂腹腔内出血为首发症状。若病变已有广泛转移，则有发热、腹水、胸腔渗出液及恶病质等表现。

脾恶性肿瘤表现以低回声为主，缺乏特征性，需结合临床病史来鉴别。脾淋巴瘤、血管内皮肉瘤及转移性肿瘤和脾受肿瘤直接侵犯，超声引导下细针活检可以明确诊断，但应注意穿刺损伤所致的脾出血。

一、脾恶性淋巴瘤

脾恶性淋巴瘤多数（约60%以上）系恶性淋巴瘤侵犯脾，是全身性淋巴瘤的一种表现。当恶性淋巴组织弥漫浸润脾时，脾弥漫性肿大，实质回声减低，分布尚均匀；当恶性淋巴组织局限性浸润时，脾内可见单个或多个低回声区，边界清晰（图22-7-1，图22-7-2）。病变进展时，团块可呈弥漫分布或融合成巨块状，血流可轻-中度增多。超声造影对是否累及脾的诊断有一定帮助，在化疗后可表现为“网格样”增强或无增强。

二、脾血管内皮肉瘤

脾明显肿大，形态失常，表面不平整。脾实质内单发或多发混合性回声团块，呈分叶状，不规则形，边界不清，内部回声杂乱，后方回声可衰减，可出现坏死液化区，团块多较大，融合，多占据整个脾（图22-7-3）。彩色多普勒可见肿瘤血流信号较丰富。

三、脾转移癌

脾转移癌（转移性肿瘤）发生率较其他器官低，可来源于消化道、鼻咽、肺、乳腺、卵巢等器官。此外，胰尾、胃底及腹膜后恶性肿瘤也可直接浸润。

声像图表现多种多样，呈无回声、低回声、等回声及高回声型，囊实性混合型、钙化型均可出现，与肿瘤的病理结构相关；可单发或多发，大小不等，多结节融合转移灶可呈巨块形（图22-7-4）。直接浸润的脾转移癌

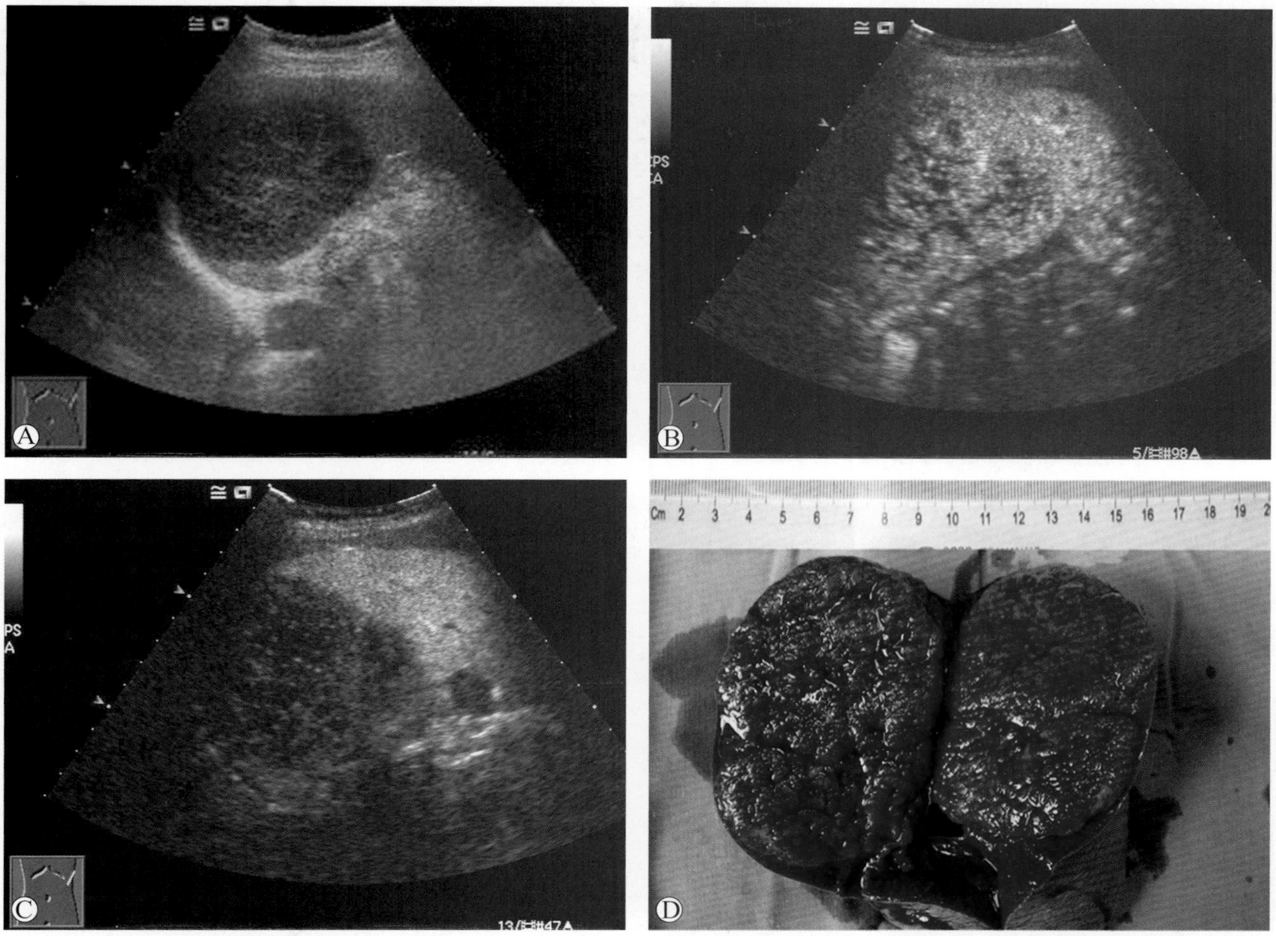

图22-7-1　患者，女性，60岁，体检发现脾占位。脾上极一低回声团块，内部回声不均，呈条索状强回声（A）；超声造影示脾内占位呈快进快出式表现，动脉期强化（B）；实质期表现为造影剂消退（C）；术后标本，病理诊断：脾非霍奇金淋巴瘤（D）

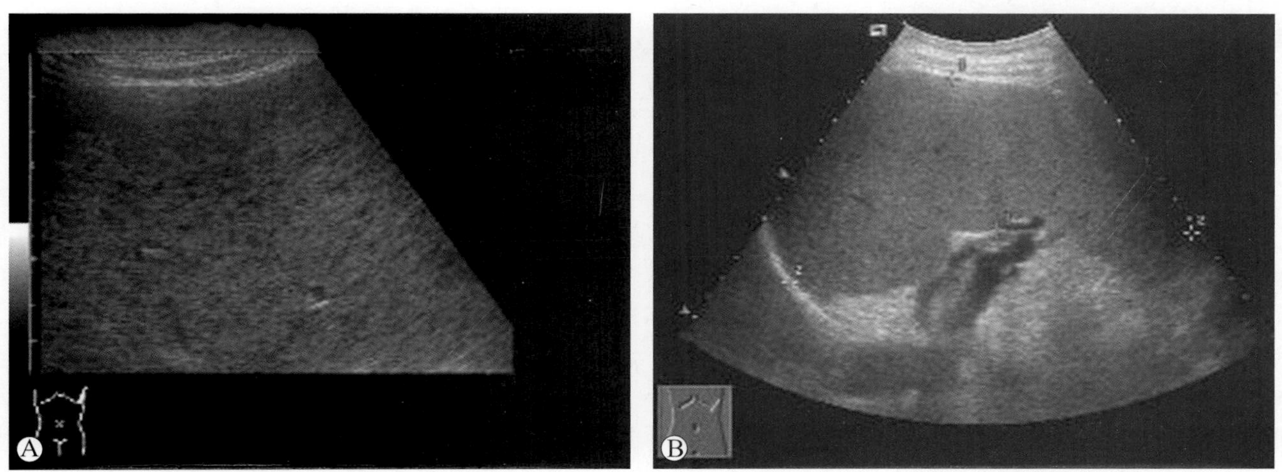

图22-7-2　患者，男性，55岁，确诊非霍奇金淋巴瘤入院化疗。化疗前图片，脾内可见多处片状形态不规则低回声区（A）；化疗后半个月复查见脾内呈均匀回声（B）

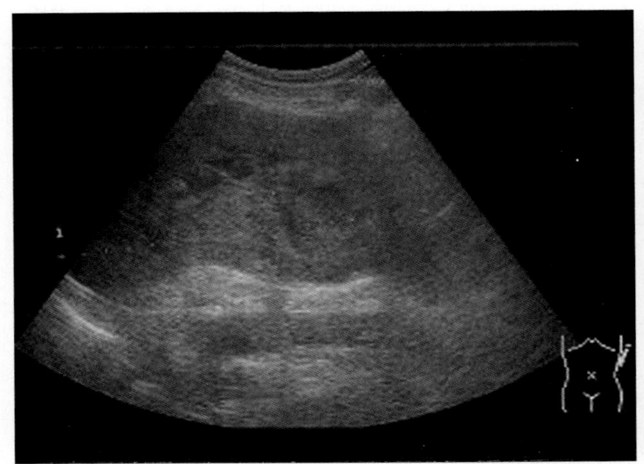

图22-7-3 患者，男性，71岁，因左侧胸腹部痛1个月入院。脾内一混合回声占位，呈不规则形，边界不清。病理诊断：脾血管内皮肉瘤

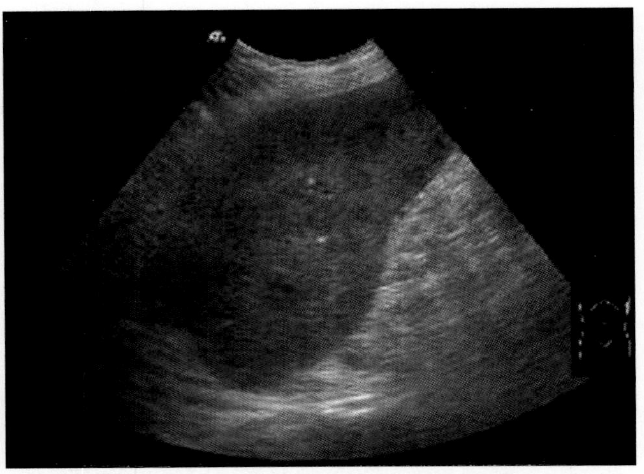

图22-7-4 患者，男性，53岁，肝癌肝移植术后，服用免疫抑制药1年，发现脾多发占位。脾内见多个大小不等的低回声团块，周边伴有声晕。超声诊断：脾转移性肿瘤

常于脾脏面开始，与胰尾或胃底肿块相连分界不清，向脾实质内发展，伴脾门淋巴结肿大（图22-7-5）。

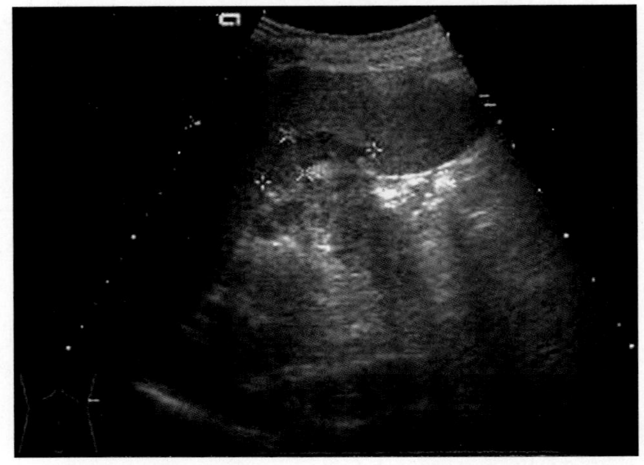

图22-7-5 患者，男性，42岁，腹痛半年余。胰腺尾部超声检查发现边界不清的低回声团块，与脾门分界不清，脾门处可见不规则低回声区。病理诊断：胰腺癌侵犯脾

第八节 脾破裂

在腹部钝挫伤中，脾破裂约占腹腔脏器伤的30%，脾为最易受损的实质性脏器。大多数为被膜和实质同时破裂。少数受伤时被膜未破仅有实质破裂，以后脾被膜破裂内出血，称延迟性破裂。病理性肿大的脾，质地脆弱，有时可发生自发性破裂。

1.临床分型

（1）中央破裂：为脾实质内部破裂。可在脾实质内形成血肿，致脾在短期内明显增大，临床上可没有明显出血症状。

（2）包膜下破裂：为脾包膜下脾实质出血。由于包膜完整，故血液积聚在包膜下，形成张力性血肿，经过一个时期（短者数小时，长者数天或几周），可因包膜破裂发生腹腔内急性大出血现象。有的小血肿可被吸收，形成囊肿或纤维化（图22-8-1）。

（3）真性破裂：为脾实质和包膜同时破裂，发生腹腔内大出血。轻者为线形裂隙，重者为粉碎性破裂（图图22-8-2）。

2.声像图 中央破裂为脾实质内破裂，可伴有脾内血肿，病期长者亦可形成假性囊肿。超声图像表现为脾体积增大，局部回声紊乱，密度不均，可出现不规则回声增强或减低区，也可出现不规则的无回声区（脾外伤后血肿形成）。

包膜下破裂表现为脾体积增大，形态改变，在脾外周部可见形态不规则的低回声区或无回声区，多为月牙形，脾包膜明显隆起，病灶后方回声增强。

真性破裂系脾的包膜与实质同时破裂，发生腹腔内大量出血。声像图表现为脾包膜连续性中断，局部回声模糊，可见局限暗区。脾形态失常，脾体积比外伤前缩小，脾实质回声紊乱，密度不均，脾周围及腹腔内均可出现无回声暗区。

超声造影：有助于提高脾外伤的检出率和准确率。脾包膜破裂伴活动性出血时，可见微气泡自破裂口向外呈“涌泉状”或“喷射状”移动;脾内血肿呈无增强；脾实质损伤可以有多种增强表现。

介入性超声：近年来，有学者报道在超声造影引导下，对脾创伤灶及活动性出血处多点注射蛇毒凝血酶，继而针对上述位置多点注射α-氰基丙烯酸酯，取得了较为理想的结果，有望成为微创治疗脾破裂的一种新方法。

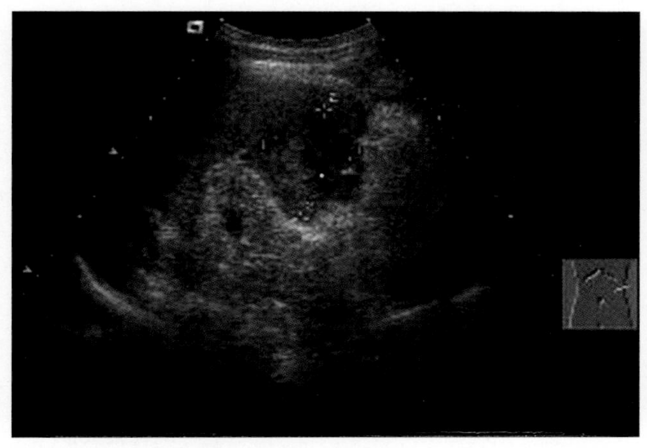

图22-8-1　患者，女性，外伤后12小时。脾下极一混合回声团块。超声诊断：脾破裂伴血肿

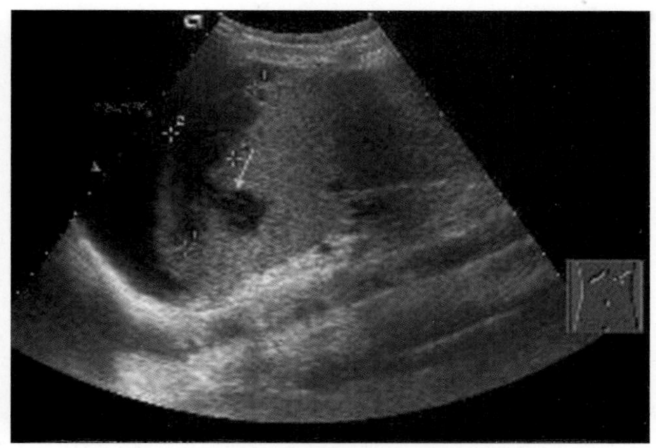

图22-8-2　患者，男性，27岁，外伤后3小时。脾中上极见一破裂口，延伸至脾门附近，脾包膜下及左侧膈下可见游离液性暗区。超声诊断：脾破裂伴脾周积液

第九节　脾血管病变

脾动静脉均可发生病变。一般脾动脉病变以假性动脉瘤多见；而脾静脉病变较多为脾静脉血栓形成，亦可见肿瘤性栓塞。

根据临床病史，一般动脉性病变可由外伤或者炎症特别是胰腺炎引起，在脾门附近可见搏动性无回声暗区，彩色多普勒可见其内血流信号，频谱多普勒可探及动脉频谱（图22-9-1），超声造影有助于诊断。脾静脉内见到中等实质回声，根据门静脉高压或者脾切除病史，一般可诊断为脾静脉血栓（图22-9-2）。

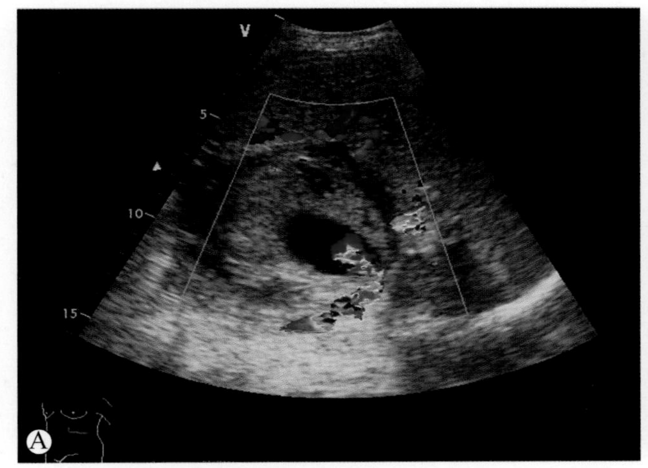

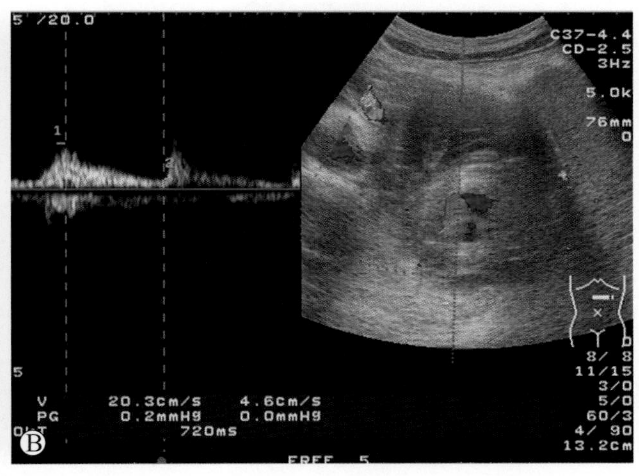

图22-9-1　患者，男性，33岁，外伤后20小时。脾门处见五彩血流信号进入混合回声团块内部（A）。频谱多普勒测得动脉频谱（B）。诊断：脾动脉假性动脉瘤

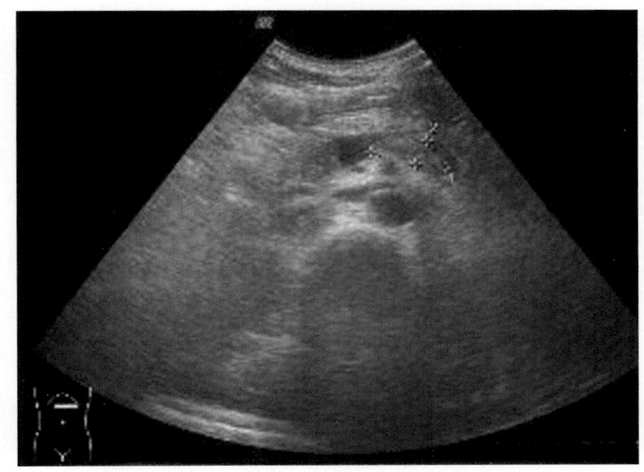

图22-9-2　患者，男性，28岁，肝硬化、脾大入院。脾静脉内探及偏高回声团块。诊断：脾静脉血栓形成

第十节　超声造影在脾脏中的应用

一、超声造影方法

随着微泡造影剂和谐波技术的发展，超声造影广泛应用于临床，很多学者探讨研究超声造影对于脾脏疾病的诊断价值。造影剂国内多使用声诺维（SonoVue®），推荐一次使用剂量为1.2ml。脾脏超声造影仪器的选择与肝脏等脏器相同。增强水平以正常脾组织的回声强度作为对照。

二、超声造影临床诊断价值

脾脏有丰富的血液循环，超声造影后脾脏呈高增强且可以维持较长时间，显示病变区域的微循环灌注，对于勾勒脾脏出血或梗死区域的大小和形态，以及诊断伴有感染的脾囊肿、副脾有较大的价值。脾脏的良恶性肿瘤的血供多变，超声造影增强方式有较多的重叠，目前作为常规超声诊断的补充手段。

（蒋天安）

第23章

胰腺疾病

20世纪60年代之前，胰腺的影像学检查仅限于X线片及血管造影，只能显示胰腺钙化、胰腺周围结构及血管分布异常。60年代末至80年代初，二维超声、CT及磁共振成像（MRI）相继应用于胰腺疾病的诊断，能显示胰腺实质的异常，发现胰腺肿物、胰管扩张和梗阻部位，对胰腺疾病的诊断发挥了重要的作用。随着光纤技术的发展，内镜逆行胰胆管造影（ERCP）可以清楚地显示胰管及壶腹部病变的信息，确定梗阻的部位和原因。超声引导下胰腺穿刺活检技术，能取得细胞学及组织学依据，对良、恶性病变的鉴别诊断起到了重要作用。近年来，各种新型超声内镜的应用，尤其是彩色多普勒穿刺超声内镜的出现，不仅能更准确可靠地显示胰腺细微结构及其周边病变，同时对胰腺病变的介入治疗也发挥了重大作用。

在三大影像技术中，尽管CT和MRI在胰腺检查中因图像清晰度好、不受肥胖及气体干扰等因素影响，优于超声检查，但超声因具有无创伤、简便迅速、可以重复检查等优点，仍然是胰腺的首选影像诊断方法。胰腺位于腹膜后，周围毗邻较多器官组织，前方有胃肠道气体干扰，后有脊柱阻挡，且胰腺本身没有清晰的包膜，因而胰腺超声检查有一定的难度。要提高胰腺的超声显示率及诊断准确性，必须从提高仪器的分辨力和穿透力着手，注重检查前准备，改进操作手法，熟悉胰腺的超声解剖、病理知识及临床基础。

第一节　正常胰腺解剖及检查方法

一、胰腺解剖

胰腺是人体重要的消化腺，并有着一系列内分泌和外分泌功能。外分泌腺所产生的含有淀粉酶、脂肪酶和胰蛋白酶原等消化酶的胰液经胰管排入十二指肠。胰腺内分泌部为胰岛，分泌胰岛素等多种内分泌激素。胰岛是大小不一、形状不定的细胞集团，散布在整个胰腺上，在体尾部最多。

胰腺是腹膜外位器官，只有前面大部分被腹膜遮盖。胰腺细长，略呈三棱形，全体横跨腹后壁的前面，约在第1、2腰椎体的高处。胰的位置可随呼吸运动和身体姿势的改变而发生一定程度的移动。据我国资料表明，胰腺长17～19.5cm，宽1.5～5cm，厚0.5～2cm，由右往左可分为头、颈、体、尾四部分。

1.胰头　为胰右端膨大的部分，以肠系膜上静脉的右侧缘与胰颈部分界。胰头上下及右侧的毗邻，均由十二指肠所包绕。胰头的后下部，向左后下方作钩状突起，叫钩突。钩突的前方为肠系膜上静脉，后方为下腔静脉。有时钩突的下部可以向左延伸，达肠系膜上静脉与腹主动脉之间（图23-1-1）。

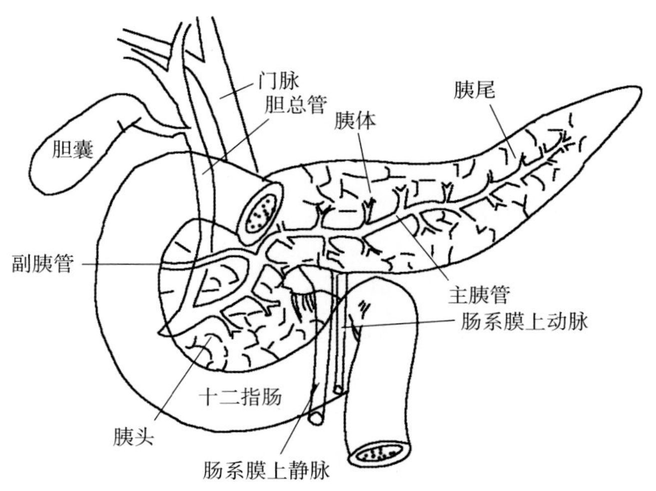

图23-1-1　胰腺大体解剖示意图

2.胰颈　是胰头与胰体间的狭窄变薄部分，长约2cm，以肠系膜上静脉的左侧缘与胰体分界。前面与胃幽门部和十二指肠上部相邻，后面脾静脉和肠系膜上静脉汇合成门静脉。

3.胰体　相当于脊柱的左侧缘与胰尾分界，其前方有胃，胃与胰体之间隙为网膜囊。胰体的后面无腹膜，直接接触脾静脉，并与主动脉、肠系膜上动脉相邻。脾动脉从腹腔动脉发出后，沿胰腺上缘由右向左行进。

4.胰尾　是胰体向左延伸部分，其末端直达脾门，左前方为胃，后方有脾静脉，再往后为左肾及左肾上腺。

主胰管在胰尾附近由小叶导管汇合而成，其在胰体内右行，沿途收集胰小叶的多数小导管，在胰颈处胰管转向后下方，向右走向胆总管，约85%的人主胰管与胆总管汇合形成壶腹，开口于十二指肠乳头。少数人两者分别开口于十二指肠乳头。在成人，正常胰管内径头部小于3mm，体部小于2mm，尾部小于1mm。经常有一副胰管会引流胰头下部和钩突的胰液，其口径较主胰管小得多。

胰腺的动脉血供主要来源于胰十二指肠上、下动脉和脾动脉。胰十二指肠上动脉和胰十二指肠下动脉相互吻合形成前弓和后弓，主要供应胰头、胰的钩突和邻近的十二指肠。脾动脉沿途发出分支主要供应胰体和胰尾。

胰腺的静脉回流一般和同名动脉伴行，胰腺头部和颈部的静脉汇入胰十二指肠上下静脉。引流体部和尾部的小静脉直接在腺体后方汇入脾静脉或门静脉。腺体和腹膜后静脉之间有一些静脉交通支，其注入腰静脉，这些腰静脉在门静脉高压时会代偿性增粗。

胰腺的淋巴管极为丰富，其淋巴引流途径常和动脉伴行，可经胰腺周围淋巴结和脾门淋巴结等注入腹腔动脉、肠系膜上动脉和腹主动脉等处的淋巴结。

在腹腔上部、胃壁、肠壁或肝和脾的实质内，有时可发现小块的胰腺组织，称为异位胰或迷走胰。其形态多为圆形或椭圆形的盘状物，表面也呈分叶状，其大小一般为1～4cm，最大可达7cm，小的仅0.5cm。据报道我国人异位胰的发生率仅为0.29%。异位胰常无任何临床症状。但有时可因异位胰的部位、大小及病理变化而发生一系列临床表现。

二、检查方法

（一）检查前准备

胰腺超声检查前准备较重要，一般嘱患者在检查前禁食6～8小时或以上，即前一天晚吃易消化的清淡饮食，晨起空腹做超声检查为宜。如胃内仍有较多气体影响胰腺显示，可饮水400～800ml，以胃内液体为透声窗，多可清晰显示胰腺。

（二）检查体位

1.仰卧位　为常规检查体位，可通过肝脏及充盈胃观察胰腺。

2.侧卧位　当胃内气体较多时，可嘱患者饮水后采用左侧卧位，使气体向胃幽门或十二指肠移动，以利胰体及胰尾显示。同样，可采用右侧卧位使胰头显示清晰。应用右侧卧位还可通过脾脏对胰尾进行扫查。

3.半卧位或坐位　此体位可使肝脏充分下移，推开横结肠，同时胃内气体上升至胃底或贲门部，从而使胰腺得以良好显示。

4.俯卧位　当胃肠胀气明显或患者不能饮水检查时，采用俯卧位，通过脾脏、左肾及左肾右侧的前方可以探测到胰尾。当急性胰腺炎胰腺肿大或怀疑胰尾肿瘤时，此体位扫查显得尤为重要。

（三）胰腺的扫查技巧及胰腺的超声切面

胰腺的位置较深，操作者要尽可能寻找良好的声窗。扫查时探头一般做持续加压，以推挤排除局部胃肠气体的干扰，并且缩短体表至胰腺的距离；或改变患者的体位，如左侧卧位使气体向胃窦或十二指肠移动，以提高胰尾的显示率和清晰度。右侧卧位则可使气体向胃底部移动，以利看清胰头。将超声探头置于剑突和脐之间行横切扫查上腹部。亦可行左高右低位斜切扫查，可获得胰腺的长轴切面图。横切或斜切扫查后，用纵切作为补充。胰腺的定位标志是位于胰腺周围的血管：背侧的脾静脉、肠系膜上动脉、肠系膜上静脉、下腔静脉、腹主动脉及行走于胰腺后上缘的脾动脉等。沿下腔静脉、门静脉、腹主动脉及脊柱左缘做上腹部纵切面分别可获得胰头、颈、体尾部的短轴切面图（图23-1-2～图23-1-4）。

1.剑突下横切扫查　是最常用的胰腺扫查方法。胰头最厚，位于下腔静脉之前。在胰头的前外侧和背侧可显示出胆总管的圆形横断面。胰颈部的后方可显示肠系膜上静脉与脾静脉的汇合部（图23-1-5）。

2.左肋间斜切扫查　以脾为超声窗，沿脾门血管显

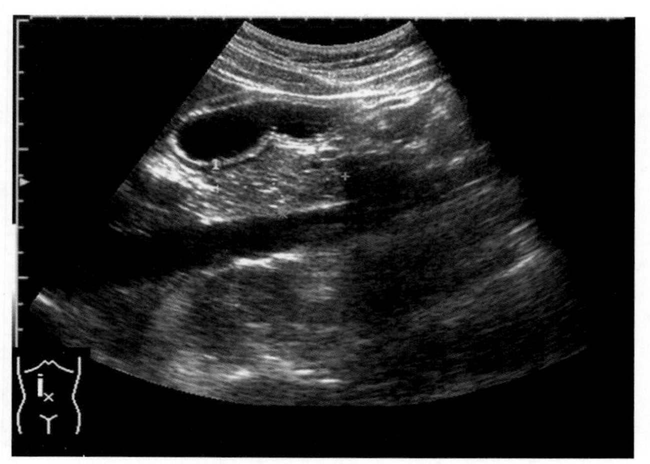

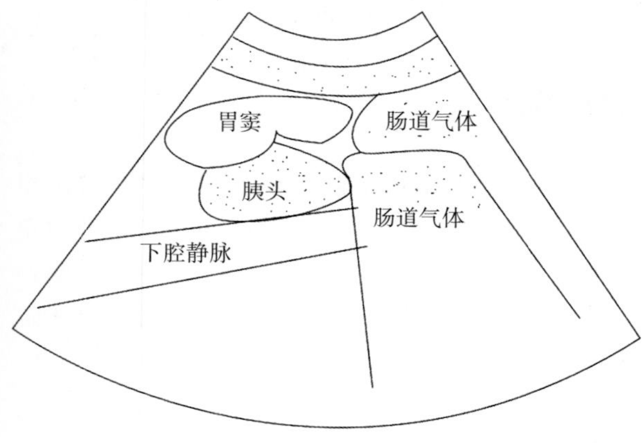

图23-1-2　经过下腔静脉的纵切面（胰头纵断面）：显示胰头呈卵圆形，位于门静脉主干的下方，其前方为胃窦，后方为下腔静脉

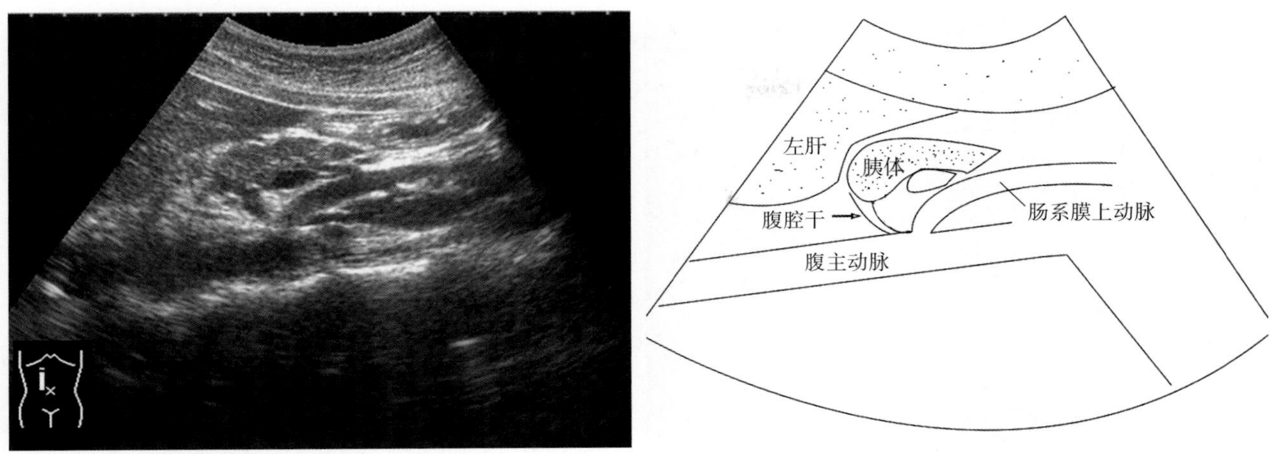

图23-1-3　经过腹主动脉的纵切面（胰体纵断面）：于肝左叶和胃后方显示胰体的短轴，呈椭圆形或类三角形。胰体上缘为腹腔干，后方为腹主动脉及肠系膜上动脉的纵断面。胰体后面有脾静脉与之紧贴

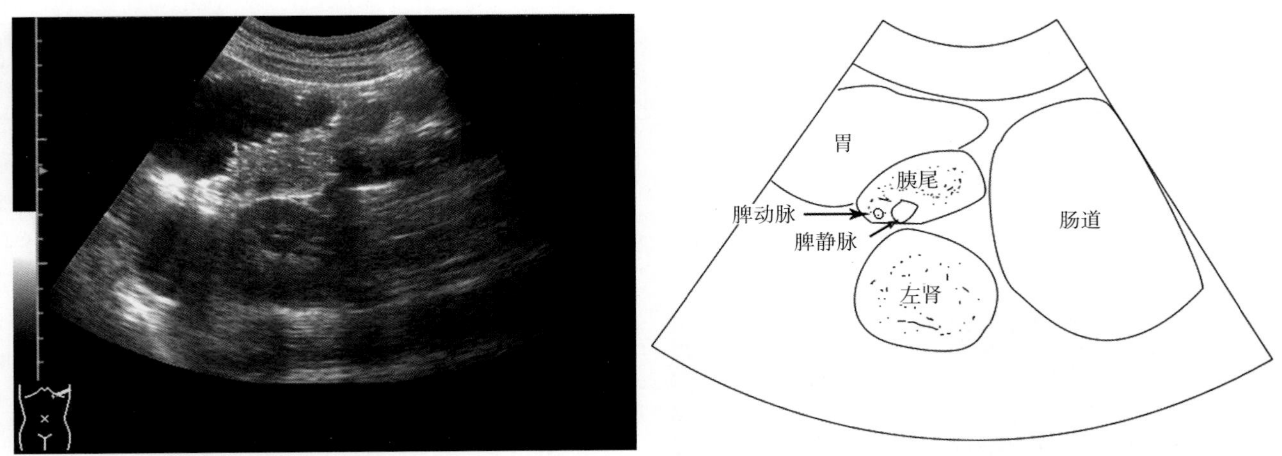

图23-1-4　左季肋部斜切扫查显示胰尾（纵断面）与脾血管、肾上极、肾上腺的关系

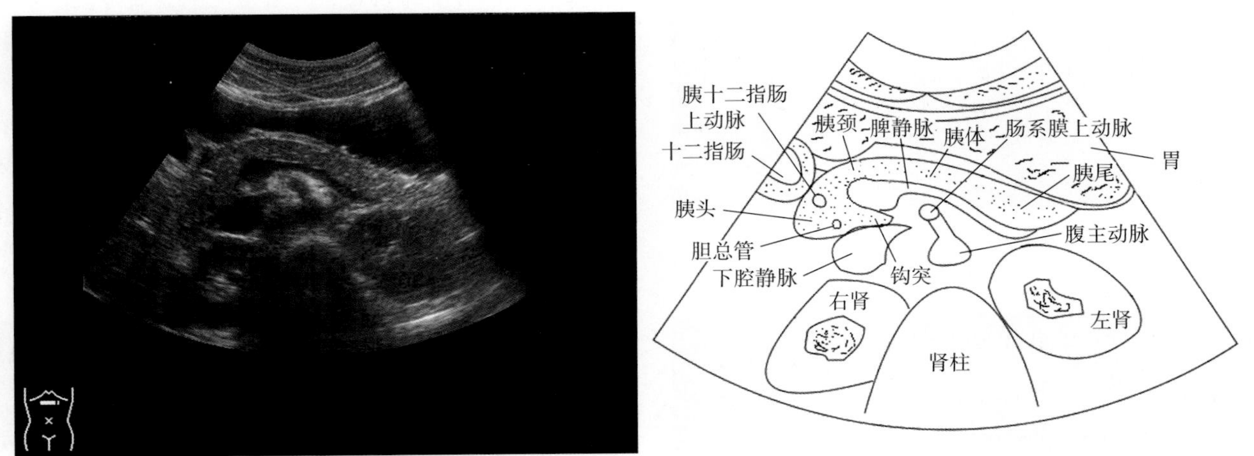

图23-1-5　剑突下横切扫查显示胰腺的长轴切面

示胰尾的脾门侧（图23-1-6）。此部位扫查对经腹部扫查显示胰尾困难的病例尤为有效。

三、胰腺正常声像图与超声测值

1.胰腺正常声像图　正常胰腺长轴切面呈蝌蚪形、哑铃形、腊肠形3种形态：蝌蚪形为胰头大，胰尾小；腊肠形头、颈、体、尾厚度相似；哑铃形颈部细窄，头部和体尾部厚度大。胰腺无包膜回声，其轮廓的显示主要取决于胰腺和邻近脏器及周围脂肪组织，一般胰腺边缘平滑整齐。胰腺实质内部为均一的点状回声，比肝实质回声稍高且较粗糙，回声可随年龄增加而改

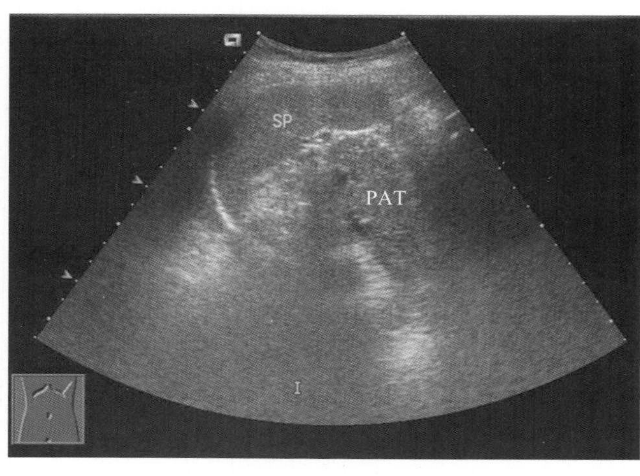

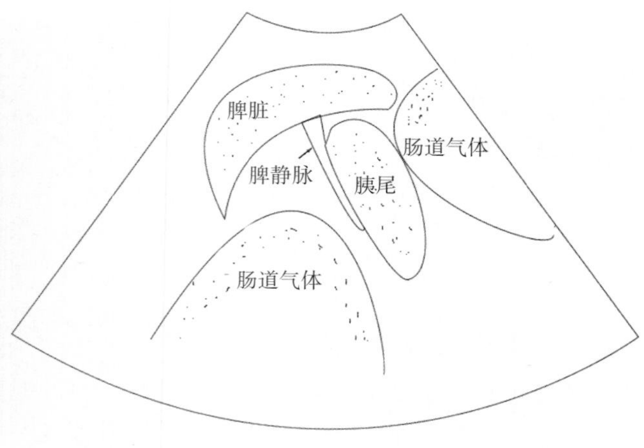

图23-1-6 左肋间斜切扫查，以脾为超声窗，沿脾门血管显示脾门侧胰尾

SP.脾；PAT.胰尾

变。儿童及青年人的胰腺回声与肝脏相比回声更低，胰腺外形较饱满，而老年人胰腺回声则明显比肝实质增强，外形通常萎缩（图23-1-7），胰腺脂肪浸润时回声明显增强，后方回声显示不清（图23-1-8）。主胰管通常在胰体部显示，内径一般不超过0.3cm，内腔平滑（图23-1-9）。

2.测量方法与正常值　胰腺的测量方法，以胰腺的厚径测量为准。由于胰腺走行呈一定的弯曲度，故目前公认的测量方法是切线测量法，即根据胰腺头、体、尾测量处的弯曲度各画一条切线，并在测量处作切线的垂直线作为胰腺厚度（前后径）。测量胰头在下腔静脉之前，不包括钩突，测量胰体在腹主动脉前方，测量胰尾以脊柱左侧缘为准。胰头前后径通常不超过2.5cm，胰体不超过2.0cm，胰尾不超过1.5cm。

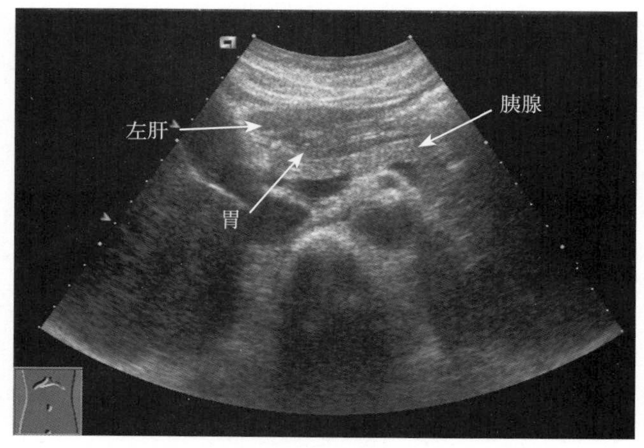

图23-1-7 正常老年人胰腺回声高于肝实质回声

第二节　胰腺炎症性病变

一、急性胰腺炎

急性胰腺炎是由多因素引起的胰腺急性炎症过程，严重者可伴有多器官损害，是常见的急腹症之一。本病是由各种病因导致胰酶溢出腺泡和腺管，继而导致胰腺实质和周围组织发生自身消化的过程，多由胆系疾病、暴饮暴食、酗酒、创伤、ERCP诱发。主要临床表现为上腹痛、呕吐、发热、白细胞增多、血和（或）尿淀粉酶升高。病理上将急性胰腺炎分为水肿型和出血坏死型两种，相对于临床的轻症急性胰腺炎（mild acute

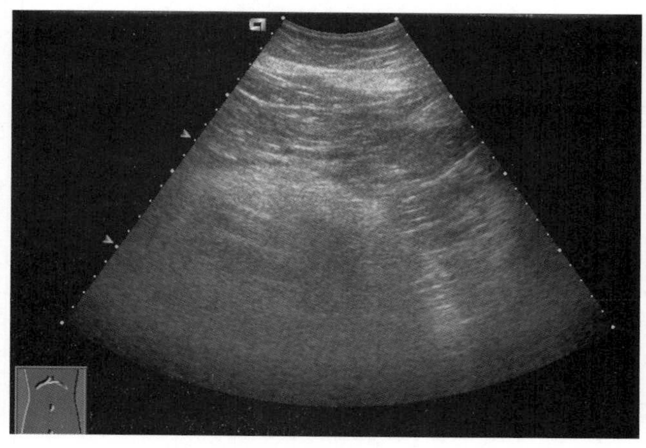

图23-1-8 脂肪肝患者胰腺脂肪浸润，实质回声明显增强

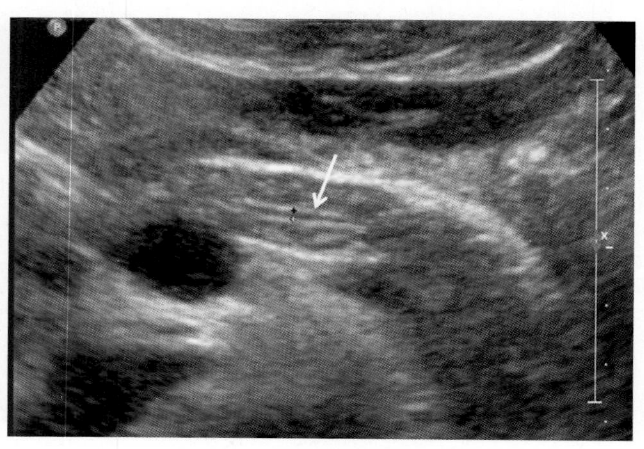

图23-1-9 正常胰腺主胰管（箭头）

pancreatitis，MAP）与重症急性胰腺炎（severe acute pancreatitis，SAP）。

轻症急性胰腺炎即水肿型，以腹痛和消化道症状为主。重症急性胰腺炎即出血坏死型胰腺炎，病情急剧凶险，除上述症状加重外，尚有胰外并发症的表现，如败血症、急性呼吸窘迫综合征（ARDS）、低血钙等，死亡率很高。

（一）超声诊断标准

大多数急性胰腺炎除了较为典型的临床症状，也有较典型的超声表现。但需注意，急性胰腺炎超声表现明显滞后于临床症状及血尿淀粉酶异常。

1.水肿型　胰腺多呈弥漫性肿大（图23-2-1），形态饱满，轮廓线光整、清楚。少数局限性肿大者，多见于胰头和胰尾，与胰头副胰管或胰尾部胰管梗阻形成的局限性炎症有关。胰腺内部回声减弱，但多为均匀分布的细小回声点。如为慢性胰腺炎急性发作，胰腺内部回声点强弱不等。水肿严重的胰腺可因回声明显减低而似囊性表现，注意此种水肿型胰腺炎易向重症型转化。胰腺因水肿透声性增加，后方回声较清晰或增强，但因肿大胰腺的压迫或渗出，后方脾静脉和门静脉可变细或显示不清。

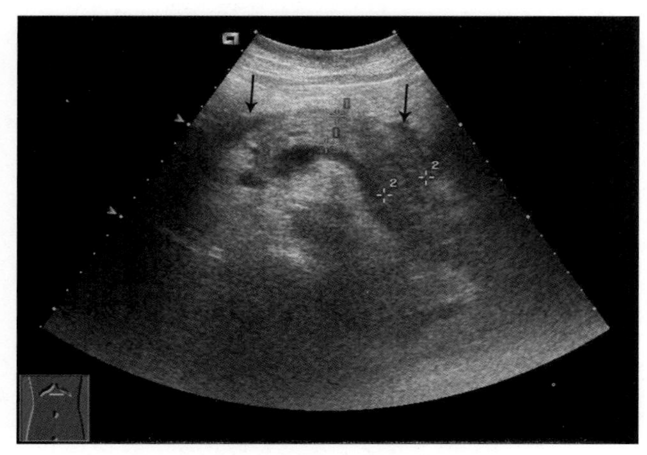

图23-2-1　急性水肿型胰腺炎声像图，超声检查示胰腺外形增大，主胰管轻度扩张，胰周见低回声层（黑色箭头）

2.出血坏死型　胰腺常重度肿大，严重时可增大达3～4倍，边缘显示不规则，边界不清晰。胰腺内部回声因出血、坏死变得不均匀，可出现粗大的强回声斑块或弱回声及无回声相混杂（图23-2-2）。胰腺邻近组织水肿或炎症渗出，导致胰腺周围出现低回声带，或者脂肪坏死皂化形成高回声皂化斑块。胰管不扩张或轻度扩张，胰管管壁平滑均匀。胰周积液或脓肿及假性囊肿形成（图23-2-3），也可有腹水、肠腔扩张、积液或积气。

（二）鉴别诊断

1.胰腺癌　胰腺炎如为局限性肿大时，应与胰腺癌相鉴别。胰腺癌为低回声不规则肿块，轮廓模糊、向周围浸润生长，后方回声衰减，主胰管扩张并在肿块出管腔处截断。疑难病例需结合病史、CA-199、胰淀粉酶检查等，必要时行超声引导下活检。

2.慢性胰腺炎　结合病史易鉴别，声像图上慢性胰腺炎胰腺回声强弱不均，胰管呈不规则扩张，或胰管内结石、胰腺实质内钙化。

二、慢性胰腺炎

慢性胰腺炎是指胰腺反复发作或持续存在炎症病变。病理改变为胰腺广泛纤维化、局灶性坏死及胰导管内结石形成或弥漫性钙化，可引起腺泡和胰岛细胞萎缩和消失，常有假性囊肿形成。可由急性胰腺炎迁延所致，也可与自身免疫、胆道结石或感染、慢性酒精中毒等因素

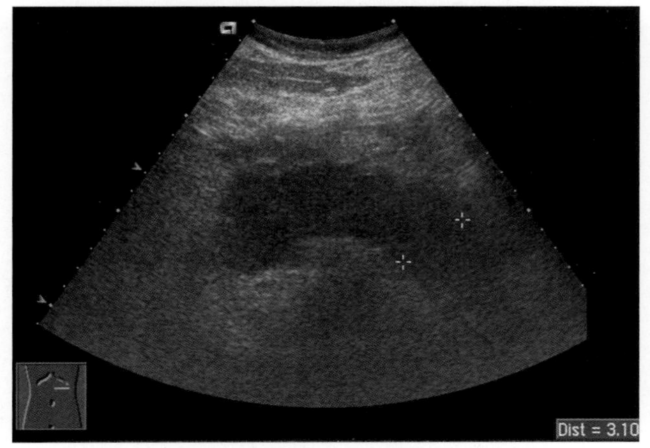

图23-2-2　出血坏死型胰腺炎胰腺明显肿大，回声减低，轮廓不清，胰腺后方脾静脉受压变细，显示不清

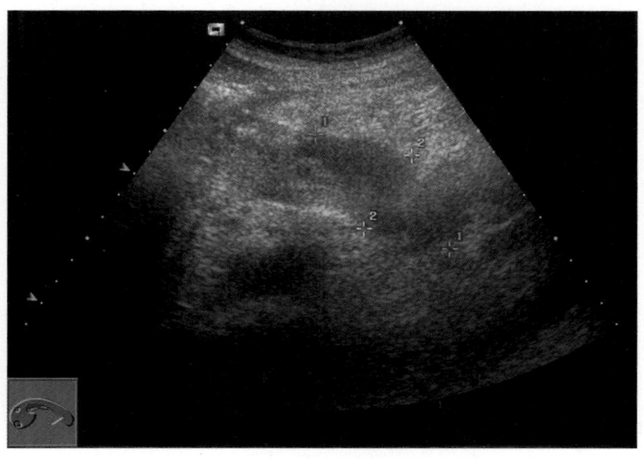

图23-2-3　胰腺体尾部周边可见不规则液性暗区，为胰周积液

有关。其主要临床症状为反复发作的上腹痛、腹胀及厌油腻，严重者出现脂肪泻及糖尿病。

（一）超声诊断标准

不同病理类型的慢性胰腺炎有不同特征的声像图表现。

1.病情早期或急性发作期胰腺轻度肿大或局限性肿大，但不如急性炎症明显或严重，其中局限性肿大者称局限性胰腺炎。约50%的病例胰腺大小正常，少数病例至病情后期，胰腺萎缩而较难显示。

2.胰腺形态僵硬、轮廓不清，边缘不规整，与周围组织的界限不清，是慢性胰腺炎的重要超声表现。

3.胰腺实质回声增强，分布不均匀，可见点状、条状高回声带，系纤维化病变所致。胰实质内钙化或小结石，表现为点状、簇状或斑片状高回声团，可伴有声影（图23-2-4，图23-2-5）。

4.主胰管不规则扩张，管径粗细不均，走行扭曲或呈串珠状（图23-2-6）。主胰管内结石，常为多发，呈圆形或弧形强光团伴有声影（图23-2-7），对慢性胰腺炎有确诊价值。

5.胰腺炎症局部或周围出现无回声区，囊壁较厚而不规则，边界模糊，囊内可见弱回声，提示胰腺假性囊肿的形成。

（二）鉴别诊断

1.慢性胰腺炎与胰腺癌的鉴别 易鉴别。胰腺癌时肿块多为恶性肿瘤超声表现：①胰腺形态变化显著，呈膨胀性生长状态，并向周围浸润。②后方回声衰减明显。③周边器官移位。④胰周淋巴结肿大。⑤周围血管受压或被侵犯。慢性胰腺炎多伴胰腺钙化，通常无浸润侵犯周围结构的表现。

2.慢性局限性胰腺炎与胰腺癌的鉴别 鉴别较难，需结合多种影像学检查，近来超声造影技术有较高鉴别诊断价值，但必要时仍需超声导向穿刺活检。

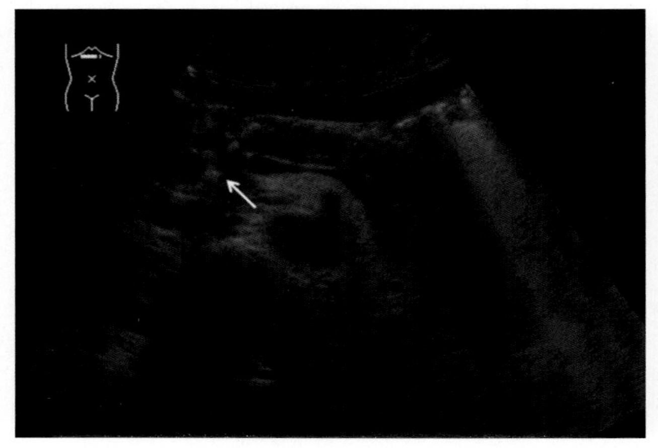

图23-2-4 超声检查发现胰头多发强光斑，提示为慢性胰腺炎伴胰头多发钙化斑

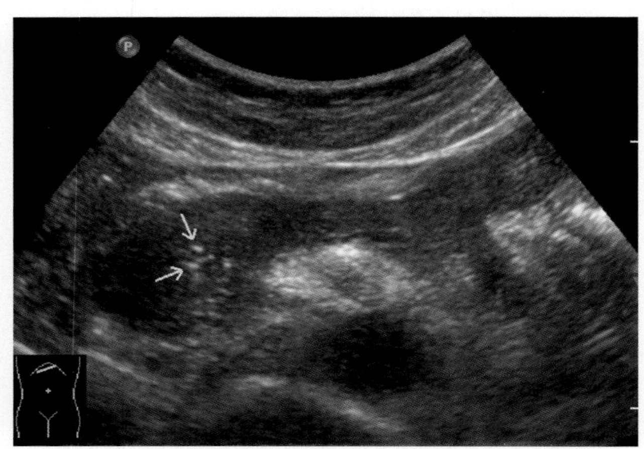

图23-2-5 慢性胰腺炎，超声检查示胰头局限性肿大，内见多个细小强光斑

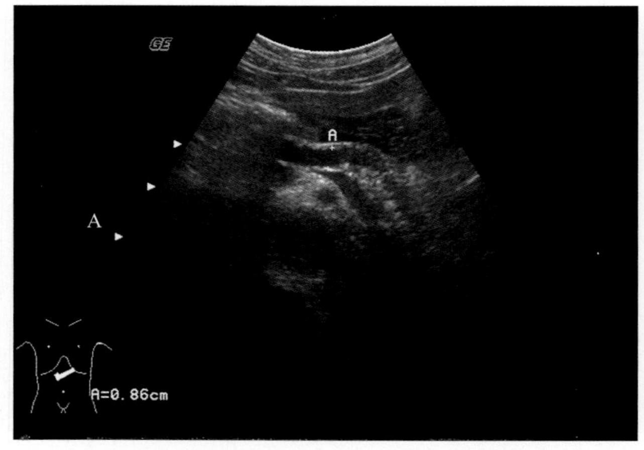

图23-2-6 胰腺萎缩伴主胰管扩张，胰尾后缘回声呈高回声光斑

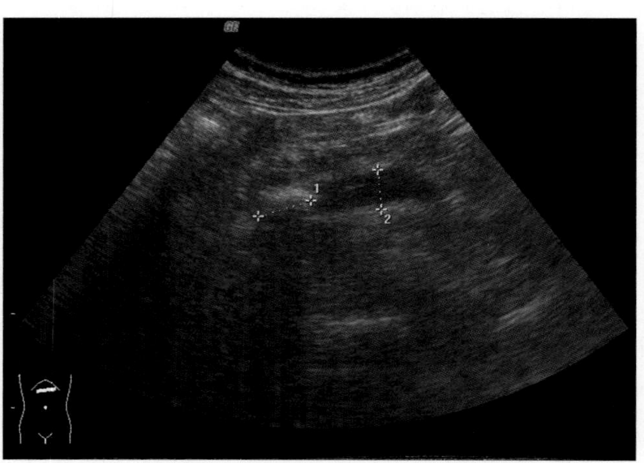

图23-2-7 胰腺外形增大，胰颈部胰管内结石伴扩张

三、慢性局限性胰腺炎

慢性局限性胰腺炎是胰腺炎中少见的病理形态学改变，即为胰头部局限性炎症性肿大，形成肿块，并可累及胆管，部分患者可出现黄疸，从临床和各种影像学上均易误诊为肿瘤，故又称肿块性胰腺炎。

声像图表现：肿块好发于胰头部，少见于胰尾部，表现为局部轻度肿大，肿块边界欠清晰（图23-2-8，图23-2-9）。内部回声与慢性胰腺炎所处病期有关，若系慢性胰腺炎急性发作引起者，以相对均匀的弱回声型多见，若由胰腺局部纤维化所致，以不均匀分布的粗斑点状强回声型多见。胰管可有不同程度扩张，追踪胰管可发现狭窄的胰管穿入肿块，称“胰管穿通”征，是区别胰腺癌的特征性表现。肿块透声较好，后方无衰减现象。部分病例胆总管呈轻度扩张，典型时下段显示为狭窄状穿入肿块内。

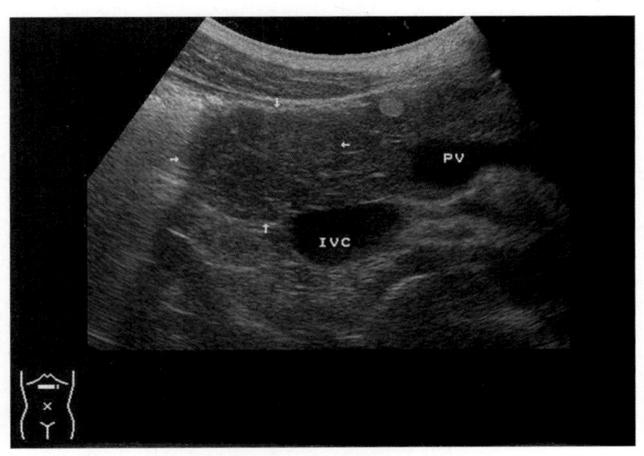

图23-2-8　胰头部局限性胰腺炎
IVC.下腔静脉；PV.门静脉

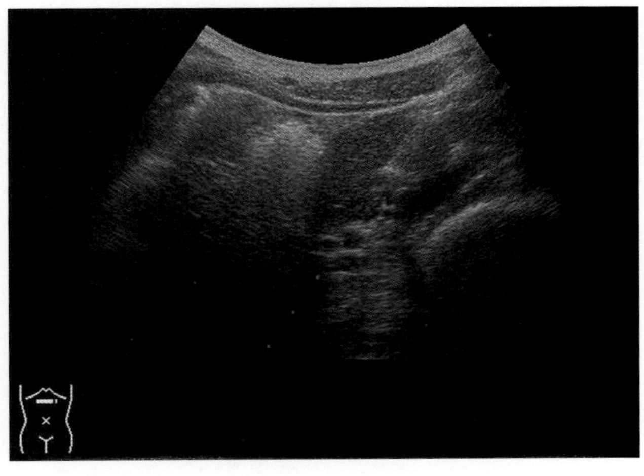

图23-2-9　同上病例，行超声引导穿刺活检后病理证实为胰腺炎

超声造影见肿块在增强和消退方面均与胰腺实质相一致，是肿块性胰腺炎的诊断要点之一。

四、自身免疫性胰腺炎

自身免疫性胰腺炎（autoimmune pancreatitis，AIP）是由自身免疫炎症介导，以血清高IgG4水平、胰腺肿大和胰管不规则狭窄为特征的一种特殊类型的慢性胰腺炎。

最早于1961年由Sarles等报道第一例病例。1995年日本的Yoshida等首次提出自身免疫性胰腺炎（AIP）的概念，作为慢性胰腺炎的一种独立分型。其发病机制尚不清楚，可能与自身免疫性疾病相关，又称为自身免疫相关性胰腺炎。目前国外文献报道，AIP发病率不超过慢性胰腺炎的6.6%，平均发病年龄分别是62.2（32～76）岁和56（14～77）岁。本病国内文献报道较少。

AIP的大体病理学特征为弥漫性变硬和致密性增大，炎症可以累及整个胰腺，也可局限于胰腺的一部分，以胰头多见。本病可累及胆管系统，通常导致其远端的狭窄和炎症，类似原发性硬化性胆管炎，因此，自身免疫性胰腺炎主要表现为梗阻性黄疸，胰腺弥漫性肿大、纤维化伴淋巴浆细胞浸润和主胰管不规则狭窄，其次为轻度腹痛、体重下降及老年新近发生的糖尿病等，一般无胰腺炎发作。本病除胰腺病变外，可伴有胰外表现，合并其他自身免疫性疾病。

虽然AIP有其自身临床表现、影像学、血清学和组织学特点，但因缺乏特异性指标，目前尚无统一的全球公认的诊断标准。普遍认为血清IgG4增高对诊断有重要意义，且单纯影像学并不足以确诊AIP，需要联合血清学、组织学等综合诊断。国际上也存在多个诊断标准，并在不断更新，最新版的ICDC（International Consensus Diagnostic Criteria）于2011年在国际胰腺病学大会上推出，被认为是敏感性与特异性较高的版本。然而，从超声角度来看，部分AIP仍会表现出一些特征性超声图像，可以做出相应的提示性超声诊断，为临床确诊提供方向。

（一）超声诊断标准

1.典型的AIP的超声表现为胰腺弥漫性增大，回声减低呈“腊肠样”（图23-2-10～图23-2-12），部分病例病变可局限，多见于胰头部，主胰管不规则狭窄。

2.胰腺实质及胰管内极少出现钙化、结石。

3. 60%以上病例伴有胰腺段胆管狭窄改变，引起梗阻性黄疸。

4.较少出现胰腺周围积液甚至假性囊肿。

5.多数病例无胆囊结石及饮酒史等胰腺炎诱因。

对不典型AIP可行穿刺活检取得病理依据，还可行

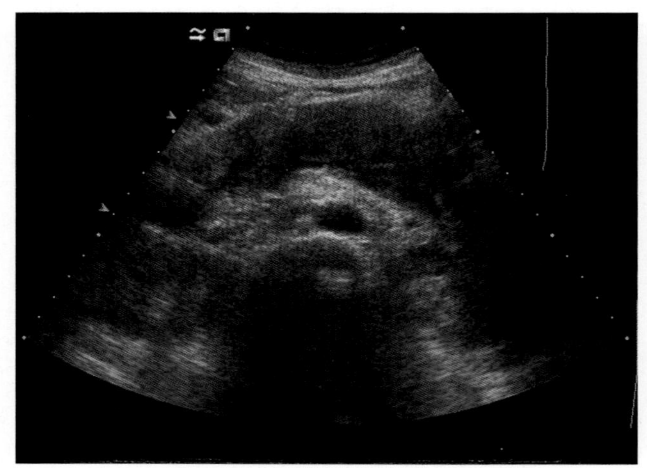

图23-2-10 患者，女性，64岁，因腹部不适、皮肤瘙痒入院，超声发现胰腺弥漫性肿大伴回声减低，边界尚清，周围未见明显液性暗区

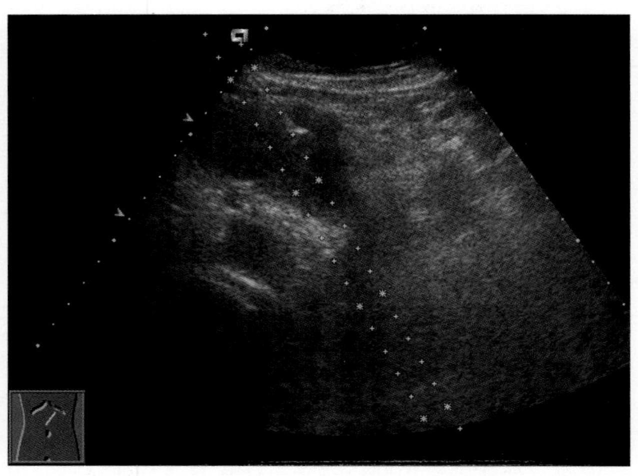

图23-2-11 同上病例，血清CA-199增高，为明确诊断，行超声引导穿刺活检，病理报告为胰腺纤维组织增生伴淋巴细胞浸润，形态符合自身免疫性胰腺炎诊断

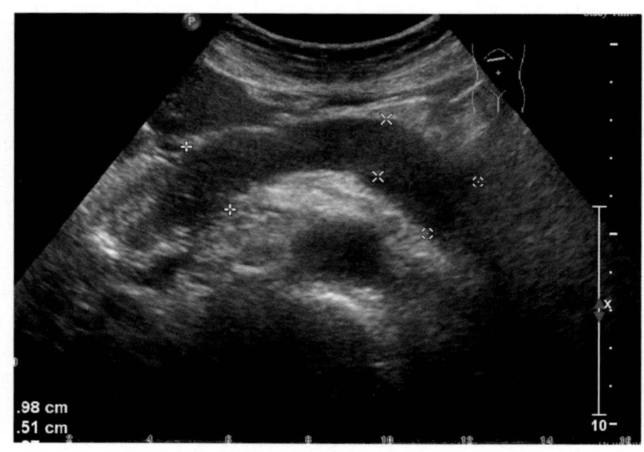

图23-2-12 同上病例，激素治疗2个月后，胰腺肿胀程度明显减轻

激素试验性治疗，如激素治疗有效应考虑本病。

综上，典型超声表现＋穿刺病理＋血清高水平IgG4＋激素治疗有效即可做出诊断。

（二）鉴别诊断

AIP与胰腺癌鉴别要点：①AIP主胰管不规则狭窄，胰腺癌多为胰管在肿块处截断，远端胰管明显扩张；②AIP胰腺实质肿大明显，胰腺癌除肿块处胰腺肿大外，近肿块远端胰腺实质萎缩；③AIP一般不侵犯胰周大血管，周围淋巴结肿大情况不如胰腺癌多见。

附：

一、美国 Mayo Clinic 医院的 AIP 诊断标准

（1）可明确诊断的组织学特征。

（2）特征性的胰腺 CT 和胰管影像及血清 IgG4 水平升高。

（3）激素治疗有效。

≥ 1 条标准者即获确诊。

二、亚洲标准（日本、韩国于 2008 年推出）

1. 影像学（2 条必备）：①胰腺实质影像学：腺体弥漫性 / 局限性 / 局灶性增大，有时伴有包块和（或）低密度边缘。②胰胆管影像学：弥漫性 / 局限性 / 局灶性胰管狭窄，常伴有胆管狭窄。

2. 血清学（可仅具备 1 条）：①血清高水平 IgG 或 IgG4。②其他自身抗体阳性。

3. 组织学：胰腺病变部位活检示淋巴浆细胞浸润伴纤维化，有大量 IgG4 阳性细胞浸润。

其中 2 条影像学为必备条件，血清学和组织学可仅具备其一：手术切除的胰腺标本组织学表现为淋巴浆细胞硬化性胰腺炎（LPSP）时，也可做出 AIP 诊断。

4. 可选择的标准：对激素治疗的反应。

第三节　胰腺囊性病变

胰腺囊肿是由多种原因所致的胰腺囊性病变，可分为真性囊肿和假性囊肿两类。胰腺真性囊肿少见，包括先天性囊肿和后天性囊肿。胰腺假性囊肿较真性囊肿多见，多在胰腺炎症之后发生。囊肿为胰周组织包裹渗出液和胰液而成，体积较大，多有明显的临床症状。

一、胰腺真性囊肿

胰腺真性囊肿是指原发性或继发于胰腺组织本身的胰腺囊性肿块，一般较小，囊壁来自腺管或腺泡上皮组织。其区别于假性囊肿的最主要的特点为真性囊肿囊壁内覆盖有上皮细胞，而假性囊肿则无上皮细胞覆盖。

1. 先天性囊肿　又称先天性多囊胰，因胰腺导管、腺泡发育异常所致，多见于小儿，与遗传因素有关。超声显示胰腺实质内单个或多发的圆形或椭圆形无回声区，边界清晰，后壁回声增强。因囊肿较小，多发密集的小囊肿往往不能显示其液性囊腔，仅表现为胰腺实质回声明显增强而不均匀。如胰腺呈多囊结构，并显示有多囊肝或多囊肾则有助于先天性多囊胰的诊断。先天性多囊胰极少见。胰腺多发性囊肿也可出现在一些少见的遗传性疾病，如ADPD（autosomal dominant polycystic kidney disease）常染色体显性遗传性多囊肾病、希佩尔·林道（von Hippel-Lindau，VHL）综合征（图23-3-1）或者胰腺囊性纤维化。

2. 后天性囊肿

（1）潴留性囊肿：为较常见的真性囊肿，由胰腺炎症、胰管狭窄或阻塞引起胰液潴留而形成。超声显示胰腺实质内无回声暗区，多为单发，体积不大，位于主胰管附近的胰实质内（图23-3-2）。有时可见暗区与扩张的胰管相通。如出现慢性胰腺炎的超声图像则有助于本病的诊断。

（2）增殖性囊肿：包括胰腺囊腺瘤、囊腺癌。超声图像见本节的“胰腺囊腺瘤与囊腺癌”。

（3）寄生虫性囊肿：主要为发生于胰腺的包虫囊肿。本病是由于吞食细粒棘球绦虫卵而引起的一种疾病，多发生于肝脏，偶见于胰腺。超声显示囊肿呈圆形、壁厚、回声增强，内为无回声区，如有子囊或头节可见囊壁有高回声突起或囊中的高回声团。

鉴别诊断：

（1）与胰周血管断面鉴别：应用彩色多普勒可加以鉴别。

（2）与假性囊肿鉴别：假性囊肿多在胰腺炎病史后出现，且囊肿较大，形态不规则，囊腔内可见絮状坏死组织回声。

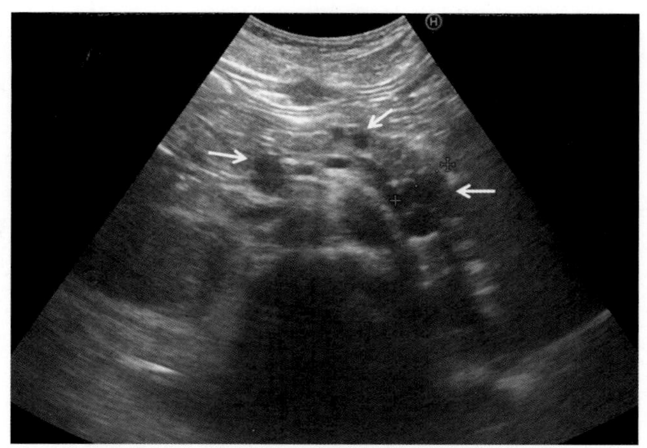

图23-3-1　此例VHL综合征患者胰腺头、体、尾部均可见多发无回声暗区

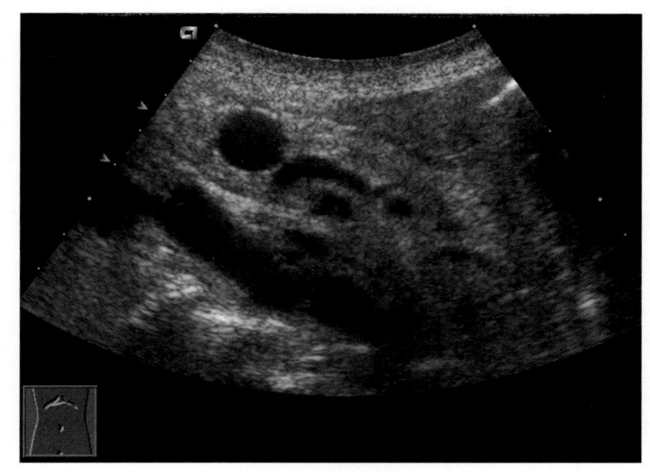

图23-3-2　胰头部囊肿

二、胰腺假性囊肿

胰腺假性囊肿多继发于急慢性胰腺炎、胰腺外伤或胰腺手术后。因囊壁本身无上皮细胞，故称假性囊肿。系胰液、渗出液和血液等聚积，刺激周围组织，继而纤维组织增生包裹形成，多位于胰腺的周围，少数位于胰内，一般较真性囊肿大。临床特点为有急性胰腺炎、慢性胰腺炎或上腹部外伤史，上腹痛、腹胀，以及上腹部可触及囊性包块。

（一）超声诊断标准

胰腺或胰周部位探及圆形、椭圆形或不规则形无回声区，早期因囊壁不成熟，其边缘显示模糊或不完整，以后囊壁增厚，约1mm至数毫米不等，囊壁强回声清晰规整。一般囊肿体积较大，与胰腺关系密切。彩色多普勒显示囊腔内无血流信号（图23-3-3）。有坏死组织或继发感染者囊内可探及絮状低回声团块（图23-3-4）。囊肿

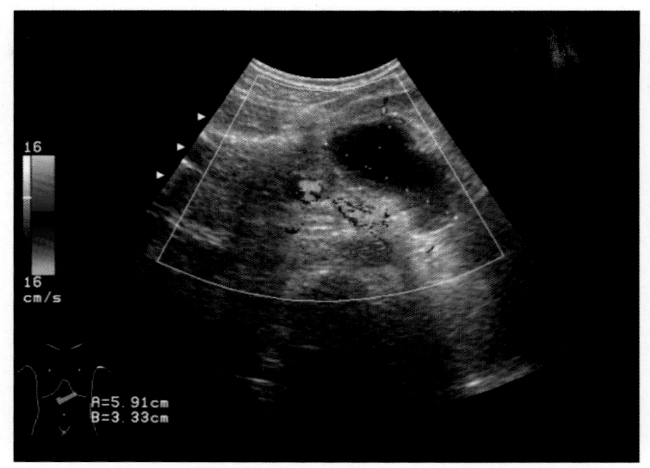

图23-3-3 胰体尾假性囊肿，内未见明显血流信号

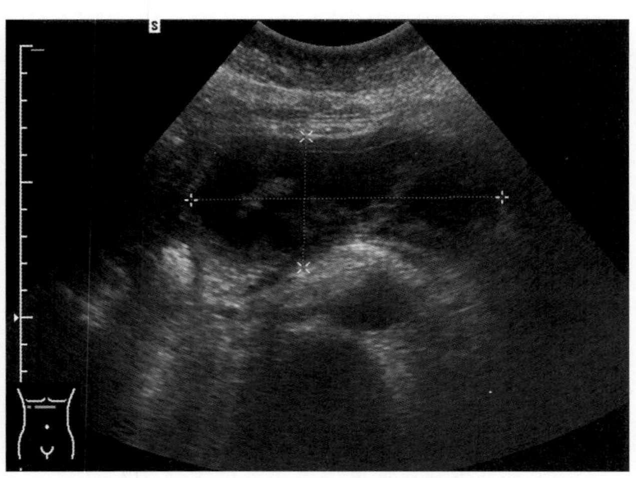

图23-3-4 胰腺假性囊肿伴坏死组织

随体积增大可压迫及挤压周围器官，引起相应临床症状及超声表现。假性囊肿自发性破裂时，患者突然腹痛，超声显示囊肿变小，壁不完整及腹水。

（二）鉴别诊断

胰腺假性囊肿多数为急慢性胰腺炎的并发症之一，结合临床病史可以与真性囊肿区别。与真性囊肿相比，假性囊肿壁较厚，出现坏死物时内伴杂乱回声，假性囊肿多凸向胰腺外周，并伴有胰腺实质回声改变。胰尾部的假性囊肿可以通过呼吸运动与脾囊肿及肾上极囊肿鉴别。

三、胰腺囊腺瘤与囊腺癌

胰腺囊腺瘤为发生于胰腺组织的囊性肿瘤。根据1978年Compagno提出的病理分型，可分为浆液性囊腺瘤和黏液性囊腺瘤。目前仍不能确定囊腺瘤的起源，但多数学者认为来源于胰腺导管上皮囊性增生。肿瘤生长较慢，多见于女性，早期临床症状多不典型，仅有轻微的右上腹痛和消化道症状，易被忽略。肿瘤较大引起压迫症状或体检时才被发现。

1.浆液性囊腺瘤属于良性，肿瘤由多数内含浆液微小囊组成或大小囊混杂，可有中央星形瘢痕。小囊内衬以单层扁平上皮，不分泌黏液，肿瘤有完整的包膜，表面平滑，囊内不形成乳头，无恶变倾向。

2.黏液性囊腺瘤由较大的单房和多房囊肿组成，囊壁厚薄不均，内衬以高柱状上皮，分泌黏液，各囊间为纤维结缔组织形成间隔，厚薄不一，内壁可见乳头状结节突起。有恶变成为囊腺癌的倾向。胰腺囊腺瘤的囊腔与胰管不通，囊液中淀粉酶含量不高。

3.黏液性囊腺癌较为罕见，呈多囊腔，囊壁细胞呈柱状或乳头状生长，伸到腔内，甚至充满囊腔。可向肝内转移。一般认为，囊腺癌由囊腺瘤转变而来。

（一）超声诊断标准

1.浆液性囊腺瘤 根据囊腔大小可分为多囊型、微囊型和大囊型，以前两者多见。肿瘤呈圆形，边缘平滑，边界清晰，内部为无数大小不等的无回声小囊，组成密集蜂窝状结构，有时因多数囊肿微小超声表现为类似实质性肿块的高回声或低回声灶（图23-3-5，图23-3-6），但后方回声增强为其特征。大囊型浆液性囊腺瘤较难与黏液性囊腺瘤鉴别。

2.黏液性囊腺瘤 肿块呈类圆形或分叶状，包膜完整，囊壁轮廓清晰。内呈多房囊性结构，囊腔可大于2cm，可有较厚的强回声分隔带（图23-3-7），囊壁较厚，内壁欠平整，可有乳头状结构向腔内突起。超声造影显示乳头状突起和分隔回声带可见造影剂增强（图23-3-8）。

3.胰腺囊腺癌 影像学和术中肉眼所见均很难与胰腺囊腺瘤相鉴别，只能根据病理检查确诊。但可见恶性

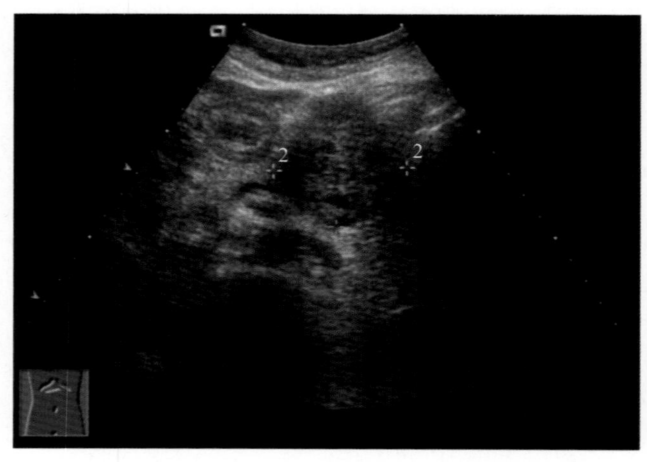

图23-3-5 超声检查示胰腺体部一类圆形囊实性占位，内可见多个无回声小囊，呈蜂窝状。超声诊断为胰腺囊实性占位

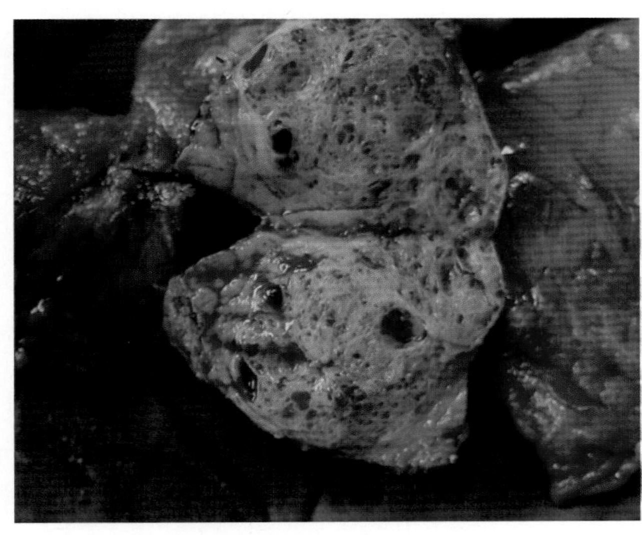

图23-3-6　同图23-3-5病例，术中切开肿瘤可见纤维成分构成的蜂窝状结构，囊腔较小。术后病理证实为浆液性囊腺瘤

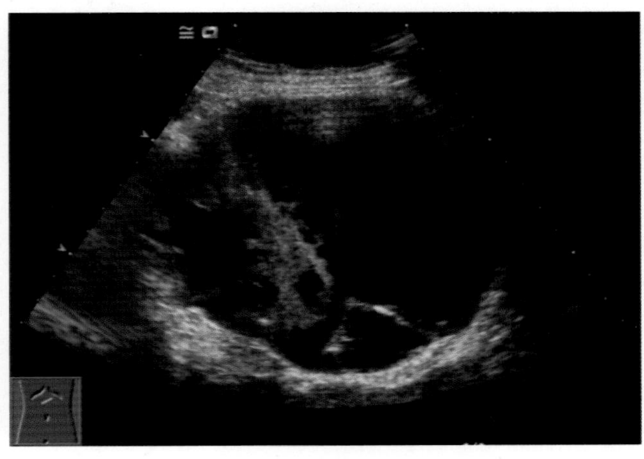

图23-3-7　患者，女性，45岁，左上腹胀痛半年，超声检查发现胰腺尾部囊性占位伴分隔，分隔回声较强。超声诊断为胰尾部囊性占位，黏液性囊腺瘤首先考虑

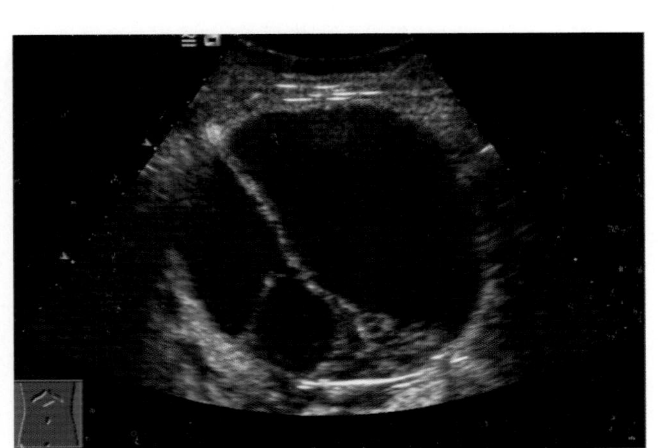

图23-3-8　同图23-3-7病例，超声造影显示囊内分隔造影剂增强，分隔旁絮状回声无增强，考虑坏死物。手术病理证实为胰腺黏液性囊腺瘤

肿瘤间接征象：①二维超声，显示肿块囊壁实性成分较多或小乳头状形态不规则（图23-3-9A），囊壁有模糊残缺的浸润性特征，进一步发现周围淋巴结转移和肝转移征象则有诊断价值。②彩色多普勒超声，囊腺癌内血供丰富，易检出血流信号（图23-3-9B），如肿瘤侵犯周围血管，可出现相应的超声表现。

（二）鉴别诊断

1.胰腺癌　主要与浆液性囊腺瘤鉴别，胰腺癌内部为实性低回声，后方回声衰减明显，常伴胰管扩张，肿块内几乎无血流信号。

2.胰腺假性囊肿　主要与黏液性囊腺瘤鉴别，假性囊肿囊壁内部无乳头状突起，有胰腺炎或胰腺外伤的病史。

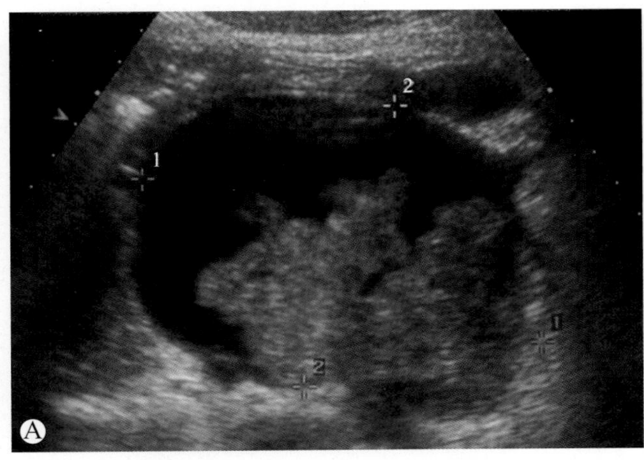

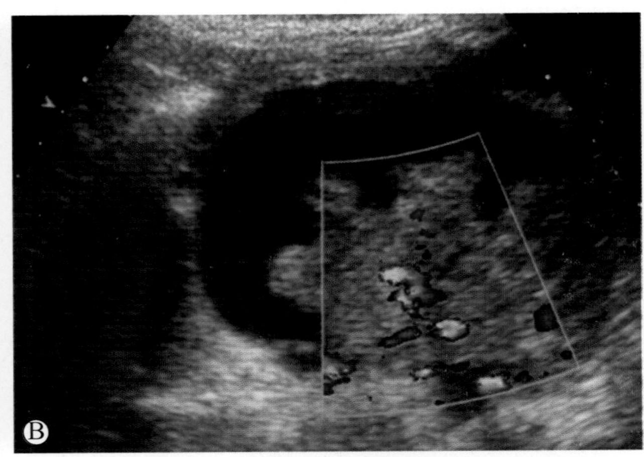

图23-3-9　胰腺囊腺癌常规超声显像

A.二维超声显示胰腺体尾部巨大囊实性团块，大小为11.14cm×7.76cm，内可见菜花样中等回声附壁团块，约占据囊腔的60%；B.彩色多普勒血流成像实性团块内可见分支状彩色血流信号

3.胰岛素瘤 有明确的低血糖病史，肿瘤较小，圆形实性肿物，内部血流丰富，较容易鉴别。

4.囊腺瘤 病灶整体回声表现可随病灶大小及囊实性成分比例的变化而变化，但典型病例均可见囊实性成分。黏液性囊腺瘤囊腔多数较大，易与其他肿瘤鉴别，少数浆液性囊腺瘤病例因囊腔很小，呈实体样回声（图23-3-10～图23-3-12），易误诊为囊实性假乳头状瘤或胰腺内分泌瘤，并需与胰腺癌鉴别，可行超声造影或其他检查鉴别。

四、胰腺导管内乳头状黏液性肿瘤

自1995年世界卫生组织（WHO）对胰腺导管内乳头黏液性肿瘤（intraductal papillary mucinous neoplasm，IPMN）进行重新命名及分类后，对IPMN的报道日益增多。根据其起源于主胰管或分支胰管内，可分成主胰管型、分支胰管型和混合型。根据病理良恶性诊断可分成良性、交界性和恶性。IPMN具有以下病理特点：①胰管导管上皮乳头状增生及大量稠厚黏液的产生，使主胰管局限性或弥漫性扩张，或使胰管分支囊性扩张；②肝胰壶腹肿大，开口扩张，导管内的黏液溢出；③肿瘤主要在胰腺导管内播散，可见多发壁结节或肿块；④生物学行为呈低度恶性，生长缓慢，侵袭性低，随访变化慢，手术切除率高，预后良好。IPMN的影像学特征为主胰管和（或）分支胰管扩张伴多发壁结节形成。超声造影对IPMN的壁结节显示较常规超声更为敏感，有助诊断。

（一）超声诊断标准

1.主胰管型IPMN 主胰管明显扩张，可全程或部分主胰管扩张，多数管壁乳头样结节较小，经腹超声难以显示，仅部分较大结节可见（图23-3-13，图23-3-14）。超声造影对主胰管型IPMN的壁结节显示敏感性高，表现为主胰管腔内动脉期出现结节状、乳头状、颗粒状的附壁高增强结节，后逐渐消退（图23-3-15，图23-3-16），可帮助鉴别黏液结节形成的附壁云雾状高回声结节。超声造影可帮助排除胰头可疑占位病灶。

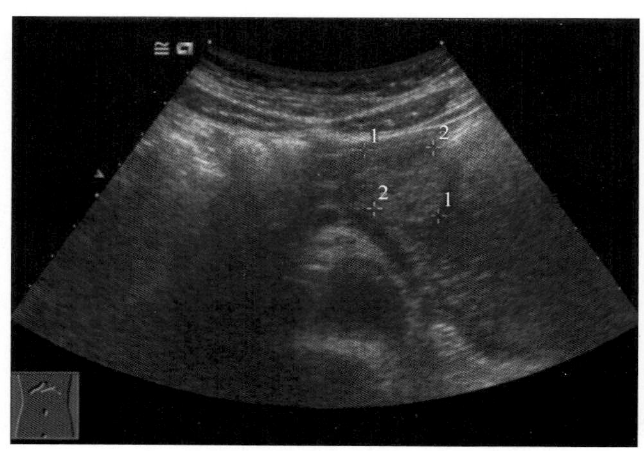

图23-3-10 患者，女性，32岁，体检发现胰腺占位。超声检查示胰腺体尾部一圆形实质性占位，手术病理证实为浆液性肿瘤

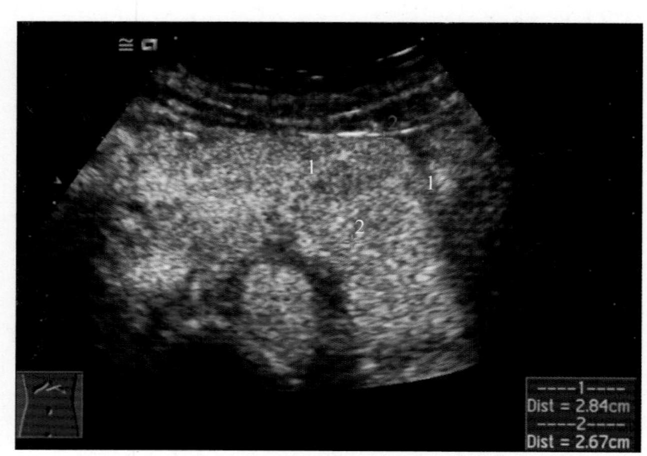

图23-3-11 同一病例，超声造影动脉期20s，肿瘤增强，与周围正常胰腺实质回声相近

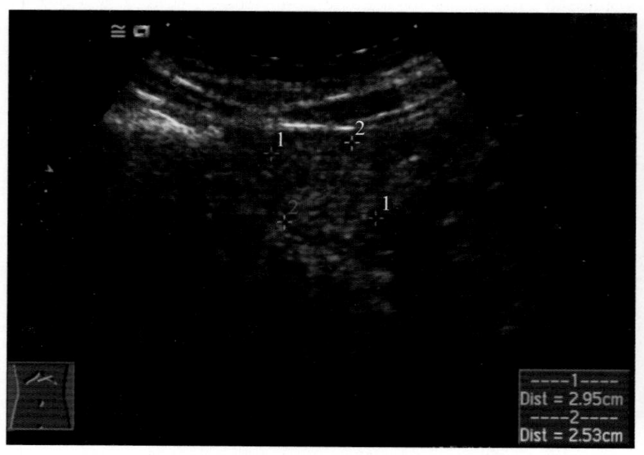

图23-3-12 同一病例，超声造影动脉期2.5min，肿瘤仍呈高回声，略高于周围正常胰腺实质回声

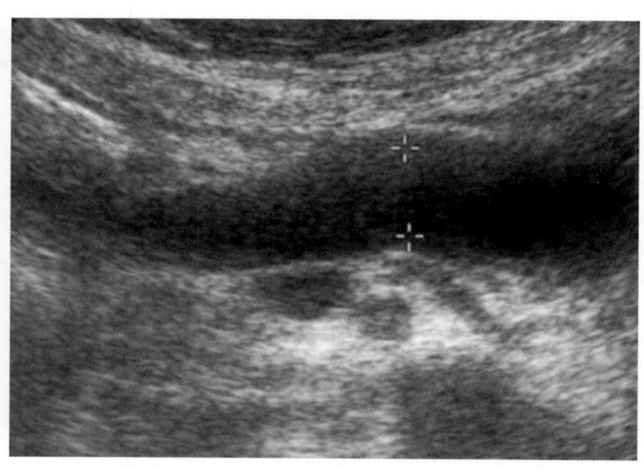

图23-3-13 胰腺导管内乳头状瘤常规超声显像。横切面显示主胰管全程扩张，内径1.0cm

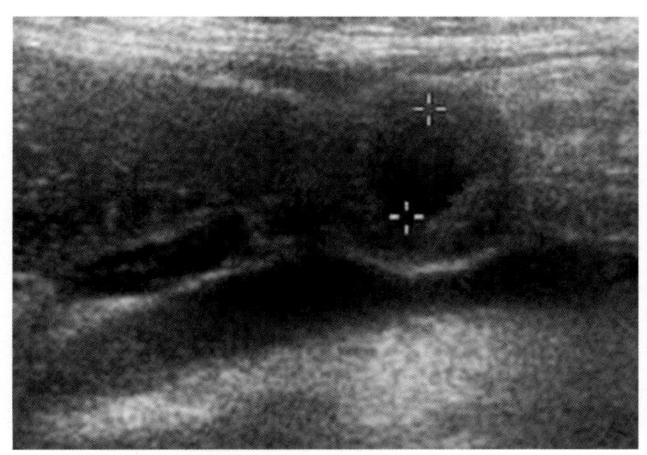

图23-3-14 纵切面显示主胰管前后径0.8cm，腔内透声欠佳

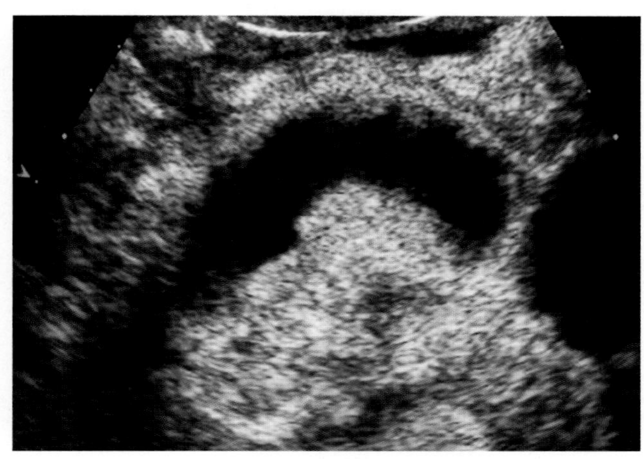

图23-3-15 胰腺导管内乳头状瘤超声造影显像。注入造影剂后15s，横切面显示主胰管壁上多枚乳头状增强（箭头）

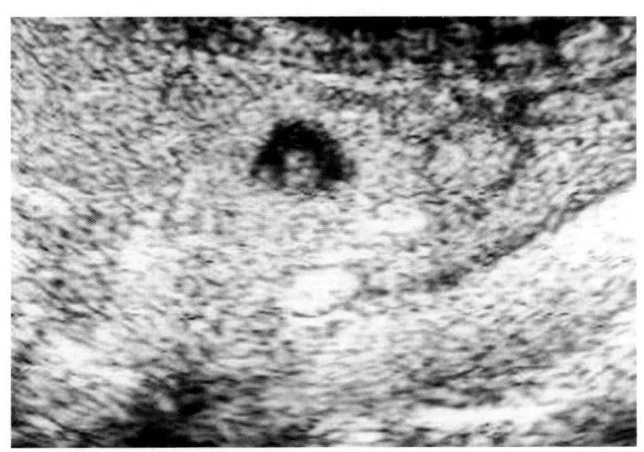

图23-3-16 超声造影动脉期纵切面显示主胰管壁上乳头状增强

2.分支胰管型IPMN 分支型IPMN多位于胰头部，声窗较差时表现类似低回声团块。超声造影能准确显示病变的囊实性特征，改变诊断思路。通过造影增加了无增强胰管与增强的胰腺实质间的对比，可以帮助追踪病变与主胰管相通的重要征象。

（二）鉴别诊断

主胰管型IPMN注意观察有无明确占位性病变导致胰管梗阻性扩张及主胰管管壁情况，容易与其他疾病鉴别。但在主胰管没有明显扩张时，分支胰管型IPMN和胰腺其他囊实性占位病变如囊腺瘤等较难鉴别，需借助其他影像学检查或超声内镜。

第四节 胰腺实性占位性病变

一、胰腺内分泌肿瘤

胰腺内分泌肿瘤（pancreatic endocrine tumor，PET），占胰腺肿瘤的1%～2%，分为功能性和无功能性两大类。

功能性胰腺内分泌肿瘤是一组具有内分泌功能的肿瘤，肿瘤细胞可起源于胰岛内的内分泌细胞，亦可起源于胰腺外的内分泌细胞。此类肿瘤包括胰岛素瘤、胃泌素瘤、胰高血糖素瘤、舒血管肠肽瘤、生长抑素瘤和类癌。因分泌不同的肽类激素，临床上出现不同的内分泌紊乱症候群，见表23-4-1。

表23-4-1 胰岛细胞瘤的类型和临床综合征

肿瘤名称	分泌激素	临床综合征
胰岛素瘤	胰岛素	低血糖综合征
胃泌素瘤	胃泌素	卓-艾（Zollinger-Ellison）综合征
胰高血糖素瘤	胰高血糖素	糖尿病综合征
舒血管肠肽瘤	血管活性肠素	致腹泻综合征（Verner-Morrison syndrome）
生长抑素瘤	抑生长素	抑制综合征
类癌	5-羟色胺等	类癌综合征

上述功能性胰腺内分泌肿瘤以胰岛素瘤最多见，占胰腺内分泌肿瘤的70%～80%，是由胰岛β细胞生成。99%的胰岛素瘤位于胰腺内，约1%位于胰外。绝大部分肿瘤直径小于3cm，平均直径1～2cm。90%的肿瘤为单发，10%为多发。约10%的肿瘤为恶性，可发生肝及淋巴结转移，但组织病理学诊断不能确定良恶性。恶性胰岛素瘤的诊断是依据同时或其后有无出现转移灶来确定。胰岛素瘤由于分泌胰岛素过多而引起患者反复发作性低血糖症。典型临床表现为Whipple三联征：①禁食后诱发低血糖症状；②血糖低于2.78mmol/L；③口服或静脉注射葡萄糖后症状缓解。95%以上的患者有这些典型表现。

无功能性胰岛细胞瘤因不产生胰岛素，患者常无症状，主要因上腹部发现肿物，或体检偶然被发现。肿瘤多位于胰腺体尾部，缓慢生长，一般体积较大，有完整包膜，多呈球形或分叶状，与胰腺组织分界清晰，可发生不同程度的出血、囊性变或钙化。

（一）超声诊断标准

1.胰岛素瘤

（1）显示胰腺实质内的圆形或卵圆形的肿物，形态多较规整，边界清晰，有时可见包膜回声。

（2）肿物内部多呈均匀的低回声或“无回声”，透声好，有时易误诊为囊性（图23-4-1）。

（3）肿瘤体积较小，体外超声不易显示，超声内镜检查（EUS）有助于检出病变（图23-4-2）。

（4）肿瘤内部血流信号丰富，超声造影多为高增强，少数为等增强（图23-4-3、图23-4-4）。

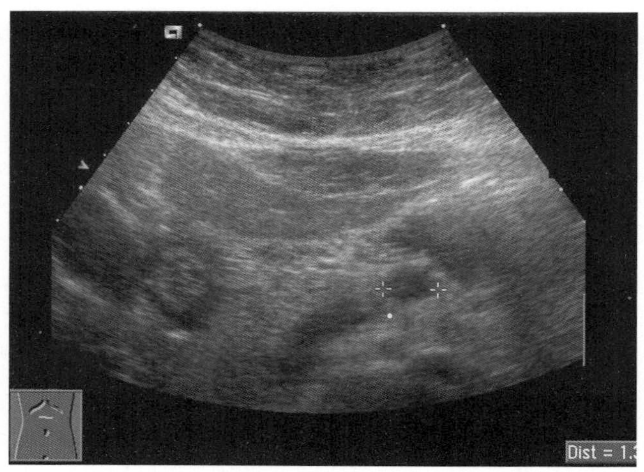

图23-4-1 患者，女性，46岁，阵发性低血糖，检查发现胰体尾交界处“无回声”结节，类似囊肿，边界清晰，大小约1.3cm。超声诊断为胰体尾部胰岛素瘤，经手术病理证实

（5）恶性胰岛素瘤又称胰腺神经内分泌癌，体积较大，边界不整，有浸润性生长趋势，并向淋巴结和远处器官转移（图23-4-5，图23-4-6）。

2.无功能性胰岛细胞瘤　上腹可探及一较大肿物，和胰腺实质不能分开，呈圆形、椭圆形或分叶状，边界清楚、光滑，较小肿块多呈较均匀的低回声，较大肿块内部回声常不均匀，可有钙化，部分呈无回声区，为囊性变所致，彩色多普勒可见肿块内血供丰富。肿块多见于胰体尾部（图23-4-7）。

（二）鉴别诊断

无功能性胰岛细胞瘤与其他胰腺占位性疾病相比，无明显临床症状，现多为出现压迫症状就医或常规体检发现。主要需同其他胰腺周围脏器肿瘤鉴别。肿块位于胰尾时，应与胃或左肾肿瘤相鉴别，饮水后观察，可与胃肿瘤相鉴别。脾静脉的走行，是区分肿瘤来源的重要标志。脾静脉前方的肿物，考虑来自胰腺，脾静脉后方的肿物来自左肾或腹膜后。本瘤与胰腺癌易鉴别，胰腺癌生长快，常有肝内转移，伴有恶性征象等。

二、胰腺实性假乳头状瘤

胰腺实性假乳头状瘤（solid-pseudopapillary tumor of the pancreas，SPTP）是一种少见的低度恶性的上皮性肿瘤。最早由Frantz于1959年首先报道，约占所有胰腺外分泌肿瘤的0.2%～2.7%。发病主要以年轻女性（15～35岁）为主，但也可发生于老年妇女和男性患者。

实性假乳头状瘤同时具有实性和乳头状两种组织学结构特点，被认为是一种交界性、具有低度恶性的肿瘤。多数病例预后良好，极少数病例发生局部浸润，复发或转移。

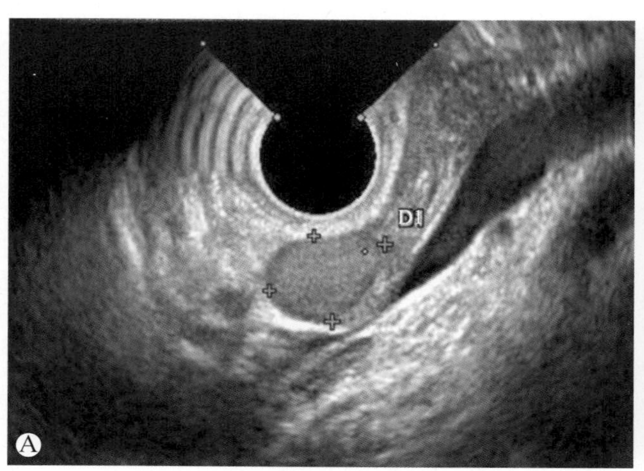

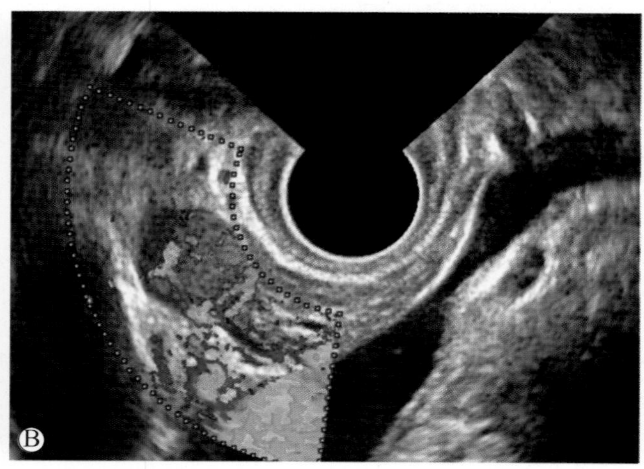

图23-4-2 超声内镜下发现胰头部椭圆形低回声结节（A），彩色多普勒显示胰岛素瘤血流信号丰富（B），术后病理为胰岛素瘤

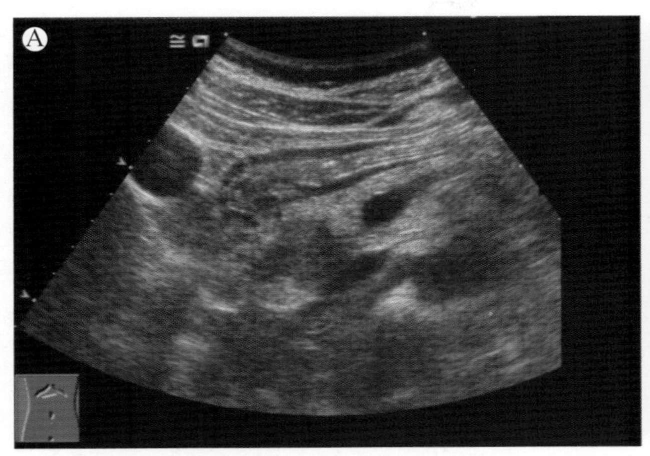

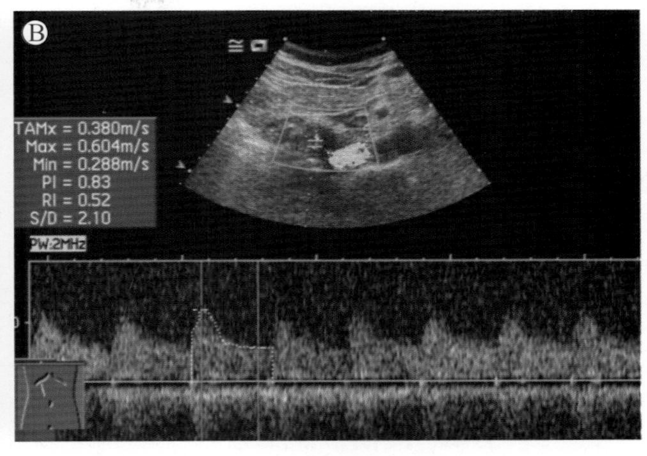

图23-4-3　患者，男性，51岁，反复晨起头晕伴视物模糊，血糖1.1mmol/L，给予补糖等对症支持治疗15min后好转。超声检查示胰颈部低回声占位，形态欠规则，边界尚清，内部回声均匀。超声诊断为胰颈部胰岛素瘤。经术后病理证实（A）；同一病例，彩色多普勒显示低回声占位内血供丰富，探及动脉频谱（B）

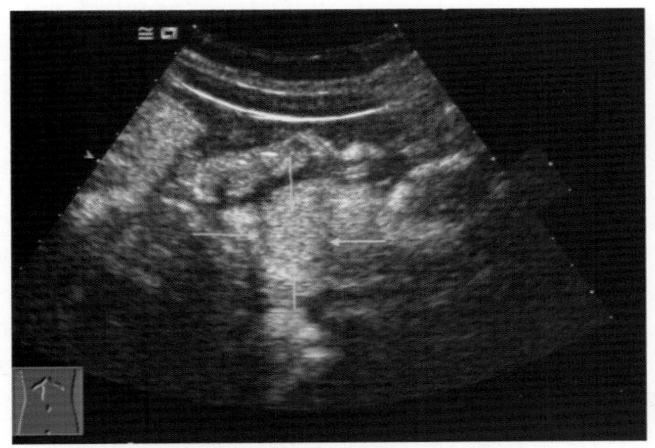

图23-4-4　同一病例，超声造影示病灶动脉期快速整体等增强

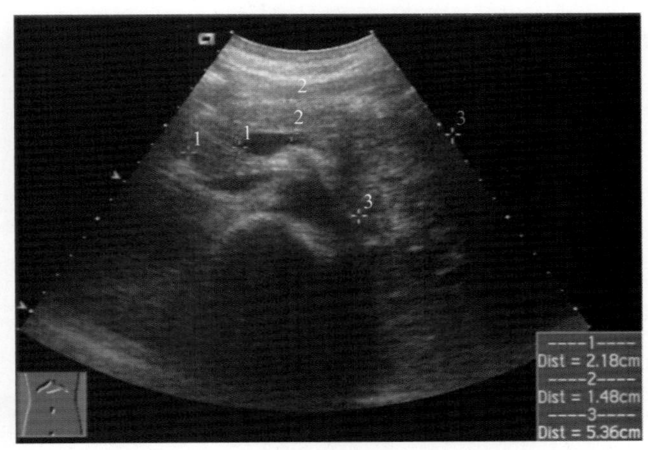

图23-4-5　患者，男性，48岁，腰背部隐痛。胰尾部发现偏强回声实质性团块，内回声不均，边界不清，向周围浸润。超声诊断为胰腺占位，恶性肿瘤首先考虑。手术病理证实为胰腺神经内分泌癌

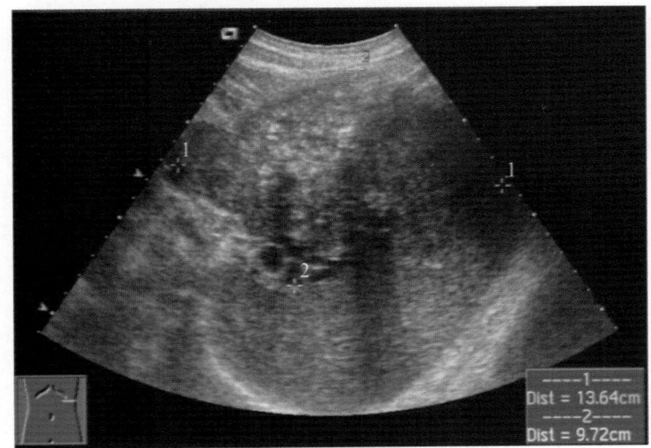

图23-4-6　同一病例，胰尾肿块向脾门部生长，侵犯脾脏，与脾脏分界不清

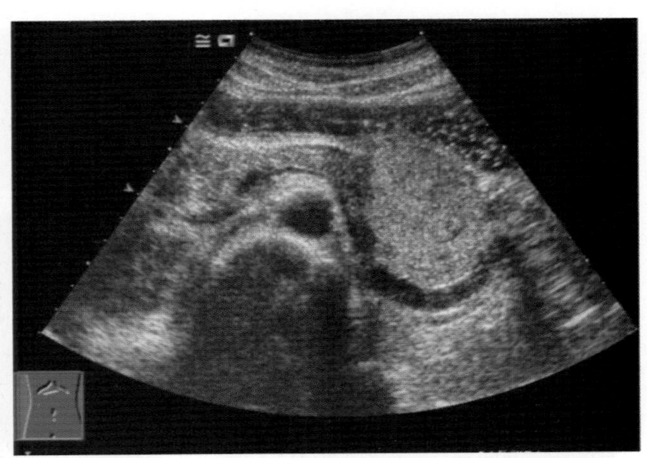

图23-4-7　患者，女性，58岁，体检发现胰腺占位，嘱患者饮水后行超声检查，示胰尾部偏强回声团块，大小约6.5cm×5.6cm，边界清，内部回声欠均，局部可见细小无回声区。超声诊断为无功能性胰岛细胞瘤，术后病理证实

（一）超声诊断标准

胰腺实质内探及圆形或类圆形肿物，边界清晰，包膜光滑，内部回声随其囊实性成分比例不同而改变，分为囊性为主型、实性为主型、混合型。以实性为主型多见，呈均匀或不均匀分布，可伴有小的囊性成分（图23-4-8，图23-4-9）。彩色多普勒于肿块周边或实性部分可探及稀疏的血流信号，部分可测及动脉及静脉频谱（图23-4-10A、B）。超声造影时动脉期多可见肿块内造影剂不均匀充填（图23-4-10C）。

（二）鉴别诊断

1. 与胰腺浆液性囊腺瘤较难鉴别　实性假乳头状瘤肿块内实性成分较多，仅在局部可见无回声区，一般无囊腺瘤特征性蜂窝状囊性暗区。

2. 与胰腺神经内分泌肿瘤鉴别　结合临床症状可以与胰岛素瘤相鉴别，但与无功能性胰岛细胞瘤较难鉴别，需行穿刺活检。

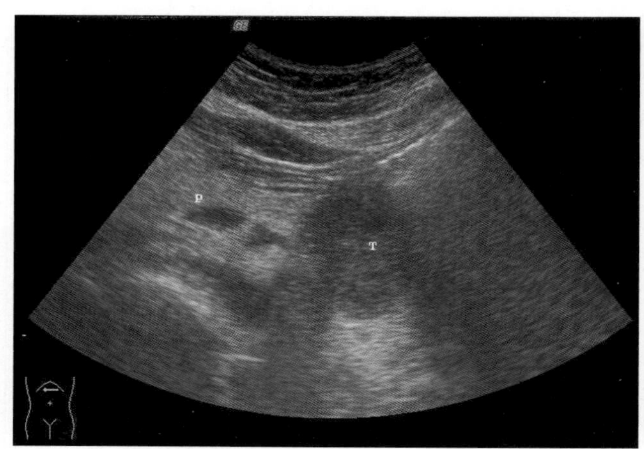

图23-4-8　胰腺体尾部低回声团块，边界清，内部回声欠均，超声诊断为胰腺体尾部占位。手术病理为胰腺实性假乳头状瘤

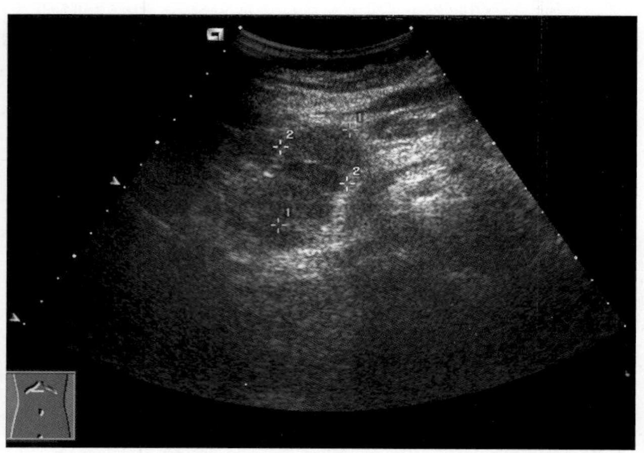

图23-4-9　胰头部一椭圆形低回声团块，边界清，内回声不均，超声诊断为胰头部占位。手术病理为胰腺实性假乳头状瘤

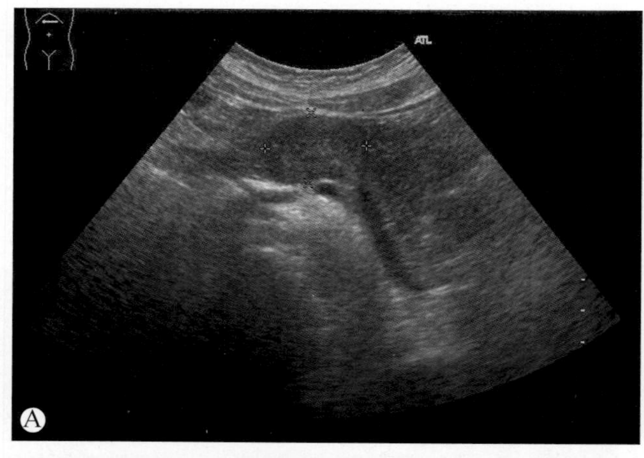

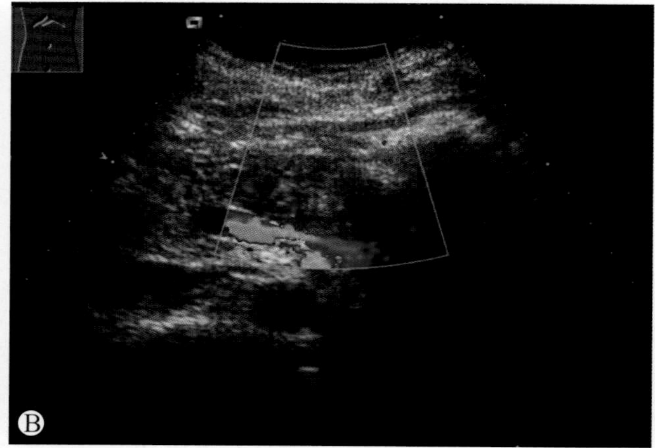

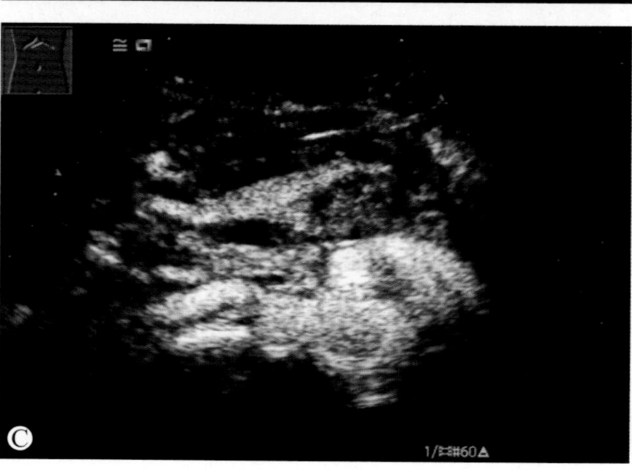

图23-4-10　胰腺体部等回声团块，边界尚清，内回声欠均匀，超声诊断为胰腺体部良性占位。手术病理为实性假乳头状瘤（A）。同一病例，彩色多普勒示肿块内探及少量血流信号（B）。同一病例，超声造影示肿块动脉期增强，略低于周围胰腺实质（C）

3.与胰腺癌易鉴别　实性假乳头状瘤肿块形态多为圆形或类圆形，边界清晰，有包膜，不伴有浸润性生长改变。

三、胰腺癌

胰腺癌是胰腺最常见的恶性肿瘤，肿瘤细胞大多来自胰管上皮，部分是由胰腺腺泡细胞发生的腺泡细胞癌和胰岛细胞发生的胰岛细胞癌，近年来发病率有增高的趋势。胰腺癌好发于胰头部，约占3/4，体尾部约占1/4。多数呈局限性实性肿块，大者往往突出于胰腺表面，小的可完全埋在胰腺组织内。少数侵及全胰，呈弥漫型或多结节型。通常所指的胰腺癌是指发生在胰腺外分泌组织的癌肿，约占所有胰腺癌症的90%。从大体观，胰腺癌为实质性，质硬，切面灰白色，由于癌细胞呈浸润生长，伴有纤维组织增生，其边界不清。

胰腺癌的早期症状不明显，可表现为轻微上腹痛和消化不良，其后可出现腹痛、体重减轻、黄疸,以及顽固性腰背疼痛等症状，有时可触及肿块或肿大的胆囊，大部分胰腺癌发现时已经到了晚期，出现腹胀、腹水等。胰体、尾癌的症状较胰头癌更为隐蔽。

目前普遍认为胰腺发现肿块伴有肿瘤标志物CA19-9异常升高者就应强烈怀疑胰腺癌，需进一步行影像学检查。

胰腺癌的转移途径主要是直接浸润，此外还常伴有淋巴结的转移。血行转移主要经门静脉转移，并可形成门静脉内癌栓，肝转移的发生率最高，其次为腹膜、肺、肾上腺。

（一）超声诊断标准

1.常规二维及多普勒超声

（1）胰腺内肿物是诊断胰腺癌最直接的依据，显示为不规则或分叶状的团块，轮廓及边界不整或不清，呈“蟹足”样向周围浸润（图23-4-11，图23-4-12）。

（2）多数在肿块相应部位显示胰腺局限性肿大，膨出，全胰腺癌者胰腺呈弥漫性增大而形态失常。

（3）较小肿瘤多为均匀低回声，或仅有少许散在光点，后方回声衰减不明显（图23-4-13A）。较大的肿块，因伴有坏死、出血等改变，在低回声内出现粗大不均的强回声斑点，多伴后方回声衰减。偶见坏死液化形成无回声区。

（4）胰管扩张，是胰腺癌的重要征象。胰头癌和胰体癌，胰管不同程度均匀扩张，内壁平滑，并可显示自梗阻段至胰尾（图23-4-13B，图23-4-14）；发生于胰管上皮的肿瘤，首先引起胰管扩张，典型时可见胰管内中等回声肿瘤；胰尾癌主胰管多不扩张。发生在胰腺钩突部的肿瘤一般不累及胰管、胆管，易导致漏诊。

（5）胰头癌或肿大的淋巴结浸润或压迫胆总管，引起梗阻以上的胆管扩张，胆囊肿大。超声可见扩张的胆总管中断于胰腺的低回声肿物内。

（6）周围血管的压迫和浸润：肿瘤附近的血管被推移、挤压、变形，或管腔内实性回声，或被肿瘤包绕（图23-4-15，图23-4-16A）。超声可根据肿瘤侵犯血管的程度分为0～5级，见表23-4-2。

表23-4-2　胰腺癌侵犯周围血管程度分级

分级	超声表现
0	肿瘤未侵犯血管
1	肿瘤侵犯血管并包裹＜24%横截面
2	肿瘤侵犯血管并包裹＜49%横截面
3	肿瘤侵犯血管并包裹＜99%横截面
4	肿瘤完全包绕血管
5	肿瘤侵犯血管内或阻断血流

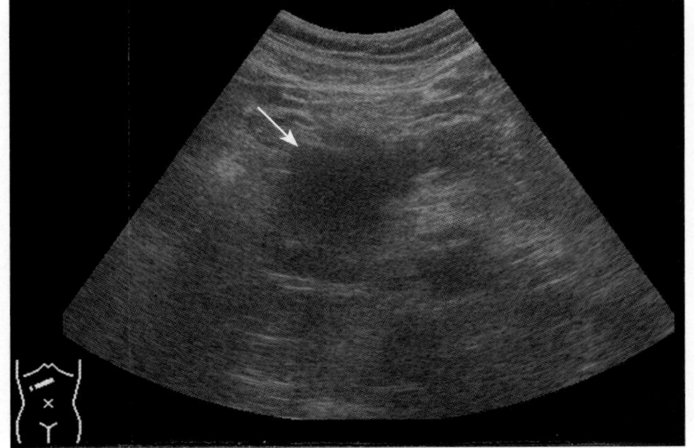

图23-4-11　患者，男性，65岁，胰头部占位，超声检查示胰头部低回声占位（箭头），边界不清，形态不规则，呈浸润性生长。超声诊断为胰头癌，后经手术病理证实

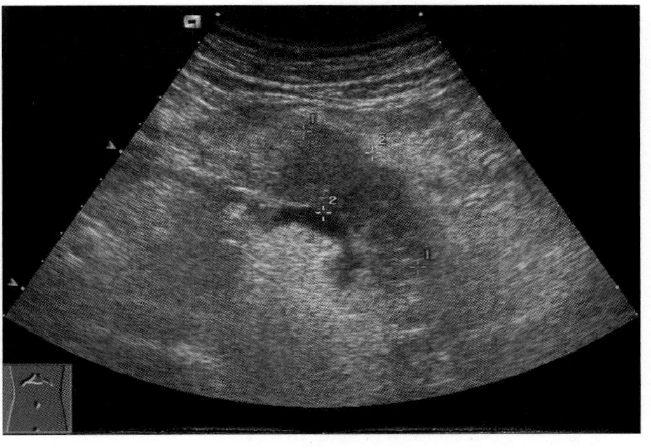

图23-4-12　患者，男性，61岁，体检发现胰腺占位，图示胰体尾部低回声团块，形态不规则，胰腺包膜不光整。经病理证实为胰腺癌

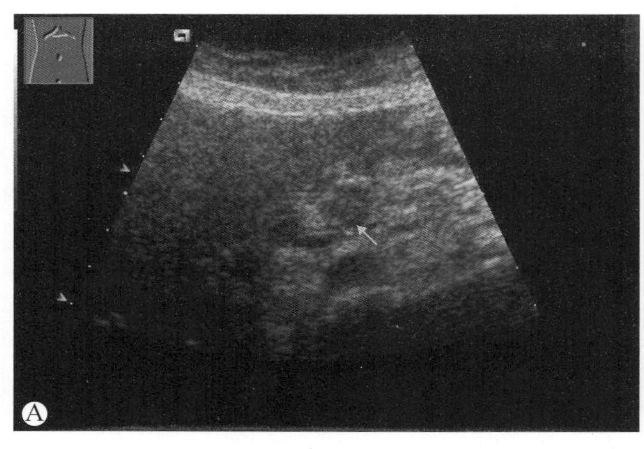
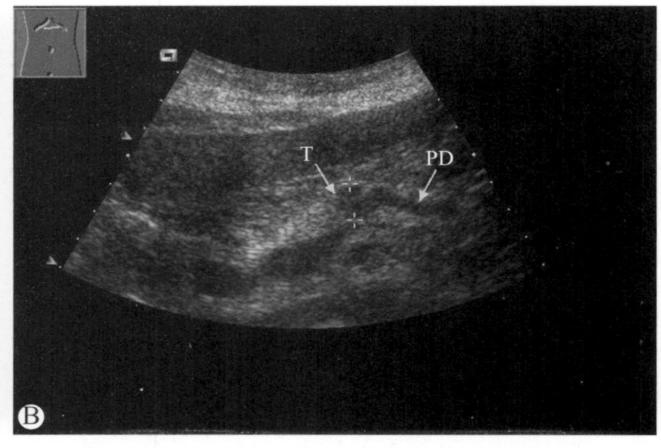

图23-4-13 图示胰腺颈部探及一枚低回声结节，边界尚清，形态欠规则，后方无衰减（A）；超声检查示此低回声结节，与主胰管关系紧密，主胰管轻度扩张。超声诊断为胰腺癌，经手术病理证实（B）

T.肿瘤；PD.胰管

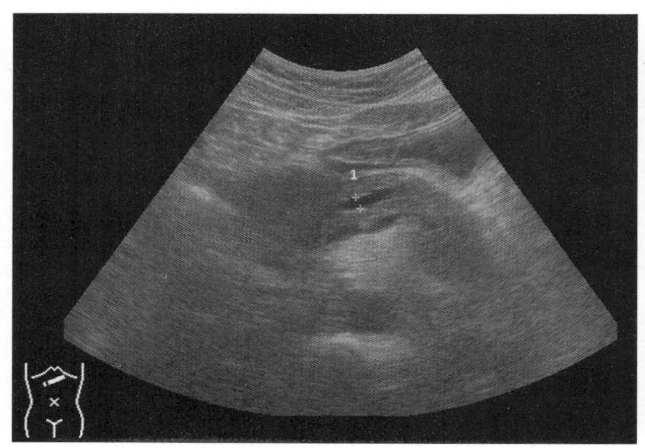

图23-4-14 胰头部占位，肿块致主胰管扩张

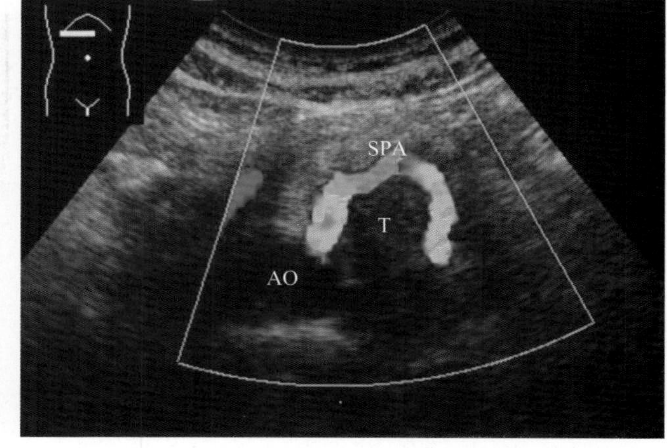

图23-4-15 患者，男性，66岁，胰腺癌伴转移，超声检查示胰体尾部占位向深部后腹膜延伸，脾动脉受肿块压迫抬高

SPA.脾动脉；AO.腹主动脉；T.脊柱

（7）周围器官的侵犯：常侵犯的器官有十二指肠、胃、脾等。

（8）淋巴结或血行转移：胰腺癌淋巴转移较早，表现为胰周圆形或卵圆形的多发结节，直径多在1～2cm，呈弱回声或中等回声。肝脏是胰腺癌血行转移最常见的脏器（图23-4-16B）。胰腺癌病变组织内血供不丰富，超声造影对鉴别诊断有较大的诊断价值。

2.超声造影 胰腺癌增强方式与肿瘤内血供关系密切，文献报道基本可分为3种：①全期无增强或低增强，边界不清，后期消退。②动脉期不均匀低增强，后期消退。③动脉期高增强或等增强，静脉期呈等增强或低增强。

笔者认为多数胰腺癌为少血供表现，即动脉期低增强或无增强，后期消退（图23-4-17A～C）。但少数胰腺癌血供丰富，动脉期表现为等增强，甚至高增强，此时需结合常规超声图像特点或其他影像学检查进行鉴别诊断。

（二）鉴别诊断

胰腺癌超声表现多样，需与多种胰腺良恶性疾病鉴别，如慢性局限性胰腺炎、胰腺囊腺瘤、胰岛素瘤。胰腺癌与慢性胰腺炎鉴别诊断见表23-4-3。

表23-4-3 胰腺癌与慢性胰腺炎鉴别诊断

	胰腺癌	慢性胰腺炎
病史、化验	病情隐匿，逐渐加重	反复发作，淀粉酶升高
肿块形态	局部肿大，浸润生长，蟹足样	无明显肿块形态，胰腺整体改变
内部回声	不均匀低回声	弥漫性增强
胰管改变	呈均匀性增宽（早期改变），晚期也可为串珠状	呈不均匀串珠状增宽
转移征象	肝转移灶及后腹膜淋巴结大	无肝病变，胰周淋巴结少数可探及，结构多不破坏

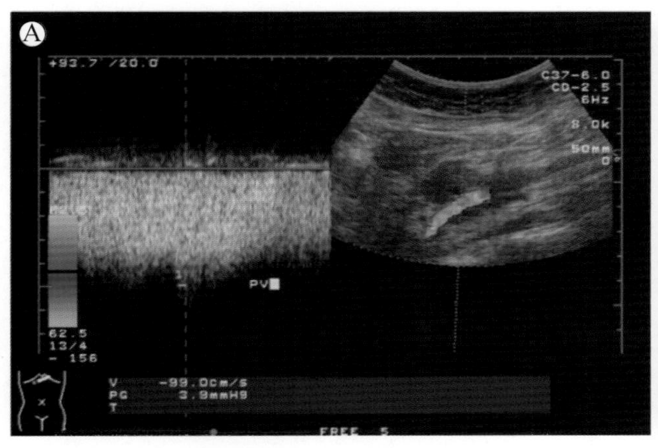
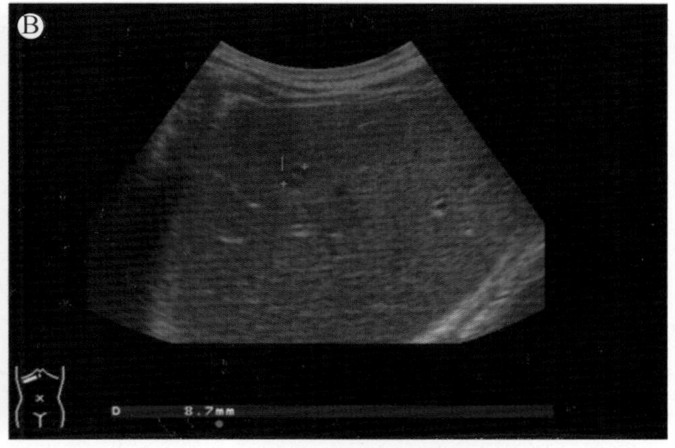

图23-4-16 胰腺癌侵犯包绕肠系膜上静脉，致管腔变细，局部流速增快达99.0cm/s（A）；同一病例，超声示肝内低回声结节，周边伴声晕，超声诊断为胰腺癌肝转移，经穿刺活检证实（B）

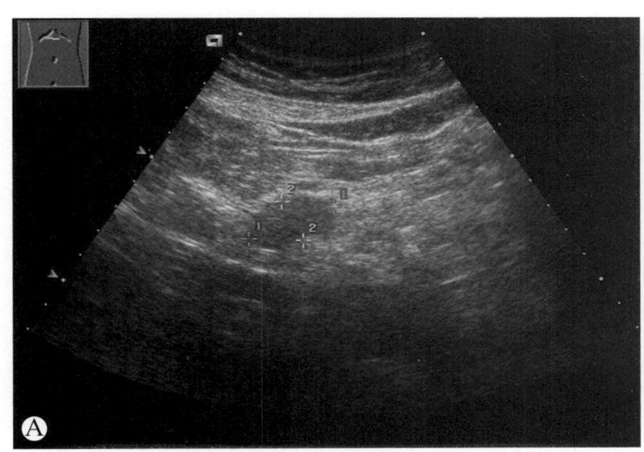
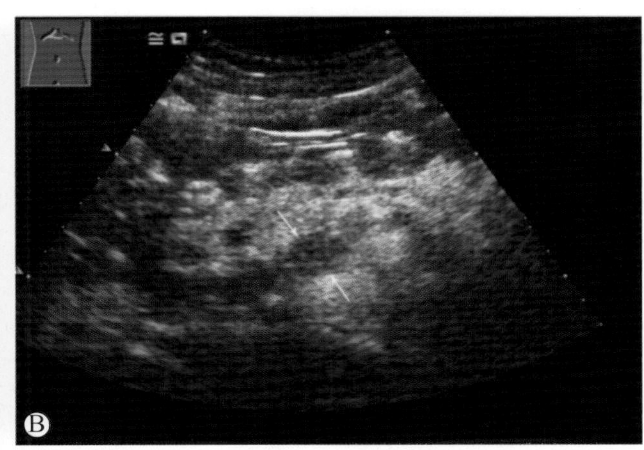
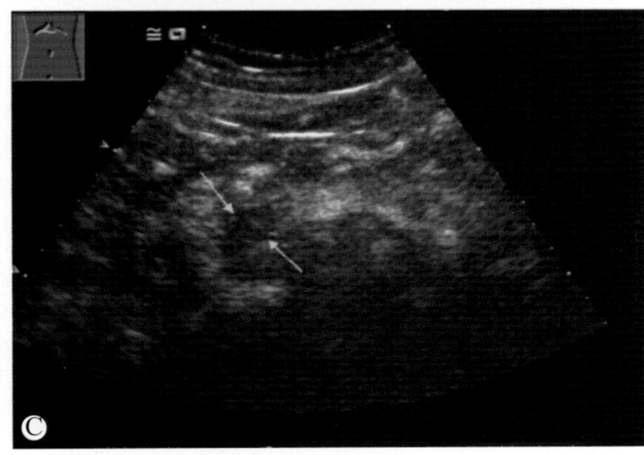

图23-4-17 患者，男性，46岁，体检发现胰头低回声占位，后经手术病理证实为胰头低分化腺癌（A）；同一病例，超声造影检查示动脉期病灶为低增强，低于周边胰腺实质回声（B）；同一病例，超声造影后期病灶仍呈低增强，低于周边胰腺实质回声（C）

四、壶腹周围癌

壶腹周围癌包括壶腹部癌、胆总管末端癌、胰管末端癌和十二指肠乳头癌。主要的病变是肿瘤阻塞胆道引起梗阻性黄疸。本病的特点是黄疸出现较早，手术切除率高，预后相对较好。

（一）超声诊断标准

（1）壶腹部位于胰腺与十二指肠之间，正常不易显示。当壶腹周围癌致胰胆管扩张时，沿胆总管长轴向顺时针旋转向下追踪，可能检出肿物。多为低回声肿物，圆形，边界不清，扩张的胆总管在此低回声肿物处中断（图23-4-19A）。但由于肿物体积往往较小，肿物周围缺乏均质回声的对比参照物，显示率不高，要辨认出1cm以下的肿块仍有困难。

（2）胆管扩张。肝内外胆管均匀平滑扩张，胆管内可有胆泥沉积（图23-4-19B）。

（3）胰管扩张。较胆管扩张为轻，全程平滑扩张，内径大于0.3cm。

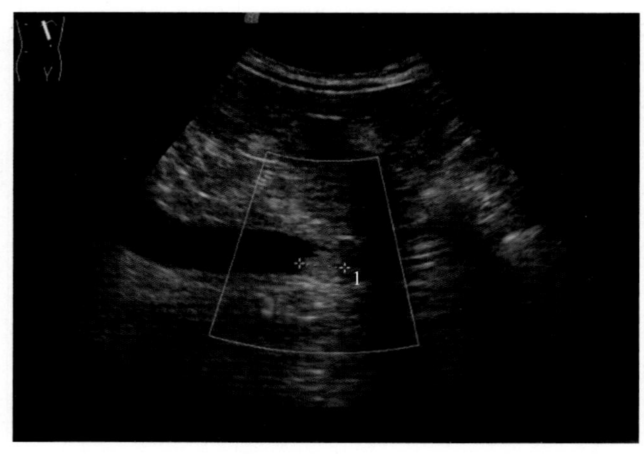

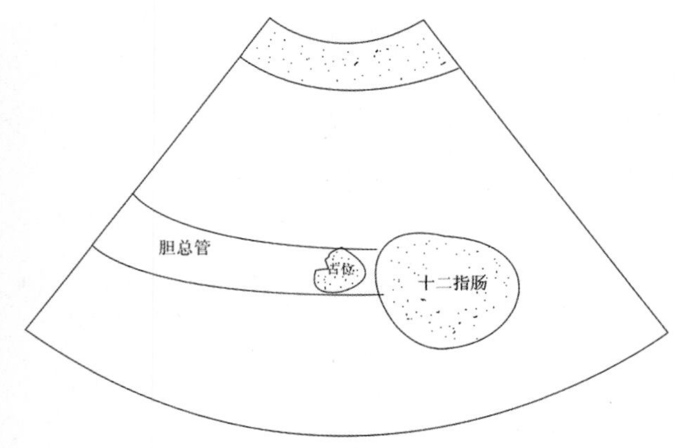

图23-4-18 患者，男性，55岁，黄疸1周，图示胆总管下段偏低回声占位，局部胆管扩张，手术病理证实为胆总管下段癌

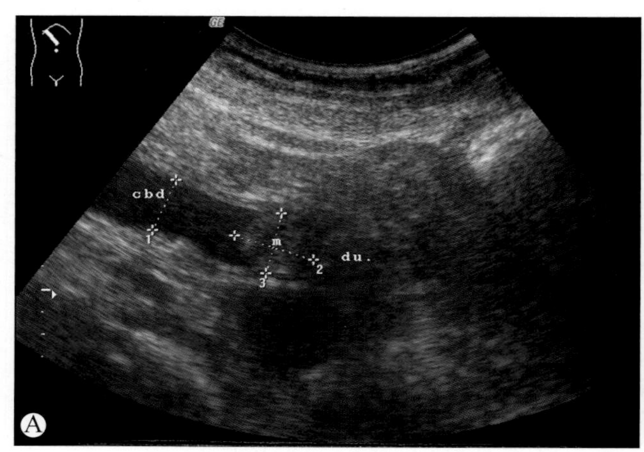

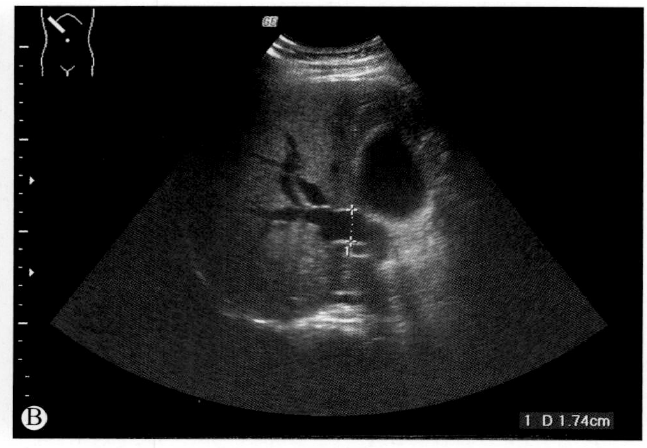

图23-4-19 患者，女性，68岁，腹痛伴黄疸，图示胆总管下段低回声占位伴胆总管扩张。超声诊断为壶腹部癌，经手术病理证实（A）；图示胆总管明显扩张，肝内胆管扩张呈树枝样改变（B）

（4）淋巴结大。

（5）周围大血管受侵犯。

（6）彩色多普勒超声，多数在肿物内能检出血流信号。

（二）鉴别诊断

1.胰头癌 壶腹周围癌与胰头癌比较，其主要特点是：①病灶较小即可出现胆管扩张、黄疸；②肿瘤发生在管腔内，而非外压性；③肿瘤血供较丰富；④胰腺肿大不明显。

2.胆总管下段结石 结石常嵌顿于壶腹部，为强回声，伴声影。部分声影不明显的结石与肿瘤的鉴别困难，需行EUS或ERCP检查。

第五节 胰腺的介入性超声

20世纪70年代初，国外学者开始将超声引导经皮抽吸活检技术应用于胰腺肿块，以取得良恶性病理诊断。但由于胰腺癌伴有纤维组织增生和炎症反应，早期文献报道，其诊断敏感性仅为50%～86%，而随着超声引导技术的提高和穿刺引导架及穿刺针的更新，1993年国外学者报道超声引导自动活检（18G）可以显著改善诊断敏感性，已经能够达到92%～94%的敏感度，且不增加穿刺并发症发生率。目前，超声引导胰腺穿刺技术在国内外大中型医院普遍开展，穿刺项目也由原先的单纯活检，扩大到胰腺假性囊肿穿刺引流、胰腺囊肿穿刺抽液、胰管造影等，具有重要的临床应用价值。

一、胰腺细针穿刺活检术

胰腺为腹膜后脏器，前方有胃及十二指肠，后方为脾动静脉、腹腔大血管。因此，在行超声引导胰腺穿刺时应特别小心，避免损伤胃肠道及后方大血管，穿刺针内径应控制在18G或更细，根据肿块大小选择合适的穿刺针的活检长度，避免穿刺针穿透肿块，损伤周围血管，减少术后出血等严重并发症的发生。胰腺肿块伴有主胰管扩张时，穿刺针应在病变组织上取材，避免穿刺针经过胰腺实质内的扩张胰管导致损伤并引起急性胰腺炎。个别疑难病例穿刺时还可应用抽吸式活检针，实时监控穿刺针的活检范围，并行细胞学涂片检查。近年来，随着超声内镜技术的兴起，其独特的腔内超声优势在肝胆胰疾病的诊治方面尤为明显。在对胰腺微小肿块穿刺时探头经紧贴胃壁，图像显示更清晰，穿刺针更细，损伤更小，并发症发生率也大大降低。

二、胰腺假性囊肿穿刺外引流术

主要应用于重症胰腺炎伴胰腺周围巨大假性囊肿形成时，可通过置管外引流减轻炎症病变，避免胰液及坏死物在腹腔内蔓延，引起腹膜炎等并发症。超声引导穿刺时，应选择合适的进针路线，胰体及胰头周围假性囊肿穿刺应注意避开胃肠道及腹壁下血管，胰尾部穿刺时应注意避开脾脏、左肾及结肠。

三、胰腺囊肿穿刺抽液检查

用于胰腺囊性占位时囊液定性检查，并减轻胰腺囊肿压迫症状。

（蒋天安　赵齐羽）

第24章 24

胃肠疾病

第一节 概述及解剖

一、胃肠超声概述

成人胃肠道约占据其腹腔容积的3/4，构成消化管的绝大部分，是消化系统发病率最高的脏器，也是临床上发病率较高的脏器之一。由于胃肠道内气体及内容物的干扰和超声在气体中传播衰减及反射的物理特性，常规腹部超声检查难以清晰显示胃肠壁结构和微小病灶，无法达到类似于实质性脏器的声像图效果，仅在胃肠急腹症方面为临床提供辅助诊断，导致胃肠超声的开展相对滞后。20世纪90年代后期，彩色多普勒超声检查的应用、胃肠超声造影剂的推广及超声内镜的广泛开展，明显提高了超声对胃肠疾病诊断的准确性。尤其是胃肠超声造影剂的改进和推广极大地改善了胃肠道超声成像条件，提高了小病灶的检出率，弥补了内镜检查的一些不足，使超声诊断胃肠疾病的临床价值不断提高，推动了胃肠超声的发展，成为内镜检查不可缺少的补充手段。近年来超声血管造影技术对胃肠疾病的诊断已有报道，相信其临床应用价值也会不断显现。

二、检查方法

1.腹部超声直接检查　指直接用超声诊断仪对胃肠道进行检查，虽能获得一些胃肠疾病的图像表现，但因胃肠道气体及内容物的影响、超声波本身的物理特性和分辨率的限制，仅能观察到很小部分胃肠病变，尚未达到早期诊断的效果，无法普及推广。目前主要应用于胃肠急腹症的超声诊断，有较大局限性。

2.胃肠充盈超声造影检查　指采用口服或灌注造影剂充盈胃、肠腔，改善胃肠超声成像的内环境，消除胃、肠腔内气体及内容物的干扰，使超声波声束能顺利穿透，使胃肠壁结构及其病变能清晰显示的方法，包括胃十二指肠口服充盈检查、小肠口服或灌注充盈检查、大肠灌注充盈检查3种方法。目前此技术已成为超声诊断胃肠疾病的主要方法并逐步在国内推广普及，和X线钡剂造影检查、内镜检查共同担负起临床胃肠疾病的检查诊断任务。

3.腔内超声检查　指将探头直接放入消化管内进行检查，包括直肠内超声、食管内超声等。目前国内前者应用较多，可明显提高对直肠肿瘤的检出率和诊断准确性。

4.内镜超声检查　即超声内镜（EUS），包括超声胃镜和肠镜。将微型高频超声探头安置在内镜顶端，当内镜插入体腔内后，通过内镜直接观察腔内的形态，同时又可进行实时超声扫查，以获取管道层次的组织学特征和邻近脏器的超声图像，属于腔内超声范畴。它结合了内镜和超声的优点，弥补了各自的不足，从而进一步提高了内镜和超声的诊断水平，拓展了内镜和超声检查范围。目前该技术大多归属于临床消化内镜开展和管理，因开展条件要求较高，尚不适宜基层医院推广普及。

5.超声血管造影检查　指利用超声造影剂的血池示踪显示，实时动态观察组织、实质性病灶的血流灌注情况。通过分析病灶内血管造影剂的开始增强时间、增强持续时间及开始减退时间，病灶内血管造影剂增强程度、范围及分布情况来判断病灶的性质。故认为超声造影技术对胃肠肿瘤良、恶性的鉴别诊断有良好的应用前景。

笔者认为胃肠超声具有和腹部实质性脏器超声同样的临床应用价值，其中胃肠充盈超声造影检查是规范化开展胃肠超声的前提，是胃肠超声能常规开展的基础，也是胃肠超声能在广大基层医院普及推广的适宜技术之一。本章以胃肠充盈超声造影检查法作为重点，探讨胃肠超声的临床应用价值。

三、胃的解剖和生理

胃是消化管中最大的器官，上接食管、下续十二指肠，具有容纳和搅拌食物、分泌胃液及内分泌等功能。一般正常成人胃容积为1000～3000ml。

（一）胃的形态和分部

胃的形态、大小因性别、年龄、体型和种族而变化较大。在中度充盈时呈袋状“J”形，空虚时则呈长管状。胃有两壁、两口、两缘和一角（图24-1-1）。两壁即前壁和后壁；两口为贲门（入口）和幽门（出口）；两缘是指胃小弯（内上缘）和胃大弯（外下缘），胃小弯短直，其长度仅约为胃大弯的1/3；一角是指胃小弯的最低处向右上转成角而形成角切迹，是胃体和胃窦的分界标志之一。

胃按其解剖形态可分为以下四部分（图24-1-1，图24-1-2）：

1.贲门部　是指贲门管附近区域，上连食管腹段，以齿状线分界，其范围在成人是以贲门口为中心的20mm半径内的环形区域。

2.胃底部　指贲门口水平线以上胃大弯的圆顶形膨出部分，临床称为胃穹。

3.胃体部　是胃的主体部分，约占全胃的2/3，介于幽门部与胃底部之间，上界为贲门及胃底下缘，下界是胃角。

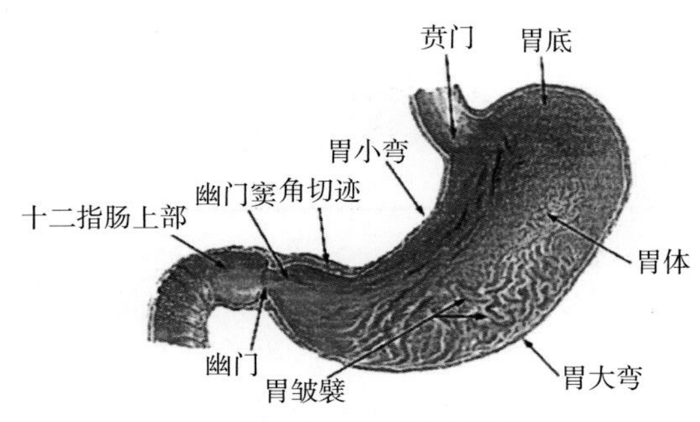

图24-1-1　胃的形态

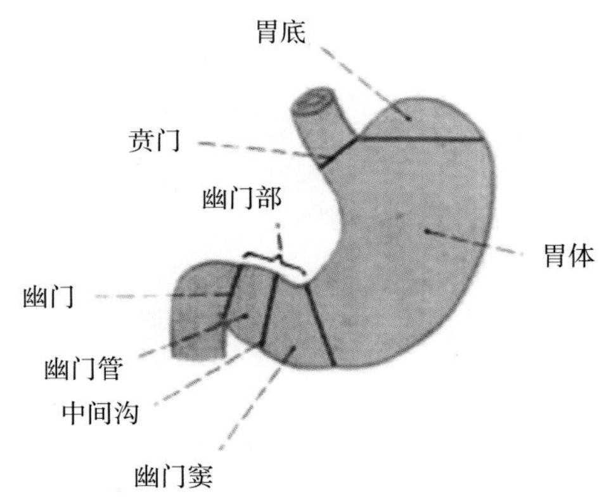

图24-1-2　胃的分部

4.幽门部　临床常称为胃窦部，位于角切迹至幽门之间，以胃大弯处的中间沟为界，又分为左侧膨大的幽门窦和右侧呈管状的幽门管两部。

（二）胃的位置和毗邻

1.胃的位置　随体型、体位和胃充盈程度不同而变化较大。在中等充盈的情况下，胃大部分位于左季肋区，小部分位于腹上区，约4/5在中线的左侧，1/5在中线的右侧。贲门位于第11胸椎左侧，幽门位于第1腰椎右侧。胃的贲门位置较固定，位于肝左外叶深面、腹主动脉的右前方；其余各部移动性较大。

2.胃的毗邻　胃贲门部前方是左肝外叶脏面，后方为腹主动脉和脊柱左侧缘；胃底部上方邻近左膈肌，外后方与脾脏相贴；胃前壁的右侧面与肝左叶相邻，左侧面与膈相邻；其余部分游离，在胃充盈时与腹前壁直接相贴；胃后壁邻近膈、左肾上腺、左肾上半部、胰腺、横结肠、脾和腹膜后大血管等脏器；胃窦部右侧面与胆囊、第一肝门、肝左叶相邻，左侧面后下方隔小网膜囊与胰头、横结肠、腹膜血管等相邻，这些器官共同构成“胃床”（图24-1-3，图24-1-4）。

（三）胃的分型

胃的形态大体可分为4种（图24-1-5）：

1.牛角型　胃肌紧张力高，胃的位置较高，全胃几乎居横位，角切迹不明显，胃下缘在脐以上。牛角型胃多见于小儿及矮胖体型者。

2.鱼钩型　胃肌紧张力中等，胃底、胃体斜向右下或较垂直，胃下缘约与髂嵴水平线同高，胃底、胃体及幽门部各部宽度几乎一致，角切迹较明显。此型多见于适中体形，是胃常见的类型。

3.长型（靴形）　胃肌紧张力低，胃底、胃体几乎垂直，胃下缘低于髂嵴水平线，整个胃的位置均在脊柱的左侧，角切迹呈锐角。此型多见于瘦长体形者。

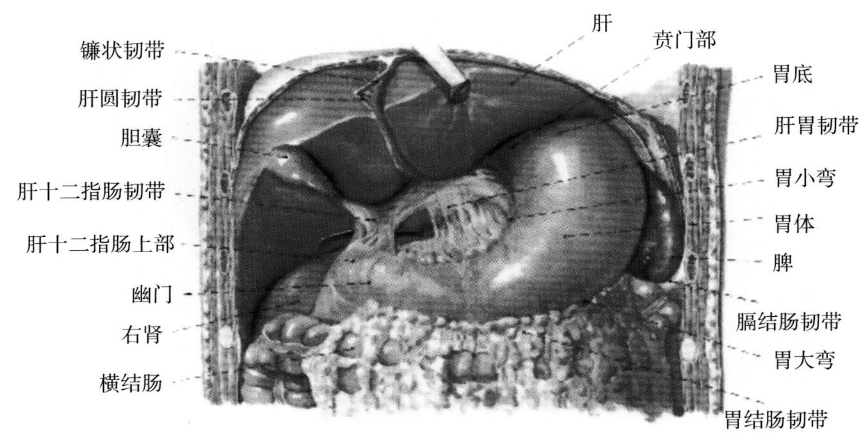

图24-1-3　胃的毗邻（前面观）

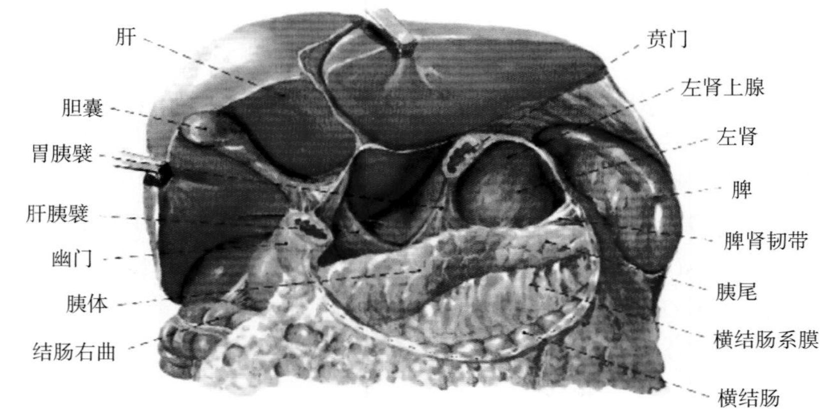

图24-1-4 胃的毗邻（后面观）

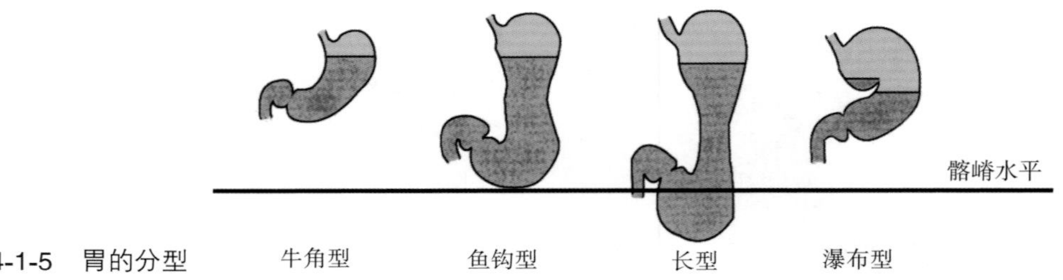

图24-1-5 胃的分型

4.瀑布型 胃底弯向胃体的上后方，胃底较大，胃体细小，在胃底和胃体可见两个液面，胃下缘多在脐部以上或平脐。

（四）胃壁的组织结构

胃壁自内向外依次由黏膜层、黏膜下层、肌层和浆膜层4层结构组成（图24-1-6）。黏膜层由表面上皮、固有层（含腺体）和黏膜肌层构成。黏膜肌层内主要分布平滑肌纤维；黏膜下层含丰富的血管、淋巴管和神经组织；胃肌层较发达，伸缩性大，由内斜、中环、外纵3层平滑肌组成（图24-1-7）；浆膜层主要由覆盖在胃表面的脏腹膜构成。在胃壁结构中最厚的是黏膜层与肌层，其次是黏膜下层。

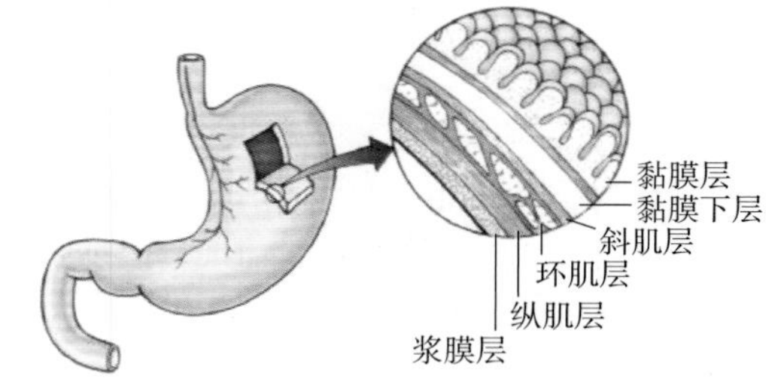

图24-1-6 胃壁组织结构

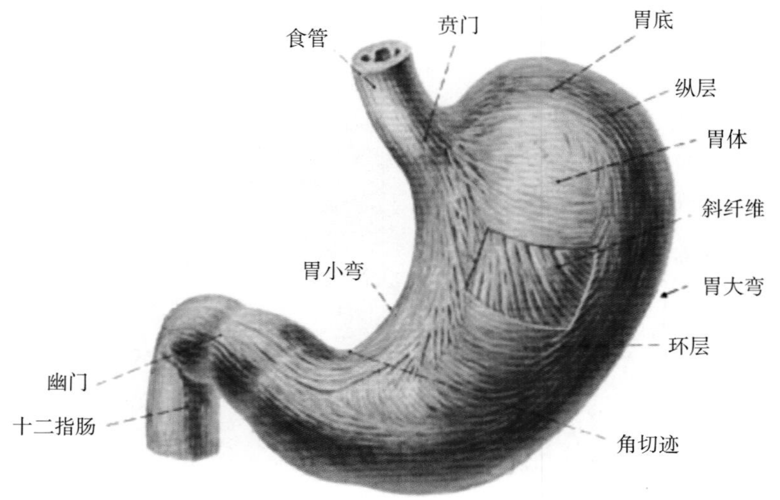

图24-1-7 胃壁肌层

（五）胃黏膜皱襞

胃空虚或半充盈时，黏膜层形成很多不规则皱襞（图24-1-8）；当胃腔充盈时，多数皱襞展平或变细。正常贲门部的黏膜皱襞呈放射状排列，向贲门口集中，以纵行皱襞为主，较粗大，有防止食物反流入食管的作用。胃底部的黏膜皱襞多呈网状，排列错综复杂，当胃腔显著充盈时，其皱襞可消失。胃体部的皱襞与胃长轴平行，并向幽门部延伸，前后壁的皱襞分布不规则，可因胃腔充盈而消失；胃体大弯侧黏膜皱襞粗而多，分布蜿蜒曲折；胃小弯侧有4～5条纵行黏膜皱襞，与胃小弯走向一致，因皱襞内有斜行平滑肌，胃充盈时并不消失，此处的胃腔是胃内容物的主要通道，称为胃管或胃路（图24-1-8），是腐蚀性损伤的常见部位，也是胃溃疡、胃癌等疾病的好发部位。胃窦部黏膜皱襞也是纵行排列，胃腔充盈时即可消失。

在幽门括约肌表面，因黏膜覆盖形成环状皱襞，称幽门瓣（图24-1-8），它具有控制胃内容物排空速度及阻止十二指肠内容物反流入胃内的作用。

（六）胃的血管

胃的血管供应十分丰富，分布于胃壁的动、静脉彼此吻合，在黏膜下层构成血管网（图24-1-9，图24-1-10）。

1. 胃的动脉

（1）胃左动脉：发自腹腔干动脉，沿胃小弯行走于小网膜内，在贲门处发出食管支；向右与胃右动脉吻合成动脉弓，由动脉弓发出分支分布于胃小弯附近的胃前、后壁。

（2）胃右动脉：管径较细，由肝固有动脉发出，下行至幽门上缘附近，沿胃小弯行走于小网膜内，与胃左动脉相吻合，沿途发出分支至胃前、后壁。

（3）胃网膜左动脉：发自脾动脉的分支或主干，在胃结肠韧带内向右行走，与胃网膜右动脉吻合，其分支供应胃前、后壁和大网膜。

（4）胃网膜右动脉：是胃十二指肠动脉的分支，沿胃大弯向左行走于胃结肠韧带之间，与胃网膜左动脉吻合成动脉弓，沿途发出分支分布于胃前、后壁和大网膜。

（5）胃短动脉：由脾动脉分支发出，一般有3～4支，行走于脾胃韧带内，主要分布于胃底。

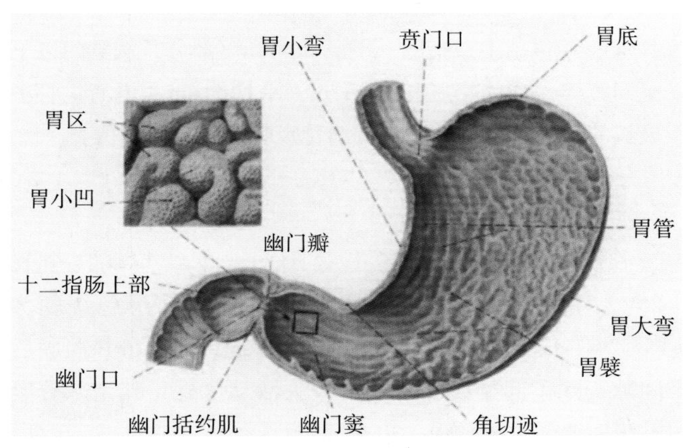

图24-1-8　胃黏膜皱襞

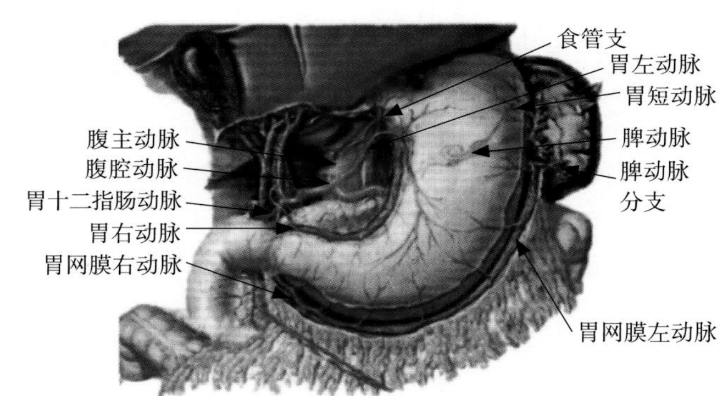

图24-1-9　胃的动脉

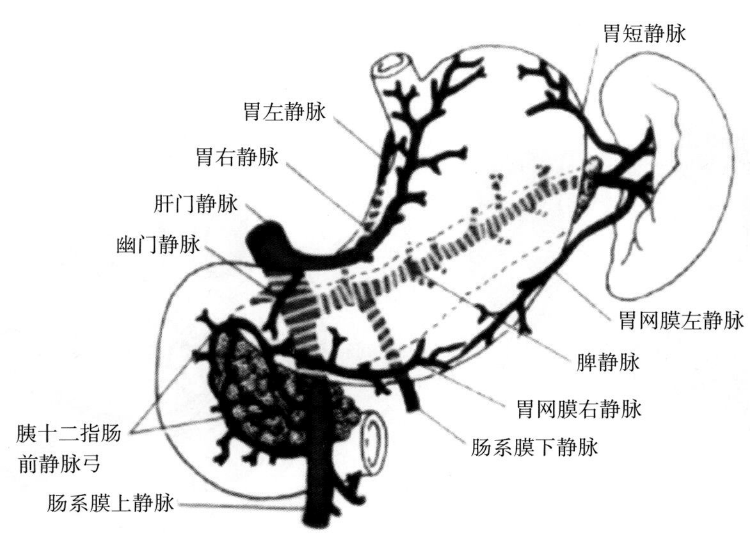

图24-1-10　胃的静脉

（6）胃后动脉：多为1支，出现率约为72%，发自于脾动脉主干的左、中1/3交界处，分布于胃底和贲门部的胃后壁。

2.胃的静脉　胃的静脉多与同名动脉伴行。胃左静脉伴行胃左动脉，至贲门处转向下右下，于肝总动脉上方向右行走，汇入肝门静脉。胃右静脉伴行胃右动脉注入肝门静脉，胃网膜左静脉和胃短静脉汇入脾静脉，胃网膜右静脉注入肠系膜上静脉。

（七）胃的淋巴引流

胃的毛细淋巴管在黏膜、黏膜下层和肌层广泛分布成网，再经浆膜引流到胃周围淋巴结，然后沿胃的几支主要动脉旁的淋巴管上行，最后都汇集到腹腔淋巴结。由于胃的淋巴管间吻合支极为丰富，任何一部分胃的病变，最终可累及所有淋巴结（图24-1-11）。

（八）胃的生理

胃具有运动和分泌两大功能，是最大的空腔性消化器官。

1.胃的运动　胃在非消化期只有一定的紧张性而无明显运动，进入消化期后才出现明显的蠕动。一般胃底和胃体上部运动较弱，胃体下部和幽门部运动较强。其运动形式有3种：

（1）容受性扩张：胃内无食物时，胃的容积较小（成人约0.5L），胃内压也较低。进食后胃的容积迅速增大至1～3L，而胃内压却上升不明显。胃的容积扩大，而胃内压升高不大称为容受性扩张，其生理意义是胃容量相应地增大以完成容纳和储存食物的功能，同时胃内压基本保持不变，以防止食糜过早地排入十二指肠，有利于食物在胃内充分消化。

（2）紧张性收缩：胃充盈后，紧张性收缩逐渐恢复并加强，促使胃液渗入食物内部，有助于化学性消化。同时还可作为一种辅助力，使食物不断向幽门方向移动，加速胃内容物的排出。此外，还可保持胃的正常形状和位置，不致出现胃下垂。

（3）蠕动：食物入胃约5min后胃即开始蠕动。蠕动波从胃中部（胃体）开始，逐渐向幽门方向传播。其频率约为3次/分，一个蠕动波需1min到达幽门，但有些未到达幽门就即行消失。胃蠕动的生理作用为：①促进食糜与胃液充分混合；②推进食糜从胃体向幽门方向移动；③研磨固体食物并控制其向十二指肠排出。

2.胃的分泌　胃的分泌主要由胃黏膜完成。胃黏膜是一个复杂的分泌器官，含有3种管状外分泌腺（贲门腺、泌酸腺和幽门腺）和多种内分泌细胞（如分泌胃泌素的G细胞、分泌生长抑素的D细胞和分泌组胺的肥大细胞等）。胃液由3种外分泌腺和胃黏膜上皮细胞的分泌物构成。纯净的胃液为无色且呈酸性反应的液体，pH 0.9～1.5。正常成人分泌的胃液量为1.5～2.5L/d。胃液的成分包括无机物如盐酸、钠和钾的氯化物等，以及有机物如黏蛋白、消化酶等。

四、小肠解剖和生理

小肠包括十二指肠、空肠和回肠三部分，从幽门以下至回盲瓣。成人小肠长5～7m，平均约6m，是消化管中最长的一段，也是人体进行消化吸收的最主要部位。

（一）十二指肠

1.形态　十二指肠上接幽门，下续空肠，全长25～30cm，呈蹄铁形，从右侧呈"C"字形包绕胰头（图24-1-12）。十二指肠位于$L_{1\sim3}$平面，大部分在腹膜后间隙，除了起始段和末端有较大活动度外，其余部分紧贴腹后壁，位置较深，也较固定。

2.分部　十二指肠分上部、降部、水平部和升部4部分（图24-1-13）。

（1）上部：亦称球部或冠部，于第一腰椎的右侧始

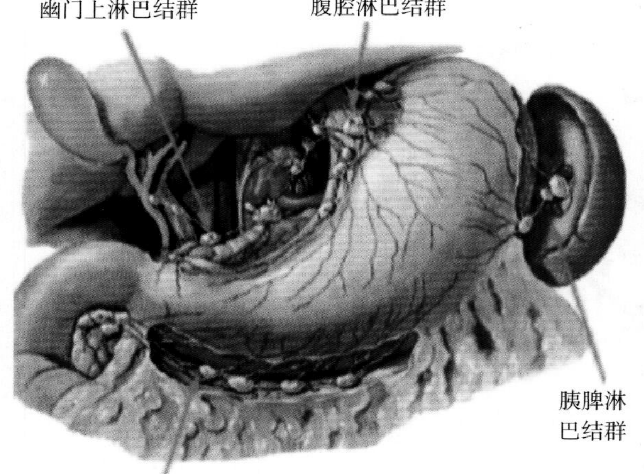

图24-1-11　胃的淋巴

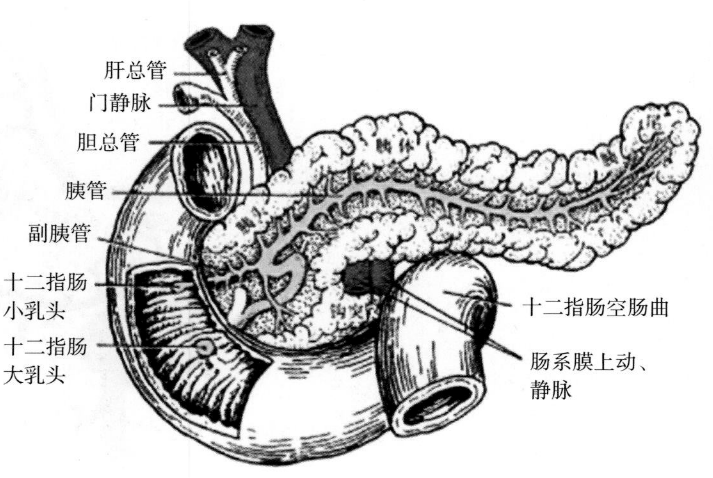

图24-1-12　十二指肠形态

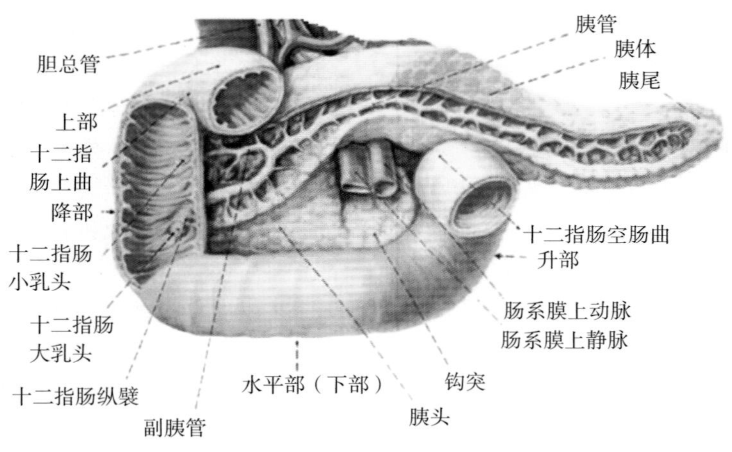

图24-1-13　十二指肠分部

于幽门，较短，长3～4cm，多呈直角弯曲向下连接降部。其长轴与胆囊平行，多位于胆囊的左后上方。球壁很薄，血供较差，黏膜光滑无明显环状皱襞，是炎症和溃疡的好发部位。

（2）降部：长7～8cm，沿第2～3腰椎的右侧经横结肠的后方下降，约达第3腰椎平面转弯向左，形成十二指肠下曲，移行为水平部。

（3）水平部：也称横部或下部，长10～15cm，自降部向左横行至第3腰椎前，跨越下腔静脉，至腹主动脉的前方移行为升部。此部为腹膜外位，位置较深。肠系膜上血管斜穿其前方。肠系膜上动脉为腹主动脉的直接分支，因此水平部位于上述两动脉形成的夹角内，发育畸形或外伤致夹角过小可压迫此部。

（4）升部：最短，长2～3cm，自水平部的末端向左上，在第2腰椎左侧呈锐角向下向前与空肠相接，形成十二指肠空肠曲，此曲被一束结缔组织和平滑肌构成的纤维束固定于右膈脚，称十二指肠悬韧带（Treitz韧带），是手术时寻找空肠起始的标志（图24-1-14）。

3.十二指肠的解剖特点　十二指肠是小肠的起始段，界于胃和空肠之间，环绕胰头部，右侧和胆囊、肝脏面、第一肝门部紧贴，胆总管和肝门部血管在其深面行走。胰头和十二指肠降部之间有胆总管和胰管汇合的肝胰壶腹（Vater壶腹），并共同开口于十二指肠大乳头；壶腹周围及附近有括约肌，统称为Oddi括约肌（图24-1-12）。

（二）空肠和回肠

1.空、回肠的形态和分布　空肠和回肠借肠系膜连于腹后壁，故称为系膜小肠，属腹膜内位器官，活动度较大，尤以中段活动度最大。空肠上端在十二指肠空肠曲起自十二指肠升部，回肠下端至右髂窝与盲肠相连，两端皆较固定。空、回肠相互延续部位无明显界限，两者共长5～7m，纡曲盘旋形成肠袢，位于由结肠围成的向下方开口的“门”字形方框内（图24-1-15）。通常认为系膜小肠上2/5为空肠，下3/5为回肠。

2.空、回肠的区别　空肠和回肠间虽无明显界限，但二者的壁在结构上有明显区别（图24-1-16）。空肠较

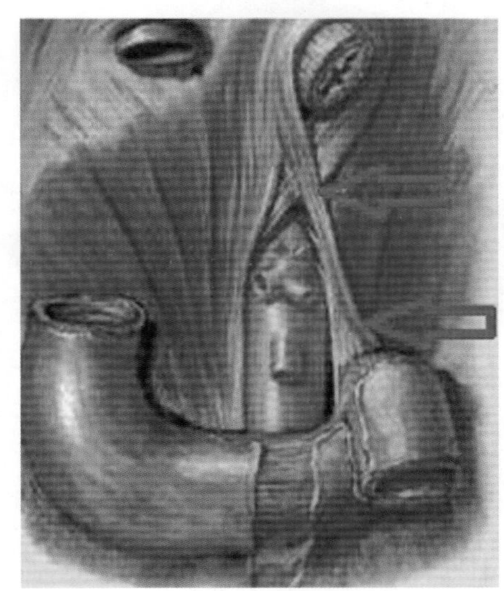

图24-1-14　十二指肠悬韧带

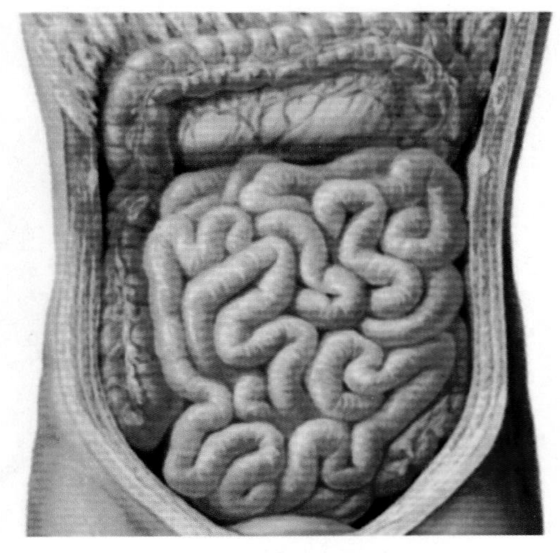

图24-1-15　空肠和回肠

粗，管壁较厚，肠黏膜环形皱襞较密而高。回肠则正好相反，管腔较细，管壁较薄，肠黏膜环形皱襞稀而低。

（三）小肠的组织结构

小肠的管壁自内向外依次由黏膜层、黏膜下层、肌层和浆膜层组成（图24-1-17）。黏膜层由上皮、固有层和黏膜肌层组成。小肠的黏膜有许多环行皱襞，是黏膜和部分黏膜下层向腔内凸出而成，在十二指肠远端和空肠近端最明显。

（四）小肠的血供和淋巴引流

1.十二指肠的血管　动脉主要来自胰十二指肠上前、后动脉和胰十二指肠下动脉。前两者均发自胃十二指肠动脉，后者来自肠系膜上动脉。此外，十二指肠上部还接受胃十二指肠动脉发出的十二指肠上动脉和十二指肠后动脉、胃右动脉的分支、胃网膜右动脉的返支等小支供应。

十二指肠的静脉和上述动脉伴行，最后回流至肝门静脉。

2.十二指肠的淋巴引流　首先引流至胰十二指肠前、后淋巴结，最后汇入腹腔淋巴结和肠系膜上淋巴结。十二指肠上部的淋巴结可引流到肝门淋巴结。

3.空、回肠的血管　动脉主要来自肠系膜上动脉发出的小肠动脉，有12～16支（图24-1-18），沿肠系膜分

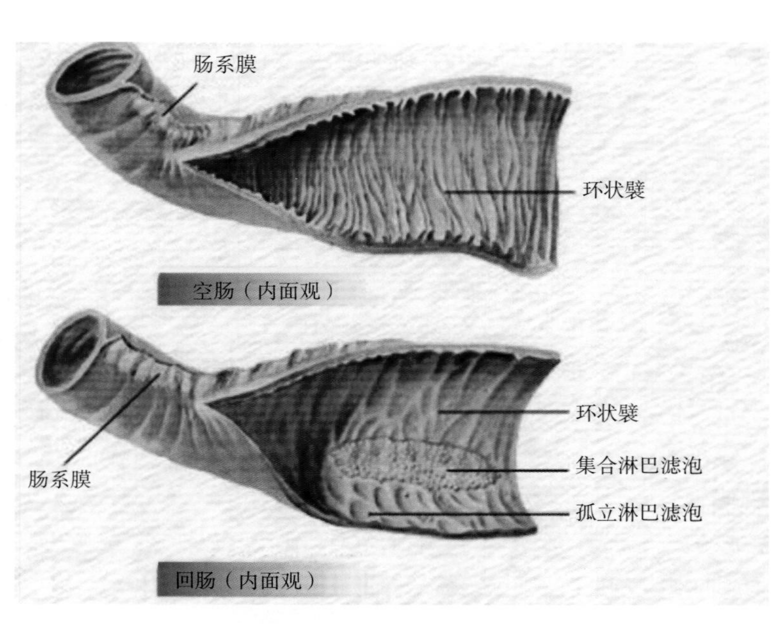

图24-1-16　空肠、回肠的区别

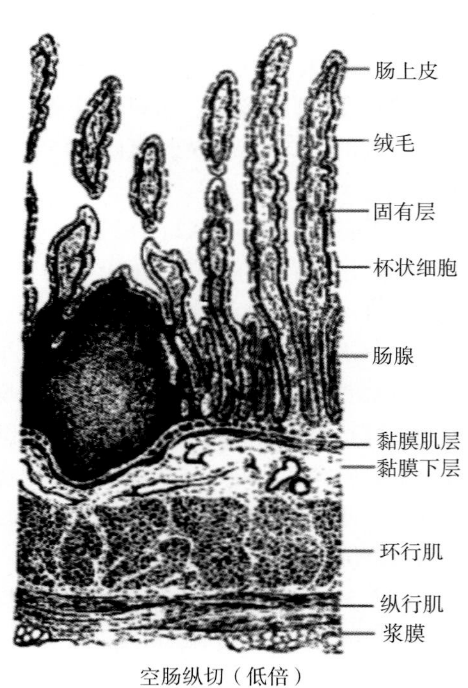

图24-1-17　小肠壁组织结构

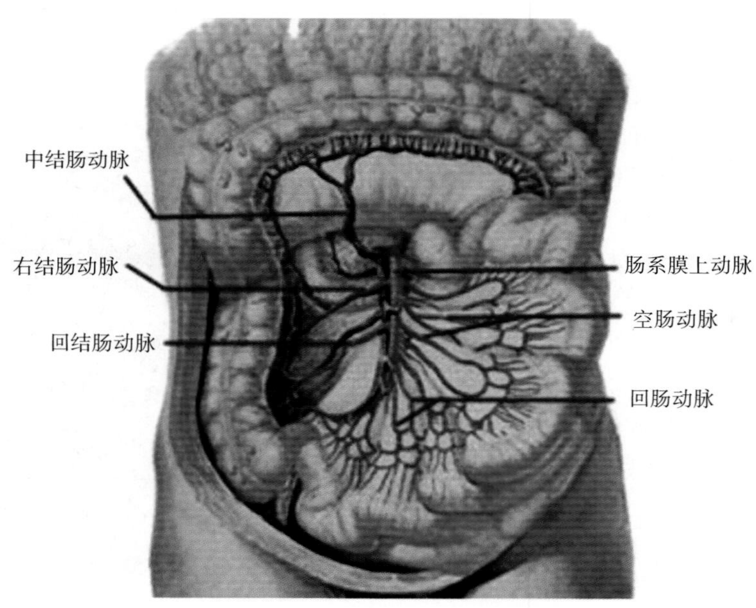

图24-1-18　肠系膜上动脉及分支

布于空肠的称空肠动脉，分布于回肠的称回肠动脉。小肠动脉的分布反复吻合成级数不等的动脉弓，可多达五级，故其血供非常丰富，可保证迂回盘曲的小肠在蠕动时不致局部缺血。另外，回肠末段还接受回结肠动脉回肠支的血供。

小肠的静脉与上述动脉伴行，最后回流至肝门静脉。

4.小肠的淋巴引流　小肠淋巴管起自小肠黏膜绒毛中心的乳糜管，在黏膜下层形成淋巴管丛，然后流入沿血管排列的肠系膜淋巴结，共有100～200个，位于肠系膜内（图24-1-19，图24-1-20）。

（五）小肠生理

小肠具有运动、分泌和吸收三大功能，人体所需要的营养物质的消化吸收主要发生在小肠，小肠是重要的消化器官。

1.小肠的运动　其形式有蠕动、分节运动和回盲瓣的运动。

（1）蠕动：和胃一样，小肠蠕动的本质是一个局部反射，其速度约为1cm/s，每一蠕动波持续1～2s，可将内容物向尾端推进约10cm。

（2）分节运动：是指一段肠壁在同一时间内几乎等距离（15～20cm）地同时发生很多收缩环，因而将内容物分成很多小段。几秒钟后，原来收缩的部位舒张，原来舒张的部位又收缩，肠管中食糜小段被当中分开，相邻的各半又彼此合并。

（3）回盲瓣的运动：回盲瓣在平时是关闭的，其中的压力比结肠的压力约高20mmHg，当蠕动波到达回盲瓣时，回盲瓣即开放，以致约数毫升的食糜被驱入结肠内。其作用是防止回肠内容物过快地排入盲肠，延长食糜在小肠中的停留时间，从而有利于充分消化和吸收；又可防止结肠内容物返回至小肠。

2.小肠的分泌　小肠内含有丰富的消化腺，可分泌多种小肠消化液及消化管激素。小肠的分泌腺体有两类：位于十二指肠的是十二指肠腺，分泌黏稠的碱性液体，含黏蛋白和肠激酶，但无消化酶。同时，十二指肠又接受来自胰腺的胰液和来自胆道的胆汁。遍布于整

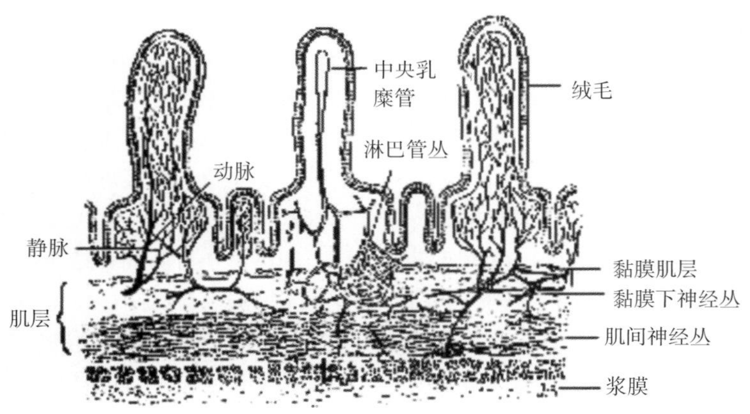

图24-1-19　小肠壁血管、淋巴和神经

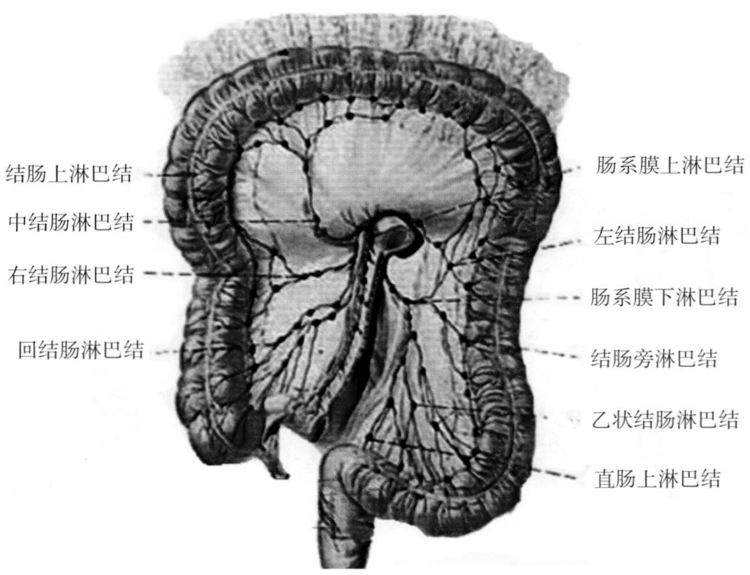

图24-1-20　大、小肠淋巴结分布

个小肠黏膜的小肠腺是小肠液的主要来源，每日分泌1000 ~ 3000ml；小肠液呈弱碱性（pH 7.8），故小肠液、胰液和胆汁三者均可中和酸性食糜。同时，小肠液内含很多酶，还有大量的黏膜脱落细胞。其作用为：①消化作用。小肠液中所含的各种酶，对于营养物质分解为最终可吸收的产物有重要作用。②保护和润滑作用。小肠液中的黏液可以润滑上皮表面，并可保护上皮免受胃酸、胃酶及食物的机械损伤。

3.小肠的吸收　吸收主要发生在小肠，因各类营养物质（糖、脂肪、蛋白质、维生素、各种金属离子及水等）在小肠内均已消化到可吸收的程度；食糜在小肠内停留时间为3 ~ 8h；小肠平均长5 ~ 7m，黏膜上有皱褶，皱褶上有大量绒毛，每一绒毛顶端又有为数众多的微绒毛，使小肠表面积可达200m^2，有利于吸收。此外，还与小肠黏膜的血流量大及存在绒毛的运动有关。

五、大肠的解剖和生理

大肠又称结直肠，是消化管的末段，包括盲肠、阑尾、结肠、直肠和肛管5部分，全长约1.5m（图24-1-21）。盲肠在右髂窝处连接回肠，向上续于升结肠。结肠环绕空肠和回肠，于第3骶椎前方续于直肠；直肠沿骶骨前面下降，穿过盆膈进入会阴部成为肛管，终于肛门。

盲肠和结肠的肠壁上3种特征性结构（图24-1-22）：①结肠带，有3条，均起于阑尾根部附着处，由肠壁纵行平滑肌纤维聚集形成，与肠壁的纵轴平行排列；②结肠袋，由于结肠带短于肠管，于是牵拉肠管产生节段性的囊状膨出，膨出的肠段称结肠袋；③肠脂垂，由浆膜下脂肪聚集而成的大、小不等突起，悬挂在结肠袋的侧缘。以上3种特征性结构，是区分大肠与小肠的关键标志。

（一）盲肠和阑尾

1.盲肠　是大肠的起始部，内侧与回肠末端相连，并以回盲口平面为界上续为升结肠。盲肠外形似囊袋，长6 ~ 8cm，是大肠最粗的一段。通常位于右髂窝内，但因个体发育差别及年龄不同而变异颇多。在盲肠口处，回肠壁向盲肠腔内突起，形成上、下两个水平位唇状瓣膜，称回盲瓣（图24-1-23），由黏膜及环形肌折叠形成。回盲瓣能控制小肠内容物流入大肠的速度，并有防止结肠内容物逆流作用。

2.阑尾　为一条形似蚯蚓的细小盲管，故又称蚓突（图24-1-23）。一端连于盲肠的后内侧壁，称阑尾根部，另一端游离，称阑尾尖。其长度变化较大，范围在2 ~ 20cm，以5 ~ 9cm者为多。儿童阑尾相对较成人的为长，中年后逐渐萎缩变小。成人阑尾的管径较小，直径为0.3 ~ 0.5cm。阑尾开口于盲肠，开口处位于回盲瓣下方约2.5cm，可有小的黏膜皱褶遮挡。

阑尾根部的位置较为固定，其体表投影点位于右髂前上棘至脐连线的中、外1/3交点处，也称麦氏点（McBurney point）。阑尾尖的位置变化多端，根据其位置和指向，可将阑尾分为下列几种方位（图24-1-24，图24-1-25）：①回肠前位，阑尾位于回肠前方，其尖端指向左上方；②盆位，阑尾可经腰大肌和髂外血管浅面，越过小骨盆上口入骨盆，其尖端可贴近闭孔内肌；③盲肠后位，阑尾位于盲肠或升结肠的后方，其尖端指向上或上外；④回肠后位，阑尾位于回肠后方，其尖端指向左上方；⑤盲肠下位，位于盲肠后下方，其尖端指向右下方；⑥盲肠外位，位于盲肠外侧。此外，还有盲肠内位（阑尾被包裹于盲肠壁的浆膜下）、高位（阑尾位于肝下）、腹膜后位（阑尾部分或全部位于右髂窝的壁腹膜之外）

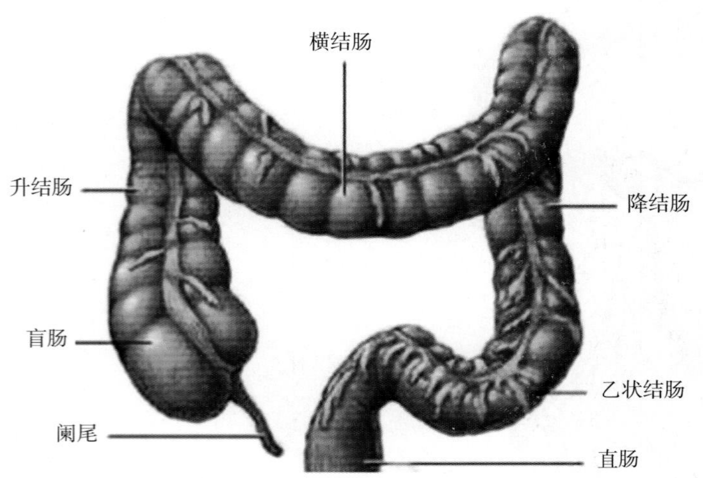

图24-1-21　大肠的分部及形态

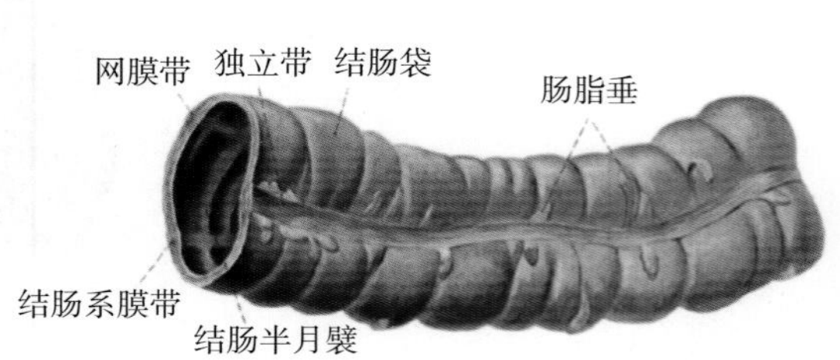

图24-1-22　结肠壁结构

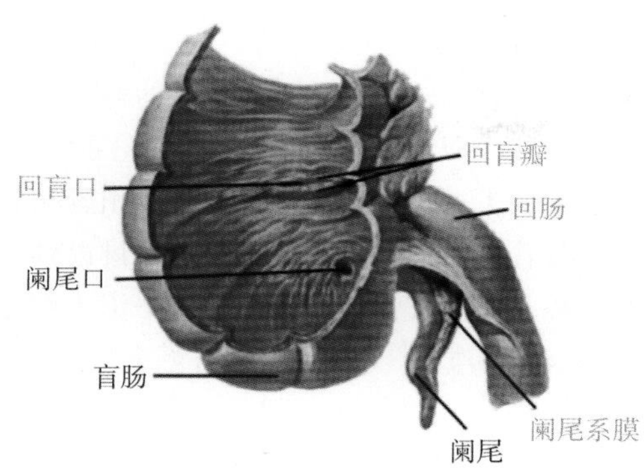

图24-1-23　盲肠和阑尾

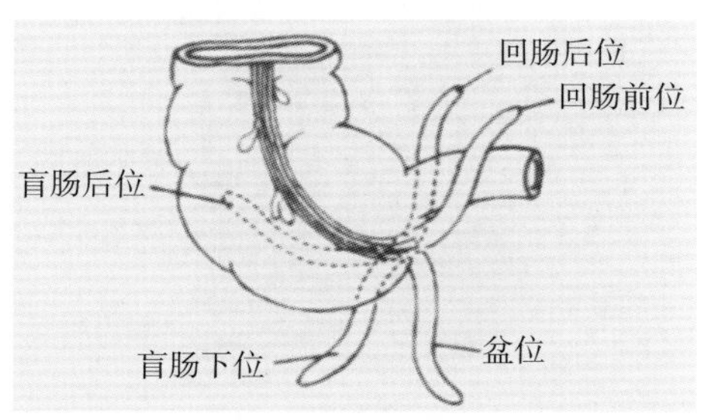

图24-1-24　阑尾位置

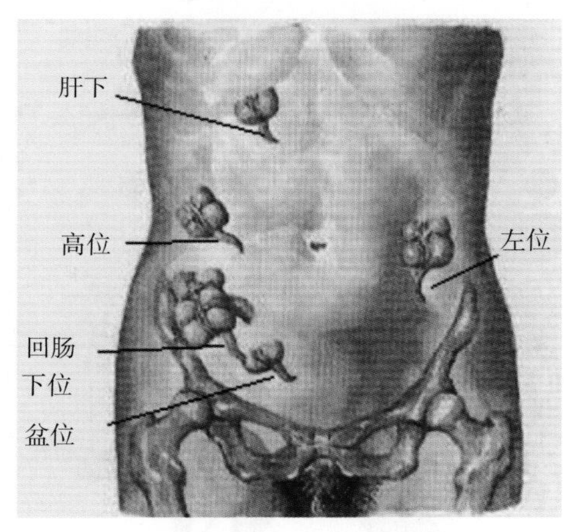

图24-1-25　阑尾位置变异

和左位阑尾等位置变异。根据国人统计资料：回肠前位约占28%；盆位约占26%；盲肠后位约占24%；回肠后位约占8%；盲肠下位约占6%；盲肠外位约占4%；其他位置约占4%。

（二）结肠

结肠从近向远依次分为升结肠、横结肠、降结肠和乙状结肠4部（图24-1-21）。

1.升结肠　是盲肠向上的延续，较盲肠为窄，长约15cm，上行至肝右叶下方，向左前下方急转为结肠肝曲，然后向左移行为横结肠。

2.横结肠　从结肠肝曲起始，先伸向左下，再转向左上后方，呈突向下的弧形弯曲，达左季肋部脾下端弯向前下，形成结肠脾曲，向下续于降结肠；其长约50cm，借横结肠系膜连于腹后壁，是结肠中活动度最大的部分。

3.降结肠　从结肠脾曲向下，经左肾外侧缘和腰大肌前面至左髂嵴处，移行为乙状结肠，长约20cm，与升结肠同属腹膜间位器官。

4.乙状结肠　在左髂嵴处连于降结肠，下行至第3骶椎高度，移行为直肠。多呈"S"形弯曲，长40～50cm，属腹膜内位器官，借同名系膜悬于左髂窝，其系膜的后方有左输尿管和左睾丸（卵巢）血管通过。因有系膜，其活动度较大。

（三）直肠

直肠是消化管的末端，全长12～15cm，位于盆腔后部，骶骨和尾骨前方。在第3骶椎高度续于乙状结肠，向下穿过盆膈连接肛管（图24-1-26）。直肠下段管腔明显膨大，称直肠壶腹。

（四）大肠壁组织结构

1.结肠壁组织结构　结肠肠壁自内向外依次由黏膜、黏膜下层、肌层和浆膜组成（图24-1-27）。①黏膜：有半环形皱襞，无绒毛。②黏膜下层：为疏松结缔组织，内有较大的血管、淋巴管和神经及较多的脂肪细胞。③肌层：为内环、外纵两层平滑肌，内环肌较厚，外纵肌集中形成3条结肠带。④浆膜：结肠带外面的浆膜中脂肪细胞较多。

阑尾管壁结构与结肠相似，但管腔较狭窄。

2.直肠壁组织结构　直肠壁由黏膜层、黏膜下层、肌层和外膜构成。直肠外膜由结缔组织构成。肌层由内环、外纵两层平滑肌组成，后者不像在结肠形成3条结肠带，而是均匀分散包被肠管。直肠下段黏膜下层疏松，内有静脉丛。

（五）结肠的血供和淋巴引流

1.结肠的血管　结肠的动脉主要由肠系膜上、下动脉发出的结肠分支供应，包括中结肠动脉、右结肠动脉、回结肠动脉、阑尾动脉、左结肠动脉、乙状结肠动脉，各分支间彼此相互吻合（图24-1-18、图24-1-28）。

结肠的静脉与上述动脉伴行，经肠系膜上、下静脉，最后回流至门静脉。

2.结肠的淋巴引流　引流结肠的淋巴结分为3组：①结肠上淋巴结，位于肠壁及肠脂垂内，收集结肠壁的淋巴管；②结肠旁淋巴结，位于结肠边缘动脉周围，接纳结肠上淋巴结的输出管；③结肠左、中、右淋巴结和乙状结肠淋巴结，沿同名血管排列，引流结肠旁淋巴结的淋巴液，注入肠系膜上、下淋巴结（图24-1-20）。

（六）直肠的血供和淋巴引流

1.直肠的血管　直肠上动脉供应直肠和齿状线以上肛管；直肠下动脉供应直肠下段、肛管肌层为主。直肠的静脉在直肠、肛管的黏膜及皮肤下形成直肠内静脉丛，其静脉血经直肠外静脉丛，再经以下3条路径回流：经直肠上静脉、肠系膜下静脉回流入肝门静脉；经直肠下静脉和肛静脉回流于髂内静脉，最终入下腔静脉。

2.直肠的淋巴引流　直肠肛管的淋巴管分两组：①上组在齿状线以上，其输出管至直肠上血管沿途的淋巴结和肠系膜下淋巴结；另外有部分输出管与直肠下血管、肛血管伴行，汇入髂内淋巴结、骶淋巴结。②下组在齿状线以下，其输出管经会阴部皮下汇入腹股沟浅淋巴结（图24-1-29）。

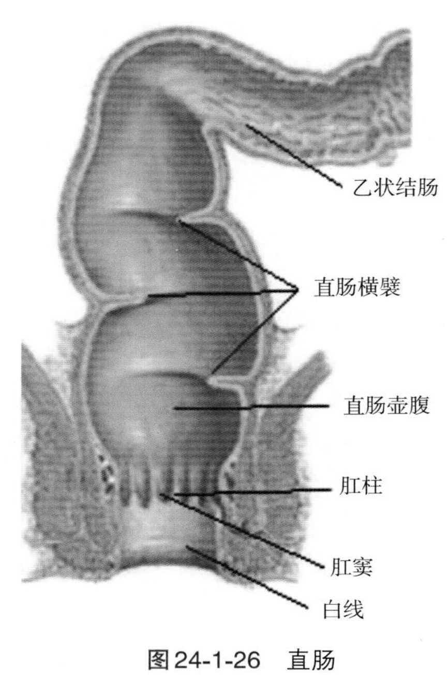

图24-1-26　直肠

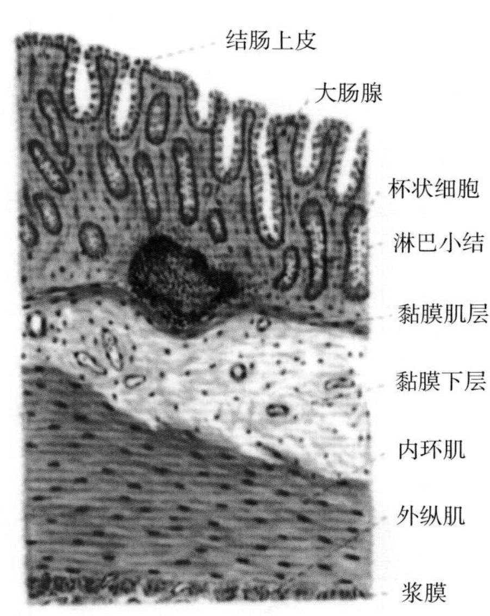

图24-1-27　结肠组织结构

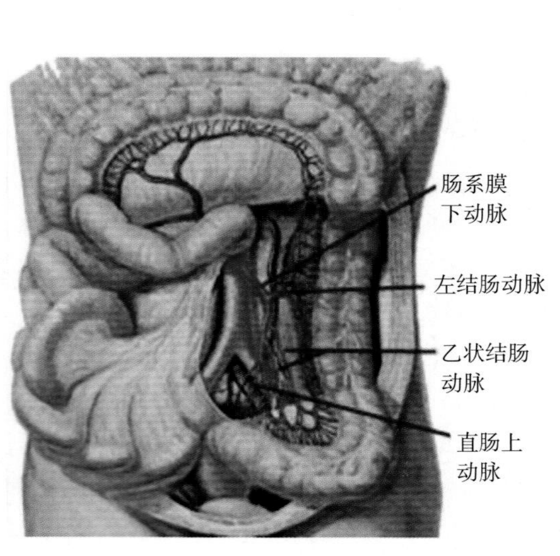

图24-1-28　肠系膜下动脉及分支

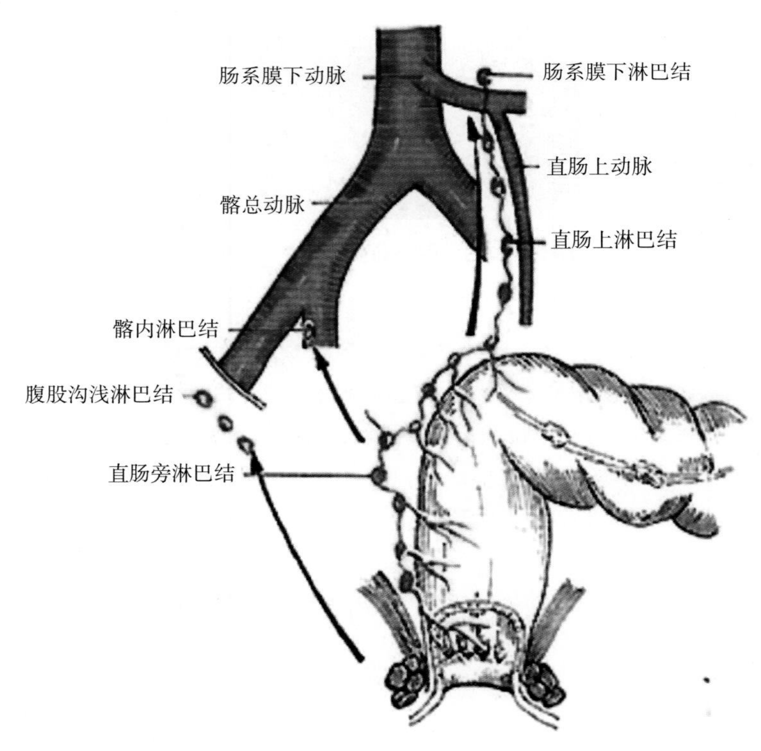

图24-1-29　直肠的血管和淋巴

（七）大肠的生理

大肠具有运动、分泌、吸收和贮存功能，同时直肠具有排便功能。

1.大肠的运动　正常大肠的运动显得缓慢和微弱。但仍可见蠕动及分节运动，一般以分节运动为主。大肠还有另一种蠕动形式，称集团运动。此外，还有一种运动形式称袋状收缩。这些运动形式的作用是有利于大肠水分和无机盐的吸收、粪便的形成和贮存。

2.大肠液的分泌　大肠的肠腺可分泌黏液为主、含有无机盐及有机物的大肠液，呈碱性，其作用是保护功能、排泄功能、消化功能。

3.吸收和贮存　大肠在结构上缺乏连续的纵行肌，代之以3条扁平的结肠带。在功能上，可将大肠分为左右两半，右半结肠包括升结肠、横结肠的右半部，以吸收为主，主要吸收水分、无机盐和维生素等；左半结肠包括横结肠的左半部、降结肠、乙状结肠和直肠，以贮存为主。

4.排便功能　直肠通常是空虚的，当粪便被推进至直肠而扩张其肠壁时，便可引起便意。

第二节　胃肠充盈超声检查法及正常声像图表现

一、超声仪器、造影剂、检查方法

（一）仪器

各型超声诊断仪均是理想的诊断仪器。凸阵式、线阵式或扇扫式探头均可，频率一般为3.0～5.0MHz，小儿、体瘦者或观察胃肠道前壁可用7.5～15.0MHz。直肠可联合使用腔内探头。

（二）造影剂

1.种类　可选用无回声型或有回声型胃肠超声造影剂（图24-2-1，图24-2-2）。临床实践证明，有回声型胃肠超声造影剂具有较好的造影对比效果，能够满足超声对胃肠疾病检查诊断要求。本节胃肠充盈检查主要采用有回声型胃肠超声造影剂。

2.使用方法　先将有回声型胃肠超声造影剂按每包500ml开水比例配制成糊状溶液，冷却处理至适宜温度（约40℃）备用。胃超声检查一般常规每人500ml口服后或即服即行检查；幼儿用量为200～300ml，对胃容量大充盈不良者可加量至800～1000ml。小肠超声检查也采用口服充盈检查，用量为500～1000ml，常与胃超声检查同时进行。大肠和回肠末端超声检查采用灌肠装置将造影剂经肛门灌注充盈后检查，用量为1000～1500ml。

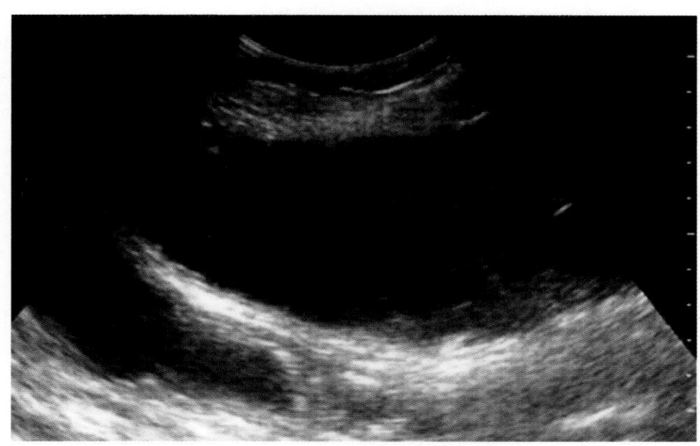

图24-2-1　无回声型胃肠造影剂

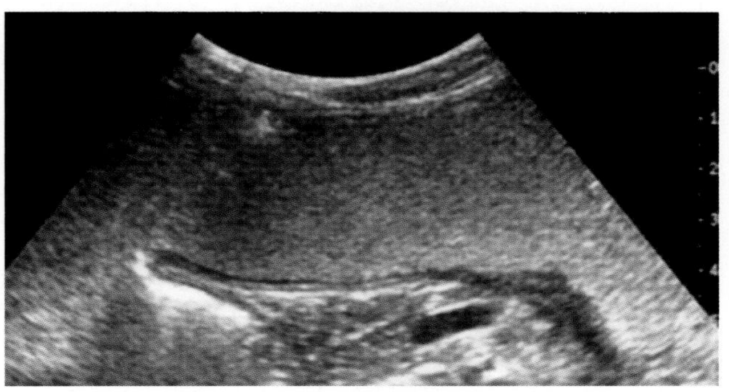

图24-2-2　有回声型胃肠造影剂

对直肠中下段病变可采用造影剂灌注充盈直肠后经腹和经腔内联合检查的方法。

（三）检查方法

1.检查前准备　胃及小肠超声检查一般安排在每天上午空腹状态下进行。检查前禁食6小时、禁饮4小时以上。大肠超声检查一般安排在下午，检查日上午常规行清洁肠道准备（和肠镜检查准备相同）。一般勿将胃肠超声检查和胃肠镜检查、X线胃肠钡剂检查、腹部CT检查等安排在同一天进行。

2.检查体位　以仰卧位、右侧卧位为主，辅以左侧卧位、坐位、站立位、胸膝卧位或因检查需要及病情能承受的任何体位。

3.检查范围及内容　胃十二指肠超声检查从食管贲门至幽门、十二指肠按标准切面做连续性规范化检查；小肠超声从左上腹空肠至右下腹回盲部做连续完整扫查；大肠超声在造影剂灌注充盈下从直肠至回盲部呈逆时针按标准切面做连续性规范化检查。确定胃肠各部的位置、形状、体积大小、胃肠壁厚度及层次、胃肠黏膜完整性、胃肠壁蠕动及排空情况。同时，观察胃肠周围毗邻脏器肝、胆、胰、脾、肾、膀胱、子宫、附件、大网膜、肠系膜等腹腔相关情况。发现病灶应仔细检查病灶的位置、形态、来源、范围及深度、胃肠壁层次结构及管腔大小、与周围毗邻脏器关系等。对疑为恶性肿瘤者，须检查胃肠周围、大网膜肠系膜及后腹膜、左锁骨上有无肿大的淋巴结、周围脏器（如肝）有无转移、腹盆腔有无种植性病灶或腹水等。

4.适应证、禁忌证　适应证包括胃肠良恶性肿瘤、炎症溃疡、胃肠黏膜病变、先天性病变、梗阻性疾病及其他疾病（如胃石症、胃底静脉曲张）等。禁忌证包括急性胃扩张、消化道穿孔、消化道活动性大出血等。

二、胃标准超声切面及正常声像图

（一）胃标准超声切面

常规在上腹部沿胃的体表投影位置行纵、横、斜扫查以获取胃各部完整超声切面，共有以下5组标准切面。

1.食管下段贲门部切面　长轴切面取平卧位探头纵置在剑突偏左季肋缘，显示肝左外叶上段和腹主动脉间隙，声束方向朝向左后方做旋转扫查，可获得食管下段和贲门长轴切面图。正常食管下段贲门部呈一倒置漏斗状管状结构声像图，其中央呈较规则的强回声带，为管腔内气体-管壁黏膜界面回声，外侧强回声是浆膜层回声，两层之间低回声为管壁肌层回声（图24-2-3）。此部位上端始于膈肌的食管裂孔，下端左侧缘转向左后上方接胃底部，右侧缘接胃小弯垂直部，正常情况下呈关闭状态，口服造影剂即时检查，可以清晰观察到食管下段贲门部开放，造影剂在其管腔内快速通过（图24-2-4）。

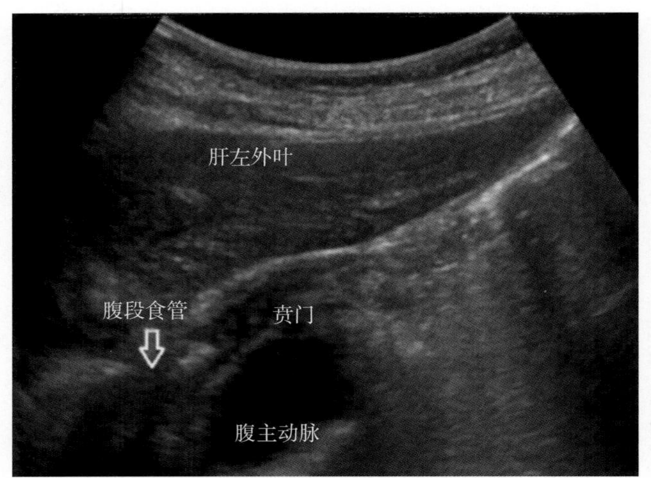

图24-2-3　贲门长轴切面（关闭）

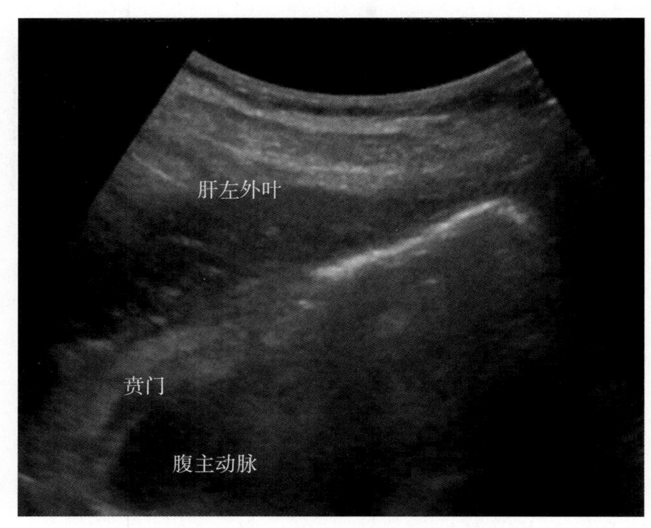

图24-2-4　贲门长轴切面（开放）

短轴切面按上述探头位置做十字交叉扫查，即能获得食管下段贲门部的短轴切面。正常时呈椭圆形或扁圆形、回声外弱内强的管状结构，类似均匀的"靶环"或"纽扣"征（图24-2-5）。

2.胃底部切面　第1组切面取平卧位或左侧卧位，探头斜置在左肋弓下，声束朝向左肩方向做倾斜扫查，可获得完整的胃底部切面，和食管下段及贲门部切面相连续。胃底形态呈椭圆形或半月形，在贲门水平线向左上方呈一个囊袋状隆起，其近端和贲门的左侧缘相连，远端和胃大弯相连，左外侧和左侧膈肌及脾脏紧贴，对侧是胃小弯垂直部（图24-2-6）。

第2组切面取平卧位或左侧卧位，探头斜置在左侧第8～10肋间做肋间斜切面扫查，声束方向朝向右前上方，可获得完整的胃底部切面。该切面近场是胃底远端与胃大弯连接处，远场是贲门喇叭口和胃底近端（图24-2-7）。该切面可清晰显示胃底与左侧膈肌、脾脏、左肾上腺和左肾上极、胰尾之间的毗邻关系。

3.胃体部切面　分3组切面进行扫查。

第1组，胃大小弯长轴切面：取右侧卧位，探头斜置于左肋缘下，逆时针旋转180°，声束方向朝向右肩方向作45°以上倾斜连续扫查，可获得胃大小弯至胃角完整的长轴切面。该切面近场是胃大弯，远场是胃小弯及呈指状向胃腔内突起的胃角切迹（图24-2-8）。

第2组，胃体前后壁长轴切面：取右侧卧位，探头自剑突下向脐孔做横向垂直移动扫查，即可获得胃体前后壁长轴切面。该切面近场是胃前壁，远场是胃后壁，其后方为胰腺、腹膜后大血管及其分支（图24-2-9）。

第3组，胃体部短轴切面：取右侧卧位，探头自左肋缘下向右上腹做纵向垂直移动扫查，即可获得胃体部短轴切面。该切面呈椭圆形或扁圆形，其近场为胃前壁，远场为胃后壁，左侧缘（脾侧）为胃大弯，右侧缘（肝侧）为胃小弯（图24-2-10）。

4.胃角横切面　取右侧卧位，探头斜置于右上腹部，在脐右上方处可获得类似"∞"（双环征）或"8"字形的胃角横切面，交界处就是胃角切迹，是胃小弯的最低点，也是胃体部和胃窦部分界标志（图24-2-11，图24-2-12）。左侧缘（脾侧）为胃体部，腔较大，右侧缘（肝侧）为胃窦部，腔较小。

5.胃窦部切面　长轴切面取平卧位或右侧卧位，探头斜置于右上腹（右肋缘中点和脐孔连线间），声束方向略朝向左上方做倾斜扫查，可获得胃窦部长轴切面。该

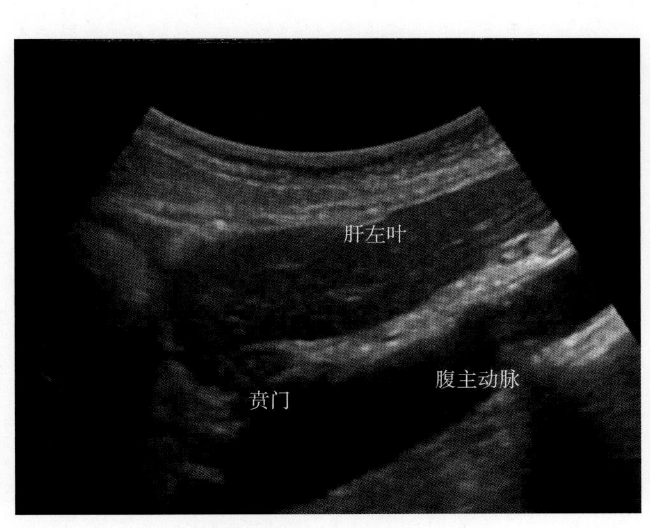

图24-2-5　贲门短轴切面

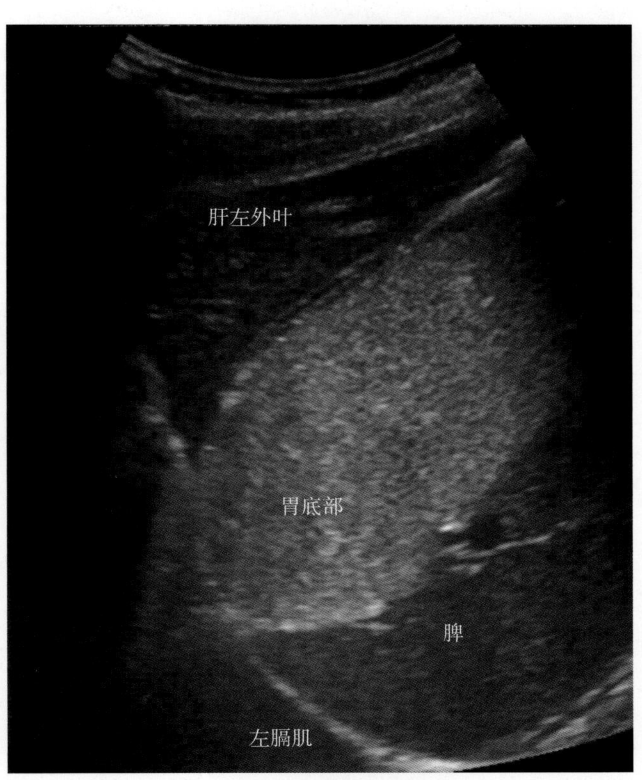

图24-2-6　胃底部切面（剑突下）

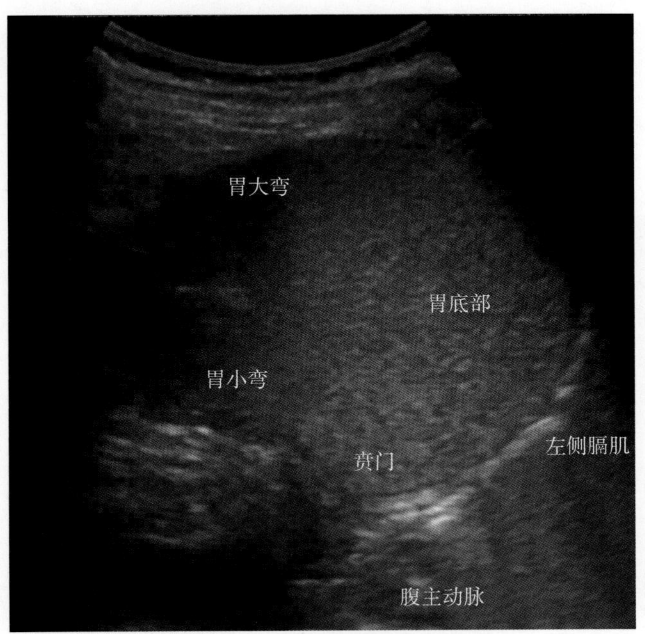

图24-2-7　胃底部切面（左肋间）

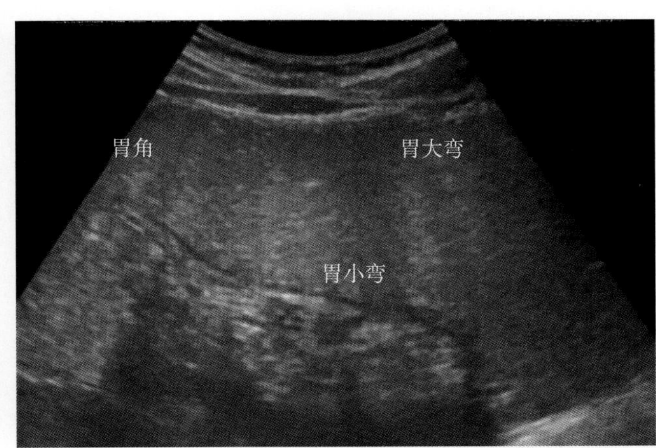

图24-2-8　胃大小弯长轴切面

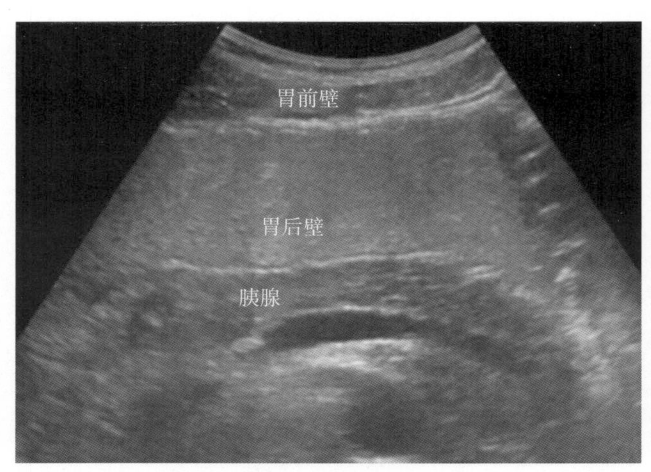

图24-2-9 胃前后壁长轴切面

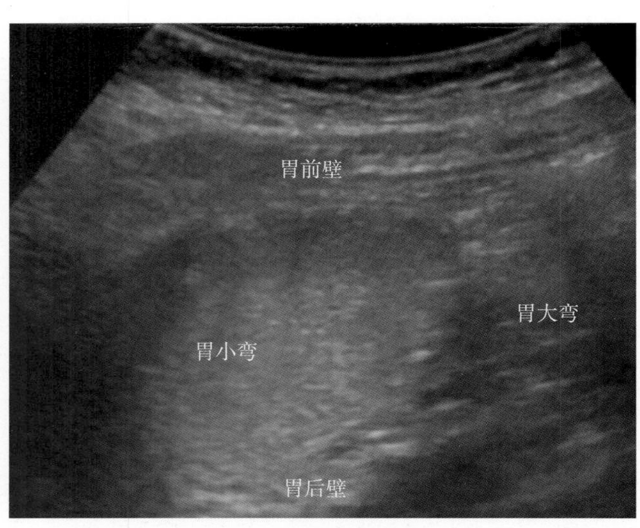

图24-2-10 胃体部短轴切面

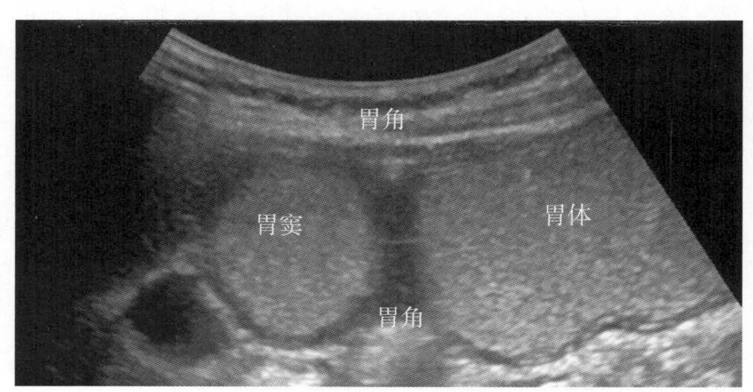

图24-2-11 胃角横切面（呈双环征）

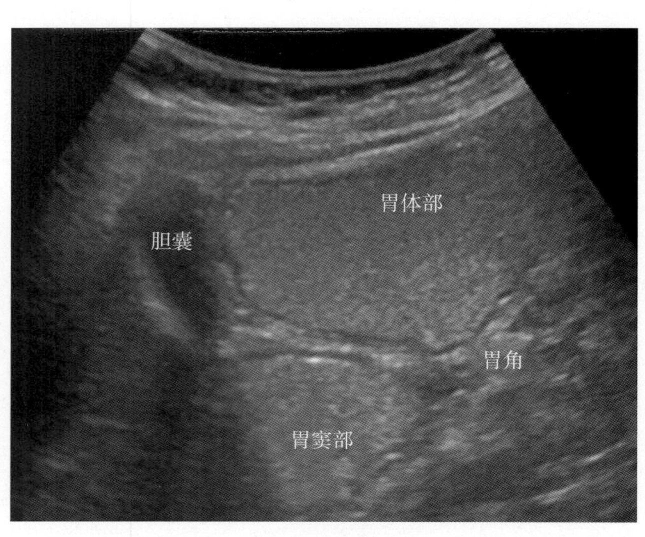

图24-2-12 胃角横切面（“8”字形）

切面呈斜长形，其左侧与胃角相连，右侧通过幽门与十二指肠球部相沟通。其右缘和胆囊、肝右叶相邻（图24-2-13）。该切面近场是胃窦大弯侧壁，远场是胃窦小弯壁和胃角，远端为幽门管、幽门和十二指肠球部；实时扫查可清晰地观察到造影剂从幽门管通过幽门进入十二指肠球部，并可了解幽门开放关闭情况（图24-2-14）。

短轴切面按上述探头位置做十字交叉扫查、垂直连续移动扫查，可获得胃窦部短轴切面。该切面呈椭圆形

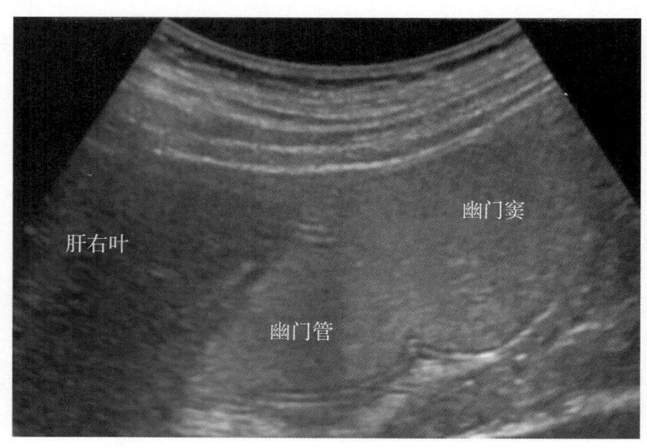

图24-2-13 胃窦长轴切面

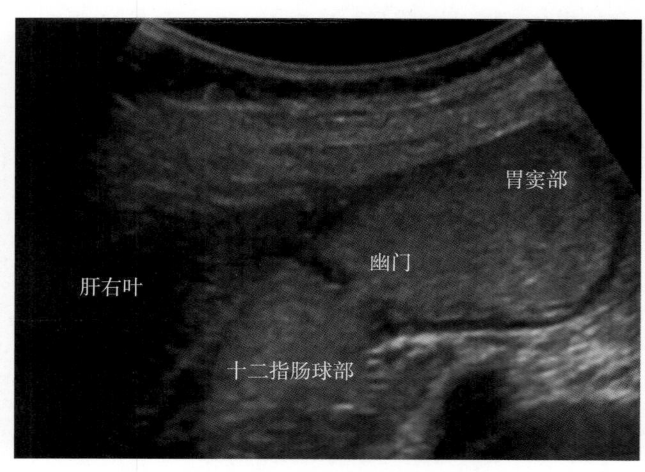

图24-2-14 胃幽门开放切面

或圆形，其近场是胃窦前壁，远场是胃窦后壁，左侧缘是胃窦小弯侧，右侧缘是胃窦大弯侧（图24-2-15）。

由于胃是薄壁空腔脏器，形态不规则，个体差异明显，所以必须灵活多方位、多切面连续性扫查，要按胃的各部顺序（食管下段及贲门→胃底→胃体大小弯、前后壁→胃角→胃窦→十二指肠）以缓慢移动和连续扫查的方法为基本原则，结合呼吸和体位改变，避免跳跃式扫查，以免遗漏。其中，胃体窦部冠状斜切面（胃体大小弯长轴和胃窦长轴联合切面合称）是最重要的切面之一，该切面可显示大部分胃的形态（除胃底、贲门外），按声束方向经过的顺序，声像图上依次显示胃大小弯、胃体前后壁、胃角、胃窦及幽门。该切面动态连续扫查可观察胃的全貌，也是显示胃小弯和胃角最理想的切面，在超声定位上有非常重要的意义。

（二）胃正常声像图

1.食管下段、贲门及胃底部　食管下段及贲门形态规整，管壁清晰，无增厚，黏膜表现光滑完整，管腔无狭窄，动态观察见造影剂呈持续快速通过，无滞留现象及反流（图24-2-16）；贲门口形态呈“喇叭”状，并可见数条沿胃小弯侧纵行排列的黏膜皱襞，呈放射状向贲门口集中（图24-2-17）。

胃底充盈良好，呈半弧形，其壁光滑完整；左侧卧位扫查时，可清晰显示胃底膈面、脾面及其与左侧膈肌、脾的毗邻关系（图24-2-18）。

2.胃壁及胃腔　胃体前后壁及大小弯显示清晰完整，胃壁结构显示为清晰的5层回声，自内向外依次呈现为强回声—弱回声—强回声—弱回声—强回声，称为“三强两弱”，分别代表黏膜表层和胃腔的界面回声、黏膜固有层和黏膜肌层的界面回声、黏膜肌层和黏膜下层的界面回声、固有肌层回声、浆膜层和浆膜外组织的回声（图24-2-19A、B）。各层之间厚度均匀对称，完整连续。胃体黏膜光滑、规整，其小弯和后壁可见少量黏膜皱襞微隆起。但胃体前壁和胃底部胃壁层次结构不如胃后壁清

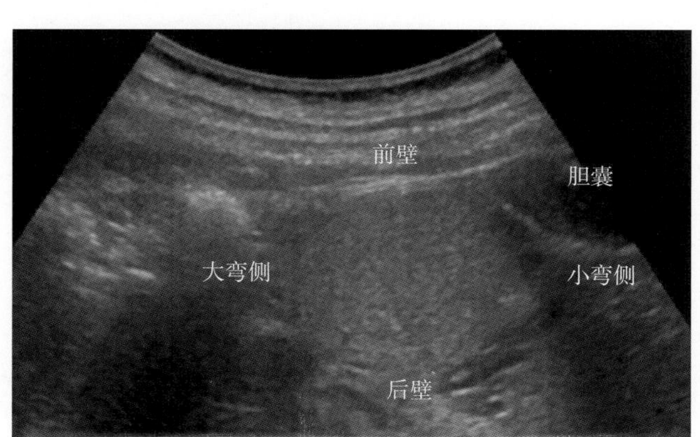

图24-2-15　胃窦短轴切面

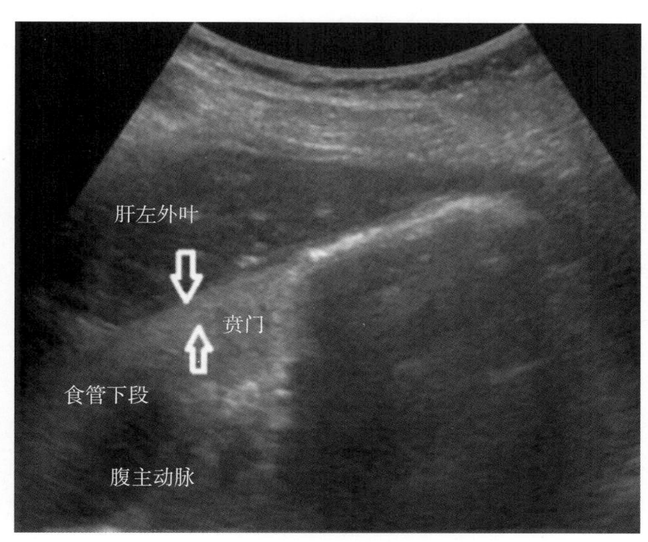

图24-2-16　贲门开放切面

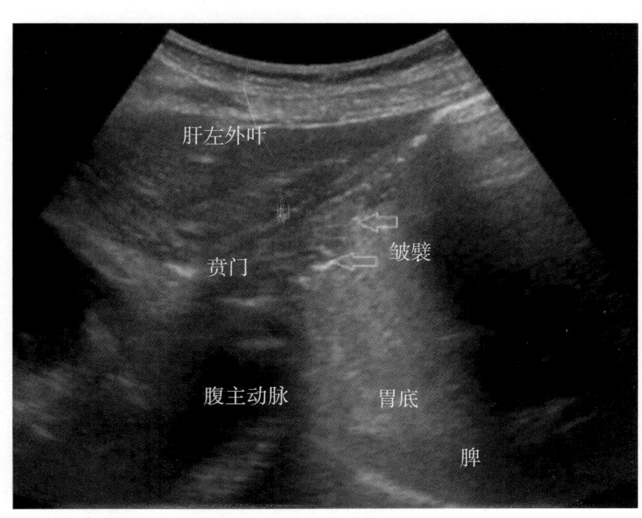

图24-2-17　贲门喇叭口黏膜皱襞

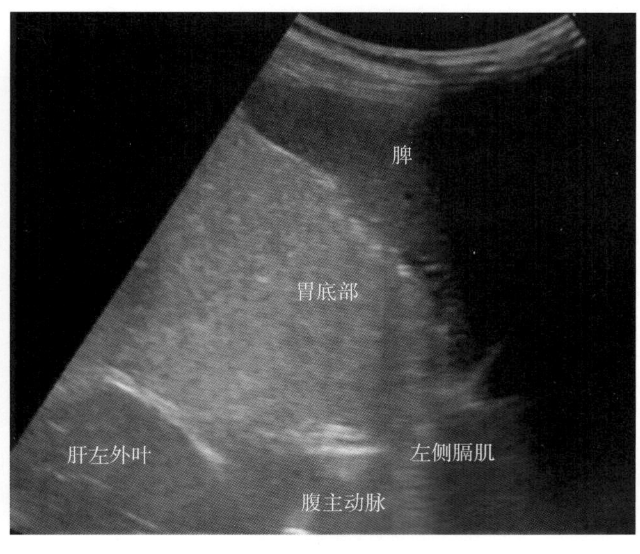

图24-2-18　胃底与脾

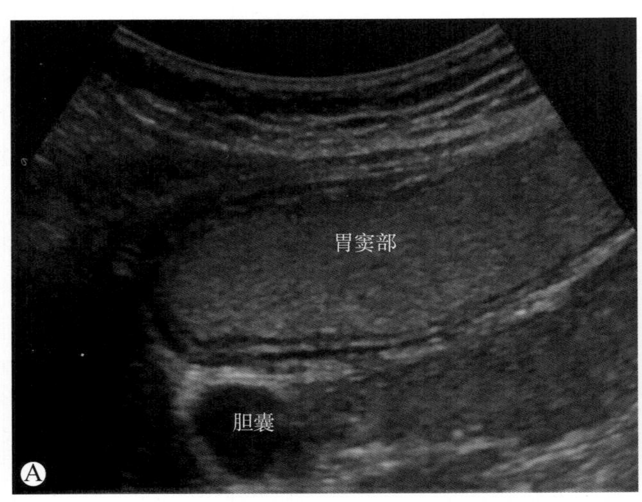

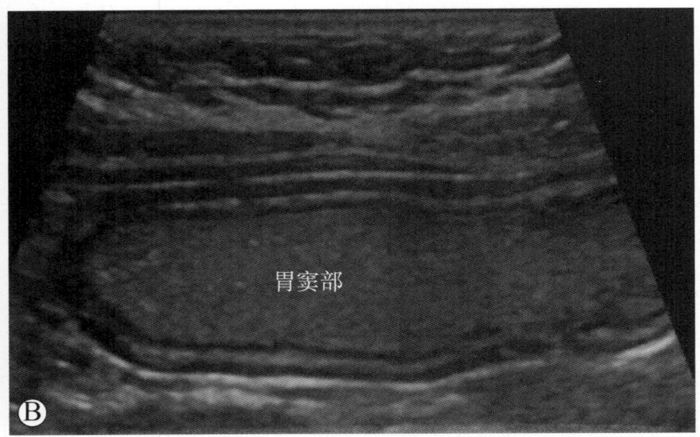

图24-2-19　正常胃壁层次

A.频率3.5MHz；B.频率9.0MHz

晰，可用高频探头扫查弥补。

胃角形态自然、规整、黏膜面光滑，横断面呈双环征或“8”字形，纵断面呈指状向胃腔内突起（图24-2-20），牛角型胃可不明显。

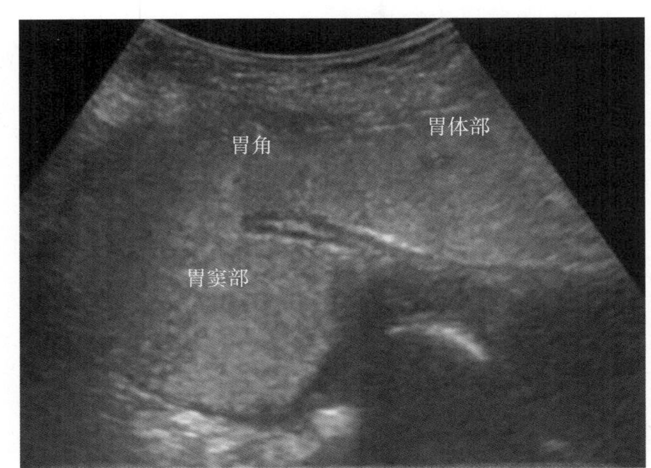

图24-2-20　胃角长轴切面图

胃窦清晰显示前后壁及其5层结构，壁层次间厚度均匀对称，黏膜面光滑、规整，可见少量皱襞呈条形突起，以胃大小弯区域明显（图24-2-21A、B）。幽门呈间歇性规律开闭，形态自然，规整，造影剂通过顺畅。

胃腔内显示造影剂呈均匀较强回声界面，形态规则，无充盈缺损，无内部衰减及后方增强效应。随胃蠕动变化胃腔可改变其形态。

3.胃蠕动　胃蠕动起始于胃体下部，声像图一般在胃角小弯侧显示较明显，以1cm/s的速度向幽门方向运

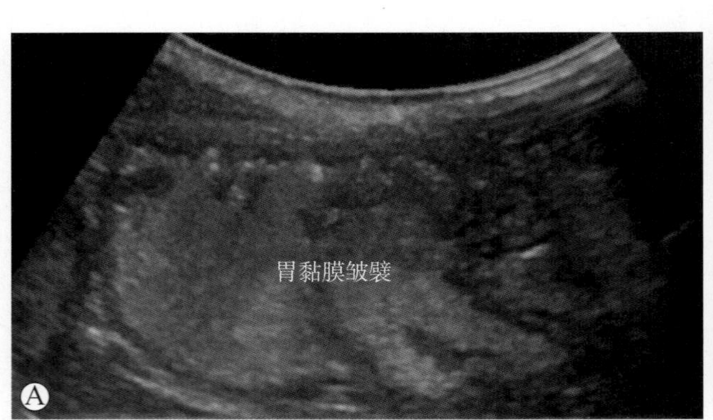

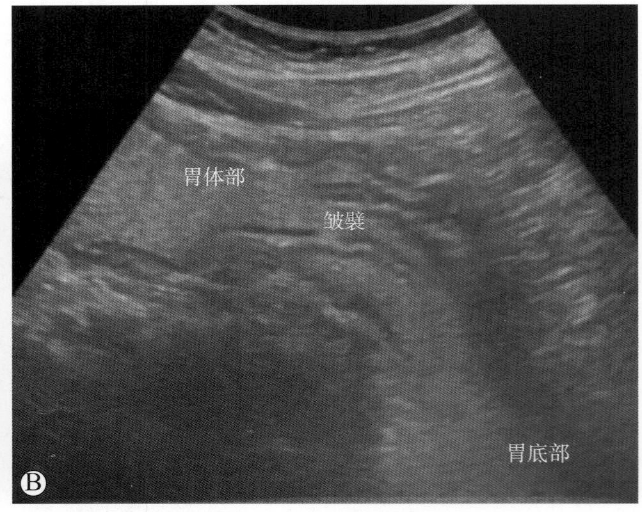

图24-2-21　正常胃黏膜皱襞

A.短轴；B.长轴

动，其波形呈对称性、节律性，无突然中断现象，在胃窦切面上观察较显著。正常人一个切面上可见1～3个蠕动波（图24-2-22）。若蠕动波发生频繁，切迹深大，则为蠕动亢进。

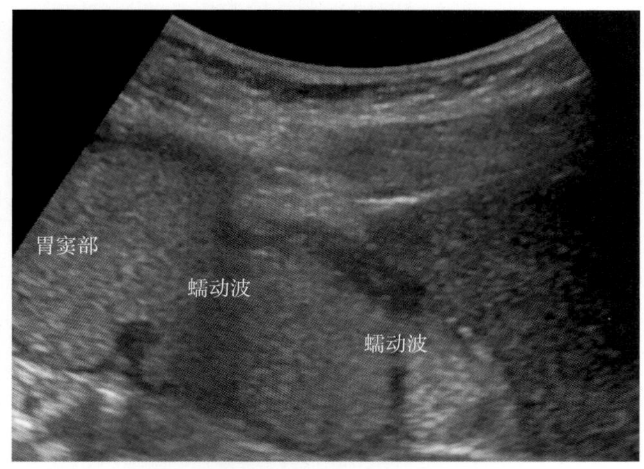

图24-2-22　胃蠕动波

（三）胃超声正常测值

1.贲门管径　内径（充盈）5～15mm；前后径（短轴）10～15mm，≤20mm；左右径（短轴）15～20mm，≤25mm；管壁厚度≤5mm。

2.胃壁厚度（中等充盈）　胃底体部3～5mm；胃窦部4～6mm。

3.黏膜皱襞厚度（中等充盈）　3～5mm，≤6mm。

4.幽门开放内径　5～15mm。

三、小肠超声切面及正常声像图

（一）小肠切面扫查方法

1.十二指肠切面　探头先斜置于右上腹（相当于脐孔和右肋弓中点连线偏内上方），显示幽门与十二指肠球部；探头顺时针转90°，声束略偏外侧，于右肾前方显示降部；而后探头逆时针转90°且左移动，可显示水平部及其跨越肠系膜上动脉和腹主动脉间隙延续至升部。十二指肠除球部造影剂能充盈停留外，降部及以下各段造影剂充盈均不能停留而呈快速通过，呈“C”字形环抱胰头部行走分布。

2.空、回肠切面　空肠和回肠因其分布迂回，走行分布不规则、范围广，造影剂充盈不能停留，呈快速通过，因此超声检查较难确定标准切面。一般结合其分布行走特点，运用纵、横、斜切面连续性扫查和低、高频率结合多样化扫查。扫查以十二指肠跨越肠系膜上动脉和腹主动脉间隙为起点，随造影剂间歇性充盈，从左上腹→脐周围→右上腹→左下腹→右下腹做“S”形连续缓慢移动扫查，最后以回盲部为终点，可显示小肠腔节段性充盈表现。

（二）小肠正常声像图表现

1.十二指肠正常声像图　正常时，造影剂经胃幽门孔排入十二指肠球部，呈间歇性充盈并能停留数秒时间，外形呈倒置“三角形”，位于胆囊左后上方，胆总管前方，胰头右前方，和幽门相连接（图24-2-23）；球部近场是前壁，远场是后壁，与胃窦小弯侧壁相延续的为球部小弯侧壁，位于屏幕的左上方，与胃窦大弯侧壁相延续的为球部大弯侧壁，位于屏幕的右下方（图24-2-24）；幽门管侧是球底部。正常十二指肠球部形态规整，壁薄匀称，黏膜面光滑平整，无黏膜皱襞；随幽门开放和肠壁蠕动而发生规律舒缩性的变化。球部的远端向下与降部相连，两者间形成十二指肠上曲；降部的远端向左侧折返与水平部相连，两者间形成下曲；降部肠腔规整，边界清楚，呈“C”形环绕胰头（图24-2-25）；仔细观察

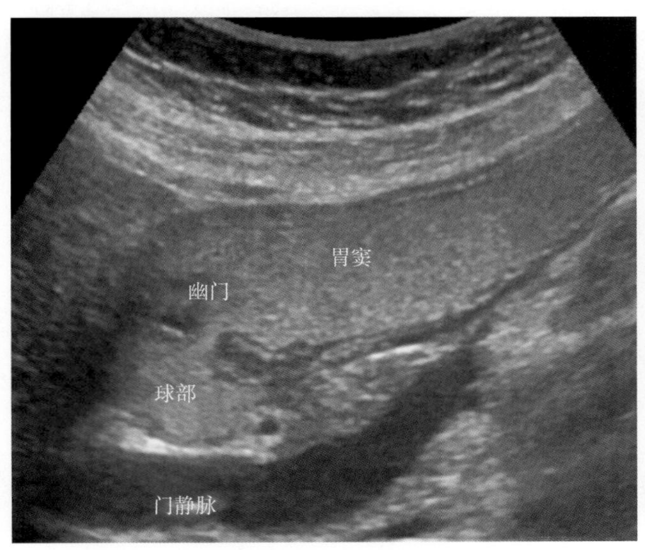

图24-2-23　正常十二指肠球部

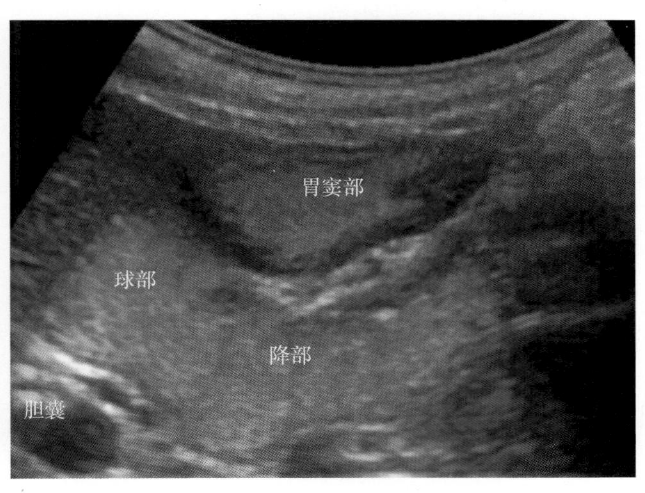

图24-2-24　正常十二指肠球部、降部

偶尔在降部内侧壁显示十二指肠大乳头的开口。水平部位于胰头后方、右肾右前方，和胰腺平行走行，呈间歇性充盈，其黏膜面可见纤细的皱襞分布，最后跨越腹主

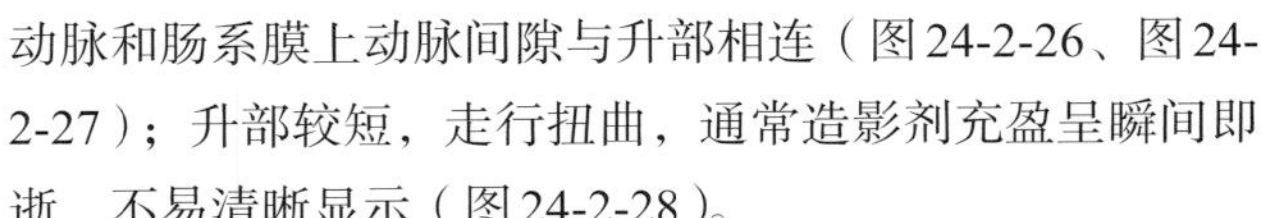
动脉和肠系膜上动脉间隙与升部相连（图24-2-26、图24-2-27）；升部较短，走行扭曲，通常造影剂充盈呈瞬间即逝，不易清晰显示（图24-2-28）。

2.空、回肠的正常声像图　小肠因其走行迂回扭曲，分布不规则，加上肠腔内容物气体干扰，通常空腹状态下超声检查不易清晰分辨；对空回肠的界限，超声也难以确定。行造影剂充盈检查表现：肠腔呈间歇性充盈，不能停留，远不如胃、大肠充盈检查清晰。一般情况下正常小肠壁呈线状中等回声，层次清晰，呈现与胃壁相似的“三强两弱”5层结构（高频可显示）（图24-2-29）。空肠壁的黏膜面可见纤细而密集的黏膜皱襞分布，排列呈“鱼刺征”或“琴键征”（图24-2-30）。回肠的黏膜面则相对光滑平坦，黏膜皱襞相对稀疏（图24-2-31）。小肠的运动较明显，可见有蠕动、分节运动等，有规律地、

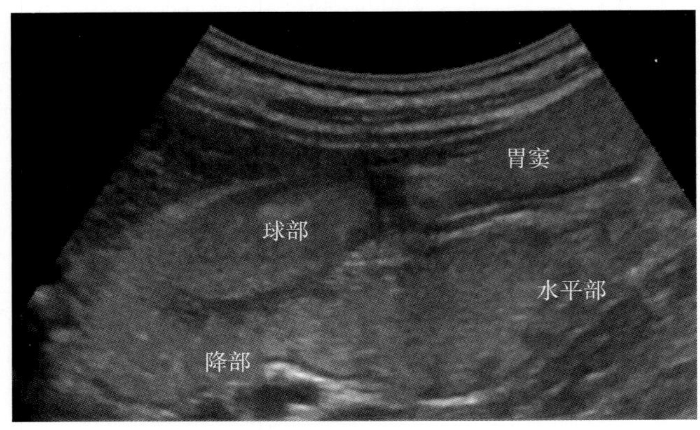

图24-2-25　正常十二指肠（呈“C”形）

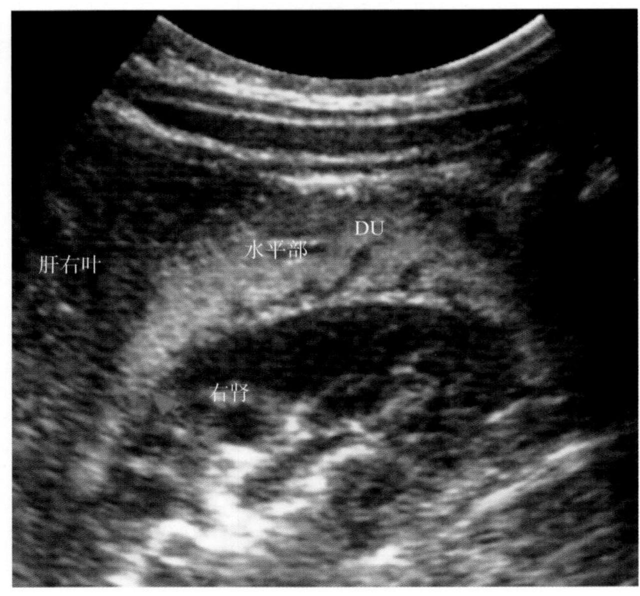

图24-2-26　正常十二指肠水平部（一）

DU.十二指肠

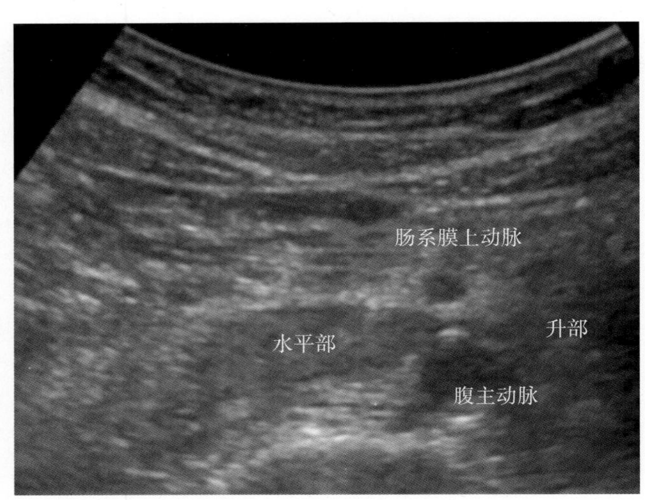

图24-2-27　正常十二指肠水平部（二）

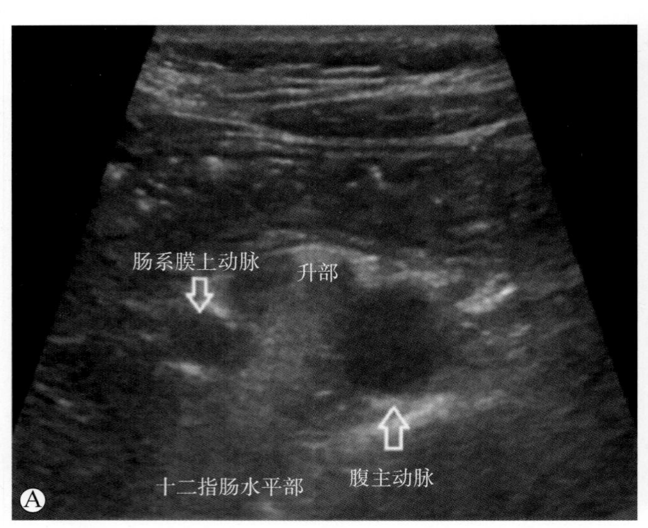

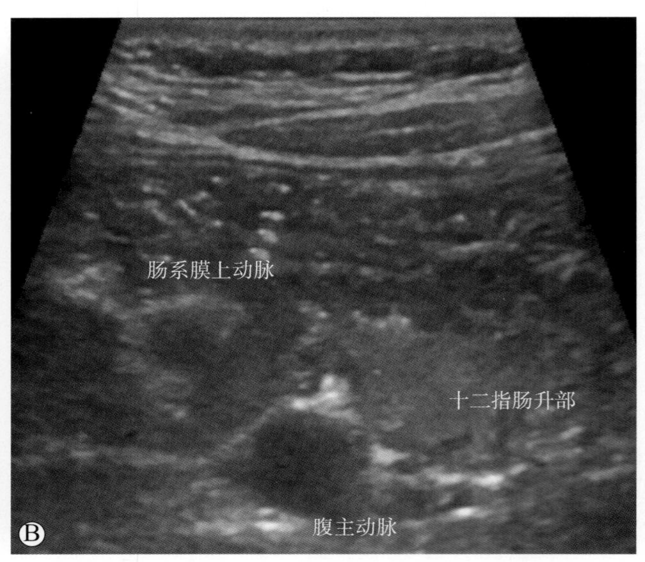

图24-2-28　正常十二指肠升部

A.穿越肠系膜上动脉和腹主动脉间隙；B.升部远端

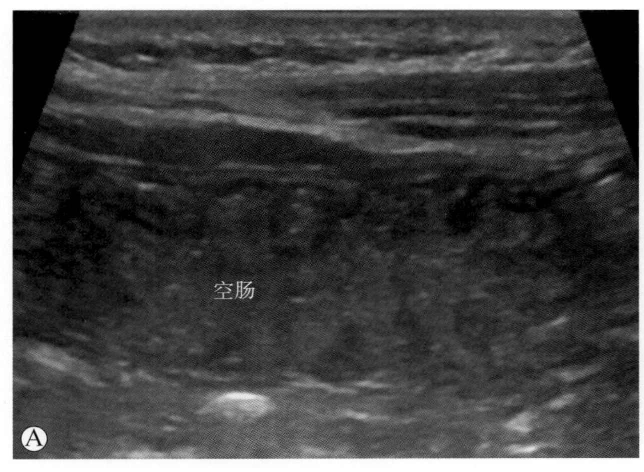

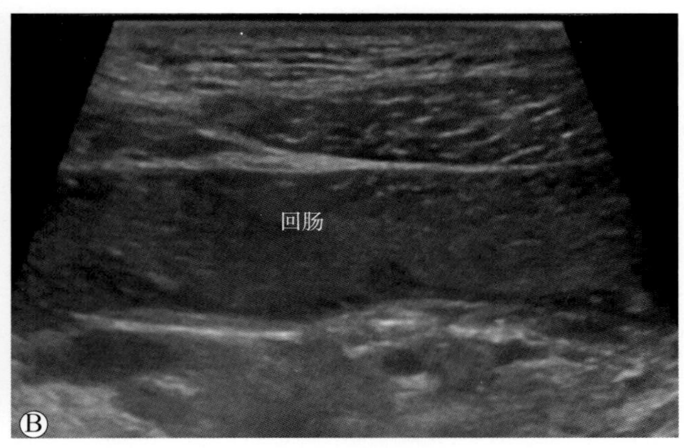

图24-2-29 正常小肠壁结构

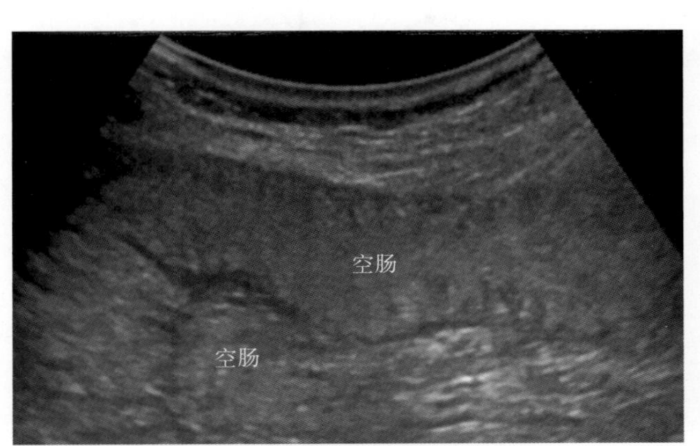

图24-2-30 正常空肠

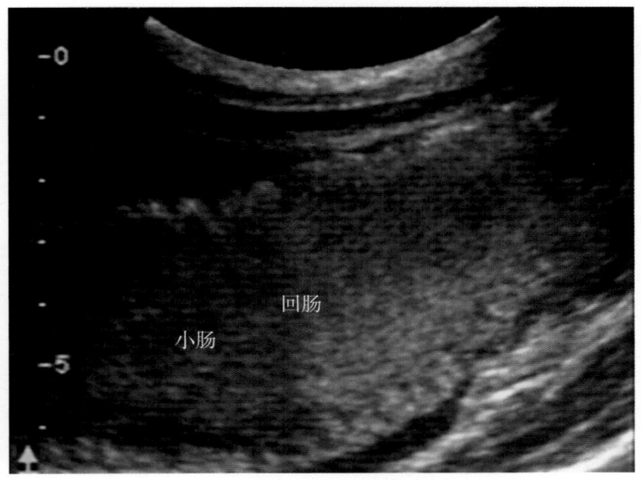

图24-2-31 正常回肠

周而复始地进行。

四、大肠标准超声切面及正常声像图

（一）大肠标准切面

大肠超声检查通常经肛门行造影剂灌注充盈后进行。其步骤按直肠→乙状结肠→降结肠→结肠脾曲→横结肠→结肠肝曲→升结肠→回盲瓣→盲肠→回肠末端的顺序边灌注边检查。探头在腹部沿肠管走行方向在造影剂充盈下行连续追踪扫查，以肠管长轴切面为主，结合横切面和斜切面来观察各段大肠的回声情况，同时可利用肝右叶、脾脏、左右肾脏作为透声窗来提高结肠肝曲、脾曲的显示；利用适度充盈膀胱来提高直肠和乙状结肠的显示。采用造影剂灌注充盈直肠后将腔内探头置入直肠腔内检查可使直肠中下段显示更加清晰。

（二）大肠正常声像图

1.肠管的形态 大肠造影剂充盈下长轴切面管腔内呈均匀强回声管状结构，管壁呈连续回声略强的波浪状回声，整个大肠似一个大“水笼带”卧在腹部四周，但超声不能显示大肠全貌，只能分段显示；横切面为扁圆形或椭圆形，管径右半结肠大于左半结肠（图24-2-32，图24-2-33）。

2.肠壁结构 大肠长、短轴切面均可清晰地显示肠壁的层次、厚度，长轴切面可显示肠皱襞、结肠袋和结肠带，以升结肠最清晰。

（1）肠壁的层次：在肠腔内造影剂衬托下，用高频探头扫查可清晰显示大肠壁与胃壁结构回声相似的5层结构，呈“三强两弱”回声改变，由内向外依次为强回声带（代表黏膜上皮层）、弱回声带（代表黏膜肌层）、强回声带（代表黏膜下层）、弱回声带（代表固有肌层）、强回声带（代表浆膜层）（图24-2-34）。

（2）肠皱襞：各段肠腔内均可见到疏密不等的肠皱襞突入肠腔内，为肠壁正常结构，右半结肠明显多于左半结肠，直肠最少。声像图显示肠壁呈嵴状突入肠腔内的条状中低回声带，各皱襞间距10～30mm，类似“阶梯”或“竹笋节”状（图24-2-35，图24-2-36）。

（3）结肠带和结肠袋：在大肠矢状切面适当的角度，

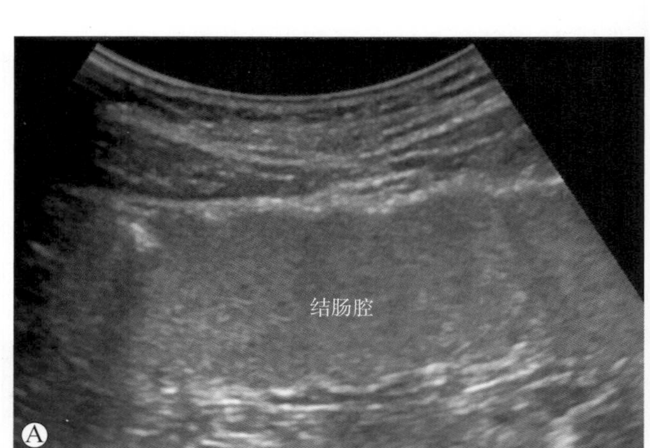

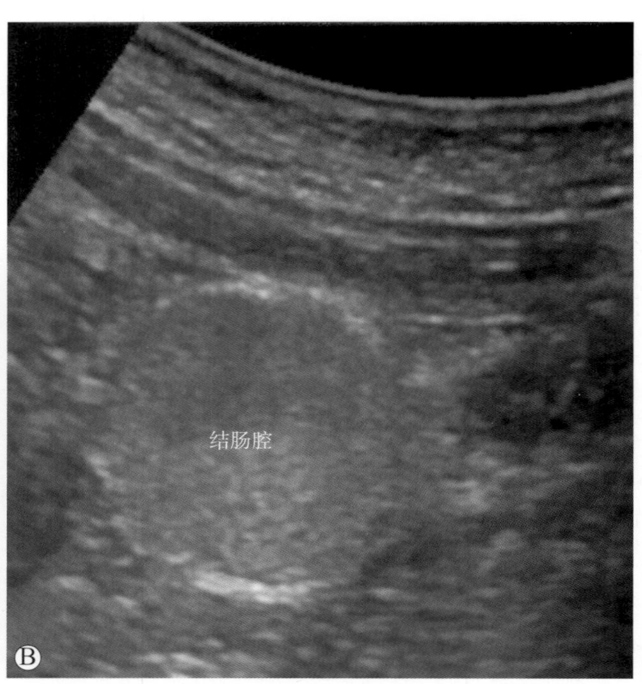

图24-2-32 正常大肠
A.纵切面；B.横切面

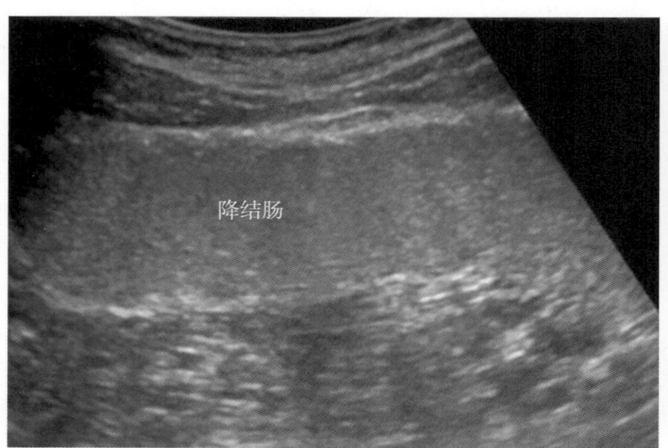

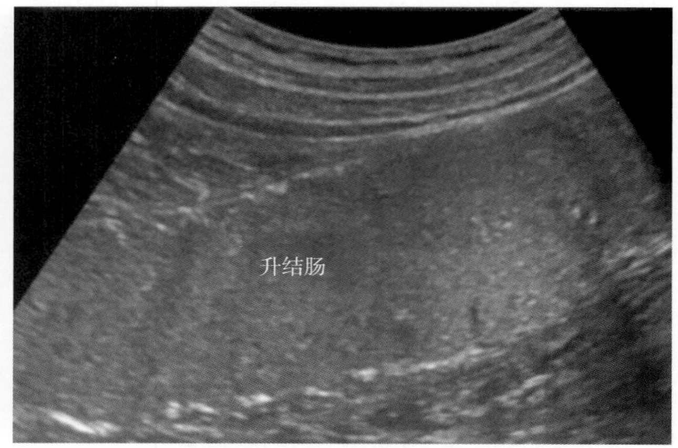

图24-2-33 正常大肠管径（右半>左半）

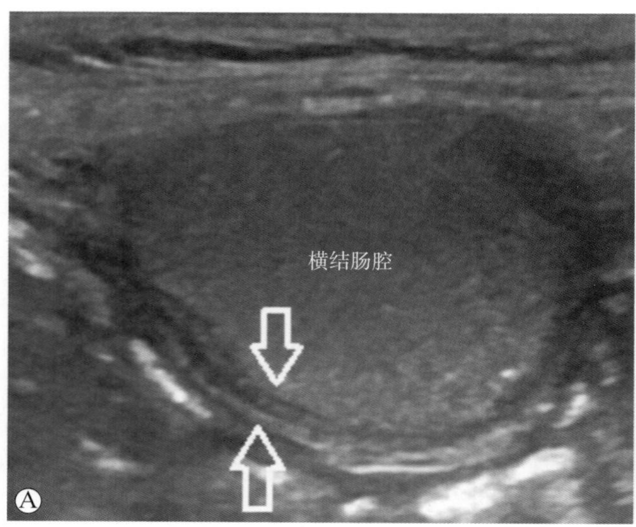

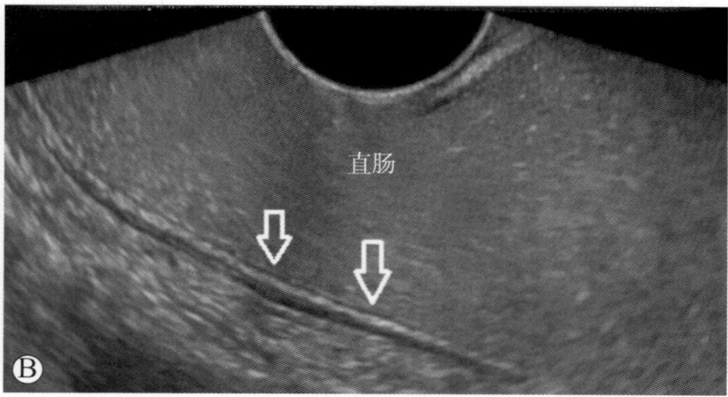

图24-2-34 正常大肠壁结构（箭头所示“三强两弱”）
A.经腹检查；B.经直肠腔内检查

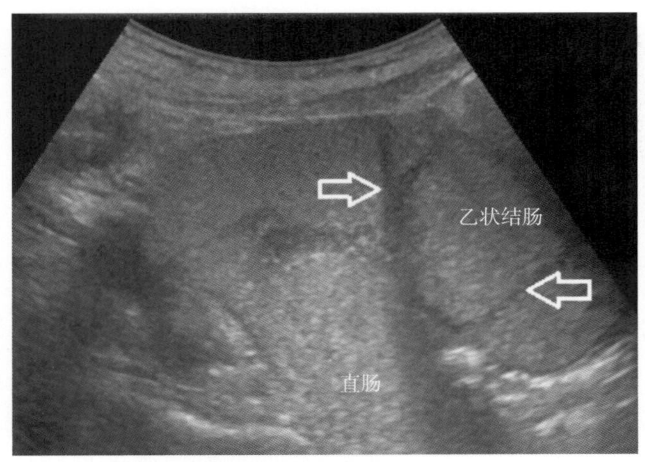

图24-2-35　正常大肠皱襞（乙状结肠）

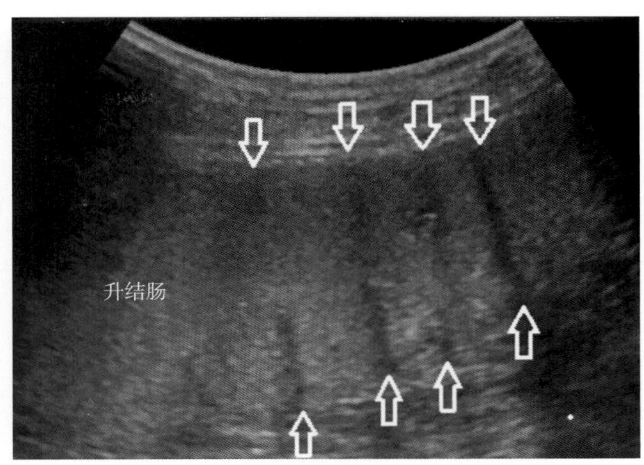

图24-2-36　正常大肠皱襞（呈“竹笋节”）

肠壁中间显示沿肠管纵轴走向、回声呈外强内弱、宽3～5mm条索状回声带，即为结肠带回声（图24-2-37）；此带收缩牵拉肠壁，使肠腔外形呈多个波浪形或囊袋状改变，为结肠袋（图24-2-38）。

3.肠蠕动　大肠蠕动缓慢，超声观察不如胃和小肠蠕动明显。在连续观察时，肠壁呈小波浪样运动，肠皱襞随之起伏。肠腔内造影剂由近端向远端流动，无节律，间歇长短不等；在肠腔转弯处，如结肠肝曲、脾曲，乙状结肠或回盲部可见逆流或漩涡。

4.大肠各段正常声像图特点

（1）直肠（图24-2-39～图24-2-42）：膀胱适当充盈，在耻骨联合上做向下的矢状切面，直肠呈倾斜的

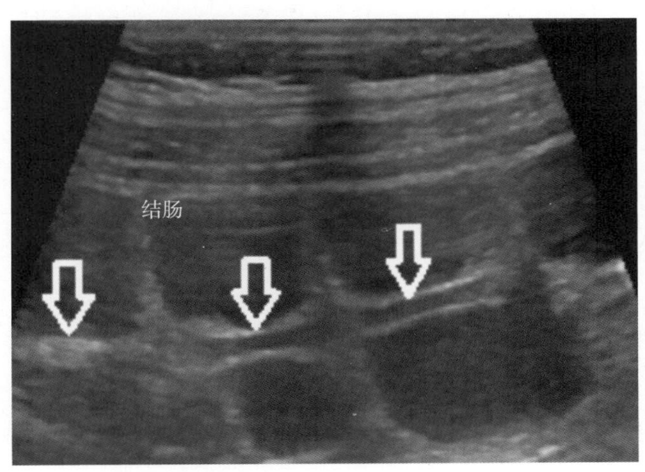

图24-2-37　正常大肠结肠带（一）

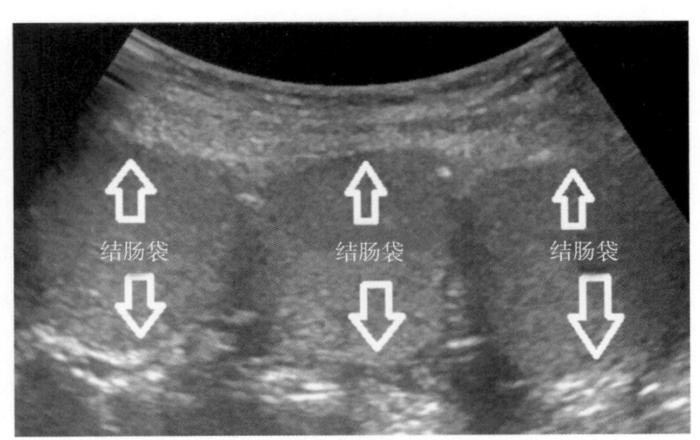

图24-2-38　正常大肠结肠袋（二）

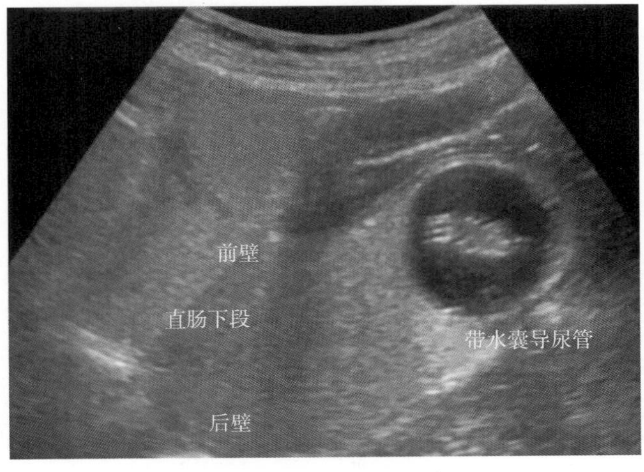

图24-2-39　正常直肠下段（经腹扫查）

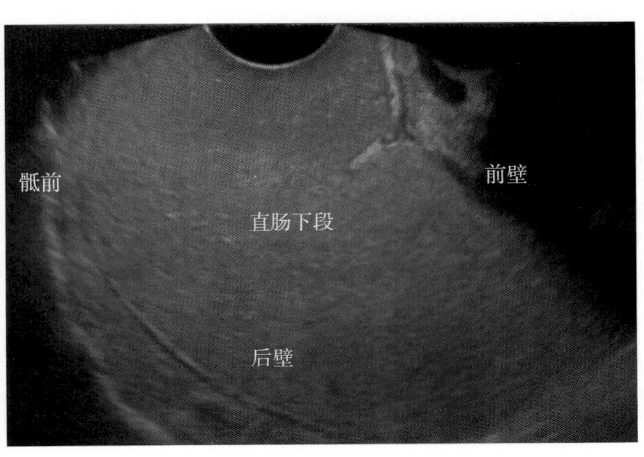

图24-2-40　正常直肠下段（经直肠腔内扫查）

"L"形管状回声，长约150mm。男性前方为膀胱、精囊和前列腺；女性前方为子宫、子宫颈部和部分阴道；直肠后方为骶椎。直肠上段管腔较细、直，向下于精囊和前列腺后方膨大延续，最大直径达50mm，即为直肠壶腹部；其前壁向腔内呈角状突起，此为"直肠前突"，其下为直肠的末段肛管。直肠内皱襞较少，在壶腹部可见2～3个较大的直肠瓣（经腔内扫查明显）。在直肠下段腔内可显示插入的带水囊导尿管回声，动态扫查下可见造影剂不断流入肠腔内的情形。

（2）乙状结肠（图24-2-43，图24-2-44）：探头于耻骨上向左下腹斜形旋转扫查，在直肠上段可显示呈"S"形的乙状结肠，内径为25～30mm。乙状结肠游离活动度较大，部分可游离至右侧腹，和回盲部升结肠肠管重叠。因其走行扭曲，超声扫查时可见其肠管回声常相互重叠，不易完整扫查，易发生遗漏。故必须随着肠腔内造影剂的逐渐充盈跟踪扫查以获得其完整的超声图像；而充盈的膀胱、子宫有助于乙状结肠的显示。乙状结肠内的皱襞似螺旋或车轮状，较直肠多。

（3）降结肠和结肠脾曲（图24-2-45，图24-2-46）：探头从左下腹移行至左侧腹部纵置可显示降结肠呈纵向走行，其前方为腹壁，后方为腰大肌。降结肠内径为25～35mm，其腔内皱襞较少，肠壁层次清晰显示。探头再向上移至左季肋区，从左肋缘下向左上倾斜扫查，顺着肠管的走行，可显示整个脾曲肠管。此处肠管弯曲度较大，脾和左肾是其主要定位标志；一般脾位于其前上方，左肾位于其深面外侧。有时脾曲位置很高，探头须放在左侧肋间第八九肋间扫查才能找到。

（4）横结肠（图24-2-47，图24-2-48）：横结肠的肠管游离度较大，体形差异导致位置变异大，肥胖者可位于剑突下，瘦长者可游离至盆腔内，呈"U"或"M"形。探头从左季肋区向右季肋区横行移动，沿结肠脾曲向右侧追踪扫查。横结肠从左向右呈横向走行，内径为

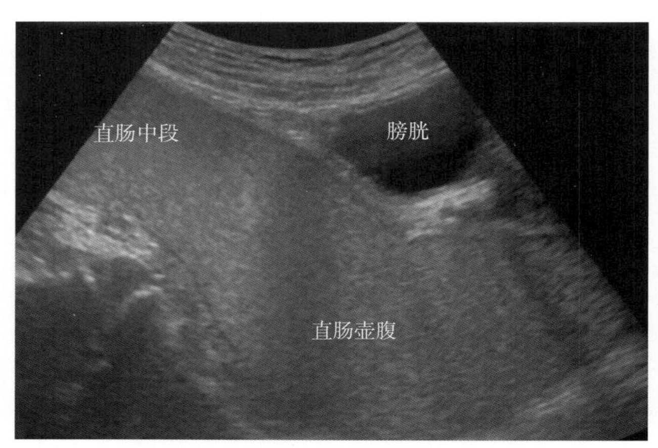

图24-2-41 正常直肠中下段（经腹扫查）

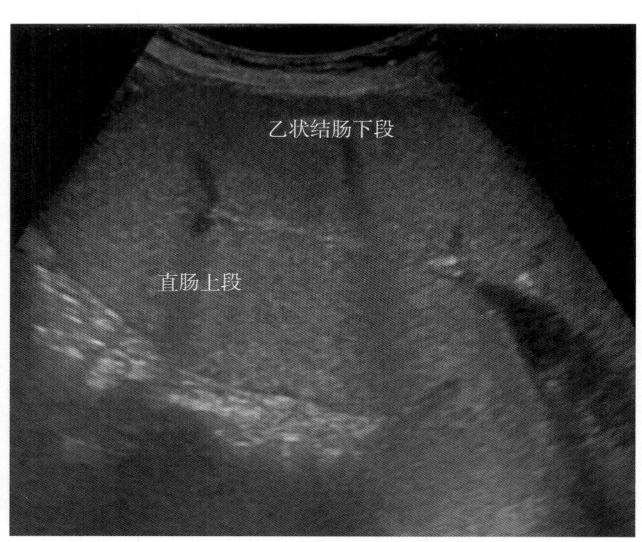

图24-2-42 正常直肠上段与乙状结肠连接处

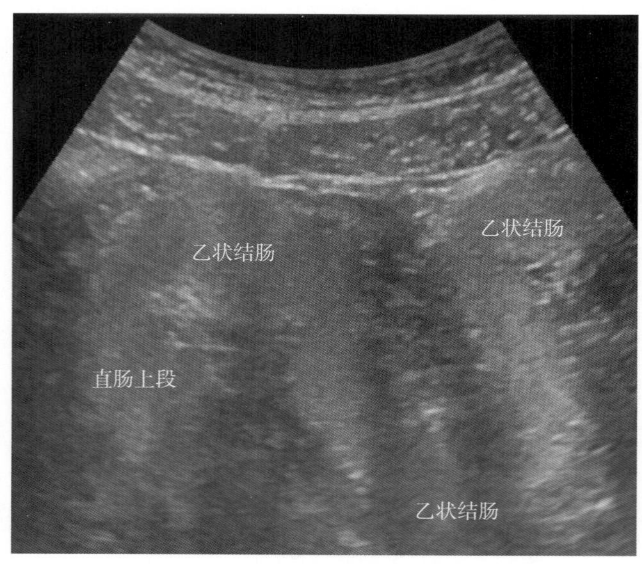

图24-2-43 正常乙状结肠（呈"S"形）

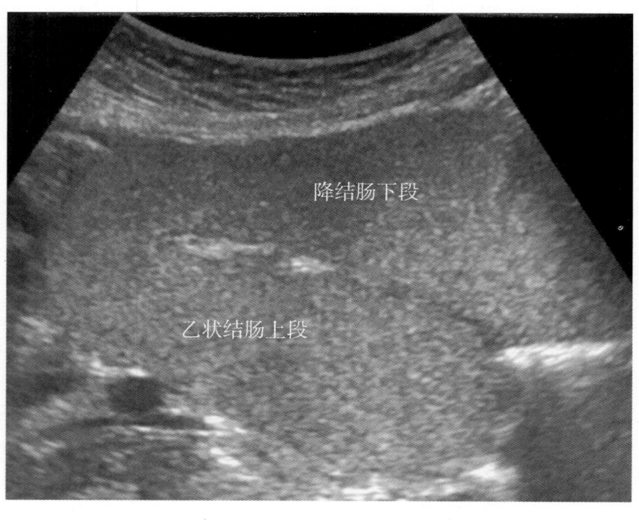

图24-2-44 正常乙状结肠与降结肠连接处

30～40mm，黏膜皱襞较降结肠多。其后方为胰腺、腹部大血管、脊柱。若为“M”形结肠，在两侧腹扫查可见其走行与升或降结肠呈平行“双管”征改变。

（5）结肠肝曲和升结肠（图24-2-49，图24-2-50）：探头斜置在右季肋区，从左向右行冠状切面或右肋下纵行扫查显示横结肠近端向左转弯肠管即为结肠肝曲；此处结肠转弯较垂直，呈直角状或180°转弯，位置较固定。肝右叶、胆囊、右肾是结肠肝曲的定位标志，胆囊和肝右叶在其右前上方，右肾在其外后方。探头沿右侧腹向下纵行扫查即显示为升结肠，肠腔较宽大，内径

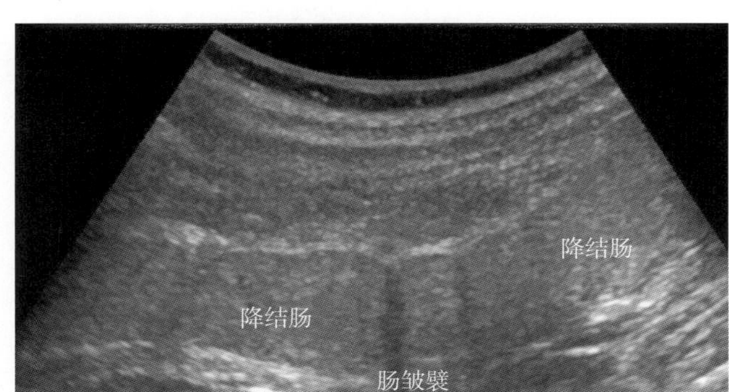

图24-2-45　正常降结肠

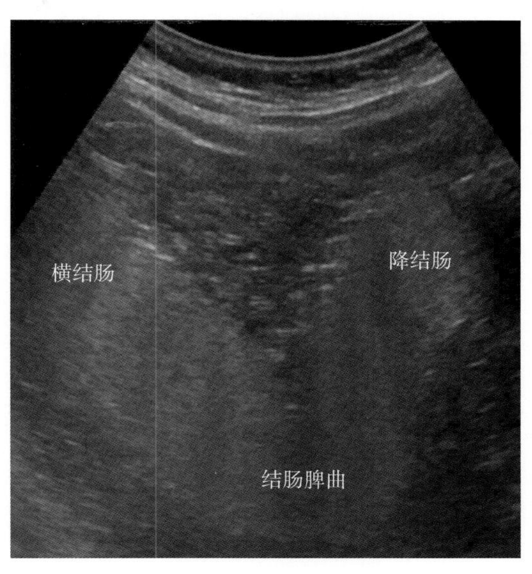

图24-2-46　正常结肠脾曲

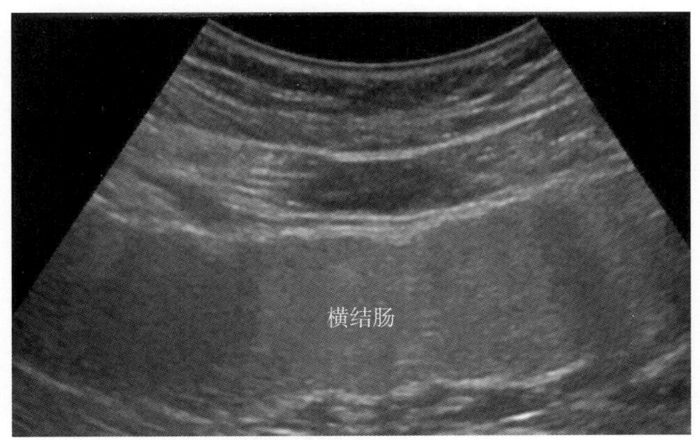

图24-2-47　正常横结肠

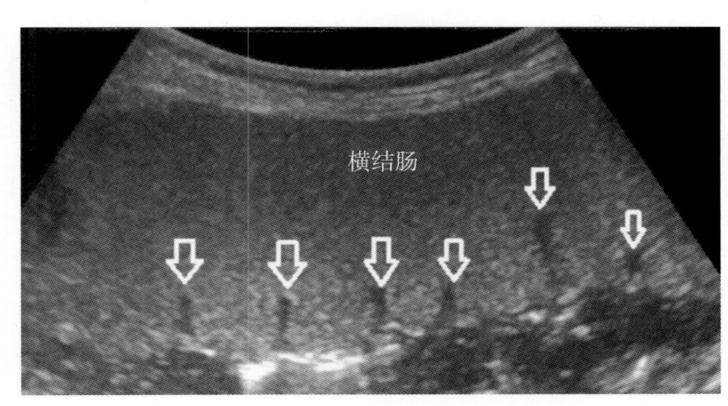

图24-2-48　正常横结肠皱襞（箭头）

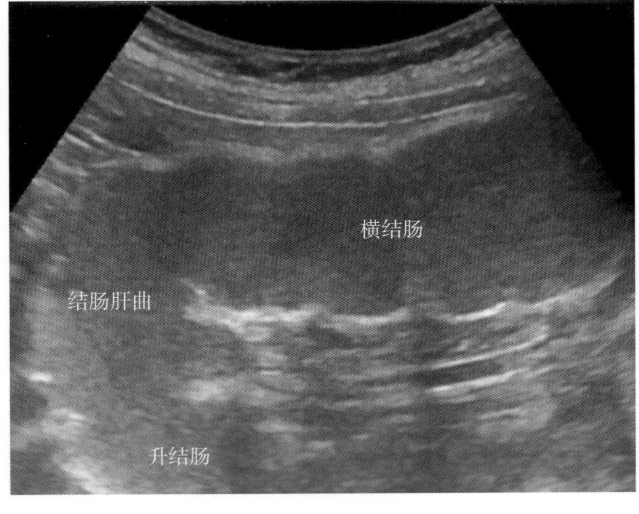

图24-2-49　正常结肠肝曲

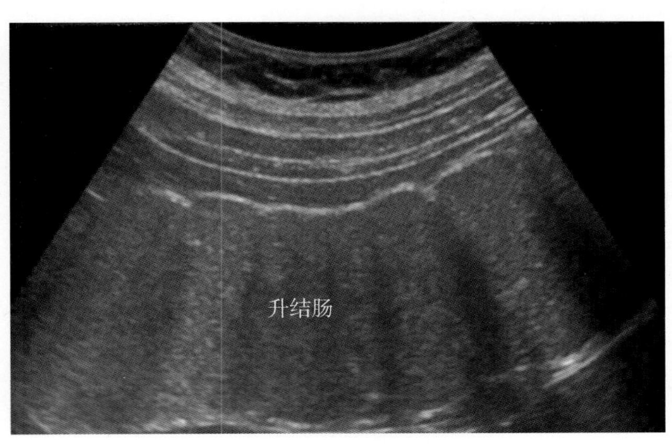

图24-2-50　正常升结肠

为40～50mm，皱襞明显增多，且粗大、密集，间距10～20mm，呈“竹笋节”或“阶梯”状。

（6）回盲瓣：右下腹常规检查部分人可在回盲部肠腔内显示“靶环”或“同心圆”结构，旋转扫查其与回肠相连，即为正常回盲瓣（图24-2-51），以小儿显示明显。造影剂充盈回盲部肠腔后扫查，于升结肠左后侧壁呈一乳头状或两片唇样对称中等回声皱襞突向肠内，一端和回肠末端相连，此即为正常回盲瓣，厚度≤5mm。随着造影剂充盈可见其呈间歇性开放关闭，并见造影剂在回肠末端和升结肠腔内流动征象（图24-2-52，图24-2-53）。

（7）盲肠和阑尾：探头于右下腹扫查自回盲瓣向下延伸的一段三角形的管腔即为盲肠，其形态、管径黏膜皱襞和升结肠相似，远端为盲端，长30～50mm，回盲瓣是盲肠和升结肠的分界标志（图24-2-52，图24-2-53），一般位于右髂窝内，少数位置较高，可达肝下。在盲肠的内下方（回盲瓣与盲肠盲端之间）可见一条连续的纤细低回声管状结构，形似蚯蚓状，此即阑尾。其长短不一，直径为3～6mm。因管径细小和位置变异较大，一般情况下，采用低频率探头（3.5MHz）很难清晰完整地显示正常阑尾；采用高频率探头（7.5～10.0MHz）则大部分能完整清晰地显示正常阑尾（图24-2-54，图24-2-55）。

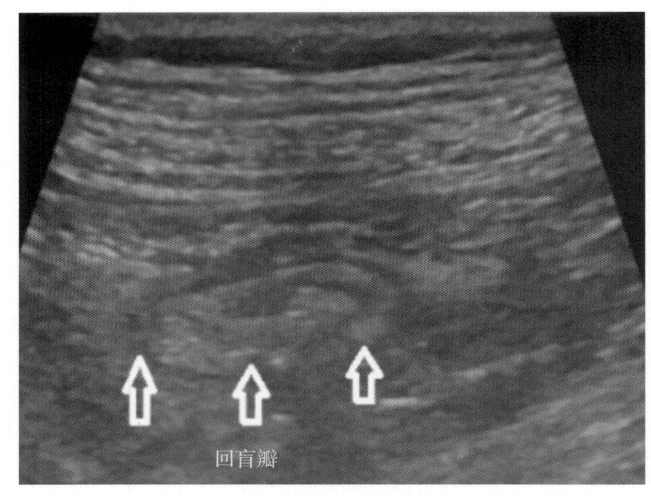

图24-2-51 正常回盲瓣（空腹）

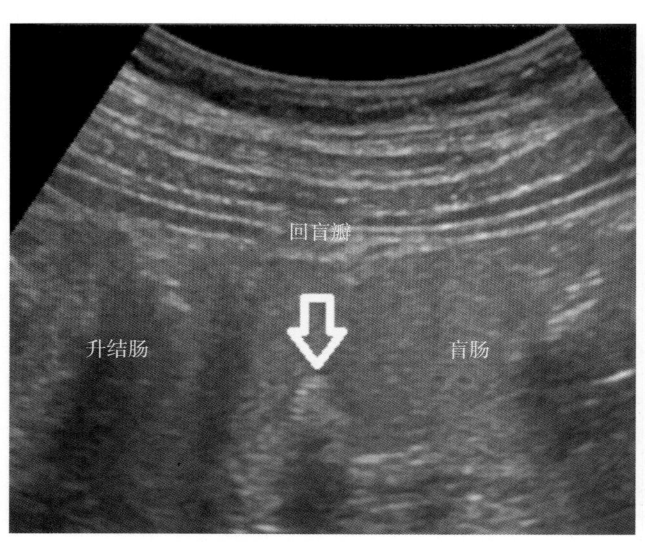

图24-2-52 正常回盲瓣（关闭）

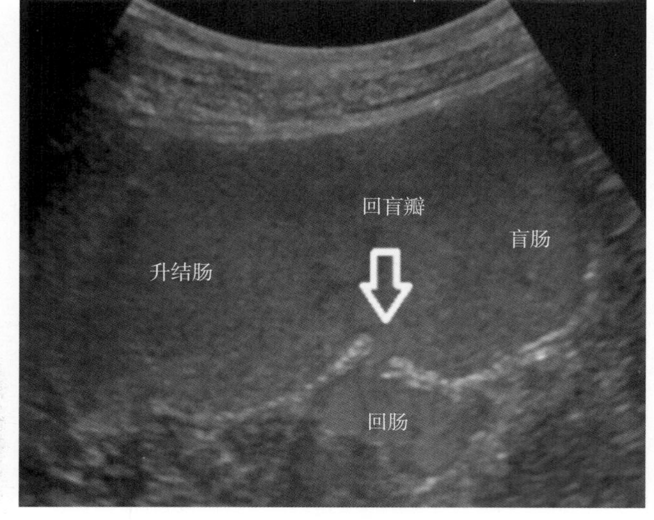

图24-2-53 正常回盲瓣（开放）

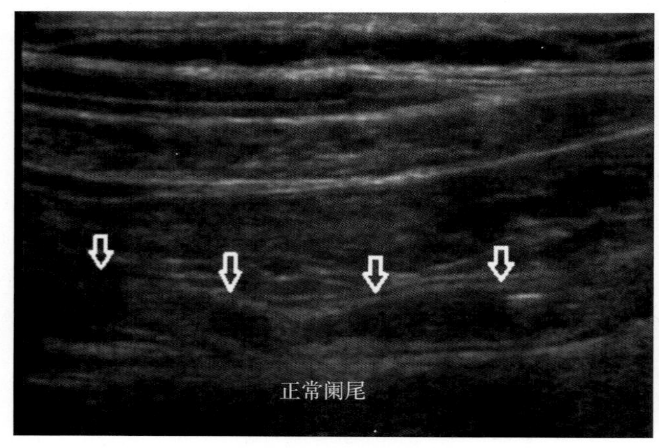

图24-2-54 正常阑尾（一）

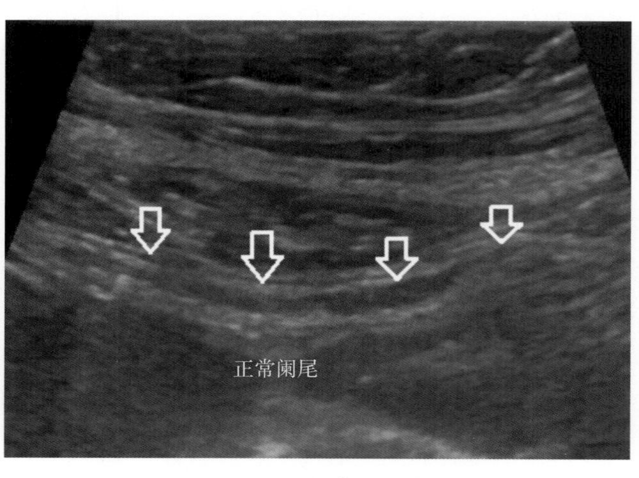

图24-2-55 正常阑尾（二）

五、肠道超声的正常值（充盈状态）

1. 十二指肠球部　面积3.0～5.0cm^2。

2. 肠腔内径　小肠20～30mm；大肠30～50mm。

3. 肠壁厚度　小肠≤3mm，大肠≤5mm。

第三节　胃疾病的超声诊断

一、急性胃炎

本病是由多种原因引起的胃黏膜的急性炎症性变化。根据胃黏膜的病理变化可分为单纯性、糜烂性、腐蚀性。

（一）病因病理

急性单纯性胃炎多由病菌及其毒素感染所致，多数患者有进食受污染的食物史，常伴肠炎而统称急性胃肠炎。病理表现为胃黏膜充血、水肿、黏液分泌增多，可伴有点状出血和（或）轻度糜烂。

急性糜烂性胃炎常有酗酒，服用解热镇痛药如阿司匹林、治疗糖尿病及高血压药物等病史，一些危重疾病如败血症、大面积烧伤、颅内病变、创伤、休克或多脏器功能衰竭等严重应激状态也是常见的病因。病理表现为胃黏膜多发性糜烂，伴有点状或片状出血，有时见浅小溃疡，黏膜内大量炎症细胞浸润。

急性腐蚀性胃炎有误服强酸、强碱等腐蚀性化学品史。病理表现为胃黏膜发生广泛的糜烂坏死及溃疡形成，严重者累及下层组织，甚至导致穿孔。

（二）临床表现

以急性单纯性和糜烂性胃炎多见，起病急，症状重，表现为上腹部不适、疼痛，甚至剧痛、恶心、呕吐和厌食等。急性糜烂性胃炎和急性腐蚀性胃炎可伴有呕血和（或）黑粪。

（三）声像图表现

急性胃炎的3种类型在声像图上无特征性区别，仅表现为病变轻重程度不同。主要有以下声像图表现（图24-3-1～图24-3-3）：

1. 病变部位胃壁呈弥漫性均匀对称性增厚，回声减低，厚度为5～15mm，严重者可大于20mm，黏膜皱襞消失。一般以胃窦部和胃角改变为主，较少累及全胃。

2. 增厚胃壁层次清晰，五层结构可辨认，以黏膜层和肌层增厚为主，黏膜下层连续性完整，呈条索状中强回声带。部分黏膜面不连续，呈现多处黏膜浅小凹陷，直径＜5mm，深度＜3mm，表面可附有不规则强回声斑点（用高频扫查显示较清晰）。部分严重者胃窦周围大网膜增厚水肿，呈片状均匀强回声改变。

3. 病变部位胃壁蠕动明显减弱，但无僵硬感；胃腔相对变窄，幽门关闭不良，呈持续开放状态，造影剂可在胃窦腔和十二指肠球部之间来回流动。

4. 用探头挤压病变区域，患者有明显疼痛感。

5. 经抗酸消炎等治疗后3天复查，上述声像图表现可

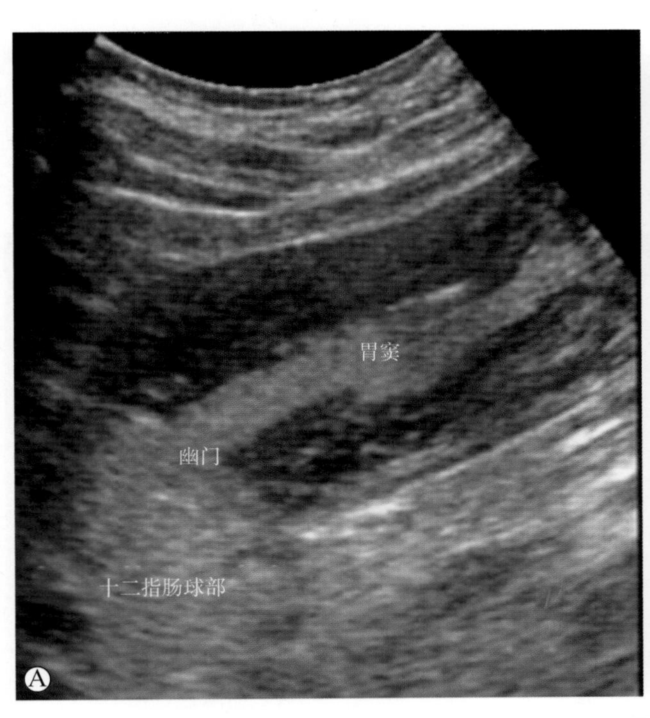

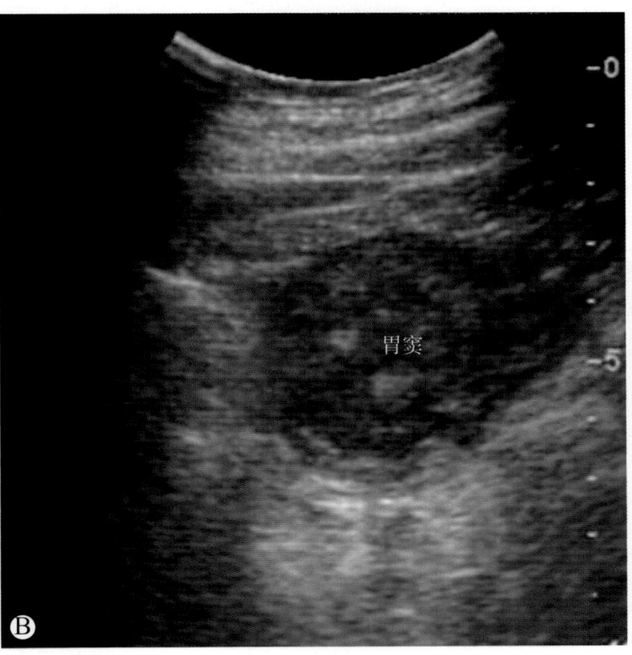

图24-3-1　胃窦部急性胃炎
A. 纵切面；B. 横切面

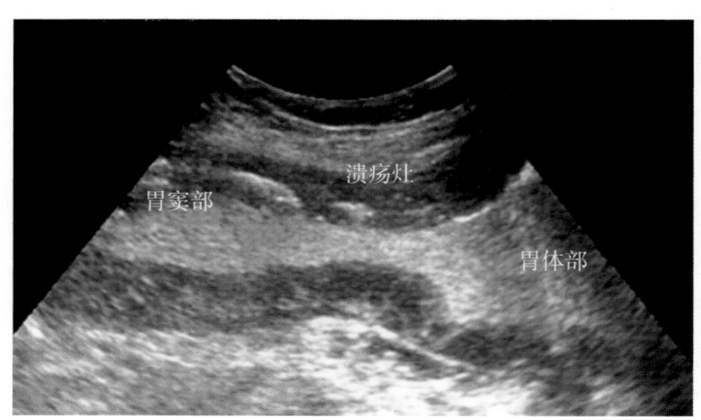

图24-3-2　急性全胃炎

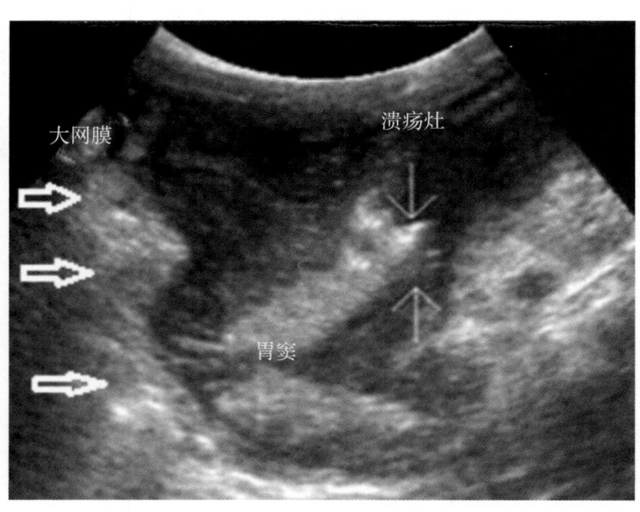

图24-3-3　胃窦部急性胃炎伴周围大网膜水肿

明显减轻或消失。

二、消化性溃疡

消化性溃疡是胃溃疡和十二指肠球部溃疡合称，是消化系统最常见的疾病之一。十二指肠球部溃疡是常见病、多发病，发病率较胃溃疡高，两者之比为3∶1，好发于青壮年。

（一）病因病理

消化性溃疡主要是局部黏膜损害因素和黏膜保护因素之间失去平衡所致，十二指肠球部溃疡的发生与胃酸、胃蛋白酶的消化作用有关。胃溃疡好发于胃体小弯侧或胃窦部，尤其是胃角处，而胃底及大弯侧十分少见。可单发或多发，直径多在5～15mm。典型的慢性溃疡有4层结构：渗出层、坏死层、肉芽层、纤维瘢痕层。在溃疡边缘常有不同程度的黏膜慢性炎症、肠上皮化生或不典型增生。十二指肠球部溃疡好发于前壁，其次是后壁，形态常呈圆形或椭圆形，直径在10mm以内，大于15mm者少见。因十二指肠球壁较薄，前壁溃疡易发生腹腔穿孔。

（二）临床表现

胃溃疡临床表现为进食后上腹疼痛、反酸、上腹胀满等，病程呈慢性经过，可并发呕血、黑粪、急性穿孔、幽门梗阻和恶变等。

十二指肠球部溃疡主要表现为上腹部周期性、节律性疼痛。其疼痛规律为空腹疼痛—进食后缓解—空腹再疼痛。疼痛也可于睡前或午夜出现，称夜间痛，也可并发呕血、黑粪、幽门梗阻、穿孔等。

（三）声像图表现

1. 胃溃疡声像图表现（图24-3-4～图24-3-6）

（1）病变处胃壁呈局限性增厚，回声减低，其厚度为5～15mm，范围＜50mm。其中央黏膜完整性破坏，呈现大小不一、深浅不等的黏膜凹陷，其矢状切面呈月牙形、陷坑状；冠状切面呈圆环形或靶环形。

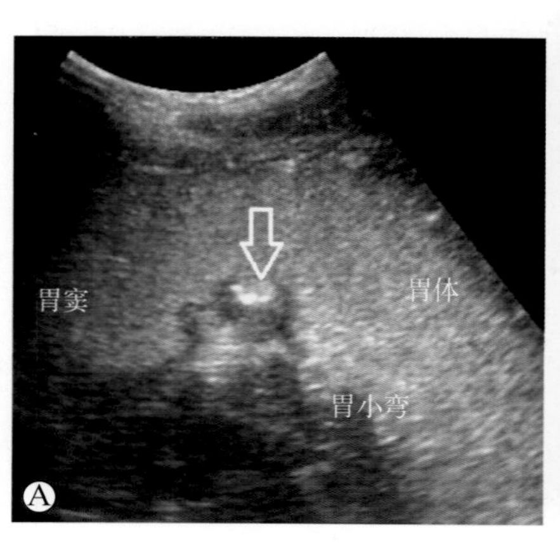

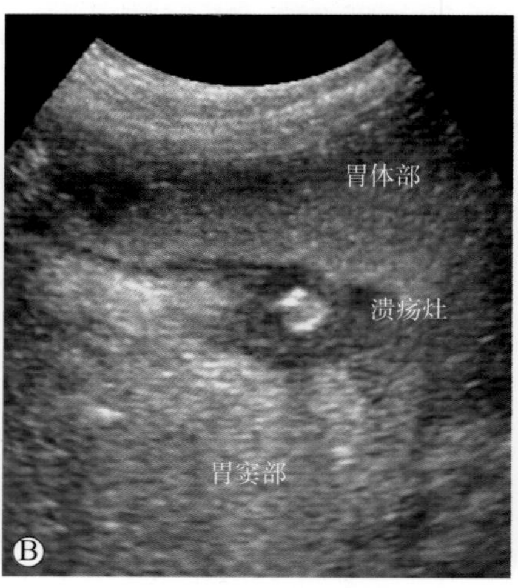

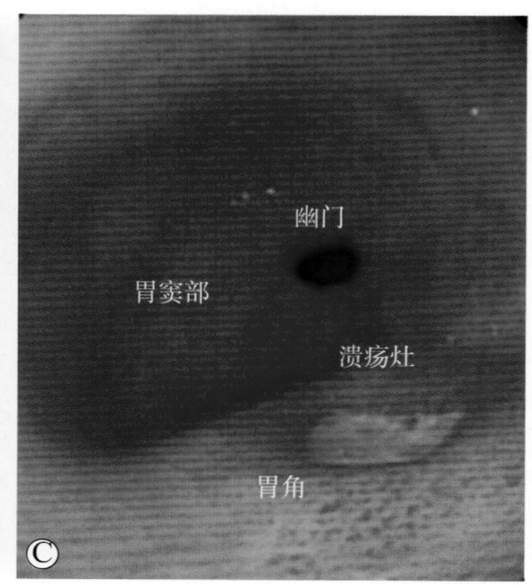

图24-3-4　胃角溃疡

A.纵切面；B.冠状切面；C.胃镜图

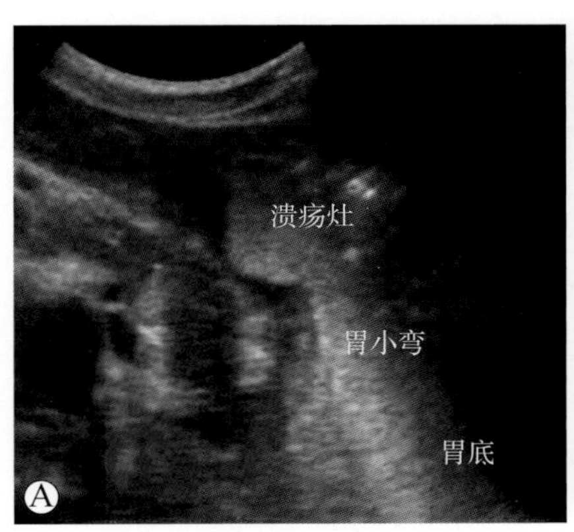

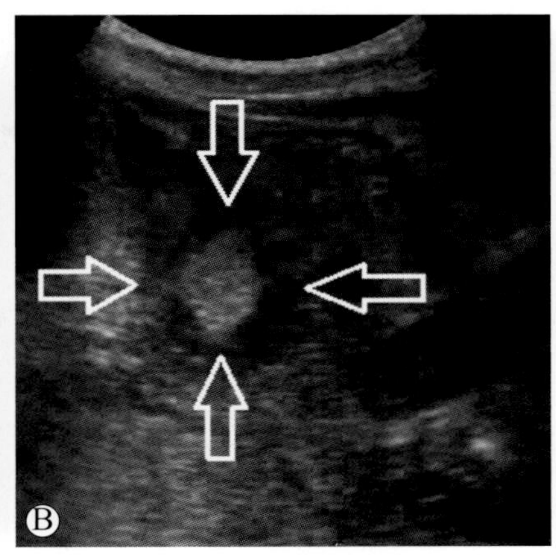

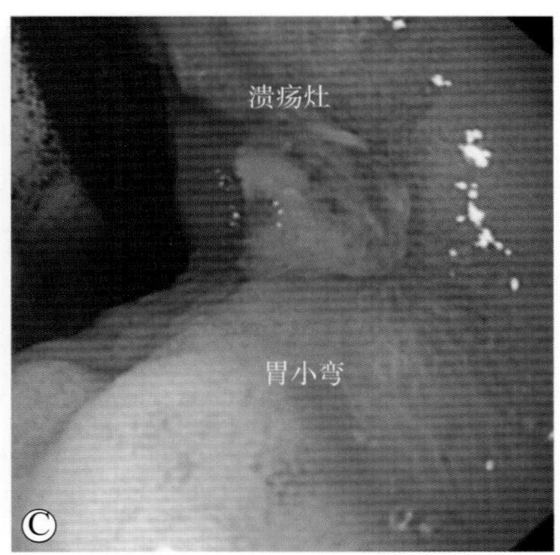

图24-3-5　胃小弯溃疡
A.纵切面；B.冠状切面；C.胃镜图

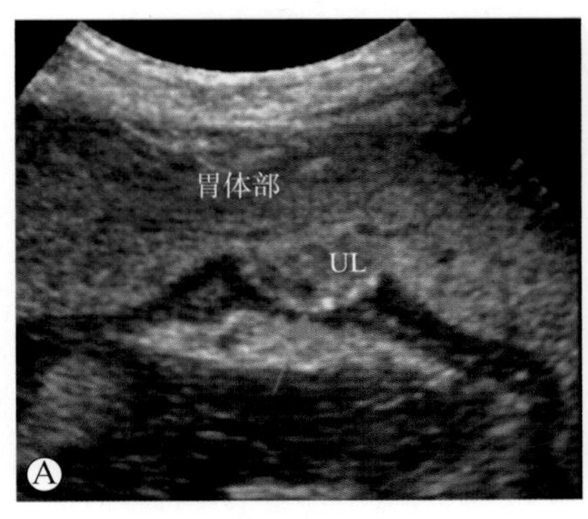

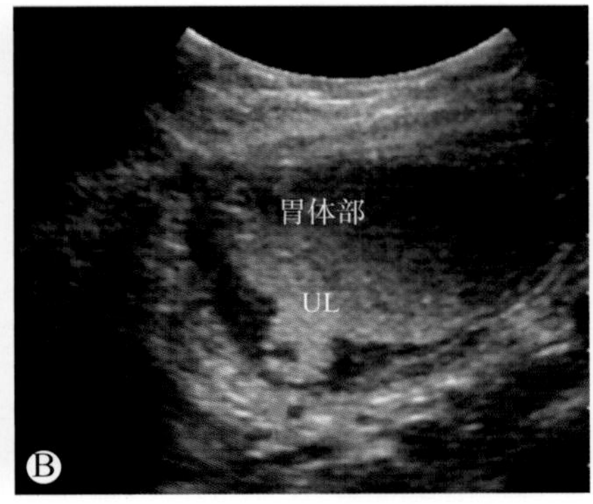

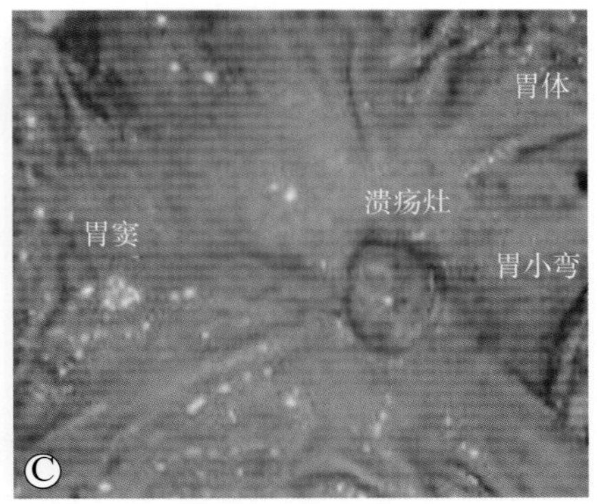

图24-3-6　胃体后壁溃疡
A.纵切面；B.横切面；C.术后标本。UL.溃疡灶

（2）病变处黏膜凹陷口形态规整、光滑柔软；一般呈口大底小，底部平坦，厚度＜5mm；表面可附有强回声斑点、斑块，不随胃蠕动而消失。

（3）病变处黏膜凹陷，周缘增厚，胃壁对称、均匀，以近黏膜凹陷处最厚，向远侧逐渐变薄；黏膜凹陷周围胃壁层次结构清晰完整（尤其是第3层黏膜下层界面强回声带可清晰显示）。

（4）病变部位胃壁蠕动减弱，但无僵硬感。

（5）部分胃病变周围大网膜增厚水肿，呈片状均匀强回声围绕胃病变部位浆膜层周围。少部分胃周围可显示肿大淋巴结回声。

2. 胃溃疡分期分型

（1）活动期：溃疡深度＞5mm，周缘增厚胃壁厚度＞10mm，范围＞30mm（图24-3-7）。

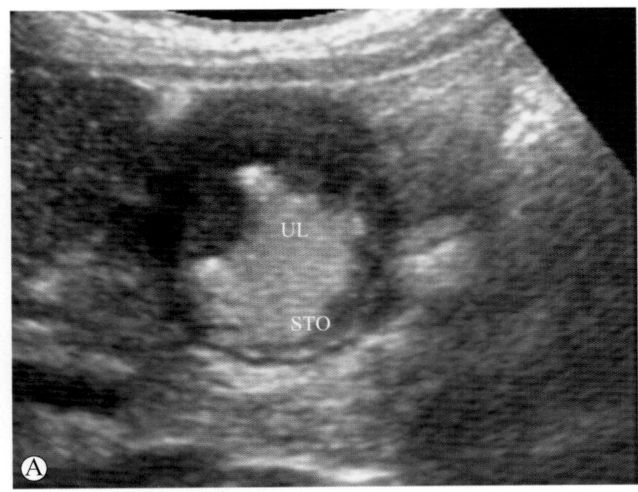

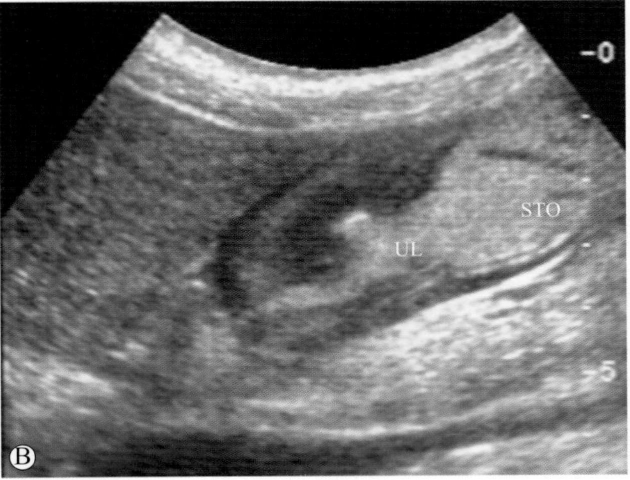

图24-3-7　胃窦部前壁溃疡（活动期）
A.横切面；B.纵切面。UL.溃疡灶；STO.胃

（2）愈合期：溃疡深度＜3mm，周缘胃壁厚度＜5mm，范围＜15mm（图24-3-8）。

（3）浅小型：溃疡直径和深度均＜5mm者（图24-3-9）。

（4）巨大型：溃疡直径＞25mm者（图24-3-10）。

（5）穿透型：溃疡深度＞10mm，深达浆膜层（图24-3-11）。

（6）胼胝型：溃疡底部浆膜周围形成大小不一、回声强弱不均匀、边界不清的包块（图24-3-12）。

（7）多发型：胃壁上有两个或以上的溃疡灶（图24-3-13）。

（8）复合型：胃溃疡伴十二指肠球部溃疡（图24-3-14）。

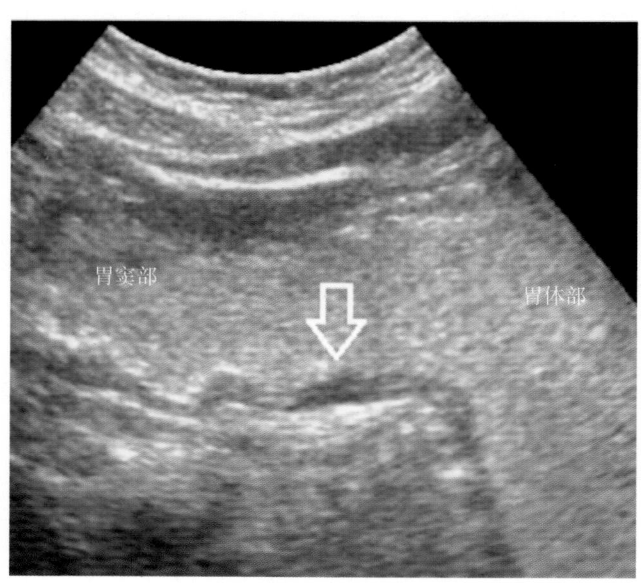

图24-3-8　胃角溃疡（愈合期）

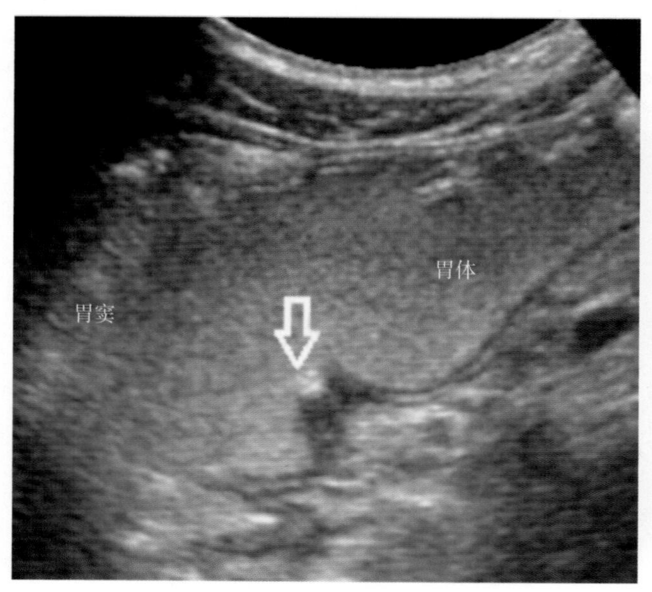

图24-3-9　胃角浅小型溃疡

3. 胃溃疡与溃疡型胃癌　两者的声像图鉴别见表24-3-1。

表24-3-1　胃溃疡与溃疡型胃癌的声像图鉴别

	胃溃疡	溃疡型胃癌
溃疡形状	陷坑状，月牙形，均匀对称、形态柔软	火山口状、弹坑状、多峰状，高低不对称、形态僵硬
溃疡直径	＜10mm	＞15mm
溃疡特征	腔外型，规则	腔内型，不规则
溃疡形态	光滑，口大底小	粗糙不平，口小底大
溃疡底	平坦，厚度＜5mm	高低不平，厚度＞5mm
周缘胃壁厚度	＜10mm	＞15mm
壁厚范围	＜50mm，不累及对侧壁	＞50mm，常累及对侧壁
回声及层次	中等偏低，均匀，层次清晰（黏膜下层第三层强回声带显示）	明显减低，不均匀，层次不清晰（黏膜下层第三层强回声带消失）
胃蠕动	存在或减弱	消失或僵硬
胃周围淋巴结肿大	少见	多见

4. 十二指肠球部溃疡声像图表现（图24-3-15～图24-3-19）

（1）病变处肠壁呈局限性增厚，厚度5～15mm，范围15～30mm，呈低回声；中央黏膜破溃，黏膜面呈现大小不一的黏膜凹陷，直径5～10mm，少部分直径可大于15mm。

（2）溃疡形态呈口大底小，边缘规整、对称，其表面常有不规则强回声斑点附着；冠状切面显示溃疡呈圆形或椭圆形强回声环，周围被低回声增厚球壁环绕，类似“靶环征”。

（3）十二指肠球部变形（“倒三角”形态消失），面积变小，多数小于3cm^2；球腔变窄，腔内造影剂充盈不良，常见激惹征象；部分伴有幽门管水肿增厚，幽门孔开闭不良。

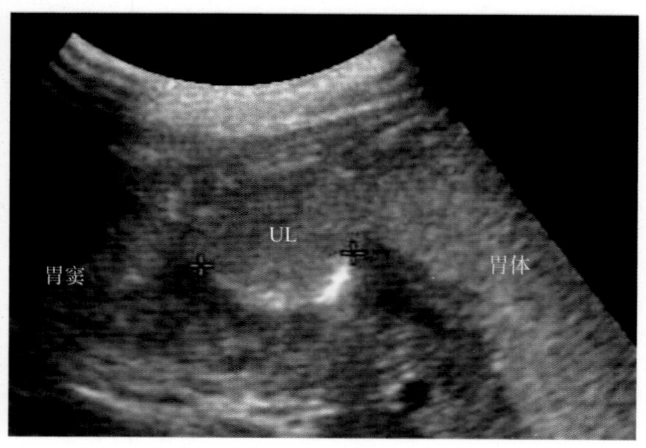

图24-3-10　胃角巨大型溃疡
UL. 溃疡灶

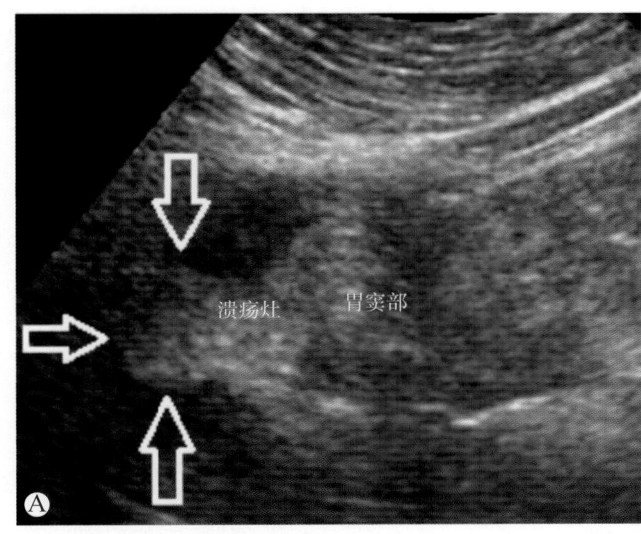

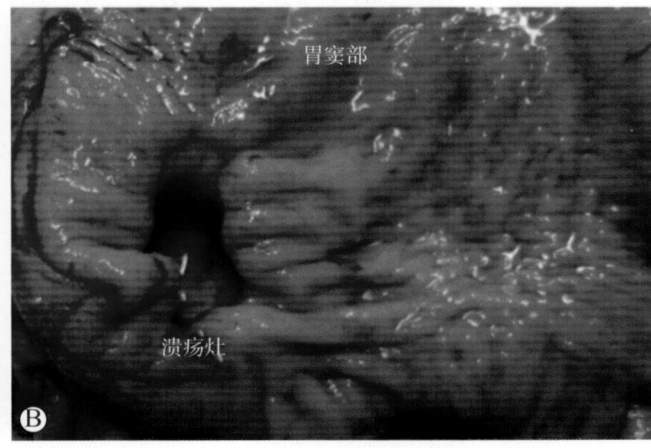

图24-3-11　胃窦部穿透型溃疡

A.示溃疡灶；B.术后标本

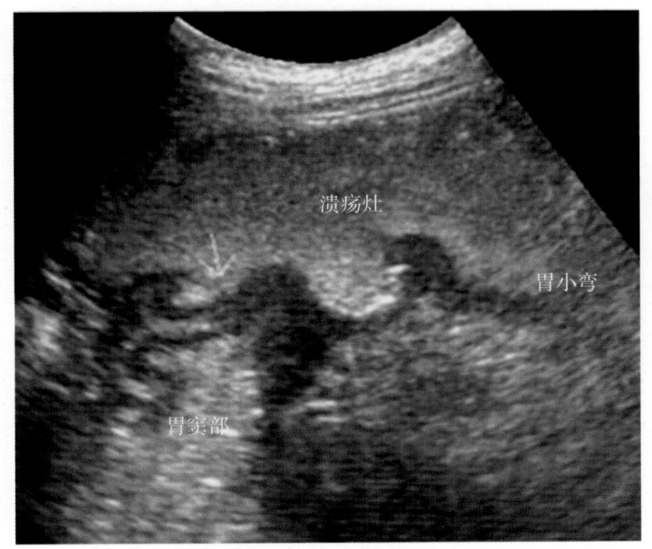

图24-3-12　胃角胼胝型溃疡

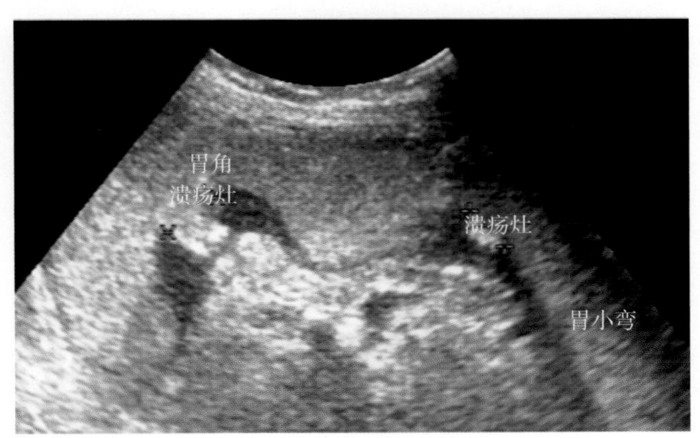

图24-3-13　胃角胃小弯多发型溃疡

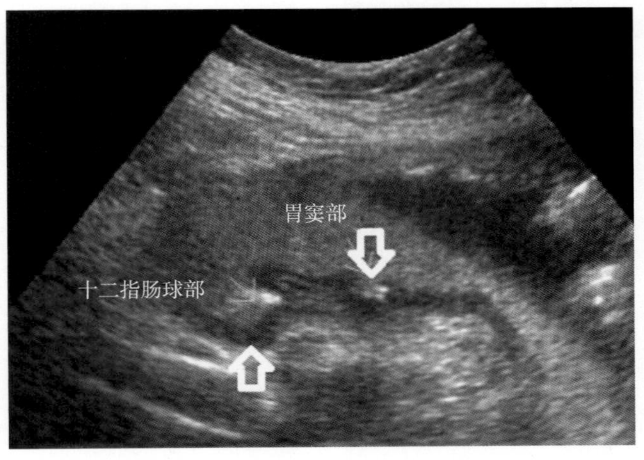

图24-3-14　复合型溃疡（箭头示溃疡灶）

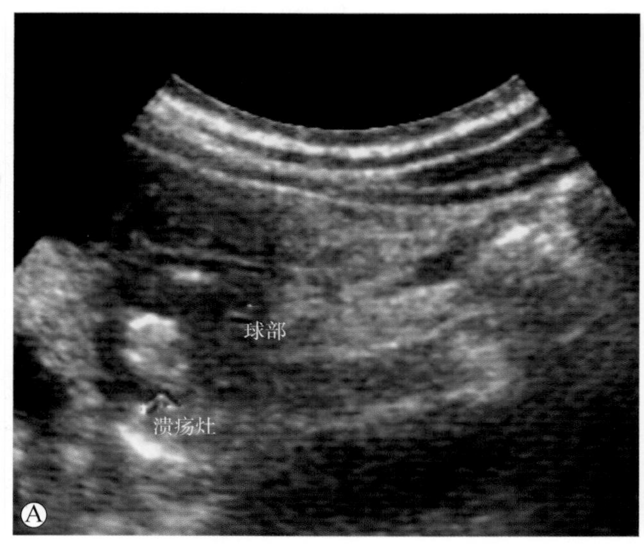

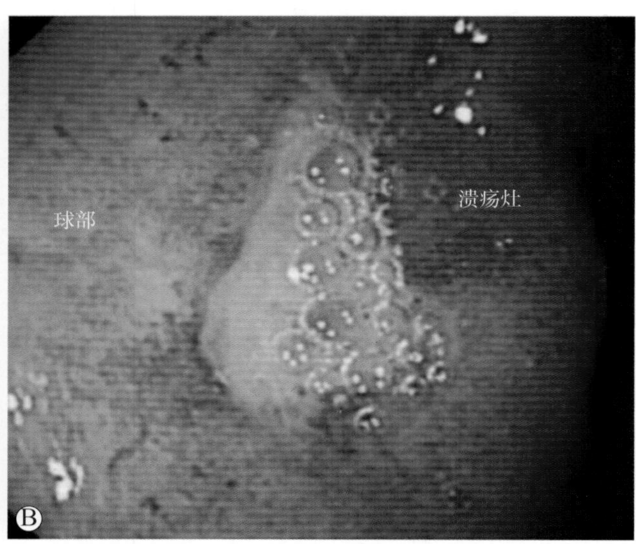

图24-3-15 十二指肠球部前壁溃疡

A.超声图；B.胃镜图

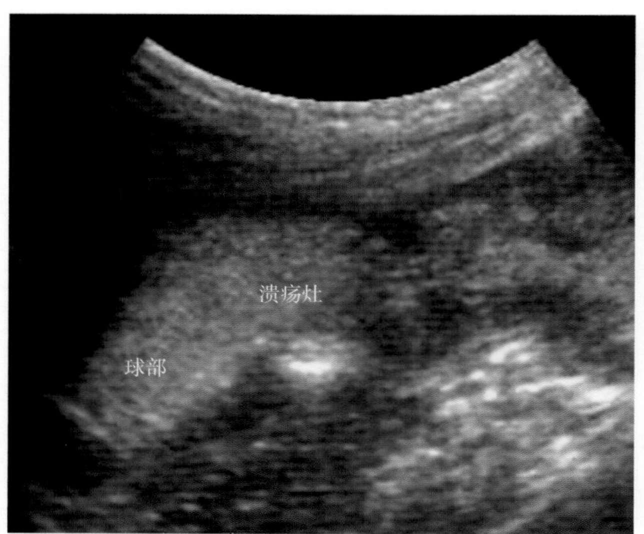

图24-3-16 十二指肠球部后壁溃疡

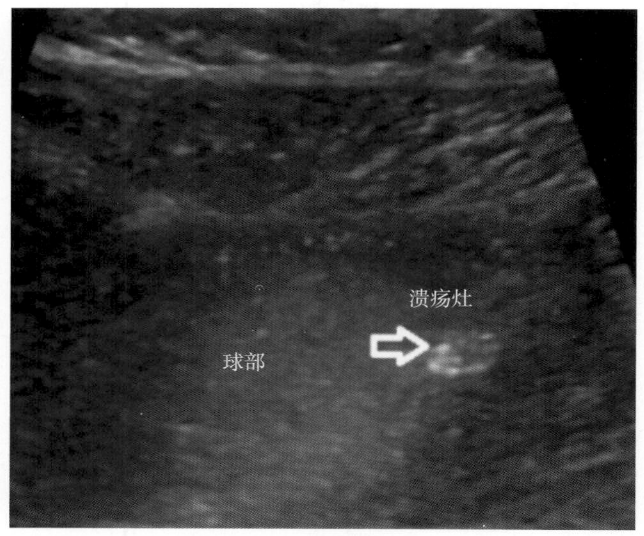

图24-3-17 十二指肠球部大弯侧溃疡

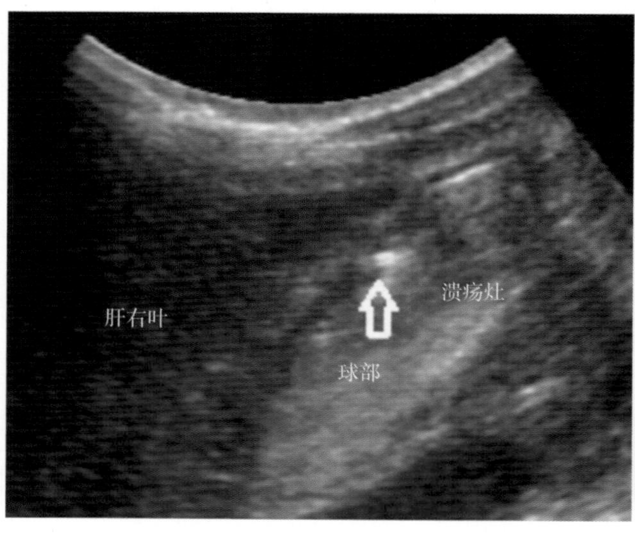

图24-3-18 十二指肠球部小弯侧溃疡

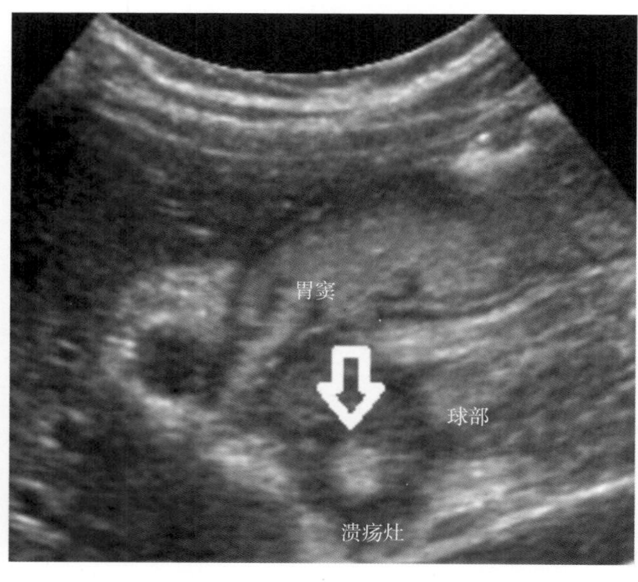

图24-3-19 十二指肠球部溃疡（冠状切面）

（4）胃幽门部和十二指肠球部周围大网膜常增厚水肿，呈片状均匀强回声围绕病变部位周围。少部分于十二指肠球部和胃窦周围可见肿大淋巴结回声。

5. 十二指肠球部分期分型

（1）活动期：溃疡深度＞3mm，周缘增厚胃壁厚度＞5mm，范围＞15mm（图24-3-20）。

（2）愈合期：溃疡凹陷不明显，表面强回声斑点附着，周缘增厚胃壁厚度＜3mm，范围＜10mm（图24-3-21）。

（3）浅小型：溃疡直径和深度均＜3mm（图24-3-22）。

（4）巨大型：溃疡直径＞15mm（图24-3-23）。

（5）穿透型：溃疡深度达浆膜层（图24-3-24）。

（6）多发型：十二指肠球壁上有两处或以上的溃疡灶（图24-3-25）。

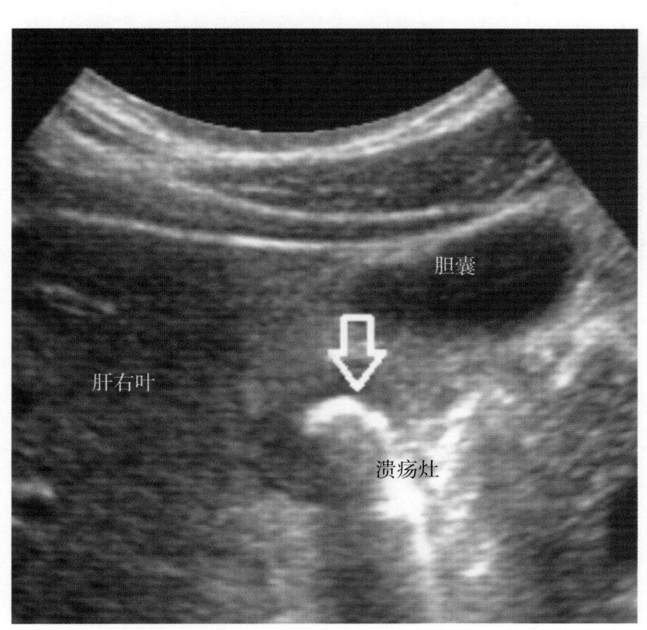

图24-3-20　十二指肠球部前壁活动期溃疡

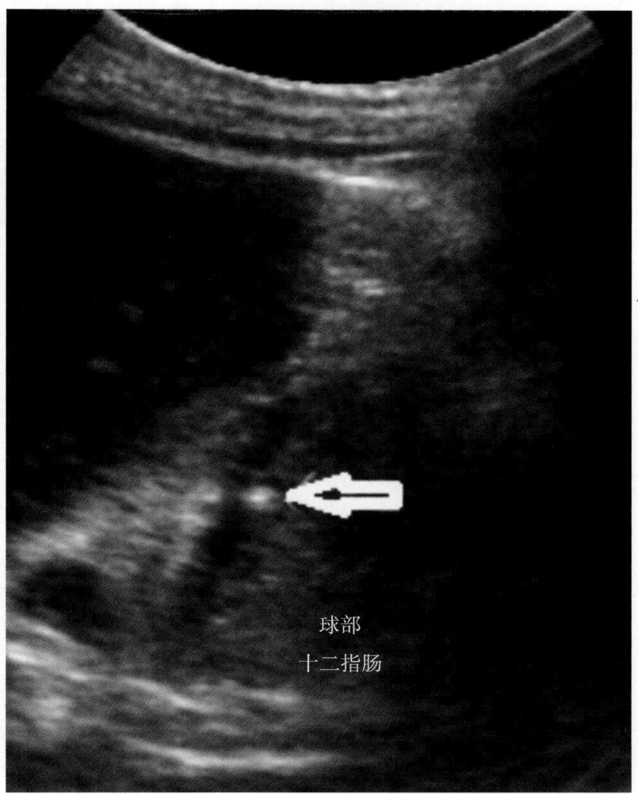

图24-3-21　十二指肠球部愈合期溃疡

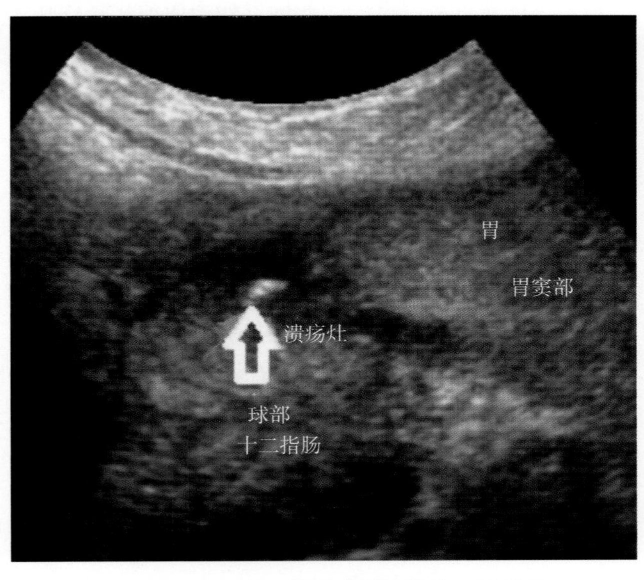

图24-3-22　十二指肠球部前壁浅小型溃疡

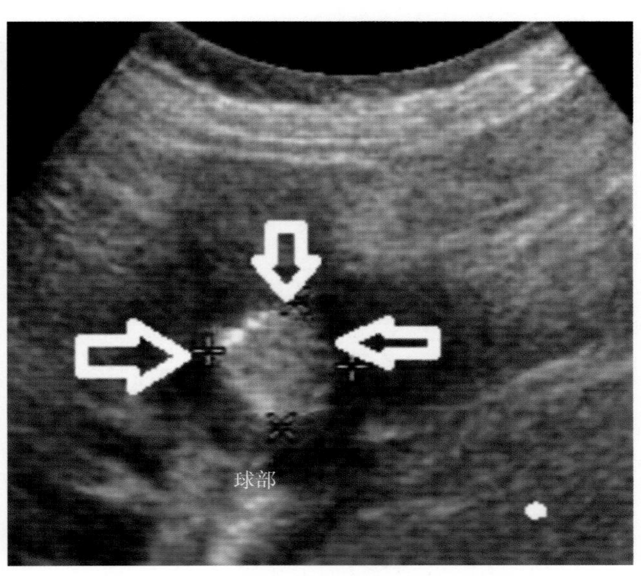

图24-3-23　十二指肠球部巨大型溃疡

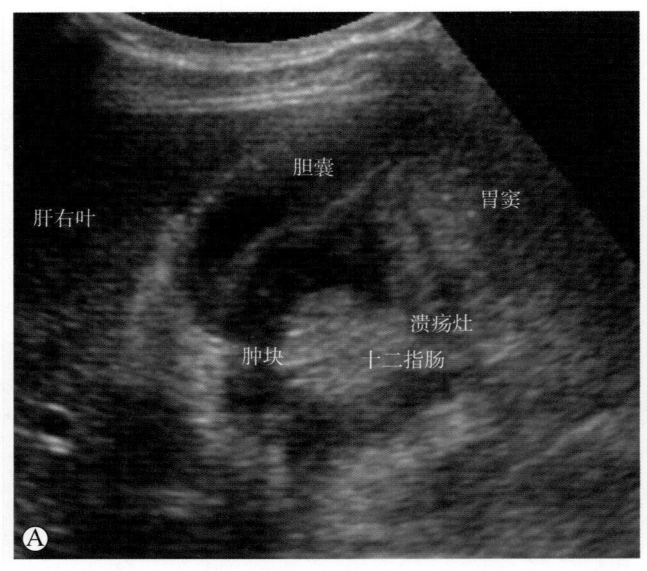

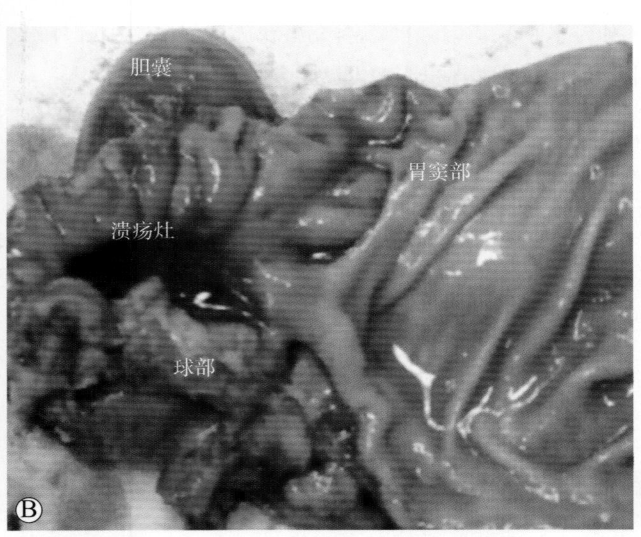

图24-3-24　十二指肠球部穿透型溃疡

A.超声图；B.术后标本

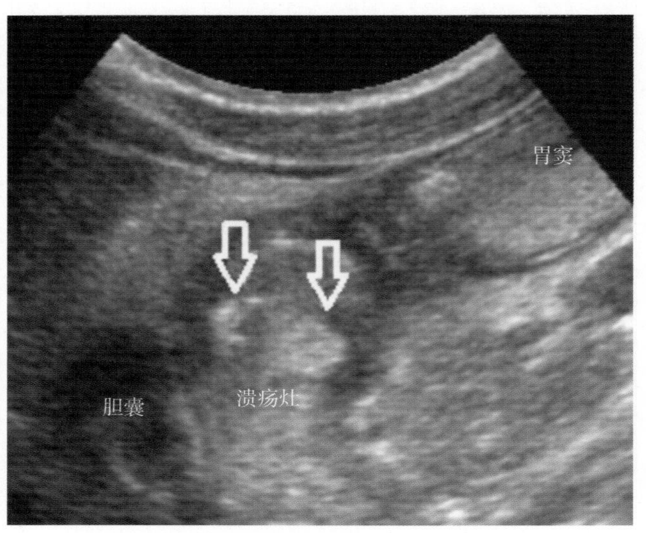

图24-3-25　十二指肠球部多发型溃疡

三、胃黏膜巨大肥厚症

胃黏膜巨大肥厚症又称胃黏膜巨皱襞症或Menetrier病，是一种较少见的胃黏膜及腺体过度增生性疾病，属特殊类型慢性胃炎的一种。

（一）病因病理

本病病因未明，可能与内分泌代谢异常有关。病理特点是胃底胃体部黏膜皱襞巨大、曲折迂回呈脑回状；有的呈结节状或融合性息肉状隆起，以胃底大弯侧改变较显著。

（二）临床表现

常见于50岁以后，男性多见。症状为上腹疼痛、体重减轻、水肿和腹泻；体征无特殊性，可有贫血、大便隐血试验阳性等。

（三）声像图表现

1.胃黏膜皱襞呈乳头状或指状突入胃腔内，形成“琴键”或“齿轮”征，多位于胃底、胃体大弯侧。

2.突入胃腔的黏膜皱襞粗大肥厚，厚度＞6mm，长度＞15mm；以黏膜层及黏膜下层增厚为主，胃壁层次清晰，黏膜光滑完整。

3.病变处胃壁形态柔软，突出的黏膜皱襞不随胃腔充盈而消失，不随胃蠕动起伏而变化（图24-3-26）。

四、胃癌

胃癌是起源于胃黏膜上皮的恶性肿瘤，是世界范围内最常见的恶性肿瘤之一，我国发病率居消化系癌症之首。胃癌可发生于任何年龄，约70%发生在40～60岁，男性发病率高于女性。

（一）简要病理

胃癌病理组织类型95%为腺癌，其他类型有鳞状细胞癌、腺鳞癌、类癌、小细胞癌等。胃癌的病理大体类型分为早期胃癌和进展期胃癌。早期胃癌是指癌浸润深度只限于黏膜层及黏膜下层，分为隆起型（息肉型）、浅表型（胃炎型）和凹陷型（溃疡型）。早期胃癌中直径在5～10mm者称小胃癌，直径＜5mm的胃癌称微小胃癌。进展期胃癌又称中晚期胃癌，指癌组织已浸润至肌层或全层，常伴转移。根据Bormann分型分为：Bormann Ⅰ型（结节或息肉型）、Bormann Ⅱ型（局部溃疡型）、Bormann Ⅲ型（浸润溃疡型）、Bormann Ⅳ型（弥漫浸润型）。

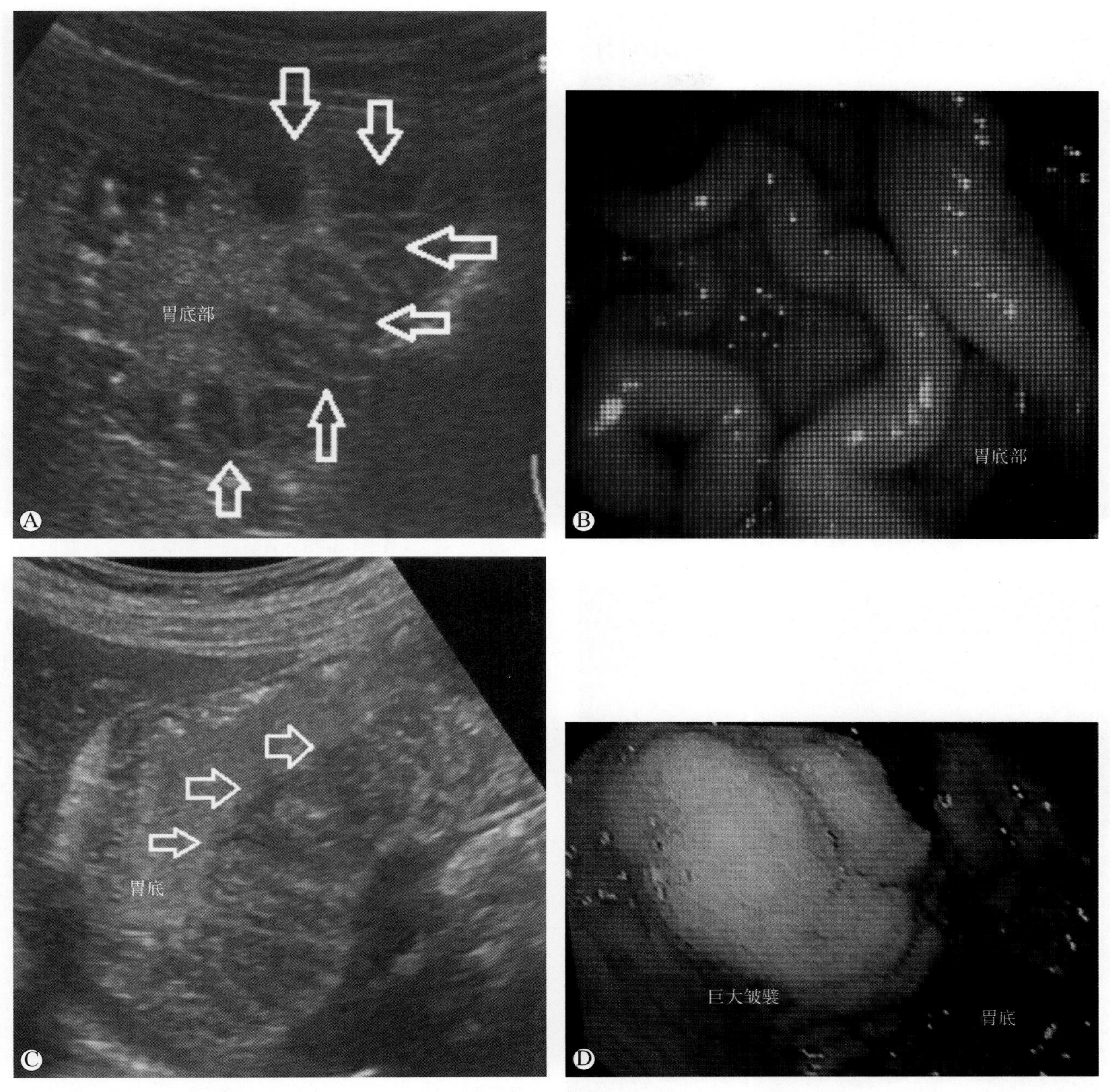

图24-3-26　胃黏膜巨皱襞症

A、C. 超声图；B、D. 胃镜图

（二）临床表现

早期胃癌约70%无症状，有症状者多为上腹饱胀不适、隐痛、胃纳欠佳等。进展期胃癌可表现为厌食、体重减轻、消瘦、贫血、上腹持续性隐痛伴进食后加重甚至呕血、黑粪；晚期出现恶病质、腹部肿块、腹水及锁骨上淋巴结肿大等。少部分可无症状而在体检中被发现。

（三）声像图表现

1. 早期胃癌　基本声像图表现为病变处胃壁局限性不规则增厚或隆起，厚度大多≤5mm，回声较低，黏膜层结构不清，黏膜面粗糙不平，或呈现不规则浅凹陷，表面可附有不规则强回声斑点；黏膜下层结构尚清晰，浆膜连续性完整；病变处胃壁蠕动常减弱，局部有僵硬感。超声造影表现病变区明显增强，但无特异性（图24-3-27～图24-3-29）。

根据其大体病理分型结合超声表现，声像图可分为3型：

（1）凹陷型（溃疡型）：病变处胃壁不规则增厚，厚度≤5mm，范围≤15mm，黏膜破溃，呈现大小不一的溃疡凹陷，直径5～10mm，深度≤5mm；溃疡基底部高低不平，厚度≤5mm，常向胃腔内突起，表面附有强回声斑附着；溃疡周缘增厚胃壁不匀称，呈“山峰”征，回声较周围正常胃壁明显减低，有僵硬感（图24-3-30）。

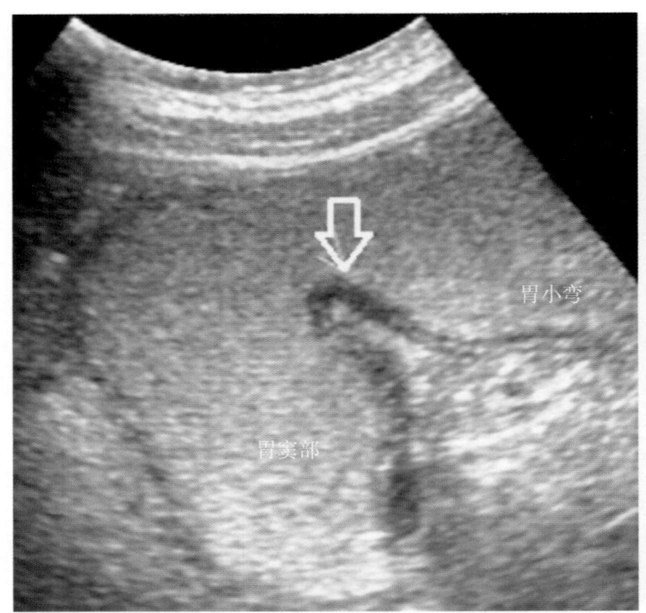

图24-3-27 胃角早期胃癌

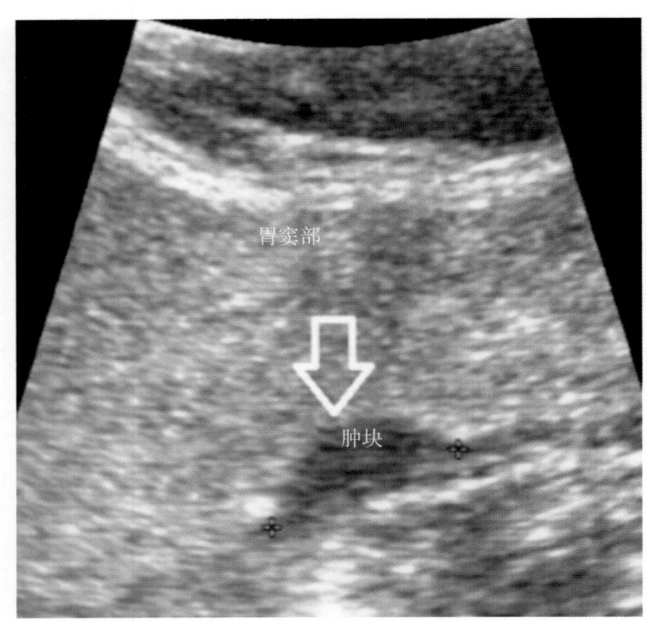

图24-3-28 胃窦部早期胃癌

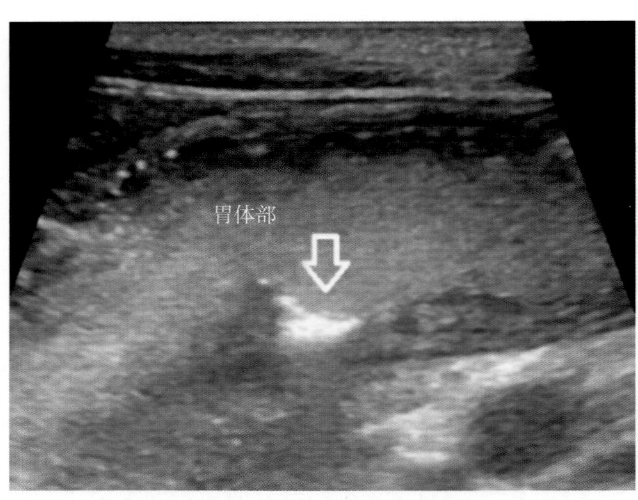

图24-3-29 胃体部早期胃癌

（2）隆起型（息肉型）：病变处胃壁局限性不规则增厚、隆起，呈低回声肿物突向胃腔，厚度≤10mm，范围≤20mm；其黏膜表面粗糙不平或伴浅小溃疡形成（图24-3-31）。

（3）浅表型（胃炎型）：病变处胃壁黏膜层呈局限性、条索状增厚，厚度≤5mm，范围≤30mm；病变处回声明显减低，和周围正常胃壁黏膜界限不清，表面粗糙不平，可伴有浅小溃疡凹陷形成（图24-3-32）。

上述3型中，超声检查对凹陷型和隆起型有一定敏感性，声像图有一定特异性。但对浅表型敏感性低，如不仔细扫查和鉴别，很容易漏诊。超声检查虽可发现早期胃癌的异常声像图表现，但因病灶小、定性较困难，确诊须结合胃镜活检。

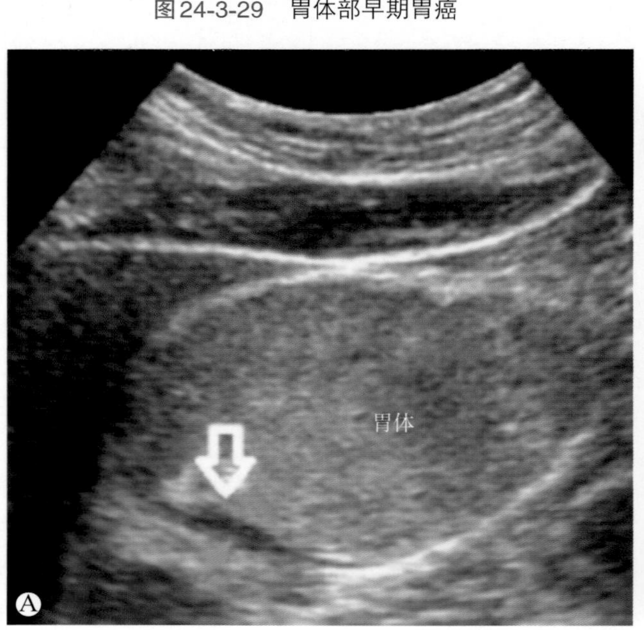

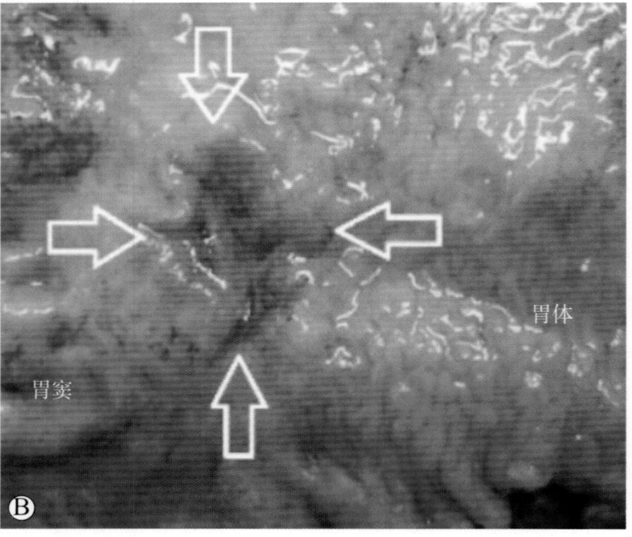

图24-3-30 胃角凹陷型早期胃癌

A.超声图；B.术后标本图

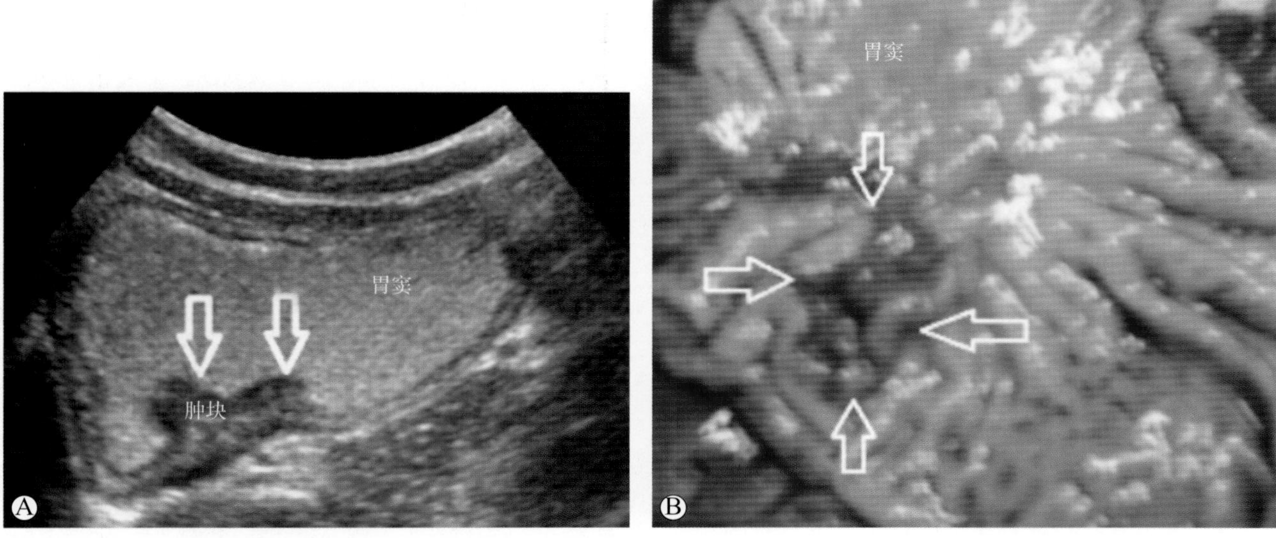

图24-3-31 胃窦部隆起型早期胃癌

A.超声图；B.术后标本图

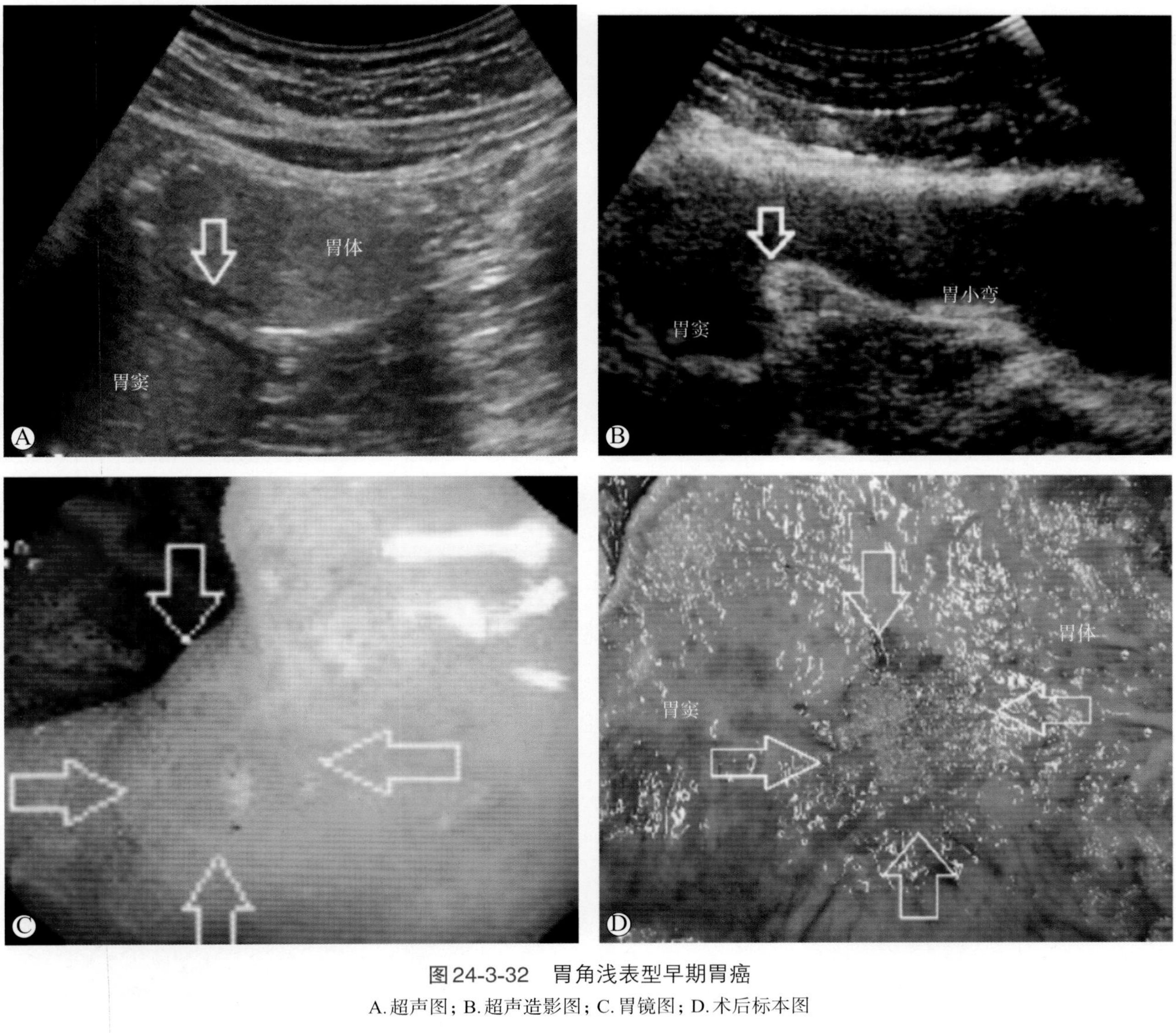

图24-3-32 胃角浅表型早期胃癌

A.超声图；B.超声造影图；C.胃镜图；D.术后标本图

2.进展期胃癌　基本声像图特征为病变胃壁异常不规则增厚、隆起或形成突向胃腔肿块，呈“蘑菇征”；胃壁结构破坏，5层结构消失，层次紊乱不清，回声明显减低、不均质；病变胃壁厚度≥15mm，范围≥50mm；黏膜破坏，表面高低不平，可形成大小不一、形态不规则的溃疡凹陷，呈现“多峰征”“多凹征”“菜花状”或“火山口状”；部分短轴切面呈“靶环征”“假肾征”“面包圈征”“戒指征”或“半月征”等改变；晚期浆膜不连续，与周围大网膜相互粘连浸润；病变胃腔不同程度狭窄变形、胃壁僵硬、蠕动消失。超声造影表现病变区呈明显不均匀增强，持续时间长（图24-3-33～图24-3-35）。

根据Bormann分型、结合超声表现特征，声像图可分为如下几型。

（1）肿块型：病变胃壁局限性增厚隆起，结构不清，呈中、低回声肿物突向胃腔内，形态不规则，直径≥20mm；内部回声不均质，黏膜表面高低不平，呈菜花状，常有不规则浅小溃疡凹陷形成。其周围胃壁厚度及层次可在正常范围（图24-3-36）。

（2）溃疡型：病变胃壁局限性异常增厚、隆起，厚度≥10mm，范围≥30mm；黏膜破溃，呈现大小不一的溃疡凹陷，直径≥15mm，呈腔内型；其溃疡形态不规

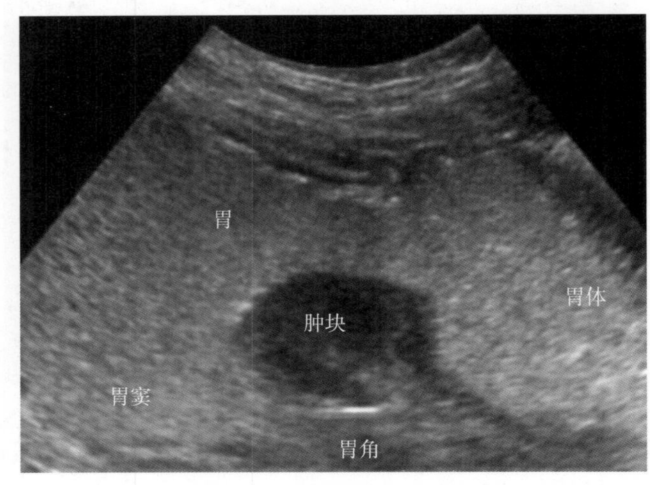

图24-3-33　进展期胃癌（蘑菇征）

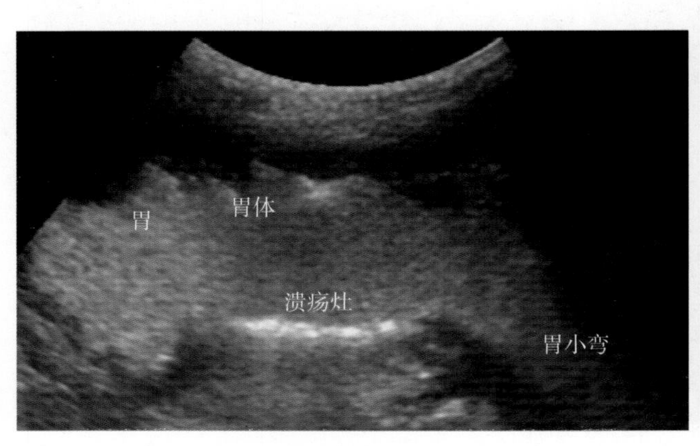

图24-3-34　进展期胃癌（火山口征）

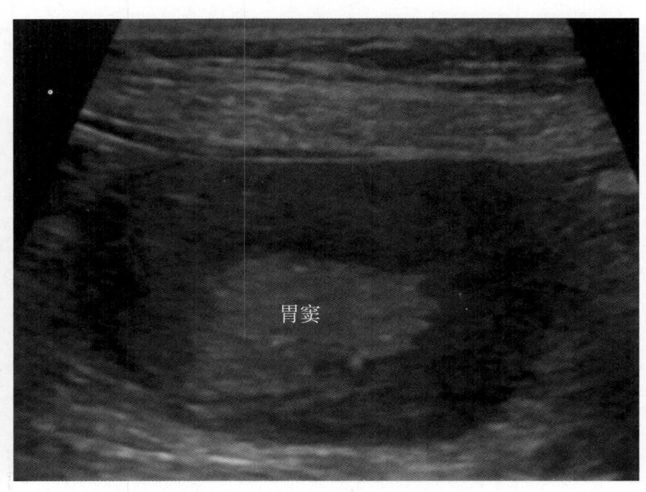

图24-3-35　进展期胃癌（面包圈征）

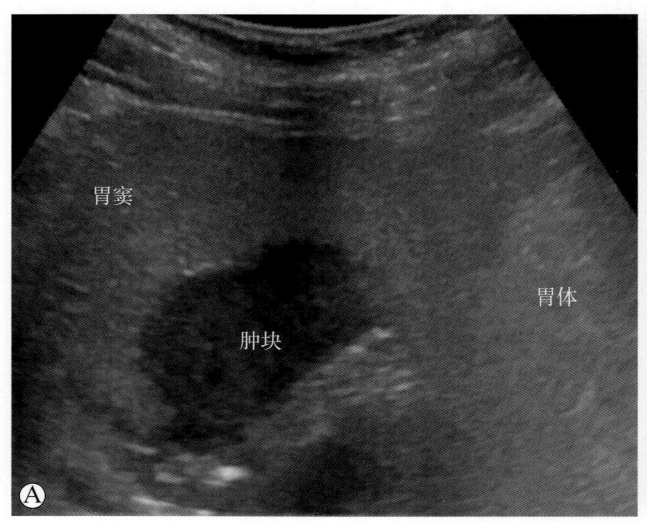

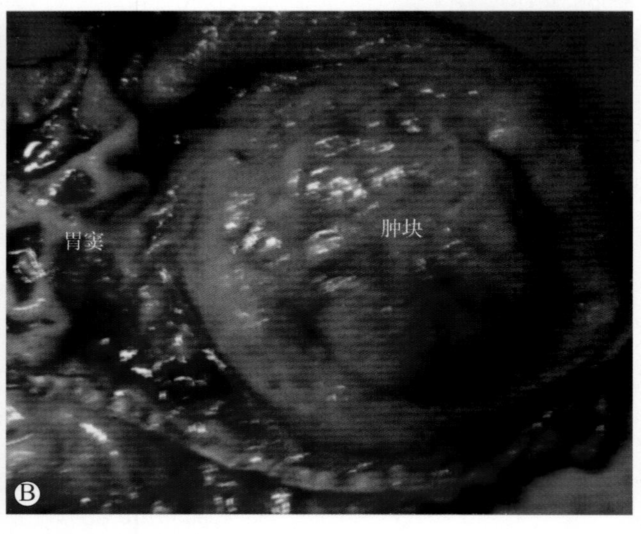

图24-3-36　胃窦部进展期胃癌（肿块型）

A.超声图；B.术后标本图

则，边缘不对称，呈“火山口状”或“弹坑状”，溃疡底部较厚，厚度≥5mm，表面高低不平，常附有不规则强回声斑点（图24-3-37）。

（3）溃疡浸润型：病变胃壁异常不规则增厚、隆起，厚度≥15mm，范围≥50mm，常累及对侧壁；黏膜面呈现单个或多个不规则溃疡凹陷，直径≥15mm，深度≥5mm；病变胃腔常变窄缩小，可引起幽门梗阻（图24-3-38）。

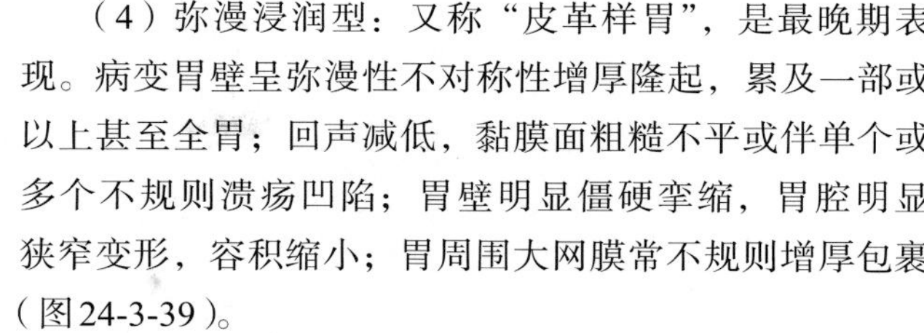

（4）弥漫浸润型：又称“皮革样胃”，是最晚期表现。病变胃壁呈弥漫性不对称性增厚隆起，累及一部或以上甚至全胃；回声减低，黏膜面粗糙不平或伴单个或多个不规则溃疡凹陷；胃壁明显僵硬挛缩，胃腔明显狭窄变形，容积缩小；胃周围大网膜常不规则增厚包裹（图24-3-39）。

3.特殊类型胃癌

（1）贲门癌：癌肿位于贲门管时，则空腹扫查见贲

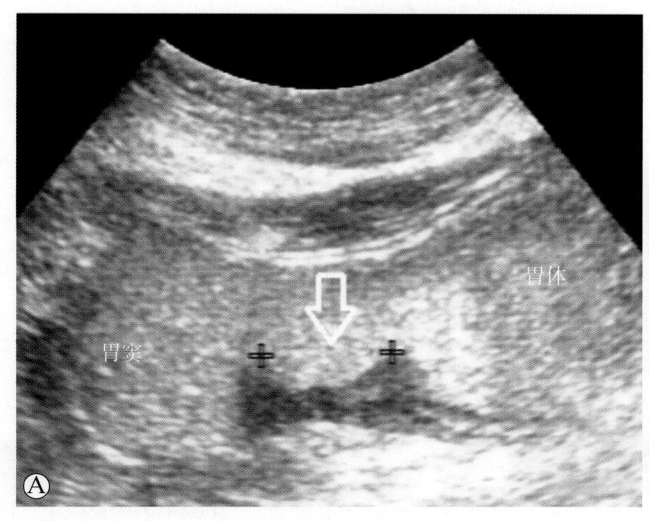

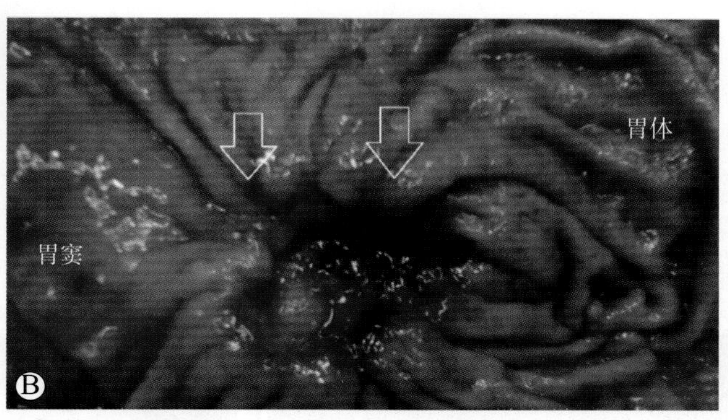

图24-3-37　胃角进展期胃癌（溃疡型）

A.超声图；B.术后标本图

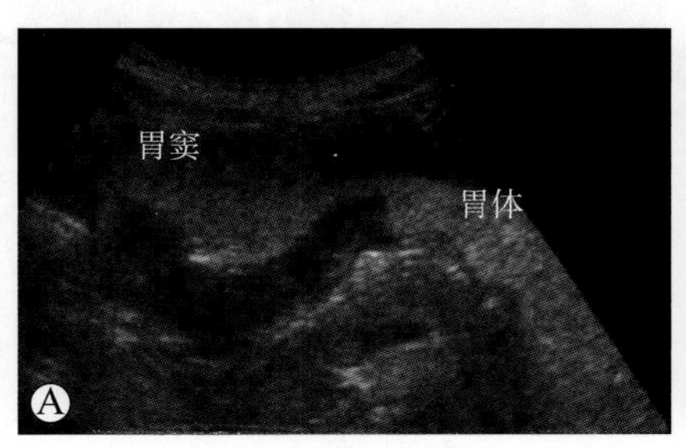

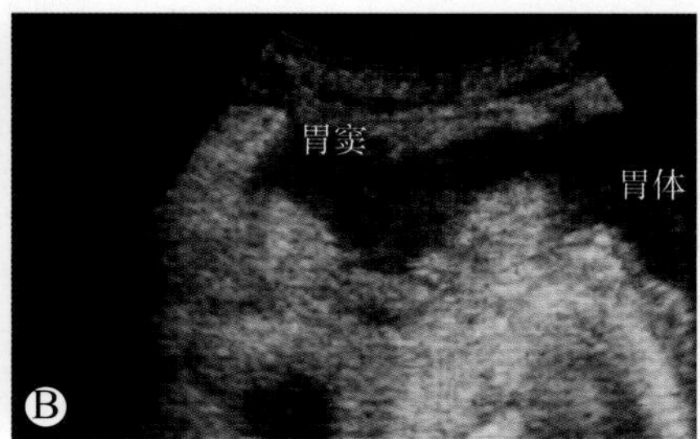

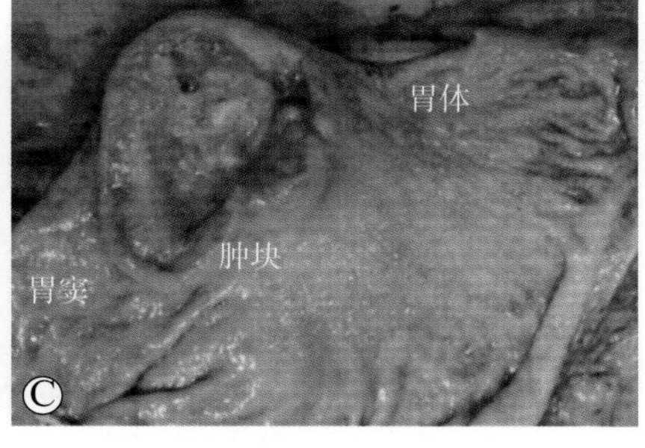

图24-3-38　胃角胃窦部进展期胃癌（溃疡浸润型）

A.超声图；B.超声造影图；C.术后标本图

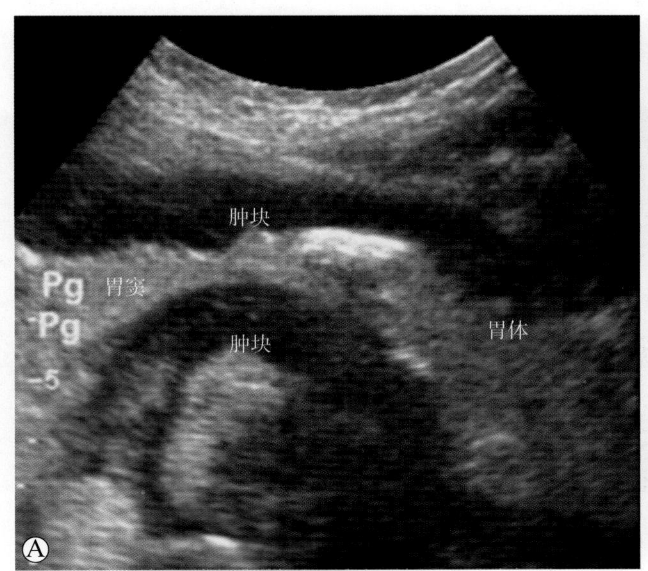

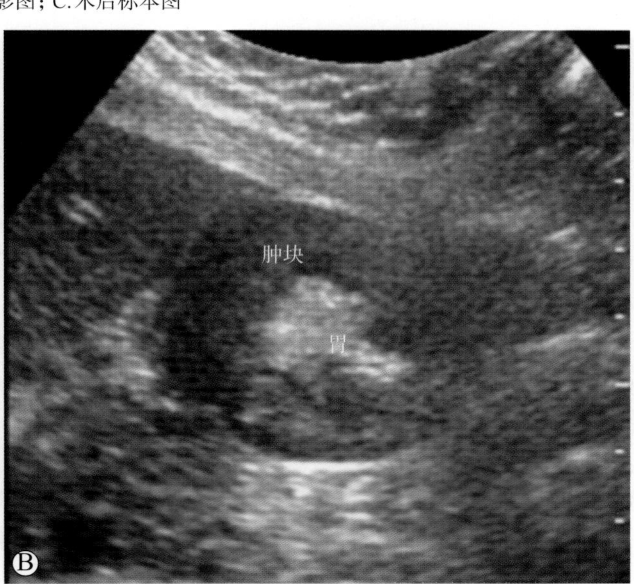

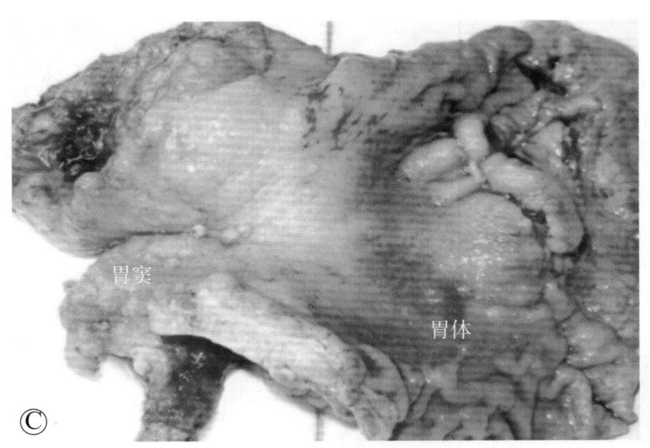

图24-3-39 胃体胃窦部进展期胃癌（弥漫浸润型）
A.纵切面；B.横切面；C.术后标本

门环明显增大，形态不规则，贲门管前后＞20mm；呈明显“假肾征”或“靶环征”改变，其中央强回声区域明显变窄且常偏离中心，呈不规则带状强回声。口服造影剂充盈时动态观察可见造影剂通过贲门管缓慢、受阻或呈线状通过，贲门管腔明显变窄，管壁呈不匀称性增厚，厚度≥10mm，回声减低；喇叭口处黏膜破溃、表面高低不平，形成大小不一的溃疡凹陷，呈火山口状，表面常有大量强回声斑块附着（图24-3-40，图24-3-41）。

（2）幽门管癌：癌肿位于幽门管，和十二指肠球部相邻，声像图表现以溃疡浸润型为主；常合并幽门狭窄

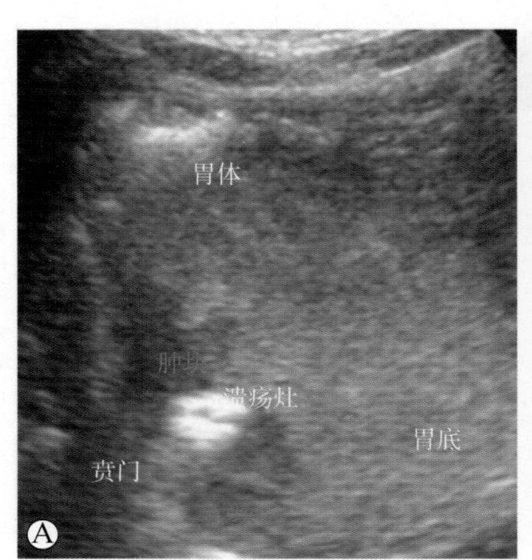

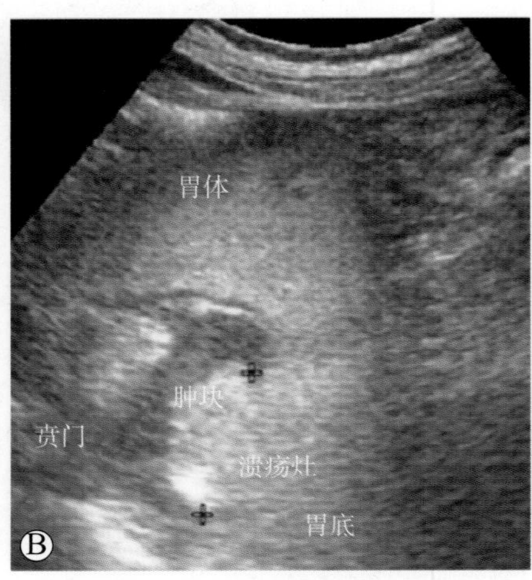

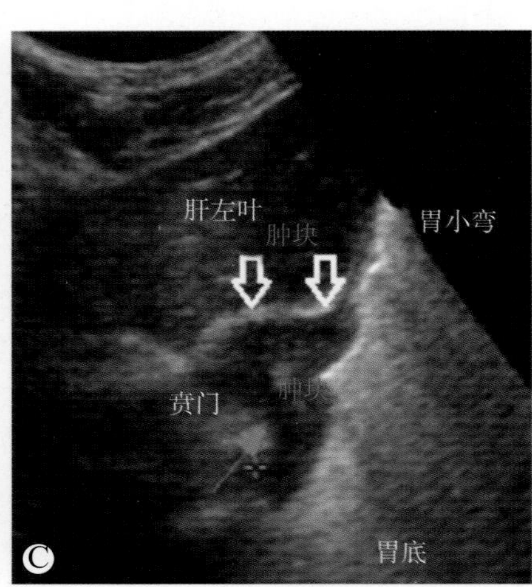

图24-3-40 贲门部进展期癌
A.呈“靶环征”；B.呈火山口状；C.贲门管呈线状

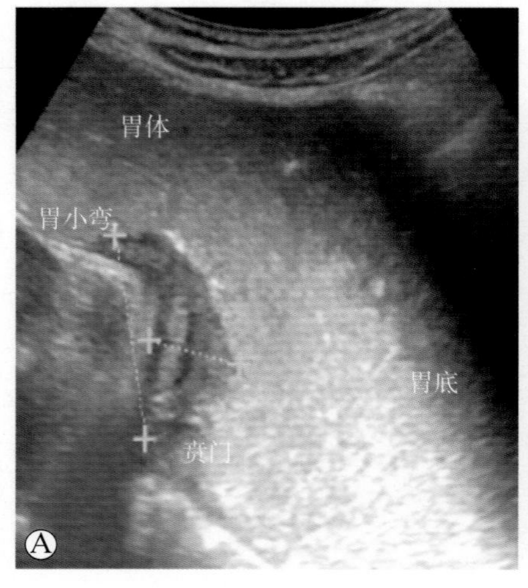

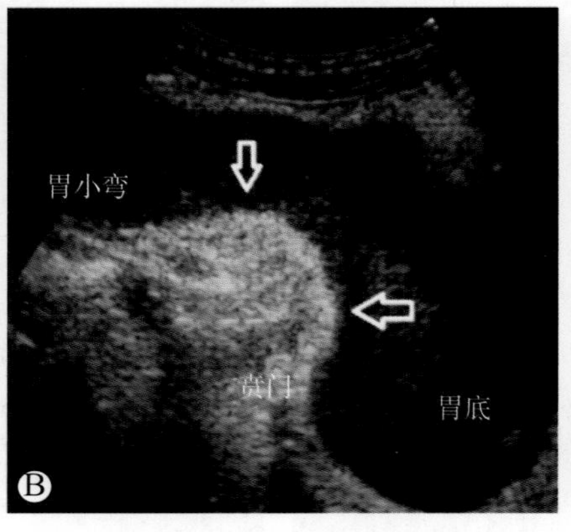

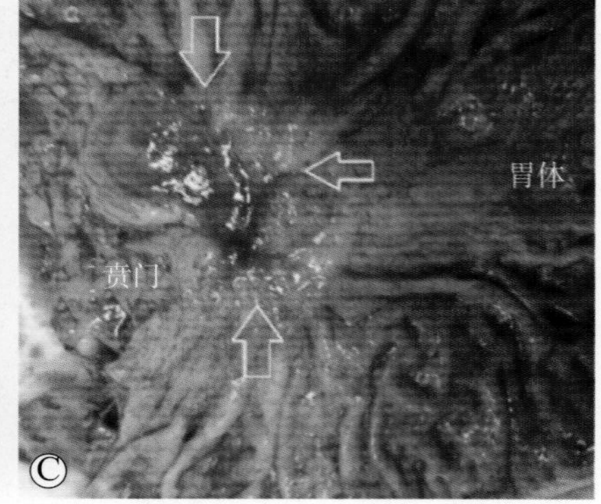

图24-3-41 贲门部溃疡浸润型癌
A.超声图；B.超声造影图；C.术后标本图

和梗阻（图24-3-42）。

（3）残胃癌：是指胃良性病变行胃切除术后5年以上残胃发生的癌肿或胃癌术后15年以上残胃发生的第二个原发癌肿，好发于吻合口。声像图表现与胃癌基本相同。因好发于吻合口，常显示吻合口变形，管壁异常增厚隆起，管腔狭窄，造影剂通过缓慢或受阻，残胃腔可扩大（图24-3-43）。

4. 胃癌转移的声像图表现

（1）直接浸润：表现为病变胃壁浆膜层强回声带中断，和周围组织（主要是大网膜）与脏器（如胰、肝等）粘连浸润，彼此界限不清，活动受限（图24-3-44，图24-3-45）。

（2）淋巴结转移：为胃癌的主要转移途径。声像图表现为胃周围、肝门部、脾门区、胰头旁和腹主动脉周围、左锁骨上等部位显示圆形或椭圆形、边界清楚、直径≥5mm（用高频探头扫查可显示直径5mm以下淋巴结）低回声包块。可分为单结节型、多结节型、融合型（图24-3-46～图24-3-48）。

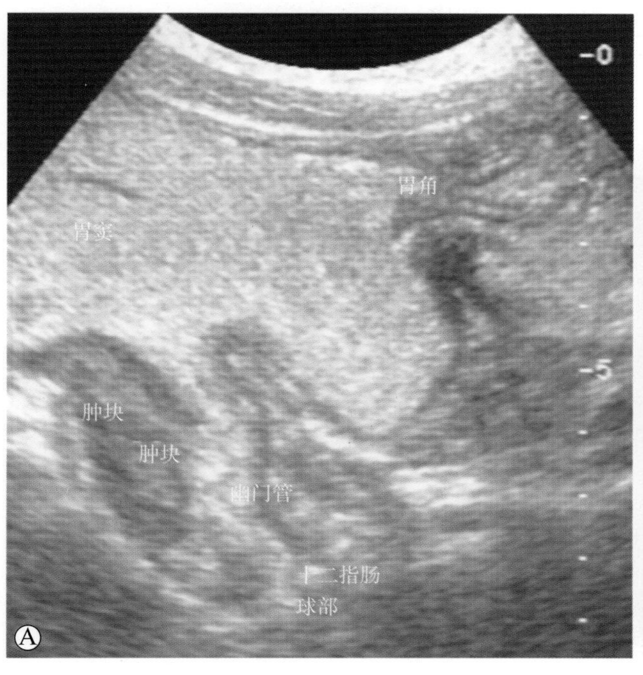

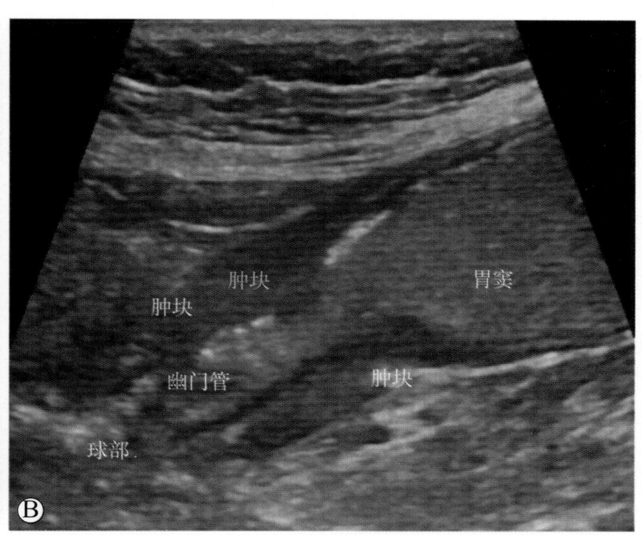

图24-3-42　胃幽门管进展期癌

A.幽门管大弯癌；B.幽门管弥漫癌

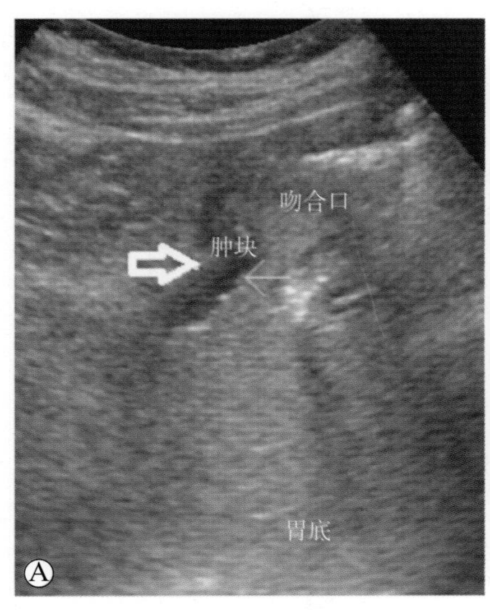

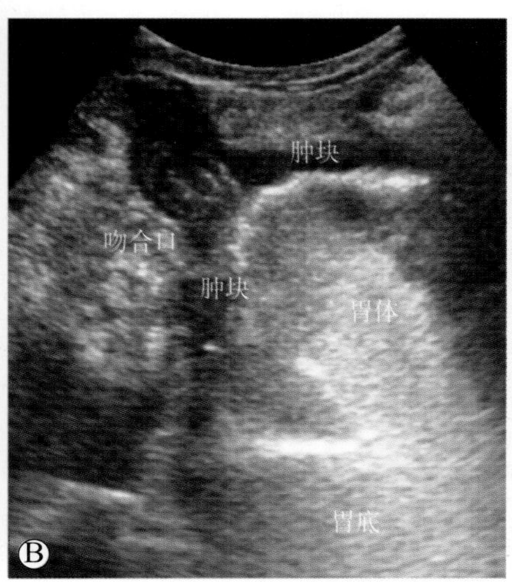

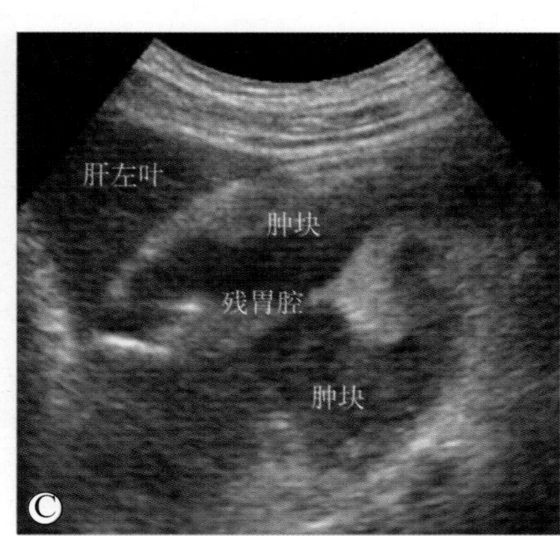

图24-3-43　残胃进展期胃癌

A.胃小弯；B.吻合口；C.全胃

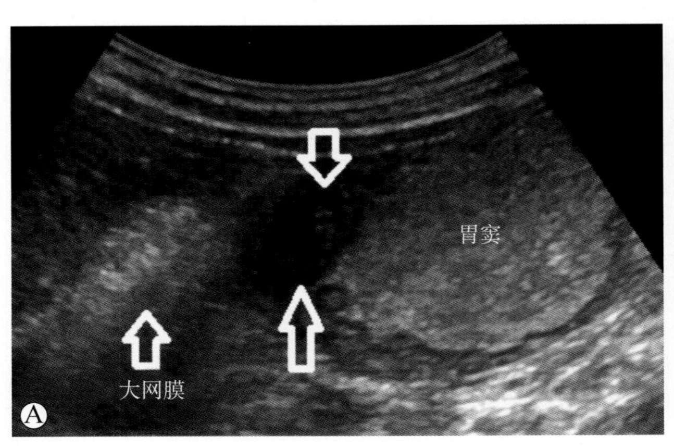

图24-3-44 胃窦癌浸润周围大网膜

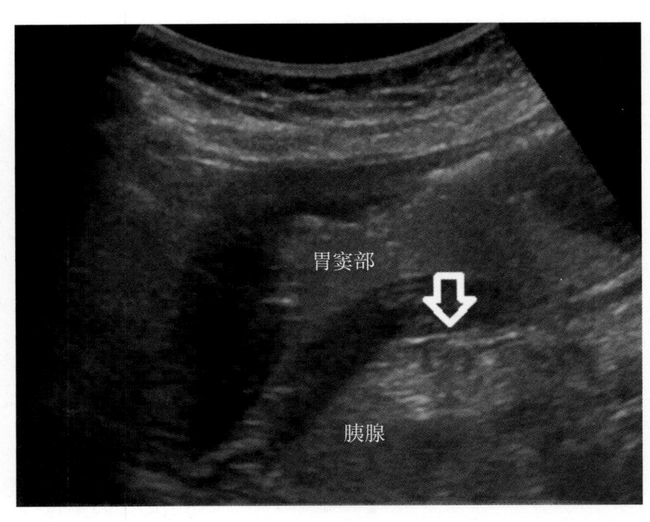

图24-3-45 胃窦癌浸润胰腺包膜

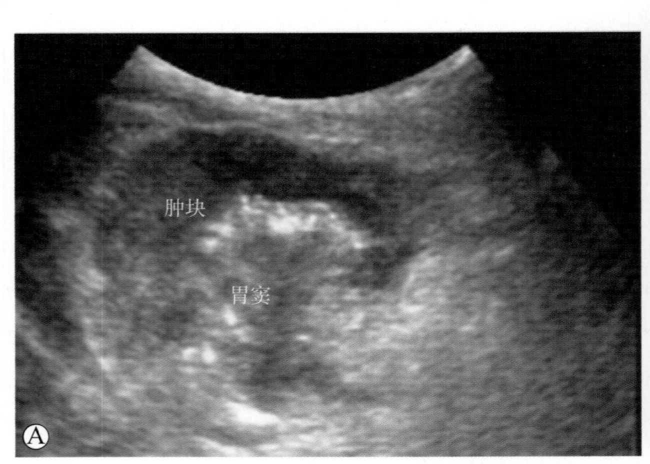

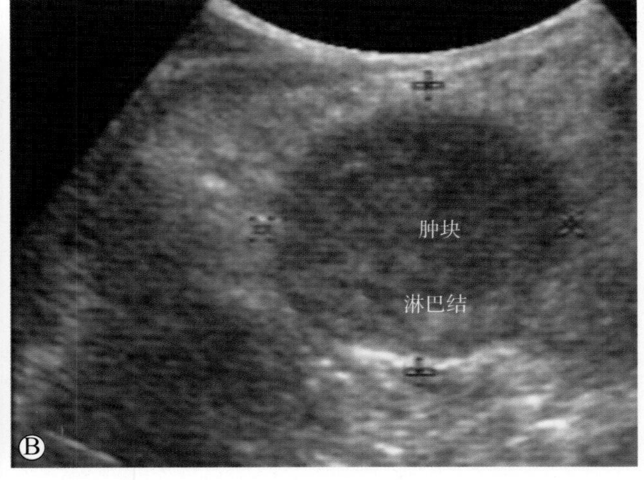

图24-3-46 胃窦癌周围淋巴结转移（单结节型）

A. 胃窦癌；B. 肿大淋巴结

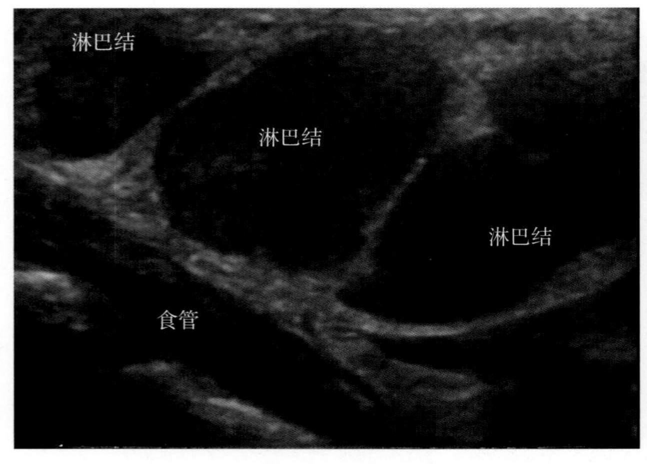

图24-3-47 左锁骨上淋巴结转移（多结节型）

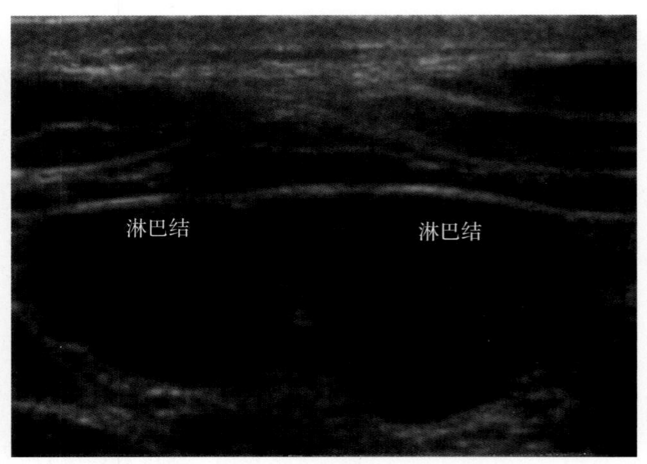

图24-3-48 腹腔淋巴结转移（结节融合型）

（3）种植性转移：胃癌细胞特别是黏液癌细胞侵犯浆膜后，可脱落到腹腔内，种植于腹壁、腹膜、腹腔及盆腔器官上继续生长。声像图可表现为腹壁、腹腔、盆腔肿块伴腹水，肠粘连等（图24-3-49）。此外，女性胃癌患者可向卵巢转移形成转移性癌，称库肯勃瘤（Krukenberg tumor）（图24-3-50）。

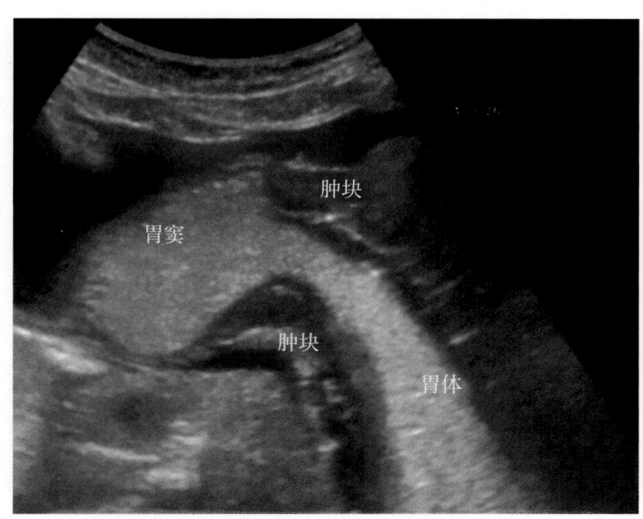

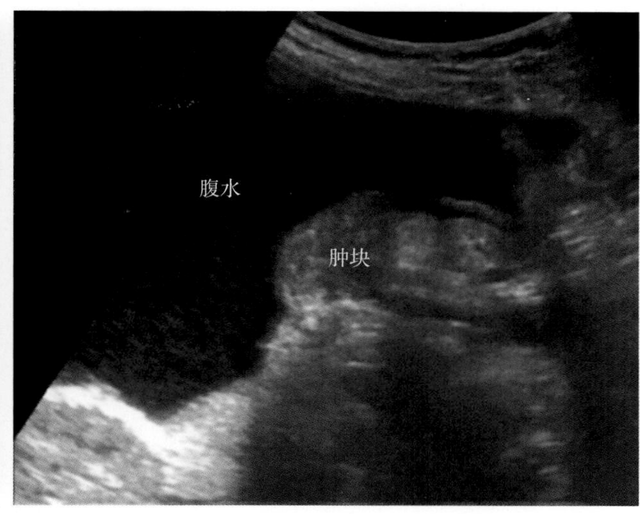

图24-3-49　胃体癌腹腔种植性转移伴腹水

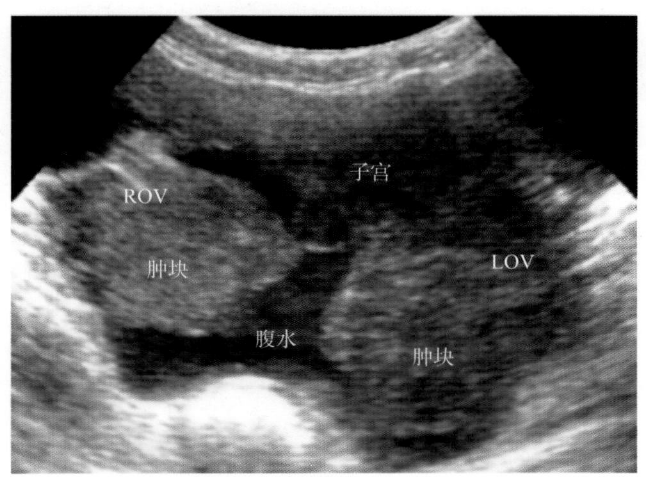

图24-3-50　卵巢Krukenberg瘤
ROV.右卵巢；LOV.左卵巢

（4）血行转移胃癌转移至远处器官，多由血行转移，主要发生于晚期。转移至肝最多见，声像图表现为肝内单发或多发实质性肿块，大小不等，边界清晰，回声有强有弱，周围声晕明显；典型病例可呈“靶环征”或“牛眼征”（图24-3-51，图24-3-52）。

五、胃息肉

胃息肉是胃黏膜上的良性病变，由胃黏膜异常增生所致，是胃常见的良性肿瘤。

（一）简要病理

胃息肉分为炎性息肉（增生性息肉）和腺瘤性息肉（化生性息肉）。炎性息肉约占胃息肉的75%，为正常胃黏膜单纯炎性增生形成，直径多在5mm以下，癌变率

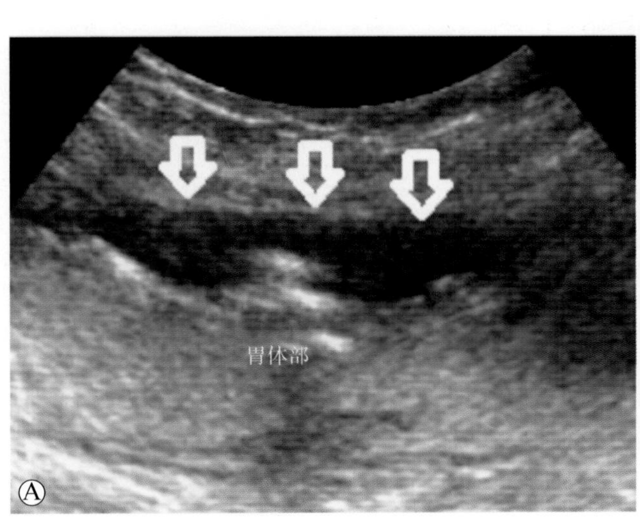

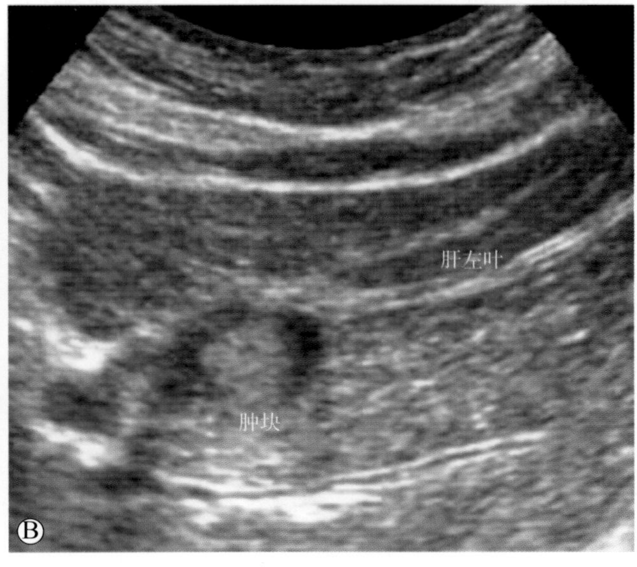

图24-3-51　胃体癌肝转移（单发）

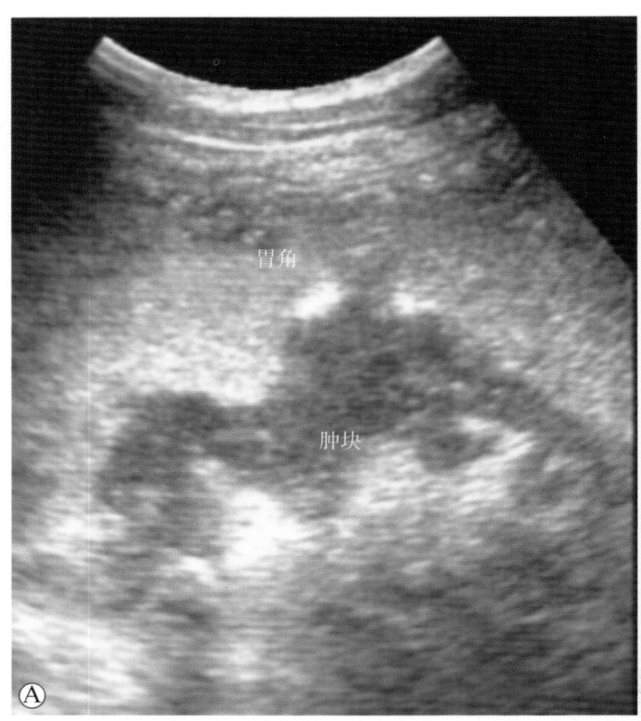

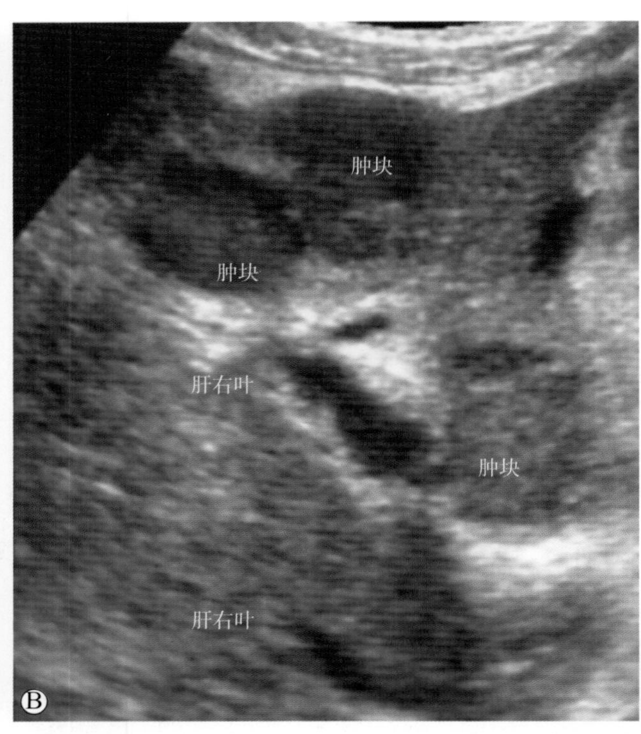

图24-3-52　胃角癌肝转移（多发）

低。腺瘤性息肉为真性肿瘤，由增生的黏膜腺上皮构成，约占25%；好发于胃窦部，直径10～20mm，单发多见，其表面呈乳头状或绒毛状，多数有蒂；癌变率较高，占20%～40%，属于癌前期病变。

（二）临床表现

大多数患者无明显症状或体征，常在胃镜、超声体检中偶然发现。当息肉表面发生糜烂、溃疡时，可有腹痛、恶心呕吐、消化道出血等症状；胃窦部较大息肉堵塞幽门时可出现间歇性幽门梗阻症状。

（三）声像图表现

1. 胃壁向胃腔内突起的局限性小肿物，形态各异，可呈圆形、椭圆形、桑葚状、乳头状或分叶状，起自黏膜层（胃壁黏膜下层强回声带位于肿块下方），常有蒂和胃壁相连，可随胃蠕动而移动，但不消失；大多为单发，好发于胃窦部。肿物呈相对低回声或中等回声，直径5～30mm，以10～15mm多见；其周围胃壁结构层次清晰。超声造影肿物呈均匀增强，与周围胃壁同步（图24-3-53～图24-3-55）。

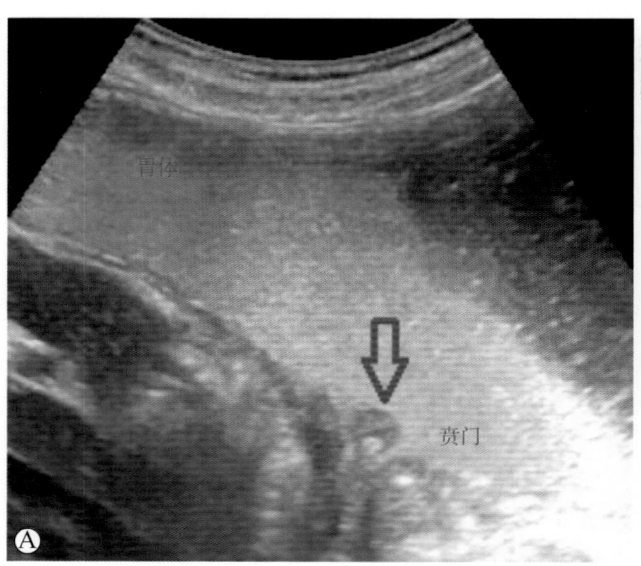

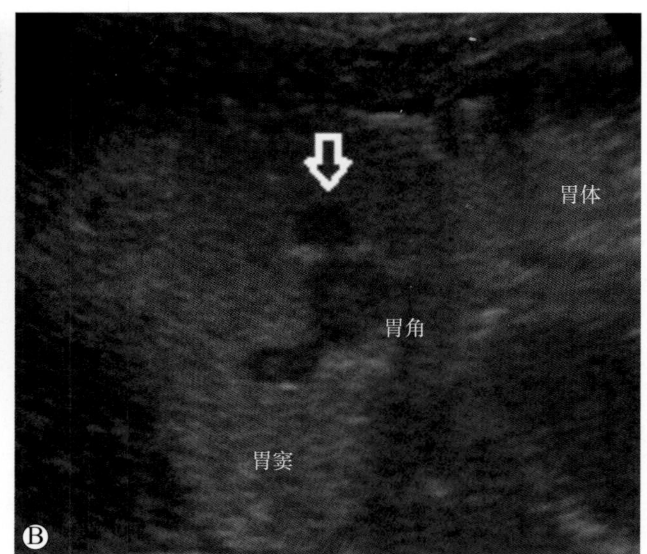

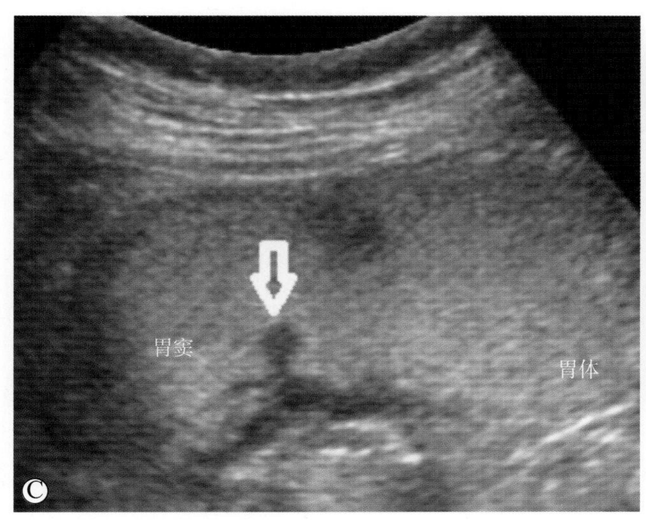

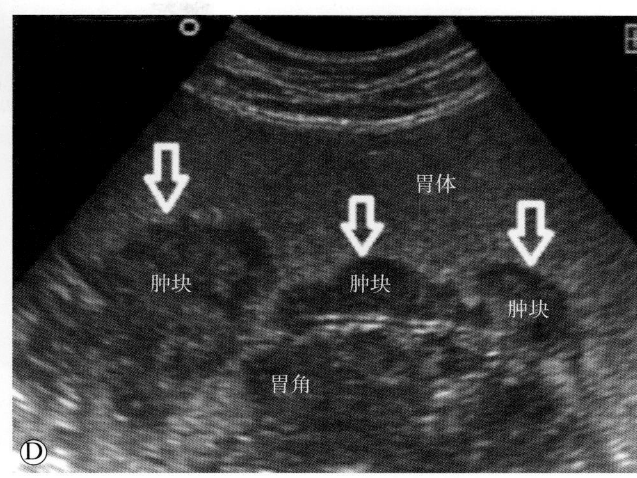

图24-3-53 胃息肉

A.贲门部息肉；B.胃角息肉；C.胃窦部息肉；D.胃小弯多发性息肉

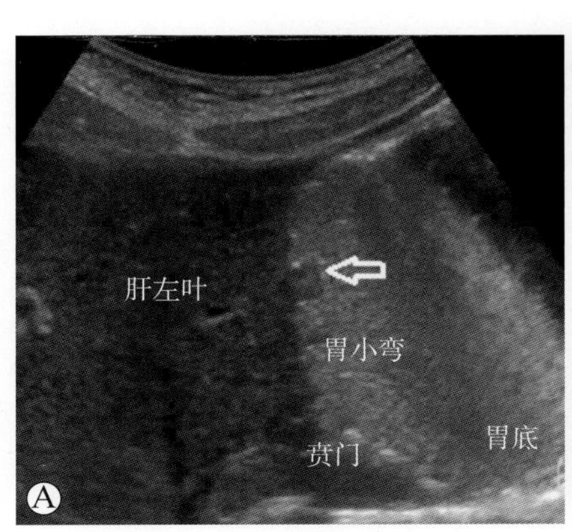

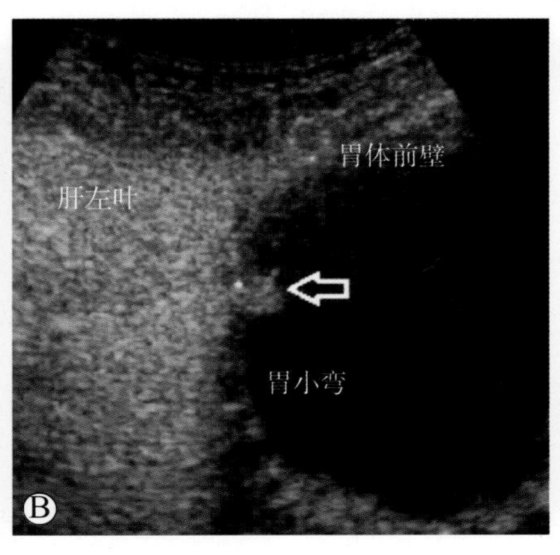

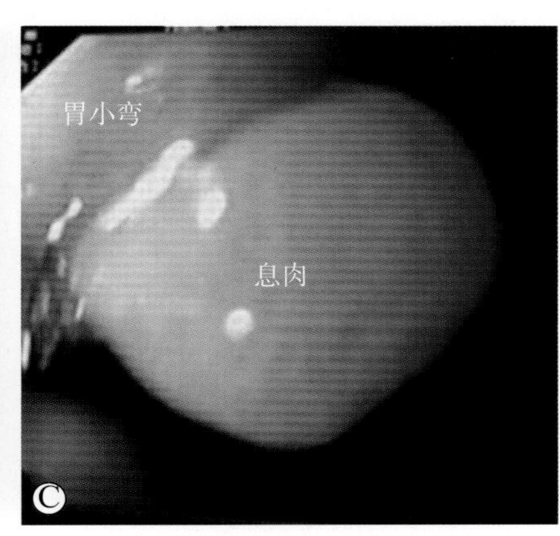

图24-3-54 胃小弯息肉

A.超声图；B.超声造影图；C.胃镜图

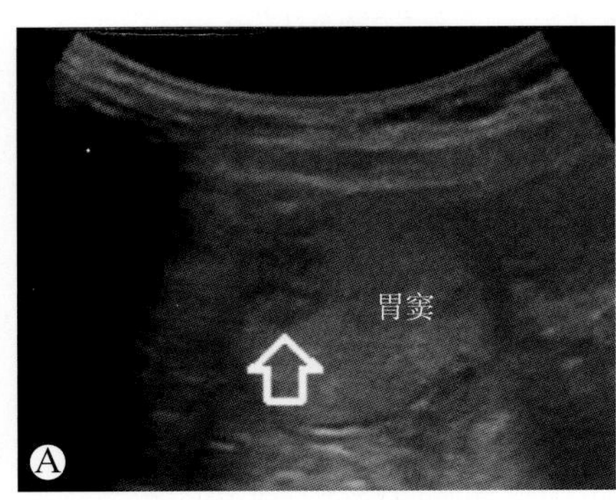

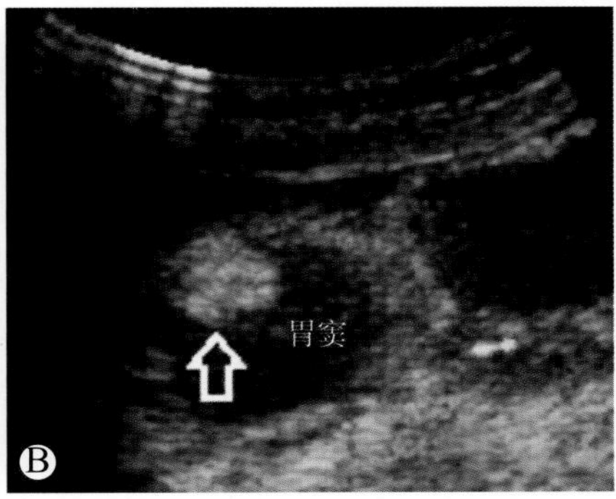

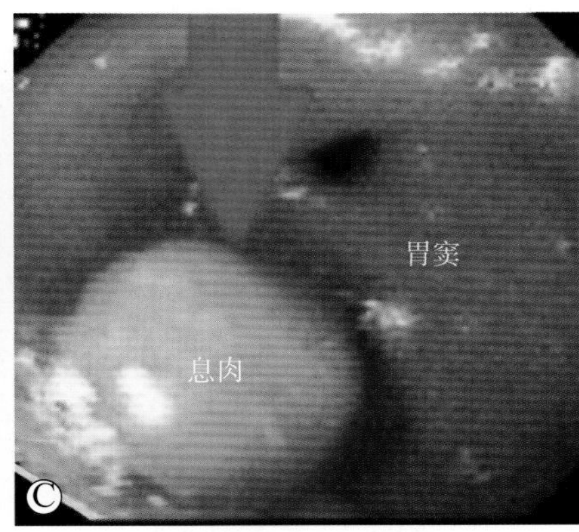

图24-3-55 胃窦部息肉

A.超声图；B.超声造影图；C.胃镜图

2.当息肉直径≥30mm时，可随胃蠕动而堵塞幽门管，又可随胃蠕动消失而解除堵塞，引起幽门不全性梗阻（图24-3-56）。

3.当肿物直径≥20mm、内部回声不均匀、活动度差，或肿物表面伴有糜烂或溃疡形成者，应考虑发生癌变（图24-3-57）。

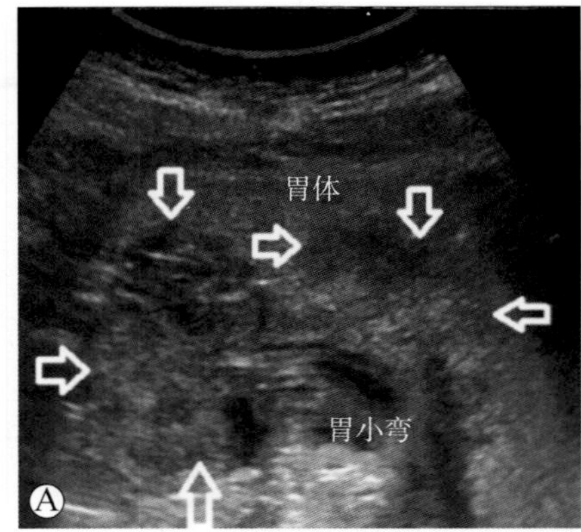

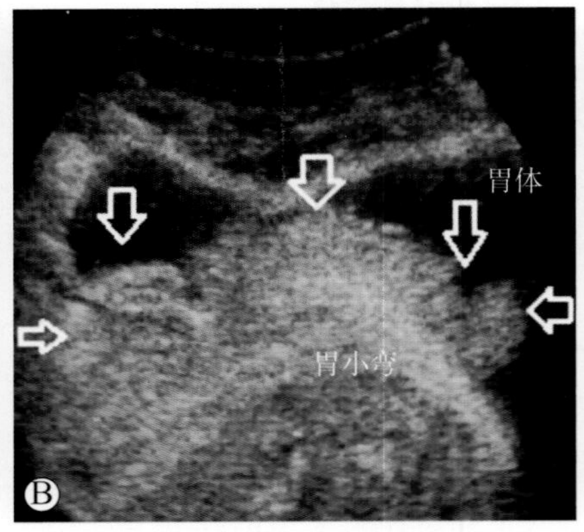

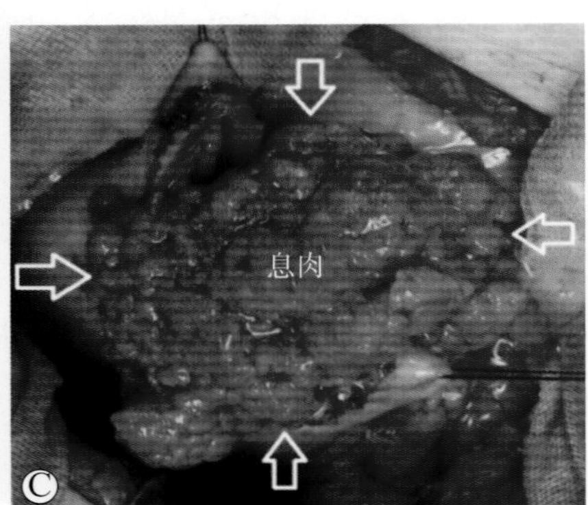

图24-3-56 胃小弯胃角巨大息肉

A.超声图；B.超声造影图；C.术中标本图

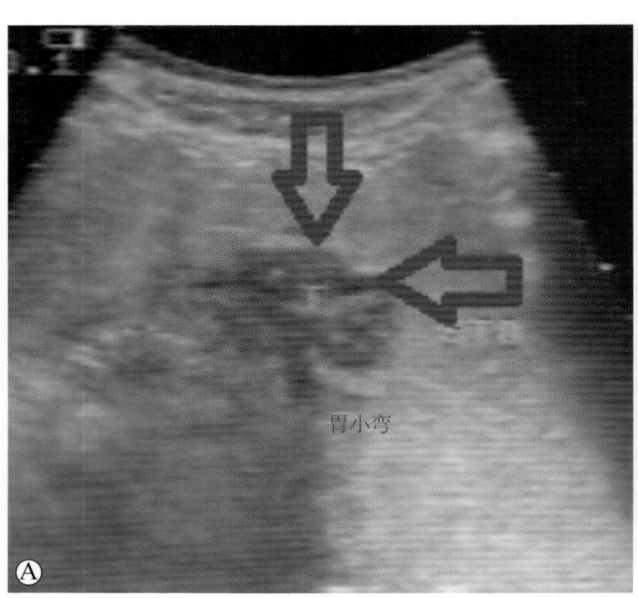

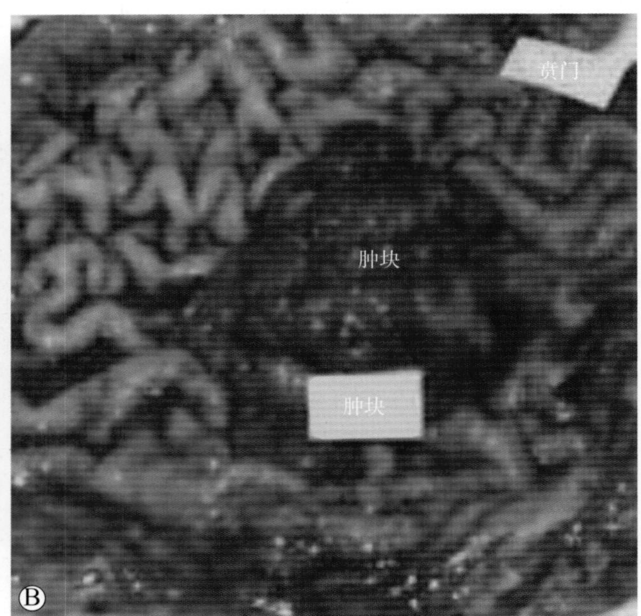

图24-3-57 胃小弯息肉癌变

A.超声图；B.术后标本

六、胃黏膜下肿瘤

（一）恶性淋巴瘤

胃是淋巴结外淋巴瘤最好发、最多见的部位，胃恶性淋巴瘤是仅次于胃癌的常见胃恶性肿瘤，占胃部恶性肿瘤的3%～5%，好发于青壮年。

1.简要病理 胃恶性淋巴瘤起源于黏膜下层或黏膜固有层中淋巴组织，呈浸润性生长。好发于胃窦部，其次是胃底部。病理大体形态可分溃疡型、息肉型和弥漫浸润型3种。病理组织类型绝大多数为非霍奇金病。

2.临床表现 临床表现缺乏特征性，各种临床表现与胃癌相似，有时可在上腹部扪及活动性肿块。

3.声像图表现 胃恶性淋巴瘤声像图表现和胃癌基本类似，两者单纯从声像图上很难鉴别。早期仅表现为胃壁呈局限性轻度增厚，回声较低，以黏膜层为主，厚度≤5mm，黏膜面破溃，呈单个或多个浅小溃疡凹陷，直径在5mm以下，边缘不对称；其周围胃壁层次清晰，黏膜下层强回声带连续性完整（图24-3-58）。和早期胃癌不易鉴别，确诊须靠术后病理诊断。

胃恶性淋巴瘤典型声像图表现：

（1）病变胃壁呈局限性或弥漫性增厚隆起或肿物形成，胃壁层次结构不清；黏膜破溃，呈大小不等、边缘不对称的溃疡凹陷，直径10～50mm；部分呈火山口状，表面常附着不规则强回声斑点。增厚胃壁范围较广，通常≥50mm，可累及胃一部及对侧壁，以胃窦部多见，病变处胃蠕动消失（图24-3-59）。超声造影病变区呈明显持续不均匀增强，消退缓慢，造影显示病灶范围大于二维所见（图24-3-60）。

（2）增厚的胃壁或肿块内部呈明显低回声或近似无

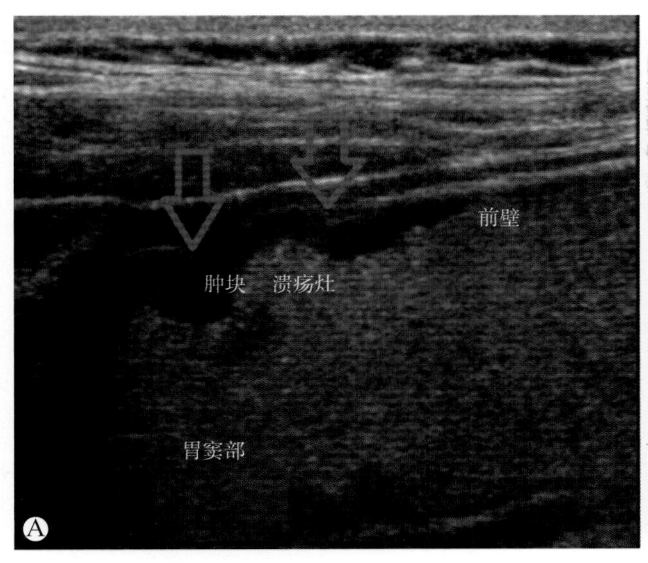

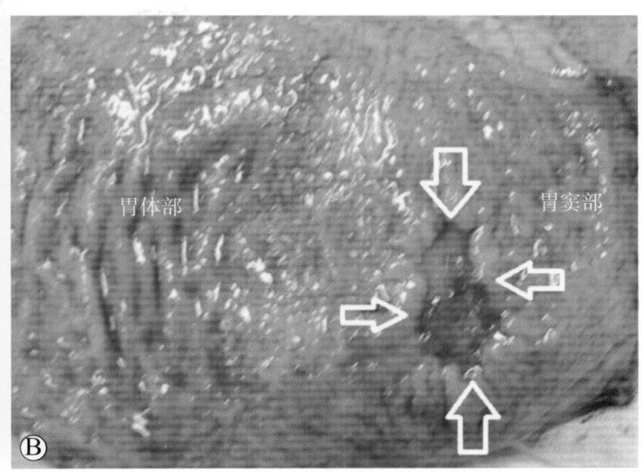

图24-3-58　胃窦部早期恶性淋巴瘤

A.超声图；B.术后标本图

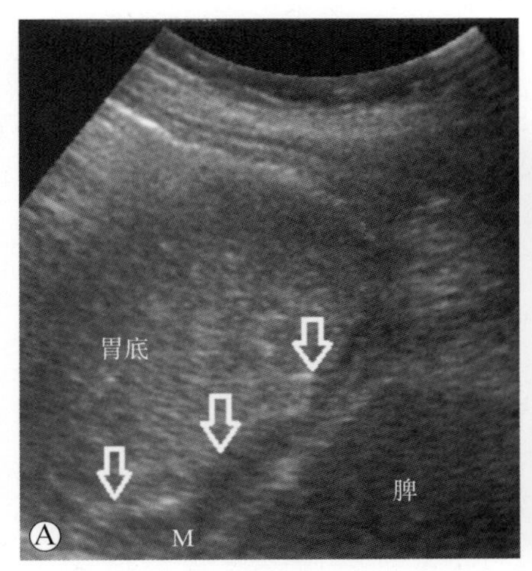

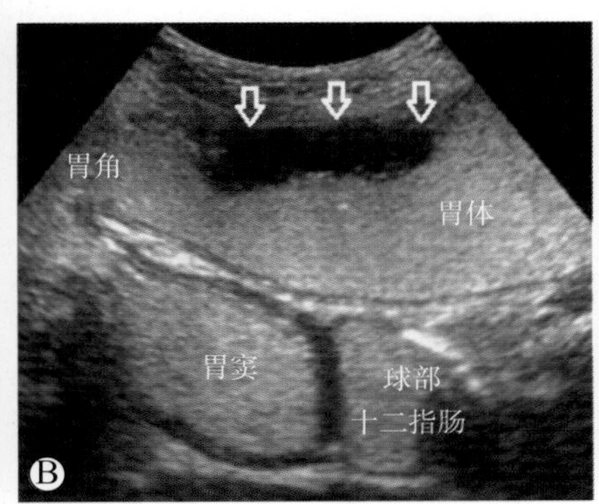

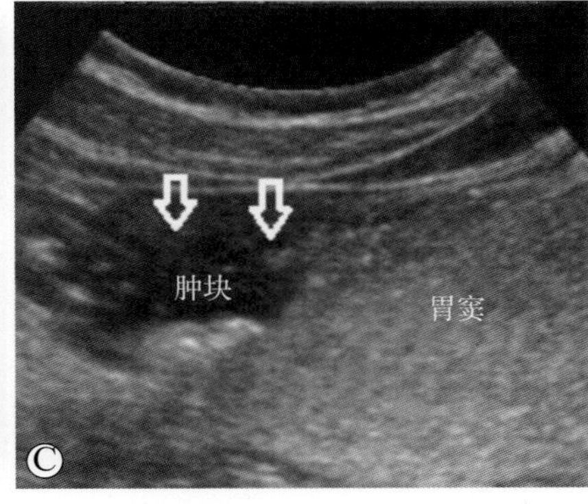

图24-3-59　胃恶性淋巴瘤

A.胃底部大弯侧；B.胃体部前壁；C.胃窦部前壁

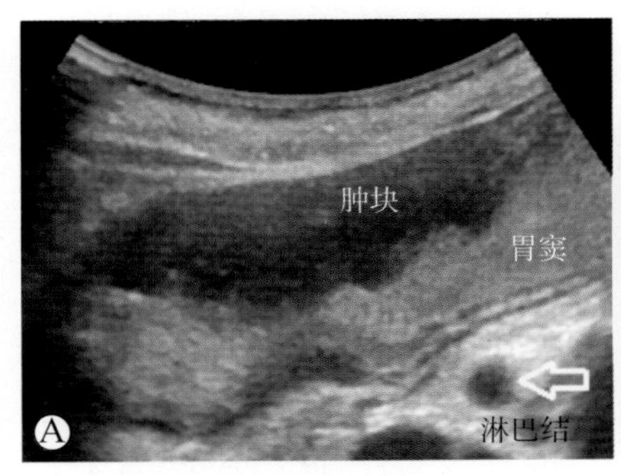

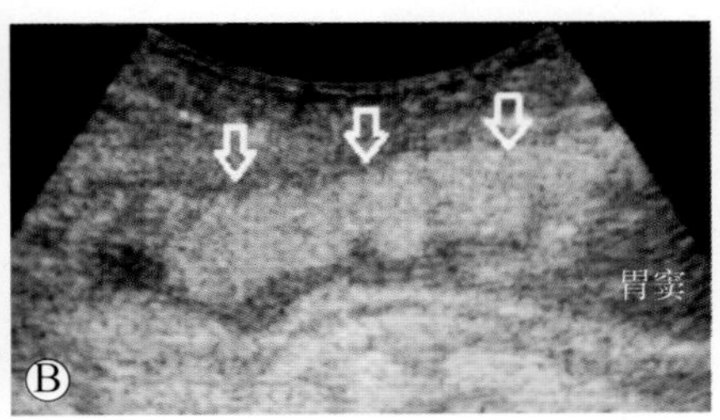

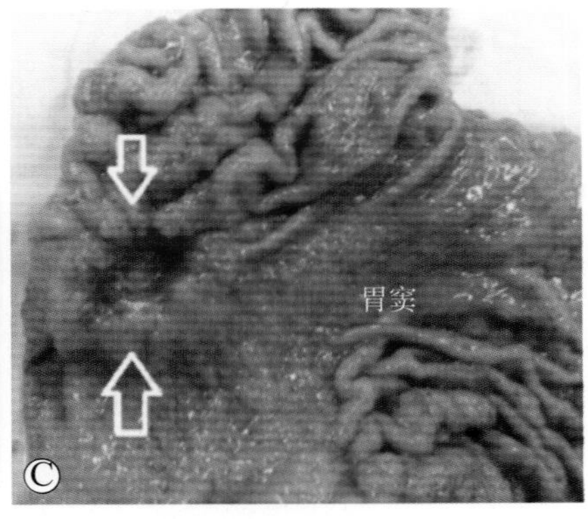

图24-3-60　胃窦部恶性淋巴瘤

A.超声图；B.超声造影图；C.术后标本图

回声，透声性极好；采用高频探头扫查可见肿物内呈结节状改变（图24-3-61）。

（3）好发于胃底部、胃窦部，前壁多于后壁，胃大弯多于胃小弯。因病变胃壁较柔软，胃腔狭窄及梗阻程度不严重，胃壁僵硬挛缩感不明显，较少发生幽门梗阻。

（4）胃病变部位周围或后腹膜常可见肿大淋巴结。

依据声像图表现可分为溃疡型、肿块型、弥漫浸润型，以弥漫浸润型最多见（图24-3-62～图24-3-64）。

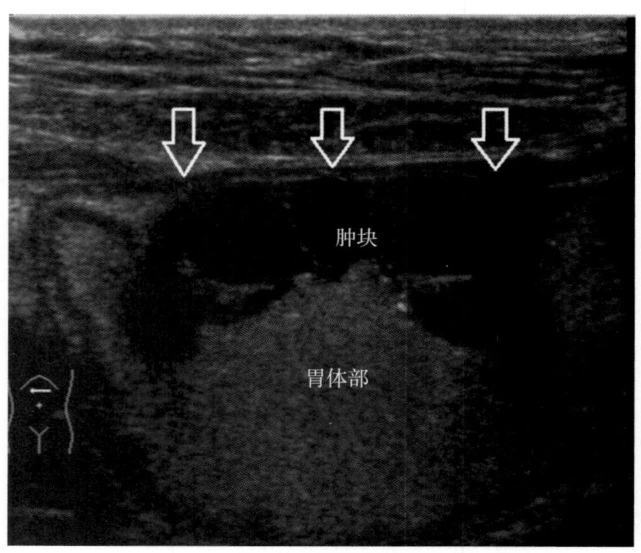

图24-3-61 胃体部恶性淋巴瘤（呈分叶状）

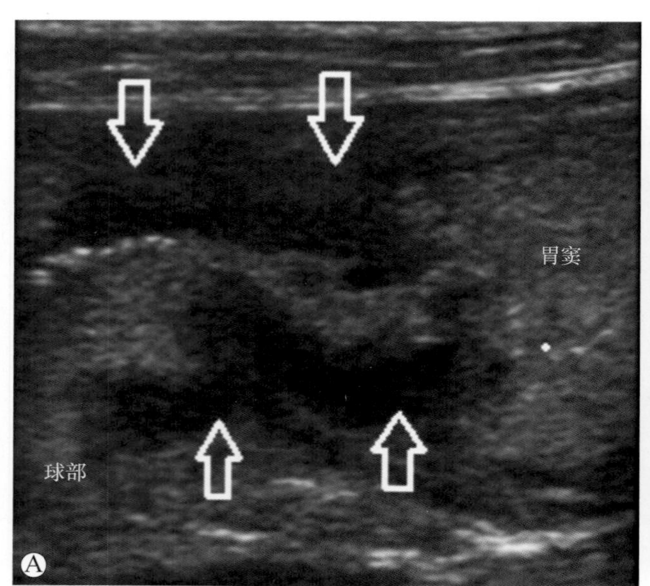

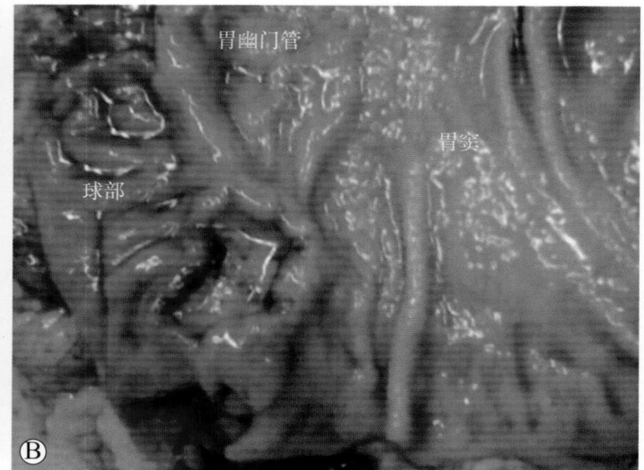

图24-3-62 胃幽门管溃疡型恶性淋巴瘤

A.超声图；B.术后标本图

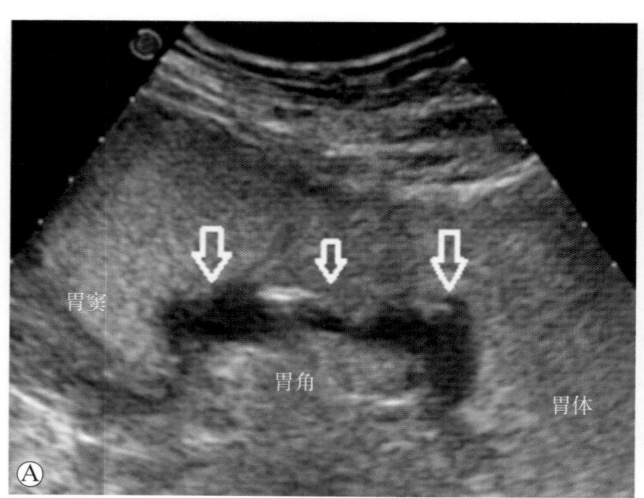

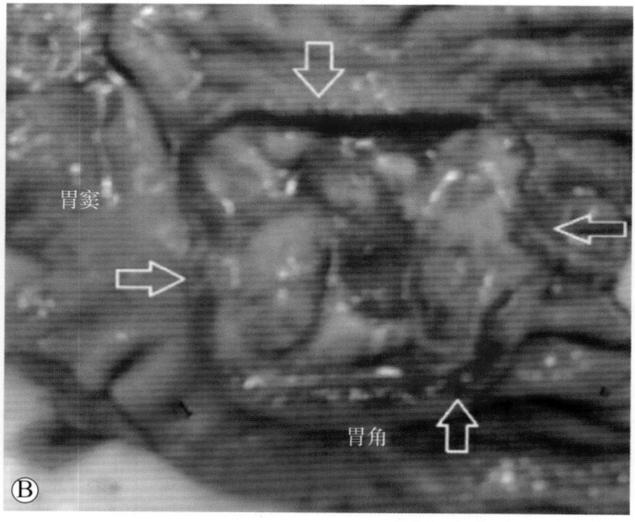

图24-3-63 胃角胃小弯肿块型恶性淋巴瘤

A.超声图；B.术后标本图

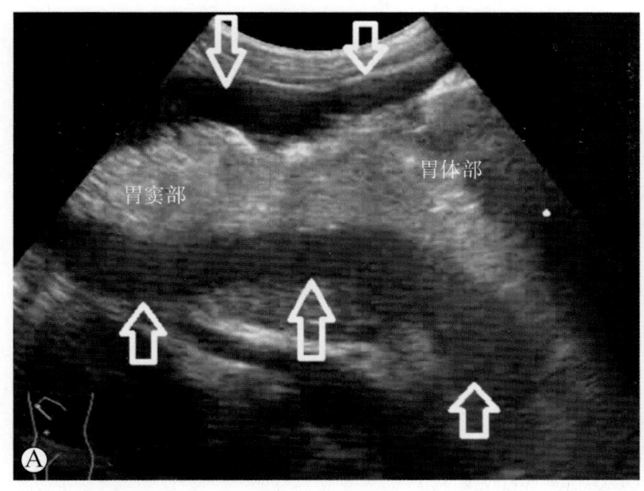

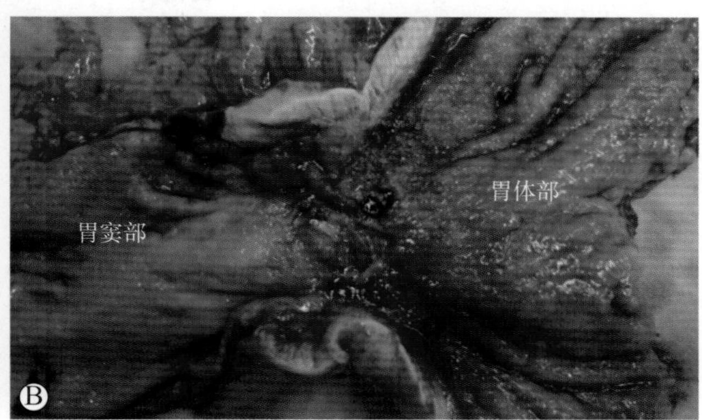

图24-3-64 胃体胃窦部弥漫浸润型恶性淋巴瘤

A.超声图；B.术后标本图

（二）胃间质瘤

胃间质瘤（gastric stromal tumor，GST）是胃肠道间叶源性肿瘤（GIMT）最常见的一种具有潜在恶性倾向的侵袭性肿瘤，是具有*c-kit*基因突变和KIT蛋白（CD117）表达为生物学特征的独立性肿瘤，临床并非少见。

1.简要病理 胃间质瘤起源于胃原始非定向多潜能间质干细胞。组织学形态有两种细胞类型：多数（约70%）由梭形细胞，少数（约15%）由上皮样细胞组成，免疫组化KIT蛋白（CD117）阳性。肿瘤大小不等，直径5～300mm，以单发为主，可位于黏膜下、浆膜下和肌层内，边界清楚，无包膜。肿瘤大体形态呈结节状或分叶状，切面呈灰白色、红色，均匀一致，质地硬韧，黏膜面可见溃疡形成。较大的瘤体内可见出血、坏死、钙化、黏液变及囊性变等。其恶性程度根据肿瘤大小及有丝分裂指数（MI）来评估。

2.临床表现 大多数无临床症状，往往在体检中意外发现。消化道出血、腹部肿块是常见症状。

3.声像图表现

（1）胃壁内表现局限性肿块向胃腔内外隆起，呈膨胀性生长，起自黏膜下（胃壁黏膜下层强回声带位于肿块上方），形态规则，呈圆状、椭圆形或分叶状；其边界清楚，周缘规整，内部呈低回声。肿物大小不一，直径大多在10～50mm，浆膜下肿瘤可达100mm以上。肿物不随胃蠕动而移动，其周围胃壁层次结构正常，胃壁蠕动正常（图24-3-65）。

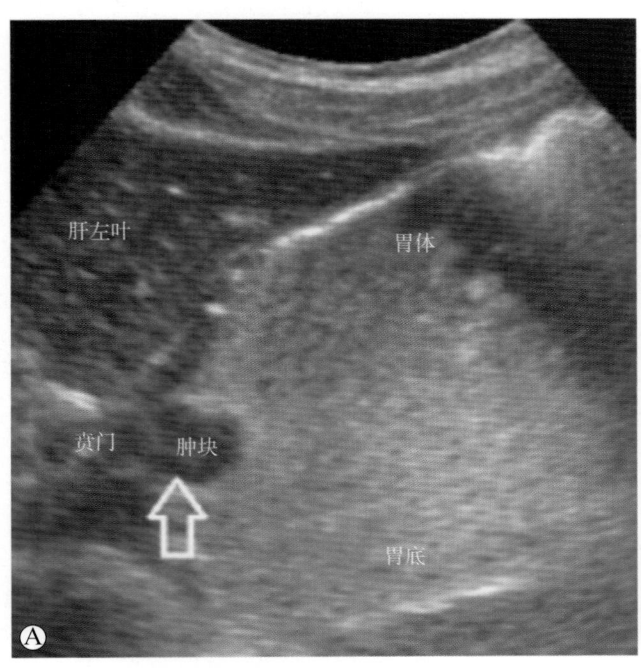

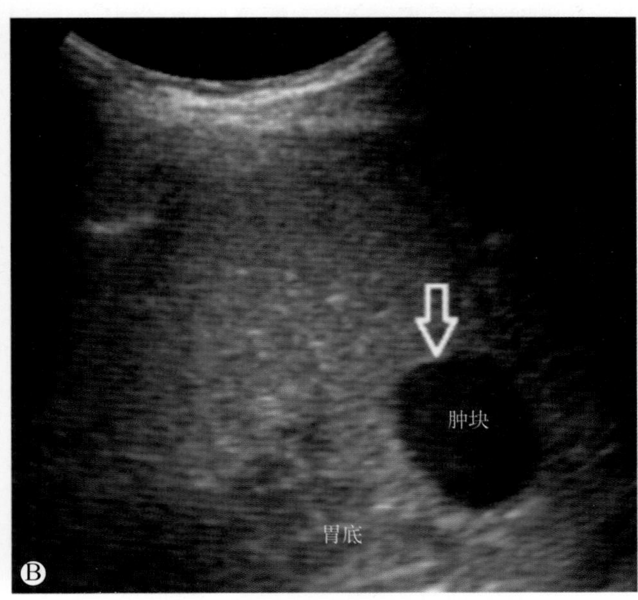

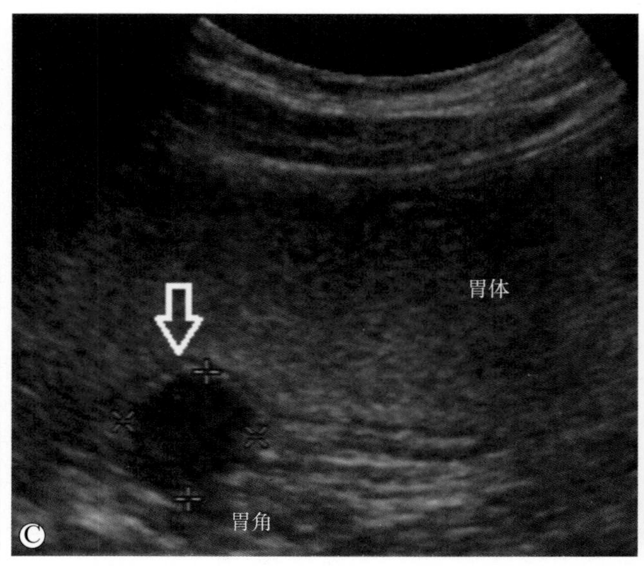

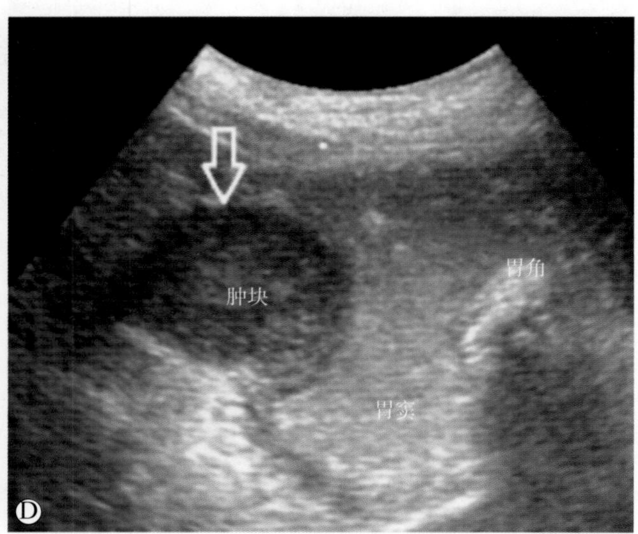

图24-3-65　胃间质瘤

A.贲门部；B.胃底部；C.胃角；D.胃窦部

（2）肿物好发于胃底和胃体部，以单发多见。直径≤30mm者内部大多数呈均匀低回声，表面胃黏膜光滑完整；肿物内出血、液化、钙化及黏膜面溃疡较少见。直径≥50mm者多数内部呈不均匀低回声，常可见出血（呈不规则片状低回声区）、液化及囊性变（呈不规则液性腔）、钙化灶（呈不规则后方伴声影的强回声斑点）或伴黏膜面溃疡形成（呈口小底大、表面附着强回声斑块的黏膜凹陷，部分溃疡深入瘤体中央形成瘤体内假腔），以浆膜下间质瘤多见（图24-3-66～图24-3-69）。

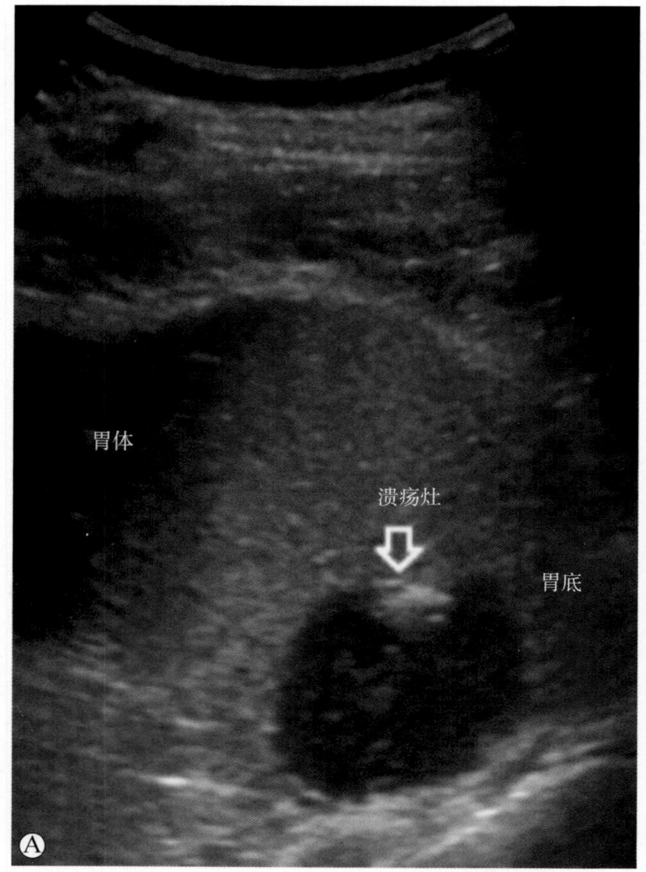

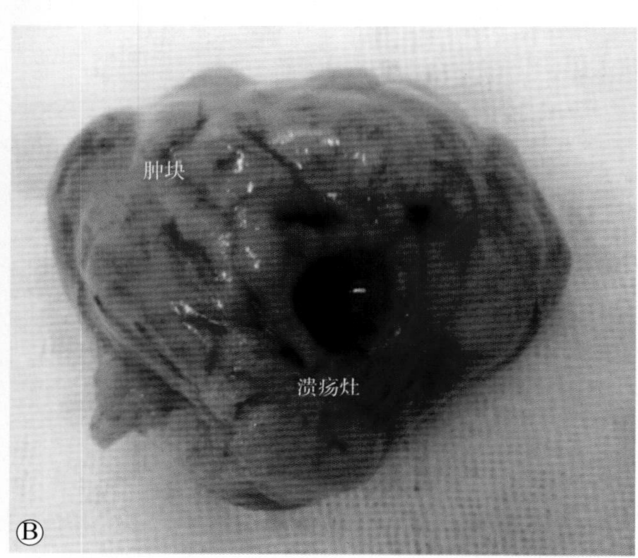

图24-3-66　胃底部间质瘤伴黏膜面溃疡形成

A.超声图；B.术后标本图

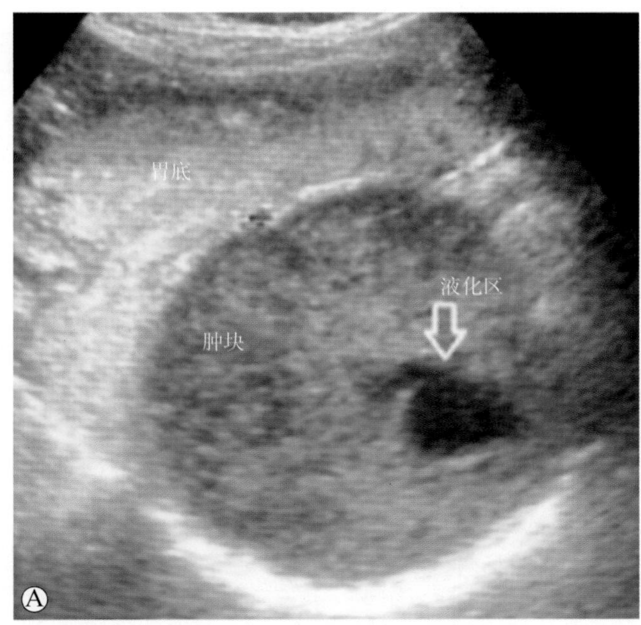

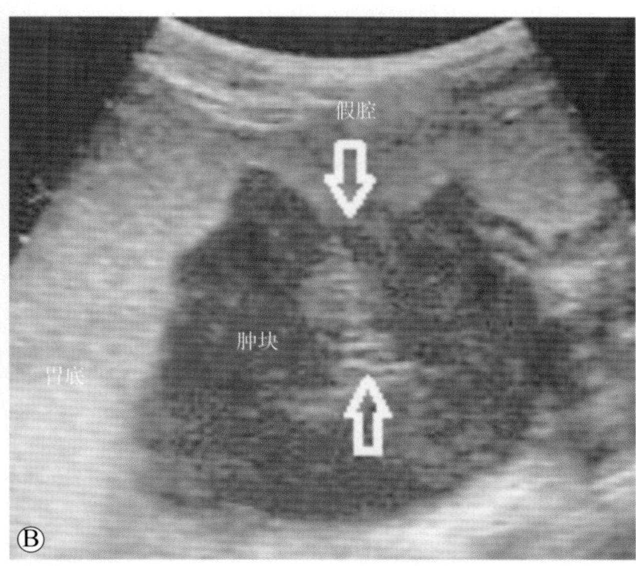

图24-3-67　胃底部间质瘤伴瘤体内液化、假腔形成

A. 瘤体内液化灶；B. 瘤体假腔

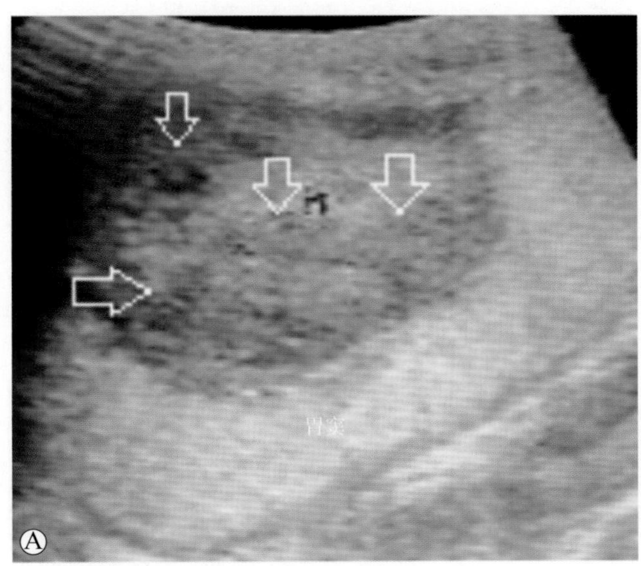

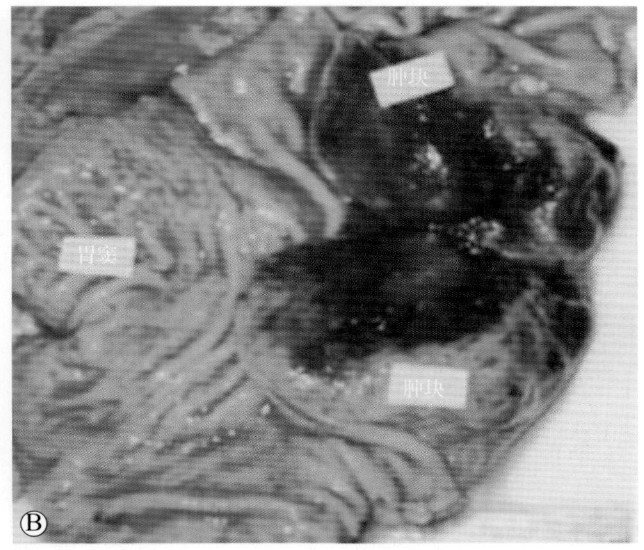

图24-3-68　胃窦部间质瘤伴瘤体内出血

A. 超声图；B. 术后标本图

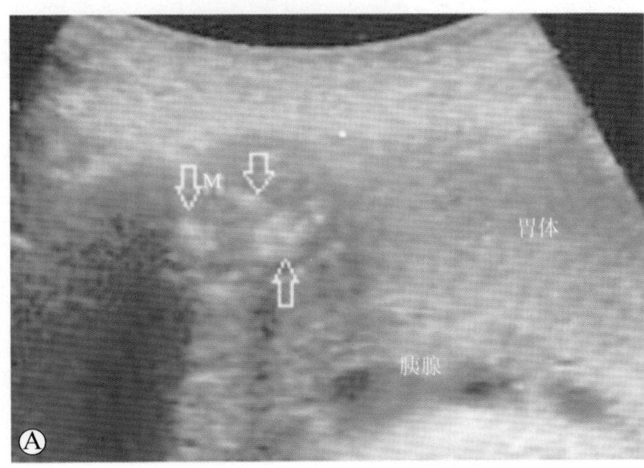

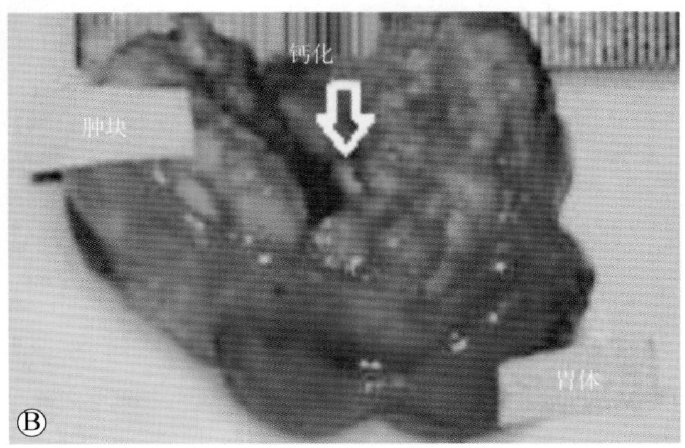

图24-3-69　胃体部间质瘤伴瘤体内钙化（箭头）

A. 超声图；B. 术后标本图

（3）超声造影肿物内呈明显持续均匀增强，消退缓慢。若瘤体内伴出血、坏死、液化等，可呈不规则无增强区（图24-3-70，图24-3-71）。

（4）晚期邻近脏器（多见于肝脏）可出现转移灶，一般呈中、低回声实质性肿块，边缘伴宽声晕带（图24-3-72）。

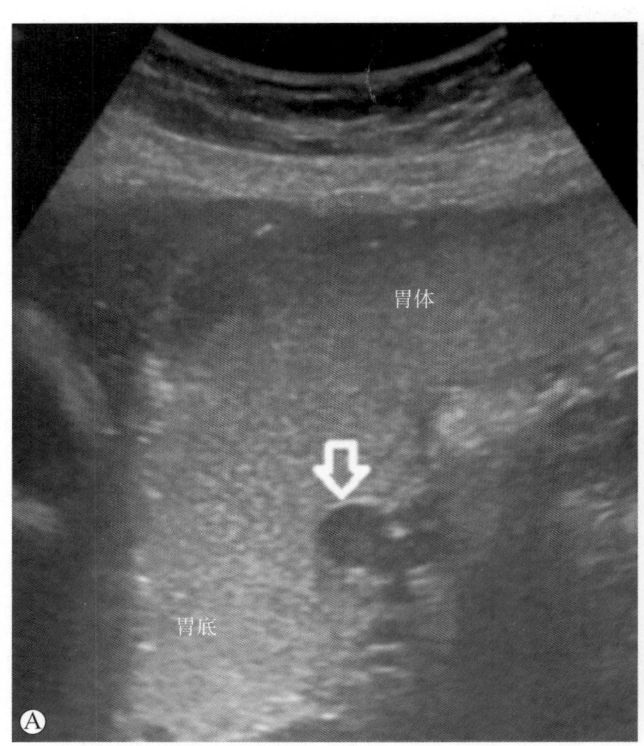

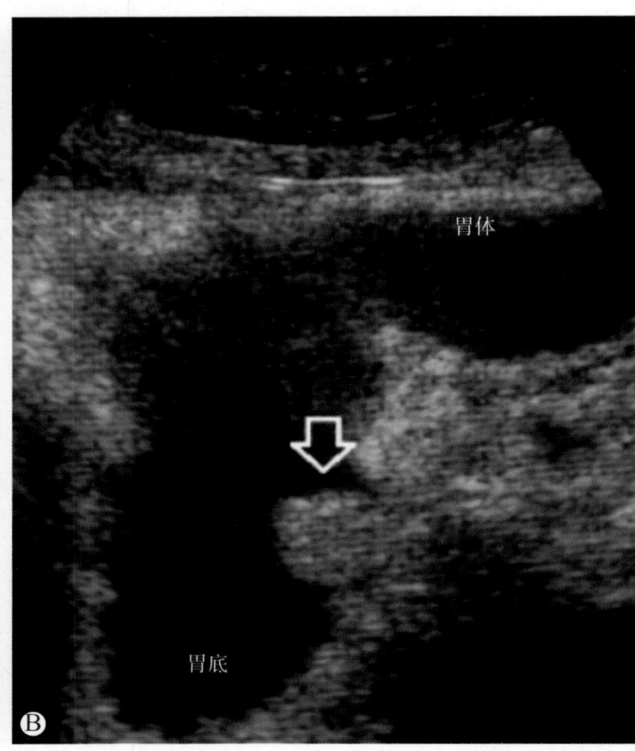

图24-3-70 胃底部小间质瘤
A.超声图；B.超声造影图

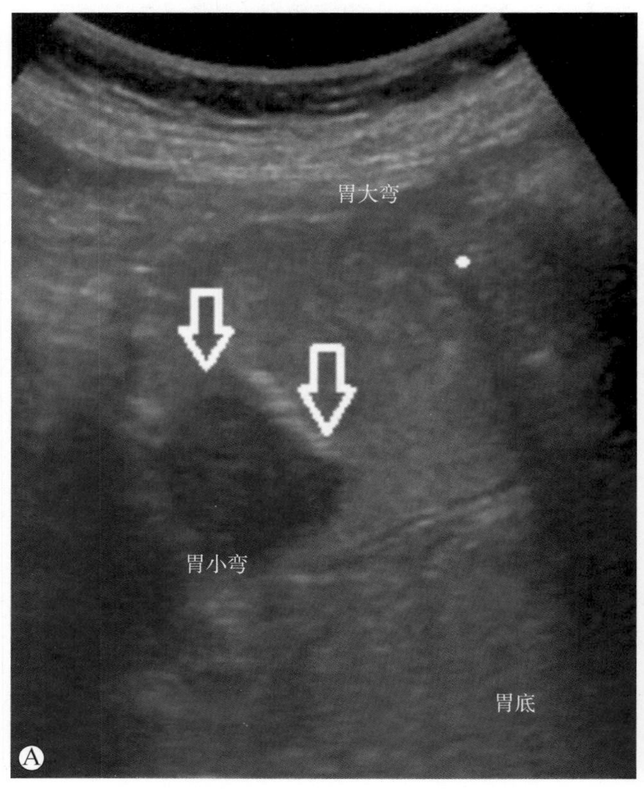

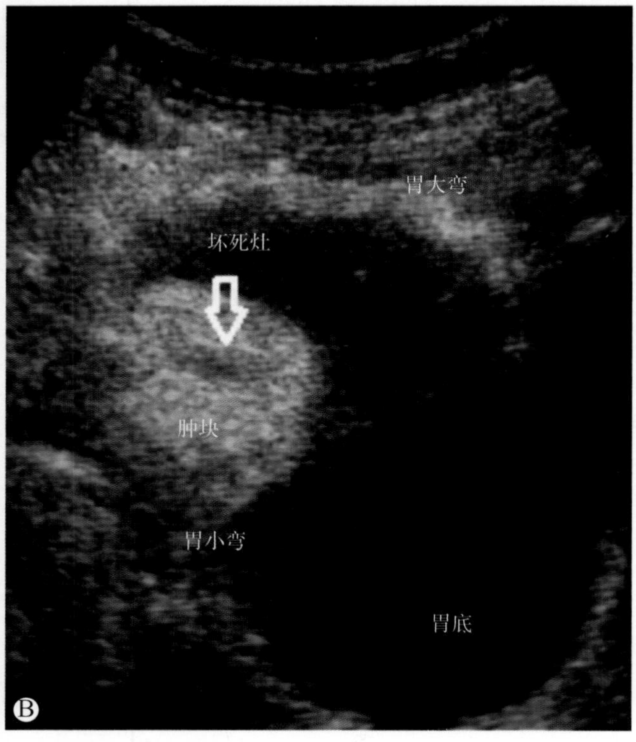

图24-3-71 胃小弯间质瘤（瘤体内坏死灶）
A.超声图；B.超声造影图

（5）声像图分型

1）黏膜下型（腔内型）：最多见，肿物位于黏膜下，向腔内突起，黏膜层被拱起，一般基底较宽（图24-3-73）。

2）壁间型（哑铃型）：较少见，肿物向胃腔内、外同时生长，呈哑铃状，使胃黏膜层隆起，浆膜层向外突起，周围组织或脏器可有受压、移位（图24-3-74）。

3）浆膜下型（腔外型）：肿物主要向腔外生长，部

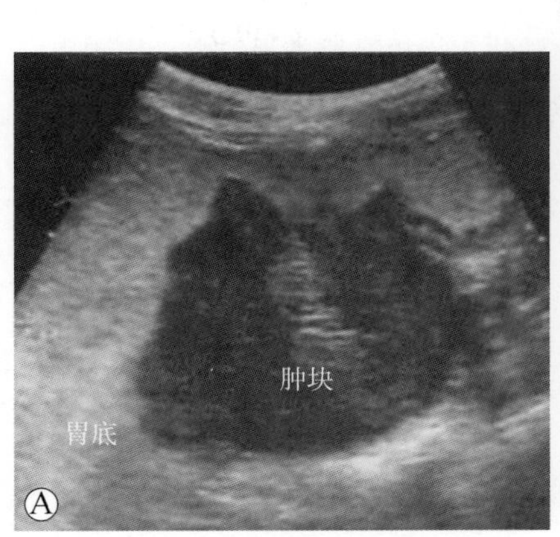

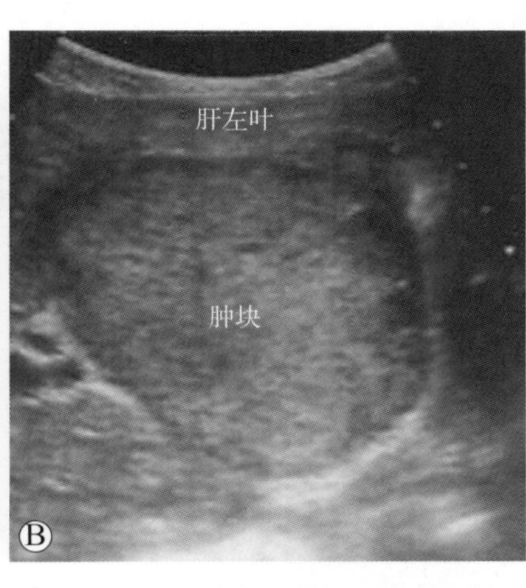

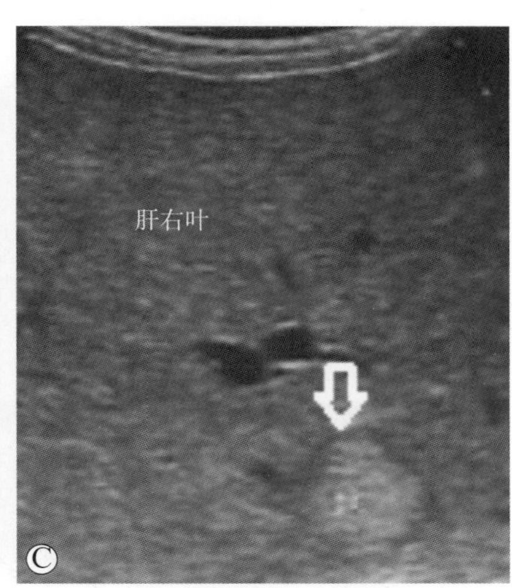

图24-3-72　胃底部恶性间质瘤伴肝转移

A.胃底部间质瘤；B、C.肝左右叶转移灶

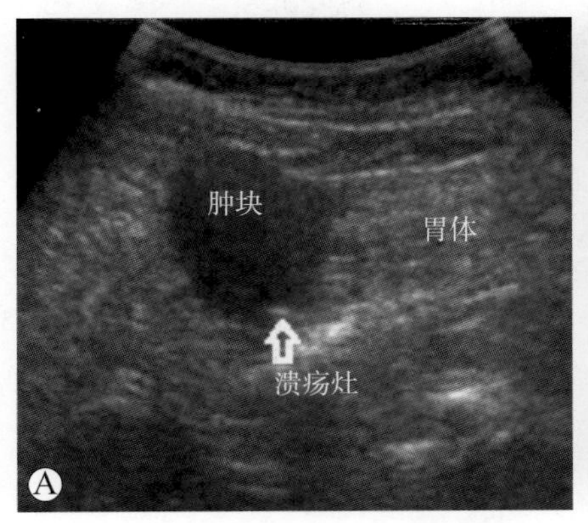

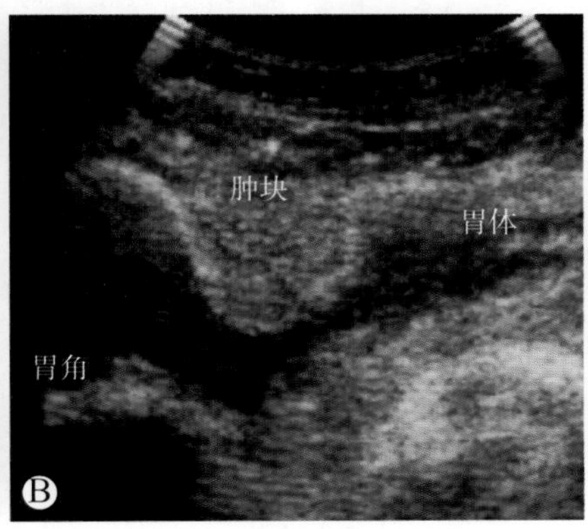

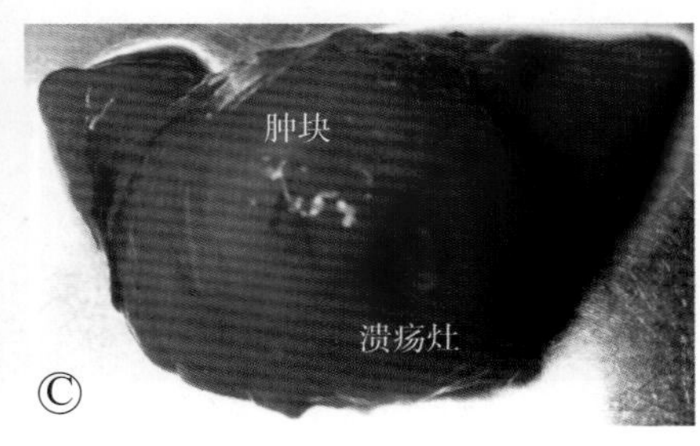

图24-3-73　胃体部黏膜下型间质瘤

A.超声图；B.超声造影图；C.术后标本图

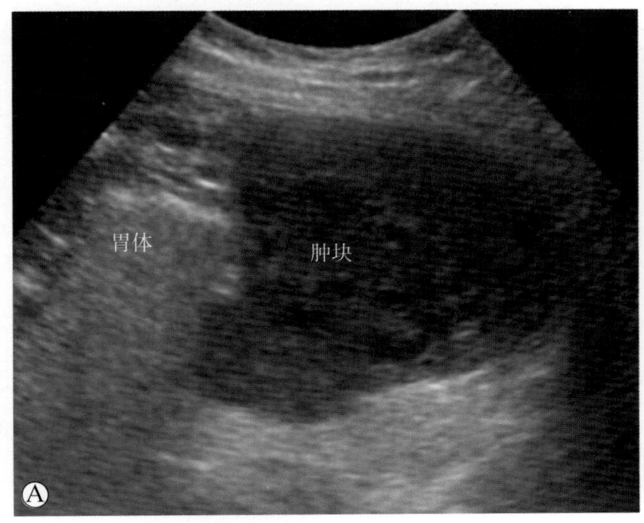

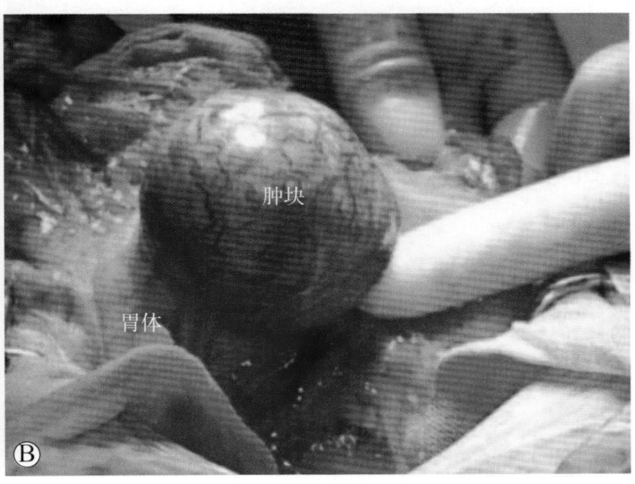

图24-3-74　胃底部壁间型间质瘤

A.超声图；B.术中标本图

分有蒂与胃浆膜相连，黏膜面略隆起或无改变。肿物直径较大，常在50mm以上（图24-3-75）。

（三）其他肿瘤

胃其他肿瘤均较少见，主要是指除间质瘤和恶性淋巴瘤外来源于间叶组织的其他肿瘤。

1.简要病理　主要有平滑肌瘤或肉瘤、神经鞘瘤或肉瘤、纤维瘤或肉瘤、脂肪瘤或肉瘤、血管瘤或肉瘤、错构瘤、神经内分泌肿瘤等。

2.临床表现　大多无特异性临床表现，其临床症状取决于肿瘤的部位、形态和大小。患者可有出血、上腹疼痛、恶心呕吐、腹部包块等症状。

3.声像图表现　胃壁内起自黏膜下实质性肿物，形态、内部回声特征及生长方式和胃间质瘤相似（脂肪瘤除外）；肿块直径大多≤30mm，小部分≥50mm（图24-3-76）。单纯从声像图上不易和间质瘤鉴别，确诊须靠术后病理。脂肪瘤表现为扁圆形或椭圆形中等或稍强回声肿物向胃腔内或外突起，内部回声均匀，基底较宽，随胃蠕动活动度大；肿物表面胃黏膜光滑完整，周围胃壁层次清晰。当发生肉瘤变时，肿瘤内部可见不规则低回声区或液性区（图24-3-77）。

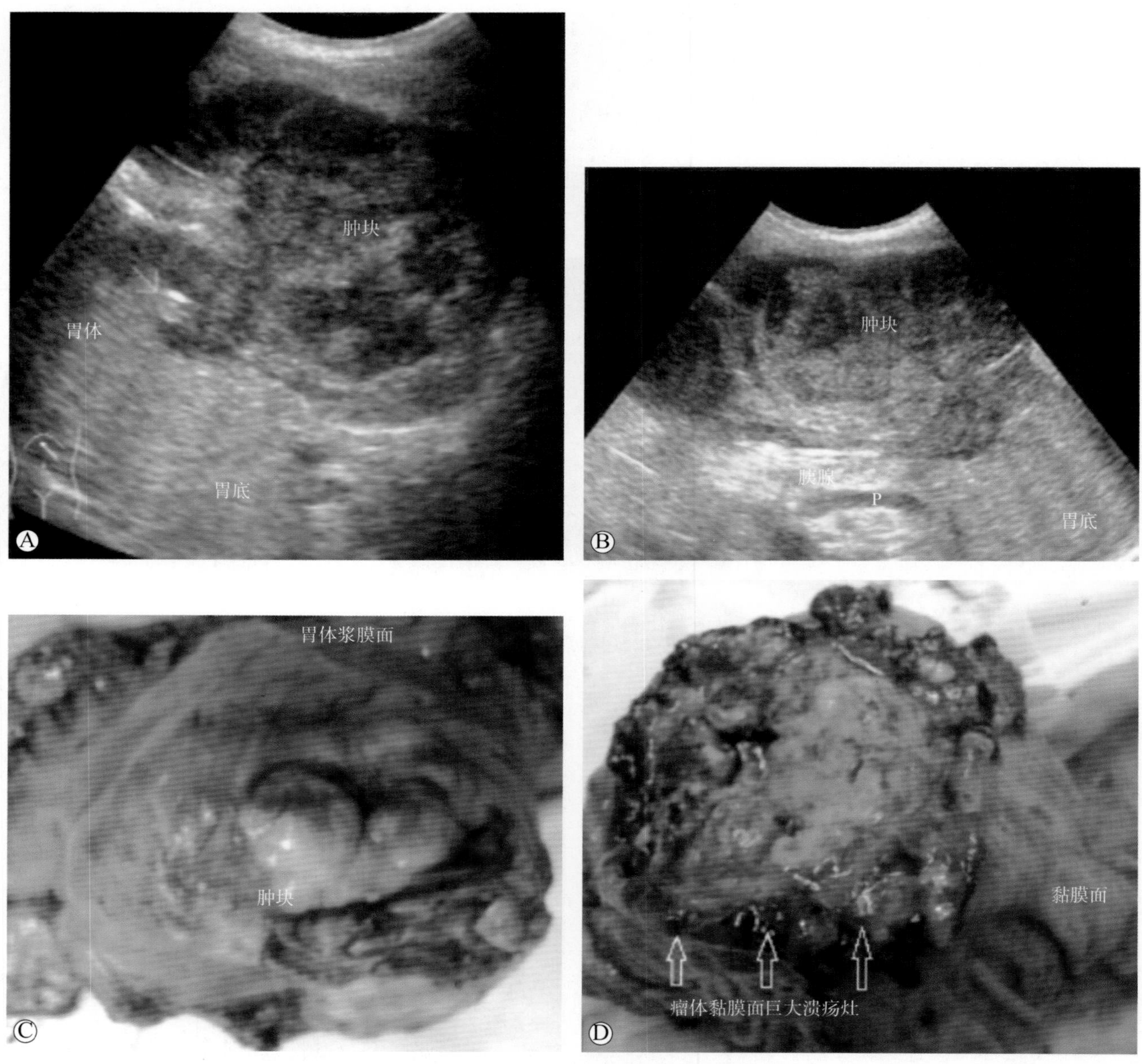

图24-3-75　胃体部巨大浆膜下型间质瘤

A、B.超声图；C、D.术后标本图

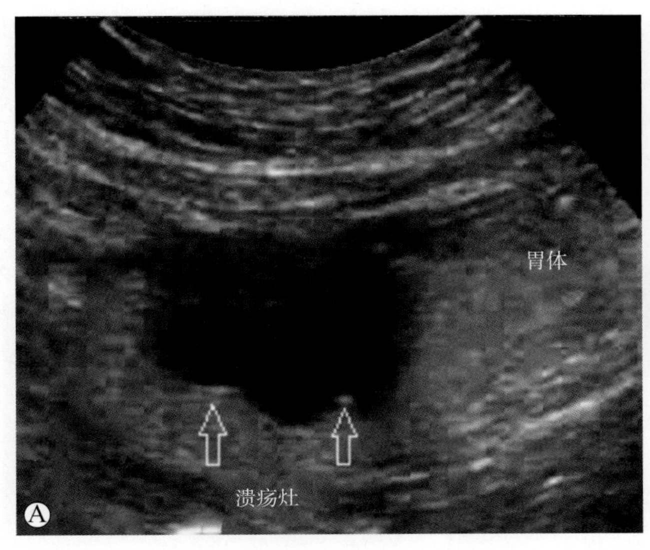

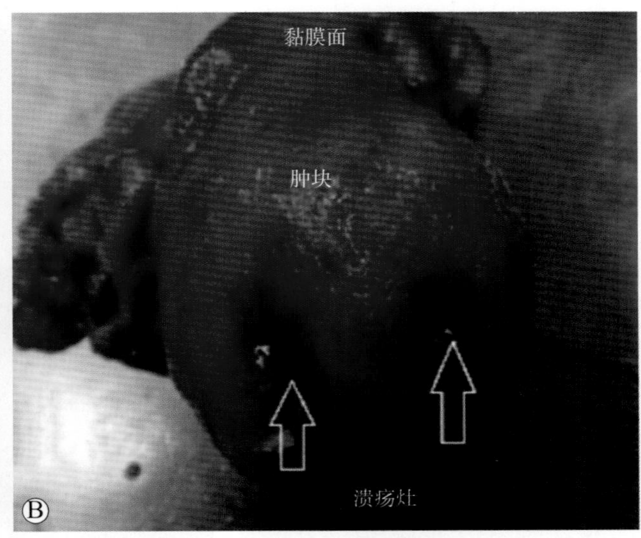

图24-3-76 胃体部黏膜下神经鞘瘤

A.超声图；B.术后标本图

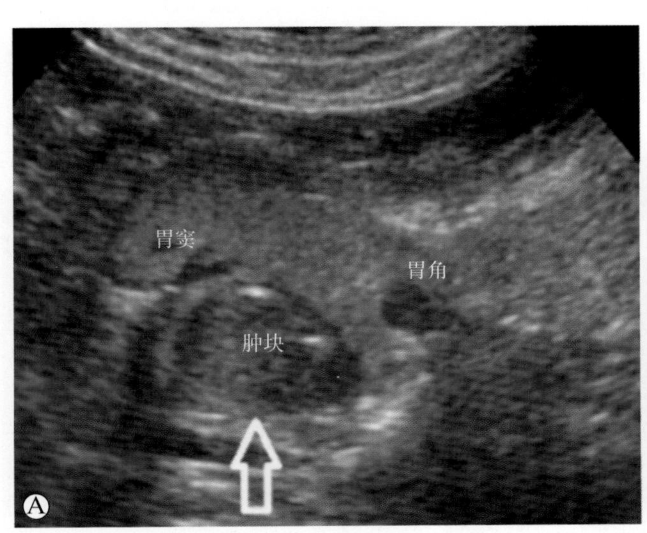

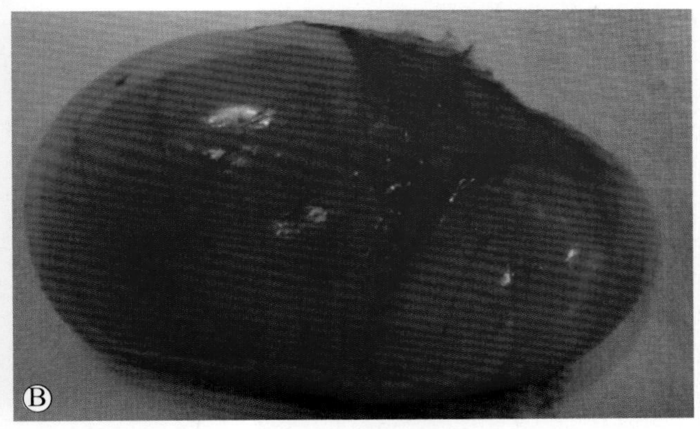

图24-3-77 胃窦部黏膜下脂肪瘤

A.超声图；B.术后标本图

（四）胃囊肿

胃囊肿指胃壁内出现单个或多个囊性肿物，可分为原发性和继发性，较少见。

1.简要病理 原发性来源与胚胎发育时局部形成憩室或胃壁纵襞合并时组织残留有关，大多分布于大弯侧，以胃下部为多发区域，体积较小，壁非薄而囊液均匀；囊肿大部分与胃腔不沟通。继发性见于机械性、潴留性、棘球蚴性、肿瘤性等，以先天性和潴留性多见。

2.临床表现 常无任何症状，往往在超声体检中偶然发现。当囊肿较大时可引起胃部压迫症状，偶尔在上腹部可扪及肿块；位于胃窦部可引起幽门不全性梗阻等相应症状。

3.声像图表现

（1）胃壁内出现局限性囊性肿物，可向胃肠腔内或腔外突起；起自黏膜层或浆膜层，囊壁较薄且光滑完整，囊内呈均匀无回声区，后方有增强效应，随胃蠕动活动度小。其表面黏膜光滑，周围胃壁层次清晰（图24-3-78）。

（2）好发于胃底及胃窦部，以单发多见，直径10～30mm。

（3）超声造影肿物内无增强。

（五）胃迷走胰腺

迷走胰腺又称异位胰腺，临床并不少见，多发生在胃、十二指肠，是先天性发育异常所致。

1.简要病理 胃迷走胰腺好发于胃远端，以胃幽门区、胃前后壁及胃大弯多见；病变多位于黏膜下层，局部形成边界不清的盘状物，从黏膜面向胃腔内突出，呈息肉状，一般直径＜20mm。

2.临床表现 临床常无症状。有症状者表现为溃疡出血及幽门梗阻等。部分也可发生癌变。

3. 声像图表现

（1）胃壁内实质性肿物呈圆形或扁圆形向胃腔内隆起，呈中低回声，形态规则，其厚度常≤10mm，范围≤30mm，内回声欠均匀；肿物起自黏膜下（胃壁黏膜下层强回声带位于肿块上方），其表面胃黏膜光滑完整，周围胃壁层次清晰；当表面溃疡形成时则出现黏膜凹陷。（图24-3-79，图24-3-80）。

（2）用高频探头检查可见肿物内有纤细管状强回声或囊腔分布（图24-3-81）。

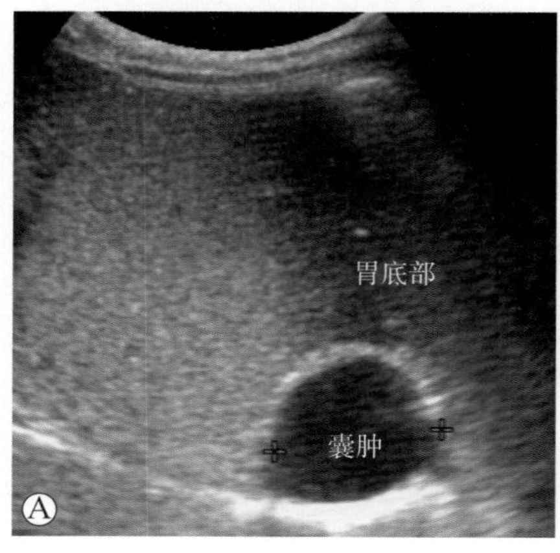

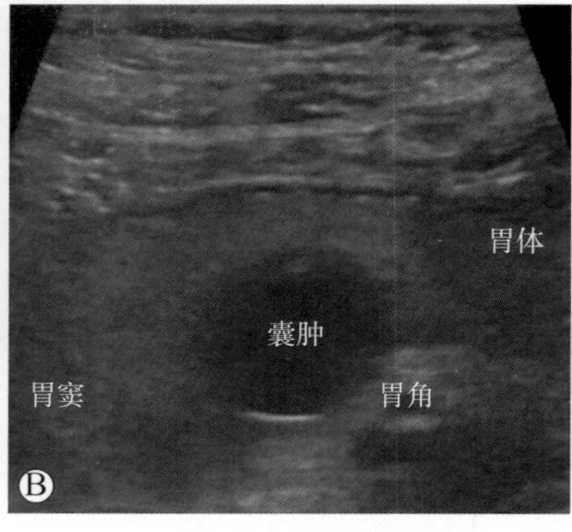

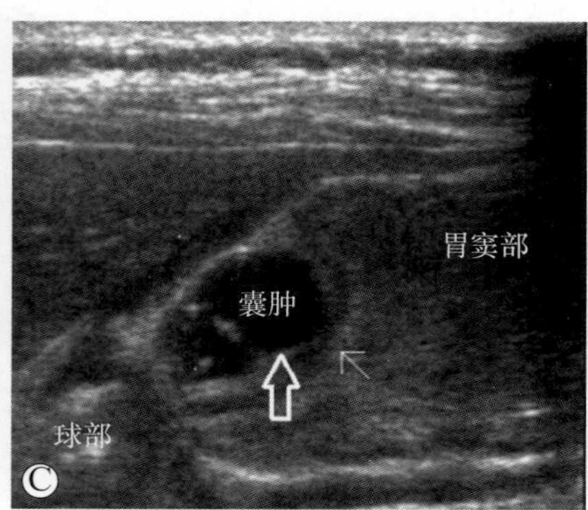

图24-3-78 胃囊肿

A. 胃底部；B. 胃角；C. 胃窦部

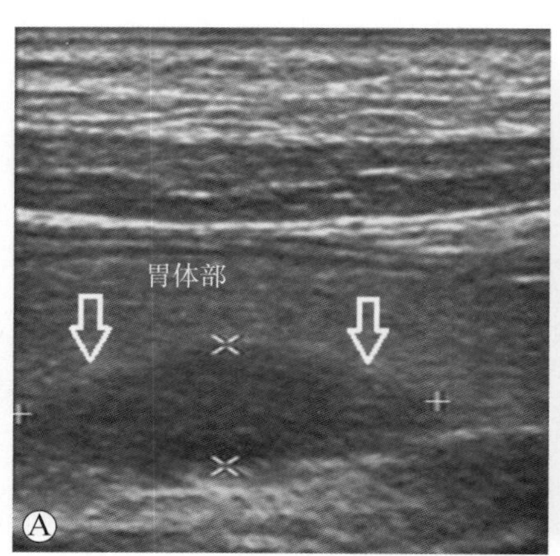

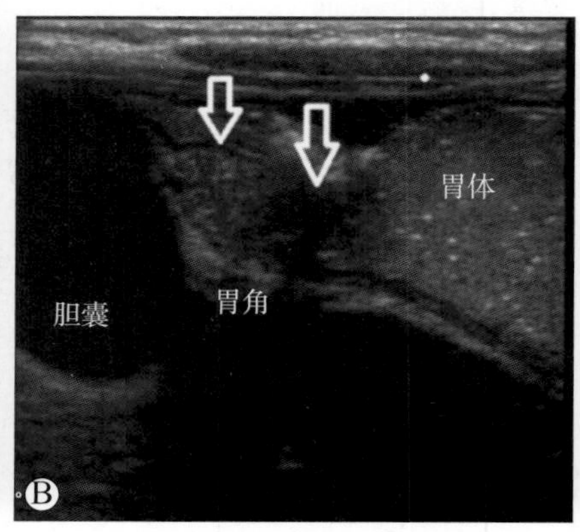

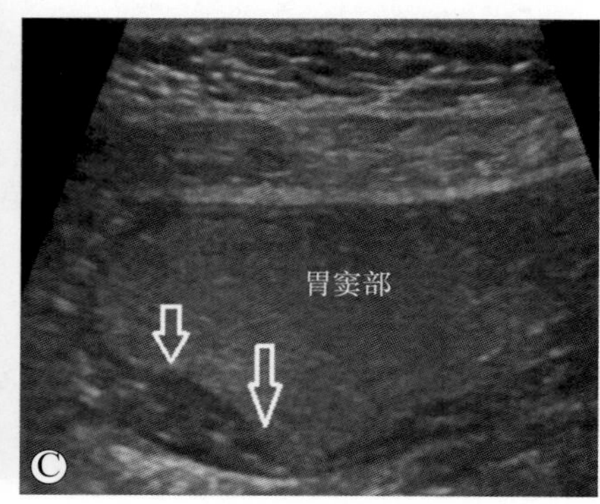

图24-3-79 胃壁异位胰腺

A. 胃体后壁；B. 胃角；C. 胃窦部

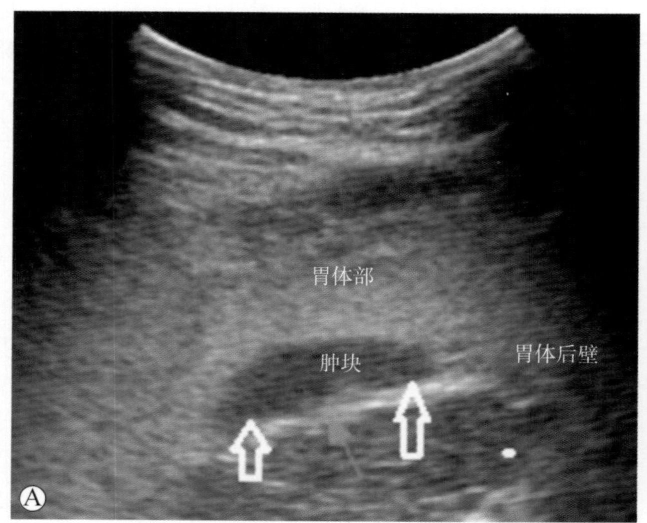

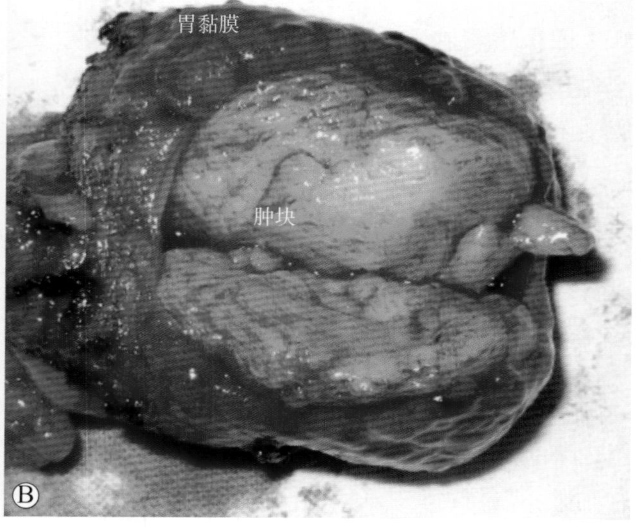

图24-3-80 胃体后壁异位胰腺

A. 超声图；B. 术后标本图

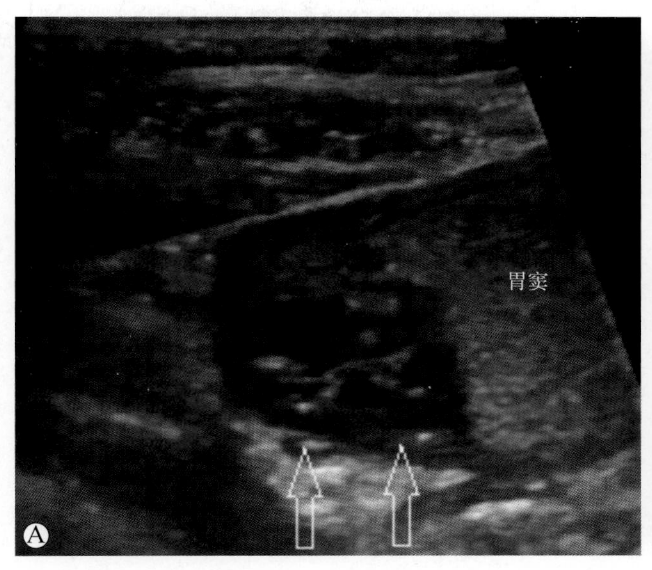

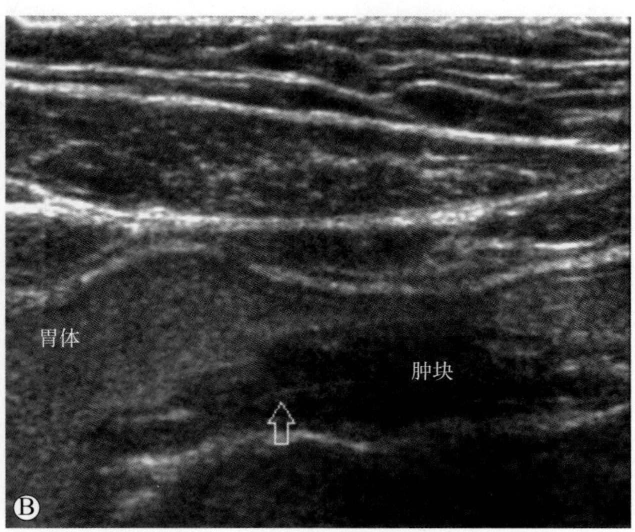

图24-3-81 胃壁异位胰腺

A. 胃窦部；B. 胃体后壁

（3）胰腺组织回声正常，高频超声可见部分胃壁内肿物内部结构回声与胰腺组织回声类似。

七、胃其他疾病

（一）胃底静脉曲张症

胃底静脉曲张症是门静脉高压的主要临床表现之一，任何原因导致的门静脉高压，均能引起胃底静脉曲张，其发生率高达80%～90%。

1.病因病理　任何一种原因导致门脉系统血液循环回流受阻、门静脉压力升高，均能引起胃底静脉曲张，其中以肝硬化最常见。病理主要是由于门静脉系统的胃冠状静脉、胃短静脉等与腔静脉系的食管静脉、肋间静脉、奇静脉在食管下段和胃底部有广泛的吻合交通网，门静脉高压时，可导致胃底静脉曲张。常与食管下段静脉曲张并存，且常较食管下段静脉曲张先发生。

2.临床表现　本病主要以门静脉高压症的临床表现为主，如脾大、脾功能亢进、腹水等，常合并肝硬化表现。当胃底曲张静脉发生破裂时则出现呕血或黑粪，严重者引起失血性休克，是门静脉高压症发生上消化道出血的主要原因和常见而严重的并发症，也是致死的原因之一。

3.声像图表现

（1）胃底部胃腔内显示大小不一，呈圆形、分叶状或葡萄状囊性肿物，内见不规则液性管腔分布，呈多房性蜂窝状改变；起自胃黏膜下，其表面胃黏膜完整，周围胃壁层次清晰。彩色多普勒可显示肿物内部充满血流信号；多普勒呈低流速连续的静脉频谱（图24-3-82）。

（2）大多伴有肝硬化、门静脉高压等相应超声表现。

（二）先天性肥厚性幽门狭窄

本病是婴儿时期原因不明的胃幽门肌层肥厚造成的胃幽门不全性梗阻性外科疾病，是婴儿器质性呕吐最常见的原因之一，发病以男婴多见，约占80%。

1.病因病理　病因不明，多数认为是幽门肌间神经丛减少及神经节细胞发育不正常或退行性变所致；也有学者认为与遗传有关。病理主要是幽门环肌肥厚增大，幽门增大呈纺锤状，幽门管变窄并增长，胃腔逐渐变大，最终导致幽门梗阻。

2.临床表现　典型症状为出生后1～3周开始进行性呕吐，呈喷射状，呕吐物不含胆汁。多数患儿右上腹可触及橄榄大小稍活动似软骨硬度的肿物。

3.声像图表现

（1）胃窦幽门部胃壁呈弥漫性、对称性、均匀性环状增厚，呈中低回声，以肌层为主；厚度≥5mm，长度≥20mm。其横切面呈“靶环征”；纵切面呈“梭形”或“宫颈征”（图24-3-83）。

（2）幽门管腔明显变窄，胃黏膜回声增粗增强，呈条索状中强回声带改变，胃内容物通过受阻，胃体胃底腔常扩张，内可见较多的潴留物回声。胃蠕动增强，十二指肠球部常不易显示（图24-3-84）。

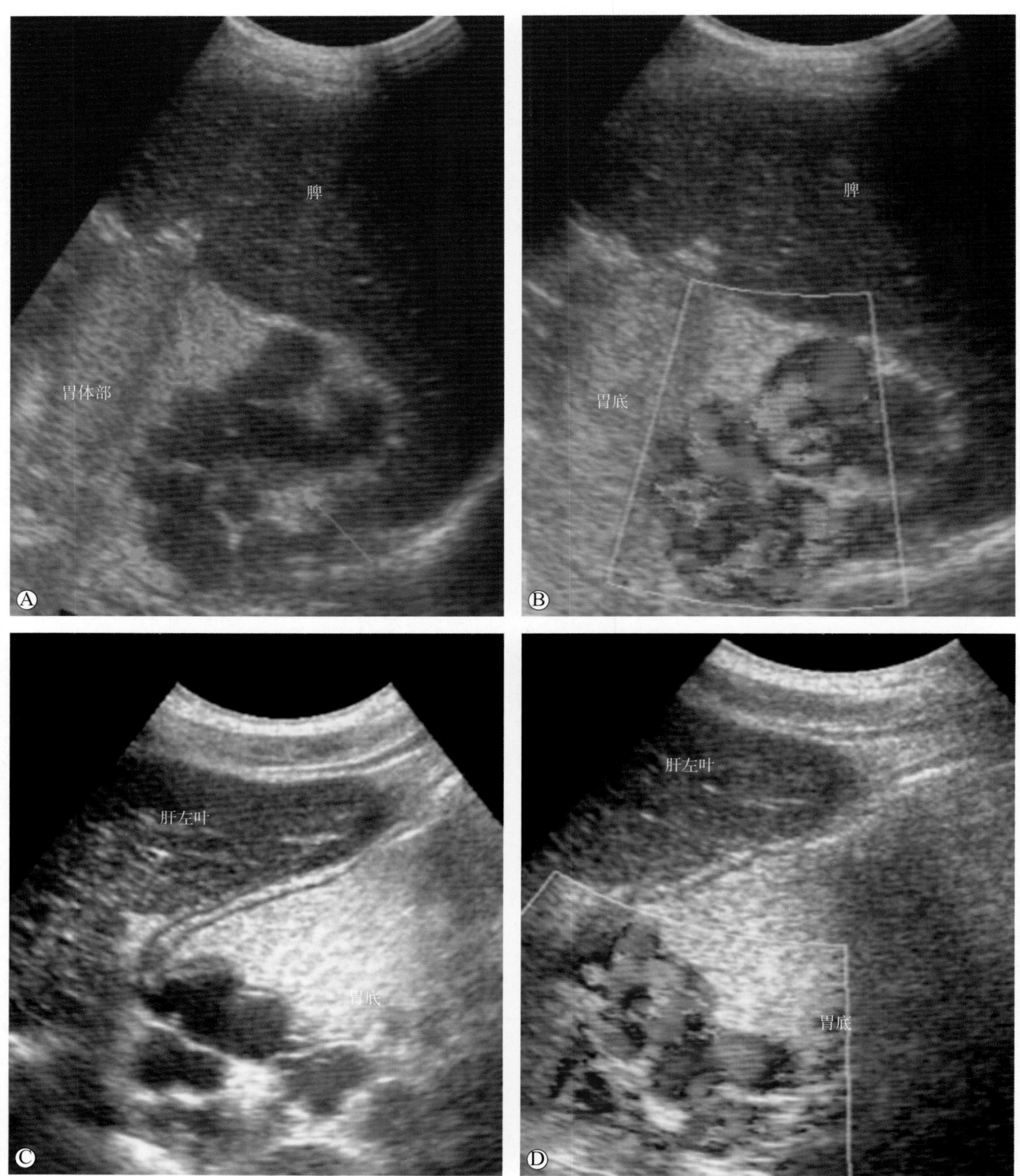

图24-3-82　胃底静脉曲张
A、C.二维图；B、D.彩色多普勒血流成像

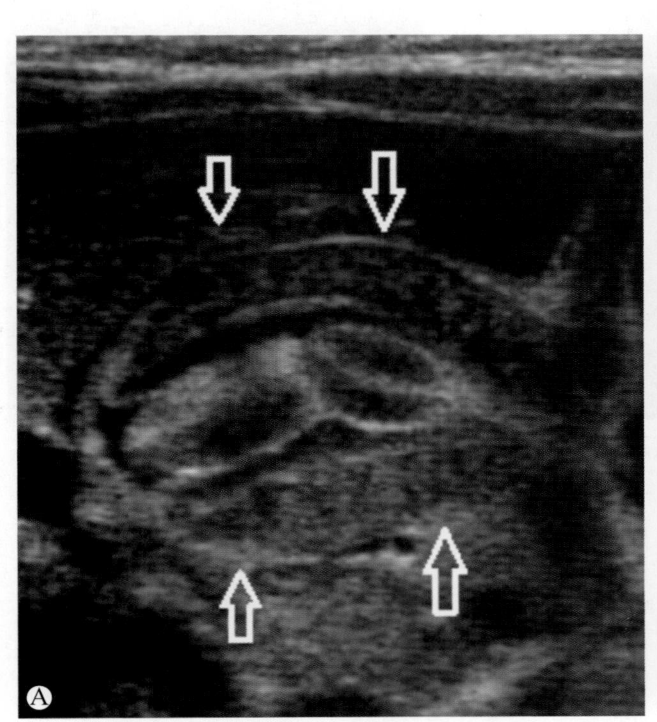

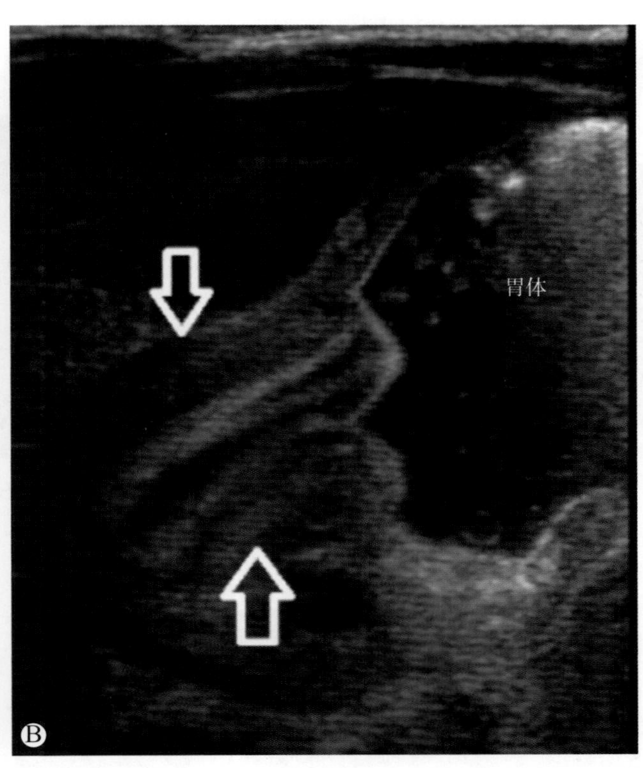

图24-3-83　先天性肥厚性幽门狭窄
A.横切面呈“靶环征”；B.纵切面呈“宫颈征”

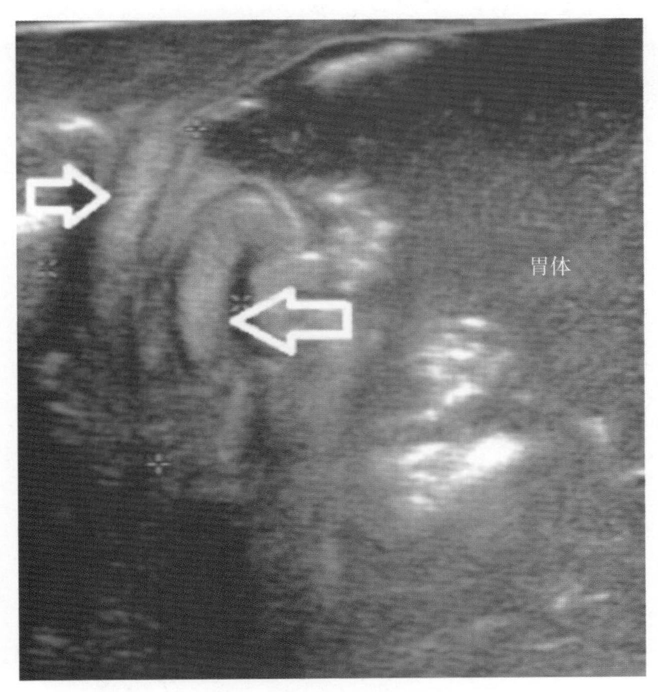

图24-3-84　先天性肥厚性幽门狭窄
胃腔扩张伴胃潴留

（三）胃石症、胃异物症

胃石症、胃异物症在临床上并不少见。

1.病因病理　胃石症是不能消化的物质如植物、毛发、药物等在胃内积聚并与胃液化合而形成了异物。植物石以空腹大量进食柿子尤其是未成熟的柿子引起的胃柿石最多见；大量进食黑枣也易形成胃石。胃异物症则常有明显吞服异物病史，异物多种多样，常见的有动物骨刺、枣核、纽扣、钱币、首饰、假牙等。

由于胃石、异物对局部黏膜造成刺激和损伤，患者可并发糜烂性胃炎、胃出血及胃溃疡，严重者可引起胃穿孔、腹膜炎，此外，还可引起幽门梗阻。

2.临床表现　80%以上的胃石、胃异物可自行排出而无任何症状。少数患者可出现上腹部隐痛、饱胀不适、恶心嗳气等症状，当并发黏膜糜烂、溃疡、穿孔、幽门或肠梗阻时则有相应的临床表现。

3.声像图表现

（1）充盈的胃腔内出现弧形或带状的不规则强回声团，其后方有明显声影。胃内异物因其形状、内部结构不同而可呈现相应的声像图表现（图24-3-85）。

（2）胃石和异物可随体位改变而在胃腔内来回移动，部分较小的胃石或异物，可经幽门管进入十二指肠内；当其嵌顿于幽门管或锐利异物（如鱼刺、枣核等）刺入胃壁内，则其位置固定无移动（图24-3-86，图24-3-87）。

（3）合并糜烂性胃炎、胃溃疡、胃周围脓肿时则有相应的超声表现（图24-3-88）。

（四）食管裂孔疝

食管裂孔疝是指由于各种原因引起腹腔脏器（主要

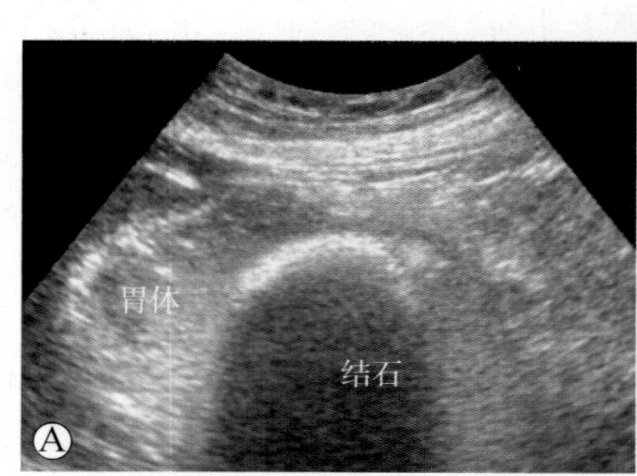

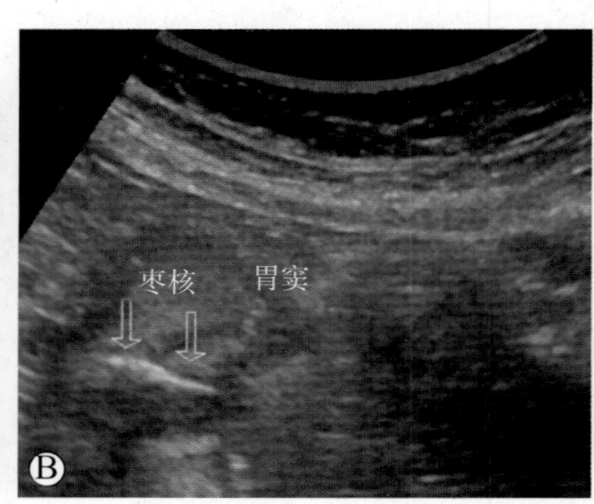

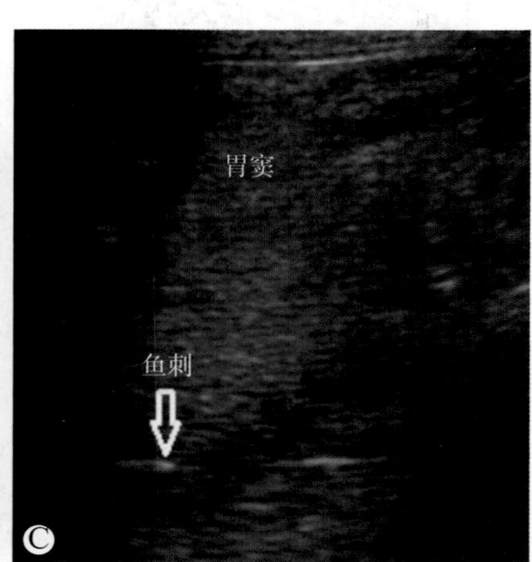

图24-3-85 胃石症、胃内异物症

A. 胃体部胃石；B. 胃窦部枣核；C. 胃窦部鱼刺

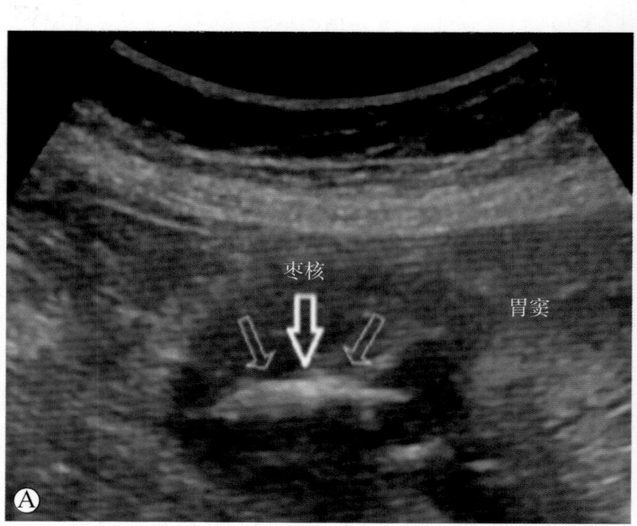

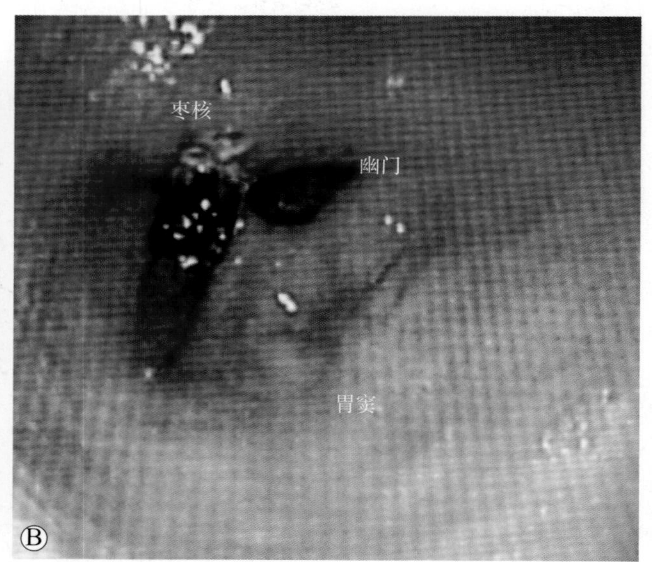

图24-3-86 胃窦部枣核

A. 超声图；B. 胃镜图

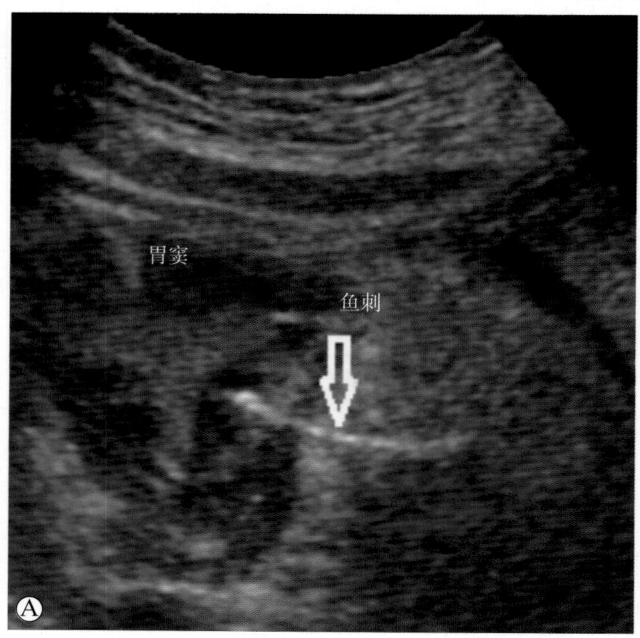

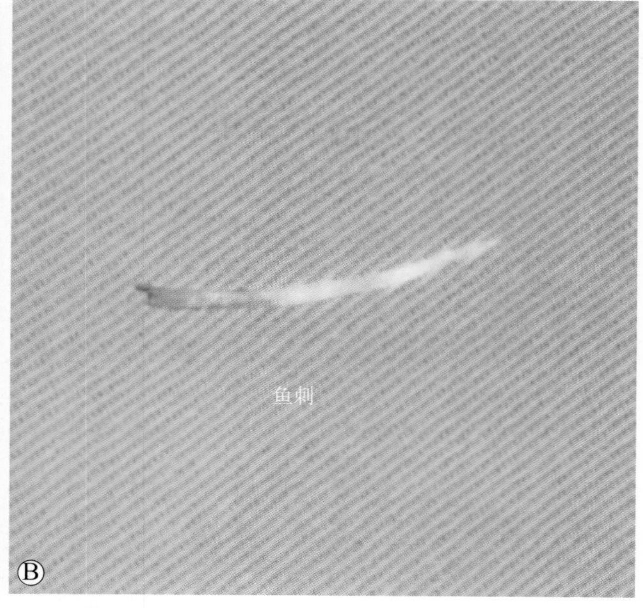

图24-3-87 胃窦部鱼刺

A. 超声图；B：术后标本

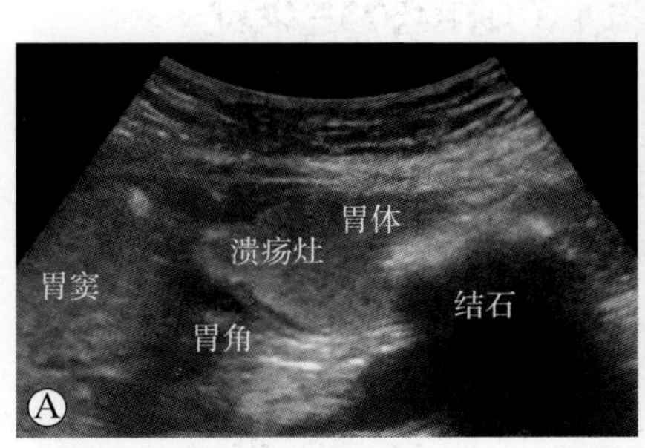

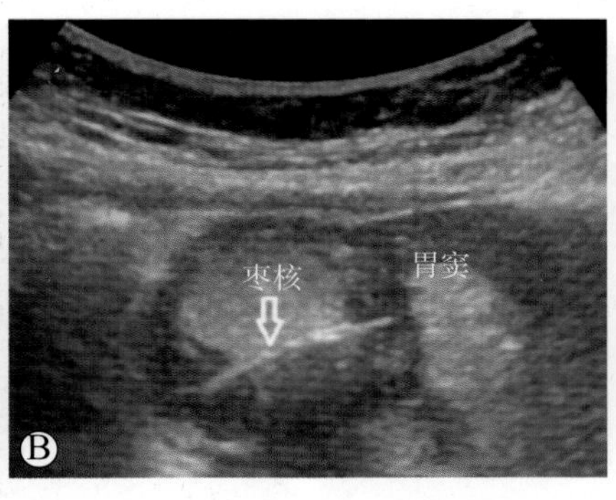

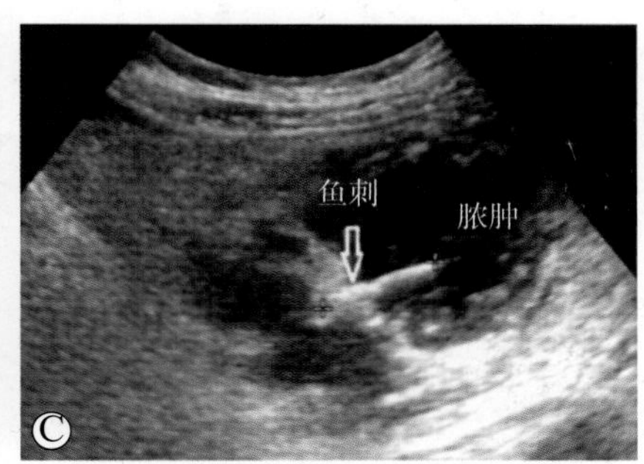

图24-3-88 胃石、胃内异物并发症

A. 胃石伴胃角溃疡；B. 胃窦部枣核伴糜烂性胃炎；C. 胃窦部鱼刺伴周围脓肿形成

是胃）通过膈肌食管裂孔及膈肌食管间隙突入胸腔的病变，是膈疝中最常见者，达90%以上。

1. 病因病理 病因分先天性和后天性因素。前者是指膈肌食管裂孔的发育不良和先天性短食管。后者是指膈食管膜松弛，食管裂孔扩大；食管绝对或相对变短；食管胃角（His角）增大等。病理分型：滑动型食管裂孔疝（Ⅰ型）和食管旁型食管裂孔疝（Ⅱ型）。Ⅰ型多见，占75%～90%，表现为在腹腔压力增高的情况下，贲门和部分胃底经扩张的食管裂孔突入胸腔后纵隔内，在腹腔压力降低时，胃疝入胸腔内的部分可自行回纳至腹腔。Ⅱ型少见，表现为胃的一部分在食管左前方通过增宽的食管裂孔进入胸腔内（图24-3-89）。

2. 临床表现 主要是胃食管反流症状，如胸骨后烧灼样痛、反流反酸、打嗝和反胃等。严重者可出现消化道出血、反流性食管狭窄、疝囊嵌顿等并发症。

3. 声像图表现 Ⅰ型表现为膈上见胃囊（贲门及部分胃底位置上移至胸腔内），造影剂明显从胃腔内反流至膈上胃囊；膈肌食管裂孔增宽≥25mm；食管胃角（His角）变钝（图24-3-90）。Ⅱ型少见，表现为膈上食管一侧有胃囊，而食管-贲门连接部位置正常。

（五）贲门失弛缓症

贲门失弛缓症主要是指下食管括约肌松弛障碍，导致食管功能性梗阻，是食管神经肌肉功能障碍所致的一种疾病，又名贲门痉挛症。本病较少见。

1. 病因病理 本病病因仍不很清楚，有学者认为可能与病毒感染有关；个别患者有家族史，提示可能与遗传基因有关。精神因素对症状的加重常有诱发作用。病理改变为食管壁内肌间神经细胞减少，退化变性。

2. 临床表现 本病好发于40～50岁，男女发病率相近，儿童少见。其主要症状为吞咽困难，早期呈间歇性，后期为持续性，伴呕吐、胸部不适或胸痛、体重减轻等。

3. 声像图表现

（1）空腹扫查表现：食管下段扩张，内径≥10mm，内可见潴留食物回声；食管下段和贲门连接处管腔明显变窄，管壁呈均匀性增厚，通常厚度≤10mm，纵切面呈“鸟嘴状”改变，横切面呈“靶环征”（图24-3-91）。

（2）口服造影剂后可见造影剂滞留于食管下段，呈线条状缓慢通过贲门；部分可见造影剂在食管下段逆流产生漩涡状改变。

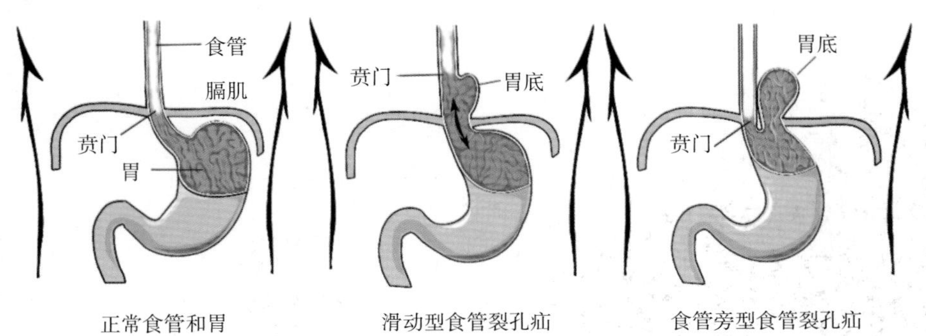

图24-3-89 食管裂孔疝示意图

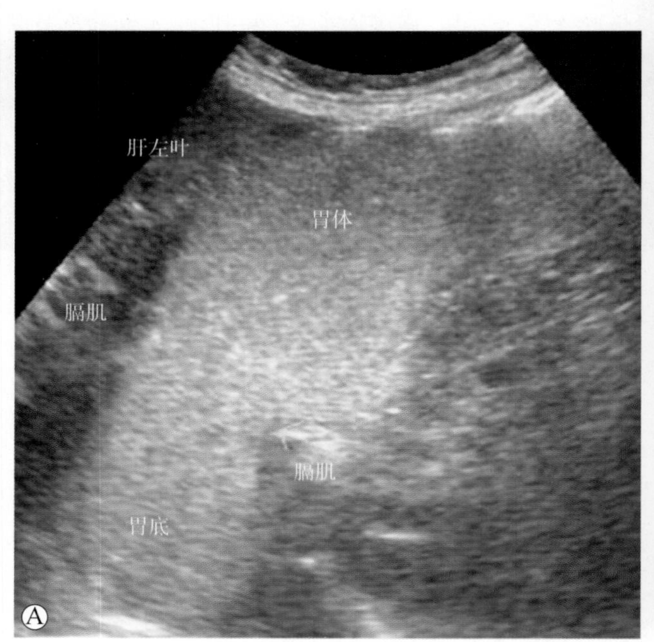

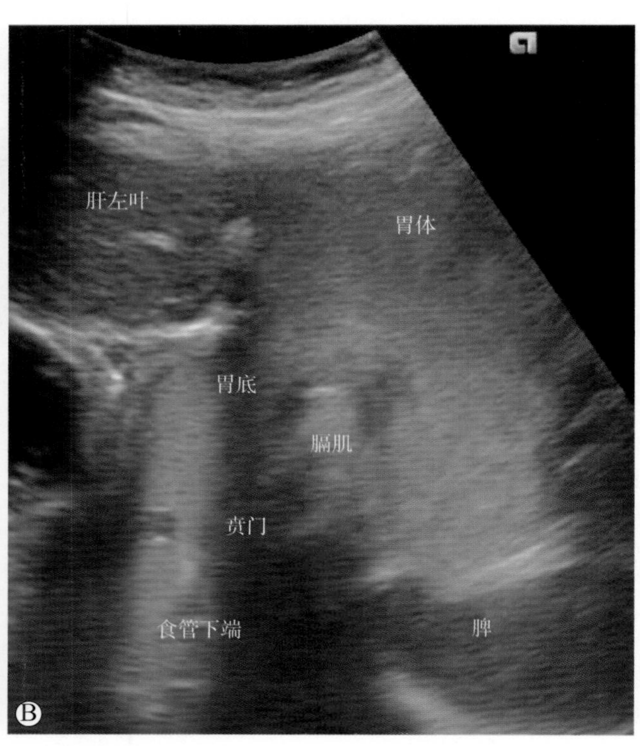

图24-3-90 食管裂孔疝

A.疝囊为胃底；B.疝囊为贲门及部分胃底

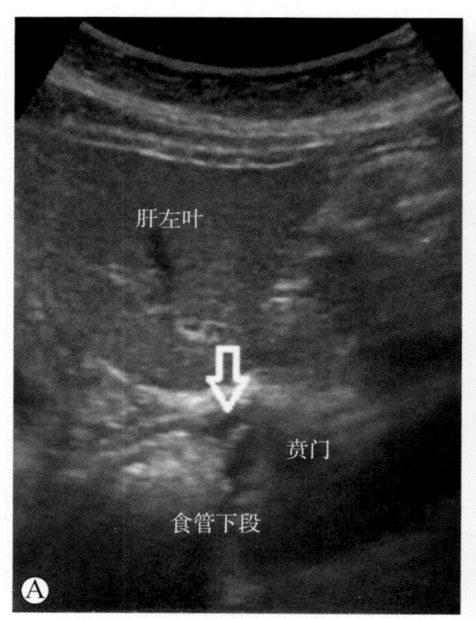

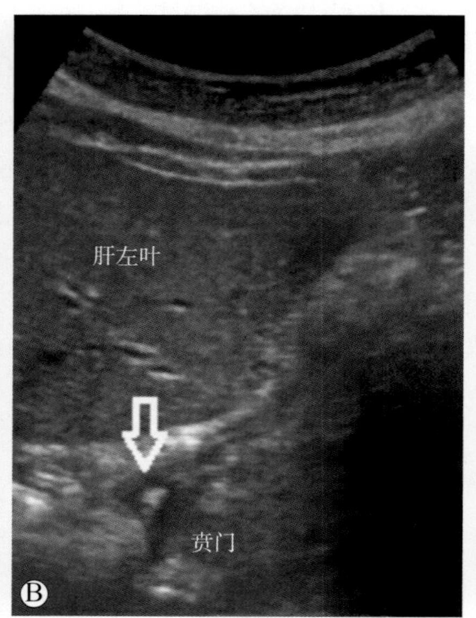

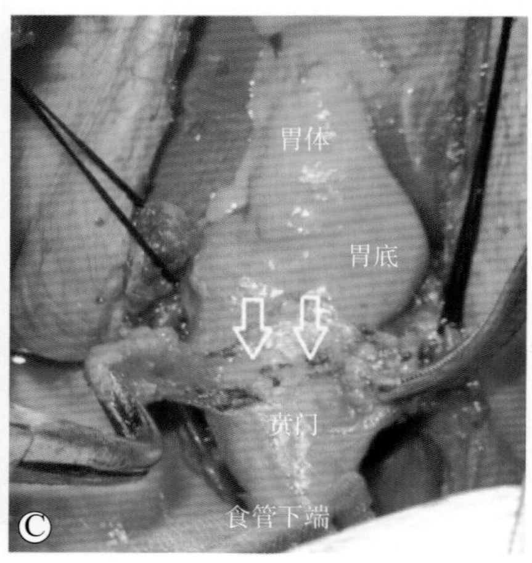

图24-3-91 贲门失弛缓症

A.呈“鸟嘴状”；B.呈“靶环征”；C.术中所见

第四节 肠道疾病的超声诊断

一、小肠肿瘤

小肠长度占全消化道的75%以上，但发生在小肠的肿瘤仅占消化道肿瘤的1% ～ 5%，相对少见，但并非罕见。小肠肿瘤虽然发病率低，但临床表现各异，病理类型多，临床检查方法受客观条件限制，因而误诊、漏诊率较高。

（一）简要病理

小肠肿瘤病理类型多，以恶性肿瘤居多，约占75%，良性肿瘤约占25%。良性肿瘤发病率由高到低依次为脂肪瘤、腺瘤、纤维瘤及血管瘤，其他有神经纤维瘤、黏液瘤、囊性淋巴管瘤等。恶性肿瘤主要以恶性淋巴瘤、恶性间质瘤、腺癌和神经内分泌癌等较多见，其他有纤维肉瘤、神经纤维肉瘤、黏液肉瘤等。

（二）临床表现

腹痛、肠梗阻、消化道出血、腹部肿块是小肠肿瘤的四大临床症状，其他有发热、慢性腹泻、贫血、体重减轻、食欲下降等。

（三）声像图表现

1.小肠腺癌　好发部位依次为十二指肠、回肠和空肠。十二指肠癌好发于水平部，其次是降部，很少发生于球部。主要声像图表现如下。

（1）空腹超声常规检查：早期小肠癌一般不能发现。中晚期小肠癌主要表现为病变处小肠局限性不均匀性增厚，肠壁层次结构不清，呈“假肾征”或“靶环征”肿块改变（图24-4-1）；间接征象有小肠梗阻、胃潴留、胆道梗阻等。

（2）造影剂充盈检查：①病变处小肠壁呈局限性不规则低回声增厚隆起，厚度≥5mm，范围≥20mm；或呈肿物向肠腔内突起，直径≥20mm。病变肠管形态僵硬，肠壁层次不清，黏膜破溃，表面高低不平，呈菜花状或火山口状；病变处肠腔狭窄变形、肠壁僵硬、蠕动消失，造影剂通过缓慢或受阻，部分可见造影剂逆流征象（图24-4-2）。②声像图分型：肿块型、溃疡型、浸润型（又称缩窄型）（图24-4-3～图24-4-5），以浸润型多见。③超声造影病变区较周围正常肠壁明显增强，消退缓慢（图24-4-6）。④病变小肠周围肠系膜常不规则增厚，呈条索状强回声包块改变；多数小肠内见肿大淋巴结分布，直径5～20mm（图24-4-7）。⑤病变部位近端小肠常不同程度扩张，内径≥20mm；腔内见造影剂沉积，肠蠕动活跃。

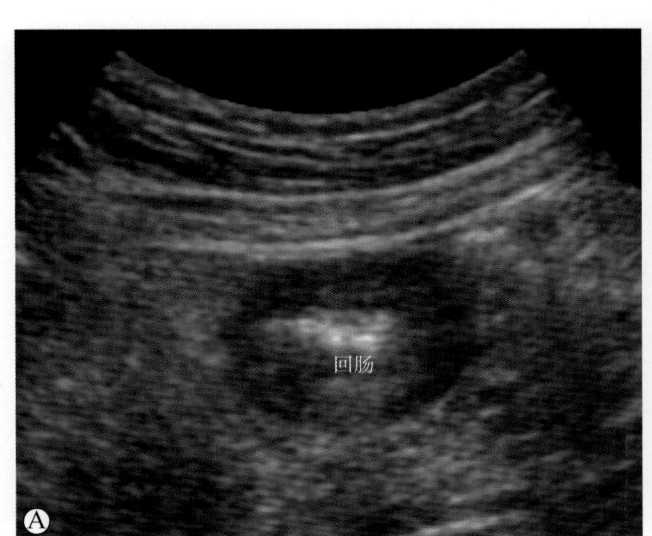

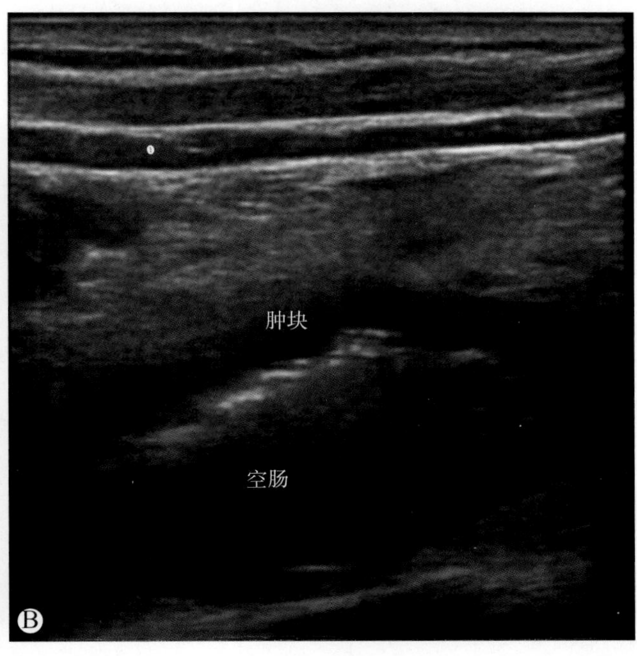

图24-4-1　小肠癌（空腹时）

A.回肠癌呈“靶环征”；B.空肠癌呈“假肾征”

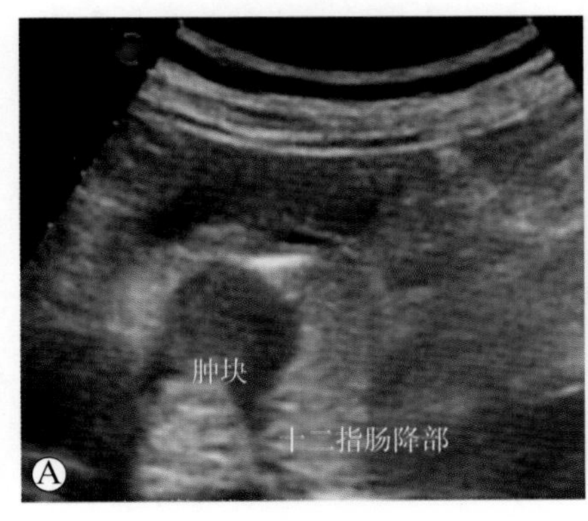

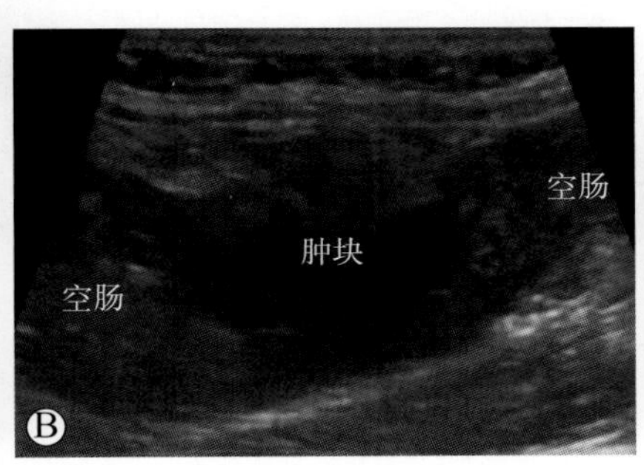

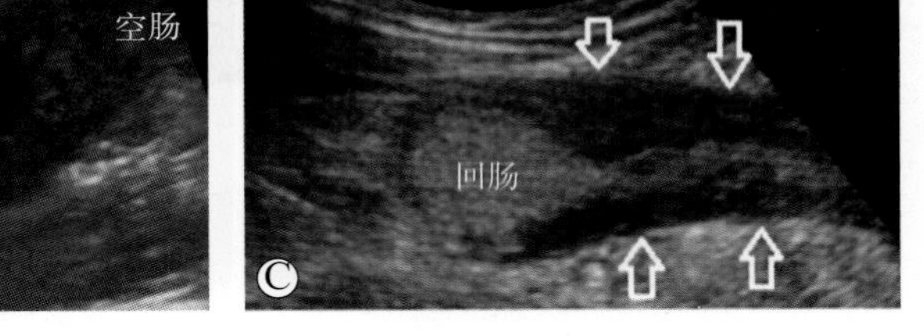

图24-4-2　小肠癌（充盈时）

A.十二指肠癌；B.空肠癌；C.回肠癌

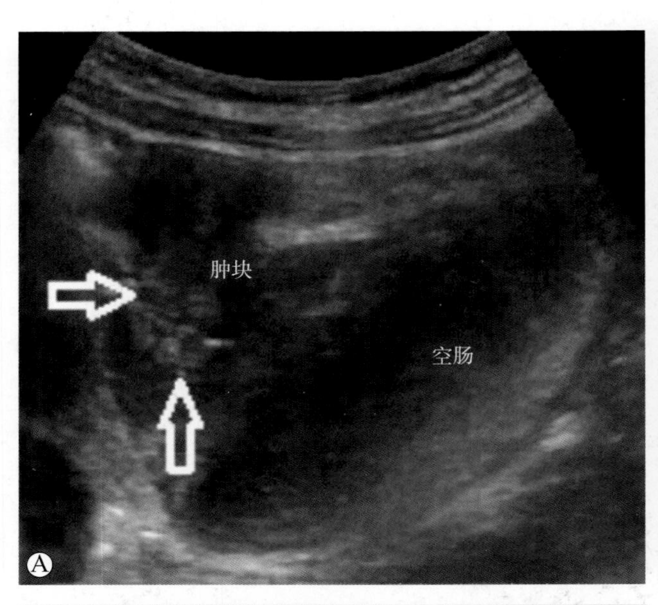

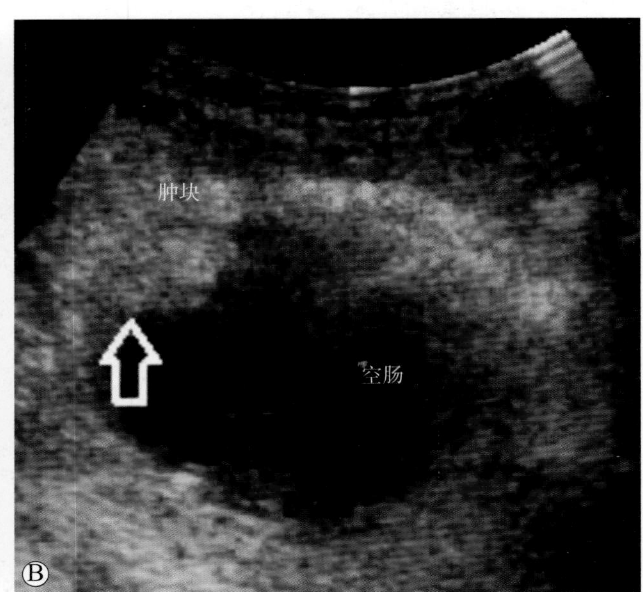

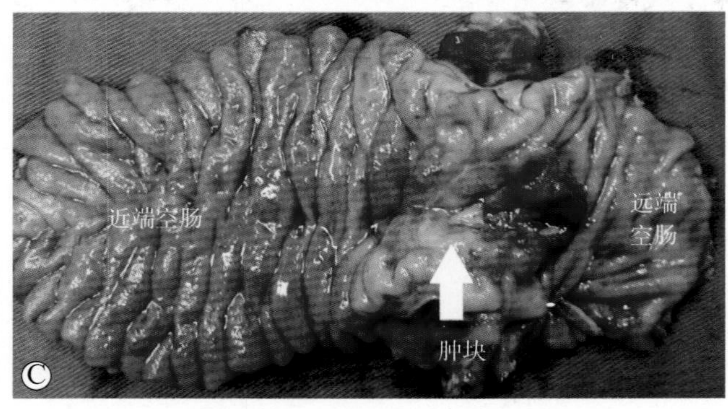

图24-4-3 空肠癌（肿块型）

A. 超声二维图；B. 超声造影图；C. 术后标本图

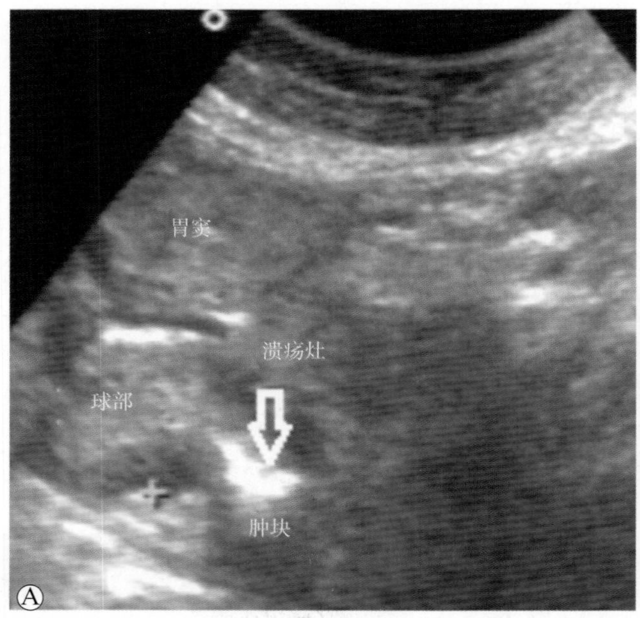

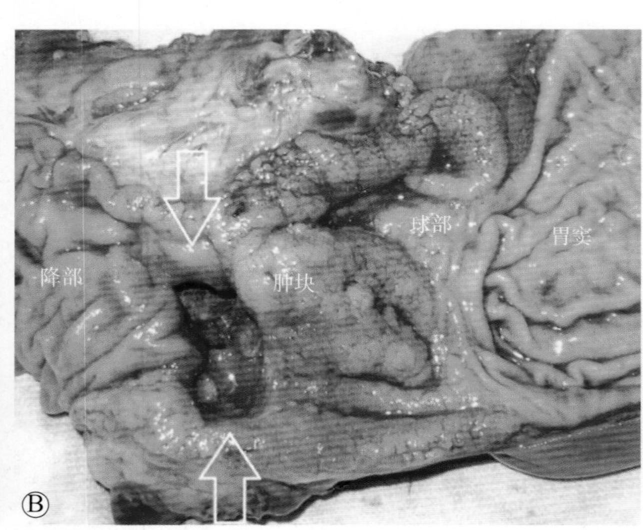

图24-4-4 十二指肠癌（溃疡型）

A. 超声图；B. 术后标本图

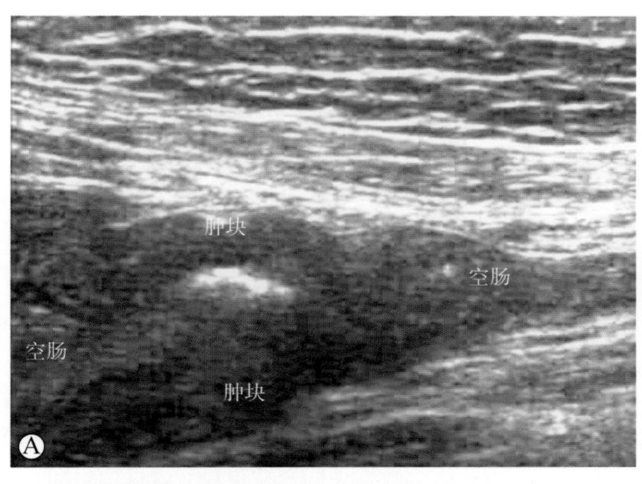

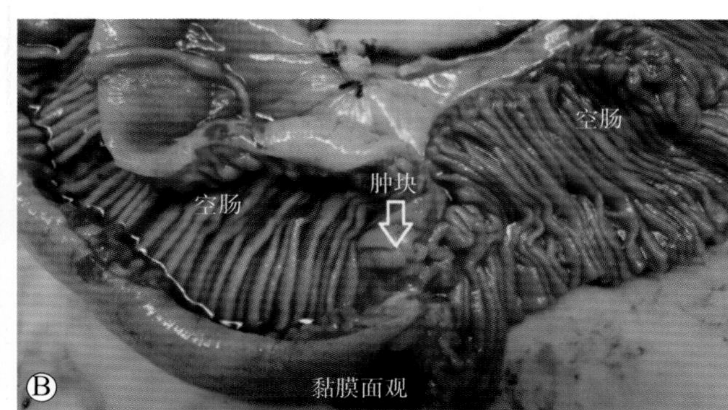

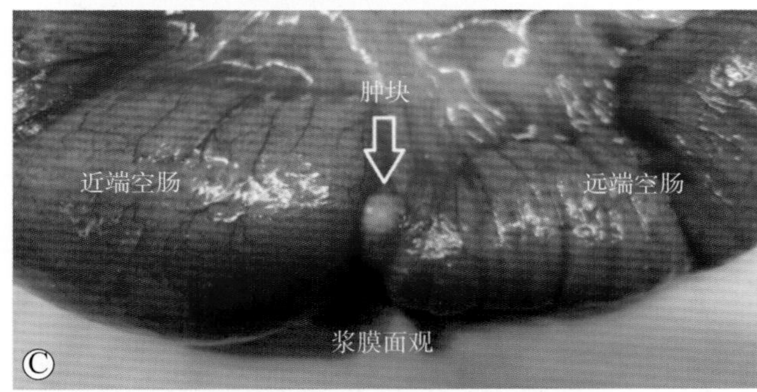

图24-4-5　空肠癌（缩窄型）

A.超声图；B、C.术后标本图

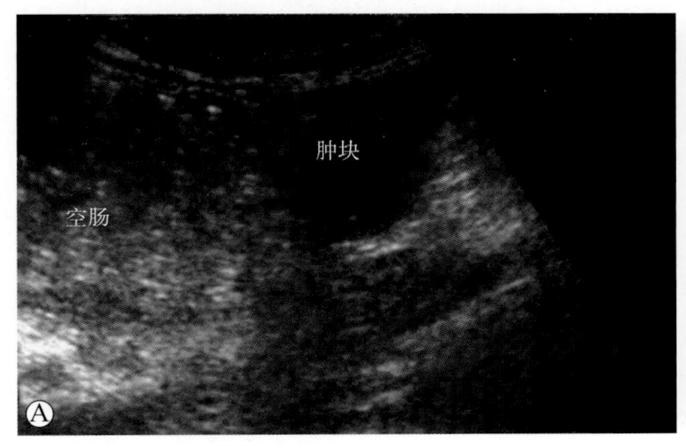

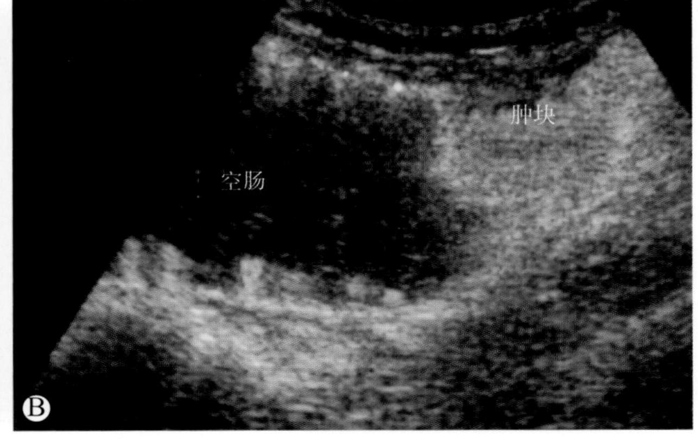

图24-4-6　空肠癌（双重造影）

A.超声二维图；B.超声造影图

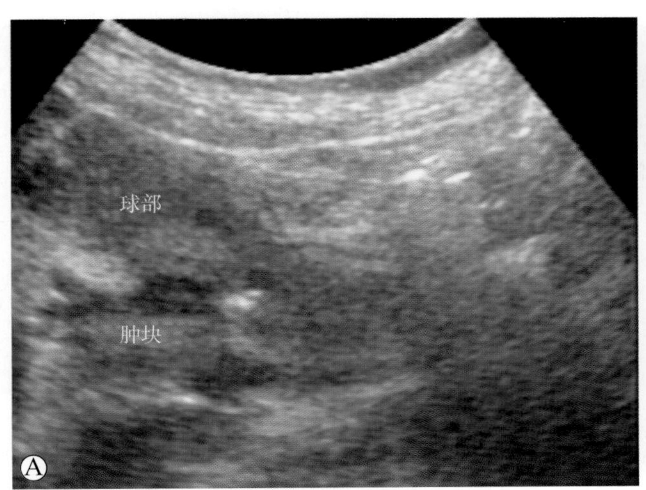

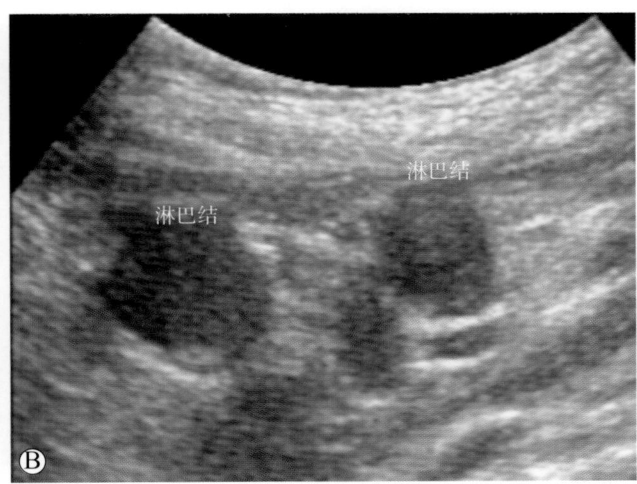

图24-4-7　十二指肠癌伴腹腔淋巴结转移

A.十二指肠癌；B.肿大淋巴结

2.小肠息肉　较少见，包括十二指肠息肉、空回肠息肉，是发生于小肠黏膜上皮或肠腺体上皮的最常见的良性肿瘤。分为腺瘤（真性息肉）、炎性息肉（假性息肉）和其他增生性息肉。其中，以腺瘤最多见，易发生癌变，属癌前期病变。另外，家族性遗传疾病Peutz-Jegher综合征（黑斑息肉病）表现为胃肠道多发息肉伴有口唇、口腔黏膜及指、趾皮肤色素沉着。主要声像图表现如下。

（1）空腹超声常规检查：一般不易发现，可发现一些并发症如肠套叠、肠壁局限性增厚等（图24-4-8）。

（2）造影剂充盈检查（图24-4-9～图24-4-11）：①肠腔内实质性肿物突起，形态呈桑葚状、草莓状；直径≥10mm（10mm以下肿物超声不易显示），呈中等或低回声，表面光滑，内部回声均匀；周围肠壁层次清晰。②肿物常有蒂附着于肠壁上，活动度大，可随着肠蠕动而在肠腔内移动，但不与肠壁分离。③CDFI：肿物内一般可见血流信号；超声造影肿物呈不均匀增强，与周围肠壁同步。④当肿物直径≥30mm时，活动度差；或表面伴有溃疡形成，则要考虑癌变。

3.小肠脂肪瘤　是源自小肠黏膜下或浆膜下脂肪组织的良性肿瘤，多发生于回肠，呈息肉样、结节状或浸润性生长，一般预后良好。主要声像图表现如下。

（1）空腹超声常规检查：一般不易显示，偶可发现小肠腔内呈中强回声包块，直径20mm以上，活动度大（图24-4-12）；大多数发现肠套叠包块，内见中强回声肿物存在（图24-4-13，图24-4-14）。

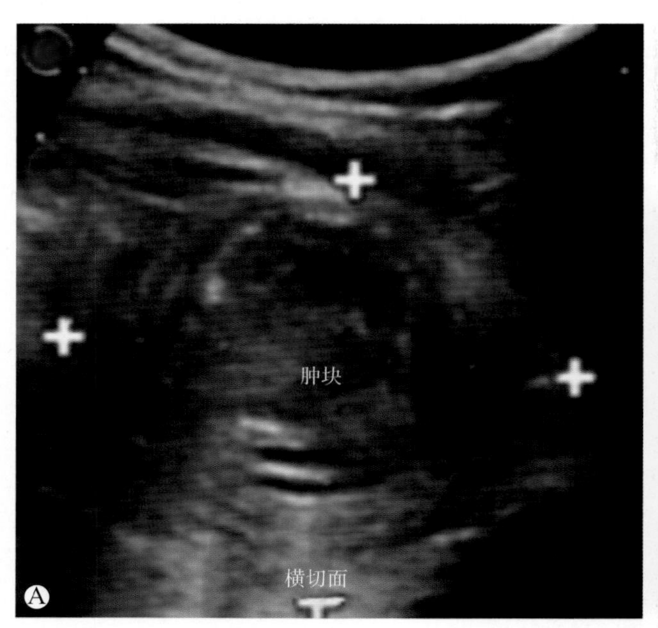

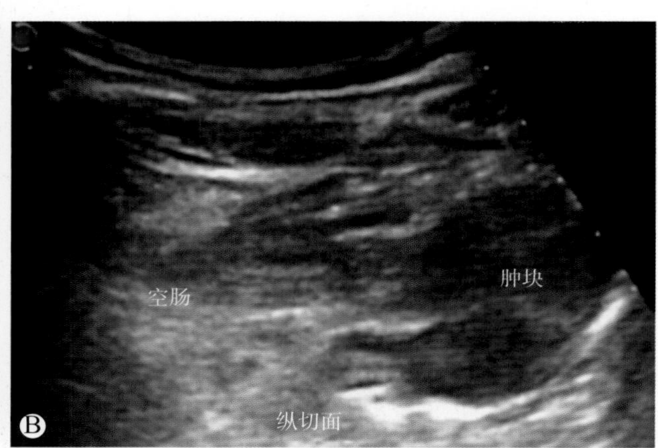

图24-4-8　空肠息肉伴肠套叠

A.呈“同心圆征”；B.显示套入肿块

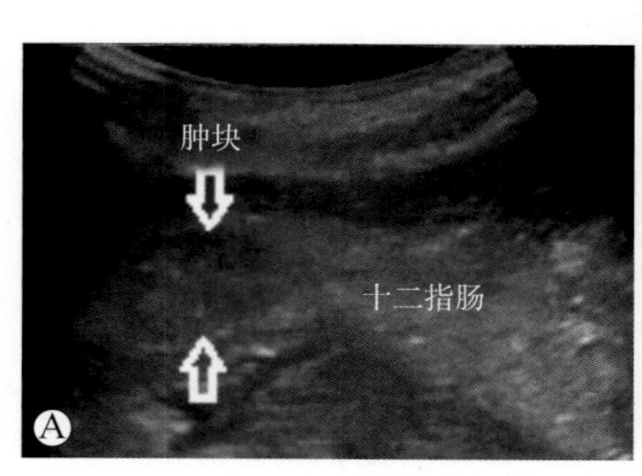

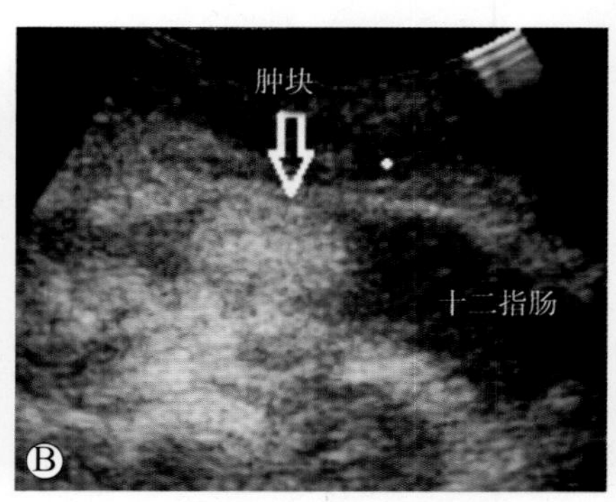

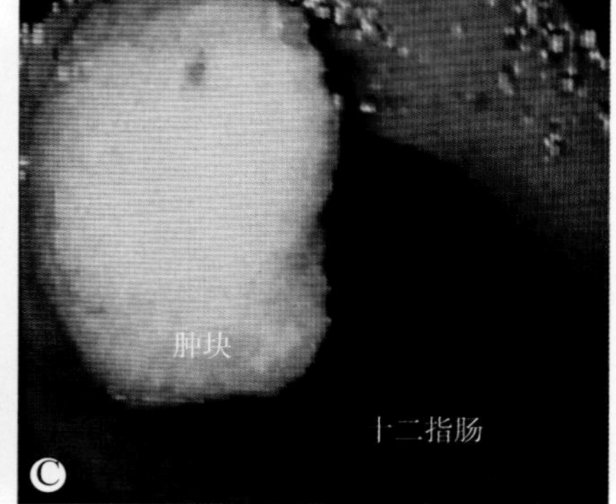

图24-4-9　十二指肠腺瘤性息肉（充盈时）

A.超声二维图；B.超声造影图；C.胃镜图

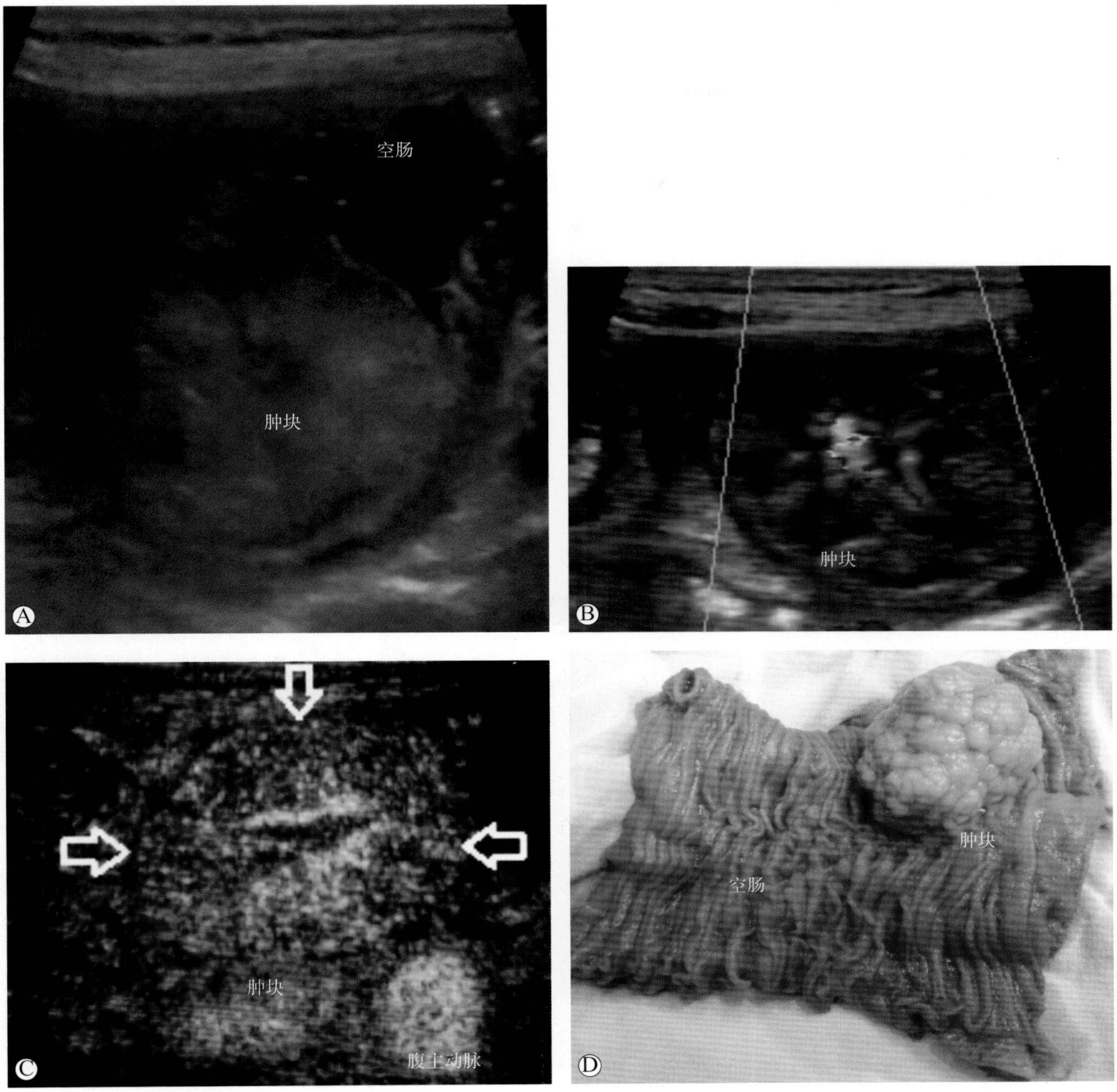

图24-4-10　空肠腺瘤性息肉（充盈时）

A.超声二维图；B.超声血流图；C.超声造影图；D.术后标本图

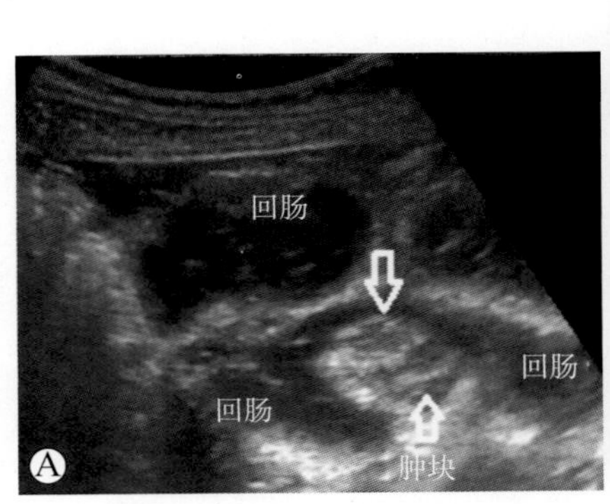

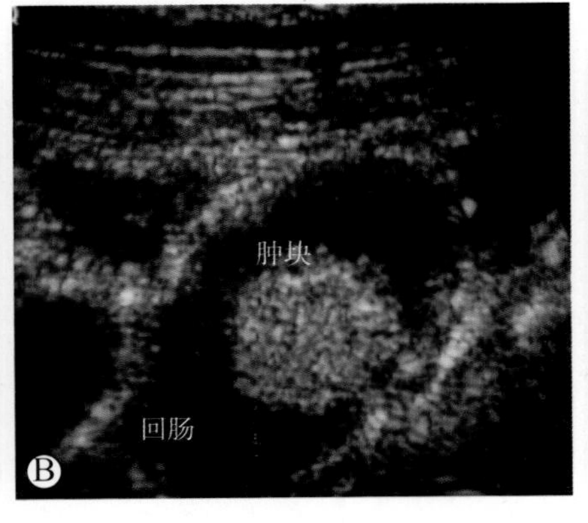

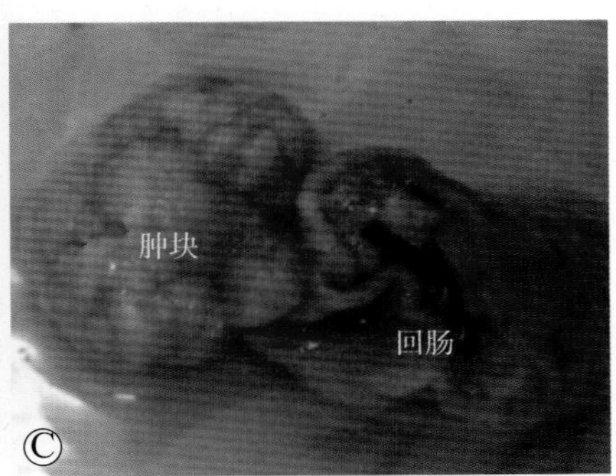

图24-4-11　回肠化生性息肉（充盈时）

A.超声二维图；B.超声造影图；C.术后标本图

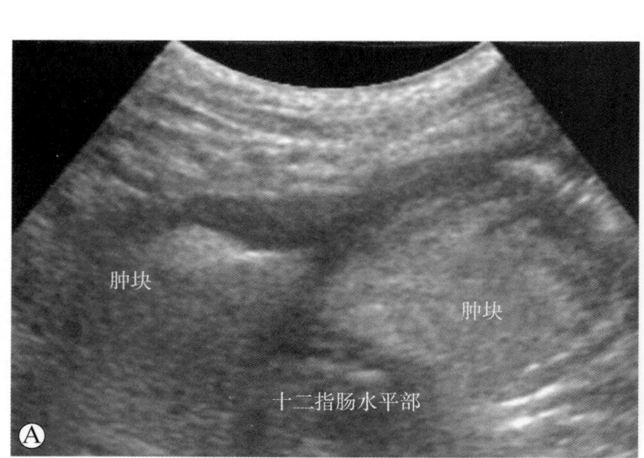

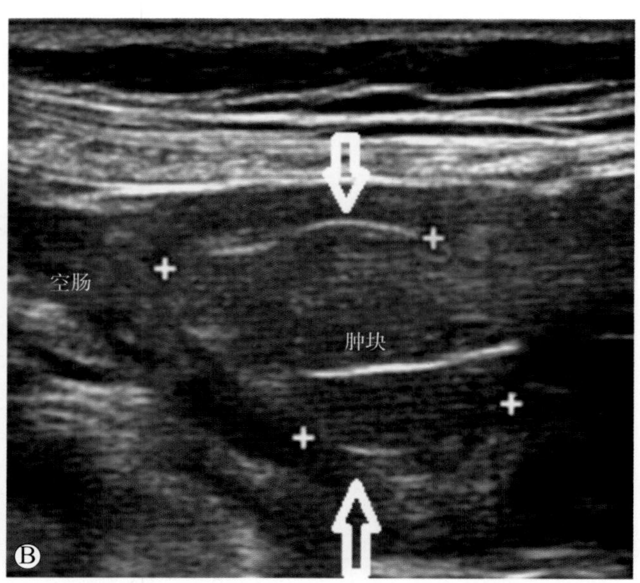

图24-4-12 小肠脂肪瘤（空腹时）

A.位于十二指肠水平部，多发性；B.位于空肠

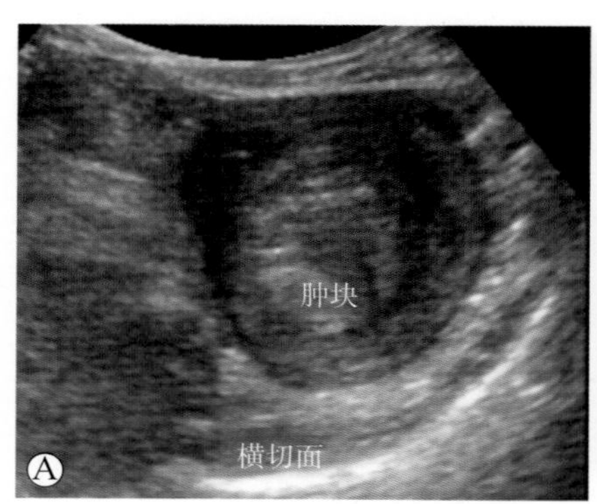

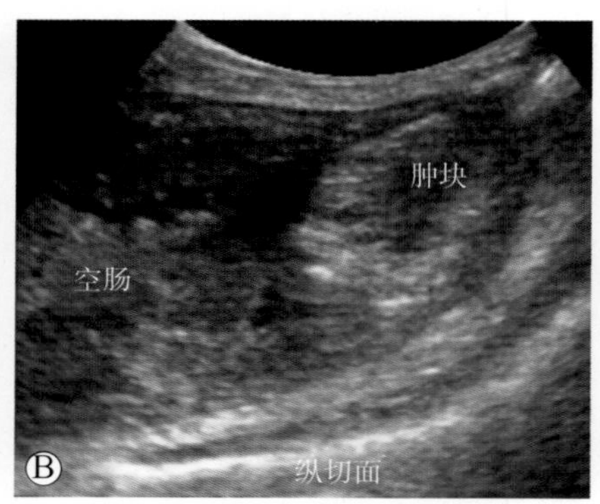

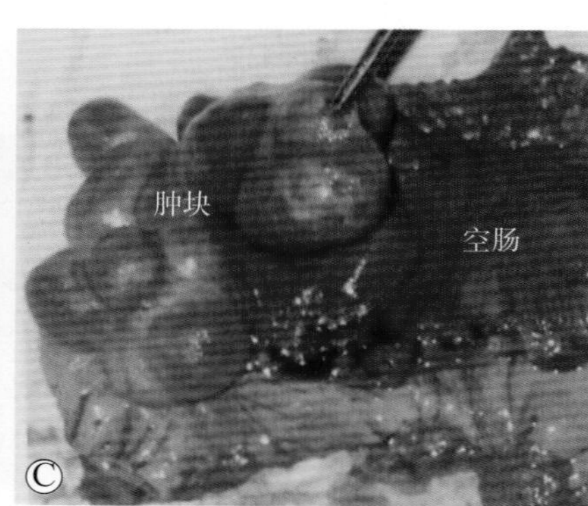

图24-4-13 空肠脂肪瘤（黏膜下）伴继发性肠套叠

A、B.超声图；C.术后标本图

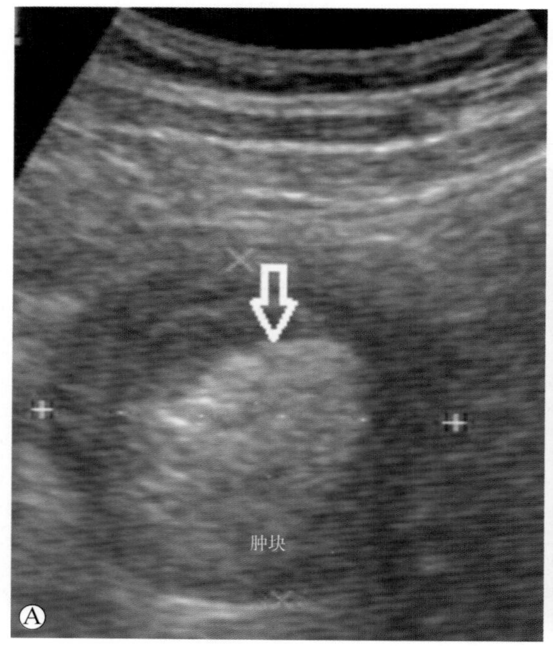

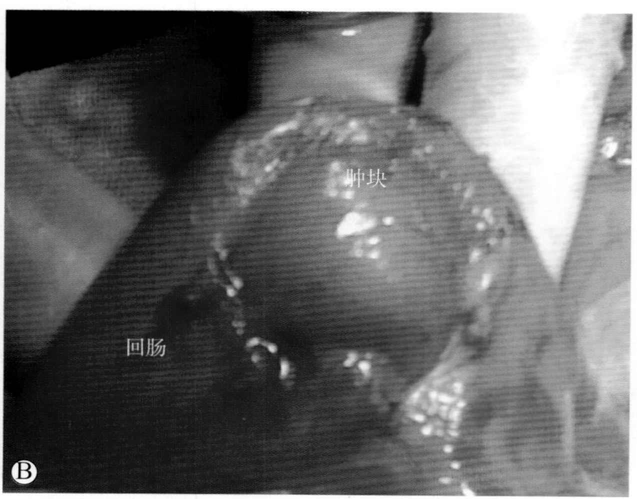

图24-4-14 回肠脂肪瘤（浆膜下）伴继发性肠套叠

A.超声图；B.术中标本图

（2）造影剂充盈检查（图24-4-15，图24-4-16）：①肠腔内中等或稍强回声肿物突起，呈椭圆形或分叶状，大小不一，表面光滑，内回声尚均匀。②肿物附着于肠壁上，基底较宽，随肠蠕动而活动度较大。③局部肠腔相对变窄，可见造影剂从肿物周围通过。④超声造影肿物边缘增强明显，内部呈低增强改变。⑤常伴发不同程度肠套叠。

4.小肠间质瘤　是原发于小肠的胃肠道间质瘤（GIST），是胃肠道间质瘤的一种，好发于空肠。声像图表现和胃间质瘤基本相似。主要声像图表现如下。

（1）空腹超声常规检查（图24-4-17，图24-4-18）：可发现腹腔肠道区域内呈圆形或扁圆形低回声肿物，直

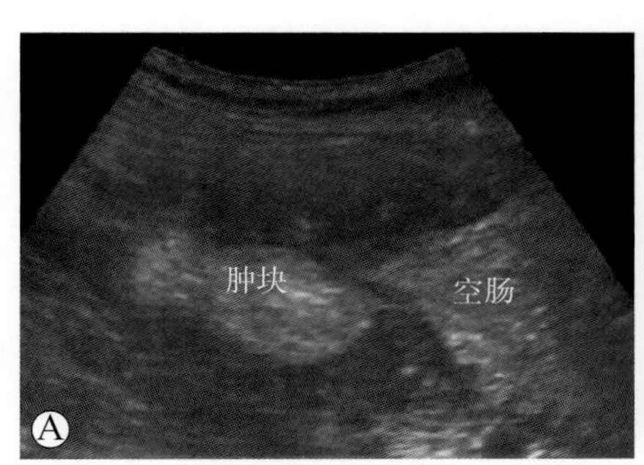

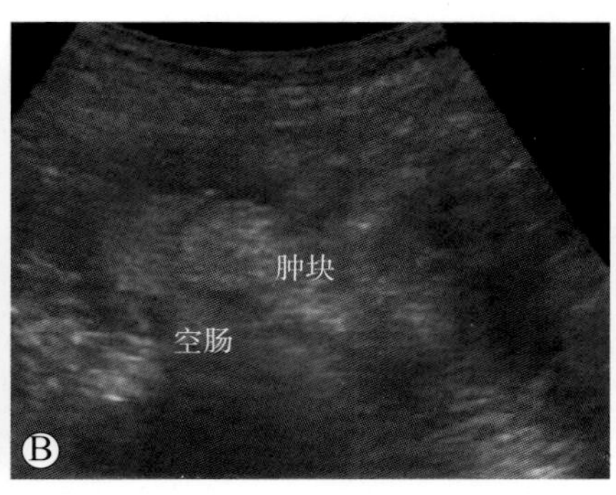

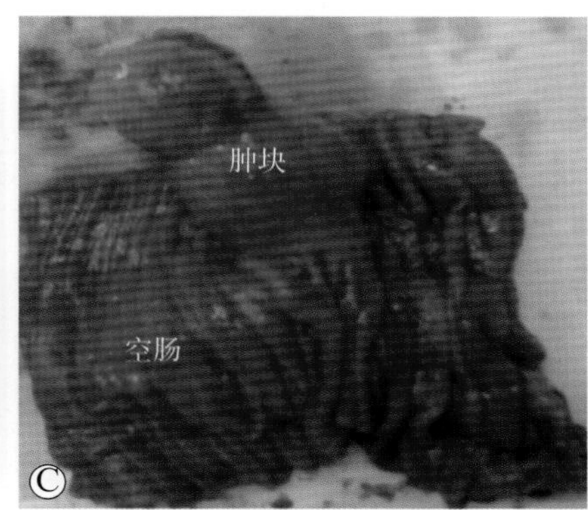

图24-4-15　空肠脂肪瘤（充盈时）
A、B.超声图；C.术后标本图

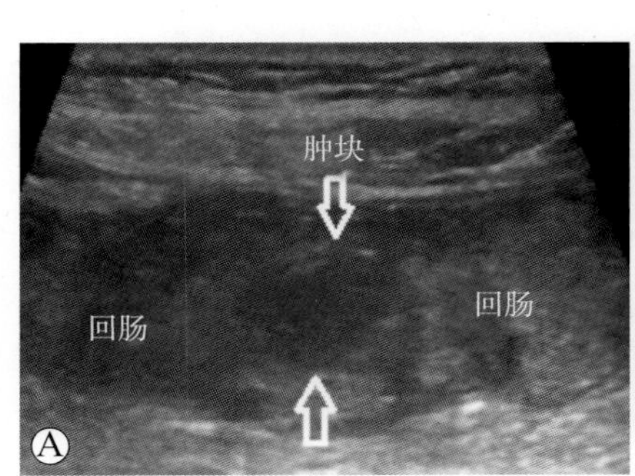

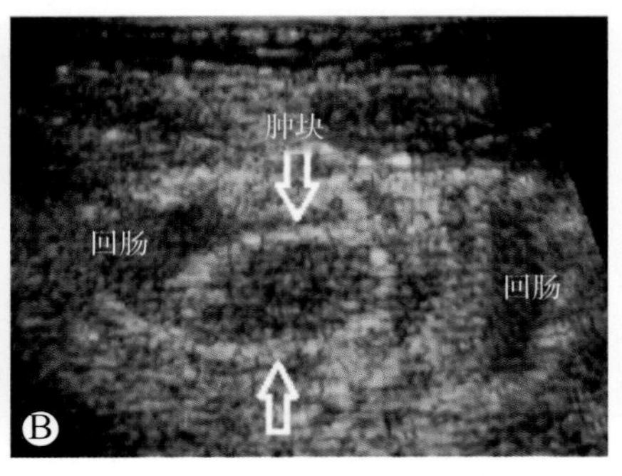

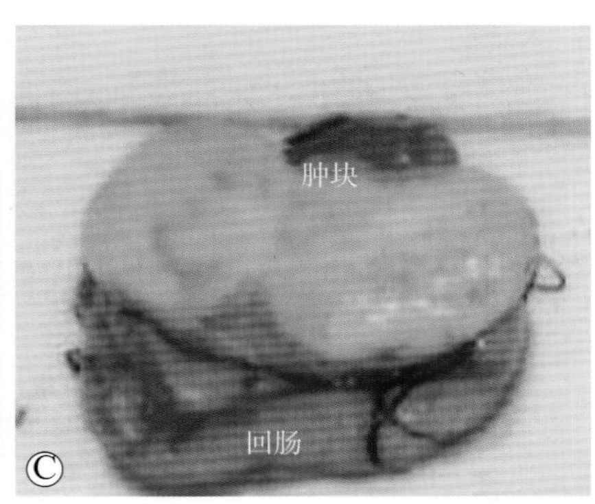

图24-4-16　回肠脂肪瘤（充盈时）
A.二维超声图；B.超声造影图；C.术后标本图

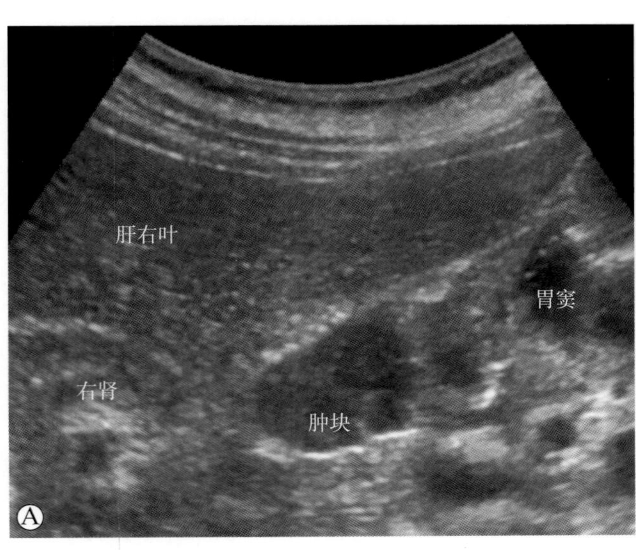

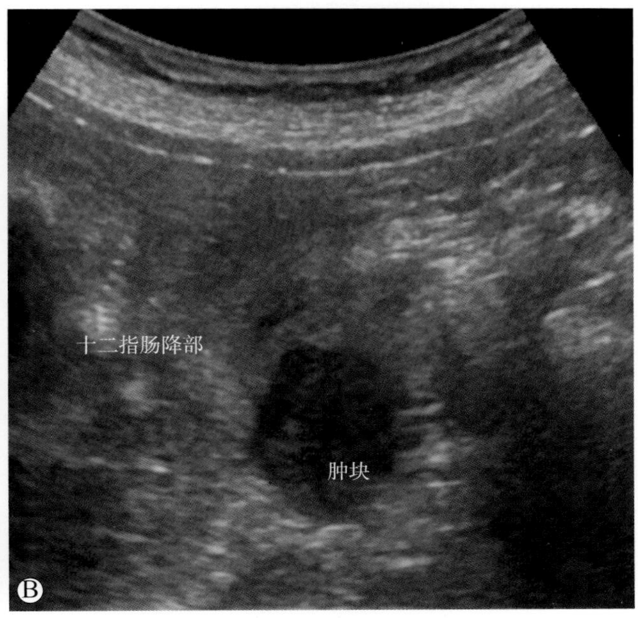

图24-4-17　十二指肠间质瘤
A.常规检查肿块位于肝右叶、右肾、胃窦之间；B.造影剂充盈后检查肿块位于十二指肠降部

径≥20mm，边界清晰，活动度大。但不易辨别和肠壁的关系、肿物来源和部位、生长方式等。

（2）造影剂充盈检查（图24-4-19～图24-4-26）：①肠壁上实质性肿物突起，以肠腔外生长多见；肿物呈低回声，边界清晰，直径20～50mm，活动度较大。肿物周围肠壁层次清晰，肠腔一般无狭窄及梗阻。②肿物直径≤30mm者形态规则，大多呈圆形或椭圆形，内部呈均匀低回声；直径≥50mm者形态不规则，可呈扁圆形、分叶状或不规则形；内部以低回声为主，不均匀，中央常可见出血、坏死液化所致的不规则液性区；部分于黏膜面形成大小不一的溃疡凹陷，与瘤体内坏死腔相通而形成假腔（患者常有间歇性便血史），造影剂可充盈至瘤体假腔内；较少部分肿物可见伴强回声钙化斑，后有声影。③声像图分型：黏膜下型（腔内型）、壁间型（哑铃型）、浆膜下型（腔外型），其中以浆膜下型多见。④超声血管造影：肿物内呈明显持续均匀增强，缓慢消退；若瘤体内伴出血、坏死、液化等，可呈不规则无增强区。⑤晚期可在肝内出现转移灶，呈单个或多个中低回声结节，周围伴声晕；较大结节内伴坏死液化灶。

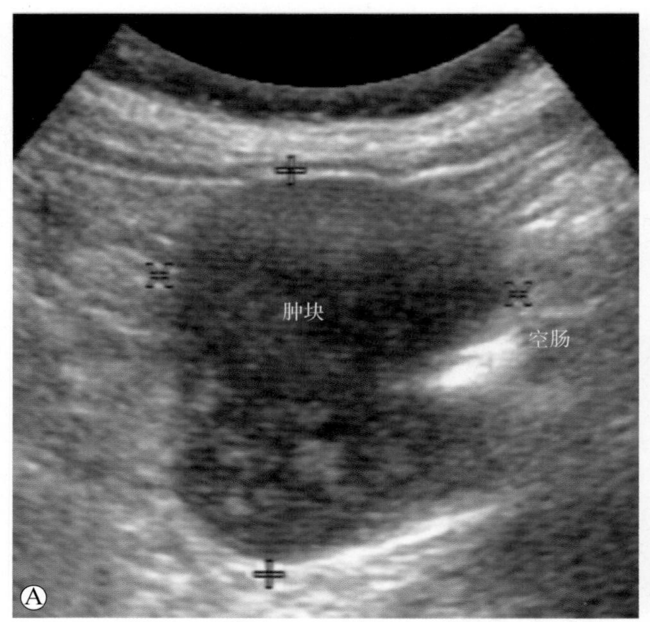

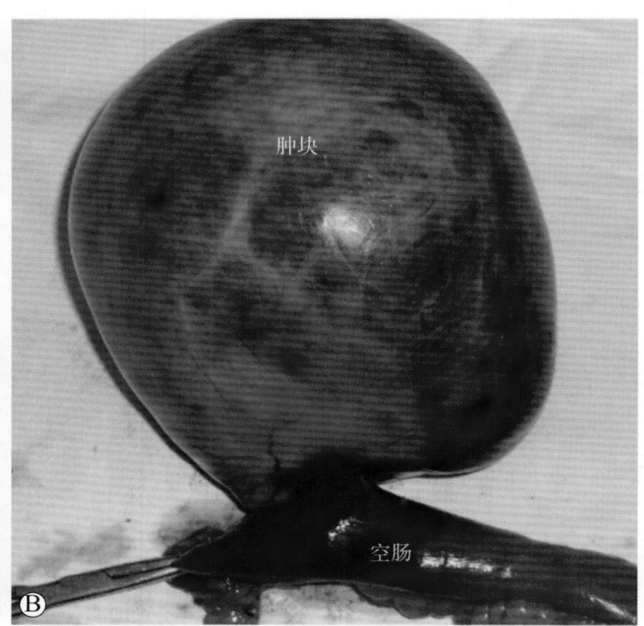

图24-4-18 空肠间质瘤（浆膜下生长）

A. 二维超声图；B. 术后标本图

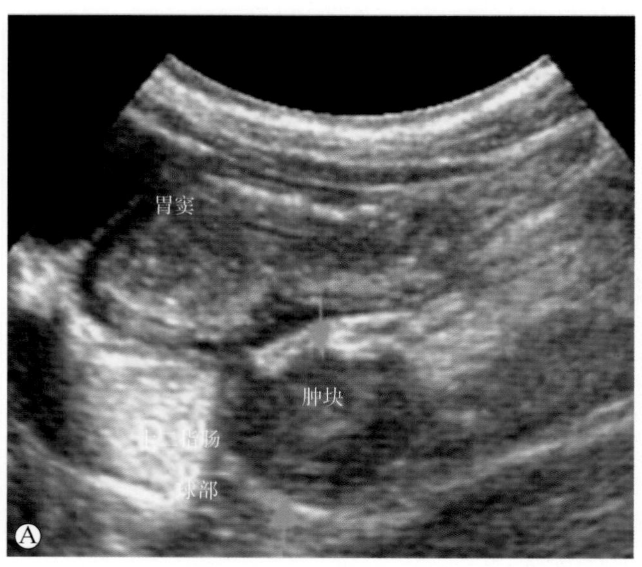

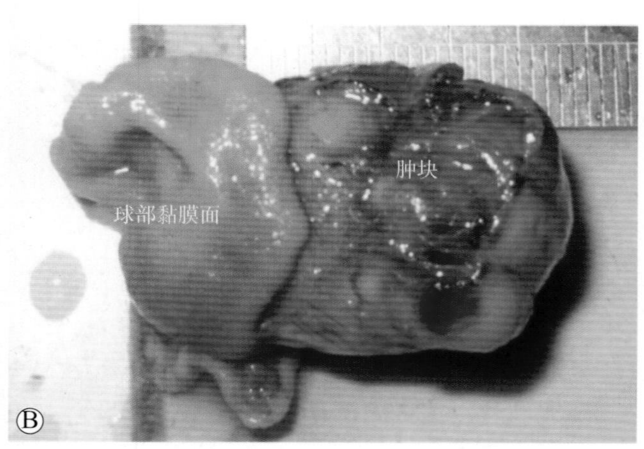

图24-4-19 十二指肠球部间质瘤（浆膜下型）

A. 二维超声图；B. 术后标本图。

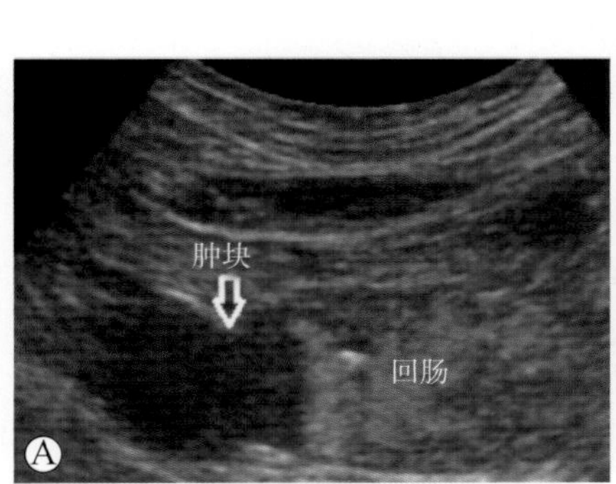

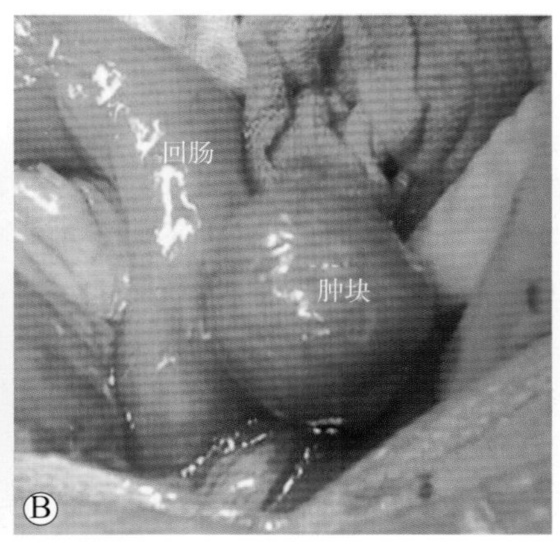

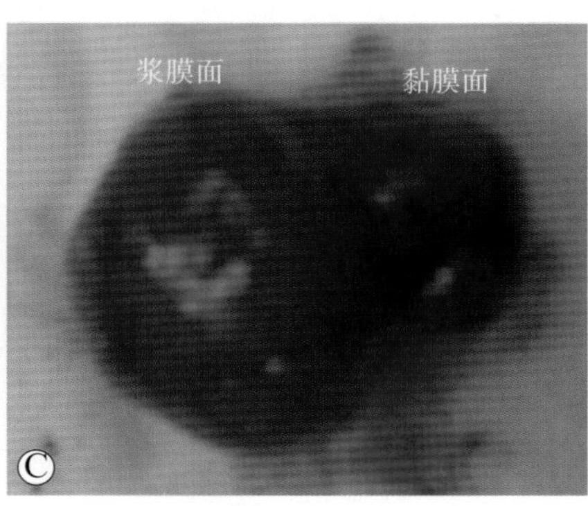

图24-4-20　回肠间质瘤（壁间型）
A.二维超声图；B.术中标本图；C.术后标本图

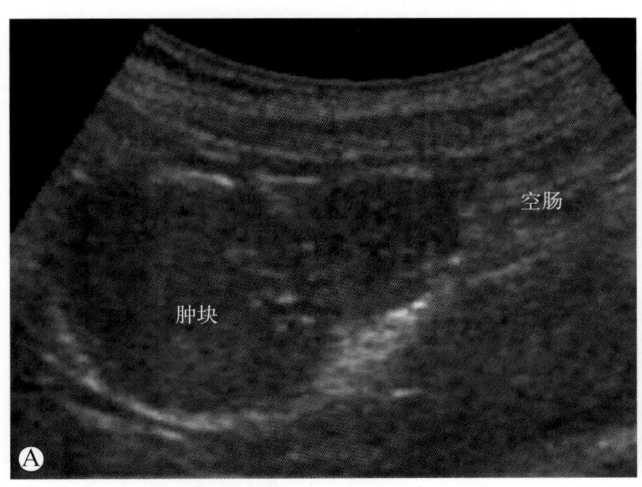

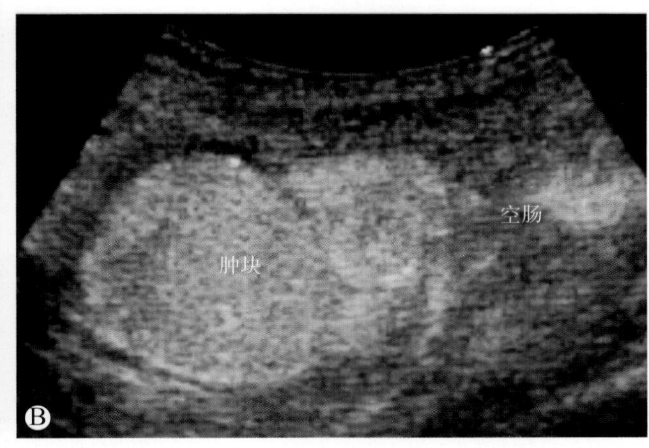

图24-4-21　空肠间质瘤（黏膜下型）
A.二维超声图；B.超声造影图

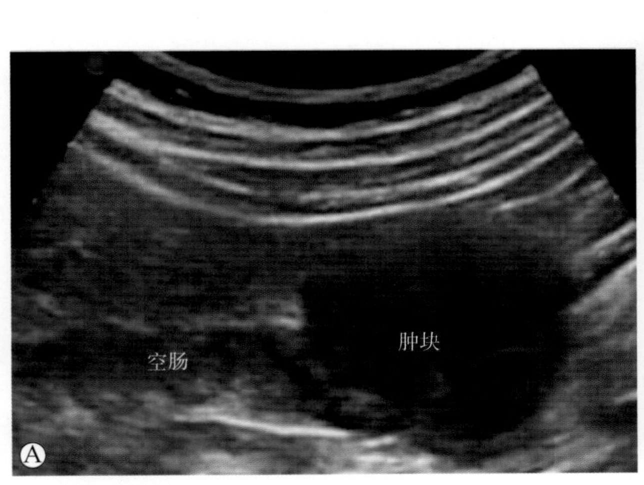

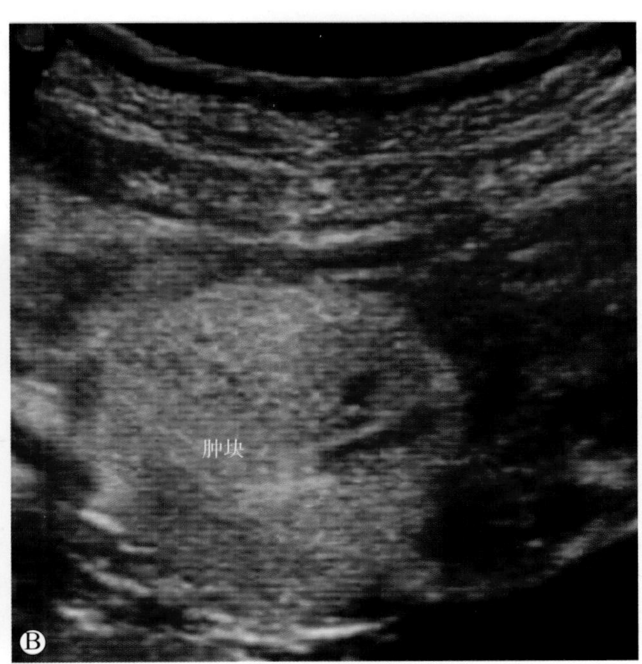

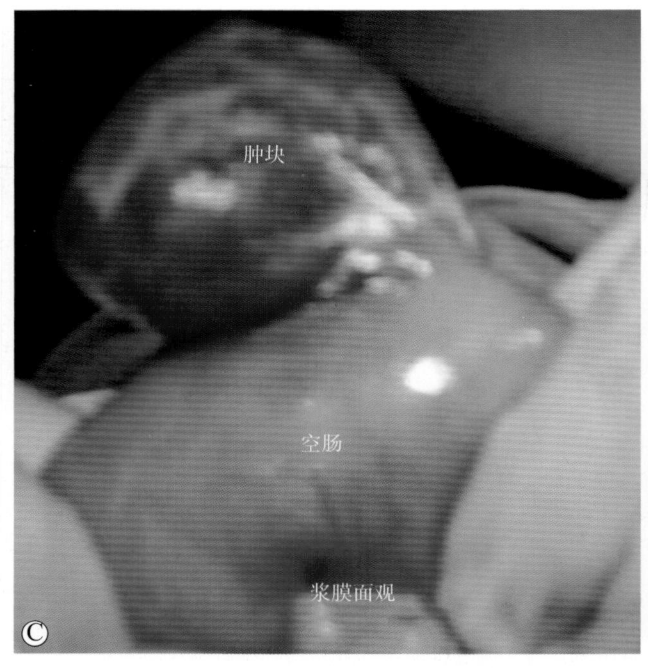

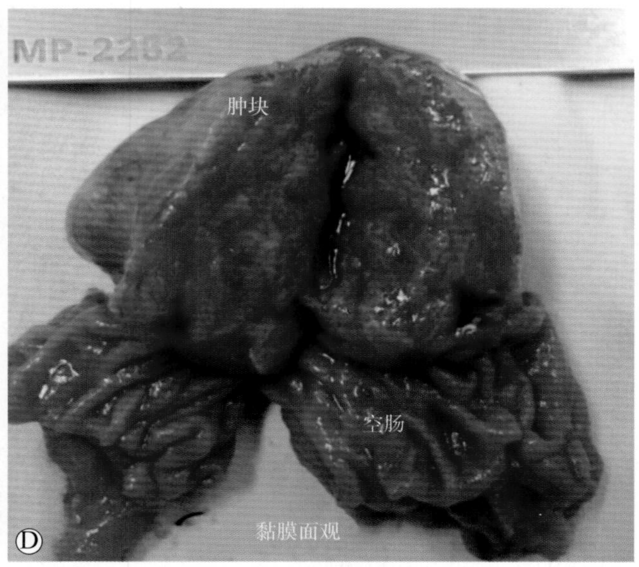

图24-4-22　空肠间质瘤（浆膜下型）双重造影
A.二维超声图；B.超声造影图；C、D.术后标本图

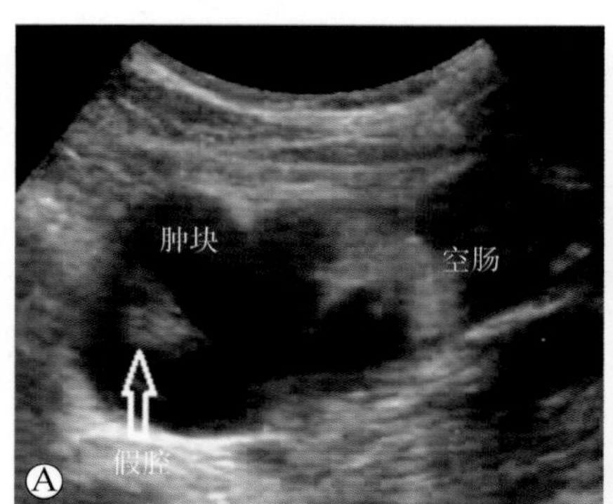

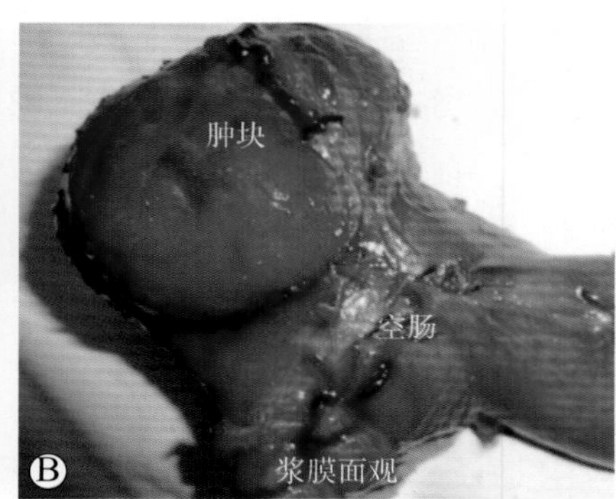

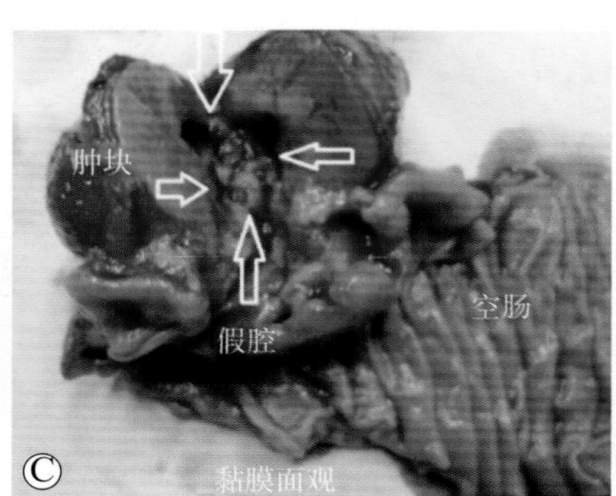

图24-4-23　空肠间质瘤（浆膜下型）伴瘤体内假腔形成
A.二维超声图；B、C.术后标本图

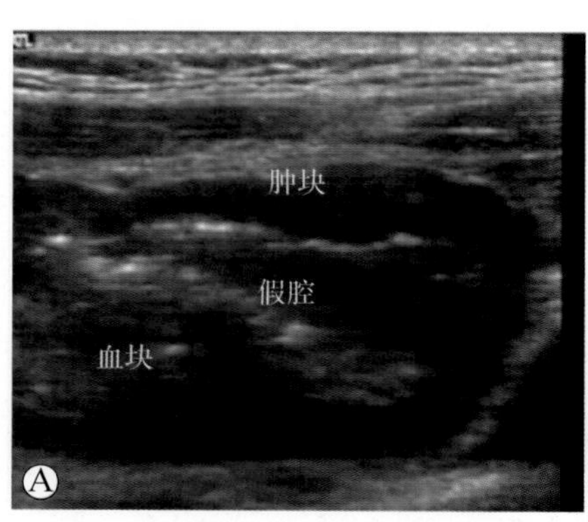

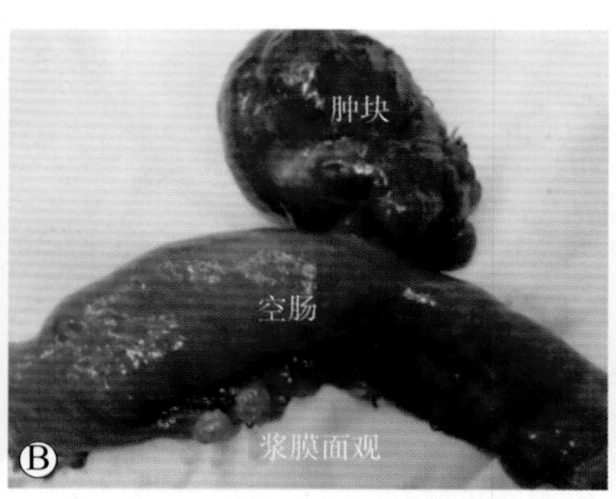

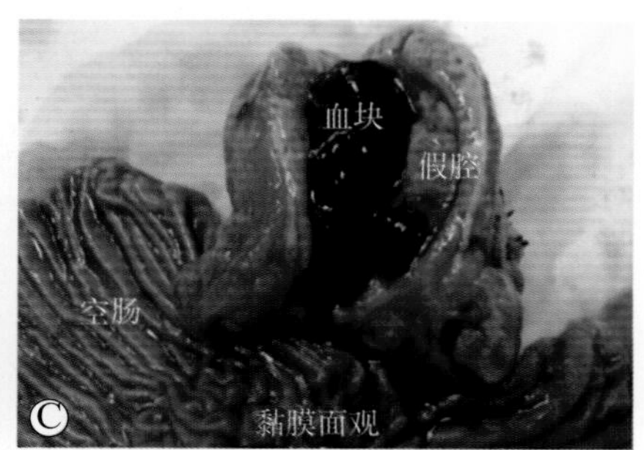

图24-4-24　空肠间质瘤（浆膜下型）伴瘤体假腔内血块淤积
A.二维超声图；B、C.术后标本图

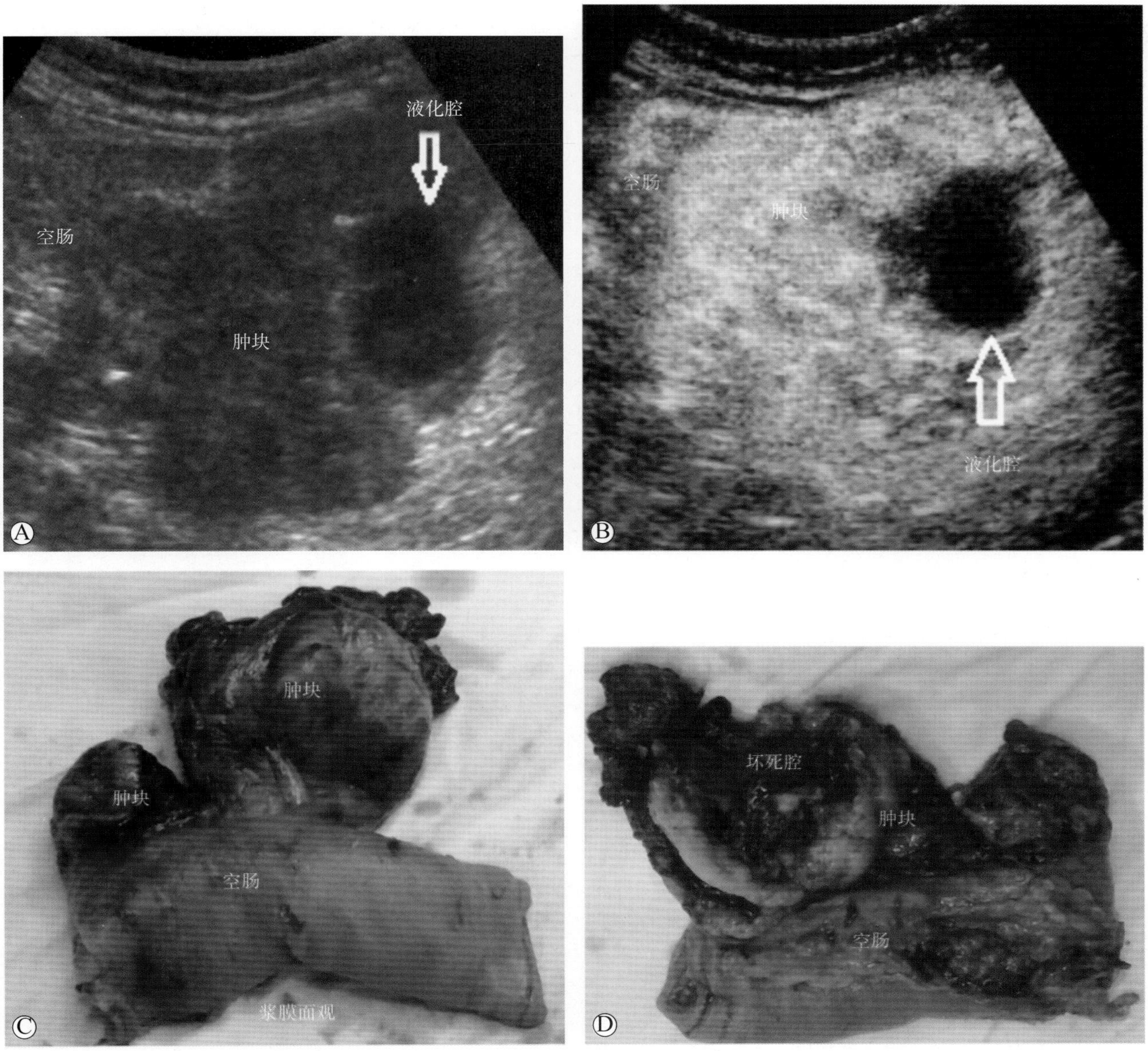

图24-4-25　空肠间质瘤（浆膜下型）伴瘤体内坏死液化造影

A. 二维超声图；B. 超声造影图；C、D. 术后标本图

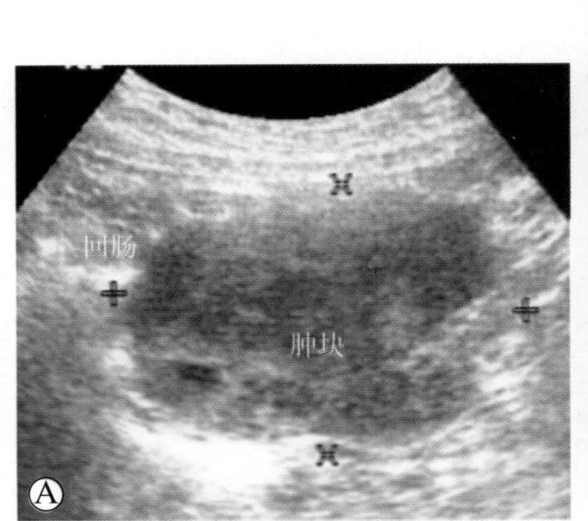

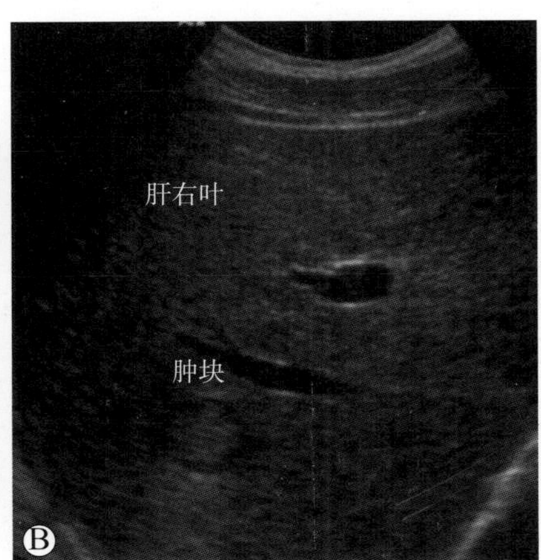

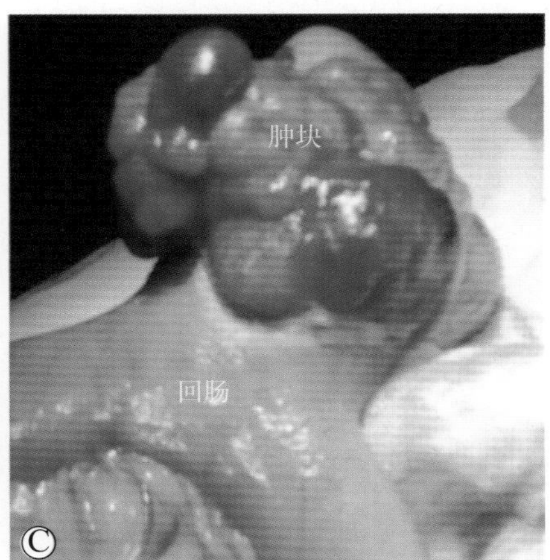

图24-4-26　回肠间质瘤（浆膜下型）伴肝转移

A. 回肠间质瘤；B. 肝右叶转移结节；C. 术后标本图

5.小肠恶性淋巴瘤　起源于肠黏膜下的淋巴滤泡，沿肠壁呈浸润性生长，以非霍奇金淋巴瘤多见。占小肠恶性肿瘤的第一位，好发于回肠。主要声像图表现如下。

（1）空腹超声常规检查（图24-4-27，图24-4-28）：早期小肠恶性淋巴瘤一般不能发现。中晚期小肠恶性淋巴瘤表现和小肠癌类似，两者不易区别。主要为病变小肠局限性不均匀性增厚，肠壁层次结构不清，呈“假肾征”或“靶环征”肿块改变；少部分并发肠套叠而被发现。

（2）造影剂充盈检查（图24-4-29～图24-4-34）：①病变肠腔内见实质性肿物突起，直径常≥10mm；或肠壁呈环周性不均匀增厚，厚度≥10mm，范围≥30mm；

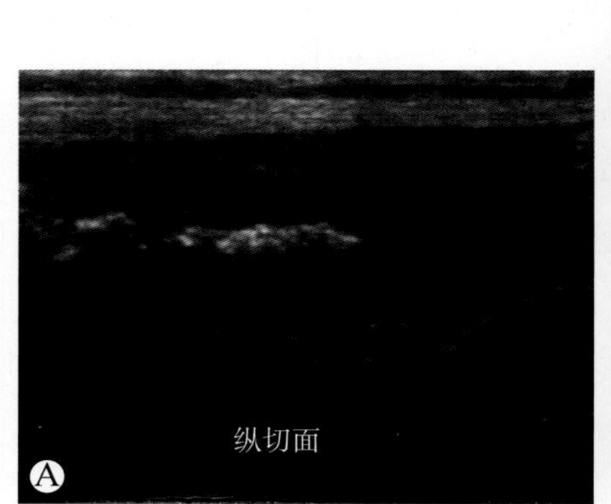

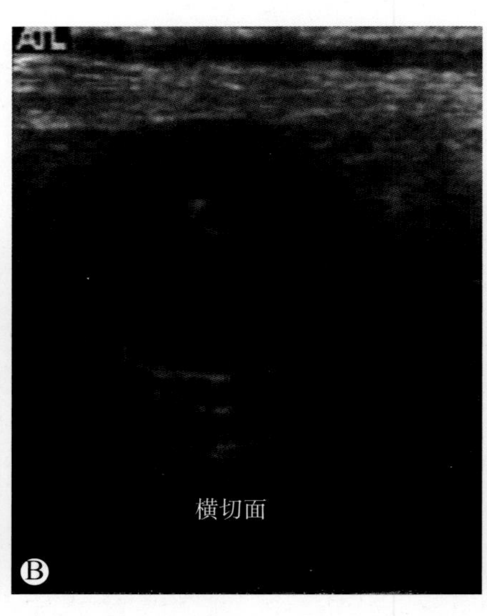

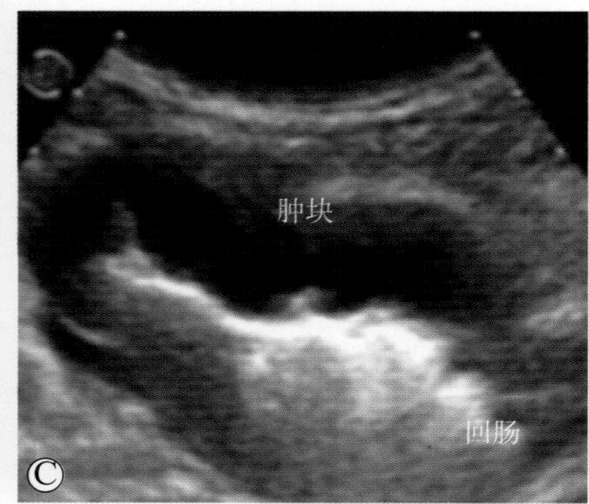

图24-4-27　小肠恶性淋巴瘤（常规检查）

A、C.呈“假肾征”；B.呈“靶环征”

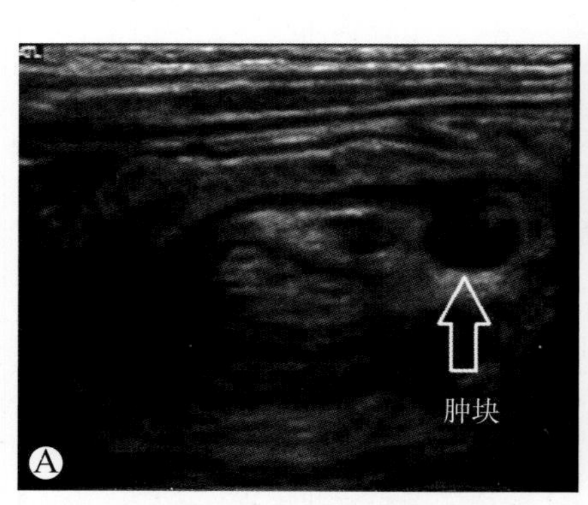

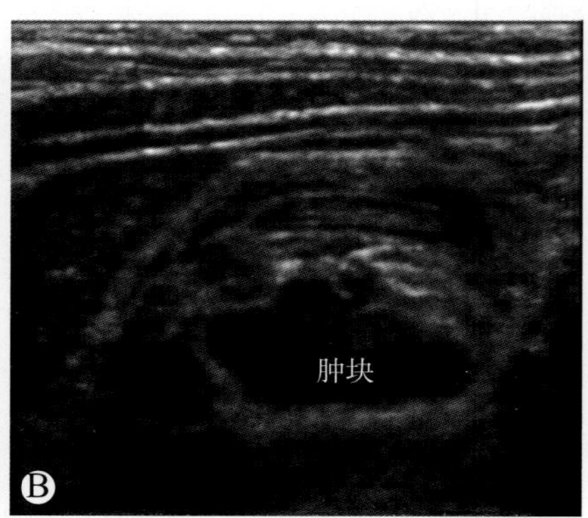

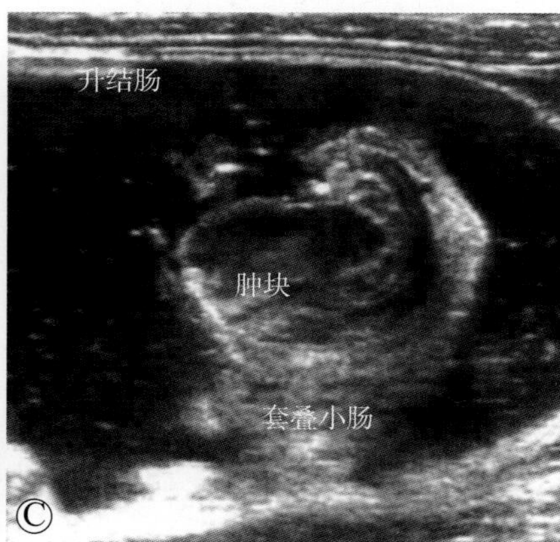

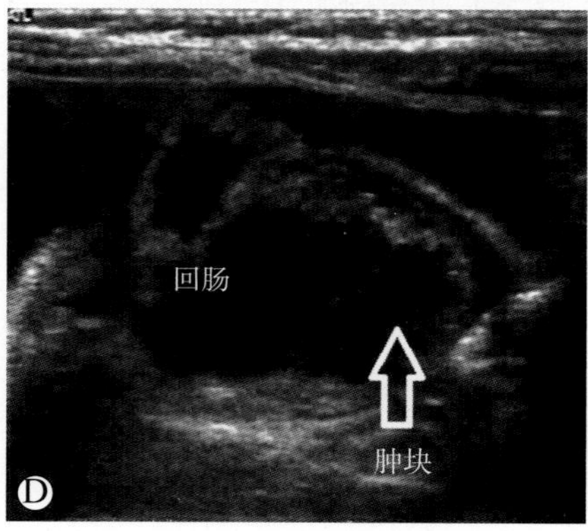

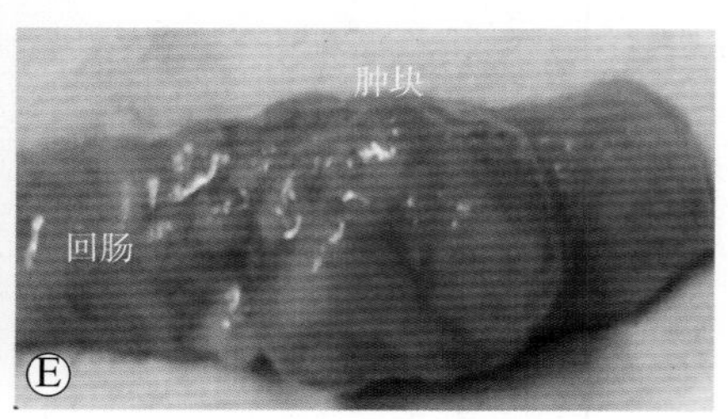

图24-4-28　回肠恶性淋巴瘤伴继发性肠套叠

A、B.常规检查示肠套叠伴包块；C、D.灌肠充盈检查示包块来源于回肠；E.术后标本图

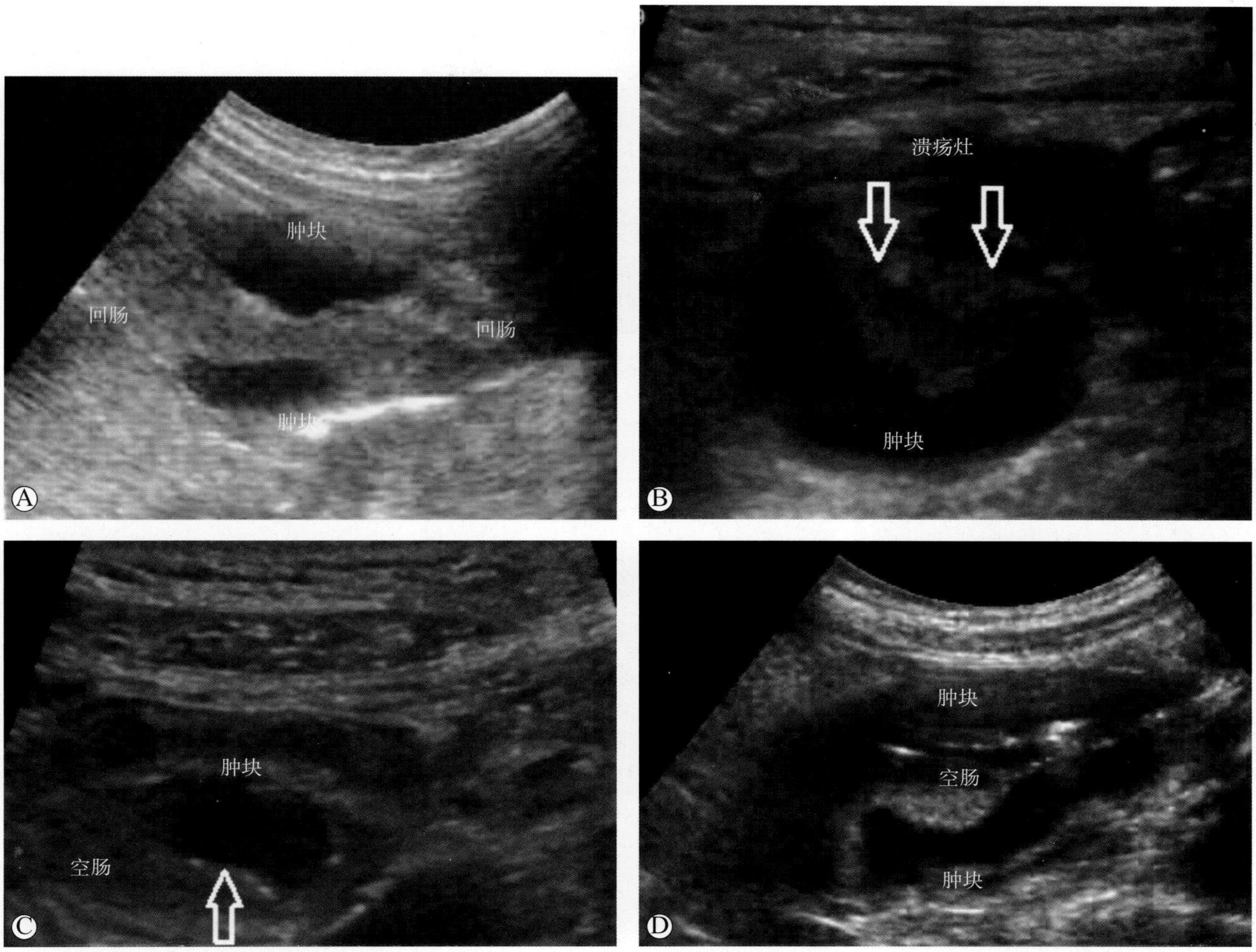

图24-4-29　小肠恶性淋巴瘤声像图分型

A.动脉瘤型；B.溃疡型；C.息肉型；D.浸润缩窄型

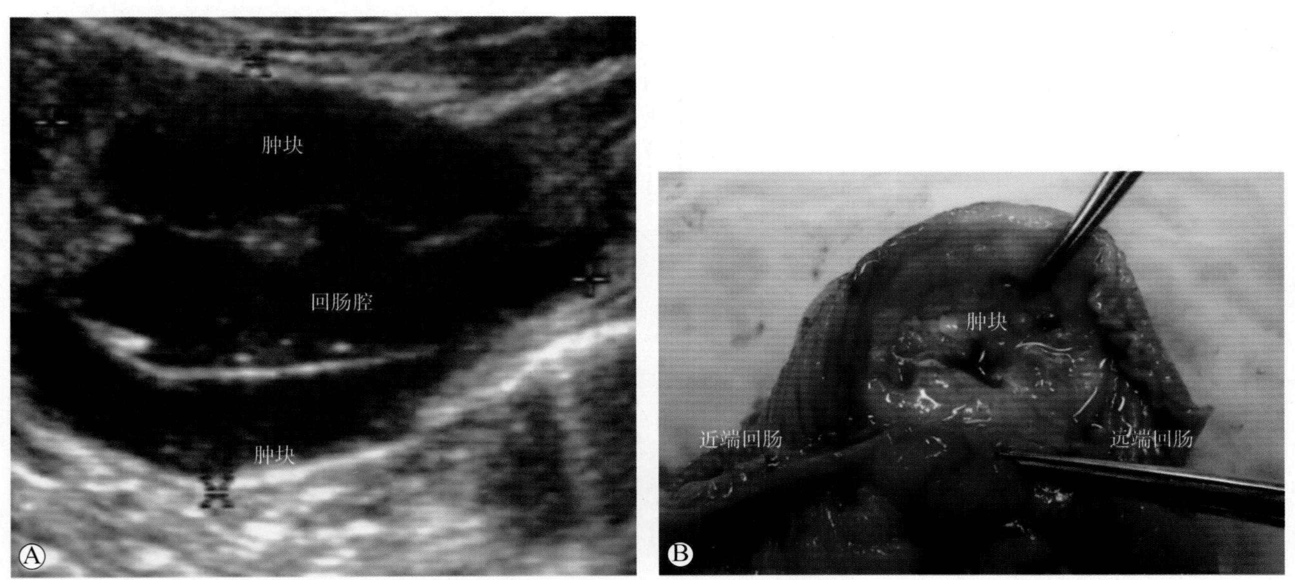

图24-4-30　回肠恶性淋巴瘤（动脉瘤型）

A.超声图；B.术后标本图

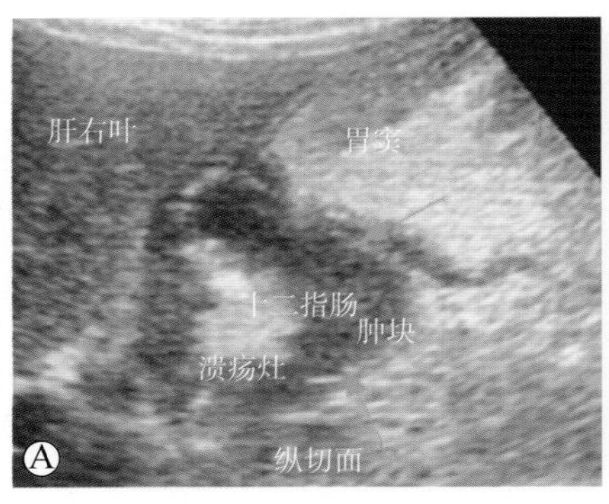

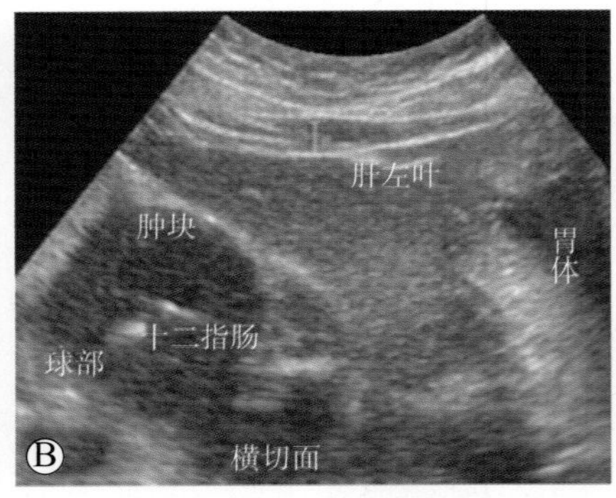

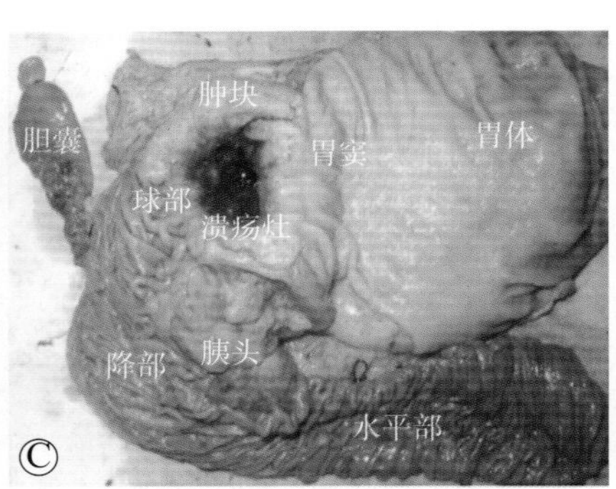

图24-4-31 十二指肠恶性淋巴瘤（溃疡型）

A、B.超声图；C.术后标本图

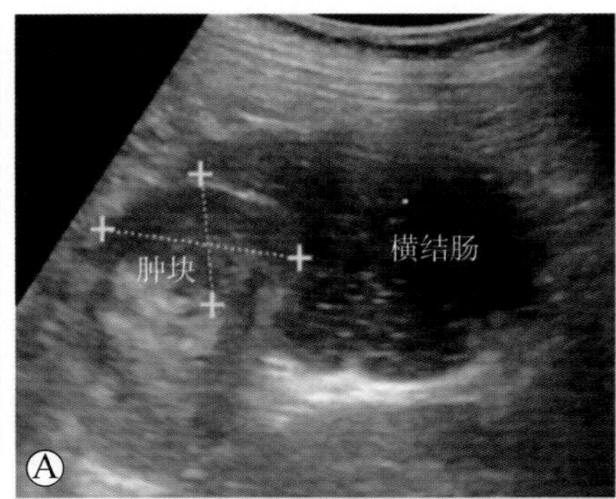

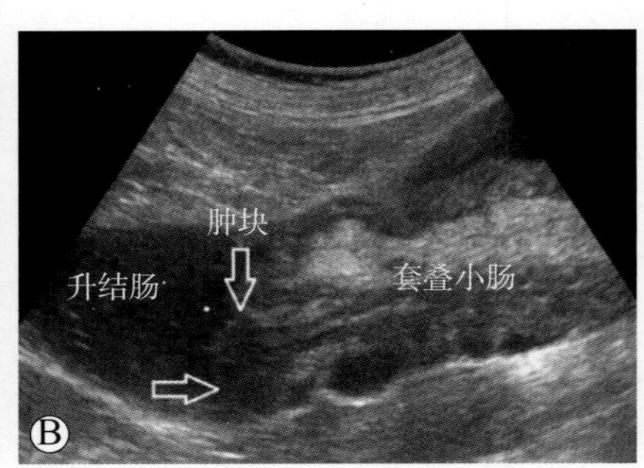

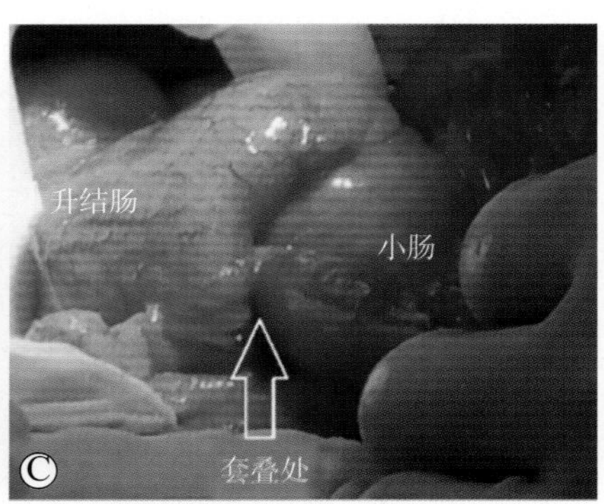

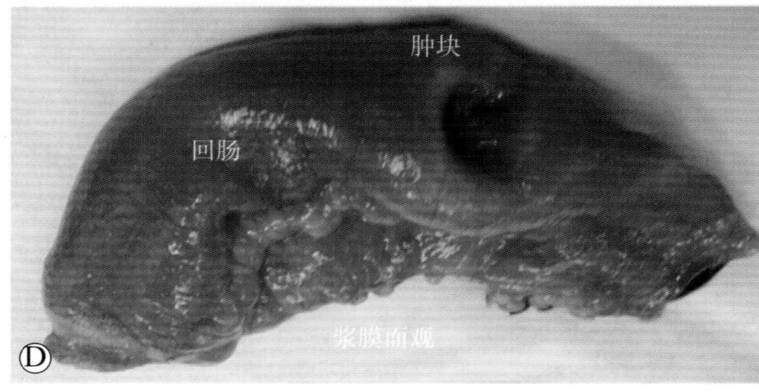

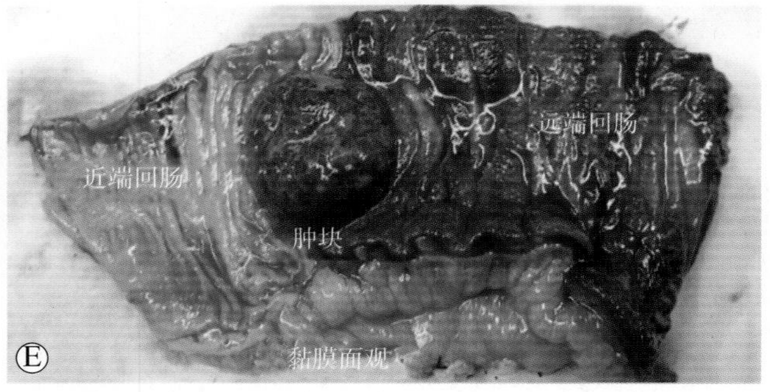

图24-4-32 成人回肠恶性淋巴瘤（息肉型）伴继发性肠套叠（60岁）

A、B.超声灌肠充盈检查示肠套叠伴肿块图；C.术中肠套叠图；D、E.术后标本图

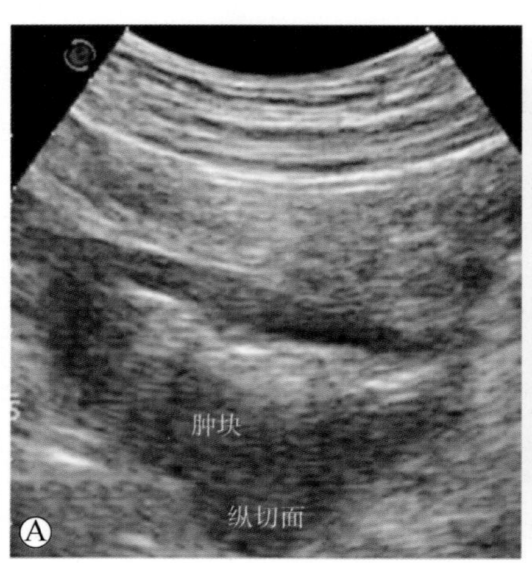

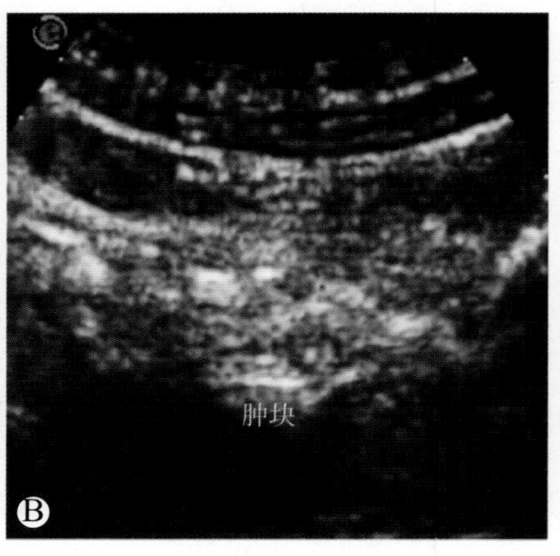

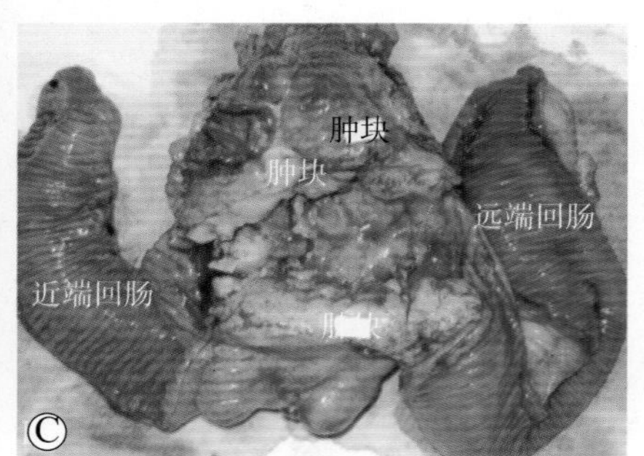

图24-4-33 回肠恶性淋巴瘤（浸润缩窄型）

A.超声二维图；B.超声造影图；C.术后标本图

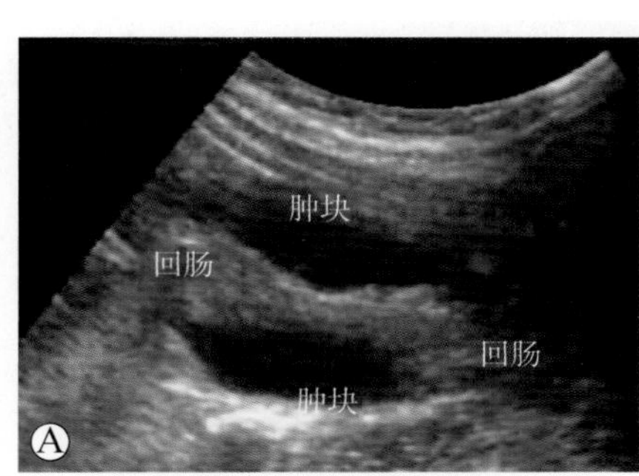

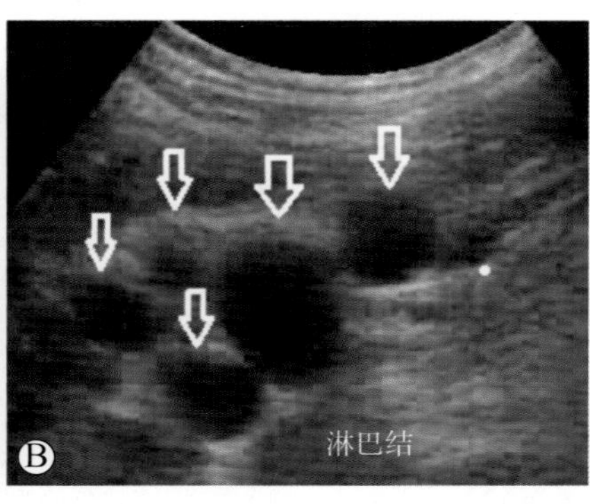

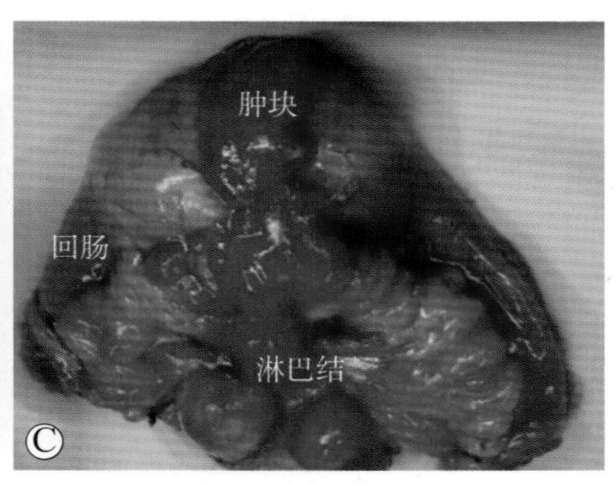

图24-4-34　回肠恶性淋巴瘤伴肠系膜淋巴结恶性淋巴瘤

A.回肠肿块超声图；B.肠系膜淋巴结肿大超声图；C.术后标本图

内部回声较低，近似无回声；病变肠壁层次不清，黏膜破溃，表面高低不平，可见多个大小不一溃疡凹陷形成，直径常≥15mm，深度常≥10mm，表面附着大量强回声斑块。②病变肠腔明显变窄，肠壁蠕动消失，充盈剂通过缓慢或呈线状通过，其近端肠腔常轻度扩张，可伴有不全性梗阻征象。③声像图分型：动脉瘤型、溃疡型、息肉型、浸润缩窄型，其中以动脉瘤型最多见，息肉型常并发肠套叠。④超声造影病变区或肿物内呈不均匀增强，快速消退；部分见不规则无增强区。⑤病变周围肠系膜常增厚、回声增强，内均可见肿大淋巴结回声；部分合并后腹膜或全身淋巴结肿大。晚期肝、脾内出现转移灶。

6.小肠其他肿瘤　主要有血管瘤、神经鞘瘤、纤维瘤或纤维肉瘤、神经纤维瘤或神经纤维肉瘤、平滑肌瘤或平滑肌肉瘤等，均很少见，除囊性淋巴管瘤外声像图表现和小肠间质瘤相似，无法区分其病理组织类型（图24-4-35～图24-4-37）。小肠囊性淋巴管瘤声像图表现为小肠部位以囊性为主的活动性包块，直径常≥50mm，大者可达200mm以上；囊内可见多条不规则强回声带分隔，呈多房性改变，压之可变形，具有囊性淋巴管瘤的一般超声特征（图24-4-38）。

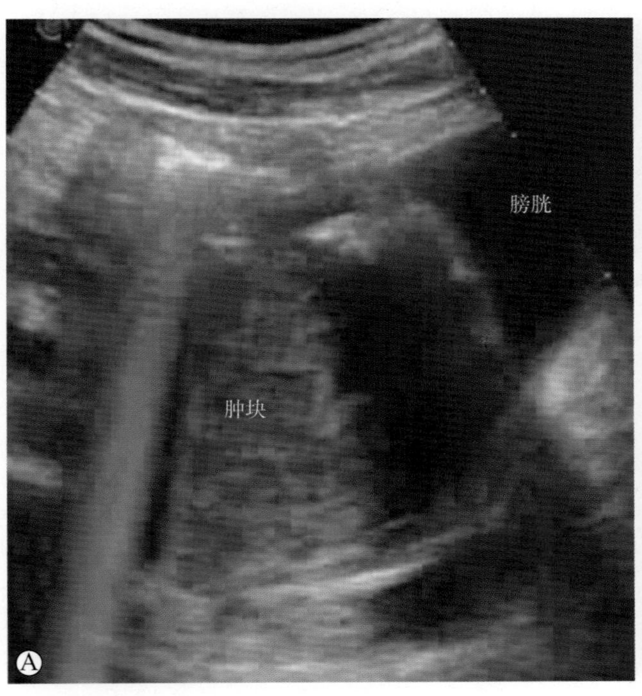

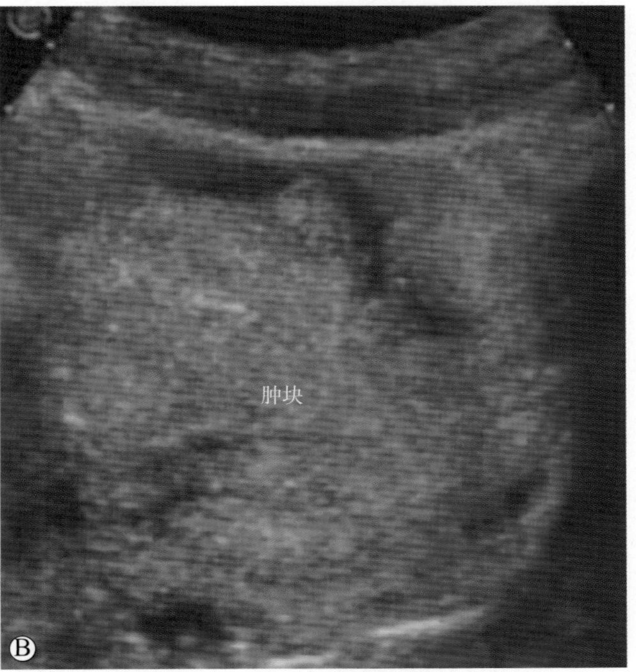

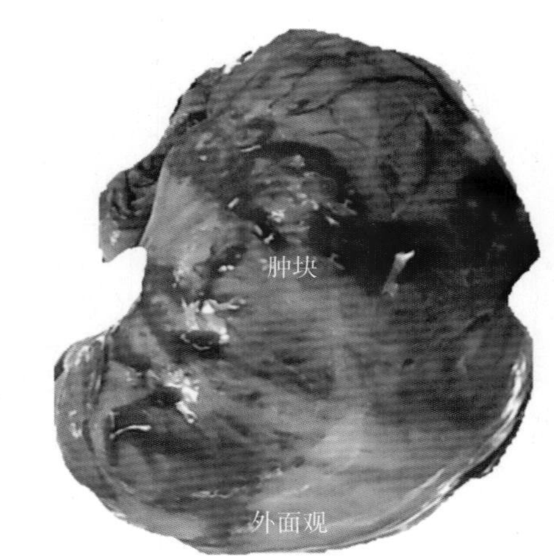

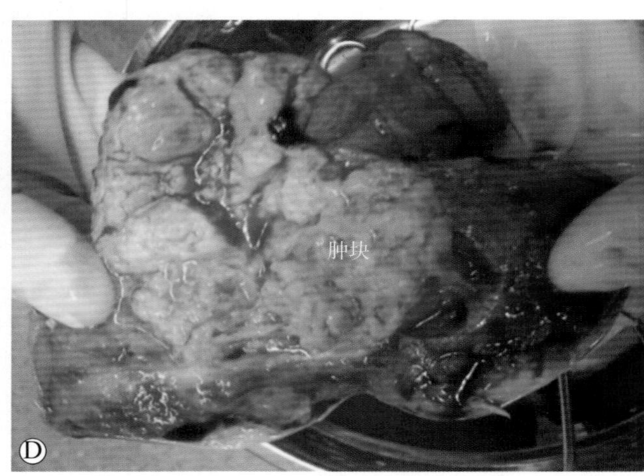

图24-4-35　回肠平滑肌肉瘤（浆膜下型）

A.超声二维图；B.超声造影图；C、D.术后标本图

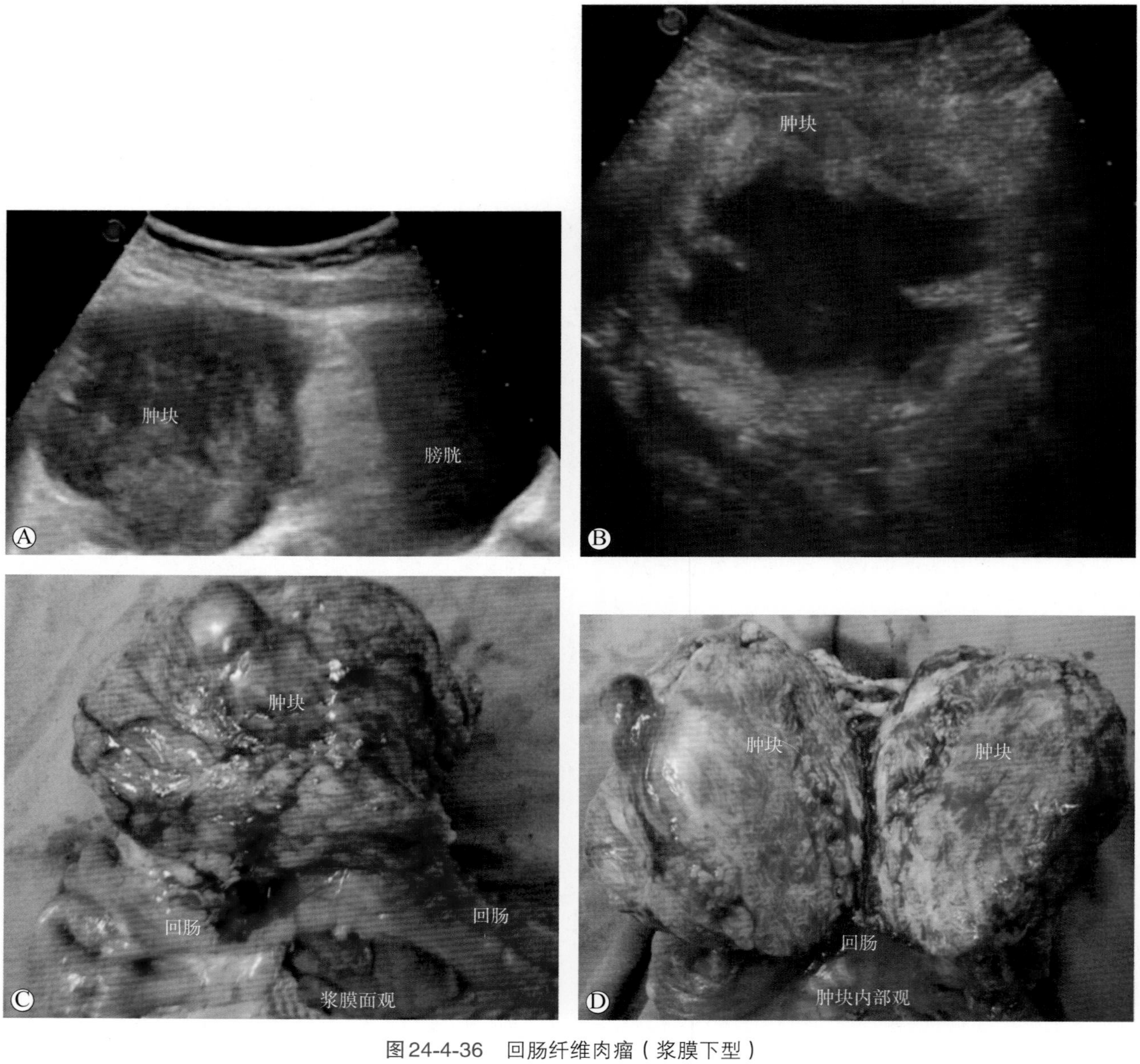

图24-4-36　回肠纤维肉瘤（浆膜下型）

A.超声二维图；B.超声造影图；C、D.术后标本图

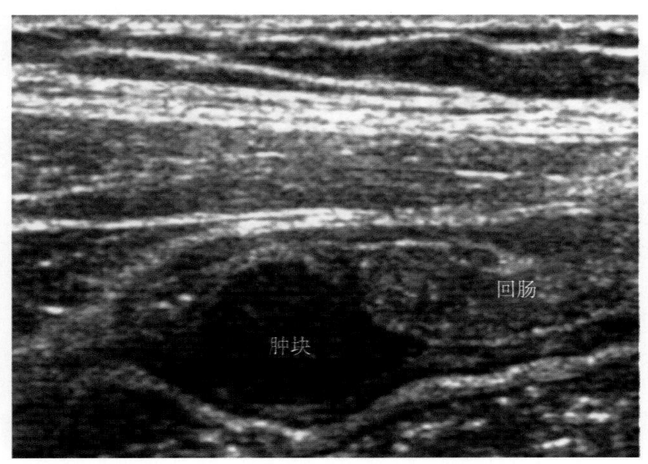

图24-4-37　回肠纤维瘤（黏膜下型）

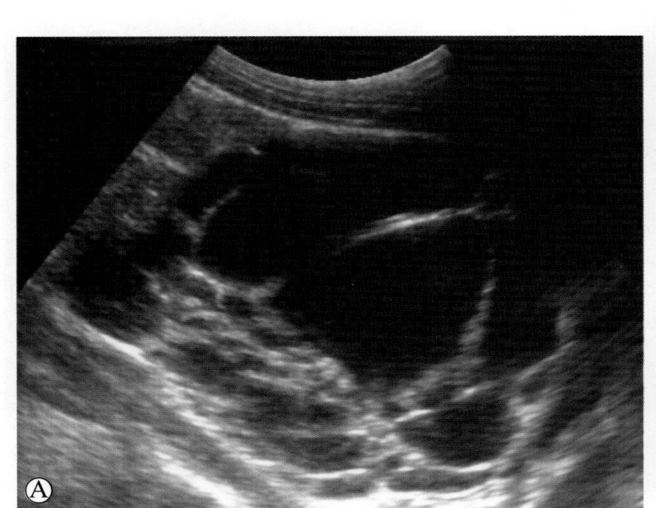

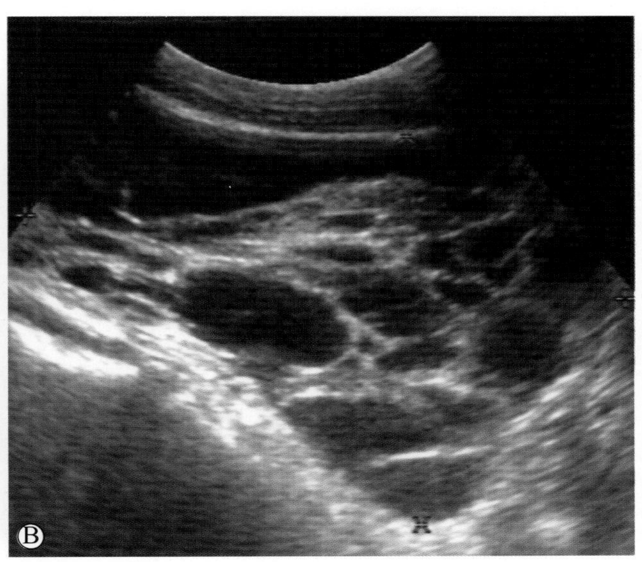

图24-4-38　小肠囊性淋巴管瘤

二、大肠肿瘤

大肠肿瘤是指发生于大肠各部位所有良恶性肿瘤的统称。常见有大肠癌和大肠息肉，其他病理类型如恶性淋巴瘤、间质瘤等少见。

（一）大肠癌

由结肠、直肠、肛管黏膜上皮起源的恶性肿瘤统称为大肠癌（又称结、直肠癌），是较常见的胃肠道恶性肿瘤，发病率仅次于胃癌，列第二位。在我国大肠癌发病年龄以40～50岁为多，40岁以下占全部病例的1/3左右。可发生于大肠的任何部位，好发部位依次是直肠、乙状结肠、盲肠、升结肠、降结肠和横结肠；其中，直肠及直肠乙状结肠交界部位的癌约占全部大肠癌的60%。

1.病因病理　大肠癌的病因目前认为是环境因素、遗传因素（如家族性结肠息肉综合征）和结肠的慢性炎症综合作用的结果。

大肠癌病理大体类型分为肿块型、溃疡型、缩窄型（浸润型）。病理组织学类型以腺癌为主，其次是黏液癌、未分化癌和鳞状细胞癌（主要发生在直肠肛管附近）。

2.临床表现　右半结肠癌以贫血、便血为主；左半结肠癌以排便习惯的改变、便秘和腹泻交替、便血为主；直肠癌则以为无痛性血便或黏液血便为主。

3.声像图表现

（1）空腹常规超声检查（图24-4-39，图24-4-40）：早期大肠癌一般不能发现。对中晚期大肠癌则可显示一些特征性图像。主要表现为：①病变部位肠管实质性肿物突起或肠壁呈局限性低回声异常增厚，呈“假肾征”或“靶环征”改变；病变肠壁层次不清，肠腔狭窄变形。②周围肠系膜常不同程度增厚、回声增强，部分可见肿大淋巴结回声。③部分可并发肠梗阻或肠套叠而呈现相应的超声表现。

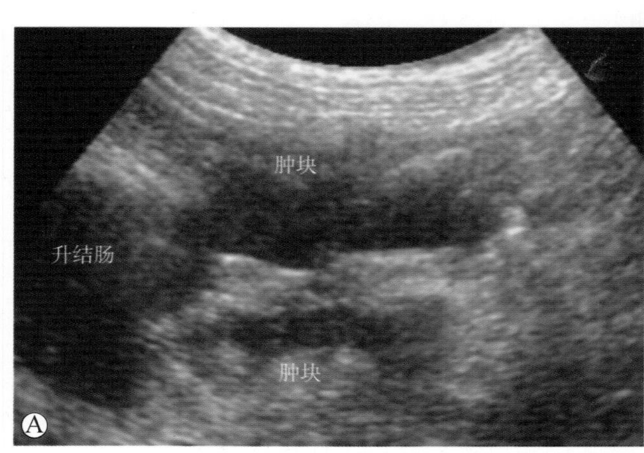

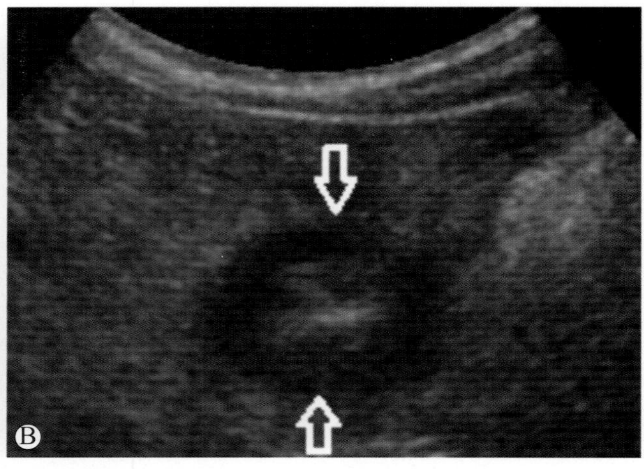

图24-4-39　结肠癌（常规检查）

A.呈“假肾征”；B.呈“靶环征”

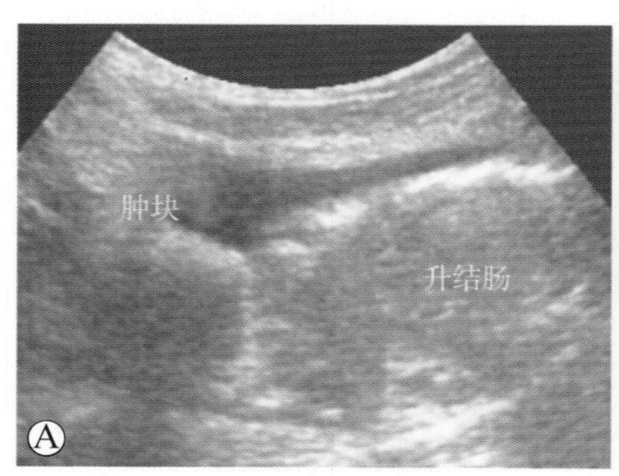

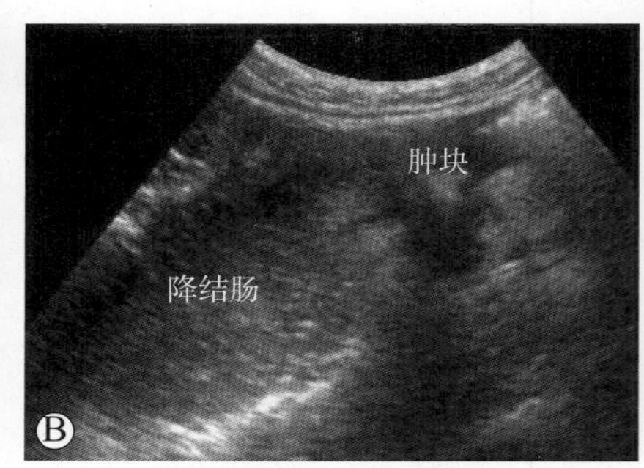

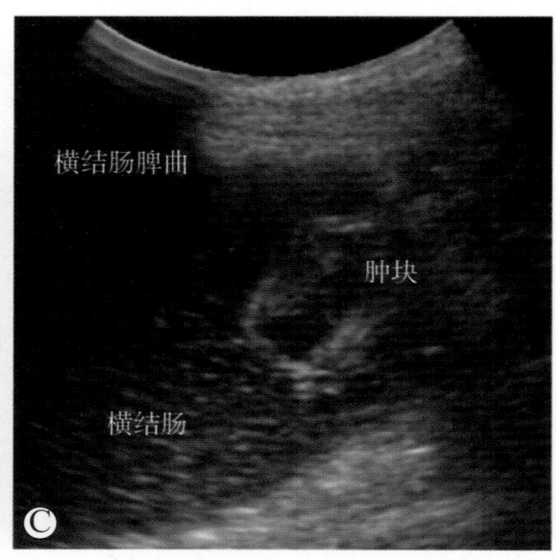

图24-4-40　结肠癌伴肠梗阻（常规检查）

A.升结肠癌；B.降结肠癌；C.横结肠脾曲癌

（2）造影剂灌肠充盈超声检查

1）早期大肠癌（图24-4-41～图24-4-43）：①病变部位肠壁呈局限性低回声增厚或呈肿物样突起，直径或范围≤30mm，厚度≤5mm；黏膜粗糙不平，表面可伴有溃疡形成；黏膜下层及浆膜层强回声带连续性存在；肠腔形态尚规则，结肠袋形存在。②声像图分型：隆起型（息肉型）和凹陷型（溃疡型）。③超声血管造影：肿瘤为富血供型，呈快速不均匀增强，缓慢消退。

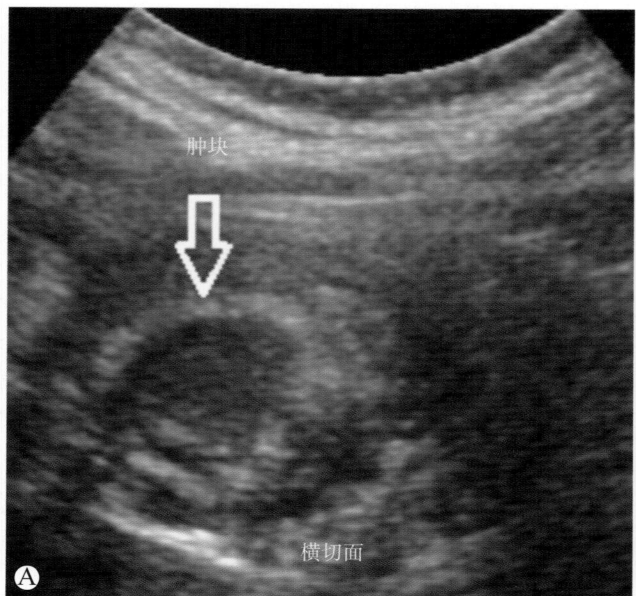

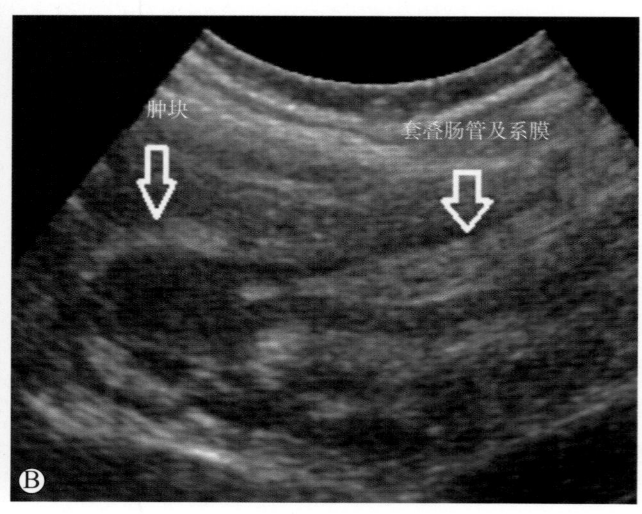

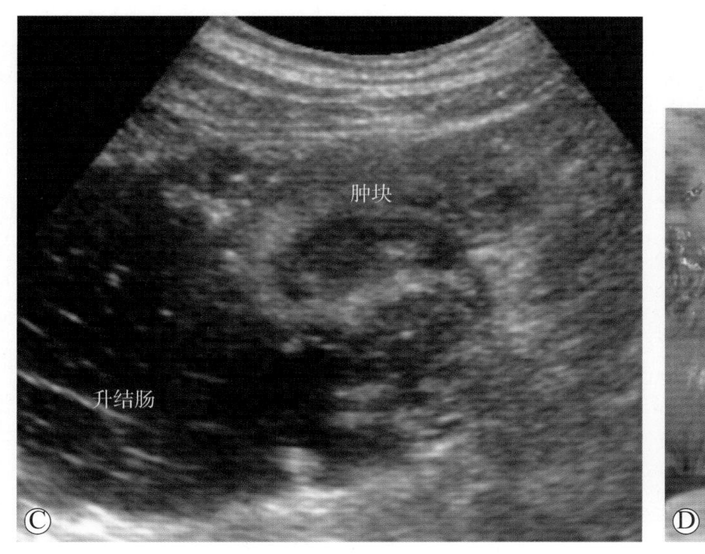

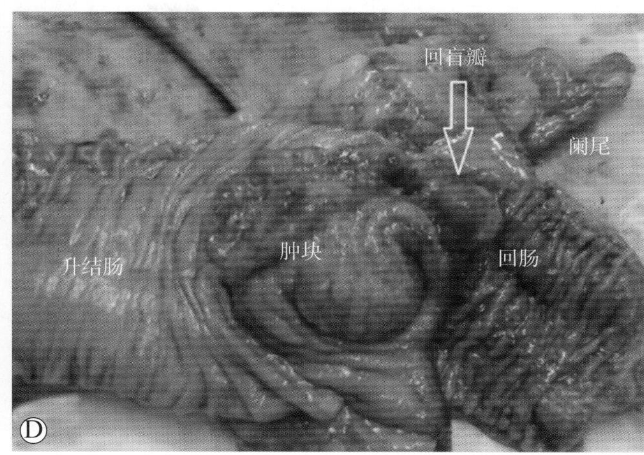

图24-4-41　回盲部癌伴肠套叠

A.呈“同心圆征”；B.呈“套筒征”；C.灌肠充盈显示肿块位于回盲部；D.术后标本图

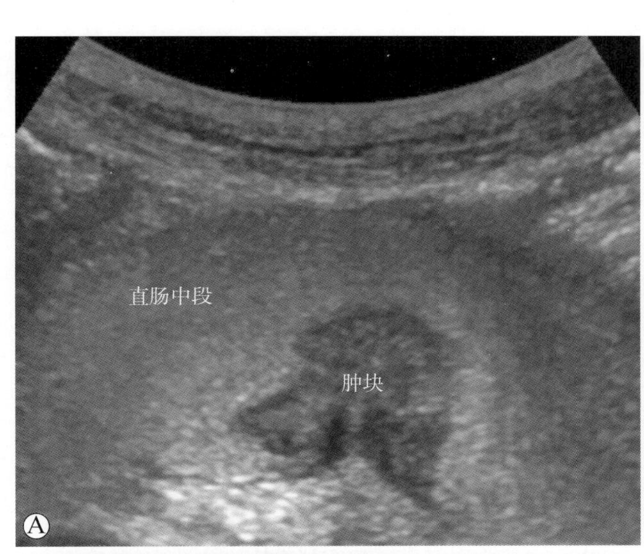

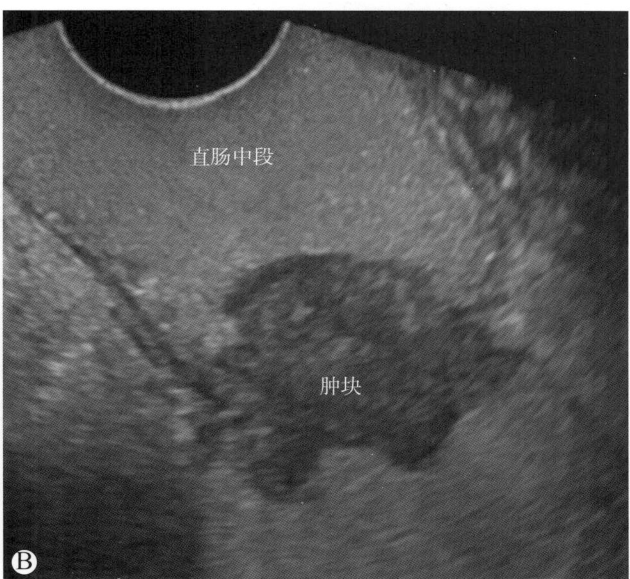

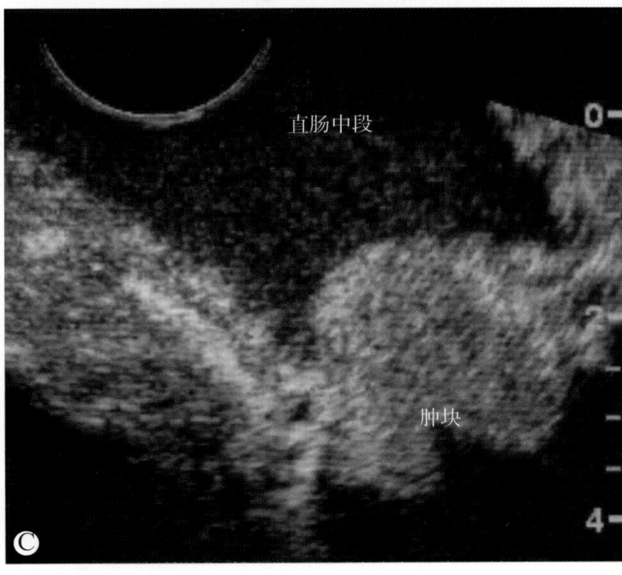

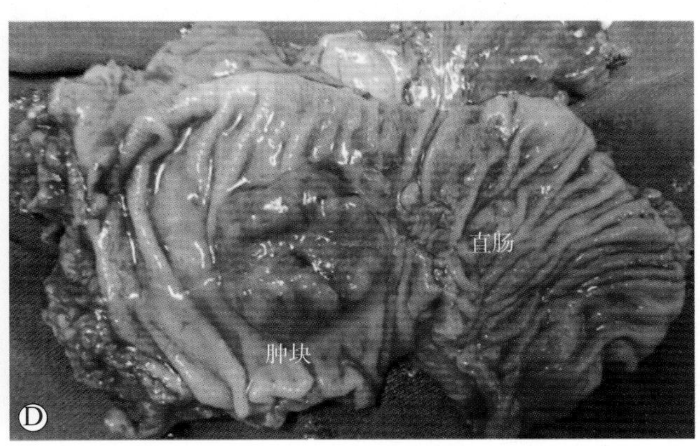

图24-4-42　早期直肠癌（隆起型）

A.经腹二维超声图；B.经直肠腔二维超声图；C.超声造影图；D.术后标本图

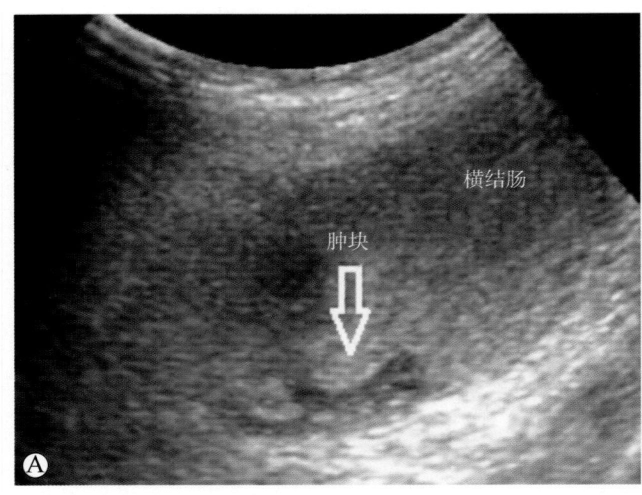

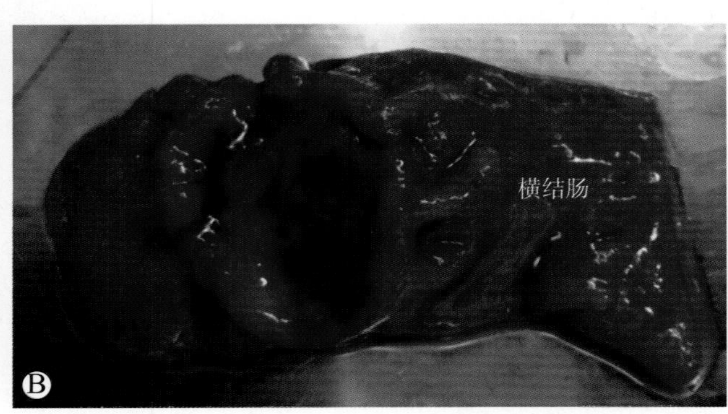

图24-4-43 早期横结肠癌（凹陷型）
A.二维超声图；B.术后标本图

2）中晚期大肠癌（图24-4-44～图24-4-47）：①病变区肠壁异常不规则增厚、隆起或肿物向肠腔突起；肠壁层次紊乱不清，回声明显减低、不均质；病变肠壁厚度常≥10mm，直径或范围≥30mm。②黏膜破坏，表面高低不平，可形成大小不一、形态不规则的溃疡凹陷。③病变肠腔不同程度狭窄变形，结肠袋正常形态消失，肠壁僵硬、蠕动消失。④晚期浆膜不连续，与周围肠系膜相互粘连浸润。⑤超声血管造影大多为富血供型肿瘤，表现病变区或呈快速不均匀增强，消退慢。⑥肿瘤大多数为单发，少部分可多发（同一肠段或不同肠段有2个或以上肿瘤同时存在）。

根据大体病理类型结合超声表现，声像图可分为以

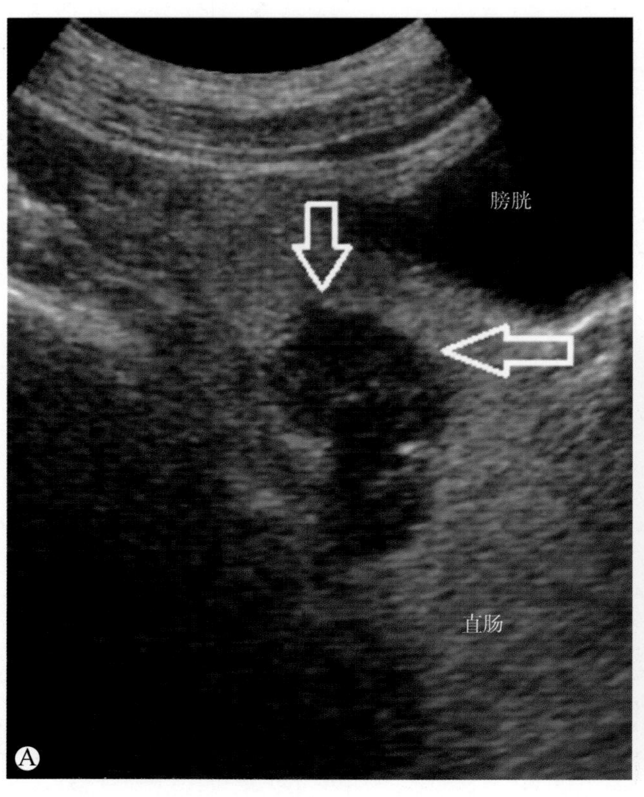

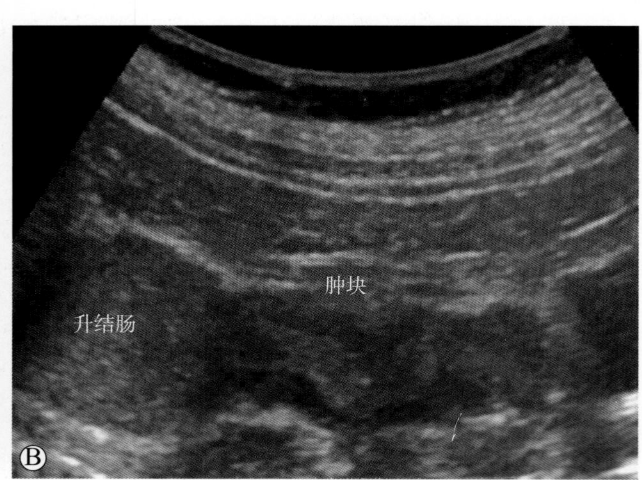

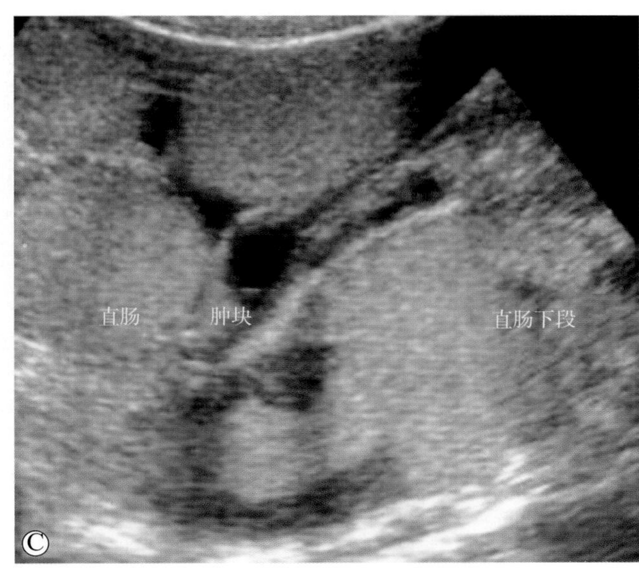

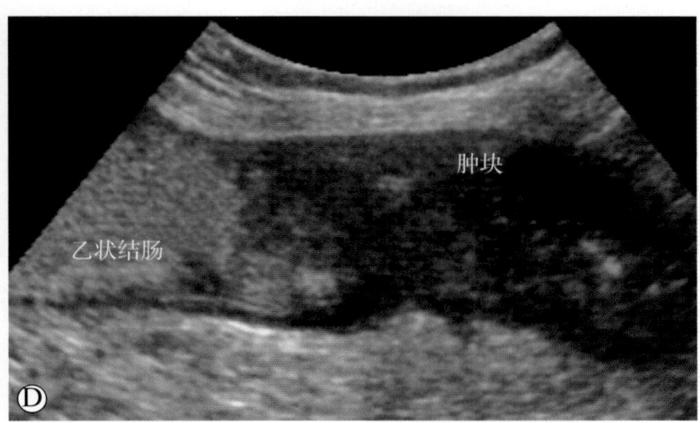

图24-4-44　中晚期结肠癌超声充盈造影声像图

A.肠腔肿块突起；B.肠壁不规则增厚；C.黏膜溃疡呈火山口状改变；D.肠腔狭窄

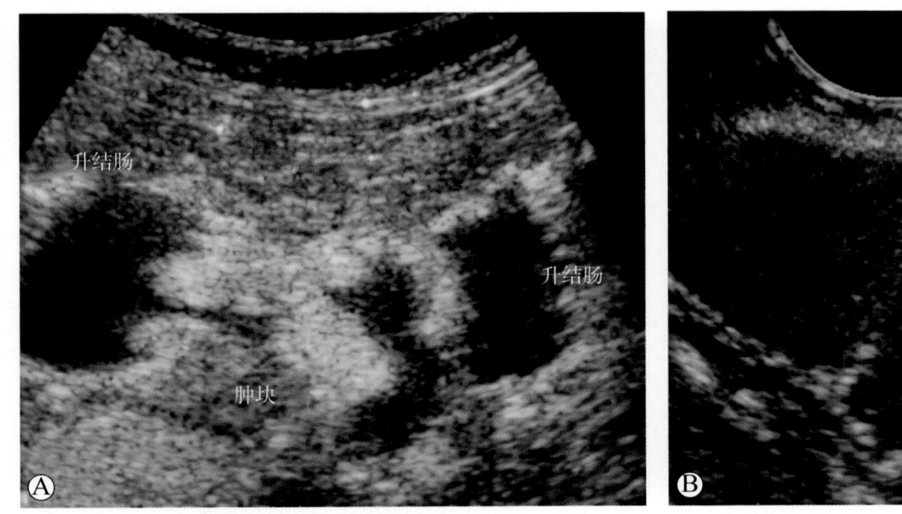

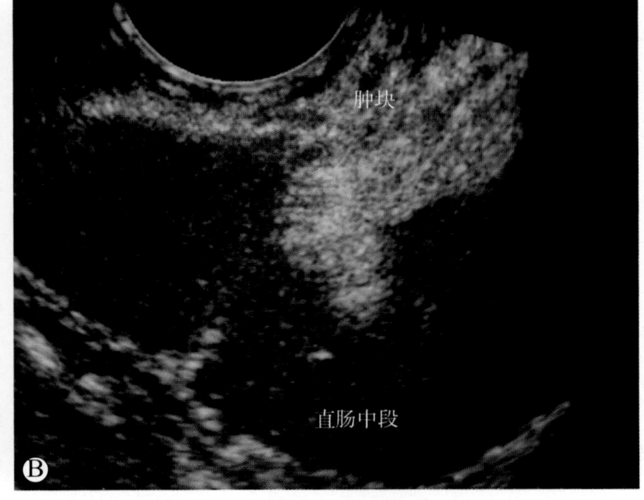

图24-4-45　中晚期结肠癌超声血管造影表现（属富血供型，快速不均匀增强，缓慢消退）

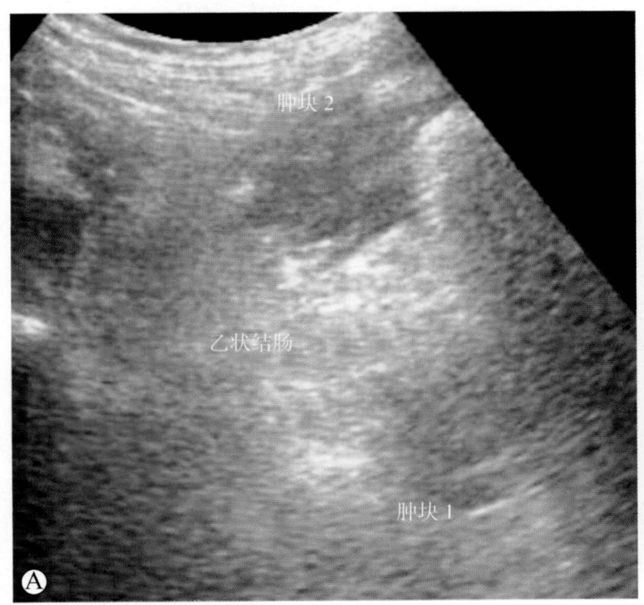

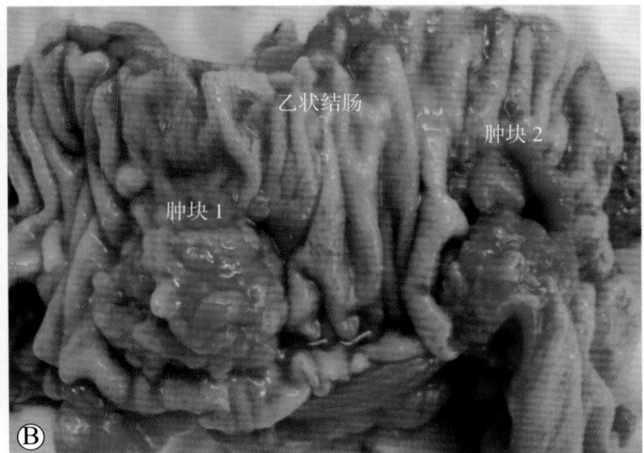

图24-4-46　乙状结肠多发性癌（同一肠段）

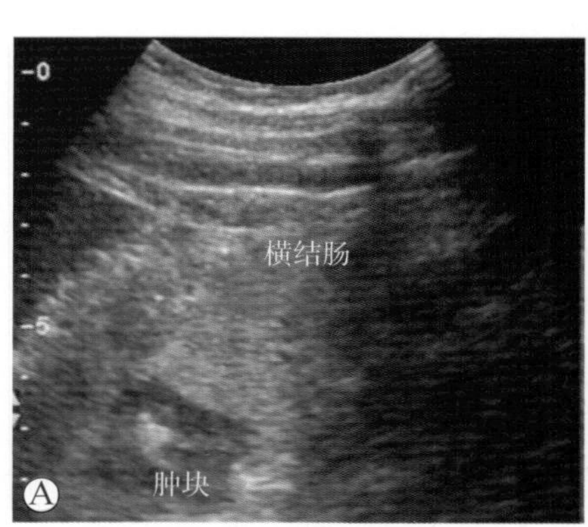

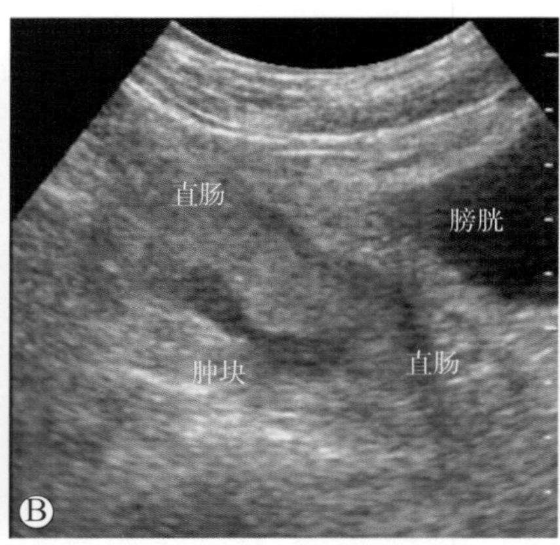

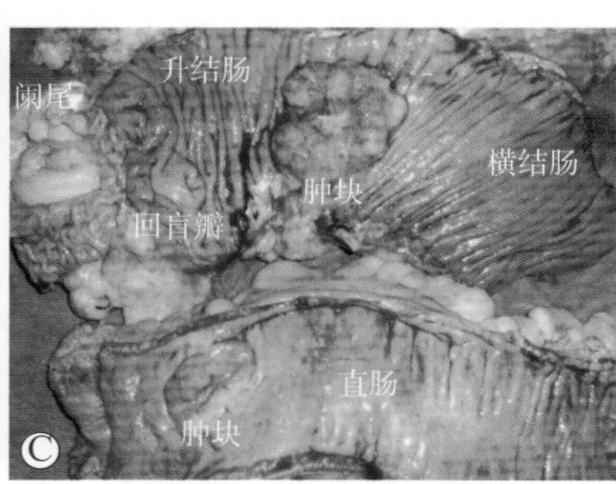

图24-4-47 直肠、升结肠多发性癌（不同肠段）

下几型：

1）肿块型（图24-4-48，图24-4-49）：病变肠壁上大小不一的肿物向肠腔内突起，表面高低不平或呈菜花状；肿块内部多呈不均质低回声或中等回声，基底较宽，和肠壁相连，活动度差；其周围肠壁结构清晰完整；病变处肠腔变窄，造影剂绕行通过。好发于直肠、回盲部、降结肠等。

2）溃疡型（图24-4-50，图24-4-51）：病变肠壁局限性不规则增厚隆起，厚度≥10mm，范围≥30mm，肠壁层次结构不清，其黏膜破溃，表面形成大小不一的溃疡凹陷，直径常≥10mm，深度常≥5mm，形态不规则、呈火山口状。病变处结肠袋正常形态消失、肠腔变窄、

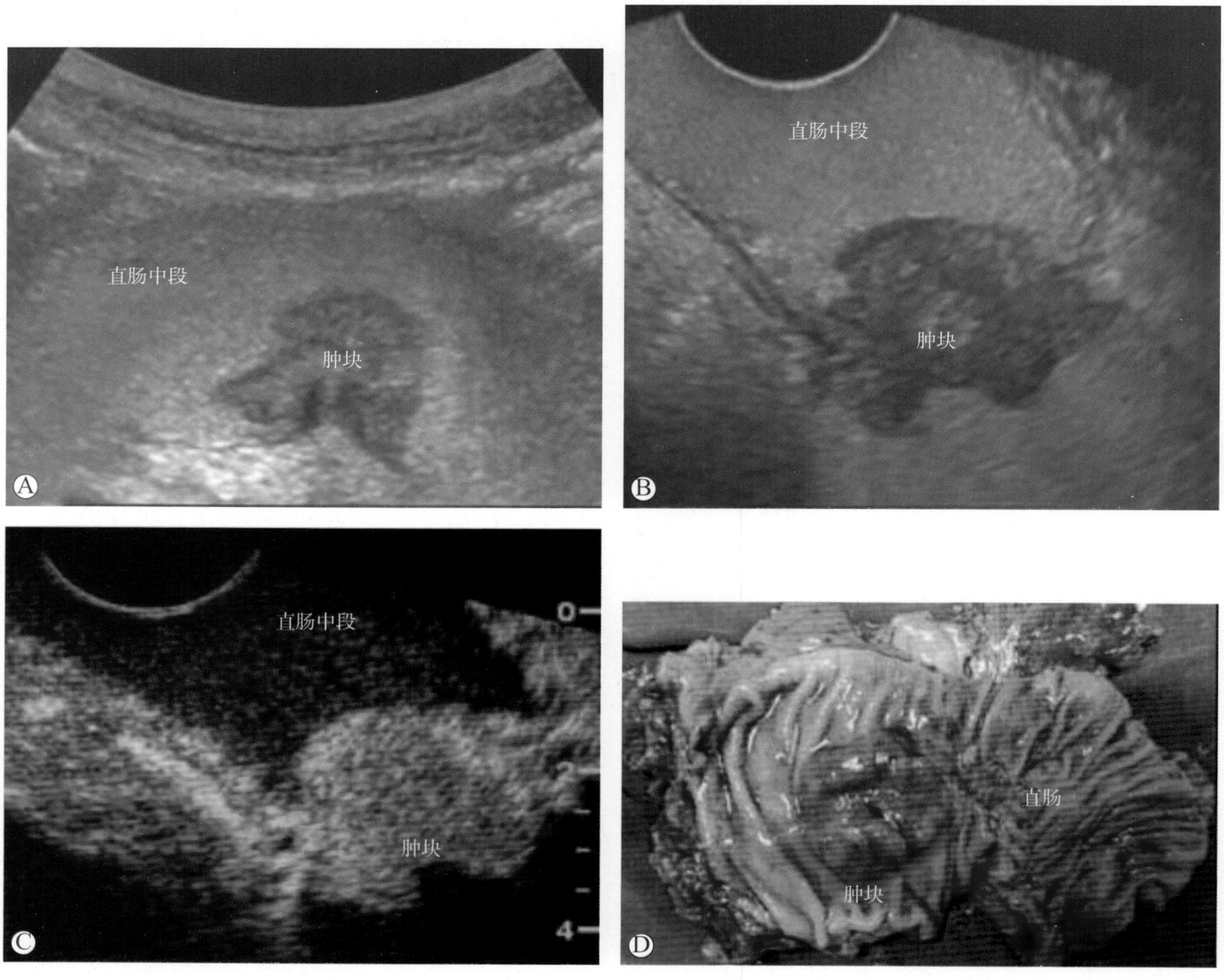

图24-4-48 直肠癌（肿块型）（一）

A.经腹二维超声图；B.经直肠腔二维超声图；C.超声造影图；D.术后标本图

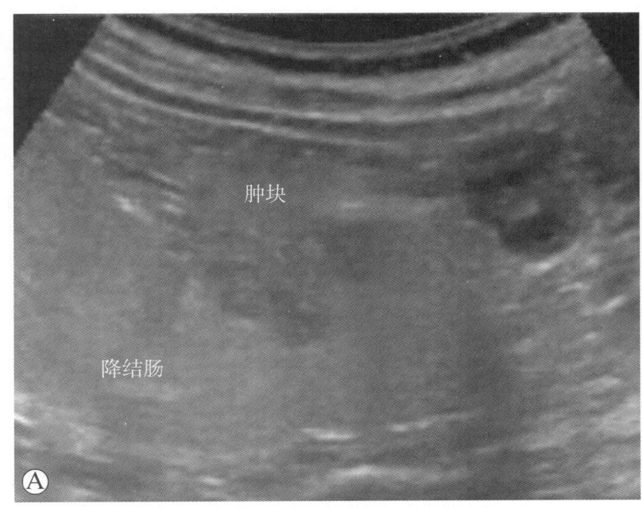

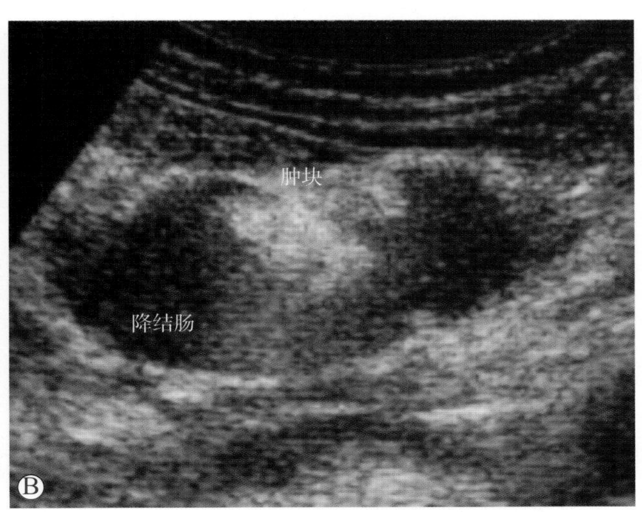

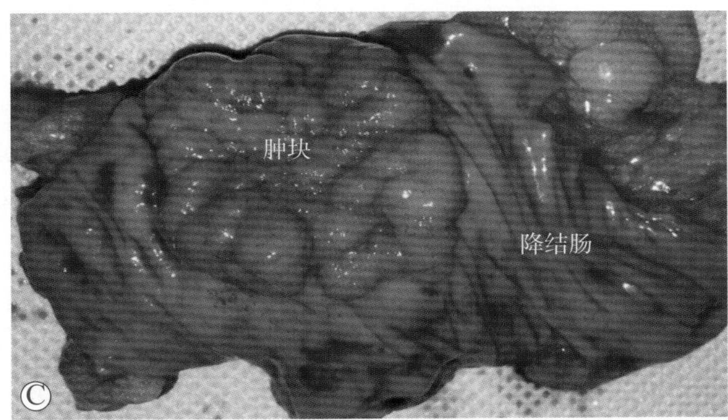

图24-4-49 直肠癌（肿块型）（二）

A. 二维超声图；B. 超声造影图；C. 术后标本图

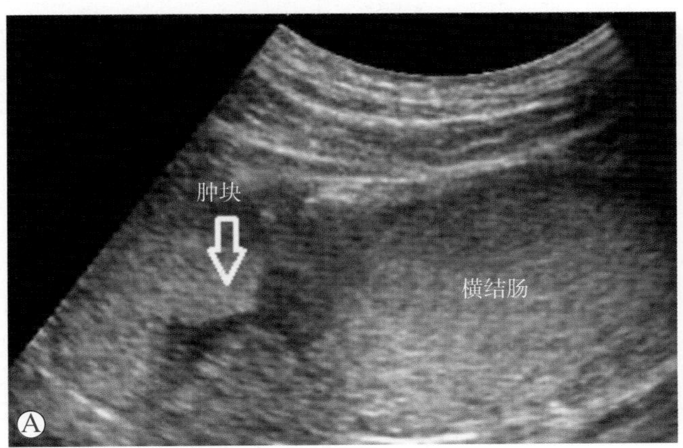

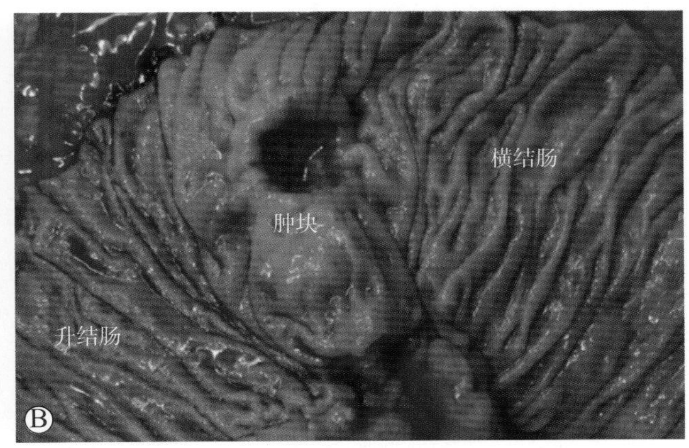

图24-4-50 横结肠癌（溃疡型）

A. 二维超声图；B. 术后标本图

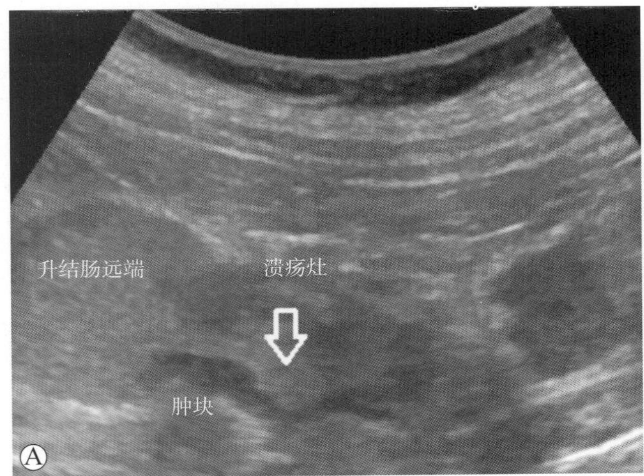

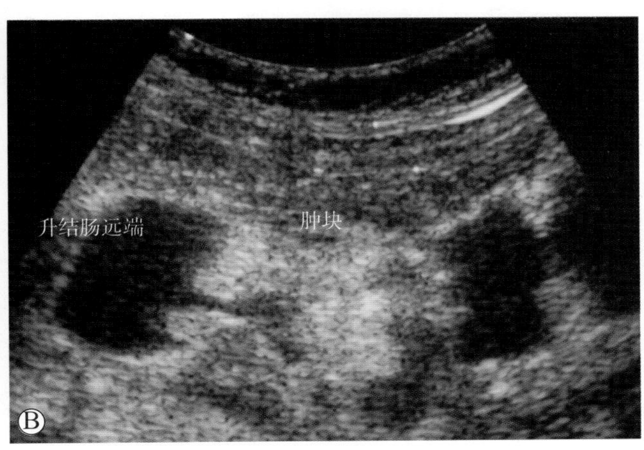

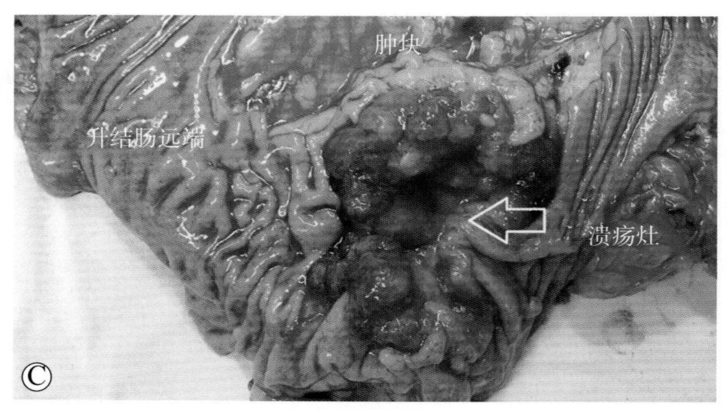

图24-4-51 升结肠癌（溃疡型）
A.二维超声图；B.超声造影图；C.术后标本图

肠壁僵硬、蠕动消失。

3）缩窄浸润型（图24-4-52，图24-4-53）：病变肠壁呈弥漫性或环周性不均匀性增厚，厚度常≥15mm，回声较低，层次紊乱不清，常累及肠管的大部（2/3以上）或全周；其黏膜破溃，表面高低不平；肠腔明显狭窄，肠管缩窄变形，肠壁僵硬、蠕动消失；造影剂通过时受阻或呈线状通过，其近端肠管可代偿性扩张；病变处肠系膜常异常增厚，包裹于肠管周围，内可见低回声肿大淋巴结分布。

（3）大肠癌转移声像图表现：①淋巴结肿大：癌肿周围肠系膜、回流区或腹腔淋巴结肿大，大小不等（高频及直肠腔内超声可显示肠系膜上5mm大小淋巴结），边界清楚，呈圆形或椭圆形，中央髓质强回声区消失（图24-4-54）。②癌肿浸润或压迫邻近脏器：大肠

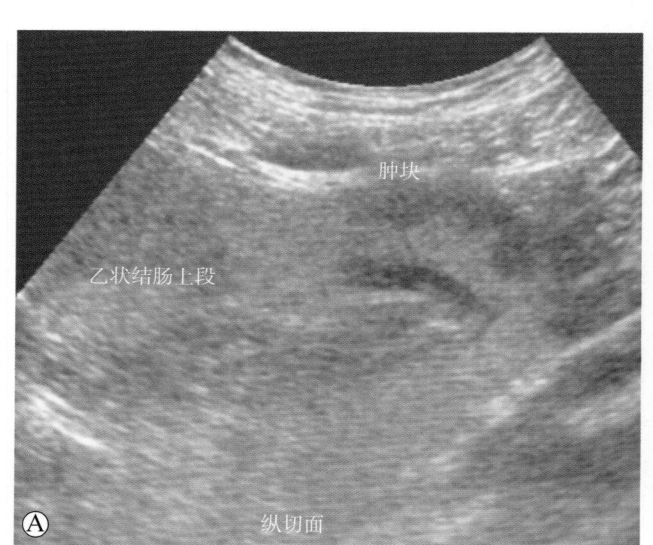

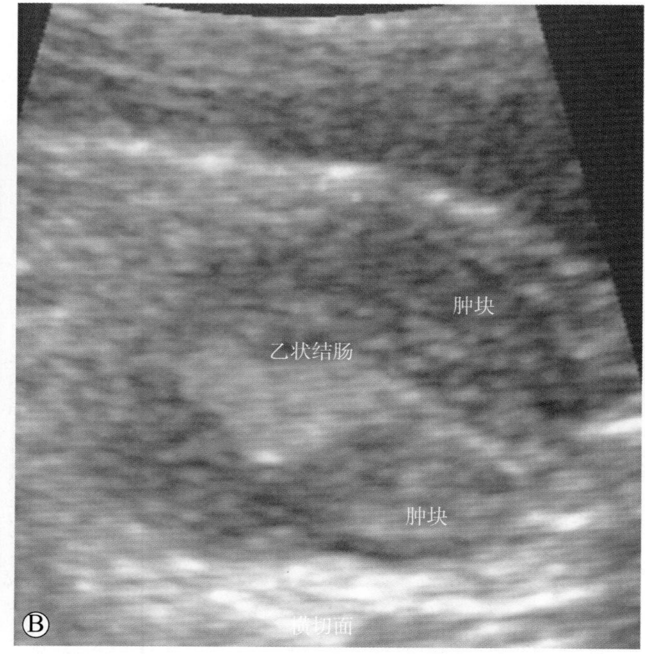

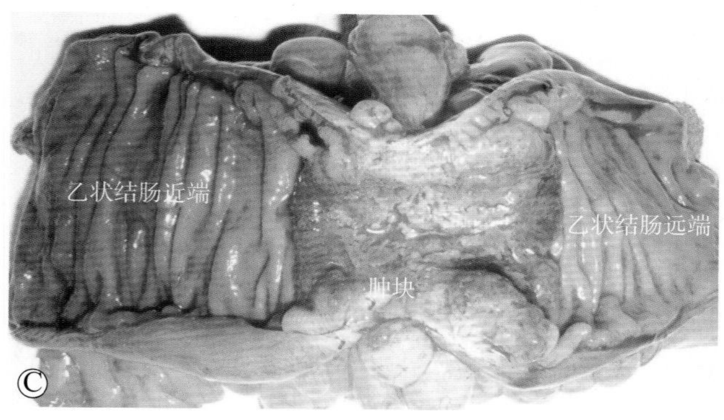

图24-4-52 乙状结肠癌（缩窄浸润型）
A、B.二维超声图；C.术后标本图

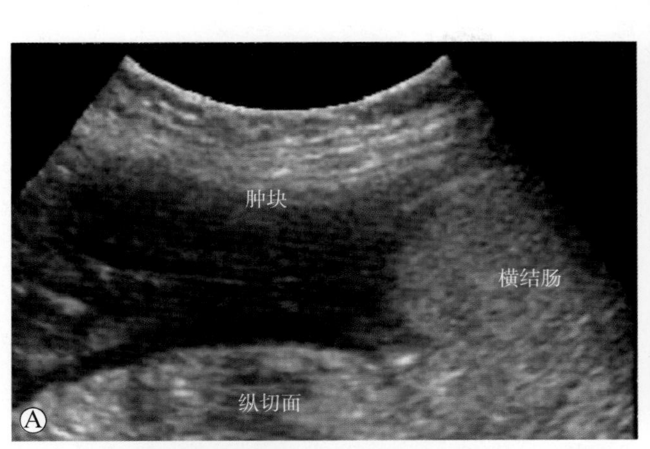

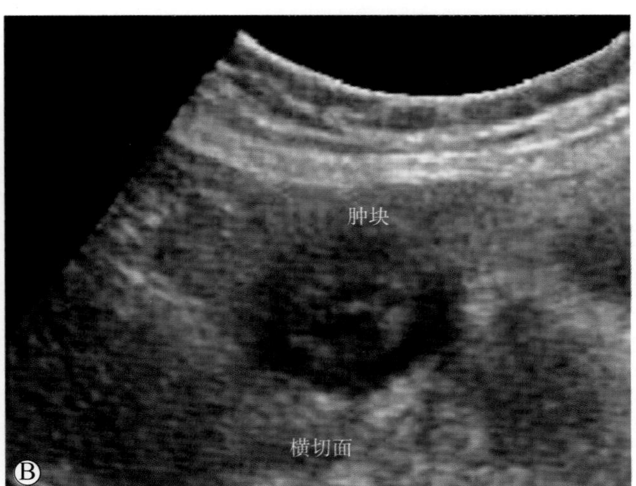

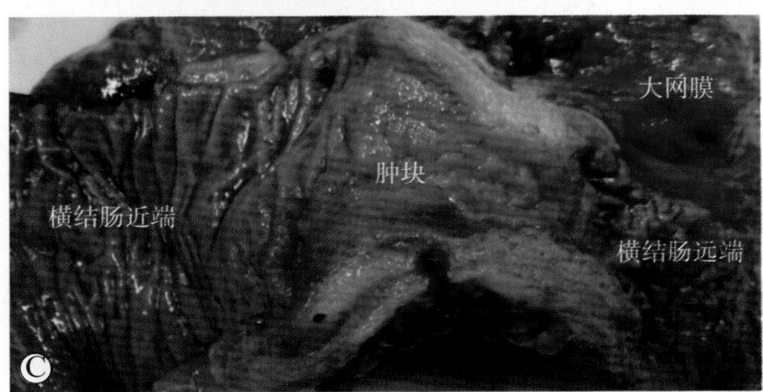

图24-4-53　横结肠癌（缩窄浸润型）

A、B.二维超声图；C.术后标本图

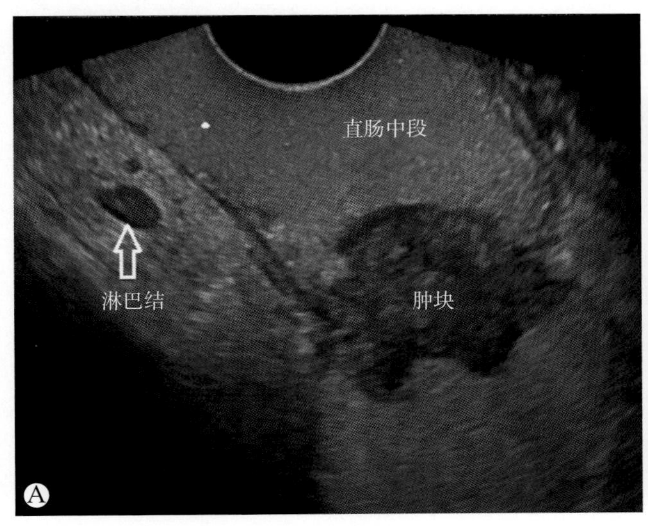

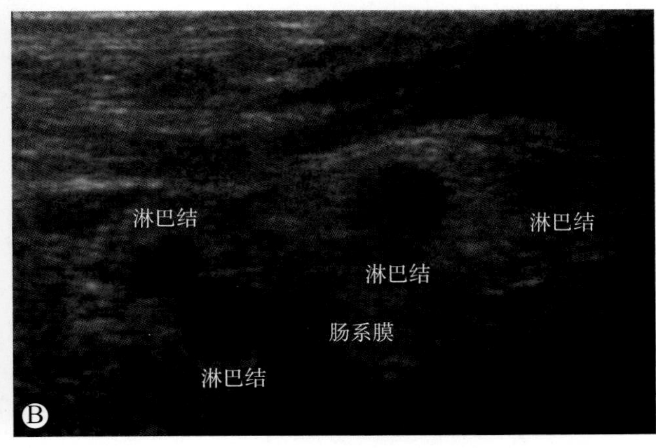

图24-4-54　大肠癌淋巴结转移

A.直肠周围淋巴结；B.肠系膜淋巴结

癌晚期可穿破浆膜直接向相邻脏器浸润，形成不规则的与肠腔相连的低回声包块；回盲部或乙状结肠癌肿可压迫或浸润附近输尿管或膀胱，使输尿管引流受阻而导致肾盂积水。③腹腔、盆腔、腹壁种植性转移：腹腔、盆腔内显示大小不一的结节，可伴有腹水。女性卵巢形成实性或囊实性肿块（库肯勃瘤）（图24-4-55）。⑤肝、脾等脏器转移：肝或脾内出现单个或多个中、强回声肿块，周缘伴明显声晕；部分呈“牛眼征”或“靶环征”。超声造影肿块为高增强，呈“快进快出”模式（图24-4-56）。

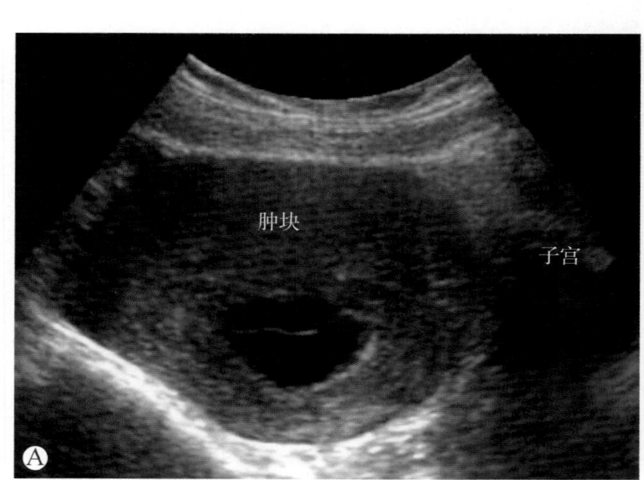

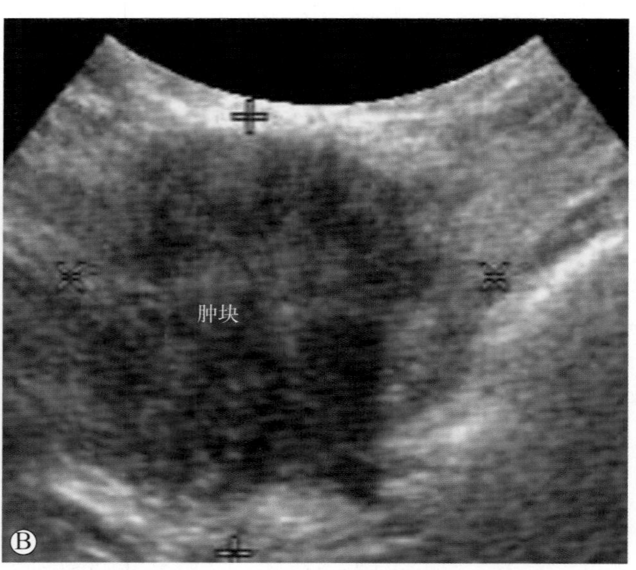

图24-4-55 大肠癌腹腔、腹壁种植性转移

A.右侧卵巢转移肿块；B.腹壁转移肿块

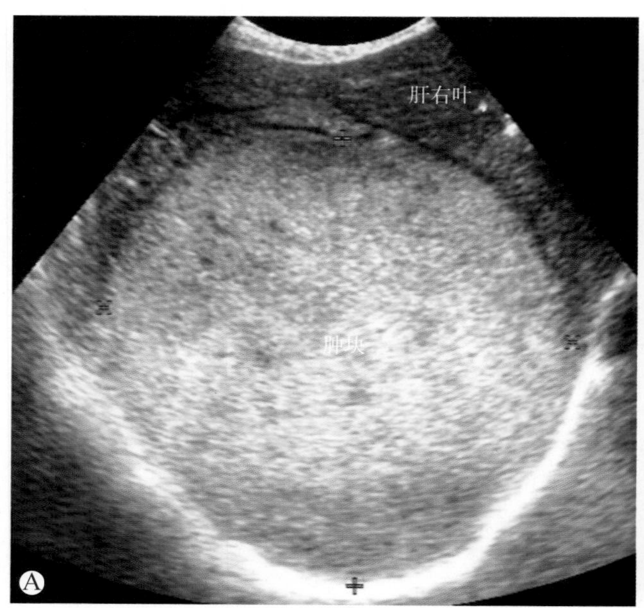

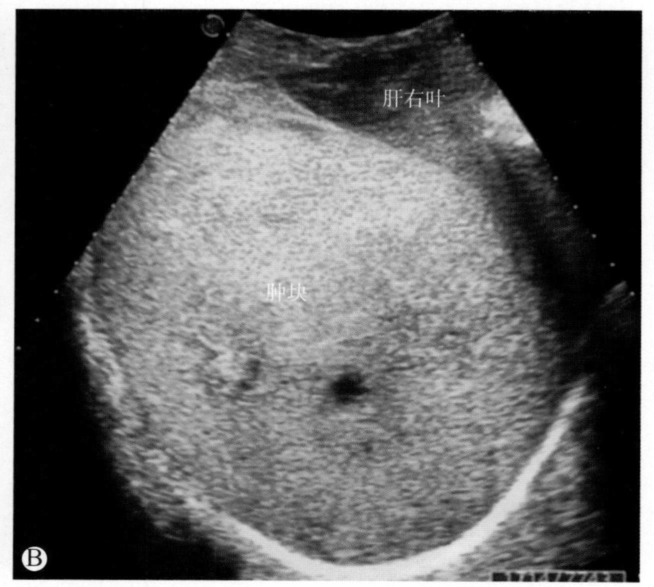

图24-4-56 大肠癌肝转移

A.二维超声图；B.超声造影图

（二）大肠息肉与息肉病

大肠息肉是指上皮来源由肠黏膜面突向肠腔内的赘生物的统称，包括肿瘤性和非肿瘤性。

1.简要病理 大肠息肉大多数单发，约有20%是多发，一般数目在10个以内。家族性息肉病可见肠腔满布息肉，数目在100个以上。按Morgan的组织学分类，大肠息肉分为肿瘤性（腺瘤）、错构瘤性、炎症性和化生性四类，其中腺瘤具有恶变倾向，属癌前病变。家族性遗传性息肉病是一种较少见的遗传性大肠疾病，属常染色显性遗传，有明显家族史。大体病理：大肠黏膜密布直径3～20mm（多为5mm以下）的息肉，数目在100枚以上；以左半结肠和直肠最多；组织以管状腺瘤为多，易发生癌变，是公认的癌前期病变。

2.临床表现 大肠息肉多数没有临床症状，多在超声灌肠充盈检查或结肠镜检查中发现。临床常见症状为便血（隐性血便为主）、排便习惯改变等。

3.声像图表现

（1）空腹常规超声检查：因肠道粪便和气体干扰，一般不易发现息肉；仔细扫查偶可在肠腔内发现直径≥20mm的息肉，呈圆形或椭圆形、中等或偏低回声实质性肿物，但不易定位、定性（图24-4-57，图24-4-58）。部分可并发继发性肠套叠而被超声表现，以儿童多见（图24-4-59）。

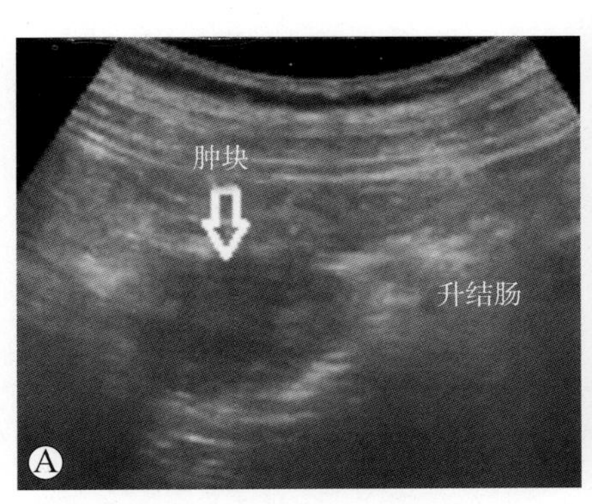

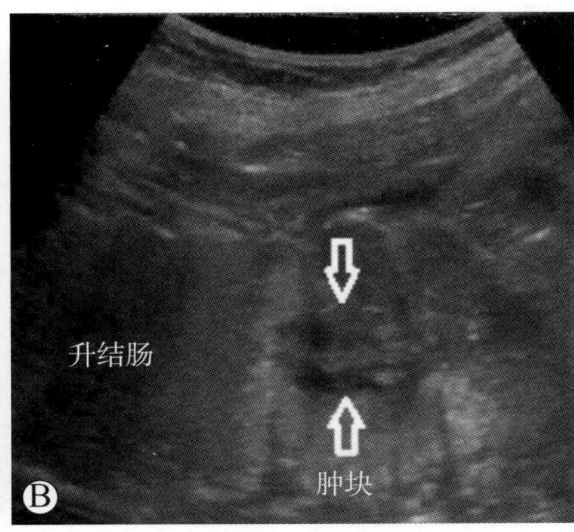

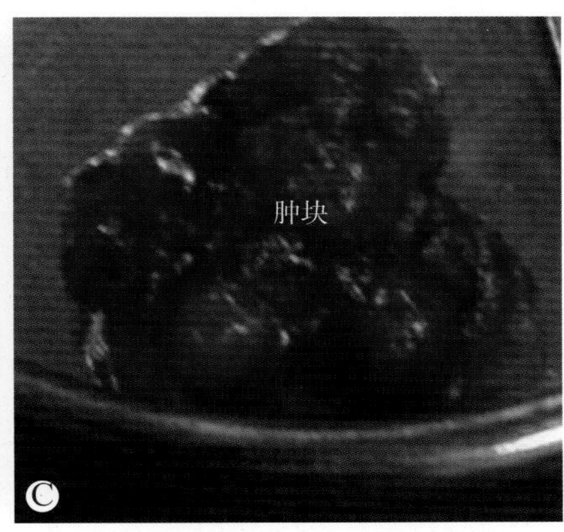

图24-4-57　升结肠息肉

A.常规超声检查图；B.灌肠充盈超声检查图；C.术后标本图

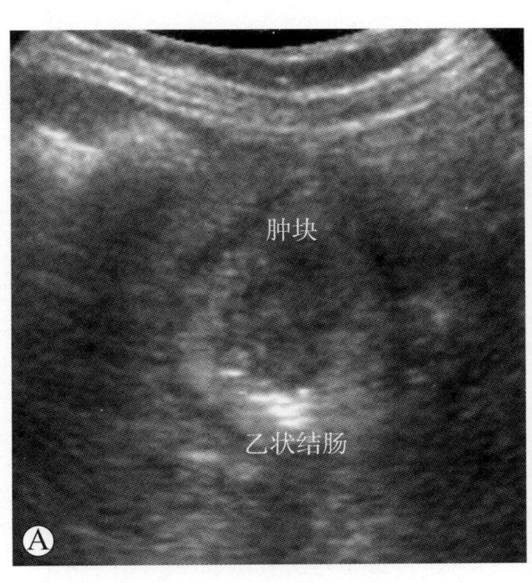

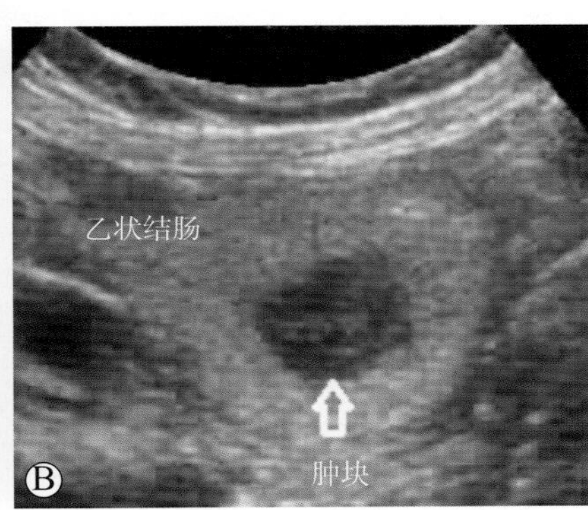

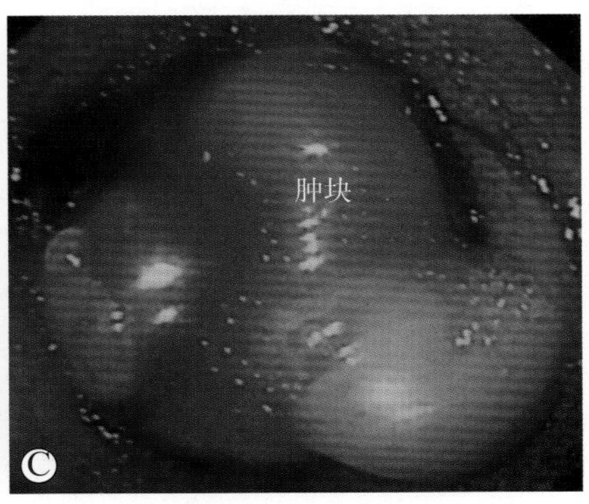

图24-4-58　乙状结肠息肉

A.常规超声检查图；B.灌肠充盈超声检查图；C.肠镜图

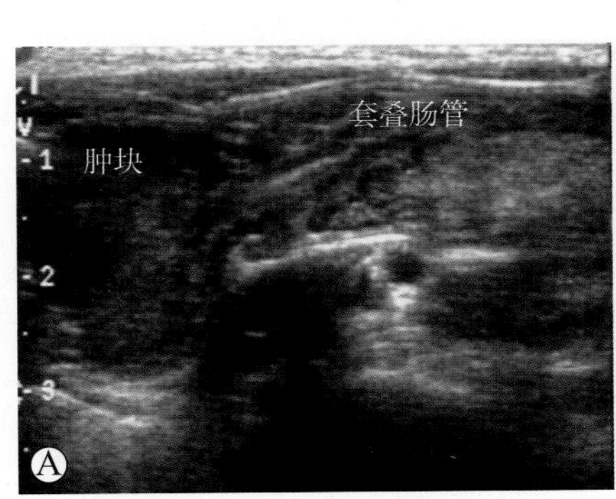

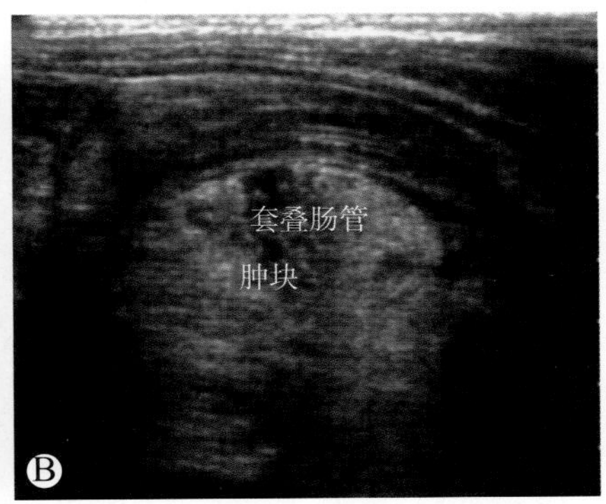

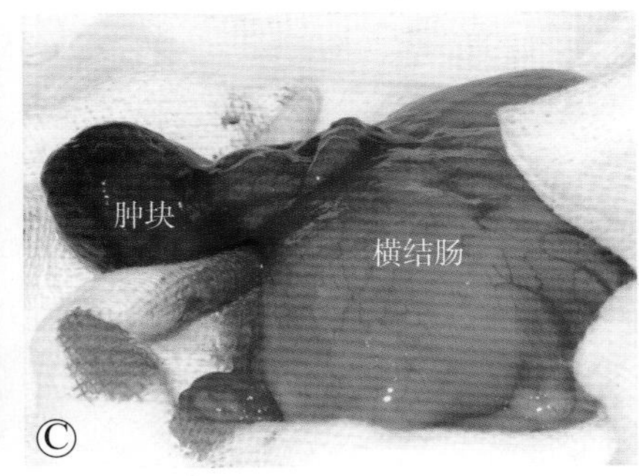

图24-4-59　横结肠息肉伴继发性肠套叠

A.二维超声显示套叠内肿块；B.呈“同心圆征”；C.术中所见肿块

（2）造影剂灌肠充盈超声检查

1）大肠壁起自黏膜层向肠腔内突起的肿物，单个或多个，大小不一，直径5～30mm（超声对10mm以下息肉易漏诊）；圆形、椭圆形或乳头状，呈偏低、中等或稍强回声，表面光滑或呈绒毛状；肠壁黏膜下层连续性完整，其周围肠壁层次清晰（图24-4-60～图24-4-62）。

2）肿物常有蒂附着肠壁上，活动度大；部分有长蒂者可随肠蠕动及造影剂充盈而在肠腔内来回摆动（图24-4-63）。

3）CDFI示肿物内部大多可有血流信号分布；超声造影肿物呈均匀增强，与周围肠壁同步（图24-4-64～图24-4-66）。

4）肿物直径≥20mm、基底较宽而活动度差，或肿块表面高低不平伴溃疡形成；超声造影肿物呈快速不均匀增强，应考虑癌变（图24-4-67，图24-4-68）。

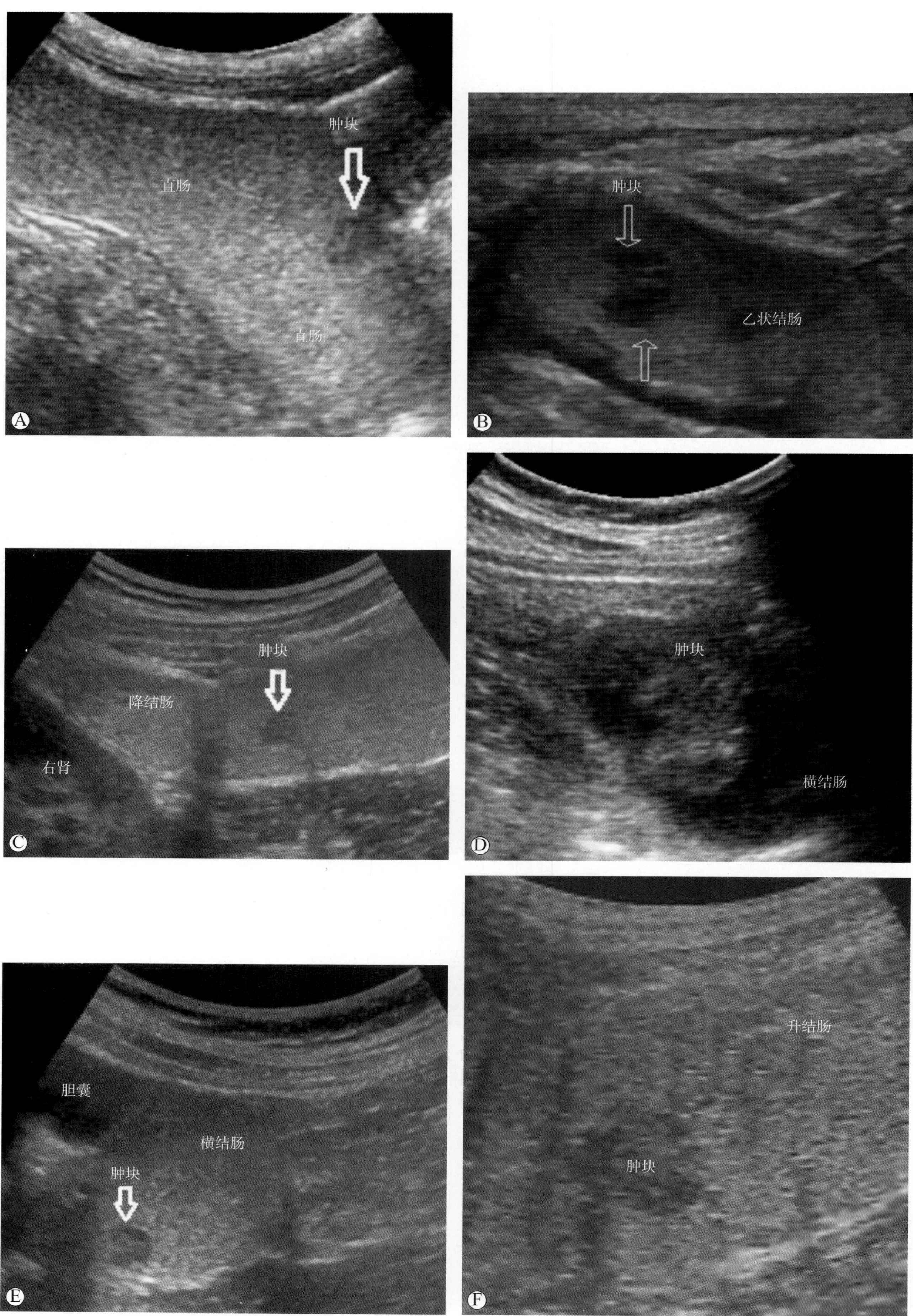
肿块
直肠
直肠
A
肿块
乙状结肠
B
肿块
降结肠
右肾
C
肿块
横结肠
D
胆囊
横结肠
肿块
E
升结肠
肿块
F

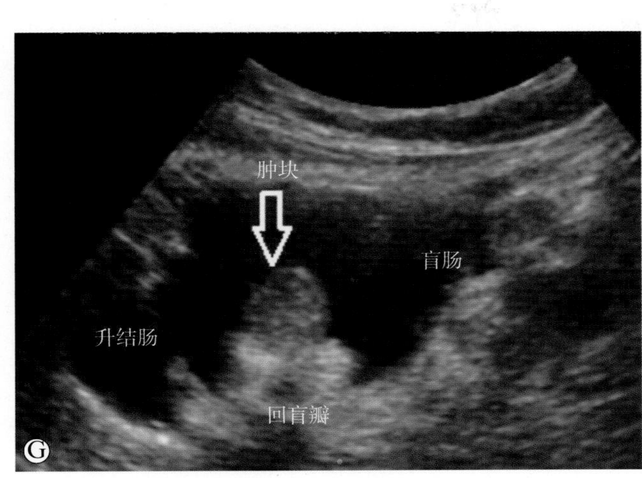

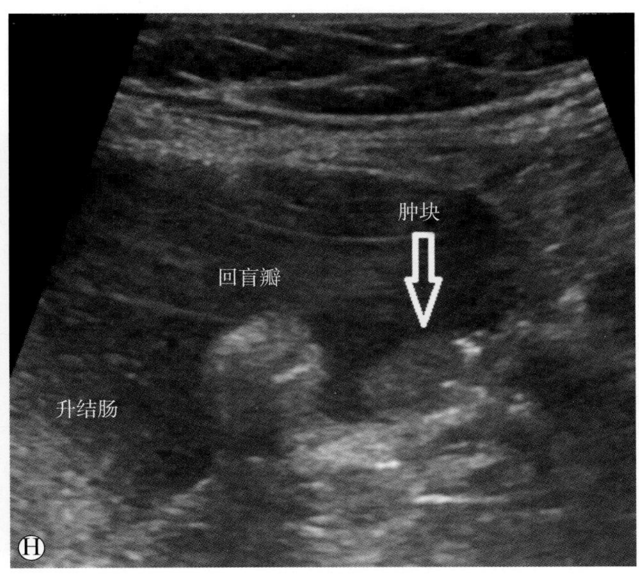

图24-4-60 大肠各部位息肉

A. 直肠息肉；B. 乙状结肠息肉；C. 降结肠息肉；D. 横结肠息肉；E. 结肠肝曲息肉；F. 升结肠息肉；G. 回盲瓣息肉；H. 盲肠息肉

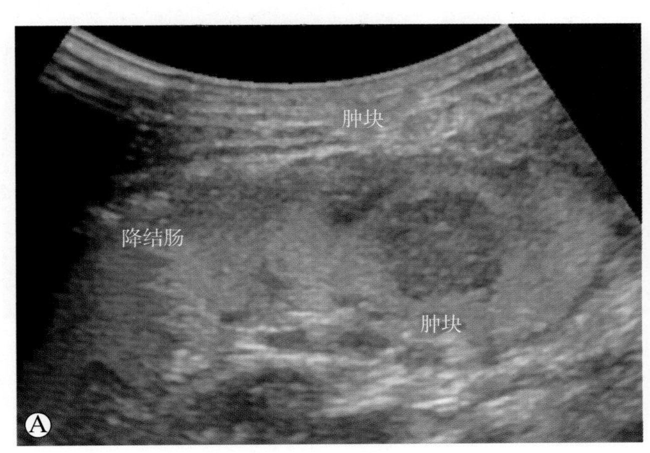

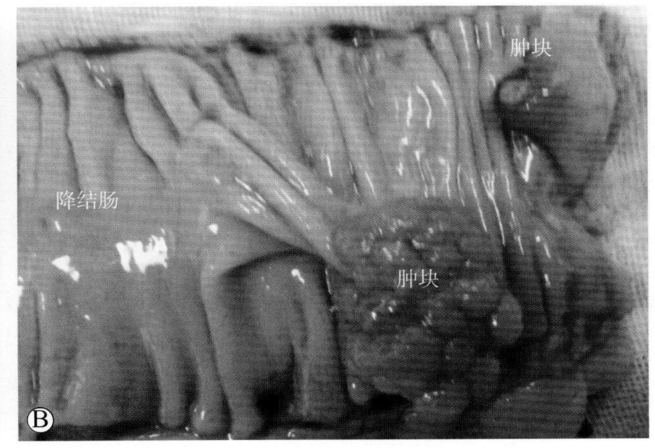

图24-4-61 降结肠多发性息肉

A. 灌肠充盈超声检查图；B. 术后标本图

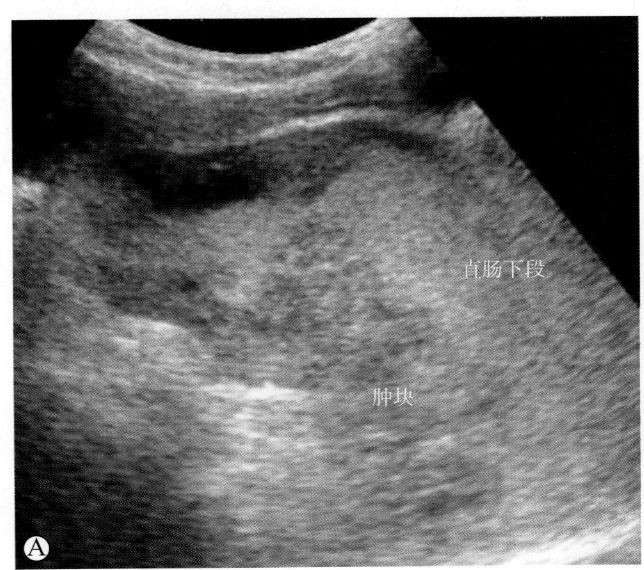

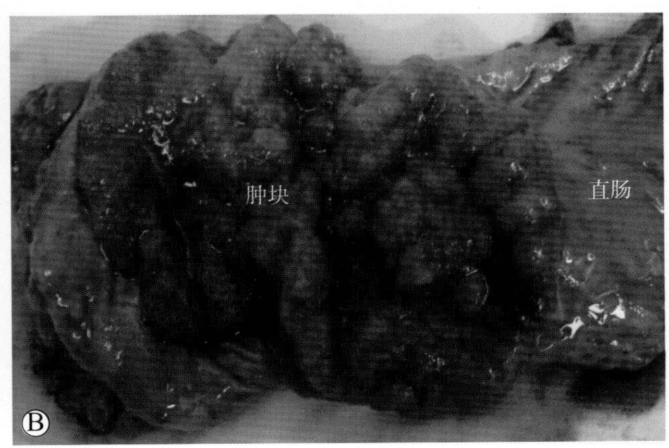

图24-4-62 直肠巨大息肉

A. 灌肠充盈超声检查图；B. 术后标本图

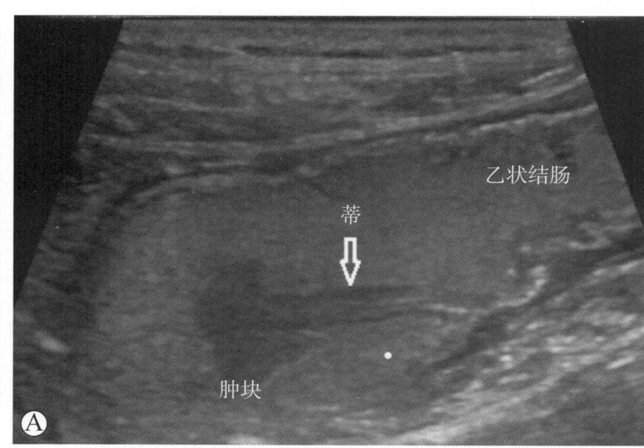

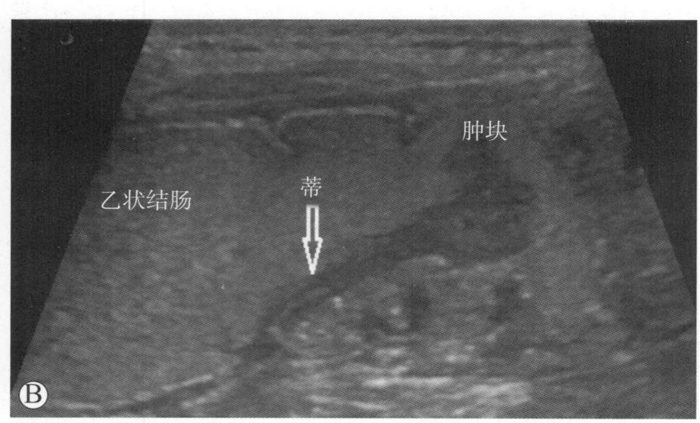

图24-4-63 乙状结肠带蒂息肉

A、B.图示带蒂肿块活动情况

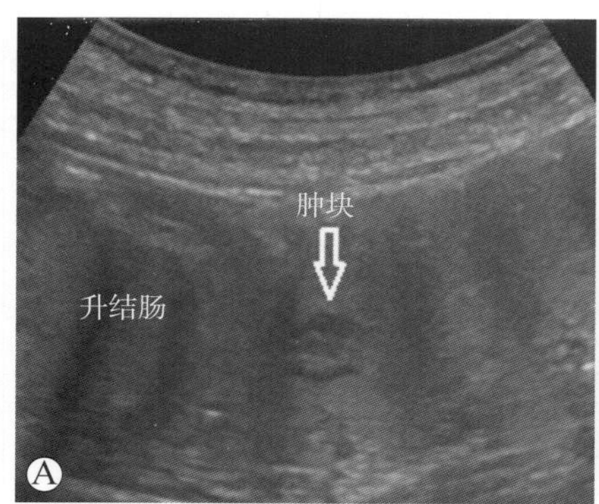

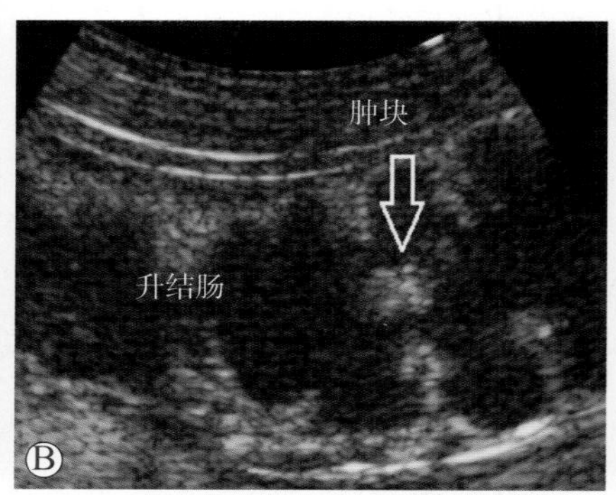

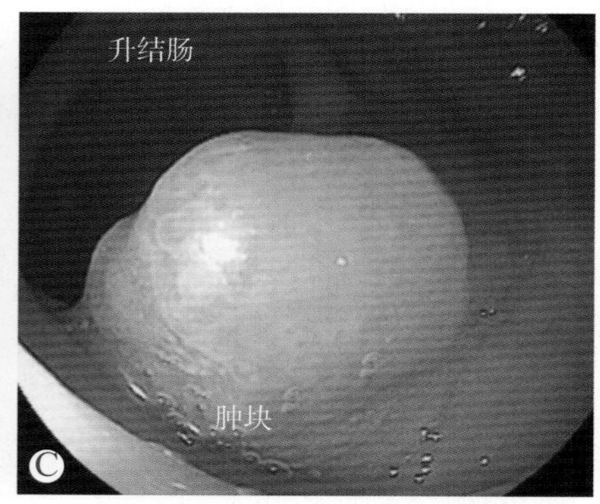

图24-4-64 升结肠小息肉超声血管造影

A.二维超声图；B.超声造影图；C.肠镜图

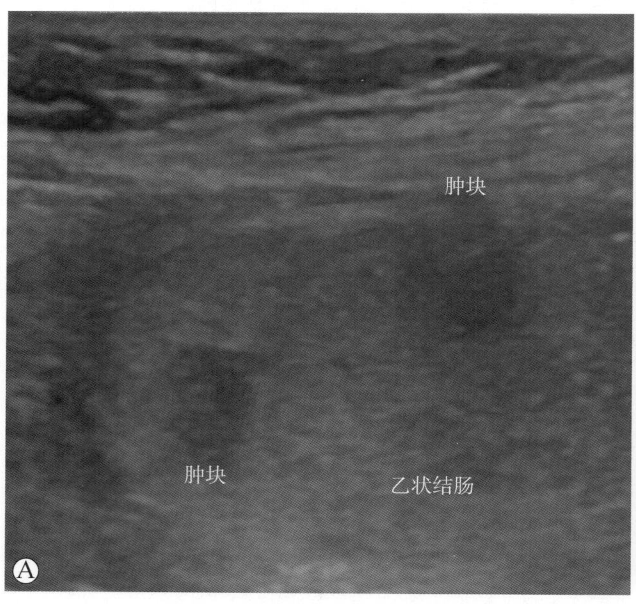

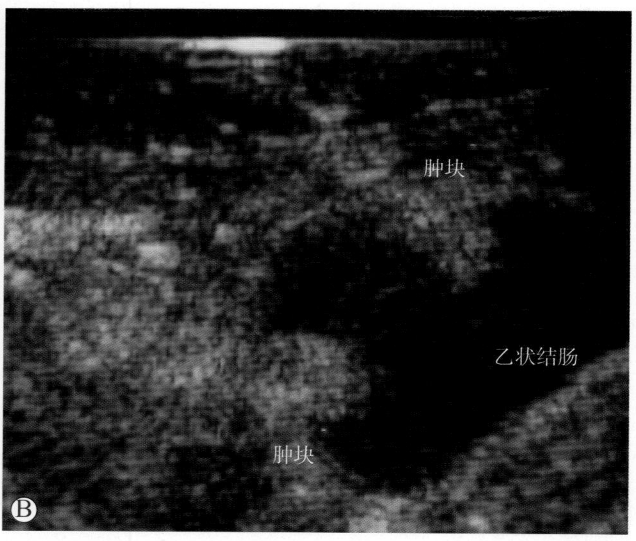

图24-4-65 乙状结肠多发息肉超声血管造影

A.二维超声图；B.超声造影图

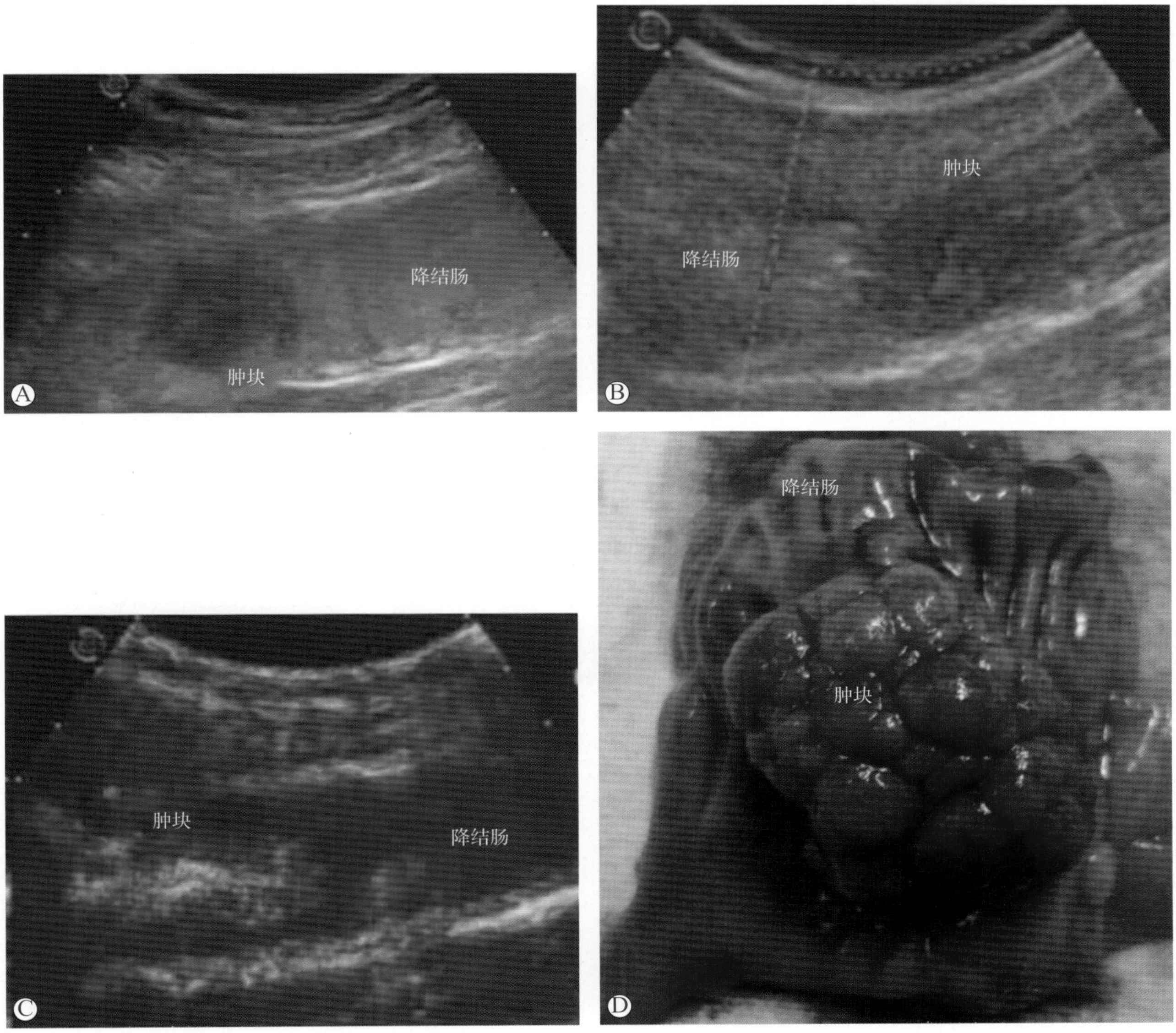

图24-4-66　降结肠息肉超声表现

A.二维超声图；B.CDFI图；C.超声造影图；D.术后标本图

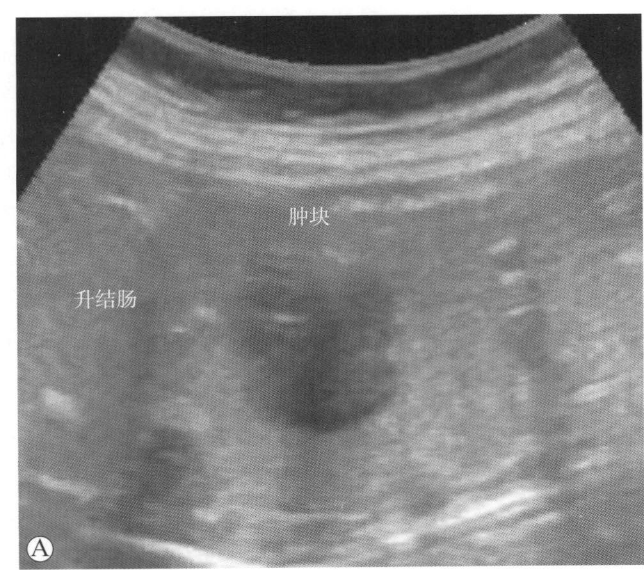

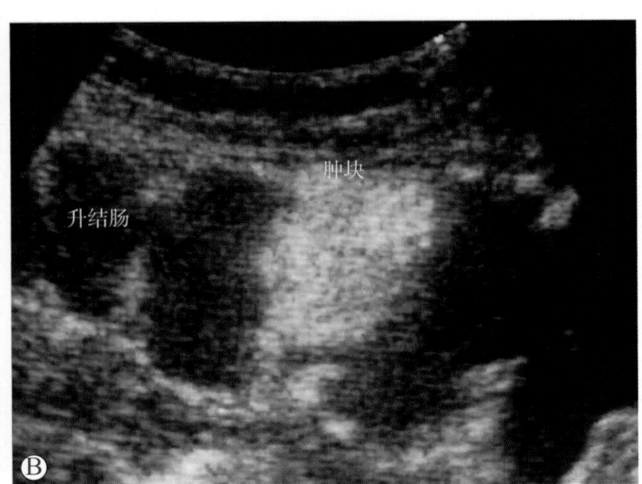

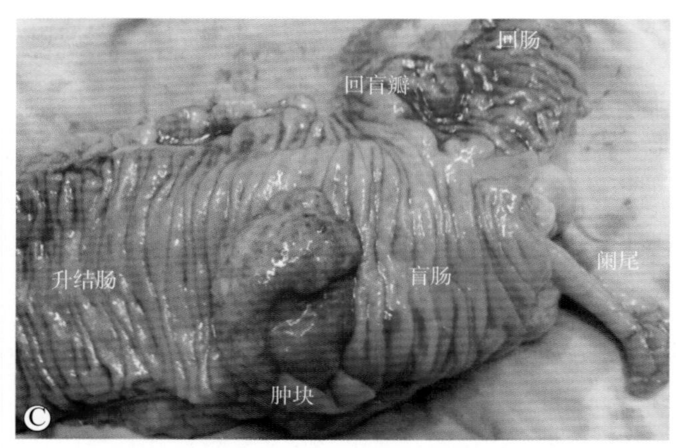

图24-4-67 升结肠息肉癌变

A. 二维超声图；B. 超声造影图；C. 术后标本图

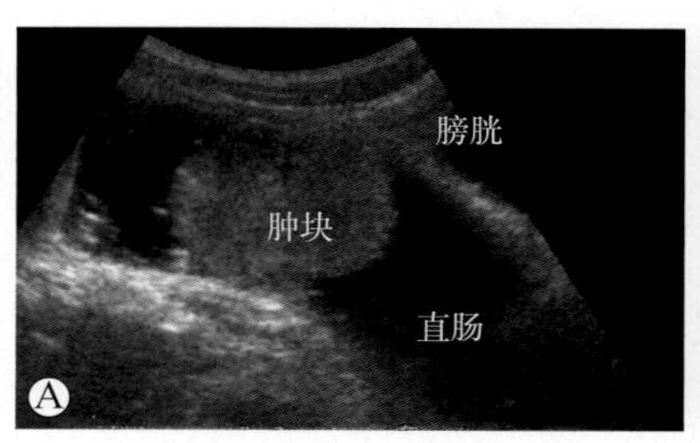

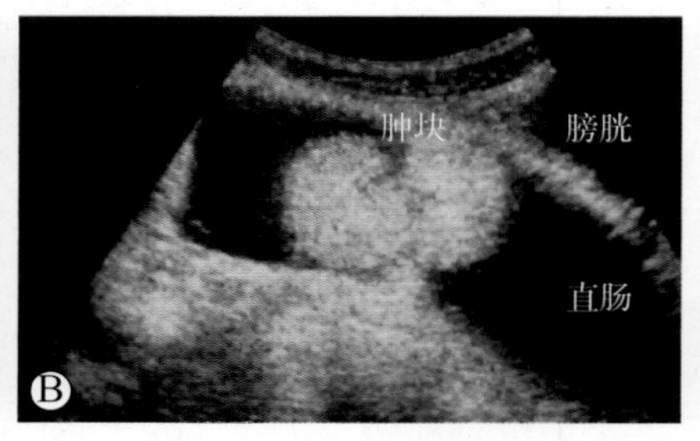

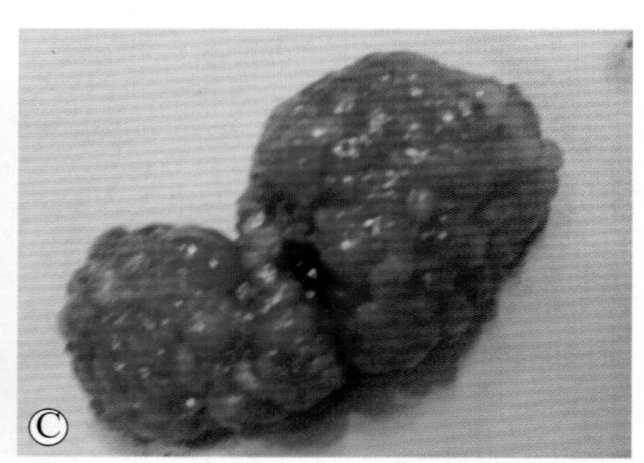

图24-4-68 直肠息肉癌变

A. 二维超声图；B. 超声造影图；C. 术后标本图

5）大肠息肉病声像图表现：肠壁黏膜上有大量直径在5mm以下的呈低回声或中等回声小肿物，以降结肠、乙状结肠和直肠分布密集，而升结肠和盲肠则数目相对较少；直径≥20mm、呈低回声、表面欠光滑、活动度小者，应考虑癌变（图24-4-69）。

（三）大肠其他肿瘤

1. 简要病理 大肠其他肿瘤主要是来源于结肠各种构成组织的良性及恶性肿瘤，包括脂肪瘤、间质瘤、恶性淋巴瘤、纤维瘤或纤维肉瘤、浆细胞瘤、类癌、神经纤维瘤、神经鞘瘤、血管瘤等，但均为少见或罕见。

2. 临床表现 临床表现无特异性，部分与大肠癌、大肠息肉相似。主要症状为慢性腹痛、大便习惯改变、便血、腹部肿块等。

3. 声像图表现 大肠其他肿瘤超声表现大多数相似，呈低回声实质性肿物改变，单纯从声像图表现无法区分其病理组织类型。相对多见的有以下类型。

（1）大肠恶性淋巴瘤：好发于回盲部，声像图特征和小肠恶性淋巴瘤相似。表现为病变肠管实质性肿物突起或肠壁不规则增厚，常累及肠壁的大部或全周；呈低回声，透声性很好，近似无回声改变；黏膜破溃，表面常形成大小及深浅不一的溃疡凹陷；肠腔狭窄变形，肠壁蠕动消失；多数周围肠系膜淋巴结肿大。超声造影肿物呈明显快速不均匀增强，缓慢消退（图24-4-70）。

（2）大肠间质瘤：很少见，右半结肠多于左半结肠。声像图特征基本与小肠间质瘤相似。肿物体积常较大，以浆膜下生长为主；大多直径≥50mm；形态不规则，呈分叶状；瘤体内呈不均匀低回声，中央可大片坏死液化形成液性腔，其黏膜面常形成溃疡，且深而大，不规则，在瘤体形成假腔，易发生肝内转移；较少引起肠梗阻（图24-4-71）。

（3）大肠脂肪瘤：是较常见的结肠良性肿瘤，发病率仅次于腺瘤而居第二位，但仍很少见。右半结肠多于左半结肠。声像图特征和小肠脂肪瘤类似，表现为肠壁中等或强回声肿物向肠腔内或外突起；起自黏膜下，部分有蒂附着肠壁，活动度好，其周围肠壁清晰完整；部分肿块表面黏膜可伴溃疡形成；直径≥30mm者常合并肠套叠，较少引起肠梗阻。超声血管造影肿物边缘增强明显，内部呈不规则低增强改变（图24-4-72）。

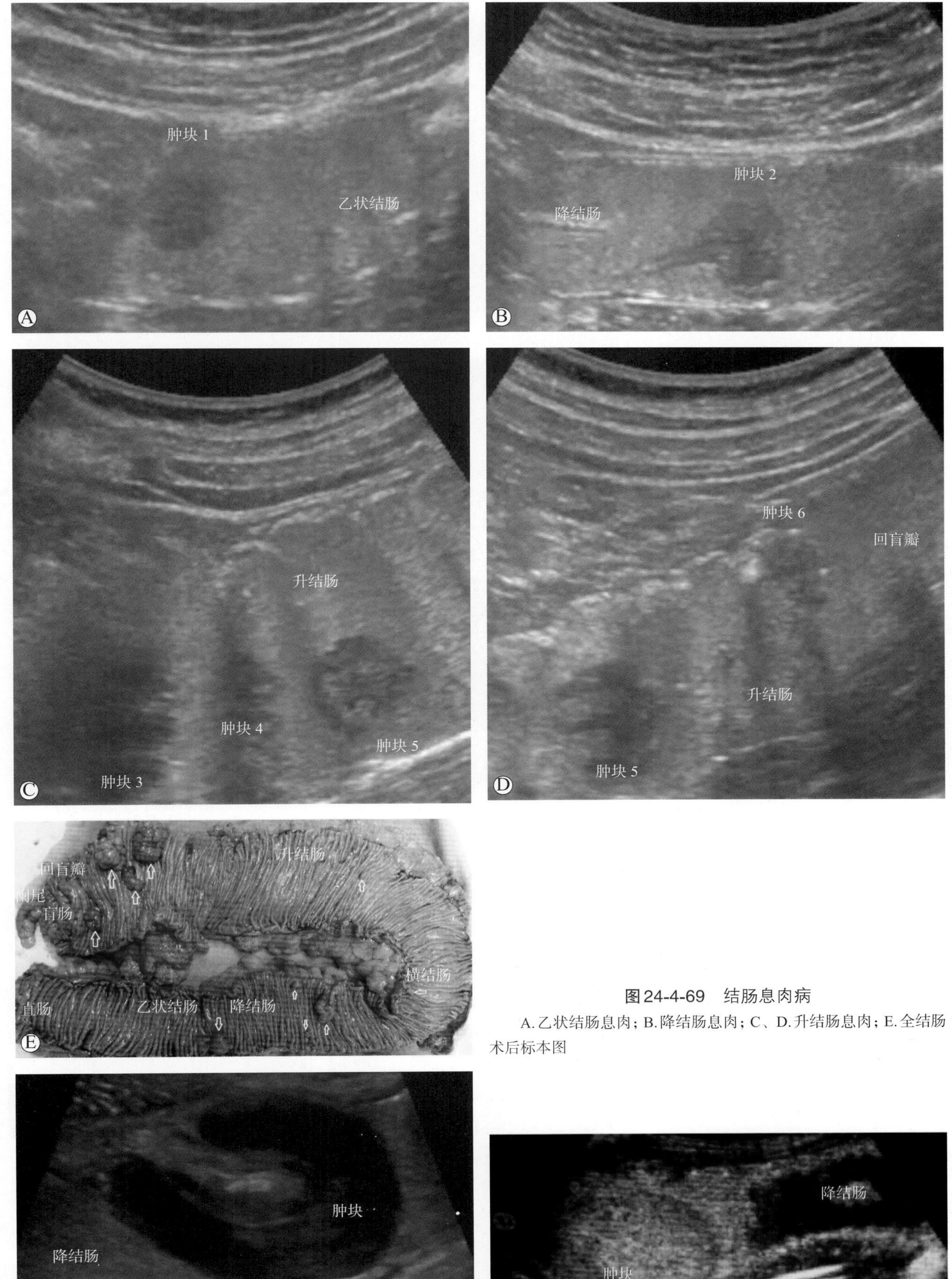

图24-4-69　结肠息肉病

A.乙状结肠息肉；B.降结肠息肉；C、D.升结肠息肉；E.全结肠术后标本图

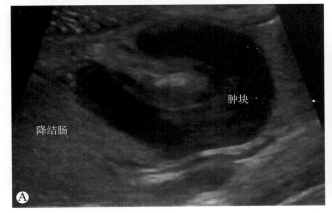

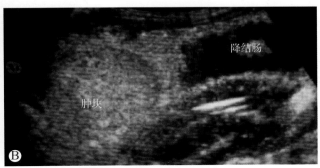

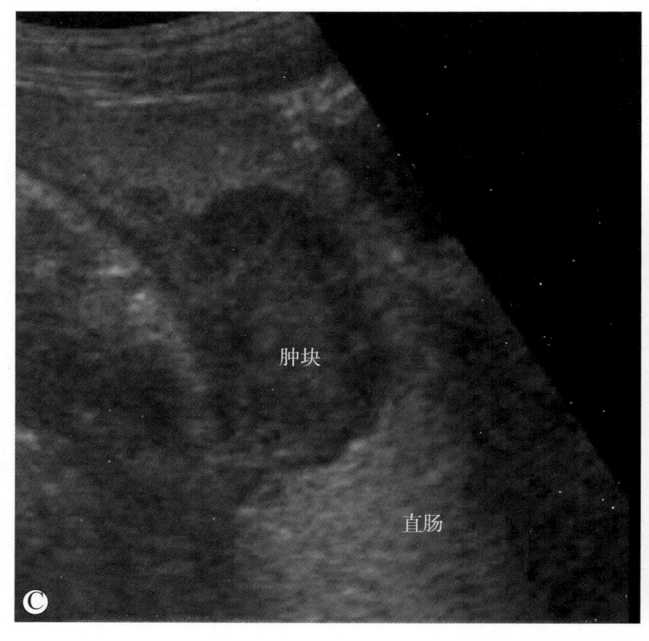

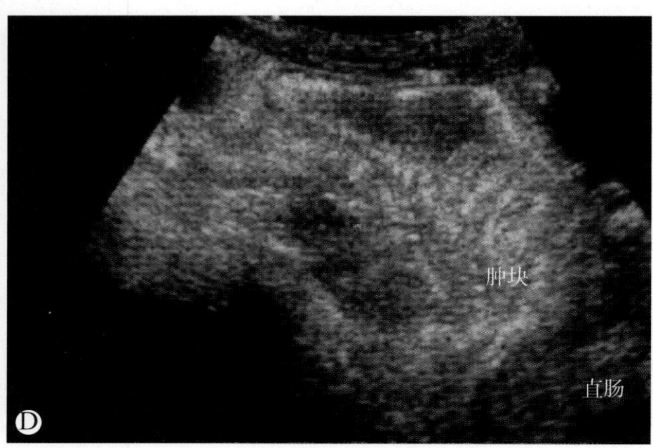

图24-4-70 大肠恶性淋巴瘤

A、B.降结肠恶性淋巴瘤二维超声及超声造影图；C、D.直肠恶性淋巴瘤二维超声及超声造影图

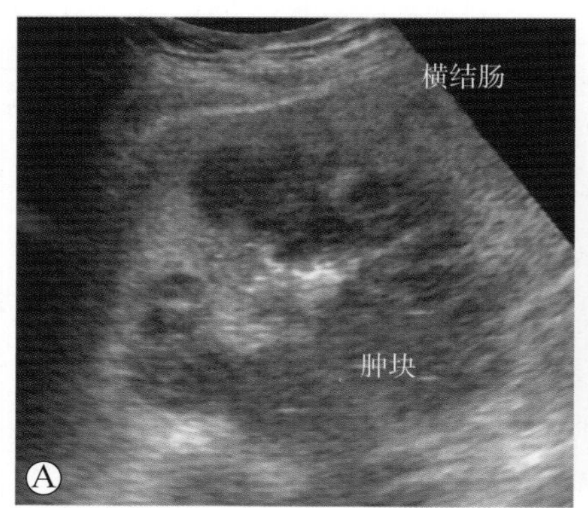

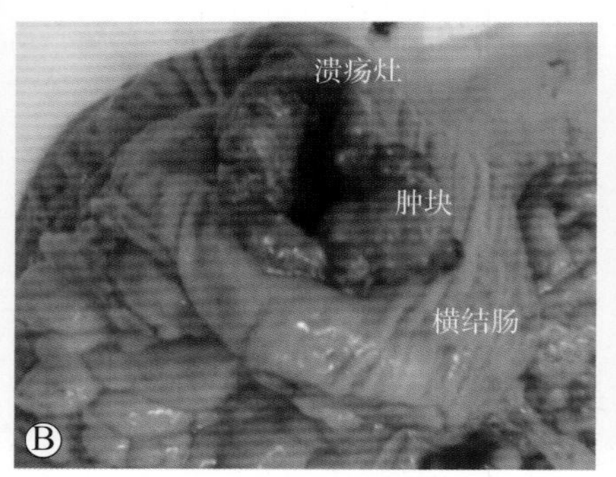

图24-4-71 横结肠巨大间质瘤

A.二维超声图；B、C.术后标本图

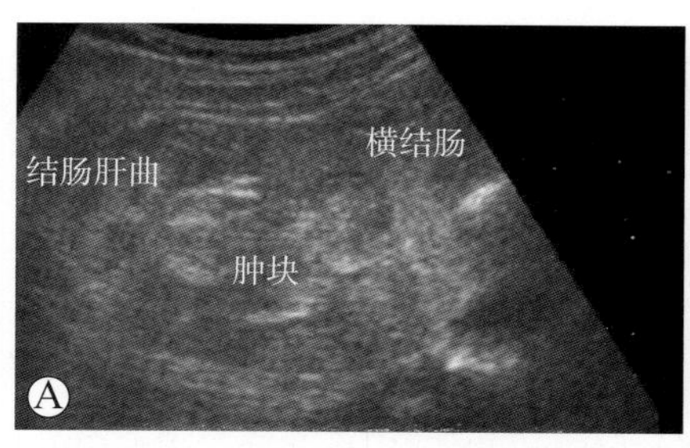

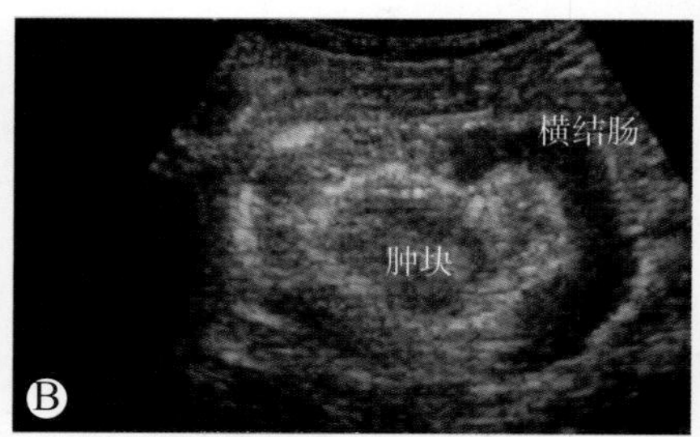

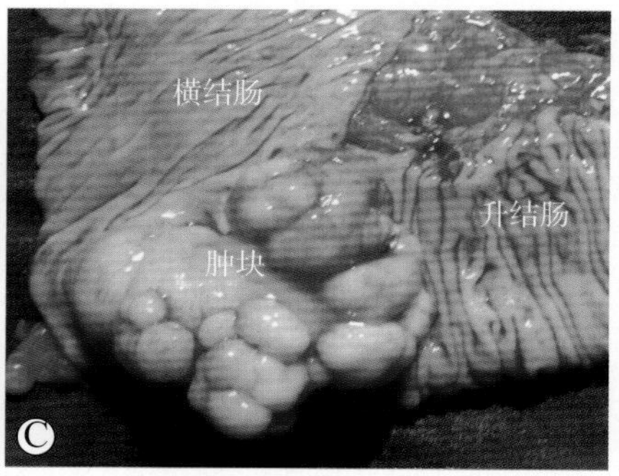

图24-4-72 横结肠巨大脂肪瘤

A.二维超声图；B.超声造影图；C.术后标本图

三、炎症性肠病

炎症性肠病（IBD）是一种病因尚不十分清楚的慢性非特异性肠道炎症性疾病，包括溃疡性结肠炎（UC）和克罗恩病（CD）。目前克罗恩病已成为消化系统常见疾病和慢性腹泻的主要原因。

（一）病因病理

本病病因不明，可能与环境、感染、免疫和遗传等综合因素有关。克罗恩病为一种慢性肉芽肿性炎症，病变可累及胃肠道的任何部位，而以末端回肠及其邻近结肠为主，呈穿壁性炎症，多为节段性、非对称性分布。溃疡性结肠炎是一种慢性非特异性结肠炎症，病变主要累及结肠黏膜和黏膜下层，范围多自远端结肠开始，可逆行向近端发展，甚至累及全结肠和末端回肠，呈连续性分布。

（二）临床表现

主要表现为慢性腹痛、腹泻、黏液脓血便、贫血和体重减轻等。

（三）声像图表现

1. 溃疡性结肠炎

（1）腹部常规超声检查（图24-4-73，图24-4-74）：轻症患者一般无特征性声像图表现。典型超声表现：①病变肠管壁呈弥漫性均匀增厚，厚度≥5mm，范围≥100mm，呈连续性分布，回声减低；其横切面呈“假肾症”改变，肠腔相对变窄，肠壁蠕动常明显减弱，肠腔内容物较稀少。②部分病变周围肠系膜淋巴结可肿大，大多直径≤15mm。③病变部位以左半结肠多见，也可累及全部大肠。

（2）造影剂灌肠充盈检查（图24-4-75，图24-4-76）：①病变部位肠管壁呈弥漫性、均匀性、对称性增厚，连续性分布，肠壁厚度5～10mm；范围常累及结肠的大部乃至全部大肠，以乙状结肠、降结肠多见。②病变肠壁回声偏低，层次清晰，黏膜下层回声增厚增强，黏膜面粗糙不平，可见散在的浅小溃疡凹陷，多数直径≤5mm，深度≤2mm，表面见不规则强回声斑点附着；肠壁浆膜清晰光滑、连续性完整。③病变部位肠管形态尚正常，肠腔相对变窄，肠壁蠕动减弱，但无僵硬感，造影剂通过顺畅。④病变肠管周围肠系膜常水肿增厚，回声增强，呈片状均匀强回声，少部分可见肿大淋巴结。⑤超声血管造影增厚肠壁呈明显增强，分布尚均匀，黏膜面高低不平。⑥除发生肠穿孔外，病变肠管周围脓肿罕见。

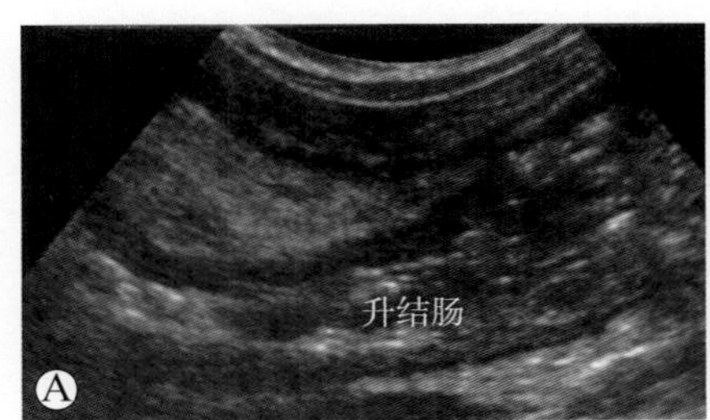

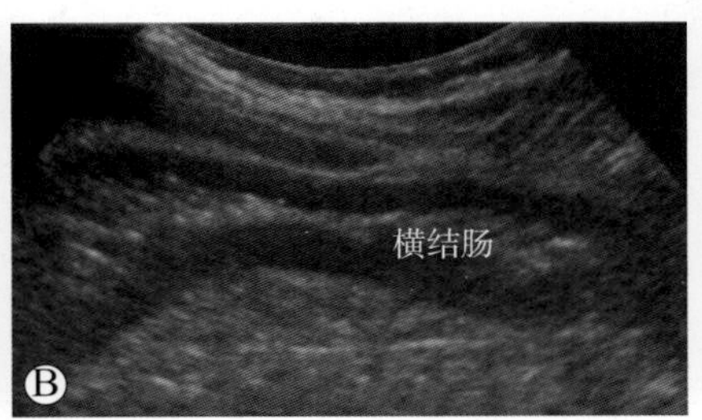

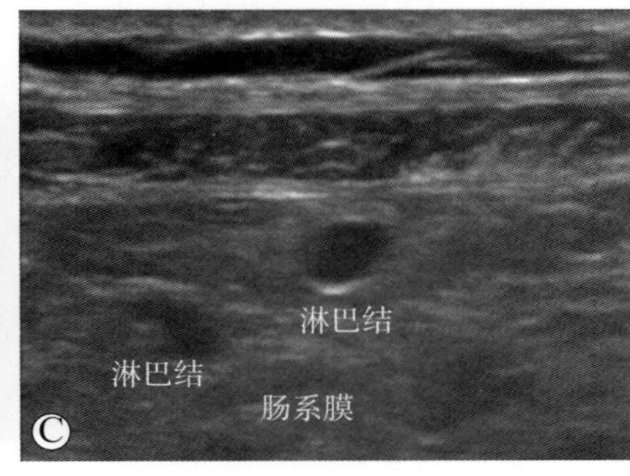

图24-4-73 升结肠、横结肠溃疡性结肠炎

A. 升结肠；B. 横结肠；C. 周围肠系膜淋巴结

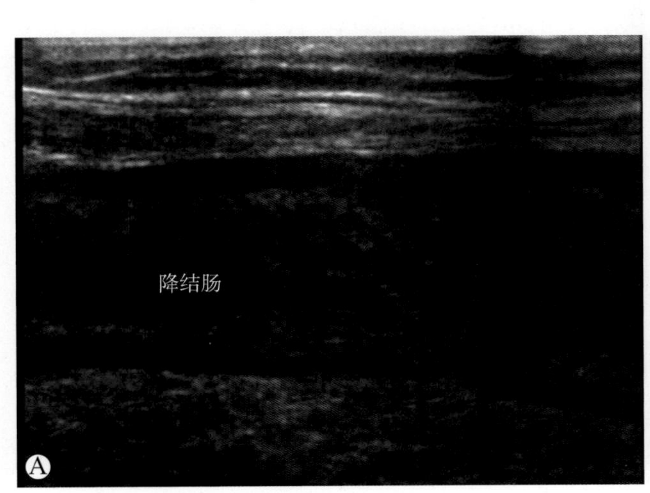

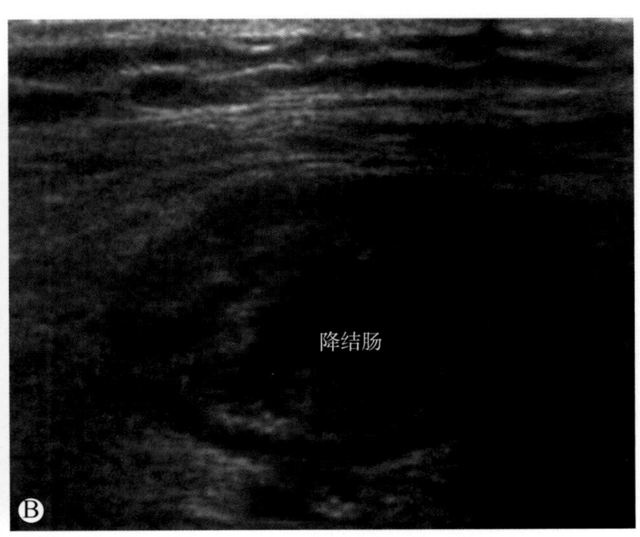

图24-4-74 降结肠溃疡性结肠炎

A. 纵切面；B. 横切面

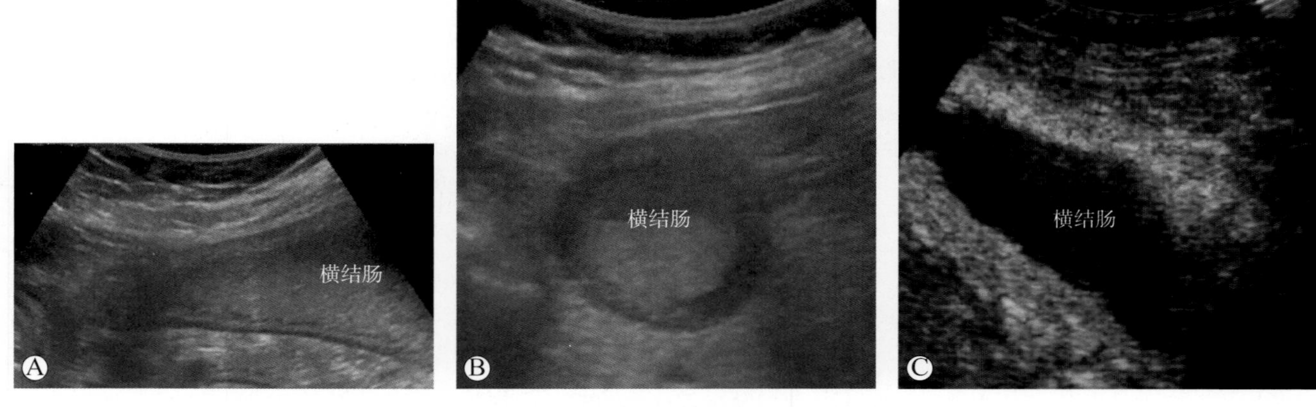

图24-4-75　横结肠溃疡性结肠炎（灌肠充盈检查）

A、B. 二维超声图；C. 超声造影图

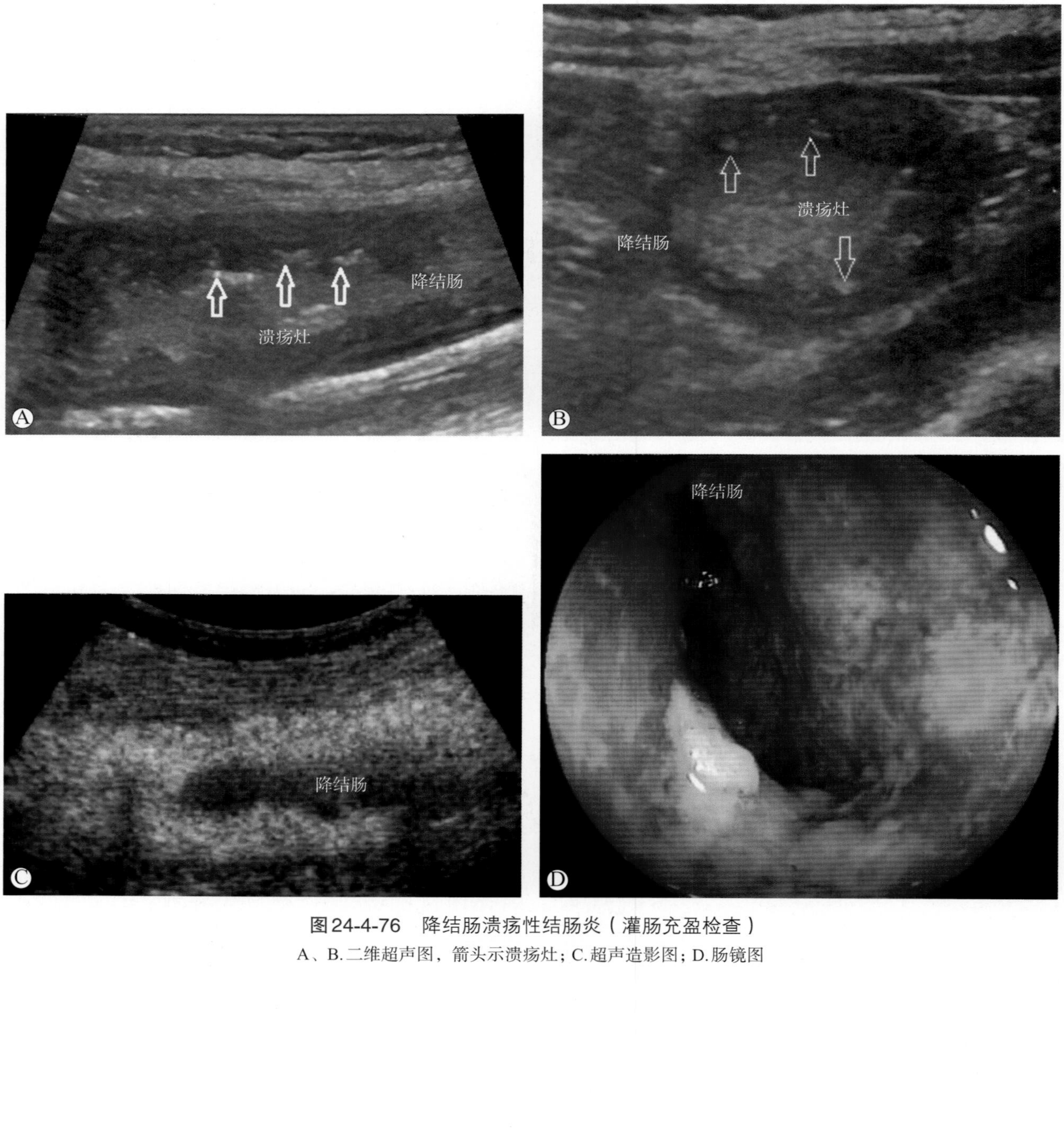

图24-4-76　降结肠溃疡性结肠炎（灌肠充盈检查）

A、B. 二维超声图，箭头示溃疡灶；C. 超声造影图；D. 肠镜图

2.克罗恩病

（1）腹部常规超声检查（图24-4-77～图24-4-79）：轻症患者仅表现为病变部位肠管壁稍增厚水肿，无特异性改变。典型超声表现：①病变肠管壁呈弥漫性不规则增厚，厚度≥5mm，范围≥50mm，回声不均，呈节段性或跳跃式分布。②病变肠壁回声偏低，层次欠清晰，黏膜回声明显增厚增强，表面粗糙不平，部分呈乳头状突起；肠壁浆膜欠光滑、连续性欠完整。部分于肠壁黏膜下形成大小不一脓肿包块。③肠管变形，肠腔变窄，可伴不全性肠梗阻表现。④周围肠系膜常不规则增厚，呈强回声包块，和肠管相互粘连；部分于肠管和肠系膜周围可见炎性包块形成。⑤超声血管造影病变肠管呈明显不均匀增强，消退缓慢。⑥病变部位以右下腹回肠末端、回盲部多见，也可发生十二指肠、空肠和结肠。

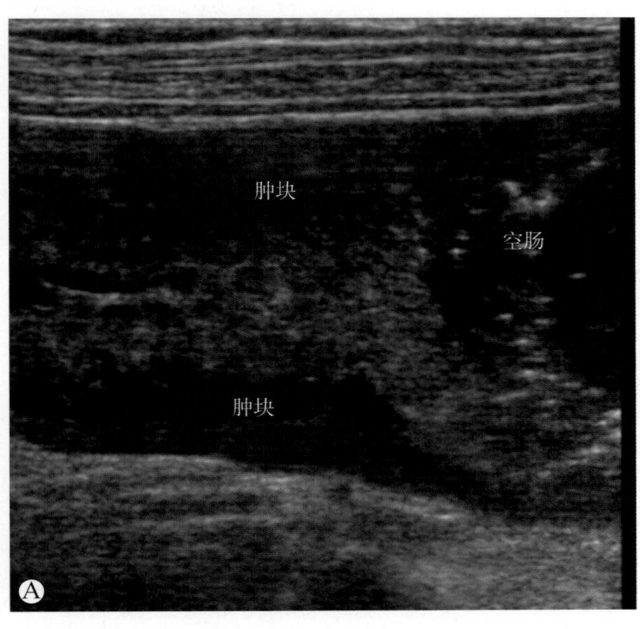

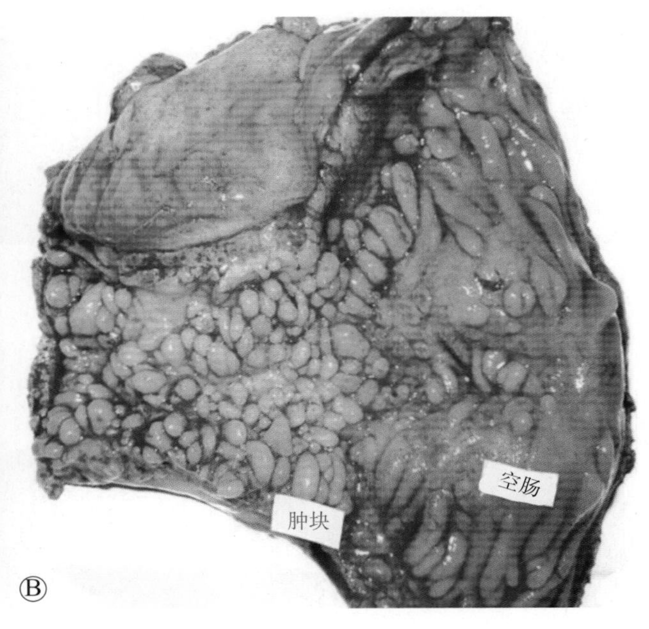

图24-4-77　空肠克罗恩病（常规检查）

A.二维超声图；B.术后标本图，病变空肠黏膜呈“鹅卵石征”

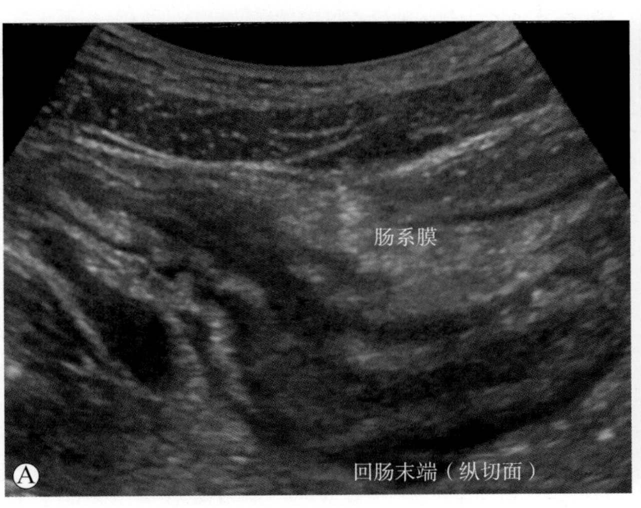

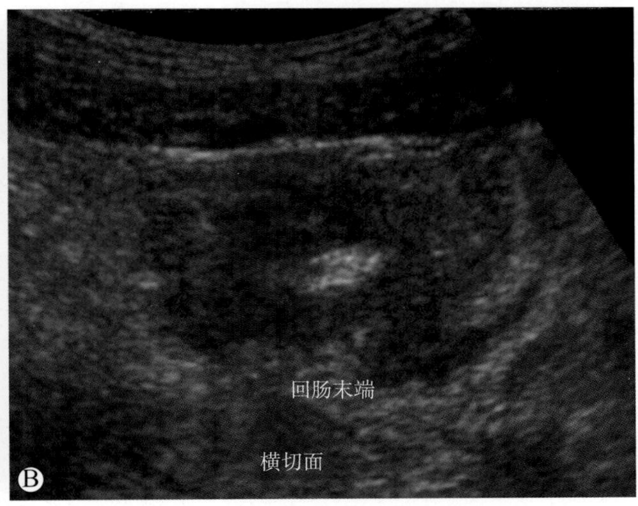

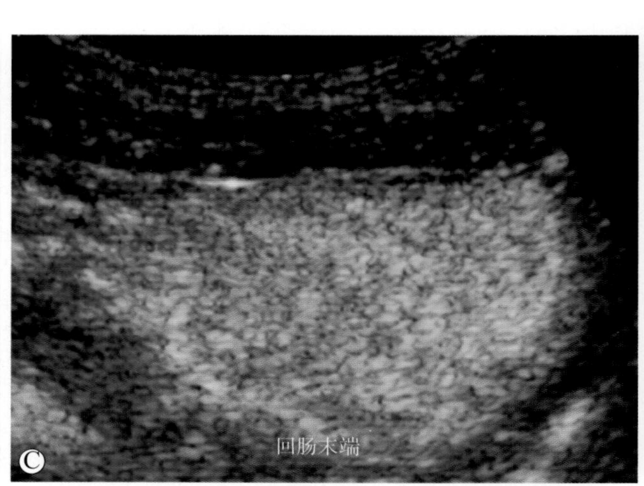

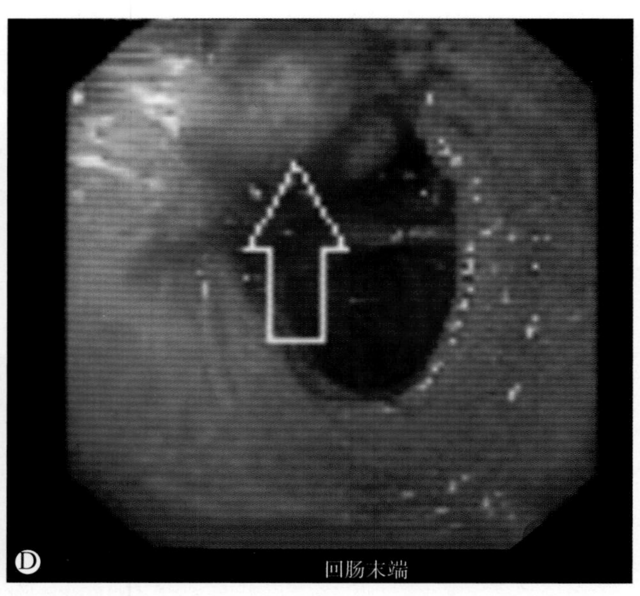

图24-4-78 回肠末端克罗恩病（常规检查）

A、B.二维超声图；C.超声造影图；D.肠镜回肠末端图

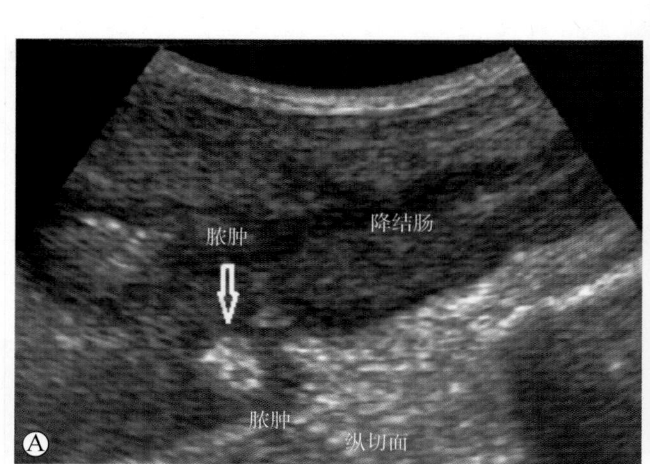

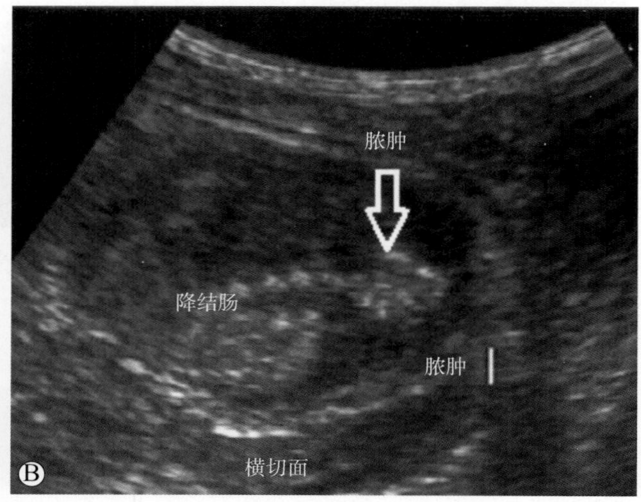

图24-4-79 降结肠克罗恩病伴肠壁黏膜下脓肿形成（常规检查）

A.纵切面；B.横切面

（2）造影剂灌肠充盈检查（图24-4-80～图24-4-84）：①病变部位（回肠末段或回盲部、小肠、结肠）某一段肠管壁呈局限性不规则增厚或呈包块状，厚度≥10mm，范围≥50mm，回声呈中、低不均匀；呈节段性或跳跃式分布。②病变肠壁层次结构不清，回声强弱不均匀，黏膜面粗糙不平，皱襞明显粗大，部分呈息肉样改变；部分黏膜破溃，形成不规则溃疡凹陷，少部分可穿透肠壁；浆膜常不连续，和周围肠系膜相互粘连、界限不清。③病变肠管形态失常，管腔狭窄变形，造影剂通过缓慢，部分呈线状通过；肠壁僵硬，蠕动明显减弱或消失；其近端肠管可见不同程度扩张。④病变肠管周围肠系膜常不同程度增厚水肿，呈不规则强回声包块，和肠管相互粘连成团；肠系膜淋巴结不同程度肿大，多数直径≥10mm，集群串珠状分布。⑤当发生肠穿孔导致肠系膜或肠间隙脓肿形成时，病变肠管周围及肠系膜上显示不规则低回声或液性包块。当发生内瘘时，则可见造影剂在小肠与小肠间、小肠与结肠间、小肠与膀胱间充盈流动。

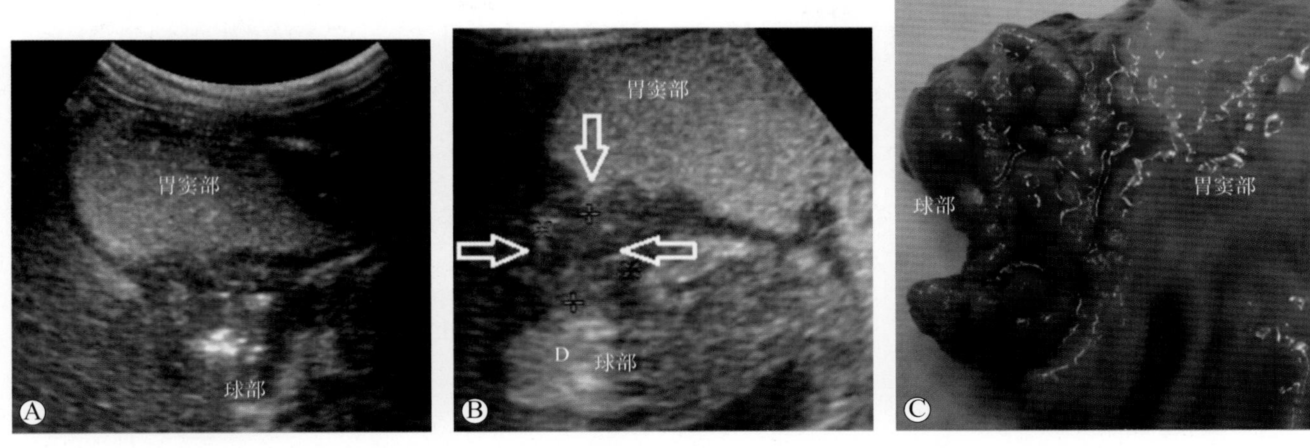

图24-4-80　十二指肠克罗恩病伴幽门不全性梗阻（充盈检查）

A、B.二维超声图；C.术后标本图，病变十二指肠黏膜呈“珍珠征”

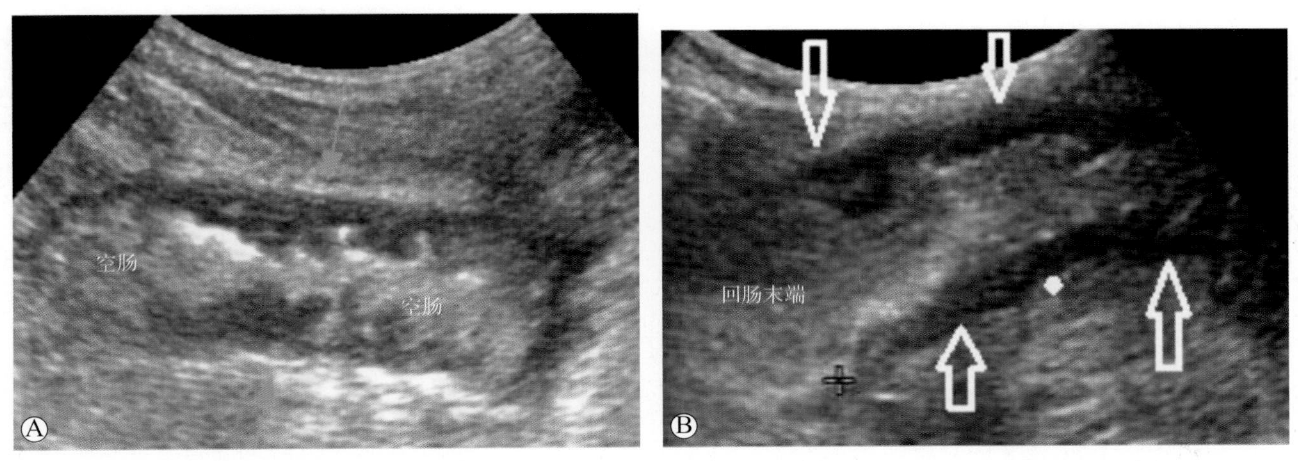

图24-4-81　小肠克罗恩病（充盈检查）

A.空肠；B.回肠

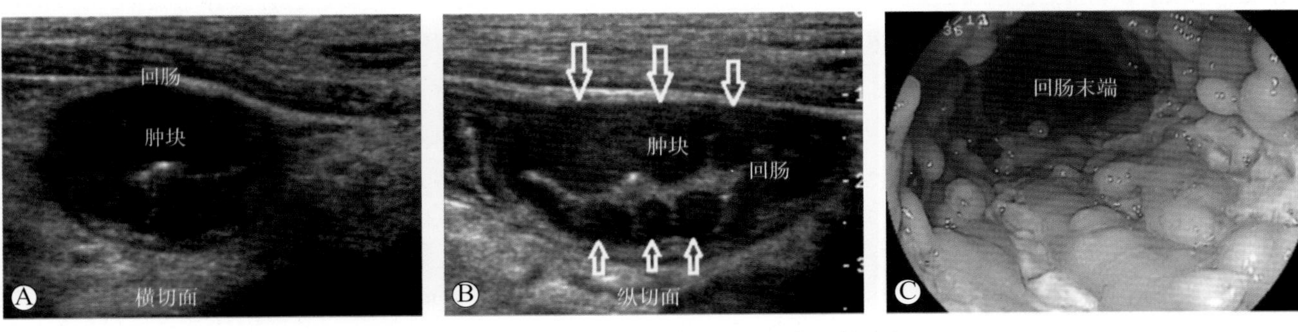

图24-4-82　回肠克罗恩病（高频下充盈检查）

A、B.二维超声图；C.肠镜图

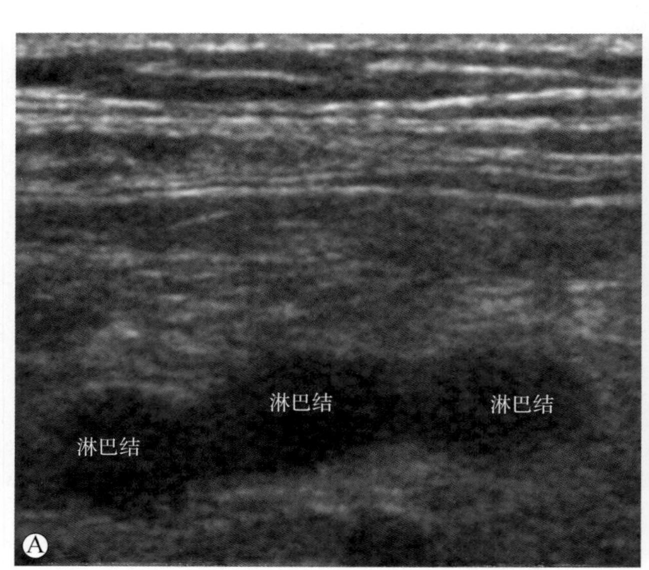

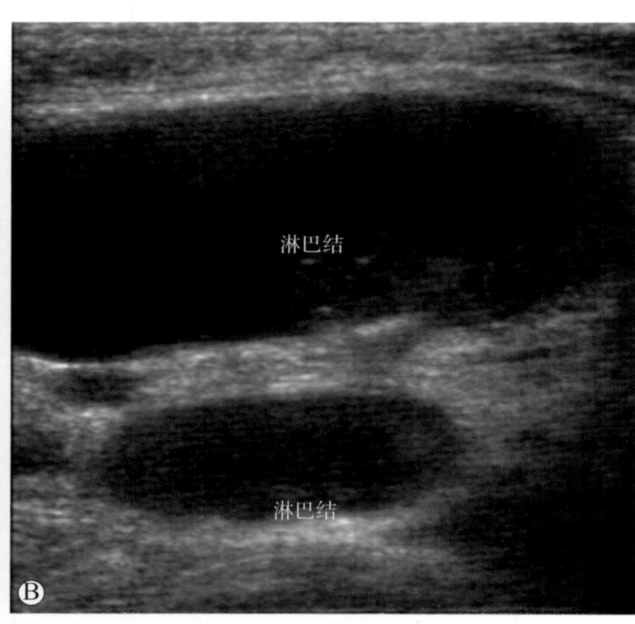

图24-4-83 克罗恩病肠系膜淋巴结肿大

A.空肠系膜淋巴结；B.回肠系膜淋巴结

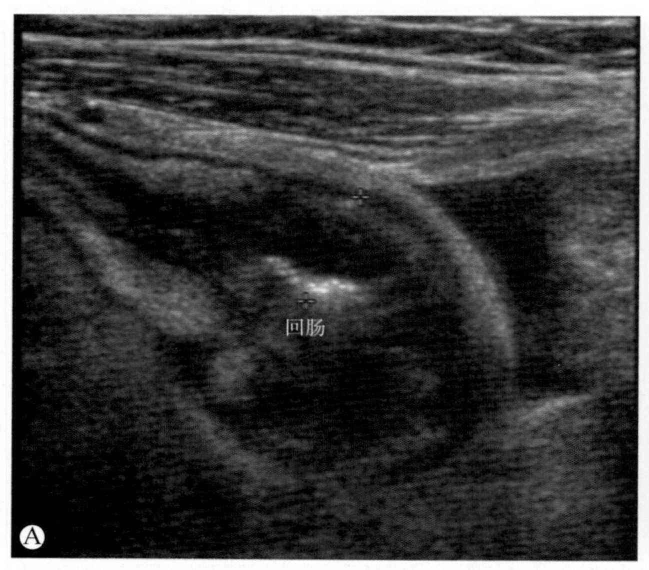

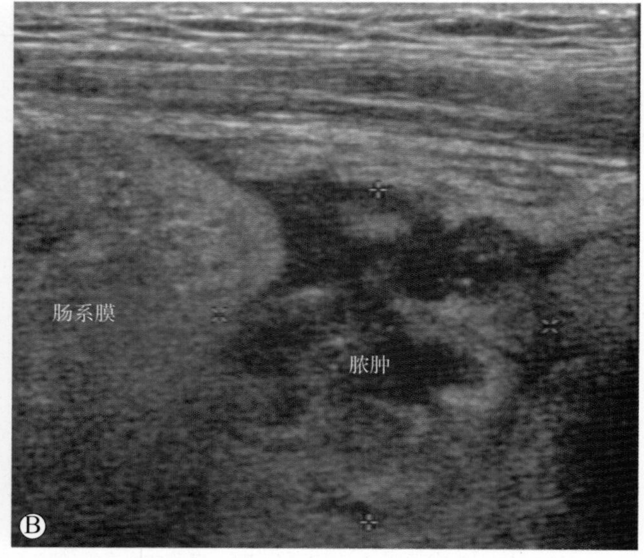

图24-4-84 回肠克罗恩病伴周围肠间隙脓肿

A.回肠病变；B.肠间隙脓肿

四、肠结核

肠结核是消化系统结核病常见病之一，分原发性和继发性，临床以继发性肠结核多见，通常继发于肠外结核灶（主要是排菌性肺结核）。好发于20～40岁的中青年，男女之比约为1∶3。

（一）病因病理

肠结核的病原菌多为人型结核杆菌，好发部位依次是回盲部、升结肠、回肠、空肠、阑尾、横结肠、降结肠、十二指肠、乙状结肠和直肠。其中侵犯回盲部占80%～90%。大体病理类型分为溃疡型、增殖型及混合型，以溃疡型多见，约占60%。

（二）临床表现

肠结核大多起病缓慢，早期症状不明显。主要临床表现有：慢性间歇性腹痛，多位于右下腹；腹泻和便秘交替；30%～60%的患者可以在右下腹扪及肿块；可伴有血便和黏液样便。并发症有肠梗阻、肠穿孔。

（三）声像图表现

肠结核表现缺乏特异性，表现各异（图24-4-85，图24-4-86），主要表现有：①病变部位肠管呈局限性不规则

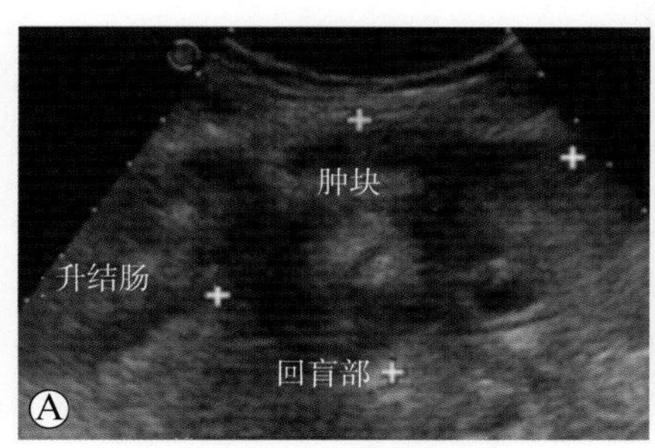

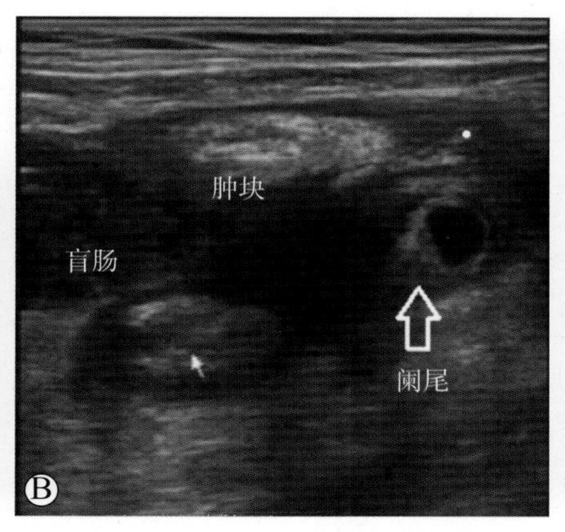

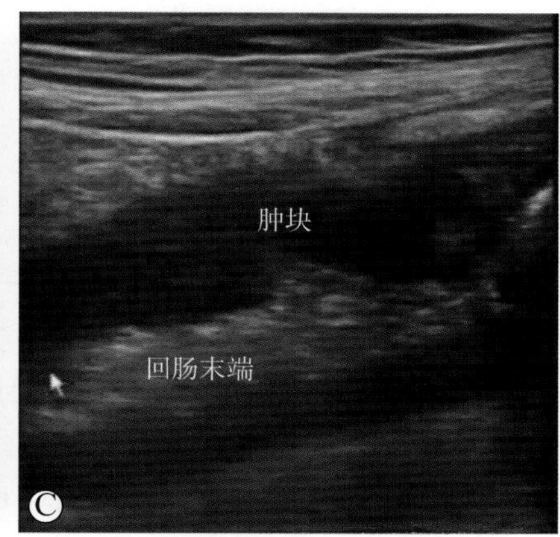

图24-4-85　回盲部肠结核
A.升结肠、盲肠；B.盲肠、阑尾；C.回肠末端

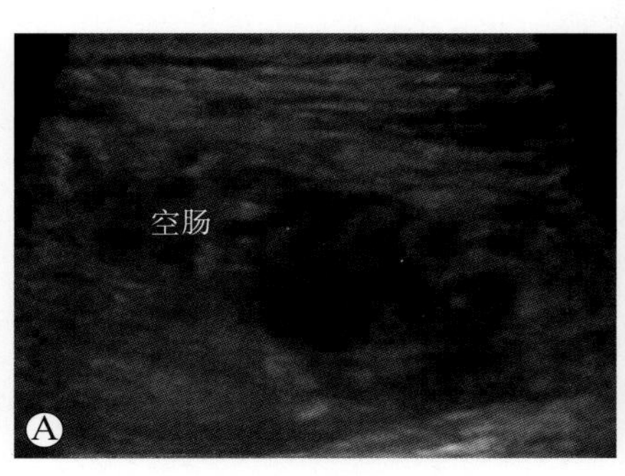

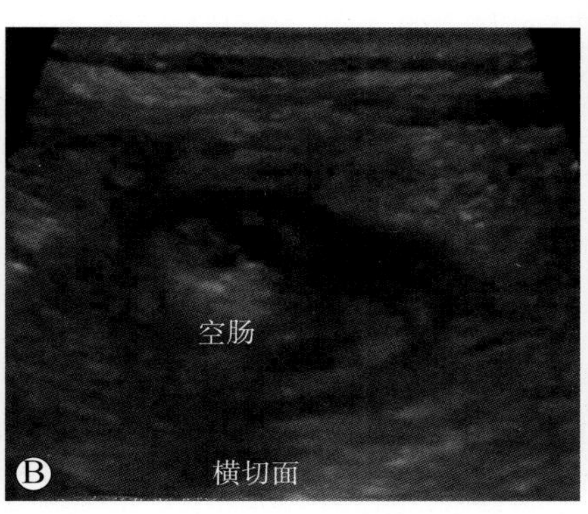

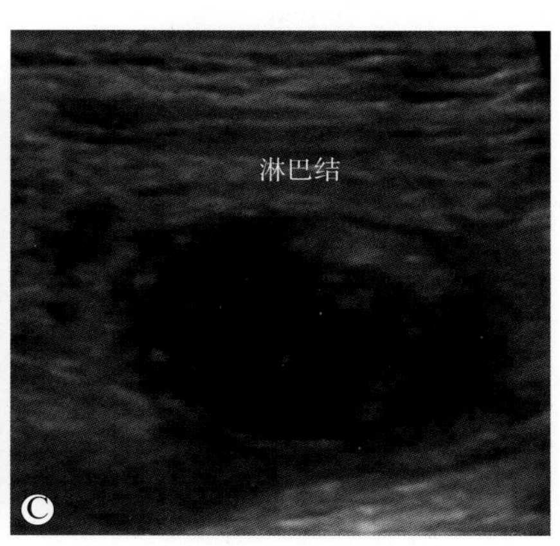

图24-4-86　空肠肠结核伴周围肠系膜淋巴结核
A.空肠纵切面；B.空肠横切面；C.淋巴结

增厚，回声减低；肠壁层次不清，黏膜破溃，表面高低不平，伴有大小不一的溃疡凹陷形成。②病变处肠腔常狭窄变形，肠蠕动减弱，造影剂充盈不良，通过缓慢或受阻；周围肠系膜常不规则增厚，与肠管相互粘连成团，形成不均质包块，以右下腹回盲部肠管改变明显。绝大多数伴肠系膜淋巴结肿大，大者可直径≥30mm，呈串珠状排列；部分淋巴结内见强回声钙化灶是肠结核的特点。③发生于回盲部的肠结核阑尾常受累，表现为阑尾增粗，直径≥10mm，管壁明显增厚，回声减低，管腔相对变窄，呈线状强回声；常与周围系膜和大网膜组织粘连，彼此界限不清。④约70%的患者可出现肠梗阻表现，多为慢性不全性梗阻、肠管扩张不严重，梗阻部位肠腔常明显变窄。⑤常合并结核性腹膜炎，表现为下腹腔内或肠间隙散在分布不规则液性区，透声差，内见细小点状或不规则带状回声分布，呈“迷宫样”改变；高频探头检查可见壁腹膜不规则增厚，表面高低不平，部分和肠管粘连。⑥少部分可发生肠瘘，有小肠膀胱瘘、小肠大肠瘘、小肠子宫瘘等；也可并发肠穿孔，但较少见。

第五节　胃肠急腹症疾病的超声诊断

急腹症（acute abdomen）是指腹腔内、盆腔和腹膜后组织和脏器发生了急剧的病理变化，从而产生以腹部的症状和体征为主，同时伴有全身反应的临床表现，最常见的是急性腹痛；病程特点是急、快、重、变化多端；要求临床迅速诊断，及时治疗。在引起急腹症的疾病中，胃肠道疾病占据了较大比例，如急性阑尾炎、胃肠道穿孔、肠梗阻等，是引起急腹症的常见原因之一。目前临床诊断急腹症的检查方法有X线、CT、超声、磁共振及实验室检查等，其中超声检查具有简便安全、诊断迅速、准确性高的特点，是急腹症首选检查方法。因急腹症病情急、重、快，无法进行超声检查前准备，因此大多数以腹部常规超声检查为主，少部分根据病情诊断需要可辅以造影剂充盈检查。

一、急性阑尾炎

急性阑尾炎即阑尾的急性化脓性感染，是腹部外科最常见的疾病之一，排急腹症的首位（占1/4），好发于青壮年；起病急，进展快，如延误诊断或处理不当，可出现严重的并发症，如腹腔脓肿、门静脉炎、肠瘘、粘连性肠梗阻等。

（一）解剖病因病理

阑尾又称蚓突，是一条细长弯曲的盲管，在腹部的右下方，位于盲肠与回肠之间。阑尾一端连于盲肠，另一端是盲端；外径4～6mm，内径≤3mm，平均长50～100mm；分根部、体部和尖部，根部开口于盲肠后内侧壁，尖端游离，可指向各个方向（图24-5-1）。阑尾位置变化多端，一般以回肠后位和盲肠后位最多，盆位次之，再次为盲肠下位和回肠前位。阑尾管壁组织结构和胃肠道一样，由黏膜层、黏膜下层、肌层和浆膜层组成，其中黏膜层由上皮、固有层和黏膜肌层组成。

阑尾腔梗阻和细菌感染是引起急性阑尾炎的两个主要病因。病理学上分为单纯性、化脓性、坏疽性阑尾炎和阑尾周围脓肿4种类型。

（二）临床表现

急性阑尾炎临床表现与病理类型密切相关。其典型表现包括：转移性右下腹痛；右下腹肌紧张、压痛和反跳痛；血中性粒细胞升高。其他症状有胃肠道症状（如恶心呕吐、腹泻等）、发热等。

（三）声像图表现

1.正常阑尾超声表现（高频探头扫查）

（1）右下腹腔于回盲瓣远侧与盲肠盲端内后上方之间显示纵切面呈一条纤细长条状，或呈蚯蚓状，或呈纡回盘状低回声管状结构，管腔外径（直径）≤6mm，管腔内径≤3mm，长50～100mm；儿童或部分瘦长体型者可达150mm以上。横切面呈圆形或椭圆形小同心圆改变。大多位于回盲部肠管下方、髂血管前方；如有腹水衬托，则阑尾显示更清晰（图24-5-2）。

（2）正常阑尾管壁结构呈5层回声：从内向外第一层呈强回声带为黏膜层；第二层呈低回声带为黏膜肌层；第三层呈强回声带为黏膜下层；第四层呈低回声带为肌层；第五层呈强回声带为浆膜层（图24-5-2）。其中，第二层黏膜肌层较薄部分不易显示，使正常阑尾管壁呈"强-弱-强"三层回声（图24-5-3）。

（3）正常阑尾管壁连续性完整，根部开口于盲肠后内侧，位于回盲瓣和盲肠盲端之间，管腔稍膨大；尖端游离，可指向各个方向，以回肠下位和盆位多见（图24-5-4）。

（4）正常管腔可有3种回声分布：一是少量液体呈条状液性带，宽度≤3mm；二是气体、少量肠内容物或小粪石呈条索状强回声带或斑点回声，气体后方伴多重回声；三是阑尾腔呈闭锁状态时黏膜呈线状均匀强回声带（图24-5-5）。

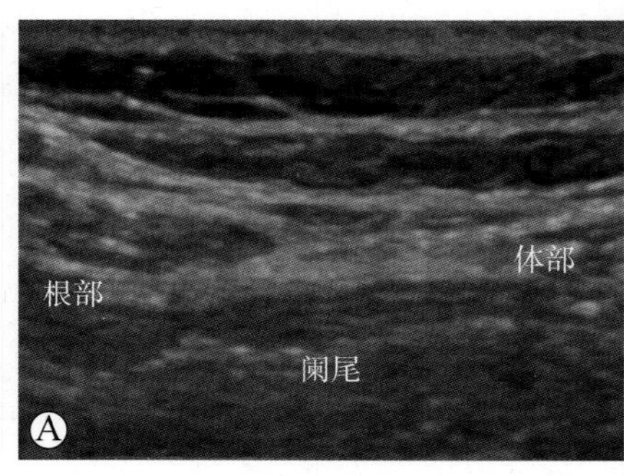

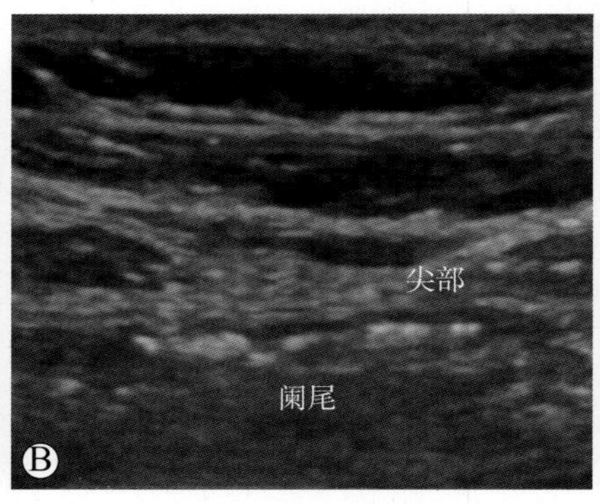

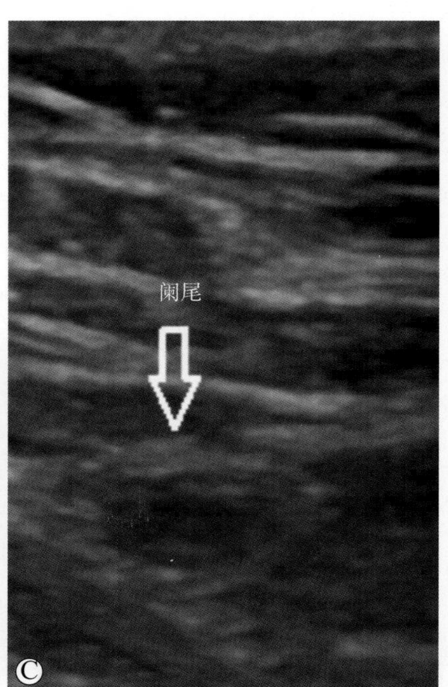

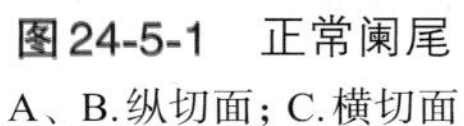
图24-5-1 正常阑尾

A、B.纵切面；C.横切面

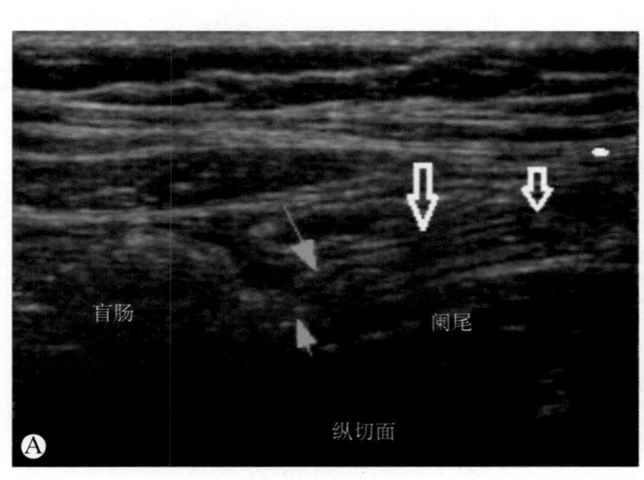

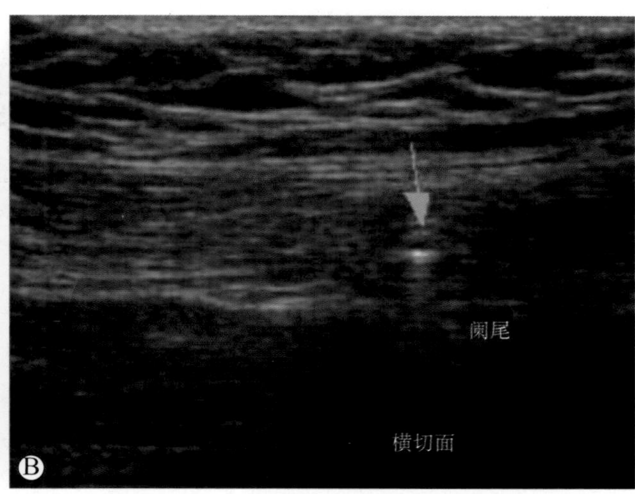

图24-5-2　正常阑尾结构呈五层回声（呈“强-弱-强-弱-强”）

A.纵切面；B.横切面

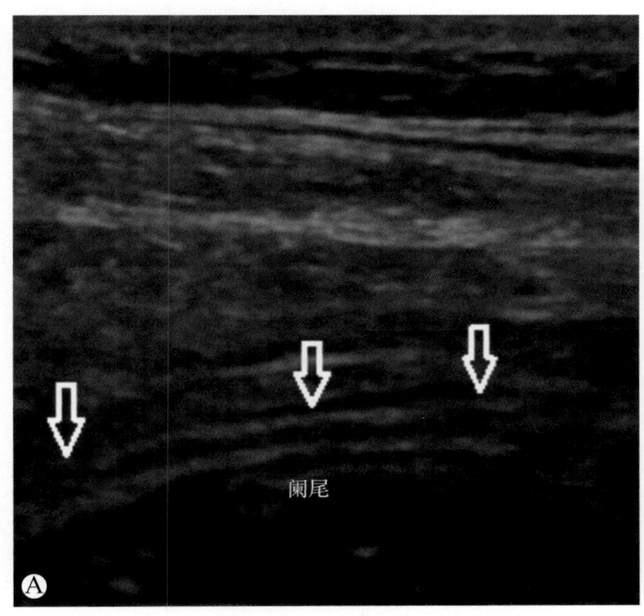

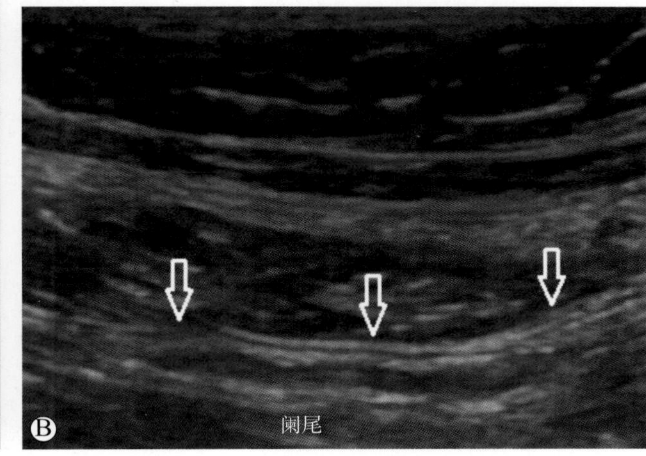

图24-5-3　正常阑尾结构呈三层回声（呈“强-弱-强”）

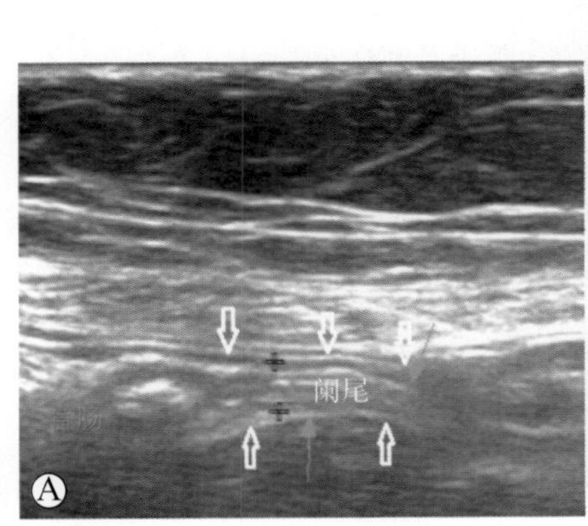

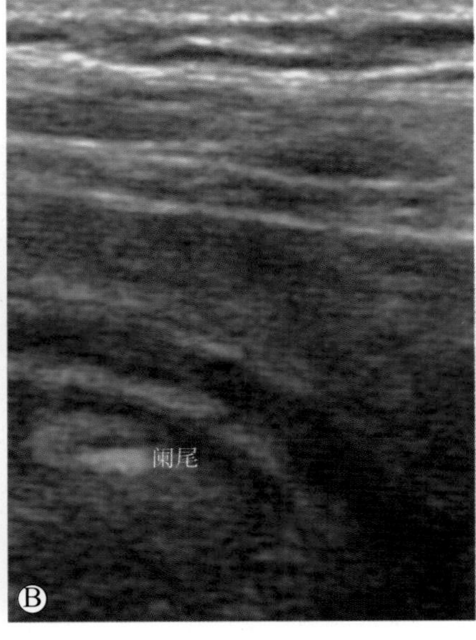

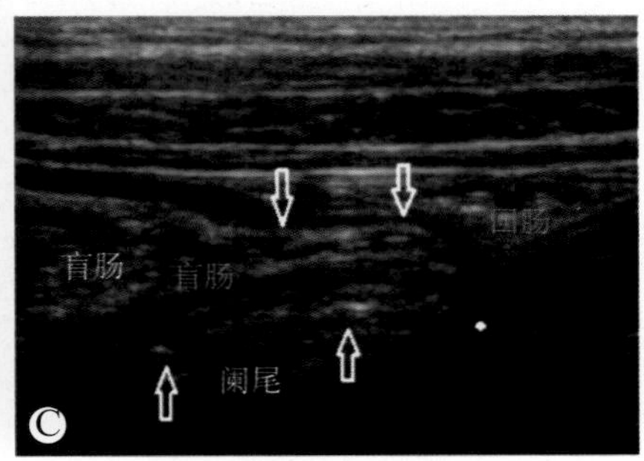

图24-5-4　正常阑尾位置

A.回肠下位；B.盆位；C.盲肠后位

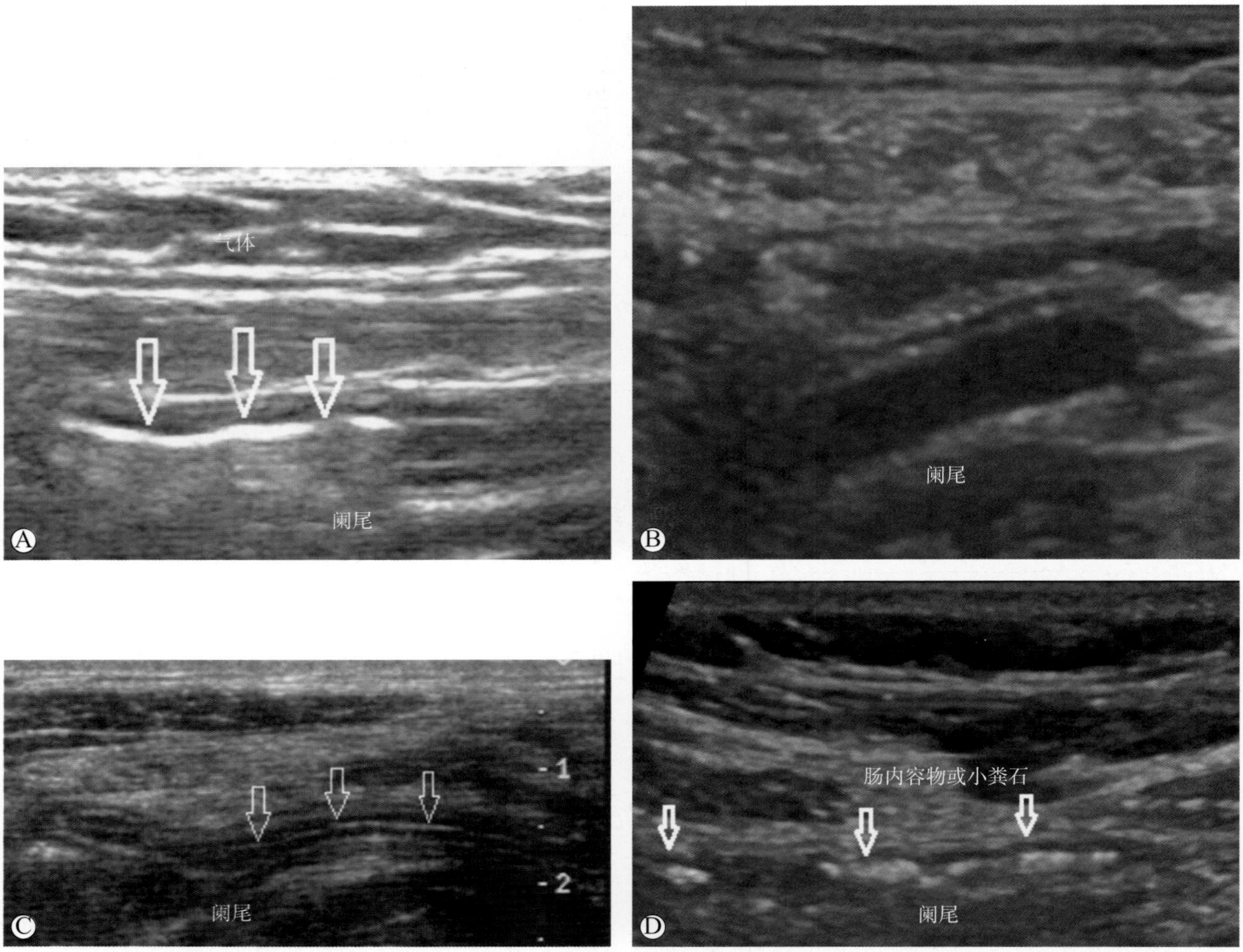

图24-5-5 正常阑尾腔内回声

A.气体；B.液体；C.黏膜线；D.肠内容物或小粪石

（5）用探头挤压阑尾或嘱患者做深呼吸运动，阑尾移动明显，活动度大；部分可见阑尾腔内液体或气体流动征象，但不易显示阑尾壁蠕动征象。

（6）各年龄段正常阑尾大小差异较大，其中幼儿正常阑尾相对粗大，管径粗1～2mm，管壁结构回声清晰；而老年人则相对细小，管径细1～2mm，管壁结构回声欠清晰，管腔消失，呈条索状强回声改变（图24-5-6）。

（7）正常情况下阑尾系膜一般不易显示，常在腹水衬托下可显示。

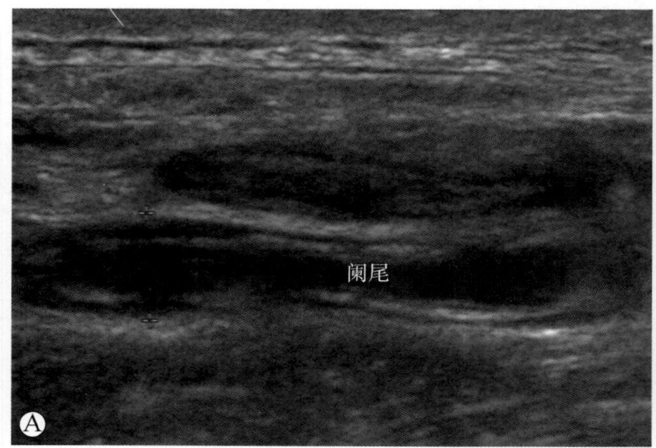

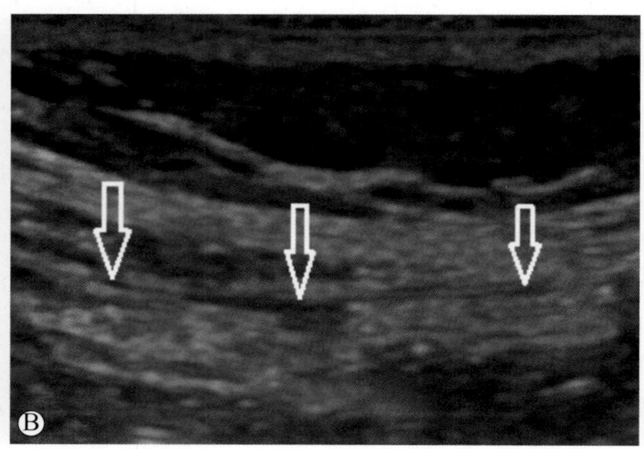

图24-5-6 正常阑尾（不同年龄）

A.幼儿阑尾（纵切面）；B.老年人（阑尾）

2.急性阑尾炎超声表现

（1）典型声像图（图24-5-7，图24-5-8）：①阑尾形态增粗、肿胀，直径＞6mm；管壁增厚水肿，厚度＞3mm，部分呈“双层”或多重回声改变。②除穿孔外，阑尾管壁回声连续完整，黏膜回声明显增强。③阑尾内腔增宽，内径≥4mm；腔内回声不均匀，多数为液性内容物回声；当阑尾腔有粪石时，则呈现大小不一的强回声斑点，后伴声影，可嵌顿于根部、尖部。④阑尾周围系膜常不规则增厚，呈条索状强回声包块样，CDFI阑尾壁和周围系膜血供丰富，血流信号增多；阑尾位置固定，不随探头挤压和呼吸运动而移动；探头挤压局部压痛明显。⑤右下腹腔多数可见游离液体积聚，宽度一般≤30mm；如伴阑尾穿孔，则腹腔内见较多游离液体，宽度≥50mm。⑥当阑尾穿孔包裹时，则于回盲部周围有大小不一不规则含液性包块形成，阑尾包裹于其中。⑦部分炎症严重者回盲部肠管及下腹腔小肠管可轻度扩张，肠壁水肿增厚；周围肠系膜、大网膜水肿增厚，伴肠系膜淋巴结肿大。

（2）超声分型

1）单纯性阑尾炎（图24-5-9）：阑尾形态稍增粗肿胀，直径大多≤8mm，管壁水肿呈低回声，腔内回声分布尚均匀；其周围游离液体较少或不明显。

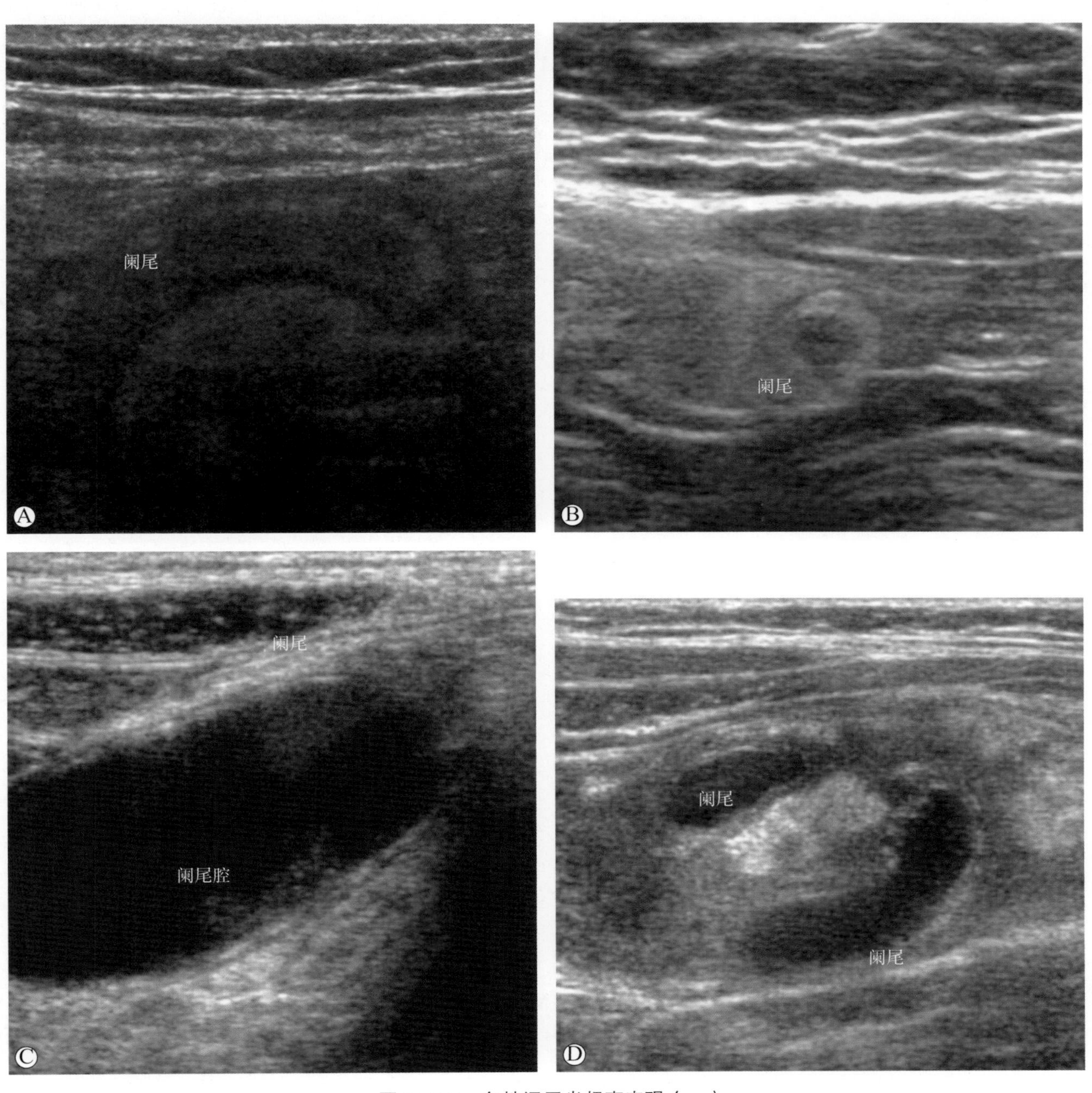

图24-5-7　急性阑尾炎超声表现（一）

A.纵切面；B.横切面；C.阑尾腔积脓；D.阑尾扭曲成团

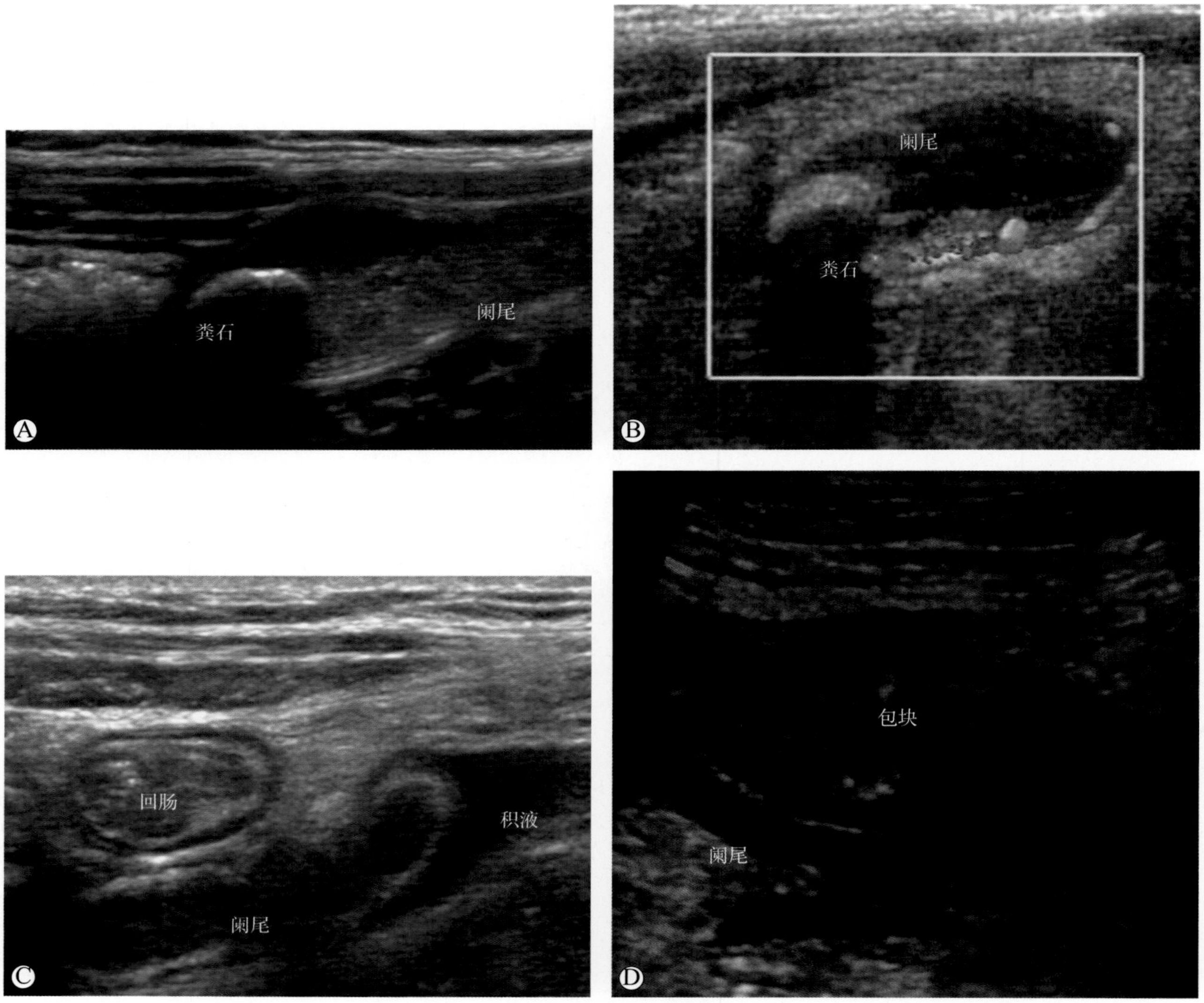

图24-5-8　急性阑尾炎超声表现（二）

A、B. 阑尾腔粪石；B. 阑尾血流信号；C. 阑尾周围积液；D. 阑尾周围包块

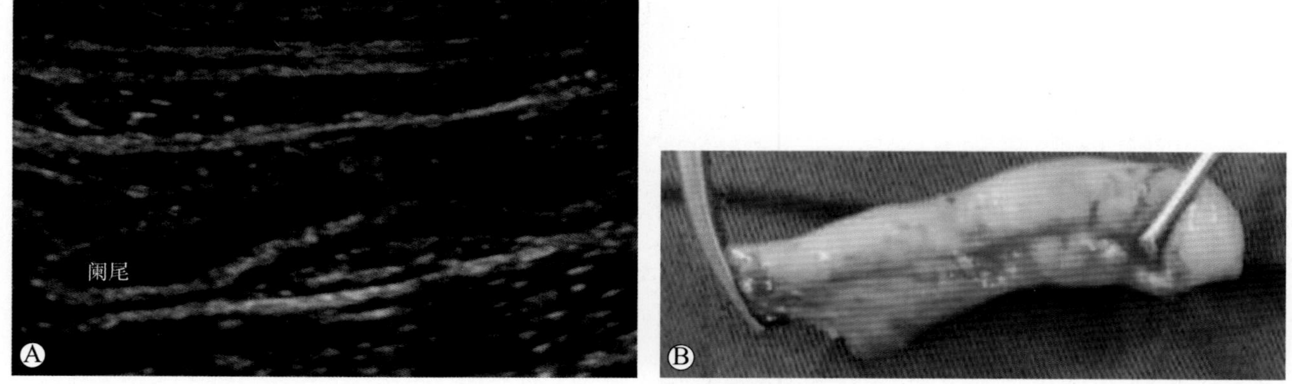

图24-5-9　急性阑尾炎（单纯性）

A. 二维超声图；B. 术后标本图

2）化脓性阑尾炎（图24-5-10）：阑尾形态明显增粗肿胀，直径大多≥10mm，管壁呈“双层”壁；阑尾内径≥4mm，腔内张力较高，充满液性无回声区，内见细小点状回声漂浮，部分可见散在强回声斑点沉积；纵切面呈蚯蚓状或棒槌状，横切面呈典型的“双环征”（大环套小环）。右下腹腔内多数可见较多游离液体无回声区积聚。

3）坏疽性阑尾炎（图24-5-11）：阑尾形态明显肿胀失常，管壁明显增厚，厚度≥5mm，层次不清，腔内强弱不均匀，黏膜强回声带不连续，呈节段性中断改变；阑尾周围系膜、大网膜常明显水肿增厚，相互粘连呈蜂窝状包块回声；右下腹腔内常见较多游离液体无回声区积聚。

4）阑尾周围脓肿（或阑尾周围炎性包块）：右下腹回盲部周围见边界不清、大小不一、形态不规则、回声强弱不均包块；周围见回盲部肠管、肠系膜、大网膜水肿增厚，相互粘连包裹；阑尾常被包裹于其中或挤压于一侧，形态结构不清，管壁连续性中断，与包块相通。脓肿表现为包块内以液性内容物为主，并可见液体流动征象；个别可见粪石沉积于脓腔内；超声血管造影脓肿包块边缘呈明显增强，中央为形态不规则、大小不一的无增强区（图24-5-12）。炎性包块则表现为阑尾被周围大网膜肠系膜包裹形成大小不一强回声为主蜂窝状包块，内无明显液性腔形成；周围见回盲部肠管相互粘连成团（图24-5-13）。

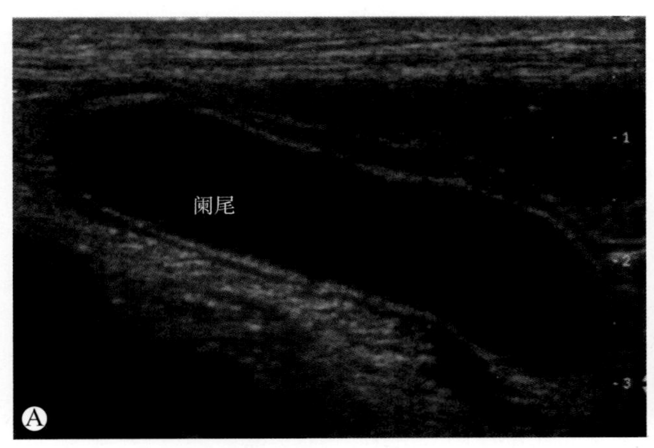

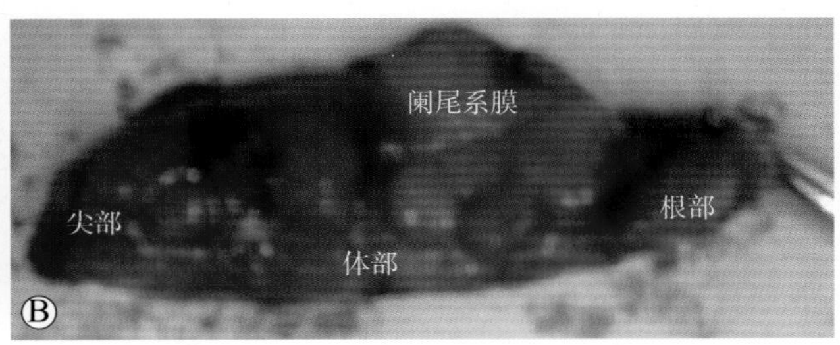

图24-5-10　急性阑尾炎（化脓性）

A.二维超声图；B.术后标本图

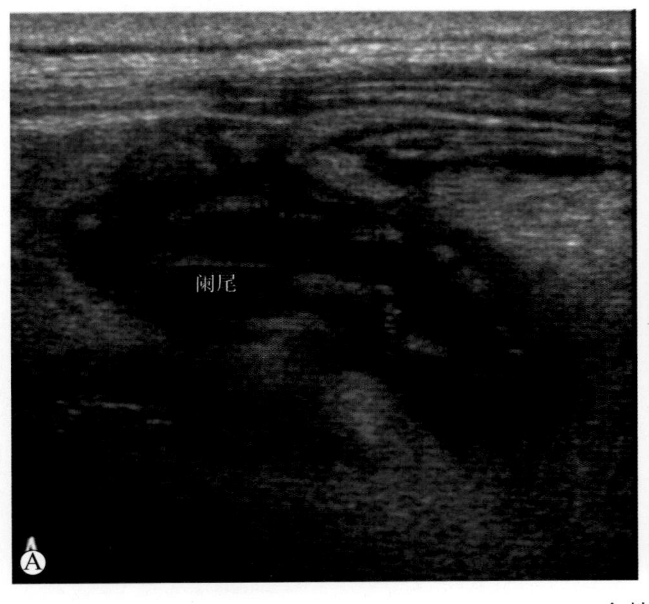

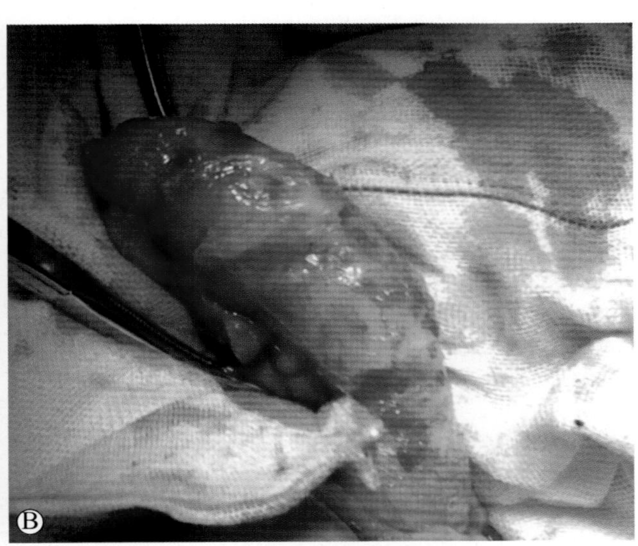

图24-5-11　急性阑尾炎（坏疽性）

A.二维超声图；B.术中标本图

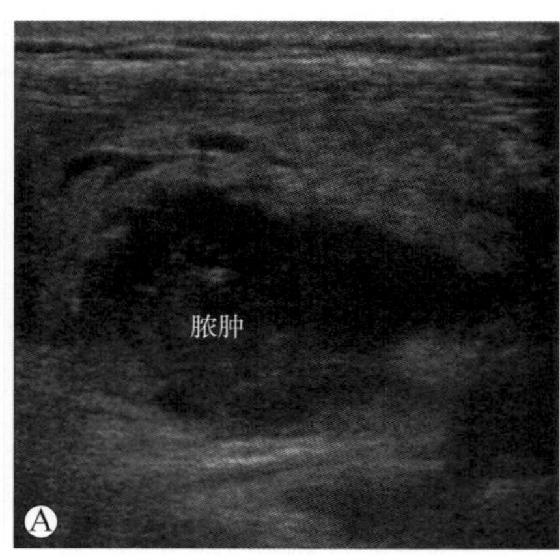

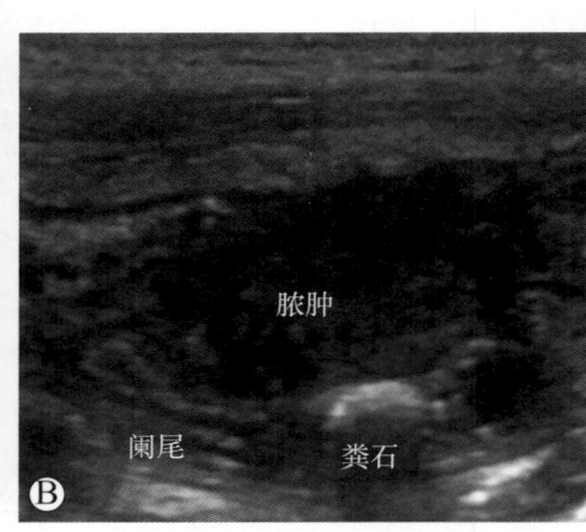

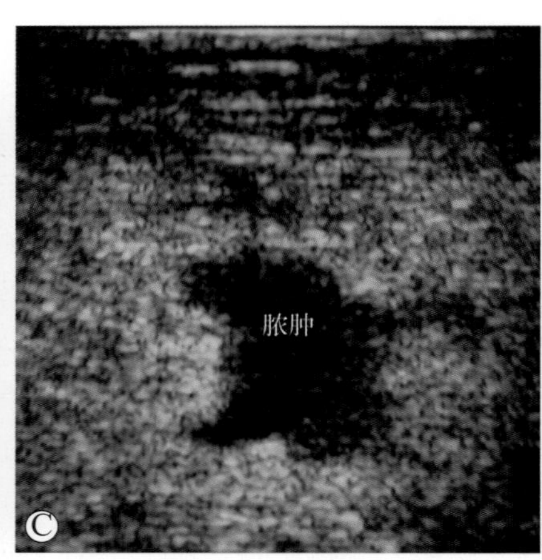

图24-5-12 阑尾周围脓肿

A.阑尾周围脓腔形成；B.脓腔内粪石；C.超声血管造影表现

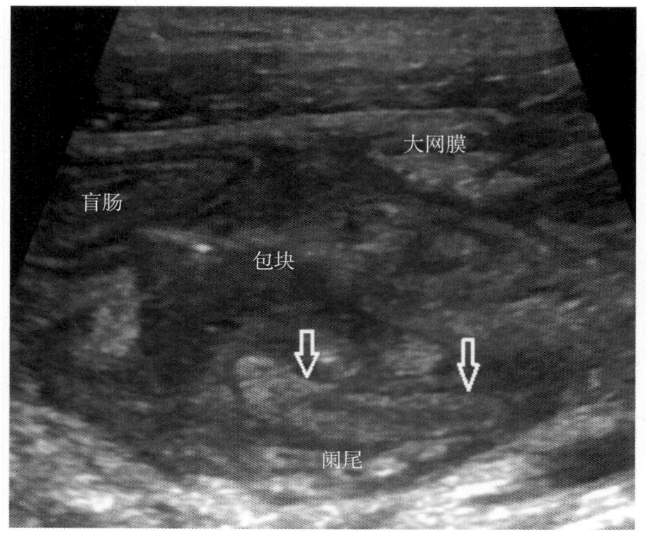

图24-5-13 阑尾周围炎性包块

（3）急性阑尾炎的超声诊断标准（笔者经验总结）：①阑尾管腔外径＞6mm；②阑尾管腔内径≥4mm；③阑尾管壁厚度＞3mm；④阑尾周围系膜回声增厚增强，CDFI局部血流信号增多，阑尾位置固定，不随探头挤压和呼吸运动而移动；⑤相应的临床表现。

其中，第①、⑤条是必备条件，加上②、③、④条中的一条即可诊断急性阑尾炎。

3.特殊类型的阑尾炎

（1）小儿急性阑尾炎：是小儿常见的急腹症之一，易引起坏死穿孔而并发腹膜炎，危险性较大。其特点是临床表现不典型，进展快；阑尾炎症呈局限节段性，以尖部炎症多见；腔内大多数伴粪石回声（图24-5-14）。因此检查时必须显示阑尾全貌，尤其是对阑尾尖部的显示，以免漏诊。

（2）老年人急性阑尾炎：老年人身体反应低下，阑

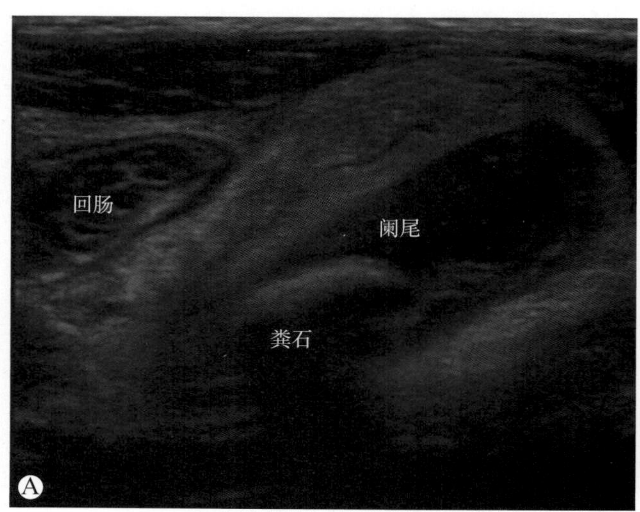

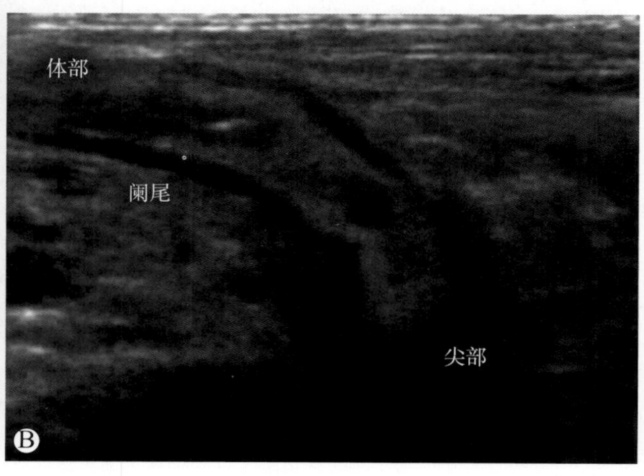

图24-5-14 小儿急性阑尾炎

A.阑尾腔内粪石嵌顿；B.阑尾尖部局限性炎症

尾炎时临床表现轻，而阑尾病理变化重，易发生坏死、穿孔，易被忽视和延误诊断。因此，对腹痛、发热来检查的老年患者，阑尾必须作为常规超声检查项目，避免漏诊、误诊。另有部分老年人患肠道肿瘤（主要为回盲部或升结肠肿瘤）伴感染或肠梗阻时可引起继发性急性阑尾炎，临床表现和超声表现都与急性阑尾炎相似，可使肠道肿瘤漏诊而产生误诊误治，增加医患纠纷的风险。故对老年人急性阑尾炎也需要排除回盲部或升结肠肿瘤。

（3）妊娠期阑尾炎：妊娠使子宫逐渐增大，盲肠与阑尾的位置也随着向上、向外、向右移位。超声检查时正常阑尾被子宫挤压而不易显示。通常于右中上腹外侧、以右肾和结肠肝曲作为定位脏器来找寻盲肠和阑尾。

（4）异位急性阑尾炎：并不少见，主要因盲肠位置变异导致阑尾位置异位。原因有先天性内脏反位、肠转位不良、移动性盲肠等，可造成阑尾炎的诊断困难，甚至手术失误。主要有以下几种：

1）盲肠后位（或腹膜外位）阑尾炎（图24-5-15，图24-5-16）：是指阑尾位于盲肠或升结肠的后方，其尖端指向上或上外，常见于肥胖体型者。超声检查注意事项：在找到盲肠盲端后或阑尾开口处向内下扫查时未发现阑尾，则要考虑盲肠后位（或腹膜外位），应将探头沿盲肠盲端或阑尾开口向外上侧做倾斜追踪扫查，可显示阑尾尖端朝上，沿盲肠、升结肠后方走行。盲肠后位（或腹膜外位）的急性阑尾炎常伴发回盲部升结肠肠管壁和周围系膜水肿增厚。当阑尾根部开口找寻困难时，可直接在回盲部升结肠后外侧找寻阑尾，也可提高对盲肠后位（或腹膜外位）阑尾炎的显示率。

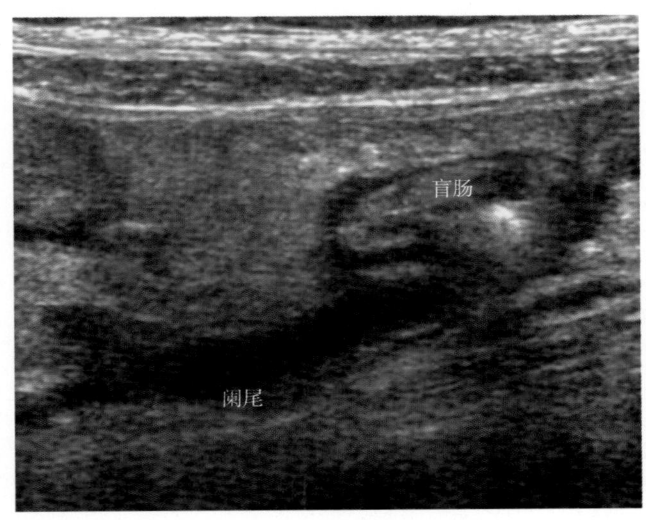

图24-5-15　异位急性阑尾炎（盲肠后位）

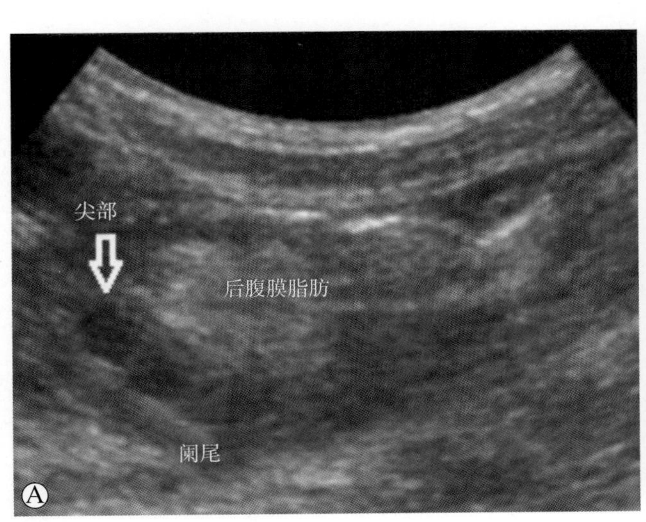

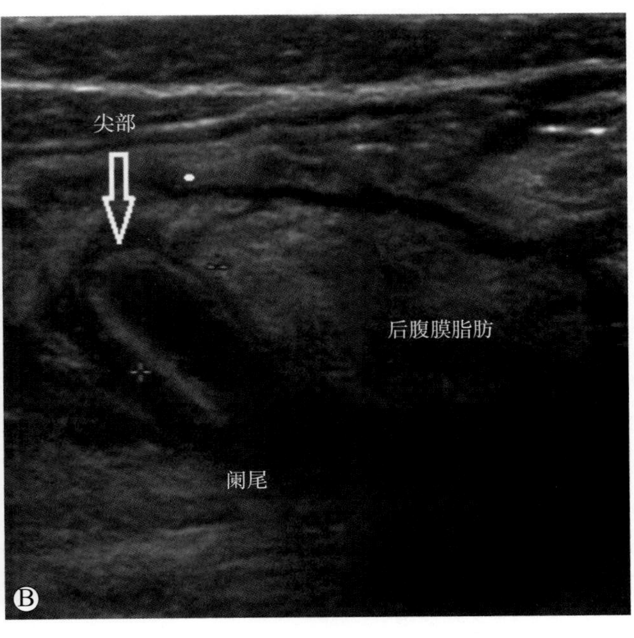

图24-5-16　急性阑尾炎（腹膜外位）

A.低频扫查；B.高频扫查

2）盆位阑尾炎（图24-5-17）：盆位主要见瘦长体型者和小儿。因盲肠较长使其盲端位于右侧盆腔内，导致阑尾被挤压缩在右侧髂窝及盆腔内，其上方被大网膜、小肠和部分乙状结肠遮盖。在正常情况下超声也不易找到正常阑尾，急性阑尾炎时其上方大小肠保护性覆盖更明显，超声显示率不高，易漏诊。超声检查注意事项：可利用高频矩阵探头的高穿透性，重点扫查右侧髂窝和盆腔，会发现部分肿胀阑尾位于右侧盆腔内或右侧髂窝，位置固定，其上方有肠管或大网膜覆盖。经腹无法清晰显示而又怀疑急性阑尾炎时，可行腔内超声（女性经阴道、男性经直肠）检查，可提高对盆位急性阑尾炎的检出率（图24-5-18）。

3）高位（肝下）阑尾炎（图24-5-19）：是指阑尾位于肝下或右肾前方，其尖端一般朝上。主要是盲肠位置过高或盲肠过长翻转所致。当其发生急性炎症时，临床上常没有转移性右下腹痛，而表现为持续性右上腹痛或右侧腰背部痛，易误诊为胆绞痛或肾绞痛。超声检查注意事项：首先要确定回盲部的位置，如果能确定盲肠位于右中上腹腔内，则找寻高位阑尾比较容易。当不能确定回盲部的位置时，则要在腹痛区域仔细检查，以期发现肿胀的阑尾。右上腹痛患者排除胆肾疾病时要考虑有高位阑尾炎存在的可能。如果怀疑高位阑尾炎而不能显

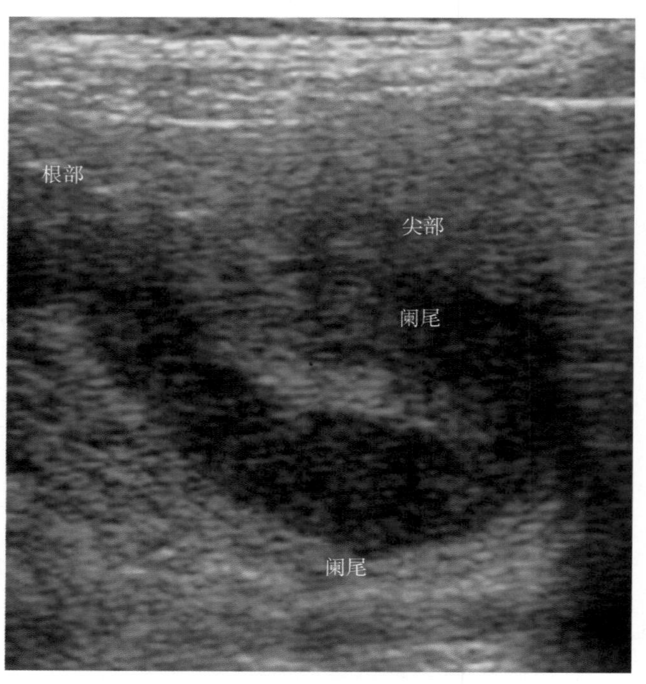

图24-5-17 急性阑尾炎（盆位）

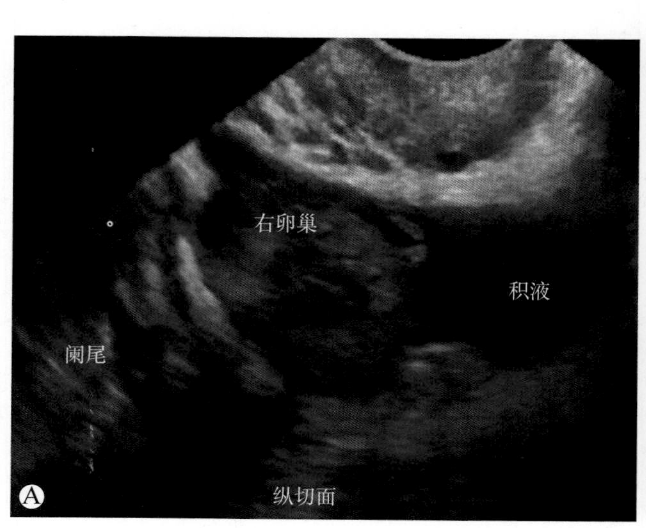

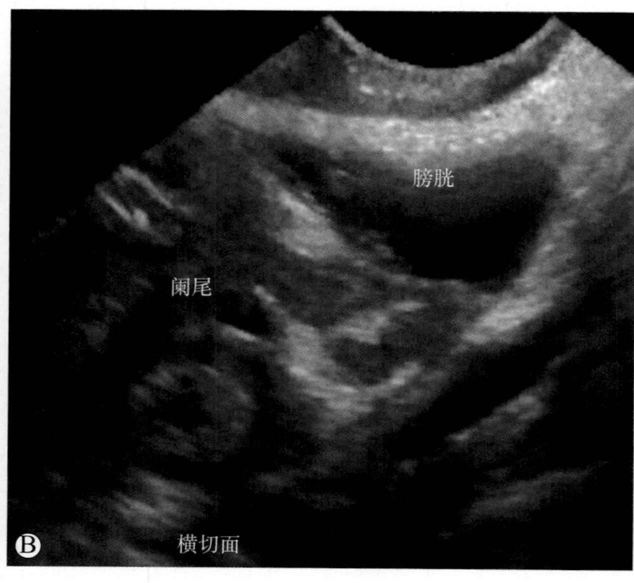

图24-5-18 急性阑尾炎（盆位，经阴道检查）

A.纵切面；B.横切面

示，则可采用超声下生理盐水灌肠充盈大肠以确定回盲部位置，进一步找到阑尾。

4）左位急性阑尾炎（图24-5-20）：左位阑尾是指阑尾位于左侧腹腔内，一般于左下腹多见，也可位于左中上腹。主要是回盲部旋转不良、全内脏反位引起的。在异位阑尾中最少见，因此在实践中漏误诊也最多。超声检查注意事项：检查发现左侧腹腔内和急性阑尾炎相似的条索状包块，应考虑左位阑尾炎存在的可能性。如确诊，则须采用超声下生理盐水灌肠充盈大肠证实回盲部和阑尾位于左侧腹腔内。

（四）阑尾超声检查操作技巧

急性阑尾炎超声诊断率的高低取决于超声对正常阑尾的检出率。随着超声仪器分辨力不断提高和超声医师的技术及认知水平不断提升，超声对正常阑尾的检出率越来越高。目前临床上已基本认可超声对急性阑尾炎的诊断价值。但仍有部分正常阑尾不易检出，其客观原因包括患者肥胖、回盲部肠腔胀气和阑尾异位；主观原因包括对回盲部阑尾超声解剖认知不够、操作技术水平不全面。因此，良好的操作技巧和细致的辨别能力是提高

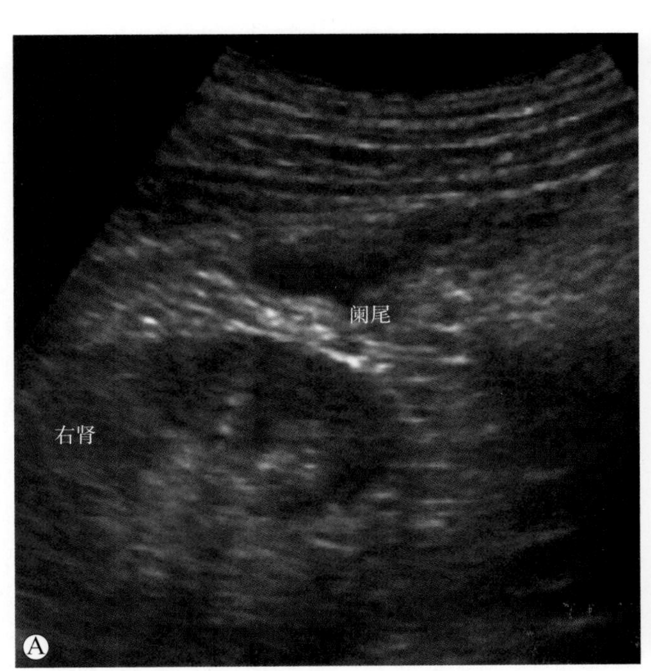

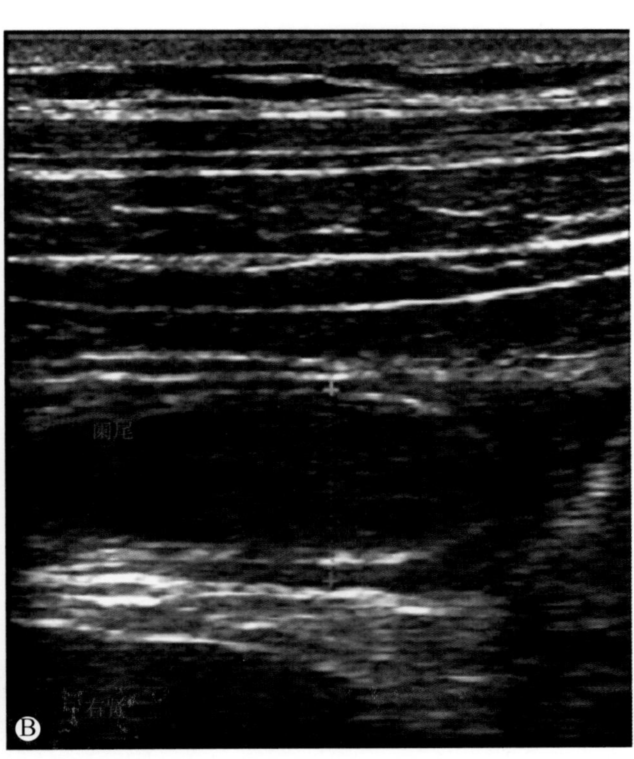

图24-5-19　急性阑尾炎（高位，阑尾位于右肾前方）
A.低频扫查；B.高频扫查

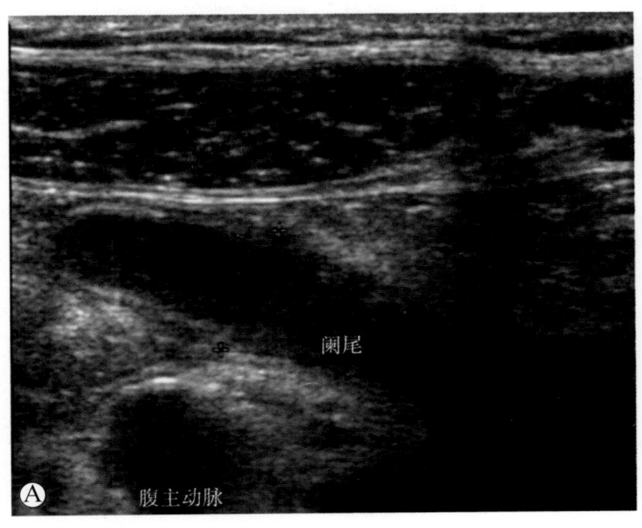

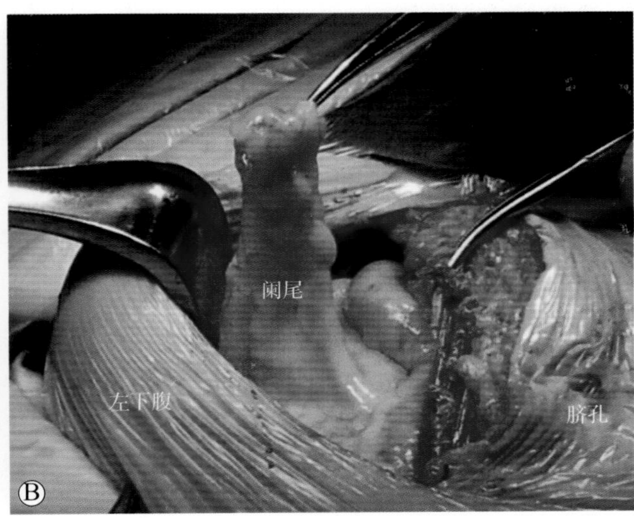

图24-5-20　急性阑尾炎（左位）
A.二维超声图；B.术中标本图

正常阑尾检出率的必备条件。

1.对位于右下腹的正常位置的阑尾，寻找阑尾的标准是找寻阑尾根部在盲肠的开口。一般遵循升结肠—回盲瓣—盲肠—阑尾的次序进行扫查。具体操作方法：先用低频探头在右侧腹部自上而下做纵切垂直扫查，首先显示呈袋状管腔的升结肠；再向下移动探头，可见肠管逐渐变小并消失，呈“盲端”感，此为盲肠。然后换成高频探头在盲肠部位寻找阑尾，可有3种方法：一是先找到回盲瓣。当升结肠粪便及气体较少时于升结肠内横切面呈同心圆环状肠管，将探头转成纵切面显示和升结肠回肠相连接，此即为回盲瓣，其下方就是盲肠。再从盲肠盲端从外侧逐渐向内侧倾斜扫查，不大范围内移动探头，在盲肠盲端内上方找到与盲肠相连的条索状管腔并追踪至尖端，即为阑尾。二是直接在确定的盲肠盲端从外侧逐渐向内侧倾斜扫查，在盲肠盲端内上方找到与盲肠相连的条索状管腔。三是直接在盲肠盲端周围寻找条索状或小同心圆管腔，逆行追踪至盲肠开口相连接处。3种方法根据实际情况可相互结合使用。

2.右下腹回盲部未能找到阑尾，则应考虑异位阑尾可能，可按上述异位阑尾炎寻找方法进行检查。

3.要排除腹部其他相邻脏器有无病变，如右侧泌尿系疾病、女性右侧附件疾病、腹腔内肠道疾病及腹壁病变等，尤其是回盲部和升结肠肿瘤会引起继发性阑尾炎而产生误诊误治。

虽然我们从理论上探讨寻找阑尾是比较简单的，但实际情况非常复杂，超声医师对回盲部肠管及阑尾的认知水平和操作技巧、患者的条件、超声仪的分辨力等综合因素均会影响阑尾的检出率。因此，勤练习、多反馈、重积累是提高急性阑尾炎诊断率的关键。

二、消化道穿孔或破裂

（一）胃、十二指肠穿孔

胃、十二指肠穿孔在胃肠道穿孔中发病率最高，是最常见的急腹症之一。

1.病因病理　胃、十二指肠穿孔最常见的病因是胃、十二指肠溃疡，尤其以十二指肠球部溃疡多见；好发于青壮年，男性占大多数；穿孔部位多位于十二指肠球部前壁、胃窦小弯侧。其他少见的病因有胃肿瘤破裂、上腹部穿透伤、吞服锐利异物等。

2.临床表现　典型表现为突发性上腹剧痛，呈刀割样，很快扩散至全腹。腹部触诊腹肌呈“板样”紧张，全腹压痛、反跳痛；可同时伴面色苍白、冷汗、肢体发冷、脉细等休克症状。外伤引起者有外伤史，上腹部有创口。

3.声像图表现

（1）腹腔内游离积液：少量积液时于胆囊和胃十二指肠周围、肝肾间隙和右肝前下间隙等部位显示局限性的液性无回声区。积液较多时可在右下腹腔、盆腔内显示游离的液性区，透声性稍差，内可见细小点、带状回声分布（图24-5-21）。在超声引导下行腹腔穿刺常可抽出浑浊的或含有胆汁的液体。

（2）腹腔内游离气体：右侧膈下于肝左叶前方可见

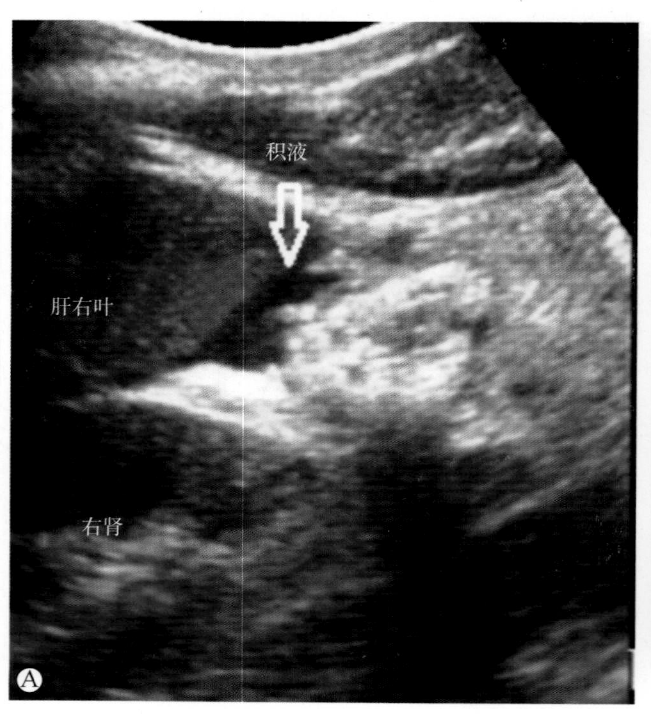

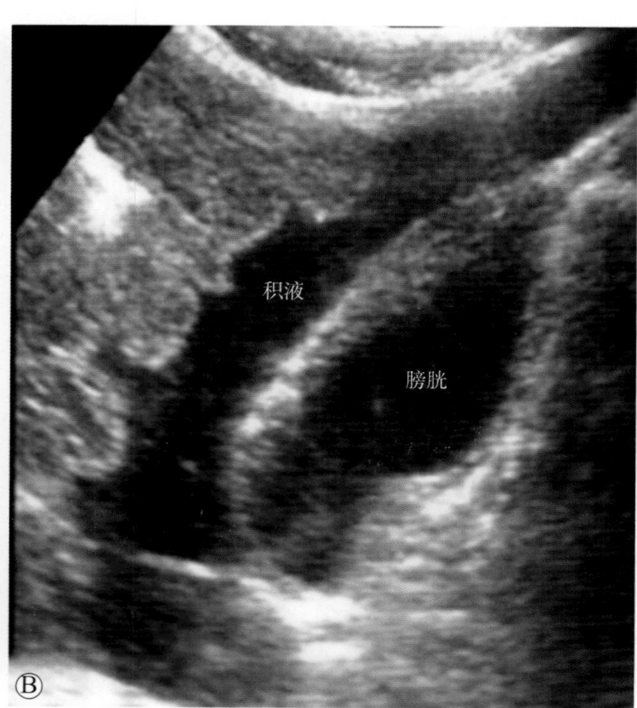

图24-5-21　腹腔游离积液

A.肝肾间隙积液；B.下腹腔膀胱周围积液

随体位改变而移动的气体强回声带，其后方常伴有多重反射。少部分于胆囊与胃十二指肠球部间隙内显示气体强回声带沉积（图24-5-22）。

（3）多数十二指肠球部前壁溃疡穿孔、胃窦前壁溃疡或少部分胃癌者可直接显示穿孔部位和大小：表现穿孔部位胃、十二指肠壁明显增厚或包块形成，其管壁连续性中断，呈大小不一、回声有强有弱的条状回声带和腹腔相通；少部分动态可观察到胃十二指肠腔内液体溢入腹腔内的征象（图24-5-23～图24-5-25）。

（4）胃、十二指肠后壁穿孔者则常于胃十二指肠与胰腺间隙（小网膜囊部位）显示不规则液性区（图24-5-26）。腹腔内游离积液较少，没有腹腔内游离气体。

（5）其他伴随征象：①胃肠蠕动减弱或消失；②小肠腔可轻度扩张，内径≤2.0cm，可伴胃肠腔胀气。

（6）慢性穿孔或穿孔被包裹者，在胃十二指肠周围、胆囊旁可见边界不清、边缘不规则、呈蜂窝状含液性脓肿包块（图24-5-27）。

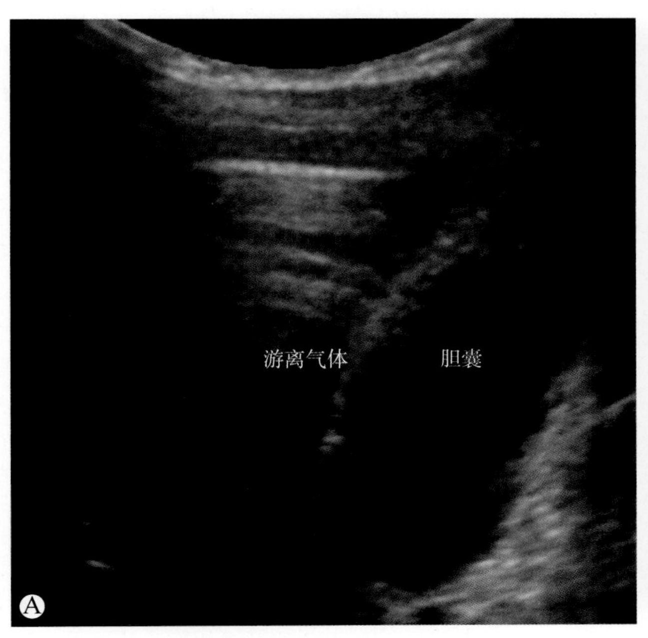

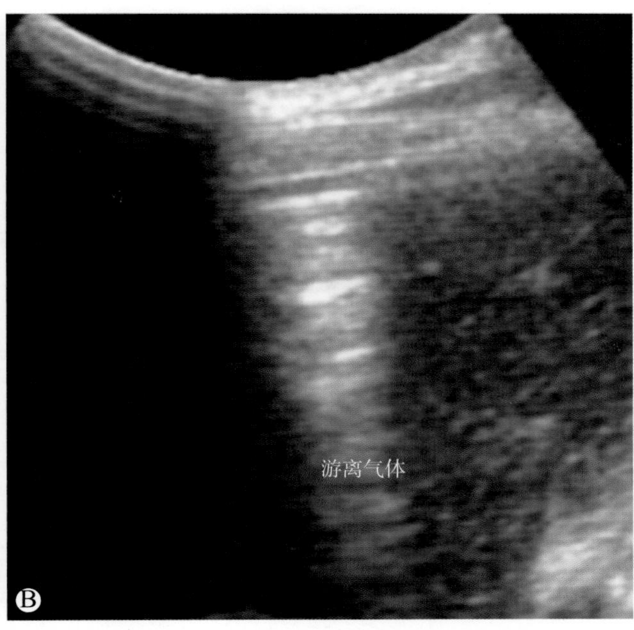

图24-5-22　腹腔游离气体（右侧膈下）

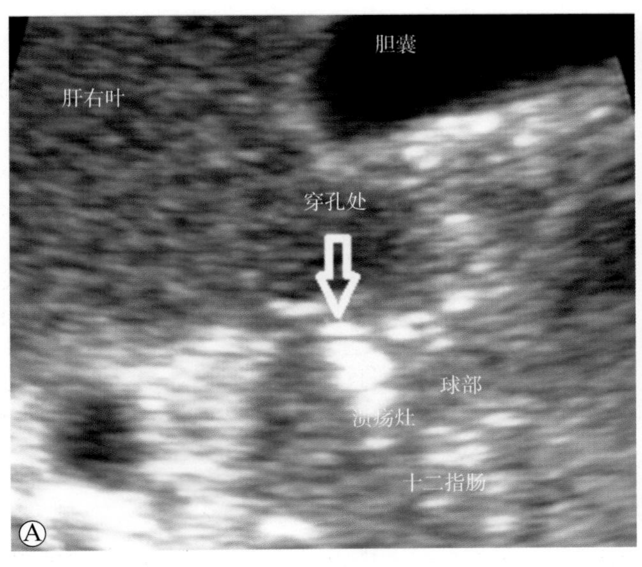

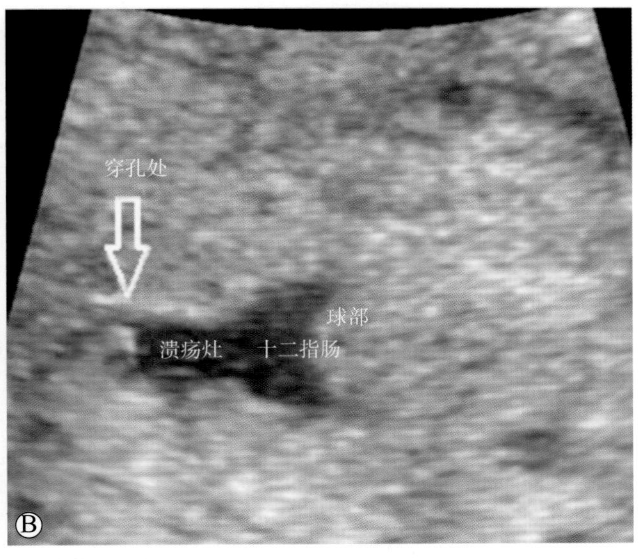

图24-5-23　十二指肠球部前壁溃疡穿孔

A.穿孔处呈强回声带和腹腔沟通；B.穿孔处呈低回声液性带和腹腔沟通

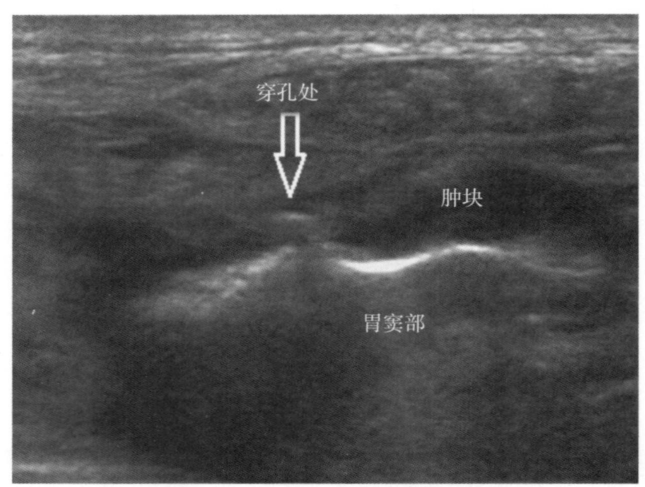

图24-5-24 胃窦部癌伴穿孔（前壁）

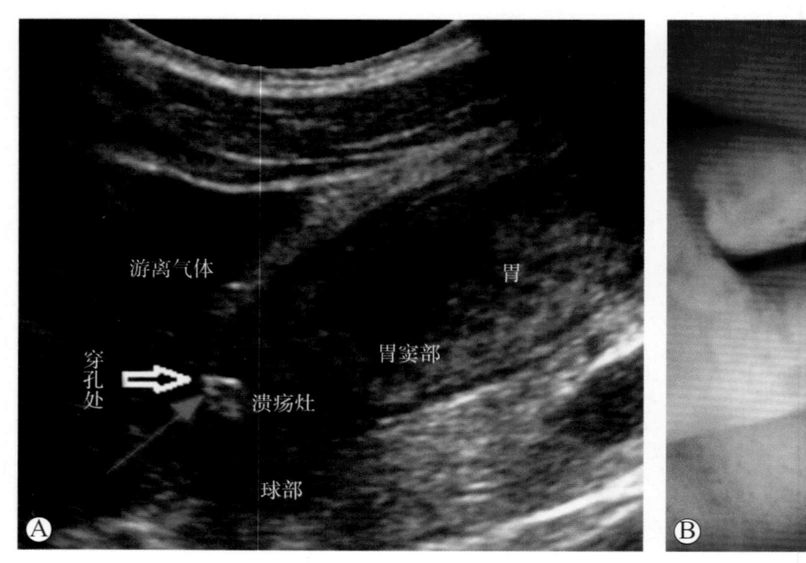

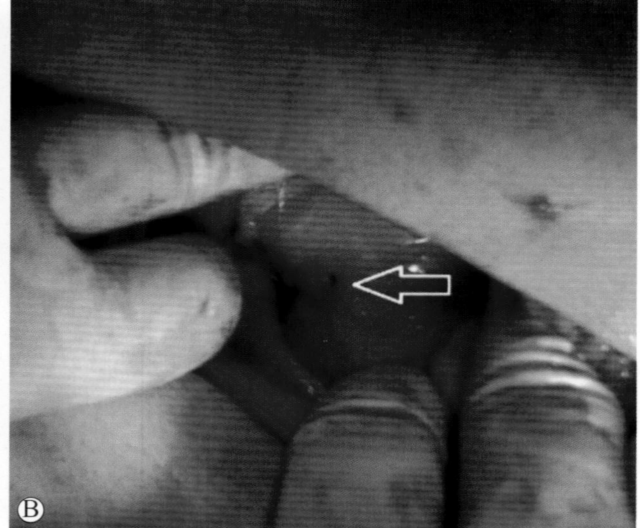

图24-5-25 十二指肠球部前壁溃疡穿孔

A. 二维超声图；B. 术中图

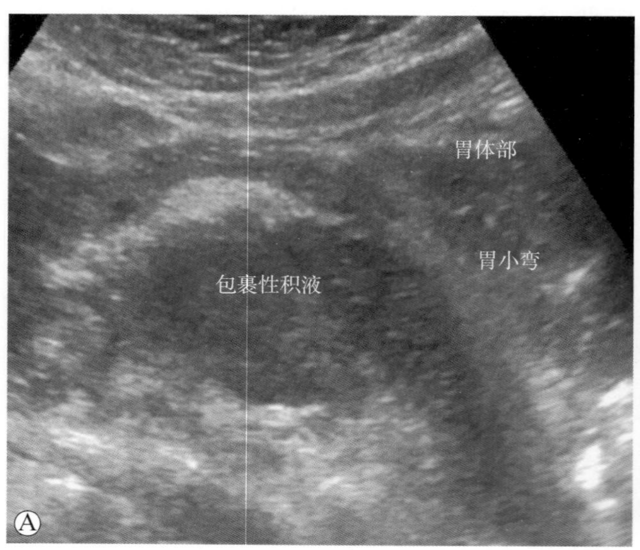

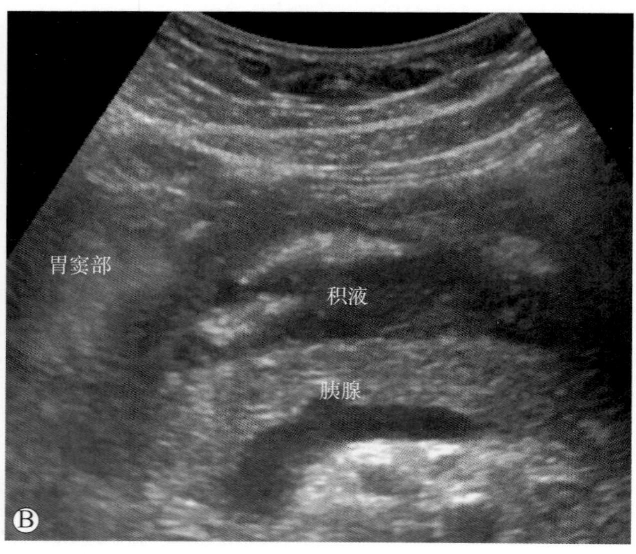

图24-5-26 小网膜包裹性积液（胃窦后壁溃疡穿孔）

A. 胃小弯后方积液；B. 胃窦与胰腺间隙积液

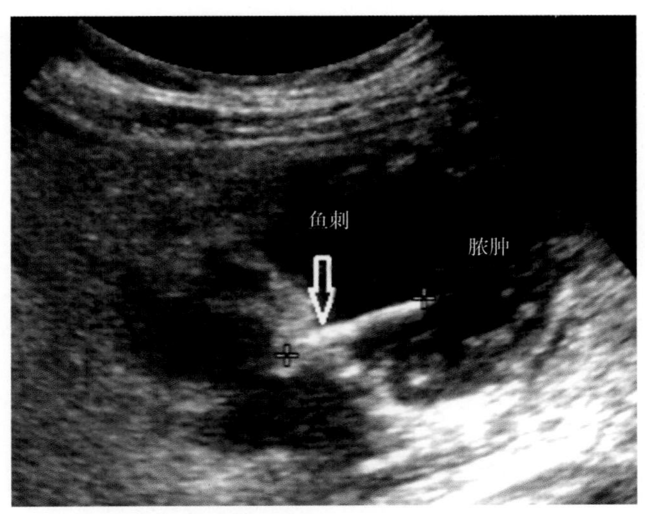

图24-5-27 胃周围脓肿（鱼刺穿透胃后壁所致）

（二）肠破裂（或穿孔）

各种外力作用所致的肠穿孔称为肠破裂，分小肠破裂和结肠破裂。

1.病因和病理 肠破裂（或穿孔）临床上以腹部创伤引起多见，开放性创伤引起较闭合性创伤多见；而肠道本身疾病引起相对较少见，主要是肠道肿瘤、某些肠道特异性疾病如肠伤寒、肠结核、炎症性肠病等所引起。肠破裂（或穿孔）中小肠破裂（或穿孔）发生率较大肠明显高，在开放伤和闭合伤中均可发生，可发生于任何部位。而大肠破裂（或穿孔）大多由开放伤引起，闭合伤极少；以横结肠和乙状结肠多见，大多伴有其他脏器损伤。肠道肿瘤和炎症引起大肠破裂（或穿孔）较小肠多见。

破裂使小肠或大肠腔与腹膜腔相沟通，导致肠液、肠内容物或粪便等流入腹腔内而引起急性化学性、细菌性腹膜炎；同时可伴有大量气体进入腹腔形成气腹，引起严重的感染性腹膜炎。

2.临床表现 主要表现为腹痛、腹肌紧张、压痛和反跳痛等腹膜炎体征，常伴腹胀，肠鸣音消失。

3.声像图表现

（1）腹腔内游离积液：少量积液时常在肠管与肠系膜间隙、盆腔等部位显示局限性的液性无回声区。积液较多时可在大腹腔内显示较多游离的液性区，透声性差，内见点、带状回声分布（图24-5-28）。小肠破裂腹腔积液比大肠破裂明显要多。在超声引导下行腹腔穿刺常可抽出血性或浑浊的液体。

（2）腹腔内游离气体：平卧位时，在肝左叶前方、前腹壁腹膜下方（用高频率探头扫查明显）可见随体位改变而移动的游离气体强回声带，其后方常伴有多重反射；部分于破裂处周围肠间隙显示游离气体强回声带（图24-5-29）。结肠破裂的腹腔内游离气体较小肠破裂明显。

（3）肠管表现（图24-5-30～图24-5-34）：①大部分闭合性创伤引起的肠破裂可见受损部位肠管壁不同程度增厚水肿，回声较低，肠腔可轻度扩张，肠蠕动消失；肠间隙可形成不规则包块。用探头局部加压有明显压痛。②肠道肿瘤引起的肠破裂者可显示肠道不规则增厚伴肿物，肿物周围及腹腔有游离液体积聚。③部分能显示破裂处肠壁连续性中断，呈条状强弱不等回声带与腹腔沟通。④部分因吞食锐利异物（如枣核、动物骨骼、金属利器等）进入肠腔内刺穿肠壁引起的肠穿孔，以小肠多见，可在病变肠管部位发现异物在肠腔呈条状强回声并穿透肠壁的声像图表现。

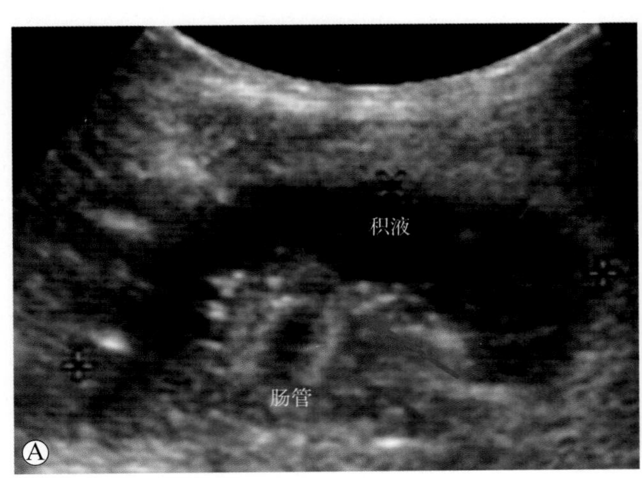

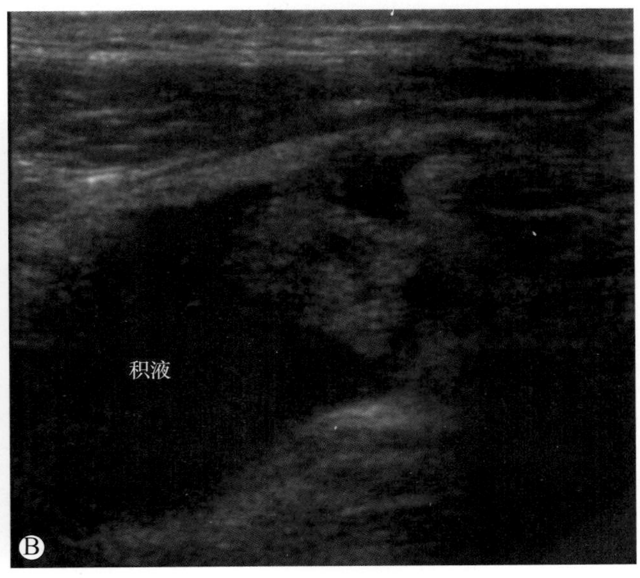

图24-5-28 腹腔游离积液
A.肠管周围积液；B.下腹腔积液

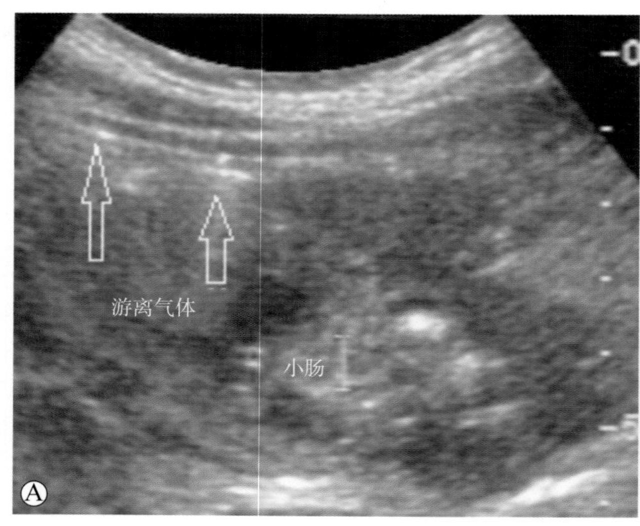

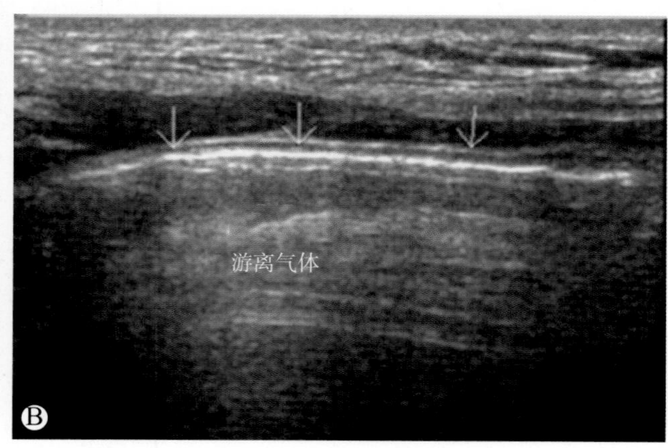

图24-5-29 腹腔游离气体

A.肠管周围游离气体；B.腹腔游离气体

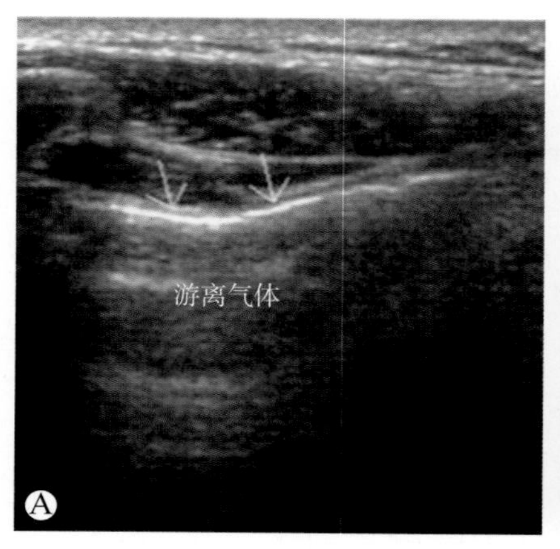

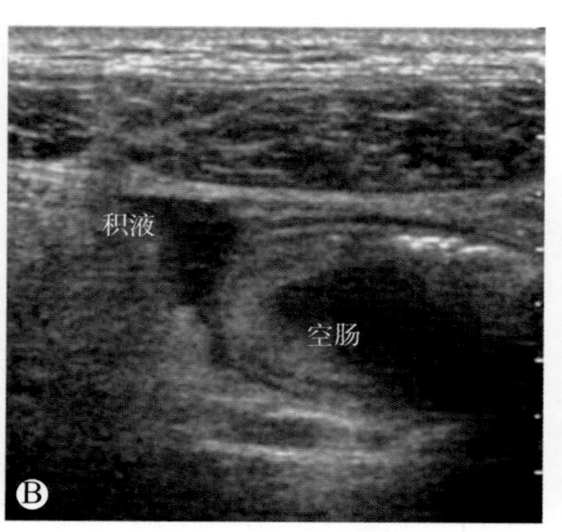

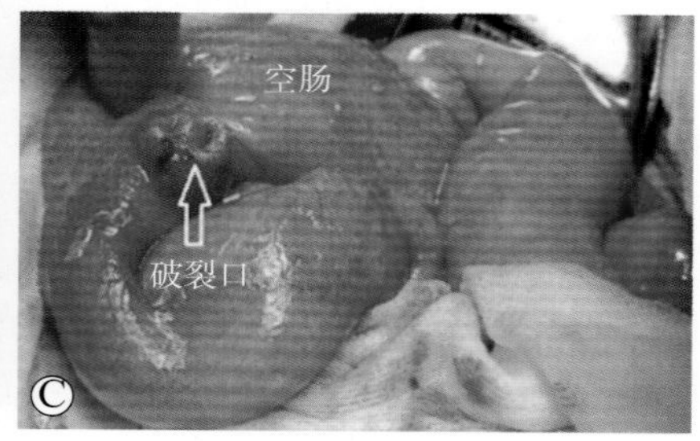

图24-5-30 空肠破裂（外伤性）

A、B.二维超声图；C.术中图

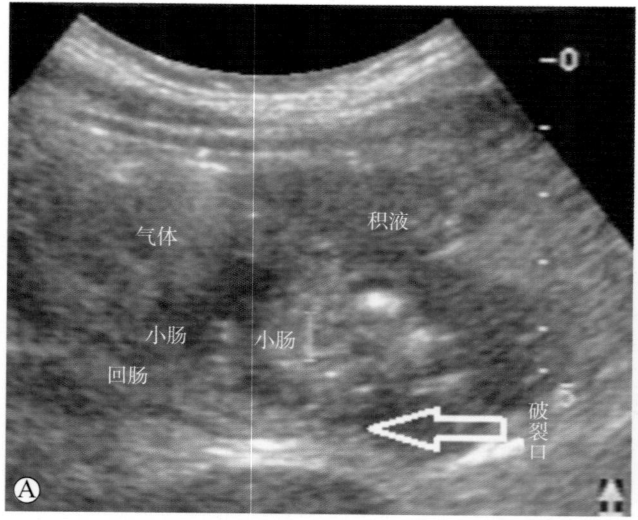

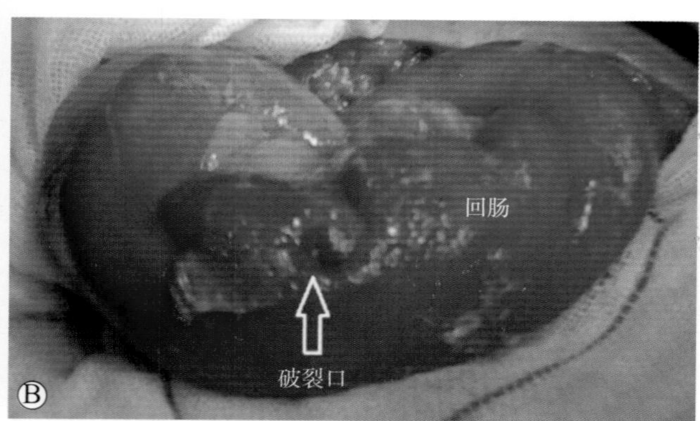

图24-5-31 回肠破裂（外伤性）

A.二维超声图；B.术中图

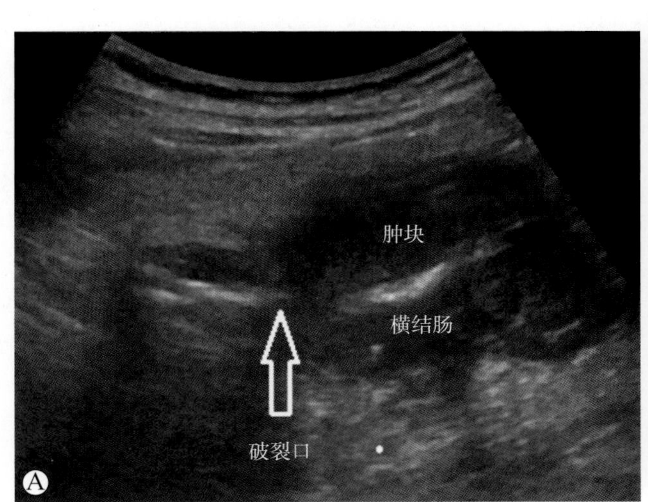

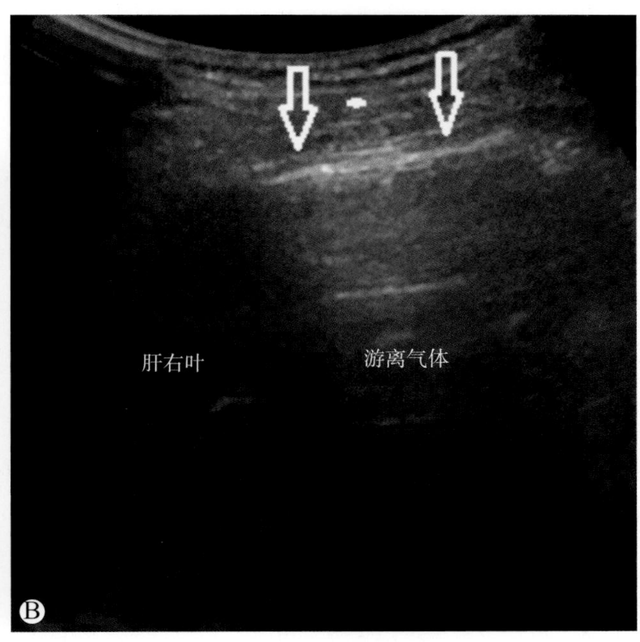

图24-5-32　横结肠癌伴破裂

A. 横结肠肿块及破裂口；B. 右侧膈下大量游离气体

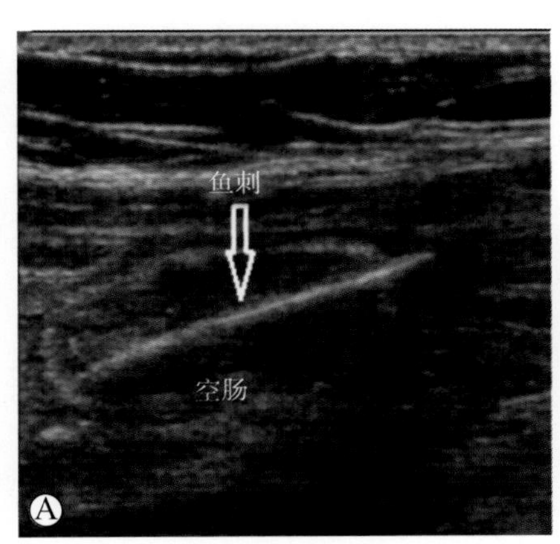

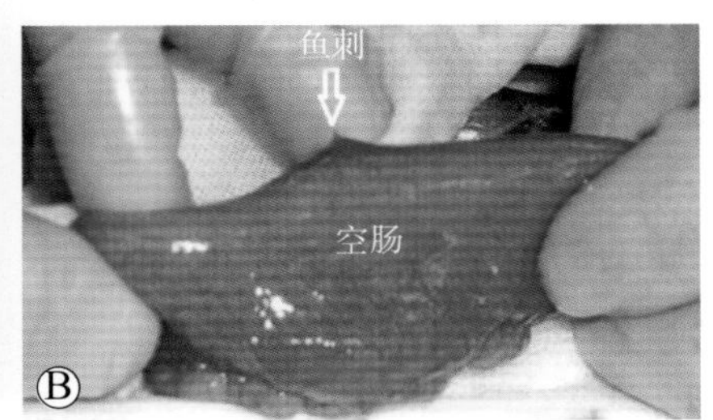

鱼刺

C

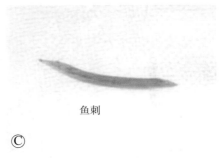

图24-5-33　空肠穿孔（鱼刺所致）

A. 二维超声图；B. 术中图；C. 术后标本图

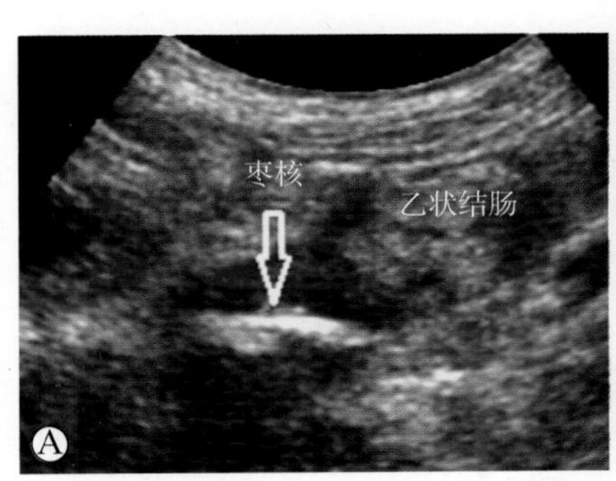

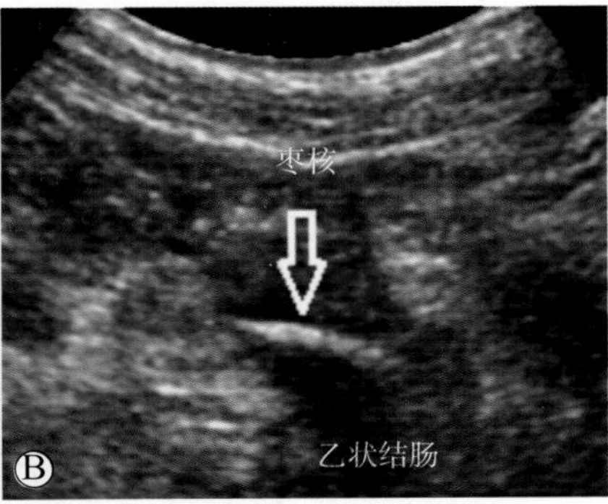

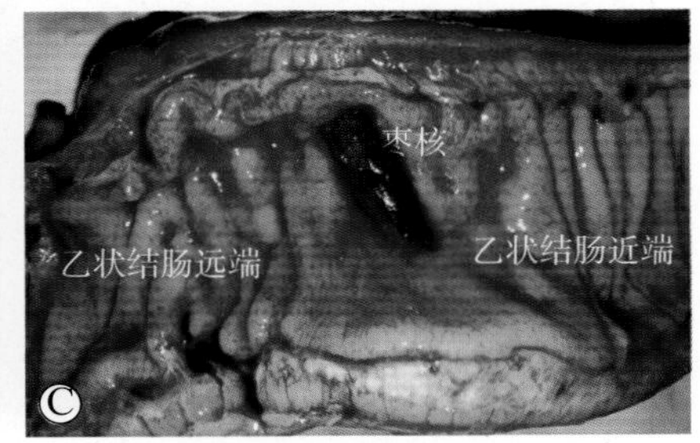

图24-5-34　乙状结肠穿孔（枣核所致）

A、B. 二维超声图；C. 术后标本图

（4）其他伴随征象：①肠蠕动减弱或消失；②不全性肠梗阻征象，肠腔不同程度扩张，内径≤30mm，肠腔内积液积气等。

三、消化道梗阻

（一）幽门梗阻

幽门是消化道最狭窄的部位，正常直径约15mm，因此容易发生梗阻。幽门梗阻是指各种原因引起的胃内容物通过胃幽门障碍，胃内容物部分或全部不能顺利进入小肠，导致胃内容物潴留。

1.病因病理　引起幽门梗阻的原因：一种是由胃自身疾病引起，包括先天性和后天性疾病，前者主要指发生于婴幼儿的先天性肥厚性幽门狭窄，较少见；后者主要是指胃窦部或十二指肠球部的急性炎症、溃疡和肿瘤，占据大多数。其中，最常见的病因是胃癌，其次是十二指肠溃疡。另一种是由胃周围脏器病变引起，主要是肝癌、胆囊癌或胰腺癌浸润胃幽门管所致，较少见。幽门梗阻导致食物和胃液不能进入小肠内，胃内容物滞留，胃腔扩张，胃酸分泌减弱；可伴营养不良和水电解质紊乱。

2.临床表现　主要症状是呕吐；其他症状有上腹痛、脱水、水电解质紊乱。局部体征可见胃蠕动波，可听到振水声。

3.声像图表现

（1）空腹时胃腔不同程度扩张，严重者可达盆腔内；胃腔内见大量液性内容物潴留，其间有残留宿食形成的杂乱强回声漂浮（图24-5-35）。

（2）胃幽门管壁不同程度增厚或肿物形成，管腔常不同程度狭窄变形，幽门孔不显示或开放明显延迟；胃内容物通过幽门管时受阻或缓慢，十二指肠球部不充盈或充盈明显延迟。不同原因引起的幽门梗阻有相应的声像图表现（图24-5-36）。

（3）胃壁蠕动增强，并可见胃内容物逆向流动。少部分患者胃体底部胃壁变薄，厚度≤3mm，胃壁蠕动减弱或消失。

（二）肠梗阻

凡是肠道通过性发生障碍或肠道运动功能丧失，致使肠内容物无法顺利通过和运行者统称肠梗阻。它是外科常见的急腹症之一，发病仅次于急性阑尾炎、胆道疾病，在急腹症中列第三位。

1.病因病理　引起肠梗阻的原因很多，最常见的原因有腹腔内粘连、肠道肿瘤、肠扭转、腹腔内或肠道炎症。按其病因分为机械性肠梗阻、动力性肠梗阻、血运

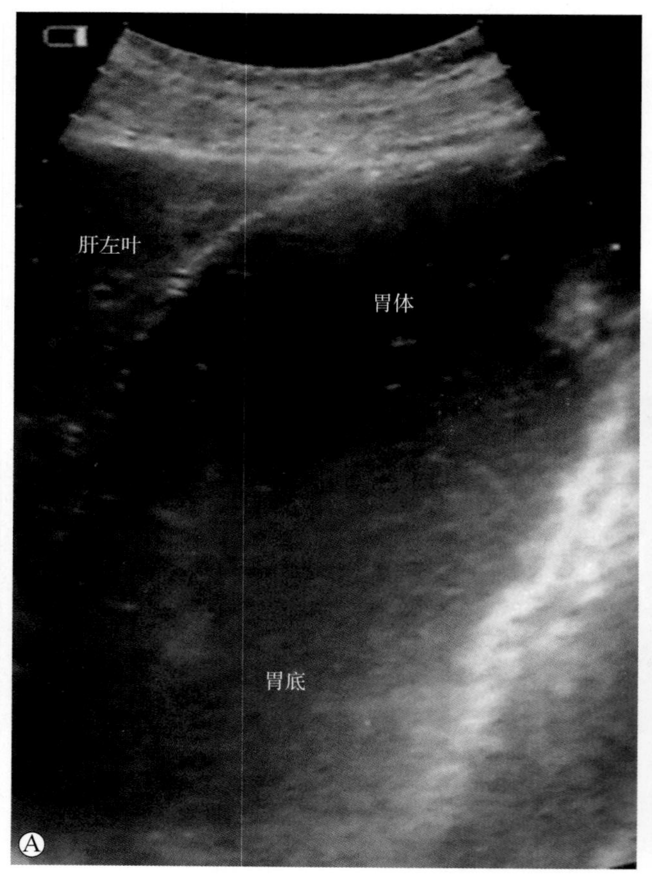

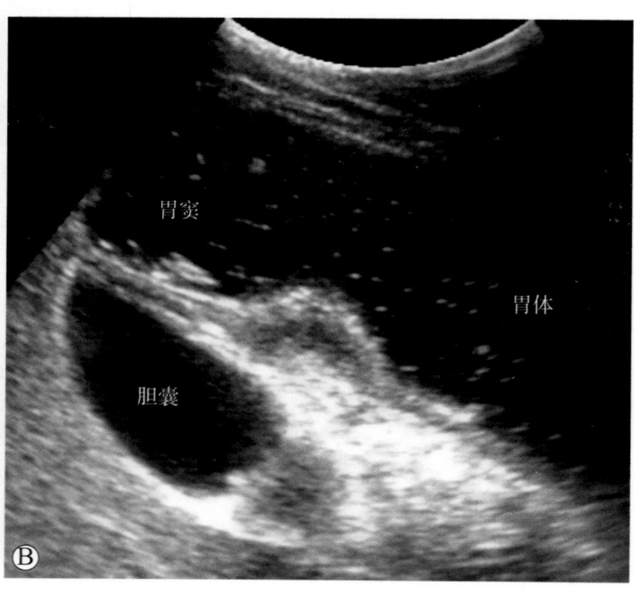

图24-5-35　胃腔扩张、胃潴留

A.胃底胃体腔扩张；B.胃体、胃窦腔扩张

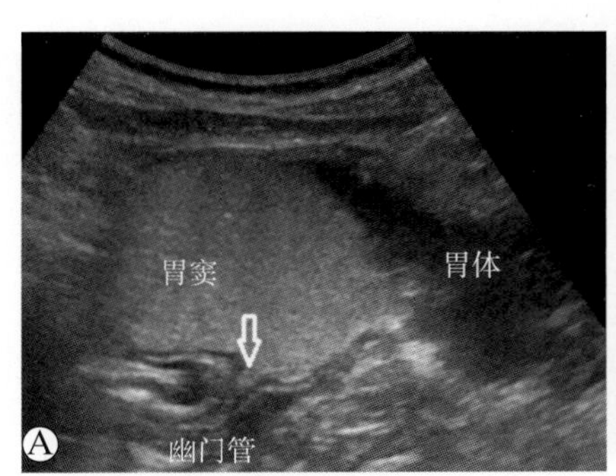

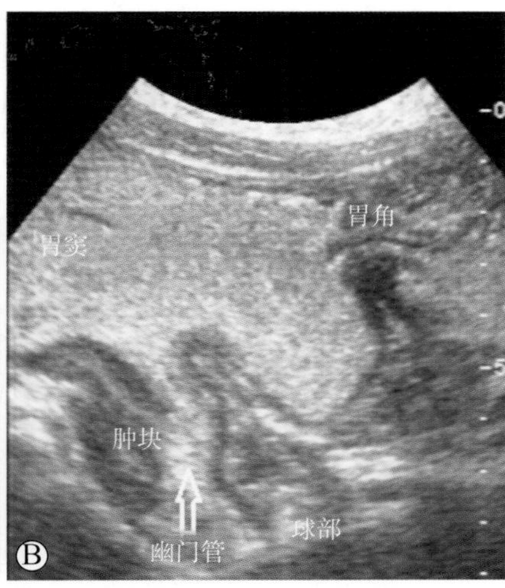

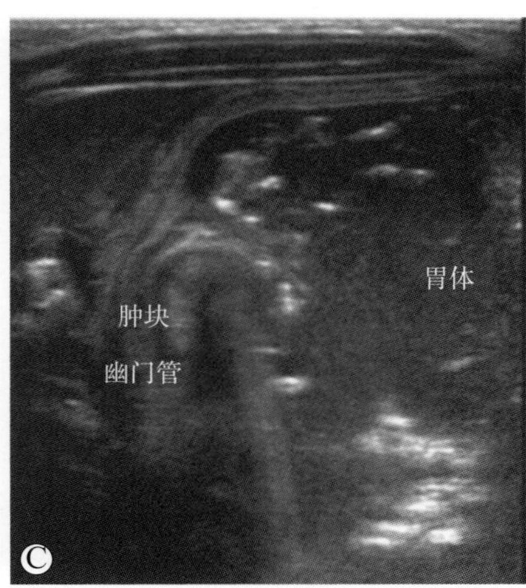

图24-5-36　幽门梗阻常见病因

A.幽门管溃疡；B.幽门管癌；C.先天性肥厚性幽门狭窄

性肠梗阻。根据是否同时合并肠管血液循环障碍分为单纯性肠梗阻和绞窄性肠梗阻；根据梗阻的部位可分为高位小肠梗阻、低位小肠梗阻和结肠梗阻；根据梗阻的程度分为完全性肠梗阻和不完全性肠梗阻；根据发病的缓急分为急性肠梗阻和慢性肠梗阻。

急性肠梗阻主要表现为梗阻近端肠管扩张，肠腔内液体及气体潴留；早期肠壁充血水肿、渗出，晚期肠壁缺血、坏死、穿孔。肠道运动功能发生显著变化：早期梗阻近端肠管蠕动暂时增强，而梗阻远端肠道收缩活动受抑制；晚期则肠蠕动减弱或消失。同时，伴水电解质代谢紊乱，严重者可出现休克，甚至危及生命。

慢性不完全性肠梗阻引起的局部变化主要是梗阻近端肠壁肥厚和肠腔膨胀，远端肠管萎缩变细，全身变化主要是营养不良。

2.临床表现　“腹痛、腹胀、呕吐、肛门停止排气排便”是肠梗阻的四大症状。体征有腹部膨隆、腹部肠型及蠕动波，有时可扪及肿块。机械性肠梗阻初期肠鸣音活跃、频繁，呈金属音调或听到气过水声。

3.声像图特征

（1）机械性肠梗阻

1）肠管扩张，肠腔积气积液：腹腔内见梗阻以上肠管明显扩张膨胀，小肠管内径≥30mm，大肠管内径≥40mm。肠腔内充满水或液性内容物无回声，也可看到“气液平面”（上部为气体强回声，下部为液体无回声）。高位小肠梗阻时肠腔内以积气为主；低位小肠梗阻时肠腔内以积液为主；结肠梗阻时肠腔内以呈斑点或斑片糊状液性肠内容物回声为主（图24-5-37）。

2）肠壁黏膜皱襞改变：扩张的肠管壁稍增厚，回声减低；黏膜皱襞清晰可见，小肠黏膜皱襞呈“琴键征”或“鱼刺征”；大肠黏膜皱襞呈“竹笋节征”或“阶梯征”（图24-5-38）。沿扩张的肠管追踪扫查部分可显示梗阻部位肠腔变窄或肿物形成、肠内容物通过受阻等征象。

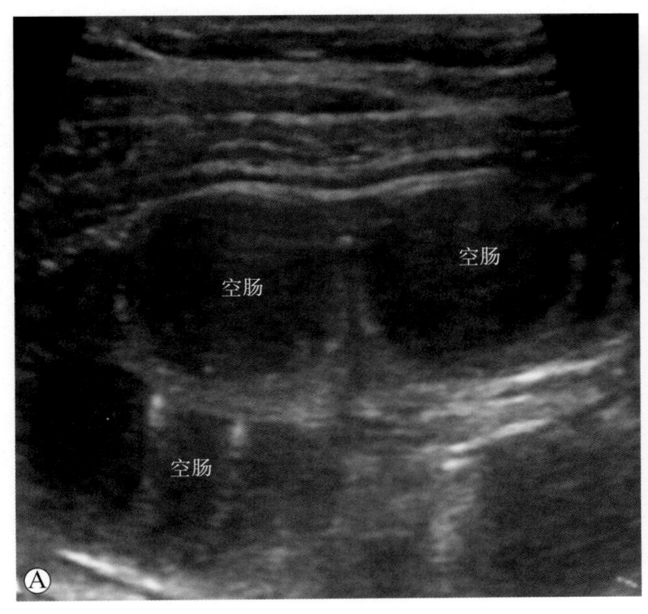

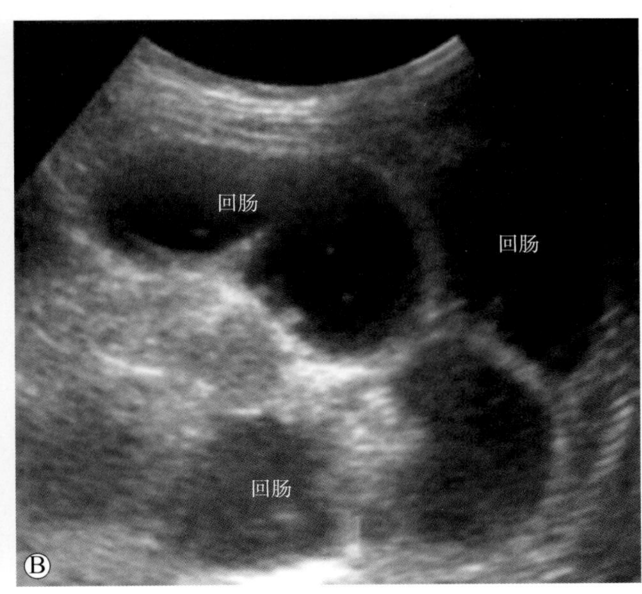

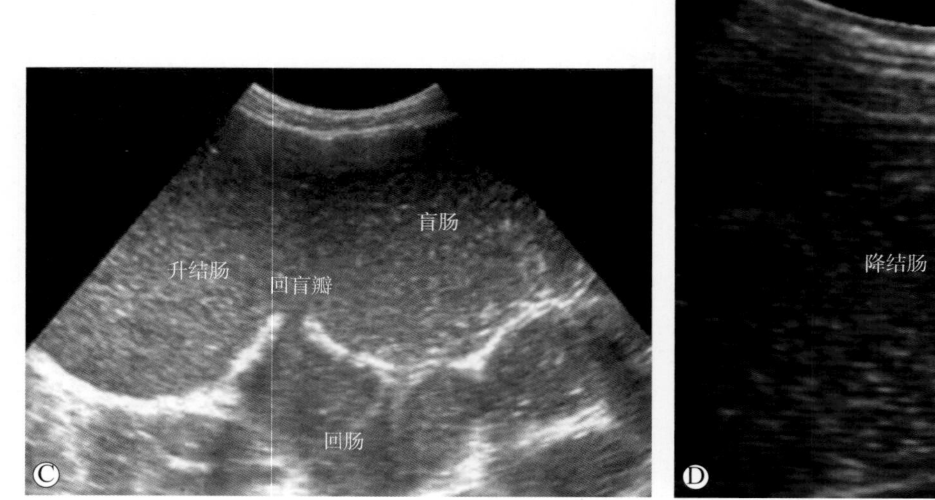

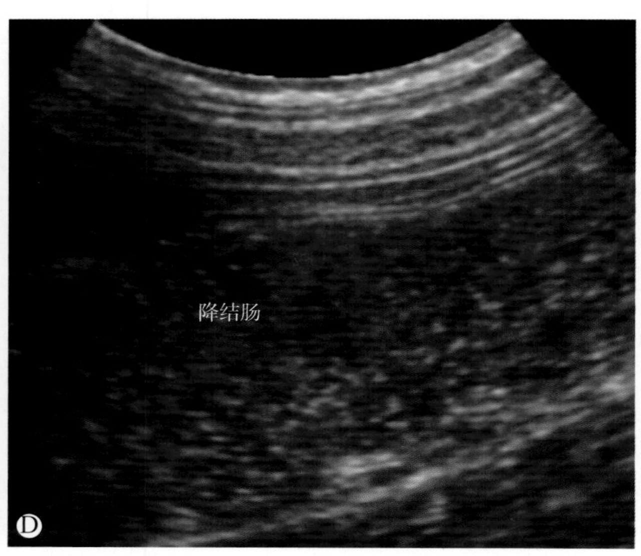

图24-5-37　肠梗阻肠腔扩张表现

A.空肠扩张；B.回肠扩张；C.回盲部肠管扩张；D.降结肠扩张

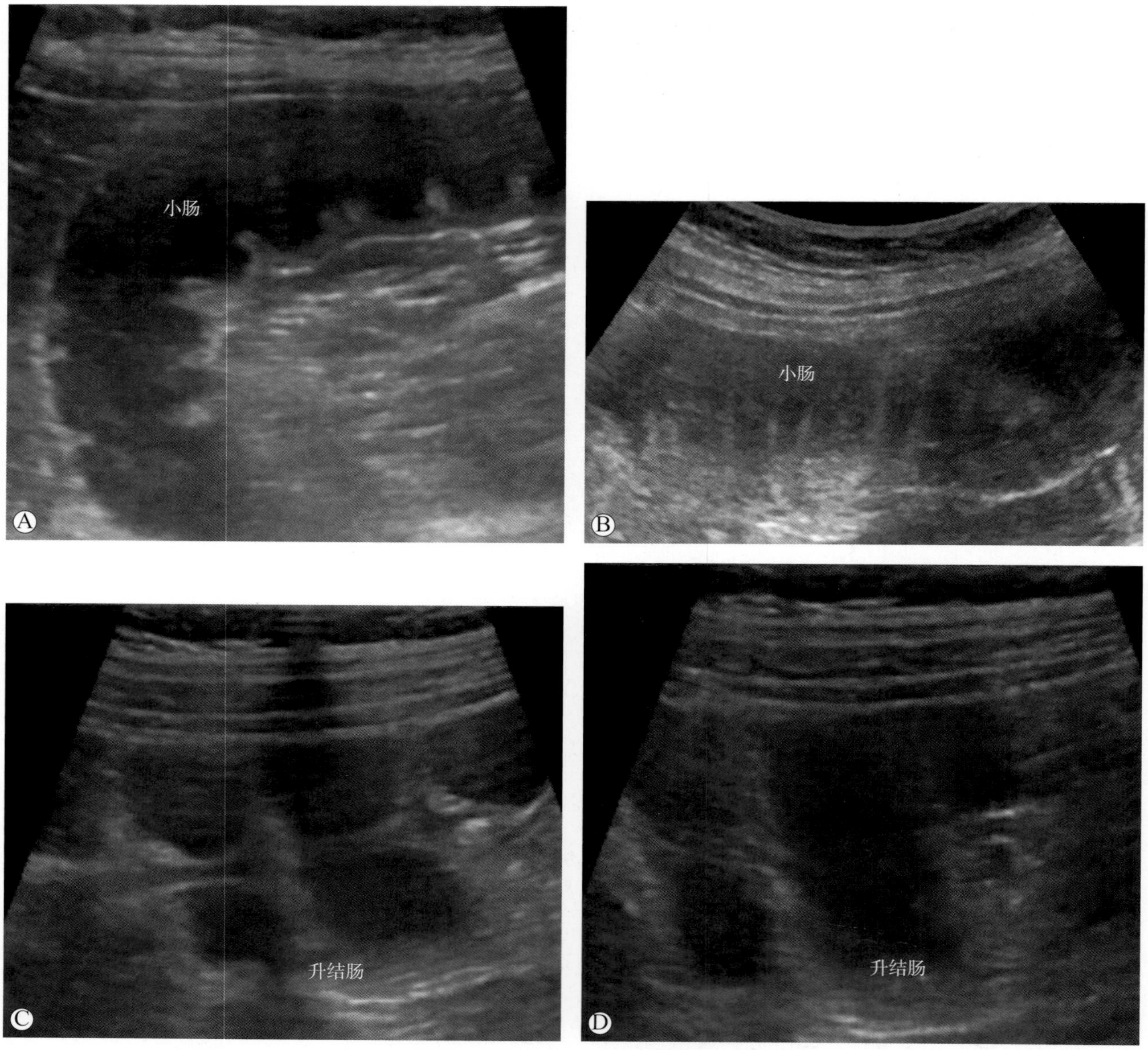

图24-5-38　肠梗阻肠腔黏膜皱襞表现

A.呈“琴键征”；B.呈“鱼刺征”；C.呈“竹笋节征”；D.呈“阶梯征”

3）肠蠕动增强、亢进：扩张的肠管的纵切面显示肠壁蠕动波幅度增大，频率增加，并可见较明显的逆蠕动，尤以梗阻近端肠管改变明显，表现为随着肠蠕动呈现肠腔内液体高速流动、逆向流动及气过水征。

4）腹腔内可见不同程度的游离液体，分布于下腹腔，肠间隙、肝肾或脾肾间隙内。

当发生绞窄性肠梗阻时，除上述声像图表现外还有以下特征：

1）肠蠕动迅速由强变弱，蠕动幅度由大变小或消失。

2）梗阻近端肠壁明显增厚、水肿，回声减低，呈“双层”或“多重”回声（图24-5-39）。

3）短期追踪复查，腹腔内游离液体回声迅速增多，经超声引导下行腹腔穿刺，常可抽出血性或淡血性液体。

（2）麻痹性肠梗阻

1）肠管轻中度扩张，肠腔内以积气及强回声肠内容物为主，而积液较少（图24-5-40）。

2）肠蠕动明显减弱或消失。

3）除了肠管扩张外，找不到肠管的其他异常回声。

4）腹腔内可有少量游离液体。

（3）血运性肠梗阻：肠管常轻度扩张，直径≤30mm，肠壁常大范围弥漫性增厚肿胀，呈“双层”壁或多重回声，厚度≥5mm，肠腔相对变窄（图24-5-41）；肠蠕动明显减弱或消失；腹腔游离液体较多。偶尔可在肠系膜上动静脉或门静脉发现血栓回声。

4.梗阻病因　超声检查一般不易全部明确肠梗阻的病因，但对以下肠道疾病引起的肠梗阻则有特征性声像图表现。

1）肿瘤性肠梗阻：不管是大肠肿瘤还是小肠肿瘤，当其导致梗阻时，声像图显示梗阻部位肠壁不规则低回声增厚或肿物形成，呈“假肾征”改变；肠腔明显变窄，肠内容通过该段肠管有明显受阻征象；其近段肠管则明显扩张，肠内容物潴留，尤其以大肠肿瘤明显（图24-5-42，图24-5-43）。

2）肠套叠：小儿肠套叠时肠梗阻不明显，而成人肠套叠时肠梗阻常明显。声像图显示肠套叠包块横切面呈明显多层“同心圆”回声征象，其近端肠管常不同程度

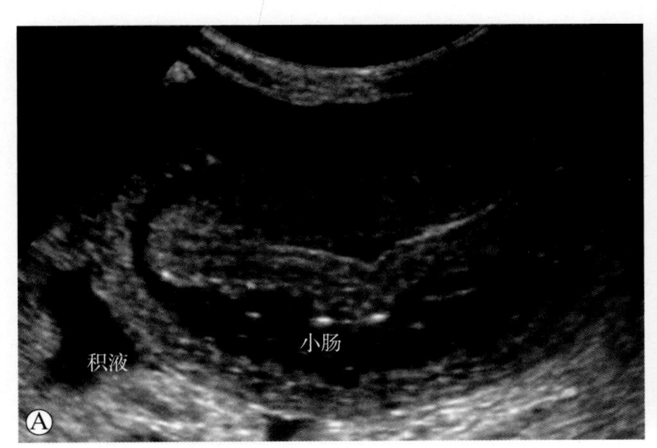

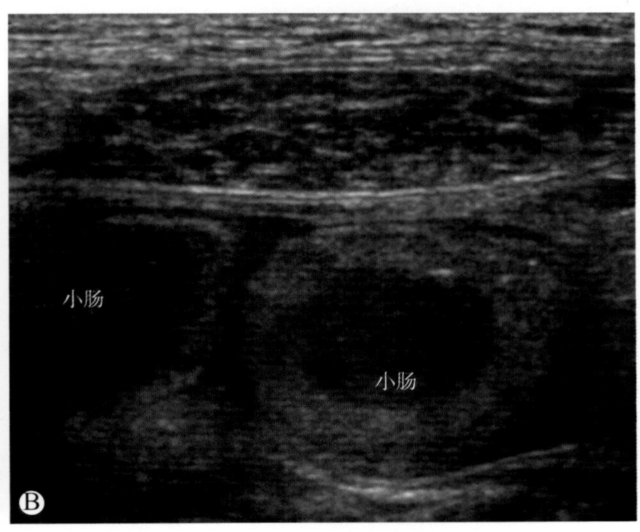

图24-5-39　绞窄性肠梗阻肠管表现

A.纵切面；B.横切面

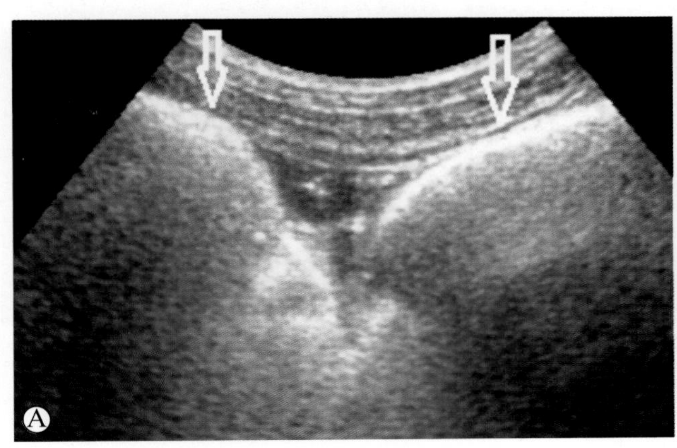

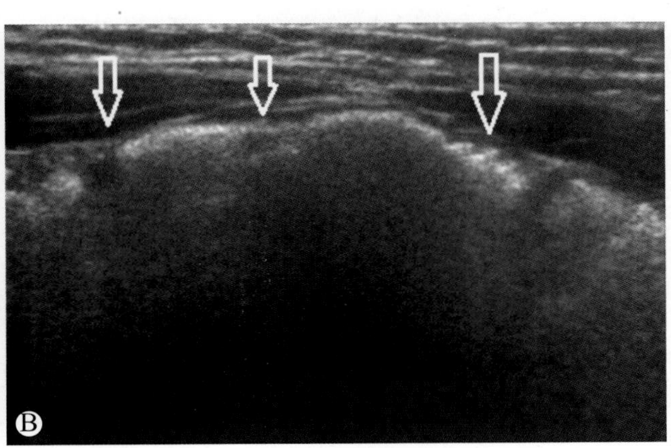

图24-5-40　麻痹性肠梗阻肠腔积气表现

A.低频扫查；B.高频扫查

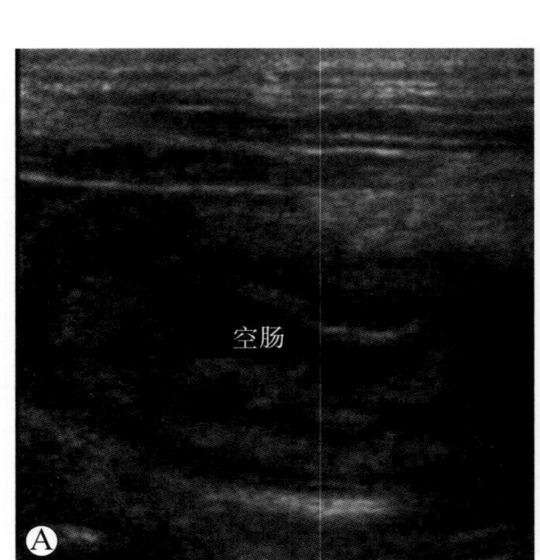

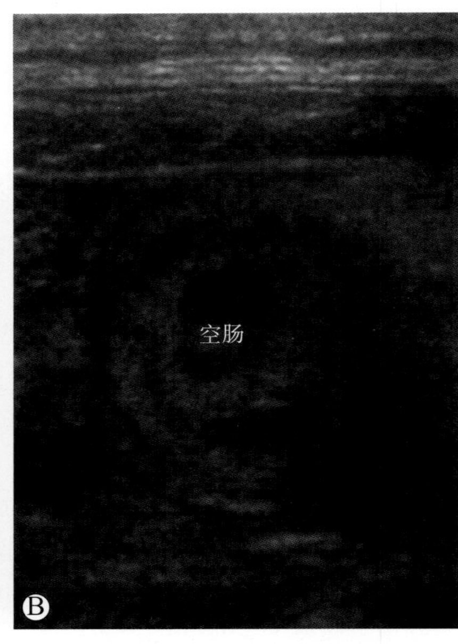

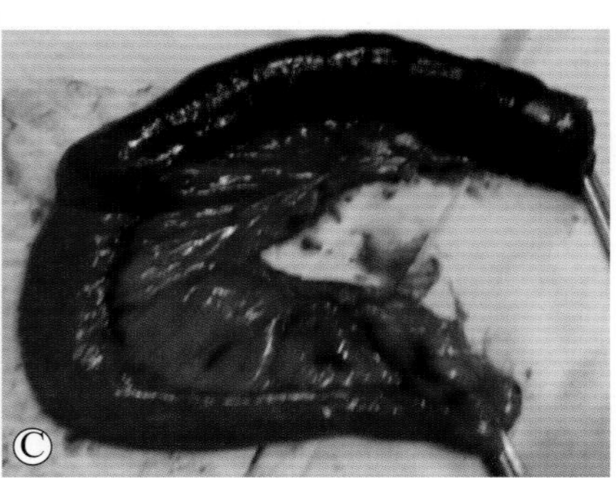

图24-5-41 血运性肠梗阻

A、B.二维超声图。A.纵切面；B.横切面；C.术后标本图

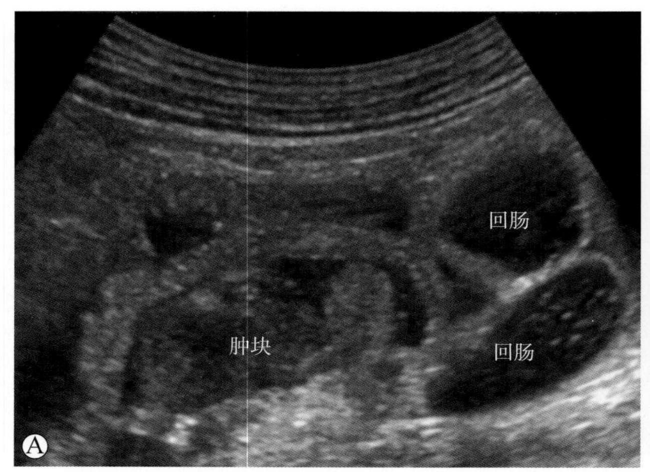

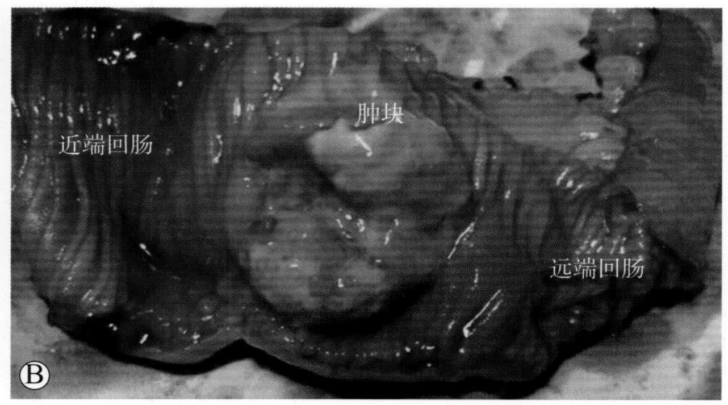

图24-5-42 回肠癌伴不全性小肠梗阻

A.二维超声图；B.术后标本图

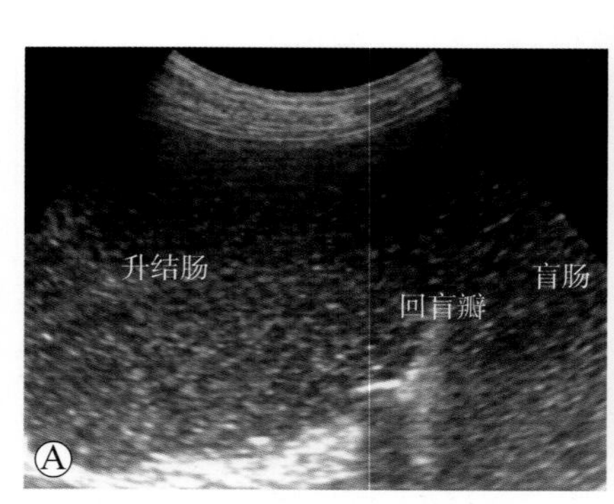

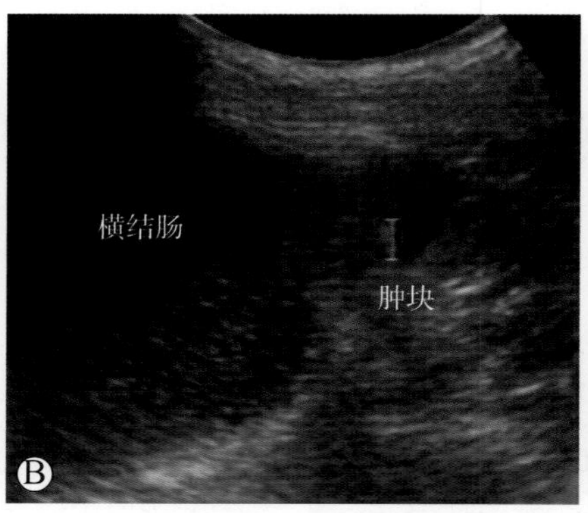

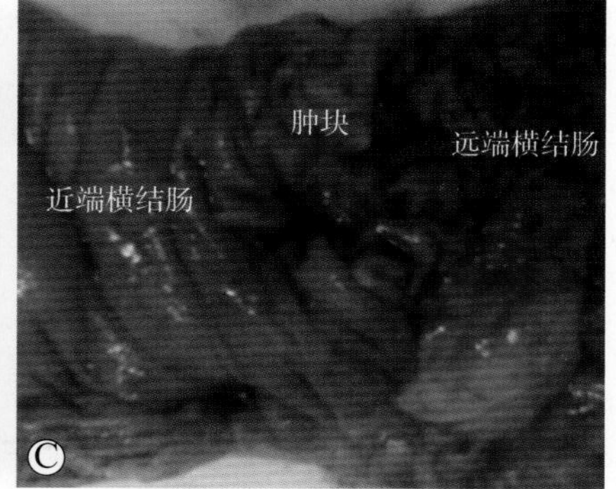

图24-5-43 横结肠癌伴完全性结肠梗阻

A、B.二维超声图；C.术后标本图

扩张（图24-5-44）。相关内容详见“肠套叠”部分。

3）粘连性肠梗阻：是引起肠梗阻最常见的原因，占各种类型肠梗阻的40%。临床上大多数有腹部手术史，呈现上述典型肠梗阻声像图表现，部分可见梗阻部位扩张的肠管突然变窄消失，与周围肠系膜或腹壁相互粘连，活动受限，其远端肠管不扩张（图24-5-45，图24-5-46）。

4）堵塞性肠梗阻（肠堵塞）：是一种单纯性机械性肠梗阻，是肠腔被某些肠内容堵塞所引起。主要有以下原因。①粪石或胆石堵塞：是指肠腔内形成的较大粪石或胆道系统结石排入小肠后堵塞肠腔引起肠梗阻，一般好发于回肠。声像图显示沿扩张肠管追踪扫查可见梗阻部位肠腔内显示弧形强回声团块，后伴较宽声影，直径一般≥30mm，不移动，其远端肠不扩张（图24-5-47）。②肠道蛔虫堵塞：由于蛔虫扭结成团堵塞肠腔，本病以儿童居多，常有蛔虫病史。声像图上显示小肠腔呈轻度扩张，在下腹腔肠腔显示多条呈两端弯曲似“～”条索状强回声带，其中间为液性区，并可见有明显蠕动征象（图24-5-48）。现已较少发现此类病例。③粪块堵塞：

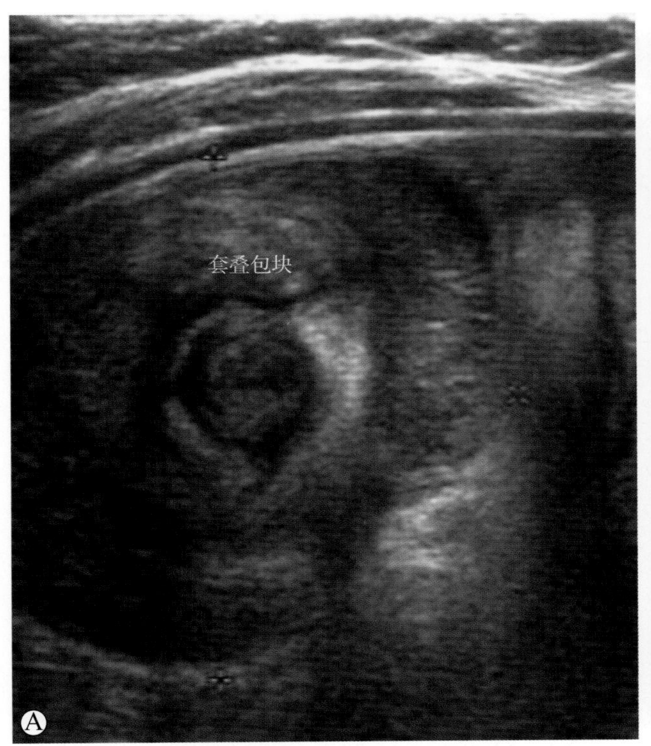

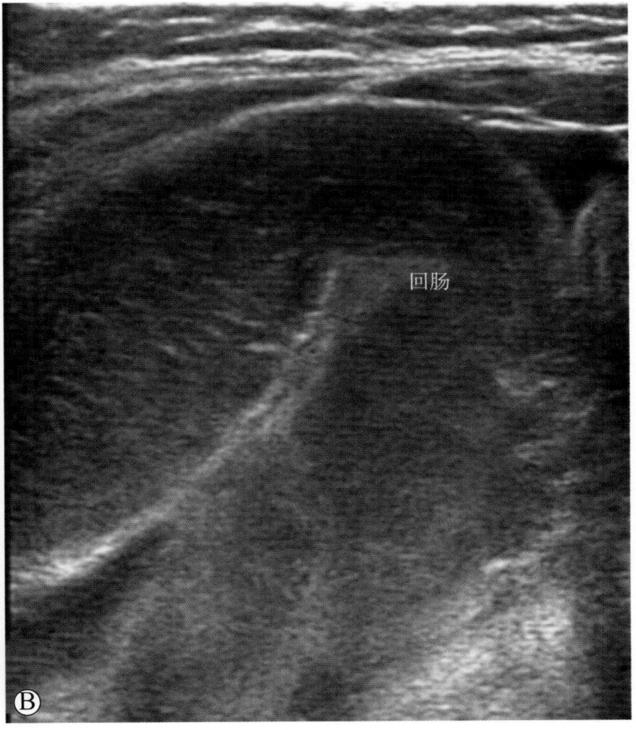

图24-5-44　原发性肠套叠伴小肠梗阻

A.肠套叠包块；B.扩张小肠

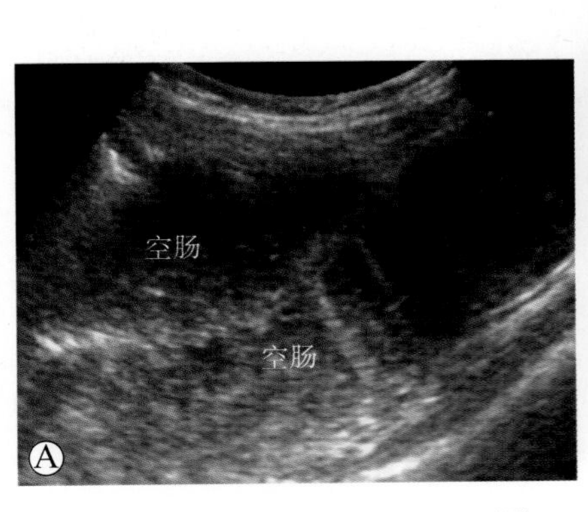

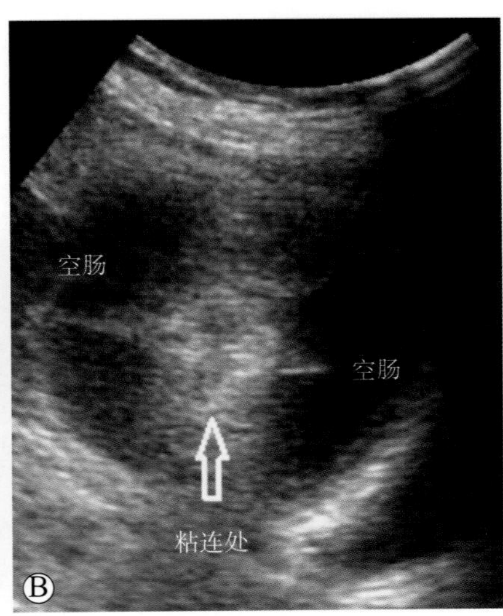

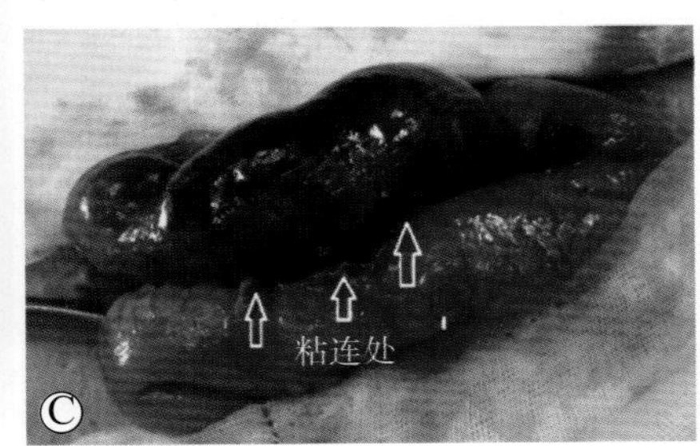

图24-5-45　小肠粘连性梗阻（肠管肠系膜间束带粘连）

A、B.二维超声图；C.术中肠粘连图

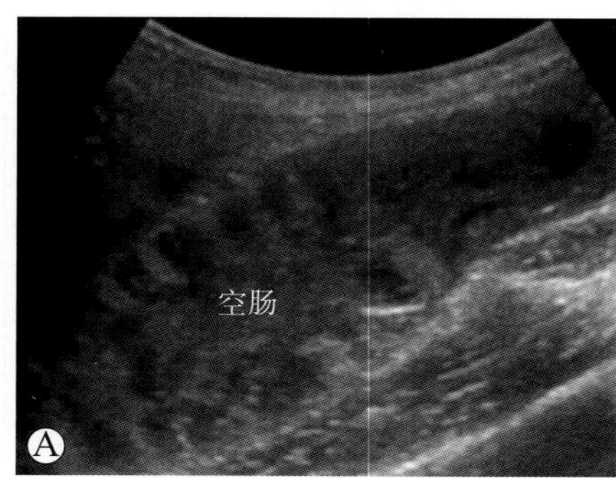

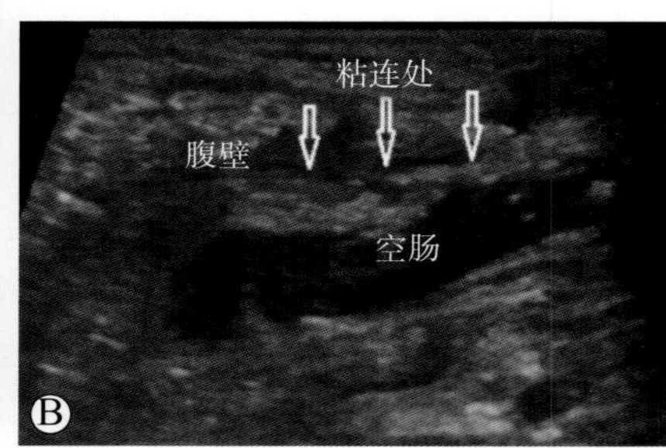

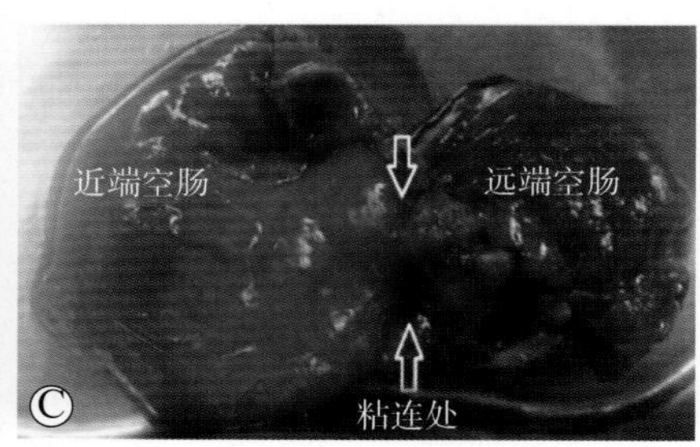

图24-5-46 小肠粘连性梗阻（肠管肠系膜与腹壁粘连）

A、B.二维超声图；C.术后标本图

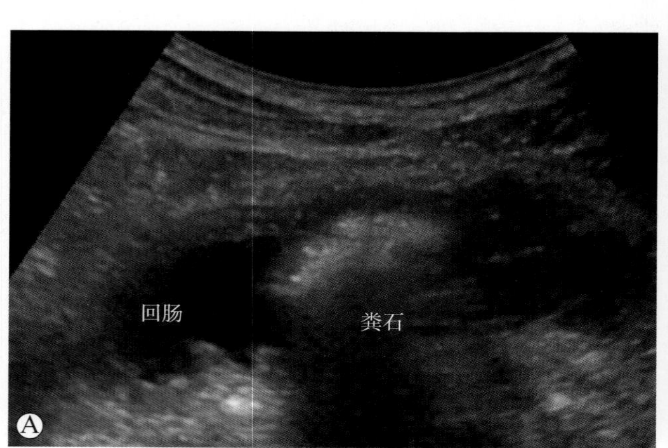

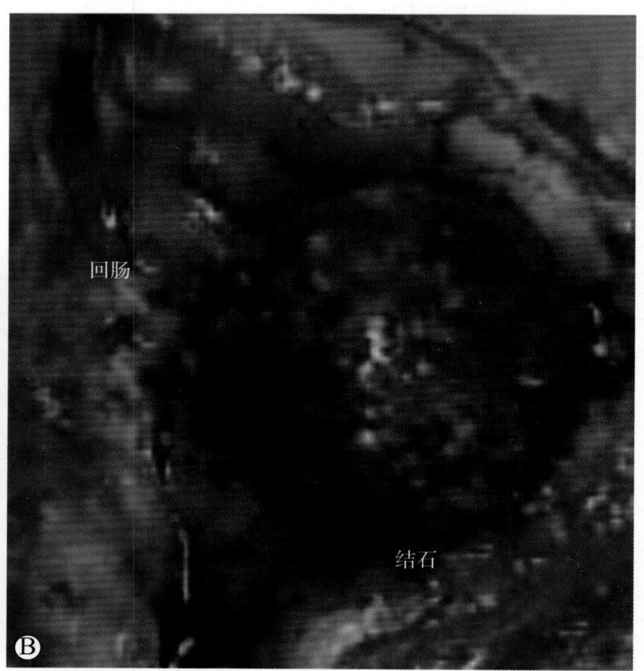

图24-5-47 回肠粪石堵塞性肠梗阻

A.二维超声图；B.术后标本图

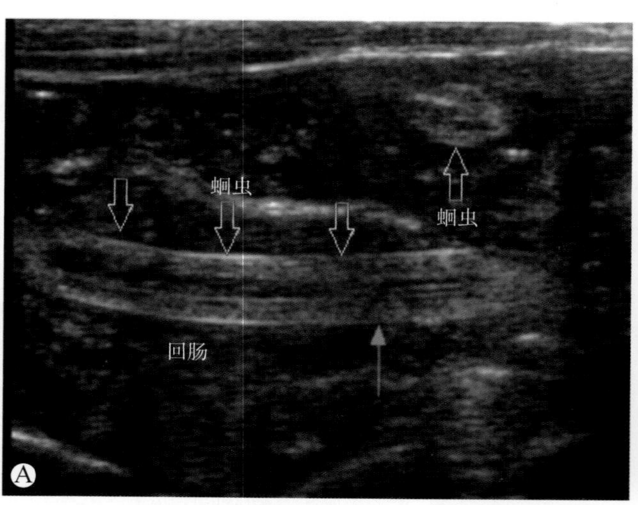

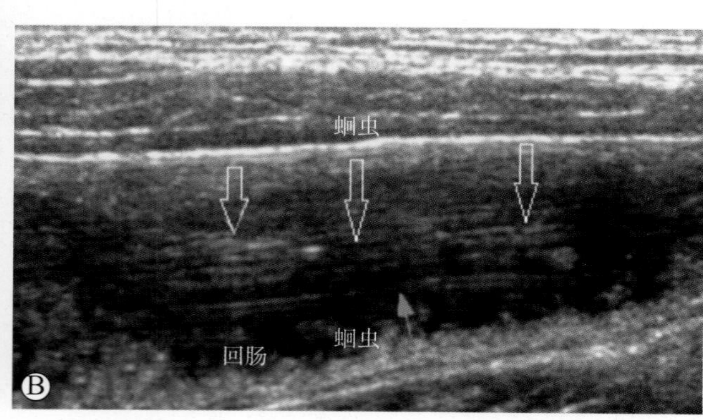

图24-5-48 小肠蛔虫超声表现

多见于老年人有习惯性便秘者，少部分重病或产后身体虚弱者常无力排便，积存的粪便变干成团块状堵塞肠腔造成肠梗阻。声像图显示大肠内有大量呈强回声包块状粪便堆积，以左半结肠（尤以乙状结肠）明显（图24-5-49）。

5）肠扭转：是指一段肠袢沿着其系膜的长轴旋转而造成的肠梗阻，是引起肠梗阻的常见原因之一。肠扭转既是闭袢型梗阻又是绞窄性梗阻，有3个好发部位，即小肠、乙状结肠和盲肠。临床表现：发病急骤，腹痛剧烈，腹胀明显。病程进展迅速，早期即可出现休克。主要声像图表现：腹腔内显示一段肠管明显扩张，肠壁增厚水肿，肠腔内积气明显；在其交会处肠管突然变细，肠襻弯曲、扭转，呈漩涡状改变，内可见曲张肠系膜血管分布（图24-5-50）。对疑为肠扭转者可行生理盐水灌肠充盈检查确定扭转部位和扭转程度。粘连性小肠梗阻合并肠扭转超声表现：一段小肠局限性扩张，范围≤50cm，肠腔内充满液体或液性肠内容物，两端紧贴在一起，与肠系膜粘连呈现不规则漩涡状包块回声，类似X线所见“咖啡豆征”。分急性粘连性梗阻和慢性粘连性梗阻（图24-5-51，图24-5-52）。

6）腹外疝嵌顿、腹内疝所致肠梗阻：腹外疝主要是腹股沟疝、股疝、腹壁疝、闭孔疝、膈疝等，当其疝入的部分肠管嵌顿不能回纳腹腔内时，可导致肠梗阻发生。其声像图表现：除腹腔内显示肠管不同程度扩张外，在相应部位如腹股沟、阴囊、腹壁、胸腔内（膈疝时）等到处发现内含肠管内容物的包块（图24-5-53）。腹内疝是指肠管或腹腔内容物从其原来位置穿过腹腔内正常或异常的孔道进入另一腹膜囊内所形成的疝。因疝入部分肠管闭锁，可导致近端肠管扩张、梗阻，主要有十二指肠旁疝、盲肠旁疝、闭孔内疝、Winslow孔疝等，临床上较少见。其声像图表现：腹腔内某一段肠管局限性扩张，聚集成团，集中在腹腔某一部位而不易分离（图24-5-54）。

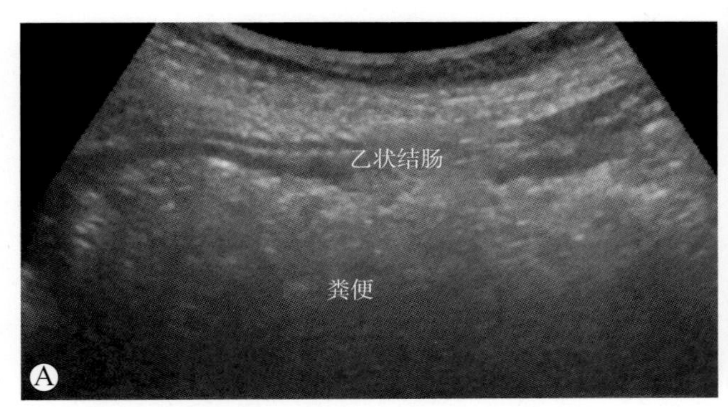

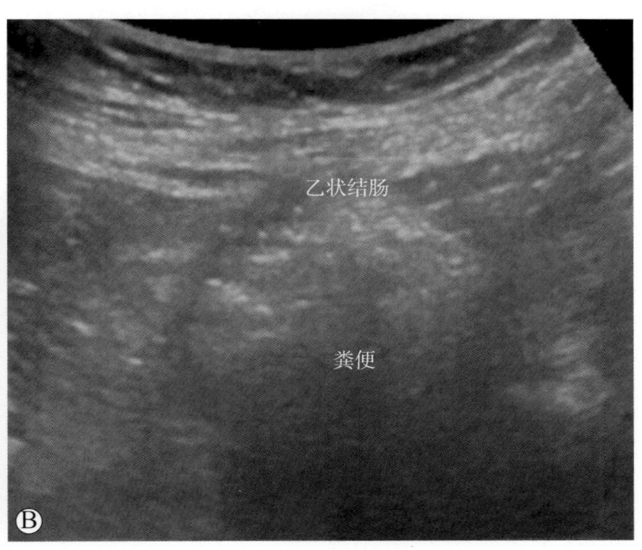

图24-5-49　左半结肠粪便堵塞超声表现

A.纵切面；B横切面

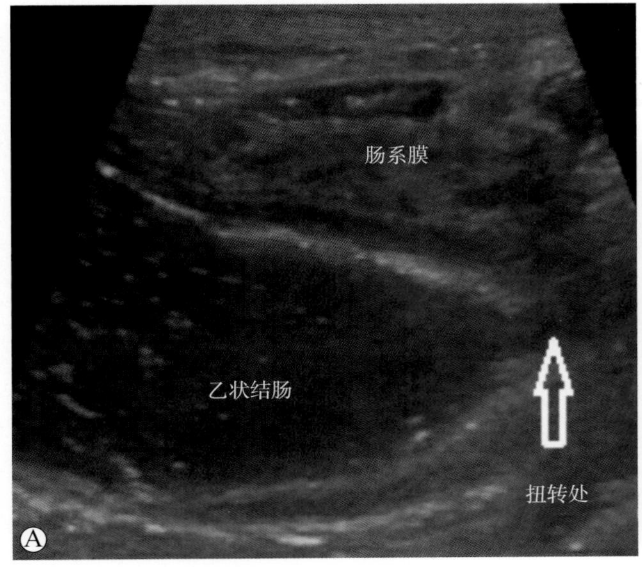

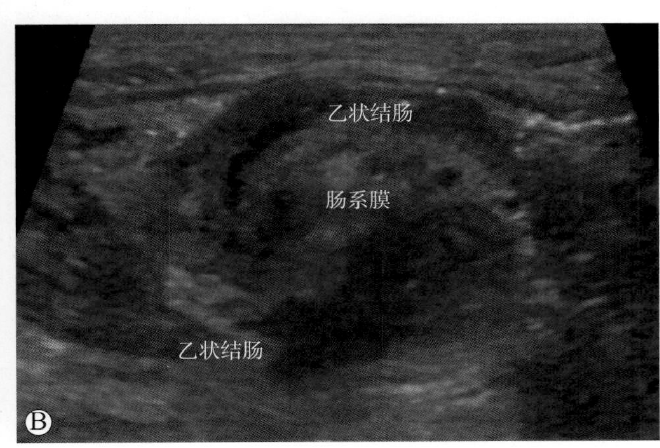

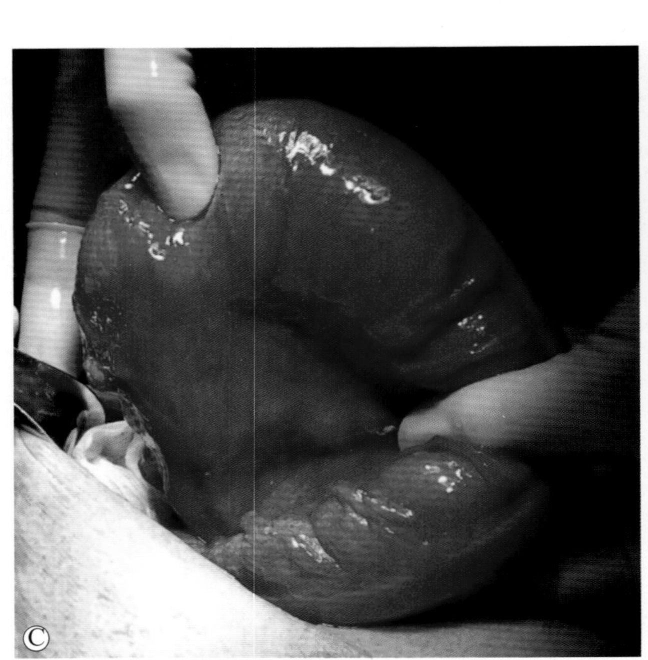

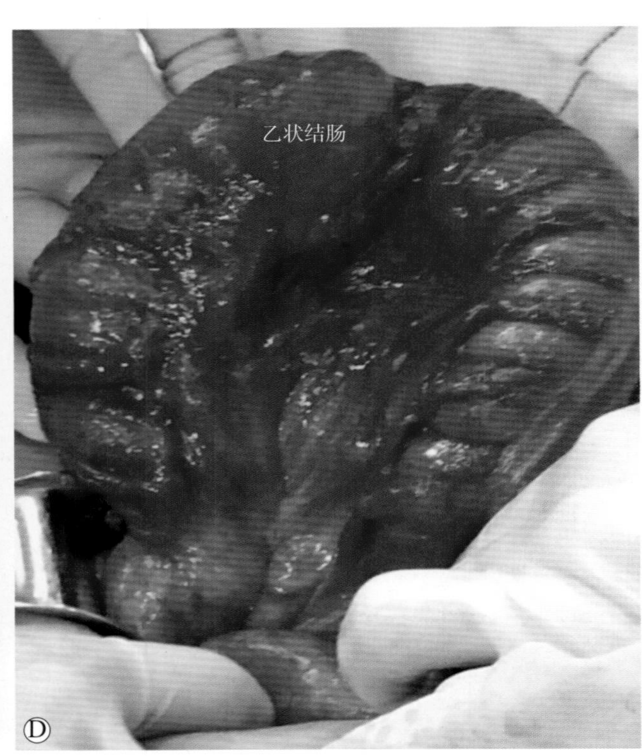

图24-5-50 乙状结肠扭转

A.扭转近端乙状结肠明显扩张；B.扭转包块；C.术中扭转肠管表现；D.复位后肠管表现

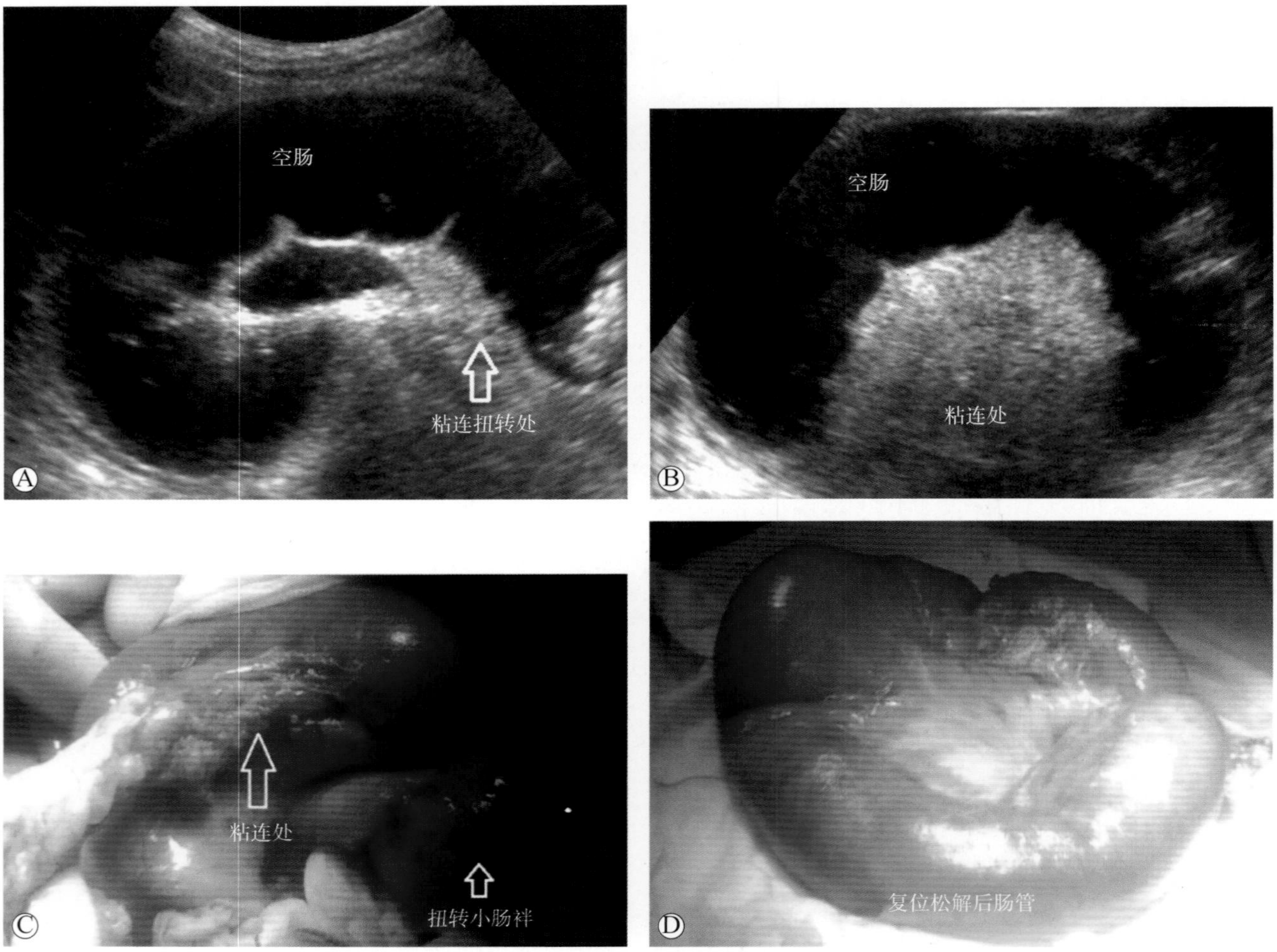

图24-5-51 空肠急性粘连性梗阻合并肠扭转

A、B.扩张肠管呈“咖啡豆征”；C.术中肠管粘连扭转表现；D.复位松解后肠管表现

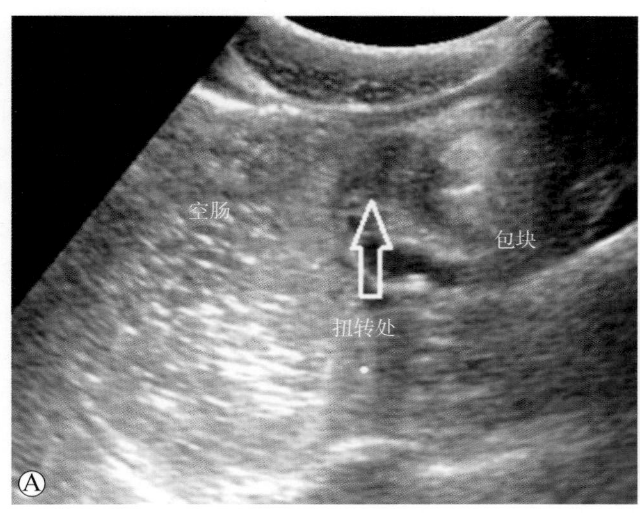

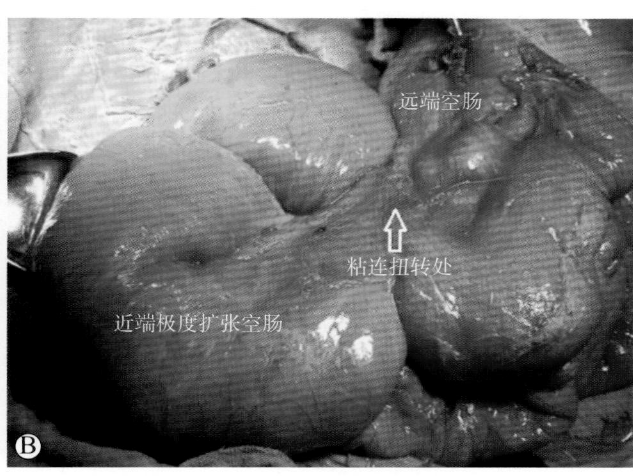

图24-5-52 空肠慢性粘连性梗阻合并肠扭转

A.极度扩张空肠管伴远侧狭窄包块形成；B.术中肠管粘连扭转表现

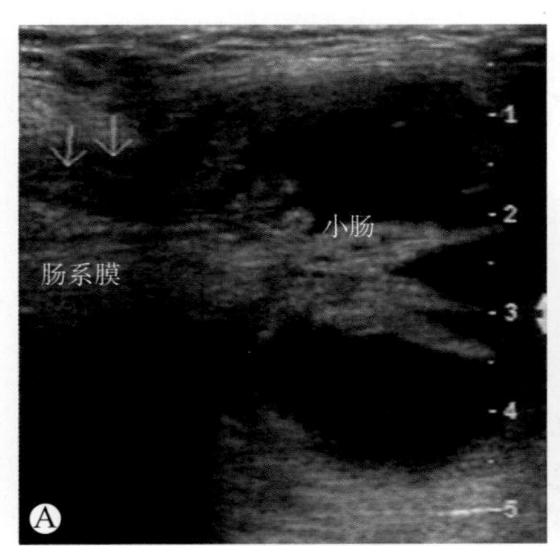

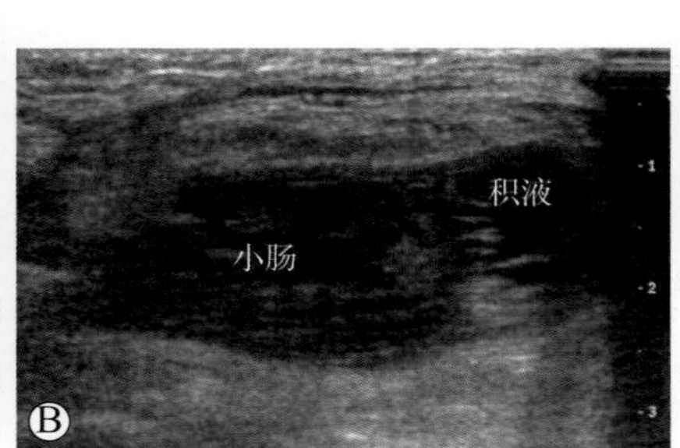

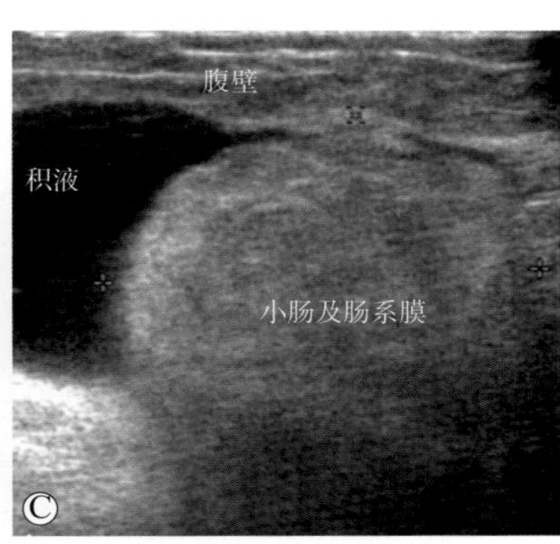

图24-5-53 腹外疝嵌顿伴肠梗阻

A.腹股沟斜疝；B.股疝；C.腹壁疝

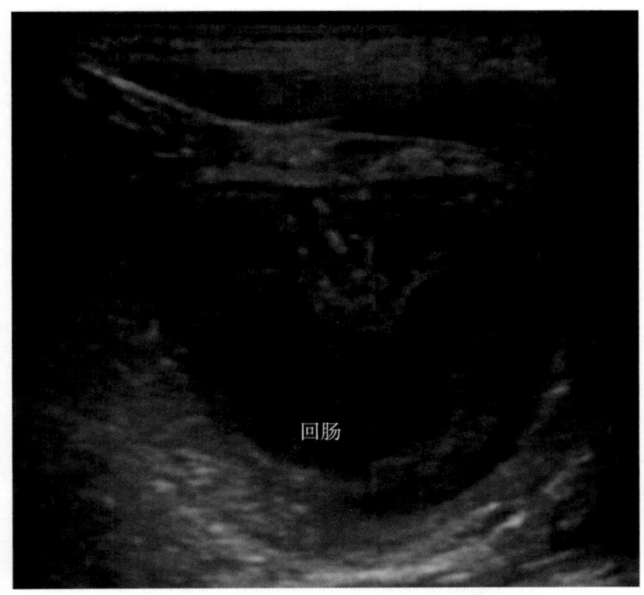

图24-5-54 腹内疝（闭孔内疝）伴肠梗阻

7）肠道炎性病变所致肠梗阻：主要由克罗恩病、肠结核、溃疡性结肠炎等引起。声像图表现：病变肠管壁呈局限性增厚，肠腔明显变窄，近端肠管不同程度扩张，肠腔内容物潴留（图24-5-55）。病程呈慢性经过，肠管扩张一般不严重。

8）肠系膜血管栓塞或血栓所致肠梗阻：声像图见前述“血运性肠梗阻”。患者常伴有基础病变，如风湿性心脏病、高血压性心脏病、心肌梗死、心房颤动；另外，肝硬化患者也可发生。X线血管造影（DSA）可确诊，但超声诊断可早于X线血管造影。

四、肠套叠

肠套叠是指肠管的一部分及其相连的肠系膜套入相连接的另一段肠腔内，引起肠内容物通过障碍所致的一种肠梗阻。肠套叠分为原发性和继发性两类。前者是肠管无器质性病变，主要由肠管蠕动功能紊乱所引起，远较继发性多见，是婴幼儿急性肠梗阻中最常见的一种，也是婴儿时期的一种特有的、最常见的急腹症，好发于1岁以内，2岁以下发病率占80%，春季发病率较高。继发性肠套叠一般多发生于伴有肠管器质性病变（如息肉、憩室和肿瘤等）的大龄儿童或成人，相对少见。

（一）病因病理

肠套叠的病因尚不明确，目前认为原发性肠套叠发病的基本条件与肠痉挛及肠管蠕动紊乱有关，而肠痉挛的主要原因又多与缺血有关。继发性肠套叠多由于肠管内壁有肿块被肠蠕动推动，连同所附肠管套入相连肠管腔内，多见于肠息肉、肠肿瘤、先天性回肠憩室内翻、阑尾残端内翻、过敏性紫癜等。

肠套叠大多数是单发的，有的多处肠管可同时发生，称多发性肠套叠。肠套叠由鞘部、套入部组成。套入部又分头部和颈部。一般一个肠套叠由3层肠壁组成称单套：外壁称鞘部；套入部由反折壁和最内壁组成，鞘部开口处为颈部；套入部前端为头部。单套全部套入相连的远端肠管则形成复套，其壁由5层组成。肠套叠可发生于小肠或大肠的任何部位，一般为近侧肠管套入远侧肠管，而远侧套入近侧者罕见。肠套叠的类型按病理解剖分为①回盲型：从回盲瓣端起套入结肠。此型最多见，据统计成人可达60%，小儿高达90%以上。②小肠型：多为小肠顺行套入小肠（空-空、空-回、回-回肠套叠）。③回结型：末端回肠套入结肠。④结肠型：结肠套入结肠。⑤空肠胃套叠：是一种逆行性套叠，指胃手术后发生的空肠逆行套入胃腔内。肠套叠的基本病理变化是肠梗阻和肠坏死，故属于绞窄性肠梗阻范畴。

（二）临床表现

腹痛（婴儿表现为阵发性哭吵）、呕吐、便血和腹部包块是婴幼儿原发性、急性肠套叠典型的四大临床表现。慢性者多见于大龄儿童或成人继发性肠套叠，大多只有套入而无肠梗阻，临床症状因病理改变不同而各异。

（三）声像图特征

1.单套型超声表现：腹腔内在肠套叠部位呈现一个边界清晰、边缘规则、低回声为主的包块，一般直径≥20mm。横切面呈现大圆套小圆的征象，即“同心圆征”。外圆呈均匀的低回声环带，系鞘部肠壁回声，中间低回声带系水肿增厚的反折壁及其与鞘部之间的少量肠内液体形成；在外圆内又有一个小低回声环节，形成内圆，系套入的肠壁回声；内、外圆间为强回声带，为肠腔和肠系膜回声；部分可见内有肿大肠系膜淋巴结回声；中心部为强回声区，为肠腔黏膜及肠内容物回声。其纵切面为多条纵行低回声带平行排列，呈“套筒征”，在套叠的颈部明显缩窄（图24-5-56）。复套型超声表现：腹腔内包块较大，直径常≥50mm，内可见五层肠管壁；一个切面上可同时显示两个“同心圆”包块（图24-5-57）。

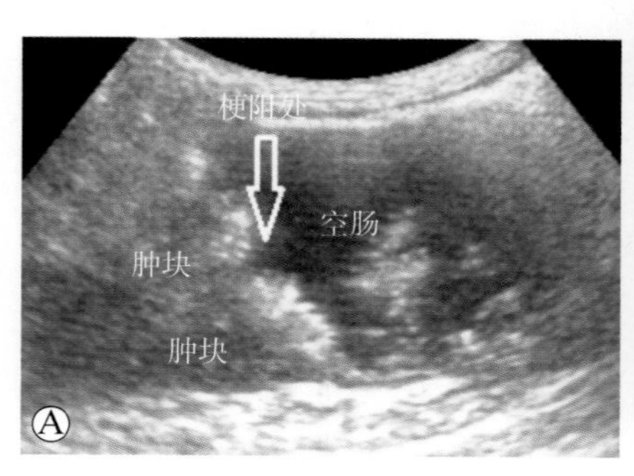

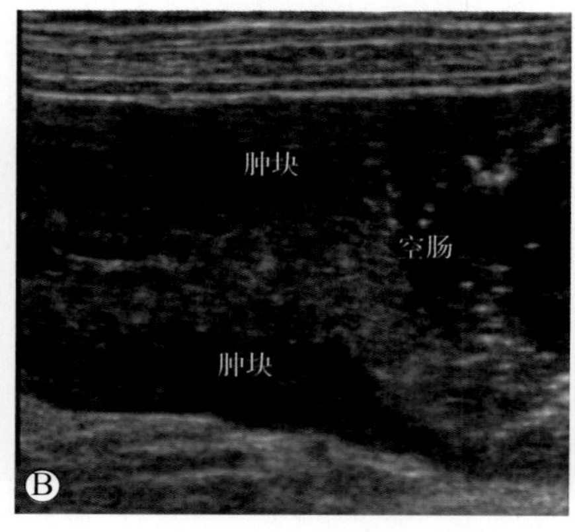

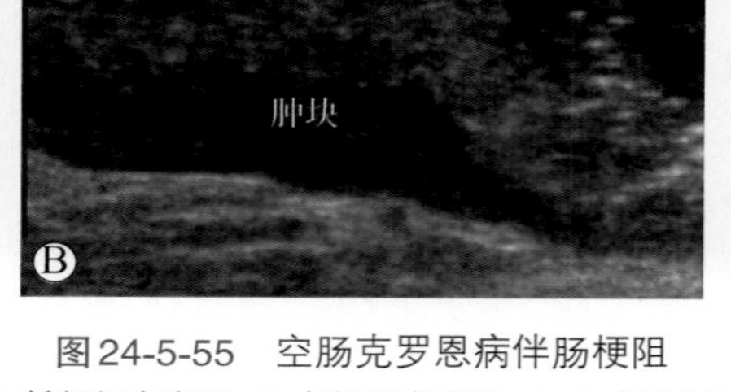

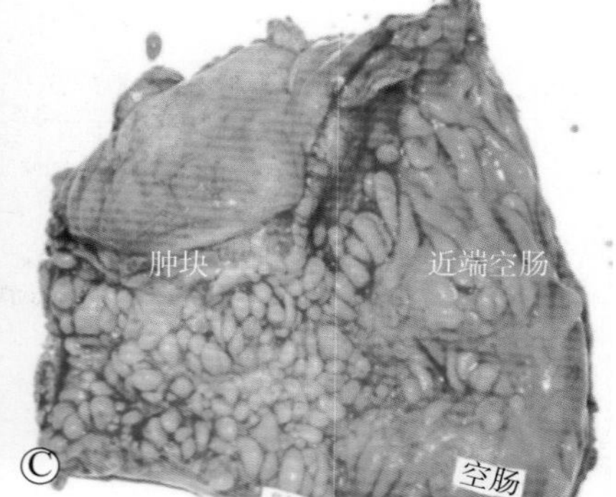

图24-5-55 空肠克罗恩病伴肠梗阻

A.低频超声表现；B.高频超声表现；C.术后标本图

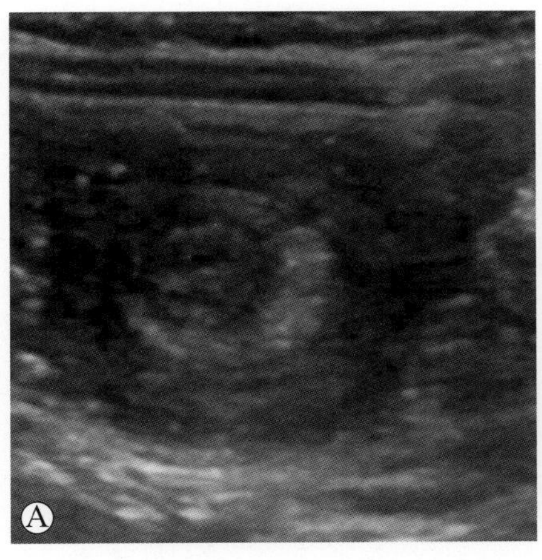
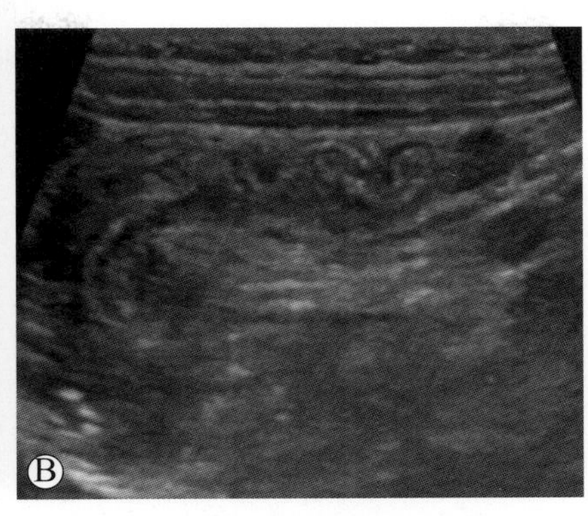
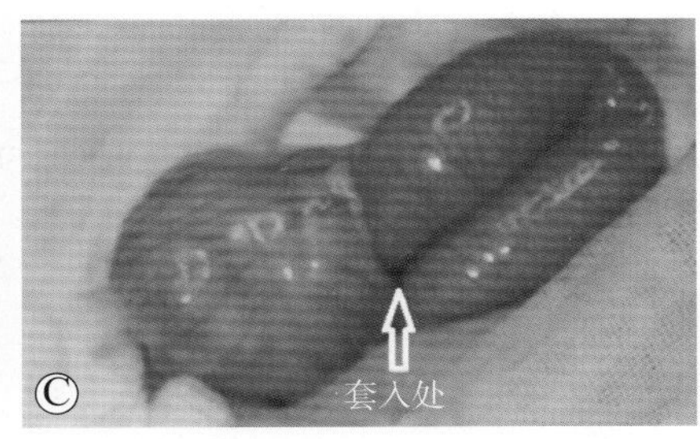

图24-5-56　肠套叠（单套型）

A.“同心圆征”（横切面）；B.“套筒征”（纵切面）；C.术中图

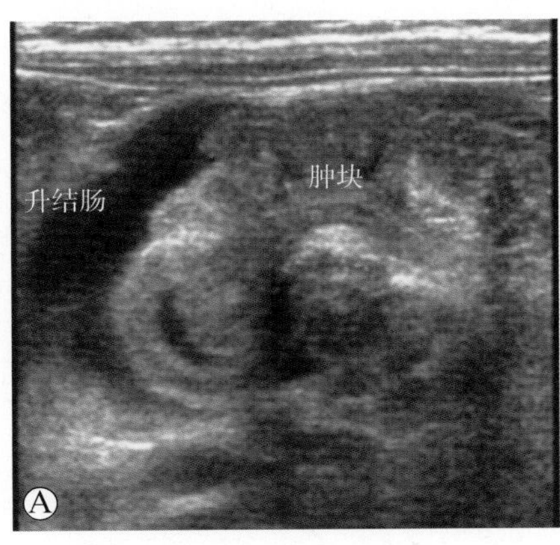

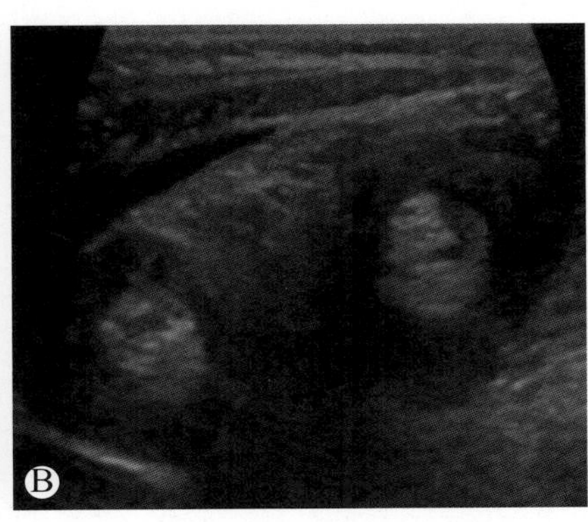
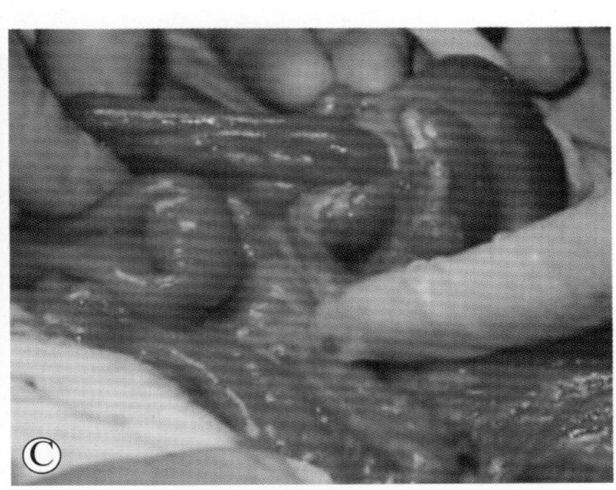

图24-5-57　肠套叠（复套型）

A.包块内见多条肠管；B.两个“同心圆征”（横切面）；C.术中两条小肠套入升结肠内

2.当套叠时间较长，肠壁发生严重水肿或缺血坏死时则表现为套叠包块明显大，直径≥40mm，包块内肠管壁明显增厚水肿，回声减低，呈现多重回声改变；肠系膜回声增强（图24-5-58）；CDFI套叠包块内血流信号稀少或消失；包块位置固定，不易推动；腹腔内有较多游离液体。少部分包块因肠腔严重胀气遮盖而不显示。

3.回盲型、回结型肠套叠包块一般位于右侧腹腔内，位置固定，不会自行消失，以结肠肝曲处多见；少部分可达结肠脾曲、左侧腹腔内。小肠肠套叠包块一般位于脐周围，包块较小，直径一般≤30mm，“套筒征”不明显；包块活动度大，可随肠蠕动消失，又可随肠蠕动而出现。笔者认为多数原发性小肠套叠是暂时性或一过性的，可自行恢复而无须处理，一般临床意义不大，只需超声随访。结肠肠套叠包块一般位于左侧腹腔内，包块体积大，直径常≥50mm，成人多于儿童，继发性多见，以降结肠和乙状结肠相套叠多见（图24-5-59）。

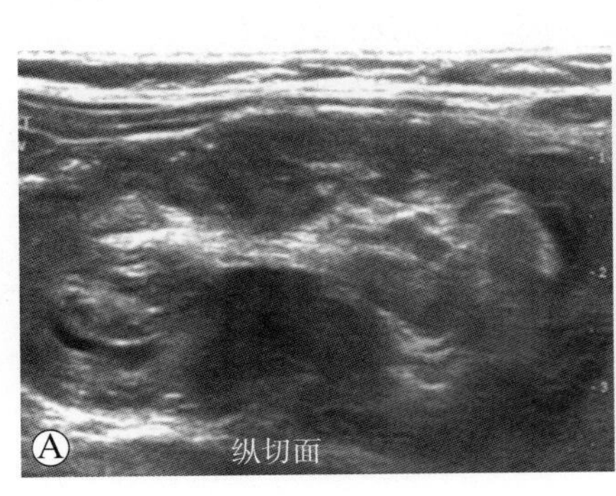

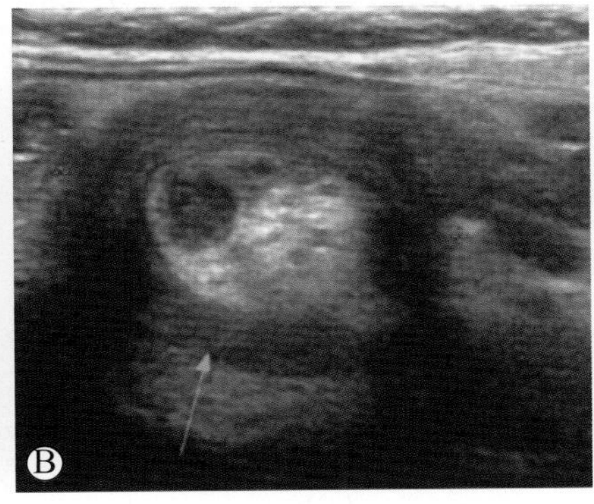
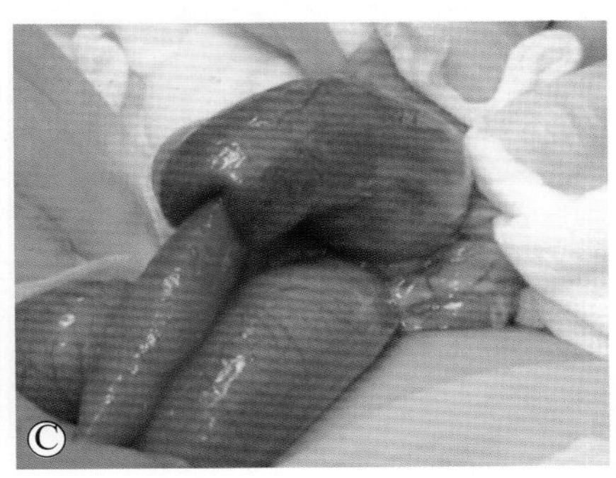

图24-5-58　肠套叠伴肠管缺血

A.“套筒征”；B.“同心圆征”；C.术中套入肠管缺血

4.继发性肠套叠超声表现：除套叠包块呈上述“同心圆征”改变外，大多可在套叠头部肠腔内显示形态各异、大小不一的肿物回声，以小肠型和结肠型多见（图24-5-60，图24-5-61）。

5.肠梗阻表现：肠套叠部位的近端肠管扩张，肠腔积液、积气；肠蠕动亢进，以婴幼儿肠套叠较明显（图24-5-62）。

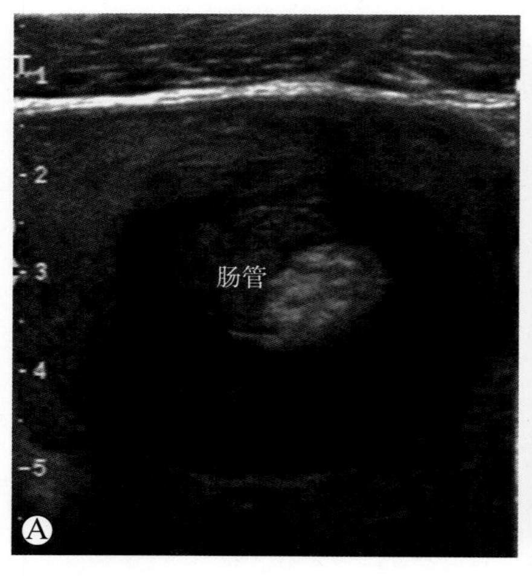

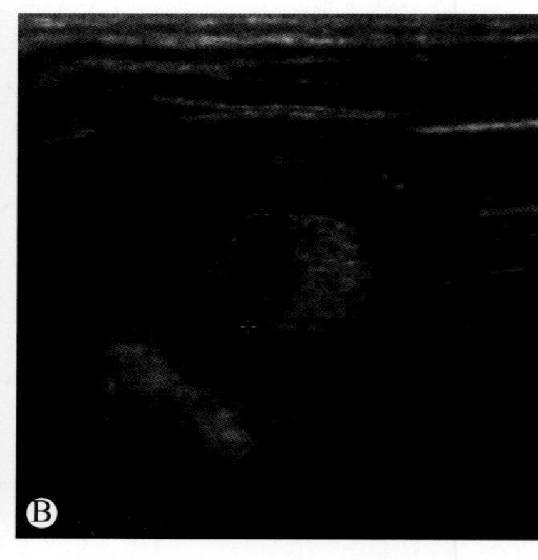
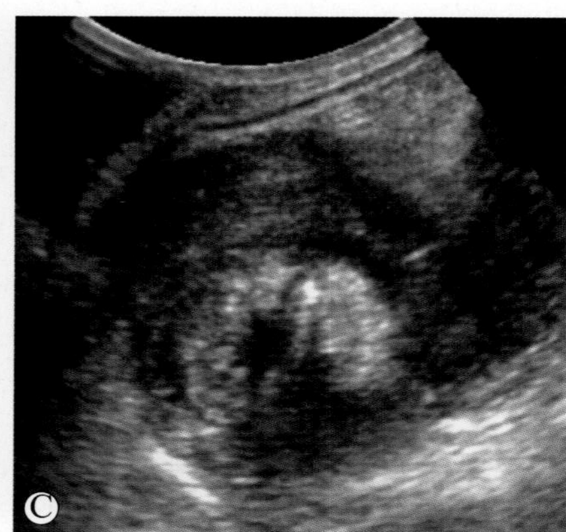

图24-5-59 肠套叠类型
A.回盲型；B.小肠型；C.结肠型

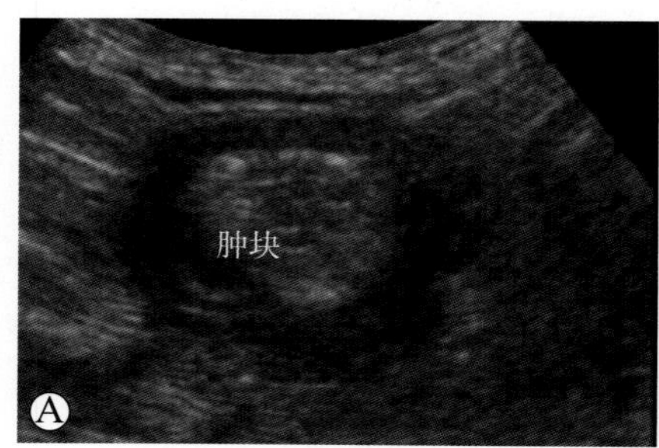

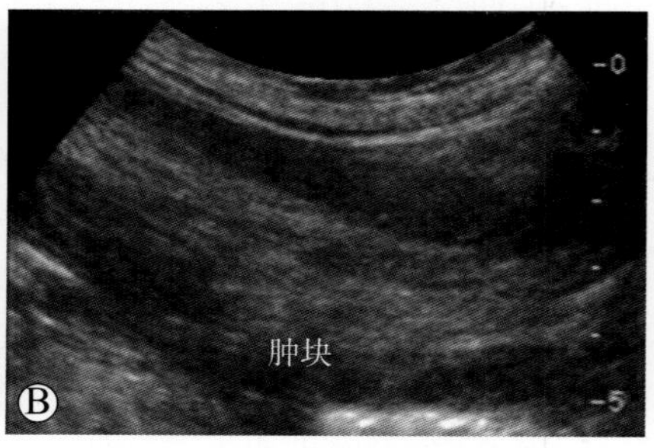

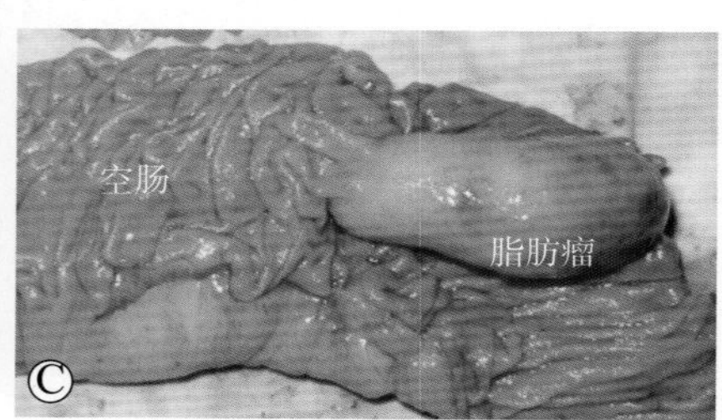

图24-5-60 空肠脂肪瘤伴继发性肠套叠
A、B.二维超声图。A.横切面；B.纵切面；C.术后标本图

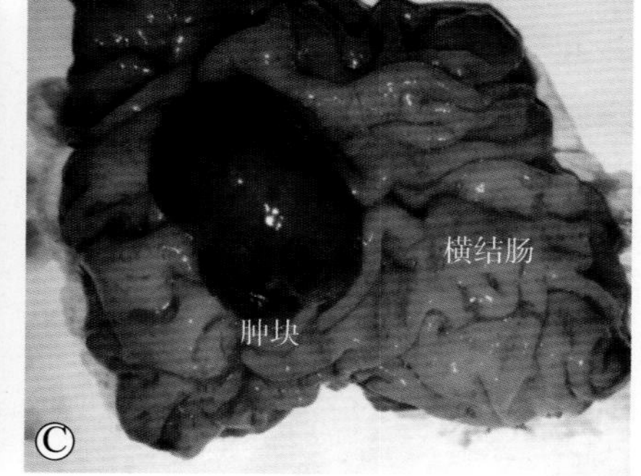

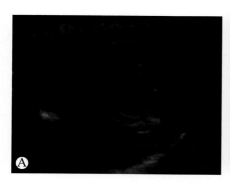

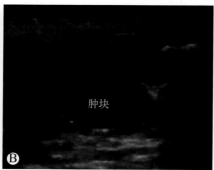

图24-5-61 横结肠息肉伴继发性肠套叠
A、B.二维超声图；C.术后标本图

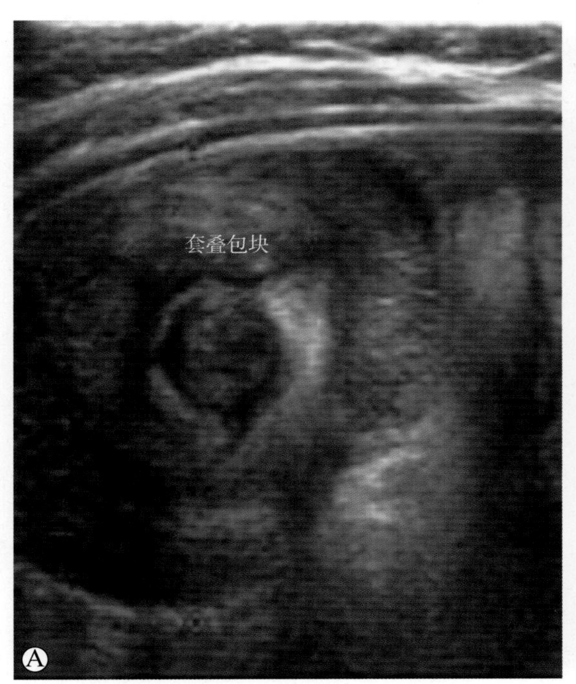

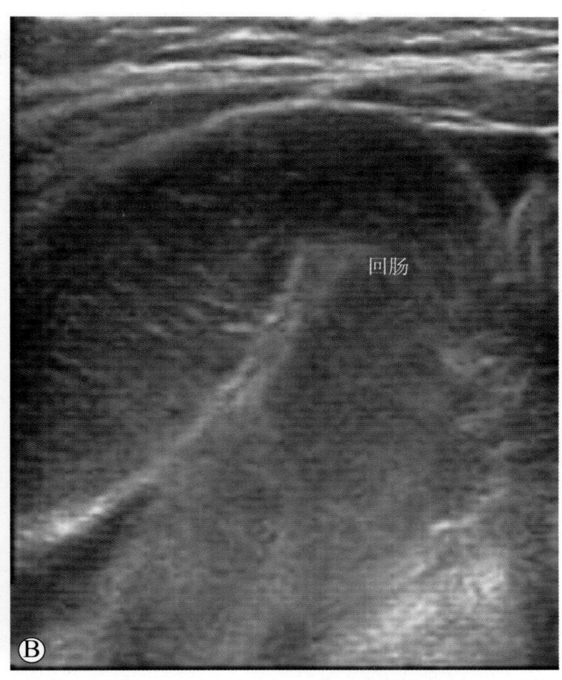

图24-5-62 肠套叠伴肠梗阻

A.肠套叠包块；B.扩张小肠

（四）超声监测下温生理盐水自然水压灌肠复位术治疗原发性肠套叠术

1.原理及优点　该治疗是通过在超声实时监测下采用输液原理（高度产生压力）将温生理盐水在一定的自然压力下灌入大肠内使原发性肠套叠患者（主要是婴幼儿）的套叠肠管回复到正常位置的一种非手术治疗方法。

该项技术具有取材方便、操作简便、过程直观、安全（无创伤无辐射）、风险小、复位成功率高（达98%以上）、复位评判标准精准客观、适用范围广等优点，可弥补X线下空气灌肠复位的不足，显著减少手术复位给患者带来的创伤和痛苦。因此，“超声监测下温生理盐水水压灌肠复位术”可取代X线下的空气灌肠复位，成为治疗婴幼儿原发性肠套叠首选的非手术方法。

2.适应证　各类原发性肠套叠，主要是婴幼儿（包括初次发病、多次复发、行X线空气复位失败的患儿等）；也适用于继发性肠套叠，目的是缓解肠梗阻，避免发生肠坏死；同时可确定肠套叠的类型和病因。

3.复位器材　超声显像仪，探头频率为3.5～7.5MHz。材料包括容量2000ml或3000ml袋装灭菌生理盐水液和配套连接管、灌肠支架、进口双腔气囊导尿管（18～20G）、液状石蜡、一次性卫生材料等。

4.复位过程　①患儿经药物镇静后取仰卧位，显露会阴部，经肛门插入气囊导尿管，并注水20～30ml固定；将袋装温生理盐水挂在支架上，高度为1.0～1.2m（相当于10～12kPa压力），在导尿管上连接袋装温生理盐水（水温35～40℃）的连接管。②在腹部超声实时监测下，打开控制开关，将压力控制在10kPa，使生理盐水从直肠依次充盈至套叠部位结肠；在显示套叠包块后，将压力升至12kPa（盐水袋上移20～30cm），可见套叠包块逐渐向回盲部回纳，到达回盲瓣处常有停顿，而后该包块常迅速通过回盲瓣并消失，回盲瓣开放，盐水流入回肠内使之充盈扩张，表示复位成功；关闭控制开关停止灌水，观察1～2min后放水、拔管，将患儿送入病房，嘱6～8小时复查超声有无复套。③对套叠包块嵌顿于回盲瓣而一时难以复位的患儿，可在超声监测下用手指在右下腹向回盲瓣方向顺序轻揉按摩套叠包块进行手法复位，使之能慢慢回纳，一般可成功复位。④对行上述方法无效、一时难以复位的患儿，在确定套入肠管无坏死情况下，可移至手术室行麻醉下复位（麻醉下可使患儿处于睡眠状态下，有利于复位过程顺利进行；同时也使腹腔肠管松弛，可明显提高复位成功率），多数也能复位成功。

5.复位超声表现

（1）当生理盐水灌肠复位到达套叠部位时，声像图显示套叠包块在结肠液性腔内呈现半弧形的低回声包块，呈“半岛征”（图24-5-63）。

（2）当套叠包块回纳至回盲瓣上停顿时，声像图显示为升肠腔内低回声球状包块，呈“蘑菇征”（图24-5-64）。

（3）套叠包块通过回盲瓣而消失，回盲瓣开放，生理盐水快速通过回盲瓣流入回肠，使之充盈扩张，此为回盲型肠套叠复位成功的标志（图24-5-65）。声像图显

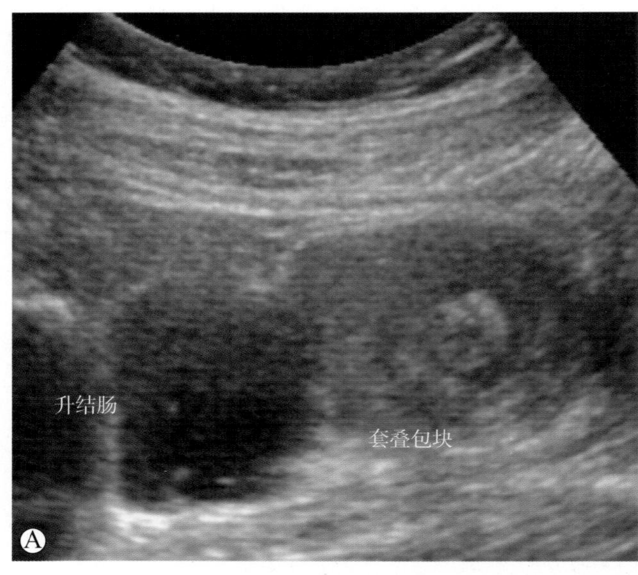

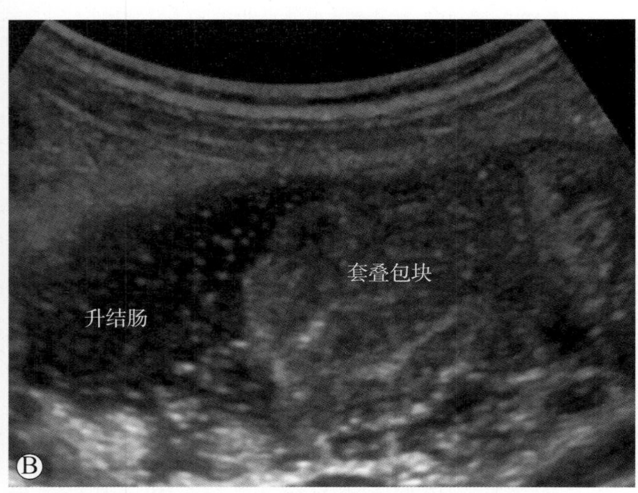

图24-5-63　肠套叠超声下复位表现（套叠包块在升结肠内呈“半岛征”）

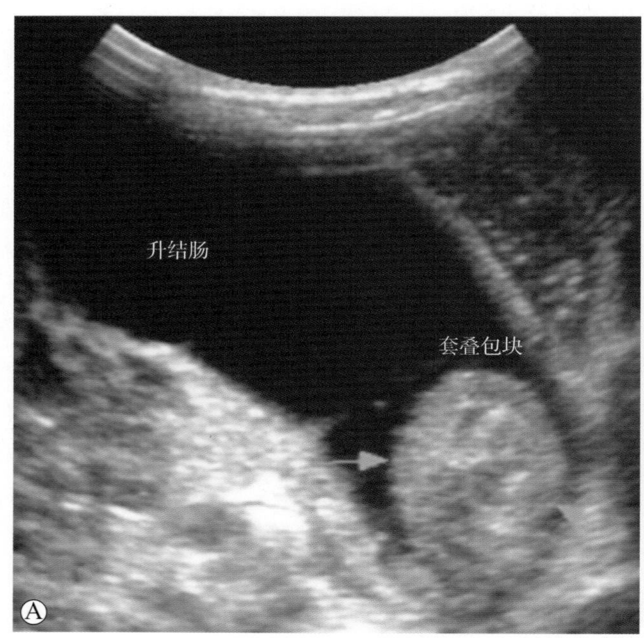

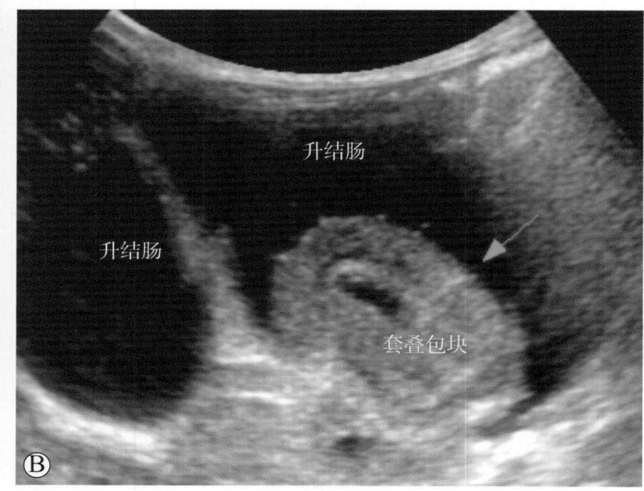

图24-5-64　肠套叠超声下复位表现（套叠包块在回盲瓣上呈“蘑菇征”）

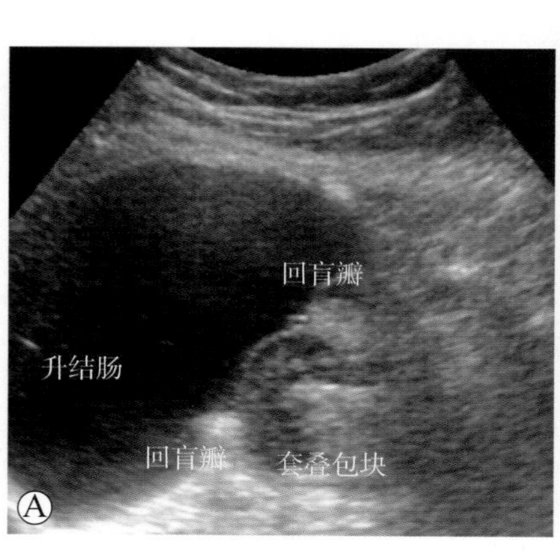

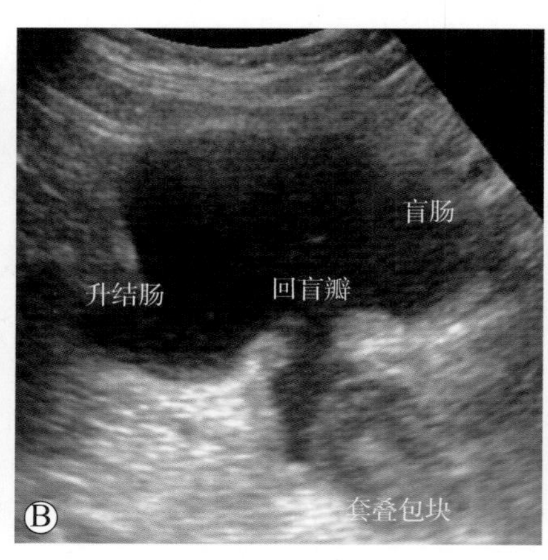

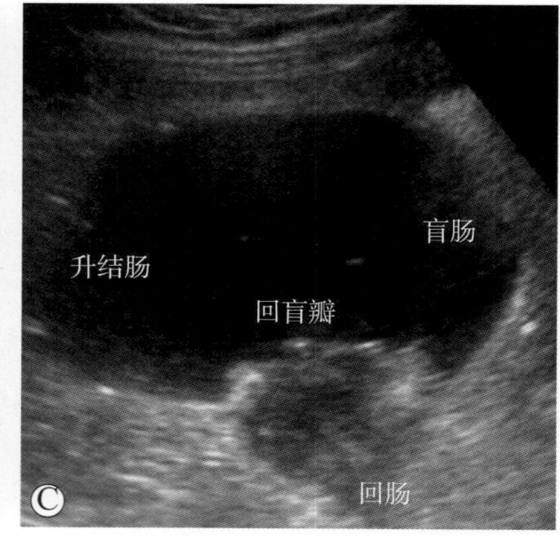

图24-5-65　回盲型肠套叠超声下复位成功表现

A.套叠包块通过回盲瓣；B.套叠包块在回肠末端；C.套叠包块消失

示套叠包块消失，回盲瓣开放时纵切面呈“八字征”“蟹钳征”（图24-5-66）；横切面呈“厚环征”（图24-5-67）；回盲瓣及末端回肠管壁常不同程度水肿增厚，黏膜面粗糙不平，呈“沟壑征”改变，回肠内生理盐水充盈扩张呈“葡萄串征”（图24-5-68）。

（4）回-回-结型肠套叠复位成功的标准：超声表现为套叠包块通过回盲瓣后仍存留于回肠腔内，继续灌水复位可见套叠包块在回肠内移行一段距离后消失，远段回肠腔内见生理盐水充盈扩张，套入段肠管壁水肿增厚，黏膜欠光洁，肠腔稍变窄（图24-5-69）。

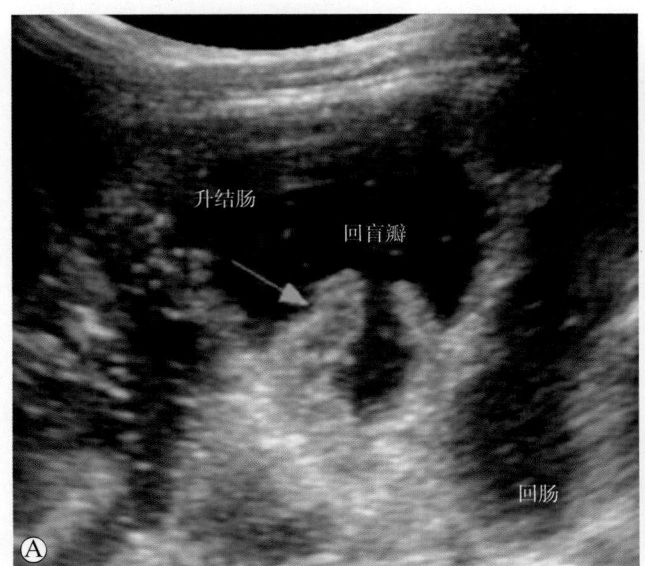

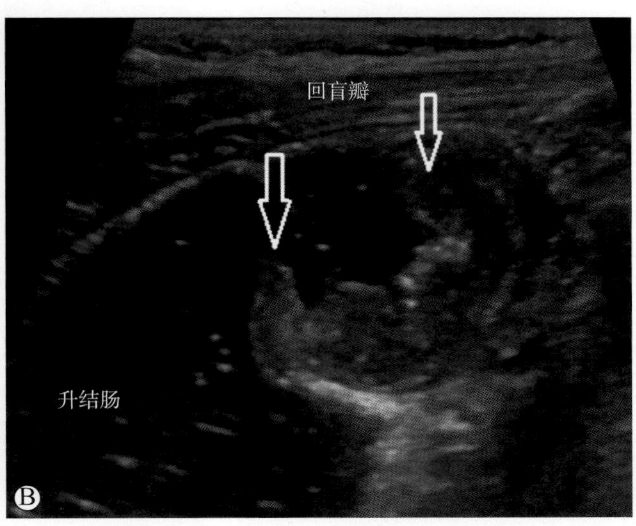

图24-5-66　回盲瓣开放超声表现（纵切面）

A.呈“八字征”；B.呈“蟹钳征”

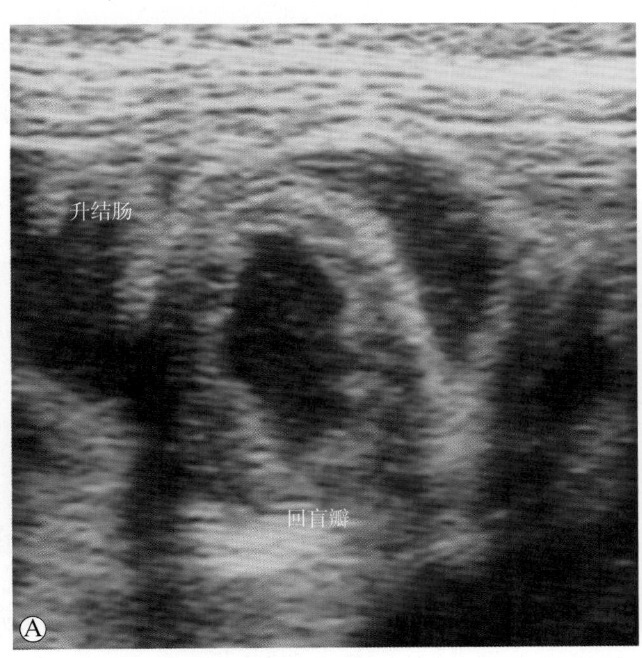

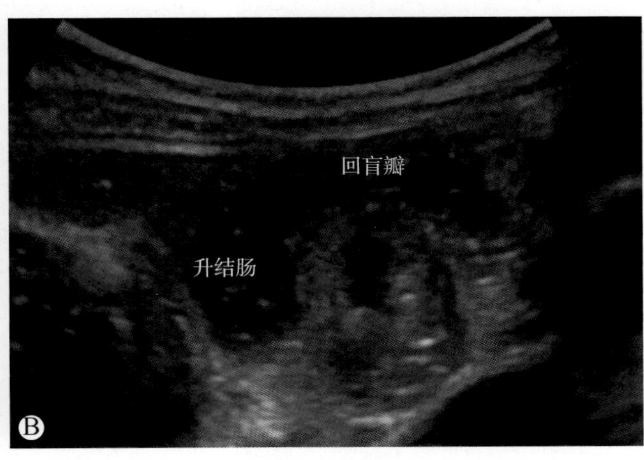

图24-5-67　回盲瓣开放超声表现（横切面呈“厚环征”）

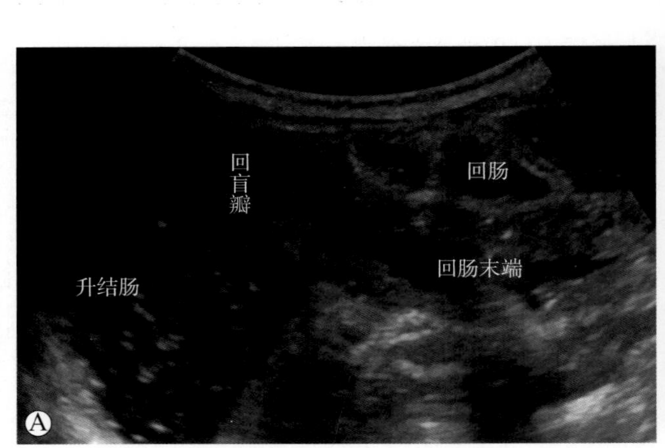

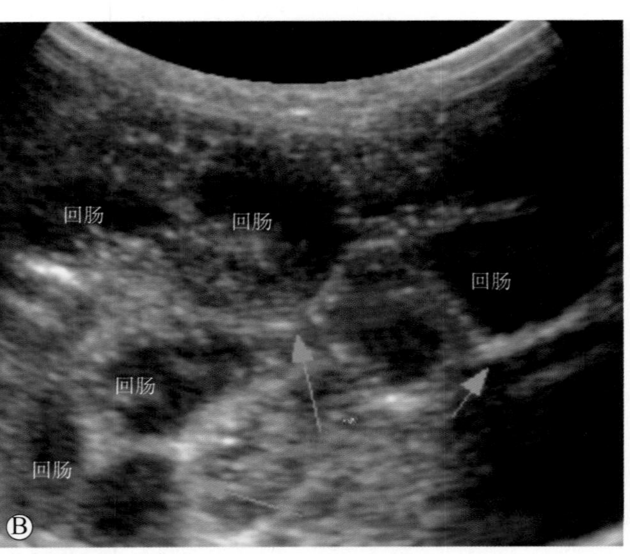

图24-5-68 回盲型肠套叠复位成功表现

A.回盲瓣及末端回肠呈“沟壑征”；B.回肠内水充盈呈“葡萄串征”

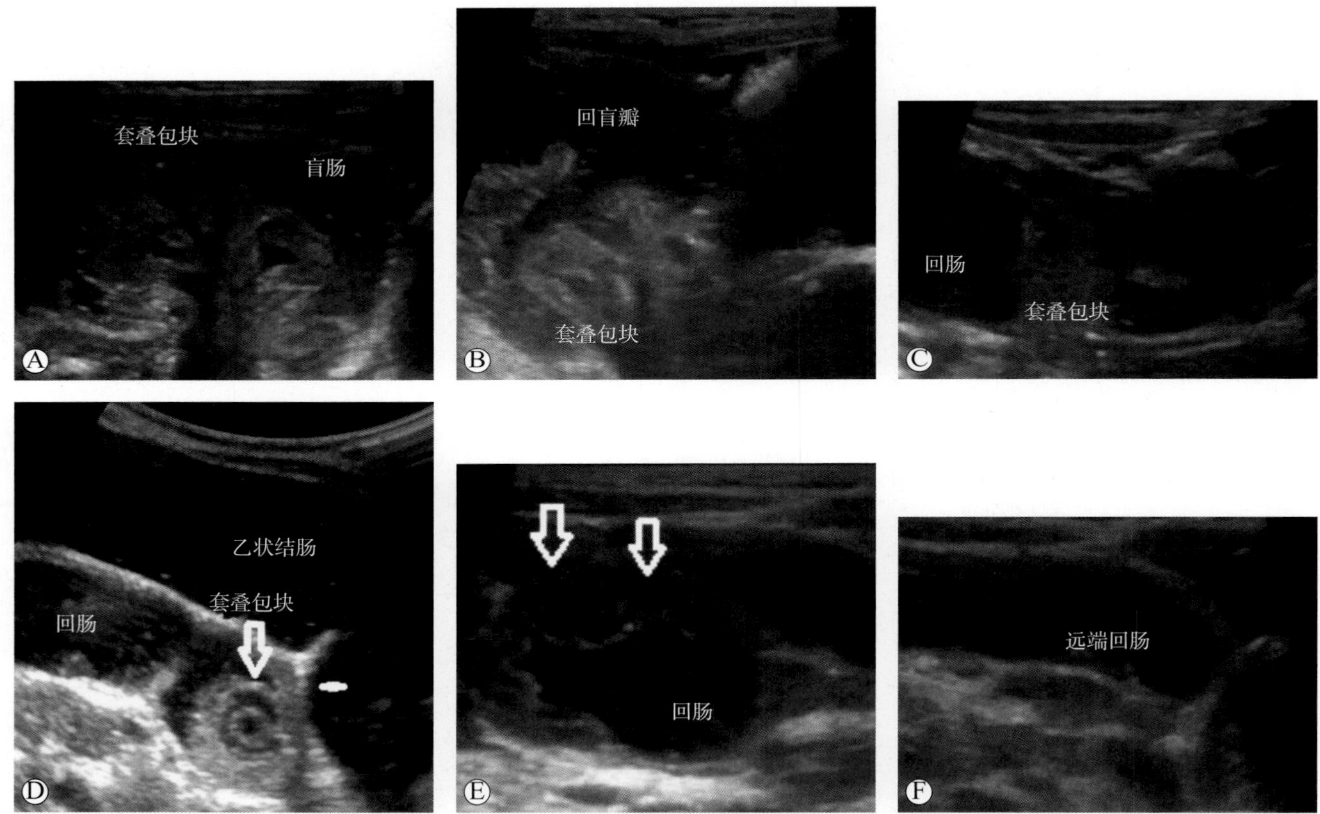

图24-5-69 回-回-结型肠套叠复位成功表现

A.套叠包块位于升结肠回盲瓣上方；B.回盲瓣开放，套叠包块进入回肠末端；C、D.套叠包块在回肠内回纳；E.套叠包块消失，显示套入段肠管壁水肿增厚表现；F.远端回肠充盈扩张

（5）复位失败超声表现：主要见于复杂性肠套叠或发病时间长（≥24小时）的病例。①包块体积较大，复位进行过程中包块位置固定，在结肠腔内无法移动回纳复位（图24-5-70）。②复位进行过程中套叠包块回纳至回盲部发生嵌顿，重复多次复位包块仍无法通过回盲瓣（图24-5-71）。③套叠包块通过回盲瓣后仍存留于回肠腔内不消失，继续复位套叠包块在回肠内不再移动回纳，其近端回肠伴有肠梗阻表现（图24-5-72）。

（6）对复位成功的患儿同时在肠腔内发现包块存在，则提示继发性肠套叠。超声对肠道肿瘤、肠重复畸形、梅克尔憩室内翻等引起的小儿继发性肠套叠有一定鉴别诊断价值（图24-5-73～图24-5-76）。

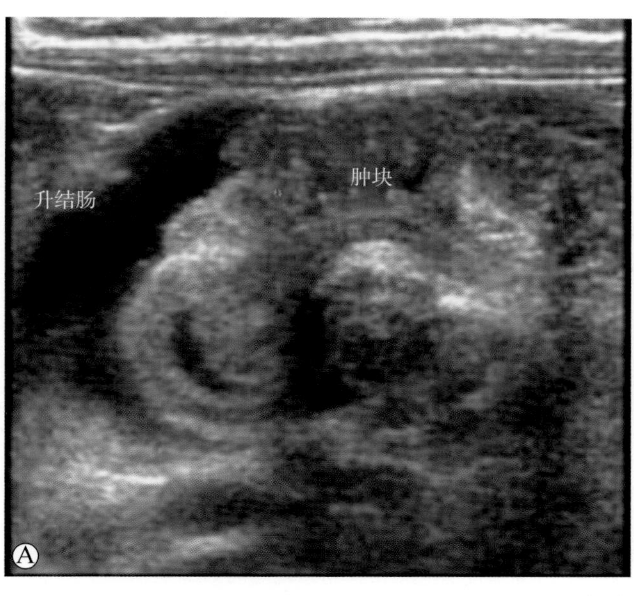

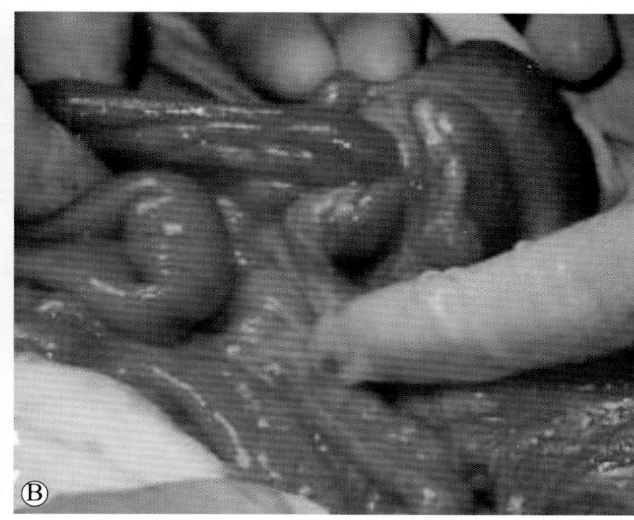

图24-5-70　复位失败超声表现（一）

A.复杂性肠套叠包块较大，不能复位；B.术中证实复杂性肠套叠

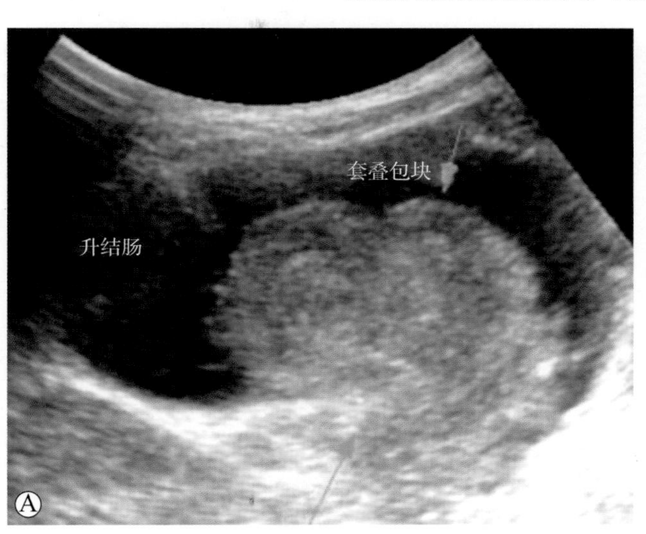

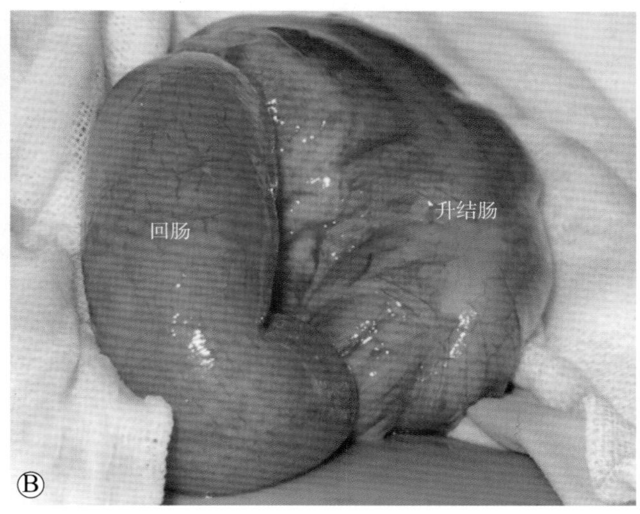

图24-5-71　复位失败超声表现（二）

A.套叠包块嵌顿于回盲瓣，不能复位；B.术中证实

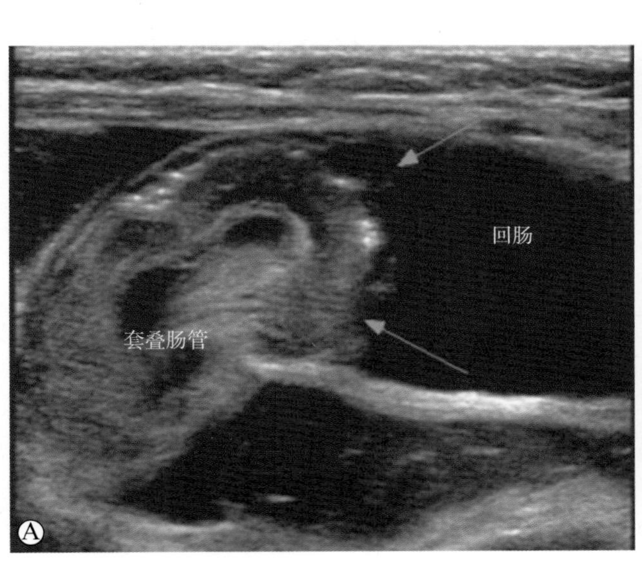

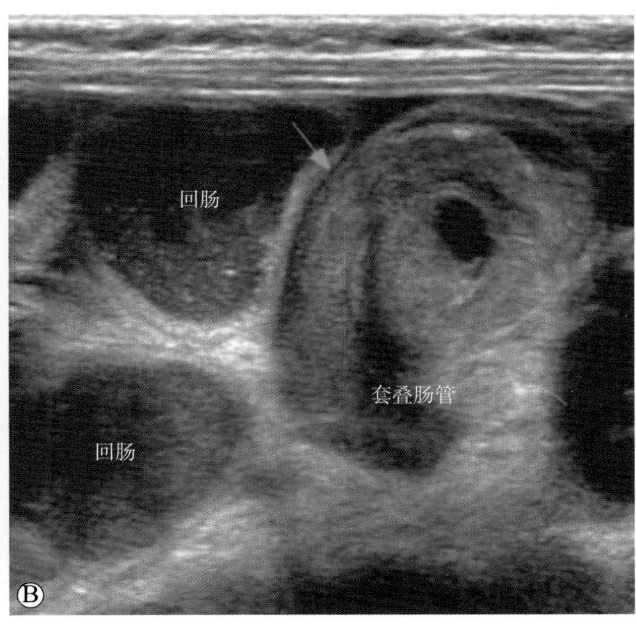

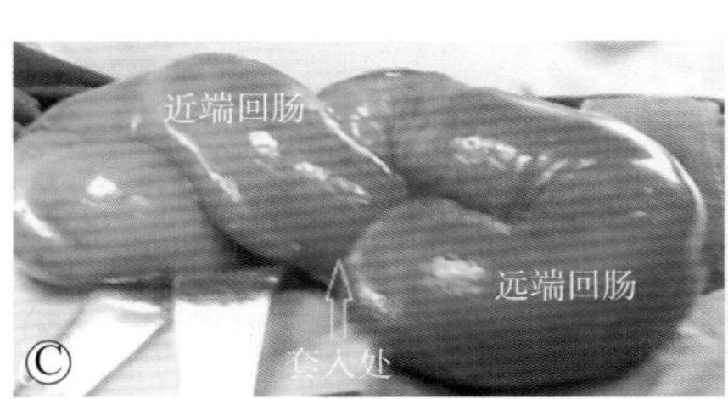

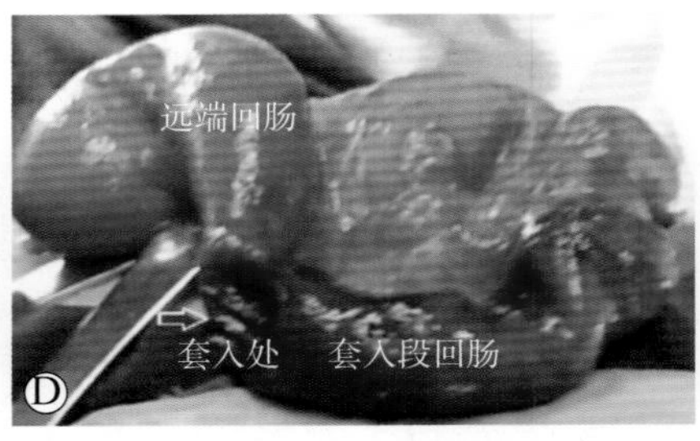

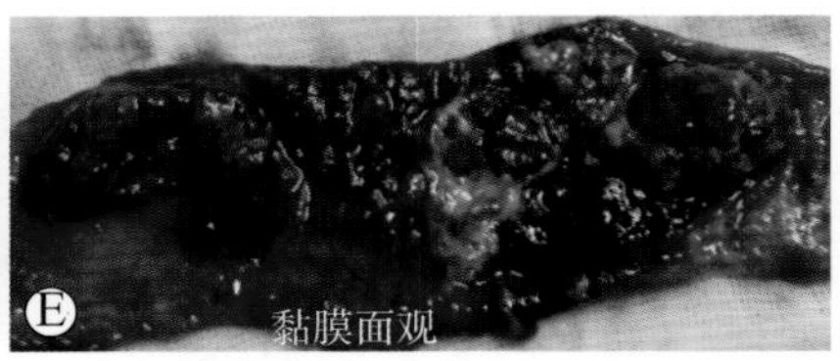

图24-5-72　复位失败超声表现（三）

A、B.套叠包块滞留于回肠内，套入段肠管明显水肿增厚，形态僵硬，提示缺血坏死表现，不能复位；C、D、E.术中证实套叠肠管坏死

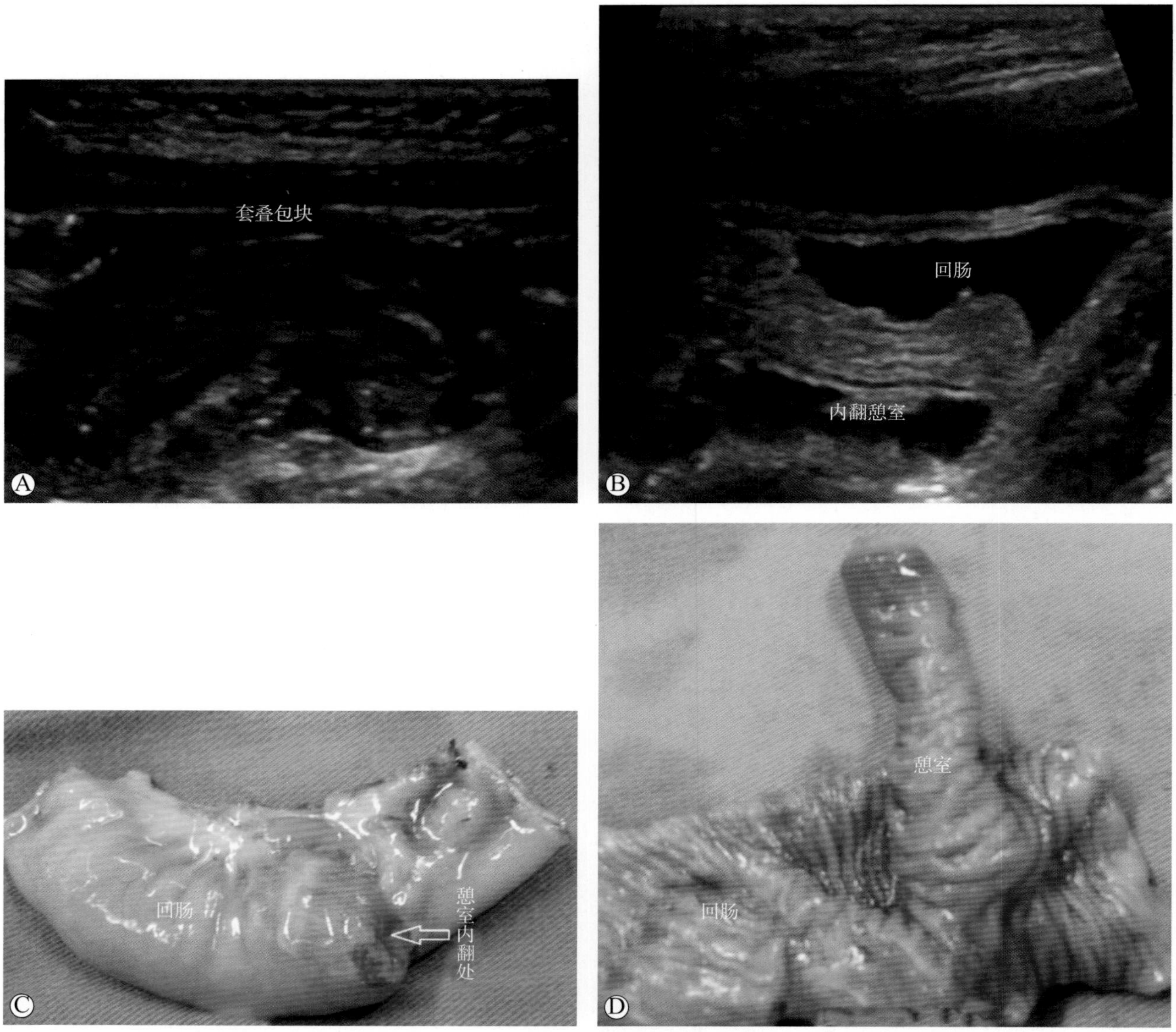

图24-5-73　小儿继发性肠套叠（梅克尔憩室内翻，2岁）

A.示套叠包块；B.复位后回肠腔内憩室；C、D.术后标本图。C图为浆膜面观，D图为黏膜面观

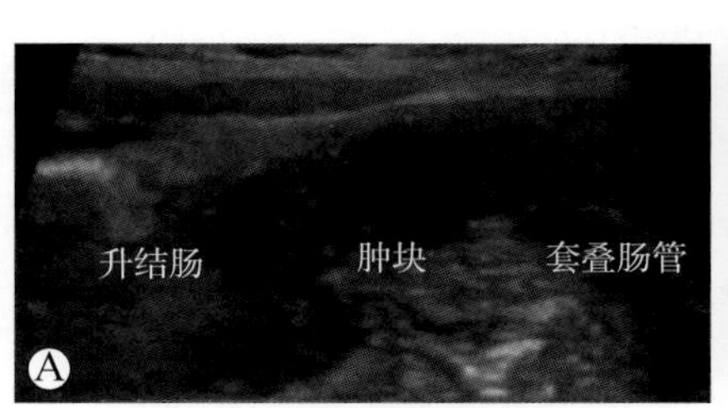

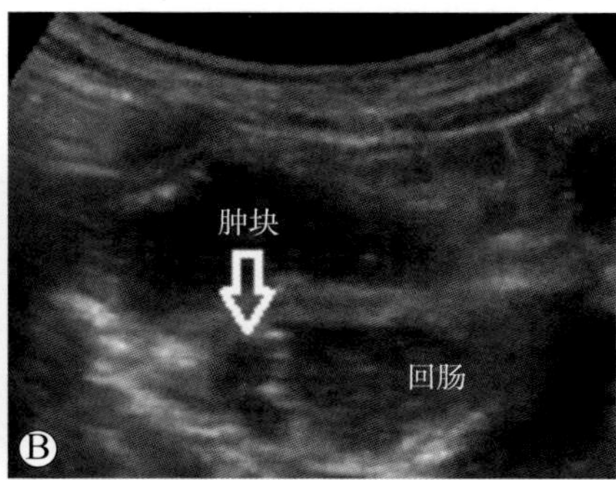

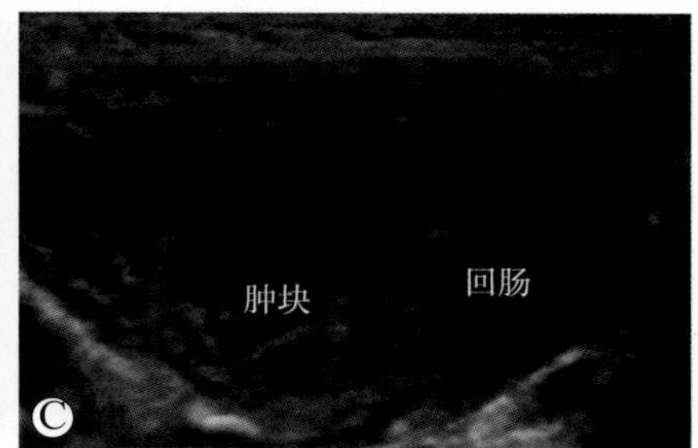

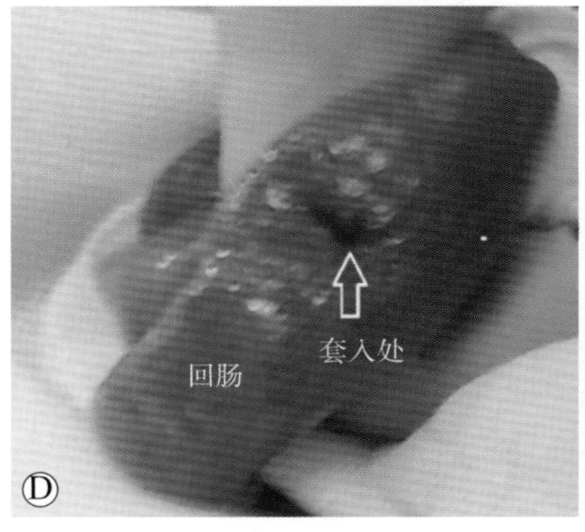

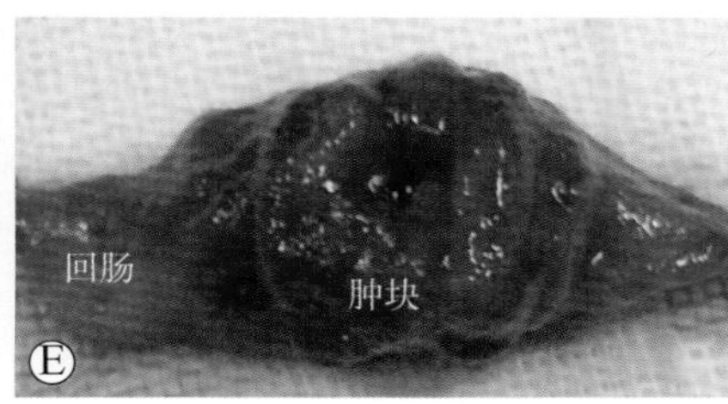

图24-5-74　小儿继发性肠套叠（回肠恶性淋巴瘤，3岁）

A.示套叠内肿块；B、C.复位后回肠腔内肿块；D.术中回肠套入处；E.术后标本图

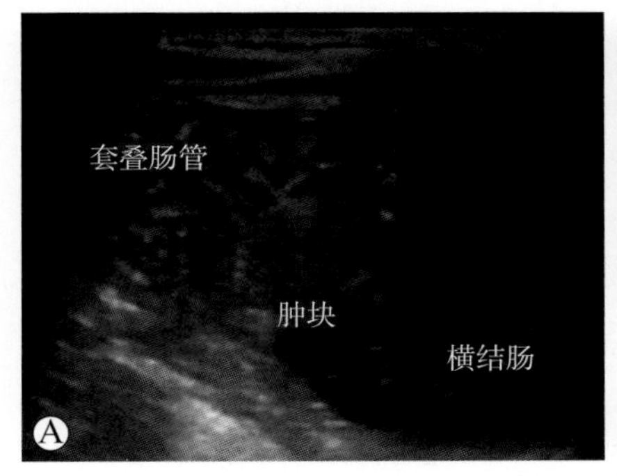

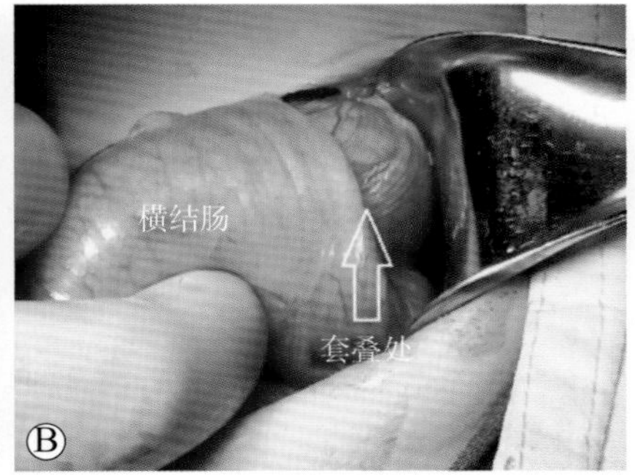

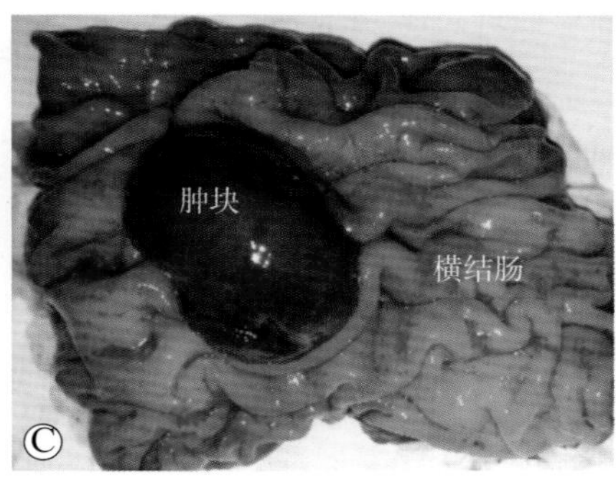

图24-5-75　小儿继发性肠套叠（横结肠息肉，5岁）

A.示套叠内肿块；B.术中横结肠套叠处；C.术后标本图

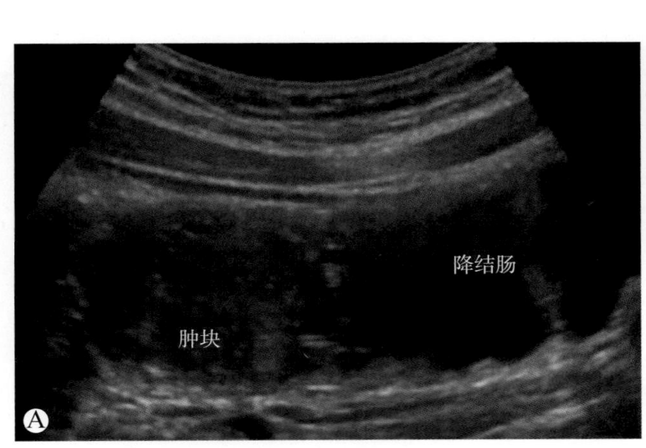

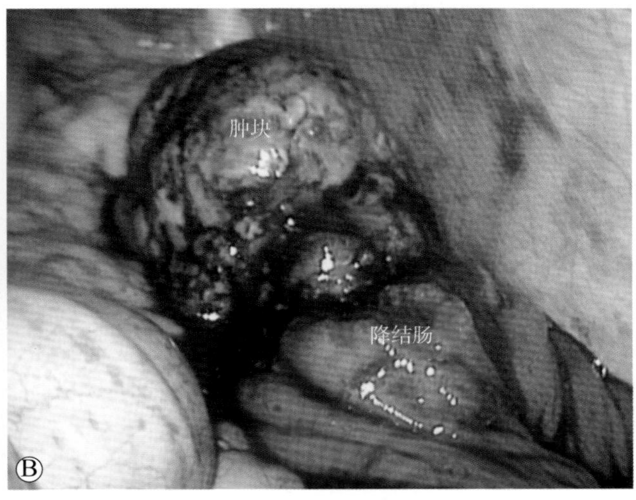

图24-5-76　小儿继发性肠套叠（降结肠腺癌，13岁）

A.示套叠内肿块；B.腹腔镜下肿块图

6.注意事项 ①复位时先使用镇静药使患儿处于镇静或睡眠状态（可采用水合氯醛或地西泮保留灌肠）。②灌肠复位时水压应逐渐升高，其上限为13kPa（相当于130cmH_2O），不要瞬间将水压升至13kPa或以上。同时注意观察升结肠生理盐水充盈后肠腔的宽度。根据笔者十多年的经验，升结肠腔充盈宽度：1岁以内≤30mm、1～3岁≤35mm、3～5岁≤40mm。在此范围内灌肠复位是相对安全的，一般不会引起肠破裂。③复位时要细致观察套叠包块回纳全过程，尤其是要观察到套叠包块通过回盲瓣而消失的瞬间过程，此系复位成功的标志；同时须观察到小肠内生理盐水充盈扩张征象。④复位成功后应嘱患儿禁食4～6小时，并使用一些抑制肠蠕动、减轻肠壁水肿的药物，以防止再次发生肠套叠。⑤对采用上述方法多次灌肠复位不成功或发病时间超过48小时者，以及套叠包块位于左侧腹腔复位有困难者或复位时发现套叠肠管存在缺血、坏死征象，应放弃复位而立即手术，以免发生肠穿孔。⑥对复位成功后短时间内（24小时内）再次发生肠套叠或一周多次发生肠套叠，以及大龄儿童（≥5岁）的肠套叠，在复位过程中必须仔细观察是否存在肠道肿瘤或肠道先天性畸形等引起继发性肠套叠的因素。

五、急性肠脂垂炎

肠脂垂炎是一种少见病，可分为原发性和继发性两类。原发性肠脂垂炎是因为肠脂垂发生扭转、静脉栓塞，造成肠脂垂脂肪充血、坏死、炎症（无菌性）。继发性肠脂垂炎是因为其周围组织如憩室炎、阑尾炎等炎症侵犯到肠脂垂而导致肠脂垂炎。原发性肠脂垂炎是一种良性自限性疾病，病程4～6周。

（一）病因病理

肠脂垂为沿结肠带两侧分布的许多小突起，由浆膜及其所包含的脂肪组织形成，越到远端含肠脂垂越多（图24-5-77）。肠脂垂一般为30mm大小，大者可达150mm，一般人通常有50～100枚。肠脂垂和结肠带、结肠袋是3种结肠区别于小肠的特征性结构。肠脂垂的动脉供应来自结肠血管分支的末端小动脉，静脉回流经一弯曲且管径窄小的静脉完成。由于这一供血特点，加之肠脂垂脂肪多而重，其末端游动度大，当其被挤压、旋转时易发生静脉栓塞而导致肠脂垂炎。本病好发于左、右下腹部，因为乙状结肠和盲肠处有大量较大的肠脂垂。左下腹明显多见。病理改变主要是肠脂垂静脉栓塞后脂肪垂充血，继发性无菌性炎症、坏死及纤维化改变，严重者伴脓肿形成。

（二）临床表现

固定性左或右下腹部疼痛，且剧烈；局部压痛明显，伸展腹部疼痛加剧。全身反应表现多不严重。任何年龄均可发病（包括儿童），发病高峰段年龄为40岁；男性高于女性，肥胖者、孕妇多见。

（三）声像图特征

1.腹部常规超声检查 正常肠脂垂一般不易清晰显示。在有适量腹水液性区衬托下，左右腹腔内于两侧结肠旁可见多个呈椭圆形乳头状、中强回声均质性包块漂浮于腹水液性区，一侧与结肠壁相连（图24-5-78）。

2.原发性肠脂垂炎典型超声表现

（1）腹腔（左下腹腔乙状结肠旁多见）内呈现一边界清、边缘尚规则、大小不一、以中强回声为主包块，位于结肠旁，紧贴于腹壁，局部壁腹膜线呈弧状隆起（高频超声显示更清晰）；探头加压局部压痛明显（图24-5-79）。

（2）早期可表现为强回声区中有低回声区分布；进展期强回声区周围有明显低回声带环绕，少部分包块内伴脓肿液性腔形成；恢复期弥漫性片状强回声区中散在低回声区（图24-5-80）。

（3）其周围结肠管壁常伴不同程度水肿增厚，呈低回声改变；少部分患者肠间隙可见少量液体无回声区分布。

（4）CDFI包块内未发现明显的血流信号；超声血管造影包块周缘增强明显，内部呈无增强表现，符合缺血性改变（图24-5-81）。

3.继发性肠脂垂炎超声表现 除上述肠脂垂炎超声表现外，还有原发性疾病的超声表现，主要是肠道急性憩室炎（图24-5-82）、急性阑尾炎（见本章相关章节）。

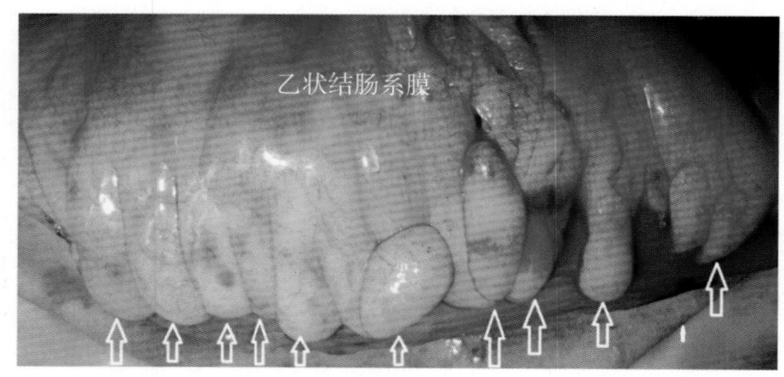

图24-5-77 正常乙状结肠肠脂垂
乙状结肠癌术后标本

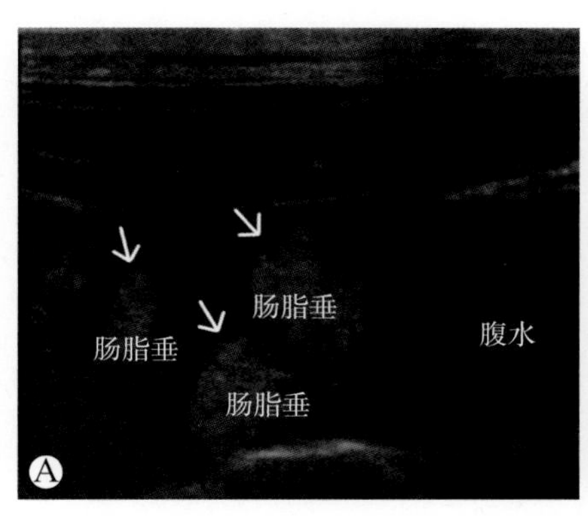

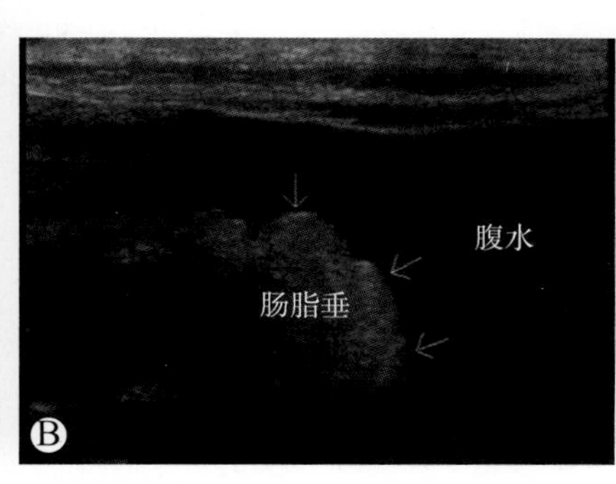

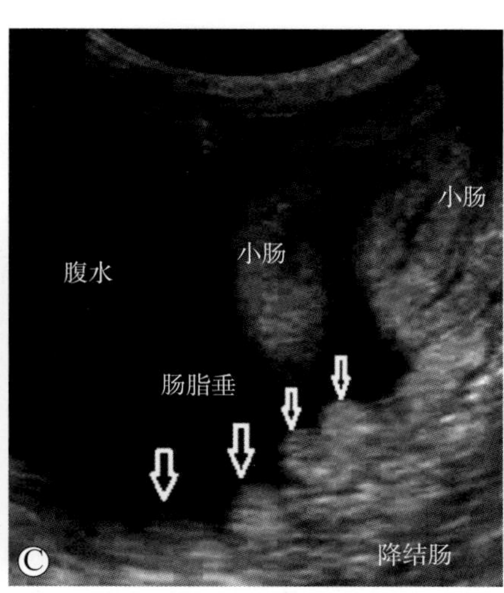

图24-5-78　正常结肠肠脂垂（腹水衬托下）

A.乙状结肠；B.盲肠；C.降结肠

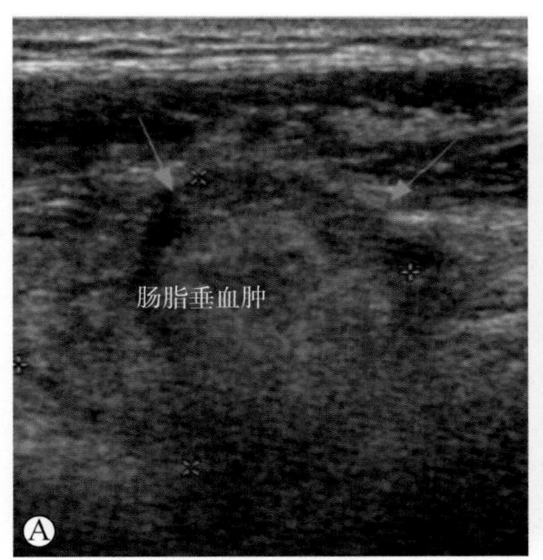

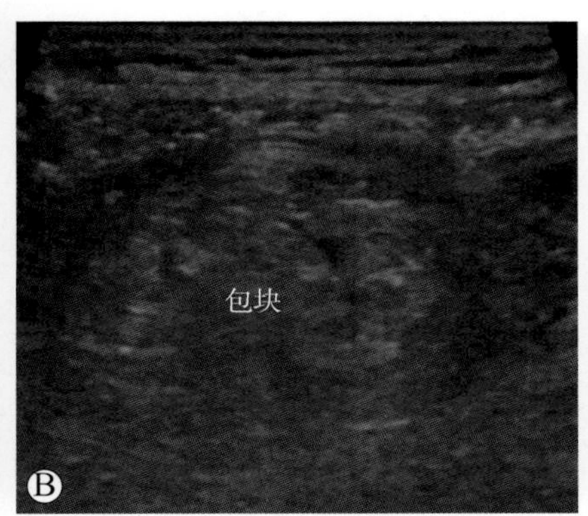

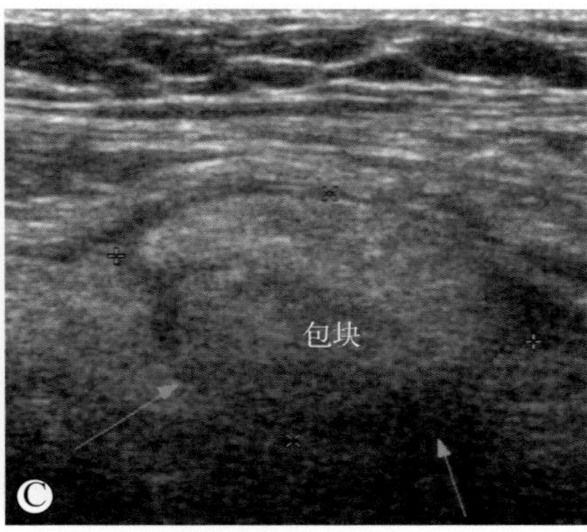

图24-5-79　急性肠脂垂炎超声表现（乙状结肠）

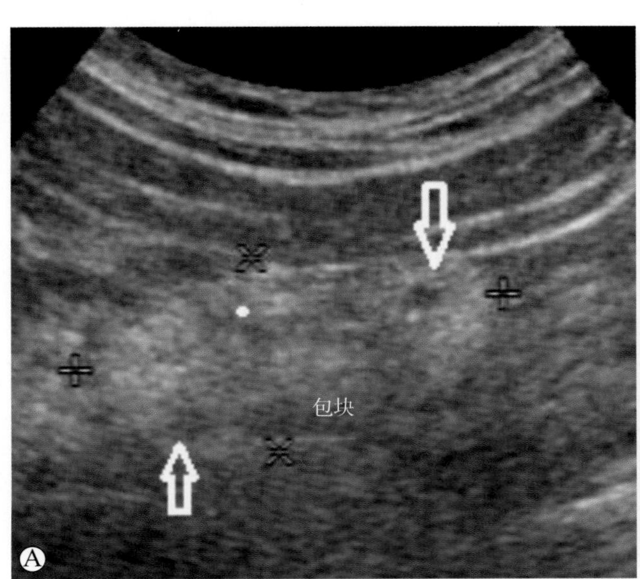

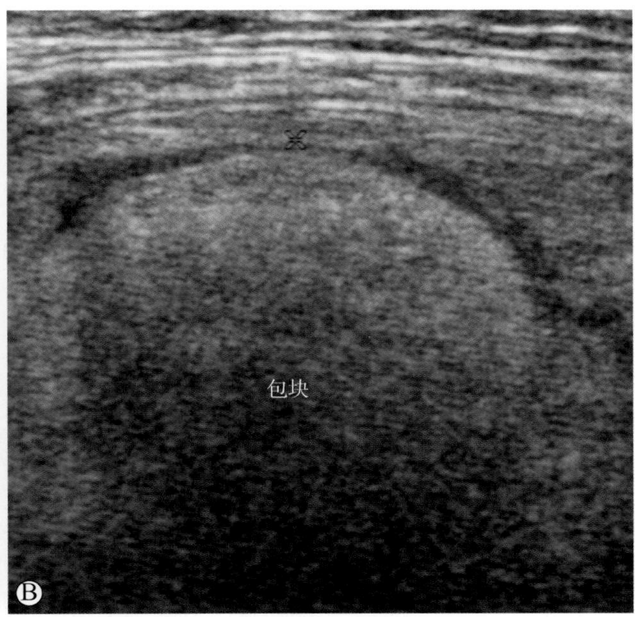

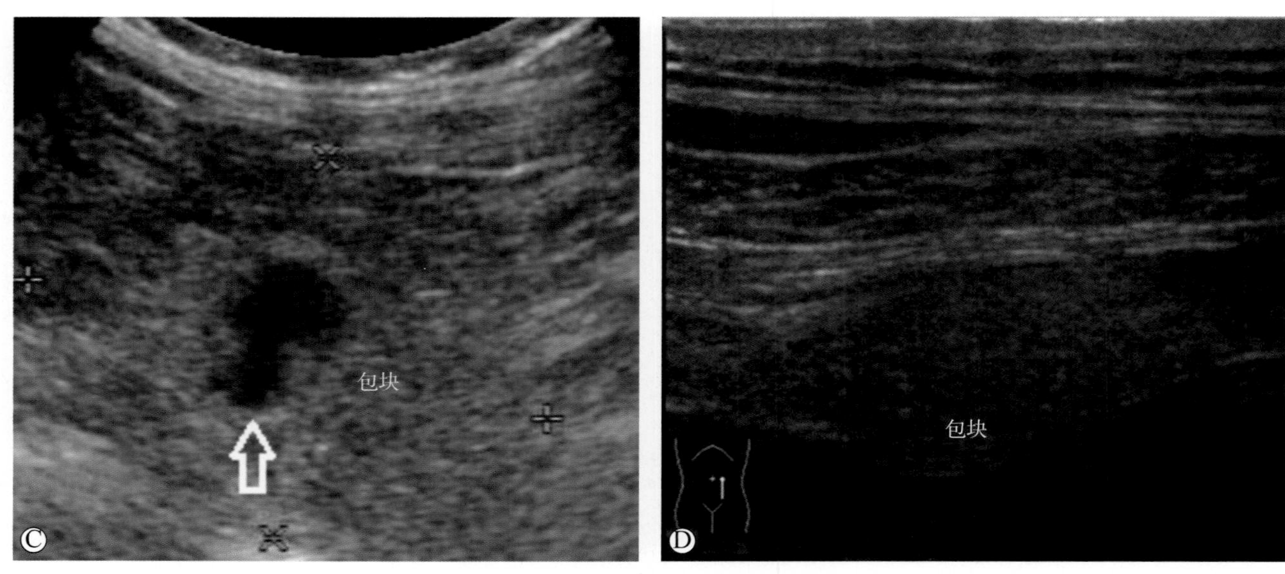

图24-5-80　急性肠脂垂炎不同时期超声表现

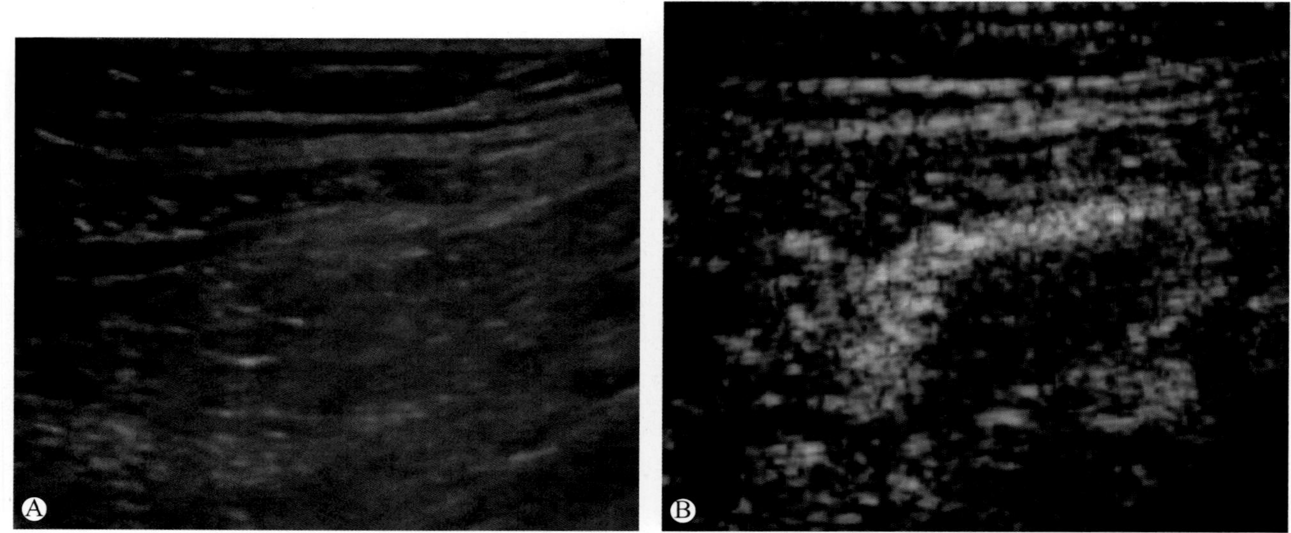

图24-5-81　急性肠脂垂炎超声血管造影表现

A.二维超声图；B.超声血管造影图

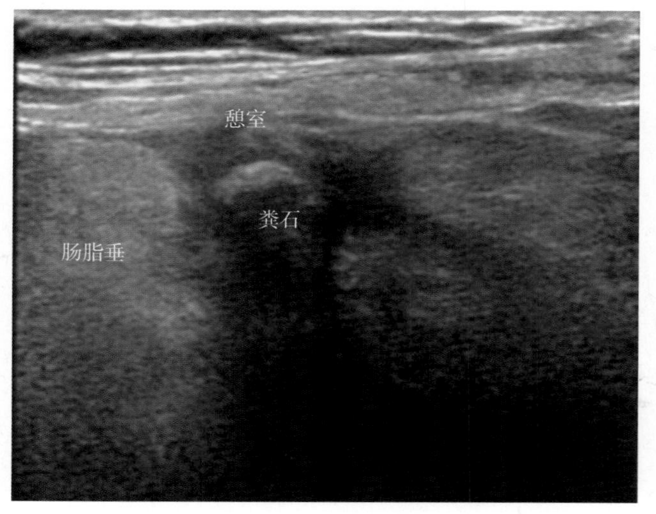

图24-5-82　急性继发性肠脂垂炎超声表现

回盲部憩室炎伴粪石

六、肠道憩室疾病

肠道憩室是指肠管壁局部向外膨出形成的袋状突出。可发生于肠道的任何部位，以十二指肠降部、小肠、回盲部、乙状结肠多见。

（一）病因病理

病因不明。可能为肠壁组织因先天发育不良或后天损伤而发生退行性变，以致局部承受腔内压力的能力减弱，使局部肠壁突出，形成憩室。根据憩室壁的结构不同，分为真性和假性两种。前者为黏膜、肌层和浆膜均膨出，如梅克尔憩室；后者只有黏膜和浆膜两层突出，如十二指肠降部憩室、结肠憩室等。憩室可以单发和多发，以单发者为多。

梅克尔憩室（真性憩室）是在胚胎发育过程中，卵黄管退化不全，脐端已退化，肠端未闭合，与回肠相通而形成（图24-5-83），是最常见的憩室类型，也是最常见的胃肠道先天性畸形之一。憩室一般位于距回盲瓣20～100cm回肠系膜对缘，长2～5cm。憩室顶端常游离于腹腔内，也可有残余索条与脐部相连。有独立的血液供应，来自肠系膜上动脉。因50%的憩室内含有异位胃及肠黏膜、胰腺组织等，可引起憩室病变。

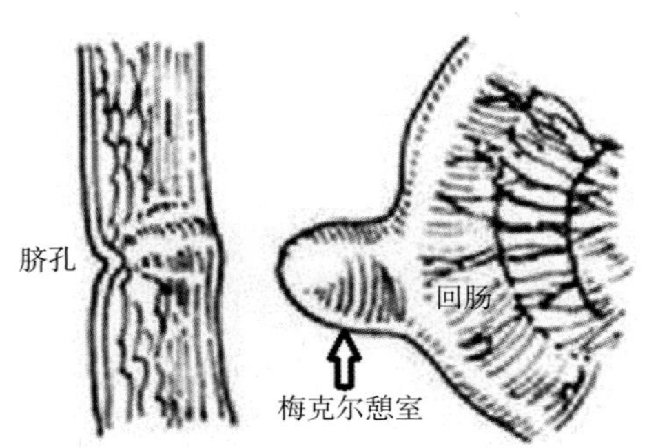

图24-5-83　梅克尔憩室形成示意图

卵黄管脐端已退化，肠端未闭合，与回肠相通

（二）临床表现

肠道憩室多无症状，常在X线钡剂灌肠或内镜检查时偶然发现。若并发憩室炎时，可以出现局部不适或隐痛、便血。

正常人群中梅克尔憩室的发病率为2%～3%；多数终身无症状；有临床症状者以10岁以下儿童多见，发生合并症者占20%；临床表现取决于憩室的合并症，主要有炎症、穿孔、肠套叠、肠梗阻、消化道出血等。表现为急性转移性右下腹痛；腹痛伴腹膜刺激征；腹痛伴恶心呕吐；腹腔包块；贫血、便血等。

（三）声像图特征

正常肠道憩室腹部超声常规检查不易显示。当其出现合并症引起急腹症时，多数在超声上有不同的表现。

1.肠道憩室炎　主要有十二指肠降部、结肠憩室炎。

（1）十二指肠降部憩室炎：①十二指肠降部壁旁囊袋状包块突起，多数直径≤30mm；②包块一端是盲端，一端与十二指肠肠腔相通，壁较厚，厚度≥3mm；③腔内常伴有气体及内容物的强回声，周围肠壁常水肿增厚；④行口服造影剂充盈检查，可见造影剂经十二指肠肠腔充盈至包块内（图24-5-84，图24-5-85）。

（2）结肠憩室炎：主要是回盲部憩室炎和乙状结肠憩室炎。超声表现：①左右下腹于乙状结肠、回盲部肠壁旁囊袋状包块突起，呈低回声，单个或多个，多数直径≤20mm。②包块一端是盲端，一端与肠腔沟通，口小

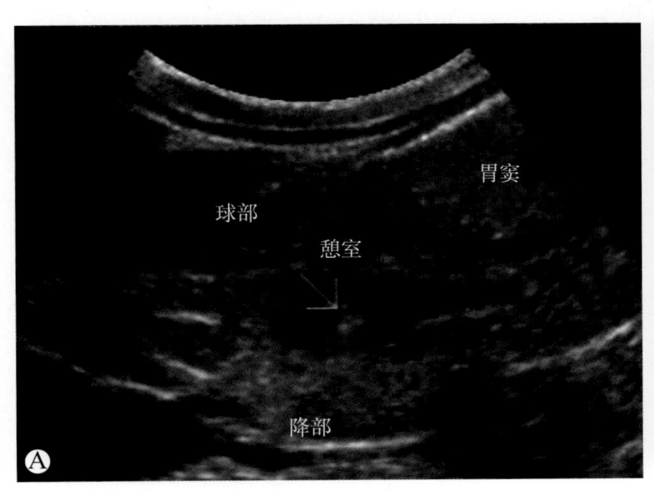

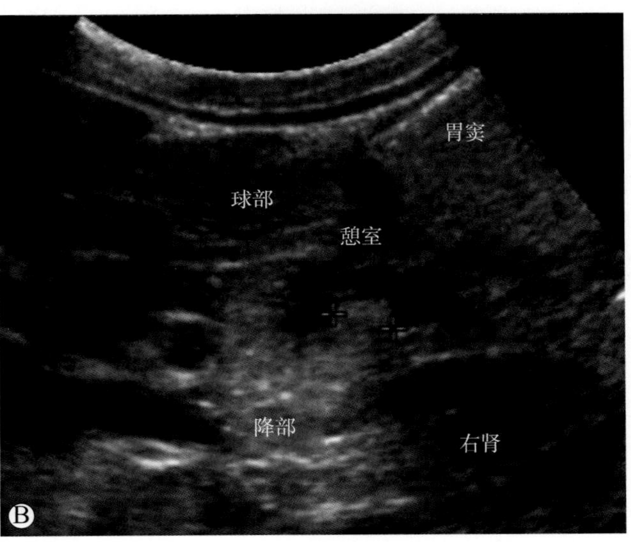

图24-5-84　十二指肠降部憩室炎（前壁）

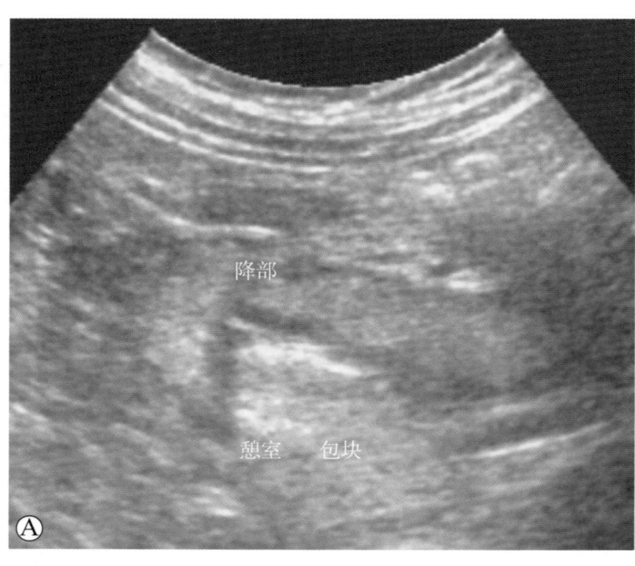

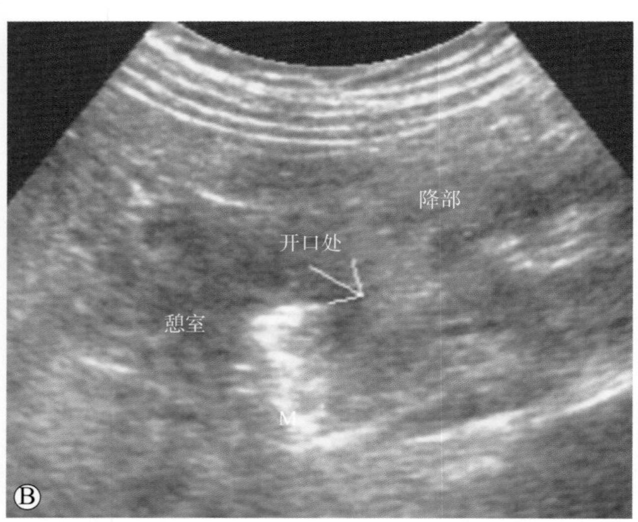

图24-5-85 十二指肠降部憩室炎（后壁）

A.十二指肠降部后方含气性包块；B.造影剂从降部进入包块内

袋大；管壁较厚，厚度≥5mm。③腔内常伴有肠内容物或粪石强回声沉积。④相邻肠管壁常明显水肿增厚，周围肠系膜（含肠脂垂）、大网膜水肿增厚呈强回声包块包裹；肠间隙部分见少量游离液性区分布，宽度≤10mm。⑤行造影剂灌肠充盈检查可见造影剂经肠腔充盈至包块内，多数能显示憩室开口（图24-5-86～图24-5-88）。⑥合并憩室穿孔时则憩室周围、肠间隙出现大小不一的含液性包块，内见气体强回声，周围肠系膜、大网膜粘连包裹。行造影剂灌肠充盈检查可见造影剂经穿孔的憩室流入脓腔内（图24-5-89）。

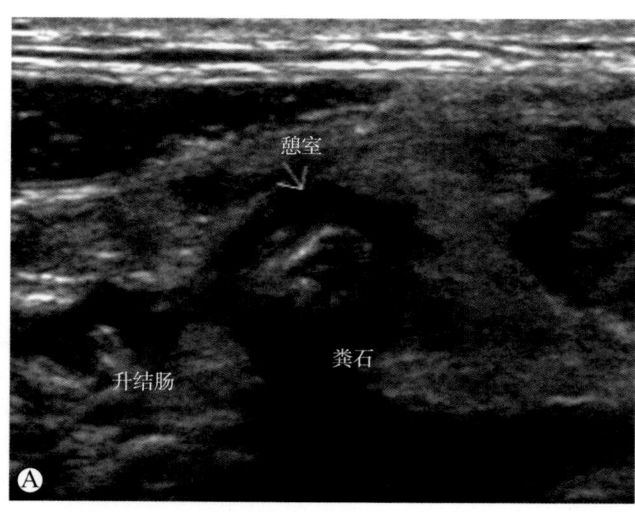

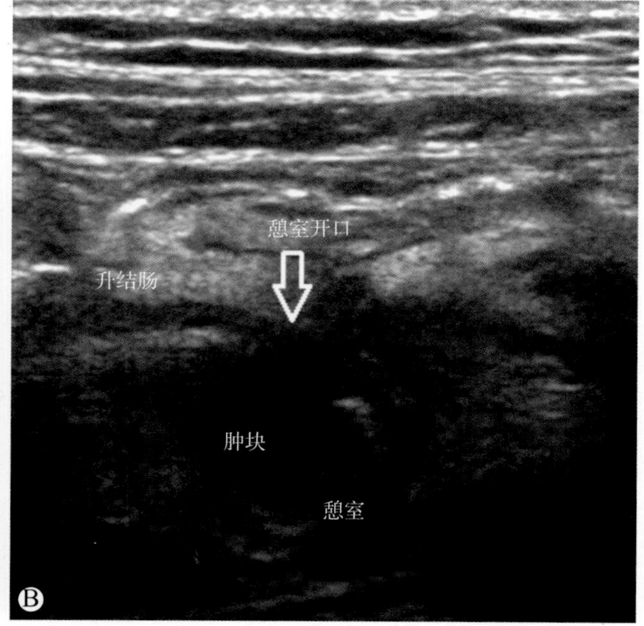

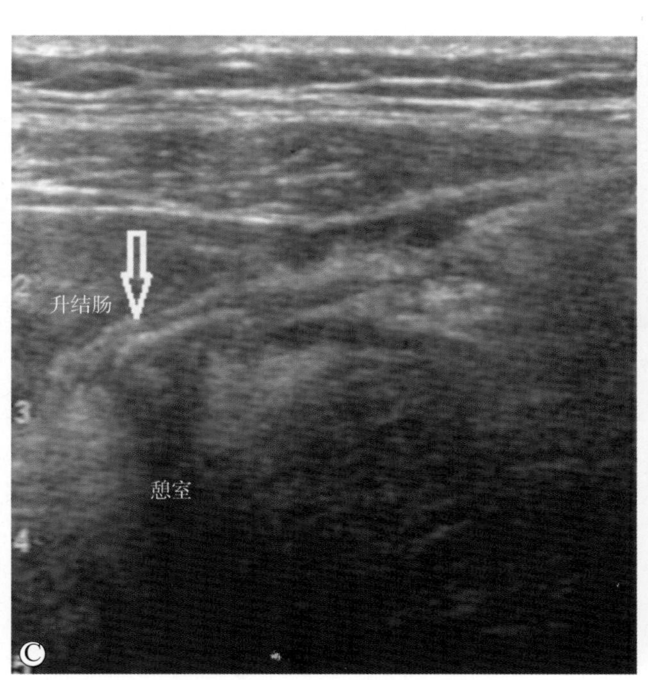

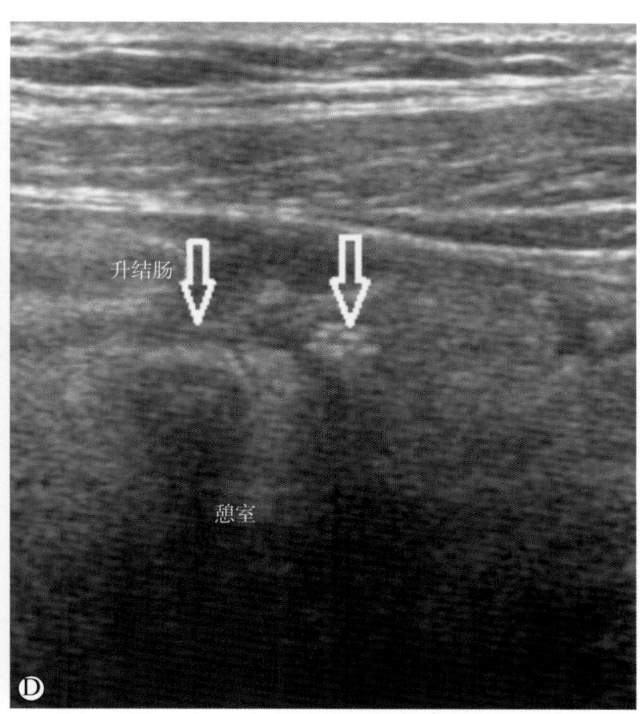

图24-5-86　回盲部憩室炎

A.前壁；B.后壁；C、D.多发性

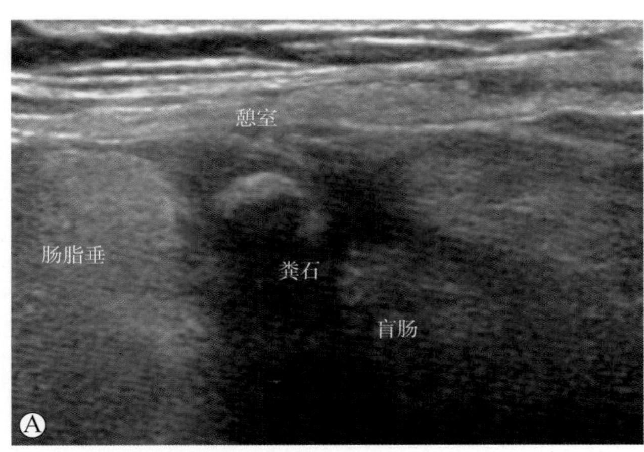

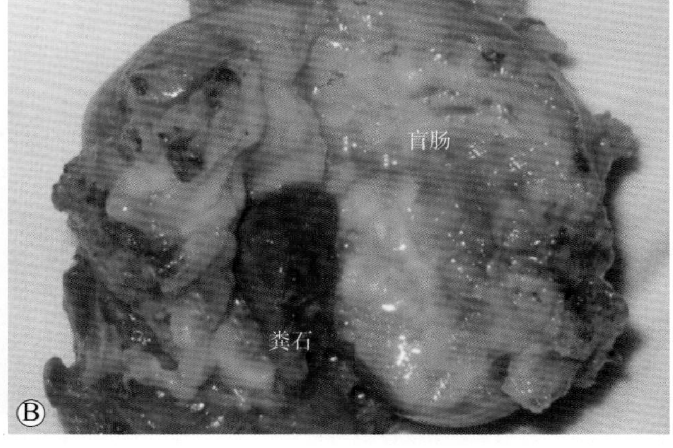

图24-5-87　回盲部憩室炎伴粪石

A.二维超声图；B.术后标本图

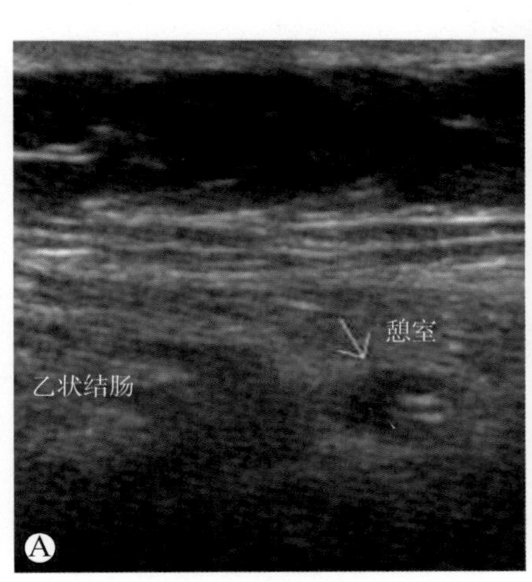

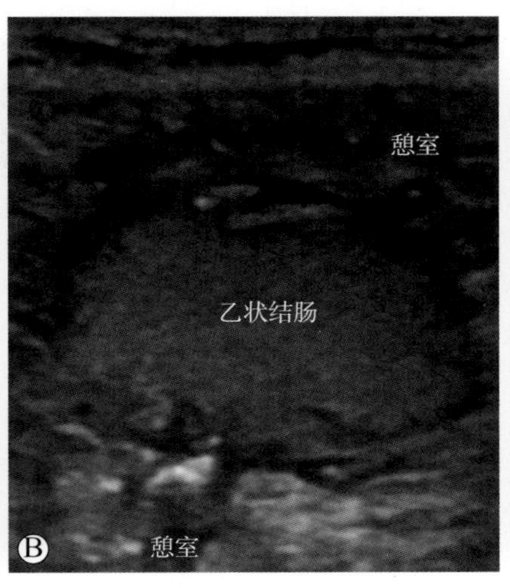

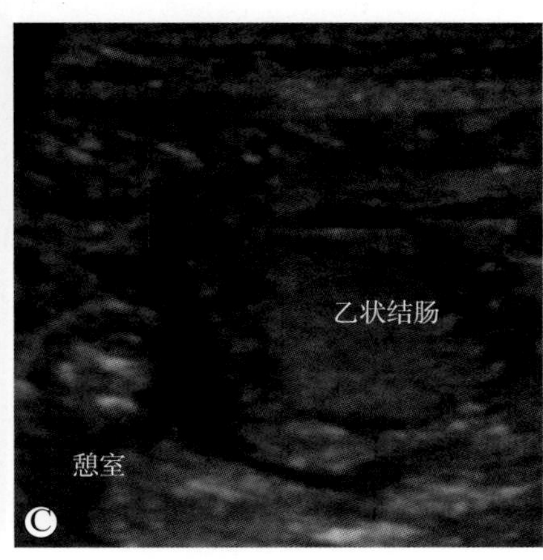

图24-5-88　乙状结肠憩室炎

A.单发性；B、C.多发性

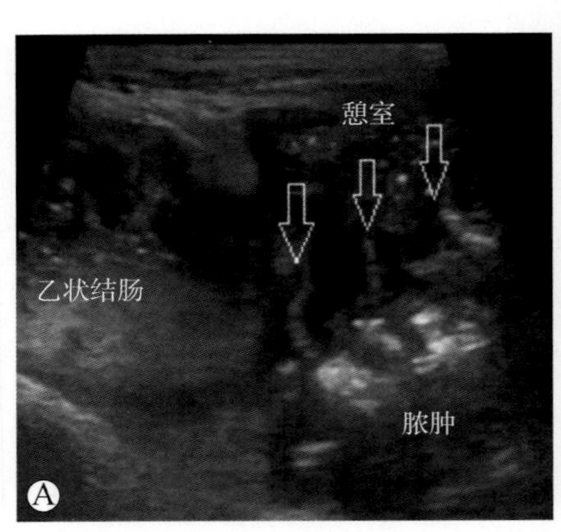

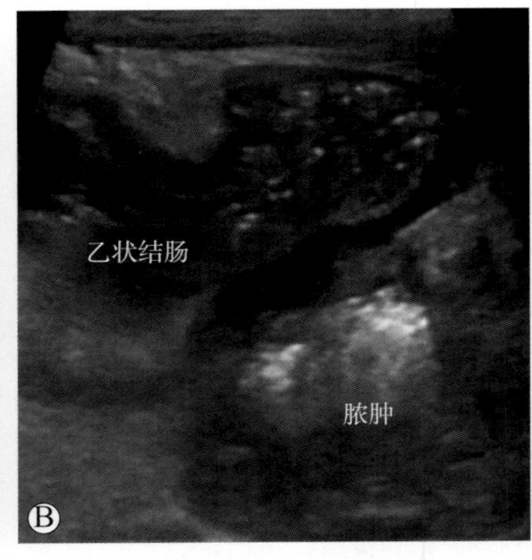

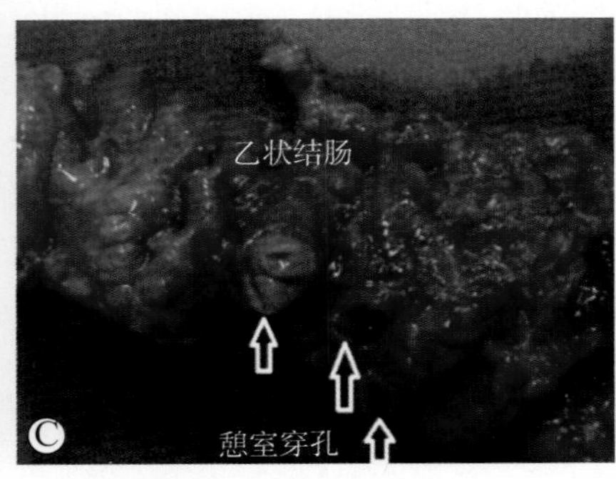

图24-5-89 乙状结肠多发憩室炎伴穿孔合并周围脓肿形成（灌肠充盈造影检查）
A.造影剂经憩室进入脓腔内；B.乙状结肠周围脓肿；C.术后标本图

（3）梅克尔憩室合并症：多见于10岁以下儿童。主要有：①梅克尔憩室炎：右下腹回盲部肠管旁条索状包块，长30～50mm，一端是盲端，稍膨大，一端与肠腔相连；管壁较厚，厚度≥3mm；管腔内充满液性无回声区，张力较高；少部分腔内见粪石强回声斑，后伴声影；周围肠壁及肠系膜常水肿增厚；肠间隙可见少量游离液性区分布，宽度≤20mm；行生理盐水灌肠充盈检查，可见生理盐水经回肠腔充盈至包块内，多数能显示憩室开口（图24-5-90）。梅克尔憩室炎临床表现及超声表现与急性阑尾炎非常相似，腹腔超声常规检查常易误诊为急性阑尾炎。因此，鉴别的关键是找到正常阑尾，而超声造影剂灌肠充盈检查可明确诊断。②肠套叠：是由梅克尔憩室内翻导致的继发性肠套叠。腹腔超声常规检查只能显示肠套叠包块，行超声造影剂灌肠充盈检查可显示呈条索状肿物突向肠腔内，一端与肠壁相连，另一端为盲端，漂浮于肠腔内（图24-5-91）。③肠梗阻：最常见并发症，占50%～60%。主要是肠扭转。表现为梗阻部位呈漩涡状包块，内见肠管回声，其近端小肠扩张，肠腔积液积气（图24-5-92）。

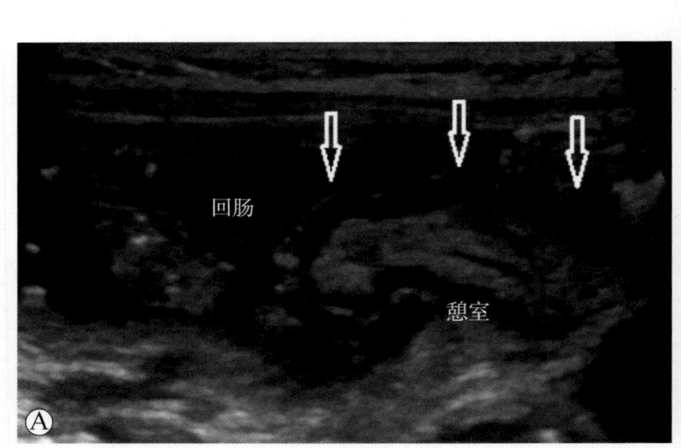

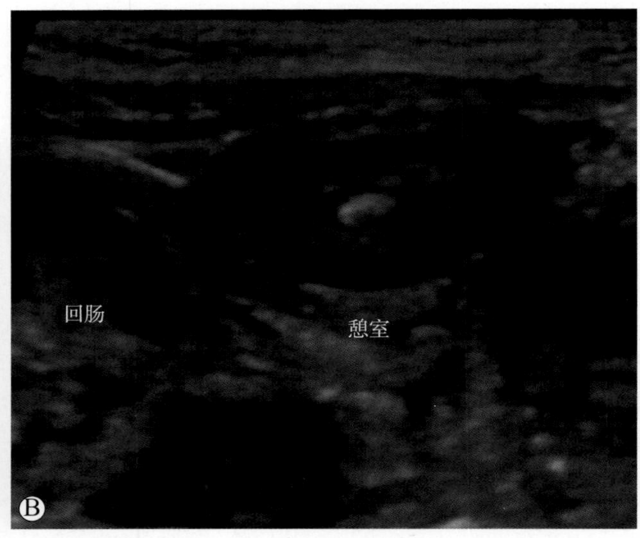

图24-5-90 梅克尔憩室炎（灌肠充盈造影检查）
A.纵切面；B.横切面

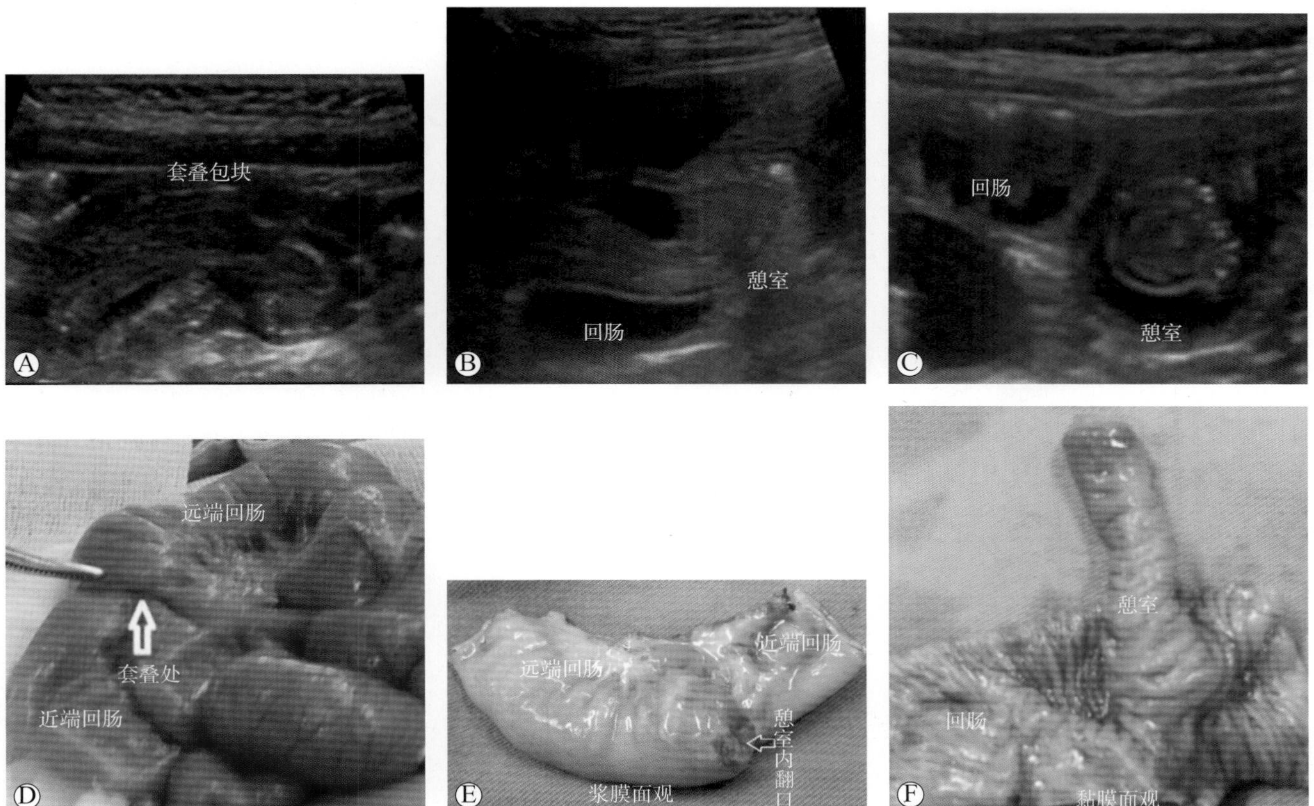

图24-5-91　梅克尔憩室内翻伴继发性肠套叠（复位下灌肠充盈检查）

A. 套叠包块；B. 内翻憩室纵切面；C. 内翻憩室横切面；D. 术中套叠表现；E、F. 术后标本图

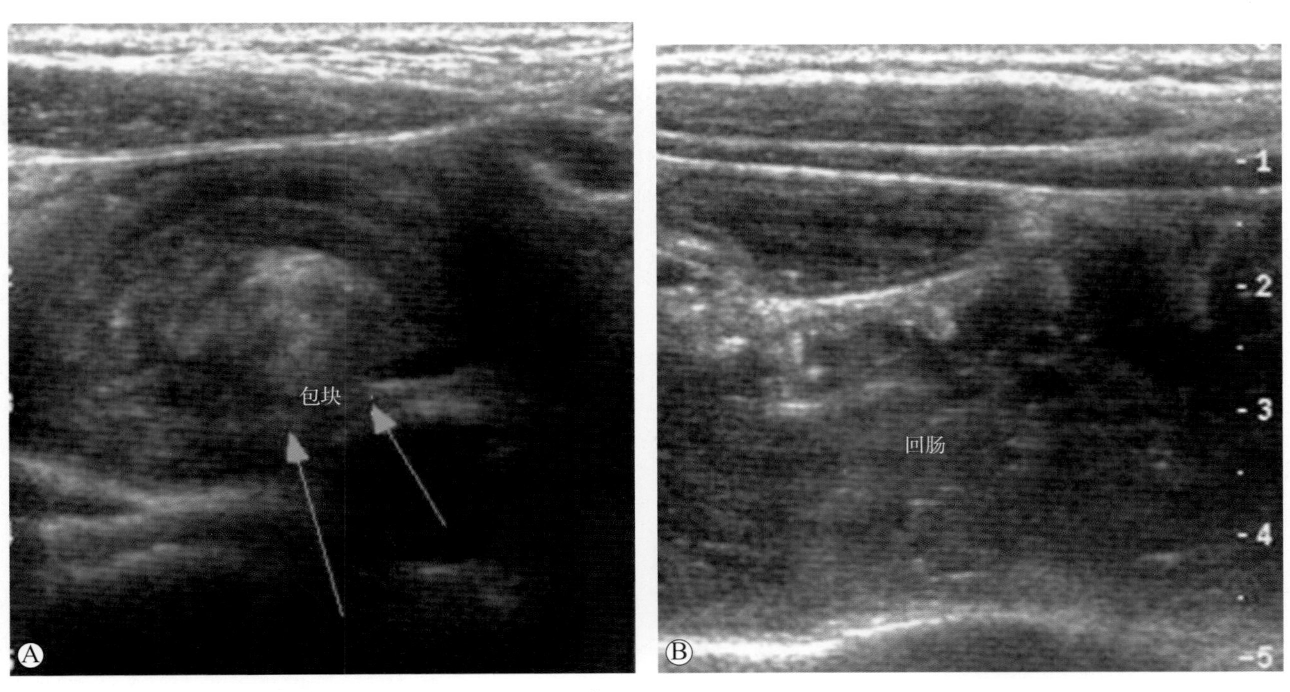

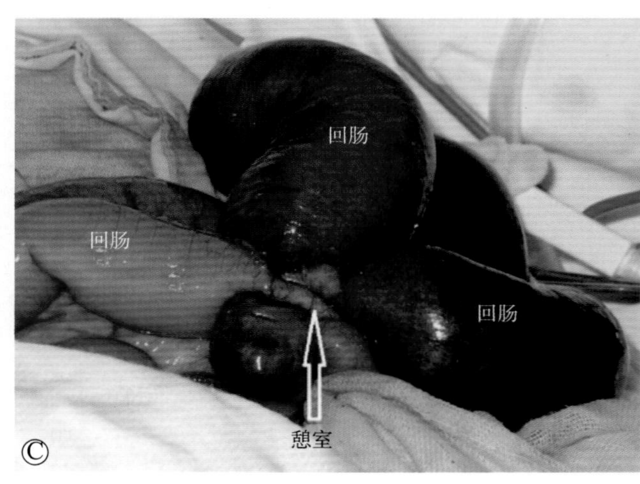

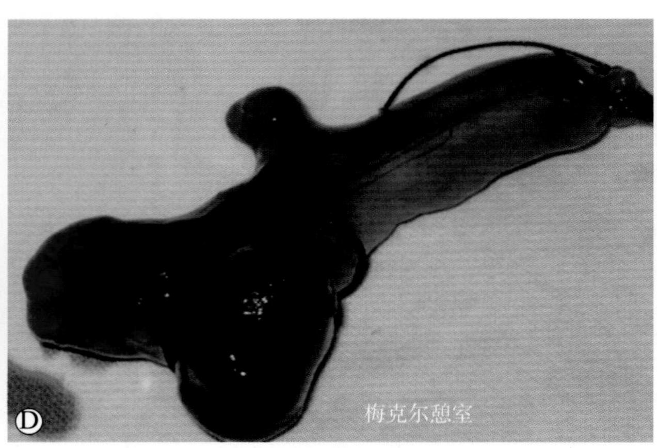

图 24-5-92　梅克尔憩室伴肠扭转梗阻

A. 含肠管的漩涡状包块；B. 近端回肠扩张积液；C. 术中见肠扭转；D. 术后标本图

（陆文明）

第25章

肾上腺疾病

第一节　肾上腺解剖和生理概要

肾上腺左右各一，位于腹膜后，T_{11}或T_{12}两侧。右侧肾上腺呈三角形，位于右肾上极的内上方，其内侧部分在下腔静脉的后面。左侧肾上腺呈月牙形，其位置位于左肾上极的内前方、胰尾的后上方和腹主动脉的外侧。肾上腺包埋在肾周围筋膜之中，周围有丰富的脂肪，与肾上极之间有疏松的纤维结缔组织相隔。肾上腺由一个体部和两个肢体构成，体部位于前内侧；两个肢体包括内肢和外肢，其中内肢位于后部，外肢位于后外侧。肾上腺腺体大小受年龄影响较大，新生儿的肾上腺相对较大，约为肾的1/3。随着年龄的增长，到成年时，其体积仅为肾脏的1/13，长40～60mm，宽20～30mm，厚2～8mm。肾上腺分为皮质和髓质两部分，外层为皮质，约占肾上腺的90%；内层为髓质，约占肾上腺的10%。肾上腺皮质在组织学上又分为3层，由外及内依次为球状带、束状带及网状带。球状带最薄，分泌调节电解质和水代谢的皮质激素；束状带最宽，分泌调节糖和蛋白质代谢的皮质激素；网状带分泌性激素。肾上腺髓质有两种细胞，即交感神经节细胞和嗜铬细胞。后者又分为两类：一类分泌肾上腺素；另一类分泌去甲肾上腺素。

肾上腺血供丰富，达6～7ml/（g·min）；肾上腺的动脉血供包括肾上腺上、中、下动脉，其中起源于膈下动脉的肾上腺上动脉是最主要的血供来源，由肾上腺上方分成多支进入肾上腺组织；肾上腺中动脉来源于主动脉，通常管径细小；肾上腺下动脉起自肾动脉。这三支动脉围绕肾上腺相互吻合成为一个动脉环，从环上发出小分支，如梳齿样向心性进入腺体，在被膜内形成丰富的吻合。肾上腺静脉通常只有一条中央静脉，右肾上腺中央静脉很短，直接汇入下腔静脉，少数右肾上腺中央静脉先汇入右副肝静脉，再汇入下腔静脉。左肾上腺中央静脉长约3cm，汇入左肾静脉，汇入位置常与性腺静脉相对。

第二节　超声检查方法

一、仪器设备

一般选用实时超声诊断仪，由于肾上腺位置相对较深，所以对仪器的穿透力要求较高。探头频率：成人选用3.5～3.75MHz，儿童可用5～7MHz，新生儿建议用7～10MHz。

二、检查方法

1.仰卧位经肋间扫查

（1）沿肋间切面：以腋前线为中点，沿第7～9肋间做斜行扫查，肾上腺在肝或脾和肾上极之间，呈一扁薄条带状回声，略呈三角形，右肾上腺的底边与下腔静脉靠近。

（2）纵切面：在右侧第9～10肋间腋前线和腋中线，以肝作为声窗做纵向扫查，以及在左侧第9～10肋间腋后线或腋后线后方2cm处，以脾、左肾为声窗做纵向扫查。

（3）横切面：在第9、10肋间右侧取腋前线和腋中线，左侧取腋后线或其后2cm处做横向扫查，在下腔静脉后方和腹主动脉外侧寻找肾上腺病灶。

2.仰卧位经侧腰部途径　在腋后线做冠状切面观察，超声束经过肝、肾或脾、肾指向内侧，先探到肾图像，然后把声束从后方慢慢转向前方做连续切面观察。右侧肾上腺位于下腔静脉之后，于右肾上极的上方内侧寻找右侧肾上腺病灶，左侧肾上腺位于腹主动脉与左肾上极之间，就在脾、肾、腹主动脉三者汇合处和肾与腹主动脉之间寻找左侧肾上腺病灶。

3.俯卧位经背部途径　于右侧探及下腔静脉时，在其后方，右肾上极的前方寻找右肾上腺病灶。在左侧探及腹主动脉时，声束的指向应稍向外侧偏移，在肾上极的前方寻找左肾上腺病灶。

4.仰卧位经腹途径

（1）右肋缘下斜切面：扫查线与右肋弓平行，在肝后方右肾上极和下腔静脉之间的区域寻找右肾上腺病灶。

（2）右肋缘下纵切面：在右肾的上方内侧寻找右肾上腺病灶。

（3）上腹部横切面：在胰腺的后方寻找左侧肾上腺病灶，其范围上起肝左叶的下缘，下至左肾门上方和腹主动脉左旁。

第三节　正常肾上腺声像图

正常肾上腺声像图形态各异，典型者可呈三角形、新月形、“Y”字形或“V”字形。右侧肾上腺位于右肾上极的内上方、下腔静脉的后外方；左侧肾上腺位于左肾上极的内前方、胰尾的后上方和腹主动脉的外侧。成人肾上腺呈均匀等回声，其回声略高于肝或脾，一般不能区分肾上腺皮质或髓质，大小约为6cm×3cm，厚度约为4mm，体积约为肾脏的1/13（图25-3-1）；新生儿肾

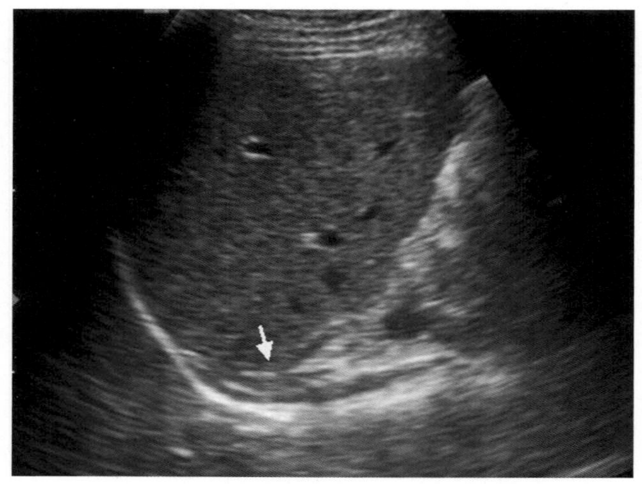

图25-3-1 成人右侧肾上腺声像图，呈均匀低回声（箭头）

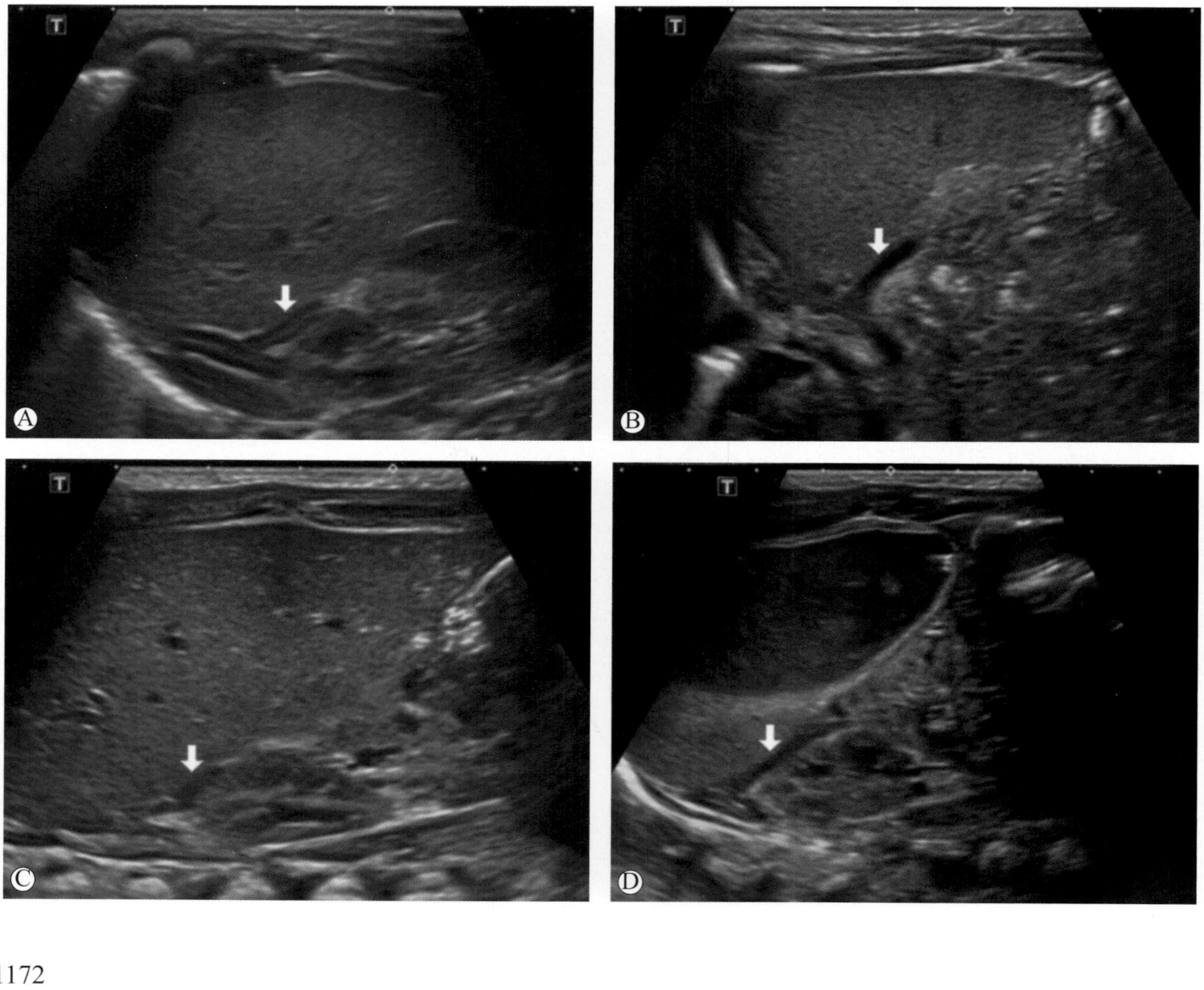

上腺可区分皮质及髓质，声像图表现为中间较薄的强回声髓质线，周边绕以较厚的低回声皮质，腺体的外缘可见纤细的高回声带。新生儿肾上腺体积相对较大，约为肾脏的1/3，出生时肾上腺长径平均为（17.3±1.6）mm。随着年龄的增长，肾上腺体积迅速变小，42天后长径平均为（7.7±0.9）mm（图25-3-2）。同时肾上腺皮质部分缩小，髓质部分增大，至5～6个月开始肾上腺皮质、髓质结构在声像图上不易区分。在1岁以后，肾上腺的形态结构与成人相似。正常肾上腺的超声检查显示率受超声仪器的图像分辨率、操作者的技术熟练程度及受检者的体型等多种因素影响。由于肾上腺位置深在，且其厚度仅2～8mm和内含脂肪等因素，超声常不能清晰显示，其中左侧肾上腺显示率更低于右侧，这主要是因为肝右侧可作为声窗，左侧受胃肠道气体干扰的关系。Dietrich等报道成人右侧和左侧肾上腺显示率分别为99%和69%。新生儿肾上腺由于其体积相对较大、部位相对表浅、周围缺乏脂肪，其显示率较成人高。范闵延、周永昌（1993）采用7.5MHz线阵超声探头对210例新生儿出生后24小时内进行探测，左右侧肾上腺的显示率均可达100%。

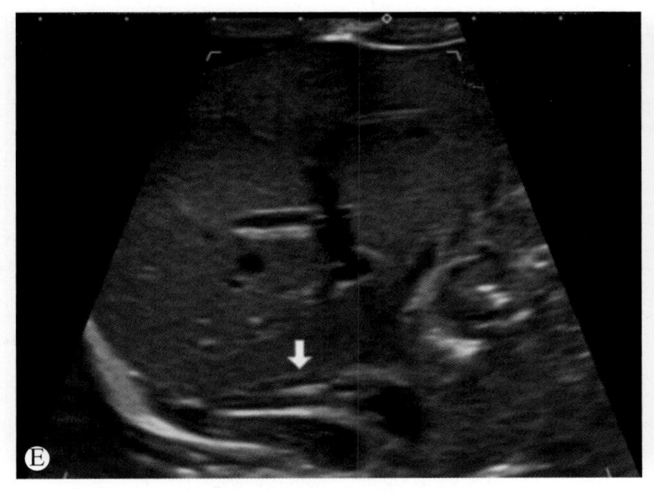

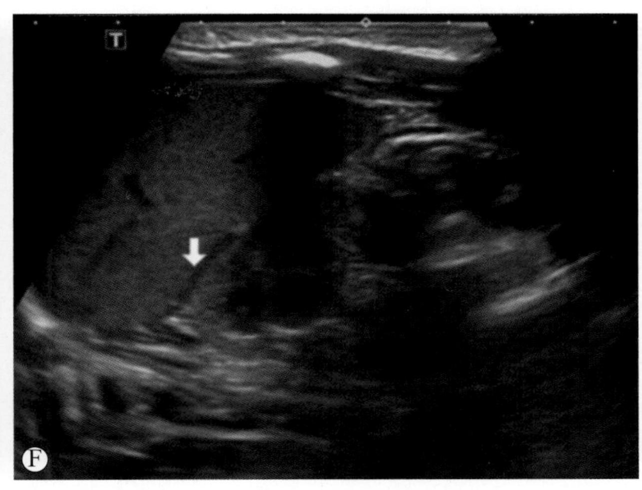

图25-3-2　新生儿正常肾上腺超声声像图

A和B为出生后6天。A.右侧肾上腺，前肢厚约1.8mm（箭头）；B.左侧肾上腺，前肢厚约2.0mm（箭头）；C和D为出生后14天。C.右侧肾上腺，前肢厚约1.3mm（箭头）；D.左侧肾上腺，前肢厚约1.4mm（箭头）；E和F为出生后33天。E.右侧肾上腺，前肢厚约1.0mm（箭头）；F.左侧肾上腺，前肢厚约0.8mm（箭头）

第四节　肾上腺疾病超声诊断

肾上腺组织结构复杂，病种繁多，依据病变对肾上腺功能影响与否可分为肾上腺功能性病变、肾上腺非功能性病变及肾上腺功能低下性病变（表25-4-1）。

现逐一介绍各肾上腺疾病的病因病理、临床症状、超声声像图表现，以及CT、MRI表现。

一、肾上腺皮质增生

肾上腺皮质增生（adrenocortical hyperplasia）多为双侧性，可为原发性病变，但多数继发于脑垂体、下丘脑病变或异位ACTH综合征。肾上腺皮质增生通常引起库欣综合征（Cushing syndrome），临床表现为满月脸、向心性肥胖、水牛背、紫纹、乏力、多毛等症状；也可引起醛固酮增多症（Conn syndrome），表现为周期性肌无力或麻痹、高血压及多尿三大症状；少数情况下，肾上腺皮质网状带增生引起肾上腺性腺综合征，临床表现为男性性早熟、男性女性化、女性男性化等。肾上腺增生分为弥漫性增生和结节性增生，前者较为多见，腺体均匀增大，以体部及肢体厚度改变最为明显；少数为结节性增生，病理检查表现为肾上腺内部或边缘有局限性皮质细胞增生，无包膜，肾上腺边缘可因小突起而不光滑，但整个增生的肾上腺基本保持正常形态。

表25-4-1　肾上腺病变

肾上腺功能性病变	1.库欣综合征	（1）肾上腺皮质增生
		（2）库欣瘤
		（3）肾上腺皮质腺癌
	2.醛固酮增多症	（1）醛固酮瘤
		（2）肾上腺皮质增生
		（3）肾上腺皮质腺癌
	3.嗜铬细胞瘤	
肾上腺非功能性病变	1.非功能性肾上腺皮质腺瘤	
	2.髓样脂肪瘤	
	3.肾上腺转移瘤	
	4.神经母细胞瘤	
	5.肾上腺囊肿	
	6.肾上腺出血	
肾上腺功能低下性病变	1.肾上腺结核	
	2.肾上腺出血（大量）	

1.超声表现　对于轻度的肾上腺皮质增生者，超声往往不易显示，明显增生者有时可见肾上腺形态饱满，周边呈增厚的低回声，中央见细条状或带状的强回声（图25-4-1）。肾上腺皮质结节样增生则表现为双侧肾上腺内出现类似小肿瘤的低回声区（图25-4-2）。

2.其他影像学检查　肾上腺皮质增生的超声诊断敏感性差，声像图未发现肾上腺增大或增宽者不能排查本病。本病的诊断主要依赖于CT检查。正常肾上腺与同层膈脚比较，比膈脚最厚部分细，一般体部低于10～12mm，内肢或外肢低于5～6mm。肾上腺皮质增生患者的CT检查可发现双侧肾上腺腺体增粗或延长，内肢和（或）外肢增大，大于7mm，或厚于同层膈脚。增大的肾上腺外缘光滑，可略隆起，但无明确肿瘤，仍保持其“Y”字形或“V”字形的正常肾上腺形态。少数呈结节样增生者，呈现波浪状局部腺体增厚或凸出，密度增高，增强扫描无明显强化。虽然CT检查对肾上腺皮质增生的诊断敏感性优于超声检查，但超过1/3的肾上腺皮质增生患者在CT图像上仍显示为正常肾上腺。

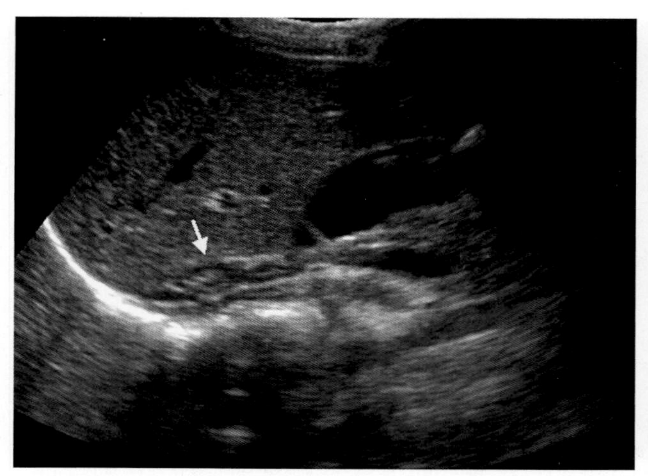

图25-4-1 先天性肾上腺皮质增生患者，右侧肾上腺弥漫性增粗（箭头）

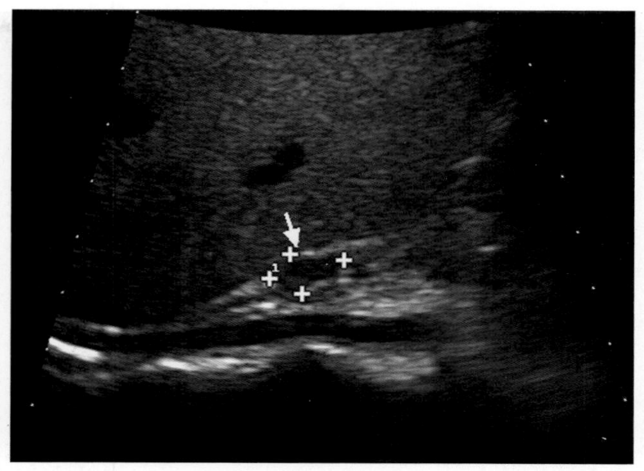

图25-4-2 右侧肾上腺增生结节（箭头），呈低回声，边界清楚，大小约1.2cm×0.7cm

二、肾上腺皮质腺瘤

肾上腺皮质腺瘤（adrenocortical adenoma）是最常见的肾上腺肿瘤，尸体解剖检出率为3%～8.7%。皮质腺瘤中，约80%为无分泌功能的皮质腺瘤，20%为能分泌激素的功能性皮质腺瘤。在功能性腺瘤中，80%～90%为醛固酮瘤，是原发性醛固酮增多症的主要病因，引起高血压、肌无力或麻痹、多尿三大症状；15%～20%为库欣瘤，引发皮质醇增多症（库欣综合征），表现为满月脸、向心性肥胖、水牛背、紫纹、乏力、多毛等临床症状。本病90%的为单侧性。

1.超声表现　肾上腺区出现圆形或椭圆形实性低回声结节，边界光滑、整齐、有完整包膜，内部回声均匀（图25-4-3）。肿瘤较大发生出血坏死或囊性变时，内部回声不均匀，可见无回声区（图25-4-4）。无功能皮质腺瘤直径多为1～2cm，个别可达数十厘米（图25-4-5）；醛固酮瘤体积较小，直径多仅约1cm（图25-4-6）；库欣瘤稍大，一般直径为3cm左右（图25-4-7），同时可见患者皮下脂肪、肾周围脂肪和肾上腺周围脂肪均明显增厚，如见对侧肾上腺和同侧肾上腺非瘤组织发生萎缩性改变则有助于库欣瘤的诊断。

2.其他影像学检查　CT检查显示肾上腺皮质腺瘤为实质性占位病变，呈圆形或椭圆形，边界清楚，平扫CT值常≤10HU，增强扫描可呈轻度至中度均匀或不均匀强化。由于肾上腺皮质腺瘤细胞内含有丰富的脂质，平扫CT值较低；相反，非腺瘤病变（髓样脂肪瘤除外）很少含有脂质，平扫CT值较高，通常＞25HU。因此，CT平扫有助于肾上腺腺瘤与非腺瘤病变的鉴别诊断。肾上腺皮质腺瘤在注入造影剂后的即刻增强表现各异，不具鉴别诊断价值，但有学者研究认为，由于皮质腺瘤的造影剂廓清速度明显快于非腺瘤病变，往往在10min内廓清率达50%，因此延迟增强扫描的CT值同样有助于腺瘤和非腺瘤病变的鉴别诊断。在MRI检查中，同样由于腺瘤富含脂质，化学位移反相位成像上肿瘤信号强度明显下降，肾上腺/脾的信号比值常＜0.7，而非腺瘤性肿瘤在

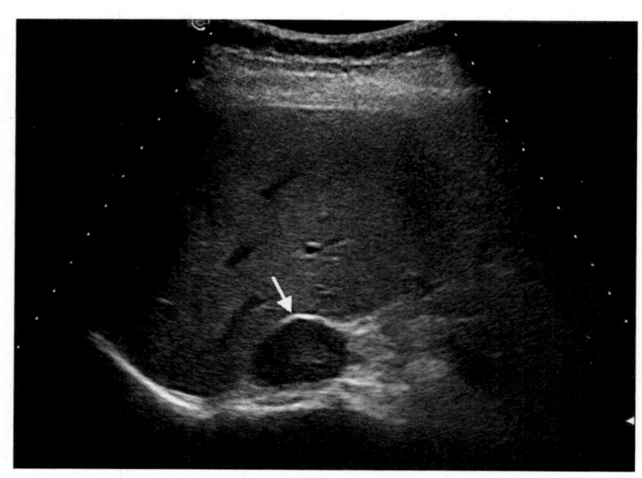

图25-4-3 右侧肾上腺腺瘤，病灶可见高回声包膜，呈实质性均匀低回声（箭头）

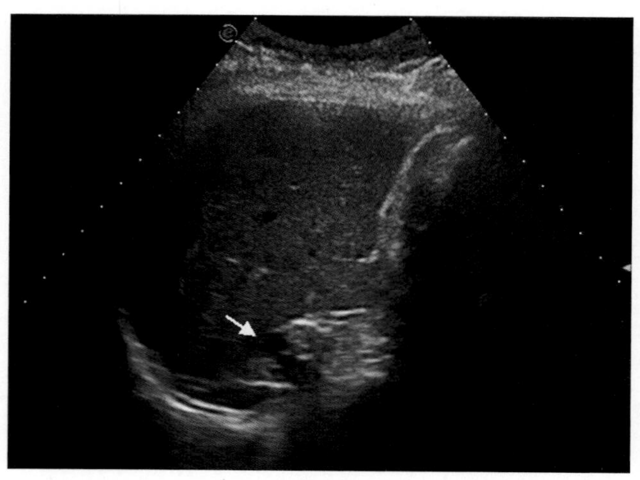

图25-4-4 右侧肾上腺腺瘤，内可见呈葫芦形的无回声囊变区（箭头）

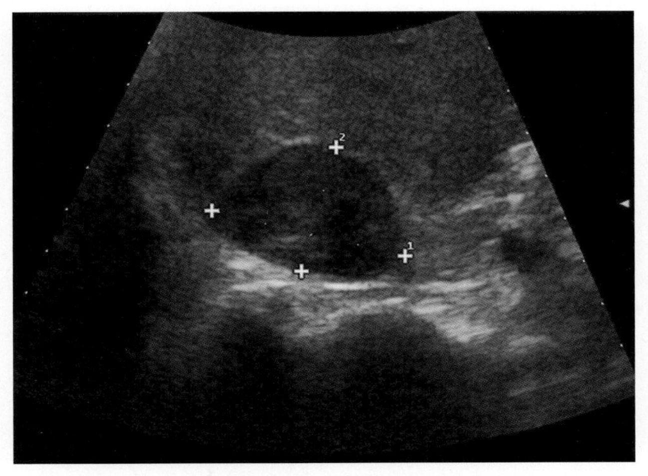

图25-4-5　右侧肾上腺无功能性腺瘤，病灶最大径为4.1cm

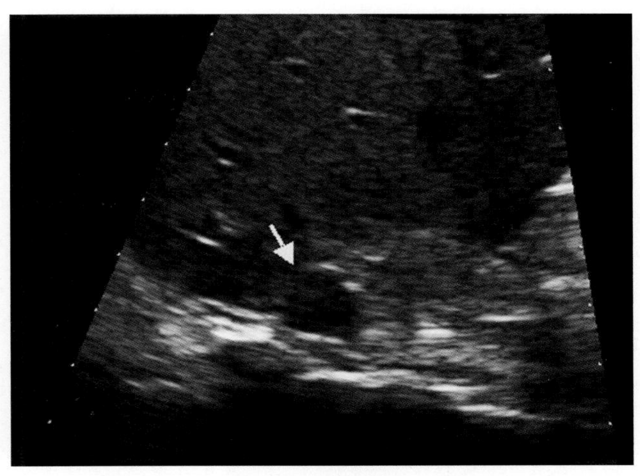

图25-4-6　右侧肾上腺醛固酮瘤，病灶直径约1.2cm（箭头）

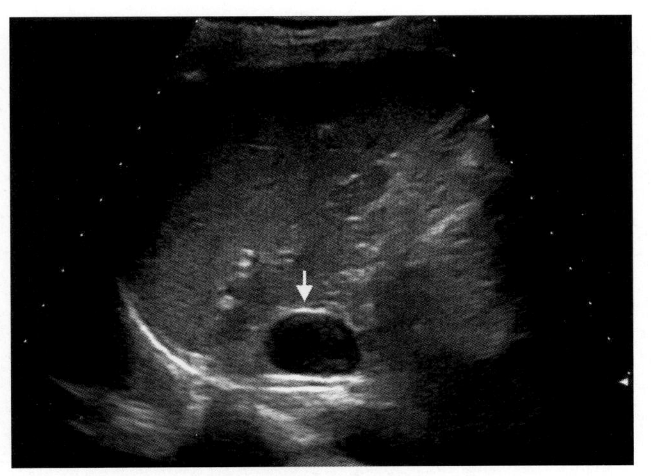

图25-4-7　左侧肾上腺皮脂腺瘤，病灶最大径为3.2cm（箭头）

化学位移反相位成像上信号不变。这一特征性表现也能鉴别大多数肾上腺腺瘤与非腺瘤病变。

三、肾上腺皮质腺癌

原发性肾上腺皮质腺癌（adrenal cortical adenocarcinoma）十分罕见，发病率仅为1～2例/(100万人口·年)。约有80%的皮质腺癌为功能性肿瘤，其中有57%的肿瘤临床表现为库欣综合征，此外，男性性早熟或女性男性化也可为其临床症状。肾上腺皮质腺癌常局部浸润肾包膜或侵犯肾上腺静脉和下腔静脉形成瘤栓，或远处转移至肝、肺及骨骼。

1.超声表现　肾上腺皮质腺癌体积较大，约有76%的肿瘤直径＞6cm。肿瘤可呈圆形、椭圆形、分叶状或不规则形，边界清楚或不清楚，内部回声可呈低回声（图25-4-8），也可因肿瘤内部出现坏死出血或钙化而形成混合性回声（图25-4-9）。肿瘤如伴局部浸润或远处转移则出现相应声像图改变（图25-4-10）。

2.其他影像学检查　体积较小的皮质腺癌在CT平扫或者MRI图像上可呈均匀密度或均匀信号，体积较大的肿瘤则因其内部坏死出血而致其密度和信号不均匀。CT和MRI增强检查还可显示肿块呈不均匀强化，典型者呈中央无增强，周围结节状强化。Krebs等（1997）发现部分皮质腺癌病灶内也可包含分化良好的皮质组织，其所含有的细胞内脂质使其在MRI化学位移反相位成像上表现为与皮质腺瘤一致的信号强度下降。因此，如在不均质较大体积的肾上腺肿瘤中出现信号下降，则不能排除恶性肿瘤的可能，仍需进行穿刺活检或手术切除以明确诊断。

四、肾上腺转移癌

肾上腺转移癌（metastatic adrenal carcinoma）较常见，占所有恶性上皮细胞肿瘤的27%。继肺、肝和骨之后，肾上腺是第4位最常见的发生转移性肿瘤的部位。肾上腺转移癌多来自肺癌、乳腺癌、淋巴瘤及黑色素瘤。转移癌可双侧也可单侧发生。发现肾上腺肿块的患者如有原发性肿瘤病史，应首先考虑转移癌。

1.超声表现　肾上腺转移癌大小相差悬殊，平均直径约为2cm。多数肿瘤体积较小，但亦有体积较大者。瘤体小者多呈圆形或椭圆形，大者可呈分叶状或不规则形，边界欠清晰（图25-4-11）。肾上腺转移癌常不伴钙化，但瘤内可见出血、坏死。超声声像图上肿瘤可呈均匀低回声（图25-4-12），亦可呈不均质低弱回声或混合性回声改变（图25-4-13，图25-4-14）。较小的转移癌可表现为边界清楚的圆形或椭圆形均匀低回声肿块（图25-4-15），与腺瘤难以区分，鉴别诊断时需结合患者临床病史及其他影像学检查结果。

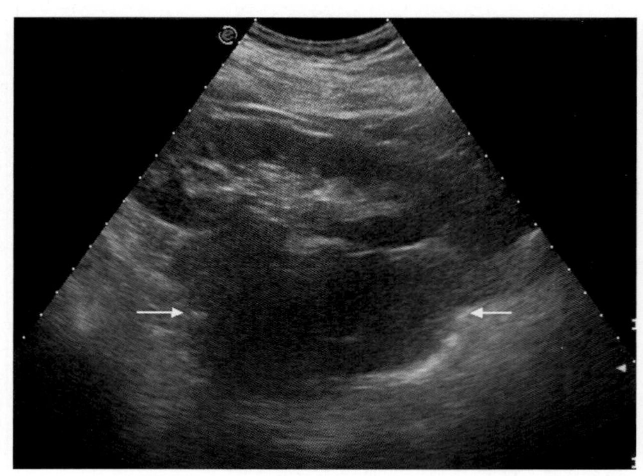

图25-4-8 左侧肾上腺皮质癌，病灶形态不规则，内部呈低回声（箭头）

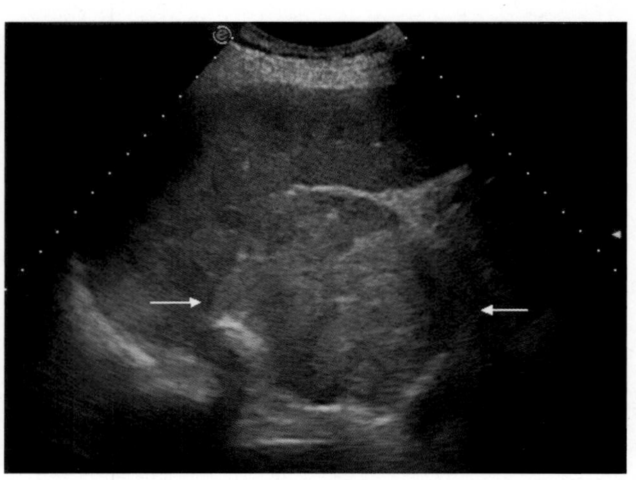

图25-4-9 右侧肾上腺皮质癌，病灶内部可见团状强回声，同时累及肝，与肝实质分界不清（箭头）

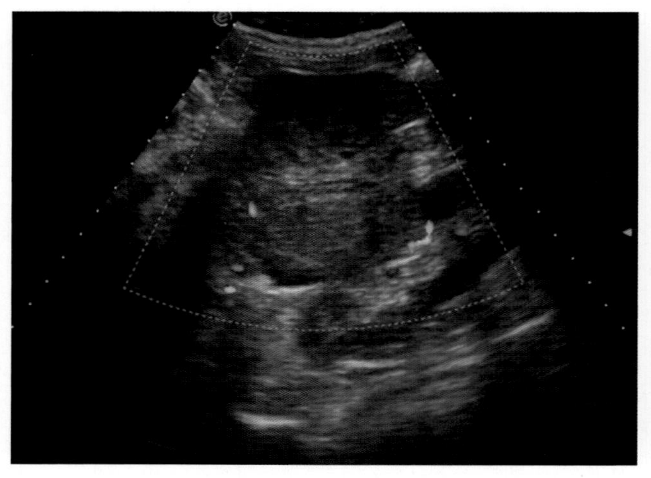

图25-4-10 左侧肾上腺皮质癌，病灶累及左肾皮质，CDFI示病灶内可见少许血流信号

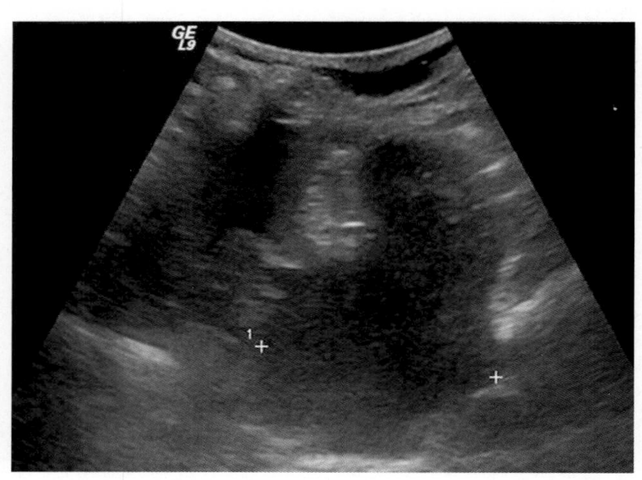

图25-4-11 左侧肾上腺转移癌，病灶体积较大，形态不规则

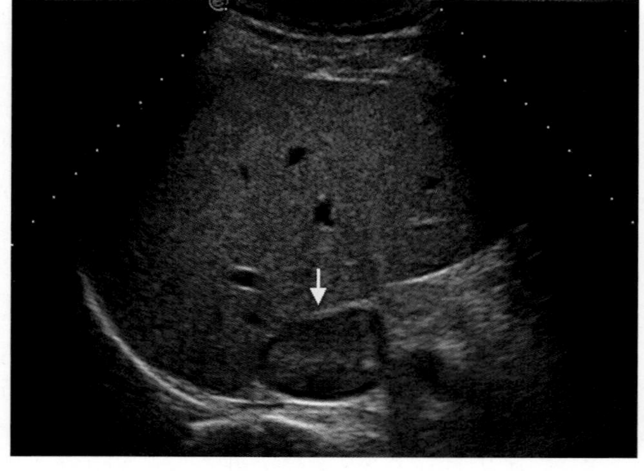

图25-4-12 肺癌右侧肾上腺转移癌，病灶呈低回声，回声分布较均匀（箭头）

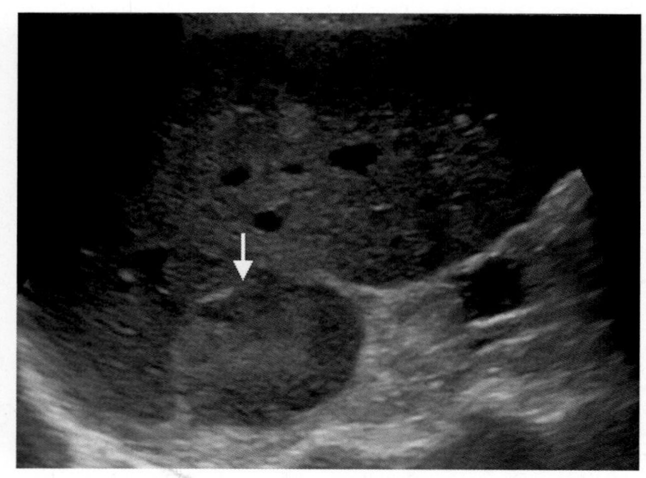

图25-4-13 肺癌右侧肾上腺转移癌，病灶内部回声欠均，可见片状弱回声区（箭头）

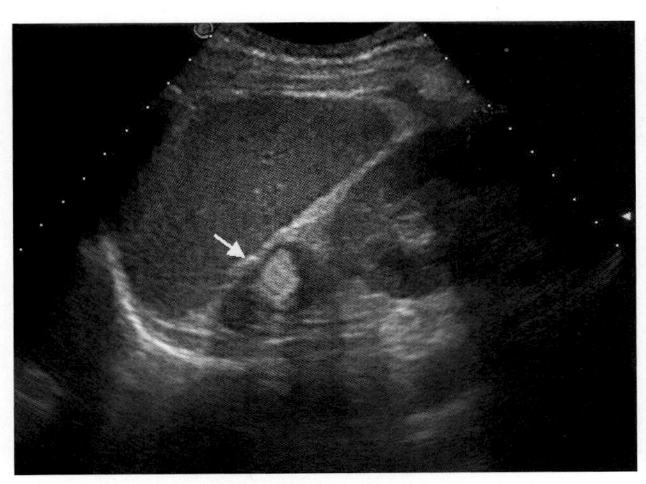

图25-4-14 胰腺癌左侧肾上腺转移癌，病灶内部回声分布不均，可见椭圆形高回声区（箭头）

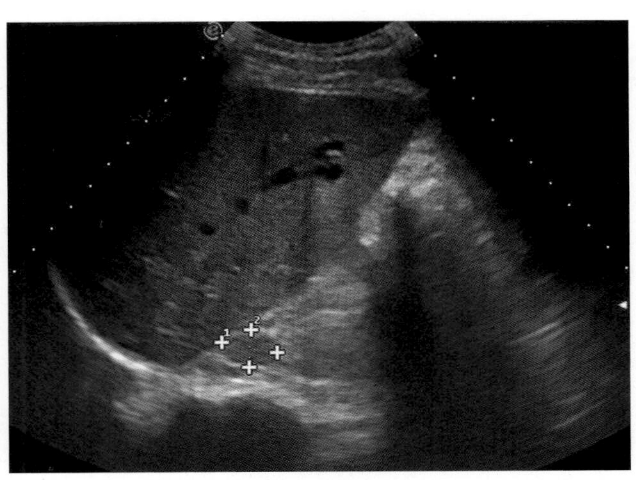

图25-4-15 肺癌右侧肾上腺转移癌，病灶最大径为1.9cm，声像图难以与皮质腺瘤相鉴别

2.其他影像学检查 对本病的CT和MRI检查，表现均无明显特异性，肿瘤形态不规则，密度或信号可均匀或不均匀，注入造影剂后呈均一或不均一强化。本病诊断在很大程度上依赖于临床资料。双侧肾上腺肿瘤且有明确原发性肿瘤时，可诊断为肾上腺转移癌；当转移瘤表现为单侧肾上腺肿块时，MRI化学位移反相位成像检查虽有助于将本病与腺瘤相鉴别，但仍难以与皮质癌相鉴别，需行穿刺活检或手术切除以明确诊断。

五、嗜铬细胞瘤

嗜铬细胞瘤（pheochromocytoma，PHEO）分泌儿茶酚胺，典型临床表现为阵发性高血压、头痛、心悸、多汗，发作数分钟后症状缓解。检验24小时尿香草基扁桃酸（VMA），即儿茶酚胺代谢物的定量测定明显高于正常值。嗜铬细胞瘤多起源于肾上腺髓质，常为单侧发病，右侧多见。嗜铬细胞瘤又称为“10%肿瘤”，即10%肿瘤位于肾上腺外其他部位，如后腹膜交感神经节、主动脉旁体或者膀胱等，亦可偶见于胸腔、颅底、阴道、肛门及精索；10%为双侧多发；10%为恶性肿瘤；10%与von Hippel-Lindau综合征、多发性内分泌腺瘤综合征（multiple endocrine neoplasia syndrome，MENS）、多发性神经纤维瘤（multiple neurofibromatosis）及结节性硬化症（tuberous sclerosis，TSC）等常染色体显性遗传疾病相关。肿瘤有完整包膜，生长较快，容易发生瘤内出血和囊性变。

1.超声表现 肿瘤大小不一，多数为4～5cm，呈圆形或椭圆形，肿瘤周边具有明显包膜，呈明亮高回声，内部常呈均匀等回声（图25-4-16），如有出血或囊性变则表现为混合性回声（图25-4-17），约12%的肿瘤内可见钙化（图25-4-18）。彩色或能量多普勒超声显示肿瘤内部血流信号较丰富（图25-4-19）。肾上腺嗜铬细胞瘤与肾上极脂肪囊连接处共同构成强回声的海鸥样图形，即为海鸥征（seagull sign），具有诊断意义。肿瘤为恶性时，其形态不规则，包膜不完整，瘤体较大，多呈分叶

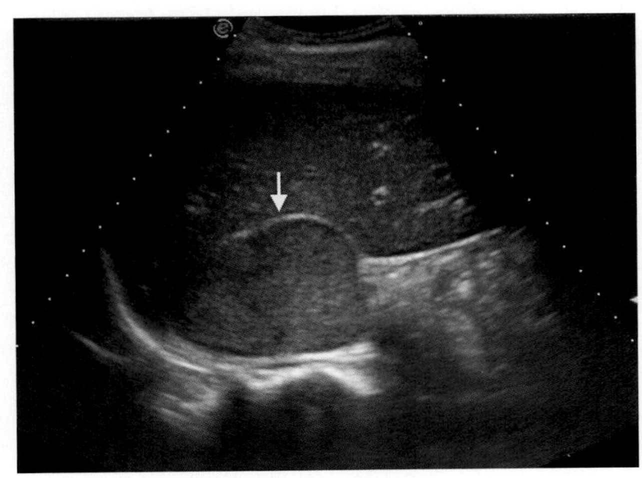

图25-4-16 右侧肾上腺嗜铬细胞瘤，病灶呈均匀等回声，可见高回声包膜（箭头）

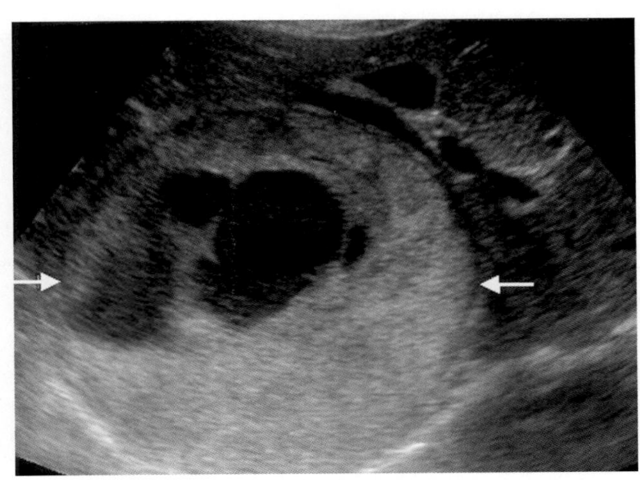

图25-4-17 右侧肾上腺嗜铬细胞瘤，病灶内可见形态不规则的液化区，液化区内透声差（箭头）

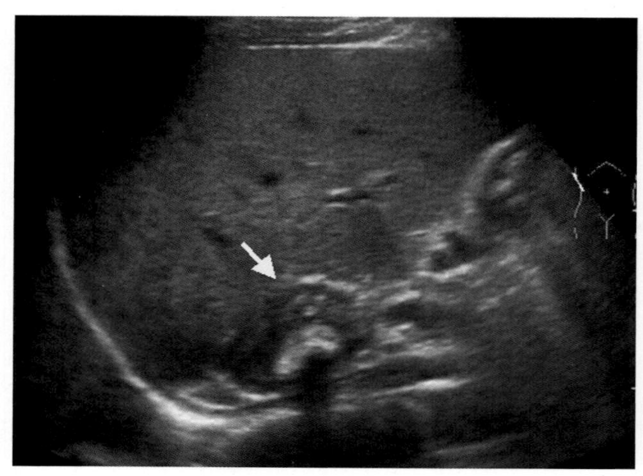

图25-4-18 右侧肾上腺嗜铬细胞瘤，病灶内可见点状及团状强回声（箭头）

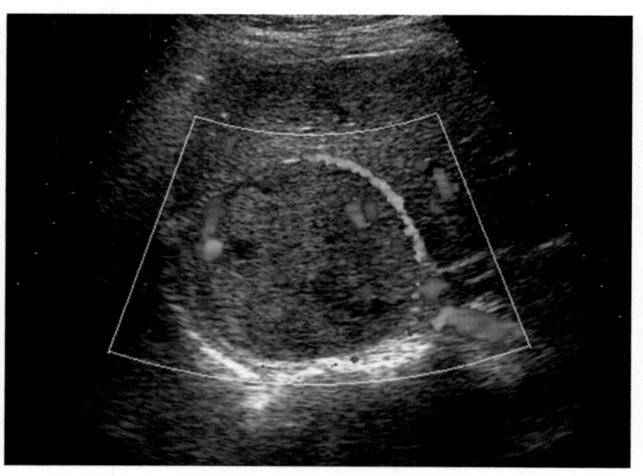

图25-4-19 右侧肾上腺嗜铬细胞瘤，病灶内血流信号较丰富，周边可见环形血流信号

状，内部回声不均，与周围组织分界不清，侵犯下腔静脉和肾包膜（图25-4-20），或向邻近器官（如肝）转移。超声检查时要注意避免压迫肿瘤，以免肿瘤释放儿茶酚胺引起阵发性高血压或高血压危象。

2.其他影像学检查 嗜铬细胞瘤在CT上可显示为类圆形或椭圆形软组织肿块，边界清楚，肿瘤内出血、坏死、液化或囊变可致密度不均匀，增强扫描示肿瘤实质部分呈明显强化，且持续时间较长。MRI检查中，肿瘤的T_1WI信号稍低于或类似于肝信号程度，T_2WI呈明显高信号，注入造影剂后，肿瘤快速显著增强。

六、肾上腺髓样脂肪瘤

肾上腺髓样脂肪瘤（adrenal myelolipoma）是一种少见的无功能性良性肿瘤，由不同比例的成熟脂肪组织和骨髓造血组织构成，多发生于肾上腺髓质，偶见于肾上腺外组织。肾上腺髓质脂肪瘤常在超声或CT检查中偶然被发现，尸体解剖检出率为0.02%～0.08%。一般为单发，常无明显临床症状，当肿瘤出血或压迫邻近脏器时，可出现腹痛等症状。

1.超声表现 髓样脂肪瘤通常体积较大，平均直径为10cm左右，肿瘤边界清楚，有包膜回声，呈圆形或椭圆形，内部回声取决于髓样脂肪瘤的组织成分，尤其是成熟脂肪组织的含量和分布。如整个肿瘤内部脂肪组织分布均一，则超声声像图表现为均匀高回声型（图25-4-21）。如肿瘤内部脂肪组织分布不均，存在以造血组织为主的区域，超声声像图则表现为高回声和低回声相间的不均匀回声型（图25-4-22）。在肾上腺来源的各种肿瘤中，只有髓样脂肪瘤含有脂肪组织，因此无论是均匀高回声型还是不均匀回声型均具有特征性声像图表现，易与其他类型的肾上腺肿瘤相鉴别。个别髓样脂肪瘤以造血组织为主，脂肪含量极少，声像图表现为均匀低回声型，此型声像图表现无特征性，不易与其他肾上腺肿瘤相鉴别。

髓样脂肪瘤应与腹膜后脂肪组织相鉴别，二者回声均呈高回声，但髓样脂肪瘤有明显的边界和形态，且与

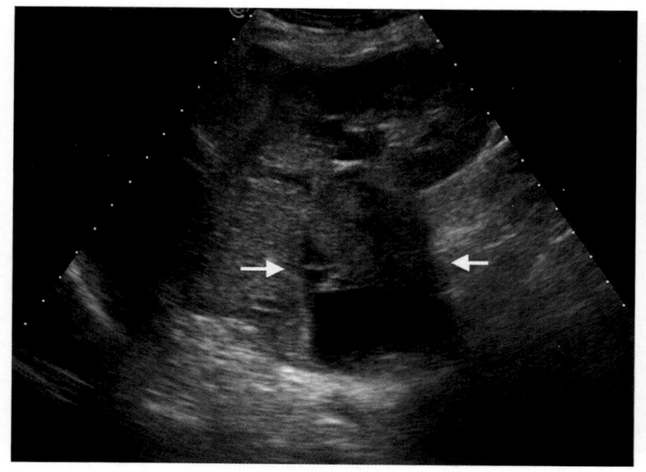

图25-4-20 左侧肾上腺恶性嗜铬细胞瘤，病灶形态不规则，累及脾及左侧肾，与之分界不清（箭头）

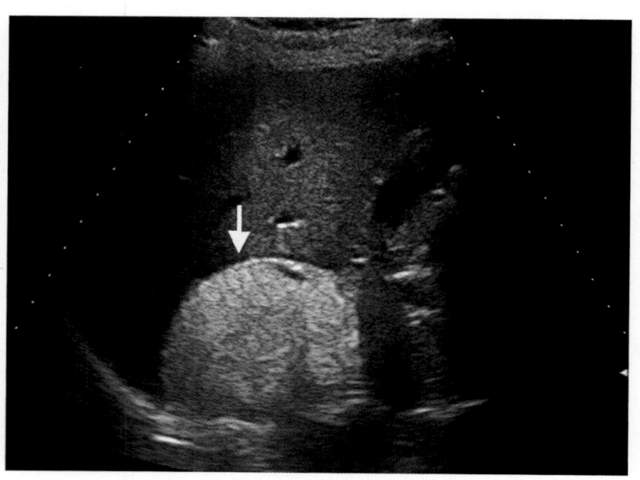

图25-4-21 右侧肾上腺髓样脂肪瘤，病灶呈均匀高回声（箭头）

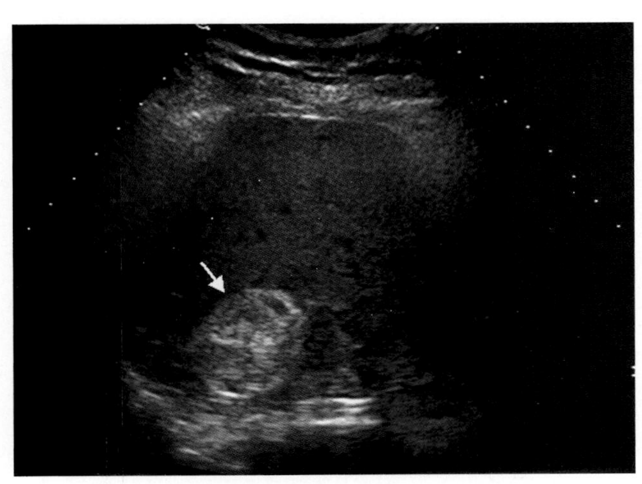

图25-4-22　右侧肾上腺髓样脂肪瘤，病灶呈高回声和低回声相间的不均匀回声（箭头）

邻近肾周围脂肪组织间有明显包膜；而腹膜后脂肪组织多充填于各间隙，无特定的形态和边界，亦无包膜。髓样脂肪瘤还应与肾上极的血管平滑肌脂肪瘤相鉴别，前者在深呼吸时可与肝和肾产生相对运动，且随呼吸活动时柔软，会变形，以此可鉴别肿瘤来源。

2.其他影像学检查　CT检查对诊断肾上腺髓质脂肪瘤具有特异性，可显示肿瘤内低密度的脂肪组织及中等密度的软组织影，如测得CT值＜-30HU的肿瘤内脂肪成分即基本明确诊断。MRI检查中，肿瘤内脂肪成分表现为特征性的长T_1短T_2信号，其他软组织成分呈长T_1等T_2信号影，增强扫描脂肪成分无强化，软组织成分明显强化。

七、神经母细胞瘤

神经母细胞瘤（neuroblastoma）是原始神经嵴细胞的恶性肿瘤，有66%～80%的神经母细胞瘤发生于肾上腺髓质，其余发生在肾上腺外，如交感神经系统、腹膜及纵隔等处。神经母细胞瘤是儿童最常见的肾上腺肿瘤，占儿童肿瘤的10%。80%的病例年龄＜5岁，男性多见。神经母细胞瘤体积较大，质地较软，切面呈灰白色，常有出血、坏死和钙化。肿瘤恶性程度高，生长迅速，常在短期内突破包膜，侵及周围组织器官，或经淋巴及血行转移，晚期眼眶部转移是其特征，也可转移到淋巴结、骨骼和肝。极少数神经母细胞瘤会分化成良性的神经节细胞瘤。神经节细胞瘤是罕见的起源于交感神经节细胞的良性肿瘤，好发于脊柱旁交感神经丛，偶尔也可发生于肾上腺髓质。神经节细胞瘤包膜完整，可发生囊性变和脂肪变，但很少发生出血、坏死，有10%～25%的肿瘤可发生点状或针尖状的钙化。部分神经母细胞瘤和神经节细胞瘤可分泌儿茶酚胺，引起高血压、心悸等临床症状。

1.超声表现　肾上腺神经母细胞瘤在超声声像图上表现为位于肾上腺区域或腹主动脉处的巨大实质性肿瘤，平均为7～8cm，边界欠清晰，多呈分叶状，肿瘤内部常伴钙化、出血、坏死，使其回声不均匀（图25-4-23）。CDFI显示肿瘤周边或内部血流信号丰富。肿瘤常推压肾、下腔静脉及腹主动脉使其移位，部分病例与肾分界不清，甚至侵入肾门和肾实质。

神经节细胞瘤体积亦较大，边界清晰，可呈圆形或不规则形，内部常为均匀低回声，也可呈低回声区间有点状高回声（图25-4-24）。肿瘤常使同侧肾受压移位，以及使邻近大血管被推移或包绕，但不会引起周围脏器局部浸润或血管腔变窄、闭塞等现象。

神经母细胞瘤检出时瘤体通常较大，需与其他腹部肿块相鉴别，尤其是肾母细胞瘤。肾母细胞瘤又称为Wilms瘤，超声表现为患侧肾脏因肿瘤瘤体占据致肾脏局部不完整；肿瘤形态较规则，呈圆形或类圆形，有包膜，内部常见无回声囊性成分，钙化的强回声则少见

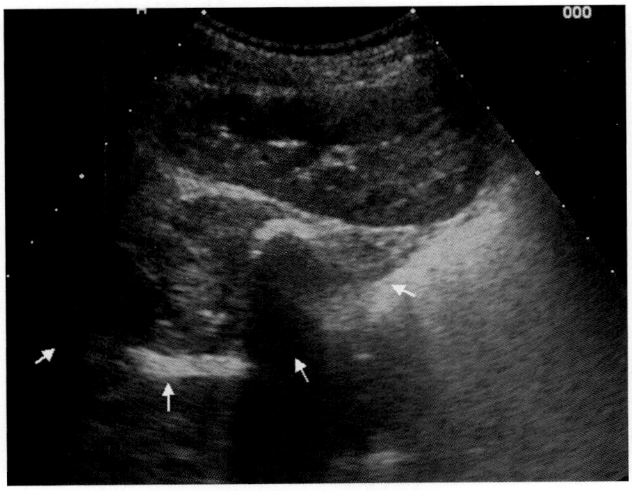

图25-4-23　左侧肾上腺神经母细胞瘤，病灶回声不均匀，内可见弧形强回声后伴声影（箭头）

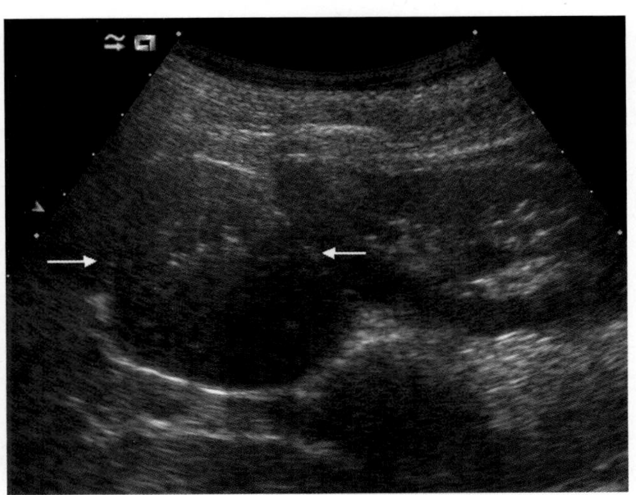

图25-4-24　右侧肾上腺神经节细胞瘤，病灶回声尚均，内可见散在点状高回声（箭头）

（图25-4-25）。而神经母细胞瘤为肾外肿瘤，肾脏轮廓完整或肾脏受压移位，只有当肿瘤侵犯肾脏时出现肾脏轮廓局部不清晰；肿瘤形态不规则，多呈分叶状，无包膜，内部钙化的强回声多见，无回声囊性成分较少见（图25-4-26）。此外，还应与肾上腺来源的其他肿瘤等相鉴别，右侧肾上腺的神经母细胞瘤还要与肝母细胞瘤相鉴别。尽管不同肿瘤有其特征性的临床及影像学表现，但小儿腹腔小和肿瘤体积大，导致肿瘤几乎占据整个腹腔，难以鉴别其真实来源，因此临床通常采用经超声引导下穿刺活检来明确肿瘤的来源及病理类型，从而明确诊断并制订治疗方案。

2.其他影像学检查 CT平扫神经母细胞瘤形态不规则，密度与肾相比呈低、等或稍高密度，密度常不均匀，75%～80%的肿瘤内伴有钙化。增强扫描示肿瘤呈不均匀强化。MRI检查时神经母细胞瘤常表现为T_1低信号、T_2高信号的混杂信号团块，增强呈明显不均匀强化。CT和MRI检查有助于正确评估肿瘤的病变部位、侵犯范围及是否有远处转移。神经节瘤在CT图像上多显示为均质低密度实质性占位病变，动脉期轻微强化，实质期呈进行性均匀强化。

八、肾上腺出血

肾上腺出血（adrenal hemorrhage）多见于新生儿，缺氧、白血病、产伤及凝血障碍是其常见的病因，临床上可出现上腹部包块、黄疸、休克等症状。成人肾上腺出血较少见，可由外伤、白血病、低血压或者抗凝治疗引起，其中外伤是成人肾上腺出血的常见病因，Burks等（1992）报道了在外伤患者中肾上腺出血的发生率为2%。大量出血患者临床可有肾上腺皮质功能减退症状。

1.超声表现 肾上腺出血声像图表现与出血时间、出血量和血肿范围有关。早期少量出血可能仅表现为肾上腺内的低回声带，出血较多时肾上腺显著肿大，呈钝三角形、圆形或椭圆形，内部回声较强。大量出血形成血肿可表现为边界欠清的无回声、等回声或混合回声包块（图25-4-27）。多普勒超声示病变区内无血流信号

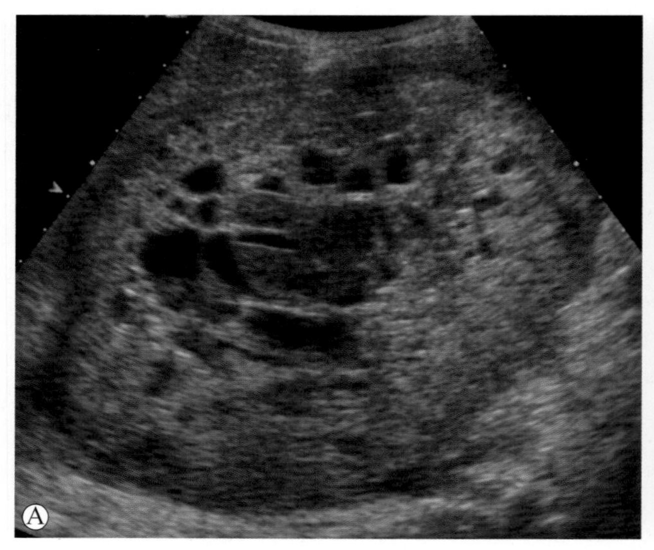

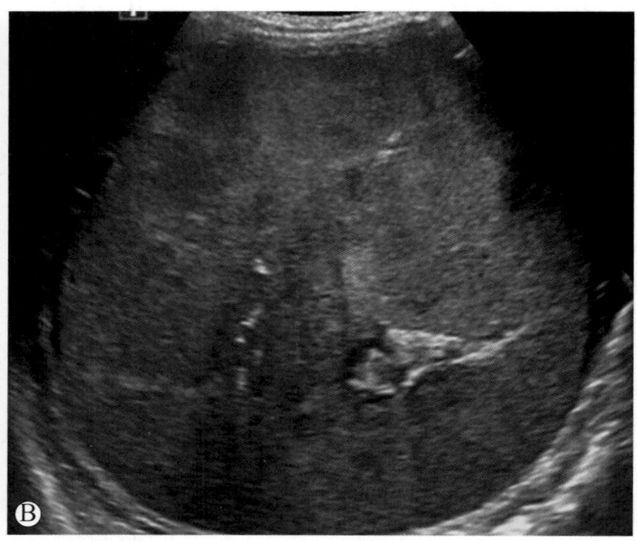

图25-4-25 肾母细胞瘤超声声像图

A.肿瘤内部回声不均匀，内可见无回声囊性成分；B.瘤体有包膜，边界清楚，内部回声尚均匀

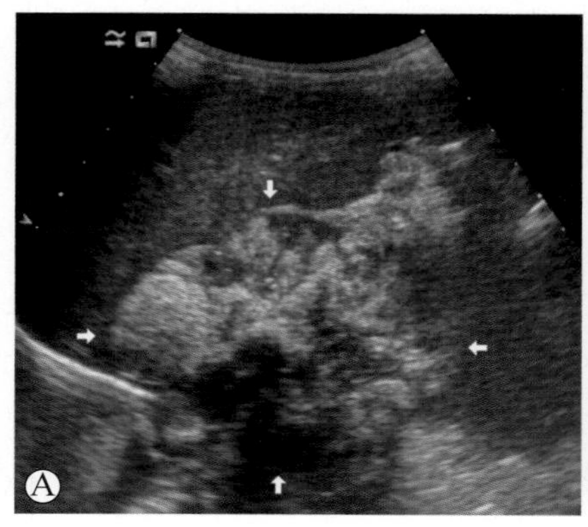

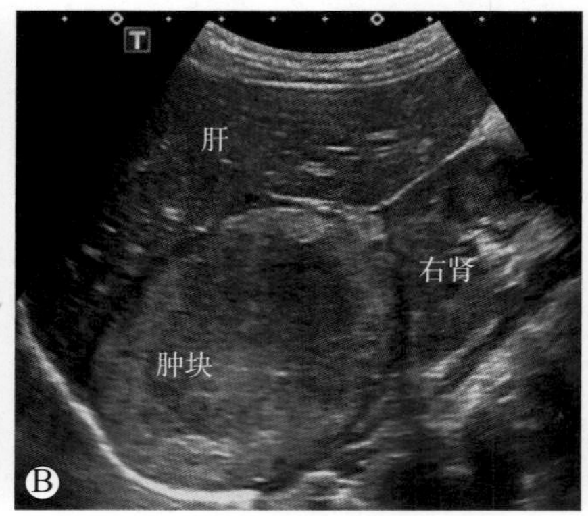

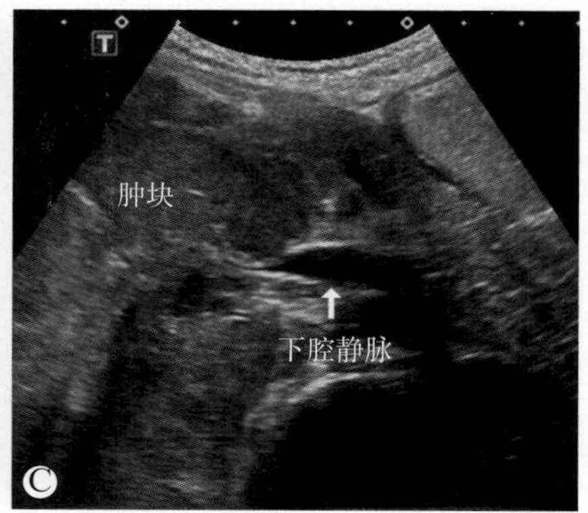

图25-4-26 神经母细胞瘤超声声像图

A.瘤体内部回声不均匀，内可见细砂样强回声；B.病灶与右肾分界明显；C.瘤体包绕下腔静脉

（图25-4-28）。随着时间的推移，血块逐渐被液化吸收，血肿逐渐缩小，可以完全吸收；或机化形成较强回声包块；或完全液化形成无回声假性囊肿；或血肿钙化呈强回声，后方伴声影（图25-4-29）。超声可动态观察短期内肾上腺血肿的大小及内部回声变化，借此可监测随访病变的转归，也可对初期声像图不典型的出血性病变做出最后的明确诊断。

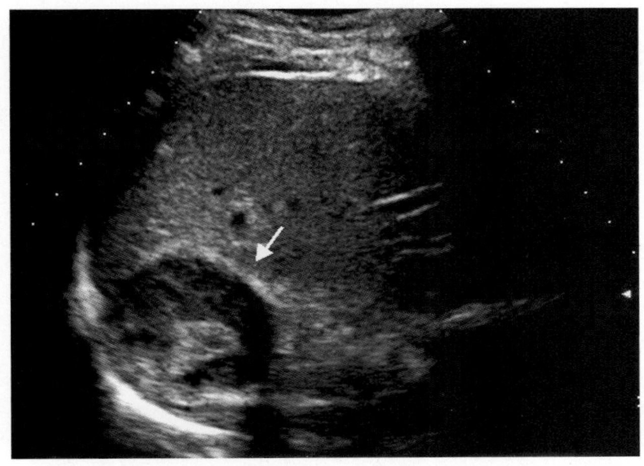

图25-4-27　右侧肾上腺血肿，病灶呈不均质低回声（箭头）

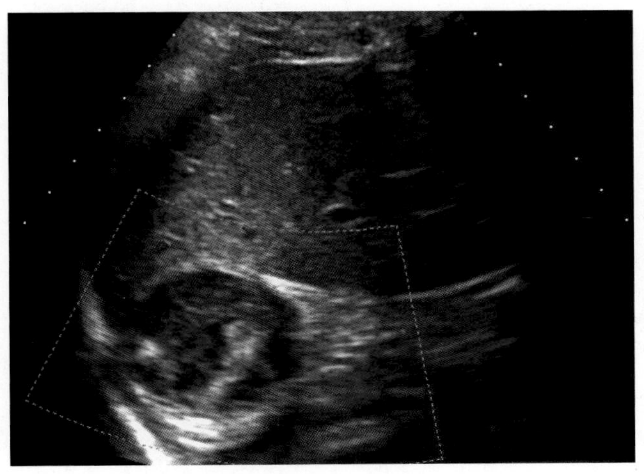

图25-4-28　彩色多普勒超声示病灶内无血流信号

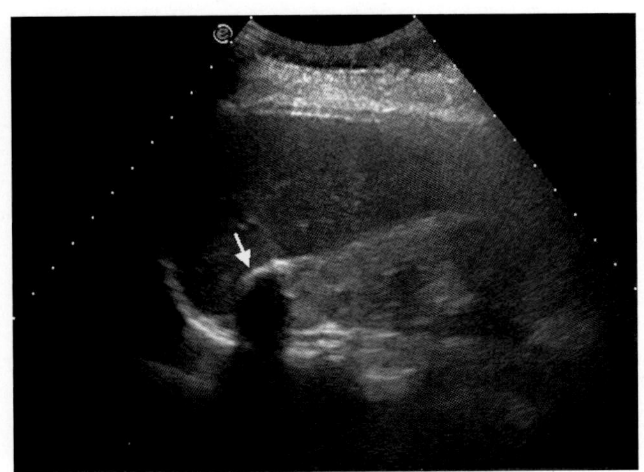

图25-4-29　右侧肾上腺血肿钙化，呈弧状强回声后伴声影（箭头）

2.其他影像学检查　肾上腺出血在急性期CT值为50～90HU，随着时间的推移，CT值逐渐下降。MRI检查中，出血急性期呈T_1等或高信号，慢性期呈T_1低信号、T_2高信号或者T_1、T_2低信号。

九、肾上腺囊肿

肾上腺囊肿（adrenal cyst）可见于多种原因，如寄生虫性、淋巴管内皮性、上皮细胞性，以及血肿液化引起的假性囊肿，一般无症状。囊肿体积较大者可引起患侧腰部酸胀感觉。常在体检时被偶尔发现。

1.超声表现　肾上腺囊肿大小不一，形态呈圆形或椭圆形，囊壁薄而光滑，囊内无回声，后方回声增强（图25-4-30）；囊内出血时，可见无回声区内的细点状回声漂浮；囊壁钙化时，可见囊壁增厚，呈强回声改变（图25-4-31），后方回声不增强或有声衰减。

2.其他影像学检查　CT和MRI检查，病变形态表现类似超声所见，分别呈水样密度和信号强度，增强检查无强化。由于超声诊断肾上腺囊肿敏感而准确，超声首诊发现肾上腺囊肿后即可做出明确诊断，无须行进一步CT或MRI检查。

十、肾上腺结核

肾上腺结核（adrenal tuberculosis）多累及双侧肾上腺，而且77%的肾上腺结核患者同时合并其他部位的结核。当90%以上的肾上腺组织被破坏时，可导致肾上腺皮质功能减退，出现一系列临床症状，如皮肤色素沉着、低血压、乏力、食欲缺乏、消瘦等，即艾迪生综合征。肾上腺结核病理改变多为髓质及几乎全部皮质被结核灶破坏，早期腺体肿胀，晚期伴有不同程度的纤维化及钙化，有时伴腺体萎缩。

1.超声表现　肾上腺结核早期可见肾上腺增大，呈形态不规则的片状低回声区，边界不清晰，常伴少量点状钙化，多为双侧，也可单侧（图25-4-32），抗结核治疗后复诊可见低回声区明显缩小。结核慢性迁延病程长久者可见肾上腺萎缩、肾上腺部位钙化光斑伴后方声影或囊性变。

2.其他影像学检查　CT平扫示受累肾上腺有不同程度的增大，密度多不均匀，常出现斑点或斑片状钙化。增强CT示动脉期肾上腺呈周边强化。

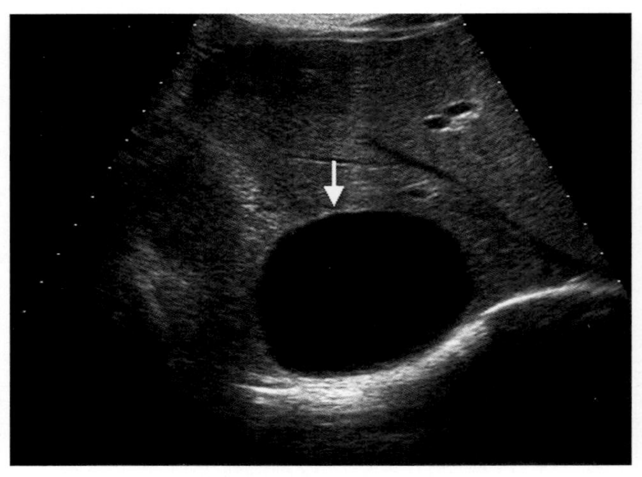

图25-4-30 右侧肾上腺囊肿，病灶呈界清壁薄的椭圆形无回声区（箭头）

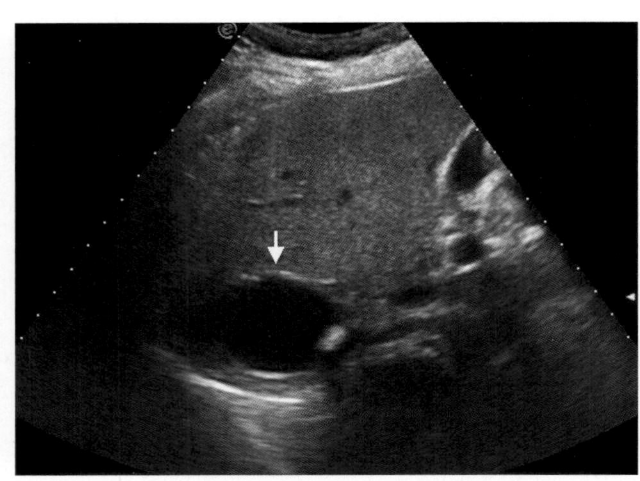

图25-4-31 右侧肾上腺囊肿，钙化囊壁呈团状强回声（箭头）

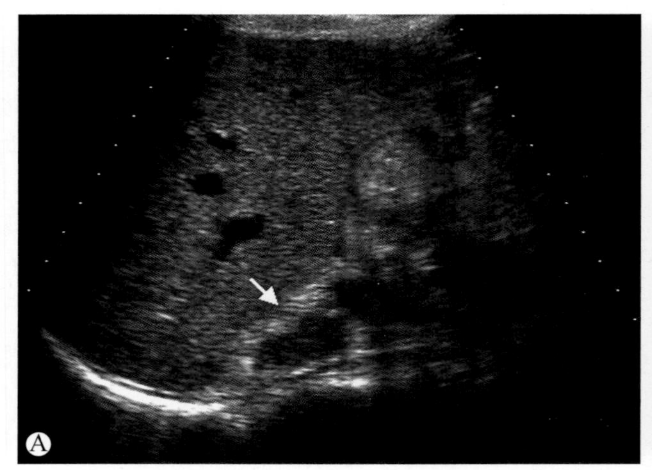

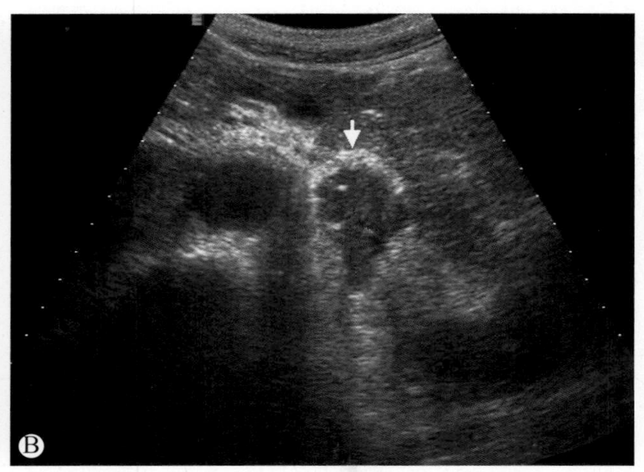

图25-4-32 双侧肾上腺结核，右侧（A）及左侧（B）病灶均呈低回声，形态不规则，左侧病灶内可见点状强回声（箭头）

第五节 肾上腺疾病超声诊断价值

一、肾上腺肿瘤的超声检出率

以往超声对肾上腺肿瘤的检出率较低，Abrams等（1982）报道了超声对肾上腺肿瘤的检出敏感度、特异度及准确率分别为79%、61%及70%，明显低于CT对肾上腺肿瘤的检出率（84%、98%及90%）。我国的周永昌、张缙熙等报道了超声对肾上腺肿瘤的检出率也仅为74%～78%。近20年来，随着超声仪器性能的提高和诊断经验的积累，肾上腺肿瘤的超声检出率明显升高。Trojan等（2002）对50例肾上腺肿瘤患者和50例健康志愿者进行了肾上腺区域超声检查，结果显示，超声对肾上腺肿瘤的检出敏感度为96%（右侧为100%，左侧为94%），特异度为92%（右侧为94%，左侧为90%），检出准确率达93%。同时比较了超声对＞20mm和≤20mm肾上腺肿瘤的检出准确率，前者为98%，后者为94%，两者差异无统计学意义。我国林振湖（2006）对102例疑有肾上腺肿瘤患者行超声与CT检查，结果显示，超声和CT对肿瘤的定位诊断准确率差异无统计学意义，分别为92.2%及96.1%。王正滨等（2004）报道了超声对肾上腺肿瘤的定位诊断准确率达96.3%。以上国内外报道表明，超声已具有与CT相当的肾上腺肿瘤检出率，加之超声检查的多切面扫查，以及无放射辐射、肝肾毒性及过敏反应等危害，因此可以作为有效的肾上腺病变的初查方法及肾上腺肿瘤患者复查随访的首选检查方法。

二、肾上腺肿瘤的超声鉴别诊断

在肾上腺肿瘤中，皮质腺瘤最为常见，其他常见的还有嗜铬细胞瘤、皮质腺癌及转移癌。超声可从声像图显示的累及侧别、大小、形状、内部回声、彩色血流信号的丰富程度来对肾上腺肿瘤加以鉴别诊断（表25-5-1）。对于肾上腺肿瘤的鉴别诊断，还需密切结合临床症状及实验室血清学检查。肿瘤的大小对鉴别肾上腺肿瘤的良、恶性有一定帮助，通常情况下，醛固酮瘤和无功能皮质腺瘤较小，直径为1～2cm；库欣瘤直径多为2～3cm；嗜铬细胞瘤较大，直径＞3cm，多为4～5cm；皮质腺癌则通常更大，直径多＞6cm。Fassnacht等（2004）认为肿瘤直径＜3cm提示为良性肿瘤，直径＞6cm则提示为恶性肿瘤。Angeli等（1997）分析了887例肾上腺偶发瘤患者的病例资料，结果显示，90%的恶性肿瘤直径＞4cm，而在良性肿瘤中，只有24%的肿瘤直径＞4cm。另外，部分肾上腺肿瘤的超声检查具有典型表现，如肾上腺髓样脂肪瘤和肾上腺囊肿，超声检查可以确定髓样脂肪瘤内的高回声脂肪成分和囊肿的无回声含水性质，因而能明确诊断。对于肾上腺神经母细胞瘤，由于其声像图上常表现为较大肿瘤，内部多有钙化强回声，易发生远处转移，结合患者为儿童，也不难诊断。此外，对于其他部位有明确的原发恶性肿瘤的患者，当发现双侧肾上腺肿瘤时，可考虑为肾上腺转移癌。

表25-5-1 肾上腺肿瘤的鉴别诊断

类别	患侧	大小（cm）	形状、边界	回声及均匀度	血流信号
皮质腺瘤	常单	小，直径常≤3	圆形或椭圆形，光滑	均匀低回声	（+）
皮质腺癌	常单	大，直径常＞4	不规则形，不清	不均匀回声	（++）
嗜铬细胞瘤	常单	大，直径常＞3	圆形或椭圆形，清楚	均匀等回声或不均匀回声	（++）
转移癌	可双	不定，直径常＜3	椭圆形或不规则形，不清	均匀低回声或不均匀回声	（++）
髓样脂肪瘤	常单	大，直径常＞4	圆形或椭圆形，清楚	均匀高回声	（+）
神经母细胞瘤	常单	大，直径常＞4	分叶状或不规则形，欠清	不均匀回声	（++）
肾上腺囊肿	常单	不定	圆形，清楚	无回声	（-）

对于结合临床表现和血清学检查后，超声检查仍难以明确诊断的肾上腺肿瘤患者，需进一步行CT或MRI检查，以获取更多的诊断信息来帮助做出肾上腺肿瘤的定性诊断，或者可在超声引导下进行肿块的穿刺活检，得到最终的病理诊断结果。

三、肾上腺肿瘤的其他影像学检查的鉴别诊断价值

CT和MRI化学位移反相位成像对于区分肾上腺皮质腺瘤与非腺瘤病变具有重要诊断价值。由于肾上腺皮质腺瘤内含丰富脂质，平扫密度常较低，文献报道以CT值≤10HU作为皮质腺瘤的诊断标准，其诊断敏感度为74%～77%，特异度为96%～100%。CT增强中皮质腺瘤的造影剂廓清速度明显快于非腺瘤病变。Szolar等（1997）对78例皮质肿瘤进行了增强扫描后发现，在注入造影剂后延迟30min时扫描，所有皮质腺瘤的CT值均＜37HU，而所有的非腺瘤CT值均＞41HU，这一诊断标准对于皮质腺瘤的敏感度和特异度均为100%。Korobkin等（1998）也发现所有的非腺瘤病变在延迟15min扫描期上的CT值均＞25HU；在MRI化学位移反相位成像中，信号强度则表现为明显下降。但值得注意的是，超过30%的皮质腺瘤由于不含大量脂质，使得CT和MRI检查也难以将这部分皮质腺瘤与非腺瘤病变相区别。另外，CT、MRI能清晰显示肿瘤受累范围、毗邻关系及肾上腺外转移病灶，因此对肿瘤的分期诊断价值要高于超声。

四、超声新技术在肾上腺肿瘤诊断中的应用

超声新技术包括超声弹性成像、三维超声成像及超声造影。

超声弹性成像能够得到关于组织弹性的信息，根据所得的组织软硬度来帮助诊断疾病。在弹性成像检查过程中需要探头对组织施加激励使组织产生应变，因此该技术研究主要集中于乳腺、甲状腺、前列腺、血管壁等位于浅表或靠近探头表面的器官。肾上腺由于位置深在，离腹部探头较远，因此弹性成像技术对肾上腺区域的病变难以提供有效诊断信息。

三维超声是由一系列二维图像重建而得，能提供二维超声所缺乏的空间立体信息，能直观显示肿瘤的立体结构、肿瘤内血管的整体分布及肿瘤与周围组织的毗邻关系。但三维超声在肾上腺肿瘤诊断中的应用报道极少见，Slonina等（2006）曾分别应用二维超声和三维超声来观察肾上腺肿瘤的血供情况，结果显示三维超声仅有助于提高直径＞3cm肾上腺肿瘤的血流显示率。由于肾上腺肿瘤中最常见的皮质腺瘤常≤3cm，因此限制了三维超声在肾上腺肿瘤病变中的应用。

超声造影是利用造影剂中微气泡成分增加组织与血管的声阻抗差以提高界面反射率，从而能敏感地显示肿瘤内血流灌注情况。超声造影成像技术的出现使超声与其他影像如CT、MRI一样实现了超声增强显像，其在肝、肾等大脏器肿瘤的鉴别诊断应用上已取得较丰富的临床经验，但关于肾上腺占位性病变的应用，国内外报道较少。早期Slonina（2006）等应用Levovist造影剂对26例肾上腺肿瘤患者进行了彩色/能量多普勒超声检查，结

果显示在注入造影剂后肿瘤内部血流信号检出率由12/26（46%）增加至16/26（62%），超声造影提高了肿瘤血管的检出率，但肾上腺良、恶性肿瘤造影特征无明显特异性。随着超声造影剂和超声造影技术的发展，国外Friedrich-Rust等（2008）和我国伍瑛（2008）等均应用第二代超声造影剂（声诺维）进行了肾上腺肿瘤的实时超声造影成像，两者都得出超声造影能显著提高肾上腺肿瘤的血流检出率这一结论，但对于超声造影是否有助于鉴别诊断肾上腺肿瘤的良恶性尚有争议。前者认为超声造影有助于肾上腺肿瘤的良恶性鉴别诊断，其对恶性病灶的诊断敏感度、特异度、阳性预测值及阴性预测值分别为100%、82%、58%及100%，且91%的肿瘤（32/35）超声造影诊断结果与CT及MRI一致。而后者观察到肾上腺转移瘤、良恶性嗜铬细胞瘤和体积较大的腺瘤表现为造影剂充填较快，达峰强度稍低于周围肝肾实质或相当（图25-5-1～图25-5-3），体积较小的腺瘤、节细胞神经纤维瘤、神经鞘膜瘤、髓性脂肪瘤多表现为造影剂缓慢充填，达峰强度明显低于周围肝肾实质（图25-5-4～图25-5-6）。但造影剂灌注模式在良恶性肿瘤之间存在交叉现象，对肿瘤的良恶性鉴别诊断帮助不大。因此，超声造影对于肾上腺肿瘤的诊断价值还有待于进一步的大样本研究结果来证实。

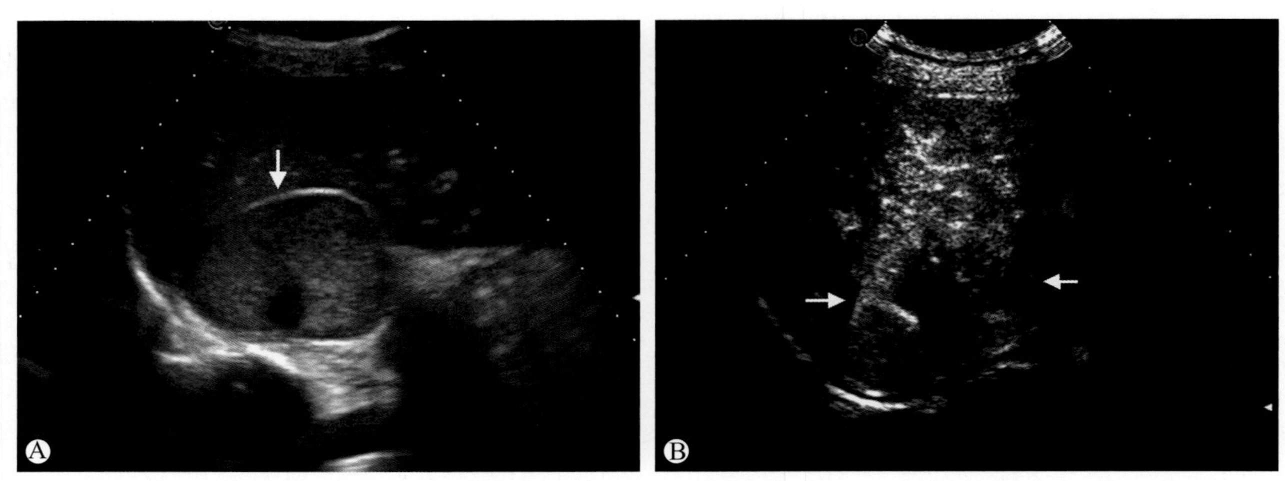

图25-5-1　右侧肾上腺嗜铬细胞瘤，二维声像图（A）；超声造影声像图（B），示病灶稍早于肝实质灌注，灌注强度较高，可见不规则灌注缺损区（箭头）

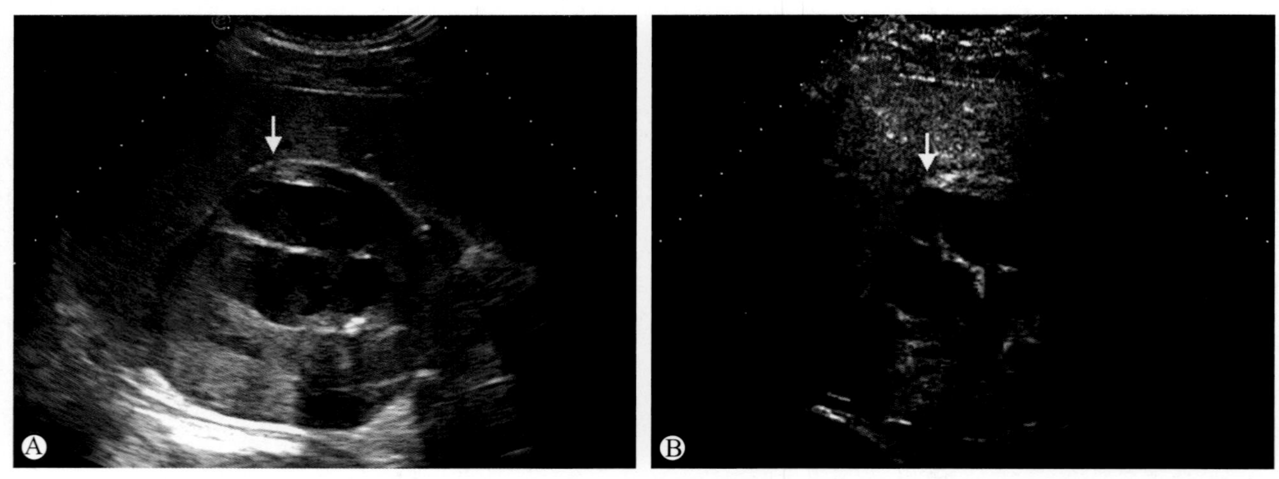

图25-5-2　右侧肾上腺嗜铬细胞瘤，二维声像图（A）示肿瘤回声不均匀，内可见多处无回声区（箭头）；超声造影声像图（B）证实病灶囊性变较明显，实性部分灌注强度较高（箭头）

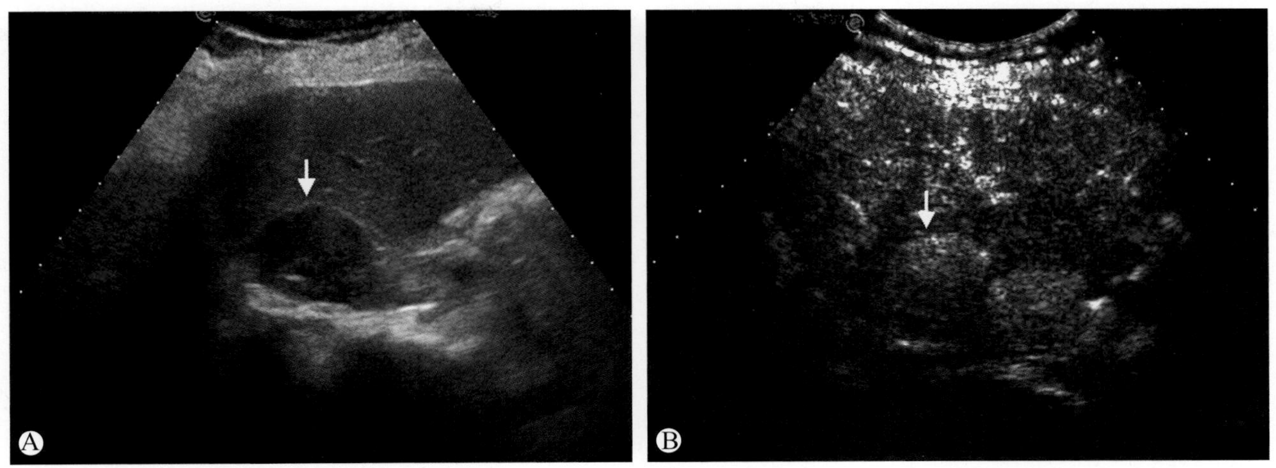

图25-5-3　右侧肾上腺腺瘤，二维声像图（A）示病灶最大径约4.0cm（箭头）；注入造影剂后（B）病灶基本与肝实质同步灌注，强度较高，灌注较均匀（箭头）

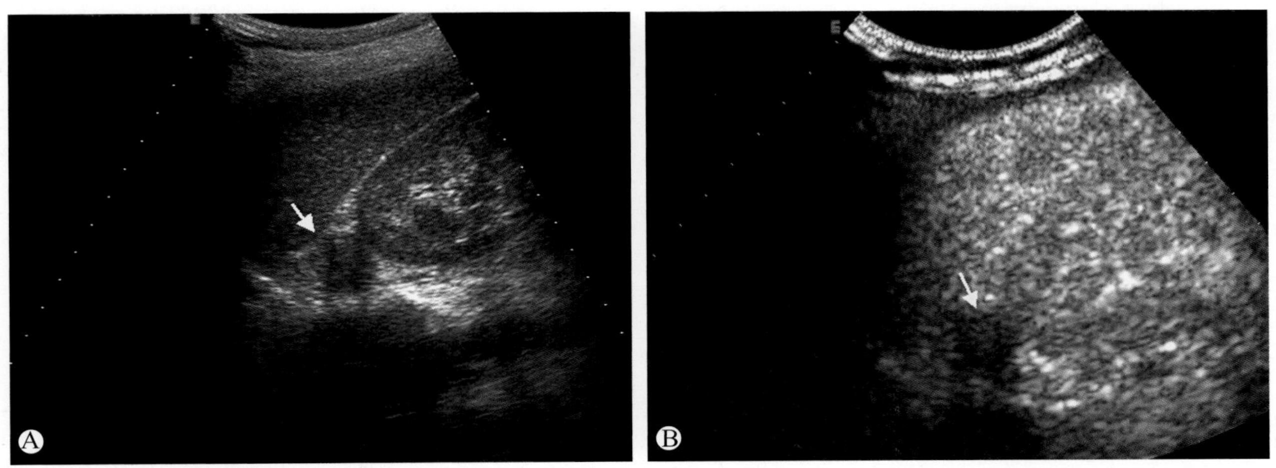

图25-5-4　左侧肾上腺腺瘤，二维声像图（A）示病灶最大径约2.5cm（箭头）；注入造影剂后（B）病灶灌注晚于左侧肾实质，强度低于左侧肾实质灌注水平（箭头）

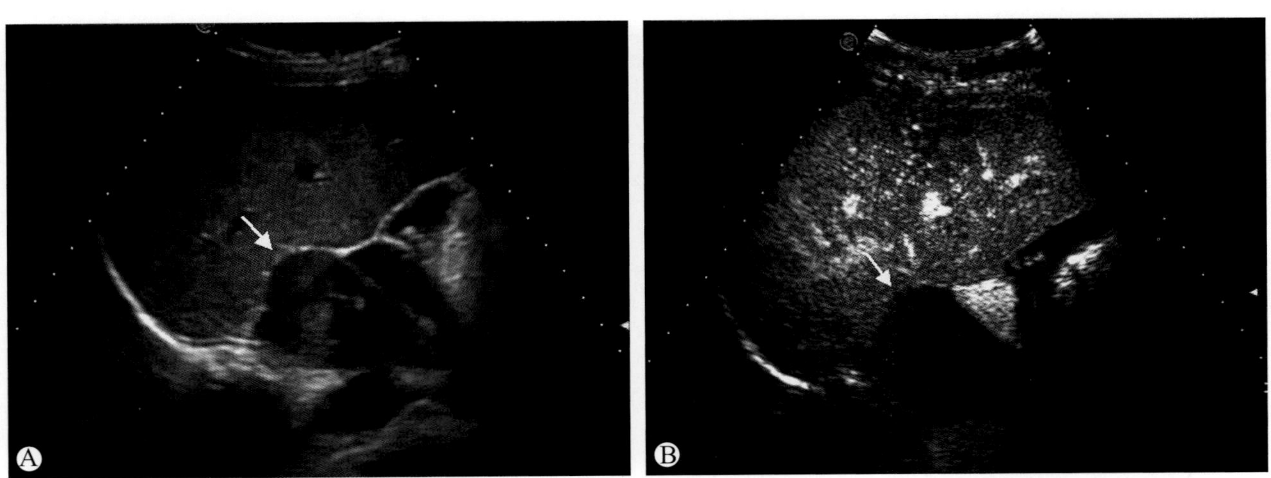

图25-5-5　右侧肾上腺节细胞神经纤维瘤，二维声像图（A）；超声造影声像图（B）示病灶内无造影剂灌注（箭头）

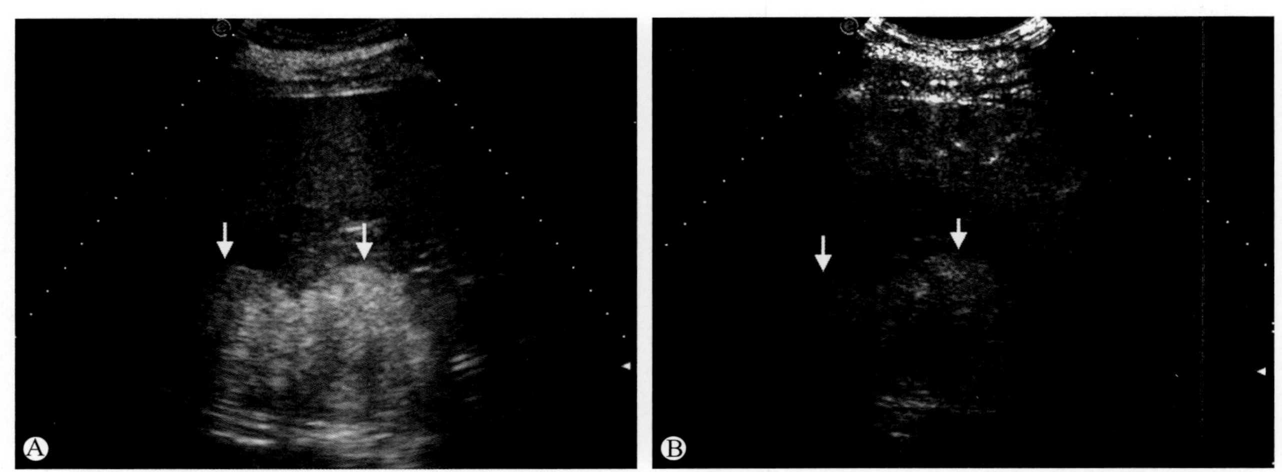

图25-5-6 右侧肾上腺髓样脂肪瘤，二维声像图（A）；超声造影声像图（B）示病灶呈低强度灌注（箭头）

（陈亚青 蒋 珺 朱 樱）

第26章

肾及输尿管疾病

第一节　肾及输尿管超声检查技术

一、肾超声应用解剖与生理学概要

（一）肾解剖学概要

1.肾位置、形态　肾是成对器官，左右各一，位于脊柱两旁的腹膜后间隙内。右肾位置略低于左肾，左肾上端平T_{11}下缘，下端平L_2下缘；右肾上端平T_{12}上缘，下端平L_3上缘。两肾上极距脊柱较近，下极较远，其轴向似“八”字形。正常肾长径为10～12cm，宽径为5～6cm，厚径为4～5cm。肾外缘为凸面，内缘为凹面。凹面中部切迹为肾门，出入肾门的管状结构组成肾蒂。肾蒂由前向后依次为肾静脉、肾动脉和肾盂输尿管连接部。从肾门深入肾内，由肾实质围成的腔隙为肾窦（图26-1-1）。

2.肾内部结构　肾实质分为皮质与髓质，皮质是肾实质的外围部分，血管丰富，由肾小体及肾曲小管构成。皮质深入至髓质锥体的部分称为肾柱。肾髓质由15～20个肾锥体组成，位于皮质的深处，肾锥体主要由直的肾小管组成。锥体的底朝向皮质，有伸入皮质的小管，称为皮质的辐状部；其尖钝圆，凸向肾窦，称为肾乳头。亦有2～3个肾锥体的尖部合成一个肾乳头的情况。肾乳头尖端有许多排尿的乳头孔。乳头被肾窦内7～8个漏斗形的结构——肾小盏包绕，2～3个肾小盏合成一个肾大盏，最后肾大盏合成一个前后扁平的漏斗形结构，为肾盂。在肾门附近续于输尿管。尿液从乳头孔流出，经肾小盏、肾大盏、肾盂与输尿管流入膀胱（图26-1-2）。

肾盂的形态不定，可分为三种类型：①肾内型肾盂，由几个肾大盏汇入较细小的肾盂，肾盂大部分位于肾门以内，其外形似树枝状。②肾外型肾盂，由肾小盏直接与肾盂连接汇入肾盂或肾大盏，甚短，难以分辨，肾盂大部分或全部位于肾门以外，又称壶腹型肾盂。在临床上膀胱高度充盈时，此型的肾盂声像图易被误为肾盂少量积水。③分支型肾盂，肾盂呈分支状，由两个粗长的肾大盏组成。

3.肾包膜　肾的周围有被膜包围，由外向内有肾筋膜、脂肪囊和纤维囊。肾筋膜由腹膜外结缔组织构成，覆盖于肾和肾上腺周围，以结缔组织小梁穿过脂肪囊与肾包膜连接，与脂肪囊共同起着固定和保护肾的作用。肾周围炎或肾周围脓肿多发生于肾筋膜内和脂肪囊区域

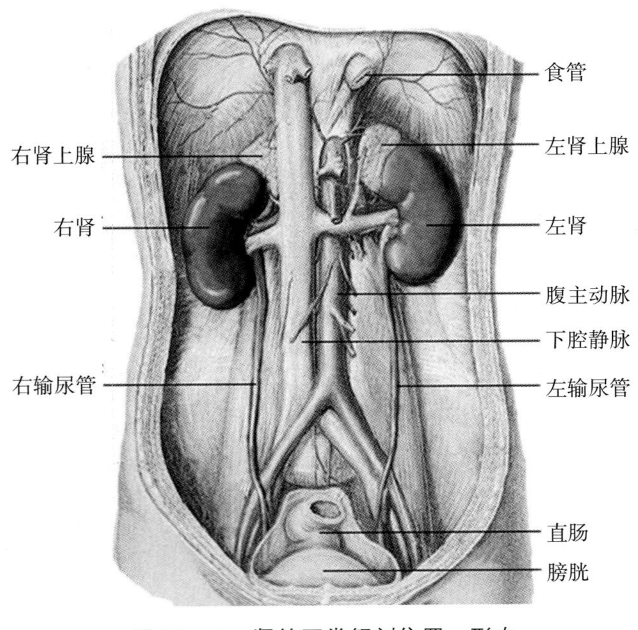

图26-1-1　肾的正常解剖位置、形态

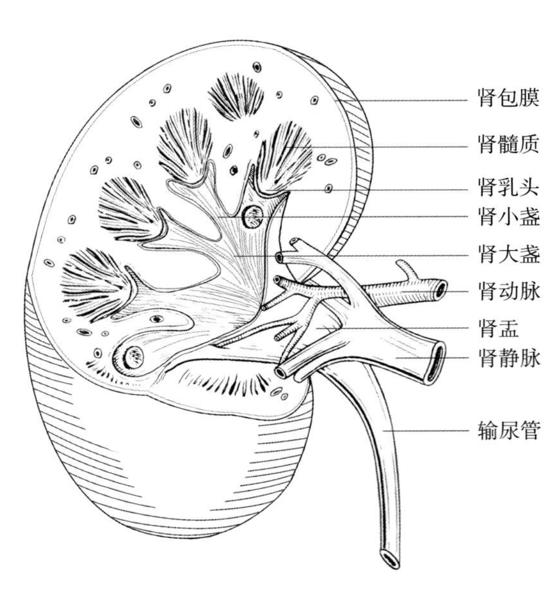

图26-1-2　肾的内部结构

内。脂肪囊由大量脂肪组织构成，位于肾筋膜的深处，包裹肾和肾上腺，有支持和保护肾的作用。脂肪组织在肾前面甚少或无，而在肾的边缘较厚，并经肾门伸入肾窦，充填于肾窦各结构之间。纤维囊覆盖于肾的表面，并经肾门延至肾窦内，为肾的固有被膜。肾包膜薄而坚韧，由致密纤维结缔组织和弹力纤维构成，正常时，纤维囊（膜）容易从肾实质分离，但在病理情况下，则与肾粘连牢固。纤维囊与脂肪囊之间有结缔组织小梁相连，有固定肾的作用。

4.肾段与肾内动脉　肾动脉在肾实质内是按节段分布的。一个段动脉分布的一定区域的肾组织称为一个肾段。根据肾动脉血管分布的区域，将肾实质分为上段、上前段、下前段、下段和后段。肾动脉移行至肾门时，分为前支和后支，进而又分为5个分支。其中前支较粗，可分出3～4个小分支，分别供应肾上段、上前段、下前段和下段；后支较细，主要供应肾后段（图26-1-3）。段动脉分支之间吻合较少，故在某一肾段动脉阻塞时，会引起供应区域肾组织的缺血性坏死。

5.肾的毗邻　右肾上极偏前内侧有右肾上腺，右肾中上部前方为肝，前方偏内侧为胆囊，前下部与结肠肝曲相邻，内侧缘邻近十二指肠降部。右肾腹侧与肝和其他脏器相邻的部分，除上端之外，其间均由腹膜分隔。左肾的上方前内侧由左肾上腺覆盖，前上方为胃底后壁，中上方与胰尾和脾血管相邻，中下方与结肠脾曲相邻。脾位于左肾前外侧。左肾位于网膜囊后壁腹膜的后面，腹侧前方脏器由腹膜分隔。两侧肾的背侧上方与膈相贴，肾的下方自内向外依次为腰大肌、腰方肌和腹横肌（图26-1-4）。临床上常见肾的病变可侵及毗邻脏器，邻近器官的病变又可累及或转移到肾。两侧肾的背侧仅有肾上极的小部分被肋膈隐窝和肺下段遮盖，而其他大部分被背部肌肉和肾周筋膜覆盖。

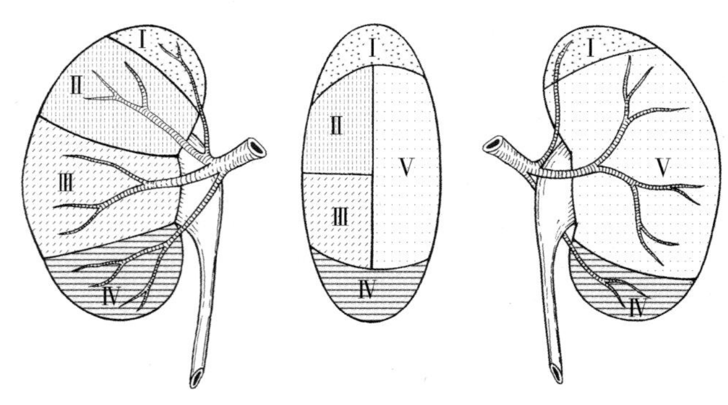

图26-1-3　肾段与肾动脉的关系

Ⅰ.上段；Ⅱ.上前段；Ⅲ.下前段；Ⅳ.下段；Ⅴ.后段

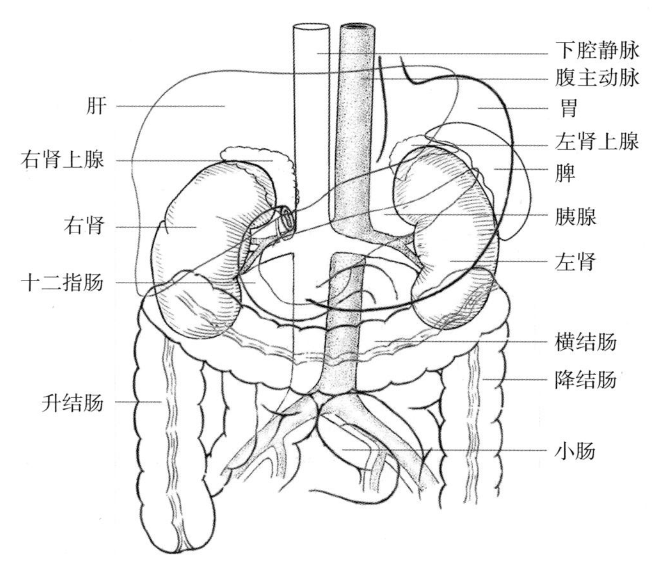

图26-1-4　肾的毗邻关系

（二）肾生理学概要

1.尿液分泌与排泄　经肾的血流量达600ml/min，每5min就可将全身血液过滤一次。肾小球滤液量约120ml/min，其中99%被肾小管吸收，余由远曲小管、集合小管和集合管吸收与排泄。重吸收的物质包括葡萄糖、氨基酸、维生素、微量蛋白和电解质等，肌酐、尿素、非蛋白氮及许多毒物和药物等经肾分泌并随尿液排出体外。

2.调节血压　失血、缺血、失水等因素导致血容量减低、血压下降，或受儿茶酚胺、交感神经刺激等，可导致肾分泌肾素增多，直接作用于收缩小动脉平滑肌，使血压上升；并可刺激醛固酮分泌，通过回收钠和扩张血容量而使血压上升。

二、输尿管超声应用解剖与生理学概要

（一）输尿管的位置与走行

输尿管是一对细长的肌性管状器官，走行在腹膜后，左右各一，直径为0.5～0.7cm，长为20～30cm，上端起自肾盂，下端终止于膀胱输尿管乳头开口处，与尿道开口处共同形成膀胱三角区。输尿管全长分为腹段、盆段和膀胱壁内段，并具有三个狭窄部，其中腹段与盆段以骨盆上口平面或跨越髂血管处为界。

1.腹段　为输尿管最长的一段，输尿管周围有疏松脂肪、结缔组织围绕，上端起自肾盂输尿管连接部，沿腰大肌前面下行，至腰大肌中点附近与睾丸动脉和静脉（男性）或卵巢动脉和静脉（女性）交叉，经由其后方抵达小骨盆入口、跨越髂外动脉（右侧）或髂总动脉（左侧）处。

2.盆段　该段较短，起自髂总动脉前方，向下后内侧方移行，经由髂内血管和骶髂关节之前方下行，途经盆底的结缔组织、直肠前外侧与膀胱后壁之间，从

膀胱底部外上角向内下行至膀胱后壁。女性输尿管在子宫颈外侧约2cm处，行经子宫动脉后下方，向内抵达膀胱底部，斜行穿入膀胱壁。两侧输尿管抵达膀胱后壁时，两者间距为5cm左右。

3.膀胱壁内段　在膀胱后方向下内侧移行，斜行穿入膀胱壁，长约1.5cm，止于膀胱三角区的输尿管间嵴外侧端-输尿管口处。两侧输尿管口间距为2.5 ～ 3.5cm。

（二）输尿管的生理狭窄部

输尿管全长内径宽窄不一，每侧有三个生理狭窄部，狭窄部内径为2 ～ 3mm。第一狭窄部位于肾盂和输尿管移行处，其中肾内型肾盂见于肾门处，肾外型肾盂多见于肾门下方4 ～ 6cm；第二狭窄部位于跨越髂总动脉或髂外动脉处；第三狭窄部位于膀胱壁内部。三个生理狭窄部是结石最易发生嵌顿的部位。输尿管最宽处多在盆段，膀胱高度充盈时，其内径可达5 ～ 8mm。

（三）输尿管壁的组织结构

输尿管为一肌性管状结构，管壁由外向内分为纤维层、肌层和黏膜层，以中下段管壁肌层较厚，由外纵、中环和内纵三层平滑肌组成，肌纤维相互交错，管壁节律性蠕动，促使管腔内尿液不断流入膀胱。两侧输尿管膀胱入口处有较小的隆起，随着输尿管的蠕动，尿液进入膀胱时，壁内段开放。膀胱充盈后，壁内段受压闭合，可起到瓣膜的作用，以防止膀胱内的尿液反流入输尿管。若该段肌性组织发育不良或过短时，可发生尿液反流。

三、肾及输尿管超声检查技术

（一）仪器选择

凸阵式和扇形相控阵探头可较好地避免肋骨的遮挡，又可减少肺下界遮盖肾上极的影响，能较清晰地显示肾轮廓；对于肺气肿患者，采用扇形相控阵探头可最大限度地减少肺内气体干扰；对成人肾脏进行检查时，探头频率多用3.5MHz；对小儿与婴幼儿进行检查时，探头频率可采用5 ～ 8MHz。

（二）检查前准备

肾超声检查一般不需要做特殊准备。根据需要或同时检查输尿管和膀胱时，检查前1.5 ～ 2小时饮适量温开水，待膀胱充盈后检查。超声检查输尿管最好在空腹状态下进行。因肠胀气较重而影响输尿管显示效果时，可在检查前夜适量口服缓泻药，或检查前适量口服消胀药物。急症患者例外。

（三）检查体位

1.肾检查体位　仰卧位可做肾的冠状切面、肾长轴与短轴切面检查，还可在右侧和左侧上腹部做横向与纵向切面检查，分别显示双侧肾动脉与肾静脉出入肾门及出入腹主动脉和下腔静脉的长轴与短轴切面；侧卧位可行肾冠状切面、纵切面及斜向切面检查。可经背部检查，又可经腹部和侧腰部检查，充分显示肾上极与肾下极，同时观察肾门、肾与毗邻脏器和病变的关系等；俯卧位适于经背部行肾长轴与肾短轴切面检查。坐位与立位经背部或侧腰部检查肾，适合观察肾或病变的上下活动度情况（图26-1-5）。

2.输尿管检查体位　仰卧位经腰侧部做肾的冠状切面和短轴切面扫查，可经前腹部做两侧输尿管各段的追踪扫查；俯卧位经背部途径可做肾纵切面和横切面检查。对于肾窦和输尿管扩张积水者，在此体位上可显示肾盂输尿管连接部，向下追踪扫查至髂嵴上部的输尿管腹段；侧卧位可取左侧和右侧卧位，当显示肾积水时，在经腰侧部行肾门部斜横切面扫查的基础上，可沿扩张的肾盂输尿管连接部向下移行扫查，能够观察到大部分左侧或右侧的腹段输尿管（图26-1-6）；截石位适于经腹壁超声检查显示盆段或膀胱壁内段输尿管不满意的已婚女性，

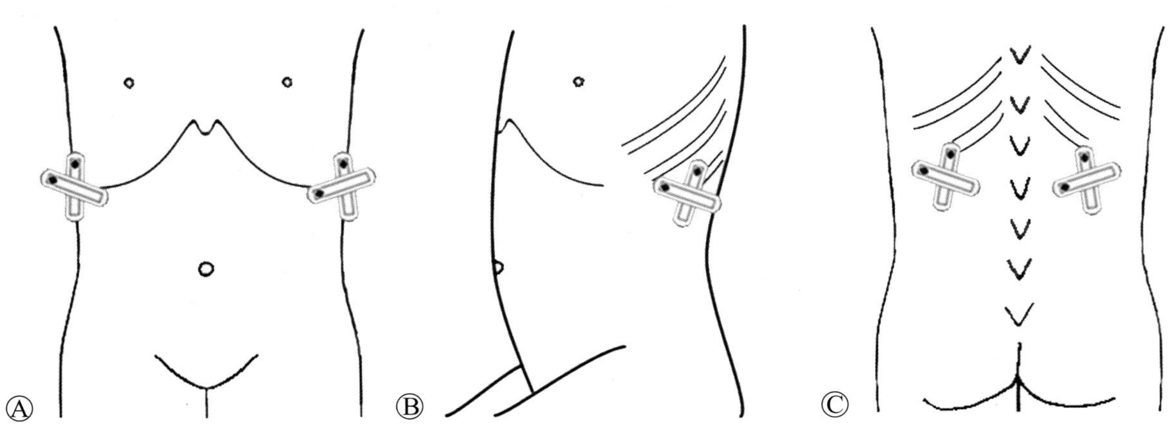

图26-1-5　肾的检查体位与探头方位

A.仰卧位；B.侧卧位；C.俯卧位

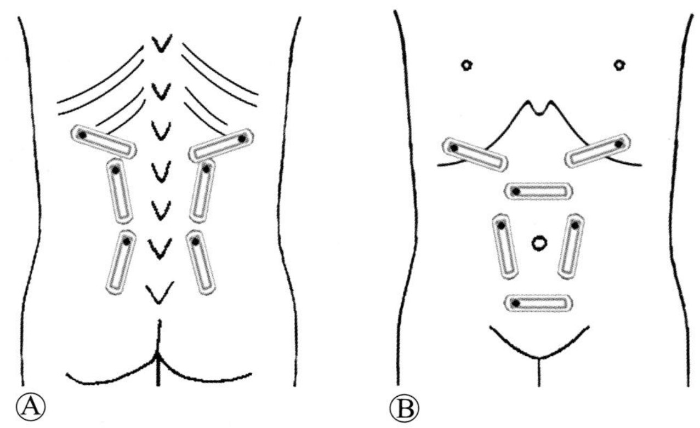

图26-1-6 输尿管的检查体位与探头方位
A.俯卧位；B.仰卧位

在该体位上可经阴道超声检查；对于男性或未婚女性，必要时可取左侧卧位，双腿弯曲，应用腔内探头经肛门插入直肠内，检查膀胱后方盆段或膀胱壁内段输尿管。

（四）检查方法

1.肾检查法

（1）经腰侧部检查：患者取仰卧位或左、右侧卧位，探头置于侧腰部第8～11肋间，行肾冠状切面扫查，声束指向内侧。嘱受检者深呼吸，使肾上下移动，可减少肋骨遮挡的影响，可较完整地显示冠状切面的肾轮廓、肾实质和肾窦回声。旋转探头调整声束方向，由外后上指向内下方，可显示肾斜纵切面。在完整显示肾冠状切面的基础上，将探头做十字交叉，由肾的中部向上和向下滑行扫查，可显示肾的一系列横切面图像。

（2）经背部检查：患者取俯卧位或侧卧位。探头置于背部脊肋角下方肾区，保持探头上下缘的方向与肾长轴平行。然后，用探头由内向外或由外向内扫查，可获取肾的一系列纵切面图像。在纵切面基础上，将探头沿肾长轴逆时针旋转90°，自肾上极经肾门向下极扫查，可观察到一系列肾横切面图像。

（3）经腹部检查：在上腹部做横切面扫查，不断侧动探头角度，可分别显示左肾静脉、左肾动脉和右肾静脉、右肾动脉出入肾门的图像。而横向追踪扫查可显示肾动脉与肾静脉分别自腹主动脉分出和汇入下腔静脉的图像。

2.输尿管检查法

（1）经腹部检查：在仰卧位或侧卧位时，对有肾积水者，检查肾盂输尿管连接部有无异常回声，然后向下移行扫查，显示输尿管的第二狭窄部。在仰卧位上，嘱受检者深吸气，在肋缘下斜向后上方扫查，当加压显示肾门后，缓慢向内侧下方移行，并将探头逐渐调整为纵向切面，移行显示输尿管腹段至第二狭窄部；输尿管盆段可分别在右髂外动脉和左髂总动脉前方寻找，或由腹段输尿管向下移行显示至输尿管盆段和膀胱壁内段；以充盈膀胱作为透声窗，可显示膀胱后方的输尿管盆段、膀胱壁内段和两侧输尿管口。对于重度肾积水的患者，肾轮廓显著增大，肾门和输尿管的位置也随之向内侧移位。因此，应在腹主动脉或下腔静脉前方寻找左侧或右侧肾门及其扩张的输尿管。

（2）经背部检查：患者取俯卧位时，经背部做肾长轴切面，当显示肾窦积水时，调整检查角度，做肾盂输尿管连接部斜向内下切面。在此切面图上，可显示肾盂输尿管连接部有无扩张或梗阻性病变。该部位输尿管扩张者，向下移行扫查，并逐渐调整探头检查角度，转为纵切面向下移行显示输尿管，可扫查至髂嵴上部的输尿管腹段。

（3）经直肠和经阴道检查：在腔内探头表面涂少量耦合剂，套上乳胶套，在乳胶套外再涂适量耦合剂。患者取左侧卧位，双腿屈曲，露出臀部，将腔内探头经肛门缓慢插入直肠内；已婚女性取截石位，将已准备妥当的腔内探头缓慢送入阴道内。男性在精囊腺的前方、女性在子宫颈外侧前方，寻找膀胱后方的盆段至膀胱壁内段输尿管，此检查可更加清晰地显示两侧输尿管口。在扩张的输尿管中断处显示病变后，应用彩色多普勒可观察病变的血流和两侧管口部的尿流信号。

（五）观察内容

1.肾观察内容 ①首先观察肾位置、轮廓、大小和形态，轮廓线是否完整，有无局限性隆凸或形态失常等。②肾实质厚度，皮质、髓质回声强度和均匀性，肾髓质大小、形态；肾窦与实质厚度的比例，肾窦有无分离扩张等。③肾内显示异常回声时，观察其大小、形态，有无包膜，内部回声强度与均匀性，其侧边与后方回声情况等。④彩色多普勒观察肾内血管分布与走行情况，观察肾内占位血流信号多少、分布范围等。⑤鉴别肾内囊、实性及良、恶性占位病变。⑥当显示肾内有强回声时，观察其大小、形态及有无声影等。⑦出现肾积水时，判断积水程度，并寻找原因。⑧显示肾内病变后，还应注意观察病变与毗邻脏器和血管的关系，肾周围有无肿大淋巴结等。

2.输尿管观察内容 ①对肾积水者，应观察输尿管有无扩张，并沿扩张的输尿管向下移行扫查，观察输尿管扩张的程度、范围和形态，并重点观察三个生理狭窄部；②输尿管明显扩张者，应仔细观察输尿管壁的蠕动情况，如蠕动波的大小与频率，有无蠕动波向下传导失常等；③当显示扩张输尿管逐渐变窄或突然中断，应在该区域仔细观察输尿管狭窄的形态，管壁内膜是否光滑，有无管壁增厚，输尿管周围有无异常血管或病变压迫等；④观察输尿管扩张的管腔内有无结石强回声团，输尿管内无回声区是否清晰，有无点状、云雾状和絮状回声漂浮；⑤对确诊为输尿管肿瘤者，需观察肿瘤浸润管壁的深度，输尿管周围组织和毗邻脏器有无肿瘤浸润，其他脏器有无转移性病灶等；⑥同时观察膀胱三角区两侧输尿管口有无喷尿，以及喷尿的频率、方向和尿流的射程等；⑦观察输尿管口有无突入膀胱圆形结构或结节样回声等；⑧输尿管走行方向，有无管壁局限性膨出等。

四、正常肾、输尿管声像图和肾超声测值

（一）正常肾、输尿管声像图表现

1.肾轮廓与形态

（1）经腰侧部肾冠状切面、横切面：标准的肾冠状切面，肾外形呈蚕豆状，肾门位于肾轮廓的中部，向内凹陷，肾动脉、肾静脉和肾盂的管状结构由此出入。肾门部横切面的声像图示肾外形类似马蹄状，肾蒂结构位于图像内侧；肾门部上方与下方的横切面声像图示肾呈卵圆形。

（2）经背部纵切面、横切面：纵切面肾轮廓呈椭圆形。此体位肾门部横切面声像图所见与腰侧部肾横切面所见的肾外形类似，肾上极和下极横切面则呈横向的卵圆形。

包绕肾皮质外的带状强回声为肾包膜，表面较光滑，连续性好。围绕肾包膜外的一层较肾皮质回声略高、较肾包膜回声低的组织分别为肾周围脂肪和肾筋膜。正常人肾和肾周围脂肪组织的上下活动度较毗邻的腹腔内脏器，如肝、脾等的活动度明显小。

2.肾实质回声

（1）肾皮质：回声强度略低于肝和脾的回声，呈均匀分布的点状低回声。正常人肾皮质厚度约为1cm。

（2）肾髓质：回声强度较肾皮质更低，呈弱回声。肾髓质近似边缘圆钝的三角形，围绕肾窦呈放射状排列。在肾冠状切面图上可显示数量较多的髓质回声。

（3）肾柱：由肾皮质伸展到各髓质之间的柱状体为肾柱，其回声强度与皮质回声相同。声像图所见每个肾柱的宽度和形态因人而异。有时可见肾中上极的肥大肾柱，对此应注意与较小的肾肿瘤相鉴别（图26-1-7）。

3.肾窦回声　肾窦位于肾的中央部，也称为肾集合系统，边缘不规则，类似椭圆形。肾窦回声由肾盂、肾盏，以及肾内血管、神经及脂肪等综合构成。肾窦回声呈典型的高回声。由于肾小盏和肾内血管向肾窦边缘伸展，或肾柱与肾乳头的深入，形成了边缘不规则的肾窦边界。肾中部横切面声像图可见肾窦回声伸入到肾门部，并在此部位有肾盂、肾静脉和肾动脉血管等出入。

正常人肾窦宽度占肾的1/3～1/2。肾窦回声的宽度和在肾切面结构中所占的比例与肾盂的类型有较大的关系。肾内型肾盂，肾盂大部分位于肾内，肾窦轮廓较大；肾外型肾盂则相反，此型肾盂的肾窦轮廓较小，在肾的切面结构中所占的比例也较小。

正常肾窦内可有很少量无回声区，直径为0.5～0.8cm。膀胱高度充盈时，肾窦内无回声内径可达1.5cm左右，因此判断有无轻度肾积水时，应以排尿后5min复查结果作为判断有无轻度肾积水的标准（图26-1-8）。

4.输尿管回声　正常输尿管内径窄小，超声不容易显示。仅可在瘦弱体形或肾外型肾盂显示肾盂输尿管连接部和输尿管腹段的上端。嘱受检者膀胱高度充盈后检查，以膀胱作为透声窗，可显示盆段的部分输尿管。

正常输尿管呈回声较高、上下走行的细管状结构。声像图所见输尿管的平均内径为4～5mm，膀胱高度充盈时，输尿管盆段内径可达6mm左右，管壁清晰、光滑，管腔内尿液为细条带状无回声区，有时可见输尿管盆段管壁有微弱的由上向下的蠕动波。随着输尿管壁的蠕动，膀胱三角区两侧输尿管口有喷尿现象。彩色多普勒超声可在两侧管口部见到向对侧相互交叉的尿流信号。

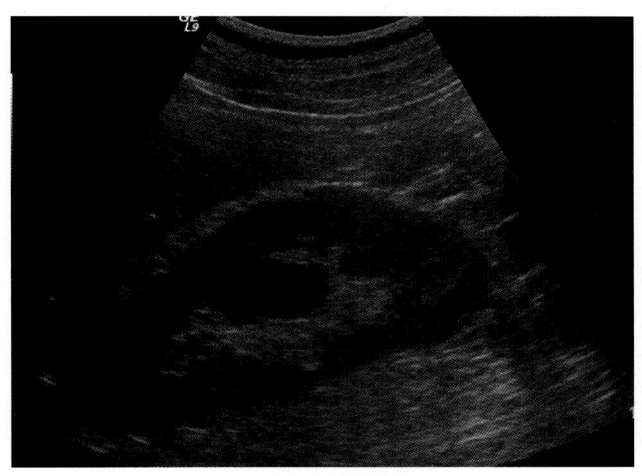

图26-1-7　肾柱肥大
肾中上极的肥大的肾柱延伸至肾窦

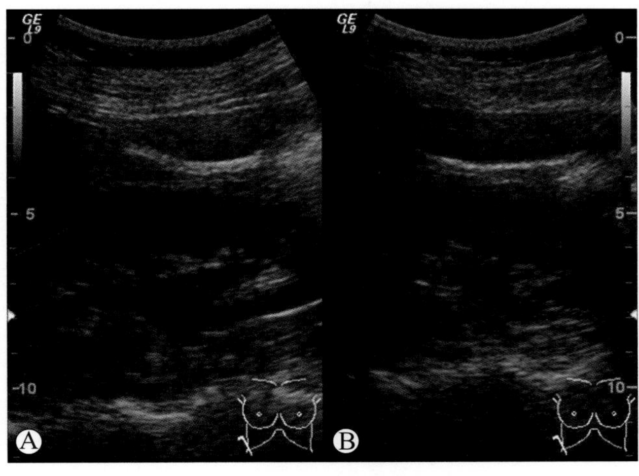

图26-1-8　生理性肾窦分离
A.排尿后肾窦分离消失；B.膀胱充盈时肾窦轻度分离

（二）正常肾超声测值

超声检测正常肾各径的大小，除右肾与左肾有一定差别之外，同时与年龄、性别、身高、体重乃至体形等均有较大的关系。因此，判断正常肾的大小需结合上述因素。肾各径的超声平均测值见表26-1-1。

表26-1-1 肾各径的超声平均测值 （单位：cm）

项目	男性	女性
肾长径	10.8±1.4	10.2±1.2
肾宽径	5.6±0.8	5.2±0.9
肾厚径	4.6±0.7	4.2±0.7
肾窦宽径	3.8±0.6	3.6±0.5
肾实质厚	1.6±0.8	1.4±0.7

（王正滨 修海青）

第二节 肾先天性反常

肾先天性反常是泌尿系统比较常见的疾病，约占泌尿系统疾病的10%，其中肾畸形约占泌尿系统畸形的60%，同时可伴有泌尿生殖系统及其他系统脏器的先天性反常。肾先天性反常的种类繁多，包括肾的大小、数目、轮廓、形态、结构、位置、轴向、肾盂及其血管等均可发生异常。

一、先天性肾缺如

（一）病理与临床特点

先天性肾缺如若为双侧，多在胎儿期或出生后不久死亡。因此，临床所指的先天性肾缺如多为一侧肾发育基本正常，而另一侧肾则完全缺如，即无肾组织痕迹，故亦称为先天性孤立肾或先天性单侧肾不发育。本病约占单侧肾先天性畸形的0.1%，男性多于女性，右侧多于左侧，可合并同侧输尿管缺如及膀胱三角区发育不良，或仅有极少部分输尿管的盲端。约30%的患者伴有生殖器和其他脏器畸形。对侧肾代偿性增大，肾功能明显增强。

先天性肾缺如时，若孤立肾功能正常，多无明显的临床症状。

（二）声像图表现

一侧肾区无肾回声，同侧输尿管走行沿途包括异位肾常见的区域内皆无肾回声。肾缺如区则被毗邻脏器所占据，如右侧肾区为肝回声；若左侧肾缺如，则被脾和胃肠道回声占据（图26-2-1）。实时观察膀胱三角区一侧输尿管开口处无喷尿征象，而对侧输尿管开口处的喷尿频率和射程明显高于正常人。对侧肾代偿性增大，实质增厚、肾窦轮廓增大，肾内部整体结构正常（图26-2-2）。

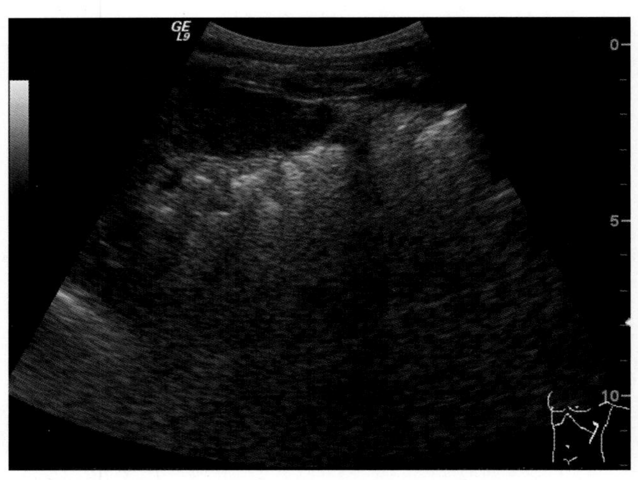

图26-2-1 肾缺如
左肾区未见肾结构，被脾和胃肠道回声所占据

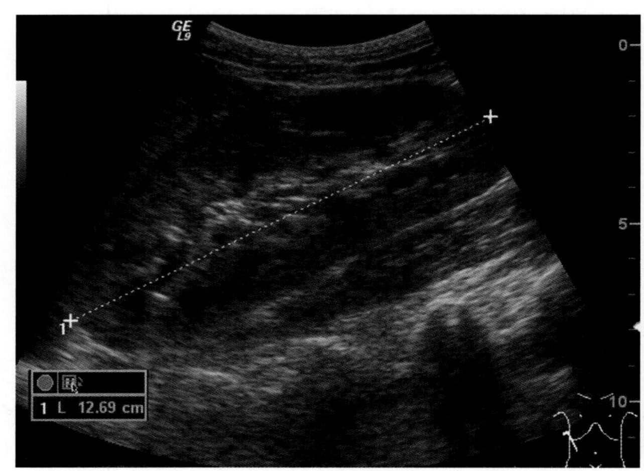

图26-2-2 肾代偿性增大
左肾缺如，右肾代偿性增大

（三）诊断与鉴别诊断

超声检查一侧肾区无肾回声，原肾床被毗邻脏器所占据，对侧肾代偿性增大，但必须除外异位肾后方可诊断为肾缺如。本病需与以下疾病相鉴别。

1.异位肾 正常肾区无肾回声，若异位肾伴有肾发育不全并被肠管内气体所遮盖时，易误诊为肾缺如。做膀胱检查若显示两个输尿管开口，并有喷尿征象，则为异位肾，仔细观察输尿管走行沿途区域或对侧肾下方周围，可显示小肾回声。若仅有一个输尿管开口，则应考虑肾缺如的可能。

2.融合肾 一侧肾轮廓增大，肾内可见两组肾窦、两个肾门和两个输尿管，并可寻找到两个输尿管开口之乳头时，则为融合肾；若一侧肾轮廓增大，经仔细而又全面检查均未见异位肾和融合肾迹象时，则应考虑肾缺如。

3.肾发育不全 发育不全之肾位置较低，体积较小，加上受附近肠道气体影响，若超声检查不够细致，容易漏诊而做出肾缺如的诊断，多见于右侧肾。

（四）临床意义

先天性肾缺如在临床并非少见。超声诊断先天性肾缺如的准确率与CT和MRI相似。静脉尿路造影、肾动脉造影、SPECT和膀胱镜检查对本病的诊断价值较大，但缺乏特异性，如静脉尿路造影，当一侧肾功能丧失时，可呈现同样的结果。因此，超声检查可作为诊断先天性肾缺如的首选方法，CT和MRI检查可作为超声的补充或佐证，必要时可行肾动脉造影检查，对肾缺如的诊断具有肯定价值。

二、肾发育不全

（一）病理与临床特点

肾发育不全是指在胚胎期，由于血液供应障碍或其他原因导致生肾组织未能充分发育，形成一较小的原始幼稚型肾，称为先天性肾发育不良或小肾畸形。肾发育不全患者的肾外形正常，肾单位分化发育正常，肾单位数目减少，数量少于正常的50%以上。本病多发生于青少年，发病率约为2%。多为单侧，双侧肾发育不良多在出生后短时间内死亡。肾发育不良常伴有泌尿生殖系统的其他先天性反常，如输尿管开口异位、异位肾、肾血管和输尿管畸形等，也可伴有肾上腺、精索、睾丸缺如等。

临床表现取决于肾发育不全的程度。大多数单侧肾发育不全的患者多无症状。部分患者出现并发症时，可有持续性高血压，降压药物治疗对高血压并不敏感，切除病肾后，血压恢复正常。双侧肾发育不全患者常有慢性肾功能不全的表现。

（二）声像图表现

超声检查在一侧肾区域或略低位置或髂窝处显示一个小肾回声，肾外形正常，轮廓较小，体积小于正常的50%。肾包膜不光滑，少数可呈分叶状。通常肾长径为5～7cm，宽径为3～4cm，厚径为2～3cm；皮质较薄，髓质较小或显示不满意，肾窦回声也相应缩小（图26-2-3）。彩色多普勒超声检查患侧肾内血流信号明显减少，血流速度减慢，但阻力指数（RI）与搏动指数（PI）无明显增大。健侧肾呈代偿性增大，实质增厚，肾窦增宽，肾形态和内部结构的比例相应增大。

（三）诊断与鉴别诊断

当超声显示一侧肾轮廓较小，排除曾患有后天性肾疾病引起的肾萎缩之后，即可诊断为肾发育不全。患肾可甚小或有异位，超声诊断本病时需要与以下疾病相鉴别。

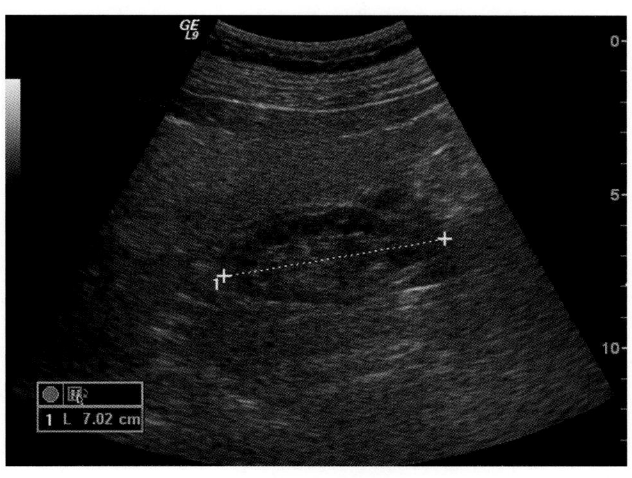

图26-2-3 肾发育不全

外形正常，轮廓缩小，包膜不光滑

1.肾动脉狭窄　声像图显示肾轮廓缩小，但程度不显著，肾窦回声基本正常。彩色多普勒超声可显示狭窄段肾动脉血流速加快，远端肾动脉血流速减慢，肾发育不全则无此种改变。

2.异位肾　多伴有肾发育不良，但患侧肾多位于盆腔内或对侧肾之下方；单纯性肾发育不全肾位置略低，肾上极仍位于肾窝范围内或髂窝内。

3.肾萎缩　慢性肾衰竭尿毒症期时，双侧肾均明显萎缩。前者早期肾实质增厚，回声增高，肾窦比值较小，尿毒症期肾实质较肾窦萎缩更为明显。彩色多普勒超声检查肾小动脉RI与PI明显增大。而肾发育不全时，肾实质回声较低，肾窦比值近似正常，肾小动脉RI与PI正常或轻度增大。

4.肾与输尿管术后肾萎缩　上尿路梗阻或肾结石术后，术前有患侧肾功能受损，术后不能完全复原，可发生不同程度肾萎缩，健侧肾代偿性增大。患侧肾窦比值相对略大或肾窦轻度分离，结合患侧肾手术史，鉴别多不困难。

（四）临床意义

临床所见的肾发育不全多为单侧肾，由于本病缺乏特征性症状和体征，仅凭X线检查不能完全区别先天性肾发育不全或后天性肾萎缩。超声显示肾区的小肾，根据声像图改变，结合病史和临床表现，对肾发育不全的诊断准确性较高。但对肾区和其他部位未显示小肾者，也不能盲目做出肾缺如的诊断，应借助于CT和SPECT等影像学检查综合分析判断。

三、异位肾

（一）病理与临床特点

异位肾是由于胚胎发育过程中，肾血管发育不良而致肾位置发生异常。肾血管发育不佳仍停留在原位，可阻碍肾的上升；反常血管将肾牵拉在不正常位置或输尿管位置反常等也是导致异位肾的因素。异位肾多位于盆腔内和髂窝处，故又称为盆腔异位肾。极少数位于对侧腰腹部或盆腔内者，称为横过异位肾。异位肾多伴有肾发育不良和不同程度的旋转不良。胸腔异位肾临床罕见，肾发育可正常。

异位肾多无明显临床症状，常因腹盆部触及肿块而就诊。并发尿路感染、结石及肾积水时，可出现腰腹部疼痛、尿频、尿急、血尿等症状。

（二）声像图表现

超声检查一侧肾区无肾回声，因异位肾（胸内肾除外）多伴有不同程度的发育不良，健侧肾则呈代偿性增大。

1.盆腔异位肾　多位于膀胱顶部偏向一侧，少数可在髂腰部或膀胱的侧方；输尿管发育较短，输尿管入口多见于同侧膀胱三角区上方；动脉血供由来自髂总动脉或腹主动脉下部的动脉分支供给。异位肾体积一般相对较小，但形态基本正常。声像图所见肾窦和髓质轮廓发育较小，肾实质厚度基本正常（图26-2-4）。彩色多普勒血流成像可追踪显示其血管走行的位置与方向。常伴有轻度肾积水和肾结石。

2.横过异位肾　对侧肾大小、形态和位置正常，在其下方另有一肾回声少数在对侧肾的内侧显示。横过异位肾与横过融合肾不同，两肾无融合征象。

3.胸腔异位肾　临床罕见。肾在横膈上方的胸腔内，肾中上极位于胸内，其余部分则位于横膈下方的原肾所在位置。肾的大小、形态及内部结构回声均与正常肾类似。

（三）诊断与鉴别诊断

一侧肾区无肾回声，在腹盆部或其他部位显示肾回

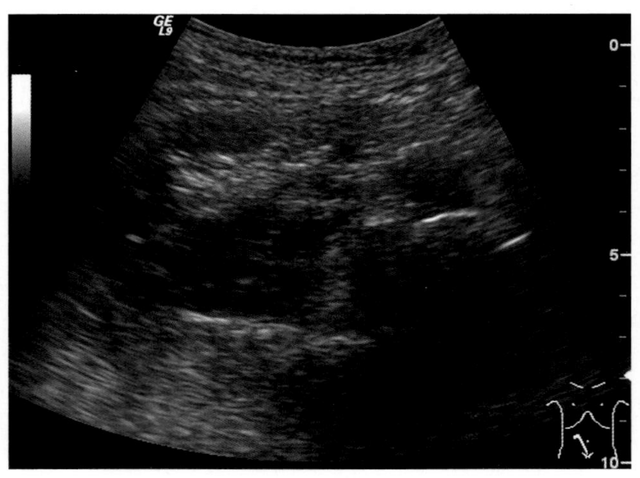

图26-2-4　异位肾

盆腔内可见肾结构回声

声，而且不能还纳到正常位置时，可诊断为异位肾。异位肾轮廓较小，可因肠腔内气体干扰而显示不清。应注意与以下疾病相鉴别。

1.游走肾和肾下垂　游走肾多位于盆腔或横过腹直线的对侧腹部，若异位肾能还纳回原肾床内或可推移至对侧腹部，则为游走肾；若该肾位置较低，可沿肾轨迹向上移动并归入肾区，则为肾下垂。异位肾的位置较固定，难以向其他位置推移，与游走肾和肾下垂较易鉴别。

2.肠道肿瘤　超声显示肠壁增厚和肠内容物构成“假肾征”图像。肠壁厚薄不均，回声较弱，肿瘤中心部的不规则高回声有偏移现象，实时观察随着肠蠕动，肠内容物和气体回声有移动，并见气体强回声形成的声尾伪像。彩色多普勒超声检查肠道肿块内无树枝状血流信号，可帮助鉴别。

3.单侧肾不发育　一侧肾区未发现肾回声，在任何部位都找不到第二个肾，对侧肾代偿性增大。

（四）临床意义

超声诊断异位肾的准确率较高，在影像学检查中可作为首选。超声检查不仅可显示异位肾的位置、形态和内部结构，同时还可检测异位肾的血流动力学改变及其有无积水、结石等并发症。静脉尿路造影诊断肾功能正常的异位肾意义较大，若异位肾功能受损，尿路造影则显影不佳或不显影；CT与MRI诊断异位肾较准确、可靠；SPECT仅可显示异位肾的存在，而不能观察异位肾的内部结构变化。

四、重复肾与重复输尿管

（一）病理与临床特点

胚胎第4周时，在中肾管下端发育出一个输尿管芽，其近端形成输尿管，顶端被原始生肾组织包围，分为两支，为肾大盏的前身。输尿管芽形成肾盂。若输尿管芽上端分支多于两支，则形成重复肾盂；若分支过早，则形成重复输尿管。

重复肾的上、下位肾实质融合，长径较大，有共同被膜，分别有各自的肾盂、输尿管及血管。上位肾体积一般较小，发育不全，功能较差，引流不畅，易并发感染、积水和结石。重复输尿管开口一般都在膀胱内，下输尿管开口靠外侧，而上输尿管开口靠内侧。男性可异位开口于后尿道、精囊、输精管和前列腺等处，因开口在尿道外括约肌之内，故无任何临床症状。女性则常开口于阴道、外阴前庭、子宫和尿道等处的括约肌之外，故伴有尿失禁现象。由于重复输尿管之间可有交叉，绕向后方的重复输尿管因受压或异位，输尿管开口多有狭

窄。因此，多伴有输尿管积水或继发感染等。

（二）声像图表现

1.肾改变　在肾长轴切面上可见肾长径大于正常，短轴切面上位肾因发育不良，其前后径和宽径较正常小，低位肾测值正常。肾长轴切面可显示上下两组肾窦，其中高位肾窦回声轮廓明显较小，低位肾窦轮廓正常。高位肾窦的肾小盏发育较差，肾窦形态欠规则，多有轻度分离扩张。上位肾积水较重时，肾窦扩张的形态可呈圆形或椭圆形，类似肾囊肿（图26-2-5）。在上下两组肾窦中部做横切面扫查时，可显示上下两个肾门，而且上位肾与下位肾均有一组管状结构分别出入各自的肾门。

2.输尿管改变　重复肾患者上位肾积水时，做肾门部斜向切面沿扩张输尿管向下扫查可追寻到输尿管腹段乃至盆段。在适当充盈膀胱的情况下，沿扩张输尿管向下扫查可于膀胱后方显示输尿管无回声区移行至异位开口处（图26-2-6）。

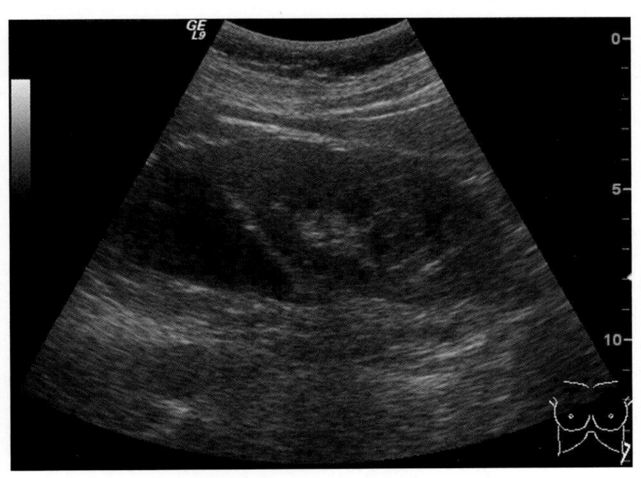

图26-2-5　重复肾

高位肾积水压迫低位肾窦变形并向内下移位

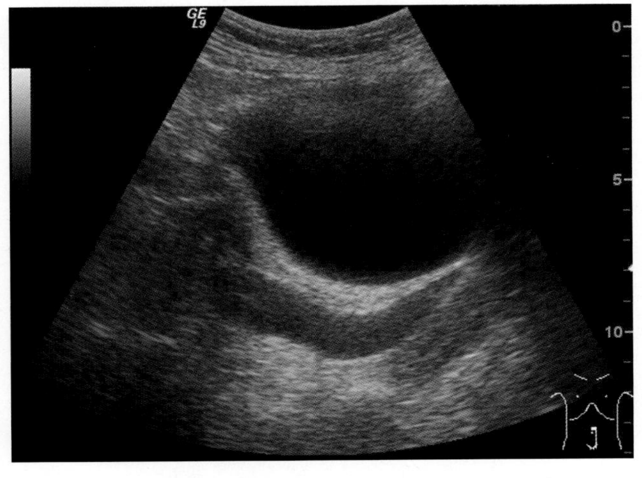

图26-2-6　输尿管异位开口

膀胱后方可见扩张的输尿管，向膀胱颈部后下方移行，开口于后尿道

（三）诊断与鉴别诊断

超声肾内显示上下两组分开的肾窦回声，上位肾窦发育较差且常伴有轻度或中度肾积水，低位肾窦结构回声正常，横切面可显示上下两个肾门便可诊断为重复肾。超声诊断本病时应与以下疾病相鉴别。

1.分叉肾盂　属肾变异的一种类型。分叉肾盂也有上下两组相互不连接的肾窦，但无重复输尿管，也无输尿管扩张和肾积水，肾冠状切面可见肾盏过早汇合形成两个肾盂后，又在肾门外汇合在一起，最终汇入一个输尿管。

2.单纯性肾囊肿　由于重复肾的高位肾盏发育不全，上位肾伴有积水时，纵切面显示肾大小盏的形态可呈椭圆形，内膜较光滑，很难与肾囊肿相鉴别。对此应做肾的横斜切面扫查便可见无回声区与输尿管相连接，呈漏斗状，具有特征改变。

3.乙状肾　肾呈不规则性增大伴有肾旋转不良，一般无输尿管异位开口，超声可资鉴别。

4.肾肿瘤　肾上极肾盂强回声肿瘤，有时易与重复肾相混淆。彩色多普勒超声检查可见肿瘤内较丰富的血流信号。仔细辨认并结合病史，一般不难鉴别。

（四）临床意义

静脉尿路造影或逆行肾盂造影是检查和诊断重复肾与重复输尿管的重要方法，然而也有一定的局限性。当重复肾伴有肾功能不全时，静脉尿路造影不显影或显影不满意；而逆行肾盂造影只有发现异位输尿管开口时，才能插管造影，且成功率不高。SPECT同样受重复肾功能不良的影响。超声可弥补上述检查方法的不足，当显示肾增大，肾窦分为上下两个单元和输尿管，并可见高位肾窦发育不良或伴有不同程度肾积水，输尿管扩张、纡曲，即可明确诊断。

五、分叶肾与肾叶发育异常

（一）病理与临床特点

在胎儿期，肾实质呈分叶状，外形似树叶状。一般在出生后5岁之前肾分叶消失。若到成人仍存在，即为分叶肾。肾叶发育异常是指肾皮质和髓质发育不良或过度发育。肾叶发育不良可出现局部肾叶缺如，肾包膜可贴近肾窦，出现凹陷。肾叶增大时肾实质局限性增厚并向外突出，类似假肿瘤结节；局部隆突的始末部形成一个或多个切迹；当肾叶突向肾窦内时，导致邻近肾盂分为两部分，形成“双肾盂样”改变。

分叶肾与肾叶发育不良均无明显临床症状。

（二）声像图表现

分叶肾大小正常，肾包膜不平滑，局部隆起呈分叶状，并可见深浅不一的肾叶切迹，呈花瓣样改变，隆起处与切迹下方的肾实质回声正常，肾窦轮廓回声正常或有少数肾窦回声向实质区轻度延伸。隆起处局部肾髓质外形饱满或相对较大（图26-2-7）。

重度肾叶发育不良表现局部肾叶缺如，肾包膜可贴近肾窦，两者间无明显肾实质和髓质回声；轻度肾叶发育不良肾大小基本正常，肾包膜局部有不同程度内陷，局部髓质轮廓较小或显示不满意（图26-2-8）。肾叶增大时，则表现为肾实质局限性增厚并向外突出，似肿瘤结节；当肾叶突向肾窦内时，可使邻近肾盂分为两部分，即“双肾盂样”改变。

彩色多普勒超声检查显示分叶肾局部肾内血管走行无明显异常改变；肾发育不良时局部肾内血管变细，血流信号减少或缺如；增大的肾叶内可见叶间动脉和弓状动脉血流。

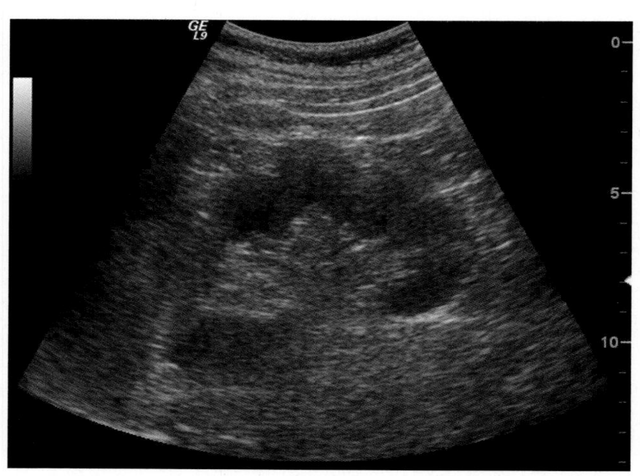

图26-2-7 分叶肾
肾包膜局部隆起呈分叶状

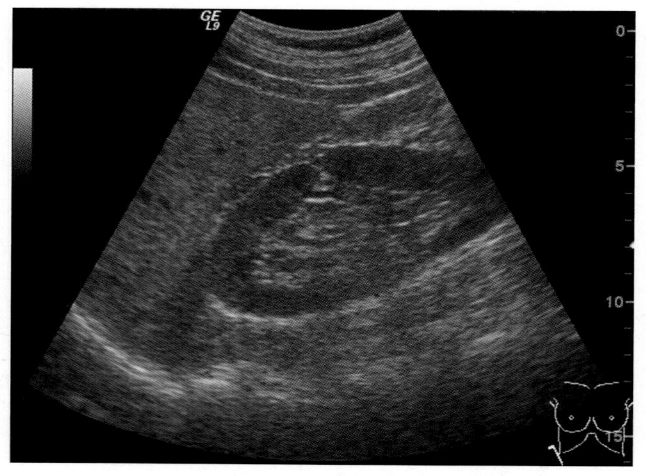

图26-2-8 肾叶发育不良
右肾大小基本正常，中上部肾叶缺如，肾包膜贴近肾窦

（三）诊断与鉴别诊断

肾大小正常，表面可见一个或多个隆起，起始部有低于肾包膜连线的切迹，皮质与髓质回声无明显异常改变，为分叶肾的典型声像图特征。彩色多普勒超声检查显示该部肾实质内血流信号走行正常，则可诊断为分叶肾。若显示局部肾实质和髓质缺如，该部无血流信号或增大的肾叶内见叶间动脉血流信号，应考虑肾叶发育异常。应与以下疾病相鉴别。

1. 肾肿瘤　超声显示肾包膜局部隆起，实质增厚，需与肾实质小肿瘤相鉴别。肿瘤呈现与肾实质有分界的结节样回声，有球形感，肾实质被挤压呈占位性病变征象。彩色多普勒血流检测显示该部血管走行呈树枝样分布则为分叶肾，若该部有细小血管绕行，应考虑肾肿瘤。

2. 肾肿瘤剜除术后　局部肾实质残缺，声像图表现与肾叶缺如相似。仔细观察可见肾包膜局部欠光滑，回声较高，实质回声残缺。肾叶缺如则无肾手术病史，声像图表现也与肾肿瘤剜除术后有明显不同，两者鉴别较为容易。

3. 肾柱肥大　肥大的肾柱回声与肾皮质相同，且均匀一致，使相邻锥体回声分离，内部无锥体回声。肥大的肾柱一般不突出肾表面，也无明显切迹；伸入肾窦的部分也较少，故不难与本病相鉴别。

（四）临床意义

在临床上分叶肾与肾叶发育异常对人体健康并无明显影响，但若在超声检查中不能准确识别声像图特征，易误诊为肾肿瘤，可能给患者和家属带来不必要的痛苦和心理负担，也应引起重视。关键是提高对本病临床病理和声像图改变的认识，掌握超声诊断技巧和鉴别诊断方法，必要时可进行CT检查以帮助确诊，可避免误诊的发生。

六、肾旋转反常

（一）病理与临床特点

正常情况下胎儿随着发育期的进程，肾开始逐渐上升，肾盂向内侧旋转约90°。若由于某些原因，致使肾未沿肾长轴归位解剖位时即发生先天性肾旋转反常。本病主要有三种类型：①肾旋转不良，肾旋转不足90°；②肾旋转过度，肾旋转大于90°，肾盂指向后方；③肾反向旋转，肾向相反方向旋转，肾盂指向外侧。

临床最常见的是肾旋转不良，由于旋转反常的肾多伴有输尿管高位、受压迫或角度异常，肾盂引流不畅，易并发感染、结石或积水，患者可出现腰腹部疼痛、尿急、尿频、血尿及腹部肿块等症状。

（二）声像图表现

肾旋转反常在无并发症时，声像图显示肾大小和形态及轮廓多无明显异常改变。在肾短轴切面图上观察肾门与脊柱之间的关系，肾门指向并接近脊柱水平，系正常位或基本正常。肾门指向前腹壁，为肾旋转不良；若肾门指向外侧，则系肾反向旋转；若显示肾门指向后方，则为旋转过度。在判断肾轴向的位置与肾门指向时，结合彩色多普勒超声检查肾门血管的流向，对正确判断肾旋转反常的类型十分重要。

（三）诊断与鉴别诊断

超声诊断先天性肾旋转反常时主要在肾门部横切面上观察肾门的指向与脊柱的关系。正常人肾横切面肾门朝向内侧，呈"C"形，缺口处指向脊柱前侧方。如果显示肾门偏离脊柱或指向前方、后方或外侧等声像图改变，超声诊断依次为肾旋转不良、肾旋转过度和肾反向旋转。

超声在诊断先天性肾旋转反常时还应注意与发生在肾周围的腹膜后肿瘤压迫或推移肾而导致的肾门指向发生改变相鉴别。

（四）临床意义

静脉尿路造影能直观地显示肾盂旋转反常与输尿管走行、有无并发症等，曾被誉为诊断本病的"金标准"。但对合并肾积水和肾功能损害者，肾盂和输尿管显影不佳或不显影，可使诊断陷入困惑；CT和MRI对诊断肾旋转反常具有重要价值。超声在肾门水平进行横切面扫查，观察肾门与脊柱的关系，可判断肾门位置与肾轴向有无异常，对肾旋转反常的声像图分类及诊断准确均有较高的临床实用价值。必要时可行静脉尿路造影或CT检查予以验证。

七、融合肾

（一）病理与临床特点

融合肾是在胎儿胚胎发育初期，两侧肾胚基被两侧脐动脉紧挤并相互融合而形成融合肾。融合部位90%发生在两肾下极，融合处称为峡部，由肾实质和结缔组织构成，位于腹主动脉和下腔静脉前方、腹主动脉分叉之上方；少数为一侧肾下极和另一侧的肾上极融合及两侧肾上极和肾下极均融合在一起。临床将融合肾分为5种类型：①同侧融合肾或横过融合肾，两侧肾在同一侧融合；②对侧融合肾或马蹄肾，两侧肾下极或上极在中线附近融合，是最常见的融合肾，男性多见，年龄多在30～40岁；③"S"形肾或乙状肾，一侧肾上极与对侧肾下极融合在一起；④团块肾，两侧肾相互融合在一起形成一团块状；⑤锅饼肾或盘状肾，两侧肾同时有异位并融合在一起。融合肾可伴有重复输尿管、输尿管开口异常、输尿管膨出、隐睾、多囊肾、肾上腺缺如或肾上腺异位等先天性畸形。

融合肾的主要临床症状为腹腰部或脐周围持续性钝痛、腹胀、便秘、腹部肿块和下肢水肿等，并发肾积水、结石、肾盂肾炎时，可出现相应的临床表现。

（二）声像图表现

1.马蹄肾　双侧肾的位置均低于正常，肾长径较小，肾轴向发生改变，多数双肾下极朝向脊柱前方。横切面扫查可于腹主动脉与下腔静脉前方显示双肾连接的峡部和融合的肾实质回声。双侧肾窦、肾轴向均向内融合部位靠拢（图26-2-9）。

2.横过融合肾　声像图在一侧肾区未显示肾回声，另一侧肾区则显示长径较大的肾轮廓，其表面可见多个较大的切迹。肾内显示上下两组相互独立的肾窦回声，

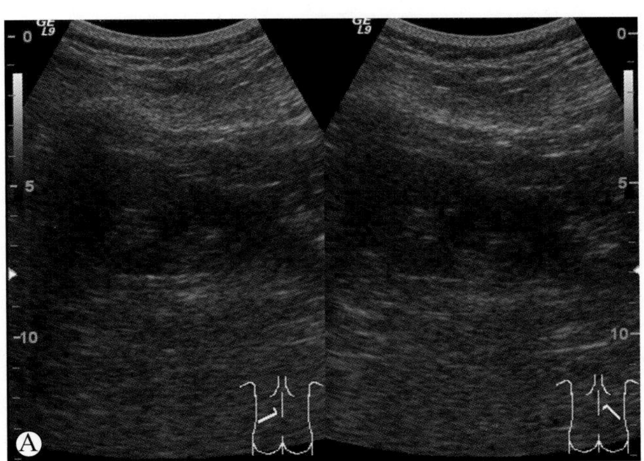

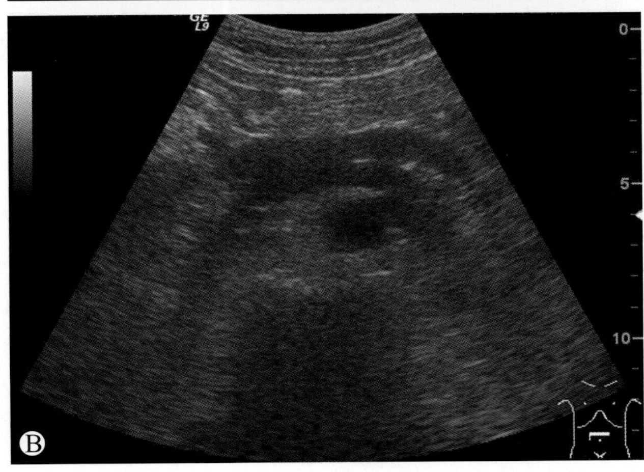

图26-2-9　马蹄肾

A.经背部纵切面显示双肾的轴向偏向脊柱；B.上腹部横切面显示双侧肾下极于脊柱和腹主动脉前方相互融合

颇似重复肾。由上向下连续性扫查可见肾内有上下两个肾门，并分别有肾盂和肾血管出入肾门部，但肾门的位置与朝向都不同，通常所见上极肾门位置无明显异常，下极肾窦和肾门朝向有旋转不良的声像图改变。

3.乙状肾 两侧肾的高低位置差异较大。一侧肾位置较高，另一侧肾位置较低，甚至位于盆腔内。对高位肾做横切面扫查，并沿其轴向向下做连续性扫查，可见肾下极与较低位置肾的上极融合在一起，外形呈“乙”形或“S”形。尽管两侧肾的位置不一，但两侧肾门均位于内侧。

4.团块肾 经前腹部超声检查，声像图显示两侧肾上极和肾下极均靠向脊柱，并可见两侧肾上极和肾下极同时融合成团块状。该“团块”上下径相对较小，左右径较大，两侧肾门均位于该“团块”的中部。

5.锅饼肾 经腰侧部冠状切面和背部纵切面检查，两侧肾区均无肾回声。经前腹部扫查可在下腹部盆腔内、脊柱或骶骨前方显示“扁平状”或“盘状”肾回声。若同时伴有肾旋转不良，即两个肾门均位于肾的前方。

（三）诊断与鉴别诊断

依据两个肾的接触融合点或部位不同，融合肾分为若干类型。无论哪种类型的融合肾，除不同点外，还具有以下相同的声像图特征：①各有各自的肾窦回声；②各有各自的输尿管；③双侧肾在同侧或对侧连接融合。虽然不同类型的融合肾各有其声像图特征，但并非具有特异性。因此，应注意与具有和本病相似的重复肾、胃肠道肿瘤、孤立肾等疾病相鉴别。

（四）临床意义

融合肾的种类颇多，X线静脉尿路造影依据肾盂和输尿管的形态、方位、距脊柱的位置等，对绝大多数融合肾可做出明确诊断；CT和MRI检查可显示肾内部结构和形态学改变，图像较为直观，可为诊断提供较大帮助。超声检查无禁忌证，对绝大多数不同类型的融合肾能做出准确诊断与分类。超声对肾和输尿管复杂畸形的诊断仍存有局限性和不足，对此应结合静脉尿路造影和CT检查以提高诊断正确率。

（王正滨 刘荣桂）

第三节 肾囊性疾病

肾囊性疾病的病因复杂多样，病理类型较多。部分肾囊性疾病最终可引发慢性肾衰竭。根据病因可分为先天性或遗传性、进展性或获得性。根据病理改变可分为孤立性、多发性和多囊性三大类。表26-3-1概括了肾囊性疾病的主要特征。

表26-3-1 肾囊性疾病的分类

诊 断	病理类型
肾皮质囊肿	单纯性肾囊肿
肾髓质囊肿	肾髓质囊肿病
	肾髓质海绵肾
肾实质旁肾囊肿	盏状憩室
	肾盂旁淋巴管扩张
	肾周囊肿
肾囊性发育缺陷	多房性肾囊肿
	肾囊性发育异常（肾-肝-胰发育缺陷）
多囊肾	常染色体隐性遗传多囊肾（Potter Ⅰ型囊性肾病）
	常染色体隐性遗传多囊肾伴肝改变（Potter Ⅱ型囊性肾病）
	常染色体显性遗传多囊肾（Potter Ⅲ型囊性肾病）
	肾小球囊性疾病继发于输尿管梗阻（Potter Ⅳ型囊性肾病）
获得性肾囊肿	

一、单纯性肾囊肿

（一）病理与临床特点

单纯性肾囊肿是成年人最常见的肾囊性疾病，可能与某些肾疾病导致肾小管阻塞、连接不良或肾退行性变有关。肾囊肿可发生在任何年龄，以成年人更为多见。男性多于女性，男女之比约为2∶1。我国报道经超声体检发现肾囊肿的发病率为10%～20%。本病在儿童时期少见。但随着年龄的增长，其发病率随之逐渐上升，其发病率与年龄呈正相关。

单纯性肾囊肿可发生在一侧肾或同时发生在两侧肾，囊肿大小不一，肉眼可见达10cm以上，囊壁薄而光滑，囊内为淡黄色澄清液体，囊壁内衬单层扁平或立方上皮细胞。囊肿一般不与肾盏和肾盂相通。大囊肿可向内生长压迫肾窦并使其变形或移位，向外生长可突出肾包膜推压周围组织与脏器，如右肾大囊肿可压迫或突入肝或右肾上腺等，左肾大囊肿可压迫或突向脾、左肾上腺等，并使其移位或变形。

1.孤立性肾囊肿 肾仅发生一个囊肿者，称为孤立性肾囊肿，如果无出血或感染等合并症，又称单纯性肾囊肿。发生在青少年的孤立性肾囊肿，多是先天性肾囊肿；发生在老年患者中的较小肾囊肿，多为后天性肾退行性变。囊肿直径＞5cm的孤立性肾囊肿，多见于60岁以上的老年患者，囊壁相对稍厚；在青少年患者中直径为1～2cm的肾囊肿多见，囊肿直径＞3cm的较少见。肾囊肿囊壁局限性发生钙化时，称为囊壁钙化型肾囊肿。

2.多发性肾囊肿 在一侧肾或双侧肾内散在分布两

个以上的囊肿，称为多发性肾囊肿。若囊肿内有分隔，形成互不相通的多个小房者，称为多房性肾囊肿。囊肿可分布在肾实质内、包膜下和肾窦旁等处。囊肿的大小可存在较大悬殊，较小的囊肿仅为0.3cm左右，较大的囊肿可达数厘米。

3.感染性肾囊肿　单纯性肾囊肿因某种原因引起肾囊肿感染时，称为感染性肾囊肿。囊内液体浑浊，稠稀不一，其内可有脓栓和组织碎屑沉淀或漂浮，囊壁水肿增厚。感染性肾囊肿也可见于其他类型的肾囊肿，发生感染后形成同类的病理改变，如多囊肾、肾盂源性囊肿等。

4.出血性肾囊肿　由于某种原因导致单纯性肾囊肿内出血时，称为出血性肾囊肿。囊肿轮廓在短时间内可有不同程度增大。出血量较多时，囊内血液中会有纤维素析出，并出现机化形成血块存留至囊肿内。

（二）声像图表现

1.孤立性肾囊肿　单侧或双侧肾实质内显示单个圆形或椭圆形无回声区，囊壁薄而光滑，其内透声好，后壁回声增强。囊肿直径为0.5～10cm。通常所指孤立性肾囊肿多为单一轮廓较大的囊肿，有时可压迫肾窦并使其变形，或囊肿向外突出并不同程度地压迫毗邻脏器，如肝、脾、胰腺、肾上腺等（图26-3-1）。

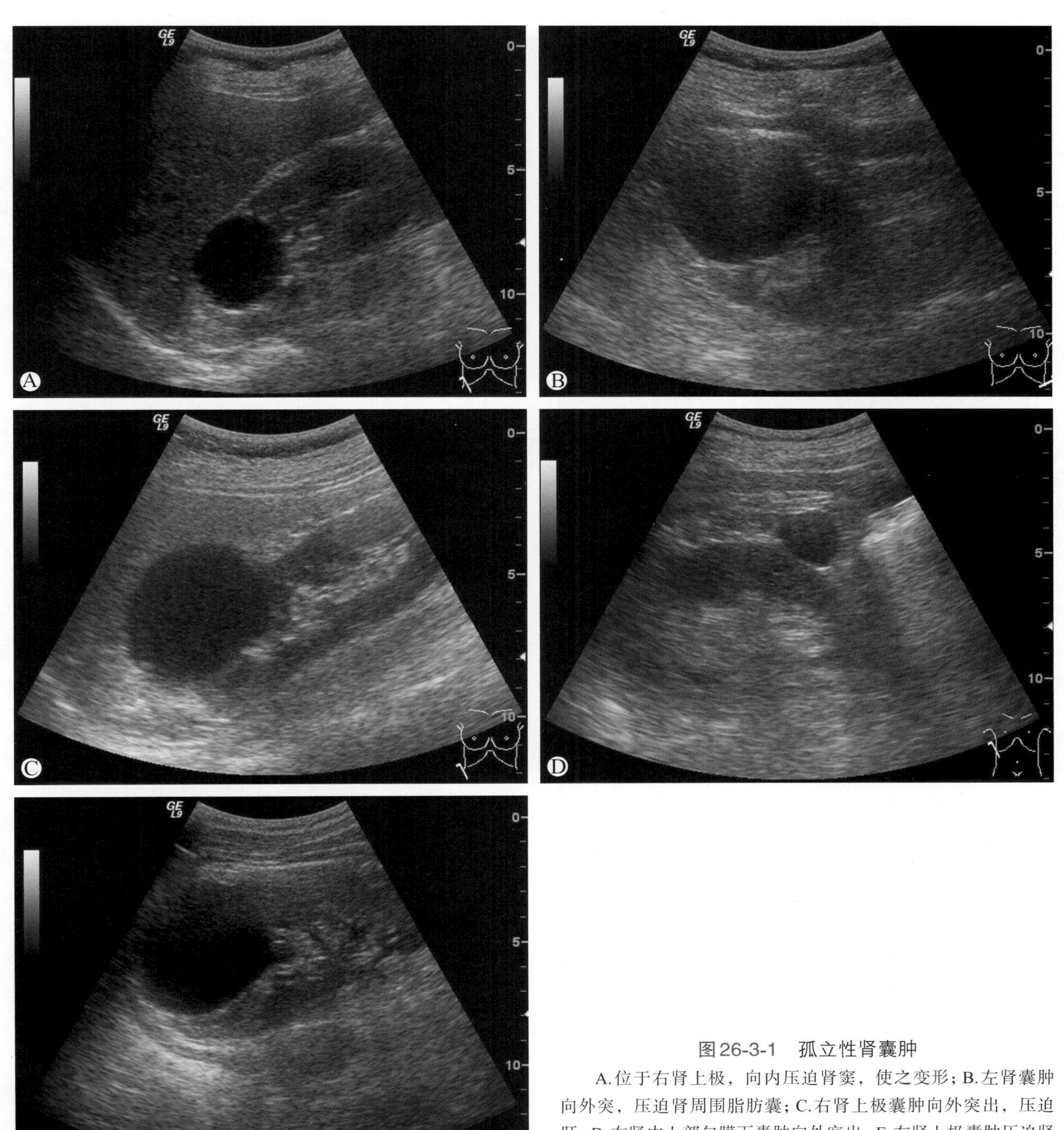

图26-3-1　孤立性肾囊肿

A.位于右肾上极，向内压迫肾窦，使之变形；B.左肾囊肿向外突，压迫肾周围脂肪囊；C.右肾上极囊肿向外突出，压迫肝；D.右肾中上部包膜下囊肿向外突出；E.左肾上极囊肿压迫肾窦使之变形

2.多发性肾囊肿　单侧或双侧肾内可见囊肿数目多于2个，囊肿大小不等、透声较好，囊壁光滑。囊肿较多时可互相重叠、挤压或变形。其中较小的囊肿直径为1cm左右，较大的囊肿直径为5～10cm。囊肿之间肾实质回声正常。向内生长的囊肿，可压迫肾窦使其移位或变形，但与肾盂、肾盏不相通，同时可伴有向外生长的肾包膜下囊肿（图26-3-2）。

3.感染性肾囊肿　因囊肿感染程度和囊肿内所含感染性内容物的形状不同，声像图表现可有较大差异。通常囊肿合并感染时，囊壁可出现不同程度的水肿和增厚。轻度感染时，声像图与单纯肾囊肿相似，不易区分；重度感染时，其内常有脓栓或脱落组织碎片，声像图可见片状或块状高回声沉淀或漂浮，并随体位改变向重力方向移动；若内容物所含成分较多，液体稠厚，可呈高、中、低、弱混合性回声，类似囊实性肿块回声。

4.出血性肾囊肿　声像图改变与肾囊肿出血的多寡和时间的长短有关。囊内未形成凝血块时，无回声区内可见散在或密集的点状低回声或弱回声，改变体位检查可见其内有回声浮动；当囊内出血量较多，且已有凝血块形成时，无回声区内出现不规则高回声团；若囊内反复多次出血且出血量较多，血凝块机化后，可呈现类实质性回声，易与肾肿瘤相混淆。

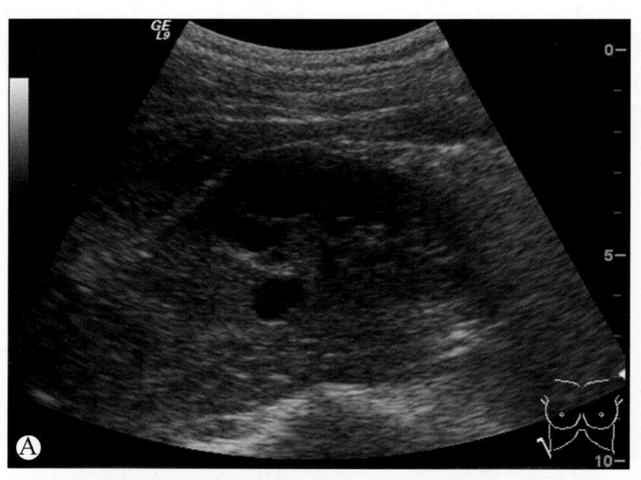

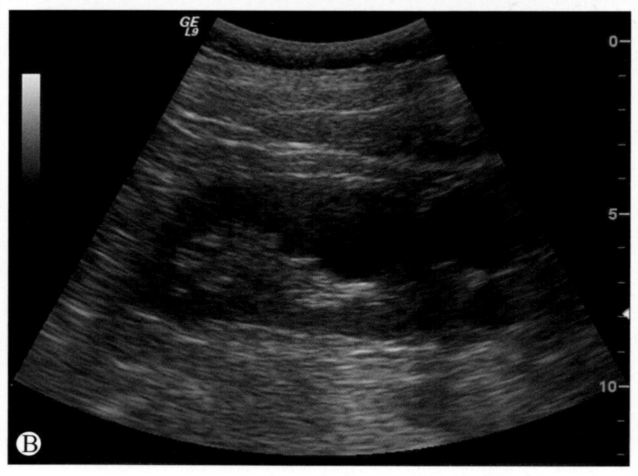

图26-3-2　多发性肾囊肿

肾内散在分布多个大小不等囊肿，壁薄光滑，内透声好

（三）诊断与鉴别诊断

一侧或双侧肾实质内显示圆形或椭圆形无回声区，壁薄而且光滑，后有回声增强效应是典型单纯性肾囊肿的声像图特征，超声可对绝大多数肾囊肿做出正确诊断。超声诊断本病时应注意与以下疾病相鉴别。

1.多囊肾　囊肿数量较少的早期多囊肾应与数量较多的多发性肾囊肿相鉴别。前者肾呈普遍性增大，无回声区多而密集，不易数清囊肿的数目，呈弥漫性分布，多为双侧肾，而且常合并多囊肝；而后者多为局限性肿大，无回声区呈散在分布，肉眼观察囊肿可计数，而且多为单侧肾。

2.肝囊肿　位于右肾上极较大囊肿向外突出，使肝受压形成弧形压迹，易误诊为肝囊肿。此时嘱患者做深呼吸，动态观察肝、肾和囊肿的相对移动情况，若囊肿与肝（或肾）无相对移动，说明为肝（或肾）囊肿。此外肾窦受压并贴近肾窦是诊断肾囊肿的佐证。应用彩色多普勒超声进行检查，若囊肿紧贴肝内血管或有绕行征象，则为肝囊肿。

3.肾包虫囊肿　有少数囊肿型肾包虫病与肾囊肿的鉴别存在一定困难。若患者同时合并肝包虫囊肿，或囊肿无回声区内透声较差并可见子囊回声，囊壁较厚，回声较高，患者有高发流行区居住史，应考虑肾包虫囊肿的诊断。当鉴别诊断困难时，可结合Casoni试验或血清学检查协助诊断。

4.肾盂源性囊肿　发生在肾窦旁直径为1～2cm的单纯性肾囊肿，声像图表现与肾盂源性囊肿相似。仔细观察可见前者囊肿多向肾窦外侧突出，囊壁很光滑，囊内透声性较好，同时尚可存在其他肾实质区域的囊肿回声；后者囊肿轮廓较小，囊壁相对稍厚，内膜欠光滑，囊内无回声区透声性稍差，囊肿紧贴或不同程度地伸入肾窦，膀胱高度充盈，结合排尿前后仔细观察，可见排尿后囊肿有一定程度的缩小。鉴别诊断困难时，可借助静脉肾盂造影检查，若造影剂进入囊内，囊肿显影，则可确定肾盂源性囊肿。

5.囊性肾肿瘤　出血性或感染性肾囊肿因囊内出现回声有时与囊性肾肿瘤不易鉴别。囊性肾肿瘤囊壁稍厚，囊内有多个分隔，各囊腔无回声区透声较好，其内无沉积样、血凝块或脓块状回声，且无合并感染或出血时无明显临床症状。应用彩色多普勒超声检查囊性肿块边缘及其内部分隔无血流信号，超声造影肿块内部无造影剂回声时，则应诊断为出血性或感染性肾囊肿，反之则为囊性肾肿瘤的可能。

（四）临床意义

超声诊断单纯性肾囊肿的准确率达95%以上，而且多数患者是在健康体检时被发现。对极少数超声检查不能确定诊断者，可在超声引导下经皮肾穿刺行细胞学或组织学检查。对已经确诊的较大单纯性肾囊肿，可在超声引导下抽吸囊液，然后注入硬化剂进行治疗。

二、肾盂源性囊肿与肾窦旁囊肿

（一）病理与临床特点

1.肾盂源性囊肿　本病为胚胎期输尿管发育反常而形成与肾盂或肾盏交通的囊肿，即囊肿与肾盏之间形成一窄小通道，囊肿壁的组织来源与肾盏相同，镜下囊壁有移行上皮细胞覆盖为本病的特点。故囊肿的内容物主要为尿液，其大小在多数情况下受尿液多少的影响而发生相应变化。该类型的囊肿多较小，直径一般为1～1.5cm，直径＞3cm的肾盂源性囊肿较少见。

2.肾窦旁囊肿　是由肾窦内淋巴液积聚或其周围实质性组织发生的囊肿，且与肾盏和肾盂之间无任何交通，有别于肾盂源性囊肿。该囊肿多位于肾窦内或肾窦旁，囊肿较大时可压迫肾盏或肾盂，并导致肾盂或局部肾盏积水。

肾盂源性囊肿和肾窦旁囊肿多无任何临床症状或不适，当囊肿较大或合并尿路感染、结石等并发症时，临床则可出现相应的症状和体征。

（二）声像图表现

1.肾盂源性囊肿　肾窦内或肾窦周围显示轮廓较小的类圆形无回声区，囊壁清楚，不甚光滑。先在膀胱高度充盈状态下检查，选择囊肿最大截面进行测量记录，然后嘱患者排尿后再次进行检查，再取相同部位的最大截面测量，可发现囊肿面积有不同程度的缩小（图26-3-3）。若囊肿内出现点状高回声或强回声时，多为囊肿内形成结石。若囊肿合并感染时，囊肿轮廓相对较大，其内可有云雾状回声。

2.肾窦旁囊肿　也称为肾盂旁囊肿。肾窦内或肾窦旁显示圆形或椭圆形无回声区，大小不一，直径为2～5cm，囊壁较光滑，囊内透声较好，后有回声增强效应。囊肿增大时可压迫肾盏或肾盂，使其变形或移位，甚至可引起局部肾盏和肾盂扩张，但囊肿与肾盂或肾盏并不相通（图26-3-4）。此改变有别于单纯性肾囊肿和肾盂源性囊肿。

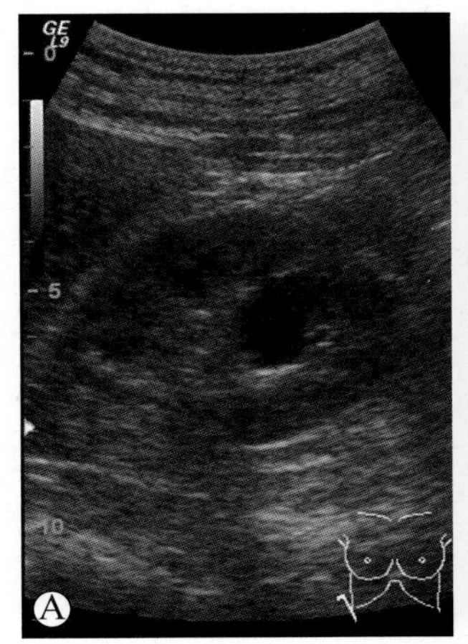

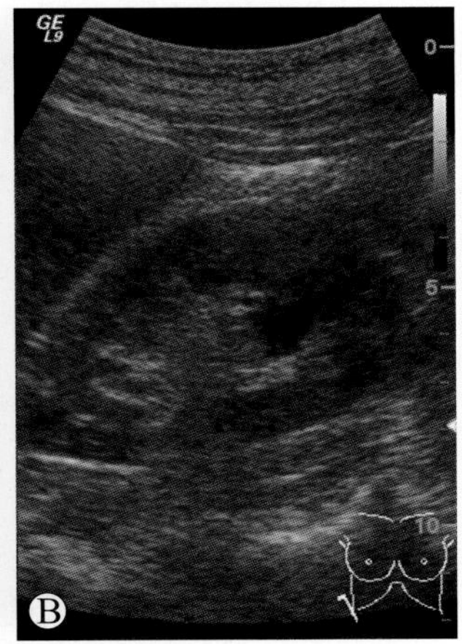

图26-3-3　肾盂源性囊肿

A.膀胱充盈后可见右肾下部囊肿；B.排尿后囊肿，体积缩小，张力减低

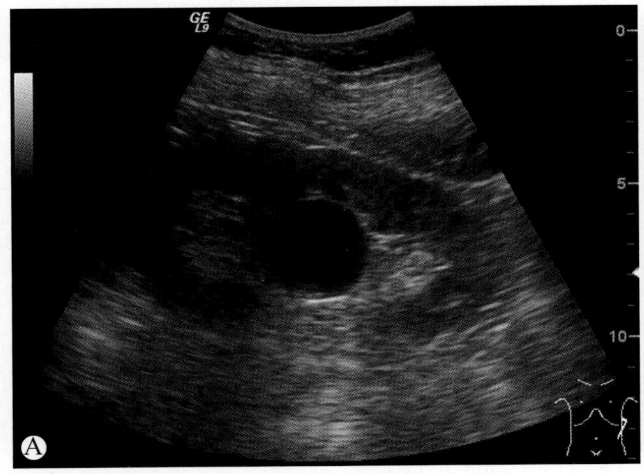

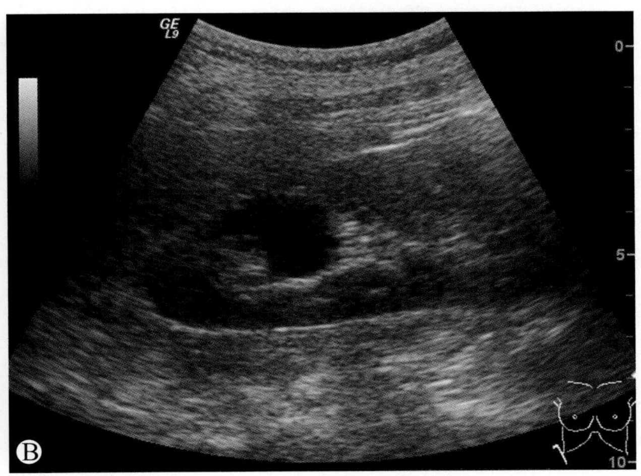

图26-3-4　肾窦旁囊肿

A.压迫肾窦变形或移位，与肾盂或肾盏不相通；B.右肾窦旁囊肿，囊肿大部分位于肾窦内

（三）诊断与鉴别诊断

肾盂源性囊肿主要见于肾窦周围或略突入肾窦内，轮廓较小，囊壁欠光滑，排尿前后仔细观察可见囊肿大小有一定变化；肾窦旁囊肿则位于肾窦内或位于肾窦旁突入肾窦，囊肿轮廓相对较大，囊壁光滑，其内透声较差，后有明显增强效应，不与肾盏和肾盂交通。对肾窦旁囊肿进行诊断性穿刺造影术，在囊肿内注入少量超声造影剂后，若造影剂仅局限于囊肿内，说明囊肿与肾盂不相通；若肾盂内有微气泡弥散，说明囊肿与肾盂相通，或者不是肾盂源性囊肿，而是局部肾盏积水。尚应注意与以下疾病相鉴别。

1. 肾内尿路梗阻　肾盏柄部梗阻形成的肾盏积水与肾盂源性囊肿的声像图相似。前者多有肾内梗阻性（多为结石梗阻）病变，而后者则少有，甚至没有梗阻性病因的存在；前者超声造影可见肾内无回声区无造影剂增强回声，因为梗阻发生后造影剂不能进入梗阻性病变之内，后者经仔细观察发现囊内和肾盂内均有造影剂增强。

2. 钙化性肾囊肿　由于某种原因引起的囊肿壁所形成的钙化之强回声与肾盂源性囊肿内的结石强回声类似，应加以鉴别。前者钙化之强回声可环绕分布于囊壁内，而后者则分布于囊壁后方；前者变换体位时可不随体位而移动，后者可有改变。

（四）临床意义

无论是肾盂源性囊肿还是肾窦旁囊肿，两者均有其声像图特征，因此超声诊断这两种类型的囊肿准确率较高。若超声诊断本病有困难时，可考虑结合CT、MRI和其他影像学检查结果进行分析与判断。

三、钙乳性肾囊肿

（一）病理与临床特点

钙乳性肾囊肿也称为肾钙乳症，是一种发生在肾盂源性囊肿基础上，在囊内形成多个小沙粒状结石，结石为0.2～0.5cm，并附着于囊肿后壁，变换体位时可见囊内小沙粒状结石随体位改变而移动。X线检查可发现囊肿内有较大的结石，但仔细观察可发现结石之间有许多细微的缝隙。

本病在无并发尿路感染等并发症时，患者可无任何症状和体征。

（二）声像图表现

本病的声像图表现与肾盂源性囊肿基本相同，所不同的是囊肿后壁之前方有小沙粒状结石，呈高回声或强回声，改变体位检查时可见囊内小沙粒状结石随之而动。囊内的小沙粒状结石常为多发，大小基本相仿，若发现囊内有较大结石时，应让患者变换体位，仔细观察常可发现较大的结石随之散开的征象。

（三）诊断与鉴别诊断

钙乳性肾囊肿具有较明显的声像图表现，围绕肾窦周围的较小囊肿内有沉淀的结石回声，而且改变体位囊内结石可随之移动为本病的主要特点（图26-3-5）；另外，膀胱高度充盈与排尿后囊肿的大小可发生一定变化。若具有上述声像图特征性改变时，超声检查可较容易做出诊断。尽管如此，鉴于钙乳性肾囊肿与肾盏柄部梗阻引起的肾盏积水等肾囊性疾病具有极其相似的声像图表现，超声鉴别诊断就显得十分必要。需鉴别的疾病主要有以下几种：囊壁钙化性肾囊肿、出血性肾囊肿及其感染性肾囊肿等。

（四）临床意义

应用超声检查钙乳性肾囊肿时不仅可显示囊肿的大小、形态与位置，还可对类似本病的不同病理类型的肾囊肿做出较为准确的诊断与鉴别诊断。

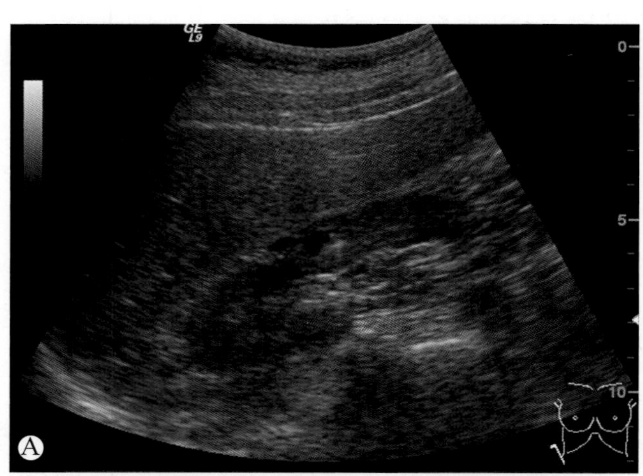

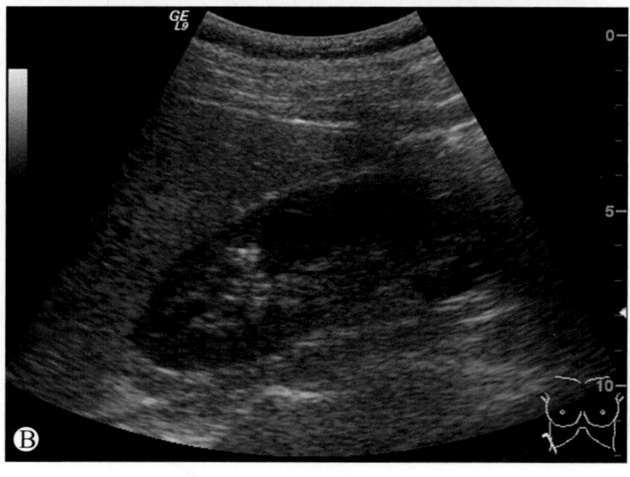

图26-3-5　钙乳性肾囊肿

A.右肾窦周围小囊肿内小结石样强回声；B.右肾窦周围小囊肿内多个小结石样强回声

四、肾包虫囊肿

（一）病理与临床特点

肾包虫囊肿的发病率占全身脏器包虫病的2.5%左右。肾包虫囊肿既可为单发，也可与肝和肺包虫囊肿同时发生。原发的肾包虫囊肿主要来自肺的六钩蚴，到达肾皮质内后逐渐生长，死后形成包虫囊肿。一般肾包虫囊肿多为单发性，起于肾皮质后逐渐扩大，若在此期间得不到及时、有效的治疗，肾包虫囊肿可逐渐增长至10cm以上，此时肾皮质和髓质重度受压而萎缩，肾功能严重受损，最终肾包虫囊肿破入肾盏或肾盂，形成所谓“开放性包虫囊肿”，可继发感染，形成肾积脓。

肾包虫囊肿较为隐匿，早期可无任何症状，可在宿主体内留存数年乃至十数年之久。肾包虫囊肿未发生破裂之前，患者常以腹部肿块而就诊，或以肺或肝包虫囊肿就诊。

（二）声像图表现

肾轮廓不同程度增大，外形饱满，肾内显示体积较大的囊性肿块，肿块内部回声不均匀，可显示多个分隔，也可类似花瓣状或有囊中囊，称为子囊、孙囊等。当形成子囊和孙囊后，囊内多有囊沙沉积在肿块后壁的前方，声像图上呈高回声，改变体位检查高回声沉积物可因重力而向下方移动。若无子囊形成，囊肿轮廓相对较小，囊内透声较好，但囊壁相对较厚，呈较高回声。

（三）诊断与鉴别诊断

肾轮廓增大，肾内显示囊性不均质性肿块，其内有花瓣样分隔、囊中囊为超声诊断本病的佐证。如果再结合囊肿内有较高回声沉积物，改变体位观察时有向重力方向移动征象，超声诊断更加准确。一般肾内囊性肿块越大，囊中囊的声像图表现越典型。对于较小的肾包虫囊肿，囊内无子囊和孙囊或囊内无回声区透声较好时，需与单纯性肾囊肿相鉴别。

（四）临床意义

肾包虫囊肿的声像图表现与其他类型肾囊肿相比，更具有特征性，故超声诊断并不困难。关键是应提高对本病的流行病学、病因、病理和声像图改变的识别，若声像图显示肾内较大的囊性肿块，其内有花瓣样或囊中囊回声时，应首先考虑肾包虫囊肿的可能。若患者来自牧区或有疫区居住史，超声诊断更加可靠。必要时可结合Casoni试验或CT检查结果进行综合判断。

五、获得性肾囊肿

（一）病理与临床特点

获得性肾囊肿是既往无肾囊肿的慢性肾功能不全或移植肾患者发生的肾囊肿疾病。据资料统计，40%～50%的长期进行血液透析的患者伴有获得性肾囊肿。肉眼所见肾轮廓明显缩小，表面不光滑，冠状切面观察囊肿多位于肾窦周围的肾皮质和肾髓质交界区。囊肿轮廓多较小，直径为1cm左右，囊内液体为淡黄色，可伴有出血和钙盐结晶等。镜下所见肾小球、肾小管和肾间质均呈典型的终末期肾病的病理学改变。囊肿内衬有立方或扁平上皮细胞。

（二）声像图表现

双肾的大小、形态、肾窦和囊肿以外的肾皮质及肾髓质回声与慢性肾实质损害的声像图基本相似，超声所见囊肿多位于肾窦周围、肾皮质和肾髓质之间，囊肿直径为0.5～1.0cm，仅有极少数囊肿直径＞2cm者。通常囊肿的数量为1～2个（图26-3-6），也可见多发性获得性肾囊肿者。

（三）诊断与鉴别诊断

声像图显示肾的轮廓为不同程度的缩小，包括皮质、

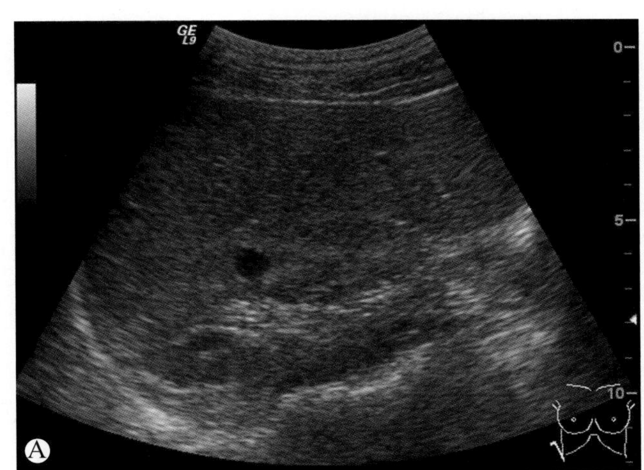

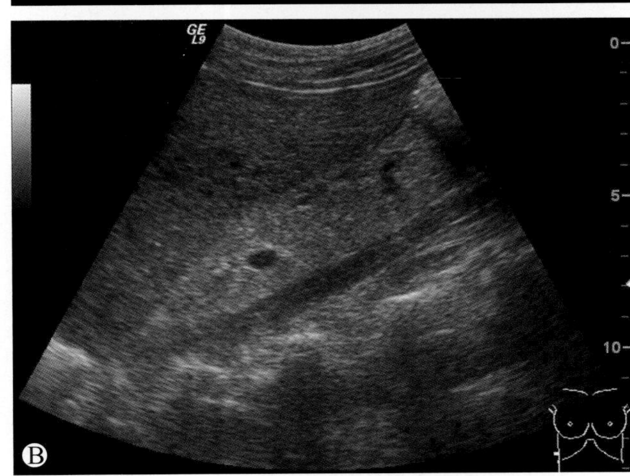

图26-3-6　获得性肾囊肿

A.慢性肾功能不全，皮质回声增强，右肾内可见直径＜1cm的囊肿；B.慢性肾功能不全，皮质回声明显增强，右肾内可见直径为0.5cm的囊肿

髓质和肾窦均有不同程度的萎缩、变薄等慢性肾实质损害的声像图改变。若在此基础上同时在肾窦周围显示直径为1.0cm左右的圆形或椭圆形无回声区，便可考虑获得性肾囊肿的诊断。若以往影像学检查无肾囊性病变，此时出现囊性改变，即可诊断为本病。本病应与肾盂源性囊肿和肾窦旁囊肿相鉴别。

六、多囊肾

（一）病理与临床特点

多囊肾是在胚胎发育过程中，由于肾小管与集合管之间的连接发生障碍，导致尿液生成后自肾小管排出受阻，形成无数个大小不等的尿液潴留性囊肿。临床上主要分为婴儿型多囊肾和成人型多囊肾两大类。

1.婴儿型多囊肾　本病为常染色体隐性遗传性疾病，患儿父母双亲均可无同类病史，但是两者之一可携有相关的遗传基因。婴儿型多囊肾又分为围生期型、新生儿型、婴儿型和少年型四种类型。前两类是由于双肾集合管的多囊性病变而呈弥漫性分布，受累范围分别为90%与60%以上，常同时伴有其他脏器的先天性反常，在分娩前或出生后短时间内因肾功能或其他器官功能衰竭而死亡；婴儿型多囊肾病变累及肾小管的范围约占25%，临床症状出现较晚，一般至儿童期因肾衰竭而死亡；少年型多囊肾病变累及肾小管的范围仅占10%左右，肾损害的程度较轻，发展缓慢。

2.成人型多囊肾　为常染色体显性家族性遗传性疾病，＞90%的为双肾病变。肾体积明显增大，肾包膜呈多囊状隆起，肾实质内布满无数个大小不等的囊腔。囊肿的大小悬殊较大，小到肉眼难以分辨，大至十数厘米不等，说明多囊肾在婴幼儿期即存在，此后随着年龄的增长而逐渐增大。囊肿与肾盂、肾盏不相通，囊内为淡黄色液体。肾实质因受囊肿压迫有不同程度萎缩和肾功能损害，集合管可因囊肿被长期压迫，使尿液排流不畅甚至受阻而形成肾结石。多囊肾常与多囊肝并存，同时尚可伴有脾、胰腺、甲状腺等器官的多囊性改变。

虽然婴儿型多囊肾囊肿较小，但出现症状较早，尤其新生儿型和婴儿型多囊肾发病早，病情进展迅速，预后较差，多在短期内死亡。本病的临床表现主要与肾衰竭和肝衰竭有关。

成人型多囊肾在临床较为常见，且发展缓慢，早期可无明显症状。本病的主要临床表现有腰腹部胀痛、间歇性血尿、蛋白尿、腹部肿块、贫血、高血压和肾功能不全。随着病情的发展，肾衰退逐渐加重，后期可进展为尿毒症。

（二）声像图表现

1.婴儿型多囊肾　双肾弥漫性增大，多为正常肾的2倍以上，甚至可占据整个中上腹部。肾表面呈结节样隆起，肾实质内呈弥漫分布的直径为0.3～2cm的无回声区，少数囊肿可达3cm左右。病情较轻、囊肿较小的患儿，声像图中不易分辨出明确的囊肿，仅表现为肾实质弥漫性回声增强，肾实质与髓质界限不清。

2.成人型多囊肾　双肾弥漫性显著增大，包膜呈结节样或隆凸不平，肾内见弥漫分布大小不等的圆形或椭圆形无回声区，肉眼难以对囊肿计数，部分囊肿可因相互挤压而呈多角形或不规则形。多数囊肿直径为0.5～2.5cm（图26-3-7），也可有囊肿直径≥6cm者。囊内无回声区透声较好，多囊肾合并感染或囊内出血时，囊肿无回声区透声较差（图26-3-8）。

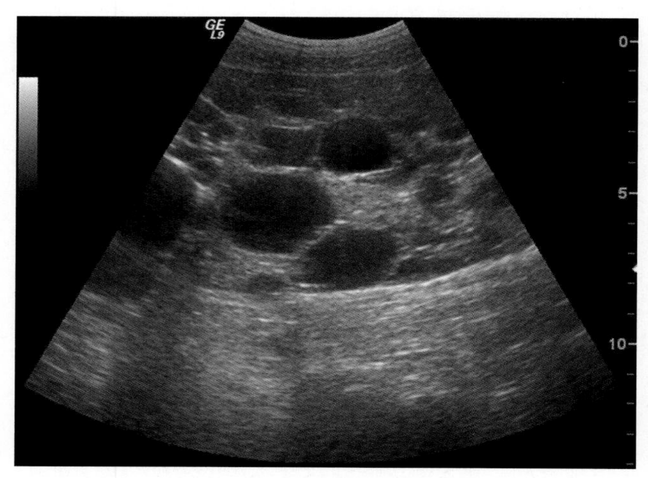

图26-3-7　多囊肾

双肾弥漫性显著增大，包膜凸隆不平，肾内弥漫分布大小不等、形态相似的圆形无回声区

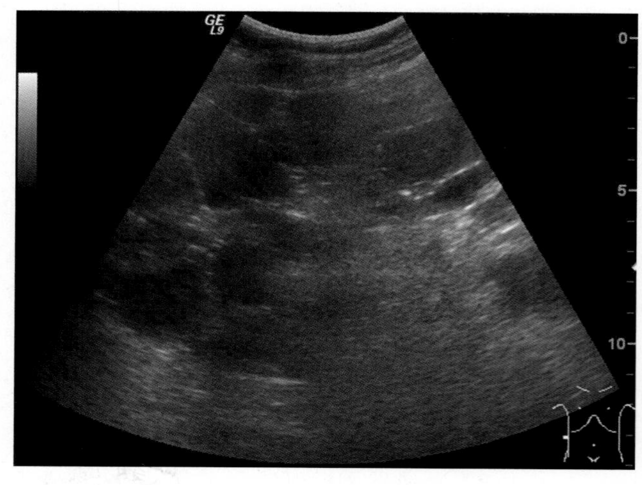

图26-3-8　感染性多囊肾

囊内透声较差，有云雾状回声

病情较轻的多囊肾，声像图中可见部分肾实质，尚可分辨出受压变形的肾窦轮廓。对于病程较长、病情较重的中老年患者，整个肾可被弥漫分布的、大小不等的囊肿占据，此时难以分辨肾实质和肾窦回声。成人型多囊肾有时在肾内散在或弥漫分布直径为0.2 ～ 0.3cm的结石强回声，后伴声尾或声影（图26-3-9）。

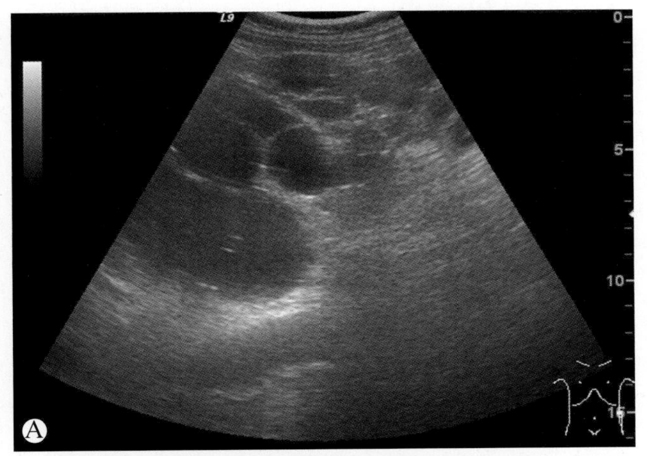

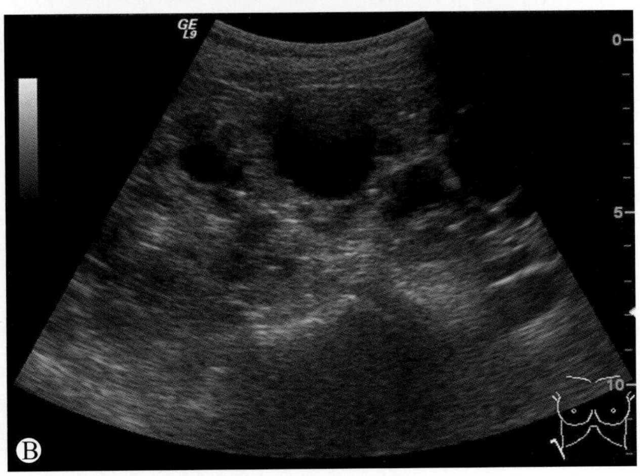

图26-3-9　成人型多囊肾

A.肾轮廓明显增大，肾内弥漫分布多个大小不等无回声区；B.肾轮廓明显增大，肾内弥漫分布多个大小不等无回声区及弥漫性米粒样结石回声

（三）诊断与鉴别诊断

双肾弥漫性增大，肾内弥漫分布直径为1cm左右的无回声区，难以明确显示肾窦和髓质回声，为超声诊断婴儿型多囊肾的依据。成人型多囊肾的双肾显著增大，肾内布满无数个大小不等的无回声区，难以显示正常肾实质和肾窦回声为超声诊断成人型多囊肾的佐证。若同时伴有多囊肝或其他脏器的多囊性病变，超声诊断结果更为可靠。

婴幼儿多囊肾患者年龄幼小，成年人多囊肾多见于中老年人；前者囊肿直径较小，而且囊肿大小差别不大，后者囊肿大小相差较大；前者很少合并肾结石、囊内出血或感染，而后者则较为常见。此外，婴儿型多囊肾为隐性遗传，无家族遗传性，而成年型多囊肾为显性遗传，两者有明显不同。需要鉴别的疾病有以下两种。

1.多发性肾囊肿　多囊肾为双肾弥漫性增大，而多发性肾囊肿为局限性增大；前者囊肿呈弥漫性分布，而后者呈散在分布；前者难以显示囊肿以外的正常肾实质回声，而后者在囊肿周围清晰可见正常肾实质回声；用肉眼观察可对囊肿多少计数为多发性肾囊肿，多囊肾则难以数清囊肿的数量。

2.重度肾积水　肾内型肾盂重度肾积水患者的肾冠状切面图与多囊肾有类似之处。通过多视角观察前者各无回声区间的分隔不完整，无回声区呈向心性排列，而后者囊与囊之间有完整的分隔；前者无回声区大小相仿，后者无回声区则大小不一，呈弥漫性分布；前者可显示上尿路梗阻性病变，后者肾内可见散在分布的结石强回声，鉴别诊断多无困难。

（四）临床意义

超声诊断多囊肾的准确率达95% ～ 100%。虽然CT和MRI检查诊断多囊肾的价值较大，但是合并有囊内出血或感染时，须进行增强扫描方可明确诊断。若二维超声鉴别诊断有困难，可用彩色多普勒超声检查囊性病变内有无血流信号，超声造影观察病变内有无造影剂增强回声，可弥补二维超声的不足，对诊断很有帮助。应用超声检查对多囊肾家族进行遗传学研究，较其他影像学检查更为简便和实用，并可动态观察病情的演变过程与转归，为临床采取相应的治疗措施提供依据。若囊肿数量较多、较大，且囊肿压迫肾实质而导致肾功能严重损害时，可在超声引导下经皮肾囊肿穿刺，进行囊液抽吸减压或注入硬化剂等药物治疗，以起到减轻压迫、缓解病情的作用。

七、肾髓质囊肿

（一）病理与临床特点

肾髓质囊肿又称为海绵肾，是以髓质集合管呈弥漫性囊状扩张为主要特征的先天性疾病。无数个扩张的集合管腔隙甚小，多为1 ～ 3mm，似海绵状。偶可见直径为3 ～ 5mm的囊腔，内有与其类似大小的结石填充。囊肿近端的集合管发育正常，远端与肾小盏连接区有一定程度的相对狭窄区。由于囊腔内长期有尿液滞留，因此较容易发生感染并形成无数个微小结石。

肾髓质囊肿缺乏特异的临床表现，当合并感染并形成较多结石时可出现发热、腰痛、尿急、尿频等急性尿路感染症状。

（二）声像图表现

声像图主要表现为双肾髓质轮廓增大，内部回声明显增强，并围绕肾窦呈放射状排列。虽然声像图不能显示出绝大多数的囊腔，但无数个微小囊肿形成大量的声学界面，为声像图显示本病的特征和识别病变提供了必要的条件。通常半数以上的肾髓质微小囊肿内可见无数个直径为1～2mm的微小结石，回声较高，但其后方多缺少明显的声影（图26-3-10）。若结石逐渐增大且直径≥3mm时，强回声后方可伴有声影。

一般肾髓质囊肿患者的双肾大小、形态、肾皮质及肾窦回声多无明显异常改变。

（三）诊断与鉴别诊断

由于髓质内囊肿的腔隙甚小，声像图上不能明确地显示每个囊腔，但可显示无数个囊肿的界面积聚在一起，形成的髓质轮廓增大，回声明显增强，围绕肾窦呈放射状排列，具有较为典型的声像图特征。超声诊断本病常需与以下疾病相鉴别。

1.肾钙质沉积　可因肾小管坏死、肾小管酸中毒、甲状旁腺功能亢进等疾病引起肾内弥散状钙盐沉积。但钙盐沉积仅散在分布于某个或几个肾锥体内，同时肾实质或肾窦内也可有钙盐沉积强回声，其大小与形态也与髓质囊肿内结石有明显区别。

2.痛风性肾结石　声像图所见强回声也可围绕肾窦周边分布，但以散在分布于肾小盏为主，且结石的数量少，体积相对较大；肾髓质囊肿为积聚在每一髓质内的无数个微小结石，围绕肾窦呈放射状排列，两者鉴别多无困难。

（四）临床意义

由于本病多无明显临床症状，多数患者是在健康体检或拟诊其他上尿路疾病时被超声检查发现。虽然其他影像学检查方法，如静脉尿路造影、CT、MRI、SPECT，均有相应的图像改变，但相比较而言，肾髓质囊肿的声像图较其他影像学更具有特征性，而且超声检查的敏感性也高于上述其他影像学方法。

八、多房性肾囊肿

（一）病理与临床特点

多房性肾囊肿是一种临床少见的肾良性囊性增生性疾病。多发生于小于4岁的男性儿童和成年女性。所谓多房性肾囊肿即轮廓相对较大，肾囊肿内有多个分隔将囊肿分隔成多个小的房腔，各房腔之间大小不一，由数毫米至数厘米不等。房隔膜薄而光滑，其厚度＜1mm，部分房隔膜不完整，各房之间可相通。大多数为单侧发病，少有双侧肾同时发生者。儿童多表现为腹部肿块，成人多无明显症状。

（二）声像图表现

肾内局部可见圆形或椭圆形的无回声区，囊内可见一条或多条索状分隔，将囊肿分隔成多个大小不等的囊房，囊壁和分隔膜均较薄，振动局部时可实时显示有抖动感或飘浮感。各个囊房的大小与纵横交错的囊房隔膜的多寡密切相关。一般各个囊房内的无回声区透声较好。行不同角度和连续性扫查可发现部分囊房之间相互连通。彩色多普勒超声检查显示囊壁和各囊房分隔膜上均无血流信号（图26-3-11）。

（三）诊断与鉴别诊断

肾轮廓增大，其内局部显示轮廓相对较大的囊性肿块，壁薄，内有多条线状光滑的分隔带将囊肿分隔成多

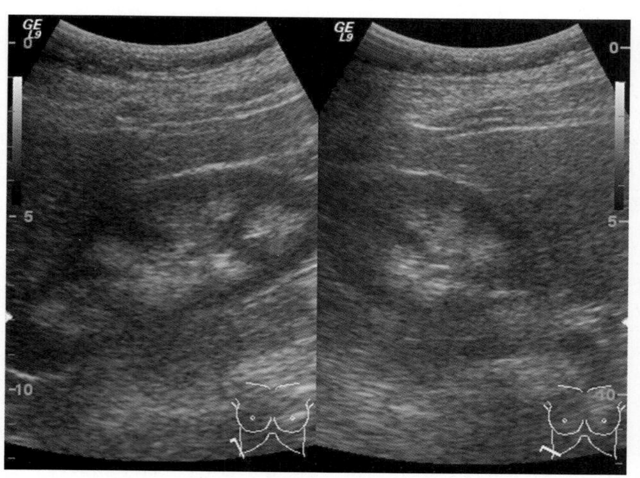

图26-3-10　肾髓质囊肿

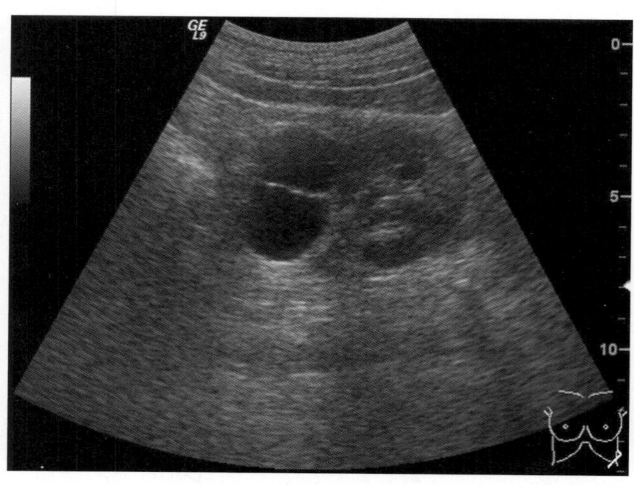

图26-3-11　多房性肾囊肿

囊内为条索状分隔，将囊肿分隔成大小不等的囊腔，囊壁和分隔膜均较薄

个大小不一的囊房，部分囊房与囊房之间可相通，构成多房性肾囊肿的典型声像图表现，超声诊断较为容易。但检查时应注意观察囊壁和囊内分隔带是否光滑，有无增厚，囊内局部有无乳头状回声，以便与囊性肾瘤和囊性肾癌相鉴别。二维声像图鉴别诊断困难时，可借助彩色多普勒超声和超声造影进行诊断。若肿块内出现较丰富的血流信号，且血管走行不规则，应高度怀疑囊性肾癌的可能；超声造影显示增厚的房隔膜内有明显的造影剂回声增强，或囊内异常回声内部有增强的造影剂回声，应考虑为囊性肾癌的诊断。

九、肾多囊性发育异常

（一）病理与临床特点

肾多囊性发育异常也称为先天性肾发育不良性多发性肾囊肿或肾多发性囊肿，临床罕见。本病属非遗传性疾病，其发病原因与胚胎初期输尿管不发育或输尿管闭锁有关。该病主要见于左侧肾，患侧肾无肾盏引流系统，肾实质不发育，肾内被大小不等的囊性病变所占据，故有学者认为本病与肾盂输尿管闭锁所致的重度肾积水有关。对侧肾发育正常，并可出现代偿性增大。

本病主要见于婴幼儿，也可见于青少年患者。肾多囊性发育异常缺乏特异性临床表现，婴幼儿多以腹部肿块而就诊，有时出生前后患侧肾逐渐退化。若对侧肾患有肾盂输尿管连接部狭窄或其他疾病，则患者预后较差。

（二）声像图表现

在患侧肾区无法显示正常的肾形态和轮廓，仅显示多个大小不等的囊性无回声区，且不能显示正常的肾实质回声，部分囊肿之间可相互连通。患肾大小不一，婴幼儿患者的患肾轮廓通常较大，表面不光滑，可呈结节状或分叶状改变，囊内无回声透声较好，后有回声增强效应。青少年患者的患肾由于不同程度的退化或萎缩，肾轮廓明显缩小，肾包膜增厚，回声增强，甚至可因肾纤维化或钙化而呈现强回声，后伴明显声影。

无论是婴幼儿还是青少年患者，健侧的肾可有明显的代偿性增大，肾的外形、轮廓，以及肾皮质、髓质、肾盏和肾盂等内部结构回声均正常。

（三）诊断与鉴别诊断

根据声像图所见，婴幼儿患侧肾轮廓增大，肾内布满大小不等、透声较好的无回声区，并不能显示肾实质回声，即应考虑为肾多囊性发育异常。青少年患者则与婴幼儿患者有明显的区别，前者患侧肾的轮廓可有不同程度的缩小，肾内囊壁相对较厚，无回声区透声稍差，甚至整个肾出现明显退化或萎缩，乃至呈现钙化所形成的强回声，后方可伴有明显的声影。

超声诊断肾多囊性发育异常时，主要应与多房性肾囊肿相鉴别。前者肾表面呈结节状或分叶状，其内布满大小不等的无回声区，后者多囊性无回声区可局限在肾的一部分，肾外形局部隆凸不平，无囊肿的部位，肾表面仍较光滑；前者肾内无明显肾实质和肾窦回声，后者囊肿周围的肾实质回声正常，并可见肾窦因受囊肿压迫局部变平或形成弧形压迹，两者鉴别不困难。

（四）临床意义

肾多囊性发育异常具有明显的声像图特征，超声诊断较为容易。虽然CT与MRI检查对本病的诊断有极高的敏感性和准确性，但本病的患者多为婴幼儿，超声检查不仅可免除CT与MRI检查前须使用镇静药物的顾虑，而且能更为安全、方便、快捷地帮助医师做出正确的诊断。

（王正滨　刘荣桂）

第四节　肾良性肿瘤

在肾良性肿瘤中，临床以肾血管平滑肌脂肪瘤最为多见，其次为肾嗜酸细胞瘤，其他少见的肾良性肿瘤有囊性肾瘤、后肾腺瘤、成人肾间胚叶肾瘤、肾血管瘤、肾脂肪瘤、肾纤维瘤、肾小球旁细胞瘤、肾神经纤维瘤和肾平滑肌瘤等。

一、肾血管平滑肌脂肪瘤

（一）病理与临床特点

肾血管平滑肌脂肪瘤又称为肾错构瘤，发病率占肾肿瘤的2%～3%，女性多见。肿瘤成分主要由血管、平滑肌和脂肪组织等混合构成。常位于肾包膜下的实质内，少数位于肾窦旁。肿瘤直径多为1～2cm，大的瘤体可≥10cm，易发生出血，但少见。肿瘤虽无包膜，但界限清楚。有少数肿瘤内可有小灶性出血，较大的肿瘤内部可有血窦样改变。本病一般分为两类：一类为较常见的一侧肾单发性病变，临床多无明显症状；另一类为双侧肾多发性病变，此类多伴有结节性硬化，临床较少见。

（二）声像图表现

1.超声检查　根据超声表现，可将本病分为3种类型。

（1）结节型：肿瘤体积较小，一般直径为1～2cm，呈圆形或椭圆形，表面欠光滑，肿瘤与周围肾组织分界清晰。肿瘤内部回声的高低与肿瘤所含的成分和产生混杂界面的多少密切相关，且与肿瘤在肾中所在的位置有一定关系。通常位置较浅，接近体表的肾包膜下肿瘤回声较高；脂肪成分含量较多的肿瘤回声较高；含有血管或平滑肌成分较多、位置较深、体积较大的肿瘤，回声相对减低（图26-4-1）。

（2）团块型：一般肿瘤直径为3～4cm，肿瘤向肾包膜外突出时肾外形饱满或肾包膜局部膨隆（图26-4-2）；肿瘤向内生长时，肾窦局部可有受压变平或有轻度内凹；直径＞5cm的肿瘤可导致肾包膜隆凸不平，肾窦受压变形或偏移。此型肿瘤内部回声的强度多较结节型低。肿瘤内部有出血或囊性变时，可显示透声较差的无回声区，但少见。

（3）多结节团块型：单侧肾或双侧肾可显示多个大小不等的高回声结节或团块，直径为1～5cm（图26-4-3）。笔者曾遇见一例女性患者，双侧肾布满直径为2～8cm大小不等的结节或团块，最大者直径达15cm，边缘不规则，内部回声高低不均匀，肿瘤内可见散在的小无回声区。

2.彩色多普勒超声　肾血管平滑肌脂肪瘤内部很少检测到血流信号。肿瘤较大时，也可在肿瘤表浅区域显示短枝状或星点状血流信号。

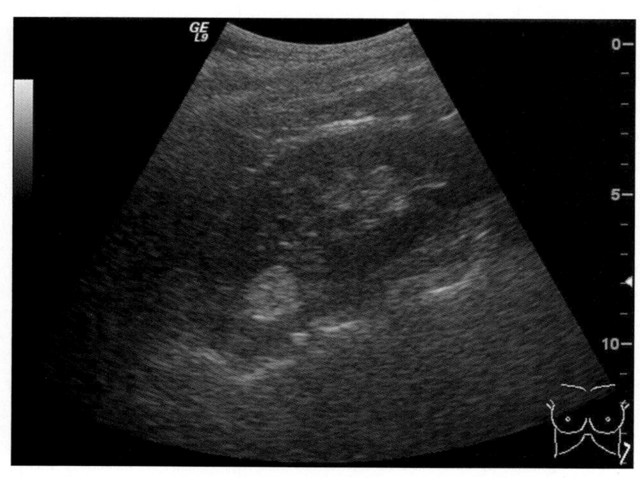

图26-4-1　结节型肾错构瘤
肾上极实质内显示边界清晰的类圆形高回声结节

3.超声造影　轮廓较小的肿瘤内部多表现为均匀性增强和均匀性消退。较大的肿瘤皮质期为均匀性增强，也有少数为非均匀性增强。肿瘤呈高密度增强者也可见于较大的肿瘤，但实质期造影剂消退时间不一，呈现非均匀性消退。

（三）诊断与鉴别诊断

在患侧或双侧肾实质内显示高回声结节或团块，边界清晰，与周围肾组织分界明显，为本病典型的声像图特征。彩色多普勒超声检查显示肿瘤内无明显血流信号。若肿瘤相对较大，内部回声较低，可定期复查，以便观察肿瘤在短时间内有无增大征象。本病主要应与以下肾疾病相鉴别。

1.肾细胞癌　分化较好的肾细胞癌与回声较低的肾错构瘤的声像图表现有相似之处。前者表现为肿块内回声高低不均匀，肿瘤周围可有声晕，较小的包膜下肿瘤也可导致肾外形发生改变。后者虽无包膜回声，边缘不规则，但与周围肾组织有明确边界，且多以向内生长为主，仅在较大的肿瘤方可向肾外膨出，肿瘤内以高回声为主，分布较均匀，鉴别诊断多无困难。

2.肾脂肪瘤　本病与肾血管平滑肌脂肪瘤均呈高回声，有时单纯从声像图上分辨有一定困难。较小肾脂肪瘤主要见于肾乳头以内的肾窦区域，回声较后者更高，而且边缘多不规则，较大的肿瘤边缘呈分叶状，肿瘤可压迫肾实质，但很少深入到肾实质内；后者位于肾实质内，更多见于近肾包膜区域，较大的肿瘤虽可压迫肾窦并使其变形，但与肾窦分界清楚。当鉴别诊断困难时，可借助CT检查确诊。

3.肾血管瘤　肿瘤大小不一，其内部回声较高，与肾错构瘤很难鉴别。前者为先天性肿瘤，边界清楚，内部回声强度略低于同等大小的肾血管平滑肌脂肪瘤，较

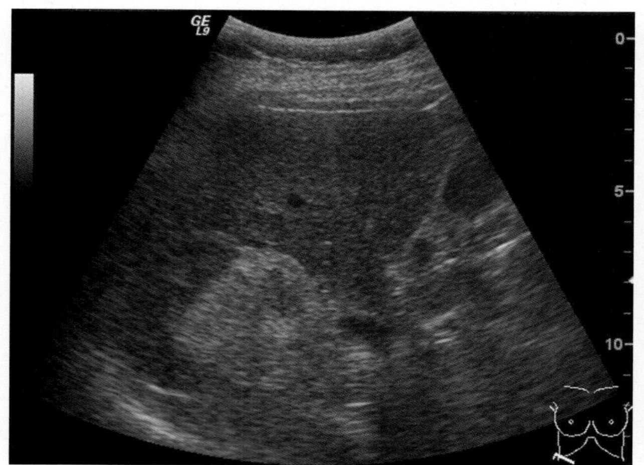

图26-4-2　团块型肾错构瘤
肿瘤较大、呈高回声团块状，向肾包膜外突出，局部膨隆

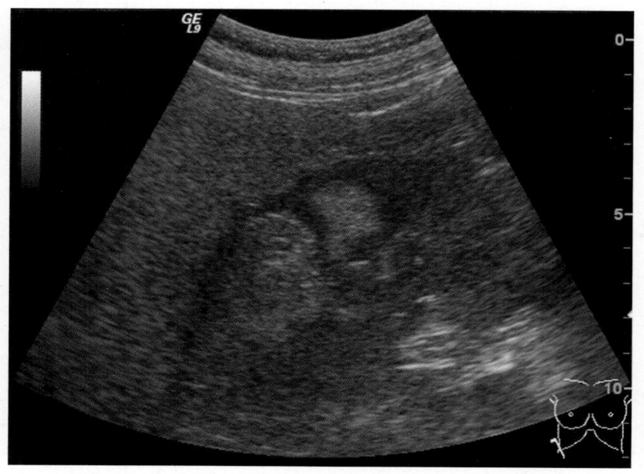

图26-4-3　多结节团块型肾错构瘤
肾内可见多个大小不等的高回声结节或略高回声团块

大的肿瘤内可见到多个微小的无回声区；后者临床较多见，除肿瘤内部回声较高之外，边缘多不规则，有时也可见肿瘤内回声高低不均匀，但很少有多个小无回声区。

（四）临床意义

超声诊断肾血管平滑肌脂肪瘤的敏感性很高，诊断准确率可≥95%。由于本病与肾癌在治疗方法和判断预后等方面均具有显著不同，因此早期明确诊断对于减轻患者的心理负担和指导临床采取相应的治疗方案均有重要的指导意义。虽然超声不如CT和MRI诊断高脂肪成分的肿瘤更具有特异性，但是对于含平滑肌成分较多的肾血管平滑肌脂肪瘤与肾恶性肿瘤的鉴别，超声更为优越。

二、肾嗜酸细胞瘤

（一）病理与临床特点

肾嗜酸细胞瘤具有良性和恶性肿瘤的一般表现，由细小的腺性嗜酸性细胞和巨大的上皮细胞构成，占全部肾肿瘤的3%～7%，发病年龄为60～70岁，男女比例约为2:1。本病多为一侧肾单发，多发者占4%～5%。据统计，约10%的患者与肾细胞癌同时发病。病因目前尚不十分清楚，可能与某些化学物质有关。有研究者发现在典型肾嗜酸细胞瘤中有异常DNA表型，表现为四倍体或非整倍体。肿瘤的大小不一，直径为1～20cm，多在5cm左右，可有完整的包膜。切面可呈棕红色、棕黄色或褐色，很少有出血、坏死和钙化灶，少数肿瘤内部可见星形瘢痕。

肾嗜酸细胞瘤多数无临床症状，常偶然发现，20%的患者出现肉眼血尿和腰腹部胀痛，肿瘤较大者可在腰腹部触及肿块。

（二）声像图表现

1.二维超声　肾轮廓可根据肿瘤的大小而有差异，通常可见肾增大，包膜不光滑，内部回声不均匀，肾实质内显示圆形或椭圆形团块，边缘与周围肾组织分界清楚，肿瘤可推压肾实质，内部多呈中等回声，也可见低回声者，多数肿瘤内部回声较均匀。若在肿瘤内显示不规则低回声或较弱回声时，提示为瘢痕形成（图26-4-4）。

2.彩色多普勒超声　在肿瘤的周边可见血流信号，肿瘤内部血流信号较稀少，多为少血流或星点状血流信号。

3.超声造影　团块周边有明显的造影剂回声环绕增强，肿瘤内部为均匀性增强。肿瘤内部有瘢痕时，造影剂呈不均匀增强。

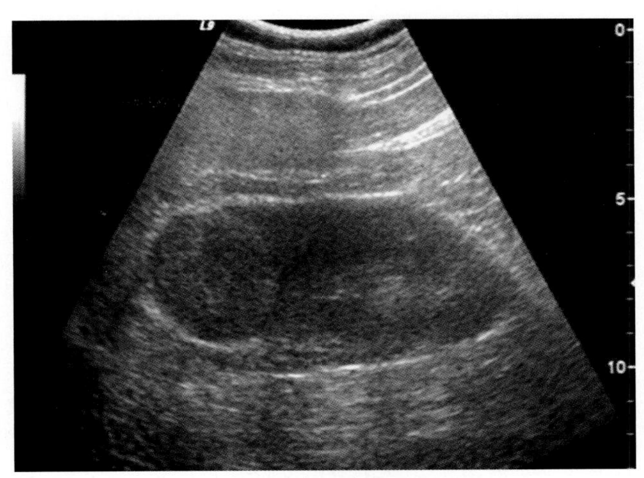

图26-4-4　肾嗜酸细胞瘤

肾上极实质内显示椭圆形等回声团，边较规则，与周围分界清楚

（三）诊断与鉴别诊断

肾嗜酸细胞瘤声像图具有以下特点：肾内显示体积较大、分布较均匀的低回声或等回声团块，边缘较规则，并与周围肾组织分界清楚，肿瘤内部很少发生出血与坏死，彩色多普勒超声可检测到团块内部血流信号稀少，可考虑肾嗜酸细胞瘤的诊断。若同时在团块内显示片状、带状较低回声，即“星样”瘢痕时，对本病的诊断意义更大。以往由于对肾嗜酸细胞瘤缺乏认识，超声诊断本病的准确率并不高，且易与肾恶性肿瘤相混淆。因此，应特别注意鉴别，必要时可在超声引导下行经皮肾肿瘤穿刺活组织学检查。

（四）临床意义

目前术前仅凭超声检查诊断为肾嗜酸细胞瘤的病例极少。经术后回顾性分析超声和其他影像学检查发现，肾嗜酸细胞瘤具有一些与其他肾肿瘤不同的特点。如肿瘤中心瘢痕回声，尤其在肿瘤较大时更易于显示；另外，超声和CT检查示肿瘤内部质地均匀，边缘光整，有包膜，周围组织结构无受侵及转移征象等。随着对肾嗜酸细胞瘤的病理改变、临床症状、超声等影像学征象认识的不断提高，术前诊断本病成为可能。

三、肾血管瘤

（一）病理与临床特点

肾血管瘤类属先天性肾良性肿瘤，临床较为罕见。根据构成肿瘤的血管分布，将肾血管瘤分为肾毛细血管瘤、肾海绵状血管瘤、肾混合型血管瘤、肾蔓状血管瘤等。其中肾海绵状血管瘤和肾毛细血管瘤最多见，占60%以上。肾血管瘤起源于血管内皮细胞，通常位于肾盂黏膜下、肾盏或肾乳头周围，肿瘤大小不一，为

1～10cm。本病90%的为单侧，双侧仅占10%。男女均可发病，年龄多在40岁左右。

间歇性肉眼或镜下血尿为本病的主要临床症状，同时可伴有患侧腰痛。间歇性血尿通常是由于肿瘤组织破溃与肾盂和肾盏上皮沟通、感染、血流障碍或外伤引起血管破损导致。多为肉眼血尿，持续与间隔时间无规律性。

（二）声像图表现

通常所见肾血管瘤体积多较小，肾轮廓无明显增大。肿瘤较大者，肾外形饱满或膨隆不平。肾血管瘤多发生在肾窦旁或肾窦内，肿瘤可呈圆形或椭圆形。毛细血管瘤体积较小，内部回声较高；海绵状血管瘤内部回声高于肾实质，略低于肾窦回声，肿瘤内常可见多个微小的无回声区。小肿瘤常与肾窦难以分界或显示不清，较大的肿瘤与周围组织分界清楚（图26-4-5）。

彩色多普勒超声显示肾血管瘤内多无明显血流信号，较大的肿瘤内部可有星点状或短线状血流信号。

（三）诊断与鉴别诊断

根据患者伴有阵发性肉眼血尿的临床症状，超声检查在肾内显示内部回声较高的结节或团块，且常位于肾窦旁或肾窦内，其内无明显的血流信号等特征，可考虑肾血管瘤的诊断。由于肾血管瘤体积多较小，甚至在声像图上难以分辨，因此对于有明显阵发性肉眼血尿的患者，当除外肾其他病因所致的血尿，而又未发现相关肾病变时，也不能排除肾血管瘤的诊断。同时应注意与肾血管平滑肌脂肪瘤和肾细胞癌等相鉴别。

（四）临床意义

近年来，屡见有关超声诊断肾血管瘤的个案报道。以往由于对肾血管瘤影像学（包括声像图）缺乏认识，术前诊断本病较为困难。超声诊断本病可参考以下4个方面的指标：①患者有较长时间的间歇性全程肉眼血尿；②超声显示肾轮廓无明显增大，可在肾窦旁或髓质乳头处显示略高回声结节或团块回声，其内无明显血流信号，并已排除肾恶性肿瘤和其他病理性质的良性肿瘤；③与此同时，超声显示肝、脾或皮肤黏膜有血管瘤病灶者；④CT平扫呈等密度，增强扫描病灶呈结节样或团块状强化。参照上述临床和影像学特点，多能做出正确的判断。

四、肾脂肪瘤

（一）病理与临床特点

肾脂肪瘤是一种由成熟脂肪组织所构成的肾良性肿瘤，其构成主要为单纯脂肪组织和纤维组织。脂肪瘤多有纤维包膜，与周围组织分界清晰。本病可发生在肾脂肪囊或肾窦内，也可发生于肾包膜下或肾实质内，生长缓慢。中年肥胖女性多见。肾周围脂肪瘤见于肾周围脂肪囊内，肉眼和镜下所见与其他部位的脂肪瘤相似。

肾脂肪瘤多无明显的临床表现。肾周围脂肪瘤可因肿瘤较大压迫邻近脏器而出现相应的症状。

（二）声像图表现

肾脂肪瘤多比较小。因此，肾的轮廓多无明显异常性改变。体积较大的肾脂肪瘤，肾外形饱满，但少见肾包膜有隆凸不平者。肿瘤多发生在肾窦内及其周围，极少见于肾包膜下。肾脂肪瘤可呈圆形或椭圆形，也可呈不规则形。肿瘤局部边缘不规则，内部呈分布均匀一致的略高回声，肿瘤较大可压迫肾窦并使其变形（图26-4-6）。

肾周围脂肪瘤体积多较大，边缘不规则，与肾周围

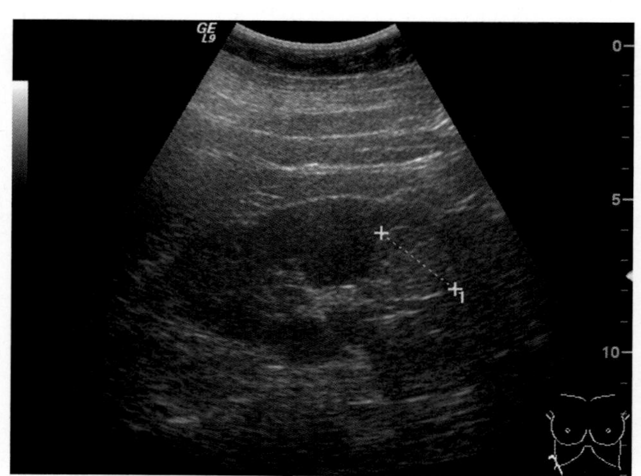

图26-4-5 肾血管瘤

肾窦内可见圆形略高回声团，与周围组织分界清楚

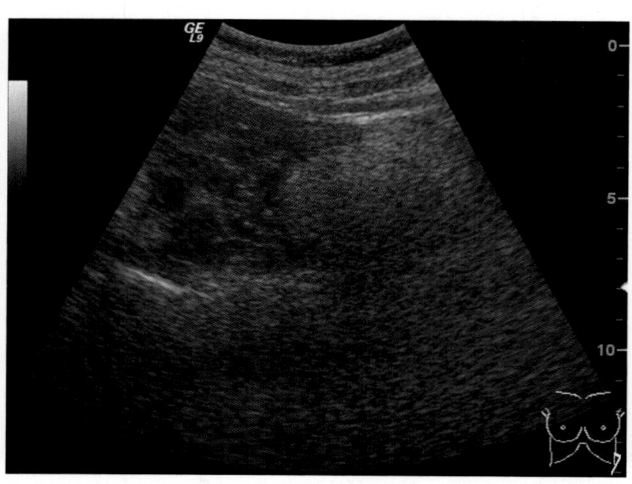

图26-4-6 肾脂肪瘤

肾下极显示边界欠规整、密度均匀的略高回声团，内侧压迫肾窦，外侧突向肾包膜外

脂肪囊回声分界不清，肿瘤内部回声较高与其他部位脂肪瘤类似，其后方可伴有不同程度的回声衰减。患侧肾可受肿瘤推移或压迫而移位。

彩色多普勒超声检查显示较小的肾脂肪瘤或肾周围脂肪瘤内无明显血流信号，少数较大的肾脂肪瘤内可见星点状血流信号，或肿瘤近区有短棒状血流信号。肾窦内脂肪瘤回声相对较低，其内血流信号多较为丰富。

（三）诊断与鉴别诊断

单纯性肾脂肪瘤少见，主要见于较肥胖的中年女性。当超声检查显示肾窦周围或其他位置有较高回声结节或团块，其内部回声与其他部位脂肪瘤回声类似时，应考虑肾脂肪瘤的可能。肾周围脂肪瘤的声像图表现具有其特征性，肿瘤内部回声较高，并沿肾周脂肪囊间隙生长，可包绕部分肾，或患侧肾因受推压而移位，但一般不导致肾轮廓变形，超声诊断较为容易。超声诊断肾脂肪瘤需与肾血管平滑肌脂肪瘤相鉴别，当超声检查发现本病却难以与肾血管平滑肌脂肪瘤相鉴别时，可借助CT检查以明确诊断。

五、后肾腺瘤

（一）病理与临床特点

后肾腺瘤为原发肾上皮源性肿瘤。发病年龄为3～90岁，平均为41岁，男女之比为1∶2。该肿瘤起源于肾皮质，多无明显包膜。肿瘤大小为2～9cm，平均4cm。切面为实性，呈黄色或褐色，其内常有出血、坏死和囊性变，也可有钙化。

临床上大于50%的患者并没有与后肾腺瘤相关的临床症状，多在查体时偶然被发现。少数可有腰腹部疼痛，腰侧部肿块，无痛性肉眼血尿，间歇性发热，血常规检查可显示红细胞增多等。

（二）声像图表现

肿瘤较小时，肾轮廓大小正常；当肿瘤较大时，可见肾包膜隆凸不平，肾内显示圆形或椭圆形团块，表面较光滑。肿瘤多呈低回声，少数为高回声或弱回声，分布不均匀。肿瘤内常有出血、坏死、液化或囊性变，呈透声较差的无回声区，肿瘤内显示斑片或斑点状强回声者，为钙化灶的征象。

彩色多普勒血流成像显示肿瘤内血流分布呈少血流型或多血流型。中等大小的肿瘤周边可呈“抱球形”血流分布。

（三）诊断与鉴别诊断

肾内显示体积较大的实质性团块，其内常见因出血、坏死、液化而形成的透声较差无回声区，为后肾腺瘤的主要声像图征象。后肾腺瘤与肾血管平滑肌脂肪瘤和肾嗜酸细胞瘤相比，声像图表现较有特征性，反而与肾细胞癌声像图表现互有交叉，因此单凭声像图很难与肾细胞癌相鉴别。结合实验室检查血红细胞增多，可考虑本病的可能。对此，在超声引导下经皮肾肿瘤穿刺活检可对诊断提供很大帮助。

六、囊性肾瘤

（一）病理与临床特点

囊性肾瘤又称为多房性囊性肾瘤，为临床较罕见的肾良性肿瘤。1892年Edmunds首次描述本病，并称为肾囊腺瘤。囊性肾瘤的病因迄今未明，多数学者认为本病是先天性肾集合小管发育不全、肾小管囊性扩张所致。肿瘤多为单侧、孤立性，边界清楚，直径多为5～15cm。切面见多个囊腔结构，囊腔大小不一，直径为0.1～3cm或更大，囊壁薄，无乳头形成，囊内含清亮液体。囊肿可能来源于远曲小管和集合管，囊间隔为致密纤维组织和少量平滑肌，无肾单位成分。本病好发于4岁以下男孩和中年女性。

（二）声像图表现

肾实质内显示孤立性多房状囊样肿块，其内有数个或无数个纵横不定的高回声细带状分隔，将囊性肿块分隔成大小不等的多个囊腔，直径为0.5～3.5cm，单个囊腔＞3cm者少见，分隔带回声较光滑，囊腔内无回声区透声良好（图26-4-7）。囊腔之间组成形似大小不等的网格状结构。若囊内有出血或合并感染时，个别或部分囊腔无回声区透声较差，内有雾点状回声。

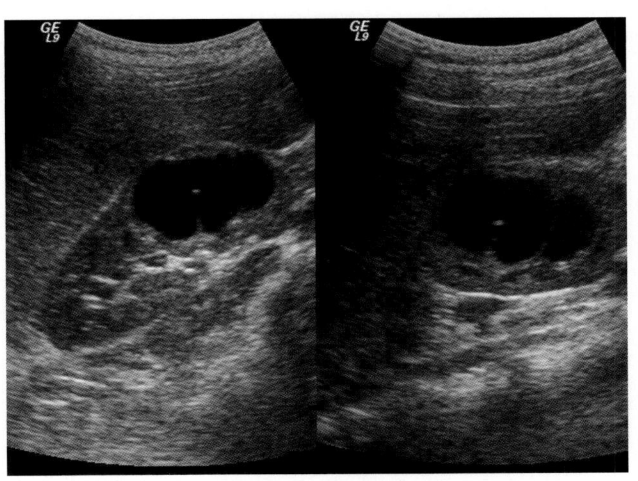

图26-4-7　囊性肾瘤

肾实质内显示孤立性多房状囊样肿块，囊壁稍厚欠光滑，内有数个带状分隔

（三）诊断与鉴别诊断

囊性肾瘤的声像图表现较有特征性。当肾内显示孤立性囊性肿块，其内见多个或无数个大小不等的无回声区，无回声区间有许多光滑、较薄的高回声分隔带时，可考虑囊性肾瘤的诊断。超声诊断本病应注意与囊性肾癌和多房性肾囊肿相鉴别。

1. 囊性肾癌　鉴别诊断方法参见本章第五节中的“多囊性肾细胞癌”部分。

2. 多房性肾囊肿　囊腔相对较大，囊肿的总体轮廓表面隆凸不平，被分隔的囊肿多呈圆形或椭圆形，分隔带较纤细，且更为光滑，囊壁和分隔带内无血流信号；囊性肾瘤总体轮廓呈圆形或椭圆形，被分隔的无数个小囊呈随意的不规则形，常可见无数个数毫米大小的囊腔，分隔带相对稍厚。彩色多普勒超声检查在肿块包膜周缘可显示出血流信号。

（四）临床意义

应用超声诊断肾囊性病变具有较高的敏感性，其中包括与囊性肾瘤声像图表现类似的多房性肾囊肿和多囊性肾细胞癌等。在影像学检查方法中，静脉尿路造影虽可显示肾盏和肾盂受压、变形或移位，但这些改变仅为间接征象，难以定性诊断；CT和MRI检查是诊断本病的有效方法，若超声鉴别诊断困难，可结合CT增强扫描进行综合分析。

（王正滨　张　毅）

第五节　肾恶性肿瘤

肾恶性肿瘤分为肾实质恶性肿瘤与肾盂恶性肿瘤。其中成年人肾细胞癌最多见，约占肾恶性肿瘤的85%，其次是肾集合管癌、肾髓样癌、转移性肾癌、肾恶性淋巴瘤等。肾盂恶性肿瘤主要为移行上皮乳头状癌，而鳞状上皮癌和腺癌较少见。移行上皮乳头状瘤虽为良性肿瘤，但具有术后易复发或恶变的生物学特性，因此临床将其视为肾盂恶性肿瘤。小儿最多见的是肾胚胎瘤。

一、肾细胞癌

肾细胞癌又称为肾腺癌，简称肾癌。最多见的是发生于近曲小管上皮的肾透明细胞癌，较少见的有肾乳头状肾细胞癌、嫌色肾细胞癌及多囊性肾细胞癌。据统计在泌尿系统恶性肿瘤中，肾癌的发病率仅次于膀胱癌，位居第二位。

（一）病理与临床特点

肾癌是临床最常见的肾恶性肿瘤，可发生在肾实质的任何部位，绝大部分为单侧肾，有一定遗传倾向。本病多见于50岁以上的中老年人。肿瘤大小多为4～5cm，较大的瘤体可≥10cm。肿瘤与正常肾组织有较明显的分界，可有假包膜，表面不光滑或呈结节状。肿瘤切面多呈黄色（脂肪含量较高）至黑褐色（有出血坏死），内部有出血、坏死、囊性变及钙化者占10%～15%。晚期肿瘤可侵及肾静脉和下腔静脉，并形成癌栓，肿瘤可穿破肾包膜累及肾周围组织和脏器，也可经血行转移至淋巴结、肺、肝、骨骼、脑、肾上腺及对侧肾等。

患者早期多无明显临床症状。血尿是肾癌的主要临床表现，多数为间断性无痛性肉眼或镜下血尿。肉眼血尿表示肿瘤已侵入肾盏或肾盂。若同时有血尿、腹部肿块和疼痛，所谓“肾癌三联征”者，表明病情已进入晚期。肾癌除上述症状外，尚可出现乏力、精神不振、肝功能不全、发热、贫血、高血压、红细胞沉降率增快和红细胞过多症等肾外表现，少数可于患侧上腹部触及质硬肿块。

（二）声像图表现

1. 肾轮廓改变　发生在肾实质内的小肿瘤，肾轮廓和外形无明显改变（图26-5-1）。位于肾包膜下直径为1～2cm的小肿瘤，可引起肾局部包膜凸起；体积较大的肿瘤可导致肾轮廓局限性增大，表面隆凸不平（图26-5-2）；晚期肿瘤向周围广泛浸润时，可与肾窦结构分界不清，肾外可浸润毗邻组织及脏器。

2. 肾内结构改变　肾实质厚薄不匀，肿瘤多呈圆形或椭圆形，边界尚清，有球体感。肿瘤大小多在4～6cm，大者可≥10cm，目前已少见。临床所见直径为2～3cm的小肾癌，多在超声健康体检时被发现。肿瘤内部回声多呈低回声或混杂有高回声与弱回声，少数

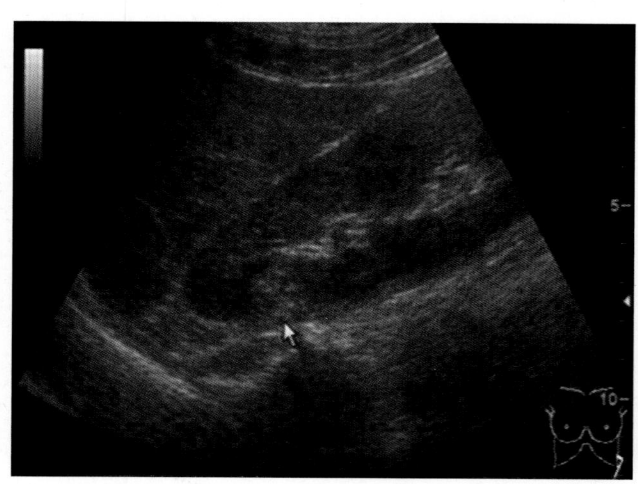

图26-5-1　肾细胞癌

肾上极实质内示边界尚清的略高回声结节（箭头），内部回声欠均匀，边界有毛刺

可呈弱回声或等回声；分化较好的肿瘤边缘较规则，内部回声较高；低分化的肿瘤边缘不规则，可呈分叶状，内部回声较弱；较大的肿瘤内部多有出血、坏死或液化，呈现边缘不规则、透声较差的无回声区，肿瘤发生钙化时呈斑点状或斑片状高回声或强回声。较大的肿瘤或肿瘤向内生长，可压迫、侵及肾窦，致使肾窦局部受压变形、移位、中断乃至显示不清（图26-5-3），肿瘤压迫或侵犯肾盂时，可出现肾盂、肾盏扩张。

3.肾血管异常改变　肾癌晚期，癌组织侵及或随血行转移至肾静脉和下腔静脉时，患侧肾静脉或下腔静脉增宽，内有低或中等水平的结节状、条带状回声，血管内局部血流信号变细或走行不规则。

4.肾癌声像图分期　根据肾癌声像图表现，术前分期有助于判断预后和为临床选择综合性治疗方案提供依据。目前常用的有Robson分期和TNM分期方法，其中以Robson分期方法更为适合于超声分期。

（1）T_1期：肿瘤团块较小，直径＜4cm，局限于肾实质内，肾轮廓线连续性较好，无转移征象（图26-5-4）。

（2）T_2期：肿瘤团块较大，并突出肾轮廓线，侵及肾周脂肪结缔组织，但仍局限在肾周筋膜回声以内（图26-5-5）。

（3）T_3期：肿瘤团块侵及肾周筋膜，并可显示局部淋巴结大，患侧肾静脉或近段下腔静脉增宽，其内有不规则结节样回声（图26-5-6）。

（4）T_4期：具有T_3期声像图表现，团块侵及周围脏器并难以分界，同时可显示其他脏器的转移性结节或团块回声（图26-5-7）。

5.彩色多普勒超声　肾透明细胞癌彩色血流分布可表现为星点血流型、少血流型、抱球型、多血流型、环球血流型及丰富血流型六种类型（图26-5-8）。

6.超声造影　应用超声造影观察肾癌的显影速度与

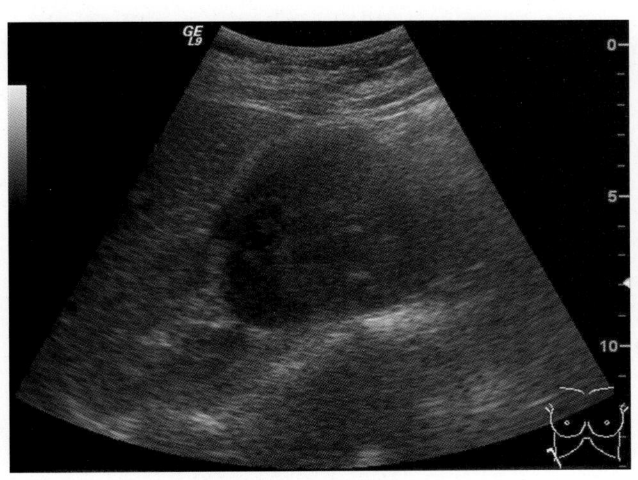

图26-5-2　右肾细胞癌

轮廓局部外突增大，中下极显示边界较清晰的低回声肿块，突向肾包膜外

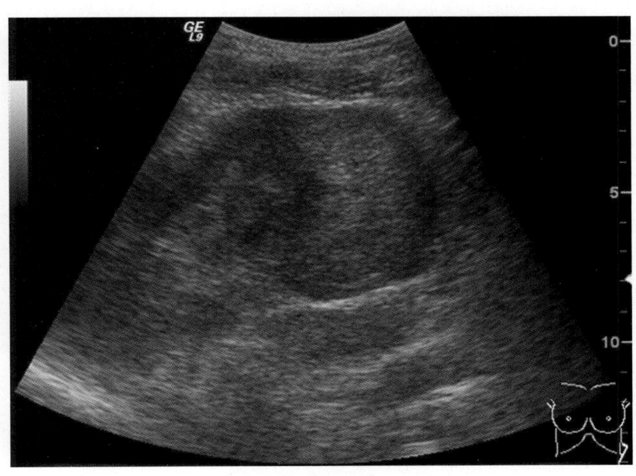

图26-5-3　肾细胞癌

肿瘤较大并向内生长压迫、侵及肾窦，致使肾窦受压变形、移位、中断

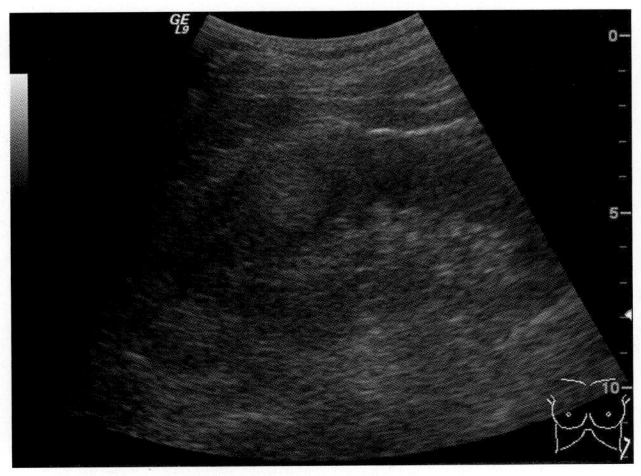

图26-5-4　T_1期肾癌

肿瘤直径＜4cm，局限于肾实质内，肾轮廓线连续性较好，无转移征象

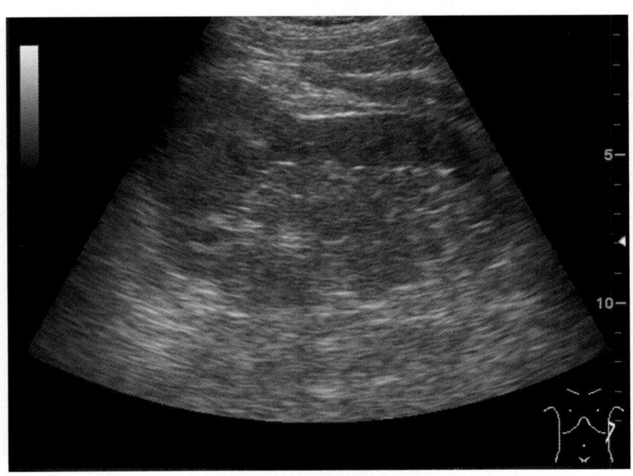

图26-5-5　T_2期肾癌

肿瘤较大，突出肾轮廓线，侵及肾周脂肪结缔组织，但限于肾周筋膜内

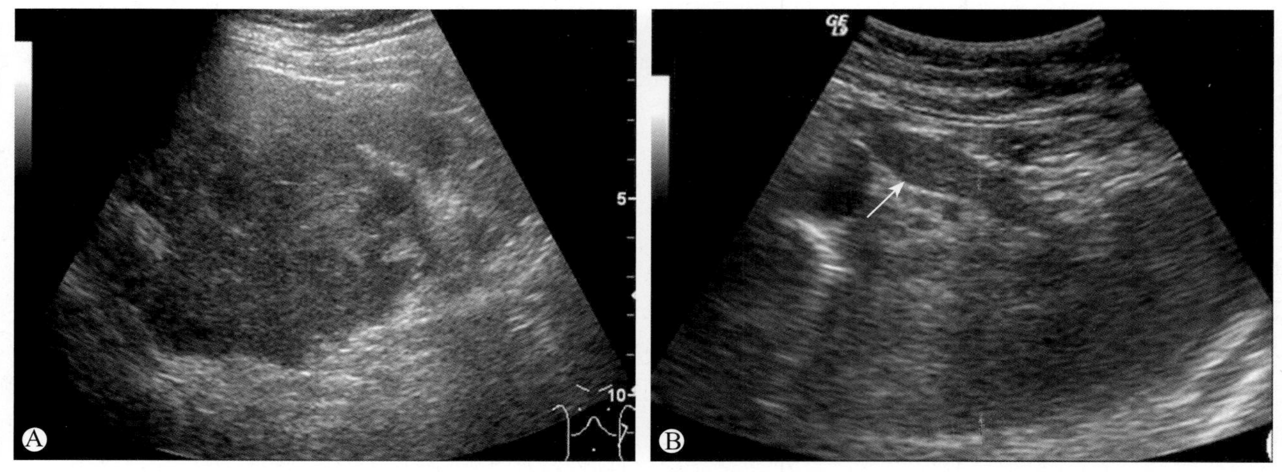

图26-5-6 T_3期肾癌

A.肿瘤侵及肾周筋膜；B.肾静脉增宽（箭头），内有不规则结节样回声

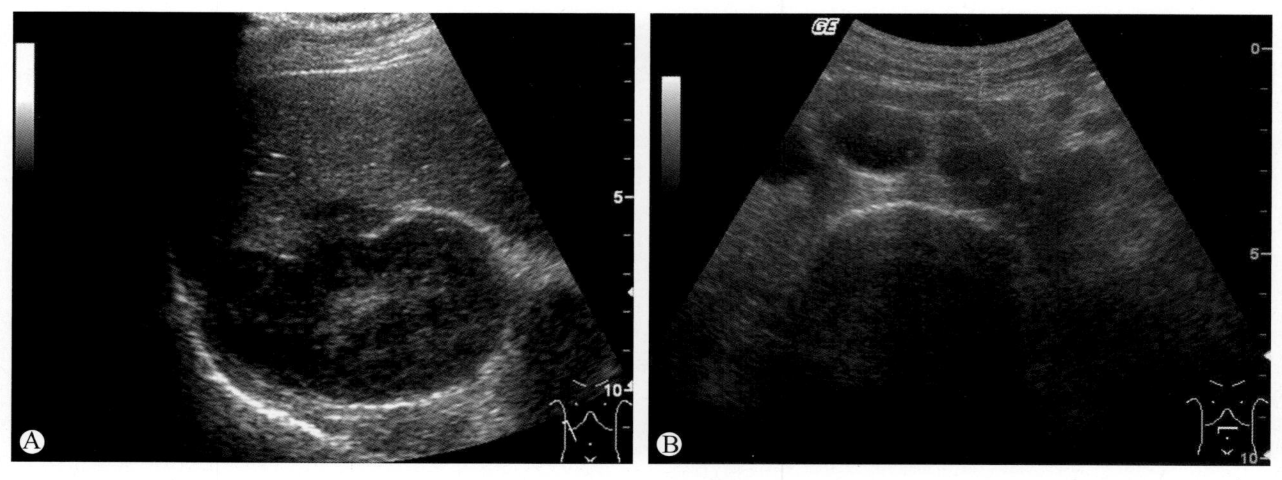

图26-5-7 T_4期肾癌

A.有T_3期声像表现，肿瘤侵及周围脏器并难以分界，同时有远处转移；B.同时有远处转移性结节或团块回声

消退时间、血供位置、肿瘤内部血管走行与分布情况等。①肿瘤显影时相：肿瘤显影与消退时间，分为快进快出型、快进慢出型、慢进慢出型等；②造影剂分布情况：如肿瘤内造影剂弥漫性分布、弥漫性不均匀分布、弥漫性较低浓度分布等；③肿瘤周边观察：包括肿瘤周边造影剂增强、无明显增强、造影剂环绕等；④增加彩色血流敏感性：超声造影可提高肿瘤内部彩色血流信号的显示效果。

（三）诊断与鉴别诊断

超声显示肾实质内有结节或团块状回声，是诊断肾癌的直接征象。肿瘤直径≥2cm时，超声比较容易显示。若肿瘤突入并压迫肾窦或肿瘤向外突出时，引起肾包膜隆凸不平；而肿瘤呈典型团块状低回声或混合回声者，彩色多普勒超声显示团块周边有血管出入或血管绕行，可提示诊断。由于肾癌声像图表现无特异性，对于肿瘤较小、声像图表现不典型者，应密切结合临床及其他影像学检查结果进行综合分析与判断，必要时在超声引导下经皮肾穿刺活检行细胞学和组织学检查以帮助诊断。通常应与以下疾病相鉴别。

1.肾错构瘤 血管含量较多的肾错构瘤，其内部回声相对较低，需与高回声型肾癌相鉴别。前者边缘不甚圆滑，内部回声较高，彩色多普勒超声检测肿瘤内部血管稀少或无明显血流信号，肿瘤周边无血管绕行征象。肾癌则有球体感，周边多有声晕或有血管环绕，肿瘤内部回声不均匀或血流信号较多。鉴别诊断困难时，超声造影可提供较大帮助。

2.肝肿瘤 肾包膜下肿瘤与右肝重叠或突入肝内时，准确判断肿瘤的脏器归属有一定困难。嘱患者深呼吸，实时观察可见肝上下活动度大于肿瘤活动度，而且肝包膜连续性较好。此外，应用彩色多普勒超声观察肾内血管与肿瘤的关系和追寻肿瘤的血供来源，对两者鉴别也有重要作用。

3.肾叶反常 如分叶肾局部肾包膜隆起，实质增厚，易误诊为肾实质肿瘤。肾异常分叶多见于肾中部外侧，隆起范围大小不一，少数可见多个分叶，分叶基底部有

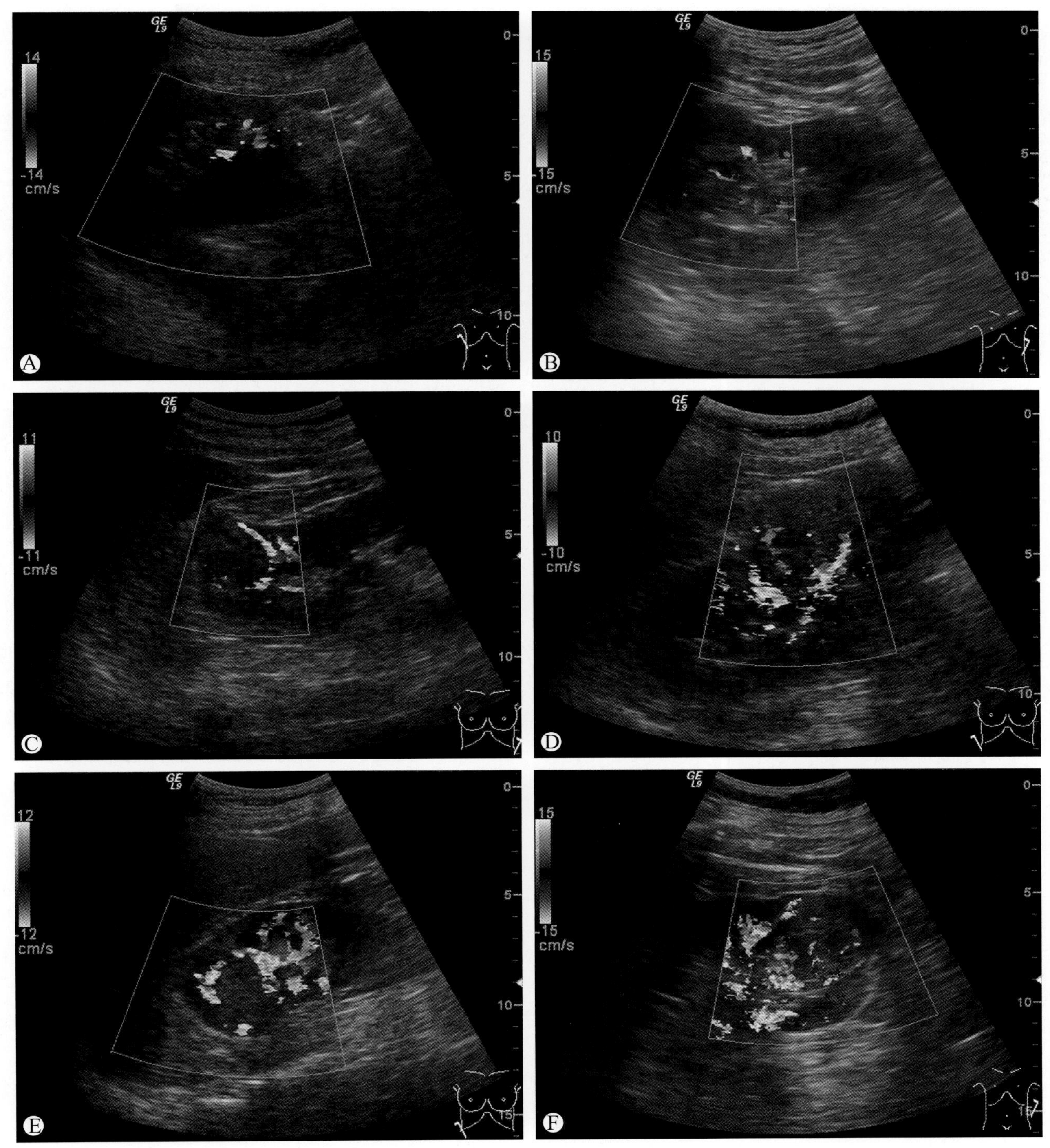

图26-5-8　肾透明细胞癌的CDFI表现

A.星点血流型；B.少血流型；C.抱球型；D.多血流型；E.环球血流型；F.丰富血流型

明显切迹，但肾实质回声均匀。肿瘤则呈现出与肾实质有明显分界的结节样回声，且有球体感，呈占位病变征象。彩色多普勒超声检查分叶肾显示该肾内小血管呈树枝样分布，肾肿瘤在该部有细小血管绕行。

4.肾柱肥大　在肾纵切面图上，肥大肾柱为类似椭圆形的低回声，需与肾肿瘤相鉴别。仔细观察可发现肾柱与肾窦分界清楚，内部回声强度与实质回声一致；横切面显示肾柱低回声，与肾皮质相连续，相互之间无分界。而肾肿瘤横切面与肾皮质有较明显的分界，且有球体感，两者有明显区别（图26-5-9）。

5.结核性肾空洞　本病有时与肾肿瘤相混淆。声像图呈边缘不规则的弱回声或无回声区，后有轻度回声增强。而肿瘤团块多呈低回声或回声高于肾实质，彩色多普勒血流成像有助于鉴别诊断。

6.肾脓肿　有明显的化脓性感染病史，且临床少见。早期肾脓肿，其内可见边缘不规则、边界不清的低回声或弱回声区，脓肿形成后在无回声区内见细密点状回声。而肾癌边界大多较为清楚，较小的肿瘤不引起出血、坏

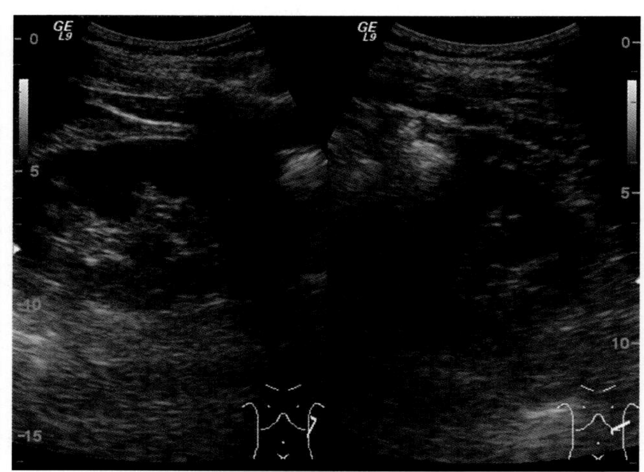

图26-5-9 肾柱肥大冠状切面和横切面

死、液化，多表现为低、中等回声或中等略高回声团块，两者有明显区别。

7.肾囊肿感染 部分较小的肾透明细胞癌内部回声较弱，需注意与囊肿相鉴别。尚有部分出血性肾囊肿或囊肿合并感染者，又酷似肾实质肿瘤回声。肾肿瘤无边界锐利的囊壁，加大增益后内部回声增强。肾囊肿囊壁光滑、锐利，后方回声增强。彩色多普勒超声或超声造影对两者的诊断与鉴别诊断可发挥很大作用。

（四）临床意义

超声对体积较大、回声较高的肾肿瘤的诊断敏感性较高，但是对于直径＜2cm的肿瘤，声像图表现为低回声或弱回声者，若观察不够仔细较易于漏诊，必要时可采用超声造影协助诊断。

肾透明细胞癌的恶性程度较高，早期缺乏特征性临床表现，诊断较为困难。CT与MRI检查对诊断本病和分期特异性、准确率较高，被公认是诊断肾透明细胞癌最具重要价值的检查方法。但是其不适合作为一种常规检查方法，更不适于大范围健康体检。随着超声检查技术的发展，包括二维与三维超声、彩色多普勒超声、超声造影等，不但能确定有无肾肿瘤，而且还可以确定肿瘤的位置、大小及形态，同时观察肿瘤与周围血管和脏器的关系，有无转移病灶，还可进行术前分期，均具有重要的临床意义。超声显像也存在某些不足，如对直径为1cm左右的肿瘤，易于漏诊；某些肾良性肿瘤或其他病理性质的恶性肿瘤，声像图表现与本病之间互有交叉时，鉴别诊断较为困难。对此，在超声引导下经皮肾穿刺活检可明确诊断。

二、肾集合管癌

（一）病理与临床特点

肾集合管癌是一种起源于肾髓质集合管上皮细胞的恶性肿瘤，占肾上皮性肿瘤的1%左右。Polascik等对18例肾集合管癌的研究发现，10例有染色体1q的异质性缺失，而缺失最小区域为Lq32.1—q32.2，有别于乳头状肾细胞癌的7号、17号染色体为三倍体和肾透明细胞癌3号染色体缺失的现象。

肿瘤主要位于肾髓质，呈灰白色或淡黄色，侵袭性生长；以腺管乳头状结构为主，部分混有肉瘤样癌、腺样囊性癌、条索及巢状癌。肿瘤切面呈灰白色，质韧，可有出血、坏死或囊性变。多数肿瘤与周围组织分界不清，肿瘤较大时常侵至皮质或肾门组织。

肾集合管癌既可浸润性生长，又可膨胀性生长，早期即可发生局部淋巴结和远处脏器转移。主要临床表现为患侧腰季肋部疼痛不适，镜下和肉眼血尿，发热，有时可触及肿块。若肿瘤发生远处脏器转移，可引起相应的临床症状。集合管癌临床症状明显，临床病理分期高，进展快。主要的治疗方法为肾癌根治术，多数病例于术后数月发生转移或死亡。

（二）声像图表现

1.二维超声 肾轮廓的大小、形态与其他肾癌的声像图表现基本相似。但鉴于肾集合管癌主要起源于肾髓质，直径＜4cm的肿瘤多以肾前后径和宽径增大为主，肾外形饱满，肿瘤内部以低回声为主，分布不均匀（图26-5-10）。若肿瘤内部发生出血、囊性变及钙化时，声像图表现与其他肾癌相同。肿瘤向内生长极易侵入肾窦，表现为肾窦受压变形或与肿瘤分界不清，并见肿瘤直接侵入肾盏、肾盂，呈现结节状与团块状低回声，可伴有不同程度的肾盏或肾盂积水。较大的肿瘤尚可侵犯肾皮质乃至突破肾包膜，侵入肾周围组织和脏器，肾静脉可因受累而有相应的声像图表现。

2.彩色多普勒超声 多数肿瘤内部为少血流型，也可见多血管型或抱球型血流信号，但较为少见。

3.超声造影 较小的肿瘤内部多呈弥漫性增强，较大的肿瘤则为弥漫性不均匀增强。肿瘤内部的不规则无增强区，多为出血或坏死液化所致。

（三）诊断与鉴别诊断

以往由于缺乏对肾集合管癌的病理和声像图表现的认识，通常超声显示本病后仅以肾实性占位性病变来对待，或考虑肾恶性肿瘤的可能。但仔细观察肾集合管癌的声像图表现，不难发现本病具有以起源肾髓质为主、向周围浸润生长的特点，而且肿瘤向内生长易侵入肾盏、肾盂，并常见肿瘤浸润肾门周围血管，向前延伸形成肾静脉乃至下腔静脉癌栓的声像图表现。此外，不可忽视本病有一定家族遗传性，对于中青年发病者，应注意家族遗传史。超声诊断本病时，需除外以下病理性质的肾

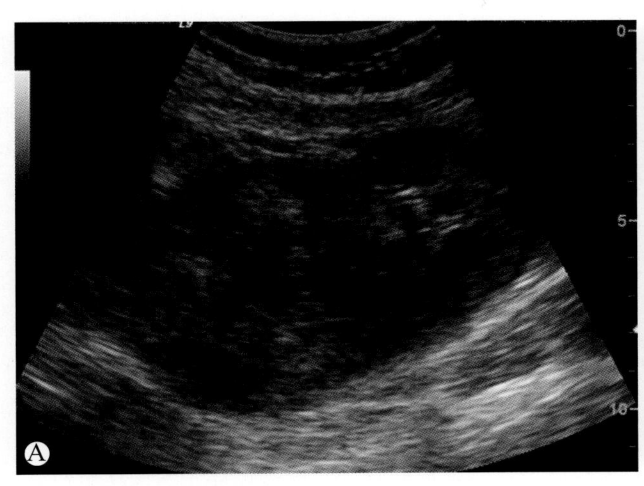

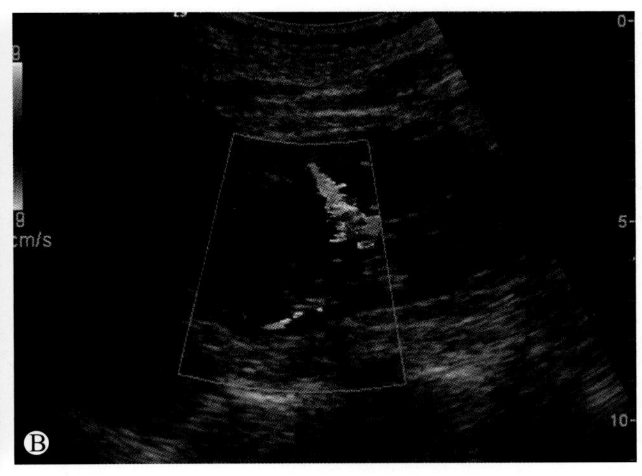

图26-5-10 肾集合管癌

A.肾髓质，呈低回声，分布不均，前后径和宽径增大，外形饱满；B.CDFI示肿瘤内部为少血流型

恶性肿瘤。

1.肾细胞癌 起源于肾皮质近曲和远曲肾小管上皮细胞，也可呈膨胀性生长。但正常肾实质被推压，大部分肿瘤向肾外突出，多有假包膜形成。较小的肿瘤内部少有出血、坏死和囊性变，较大的肿瘤常伴有钙化灶，且肿瘤侵入肾盂、肾盏内者少见。而肾集合管癌源于肾髓质的集合管，先向内侵入肾盏和肾盂，多呈浸润状生长，边缘不规则，呈分叶样，肿瘤周围有声晕者少见。肿瘤内部出现钙化强回声者，乳头状癌占32%、嫌色细胞癌占38%、透明细胞癌占11%，肾集合管癌则更为少见。但肿瘤内部发生出血和坏死液化者，则以肾集合管癌最为多见。此外，虽然较大的肾细胞癌也可造成肾静脉受累或肾静脉内癌栓形成，但较为少见，而肾集合管癌则很常见。

2.肾盂移行细胞癌或鳞状细胞癌 肾盂癌和肾集合管癌均可在早期出现血尿和伴有肾盂、肾盏扩张，同时均可累及输尿管乃至转移或种植于膀胱，两者鉴别有一定困难。然而在肾积水无回声区的衬托下，前者可见肾盂内壁上的乳头状或菜花样低回声结节或团块，整体轮廓位于肾盂内，而后者肿瘤的大部见于肾髓质或皮质内，并可显示肿瘤侵入肾盂内的具体位置，一般不难鉴别。

（四）临床意义

肾集合管癌的恶性程度极高，一旦发病，病情进展迅速。因此，早期诊断并采取有效的治疗是改善预后的关键性措施。虽然不同病理性质肾恶性肿瘤的声像图表现缺乏特异性，但由于其病理与生理表现不同，肿瘤的剖面结构各有其特性，声像图表现也不尽相同。肾集合管癌起源于肾髓质，肿瘤呈浸润性生长，该肿瘤有向肾内侵入肾盂、肾盏，向外浸润肾包膜、肾周脂肪囊、肾周筋膜及易于向淋巴结和远处脏器血行转移的特点。因此，随着对各种肾恶性肿瘤的病理改变、各种影像学和声像图表现认识的提高，术前做出本病的诊断将成为可能。

三、肾髓质癌

（一）病理与临床特点

肾髓质癌是一种罕见的起源于肾盏上皮的高度恶性肿瘤，好发于中青年男性，肿瘤呈不规则实性。病变生长于肾髓质内，呈浸润性生长，多浸润肾盂、皮质及肾被膜。肿瘤直径为4～12cm，平均为7cm。肿瘤切面呈灰褐色，质较韧或偏硬，伴有出血、坏死或灶性黏液变。组织学表现为瘤细胞呈片块状弥漫分布，少数呈网状或巢状排列，细胞以圆形、卵圆形或不规则形居多，胞质嗜酸，泡状核，核仁明显；间质纤维组织增生，有大量中性粒细胞、嗜酸性粒细胞浸润，此为该肿瘤特有的病理学改变，也是与肾癌或肾盂癌的鉴别要点。目前我国已报道3例。Swartz归纳总结文献已报道的40例肾髓质癌，男女之比为1.7∶1。年龄为10～57岁，平均为20岁。

肾髓质癌起病急，病情进展迅速，预后极差。绝大多数病例确诊时已有转移，或以转移瘤为首发症状。常见症状是肉眼血尿、季肋部或腹部疼痛。体重下降和可触及的包块也常见。癌转移形成的颈部和脑的肿物可能是最早发现的症状和体征。

（二）声像图表现

肾轮廓明显增大，外形失常，肿瘤体积多较大，以肾髓质为中心向内或向外浸润状生长，肿瘤边缘不规则，呈分叶状或与周围组织分界不清，肿瘤内部回声相对较低，且分布极不均匀。若肿瘤内伴有出血、坏死或液化时，可见边缘不规则的透声较差的无回声区。当肿瘤侵犯肾盏和肾盂并造成上尿路梗阻时，可有不同程度的肾积水。

彩色多普勒超声检查显示肾髓质癌多呈抱球型血流信号，肿瘤内部血流信号呈少血流型或多血流型，总体情况与肾透明细胞癌无明显区别。

（三）诊断与鉴别诊断

肾髓质癌病变主要发生在髓质，病程短，生长速度快，侵袭性强，容易侵及肾皮质、肾周围脂肪组织及腹膜后软组织，早期便可经血行转移至肝、肺等脏器。因此，对于声像图显示肾肿瘤体积较大，边缘不规则，边界不清楚，不同程度地浸润肾盂、肾盏而引起肾积水，并伴有周围组织或脏器转移病灶的年轻患者，应考虑有无肾髓质癌可能。超声诊断本病主要应与肾盂癌和肾细胞癌相鉴别。

（四）临床意义

肾髓质癌临床罕见。由于本病恶性程度高，侵袭性强，起病急，进展迅速，多数确诊病例已进入晚期，术后平均生存期仅为15周。本章列出肾髓质癌的目的在于，通过加深对本病病理学改变、临床症状及声像图特征的了解，以在此后超声检查遇见肾髓质癌时，能在第一时间内考虑有无本病的可能，以便早期发现，并采取及时手术治疗措施，最大限度地延长患者的生存时间。

四、原发性肾类癌

（一）病理与临床特点

肾类癌是发生于肾的分化好的神经内分泌肿瘤。原发性肾类癌非常罕见，多为个案或小病例报道，可能与马蹄肾有关。男女发病率相似，发病年龄为13～79岁，常见于40～70岁人群，平均年龄为49岁，中位年龄为51岁。临床最常见的症状是腹部疼痛。肾类癌组织学上与其他部位发生的类癌相同，免疫表型与其他器官类癌亦相似。肾类癌可以是典型的类癌，也可以是囊性畸胎瘤的一个组成部分。

肿瘤切面多呈灰白色至灰褐色，质硬，边缘不规则，但边界较清楚。镜下类癌细胞排列呈巢状或小梁状，间质血管丰富，细胞质内含有类癌嗜酸性颗粒。肾类癌为低度恶性肿瘤，病程较长，但也可发生肿瘤浸润和转移。发生于马蹄肾或畸胎瘤的患者预后较好。

临床以腹部肿块、腰侧部疼痛、血尿等为主要表现。10%～18%的患者可出现类癌综合征，但多数患者无特征性症状。

（二）声像图表现

患肾轮廓增大，肾实质内显示圆形或椭圆形团块回声，边缘多不规则，局部可呈分叶状，内部多呈低回声，但回声强度偏低。团块与周围组织或脏器的分界较清楚，少数团块内有出血或钙化的声像图表现。

彩色多普勒超声检查团块周边可见抱球型血流信号，团块内部多呈星点状血流信号。超声造影显示肿瘤呈较均匀的低水平造影剂回声增强。

（三）诊断与鉴别诊断

原发性肾类癌的超声诊断准确性主要取决于对其病理改变和声像图表现的认识程度。肾类癌多见于马蹄肾患者，虽然肿瘤周围可有血管环绕信号，但肿瘤内部血供稀少。此外，肿瘤内部回声较为均匀，发生出血与钙化少于其他肾癌，有助于与其他肾癌相鉴别。

（四）临床意义

CT显示肿块实性，边界清楚，偶见囊肿和钙化。

肾类癌属低度恶性，临床少见。绝大多数肾类癌是以肾恶性肿瘤行手术治疗，最后病理确诊为本病。超声、CT和MRI检查对本病的诊断价值较大，CT显示肿块实性，边界清楚，偶见囊肿和钙化，但不能分辨肾恶性肿瘤的性质，目前确诊本病仍需依靠病理学检查。

五、多囊性肾细胞癌

（一）病理与临床特点

多囊性肾细胞癌（囊性肾癌）是肾细胞癌中少见的类型，约占肾细胞癌的5%。病理学分为四种类型：①瘤体实质内出血或缺血坏死形成假性囊肿，多为单房性；②肿瘤起自囊壁或囊间隔；③肾癌组织生长渐大引起肾小管或血管阻塞而形成囊肿，后将癌肿包裹在囊中；④肾癌起源于近曲小管上皮细胞，部分以囊性形式生长，形成大小不等的多房状，囊内常含有不等量的血液或血性液体。主要病理特征为癌组织中有大小不等的多发性囊肿，囊壁厚薄不均，囊壁衬以透明癌细胞，囊肿间隔内有聚集的透明癌细胞。囊性肾癌是一种肾腺癌，囊肿是因腺癌的腺腔囊性扩张而形成。肿瘤边界清楚，有假包膜。本病主要见于成年人。

囊性肾癌与肾癌囊性变、肾囊肿癌变的概念不同。肾癌囊性变是癌组织坏死、液化、脱落，局部形成的囊状空腔。肾囊肿癌变是指囊肿有出血感染时，少数患者囊壁发生恶变的结果。

本病无特征性临床表现，肿瘤较大时可出现腰侧部胀痛，少数患者可有血尿。

（二）声像图表现

患肾轮廓增大，肾实质内显示圆形或椭圆形多囊性肿块，边缘较规则，少数为不规则形。肿块较大时可向外突出，但与周围组织分界较清楚。以囊性为主的肿块内有多个分隔，将其分隔为多个形态不规则的囊状结构，部分隔壁不光滑，厚薄不均或于分隔壁上显示结节样回声，肿块内透声较差。较大的肿瘤可压迫肾窦并使其变形，肾窦受侵改变者很少见（图26-5-11）。

彩色多普勒超声检查可见肿瘤假包膜内有动脉或静脉血管，以及向瘤内增厚的囊壁，分隔带延伸或向外移行，呈现星点状或短线状血流信号（图26-5-12）。

超声造影可在肿瘤侧缘显示造影剂积聚，并可见到造影剂在肿瘤局部周边通过增厚的囊壁进入瘤内，在近端分隔带上移行，表现为动脉期见造影剂由病灶周围向中央扩展，可见分隔带、结节或实质部分强化。

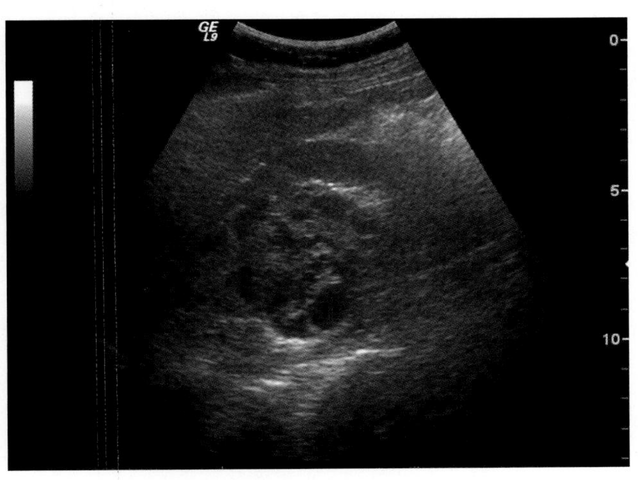

图26-5-11　多囊性肾细胞癌

囊性肿块内有多个分隔，透声较差，压迫肾窦变形，隔壁厚薄不均，粗糙，有结节样回声

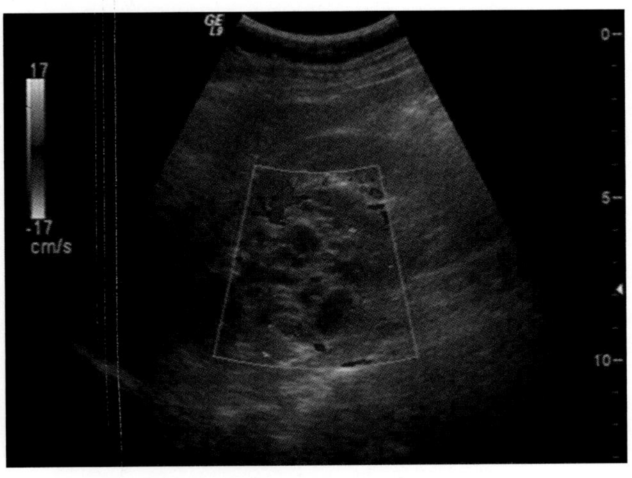

图26-5-12　多囊性肾细胞癌的CDFI表现

肿瘤假包膜内见星点状或短线状向瘤内、囊壁、分隔带延伸的动、静脉血流信号

（三）诊断与鉴别诊断

肾实质内显示囊性不均质性肿块，内可见多个厚薄不均的分隔带将肿块分割为多个形态不规则的小囊腔，其中部分囊腔透声较差，为多囊性肾细胞癌的声像图特征。若彩色多普勒超声检测到肿块周边有植入肿瘤内的血流信号时，超声诊断结果更为可靠。超声诊断时应与以下肾疾病相鉴别。

1.肾癌囊性变　肾癌囊性变也表现为囊实性混合存在的声像图。肿瘤内出血、坏死形成的囊性变多位于肿块的中央或散在分布，无回声区边缘极不规则，其内透声差，无回声区内无众多的分隔带状回声。而囊性肾癌以囊性为主，内见多个较厚分隔，彩色多普勒超声仅可在囊壁及分隔带上有血流信号，而无明显的实质性结构和走行不规则的血流信号。两者鉴别多无困难。

2.多房性肾囊肿　较大的囊腔内有多个分隔，将其分成多个小无回声区，有时易与囊性肾癌混淆。前者多个囊腔相对较大，囊肿的总体轮廓表面隆凸不平，其中较多的囊腔呈圆形或椭圆形，分隔带纤细、光滑，囊壁与分隔带内无血流信号。后者总体轮廓多呈圆形或椭圆形，被分隔成的多个小囊呈不规则形，并可见无数个数毫米大小的囊腔，分隔带厚薄不均。若肿块边缘或内部显示有血流信号进入或流出肿块时，有助于两者的鉴别。

3.结核性肾空洞　肾内可见单个或多个囊性无回声区，内壁不光滑，无回声区透声较差，相互间有较明确的分界，而单个无回声区内无分隔，同时其周围多伴有斑点状或斑片状钙化强回声，肾盏或肾盂结构受侵犯时，可伴有不同程度的肾积脓，与囊性肾癌有较明显的区别。

4.多囊性肾瘤　囊状结构大小不一，其内有许多分隔，隔壁相对稍厚，但囊内无出血及坏死征象，因此无回声区透声较好。当超声与囊性肾癌鉴别诊断困难时，应用彩色多普勒超声显示囊内分隔带无明显血流信号则为多囊性肾瘤，否则为囊性肾癌。超声造影显示囊内有造影剂增强者，便可诊断为囊性肾癌。

（四）临床意义

囊性肾癌虽然少见，但其声像图表现具有特征性。因此，超声诊断本病的敏感性较高。当在肾内显示囊性或以囊性为主的混合性肿块时，首先应与多房性肾囊肿、多房性肾瘤、肾癌囊性变相鉴别。一般认为CT检查显示囊内结构，如病灶密度、囊壁及分隔的形态，较超声更为直观，尤以CT增强扫描的优势更大。但对于囊性肾癌局灶性结节的显示，超声要优于CT扫描。若鉴别诊断存在困难时，可与CT增强扫描相互结合、互为补充，必要时可在超声引导下经皮肾肿瘤穿刺活检以协助诊断。

六、肾母细胞瘤

（一）病理与临床特点

肾母细胞瘤（Wilms tumor）是小儿最常见的腹部恶性肿瘤，发病率占小儿恶性肿瘤的20%左右。肿瘤主要发生在出生后最初5年内，特别多见于2～5岁幼儿。左右侧发病数相近，95%的为单侧和单发性，3%～10%的为双侧性，或同时或相继发生。男女发病率几无差别。成年人发病率仅占3%～5%，成人型预后更差。1899年德国医师Max Wilms首先报道此病，后以其姓氏命名而为人们所熟知。近代称为肾母细胞瘤（nephroblastoma）。

肾母细胞瘤起源于后肾胚基，主要由间质、胚芽和上皮构成的混合性肾恶性肿瘤。肾母细胞瘤偶见于家族性，与11p和等臂染色体7q遗传物质丢失有关。少数可合并其他先天性反常，如泌尿和生殖系畸形、Drash综合征、神经纤维瘤等。

肿瘤多为6～10cm，较大的肿瘤可占据整个腹部，表面多较光滑，有假包膜。早期肿瘤可位于肾的一极，与正常肾组织分界清楚；晚期肿瘤可突破肾包膜侵入周围组织。肿瘤生长迅速，容易转移，约65%的转移到肺，15%～20%的转移到肝，少数转移到骨骼、眼眶、中枢神经系统、淋巴结等。肿瘤切面呈灰白色，内部可有灶性出血、坏死或形成多个小囊。镜下肿瘤内含有各种成分，包括结缔组织、脂肪、平滑肌、横纹肌和骨骼组织等。

肾母细胞瘤很少侵犯肾盏或肾盂，因此临床上多无明显血尿。最早出现的临床症状为腹部肿块，约占90%。随着肿瘤的增大，可有腹痛、发热、恶心、呕吐、贫血等症状。

（二）声像图表现

1.肾外形改变　患肾轮廓显著增大，肾包膜局限性或较大范围的隆凸，肾实质受肿瘤推压而变形，仅可显示所占比率很少的残存肾实质或肾窦回声。巨大的肿瘤、肾实质和肾窦可完全被肿瘤回声所取代。

2.肿瘤回声　肾内显示圆形或椭圆形团块，多数边缘较规则，与周围肾实质和肾窦分界清楚，肿瘤直径多为6～8cm，随肿瘤的生长可≥10cm，乃至占据全腹部。体积较小的肿瘤多呈低回声，分布较均匀；多数肿瘤为高回声、低回声与弱回声混合，分布不均匀。较大的肿瘤可有出血、坏死或囊性变，呈透声较差的无回声区，肿瘤内出现钙化强回声者较少见（图26-5-13）。

3.肿瘤浸润和转移征象　当肿瘤突破肾包膜浸润周围组织时，显示团块局部边缘与周围组织分界不清，或可在其他脏器内显示转移性结节或团块回声。肾门部或腹膜后淋巴结转移时，呈现相应的声像图改变。

4.彩色多普勒超声　对于较小的瘤体，可在肿瘤周边显示少量血管绕行，肿瘤内部血流信号的多寡取决于血供状况，但多数肿瘤血供较为丰富，肿瘤内血管走行极不规则，可呈短棒状，少数呈树枝状或蜂窝状（图26-5-14）。被挤压或残余的肾实质内血流信号稀少。

肾母细胞瘤有血管内侵犯倾向，有5%～10%的患者发生肾静脉或下腔静脉瘤栓，声像图显示相关静脉血管增宽，内有低回声结节附于管壁。彩色多普勒超声显示有瘤栓形成的静脉血管内有纤细走行弯曲或间断的血流信号，或仅可在瘤栓结节内（瘤栓充满型）见到星点状、短棒状血流信号。

（三）诊断与鉴别诊断

肾母细胞瘤的声像图表现有很好的特征性。临床上

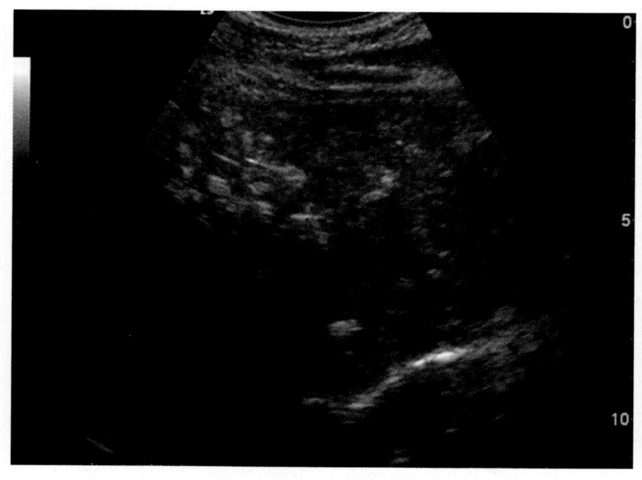

图26-5-13　肾母细胞瘤

肿瘤呈混合样回声，分布不均，肾外形失常，结构紊乱，有斑点状强回声

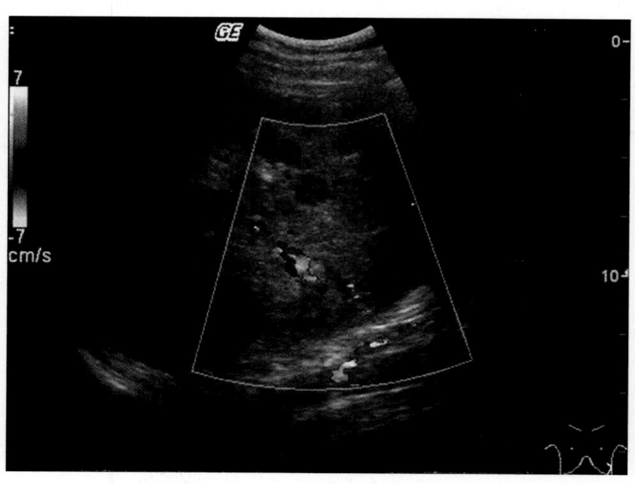

图26-5-14　肾母细胞瘤

瘤体较小，肿瘤内侧周边显示血管绕行

以腹部肿块为主的小儿患者，当超声显示肾轮廓明显增大，其内有圆形或椭圆形实质不均质性团块，边缘较规则，边界较清楚者，便可提示肾母细胞瘤的诊断。若再结合彩色多普勒超声的血流改变，诊断结果更为可靠。超声明确诊断后，还应注意有无肾静脉、下腔静脉瘤栓形成和转移征象。

早期需注意与肾其他恶性肿瘤相鉴别。此外，尚需与肾上腺或腹膜后肿瘤相鉴别。超声检查可发现肿瘤与肾包膜有明确界限，即使肿瘤较大，也能发现正常肾组织回声，鉴别一般无困难。

1.肾透明细胞肉瘤　本病与肾母细胞瘤的声像图表现有许多共同之处，鉴别诊断较为不易。但肾透明细胞肉瘤多见于2～3岁的幼儿，肿瘤生长较缓慢，瘤体相对较小，而且极易发生骨转移，所谓“儿童骨转移性肾肿瘤”指的便是该肿瘤，声像图上肿瘤以低回声为主，分布不均匀。

2.中胚叶肾瘤　该肿瘤与肾母细胞瘤的内部回声类型极为相似，两者鉴别存在一定难度。前者瘤体较小，边缘欠规则，易于浸润肾窦、肾实质和肾周围组织，并与其分界不清。而肾母细胞瘤体积较大，直径＞6cm，肾窦多因受压移位或变形，但与肿瘤之间有假包膜相隔，并且与肾周围组织和脏器有较明确的分界。

3.多房囊性肾瘤　该肿瘤多见于＜4岁男孩，声像图表现为多房囊性，并伴有不规则条状厚壁间隔，与囊性肾母细胞瘤的鉴别困难。但该肿瘤以囊性为主，有时虽可见囊隔稍厚，但仍较为光滑，实质部分少见，彩色多普勒超声表现为囊隔血流信号稀少或呈星点状。而囊性肾母细胞瘤完全由囊肿和较薄的囊隔组成者很少见，实质部分和囊隔内血流信号也明显多于多房囊性肾瘤。

4.肝母细胞瘤　声像图表现与肾母细胞瘤相似。当显示肿瘤推压或侵袭肝内较粗大的血管或有肝内血管绕行于肿瘤时为肝肿瘤。若肿瘤位于肾轮廓之内，肾窦受压偏移或肿瘤紧贴肾窦，便可确定为肾肿瘤，鉴别诊断多无困难。

5.肾神经母细胞瘤　本病与肾母细胞瘤均是儿童常见的恶性肿瘤，偶见于成年人。但前者肿瘤边缘不规则，多呈分叶状，内部显示出血、坏死、囊变者较少，而出现钙化强回声的概率远较肾母细胞瘤多见。肾母细胞瘤多有完整的假包膜，患侧肾轮廓往往被椭圆形肿块占据，容易早期血行转移，最多见的是肺转移，较少有骨骼、肝转移，与肾神经母细胞瘤有较明显的区别。

（四）临床意义

肾母细胞瘤是一种多见于小儿的恶性肿瘤，超声诊断的准确性较高，其他影像学检查需患儿合作，必要时需采取镇静措施。超声和CT是诊断肾母细胞瘤的主要影像学检查方法，二者均能清楚地显示病灶位置、大小、形态、瘤内结构及血供情况，确定肿瘤的范围、局部浸润及远处转移等影像学征象。超声除能显示肿瘤本身及残余肾的征象外，还能多方位、多切面实时动态观察病灶与邻近器官的关系，以便鉴别病灶的来源和了解对周围组织的侵蚀情况。CT检查尚可显示肺和颅内的转移病灶，对肿瘤的术前分期更为准确、可靠。因此，超声和CT检查均可为肾母细胞瘤提供可靠的诊断依据，两者联合应用，诊断价值更大。

七、肾淋巴瘤

（一）病理与临床特点

肾淋巴瘤是一种起源于淋巴组织的实性肿瘤，易侵犯淋巴结、骨髓和脾等。由于肾实质缺乏淋巴组织，原发于肾者罕见。1956年由Kenopp首次报道原发性肾淋巴瘤，约占淋巴结外淋巴瘤的0.7%，仅占全身淋巴瘤的0.1%。正常肾淋巴系统主要位于肾窦内，故本病多由肾窦向肾实质侵犯，或可起源于肾包膜或肾周脂肪内的淋巴组织，浸润肾实质后形成占位病灶。诊断需具备以下几点：①肾肿物；②无淋巴结及内脏器官等部位淋巴瘤肾外侵犯的证据；③无白血病性血象及骨髓抑制的表现。本病由于缺乏肾外浸润病灶，以肾占位病变为突出表现，容易与肾癌、肾炎性肉芽肿等病变相混淆，临床诊断较为困难。

临床上肾淋巴瘤多为继发性，常为白血病或播散性淋巴瘤所累及，是全身系统性淋巴瘤的一部分。青少年有双侧或多发肿瘤者，应考虑有无肾淋巴瘤的可能。淋巴瘤多伴有淋巴结大、脾大等多脏器受累的表现，尸检所见约50%有肾受累。由于淋巴瘤有着特殊的病理组织学特征，治疗方法和预后与其他类型的肾肿瘤明显不同，故治疗前明确诊断尤为重要。

本病临床不具特征性表现。可出现发热、厌食、消瘦和腰腹疼痛等，也可由于淋巴瘤累及有关脏器而产生相关症状，出现血尿和肾功能不全者较少见。

（二）声像图表现

肾淋巴瘤可为单发，也可为多发。肿瘤大小多为1～2cm，较大肿瘤直径可达3cm以上。病灶呈圆形或椭圆形，少数呈不规则形，且边界不清楚（图26-5-15）。由于病灶多呈等回声或弱回声，须仔细观察才可发现肿瘤回声与周围肾实质的分界。有部分病例在病灶侵犯肾实质的早期，尚未形成轮廓完整的占位病变时，仅可显示肾实质增厚，回声不均匀，即镜下肾实质淋巴瘤受侵。位于肾窦内或肿瘤侵犯肾盂或肾盏导致尿路梗阻时，可伴有轻度肾积水。

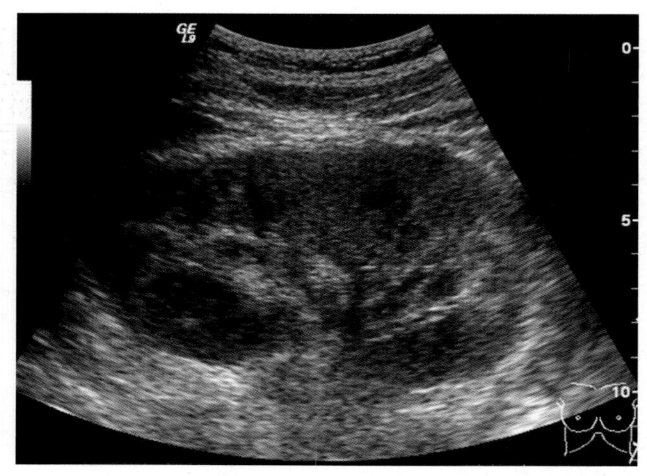

图26-5-15 肾淋巴瘤
呈圆形或椭圆形低回声，边界不清

彩色多普勒超声显示瘤内多为少血流型，呈星点状或无明显血流信号，较大的肿瘤可显示短线状血流信号。

（三）诊断与鉴别诊断

本病有比较特殊的病理演变过程，临床上主要见于白血病或其他脏器的淋巴瘤经血行转移至肾，超声检查尤应注意此类患者肾实质内有无异常回声。典型的肾淋巴瘤有一定的声像图特征，瘤体较小，可为多发性，肿瘤呈低于肾实质的弱回声，彩色多普勒超声检测肿瘤内无明显血流信号或为少血流型病变。但恶性淋巴瘤可经血行播散到达肾实质并在间质内增殖，也可从腹膜后腔隙向邻近蔓延穿透肾包膜抵达肾，如果沿着正常间质组织的支架浸润性生长时，声像图仅能显示肾体积增大，外形饱满，但仍保持正常形态。多数恶性淋巴细胞呈局灶性增殖，破坏邻近肾实质并形成单侧或双侧膨胀性病灶，小病灶可相互融合生长，从而可导致肾轮廓的变化。因此，超声诊断本病应与以下疾病相鉴别。

1. 肾囊肿　轮廓较小的肾囊肿有时与弱回声的淋巴瘤声像图近似。但前者囊壁光滑，边界清楚，调整增益后其内仍无明显回声。肾淋巴瘤则无光滑的囊壁，边界欠清楚，其内透声差，应用高分辨彩色多普勒超声在病变内显示短棒状或星点状血流信号时，对两者的鉴别诊断有重要意义。

2. 肾髓质　肾髓质变异可有个别肾髓质轮廓较大，其声像图表现与肾淋巴瘤有近似之处。肥大的髓质与其他髓质呈放射状排列，而淋巴瘤可发生在肾实质的任何位置，若为多发肿瘤则呈不规则排列或多个结节相互融合，形成较大团块。此外，肾淋巴瘤常有肾外病变或伴有相应的临床症状，鉴别诊断较为容易。

（四）临床意义

影像学检查包括超声、CT和MRI所见的肾淋巴瘤，多是全身系统性淋巴瘤的一部分。因此，多伴有周围淋巴结大和脾大等多脏器受累的表现，较容易诊断。原发性肾淋巴瘤由于缺乏肾外浸润病灶，以肾占位为突出表现，较容易与肾癌、肾炎性肉芽肿等病变混淆，诊断存在较大难度。肾淋巴瘤依据CT表现可分为肾内肿物型、肾弥漫增大型和肾周肿物型，对肾淋巴瘤的诊断具有重要价值。

八、肾盂癌

（一）病理与临床特点

肾盂癌系发生在肾盂或肾盏上皮的一种肿瘤，约占所有肾肿瘤的10%。本病多数为移行细胞癌，少数为鳞癌和腺癌，后二者约占肾盂癌的15%，它们的恶性程度远较移行细胞癌高。临床所见移行细胞癌可在任何被覆有移行上皮的尿路部位先后或同时出现，因此在诊断及处理上应视为一个整体，不能孤立地对待某一局部的移行细胞癌。患者年龄多在40岁以上，男性多于女性，约为3∶1，左右发病无明显差异，两侧同时发生者占2%～4%。肾盂癌依据其形态和恶性程度可分为两大类。

1. 肾盂乳头状移行细胞癌　肿瘤表面为乳头状或菜花样，有短蒂，可发生在肾盂、肾盏或漏斗部，呈单发或多发性，肿瘤主要向肾盂腔内生长，肿瘤突破肾盂壁浸润肾实质者很少见。但有少数可以瘤细胞脱落种植的形式向输尿管和膀胱转移。

2. 非乳头状细胞癌　肿瘤为浸润型，基底较宽，即使很小的肿瘤，也呈浸润性生长，表面不光滑可有溃疡，形态不规则，易于浸润肾门部或向肾实质蔓延。组织学中多见于移行细胞癌和鳞状细胞癌，腺癌也见于此类型。肾盂癌极易导致肾盏漏斗部或肾盂输尿管连接部梗阻，引起肾积水。晚期肿瘤常穿过肾盂壁转移到肾静脉、下腔静脉或经血行转移至肺、骨骼或周围淋巴结等。

有70%～90%的患者临床表现早期最重要的症状为无痛性肉眼血尿，少数患者因肿瘤阻塞肾盂输尿管交界处后可引起腰部不适、隐痛及胀痛，偶可因凝血块或肿瘤脱落物引起肾绞痛，因肿瘤长大或梗阻引起积水出现腰部包块者少见，尚有少部分患者有尿路刺激症状。晚期患者出现贫血及恶病质。

（二）声像图表现

通常超声观察有无肾盂癌时多首先发现肾窦外形饱满或伴有不同程度肾积水，按常规寻找梗阻病因时发现肾盂占位，因此肾盂癌的声像图表现及其肿瘤分期与肾积水的多寡有密切关系。

1. 肾窦外形饱满　早期肾盂癌未引起梗阻时，仅显示肾外形较饱满，肾窦轮廓增宽或呈实性分离扩张，其内显示结节样或团块回声，边缘不规则，边界不清，有时难以分辨出肿瘤的轮廓（图26-5-16）。此种声像图多见于体积较小的肾盂移行细胞癌。

2.肾窦轻度分离扩张　位于肾盂输尿管连接部附近的肿瘤或肿瘤较大浸润盂管口时，可因尿路梗阻引起肾积水（图26-5-17）。多见于瘤体相对较大的移行细胞癌或呈浸润状生长，并梗阻盂管口部的鳞状细胞癌或腺癌。伴有肾积水者，即使肿瘤直径为1cm左右，因有肾盂内尿液作为声学对比剂，声像图上也容易识别。

3.中度或中度以上肾积水　典型的肾盂癌表现为肾轮廓增大，外形饱满，肾窦分离扩张，其内回声结构紊乱，扩张的肾盂或肾盏内有边缘不规则、表面呈菜花样的团块（移行细胞癌）或基底较宽呈浸润性生长的团块（鳞状细胞癌）。冠状切面扫查可显示肾盂内团块周围有扩张肾盏内的无回声区，颇具特征性。肾内无回声区透声较差，常可见陈旧性出血或血块状较高回声，并有随体位改变而漂浮的征象（图26-5-18）。

4.输尿管扩张　肾盂癌晚期可浸润或种植于输尿管，病变处管壁增厚，管腔狭窄，其近端输尿管和肾盂均有不同程度扩张积水的声像图表现（图26-5-19）。膀胱有肿瘤种植时，呈现相应的声像图改变。

5.肿瘤转移征象　晚期病例可见肾静脉和（或）下腔静脉增宽，其内显示结节或充满结节样低回声。肾门周围常有转移性淋巴结肿或远处脏器的转移病灶回声。

6.肾盂癌声像图分期　根据国际抗癌协会对肾盂癌的TNM分期方法，并结合肾盂癌的超声检查所见，可将肾盂癌的声像图表现分为四期。

T_1期：肿瘤团块较小，直径为2cm左右，多呈乳头状或菜花样，有瘤蒂或基底较窄，仅局限于黏膜或黏膜下层。肿瘤回声与肾实质回声分界清楚，伴有轻度或无明显肾积水。

T_2期：肿瘤团块相对较大，表面呈菜花样或结节

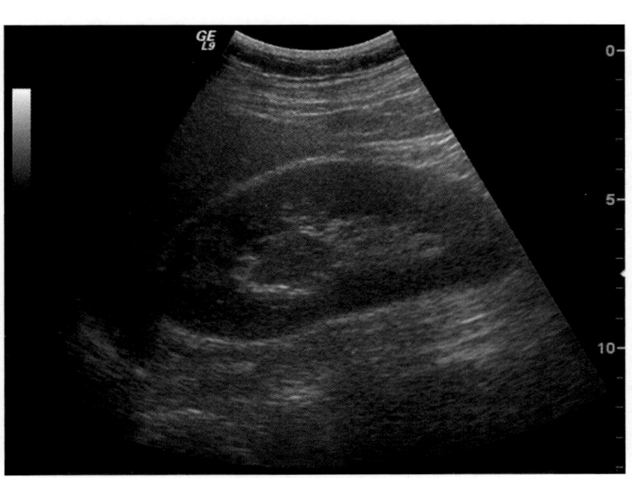

图26-5-16　肾盂癌（早期）

肾外形较饱满，肾窦轮廓增宽，其内示团块状回声，边缘不齐，边界不清

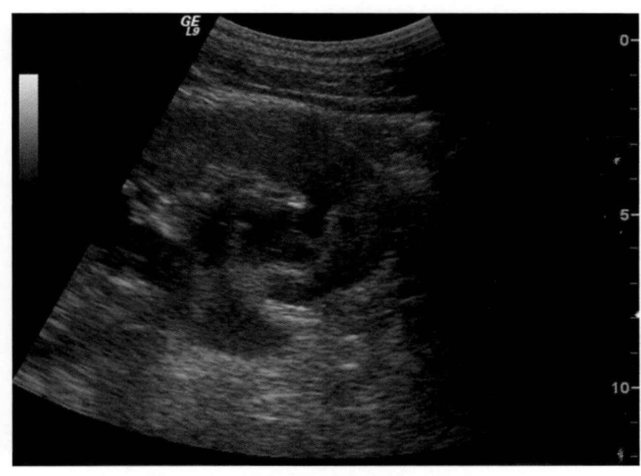

图26-5-17　肾盂癌（一）

位于肾盂输尿管连接部，浸润盂管口，导致尿路梗阻、肾积水

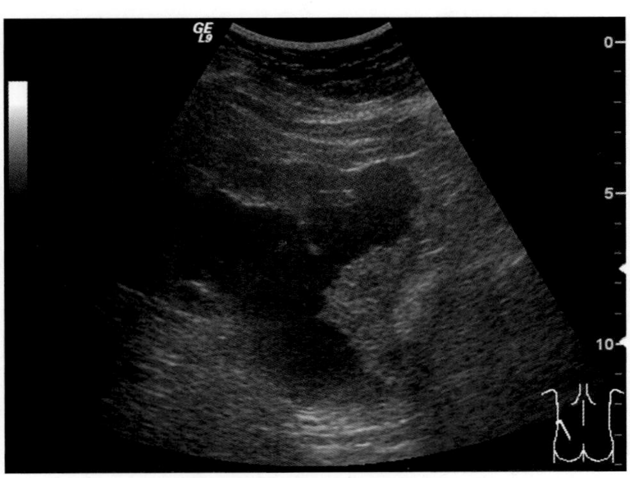

图26-5-18　肾盂癌（二）

肾内无回声区透声较差，见陈旧性出血或血块状略高回声，随体位改变而漂浮

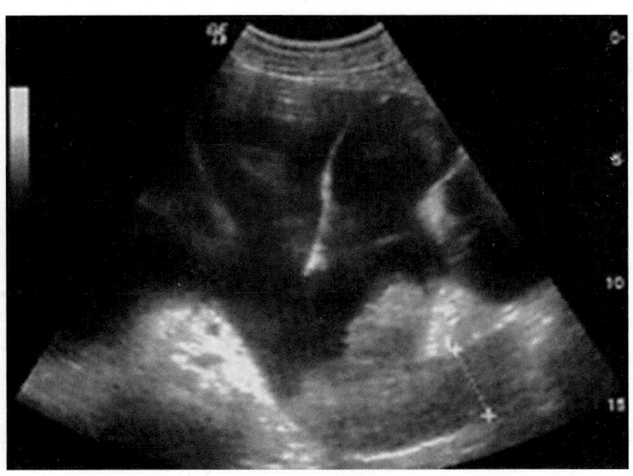

图26-5-19　肾盂癌（晚期）

晚期肾盂癌浸润输尿管，管壁增厚，管腔狭窄，近端输尿管和肾盂均扩张积水

状，肿瘤团块基底较宽或呈浸润性生长，团块局部可突出肾盂或肾盏壁与浅表肾髓质或实质分界模糊。团块浸润盂管连接部时，伴有轻度肾积水，少数为中度肾积水。

T_3期：肿瘤团块轮廓较大，侵犯肾实质和（或）输尿管，并可侵及肾和输尿管周围组织。可显示近区淋巴结大，内部回声不均匀。

T_4期：具有T_3期肾盂癌声像图表现。肿瘤团块侵及肾周围组织或脏器，分界不清，可显示输尿管、膀胱种植，远区淋巴结大或有其他脏器转移性结节或团块回声。患侧肾静脉或下腔静脉增宽，其内有不规则结节样回声。同时多伴有明显的肾积水。

7.彩色多普勒超声　直径<2cm的肾盂癌可呈现星点状或无明显血流信号，较大的肿瘤内部多能检出细条样或短棒状血流信号（图26-5-20）。肿瘤周边可显示肾血管分支的血流信号，但有部分血管受肿瘤推移而出现绕行或中断的征象。T_3和T_4期的肾盂癌可显示肿瘤内血管侵入周围组织，或周围组织内的血管从肿瘤周边植入肿瘤内部的征象。

8.超声造影　肾盂癌多见于低密度造影剂增强，肿瘤周围无造影剂环绕，较大的肿瘤内有出血或坏死液化时，造影剂分布不均匀，肿瘤周围血凝块内无造影剂进入。

（三）诊断与鉴别诊断

患肾增大，肾窦分离扩张，其内显示乳头状低回声结节或菜花样团块回声为典型肾盂癌的声像图表现。然而，肿瘤较小且无盂管口梗阻时，仅可显示肾窦较为饱满，内有实体性低回声，难以明确分辨肿瘤的发生位置与边界。对此，嘱患者适量饮水，使膀胱高度充盈后检查，输尿管和肾窦均可有轻度分离扩张，在肾盂内无回声区的衬托下，常能达到清楚显示肾盂内肿瘤的目的。

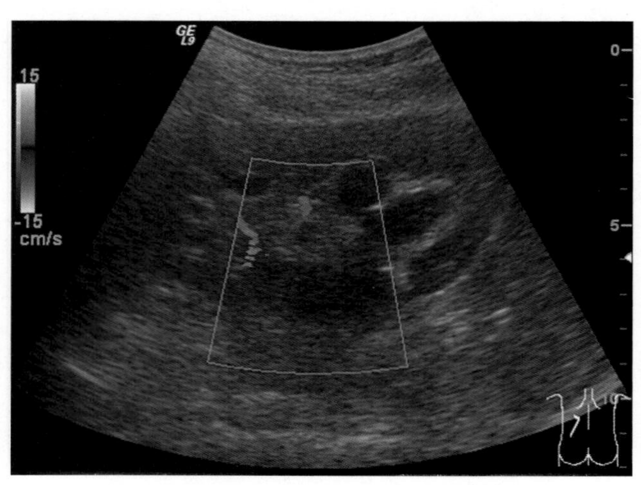

图26-5-20　肾盂癌（三）

呈细条样或短棒状血流信号

直径≥3cm的肾盂肿瘤，多因肿瘤梗阻盂管连接部而出现不同程度的肾积水，此时声像图显而易见，诊断多无困难。肾盂肿瘤可沿尿路向下种植传播，晚期肿瘤可突破肾盂壁浸润肾周围脂肪囊、肾静脉和下腔静脉并形成瘤栓，并可经血行或淋巴转移至其他脏器。本病需与以下疾病相鉴别。

1.肾窦内脂肪增殖　肾窦回声增宽，为低回声与较高回声混杂，有时被误认为肾盂肿瘤。但声像图上无肾积水表现，彩色多普勒超声可见其内血管分支走行间距规则，无中断与绕行征象，可以资鉴别。

2.肾盂内血块　血块可呈低回声或相对较高回声，容易与肾盂肿瘤相混淆。膀胱高度充盈后可改善肾盂的显示条件，此时振动体表局部血块有漂浮感，改变体位实时观察血块可有移动。超声造影显示血块内无造影剂回声。反之，则为肾盂肿瘤。

3.分叉肾盂　为先天性变异，可显示上下两组肾窦，中间由肥大肾柱分隔，若认识不足，可将其中一组肾窦或肾柱错认为肿瘤。仔细观察可见两组肾窦回声一致，中间分隔的肾柱回声强度与肾实质回声一致。冠状切面扫查可见两组肾窦在肾门部汇合。应用彩色多普勒超声进行血流信号的对比检测，有助于诊断与鉴别诊断。

4.肾窦内囊肿感染　发生在肾窦内或肾窦旁的肾盂源性囊肿合并感染时，其内无回声区，透声较差，应与肾盂肿瘤相区别。前者呈透声较差的无回声或类似弱回声，而后者则呈低回声且回声相对较高，应用彩色多普勒超声观察病变内部有无血流信号，有重要鉴别诊断作用。

5.肾细胞癌　直径>3cm的肾盂肿瘤侵入肾实质时可与肾癌声像图类似。行不同切面扫查，可见肿瘤绝大部分位于肾盂内，呈浸润状生长，并可显示肿瘤突破肾盂壁浸润肾实质的征象；采用超声造影观察造影剂的灌注顺序与增强程度可资鉴别。肾盂癌为低血供肿瘤，超声造影为低度增强，肾癌则为非均匀性高密度增强，并且肿瘤周围有造影剂环绕。

（四）临床意义

超声检查对早期肾盂肿瘤的诊断率不高，但对发展到一定程度的肾盂肿瘤可做出正确的诊断。肾盂造影显示的充盈缺损常难与透光结石和血块相鉴别，超声则可以定性将肾盂肿瘤与阴性结石和血块相区别。CT在平扫及加用对比剂增强扫描后，能清楚地显示病变密度浸润范围及周围器官的关系，对肾盂肿瘤的诊断正确率可达90%以上，并对肿瘤进行临床分期和制订手术方案有很大的价值。肾盂肿瘤的CT征象与肿瘤浸润的范围有关，CT扫描还能发现肾周围浸润和区域淋巴结转移。MRI是被公认的最为准确的方法。但因检查费用昂贵，且在基层医院常受设备条件的限制而不适合作为常规检查；静脉尿路造影诊断肾盂癌的价值较大；多数学者认为二维超声结合彩色多普勒血流成像诊断肾盂癌优于肾动脉造影和SPECT检查，而与CT的诊断符合率近同。对大多数无痛性肉眼或镜下血尿，超声可明确提示有或无肾盂肿瘤。但应指出，超声不易发现无明显肾积水的1.5cm左右的肾盂肿瘤。因此，对于超声未能显示病变的疑似病例，可进一步选择静脉尿路造影。对于已实施静脉尿路造影，因肾积水较多肾盂显影不佳或不显影者，在肾积水的衬托下超声可清楚显示肿瘤的大小、位置和形态，尚可观察肾盂肿瘤的浸润范围，从而进行肿瘤分期，为临床治疗提供较可靠的诊断依据。

九、肾神经母细胞瘤

（一）病理与临床特点

肾神经母细胞瘤起源于原始交感神经细胞外胚层，也称为成神经细胞瘤。该病主要见于小儿，成年人少见，发生于肾者更为少见。本病同属肾胚胎性母细胞瘤的范畴，但较肾母细胞瘤少见。肾神经母细胞瘤恶性程度高，主要由未分化的神经母细胞构成。肿瘤较大，直径为5～16cm，平均7cm。肿瘤表面呈结节状，向邻近组织浸润性生长。切面呈灰白色髓样组织，常有出血、坏死及钙化。早期便可发生骨骼、肝或淋巴结等转移。

早期无特征性临床表现。腹部肿块、腰侧腹部胀痛或无痛性肉眼血尿为本病的主要症状，同时可有发热、消瘦、贫血或因肿瘤转移而出现相应症状。

（二）声像图表现

患肾轮廓增大，表面隆凸不平，肾内显示体积较大的肿瘤团块回声，可呈圆形或椭圆形，但边缘不规则，局部边界欠清楚。团块内部以低回声为主，并可与弱回声和（或）高回声混杂。肿瘤内较少有出血、坏死形成的无回声区，但常有斑点状或斑片状钙化。较大的肿瘤可达10cm以上，并与肾窦、肾实质或肾周围组织分界不清（图26-5-21）。

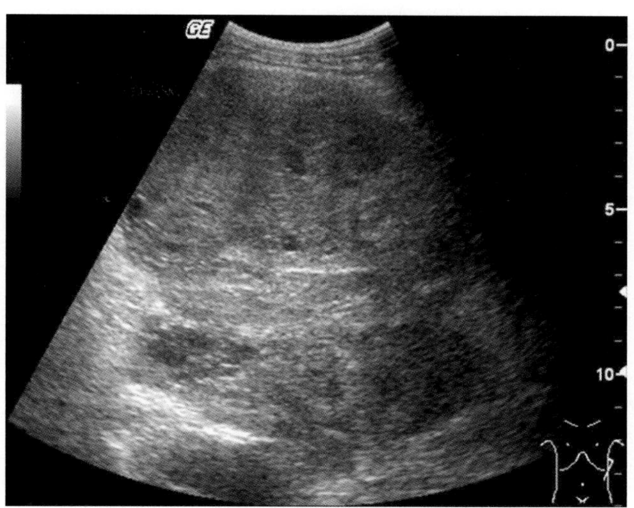

图26-5-21　肾神经母细胞瘤

体积较大，呈混合回声，以等、高回声为主，与肾窦、肾实质或肾周围组织分界不清

彩色多普勒超声显示团块内血流信号较多，血管走行可呈弯曲或短棒状，多无抱球型血流改变。

（三）诊断与鉴别诊断

尽管肾神经母细胞瘤与肾母细胞瘤同属胚胎性母细胞瘤，肿瘤大小也有共同之处，然而本病突出的特点为肿瘤浸润性生长，边缘不规则，多呈分叶状，肿瘤内钙化强回声较常见，肿瘤与周围组织或脏器分界不清。当超声显示上述肾肿瘤声像图改变时，可考虑肾神经母细胞瘤的可能，若结合患儿伴有明显的肉眼血尿，便可基本确立诊断。

（四）临床意义

以往由于缺乏对肾神经母细胞瘤的认识，小儿多误诊为肾母细胞瘤，成年人则被当作肾细胞癌来对待。随着影像学诊断经验的积累，逐渐寻找到一些肾神经母细胞瘤的影像学特征性表现。如本病侵袭性强，容易侵犯周围组织和脏器，较早地发生骨骼、肝、肺及淋巴结转移等，尤其是肿瘤发生钙化较其他肾恶性肿瘤为多，有助于诊断本病。超声诊断困难时可结合临床症状和尿中儿茶酚胺代谢产物增高等特点进行综合分析。

十、肾肉瘤

（一）病理与临床特点

肾原发肉瘤为罕见的肾恶性肿瘤，约占所有肾肿瘤的1%。常见于50岁年龄组人群。属高度恶性，以平滑肌肉瘤最常见，约占50%，其余40%～50%肾肉瘤为脂肪肉瘤、纤维肉瘤、叶间肉瘤及好发于小儿的透明细胞肉瘤和横纹肌肉瘤。肾脂肪肉瘤多为原发于腹膜后侵及肾或肾周围组织者，多数学者认为肾脂肪肉瘤属于高分化型或黏液型。肾肉瘤体积多较大，其中平滑肌肉瘤直径多在10cm左右。肿瘤切面呈白色至褐色，多结节或分叶状。其内部有出血或坏死者少见。

腰部疼痛、腹部肿块及血尿为本病的主要症状，晚期肿瘤的临床表现与其他肾恶性肿瘤类似。

（二）声像图表现

各种不同病理性质的肾肉瘤的声像图表现既有相同

之处，又有其不同点。如声像图所见肾肉瘤的体积多较大，可有假包膜回声。横纹肌肉瘤、纤维肉瘤和平滑肌肉瘤内均为低回声并混杂较高回声和弱回声（图26-5-22）；大叶间肉瘤与周围组织分界较为清楚；肾淋巴肉瘤内部回声较弱，若不仔细观察可被误诊为肾囊肿；透明细胞肉瘤声像图常与肾透明细胞癌内部回声近似；肾脂肪肉瘤和横纹肌肉瘤更多见浸润性生长。

彩色多普勒检测肾肉瘤内的血流信号也因其病理性质不同而有较大差别。但绝大多数为少血管型，瘤内血流信号较纤细，走行不规则。

（三）诊断与鉴别诊断

虽然肾肉瘤的声像图表现缺乏特征性，但其具有肾恶性肿瘤的声像图征象。可根据其声像图表现诊断为肾恶性肿瘤，然后再结合CT和MRI所见考虑有无肾肉瘤的可能。鉴于在成年人脂肪肉瘤和平滑肌肉瘤更多见，因此，当在肾周围显示类似脂肪结构的较低回声团块并有包膜和浸润肾时，应首先考虑为脂肪肉瘤；平滑肌肉瘤具有边缘不规则，多呈分叶状，内部回声相对较高的声像图特点，而淋巴肉瘤更具有内部回声较弱，类似透声较差无回声区的特征。

1.肾囊肿感染　参见肾淋巴瘤的鉴别诊断。

2.肾上腺髓样脂肪瘤　本病虽为良性肿瘤，但边缘不规则，类似浸润状生长，若缺乏对其病理改变和声像图的认识，易与肾周脂肪肉瘤和肾脂肪肉瘤相混淆。但前者患侧肾可因受肿瘤推压而向下方或内侧移位，肾包膜完整无受侵征象，尤其肿瘤内部回声明显高于脂肪肉瘤。原发性肾脂肪肉瘤或肾周脂肪肉瘤浸润肾时，肾轮廓线连续性中断，病灶浸润肾实质或肾窦，两者分界不清，应用彩色多普勒超声和超声造影诊断与鉴别诊断可发挥较大作用。

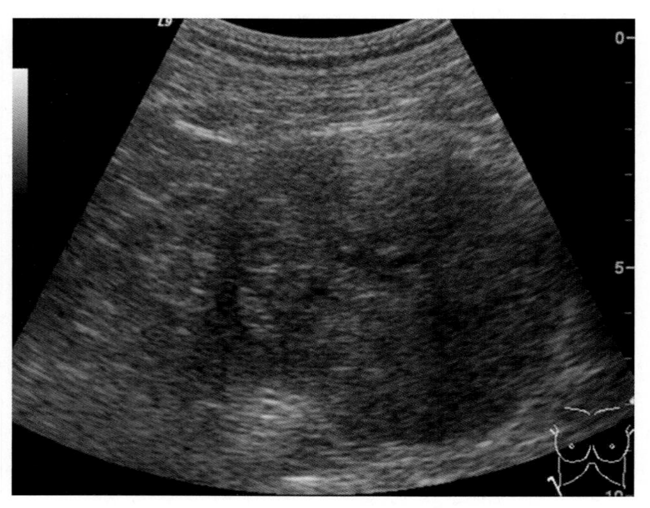

图26-5-22　肾肉瘤
体积较大，呈等低回声，有假包膜形成

3.肾母细胞瘤　参见肾母细胞瘤部分。

（四）临床意义

肾肉瘤与肾细胞癌、肾类癌、肾母细胞瘤和肾神经母细胞瘤等恶性肿瘤的声像图表现互有交叉或有相似之处。

因此，单凭超声检查仅可提示肾恶性肿瘤的诊断。若要明确其属性尚应结合其他影像学检查，如CT和MRI，该两种影像学方法对含脂肪较多的肾肉瘤的诊断较为确切，但对于含其他病理成分的肾肉瘤，也存在鉴别诊断的难题。超声检查的优势在于对绝大多数肾肿瘤可明确诊断良性或恶性，同时可清楚观察肿瘤的大小、形态和浸润范围，并且与毗邻脏器肿瘤相鉴别。

十一、肾转移瘤与白血病肾

（一）病理与临床特点

1.肾转移瘤　多由原发于肺、胃或肠道、乳腺、淋巴等脏器的恶性肿瘤转移而至。约12%的癌症患者尸检发现肾转移瘤，但很少能被临床诊断。因发生肾转移时，患者多已处于原发性肿瘤的终末期。肾转移瘤多为乏血管性肿瘤，瘤体多较小。

肾转移瘤主要以原发脏器肿瘤晚期阶段的临床症状为主，出现泌尿系统症状者少见。肿瘤较大时，可出现腰腹部胀痛或伴有镜下或肉眼血尿。

2.白血病肾　因白血病而导致肾受侵者临床较多见，约50%的白血病有肾受侵。主要病理改变为肾间质内可见弥漫性或局灶性白血病细胞浸润，肾内形成结节者少见。

白血病肾受侵一般无特有的泌尿系统症状，主要以白血病的临床症状为主。

（二）声像图表现

1.肾转移瘤　肿瘤多较小，边缘较规则，与肾周围组织分界较清楚，转移瘤内部回声与其他肾恶性肿瘤声像图表现相似（图26-5-23）。但肿瘤内部血流信号较稀少。

2.白血病肾受侵　双肾弥漫性增大，外形饱满，以肾实质增厚为主，内部回声不均匀，髓质轮廓可有不同程度增大，偶可见实质部有低回声结节（图26-5-24）。

（三）诊断与鉴别诊断

1.患肾轮廓轻度增大，实质内见体积较小的低回声结节或团块回声时，结合患有其他脏器恶性肿瘤并处于晚期阶段的体征，便可考虑为肾转移瘤的可能。

2.白血病肾受侵的声像图表现缺乏特征性。但其具

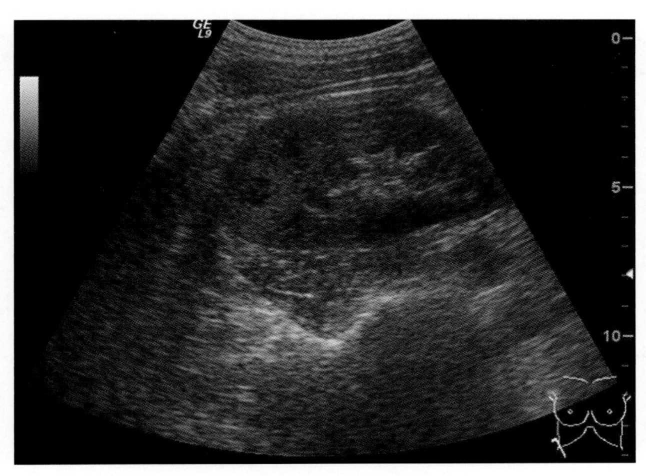

图26-5-23 肾转移瘤

肾实质内显示高回声结节与团块，内回声不均，中心见1cm坏死液化区

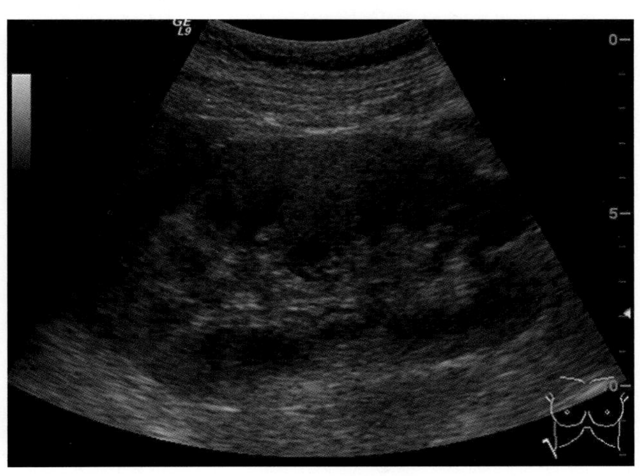

图26-5-24 白血病肾

呈弥漫性增大，饱满，肾实质增厚，内部回声不均，髓质轮廓增大，实质内见低回声结节

有肾轮廓增大、外形饱满、肾实质增厚的声像图改变，结合患者白血病的体征，可考虑白血病肾受侵的诊断。

超声诊断肾转移瘤主要应与原发性肾癌、肾结核空洞、复杂性肾囊肿等相鉴别。白血病肾受侵需与肾实质损害相鉴别。两者虽然均具有肾轮廓增大，但其病因不同，临床症状各异，可采用双功彩色多普勒超声检测肾内血管分支的血流速、流量、RI和PI等，以资鉴别。尿液和血液生化检查可对鉴别诊断发挥重大作用。

（四）临床意义

患有肾以外脏器的恶性肿瘤，治疗前需了解有无肾转移病灶，超声可作为首选检查方法，若遇见较肥胖或声像图不够清晰者，可进一步选取CT检查。临床上对于白血病患者观察有无肾受侵时，超声较其他影像学检查更为简便、易行，敏感性也较高。

（王正滨　张　毅）

第六节　肾实质损害与肾衰竭

一、肾实质损害

肾实质损害主要见于肾小球疾病。其病因复杂，包括感染、自身免疫、遗传、药物和环境等因素。其中免疫损伤是多数肾小球疾病发生过程中的共同环节。几乎所有肾小球疾病的发病过程均有免疫机制的参与，肾对免疫介导的损伤有高度敏感性。机体对病原微生物种植于肾小球的外来抗原或正常的自身组织成分产生过度或不恰当的免疫应答，导致肾组织的免疫损伤。

（一）病理与临床特点

本病是由于免疫复合物在肾小球基膜内皮下、系膜区和上皮侧沉积、活化补体，导致免疫损伤，如狼疮性肾炎、IgA肾病等；也有可能是一些种植在肾组织的抗原，在原位与抗体形成免疫复合物，如膜性肾病；或者由于抗自身组织的抗体直接攻击自身成分，如抗肾小球基膜性肾炎，这些患者在循环中会存在，如抗体、自身抗体、细胞因子或血清补体成分的免疫指标异常；在肾组织内亦可检测到免疫损伤的证据，如免疫球蛋白、补体成分的沉积、细胞因子表达的异常及炎症细胞的浸润等。肾组织免疫应答效应导致T细胞、单核细胞等炎症细胞在肾组织内浸润，细胞本身能分泌很多细胞因子，亦可介导肾组织的损伤；炎症细胞及其分泌的细胞因子又可刺激和激活肾的固有细胞，使其表达各种趋化因子、细胞因子和生长因子、黏附分子和细胞外基质成分，直接或间接加重肾组织的损伤。

有关肾小球疾病的病理分类，目前尚未统一。1995年WHO修订的肾小球疾病的病理分类如下：

1.原发性肾小球疾病　肾小球肾炎及其相关的状况　①肾小球轻微病变；②局灶/节段性肾小球病变；③弥漫性肾小球肾炎；④未分类的肾小球肾炎。

2.系统性疾病所致的肾小球肾炎　①狼疮性肾炎；②IgA肾病；③过敏性紫癜性肾炎；④抗肾小球基膜肾炎和肺出血-肾炎综合征；⑤全身感染相关的肾小球病变；⑥寄生虫相关的肾病变。

3.血管病变相关的肾小球病变　①系统性血管炎；②血栓性微血管病和血栓性血小板减少性紫癜；③肾小球血栓病（血管内凝血）；④良性肾硬化；⑤恶性肾硬化；⑥硬皮病。

4.代谢性疾病所致的肾小球病变　①糖尿病肾病；②致密物沉积病；③淀粉样变性；④单克隆免疫球蛋白沉积病；⑤触须样免疫性肾小球病（免疫管状肾小球病）；⑥华氏巨球蛋白血症；⑦冷球蛋白血症；⑧肝病

性肾病；⑨先天性发绀型心脏病及肺动脉高压症所致肾病；⑩肥胖相关肾病；⑪Alagille综合征。

5.遗传性肾病 ①奥尔波特综合征；②薄基底膜综合征（良性反复发作性血尿）；③甲-髌综合征；④先天性肾病综合征；⑤婴儿型肾病综合征；⑥Fabry病及其他脂类沉积症。

6.其他原因的肾小球疾病 ①妊娠中毒性肾病（先兆子痫性肾病）；②放射性肾病。

（二）声像图表现

1.肾大小改变 早期肾病综合征和隐匿性肾炎声像图所见肾大小多无明显异常改变。随着病情的加重，如急性肾小球肾炎和急性肾病综合征等，肾轮廓增大，主要以肾宽径和厚径增大为主（图26-6-1）。若病情得不到有效控制或转为慢性肾实质损害，随着病史的延长，肾轮廓逐渐缩小，较正常肾体积缩小1/3左右（图26-6-2）。

2.实质回声改变 患病早期实质厚度可正常，随着病情的加重，肾实质随之可发生如下变化：肾实质轻度增厚-中度增厚-轻度增厚-萎缩变薄-明显萎缩等；与此同时，肾实质回声强度可随之发生变化。肾实质回声正常呈低回声-轻度增高-明显增高等。肾皮质由低回声逐渐转向高回声的过程，意味着病情在逐渐加重，肾实质回声越高，说明患病时间也越长，病情越重。

3.肾髓质改变 患病早期肾髓质轮廓大小正常，回声略低。急性间质性肾炎和肾病综合征伴有间质水肿时，肾髓质轮廓明显增大，回声较弱，类似无回声区（图26-6-3）。慢性肾实质损害随着病情的加重，肾轮廓逐渐缩小的同时，髓质轮廓也随之逐渐缩小，但其内部回声较弱或与肾实质回声分界不清。

4.肾窦改变 在急性和慢性肾实质损害病情演变过程中，肾轮廓轻度增大或轻度缩小时，肾窦回声多无明显异常改变。但在肾轮廓增大时，肾实质不同程度地增厚，肾窦宽度却无明显增加，肾窦的比值轻度缩小；在肾实质轻度萎缩变薄时，肾窦宽度却无明显变化，肾窦与肾实质的比值轻度增大；患病晚期，随着肾轮廓的进一步缩小，肾实质显著萎缩，肾窦轮廓也随之不同程度地缩小，回声减弱，并可与肾实质的分界显示不清。

5.脉冲和彩色多普勒超声 早期肾实质损害肾内动脉分支（段动脉、叶间动脉和弓形动脉）的血流动力学检测多无明显异常改变。一般在急性肾实质损害时，肾内动脉分支的血流轻度加速，RI和PI轻度增大；当慢性肾实质损害并肾功能不全，肾轮廓明显缩小时，肾内动脉分支的血流动力学可出现明显改变，表现为肾内分支动脉的血流速度降低，尤以舒张期血流速度降低更为明显，即肾内分支动脉RI≥0.70，PI＞1.0（图26-6-4）。彩色多普勒超声显示肾内各分支动脉充盈较差，主要表现为小叶间动脉和弓形动脉血流信号明显减少乃至显示不清，病情较重者肾内的树枝状血流信号消失，段动脉充盈也较差或仅呈纤细的血流信号。

6.超声造影 其不作为诊断肾病的常规方法，偶尔可应用于评价肾皮质灌注情况，应用时间-强度曲线来观察灌注时间、回声强度和其他参数，以便综合评价肾灌注情况。

7.弹性成像 深部组织弹性成像是应用剪切力速度（V_s）计算肾的弹性。目前已有报道正常肾V_s为4.0m/s左右（图26-6-5）。早期肾实质损害V_s多为2.0～3.0m/s，病情较重者仅为1.0m/s左右（图26-6-6）。正常肾组织弹性不增加、不减少，通常为（3.45±0.26）m/s，而慢性肾实质损害由于肾小球动脉硬化、肾间质炎症，故V_s为（2.13±0.41）m/s，比正常肾实质明显降低。

8.超声引导下肾组织活检 是诊断肾实质损害和临床分型的重要方法。采用超声引导准确选取肾下极作为活检区域，应尽量避开肾内较大的血管，以免引起严重

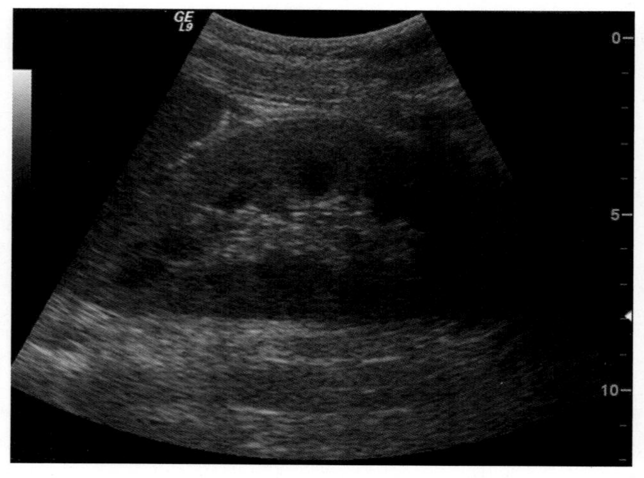

图26-6-1 急性肾实质损害
肾轮廓增大，以肾宽径和厚径增大为主

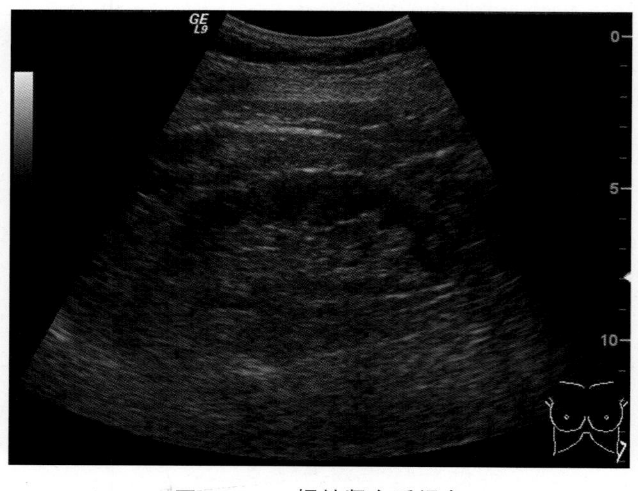

图26-6-2 慢性肾实质损害
肾轮廓缩小乃至萎缩至正常肾体积的1/3

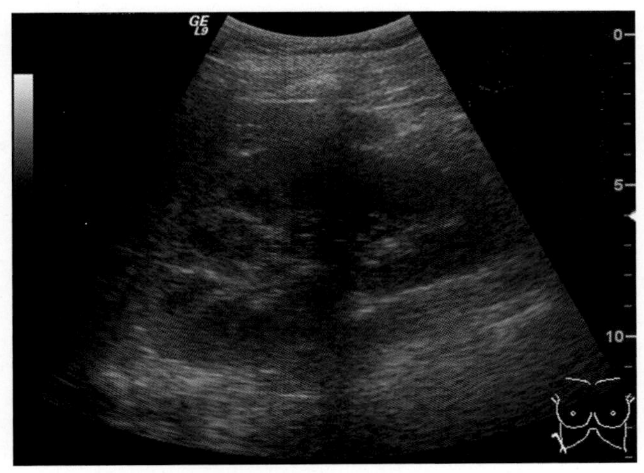

图26-6-3　急性间质性肾炎和肾病综合征伴间质水肿

肾髓质轮廓明显增大，回声较弱，类似无回声区

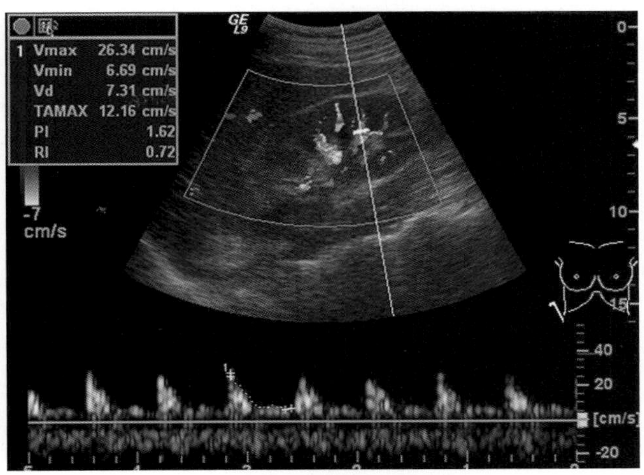

图26-6-4　慢性肾功能不全

肾轮廓明显缩小，肾内动脉分支血流速度降低，以舒张期血流速降低为著，即肾内分支动脉，RI≥0.72，PI＞1.62

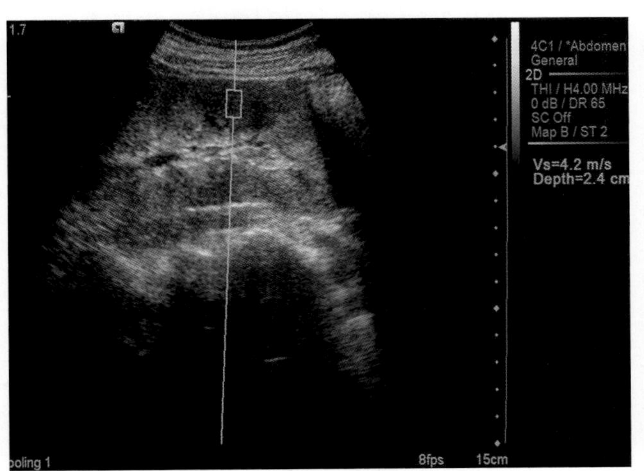

图26-6-5　正常肾弹性成像

肾皮质剪切力速度（V_s）为4.2m/s

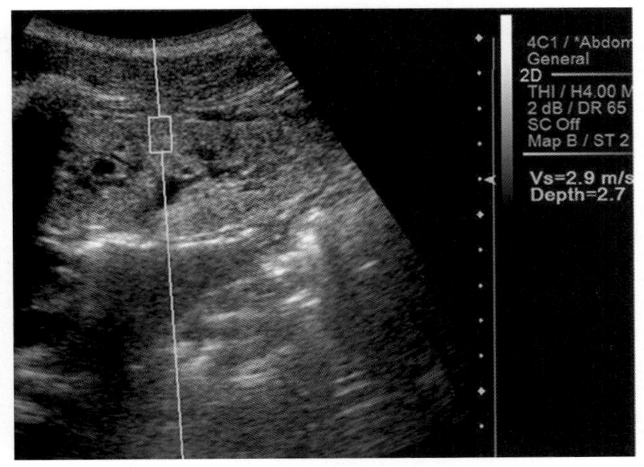

图26-6-6　慢性肾实质损害弹性成像

肾皮质剪切力速度（V_s）为2.9m/s

的并发症。肾穿刺活检并非适合所有的肾疾病，禁忌证为患者不能配合、伴多囊肾或巨大囊肿、有出血倾向、合伴急性肾盂肾炎或肾周脓肿、伴肾盂积水、孤立肾、肾下极肾动脉瘤、高血压未得到控制、终末期肾衰竭和固缩肾等。

（三）诊断与鉴别诊断

早期肾实质损害的声像图表现缺乏特征性，与正常肾类似。当病程发展到一定程度时，即肾实质明显充血、水肿或中晚期肾实质明显增生和纤维化，足以导致肾声学结构发生改变，此时可充分显示出超声诊断的重要性。鉴于不同病程肾实质损害的病理组织学改变不同，声像图所见也较为有明显的区别（表26-6-1）。由表中可见，轻度肾实质损害的声像图表现与正常肾的声像图互有交叉，但是只要超声诊断时密切结合临床表现与体征，尤其结合有无蛋白尿及血清肌酐、尿素氮有无升高等实验室检测结果进行综合分析，对于多数患者能够做出较为确切的诊断。超声诊断本病应注意与以下疾病相鉴别。

1.淤血性肾大　引起淤血性肾大的疾病可有右心功能不全、心包炎、下腔静脉回流受阻（肝段下腔静脉、肾静脉血栓形成或受压）等疾病。声像图也可显示肾轮廓增大，但仔细观察可发现肾实质回声正常或减弱；彩色多普勒超声检测可见肾小动脉流速减慢，RI和PI轻度增大，若显示肾静脉和下腔静脉增宽时，便可考虑为淤血性肾大，结合尿常规检查无明显蛋白尿和血尿，则可明确诊断。

2.肾发育不全　也显示肾轮廓较小，但主要见于单侧肾，另一侧肾代偿性增大，而且患侧肾和代偿增大之肾皮质回声无增高，甚至小肾回声较低。对此不难与慢性肾实质损害尿毒症期的肾萎缩相鉴别。

3.单侧肾　一侧肾行患肾手术切除术后，如肾癌、重度肾积水和结核性肾自截等疾病，对侧肾代偿性增大。但肾皮质和肾窦等结构回声正常，若该肾皮质回声增高或肾轮廓无明显代偿性增大，则需注意有无并存慢性肾

表26-6-1 不同病理组织学类型的肾实质损害声像图表现

病理类型	常见疾病	肾轮廓	肾实质	肾窦	多普勒超声检测	实验室检查
实质充血水肿	急性和急进性肾炎、急性间质性肾炎、肾病综合征和（或）急性肾功能损害、狼疮性肾炎、糖尿病肾病等	双肾增大，外形饱满，尤以肾宽径和厚径增大较为明显；肾包膜光滑	实质增厚，回声略增高；髓质增大，回声明显减弱，可类似无回声区	无明显异常改变，边缘较模糊，与肾实质厚度比值相对缩小	肾动脉分支易于显示，血流信号相对增多；频谱多普勒超声示收缩期峰值增高	蛋白尿和血尿，部分有白细胞尿或管型尿；血清肌酐和尿素氮升高
结缔组织增生	慢性肾炎、间质性肾病、肾盂肾炎；肾病综合征、肾小动脉硬化、狼疮性肾炎、镇痛药肾病、肾淀粉样变等	双肾大小正常或轻度缩小，少数患者肾包膜不光滑或局部呈分叶状	厚度正常或有轻度萎缩变薄，回声增高并略增粗，髓质回声略增高	肾实质轻度萎缩使肾窦较实质厚度比值轻度增大或无明显异常改变	肾动脉分支血流速正常，PI与RI轻度增大或为正常高值	蛋白尿，可有血尿，肾病综合征可有低蛋白血症；肌酐和尿素氮升高
纤维化、硬化、萎缩和玻璃样变	慢性肾炎、肾动脉硬化症、糖尿病、肾间质疾病等慢性肾实质损害晚期，同时发生慢性肾衰竭	双肾明显缩小，包膜不光滑，表面粗糙不平，少数可与周围组织分界欠清	肾皮质和肾髓质明显萎缩变薄，回声明显增高，皮质与髓质分界不清楚	肾窦轮廓明显萎缩，回声相对减低，与肾实质分界不清楚	大多难以显示弓形和小叶间动脉，树枝状血流消失，RI、PI增大，流速减慢	蛋白尿、低蛋白血症，血清肌酐、尿素氮等明显升高

实质损害。

（四）临床意义

无论是超声、CT，还是MRI检查，对于轻度肾实质损害或患病初期，均无明显改变，与正常肾无明显区别，所以意义不大。SPECT检查可提供较大的帮助。但SPECT对肾功能异常的病因诊断，如肾前性或肾后性的鉴别诊断价值不大。肾实质损害超声最早可显示肾皮质回声增高、肾轮廓轻度增大或外形较饱满，若拟判断上述声像图改变的原因，需结合有关实验室检查结果。当病情进展到一定程度，如急性肾小球肾炎患者肾轮廓增大、皮质增厚、肾髓质增大，或慢性肾炎患者肾轮廓不同程度缩小、皮质萎缩变薄等足以引起声学差别时，可显示出超声检查的优越性。尤其在超声引导下肾组织活检现已成为诊断肾实质疾病的常规方法。肾组织活检不仅可为绝大多数肾实质疾病的诊断、预后判断和临床治疗指导提供客观的依据，还是研究肾疾病的发病机制、判断疗效和探讨疗效机制的重要手段。

二、急性肾衰竭

（一）病理与临床特点

急性肾衰竭是由各种原因引起的肾功能在短时间（数小时至几天）内突然下降而出现的临床综合征。肾功能下降可发生于原来无肾功能不全患者，也可发生于原已稳定的慢性肾病者突然有急性恶化。根据其病变部位和病理类型，急性肾衰竭有广义和狭义之分，广义的急性肾衰竭可分为肾前性、肾性和肾后性三大类。狭义急性肾衰竭是指由缺血或中毒所致的急性肾小管坏死。

1. 肾前性急性肾衰竭　是指有效循环血容量下降所致的功能性肾小球灌注压降低。病因为低血容量、心排血量下降、全身血管扩张或肾动脉收缩等，引起“有效”循环血容量减少时，即可导致肾前性急性肾衰竭。

2. 肾性急性肾衰竭　既可由各种肾疾病引起，也可因肾前性因素持续存在而使病情进展所致。占急性肾衰竭的40%。按病变部位及性质不同分为：①肾血管疾病；②肾微血管和肾小球疾病；③急性间质性肾炎；④缺血和中毒性急性肾小管坏死。

3. 肾后性急性肾衰竭　自肾至尿道的任何部位的尿路发生梗阻，因尿流突然受阻而引起肾小球滤过率降低，发生率为急性肾衰竭的5%～7%。通常所见尿路梗阻大多数为双侧性或下尿路梗阻，因单侧正常肾足以胜任清除代谢废物的功能。临床上多见于前列腺增生或肿瘤、神经源性膀胱和慢性膀胱炎等下尿路梗阻性疾病；另外，上尿路梗阻主要见于双侧输尿管结石、凝血块阻塞和输尿管周围病变压迫等。肾后性急性肾衰竭多为双侧尿路突然发生梗阻，因而双肾轻度积水多见，中度以上肾积水极少见。

肾前性急性肾衰竭临床表现为：①肾水、钠重吸收增多，尿量少；②尿沉渣检查无上皮细胞、白细胞、红细胞、管型和无蛋白尿；③高钠血症；④肾小管重吸收尿素增加，导致血清尿素氮（BUN）明显升高，甚者可达37.5mmol/L以上，而血清肌酐（SCr）仅轻度升高，因而出现BUN与SCr不成比例增高的现象。

肾性急性肾衰竭主要表现为尿量减少、氮质血症、水电解质紊乱和代谢性酸中毒。

肾后性急性肾衰竭为肾后性疾病所致，由于尿路梗阻的病因不同而有不同的临床表现。如继发于前列腺增生或肿瘤、神经源性膀胱、双侧输尿管结石或肿瘤、血块堵塞或外在病变压迫等，可呈现不同的临床表现与体征。

（二）声像图表现

1.肾前性和肾性急性肾衰竭共同的声像图特征是双肾轻度增大，皮质增厚，回声轻度增强，皮质与髓质界限清晰，髓质轮廓明显增大，由锥体形变成圆形或椭圆形。

2.肾后性急性肾衰竭表现为双肾轮廓轻度或明显增大，肾窦分离扩张积水。若为下尿路梗阻所致，多见于双肾轻度或中度积水；若为两侧上尿路梗阻，双肾积水的程度可有较大差别，如一侧肾为中度或重度积水，另一侧上尿路多为突然发生梗阻，因而肾积水的程度多较轻。同时可见梗阻上端的输尿管不同程度地扩张。此外，追踪扫查多可显示出肾后性急性肾衰竭的病因，如膀胱、前列腺、双侧输尿管或肾盂等有关梗阻性病变。

3.彩色和脉冲多普勒超声。对于肾前性和肾性急性肾衰竭，由于缺血和肾毒性，会出现急性肾小管坏死（ATN），典型的急性肾小管坏死一般经过为少尿期、移行期、多尿期和恢复期。少尿期（1～2周）：肾血流信号明显减少，血流速度降低，RI和PI升高（图26-6-7）；移行期（尿量＞400ml/d）：肾功能开始好转，肾血流信号逐渐增多，肾内动脉血流速度增快，RI开始下降；如果RI持续不降，反而有增大的倾向，预示肾功能没有好转，并有可能转为永久性肾损害；多尿期：肾内血流信号增多，RI接近正常范围。

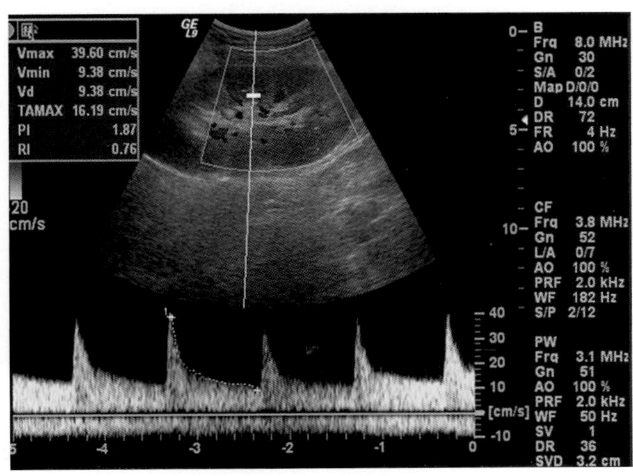

图26-6-7　急性肾衰竭

肾小动脉血流速度加快，RI和PI升高

（三）诊断与鉴别诊断

急性肾衰竭是一组临床综合征。若存在急性肾衰竭的诱因，临床表现出下列征象时应考虑为急性肾衰竭：①突发性少尿或无尿；②原因不明的充血性心力衰竭、急性肺水肿；③电解质紊乱和代谢性酸中毒；④全身水肿或水肿加重。

监测尿量和血清BUN、SCr的变化是早期诊断急性肾衰竭的重要手段。按照急性肾实质损害的诊断标准，当血SCr绝对值增加到≥26.5μmol/L（0.3mg/dl）时，或SCr上升至基础值150%～200%时，或尿量＜0.5ml/（kg·h）持续时间＞6小时即为急性肾实质损害。既往无肾病史的患者，内生肌酐清除率（CCr）＜60ml/min和（或）SCr、BUN明显升高（SCr＞133μmol/L，BUN＞20mmol/L）时，超声显示双肾轮廓增大，皮质回声增高，髓质增大，RI增大时，应考虑急性肾衰竭。超声鉴别诊断应注意以下两个方面。

1.急性与慢性肾衰竭　后者通常有慢性肾病史，双肾轮廓缩小，BUN/SCr≤10，并伴严重贫血，钙磷代谢紊乱和肾性骨病等。

2.肾前性、肾后性急性肾衰竭或肾血管病　①肾前性：循环血容量不足和（或）肾灌流量不足的诱因；②肾后性：超声显示双侧肾积水和（或）双侧输尿管扩张，则表明存在肾后性梗阻；③肾血管疾病：有心房颤动或心肌梗死、动脉粥样硬化病史者，应考虑肾动脉栓塞。而肾病综合征和有高凝倾向长期卧床不起，突然出现腰腹部疼痛并伴有恶心、呕吐时，要考虑肾静脉栓塞。CDFI、CT和MRI血管成像可为诊断和鉴别诊断提供较大帮助。

（四）临床意义

超声检查根据急性肾衰竭的肾大小、形态、内部结构和血流动力学参数的不同，在一定程度上可帮助区分肾前性、肾性和肾后性急性肾衰竭，而且动态超声检查还能协助临床观察疗效和肾功能的恢复情况，因此可作为影像学诊断急性肾衰竭的首选方法。但应指出，不同类型急性肾衰竭具有不同的声像图表现，但缺乏特异性，应结合临床表现、实验室检查进行综合分析才能做出准确诊断。

三、慢性肾衰竭

（一）病理与临床特点

慢性肾衰竭是常见的临床综合征，它发生在各种慢性肾病的基础上，缓慢地出现肾功能减退而至衰竭。

原发性肾小球肾炎是导致终末期肾病（end-stage renal disease，ESRD）的主要原因，并且以IgA肾病最为常见，约占38.2%。绝大多数慢性肾衰竭患者的双肾体积缩小。肾体积缩小与肾小球滤过率（glomerular filtration rate，GFR）下降成正比，这是判断患者是否患有慢性肾衰竭的重要指标，也是区别于急性肾衰竭的重要标志。但少数情况下，即使到达终末期肾病，患者的肾体积并不缩小，甚至增大，如常染色体显性遗传性多囊肾病、糖尿病肾病、肾淀粉样变性等。

1.肾小球硬化　起始于肾小球内皮细胞损伤与炎症，继而肾小球系膜细胞增生和（或）活化，最后出现肾小球硬化与纤维化。

2.肾小管间质纤维化　间质病变的程度与肾功能之间的关系，较肾小球硬化更为密切，肾小管间质纤维化涉及炎症、成纤维细胞增生、大量细胞外基质成分积聚，最终导致肾间质纤维化。

3.血管硬化　与慢性肾衰竭的进展相平行，但是血管改变与全身高血压并不成正比。慢性肾衰竭早期并没有严重的高血压，但却存在肾小动脉的玻璃样变性。

慢性肾衰竭对机体各系统均可产生不同程度的影响，临床表现多种多样，与基础疾病种类和肾功能不全的程度相关。

（1）轻度肾功能损害：GFR ≥ 30ml/min时，大多数患者无明显症状，少数可有夜尿增多、乏力和腰痛等。辅助检查可发现继发性甲状旁腺功能亢进等。肾小球疾病导致的慢性肾衰竭多有高血压、蛋白尿与镜下血尿。肾小管间质疾病导致的慢性肾衰竭表现为贫血、代谢性酸中毒和夜尿增多，高血压发生率较低，除非合并泌尿道梗阻或反流。

（2）中度与重度肾功能损害：可有消化性溃疡、动脉粥样硬化、贫血和出血倾向、肾性骨病、代谢性酸中毒、营养不良、钠和水失衡、钾平衡紊乱、内分泌异常等相关的临床症状。

（二）声像图表现

二维声像图不具特征性改变，可显示双肾体积缩小、肾皮质变薄、皮质与髓质的界限欠清（图26-6-8）。肾实质内血流信号减少，肾内动脉血流速度下降，RI增高。一般RI越高，肾损害和肾衰竭的程度也越重。重要的检查方法是超声引导下肾组织活检，可明确肾功能不全的病因诊断。

（三）诊断与鉴别诊断

超声引导下肾组织活检是诊断本病的“金标准”。通常的检测项目包括尿常规、肾功能、血糖、血脂和血尿酸等。此外，还包括尿红细胞形态、尿微量白蛋白测定、24小时尿蛋白定量等。

（四）临床意义

应用超声检测双肾大小、肾实质厚度、皮质与髓质回声强度，肾窦所占肾轮廓的比例及其肾小动脉的血流动力学改变，可对慢性肾衰竭的病情程度和预后判断提供重要帮助。然而，应该指出的是慢性肾衰竭的不同时期可有一定的声像图改变，但是仅凭声像图变化和肾小动脉的血流动力学改变诊断不同病因所致慢性肾衰竭是不可能的，只有在超声引导下做肾穿刺活检方为明确诊断的唯一标准。另外，肾内血流充盈情况及RI测值均可用以判断肾衰竭的严重程度等。根据超声检查有关肾测值，再结合相关的实验室检查，对于临床上选择何种治疗方法甚为重要。

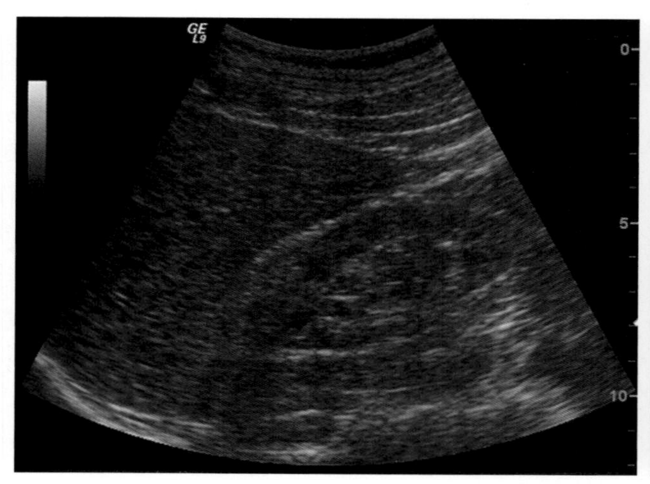

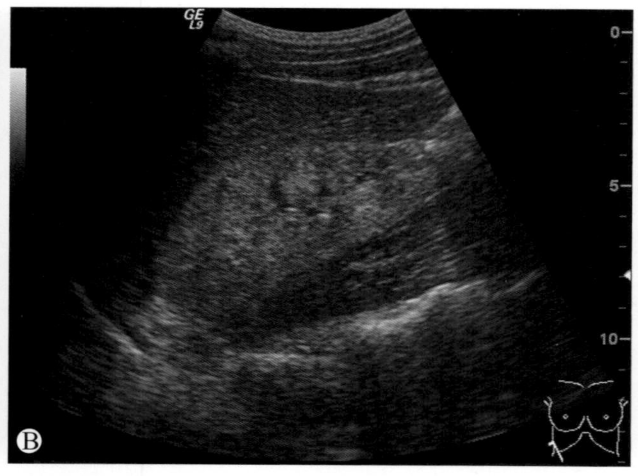

图26-6-8　慢性肾衰竭

双肾体积缩小，皮质变薄，实质回声增强，皮质与髓质界限欠清

（王正滨　李秋洋）

第七节　肾感染性疾病

一、肾盂肾炎

（一）病理与临床特点

肾盂肾炎分为急性、慢性和黄色肉芽肿性肾盂肾炎三种类型，是临床常见的肾疾病之一。感染途径包括上行感染，为细菌经尿道进入膀胱、输尿管和肾盂肾盏，最终侵入肾实质；尿路感染所致肾盂肾炎占90%以上；其次为血行感染，约占50%；其他较罕见的感染途径包括淋巴管感染和直接感染。发病率女性高于男性。

1.急性肾盂肾炎　是肾盂和肾实质的急性细菌性炎症。急性肾盂肾炎多为上行性感染，致病菌主要为大肠埃希菌和其他肠杆菌及革兰氏阳性菌，如副大肠埃希菌、变形杆菌、粪链球菌和葡萄球菌等。多由尿道进入膀胱，上行感染经输尿管到达肾；少部分经血行感染播散到肾，病原体见于金黄色葡萄球菌、沙门菌和念珠菌等。多为单侧，也可见于双侧病变。急性肾盂肾炎时肾肿大，表面散在大小不等的脓肿，实质内见小脓灶不规则分布在肾组织各个部分，肾盂、肾盏黏膜充血水肿，散在小出血点，肾乳头大小不一，其内有炎性病灶，肾小管腔内有脓性分泌物等。

2.慢性肾盂肾炎　主要由于急性感染时期临床治疗不及时或治疗不够彻底而转为慢性阶段。也有少数为急性肾盂肾炎治愈后因经尿道器械检查而又继发感染引起。本病的肾大小可为正常低值或有不同程度缩小。肾表面和肾实质有瘢痕形成，肾盏呈钝性扩张，实质萎缩，皮质与髓质分界不清楚，肾小球有不同程度的纤维化或硬化等改变。

3.黄色肉芽肿性肾盂肾炎　是一种罕见的慢性细菌性肾感染，可发生在任何年龄，但好发于中青年女性，常侵犯一侧肾，双侧罕见。其症状有腰痛、发热、膀胱刺激症状，部分患者有肾区疼痛、高血压。本病的典型特征为肾实质破坏较重，并形成肉芽肿和脓肿等。黄色肉芽肿性肾盂肾炎的病因迄今尚不完全明了。多数学者认为是由于长时间慢性炎症引起肾实质的严重破坏，脂质被组织细胞吞噬而形成黄色瘤样细胞；此外，还与患者尿路梗阻合并感染、脂质代谢异常及免疫功能紊乱等因素有关。主要病理改变为肾内局部可见黄色瘤样病灶；另外还可见于患肾明显增大，肾实质明显破坏并形成脓肿，肾盂、肾盏表面或实质内可见多个大小不等的黄色瘤样病灶。

（二）声像图表现

1.急性肾盂肾炎　患病早期二维声像图和彩色多普勒超声可无明显异常改变。随着病情的不断加重，可见患侧肾轻度肿大，外形饱满，肾实质回声减弱并逐渐增高，皮质与髓质分界不清楚，少数可有肾盏和肾盂黏膜增厚，回声增高，甚至可见肾盂和肾盏壁增厚形成类似双层结构，并伴有肾盂或肾盏轻度分离扩张等（图26-7-1）。彩色多普勒超声可见肾窦内血流信号不同程度地增多。

2.慢性肾盂肾炎　由于病情和病程的不同，可表现为肾轮廓增大、正常大小和肾轮廓有不同程度的缩小。病情较重的晚期患者，肾轮廓明显缩小，表面不光滑，肾实质萎缩变薄，髓质明显缩小，肾窦结构变形，边缘模糊不清（图26-7-2）。彩色多普勒超声示肾内血流信号明显减少，甚至显示不满意。

3.黄色肉芽肿性肾盂肾炎　声像图表现与本病的类型有密切关系。例如，弥漫性黄色肉芽肿性肾盂肾炎表现为双肾轮廓呈弥漫性增大，外形饱满，肾髓质与皮质分界不清或肾内结构紊乱，实质内显示边缘不规则的低回声或弱回声结节，呈高回声结节者主要与病灶内纤维化或钙化有关（图26-7-3）。此外，病肾局部、肾盂或肾盂输尿管连接部常可见结石强回声团，后伴明显声影，

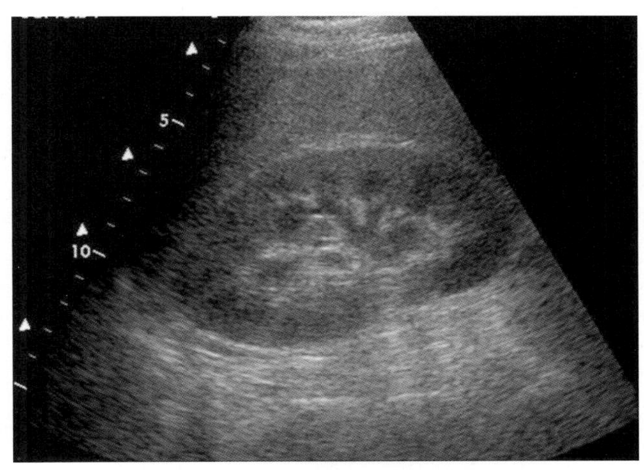

图26-7-1　急性肾盂肾炎

肾轻度肿大，外形饱满，肾实质回声减弱，肾皮质与髓质分界欠清

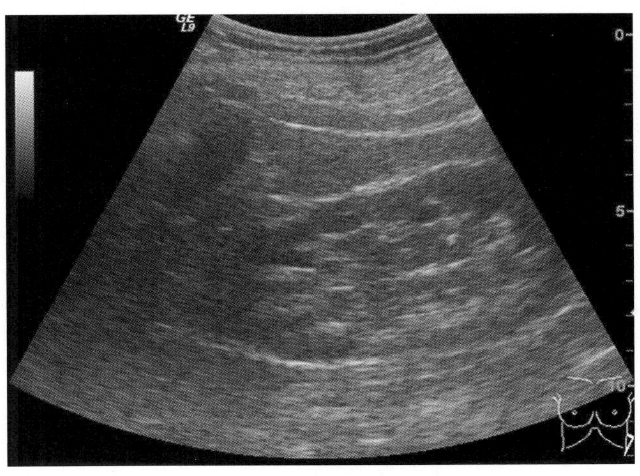

图26-7-2　慢性肾盂肾炎

肾轮廓缩小，表面不光滑，实质变薄，髓质缩小，肾窦结构变形，边缘模糊不清

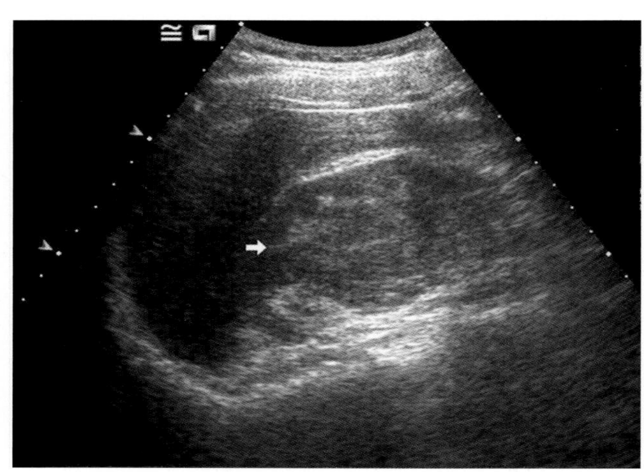

图26-7-3　黄色肉芽肿性肾盂肾炎

肾轮廓呈弥漫性增大，外形饱满，肾髓质与实质分界不清，结构紊乱，实质内可见边缘不规则的低回声结节

因结石梗阻而引起肾盏或肾盂分离扩张，即肾积水的有关声像图表现。

局灶性黄色肉芽肿性肾盂肾炎表现为肾局限性增大和外形饱满，其内部回声极不均匀，局部可见低回声或高回声结节，同时肾局部还可见强回声结石及其引起的肾盏积水。晚期患肾破坏较重，即慢性肾功能不全时期，患肾明显缩小，肾内局部可见边缘不规则、边界较清楚的较高回声结节或团块。

（三）诊断与鉴别诊断

1.急性肾盂肾炎　声像图表现缺乏特异性，尤其在发病早期，声像图所见肾可无明显异常改变。仅有病情较重、病程较长的急性肾盂肾炎，可有肾轮廓增大，外形饱满，内部回声增高或减低，肾髓质与皮质回声分界较为模糊等声像图变化。尽管如此，超声诊断本病必须密切结合临床症状和体征，同时还应结合有关实验室检查结果方能够做出较为准确的诊断结果。

2.慢性肾盂肾炎　本病较急性肾盂肾炎声像图改变明显，尤其患病晚期肾轮廓均有不同程度缩小，肾内结构的变化较大，声像图所见肾窦、髓质和皮质回声均有不同程度的改变，此时超声诊断较为容易。若再结合患者有反复尿路感染病史，肾内有梗阻性病因（结石）导致的肾积水，甚至有尿液反流的超声造影表现时，便可考虑慢性肾盂肾炎的诊断。但有必要密切结合尿液和其他实验室检查结果进行综合分析。

3.黄色肉芽肿性肾盂肾炎　声像图表现多种多样，声像图表现无特征性。如患肾局限性增大，局部肾盏或肾盂分离扩张或肾内有结石强回声团后伴声影，肾内见低回声或较高回声肿块，其内彩色血流信号稀少，结合患者有慢性肾盂肾炎的病史和有关实验室检查结果异常时，可考虑患有本病的可能。

（四）临床意义

不同类型肾盂肾炎的早期声像图表现缺乏特异性，或无明显改变，超声检查意义不大。随着肾盂肾炎病程的延长和病情的加重，肾的大小、形态和内部结构可发生明显的变化，此时根据超声检查所见，结合临床症状和有关实验室检查结果，可为临床诊断本病提供重要依据。超声检查的优点还在于可发现诱发肾盂肾炎的病因，如肾和输尿管的畸形、结石及肿瘤等病变，同时还能检出肾盂肾炎的某些并发症，如肾盂梗阻、输尿管梗阻、输尿管积脓及肾脓肿等。当肾盂肾炎形成脓肿时，超声检查可较敏感地显示脓肿的位置、数量、大小和形态等。

二、肾皮质脓肿

（一）病理与临床特点

肾皮质脓肿是由其他部位的化脓性感染，经血行进入肾皮质并引起严重感染而形成脓肿。致病菌以金黄色葡萄球菌最多见。若细菌经血行到达肾皮质而没有形成液化，仅为局灶性炎性肿块改变，称为急性局灶性细菌性肾炎。多个肾皮质脓肿相互融合形成肾痈，可穿破肾包膜累及肾周围脂肪囊形成肾周围脓肿。

本病好发于20～40岁的中青年患者，男女比例3∶1。临床特征主要为全身感染症状，如畏寒、高热、腰腹部疼痛、肋脊角压痛等，患侧腰腹部肌肉紧张，有叩击痛，可触及肿大肾。

（二）声像图表现

急性局限性细菌性肾炎表现为肾轮廓增大，外形饱满，肾实质回声不均匀，局部实质明显增厚，可见边缘不规则的高、低回声区域，彩色多普勒超声显示肾内尤其低回声区域内彩色血流信号明显增多（图26-7-4）；若疾病未能得到有效控制形成化脓性感染时，肾内结构紊乱，实质内显示单个或多个透声较差的无回声区，边界模糊不清，其后方回声增强。若多个脓肿相互融合可形成较大的无回声区，脓肿壁稍厚，内缘不光滑，毛糙，仔细观察无回声区内有云雾点状回声漂浮或有沉积样回声。彩色多普勒超声示脓肿内部无彩色血流信号。脓肿破入肾盏、肾盂或突破肾包膜时，显示脓肿内侧壁或外侧壁不连续，其周围可见透声较差的无回声区，并与脓肿无回声区相连续。本病常与肾结石或肾积水并存，呈现相应的声像图表现。

（三）诊断与鉴别诊断

本病声像图表现较有特征性，当超声显示肾轮廓增大，肾内结构紊乱，局部显示单个或多个边缘不清楚的

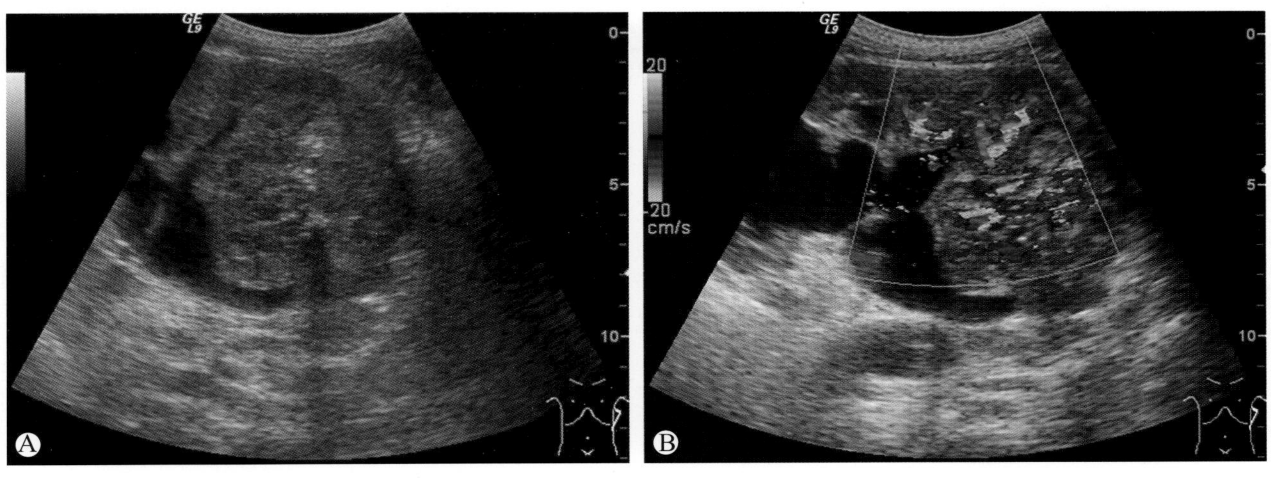

图26-7-4　早期肾皮质化脓性感染

A.急性局限性细菌性肾炎表现为肾轮廓增大，外形饱满，肾实质回声不均，局部实质明显增厚，边缘呈不规则高、低回声区；B.肾内低回声区域内示血流信号明显增多

透声较差的无回声区时，结合患者的相应临床表现与体征，不难诊断。但在急性局限性细菌性肾炎时期仅可表现为局部肾实质明显增厚，呈现边缘不清、内部回声高低不均匀的肿块，同时肾窦因受压而有移位，易与肾肿瘤相混淆。对此，可利用彩色多普勒超声检测肿块内血流情况，若其内血流信号丰富，血管走行较为规则时，应诊断为急性局限性细菌性肾炎。反之，则应高度提示肾肿瘤的可能。还要注意与结核性肾积脓相鉴别。

（四）临床意义

本病的影像学检查方法较多，尤其CT和MRI的诊断准确率较高，静脉肾盂造影难以做出定性诊断，CT、MRI检查对本病的诊断敏感性与超声检查相比，也存在一定限度。众所周知，超声检查对肾内含液性病变的诊断敏感性和特异性均高于上述影像学检查方法。超声不仅能准确观察肾的大小、形态和肾内的切面结构改变，还能清晰地显示肾内炎性肿块有无液化形成脓肿，其中包括肾脓肿的大小、位置、形态、数目及其有无肾脓肿突破肾包膜侵入肾周围或向内突破肾盂或肾盏壁形成脓肾等。此外，超声检查还可动态观察肾脓肿治疗后的转归情况。

三、肾周围炎与肾周围脓肿

（一）病理与临床特点

肾周围组织的化脓性炎症称为肾周围炎，是由肾皮质早期感染时，直接蔓延和来自其他部位的感染经血行到达肾周围松弛的脂肪结缔组织内并扩散形成的；若得不到有效治疗可形成肾周围脓肿。本病以单侧多见，双侧甚为少见，而且右侧多于左侧，男性多于女性。发病年龄为30～40岁。致病菌以金黄色葡萄球菌、大肠埃希菌多见。脓肿形成后，由于肾周组织脂肪丰富且疏松，感染易蔓延。脓液流入髂腰间隙形成腰大肌脓肿，穿破横膈形成脓胸。患者常有皮下软组织化脓性感染、尿路感染或消化道感染等病史。

临床表现主要为畏寒、发热、腰部疼痛和肌紧张，局部压痛明显。此外，尚伴有脊柱旁的明显触压痛和叩击痛，腰部肿胀或可触及肿块等。

（二）声像图表现

1.肾周围炎　肾周围感染早期，肾周围可能无明显异常。随着病情进展，肾周围脂肪囊局限性增厚或膨大，形态不规则，内部回声减低，出现低回声区。病变累及腰大肌时，局部腰大肌肿大，该部有明显探头触压痛。嘱患者深呼吸时，可见肾上下活动度减低。

2.肾周围脓肿　脓肿形成后，肾周围脂肪囊内出现低回声或无回声区，并紧贴肾。脓肿外形可呈椭圆形或带状，壁较厚，而且内侧壁较粗糙。脓肿张力较高时，可呈椭圆形或蝌蚪形。改变体位或缓慢加压检查，实时观察可见低回声区或无回声区内有点状回声漂浮。肾内回声多为正常，若肾受脓肿压迫，可出现肾移位或局部变形（图26-7-5）。

（三）诊断与鉴别诊断

声像图显示肾周围脂肪囊局限性增厚或膨胀，内部回声减低或呈无回声区，肾的上下移动度减低或消失，结合临床有感染症状、肾区肿胀和触压痛等便可诊断为本病。然而，肾周围炎较轻，尚未形成肾周围炎性肿块时，超声诊断较为不易。对此，需仔细检查并与对侧肾周围脂肪囊回声对比观察，并寻找患肾与肾周围组织回声的异同点，才可避免漏诊和误诊。超声诊断过程中需与以下疾病相鉴别。

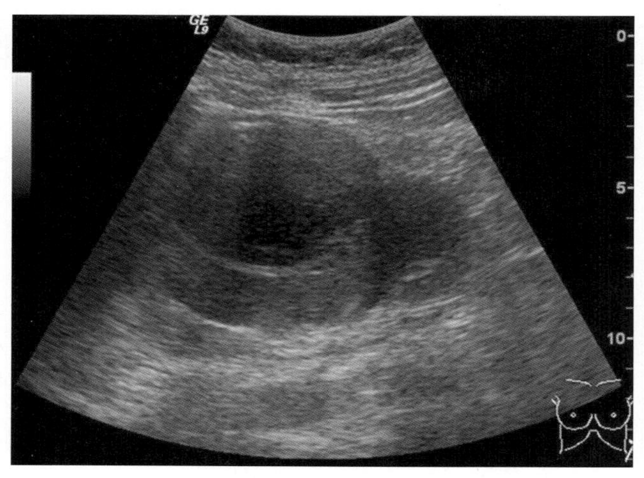

图26-7-5 肾周围脓肿

肾脂肪囊局限性膨大，呈椭圆形，其内为低回声或无回声区，有点状回声漂浮，并紧贴肾局部，肾受压变形

1. 腰大肌脓肿 肾周围脓肿与腰大肌脓肿的声像图表现近似。前者无回声区虽与腰大肌回声界限不清，但是在腰大肌纵向切面可见肌纤维连续性好，回声较均匀；后者则可见腰大肌肌束回声的连续性破坏，内见低回声或无回声，鉴别诊断多无困难。

2. 肾周围囊肿 又称为肾周围假性囊肿，如肾周尿性囊肿等。多为创伤后，尿液向肾周外渗形成的包裹性积液，囊壁为脂肪纤维组织，囊内透声较好，无回声区以围绕肾周围分布为主，肾周围脓肿则与其相反。鉴别诊断存在困难时，可结合患者曾有外伤或肾手术史再进行复检，可明确诊断。

3. 肾周围血肿 本病与肾周围囊肿的鉴别诊断方法相似。所不同的是患者多发生在肾创伤之后，并伴有患侧肾包膜的不同程度的裂伤。此外，肾周围血肿无回声区透声较差，其内可见云絮状回声漂浮或沉淀物体，改变体位检查可发现云絮状回声有向重力方向移动的声像图征象，鉴别诊断较为容易。若在超声引导下穿刺抽吸液体，可迅速做出明确的诊断结果。

（四）临床意义

目前肾周围炎与肾周围脓肿在临床较为少见。仅凭临床症状与体征诊断本病难免与腰大肌脓肿、肾周围囊肿及其血肿相混淆。肾区X线片和尿路造影检查仅可见一些间接征象，难以定性诊断。应用CT和MRI诊断本病的敏感性较高，但特异性较差，不少患者还需进行增强扫描方可确诊。灰阶和彩色多普勒超声检查用于临床以来，对于绝大多数患者，首次检查便可做出准确的诊断。同时超声检查尚能明确诊断是肾周围炎还是肾周围脓肿，对于后者能准确地显示脓肿的大小、位置及深度，为临床选择最佳置管引流的部位提供了可靠的依据。对于非手术治疗的患者，应用超声检查动态观察本病的治疗效果，既简便又实用，是其他影像学检查方法不可比拟的。

四、肾结核

（一）病理与临床特点

肾结核在泌尿系统结核病中最为多见，绝大多数多起源于肺结核，少数起源于骨、关节结核或消化道结核。结核杆菌可经由血行、淋巴管、直接蔓延等多种途径传播。结核杆菌经血行播散时，首先引起肾皮质感染，在肾皮质内形成结核结节，此时并不引起临床症状，被称为病理肾结核。若结核病灶不愈合，累及范围逐渐扩大而出现临床症状时，称为临床肾结核。

最初结核杆菌经肾乳头感染，引起肾盂黏膜炎，进一步破坏可形成干酪样溃疡、髓质空洞和肾盏积脓；病情较重者，整个肾可形成无数个空洞的囊状结构；肾盂和输尿管受累时，可引起肾积水或结核性肾积脓；结核性肾钙化则为结核病灶区域内有大量钙盐沉着，既可局限于肾的一部分，亦可见于全肾弥漫性钙化，若肾功能完全丧失，被称为肾自截，此时输尿管腔闭合。此外，结核杆菌经血行播散可引起附睾结核，顺行或逆行感染尚可引起输尿管、尿道、精囊和前列腺结核等。

肾结核早期多无明显临床症状。病灶累及范围扩大或合并感染时，可出现尿频、尿急、尿痛、血尿、脓尿等。病情较重引起结核性肾积脓或有肾周围炎时可出现腰痛或局部肿胀，并有明显压痛；引起肾积水时，可触及肾区肿块。病情较重或合并其他脏器感染时，可出现消瘦、发热、贫血等症状。尿常规检查常呈酸性，可有脓尿、蛋白尿或镜下血尿，尿培养可找到抗酸杆菌。

（二）声像图表现

肾结核的声像图表现多种多样，但与结核病灶累及肾的范围和病理演变过程的不同而密切相关。作者等根据肾结核声像图表现的演变过程，结合其病理改变不同，将肾结核声像图归纳为五种类型。

1. Ⅰ型 早期空洞型。患侧肾轻度异常改变。肾轮廓稍大，外形饱满，但肾轮廓线较光滑。肾髓质、实质或肾小盏部显示边缘不规则的直径为1.5～2cm的弱回声区或透声较差的无回声区，其周围可有斑点状或斑片状强回声区。肾窦局部可受结核病灶累及或病变压迫而表现为回声增强或排列紊乱。此型见于结核病灶侵及肾实质或进一步破坏，形成肾髓质、实质空洞或肾盏积脓（图26-7-6）。

2. Ⅱ型 结核性肾积水型。肾轮廓增大，包膜不光滑，肾盂、肾盏扩张，其内为透声较差的无回声区。肾内局部可见不规则斑点状或斑片状强回声，伴弱声影。此型见于结核病灶累及肾盂输尿管连接部或累及输尿管，导致肾积水的征象（图26-7-7）。

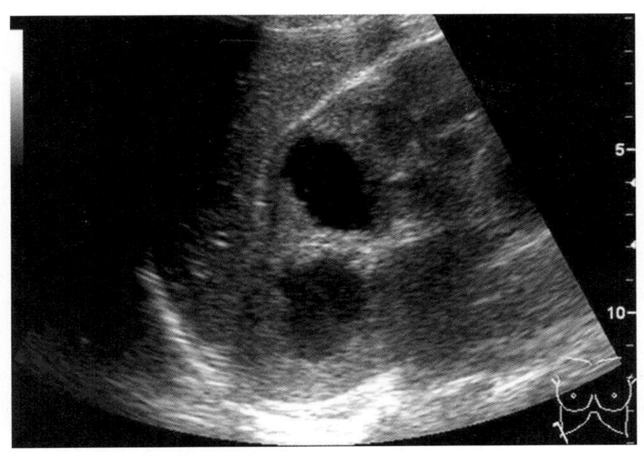

图26-7-6　Ⅰ型肾结核

早期空洞型结核病灶侵及肾实质，肾髓质空洞形成

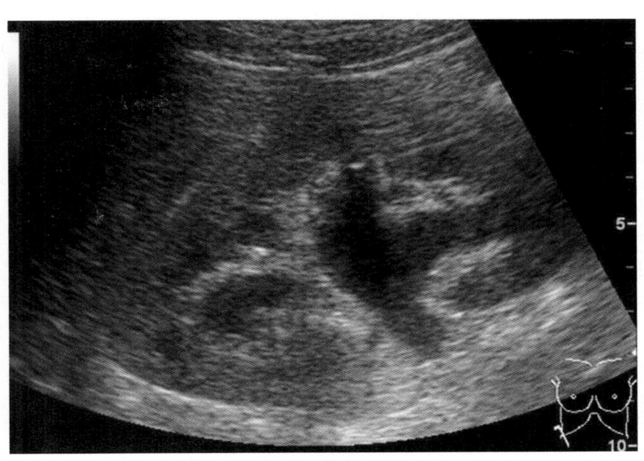

图26-7-7　Ⅱ型肾结核

肾窦分离扩展，肾盏壁增厚，回声增强

3. Ⅲ型　肾积脓型。肾轮廓明显增大，包膜不光滑或局部凸隆不平，肾盂、肾盏均明显扩张，两者分界可显示不清，肾内无回声区透声差，改变体位观察有云雾样回声漂浮或有沉积样点状回声向重力方向移动，盂管连接部和（或）输尿管周围黏膜水肿增厚，表面不光滑，管口部狭窄。此型为肾重度破坏，病灶累及输尿管并导致尿路梗阻，肾内淤滞大量脓液（图26-7-8）。

4. Ⅳ型　混合型。此型既可见于肾重度破坏者，又可见于肾中度损害者。根据此型肾结核的声像图表现和病理改变不同，又可将其分为以下两型（图26-7-9）。

（1）Ⅳa型：肾呈中度或重度损害。肾轮廓增大，表面不光滑，肾实质或肾盏内有多个透声较差的无回声区，此为肾结核空洞和局部肾盏积脓的声像图表现。同时尚可在肾内显示多个斑点状或斑片状强回声，后伴明显声影。肾窦局部可受病灶压迫变形或可伴有轻度肾积水。此型临床较为多见。

（2）Ⅳb型：肾呈重度破坏。肾轮廓多有不同程度萎缩或有肾局限性增大，肾包膜不光滑或局部膨隆，膨隆区域主要为肾盏积脓声像图改变。肾内部回声杂乱，肾窦受压、变形或肾窦回声紊乱。肾内有斑点、斑片或团块状强回声，后伴明显声影。此型见于结核病灶累及肾实质和肾窦，形成较多干酪样坏死空洞和肾盏积脓，同时有纤维化和钙化的发生。

5. Ⅴ型　钙化型。肾轮廓不同程度地缩小，外形不规则，包膜隆凸不平或呈结节状，难以显示肾盂和肾盏回声，代之以形态不规则的团块状或斑片状强回声，后有明显声影。见于结核病灶内大量钙盐沉着，致整个肾病变广泛钙化，肾实质因纤维化或硬化而萎缩。当肾功能完全丧失时，临床称为“肾自截”。

鉴于肾结核的病理演变过程不同，声像图表现复杂而又多样化，以上只是基本的分型，往往有少数肾结核的声像图表现与多种病理改变混合存在，从而难以进行确切的分型。

（三）诊断与鉴别诊断

肾轮廓增大，包膜隆凸不平，肾实质或肾盏内显示

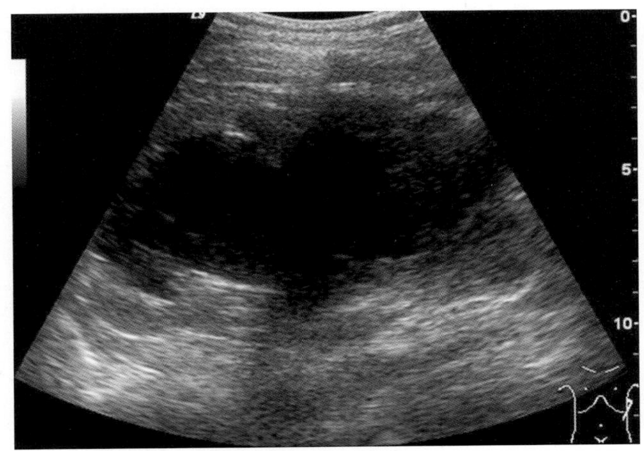

图26-7-8　Ⅲ型肾结核

肾盂肾盏明显扩张，无回声区透声差，病灶累及输尿管并导致尿路梗阻，肾内有大量脓液

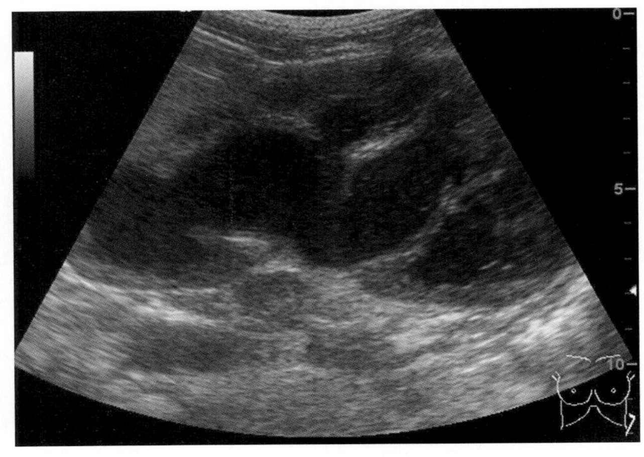

图26-7-9　Ⅳ型肾结核

结核病灶累及肾实质和肾窦，形成干酪样坏死空洞和肾盏积脓，有纤维化和钙化，为重度破坏

边缘不规则、透声较差的无回声区，肾内可见斑点、斑片或团块状强回声后伴声影，当除外其他肾疾病后，可诊断为肾结核。若结合患者有其他脏器的结核病史、尿中找到抗酸杆菌或结核菌试验呈阳性时，诊断结果更为可靠。超声检查应着重探讨早期肾结核的诊断问题。应注意与以下疾病相鉴别。

1.复杂性肾囊肿 结核性肾空洞与感染性、出血性及多发性肾囊肿的声像图表现有相似之处。前者多位于肾髓质或肾乳头以上区域，边缘不规则，壁较毛糙或稍厚，无回声区内透声较差，其周围可有斑点状或斑片状强回声；后者多见于肾包膜下或肾皮质部，多发性肾囊肿的囊壁光滑，无回声区内透声好，尿液检查多无改变；出血性或感染性肾囊肿的张力较高，多为圆形，虽然囊壁可稍毛糙，但其内透声性较肾结核空洞或肾盏积脓更差，病情较重者常可见血凝块或脓栓样回声。鉴别诊断发生困难时可结合临床症状、实验室及其他影像学检查进行综合判断。

2.肾肿瘤 呈弱回声的结核性肾空洞与弱回声肾细胞癌，两者鉴别有一定难度。前者病灶后方有回声增强效应。而肾癌团块内回声较多，分布不均匀，其后无回声增强改变，较大的肿瘤可有回声衰减征象。应用彩色多普勒超声和超声造影观察病灶内有无血流信号或造影剂增强，对两者的诊断与鉴别意义较大。

3.肾积水 结核性肾积脓与肾积水合并出血或感染的声像图均为肾盂、肾盏扩张，内为透声较差的无回声区。前者肾盂与肾盏壁略增厚，且不光滑，常可在肾实质部显示孤立的无回声区，并多可在病灶周围显示斑片状强回声，后伴声影或呈彗星尾征。后者则呈典型肾积水的声像图表现，虽然无回声区透声较差，但追寻检查可显示尿路梗阻的位置和梗阻病变。

（四）临床意义

肾结核早期由于缺乏典型临床症状和体征，诊断较困难。既往应用尿抗酸杆菌检验和X线静脉尿路造影可为诊断肾结核提供较大帮助，但前者阳性率仅占52.9%，静脉尿路造影阳性率较高，有时不易与肾盂肾炎和肾盂源性囊肿相鉴别。逆行尿路造影能明确病变的部位和范围，但因患者痛苦较大，且有不少因膀胱挛缩或严重的结核性膀胱炎而难以实施检查。超声检查可观察肾内有无结核性病灶，对有异常回声改变者，尚可与肾的其他疾病做出鉴别诊断，同时根据病变的部位和累及范围，还可做出声像图分型，从而为临床制订相应的治疗方案提供较为可靠的依据。作者报道了53例肾结核的超声诊断结果，符合率为86.8%。由此可见，超声诊断肾结核具有重要的临床意义。但由于肾结核初期的声像图表现缺乏特征性，敏感性较低，若超声能与尿抗酸杆菌检验和静脉尿路造影检查联合应用，对肾结核的诊断价值更大。CT对肾结核的诊断价值较大，可以清楚显示肾内结构变化的细节，如肾盏、肾盂壁的增厚和破坏等。

（王正滨 李秋洋）

第八节 肾损伤

（一）病理与临床特点

肾损伤以交通事故最为多见，约占50%；另外还包括外力击打伤、刀刺伤、高空坠落伤、医源性肾损伤（输尿管插管、肾穿刺等）和自发性肾损伤（肾积水与肾肿瘤破裂）等。其中闭合性肾损伤约占80%，开放性肾损伤约占20%。约有60%的肾损伤并存其他脏器的创伤，如脾、肝、胰腺和胃肠道创伤等。男性多于女性，青少年多于中老年人。

Nunn根据临床和放射学检查所见与病理改变的关系，将肾损伤分为四种类型（图26-8-1）。

Ⅰ型：肾挫伤，有外伤史，肾实质内有挫裂伤，但被膜和集合系统完整，被膜下可有小血肿。

Ⅱ型：肾实质裂伤，肾实质和被膜破裂，肾内有血肿，并常伴有明显肾外血肿。

Ⅲ型：肾盏撕裂，肾盏和肾盂撕裂，内有血凝块，同时有肾实质损伤，但肾被膜完整。

Ⅳ型：肾广泛性撕裂或断裂，肾被膜、实质和集合系统均有广泛的损伤，甚至肾蒂完全断裂。

肾损伤的主要临床表现为伤侧腰腹部肿胀、疼痛或强直，血尿是最主要的症状，严重程度不一，为镜下或肉眼血尿。损伤程度较重者可出现血压下降、休克乃至死亡。

（二）声像图表现

1.肾损伤声像图 由于肾损伤的程度不同，病理改变各异，根据肾损伤声像图所见，并结合Nunn肾损伤分类法，可将肾损伤的声像图表现分为以下四种类型。

Ⅰ型：肾挫伤。声像图表现为肾轮廓轻度肿大，肾实质内显示局限性范围较小的弱回声或无回声区。肾包膜完整，但肾包膜下可有范围较小弱回声或透声较差的无回声区，少数肾窦轻度分离，内有云雾状低回声。超声造影能清晰显示肾包膜下出血的位置和范围，还可判断是否存在活动性出血。造影声像图表现为肾回声明显增强，而肾包膜下血肿内无造影剂回声，二者形成鲜明对比。

Ⅱ型：肾实质裂伤。肾弥漫性或局限性肿大，肾包膜局部向外膨出，内为透声稍差的无回声区。实质内显示边缘不规则的弱回声区或无回声区，肾周围可有类似回声。因受肾实质内或肾周围血肿压迫，肾窦可有变形，

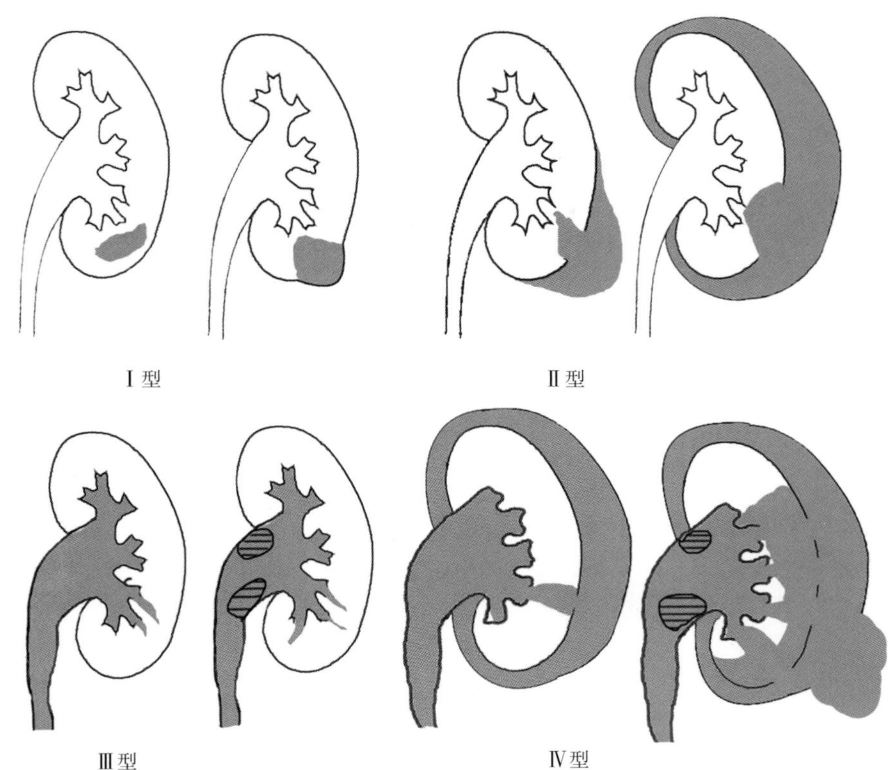

图26-8-1 肾损伤Nunn分型

Ⅰ型：肾挫伤，有外伤史，肾实质内有挫裂伤，但被膜和集合系统完整，被膜下有小血肿；Ⅱ型：肾实质裂伤，肾实质和被膜破裂，肾内有血肿，并常伴有明显肾外血肿；Ⅲ型：肾盏撕裂，肾盏、肾盂撕裂，有血凝块，肾实质损伤，但肾被膜完整；Ⅳ型：肾广泛性撕裂或断裂，肾被膜、实质和集合系统均有广泛损伤，甚至肾蒂完全断裂

彩色多普勒超声检测血肿内无血流信号。若存在活动性出血时，超声造影可在肾包膜下出血区内显示有增强的微气泡弥散进入血肿区内。

Ⅲ型：肾盏撕裂。多数患者肾外形明显增大，但肾包膜连续性较好。肾实质内可见边缘不规则的无回声区。肾窦范围扩大，外形不规整或回声散乱，与肾皮质分界不清。肾盏和肾盂不同程度地分离扩张，其内有较多积血，呈透声较差的无回声区。若有血块堵塞肾盂输尿管连接部或远端输尿管时，肾盂积血量较多，无回声区内可见云雾状低回声漂浮。血凝块回声多较高，可沉积在积血无回声的较低位置，改变体位实时观察血凝块有向重力方向浮动的声像图改变。超声造影可判断是否存在活动性出血，如果血肿区域内出现了微气泡强回声，则说明仍有出血，根据微气泡积聚的量和积聚的速度，可间接判断损伤血管的程度和大小。

Ⅳ型：肾广泛性撕裂（复合型）。除有Ⅱ型和Ⅲ型肾创伤的声像图表现之外，肾创伤较重者，肾可完全性断裂或断裂成数块，肾周脂肪囊内可见范围较大的弱回声区和无回声区，血凝块机化后可形成高低不均匀的混合回声。

2.肾周围血肿声像图　肾周围可见透声较差的无回声区，其内有雾点状低回声。无回声区的形态与出血量的多寡、时间和病因有密切的关系。一般出血量较少、出血时间较长的患者，肾周围无回声区多呈残月形；若在较短时间内有大量出血时，可呈现椭圆形透声较差的无回声区；随着时间的推移，血肿内血凝块机化时，无回声区内可见类实质样低回声或高回声沉积，改变体位观察可向重力方向移动。一般通过改变超声检查者的体位或改变超声扫查角度，将肾包膜下血肿在声像图中最浅表区域内显示，以便最大限度地显示出血肿的深度和范围。

出血量较多时，患侧肾受血肿的压迫可向后方移位，局部肾实质不同程度地变薄，随着血肿逐渐得以吸收，肾受压轮廓缩小乃至消失，肾实质仍可恢复到正常状态；血肿较小的患者，肾实质多无明显异常改变。

肾肿瘤局部微小血管破裂所致的肾周围血肿的声像图表现更有特征性，即血肿内显示隆凸不平的实质性肿瘤回声，并可向内追寻到肾实质内，能完整地显示肿瘤轮廓。

（三）诊断与鉴别诊断

声像图诊断肾损伤的直接证据是肾实质或肾蒂血管回声异常，间接征象是肾周血肿或肾盂膀胱内血凝块回声。在轻度肾挫伤者中，初次超声检查可能无异常发现。因此，若患者有镜下尤其肉眼血尿时，应在短时间内进行复查，以免漏诊Ⅰ型肾创伤；对Ⅱ型和Ⅲ型肾创伤，则应仔细检查肾内血肿和包膜下血肿的位置、大小和范围，仔细寻觅肾裂伤与撕裂口的位置和大小。同时还应注意检查其他脏器，如肝、脾及胰腺等脏器有无并存的损伤和程度，腹腔和腹膜后有无游离的无回声区等，综合评估创伤所致失血的数量，为临床治疗提供依据。

此外，有少数患者此前曾有其他肾疾病，如肾囊肿、肾肿瘤或肾结核等，肾局部组织较脆弱，所以有时受到未引起患者注意的较轻外伤，甚至某种因素即可引起自发性出血。因此，超声检查时应注意原有肾病变。应用超声造影观察肾内病变和肾周围血肿的关系，同时超声造影还可观察肾损伤后出血量的多寡和有无活动性出血等。

（四）临床意义

多数肾损伤经非手术治疗可治愈。若重度肾损伤或合并有其他脏器的损伤，则应尽早施行手术治疗。目前，应用各种影像学检查肾损伤，均可发现不同程度的影像学改变，尤其是超声、CT和MRI检查所见更具有特征性。超声不仅能迅速而准确地判断有无肾损伤和损伤的程度，动态观察肾损伤后的出血情况，尚可根据不同程度肾损伤的声像图征象进行分型，若再结合彩色多普勒超声和超声造影检查，可进一步了解有无肾血管损伤及其肾内的血供情况等。此外，在超声观察有无肾损伤的同时，还可观察毗邻脏器，如肝、脾、胰腺和胃肠道等有无损伤，并且绝大多数患者能寻觅到肾出血的病因。再者，超声检查方便易行、无损伤性、可反复多次检查，动态观察肾内和肾周围血肿的转归情况，从而为临床诊断与治疗提供可靠依据。

（王正滨　李秋洋）

第九节　肾结石

（一）病理与临床特点

肾结石是泌尿系统的常见疾病之一。男性多于女性。根据结石所含的成分不同，将其分为若干类，其中草酸钙和磷酸钙结石约占80%；磷酸钙结石与磷酸镁铵混合结石占6%～9%；尿酸结石约占8%，氨基酸结石占1%～2%，黄嘌呤结石、磺胺结石和黏蛋白结石等占1%。肾结石的大小、形态和硬度与结石的化学成分有较密切的关系。如草酸钙结石质硬，粗糙不规则，常呈桑葚状，棕褐色；磷酸钙结石既可为单一化学成分，也可由磷酸钙、磷酸氢钙和磷酸镁铵等混合而成，该结石轮廓较大，表面粗糙不平，呈灰白色、黄色或棕色，肾区X线片上所见的鹿角形结石多为此类，结石硬度较草酸钙结石低；氨基酸结石含钙少，韧性较大；胱氨酸、碳酸钙、黄嘌呤结石的硬度相对较大，X线片上显示率较高。

肾结石可单发，也可多发，可发生在一侧肾，也可在双肾同时发生。肾结石大小不一，甚小的结石可呈粟粒样或泥沙样，较大的鹿角状结石可充满整个肾盂和肾盏。较小的结石可嵌顿在肾盏柄部，引起局部肾盏扩张积水。若结石嵌顿在肾盂输尿管连接部并导致尿路梗阻时，可引起肾盂乃至肾盏积水。肾结石可引起上尿路梗阻、感染和局部损伤，并可导致急性或慢性肾功能损害。

结石较小且无尿路梗阻时，临床上可无明显症状。若结石嵌顿在肾盏柄部或嵌入肾盂输尿管连接部时，可引发腰痛和血尿，腰痛多为钝痛和绞痛，并沿患侧输尿管向下放射。合并感染时，可有尿痛、尿急、尿频、血尿表现。

（二）声像图表现

肾内显示斑点状或团块状强回声，后伴明显声影是肾结石的典型声像图表现。肾结石的形态、回声强度与结石的成分、密度、大小及位置等有密切的关系。

1. 高密度肾结石　如草酸钙、磷酸钙或与其他成分混合的结石，较为坚硬，透声性极差，声像图仅能显示结石的表面或前部轮廓，在声像图上显示为弧形带状强回声，后伴明显声影（图26-9-1）。

2. 低密度肾结石　如以尿酸、胱氨酸和黄嘌呤成分为主的结石，体积较小，密度较低，透声性较好，可呈点状或团状高回声或强回声，声像图可显示结石的全貌，后方无明显声影或声影较弱（图26-9-2）。

3. 鹿角形肾结石　以磷酸钙成分为主，由多种成分形成的结石，结石密度与体积均较大。结石可充满整个肾盂，并可向肾盏的空间延伸增大，当结石充满肾盂和肾盏时，其外形轮廓酷似鹿角形而得名。X线片上可清晰显示结石的整个外形，但在声像图上往往有声影的影

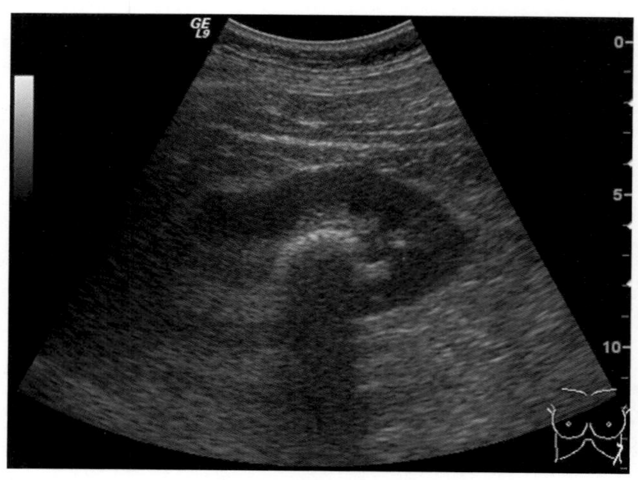

图26-9-1　高密度肾结石
呈新月形或弧形带状强回声团，后伴声影

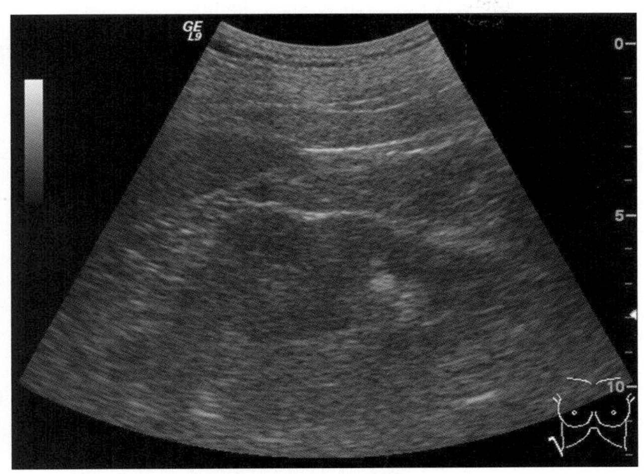

图26-9-2 低密度肾结石
呈点状或团状高回声或强回声，后无明显声影

响而不能显示结石的整体轮廓，仅可显示结石的表面，呈现肾盂和肾盏内有多个大小不等的强回声团，后伴明显声影。结石后方与肾盏间隙的肾断面解剖结构显示不清（图26-9-3）。

4. 肾内小结石　体积较小的结石多见于肾下盏的后部，显示该部有直径3～5mm的强回声，后伴弱声影或无明显声影（图26-9-4）。

5. 中、上肾盏或肾盂内结石　在肾中部或上盏内形成的结石，存留在肾上盏或肾盂内，无嵌顿发生，便形成中、上肾盏或肾盂内结石，多见于肾盏内较小结石或肾盂内稍大的结石（图26-9-5）。

6. 散发性肾结石　分布在肾窦边缘或接近肾窦边缘处的结石，体积多较小，直径为2～3cm，多无明显声影。此类结石位于肾髓质与肾小盏交界处，主要见于痛风患者，常为多发并见于双侧肾（图26-9-6）。

7. 梗阻性肾结石　若肾结石嵌顿引起梗阻时，结石

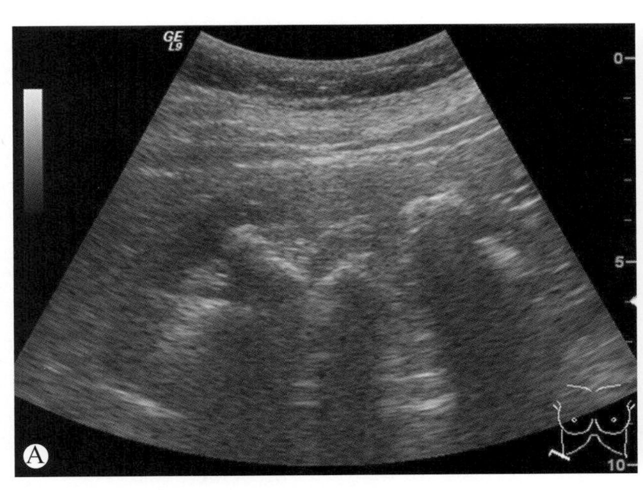

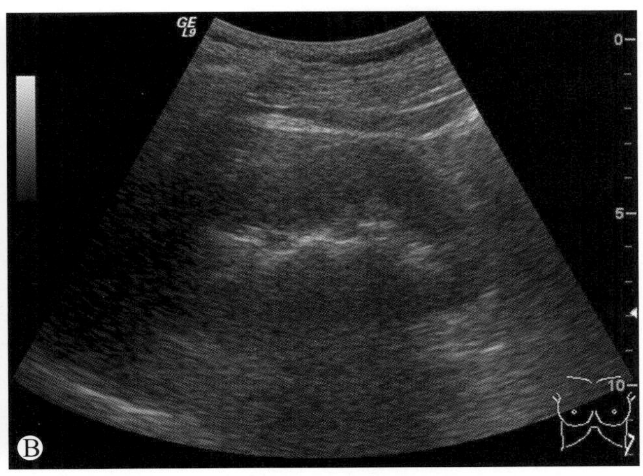

图26-9-3 鹿角形肾结石
肾盂和肾盏内呈多个大小不等的强回声团，后伴明显声影，结石后方与肾盏间隙的肾断面结构显示不清

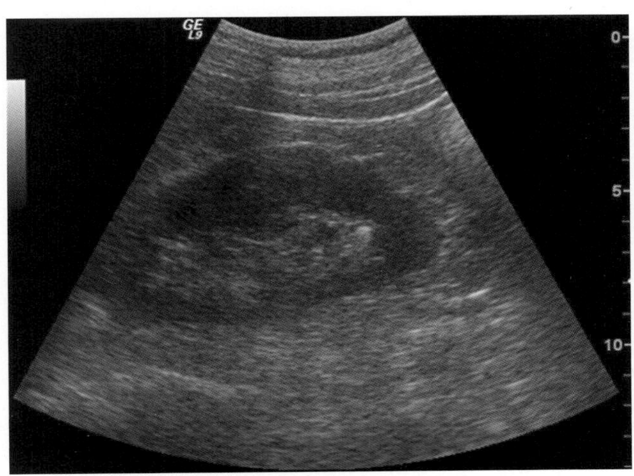

图26-9-4 肾下盏小结石
肾下盏显示小的强回声，后无明显声影

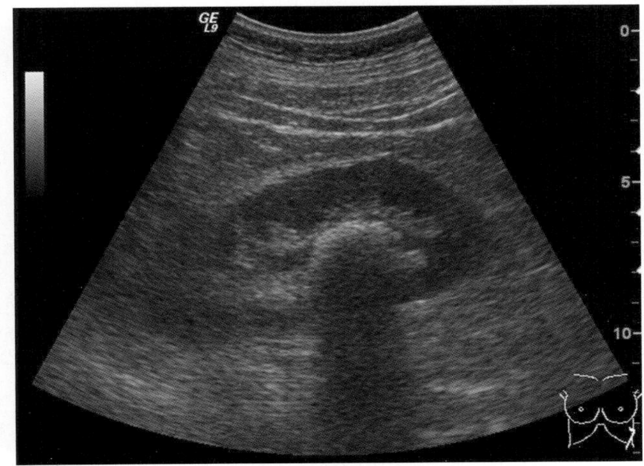

图26-9-5 肾盂内结石
肾盂内显示较大强回声团，后伴明显声影

的近端可见无回声区。如嵌入肾小盏或肾大盏柄部的结石，可引起局部肾小盏或肾大盏扩张；若肾结石移动至肾盂输尿管连接部并造成梗阻时，则表现为肾盂乃至肾盏扩张（图26-9-7）。

（三）诊断与鉴别诊断

根据肾结石声像图，肾盏肾盂内典型的强回声后伴有明显声影，对绝大多数肾结石可做出准确诊断。肾结石位于肾窦下部者居多，肾中上部的强回声团为存留在肾盏或肾盂内的结石；若显示肾盂或局部肾盏积水，则应在无回声的远端寻找嵌顿的结石；鹿角形肾结石仅能显示距肾实质较近的多个犄角，呈“互不相连”的新月形强回声团，后伴声影。根据声像图征象，95%以上的肾结石能做出明确诊断。需与类似肾结石声像图表现相鉴别的疾病有以下几种。

1.钙乳性肾囊肿　该囊肿多与肾集合管或肾小盏连通，囊内尿液存留形成的结石或囊壁钙盐附着的声像图表现与肾盏结石相似。前者改变体位观察囊内结石随体位改变，向重力方向移动，有时可见附于囊壁的钙盐沉积，其后方伴声影或呈彗星尾征。肾盏结石位于肾盏柄部并可导致该肾盏扩张、积水，改变体位结石位置无变化，后方可伴声影，两者鉴别诊断多无困难。

2.肾结核性钙化　钙化强回声外形不规则，主要见于实质内和实质内透声较差的无回声或弱回声区的边缘区域，较小的钙化灶后方多有声尾。肾结石强回声则见于肾窦内或其边缘处，后伴声影。结合有无肾结核或其他脏器的结核病史、有关实验室检查等，多能做出明确的诊断结果。

3.肾内钙化灶　位于肾皮质或肾包膜下的强回声，多为钙化灶。结石多见于肾窦内或肾窦边缘区。

4.肾窦壁灶性纤维化　肾窦壁局部纤维化也可产生强回声，但无声影。直径＜3mm的肾结石多无声影，有时与肾窦灶性纤维化的点状强回声不易区别。变换体位和扫查角度，若强回声变为短棒或等号样，则为肾窦内

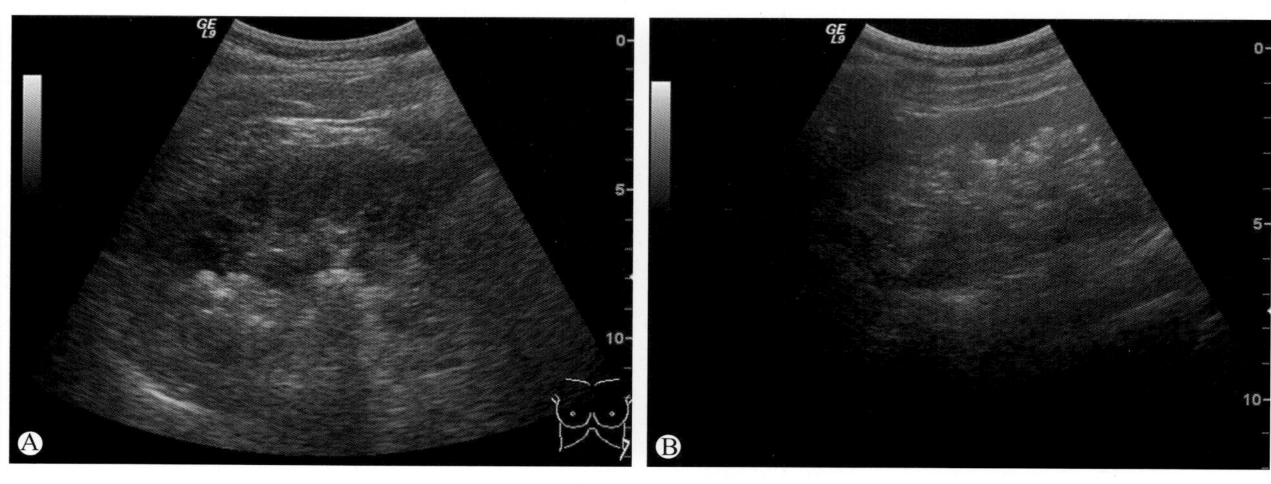

图26-9-6　散发性肾结石

A.左肾窦内散在大小不等强回声，伴声影；B.肾窦边缘或近肾窦边缘处散在分布细小强回声，无明显声影

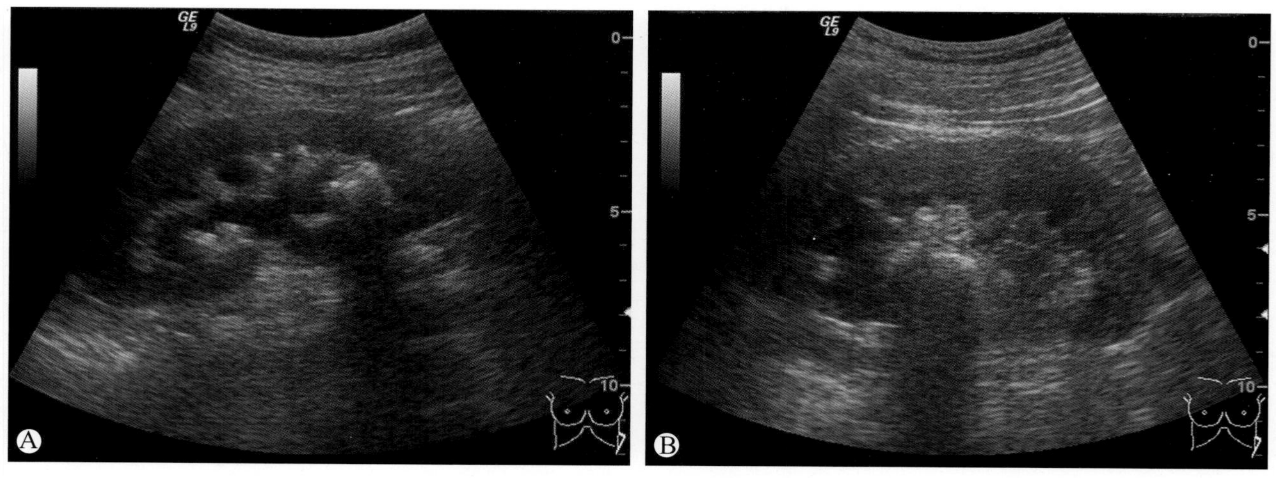

图26-9-7　梗阻性肾结石

A.肾盂输尿管连接部较大强回声团，伴声影，肾盂、肾盏轻度扩张积水，肾盏内见多个大小不等强回声伴声影；B.左肾上部肾大盏内可见结石及肾大盏积水

灶性纤维化，若点状强回声固定不变，则为结石回声。

（四）临床意义

肾区X线片和静脉尿路造影可对大多数肾结石做出诊断。有时结石与骨骼重叠或X线不显影的阴性结石不易被发现。肾结石在X线片上为致密阴影，但有时与肾结核钙化、胆结石、淋巴结钙化的鉴别存在一定困难。CT和MRI虽可明确肾结石的位置、大小与形态，但诊断阴性结石也有一定难度。此外考虑检查费用等因素，一般不将CT和MRI作为诊断肾结石的常规方法。超声检查不仅能清晰显示结石的大小、数目和空间位置，同时尚可观察有无结石嵌顿或梗阻导致肾积水的情况。对于较小的结石，肾区X线片、CT常不能显示或显示不清，X线不显影的阴性结石，以及结石与骨骼重叠难以明确诊断者，超声检查均可做出明确的诊断。超声也存在不足，如体积较大的鹿角形肾结石，超声仅能显示结石的表面或将此误认为多发结石，而不如肾区X线片可完整地显示结石轮廓。

（王正滨　刘荣桂）

第十节　肾积水

（一）病理与临床特点

泌尿系统自肾小管开始，经过肾盏、肾盂、输尿管、膀胱至尿道都是管道，任何部位发生持续梗阻都可引起肾积水、肾功能损害。通常正常肾盂内压力为10mmHg（1.33kPa）左右，尿路梗阻导致肾积水时，尿液自肾排出受阻，肾盂内压力不同程度地增高，病情较重者肾盂内压力可超过50～70mmHg（6.65～9.31kPa），从而引起一系列肾的生理与病理学改变。肾盂内压力增高首先引起肾盂扩张，而后引起肾盏扩张。

泌尿系统梗阻的原因很多，可以是机械性的，也可以是动力性的，前者占多数。梗阻可以是先天性的，但多数是后天性的。有时还可以是医源性的，如手术和器械检查的损伤、盆腔肿瘤放射治疗后的反应等。

泌尿系统梗阻的原因在不同年龄和性别的人群中有一定区别。小儿先天性畸形较多见。病因有尿路的神经和肌纤维发育不全、输尿管瓣膜或皱襞、肾盂高位出口和异位血管压迫等。成年人常见的原因是结石、炎症、肿瘤、损伤、憩室和息肉等。外在压迫，如腹部和腹膜后肿块，特发性腹膜后纤维化，妊娠和月经期充血的卵巢静脉压迫等，可致上尿路梗阻。下尿路梗阻常由前列腺、膀胱和尿道的肿瘤、结石、炎症等疾病所导致。一侧肾积水见于单侧上尿路梗阻，双侧肾积水多为下尿路梗阻所致。双侧上尿路同时发生梗阻者，临床上较少见。肾积水较重时，可因肾实质受压而逐渐萎缩，并导致肾功能损害。

某些病因导致尿路发生梗阻后，引起梗阻近端输尿管扩张和肾积水。但由于尿路梗阻位置、梗阻病因、病变大小、梗阻程度和梗阻时间不同，超声所见梗阻近段输尿管扩张和肾积水的程度与肾盂的解剖学类型、输尿管梗阻的位置、程度和梗阻的病因有关。

肾积水的主要临床表现是肾区胀痛，肾积水程度较重者可于患侧腹部触及肿块，尤其小儿常以腹部肿块而就诊。尿路不同病理性质的梗阻病因可产生相应的临床症状。并发感染时，可有发热、尿频、尿痛和血尿等表现。

（二）声像图表现

1.肾窦回声分离　表现为肾窦回声分离扩张，内见无回声区，后有回声增强。肾窦分离扩张的程度与肾积水量的多少和梗阻时间的长短密切相关。轻度肾积水无回声区仅局限在肾盂内，随着尿路梗阻的加重和梗阻时间的延长，肾盂内无回声区可逐渐扩展到肾大盏乃至肾小盏（图26-10-1）。

2.肾体积增大和外形改变　轻度肾积水，肾窦分离扩张宽径小于2cm时，肾外形无明显异常；中度以上肾积水，肾体积明显增大，肾外形改变除与积水的程度和肾盂解剖类型（肾内型或肾外型肾盂）变异有关外，尚与尿路梗阻的病因与梗阻的位置有一定关系。

（1）肾外型肾盂：盂管口轻度狭窄者，肾积水外形似棒槌状；输尿管中部以下梗阻所致中度肾积水时，肾门部斜向切面图像可见肾盂大部分突出肾门并与扩张的输尿管相通，其外形近似烟斗形或肾外囊肿样改变（图26-10-2）。

（2）分支型肾盂：轻度肾积水在冠状切面图像上可见两个肾大盏轻度扩张，近似菱角形；中度以上积水表现为肾实质受压变薄，肾柱回缩，可近似肾囊肿样改变，但内膜不光滑（图26-10-3）。

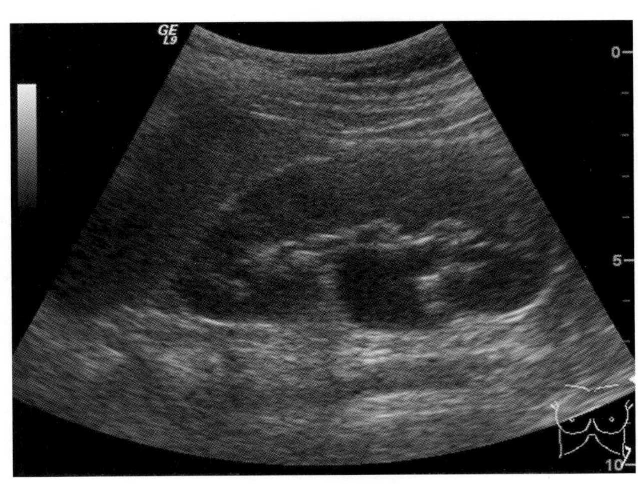

图26-10-1　轻度肾积水

肾窦分离扩张，无回声区仅局限在肾盂内

（3）肾内型肾盂：轻度至中度肾积水时，肾冠状切面图像显示肾盏与肾盂相通，可呈“湖泊汇流”或花朵形（图26-10-4）；重度肾积水在冠状切面图像上可见多个大盏、小盏与中心部肾盂组合在一起，呈调色碟状（图26-10-5）。

3.肾实质的改变　轻度肾积水或肾外型肾盂中度积水时，肾实质可无明显改变；肾内型肾盂扩张的肾盏压迫肾实质较重，尤其重度肾积水可因肾实质明显受压而萎缩变薄，肾实质与肾包膜组合呈现菲薄之条带状高回声。声像图所示的肾实质萎缩变薄的程度可间接反映肾功能损害情况。

4.输尿管梗阻病因的声像图表现　梗阻发生在下尿路或输尿管时，梗阻近端输尿管扩张，梗阻部位常可发现狭窄、结石、占位等。

少量肾积水时，肾窦内仅可滞留10ml左右尿液，重度肾积水可达数百乃至数千毫升。根据肾窦分离扩张的程度和肾积水量的多少，可分为轻度、中度和重度肾积水。周永昌将肾积水量超过2000ml称为巨大肾积水。并将肾积水分为四度，不同程度肾积水的声像图表现见表26-10-1。

（三）诊断与鉴别诊断

声像图显示肾窦高回声区内出现无回声区，肾窦分离扩张，伴有后方回声增强，是肾积水的特征性表现。典型肾积水为肾内多个无回声区相互连通，并可与扩张的输尿管连续。肾积水周边有向内伸入的不完全分隔（受压萎缩变薄的肾柱）。由于肾盂类型、积水程度、梗阻位置、梗阻性病变性质及超声切面的不同，声像图所见肾积水的形态可有很大的变化。因此有时需与下列疾病做必要的鉴别诊断。

1.肾囊肿　对于肾外型肾盂，扩张的肾盂大部分突出肾外，声像图上可与肾门部包膜下囊肿相似。前者由尿路梗阻引起，当梗阻位于输尿管中部以下时，肾盂扩张无回声区的形态近似烟斗形；肾盂输尿管连接部梗阻，肾盂外形可类似椭圆形或倒梨形，同时肾盏可有不同程度的扩张。而后者外形呈圆形或椭圆形，肾包膜局部外突，内膜光滑，局部肾窦受压变形，鉴别诊断多无困难。

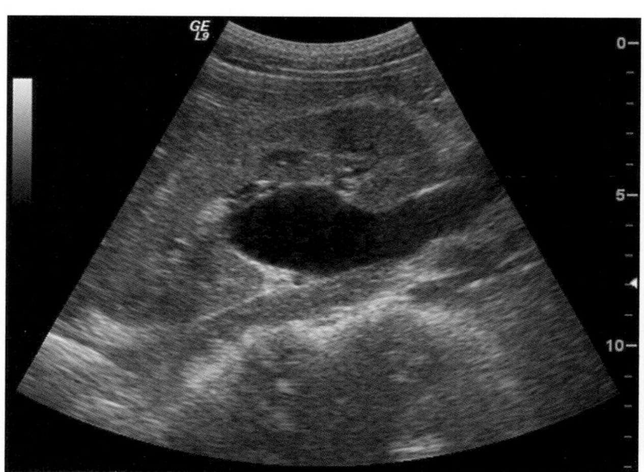

图26-10-2　肾外型肾盂积水（肾门斜向切面）
肾盂大部分突出肾门并与扩张的输尿管相通，呈烟斗形

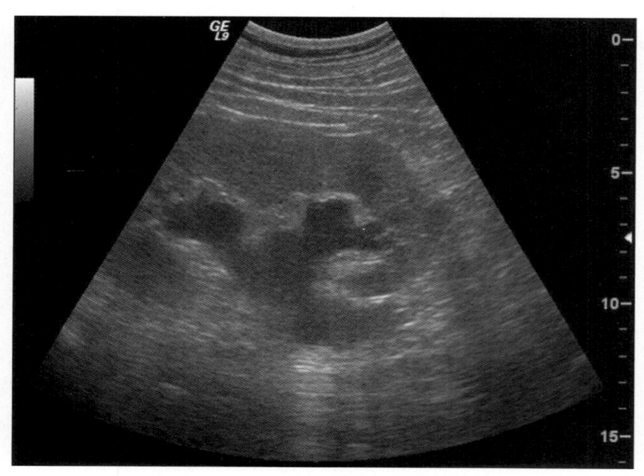

图26-10-3　分支型肾盂积水（肾冠状切面）
两个扩张的肾大盏为无回声区，内膜不光滑，呈菱角形

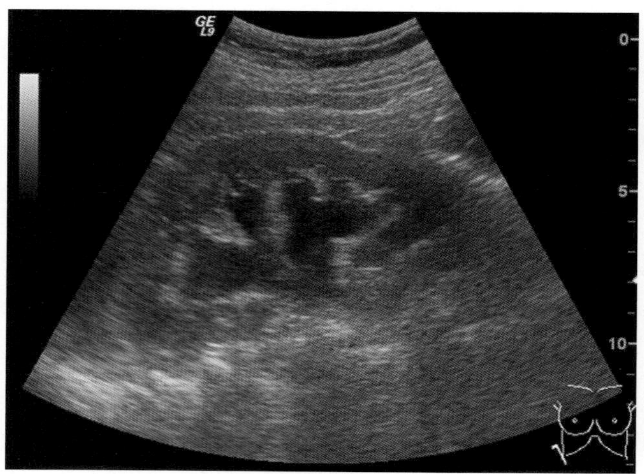

图26-10-4　肾内型肾盂积水（冠状切面）
肾盏与肾盂相通，呈花朵形

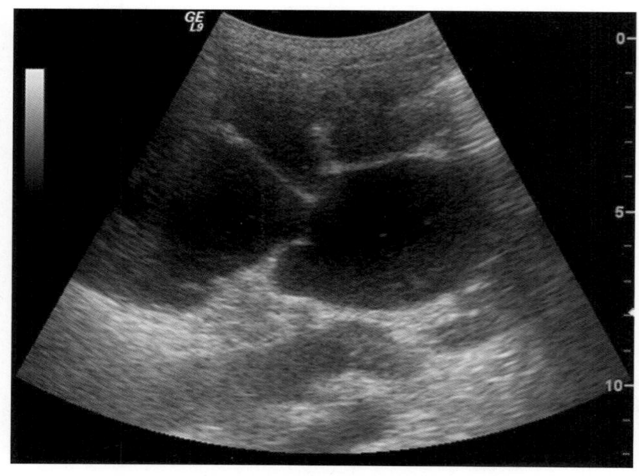

图26-10-5　重度肾积水（冠状切面）
多个大、小盏与肾盂汇合的无回声区，呈调色碟状

表26-10-1　肾积水的分度及声像图变化

肾改变	轻度	中度	重度
肾轮廓	正常	轻度增大，外形饱满	各径线显著增大，变形
肾窦	排尿后肾窦分离≥1.5cm，肾大盏扩张，肾小盏无分离扩张；肾锥体顶端穹隆部不显示或呈杯状	肾盂、肾大盏明显扩张，肾小盏轻度扩张；肾锥体顶端穹隆部变浅，呈圆弧状	肾盂、肾大盏、肾小盏均显著扩张，甚至难以分辨
肾实质	厚度正常，肾柱回声清晰	轻度变薄。肾柱回声变短、变细	显著变薄，肾柱变短、变细似线状不完全分隔
肾盂类型	冠状切面呈菱角形、鹿角形，横切面呈“C”字形或“O”字形，纵切面呈“一”字形	冠状切面呈手套形、烟斗形，纵切面呈“8”字形或花朵形，横切面可呈棒槌形或烟斗形	冠状切面呈调色碟状，多呈囊状，纵切面、横切面呈巨大囊肿形

2.结核性肾积脓　肾积水合并感染与结核性肾积脓的鉴别较为困难。尽管前者肾内无回声区的透声较差，但其他回声与肾积水相同，而后者无回声区内有较多沉积，改变体位可显示向重力方向移动。此外，实质部多可见钙化强回声，后伴声影或呈彗星尾征，有时可在肾髓质与实质交界区见到独立的透声较差无回声区。

3.多发性肾囊肿　肾内型肾盂积水声像图可似调色碟状，需与多发性肾囊肿相鉴别。扩张的肾盏与肾盂大小相仿，并围绕肾盂似放射状排列，相互间分隔不完整，变换角度扫查可见各无回声区间相通。多发性肾囊肿无回声区大小悬殊、排列散乱、互不相通，并可以见到被挤压变形的肾窦回声，较容易鉴别。

4.其他因素所致肾窦扩张　①膀胱高度充盈后，其内压力增高，向上传递到输尿管和肾盂，此时因肾盂内尿液不能及时排出，可导致肾窦分离。但肾窦宽度多<1.5cm，排尿后便可恢复到正常。②大量饮水或应用利尿药和解痉药后，肾分泌尿液速度加快，因肾盂内尿液不能及时排出会出现短时间的肾窦分离。③月经期或妊娠期扩张纡曲的卵巢静脉压迫输尿管，可导致不完全性梗阻。④妊娠早期因孕激素分泌增多，输尿管蠕动减弱，肾盂内尿液不能及时排空。⑤晚期妊娠子宫与胎头可压迫输尿管。上述原因所致的肾盂积水与病理性肾盂积水不同，当去除外在因素后，便可逐渐消失。也有极少数上述因素与病理因素同时存在，对此需仔细检查，以免漏诊。

（四）临床意义

临床上用于诊断肾积水的影像学方法较多，若肾功能无明显受损，静脉尿路造影可显示肾积水的程度和梗阻病变。但多因肾功能损害，肾盂显影不佳或不显影；逆行尿路造影虽有较大诊断价值，但操作复杂，受检者有一定痛苦，或可引起上行感染，而不宜常规采用；CT与MRI检查在观察轻度肾积水方面不够敏感，但对于中度以上肾积水，其既可显示肾内结构的变化，又可寻找到引起肾积水的病因。超声检查既可准确判断有无肾积水和积水的程度，又可追踪显示肾积水的病因。超声检查不受肾功能的影响，尤其对碘过敏或静脉尿路造影不显影的无功能肾，更显示出超声检查的优越性。超声检查的优点还在于可以多次超声检查，可动态观察肾积水治疗前后的变化，估测术后患侧肾功能的转归。对于急性尿路梗阻或双侧尿路梗阻并肾积水者，在超声引导下施行肾造口术、肾盂穿刺抽吸和顺行尿路造影能减少并发症的发生，提高穿刺成功率和造影效果。

综上所述，应用超声诊断肾积水的敏感性很高，且方便易行、无创伤性、患者易于接受，因此可作为诊断肾积水和尿路梗阻病因的首选方法。

（王正滨　李秋洋）

第十一节　肾下垂与游走肾

（一）病理与临床特点

正常肾位置是肾门对着L_1、L_2横突，右侧略低于左侧，立位时，肾可下降2～4cm，约相当于一个椎体，超过此范围，称为肾下垂。肾依靠肾蒂血管、肾周筋膜、肾毗邻脏器和腹压的支持而稳定在正常位置。如肾窝浅、肾周脂肪减少或分娩后腹肌松软及肾周筋膜松弛等，都可引起周围组织对肾支持不力，使肾的移动幅度加大，造成肾下垂。

游走肾临床少见，本病也属肾蒂血管过长而引起。本病较肾下垂的动度范围更大，同时尚可越过腹中线移动至对侧腹部或可在腹内向各方向移动（图26-11-1）。游走肾过度移动可导致肾蒂扭转，此时可因血流不畅而出现肾充血和水肿，由于输尿管弯曲，尿流受阻，可引起轻度肾积水。

肾下垂可出现腰痛，多为牵拉痛或钝痛，劳累或行走时间过久后症状加重。尚可伴有食欲缺乏、恶心、腹胀等症状。立位时，患侧腹部可触及肿块。若腹部肿块可向各方向移动，则为游走肾的主要特征。肾下垂与游走肾发生肾蒂扭转时，可引起肾缺血性绞痛、肾淤血和肾积水等，但临床罕见。

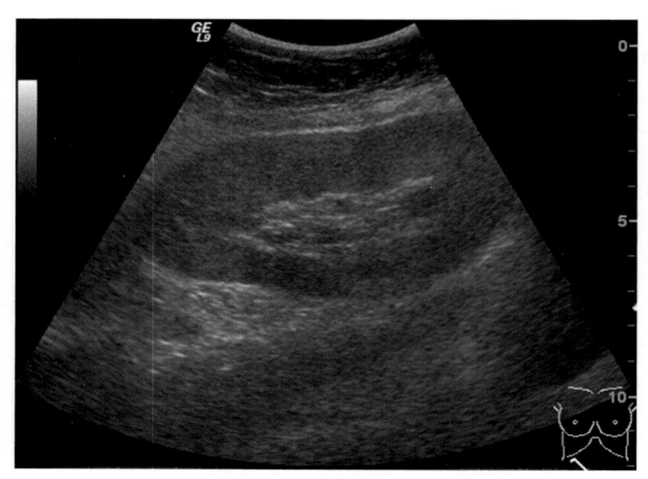

图26-11-1 游走肾
右肾活动度范围大，可向腹内各方向移动

（二）声像图表现

1.肾下垂 俯卧位或仰卧位时，以肾下极为界定点，然后取立位，若肾下极向下移动＞3cm或超过一个椎体，则为肾下垂。若以肾下极水平判断，正常肾下极相当于L_2水平，左肾位置较右肾高出1～1.5cm。站立位若超声显示肾下极降至L_3水平，为轻度（Ⅰ度）肾下垂；低于L_4水平为中度（Ⅱ度）肾下垂；低于L_5水平，则为重度（Ⅲ度）肾下垂。

肾下垂较重者，取立位经前腹部超声检查，以两侧髂嵴上缘连线水平为准，若肾下极位置低于此连线，可诊断为轻度肾下垂；以该连线为界，肾下极每低于3～4cm（因个人身高差异，椎体长径可有差别），则可判断为中度或重度肾下垂。一般肾下垂患者的肾大小、形态和内部回声结构多无明显异常。

2.游走肾 肾区无肾回声，可在对侧腹部、脐周围或盆腔内显示肾回声。改变体位或推动该肾时，可有较大范围的移动，甚至可回纳至肾区。游走肾常伴轻度发育不良，肾轮廓较小，并发肾积水时，肾窦分离扩张，内为无回声区。

（三）诊断与鉴别诊断

对于体形消瘦的青年女性实施超声检查时，当显示肾位置较低或肾区无肾回声时，便应考虑有无肾下垂或游走肾的可能。对此，应在仰卧位或俯卧位超声检查的基础上，结合立位时观察肾向下移动的范围判断有无肾下垂，并根据立位时肾下极的位置进一步判断肾下垂的程度。超声诊断肾下垂或游走肾时，应充分显示肾的全部轮廓，并除外毗邻脏器占位病变压迫所致的肾下移；其次还应与异位肾、肠道肿瘤和腹腔其他肿瘤相鉴别。

1.游走肾与肾下垂 两者鉴别较为容易，前者活动范围较大，改变体位可移动至对侧腹部，肾下垂则仅限于可在同侧腹部上下移动。

2.异位肾 异位肾体积较小，位置较固定，改变体位或推移不能回复至肾窝，与肾下垂和游走肾不同。

3.肠道肿瘤 可类似肾回声，被称为“假肾征”，但肾区检查可见肾回声。此外，肠道肿瘤边缘不规则，肠壁厚度不均，肠腔间隙内可见肠内容物及气体回声，与肾内结构回声有明显区别。

4.腹腔肿瘤 肠系膜或大网膜肿瘤在腹腔内的活动范围较大，肿瘤多呈圆形或椭圆形，肿瘤内部回声较低，更无高回声的肾窦结构，彩色多普勒超声检测肿瘤内无肾内树枝样血管回声。

（四）临床意义

固然CT、MRI、SPECT检查均可显示肾位置、大小和形态的变化，然而不便随时改变体位观察，有时难以判定是肾下垂、游走肾或异位肾。应用超声诊断与鉴别诊断是肾下垂或游走肾，可弥补其他影像学检查的不足，并且该方法简便易行，结果准确可靠。

（王正滨 李秋洋）

第十二节 先天性输尿管反常

一、先天性巨输尿管症

（一）病理与临床特点

巨输尿管症是一种先天性疾病，输尿管的神经和肌肉发育不良等造成输尿管蠕动减弱和尿液引流障碍，从而导致输尿管严重扩张，临床少见。本病多为单侧性，也可为双侧性。发病部位多见于输尿管中下段，少数可见于输尿管全段。发病机制迄今意见尚不一致。巨输尿管症的主要特点为输尿管不同程度地扩张，无输尿管末段的机械性梗阻，无下尿路的梗阻性病变，无膀胱输尿管的反流，无神经源性膀胱功能性紊乱，输尿管膀胱连接部的解剖基本正常，功能性梗阻段输尿管管腔正常。

功能性梗阻段输尿管管壁的肌束比例失调，致使该段输尿管的蠕动波减弱或消失，尿液排流不畅，因而近端输尿管管腔内压力增高，并向上传递引起输尿管显著扩张和肾积水。此外，远端输尿管壁肌肉排列紊乱，功能性梗阻段输尿管肌束与胶原纤维的比例失调，从而妨碍输尿管的正常蠕动，成为尿液排流不畅的原因之一。巨输尿管症可继发感染并形成输尿管结石。

本病无特异性临床症状。继发尿路感染和形成结石时可出现发热、尿急、尿频、尿痛等尿路感染症状。若输尿管显著扩张并伴有多量肾积水时，可在患侧腹部触及肿块。

（二）声像图表现

巨输尿管症肾盂、肾盏多为轻度扩张积水，仅有少数为中度积水，患侧输尿管显著扩张，并且以输尿管中下段扩张为著，内径多为2～4cm，少数可达5cm以上。输尿管扩张的程度与肾盂、肾盏积水的程度不成比例，扩张的输尿管可有纡曲。沿扩张的输尿管向下扫查，有时可显示其下端高度膨胀，末端可有拉长、向下延伸，并形成反折，其外形似杵指状（图26-12-1）。少数可见输尿管无回声区在出口部与膀胱无回声区经由狭小的通道相连通，尽管如此，实时观察无膀胱输尿管反流现象。

本病可合并输尿管结石，表现为显著扩张的输尿管无回声区内显示强回声团，后方伴有声影。当合并感染或输尿管内有出血时，可于无回声区内显示云雾状回声漂浮（图26-12-2）。

作者曾报道16例先天性巨输尿管症的超声检查结果，其中4例为双侧病变，共计20侧。根据病变的累及范围和声像图所示输尿管扩张的程度与形态的不同，将其分为三种类型。

1.圆柱型巨输尿管症　声像图所见8例（10侧）输尿管全程均显著扩张，张力较高，呈圆柱状。输尿管扩张可伴有纡曲，有时可见输尿管末端拉长、向下延伸并形成反折之征象，纵切面其外形轮廓似杵指状。此型多伴有中度肾积水，重度肾积水少见。

2.纺锤型巨输尿管症　声像图所见6例（8侧）以输尿管下段扩张为主，扩张的输尿管张力相对较低。巨输尿管下端即功能性狭窄段输尿管，纵切面上其外形轮廓似纺锤形（图26-12-3）。此型多伴有轻度肾积水，仅有少数为中度肾积水。巨输尿管内可形成或存留结石，呈相应的声像图表现。

3.鼠尾型巨输尿管症　此型巨输尿管症较少见。输尿管以中下段扩张为主，沿扩张的输尿管向下做连续性扫查，可见张力较低的输尿管末端逐渐变窄，其外形呈鼠尾状（图26-12-4）。此型多见于轻度或中度肾积水。

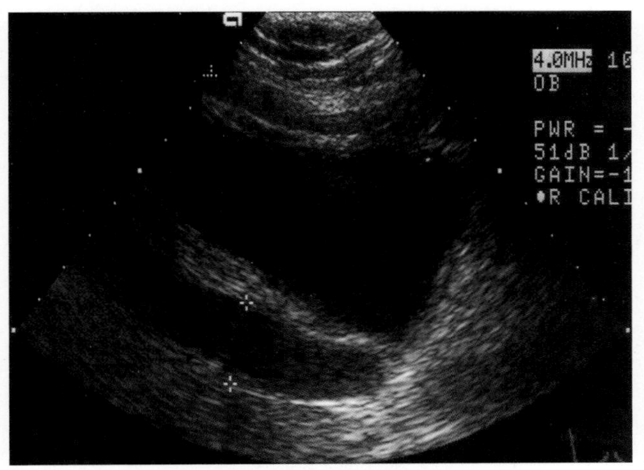

图26-12-1　巨输尿管症

输尿管下端高度膨胀，末端拉长、向下延伸，并形成反折，呈杵指状

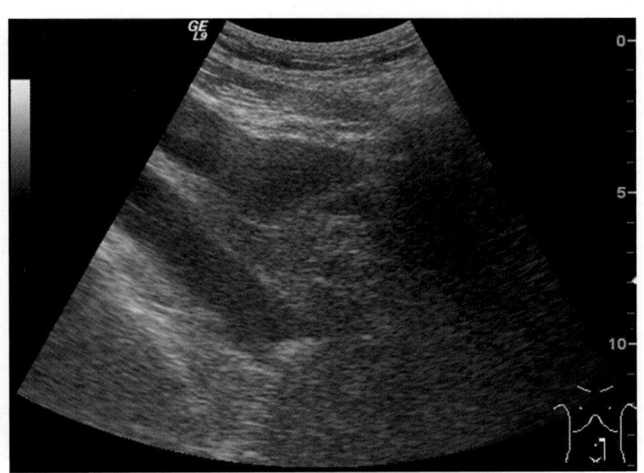

图26-12-2　巨输尿管症并结石

扩张的输尿管内显示云雾状回声漂浮及强回声团，伴后方声影

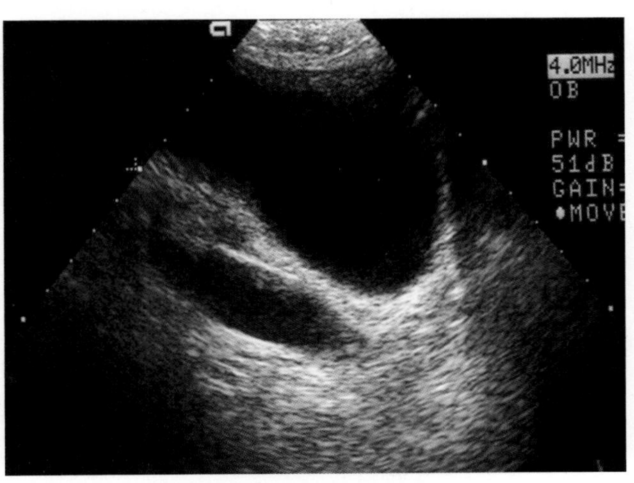

图26-12-3　纺锤型巨输尿管症

巨输尿管中下段扩张，似纺锤形

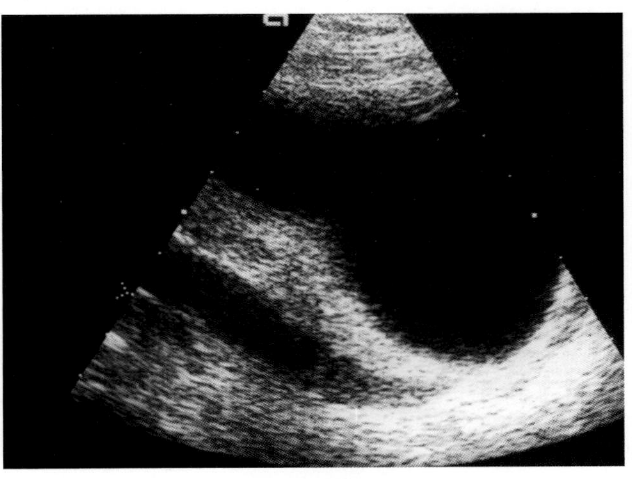

图26-12-4　鼠尾型巨输尿管症

输尿管中下段扩张，输尿管末端逐渐变窄，呈鼠尾状

（三）诊断与鉴别诊断

巨输尿管症是以输尿管显著扩张为主要特征，内径多在2 ～ 4cm，甚至可达5 ～ 8cm，但肾积水的程度相对较轻，即输尿管扩张的程度与肾积水的程度不成比例，声像图具有特征性，超声诊断并不困难。通常所见的上尿路或下尿路梗阻性病变，如输尿管结石、肿瘤疾病等引起的输尿管扩张，内径一般为1 ～ 1.5cm，而且输尿管扩张的程度与肾积水的程度成正比，且向下超声追踪扫查时，多能检出尿路梗阻的病因。而巨输尿管症则为功能性梗阻，无梗阻性病变存在。

巨输尿管症与输尿管机械性梗阻疾病均具有近段输尿管扩张和肾积水的共同特点。因此，两者较容易发生混淆，超声诊断时应注意从以下几个方面进行鉴别。

1.输尿管功能性梗阻主要见于输尿管末端，而输尿管机械性梗阻则可发生在输尿管的任何部位。

2.巨输尿管症无梗阻性病变存在，后者可由多种输尿管疾病引起，如结石、狭窄、肿瘤、囊肿等，而且绝大多数患者在实时移行扫查过程中能显示梗阻性病变。

3.巨输尿管症以输尿管显著扩张为特点，而后者输尿管扩张的程度与梗阻位置、病变大小、性质及梗阻的程度有密切关系，并且输尿管扩张内径超过2cm者少见。

4.巨输尿管症与先天性巨大输尿管为两种不同病理性质的疾病，有时两者不易鉴别。仔细观察可发现前者患肾发育基本正常，可因肾积水而导致肾轮廓不同程度增大和肾实质受压变薄；后者患侧肾多伴有发育不良，肾轮廓很小，甚至难以分辨出肾轮廓或显示肾实质回声，而患侧输尿管则呈高度膨胀样扩张，内径可达10cm以上，其外形似大囊状，两者有较明显的区别。

（四）临床意义

先天性巨输尿管又称为原发性巨输尿管症或先天性输尿管末端功能性梗阻，临床较少见。由于本病缺乏特异性临床表现和体征，过去多因血尿、尿路感染或拟诊为尿路结石等行静脉尿路造影时被发现。但是，对于患侧肾功能不良或肾功能严重损害的患者，静脉尿路造影可显影不佳或不显影。超声的优点在于可弥补静脉尿路造影和其他影像学检查的不足，如对检查不能合作的小儿患者，超声能迅速而又准确地做出诊断。此外，对于肾积水较重者，由于肾积水无回声区与其周围组织和脏器的声学差别很大，采取灵活多变的超声扫查方法更易于显示并诊断本病。作者等报道16例（20侧）巨输尿管症的超声检查结果，超声诊断符合率为95%（19/20），结果表明，超声不失为一种诊断本病的有效方法。

超声检查能够准确检测输尿管扩张的程度和范围，并可与输尿管机械性梗阻疾病进行鉴别。同时应用超声观察患侧肾积水的多寡和肾内部回声结构的变化，还能大体判断肾功能的受损程度，为临床诊断及采取相适应的治疗方案提供依据。

二、输尿管开口囊肿

（一）病理与临床特点

输尿管开口囊肿是一种常见的先天性畸形，由于胚胎期输尿管与生殖窦之间的一层隔膜吸收不全或持续存在，导致输尿管口狭窄，尿液引流不畅，引起膀胱壁内段输尿管囊状扩张，并突入膀胱腔所致。本病多见于小儿，尤其是女童，男女比例为1∶3。多为单侧病变，左右均等，双侧者为10%。囊肿可通过一窄小出口与膀胱相通，但无膀胱内尿液输尿管反流。囊肿出口有明显狭窄者，囊肿轮廓较大，其近段输尿管扩张，发生肾积水的程度较严重。成年人囊肿的出口多无明显狭窄，近段输尿管仅为轻度扩张，而且可无明显肾积水。后天性因素所致输尿管囊肿罕见，如输尿管口周围炎症、水肿、黏膜膨胀，造成输尿管口狭窄，并引起不同程度的梗阻而形成囊肿。输尿管囊肿可随输尿管蠕动，尿液出入囊肿而呈现周期性增大与缩小的变化规律。

输尿管囊肿较小时，可无明显临床症状。囊肿继发感染或因囊肿出口部狭窄较重，导致输尿管扩张和肾积水时，可出现尿路感染、腰腹部胀痛、排尿不畅、尿流中断、尿失禁和血尿等症状。女性患儿较大的输尿管囊肿，有时在排尿时可见囊肿随尿流脱出尿道外口，并不同程度地阻断尿流。

（二）声像图表现

1.输尿管囊肿声像图　膀胱三角区的一侧或两侧显示圆形或椭圆形囊性回声，囊壁薄光滑，其内尿液呈透声较好的无回声区。实时观察可见此囊状结构有逐渐增大而后又迅速缩小的周期性变化（图26-12-5）。囊

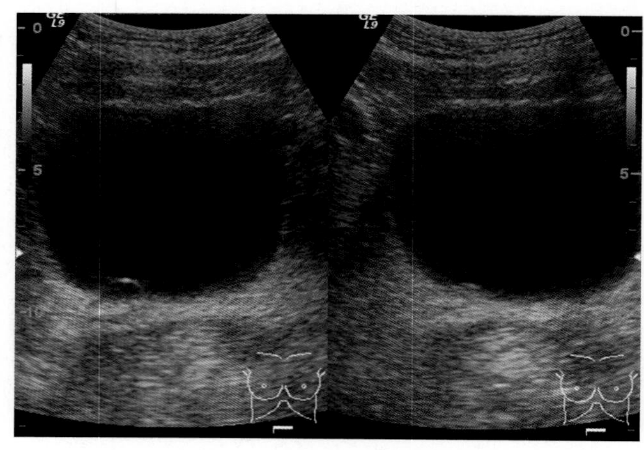

图26-12-5　输尿管囊肿

输尿管膀胱入口部显示类圆形囊状结构，随喷尿周期性增大、缩小

肿膨大时，直径多为2～4cm；囊肿缩小时，直径多为0.5～1.5cm。在纵切面图像上可显示囊肿与扩张的输尿管盆段相连通。囊肿轮廓较大的小儿患者，当嘱其排尿时实时观察，可见到囊壁随尿流向后尿道口移动，并可不同程度地阻断尿流，甚至脱出尿道外口。

2.输尿管囊肿并发症　囊肿上段输尿管均不同程度地扩张，并多伴有轻度或中度肾积水，尤其是病程较长或囊肿较大者，输尿管多呈显著扩张，同时肾积水的严重程度也比较重。输尿管囊肿常合并尿路感染，甚者可并发慢性膀胱炎和囊肿内结石，可在囊肿内显示点状或团状强回声，后伴声影，有时可见结石往返于囊肿与盆段输尿管之间。

3.彩色多普勒超声表现　实时观察囊肿喷尿时，可见红色尿流线状回声经囊肿的一侧喷出，然后向前上方移行。

4.输尿管囊肿的声像图分型　作者等报道了33例先天性输尿管囊肿的超声显像结果，其中6例为双侧病变，共计39个囊肿，声像图显示囊肿直径为0.4～5.2cm。根据声像图所见囊肿的大小与形态，动态观察囊肿的周期性变化及其并发肾积水程度的不同，将小儿与成年人输尿管囊肿的声像图分别分为三种与四种类型。

（1）小儿输尿管囊肿声像图分型

Ⅰ型（乳头形）：囊肿轮廓较小，直径为0.4～1.0cm，囊肿缩陷时，形状似乳头状或显示不清。囊肿呈充盈状态的时间短暂，即囊肿充盈后即刻又缩陷，需经过仔细的实时观察方能发现。囊肿出口部多为轻度狭窄，输尿管扩张程度较轻，多伴有轻度肾积水，少数无明显的肾积水。

Ⅱ型（圆形或椭圆形）：囊肿充盈时，轮廓较大，张力较高，外形呈圆形或椭圆形，直径为2～5cm，囊壁菲薄，囊肿缩陷时，其内尿液不能完全排空。囊肿出口部有明显狭窄，输尿管扩张程度较重，内径为1～2cm，多伴有中度肾积水，少数可为重度肾积水。

Ⅲ型（低张力形）：囊肿的张力较低，外形呈长形或扁圆形，直径为2～4.8cm。囊肿充盈后再缩陷时，囊内的尿液不能完全排空。实时观察患儿排尿时囊肿的变化，有时见囊肿随尿流向后尿道移动，可不同程度地阻断尿流，甚至在个别患儿中，肉眼可见部分囊壁脱出尿道外口。

（2）成年人输尿管囊肿声像图分型

Ⅰ型（乳头形）：囊肿轮廓很小，囊壁相对稍厚，部分囊肿表面可较毛糙。有少数囊肿缩陷时可显示不清。囊肿须在膀胱适当充盈条件下，实时观察输尿管口喷尿2～3次后才能发现。随输尿管蠕动，管口部有轻度凸起的乳头状或呈扁平形囊样结构，充盈后即刻又缩陷（图26-12-6）。

Ⅱ型（圆形或椭圆形）：囊肿患侧输尿管扩张和肾积水的程度均相对较重。囊肿充盈时，轮廓较大，囊肿直径多为2～4cm，囊壁菲薄，外形似圆形或椭圆形（图26-12-7）。囊肿缩陷时，囊内尿液多不能完全排空，声像图上较容易识别，囊肿内或输尿管盆段可并发结石。

Ⅲ型（半月形）：囊肿轮廓较大，内径为2.8～4.2cm，张力较高，囊壁薄而光滑。在纵切面图像上，可显示扩张的输尿管与囊肿之间相通，在横切面图像上，囊肿外形似半圆形或半月形（图26-12-8）。实时观察囊肿缩陷时，囊肿仅有轻度缩小或囊肿不同程度的缩陷后，又即刻充盈。囊肿出口部狭窄程度较重，故患侧输尿管扩张和肾积水的程度多比较重，而且常见并发囊肿内和盆段输尿管内结石。

Ⅳ型（扁圆形）：囊肿充盈时轮廓较大，长径为3～5cm，但张力较低，多呈扁圆形或类似胆囊状，囊壁较毛糙。囊肿缩陷时，囊内尿液不能完全排空。囊肿输尿管扩张的程度较重，内径多为2cm左右，多伴有中度肾积水。囊肿内较容易形成或存留结石，改变体位实时观察可见结石强回声向重力方向移动（图26-12-9）。

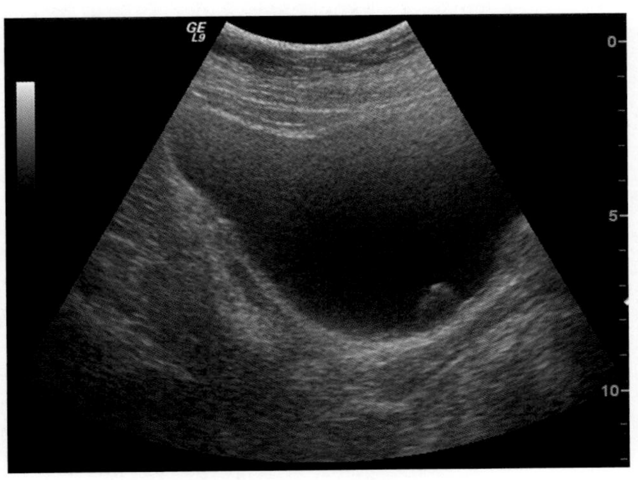

图26-12-6　Ⅰ型输尿管囊肿

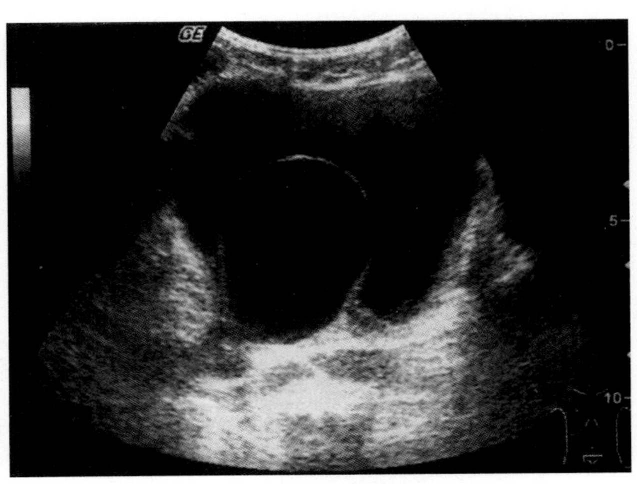

图26-12-7　Ⅱ型输尿管囊肿

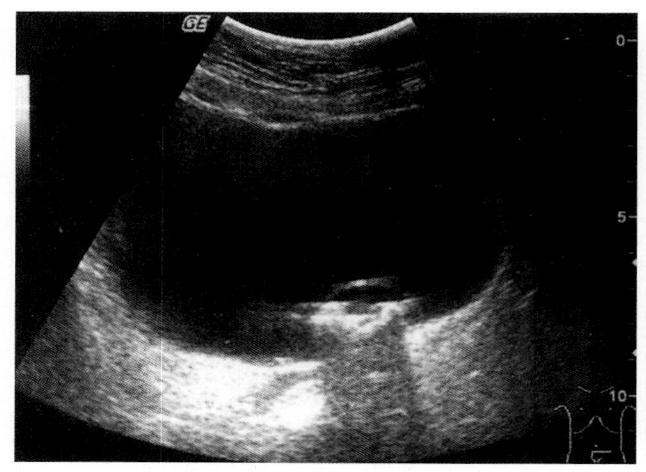

图26-12-8 Ⅲ型输尿管囊肿

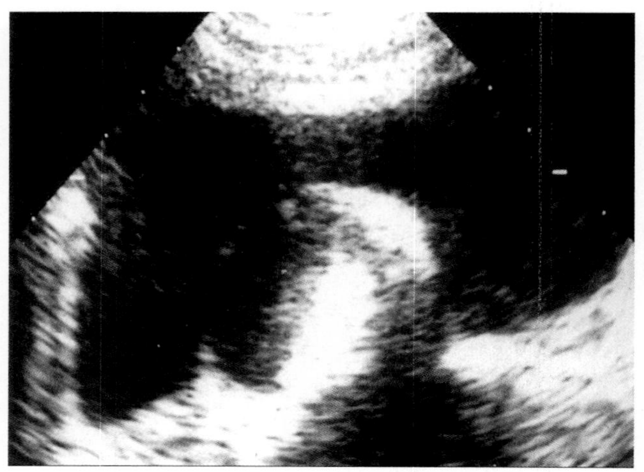

图26-12-9 Ⅳ型输尿管囊肿

（三）诊断与鉴别诊断

在膀胱三角区显示圆形或椭圆形囊状结构，囊壁薄而光滑，实时观察囊肿有周期性增大与缩陷的典型声像图特征，诊断并不困难。超声诊断本病需与以下疾病相鉴别。

1.输尿管脱垂 本病与输尿管发育过长或管壁过度收缩、管壁结构较为松弛有一定关系。声像图显示膀胱三角区一侧或两侧管口处有乳头状突起，表面光滑，中间有切迹，而不形成囊肿轮廓，实时观察肿物无增大与缩陷的变化。观察输尿管喷尿时，尿流走行方向与正常人相仿。

2.输尿管憩室 本病与输尿管囊肿的声像图表现有明显区别。输尿管憩室多发生在输尿管与膀胱交界处，其特点是囊性肿物不突入膀胱腔，而位于膀胱外输尿管的一侧。

3.膀胱肿瘤 发生在膀胱三角区的肿瘤，表面不光滑或呈菜花样，肿瘤内部呈低回声。实时观察肿瘤无周期性增大和缩小的声像图改变。此外，彩色多普勒超声可于肿瘤基底部和内部显示血流信号，一般不难与输尿管囊肿相鉴别。

（四）临床意义

输尿管囊肿具有突入膀胱腔的特点，又称为膀胱内输尿管囊肿。在充盈膀胱衬托下，声像图上较容易显示输尿管囊肿，较容易做出诊断。超声检查特别适合于小儿患者，可免除膀胱镜和静脉尿路造影的痛苦和麻烦。由于输尿管囊肿的出口窄小，尿流不畅，囊肿上段输尿管管腔内的压力增大，从而导致输尿管扩张和肾积水，超声检查可从以下两个途径发现并诊断本病：①行肾超声检查时，当显示肾积水与输尿管扩张，沿扩张输尿管向下追踪扫查而显示本病；②在下腹部行膀胱、前列腺或妇科超声检查时发现本病。超声诊断先天性输尿管囊肿的敏感性很高，具有重要的诊断价值。

三、下腔静脉后输尿管

（一）病理与临床特点

下腔静脉后输尿管临床少见，均发生于右侧，主要改变为输尿管走行于下腔静脉后方或环绕下腔静脉。在胚胎期下腔静脉发育时，没有起源于心脏背侧静脉，而是起源于心脏腹侧静脉。即输尿管自盂管连接部以下，向下内侧走行，从下腔静脉后方绕至前方后，再回归到正常输尿管的走行位置。走行于下腔静脉后的输尿管，受下腔静脉的压迫而导致不全梗阻，引起近端输尿管扩张和右肾积水。

临床常见于右侧腰腹部胀痛，少数可出现肾绞痛，约有半数以上的患者出现镜下血尿，少数有肉眼血尿。合并尿路感染时可出现相应症状。

（二）声像图表现

声像图以右肾积水和扩张的输尿管重叠于下腔静脉后，并在重叠处突然变窄消失为特征。右侧肾肾窦分离扩张，内径2cm左右，输尿管上段扩张，内径多为1cm左右，输尿管上段向下内侧、下腔静脉后方走行，管腔变窄并消失。当显示输尿管困难时，使用利尿药，加重扩张，可以增加下腔静脉后输尿管的显示率。

（三）诊断与鉴别诊断

虽然下腔静脉后方输尿管具有右肾积水并伴有上段输尿管扩张的声像图征象，但是超声检查前不了解该患者输尿管的走行反常，因此仅单纯依据声像图表现很难做出下腔静脉后输尿管的诊断，多以显示肾积水而告终或被错诊为输尿管狭窄。对此，若能结合静脉尿路造影检查结果，并根据造影显示输尿管的走行方位追踪扫查，对诊断可提供一定的帮助。

（四）临床意义

本病由于缺乏典型的临床表现，临床诊断有一定困难。超声可显示右肾积水和上段输尿管扩张，并可显示输尿管上段朝向腔静脉后方走行，对本病的诊断有一定价值。但当输尿管扩张较轻或肠内容物及气体干扰严重时，难以判断输尿管的走行，给诊断造成困难。静脉尿路造影能显示输尿管全程，是诊断本病的最有效方法。

四、输尿管口异位

（一）病理与临床特点

输尿管口异位是少见的先天性发育异常，异位输尿管口在男性可位于膀胱颈、后尿道、输精管或射精管等处，在女性多位于女性阴道前庭、尿道外口、阴道等处，偶尔开口于直肠。80%合并发生重复肾和重复输尿管畸形，约70%的重复输尿管开口异位来自重复肾的上位肾，易合并输尿管囊肿。双侧输尿管口异位约为10%。一般异位输尿管口距正常位置越远，肾发育越差，如重复肾为高位肾发育不良。有时可见到一侧输尿管口异位，对侧肾为重复畸形。

本病多见于儿童及青少年，男女比例为1∶4。50%以上的女性患者有尿失禁的症状，原因是异位输尿管口位于括约肌远侧所致。一般输尿管口位置越高，尿失禁越轻，但常有尿路梗阻征象。男性在无尿路梗阻或感染的情况下，多无尿失禁症状。若输尿管异位开口于生殖道，可有前列腺炎、精囊炎等症状。

（二）声像图表现

重复输尿管畸形并输尿管口异位已在“肾先天性反常”中介绍，故在此不作赘述。

输尿管口异位的同侧肾多合并肾发育不良。声像图显示肾轮廓较小，皮质较薄，肾窦轻度分离扩张，内径多为1.5～2.0cm，追踪扫查输尿管多可显示不同程度扩张，尤其中下段输尿管扩张较为明显。同时可见该侧输尿管经由膀胱后方或一侧通向异位开口部，如女性常异位开口于阴道、宫腔内，男性常异位开口于前列腺、尿道等处（图26-12-10，图26-12-11）。输尿管异位开口于膀胱一侧者，输尿管多无明显扩张。应用彩色多普勒超声可检测到输尿管异位开口部喷尿的尿流信号。

（三）临床意义

本病多见于女性患儿，除有正常排尿外，多数有尿失禁或站立位滴尿的症状。对此，临床常借助静脉尿路造影进行检查，但常因患儿检查不能配合或肾功能不同程度地受损，明确诊断存在一定难度。应用超声观察肾

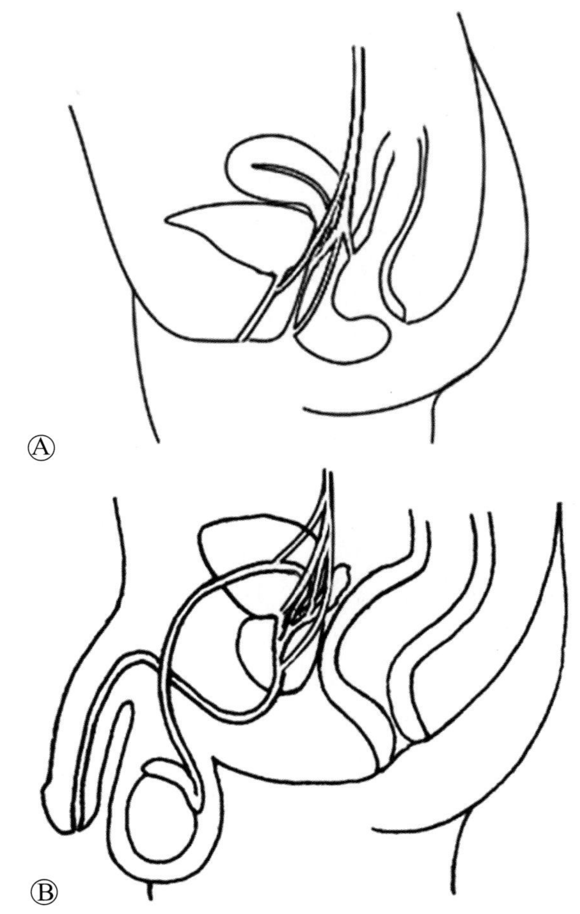

图26-12-10　输尿管口异位开口

A.女性输尿管异位开口常见部位；B.男性输尿管异位开口常见部位

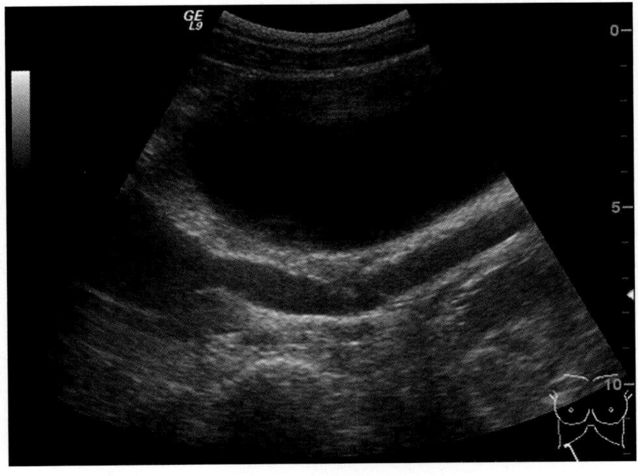

图26-12-11　输尿管口异位开口

输尿管经由膀胱后方一侧通向异位开口部（女性阴道）

的大小、形态，有无肾窦和输尿管扩张，并可沿扩张的输尿管追踪扫查，观察输尿管的走行方向和输尿管口异位的位置，尤其对于静脉尿路造影检查不合作或因患侧肾功能受损，上尿路显影不良的患儿，超声检查对诊断提供了较大帮助。但需指出，超声检查应密切结合临床，对于无明显症状和输尿管无扩张者，超声仅能显示某些间接征象，而难以做出明确诊断。

（王正滨）

第十三节 输尿管结石

（一）病理与临床特点

输尿管结石90%以上是肾内结石排入输尿管的。输尿管结石最常见于中青年男性，男女之比为4∶1。结石容易停留或嵌顿在输尿管三个生理狭窄部。输尿管结石60%～70%的嵌顿于输尿管下1/3段，其次为肾盂输尿管连接部。输尿管结石多为单侧发生，单侧多发结石和双侧输尿管结石约占10%。结石直径多为0.4～1.0cm，小结石可随输尿管蠕动而经尿道排出体外。输尿管结石可引起尿路梗阻，导致肾和输尿管扩张积水。输尿管结石的位置越高，发生肾积水程度越重，肾功能损害也随之加重。

输尿管内的结石移动可引起输尿管黏膜损伤，从而发生充血、水肿和出血。因结石刺激而使输尿管发生痉挛性收缩，可引起腰腹部钝痛或阵发性绞痛，并可伴有镜下或肉眼血尿。合并尿路感染时，可引起尿频、尿急和尿痛等症状。输尿管梗阻严重者可发生重度肾积水，并于腰腹部触及肿块。

（二）声像图表现

首先显示肾轮廓不同程度增大，同时可见肾窦分离扩张，内为透声较好的液性暗区。在此基础上，沿扩张的输尿管向下移行扫查，在输尿管中断的位置可见强回声团与管壁分界清楚，后伴明显声影。

通常肾盂输尿管连接部（第一狭窄部）结石，经腰侧部做肾门横斜切面扫查，在肾门内侧偏下方可清晰显示结石回声（图26-13-1）；在此基础上，探头角度略向内下方转动，接近于纵切面扫查时可显示输尿管上段的结石。

对于肾盂输尿管连接部和输尿管腹段结石，还可经背部扫查，行肾门部横切面扫查显示肾盂输尿管连接部后，探头向内下方侧动，在肾盂或输尿管无回声区中断的位置显示结石回声；在前腹部由肾门向下移行扫查，分别可在腹主动脉和下腔静脉外侧寻找左侧或右侧扩张的输尿管，并向下移行追踪扫查至两侧髂血管的前方，仔细观察第二狭窄部有无结石强回声团（图26-13-2）；显示输尿管第三狭窄部结石，需自腹段或盆段输尿管向下移行扫查。除此之外，尚可在耻骨联合上缘做纵切面或横切面扫查，以膀胱内尿液作为透声窗，显示输尿管膀胱入口之后，仔细观察有无结石强回声团（图26-13-3）。在此切面上，还可用于显示膀胱后方盆段输尿管结石。

体积较大的肾盂输尿管连接部结石，声像图所见多为中度至重度肾积水；腹段和盆段输尿管结石多数较小，直径为0.6～1.0cm，多伴有轻度肾积水，少数为中度肾积水；膀胱壁段输尿管或管口部的结石，一般无明显肾积水或仅为轻度肾积水。

（三）诊断与鉴别诊断

声像图显示患侧肾窦分离扩张，内为透声较好的无回声区，沿扩张的输尿管向下移行扫查，在输尿管无回声区中断的位置显示伴有声影的强回声团，此很有特征性。结合患者有肾绞痛和血尿表现即可诊断为输尿管

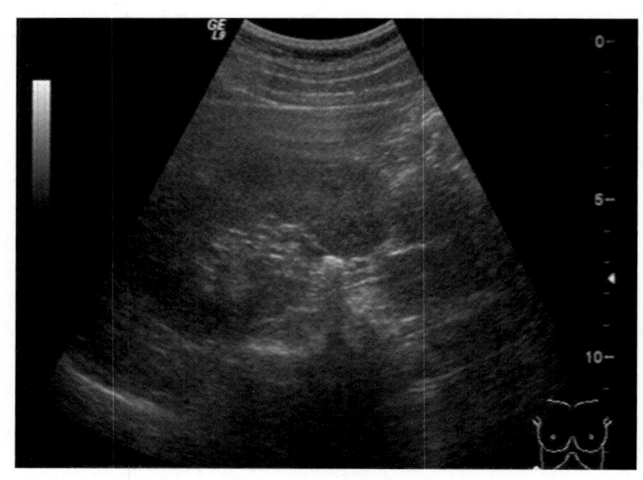

图26-13-1 肾盂输尿管连接部结石

肾盂输尿管连接部（第一狭窄部）见结石回声

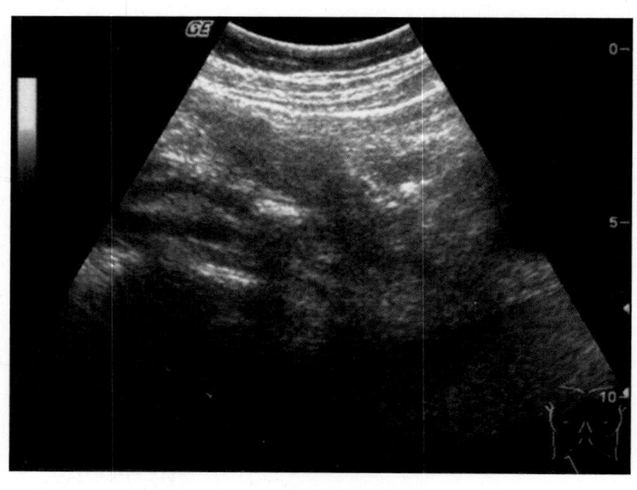

图26-13-2 输尿管第二狭窄部结石

右侧髂血管前方显示扩张的输尿管内有强回声团，伴声影

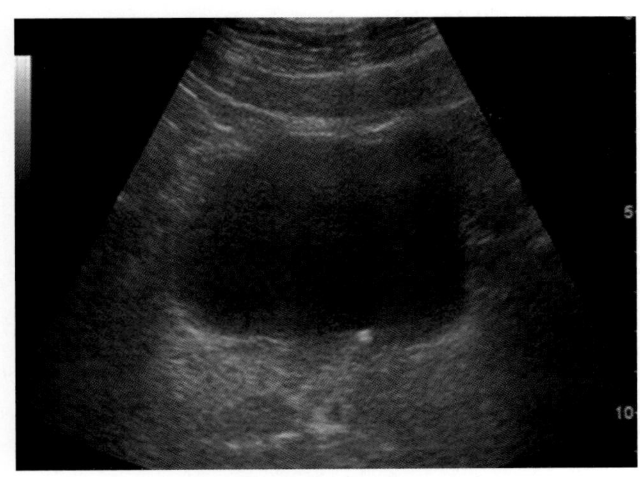

图26-13-3 输尿管第三狭窄部结石

膀胱内尿液为透声窗，示左输尿管膀胱入口处强回声团，伴声影

结石。位于腹段或盆段输尿管的较小结石，声影较弱或无明显声影。对此需在输尿管中断的位置仔细观察方能够识别出结石轮廓。超声显示肾和输尿管扩张积水，未能见到典型的结石回声时，应注意与以下伪像和疾病相鉴别。

1.肠道内容物　沿扩张的输尿管向下移行扫查过程中，若输尿管有弯曲或声束偏移，容易偏离输尿管走行方向，将输尿管周围肠管内容物高回声的伪像误诊为输尿管结石。对此，实时观察可发现肠管内容物随肠管蠕动而时隐时现，有时可见内有气体高回声移动，后伴声尾；再次移行扫查时，上述肠管内高回声的位置可发生变化。而输尿管结石除具有较明显的轮廓外，再次扫查仍可在原位显示结石回声。

2.输尿管肿瘤　乳头状肿瘤在输尿管无回声区的衬托下可呈现出高回声。仔细观察可见输尿管局部管腔呈不规则中断，肿瘤表面不光滑，且与管壁无分界，有僵硬感。此外，肿瘤的回声强度也较结石为低。浸润性肿瘤则以管壁不规则增厚为主，较容易与结石相鉴别。

3.输尿管纤维化　局灶性输尿管纤维化并输尿管狭窄者，管壁回声较高，若观察不仔细易误诊为结石。前者近端管腔明显扩张，远端逐渐变细，纤维化并管腔狭窄者呈等号样改变，且无明显声影，结合患者无阵发性肾绞痛，且无血尿，一般不难鉴别诊断。对此还可借助静脉尿路造影和CT检查以明确诊断。

4.膀胱结石　下移至输尿管口并突入膀胱腔的结石与膀胱结石声像图表现相似。对此改变体位实时观察，若结石无向重力方向移动，则为输尿管口结石，反之为膀胱结石。

5.输尿管疾病并存结石　如先天性输尿管囊肿、巨输尿管症等并发结石的诊断与鉴别诊断参见本章有关疾病的鉴别诊断。

（四）临床意义

输尿管结石临床较多见，既往主要靠尿路X线片、静脉或逆行尿路造影检查。但输尿管结石较小或阴性结石，X线显示不清，与脊柱、肋骨和骶髂关节重叠的输尿管结石，易被骨骼影掩盖而难以分辨；静脉尿路造影虽然对输尿管结石的诊断价值较大，但当尿路梗阻、肾功能受损时，静脉尿路造影显影不佳或不显影。近年来，诸多诊断输尿管狭窄的超声检查方法，如经腹、经阴道、经直肠彩色多普勒超声等，以及口服或静脉滴注甘露醇、硫酸镁、呋塞米等增加输尿管显示条件法，使得超声对输尿管结石的诊断日趋完善。超声可清楚显示输尿管内透X线阴性结石，弥补X线不足，并了解输尿管结石梗阻所致肾积水的程度，估测肾功能受损情况，同时可发现与输尿管结石并存的其他泌尿系统疾病。应指出，许多不利因素可直接影响输尿管结石的超声检出率和诊断准确率，如肥胖、胃肠胀气和膀胱充盈不佳等。因此，临床有典型的输尿管结石症状，而超声检查未发现者，也不能排除输尿管结石的诊断。

（王正滨　李秋洋）

第十四节　输尿管狭窄

（一）病理与临床特点

输尿管狭窄可由多种因素引起，如先天性因素或由膀胱、神经系统、下尿路梗阻和盆腔内脏器术后等因素引起。先天性输尿管狭窄以肾盂输尿管连接部狭窄居多，主要见于小儿男性，左侧多于右侧，25%发生双侧病变。其病理改变多由狭窄段肌层肥厚、发育不良和纤维组织增生所致。狭窄以上部位的肾、输尿管积水扩张，肾功能不全，易并发感染；输尿管狭窄少数为成人，且多为输尿管炎性狭窄。

临床主要表现为腰部、腹部酸胀痛。肾积水较重者，可在患侧上腹部触及肿块。

（二）声像图表现

患侧肾轮廓增大，肾盂、肾盏扩张，内部为液性暗区，透声较好。肾盂输尿管连接部狭窄行肾门斜向切面扫查，显示肾窦内无回声区至盂管连接部，腔隙逐渐变窄或突然中断；输尿管腹段或盆段狭窄，近端输尿管和肾盂均有不同程度的扩张和积水，狭窄部管腔变细或中断；输尿管膀胱壁内段狭窄，输尿管盆段、腹段均有不同程度的扩张，通过膀胱无回声区实时观察狭窄部，无梗阻性病变存在，但可显示管腔逐渐缩窄，管壁回声相对增高。

双侧肾积水可由先天性输尿管狭窄引起，也可为输尿管炎性狭窄所致。前者多见于小儿，也可为青少年。后者多为中老年人的前列腺增生症、慢性膀胱炎、神经源性膀胱或泌尿系统结核引起的膀胱挛缩等。声像图显示膀胱黏膜水肿、增厚，表面不光滑，尤以三角区更为明显。对于病情较重者，可见膀胱黏膜表面有多个小梁或形成多个假性憩室，两侧管口部黏膜水肿增厚，出口部狭窄。

作者曾报道34例输尿管狭窄，其中有3例为双侧病变，共计37侧输尿管狭窄。根据声像图所见肾盂的类型（肾内型或肾外型肾盂）、肾积水的程度、狭窄段近端输尿管扩张的程度等不同，将输尿管狭窄的声像图分为四种类型。

Ⅰ型（“莲蓬”形）：主要见于肾外型肾盂输尿管连接部狭窄，肾盂大部分突出肾外，虽肾盂积水的程度较重，但肾盏积水程度相对较轻。因此，肾实质受压变薄的程度也相对较轻，其外形似莲蓬形。对此，在肾门部行横向斜向内下切面的实时扫查可显示狭窄段管壁回声增高，呈等号样改变（图26-14-1）。

Ⅱ型（“菊花”形）：肾内型肾盂，高位输尿管狭窄，由于肾盂扩张受限，因此肾盂扩张程度较轻，而各肾盏均明显扩张积水，肾实质因受扩张肾盏的压迫明显变薄或萎缩。对此，行肾门部横切面实时扫查可见肾门部有轻度内凹，其外形类似菊花形（图26-14-2）。

Ⅲ型（“圆柱”形）：低位输尿管狭窄且狭窄的程度较重。肾盂、肾盏和狭窄段以上输尿管均明显扩张积水，沿扩张的输尿管向下追寻扫查，可见扩张的输尿管至狭窄处突然中断，其外形类似圆柱状，输尿管中断处无其他梗阻性病变（图26-14-3）。

Ⅳ型（“鼠尾”形）：主要见于输尿管下端狭窄，狭窄的程度较轻。显示肾积水后，沿扩张的输尿管向下追寻扫查，可见输尿管管腔逐渐变窄，狭窄段管壁回声增高，呈鼠尾形（图26-14-4）。

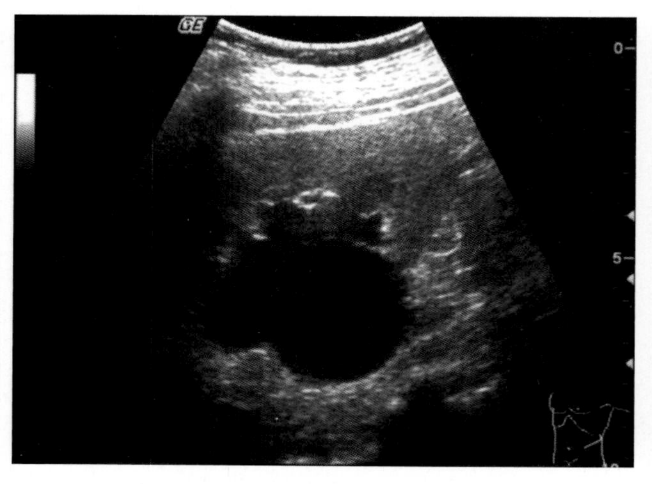

图26-14-1　Ⅰ型输尿管狭窄

肾积水以肾盂扩张为主，肾盂大部分突出于肾外，肾外形似莲蓬形

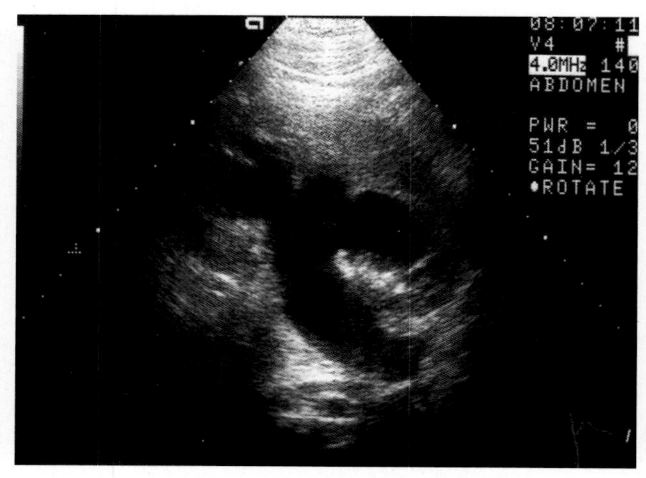

图26-14-2　Ⅱ型输尿管狭窄

肾内型肾盂，肾盂扩张受限，肾盏明显扩张，肾实质受压变薄萎缩，形似菊花形

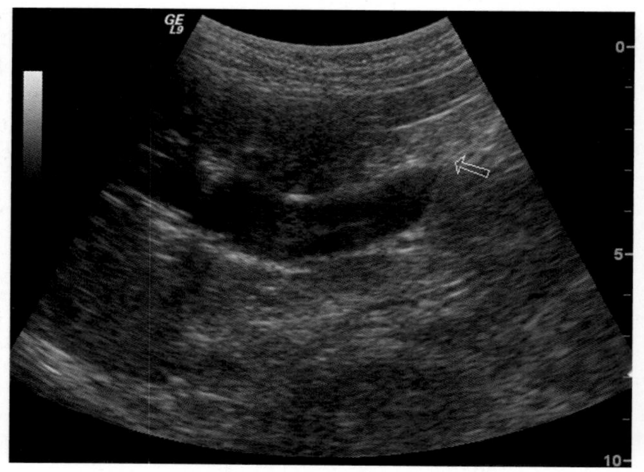

图26-14-3　Ⅲ型输尿管狭窄

箭头示狭窄位置，狭窄位置以上输尿管明显扩张，其外形似圆柱形

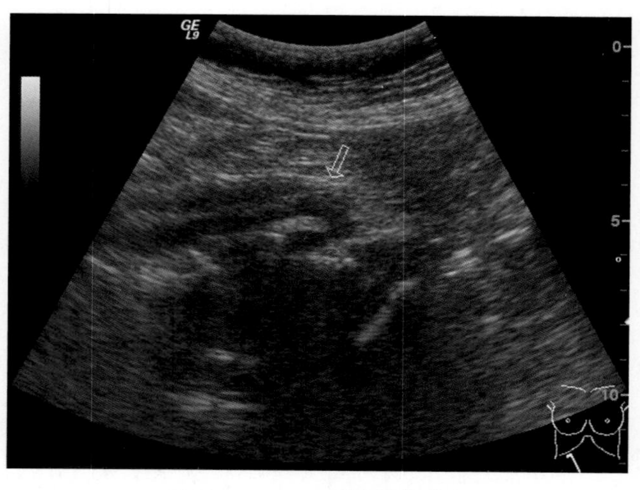

图26-14-4　Ⅳ型输尿管狭窄

沿扩张输尿管向下追踪扫查可见输尿管逐渐变细，呈鼠尾形

（三）诊断与鉴别诊断

输尿管狭窄的声像图表现无特异性，多数表现为尿路梗阻的征象。多在超声显示肾积水后，才追踪扫查输尿管狭窄的部位。若狭窄部未显示肿瘤、结石、囊肿等，而呈等号样改变，其周围又无外在病变压迫时，应考虑本病。肾盂输尿管连接部狭窄的声像图表现较有特征性，如肾盂肾盏扩张积水，行连续性扫查，可见此切面无回声区逐渐缩窄或突然中断，其外形似莲蓬形或倒梨形；超声诊断输尿管腹段或盆段狭窄时应慎重，因该部受肠胀气影响较重，需反复检查仔细观察，当排除输尿管结石、肿瘤或突入膀胱腔的输尿管囊肿等病变后，方可考虑本病的可能。

输尿管炎性狭窄主要见于盆段和膀胱壁内段，多为膀胱内因素，如膀胱内结石、肿瘤、异物和留置导尿管过久等而诱发急性或慢性膀胱炎；其次为膀胱颈部以下的尿路梗阻疾病；极少数为神经系统损害所致，如神经系统或盆腔内脏器疾病手术后，损伤了支配膀胱的神经，从而引发膀胱炎。因此，对已经超声诊断为输尿管下段狭窄者，应按常规仔细观察膀胱、前列腺和膀胱颈部以下的尿路，检查是否有与狭窄有关的病变。

（四）临床意义

在超声检查用于临床以前，静脉和逆行尿路造影是诊断输尿管狭窄的首要方法。由于患者多有肾功能损害，因而显影不佳或不显影。逆行尿路造影对输尿管狭窄的诊断意义较大，但本病多为小儿，难以配合，应用受限。超声检查不受上述因素的影响，在肾积水较重，狭窄部近端输尿管扩张明显的衬托下，超声反而更容易显示狭窄位置。作者曾报道34例输尿管狭窄的超声检查结果，经与手术和病理诊断结果对比，超声定位诊断符合率占91.2%（31/34），定性诊断符合率占88.2%（30/34）。其中包括19例先天性输尿管狭窄的患儿，均首先由超声检查诊断为本病，其中4例未经静脉尿路造影检查而直接做手术探查，证实超声诊断结果是正确的。对超声检查难以确诊的患者，在超声引导下经皮肾盂穿刺顺行造影多可明确诊断。对于病史较长或肾积水较重者，应用超声检查观察肾皮质的厚度和回声强度，可初步判断肾功能情况。此外，在超声引导下做肾盂穿刺，抽吸积水后，动态观察肾内无回声区再现状况，对预测术后肾功能能否恢复，以及采取何种治疗方案均有较大的临床价值。

（王正滨）

第十五节　输尿管肿瘤

一、输尿管肿瘤

（一）病理与临床特点

输尿管恶性肿瘤多为移行细胞乳头状癌，占80%以上；鳞状细胞癌占6%左右，腺癌更少见。输尿管良性肿瘤临床较少见，其中多为输尿管息肉、乳头状瘤、平滑肌瘤等。输尿管息肉为良性间质性肿瘤，有蒂固定，悬于输尿管腔内。乳头状腺瘤更少见，容易恶变。

输尿管癌多发生于中下段，仅少数为上段者。肿瘤可源于肾盂移行细胞癌的浸润、播散与种植，也可因尿路上皮性肿瘤经由淋巴和血行扩散所致。肿瘤多呈浸润状生长，也可呈乳头状改变。

输尿管肿瘤多见于40～70岁中老年人，男女之比为3∶1。该病的主要临床表现为无痛性肉眼或镜下血尿，少数因尿路梗阻而引起腰部、腹部疼痛。当有血块通过输尿管狭窄部时可发生肾绞痛等。

（二）声像图表现

直接征象是在扩张输尿管腔内或管壁有乳头状或结节样回声突入输尿管腔内，局部管壁增厚，输尿管连续性中断；间接征象是患侧肾轮廓不同程度增大，肾盂、肾盏扩张，病变段以上的输尿管扩张。发生在输尿管下段的肿瘤，可浸润输尿管口或突入膀胱腔内。

作者根据输尿管肿瘤的病理改变，并结合肿瘤的发生位置、大小、形态和浸润深度，将输尿管肿瘤的声像图归纳为以下四种类型。

1.局灶型输尿管肿瘤　在输尿管中断的位置显示乳头样低回声结节，表面不光滑，突入管腔内（图26-15-1）。伴有肾积水和近端输尿管扩张。

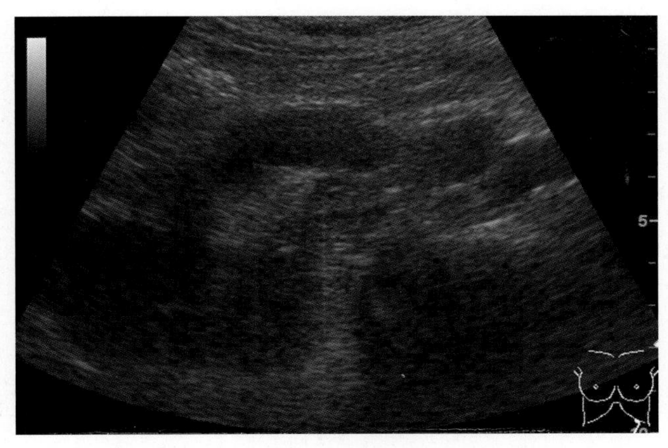

图26-15-1　局灶型输尿管肿瘤

左输尿管扩张中段位置显示结节样回声

2.浸润型输尿管肿瘤　病变区域输尿管粗细不均，管壁内膜增厚，表面呈结节样并突入管腔内，内部回声高低不均匀，管腔狭窄或中断，结节回声与输尿管肌层分界不清，管壁有僵硬感。多伴有中度肾积水，肿瘤上段输尿管扩张较为明显。

3.弥漫浸润型输尿管肿瘤　显著扩张的输尿管中断区域管壁不规则增厚，并可见大小不等的结节环绕管壁，并与其周围的组织或脏器分界不清。常见输尿管中下段较大的肿瘤结节浸润输尿管口，并突入膀胱腔（图26-15-2）。多伴有中度以上肾积水。

4.广泛浸润转移型输尿管肿瘤　除具有3型输尿管肿瘤的声像图表现外，同时可显示腹腔与腹膜后淋巴结大和远处脏器的转移病灶。

（三）诊断与鉴别诊断

超声诊断输尿管肿瘤基于首先发现肾积水，沿扩张的输尿管向下追踪扫查，在输尿管管腔逐渐变窄或中断的位置显示到管壁增厚，管腔内有乳头状回声突入管腔内，或管壁增厚表面呈结节样改变，当除外引起输尿管梗阻的其他病因后，结合持续无痛性血尿，应考虑输尿管肿瘤的诊断。超声明确诊断后，应注意观察肿瘤与周围组织和脏器的边界是否清晰，输尿管周围有无淋巴结肿大等。还应注意与输尿管结石、输尿管纤维化、周围肠管等相鉴别。

（四）临床意义

超声检查是在显示肾积水和患侧输尿管积水扩张之后做追寻扫查，进而显示输尿管肿瘤的发生部位、大小、形态和浸润范围。作者报道19例输尿管肿瘤的超声检查结果，经手术和病理诊断结果证实，超声定位诊断符合率达89.5%（17/19），定性诊断符合率达84.2%（16/19）。由此可见，超声对伴有肾积水的输尿管肿瘤，多数能确定输尿管的梗阻位置和明确梗阻的病因。但是对早期输尿管肿瘤超声较难显示，所以对于超声检查无异常的血尿患者、不能排除输尿管肿瘤者应尽早进行X线尿路造影检查。

二、膀胱肿瘤浸润输尿管口

（一）病理与临床特点

膀胱肿瘤浸润输尿管口的病因、病理和临床表现与膀胱肿瘤类似，参见“膀胱肿瘤”。

（二）声像图表现

膀胱三角区周围显示肿瘤团块，基底较宽或呈浸润状生长，表面呈菜花样，突入膀胱腔内，肿瘤浸润患侧输尿管口。膀胱三角区周围肿瘤压迫或浸润部分管口时，仅可见输尿管中下段扩张而不引起明显肾积水。对于膀胱肿瘤体积较大，且浸润管口病程较长、梗阻较重的患者，除可见输尿管全段均明显扩张之外，同时引起肾积水的程度也较重（图26-15-3）。动态观察患侧管口喷尿时，梗阻早期输尿管喷尿时间延长，尿流声束向肿瘤之反方向或侧方向移动，且射程增大。管口部受压且受侵较重者，管口部喷尿流速减慢，尿流声束射程缩短且有移位的征象。

（三）诊断与鉴别诊断

膀胱肿瘤浸润输尿管口的声像图表现较有特征性。当声像图显示肾积水和输尿管扩张时，移行扫查输尿管口，在管口周围即膀胱三角区显示基底较宽、表面呈菜花样的肿瘤团块，即可诊断为本病。若同时观察到管口喷尿时，尿流方向发生变化或喷尿频率明显减少，诊断

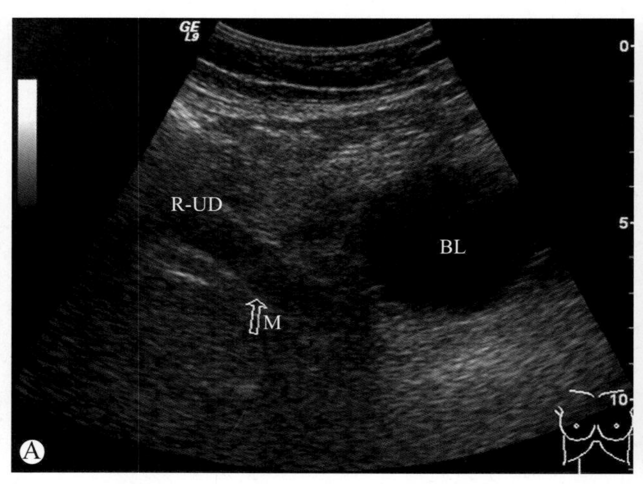

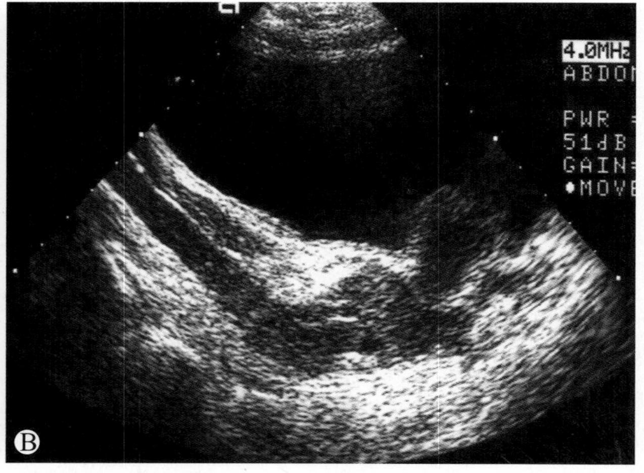

图26-15-2　弥漫浸润型输尿管肿瘤

A.扩张的右输尿管内见实性回声，呈浸润性生长；B.扩张的输尿管中断区可见结节样肿物，突入膀胱腔，并浸润周围组织。R-VD.右侧输尿管；BL.膀胱；M.肿块

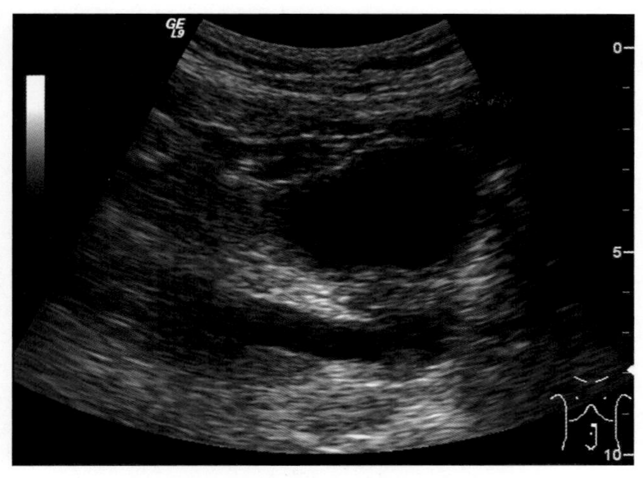

图26-15-3　膀胱肿瘤浸润输尿管口

膀胱三角区显示基底较宽、表面呈菜花样肿块，浸润左输尿管口，导致左输尿管扩张

更为可靠。

在超声检查时应注意与输尿管肿瘤相鉴别。前者肿瘤多发生在膀胱壁，基底较宽，浸润黏膜下层或肌层，通常可见肿瘤浸润输尿管膀胱壁内段；应用彩色多普勒超声可观察到肿瘤的血供来源于膀胱黏膜层或黏膜下层。输尿管肿瘤则原发于输尿管中下段，瘤体较大，而且浸润输尿管壁的范围较广，肿瘤近段输尿管扩张和肾积水的程度也较重。此外，可检测到肿瘤血供来源于输尿管壁，与膀胱肿瘤浸润输尿管口的鉴别多无困难。

（四）临床意义

对于发生在膀胱三角区输尿管口周围的肿瘤，判断是肿瘤将输尿管口遮盖还是肿瘤已浸润输尿管，临床诊断有一定难度。膀胱镜检查时可用镜前鞘推移开膀胱肿瘤，观察肿瘤与输尿管的关系，鉴别诊断价值较大。但膀胱镜不能直接观察输尿管梗阻和肾积水的情况。对此，超声检查除可以观察患侧输尿管扩张和肾盂有无积水的程度之外，应用彩色多普勒超声观察肿瘤基底部的血流情况可确定肿瘤的血供是来自输尿管壁，还是来自膀胱壁。作者曾报道17例膀胱肿瘤浸润输尿管的超声检查结果，声像图所见患侧无肾积水者占17.6%，轻度肾积水者占47.1%，中度肾积水者占35.3%。患侧输尿管扩张多较明显，输尿管内径＞1.0cm者，占52.9%；≤1.0cm者占47.1%；其中超声首先显示肾积水，进而追踪扫查发现膀胱肿瘤浸润输尿管口者12例，占70.6%；行膀胱超声检查发现膀胱三角区周围肿瘤浸润输尿管口者5例，占29.4%，经与手术和病理诊断结果对比，超声诊断均符合。由此可见，应用超声检查对膀胱肿瘤有无浸润输尿管口和输尿管肿瘤有无浸润膀胱的诊断与鉴别诊断具有重要的临床应用价值。

（王正滨　李秋洋）

第十六节　输尿管口脱垂

（一）病理与临床特点

输尿管口脱垂是一种临床少见的疾病。病因尚不十分清楚，可能是输尿管发育过长或肌层发育不全，管壁薄弱和强力收缩导致管口部脱入膀胱。一般临床上所见的输尿管口脱垂多继发于输尿管膀胱壁内段结石。

本病若无引发尿路感染或继发输尿管结石，一般无明显临床症状。

（二）声像图表现

膀胱三角区患侧管口部显示类似乳头状突起，表面光滑，但其中央部有一切迹（图26-16-1）。实时观察管口喷尿可见尿流自突起的中央切迹部喷出，尿流喷射的方向多无明显改变。输尿管口脱垂常与输尿管膀胱壁内段结石并存，显示管口近段输尿管内有强回声团，后方伴声影（图26-16-2）。

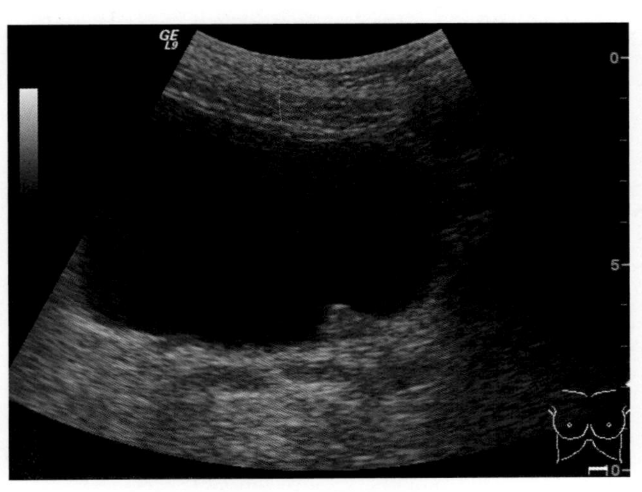

图26-16-1　左输尿管口脱垂

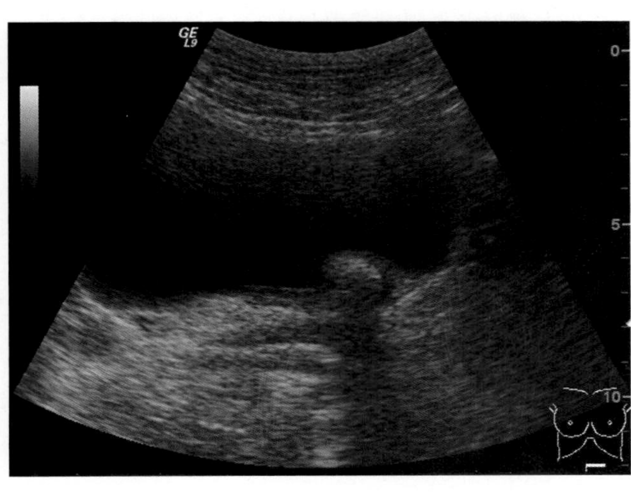

图26-16-2　左输尿管膀胱入口处结石并输尿管脱垂

（三）诊断与鉴别诊断

通常所见正常输尿管口较为平坦，有少数正常人仅在输尿管喷尿时可见到管口略有突起，随后又恢复正常状态，周而复始。若喷尿结束后，管口部仍高于周围膀胱黏膜，并有一定突起，其中央部有明显切迹，则应考虑为输尿管口脱垂。

超声诊断输尿管脱垂主要需与输尿管囊肿相鉴别，参见“先天性输尿管囊肿”。还需与膀胱肿瘤相鉴别：发生在膀胱三角区管口部的小肿瘤，也可呈乳头状，但表面不光滑，其中央部也无切迹回声。应用彩色多普勒超声观察管口喷尿，可见尿流是从肿瘤的一侧喷入膀胱腔，而且尿流的方向可因肿瘤压迫而有所改变，鉴别诊断多无困难。

（四）临床意义

若输尿管脱垂合并管口部结石时，超声检查可显示结石上段输尿管扩张和伴有轻度肾积水。若无管口部结石容易被忽略而漏诊。由于膀胱为含液性器官，为最适合超声检查的脏器之一，在膀胱内尿液无回声区的衬托下，较容易显示脱入膀胱的输尿管口，并且可以免除其他影像学检查而做出正确的诊断。

（王正滨）

第十七节　膀胱输尿管反流

正常情况下，即使在排尿动作时，膀胱输尿管连接部也只许尿液进入膀胱，防止尿液自膀胱反流至输尿管，防止肾内压力增高和感染的发生。而在膀胱输尿管连接部抗反流功能异常时，并发感染以致引起肾盂肾炎的概率明显增加。

（一）病理与临床特点

膀胱输尿管反流为尿液从膀胱反流至输尿管，分为原发性与继发性两类。本病主要由膀胱三角区和壁内段输尿管肌层薄弱而引起；另外，可见于壁内段输尿管短缩。其中原发性输尿管反流为先天性因素，继发性既可为后天性因素，也可为先天性因素。先天性因素包括某些三角区薄弱、重复输尿管畸形、异位输尿管开口、输尿管囊肿等，尚见于神经源性膀胱、膀胱口梗阻引起的尿潴留等。后天性因素主要为慢性膀胱炎引起三角区和壁段输尿管黏膜水肿，影响到抗反流解剖瓣的正常舒缩功能所致。此外，还可见于输尿管口疾病和前列腺切除术后等。严重的输尿管反流可导致输尿管扩张和肾积水，并引发肾功能损害。

反流对肾的损害主要为肾盂肾炎和肾输尿管积水。多数患者有明显的尿路感染症状，并伴有发热、排尿困难、尿有异味等。

（二）声像图表现

早期或轻度输尿管反流不足以引起输尿管扩张和肾积水时，声像图上可无明显异常改变。输尿管反流多为双侧病变，病情较重时，双肾轮廓增大，肾窦和输尿管扩张，尤以输尿管下段扩张较明显，内为透声稍差的无回声区。应用彩色多普勒超声实时观察两侧管口部，可见输尿管蠕动管口部有喷尿的征象，但喷尿流程较短。喷尿结束后，有时可见管口近端输尿管无回声区内有雾点状回声漂浮。

（三）诊断与鉴别诊断

输尿管反流缺乏典型的声像图特征。因此，单纯依靠声像图所见很难做出明确诊断。严重输尿管反流多伴有某种输尿管口、膀胱或前列腺疾病。输尿管明显扩张，实时观察可见输尿管壁段与膀胱之间经由窄小的口径相连通，当输尿管口喷尿结束后，可见管口的近端输尿管内有雾点状回声漂浮。超声诊断输尿管反流时应寻找原发病因，并注意与巨输尿管症、输尿管狭窄和神经源性膀胱等相鉴别。

（王正滨　李秋洋）

第十八节　输尿管憩室

（一）病理与临床特点

输尿管憩室起源于输尿管胚芽的次级突，呈囊袋状或管状突出腔外，除其口部与输尿管腔相通外，其余部分为盲端。常发生在输尿管下段与膀胱交界处，多为单发，偶尔多发。其病因迄今不明。输尿管憩室内可因尿潴留而发生感染和结石形成，并可不同程度地压迫输尿管引起尿路梗阻等。本病无并发症时多无明显症状。憩室较大压迫输尿管引起上尿路梗阻或并发尿路感染和结石时，可出现腰腹部胀痛、尿频、尿急和血尿等症状。

（二）声像图表现

输尿管憩室可压迫输尿管而使其出现不同程度的扩张，尤以输尿管下段扩张较明显，输尿管与膀胱交界周围显示圆形或椭圆形无回声区，壁薄且光滑。不断变换超声扫查角度进行实时观察，可见该无回声区的一侧局部有一较小的口径与输尿管相通。若合并感染或憩室内有结石时，呈现相应的声像图改变。

（三）诊断与鉴别诊断

输尿管憩室的声像图表现较有特征性。当显示患侧输尿管有不同程度的扩张和轻度肾积水时，追踪扫查发现输尿管下段局部有圆形或椭圆形肿块，其内为透声稍差的无回声区，其与输尿管相通时，便可诊断为输尿管憩室。但对于不伴有肾积水和输尿管无明显扩张的小憩室，超声检查容易发生漏诊。必要时可结合静脉尿路造影以明确诊断。

输尿管憩室应主要与输尿管囊肿相鉴别，参见本章输尿管囊肿的鉴别诊断。其次应与膀胱憩室相鉴别：膀胱憩室多发生在膀胱三角区周围并向后方突出，其内为透声较差的无回声区，实时多切面扫查可见膀胱内无回声区与膀胱后方圆形或椭圆形无回声区之间经由一较小的口径相连通，排尿后复检可见膀胱憩室明显缩小或消失。输尿管憩室内无回声区则与输尿管相通，排尿后观察憩室不能立即缩小，两者有明显区别。

（四）临床意义

应用超声诊断输尿管憩室简便易行。超声检查可显示输尿管憩室的大小、位置与形态，还可以观察同侧输尿管扩张和肾积水的程度，同时尚可与膀胱憩室和输尿管其他疾病进行鉴别。但是对于输尿管无明显扩张和不伴有肾积水者，从声像图上较难发现，对此可采用静脉尿路造影予以确诊。输尿管憩室较大并压迫输尿管引起明显肾积水时，静脉尿路造影可显影不佳或不显影，对此超声和CT检查可提供较大帮助。

（王正滨　李秋洋）

第27章 27

膀胱疾病

第一节 仪器和探测方法

一、仪器

用于膀胱检查的超声探头包括用于腹部检查的探头（经腹壁探头）及腔内检查探头，腔内检查探头包括经直肠、经阴道和经尿道检查探头。

（一）经腹壁探头

经腹壁探头包括线阵探头、凸阵探头和扇形探头。以凸阵探头应用最为广泛。对膀胱前壁及近场的病变可选择性应用线阵探头。

（二）腔内检查探头

1.经直肠检查探头 纵切面扫查对膀胱颈部、三角区和后尿道病变显示清楚，但对膀胱侧壁和顶部病变的显示欠佳。

2.经尿道检查探头 是一种很细的管状探头，探头的顶端有扫描晶体。检查时，探头经尿道放入膀胱腔内进行检查。可进行三维重建，形成三维图像，并可结合膀胱镜进行检查，弥补了膀胱镜仅能观察膀胱腔内黏膜表面的不足，对判断肿块对膀胱壁的浸润深度及分期较有利。

二、检查前准备

经腹壁检查时，应嘱患者喝水憋尿，膀胱适当充盈后方可检查。如果膀胱过度充盈，患者感觉不舒服。也可通过尿道插管向膀胱内注入生理盐水，当患者感觉不适时停止注入。但应尽量避免使用尿道插管进行充盈，因为这种方法有引起泌尿系统感染的危险。经直肠检查时，检查前要排净粪便，必要时清洁灌肠。适当充盈膀胱，经尿道超声检查与膀胱镜检查的操作步骤基本相同。检查前应了解患者有无尿道狭窄、膀胱挛缩和急性感染等检查禁忌证。

三、检查方法

不同的探测途径，采用不同的探测方法。

1.经腹壁扫查 患者取仰卧位，探头置于耻骨联合以上，横向扫查至脐部，再纵向扫查，从下腹部的一侧扫至另一侧。一般情况下，这一系列扫查已能满足诊断要求，但有时膀胱侧壁及前壁有时不易显示，在这种情况下让患者侧身30°～45°，此时膀胱侧壁可显示得更清晰。多方向扫查任何可疑异常区域。扫查之后，排空小便，再次检查。对于膀胱的检查，探查范围应扩展到膀胱的周围和整个盆腔，以免遗漏膀胱憩室。

2.经直肠扫查 检查前不宜过分充盈膀胱，但要求适当充盈。患者取左侧卧位，膝胸位。探头先涂上耦合剂，外罩一保护套，套外涂上润滑剂后插入肛门，做横向或纵向扫查。横向扫查探头由深至浅，得到一系列横面图。纵向扫查探头缓缓向顺时针或逆时针方向旋转，可获得一系列以直肠为圆心的纵切面图。

3.经尿道扫查 探测时患者取截石位，麻醉，阴部消毒和铺无菌单，与膀胱镜检查要求相同。膀胱镜检查后，插入超声探头。膀胱充水后做360°横向扫查。将探头自外向内移动扫查，便可显示环绕探头的一系列膀胱横切面声像图。扫查的过程中，需要不断侧动探头角度，注意观察膀胱顶部、底部和颈部，以免漏掉较隐匿的病变。

第二节 正常膀胱声像图

一、正常膀胱

膀胱是储存尿液的囊性肌性器官，其形状、大小和位置均随尿液充盈的程度而变化。膀胱的平均容量为300～500ml，最大容量可达800ml。膀胱适当充盈时，纵切面声像图呈边缘圆钝的三角形，横切面膀胱呈圆形或椭圆形（图27-2-1）。膀胱内的尿液为无回声区。膀胱壁分为前壁、后壁、左侧壁、右侧壁、三角区、膀胱颈部、顶部和底部等。正中纵切面见膀胱颈部，该颈部有一开口为尿道内口。男性膀胱后下方为前列腺和直肠，女性膀胱后下方为子宫和阴道。向两侧移动探头，可见膀胱后侧壁内的输尿管膀胱壁段。横切面后下方为膀胱三角区，是两侧输尿管口和尿道内口之间的区域。输尿管开口呈略隆起的小乳头状高回声。

膀胱壁自外向内包括浆膜层、肌层、黏膜下层和黏膜层。膀胱壁回声较强，连续性完整。膀胱壁的厚度随充盈程度而变化，但整个膀胱壁厚度应均匀一致。膀胱壁的任何局限性增厚都是异常表现。膀胱充盈时，正常厚度＜4mm。内表面为黏膜与尿液形成的高回声界面，外面为膀胱表面与周围组织形成的高回声界面。中间为呈中低回声的肌层。排尿后，膀胱肌肉收缩，黏膜略增厚，形成许多皱襞，表面不光滑。

膀胱横切面图的上方为前壁，下方为后壁，右方为左侧壁，左方为右侧壁。膀胱纵切面图的上方为前壁，下方为后壁，右方为顶部，左方为膀胱颈部。

男性膀胱后壁略向后凸出。女性膀胱后壁形态因子宫位置的不同而有变化。前倾、前屈位的子宫会对膀胱后壁产生压迹而使其略凹。

膀胱空虚时，膀胱尖不超过耻骨联合上缘。膀胱充盈时，膀胱尖即上升至耻骨联合以上，这时腹前壁折向膀胱的腹膜也随之上移，使膀胱的前下壁直接与腹前壁相贴。

二、输尿管口喷尿现象

在灰阶超声成像时，能看见源于输尿管口的尿流束进入膀胱内。一般认为，尿流束与膀胱内尿液之间的密度差别是输尿管口尿流束显像的基础。在观察尿流束之前，应保持膀胱适当充盈，以便使膀胱内尿液浓缩，从而使尿流束与膀胱内尿液产生密度差。彩色多普勒超声检查有助于显示输尿管口喷尿现象，尿流呈红色，喷尿时在输尿管口喷出（图27-2-2）。附近的输尿管内也可见到彩色尿流，常呈红蓝相间的镶嵌色。彩色多普勒血流图和能量图的灵敏度高于二维声像图。正常人的双侧输尿管口喷尿现象对称，频率为每次1min至连续性喷尿。输尿管末端梗阻时会产生不对称的尿流束。

第三节 膀胱容量及残余尿测定

膀胱容量是指膀胱适当充盈时其内的尿液量。残余尿量是指尽量排尿后，残留在膀胱内的尿液量。正常膀胱的容量为300～500ml，残余尿量＜10ml。残余尿量＞30ml，即提示为病理状态；残余尿量＞50ml，提示下尿路梗阻。

一、膀胱容量和残余尿量的测量方法

测量膀胱容量时应在膀胱适当充盈，急欲排尿时测量，残余尿量在尽量排尿后立即测量。测定膀胱容量和残余尿量主要应用经腹壁超声测量法，常用的公式有以下两种。

（一）数学公式

椭圆球体公式：充盈的膀胱，形态接近椭圆球体，可用椭圆球体公式计算膀胱容量和残余尿量。其公式为

$$V=\frac{4}{3}\pi r_1r_2r_3=\frac{\pi}{6}d_1d_2d_3=0.52\ d_1d_2d_3$$

式中，V为膀胱容量或残余尿量，r_1、r_2、r_3分别为膀胱的三个互相垂直的半径，d_1、d_2、d_3分别为膀胱的三个互相垂直的直径。

此公式用于膀胱容量测定和大量残余尿量测量较合适，对于少量残余尿量测量则误差较大。

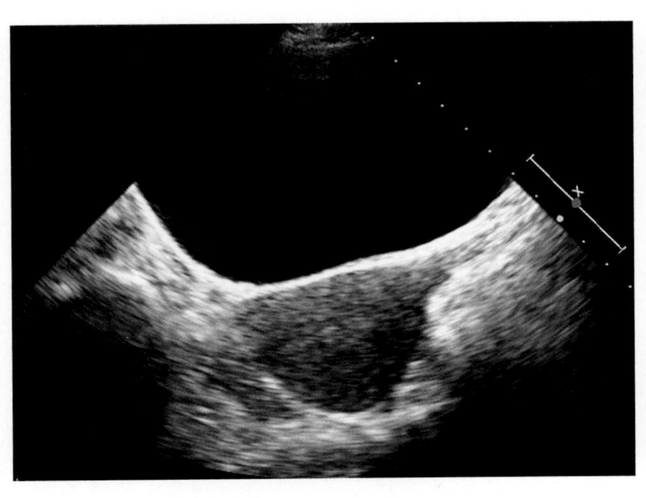

图27-2-1　正常膀胱声像图

横切面膀胱呈圆形，壁厚＜0.4cm，黏膜光滑，腔内呈无回声

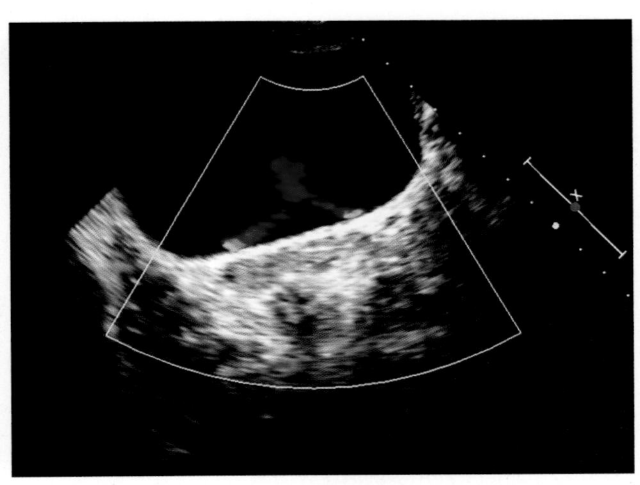

图27-2-2　输尿管口喷尿现象

输尿管口喷尿现象，尿流呈红色在输尿管口喷出

（二）经验公式

1. 1973年，Holmes创建经验公式$V=5PH$，其中V为残余尿量；5为常数；P为膀胱最大横切面图的面积；H为膀胱的高度。

2. 龚传美经过计算得出的测量正常人膀胱容量经验公式为

$$V=10\,d_1d_2$$

式中，V为膀胱容量，10为常数，d_1和d_2分别代表膀胱最大横切面的左右径和前后径。

二、临床意义

超声法测定膀胱容量的方法简便易行，可反复进行，无辐射。对尿潴留及下尿路梗阻的诊断较方便，敏感性极佳，同时可行临床治疗疗效的及时监测。超声法测定膀胱容量和残余尿量，其精确度不如导尿法，但临床对残余尿量的测定要求不是很高，超声法完全可以满足临床的检测要求。

第四节 膀胱肿瘤

膀胱肿瘤是全身比较常见的肿瘤之一，是泌尿系统最常见的肿瘤。

一、膀胱肿瘤的病理

1. 组织类型　上皮性肿瘤占95%以上，其中多数为移行细胞乳头状肿瘤，鳞癌和腺癌各占2%～3%。非上皮性肿瘤罕见，由间质组织发生，多数为肉瘤，如横纹肌肉瘤，好发于婴幼儿。

膀胱移行细胞癌的好发部位为膀胱侧壁和膀胱三角区近输尿管开口处。肿瘤可单发或多发，大小不等。分化较好者多呈乳头状，也可呈息肉状，有蒂与膀胱黏膜相连。分化较差者常呈扁平状突起，基底宽，无蒂，并向深层浸润。

2. 膀胱肿瘤的分期　膀胱肿瘤的治疗原则依据肿瘤分期、肿瘤的病理类型、肿瘤分级、淋巴结转移和全身转移情况制定。目前通用的分期方法有Jewett-Strong-Marshall（JSM）分期和国际抗癌协会拟定的TNM分期（表27-4-1）。

WHO将膀胱癌分级分为G1、G2和G3三个级别。G1：分化良好；G2：分化中等；G3：低分化。

表27-4-1　膀胱肿瘤的分期

JSM分期	病理特点	TNM分期
0	标本中未见明确肿瘤	T0
	原位癌	Tis
	乳头状肿瘤，无黏膜下浸润	Ta
A	肿瘤侵犯黏膜下固有层	T1
B1	肿瘤侵犯浅肌层（＜1/2）	T2
B2	肿瘤侵犯深肌层（＞1/2，未超过全层）	T3a
C	肿瘤侵犯膀胱外脂肪组织，但尚无转移	T3b
D1	肿瘤侵犯盆腔内膀胱周围器官，如前列腺、子宫、阴道	T4a
	肿瘤侵犯盆腔淋巴结	N1～3
D2	肿瘤转移超出盆腔范围，转移至肺、肝、骨等	M1
	肿瘤侵犯主动脉分支以上淋巴结	N4
	膀胱与盆腔固定，腹壁转移	T4b

注：N1指同侧区域淋巴结转移；N2指对侧、双侧或多发区域淋巴结转移；N3指区域淋巴结转移；N4指区域外相邻淋巴结转移

二、上皮性膀胱肿瘤

（一）上皮性膀胱肿瘤的临床表现

膀胱肿瘤的高发年龄为50～70岁，男女比例为4∶1，以表浅的乳头状肿瘤最为常见。分化不良的浸润性膀胱癌常发生于高龄病例。绝大多数以无痛性肉眼血尿就医。血尿间歇出现，可自行停止或减轻。膀胱肿瘤病例有以尿频、尿痛、排尿困难、尿潴留和下腹部肿块为起始症状而就医者，多数属晚期症状。

（二）上皮性膀胱肿瘤的声像图表现

膀胱肿瘤多发生于膀胱三角区、侧壁及后壁。70%的膀胱肿瘤为表浅型，30%的膀胱肿瘤为浸润型。超声检查膀胱肿瘤的检出率大于95%，直径＜0.5cm的肿瘤易于漏诊。

膀胱腔内可见菜花样、乳头状或结节样回声，通过细窄的蒂或广基底与膀胱壁相连。乳头状瘤和Ⅰ期膀胱癌多由窄蒂连于膀胱黏膜，并突入膀胱腔（图27-4-1，图27-4-2）。膀胱壁回声连续性好，肌层回声清晰，未受破坏。用探头振动膀胱时，肿瘤在膀胱腔内摆动。分化不良的乳头状癌基底宽广，瘤体的一部分凸向膀胱腔，基底部浸润膀胱壁，甚至向膀胱周围组织浸润。局部膀胱壁的回声模糊，连续性中断。膀胱腺癌和鳞状上皮癌的基底一般较宽，呈浸润性生长，晚期肿瘤膀胱壁显著增厚，膀胱腔明显减少，甚至接近闭塞。

部分乳头状膀胱肿瘤可见局灶性钙化。膀胱镜和活检对于精确诊断有帮助。经腹超声观察不佳的病例可选择性地应用经阴道及经直肠探头进行观察。膀胱肿瘤有

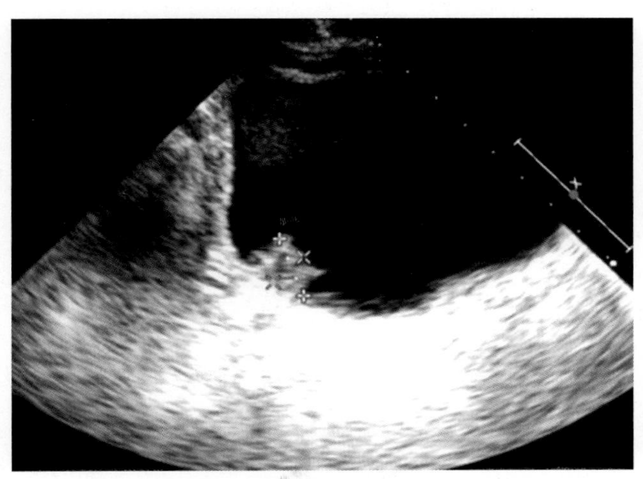

图27-4-1　上皮性膀胱肿瘤声像图（一）

膀胱三角区偏右侧实质性占位，为低分化上皮性肿瘤

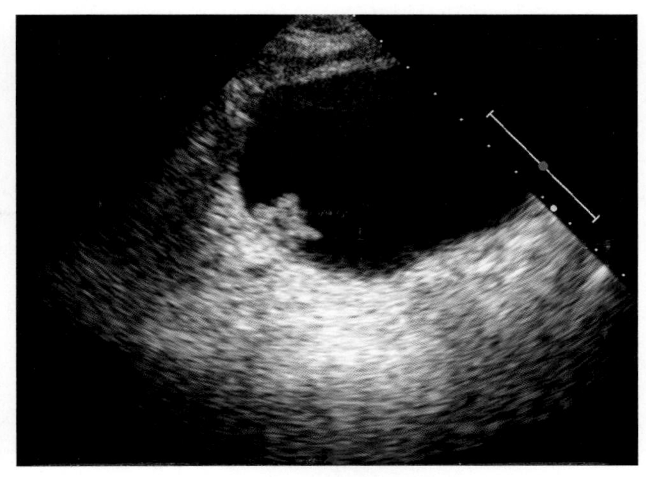

图27-4-2　上皮性膀胱肿瘤声像图（二）

膀胱三角区偏右侧实质性占位，为高分化上皮性肿瘤

时发生于膀胱憩室。由于膀胱憩室有狭细的颈，膀胱镜检查不易检测到发生于膀胱憩室内的肿瘤，这时超声检查对憩室内的肿瘤观察较有利。

彩色多普勒超声检查可在肿瘤基底部探及肿瘤血管，为动脉血管，脉冲多普勒可探及肿瘤血管的流速及阻力指数等。

三维超声声像图形象直观，可立体显示膀胱肿瘤，显示肿瘤对膀胱壁的浸润情况，有利于肿瘤的分期诊断（图27-4-3），从而为临床提供更加准确的信息。超声造影可显示肿瘤的供血血管，敏感性明显高于彩色多普勒超声检查，造影剂由肿块基底部逐渐全部灌注，延迟期肿块内造影剂逐渐廓清。

三、间质性膀胱肿瘤

间质性膀胱肿瘤极少见，约占膀胱肿瘤的1%。膀胱平滑肌瘤是最常见的间质性膀胱肿瘤，大多发生于

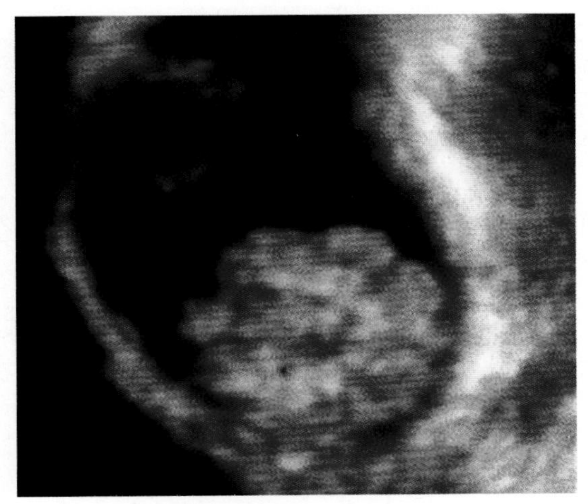

图27-4-3　膀胱肿瘤三维超声声像图

形象直观，可立体显示膀胱肿瘤

近膀胱三角区的黏膜下，肿瘤可表现为膀胱腔内生长（63%）、壁内生长（7%）或腔外生长（30%）。膀胱壁内低回声的圆形、椭圆形肿物边界清楚，表面黏膜光滑。彩色多普勒超声检查显示肿瘤内血流较丰富。

膀胱神经纤维瘤可单独发生于膀胱壁，也可为弥漫性系统性疾病的一部分，超声表现与膀胱平滑肌瘤相似。

膀胱海绵状血管瘤好发于膀胱顶及侧后壁。超声表现为膀胱腔内生长的圆形实性高回声肿物，边界清晰；血流丰富；部分表现为弥漫性膀胱壁增厚，内见多发低回声腔隙和钙化。

膀胱嗜铬细胞瘤罕见，占所有嗜铬细胞瘤的1%。患者可有头痛、出汗和膀胱充盈及排尿相关的心动过速。可发生于任何膀胱壁，以膀胱顶壁多见。肿瘤发生于黏膜下，中等回声，呈圆形或椭圆形，边界清晰，黏膜光滑。

膀胱横纹肌肉瘤和平滑肌肉瘤罕见，为突向膀胱腔内的团块状肿物，形态不规整，基底深达肌层。

四、膀胱淋巴瘤

原发于膀胱的淋巴瘤发生于膀胱黏膜下的淋巴滤泡，通常不浸润膀胱壁的其他层。多发生于40～60岁的女性。超声表现为广泛性膀胱壁增厚，黏膜层连续完整，如果肿物很大，可形成表面溃疡。

五、膀胱转移瘤

膀胱转移瘤可源于恶性黑色素瘤、肺癌、胃癌或乳腺癌，较罕见。结肠癌、卵巢癌及前列腺癌的局部膀胱壁的浸润较多见。

超声表现为膀胱腔内实质性肿块回声，膀胱壁受侵

犯，也可以表现为弥漫性膀胱壁增厚，合并肾积水。局部浸润引起的膀胱转移瘤表现为膀胱壁不规则增厚，呈低回声向膀胱腔内突起。膀胱黏膜大部分尚光整，肌层及浆膜层结构消失，并与膀胱外肿块相连。

六、临床意义

超声检查能为临床提供定位、定性、定量三方面的信息，如肿块在膀胱腔内的部位，肿块的性质，肿块的分期诊断等。超声检查简便易行，可重复多次进行、无痛苦，对临床治疗方案和判断预后及术后随访极有价值。

超声检查应与膀胱镜相互结合，优势互补。膀胱镜对膀胱黏膜的改变较敏感，而超声检查对肿瘤的分期及周围的侵犯和淋巴结转移较有利。

第五节　膀胱结石

原发性膀胱结石的发生率在我国已明显下降，多见于男性，与营养不良和低蛋白饮食有关。继发性膀胱结石见于膀胱出口的梗阻、膀胱憩室、神经性膀胱炎、异物及长期置留导尿管。肾结石排到膀胱亦为其原因之一。

本病的典型症状为排尿突然中断，并感疼痛，放射至阴茎头及远端尿道，伴有排尿困难和膀胱刺激症状。

一、声像图表现

膀胱腔内单个或多个强回声团，后方伴声影，随体位的改变而移动（图27-5-1）。结石的大小从粟粒状至占据整个膀胱。较大、致密的结石后方形成较宽的、明显的声影，会影响结石深处的膀胱壁观察，需变动体位观察。较小的结石或密度较低的结石，结石伴随的声影可能不明显或较弱。有时结石可发生于膀胱憩室内或输尿管囊肿内。膀胱壁残留缝合线头可能形成结石，偶尔结石局部膀胱壁合并感染，会使结石不可移动，称为“悬吊”膀胱结石。膀胱内大结石或输尿管末端结石会引起输尿管开口增厚、水肿，易于观察。彩色多普勒超声检查可显示结石伴随的闪烁伪像，对确定小结石有一定的帮助。

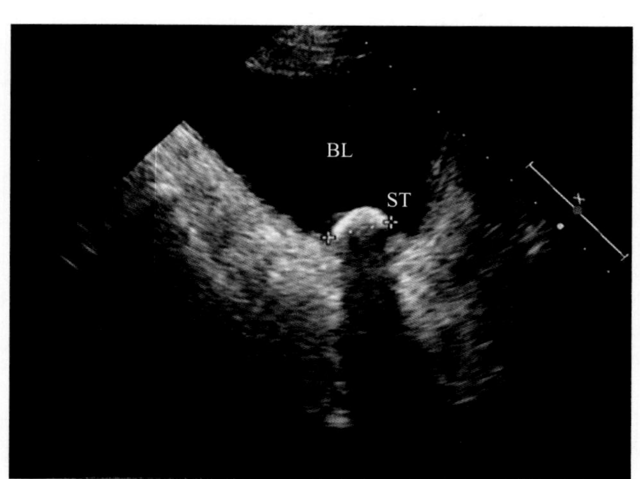

图27-5-1　膀胱结石声像图

膀胱腔内强回声团，后方伴声影；BL.膀胱；ST.结石

二、临床意义

超声检查对膀胱结石较敏感，能检测到膀胱腔内＞3mm的小结石，同时能观察膀胱本身的病变，如憩室等。超声检查方便，操作简单，可多次重复进行，无辐射，为膀胱结石的首选检查。当膀胱肿瘤合并结石时，易将肿瘤误以为结石，此时若能探及肿瘤内滋养血管时，则有助于明确诊断。对于随体位的移动不发生改变的结石，应高度警惕合并肿瘤的可能。

第六节　膀胱异物

膀胱异物大多数为异物经尿道逆行进入膀胱，而且多数为患者本人所为。医源性膀胱异物极少见，为膀胱手术或器械检查时不慎而遗留于膀胱内，异物种类繁多，存留于膀胱内可引起感染、出血、结石等。膀胱内异物的刺激可出现尿频、尿急、尿痛等症状。

一、声像图表现

膀胱异物的声像图表现取决于异物的种类。金属性异物为强回声，后方伴随声影。管状异物的回声呈平行的带状强回声，横切面呈空心圆形。改变体位时，比重大的异物向重力方向移动，而比重小的异物则向浮力方向移动。较大的异物可能移动受限。

二、临床意义

超声检查能为临床医生提供异物的大小、形态、物理特征、位置等信息，而且能显示X线检查阴性的异物，为诊断膀胱异物的首选检查方法。

第七节　膀胱炎

膀胱炎的病因复杂，可由细菌、真菌、原虫、物理、化学因素引起。急性细菌性膀胱炎的致病菌多为大肠埃希菌。女性的发病率明显高于男性，且女性患者中25%～30%的年龄在20～40岁，多数由致病菌上行感染引起。男性常继发于其他病变，如急性前列腺炎、良性前列腺增生、包皮炎等。浅表膀胱炎症多见，病变仅累及黏膜层、黏膜下层。可见黏膜充血、水肿、片状出血斑、浅表溃疡。炎症以尿道内口及膀胱三角区最明显。临床表现为发病突然，有尿频、尿急、尿痛、血尿等症状。

气肿性膀胱炎多发于女性合并糖尿病者，患者有膀胱炎症状，偶尔合并气尿，致病菌为大肠埃希菌，膀胱壁内或腔内出现气体。严重病例膀胱黏膜上皮坏死，形成溃疡。

Brunn巢为膀胱黏膜上皮固有层的实性细胞巢。Brunn巢中心部分退变，形成囊性膀胱炎（cystitis cystica）。慢性刺激长期存在，Brunn巢形成腺样结构，从而形成腺性膀胱炎（cystitis glandularis）。腺性膀胱炎为癌前病变。

间质性膀胱炎是膀胱壁原因不明的慢性炎症。多发于中年女性，和其他系统性疾病，如系统性红斑狼疮、类风湿关节炎和多发性动脉炎有关。可伴有尿路刺激症状和血尿。神经性膀胱炎可分为低运动神经元病变致膀胱逼尿肌无反射引起的神经性膀胱炎，以及骶椎反射弧以上病变致膀胱逼尿肌高反射引起的神经性膀胱炎。

一、声像图表现

轻症膀胱炎声像图无明显异常。对于较重的病例，膀胱的体积常减小，膀胱壁增厚，能显示粗大的肌小梁，呈与肌壁连续的网状条索回声，紧贴膀胱壁，黏膜表面不光滑。膀胱内可见结石或细胞碎屑、脓细胞，尿液透声不良，可见点片样强回声或点样回声，呈浮动性。

急性膀胱炎根据病理表现不同分为黏膜性炎症、出血性炎症、化脓性炎症及坏死性炎症。当炎症初期主要表现为黏膜炎症时，超声仅见弥漫性增厚的内膜或膀胱壁弥漫性增厚。当病情发展，黏膜面出现片状出血或毛细血管破裂时即为急性出血性膀胱炎，超声显示尿液透声不良，可见点状或团絮状沉积物回声，是膀胱内的血凝块。

慢性膀胱炎声像图也表现为黏膜层弥漫性增厚，但黏膜多不光滑，呈细颗粒状，连续性差。但慢性膀胱炎急性发作时其声像图与急性膀胱炎大多相似。

气肿性膀胱炎在膀胱壁内可见气体回声，后方伴振铃伪像或模糊的声影。膀胱腔内也经常能见到气体。膀胱壁增厚，回声增强。

腺性膀胱炎和囊性膀胱炎主要位于膀胱三角区及颈部，可表现为膀胱壁明显增厚，黏膜不光滑，表面可见囊状滤泡样或实性乳头样肿块（图27-7-1）。与恶性乳头的鉴别较难，膀胱镜及活检对明确诊断很有帮助。

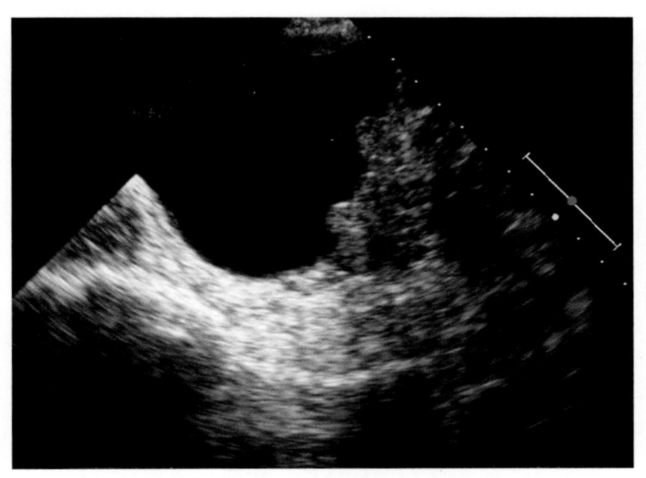

图27-7-1　腺性膀胱炎声像图

膀胱壁增厚，黏膜不光滑，表面可见乳头样隆起

间质性膀胱炎的影像学表现为膀胱容积减小，膀胱壁增厚，可合并肾积水及输尿管扩张。有时和膀胱癌很难鉴别，膀胱镜检查及活检有助于鉴别。

膀胱逼尿肌无反射性膀胱炎表现为膀胱壁光滑、变薄，膀胱容积增大，膀胱顶向上延伸，甚至达脐水平。

膀胱逼尿肌高反射性膀胱炎表现为膀胱壁增厚，合并肌小梁形成。残余尿量明显增加。

二、临床意义

急性膀胱炎及轻型膀胱炎在声像图上可能无明显异常，但超声检查有时能找到病因。另外，膀胱炎声像图的特异性不是很理想，一般单纯根据声像图较难区别不同类型的膀胱炎，但对个别特殊类型仍能提供较准确的信息，如气肿性膀胱炎。超声检查对于估计病变的部位、范围及程度等方面有重要意义。同时对治疗疗效的判断及指导治疗有重要的应用价值。

第八节　膀胱瘘

膀胱瘘可为先天性膀胱瘘和获得性膀胱瘘。获得性膀胱瘘的病因包括创伤、炎症、放疗和肿瘤。膀胱瘘包括阴道膀胱瘘、肠道膀胱瘘、表皮膀胱瘘、子宫膀胱瘘等。阴道膀胱瘘与妇科、泌尿系统的手术有关。肠道膀胱瘘与肠道憩室炎及克罗恩病有关。表皮膀胱瘘与手术、创伤有关。子宫膀胱瘘与剖宫产手术有关。膀胱输尿管瘘较罕见，多继发于子宫切除术。

一、声像图表现

因为瘘管较细、短，在超声检查时较难观察到瘘管。偶尔能见粘连于膀胱和周围组织之间的线样强回声。如果膀胱与阴道、肠道及表皮形成瘘，可在膀胱腔内探及气体样回声。膀胱腔内注入超声造影剂可发现造影剂进入阴道内，从而可做出阴道膀胱瘘的诊断。

二、临床意义

获得性膀胱瘘与创伤、炎症、放疗、手术有关。超声检查可明确诊断、指导治疗，为临床提供丰富准确的信息。

第九节 膀胱结核

膀胱结核多继发于肾结核，病变从患侧输尿管开口周围开始，以后扩散至膀胱他处。起初黏膜充血发红，呈炎性改变，可有浅黄色结核结节，以后发生溃疡，并向肌层扩展，形成肉芽肿或纤维化，导致患侧输尿管开口狭窄或呈洞状，引起上尿路积水或反流。膀胱结核病变严重，广泛纤维化时可形成挛缩性膀胱，容量＜50ml。此时多有健侧输尿管口狭窄或“闭合不全”，从而形成对侧肾积水。膀胱结核溃疡向深层发展，可穿透膀胱壁，形成膀胱阴道瘘或膀胱直肠瘘。

膀胱结核的临床表现为尿频、尿急和尿痛。儿童可因排尿剧痛而不敢排尿，从而导致尿潴留。

一、声像图表现

早期声像图无明显异常。晚期表现为膀胱壁增厚，黏膜不光整，回声增强，有时可见到钙化斑。结核病变严重，广泛纤维化时形成挛缩性膀胱，饮水后不能扩张。尿液无回声区内可见漂浮的点样及片样回声。

二、临床意义

膀胱结核的声像图表现无特异性，但对于肾结核患者，有相应的临床症状及超声表现时应想到膀胱结核的可能。同时对估测预后和随访治疗效果有一定的价值。

第十节 膀胱憩室

膀胱憩室可分为先天性膀胱憩室和获得性膀胱憩室两种。先天性膀胱憩室是一种先天性发育异常，多为单发，以输尿管口附近多见。先天性膀胱憩室曾被认为少见，诊断方法改进后患者明显增多。获得性膀胱憩室源于下尿路的梗阻，膀胱黏膜在膀胱壁薄弱处疝出，形成憩室，多发于近输尿管开口处的侧后壁。憩室颈部宽窄不等。狭窄的憩室颈部引起尿液淤滞，会引起感染、结石、肿瘤等并发症。憩室壁由黏膜层和黏膜下层组成，缺乏肌层。发生于憩室的肿瘤易于侵犯膀胱周围的脂肪，因此比发生于正常膀胱壁的肿瘤预后差。

一、声像图表现

憩室表现为突出于膀胱之外的囊性结构，呈圆形或椭圆形，通过宽度不等的憩室颈与膀胱壁相通，排尿后憩室可缩小（图27-10-1）。憩室内部回声依其内合并的并发症的不同而异。合并感染时，其内可见点样回声浮动或有沉淀出现而形成分界平面。合并结石时，憩室内可见强回声，后方伴声影。合并肿瘤时，憩室内可见实质样回声，与憩室壁相连。CDFI能显示尿液进出憩室。

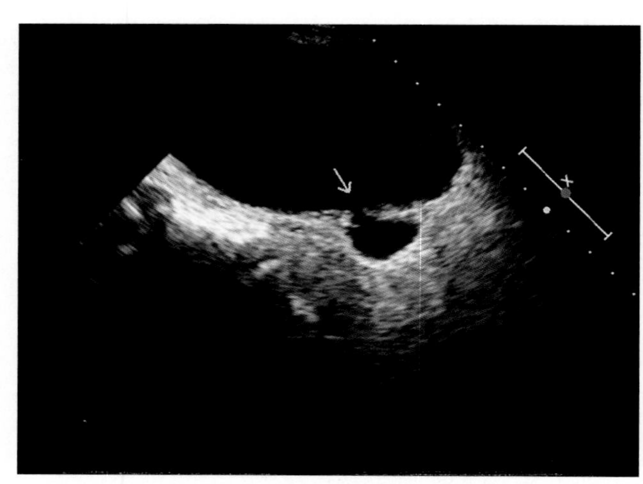

图27-10-1 膀胱憩室声像图
突出于膀胱之外的囊性结构，通过憩室颈（箭头）与膀胱腔相通

二、临床意义

超声检查可明确膀胱憩室的病因、大小、形态部分等方面的信息，是否合并膀胱憩室的并发症，如肿瘤、结石等。

第十一节 膀胱子宫内膜异位症

膀胱子宫内膜异位于膀胱壁，内膜随月经周期而出血，使膀胱壁内形成出血灶。月经期异位病灶内出血而张力增加，出现尿路刺激症状，非月经期缓解。病变主要位于膀胱后壁，由内向外侵犯，后壁向膀胱内隆起，像肿瘤，但膀胱黏膜层光滑完好。

一、声像图表现

膀胱后壁内可见结节样中等回声，内部可见斑样无回声区。结节向膀胱腔内隆起，表面黏膜光滑完好。CDFI不易显示内部血流信号。

二、临床意义

超声检查可以很容易地观察到子宫内膜异位病灶，但容易和膀胱内占位性病变相混淆，注意结节局部黏膜变化及结合膀胱镜检查有助于诊断。

第十二节　膀胱损伤

在泌尿系统损伤中，膀胱损伤发生率低，膀胱为腹膜外盆腔内器官，解剖部位深在，周围有骨骼、肌肉的良好保护，一般情况下不易损伤。膀胱损伤多同时合并其他脏器损伤。按损伤病理可分为以下四类。

1. 膀胱壁挫伤　只伤及膀胱黏膜肌层及肌层，膀胱壁未破裂，无血、尿外渗。

2. 膀胱破裂　膀胱全层损伤，有明显的血、尿外渗。其分为腹膜内型破裂、腹膜外型破裂和混合型破裂。腹膜内型破裂多发生于膀胱充盈胀满时，位置上升，下腹部在直接承受外力时，破裂部位多在薄弱的顶部，大量尿液流入腹膜腔。腹膜外型破裂多发生于骨盆骨折，破裂的部位多在膀胱颈部及前侧壁下方，血、尿外渗至腹膜外盆腔内，耻骨后间隙及膀胱周围，并可沿筋膜面或解剖间隙向上达肾周、前腹壁，或经腹股沟管至阴囊。混合型同时兼有腹膜内外膀胱破裂。

3. 开放性贯通伤　多见于战时火器伤或利器伤，常合并其他脏器损伤。破口与皮肤创口或邻近脏器相通。

4. 尿瘘　系膀胱与周围器官之间形成异常通道。

一、声像图表现

轻型膀胱挫伤可无明显异常超声表现。较重者表现为膀胱壁增厚，结构紊乱，充盈不良。膀胱破裂，偶尔可探及膀胱壁连续性中断。膀胱腔不能充盈。腹膜内型破裂可在腹膜腔内探及无回声区。腹膜外型破裂可在耻骨后间隙及膀胱周围探及无回声区，也可在肾周、前腹壁及阴囊内探及无回声区。开放性贯通伤破口与皮肤创口或邻近脏器相通。尿瘘形成时膀胱与周围器官之间形成异常通道，有时要借助注入造影剂才能观察到。

二、临床意义

超声检查对膀胱破裂、开放性贯通伤及尿瘘较敏感，为临床提供尿液外渗的部位、多少，是否合并其他脏器的损伤等信息。同时对治疗疗效的判断有一定的价值。

第十三节　膀胱周围脂肪过多症

膀胱周围脂肪过多症罕见，男性多于女性，原因不明，可能与慢性炎性刺激组织增生有关，包绕在膀胱和直肠周围，膀胱颈部和后尿道受挤压而使膀胱上抬，出现排尿障碍、尿潴留，严重者合并肾功能不全。

一、声像图表现

膀胱位置上移，颈部拉长，呈漏斗状。膀胱周围组织明显增厚，回声增强。膀胱壁呈受压感，左右对称，使膀胱失去正常形态。可合并肾积水，残余尿量增加。

二、临床意义

本病临床罕见，结合临床表现及影像学表现诊断不难，同时要与盆腔内的占位性病变相鉴别。

第十四节　膀胱发育异常

一、膀胱发育不全

膀胱发育不全为罕见畸形，绝大多数仍然存活的膀胱发育不良的新生儿是女性。多数合并其他畸形。表现为膀胱缺如。

二、重复膀胱

胚胎发育过程中尾部部分对生所致，临床少见，常合并其他泌尿系畸形。重复膀胱分为三种类型。

1. 腹膜折叠，完全性或部分性分隔膀胱。

2. 内部间隔分隔膀胱，内部分隔可完全性、部分性，呈矢状位或冠状位。也可为多发分隔。

3. 内部肌性带状分隔，将膀胱分为两个大小不等的腔。

三、膀胱外翻

膀胱外翻的发生率为新生儿的1/30 000，以男性多见，脐以下的中胚层发育障碍导致下腹壁和膀胱前壁缺如，常合并骨骼肌肉异常、肛门直肠异常、生殖器异常和泌尿系统异常。

四、脐尿管异常

脐尿管是脐与膀胱之间疏松结缔组织内的一条纤维索，由胚胎期尿囊管退化而形成。出生后未能正常闭合而形成脐尿管异常（urachal anomalies），分为四种类型（图27-14-1）：①脐尿管未闭（patent urachus），约占50%，脐尿管两端开放，膀胱通过脐尿管与外界相通。②脐尿管囊肿（urachal cyst），约占30%，脐尿管两端关闭，中间开放。③脐尿管窦（urachal sinus），约占15%，脐端开放而膀胱端闭合。④脐尿管憩室（urachal diverticulum），约占5%，脐端闭合而膀胱端开放。

（一）声像图表现

脐尿管异常的声像图表现与其类型有关。脐尿管未闭可在脐与膀胱之间的腹壁内探及不规则管样结构，壁厚，内部呈无回声或低回声，脐尿管囊肿为腹壁内梭形无回声，壁较厚，向腹腔内隆凸，与腹壁运动一致。多位于脐尿管中下1/3处。脐尿管窦和脐尿管未闭相似，只是膀胱端闭合。脐尿管憩室为下腹部腹壁内无回声，和膀胱顶部相连。

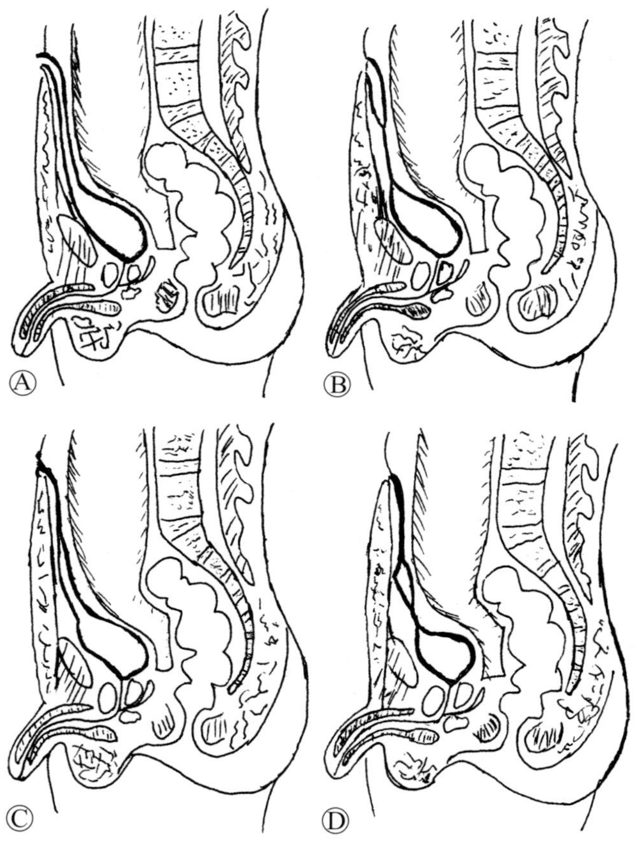

图27-14-1 脐尿管异常示意图

A.脐尿管未闭；B.脐尿管囊肿；C.脐尿管窦；D.脐尿管憩室

（二）临床意义

超声检查可对各型脐尿管异常进行观察，分型时需结合X线造影检查。发现脐尿管异常时要认真检查，因为脐尿管异常易于合并肿瘤及感染。

急性膀胱炎根据病理表现不同分为黏膜性炎症、出血性炎症、化脓性炎症及坏死性炎症。当炎症初期主要表现为黏膜炎症时，超声仅见弥漫性增厚的内膜或膀胱壁弥漫性增厚。当病情发展，黏膜面出现片状出血或毛细血管破裂时即为急性出血性膀胱炎，超声显示尿液透声不良，可见点状或团絮状沉积物回声，是膀胱内的血凝块。

慢性膀胱炎声像图也表现为黏膜层弥漫性增厚，但黏膜多不光滑，呈细颗粒状，连续性差。但慢性膀胱炎急性发作时其声像图与急性膀胱炎大多相似。

第十五节 超声新技术在膀胱疾病诊断中的应用

一、超声新技术

随着超声新技术的快速发展，超声造影、三维超声、四维超声及介入性超声等已被广泛应用于膀胱疾病的诊断与鉴别诊断，此为临床提供了新的超声诊断思路。

超声造影对于血管检测的敏感度和特异性较高，因此能够提高肿瘤的检出率，动态观察肿瘤内部血流灌注情况并进行定量分析有助于良、恶性病灶的鉴别和恶性病灶浸润程度的判定。膀胱炎等非肿瘤性病灶区域在开始增强的时间、峰值强度、消退时间等与其他区域无明显差别；肿瘤性病灶可表现为“快进慢退”或“快进快退”，与非病灶区域不同步，病灶呈高增强；膀胱憩室的囊状壁与周围膀胱壁的显影强度基本一致。

与二维超声相比，三维超声及四维超声能提供更多的空间信息，有助于了解膀胱病变的空间立体形态及与膀胱的关系，在膀胱疾病的超声诊断方面具有重要价值。三维超声显示良性肿瘤呈团块状，表面光整，肿物基底部不宽，膀胱肌层无增厚；恶性病变形态呈乳头状、菜花状或扁平团块状，表面凹凸不平，基底部较宽，侵犯膀胱壁。

传统超声能够提供病灶的形态学和血流动力学信息，但始终无法达到组织学及细胞学的诊断水平，而介入性超声则能弥补这一缺陷。通过超声引导下穿刺活检去除肿瘤的部分组织和细胞行病理学检查，可以较为准确地判断病灶的良恶性，是一种相对安全、快捷、精准的超声新技术，目前该技术已被应用于膀胱疾病的诊断。

二、临床意义

在膀胱疾病的临床诊断中，超声医生既要熟练掌握各种病变的声像图特征，发挥传统超声的优势，又要适当地结合新技术，以期获得真实可靠的诊断结果。

（吴长君　王俊峰）

第28章 28

尿道疾病

第一节　尿道的超声探测方法

一、男性尿道

男性尿道兼有排尿和射精的功能。起自膀胱的尿道内口，止于尿道外口。成年男性尿道长16～22cm，管径为5～7mm。全长分为三部：前列腺部、膜部和海绵体部。临床上把前列腺部和膜部称为后尿道，海绵体部称为前尿道。不同部位的尿道应采用不同的检查方法。静止期的尿道处于闭合状态，尿道腔内的变化难以显示。尿道的良好充盈是显示尿道腔内病变的基础，包括顺行排尿充盈和尿道外口注液逆行充盈两种方式。常用的充盈液体为生理盐水等。

（一）前尿道

1.仪器条件　应用线阵高频探头，频率为10～12MHz。

2.检查前准备　一般无特殊准备。为了对排尿期进行观察，应充盈膀胱，准备小便器。逆行充盈观察时应准备生理盐水、导管等。

3.体位　取仰卧位、坐位或立位。

4.检查方法

（1）经阴茎背侧探查：把阴茎拉直，探头放置于阴茎背侧行纵向及横向扫查。

（2）经阴茎腹侧扫查：将阴茎拉直，探头放置于阴茎腹侧进行探查。

（3）经会阴探查：探头放置于会阴部进行检查。

5.观察内容　尿道的内径、黏膜面是否光滑，有无梗阻扩张，尿道内有无异常回声及尿道周围组织等。

（二）后尿道

1.仪器条件　经腹部检查和经会阴检查可选用2～5MHz的凸阵探头，显示效果不如经直肠探头效果好。

2.检查前准备　为观察尿道充盈时的情况，应充盈膀胱，准备小便器。经直肠检查应清洁灌肠。

3.体位　取左侧卧位，屈髋屈膝，暴露臀部。也可以采用膝胸位。

4.检查操作　常规经腹部超声检查观察前列腺及尿道前列腺部，对于前列腺增生明显，膀胱和直肠明显受压的患者，经直肠检查应轻柔，以免造成直肠损伤。探头涂耦合剂再外套乳胶套，乳胶套外涂耦合剂或润滑剂，徐徐插入直肠内，获得清晰的前列腺图像后，纵切面、横切面扫查后尿道。获得满意的静止期后尿道图像后，嘱患者排尿，观察尿道充盈时的图像。

二、女性尿道

1.仪器、条件　经腹、经腔内和经会阴等探测路径均可对女性尿道进行观察，采用不同的探测路径应该选用不同的探头。如经腹部扫查可选用2～5MHz的凸阵探头，经直肠、阴道扫查应该选用阴道、直肠腔内探头。

2.检查前准备　应适当充盈膀胱，以便观察静止期和充盈期的尿道变化。

3.体位与探头放置　经腹途径扫查时患者取仰卧位，探头放置于耻骨联合上方腹壁。经腔内检查时应取截石位，经会阴部检查时应取截石位，探头可放置于尿道外口与阴道外口之间探查。

4.检查操作　经腹途径扫查时，探头放置于耻骨联合之上纵切面、横切面扫查尿道。经阴道、直肠途径扫查与男性后尿道扫查相似。对于张力性尿失禁患者用瓦氏动作增加腹压观察尿道的移动与张力期的尿道变化。

第二节　正常尿道声像图

一、正常男性尿道的声像图

（一）后尿道

1.静止期　尿道在静止期呈闭合状态，纵切面可见尿道缝隙的线样回声（图28-2-1），横切面可见斑点样缝隙样回声。

2.排尿期　排尿期膀胱基底部启动，前列腺部

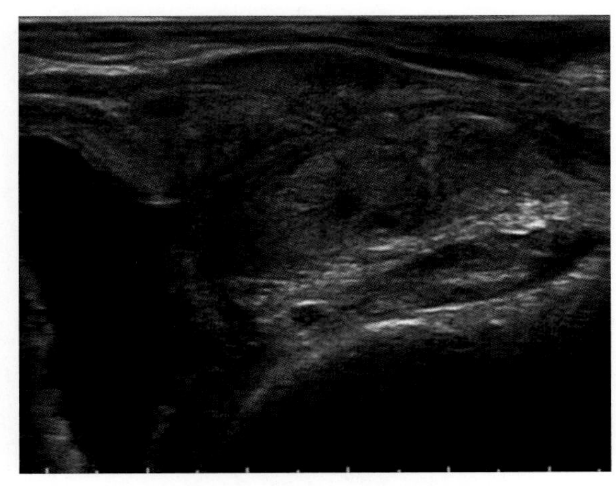

图28-2-1 正常男性后尿道

尿道和膜部尿道依次开放，管腔张开，使尿道形成一条带状无回声。自膀胱的尿道内口向前下侧贯穿前列腺，直至前列腺尖部与膜部尿道相连。尿道前列腺部中远1/3段尿道后壁可见向前隆起的精阜，隆起的高度为1～3mm。

（二）前尿道

1.静止期　可显示尿道海绵体和阴茎海绵体。静止期观察欠清，为线状低回声。

2.充盈期　呈均匀一致的带状无回声。

二、正常女性尿道的声像图

1.静止期　纵切面为始自尿道内口的均匀的低回声带，走行与阴道平行（图28-2-2）。横切面为一类圆形低回声。

2.充盈期　尿道内口与尿道近端充盈扩张，开放呈漏斗状，下行伸延，尿道壁变薄，尿道腔呈无回声区，尿道壁呈很薄的低回声带。

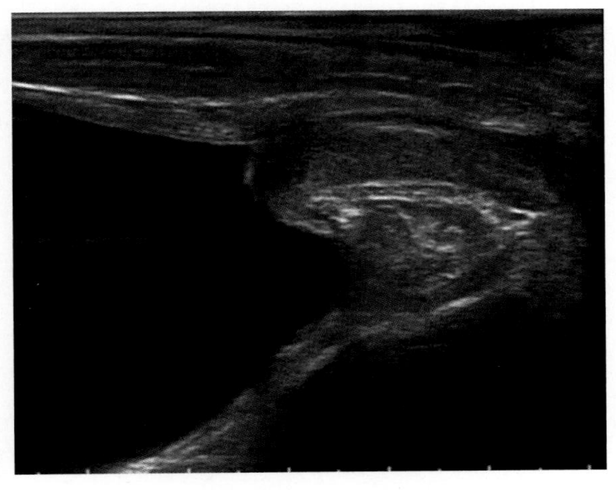

图28-2-2 正常女性尿道

第三节　尿道损伤

尿道损伤（urethral injuries）分为开放性与闭合性两类。开放性损伤多因弹片、锐器伤所致，常伴有阴囊、阴茎、会阴部贯通伤。根据致伤原因，尿道损伤分为：①尿道内暴力伤，多为医源性损伤，常由尿道器械操作不当导致。可仅为尿道挫伤，亦可穿破尿道。②尿道外暴力闭合性损伤，主要由会阴部骑跨伤和骨盆骨折导致。③尿道外暴力开放性损伤，多见于利器伤或火器伤，偶见于牲畜咬伤及牛角戳伤等，常并发阴茎及会阴部的损伤，伤情复杂，治疗较困难。④非暴力性尿道损伤，如化学药物烧伤、热灼伤、放射性损伤等。

一、前尿道损伤

（一）病因与病理

男性前尿道损伤多发生于球部，这段尿道固定在会阴部。会阴部骑跨伤时，将尿道挤向耻骨联合下方，引起尿道球部损伤。此类损伤可有挫伤、裂伤或完全断裂。尿道挫伤时仅水肿和出血，可以自愈。尿道裂伤引起尿道周围血肿和尿外渗，愈合后引起瘢痕性尿道狭窄；尿道完全断裂时断端退缩、分离，血肿较大，发生尿潴留，用力排尿则发生尿外渗。

（二）声像图表现

尿道挫伤时可无明显的声像图改变。尿道裂伤及完全断裂表现为尿道壁的连续性部分或完全性中断。其周围可有少量无回声，加压注入生理盐水时，注入的液体从中断的尿道处流向周围组织。

尿道球部损伤时，血液及尿液渗入会阴浅筋膜包绕的会阴浅袋，使会阴、阴囊、阴茎肿胀，有时会向上扩展到腹壁。尿道阴茎部损伤时，如阴茎筋膜完整，血液及尿液渗入并局限于阴茎筋膜内，表现为阴茎肿胀；如阴茎筋膜亦破裂，尿外渗范围扩大，与尿道球部损伤相同。

二、后尿道损伤

（一）病因与病理

膜部尿道穿过尿生殖膈。当骨盆骨折时，附着于耻骨支的尿生殖膈产生移位，产生剪切样暴力，使薄弱的膜部尿道撕裂，甚至在前列腺尖处撕断。

（二）声像图表现

尿道壁连续性中断。骨折及盆腔血管丛损伤引起大量出血时，在前列腺和膀胱周围可见大量无回声区。当尿道断裂后，尿液沿前列腺尖处外渗到耻骨后间隙形成无回声。耻骨前列腺韧带撕裂时，前列腺向上后方移位。

经直肠探查后尿道时，结合诊断性导尿对判断尿道的损伤程度及部位有利。

必要时可结合X线逆行尿道造影。

三、临床意义

超声检查对尿道损伤的诊断应结合顺行排尿、逆行灌注充盈、诊断性导尿及X线逆行尿道造影等进行综合分析。超声检查对并发的其他周围软组织损伤、血液及尿液流注的范围提供较准确的信息。

第四节 尿道狭窄

根据病因尿道狭窄分为先天性尿道狭窄和后天性尿道狭窄两种。先天性尿道狭窄可以是尿道外口狭窄、尿道瓣膜、尿道管腔先天性缩窄等。炎症性尿道狭窄分为特异性和非特异性尿道感染。特异性尿道感染可以分为淋病性和结核性两种。外伤性尿道狭窄多继发于尿道损伤。多为单发性，也可为多发性或节段性。可继发尿道周围炎。尿道损伤后都会发生不同程度的尿道狭窄，是由于伤口的愈合、血肿机化及感染等因素导致尿道纤维增殖，瘢痕收缩导致狭窄，严重者可以完全闭锁。

一、声像图表现

1.瘢痕组织或纤维膜状组织突入尿道腔，管腔狭窄。

2.狭窄近侧尿道表现为不同程度的扩张。

3.尿道黏膜增厚，回声增强、毛糙。

4.尿道内径减小，弹性减低、僵硬。

5.尿道腔内瓣膜样回声。

6.尿道周围组织纤维化，瘢痕形成，层次不清，回声增强。

7.并发尿道假道，静止期或充盈期尿道旁异常管道状液性区，与尿道相同，并与相应部位的尿道平行。

8.继发尿道瘘，可为尿道体表瘘或尿道直肠瘘。女性患者可为尿道阴道瘘。

9.尿道闭锁时膜部或球部尿道周围可见杂乱的中、高回声团块压迫尿道，导致尿道开放期无尿液通过。

二、临床意义

超声检查可为临床提供尿道狭窄的长度、程度，瘢痕的深度，正常尿道的长度及狭窄近侧尿道的情况等信息，及时、准确地采取相应的治疗措施，减少发生并发症及后遗症的机会。同时对治疗疗效的判断也较有利。

第五节 尿道结石

尿道结石（urethra calculus）较少见，多为肾结石或膀胱结石向下移行的过程中嵌顿于尿道，极少数为原发于狭窄尿道或尿道憩室的结石。男性尿道结石占绝大多数，约占泌尿系小结石的0.9%。尿道结石好发于尿道前列腺部、球部、舟状窝及尿道外口，以后尿道多见。

一、声像图表现

尿道腔内的强回声后方伴声影，较小的结石可随尿流而滚动。较大的结石可伴近端的尿道扩张。

二、临床意义

超声检查对尿道结石的敏感性极高，有利于明确结石的大小、部位、是否合并尿道憩室等。

第六节 尿道肿瘤

尿道肿瘤（urethra tumor）的发生率女性高于男性，中年以后发病，50岁以上多见。良性尿道肿瘤常见的有尿道息肉、乳头状瘤、血管瘤、尖疣、肉阜、平滑肌瘤、纤维瘤等。恶性肿瘤主要是尿道癌、少见的非上皮性肿瘤、黑色素瘤。

尿道息肉或乳头状瘤发展较慢，基底较小，常有蒂，瘤体移动度较大。多发生于后尿道，尤其位于尿道近端，当静止期时，瘤体突入膀胱颈内，易误诊为膀胱肿瘤。

原发性尿道恶性肿瘤罕见。在恶性肿瘤中，男女尿道癌发生率均＜1%。尿道癌的发生可能与炎症、慢性刺激及尿道狭窄有关。50%～75%的癌发生在球部尿道及膜部尿道。女性尿道癌最常见的病理组织学类型是鳞癌，占50%～70%。其次是移行细胞癌和腺癌。男性尿道癌的病理组织学类型中鳞癌占88%，而12%的为其他类型。女性尿道癌的最常见症状为尿道出血、尿频、尿痛，男性患者最常见症状是排尿困难。

一、声像图表现

1.尿道腔内的实质样回声。

2.肿块的形态可以呈结节样、乳头样、条形，较大的肿块可以表现为尿道腔内充满实质样回声。

3.基底可宽可窄，有蒂的肿块可见肿块的活动度较大，位于后尿道的有蒂的肿块可能突入膀胱腔内。位于舟状窝的肿瘤可能会突出到尿道外口。

4.肿瘤较大时引起尿道梗阻、尿道扩张。

5.尿道肿瘤的良、恶性鉴别较难。根据胡兵、周永昌的研究结果，认为出现下列情况提示恶性病变：①病灶＞10mm，并且逐渐增大；②病变周围组织浸润；③近期出现新的病灶或活动度明显降低。

二、临床意义

超声检查作为一种无创性的检查方法，能够比较容易地发现尿道肿瘤。可以多次重复进行，利于肿瘤的定位诊断；利于观察肿块的基底、浸润及其与周围组织的关系；同时应该与尿道镜相互结合，提高诊断率。

第七节　前列腺增生症对后尿道的影响

良性前列腺增生是中老年男性最常见的疾病，其病理学特点为前列腺上皮与基质细胞的过度增生，前列腺体积增大。增大的前列腺会影响尿道的形态与走行。

一、声像图表现

1.尿道前列腺部拉长＞3cm。前列腺增大，长径增加，尿道拉长。

2.尿道内口位置的改变，向前上方移位。

3.尿道受压变细、扭曲，尿道受增生的前列腺压迫，尿道受压变细、扭曲、成角等。排尿时观察显示得更加清晰。

二、临床意义

前列腺增生在临床上很多见。根据一组国外尸解资料报道，对于40岁以上的男性，80.1%的有组织学良性前列腺增生。增生的前列腺可压迫尿道引起尿道变细、扭曲等。通过超声检查，了解尿道的受压情况，可以为临床的介入性操作，如尿道镜、膀胱镜等提供指导。因为变细、扭曲的尿道会对内镜造成阻碍，暴力操作可能会造成尿道的损伤。另外，超声检查在指导治疗、术后随访及疗效的判断等方面发挥了重要的作用。

第八节　女性尿失禁

女性尿失禁指客观存在的不自主的尿液流出，并对社会活动和卫生造成影响。尿失禁是影响患者生活质量和社交活动的常见原因。有三种类型的尿失禁：压力性尿失禁、紧迫性尿失禁和溢出性尿失禁。

1.压力性尿失禁　指腹压大于最大尿道压时，在无逼尿肌收缩的状态下，尿液不自主地排出。男性少见，压力性尿失禁常见于中年以上的女性。产伤、阴道手术、尿道的处理等引起尿道和周围组织粘连，结果尿道与膀胱颈固定，尿道的位置、长度与活动度失常；此外，雌激素水平不足、尿道壁薄弱、糖尿病、长期咳嗽均可发生压力性尿失禁。临床上依据症状分为四度：①Ⅰ度，咳嗽、屏气时偶尔发生尿失禁。②Ⅱ度，屏气、用力时均可发生尿失禁。③Ⅲ度，立位时即可发生尿失禁。④Ⅳ度，立位与平卧位时均可发生尿失禁。

2.急迫性尿失禁　患者排尿紧迫，未等到达卫生间即排出。其可能由神经性的膀胱不稳定、炎症、活动不便（关节炎、帕金森病）等引起。

3.溢出性尿失禁　溢出性尿失禁患者全天每分钟都有少量尿液溢出。该型尿失禁与神经性疾病有关，可由糖尿病、卒中、脊髓疾病和尿道梗阻引起。可有膀胱扩大、有大量的残余尿量表现。

一、声像图表现

1.对于张力性尿失禁患者，增加腹压时，尿道内口下后移动距离＞15mm（胡兵等认为＞10mm即为异常）。

2.尿道倾斜角增大，尿道连接部的位置在静止期和张力期均处于较低的位置。

3.膀胱尿道连接部距耻骨联合内下缘的直接距离减小。

4.连接部的垂直距离（经过耻骨联合内下缘的人体纵轴与连接部的距离）加大。

5.尿道最大关闭压较正常女性低，尿道功能性长度小于正常。

6.急迫性尿失禁可无明显异常表现，有时可表现为膀胱体积减小，呈圆形。

7.溢出性尿失禁可表现为膀胱过度充盈，尿路出口梗阻。

二、临床意义

尿失禁在临床较多见，尤其是在中老年妇女中有较高的发生率，超声检查可以将尿失禁进行分类，明确病因，为临床治疗提供依据。如为压力性尿失禁，外科手术可有很高的治愈率。如何急迫性尿失禁可考虑用药物治疗及治疗原发病。如为溢出性尿失禁，可有膀胱扩张，大量的残余尿，手术缓解梗阻是有效的治疗方法。

（吴长君　王俊峰）

第29章

前列腺和精囊疾病

第一节　前列腺解剖

前列腺底朝上、尖向下，呈一倒置的栗形，位于膀胱和盆底之间，包绕尿道前列腺部。由30～50个腺泡集合而成，有15～30条腺管开口于精阜的两侧。前列腺周围包绕包膜，包膜有3个薄弱处，分别是位于前列腺5点的左射精管进入处、位于7点的右射精管进入处及位于前列腺尖部的神经血管丛进入处。

一、前列腺分叶法

1930年，Lowsley将前列腺分为五叶，即前叶、中叶、后叶和左侧叶、右侧叶。前叶很小，位于尿道之前和两侧叶之间；中叶位于尿道后面、两侧叶与射精管之间，中叶向上增生突入膀胱，引起尿频；后叶位于射精管的后下方及中叶和两侧叶后面，易被直肠指检触及；两侧叶最大，紧贴尿道侧壁，是前列腺增生的好发部位。由于前列腺各叶在声像图上难以区分，因此这种分叶方法的实用价值不大。

二、前列腺区带分法

1954年，Franks根据前列腺组织学及前列腺疾病的发生部位等将前列腺分为内腺和外腺两个部分。内腺是前列腺增生的好发部位，外腺对雄激素敏感，是前列腺癌的好发部位。20世纪60年代，McNeal提出了前列腺区带的解剖概念，将前列腺分为非腺性组织和腺性组织。非腺性组织为前纤维肌肉基质区，较少发生病变。腺性组织分为四个区，即尿道周围腺组织、移行区、中央区和周围区（图29-1-1）。移行区、尿道周围腺组织和中央区与内腺对应，周围区与外腺对应。尿道周围腺组织为一薄层组织，占前列腺腺性组织的1%。移行区是两个孤立的小叶，位于前列腺部近段尿道的两侧和侧前方，远侧达精阜水平，占前列腺腺性组织的5%～10%。中央区位于前列腺近段尿道后方，并包绕射精管，占前列腺腺性组织的25%。周围区位于中央区的两侧后面和下部，并向下包绕整个精阜以下的尿道后部，占前列腺腺性组织的70%～75%。

第二节　仪器和探查方法

超声检查中，前列腺的扫查途径主要包括经腹壁超声扫查、经直肠超声扫查及经会阴超声扫查三种。

一、经腹壁超声扫查

经腹壁超声扫查可选用凸阵或扇扫式、相控阵探头，频率为3.5～5.0MHz。受检者检查前需要憋尿，保持膀胱中等充盈即可，充盈太多反而影响前列腺图像质量。

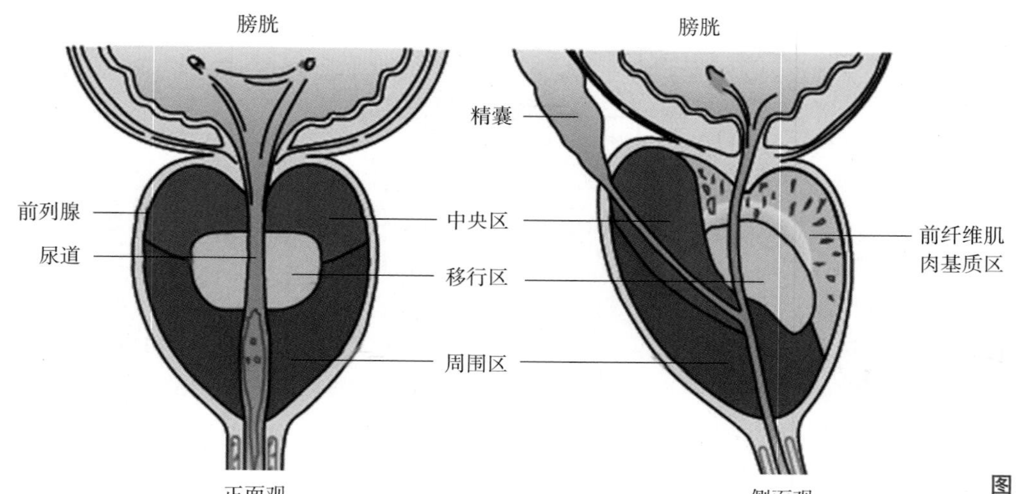

图29-1-1　前列腺解剖

（引自：Baylor College of Medicine 1990）

检查时，患者取仰卧位，局部涂耦合剂后将探头置于耻骨联合上区，在显示膀胱三角区后再向下方扫查，即显示前列腺、精囊横切图像。然后纵向放置探头，即显示膀胱底部和前列腺的纵切图像。

二、经直肠超声扫查

目前常用的探头为端扫式探头，频率为6～10MHz。可根据不同的检查目的对频率进行调节，降低频率，能清晰显示增大的前列腺轮廓及边界；升高频率，能清晰显示周围区和中央区回声及细微特征。检查前患者应排空粪便，膀胱内有少量尿液即可。受检者可取左侧卧位、截石位或膝胸位，以左侧卧位最方便。通常，经直肠超声（transrectal ultrasound，TRUS）检查前应行直肠指检，一方面可以了解前列腺硬度、增生程度及有无结节等；另一方面可明确患者是否有TRUS检查的禁忌证，如肛裂、严重痔等。为防止污染，检查时探头外应套上一次性乳胶套。探头插入4～6cm即可得到前列腺的切面图。TRUS图像清晰，能观察到较小病灶，是诊断前列腺癌的主要途径之一，应该推广应用。

三、经会阴超声扫查

患者无须特殊准备。可选用凸阵或扇扫式、相控阵探头，探头频率为3.5～5.0MHz。检查时，患者选用截石位，探头放在会阴部或肛门前缘做连续扫查，适用于直肠癌术后肛门闭锁、肛裂、严重痔等。

四、经直肠超声造影扫查

超声造影技术在前列腺方面的应用展现出临床应用潜力。目前我国普遍使用的超声造影剂是声诺维，团注，注射造影剂的同时记录时间。采用低机械指数，连续实时观察病灶和周围前列腺实质组织的增强及其动态变化过程。离线分析上升斜率、开始增强时间、达峰值时间、峰值强度和曲线下面积等造影参数。

五、经直肠超声弹性成像扫查

直肠指检（DRE）是检查前列腺的主要物理检查方法，该检查可以发现前列腺周围区结节，对于诊断前列腺癌有一定帮助。但是DRE对于位置靠前或较小的前列腺结节检查则存在一定局限性。超声弹性成像通过结节的应变（strain）和（或）应变率（strain rate）-静态弹性成像、剪切波（shear wave）模量的检查，可以半定量或定量的方式获取前列腺结节的弹性测值或超声弹性图像，从而有效判定前列腺结节的组织硬度，克服DRE的局限性，具有更高的临床应用价值。

第三节　正常前列腺图像

一、经腹壁超声扫查前列腺的声像图

正常前列腺横切面呈左右对称的栗形，包膜呈光滑的带状高回声。移行区回声略低；周围区回声略高，回声分布均匀。底部后上方可见呈无回声或低回声的精囊。纵切面前列腺呈椭球形，其尖部指向前下方，正中线见尿道口呈轻微凹入（图29-3-1）。CDFI检查前列腺内部时显示稀疏的点状血流信号。

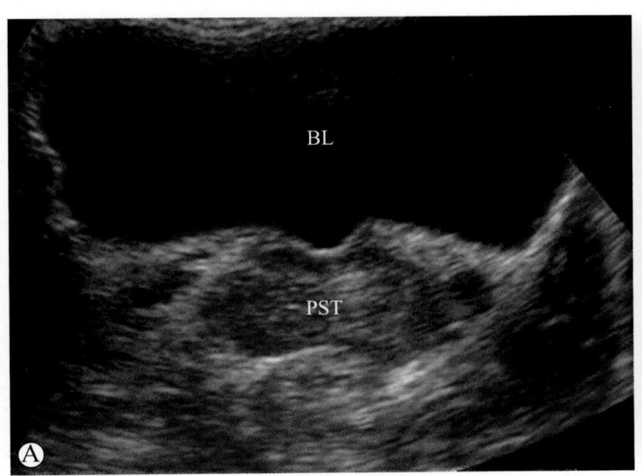

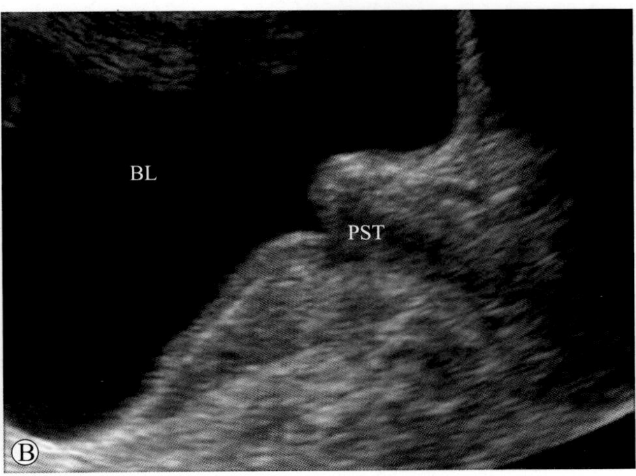

图29-3-1　经腹壁超声扫查前列腺的图像

A.前列腺横切面；B.前列腺纵切面。BL.膀胱；PST.前列腺

二、经直肠超声扫查前列腺的声像图

在横切面扫查时，正常前列腺底部呈倒置栗形，随着往尖部方向扫查，逐步变成圆形，同时横切面积逐步变小。双侧精囊腺的大小、形态和回声均对称，呈蝴蝶结样，壁光滑。在纵切面扫查时，探头顺时针或逆时针（向左或向右）转动，低回声的移行区和前方的前纤维肌肉基质区逐步消失，而逐步被周围区和中央区占据。前列腺包膜光滑、回声清晰。周围区和中央区回声高于移行区，其回声分布均匀。CDFI能有效地显示前列腺内血流信号。一般情况下，前列腺血流左右对称，分布均匀。前列腺周围的间隙内有静脉丛断面，呈不规则无回声区，连续扫查呈网格状（图29-3-2）。

向前列腺后上方扫查时，可见到两侧输精管壶腹部的横切面，位于两侧精囊的内侧，呈圆形或椭圆形，还可见到输精管壶腹与精囊管汇合为射精管。

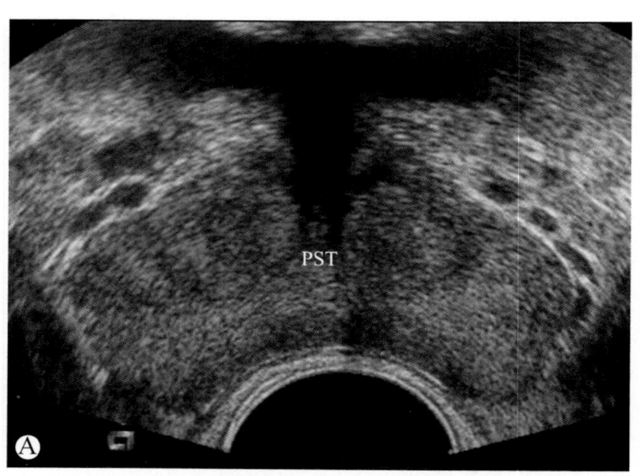

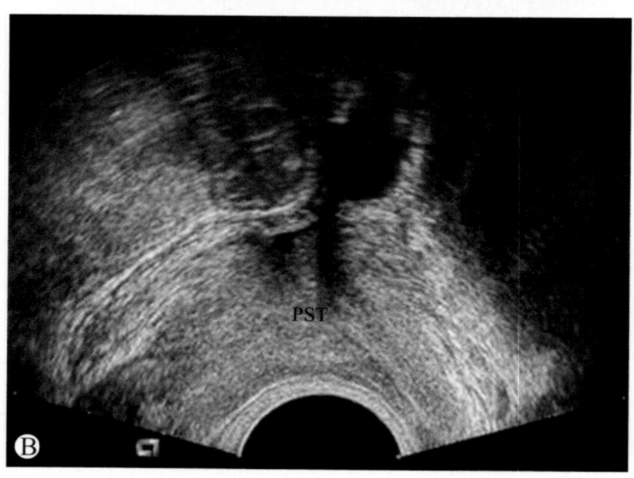

图29-3-2 经直肠超声前列腺图像

A.前列腺横切面；B.前列腺纵切面。PST.前列腺

三、经会阴超声扫查前列腺的声像图

冠状切面图像质量较差，可采用斜冠状切面，前列腺左右腺体对称，回声均匀。加压探测能观察前列腺形态的改变程度，还能估计前列腺质地的软硬度。经会阴纵切图与经腹壁纵切图因探测方向不同，图呈上下倒置。

四、前列腺正常值

正常前列腺的诊断标准由于仪器、检查方法、样本量等原因，报道数据不尽相同。在最大横切面上，前列腺的左侧壁至右侧壁间的距离为左右径（宽径）；由前列腺前壁至后壁的距离为前后径（厚径）。在最大纵切面上，由前列腺底部最上缘至尖部最下缘的距离为上下径（长径）。测量各径线时应注意保持纵切和横切的压力均等，以免造成误差。国际上多用前列腺重量来确定是否存在良性前列腺增生，由于前列腺的比重为1.00～1.05，因此前列腺重量基本等于其体积（cm^3）。通过TRUS得到前列腺各径线，计算前列腺重量的方法：左右径×前后径×上下径×π/6，该公式应用最广泛；左右径×左右径×前后径×π/6，有研究表明通过该公式计算的前列腺重量与实际重量最相近；（左右径）^{3}×π/6，该公式准确性略差。青春期以后的前列腺底部左右径约为4cm，前后径约为2cm，上下径约为3cm，重量约为12g。

第四节 前列腺囊肿

一、病因

前列腺囊肿非常常见，分为后天性前列腺囊肿和先天性前列腺囊肿。后天性前列腺囊肿为多发，常见继发于前列腺增生症的滞留性囊肿。炎症性前列腺囊肿由于炎症导致腺管扩张，形成小囊腔所致。

先天性前列腺囊肿为单发，包括真性前列腺囊肿和非真性前列腺囊肿。真性前列腺囊肿是胚胎时期由于腺管发育异常导致腺管狭窄、梗阻，发生在前列腺腺体内。非真性前列腺囊肿是胚胎时，中肾管和副中肾管的发育异常导致管腔囊肿。此囊肿的起源并不在前列腺。

二、声像图表现

1.滞留性囊肿　多继发于前列腺增生。可位于前列腺各部，主要在移行区，囊肿大小不一（图29-4-1）。较大囊肿，特别是伴有临床症状时，可以用PCT针进行抽液及凝固治疗，部分患者疗效显著（图29-4-2）。

2.米勒管囊肿　是最常见的先天性非真性前列腺囊肿。超声表现为前列腺底部，尿道后侧中线处的囊性结构，形态规则，边界清楚，囊内为无回声。受周围前列腺组织所限，只能向后上方靠近精囊及膀胱底部组织比较疏松的区域生长，故形成下端尖，上呈圆状的倒置

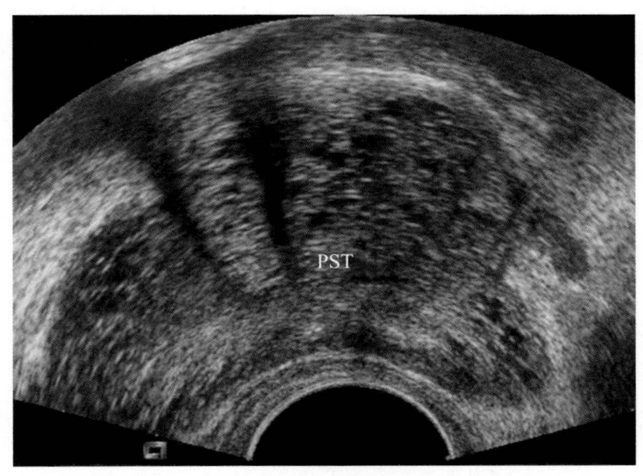

图29-4-1　继发于前列腺增生的滞留性囊肿

前列腺实质内多发囊肿及腺管扩张。PST.前列腺

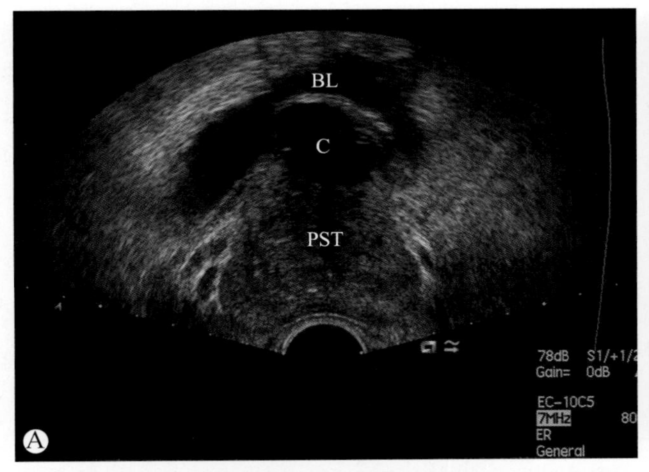

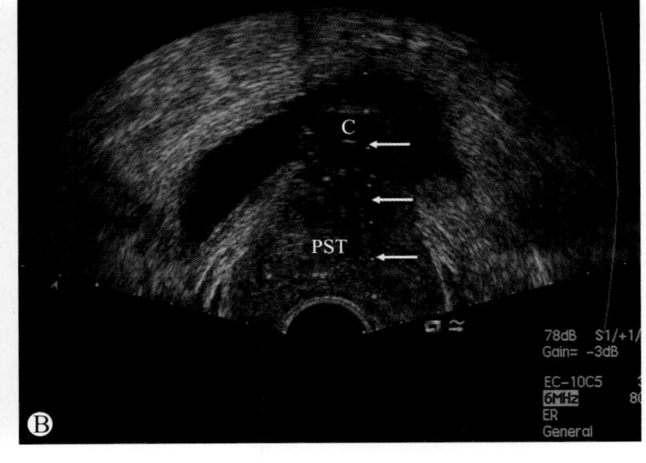

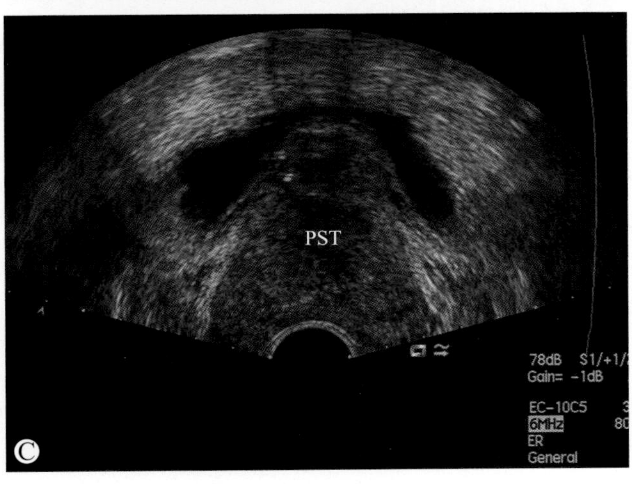

图29-4-2　介入治疗前列腺囊肿

A.治疗前前列腺内可见一囊肿，大小为2.7cm×2.3cm；B.将21G PTC针刺入囊腔，行抽液及凝固治疗。箭头所示为针道；C.抽液及凝固治疗结束后，囊肿消失。BL.膀胱；C.囊肿；PST.前列腺

滴状（图29-4-3）。Ikoma根据造影后的X线图像将米勒管囊肿分为四级：0级指开口位于前列腺尿道，囊肿顶部未超过精阜；Ⅰ级囊肿比0级大，但囊顶部未达膀胱；Ⅱ级囊顶部超过膀胱颈；Ⅲ级罕见，囊肿的开口在尿道球部。

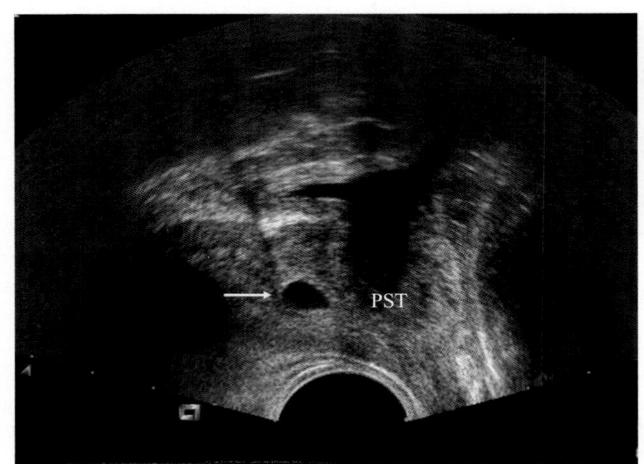

图29-4-3 前列腺米勒管囊肿

箭头所示处为米勒管囊肿。PST.前列腺

三、鉴别诊断

从声像图上鉴别射精管囊肿和米勒管囊肿有一定困难，射精管囊肿由于管道局部狭窄或梗阻，精液排出受阻，增加了管道内压力，只能向后上方生长所致，二者的位置及形态差别不大。二者回声不同，射精管囊肿的囊液内含有精子，透声性差；而米勒管囊肿的囊液清亮、不含精子，透声性好。鉴别诊断主要依据囊液实验室检查。Moukaddam将射精管囊肿与米勒管囊肿统称为前列腺中线囊肿。

第五节 前列腺结石

前列腺结石由前列腺液中的钙盐和磷酸镁钙化而成，多发，呈圆球状或不规则状分散于腺体内。

一、声像图表现

1.弧形结石 均伴有前列腺增生，结石分布于内外腺交界处排成弧形，无声影，由2mm左右小结石组合而成（图29-5-1）。

2.成堆小结石 数十个强回声小结石聚集成堆，常伴有前列腺增生。

3.散在性结石 散在或弥漫分布于腺体内，可合并慢性炎症。

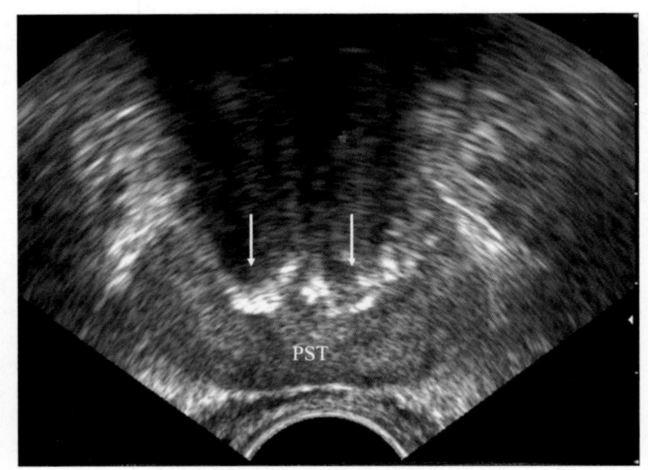

图29-5-1 前列腺结石

箭头所示强回声为移行区和周围区之间的结石。PST.前列腺

二、鉴别诊断

理论上认为前列腺腺管内斑状强回声为结石，间质内斑状强回声为钙化灶，但超声很难具体区分强回声来源。前列腺增生引起的强回声多是结石，前列腺炎引起的强回声多是钙化。

三、临床意义

前列腺结石一般无须治疗。超声检查的意义在于诊断及鉴别诊断。应该注意的是，部分弥漫性前列腺癌可伴有结石或钙化征象。

第六节 前列腺炎

一、病因

前列腺炎可发生于各年龄段，多见于中青年男子。前列腺导管开口于后尿道，而且开口的方向不尽相同，易被感染，故炎症多开始于腺管。常见病因包括尿道炎引起的上行感染、尿道内留置导尿管引起的医源性感染、邻近器官（如直肠、结肠等）的感染通过淋巴管引起前列腺炎。此外，性行为频繁、盆腔充血等均可诱发前列腺炎。

二、临床表现

急性前列腺炎可有全身感染征象、高热、尿路刺激症状、会阴区胀痛等，严重者可形成脓肿。炎症迁延不愈则形成慢性前列腺炎，最终导致纤维组织增生，前列腺体积缩小。常见的临床症状为下腹坠胀、不适。前列腺液检验及细菌培养对诊断该病有较大价值。

三、声像图表现

1.多数急性和慢性前列腺炎的声像图特征不明显，只有部分患者出现声像图改变，诊断时应参考相关临床资料。

2.典型急性前列腺炎声像图表现为前列腺体积略增大，尿道周围出现低回声晕环，前列腺周围静脉丛扩张，前列腺实质回声减低。

3.慢性前列腺炎主要表现为腺体回声不均匀，可见片状低回声，形态不规则，边界不清晰。若累及范围较大，呈现大片低回声区，应避免将正常回声视为强回声病灶（图29-6-1）。

4.CDFI：急性前列腺炎或慢性前列腺炎急性发作时，病灶内血流信号增加。慢性前列腺炎中，血流信号可以增加或无明显变化。

5.PW：病灶内血流呈收缩期高速低阻频谱。

四、鉴别诊断

1.前列腺结核　常与泌尿生殖系结核或其他脏器结核同时存在。早期症状不明显，有时临床和超声表现与慢性前列腺炎相似。晚期由于前列腺组织破坏出现血精、血尿、射精疼痛、精量减少及排尿困难等表现。TRUS可显示病变呈单发、多发或弥漫性改变，形态不规则，以低回声为主、不均匀，甚至出现液性回声，边界多不清楚。上述征象缺乏特异性，因此需要多种检查和综合分析方可明确诊断。

2.前列腺脓肿　前列腺体积可以增大，病灶主要位于周围区，呈局限或呈弥漫性改变，形态不规则，以低回声为主，病灶内可见液性回声，但透声性差。CDFI显示病灶周边较丰富的血流信号，坏死和液性区无血流信号。

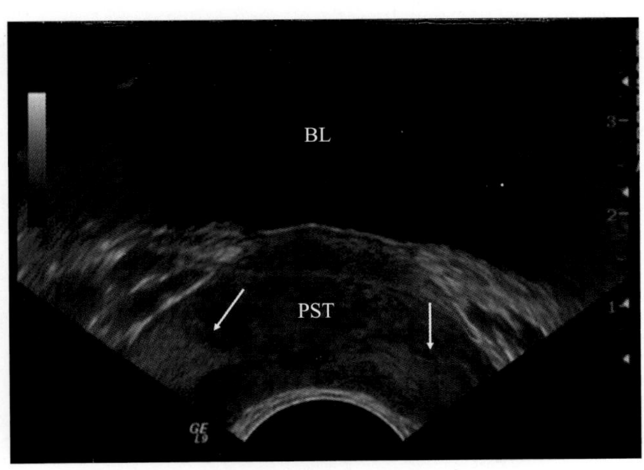

图29-6-1　前列腺炎

前列腺内可见片状低回声区，箭头所示为相对正常前列腺组织。BL.膀胱；PST.前列腺

第七节　良性前列腺增生

良性前列腺增生（benign prostatic hyperplasia，BPH）是男性老年最常见的疾病之一，病理研究显示，对于50岁以上的男性，其前列腺几乎都有增生改变。

一、病理特点

前列腺增生首先为间质增生，即在前列腺段尿道黏膜下的腺体区出现纤维肌肉结节，进而才出现腺上皮增生，主要分为腺性结节和间质结节。同一患者的前列腺内可存在不同类型的结节。以腺体增生为主者前列腺内见大小不等的囊腺腔，类似海绵，组织较软，囊内有白色液体。以纤维肌肉间质增生为主的前列腺触诊较硬。增生组织将前列腺组织向外周推挤，使之发生退变，转变为纤维组织，形成灰白色假膜，即为外科包膜。

临床上曾普遍认可McNeal提出的理论，即前列腺增生仅发生在移行区和尿道周围腺组织，不会发生在周围区。唐杰等通过前列腺穿刺活检证实约9.17%的周围区低回声结节为良性前列腺增生，又通过尸检证实周围区腺体、平滑肌和纤维结缔组织可存在不同程度的增生，部分形成增生结节。

二、声像图表现

1.前列腺体积增大，形态饱满。前列腺失去正常的栗形而呈类圆形改变，并向膀胱凸出。各径线测值均超过正常值，前列腺重量增加。根据Rous标准：Ⅰ度，腺体重量约为正常的2倍（20～25g）；Ⅱ度，腺体重量为正常的2～3倍（26～50g）；Ⅲ度，腺体重量为正常的3～4倍（51～75g）；Ⅳ度，腺体重量超过正常4倍（＞75g）。

2.增生的前列腺可呈对称性，也可因各部位增生程度不一致而呈不对称改变。正常前列腺的内、外腺比约为1∶1。前列腺增生者内腺增大，外腺受压变薄，内、外腺比例失常，内腺∶外腺＞2.5∶1（图29-7-1）。

3.移行区回声不均，可呈结节样改变，增生结节可呈低回声、等回声或高回声。

4.实质内多发前列腺结石，超声表现为点状或斑状强回声，常位于移行区和周围区之间，呈弧形排列。

5.实质内见多发小囊肿，也可表现为腺体内腺管扩张。

6.增生结节若发生在尿道周围，TRUS可显示尿道走行扭曲。

7. CDFI显示部分增生组织的供血增加，移行区内可

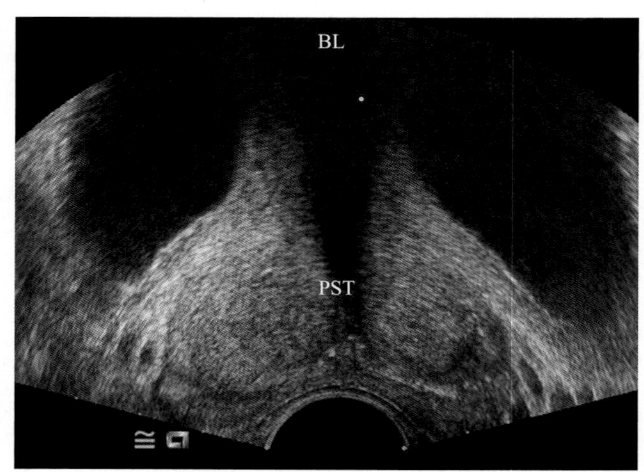

图29-7-1 前列腺增生

前列腺体积增大，突入膀胱。BL.膀胱；PST.前列腺

见较丰富的血流信号。

8.PW可测得阻力较低的动脉血流频谱。

9.注射造影剂后，移行区良性增生结节多表现为早期由周边向中央增强或内部均匀增强，造影增强开始时间及造影剂消退时间与移行区实质呈同步灌注的增强模式，结节造影峰值强度多与移行区实质一致，少数表现为低增强及无灌注区。周围区增生结节多表现为结节内部无灌注，少数为与结节周围实质同步增强的均匀灌注或由周边向中央的灌注模式，增强强度等于或低于结节周围实质。

10.继发改变。前列腺增生引起尿路梗阻，会出现膀胱壁增厚，可达5mm以上。膀胱壁不光滑，凸起者为小梁，凹入者为小房，小梁、小房多发生在膀胱后壁及两侧壁，较少出现在膀胱三角区。若进一步发展，可出现膀胱憩室、尿潴留、膀胱结石及双侧肾盂积水等。

三、临床意义

经腹壁、TRUS和经会阴前列腺检查均能有效显示前列腺体积和前列腺增生引起的尿路梗阻征象。但经腹壁、经会阴前列腺检查时由于探头频率低，对腺体的细微结构显示能力有限。

并非具备上述全部超声特点才能诊断前列腺增生。超声检查可以客观评价前列腺增生的进展程度和疗效。超声检查除观察前列腺体积、形态、内部回声外，还应观察膀胱，了解是否存在尿量梗阻及其严重程度。

四、鉴别诊断

1.前列腺癌 前列腺增生多发生在移行区，呈圆形弥漫性、对称性增大，包膜完整。前列腺癌多发生在周围区，表现为低回声结节。当肿瘤较大时，前列腺形态失常，两侧不对称，包膜不光滑。

2.膀胱肿瘤 当前列腺移行区增生突入膀胱时，回声似膀胱肿瘤，二者难以鉴别。但前列腺增生者病史较长，以排尿困难为主；膀胱肿瘤患者病程较短，以血尿为主。膀胱肿瘤表面不光滑，晚期由膀胱基底部向前列腺浸润生长，CDFI显示血流从膀胱基底部进入瘤体。

第八节 前列腺癌

前列腺癌（prostate cancer）是好发于老年男性的常见肿瘤。2008年，美国男性新发癌症病例中，前列腺癌以近19万人高居首位，占全年男性恶性肿瘤新发病例的1/4，其病死率占男性恶性肿瘤相关死亡的第二位。我国前列腺癌的发病率和病死率均低于西方国家，但由于生活方式改变、医疗保健水平逐步提高和前列腺检查手段的广泛应用等，我国前列腺癌的发病率呈明显升高趋势。

前列腺癌生长速度有较大不同，一部分生长缓慢，惰性强，被称为潜伏癌。潜伏癌的发病率：50～59岁约为29%，60～69岁约为30%，70～79岁约为40%，80～89岁约为67%，约有10%的潜伏癌发展成临床前列腺癌。另一部分生长迅速，早期就突破包膜，沿射精管侵犯精囊，并累及膀胱颈和后尿道，较少侵犯直肠。可累及盆腔淋巴结，经血行转移到骨盆、腰椎。数据显示大约36%的前列腺癌患者就诊时已是晚期，17%有局部浸润，20%有远处转移。

一、病理特点

大多数前列腺癌发生于周围区及中央区，移行区癌占20%。前列腺癌有两种类型：结节型，占70%；浸润型，占30%。绝大部分前列腺癌为腺癌，极少数为移行细胞癌。

病理分级采用Gleason分级。1级：高分化腺癌，界限清晰，均一、密集排列，无浸润倾向，呈均质透明胞质，罕见核分裂象。2级：高分化腺癌，腺体大小不一，腺管内可见肿瘤细胞堆积。3级：中分化腺癌，可存在单个细胞浸润。4级：低分化腺癌，腺腔的部分少，间质浸润。5级：低分化癌，无腺样结构。通过Gleason分级可计算Gleason积分，公式为：Gleason积分＝主要病灶的分级＋次要病灶的分级。积分2～4分为高分化腺癌，5～7分为中分化腺癌，8～10分为低分化腺癌。

二、临床表现

前列腺癌早期症状与前列腺增生无明显不同，均可出现排尿困难等症状，血尿的发生率高于前列腺增生。晚期前列腺癌出现骨转移后伴发腰、骶、髋等部位疼痛。临床分期种类繁多，目前被临床医师广泛采用的有改良Whitmore-Jewett分期法和TNM分期法。

改良Whitmore-Jewett分期法将前列腺癌分为A、B、C、D四期。A期：指潜伏或偶发前列腺癌，临床上不能检出，于前列腺增生手术标本或尸检时发现，约占前列腺癌的10%。其中A1期指病灶局限或高分化，A2期指病灶弥漫或中低分化。B期：病灶局限于前列腺包膜内，没有远处转移，约占前列腺癌的11%。其中B1期指结节局限于一个叶，直径≤1.5cm；B2期指多个结节侵犯多个叶，或病灶直径＞1.5cm。C期：肿瘤侵犯前列腺包膜或邻近器官，但无远处转移，约占前列腺癌的45%。其中C1期指病变侵犯前列腺包膜，但未侵犯精囊；C2期指肿瘤累及膀胱三角区或精囊。D期：有淋巴结或远处脏器转移，约占前列腺癌的34%。其中D1期指肿瘤转移到盆腔内局部淋巴结，但不超过腹主动脉分叉；D2期指侵犯腹主动脉分叉以上的淋巴结或有远处转移。

TNM分期法依据原发肿瘤（T）局部情况、淋巴结转移情况（N）及远处脏器转移情况（M）对前列腺癌进行分期。T0指未发现原发肿瘤；T1指偶发癌；T2指局限性癌；T3指局部浸润，破坏包膜或浸润精囊；T4指肿瘤侵犯邻近脏器。N0指淋巴结无转移；N1指存在淋巴结转移。M0指无远处转移；M1a只有骨转移；M1b指其他部位转移，有或无骨转移。

三、前列腺特异性抗原

前列腺特异性抗原（prostate-specific antigen，PSA）由前列腺上皮细胞在雄激素的刺激下合成。正常情况下，由于上皮细胞结构完整，与血循环之间存在由几层细胞构成的屏障，绝大部分PSA只能通过导管分泌到前列腺腺泡中，很少进入血液。前列腺癌患者的分泌性上皮细胞的极性和上述屏障遭到破坏，大量PSA渗透到血液中导致血清PSA升高。目前血清PSA是前列腺癌最重要的肿瘤标志物。

1.血清PSA测定　PSA的产生与前列腺体积有关，正常前列腺每毫升组织产生PSA 0.12ng。正常血清总PSA值＜4ng/ml，＞10ng/ml时对前列腺癌有诊断价值，除了前列腺癌，前列腺炎及前列腺增生均可引起PSA含量升高。检查血清PSA前应避免前列腺按摩、直肠指检、留置导尿管、TRUS检查及穿刺活检，因为上述情况都会引起PSA含量升高。一些治疗前列腺增生的药物（如保列治、哈乐）会引起PSA含量降低。

2.游离PSA（free PSA，fPSA）　血清中大部分PSA分子与α_1-抗糜蛋白酶结合，另一部分仍呈游离状态存在。fPSA在总PSA（tPSA）中的比率降低时，患前列腺癌的可能性将增加。

3.游离PSA与总PSA比（fPSA/tPSA）　正常大于0.2。若此值过低，可考虑为前列腺癌。

4. PSA密度（PSAD）测定　PSA密度为血清PSA（sPSA）除以前列腺体积所得到的值，即PSAD＝sPSA/*V*，正常值应小于0.12。

5. PSA速度（PSAV）测定　此指标用于对血清PSA的长期随访，比较PSA在1年中的上升速度，若连续PSAV≥0.75mg/ml或增长幅度超过20%，临床怀疑前列腺癌。

6.年龄特异性PSA测定　随着年龄的增长，前列腺体积增大，血清PSA含量升高，该指标根据年龄因素制定不同参考值。亚洲人的年龄特异性PSA为40～49岁≤2.0ng/ml，50～59岁≤3.0ng/ml，60～69岁≤4.0ng/ml，70～79岁≤5.0ng/ml，据报道，此组数据的特异度为95%。

四、声像图表现

由于经腹壁、经会阴前列腺检查的探头频率低，超声难以发现较早期的前列腺癌。因此，本部分内容主要介绍TRUS检查。

1.周围区低回声病灶是前列腺癌的最主要特征（图29-8-1），小病灶周围为正常组织，由于癌组织与正常组织相互交错，因此有时难以确定病灶的边界。当病灶累及整个周围区，确定病灶的大小和边界也可能遇到类似困难。

2.除低回声病灶之外，癌组织还可以表现为等回声、高回声或不均质回声病灶。部分癌灶可出现结石或钙化征象。

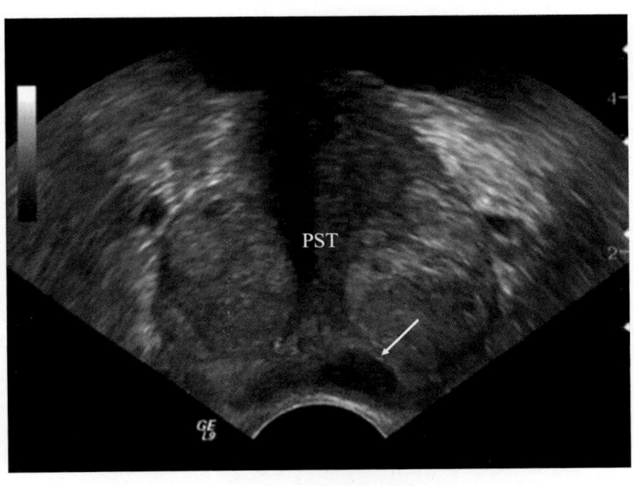

图29-8-1　前列腺癌（周围区结节）

箭头所示为前列腺左侧周围区低回声结节，Gleason分级＝4＋3＝7分。PST.前列腺

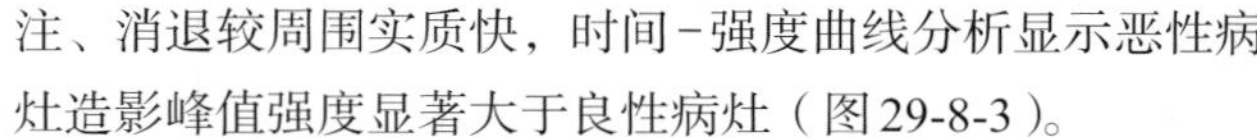

3. 前列腺表面不光滑，癌组织向周围隆起。如果病灶达到或超过包膜进入前列腺周围脂肪组织，前列腺周围的线状高回声（前列腺周围脂肪）将变形或扭曲，甚至中断（图29-8-2）。

4. 病变部位硬度增加。行前列腺穿刺时，可感受到针在病变部位弹射时的阻力大于周围正常组织。

5.CDFI。肿瘤内血流可以分为弥漫型、局限型和周围型。肿瘤内弥漫型血流最常见，可以出现在低回声病灶和声像图不明显的病灶内。局限型血流表现为病灶内的点状血流或前列腺内的非对称性血流。位于移行区的一些病灶，声像图上显示为低回声结节或没有具体边界，CDFI可以在其内探查到局限型血流。周围型血流是仅出现在病灶外周的血流。病灶内血流信号不是前列腺癌所特有的，其他良性病变也可以出现。

6. PW。利用阻抗指数（RI）和搏动指数（PI）鉴别前列腺良、恶性病变的意义不大。

7. 推注超声造影剂后，一些癌结节表现为早期高灌注、消退较周围实质快，时间-强度曲线分析显示恶性病灶造影峰值强度显著大于良性病灶（图29-8-3）。

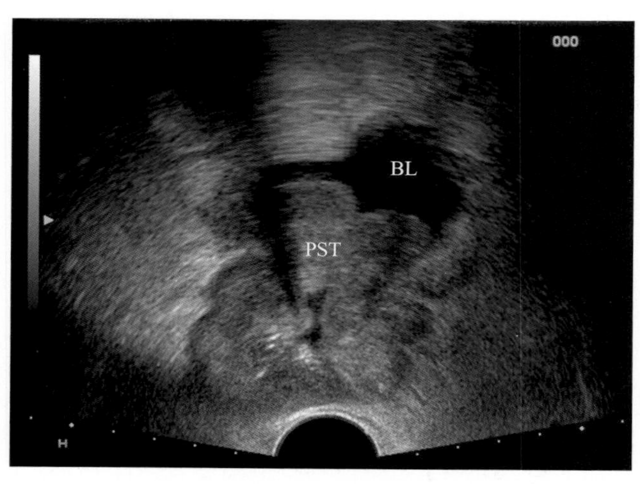

图29-8-2　前列腺癌（弥漫性）

前列腺形态失常，轮廓不规则，移行区与周围区分界不清，实质回声不均匀，可见多发低回声区，Gleason分级＝4＋4＝8分。BL.膀胱；PST.前列腺

8. 超声弹性成像。部分前列腺癌结节组织硬度会增高，明显高于周围前列腺组织。在这样的结节检查中，无论是应用静态弹性成像（应变或应变率），还是应用剪切波弹性成像都能检测出前列腺癌结节弹性值增高（图29-8-4）；另外，应用超声弹性成像引导穿刺可以提高前列腺癌的穿刺阳性率。

9. 前列腺癌晚期可出现左右不对称，浸润精囊、膀胱等器官。

10. 前列腺癌造成膀胱颈部及后尿道梗阻，继而出现肾盂积水及膀胱小房、小梁形成。

五、鉴别诊断

1. 良性前列腺增生　晚期前列腺癌左右不对称，表面不光滑，内部回声不均匀，有骨转移，结合血清PSA含量异常升高，较容易做出诊断。由于前列腺增生主要发生在移行区，加之回声的多样性，因此前列腺增生与移行区癌之间的鉴别比较困难。同时，前列腺增生合并前列腺癌的患者，因兼有二者的声像图表现，易遗漏后者。前列腺增生多发生移行区，但是周围区也可出现良性增生结节，最终明确诊断需要前列腺穿刺活检，见表29-8-1。

2. 前列腺炎　急性前列腺炎声像图通常表现为实质回声不均匀，可出现片状低回声区，血流信号较丰富。还需要结合临床表现、是否存在局部触痛等进行鉴别。

3. 膀胱肿瘤　膀胱癌可浸润前列腺，使之增大变形，前列腺癌也可侵犯膀胱壁向膀胱突入生长，通过CDFI观察肿瘤组织血流方向有助于鉴别诊断，血流信号自膀胱壁朝向前列腺组织时应考虑膀胱癌浸润前列腺，血流信号相反则考虑为前列腺癌浸润膀胱壁。为明确诊断需要借助膀胱镜进行检查或行前列腺穿刺活检。

尽管TRUS检查对前列腺疾病的早期发现和诊断起

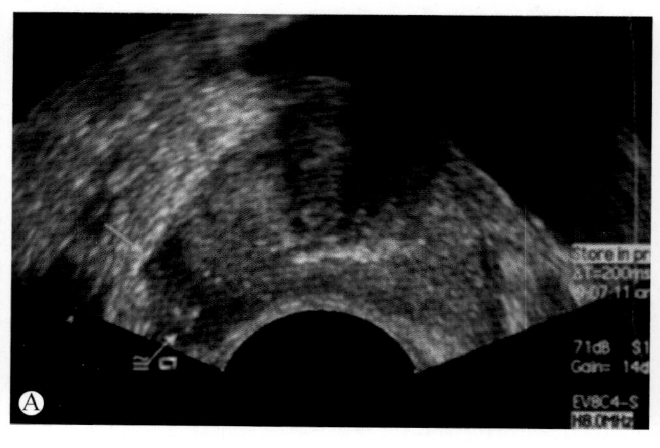

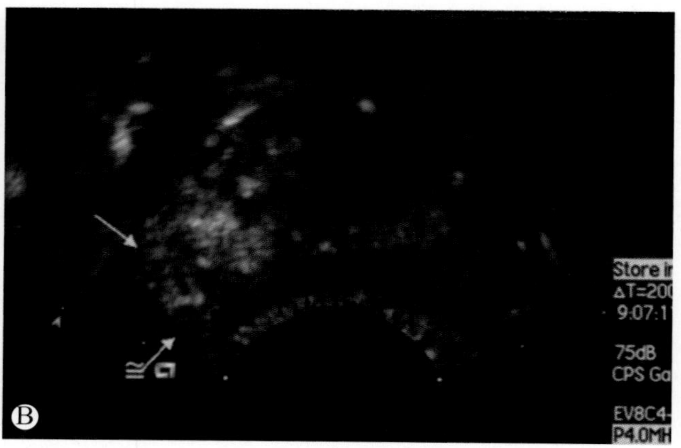

图29-8-3　前列腺癌超声造影

A. 声像图显示前列腺右侧周围区低回声结节（箭头）；B. 超声造影显示该结节呈现早期高灌注（箭头）

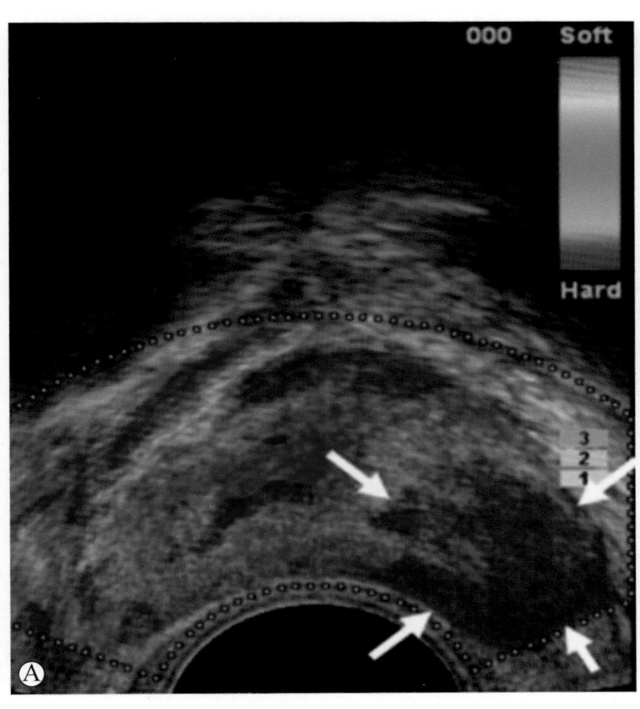

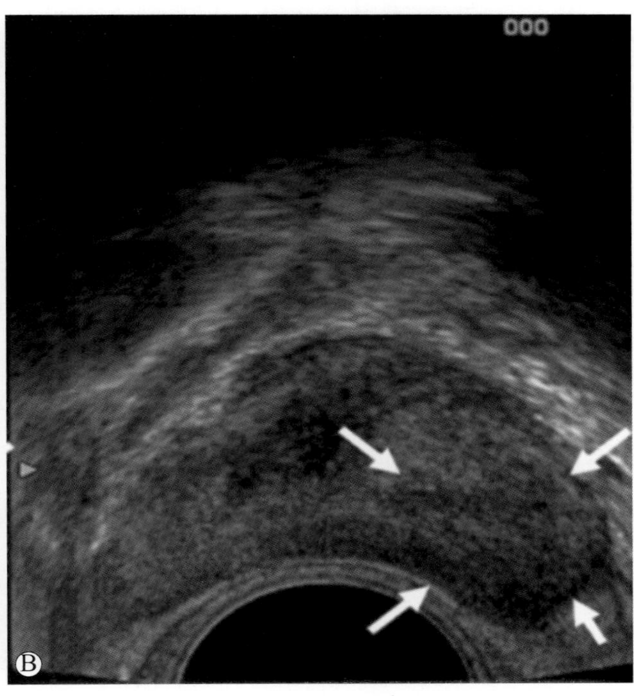

图29-8-4 前列腺癌超声弹性成像

A.超声弹性成像显示前列腺左侧周围区有一组织硬度增高的结节（箭头）；B.声像图显示该结节回声偏低、边界不清楚（箭头）

表29-8-1 前列腺癌、前列腺增生及前列腺炎的鉴别要点

项目	前列腺癌	前列腺增生	前列腺炎
病变部位	周围区多见	移行区多见	弥漫性
对称性	多数不对称	多数对称	基本对称
包膜	有中断、不光滑	完整、光滑	完整、光滑
病变回声	多为低回声结节	多为强或等回声结节	多为片状低回声区
结石或钙化	多在病变处聚集	常为弧形排列	散在分布
侵犯邻近组织	向精囊腺及膀胱浸润	无	无

到积极作用，但是在实际工作中应注意：位于周围区的低回声病灶不都是癌结节，一些良性病变（如炎性结节、良性增生等）也表现为周围区低回声区或低回声结节，可结合病史、血清PSA含量等进行鉴别诊断。位于移行区的癌结节难与增生结节相鉴别，最终仍然需要前列腺穿刺活检来帮助诊断。超声检查对盆腔淋巴结的显示能力不足，手术前前列腺癌的临床分期须依靠CT、MRI检查。

第九节 前列腺肉瘤

一、病理特点

前列腺肉瘤少见，可分为横纹肌肉瘤、平滑肌肉瘤、纤维肉瘤、淋巴肉瘤和脂肪肉瘤等。其中以横纹肌肉瘤最常见，好发于中青年男性，亦可见于小儿。该病进展快、病死率高。该病的主要症状为排尿困难、血尿及便秘。晚期可出现转移，肺转移常见。血清PSA含量通常不高。

二、声像图表现

前列腺显著增大，甚至占据整个盆腔，向膀胱内突出，内部回声及血流信号因肉瘤病理类型有较大不同，多数实质内回声不均匀。前列腺肉瘤的质地比腺癌结节软（图29-9-1）。

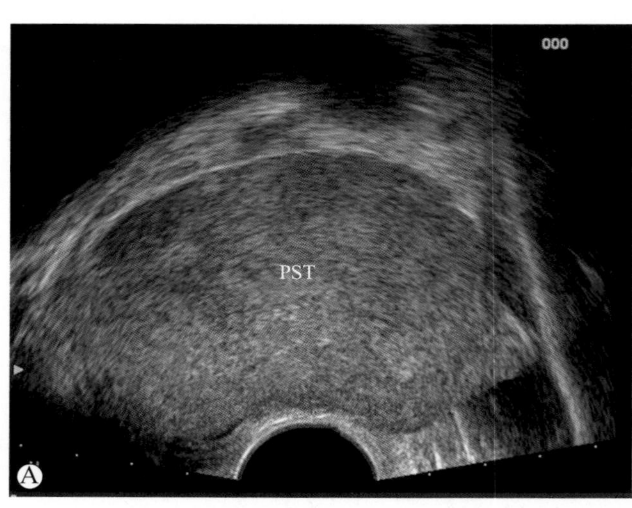

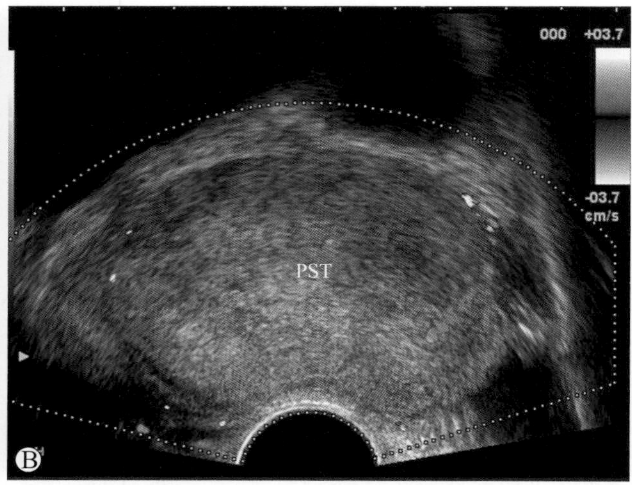

图29-9-1 前列腺横纹肌肉瘤

A.患者19岁，前列腺体积明显增大，大小为7.3cm×4.7cm×6.8cm，实质回声尚均匀；B.CDFI显示腺体内血流信号不丰富。PST.前列腺

第十节 前列腺淋巴瘤

一、病理特点

前列腺淋巴瘤绝大多数的病理类型为非霍奇金淋巴瘤（B细胞型）。非霍奇金淋巴瘤是原发于淋巴网状组织的恶性肿瘤。其中约65%的发生于淋巴结，约35%的发生于淋巴结外淋巴组织，如扁桃体、咽、胃肠道、脾、肺、生殖器官、内分泌腺及中枢神经系统等。前列腺恶性淋巴瘤是临床罕见病，其中原发性恶性淋巴瘤比继发性更少见。前列腺淋巴瘤约占前列腺恶性肿瘤的0.09%。

二、临床表现

该病患者多因非特异性尿路阻塞症状就医，常见尿急、尿频、夜尿增多、排尿困难等，也有因血尿就诊的报道。

三、声像图表现

前列腺体积增大，实质内见多发低回声病灶，其内回声较均匀，边界不清，体现浸润性病变的特征，与常见的前列腺癌和前列腺肉瘤有差异（图29-10-1）。

四、治疗

该病预后差。对化疗药物较敏感，首选CHOP方案，也可采用化疗加放疗。前列腺切除术的目的是解除尿路梗阻，不能提高生存率。

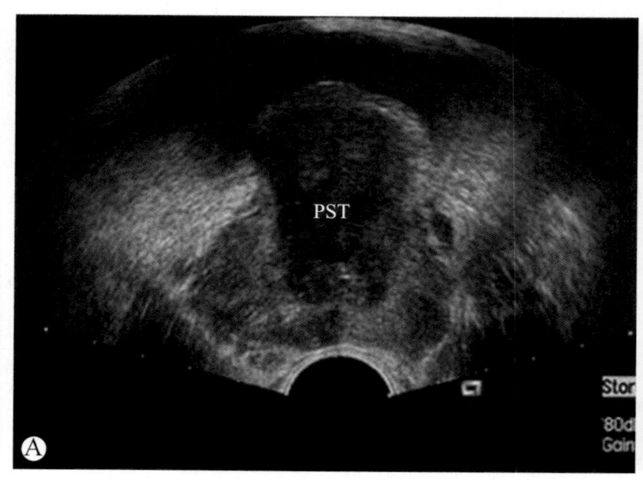

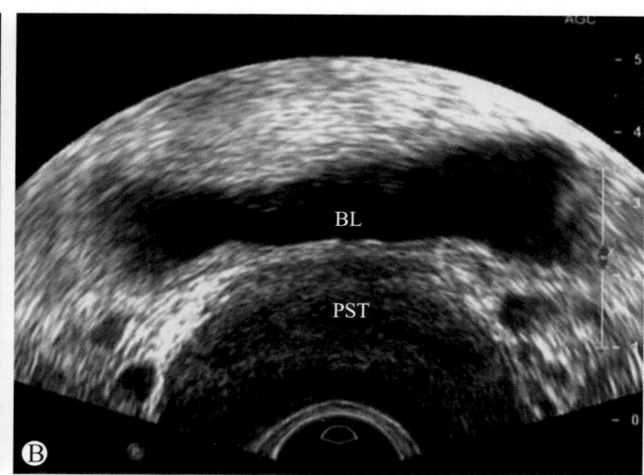

图29-10-1 前列腺淋巴瘤

A.患者27岁，前列腺体积增大，向膀胱内隆起，腺体回声不均匀，可见多发低回声区。穿刺活检为前列腺非霍奇金淋巴瘤（弥漫大B细胞型）；B.化疗2个月后疗效显著，前列腺体积明显缩小，形态基本正常，原病灶消失。BL.膀胱；PST.前列腺

第十一节 经直肠超声前列腺穿刺活检

超声引导前列腺穿刺活检的开展使早期诊断前列腺恶性肿瘤成为可能，提高了前列腺疾病的治愈率。

一、适应证

出现以下情况应行前列腺穿刺活检：直肠指检触及前列腺质硬、有结节者；血清PSA含量大于正常或升高速度过快；超声或其他影像学检查提示前列腺有占位性病变；患者出现转移癌，临床疑原发癌在前列腺；前列腺癌治疗后需评价疗效或怀疑复发。

二、禁忌证

禁忌证包括严重肛门疾病、凝血功能障碍、身体虚弱的患者，以及药物控制血糖不好的糖尿病患者及无法耐受前列腺穿刺者。

三、器具和术前准备

器具包括18G组织活检针和匹配的穿刺枪、经直肠超声腔内探头、穿刺架和探头乳胶套。

穿刺前停用抗凝药物、活血药，穿刺前一天晚上和当天早上行“开塞露”肛塞各一次，遵医嘱服用或注射抗生素。

四、操作方法

患者取左侧卧位、截石位，采取多点穿刺。传统6点穿刺部位包括双侧底、中、尖，前列腺癌检出率约为72%。8点穿刺部位为传统6点加两侧叶外侧中部或底部2点，前列腺癌检出率约89%。10点、11点穿刺有多种组合，前列腺癌检出率可增加20%。12点穿刺部位为双侧底、中、尖的内、外侧各1针，共12针。为了提高穿刺检出率，还有13点、14点及18点等穿刺方法。目前对穿刺点数多少为最佳尚无明确标准，一般应不超过18点。增加穿刺点数可提高阳性率和临床病理分级分期信息，但也增加患者痛苦及并发症。

五、术后注意事项

经直肠前列腺穿刺可能遇到的并发症有感染、尿道出血、直肠出血及血精。术后尿道少量出血比较常见，可自愈。术后可以恢复正常活动，但禁止重体力活动。术后需遵医嘱继续服用或注射抗生素。继续停用抗凝药物及活血药物2天。

第十二节 精囊的解剖及检查方法

一、精囊的解剖

精囊左右各一，长4～5cm，宽1.5～2cm，为一对前后扁平的梭形囊体，位于前列腺后上方，膀胱底部与直肠壁之间。输精管壶腹部位于其内侧，精囊排泄管与输精管壶腹末端汇合，形成射精管，穿过前列腺开口于精阜。射精管穿过前列腺薄弱处，前列腺癌由此转移到精囊。精囊在男性生殖功能中起着重要作用。

二、精囊的检查方法及声像图特点

正常精囊横切面呈成对的囊腔样结构，纵切面略呈三角形。经腹壁超声对精囊的显示较差，难以区分精囊管腔和精囊壁，TRUS检查能够清晰地显示内部结构。精囊腺的形态和回声根据囊液充盈状态的不同而有差异，精液充盈时囊内呈一无回声区或有密集细小点状回声，当探头挤压时可见腔内液体流动，囊壁完整、光滑（图29-12-1）。

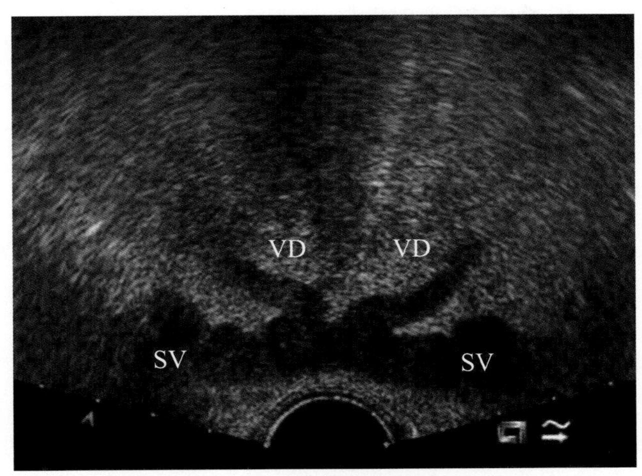

图29-12-1 正常精囊的超声图像
VD.输精管；SV.精囊

第十三节 精囊疾病

一、精囊囊肿

多为单发，可较大，使精囊失去正常形态。TRUS检查显示精囊呈圆形或椭圆形无回声结构，囊壁光滑，囊内可伴有点状或絮状回声（图29-13-1）。

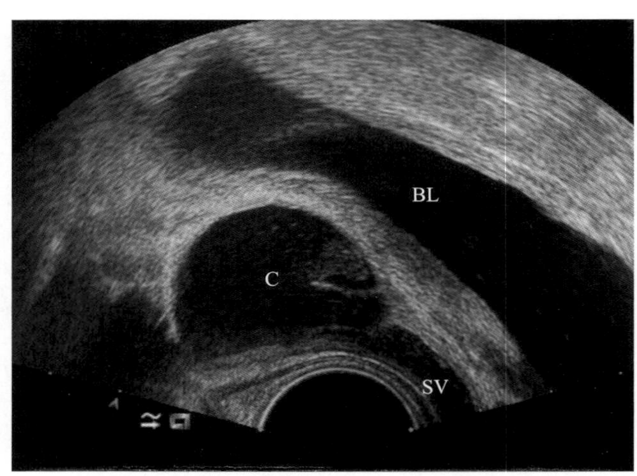

图29-13-1 精囊囊肿

BL.膀胱；C.精囊囊肿；SV.精囊

二、精囊炎

1.病因 多数由尿道炎或前列腺炎蔓延所致，少数为血循环感染。

2.声像图特点 急性精囊炎时，精囊轮廓明显增大，张力增加，呈椭圆形。囊内回声减低，其间有散在点状回声。慢性精囊炎者，精囊弯曲、表面不光滑，壁僵直、增厚，囊壁有强回声钙化斑，腔内见强回声钙化灶，部分精囊炎可导致射精管管壁钙化（图29-13-2）。

三、精囊肿瘤

1.病因 原发性精囊肿瘤少见，多继发于前列腺癌或精囊旁恶性肿瘤的侵犯，主要为腺癌。

2.声像图特点 多为单侧受累，双侧相对少见。TRUS检查显示精囊体积增大、形态失常，边界模糊不清。内壁条状高回声线中断或消失，出现边缘不规则、回声强弱不均的结节，其内可有丰富的血流信号。转移性精囊肿瘤与原发灶分界不清（图29-13-3）。

四、先天性精囊缺如

本病少见。未探测到单侧或双侧精囊，除外占位性病变后要考虑精囊缺如的可能。为慎重起见，应嘱咐患者停性生活2周后复查。

第十四节 经直肠精囊介入治疗

精囊体积小而位置深，以往对精囊的检查和治疗需要通过输精管穿刺或切开来完成。介入性超声的发展为精囊的直接检查和治疗提供了有利条件。

一、适应证

1.抽取精囊液做细胞计数、培养和查找肿瘤细胞等检查。

2.向精囊内注射造影药物，进行精囊、输精管X线造影。

3.向精囊内注射抗菌药物，对慢性精囊炎（血精）进行治疗。

4.对精囊肿块进行穿刺活检，明确病变性质。

二、术前准备

术前检验出凝血时间、血糖、血清传染病四项，排净粪便、清洁灌肠。以膀胱内有少量尿液为宜。术前服

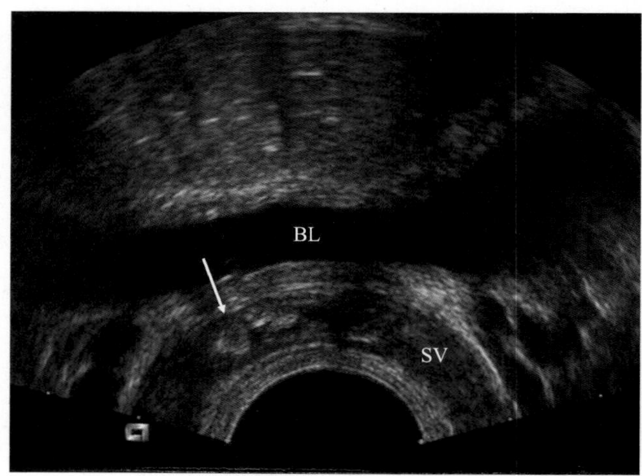

图29-13-2 精囊炎

箭头所示为精囊内强回声钙化灶。BL.膀胱；SV.精囊

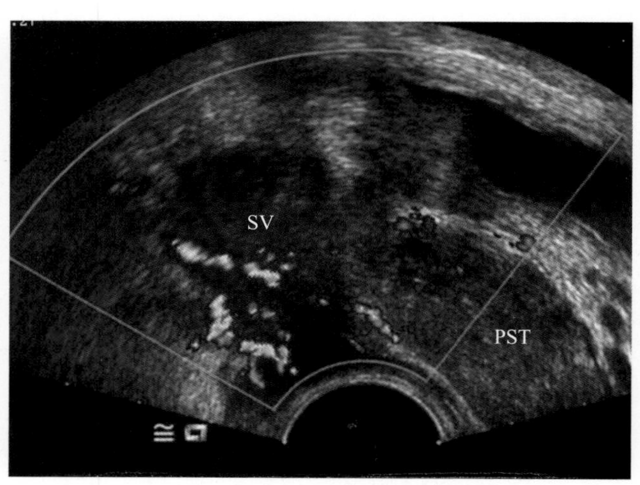

图29-13-3 精囊转移癌

患者51岁，患有胃癌。超声检查显示精囊形态失常，内部回声不均匀，CDFI示其内有丰富血流信号。病理检查证实为胃癌精囊转移。PST.前列腺；SV.精囊

用抗生素。

三、操作步骤及方法

1.精囊注射造影剂或药物　患者取左侧卧位或截石位。超声引导下将穿刺针直达精囊，因精囊液较稠、不易抽出，穿刺针不宜太细，可选用18G穿刺针。进入精囊时稍有突破感，屏幕上也可看到针尖突破精囊。接下来抽出针芯，用注射器连接空针抽吸精囊液送检，精囊液可为乳白色黏稠液体或红色、暗红色血性液体。再用生理盐水冲洗精囊，待回抽液转清后，即可根据需要注射造影剂或抗生素。术毕插入针芯，退出穿刺针。

2.精囊穿刺活检　患者取左侧卧位或截石位。超声引导下将穿刺活检针抵达病变部位，取材时尽量避开液化坏死区。

精囊介入性超声可直接抽取精囊液做常规、生化、细菌学和细胞学检查；也可注入造影剂进行造影，从而明确病因；还能对精囊炎进行冲洗注药，此取得显著的治疗效果；同时通过穿刺活检获得病变组织，进行病理学分析，明确诊断。精囊介入性超声安全简便，穿刺成功率高，痛苦及并发症少，是一项值得推广应用的技术。

（唐　杰　李秋洋）

第30章

30

阴囊疾病

第一节　阴囊及其内容物的解剖与生理

一、阴囊

阴囊位于耻骨联合下方、阴茎会阴之间，为一囊袋结构。外观呈近球形或梨形，底部左右不对称，左侧低于右侧。阴囊皮肤颜色较深，正中纵行的暗褐色线为阴囊缝。阴囊壁共有六层组织，包括皮肤、肉膜、精索外筋膜、提睾肌、精索内筋膜和睾丸固有鞘膜壁层。阴囊皮肤含有大量弹性纤维，具有伸缩性。阴囊缝后的肉膜向内凹陷形成阴囊中隔，将阴囊分为左右两腔，两腔内各有睾丸、附睾和精索。阴囊壁正常厚度小于5mm（图30-1-1）。

二、睾丸

睾丸呈卵圆形，左右成对。后缘较平直，与附睾相连。睾丸大部分处于游离状态，除上下极后部和后缘外，其余部分由鞘膜脏层所覆盖。睾丸鞘膜脏层与鞘膜壁层相延续，构成睾丸鞘膜腔，内有少量液体。睾丸被膜有三层结构，即鞘膜脏层、白膜和血管膜。

睾丸白膜坚韧，主要由胶原纤维组织构成。睾丸纵隔位于睾丸后缘中部实质内，呈条索状，由白膜增厚、凹陷而成。纵隔内陷并延伸为睾丸小隔。每个睾丸有250～400个睾丸小叶，由小隔分隔而成，呈锥形，尖朝纵隔。每个小叶内盘曲着1～4条生精小管，后者汇成直精小管。睾丸网由进入睾丸纵隔的直精小管交织而成（图30-1-2）。睾丸间质位于生精小管之间，为疏松的结缔组织，内有血管、淋巴管和睾丸间质细胞。

三、附睾

附睾附着于睾丸后外侧缘、上下极后部，其两侧和

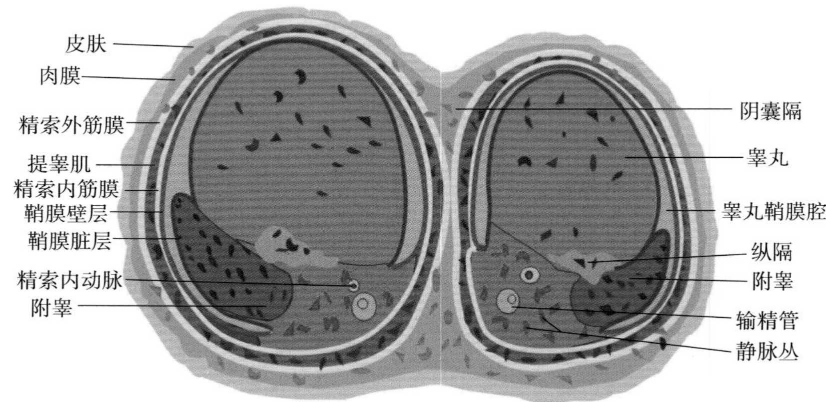

图30-1-1　阴囊解剖断面示意图

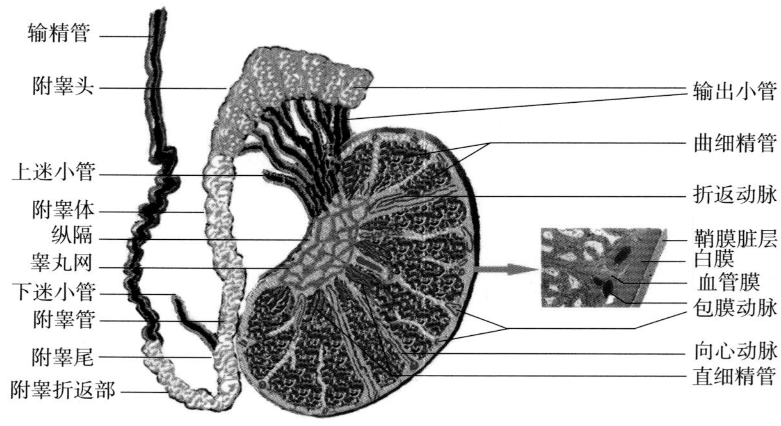

图30-1-2　睾丸附睾解剖示意图

顶端覆盖着睾丸鞘膜脏层。附睾大致可分为头部、体部、尾部和折返部。附睾粗细不等，头部膨大圆钝，体部细扁圆，尾部扁圆。在睾丸下极处尾部向后上反折为折返部。

附睾头部接纳从睾丸网发出的10余条输出小管，并将其分隔为8～12个锥形小叶，小叶内的输出小管极度蟠曲。附睾管起始于附睾头内的输出小管，附睾体部、尾部、折返部由极度蟠曲的附睾管组成。小管间充填疏松结缔组织（图30-1-2）。

四、附件

睾丸的附件是胚胎的残余，包括睾丸附件、附睾附件、上迷小管和下迷小管。附件常见，小管罕见。睾丸和附睾附件的蒂部分别附着于睾丸上极和附睾头。上、下迷小管的一端是盲端，另一端连于睾丸上极或附睾尾部。大多数的附件呈卵圆形、实性，少数呈囊状或其他形状（图30-1-3）。

五、精索

精索呈条索状，始于腹股沟管腹环，止于睾丸后缘。精索内含有动脉、精索内静脉、蔓状静脉丛及输精管等，外包绕精索鞘膜。输精管起始段弯曲，延续于附睾管，位于精索背侧（图30-1-3）。

六、阴囊血管

（一）动脉系统

阴囊主要由三种动脉供血，睾丸和附睾头部由睾丸动脉（亦称精索内动脉）供血，输精管、附睾体尾部和睾丸下部由输精管动脉供血，提睾肌及其筋膜由提睾肌动脉供血。

1. 睾丸动脉　由腹主动脉发出，走行于精索内，末段弯曲下行至睾丸后缘上方，分为附睾支和睾丸支。睾丸支再分数支，经睾丸纵隔进入血管膜形成包膜动脉。有的睾丸支延续为穿隔动脉，穿越纵隔至对侧血管膜内形成包膜动脉。包膜动脉分出向心动脉，进入睾丸小隔。部分向心（向纵隔）动脉还可折返形成离心动脉。向心动脉、离心动脉发出终末动脉进入小叶间质内。终末动脉再分支形成毛细血管网，包绕生精小管。

2. 输精管动脉　由膀胱下动脉发出，分布于输精管周围。

3. 提睾肌动脉（又称精索外动脉）　由腹壁下动脉发出，位于睾丸动脉后方，分布于阴囊壁内。

（二）静脉系统

阴囊主要由三种静脉收纳血液，睾丸和附睾的大部分血液回流入蔓状静脉丛，输精管及其周围组织的血液回流入输精管静脉，提睾肌及其周围组织的血液回流入精索外静脉（或称提睾肌静脉）。

1. 蔓状静脉丛　由睾丸背侧及附睾周围的10～12支小静脉相互吻合而形成，睾丸动脉位于蔓状静脉丛中。在阴囊根部，静脉丛汇合成数条精索内静脉，经腹股沟管入盆腔，再汇合成精索内静脉主干。左侧主干成直角注入左肾静脉，右侧主干成锐角注入下腔静脉。

2. 输精管静脉　位于输精管周围，经腹股沟管汇入膀胱下静脉。

3. 精索外静脉　位于蔓状静脉丛后方，走行平直，在腹股沟区汇入腹壁下静脉。精索外静脉与蔓状静脉丛之间存在交通支（图30-1-4）。

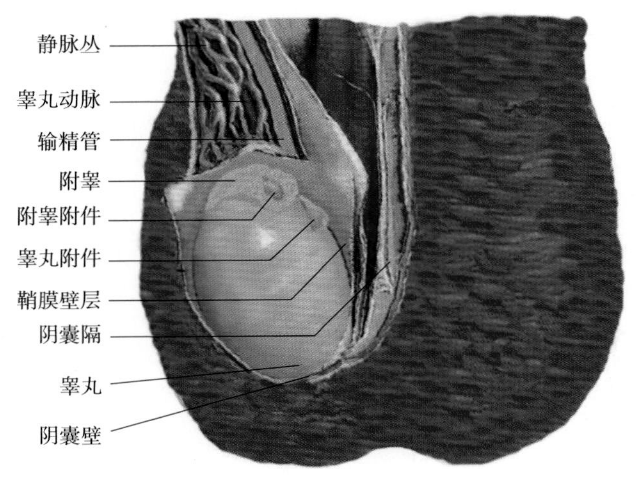

图30-1-3　阴囊解剖示意图

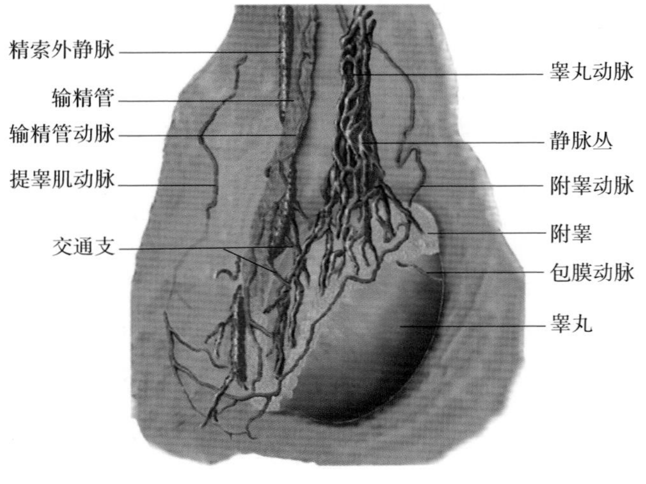

图30-1-4　阴囊血管解剖示意图

七、睾丸、附睾的生理功能

（一）睾丸的生精功能与内分泌功能

青春期，生精小管开始生成精子。成人期，每天每克睾丸组织可产生上千万个精子。45岁以后，生精能力逐渐减低。睾丸的间质细胞（Leydig细胞）分泌雄激素，以促进男性器官的发育，促进精子的生成与成熟。支持细胞（Sertoli细胞）位于生精小管内，合成和分泌雄激素结合蛋白，促进精子的生成。

（二）附睾的功能

附睾具有吸收睾丸分泌液、分泌促精子成熟物质及储存、运送精子等功能。

第二节　阴囊的超声检查技术

一、仪器的选择与调节

使用彩色多普勒超声仪器，一般选用10MHz以上频率的线阵式探头，具有宽视野（5cm）、梯形成像的探头优选。对于明显肿大的阴囊，应联合使用低频率的凸阵探头。需要判断睾丸缺血的程度时，也可加用超声造影技术。

先将成像条件调至预设的小器官或睾丸模式，并适当调整灰阶图像的扫描深度、频率、增益、深度增益补偿、动态范围及聚焦点等，使阴囊的结构被清晰、均匀显示。应调节机械指数和热指数＜0.4。

彩色多普勒超声检查需注意调节频率、速度、增益、聚焦、取样框、速度标尺及壁滤波等。血流速度标尺一般选择3～6cm/s。脉冲多普勒需调节取样门宽度、基线、取样线血管夹角、增益、血流速度标尺等。许多仪器具有脉冲多普勒频谱一键优化功能，可将基线、增益等自动调节到预先设定的模式。

如需超声造影，选用浅表器官/睾丸造影成像模式，选择5～7MHz的造影频率，机械指数＜0.2。

二、检查前准备

1.常规检查，无须特别准备。检查精索静脉前嘱患者排空膀胱，并掌握瓦氏试验方法。检查隐睾时，患者需适当充盈膀胱。注意保护患者的隐私。

2.一般患者取仰卧位，对于隐睾、精索静脉曲张及斜疝的患者，应加用坐位或立位，并要辅加瓦氏动作。

3.充分暴露外阴部，探头要轻放于阴囊皮肤上，以避免刺激阴囊蠕动。

三、检查方法

1.灰阶超声　应用纵切面、横切面及其他切面，序贯完整扫查阴囊壁、睾丸、附睾、鞘膜腔、附件及精索等结构。采用双侧对比扫查观察这些结构的形态和内部回声，必要时测量其大小。了解各结构的位置、毗邻关系，尤为注意病灶的部位、数目、回声、大小及边界等。

2.多普勒超声　观察睾丸、附睾、精索内血流的走行、方向及分布，以及病灶的血供状态。应用彩色多普勒超声在不同的呼吸状态（平静呼吸、深呼吸、Valsalva动作）下观察蔓状静脉丛、精索内静脉及精索外静脉的血流方向与流量。使用脉冲多普勒检测动脉的血流速度、搏动指数、阻力指数等，也可帮助鉴别睾丸动脉与输精管动脉。

第三节　阴囊疾病的超声检查适应证与诊断方法

一、检查适应证

1.阴囊急症　睾丸扭转、附件扭转、急性睾丸和附睾炎症、阴囊外伤、白血病浸润、睾丸坏死及疝嵌顿等。

2.阴囊肿块　睾丸、附睾、精索及阴囊壁的肿块，包括肿瘤、慢性炎症、结核、囊肿、肉芽肿等。

3.不育症　精索静脉曲张、输精管梗阻。

二、超声诊断方法

1.灰阶超声图像的分析

（1）阴囊各结构的位置与毗邻关系，如形态与大小，以及回声强度、均匀性、颗粒粗细。

（2）病灶的形态，如圆形、椭圆形和不规则形，以及点状、斑片状、条索状、结节、团块、包块等。

（3）病灶的定位，数目，边界与边缘，内部物理性质，回声强度、均匀性，后方回声变化，以及移动性等。

2.多普勒超声图像的分析

（1）彩色多普勒：脏器、病灶内血流的分布、方向、性质及速度等。

（2）脉冲多普勒：对血流进行定性定量分析，包括性质、速度、时相、方向等。

三、综合分析

1.观察阴囊各结构位置、形态、回声、血流等是否正常。

2.观察睾丸、附睾及精索旁是否存在异常的结构。

3.询问相关病史及其他相关检查结果。

4.根据图像表现，结合相关病史及其他相关检查结果进行鉴别，并给予相应的诊断。

四、超声检查结果与诊断意见

1.一级诊断。病变的物理性质描述，包括部位及性质（结节、团块、包块，实性、液性、混合性等）。

2.二级诊断。在一级诊断之后，尽可能做出相关疾病的诊断，一般不超过2个。其分为肯定性诊断、可疑性诊断、排除性诊断。

3.必要时给出建议，包括超声随访、定期复查或进一步其他检查等。

第四节　阴囊及其内容物的正常超声表现

一、灰阶超声

1.睾丸　睾丸纵切面呈卵圆形，横切面呈近圆形。表面圆滑，被膜呈高回声。实质呈中等回声，分布均匀，少数睾丸实质内可见放射状低回声（血管）。睾丸纵隔呈高回声，位于睾丸后外侧边缘，纵切面呈条索状，横切面呈圆形或三角形（图30-4-1，图30-4-2）。

2.附睾　其紧贴于睾丸纵隔一侧。纵切面，附睾头部和尾部（含折返部）膨大，体部狭小；横切面，附睾各部呈扁圆形或圆形。少数附睾的体部游离，但其游离宽度不超过睾丸宽度的1/2。附睾回声均匀，头部呈等回声，体、尾部呈低回声（图30-4-3）。

3.精索　精索的回声稍高于周围组织。纵切面，呈条索状，内可见数条管状样结构或精索末段纡曲；横切面，呈圆形或椭圆形，内可见数个管腔断面。蔓状静脉丛呈多条走向弯曲的管状结构，精索内静脉走向较平直。输精管的管壁厚、管腔小，起始段走向弯曲，延续于附睾的折返部，阴囊段走行平直（图30-4-4，图30-4-5）。

4.附件　成人附件容易显示，幼儿附件仅在睾丸鞘膜腔积液时才容易显示。附件形态大多数呈水滴状（图30-4-6），少数呈其他形状，如爪形、蝌蚪状、靴形等。

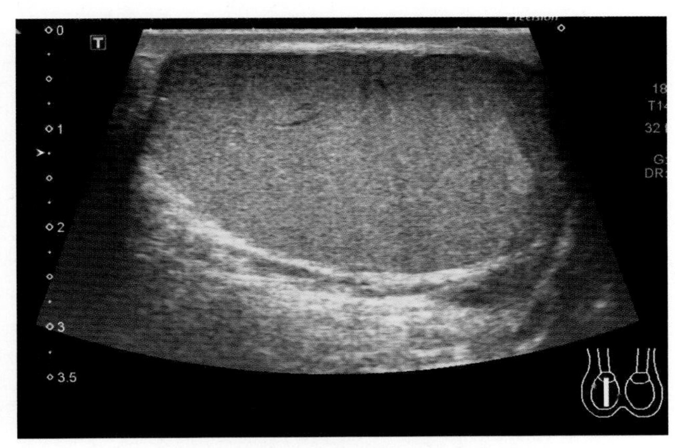

图30-4-1　正常睾丸纵切面图像

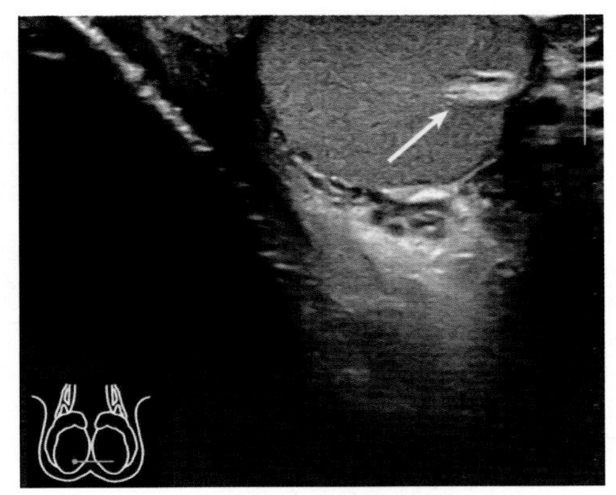

图30-4-2　正常睾丸横切面图像

箭头所示睾丸纵隔

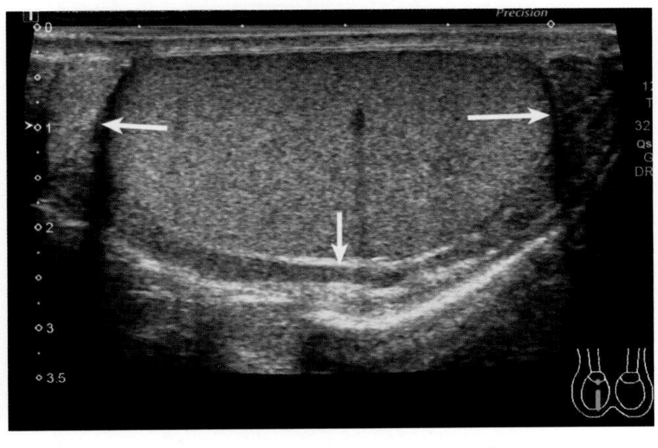

图30-4-3　正常附睾纵切面图像

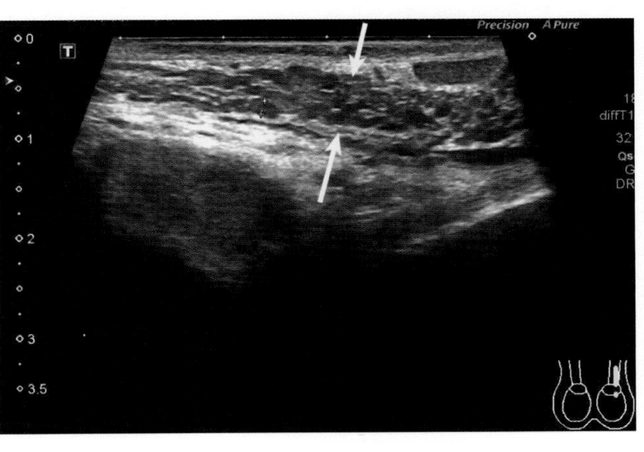

图30-4-4　正常精索纵切面图像

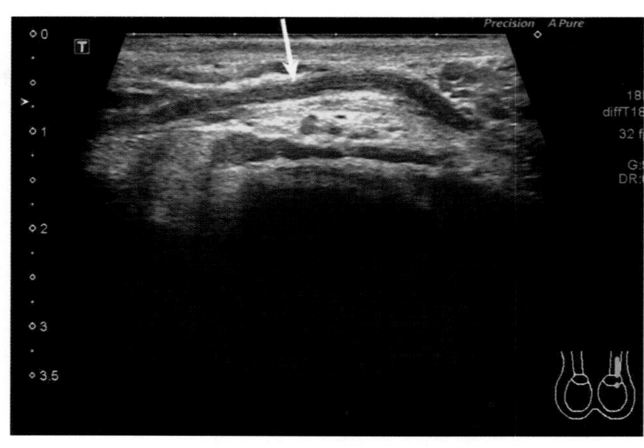

图30-4-5 正常输精管纵切面图像

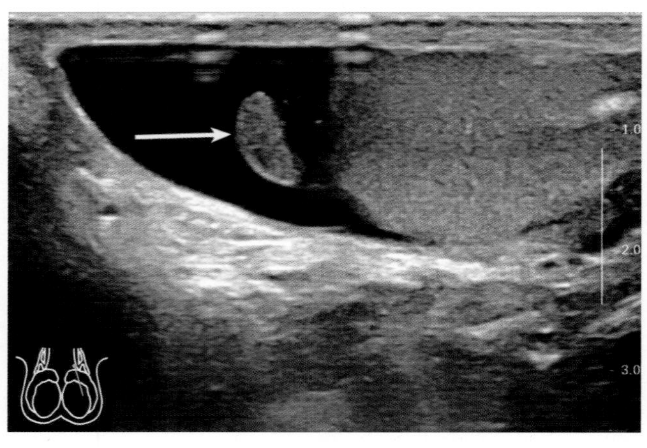

图30-4-6 睾丸附件图像

大多数附件呈实性等回声，或呈囊性，或可见钙化灶。上迷小管或下迷小管罕见，呈长条状。

5.阴囊壁 呈中等回声，高分辨率超声能够显示出皮肤、肉膜和睾丸鞘膜壁层。

6.睾丸鞘膜腔 成年人鞘膜腔内可见到少量游离液体，透声好。

二、多普勒超声

1.精索睾丸动脉位于蔓状静脉丛内，下段走向纡曲，血流频谱呈低阻型。精索外动脉位于其周围（多位于后方），血流频谱呈高阻型。输精管动脉分布于管壁，显示为弯曲的血流束，血流频谱呈高阻型。平静呼吸状态下，蔓状静脉丛、精索内静脉及精索外静脉不易显示出血流信号。深吸气时，这些静脉内可见少量回流信号（图30-4-7，图30-4-8）。

2.睾丸包膜动脉。睾丸横切时容易于两侧的边缘显示。穿隔动脉穿行于睾丸实质内，与包膜动脉相延续，常有静脉伴行。向心动脉、离心动脉显示为点状、短棒状或条状的血流信号，或可呈扇形分布。上述各动脉的血流频谱均为低阻型，呈逐级降低（图30-4-9，图30-4-10）。

3.附睾。附睾头部、尾部显示为点状、短棒状的血流信号，体部的血流信号不易显示。附睾内的动脉血流频谱呈低阻型，尾部的血流阻力高于头部。

4.附件与阴囊壁。大多数附件、阴囊壁的血流信号不容易显示，少数可显示出点状或短棒状的血流信号。

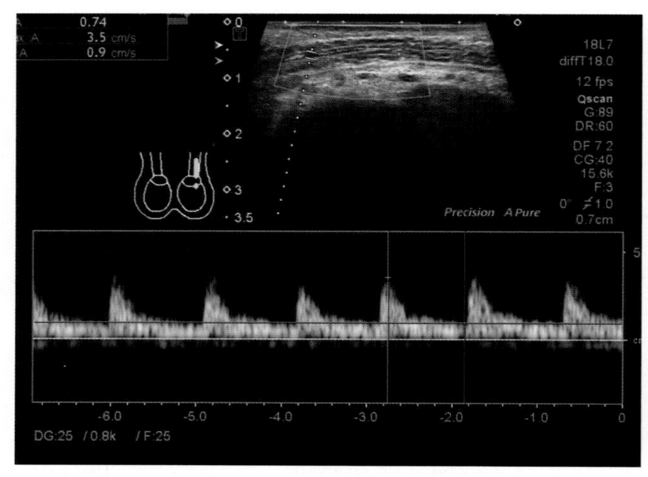

图30-4-7 正常精索睾丸动脉

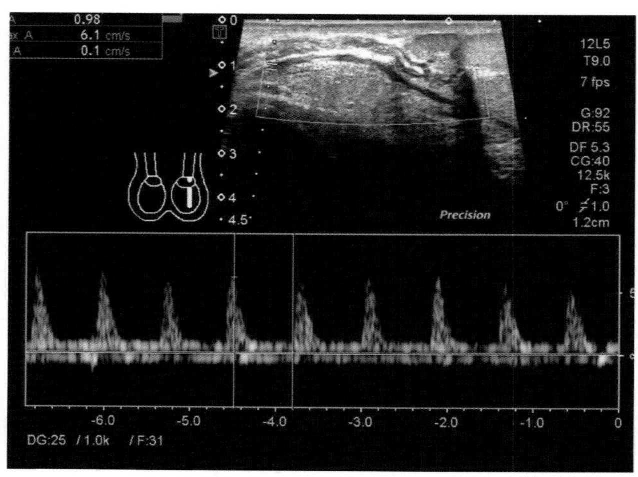

图30-4-8 正常精索外动脉

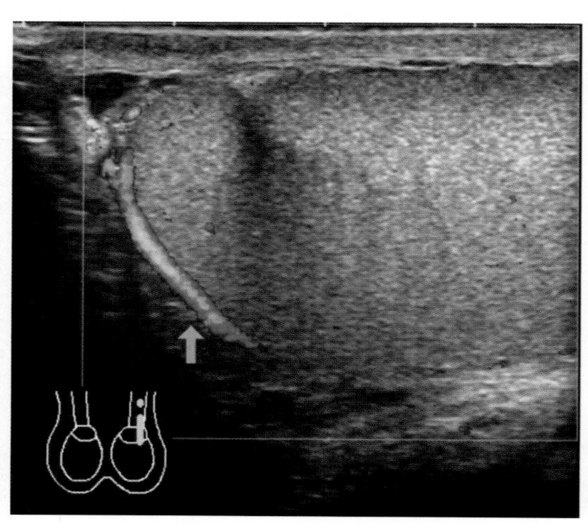

图30-4-9 睾丸包膜动脉

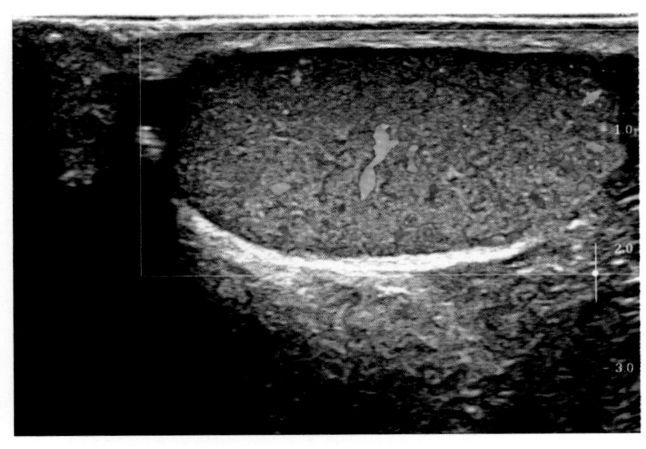

图30-4-10　睾丸向心动脉

三、正常值与测量方法

1. 正常参考值

（1）睾丸：长径为3.5～4.5cm，宽径为2～3cm，厚径为1.8～2.5cm。附睾：头部厚径为0.5～1cm，体部厚径为0.2～0.5cm，尾部厚径为0.4～0.8cm。精索：横径＜1cm。附件：长径＜1cm，厚径＜0.5cm。阴囊壁厚径＜0.5cm。输精管外径为1.8～2.4mm，管腔内径＜1mm。

（2）多普勒检测血流参考值：精索睾丸动脉PSV＝（0.15±0.04）m/s，RI＝0.73±0.07；睾丸包膜动脉PSV＝（0.11±0.08）m/s，RI＝0.59±0.08；向心动脉PSV＝（0.09±0.03）m/s，RI＝0.54±0.08；精索外动脉PSV＝（0.12±0.05）m/s，RI＝0.94±0.08。

附睾头部PSV为3.8～6.8cm/s，平均为5.8cm/s，RI为0.46～0.76，平均为0.56；尾部PSV为3.2～7.0cm/s，平均为5.2cm/s，RI为0.52～0.77，平均为0.61。

2. 测量方法

（1）取睾丸最大纵切面和横切面，分别测量长径（上下径）、宽径（左右径）和厚径（前后径）。取附睾最大纵切面，垂直于附睾表面，分别测量头部、体部和尾部的厚径。取精索最大横切面，测量其最大径。

（2）脉冲多普勒测量，取样夹角尽可能小，同一血管检测3～5个心动周期，取其平均值。

第五节　睾丸疾病的超声诊断

一、急性睾丸炎

（一）病因、病理与临床表现

睾丸炎可因非特异性与特异性（结核、病毒性、螺旋体性）感染及免疫性等引起。较为多见的是急性非特异性睾丸炎和急性腮腺炎性睾丸炎。感染途径包括经血循环、淋巴管和输精管逆行感染。细菌性睾丸炎主要为精囊、前列腺等炎症逆行感染所致，多继发于急性附睾炎。病理表现为睾丸水肿、充血，蜂窝织炎，或可出现脓肿或梗死。严重者后期，睾丸可萎缩。

急性腮腺炎性睾丸炎，一般在腮腺炎后3～7天发生，累及单侧或双侧睾丸。睾丸炎发病较急，一侧或双侧阴囊红肿、疼痛，可向腹股沟区放射，睾丸附睾触诊不清。感染严重者伴有高热、寒战、白细胞计数升高等全身感染症状。

（二）超声表现

1. 睾丸弥漫性肿大，回声不均匀，血流信号明显增多，呈放射状分布，有的呈彩球状。

2. 脓肿边界不清，内可见含细点状、絮状回声的液性区，脓肿内无血流信号。

3. 血流频谱呈高速低阻型。

4. 可伴有阴囊壁炎症、睾丸鞘膜腔积液等。

（三）鉴别诊断

要注意本病与睾丸扭转自行松解相鉴别，急性炎症时，睾丸内血流信号丰富程度与阴囊疼痛成正比。扭转松解时，睾丸内血流信号明显增多，但疼痛则明显减轻。本病还要与睾丸结核相鉴别，睾丸结核常为多发病灶，病程较长，有结核病史。

二、睾丸结核

（一）病因、病理与临床表现

睾丸结核多发生于青壮年，大多是附睾结核的直接蔓延，少数经血循环而感染。病理表现包括炎症渗出、结核性肉芽肿、干酪样坏死、脓肿等。抗结核药物治疗后，病灶局限，或纤维化或钙化。

临床表现：急性期，睾丸肿痛，阴囊红肿。触诊发现睾丸肿大，质地较硬或触诊不清。严重者，结核脓肿破入鞘膜腔、阴囊壁，或伴有全身乏力、低热等结核中毒症状。

（二）超声表现

1. 睾丸体积正常或增大，包膜完整或显示不清楚。

2. 单发或多发，散在分布。

3. 多呈结节状或斑片状低回声，边界不清晰。脓肿形成，呈现含细点状、絮状的液性区。病灶纤维化，回声增强。病灶钙化，出现强回声斑。

4. 病灶内血流信号增多，分布杂乱；干酪样变或脓肿无血流信号显示。

5. 常伴有附睾结核的声像图表现。

（三）鉴别诊断

睾丸结核大多数由其他脏器的结核所引起，当怀疑睾丸结核或不能排除肿瘤时，应注意检查附睾、泌尿系统并结合病史（结核病史、肿瘤病史）或其他检查结果进行鉴别诊断。

三、睾丸扭转

（一）病因、病理与临床表现

睾丸扭转（又称精索扭转）的方式有三种，睾丸鞘膜内扭转、睾丸鞘膜外扭转和睾丸系膜扭转。①睾丸鞘膜内扭转：临床最为多见，发生于婴幼儿、青少年。睾丸完全被覆鞘膜，游离于鞘膜腔，形成“钟摆式”睾丸。迷走神经兴奋或剧烈运动使阴囊过度收缩，导致睾丸的扭转。②睾丸鞘膜外扭转：临床少见，发生于围生期及新生儿。精索内筋膜、提睾肌、精索外筋膜、鞘膜壁层及睾丸、精索同时发生扭转。扭转的睾丸位于阴囊内、腹股沟或盆腔内。③睾丸系膜扭转：临床罕见，睾丸与附睾之间的系膜过长，导致睾丸扭转。

根据睾丸扭转的程度可分为急性扭转（完全扭转、不完全扭转）、慢性扭转和扭转自行松解。扭转大于360°、扭转时间超过24小时，睾丸难免坏死。①睾丸完全扭转：精索内的动脉与静脉完全被阻断，睾丸呈干涸样缺血坏死。②睾丸不完全扭转：精索静脉、动脉先后受压，睾丸内血液回流障碍，继而失去灌注，组织淤血、缺氧，血栓形成，最终坏死。不完全扭转依其扭转程度和时间的不同，分为早期、中期、晚期。③睾丸慢性扭转：睾丸组织纤维化、钙化、萎缩。胎儿期睾丸扭转可形成“纸片”样睾丸。④睾丸扭转自行松解：扭转松解时，出现缺血组织血流再灌注的“反跳效应”，即缺血的睾丸组织血氧突然增多，血管扩张，血流量增多。⑤睾丸系膜扭转：睾丸呈现不同程度的淤血、缺血，甚至坏死。或伴有附睾缺血、坏死。

睾丸鞘膜内扭转多发生清晨或剧烈运动时，发病急。单侧睾丸扭转多见，偶见双侧睾丸同时发生扭转。大多数睾丸扭转为急性不完全扭转。①睾丸急性扭转：一侧阴囊突发剧痛，继而出现阴囊红肿。有的患者出现恶心、呕吐等症状。睾丸质硬、横位，或可触及精索扭结，触痛明显，或睾丸、附睾触摸不清。②睾丸慢性扭转：阴囊轻度肿痛，睾丸质地变硬，体积逐渐缩小。③睾丸扭转自行松解：阴囊突发剧痛数小时内，疼痛突然明显减轻。类似于外科手法扭转复位的表现。④新生儿睾丸扭转：扭转发生于出生前几个月，出生后阴囊外观无明显改变，睾丸体积小，甚至未触及；扭转发生于出生前几周，出生后扭转侧阴囊肿大，无触痛，睾丸肿大，质硬；扭转发生于出生前几天至分娩时，出生后扭转侧阴囊红肿，睾丸体积增大，触痛明显；新生儿期扭转，出生时阴囊、睾丸正常，后才发生扭转的症状体征。

（二）超声表现

1.睾丸完全扭转　睾丸轻度肿大，实质回声不均匀，内无血流显示。可见扭曲的精索。数天后，睾丸体积开始缩小。

2.睾丸不完全扭转　①早期：数小时内，睾丸无明显肿大，实质回声尚均匀，血流信号较健侧减少，睾丸内的动脉血流频谱可呈低阻型。睾丸超声造影表现为造影剂分布均匀，峰值强度无明显变化，呈“慢进慢退”过程。②中期：数小时至数天内，睾丸明显肿大，回声不均匀，血流信号明显减少，动脉血流频谱呈高阻型或检测出舒张期反向血流。睾丸超声造影表现为造影剂分布不均匀，峰值强度明显减低，呈“慢进慢退”过程。③晚期：数天后，睾丸明显肿大，内可见放射状或小片状低回声区，无血流信号显示。睾丸超声造影表现为内无造影剂显示（图30-5-1 ～图30-5-3）。

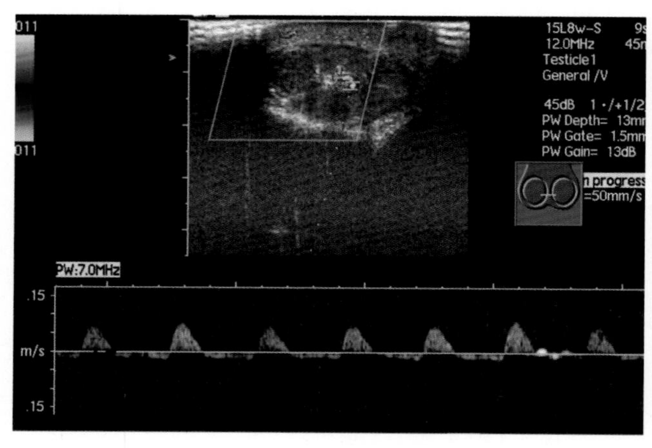

图30-5-1　睾丸扭转（一）

睾丸内动脉血流频谱呈高阻型，存在舒张期反向血流

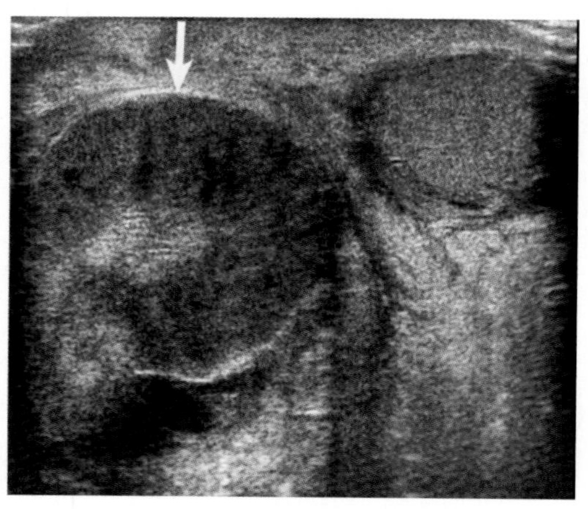

图30-5-2　睾丸扭转（二）

右侧睾丸扭转（箭头），睾丸明显肿大，内可见放射状低回声区

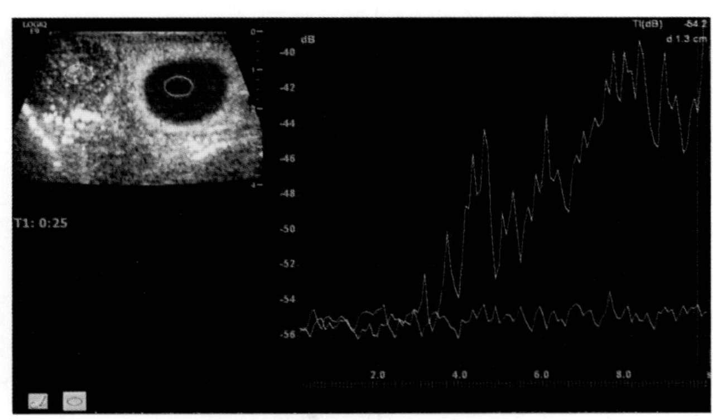

图30-5-3 睾丸扭转造影图
左侧扭转的睾丸内无造影剂显示

3.睾丸慢性扭转 数周后，睾丸萎缩，实质回声不均匀，或可出现钙化灶。

4.睾丸扭转自行松解 睾丸无明显增大，回声尚均匀，血流信号较健侧明显增多。动脉血流频谱为高速低阻型，舒张期血流速度加快。

5.睾丸鞘膜外扭转 睾丸体积增大，回声不均匀，无血流信号显示，触痛明显。鞘膜壁层明显增厚，回声不均匀，无血流信号显示，肉膜层血流信号明显增多。

6.围生期扭转 ①睾丸体积小，回声不均匀，内可见斑点状高回声或强回声环，内无血流信号显示，无触痛；②睾丸体积增大，回声不均匀，无血流信号显示，触痛不明显。

7.睾丸系膜扭转 ①睾丸肿大，回声不均匀，无血流信号显示；②附睾肿大，回声不均匀，局部血流信号增多，或无血流信号显示。

8.其他相关超声表现 ①“线团征”（旋涡征）：精索扭曲、肿胀，在灰阶切面图上呈现“线团”样改变；②“镶嵌征”：扭曲的精索末段因扭力的作用嵌入睾丸门而形成（图30-5-4）；③附睾肿大，回声不均匀，无血流信号显示或附睾显示不清；④阴囊壁增厚，回声不均匀，扭转中晚期，阴囊壁血流信号增多；⑤鞘膜腔或有少量积液。

（三）鉴别诊断

1.睾丸不完全扭转早期 有一侧阴囊剧烈疼痛时，睾丸声像图虽无明显改变，但仍要提示早期不完全扭转的可能。如诊断有困难，应在数小时内密切随访。

2.睾丸扭转自行松解 注意与急性睾丸炎相区别，松解时，患侧睾丸血供虽然较健侧明显增多，但患者阴囊疼痛明显减轻。

3.睾丸外伤 阴囊外伤也可诱发睾丸扭转，当有睾丸扭转的声像图表现时，不要被外伤病史所迷惑。

四、睾丸附件扭转

（一）病因、病理与临床表现

附件扭转的原因可能与以下因素有关：①附件蒂部的形态，细而短，容易发生旋转；②蒂部的位置，附睾窦周围的附件容易被嵌入附睾窦而发生扭转；③剧烈活动等外力的作用，容易促成附件扭转。扭转的附件表面呈暗红色或暗紫色，内部出血、坏死或液化。

附件扭转多见于少儿，其中8～13岁是高发年龄。扭转发生时，为一侧阴囊突发疼痛、红肿，附件质地坚硬，并有触痛。其局部皮肤表面或可呈现出“蓝点征”。

（二）超声表现

1.在附睾头旁、睾丸上极旁或附睾头与睾丸上极之间见到附件的肿大，回声不均匀，内无血流信号显示，明显触痛。

2.附件附着处组织（多为附睾头）肿胀，回声不均匀，血供增多。

3.睾丸鞘膜腔少量积液，阴囊壁增厚（图30-5-5，图30-5-6）。

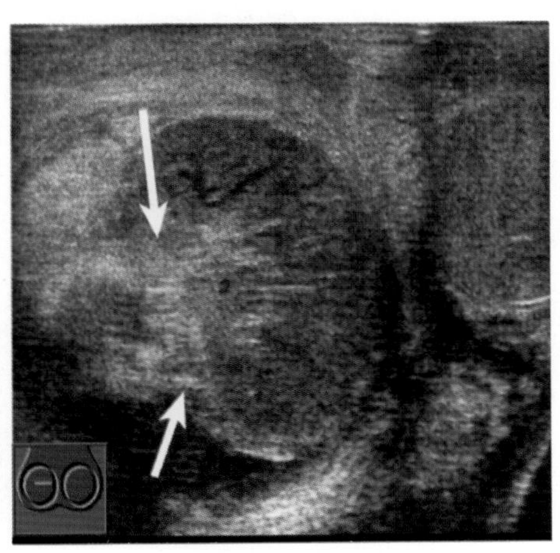

图30-5-4 睾丸扭转“镶嵌”征

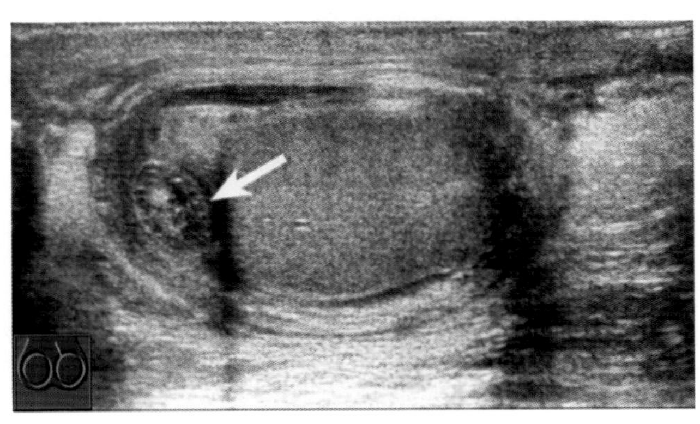

图30-5-5 睾丸附件扭转（一）
左侧附睾头旁附件扭转（箭头），附件肿大回声不均匀

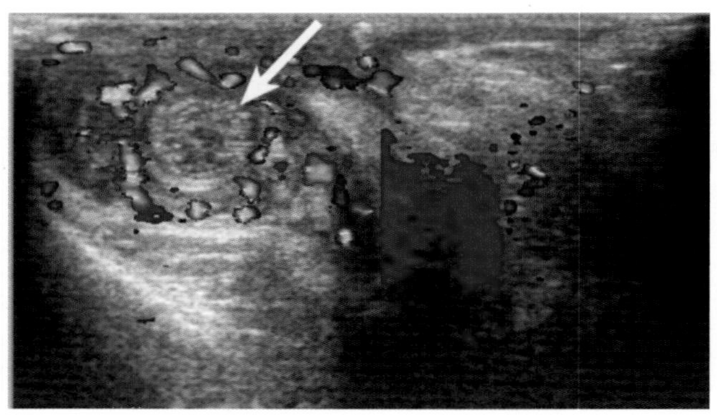

图30-5-6 睾丸附件扭转（二）

与图30-5-5为同一病例，扭转附件（箭头）的周围组织血流信号增多

（三）鉴别诊断

睾丸附件扭转主要与睾丸扭转、急性附睾炎相鉴别，认真检查是能够鉴别这三种疾病的。体积小的、等回声的扭转附件在灰阶图像上容易被漏检，一定要使用彩色多普勒进行判断。弹性成像时，扭转附件的弹性测值明显高于周围组织。

五、睾丸外伤

（一）病因、病理与临床表现

睾丸的外伤大多为外力撞击所致的闭合性损伤，可分为钝挫伤、挫裂伤和破碎。①睾丸钝挫伤：睾丸被膜完整，实质局部充血或血肿形成；②睾丸挫裂伤：局部被膜破裂，睾丸内容物溢出；③睾丸破碎：多处被膜破裂，实质断裂，大部分破碎。④睾丸脱位：睾丸脱离阴囊而滑入腹股沟或耻骨联合、大腿根部皮下，可合并钝挫伤。

阴囊疼痛、肿胀，皮肤淤血，睾丸或触诊不清。睾丸钝挫伤的损伤区域大于睾丸体积1/3时，应考虑手术治疗。

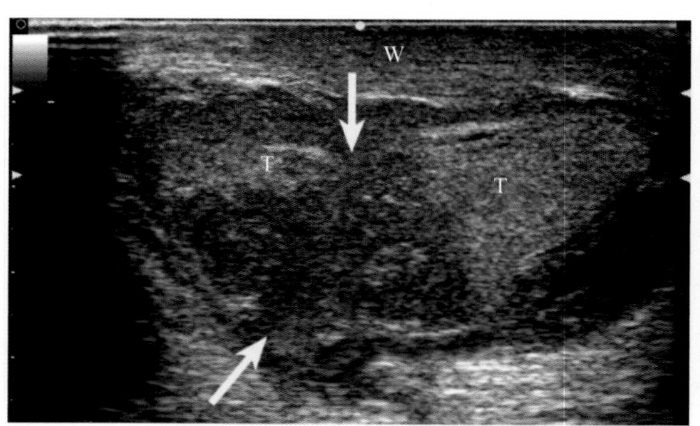

图30-5-8 睾丸挫裂伤

T.睾丸；W.阴囊壁；箭头所示被膜断裂

（二）超声表现

1.睾丸钝挫伤：①睾丸大小多正常，被膜光滑、连续；②被膜下不均匀低回声区，边界欠清晰，或为被膜下少量积液；③血肿呈不均匀低回声团，间有液性区；④损伤区多无血流信号显示，周围血流信号增多（图30-5-7）。

2.睾丸挫裂伤：①睾丸肿大，局部被膜回声中断；②损伤区回声不均匀，边界不清晰，或间有液性区；③鞘膜腔积液，透声差，内可见溢出的睾丸内容物或血块，形态不规则，回声不均匀，内无血流信号显示（图30-5-8）。

3.睾丸破碎：①睾丸形态不规则或轮廓不清；②实质多处断裂，回声杂乱，间有液性区；③鞘膜腔积液，含有大量絮状物；④除残余实质内有少量血流信号外，其他区域无血流信号显示（图30-5-9）。

4.睾丸脱位：①外伤侧阴囊未探及睾丸；②多于同侧腹股沟内见到脱位睾丸，或位于耻骨联合、大腿根部皮下组织内；③睾丸大小正常，回声均匀，可见到血流信号，少数伴有钝挫伤的表现。

5.可伴有阴囊壁、附睾及精索的损伤。

（三）鉴别诊断

睾丸钝挫伤要注意与睾丸局灶性炎症或肿瘤相区别。

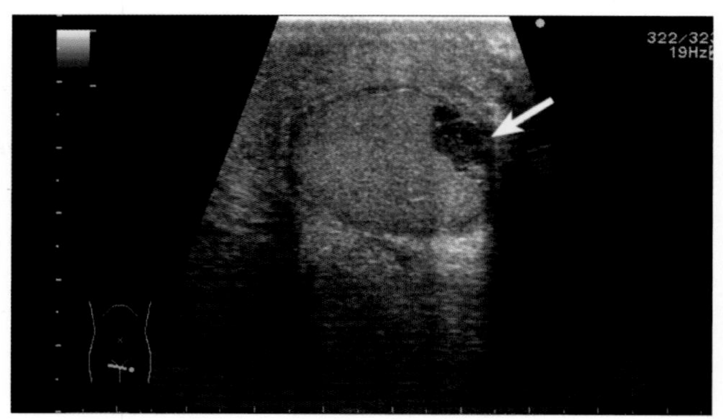

图30-5-7 睾丸钝挫伤

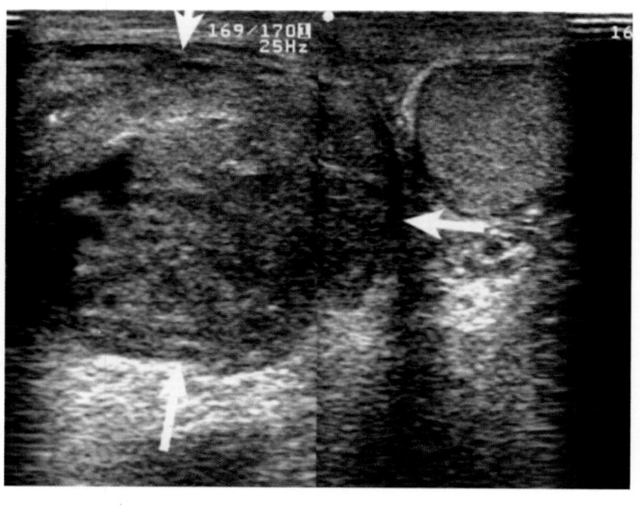

图30-5-9 睾丸破碎

睾丸破碎要注意与斜疝嵌顿相鉴别，应认真寻找是否存在形态完整的睾丸。

六、睾丸肿瘤

（一）病因、病理与临床表现

大多数睾丸肿瘤为恶性肿瘤，病因可能与化学致癌物质、内分泌、隐睾、遗传、种族等因素有关。睾丸肿瘤分为原发性睾丸肿瘤和继发性睾丸肿瘤。原发性睾丸肿瘤绝大多数为单侧，包括生殖性肿瘤和非生殖性肿瘤，又以生殖性肿瘤多见，包括精原细胞瘤、混合性生殖细胞瘤、胚胎癌、畸胎瘤（成熟型、未成熟型）、卵黄囊瘤、绒毛膜上皮癌等。非生殖性肿瘤包括间质细胞瘤、表皮样囊肿、原发性睾丸淋巴瘤等。继发性睾丸肿瘤包括睾丸白血病浸润、恶性淋巴瘤侵犯睾丸等。

（1）精原细胞瘤：占原发性睾丸肿瘤的35%～71%，多发生于30～50岁，生长速度较缓慢。肿瘤呈实性，质地较均匀，或伴有出血、坏死液化、纤维化及钙化等。

（2）胚胎癌：占原发性睾丸肿瘤的20%，多见于20～40岁。瘤体质较软，常呈分叶状，边界不清，或有出血、坏死，或可侵及附睾、精索，较早经淋巴和血行转移。

（3）畸胎瘤：占原发性睾丸肿瘤的5%～10%，好发于青少年。瘤内有大小不等的囊腔、皮肤、毛发、脂肪、软骨等。组织分化不良时，则形成畸胎癌。当肿瘤为厚壁的单一囊腔时，为皮样囊肿。

（4）卵黄囊瘤：多见于婴幼儿，瘤体质软，常伴有囊性变、水肿、黏液样变等。

（5）其他肿瘤：①原发性睾丸淋巴瘤，肿瘤可呈弥漫性，也可为单发或多发结节或团块。瘤体均质、质软，呈鱼肉状，可伴有出血、坏死。②睾丸间质细胞瘤，瘤体呈实性圆形，边界清晰，包膜完整，或有变性、坏死。③睾丸表皮样囊肿，囊壁由纤维结缔和复层鳞状上皮组织构成，或伴有钙化。囊肿内充满角化物，分层排列，呈洋葱环征，或分布不均匀。

睾丸小肿瘤多无自觉症状，也不易被发现；大肿瘤时，阴囊坠胀感明显，部分患者有隐痛，当肿瘤出血坏死时，伴有明显疼痛。白血病睾丸浸润，可伴有阴囊红肿、疼痛等。触诊发现，睾丸肿大，质地坚硬，表面光滑或可触及结节。间质细胞瘤能分泌性激素，患儿可伴有第二性征发育、性早熟。血液AFP、β-HCG检查，90%以上的精原细胞瘤标志物阴性，90%以上的非精原细胞瘤标志物阳性。

（二）超声表现

1.肿瘤小者达数毫米，大者可占据整个睾丸，使睾丸明显肿大。大多数原发性肿瘤为单发，大多数继发性肿瘤双侧多发。大多数恶性瘤体可见到丰富的血流信号，分布紊乱，血流速度加快。

2.精原细胞瘤呈圆形、椭圆形，边界清楚或局部边界不清楚。病变呈低、等回声，内部回声较均匀，或含有小液性区、钙化斑（图30-5-10）。

3.胚胎癌呈椭圆形，也可呈分叶状，边界清晰或不清晰。回声不均匀，可含有少量液性区及蜂窝状无回声区，或有片状强回声。可累及附睾、精索。

4.畸胎瘤的瘤体呈多房性，腔内可见分隔带回声，并含有细点状回声及不规则的团状强回声，伴后方声影。分隔带内或局部实性内可见到少量血流信号。畸胎癌的瘤体以实性为主，内部回声极不均匀，边界不清楚（图30-5-11）。

5.皮样囊肿呈椭圆形，边界清晰，厚壁，无分隔，囊腔内见少量絮状物、高回声带漂浮。

6.卵黄囊瘤呈圆形或椭圆形，边界清晰或欠清晰，瘤体多为实性，呈低、等回声，均匀或不均匀。有强回声斑点或内部可见液性区（图30-5-12）。

7.原发性淋巴瘤呈单发、多发或弥漫分布，瘤体呈椭

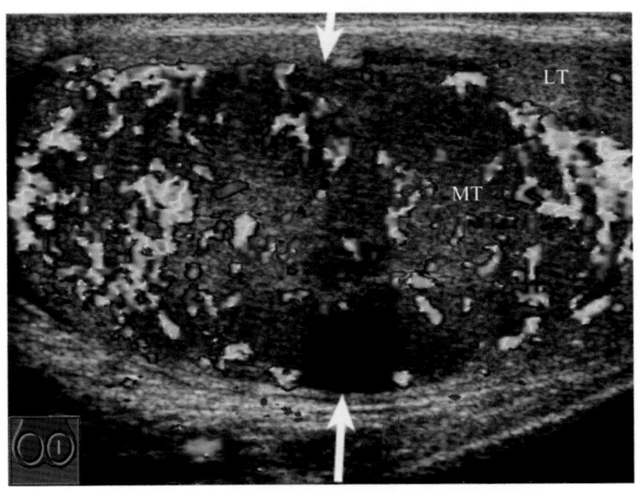

图30-5-10 精原细胞瘤

LT.左侧睾丸；MT.精原细胞瘤

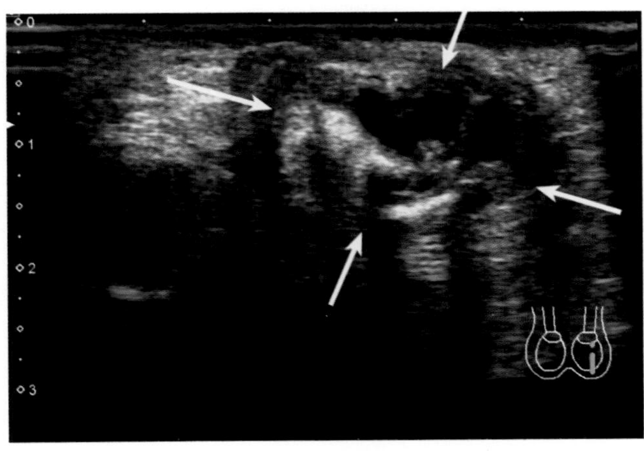

图30-5-11 睾丸畸胎瘤

圆形，边界清晰或不清晰，内部呈低回声、较均匀，无液化、钙化。常伴有睾丸鞘膜腔积液，可累及附睾、精索。

8.间质细胞瘤多位于睾丸边缘，单发多见，呈圆形、椭圆形，边界清晰。内部呈均匀低回声，或呈等、高回声，或伴有钙化。大多数瘤体有较丰富的血流信号。

9.表皮样囊肿多单发，呈圆形或椭圆形，边界清晰。典型表现呈洋葱环征或旋涡征，或呈类实性改变，或伴有囊壁钙化。囊内无血流信号显示（图30-5-13）。

10.继发性肿瘤多为双侧、多发、散在结节，或呈斑片状，边界清楚或不清楚，低、等回声多见。睾丸内血流信号增多，大的转移灶有较丰富的血流信号（图30-5-14）。

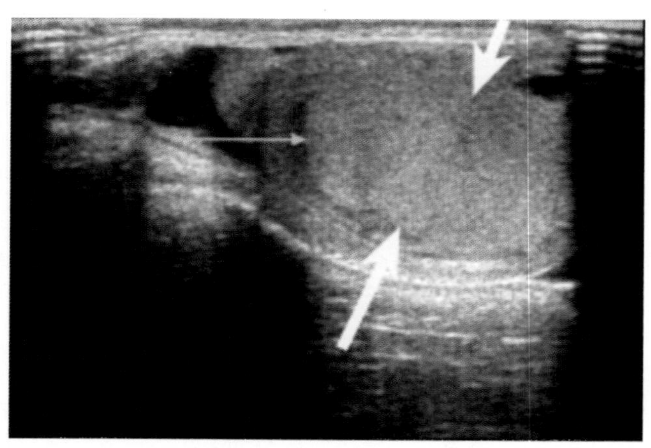

图30-5-12 卵黄囊瘤

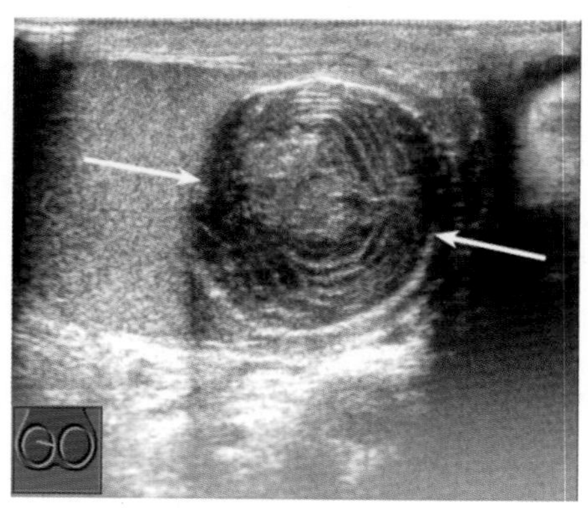

图30-5-13 表皮样囊肿

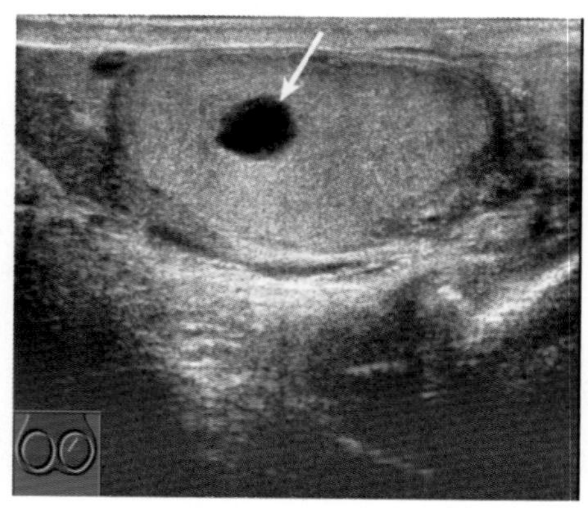

图30-5-15 睾丸囊肿

（三）鉴别诊断

原发性睾丸良、恶性肿瘤的鉴别，根据肿瘤各自的特征性超声征象，结合年龄、病史及AFP、β-HCG检测进行鉴别。原发性睾丸肿瘤还要与睾丸结核、局灶性炎症或坏死相鉴别，患者的病史、相关的检查有助于鉴别。

七、睾丸囊肿

（一）病因、病理与临床表现

睾丸囊肿包括单纯性囊肿、白膜囊肿和睾丸网囊肿。①单纯性囊肿：来自节段性扩张的曲细精管、直细精管，囊肿深在，不易触及；②白膜囊肿：来源于白膜的间皮组织，囊肿质硬，容易触及；③睾丸网囊肿：来自局部扩张的睾丸网。

（二）超声表现

1.囊肿单发或多发，呈圆形或椭圆形，壁薄，边界清晰，大的囊肿后方回声增强。囊内透声好，伴感染、出血时，内可见细小点状回声，无血流信号显示。

2.单纯性囊肿位于睾丸实质内，大小不等。白膜囊肿位于被膜内，与被膜分界不清，直径多在0.2～0.5cm。睾丸网囊肿位于睾丸纵隔内，直径多在数毫米内，少数形态欠规则，内见分隔（图30-5-15，图30-5-16）。

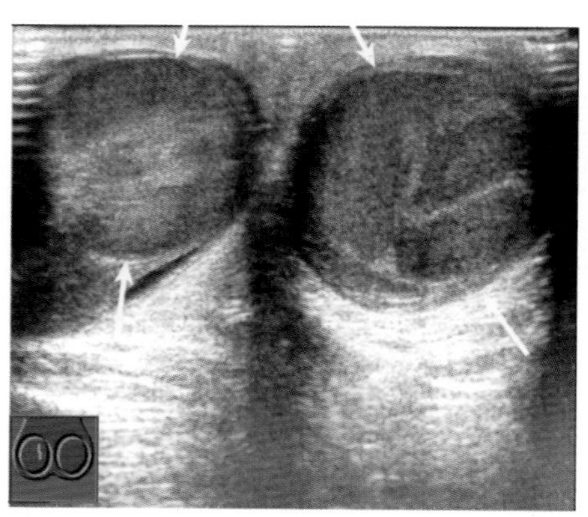

图30-5-14 睾丸白血病浸润

双侧睾丸白血病浸润，呈散在斑片状低回声

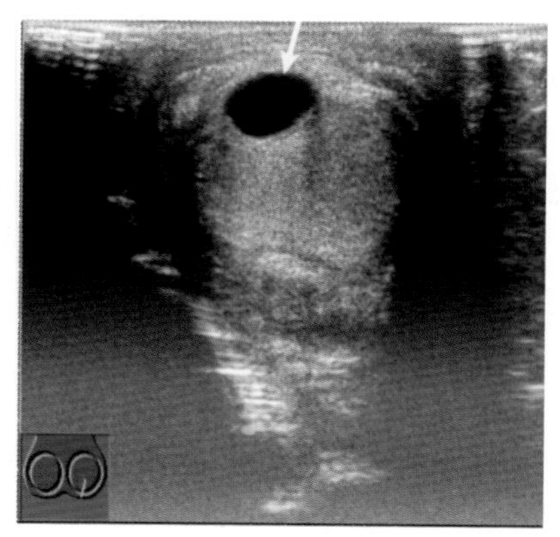

图30-5-16 睾丸白膜囊肿

（三）鉴别诊断

白膜囊肿容易漏检，并要注意与鞘膜壁层囊肿相鉴别。睾丸囊肿伴感染、出血时，要注意与睾丸肿瘤相鉴别。

八、睾丸下降异常

睾丸下降异常是指出生6个月后睾丸仍未降入并固定于同侧的阴囊底部，对睾丸异常下降的不同方式所选择的治疗方式也不相同。根据睾丸的位置和移动情况，将睾丸下降异常分为隐睾、滑行睾丸、阴囊高位睾丸、回缩睾丸和异位睾丸。

（一）隐睾

1.病因、病理与临床表现　隐睾是指出生后睾丸未降入阴囊而停留于同侧腹股沟皮下环以上的腹股沟内或腹膜后。隐睾的原因包括精索过短、睾丸引带畸形、腹股沟管发育不良及睾丸系膜粘连等。隐睾时，生精小管退变、萎缩，曲细精管周围纤维化。大多数隐睾位于腹股沟内，单侧多见。隐睾容易发生恶变，应尽早发现、及时手术。

临床表现：自幼单侧或双侧阴囊空虚，或于同侧腹股沟区触及团块，一般无不适感。隐睾发生恶变，其体积迅速增大，扭转或炎症时，肿痛明显。

2.超声表现　①于同侧腹股沟内、盆腔或腹膜后扫及睾丸，可上下滑动，但不滑入阴囊内；②呈椭圆形，体积小，边界较清楚，内呈低、等回声，分布均匀；③伴有微小结石，或周围伴有少量鞘膜积液；④大的、浅表的隐睾内见少量血流信号；⑤隐睾恶变或合并急性炎症、扭转，各有相应的超声表现（图30-5-17，图30-5-18）。

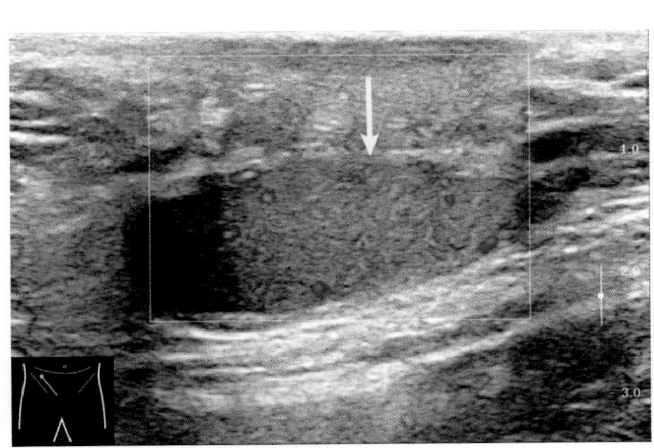

图30-5-18　腹股沟隐睾

（二）滑行睾丸

1.病因、病理与临床表现　滑行睾丸是指睾丸位于阴囊或腹股沟管内，在增加腹压或外力作用下，于腹股沟管和阴囊之间来回滑动。睾丸下降至阴囊后，鞘突不能及时闭锁，是导致滑行睾丸的主要原因。双侧滑行睾丸较多见。激素（HCG等）治疗可促使滑行睾丸固定。

2.超声表现　滑行睾丸，位于阴囊或腹股沟内，在外力作用下，于两者之间来回滑动。大多数滑行睾丸大小、回声和血流分布正常。

（三）阴囊高位睾丸

1.病因、病理与临床表现　阴囊高位睾丸是指睾丸虽然降入阴囊，但未能到达底部，而固定于阴囊根部。精索过短、睾丸引带发育异常、阴囊容积过小是本病发生的主要原因，多见于阴囊发育不良（狭小）、阴囊脂肪堆积者。

2.超声表现　睾丸位于皮下环下方、阴囊根部内，位置较为固定，单侧或双侧。大多数睾丸的大小、回声和血流分布正常。阴囊狭小、底部脂肪堆积者有相应的超声表现（图30-5-19）。

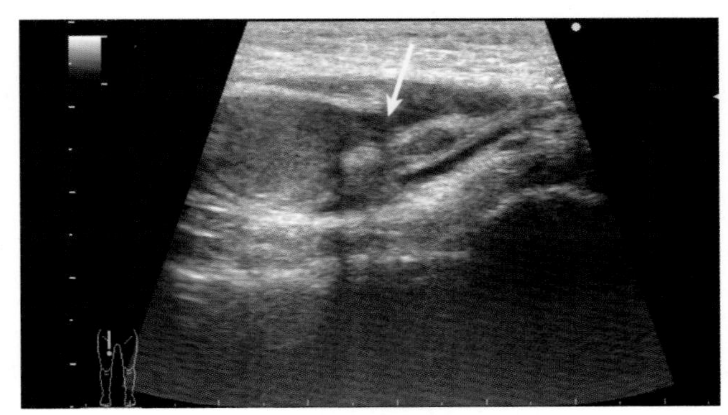

图30-5-17　隐睾

隐睾位于右侧盆腔内环（箭头）处

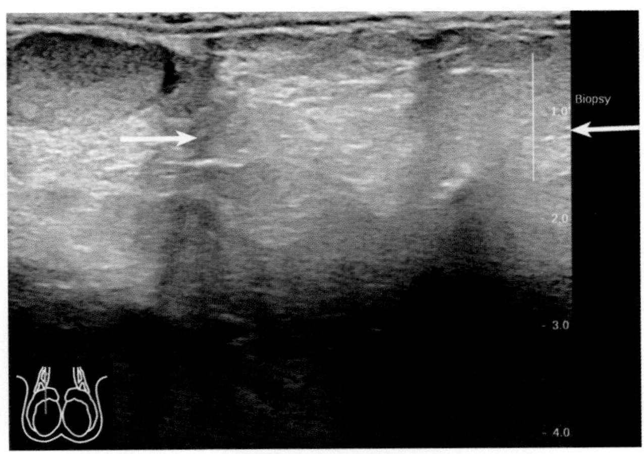

图30-5-19　阴囊高位睾丸

右侧睾丸位于阴囊根部，阴囊底部脂肪堆积（箭头）

（四）回缩睾丸

1. 病因、病理与临床表现　回缩睾丸是指出生时睾丸位于阴囊内，后因各种原因使睾丸回缩至腹股沟内，增加腹压或推挤均无法使其进入阴囊内。睾丸引带固定不良、精索的缩短及鞘突未闭锁是本病发生的主要原因。对于原发性回缩睾丸，使用HCG有一定疗效。对于继发性回缩睾丸，如斜疝等手术引起的回缩，必须进行手术治疗。

2. 超声表现　睾丸回缩于腹股沟内，体积较小，边界尚清楚，呈均匀低回声，血流信号不易显示。或可见腹股沟、阴囊内未闭合的鞘膜腔。

（五）异位睾丸

1. 病因、病理与临床表现　异位睾丸是指睾丸未降入阴囊而异位于同侧腹股沟及腹膜后以外的其他部位。横过异位睾丸指睾丸异位于对侧的腹股沟、阴囊内或腹膜后内。而阴阜、会阴部或同侧大腿根部内侧的皮下软组织内也是睾丸异位的部位，但较少见。

2. 超声表现　一侧的睾丸异位于对侧的腹股沟、阴囊内、腹膜后、阴阜、会阴部或同侧大腿根部（图30-5-20）。异位于对侧阴囊内睾丸的大小、回声和血流分布可正常，其他部位的睾丸体积较小，血流信号不易显示。

（六）鉴别诊断

隐睾要注意与腹股沟或腹膜后肿大的淋巴结相鉴别。回缩睾丸的超声没有特异性表现，但可通过病史进行明确诊断。

九、睾丸微小结石

（一）病因、病理与临床表现

睾丸微小结石的病因不清楚，可能与隐睾、精索静脉曲张、睾丸发育不良及不育症等疾病有关。

1987年，Doherty首次报道了睾丸微小结石的超声表现。2000年，我国首次报道了睾丸微小结石的超声诊断。高频率高分辨率探头的普及应用使睾丸微小结石的检出率逐渐上升。

微小结石位于精曲小管内，散在、多发，其核心为精曲小管上皮细胞的碎屑，伴有糖蛋白和钙盐环形分层沉积，外周包绕数层胶原组织，伴有精曲小管的退化。微小结石可阻塞精曲小管，阻碍精子发育和运动，使患者睾丸生精功能下降。

微小结石无特异的症状与体征，是一种良性病变，但要定期随访，以早期发现睾丸肿瘤。

（二）超声表现

睾丸实质内见众多点状强回声，直径在1mm以下，呈散在分布，后无声影。双侧睾丸结石多见，结石可密集分布、稀疏分布或局部分布。睾丸体积、血流分布也无异常改变。并发隐睾、精索静脉曲张及睾丸发育不良者，伴有相关的超声表现（图30-5-21，图30-5-22）。

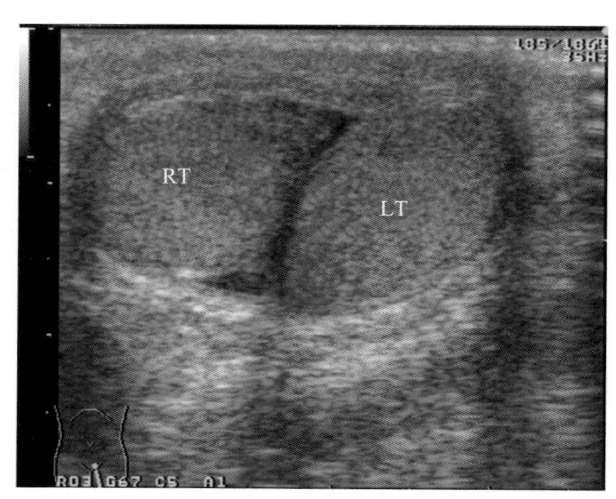

图30-5-20　横过异位睾丸

右侧睾丸（RT）异位于左侧阴囊内，与左侧睾丸（LT）呈上下排列

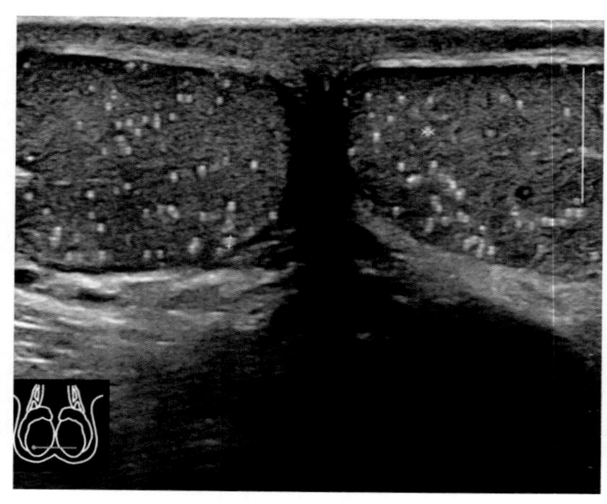

图30-5-21　睾丸微小结石（一）

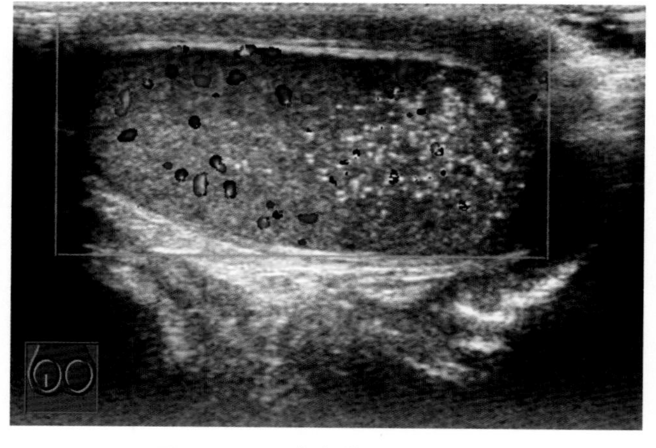

图30-5-22　睾丸微小结石（二）

（三）鉴别诊断

睾丸微小结石应注意与睾丸钙化相鉴别，钙化呈局灶性，其大小不等，呈短棒状、斑点状、小片状强回声等，有的伴有声影。

十、多睾

（一）病因、病理与临床表现

多睾是指人体内存在二个以上的睾丸，临床上较罕见。胚胎期的生殖嵴在衍化成睾丸的过程中，某种因素使生殖嵴发生分裂而导致多睾。生殖嵴的分裂包括：①重复分裂，形成重复的睾丸与附睾；②纵向分裂，形成孤立的多余睾丸；③横向分裂，形成其他的形态异常。

多睾有以下类型：①Ⅰ型，一侧睾丸完全重复，即多余睾丸与主睾丸各自有附睾和输精管；②Ⅱ型，多余的睾丸体积小，无输出管道；③Ⅲ型，多余的睾丸与主睾丸共有附睾；④Ⅳ型，多余的睾丸有独立的附睾，但其附睾连于主输精管。Ⅲ型最多见，Ⅳ型次之。

第1例多睾是在1670年由Blasius于尸检中发现的。1895年，Lane报道了首例术中发现的多睾。1983年，Rifkin报道了第1例超声表现。大多数多睾是在婴幼儿及青少年期被发现，最常见的是三睾畸形。

（二）超声表现

1.多位于阴囊内，或腹股沟或腹膜后。阴囊内的多睾常与主睾丸呈上下排列。

2.多睾的体积明显小于正常睾丸，主睾丸体积也多小于正常睾丸。

3.多睾呈圆形或卵圆形，回声均匀，与正常睾丸的回声相似，血流分布亦与主睾丸相似。

4.多睾可有独立的附睾，或与主睾丸共有，其形态异常。Ⅱ型多睾与附睾无连接（图30-5-23）。

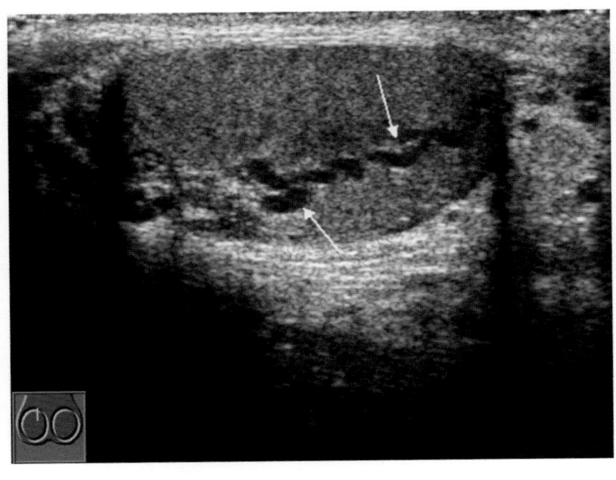

图30-5-24 睾丸内静脉曲张（一）

（三）鉴别诊断

阴囊内的多睾要注意与睾丸旁肿瘤相区别，腹股沟内或腹膜后的多睾要注意与淋巴结相区别。

十一、睾丸内静脉曲张

（一）病因、病理与临床表现

本病病因不清楚，可能与睾丸内小静脉的静脉瓣或静脉壁括约功能受损及精索静脉曲张有关。静脉曲张发生于一条至数条睾丸内的小静脉。1992年，Weiss AJ等首次报道了睾丸内静脉曲张。睾丸内静脉扩张可使睾丸淤血，并使肾上腺代谢产物的血液倒流入睾丸组织内，从而损害其生精功能。睾丸内静脉曲张的大多数患者无特殊的临床表现。

（二）超声表现

睾丸内静脉内径大于1mm，为一条或数条。分布于睾丸实质内或睾丸边缘，或混合存在。呈蜿蜒状、直条状、瘤样扩张，或混合存在。静脉内可见血液反流，瓦氏试验时加重。常伴有同侧的精索静脉曲张，两者相连续（图30-5-24，图30-5-25）。

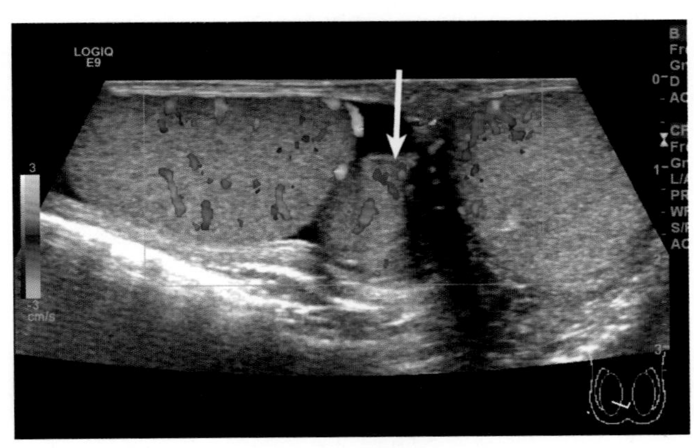

图30-5-23 三睾畸形

右侧阴囊内见一多余睾丸（箭头）

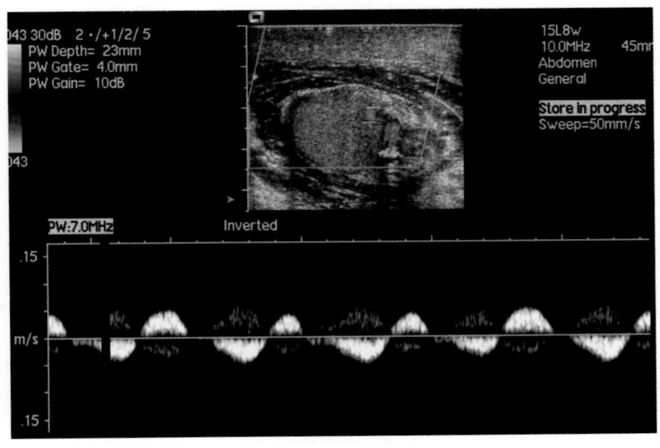

图30-5-25 睾丸内静脉曲张（二）

（三）鉴别诊断

睾丸内静脉曲张应注意与睾丸内的囊肿、睾丸网扩张及假性动脉瘤相区别。

十二、睾丸其他疾病

（一）睾丸发育不良

睾丸发育不良时睾丸体积小于10ml。先天性睾丸发育不良，如克氏综合征。内分泌异常、胚胎期睾丸血液供应障碍、感染、外伤等可导致继发性睾丸发育不良。

超声表现：双侧或单侧睾丸，其体积小于同龄组睾丸30%以上。睾丸回声正常或偏低，分布均匀或欠均匀，血流信号明显减少。

睾丸发育不良要与睾丸萎缩相鉴别，睾丸萎缩见于睾丸炎、外伤、精索损伤或睾丸扭转后，睾丸体积逐渐缩小，内部回声不均匀（图30-5-26，图30-5-27）。

（二）睾丸网扩张

先天性睾丸网扩张是因睾丸网发育异常引起的。多为双侧性、明显的扩张，常伴有输出小管扩张。继发性睾丸网扩张是睾丸网以上的输精管道梗阻所致，单侧或双侧。临床无特殊表现，双侧睾丸网扩张可致梗阻性无精症，导致不育。

超声表现：纵隔增大，双侧或单侧，内见细网格样改变，或为明显扩张，甚至可占据大部分睾丸。网格内无或少有血流信号显示。可伴有输出小管或附睾管扩张及输精管扩张（图30-5-28）。

睾丸网扩张要与睾丸内静脉扩张、睾丸网囊肿及囊实性肿瘤相鉴别。

（三）睾丸假性动脉瘤

睾丸损伤是导致睾丸内动脉的破裂形成假性动脉瘤的主要原因。

超声表现：动脉瘤多单发，呈圆形，边界清楚。瘤内可见细点状“翻滚”的血流，或可见到血栓。彩色多普勒超声检查可见到瘤内红蓝相间的血流信号，频谱多普勒可检出高速双向动脉血流频谱（图30-5-29）。

睾丸假性动脉瘤要注意与囊肿、静脉瘤样扩张及动静脉畸形相鉴别。

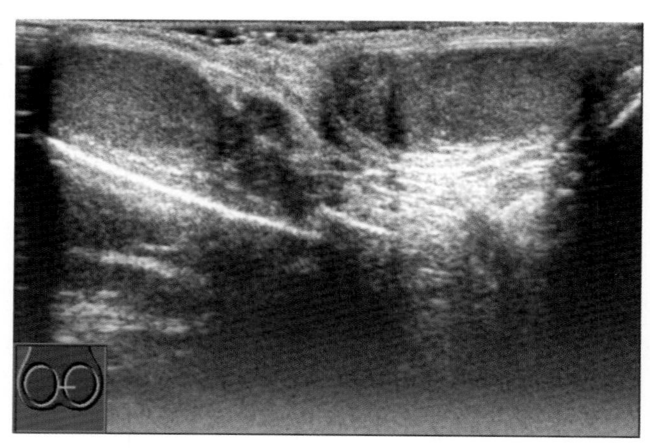

图30-5-26 睾丸发育不良
患者21岁，双侧睾丸体积小，回声正常

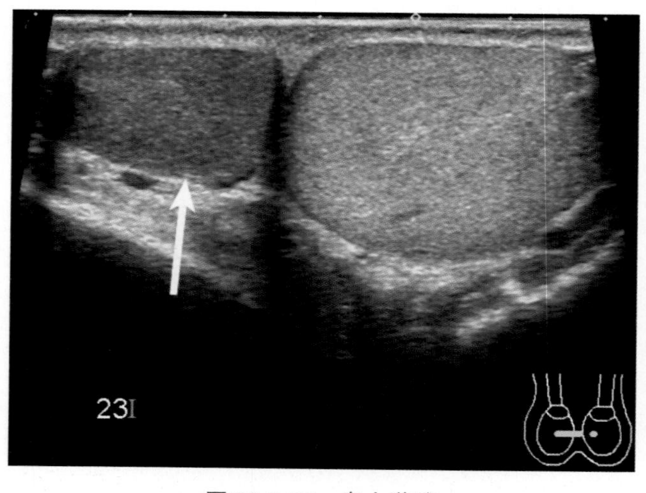

图30-5-27 睾丸萎缩
右侧流行性腮腺炎睾丸炎后7年，睾丸萎缩，回声不均匀

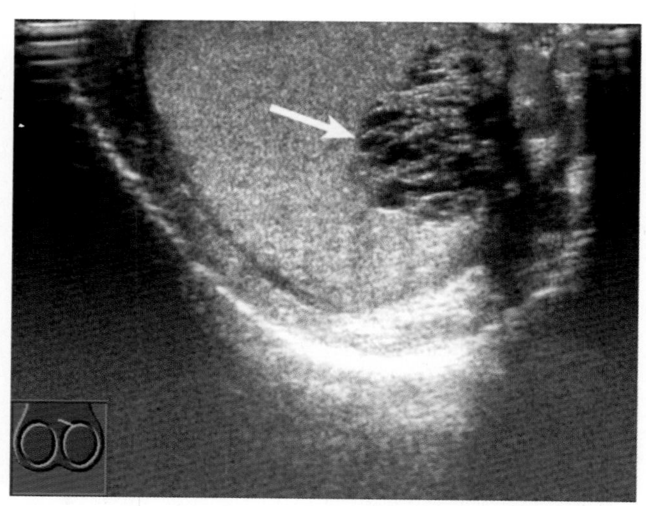

图30-5-28 睾丸网扩张
左侧睾丸横切，睾丸网明显扩张（箭头）

（四）睾丸肾上腺残余瘤

在胚胎发育过程中可有少量的肾上腺细胞移行于睾丸内。某些因素可诱发这些残余细胞的增生，形成了瘤样结节。睾丸肾上腺残余瘤多见于儿童、青少年，常合并有先天性肾上腺皮质增生。临床表现为肾上腺皮质功能减退症状、性早熟及其皮肤色素沉着等。使用糖盐皮质类固醇治疗可使残余瘤缩小乃至消失。

超声表现：睾丸体积正常或增大，残余瘤位于纵隔内，双侧多见，多为椭圆形，呈低回声，边界多不规则，瘤内可见到丰富的血流信号（图30-5-30）。

睾丸肾上腺残余瘤要注意与睾丸肿瘤，尤其是睾丸间质细胞瘤相鉴别。

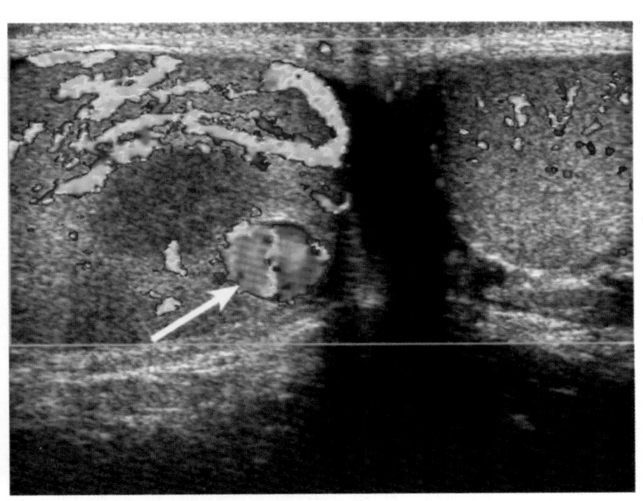

图30-5-29　睾丸假性动脉瘤

右侧睾丸假性动脉瘤内可见红蓝相间的血流信号（箭头）

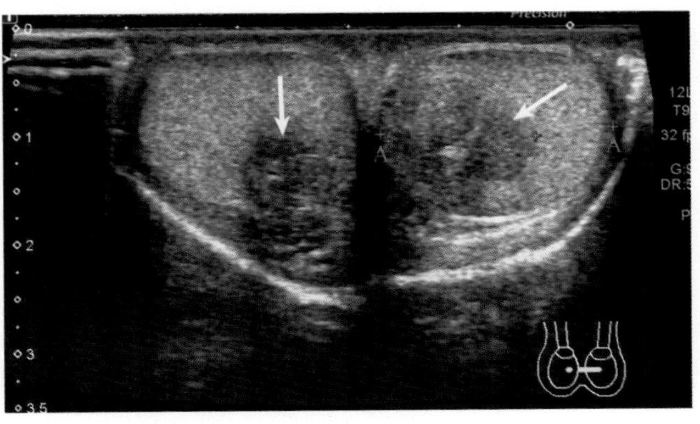

图30-5-30　睾丸肾上腺残余瘤

双侧睾丸纵隔各见一低回声团块，边界欠规整（箭头）

（五）睾丸腺瘤样瘤

腺瘤样瘤呈卵圆形，无包膜，切面大多数呈实性，或有玻璃样变、钙化，少数为囊实性。临床表现：以成年人多见，多无症状，生长缓慢。触诊：睾丸局部有硬结，轻微触痛。

超声表现：瘤体呈卵圆形，单发，一般位于睾丸包膜旁，边界清楚或欠清晰。瘤内多呈等回声或低回声，回声尚均匀，或呈囊实性。瘤内有少量的血流信号（图30-5-31）。

睾丸腺瘤样瘤要注意与睾丸恶性肿瘤相鉴别。

第六节　附睾疾病的超声诊断

一、急性附睾炎

（一）病因、病理与临床表现

急性附睾炎常继发于前列腺、精囊和尿道的感染等。炎症早期，附睾局灶性或弥漫性肿胀、水肿充血或有脓肿形成。

临床表现：一侧阴囊红肿、疼痛，触痛明显，附睾局部或整个肿大，或触摸不清。患者伴有发热、白细胞计数升高等。

（二）超声表现

1.附睾局部肿大，以尾部多见，或弥漫性肿大，局灶性病灶无明显边界。

2.病灶多呈不均匀低回声，血流信号丰富，分布多杂乱，血流速度加快。

3.脓肿多见于尾部，呈内含细点状回声液性区，边界欠清晰，内无血流信号显示。

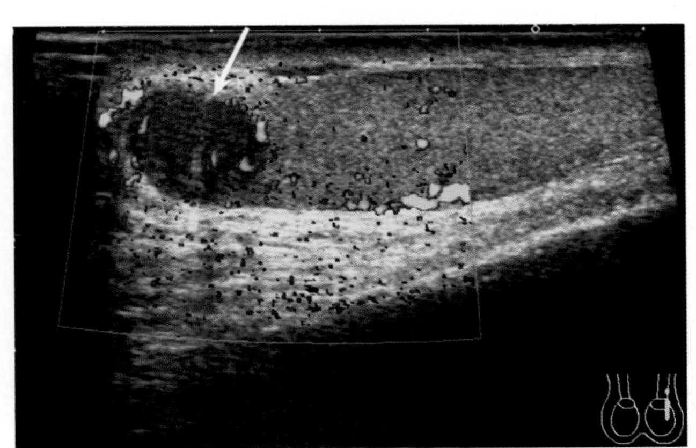

图30-5-31　睾丸腺瘤样瘤

4.常伴有阴囊壁炎症、鞘膜腔积液或精索炎症（图30-6-1～图30-6-3）。

（三）鉴别诊断

急性附睾炎应与附睾结核相鉴别，附睾结核有反复发作史或结核史。

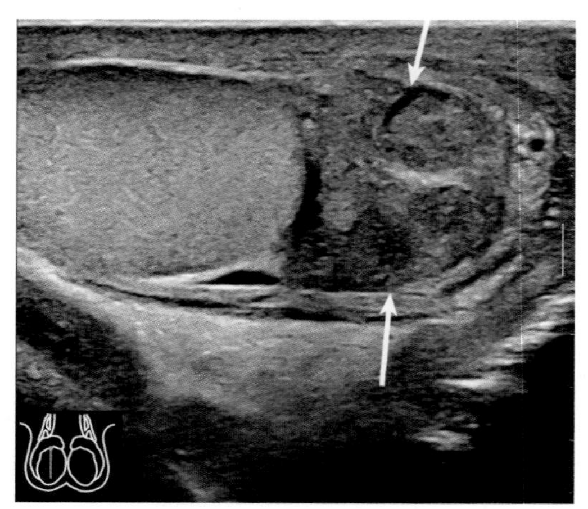

图30-6-1 急性附睾炎（一）
右侧附睾尾部肿大，回声不均匀（箭头）

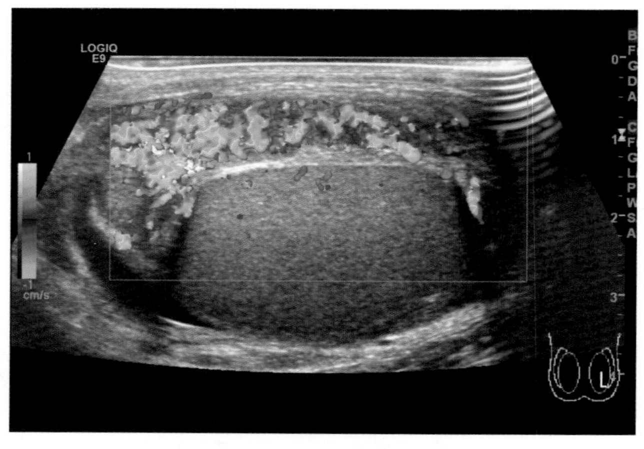

图30-6-2 急性附睾炎（二）
左侧附睾弥漫性肿大，血流信号丰富

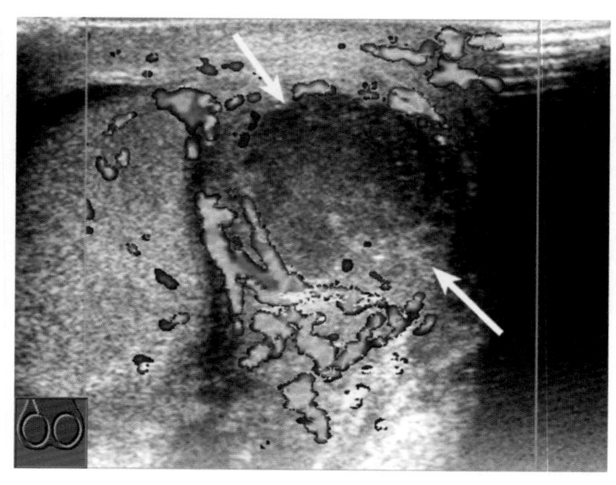

图30-6-3 附睾脓肿

二、慢性附睾炎

（一）病因、病理与临床表现

慢性附睾炎常继发于前列腺、精囊和尿道的慢性炎症，部分病例是由急性附睾炎迁延所致。病灶多局限于附睾尾部，炎症细胞浸润，纤维组织增生。双侧附睾炎可因附睾管纤维化而阻塞，导致梗阻性无精症。

临床表现：附睾硬结、隐痛，以尾部多见，或无症状，因患者自己偶然触及而发现。

（二）超声表现

1.病灶以附睾尾部多见，局部轻度肿大。

2.病灶边界不清晰，回声不均匀，内可见少量血流信号。

（三）鉴别诊断

慢性附睾炎应注意与附睾良性肿瘤、附睾精子肉芽肿相鉴别。

三、附睾精子肉芽肿

（一）病因、病理与临床表现

附睾精子肉芽肿是炎症或外伤使附睾管壁破裂、精子溢入周围间质，导致附睾间质肉芽肿形成。炎症期，中性粒细胞、巨噬细胞、浆细胞等浸润。肉芽肿结节，无包膜，淋巴细胞、多核巨细胞等聚集。纤维化期，或纤维细胞增生，替代肉芽肿。

附睾精子肉芽肿多发生于青壮年，并不少见。临床表现为附睾局部硬结，以附睾尾部多见，可伴有轻微疼痛，病程迁延，多在1年以上。肉芽肿、纤维瘢痕可阻塞附睾管。

（二）超声表现

1.病灶多位于附睾尾部，轻度肿大，肉芽肿病灶具有结节感，但形态欠规整，边界不清晰。

2.内部回声不均匀，炎症期以低回声多见；肉芽肿期以低、等回声多见；纤维化期以高回声多见。

3.少数病灶呈囊实性，有的周边为不规则厚壁。

4.炎症肉芽肿期的病灶内可见到较丰富的血流信号；纤维化期，仅可见到少量血流信号（图30-6-4，图30-6-5）。

（三）鉴别诊断

附睾精子肉芽肿应与附睾结核、附睾肿瘤相鉴别。附睾结核常有反复发作史。良性肿瘤边界清晰，无炎症

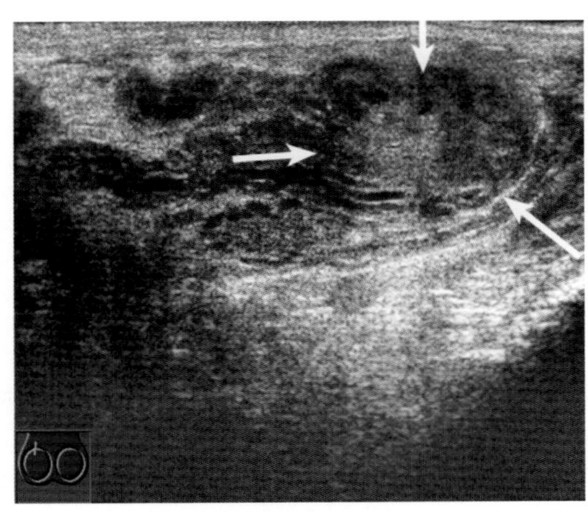

图30-6-4　附睾尾部精子肉芽肿（一）

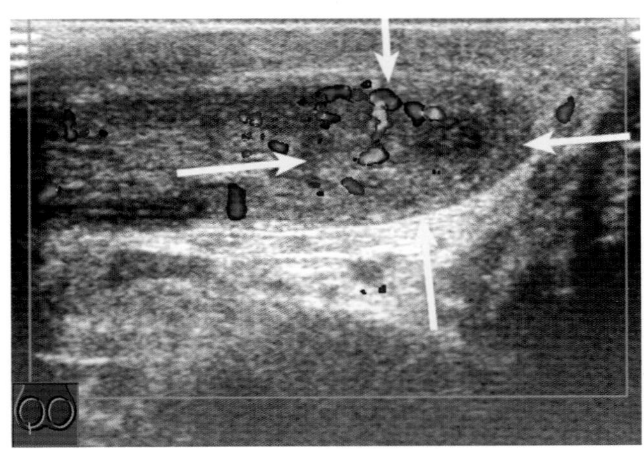

图30-6-5　附睾尾部精子肉芽肿（二）

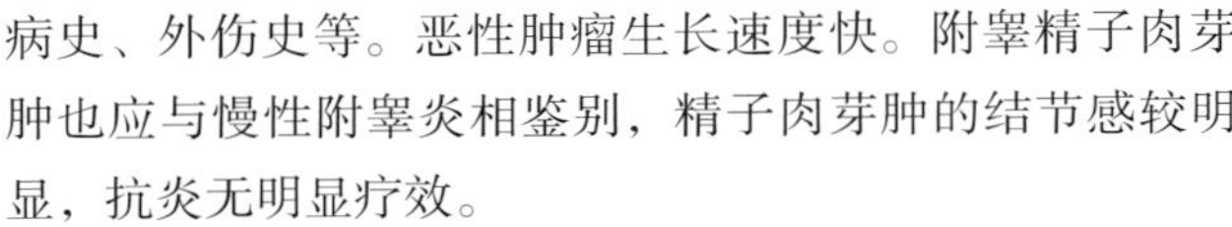

病史、外伤史等。恶性肿瘤生长速度快。附睾精子肉芽肿也应与慢性附睾炎相鉴别，精子肉芽肿的结节感较明显，抗炎无明显疗效。

四、附睾结核

（一）病因、病理与临床表现

附睾结核是男性生殖系统中最常见的结核，尤其是附睾尾部结核，多继发于泌尿系统结核的逆行感染。急性期，结核杆菌及白细胞浸润，或有肉芽肿、干酪样坏死及脓肿等。慢性期，病灶局限，伴有纤维化、钙化。

临床表现：急性期，附睾肿痛明显，附睾局部或整个肿大，或触诊不清。慢性期，仅表现为附睾尾部硬结，常反复发作。严重者，结核可扩散至睾丸、阴囊壁。

（二）超声表现

1.急性期，附睾局部或弥漫性肿大，病灶形态不规则，边界不清晰。病灶回声不均匀，以不均匀低回声多见。病灶内血流信号较丰富，分布杂乱，血流速度加快。

2.脓肿病灶内出现含细点状的液性区，边界不清晰，内无血流信号显示。

3.慢性期，病灶局限，边界不清晰，多呈不均匀、等至高回声，或可见钙化斑，内可见少量血流信号。

4.伴有睾丸、阴囊壁结核（图30-6-6～图30-6-8）。

（三）鉴别诊断

附睾结核应注意与附睾炎、附睾精子肉芽肿、附睾肿瘤相鉴别。

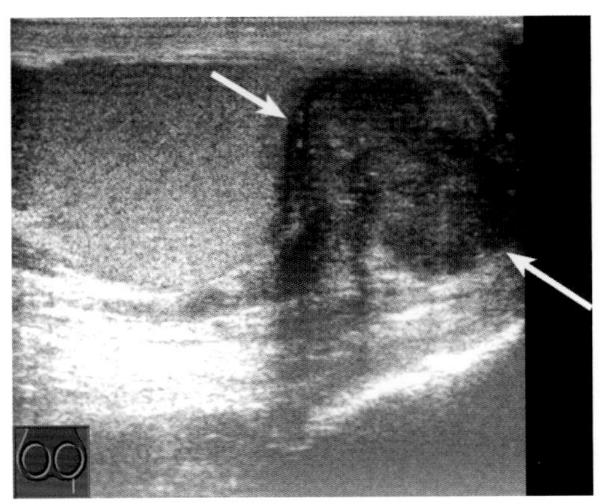

图30-6-6　附睾尾部结核

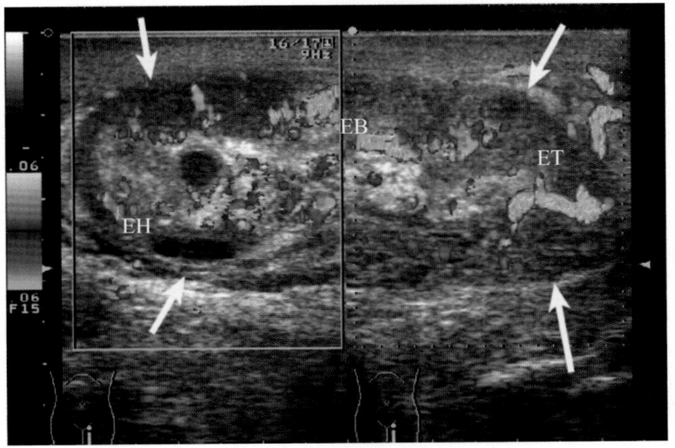

图30-6-7　附睾弥漫性结核

EH.附睾头；EB.附睾体；ET.附睾尾

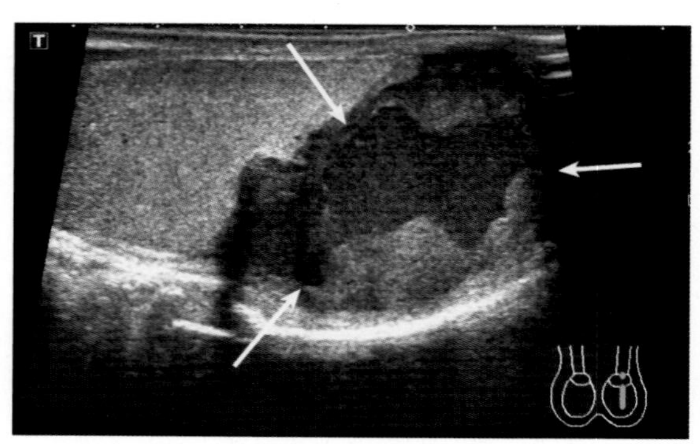

图30-6-8 附睾尾部结核脓肿

五、附睾肿瘤

（一）病因、病理与临床表现

附睾肿瘤病因可能与多种因素有关，包括感染、损伤、化学致癌物质、放射线等。大多数为良性肿瘤，较多见的是腺瘤样瘤，其次为平滑肌瘤及囊腺瘤。良性肿瘤有完整包膜。腺瘤样瘤质地较均匀。附睾平滑肌瘤切面可呈旋涡状。恶性肿瘤较多见的是肉瘤和癌，无包膜，边界不清楚，可侵犯周围组织及远处转移。

附睾肿瘤多发生于青壮年，临床较少见。良性结节，一般无症状，或有坠胀不适，或有隐痛，表面光滑，无明显触痛，生长缓慢。恶性结节，疼痛较明显，表面不光滑，质硬，生长较快。

（二）超声表现

1. 良性肿瘤 形态呈圆形或椭圆形，边界清楚，有的瘤体可显示完整的包膜。瘤体以实性为主，大多数的内部回声分布较均匀，腺瘤样瘤以低至等回声多见，平滑肌瘤可呈旋涡状改变，囊腺瘤呈多房、囊实性。大多数瘤体显示少量血流信号。

2. 恶性肿瘤 形态多呈不规则，边界不清楚，瘤内回声不均匀，可见到较丰富的血流信号（图30-6-9，图30-6-10）。

（三）鉴别诊断

参见附睾结节的鉴别诊断（表30-6-1）。

六、附睾囊肿

（一）病因、病理与临床表现

附睾囊肿大多数是由睾丸输出小管或附睾管局部囊状扩张而形成，多见于附睾头部。囊肿直径数毫米至数厘米，多呈单一囊腔。大多数精液囊肿位于附睾头及其周围，是由输出小管扩张而形成的，囊液内含有大量精子。

附睾囊肿多无症状，大的囊肿容易被触及，表面圆滑，质软，无触痛。

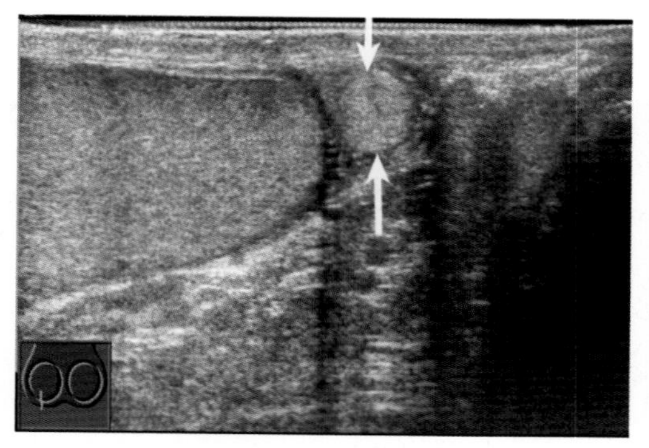

图30-6-9 附睾尾部腺瘤样瘤

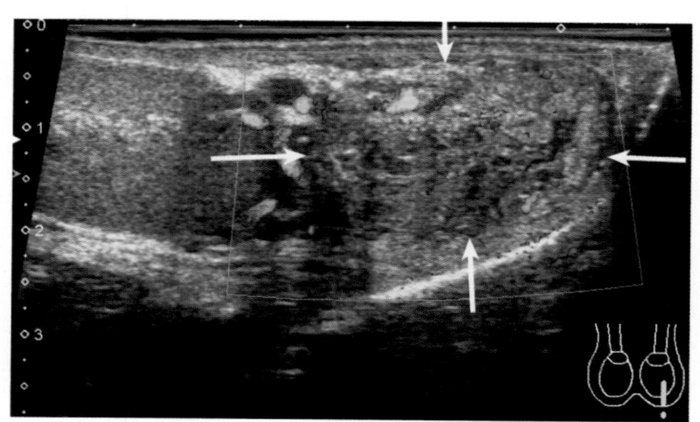

图30-6-10 附睾尾部平滑肌瘤

表30-6-1 附睾结节的鉴别诊断

疾病	病史	好发部位	形态	边界	回声	CDFI
慢性炎症	急性附睾炎	尾部	增厚	不清楚	低至稍高回声，不均匀	少量血供
精子肉芽肿	急性附睾炎，外伤	尾部、头部	结节状	不清楚	不均匀，杂乱	少至中等量血供
结核	常有泌尿系统或其他脏器结核	尾部、头部	结节状	清楚或不清楚	低回声多见，不均匀，有液化或钙化	少至中等量血供
良性肿瘤	—	尾部、头部	圆形或椭圆形	清楚	低至稍高回声，均匀或不均匀	少量血流
恶性肿瘤	—	尾部、头部	不规则	不清楚	回声不均匀	血供较丰富

（二）超声表现

1.囊肿多位于附睾头内，单发或多发。大多数为圆形或椭圆形，边缘光滑。

2.囊内呈液性无回声，精液囊肿囊内含有大量细点状回声。大的附睾囊肿后方回声增强。

3.附睾头的大囊肿可压迫输出小管导致睾丸网轻度扩张。

4.囊壁薄，无血流信号显示（图30-6-11，图30-6-12）。

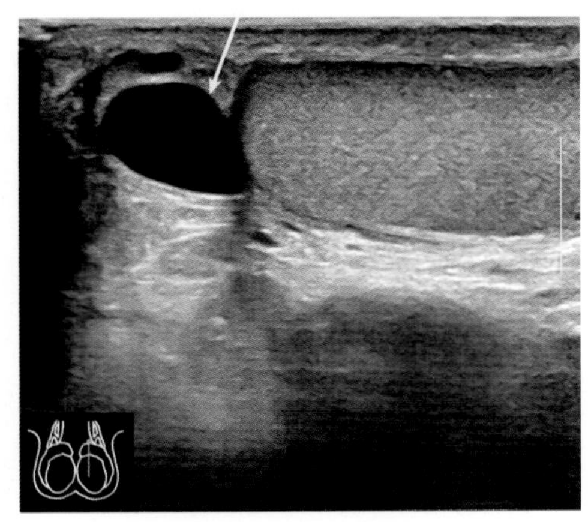

图30-6-11　附睾头囊肿

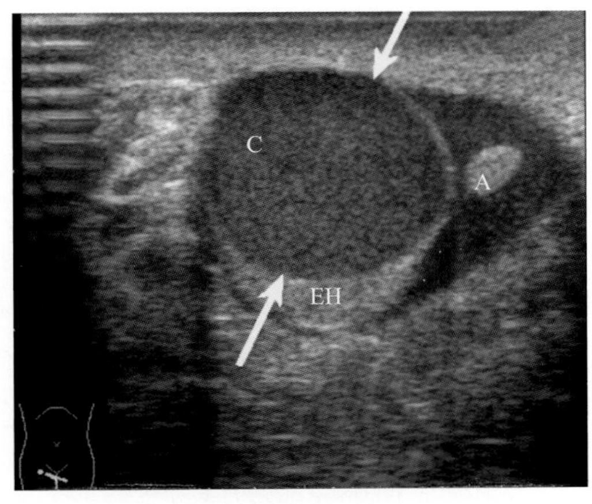

图30-6-12　附睾头精液囊肿

A.附件；C.囊肿；EH.附睾头

（三）鉴别诊断

附睾囊肿应注意与囊性附件相鉴别，囊性附件带蒂，可漂浮。

七、附睾畸形

（一）病因、病理与临床表现

附睾畸形是指附睾局部或整体的附着连接异常、形态异常或位置异常。胚胎期，因受内分泌功能失调、基因突变等因素影响，使中肾管、中肾小管不发育或发育不全，导致附睾畸形。附睾畸形有以下几种类型：

1.附着连接异常　附睾局部或整体与睾丸分离，头部与睾丸分离即意味着睾丸网与附睾管的不连接。附睾体部与睾丸分离，即“C”形附睾，其分离宽度超过1/2睾丸横径。

2.附睾形态异常　①附睾发育不良；②附睾局部缩窄或闭锁；③附睾局部或整体缺如；④不规则形附睾；⑤附睾过长（长襻附睾），指附睾长度是相应睾丸长径的2倍以上。

3.附睾位置异常　如头尾倒置。

附睾畸形通常是因不育症、隐睾等疾病行超声检查才被发现。一侧附睾畸形可引起少精症、弱精症，双侧附睾畸形可导致无精症。附睾缩窄或缺如的位置越低（即越接近尾部），进行体外受精的成功率也就越高。

（二）超声表现

1.附睾发育不良伴发于睾丸发育不良或隐睾。形态基本完整，位置正常，大小、长度明显小于正常。

2.附着连接异常：①附睾分离，较多见的是体尾部分离，在外力作用下或睾丸鞘膜积液中才容易被检出。“C”形附睾，横切睾丸中部，附睾体部内侧缘与睾丸外侧缘之间最大距离（即分离的宽度）超过1/2睾丸的横径；②附睾与输精管不连接，尾部缺如，不能显示附睾与输精管之间的连续。

3.形态异常：①附睾缺如，大多数为局部缺如；②附睾局部缩窄，缩窄部及其以下的残余附睾呈低回声，提示其内存在附睾管。缩窄部及其以下的残余附睾呈高回声，提示其内以纤维组织成分为主；③缺如或缩窄以上的附睾体积膨大，形态欠规则，回声不均匀，可见到扩张的管状结构；④不规则形附睾，“S”形附睾表现为附睾走行弯曲，团状附睾多位于睾丸上极旁，回声不均匀或可见到小液性区；⑤附睾过长，其长度是相应睾丸长径的2倍以上，头体部可附着于睾丸，尾部延伸、游离。

4.位置异常：附睾头尾倒置，头部位于阴囊底部，尾部位于阴囊根部，尾部直接向上延续于输精管，附睾尾部与输精管之间无反折角形成（图30-6-13，图30-6-14）。

（三）鉴别诊断

附睾畸形要注意与术后、炎症、肿瘤等所引起的形态改变相鉴别。团状附睾应注意与睾丸旁肿块相鉴别。判断附睾位置倒置的关键在于明确尾部与输精管之间是否成角（＜60°）延续。

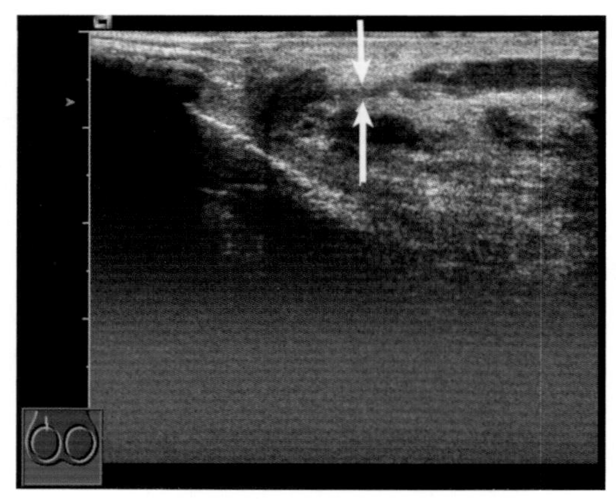

图30-6-13 附睾体部缩窄

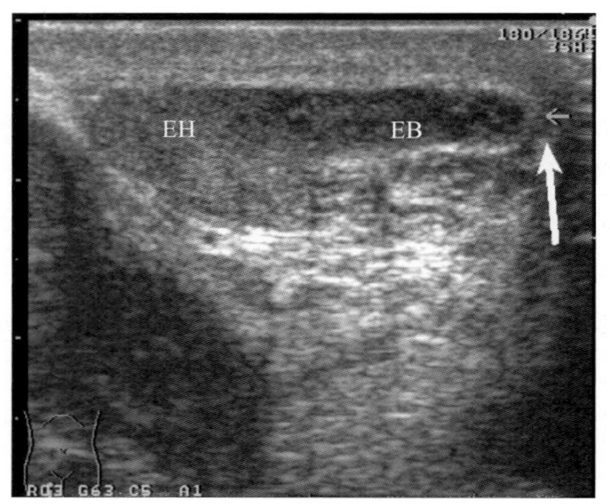

图30-6-14 附睾体尾部缺如
EH.附睾头；EB.附睾体

八、附睾淤积症

（一）病因与临床表现

输精管狭窄或中断（结扎术）或缺如后，精子及附睾液不能排出而滞留于附睾管内，使附睾管扩张、附睾肿大，从而形成附睾淤积症。

临床表现：双侧或单侧阴囊胀痛，并发附睾炎症时症状加重。触诊示附睾弥漫性肿大，质较硬，表面尚光滑。

（二）超声表现

1.双侧或单侧附睾弥漫性肿大，回声减低，可见到细网格样扩张的附睾管。

2.扩张的附睾管内可见细点状高回声沉积物漂浮、游动，或充满整条附睾管，形似“酥糖麻花”。

3.肿大的附睾内可见到少量血流信号，可伴有输出小管扩张、输精管扩张（图30-6-15，图30-6-16）。

（三）鉴别诊断

附睾淤积症应注意与弥漫性的急性附睾炎和附睾结核相鉴别。附睾淤积症应注意与附睾尾部炎性病灶或肿瘤所引起的附睾管扩张相鉴别。

第七节 精索疾病的超声诊断

一、精索静脉曲张

（一）病因、病理与临床表现

精索静脉曲张主要由精索内静脉的静脉瓣缺如或关闭不全而引起。血液的反流使蔓状静脉丛纡曲扩张。当静脉丛明显扩张时，部分淤滞的血液可通过交通支汇入精索外静脉。蔓状静脉丛内血液淤滞，可使睾丸内的静脉压和温度升高，影响微循环，导致生精细胞大量凋亡，生精功能下降。亚临床精索静脉曲张定义是指肥胖或阴囊收缩等原因使临床触诊未发现精索静脉曲张，但彩色

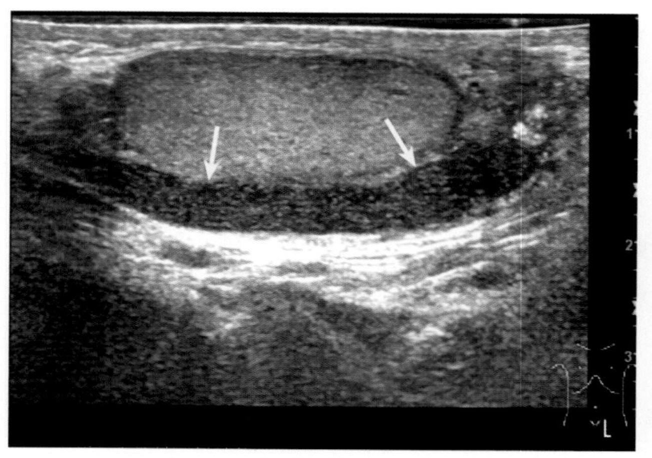

图30-6-15 附睾淤积症（一）

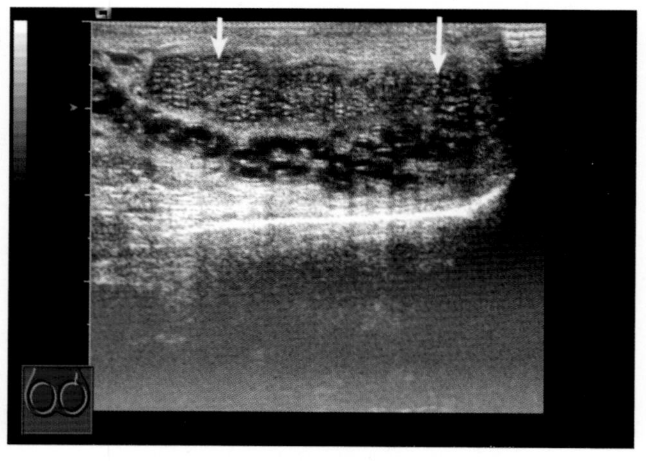

图30-6-16 附睾淤积症（二）

多普勒超声检查证实存在蔓状静脉丛扩张和反流。

精索静脉曲张多见于青壮年，轻度精索静脉曲张患者无任何症状，临床检查也不容易发现。重度精索静脉曲张患者可出现阴囊胀痛，长时间站立可使症状加重，体检可触及纡曲扩张的静脉丛。

（二）超声表现

1.精索内静脉及蔓状静脉丛扩张，蔓状静脉丛最大内径超过1.5mm，瓦氏试验可见到反向血流。

2.严重曲张者的蔓状静脉丛血管走向更加杂乱，附睾周围也可见到纡曲扩张的静脉，静脉腔内血液流动缓慢。常伴有精索外静脉扩张。可伴有睾丸体积缩小、睾丸鞘膜积液等（图30-7-1）。

（三）精索静脉反流的彩色多普勒诊断标准

患者取站立位，瓦氏试验时蔓状静脉丛持续出现反流，时间超过1s。

（四）精索静脉反流的彩色多普勒超声分级

0级，瓦氏试验蔓状静脉丛血液反流时间小于1s，蔓状静脉丛静脉最大内径小于1.5mm。

Ⅰ级，仅在瓦氏试验时反流阳性，蔓状静脉丛最大内径大于1.5mm，多在1.5～2.2mm。Ⅰa级，瓦氏试验时反流呈间断性，蔓状静脉丛最大内径多在1.5～1.8mm；Ⅰb级，瓦氏试验时反流呈持续性，蔓状静脉丛最大内径多在1.9～2.2mm（图30-7-2）。

Ⅱ级，深呼吸时，主要在深吸气末，反流阳性，瓦氏试验反流加重，蔓状静脉丛纡曲扩张，最大内径多在2.3～2.6mm（图30-7-3）。

Ⅲ级，平静呼吸时反流阳性，瓦氏试验反流加重，蔓状静脉丛明显扩张，最大内径多在2.6mm以上。Ⅲa级，平静呼吸时，反流呈间断性；Ⅲb级，平静呼吸时，反流呈持续性（图30-7-4）。

（五）精索静脉曲张的彩色多普勒超声分型

根据蔓状静脉丛血液的回流途径，将精索静脉曲张分为以下3型。

1.回流型　占大多数，反流的血液沿精索内静脉回流，外静脉无扩张。瓦氏试验结束后，精索内静脉腔内的血流信号为正向血流。精索外静脉腔内的血流信号均

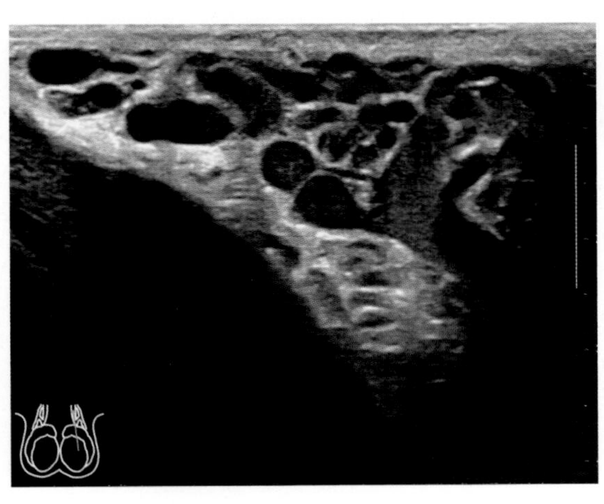

图30-7-1　精索静脉曲张

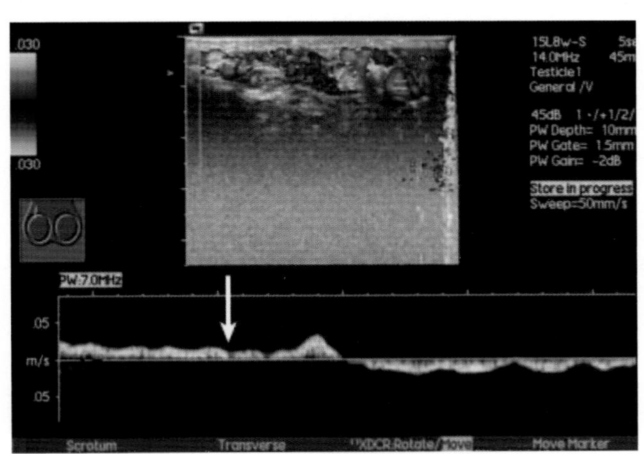

图30-7-2　精索静脉Ⅰ级反流

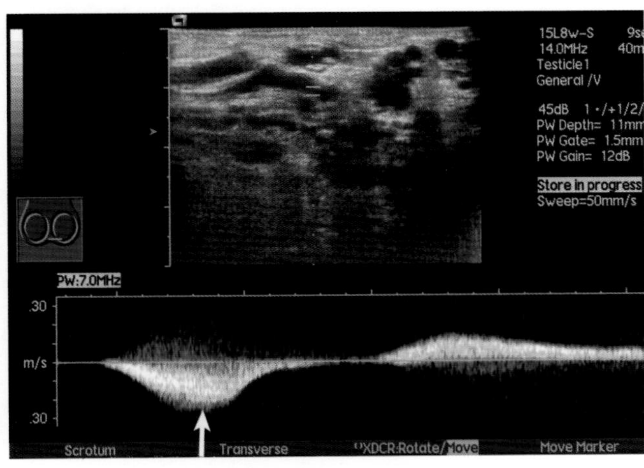

图30-7-3　精索静脉Ⅱ级反流

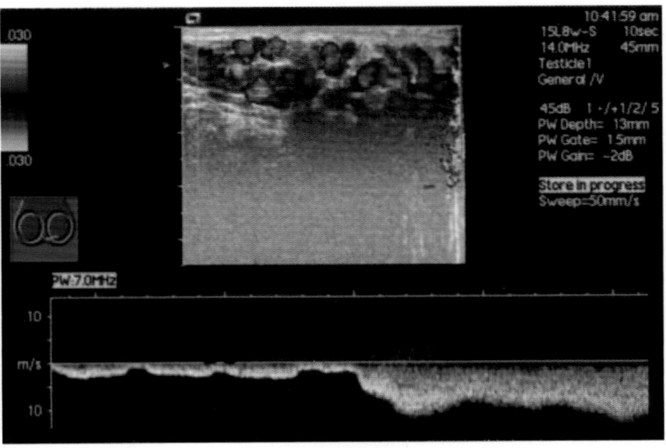

图30-7-4　精索静脉Ⅲ级反流

无变化。

2.分流型　部分反流的血液通过精索外静脉回流至髂外静脉，瓦氏试验时，精索外静脉腔内的血流回流明显增多（图30-7-5）。

3.淤滞型　蔓状静脉丛扩张明显，但瓦氏试验时反流不明显。

（六）鉴别诊断与注意事项

1.蔓状静脉丛曲张要注意与阴囊后壁静脉相鉴别。在瓦氏试验时，阴囊后壁静脉内径虽有增宽，但未出现反向血流。

2.帮助患者掌握瓦氏动作，可参照股总静脉内径的变化作为瓦氏试验增高腹压的有效标准，即瓦氏试验时，股静脉内径必须大于原直径1倍且持续时间不应少于2s。

3.患者取坐位或立位，测量蔓状静脉丛最大内径，观察是否有反流及反流程度、分型。

二、精索鞘膜积液

（一）病因与临床表现

精索鞘膜壁分泌量超过重吸收能力时即可产生精索鞘膜积液。精索鞘膜积液可局限于精索鞘膜，或与腹腔相通形成交通性鞘膜积液。局限性精索鞘膜积液位于阴囊根部和（或）腹股沟内，呈椭圆形或梭形，为无痛性包块。交通性精索鞘膜积液的包块大小受体位和外力作用的影响，或并发斜疝。

（二）超声表现

1.鞘膜积液包绕精索周围，呈椭圆形或长圆形，边界清楚。局限性积液，其大小恒定；交通性积液，其大小在平卧位时缩小。

2.积液呈无回声，伴有炎症或出血时，其内出现细点状、絮状回声。

3.交通性鞘膜积液，或伴有斜疝（图30-7-6）。

（三）鉴别诊断

局限性精索鞘膜积液应注意与精索囊肿相鉴别，囊肿位于精索一侧，无包绕精索。

三、精索炎症

（一）病因、病理与临床表现

急性精索炎多继发于急性附睾炎，精索充血、水肿，血管扩张，血流量增多。

临床表现：一侧阴囊红肿、胀痛，精索增粗，触痛明显，常伴有附睾肿大。

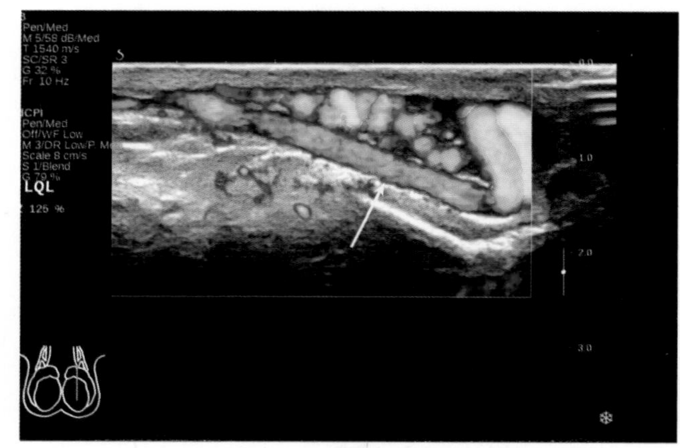

图30-7-5　精索静脉曲张分流型

箭头所示精索外静脉

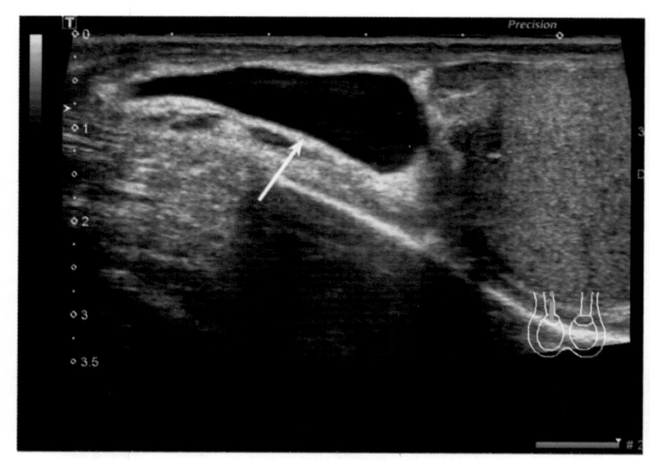

图30-7-6　精索鞘膜积液

（二）超声表现

1.精索增粗，直径大于1cm，回声增强，分布不均匀，血管扩张，血流速度加快。

2.精索周围鞘膜腔或有少量积液。

3.伴有急性附睾炎的声像图表现。

（三）鉴别诊断

急性精索炎应注意与精索外伤、精索扭转相鉴别。

四、精索囊肿

（一）病理与临床表现

精索囊肿位于精索鞘膜壁上，囊壁由纤维组织、平滑肌组织及上皮细胞等构成。临床上较为少见，多无明显症状。

（二）超声表现

1.囊肿位于精索一侧，呈圆形或椭圆形。囊壁平滑，囊内呈无回声，少有分隔。囊肿后方回声增强。

2.伴有感染或出血时，囊壁增厚，囊内可出现细点状或絮状物回声。

（三）鉴别诊断

精索囊肿要注意与精索鞘膜积液相鉴别。

五、精索肿瘤

（一）病因、病理与临床表现

精索肿瘤病因不清楚，大多数为良性肿瘤，包括平滑肌瘤、脂肪瘤、纤维瘤等，瘤体呈球形或分叶形，少数呈索状，瘤体质软有弹性。恶性肿瘤少见，包括肉瘤、恶性间叶瘤、精原细胞瘤等，瘤体形态多不规则，边界不清，质硬，可伴有局部浸润、远处转移。体积大的精索肿瘤可伴有坏死、液化等。精索肿瘤多见于成年人。

临床表现：阴囊触及肿块，良性肿瘤生长缓慢，疼痛不明显。恶性肿瘤生长速度快，活动度差，多伴有疼痛。

（二）超声表现

1.肿瘤多为单发，呈圆形或椭圆形，或呈条索状、不规则形。

2.肿瘤多为实性，大的肿瘤内可伴有坏死、液化区。囊性淋巴管瘤呈多房囊性。

3.良性肿瘤的边界清楚，以低、等回声多见，回声较均匀，血流信号多不丰富。脂肪瘤多呈高回声。

4.恶性肿瘤的边界不清楚，以低、等回声多见，回声不均匀，血流信号丰富。精原细胞瘤表现为不均匀低回声。

5.或可见到腹股沟、腹膜后淋巴结肿大（图30-7-7）。

（三）鉴别诊断

阴囊精索肿瘤应注意与附睾肿瘤相鉴别。条索状精索肿瘤应注意与大网膜斜疝相鉴别。

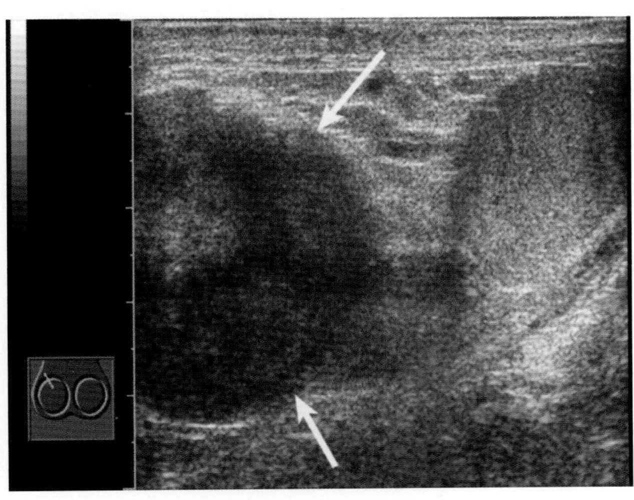

图30-7-7　精索血管肌成纤维细胞瘤

第八节　阴囊壁疾病的超声诊断

一、阴囊水肿

（一）病因与临床表现

阴囊壁组织疏松，许多因素可使壁内毛细血管通透性增加，组织液渗出，导致阴囊壁水肿。常见的因素包括低蛋白血症，下腔静脉与淋巴回流障碍等。

临床表现：阴囊肿胀，皮肤颜色变浅，无明显触痛，睾丸附睾触诊不清。

（二）超声表现

1.阴囊壁弥漫性增厚，渗出的液体与各层组织间形成高低回声相间的分层征。严重水肿，加压时壁内高回声带可飘动，犹如水草（图30-8-1）。壁内无明显血流信号显示。

2.伴发炎症时，阴囊壁回声不均匀，血流信号增多。可伴有腹股沟淋巴结肿大。

3.常伴有不同程度的睾丸鞘膜腔积液。

（三）鉴别诊断

阴囊水肿伴感染时应注意与阴囊炎症相鉴别。

二、阴囊炎症

（一）病因、病理与临床表现

阴囊炎症可由急性睾丸附睾炎、阴囊皮肤感染等引起。炎症早期，阴囊壁水肿充血，严重者可形成脓肿。

临床表现：阴囊红肿，触痛明显。脓肿形成时，表浅的脓肿有波动感，可伴有发热、白细胞升高等感染症状。

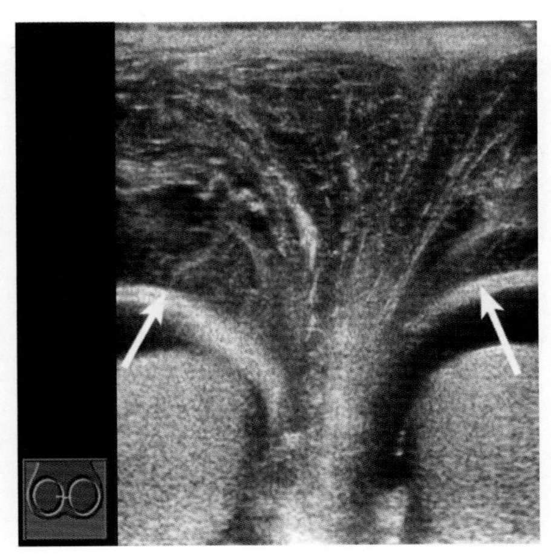

图30-8-1　阴囊水肿

（二）超声表现

1.阴囊壁增厚，回声不均匀，边界不清楚，血流信号增多。脓肿呈不规则液性区，无明显边界，内含细点状、絮状回声，无血流信号显示。

2.常伴有睾丸鞘膜腔少量积液。

3.或伴有急性睾丸附睾炎声像图表现（图30-8-2，图30-8-3）。

（三）鉴别诊断

阴囊炎症应注意与阴囊水肿合并感染、阴囊结核相鉴别。阴囊结核继发于睾丸附睾结核，病程迁延，反复发作。

三、阴囊结核

（一）病因、病理与临床表现

阴囊结核主要是由附睾结核直接蔓延所致。病理表现为结核杆菌及白细胞浸润，肉芽肿、干酪样坏死、脓肿、窦道形成及皮肤破溃等。

阴囊肿胀、疼痛，局部触及硬结，或可见到黄色的脓肿结节，或有波动感，或皮肤破溃流脓。睾丸、附睾肿大，触诊不清。病程迁延，反复发作，并逐渐加重。

（二）超声表现

1.阴囊壁增厚，回声不均匀、杂乱，血流信号增多。常见到低回声结节，边界不清，内有或无血流信号显示。

2.脓肿呈不规则液性区，边界不清楚，内含细点状、絮状回声，内无血流信号显示。窦道呈条索状低回声，可与脓肿、鞘膜腔相通。

3.伴有附睾和（或）睾丸结核的声像图表现。

（三）鉴别诊断

阴囊结核应注意与阴囊炎症相鉴别。

四、阴囊外伤

（一）病因、病理与临床表现

各种外力撞击可导致阴囊闭合性损伤。外伤后，阴囊局部肿胀，皮肤出现淤血斑，阴囊壁充血、水肿，或血肿形成。阴囊胀痛明显，睾丸附睾触诊不清。

（二）超声表现

1.挫伤时，壁局部增厚，回声不均匀，边界不清楚，血流信号增多。

2.血肿呈椭圆形或不规则形，边界清楚或不清楚，内含有絮状回声。血肿周围血流信号增多。大血肿可挤压、推移睾丸。

3.睾丸鞘膜腔或伴有积液，内也可见到细点状或絮状回声。

4.或伴有睾丸附睾的损伤（图30-8-4，图30-8-5）。

（三）鉴别诊断

结合外伤史，超声检查容易对阴囊外伤程度做出诊断，但也要注意观察睾丸、附睾、精索是否同时损伤。

五、睾丸鞘膜积液

（一）病因、病理与临床表现

睾丸鞘膜具有分泌和重吸收液体的功能，并保持平衡，许多因素可破坏此平衡，使鞘膜腔内液体聚积。这些因素包括睾丸附睾炎症、外伤、淋巴管阻塞及低蛋白血症。睾丸鞘膜积液延伸至精索鞘膜腔则形成混合型鞘膜积液。精索鞘膜腔整段不闭锁则形成交通性鞘膜积液。

一侧或双侧阴囊肿大，触诊有囊性感。大量积液时，质地硬，睾丸、附睾触诊不清，透光试验阳性。交通性鞘膜积液，其体积可随体位改变或外力作用而缩小或

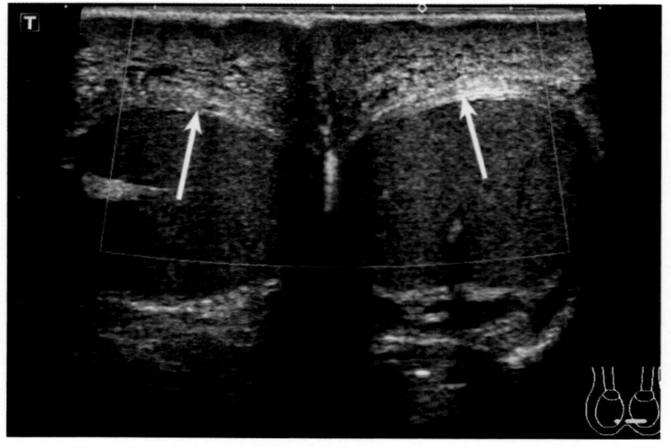

图30-8-2 阴囊急性炎症

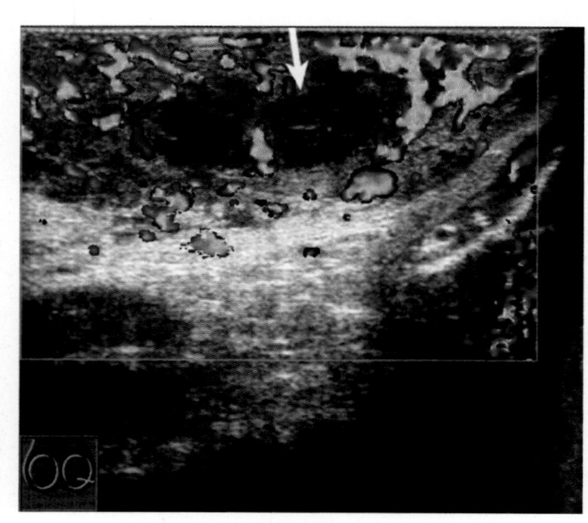
图30-8-3 阴囊脓肿

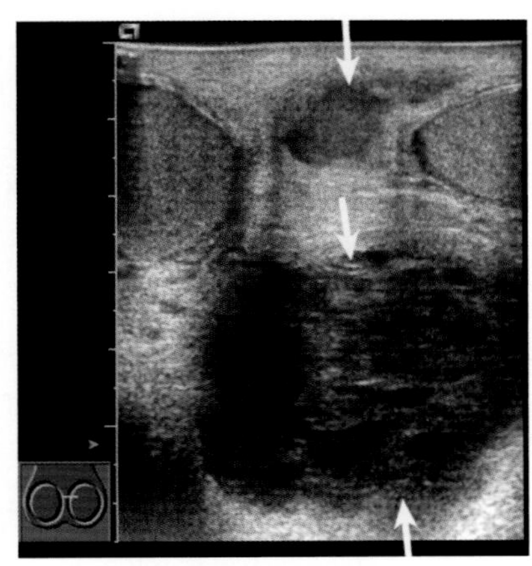

图30-8-4　阴囊血肿
箭头所示多发血肿

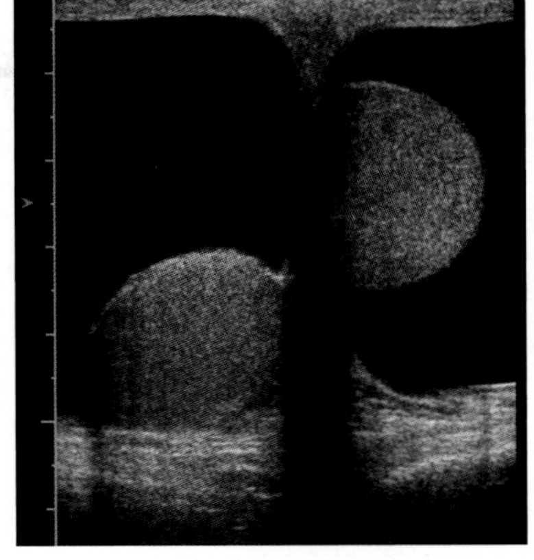

图30-8-5　双侧睾丸鞘膜积液

消失。

（二）超声表现

1.少量积液，患者取平卧位，液体聚集于睾丸上下极周围；中等量积液，液体环绕睾丸周围（除后缘外），液体深度小于睾丸横径；大量积液，睾丸附着于鞘膜腔一侧，液体深度超过睾丸横径。

2.积液呈无回声，或可见少量细点状回声。急性炎症或出血可出现大量细点状或絮状物回声。慢性炎症渗出可见大量带状回声，或呈网格状改变，高回声带内、网格内无血流信号显示。

3.睾丸鞘膜包裹性积液呈一囊性包块，位于睾丸一侧，囊壁厚，内可见大量细点状、带状或网格状回声，无血流信号显示。

4.混合型鞘膜积液，睾丸鞘膜腔液体延伸至精索。交通性鞘膜积液，患者取平卧位时，睾丸鞘膜腔积液明显减少或消失（图30-8-5～图30-8-7）。

（三）鉴别诊断

睾丸鞘膜包裹性积液要注意与睾丸旁囊性肿瘤相鉴别。

六、斜疝

（一）病因、病理与临床表现

腹腔内容物（大网膜或小肠）通过未闭锁的精索鞘膜腔进入阴囊，即形成阴囊斜疝。斜疝多见于下腹壁肌组织薄弱者，如少儿及老年人。

临床表现：阴囊内索状或团状包块，其大小容易发生变化。尤其发病初期，患者取平卧位时，包块容易回缩，甚至消失。无自觉疼痛或触痛。斜疝嵌顿，一侧阴囊腹股沟突发剧烈肿痛，如疝内容物为肠管，可伴有肠梗阻表现。

（二）超声表现

1.斜疝呈条索状或团状，可上溯至腹股沟、腹腔内，常伴有鞘膜腔积液。增加腹压，可使疝内容物体积增大。

2.大网膜多呈不均质高回声，内有少量血流信号显示；肠管可显示肠壁、肠腔内容物及肠蠕动，肠管壁有血流信号显示。

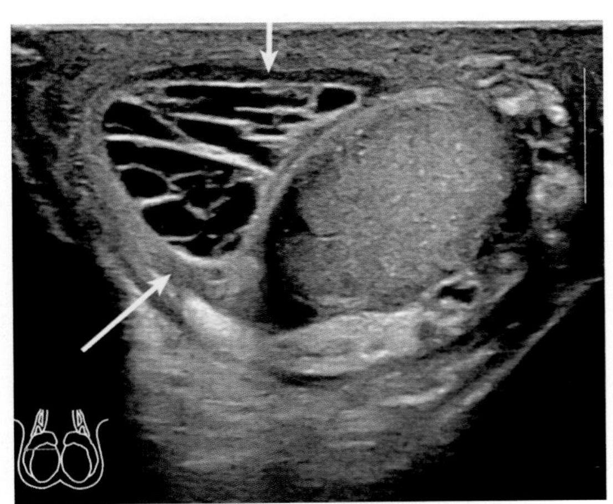

图30-8-6　睾丸鞘膜包裹性积液

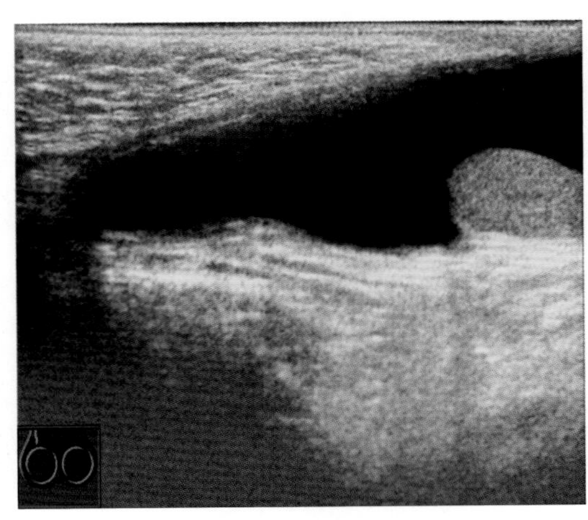

图30-8-7　混合型鞘膜积液

3.嵌顿疝的疝内容物不滑动，内无血流信号显示。肠管嵌顿，肠腔扩张，肠蠕动亢进或消失，肠管壁无血流信号显示（图30-8-8，图30-8-9）。

（三）鉴别诊断与注意事项

斜疝应注意与精索肿瘤相鉴别。精索肿瘤，其大小不随腹压改变而滑动。

七、阴囊肿瘤

（一）病因、病理与临床表现

临床上，阴囊肿瘤不多见，其病因至今不甚清楚。文献报道较多的阴囊良性肿瘤有脂肪瘤、纤维瘤、血管瘤等，恶性肿瘤有Paget病、癌、肉瘤、黑色素瘤等。

阴囊良性肿瘤容易触及，多为无痛性肿块，边界清楚，生长缓慢。阴囊癌多见于中老年人，阴囊表面疣状或丘疹状隆起，质硬，或有溃疡。肉瘤多见于年轻人，生长速度快，伴有疼痛。恶性肿瘤可伴有腹股沟淋巴结转移。

（二）超声表现

1.阴囊脂肪瘤　呈椭圆形，边界清晰，内部多呈不均匀高回声，可见高回声带分布，有少量血流信号显示（图30-8-10）。

2.阴囊蔓状血管瘤　形态不规则，边界不清楚，瘤体内可见到蔓状纡曲的静脉管，常伴有强回声团，后伴声影。瘤内可见少量血流信号（图30-8-11）。

3.阴囊肉瘤　小肉瘤的形态较规则，边界清楚，以不均匀低回声多见，内可见少量血流信号。大肉瘤边界不清楚，形态不规则，或可包绕睾丸、附睾，内部回声不均匀（图30-8-12），可见到较丰富的血流信号。可伴有睾丸鞘膜积液、腹股沟淋巴结肿大。

（三）鉴别诊断

阴囊蔓状血管瘤要注意与阴囊象皮肿相鉴别，阴囊象皮肿的管状结构内无血流信号显示，有丝虫病相应的病史。

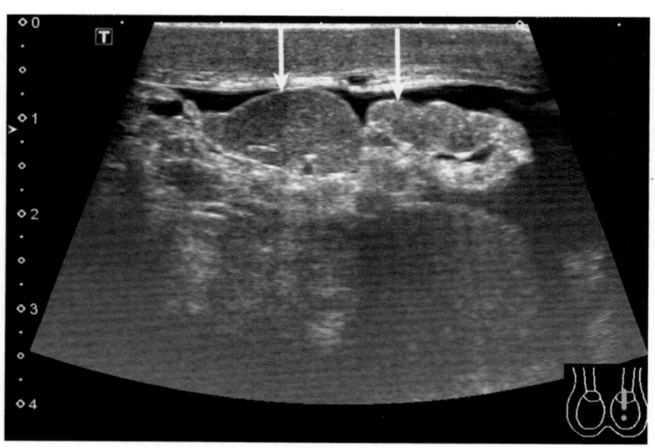

图30-8-8　斜疝（一）

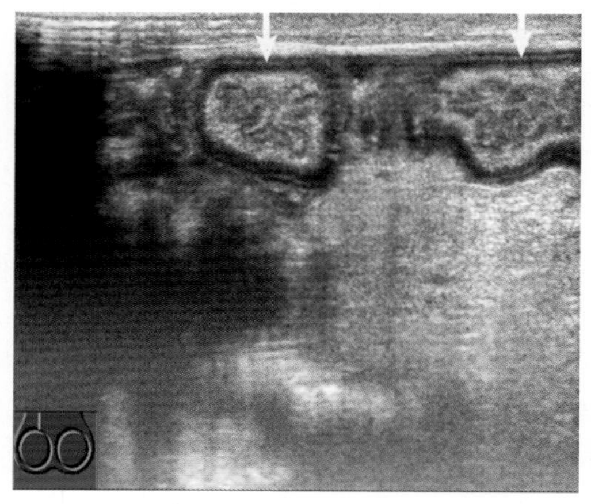

图30-8-9　斜疝（二）

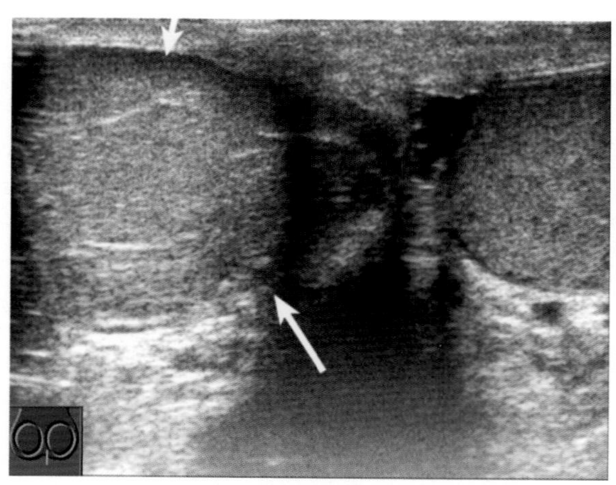

图30-8-10　阴囊脂肪瘤

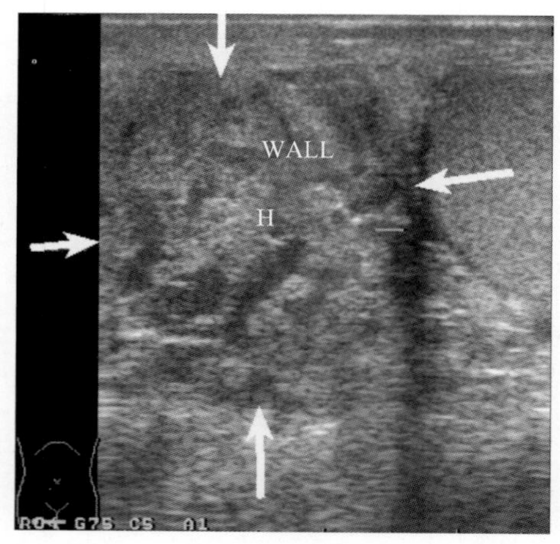

图30-8-11　阴囊蔓状血管瘤

右侧阴囊前壁弥漫性增厚，形态不规则，边界不清晰，内可见蔓状纡曲的血管（箭头）。WALL.阴囊壁；H.血管瘤

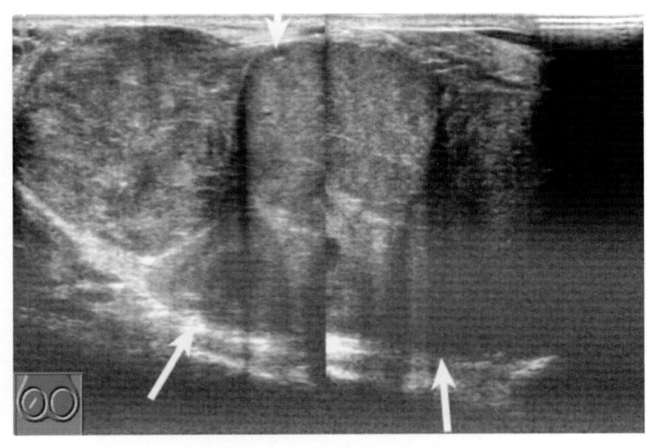

图30-8-12 阴囊横纹肌肉瘤

右侧阴囊内巨大肿块（箭头），边界不清楚，由多发结节融合而成

八、睾丸鞘膜腔结石

（一）病因、病理与临床表现

坏死萎缩的附件、鞘膜壁慢性感染或损伤的坏死脱落组织及钙盐沉积是导致睾丸鞘膜腔结石的主要原因。睾丸鞘膜腔结石的主要成分是碳酸磷灰石。

鞘膜腔结石临床并不少见，大多数是在超声检查时被发现。患者多无症状，大的结石可引起轻微疼痛，也容易被患者触及。

（二）超声表现

1.单个或多个，容易移动、下沉。大多数结石呈圆形、椭圆形或其他形状。

2.大多数结石呈点状强回声，大小为数毫米，少数或呈等、高回声，厘米级团状强回声不多见。大的结石伴有声影。

3.伴有睾丸鞘膜腔积液（图30-8-13，图30-8-14）。

（三）鉴别诊断

睾丸鞘膜腔结石要与睾丸鞘膜壁钙化灶、睾丸附件钙化相鉴别，钙化灶位于鞘膜壁上，不移动。钙化的睾丸附件带蒂、不移动。

九、阴囊后壁静脉曲张

（一）病因、病理与临床表现

阴囊后壁静脉收集后壁的血液，汇入阴部内静脉。后壁静脉曲张的病因不清楚，临床上不多见，无明显症状与体征。

（二）超声表现

阴囊后壁内可见到纡曲扩张的静脉，内径超过2mm。瓦氏试验时，静脉内未见反向血流。

（三）鉴别诊断

阴囊后壁静脉曲张要注意与蔓状静脉丛曲张相区别，瓦氏试验时，阴囊后壁静脉内径增宽，但无反向血流。

十、阴囊象皮肿

（一）病因、病理与临床表现

阴囊象皮肿是因阴囊壁内淋巴管阻塞，使淋巴回流受阻所引起的。丝虫病是最主要的病因，寄生于阴囊壁淋巴管内的丝虫，可引起淋巴管炎，阻塞管腔，淋巴回流受阻，淋巴管扩张，组织水肿、增生、纤维化。

早期，阴囊皮肤肿胀发亮，伴发淋巴管炎，阴囊红肿、胀痛。晚期，阴囊明显肿大，皮肤增厚变硬、变粗，或出现水疱。病程长，反复发作，可伴发睾丸鞘膜积液

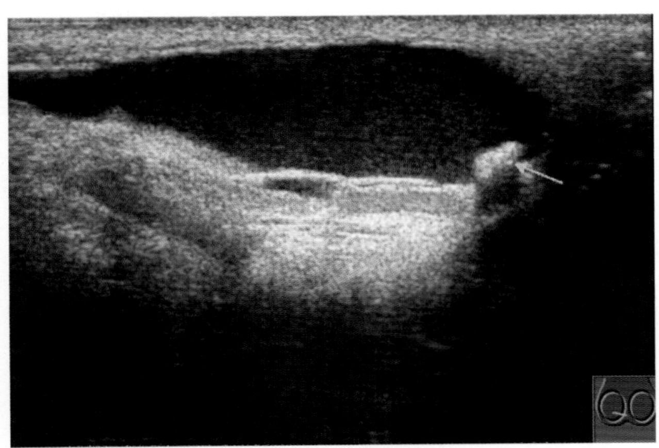

图30-8-13 睾丸鞘膜腔结石（一）

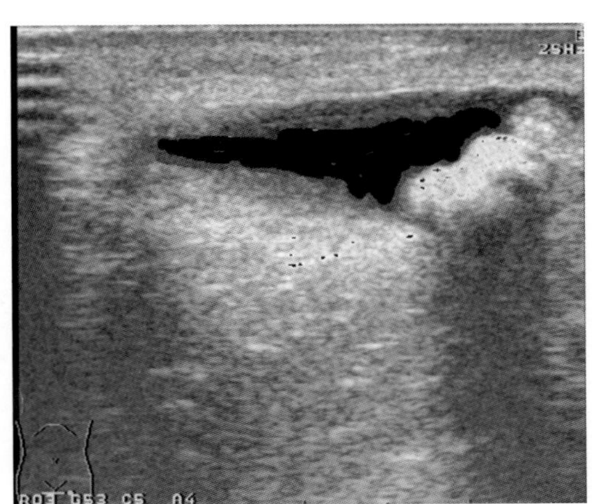

图30-8-14 睾丸鞘膜腔结石（二）

及下肢水肿等。

（二）超声表现

1.早期阴囊象皮肿的声像图表现不典型，壁增厚，回声不均匀，伴发淋巴管炎时，血流信号增多。

2.晚期阴囊象皮肿表现为壁弥漫性明显增厚，回声不均匀，壁内可见到纡曲扩张的管状结构及液性结节，内含有细点状回声（图30-8-15）。结节多发，边界清楚或不清楚。壁内有少量血流信号显示。

3.伴有睾丸鞘膜腔积液。

（三）鉴别诊断

早期阴囊象皮肿合并感染，要注意与急性阴囊炎症相鉴别。晚期阴囊象皮肿要注意与阴囊蔓状血管瘤相鉴别，血管瘤患者无丝虫病史，皮肤也无增厚坚韧、水疱等表现。

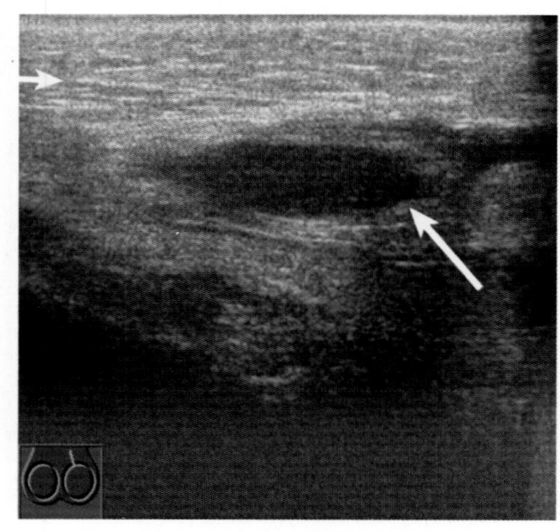

图30-8-15 阴囊象皮肿
短箭头所示增厚的阴囊壁；长箭头所示液性结节

（薛恩生）

第31章

31

子宫及附件疾病

第一节　先天性子宫发育异常

一、子宫畸形的种类及形态学特点

依据内生殖器官的胚胎发生学异常，子宫先天性畸形可分为以下三类。

1.副中肾管发育不良所致的畸形

（1）双侧副中肾管发育不良所致的畸形：①先天性无子宫，由双侧副中肾管完全未发育导致。形态学表现：无子宫，双卵巢可发育正常。②始基子宫，为双侧副中肾管汇合后短时间内即停止发育所致。形态学表现：子宫小，宫体厚度＜1.0cm，无子宫内膜，双卵巢可发育。临床表现为无月经。③幼稚子宫，为双侧副中肾管汇合后在子宫发育至正常之前停止发育所致。形态学表现：子宫各径线小于正常，宫体与宫颈比例为3∶2，有子宫内膜，但很薄。临床表现经量稀少。

（2）一侧副中肾管发育不良所致的畸形：由一侧副中肾管发育停止或发育不良，而另一侧副中肾管发育完全导致。停止发育的一侧可形成残角子宫。形态学表现：按未发育侧子宫发育情况与发育侧子宫之间的关系可分为：①双角子宫（uterus bicornis），一侧为残角；②残角子宫（rudimentary uterine horn），发育不全，有宫腔，无宫颈，与发育侧单角子宫腔相通；③残角子宫发育不全，有宫腔，无宫颈，与发育侧单角子宫腔不通；④残角子宫为始基子宫（primordial uterus），发育不全的子宫无宫腔、无宫颈，以纤维束与发育侧子宫腔相连；⑤发育侧的单角子宫有一侧输卵管、卵巢与韧带，另一侧子宫完全未发育。

2.副中肾管融合不良所致的畸形

（1）双侧副中肾管完全未融合所致的畸形：如双子宫（uterus didelphys）。全段副中肾管未汇合，形成完全分离的两个宫体、两个宫颈及两条阴道。

（2）双侧副中肾管部分融合不良所致的畸形：根据融合不良的程度，形态学表现如下：①双角双颈子宫，两个子宫体，两个子宫颈，一条阴道；②双角单颈子宫（uterus bicornis unicollis），两个子宫体，一个宫颈，一条阴道；③弓形子宫（uterus arcuatu），宫底中央凹陷，宫壁向宫腔突出，如马鞍状，此型被认为是最轻型的双角子宫，子宫腔形态大致正常。

3.双侧副中肾管融合后中隔吸收不良所致的畸形　双侧副中肾管融合后中隔吸收不良形成完全纵隔子宫（complete uterus septu）或亚纵隔子宫。形态学表现：完全纵隔子宫，子宫纵隔达宫颈内口或外口；不完全纵隔子宫，子宫纵隔为部分纵隔，纵隔终止于子宫颈内口之上。

二、各类先天性子宫畸形的声像图表现

先天性子宫发育异常的超声诊断主要靠二维灰阶超声成像技术。三维容积超声成像可立体观察子宫的形态、子宫内膜发育情况和宫腔的形态，对于准确诊断很有帮助。超声造影对部分子宫畸形的诊断和鉴别诊断有一定优势。

1.先天性无子宫（congenital absence of uterus）　在膀胱后方，无论在纵切面、横切面或矢状切面上均不能显示出子宫图像（图31-1-1）。因先天性无子宫常合并有先天性无阴道，扫查不到子宫的同时常见不到阴道回声。可见双侧卵巢回声。因先天性无子宫常合并肾脏发育异常，当发现无子宫影像时需要仔细检查双侧肾脏。

2.始基子宫（primordial uterus）　子宫小，宫体厚度＜1.0cm，常不能显示宫腔线，无子宫内膜回声（图31-1-2），双卵巢可见到。

3.幼稚子宫（infantile uterus）　子宫轮廓及回声正

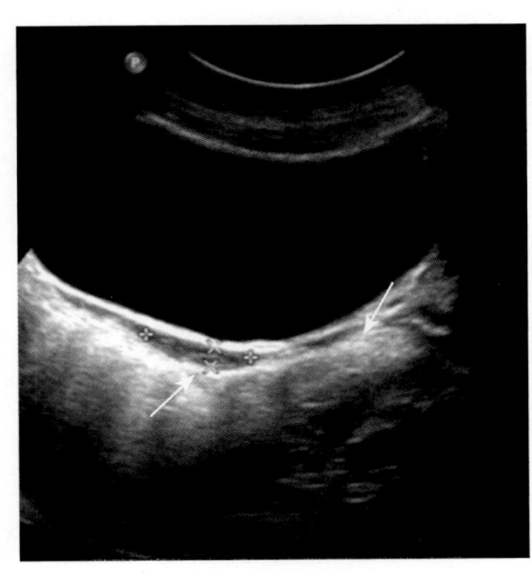

图31-1-1　先天性无子宫声像图

膀胱后方无子宫声像，箭头所示处应为子宫位置

常，各径线均小于正常，宫体与宫颈比例失常，宫颈与宫体长度比为1∶1或2∶1。可见子宫内膜及宫腔线回声，但子宫内膜很薄，常＜3mm（图31-1-3）。

4. 单角子宫（uterus unicornis） 单角子宫呈牛角形，在发育完好的一侧可探及正常卵巢。子宫的另一侧可有中空或实性的条状物，可与子宫腔相通或不通。

5. 双子宫（uterus didelphys） 盆腔内能探及左右两个子宫，两侧子宫体内分别可见子宫内膜回声，每个宫体有各自的宫颈和阴道或两个宫颈一个阴道，但阴道内有完全纵隔。横切子宫底处见两团子宫内膜，两个宫体间无组织相连（图31-1-4）。卵巢可发育正常。

6. 双角子宫（uterus bicornis） 双角单颈子宫横切面图像见两个宫体呈羊角状，相互分离，各自有独立的子宫内膜，两处子宫内膜至宫颈或宫体中下段合为一处，并与一个宫颈相连，矢状切面显示一条宫颈回声和一条阴道线相通（图31-1-5）。

7. 纵隔子宫（uterus septu） 按照纵隔终止的部位分为完全纵隔子宫和不完全纵隔子宫两类。分隔终止于子宫颈内口下方，将子宫体至子宫颈完全分成两部分，为完全纵隔子宫，纵隔终止于子宫颈内口上方，仅将子宫体分隔成两部分，为不完全纵隔子宫。子宫横切面声像图见宫底处增宽，浆膜面平滑、完整，探及两团子宫内膜回声，两团子宫内膜间有与子宫肌层回声相似的肌性组织分隔。（图31-1-6）。

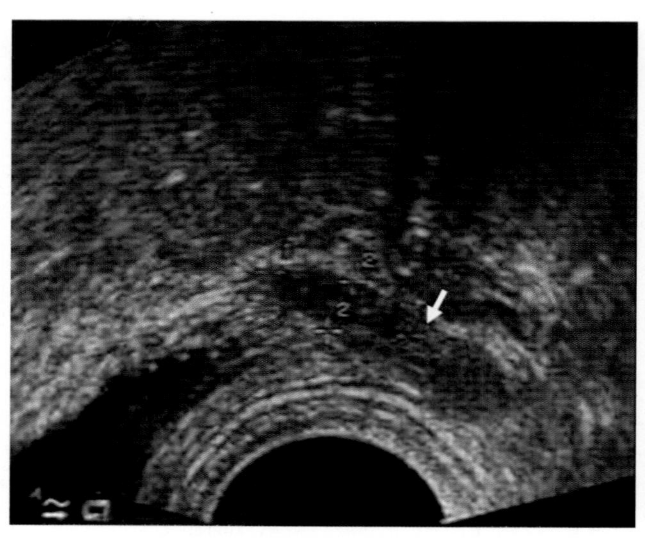

图31-1-2 始基子宫声像图
箭头所示子宫内无内膜

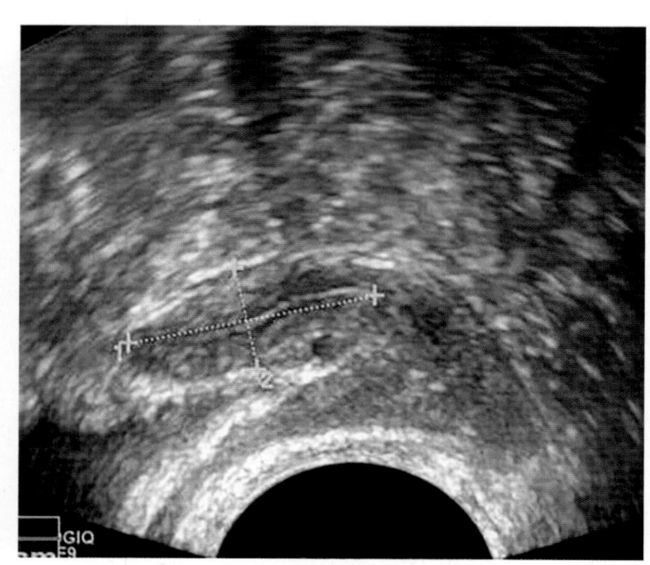

图31-1-3 幼稚子宫声像图
子宫体和子宫颈长度几乎相等

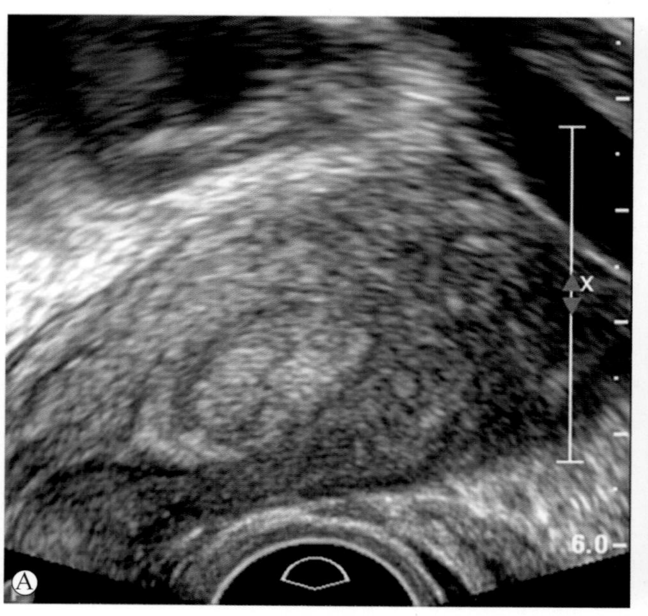

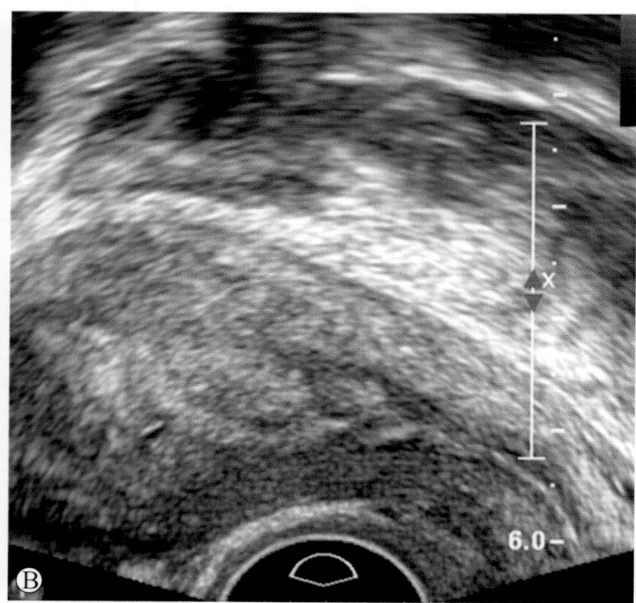

图31-1-4 双子宫声像图
盆腔内探及左右两个子宫，各自有宫体和宫颈

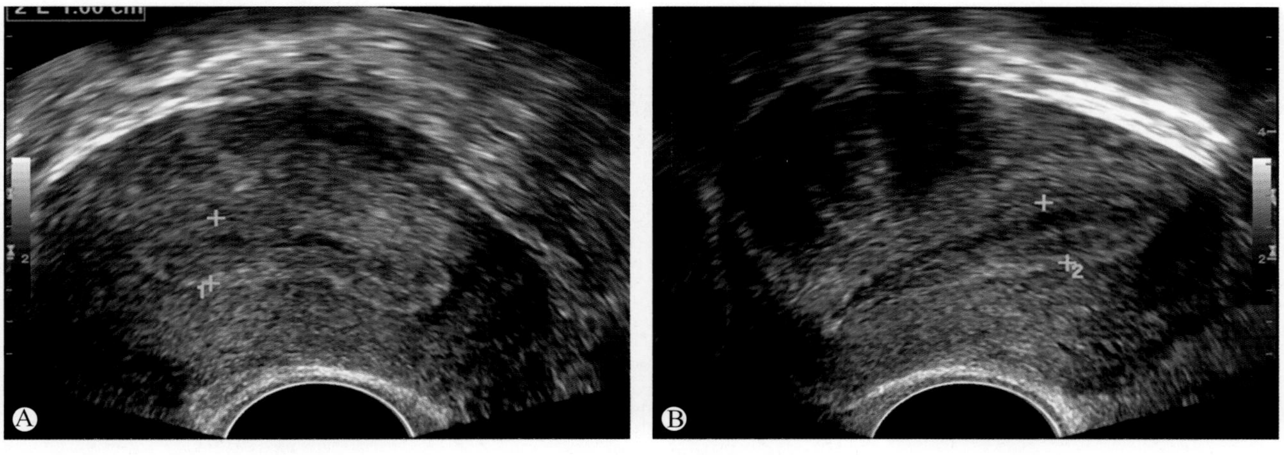

图31-1-5 双角子宫声像图

盆腔内探及左右两个子宫体，至子宫下段合为一处

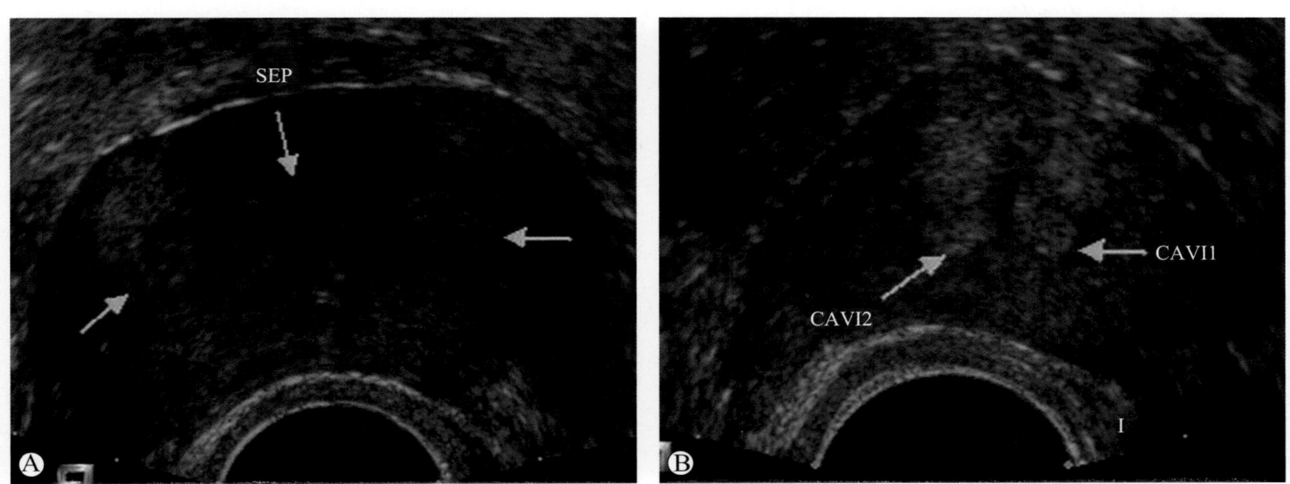

图31-1-6 纵隔子宫声像图

子宫横径增宽，左右两侧子宫内膜间有肌性组织纵隔。SEP. 纵隔；CAVI. 宫腔

三、先天性阴道畸形

先天性阴道畸形（congenital vagina abnormal）主要有阴道发育不全（无阴道或阴道狭窄），阴道纵（斜）隔。阴道畸形的声像图表现如下：

1. 先天性无阴道或阴道狭窄（congenital absence of vagina） 于膀胱后方扫查不到阴道回声，或虽可探及部分阴道回声但阴道线不清晰或很细（图31-1-7）。因先天性无阴道常合并先天性无子宫，故也常扫查不到子宫回声。

2. 阴道纵隔（longitudinal septum） 阴道纵隔时超声可探及两条阴道线回声，有时阴道纵隔将阴道分为大小不同的左右两部分，阴道隔紧贴小的一侧阴道壁，常规超声难以显示纵隔回声，超声阴道造影有助于诊断（图31-1-8）。

3. 阴道斜隔（oblique vaginal septum）或横隔 超声显示阴道内中等回声分隔，常合并斜隔腔内/横隔上方积血（图31-1-9，图31-1-10），需注意与卵巢囊肿相鉴别。

四、先天性生殖道畸形超声鉴别诊断价值及其临床意义

二维灰阶超声检查生殖道形态可检出大多数的先天性生殖道畸形，但需注意鉴别诊断：①不对称双子宫或单角子宫另一侧为残角子宫需注意与有蒂的浆膜下肌瘤及卵巢实性肿瘤相鉴别。残角子宫常呈等回声，如果残角子宫内有功能性子宫内膜，可以发生周期性出血、聚集形成囊性结构，二维灰阶声像图显示为低回声区，但能发现双侧卵巢。如为始基子宫，表现为回声较均匀的团块，内无子宫内膜回声，常可探及同侧正常卵巢。卵巢实性肿瘤回声多不均匀，且常较大。有蒂的浆膜下肌瘤常位于子宫两侧，仔细扫查有时可探及与子宫体相连的蒂。②双角子宫需与纵隔子宫及双子宫相鉴别。纵隔

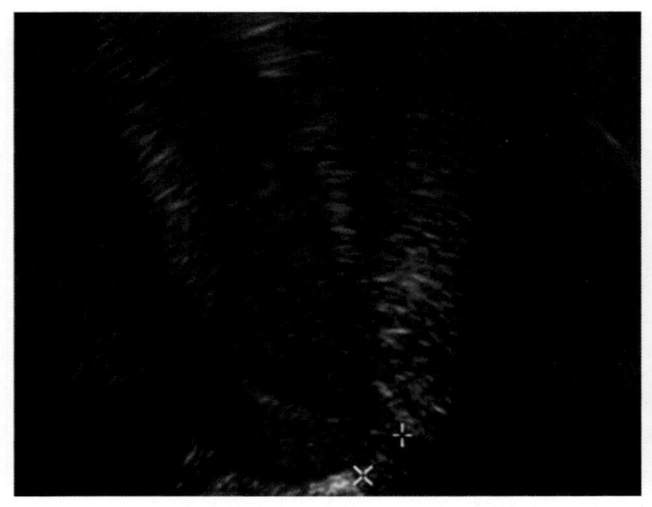

图31-1-7 阴道狭窄声像图

子宫发育正常，阴道腔狭窄（游标显示为阴道外径）

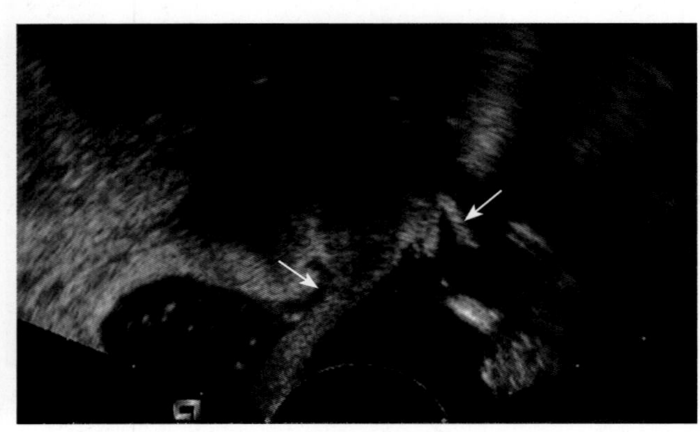

图31-1-8 阴道纵隔声像图

阴道纵隔将两个子宫颈（箭头）分开

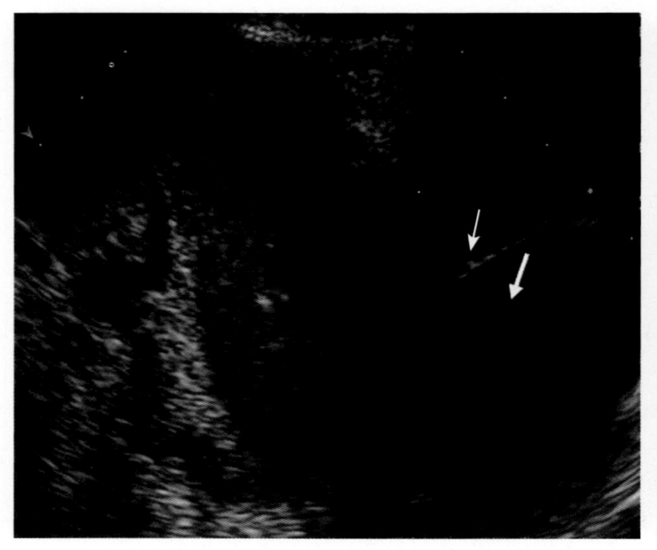

图31-1-9 阴道斜隔声像图

显示斜隔（粗箭头）上方积血（细箭头）

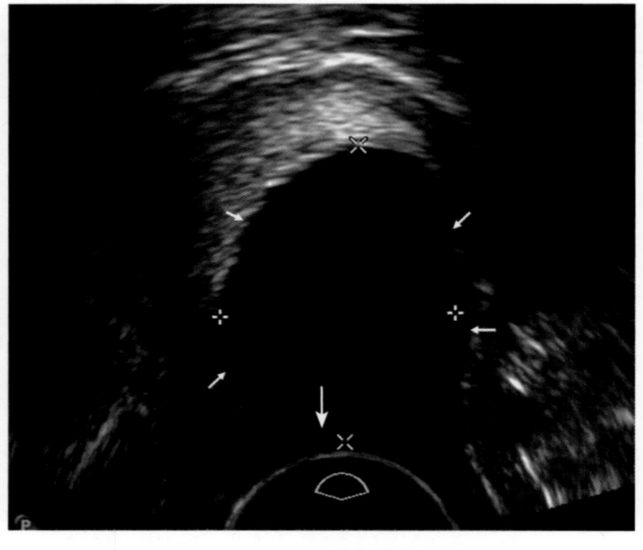

图31-1-10 阴道横隔声像图

显示阴道完全横隔（粗箭头）及上方积血（细箭头）

子宫外形正常，子宫底部横切面增宽，两个子宫腔的内膜回声靠得近，中间有肌性分隔将其隔开。双角子宫纵切面示子宫轮廓基本正常，宫底部横切面见两个子宫体，分别有子宫内膜，子宫两部分间无组织相连，子宫下段基本正常。双子宫时盆腔内探及两个分开的子宫。对于复杂或不典型的生殖道畸形，常规超声检查诊断困难时可行三维超声检查，三维超声可显示子宫的立体结构，对子宫畸形的诊断与鉴别诊断优于二维超声。对于显像困难的阴道隔，可行阴道腔内生理盐水造影，有助于清晰显示阴道内分隔的回声。

子宫畸形常无临床症状，患者可因原发闭经、不孕、习惯性流产、子宫自然破裂等原因就诊。超声能较准确地诊断某些先天性生殖道畸形，鉴别畸形种类，为临床诊断和决定治疗方式提供信息。如纵隔子宫和双子宫的鉴别，纵隔子宫可行宫腔镜纵隔切除，而双子宫的治疗则要手术切除一侧子宫。先天性子宫畸形如纵隔子宫或双角子宫合并妊娠时实施人工流产前准确诊断有助于指导临床操作。

（张 晶）

第二节 子宫肌层病变

一、子宫肌瘤

子宫肌瘤（uterine myoma）是由于雌激素刺激引起的子宫平滑肌的良性肿瘤。据文献报道在育龄妇女中发病率高达20%～70%，是非孕子宫增大最常见的原因，也是子宫切除最常见的病因。

（一）病理特点

病理上，子宫肌瘤由呈旋涡状排列的梭形平滑肌与其间不等量的纤维结缔组织构成，周围的肌纤维被压迫形成假包膜。子宫肌瘤无合并变性时呈实质性肿物，可呈球形或不规则形，大小差别很大。小者数毫米，大者可＞20cm。较大的肌瘤可发生变性，如脂肪变、囊性变，较少见的变性有红色变性及肉瘤样变。

（二）分类

依据肌瘤与子宫肌壁的关系，将肌瘤分为三类。①肌壁间肌瘤：肌瘤位于子宫肌层内，此型最常见，占60%～70%。②浆膜下肌瘤：肌瘤突出至浆膜面，约占20%。当肌瘤完全突入阔韧带两叶之间，仅有一细蒂与子宫相连时，称为阔韧带肌瘤。③黏膜下肌瘤：突入至子宫腔内的肌瘤，约占10%。2010年国际妇产科联盟（FIGO）正式推荐的子宫肌瘤分类将肌瘤与子宫的关系划分得更为细致（图31-2-1），对临床选择治疗方式的指导意义更大。欧洲妇科协会在子宫肌瘤治疗指南中依据子宫肌瘤均径分为三种：小肌瘤，直径＜5cm；中等大小肌瘤直径≥5cm，＜8cm；大肌瘤，直径≥8cm。

此外，在病理学上还有一种特殊类型的子宫肌瘤，称为子宫静脉内平滑肌瘤病（intravenousleiomyomatosis of the uterus），是一种罕见的子宫良性肿瘤。组织学上起源于子宫平滑肌或子宫血管壁平滑肌，向脉管腔内扩展。脉管内平滑肌瘤虽为良性肿瘤，但具有恶性肿瘤的生长特性，常生长至盆腔静脉内、下腔静脉内，偶可见生长至右心房及左心内，形成肿瘤。

（三）临床表现

子宫肌瘤的临床表现取决于肌瘤的大小和部位。肌瘤较小时，多数患者无症状；肌瘤较大时，部分患者有腹痛、月经量大或压迫症状。黏膜下肌瘤较小时（FIGO分型0～2型）患者就常有月经量多。脉管内平滑肌瘤的临床表现与一般的子宫肌瘤患者相同，主要是盆腔包块，子宫增大，经期延长或月经量多，也可表现为绝经后出血。部分患者可有下腹部疼痛。肿瘤生长至心脏内者可有胸闷表现，影响心功能时可有呼吸困难表现。

（四）声像图表现

子宫肌瘤的声像图表现与肌瘤的位置、大小和有无继发性改变等因素有关。

1.二维灰阶声像图表现

（1）肌壁间肌瘤（intramural myoma）（FIGO分型2～5型）：子宫增大或出现局限性隆起，致使子宫形态失常，轮廓线不规则，较大的肌瘤可使整个子宫呈一大的结节，难以分辨子宫内膜结构。肌瘤结节可为单个，也可为多个。无继发变性时回声较均匀，多为圆形或类圆形低回声或等回声，周围有时可见假包膜形成的低回声晕（图31-2-2）。肌瘤结节较大时，内部回声可不均匀，呈旋涡状。有些肌瘤后方回声衰减或有声影，致使结节边界不清晰，不易准确测量其大小。肌瘤较大时可压迫并推挤宫腔，使子宫内膜回声移位或变形。当压迫膀胱时，可使之产生压迹与变形，严重时可引起尿潴留或排尿困难。

（2）浆膜下肌瘤（subserous myoma）（FIGO分型6～7型）：部分性浆膜下肌瘤超声可见子宫增大，形态失常，浆膜向外呈圆形或半圆形突出（图31-2-3），有蒂的浆膜下肌瘤子宫部分切面大小、形态可正常，部分切面见由子宫肌层向外凸出的结节，有蒂与子宫相连。结节可呈低回声或不均匀回声，合并变性时，可呈现相应的声像图表现。阔韧带肌瘤超声显示为子宫一侧实质性肿物，多为圆形或类圆形，阔韧带肌瘤需注意与卵巢实性肿瘤相鉴别（图31-2-4）。

（3）黏膜下肌瘤（submucous myoma）（FIGO分型0～2型）：随肌瘤的大小不同，子宫可增大或呈正常大小。当肌瘤部分突入黏膜下时具有肌壁间子宫肌瘤的回声特征，同时子宫内膜受子宫肌瘤推挤向宫腔对侧移位

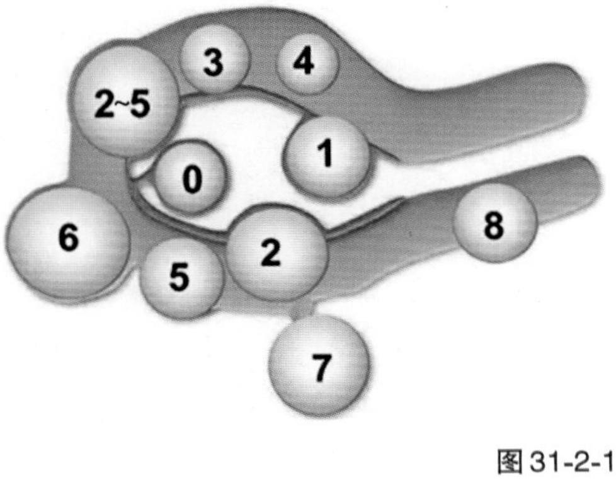

黏膜下肌瘤	0 型	有蒂肌瘤，局限于黏膜下层并延伸至子宫腔内
	1 型	壁内＜ 50%
	2 型	壁内≥ 50%
其他	3 型	接触子宫内膜的肌壁间肌瘤，壁内 100%
	4 型	完全性肌壁间肌瘤
	5 型	浆膜下肌瘤，壁内≥ 50%
	6 型	浆膜下肌瘤，壁内＜ 50%
	7 型	浆膜下有蒂肌瘤
	8 型	其他（如宫颈或寄生性）

图31-2-1　FIGO子宫肌瘤分型示意图

引自Fertility and sterility，2011.95（7）：2204-2208

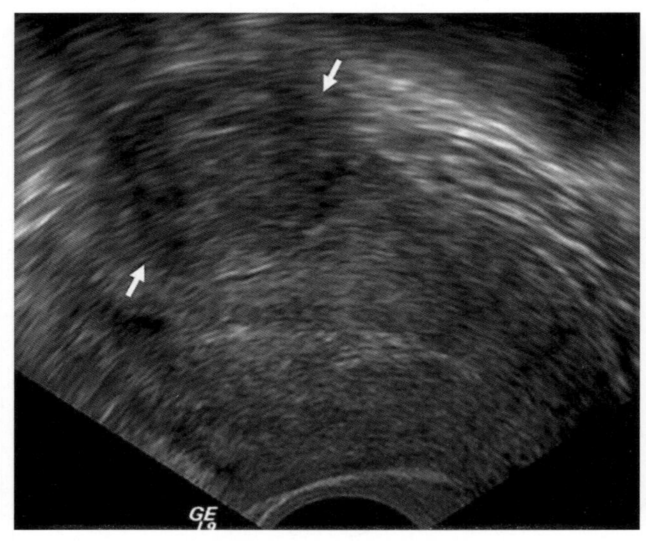

图31-2-2 肌壁间肌瘤声像图
子宫后壁肌壁间低回声，部分突出至浆膜下（箭头）

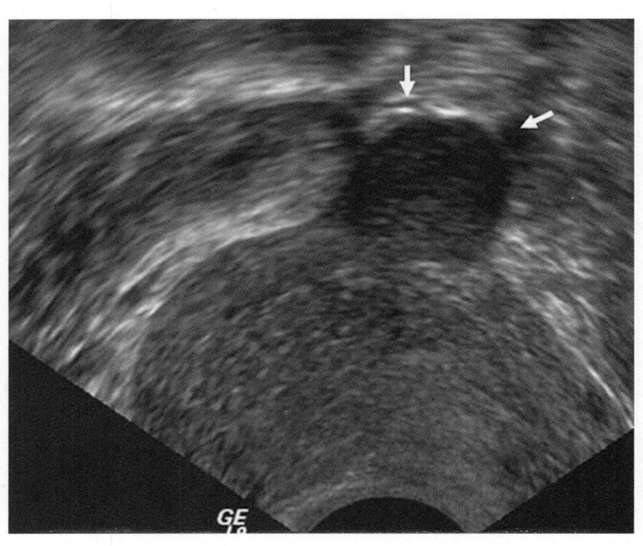

图31-2-3 浆膜下肌瘤声像图
子宫后壁浆膜下低回声（箭头）

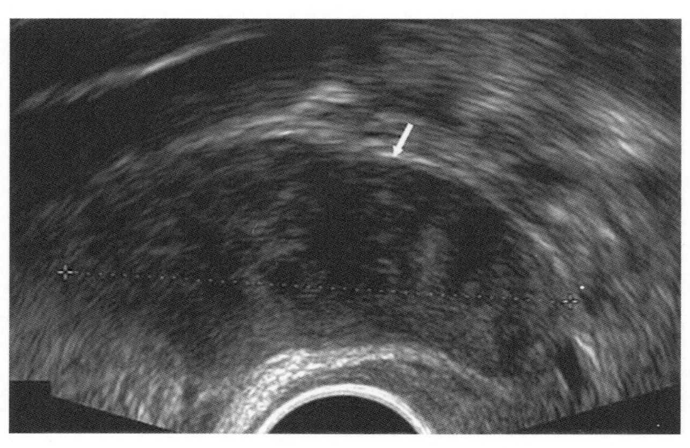

图31-2-4 阔韧带肌瘤声像图
附件区见实性低回声肿物（箭头）

与变形。当肌瘤完全突入至子宫腔内时，声像图表现为子宫腔内实性结节，常为圆形，其凸入宫腔内部分表面覆盖子宫内膜，肌瘤蒂部子宫内膜回声中断（图31-2-5）。

（4）宫颈肌瘤（cervical leiomyoma）：子宫颈唇部实性结节，边界清晰，多为圆形或类圆形，以低回声者为多（图31-2-6）。有时体积可较大，向后壁生长可达宫体上方。向前壁生长与子宫前壁峡部肌瘤不易鉴别。蒂较长的黏膜下肌瘤可脱垂至宫颈管或阴道内似宫颈肌瘤（图31-2-7）。

（5）脉管内平滑肌瘤（intravenous uterine leiomyoma）：无特征性表现，与一般的子宫肌瘤相似。该病表现为肌壁间中低回声区或低回声区，常合并子宫平滑肌瘤或腺肌病，术前常被诊断为子宫肌瘤。但当在子宫肌壁

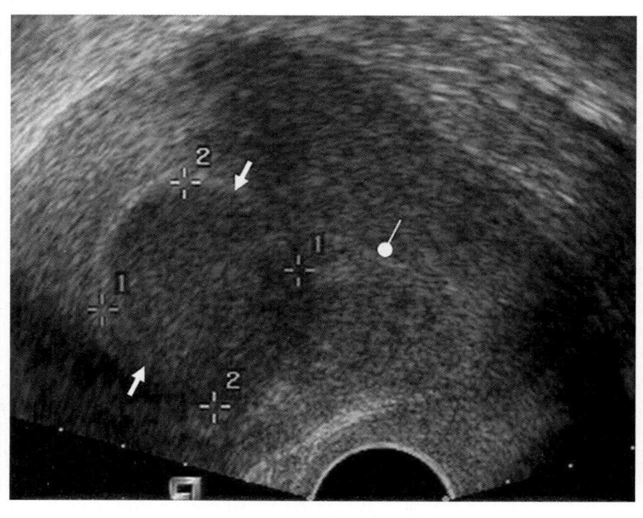

图31-2-5 黏膜下肌瘤声像图
宫腔内见圆形低回声（箭头），圆箭头示子宫内膜

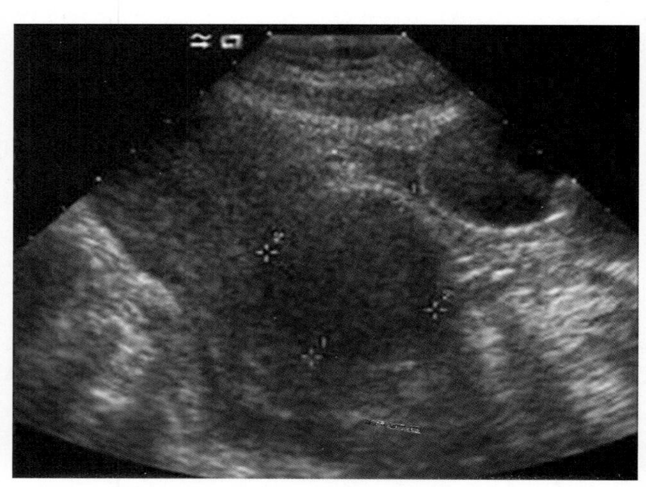

图31-2-6 宫颈肌瘤声像图
宫颈前唇见圆形低回声（游标显示）

间发现低回声区并向子宫外盆腔内扩展时（图31-2-8），应考虑该病的可能并仔细检查宫旁静脉血管内有无实性回声，若发现有实性回声应进一步向心脏端追踪至瘤栓的末端。

（6）肌瘤合并变性（myoma degeneration）：肌瘤合并变性时的回声随变性的性质而不同，囊性变与红色变性时肌瘤结节内出现圆形或不规则形无回声（图31-2-9）。但肌瘤红色变性常发生在孕期，故妊娠的病史可资鉴别。肌瘤内伴钙化时可显示为团状或弧形强回声，后方伴声影，妊娠常可使子宫肌瘤发生钙化，有时钙化可于肌瘤周边形成环形强回声，类似胎头颅骨回声（图31-2-10）。肌瘤局限性脂肪变性表现为高回声（图31-2-11），但后方无声影。肌瘤肉瘤样变时表现为短期内肌瘤生长迅速，回声较前减低或不均匀，CDFI显示肌瘤内血液供应较前丰富。

2.彩色多普勒血流成像表现　该检查可显示肌瘤内的血液供应状态。典型的子宫肌瘤血管呈环状或半环状包绕肌瘤（图31-2-12），多为高速中等阻力血流频谱，阻力指数（RI）多在0.6±0.1，有时在较大的肌瘤内及周边可探及RI＜0.4的低阻力血流频谱。不同月经周期子宫肌瘤内血液供应有变化，月经前期及月经期子宫肌瘤内血流信号较增殖早期丰富，血流阻力较增殖早期偏低。子宫黏膜下肌瘤的彩色多普勒检查有时可在肌瘤基底部探及来自子宫肌层的血管。

3.三维超声成像　对黏膜下肌瘤和浆膜下肌瘤可显示肌瘤与子宫腔的关系，有助于定位诊断。三维超声能量多普勒可定量肌瘤血管化血流指数（vascularization flow index，VFI），了解其血流分布和走行及丰富程度（图31-2-13）。

4.静脉超声造影　造影剂由肌瘤周边向内部逐渐增强，在增强早期可见肌瘤与周围组织边界清晰，借此可与子宫腺肌病相鉴别（图31-2-14）。

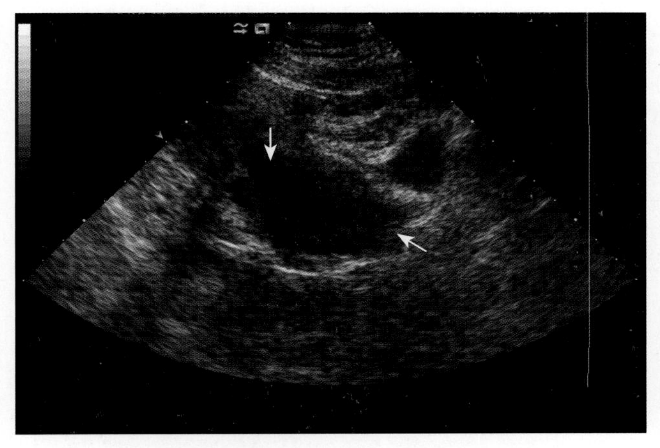

图31-2-7　黏膜下肌瘤脱至宫颈管内声像图

子宫颈管内见椭圆形低回声肿物（箭头）

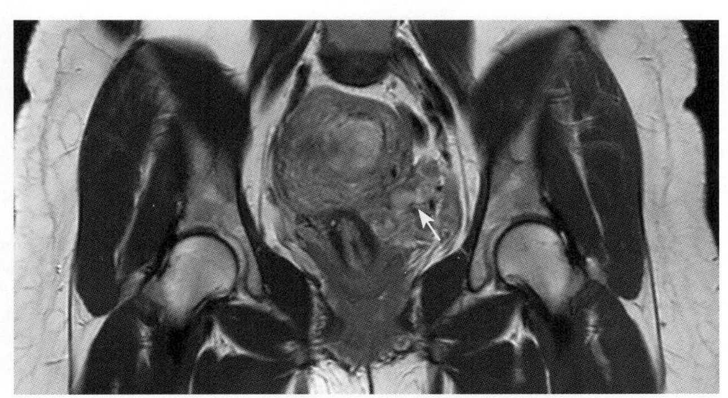

图31-2-8　脉管内平滑肌瘤MRI图像

子宫旁血管内见与子宫肌瘤相似信号的肿物，形态不规则（箭头）

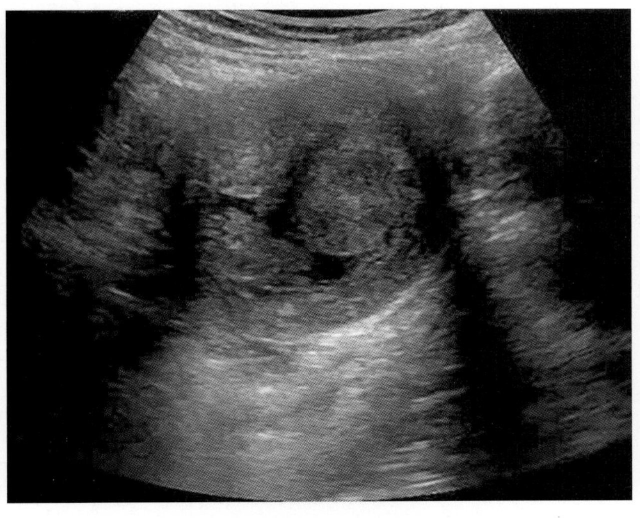

图31-2-9　子宫肌瘤囊性变声像图

肌瘤内见不规则形无回声区

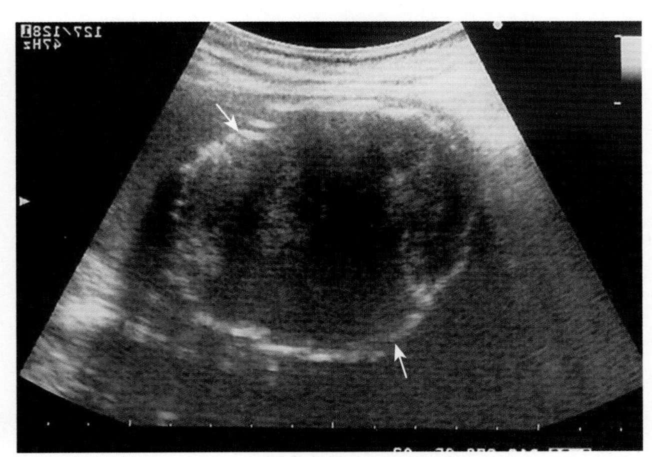

图31-2-10　子宫肌瘤合并钙化

肌瘤周边环状高回声，类似胎头颅骨（箭头）

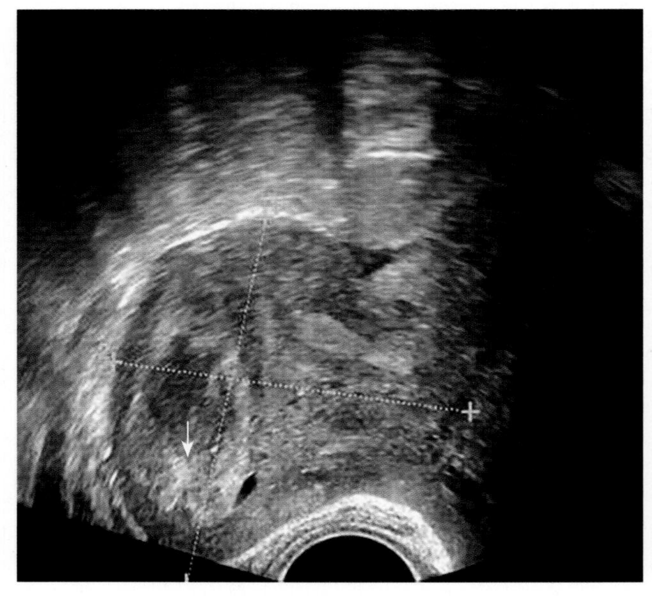

图31-2-11 子宫肌瘤脂肪变性

肌瘤内见不规则形偏高回声（箭头）

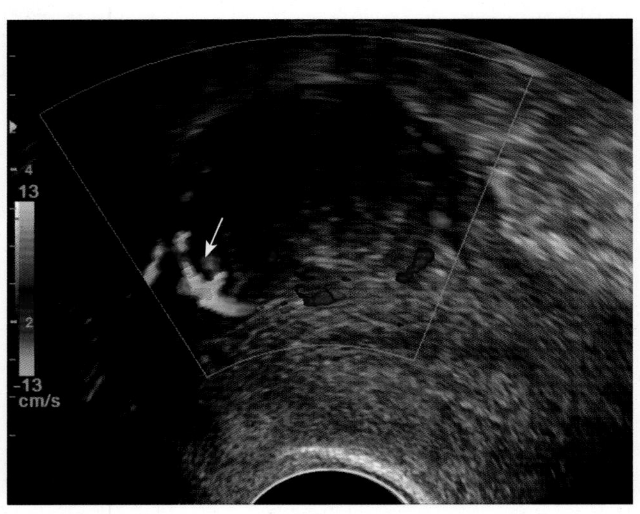

图31-2-12 子宫肌瘤彩色血流显像

肌瘤周边见环状血流信号（箭头）

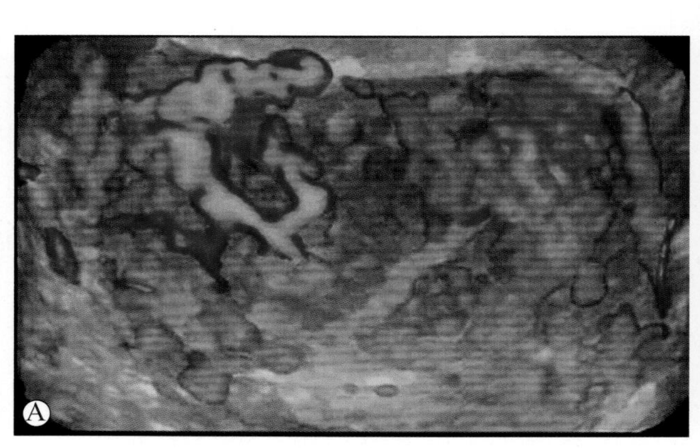

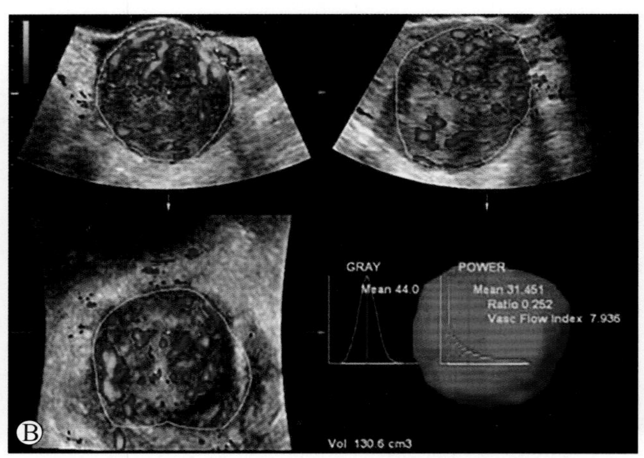

图31-2-13 子宫肌瘤三维超声能量多普勒显像

A.肌瘤浆膜下球形包绕的血流信号；B.计算肌瘤内血管化指数

5.弹性成像 弹性成像显示子宫肌瘤成像区域以蓝色为主（图31-2-15），少部分区域呈绿色或红绿相间表现，其硬度相比于子宫肌层大，可与腺肌病（硬度小于子宫肌层弹性成像病灶区域以绿色为主）相鉴别。

（五）超声鉴别诊断及临床意义

具有典型声像图表现的子宫肌瘤超声诊断准确率＞95%。不典型者需与以下病变相鉴别。

1.子宫腺肌病 当子宫较大，其内可见有小的无回声区及不规则形高回声区。子宫呈对称性或不对称性增大，当子宫呈不对称性增大时，增厚的子宫肌壁可挤压子宫内膜使其结构显示不清，但肌层回声弥漫性不均匀，无子宫肌瘤的被膜可资鉴别。CDFI显示肌瘤周边常有环状血流，而子宫腺肌病的血流分布无规律，常在子宫肌层中央探及分布较紊乱的血流信号。当子宫腺肌病合并腺肌瘤时灰阶超声与子宫肌瘤不易鉴别，静脉超声造影有助于鉴别诊断。

2.阔韧带肌瘤 需与卵巢实性肿瘤相鉴别，尤其当肌瘤带较细长时。仔细扫查可发现阔韧带肌瘤与子宫间的关系，同时常可探及同侧卵巢。CDFI在肌瘤蒂部探及血管蒂附着于子宫时，可断定肿物为阔韧带肌瘤。卵巢肿瘤回声常不均匀。当鉴别诊断困难时，经静脉超声造影可显示肌瘤与子宫的关系，有助于鉴别诊断。

3.盆腔炎性包块 当慢性炎性包块与子宫粘连时可误诊为子宫肌瘤。炎性包块多位于盆腔后部，形态常不规则，内部回声不均匀，有时呈囊实性，无被膜回声，包块与周围组织粘连严重。多切面扫查见子宫轮廓正常。

4.子宫内膜病变 较大的子宫内膜息肉、过期流产残留胎盘的机化、局灶性子宫内膜癌等可与子宫黏膜下

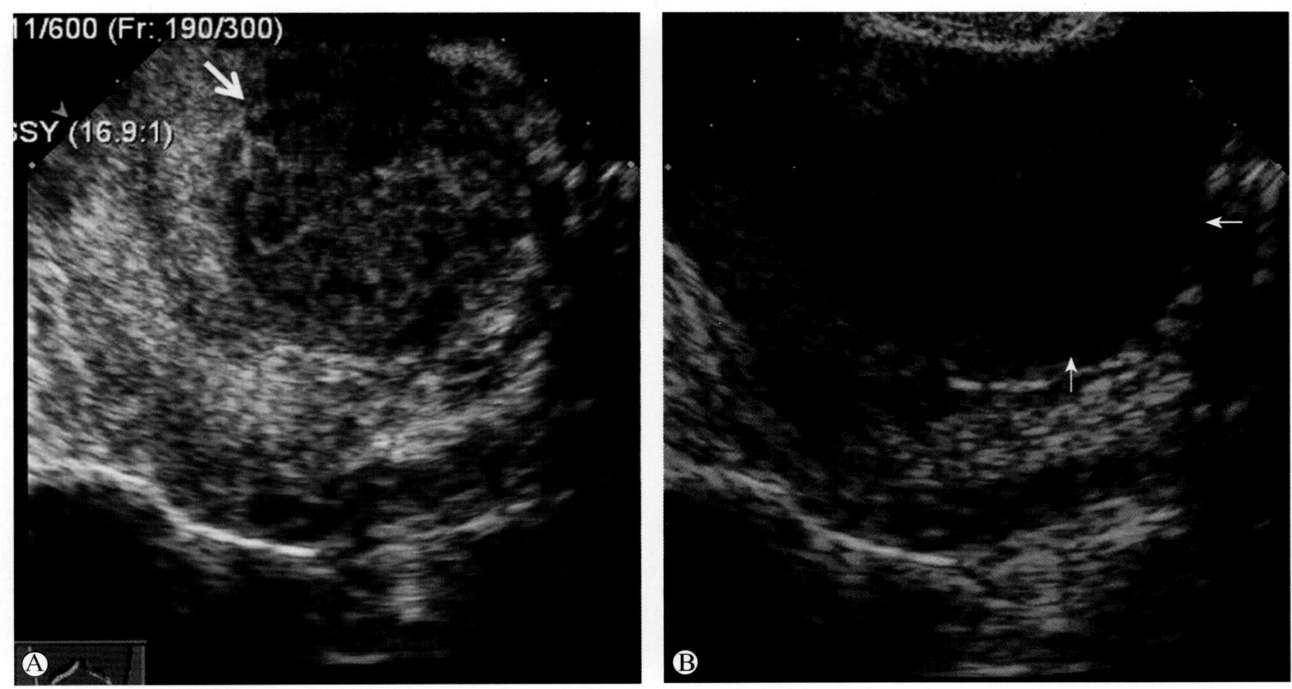

图31-2-14 子宫肌瘤静脉超声造影图

A. 造影剂由肌瘤周边向内增强，形成较清晰的轮廓；B. 造影晚期肌瘤呈边界清晰的低增强（箭头）

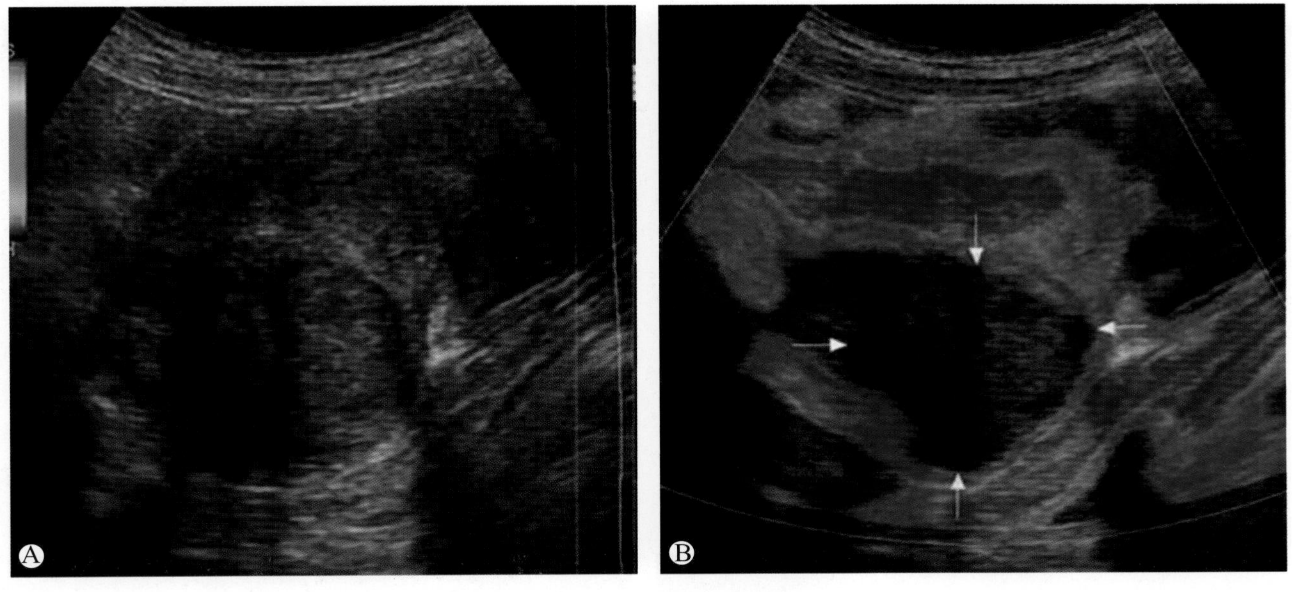

图31-2-15 子宫肌瘤弹性成像图

A. 子宫后壁肌瘤；B. 弹性成像示病灶区域以蓝色为主（箭头）

肌瘤相混淆。黏膜下肌瘤常呈圆形或椭圆形，表面光滑，CDFI常显示周边血流信号，但在月经前期黏膜下肌瘤瘤体内可有较丰富血流信号，应注意鉴别诊断。子宫内膜息肉常呈长圆形，回声较肌瘤高，内部常有小的无回声区。过期流产的残留胎盘呈高回声，病史可资鉴别。子宫内膜癌常发生于绝经后，病灶形态多不规则或呈扁平斑块状，表面不光滑，呈菜花状或锯齿状，基底多较宽，侵及子宫肌层时，子宫内膜与肌层分界不平滑。CDFI显示血流分布不均匀，频谱呈低阻力型。

5. 子宫畸形　双角子宫及残角子宫可误为子宫肌瘤。

二维灰阶超声检查能清楚显示子宫各切面的形态与结构，显示出肌瘤的部位、大小、数目及有无继发性改变、肌瘤与子宫内膜或浆膜的关系，为临床选择治疗方案提供详细信息。如超声检查结果可帮助临床医师选择经阴道还是经腹子宫切除或经阴道子宫肌瘤剔除、经宫腔镜黏膜下肌瘤切除或经腹腔镜子宫肌瘤剔除或选择肌瘤原位热消融治疗。此外，二维超声和彩色多普勒血流成像动态观察可较早提示子宫肌瘤是否有恶变倾向，有助于临床决定是否需手术治疗及选择手术方式。

二、子宫肉瘤

（一）病因与流行病学

子宫肉瘤（uterine sarcoma）的病因不清。本病较少见，据报道占子宫恶性肿瘤的1.5%～3.0%，多发生于绝经期前后的妇女，但现在也有年轻未婚女性患子宫肉瘤的报道。

（二）病理

原发性子宫肉瘤来源于子宫平滑肌组织或子宫肌层内的结缔组织。组织学类型包括子宫内膜样间质肉瘤、恶性中胚叶混合瘤、子宫平滑肌肉瘤及子宫上皮样平滑肌肉瘤。子宫肉瘤恶性程度高，较早易发生血行转移。

（三）声像图表现

二维灰阶声像图无明显特征性表现，可表现为子宫增大，形态不规则；肿瘤内回声紊乱，可有不规则的无回声区。正常子宫内膜结构回声消失，宫腔内出现稍低回声结构，与周围肌层分界不清（图31-2-16A）。彩色多普勒及能量多普勒血流成像表现为子宫肉瘤内常有较丰富的、分布无规律的低阻力动脉血流信号（图31-2-16B）。

三、子宫腺肌病

（一）病因与流行病学

子宫腺肌病是由有功能的子宫内膜腺体细胞及间质细胞异位至子宫肌层内而引起的一种良性病变。病变可为弥漫性，也可为局灶性，好发于子宫后壁。当病灶形成局灶性结节时，称为子宫腺肌瘤。子宫腺肌病好发于30～50岁经产妇女，据文献报道育龄妇女发病率为30%～70%。临床症状主要有痛经、月经过多、贫血、盆腔部疼痛，子宫增大明显则出现压迫症状。

（二）声像图表现

二维灰阶超声：子宫弥漫性增大或呈球形增大，轮廓清晰，肌层回声弥漫性不均匀，呈放射状，肌壁间可有不均匀的低回声区或大小不等的无回声区或高回声区。子宫内膜与肌层间界限不清晰，回声减低，结合带增宽。也可表现为子宫肌层不对称性增厚，前壁或后壁肌层增厚，病变区域较正常子宫肌层回声稍低，或呈放射状回声衰减（图31-2-17）。子宫腺肌瘤表现为边缘欠清晰的圆形、类圆形低回声区，无包膜，子宫可呈局限性隆起或非对称性增大（图31-2-18）。子宫腺肌瘤可引起子宫肌层囊肿，超声显示为肌层环形、有明确边界的无回声区。当子宫腺肌病合并子宫肌瘤时与子宫腺肌瘤难以鉴别。

彩色多普勒超声：子宫肌层内血流分布紊乱，动脉血流阻力指数中等，无肿块周围环状血流环绕现象，此表现与子宫肌瘤结节的血流分布不同。

静脉超声造影：注射造影剂后子宫肌层呈弥漫性同步增强，无明确边界。

（三）鉴别诊断及临床意义

子宫肌瘤：常有明确边界，肌瘤周边可见环状血流信号，子宫腺肌病时子宫均匀性增大或前后壁不对称，有小的无回声区，彩色多普勒超声检查常发现血流分布不规律。

子宫肥大症：超声显示为子宫各径线明显增大，但形态无明显改变，前后壁肌层均增厚，厚度＞2.5cm，但回声均匀，子宫内膜显示清晰，无明显变化。超声检查能够显示与子宫腺肌病病理改变相应的声像图表现，对

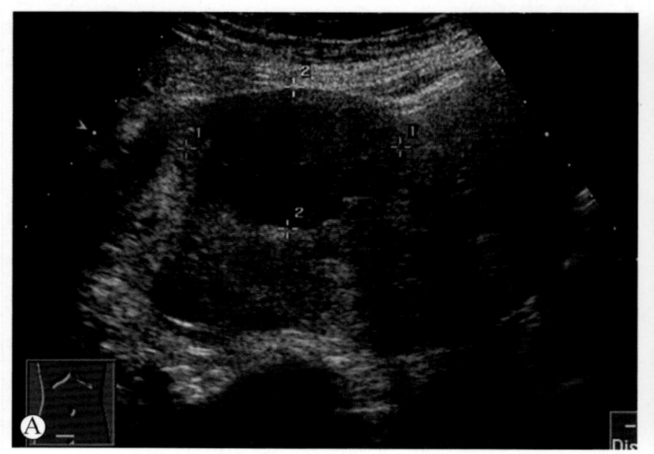

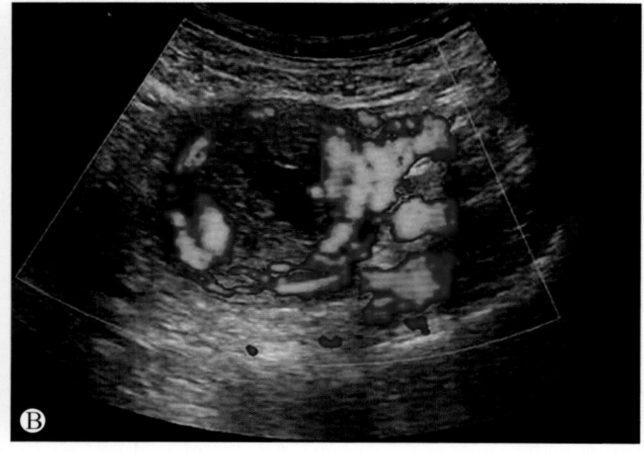

图31-2-16　子宫肉瘤声像图

A.子宫前壁低回声区，内有散在的不规则形无回声区；B.病灶内血流信号丰富，血管粗细不等

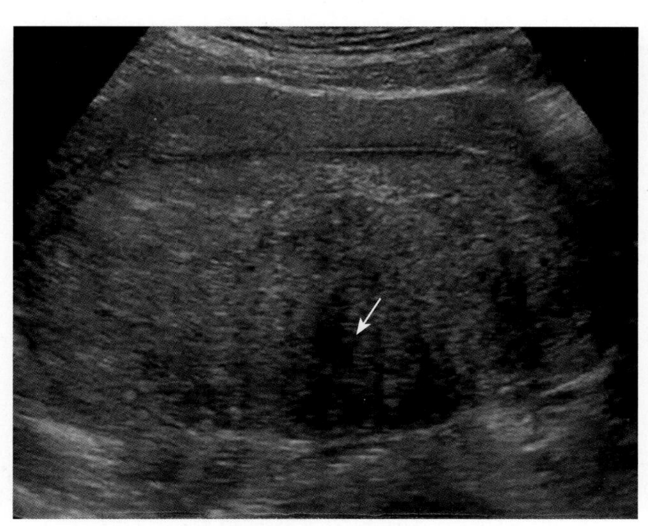

图31-2-17　子宫腺肌病二维灰阶声像图（一）
子宫不对称性增大，后壁明显增厚，回声减低，有小无回声区（箭头）

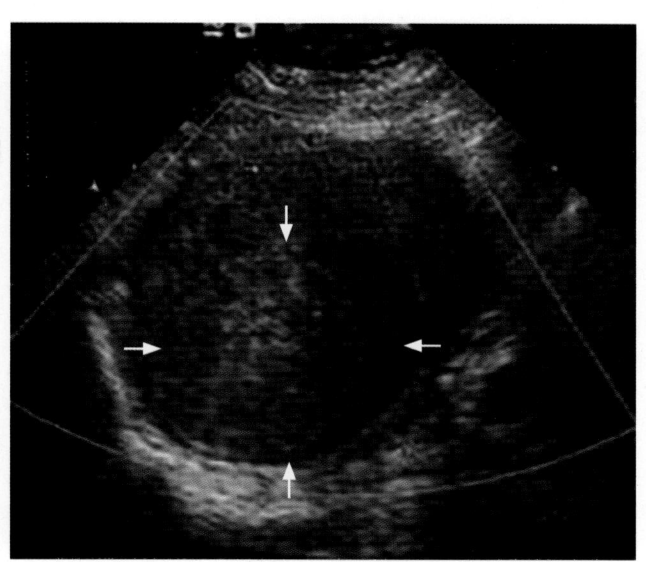

图31-2-18　子宫腺肌瘤二维灰阶声像图（二）
子宫后壁类圆形低回声，边界欠清晰（箭头）

有典型图像特征者能做出诊断，对制订治疗方案有帮助，但对子宫腺肌瘤和子宫肌瘤的鉴别诊断有困难。静脉超声造影对诊断有帮助。

（张　晶）

第三节　子宫内膜病变

一、子宫内膜增生

（一）病因与流行病学

子宫内膜增生（endometrial hyperplasia）是子宫内膜腺体和间质的异常增殖，同正常增殖期的内膜相比，子宫内膜增生伴有腺体和间质的比例失调。子宫内膜增生可由单纯雌激素替代治疗、持续的无排卵、多囊卵巢及一些能够生成雌激素的卵巢肿瘤，如颗粒细胞瘤等引起。本病好发于育龄期妇女。

（二）病理

镜下可分为伴有不典型细胞的增生和不伴有不典型细胞的增生，两种类型又可依据腺体量分别分为单纯增生和复杂增生。单纯增生腺体呈囊性扩张，有丰富的细胞间质包绕。复杂增生腺体拥挤，间质少。伴有不典型细胞的增生中，有25%的概率发展成子宫内膜癌。不伴有不典型细胞的增生中发生子宫内膜癌的概率约为2%。

（三）声像图表现

二维灰阶超声：典型的子宫内膜增生表现为子宫大小、形态正常或宫体稍大，肌层回声正常，内膜均匀性增厚，回声增强，常呈椭圆形，与肌层边界清晰，也可呈局部或非对称性增厚，囊腺性增生内可见无回声区（图31-3-1）。多数学者认为内膜厚度＞10mm（包括前后壁内膜）才可诊断子宫内膜增生，但目前尚无统一的超声诊断标准，如内膜明显增厚＞15mm，诊断不困难。

彩色多普勒血流成像：无特征性表现。采用彩色血流敏感性较高的仪器可于内膜内探及点状血流信号。

二、子宫内膜癌

（一）病因与流行病学

子宫内膜癌（endometrial carcinoma）的病因不十分清楚，可能的发病机制是无孕酮拮抗的雌激素的长期刺激造成子宫内膜的增生性改变，导致癌变。也有老年人

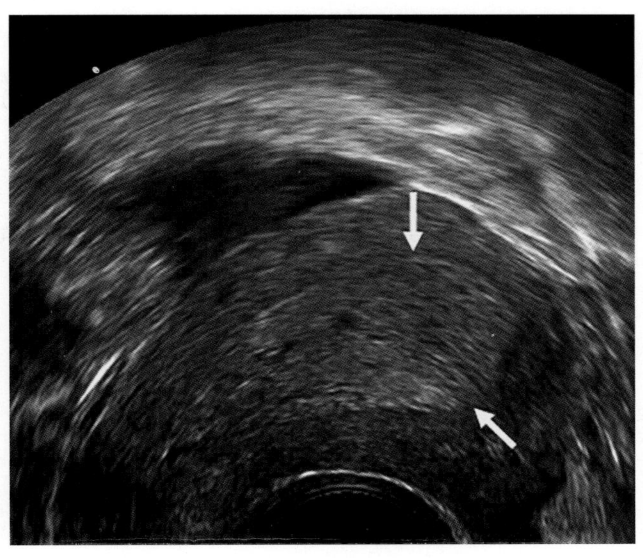

图31-3-1　子宫内膜增生声像图
子宫内膜均匀性增厚，病理证实为子宫内膜腺囊样增生（箭头）

绝经后雌激素水平不高而发生子宫内膜癌。子宫内膜癌可能的高危因素包括无排卵，不育，肥胖，晚绝经，多囊卵巢综合征，卵巢肿瘤（如能产生雌激素的颗粒细胞瘤和卵泡膜细胞瘤），外源性雌激素等。子宫内膜癌又称子宫体癌，是女性生殖道常见的恶性肿瘤，占女性生殖道恶性肿瘤的20%～30%。本病好发于老年妇女，绝经后妇女发病人数占总发病人数的70%～75%，围绝经期妇女占15%～20%，＜40岁者占5%～10%。临床表现主要为不规则或绝经后阴道出血；异常的阴道排液，排液常为血性或浆液性，恶臭；肿瘤晚期可出现下腹痛。

（二）病理

子宫内膜癌是原发于子宫内膜的上皮性恶性肿瘤，其中多数是起源于内膜腺体的腺癌。依据大体病理表现分为三型：①弥漫型，癌组织遍及子宫内膜大部分或整个子宫内膜，使内膜明显增厚、可有不规则的局部突起，癌组织可向肌层浸润。②局限型，病变累及部分子宫内膜，可伴有肌层浸润，子宫体可轻度增大。③息肉型，癌肿呈息肉状凸向子宫腔，癌组织侵及的范围较小。

（三）声像图表现

二维灰阶超声：癌症早期癌组织局限于子宫内膜内时，子宫形态及大小可正常或体积稍增大，内膜增厚不明显，肌层回声均匀，与内膜分界清晰。子宫内膜原位癌因局部内膜增厚不明显，常规超声诊断很困难，但静脉超声造影时病变区局部早期增强有助于诊断。

肿瘤中晚期，子宫增大，内膜不规则增厚，内部回声不均匀。依据癌组织有无肌层浸润及浸润的程度，内膜与肌层间界限可清晰或不清晰，无肌层浸润时，肌层回声无明显改变。病灶浸润肌层后，肌层回声不均。如宫旁有病灶浸润，在子宫旁探及偏低回声肿块，形态不规则，与肌层分界不清，内部回声不均。当癌肿缺血坏死时，病灶内部出现不规则低回声区（图31-3-2）。局限型时，宫腔内病灶呈稍高回声或低回声，与肌层分界不清。据研究，绝经后妇女，内膜厚度＜5mm者，子宫内膜癌的可能性小，随着内膜增厚的程度增加，子宫内膜癌的危险性增大。

肌层浸润深度的测量是从子宫内膜与肌层间的界线到肿瘤浸润肌层深度的边缘，浸润深度分为未浸润，浸润深度＜50%，浸润深度＞50%。癌组织未侵及肌层，内膜与肌层间分界清晰，低回声晕连续、光滑；癌组织已突破内膜与肌层间的界限，但限于子宫肌层厚度的内1/2时为浸润深度＜50%，超过子宫肌层厚度的1/2时为浸润深度＞50%。子宫颈的累及是根据子宫颈管增宽，内有回声不均的团块来确定的。

三、子宫内膜息肉

（一）病因与流行病学

本病病因不清楚。子宫内膜息肉是妇科较为常见的良性病变，发病率较高，据我国资料统计约为5.7%。本病可发生于任何年龄，好发于50～60岁。临床症状主要为子宫不规则出血或月经量大，生育期妇女可出现不孕，也有些患者无任何临床症状。

（二）病理

组织学上子宫内膜息肉是由过度增生的内膜组织表面覆盖上皮组织构成，内部有不等量的内膜腺体、间质与血管。可有蒂，也可基底较宽，约20%为多发，少见有恶变。有的息肉蒂很长，息肉脱出至宫颈口，妇科检查时直视下即可见到。

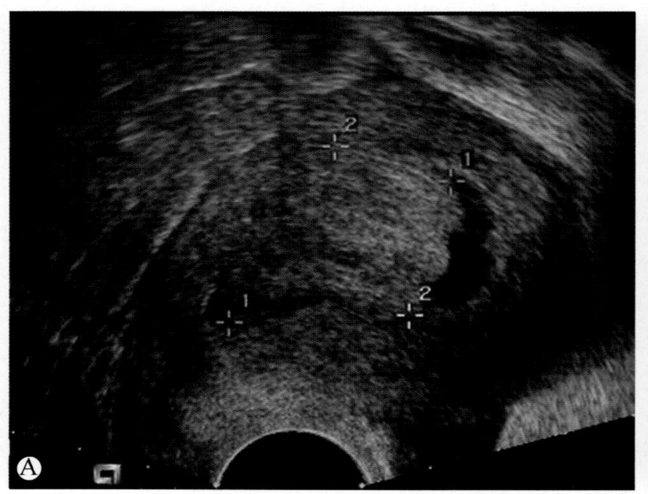

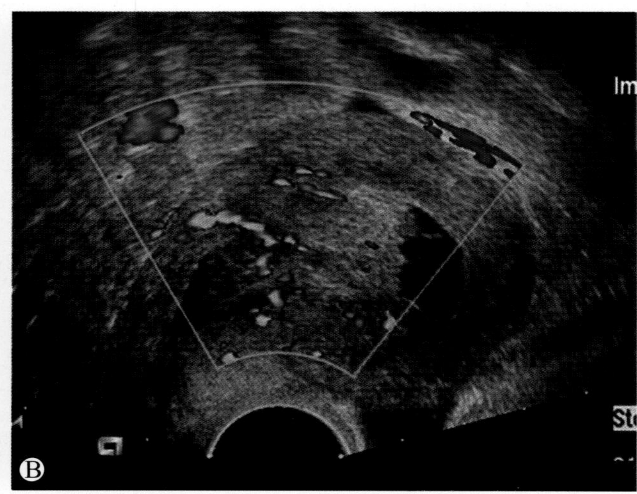

图31-3-2 子宫内膜癌二维灰阶声像图和彩色多普勒血流成像

A.宫腔内等回声团块，宫腔内少量积液；B.肿块内丰富的血流信号

（三）声像图表现

二维灰阶超声：子宫增大不明显或略大，宫腔线消失或变形，宫腔内见中-高回声结构，可为单个或多个，大小差别很大，小者数毫米，大者数厘米，常呈舌形、带形或椭圆形（图31-3-3A），基底部子宫内膜连续，是与黏膜下子宫肌瘤的重要鉴别点。结节边界清晰，亦可位于宫颈管内或宫颈外口。当息肉较大时常见宫腔内团状中等回声，其内常可见点状无回声区，系由腺体扩张所致，内膜线显示不清，这种病例与子宫内膜癌不易鉴别。如未合并子宫肌瘤等病变，子宫肌层厚度和回声无异常发现。

彩色多普勒血流成像：在较大的息肉蒂部可探及滋养血管（图31-3-3B），呈中等高阻力的动脉血流或低速的静脉血流信号。

子宫腔超声造影：对于较小的子宫内膜息肉，子宫腔超声造影对明确诊断很有帮助。无回声的生理盐水可在病灶周围形成一界面，使病灶清晰显示。

四、子宫内膜萎缩

（一）病因与流行病学

绝经后随着卵巢功能衰退，雌激素水平降低，卵巢激素的靶器官子宫内膜逐渐萎缩。内膜厚度＜5mm。子宫内膜萎缩（endometrial atrophy）是绝经后子宫出血最常见的原因。

（二）病理

内膜腺体扩张，细胞呈多角形或脂肪变，细胞间质纤维化。

（三）声像图表现

二维灰阶超声：依雌激素低落的程度不同，子宫内膜的厚度有所差别，内膜厚度可以明显变薄，为线状高回声，双层厚度＜5mm，甚至内膜线显示不清。部分病例可有局部内膜钙化，形成的强回声后方伴声影。宫腔内常伴有积血或积液形成的无回声区（图31-3-4）。

五、子宫内膜炎

子宫内膜炎（endometritis）常发生于刮宫后或与盆腔炎症同时存在。

声像图表现：子宫可增大，外形正常，内膜明显增厚、不规则，回声不均匀，宫腔内可有液性回声或气体的高回声（图31-3-5）。

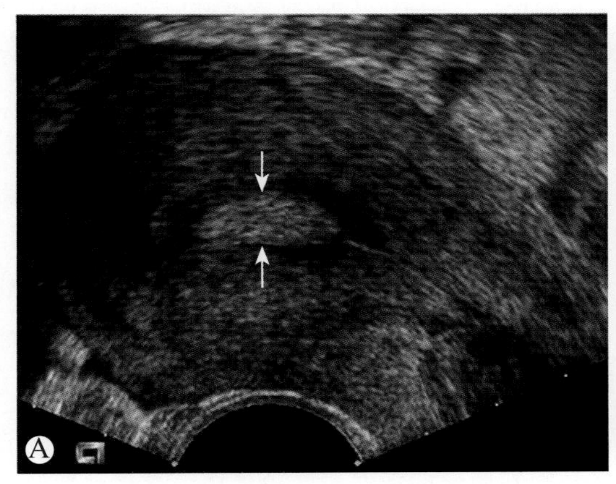

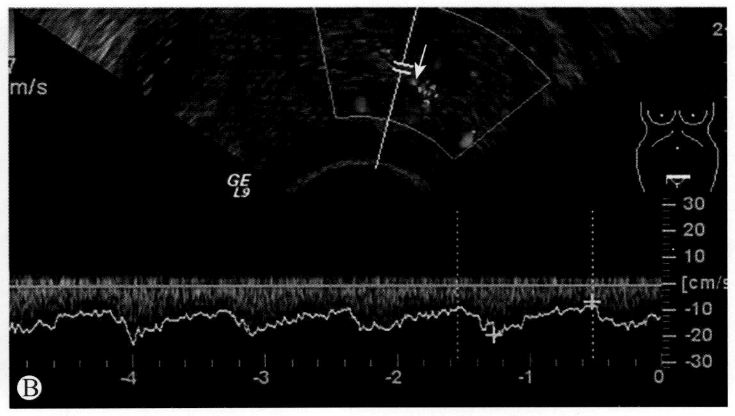

图31-3-3　子宫内膜息肉二维灰阶声像图和彩色多普勒血流成像

A.宫腔内中等回声病灶，边界清晰（箭头）；B.息肉蒂部血流信号（箭头）

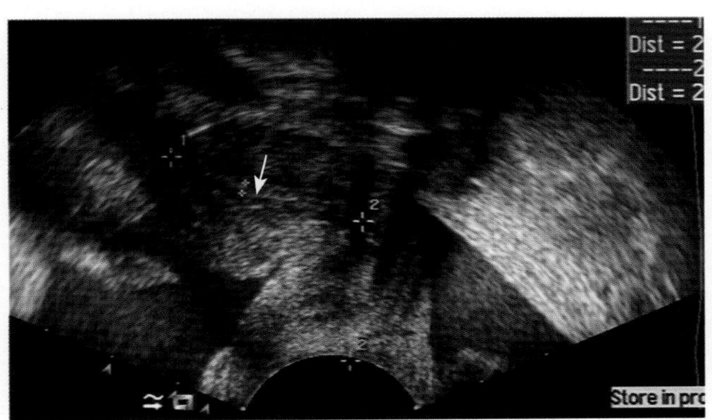

图31-3-4　子宫内膜萎缩声像图

子宫内膜薄，回声较强（箭头）

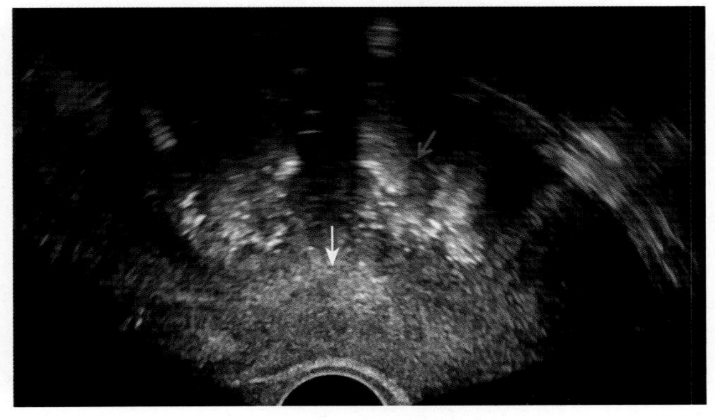

图31-3-5　子宫内膜炎声像图

子宫内膜回声增强，增厚（箭头）

六、宫腔粘连

宫腔粘连（intrauterineadhesion）常发生于创伤后或术后，是不孕和习惯性流产的常见原因。如无合并宫腔内积液，常规超声诊断困难（图31-3-6）。子宫腔超声造影对明确诊断很有帮助。造影时见宫腔内有桥状粘连带或薄的膜，较宽的粘连可妨碍宫腔扩张。

七、宫腔内积液、积脓和积血

（一）病因与流行病学

宫腔内积液、积脓和积血（hydrohystera，pyometra，hemometra）可由宫颈粘连、先天性生殖道畸形、宫颈肿瘤、子宫内膜癌、炎症等原因引起。

（二）声像图表现

二维灰阶超声：宫腔内积液、积脓和积血均表现为宫腔内无回声或低回声（图31-3-6）。积脓和积血无回声区内可见散在点状中等回声。经阴道超声在无症状妇女宫腔内发现少量积液属正常表现，尤其是绝经后的老年妇女。宫腔造影可以鉴别宫腔内高回声团块是息肉、肌瘤等实性组织，还是宫腔出血的血凝块，宫腔造影时血凝块表现为无增强。

八、子宫内膜病变的超声鉴别诊断及临床意义

超声发现的子宫内膜增厚可见于子宫内膜增生、分泌晚期子宫内膜、育龄期妇女长期无排卵所致的子宫内膜增生过长、异位妊娠引起的子宫内膜反应、子宫内膜息肉及子宫内膜癌。典型的子宫内膜增生声像图上表现为内膜均匀性增厚，与肌层分界清楚，内膜内小的无回声区提示为囊腺型内膜增生。当内膜增厚且回声欠均匀但临床无症状时，需注意与子宫内膜息肉相鉴别。有些正常月经周期妇女，分泌晚期内膜厚度可达12mm。当子宫内膜过度分泌时，由于内膜不同区域分泌状况不同步，可造成局部内膜的增厚、突起，形成与子宫内膜息肉相似的声像图表现，当经过月经期，子宫内膜脱落后，上述表现即消失。病理学上将此类由成熟子宫内膜构成的息肉样病变称为功能性息肉。这类息肉具有周期性改变（增生期、分泌期及蜕膜反应），可随月经脱落，在分泌晚期行超声检查时，与非功能性息肉不易鉴别。临床病史及月经史有助于鉴别诊断。如被检者的月经周期为分泌期，平素经期及经量正常，应嘱其月经过后复查超声，以减少误诊概率。

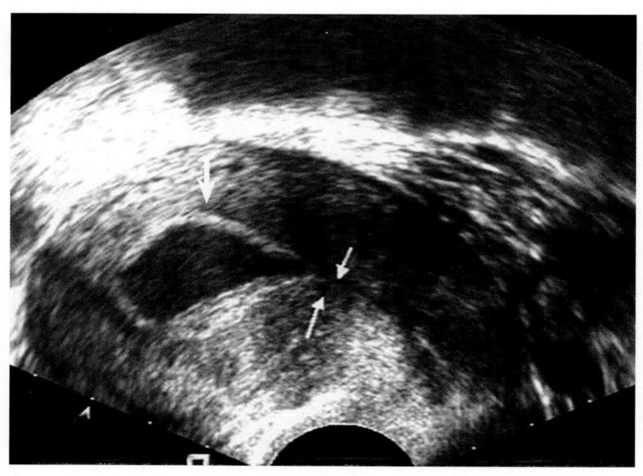

图31-3-6 子宫内膜粘连和宫腔积液声像图

子宫下段内膜粘连（细箭头），宫腔积液（粗箭头）

较大的子宫内膜息肉需与黏膜下肌瘤相鉴别。内膜息肉基底部内膜连续，黏膜下肌瘤基底部内膜连续性中断，肿物表面覆盖子宫内膜。

子宫内膜癌须与子宫内膜增生、子宫内膜息肉、黏膜下肌瘤及子宫内膜炎相鉴别。80%的子宫内膜癌发生于绝经后。绝经后妇女未用雌激素替代治疗的情况下，内膜厚度通常＜5mm。在这组人群中，子宫出血常由子宫内膜萎缩导致。对于绝经后妇女，内膜增厚、表面不光滑，并有子宫出血或阴道排液等临床表现时，要考虑子宫内膜癌的可能性。发生在育龄期或围绝经期妇女的子宫内膜癌，超声鉴别诊断困难。经阴道超声可以较准确地测量子宫内膜厚度及观察内膜形态、与子宫肌层间的关系，对鉴别诊断有帮助。子宫内膜息肉表面多光滑，基底部内膜线清晰，内膜与肌层界限清楚；子宫内膜增生时内膜均匀性增厚，子宫内膜癌时内膜常显示非均质性增厚，其内呈现不规则息肉状团块，局部回声减低或增强。

彩色多普勒超声检查内膜内血流供应状态对鉴别病变的良、恶性有帮助。正常分泌期子宫内膜内和内膜增生者的内膜内可探及点状低速、中等阻力血流信号，子宫内膜癌病灶内有较丰富的低阻力血流信号，是其特征。但由于子宫内膜癌早期缺乏特征性声像图表现，最终诊断需依赖诊断性刮宫。子宫内膜病变的早期诊断主要依靠诊断性刮宫或宫腔镜组织学活检。但超声作为无创的检查手段对病例的初步诊断具有重要意义。经阴道超声能清晰显示子宫内膜的结构及回声，可较准确地测量内膜厚度并检出很小的病变，对有无病变和病变的性质给予较准确的提示，如提示有无进一步刮宫检查的必要。三维超声成像能够立体显示子宫内膜形态，对子宫内膜病变和宫腔内病变的鉴别诊断有意义。超声还可对子宫内膜癌的肌层浸润程度和病变范围做出判断，对临床手术前选择手术方式和制订治疗方案有指导意义。而刮宫只能对子宫内膜癌明确诊断，不能提示癌组织所累及的范围和深度。

（张 晶）

第四节　子宫颈病变

一、子宫颈腺囊肿

（一）病因与流行病学

子宫颈腺囊肿（又称纳博特囊肿，Naboth cyst）常同慢性宫颈炎有关，是常规超声检查在女性生殖器官最易见到的囊肿。囊肿大小差异较大，可从数毫米至数厘米。常多发。较小的囊肿无特殊临床意义，多发较大的囊肿可致子宫颈增大。

（二）声像图表现

二维灰阶超声：子宫前唇或后唇内圆形或类圆形的无回声区，无明显的壁，后方回声增强（图31-4-1）。囊肿合并出血或感染时，囊内无回声区内可出现细密点状中等回声。当囊肿合并感染造成宫颈粘连或囊肿较大压迫宫颈管造成狭窄时，宫腔内可出现少量积液。

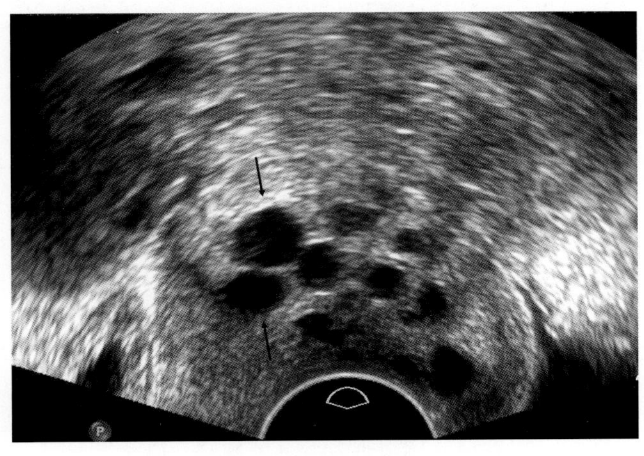

图31-4-1　子宫颈腺囊肿声像图
宫颈内见多发圆形、类圆形无回声区（箭头）

彩色多普勒血流成像：病灶内无血流信号。

静脉超声造影：当囊肿合并感染或出血时，囊内有回声，不易与实性肿物相鉴别时，超声造影显示病灶内无增强可证实其为囊性。

（三）超声检查的临床意义

可显示囊肿的大小、数目、有无合并症如出血等。当囊肿过大出现临床症状时，可在超声引导下穿刺抽吸、注射无水乙醇硬化治疗。

二、子宫颈息肉

（一）病因与流行病学

子宫颈息肉（cervical polyp）是由于子宫颈长期受到刺激造成宫颈内膜组织增生性改变导致。本病多见于40～60岁经产妇女，多无症状，也可有白带增多或点滴状阴道出血。子宫颈息肉是宫颈点状出血最常见的原因。

（二）病理

本病多为单发，呈扁圆形或长圆形，粉红色，表面光滑，质地柔软，有蒂与宫颈管或峡部黏膜相连，故活动度较大。

（三）声像图表现

二维灰阶超声：子宫颈管内中等回声结构，常呈椭圆形（图31-4-2A）。由于息肉回声与子宫颈管内膜回声相似，较小的子宫颈息肉经超声诊断困难。

彩色多普勒血流成像：息肉内的血管细小并稀疏，通常难以探及到，对诊断宫颈管内息肉帮助不大（图31-4-2B）。

超声生理盐水造影：子宫腔超声造影时将导管置于宫颈管外口稍上方，使宫颈管内有少量液体可使息肉显

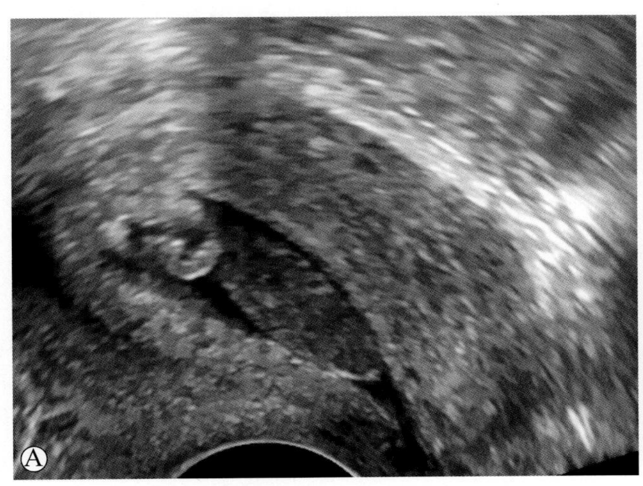

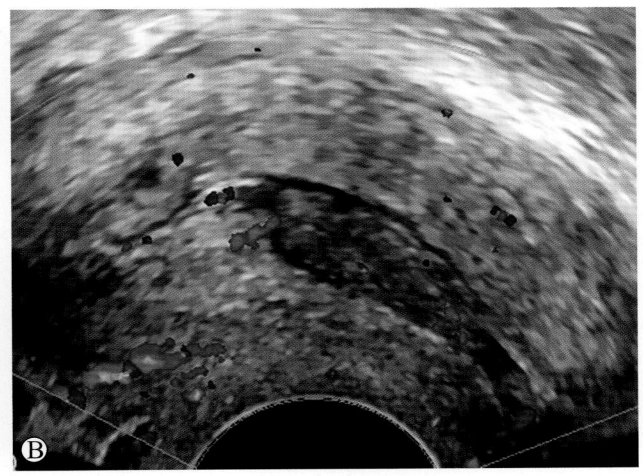

图31-4-2　子宫颈息肉声像图
A.宫颈管内水滴状等回声肿物；B.息肉蒂部血供

示清晰。

（四）超声检查的临床意义

当宫颈息肉绝大部分脱出至宫颈外口时，直视下即可确诊，无须超声诊断。当息肉较小或蒂较短，息肉位于子宫颈管内时或息肉过大须与宫颈黏膜下肌瘤相鉴别时，超声检查对临床诊断有帮助。超声检查可判断息肉大小、位置，以及其内血液供应状况，根据回声特点及结节形态可与子宫颈肌瘤相鉴别。

三、宫颈癌

（一）病因与临床表现

宫颈癌是女性肿瘤中仅次于乳腺癌的第二个最常见的恶性肿瘤。本病好发于20～50岁妇女。目前较明确的病因有高危型人乳头瘤病毒（HPV）持续感染，90%以上的宫颈癌伴有高危型HPV感染。此外病因还包括多个性伴侣、初次性生活＜16岁，初产年龄小等。多孕多产也与宫颈癌发生密切相关。

早期宫颈癌无症状和体征、宫颈可光滑或难以与宫颈柱状上皮异位相区别，常见的临床表现为接触性出血。中晚期宫颈癌常表现为不规则阴道流血。多数患者有阴道流液，可为血性或白色稀薄水样或米泔样，可有腥臭，尤其晚期患者常有脓性恶臭白带。当病变累及范围较广泛时常出现继发症状，如尿频、尿急，便秘，下肢肿痛等，癌肿压迫或累及输尿管时可引起输尿管梗阻、肾盂积水等症状。

（二）病理

宫颈癌病理包括鳞癌、腺癌和腺鳞癌。早期宫颈癌阴道镜下子宫颈有粗糙发红或颗粒状区域，表面略隆起，触之易出血。肿瘤生长明显时以外生性生长为主的肿瘤呈乳头状、息肉状或蕈伞状。以内生性生长为主的肿瘤组织向周围和深部浸润，外突不明显。如坏死明显，肿瘤表面可出现溃疡。

（三）声像图表现

二维灰阶超声：早期的宫颈癌超声无明显发现。当肿瘤形成明显结节时，宫颈增大，形态如常或失常，于病变部位见低回声或中、高回声结构，边界常不清晰，形态多不规则（图31-4-3A）。

彩色多普勒血流成像：肿块内见丰富的血流信号（图31-4-3B），常呈高速低阻的动脉血流频谱。

弹性成像：肿块内大部分区域为蓝色，硬度明显较周围组织大。

静脉超声造影：肿块内见造影剂早期快速充盈，呈高增强。

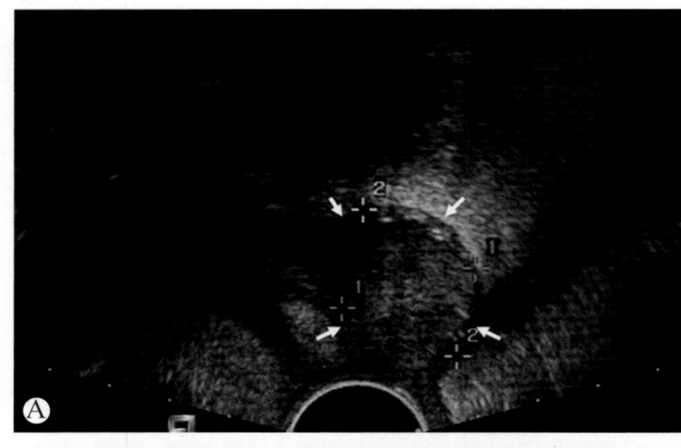

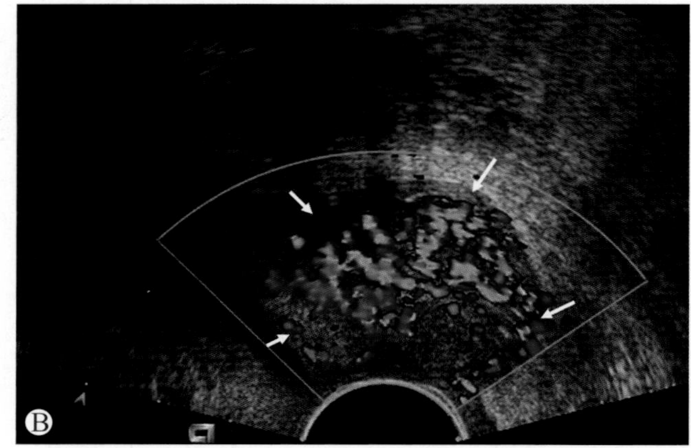

图31-4-3 子宫颈癌二维灰阶声像图和彩色多普勒血流成像

A.宫颈低回声包块（箭头）；B.低回声包块内血流信号丰富

（四）超声鉴别诊断与临床意义

晚期宫颈癌须与子宫颈肌瘤、宫颈妊娠及恶性滋养细胞肿瘤相鉴别。宫颈肌瘤形态多规则，血流呈肌瘤周边环状。宫颈妊娠及恶性滋养细胞肿瘤有停经史或妊娠史可资鉴别。宫颈癌临床容易诊断，尤其子宫颈原位癌或病变早期超声检查无阳性发现，其诊断需依靠宫颈细胞学检查及阴道镜下组织活检。病变发展到晚期子宫颈形态及内部回声发生变化时，超声检查对其浸润程度和有无子宫颈外转移有诊断价值。

四、阴道壁病变

（一）阴道囊肿

阴道囊肿是阴道良性病变中最常见的异常，由迷走的隐窝潴留液体形成，并非赘生性或增生性肿瘤。有时合并感染或出血可出现疼痛。

声像图表现：阴道壁上圆形无回声，有薄壁，后方回声增强，内部呈无回声，彩色多普勒血流成像探及不到血流信号（图31-4-4）。

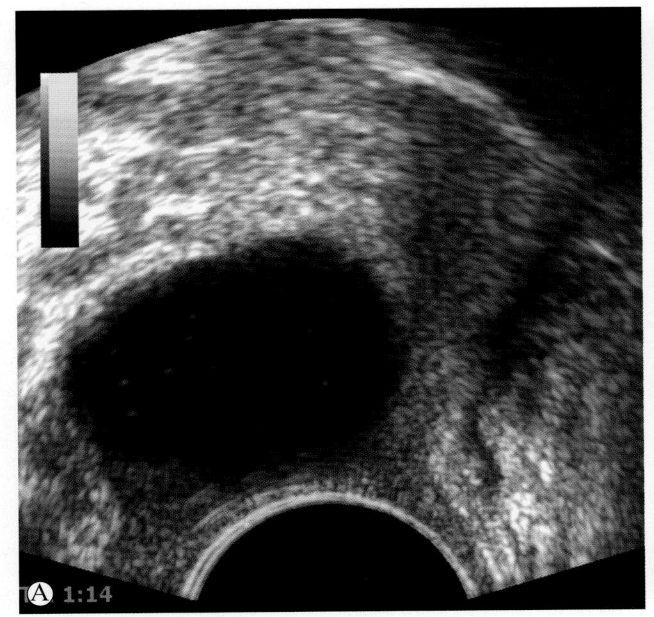

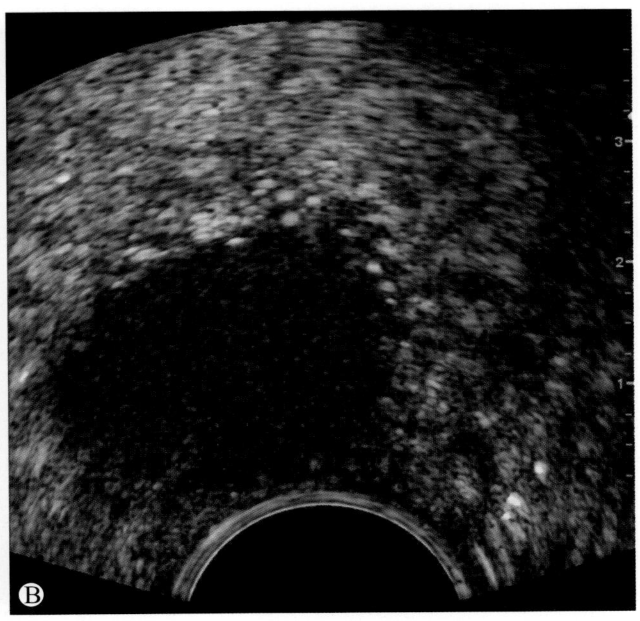

图31-4-4　阴道囊肿

A.二维灰阶超声显示圆形无回声，内部散在点状中等回声；B.超声造影显示病灶内无造影剂充盈

（二）阴道壁肌瘤

阴道壁肌瘤很少见。肌瘤生长于阴道壁上，常呈圆形、类圆形的均匀低回声，边界清晰，CDFI示血供不丰富，与阴道壁纤维瘤不易鉴别。但二者共同的特征为少血供（图31-4-5）。

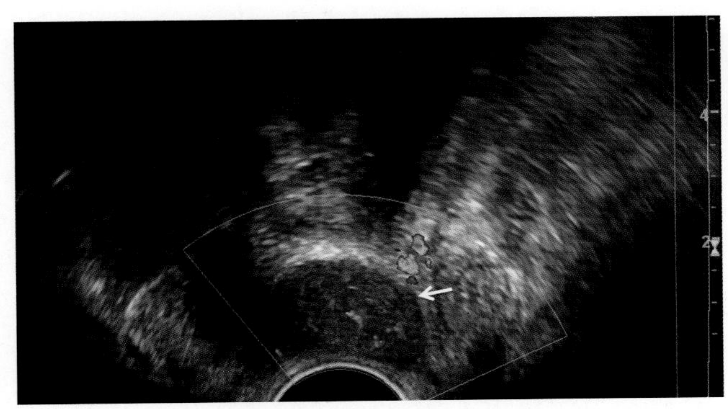

图31-4-5　阴道壁肌瘤

阴道壁上低回声、均匀，内部分布规律的血流信号

（三）阴道壁纤维瘤

少见的阴道壁上低回声肿物，边界清晰，内部很少有血流信号（图31-4-6）。

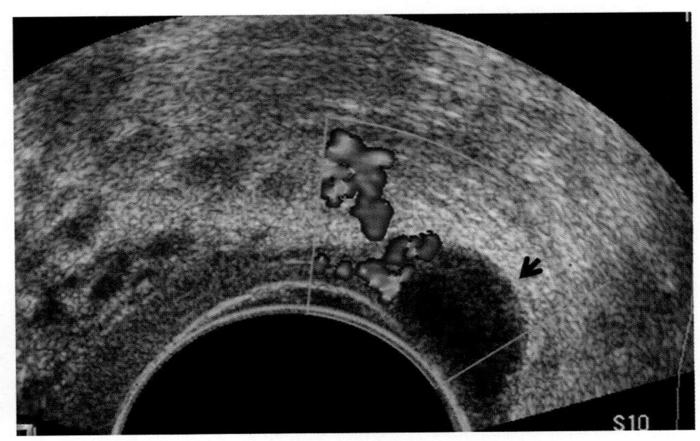

图31-4-6　阴道壁纤维瘤

阴道壁上低回声、均匀，边界清晰，内部探不到血流信号

（张　晶）

第五节　卵巢疾病

卵巢深藏于盆腔，左右各一，形态呈扁椭圆形，大小约为3cm×1.5cm×1cm，前缘借助卵巢系膜与子宫阔韧带相连，前缘中部为卵巢门，有血管、神经进出；卵巢后缘为游离缘；卵巢上缘借助卵巢悬韧带与输卵管相连，下缘借助卵巢固有韧带与子宫角相连。卵巢是由子宫动脉（起自髂内动脉）卵巢支和卵巢动脉（起自腹主动脉，左侧卵巢动脉少数起自左肾动脉）共同供血。供血动脉经卵巢门进入卵巢髓质再形成螺旋分支后辐射进入皮质，最终形成毛细血管网后汇合成小静脉，最终汇

合成卵巢静脉（左侧卵巢静脉汇入左肾静脉，右侧卵巢静脉汇入下腔静脉）。青春期前卵巢功能处于相对静止阶段，卵巢较小，无周期性的排卵等功能活动，超声检查卵巢内有可能见到小的卵泡，但不会出现优势卵泡及黄体；绝经后，卵巢的功能活动又回归相对静止，卵巢内的卵泡逐渐减少消失，卵巢体积变小；而育龄期卵巢有规律性地排卵，因而有月经周期，在月经周期的不同阶段，卵巢的大小、形态、结构随着卵泡的不断发育成熟、排卵及黄体形成等而出现各种各样的变化。

妇科检查仅能了解卵巢的大小及质地；CT检查有放射线辐射且其对软组织分辨率低，对卵巢疾病的诊断不占优势；虽然MRI的分辨率较CT高，但价格昂贵，在卵巢疾病的诊断中不能普及应用；PET/CT通过观察局部代谢状态发现和诊断疾病，在卵巢疾病的诊断中因不能区分是功能性、炎症性还是肿瘤性高代谢，其应用也有限。超声检查方便、经济、分辨率高，可动态观察，是诊断卵巢疾病最依赖的影像学检查技术，准确地诊断卵巢疾病还有赖于超声检查者对卵巢疾病的认识和业务水平，只有在充分了解卵巢的各种生理及病理改变、临床表现及超声声像图表现的基础上，才有可能最大限度地发挥超声影像技术的优势。熟知各种生理性变化及其相应的超声声像图变化是鉴别各种病变的起点，本节将对卵巢的各种生理性改变、非肿瘤性病变、良性肿瘤、交界性肿瘤及恶性肿瘤的超声诊断与鉴别诊断进行描述。

一、卵巢的各种生理性改变

（一）卵泡囊肿

1.临床情况　卵泡发育不成熟或成熟后不排卵，卵泡不出现闭锁或破裂，卵泡液潴留持续形成卵泡囊肿，患者无临床症状，常在查体或妇科检查时偶然发现，可自行消失，无须临床处理。

2.超声表现　囊肿一般较小，多不超过3cm，囊壁菲薄，囊腔内透声性好，CDFI示囊壁上无血流信号，随访观察最终消失（图31-5-1）。

（二）黄体囊肿

1.临床情况　囊肿出现于卵泡成熟排卵以后，由于黄体的血管化过程中囊腔内出血过多或出血吸收后黄体腔内积液未吸收形成，患者多无临床症状，当黄体分泌功能活跃时可能出现下腹部疼痛、阴道流血或停经，当黄体由于囊腔内出血量大导致囊壁破裂腹内积血时会出现急腹症的表现，加上有停经史，可能被临床误诊为异位妊娠。手术后的大体标本病理检查示囊内壁附有一层曲折黄色花瓣膜状物，囊腔内为淡黄色或暗红色液体，显微镜下显示囊肿壁由黄素化颗粒细胞和卵泡膜细胞组

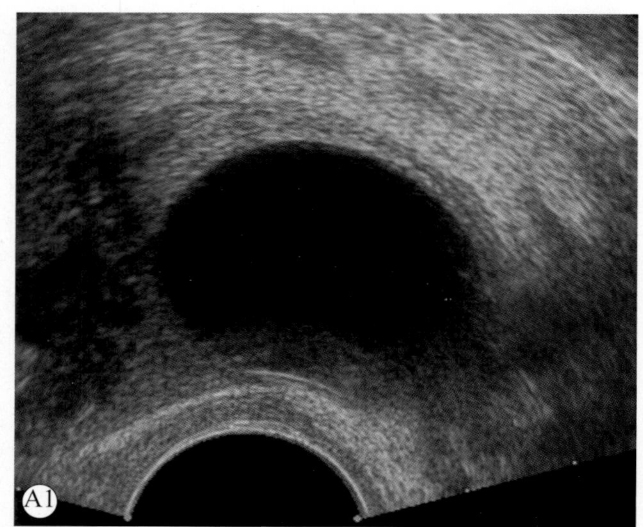

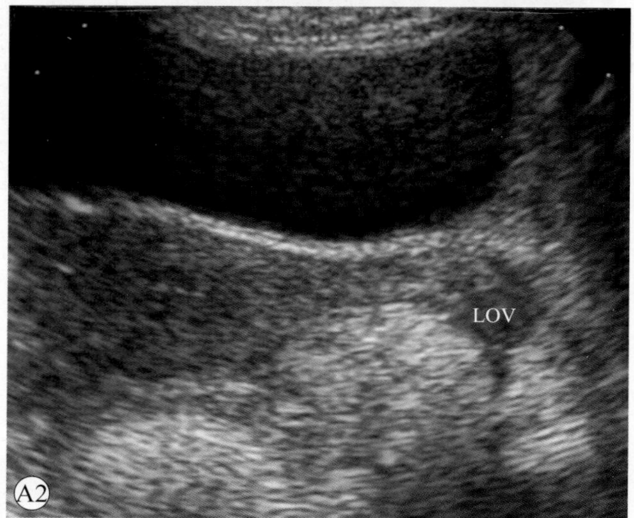

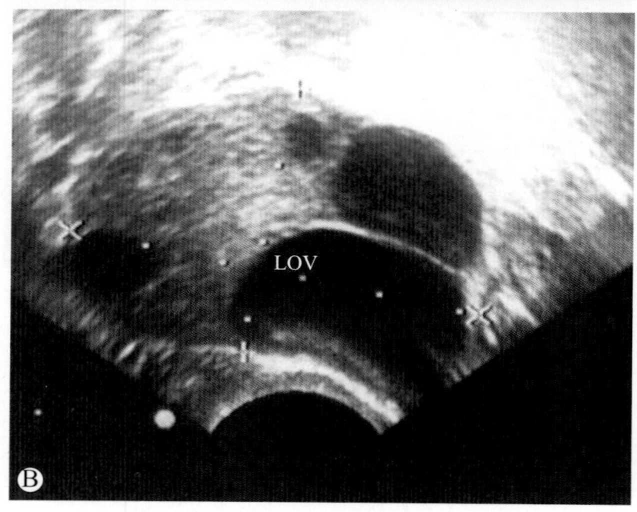

图31-5-1　卵泡囊肿声像图

A1.左卵巢卵泡囊肿；A2.24天后左卵巢（LOV）囊肿完全消失；B.左卵巢（LOV）薄壁囊肿，透声好，手术病理证实为卵泡囊肿

成。黄体囊肿会自行消失，不需要处理，由于认识不足，有不少患者因原本不需要处理的黄体囊肿而接受了不必要的手术。

2.超声表现　多种多样，囊肿多不超过4cm，囊壁较厚，回声可稍增强，囊腔内透声常较差，可表现为网状回声，也可见不规则的絮状回声团，CDFI示囊腔内无血流信号，囊壁上有时可见类小乳头样突起，CDFI示囊壁上可没有明显血流信号，也可见丰富环状血流信号，类乳头样突起的基底部有时可探及血流信号。囊腔内积液或积血量大时，囊肿的体积也会很大；发生囊壁破裂时，囊肿表面及其周围常可见凝血块形成的不规则不均质低回声包块，该包块常表面毛糙、无明显包膜，盆腔常可见游离液体，液体透声较差，可见絮状及点状回声（图31-5-2）。此时超声表现与输卵管妊娠破裂出血鉴别困难，需要结合患者的停经史和尿妊娠试验或血hCG值升高来鉴别诊断。

（三）黄素囊肿

1.临床情况　常伴发于滋养细胞肿瘤，也可见于正常妊娠。妊娠或发生滋养细胞肿瘤时，体内高水平的绒毛膜促性腺激素刺激卵巢内的卵泡使之过度黄素化，每个卵泡腔内出现大量渗出液，从而使得卵巢明显增大，甚至超过20～30cm，明显增大的卵巢可发生蒂扭转、出血、坏死、破裂等，有时患者可合并腹水。黄素囊肿如果没有出现明显的临床症状，可以不予处理，随着体内hCG水平的降低，囊肿也会逐渐变小；若出现临床症状，则需要进行相应处理。正常妊娠时出现的黄素囊肿由于超声和临床医师缺乏认识，会误诊为卵巢肿瘤，有

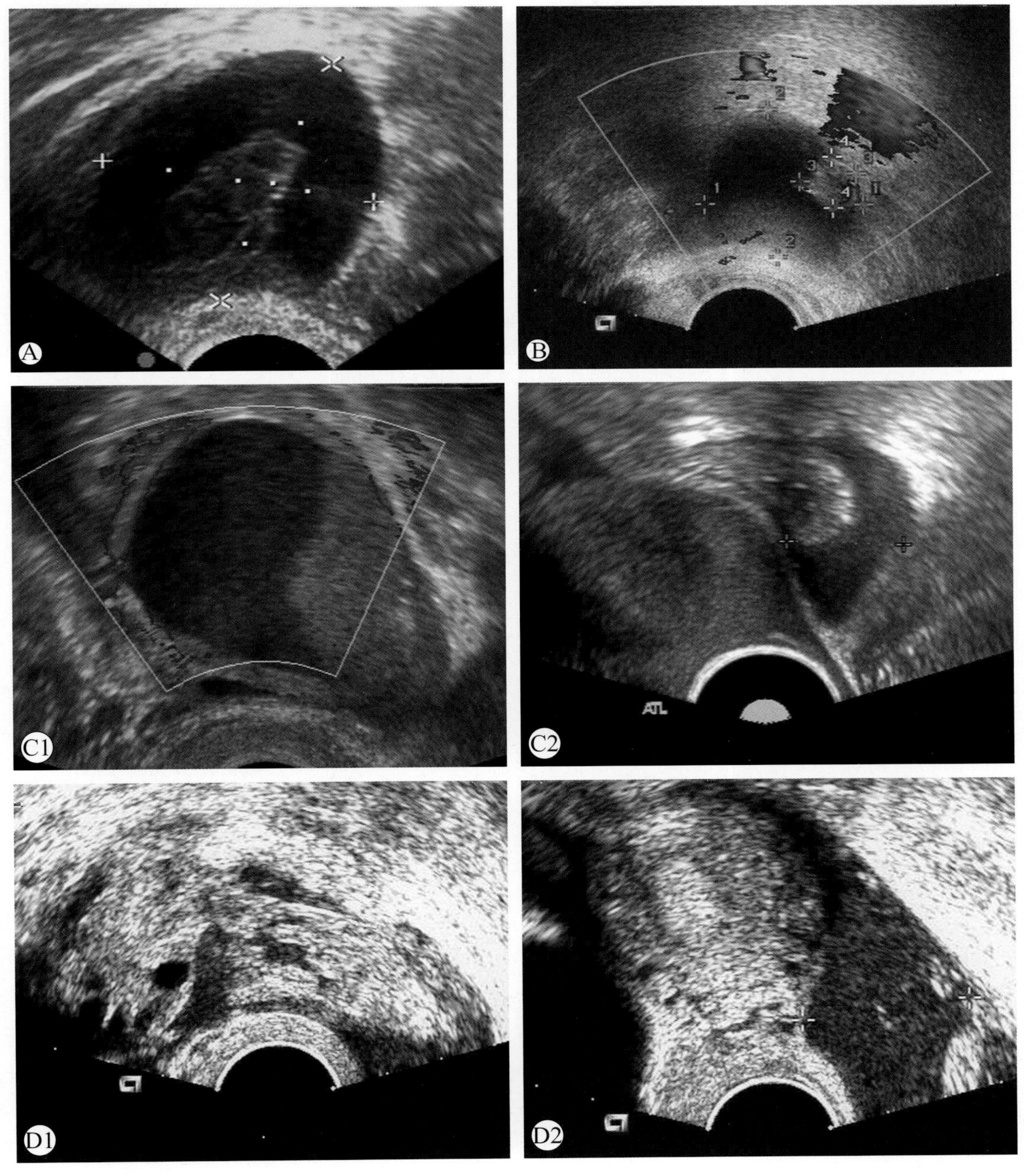

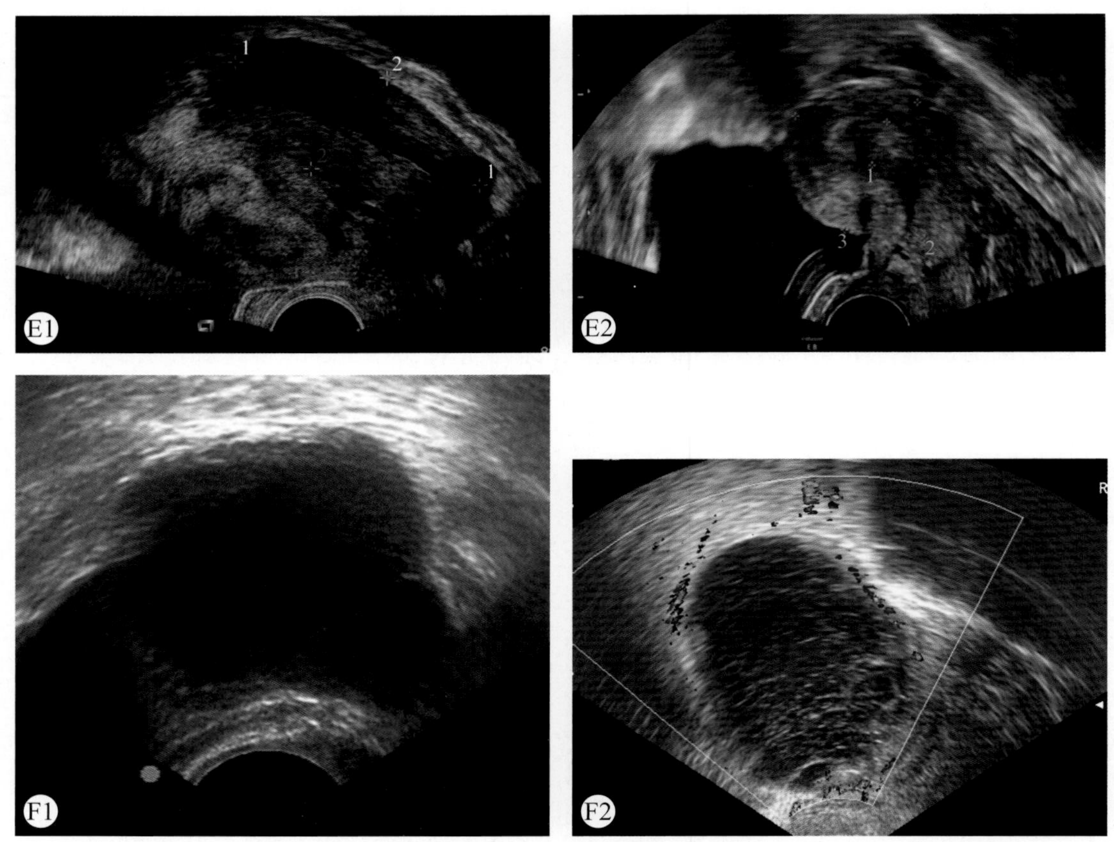

图31-5-2 黄体囊肿声像图

A.黄体囊肿囊腔内透声差，可见絮状回声团；B.黄体囊肿内壁上有乳头样突起，其基底部有少许血流信号；C1.黄体囊肿囊腔内透声差，有絮状回声团，囊壁上有环状血流信号；C2.患者盆腔有少量游离液体，透声差，考虑黄体破裂伴少量内出血；D1.黄体破裂，其表面及旁边见凝血块形成的不均质偏低回声包块；D2.盆腔可见出血形成的游离液体，透声差；E1.黄体破裂，后囊壁张力下降，囊肿塌陷；E2.子宫前方可见大量积液，透声差；F1.黄体囊肿，壁薄，内有薄壁分隔，透声好；F2.黄体囊肿，壁稍薄，内透声差，可见网状回声

些患者为此切除了双侧卵巢，造成终生痛苦和遗憾。

2.超声表现 双侧卵巢均明显增大，卵巢内见大量圆形或卵圆形小囊腔，内壁光滑，囊腔内透声好。合并卵巢蒂扭转时，卵巢可有压痛，囊腔内有出血时可见点状回声。腹腔可合并有腹水（图31-5-3）。

（四）出血性卵巢囊肿

1.临床情况 各种生理性卵巢囊肿合并囊内出血时就成为出血性卵巢囊肿，短时间内大量出血，可有急腹症的症状，出血既可以仅局限于囊腔内，也可以囊内囊外同时存在，当腹内大量出血时，就需要急诊手术，所幸的是绝大部分出血性卵巢囊肿无须手术治疗，严密随访观察期间可见出血逐渐吸收消失，临床症状缓解。

2.超声表现 检查的时间不同，表现也千差万别，急性出血期有新鲜凝血块形成时，凝血块呈高回声团，与某些囊性畸胎瘤内的回声相似；随着时间的推移，凝血块的回声逐渐减低，呈中低回声实性区域，CDFI在实性区域内不能显示血流信号；囊腔内没有形成凝血块的积血声像图表现差异也很大，可以是无回声的，也可以显示为密集点状回声，极似常见的子宫内膜异位囊肿；还可以是上部无回声、下部沉积的分层表现。出血流出囊腔外，盆腔内可见游离液体，有时可见紧贴卵巢附近的凝血块呈无包膜形态不规则欠均质的实性回声，出血量大时，腹腔其他部位也可见游离液体，液体的透声性一般较差（图31-5-4）。

二、卵巢的非肿瘤性病变

（一）子宫内膜异位囊肿

1.临床情况 子宫内膜腺体和（或）间质异位到卵巢实质内，伴随着月经周期反复出血，在卵巢内形成的囊肿就是子宫内膜异位囊肿，囊腔内为陈旧积血，颜色似巧克力，又称为巧克力囊肿，囊肿没有真正的囊壁，只是被挤压的周围卵巢组织及增生的纤维结缔组织，囊肿的大小在月经周期的不同时期可有变化，月经期大多数囊肿逐渐增大，患者多有周期性腹痛（痛经）；在月经周期的黄体期和行经期，由于局部充血和出血，囊肿内压力升高，可以造成囊壁自发破裂，囊内所含陈旧性积血随破口流入盆腔、腹腔并刺激腹膜，引起急腹症。

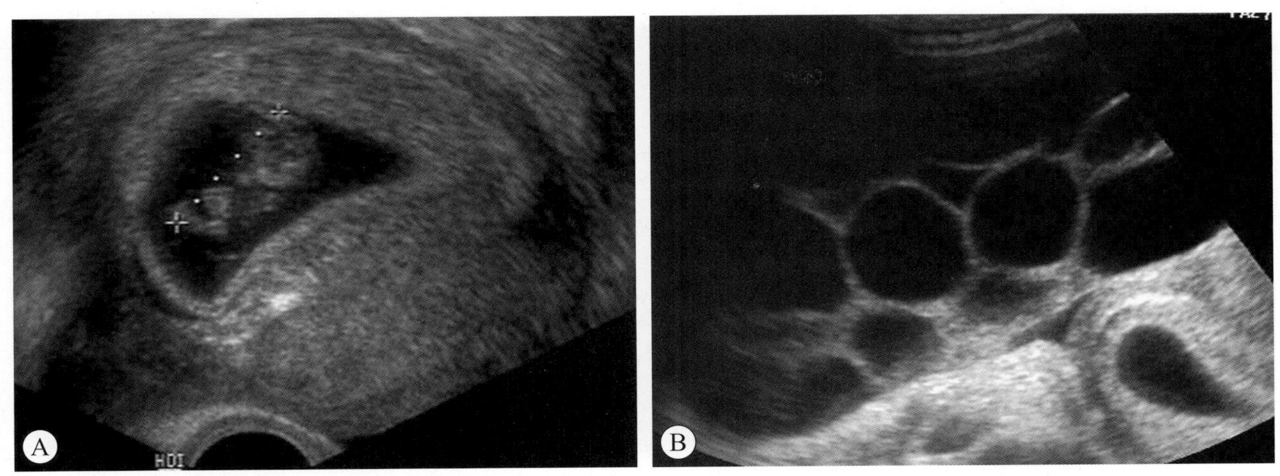

图31-5-3 黄体囊肿声像图

A.宫内早孕患者，宫腔内见孕囊及胎芽；B.双卵巢明显增大，内见大量圆形或卵圆形小囊腔，透声好，囊壁光滑

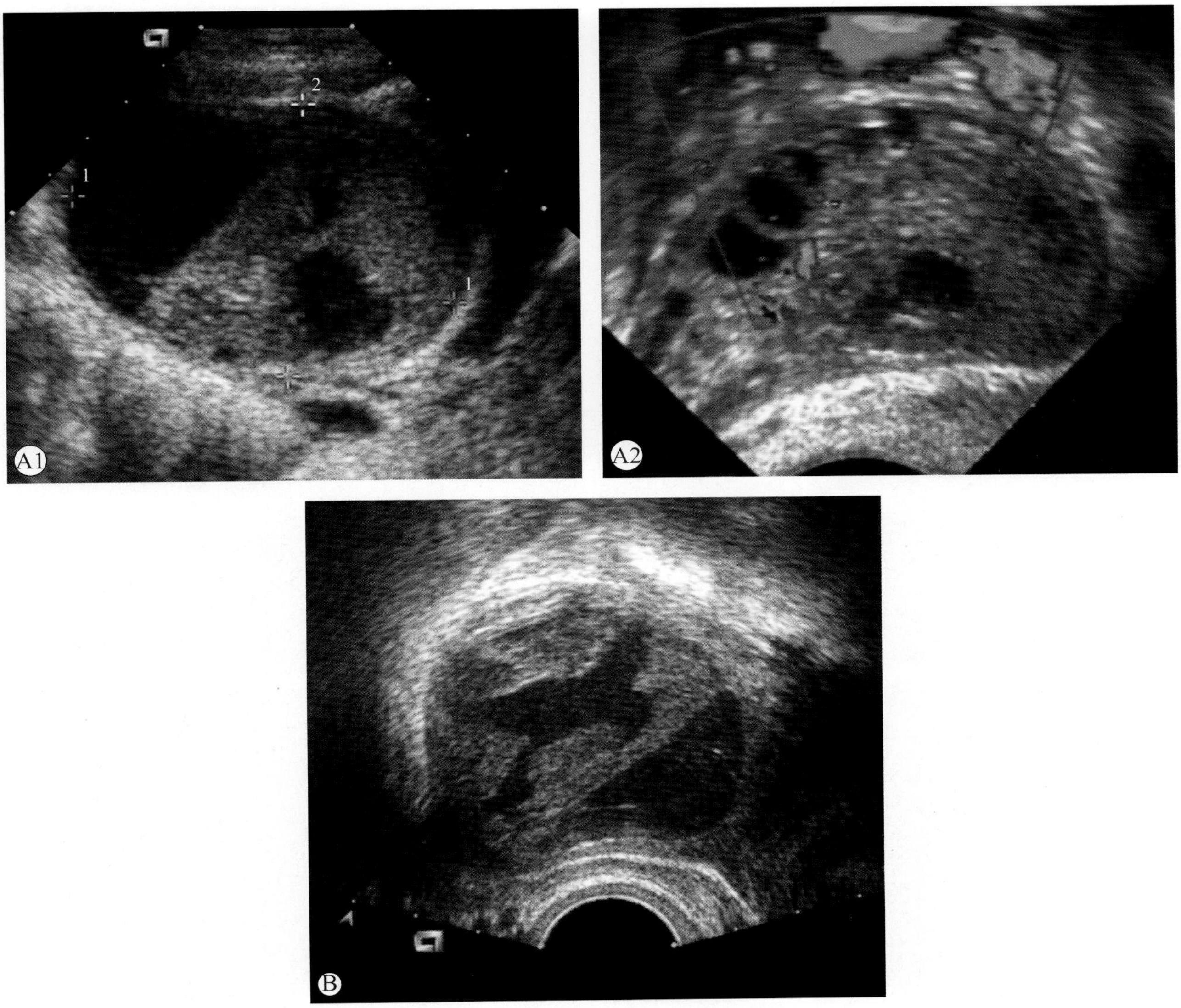

图31-5-4 出血性卵巢囊肿声像图

A1.出血性卵巢囊肿腔内见密集点状回声及絮状回声团；A2.26天后复查，囊肿消失；B.出血性卵巢囊肿囊腔内见密集点状回声及絮状回声团

2.超声表现　典型的子宫内膜异位囊肿囊壁毛糙，囊腔内充满均匀密集的点状回声；不典型的表现也很多，有的囊腔内类似无回声，有的有分隔，有的有分层现象，还有的由于囊腔内有机化的凝血块，内部回声比较杂乱。结合临床，子宫内膜异位囊肿的术前超声确诊率很高，但有时也会与卵巢囊性畸胎瘤、黏液性囊腺瘤、出血性卵巢囊肿等混淆。当子宫内膜异位囊肿破裂时，患者因急性剧烈腹痛就诊，超声检查可见卵巢内原有的子宫内膜异位囊肿张力降低，囊壁塌陷，盆腔可见透声性差的游离液体（图31-5-5）。

（二）输卵管卵巢脓肿及囊肿

1.临床情况　严重的妇科感染累及输卵管和卵巢后可形成输卵管卵巢脓肿，患者多有高热、下腹痛，有时能触及盆腔包块，输卵管与卵巢互相粘连，形成脓肿后输卵管腔常与卵巢内的脓腔相通，经过急性期、亚急性期进入慢性期后，脓腔内的脓液逐渐演变为清亮的液体，变成输卵管卵巢囊肿，这是炎症的结局。少数患者急性期的临床表现并不典型，这多与抗生素的应用有关。

2.超声表现　卵巢常显示不清，附件区可见多房囊性包块，边界常模糊不清，囊腔内透声差，多为密集点状回声，部分区域呈纡曲管状结构，囊壁厚而毛糙，CDFI示囊壁及实性区可见较丰富血流信号，病灶局部触痛明显。当转变成输卵管卵巢囊肿后，囊腔内透声性良好，囊壁变薄，与周围组织粘连，部分区域仍可辨认出纡曲的管状结构，卵巢可部分显示或显示不清（图31-5-6）。

（三）卵巢冠囊肿

1.临床情况　卵巢冠囊肿是位于输卵管系膜或阔韧带与卵巢门之间的囊肿，多发生于育龄妇女，小者仅约1cm，大者可接近20cm，多数直径为5～10cm，大多无症状，多数为单纯浆液性囊肿，少数为浆液性囊腺瘤，个别有交界性或恶性改变。有报道卵巢冠囊肿占附件囊肿的20.9%，卵巢冠囊肿可起源于间皮、副中肾管及中肾管残留。较大的卵巢冠囊肿（直径6～12cm多见）可能发生蒂扭转，引起急性腹痛，右侧卵巢冠囊肿蒂扭转可能会被误认为是急性阑尾炎。

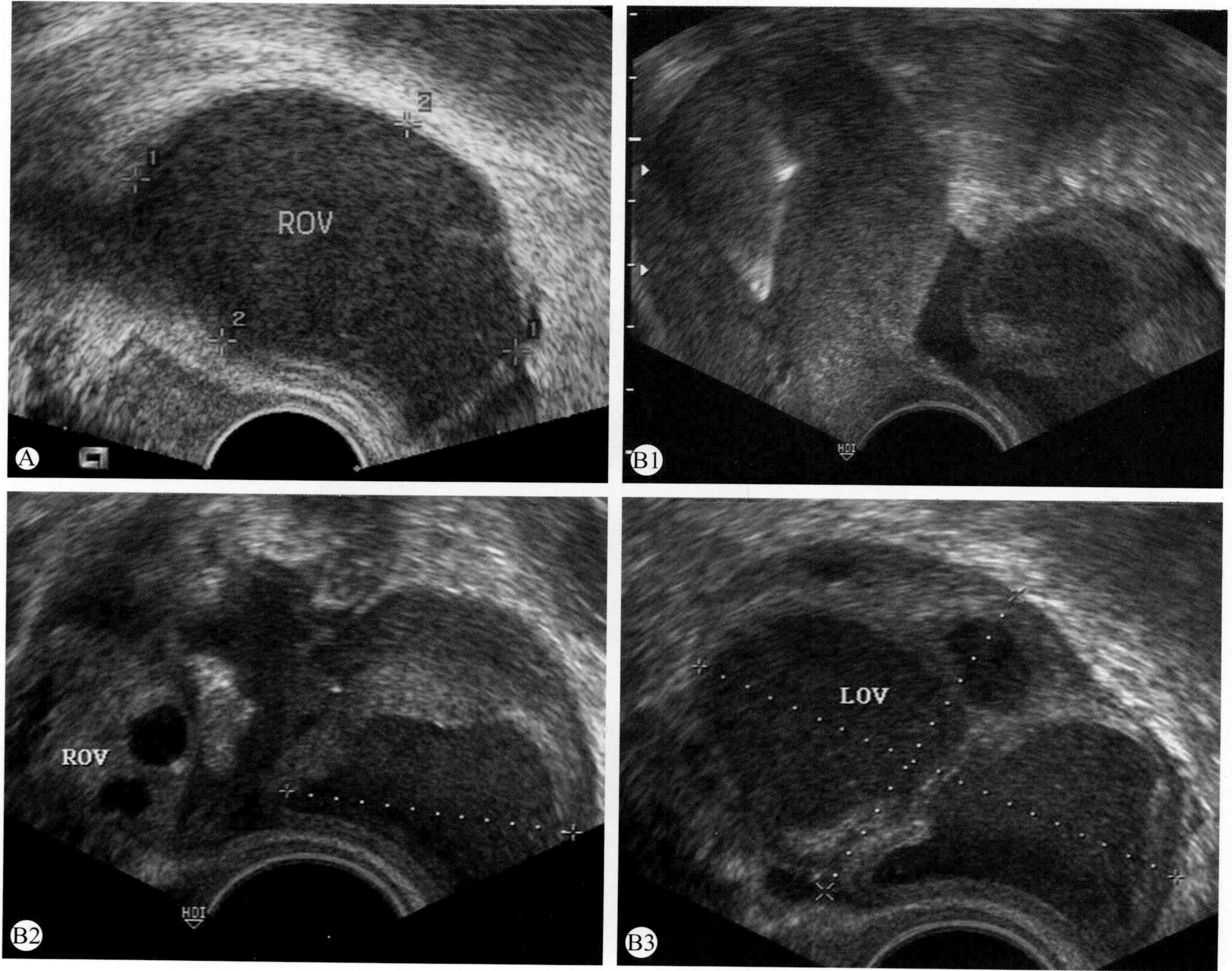

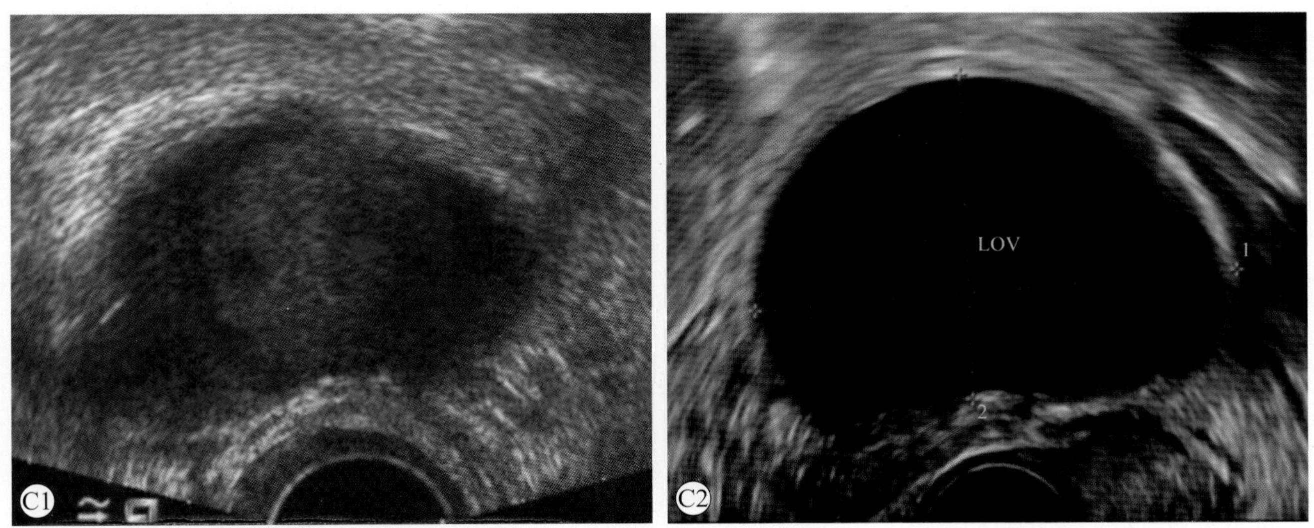

图31-5-5　子宫内膜异位囊肿声像图

A.右卵巢（ROV）子宫内膜异位囊肿，壁厚、毛糙，囊内透声差，充满密集点状回声；B1.盆腔内见游离液体，透声差；B2.右卵巢（ROV）无异常，左卵巢囊肿张力低，内透声差，充满密集点状回声，盆腔见游离液体，透声差；B3.左卵巢（LOV）内见多房囊肿，内透声差，充满密集点状回声，其中一个囊腔张力低，手术病理结果证实为左卵巢多房性子宫内膜异位囊肿，其中一个囊腔破裂。C1.卵巢子宫内膜异位囊肿，囊腔内透声差，并见凝血块形成的絮状高回声团；C2.左卵巢囊肿透声稍差，提高探头频率，其内可见密集点状回声

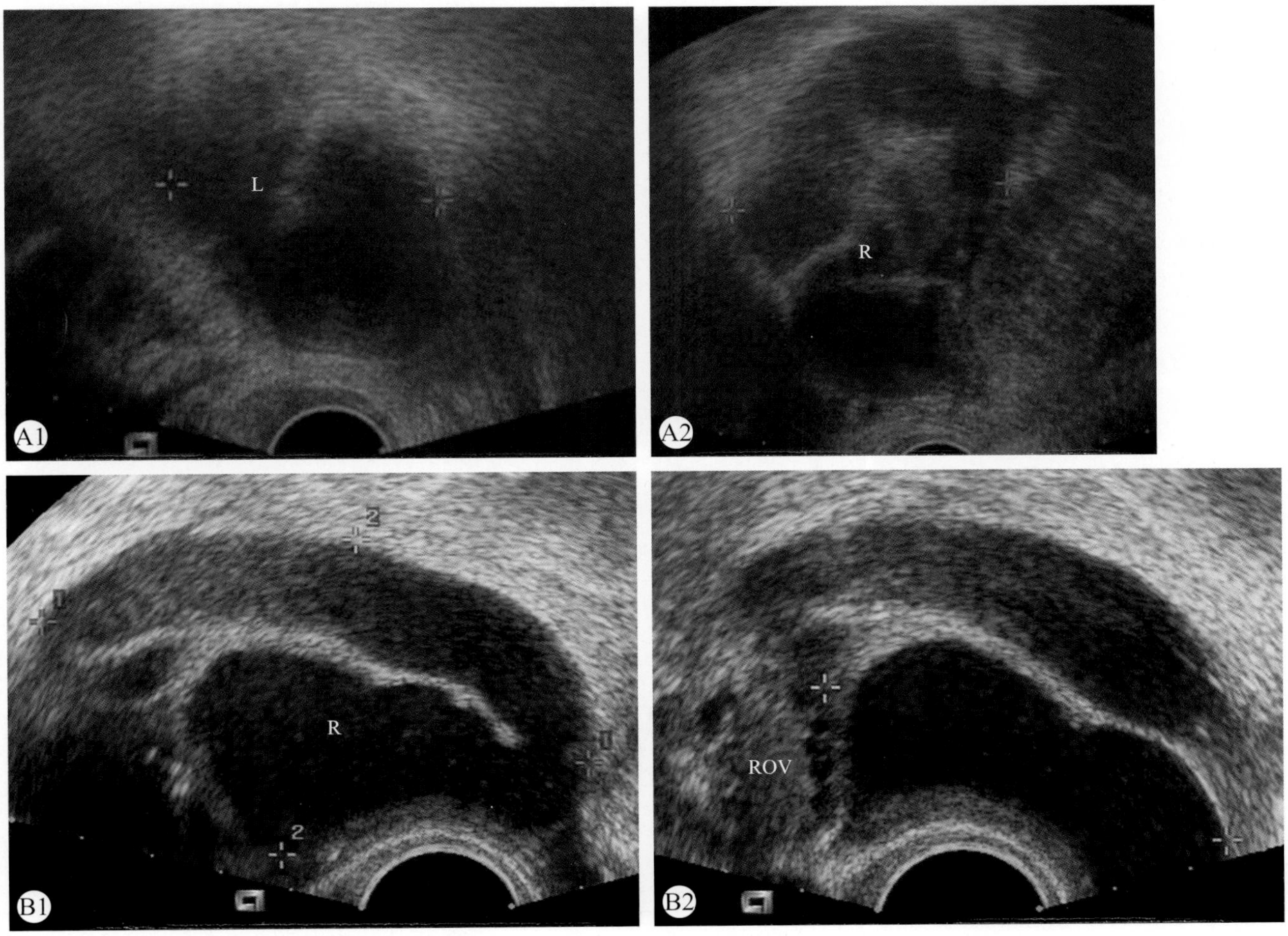

图31-5-6　输卵管卵巢脓肿及囊肿声像图

A1.左输卵管积脓，管腔明显增粗，呈纡曲管状，腔内透声差；A2.右输卵管积脓，管腔明显增粗，呈纡曲管状，腔内透声差。患者为年轻女性，因腹痛、发热住院，手术病理结果证实为双侧输卵管积脓；B1.右输卵管积水，输卵管明显增粗，纡曲扩张；B2.右输卵管积水，右卵巢（ROV）显示清晰，未见异常。L.左输卵管；R.右输卵管

2.超声表现　双侧卵巢均显示正常，卵巢旁附件区可见圆形或卵圆形囊性包块，边界清楚，壁薄光滑，囊内透声好，CDFI示囊壁上一般无血流信号。若囊壁上有多发乳头样突起，则有可能是浆液性囊腺瘤，局部交界性不能除外；若囊壁上的实性突起体积较大，CDFI可见其内较丰富的血流信号，则恶性病变不能除外。发生蒂扭转时，囊肿一般都有触痛，盆腔内可能出现少量积液（图31-5-7）。

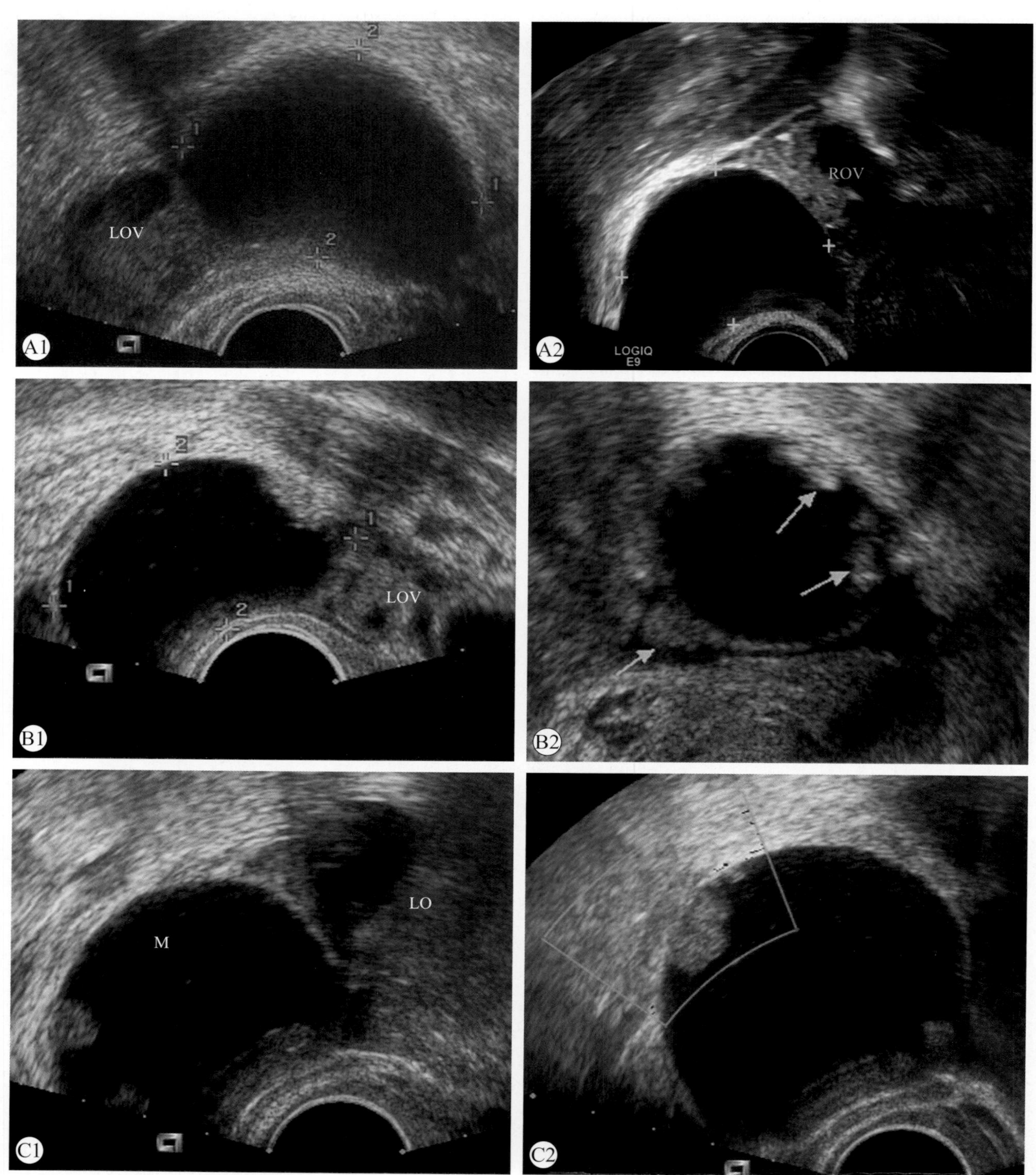

图31-5-7　卵巢冠囊肿声像图

A1.左卵巢冠囊肿位于左卵巢（LOV）旁，壁薄、光滑，内透声好；A2.右卵巢（ROV）旁卵巢冠囊肿；B1.左卵巢旁囊肿，内含实性突起；B2.左卵巢旁囊肿，囊壁上有多个实性突起分别向囊内外生长，手术病理结果证实为左卵巢冠囊腺纤维瘤；C1.左卵巢（LO）旁囊肿（M），囊内壁可见乳头样实性突起；C2.囊内壁上的实性突起为多发，大小不等，CDFI示突起内未见明显血流信号。手术病理结果证实为左输卵管系膜囊性浆液性交界型乳头状囊腺瘤局部癌变及间质浸润

三、卵巢的良性肿瘤

（一）卵巢囊性畸胎瘤

1.临床情况　卵巢囊性畸胎瘤是最常见的卵巢肿瘤，有报道卵巢囊性畸胎瘤占卵巢良性肿瘤的38.24%，其中80.97%的患者年龄为20～40岁，单侧约占88.66%。肿瘤的病理组织成分最常见的是脂肪、毛发，最常见的并发症是肿瘤蒂扭转；发生于青少年的巨大卵巢囊性畸胎瘤有时可能内含原始神经管等组织，为未成熟畸胎瘤；卵巢囊性畸胎瘤的患者年龄较大且囊肿体积较大的有发生恶变的可能，最常见的癌变为鳞状细胞癌。卵巢囊性畸胎瘤还可能与其他卵巢肿瘤及瘤样病变合并存在，如囊腺瘤、子宫内膜异位囊肿等。卵巢囊性畸胎瘤剔除手术后有可能复发，个别患者甚至可以多次复发。

2.超声表现　由于肿瘤独特的组成成分，卵巢囊性畸胎瘤常有特异性的声像图表现，囊腔内散在的毛发常呈线样强回声，毛发缠绕在一起形成团块时呈表面毛糙的弧形强回声带，后伴声影；液态脂肪比重轻，常浮在囊内液体的上方，呈脂-液分层征；脂肪、毛发、骨组织及其他各种组织混杂存在时表现为囊腔内回声高低不均、杂乱。特异的声像图表现使得卵巢囊性畸胎瘤术前超声诊断符合率基本都在90%以上，超声误诊的卵巢囊性畸胎瘤通常都是声像图表现特异性不够的病例，如囊内均为液态脂肪，可能被误诊为单纯囊肿、子宫内膜异位囊肿等；当囊腔内回声杂乱时，与肠管的结构回声极为相似，经验不足的超声医生可能会漏诊。若卵巢囊性畸胎瘤体积巨大，应特别仔细观察囊腔内是否有实性区域，明显的实性团块常提示有癌变（图31-5-8）。

（二）卵巢浆液性囊腺瘤

1.临床情况　卵巢浆液性囊腺瘤是较常见的卵巢良性肿瘤，约占卵巢良性肿瘤的25.0%，大部分为单侧，少数为双侧；约80%为单纯囊性包块，少部分囊壁上有乳头样突起，既可突向囊内，也可突向囊壁外，80%以上的为单房囊肿，少数为多房囊肿，也就是说囊腔内有分隔；囊壁上有时可有沙粒样钙化。囊肿直径以5～10cm较多见，随着保健意识的提高，查体发现的体积较小的囊腺瘤会越来越多，体积巨大的囊腺瘤所占的比例会有

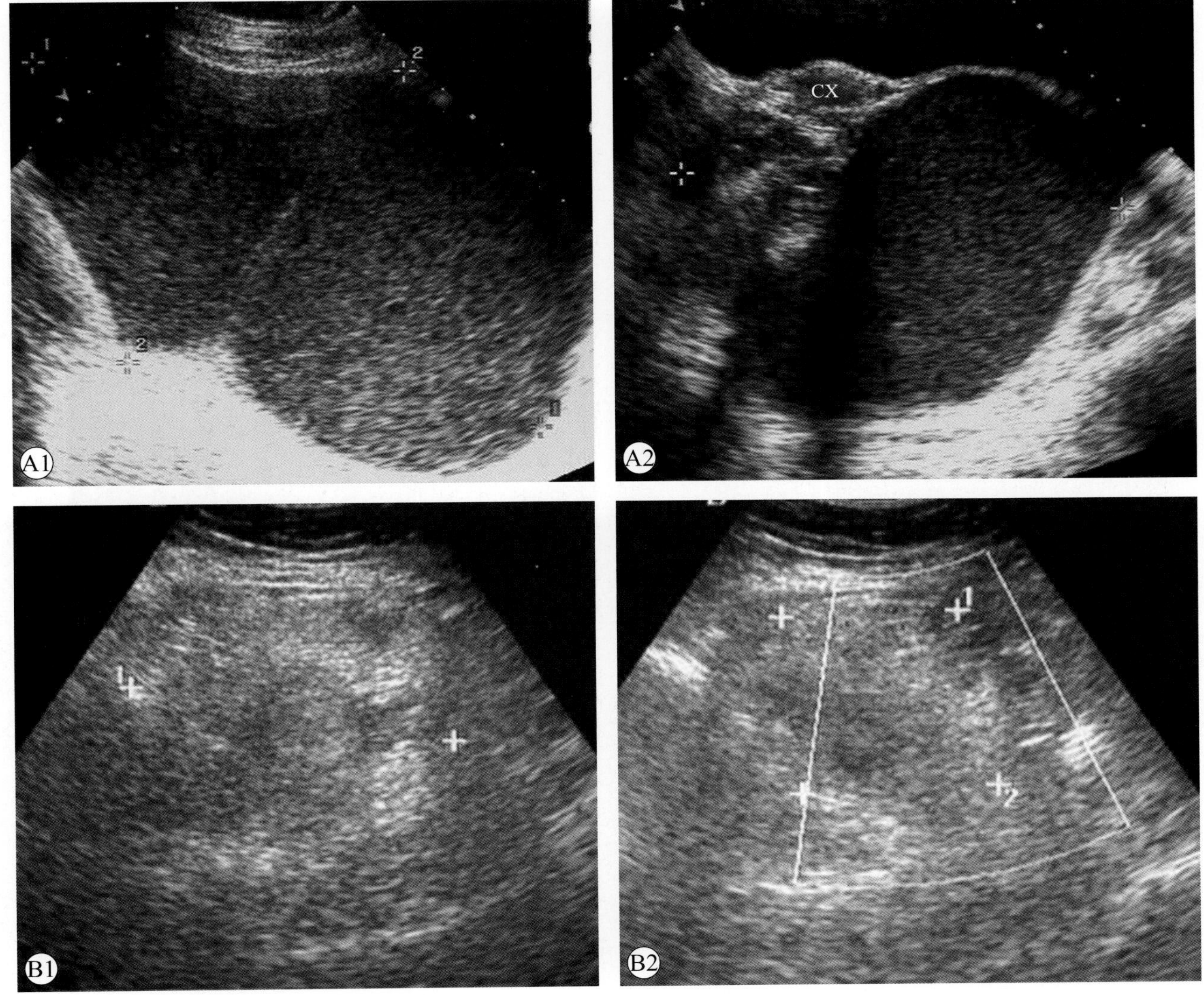

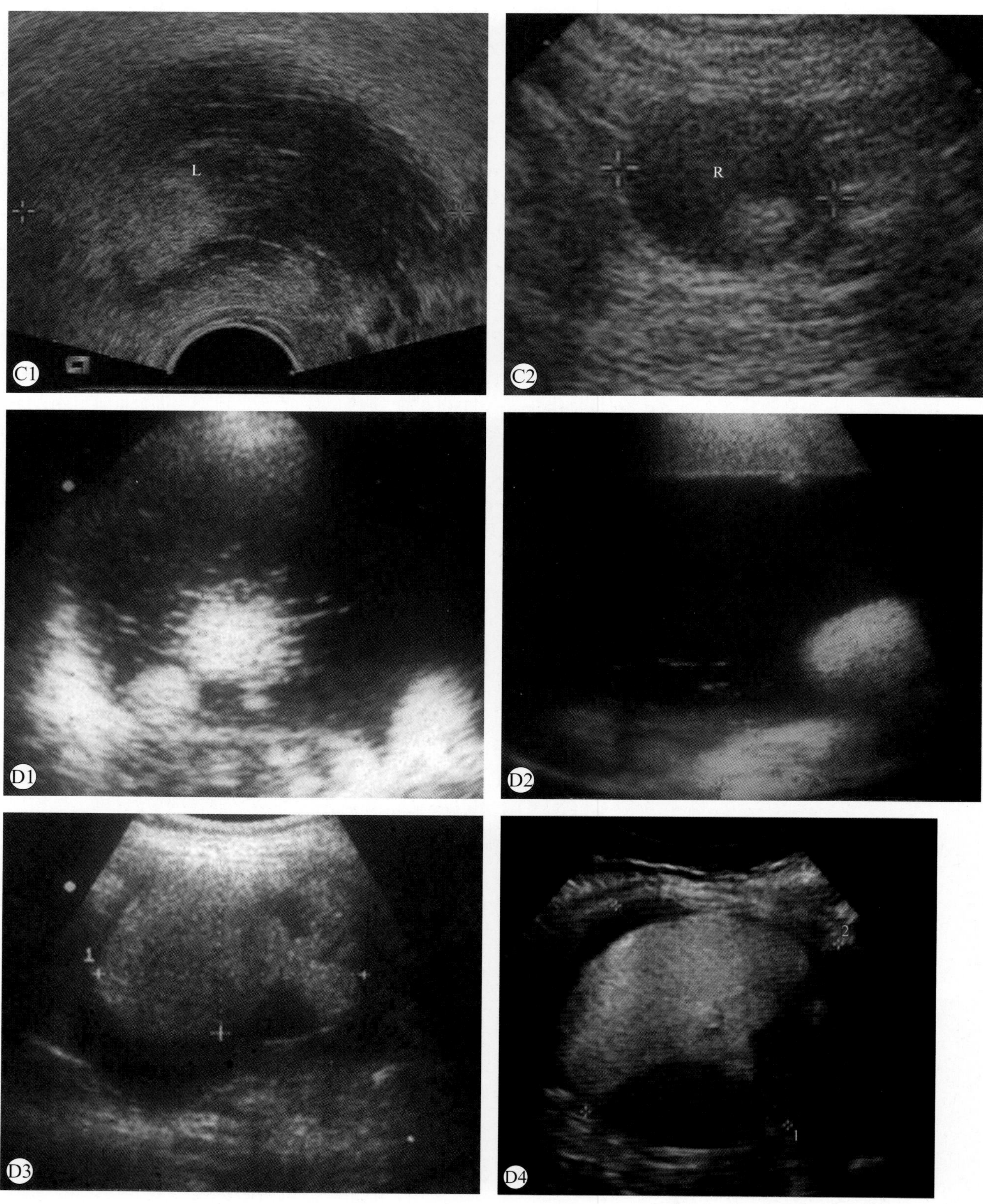
L
C1
R
C2
D1
D2
1
D3
2
1
D4

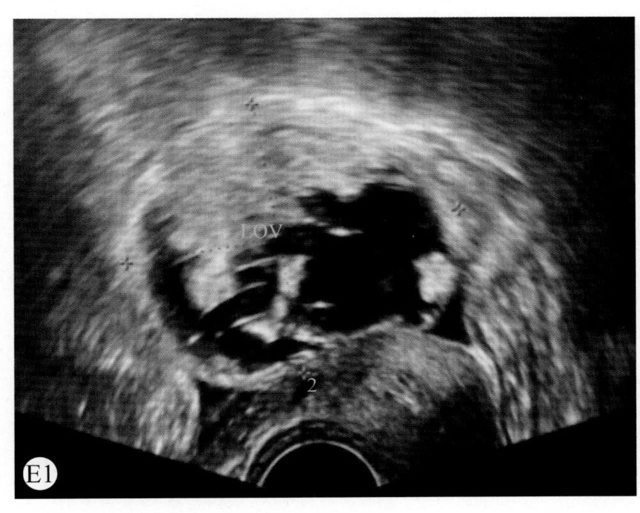

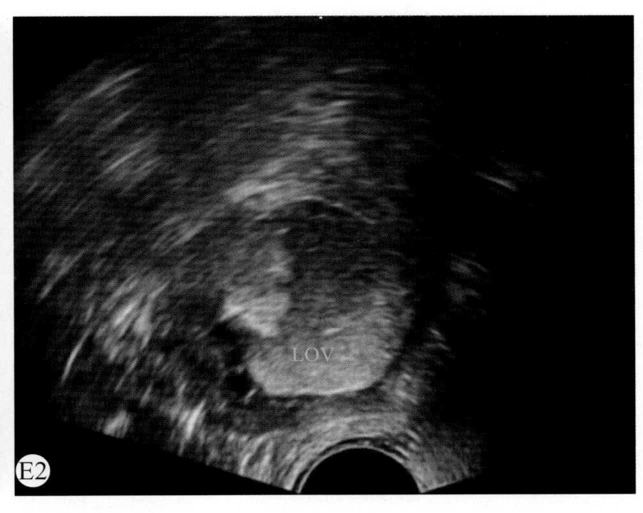

图31-5-8　卵巢囊性畸胎瘤声像图

A1.卵巢囊性畸胎瘤第一次超声检查误诊为子宫内膜异位囊肿。A2.再次复查，多切面扫查发现囊腔内除了密集点状回声及分隔，还可见不规则强回声团，提示为卵巢囊性畸胎瘤，手术病理证实。CX.宫颈。B1.左附件区包块，内回声强而不均。B2.CDFI示包块内未探及血流信号，手术病理结果证实为左卵巢囊性成熟性畸胎瘤；C1.双卵巢囊性畸胎瘤之左卵巢（L）包块，内见线样强回声及不规则强回声团。C2.双卵巢囊性畸胎瘤之右卵巢（R）囊肿，体积小，内见强回声团。D1.巨大卵巢囊性畸胎瘤，囊内见多发球形的强回声团。D2.囊腔内还可见脂-液分层征、发丝及面团征；D3.最重要的是囊腔内发现有不规则实性包块，手术病理结果证实此处为囊性畸胎瘤癌变（鳞状细胞癌）。D4.患者，女性，66岁，畸胎瘤伴局部实性低回声区，手术病理结果证实为囊性畸胎瘤部分鳞癌变。E1.囊性畸胎瘤内发丝状强回声及脂质沉积回声。E2.囊性畸胎瘤内面团征

所减少。囊腺瘤也会发生蒂扭转，但不如畸胎瘤蒂扭转常见。

2.超声表现　附件区圆形或卵圆形囊性包块，囊壁薄、光滑，大多数囊肿为单房性，少数囊内有薄壁分隔，囊腔内透声性良好，少数囊内可有较稀疏的点状回声，CDFI显示囊壁及分隔上少有血流信号；乳头状囊腺瘤囊壁增厚，可见乳头样突起；当囊壁上有沙粒样钙化时可见强回声斑（图31-5-9）。

（三）卵巢黏液性囊腺瘤

1.临床情况　卵巢黏液性囊腺瘤近年来似乎较卵巢浆液性囊腺瘤常见，其体积多远远大于后者，且多为单侧发生；卵巢黏液性囊腺瘤的囊壁通常较厚，囊腔内大多有较多纤细分隔，由于黏液上皮的分泌，囊腔内充满黏液；体积最大的妇科囊性肿瘤就是这种病理类型。卵巢黏液性囊腺瘤有可能发生破裂，一旦黏液漏入盆腹腔，黏液上皮就有可能种植于腹膜表面，形成腹膜假黏液瘤。

2.超声表现　附件区厚壁囊性包块，体积巨大时可充满盆腹腔，囊腔内透声差，多有多条纤细分隔，呈此典型表现的黏液性囊腺瘤术前超声的诊断准确率达90%以上。囊壁破裂时，盆腔可见游离液体，透声差。卵巢黏液性囊腺瘤较小时，囊腔内可能没有分隔，囊内液透声差，呈密集点状回声，囊壁上有时可见沙粒状强回声钙化斑；此类表现的卵巢黏液性囊腺瘤有可能被误诊为巧克力囊肿（图31-5-10）。

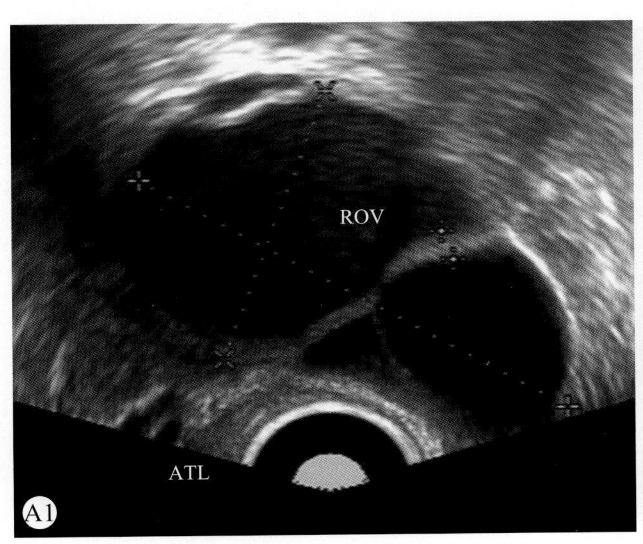

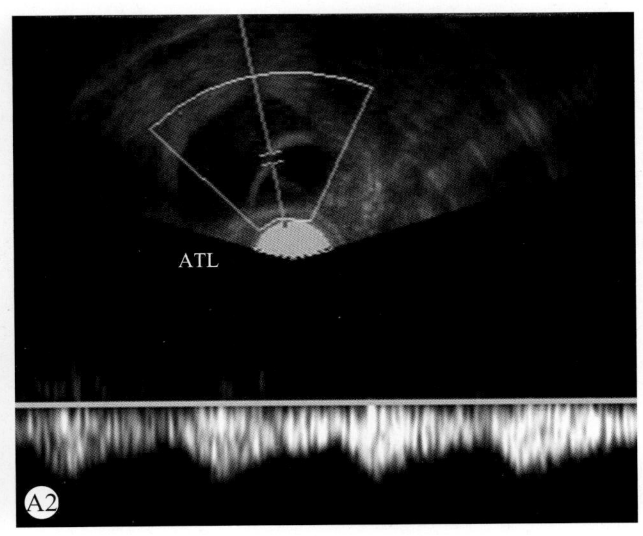

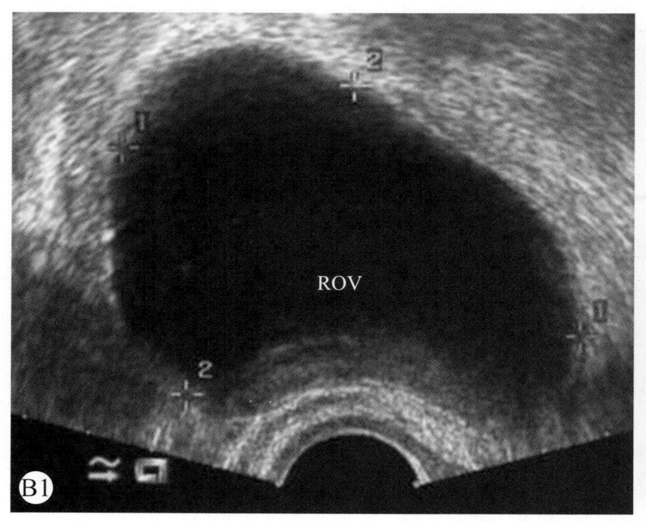

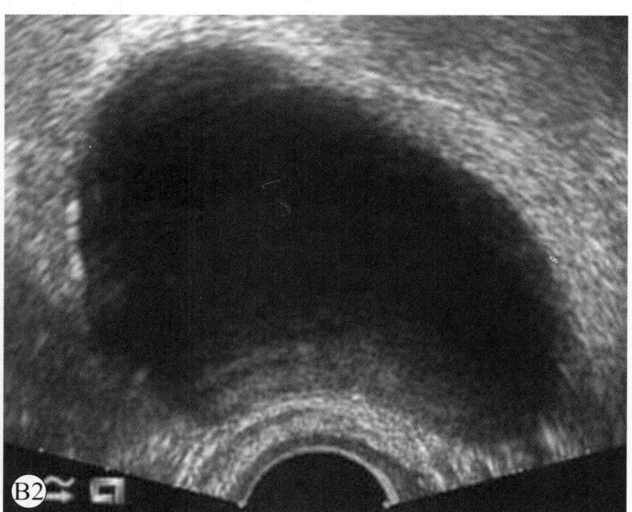

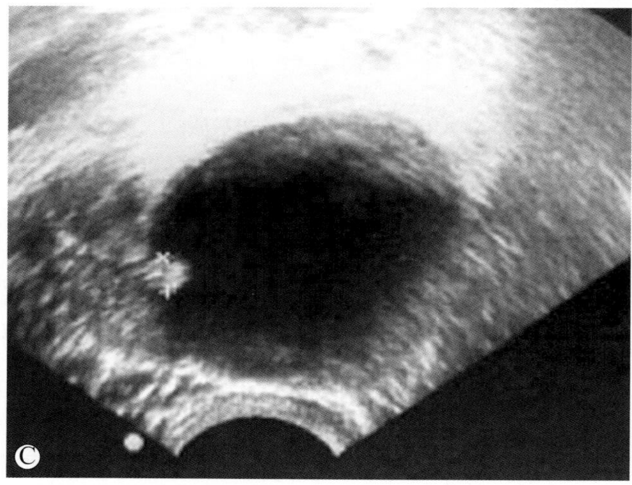

图31-5-9 卵巢浆液性囊腺瘤声像图

A1.右卵巢（ROV）囊肿，内见薄壁分隔；A2.CDFI示分隔上有少许血流信号，手术病理结果证实为浆液性囊腺瘤；B1.右卵巢（ROV）浆液性囊腺瘤，壁薄，囊内透声好；B2.囊壁上可见颗粒状强回声（沙粒样钙化）；C.卵巢浆液性乳头状囊腺瘤，囊内壁见乳头状突起

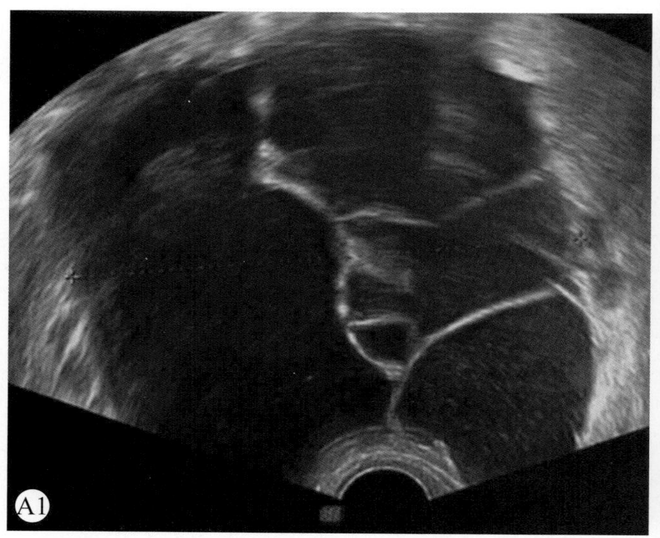

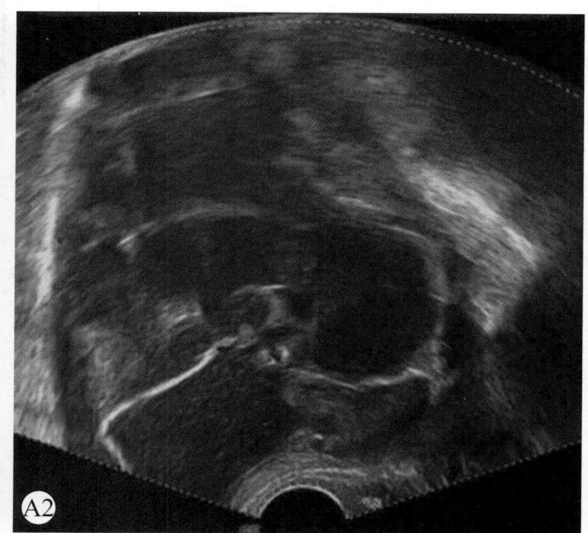

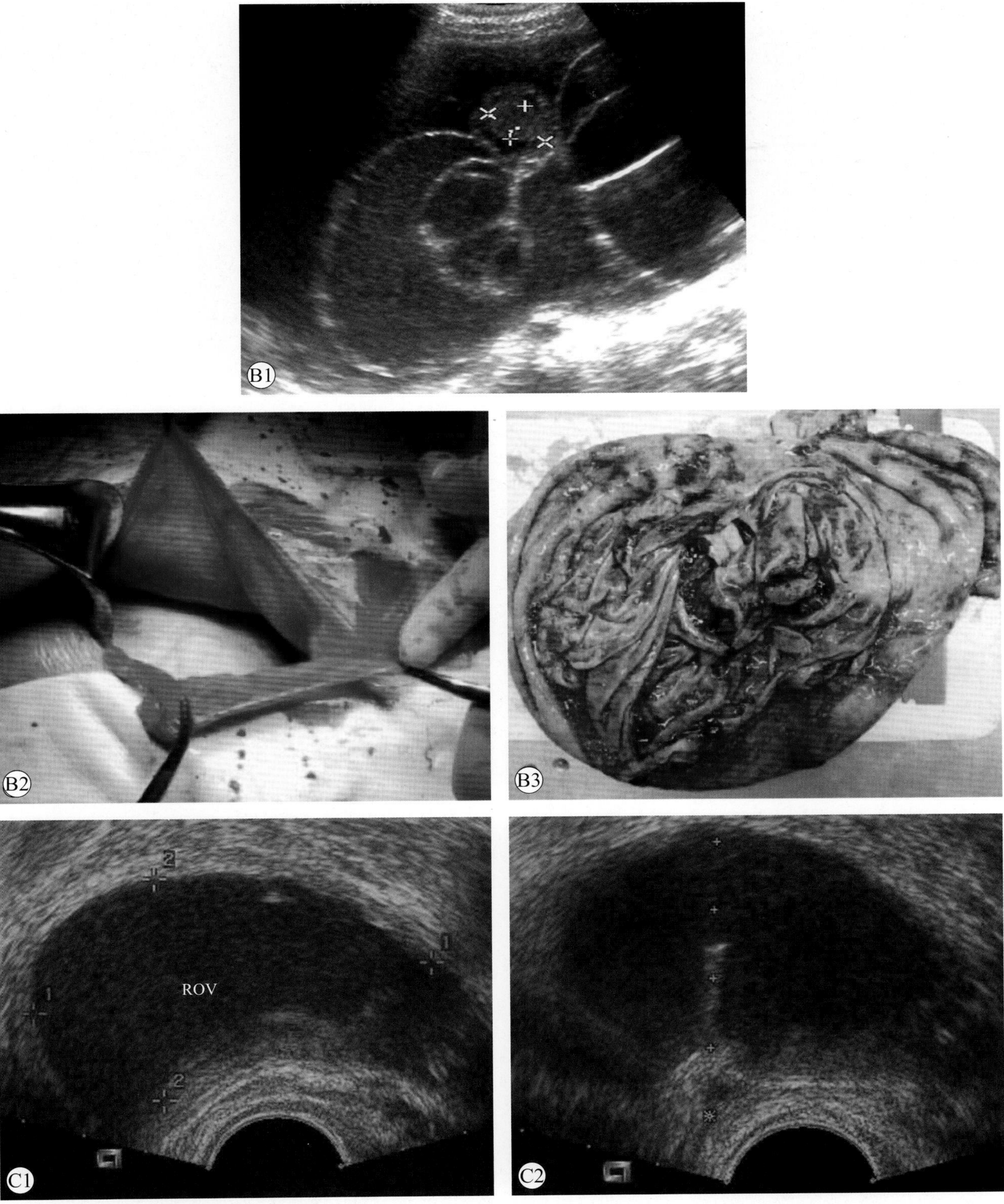
B1
B2
B3
ROV
C1
C2

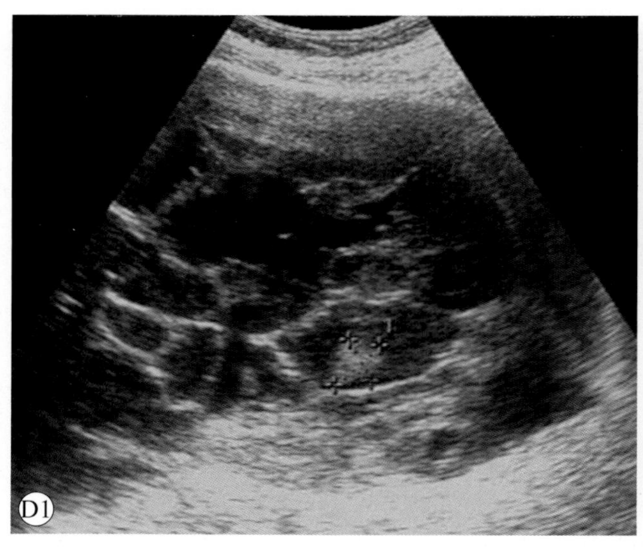

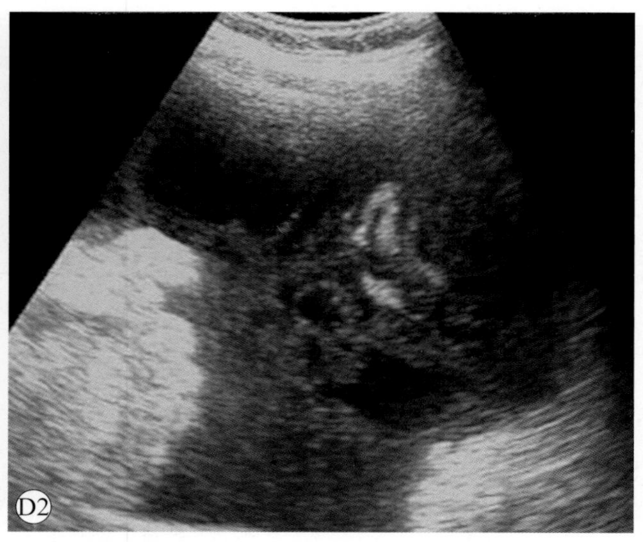

图31-5-10　卵巢黏液性囊腺瘤声像图

A1.卵巢多房囊性包块，分隔较薄，囊内透声欠佳；A2.CDFI示分隔上可见少许血流信号，手术病理结果证实为左卵巢多房黏液性囊腺瘤；B1.左卵巢多房囊性包块，壁厚，囊内有多条纤细分隔，囊液透声差；B2.术中见囊肿壁厚，表面光滑；B3.术后肿物标本，可见囊壁很厚，囊内分隔纤细，病理诊断为黏液性囊腺瘤；C1.右卵巢（ROV）囊肿囊腔内透声差，充满密集点状回声，超声诊断为卵巢子宫内膜异位囊肿；C2.行超声引导穿刺抽液治疗，抽出的液体为淡黄色黏稠液体，证实为黏液性囊腺瘤；D1.55岁老年女性，因腹胀检查发现腹部包块入院，盆腹腔包块巨大，内有较多薄壁分隔，囊液透声性差；D2.腹腔内可见大量积液，透声差，似胶冻状，手术病理结果证实为左卵巢黏液性囊腺瘤破裂

（四）卵泡膜细胞瘤

1.临床情况　卵泡膜细胞瘤是最常见的来源于性索间质的卵巢良性肿瘤（仅2%～5%卵泡膜细胞瘤为恶性），一般为实性，质地较坚硬，大小不等，体积较大者易发生蒂扭转，且可能合并腹水、CA125明显升高，此时易被误认为是卵巢恶性肿瘤；同时因肿瘤细胞分泌雌激素会刺激子宫内膜增生，甚至导致子宫内膜癌。当肿瘤内有出血坏死、囊性变、黏液性变时，可表现为囊实性。部分患者无临床症状，查体时被发现；部分患者可因雌激素刺激导致月经异常等症状，体积较大者可触及包块，合并蒂扭转时出现腹痛；体积巨大者，常合并大量腹水，似卵巢恶性肿瘤。

2.超声表现　附件区类圆形或分叶状包块，表面光滑，内部为实性低回声，后方常伴有不同程度的声衰减，内部回声可均匀，也可不均匀，CDFI示其内血流信号多不丰富；当肿瘤内部呈囊实性时，实性部分后方也常见声衰减；较小的肿瘤，其周边常可见正常卵巢组织结构；当肿瘤内有钙化时，可见强回声斑；合并蒂扭转时，肿瘤可有触痛；合并腹水，盆腹腔可见游离液体。卵泡膜细胞瘤内部回声均匀时，可被误认为是囊肿或巧克力囊肿，应注意其后方回声无明显增强或伴有衰减。卵泡膜细胞瘤还容易被误认为是浆膜下肌瘤，因此诊断时应仔细观察其与子宫之间是否有联系并结合患者临床表现考虑（图31-5-11）。

（五）其他卵巢良性肿瘤

1.临床情况　除了前面提到的各种肿瘤，卵巢还有其他一些不太常见的良性肿瘤，如卵巢甲状腺肿、纤维瘤、

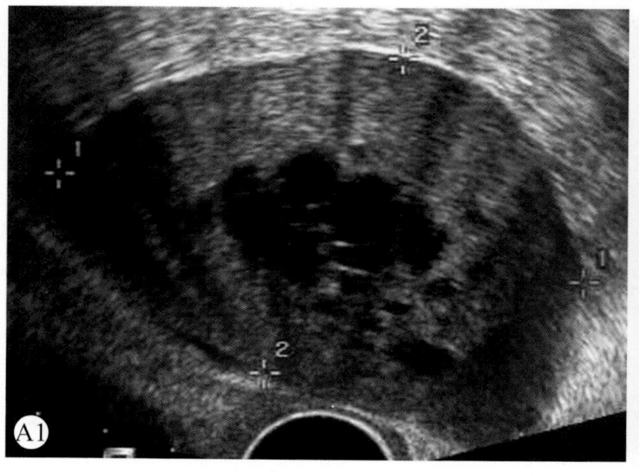

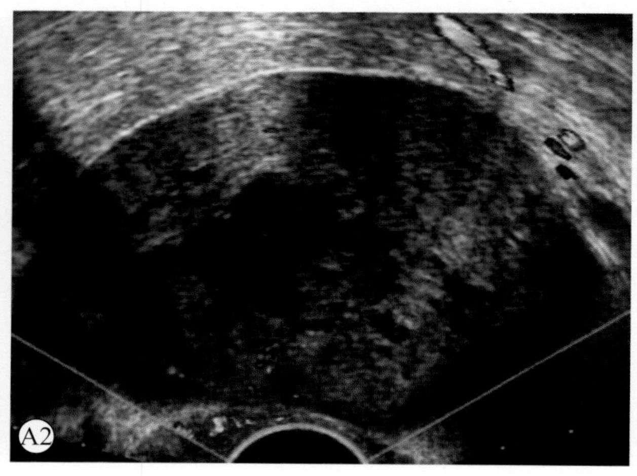

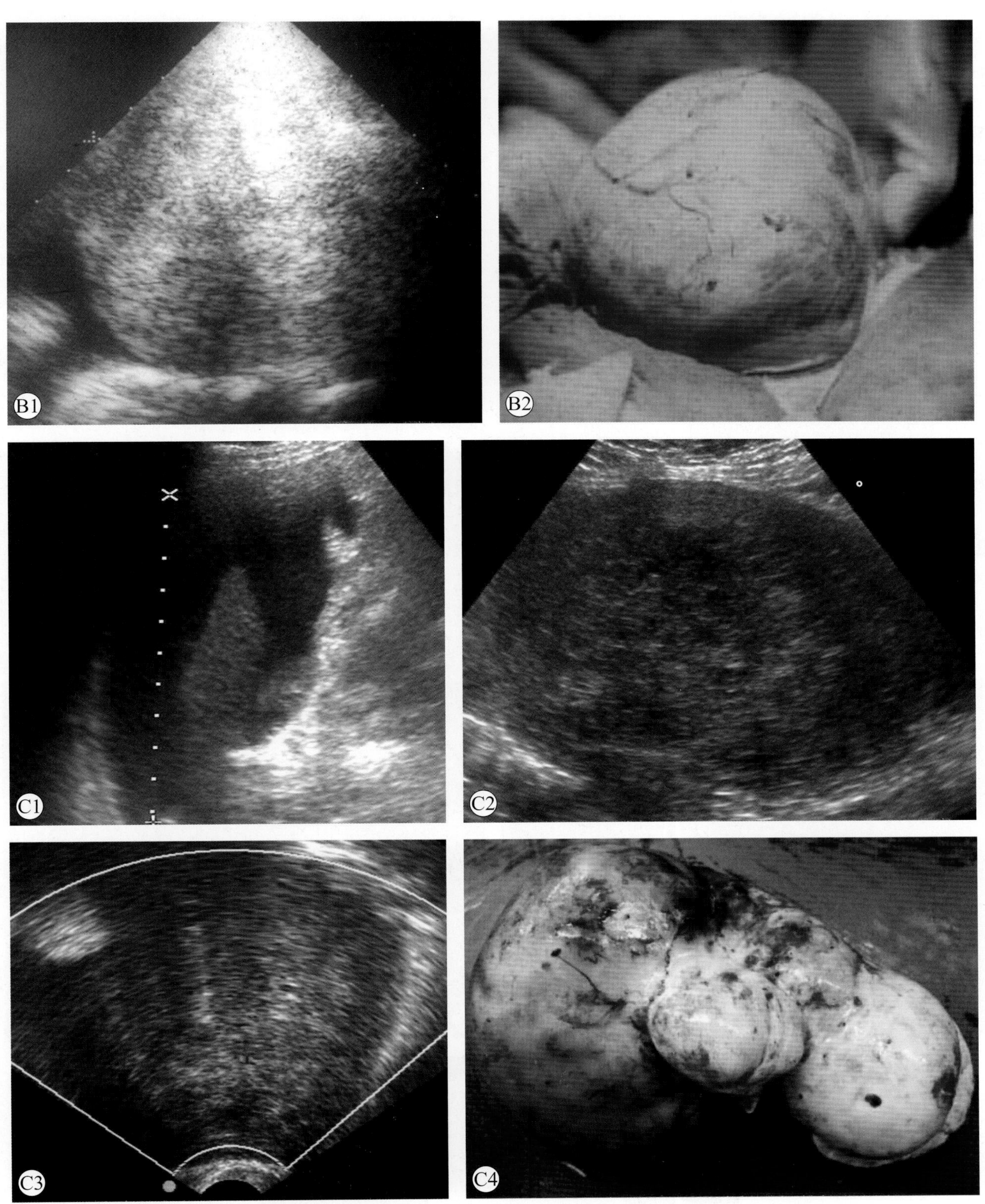

图31-5-11　卵泡膜细胞瘤声像图

A1.43岁女性，查体发现盆腔包块，包块大小7.7cm×5.0cm×8.1cm，边界清楚，表面光滑，内部见不规则透声区，部分后方伴声影；A2.CDFI示包块内血流信号不丰富，手术病理结果证实为左卵巢卵泡膜细胞瘤；B1.卵巢肿瘤体积大，边界清楚，伴有少量腹水；B2.术中见肿瘤体积大，表面光滑，质地硬，病理结果为卵泡膜细胞瘤；C1.老年女性，大量腹水，肿瘤标志物CA125明显升高；C2.盆腔见巨大实性包块，边界清楚，内回声不均；C3.经阴道彩色多普勒超声检查示肿物内血流信号不丰富；C4.术后标本，肿物外形不规则，表面光滑。病理诊断为卵泡膜细胞瘤硬化性间质瘤等。这些肿瘤可能有临床症状，也可能没有任何症状，肿瘤大小不一。卵巢甲状腺肿是高度分化的单胚层畸胎瘤，常发生于绝经期前后，肿瘤呈囊实性，囊性区内为胶冻状液体；纤维瘤瘤体内含有大量胶原沉积的纤维细胞，有时可伴有钙化，可与卵泡膜细胞瘤合并存在；硬化性间质瘤常见于年轻人，较罕见，患者可有月经紊乱，肿瘤呈实性，表面光滑，常有中心部位的不规则囊性变。

2.超声表现　卵巢甲状腺肿多为不规则囊实性包块，回声强弱不均，有时可见钙化或骨骼样强回声，实性部分可有较丰富的血流信号，部分患者可伴有腹水，易误诊为卵巢恶性肿瘤；卵巢纤维瘤一般为类圆形或结节状低回声包块后伴明显声影，肿瘤内血流信号不丰富，内部有时可见囊性变或黏液性变，有时还可见钙化强回声斑，与卵泡膜细胞瘤有时容易混淆，二者混合存在时更无法区分；硬化性间质瘤呈圆形或卵圆形，边界清楚，实质回声低，中心部位常可见不规则囊性变，致周边组织厚度厚薄不均，CDFI示病灶内可见不丰富的血流信号（图31-5-12）。

四、卵巢交界性肿瘤

（一）卵巢交界性浆液性囊腺瘤

1.临床情况　是卵巢交界性肿瘤中预后最好、生存率最高的肿瘤，常发生于育龄期妇女，大多无明显症状，查体发现或触及下腹部包块就诊，大多单侧发生，少数为双侧，肿瘤大小以小于10cm多见，少数超过10cm。多数肿瘤表面有菜花样隆起，可发生腹膜种植，也可累及淋巴结，囊腔内因有实性突起呈囊实性，囊内液多浑浊，也可为血性或淡黄色。

2.超声表现　附件区圆形或卵圆形包块，表面不光滑或光滑，内部多为囊实性，实性成分为囊壁上的乳头状或块状突起，囊液透声性多较差，CDFI显示较大的实性部分常可探及血流信号，伴有腹水或肿瘤破裂者，盆腔可探及游离液体（图31-5-13）。

（二）卵巢交界性黏液性囊腺瘤

1.临床情况　可发生于青春期至绝经后的任何年龄，与卵巢交界性浆液性囊腺瘤的发生率相似或略高，绝大多数为单侧，个别为双侧，肿瘤多较大，大于10cm的占多数，多房较单房多见，囊内壁上有单个或多个乳头样突起。手术切除肿瘤后，患者长期生存，预后良好。

2.超声表现　附件区圆形或卵圆形囊性包块，体积大，囊壁厚，囊腔内多可见不规则增厚的分隔，并可见乳头状或实性块状突起，囊液透声性较差，可见点状回声。若肿瘤破裂，囊内液流入腹腔，则腹腔内可见游离液体，有时液体呈胶冻状（图31-5-14）。

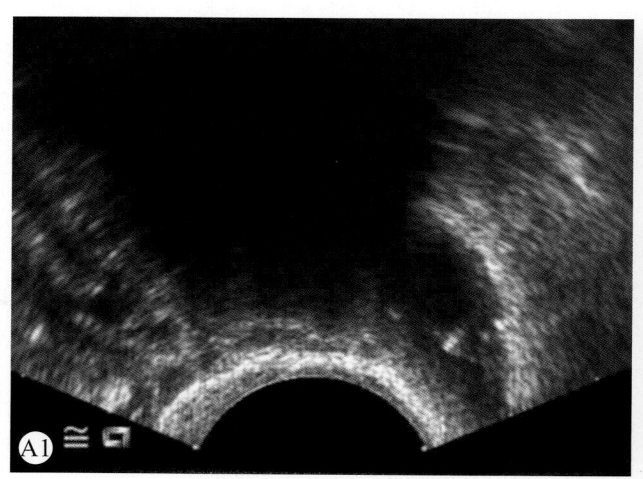

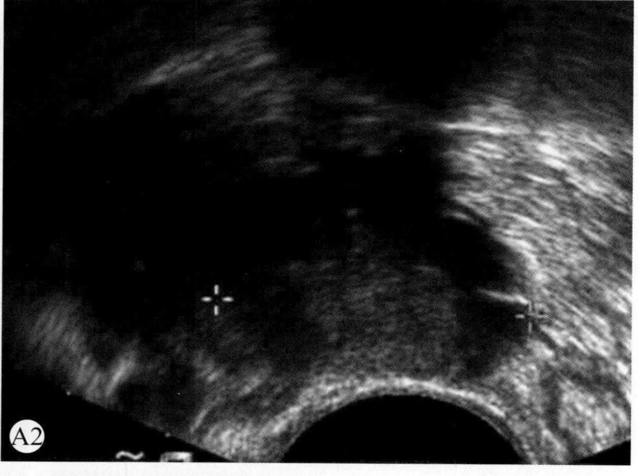

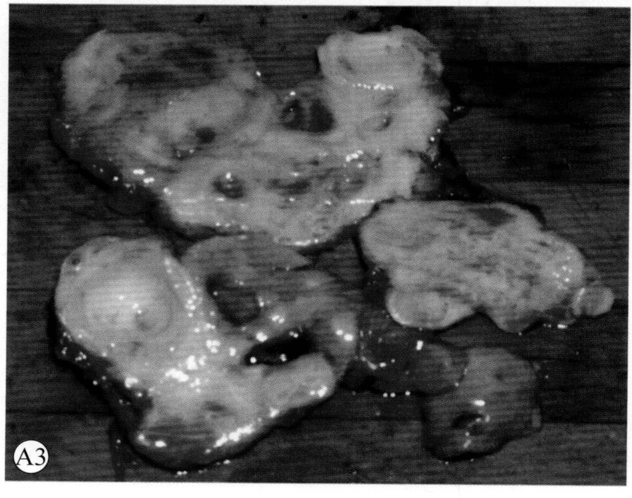

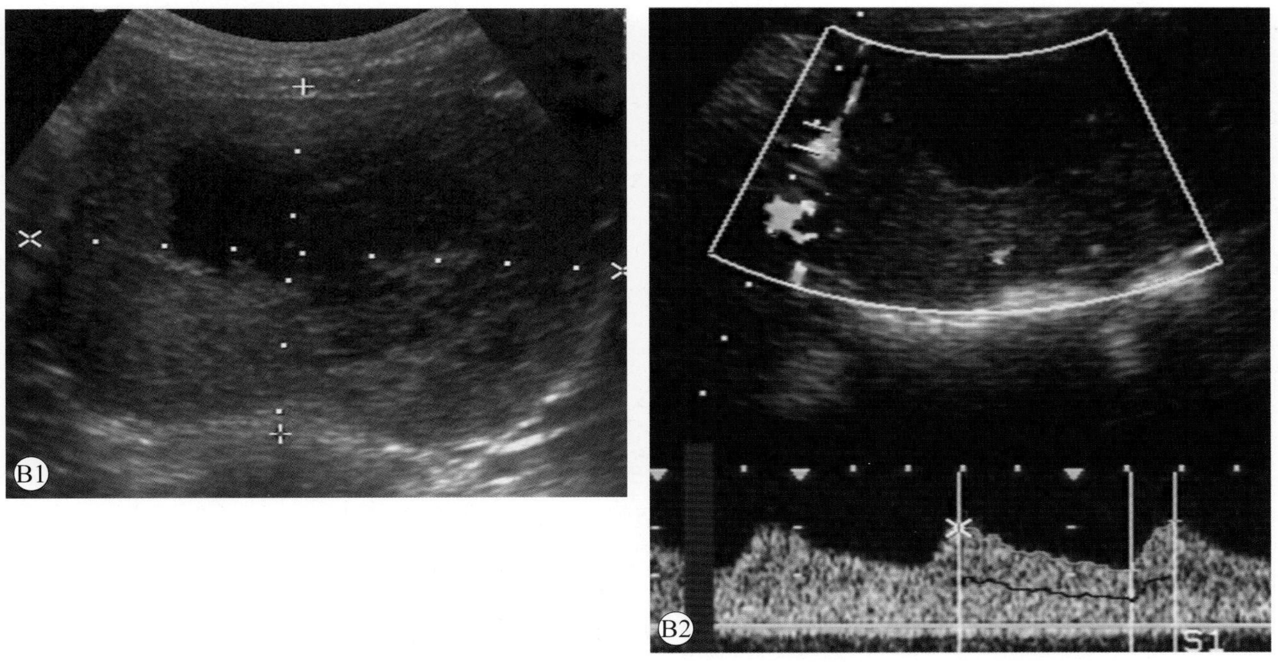

图31-5-12　其他卵巢良性肿瘤声像图

A1.右卵巢囊实性肿瘤，实性部分后方伴明显声影；A2.肿瘤内还可见透声区；A3.肿瘤术后标本，可见肿瘤内的多处囊性变，病理结果为卵巢纤维瘤；B1.17岁女孩以月经不调就诊，超声检查见右卵巢囊实性包块，表面光滑；B2.彩超于肿瘤实性区可见低阻动脉血流频谱，手术病理结果为卵巢硬化性间质瘤

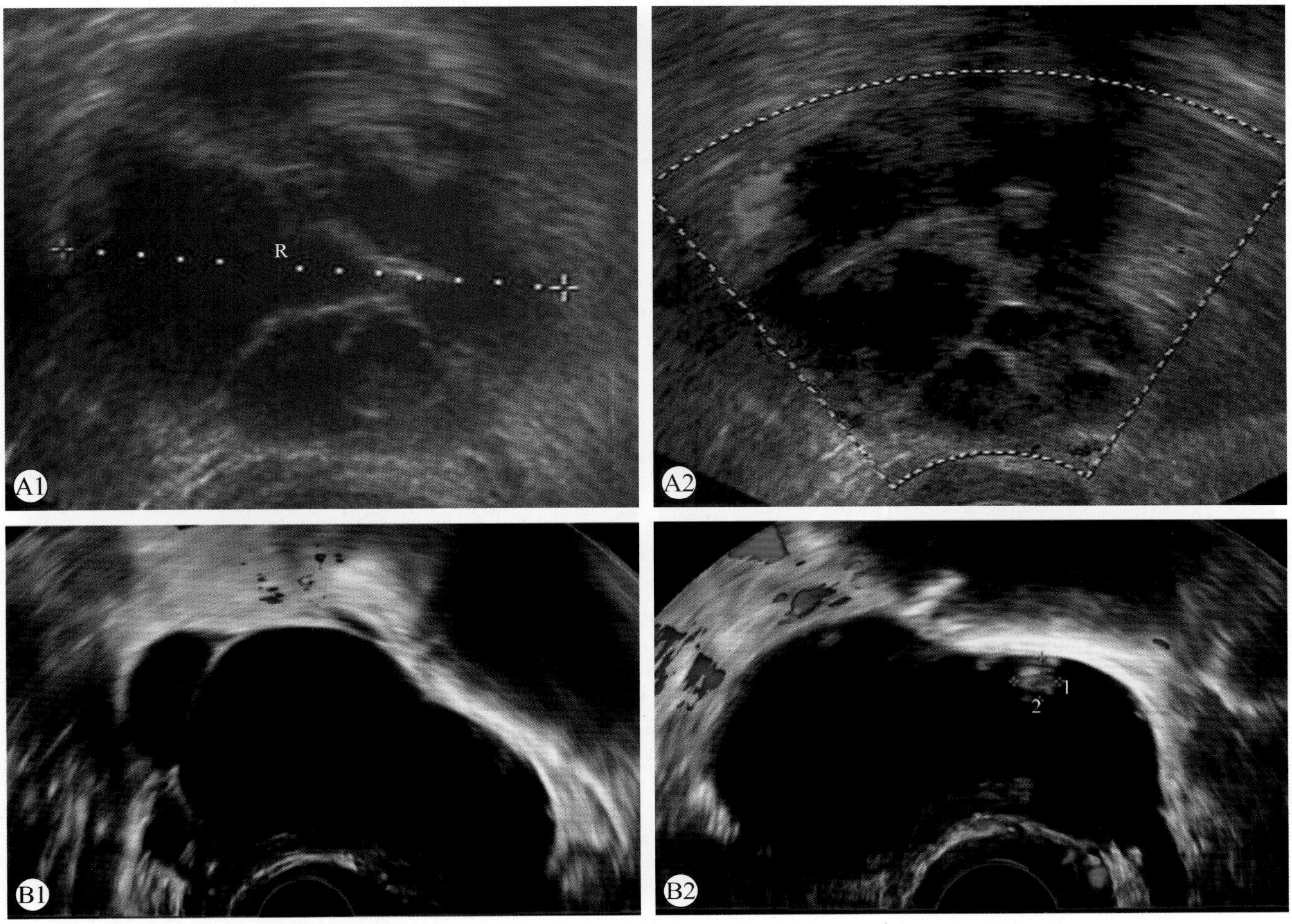

图31-5-13　卵巢交界性浆液性囊腺瘤声像图

A1.63岁老年女性，查体发现右卵巢多房囊性包块，大小约5.1cm×4.1cm×4.7cm；A2.进一步观察可见分隔上有多个小乳头一样突起，手术病理结果为右卵巢交界性浆液性囊腺瘤；B1.右卵巢多房囊性包块，大小约8.5cm×5.6cm；B2.囊壁可见多个乳头状突起，大者约0.7cm×0.7cm，CDFI示囊壁及乳头内未见血流信号，手术病理结果证实为卵巢交界性浆液性囊腺瘤

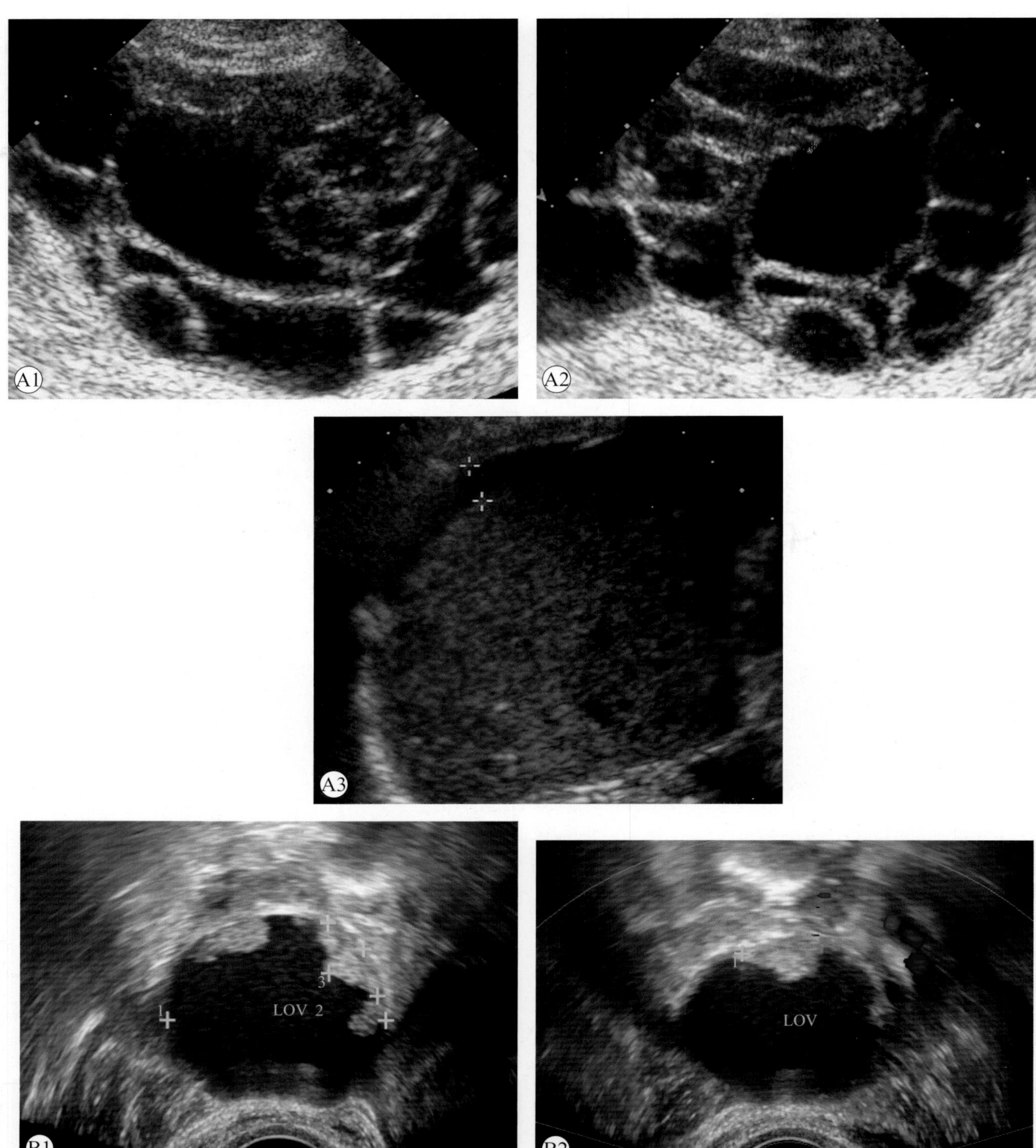

图31-5-14 卵巢交界性黏液性囊腺瘤声像图

A1.69岁老年女性，因腹胀自己触及盆腔包块就诊，超声检查发现盆腔多房囊性包块，大小约15.7cm×11.3cm×9.1cm；A2.囊肿体积大，囊内分隔多，并见乳头样实性突起；A3.腹腔内还可见少量游离液体，此图像显示的是肝周少量积液。手术病理结果为左卵巢交界性黏液性囊腺瘤；B1.左卵巢囊性包块，内透声差，可见粗大点状回声；B2.囊壁可见多发乳头状突起，CDFI示未见血流信号，手术病理结果证实为左卵巢交界性黏液性囊腺瘤。LOV.左卵巢

五、卵巢恶性肿瘤

（一）卵巢浆液性乳头状囊腺癌

1.临床情况　是最常见的卵巢恶性肿瘤，约有一半的患者是双侧的，多见于绝经期前后的人群，早期患者多无任何临床症状，查体发现后早期手术则患者的生存率非常高，不幸的是大多数患者出现症状就诊时都已处于晚期，治疗后的5年生存率很低。常见的症状有腹胀、腹痛、盆腔包块。

2.超声表现　盆腔一侧或双侧探及囊实混合性包块，

外形多不规则，边界清晰或欠清晰，CDFI示实性部分多可见较丰富血流信号，盆腹腔常可见游离液体，伴有大网膜转移时可见大网膜明显不规则增厚，CDFI示于增厚的大网膜内可探及较丰富的血流信号，直肠子宫陷凹与膀胱子宫陷凹处腹膜也常有肿瘤的种植转移形成低回声结节，或表现为腹膜的局限性不规则增厚，CDFI示其内常可见血流信号。腹水常由卵巢恶性肿瘤引起，炎性疾病特别是结核也常常出现腹水，附件区也可见包块，但包块通常较小、边界不清、与周围组织多有粘连，结核时大网膜与腹膜也可增厚，但多为均匀一致的弥漫性轻度增厚，腹水内常可见纤维粘连带。卵巢恶性肿瘤有时可合并肿瘤的坏死感染，临床症状是急性盆腔炎症的表现，声像图表现错综复杂，难以做出明确诊断，必要时可考虑行超声引导下穿刺活检以明确诊断（图31-5-15）。

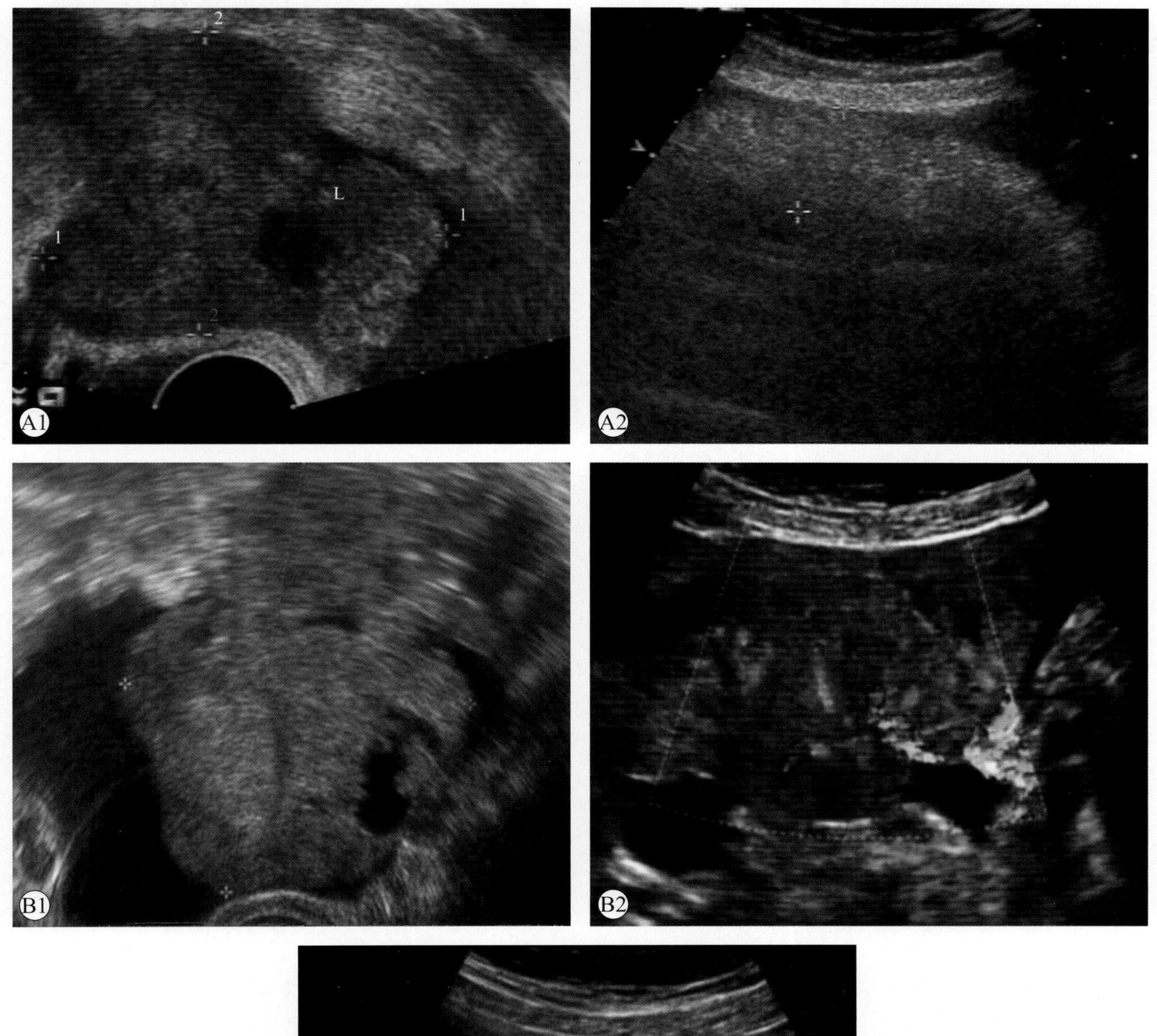

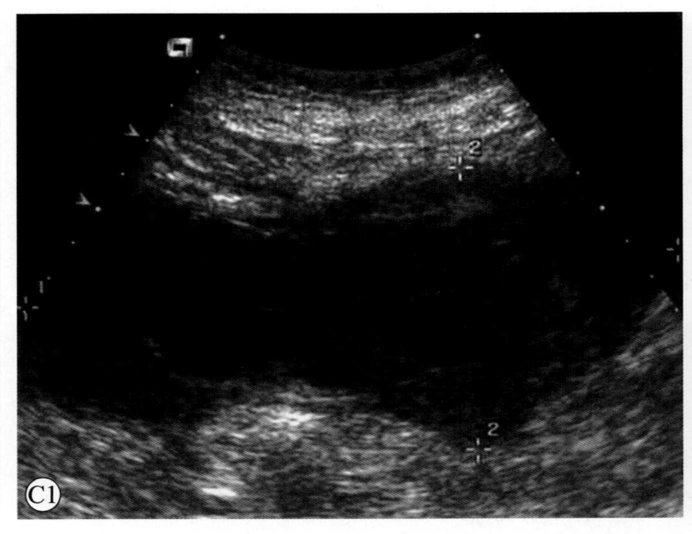

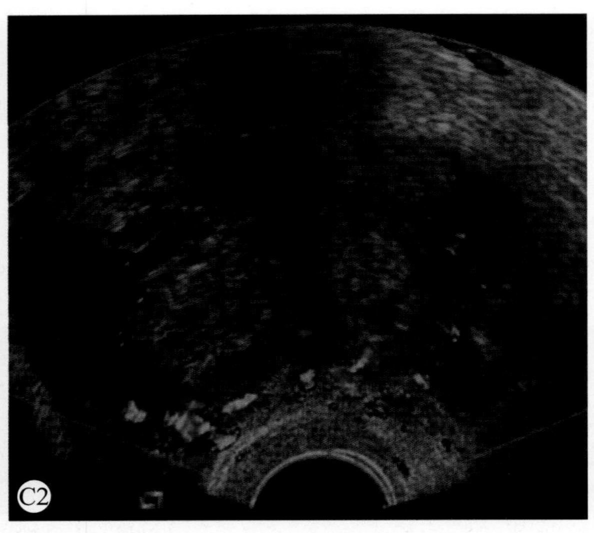

图31-5-15 卵巢浆液性乳头状囊腺癌声像图

A1.经阴道超声检查见左卵巢包块伴腹水；A2.经腹部超声检查见大网膜显著增厚，手术病理结果为卵巢浆液性乳头状囊腺癌伴大网膜转移；B1.经阴道超声检查见左卵巢以实性为主的混合性包块伴腹水；B2.经腹壁超声检查见左卵巢包块内血流丰富；B3.中上腹部超声检查还可见大网膜明显增厚，回声不均，手术病理结果为左卵巢浆液性乳头状囊腺癌伴大网膜转移；C1.55岁女性，左下腹痛伴脓血便及发热入院，经腹壁超声检查见盆腔囊实性包块与周围组织粘连；C2.经阴道超声检查包块见实性部分血流信号丰富，手术病理结果为左卵巢浆液性乳头状囊腺癌伴脓肿

（二）黏液性囊腺癌

1.临床情况　不如浆液性囊腺癌多见，常为单侧，肿瘤多较大，外形多不规则，主要症状是腹部包块。

2.超声表现　盆腔囊实性包块，实性部分血流信号较丰富，有腹水时盆腹腔可见游离液体，可有其他部位的转移表现。声像图上很难提示肿瘤的病理类型。

（三）内胚窦瘤

1.临床情况　又称卵黄囊癌，是高度恶性的卵巢肿瘤，好发于10～20岁的年轻女性，肿瘤一般生长很快，体积较大，患者多因腹部包块、腹胀就诊，由于肿瘤可分泌甲胎蛋白，患者血清AFP常明显升高。

2.超声表现　盆腔探及巨大实性包块，边界清楚，内部回声不均，常见多个大小不等的囊性区，CDFI示其内血流信号较丰富（图31-5-16）。

（四）颗粒细胞瘤

1.临床情况　是低度恶性的卵巢肿瘤，好发于育龄期，青春期或绝经后也有发生，肿瘤可分泌雌激素，常有高雌激素水平的临床症状，如性早熟、月经不调、绝经后阴道流血等。肿瘤一般为中等大小，实性，表面多光滑，质地多较软，肿瘤内常有出血囊性变。

2.超声表现　附件区实性包块，边界清楚，内部回声不均匀，常可见多发小囊性区，CDFI示肿瘤内有丰富血流信号（图31-5-17）。颗粒细胞瘤与卵泡膜瘤均会产生因雌激素分泌引起的临床症状，但超声表现为卵泡膜瘤后方声影更加明显，颗粒细胞瘤内血流信号更丰富，此有助于鉴别诊断。

（五）卵巢转移癌

1.临床情况　胃肠道恶性肿瘤、乳腺癌等常发生卵巢转移，有些转移发生于原发肿瘤发现并治疗之后，有些则是因为发现转移癌就诊而后才发现原发肿瘤，还有个别患者转移癌手术后一直无法明确原发病灶的部位。卵巢转移癌通常是双侧的。

2.超声表现　双侧卵巢均可见实性包块，表面光滑，双侧包块多大小相似，少数可大小不一致，有些包块内可见内壁光滑的小囊性区，CDFI多可见树枝状的血流信号，盆腔可见游离液体，直肠子宫陷凹有时也可见种植转移病灶。既往恶性肿瘤病史有助于卵巢转移癌的诊断，发现双侧卵巢实性包块内有树枝状血流信号则要高度怀疑卵巢转移癌，应进一步检查胃肠道、乳腺等，查找原发部位（图31-5-18）。

（六）恶性畸胎瘤

1.临床情况　恶性畸胎瘤占卵巢畸胎瘤的1%～3%，包括未成熟畸胎瘤和成熟畸胎瘤恶变。未成熟畸胎瘤多发生于青少年，肿瘤复发率及转移率均较高，肿瘤复发有向成熟畸胎瘤逆转的趋势，复发间隔时间越长，复发的肿瘤向成熟性畸胎瘤转化的概率越高，未成熟畸胎瘤血清学检查可见肿瘤标志物CA125、CA19-9及AFP均有不同程度的升高；成熟畸胎瘤恶变多发生于绝经后妇女，以往有成熟畸胎瘤的病史，肿瘤预后较差，血清学检查可见肿瘤标志物CA125、CA19-9及鳞癌相关抗原（SCC）

有不同程度的升高。恶性畸胎瘤临床表现主要是腹部包块、腹痛等，当肿瘤出现破裂扭转时可出现急腹症症状。

2.超声表现　卵巢恶性畸胎瘤常表现为单侧附件区包块，肿瘤体积多数较大，大者直径可以超过10cm。卵巢未成熟畸胎瘤多表现为实性包块、囊实性包块，实性部分呈低回声，CDFI示包块实性部分多数可见血流信号，并可见钙化；成熟畸胎瘤恶变超声检查可见在熟畸胎瘤的基础上出现局部实性改变或囊壁增厚，CDFI于其内可探及血流信号（图31-5-19）。

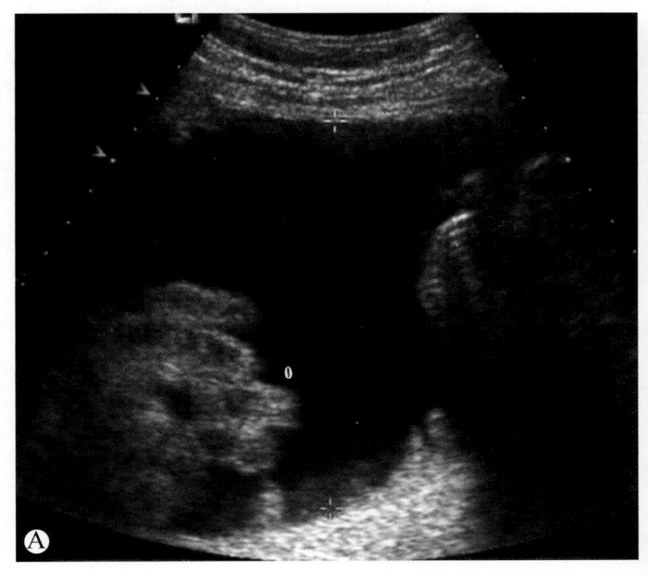

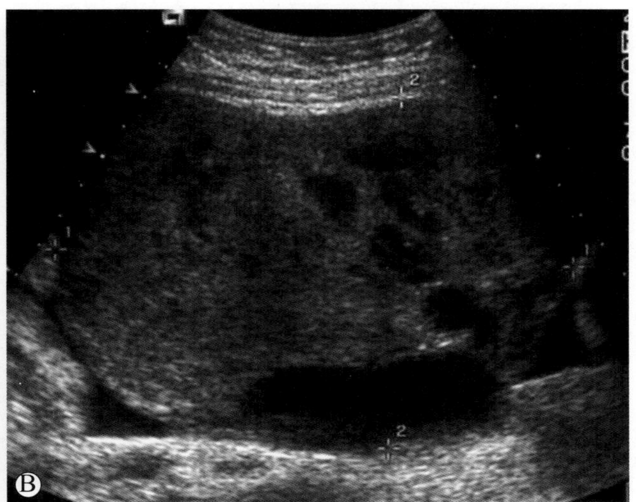

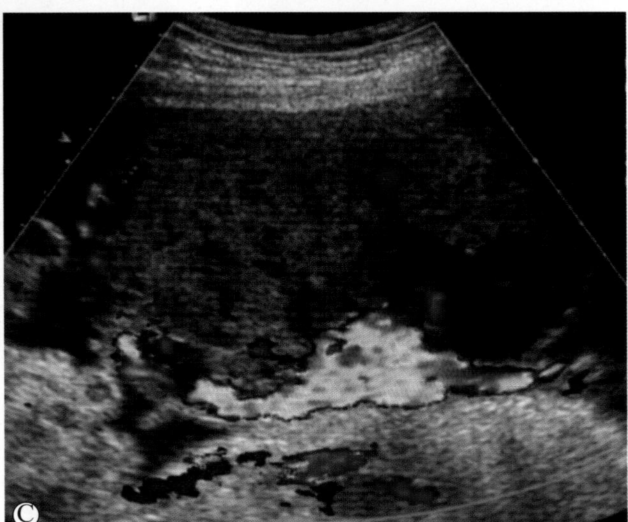

图31-5-16　内胚窦瘤声像图

A.19岁年轻女性，腹胀10天入院，超声检查可见腹腔内有大量游离液体；B.左卵巢可见巨大实性包块内有多处不规则透声区，检验血AFP值＞20 000μg/L；C.CDFI示包块内可见丰富血流信号。术中见腹腔内淡红色腹水5000ml，左卵巢肿瘤表面有破口，病理结果为左卵巢内胚窦瘤

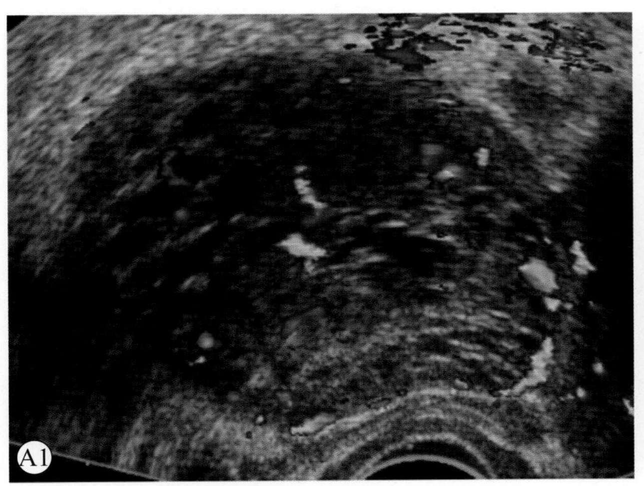

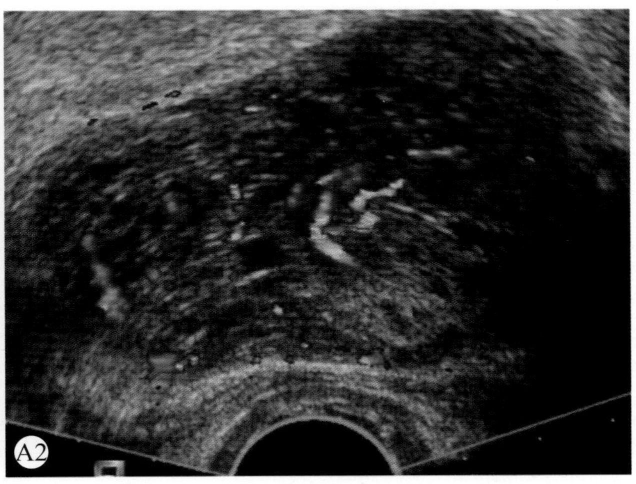

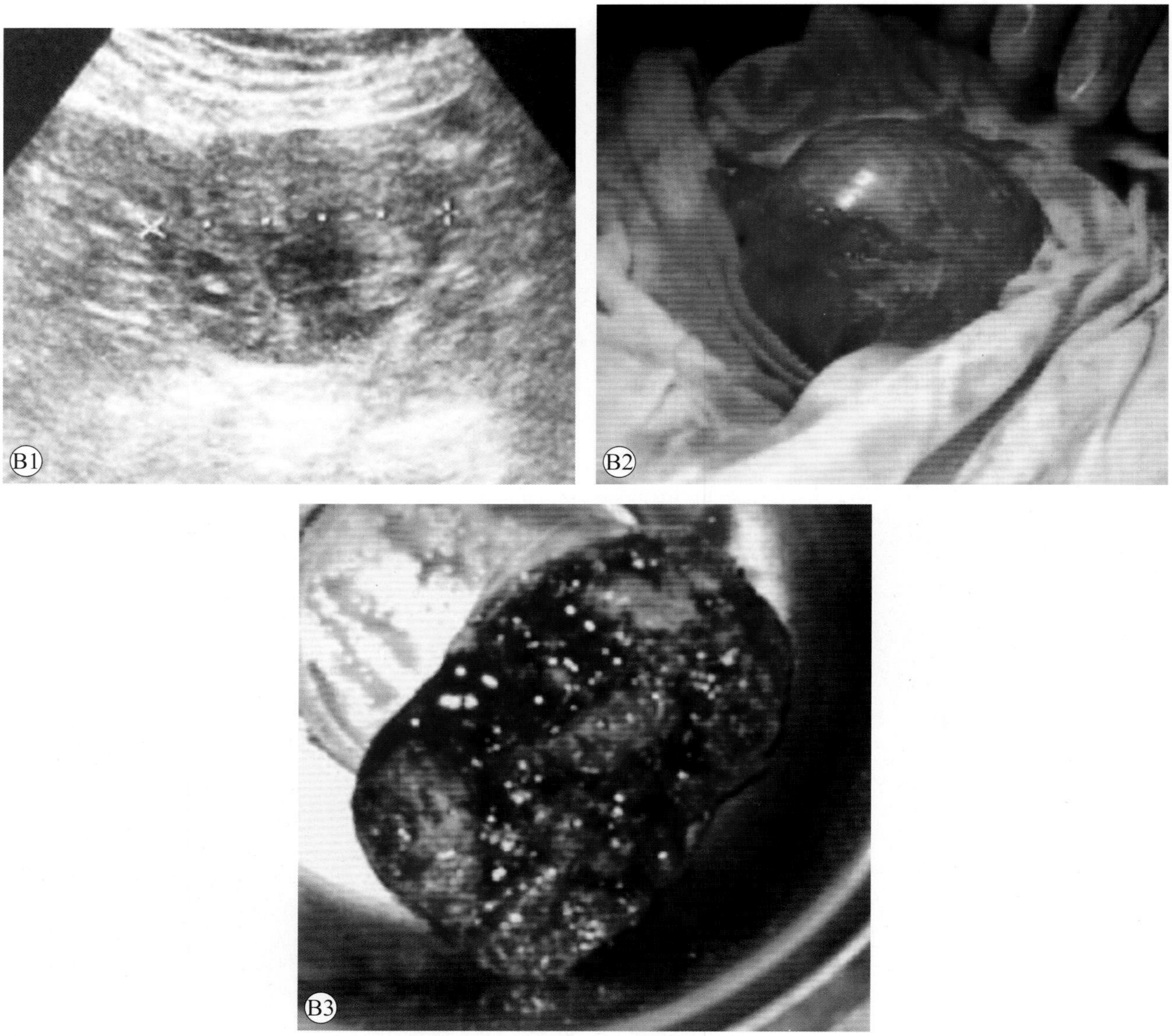

图31-5-17 颗粒细胞瘤声像图

A1.43岁女性，月经不调就诊，超声检查见左卵巢实性包块，内可见多处小透声区；A2.CDFI示包块内可见丰富血流信号。手术病理结果为左卵巢颗粒细胞瘤；B1.63岁老年女性，因绝经后出血就诊，经阴道超声检查发现宫腔息肉，宫腔镜摘除息肉行病理检查提示子宫内膜增生；1个月后复查超声发现卵巢包块，呈实性，内有小透声区；B2.术中发现肿瘤质地较软，包膜张力较高，腹腔镜触碰肿瘤包膜后包膜破裂；B3.术后切开肿瘤，可见肿瘤内有较多出血及凝血块，病理结果为颗粒细胞瘤

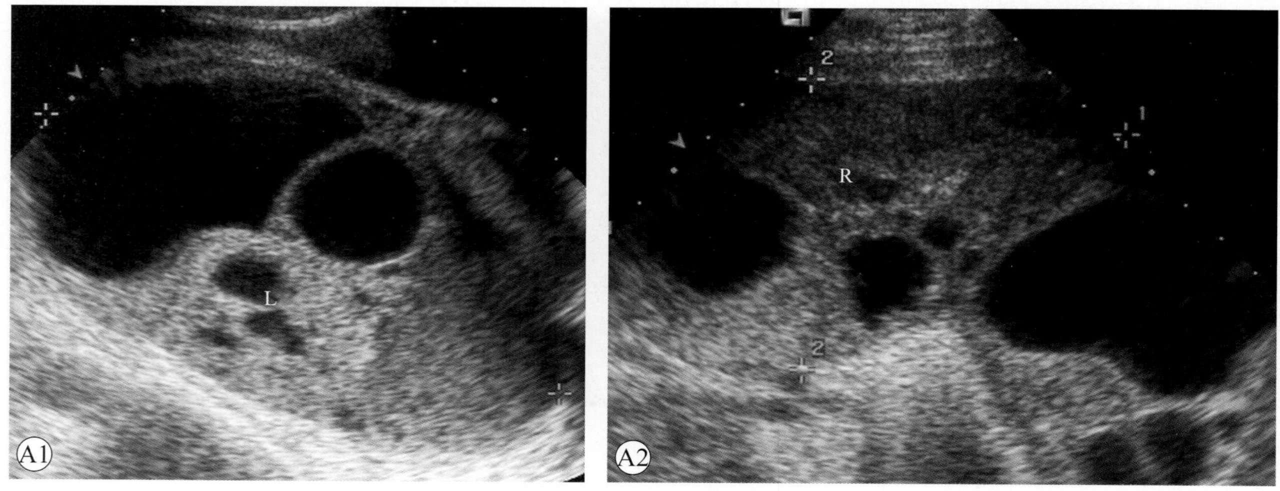

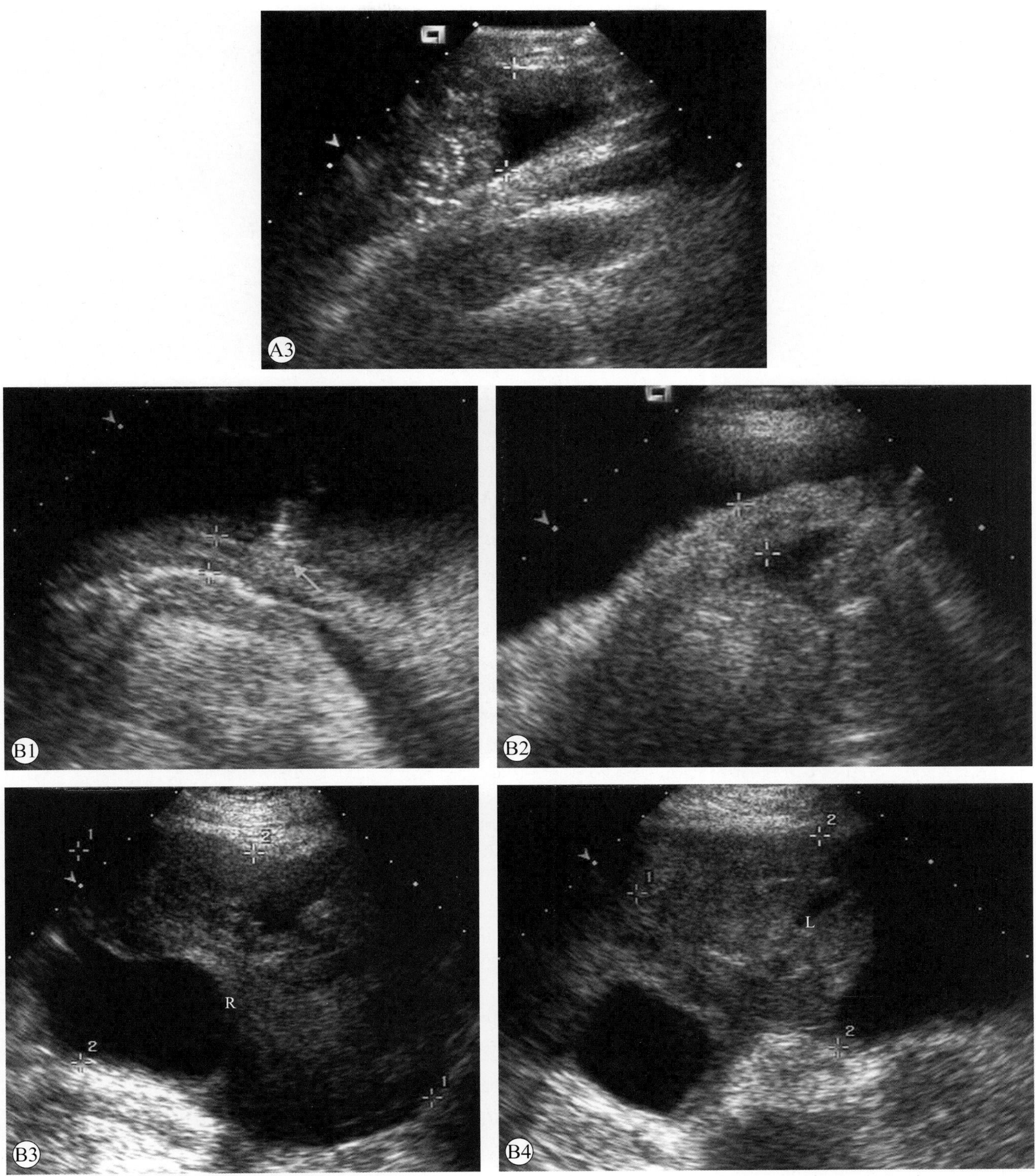

图31-5-18　卵巢转移癌声像图

A1.25岁女性，因月经不调3个月、发现腹部包块1周就诊，超声检查见左卵巢巨大实性包块，内有多个囊性区，囊性内壁光滑；A2.右卵巢也可见相同性质的包块；A3.腹腔内还可见少量腹水。手术切除卵巢肿瘤，冰冻病理结果为转移性腺癌，最终手术病理结果为阑尾中分化腺癌双卵巢转移；B1.42岁女性，因胃痛3个月伴腹胀入院。超声检查可见胃壁增厚、腹水；B2.腹水中可见大网膜增厚；B3.右卵巢可见较大实性包块，内有多处透声区，透声区内壁光滑；B4.左卵巢也见相同性质的包块，行包块超声引导下穿刺活检，病理结果为Krukenberg瘤

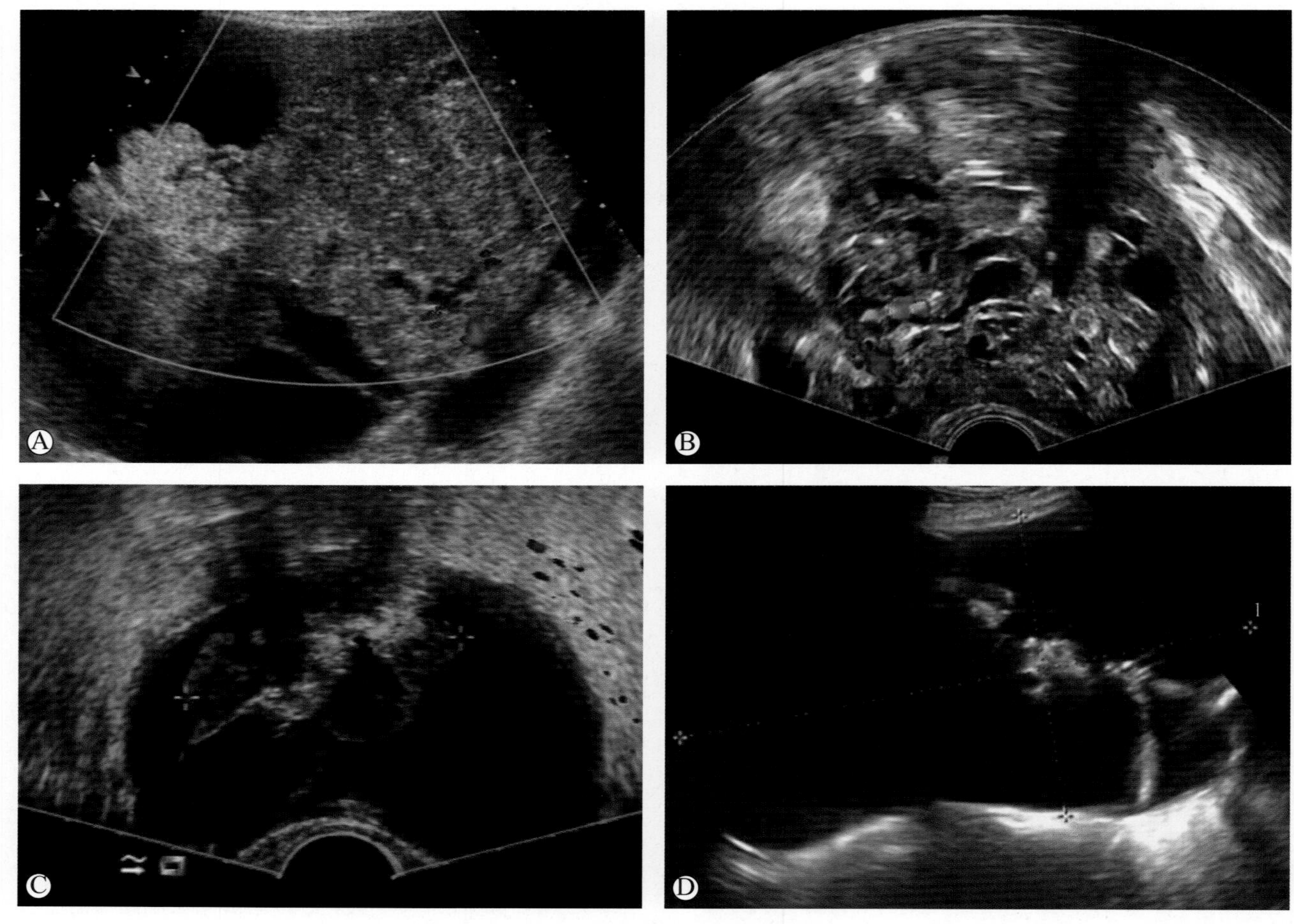

图31-5-19 恶性畸胎瘤声像图

A.25岁女性，附件区实性为主的囊实性包块，实性部分回声极不均匀，可见钙化样强回声，CDFI示内部可见较丰富血流信号，病理结果为未成熟畸胎瘤；B.30岁女性，附件区囊实性包块，可见多发透声区，CDFI示内部可见较丰富血流信号，病理结果为未成熟畸胎瘤；C.36岁女性，附件区囊性为主的包块，可见“囊中囊”结构、钙化样强回声及偏低回声区，CDFI示低回声区内可见血流信号，病理结果为未成熟畸胎瘤；D.22岁女性，附件区囊性为主的包块，可见分隔及其上的钙化样强回声团及低回声区，CDFI未见血流信号，病理结果为未成熟畸胎瘤

（七）其他卵巢恶性肿瘤

1.临床情况　除了上述相对常见的卵巢恶性肿瘤，还有一些较罕见的卵巢恶性肿瘤，如卵巢淋巴瘤、卵巢甲状腺肿类癌等。卵巢淋巴瘤好发于年轻人，长期发热是其临床表现；卵巢甲状腺肿类癌患者不一定有临床症状，但有的可能有类癌综合征。

2.超声检查　卵巢淋巴瘤常表现为卵巢的低回声包块，可双侧受累，包块内血流信号较丰富，盆腹腔大血管旁可探及多发肿大淋巴结。卵巢甲状腺肿类癌表现为卵巢的囊实性包块或实性包块，表面光滑或呈结节状，CDFI示肿瘤内可见丰富低阻的血流信号（图31-5-20）。

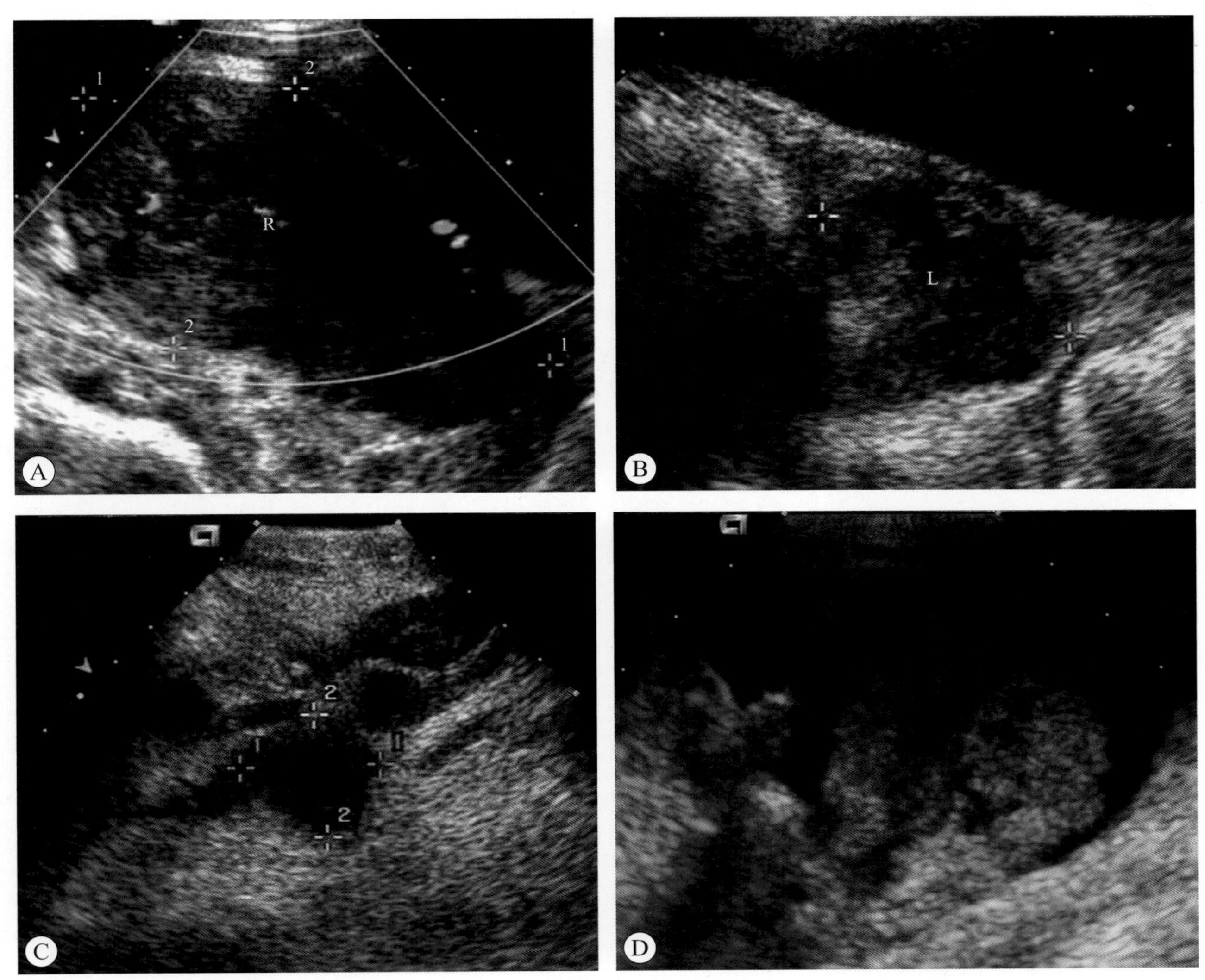

图31-5-20　卵巢淋巴瘤声像图

A.15岁女孩，发热3个月就诊，超声检查见右卵巢低回声包块，内部血流较丰富；B.左卵巢也见低回声包块；C.盆腹腔大血管周围还可见多个大小不等的肿大淋巴结；D.腹腔可见游离液体。行右卵巢包块超声引导下穿刺活检，病理结果为弥漫性间变大细胞性淋巴瘤

（汪龙霞）

第六节　输卵管疾病

输卵管纤细狭长，通过输卵管间质部与宫腔相连，伞端呈喇叭口状，正常输卵管与盆腔内的肠管混在一起，超声无法识别，当输卵管有病变时，输卵管增粗、管腔内有积液、形成结节或包块，超声常可以识别，结合临床病史、检验检查结果常可判断出病变的性质。输卵管疾病主要有输卵管炎症及肿瘤，还有少量子宫内膜异位病例。

一、输卵管炎性疾病

1.临床情况　输卵管炎性疾病分为急性与慢性，急性输卵管炎症，患者可有发热、腹痛，慢性炎症可有下腹坠胀不适。急性炎症期输卵管增粗、管壁增厚、管腔内可有积脓，累及卵巢时可形成输卵管卵巢脓肿；慢性炎症期输卵管管壁变薄，管腔内积液变得清亮。一些输卵管炎症仅表现为附件区不均质包块，常与卵巢或输卵管恶性肿瘤相混淆。

2.超声表现　急性患者在附件区卵巢旁可见纡曲的厚壁管状结构，CDFI示囊壁上常可见丰富的血流信号，囊腔内可见积液，透声差，可探及密集点状回声，病变部位触痛明显；当炎症累及卵巢后，无法显示正常卵巢，附件区被厚壁多房囊性包块或囊实性包块占据，囊壁上或实性区血流丰富。慢性患者附件区可见薄壁囊性结构，呈纡曲管状或多房性，囊腔内透声好，CDFI示囊壁上多无明显血流信号，卵巢可显示或显示不清（图31-6-1）。

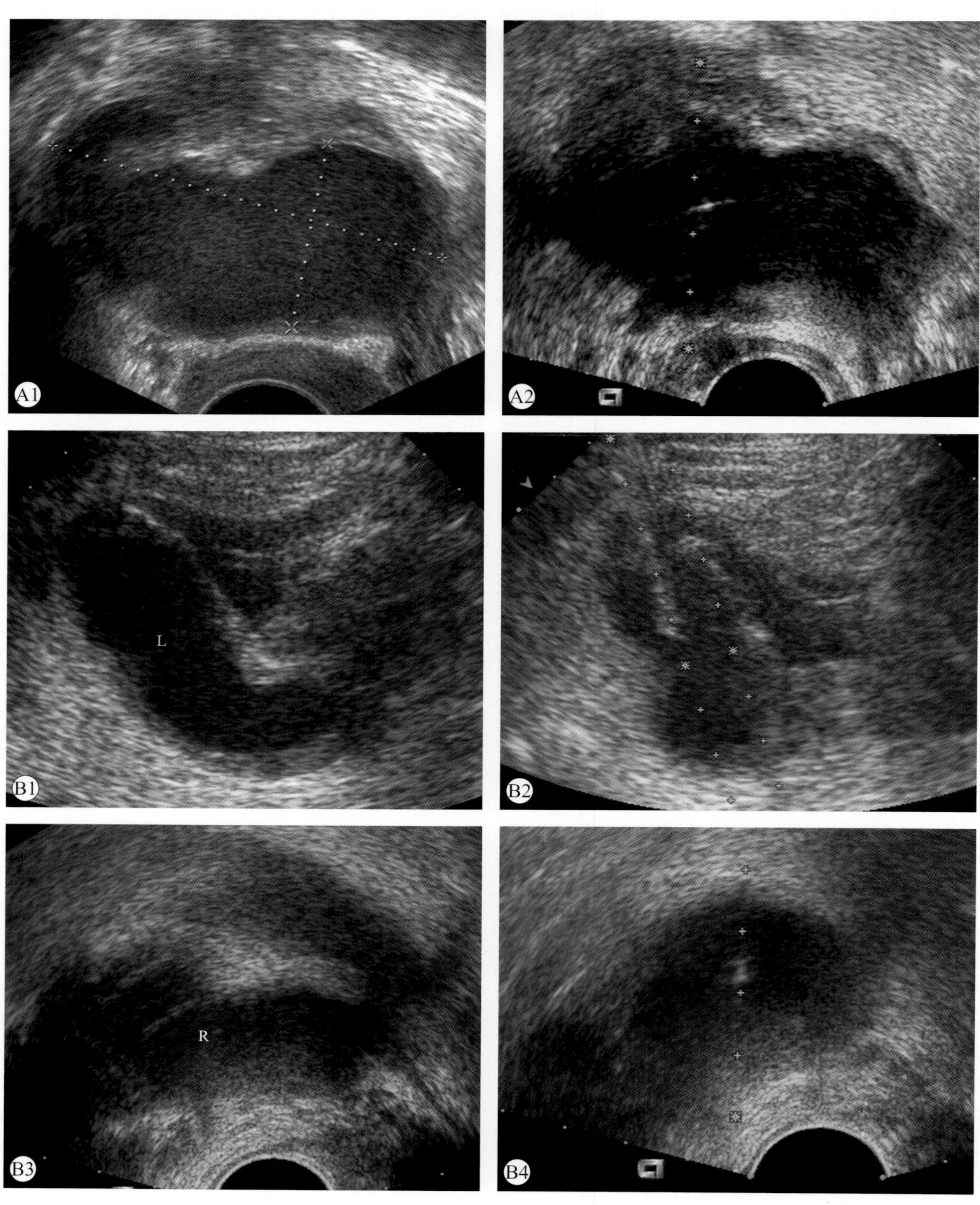
A1
A2
L
B1
B2
R
B3
B4

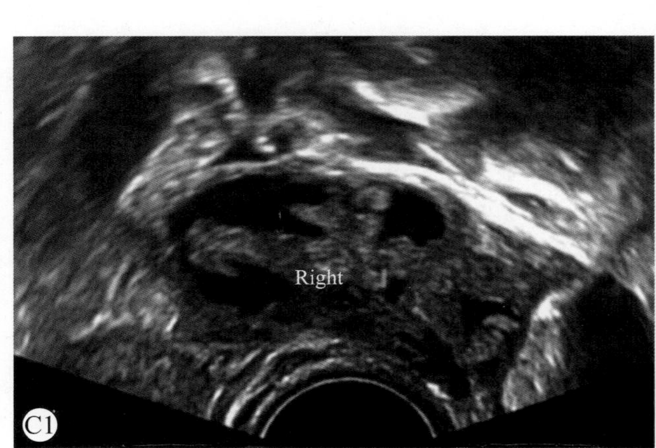

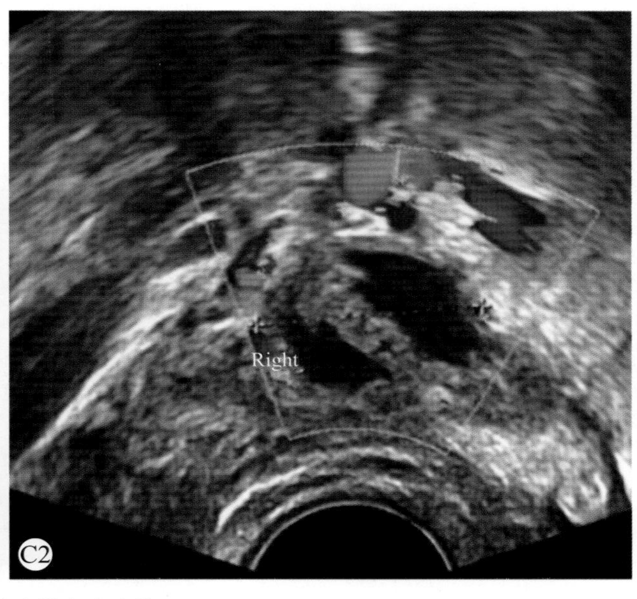

图31-6-1　输卵管炎性疾病声像图

A1.33岁女性，腹痛半个月入院抗炎治疗1周，近两天发热，体温38.7℃，经阴道超声检查见右输卵管增粗，腔内充满液体，张力高，透声差；A2.超声引导下穿刺，抽出脓液40ml，证实为右输卵管积脓；B1.45岁女性，腹痛发热就诊，经腹壁超声检查见左输卵管增粗，腔内积液，透声差；B2.超声引导下穿刺，抽出脓液23ml，证实为左输卵管积脓；B3.该患者右侧也见输卵管增粗，较左侧更明显，腔内可见积液，透声差；B4.行经阴道超声引导下穿刺，抽出脓液42ml，治疗后症状迅速消失；C1.27岁女性，腹痛发热10天，口服抗生素治疗1周，超声见右附件区厚壁多房囊性包块，呈纡曲管状，囊内透声稍差；C2.CDFI示部分囊壁可见丰富血流信号

二、输卵管肿瘤

1.临床情况　输卵管肿瘤少见，多发生于中老年尤其是绝经后患者，常见的病理类型是癌，罕见的病理类型是恶性米勒管混合瘤，临床症状主要有下腹部包块、阴道排液、阴道流血、腹胀、腹痛等。输卵管癌早期诊断困难，约有一半的患者就诊时已是晚期，可伴有腹水、CA125升高，可有卵巢及大网膜转移，临床表现易与卵巢癌及子宫内膜癌相混淆，术前少有明确诊断者，多在术后病理检查时明确诊断。

2.超声表现　输卵管癌的声像图表现多无特异性，可为腊肠形、不规则形，呈实性、囊实性或囊性，囊性者囊腔内透声性很差，可为纡曲管状结构，CDFI示实性或囊实性包块的实性部位常可见丰富血流信号。包块旁探及正常卵巢有助于输卵管肿瘤的诊断，但概率很低，晚期患者常可探及腹水及转移病灶，如“网膜饼”。绝大多数患者术前超声仅可提示盆腔恶性肿瘤，多数会被疑为卵巢癌，个别囊性病变可能会被误诊为输卵管积水，临床表现为阴道排液、包块为腊肠形、包块旁探及正常卵巢等。少数较有特点的患者有可能术前提示输卵管癌的诊断（图31-6-2）。恶性输卵管米勒管混合瘤的超声表现与卵巢恶性肿瘤更无明显差异。

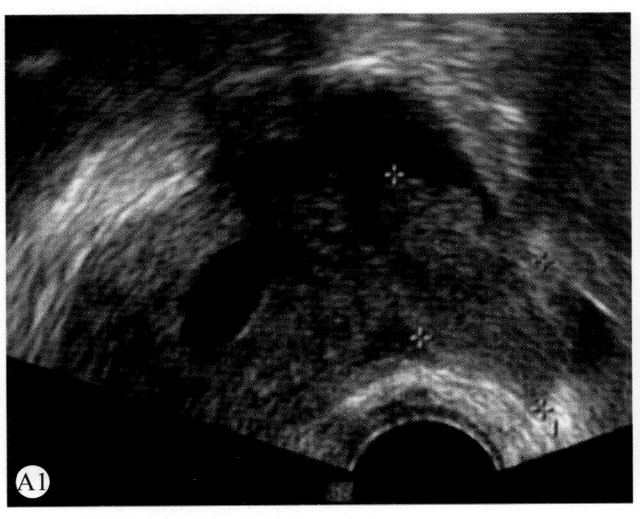

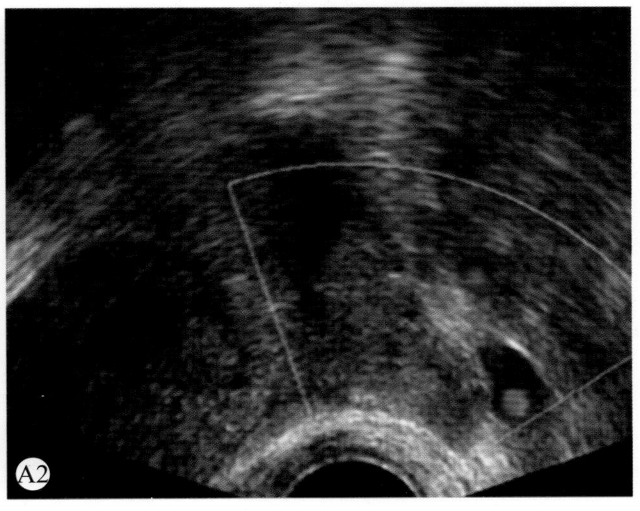

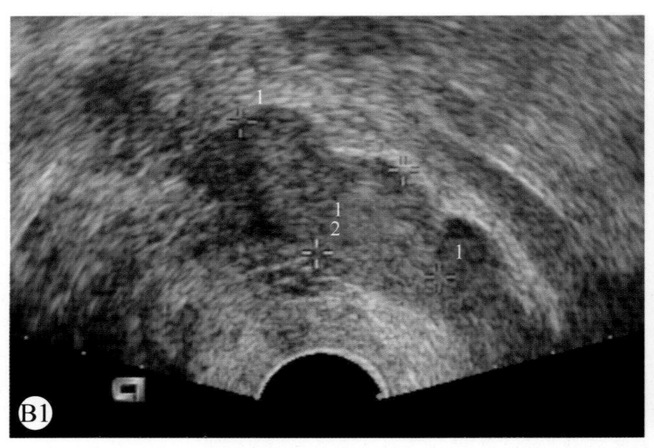
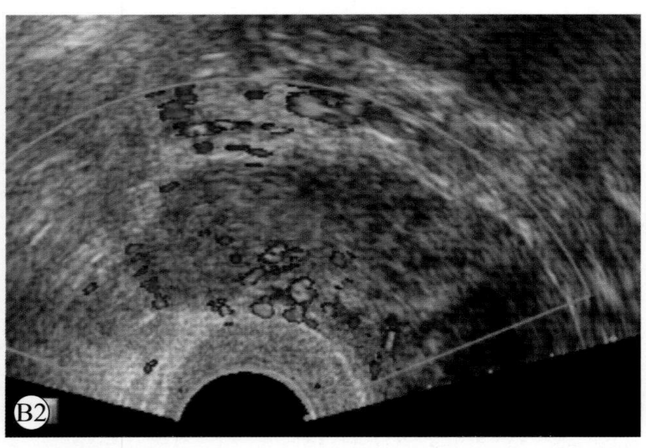

图31-6-2　输卵管癌声像图

A1.55岁女性，绝经后阴道排液2年，超声检查见左附件区腊肠形管状结构，内有较多实性成分；A2.CDFI示实性区域可见血流信号，考虑为恶性肿瘤。手术病理结果为左输卵管癌；B1.53岁女性，绝经2年，阴道出血伴排液4个月入院。超声检查见左附件区腊肠形低回声包块；B2.CDFI示包块内可见较丰富血流信号。手术病理结果为左输卵管癌

（汪龙霞）

第七节　盆腔疾病

子宫与附件位于盆腔，盆腔原发性疾病与妇科疾病常相互累及和混淆，仔细鉴别以明确诊断对治疗方案的制订至关重要。盆腔的疾病可来源于腹膜后、肠道、泌尿道，也可能来源于医源性。超声检查的实时性加上一些辅助检查方法和检查途径的灵活应用，能使大部分患者获得明确的诊断。

一、来源于盆腔腹膜后的疾病

（一）畸胎瘤

1.临床情况　畸胎瘤可来源于身体任何部位，盆腔腹膜后也是好发部位之一，由于卵巢囊性畸胎瘤是最常见的，鉴别肿瘤来源很重要，腹膜后来源的畸胎瘤手术治疗的方法和难度与卵巢囊性畸胎瘤很不一样，妇科医生有时难以胜任。

2.超声表现　肿瘤的内部结构及超声图像与卵巢囊性畸胎瘤相似，腹膜后来源的畸胎瘤与卵巢没有关联，肿瘤的基底位于腹膜后，鉴别的要点是直肠位于肿瘤的侧前方而不是其后方，为判断肿瘤与直肠的位置关系，可采用经直肠超声检查，没有直肠检查探头时可采用直肠指检经腹壁观察。

（二）神经源性肿瘤

1.临床情况　神经来源的肿瘤包括神经鞘源性、神经节细胞源性和副神经节系统源性，盆腔神经源性肿瘤常见的有神经鞘瘤（良性或恶性）、神经纤维瘤或神经纤维瘤病（良性）、神经母细胞瘤、节细胞性神经瘤，多为实性，一般边界清楚，内部可有囊性变和钙化，CT检查对这类肿瘤的定性、定位诊断更具优势。

2.超声表现　基底位于盆腔后部或后外部实性包块，外形规则或不规则，边界多清晰，直肠、髂血管受肿块挤压常发生从后往前、从外向内的移位（图31-7-1）。

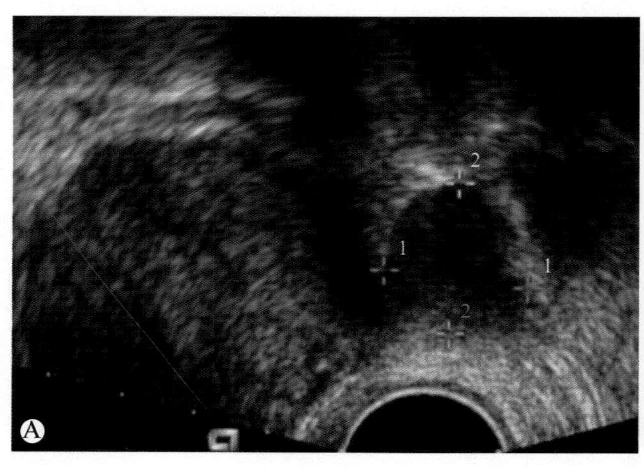
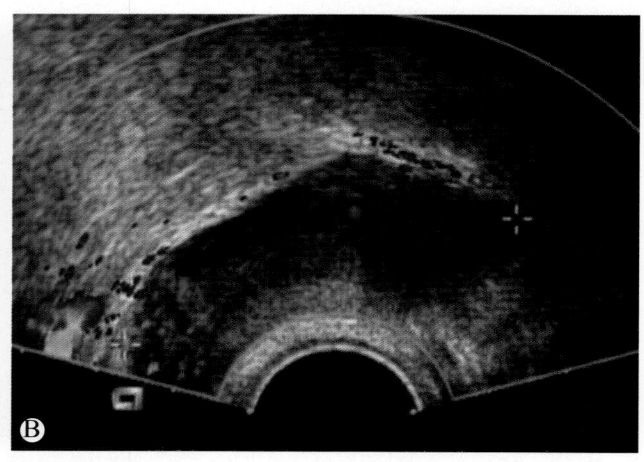

图31-7-1　神经源性肿瘤声像图

A. 24岁女性，无症状，查体发现腹部包块就诊，经阴道超声检查子宫后方、骶骨前方可见一低回声包块，边界清晰；B.包块大小约5.2cm×2.0cm×1.9cm，CDFI示包块内血流信号不丰富。手术病理结果为神经纤维瘤伴黏液样变，肿瘤自骶孔发出

二、来源于肠道的疾病

（一）阑尾肿物

1.临床情况　阑尾一般位于右下腹，阑尾肿物常需与右附件来源的病变进行鉴别。常见的阑尾病变有阑尾黏液囊肿、阑尾黏液性囊腺瘤、阑尾黏液腺癌等。阑尾黏液囊肿是慢性炎症的结果，由于近端管腔阻塞，黏液上皮分泌的黏液无法排出而潴留在腔内形成；阑尾黏液性囊腺瘤是良性肿瘤性病变，对大体标本的肉眼检查与阑尾黏液性囊肿无法区别，病理切片的显微镜观察是确诊手段；阑尾黏液腺癌不多见，晚期患者可能与卵巢癌混淆，由于腹腔内的液体是胶冻状的黏液，用普通腹穿针穿刺抽液往往抽不出液体。

2.超声表现　阑尾黏液囊肿及阑尾黏液性囊腺瘤都表现为右下腹腊肠形或椭圆形囊性包块，边界清楚，表面光滑，活动好，囊腔内透声性很差，CDFI示肿物内无血流信号，仔细观察可发现肿物的下端为盲端，上端与回盲部相连；晚期阑尾黏液腺癌肿瘤都有破溃，右下腹可见不规则不均质、边界欠清的包块，多为混合性，有时内部可见钙化，腹腔内常充满黏液，形成腹膜假黏液瘤，缺乏经验者会认为是大量腹水，大网膜常可见肿瘤种植转移形成的“网膜饼”（图31-7-2）。

术后病理：阑尾和（右）卵巢黏液性肿瘤，肿瘤呈多囊状，囊内为黏液湖伴钙盐沉积，少部分区域被覆轻至中度异型的黏液上皮，病变浸透阑尾黏膜肌层，侵犯浆膜，未见印戒细胞，考虑为阑尾低级别黏液性肿瘤并（右）卵巢播散。

（二）其他部位肠道来源的肿物

1.临床情况　位于盆腔附近的小肠、结直肠与子宫附件相邻，这部分肠管的包块在妇科检查时很可能被误认为是妇科来源，如小肠的平滑肌瘤、结肠与直肠癌等，小肠的肿瘤一般活动度很大，结直肠肿瘤位置一般比较固定，有些患者有症状，有些可能无明显异常感觉。

2.超声表现　小肠的平滑肌瘤为边界清晰的圆形低回声肿物，内部回声较均匀，CDFI示肿瘤内常可见血流信号，有时可见肿瘤与小肠肠管的关系密切，有些外生性肿瘤很难显示与小肠的关系；结直肠肿瘤均可见相

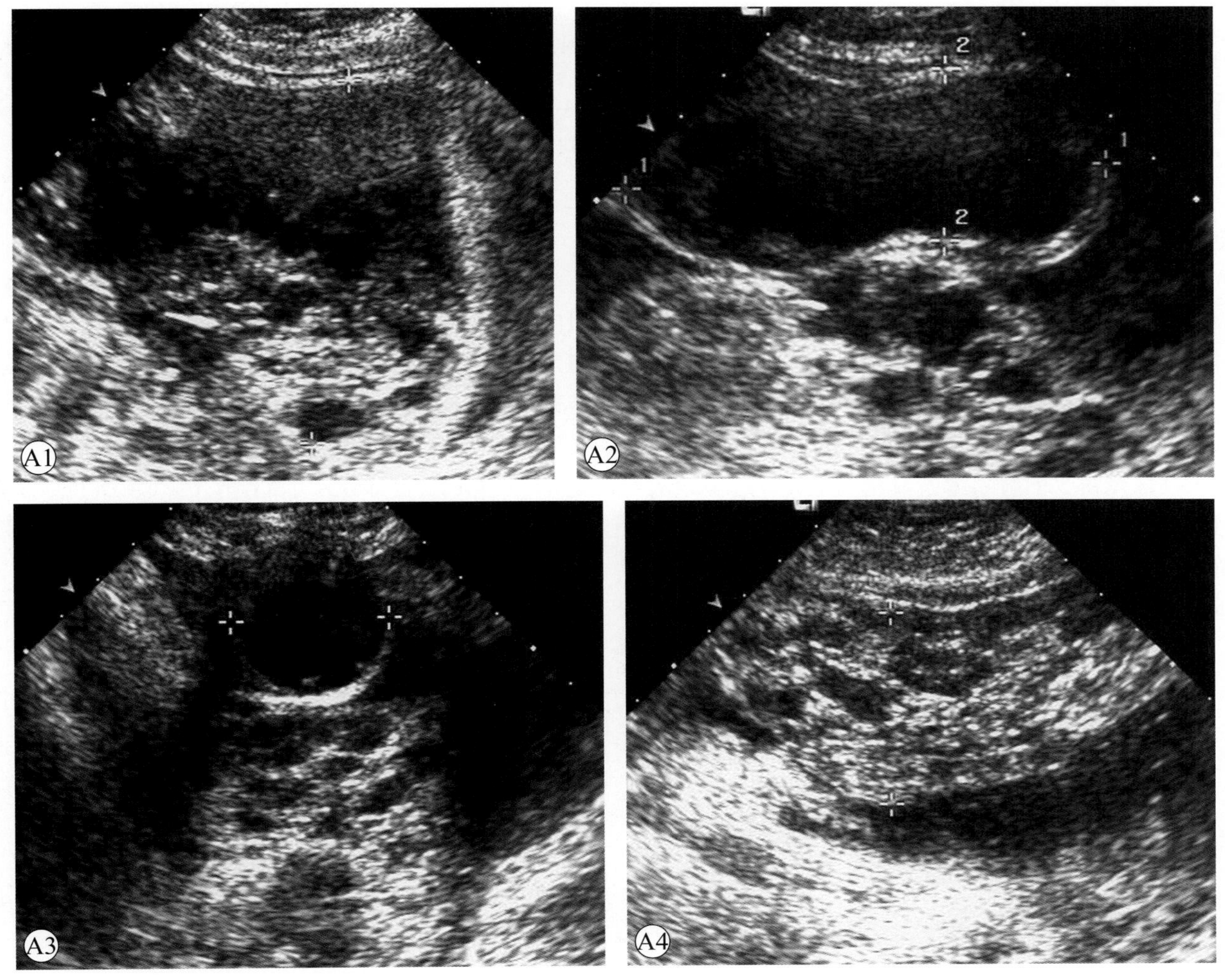

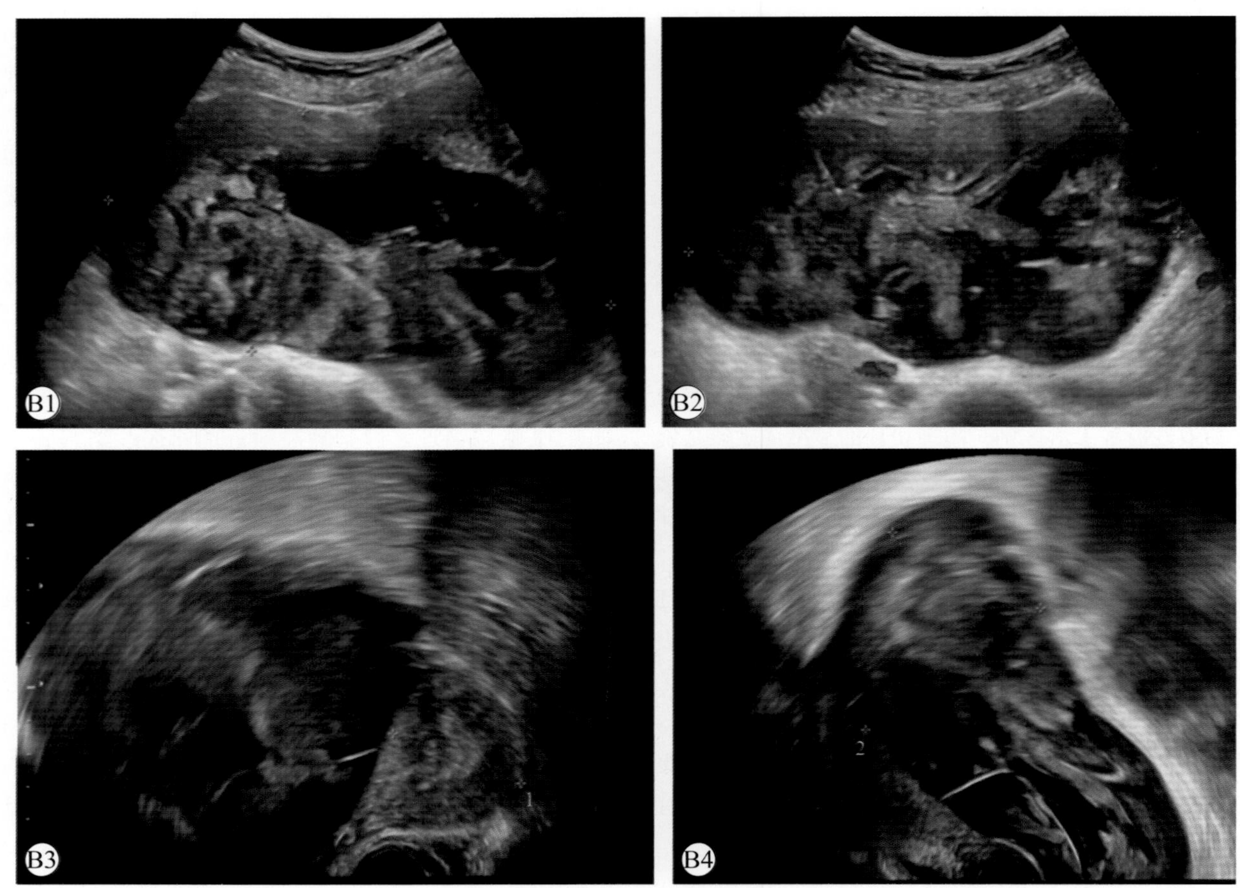

图31-7-2　阑尾肿物声像图

A1.76岁老年女性，因腹胀、腹部包块半年拟诊卵巢癌收住妇产科，超声检查见腹腔内大量积液，透声差，似胶冻样；A2.右下腹可见腊肠形囊性包块，壁不规则增厚；A3.包块横切面也可见囊壁不规则增厚；A4.中上腹部可见大网膜明显增厚，手术病理结果为大网膜腹膜假黏液瘤，伴阑尾、双卵巢、一侧输卵管及子宫黏液性囊腺瘤；B1.47岁女性，因腹痛就诊，右下可见不均质囊性包块；B2.CDFI示包块内未见血流信号；B3.另于子宫右后方见囊性包块，与右下腹包块分界不清；B4.探头加压包块内黏稠液体可见晃动

应肠段的增粗、肠壁规则或不规则增厚，边界多清楚，CDFI示肿瘤内多可见丰富的血流信号，能显示正常的子宫及卵巢，也能帮助除外妇科疾病。

三、盆腔医源性肿物

1.临床情况　妇科手术及其他盆腔手术偶尔会发生纱布等医疗用品遗留盆腹腔的意外情况，患者多有临床症状，或轻或重，诊断治疗不及时常给患者带来极大痛苦。

2.超声表现　纱布遗留在盆腹腔的时间长短不同、合并感染的情况不同，其声像图表现也不尽相同。遗留时间短未合并明显感染的超声检查时可见其后伴明显干净声影的肿物，采用高频探头仔细观察肿物表面可发现有低回声带环绕。遗留时间长且内部有大量脓液时则表现为囊实混合性包块，肿物的边界一般比较清晰，似有包膜，肿物的实性部分后方常伴有声影，CDFI示肿物内一般探不到血流信号，此类表现常被误诊为卵巢囊性畸胎瘤（图31-7-3）。

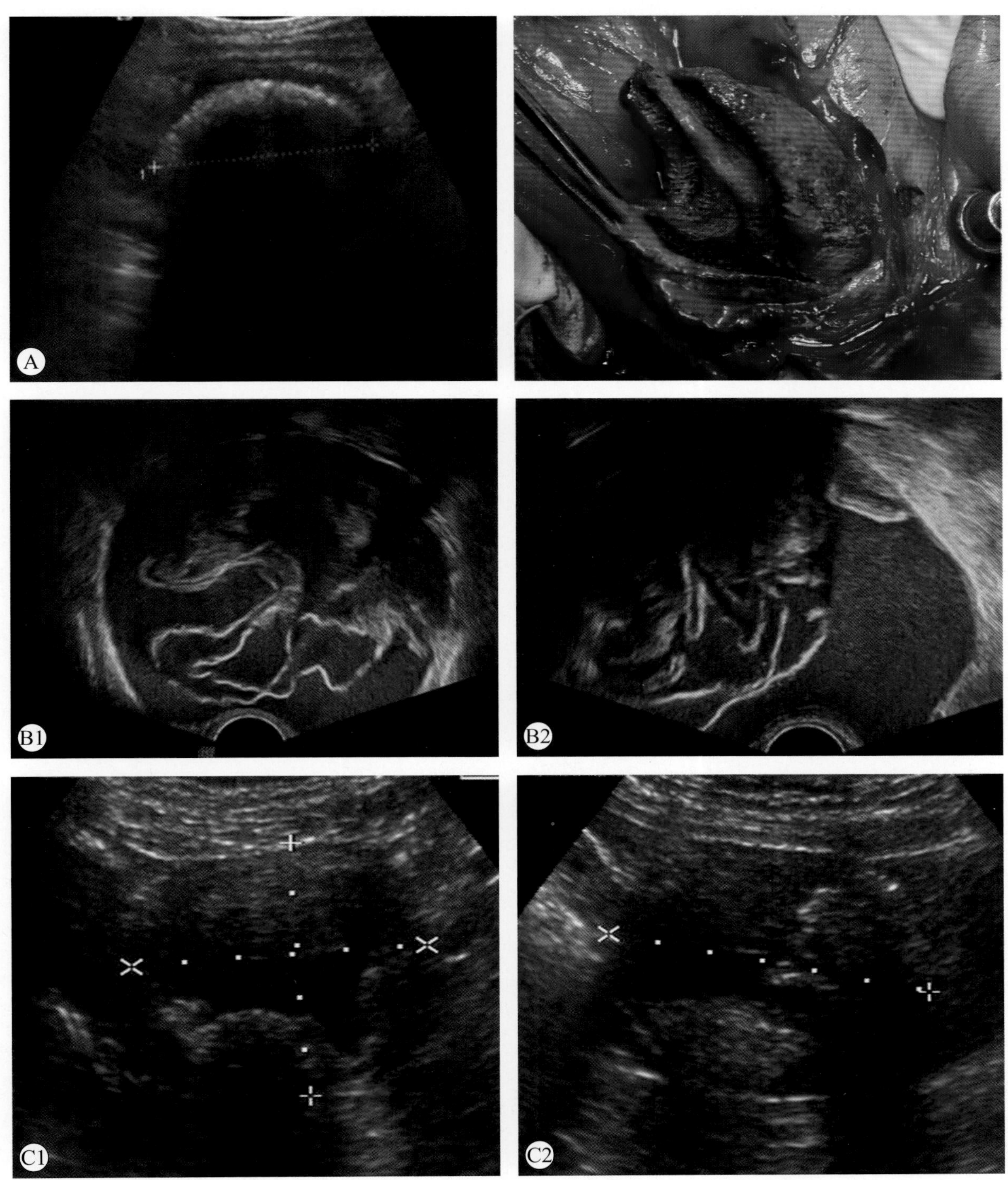

图31-7-3　盆腔医源性肿物声像图

A.因宫颈癌术后左腹痛就诊，超声检查见左下腹强回声包块伴干净声影，考虑纱布遗留腹内；A2.将纱布取出；B1.61岁老年女性，因排尿极其困难就诊，检查发现盆腔包块，7年前曾因子宫脱垂进行手术治疗，半年后症状再现，伴排尿困难，逐渐加重。超声检查见盆腔囊性包块，边界清楚，内有条带样物，后伴声影；B2.囊液透声性差，条带状物后方声影明显。手术病理结果为盆腔纱布伴脓肿形成；C1.32岁女性，因下腹不适3个月就诊，超声检查提示卵巢囊肿入院。超声检查可见左下腹囊性包块，边界清楚，囊腔内可见强回声团，后伴声影。患者6年前曾行剖宫产手术；C2.纵切面同样显示左附件区囊性包块边界清楚，囊内有强回声团，后伴声影。手术病理结果为腹壁下脓肿（纱布腹膜外残留）

（汪龙霞）

第八节 超声弹性成像评分标准在卵巢良恶性病变诊断中的价值

一、超声弹性成像发展和原理

超声弹性成像（ultrasonic elastography，UE）的概念最早由Ophir等于1991年提出，通过不断实践逐渐发展起来的一项新的超声诊断技术。近20年来，弹性成像技术迅速发展，在乳腺、甲状腺及前列腺等疾病的诊断中展现出较好的应用前景。该技术能够得到组织内部弹性信息，弥补了X线、超声、CT、MRI等传统医学成像不能直接提供组织弹性的不足，具有无创、简便等优点，被广泛应用于临床，成为目前医学弹性成像的一个研究热点。

超声弹性成像的基本原理为：利用探头或者一个探头挤压板装置，沿着探头的纵向（轴向）压缩（正常及病变）组织，分别采集组织压缩前、后的射频信号，利用在时延估计（time delay estimation）中应用非常广泛的互相关（cross correlation）方法进行散斑跟踪（speckle tracking），计算组织内部位移变化（一般为纵向位移），从而得到应变分布与弹性系数分布。组织被压缩时，组织内所有的点都会产生一个纵向压缩方向的应变。如果组织内部弹性系数分布不均匀，组织内应变分布也会有所差异。弹性系数大的区域引起的应变较小，反之，弹性系数小的区域引起的应变较大。简而言之，超声弹性成像是根据各种不同组织（包括正常和病理组织）的弹性系数（应力/应变）不同，推论加外力或交变振动后其应变，主要为不同的形态改变，收集被测体某时间段内的各个片断信号，根据压迫前后反射的回波信号获取各深度上的位移量，计算出变形程度，再以灰阶或彩色编码成像，通过图像反映被测物体的硬度。实际应用中，受压后，组织内所有点都会产生纵向应变，如果组织内弹性系数分布不均，则各部分会产生不同的应变值。硬的组织受压后位移变化较小，相应的位移变化率可为零或非常小；而软的组织受压后位移变化大，产生的位移变化率也较大。因此，硬的组织弹性系数大，应变值较小；软的组织弹性系数小，应变值较大。

随着弹性成像的发展，利用对射频信号插值的方法，也可以估计出组织的横向位移，从而得到组织的横向应变分布。这个结果也可以用来补偿由于组织的横向位移引入的纵向位移估计误差，从而提高弹性成像的质量。另外，横向应变和纵向应变结合，又可以计算出组织内部的泊松比分布情况。通过横向位移与纵向位移也可以计算出组织的剪切应变估计，从而估计组织内部的移动性，在临床上可用于分辨良性肿瘤与恶性肿瘤。由于这种弹性成像叠加在实时两维超声声像的基础上，又可同时对实时显示常规声像图与弹性图进行相互比较，故命名为超声弹性成像。

二、超声弹性成像方法及特点

（一）方法

目前弹性成像的方法有两种：静态法和动态法弹性成像。西门子公司采用了最新一代的静态性弹性成像方法，该方法具有4个特别技术。

1.敏感的采样技术　在检查中主要依靠患者的呼吸与心脏搏动造成的位移和＜10%的压力完成采样。

2.脂肪组织修正技术　声波在脂肪组织中传播的速度与非脂肪组织不同，使弹性成像的结果受到影响，脂肪组织速度修正技术可以纠正这些误差。

3.质量指标（quality factor，QF）　由于组织受压后不但组织的物理形状导致失相关，而且组织整体的运动常造成显著的演算差异，故采用QF技术后可以大大提高弹性成像的准确性。

4.弹性成像后的图像可以和本底的二维灰阶图像进行比较　在本底灰阶图像上测量的值与范围重叠到弹性成像的图像之上进行比较，检测直径变化率：（$L1-L_0$）/L_0和面积比：A_1/A_0。动态法弹性成像又称动态法声触诊成像（acoustic radiation force impulse，ARFI）。其衍生出两种技术：声触诊组织定性（virtual touch tissue imaging，VTI）和声触诊组织量化（virtual touch tissue quantification，VTQ）。

（二）特点

静态法弹性成像需要外界压力，最适用于浅表脏器，也适用于深部脏器，定性不定量。动态法弹性成像具有无须施压、实时成像及实时定量分析，检测结果不受操作者影响，检查技术具有非依赖性，可重复图像模式，弹性模量值重复性较好等优点，适用于深部脏器。ARFI中VTI和VTQ技术特点：VTI是先确定需要探测组织弹性的感兴趣区，向感兴趣区发射推进脉冲，同时发出序列的超声脉冲波束，利用互相关法运算，室性以颜色分辨软硬度。VTQ是感兴趣区组织受到推进脉冲波作用后，组织会产生伴有横向传递运动的减切波，序列探测脉冲波并收集细微变化，系统会记录并演算出剪切波在组织中的传播速度作为定量。VTQ的优势是能提供客观数值，对脏器功能评判具有重要价值。

三、超声弹性成像病变区组织软硬程度的判断标准

弹性图中以彩色编码代表不同组织的弹性应变大小，参考日本筑波大学植野教授提出的弹性成像下硬度评分5分法，制订半定量硬度评分标准，以西门子公司推荐的S2000彩色多普勒超声仪的设置为标准，硬度最小显示为紫色，硬度最大显示为红色，绿色为组织的平均硬度，红色和黄色表示组织硬度大于平均硬度，而紫色和蓝色表示组织硬度小于平均硬度。硬度从小到大的颜色顺序为紫→蓝→绿→黄→红，评分以1～5分代表组织从软到硬。3分为组织的平均硬度，4～5分表示组织硬度大于平均硬度，1～2分表示组织硬度小于平均硬度。

1分：病变区完全为紫色覆盖（图31-8-1）。

2分：病变区内紫、蓝混杂，以蓝色为主（图31-8-2）。

3分：病变区以绿色为主（图31-8-3）。

4分：病变区完全被黄色覆盖（图31-8-4）。

5分：病变区完全被红色覆盖，病变周围的少部分组织为黄、红相间（图31-8-5）。

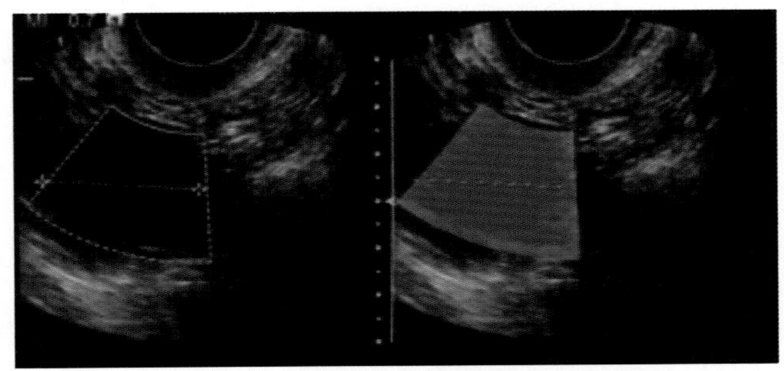

图31-8-1　弹性评分1分，病变区完全为紫色覆盖

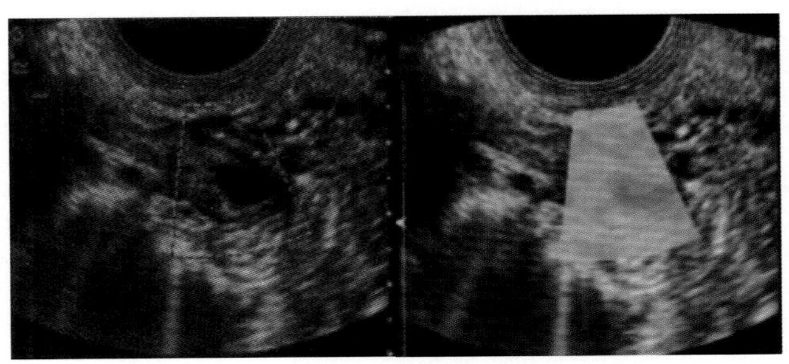

图31-8-2　弹性评分2分，病变区内紫、蓝混杂，以蓝色为主

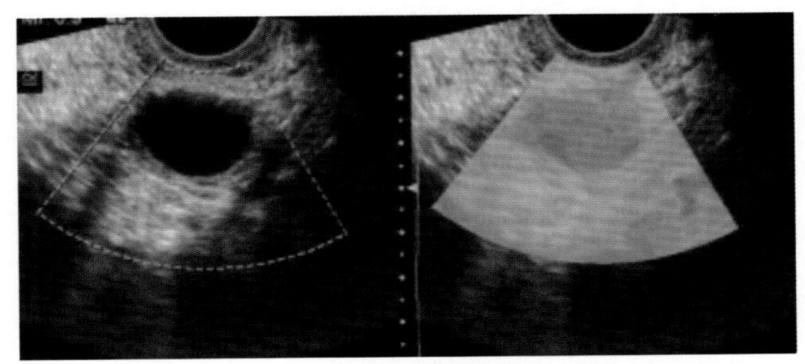

图31-8-3　弹性评分3分，病变区以绿色为主

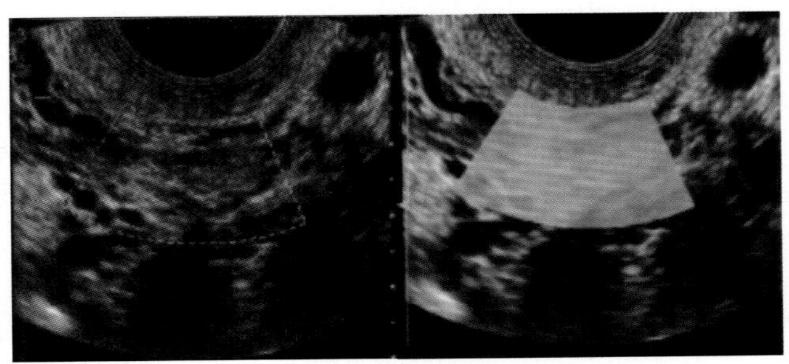

图31-8-4　弹性评分4分，病变区完全被黄色覆盖

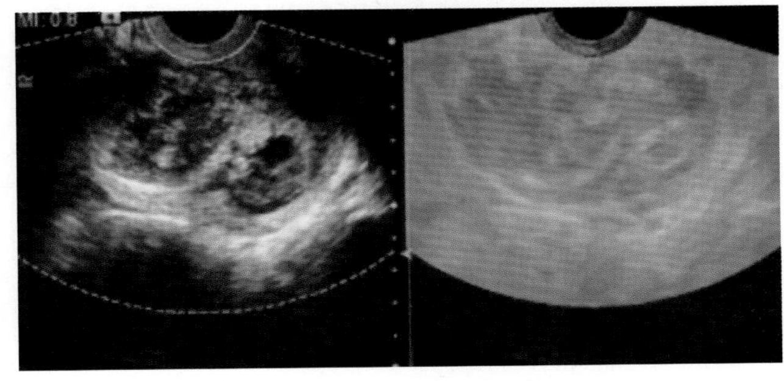

图31-8-5　弹性评分5分，病变区完全被红色覆盖，病变周围的少部分组织为黄、红相间

四、超声弹性成像设备与操作要点

首先采用实时灰阶二维超声检查寻找病变，描述声像图特征，再测量数据，用彩色超声血流成像显示病变区血供情况，测量多普勒流速曲线及曲线上有关参数。然后切换至弹性成像模式，手持探头显示肿块的最大切面并相对固定，双幅实时观察二维图及弹性图，判断病灶与周围组织应变程度的相对值，对病灶进行半定量评分并分别测量病灶在二维图及弹性图中的直径（分别为L_0和L_1）和面积（分别为A_0和A_1），计算直径变化率（L_1-L_0）/L_0和面积比（A_1/A_0）。对于经腹检查的深部脏器感兴趣区（ROI），应用ARFI技术对组织进行定性定量检测。

五、超声弹性成像在卵巢良恶性肿瘤诊断中的应用

妇科双合诊检查作为临床医生的一项基本技能一直被沿用至今，而超声弹性成像就是对这种古老技术的拓展。在卵巢肿瘤的临床评估中，肿瘤的硬度增加同其恶性风险升高有着密切联系，然而妇科双合诊检查在判断肿瘤的硬度上存在较大的主观性。超声弹性成像能反映被测组织的弹性（即硬度）的信息，而组织的硬度与其内部病理结构密切相关。一般来说，某些疾病如癌症可导致病变组织硬度的改变，在彩色弹性成像中恶性肿瘤弹性评分明显高于良性肿瘤。Lyshchik等测量了36例已手术患者的甲状腺组织弹性，发现大部分乳

头状癌的组织硬度要比正常和良性甲状腺组织的硬度大。卵巢恶性肿瘤要比良性肿瘤内的组织硬度高，直径变化率和面积比灰阶超声明显增大。卵巢恶性肿瘤红晕宽度增加，其原因可能是恶性肿瘤浸润性生长，硬度增大，肿瘤组织发生的应变不明显，所以在弹性成像上表现为红晕宽度明显增加。这一特征可以作为卵巢良恶性肿瘤鉴别要点之一。卵巢肿瘤位于盆腔，阴道探头可以直接对其施加压力，容易获得弹性成像。目前应用超声弹性成像对病变进行硬度分级的标准不一，但大多采用西门子公司推荐的5分法硬度分级标准。组织弹性系数为卵巢良恶性肿瘤的诊断提供了重要的信息。一般1～3分是较软的病灶，多为良性，4～5分是相对较硬的病灶，多为恶性（多胚层组织的畸胎瘤、混合型卵巢巧克力囊肿除外），从而也证实了恶性病变弹性系数大、受压变形小，良性病变弹性系数小、受压变形大的趋势。Rago等以5分法评定甲状腺肿瘤时认为，在肿块的弹性系数＞4分时，其恶性的可能性非常大（$P<0.001$），特异度为96%，敏感度为82%；肿块边缘规则性评分＞3分时，特异度为88%，敏感度为36%；而肿块面积率＞1时，特异度为92%，敏感度为46%。肿块的弹性系数和肿块边缘规则性这两项指标的特异性较高，但敏感性低。Tranquart等认为在具有恶性高风险性甲状腺结节及需要随访的甲状腺结节评定上，超声弹性成像是对传统超声成像的一种非常有用的补充。总而言之，随着超声弹性成像技术的不断发展与成熟，其在妇科疾病中的诊断方面也得到临床的广泛关注，超声弹性成像评分标准用于卵巢良恶性肿瘤的诊断是一种很有发展前景的诊断技术。

六、常见卵巢良、恶性病变的声像图与弹性图表现

（一）滤泡囊肿

卵巢内出现圆形无回声区，壁极薄而光滑，常突出于卵巢表面，囊肿直径2.5～5cm。UE表现：囊壁与囊内完全为紫色覆盖，边缘规则，显示为弹性评分1分的良性表现（图31-8-6）。

（二）黄体血肿

一侧卵巢增大，卵巢内可见稀疏分布不均的光点或网格状或片状高回声区。直径3～5cm。UE表现：病变区以绿色为主，边缘规则，显示为弹性评分3分的良性表现（图31-8-7）。

（三）多囊卵巢

双侧卵巢对称性增大，为正常的2～5倍。卵巢皮质区见成群的串珠状无回声小囊，直径＜1cm。UE表现：成群串珠状无回声小囊以紫色覆盖，显示为弹性评分1分的良性表现（图31-8-8）。

（四）卵巢巧克力囊肿

附件单侧或双侧椭圆形或圆形无回声暗区，直径一般为5～6cm，＞10cm的较少。壁较厚，囊内充满细小均匀点状回声，或伴有多个光带分隔形成多房，或囊内伴有密集低回声、等回声团块，后方回声增强。UE表现：囊壁呈黄色，无团块的囊腔完全以绿色覆盖，团块呈红色覆盖。包块边缘规则，显示为弹性评分3～5分。就病灶本身的硬度而言，有团块表明为血块，血块的硬度大于囊壁（图31-8-9）。

（五）卵巢乳头状囊腺瘤

肿瘤形态呈圆形或椭圆形，囊内有多个纤细光带分隔，囊内壁有局限性光斑或多个乳头状突起，囊腔内充满无回声暗区或偶见点状回声。UE表现：乳头中心呈黄色，边缘呈绿色。囊腔呈紫色和绿色。肿瘤边缘规则，显示为弹性评分2～3分的良性表现，表明良性乳头的硬度小于恶性乳头（图31-8-10）。

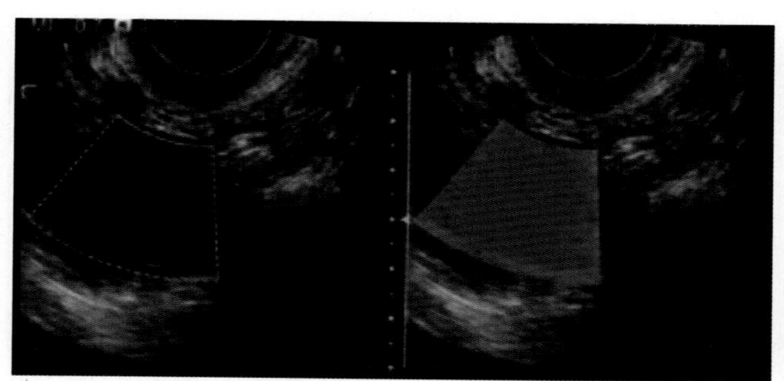

图31-8-6 滤泡囊肿

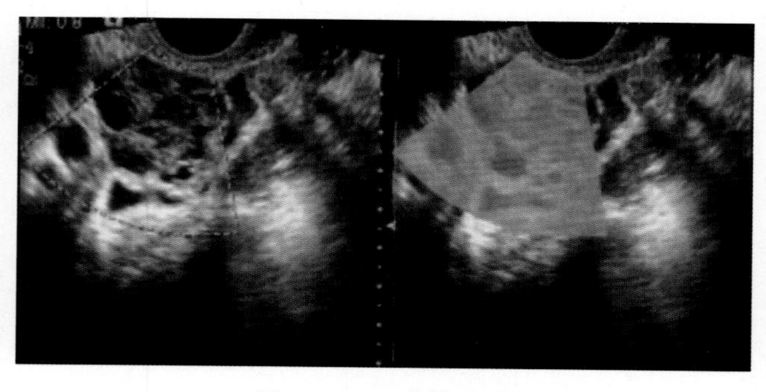

图31-8-7 黄体血肿

网格状及片状高回声区呈绿色，稀疏分布的光点呈紫色

（六）畸胎瘤

囊壁较厚，其内以弥漫分布的密集点状回声为主，伴有中等回声或强回声光团，或弧形光带，后方回声衰减或有声影。UE表现：囊壁呈红色，囊腔呈紫色，光团为红色覆盖，表明光团硬度大于囊壁，囊壁硬度大于囊腔（图31-8-11）。

（七）卵巢乳头状囊腺癌

囊壁不均匀性增厚，分隔粗细不均。瘤体实质部分形态不规则，呈乳头状或结节状突起，内部光点分布不均匀。UE表现：囊腔呈紫绿色，以绿色为主，乳头为不规则红色覆盖，表明超声弹性成像显示低分化乳头状囊腺癌弹性评分显著高于高分化乳头状囊腺癌（图31-8-12）。

（八）卵巢癌

肿瘤形态不规则，表面不光滑，边界回声不整齐或中断，内部回声强弱不等，分布不均，呈弥漫分布的杂乱回声光点或融合性光团，瘤体中心常可见不规则无回声暗区。UE表现：肿瘤实质完全被红色覆盖，无回声的坏死区呈绿色，肿瘤周边红晕不规则增宽（图31-8-13）。

七、局限性与展望

超声弹性成像技术作为一种新的技术手段，其评分标准5分法并不完善，临床应用的时间还比较短，某些环节上还存在一定的缺陷。由于超声弹性成像反映的是组织的硬度信息，但不同的病灶组织之间的硬度存在一定的重叠，再加上卵巢病变的复杂性，如良性肿瘤与恶性肿瘤之间的相互融合，良性乳头结节内部的钙化、纤维化等，恶性乳头结节内的出血、坏死等变化及病灶的体积增大等，将会导致部分卵巢肿瘤无法根据现有的评分标准进行评判，可能会导致假阳性或假阴性结果。目前初步的临床研究结果显示，普遍存在敏感性较低的问题。另外，在应用超声弹性成像检查过程中，一些不当的操作手法，如探头施加压力过重或过轻及一些干扰因素等都会影响结果的准确性。随着临床实践的不断深入、临床操作者技术的逐渐熟练、一些技术手段的改进，仪器纵向分辨率与弹性成像信噪比及对比度噪声矛盾的解决，再加上在鉴别诊断卵巢肿瘤性质时，注重结合二维图像、血液图像及弹性图像进行综合评判，相信诊断准确性会越来越高，超声弹性成像能为临床提供更大的帮助。目前，笔者对卵巢良恶性病变超声弹性成像图像所含信息的理解比较浅表，有待深入研究。

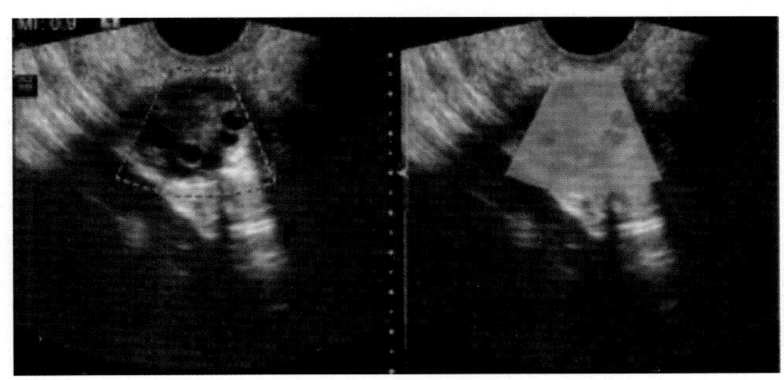

图31-8-8　多囊卵巢

成群串珠状无回声小囊以紫色覆盖

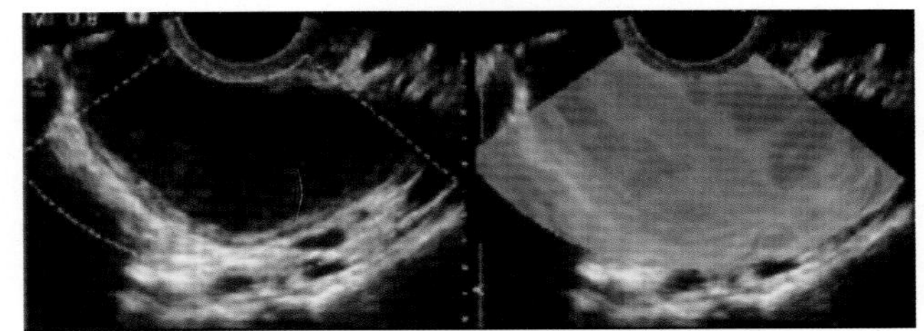

图31-8-9　卵巢巧克力囊肿

囊腔周边血块为低回声，呈红色，中央液体以绿色覆盖

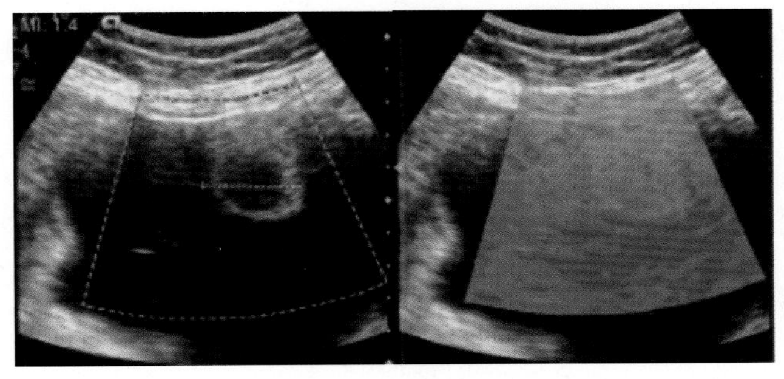

图31-8-10　卵巢乳头状囊腺瘤

乳头中心呈黄色，边缘呈绿色，囊腔呈紫色和绿色

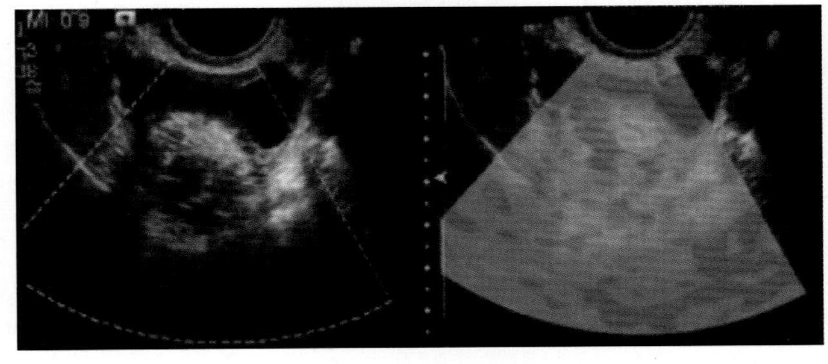

图31-8-11　畸胎瘤

囊壁呈红色，囊腔呈紫色，光团为红色覆盖

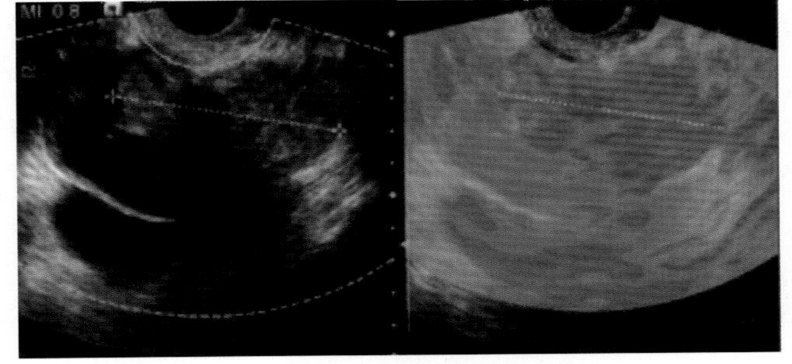

图31-8-12　卵巢乳头状囊腺癌

囊腔以绿色为主，乳头为不规则红色覆盖

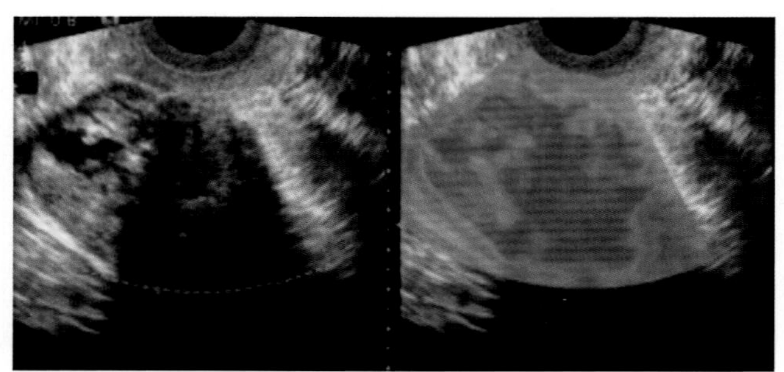

图31-8-13　卵巢癌
肿瘤完全呈不规则红色覆盖，肿瘤周边红晕不规则增宽

（谢阳桂）

第九节　多普勒超声检测在辅助生殖技术中的应用

自1978年世界第一例“试管婴儿”诞生以来，生殖医学领域的研究在世界各地蓬勃兴起，迄今已发展为医学领域中最为活跃的边缘学科之一。在此基础上，以体外受精-胚胎移植为代表的一系列辅助生殖技术（assisted reproductive technology，ART）得以迅速发展，不仅给广大不孕不育患者带来福音，也推动了遗传学、分子生物学、伦理学等相关学科和技术的发展，使得生命科学的研究不断深入。

超声影像技术作为一门新成像技术，近20年来，被广泛应用在生殖医学的研究中和对不孕患者的临床治疗。超声能对不孕患者卵泡的生长发育进行连续的观测，判断其成熟否；在超声监控下进行穿刺、取卵；观测子宫内膜的厚度和形态，评估内膜是否适宜着床。近来研究表明，彩色多普勒血流成像（CDFI）在判断卵泡成熟度和评估子宫内膜接受性方面，较以前许多方法相比，准确性更高，因而越来越引起人们的重视。

因经阴道超声检查无须充盈膀胱，探头分辨率高，更贴近卵巢、子宫等盆腔脏器，图像清晰，有利于卵巢、子宫血流的显示，所以在利用CDFI检测卵巢、子宫的血流时，多采用经阴道彩色多普勒（transvaginal color Doppler，TVCD）技术。借助TVCD技术，一方面能直观、定性地观察卵巢、子宫的血流状况，另一方面，通过多普勒频谱曲线，测量其血流动力学的有关参数有助于对卵巢、子宫的血流进行定量分析，反映其功能状态。

一、多普勒超声检测的方法学

（一）卵巢、子宫动脉的解剖和检测方法

1.卵巢、子宫动脉的解剖

（1）卵巢动脉：始于腹主动脉前壁，肾动脉的稍下方，在腹膜后沿腰大肌前面斜向外下，至第4腰椎下缘水平与输尿管交叉后继续下行，在前面越过髂总动脉下段，于真骨盆上缘侧面进入骨盆漏斗韧带内，下降并纡曲内行，在子宫阔韧带两层腹膜之间分支，经卵巢系膜进入卵巢门，卵巢动脉在输卵管系膜内发出若干分支供应输卵管，其末梢在子宫角附近与子宫动脉上行支的卵巢动脉分支吻合。

（2）子宫动脉：起自髂内动脉前干，在腹膜后沿盆腔侧壁向内下方走行，达阔韧带基底时转向内，走行于阔韧带基底部前、后叶之间，距宫颈外侧约2cm处向前跨越输尿管，到达宫颈侧缘后分成两支：宫颈阴道支为小分支，下行分布于宫颈、阴道上段及部分膀胱壁；子宫体支为子宫动脉干的延续，在阔韧带前、后叶之间沿子宫侧缘上行，至子宫底分为三支，即宫底支、输卵管支、卵巢支，分布于子宫底部、输卵管及卵巢。子宫动脉在上行的过程中向深部发出弓状动脉，再由弓状动脉发出走向肌壁中1/3并与宫腔面垂直的放射动脉，在深入内膜之前，每支放射动脉又分为两支：一支为营养基底层的直动脉；另一支为螺旋动脉，营养功能层，是子宫动脉的终末支。

2.检测方法　患者取膀胱截石位，或用枕头垫高臀部，以利于显示盆腔结构，在消毒的乳胶套或安全套内放入适量的耦合剂，套入阴道探头前端，然后将探头缓缓放入阴道内，直至宫颈或阴道穹隆部。转动探头柄进行横向、纵向及多方向扫查，并采用倾斜、推拉、旋转等手法，调整探头的角度、位置和方向，使卵巢、子宫的图像显示清晰。然后启动多普勒装置，对卵巢、子宫动脉的血流进行检测。

（二）正常月经周期中卵巢、子宫动脉血流动力学的变化

1.卵巢动脉血流特征　卵巢动脉细小且走行纡曲，不易检测。TVCD观测到在非功能侧卵巢，卵巢动脉的彩色血流信号在整个月经周期中无明显变化，频谱呈高阻力型，血流阻力指数（RI）亦维持在较高水平。而在功能侧卵巢，随着卵泡的发育，卵巢动脉的彩色血流信号、频谱曲线及动力学参数均呈周期性改变。

（1）卵泡期：卵巢实质内彩色血流信号不丰富，呈细点状，不易检测到；血流频谱为高阻力型，表现为收缩期低振幅、舒张期极低振幅的连续频谱或仅有收缩期低振幅的单峰型频谱；有学者测得该期卵巢动脉RI值为0.54±0.04。

（2）排卵期：随着优势卵泡不断长大，卵泡被较多血管包绕，卵巢内血管增粗，血流丰富，血流频谱为低阻力型，收缩期高振幅、舒张期较高振幅，呈双峰，前高后低，舒张期血流速度逐渐升高并在排卵前后达到高峰；排卵前2天，卵巢动脉RI值开始下降。

（3）黄体期：卵巢内可见丰富的血流围绕黄体；血流频谱与排卵期相似；排卵后4～5天卵巢动脉RI值降至最低，为0.44±0.04。

（4）黄体萎缩期：卵巢动脉舒张期血流逐渐减少，血流频谱呈高阻力型，舒张期低振幅或无舒张期血流；月经来潮前，卵巢动脉RI值缓慢回升，达0.50±0.04。

2.子宫动脉血流特征　子宫动脉检出率高，可接近100%。彩色多普勒显示为宫颈两侧形状各异的彩色血流，在子宫体肌壁外1/3可见弓形动脉血流，呈细条状；子宫肌层可见辐射状的放射动脉分支血流，呈细小条状或点状，指向内膜。频谱曲线表现为快速向上陡直的收缩期高峰和舒张期低振幅，有时可形成舒张早期"切迹"。子宫动脉血流是否存在周期性变化，文献报道不一。正常月经周期中，子宫动脉彩色血流和频谱曲线的周期性变化不明显，但通过测定血流动力学参数仍能发现周期性改变。增生期子宫动脉血流阻力较高，RI值为0.88±0.04；排卵前1天开始下降；排卵后于月经周期第18天RI值降至最低，达0.84±0.04，并维持于这一水平。卵巢、子宫动脉血流的这种周期性变化对卵泡的发育、成熟和胚胎的着床均具有极为重要的意义。若出现异常，无疑会影响卵泡的生长、发育和子宫内膜的接受性，从而导致不孕。

二、卵泡发育的超声检查

（一）正常月经周期中卵泡发育的超声观察

超声显像时，卵泡为边界清晰的圆形无回声区，从周期的第5～6天卵泡直径为5～7mm，第10天时卵泡直径可达10mm，超声已能清晰显示。正常周期中卵泡发育的速度比较恒定，为1～3mm/d，最快可达4mm/d，越临近排卵期，卵泡增长越快，排卵前5小时可增长7mm。迫近排卵时正常成熟的优势卵泡的声像图具有以下特征：①卵泡最大直径达20mm，优势卵泡最大直径范围为17～24mm，有2.5～8.5ml。②卵泡外形饱满，呈圆形或椭圆形，内壁薄而清晰，或可见内壁卵丘所形成的金字塔形的高回声，多在排卵前24～30小时易于显示。亦可见优势卵泡周围有一低回声晕（多由排卵前卵泡膜组织水肿导致）。③卵泡位置移向卵巢表面，且一侧无卵巢组织覆盖，并向外突出。已排卵的超声征象：①卵泡消失或缩小，可同时伴有内壁塌陷征象；②在缩小的卵泡腔内有细弱的光点回声，继之原腔穴增大，有较多的强回声，提示有早期黄体形成；③陶氏腔内有少量液性无回声区，此种情况占50%以上，此征象可能是卵泡破裂后卵泡液的积储，亦可能是腹膜对排卵的反应。但仅以此不能作为有排卵的依据。

（二）卵泡异常的超声观察

超声显像对监测卵泡发育和有无排卵提供了一项有效的方法，对卵泡发育的异常和各种排卵障碍能比较明确地进行诊断。临床上最常见的异常有以下3种表现。

1.卵泡发育不良或无卵泡发育　卵泡生长缓慢或未见卵泡发育，或两侧卵巢内仅见直径＜5mm的小圆形无回声区，随访过程中不见卵泡逐渐增大。卵泡较早停止发育，卵泡壁厚且不规则，形成卵泡闭锁，亦称无排卵周期。

2.延缓排卵　优势卵泡形成的时间一般在月经周期的第10～16天，排卵在第12～18天，而延迟排卵者排卵可在月经周期的第21～40天，有时亦可由原先确认的优势卵泡发生萎缩，而另有一卵泡发育长大而成新的优势卵泡，最后可排卵。月经周期不规律的女性，卵泡期长短不固定，超声监测卵泡发育有困难。

3.多囊卵巢综合征　是由月经调节机制失调所产生的一种综合征。临床表现有月经稀少或闭经、多毛、肥胖和不孕等。超声诊断多囊卵巢目前国际上采用鹿特丹标准：①单侧卵巢有≥12个直径为2～9mm的卵泡；②卵巢体积增大（＞10ml），用简化的公式（0.5×长度×宽度×厚度）来计算卵巢的体积。只要一侧卵巢满足上述两项中的一项即可诊断为多囊卵巢。

（三）诱发排卵周期中超声检测及其意义

超声检测应用于诱发排卵中，对监测治疗效果、防止卵巢过度刺激、指导临床用药均有重要价值。在排卵障碍性不孕症患者治疗中，使用药物诱发排卵前了解患者的基础情况也是十分重要的。应用超声显像检查、了解有无卵巢囊肿或多囊卵巢样改变，有此改变者应列为禁忌证或采用不同的超排卵方案。常用的药物诱发排卵有氯米芬（clomiphene）、HMG/HCG及促卵泡素（FSH）。氯米芬诱发排卵时，在诱发排卵周期中排卵前最大卵泡直径为16.8～25.5mm。超声检测卵泡大小时必须排除有关技术因素，保证其测量值的准确性。妊娠率与卵泡大小密切相关。当最大卵泡直径在18～25mm时，妊娠率显著升高。超声检测还可指导使用HCG，以促使卵泡破裂时间恰当。当卵泡直径＞17mm或在20mm左右时使用可提高排卵成功率，如使用过早，可导致卵泡发育停止。若使用HMG/HCG诱发排卵时，由于HMG含有促卵泡素（FSH）和促黄体素（LH），为一强烈卵泡发育刺激剂，其诱发排卵作用大于氯米芬，使用过程中必须严密监测卵巢过度刺激。当使用剂量不足时，可使卵巢增大而卵泡不成熟。剂量过大时，有多个卵泡发育，声像图表现为卵巢体积增大，呈多房性的无回声区；陶氏腔内亦有积液的无回声区；多胎妊娠率高。使用该方法的妊娠率约为40%，但约有12%易发生过度刺激。因此，利用超声进行监测，对指导用药，在防止过度刺激及防止多胎妊娠方面，是十分有效的。在用药过程中超声监测必须连续进行，越接近成熟，监测应越紧密。一般在排卵前2～3天必须每日检测1～2次，除测量卵泡的大小外，还应注意卵泡的数目。特别在使用HMG诱发卵泡过程中更应密切观察有无卵巢过度刺激综合征的发生。声像图表现为双侧卵巢增大、饱满，长径为5～10cm。卵巢内有多个卵泡无回声区，壁薄，呈蜂窝状改变，严重者可探及腹水和胸腔积液无回声区，出现此征象时应予以高度重视，积极治疗。

三、彩色多普勒超声在辅助生殖技术中选择成熟卵子及对子宫内膜接受性的评估

30余年来，尽管辅助生殖技术不断向前发展，但迄今为止，其治疗成功率仍不令人满意。例如，"试管婴儿"的出生率一直在20%～30%。接受ART治疗的患者能否获得妊娠，主要取决于胚胎质量和子宫内膜接受性。借助经阴道彩色多普勒超声检查，一方面观测卵泡生长情况，据此判断卵母细胞是否成熟，以决定取卵时机；另一方面，检测子宫动脉及其分支血管的血流动力学参数，评估子宫内膜接受性，以决定何时进行移植。这对于提高ART治疗的成功率具有重要的指导意义。

（一）动态观测卵泡生长

在ART治疗不孕症的过程中，选择合适时机进行穿刺、取卵，然后进行受精和体外培养，是获得高质量胚胎的关键。目前判断卵母细胞是否成熟的方法是利用超声观测卵泡大小及形态学改变，有2个以上卵泡达1.7cm及以上，可以注射HCG 5000～10 000单位，促进卵母细胞核成熟，经过35～36小时取卵。

（二）检测子宫动脉血流以评估子宫内膜接受性

子宫内膜接受性无疑是ART治疗能否成功的又一关键因素。由于子宫内膜接受性易受年龄、血液中生殖内分泌激素水平、卵巢功能状态，甚至诱发排卵药物等多种因素的影响，在胚胎移植前，评估子宫内膜是否适宜着床则变得十分必要。目前在临床上，使用最广泛的仍然是超声检查，如通过测量子宫内膜厚度、形态、血流等指标来判断子宫内膜的接受性；也有通过检测子宫内膜组织RNA表达、蛋白表达等方法来判断子宫内膜是否处在接受胚胎植入的状态。当超声显示子宫内膜厚度为8～9mm，子宫内膜形态表现为多层，外层呈高回声，内层为低回声，或出现所谓"三线征"时，预示子宫内膜接受性较好，获得妊娠的概率较大。

近年来，利用TVCD测量子宫动脉血流动力学参数，以此评估子宫内膜接受性的方法引起人们的关注。有学者在比较几种预测子宫内膜接受性的方法后认为，该方法在预测着床是否成功上优于子宫内膜组织学活检和超声测量子宫内膜厚度。

1.子宫动脉血流动力学参数　Sterzik在胚胎移植前，对接受体外受精-胚胎移植治疗患者的子宫动脉血流的阻力指数进行测量，发现在妊娠组和未妊娠组有明显差别，前者RI为0.78±0.06，明显低于后者（0.84±0.08）。Steer亦发现在胚胎移植当日，子宫动脉血流的搏动指数在妊娠组和未妊娠组存在显著性差异，前者PI为2.08±0.43，后者为2.62±0.85，根据所测PI值的大小，Steer将患者分为三组：低阻力组（PI为1.00～1.99）、中等阻力组（PI为2.00～2.99）、高阻力组（PI≥3.00）。研究发现，①子宫动脉血流为中等阻力（PI为2.00～2.99）的患者，妊娠率、着床率较高，分别为47%、22.2%，意味着子宫内膜接受性最好，与此同时，发生多胎妊娠的可能性也较大，为47.1%。②当PI＞3.0，可预测35%的周期不能获得妊娠。其他学者的研究同样发现胚胎移植时，如子宫动脉PI＞3.3、RI＞0.95或未检测到舒张末期血流，预示着床的可能性很低。

随后，在冻融胚胎移植的研究中，Steer再次验证了子宫动脉血流阻力与子宫内膜接受性密切相关。

上述研究表明，在胚胎移植当日，测量子宫动脉的血流动力学参数不仅可以预示子宫内膜是否适宜着床，还可以决定胚胎是移植还是冷冻储存，而且当血流参数显示子宫内膜接受性最好时，可以适当减少移植的胚胎数，以降低多胎的发生。

由于上述报道中PI、RI正常值范围相差较大，以及与异常值存在着交叉，加之有些学者未发现子宫动脉的血流参数在妊娠组和未妊娠组之间有明显的差别，因此子宫动脉血流参数能否作为反映子宫内膜接受性的指标仍存在争议，有待于进一步证实。

2.子宫内膜下螺旋动脉血流动力学参数　由于子宫动脉血流参数作为子宫内膜接受性指标的结论尚未明确，因此人们将注意力转移到子宫动脉的分支血管上。Kuspic利用高分辨率的超声仪探测了子宫肌层放射动脉和子宫内膜下螺旋动脉的血流后发现，子宫内膜下螺旋动脉的血流也存在周期性变化。在自然排卵周期中，螺旋动脉PI值由排卵前的1.13降至排卵后的最低值（0.72）。而在诱发排卵周期（可能由于诱发排卵药物的影响），其PI值在排卵前反而上升至2.32。从而进一步指出，子宫内膜下螺旋动脉的血流动力学参数才可能真正反映子宫内膜的血流灌注，因而能作为反映子宫内膜接受性的指标，预测胚胎移植的着床率和妊娠

率。Applebaum将增殖晚期或多层化子宫内膜彩色血流图划分为四种类型。0型：只有子宫肌层的血管围绕子宫内膜；Ⅰ型：血管穿行于子宫内膜高回声区边缘；Ⅱ型：血管到达子宫内膜高回声区中心；Ⅲ型：血管到达子宫内膜腔。当血流达到Ⅲ型时则获得妊娠率显著增高。

此外，在诱发排卵治疗不孕症的过程中，借助经阴道超声对患者子宫内膜运动进行观察，有助于了解子宫内膜状况，判断其功能状态。如果子宫内膜运动频率过高及负向运动过多，或在整个治疗周期中无明显运动，意味着子宫内膜接受性较差，胚胎植入宫腔后不易着床。这时宜采取措施，如用药物降低子宫内膜运动频率，抑制子宫内膜负向运动等，从而达到改善子宫内膜状况，提高治疗成功率的目的。

CDFI作为一种无创性检查方法，在预测辅助生殖技术治疗结果、提高治疗成功率方面具有广阔的研究和应用前景。

（张青萍　彭红梅　汪龙霞）

第32章

正常妊娠超声表现

妊娠是指胚胎/胎儿在母体子宫内生长、发育的过程，自卵子受精开始，至胎儿及其附属物自母体排出为止，全过程平均约38周（相当于月经龄40周）。临床上以月经龄计算，早期妊娠为妊娠13周末前，中期妊娠为妊娠第14周至第27周末，晚期妊娠为妊娠28周后。受精后8周（月经龄10周）内的孕体称为胚胎（embryo），自受精后9周（月经龄11周）起称为胎儿（fetus）。

一、产科超声检查的时机与适应证

1. 产科超声检查的时机　我们认为，妊娠3个月内，若无临床异常表现可不做超声检查。高龄孕妇及临床怀疑有染色体畸形或实验室筛查阳性者，在月经龄11～13^{+6}周进行第一次超声检查，月经龄第18～24周可常规进行一次产科超声检查，如发现异常者，应进行一次详细系统的胎儿畸形检查。有条件者在月经龄第32～36周可再进行一次超声检查，对胎儿生长发育情况再次评估，同时观察那些到晚期妊娠才能表现出来的胎儿畸形。中期妊娠时对所有的孕妇进行常规超声检查非常重要，因为在此时期可发现大多数胎儿结构异常，降低围生儿的病死率。

2. 适应证

（1）阴道出血。

（2）腹痛。

（3）夫妻双方有遗传性疾病或家族遗传史者。

（4）母体妊娠期有感染史，如风疹、巨细胞病毒感染等。

（5）母体有糖尿病或其他疾病者。

（6）有明显的致畸因素者，如服用过可能致畸的药物、接触过放射线、接触过毒物等。母体血清生化指标异常。

（7）既往有胎儿畸形生育史。

（8）宫颈功能不全。

（9）确定胎儿先露。

（10）可疑多胎妊娠。

（11）胎儿大小生长发育评估。

（12）妊娠孕周不确定。

（13）可疑胎儿死亡。

（14）某些染色体异常软指标的评估。

（15）胎儿结构畸形的筛查。

（16）某些胎儿结构异常的监测评估。

（17）需要羊水、脐带血穿刺或其他术前的定位评估。

（18）临床评估子宫大小与孕周不符合。

（19）可疑盆腔包块。

（20）可疑滋养叶细胞疾病。

（21）宫颈环扎术前评估。

（22）可疑子宫动脉异常。

（23）可疑羊水异常。

（24）可疑胎盘早剥。

（25）胎儿外倒转术的评估。

（26）胎儿胎膜早破或早产。

（27）前置胎盘的监测评估。

（28）妊娠首次来医院就诊。

二、产科超声检查内容

1. 早期妊娠的超声检查内容

（1）确认宫内妊娠及胎儿是否存活。

（2）确定胚胎数目。

（3）估计妊娠龄。

（4）胎儿颈后皮肤透明层（NT）测量。

（5）检测胎儿早期结构畸形。

（6）胎盘。

（7）子宫及附件。

2. 中期及晚期妊娠的超声检查内容

（1）明确胎儿数目及胎儿是否存活。

（2）胎位。

（3）估测妊娠龄和胎儿体重。

（4）羊水量。

（5）胎盘。

（6）胎儿畸形探测。

第一节　超声检查技术

一、患者准备

经腹超声检查：早孕期（妊娠11周前），患者需充盈膀胱，要求与妇科经腹超声检查一致；妊娠11周后检查胎儿无须特殊准备，膀胱应排空。

经会阴、阴道超声检查：排空膀胱后进行。

二、体位

1.经腹超声检查　孕妇一般取仰卧位，充分暴露下腹部，中晚孕期为了更好地显示胎儿解剖结构，可根据胎儿体位调整孕妇体位，如左侧卧位、右侧卧位。为了更好地显示宫颈与宫颈内口，可垫高孕妇臀部。

2.经会阴、阴道超声检查　孕妇取截石位。

三、仪器

实时超声显像仪，常用二维凸阵探头，在探测深度内尽可能使用高频率探头。常用的腹部探头频率为3.0～6.0MHz，阴道探头频率为7.0～10.0MHz。

四、检查方法

目前，产科超声检查分为早孕期超声检查（包括早孕期普通超声检查、11～13^{+6}周超声NT检查）、中晚孕期超声检查（包括Ⅰ级、Ⅱ级、Ⅲ级、Ⅳ级产科超声检查）、有限产科超声检查，各妊娠期、各级别的产科超声检查的内容、侧重点不一样。

（一）早孕期超声检查

1.早孕期普通超声检查　一般情况下经腹超声检查可达到检查目的，但经阴道超声检查无须充盈膀胱，且能更清楚地显示子宫及双附件情况（探头频率较高、探头更接近受检器官），因此当患者不能憋尿或经腹超声检查不明确且无活动性阴道出血、无阴道炎时可行经阴道超声检查。

（1）适应证：证实宫内妊娠、临床可疑异位妊娠、明确孕周、诊断多胎妊娠、了解胚胎或胎儿情况（存活或死亡）、早孕期出血查因、早孕期下腹痛查因、评估母体盆腔包块、子宫畸形、临床怀疑葡萄胎、辅助绒毛活检。

（2）检查内容

1）妊娠囊：要求观察妊娠囊的位置、数目、大小、形态。

①应全面扫查子宫及双附件区，了解妊娠囊的位置及数目，最大限度地减少多胎妊娠、宫角妊娠及异位妊娠的漏诊。

②在妊娠囊的最大纵切面和横切面上测量妊娠囊的内径（不包括强回声环）。最大前后径、左右径、上下径之和除以3即为妊娠囊平均内径。

③妊娠5～7周时妊娠囊平均内径生长速度约1mm/d。

④如果是多胎妊娠，需明确绒毛膜性、羊膜性。

⑤经腹超声检查妊娠囊平均内径≤25mm或经阴道超声检查妊娠囊平均内径≤20mm，囊内未见卵黄囊及胚胎回声，需1～2周后再次超声复查。

⑥经腹超声检查妊娠囊平均内径＞25mm或经阴道超声检查妊娠囊平均内径＞20mm，囊内未见卵黄囊及胚胎回声，应考虑胚胎停育。

⑦宫内妊娠囊需与宫腔积液相鉴别。宫腔积液无明显双环征，周边强回声为分离的子宫内膜，有宫腔积液且宫内无妊娠囊时需警惕异位妊娠的发生，应详细检查双侧附件情况。

⑧HCG阳性，宫内未见妊娠囊回声，可以有三种情况：孕周太小或异位妊娠或流产，应详细检查宫外情况，对于高度怀疑异位妊娠者建议行阴道超声检查。

2）卵黄囊：要求观察卵黄囊的大小与形态。

①卵黄囊是妊娠囊内第一个能观察到的结构，它的出现是确定妊娠的有力证据。

②经阴道超声检查，停经35～37天常能显示卵黄囊；经腹超声检查，停经42～45天常能显示卵黄囊。

③卵黄囊直径的正常值范围为3～8mm，平均为5mm。

④卵黄囊直径＞10mm时，预后不良。卵黄囊不显示、小于3mm、变形、内部出现强回声等改变时，预后不良。

3）测量头臀长，观察胎心搏动。

①对妊娠囊进行全面扫查，包括系列横切面及纵切面，观察胚胎/胎儿数目；头臀长应在胚胎最大长轴切面测量或胎儿正中矢状切面上测量，此时胎儿为自然伸展姿势，无过伸或过屈。

②妊娠5～7周胚胎头臀长生长速度约1mm/d。

③经阴道超声检查胚胎长≤5mm或经腹超声检查胚胎长≤9mm而未能观察到胎心搏动时，需7～10天后随访复查。

④经阴道超声检查胚胎长＞5mm或经腹超声检查胚胎长＞9mm而未能观察到胎心搏动时，应考虑为胚胎停育。

⑤妊娠6^{+3}周前，胎心搏动＜100次/分，其后胎心搏动逐渐加快，至妊娠9周时，可达180次/分，随后逐渐减缓，至妊娠14周时胎心搏动约140次/分。

⑥超声判断胚胎停育的标准如图32-1-1所示。

4）子宫及双附件：要求观察子宫形态、肌层回声、宫腔有无积液；双附件有无包块，如有包块需测量包块的大小并观察包块形态、边界、囊实性、血供，以及与卵巢、子宫的关系等，并评估包块的良恶性。

（3）存留的图像：建议至少存留以下5幅超声图像（图32-1-2）。

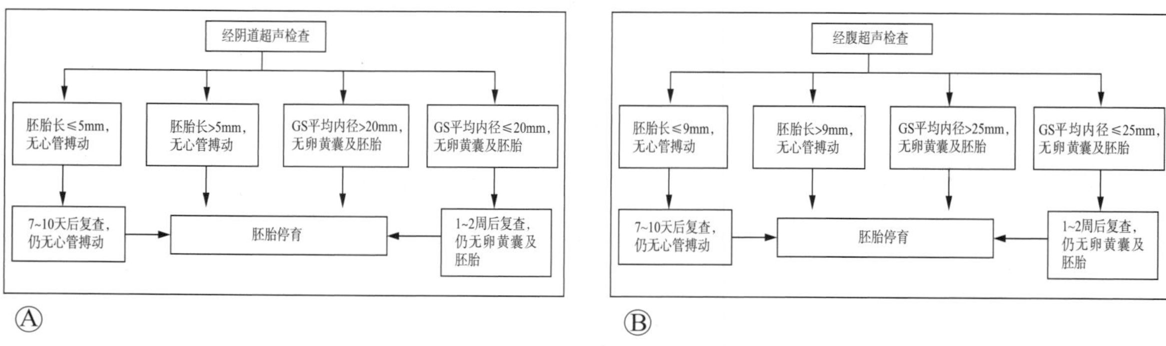

图32-1-1　判断胚胎停育标准

GS.妊娠囊

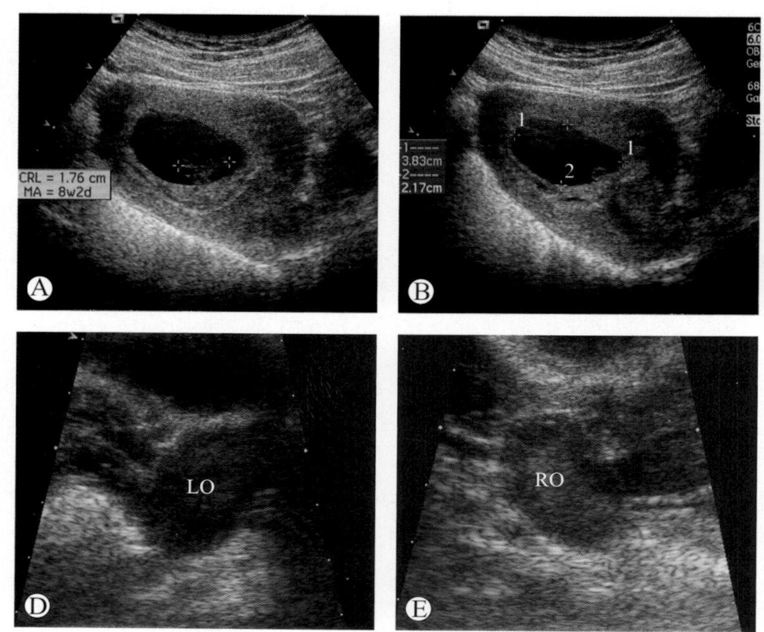

图32-1-2　早孕期经腹超声检查存留的图像

A.胚胎最大长轴切面测量头臀长；B.妊娠囊最大纵切面测量妊娠囊最大长径及前后径；C.妊娠囊最大横切面测量妊娠囊最大横径；D.左侧卵巢（LO）长轴切面图像；E.右侧卵巢（RO）长轴切面图像

妊娠囊最大纵切面测量妊娠囊最大长径及前后径，妊娠囊最大横切面测量妊娠囊最大横径、胚胎最大长轴切面/胎儿正中矢状切面测量头臀长、左侧卵巢、右侧卵巢。

2. 妊娠11～13^{+6}周超声NT检查

（1）适应证：适合所有孕妇，尤其是有以下适应证的孕妇，如孕妇年龄＜18岁或≥35岁孕妇，夫妇一方是染色体平衡易位携带者，孕妇染色体异常，孕妇患有如贫血、糖尿病、高血压、严重营养障碍等疾病，孕妇吸烟、酗酒，妊娠早期有X线照射史或病毒感染史，有异常胎儿妊娠史，有遗传病家族史，试管婴儿等。

（2）检查内容

1）胎儿数目及绒毛膜性。

2）胎心搏动。

3）测量头臀长。

①应在胎儿正中矢状切面上测量，胎儿处于自然姿势，无过度后仰及前屈。

②尽可能放大图像，使胎儿占据屏幕的2/3或3/4。

③头顶部及臀部皮肤轮廓线要清楚显示。

4）测量NT

①建议在头臀长为45～84mm时测量，相当于妊娠11～13^{+6}周。

②标准测量切面为胎儿正中矢状切面，此切面亦是测量头臀长的标准切面。

③应尽可能放大图像至只显示胎儿头颈部及上胸部，令测量游标的轻微移动只能改变测量结果0.1mm。

④标准NT测量平面的特征：胎儿面部轮廓清楚显示，鼻骨表面皮肤线、鼻骨、鼻尖三者形成三条短强回声线；下颌骨仅显示为圆点状强回声；胎儿颅脑清楚显示间脑、中脑、脑干、第四脑室及颅后窝池；颈背部皮下清楚显示长条形带状无回声即为颈项透明层。

⑤应清楚显示并确认胎儿背部皮肤及NT前后平行的两条高回声带，测量时应在NT最宽处测量，且垂直于皮肤强回声带，测量游标的内缘应置于无回声的NT外缘测量。

⑥应测量多次，并记录测量所得的最大数值。

⑦有颈部脑脊膜膨出时，注意辨认，避免误测。

⑧有脐带绕颈时，需测量脐带绕颈处上下NT厚度，并取其平均值。

⑨NT随孕周的增大而增厚，但一般不超过3.0mm。NT增厚，胎儿染色体异常风险增大。

⑩应明确区分皮肤和羊膜，避免将羊膜误认为皮肤而误测NT。

5）脉冲多普勒检测静脉导管血流频谱

①在正中矢状切面上放大图像至只显示胎儿下胸部和上腹部。

②调整声束与静脉导管血流之间的夹角，尽可能使该夹角小于60°。

③脉冲多普勒取样容积应根据静脉导管血流信号进行调整，尽可能不超越静脉导管大小。

6）胎儿附属物：①胎盘，观察胎盘位置、测量胎盘厚度；②羊水量，测量羊水池最大深度。

7）孕妇子宫：主要观察宫颈内口，如孕妇提供子宫肌瘤病史需评估肌瘤位置及大小。

（3）存留的图像：建议至少存留3幅超声图像（图32-1-3）。

在胎儿正中矢状切面上测量头臀长，在胎儿头颈及上胸部正中矢状切面上测量NT、静脉导管血流频谱。

（二）中晚孕期产科超声检查

1. Ⅲ级产科超声检查

（1）适应证：适合所有孕妇，尤其适合有以下适应证的孕妇，如一般产前超声检查（Ⅰ级）或常规产前超声检查（Ⅱ级）发现或疑诊胎儿畸形，有胎儿畸形高危因素。

（2）检查内容

1）胎儿数目：多胎妊娠，需明确羊膜囊数。

2）胎方位

①妊娠28周后需报告胎方位。

②多胎妊娠除了报告各胎的胎方位外，还需注明各胎儿间的位置关系，如宫腔左侧、宫腔右侧、宫腔上段、宫腔下段。

3）胎心搏动

①正常胎心率为120～160次/分。

②胎儿心律失常或心率持续＞160次/分或持续＜120次/分应建议进行胎儿超声心动图检查。

4）生物学测量

①双顶径

a.双顶径的测量应在标准丘脑水平横切面上测量。标准丘脑水平横切面要求颅骨呈椭圆形强回声环，两侧大脑半球对称，脑中线居中，清楚显示透明隔腔、两侧对称丘脑及丘脑之间裂隙样第三脑室。测量双顶径时测量游标置于近侧颅骨外缘至远侧颅骨内缘，并垂直于脑中线。

b.如果胎头过扁或过圆，利用双顶径估测孕周误差较大，应加测头围。头围与双顶径均在丘脑水平横切面上测量，测量头围时测量游标置于颅骨强回声环外缘。

②小脑横径：小脑横径的测量应在小脑水平横切面上测量。标准的小脑水平横切面要求同时清晰显示左右对称的小脑半球及前方的透明隔腔。

③肱骨/股骨长度

a.标准肱骨/股骨测量切面：显示肱骨/股骨长轴切面，声束最好能垂直于肱骨/股骨长轴，或声束与肱骨/股骨夹角在45°～90°，肱骨/股骨两端可清楚显示，测量游标置于肱骨/股骨两端中点，不包括肱骨/股骨骺。

b.妊娠14周后，利用股骨长估测孕周较为可靠。

④腹围

a.腹围应在标准上腹部横切面上测量。标准上腹部横切面：近圆形，肝脏、胃泡可见，脐静脉与门静脉左支相连，不显示双肾，脊柱横断面显示三个圆形或短棒状强回声，测量游标置于皮肤外缘。

b.当存在大的脐膨出、腹裂、大量腹水时，利用腹围估测孕周误差较大，应放弃用腹围估测孕周。

⑤超声评估孕周及体重

a.超声评估孕周及体重是通过超声测量双顶径、腹围、股骨长等计算出来的，均有误差。超声估测体重误差范围一般在±15%；超声估测孕周在妊娠26周前误差较小，而妊娠26周后误差较大，为±（2～3）周。

b.超声评估孕周及体重时，存在测量误差及切面误差，即使同一检查者在一次检查过程中多次测量或一次检查中不同检查者进行测量，测量结果不会完全一致。

c.评估胎儿生长速度的超声复查时间常安排在2～4周后进行。

5）胎儿解剖结构检查

①胎头：要求观察颅骨、大脑、大脑镰、透明隔腔、丘脑、第三脑室、侧脑室、小脑半球、小脑蚓部、颅后窝池。以下三个切面对这些内容的显示与观察很重要：a.丘脑水平横切面；b.侧脑室水平横切面；c.小脑水平横切面。

②胎儿颜面部：要求观察胎儿双眼眶、双眼球、鼻、唇。以下三个切面对这些内容的显示与观察很重要：a.双眼球水平横切面；b.鼻唇冠状切面；c.颜面部正中矢状切面。

③胎儿颈部：要求观察胎儿颈部包块、皮肤水肿、水囊瘤。

④胎儿胸部：要求观察胎儿双肺、心胸比值。以下切面对这些结构的显示与观察很重要：胸部横切面（四腔心切面）。

⑤胎儿心脏：要求观察胎儿心轴、心尖指向、心房、心室、房间隔、室间隔、房室瓣、主动脉、肺动脉。以下切面对这些内容的显示与观察很重要：a.四腔心切面；b.左室流出道切面；c.右心室流出道切面；d.三血管切面；e.三血管气管切面。

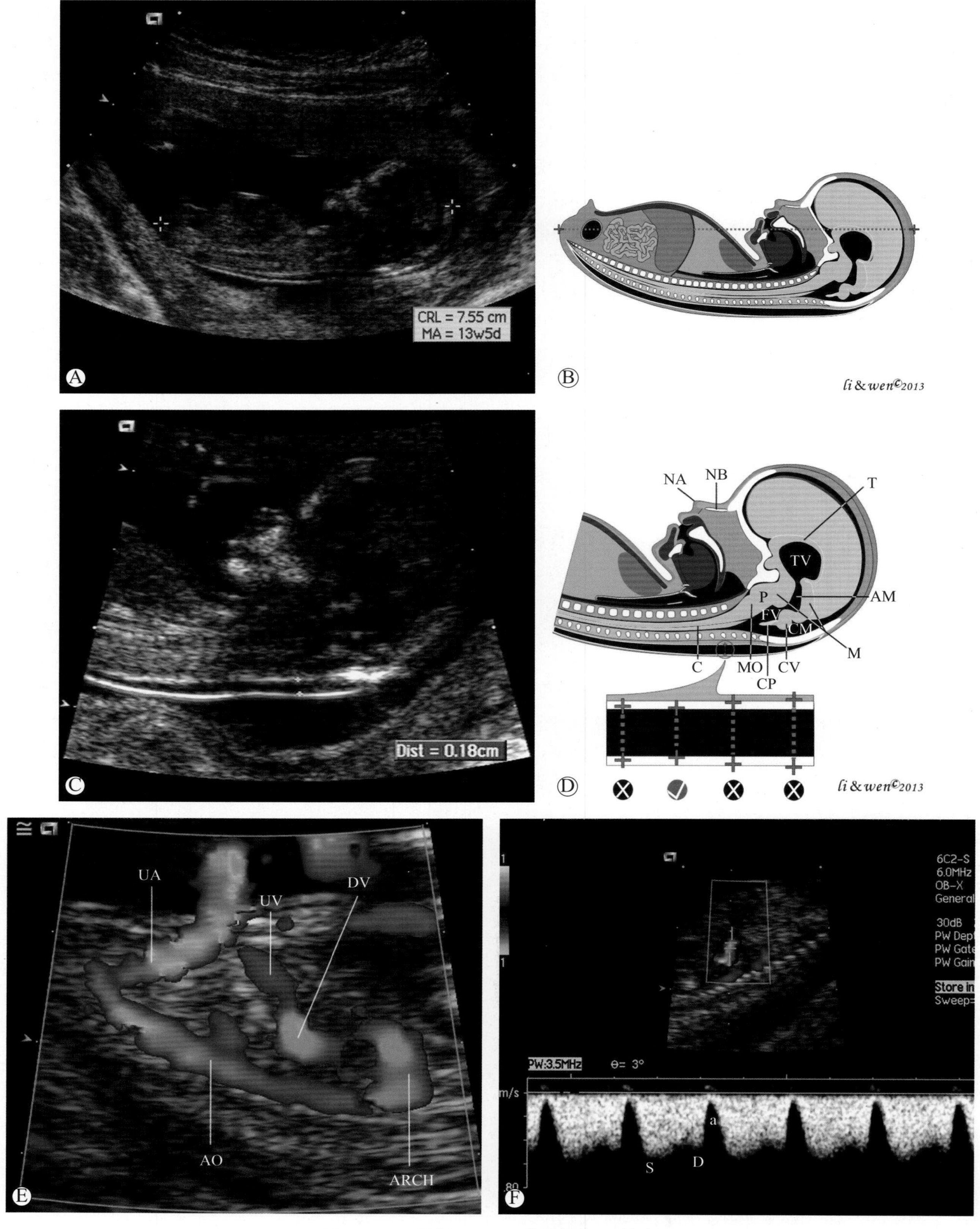

图32-1-3 妊娠11～13^{+6}周超声NT检查

A.在胎儿正中矢状切面上测量头臀长；C.胎儿头颈及上胸部正中矢状切面上测量NT；B、D.分别为A、C的模式图。E.静脉导管彩色多普勒血流成像图；F.静脉导管频谱多普勒血流频谱图。NB.鼻骨；NA.鼻尖；AM.中脑导水管；M.中脑；MO.延髓；TV.第三脑室；P.脑桥；C.脊髓；UA.脐动脉；UV.脐静脉；DV.静脉导管；ARCH.主动脉弓；AO.主动脉；S.S波；D.D波；a.a波；T.丘脑；CP.脉络丛；FV.第四脑室；CM.颅后窝池；CV.小脑蚓部

⑥胎儿膈肌：要求观察膈肌的连续性、腹腔脏器（胃泡、肝脏等）及心脏与膈肌的位置关系。以下切面对这些结构的显示与观察很重要：膈肌冠状切面（或分别显示左侧及右侧膈肌矢状切面）。

⑦胎儿腹部：要求观察肝、胃、双肾、膀胱、肠道、脐带腹壁入口。以下切面对这些内容的显示与观察很重要：a.上腹部横切面；b.双肾横切面（或分别显示左肾及右肾矢状切面或双肾冠状切面）；c.脐动脉水平膀胱横切面；d.脐带腹壁入口腹部横切面。

⑧胎儿脊柱：要求观察颈段、胸段、腰段及骶尾段脊柱。以下切面对这些内容的显示与观察很重要：常规显示脊柱矢状切面，怀疑脊柱异常时可加做脊柱冠状切面及横切面。

⑨胎儿四肢：要求观察双侧上臂及肱骨、双侧前臂及尺骨、桡骨，双侧大腿及股骨、双侧小腿及胫骨、腓骨，双手及双足。以下切面对这些内容的显示与观察很重要：a.左、右肱骨长轴切面；b.左、右尺骨、桡骨长轴切面；c.左、右尺骨、桡骨短轴切面；d.左、右股骨长轴切面；e.左、右胫骨、腓骨长轴切面；f.左、右胫骨、腓骨短轴切面；g.双手/足矢状切面、冠状切面。

6）胎盘：要求观察胎盘位置、成熟度、胎盘下缘与宫颈内口的关系、脐带胎盘入口、测量胎盘厚度，胎盘厚度应测量胎盘母体面及胎儿面之间的最大垂直距离。以下切面对这些内容的显示与观察很重要：脐带胎盘入口切面；胎盘厚度测量切面；宫颈内口矢状切面。

①妊娠32周前一般不诊断前置胎盘，而提示前置状态。

②脐带胎盘入口难以显示或不显示时，应在报告上注明。

③胎盘早剥主要为临床诊断，其产前超声检出率低，据报道，为2%～50%。

7）脐带：要求观察脐带血管数目、脐带胎盘入口及胎儿腹壁入口、28周后评估脐动脉血流频谱。以下切面对这些内容的显示与观察很重要：①脐动脉水平膀胱横切面；②脐带胎盘入口切面；③脐带腹壁入口切面。

8）羊水量：用羊水池最大深度或羊水指数评估羊水量。

①测量羊水池最大深度时，超声探头应垂直于水平面。测量区域不能有脐带和肢体。

②羊水指数的测量是以母体肚脐为中心将腹部分为4个象限，依次测量4个象限内羊水池最大深度后求和即为羊水指数。

9）母体子宫及双附件：要求观察子宫壁、宫颈管、宫颈内口、双侧附件。

①当经腹超声检查宫颈矢状切面显示欠清时，需进一步经会阴超声检查或经阴道超声检查，经阴道超声检查对宫颈内口的观察最好，但在以下情况下禁用：阴道活动性出血、阴道炎。

②注意扫查子宫壁，尽可能发现较大的子宫肌瘤，观察双附件区。

③目前尚无足够证据支持在低危人群中广泛应用多普勒观测子宫动脉血流情况，但当怀疑胎儿宫内发育迟缓或妊娠高血压综合征时建议测量子宫动脉血流频谱。

（3）需存留图像：建议至少存留以下36～40幅超声图像（图32-1-4）。

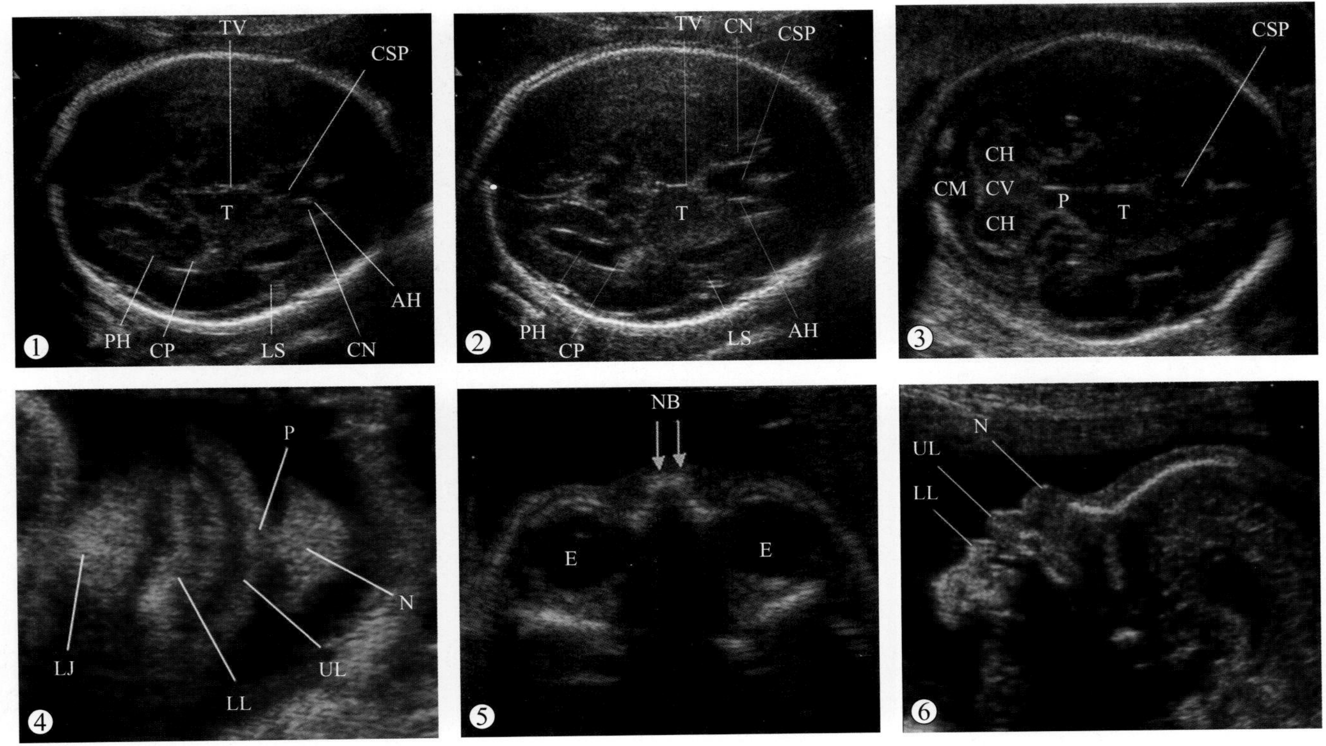

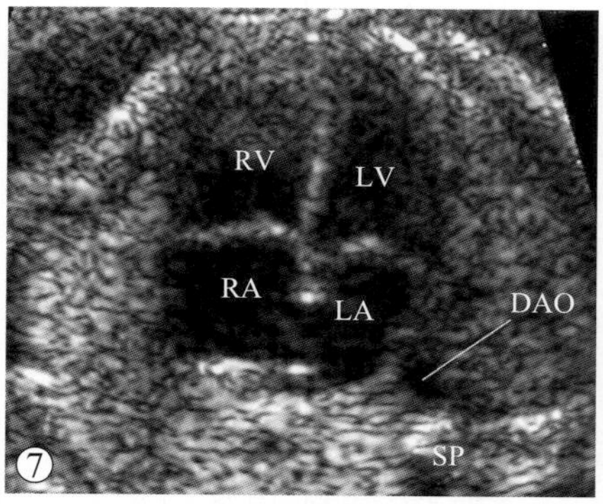

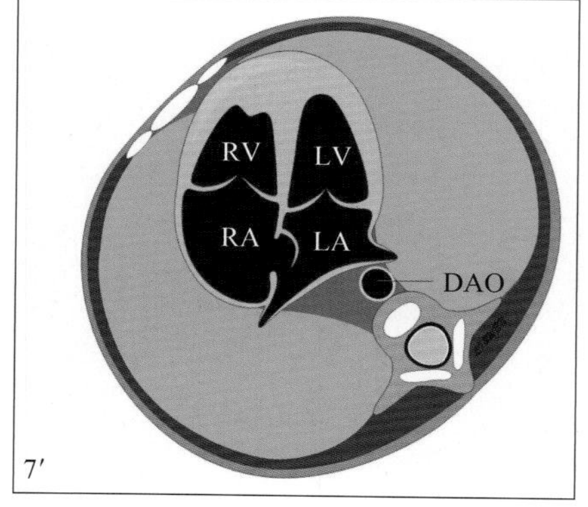

7′

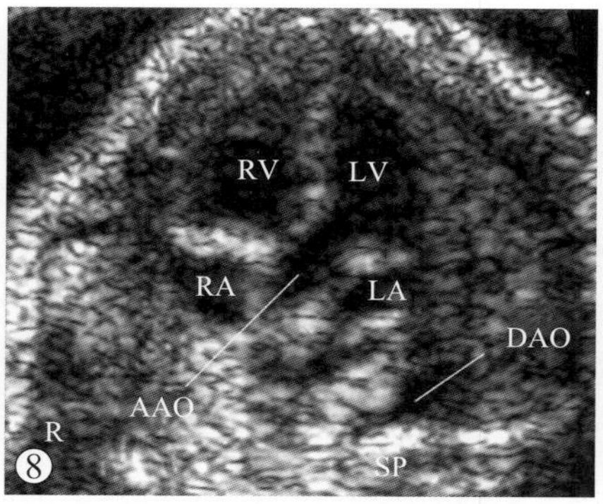

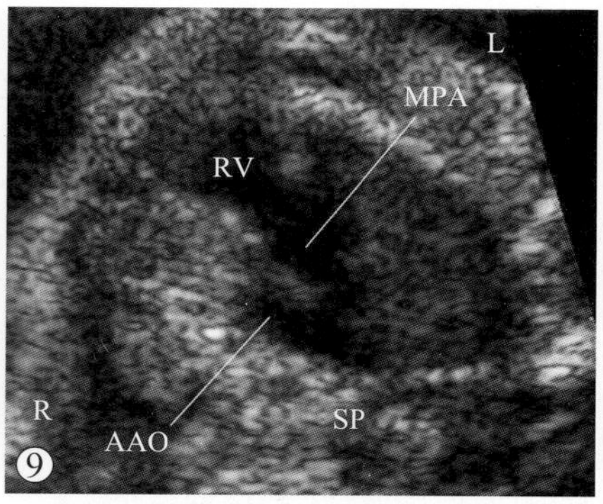

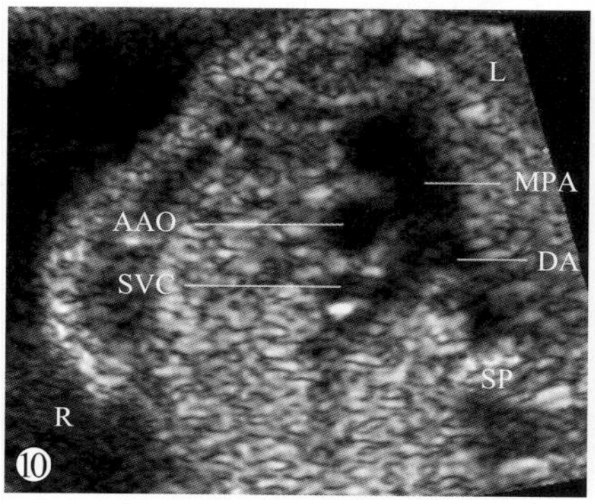

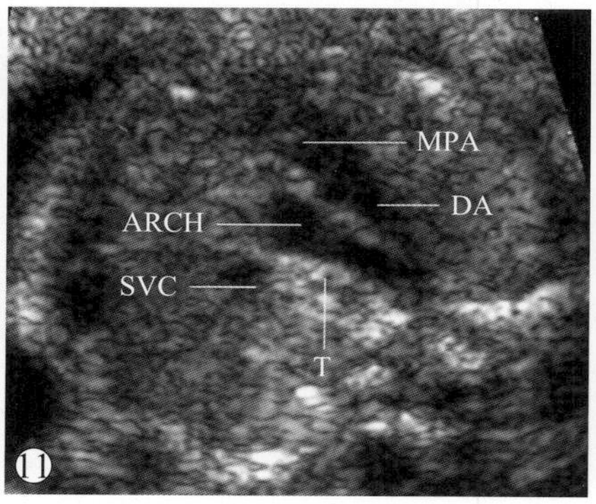

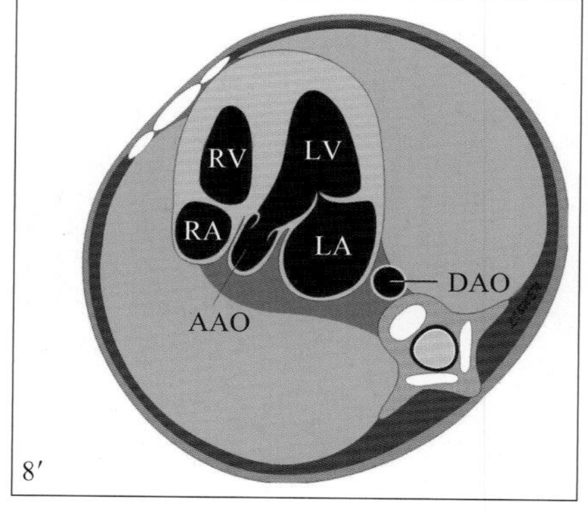

8′

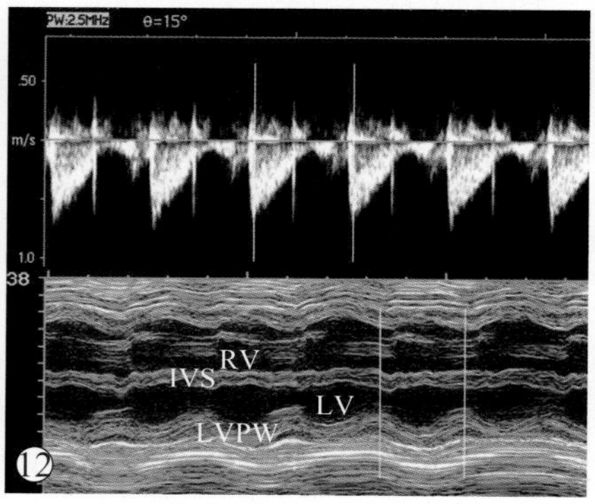

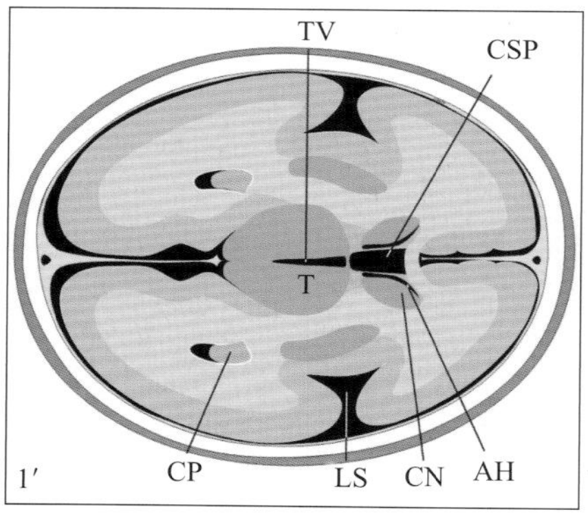

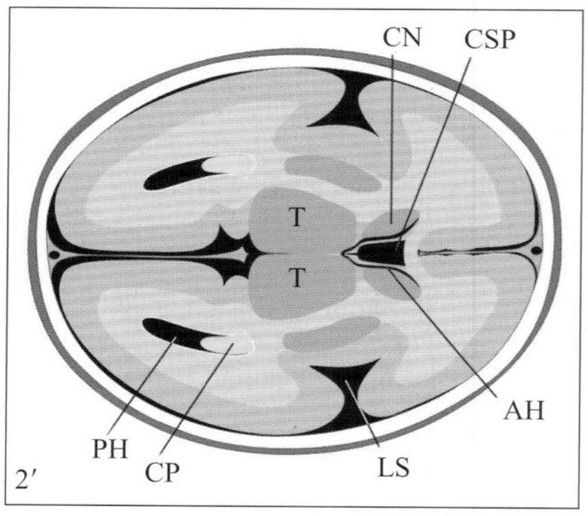

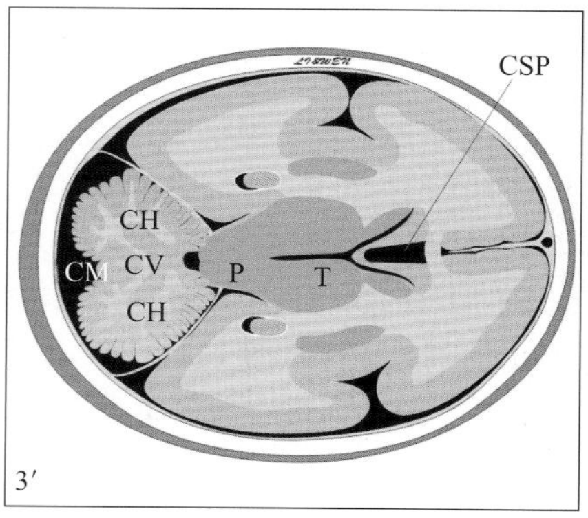

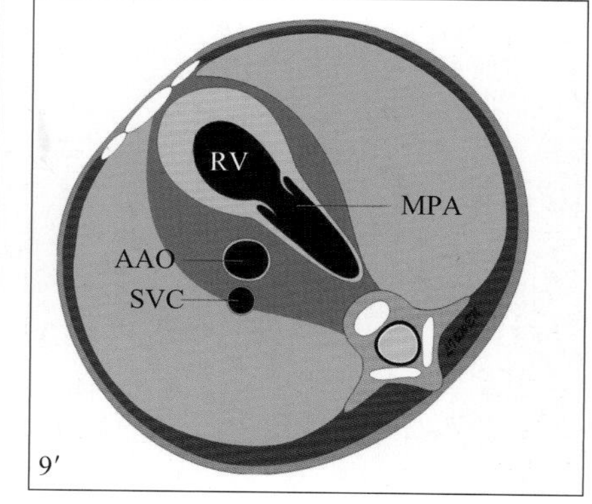

9′

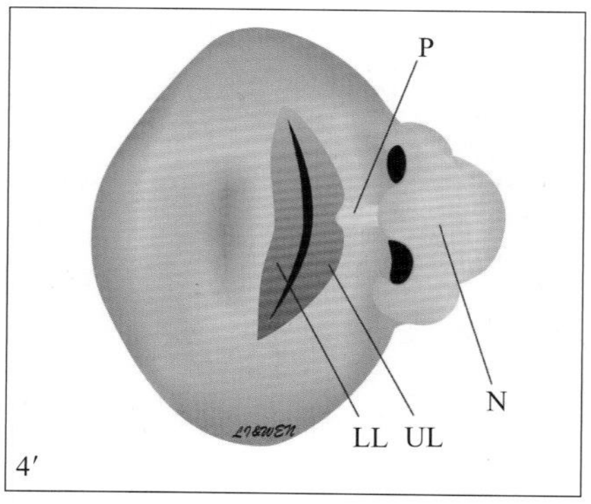

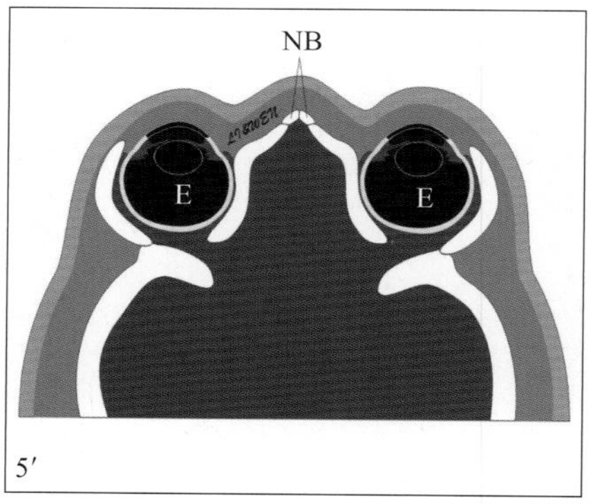

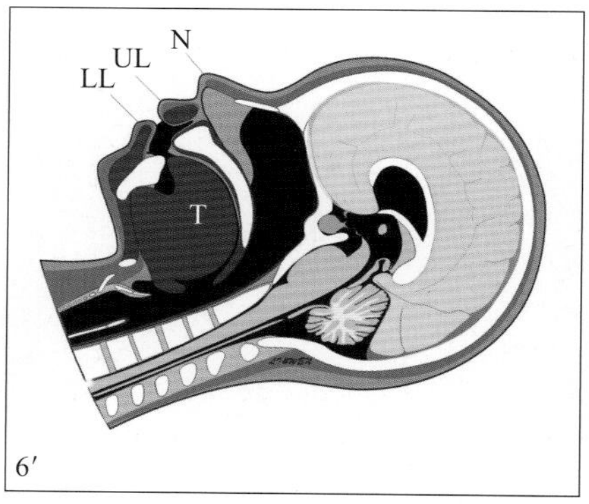

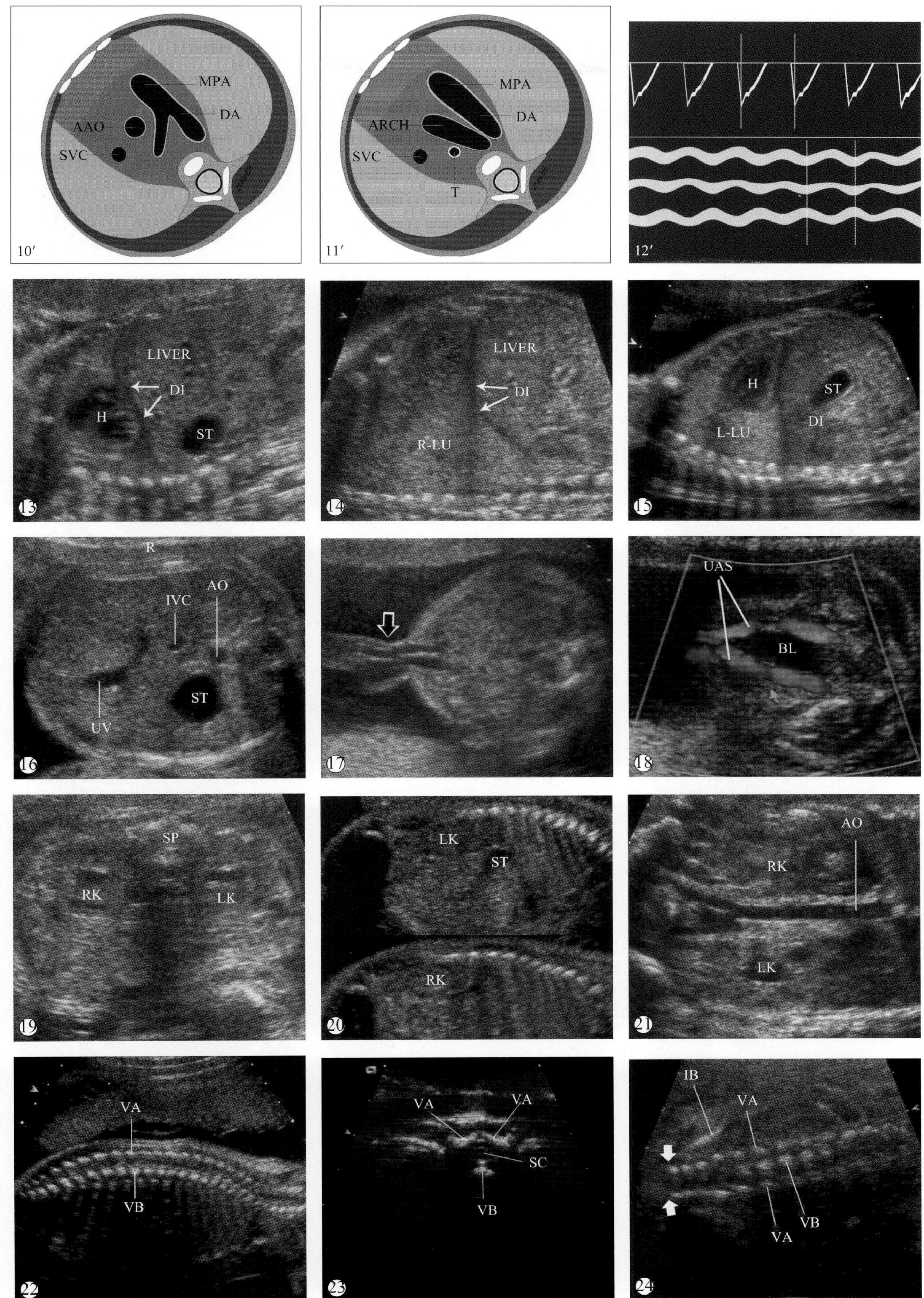
MPA
DA
AAO
SVC
10′
MPA
DA
ARCH
SVC
T
11′
12′
LIVER
DI
H
ST
13
LIVER
DI
R-LU
14
H
ST
L-LU
DI
15
R
AO
IVC
UV
ST
16
17
UAS
BL
18
SP
RK
LK
19
LK
ST
RK
20
AO
RK
LK
21
VA
VB
22
VA
VA
SC
VB
23
IB
VA
VA
VB
24

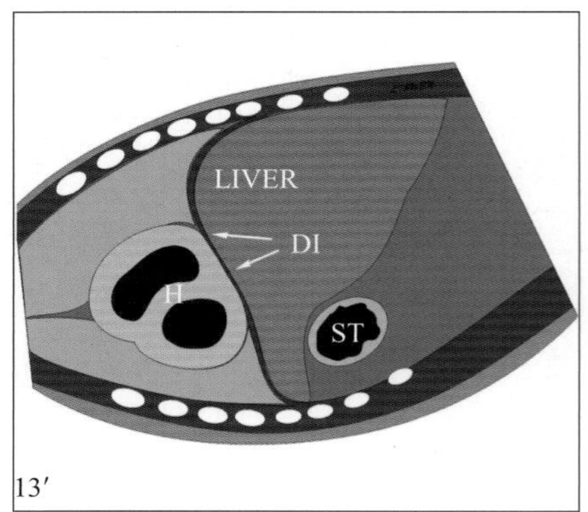

13′

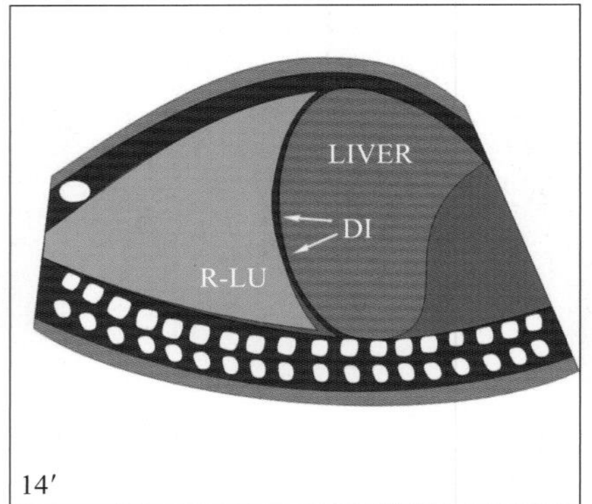

14′

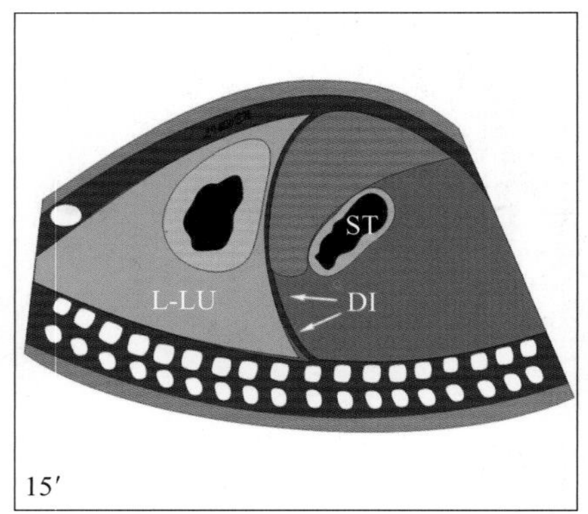

15′

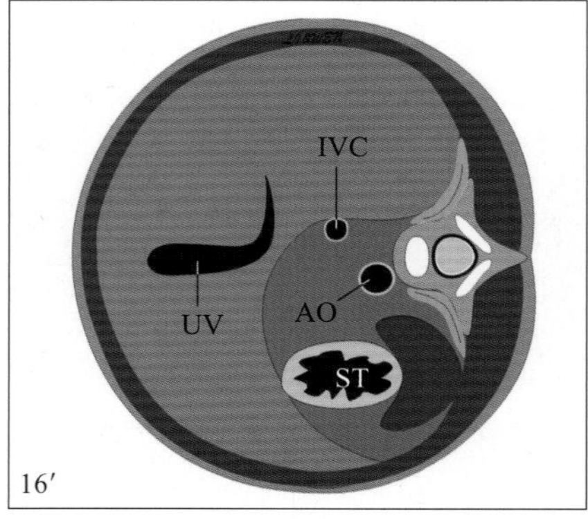

16′

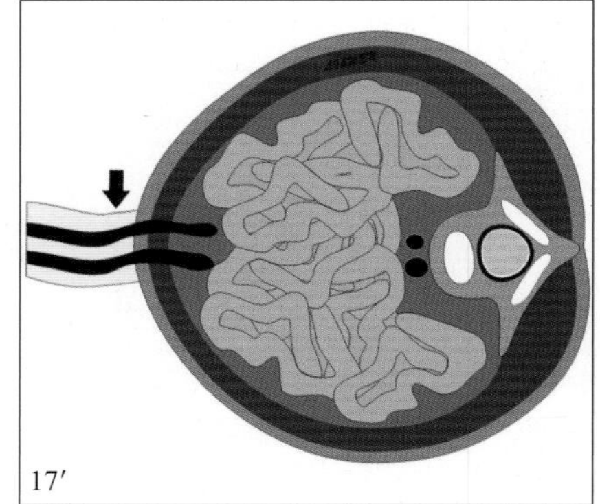
17′

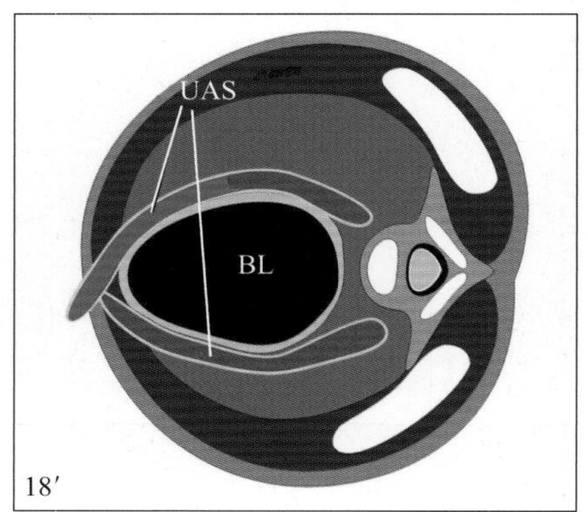

18′

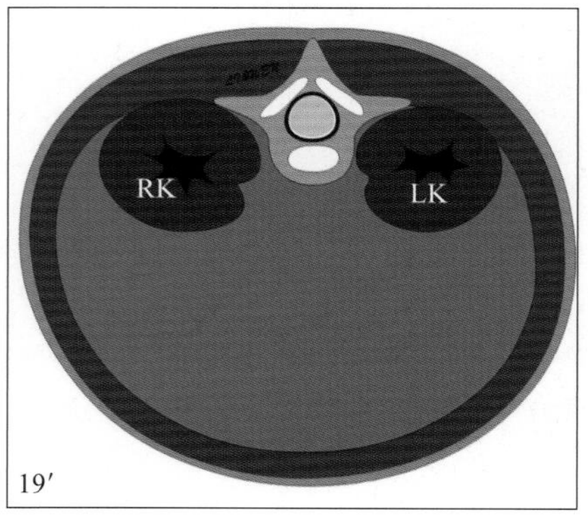

19′

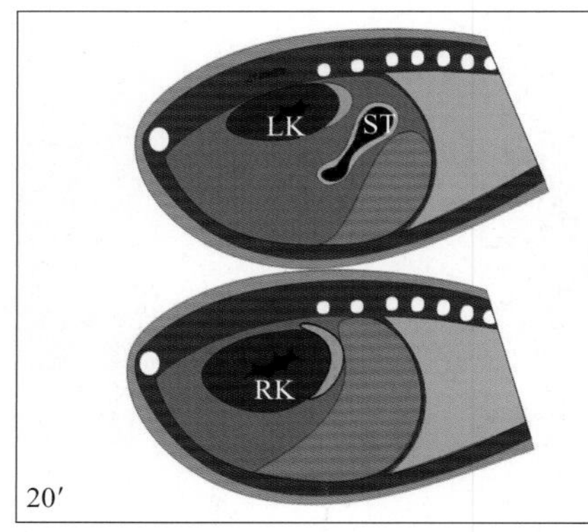

20′

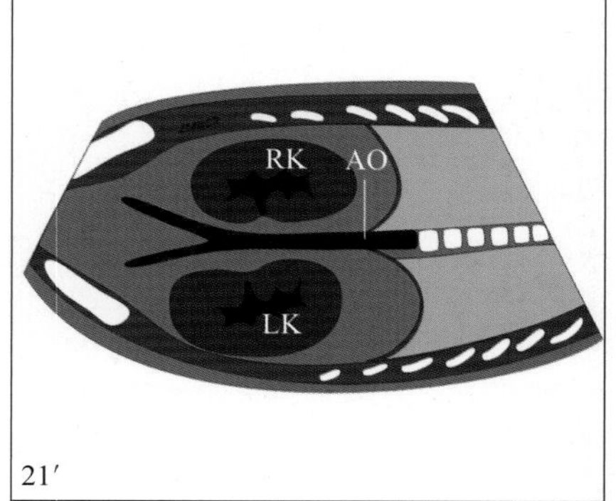

21′

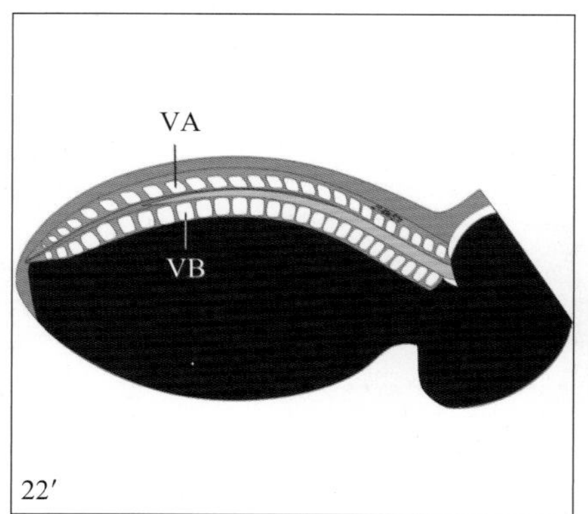

22′

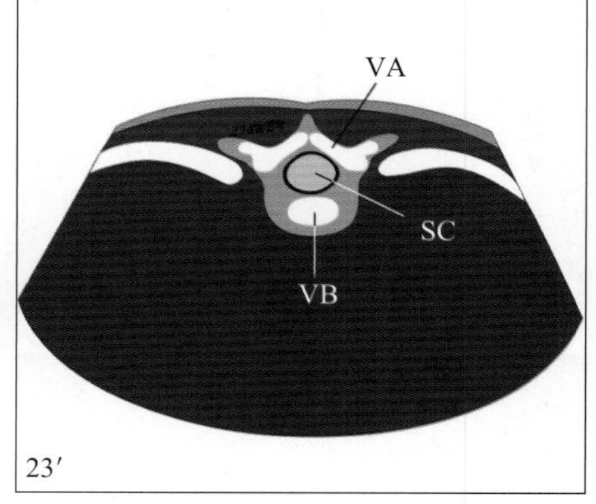

23′

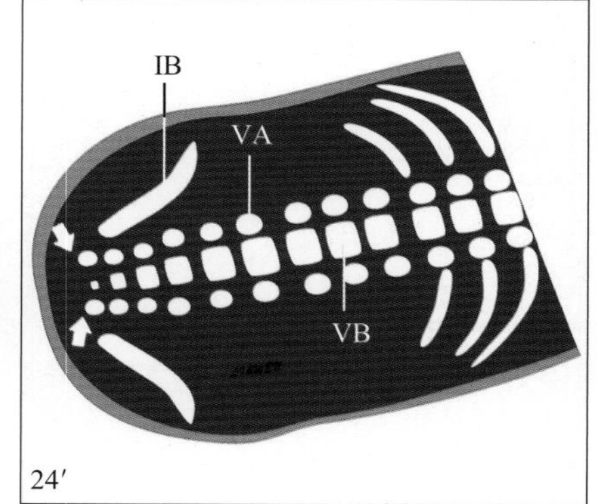

24′

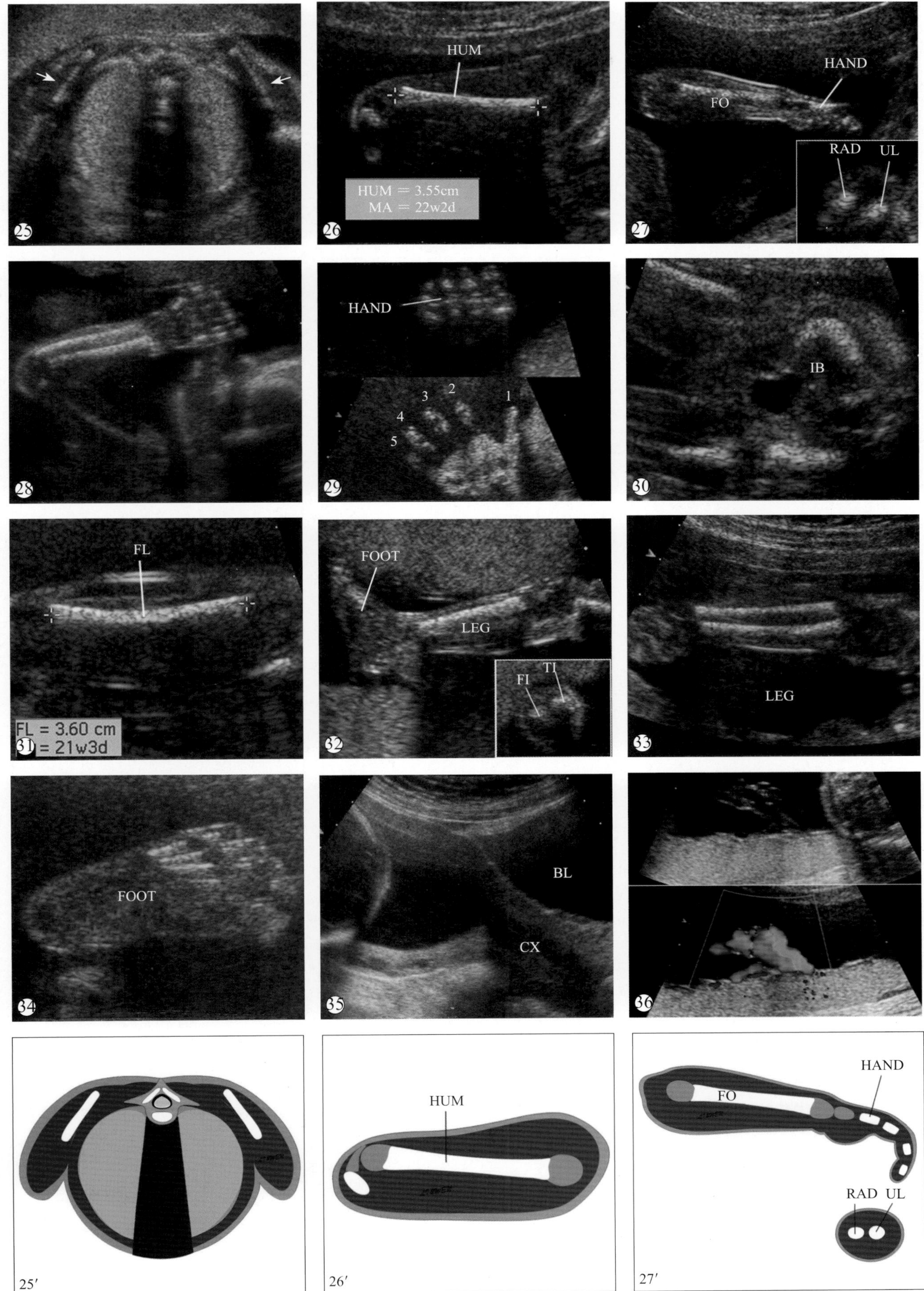

25 26 27 28 29 30 31 32 33 34 35 36

25′ 26′ 27′

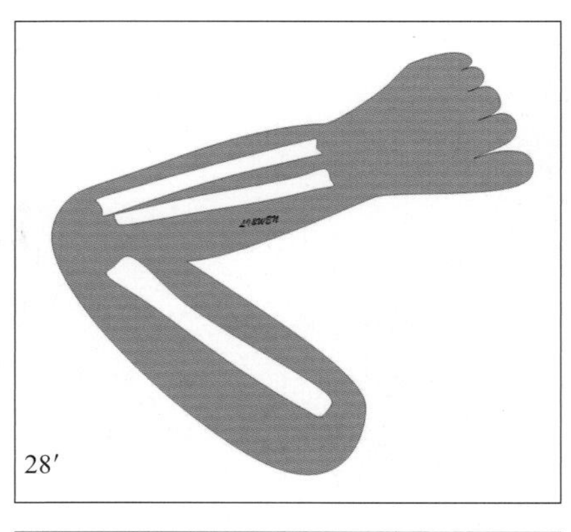
28′

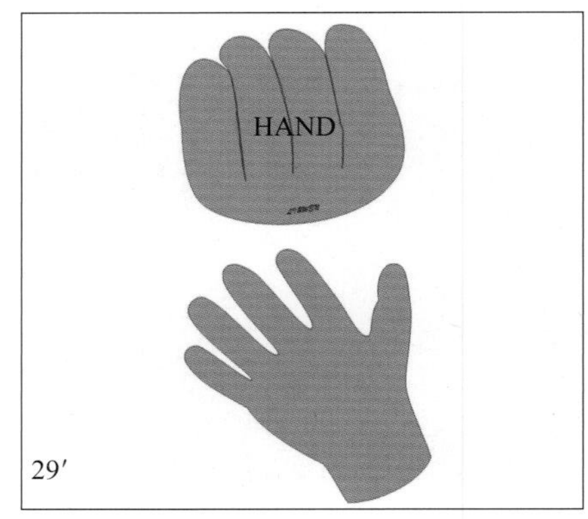

29′

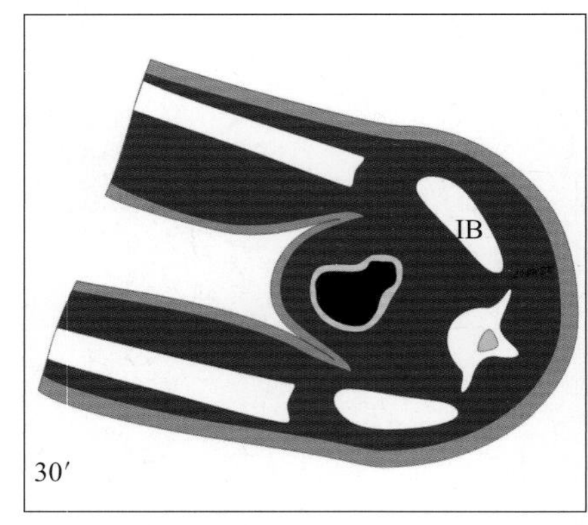

30′

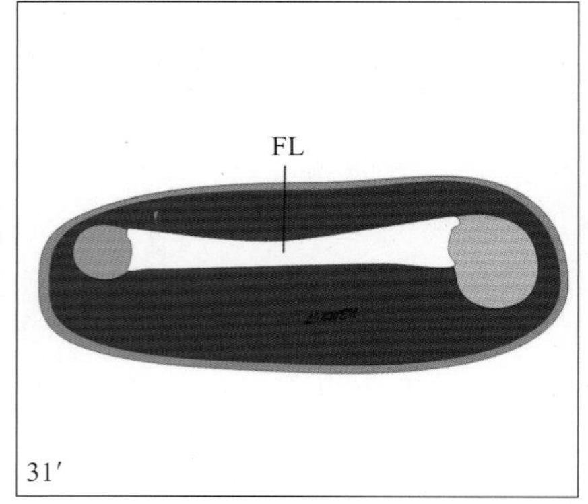

31′

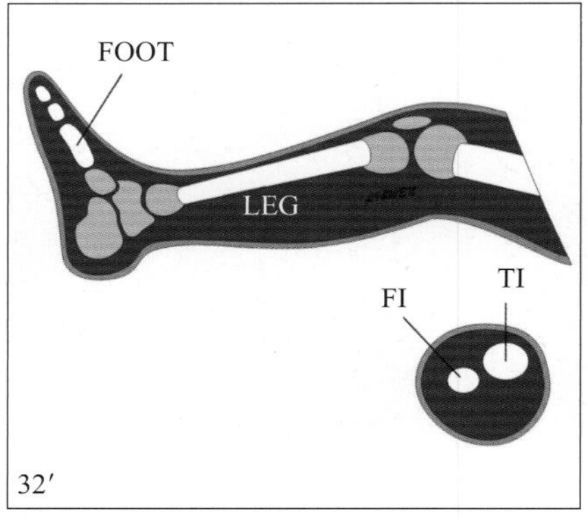

32′

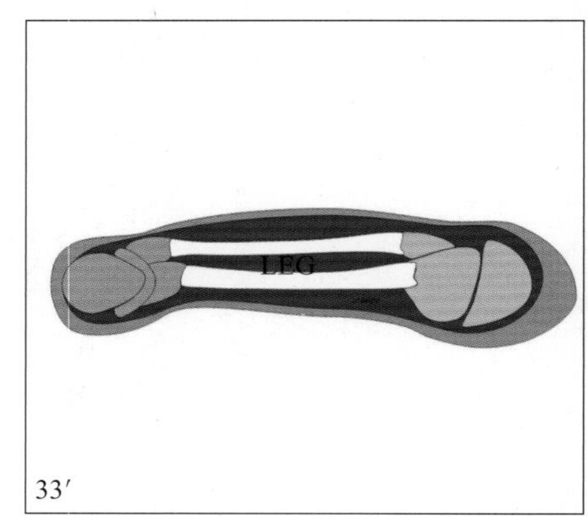

33′

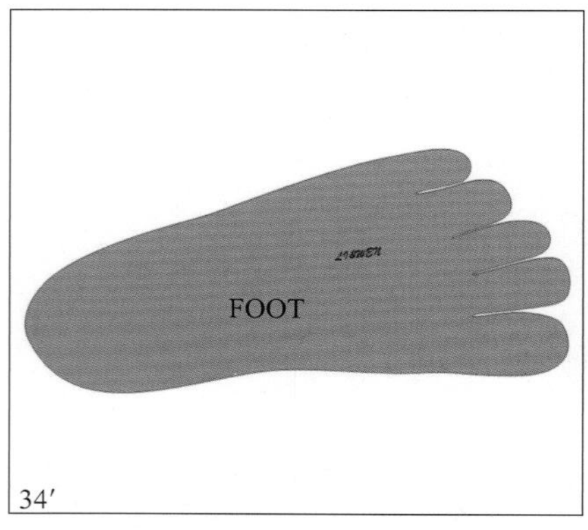

34′

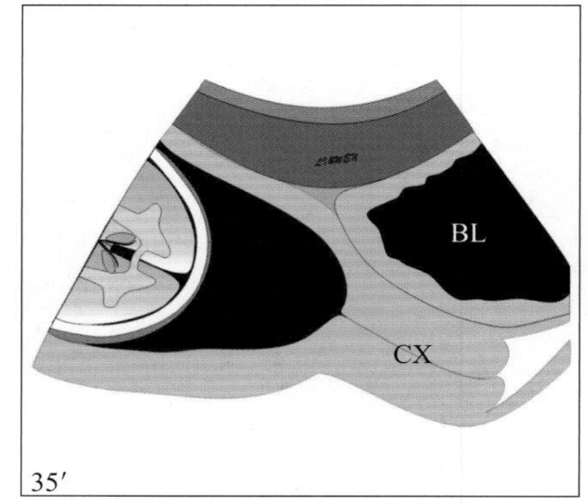

35′

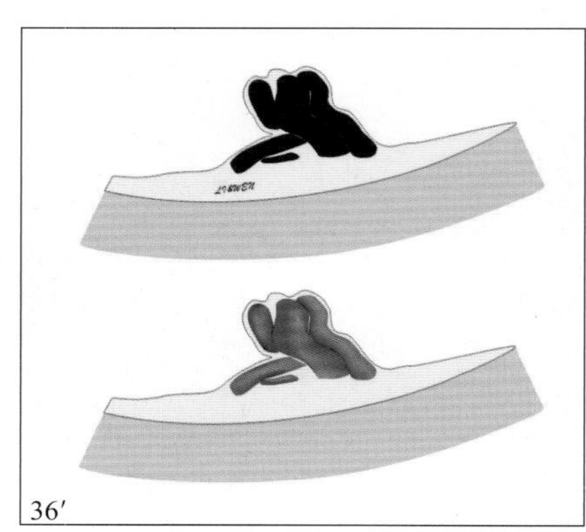
36′

图32-1-4 Ⅲ级产科超声检查建议存留的超声图与模式图

1.丘脑水平横切面；2.侧脑室水平横切面；3.小脑水平横切面；4.鼻唇冠状切面；5.双眼球水平横切面；6.颜面部正中矢状切面；7.四腔心切面；8.左心室流出道切面；9.右心室流出道切面；10.三血管切面；11.三血管气管切面；12.测量胎心率图（多普勒或M型）；图1′～12′为图1～12的模式图。13.膈肌冠状切面；14.右侧膈肌矢状切面；15.左侧膈肌矢状切面；16.上腹部横切面；17.脐带腹壁入口腹部横切面；18.脐动脉水平膀胱横切面；19.双肾横切面；20.双肾矢状切面；21.双肾冠状切面；22.脊柱矢状切面；23.脊柱横切面；24.脊柱冠状切面；图13′～24′为图13～24的模式图。25.肩胛骨水平横切面；26.肱骨长轴切面；27.前臂矢状切面和横切面；28.前臂冠状切面；29.手冠状切面和横切面；30.髂骨水平横切面；31.股骨长轴切面；32.小腿矢状切面和横切面；33.小腿冠状切面；34.足底横切面；35.孕妇宫颈内口矢状切面；36.脐带胎盘入口切面；图25′～36′为图25～36的模式图。TV.第三脑室；CSP.透明隔腔；T.丘脑；AH.侧脑室前角；CN.尾状核；LS.外侧裂；CP.脉络丛；PH.侧脑室后角；P.大脑脚；CH.小脑半球；CV.小脑蚓部；CM.颅后窝池；UL.上唇；LL.下唇；P.人中；N.鼻；LJ.下颌；E.眼；NB.鼻；LV.左心室；RV.右心室；RA.右心房；LA.左心房；DAO.降主动脉；SP.脊柱；L.左侧；R.右侧；AAO.升主动脉；MPA.主肺动脉；SVC.上腔静脉；DA.动脉导管；ARCH.主动脉弓；T.气管；IVS.室间隔；LVPW.左室后壁；LIVER.肝；ST.胃；DI.膈肌；H.心脏；R-LU.右肺；L-LU.左肺；IVC.下腔静脉；AO.主动脉；UV.脐静脉；白边黑箭头所示为脐带腹壁插入口；UAS.双脐动脉；BL.膀胱；RK.右肾；LK.左肾；VA.椎弓；VB.椎体；SC.脊髓；IB.髂骨；粗白箭头所示为骶椎；小白箭头所示为肩胛骨；HUM.肱骨；FO.前臂；HAND.手；RAD.桡骨；UL.尺骨；FL.股骨；LEG.小腿；FOOT.足；FI.腓骨；TI.胫骨；CX.宫颈丘脑水平横切面、侧脑室水平横切面、小脑水平横切面、鼻唇冠状切面、双眼球水平横切面、颜面部正中矢状切面、四腔心切面、左室流出道切面、右室流出道切面、三血管切面、三血管气管切面、测量胎心率图（多普勒或M型）、膈肌冠状切面或膈肌矢状切面、上腹部横切面、脐带腹壁入口腹部横切面、脐动脉水平膀胱横切面、双肾横切面或双肾矢状切面或双肾冠状切面、脊柱矢状切面（必要时加做脊柱横切面、脊柱冠状切面）、肩胛骨水平横切面、左侧及右侧肱骨长轴切面、左侧及右侧尺桡骨长轴切面、左侧及右侧尺桡骨短轴切面、髂骨水平横切面、左侧及右侧股骨长轴切面、左侧及右侧胫腓骨长轴切面、左侧及右侧胫腓骨短轴切面、双手/足矢状/冠状切面、孕妇宫颈内口矢状切面、脐带胎盘入口切面。

（4）注意事项

1）虽然系统产前超声检查（Ⅲ级）能对胎儿主要解剖结构通过上述各切面得以观察与显示，但期望所有胎儿畸形都能通过系统产前超声检查检出是不现实的，也是不可能的。目前国内外文献报道部分胎儿畸形产前超声检出率如下，供参考。

无脑儿的产前超声检出率：87%以上。

严重脑膨出的产前超声检出率：77%以上。

开放性脊柱裂的产前超声检出率：61%～95%。

严重胸腹壁缺损伴内脏外翻的产前超声检出率：60%～86%。

腭裂的产前超声总检出率：26.6%～92.54%。

单纯腭裂的产前超声检出率：0～1.4%。

膈疝的产前超声检出率：60.0%左右。

房间隔缺损的产前超声检出率：0～5.0%。

室间隔缺损的产前超声检出率：0～66.0%。

左心发育不良综合征的产前超声检出率：28.0%～95.0%。

法洛四联症的产前超声检出率：14.0%～65.0%。

右室双出口的产前超声检出率：70.0%左右。

单一动脉干的产前超声检出率：67.0%左右。

消化道畸形的产前超声检出率：9.2%～57.1%。

肢体畸形的产前超声检出率：22.9%～87.2%。

2）系统产前超声检查（Ⅲ级）受一些潜在因素影响，如孕妇腹壁脂肪厚可导致声衰减，图像质量差；胎儿某些体位可影响一些部位观察（如正枕前位难以显示胎儿颜面部、心脏观察困难，胎儿面贴近子宫壁难以显示颜面部等）；羊水过多时胎儿活动频繁，难以获取标准切面；羊水过少时缺乏良好的羊水衬托，胎儿结构显示难度加大等。因此，当一次超声检查难以完成所有要求检查的内容，应告知孕妇并在检查报告上提示，建议复查或转诊。

3）系统产前超声检查（Ⅲ级）建议在妊娠20～24周进行。

2. Ⅱ级产科超声检查

（1）适应证

1）初步筛查国家卫生健康委员会规定的九大类致死性畸形：无脑畸形、无叶型前脑无裂畸形（无叶全前脑）、严重脑膜脑膨出、严重开放性脊柱伴脊髓脊膜膨出、单心室、单一大动脉、双侧肾脏缺如（双侧肾脏不发育）、四肢严重短小的致死性骨发育不良、严重胸腹壁缺损内脏外翻。

2）估测孕周，评估胎儿生长情况。

3）胎动消失、确定胎方位、怀疑异位妊娠、怀疑羊水量异常、胎头倒转术前、胎膜早破、阴道出血、下腹痛。

（2）检查内容：除完成Ⅰ级产科超声检查的内容外，应筛查国家卫生健康委员会规定的九大类严重结构畸形的筛查。每个项目的具体内容与要求，如未特别说明者与Ⅲ级产科超声检查内容相同。

1）胎儿数目。

2）胎心搏动。

3）胎方位。

4）胎盘：只要求对胎盘位置、厚度及成熟度进行评估。胎盘厚度应测量胎盘母体面及胎儿面之间的最大垂直距离。

5）羊水量。

6）生物学测量：①双顶径、头围；②股骨长；③腹围；④超声评估孕周及体重。

7）母体子宫及双附件。

8）胎儿解剖结构检查

①胎儿头颅：要求观察颅骨的完整性、大脑组织及颅后窝池，以下切面对这些内容的显示与观察很重要：a.丘脑水平横切面；b.小脑水平横切面。

②胎儿心脏：要求观察心房、心室、房室间隔、房室瓣，以下切面对这些内容的显示与观察很重要：四腔心切面。

③胎儿脊柱。

④胎儿腹部：要求观察腹壁、肝、胃、双肾、膀胱、脐动脉数目。以下切面对这些内容的显示与观察很重要：a.上腹部横切面；b.脐带腹壁插入口横切面；c.膀胱水平横切面；d.双肾横切面、矢状切面或冠状切面。

⑤胎儿四肢：要求观察并显示一侧股骨，测量股骨长。以下切面对这些内容的显示与观察很重要：左或右股骨长轴切面。

（3）存留图像：建议至少存留以下11～14幅超声图像（图32-1-5）。

丘脑水平横切面、小脑水平横切面、四腔心切面、上腹部横切面、脐带腹壁入口腹部横切面、脐动脉水平膀胱横切面、双肾横切面或矢状切面或冠状切面、脊柱矢状切面、股骨长轴切面、孕妇宫颈内口矢状切面、测量胎心率图（多普勒或M型）。

（4）注意事项

1）妊娠20～24周常规产前超声检查（Ⅱ级）应筛查国家卫生健康委员会规定的九大类致死性畸形包括无脑畸形、无叶型前脑无裂畸形（无叶全前脑）、严重脑膜脑膨出、严重开放性脊柱伴脊髓脊膜膨出、单心室、单一大动脉、双侧肾脏缺如（双侧肾脏不发育）、四肢严重短小的致死性骨发育不良、严重胸腹壁缺损内脏外翻。目前国内外文献报道这些畸形产前超声检出率也不是100%，详见Ⅲ级检查注意事项。

2）常规产前超声检查（Ⅱ级）最少应检查以上胎儿

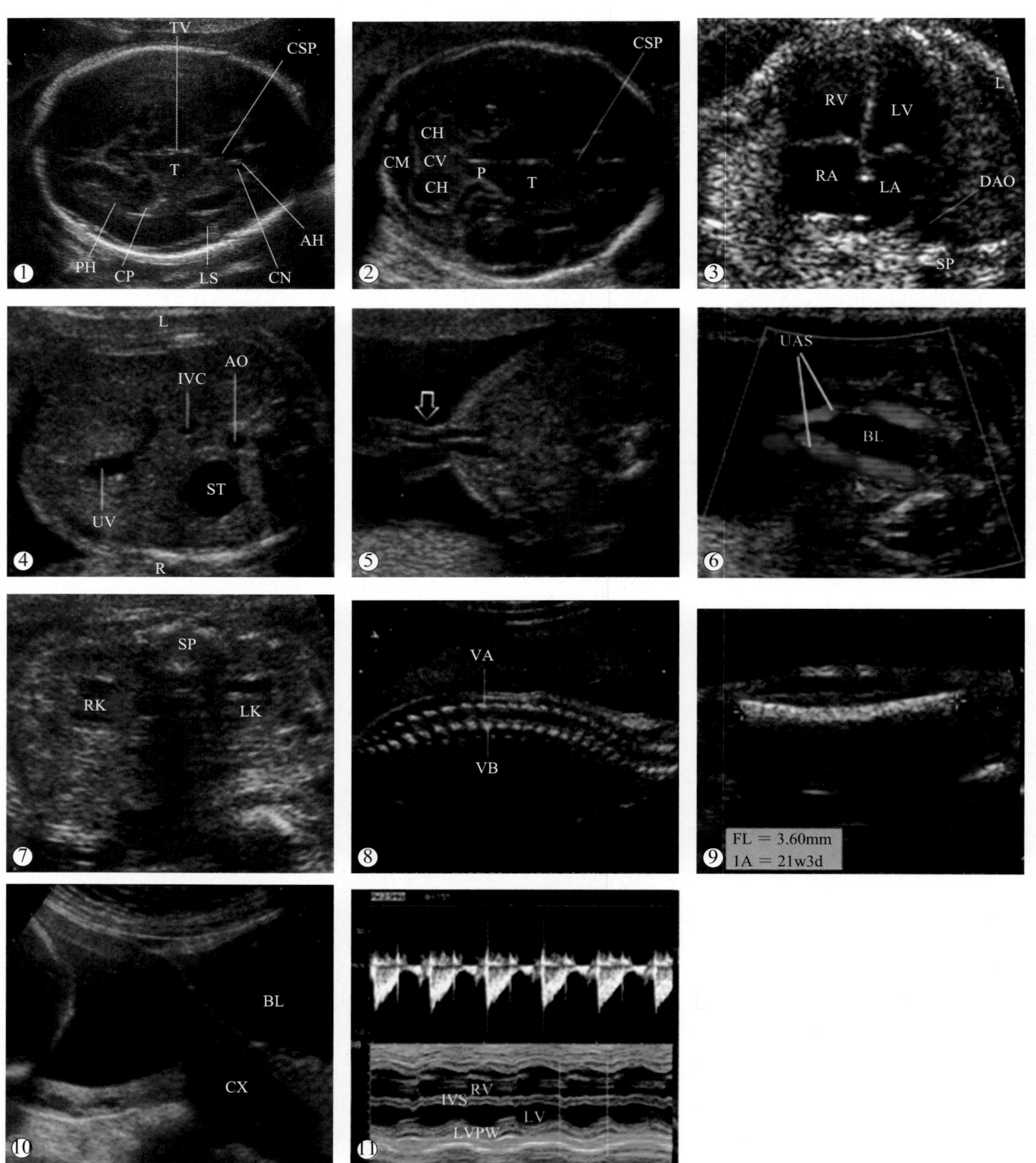

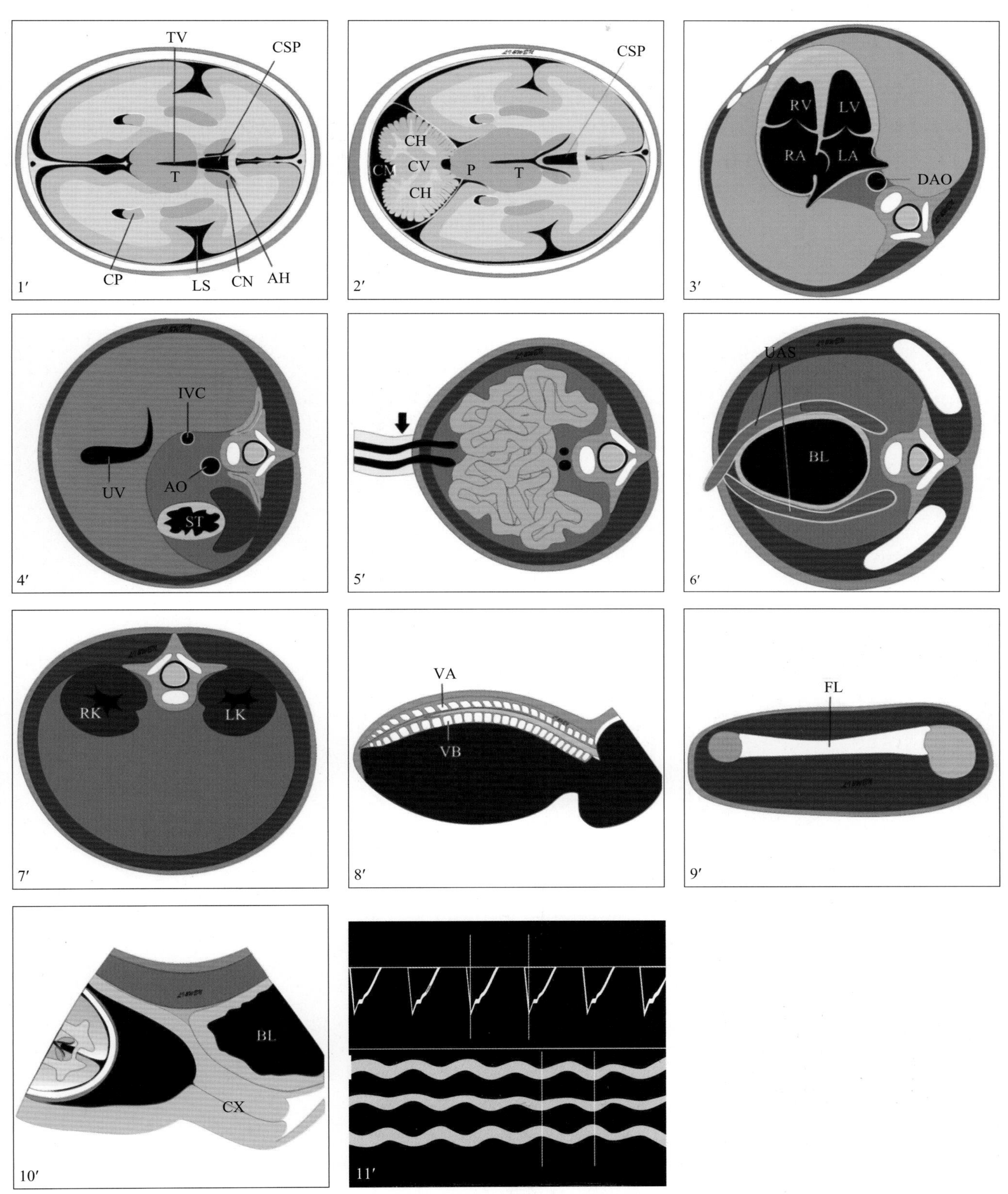

图32-1-5 Ⅱ级产科超声检查建议存留的超声图与模式图

1.丘脑水平横切面；2.小脑水平横切面；3.四腔心切面；4.上腹部横切面；5.脐带腹壁入口腹部横切面；6.脐动脉水平膀胱横切面；7.双肾横切面；8.脊柱矢状切面；9.股骨长轴切面；10.孕妇宫颈内口矢状切面；11.测量胎心率图（多普勒或M型）。图1′～11′为图1～11的模式图。TV.第三脑室；CSP.透明隔腔；T.丘脑；AH.侧脑室前角；CN.尾状核；LS.外侧裂；CP.脉络丛；PH.侧脑室后角；P.大脑脚；CH.小脑半球；CV.小脑蚓部；CM.颅后窝池；LV.左心室；RV.右心室；RA.右心房；LA.左心房；DAO.降主动脉；SP.脊柱；L.左侧；R.右侧；IVC.下腔静脉；AO.主动脉；UV.脐静脉；ST.胃泡；白边黑箭头所示为脐带腹壁插入口；UAS.双脐动脉；BL.膀胱；RK.右肾；LK.左肾；VA.椎弓；VB.椎体；IVS.室间隔；LVPW.左室后壁；FL.股骨长；IA.孕周；；CX.宫颈解剖结构。但有时因胎位、羊水过少、母体因素的影响，超声检查并不能很好地显示这些结构，超声报告应说明。

3. Ⅰ级产科超声检查

（1）适应证：估测孕周、评估胎儿大小、确定胎方位、怀疑异位妊娠、胎动消失、怀疑羊水量异常、胎头倒转术前、胎膜早破、胎盘位置及胎盘成熟度评估。

（2）检查内容：每个项目的具体内容与要求，如未特别说明者与Ⅱ级产科超声检查内容相同。

1）胎儿数目。

2）胎心搏动。

3）胎方位。

4）胎盘。

5）羊水量。

6）生物学测量：①双顶径；②股骨长；③腹围；④超声评估孕周及体重。

（3）存留图像：建议至少存留以下4幅超声图像（图32-1-6）。

丘脑水平横切面、上腹部横切面、股骨长轴切面、测量胎心率图（多普勒或M型）。

（4）注意事项

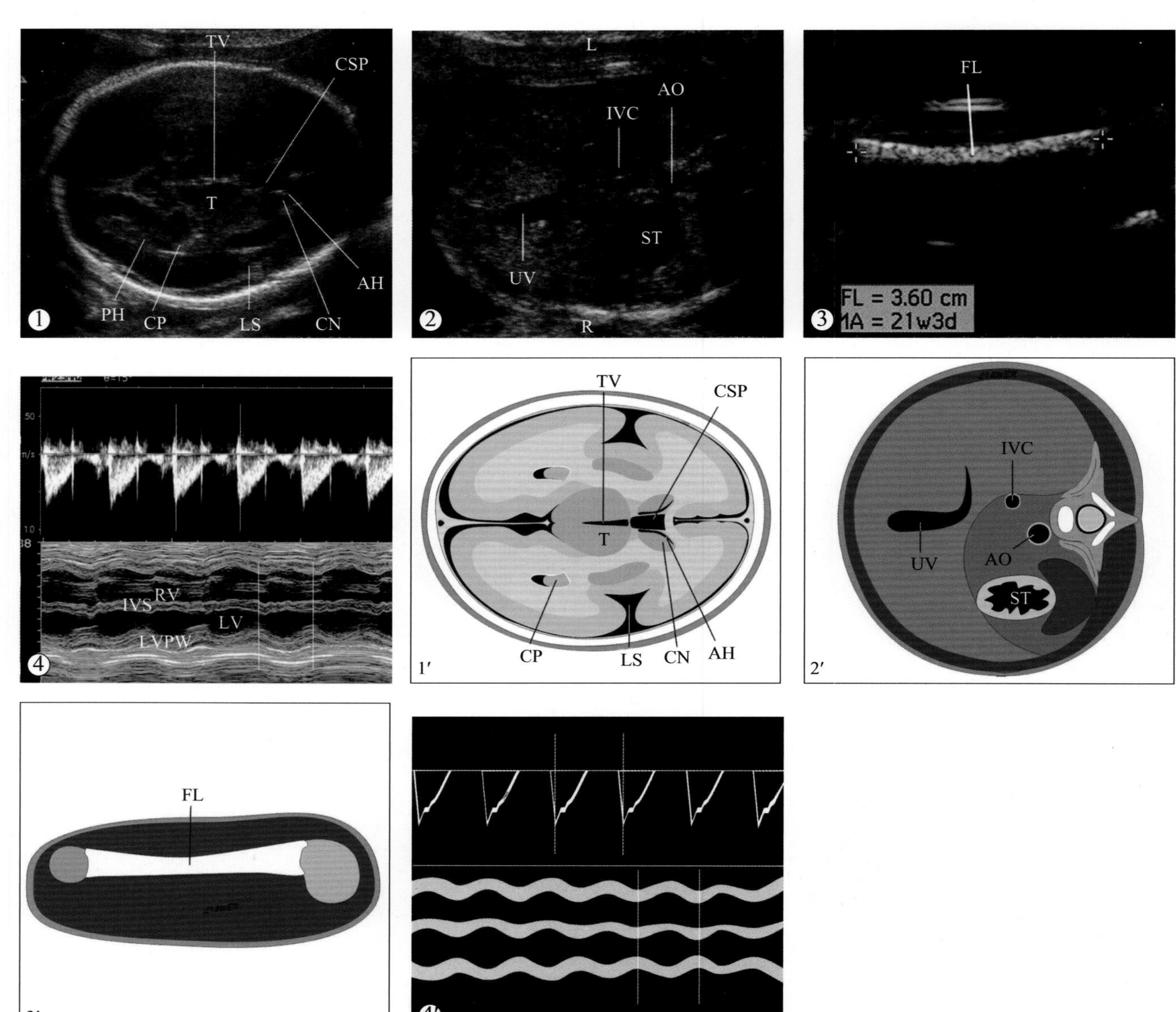

图32-1-6 Ⅰ级产前超声检查建议存留的超声图与模式图

1.丘脑水平横切面超声图；2.上腹部横切面超声图；3.股骨长轴切面超声图；4.测量胎心率图（多普勒或M型）超声图。图1′～4′为图1～4的模式图。T.丘脑；CSP.透明隔腔；TV.第三脑室；PH.侧脑室后角；CP.脉络丛；LS.外侧裂；CN.尾状核；AH.侧脑室前角；R.右侧；L.左侧；ST.胃泡，UV.脐静脉，IVC.下腔静脉；AO.腹主动脉；FL.股骨

1）一般产前超声检查（Ⅰ级）主要进行胎儿生长参数的检查，不进行胎儿解剖结构的检查，不进行胎儿畸形的筛查。

2）若检查医师发现胎儿异常，超声报告需作具体说明，并转诊或建议进行系统产前超声检查（Ⅲ级）。

4.Ⅳ级（针对性）产科超声检查　针对胎儿、孕妇特殊问题进行特定目的的检查，如胎儿超声心动图检查、胎儿神经系统检查、胎儿肢体检查、胎儿颜面部检查等。

一般产前超声检查（Ⅰ级）、常规产前超声检查（Ⅱ级）、系统产前超声检查（Ⅲ级）发现或疑诊胎儿异常、有胎儿异常的高危因素、母体血生化检验异常等均可进行针对性产前超声检查（Ⅳ级）。

（三）有限产前超声检查

有限产前超声检查主要用于急诊超声或床边超声，因病情危急或孕妇难以配合检查，只检查临床医师要求了解的某一具体问题，如了解胎儿数目、胎心率、孕妇宫颈、羊水量、胎位或盆腹腔积液等。

存留要求检查内容的相关图像即可。

第二节　正常妊娠超声表现及超声测量

一、早孕期超声表现

（一）妊娠囊

正常妊娠囊（gestational sac，GS）位于宫腔中上部，周边为一完整、厚度均匀的强回声环，厚度至少不低于2mm，这一强回声壁由正在发育的绒毛与邻近的蜕膜组成。早早孕时，妊娠囊表现为子宫内膜内极小的无回声，有人将此称为“蜕膜内征”。随着妊娠囊的增大，形成特征性的双绒毛环征或双环征（图32-2-1）。这一征象在妊娠囊平均内径为10mm或以上时能恒定显示。

当妊娠囊内未见卵黄囊或胚胎时，需与假妊娠囊相鉴别。假妊娠囊轮廓不规则或不清楚，形状与宫腔一致，囊壁回声低，厚度不一，无双环征，内无胚芽和卵黄囊，有时可见少许点状回声。

（二）卵黄囊

卵黄囊（yolk sac，YS）是妊娠囊内超声能发现的第一个解剖结构。正常妊娠时，卵黄囊呈球形，囊壁薄呈细线状，中央为无回声（图32-2-2），透声好，在5～10周，其大小稳步增长，最大不超过5～6mm，至妊娠12周时卵黄囊消失。

（三）胚芽及心管搏动

一般来说，胚芽长为4～5mm时，常规能检出心管搏动，相应孕周为6～6.5周（图32-2-3），相应妊娠囊大小为13～18mm。胚芽长≥5mm仍未见胎心搏动时，提示胚胎停止发育。

（四）羊膜囊

早期羊膜囊（amniotic sac，AS）囊壁菲薄（厚0.02～0.05mm），超声常不能显示。妊娠7周以后加大增益或用高频阴道探头检查可以清楚显示薄层羊膜，在绒毛膜腔内形成一球形囊状结构即为羊膜囊，胚胎则位于羊膜囊内（图32-2-3）。在头臀长达7mm或以上时，正常妊娠常可显示弧形羊膜及羊膜囊，在超声束与羊膜垂直的部分更易显示出羊膜回声。一般在妊娠12～16周羊膜与绒毛

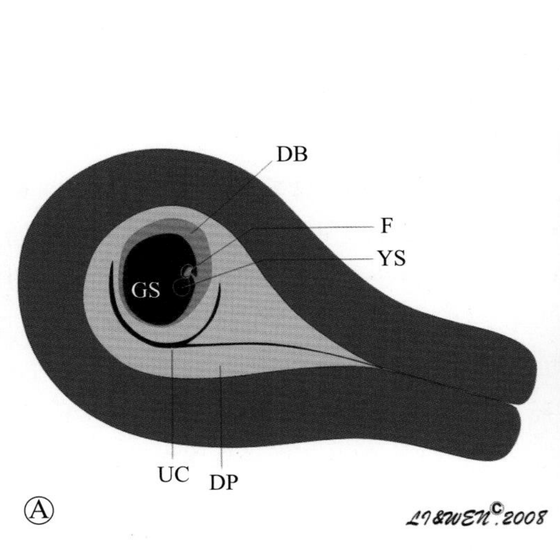

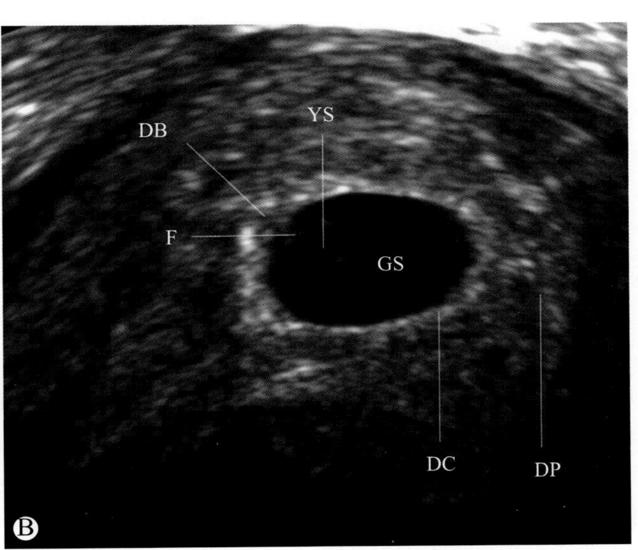

图32-2-1　妊娠双环征

A.双环征示意图，妊娠囊（黑色圆球）深入并挤压宫腔线，灰色代表增厚的蜕膜组织；B.经阴道超声显示双环征，宫腔为潜在的腔隙。DP.壁蜕膜；DC.包蜕膜；DB.底蜕膜，该处增厚，将来发育成为胎盘；GS.妊娠囊；YS.卵黄囊；F.胚芽；UC.宫腔

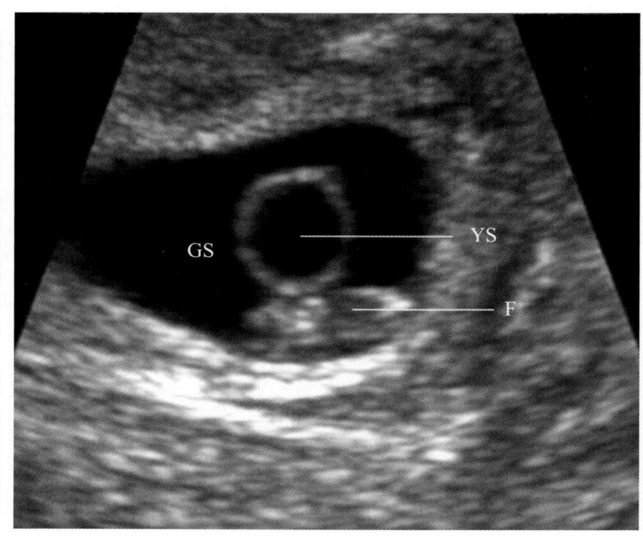

图32-2-2 卵黄囊

停经6周5天，经腹部二维超声显示卵黄囊及胚芽。GS.妊娠囊；YS.卵黄囊；F.胚芽

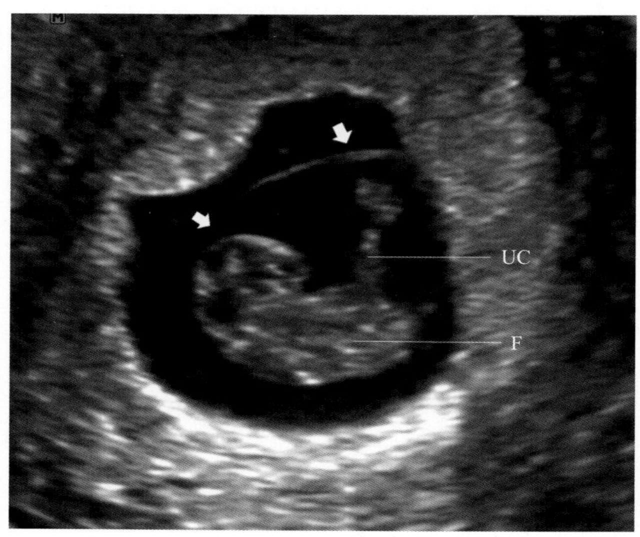

图32-2-3 停经8周胚胎

经腹超声显示胚胎矢状切面可显示胎头、胎体、脐带（UC）、羊膜囊（箭头）。F.胚芽

膜全部融合，绒毛膜腔消失，漂浮的羊膜不再显示。

（五）颈项透明层

胎儿颈项透明层（nuchal translucency，NT）是指胎儿颈后皮下的无回声带，位于皮肤高回声带与深部软组织高回声带之间。这是早孕期尤其在早孕晚期，所有胎儿均可出现的一种超声征象。早孕期NT增厚与唐氏综合征、先天性心脏病等的危险性增高有关。增厚的NT可以逐渐发展成为大的水囊瘤，可伴或不伴有胎儿水肿。绝大部分胎儿NT增厚在中孕期恢复正常。

20世纪80年代，许多学者发现，早孕期颈部水囊瘤可有不同的表现，主要分为有分隔和无分隔水囊瘤两类。同时观察到早孕期水囊瘤可逐渐消退或形成颈皱增厚，或完全正常，但仍与非整倍体染色畸形有关。1985年Benacerraff等首次报道中孕期超声检测颈皱增厚（nuchal fold，NF）≥6mm，患唐氏综合征的危险性增加。1992年，Nicolaids等提出使用“颈项透明层”（NT）这一名称来描述早孕期胎儿颈部皮下的无回声带。

NT自20世纪90年代开始应用于临床后，现已广泛用于筛查胎儿染色体异常，特别是唐氏综合征。据统计，利用NT及孕妇年龄可以筛查75%左右的唐氏综合征患儿。

1. NT检查时间　一般认为在妊娠11～13^{+6}周测量NT较好，此时头臀长相当于45～84mm。可用经腹部超声测量，亦可用经阴道超声测量，两者成功率相似。10～13周98%～100%可测量NT的厚度，而妊娠14周则降至90%。经阴道超声在妊娠10周时测量NT的成功率为100%，妊娠14周时降至11%。Whitlow等认为测量NT及检查早期胎儿结构的时间为妊娠13周。

2. NT测量方法　标准测量平面为胎儿正中矢状切面。此切面亦是测量头臀长的标准切面，显示此切面时，要求尽可能地将图像放大，清楚显示并确认胎儿颈背部皮肤，在颈部皮肤高回声带的深部显示无回声或低回声带即为NT。测量时应在NT的最宽处测量垂直于皮肤强回声带的距离，测量游标的内缘应与NT的强声线的内缘相重叠。

NT测量的注意事项：要求使用高分辨率实时超声仪器测量NT，且有良好的局部放大功能，仪器测量精度应达0.1mm。

特别注意区分胎儿皮肤与羊膜，此时期胎儿颈背部皮肤与羊膜均表现为膜状高回声带，如果将羊膜误认为颈部皮肤时，所测量的NT厚度实际上为羊膜与皮肤之间羊水的厚度，而非NT。区别羊膜和胎儿颈背部皮肤最好的方法是在胎动时进行区别，胎动时颈背部皮肤随胎动而动，而羊膜无此表现。另外，将图像放大后仔细观察亦可辨认。

注意在正中矢状切面上测量NT。如果切面不满意，可等待胎动后胎儿位置改变再观察测量。

有颈部脑脊膜膨出、颈部脐带时注意辨认，避免误测。

胎儿颈部姿势亦可影响NT的测量。Whitlow等发现与胎儿颈部自然伸位（不后仰也不前屈）相比，胎儿颈部仰伸时，NT测量值平均可增加0.62mm，而胎儿颈部前屈时平均可减少0.4mm。在胎儿颈部自然伸展状态下，NT测量的可重复性最佳，95%重复测量相差不超过0.48mm，而在胎儿后仰时相差可达1.04mm，前屈时达0.7mm。

同一操作者之间及不同操作者之间重复性测量有一定差异。Pandya等对NT测值的重复性进行了研究，让4位医师测量200例10～14周胎儿NT厚度，发现在同一测量者之间及不同测量者之间重复测量的差异在0.5～0.6mm，且与NT厚薄无关。Braithwaite等研究了经腹部（1641例）及经阴道（88例）超声测量NT的重复性，发现95%病例经腹部重复测量NT平均相差约0.44mm，经阴道平均相差约0.23mm。

3. NT判断标准　最近研究表明，胎儿NT厚度随着孕龄的增加而增加，因此不同孕周测量NT显然不能使用同一个标准来判断。目前多数学者认为不同孕周使用不同截断值来判断更敏感且更具特异性，但目前大部分研究仍使用NT≥3mm为异常标准。

NT正常值范围随孕周的增大而增大。Pandya报道胎儿头臀长从38mm增加到84mm时，NT中位数从1.3mm增加到1.9mm，NT的第95百分位从2.2mm增加到2.8mm。Nicolaids研究结果（图32-2-4）表明，随着头臀长的增大，NT在第5、第25、第75和第95百分位数增大。第99百分位NT值为3.5mm。

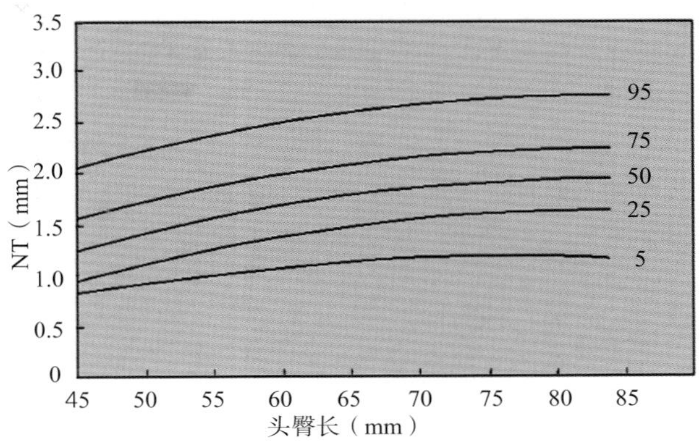

图32-2-4　胎儿头臀长与胎儿NT的第5、第25、第50、第75、第95百分位关系。引自Nicolaids

二、中晚孕期超声表现

（一）胎儿头颅

胎儿头颅的超声检查由于胎儿体位的关系，主要采用横切面。冠状切面和矢状切面较少使用，在此不再叙述。

将探头置于胎头一侧，声束平面垂直于脑中线，自颅顶向颅底横向扫查可获得一系列颅脑横切面。在胎儿颅脑检查时，最重要、最常用的横切面有丘脑水平横切面、侧脑室水平横切面和小脑横切面。

1. 丘脑水平横切面［双顶径与头围测量平面（图32-2-5）］　标准平面要求清楚显示透明隔腔、两侧丘脑对称及丘脑之间的裂隙样第三脑室，同时颅骨光环呈椭圆形，左右对称。在此平面内主要可见到以下重要结构：脑中线、透明隔腔、丘脑、第三脑室、大脑及大脑外侧裂等结构。

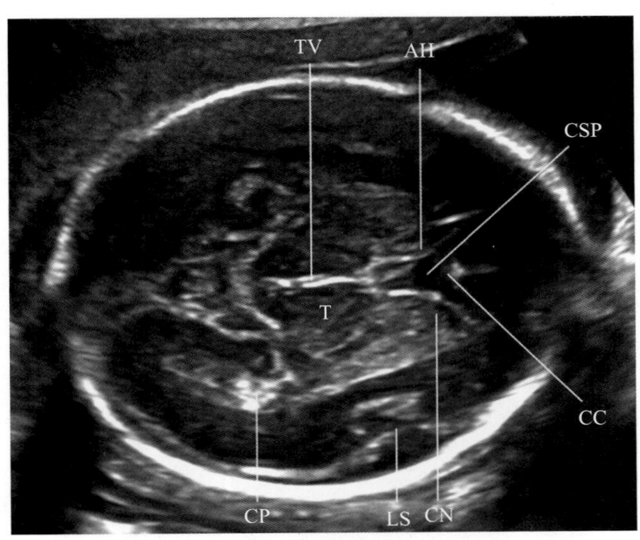

图32-2-5　丘脑水平横切面

T.丘脑；CSP.透明隔腔；TV.第三脑室；CP.脉络丛；LS.大脑外侧裂；AH.侧脑室前角；CC.胼胝体；CN.尾状核

2. 侧脑室水平横切面（图32-2-6）　在获得丘脑水平横切面后，声束平面平行向胎儿头顶方向稍移动或探头由颅顶部向下方平行移动，即可获得此切面，这一切面是测量侧脑室的标准平面。

在此切面上，颅骨光环呈椭圆形，较丘脑平面略小。侧脑室后角显示清楚，呈无回声区，内有强回声的脉络丛，但未完全充满后角。图像中央尚可显示两侧部分丘脑，脑中线可见。侧脑室额角内侧壁几乎和大脑镰相平行，枕角向两侧分开离脑中线较远。测量枕角与额角的内径可判断有无脑室扩张及脑积水，整个妊娠期间，胎儿侧脑室枕角内径均应小于10mm。中孕期，由于侧脑室内脉络丛呈强回声，其远侧的大脑皮质回声低或极低，应注意和侧脑室扩张或脑积水相区别。

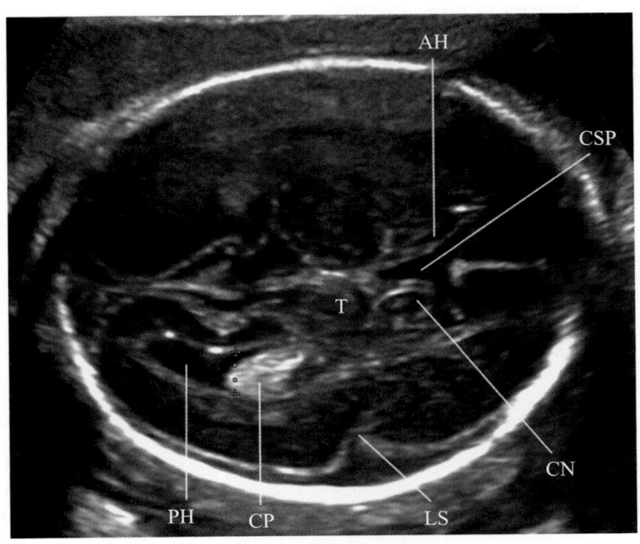

图32-2-6　侧脑室水平横切面

T.丘脑；CP.脉络丛；CSP.透明隔腔；"+"字号为侧脑室枕角宽度0.59cm；AH.侧脑室前角；CN.尾状核；LS.外侧裂；PH.侧脑室后角

3. 小脑横切面（图32-2-7）　在获得丘脑平面后声束略向尾侧旋转，即可获此切面。此切面的标准平面要求同时清晰显示左右对称的小脑半球及前方的透明隔腔。小脑半球呈对称的球形结构，最初为低回声，随着妊娠的进展，其内部回声逐渐增强，晚孕期显示出一条条排列整齐的强回声线为小脑裂，两侧小脑中间有强回声的蚓部相连。蚓部的前方有第四脑室，后方有颅后窝池。

小脑横径随孕周的增长而增长。在妊娠24周前，小脑横径（以毫米为单位）约等于孕周（如20mm即为妊娠20周），妊娠20～38周平均增长速度为1～2mm/w，妊娠38周后平均增长速度约为0.7mm/w。

（二）胎儿面部检查

胎儿面部可通过矢状切面、冠状切面及横切面来检查，可清楚地显示出胎儿的双眼、鼻、唇、人中、面颊、下颌等，实时动态扫查时可显示胎儿在宫内的表情（如眨眼）、吸吮等动作。在胎儿面部检查时，最重要、最常用的切面有鼻唇冠状切面、正中矢状切面及双眼横切面。

1.鼻唇冠状切面（图32-2-8） 声束平面通过鼻、上唇、下唇及颏部可显示鼻的外形、双侧鼻孔、鼻翼、鼻柱、上唇及人中、上下唇唇红、颏部，上下唇唇红部回声较低。

2.颜面部正中矢状切面（图32-2-9） 声束与鼻骨长轴成90°，显示前额、鼻骨及其表面皮肤和软组织，上下唇及下颏。

3.眼球横切面（图32-2-10） 双眼球横切面：该切面时要求在同一平面内显示双侧晶状体及眼球图像，双侧晶状体及眼球对称且大小基本相等。

（三）胎儿肢体骨骼

胎儿骨骼具有高对比度，是超声最早能分辨的结构。超声不但能显示胎儿骨骼的骨化部分，还可显示软骨部分。正常妊娠32周后在胎儿的骨骺软骨内陆续出现了次级骨化中心，不同部位的次级骨化中心出现的孕周不同，据此可帮助评估胎儿的孕周和肺成熟度，如股骨远端骨骺的次级骨化中心出现在妊娠32～33周；胫骨远端骨骺的次级骨化中心出现在妊娠33～35周；肱骨头内的次级骨化中心出现在妊娠36～40周。

在超声图像上初级骨化中心表现为低回声的软骨组织中央的强回声区，伴有后方声影。随着孕周的增长而

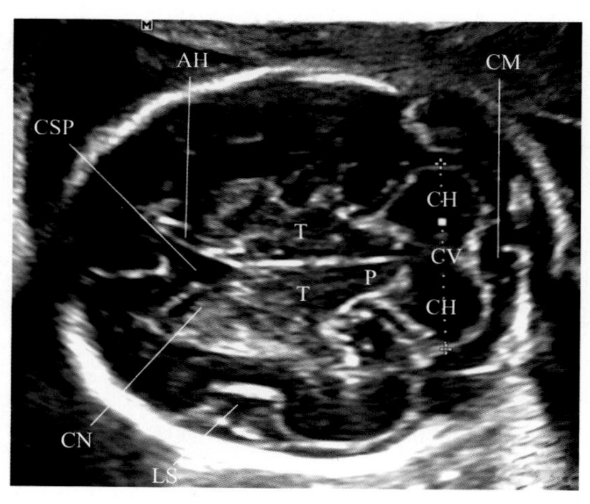

图32-2-7 小脑横切面
CH.小脑半球；CV.小脑蚓部；CSP.透明隔腔；CM.颅后窝池；LS.外侧裂；T.丘脑；AH.侧脑室前角；P.大脑脚；CN.尾状核

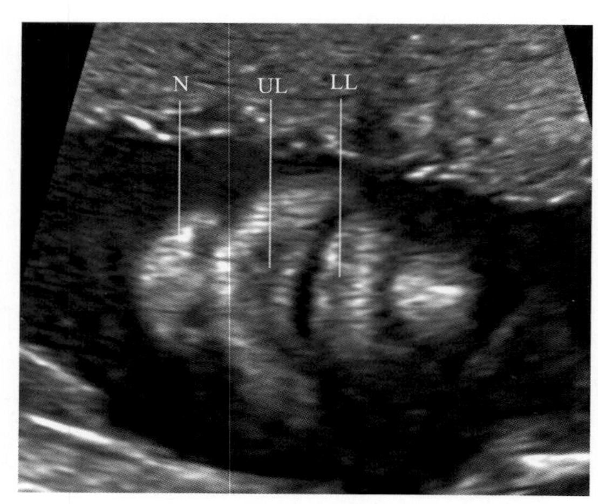

图32-2-8 胎儿鼻唇冠状切面
N.鼻；UL.上唇；LL.下唇

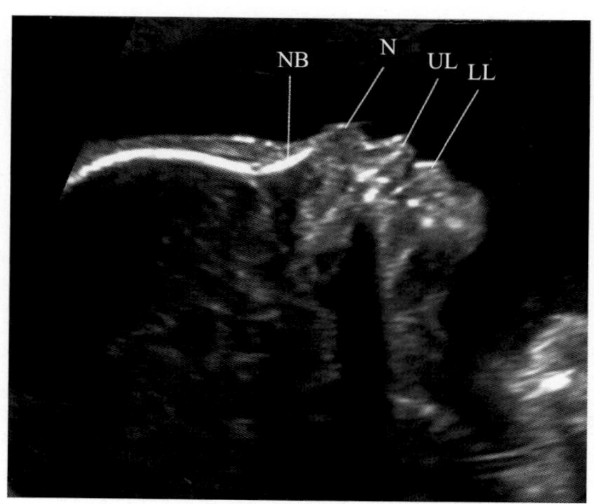

图32-2-9 胎儿颜面部正中矢状切面
NB.鼻骨；N.鼻；UL.上唇；LL.下唇

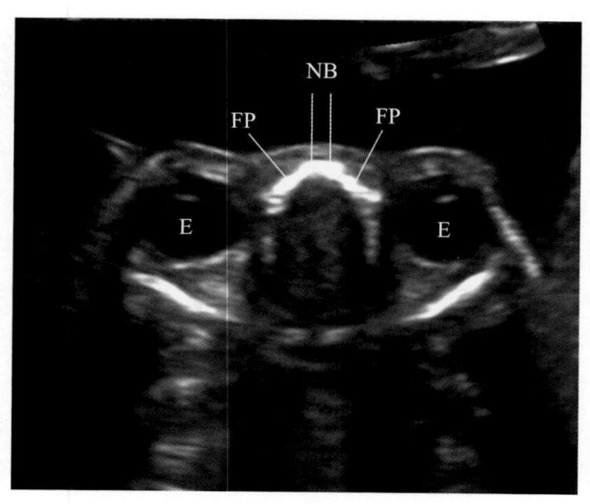

图32-2-10 胎儿眼球横切面
E.眼球；NB.鼻骨；FP.上颌骨额突

不断增长、增粗。

妊娠中期时羊水适中，胎动较活跃，四肢显像较好，此时期是检查胎儿四肢畸形的理想时期。四肢超声检查应遵循一定的检查顺序，建议采用连续顺序追踪超声扫查法检查胎儿肢体，取得较好结果。该方法的主要内容将胎儿每个肢体按照大关节分为三个节段，上肢分为上臂、前臂、手，下肢分为大腿、小腿、足，对胎儿的每个肢体分别沿着胎儿肢体自然伸展的姿势从胎儿肢体的近段连续追踪扫查到肢体的最远段，待完整扫查完一个肢体后，再按照同样的方法分别扫查其他的肢体，具体方法如下：

（1）上肢检测（图32-2-11）：首先横切胸腔，显示

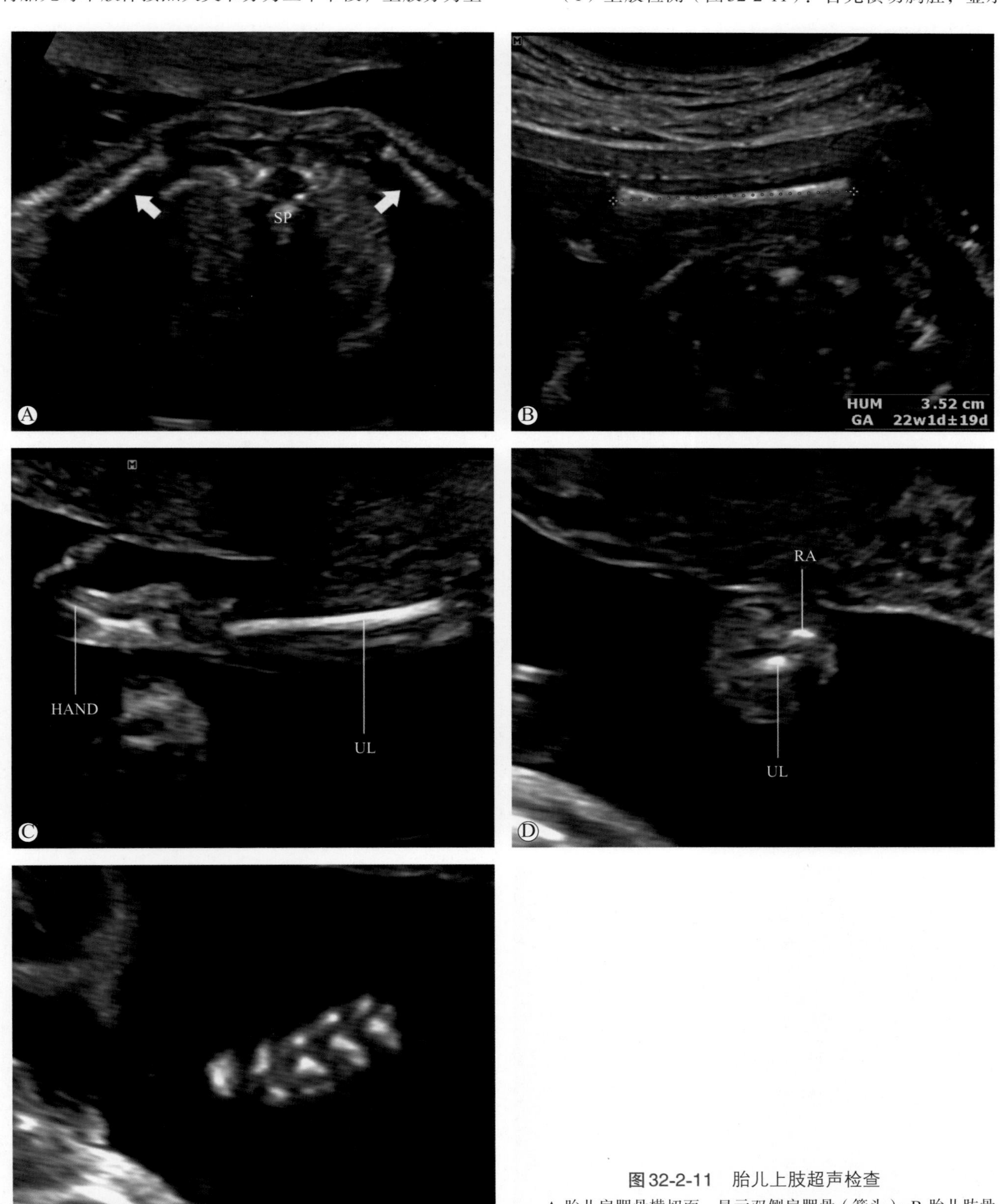

图32-2-11　胎儿上肢超声检查

A.胎儿肩胛骨横切面，显示双侧肩胛骨（箭头）；B.胎儿肱骨长轴切面；C.胎儿右侧前臂和手（HAND）的纵切面；D.胎儿前臂横切面；E.手横切面显示手呈握掌状。SP.脊柱；RA.桡骨；UL.尺骨

背部肩胛骨后，声束平面沿肩胛骨肩峰方向追踪显示胎儿肱骨短轴切面，探头旋转90°后显示肱骨长轴切面并测量其长度，然后沿着上肢的自然伸展方向追踪显示出前臂尺、桡骨纵切面，在显示前臂后探头再旋转90°横切前臂，进一步确认前臂有尺、桡两骨，探头此时继续向前臂末端扫查，显示出手腕、手掌及掌骨、手指及指骨回声，并观察手的姿势及其与前臂的位置关系。

（2）下肢检测（图32-2-12）：横切面盆腔，显示髂骨，然后髂骨一侧显示胎儿股骨长轴切面并测量其长度，再沿着下肢的自然伸展方向追踪显示小腿胫骨、腓骨长轴切面，此时探头旋转90°观察胫骨、腓骨的横切面，再将探头转为小腿纵向扫查，并移向足底方向，观察足的

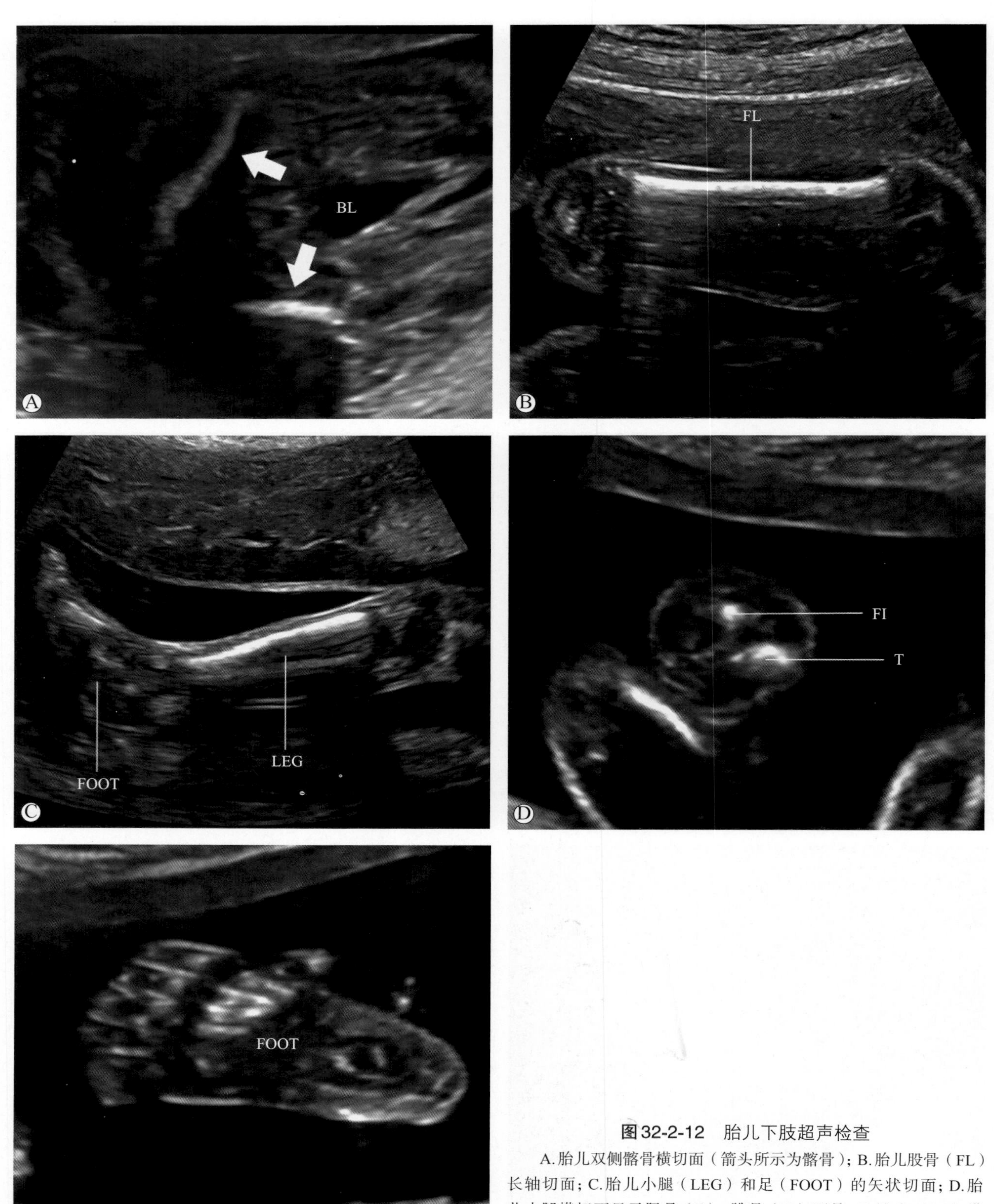

图32-2-12　胎儿下肢超声检查

A.胎儿双侧髂骨横切面（箭头所示为髂骨）；B.胎儿股骨（FL）长轴切面；C.胎儿小腿（LEG）和足（FOOT）的矢状切面；D.胎儿小腿横切面显示胫骨（T）、腓骨（FI）两骨；E.足（FOOT）横切面。BL.膀胱

形态、趾及其数目、足与小腿的位置关系。

如果手、足的姿势异常，则应注意探查手或足的周围有无子宫壁和胎盘或胎体的压迫，且应至少观察手、足的运动2次以上，如果异常姿势不随胎儿肢体包括手、足的运动而改变，且多次扫查均显示同样声像特征，此时才对胎儿手、足姿势异常做出诊断。

（四）胎儿胸部

观察胎儿的胸部最常用的扫查方向是横切面扫查，胸部纵切面为辅助扫查切面。胎儿胸廓的大小与肺的大小有关，观察和测量胸廓的大小可以间接了解胎儿肺的发育情况。

在胎儿胸腔内有两个重要的脏器，即胎儿肺脏和胎儿心脏。

1.胎儿肺脏　中孕期超声检查可清楚显示胎肺，在胎儿胸部横切面上（图32-2-13），肺脏位于心脏两侧，呈中等回声的实性结构，回声均匀，随着妊娠进展，肺脏回声渐强，两侧肺脏大小接近（在四腔心切面上右肺略大于左肺），边缘光滑，回声相等，不挤压心脏。

2.胎儿心脏　四腔心切面加声束平面头侧偏斜法是一种简便有效的筛查心脏畸形的方法。该方法可对大部分严重先天性心脏畸形进行排除性诊断。具体方法简述如下：横切胎儿胸腔获取四腔心切面后，先判断胎儿心脏位置，观察心房、心室、房室间隔、左右房室瓣及肺静脉与左心房的连接关系，然后探头声束平面略向胎儿头侧偏斜，依次可显示左心室与主动脉的连接关系及右心室与肺动脉的连接关系，且实时动态扫查时可清楚观察到主、肺动脉起始部的相互关系及主、肺动脉相对大小，从而对心脏的主要结构及连接关系做出全面评价。

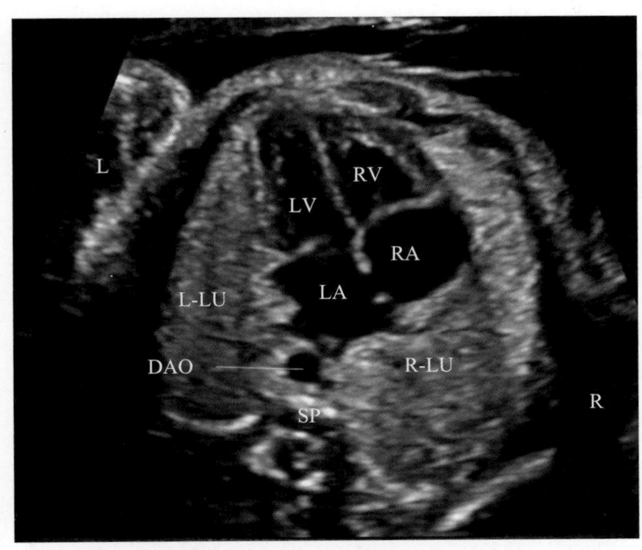

图32-2-13　胎儿心尖四腔心切面

LV.左心室；RV.右心室；LA.左心房；RA.右心房；DAO.降主动脉；SP.脊柱；L.左侧；R.右侧；L-LU.左肺；R-LU.右肺

如果这一方法所显示的切面无明显异常，那么大部分复杂心脏畸形或严重心脏畸形可做出排除性诊断，如心脏房室连接异常，心室与大动脉连接异常，心脏出口梗阻性疾病，均能通过这一简单方法得以检出，从而可避免大部分严重先天性心脏畸形的漏诊。技术熟练者还可进一步获得三血管切面及三血管-气管切面、主动脉弓切面、动脉导管切面，可以更全面了解胎儿心脏及其大血管情况。三血管切面及三血管-气管切面可以观察主动脉、主动脉弓、上腔静脉、肺动脉及导管的内径与排列关系。

胎儿心脏的重要切面如下：

（1）四腔心切面：在胎儿横膈之上横切胸腔即可获得胎儿四腔心切面。根据胎儿体位的不同，可为心尖四腔心切面（图32-2-13），也可为胸骨旁长轴四腔心切面。

正常胎儿四腔心切面图像可显示以下许多重要内容：心脏主要位于左胸腔内，约占胸腔的1/3，心尖指向左前方，在此切面上测量心/胸比值（心脏面积/胸腔面积比值），正常值为0.25～0.33。

心脏轴的测量即沿房间隔与室间隔长轴方向的连线与胎儿胸腔前后轴线之间的夹角，正常值偏左45°±20°。

可清楚显示心脏四个腔室。左心房和右心房大小基本相等，左心房靠近脊柱，左心房与脊柱之间可见一圆形搏动性无回声结构，即降主动脉的横切面。左、右心房之间为房间隔，房间隔中部可见卵圆孔，超声在该处显示房间隔连续性中断。左心房内可见卵圆孔瓣随心动周期运动。

左、右心室大小亦基本相等，右心室靠前，位于胸骨后方，右心室腔略呈三角形，心内膜面较粗糙，右心室内可见回声稍强的调节束（moderator band），一端附着于室间隔的中下1/3，一端附着于右心室游离壁。左心室腔呈椭圆形，心内膜面较光滑，心尖主要由左心室尖部组成。两心室之间有室间隔，室间隔连续、完整。左、右心室壁及室间隔的厚度基本相同，实时超声下可见心室的收缩与舒张运动。但应注意，妊娠28周以后，正常胎儿右心室较左心室略大。

左房室之间为二尖瓣，右房室之间为三尖瓣，实时超声下两组房室瓣同时开放关闭，开放幅度基本相等。

房、室间隔与二尖瓣、三尖瓣在心脏中央形成“十”字交叉，二尖瓣、三尖瓣关闭时“十”字更为清晰，但二、三尖瓣在室间隔的附着位置不在同一水平，三尖瓣更近心尖，而二尖瓣更近心底。

四腔心切面上可清楚显示左、右房室连接关系及左心房与肺静脉的连接关系。

（2）左心室流出道切面：显示心尖四腔心切面后，探头声束平面向胎儿头侧略倾斜，即可显示出左心室流出道切面（心尖五腔切面）（图32-2-14）。如从胸骨旁四腔心切面开始，则探头声束平面向胎儿左肩部旋转30°略向心室前壁倾斜，可获得胸骨旁左心室长轴切面，此时可观察升主动脉前壁与室间隔相连续，后壁与二尖瓣前叶延续。

（3）右心室流出道切面：显示心尖五腔切面后，探头声束平面再向胎儿头侧稍倾斜，即可获得右心室流出道、肺动脉瓣及肺动脉长轴切面（图32-2-15）。在探头倾斜的过程中可动态观察到主动脉和肺动脉起始部的交叉及左、右心室与主、肺动脉的连接关系。

（4）三血管-气管切面：显示右心室流出道切面后，声束平面再向胎儿头侧稍倾斜，即可获得三血管-气管切面（图32-2-16）。在该切面上，从左至右依次为主肺动脉和动脉导管的延续、主动脉弓的横切面、气管及上腔静脉的横切面，气管位于主动脉弓与上腔静脉之间的后方，且更靠近主动脉弓。三者内径大小关系为肺动脉＞主动脉弓＞上腔静脉。主动脉弓与主肺动脉和动脉导管的延续排列关系类似“V”形，动态下主动脉弓和主肺动脉通过动脉导管相互延续，彩色多普勒超声显示两者血流方向一致，均为蓝色或红色。

（五）胎儿腹部

膈肌是腹腔与胸腔的分界线。胸腹部矢状面和冠状切面（图32-2-17）均显示膈肌为一个光滑的薄带状低回声结构，随呼吸而运动，胎儿仰卧位时纵向扫查最清晰，若腹围较小且腹腔内未见胃泡，则要警惕是否存在膈疝或膈肌发育不良。

使用高分辨率的超声诊断仪器可准确地评价腹壁的完整性，脐带的附着位置、腹壁及腹腔内脏器异常。中孕期超声检查需要观察的腹腔内重要脏器如下：

（1）肝脏：位于胎儿上腹部偏右侧，实质回声细小均

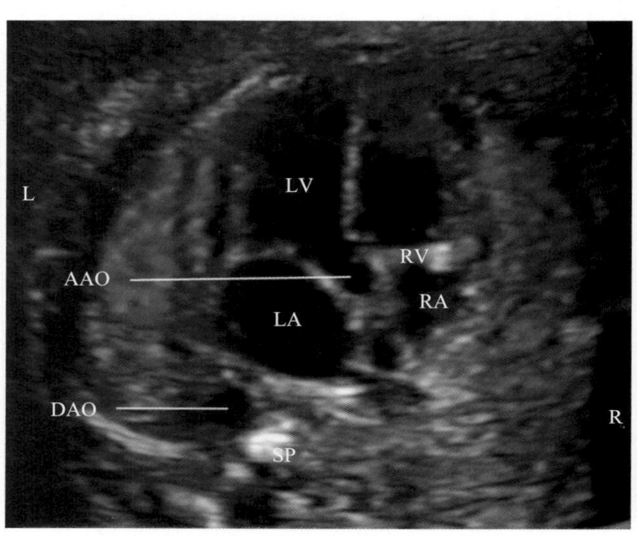

图32-2-14 胎儿左心室流出道切面

LV.左心室；RV.右心室；LA.左心房；RA.右心房；AAO.升主动脉；DAO.降主动脉；SP.脊柱；L.左侧；R.右侧

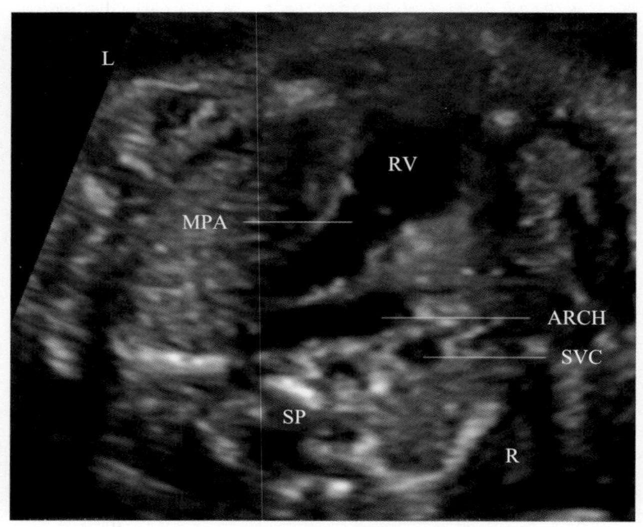

图32-2-15 胎儿右心室流出道切面

RV.右心室；SVC.上腔静脉；SP.脊柱；L.左侧；R.右侧；MPA.主肺动脉；ARCH.主动脉弓

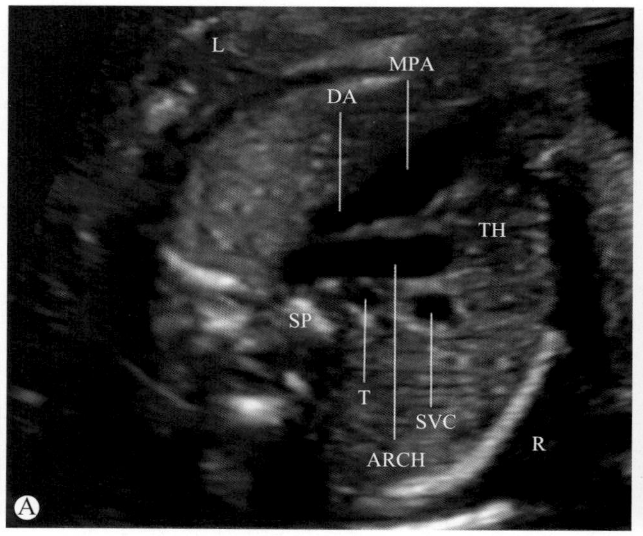

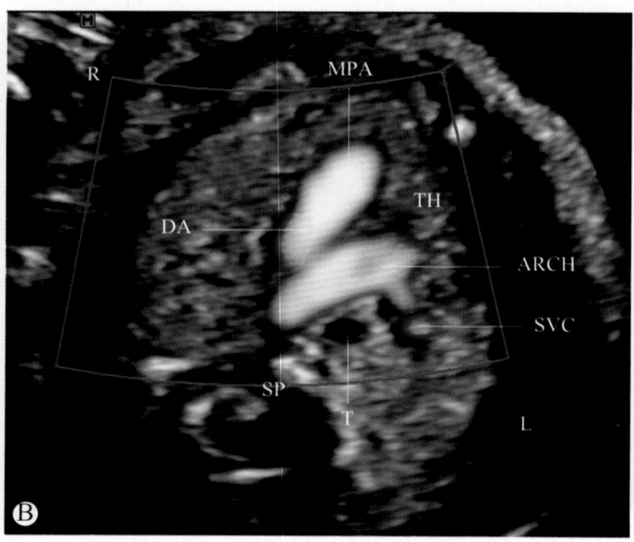

图32-2-16 胎儿三血管-气管切面（A）和三血管-气管切面CDFI（B）

MPA.肺动脉；SVC.上腔静脉；ARCH.主动脉弓；DA.动脉导管；SP.脊柱；R.右侧；L.左侧；T.气管；TH.胸腺

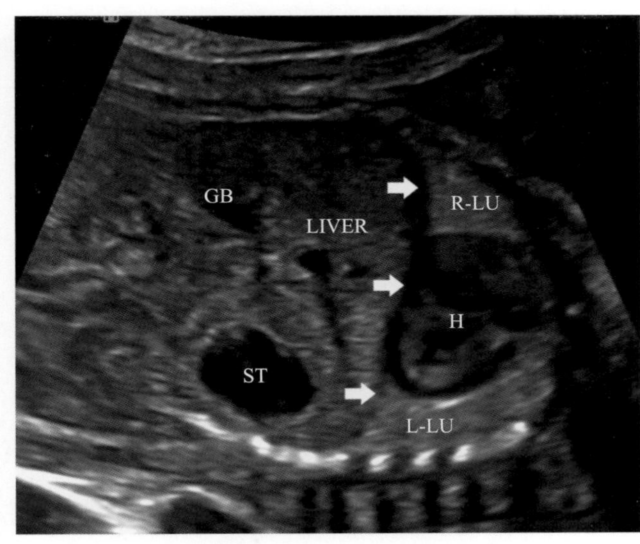

图32-2-17　膈肌冠状切面

LIVER.肝脏；ST.胃泡；H.心脏；GB.胆囊；R-LU.右肺；L-LU.左肺

匀（图32-2-17，图32-2-18），可见肝门静脉、脐静脉、肝静脉，脐静脉正对脊柱，不屈曲，向上向后走行，入肝组织和门静脉窦，在门静脉窦处与静脉导管相连通，静脉导管汇入下腔静脉。在晚期妊娠后几周，回声略低于胎肺回声。

（2）胆囊：胆囊结构在妊娠18～24周即可显示，与脐静脉在同一切面，呈梨形，宽似脐静脉，内透声好，正常情况下位于中线脐静脉右侧，胆囊底近腹壁但与腹壁不相连，无搏动，囊壁回声较脐静脉的管壁回声强，也较厚。

（3）脾脏：位于胃后方的低回声结构，呈半月形，随孕龄而增长。

（4）胃：位于左上腹，比心脏稍低处，其大小与形状受吞咽的羊水量而改变，正常情况下，显示为无回声椭圆形或牛角形结构（图32-2-18），蠕动活跃。若胎胃充盈不良或显示不清时，应在30～45min后复查。

（5）肠道：中期妊娠时，胎儿腹部横切面显示肠道呈管壁回声略强、内含小无回声区的蜂窝状结构（图32-2-19），当肠道回声接近或等同或强于脊柱回声，应进一步追踪观察，若同时出现羊水过多或肠管扩张等情况时，病理意义更大。正常情况下，晚期妊娠时结肠内径小于20mm，小肠内径不超过7mm，节段长度不超过15mm，若超过此径不能排除肠道梗阻可能。

在胎儿腹部检查时，最常用的横切面有膈肌冠状切面（图32-2-17）、上腹部横切面（图32-2-18）、脐带腹壁入口处横切面（图32-2-19）。

（六）胎儿泌尿生殖系统

（1）双肾：正常的双肾紧靠脊柱两旁，低于成人肾的位置，在旁矢状面上呈长圆形蚕豆样，横切时呈圆形（图32-2-20），右侧稍低于左侧。最初胎儿肾脏为均匀的低回声结构。随着妊娠的进展，可见到更为详细的内部结构。等回声的肾皮质包绕在低回声的锥形髓质周围，中央强回声区为集合系统，肾外周为肾周脂肪囊。

（2）肾上腺：在肾脏内侧的前上方可见一弯眉状或米粒状的低回声区，其内部中央有一线状强回声，即为肾上腺。在横切肾脏后稍向上方（头侧）平移探头即可显示。

（3）膀胱：位于盆腔，呈圆形或椭圆形无回声区。膀胱容量不定，当膀胱未显示或过度充盈时，要在30～45min后复查以排除泌尿系统异常。

在膀胱两侧壁外侧可见两条脐动脉伸向腹壁与脐静脉共同行走于脐带中（图32-2-21），单脐动脉时，只见膀胱一侧有脐动脉显示。

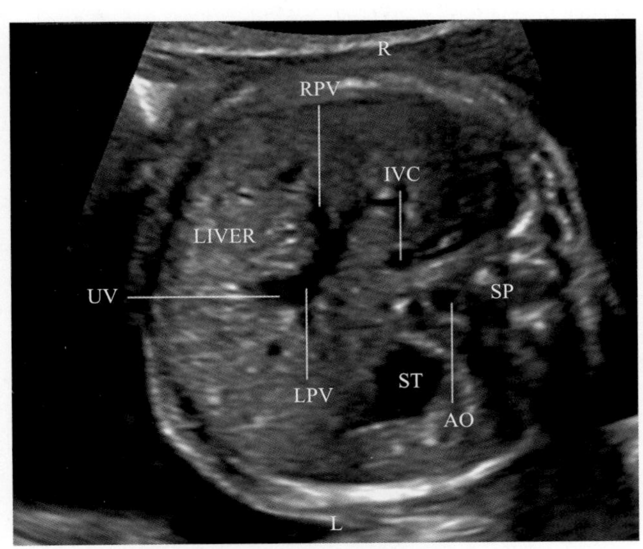

图32-2-18　上腹部横切面

LIVER.肝脏；IVC.下腔静脉；AO.主动脉；ST.胃泡；UV.脐静脉；R.右侧；L.左侧；LPV.门静脉左支；RPV.门静脉右支；SP.脊柱

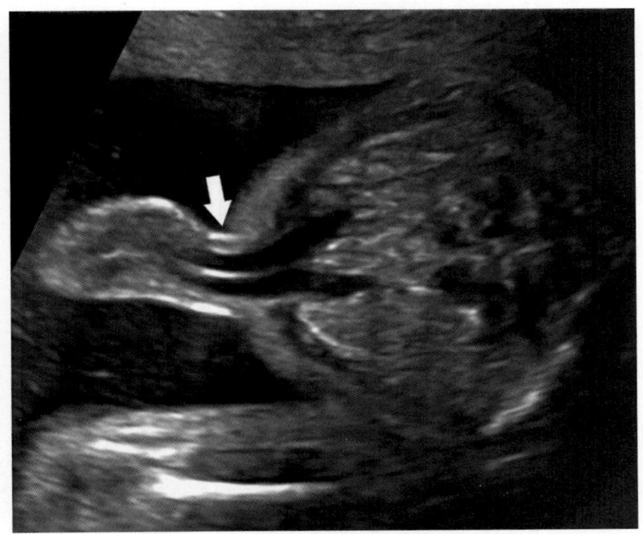

图32-2-19　脐带腹壁入口处横切面

箭头所示为脐带腹壁入口

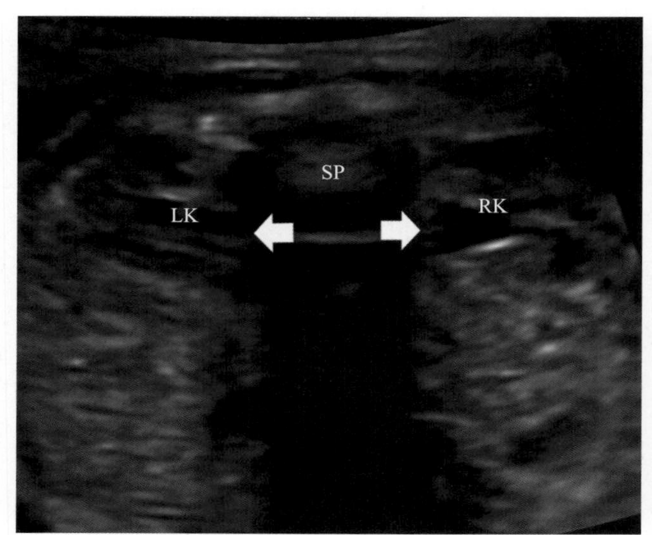

图32-2-20 胎儿肾脏横切面
RK.右侧肾脏；LK.左侧肾脏；SP.脊柱

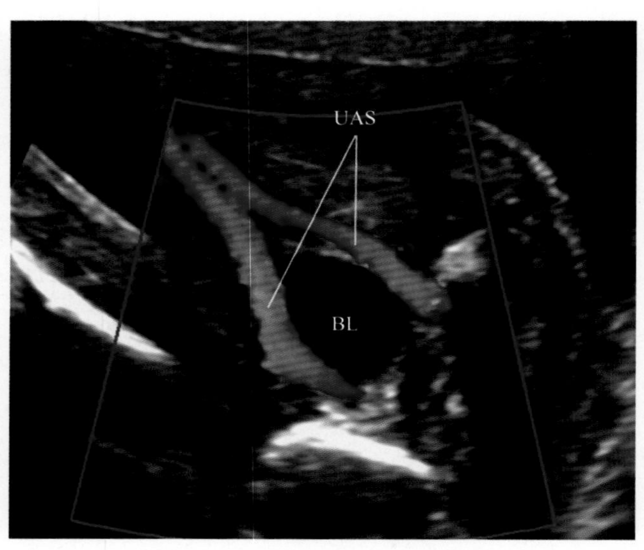

图32-2-21 胎儿膀胱水平横切面
BL.膀胱；UAS.脐动脉

（4）胎儿外生殖器：男胎外生殖器较女胎者易显示。男胎外生殖器可显示阴囊、睾丸、阴茎。女性外生殖器可显示大阴唇及阴蒂。

妊娠18周后，阴囊和阴茎可清晰显示（图32-2-22）。

妊娠22周后，大阴唇可清晰显示（图32-2-23）。

（七）胎儿脊柱

脊柱在胎儿超声诊断中是十分重要的结构。对胎儿脊柱的超声检查要尽可能从矢状切面、横切面及冠状面三方面观察，从而可以更为准确全面地发现胎儿脊柱及其表面软组织的病变情况。但是超声不能发现所有的脊柱畸形。胎儿俯卧位时容易显示胎儿脊柱后部，而仰卧位时难以显示。臀位或羊水较少时胎儿骶尾部较难显示。

1.脊柱矢状切面检查　妊娠20周以前，矢状扫查可显示出脊柱的全长及其表面皮肤的覆盖情况。在此切面上脊柱呈两行排列整齐的串珠状平行强回声带，从枕骨延续至骶尾部并略向后翘，最后融合在一起（图32-2-24）。在腰段膨大，两强回声带增宽，两强回声带之间为椎管，其内有脊髓、马尾等。

2.脊柱横切面检查　该切面最能显示脊椎的解剖结构，横切面上脊柱呈三个分离的圆形或短棒状强回声，两个后骨化中心较小且向后逐渐靠拢，呈“∧”字形排列，其中较大者为椎体骨化中心（图32-2-25）。

3.脊柱冠状切面检查　在近腹侧的冠状切面上可见整齐排列的三条平行强回声带，中间一条反射回声来自椎体，两侧的来自椎弓骨化中心（图32-2-26）。在近背侧的冠状切面上，脊柱仅表现为由两侧椎弓骨化中心组成的两条平行强回声带，中央的椎体骨化中心不显示。该切面半锥体的观察很有效。

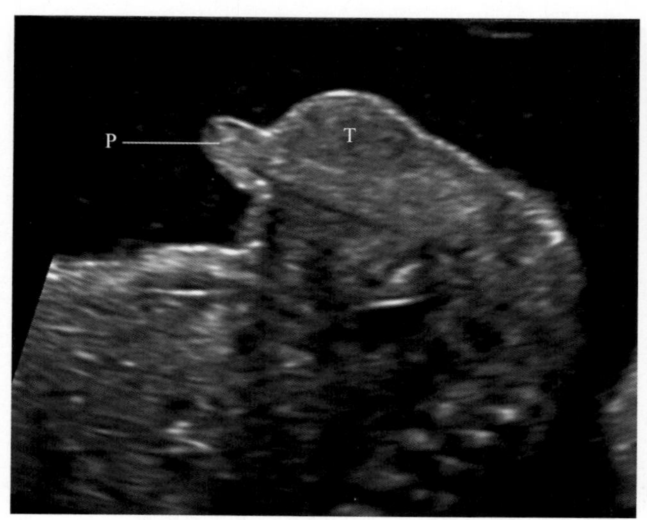

图32-2-22 胎儿男性外生殖器矢状切面
T.阴囊内睾丸；P.阴茎

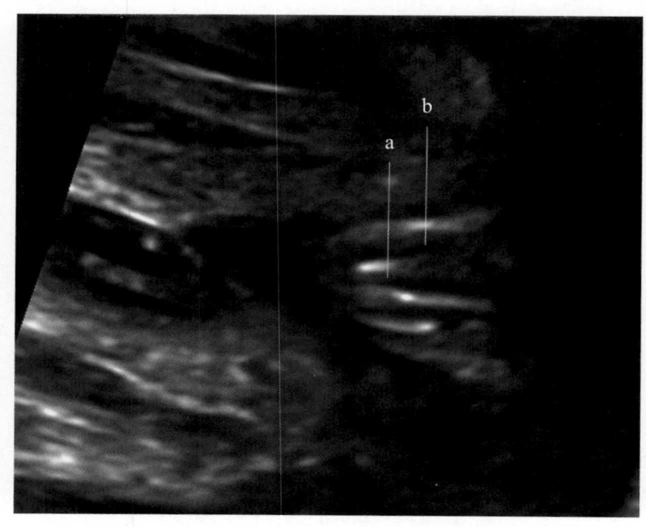

图32-2-23 胎儿女性外生殖器冠状切面
a.大阴唇；b.小阴唇

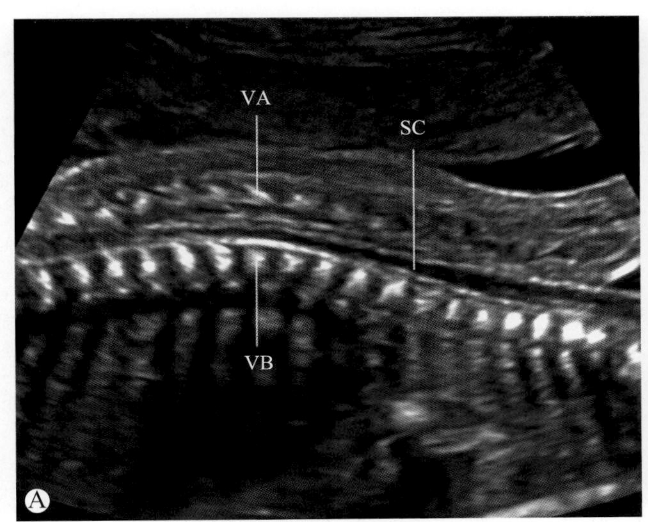

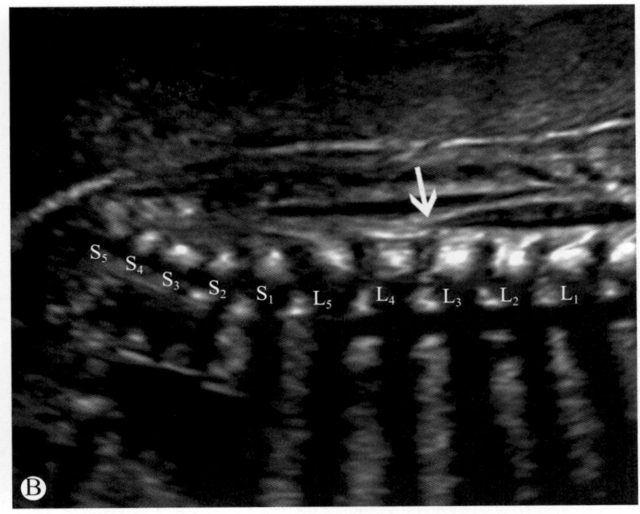

图 32-2-24　胎儿脊柱矢状切面

A.胎儿脊柱颈胸段矢状切面；B.胎儿脊柱腰骶尾段矢状切面。SC.脊髓；VB.椎体；VA.椎弓；箭头所示为脊髓圆锥的末端；$L_{1\sim5}$.腰椎椎体1～5；$S_{1\sim5}$.骶椎椎体1～5

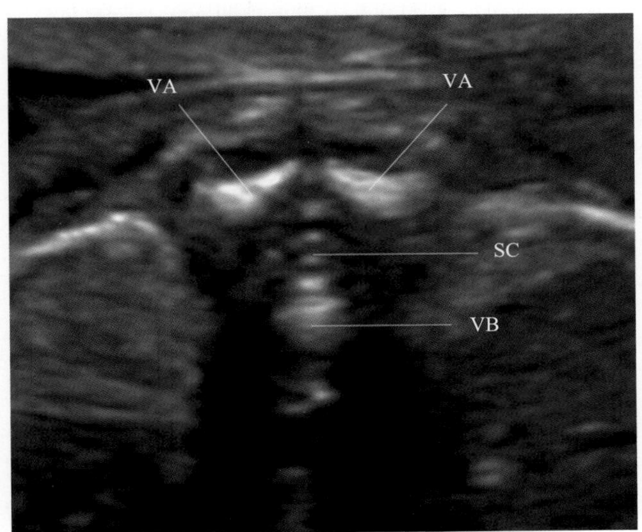

图 32-2-25　胎儿脊柱横切面

SC.脊髓；VB.椎体；VA.椎弓

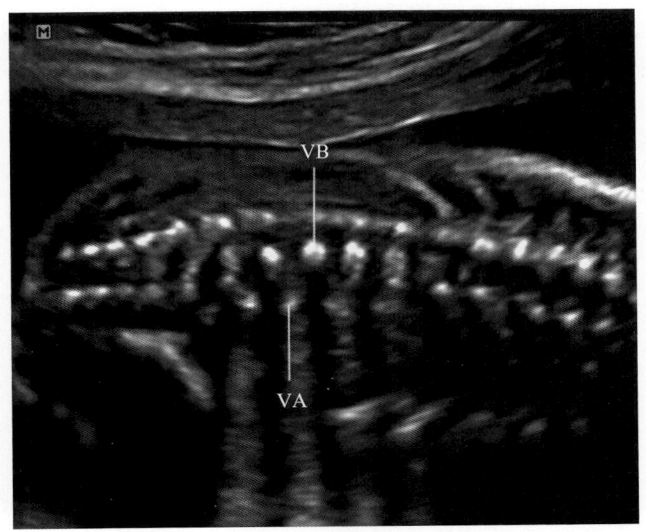

图 32-2-26　胎儿脊柱冠状切面

VA.椎弓；VB.椎体

（八）胎盘

超声观察的内容包括胎盘着床位置、大小、数目、内部回声、成熟度、与宫颈内口关系、胎盘后方回声及胎盘内多普勒血流情况等。一般情况下，胎盘厚度为2.0～4.0cm，超声测量胎盘厚度时应在近胎盘中心的横切面或纵切面上垂直于胎盘内外缘测量最厚处厚度。

胎盘分级：临床上通常用胎盘分级来估计胎盘功能和胎儿成熟度，胎盘分级主要根据绒毛膜板、胎盘实质、基底膜三个部分的回声特征进行判断，见表32-2-1。

（九）脐带

脐带横切面可显示2条脐动脉和1条脐静脉的横切面呈“品”字形排列，纵切面上表现为两条脐动脉围绕脐静脉呈螺旋状排列。整个孕期脐带长度几乎和胎儿身

表 32-2-1　胎盘声像图分级

级别	绒毛膜板	胎盘实质	基底膜
0级	直而清晰，光滑平整	均匀分布，回声细微	分辨不清
Ⅰ级	出现轻微波状起伏	出现散在点状强回声	似无回声
Ⅱ级	出现切迹并伸入胎盘实质内，未达到基底膜	出现逗点状强回声其长轴与胎盘长轴平行	出现线状排列小点状强回声
Ⅲ级	深达基底膜	出现环状回声和不规则点状和团状强回声，后方伴声影	点状强回声增大，可融合相连，后方伴声影

长一致，但超声不能确定正常妊娠脐带长度。脐动脉多普勒血流成像可评估胎盘与胎儿循环。脐动脉搏动指数（PI）、阻力指数（RI）及收缩期最大血流速度（S）与舒张末期血流速度（D）比值（S/D值）均可反映胎盘血管阻力，正常情况下PI、RI、S/D值随孕周增大而降低，妊娠7周脐动脉阻力大，只可测到脐动脉收缩期血流信号，妊娠14周后，所有胎儿都应该出现舒张期血流，通常晚孕期S/D值低于3.0。

（十）羊水超声测量

1.羊水指数　以母体脐部为中心，划分出左上、左下、右上、右下四个象限，声束平面垂直于水平面，分别测量四个象限内羊水池的最大深度，四个测值之和即为羊水指数（amniotic fluid index，AFI）。该方法是Phelan于1987年提出的，羊水指数＞24cm时，即诊断羊水过多；但Molse等认为羊水指数大于该孕龄的3倍标准差或大于第97.5百分位数诊断羊水过多较为恰当。目前我国最新妇产科学教材采用羊水指数＞25cm作为羊水过多的标准。

2.最大羊水池深度　寻找羊膜腔内最大羊水池，内不能有肢体或脐带，声束平面垂直于水平面，测量其最大垂直深度即为最大羊水池深度。最大羊水池深度＜2.0cm为羊水过少，最大羊水池深度＞8.0cm为羊水过多。

（十一）胎儿生物物理评分

胎儿生物物理评分主要应用于晚孕期评估胎儿是否存在宫内缺氧，通过实时超声持续观察30min评价四项指标：胎儿呼吸样运动、胎动、肌张力及羊水量，总分8分（表32-2-2）。临床医师可根据评分做出相应的处理，8分：无明显缺氧改变，可于1周内或后再重复监测一次；6分：可能有缺氧，如胎肺成熟，宫颈条件好，予以引产；≤4分：胎儿宫内情况不良，特别是0～2分需终止妊娠。

1.胎儿呼吸样运动　在实时超声观察下见胎儿胸廓或腹壁节律的运动为胎儿呼吸样运动（fetal breathing movement，FBM），也可经矢状切面观察膈肌的上下节律运动。

2.胎动（fetal movement，FM）　是指胎儿在宫内的活动，指躯体旋转及四肢运动。

3.胎儿肌张力　正常情况下胎儿在宫内有一定张力，肌肉有一定的收缩性，肢体一般处于屈曲状态，胎体和肢体活动后又恢复到原来的屈曲状态为正常的胎儿肌张力。

4.羊水量（amniotic fluid volume，AFV）　即羊膜腔内羊水容量，最大羊水池深度≥2cm为正常。

表32-2-2　胎儿生物物理评分

项目	2分（正常）	0分（异常）
FBM	30min内至少有一次且持续30s以上	30min内无FBM或持续时间不足30s
FM	30min之内出现3次以上躯干、胎头或大的肢体活动	30min内出现小于3次躯干、胎头或肢体活动或无胎动
胎儿肌张力（FT）	胎儿躯干或肢体至少有1次伸展并恢复至原来的屈曲状态，手指张开合拢	无活动，胎儿肢体伸展不屈或胎动后不恢复屈曲位
AFV	最大羊水池深度≥2cm	最大羊水池深度＜2cm

（十二）中晚期妊娠的超声测量

1.双顶径（biparietal diameter，BPD）

（1）测量标准切面：胎头横切时的丘脑平面（头颅外形呈卵圆形，颅骨对称，可见透明隔腔，两侧对称的丘脑，两丘脑之间的第三脑室和侧脑室后角）。

（2）测量方法

1）测量近侧颅骨外缘至远侧颅骨内缘间的距离（图32-2-27）。

2）测量远近两侧颅骨骨板强回声中点之间的距离。

3）测量近侧颅骨外缘至远侧颅骨外缘间的距离。

采用第一种测量方法比较多见，即测量近侧颅骨骨板外缘至远侧颅骨内缘间的距离。如果超声仪器中设置有胎儿生长发育与双顶径的对照换算程序，则要明确该仪器使用的是哪一种测量方法。

（3）注意事项

1）测量时不要将颅骨外的软组织包括在内。

2）在妊娠31周前，BPD平均每周增长3mm，妊娠30～36周平均每周增长1.5mm，妊娠36周后平均每周增长1mm。

3）受胎方位或不同头型或胎头入盆等因素的影响，晚孕期双顶径测值会出现较大偏差。

4）在妊娠12～28周，测量值最接近孕周。

2.头围（head circumference，HC）

（1）测量平面：同双顶径测量平面。

（2）测量方法

1）分别测量颅骨最长轴和最短轴的颅骨外缘到外缘间的距离（图32-2-28），或颅壁中点的距离，即枕额径（OFD）和双顶径（BPD）。

$$HC = (BPD + OFD) \times 1.6$$

2）用电子求积仪（椭圆功能键）沿胎儿颅骨声像外缘直接测出头围长度。

（3）注意事项

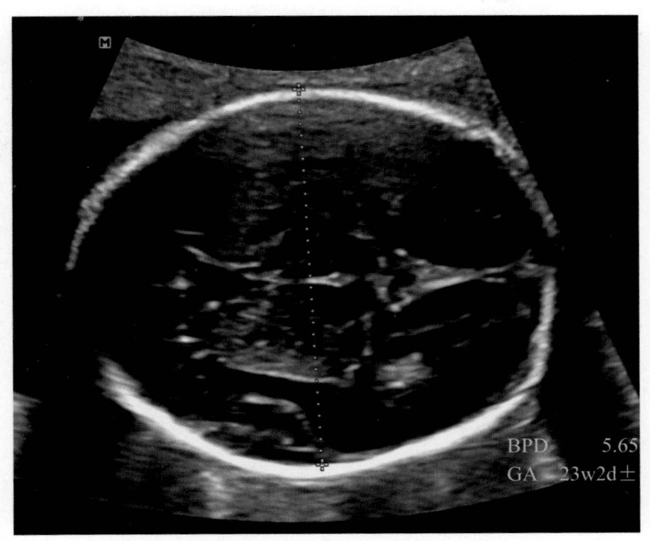

图32-2-27　22周胎儿双顶径测量

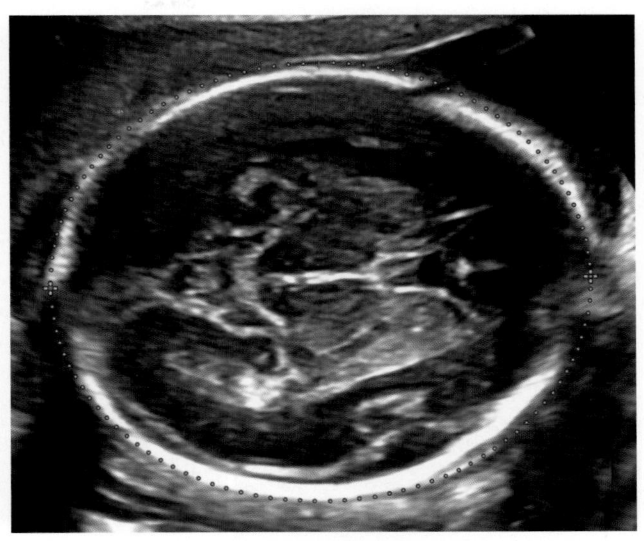

图32-2-28　22周胎儿头围测量

1）测量值不包括颅骨外的头皮等软组织。

2）不论胎头是圆形或长形，头围测量都可全面显示出胎头的实际大小，故在孕晚期，头围测量已基本取代了双顶径测量。

3. 腹围（abdominal circumference，AC）

（1）标准测量切面：胎儿腹部最大横切面，该切面显示腹部呈圆形或椭圆形（受压时），脊柱为横切面，胎胃及胎儿肝内门静脉1/3段同时显示（图32-2-29）。

（2）测量径线：分别测量前后径及横径，测量腹部一侧皮肤外缘到另一侧皮肤外缘的距离。

腹围＝（前后径＋横径）×1.57

电子测量仪（椭圆功能键）沿腹壁皮肤外缘直接测量。

（3）注意事项

1）腹围测量切面要尽可能接近圆形。

2）肝内门静脉段显示不能太长。

3）腹围与胎儿的体重关系密切。常用于了解胎儿宫内营养状况，若腹围小于正常值，则要小心胎儿是否有IUGR（胎儿宫内发育迟缓或胎儿生长受限）。

4）股骨长/腹围×100%，该值＜20%可能为巨大儿，＞24%，可能有IUGR。

5）妊娠35周前，腹围小于头围；妊娠35周左右，两者基本相等；妊娠35周后，胎儿肝脏增长迅速，皮下脂肪积累，腹围大于头围。

4. 股骨长度（femur length，FL）　股骨是最易识别的长骨，股骨测量适用于中晚期妊娠的孕龄评估，尤其在妊娠晚期，较其他径线测量值更有意义。

（1）标准切面：声束与股骨长径垂直，从股骨外侧扫查，完全显示股骨长轴切面，且两端呈平行的斜面。

（2）测量值：测量点应在股骨两端的端点上（图32-2-30）。

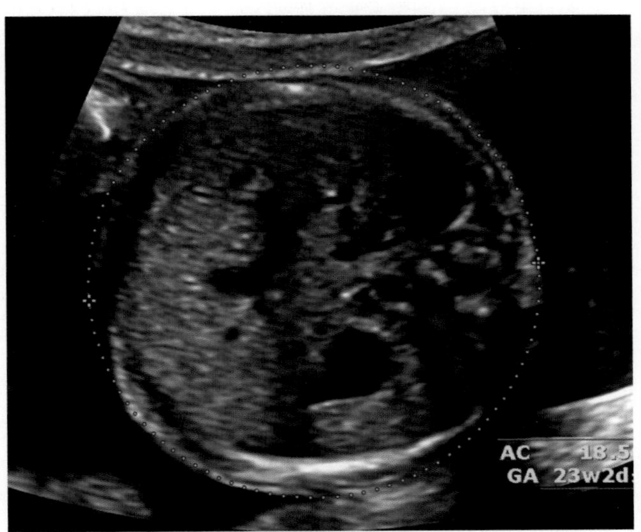

图32-2-29　25周胎儿腹围测量

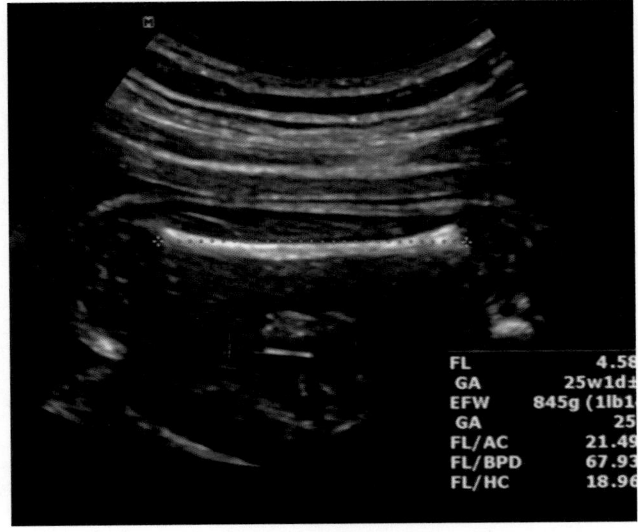

图32-2-30　23周胎儿股骨测量

（3）注意事项

1）妊娠30周前股骨增长2.7mm/w，在妊娠31～36周增长2.0mm/w，在妊娠36周后增长1.0mm/w。

2）应从股骨外侧扫查，若从股骨内侧扫查，可见股骨有些弯曲，此为正常现象。

3）当胎头测量估测孕周不准时，取股骨测量值。也可参考FL/BPD及FL/AC比值。

若FL/BPD比值＜70%，则放弃FL测量。

若FL/BPD比值＜86%，则放弃BPD测量。

若FL/BPD比值为71%～86%（为正常范围），可进一步用FL/AC比值。

若FL/AC比值＜20%，可能为巨大儿。

若FL/AC比值＞24%，可能有IUGR，应放弃AC测量。

4）必要时测量另一侧股骨作对比。

5）测量时须测量股骨的骨化部分，不要包括骨骺和股骨头。要显示长骨真正的长轴切面，如果长骨两端的软骨部分都能看到，说明该测量平面是通过长轴切面的。

6）胎儿矮小症及胎儿骨骼发育畸形时不适用。

5.肱骨长度（humerus length，HL）

（1）测量切面：完全显示肱骨，并且声束要与肱骨长径垂直，清晰显示出肱骨的两端。

（2）测量径线：肱骨两端端点的距离（图32-2-31）。

（3）注意事项

1）中孕期，肱骨与股骨等长，甚至可以长于股骨。

2）必要时测量对侧肱骨作对比。

3）要测量肱骨真正的长轴切面。

4）在胎儿短肢畸形时，肱骨不适用于推测孕周。

股骨与肱骨测量值低于平均值的2个标准差以上，可认为股骨或肱骨偏短，低于平均值2个标准差以上5mm，则可能有骨骼发育不良。

6.胎儿体重的估计　根据胎儿的一项或多项生物学测量值，经统计学处理，可计算出胎儿的体重。

估测胎儿体重的公式很多，不同的作者有不同的计算公式，但目前基本不需要临床超声工作者去按公式计算胎儿体重，因大多数的超声诊断仪都有产科胎儿发育与体重估计的计算软件，输入各超声测量值后，可迅速得出胎儿孕周及体重，非常方便，或者可采用查表法获得。

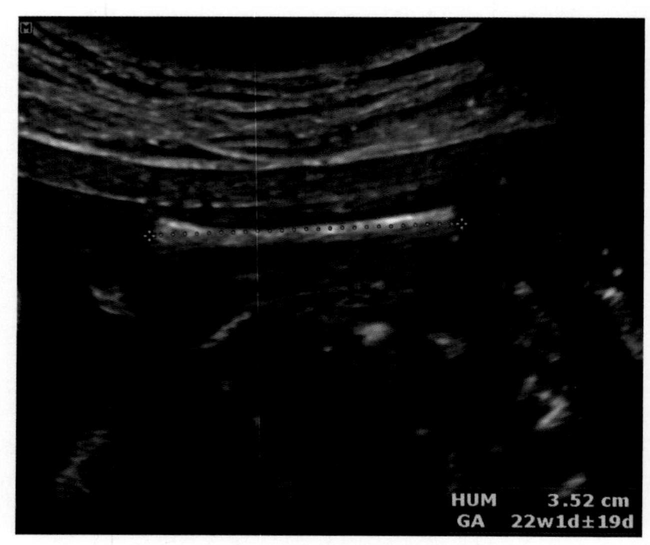

图32-2-31　23周胎儿肱骨测量

各项胎儿体重预测的超声参数以胎儿腹围与体重关系最密切。准确的体重估测对指导临床决定分娩时机与方式意义重大，要获得较准确的胎儿体重须注意以下几点：

（1）标准切面的准确测量。

（2）测量多项生物学指标，尤其当胎儿生长不匀称时。

（3）多次测量获得平均测量值（一般测三次），以缩小测量的误差。

要获得准确的超声测量值，最好在实际工作中积累经验，对计算公式加以校正，若能采用自己采取的资料统计而得的公式或关系图表，误差会减到最小范围。

（李胜利　文华轩）

第33章

异常妊娠子宫

胎儿畸形专指胎儿期胎儿各器官结构存在的形态结构异常，合并或不合并功能异常。用“大千世界，无奇不有”来形容胎儿畸形的多和奇，一点也不过分。因此，胎儿畸形的产前超声声像图无疑也是种类繁多，而且即使是同一畸形在不同的妊娠阶段，其声像图也可能不同，超声医师个人的经验和专业知识是有限的，再加上仪器的局限性和胎儿、母体方面的影响因素，故正如美国妇产科医师协会（1993）所强调的一样，不管使用哪种方法，亦不管妊娠在哪一阶段，即使让最有名的专家进行彻底的检查，期望能够将所有的胎儿畸形均能被检测出是不现实，也是不合情理的。

在我国这样一个人口众多、区域广泛、城乡医疗差别较大的发展中国家，不可能要求所有医院的医生都开展一样的产前超声检查，明确诊断各种各样的胎儿畸形，应该分多个层次对胎儿进行检查，因此对我国的超声检查内容和书写规范应因人而异，因地而异，因时而异，因目的要求而异。我国目前已开始对产科超声检查人员和机构进行严格的规定，国家卫生健康委员会已出台了《产前诊断技术管理条例》对产前诊断进行规范管理。

第一节　11 ～ 13^{+6}周异常超声检查

目前国内外学者非常关注这一时期的胎儿超声检查，这里就唐氏综合征的早期超声筛查和胎儿某些严重畸形早期超声诊断作一简单介绍。

（一）唐氏综合征的早期超声筛查

1.胎儿颈部透明层厚度（NT）增厚　20世纪80年代，许多研究报道中孕期胎儿颈部多分隔水囊瘤与非整倍体染色体异常，尤其与Turner综合征（45，XO）有关。与此同时，许多学者发现，早孕期颈部水囊瘤可有不同的表现，主要为无分隔水囊瘤。同时观察早孕期水囊瘤可逐渐消退或形成颈皱增厚，或完全正常，但仍与非整倍体染色畸形有关。1985年Benacerraff等首次报道中孕期超声检测颈皱增厚≥6mm，患唐氏综合征的危险性增加。增厚的NT可以逐渐发展成为大的水囊瘤，可伴有或不伴有胎儿水肿，但绝大多数胎儿NT增厚，没有明显的胎儿水肿。

（1）导致NT增厚的病因

1）染色体异常：最常见的染色体异常为21-三体综合征。此外，三倍体、13-三体、18-三体、22-三体、12P-四体等也常出现NT增厚。

2）先天性心脏结构畸形：既可发生在染色体异常中，又可发生在染色体正常的胎儿中。在染色体正常的胎儿中，先天性心脏结构畸形是导致NT增厚的非染色体异常最常见的原因。Hyett等发现NT增厚，心脏及大血管结构畸形发生率增高，并建议将早孕期NT测量作为胎儿先天性心脏病早期筛查指标。

3）某些综合征：文献中已报道的早孕期可出现NT增厚的综合征主要有Cormelia de Lange综合征、Noonan综合征、Smith-Lemli-Opitz综合征、Joubert综合征、Apert综合征、Fryns综合征等。

4）骨骼系统畸形：主要有软骨发育不全、缺指（趾）-外胚层发育不全畸形、多发性翼状胬肉综合征、Roberts综合征等。

5）其他畸形：膈疝、前腹壁缺损、胎儿运动障碍性综合征等亦可出现NT增厚。

（2）NT增厚的形成机制：NT增厚的病理生理基础尚不完全清楚，目前认为有以下几种学说。

1）正常胚胎发育过程中，颈部淋巴管与颈静脉窦在胎儿10 ～ 14周相通，在颈部淋巴管与颈静脉窦相通之前，少量淋巴液积聚在颈部，出现短暂回流障碍，形成暂时性的NT增厚，正常胎儿在14周后应消退。如果颈部淋巴管与颈部静脉窦相通延迟，从而出现明显颈部淋巴回流障碍，淋巴液过多地积聚在颈部，NT增厚明显，甚至到妊娠中期发展成为淋巴水囊瘤。

2）染色体核型正常的胎儿，有先天性心脏畸形时常出现NT增厚，其机制可能与心力衰竭有关，发生心力衰竭时静脉回流障碍，导致颈静脉压升高，当颈静脉内压力高于淋巴管内压力时，淋巴管内淋巴液回流入颈静脉受阻，淋巴液过多积聚于颈部，形成NT增厚。

3）对唐氏综合征胎儿的颈部皮肤进行病理研究发现，唐氏综合征胎儿颈部皮肤细胞外透明基质增加，细胞外液被大量吸附于透明基质的间隔内，进一步导致胶原纤维网发育紊乱，使颈部皮肤发生海绵样改变。同时许多研究证实，NT增厚的唐氏综合征胎儿先天性心脏畸形发生率高，这表明NT增厚与胎儿出现一定程度的心力衰竭有关。唐氏综合征的NT增厚可能是这两者综合作用的结果。

4）羊膜破裂序列（amnion rupture sequence）的胎儿身体收缩，膈疝令上纵隔受压，骨骼发育不良使胸腔缩窄等，都可能令头部及颈静脉充血，引致颈部积水。然而，在某些骨骼发育不良个案，如成骨不全症（osteogenesis imperfecta）中，细胞外间质成分转变亦可能是导致NT增厚的额外机制或另一机制。

5）胎儿贫血与高动力血流相关，而当血红蛋白水平下降超过7g/dl时，便会出现胎儿水肿，导致NT增厚。然而，在红细胞同种免疫病中，严重的胎儿贫血不会在妊娠16周前出现，这可能是由于胎儿网状内皮系统发育未完全所致。因此，红细胞同种免疫病不会造成NT增厚。相反，遗传病［α-地中海贫血、Blackfan-Diamond贫血、先天性红细胞缺紫质症（congenital erythropoietic porphyria）、红细胞生成异常性贫血、Fanconi贫血］及先天性感染导致的胎儿贫血，则可能使胎儿NT增厚。

6）低蛋白血症可能与胎儿NT增厚有关。

（3）NT增厚的临床意义：胎儿NT增厚是染色体异常（尤其是21-三体）（图33-1-1）、多种胎儿畸形及遗传综合征的常见表现。胎儿病变及不良妊娠结局的流行率随NT的增加而呈指数上升。然而，若胎儿NT介于第95及第99百分位数之间，出生无严重病变婴儿的概率超过90%；若NT为3.5～4.4mm则约为70%，NT为4.5～5.4mm约为50%，NT为5.5～6.4mm约为30%，而NT达6.5mm或以上则仅为15%。

在约1%的妊娠中，胎儿NT会超过3.5mm，这些胎儿有严重染色体异常的风险甚高；NT为4.0mm时，风险约为20%，NT为5.0mm时增加至33%，NT为6.0mm时达50%及NT为6.5mm或以上时达65%。因此，妊娠时不管孕妇年龄多大、实验室检测是否正常，这些女性均应进行绒毛取样、羊水或脐血的胎儿染色体核型分析。

2.胎儿鼻骨缺如（absence of fetal nasal bone） 1866年，Langdon Down注意到21-三体患者的一个共同特征是鼻梁塌陷。人体分析学研究发现，有50%的唐氏综合征患者的鼻根异常短。在流产的21-三体胎中进行的尸体X线检查发现，约50%的病例鼻骨缺乏骨化或发育不全。近年许多研究表明，胎儿鼻骨可在妊娠11～13^{+6}周通过超声观察得到。

（1）鼻骨的超声图像特征：在胎儿正中矢状切面上，使鼻骨图像尽可能在图像中成水平线状，此时可见三条清晰的回声线，位于上方的线为皮肤回声线，下方较粗且回声较上面皮肤明显增强者为鼻骨回声，第三条线与皮肤几乎相连但略高一点，则为鼻尖形成的短线（图33-1-2）。经过严格训练的超声医师，在妊娠11～13^{+6}周扫描

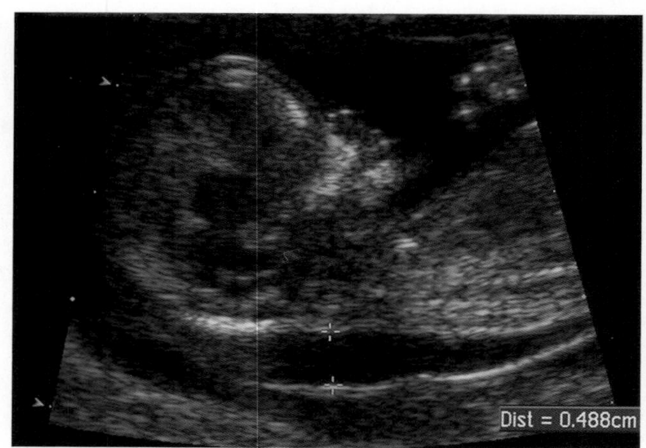

图33-1-1 12周6天胎儿的NT值测量为0.49cm，染色体核型为21-三体

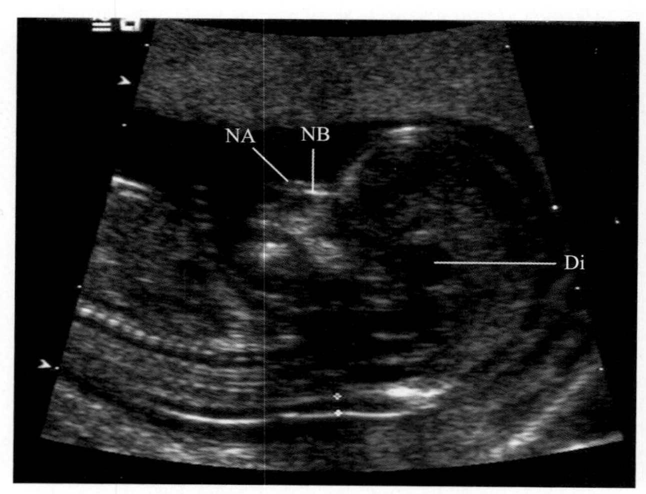

图33-1-2 13周正常胎儿的鼻骨

NA.鼻炎；NB.鼻骨；Di.间脑

时，胎儿鼻骨检查的成功率超过95%。

（2）鼻骨测量的临床意义：数项研究显示，在妊娠11～13^{+6}周鼻骨缺如与21-三体及其他染色体异常有高度相关性。在21-三体胎中，60%～70%缺乏鼻骨（图33-1-3），在18-三体胎中则有约50%，13-三体胎中有30%缺乏鼻骨。但染色体正常的胎儿中亦有1.4%缺乏鼻骨。

胎儿鼻骨缺如的发生有明显种族差异，在白种人中，染色体正常的胎儿鼻骨缺如的发生率少于1%，在非裔加勒比海人中则约有10%。

3.其他超声特征 80%的21-三体可检测到静脉导管血流速异常，与染色体正常胎儿比较，其他超声标记，如脐膨出、巨膀胱及单脐动脉的发生率在某些染色体异常胎儿中较高。此外，头臀长、上颌长度、胎盘体积、胎儿心率等超声标记在胎儿染色体畸形筛查中均有一定的价值。

（二）胎儿某些严重畸形早期超声诊断

随着产前诊断技术发展及超声诊断仪分辨率的不断

提高，早孕期超声检查胎儿结构筛查胎儿畸形成为可能。Michailidis等研究发现使用二维超声检查，93.7%的胎儿完整解剖学结构能在早孕期超声检查中得到显示。按照胚胎发育而言早孕期超声检查胎儿结构以筛查胎儿畸形也是可行的，因为约80%以上的胎儿畸形在12周前已有表现，如无脑儿、全前脑、脊柱裂、肢体缺如、腹裂、单心室等。早孕期超声筛查胎儿畸形可以提早胎儿异常的诊断时间，中晚孕期诊断胎儿畸形并引产对孕妇生理及心理的影响增大。因此，早孕期超声检查成为未来研究的主要方向。但早孕期超声筛查还未能像中孕期超声筛查那样得到规范，如检查必须获得标准切面，这些切面需显示的结构，哪些畸形能够诊断，早孕期超声筛查还须在临床实践中不断总结并归纳出操作的规范、标准切面及畸形特征等。

1.无颅畸形（acrania）和无脑畸形（anencephaly）　正常胎儿，颅盖的骨化发生在10周，因此11周超声应该可见高回声的颅盖骨。早孕期，无颅畸形的表现是无颅盖骨，脑组织可以正常或不同程度变形或中断（图33-1-4）。

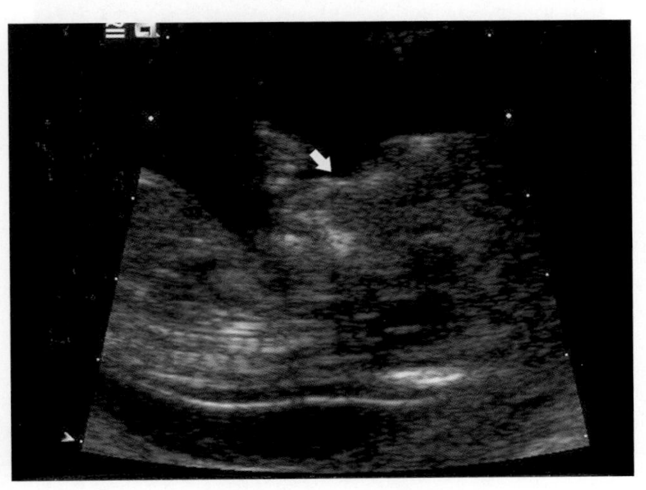

图33-1-3　12周6天胎儿的鼻骨缺如，染色体核型为21-三体

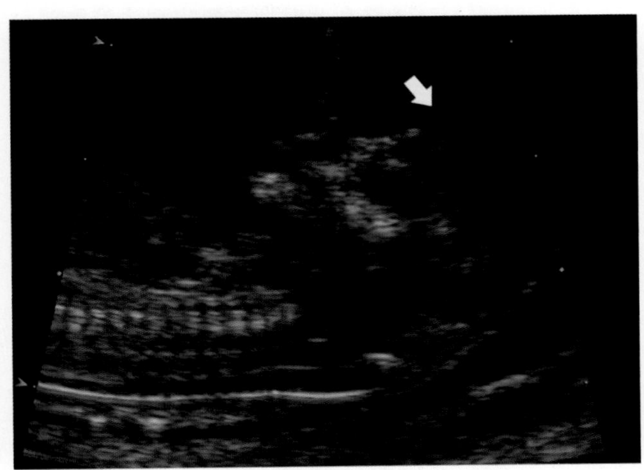

图33-1-4　13周胎儿无脑畸形，引产后证实

矢状切面，颅盖骨缺失（箭头），脑组织暴露于羊水之中

无脑畸形主要表现为米老鼠征（Mickey mouse sign）（图33-1-5），声像图上胎儿脑组织呈米老鼠耳朵样向两侧分离，脑组织直接暴露于羊水之中，冠状切面颇似米老鼠面容，故名。部分可表现为脑组织回声增高紊乱，脑组织碎裂。

2.全前脑（前脑无裂）畸形（holoprosencephaly）　全前脑畸形的主要表现有两方面，一是脑内异常（图33-1-6A），仅见单一原始脑室，无脑中线回声，丘脑融合，脑皮质呈新月形；二是面部异常（图33-1-6B），包括眼眶缺如、单眼眶、眼内距缩小、无鼻、喙鼻、正中唇腭裂等。

3.心血管系统　妊娠11～13^{+6}周诊断先天性心脏畸形的报道不少。有作者认为此时期用高频阴道超声做胎儿超声心动图检查的最佳时间是妊娠13^{+0}～13^{+6}周，此期92%的胎儿可获得全部胎儿超声心动图切面，高频、高分辨率的阴道探头将增加检查的成功率，早孕期超声心动图探测提供了早期检查胎儿心脏的机会，特别对于NT大于正常，先天性心脏病家族史等具有患心脏结构异常的高危对象更有重要意义。

目前文献报道此时期诊断的胎儿心脏畸形有持续性心动过缓、房室传导阻滞、完全性心内垫缺损（图33-1-7）、法洛四联症、室间隔缺损、单心室、单心房、右室双出口、右位心、左心发育不良、主动脉发育不良、心包积液等。

4.腹壁缺损　在妊娠8～10周，所有的胎儿都表现有中肠疝，在妊娠10～12周，中肠疝回缩入腹腔，在妊娠11周5天时完全缩回腹腔。

（1）脐膨出（exomphalos）：正常胚胎中肠疝在脐根部的最大直径一般不超过7mm，如果包块直径比胎儿腹部还大，或包块直径大于7mm，且回声不均匀，边界不规则时，则应高度警惕脐膨出。妊娠12周以后，脐根部包块不消失，应考虑脐膨出（图33-1-8）。如果膨出物仅为肠管，应高度警惕染色体异常。

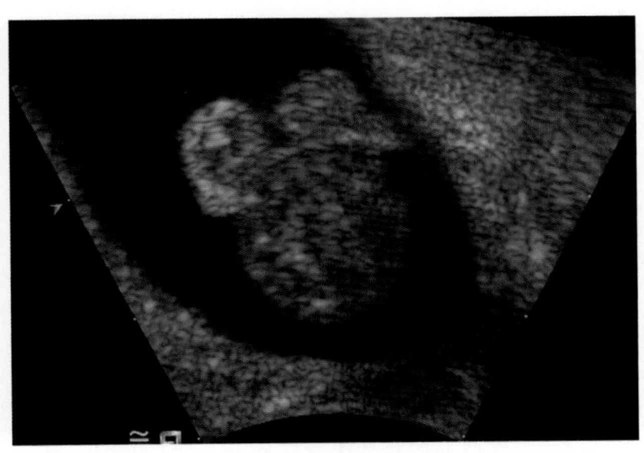

图33-1-5　11周胎儿无脑畸形

颅脑的冠状切面，脑组织呈米老鼠耳朵样向两侧分离

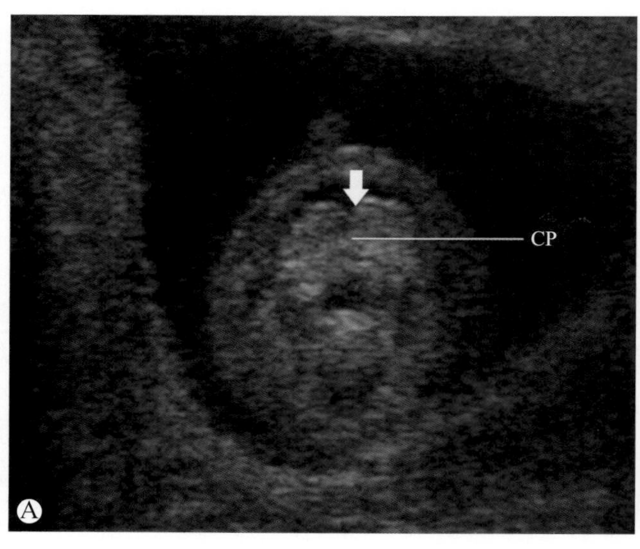

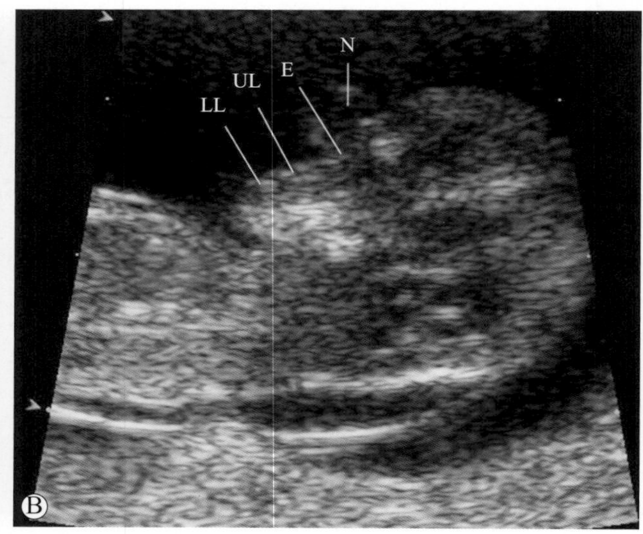

图33-1-6　11周4天胎儿全前脑

A.颅脑横切面，无脑中线回声，单一原始脑室，双侧脉络丛（CP）融合在一起。B.正中矢状切面，NT增厚，喙鼻（N）。E.眼；UL.上唇；LL.下唇

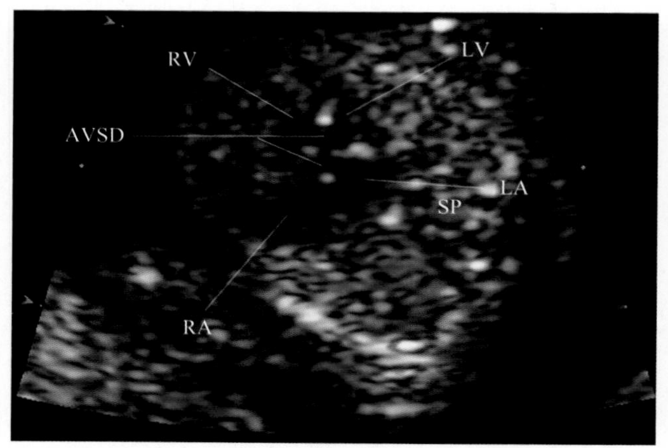

图33-1-7　12周6天胎儿完全性心内膜垫缺损

四腔心切面，室间隔上部及房间隔下部连续性回声中断（AVSD），断端回声增强。RV.右心室；LV.左心室；LA.左心房；RA.右心房；SP.脊柱

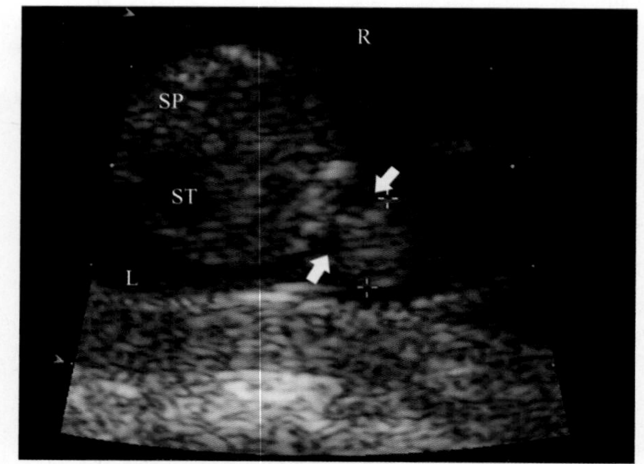

图33-1-8　13周胎儿脐膨出

胎儿腹部横切面，腹壁连续性回声中断（箭头），肠管从缺损处膨出，膨出物表面有膜状强回声物包绕。ST.胃泡；L.左侧；R.右侧；SP.脊柱

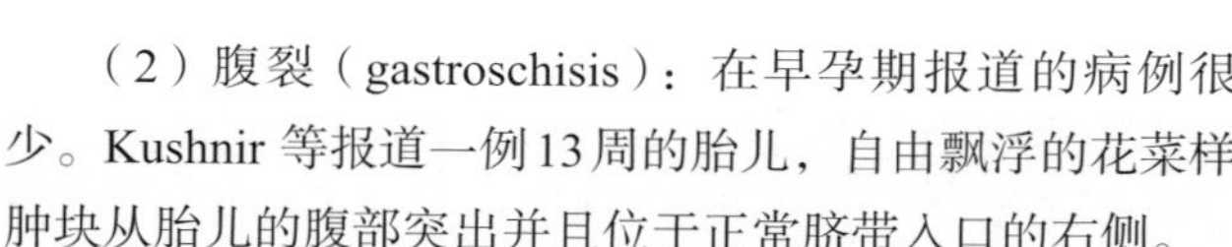

（2）腹裂（gastroschisis）：在早孕期报道的病例很少。Kushnir等报道一例13周的胎儿，自由飘浮的花菜样肿块从胎儿的腹部突出并且位于正常脐带入口的右侧。

5.泌尿道畸形

（1）双侧肾不发育或肾缺如（renal agenesis）：双肾缺如是严重的泌尿系结构畸形，其声像图显示为双侧肾脏不显示，代之为肾床区低回声包块，病理证实其为增大的肾上腺。膀胱亦不显示，间隔半小时重复观察亦不显示。常伴有中孕中期羊水过少，但妊娠16周内羊水量均可正常。

（2）巨膀胱（megacystis）：在头臀长大于67mm时，总可以显示膀胱。但是在头臀长为38～67mm时，膀胱显示率不到9%。巨膀胱在此时期主要表现为膀胱明显增大，膀胱超过7mm应警惕膀胱增大，超过10mm，应考虑巨膀胱（图33-1-9）。可有肾脏发育不良、肾积水等表现。

6.骨骼及肢体畸形　肢芽最早在妊娠8周可见，从妊娠第9周起可见股骨和肱骨，从妊娠第10周起可见胫骨/腓骨，桡骨/尺骨，从妊娠第11周起可见手指和足趾。在妊娠11～14周时肱骨、桡尺骨、股骨和胫腓骨长度相近，并且随妊娠呈线性增长。早期妊娠的骨骼畸形常伴有颈背透明层增厚。骨化不良、软骨不发育、肢体缺陷（图33-1-10）在此时期可有表现。

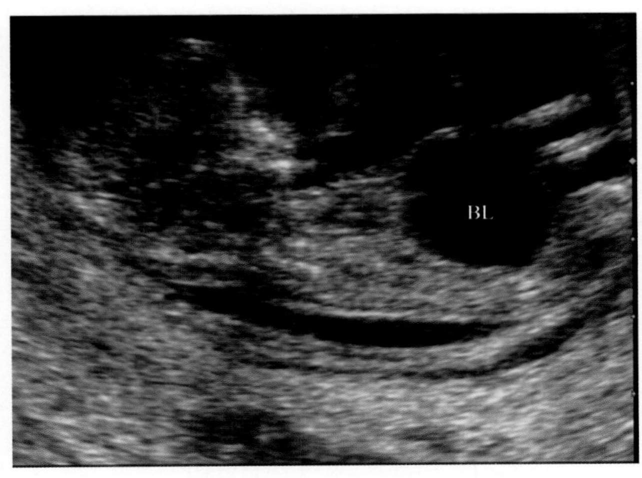

图33-1-9　12周胎儿巨膀胱

胎儿正中矢状切面，膀胱（BL）增大，膀胱壁增厚

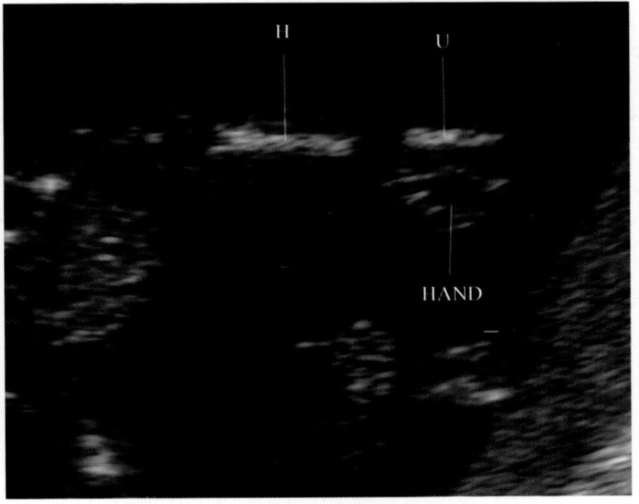

图33-1-10　13周6天胎儿桡骨缺如，染色体核型为18-三体

左上肢长轴切面，前臂内仅可见一根骨回声，为尺骨，手呈钩状，向桡侧偏。H.肱骨；U.尺骨；HAND.手

第二节　胎儿先天畸形分类

胎儿先天畸形种类繁多，分类方法也多，这里主要介绍以下五种分类方法。

一、病因学分类

1.遗传因素引起的先天畸形包括单基因遗传、多基因遗传及染色体异常引起的先天畸形。

2.环境因素引起的先天畸形包括药物、环境化学物、微生物感染、电离辐射、母体疾病导致的先天畸形。

3.原因不明的先天畸形。

二、根据先天畸形的严重程度分类

1.严重畸形（major anomalies）　是指那些需要进行较复杂内科、外科及矫形科处理的，或能够引起明显残疾的，或威胁患儿生命的，或为致死性的重大畸形。

2.轻微畸形（minor anomalies）　是指那些不需要进行内科、外科或矫形科处理的，不引起明显残疾的异常。轻微畸形比严重畸形更常见，它常是出现严重畸形的一种有价值的诊断线索。

三、按器官系统畸形进行分类

这一分类方法是临床出生缺陷监测系统最常用的分类方法。美国疾病控制与预防中心出生缺陷及遗传疾病科使用的“先天畸形六位编码表”是1989年在《国际疾病分类》（ICD-9-CM）的基础上修订的，这一分类为许多国家的出生缺陷监测系统所采用，它将出生缺陷分为10大类并进行编码，将各种先天畸形进行了详细的编码。

四、根据畸形多少分类

1.单发畸形　约2/3的先天畸形为单发畸形，可用描述形态结构异常的名词来命名。此类畸形常为多基因遗传病，由多个微效基因共同产生累加效应，且受环境因素影响，如无脑儿、脊柱裂、唇裂、腭裂。

2.多发畸形　在一个个体中同时出现2个或2个以上畸形时称为多发畸形。多发畸形可以随机出现，也可以一定规律出现。各种综合征、序列征、联合征、畸形谱等均属多发畸形，如Down综合征、13-三体综合征、Potter序列征、VAETER联合征等。

五、根据畸形的形成与病理发生机制分类

Spranger等从临床实用出发，提出了一个先天畸形的系统分类方法，现已被临床广泛使用。该分类系统中的每一类畸形分别代表导致这类畸形的病理发生过程。

1.畸形（malformation）　某一器官或其一部分或身体的某部分从其发育开始就存在形态及结构的缺陷，也就是说，某一器官或其一部分或身体的某部分从发育开始时就存在异常。其形成机制是某种原因改变了器官或组织的发生生长或分化，其主要由胚胎期细胞基因突变（mutant gene）或染色体畸变（chromosomal aberration）引起，也可是环境因素或多种因素综合作用的结果。有些畸形，其发生原基的形态、结构可能不出现异常，如

多指畸形，在肢芽发生时形态、结构无异常，但随后可出现多指（趾）畸形（图33-2-1）。这是因为该基因要在手指形成时才能表达出来，但这一基因在肢芽形成时就已存在，只是在肢芽形成时该基因未能表达出来而已。这种类型的畸形可发生在身体的各个部位，常见的部位有脑、面部、眼、耳、心脏、手、足等。一般说来，某一器官或机体某一部分，其胚胎发生越复杂，其就越易出现这种类型的畸形。例如，脑膨出、脊柱裂、唇腭裂、先天性心脏畸形、神经管缺陷（图33-2-2）等均属于此类畸形。

2.变形（deformation） 胚胎或胎儿发育过程中，受到不正常的物理的或机械力的压迫，使本应正常生长的机体出现一些形态、结构或位置的异常称为变形。此类变形畸形常发生在胎儿较晚时期，胚胎无内在本质异常，预后较上述畸形为佳。机械压力可来自胚胎或胎儿以外的力量，如子宫的压迫或突向子宫腔内的较大的子宫肌瘤，也可以来自胚胎或胎儿内部的力量，如脊膜膨出引起的高张力状态。已知可导致变形畸形的内在性或外在性压力原因见表33-2-1。

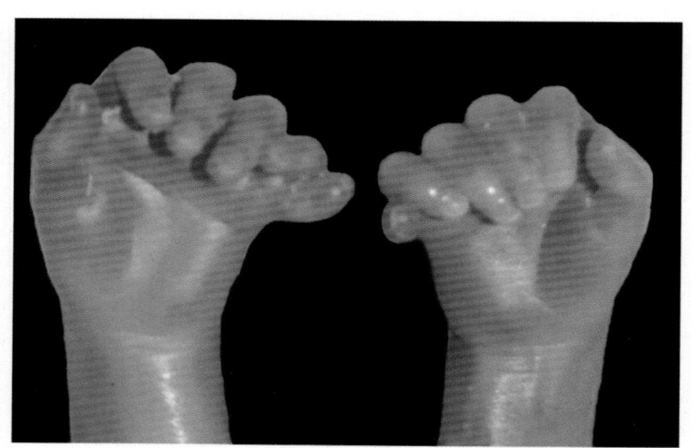

图33-2-1 21周胎儿双手6指畸形

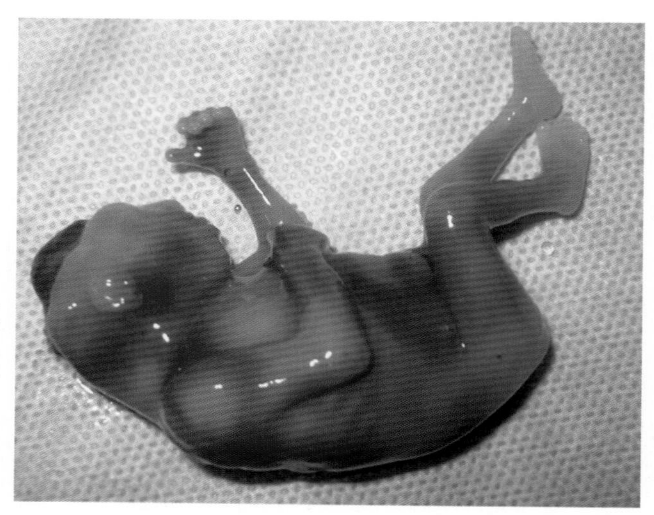

图33-2-2 13周胎儿无脑畸形

表33-2-1 受压变形的原因

外在因素	内在因素
机械压迫	胎儿本身畸形导致胎儿运动受限：
初孕妇女：子宫伸展性差，腹壁肌肉紧张	脊柱裂
母亲矮小	其他中枢神经系统畸形
小子宫	可导致羊水过少的胎儿畸形：
子宫畸形，如双角子宫、纵隔子宫	双肾缺如、尿道梗阻等
	空腔脏器梗阻
子宫肿瘤	严重多囊肾
着床位置异常	功能性的：
多胎妊娠	神经系统功能障碍
小骨盆	肌肉功能障碍
羊水过少	结缔组织缺陷
胎位不正	其他：
巨大胎儿	局部生长过缓
	局部生长过快

如表33-2-1所示，可引起变形的外在性压力有多个，但多数最终都通过子宫紧张性压迫胎儿。一般来说，妊娠24周以前，胎儿在子宫内被羊水包围着，在羊水中可自由浮游，这时期子宫的紧张性压力通过羊水对胎儿表面产生均匀性压力，对胎儿的生长发育无不利影响。但是，妊娠后期，尤其是在妊娠最后一个月，羊水相对较少，胎儿常常受子宫压迫。此时期部分胎儿运动明显受到限制，在这种情况下，有可能发生变形和挛缩。

胎位不正时亦增加变形类畸形的发生。事实上臀位发生率仅为6%，但在有外压性变形的新生儿中，1/3是臀位生产的。其他异常胎位，如横位、面先露、额先露等，均与变形增加有关。

当胎头过早与骨盆衔接时，可引起胎头受压。一般来说，在妊娠36周以前，胎头不会下降到母体骨盆内与骨盆衔接，但是任何原因导致子宫内压力升高，胎头在任何时候均可能下降到骨盆内与母体骨盆衔接，如初孕妇女，子宫及腹壁肌肉紧张性高可导致宫内压力增高，从而发生胎头过早下降。当胎头过早下降到骨盆与骨盆衔接时，孕妇可出现盆腔受压不适、背痛、尿频、双下肢水肿等症状，偶尔可出现双下肢麻木等。此种情况下，胎儿出生后新生儿检查可发现变形畸形，包括一条或多条颅缝骨性连接（颅缝早闭）、颅骨软化、头面部不对称等。受累颅缝的多少、颅缝闭合的重度、颅骨软化及头面部扭曲的部位及严重程度，部分取决于胎头与骨盆衔接的部位及持续时间的长短。由于骨盆明显限制胎头的生长、膨胀、颅骨在颅缝处接合而形成颅缝早闭。胎头的过早下降可能是颅缝早闭的众多原因之一，但任何原因导致胎头受压时均有可能发生颅缝早闭。胎头受压可能是颅缝早闭和斜头畸形的最常见原因。羊水过少是导致变形畸形的另一常见原因（图33-2-3）。如果羊水严重减少，胎儿则明显受子宫的物

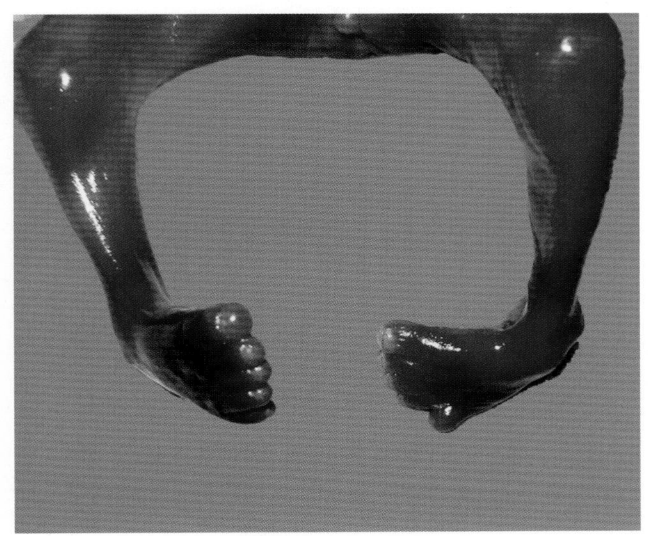

图33-2-3 羊水过少导致足内翻畸形（变形畸形）

理压迫及限制，此时可发生Potter综合征。防止胎儿宫内受压的最少羊水量尚无定论，但有作者认为，只要超声能检测到羊水暗区，胎儿就能得到保护，且不会发生与Potter综合征有关的一系列严重问题。

3.阻断（disruption） 此类先天异常是指某些原因使已发育正常的组织、器官或器官的一部分或机体的一部分受到损害或破坏而发生坏死、脱落或缺失等的结构异常。

阻断通常是组织损伤后导致组织坏死的结果。引起组织损伤的原因有缺氧、缺血、中毒、某些药物、高温、羊膜带压迫等。如果发生在妊娠早期的损伤，畸形常较严重。

阻断也可由机械性干涉或阻碍正常胚胎发育过程而引起。例如，Robin综合征中腭裂的形成即是阻断类畸形的一个最好的例证。Robin综合征包括小下颌畸形、舌上抬并向后坠、腭裂。最初的畸形是小下颌畸形，它可以是一种畸形发生，也可以是一种变形畸形。由于下颌过小，导致舌上抬，舌的上抬又对两侧腭突闭合发生机械性阻碍，从而出现继发性发育受阻改变，即本综合征中的腭裂。

如果阻断发生在胚胎较早时期，那么可能很难将其与畸形发生区分开来。但这种区分却非常重要，因为阻断类畸形者其复发危险性常较低。如果阻断发生在妊娠晚期，那么可根据其周围组织发育正常而对其加以认定。例如，头发先天性发育不全可以由血管梗阻引起，这是发育受阻的例子，但如果血管梗阻发生在18周以后，胎儿头皮与毛发可正常发育，因为到18周胎儿头皮与毛发已经建立。

单羊膜囊双胎妊娠中，当一胎死亡，另一胎存活时，在存活者中可出现各种阻断畸形。这类畸形一般认为是由于死胎产生的碎屑物质或死胎血管内的血凝块进入存活胎儿体内阻塞血管所致。

羊膜带综合征（图33-2-4）、无心畸形、裂腹畸形亦是发育受阻的典型例子。

4.发育不良（dysplasia） 是指某一组织内的细胞或细胞外物质的不正常组构、引起受累组织的形态结构改变。这里使用的“发育不良”术语是指组织发生的任何异常，是广义的。狭义的“发育不良”是指某一种特定组织受累，常常是遗传性的且随着年龄的增大，受累组织病变越来越严重，发育越来越差，如骨发育不良性疾病有软骨发育不全、成骨不全、致死性侏儒（图33-2-5）等。结缔组织疾病有马方综合征及头皮血管瘤等。

5.序列征、联合征及综合征（sequence，association and syndrome） 序列征是指某一单一畸形的发生可引起相关器官的一系列畸形发生。

序列征根据其原发畸形不同，可分为若干类型：畸形序列征（malformation sequence）、变形序列

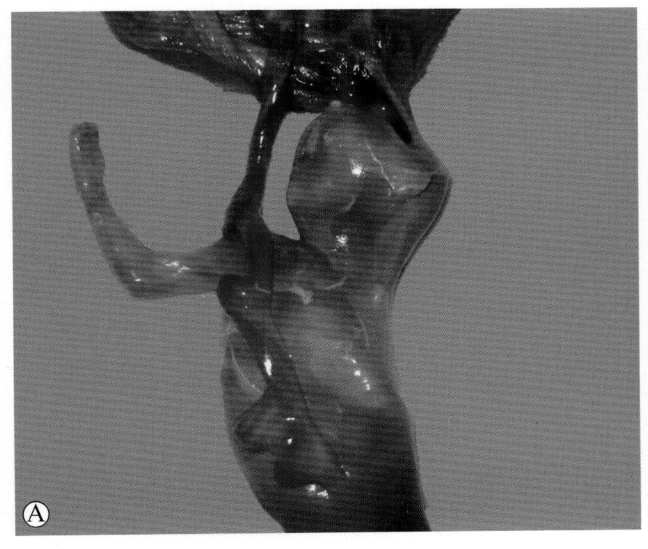

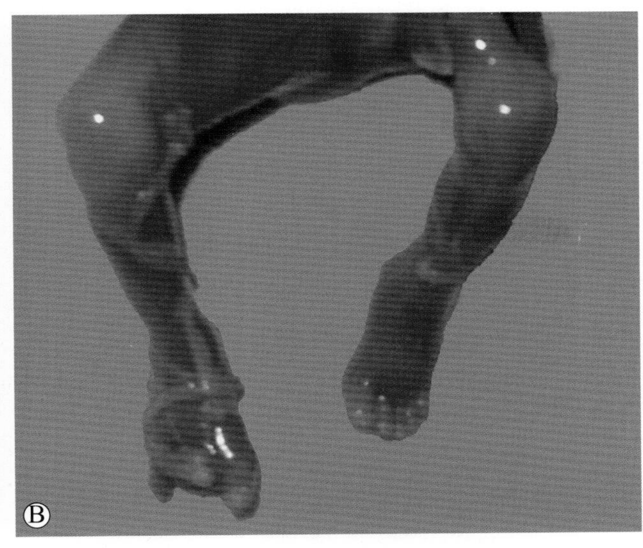

图33-2-4 羊膜带综合征

羊膜带导致严重脑膜脑膨出（A）、左侧上肢缺如、不规则唇裂，同伴还伴有右手手指、右足足趾（B）等严重畸形

征（deformation sequence）、阻断序列征（disruption sequence）等。

即单一畸形引起➔一系列继发畸形➔序列征。

例如，前脑无裂畸形（holoprosencephaly）的原发畸形是前脑发育异常，即前脑未分裂，由此而引起的一系列畸形有大脑半球部分或完全不分开，大脑镰缺如，单一侧脑室，发生颜面的神经突起严重缺陷，从而引起一系列的面部畸形，从轻度眼距过近到仅有单眼、喙鼻的独眼畸形，这些缺陷都是真正的器官畸形发生，故这种类型的多发畸形称为畸形序列征，而本序列征称为前脑无裂畸形序列征（图33-2-6）。

因羊水过少，胎儿受子宫壁的压迫而出现的Potter序列征，即是变形序列征的一个典型例子。

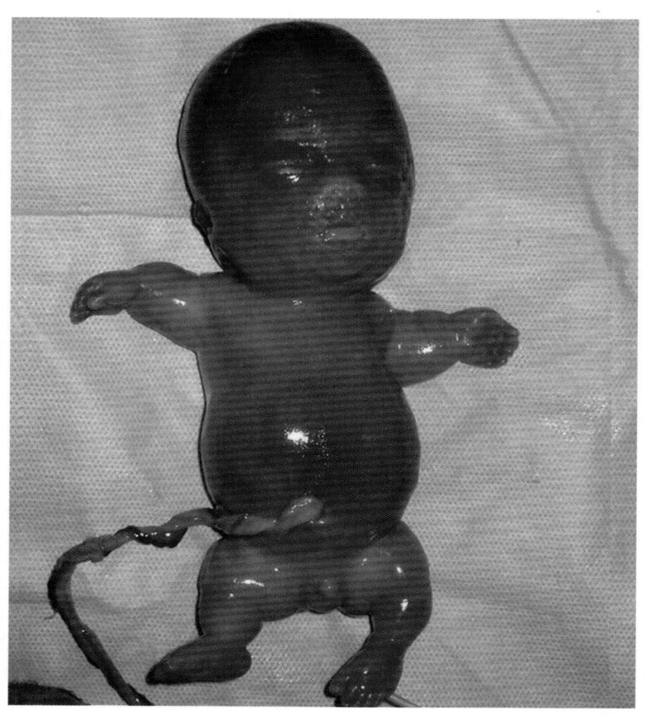

图33-2-5　致死性侏儒

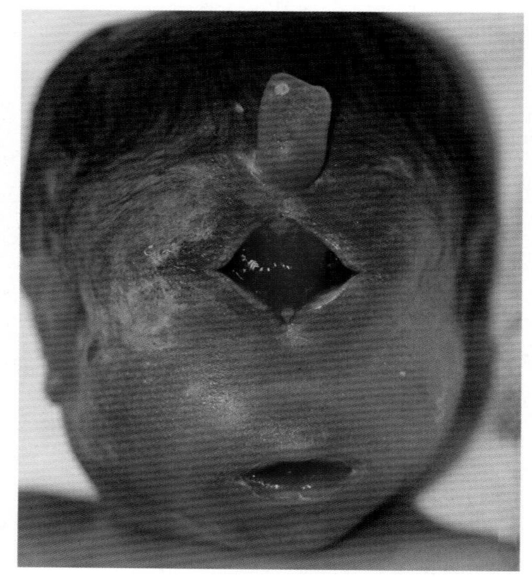

图33-2-6　前脑无裂畸形序列征

羊膜带导致的断肢、断指、裂腹、不规则唇裂是阻断序列征的例证。

畸形联合征指几种畸形常联合发生，成为一组畸形，原因不明，当见到其中一种时，往往可找到这种组合畸形的其他畸形。例如，VATER联合征包括脊柱畸形、肛门闭锁、气管食管瘘伴食管闭锁、肾脏畸形、桡骨发育不良及心脏畸形的一组畸形，这些畸形常在同一个体中发生。了解这种联合征的重要性在于当我们发现联合征中的某种畸形时，常提醒我们去寻找有关其他几种畸形。如有食管闭锁新生儿，应检查患儿的肾脏、心脏、脊柱及肛门，以除外可能畸形。

综合征用以表示一组畸形之间病理过程相互关联的多发畸形。Down综合征（21-三体综合征）和Turner综合征（45X0）、18-三体综合征均为染色体异常。

第三节　胎儿生长受限

胎儿生长受限（fetal growth restriction，FGR）是指妊娠37周后，胎儿出生体重小于2500g；或胎儿体重小于正常值的第10百分位数或低于同孕龄平均体重的2个标准差。

临床表现为孕妇子宫大小与孕周不符，宫高低于正常宫高平均值2个标准差，孕妇体重增加缓慢或停滞。凡能影响以下环节均可导致胎儿生长受限，如营养物质和氧气传输至胎盘、通过胎盘或胎儿对这些物质的吸收、胎儿生长速度的调节。这些影响因素可分为母体因素、子宫因素、胎盘因素和胎儿因素。

胎儿生长受限可分为匀称型（头部和身体成比例减小）和非匀称型（腹围缩小与头部、肢体不成比例）。匀称型胎儿生长受限是妊娠早期暴露于化学物品、发生病毒感染或非整倍体引起遗传性细胞发育异常等造成头部和身体成比例减小。非匀称型胎儿生长受限是在妊娠晚期因高血压等引起的胎盘功能下降，从而使反映肝脏大小的胎儿腹围减小，而大脑和头部可正常发育。

50%胎儿生长受限病例的病理学检查发现胎盘存在异常，其中最常见的胎盘异常包括胎儿血管血栓形成、慢性胎盘缺血、慢性绒毛膜炎，少见的异常包括梗死、慢性绒毛间质炎和感染性慢性绒毛炎。

1. 声像图特点

（1）胎儿生长受限的二维超声表现

1）生长参数异常：头围（head circumference，HC）、腹围（abdominal circumference，AC）、股骨长（femur length，FL）低于正常平均值的两个标准差（M-2SD），匀称型胎儿生长受限的HC/AC比值正常；非匀称型胎儿生长受限的HC/AC（或FL/AC）比值异常增加。

2）胎儿大小与生长：当胎儿体重低于均数的两个标准差或低于第10百分位数，可能为小于胎龄儿或胎儿生长受限，但胎儿生长受限者多次超声评价可见生长速度降低，小于胎龄者稳定生长。

3）胎儿生长受限常合并羊水过少。当合并羊水增多时，胎儿染色体异常风险明显增高。

（2）胎儿生长受限的多普勒超声表现：多普勒超声可以支持胎儿生长受限的诊断，但不可排除胎儿生长受限的可能。

1）子宫动脉：在妊娠34周以前检查母体子宫动脉多普勒较有意义，主要表现为子宫动脉血管阻力增高，舒张早期出现明显切迹（图33-3-1）。

2）脐动脉：正常情况下，晚孕期脐动脉*S/D*值≤3。脐动脉多普勒频谱舒张期成分减少、缺如或逆向（图33-3-2），提示胎盘功能不良，胎盘循环阻力增高。脐动脉舒张末期血流缺如或反向者，围生儿死亡率高，结局极差。

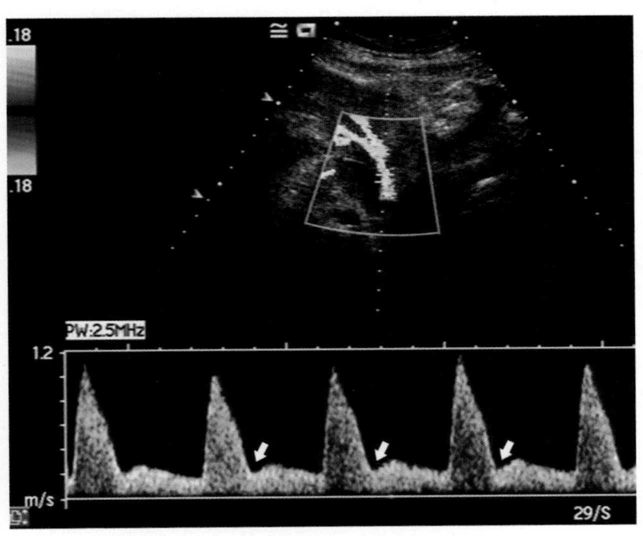

图33-3-1　子宫动脉舒张早期切迹（箭头）

3）其他脏器血流：胎盘循环阻力增高，可引起胎儿缺氧，为保证重要脏器（脑、心、肾上腺）的血供，出现代偿性血流动力学改变，包括大脑中动脉舒张期血流增加，搏动指数减小（图33-3-3）；肾血流量减少，导致羊水量的减少；胃肠的血流量减少，引起肠系膜和肠壁缺血坏死，出现肠管回声增强。这种血流的重新分布机制使脑血流增加，也称为脑保护效应，因此用大脑中动脉的多普勒频谱分析可以很好地评价胎儿生长受限。如果缺氧未能得到及时解决，这种脑保护效应持续存在，静脉导管也将扩张，可以使更多的血流通过卵圆孔进入左心房，再到左心室，通过主动脉供应头部。最近的数据提示，有异常大脑中动脉多普勒频谱但是脐动脉多普勒频谱正常的胎儿分娩较早，出生体重低，经阴道分娩少，剖宫产概率增加，收入新生儿监护病房的较多。因此，有学者提出大脑中动脉/脐动脉阻力指数的比值似乎比单独的脐动脉或大脑中动脉阻力指数更精确。

（3）鉴别诊断：须与小于胎龄儿相鉴别。小于胎龄儿稳定生长，生长速度正常，且多普勒超声脐动脉、子宫动脉等频谱无异常改变。

2.临床意义　怀疑胎儿生长受限者应进行脐血管穿刺染色体核型分析，每2～3周进行超声检查一次，了解羊水量、胎儿生长速度及多普勒参数的变化。

第四节　巨大胎儿

新生儿体重达到或超过4000g者为巨大胎儿（fetal macrosomia）。

糖尿病孕妇、孕妇肥胖或身材高大的父母易导致巨大胎儿的发生。

临床表现：孕妇肥胖、孕期体重增加明显，腹部明显膨隆，子宫长度＞35.0cm。

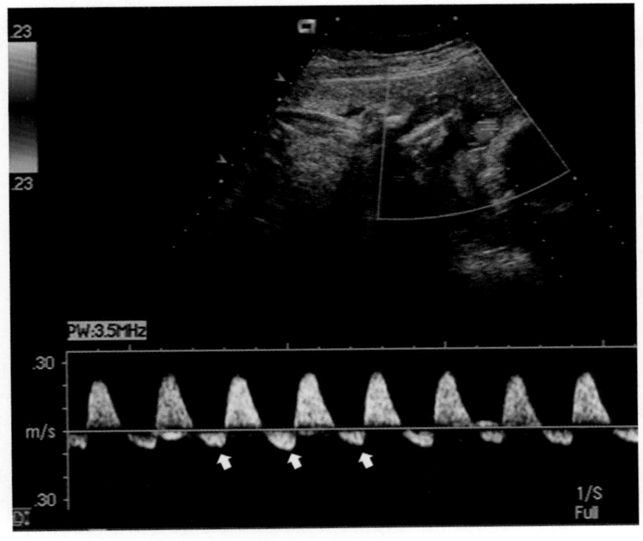

图33-3-2　脐动脉舒张期血流逆向（箭头）

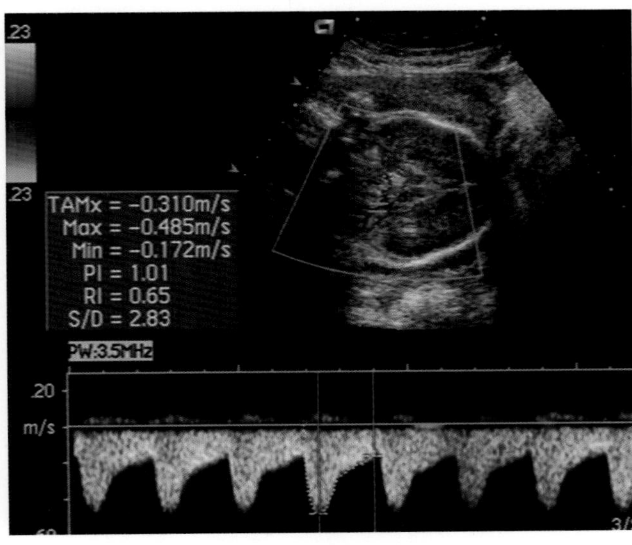

图33-3-3　大脑中动脉搏动指数减小

1. 声像图特点　胎儿生长指标超过正常范围，胎儿双顶径（biparietal diameter，BPD）、HC、AC、FL、体重均超过正常值上限。部分巨大胎儿BPD（HC）不超过正常值的上限，但AC、体重超过正常值范围的上限。此外，巨大胎儿常合并羊水过多。

2. 临床意义　巨大胎儿分娩时可出现头盆比例不称，出肩困难，发生难产的概率高，肩难产可造成新生儿臂丛神经损伤、锁骨骨折、颅内出血等分娩并发症，甚至可造成新生儿死亡。母亲方面则可发生严重产道裂伤，甚至子宫破裂、尾骨骨折、尿漏等，因此产前超声对预测巨大胎儿，指导分娩方式选择及围生期保健有重要意义。

第五节　胎死宫内

胎死宫内（intrauterine fetal death）是指妊娠物从母体完全排出之前胎儿发生死亡，胎心停止搏动。不同国家对胎死宫内的孕周界定不一，我国死胎的定义为妊娠20周以后的胎儿死亡及分娩过程中的死产。

胎儿严重畸形、脐带打结、胎盘早剥等可造成胎儿宫内死亡。孕妇自觉胎动消失，子宫不再增大。腹部检查：宫高与停经月份不相符，无胎动及胎心音。胎儿死亡时间长于4周，孕妇可感到乏力、食欲缺乏、下腹坠痛或有少量阴道出血。

1. 声像图特点　胎死宫内时间较短者，胎儿形态结构无明显变化，实时二维、M型（图33-5-1）、多普勒超声均显示胎儿无胎心搏动和胎动征象，CDFI检测胎体、胎心均无血流信号，羊水、胎盘无明显变化。

胎死宫内时间较长者，除无胎心搏动和胎动外，可出现明显形态学异常，包括胎儿全身水肿，皮肤呈双层回声；颅骨重叠，颅内结构模糊不清；脊柱弯曲度发生改变，甚至成角；胸腹腔内结构模糊不清，可见胸腔积液或腹水；胎盘肿胀，内部回声减弱，绒毛膜板模糊不清，甚至胎盘轮廓难以分辨，呈片状或团状强回声；羊水无回声区内出现大量漂浮点状回声，羊水量减少。

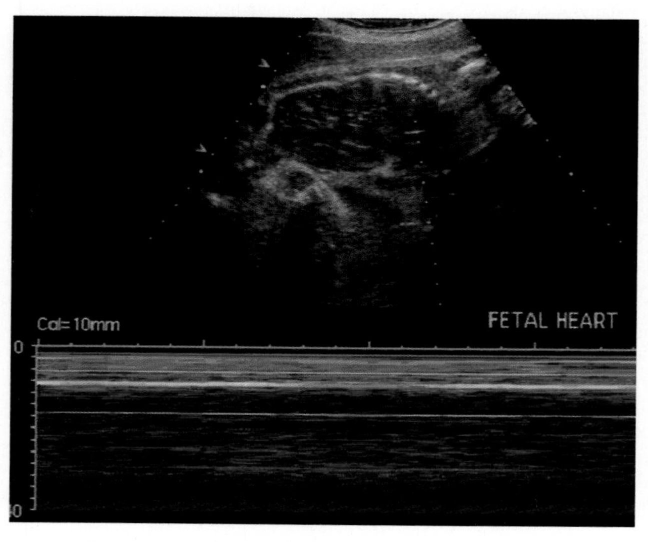

图33-5-1　胎儿心脏的M型超声，无胎心搏动

2. 临床意义　胎死宫内超过4周后可能引起母体凝血功能障碍。因此，超声能及时诊断，使死胎尽快排出母体，可防止胎盘组织发生退行性变释放凝血活酶进入母体循环而引起弥散性血管内凝血。

第六节　羊水过多与过少

（一）羊水过多

妊娠晚期羊水量超过2000ml为羊水过多（polyhydramnios）。羊水过多分为慢性羊水过多和急性羊水过多两种，前者是指羊水量在中晚期妊娠即已超过2000ml，呈缓慢增多趋势，后者指羊水量在数日内急剧增加而使子宫明显膨胀。

任何导致胎儿尿液生成过多、吞咽受阻（消化道闭锁、神经管缺陷、颈部肿物、膈疝、多发性关节挛缩、13-三体、18-三体）、羊膜与绒毛膜电解质转运异常（糖尿病、感染）都可导致羊水过多。

羊水过多常出现于妊娠中期以后，伴有孕妇腹围大于孕周，腹部不适或子宫收缩等。90%的病例表现为缓慢的发展过程，10%的病例可表现为严重急性羊水增多。急性羊水过多者，子宫迅速增大造成的机械性压迫导致孕妇出现一系列的症状，压迫膈肌导致呼吸急促、压迫盆腔血管导致外阴及下肢水肿、偶见压迫输尿管引起少尿。临床检查方法包括测量宫高及腹部触诊，当出现腹部紧张、胎儿肢体触诊或胎心听诊不清时可提示羊水过多。

1. 声像图特点　羊膜腔内可见多处羊水较深的区域，胎儿自由漂浮、活动频繁且幅度大，胎盘变薄，AFI ≥ 25.0cm或最大羊水池深度 > 8.0cm为羊水过多。

羊水过多时，应仔细认真观察胎儿有无合并畸形存在，较常见的胎儿畸形有神经管缺陷，以无脑儿、脊柱裂最多见，其次为消化道畸形，主要有食管闭锁、十二指肠闭锁等，胎盘绒毛膜血管瘤、双胎输血综合征等也常导致羊水过多。

2. 临床意义　超声检查包括评估羊水量及详细的胎儿解剖学结构检查，是寻找导致羊水过多原因的重要影像诊断工具，如果超声未发现胎儿畸形，临床上可根据羊水增长的速度及临床症状、孕周大小制订处理方案。

（二）羊水过少

妊娠晚期羊水量少于300ml为羊水过少（oligohydramnios）。

导致羊水过少的原因有双肾缺如、双肾发育不全、多囊肾、双侧多发性囊性发育不良肾、尿道梗阻、严重胎儿生长受限、胎膜早破、染色体异常（通常为三倍体）等。胎盘功能不良者常有胎动减少。胎膜早破者有阴道流液。腹部检查：宫高、腹围较小。

1. 声像图特点　超声检查时目测羊水无回声区总体上少，图像上很少出现羊水无回声区，胎儿紧贴子宫壁，胎儿肢体明显聚拢，胎动减少，最大羊水池深度＜2.0cm或AFI＜5.0cm。

发现羊水过少时，应进行详细系统胎儿畸形检查，尤其是胎儿泌尿系统畸形，如双肾缺如、双侧多囊肾、双侧多囊性发育不良肾、尿道梗阻、人体鱼序列征等。

2. 临床意义　超声检查亦是寻找导致羊水过少原因的重要影像诊断工具，重点应注意胎儿泌尿系统的解剖结构检查。对于确诊羊水过少且不伴有胎膜早破及胎儿异常的患者，超声还可以每周随诊以监护胎儿生长发育，包括羊水量、脐动脉多普勒检查及妊娠26周以后的生物物理评分等一系列生长指标监测。

第七节　宫颈功能不全

宫颈功能不全（cervical incompetence）亦称为宫颈内口闭锁不全或子宫颈口松弛症，是指妊娠期宫颈过早地松弛、扩张，呈漏斗样变，剩余宫颈长度短，羊膜囊突入宫颈管内，到一定程度则发生羊膜破裂，是造成习惯性流产及早产的一个主要原因。

宫颈功能不全患者的宫颈含纤维组织、弹性纤维及平滑肌等均较少，或由于宫颈内口纤维组织断裂、峡部括约肌能力降低，宫颈呈病理性扩张和松弛。病因大致有如下几种：①分娩损伤，产时扩张宫颈均引起子宫颈口损伤，如急产、巨大儿、子宫口未开全行臀位牵引术、产钳术等；②人工流产时扩张宫颈过快过猛；③宫颈楔形切除术后；④子宫颈发育不良。

孕妇常有明确的反复中期妊娠自然流产病史，流产时往往无下腹痛而宫颈管消失，在非孕期宫颈内口可顺利通过8号宫颈扩张器。

1. 声像图特点　当怀疑宫颈功能不全时，常采用经会阴超声检查，也可经阴道超声检查。经会阴超声检查时探头用无菌探头套包裹后置于左、右侧大阴唇之间，探头纵轴与阴唇平行。探头可前、后、左、右摆动，尽可能显示宫颈及宫颈内口情况。

正常情况下，孕妇宫颈长≥3.0cm。宫颈功能不全表现为宫颈管长度缩短，≤2.0cm（图33-7-1），宫颈内口扩张，扩张的宫颈管呈“V”字形、“Y”字形、“U”字形或“T”字形，羊膜囊突入宫颈管内。

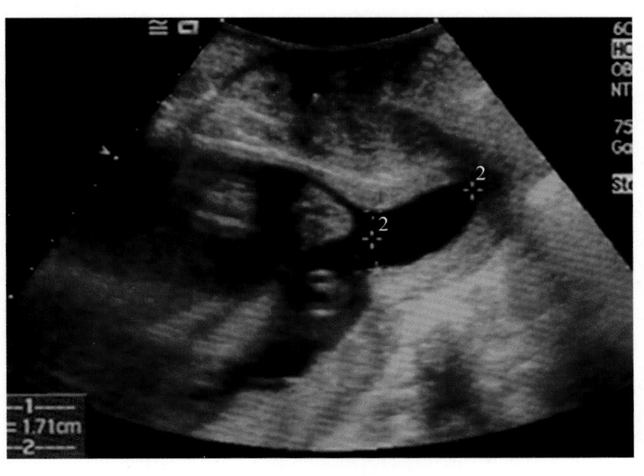

图33-7-1　宫颈功能不全

经会阴超声检查，宫颈明显缩短，宫颈内口及宫颈管均扩张，呈“U”字形，内口宽约1.71cm

2. 临床意义　宫颈功能不全常导致习惯性流产和早产。超声可以观察子宫内口、子宫颈管，测量宫颈长度，对诊断宫颈功能不全有重要价值，可使临床提早注意并预防，避免不良后果发生。

第八节　胎盘异常

一、前置胎盘

前置胎盘（placenta previa）可发生于0.4%～0.8%的妊娠中，是指妊娠32周后胎盘部分或全部位于子宫下段，甚至胎盘下缘达到或覆盖宫颈内口，其位置低于胎先露部。

前置胎盘病因未明，但已证实与孕妇年龄（＞35岁）、经产数、剖宫产史有关，其他原因与吸烟、酗酒、流产史、前置胎盘史有关。

孕妇妊娠晚期常发生反复无痛性阴道出血。但亦有少数完全性前置胎盘直至妊娠足月而无阴道流血，不过一旦出血，血量较多。胎儿可发生窘迫，甚至胎死宫内。因子宫下段有胎盘占据，影响胎头下降，故往往胎头高浮，常伴有胎位异常，主要是臀位。在耻骨联合上缘可听到胎盘杂音。部分前置胎盘合并胎盘植入。

1. 声像图特点　胎盘位置较低，附着于子宫下段或覆盖子宫内口，胎先露至膀胱后壁或至骶骨岬的距离加大。

（1）低置胎盘：胎盘最低部分附着于子宫下段，接近但未抵达宫颈内口。

（2）边缘性前置胎盘：胎盘下缘紧靠宫颈内口边缘，但未覆盖宫颈内口。

（3）部分性前置胎盘：宫颈内口被部分胎盘组织所覆盖。部分性前置胎盘只在宫颈口扩张后诊断，因此超声难以诊断部分性前置胎盘。

（4）中央性或完全性前置胎盘：宫颈内口完全被胎盘组织覆盖（图33-8-1）。横切面时，宫颈上方全部为胎盘回声。

2.临床意义　前置胎盘是妊娠晚期阴道出血的常见原因之一。严重出血不仅危及孕妇生命，还常因此必须终止妊娠。超声检查胎盘定位是诊断前置胎盘的首选方法，其安全、简便、准确、可重复，对降低围生期孕妇及胎儿的死亡率有重要价值。

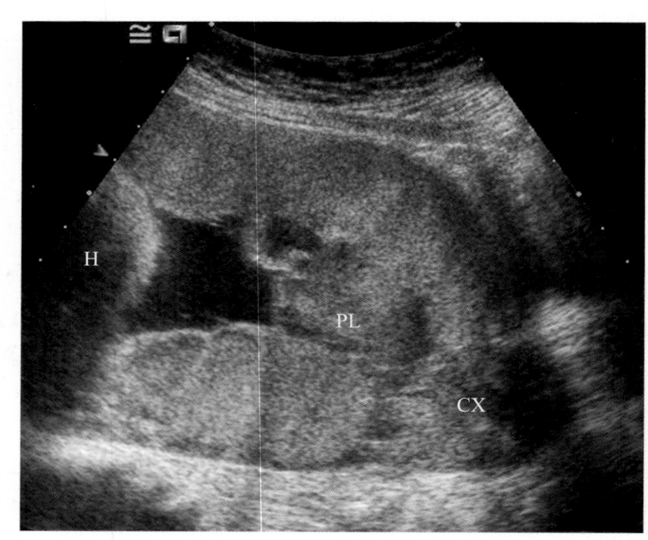

图33-8-1　中央性前置胎盘

经腹部超声，胎盘着床于子宫前壁，胎盘下缘完全覆盖宫颈内口。PL.胎盘；CX.宫颈；H.胎头

二、胎盘早剥

胎盘早剥（placental abruption）是在妊娠20周后或分娩期胎儿娩出前，胎盘部分或全部从子宫壁分离，引起局部出血或形成血肿。

胎盘早剥与下列因素有关：①血管病变，严重妊娠期高血压疾病、慢性高血压及慢性肾脏疾病等全身血管病变患者；胎盘底蜕膜小动脉痉挛硬化，引起远端毛细血管缺血坏死、破裂出血，导致宫壁与胎盘分离。②机械性因素，如腹部外伤、外倒转术矫正胎位、脐带过短或脐带绕颈及宫腔内压骤减等导致胎盘早剥。③子宫静脉压突然增高，当孕妇长时间处于仰卧位时，妊娠子宫压迫下腔静脉，使子宫静脉压增高，蜕膜静脉床充血，可引起部分或全部胎盘剥离。

临床上分为轻、重两型：轻型者胎盘剥离面不超过胎盘面积的1/3，包括胎盘边缘血窦破裂出血，以阴道出血为主要临床表现，体征不明显。重型以隐性出血为主，胎盘剥离面超过胎盘面积的1/3，同时有较大的胎盘后血肿，主要症状为突发性剧烈腹痛，可无或仅有少量阴道出血，可有贫血。腹部检查：子宫压痛，硬如板状，胎位不清，胎儿严重宫内窘迫或死亡。

胎盘早剥的主要病理变化是底蜕膜出血，形成血肿，使胎盘从附着处分离。出现胎盘早剥时，有时大体标本可见层状黏附性血块，有时血块进入并破坏附近胎盘实质，陈旧性胎盘剥离的血凝块变得坚硬、干燥、纤维化，最终呈褐色。黏附性血凝块附近胎盘可以是暗红色、变薄，或坚硬，呈灰色。

1.声像图特点　因胎盘着床部位、剥离部位、剥离面大小、出血时间等的不同，胎盘早剥有不同超声表现。

（1）胎盘剥离早期：正常胎盘应紧贴子宫壁。胎盘剥离时胎盘与子宫壁间见边缘粗糙、形态不规则的无回声区，其内可见散在斑点状回声，有时为条带状回声。随着时间的推移，胎盘后方呈不均质团块状高回声，该处胎盘胎儿面突向羊膜腔（图33-8-2），CDFI示无明显血流信号，也可表现为胎盘异常增厚，呈不均匀高回声。凝血块突入羊膜腔可形成羊膜腔内肿块，为重型胎盘早剥的声像。

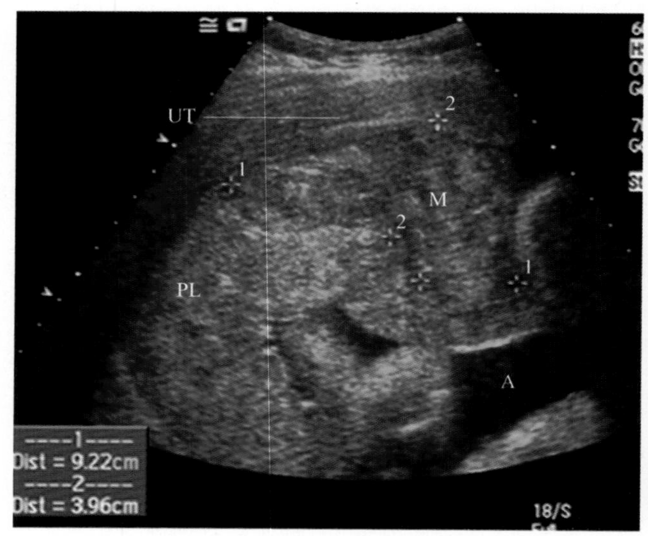

图33-8-2　胎盘早剥

胎盘位于子宫前壁，胎盘和子宫壁之间可见一混合回声包块，内部回声杂乱，该处胎盘向羊膜腔突起。PL.胎盘；UT.宫壁；M.包块；A.羊水；1、2示测量游标

（2）胎盘剥离后期：胎盘剥离出血不多自行停止后，胎盘后血肿于数天后逐渐液化，内部呈无回声，与子宫壁分界清楚。血肿机化后，呈不均质高回声团，该处胎盘明显增厚，胎盘的胎儿面可向羊膜腔内膨出。

（3）胎盘边缘血窦破裂：如果胎盘边缘与子宫壁剥离，胎盘边缘胎膜与宫壁分离、隆起，胎膜下出血表现为不均质低回声，不形成胎盘后血肿。

2.临床意义　如果剥离面较小，无明显临床症状，临床要求超声检查的概率小。剥离面较大时，出现腹痛、阴道出血等临床症状，应行超声检查，可以发现和诊断胎盘早剥，指导临床及时处理可避免出现子宫胎盘卒中、产后大出血等危重情况。但胎盘位于后壁时，诊断较困难，应结合患者病史和体征做出判断。

三、胎盘植入

胎盘植入（placenta accreta）是指胎盘附着异常，表现为胎盘绒毛异常植入到子宫肌层。

大部分患者有刮宫、剖宫产等宫腔操作病史。胎盘植入大多由于蜕膜基底层缺乏，蜕膜部分或完全由疏松结缔组织替代，因此子宫瘢痕、黏膜下肌瘤、子宫下段、残角子宫等部位容易发生胎盘植入。合并前置胎盘可出现阴道出血。产后出现胎盘滞留、大出血、子宫穿孔、继发感染等。

1.声像图特点　胎盘增厚，面积增大，胎盘内血池异常丰富，表现为大小不等、形态不规则的无回声区，内见流动的云雾样回声（图33-8-3A）。胎盘后间隙消失或不显示，胎盘后方子宫肌层低回声带（正常厚1.0～2.0cm）消失或明显变薄≤2.0mm（图33-8-3B）。严重者胎盘附着处出现子宫局部向外生长包块。在极少数胎盘绒毛组织侵及膀胱的病例中，经腹超声可能显示与子宫相邻的膀胱浆膜层强回声带消失，表现为一个局部外突的、结节状、增厚的膀胱壁包块。CDFI显示胎盘周围血管分布明显增多且粗而不规则。

2.临床意义　胎盘植入可导致产后大出血、子宫穿孔、继发感染等，是产科严重并发症。对于超声提示诊断者，临床可以提前制订治疗方案。

四、副胎盘

副胎盘（succenturiate placenta）是在离主胎盘的周边一段距离的胎膜内，有一个或数个胎盘小叶发育，副胎盘与主胎盘之间有胎儿来源的血管相连。

副胎盘可能与胎膜绒毛不完全退化有关，边缘完全分离，形成较小的胎盘组织岛，并与胎膜的胎儿血管连接。

副胎盘如未在产前得到诊断，容易造成副胎盘遗留，引起产后大出血。

1.声像图特点　二维超声显示在主胎盘之外有一个或几个与胎盘回声相同的副胎盘，与主胎盘之间有一定距离（图33-8-4）。CDFI显示副胎盘与主胎盘之间有血管相连接，频谱多普勒提示为胎儿血管。注意是否合并血管前置。

2.临床意义　副胎盘遗留在宫腔内，造成胎盘残留，易导致产后出血及感染。如果主、副胎盘间血管位于先露部之前形成前置血管，可引起产前出血或产时出血，导致胎儿宫内窘迫和死亡。产前超声检出副胎盘可指导临床进行相关处理，避免不良后果的发生。

五、胎盘绒毛膜血管瘤

胎盘绒毛膜血管瘤（placental chorioangioma）是指胎盘内绒毛血管不正常增殖而形成，是一种良性毛细血管瘤，主要由血管和结缔组织构成。

胎盘绒毛膜血管瘤可发生在胎盘的各个部位，临床症状与其大小及生长部位有关，多半较小，埋于胎盘组织中，无明显临床症状。如肿瘤较大（>5cm）或生长在脐带附近时，可压迫脐静脉，羊水过多。

1.声像图特点　胎盘绒毛血管瘤表现为边界清晰的包块，有包膜或无包膜，可以位于胎盘的母面、子面或

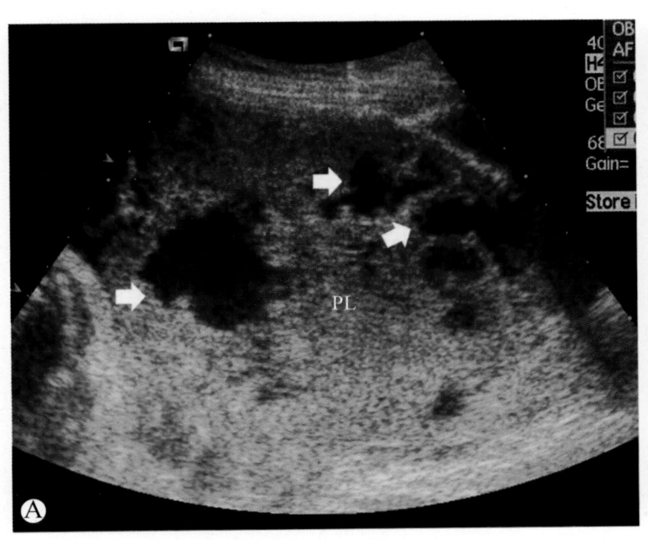

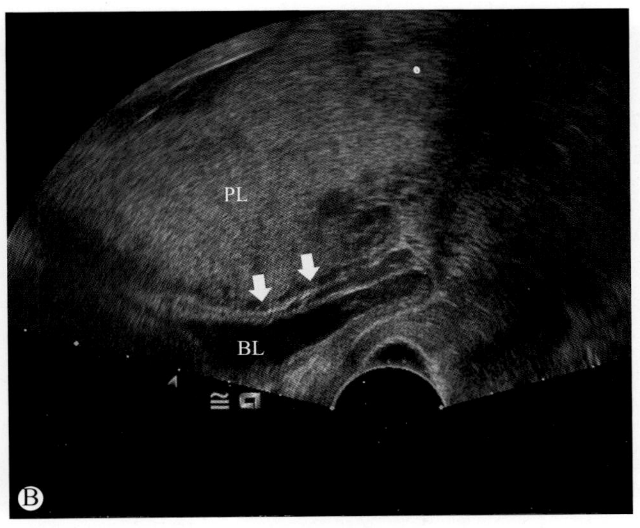

图33-8-3　胎盘植入

A.经腹部超声检查示胎盘着床于子宫前壁下段并完全覆盖宫颈内口，胎盘增厚，后间隙消失，子宫肌层明显变薄，胎盘内血池异常丰富，表现为大小不等、形态不规则的无回声区，内见云雾样回声流动；B.经阴道超声检查示子宫前壁下段胎盘后方的子宫肌层低回声带消失（箭头），胎盘与膀胱壁之间仅见薄膜状回声。PL.胎盘；BL.膀胱

胎盘实质内。位于胎盘胎儿面者向羊膜腔突出。由于其内部含血管和结缔组织的成分比例不同，超声表现也不尽相同。有的呈实质性低回声，可有索条状交错分隔成网状，有的表现为很多小囊腔如蜂窝状，有的呈无回声或混合性回声。结缔组织成分多者回声稍强，如实性肿物样回声。肿物大者可合并羊水过多。CDFI可显示肿块内较丰富的血流信号（图33-8-5）。

2.临床意义　胎盘绒毛血管瘤常合并一系列妊娠合并症，如胎儿非免疫性水肿、心力衰竭、贫血、血小板减少症、早产、围生期死亡、羊水过多、孕妇子痫等。超声检查可以提示绒毛膜血管瘤并测量大小，监测胎儿是否出现相关并发症。

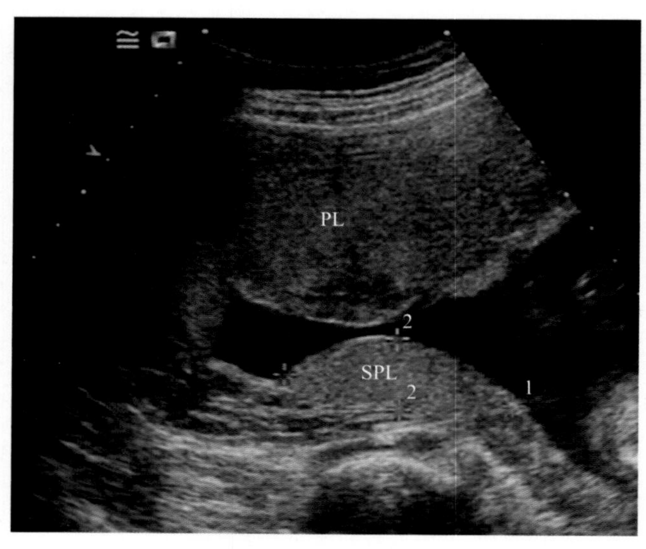

图33-8-4　副胎盘

主胎盘较大，位于子宫前壁，副胎盘较小，位于后壁。PL.胎盘；SPL.副胎盘

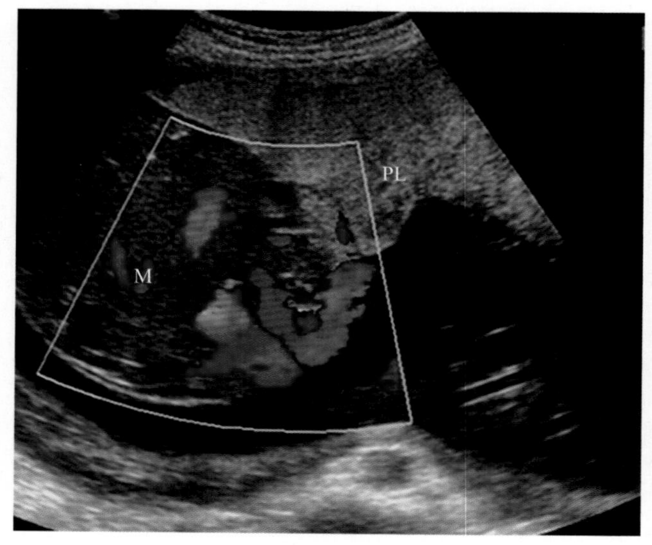

图33-8-5　胎盘绒毛膜血管瘤

包块呈实性低回声，类圆形，边界清，内部血流信号较丰富。M.包块；PL.胎盘

第九节　胎儿神经系统畸形

一、无脑畸形

无脑畸形（anencephaly）系前神经孔闭合失败所致，是神经管缺陷的最严重类型，其主要特征是颅骨穹隆缺如（眶上嵴以上额骨、顶骨和枕骨的扁平部缺如），伴大脑、小脑及覆盖颅骨的皮肤缺如，但面部骨、脑干、部分枕骨和中脑常存在。眼球突出呈蛙状面容。50%以上的病例伴脊柱裂，部分病例可伴畸形足、肺发育不良、唇腭裂、脐膨出、腹裂等。常伴有羊水过多。

无脑畸形分为三类：①完全性无脑畸形，颅骨缺损达枕骨大孔；②不完全性无脑畸形，颅骨缺损局限于枕骨大孔以上；③颅脊柱裂畸形，为完全性无脑畸形伴开放性脊柱裂畸形。

1.声像图特点　颅盖骨缺如，颅骨强回声环缺失，仅在颅底部显示强回声的骨化结构及脑干与中脑组织，有人称为“瘤结”。头颅形态严重异常，无法显示双顶径，无大脑半球。面部冠状切面与双眼球横切面均可显示双眼球向前突出，呈蛙状面容，眼眶上方无颅盖骨。实时超声下，有时可显示胎手碰触搔扒暴露在羊水中的脑组织。脑组织破碎，脱落于羊水中，使羊水变“浑浊”，回声增强，大量光点在羊水暗区中漂浮，即“牛奶样羊水”。尤其在孕妇侧动体位或胎动时更为明显。50%经常合并颈段或腰骶段的脊髓脊膜膨出，妊娠晚期，吞咽反射缺乏致羊水增多（图33-9-1）。

2.临床意义　无脑畸形预后极差，一般在出生后数小时内死亡。因此，无脑畸形一旦做出诊断，均应终止妊娠。

二、露脑畸形

露脑畸形（exencephaly）的主要特征为颅盖骨部分或完全缺失，脑组织直接暴露、浸泡于羊水中，脑的表面有脑膜覆盖，但无颅盖骨及皮肤，脑组织完全但是发育异常，包括脑组织结构紊乱、变性、变硬，此类畸形较无脑畸形为少。

1.声像图特点　胎儿颅骨缺如，颅骨强回声环消失，大脑半球被薄薄的一层脑膜包裹，可见丰富但发育异常的脑组织，脑的表面不规则，脑内结构紊乱，脑组织回声增强，不均匀（图33-9-2）。羊水暗区浑浊，大量光点漂浮于羊水中。常伴羊水过多。当脑组织可见但是脑组织看上去较小，可以表现为部分无颅畸形或部分无脑畸形。

2.临床意义　与无脑畸形一样，露脑畸形预后极差，一般在出生后数小时内死亡。因此，露脑畸形一旦做出

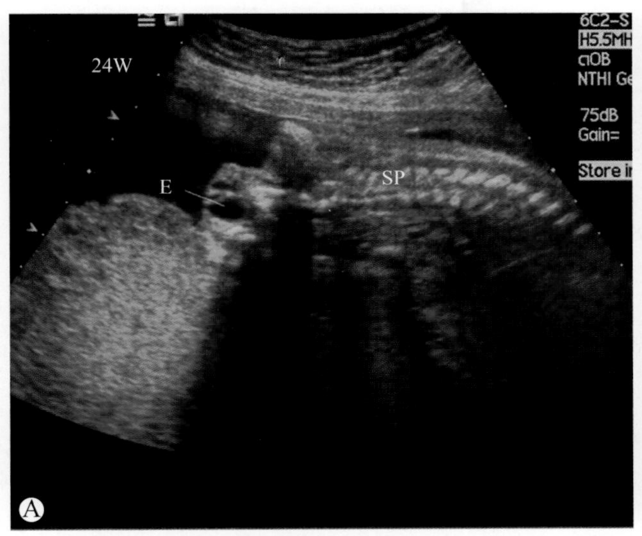

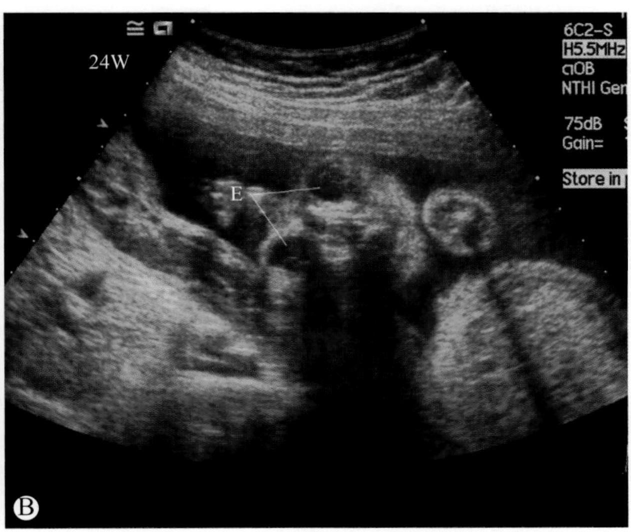

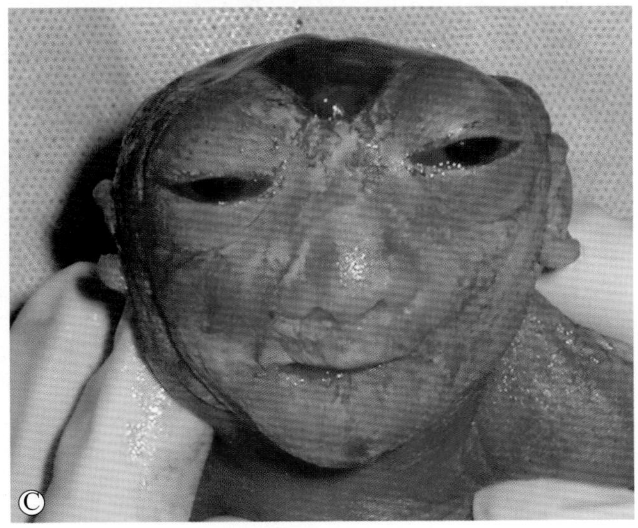

图33-9-1　24周胎儿无脑畸形

A.无脑畸形头颈部矢状切面显示眼眶以上颅盖骨缺失，其表面未见明显脑组织回声。B.无脑畸形颜面部冠状切面显示眼眶以上颅盖骨缺失，双眼明显外突，呈“蛙眼状”改变。C.引产后标本。E.眼；SP.脊柱

诊断，均应终止妊娠。

三、脑膨出及脑膜膨出

神经管嘴端在妊娠第4周闭合失败，导致颅骨畸形和潜在的脑膜膨出。畸形最轻的是闭合型颅骨裂。脑膜从颅盖骨疝出称为脑膜膨出（meningocele），脑和脑膜都从颅骨缺损中疝出称为脑膜脑膨出。75%发生在枕部，枕部脑膨出可以高位，在正中孔之上，也可累及上位颈椎和枕骨。13%～15%发生在前额，10%～12%发生在顶部，少部分发生在蝶窦，蝶鼻脑膨出在临床上常是隐性的。常在青少年期发病。疝囊内不含脑组织预后最佳。

1.声像图特点　缺损处颅骨回声光带连续性中断。这是诊断脑或脑膜膨出的特征性表现之一。当颅骨缺损处有脑组织和脑膜膨出时，呈不均质低回声（图33-9-3），当有大量脑组织膨出时，可导致小头畸形，脑组织疝出得越多，脑内残余的越少。当颅骨缺损处仅有脑膜膨出时，囊内仅含脑脊液而呈无回声区。当膨出的脑组织较少时，超声很难分清是脑膨出，还是脑膜膨出。连续追踪观察时偶尔可见脑或脑膜膨出在一段时间内消失，过一段时期后又再出现。囊壁常较薄，一般小于3mm，内无分隔光带。位于额部的脑或脑膜膨出，常有眼距过远、面部畸形、胼胝体发育不良等。经阴道超声可在13周诊断本病。可合并脑积水、脊柱裂和Meckel-Gruber综合征，羊水增多。

2.临床意义　该病预后与膨出的部位、大小、膨出的脑组织多少、染色体是否异常、有无合并其他畸形等有关。脑组织膨出越多，合并其他畸形越多或染色体异常者，其预后越差。脑或脑膜膨出的新生儿总死亡率约为40%，存活者80%以上有智力和神经系统功能障碍。额部小的脑膨出，不伴有其他畸形时，其预后较位于其他部位的相同大小脑膨出预后好，但额部膨出可导致语音障碍。

一旦诊断脑膨出，应该彻底检查寻找相关畸形。60%～80%伴发颅内或颅外畸形。13%～44%存在染色体异常。

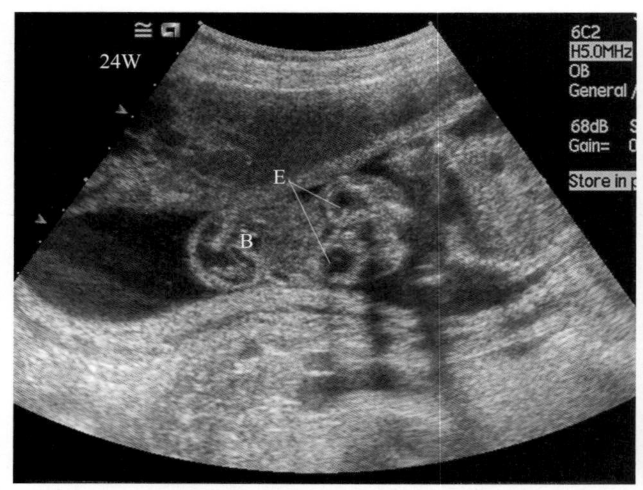

图33-9-2 24周胎儿露脑畸形

头部冠状切面显示颅骨缺如，脑组织（B）直接暴露羊水中。E.眼

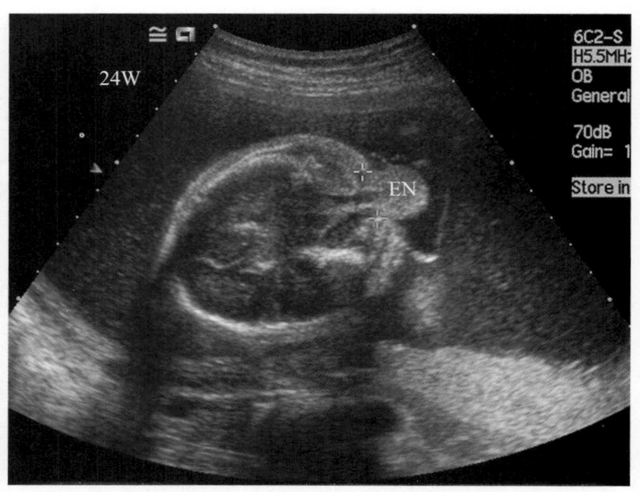

图33-9-3 24周胎儿脑膜脑膨出

头部横切面显示枕骨连续性回声中断（"＋＋"之间）及脑膨出（EN）

四、脊柱裂

脊柱裂（spina bifida）是后神经孔闭合失败所致，主要特征是背侧两个椎弓未能融合，脊膜和（或）脊髓可通过未完全闭合的脊柱疝出或向外暴露。可以发生在脊柱的任何一段，常见于腰骶部和颈部。脊柱裂的分类方法很多，以往主要根据是否有明显临床体征将脊柱裂分为隐性脊柱裂和显性脊柱裂，但这一分类方法不适合产前超声诊断，国家卫生健康委员会在产前诊断管理办法中采用了开放性与闭合性脊柱裂的分类方法，该分类法是根据是否有神经组织（神经基板）暴露在外或病变部位是否有完整的皮肤覆盖将脊柱裂分为开放性脊柱裂和闭合性脊柱裂。

1.声像图特点　当发现脊柱裂后，应仔细观察背部皮肤的连续性是否中断，有无"柠檬征""香蕉小脑"、脑积水等颅脑声像改变，以区分是开放性还是闭合性脊柱裂。脊柱后方有囊性包块时，应仔细观察囊壁厚度；是单纯的脊膜覆盖，还是由较厚皮肤覆盖；囊内容物的回声强弱；是单纯的液性回声，还是包含神经组织；病变所在部位同时也要观察圆锥水平、椎体有无异常和有无脊柱侧弯畸形。另外还应对胎儿全身做系统的评价，观察有无伴发其他畸形。尾端细胞团与泄殖腔的发育在同一时期，因此尾端脊柱异常时常伴发下消化道和泌尿生殖道畸形，如脐膨出、泄殖腔外翻、肾脏畸形等。

（1）开放性脊柱裂声像图表现：背部皮肤缺损，神经组织与外界相通，脑脊液可以通过裂口进入羊膜腔，导致脑脊液的循环障碍，从而出现一系列颅脑声像和羊水化学成分改变。因此产前可通过特征性脊柱、颅脑声像改变、母体血清学AFP、羊水AFP、羊水乙酰胆碱酯酶测定等手段诊断开放性脊柱裂。

1）脊柱声像图改变

A.在矢状切面上，正常脊柱椎体和椎弓骨化中心形成的前后平行排列的两条串珠样强回声带在脊柱裂部位后方出现连续性中断，同时该处皮肤高回声带和软组织回声缺损（图33-9-4）。合并脊膜和脊髓脊膜膨出时，裂口处可见一囊性包块，包块内有马尾神经或脊髓组织，壁较薄（图33-9-5A）。较大脊柱裂时，矢状切面可显示明显的脊柱后凸畸形（图33-9-6A）。

B.脊柱横切面时脊椎三角形骨化中心失去正常形态，位于后方的两个椎弓骨化中心向后开放，呈典型的"V"字形或"U"字形改变（图33-9-5B）。

C.脊柱冠状切面亦可显示后方的两个椎弓骨化中心距离增大。

2）颅脑声像改变：特征性颅内改变是颅后窝池消失及小脑异常，小脑变小，弯曲向前似"香蕉"，称为"香蕉小

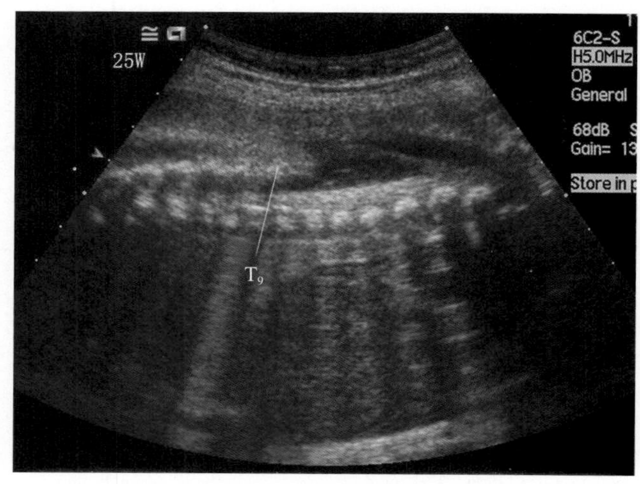

图33-9-4 25周胎儿开放性脊柱裂

脊柱矢状切面显示第9胸椎（T_9）水平以下开放性脊柱裂，裂口处皮肤光带及其深部软组织回声连续性中断

脑”，即小脑扁桃体疝，又称为Chiari Ⅱ型畸形。有文献报道，几乎所有的开放性脊柱裂都表现为小脑异常及颅后窝池消失。这个特征对于鉴别开放性（图33-9-5C）和闭合性脊柱裂非常重要。其他颅脑声像改变有“柠檬征”（图33-9-6B）、脑室扩大、双顶径小于孕周等。

合并症常合并羊水过多、脑积水及无脑畸形。

合并畸形最常见的是足内翻畸形（图33-9-6C），也可有足外翻、膝反屈、先天性髋关节脱位。其他畸形有染色体畸形、肾脏畸形等。

（2）闭合性脊柱裂声像图表现：闭合性脊柱裂种类较多，脊柱声像表现不尽相同，但具有共同特征即背部皮肤连续完整。有包块型闭合性脊柱裂且包块较大时，

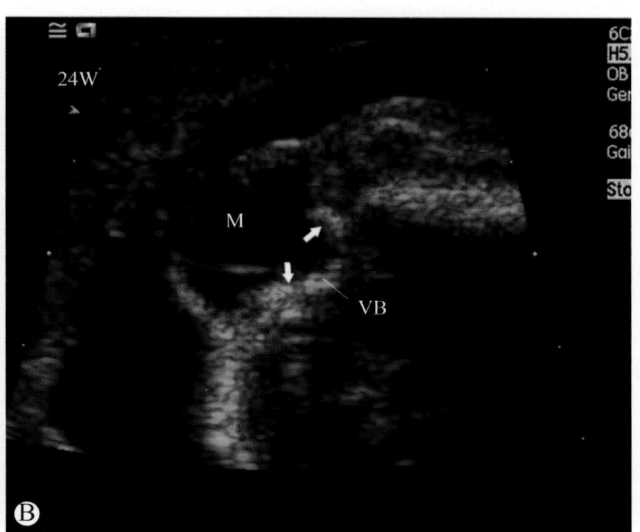

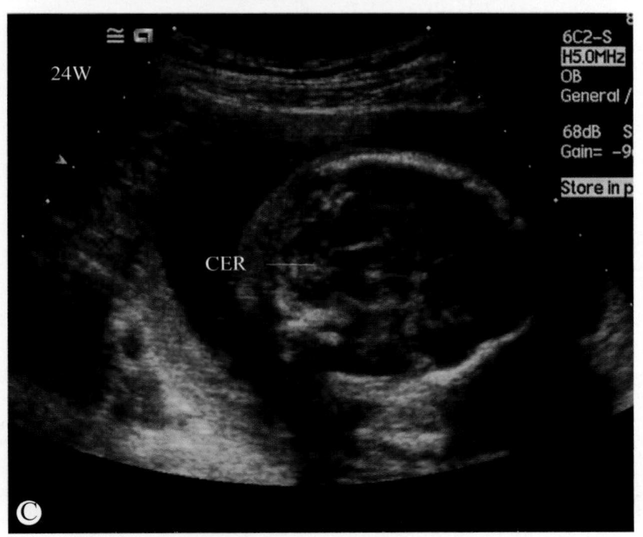

图33-9-5　24周胎儿囊状脊柱裂，染色体核形为18-三体

A.脊柱矢状切面显示脊柱裂（箭头）合并脊膜膨出（M）。B.脊柱横切面显示椎弓骨化中心（箭头）向后开放，呈“V”字形改变，并合并脊膜膨出（M）；VB.柱体骨化中心。C.小脑平面显示小脑（CER）发育差，明显缩小，呈香蕉状改变，颅后窝池消失

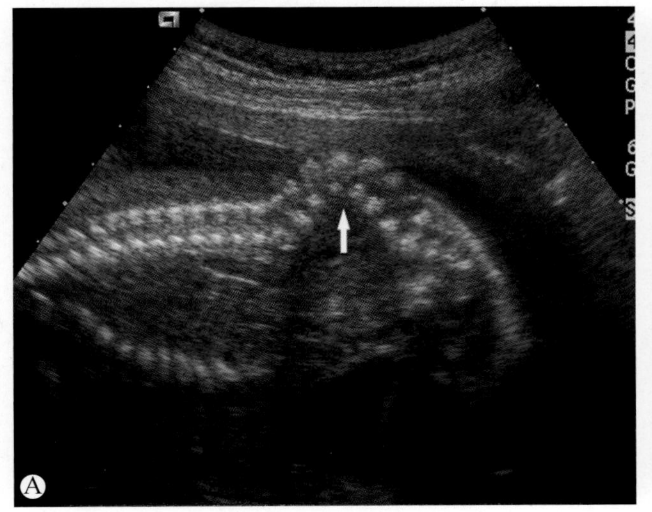

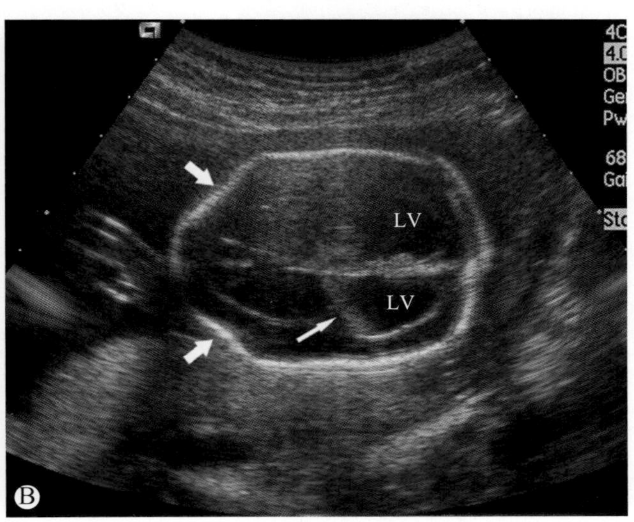

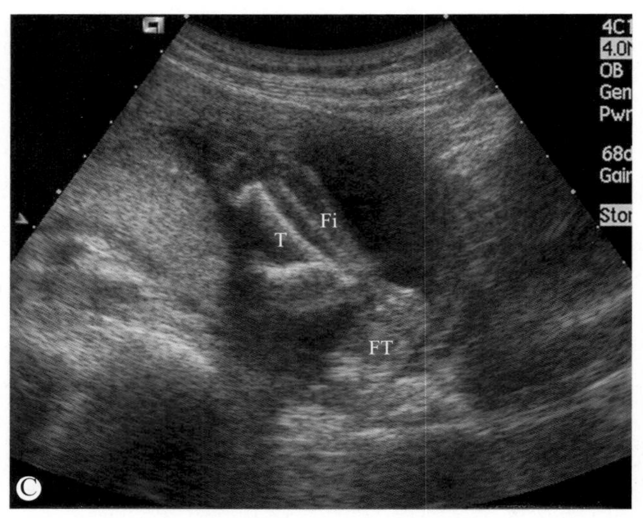

图33-9-6　20周胎儿脊柱裂合并足内翻畸形

A.脊柱裂纵切面图显示脊柱明显后凸畸形（箭头）。B.头部横切面显示双侧额骨塌陷，似柠檬（粗箭头），侧脑室（LV）内脉络丛悬挂（细箭头）。C.合并足内翻畸形。T.胫骨；Fi.腓骨；FT.足底

矢状切面和横切面背部均可见包块（图33-9-7A、B），能够观察到包块与椎管的关系，病变范围较广时，亦可观察到位于后方的两个椎弓骨化中心向后开放，呈典型的"V"字形或"U"字形改变。对于无包块型闭合性脊柱裂，除尾端退化综合征外，脊柱声像改变均不明显，很难被产前超声所检出。尾端退化综合征表现为尾端椎体缺如，合并多种畸形，产前有可能被检出，但需要特别有经验的医生才有可能检查出来。脊髓纵裂脊柱冠状切面显示后方的两个椎弓骨化中心距离增大，两者之间可见高回声包块将脊髓分为两半。颅脑无明显异常声像改变（图33-9-7C）。

（3）脊柱裂合并其他畸形包括足内翻、足外翻、膝

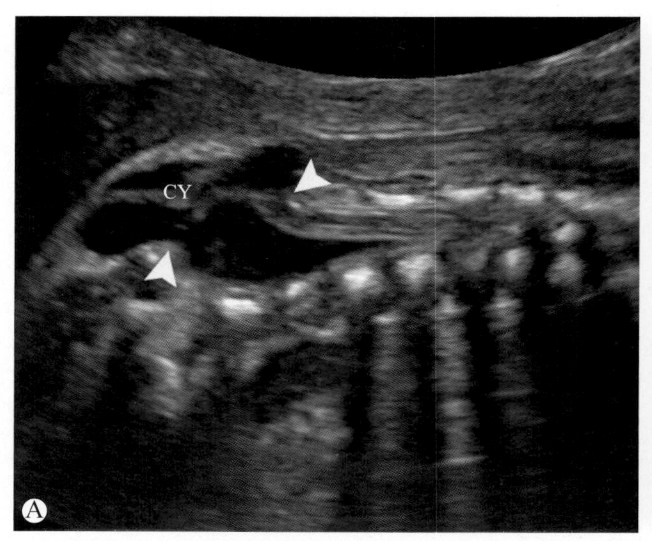

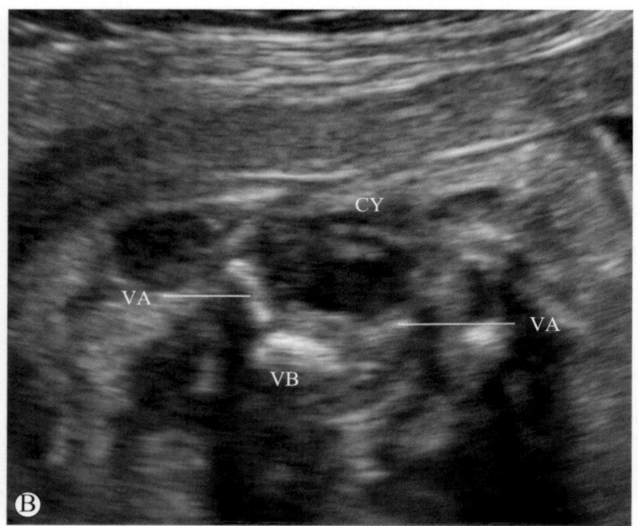

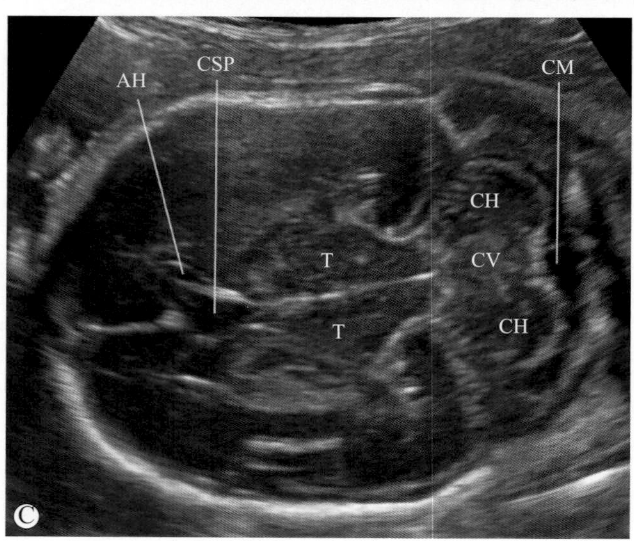

图33-9-7　24周胎儿闭合性脊柱裂（脊膜膨出）

脊柱腰骶尾段矢状切面（A）及横切面（B）显示骶尾部椎弓骨化中心连续性回声中断，该处膨出一囊性包块（CY），脊髓末端和马尾膨入包块内，横切面上可观察到双侧椎弓（VA）明显增宽，呈外"八"字形改变，其表面皮肤回声连续性完整。小脑水平横切面（C）显示小脑、颅后窝池等结构无明显异常。VB.椎体；CSP.透明隔腔；T.丘脑；CH.小脑半球；CV.小脑蚓部；CM.颅后窝池；AH.前角

反屈、先天性髋关节脱位、脑积水、肾脏畸形、羊水过多等。

2.临床意义　脊柱裂的预后与病变平面及囊内容物有关。病变平面越低，病变内含脑脊液及神经组织越少，其预后越好。约25%的为死产胎儿。

开放性脊柱裂常导致脊神经损伤，引起双下肢运动障碍和大小便失禁，另外Arnold-Chiari Ⅱ型畸形导致脑室扩张或脑积水，影响运动、脑神经、认知功能。

闭合性脊柱裂的预后明显好于开放性脊柱裂。闭合性脊柱裂受累段脊髓神经损伤常常较轻，新生儿和婴幼儿期症状不明显，随着年龄的增长，椎管生长较脊髓快，而脊柱裂导致脊髓圆锥及马尾神经丛和椎管后壁的粘连，使脊髓圆锥位置不能随发育而向头侧位移，被粘连部位或者异常神经终丝牵拉缺血，导致脊髓栓系综合征，神经功能受损症状可能会越来越明显，但随着诊断水平的提高、诊断时间的提早及神经外科显微手术的发展，闭合性脊柱裂的治疗已取得较好临床疗效。

五、脑积水和脑室扩张

胎儿脑积水（hydrocephalus）是指脑脊液过多地聚集于脑室系统内，致使脑室系统扩张和压力升高。其发生率在新生儿中约为2‰。

侧脑室后角宽度大于10mm，小于15mm为轻度脑室扩张（ventriculomegaly）。

侧脑室后角宽度大于15mm为脑积水或明显脑室扩张，第三脑室和第四脑室也可增大，如果没有合并其他脑发育畸形称为孤立性脑积水。

1.声像图特点　脑室系统扩张，呈无回声区，其中的脉络丛似“悬挂”于脑室内。可为一侧侧脑室扩大，或两侧侧脑室扩大，也可表现为侧脑室、第三脑室、第四脑室均扩大。中脑导水管狭窄导致脑积水（图33-9-8），第四脑室不扩张。根据梗阻程度、扩张的脑室推测梗阻平面。应寻找脑内可能存在的其他畸形、可能引起脑积水的脑外畸形及其他脏器可能的合并畸形。脑积水严重时，可有脑组织受压变薄。侧脑室比率增大，双顶径较同孕周为大，其增长率亦高于正常。16～32周胎儿双顶径每周增长3mm时应认为增长过速。胎儿头围明显大于腹围。一侧脑积水时，脑中线向健侧偏移。

2.临床意义　一般来说，胎儿脑积水出生后其预后与其伴发畸形有密切关系。而脑积水对大脑皮质的压迫程度并不能预示其智力的好坏。如果能尽早进行脑室-腹腔分流术，脑积水婴儿的智力将得到很大改善。据报道，其智商测定可达84±25，10%的病例可有轻、中度的神经发育迟缓。

近年研究表明，脑积水胎儿围生期死亡率较高，但这些新生儿中除脑积水外，59%～85%的病例常常伴发有其他结构畸形。

轻、中度侧脑室扩张（图33-9-9）（≤15mm）一般预后良好，但此类患者染色体异常发生率高（常为21-三体）。此外，少数单侧脑室扩张者常伴有大脑发育不良（如无脑回畸形）或坏死病灶（如脑室周围白质软化）。单纯轻度脑室扩张不伴有其他异常时，大部分不会发展成为脑积水，但少数病例可能为脑损伤或脑发育异常的早期表现。目前的资料来看，一致的观点是其增加了畸形的可能性。推荐进行TORCH检查和染色体核型检查。产前发现轻度脑室扩张很难向胎儿父母提供合适的咨询。排除非整倍体畸形或形态发育畸形十分重要。即使这样

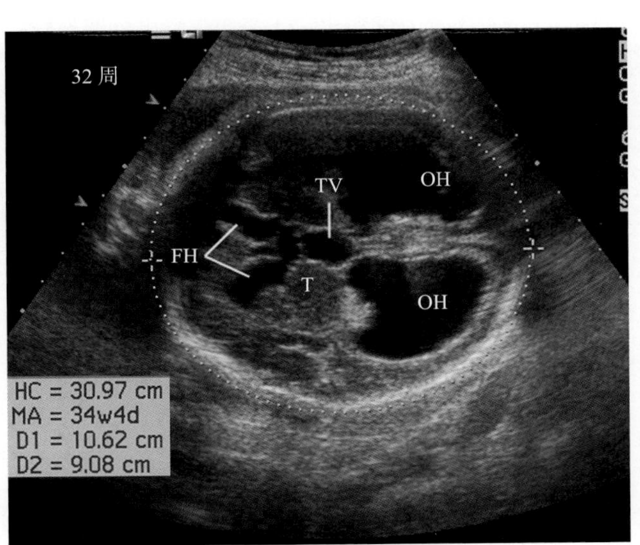

图33-9-8　32周胎儿脑积水，侧脑室2.65cm，第三脑室宽1.06cm，但第四脑室不扩张，头围增大，30.97cm相当于34周头围且头围明显大于腹围。TV.第三脑室　FH.侧脑室前角；OH.侧脑室后角；T.丘脑

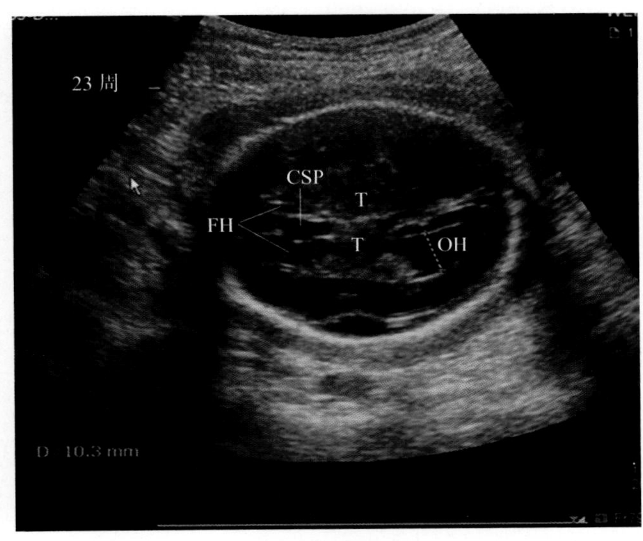

图33-9-9　23周胎儿脑室轻度扩张，4周后复查，脑室内径恢复正常

颅脑横切面显示侧脑室后角稍扩张。OH.侧脑室后角；FH.侧脑室前角；T.丘脑；CSP.透明隔腔

仍然有远期神经发育状况的焦虑。脑室扩大的程度与神经系统的发育状况有关，当脑室后角扩大超过15mm时，神经学发育异常增加。

六、胼胝体发育不全

胼胝体的发育在12周从胼胝体头侧开始，最后尾侧发育，整个胼胝体完全形成在18～20周，因此18～20周之前不能诊断胼胝体发育不全（agenesis of the corpus callosum，ACC）。国外文献报道ACC的发生率在新生儿中约为5‰，可能与胼胝体胚胎发育异常或坏死有关，常与染色体畸形（多为18-三体、8-三体或13-三体）和100种以上基因综合征有关。50%的病例伴有其他部位的结构畸形，主要为Dandy-Walker畸形和先天性心脏畸形。

ACC有完全型和部分型两种，前者胼胝体完全不发育（缺如），第三脑室不同程度扩大并向头侧移位，侧脑室前角增大并向外侧移位，透明隔腔消失；后者多为胼胝体尾缺如，尾部是胼胝体胚胎发育最晚的部分，第三脑室和侧脑室前角移位不明显，但侧脑室三角区和侧脑室后角扩张。

1.声像图特点　胎儿超声检查时，超声最易获得的胎儿颅脑切面为横切面，胎儿冠状切面及矢状切面很难显示，只有当胎儿头顶部对着母体前腹壁时，胎儿脑部冠状切面及矢状切面才能较好显示；当头先露时，经阴道超声较易显示这些切面。近年随着三维超声技术的发展，能够利用横切面扫描获取三维容积，然后在三维容积数据中获取正中矢状切面，从而观察胼胝体和小脑蚓部，但通过三维重建获取正中矢状切面还受很多因素的影响，只有部分胎儿能获得相对满意的图像。因此，胎儿ACC的直接征象很难获得，主要从胎儿颅脑横切面获得的间接征象进行诊断。因此，正确认识这些间接征象对发现和诊断胎儿ACC非常重要。

（1）ACC的间接征象（图33-9-10A）

1）侧脑室增大呈“泪滴状”（teardrop appearance）。在胎头横切面图像上，侧脑室表现为前窄后宽，似泪滴，即侧脑室前角窄小，后角及三角区增大。此征象在90%的ACC胎儿中可以见到，且极少在其他脑内畸形中出现。

2）透明隔腔明显减小或消失。

3）第三脑室不同程度增大，且向上移位，当第三脑室明显增大时，在中线区显示为一囊肿样图像，此时应与脑中线其他囊性病变相鉴别，如中线区蛛网膜囊肿、大脑大静脉畸形（Galen静脉畸形）。

（2）ACC的直接征象：产前超声尽可能获得经胎儿前囟的颅脑冠状及矢状切面。颅脑冠状切面及正中矢状切面ACC表现为形态特殊的胼胝体结构不显示（图33-9-10B）或仅能显示部分胼胝体回声（一般为后部不显示），应考虑有完全型或部分型ACC的可能。妊娠30周以上，胎儿脑回脑沟发育增多，胼胝体完全缺如时，颅脑正中矢状切面表现为透明隔腔、扣带回及扣带沟均消失，第三脑室上抬，脑回脑沟沿着第三脑室呈放射状排列。胼胝体部分缺如时，颅脑正中矢状切面表现为透明隔腔小或消失，胼胝体缺如区域对应上方脑沟回沿着第三脑室呈放射状排列。

（3）CDFI诊断ACC的意义：胼胝体完全缺如时，在胼胝体上缘呈弧形走行的胼胝体周围动脉消失，胼胝体缘动脉走行异常，大脑前动脉向上直线走行，其分支呈放射状分布到大脑各区域（图33-9-10C）；胼胝体发育不良时，胼胝体周围动脉短小，在胼胝体缺如处胼胝体周围动脉亦消失。

（4）ACC常合并脑中线结构异常，如脂肪瘤和半脑间囊肿等。

2.临床意义　其预后与引起ACC的病因有关。染色体异常如18-三体、13-三体等引起的ACC，预后差；伴发有脑部其他畸形者，预后不良，单纯ACC，预后尚不清楚。有作者报道产前诊断的30例单纯ACC患儿，产后随访数月至11年，结果表明26例（87%）患儿发育正常或基本正常。

七、Dandy-Walker畸形

Dandy-Walker畸形（Dandy-Walker complex）是一种伴有多种先天性异常的复合畸形。有以下几个特点：①小脑蚓部先天性发育不良或发育不全，伴小脑向前上方移位；②第四脑室极度扩张，或颅后窝巨大囊肿与第四脑室交通；③并发脑积水；④第四脑室出口即外侧孔和正中孔先天性闭锁。但是上述的第③、④项特点并不一定都存在。

1.声像图特点

（1）小脑水平横切面上，典型Dandy-Walker畸形超声表现为两侧小脑半球分开，中间无联系，蚓部完全缺如，颅后窝池明显增大，第四脑室增大，两者相互连通（图33-9-11A）。

（2）小脑蚓部正中矢状切面上，小脑蚓部完全缺失或蚓部面积缩小，面积缩小一般超过50%（图33-9-11B）；妊娠24周之后原裂、次裂及第四脑室顶部显示不清或不显示；九个蚓叶分枝的强回声较相同孕周正常胎儿变少或显示不清；蚓部向上方旋转，窦汇明显上移。

（3）小脑蚓部重度向上方旋转，即逆时针旋转（图33-9-11B）。

2.临床意义　Dandy-Walker畸形产后病死率高（约20%），存活者常在1岁内出现脑积水或其他神经系统症

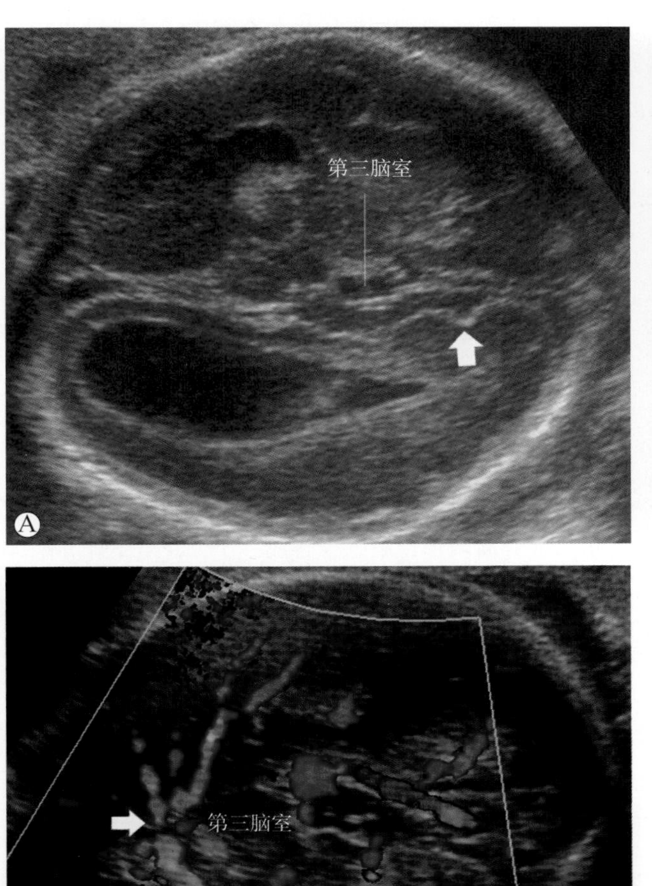

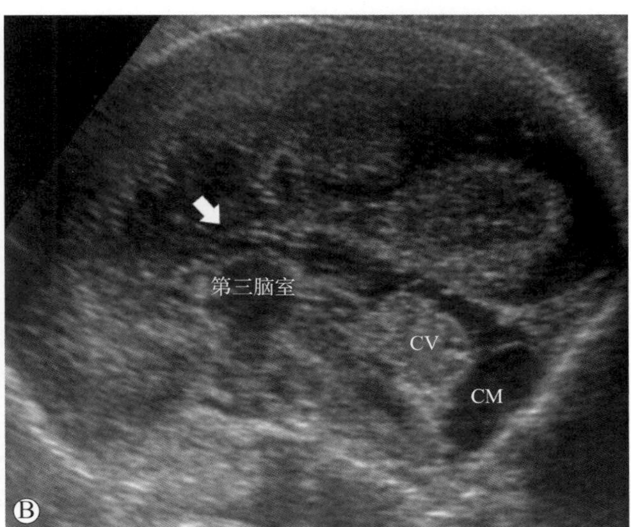

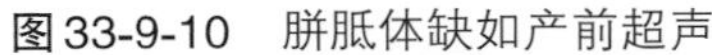

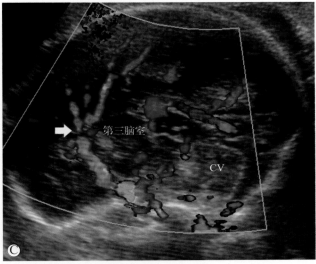

图33-9-10　胼胝体缺如产前超声

产前超声（A）侧脑室水平横切面显示透明隔腔消失（箭头），侧脑室后角明显扩张，前角外展，侧脑室呈泪滴状，第三脑室上抬。在颅脑正中矢状切面二维（B）及彩色多普勒（C）图像上，胼胝体不显示，透明隔腔消失（箭头），第三脑室上抬，胼胝体周围动脉缺如，大脑前动脉分支呈放射状排列。CV.小脑蚓部；CM.颅后窝池

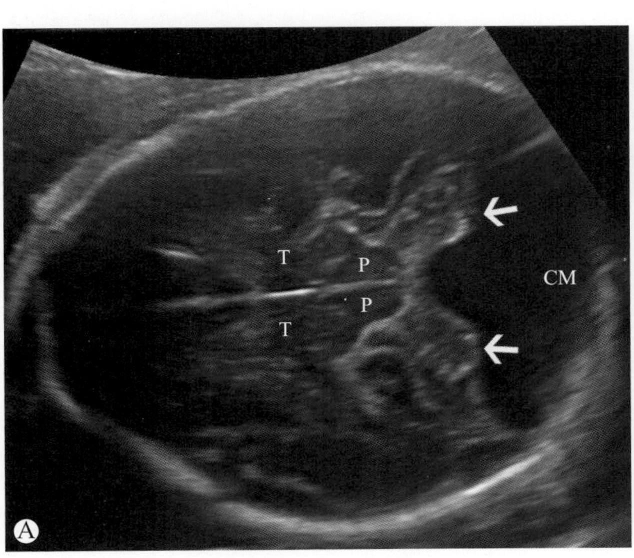

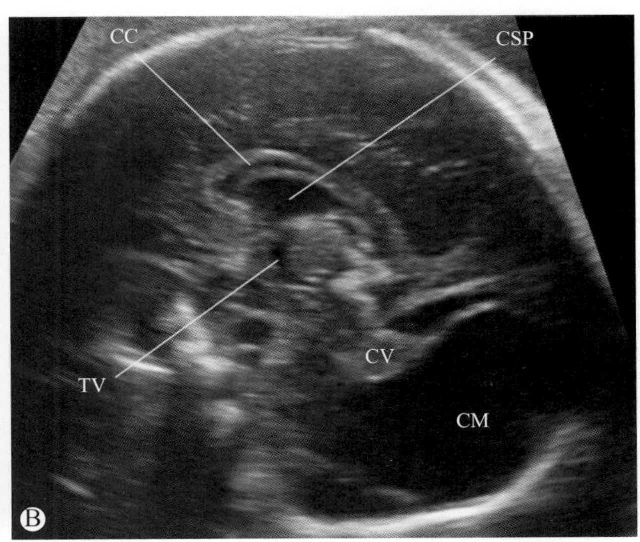

图33-9-11　Dandy-Walker畸形

小脑水平横切面（A）显示小脑蚓部缺如，双侧小脑半球体积明显缩小且分开，颅后窝池（CM）增大，第四脑室直接与颅后窝池相通；颅脑正中矢状切面（B）显示小脑蚓部（CV）面积明显缩小，原裂、次裂及第四脑室顶部显示不清，第四脑室向颅后窝池膨出一囊性包块，小脑幕明显上移，脑干-蚓部夹角和脑干-小脑幕夹角明显增大。T.丘脑；箭头所示为小脑半球；P.大脑脚；CC.胼胝体；CSP.透明隔腔；TV.第三脑室

状，40% ～ 70%的患者出现智力和神经系统功能发育障碍。影响该畸形预后的2个主要特征是染色体核型和胎儿有无合并其他异常。倘若发现染色体异常，其预后将比单纯性Dandy-Walker畸形更差。产前系列研究表明，伴染色体异常的Dandy-Walker畸形病例妊娠终止率达57% ～ 68%，而未行引产的那部分胎儿在胎儿期或新生儿期死亡风险为40%。在那些活产的幸存者中，发育异常呈高风险，死亡率高达1/9，随访6例无一例发育正常。

八、前脑无裂畸形（或全前脑）

前脑无裂畸形（holoprosencephaly）为前脑未完全分开成左右两叶，从而导致一系列脑畸形和由此而引起的一系列面部畸形。其发生率约为1/10 000。本病常与染色体畸形如13-三体、18-三体、18号染色体短臂缺失等有关，也与其他类型的染色体异常如不平衡移位或基因突变有关，但仍有许多病例发病原因不清楚。对于非染色体异常所致的全脑无裂畸形多为散发性，其再发风险率约为6%。

前脑无裂畸形（全前脑）有以下三种类型：

（1）无叶全前脑：最严重，大脑半球完全融合未分开，大脑镰及半球裂隙缺失，仅单个原始脑室，丘脑融合成一个。

（2）半叶全前脑：为一种中间类型，介于无叶全前脑和叶状全前脑之间。颞叶及枕叶有更多的大脑组织、大脑半球及侧脑室仅在后侧分开，前方仍相连，仍为单一侧脑室，丘脑常融合或不完全融合。

（3）叶状全前脑：大脑半球及脑室大部分分开，大脑半球的前后裂隙发育尚好，丘脑亦分为左右各一，但仍有一定程度的结构融合，如小部分额叶、穹隆柱等结构融合，透明隔消失。

由于大脑半球不分开，可形成一系列不同程度的面部中线结构畸形。眼畸形可表现为轻度眼距过近，严重者可形成独眼畸形，眼眶融合成一个，甚至眼球亦融合成一个。鼻畸形可表现为单鼻孔畸形、无鼻孔长鼻畸形或象鼻畸形，此种长鼻常位于独眼眶的上方。可伴有正中唇腭裂、两侧唇腭裂、小口或无口畸形等。

1.声像图特点　无叶全前脑可表现为单一原始脑室（图33-9-12）、丘脑融合、大脑半球间裂缺如、脑中线结

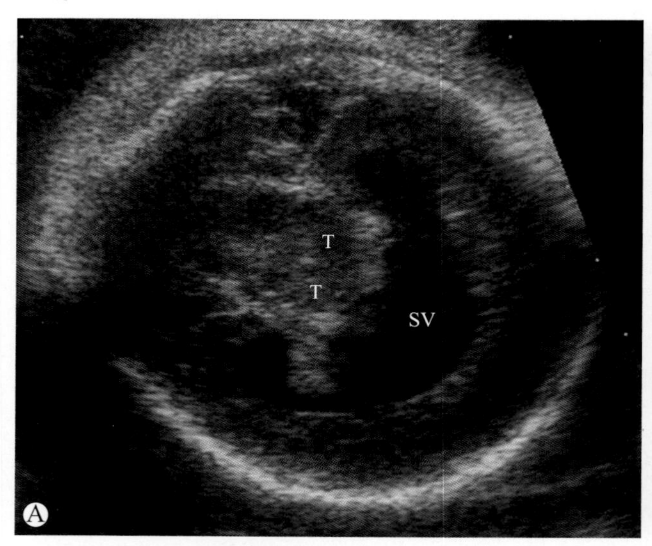

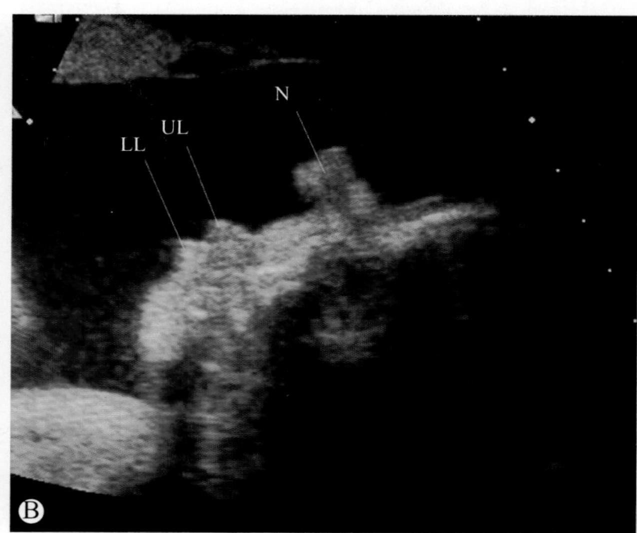

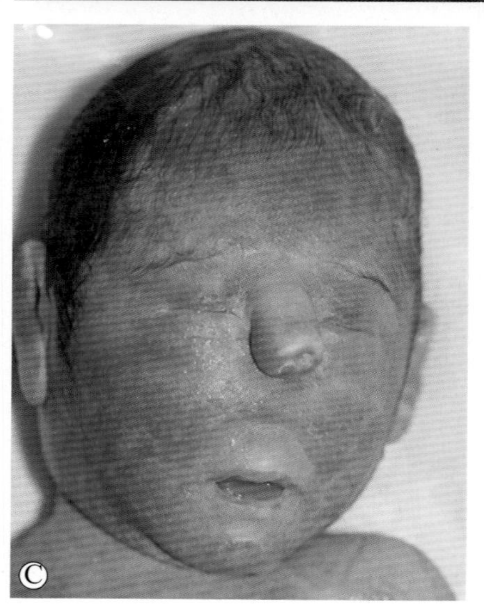

图33-9-12　20周胎儿无叶全前脑、独眼畸形

A.颅脑横切面显示单一脑室（SV）、丘脑（T）融合。B.颜面部矢状切面显示喙鼻（N）畸形。C.引产后标本。UL.上唇；LL.下唇

构消失、透明隔腔与第三脑室消失、胼胝体消失、脑组织变薄及一系列面部畸形如长鼻、眼距过近或独眼、正中唇腭裂等。半叶全前脑如能仔细检查、仔细辨认脑内结构及面部畸形，可于产前做出诊断，主要表现为前部呈单一脑室腔且明显增大，后部可分开为两个脑室，丘脑融合、枕后叶部分形成、第四脑室或颅后窝池增大，面部畸形可能较轻，眼眶及眼距可正常，扁平鼻；也可合并有严重面部畸形，如猴头畸形、单鼻孔等。叶状全前脑由于脑内结构异常及面部结构异常不明显，胎儿期很难被检出。透明隔腔消失，侧脑室前角融合时应想到本病可能，可伴有胼胝体发育不全，冠状切面上侧脑室前角可在中线处相互连通。

2. 临床意义　无叶全前脑和半叶全前脑常为致死性，出生后不久即夭折。而叶状全前脑可存活，但常伴有脑发育迟缓，智力低下。

九、小头畸形

小头畸形（microcephaly）是指头围低于同龄组平均值3个标准差及以上的临床综合征。头颅小而面部正常，因而颅面比例明显失调，前额向后倾斜，脑发育差，脑缩小，且大脑半球受累较间脑和菱脑更明显。常有脑回异常如巨脑回、小脑回或无脑回畸形。可有侧脑室扩大。伴有其他脑畸形时，有相应畸形的特征，如脑穿通畸形、无脑回畸形、全前脑、脑膜膨出等。由于大脑未能正常发育或生长停滞，头围小于正常，普遍存在神经系统畸形和智力迟钝。

1. 声像图特点　胎儿头围测值低于同龄胎儿的3个标准差以上（图33-9-13），头围/腹围、双顶径/腹围、双顶径/股骨长比值明显小于正常。额叶明显减小。双顶径低于同龄胎儿的3个标准差以上，但其假阳性率较高，可达44%。其他生长参数如胎儿腹围、股骨长、肱骨长等可在正常值范围内。面部正中矢状切面上，前额明显后缩。

2. 临床意义　单纯小头畸形而不伴有其他脑畸形时，常伴有中、重度智力障碍。一般来说，头围越小，智力障碍越严重。95%患儿有神经、内分泌系统功能紊乱症状，如肌张力失调、痉挛性脑性麻痹、生长迟缓或精神运动功能缺陷等。

十、脉络丛囊肿

1. 声像图特点　妊娠10周后超声即可检出脉络丛囊肿。超声表现为脉络丛强回声内见囊性无回声暗区，囊壁薄，边缘光滑、整齐，多呈圆形（图33-9-14）。囊肿可单发，也可多发；可单侧出现，也可双侧出现；可为单纯囊肿，也可为多房分隔囊肿。

2. 临床意义　单纯脉络丛囊肿常常没有明确的病理意义，预后良好。但胎儿脉络丛囊肿与染色体异常（主要为18-三体）的危险性增加有关。

十一、Galen静脉血管瘤

Galen静脉（即大脑大静脉）很短，位于胼胝体和丘脑的后下方，由两侧大脑内静脉汇合而成，向后汇入直窦。Galen静脉管壁薄弱，易受损伤。先天性Galen静脉血管瘤（vein of Galen aneurysm）为一种少见的散发性血管畸形。

先天性Galen静脉血管瘤是指动静脉畸形（arterio-venous malformation，AVM）导致Galen静脉呈瘤样扩张，其供血动脉可为一条或多条小动脉，这些小动脉起源于Willis环或椎基底动脉系统，直接注入Galen静脉

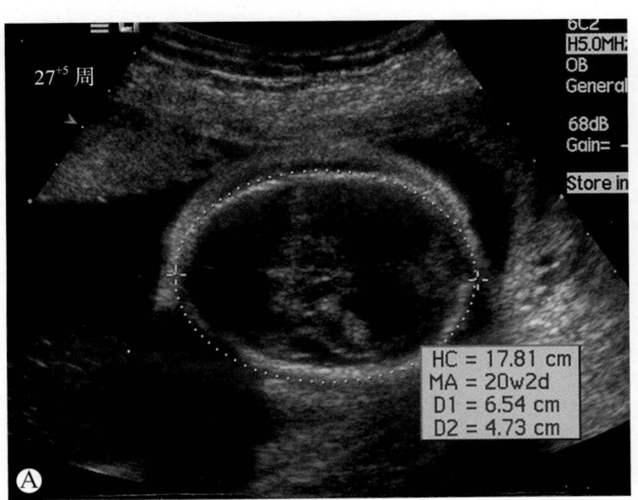

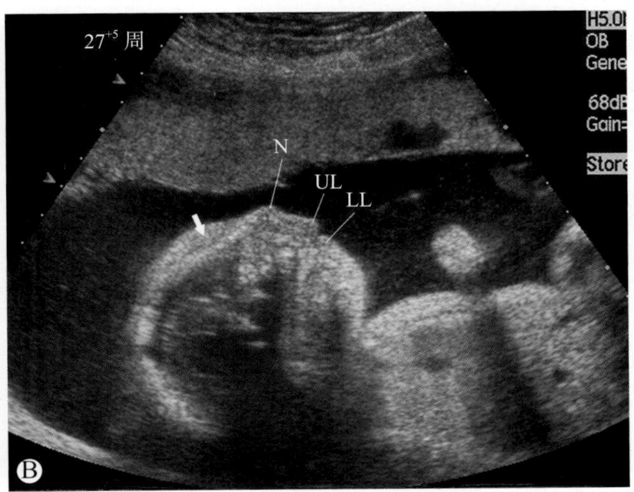

图33-9-13　27^{+5}周胎儿小头畸形，患者为近亲婚配，1996年生育一畸形儿，1999年生育一智力正常的女儿

A.头部横切面图像显示脑内结构欠清晰，双顶径为4.41cm，相当于19^{+2}周大小。头围为17.81cm，相当于20^{+2}周，低于正常孕周的5个标准差。透明隔腔消失，小脑发育差；B.头部矢状切面图像显示前额明显后缩（箭头）。N.鼻；UL.上唇；LL.下唇

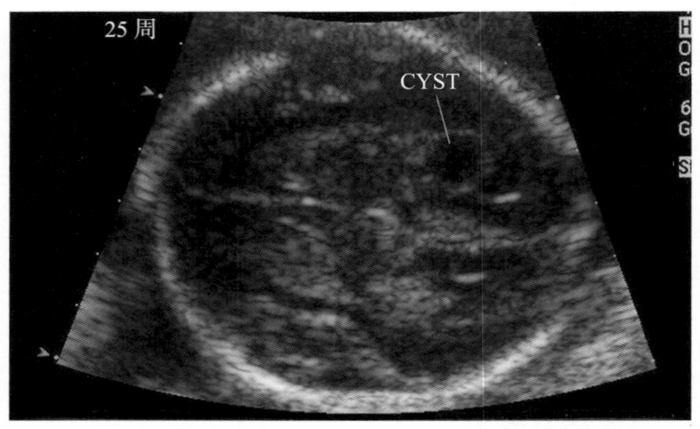

图33-9-14　25周多发性畸形胎儿合并脉络丛囊肿，染色体核型为18-三体

颅脑横切面显示右侧脉络丛内囊性暗区（CYST）

内，形成动静脉瘘或动静脉畸形，由于这种畸形动脉与静脉之间没有正常的毛细血管网，因此交通处压差较大，血流阻力低，流速大，大量血液经此AVM流入静脉返回心脏，形成无效循环。因此，患儿可出现一系列并发症，包括中枢神经系统、心血管系统、呼吸系统等。中枢神经系统由于大量血流经AVM流回心脏，其周围脑组织血流供应相对减少而引起局部区域梗死和脑室周围脑白质软化。此外，瘤体较大时可压迫中脑导水管而引起脑积水。由于长期高心排血量导致胎儿充血性心力衰竭，心脏扩大，尤其是右心室扩大明显，上腔静脉及肺动脉亦扩张。充血性心力衰竭还可导致胎儿水肿。

1.声像图特点　本病多在晚孕期（一般在32周以后）才被超声检出，其主要声像特点为胎儿头部在丘脑平面横切时，近中线区、第三脑室的后方、丘脑的后下方探及一椭圆形无回声囊性结构（图33-9-15），囊壁薄而光滑，形态规则。彩色多普勒超声可显示囊性无回声区内有彩色血流，脉冲多普勒出现高速低阻的频谱。与其他脑内中线或中线旁囊肿（如蛛网膜囊肿、脑穿通囊肿、第三脑室扩张等）的鉴别主要依靠彩色多普勒超声，单纯从二维特征有时很难将其区分。瘤体较大时可压迫中脑导水管而出现脑积水声像。伴有充血性心力衰竭时，可有心脏扩大、胎儿水肿声像。

2.临床意义　新生儿期50%的患儿可出现新生儿心力衰竭，50%的患儿可无临床症状。随着病情的发展，可出现脑积水、颅内出血，早期行导管插管AVM栓塞术

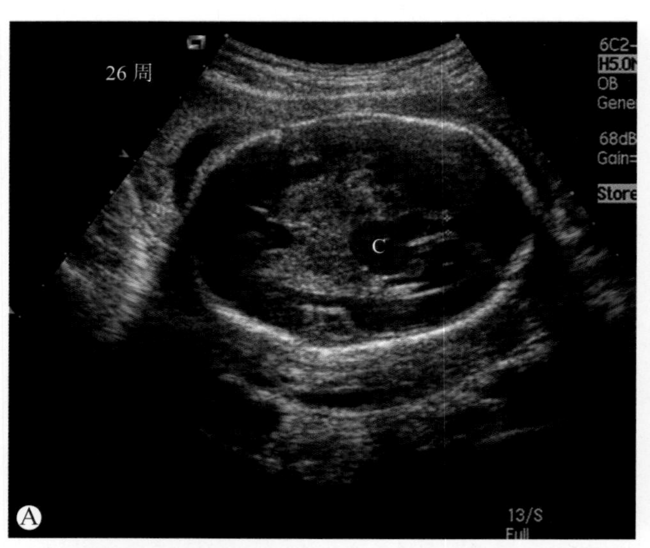

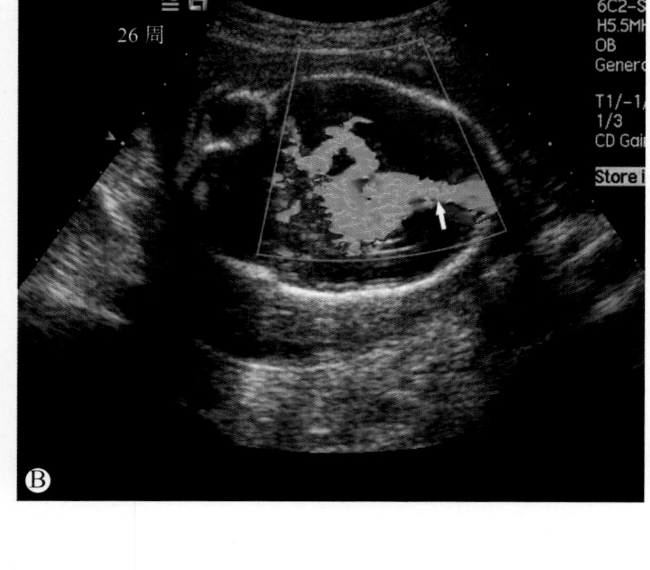

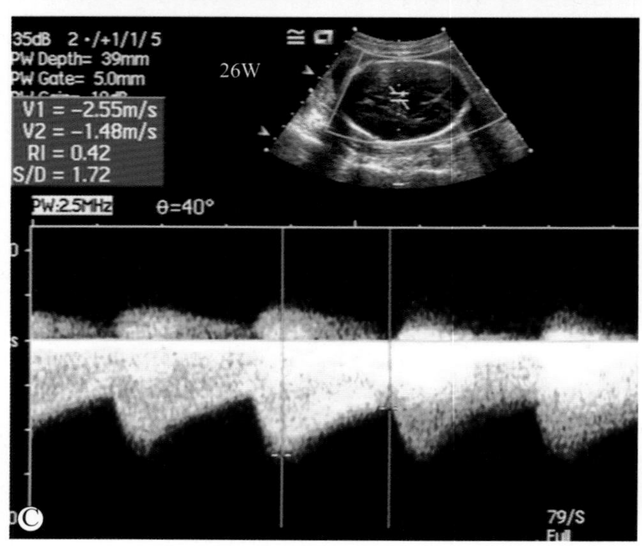

图33-9-15　26周胎儿Galen静脉血管瘤

A.横切面显示中线区、第三脑室的后方、丘脑的后下方探及一椭圆形无回声囊性（C）结构，囊壁薄而光滑，形态规则。B.彩色多普勒能量图显示无回声的囊性暗区内充满血流信号。C.脉冲多普勒取样容积置于瘤内显示高速低阻血流频谱

可得到很好的疗效。有合并症或合并其他畸形时，预后不良。

第十节　胎儿颜面部畸形

一、唇腭裂

唇腭裂（cleft lip/cleft palate）是最常见的颜面部畸形，其发生率有明显的种族差异，按出生人口统计，美国印第安人最高，约为3.6‰，其次为亚洲人，为1.5‰～2‰，白种人约为1‰，黑种人约为0.3‰。我国统计资料为1.8‰。胎儿唇腭裂的发生率可能更高，因为合并有致死性染色体畸形或其他解剖结构畸形病例未能统计在内（28周以前即流产）。资料表明，约50%为唇裂合并腭裂，约25%为单纯唇裂，25%为单纯腭裂。单侧唇腭裂（约占75%）多于双侧，左侧多于右侧，左右侧之比为4∶1。唇裂患者无论伴有或不伴有腭裂，大多数病例（80%左右）不合并其他畸形，但有20%的患者出现于100多种基因综合征中；单纯腭裂则不同，约50%的患者常合并其他畸形，常并发于200多种基因综合征中。可以是常染色体显性、隐性遗传，也可以是X染色体连锁显性或隐性遗传。1%～2%有染色体异常（主要为18-三体和13-三体），约5%与致畸物有关。正中唇裂约占所有唇裂病例的0.5%，常与全前脑或口-面-指综合征有关。

唇腭裂的分类方法很多，临床上主要按裂隙的部位和裂隙的程度分类。唇裂系在上唇或下唇处裂开，上唇裂多见，下唇裂罕见。腭裂则为一侧或双侧原发腭与继发腭之间未融合（原发腭裂或牙槽突裂）或一侧或两侧继发腭与鼻中隔或两侧继发腭之间未融合（单纯硬腭裂或软腭裂）。

唇腭裂有许多类型，目前临床上有许多分类方法，常见类型如下：

（1）单纯唇裂：可分为单侧唇裂和双侧唇裂。根据唇裂的程度可将唇裂分为：

Ⅰ度唇裂：裂隙只限于唇红部。

Ⅱ度唇裂：裂隙达上唇皮肤，但未达鼻底。

Ⅲ度唇裂：从唇红至鼻底完全裂开。

Ⅰ、Ⅱ度唇裂为不完全唇裂，Ⅲ度唇裂为完全唇裂。

（2）单侧完全唇裂伴牙槽突裂或完全腭裂。

（3）双侧完全唇裂伴牙槽突裂或完全腭裂。

（4）正中唇腭裂：常发生于全前脑与中部面裂综合征者，唇中部、上腭中部缺失，裂口宽大，鼻发育异常（见相关内容）。

（5）不规则唇裂：与羊膜带综合征有关，唇裂常不规则、奇形怪状，常在不寻常的部位出现。除唇裂外，常伴有其他部位的严重异常，如裂腹、缺肢、脑膜膨出等。

（6）单纯腭裂：亦可分为单侧与双侧腭裂。根据腭裂的程度可分为：

Ⅰ度腭裂：悬雍垂裂或软腭裂。

Ⅱ度腭裂：全软腭裂及部分硬腭裂，裂口未达牙槽突（即无原发腭裂或牙槽突裂）。

Ⅲ度腭裂：软腭、硬腭全部裂开且达牙槽突，即包括原发腭与继发腭之间及继发腭与鼻中隔之间均未隔合。

Ⅰ、Ⅱ度腭裂为不完全腭裂，Ⅲ度腭裂为完全腭裂。前者一般单独发生，不伴唇裂，仅偶有伴发唇裂者；后者常伴有同侧完全唇裂。

1. 声像图特点

（1）单纯唇裂在超声图像上有恒定的超声表现，在胎儿颜面部冠状切面和横切面上观察最清楚，主要表现为一侧或双侧上唇连续性中断，中断处为无回声暗带，暗带可延伸达鼻孔，引起受累侧鼻孔变形、变扁。单侧唇裂时，两侧鼻孔不对称时常为Ⅲ度唇裂；如果鼻孔两侧对称、鼻孔不变形、唇裂裂口未达鼻孔者则多为Ⅱ度唇裂（图33-10-1）；仅在唇红部显示中断者为Ⅰ度唇裂。Ⅰ度唇裂因裂口小常漏诊。矢状切面正常曲线形态失常，在上唇裂裂口处上唇回声消失。

（2）单侧完全唇裂合并牙槽突裂或完全腭裂（图33-10-2）时，除上述唇裂征象外，上颌骨牙槽突回声连续性中断，正常弧形消失，在裂口中线侧牙槽突常向前突出，而裂口外侧牙槽突则相对后缩，在横切面上可见“错位”征象。乳牙列在裂口处排列不整齐，乳牙发育可正常，也可伴邻近乳牙发育异常，如乳牙缺如或乳牙增多。牙槽突裂的裂口处一般在侧切牙与犬牙之间裂开（原发腭与继发腭之间未能正常融合）。

（3）双侧完全唇裂合并牙槽突裂或完全腭裂时（图33-10-3），双侧上唇、牙槽突连续性中断，在鼻的下方可显示一明显向前突出的强回声块，该强回声浅层为软组织（上唇中部及牙龈），深层为骨性结构（前颌突），这一结构称为颌骨前突（premaxillary protrusion）。颌骨前突在正中矢状切面最明显。

（4）单纯不完全腭裂（不伴唇裂和牙槽裂）在超声图像上难以显示出它的直接征象，由于腭的走向为横向走行，其前方与两侧均有上颌骨牙槽突的遮挡，超声不能穿透骨性牙槽突，在牙槽突的表面几乎产生全反射，其后方为声影，硬腭与软腭正好处于声影区内，因而硬腭与软腭在冠状切面、矢状切面和横切面都难以直接显像，因此腭裂的裂口亦难以通过这些切面直接显示出来。

单纯软腭裂亦难显示，因为软腭与周围组织声阻差相似，又无明确的定位标志，正常软腭在声像图上就难显示。在口咽与鼻咽部均有无回声的羊水衬托时，矢状

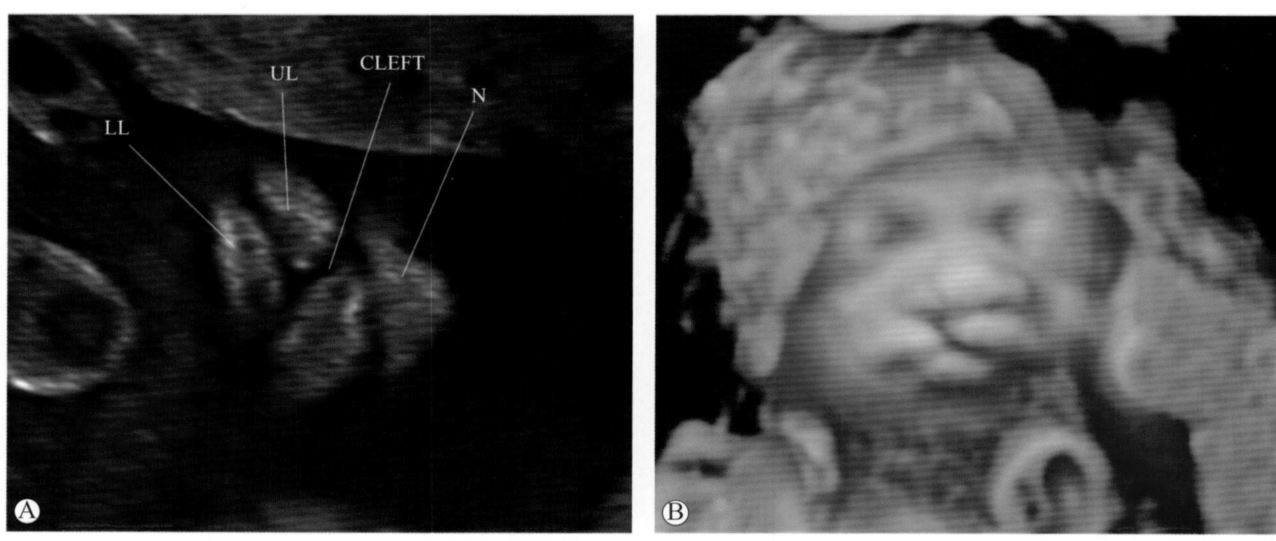

图33-10-1 Ⅱ度唇裂

上唇冠状切面（A）及颜面部三维超声（B）显示右侧唇裂，但唇裂裂口未达鼻孔。CLEFT.唇裂；UL.上唇；LL.下唇；N.鼻

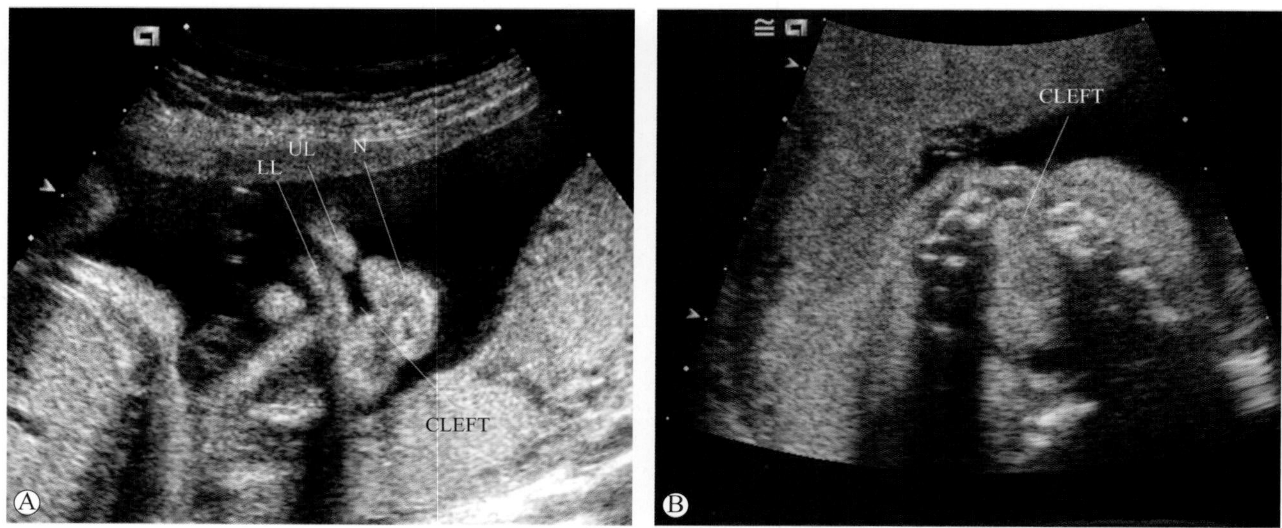

图33-10-2 胎儿右侧完全唇裂并完全腭裂

A.鼻唇冠状切面显示右侧上唇连续性中断（CLEFT）；B.上颌骨牙槽突水平横切面，上唇及其深部的牙槽突连续性中断，呈“错位”征象（箭头）。LL.下唇；UL.上唇；N.鼻

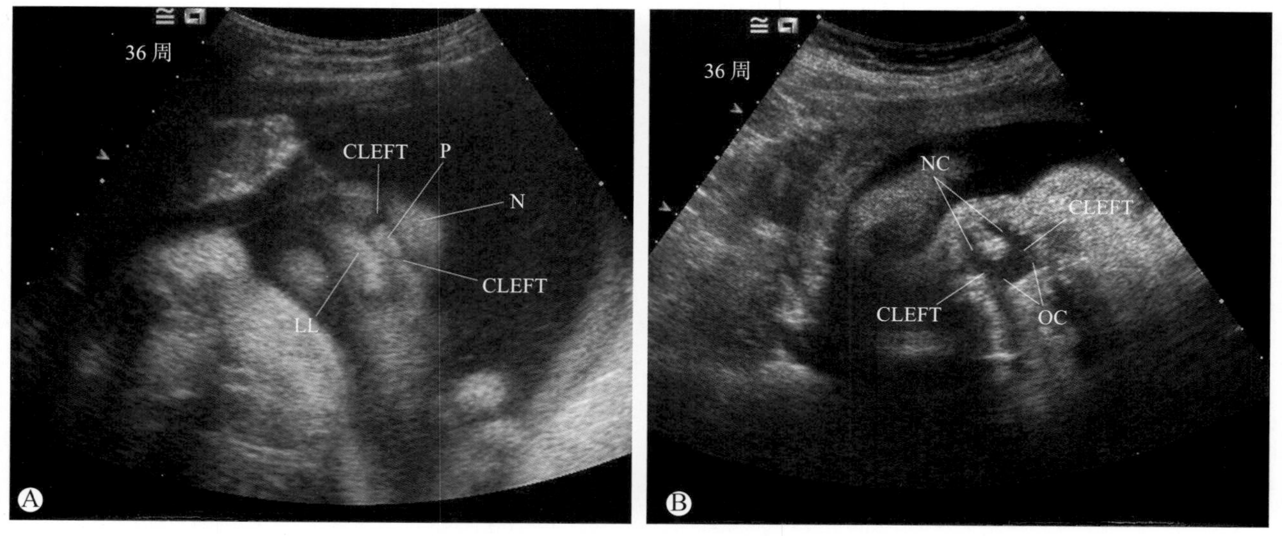

图33-10-3 36周胎儿双侧完全唇腭裂

A.鼻唇冠状切面显示双侧唇裂。B.经梨状孔向后下扫查显示硬腭及软腭的斜冠状切面，显示鼻腔与口腔之间形成两条深而窄的无回声带，且鼻腔与口腔相通，实时可清楚显示舌的活动。CLEFT.唇腭裂；LL.下唇；P.颌骨前突；OC.口腔；NC.鼻腔；N.鼻

切面和冠状切面可显示软腭，而软腭裂只能在冠状切面才能显示出来。

笔者认为，要显示这两种类型的腭裂，在经下唇或下颌向后上扫查与经梨状孔向后下扫查显示硬腭及软腭的斜冠状切面时，有可能获得单纯不完全硬腭裂或软腭裂的直接征象。

（5）正中唇腭裂（图33-10-4）：常发生在全前脑和中部面裂综合征，两者在面部超声特征的明显区别是前者眼距过近，而后者眼距过远。正中唇腭裂在超声图像上表现为上唇及上腭中部连续性中断，裂口宽大，鼻结构明显异常，常伴有其他结构的明显异常。

（6）不规则唇裂（asymmetric clefts）：多与羊膜带综合征有关，常表现为面部及唇严重变形，裂口形态不规则，形状怪异，裂开的部位亦不寻常，可发生在唇的任何部位。此外，除上述裂畸形外，常可检出胎儿其他部位，包括头部、躯干、肢体等部位的明显异常，如不规则脑或脑膜膨出、腹壁缺损、缺肢、缺指（趾）等。常有羊水过少。

三维超声在唇裂诊断方面更直观，更一目了然。但其受影响的因素较二维超声更多。影响二维超声观察的因素同样影响三维超声，此外，三维超声要求胎儿面部有更多的羊水衬托，且对胎儿体位要求更高，医生的扫查手法亦直接影响三维超声重建图像的质量，仪器三维重建各参数的调节也是影响图像质量的一个重要因素。对于图像质量不佳的三维超声图，诊断唇裂应特别小心。

2.临床意义　不伴其他结构畸形的单纯唇腭裂预后较好，可通过手术修补治愈。但正中唇腭裂及不规则唇裂常预后不良。唇腭裂伴有其他结构畸形或染色体异常者，其预后取决于伴发畸形的严重程度。

二、全前脑的面部畸形

（1）独眼畸形（cyclopia）：是以面部中线单眼为特征的畸胎，有不同程度的眼部融合，完全独眼畸形表现为单一角膜、瞳孔、晶体，而没有任何成双的证据。在多数病例中，表现为单一眼眶内两个眼球的不同程度的

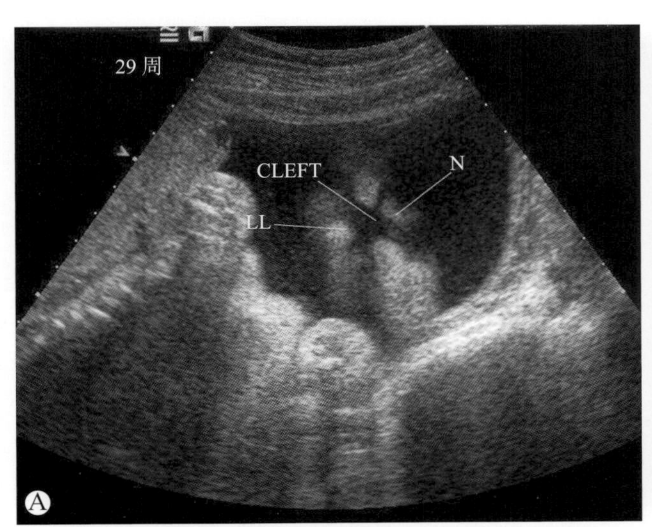

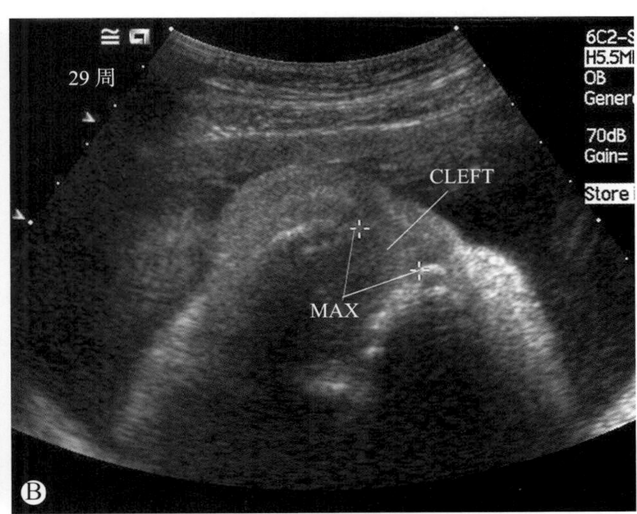

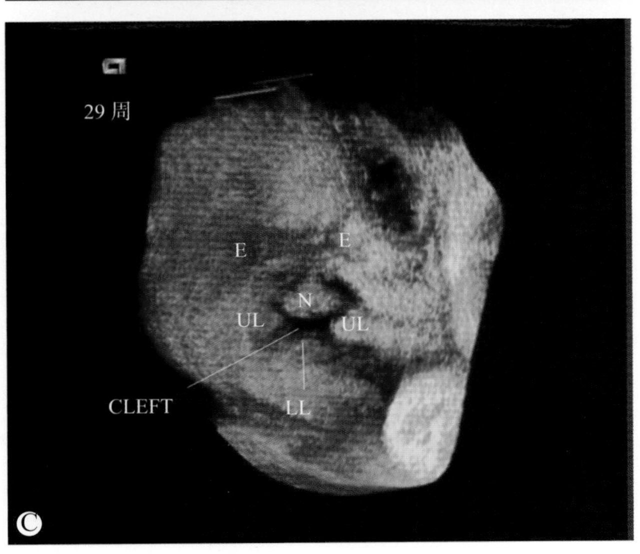

图33-10-4　29周胎儿全前脑合并正中唇腭裂

产前超声冠状切面（A）、横切面（B）及三维超声（C）图像能清楚显示上唇中央连续性中断，鼻发育不良，鼻结构不正常，不能显示双鼻孔，鼻塌陷、鼻柱缺如，双侧原发腭缺如而表现为正中腭裂。N.鼻；E.眼；UL.上唇；LL.下唇；CLEFT.正中唇腭裂；MAX.上颌骨牙槽突

融合。即使是完全的独眼畸形，眼眶上、下眼睑均有2个，视神经可表现为不同程度的重复。外鼻缺如或以一长鼻或象鼻（proboscis）的形式位于眼的上方。许多面部骨缺失，人中缺如。口缺如或仅为一小口［即无口畸形（astomia）或小口畸形（microstomia）］及下颌骨缺失或两耳融合［无下颌并耳畸形（otocephaly）］。这种类型的异常只在无叶全前脑中出现。

（2）头发育不全畸胎（ethmocephaly）：此种畸形面部特征与独眼畸形极为相似，是独眼畸形的一种变种，但双眼及双眼眶不融合，极度眼距过近，鼻缺如或为长鼻，长鼻常位于两眼眶之间。鼻骨、上颌骨、鼻中隔和鼻甲骨均缺如，泪骨和腭骨则融合，耳可有异常，位置过低。这种类型的异常亦只出现在无叶全前脑。

（3）猴头畸形（cebocephaly）：以单鼻孔和明显眼距过近为特征。头亦畸形，呈三角头畸形，与扁平畸形鼻相应的鼻孔常只有一个，亦是扁平状，上唇中部的人中缺如。此种类型异常多在无叶全前脑中出现。

（4）正中唇腭裂（midline cleft）：无叶或半叶全前脑均可出现，正中唇腭裂在半叶全前脑中更常见。正中唇腭裂常和三角头畸形有关。鼻可呈扁平状，也可有腭裂伴切牙骨、鼻中隔、筛骨等部分缺如。

1. 声像图特点

（1）眼距过近（图33-10-5）：眼内距及眼外距均低于正常孕周的第5百分位可诊断眼距过近。检出眼距过近时，应仔细检查胎儿颜面部其他结构有无异常，同时应仔细检查颅内结构有无畸形，如有无丘脑融合、单一侧脑室等。

（2）独眼畸形（图33-10-6）：其面部特异性超声表现为单眼眶、单眼球或单一眼框内两个相距极近的眼球，眼球可部分或完全融合。眼眶上方出现一长的柱状软组织回声向前方伸出，即为发育不良的长鼻，长鼻中央常无鼻孔。此外，耳畸形、下颌畸形、口畸形、正中唇腭裂等亦能在超声检查中被发现。

（3）头发育不全畸胎：其面部超声表现与独眼畸形相似，但无单眼眶、单眼球畸形，常为眼距极度过近，鼻缺如或为长鼻，长鼻常位于两眼眶之间，无鼻孔。

（4）猴头畸形（图33-10-7）：其特征性超声表现为明显的眼距过近，鼻的形态明显异常，常无鼻翼结构，呈一软组织回声，位于两眼眶之间的下方，鼻的中央仅有一小的单鼻孔。

（5）正中唇腭裂：见前。

2. 临床意义 同全前脑。

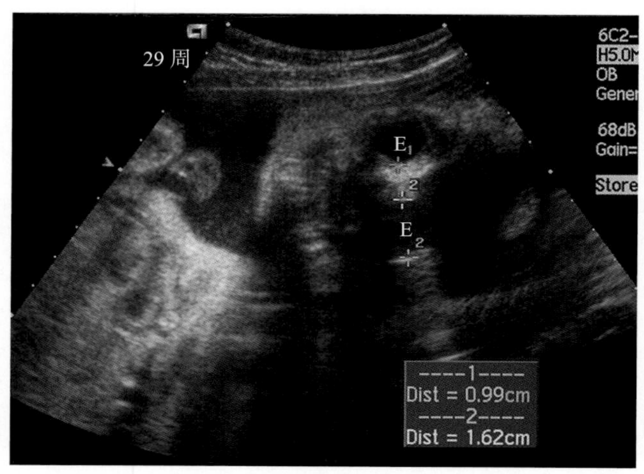

图33-10-5 全前脑，眼距过近（与图33-10-4为同一胎儿）。眼内距仅0.99cm，眼距1.62cm

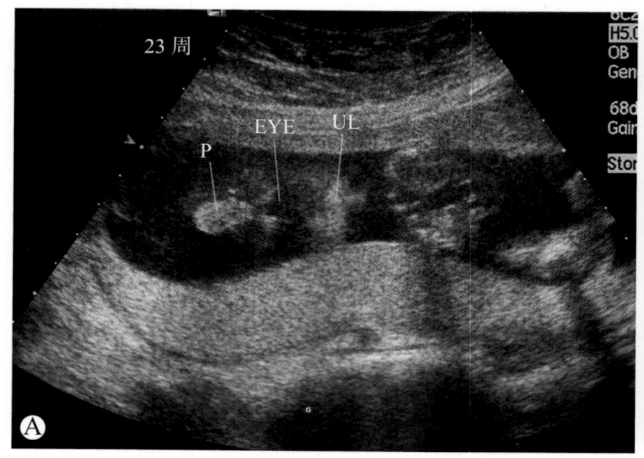

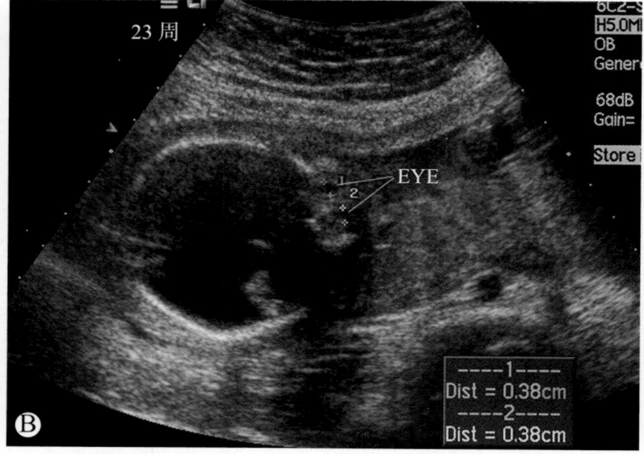

图33-10-6 23周胎儿全前脑合并独眼畸形

A.产前冠状切面仅显示单一眼眶（EYE），眼眶上方、前额中央可见明显向前突出的软组织喙鼻回声（P），上唇（UL）无人中。B.产前眼眶横切面在单一眼眶中可显示两个相互靠拢的细小眼球回声（EYE）

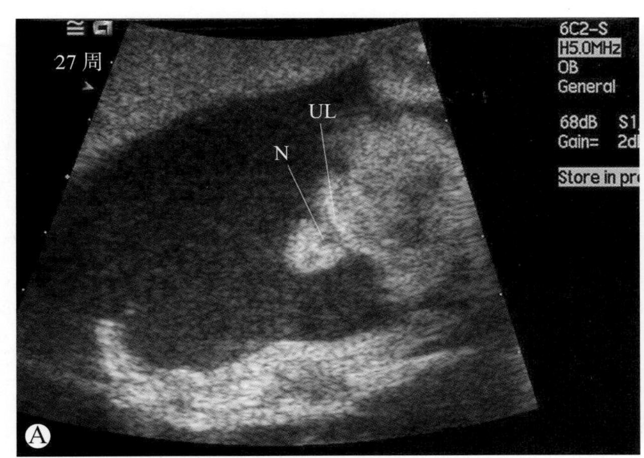

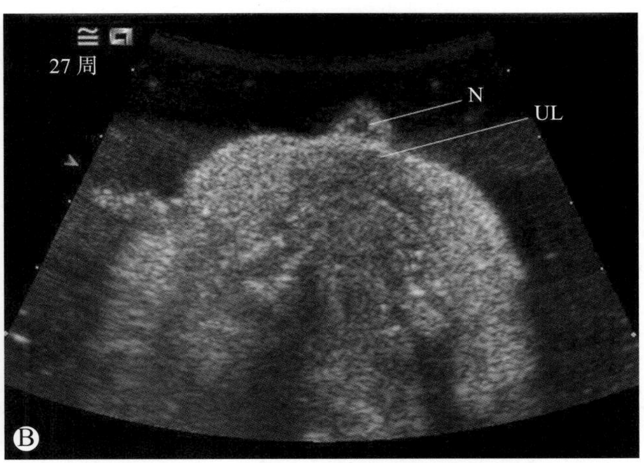

图33-10-7　27周胎儿猴头畸形

产前（A）及产后（B）鼻横切面图像显示鼻明显异常，鼻柱消失，中央仅有单一小鼻孔，上唇人中消失。N.鼻；UL.上唇

三、小眼畸形

小眼畸形（microphthalmia）的主要特征是眼球及眼眶明显缩小，眼裂亦小，又称为先天性小眼球。可仅单眼受累，亦可双侧受累。轻者受累眼球结构可正常，晶状体存在。重者眼球极小，虹膜缺失，先天性白内障，玻璃体纤维增生等，可伴有其他器官或系统的畸形，如面部其他畸形、肢体畸形、心脏畸形、肾脏畸形、脊柱畸形等。严重小眼畸形时，临床很难与无眼畸形相区别。

1.声像图特点　明显小眼畸形超声诊断不难，单侧小眼畸形表现为病变侧眼眶及眼球明显小于健侧，在双眼横切面上明显不对称；双侧小眼畸形时表现为双侧眼眶及眼球明显缩小（图33-10-8），此时可有眼距增大，两眼眶直径、眼距不再成比例，眼距明显大于眼眶左右径。但轻度小眼畸形产前超声诊断几乎不可能，此时应仔细检测胎儿全身是否合并有其他畸形，了解有无小眼遗传家族史等。

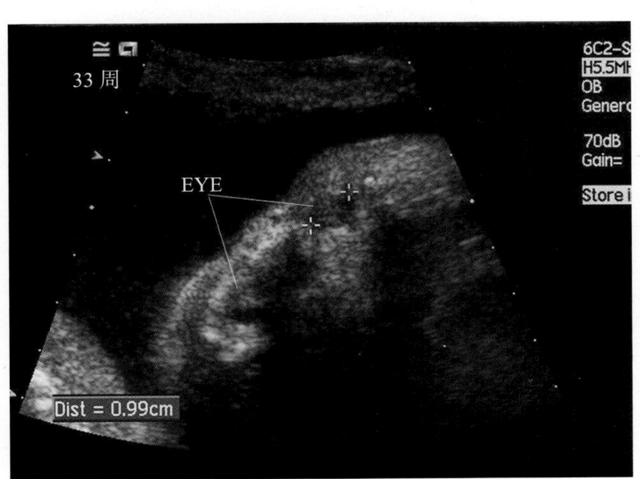

图33-10-8　33周胎儿双侧小眼畸形

产前超声双眼部横切面显示双侧眼球（EYE）明显缩小，眼球左右径明显小于眼间距，眼间距增宽

2.临床意义　小眼畸形的预后在很大程度上取决于合并畸形或综合征的严重程度。畸形的小眼可通过整形美容手术达到美容效果。轻者眼球结构可正常，但有视力差、斜眼、眼颤或远视，重者完全无视力。

四、无眼畸形

无眼畸形（anophthalmia）的主要特征是眼球缺如，眼眶缩小或缺如，眼睑闭锁，眼区下陷。

1.声像图特点　双眼水平横切面上一侧或双侧眼眶及眼球不能显示，在相当于眼眶部位仅显示一浅凹状弧形强回声。有时超声能显示一小的无回声（图33-10-9），与小眼畸形相区别。

2.临床意义　无眼畸形患者完全无视力。

五、外鼻畸形

1.无鼻（arhinia）　胚胎时期额鼻突未发育或发育不全可形成无鼻畸形，常伴有鼻腔、鼻窦等缺如。眼距过近或独眼，主要存在于全前脑。

2.长鼻或喙鼻（proboscis）　内侧鼻突及外侧鼻突的畸形发育可形成长鼻畸形，主要见于全前脑。

3.裂鼻（cleft nose）　鼻原基发育向中线移行过程发生障碍可形成裂鼻，主要见于中部面裂综合征。

4.双鼻（birhinia）　两侧鼻原基畸形发育，形成4个鼻凹，若在同一平面则形成并列的双鼻，若上、下排列则形成上下重叠的双鼻。

5.鞍鼻（saddle nose）　主要由于先天性鼻骨发

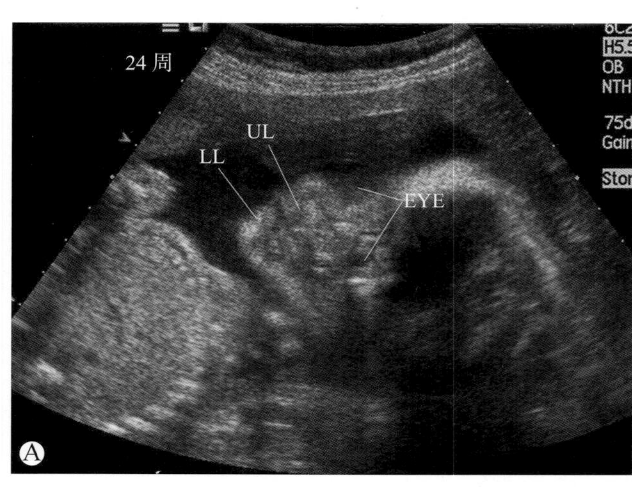

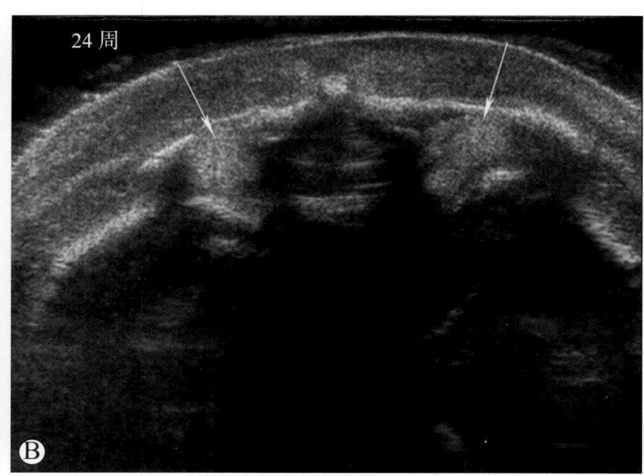

图33-10-9　24周胎儿无眼畸形、正中唇腭裂、全前脑

A.产前颜部斜冠状切面显示双侧眼眶（EYE）内仅显示细小的暗区，无晶状体显示。UL.上唇；LL.下唇。B.产后14MHz高频探头扫查，双眼眶横切面上双眼眶明显变浅，呈浅凹状弧形强回声（箭头），内充满软组织，无明确的眼球及晶状体显示

育平坦或下陷而形成，表现为鼻梁塌陷如马鞍状，又称塌鼻。

前三种鼻畸形常合并其他面部严重畸形、脑部畸形及其他器官系统的严重畸形，产前超声诊断除有鼻局部异常表现外，尚有其他相应结构异常表现。产前胎儿超声检查时很少做出单纯外鼻畸形的诊断。

六、小下颌畸形

轻度小下颌畸形（micrognathia）外观可无明显异常，也能为正常变异，严重者下颌骨极小，外观上几乎看不出明显的下巴或仅为一小下巴，且下巴明显后缩，下唇明显后移。

1.声像图特点　正中矢状切面上，下唇及下颌形成的曲线失常，正常呈“S”形或反“S”形，而小下颌畸形由于下颌骨小，下颌明显后缩，下唇后移，使曲线变为一小弧形（图33-10-10）。畸形越严重，下颌越小，下颌及下唇越向后移，曲线越平直。冠状切面上，正常面颊至下颌的平滑曲线消失，此曲线在口裂以下突然内收而使曲线失去正常平滑特征，变为不规则或中断表现。胎儿常处于半张口状态，舌相对较大而伸于口外。下颌骨长度明显较正常为小。常伴有羊水过多。

2.临床意义　小下颌畸形本身即可导致新生儿呼吸困难而死亡。严重的伴发畸形亦是婴儿死亡的原因之

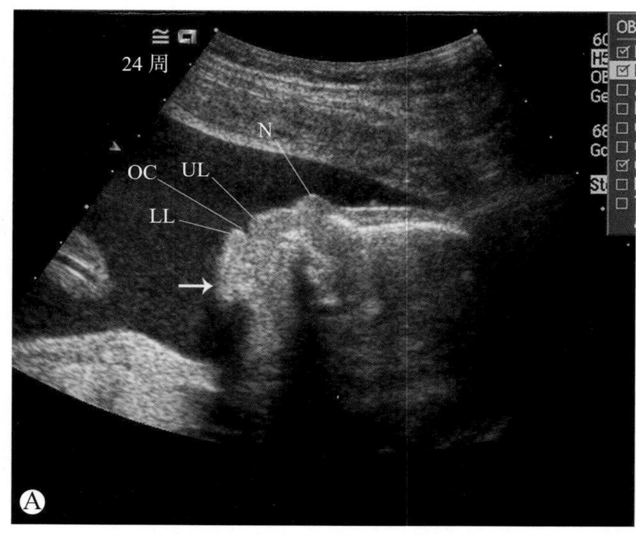

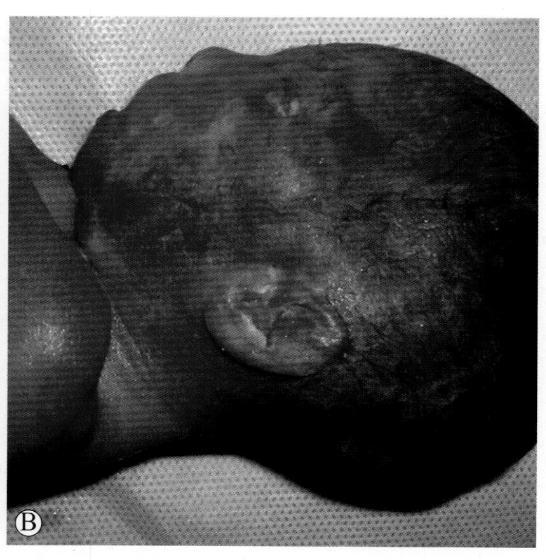

图33-10-10　24周胎儿小下颌畸形伴有小耳、先天性心脏病、手畸形、脊柱裂等多发畸形，染色体核型分析为18-三体

A.面部正中矢状切面，显示下颌小，下唇及下颌明显后缩，正常下唇及下颌形成的“S”形曲线消失（箭头）。总处于半张口状态。B.引产后胎儿侧面照片。N.鼻；UL.上唇；LL.下唇；OC.口

一。另外，小下颌畸形常伴发许多畸形综合征，其预后各不相同。产前本病最常见于18-三体综合征，预后极差。

七、耳畸形

常见的严重耳畸形（ear abnormalities）：①无耳畸形（anotia），一侧或两侧耳廓缺如，常伴外耳道闭锁及中耳畸形。②小耳畸形，耳部发育不全、形态明显异常，常伴外耳道闭锁及中耳畸形。③耳低位（low-set ears），外耳位置明显低，常伴外耳道闭锁及中耳畸形。

1.声像图特点　胎儿耳部常受胎儿体位的影响，靠近探头侧的胎耳可清楚显示，而远离探头侧胎耳常显示困难。在正枕前或后位时，可观察到胎儿双耳图像。

无耳畸形表现为外耳及外耳道不能显示，小耳畸形（图33-10-11）则表现为正常耳形态消失，代之为团状、点状或形态明显畸形的软组织回声，外耳道常不能显示。耳低位在冠状切面上较易判断，主要根据外耳与其深部的颞骨及同侧肩部的位置关系来判断。耳低位时与颞骨及肩部相比外耳明显下移，与肩部距离明显缩短。

2.临床意义　耳畸形的预后取决于合并畸形的严重程度。有外耳道闭锁者有先天性耳聋。

第十一节　胎儿先天性心脏畸形

一、体静脉异位连接

体静脉异位连接（anomalous systemic venous connection）是指上腔静脉或下腔静脉与右心房以外的体循环静脉途径或左心房连接的一组先天畸形。上腔静脉连接异常主要有永存左侧上腔静脉、双侧上腔静脉、右侧上腔静脉缺如、左房主静脉。下腔静脉连接异常主要有下腔静脉离断合并奇静脉连接、下腔静脉引流至左心房。

1.声像图特点

（1）永存左侧上腔静脉：在三血管切面及三血管-气管切面上有恒定的超声表现，双上腔静脉时，主要表现为肺动脉左侧及升主动脉右侧分别显示左上腔静脉和右上腔静脉的横切面，两者管径大小相似（图33-11-1）。左上腔静脉伴有右侧上腔静脉缺如者，升主动脉右侧的右侧上腔静脉不显示，仅显示肺动脉左侧的左侧上腔静脉。发现左侧上腔静脉时，应该以血管横断面为中心旋转探头90°，并追踪血管的走行方向及其上、下两端的连续关系，可做出本病的诊断。永存左侧上腔静脉汇入冠状静脉窦者，在四腔心切面上可出现冠状静脉窦扩张；不汇入冠状静脉窦者，四腔心切面可无异常表现，但多数病例都合并有严重心内结构异常。

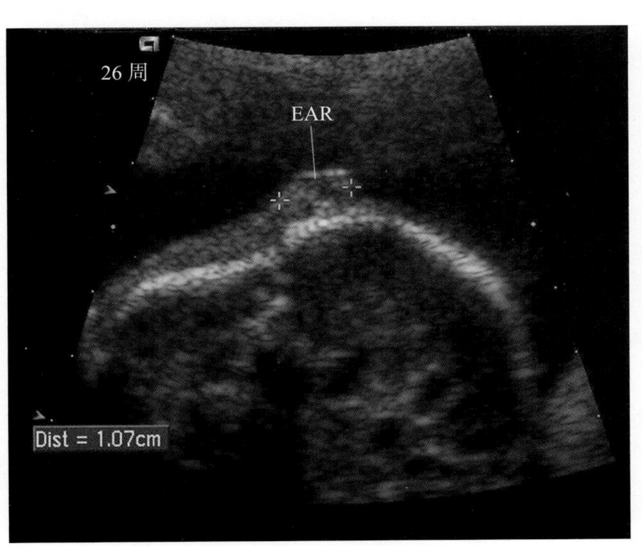

图33-10-11　26周胎儿小耳畸形伴有小下颌、先天性心脏病、手畸形等多发畸形，染色体核型为18-三体

产前耳郭矢状切面显示外耳（EAR）明显小，外耳道因闭锁而不显示，经引产后证实

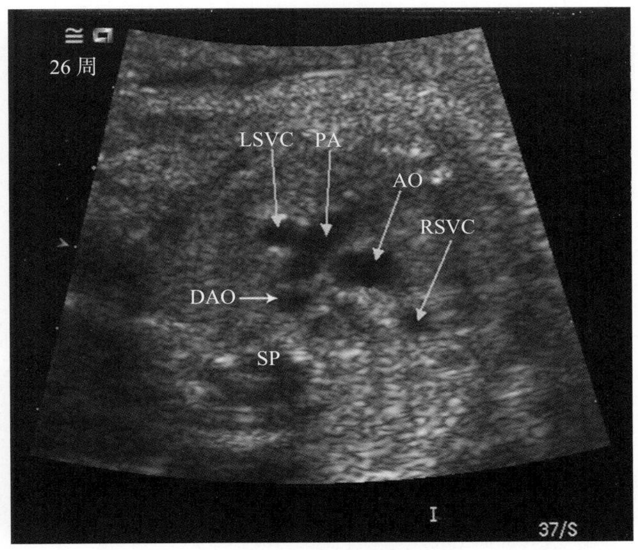

图33-11-1　26周胎儿永存左侧上腔静脉，产后超声证实

三血管切面显示肺动脉（PA）的左侧及主动脉（AO）的右侧分别可见左、右上腔静脉。LSVC.左侧上腔静脉；RSVC.右侧上腔静脉；DAO.降主动脉；SP.脊柱

（2）下腔静脉连接异常：腹部横切面显示腹主动脉的右前方无肝段下腔静脉，而其右后方可显示扩张奇静脉或左后方显示扩张的半奇静脉，多数病例合并有多脾，但由于脾脏小，产前超声很难对其数目进行判断。奇静脉（半奇静脉）长轴切面显示下腔静脉在肾静脉水平与奇静脉（半奇静脉）连接；胸腹腔冠状切面或斜矢状切面可显示主动脉和扩张奇静脉伴行进入胸腔内，CDFI显示两者血流主方向相反。合并左耳异构时，左、右心房均为形态学左心房。四腔心切面显示双侧心耳均呈管状。三血管切面显示扩张奇静脉（半奇静脉）汇入右侧上腔静脉或左侧上腔静脉内。常伴发其他心脏畸形，如房室传导阻滞、永存左侧上腔静脉、完全性大动脉转位、右室双出口等。

2.临床意义　单纯此类畸形预后较好，合并其他心内畸形或心外畸形者，其预后与合并畸形严重程度有关。

二、肺静脉畸形引流

肺静脉畸形引流（anomalous pulmonaryvenous drainage）是指部分（1～3支）或全部（4支）肺静脉未与左心房连接，而与体静脉或右心房相连。肺静脉异常引流的部位有右心房、冠状静脉窦（心内型）、无名静脉或上腔静脉（心上型）、下腔静脉、肝静脉、门静脉（心下型）。完全型肺静脉畸形引流4支肺静脉多先汇合成肺总静脉，走行于心房之后，由此再发出垂直静脉回流至上述三大类部位。

1.声像图特点　产前超声诊断本病较困难，由于胎儿肺静脉较小，产前超声不一定能显示出所有4条肺静脉，异常时，其畸形血管的走行方向亦难以追踪显示，加上胎儿血流动力学的特殊性，部分病例并不引起房室的异常增大，因而漏诊较多，对于完全型肺静脉畸形引流（图33-11-2），有以下特征者应高度怀疑本病的存在。

（1）由于右心室容量负荷增加，四腔心切面上可显示右心增大，左右心不对称，左心房偏小，左心室大小可正常，也可缩小。

（2）正常肺静脉进入左心房处不能显示肺静脉，左心房壁完整连续，彩色多普勒血流成像不能显示正常进入左心房的肺静脉血流。

（3）发现肺总静脉后应追踪观察其走行方向，如果

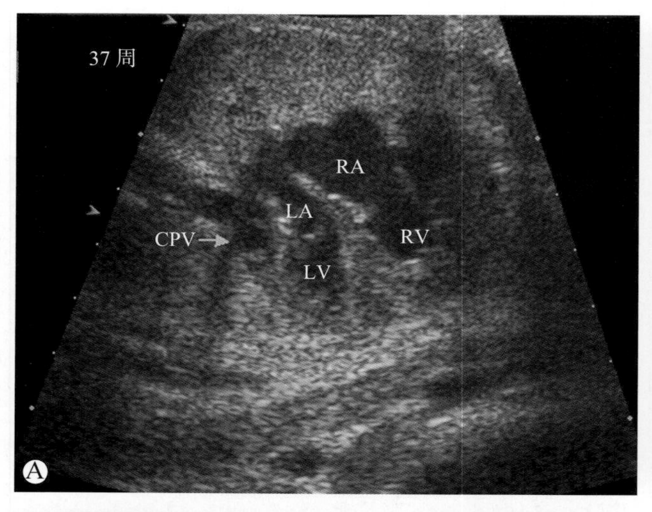

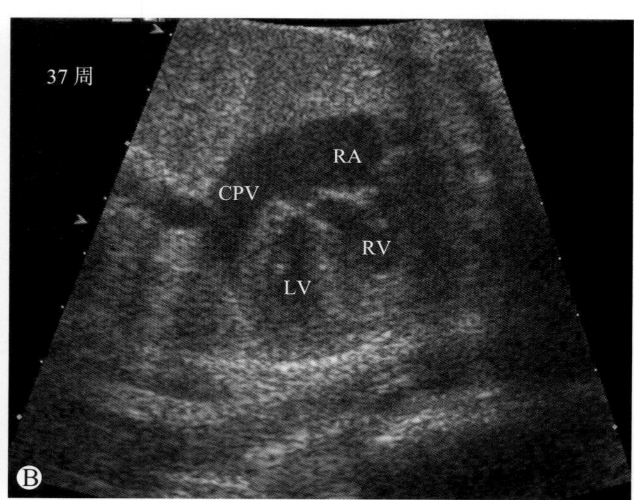

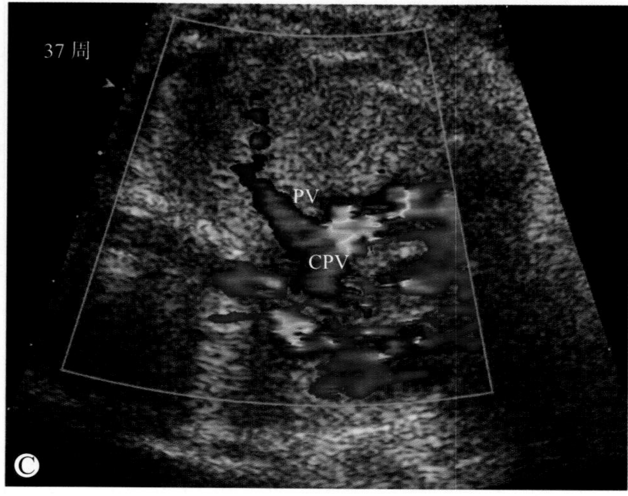

图33-11-2　37周胎儿完全型肺静脉异位引流

四腔心切面（A）显示左心房（LA）、左心室（LV）较小，左心房后方可见肺总静脉（CPV），实时超声可见四条肺静脉进入肺总静脉，后者与右心房相连，右心房（RA）、右心室（RV）增大。上述切面声束略偏斜可显示肺总静脉汇入右心房（B）。彩色多普勒血流成像显示肺静脉（PV）进入肺总静脉，而不进入左心房（C）

向上行走，并汇入左侧无名静脉时，可导致上腔静脉扩张（心上型）；如果向下行走并汇入门静脉系统时可导致门静脉系统扩张（心下型）。如果汇入冠状静脉窦时可导致冠状静脉窦的扩张（心内型）。对于混合型肺静脉畸形引流，产前超声诊断更困难。

2.临床意义　出生后可手术纠正，预后较好。产前超声如能提示完全型静脉异位引流，可提高此畸形手术后生存率。

三、房室共道畸形

房室共道畸形（common atrioventricular canal defect）又称为心内膜垫缺损（endocardial cushion defect）或房室间隔缺损（atrioventricular septal defect），是一组累及房间隔、房室瓣和室间隔的复杂性先天性心脏畸形。

1.声像图特点

（1）完全型房室共道畸形：胎儿四腔心切面上可显示房间隔下部与室间隔上部连续性中断，仅见一组共同房室瓣在心脏中央启闭运动，共同房室瓣横穿房、室间隔缺损处，不能显示房室瓣在室间隔上的附着点，由房室间隔和房室瓣在心脏中央形成的"十"字交叉图像消失，四个心腔相互交通（图33-11-3）。心脏房室大小可正常，也可有心房增大，左、右心室大小一般在正常范围，基本对称。对位不良的完全型房室共道畸形可出现右心房扩大，左心房发育不良而缩小。彩色多普勒超声更直观地显示4个心腔血流交通，正常双流入道血流消失，为一粗大血流束进入两侧心室，收缩期可有明显的瓣膜反流。

（2）部分型房室共道畸形：四腔心切面上房间隔下部连续性中断（即原发孔缺损），二尖瓣和三尖瓣在室间隔的附着点在同一水平上（图33-11-4），有瓣膜反流时，彩色和脉冲多普勒检查有相应表现。

2.临床意义　胎儿房室共道畸形常与染色体畸形有关，50%伴发于染色体三体，尤其是21-三体（占60%）和18-三体（占25%），有染色体畸形者常合并有心外畸形。因此，产前检出本病时应进行胎儿染色体检查。本病还常合并多脾综合征，后者常有多发性心脏畸形、腹部脏器的位置异常及左心房异构等。

房室共道畸形总的预后并不乐观，未接受手术治疗的婴儿中有50%在1岁内死于心力衰竭、心律失常、肺动脉高压所致右向左分流。6个月内接受手术治疗疗效较好，但10%的患儿需行第二次房室瓣修补术或置换术。伴有染色体畸形，尤其是21-三体和18-三体，常有智力低下。

四、三尖瓣闭锁

三尖瓣闭锁（tricuspid atresia）的主要特征是右心房和右心室之间房室连接中断。其可分为三尖瓣缺如、三尖瓣无孔两种类型，前者多见，后者少见。三尖瓣缺如时，三尖瓣瓣环、瓣叶、腱索及乳头肌均缺如，三尖瓣所在部位由一肌性组织所代替。三尖瓣无孔时，三尖瓣瓣环、瓣叶和瓣下组织仍然保留，但瓣膜无孔。心房排列正常，形态学左心房与形态学左心室相连。右心室发育不良而明显缩小或仅为一残腔。可伴有室间隔缺损，心室与大动脉连接关系可一致或不一致。

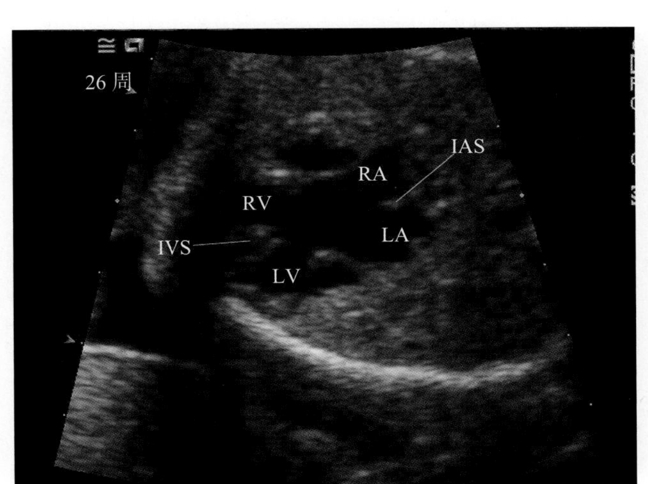

图33-11-3　26周胎儿完全型心内膜垫缺损，伴右心室双出口等复杂先天性心脏畸形，染色体核型为21-三体

四腔心切面舒张期显示一组共同房室瓣、房间隔下部和室间隔上部连续性中断，在心脏中央形成一个大缺损，四个心腔均相通。LA.左心房；LV.左心室；RA.右心房；RV.右心室；IVS.室间隔；IAS.房间隔

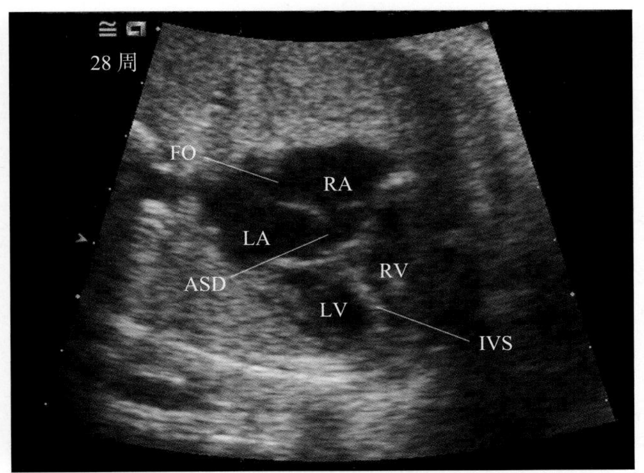

图33-11-4　28周胎儿部分型心内膜垫缺损，同时合并多发性畸形，经解剖证实

四腔心切面上房间隔下部连续性中断。二尖瓣和三尖瓣在室间隔的附着点在同一水平上。LA.左心房；LV.左心室；RA.右心房；RV.右心室；IVS.室间隔；FO.卵圆孔，ASD.原发孔型房间隔缺损

1.声像图特点　四腔心切面上明显异常，左、右心明显不对称，右心室明显偏小或不显示，仅见左侧房室瓣启闭运动，右侧房室瓣缺如，无启闭运动，在相当于右房室瓣处超声可显示一强回声软组织带。常伴有室间隔缺损，缺损的大小将直接影响右心室的大小，一般来说，缺损越大，右心室越大。不伴有室间隔缺损时，右心室仅为一残腔而几乎不能显示（图33-11-5A），彩色与脉冲多普勒超声不能检出右侧房室瓣血流，仅能检出左侧房室瓣血流（图33-11-5B）。心脏舒张期彩色多普勒只显示一条流入道彩色血流带。不伴有室间隔缺损的三尖瓣闭锁，动脉导管内血流可出现反向血流，即血流方向为降主动脉经动脉导管流向肺动脉。

2.临床意义　预后不良。

五、二尖瓣闭锁

二尖瓣闭锁（mitral atresia）的主要特征是左心房与左心室连接中断，可分为二尖瓣缺如和二尖瓣无孔两种类型。左心室发育不良而缩小或仅为一残腔，位于左后下方。本病可见于主动脉闭锁、左心发育不良综合征，可伴有室间隔缺损。

1.声像图特点　四腔心切面明显不对称，左心室明显缩小或不显示，左侧房室瓣缺如，实时超声下无启闭运动，仅见右侧房室瓣启闭运动。在相当于左侧房室瓣处可见一强回声索带状结构（图33-11-6）。伴室间隔缺损者，左心室可正常或缩小，不伴室间隔缺损者，左心室仅为一残腔而几乎不能显示。主动脉可缩小，闭锁时

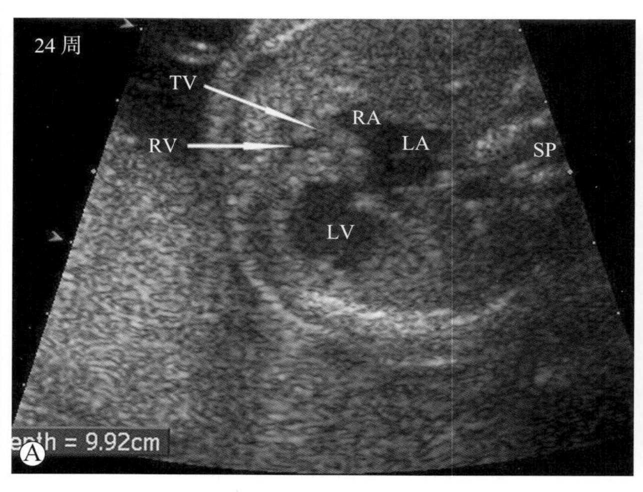

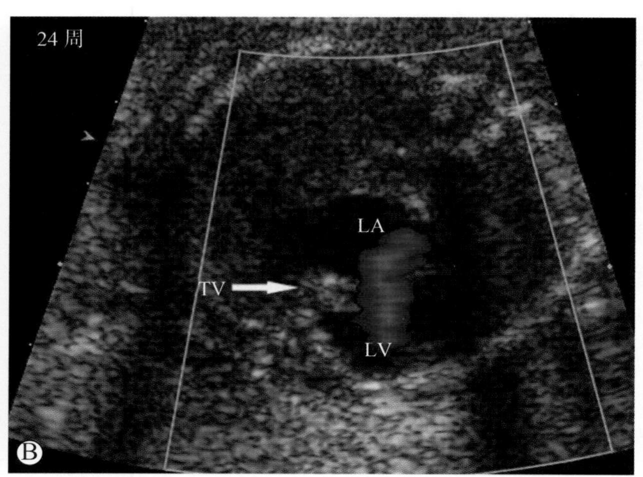

图33-11-5　24周胎儿三尖瓣闭锁不伴室间隔缺损

A.四腔心切面显示舒张期三尖瓣不开放，代之为一索带状强回声结构位于右心房和右心室之间，右心室很小，仅为一残腔；B.彩色多普勒血流成像仅显示左侧房室瓣血流，右侧房室瓣无血流显示。LA.左心房；LV.左心室；RA.右心房；RV.右心室；TV.三尖瓣；SP.脊柱

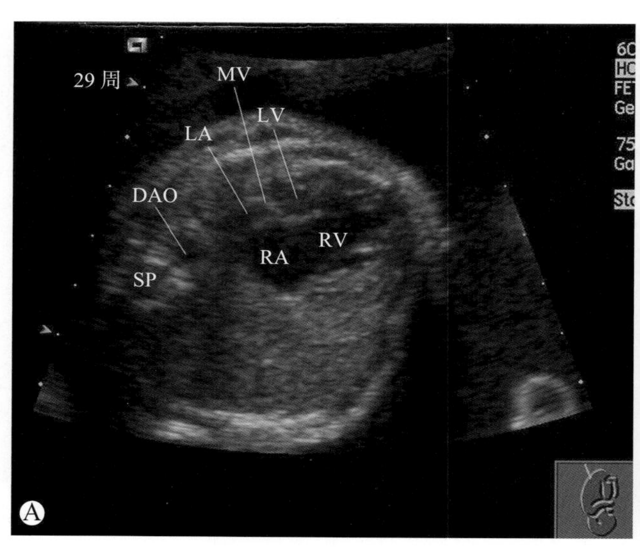

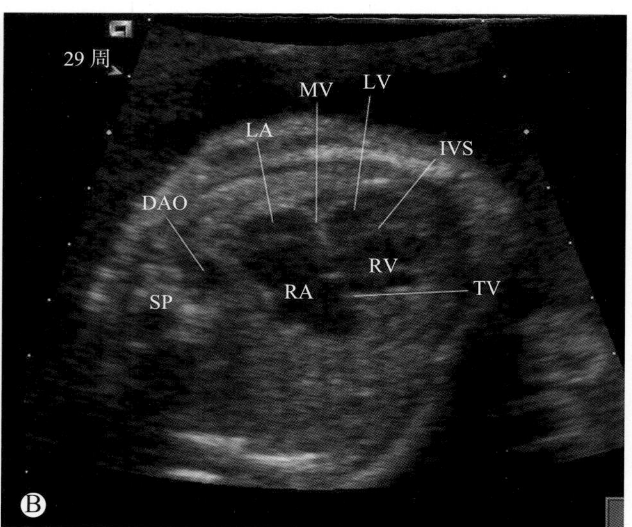

图33-11-6　29周胎儿左心发育不良综合征（二尖瓣闭锁）

四腔心切面收缩期（A）及舒张期（B）显示右心室增大，左心室极小，左房室瓣（MV）呈一膜状光带，实时下无启闭运动，可见右房室瓣启闭运动。LA.左心房；LV.左心室；RA.右心房；RV.右心室；MV.二尖瓣；TV.三尖瓣；DAO.降主动脉；IVS.室间隔；SP.脊柱

主动脉显示不清，仅显示一条大血管即肺动脉。伴中等大小室间隔缺损时，可显示正常大小的主动脉。心室与大动脉连接关系可一致或不一致，可有右室双出口。彩色多普勒超声与脉冲多普勒超声只显示右侧房室瓣血流，而左侧房室瓣无血流信号。主动脉闭锁时，主动脉弓内可显示反向血流，即血流由降主动脉倒流入主动脉弓，供应胎儿头颈部。

2. 临床意义　预后不良。胎儿期检出二尖瓣闭锁，应行胎儿染色体检查，约18%的患儿伴有染色体畸形，主要有18-三体，13号与21号染色体的异位及缺失综合征。

六、单心室

单心室（single ventricle）指心房（左、右心房或共同心房）仅与一个主要心室腔相连接的畸形，又称为单一心室房室连接畸形（univentricular atrioventricular connection）。单心室还有很多其他名称，如单心室心脏（univentricular heart）、心室双入口（double-inlet ventricle）等，目前均强调使用单心室这一名称。主要特征是左、右心房通过两组房室瓣与一个心室相连，或一侧房室瓣的全部与另一侧房室瓣的大部分共同与一个心室相连。与之相连的心室形态有三种类型：左室型、右室型和中间型。

1. 声像图特点　四腔心切面图像上“十”字交叉失常，室间隔不显示，仅显示一个心室腔，有两组房室瓣且均与这个心室相连（图33-11-7），心室形态多为左心室。实时超声下两组房室瓣在同一个心室内有规律地开放与关闭。附属腔常难以显示，如能显示，多位于主腔前方。多有大动脉转位特征。彩色多普勒血流成像可显示左、右心房内血流分别经左、右房室瓣流向一共同心室腔内。

2. 临床意义　预后不良。

七、埃布斯坦畸形与三尖瓣发育不良

埃布斯坦畸形（Ebstein anomaly）又称三尖瓣下移畸形，它与三尖瓣发育不良（tricuspid dysplasia）在病理解剖上表现相互重叠，难以将两者严格区分开来，在产前超声表现上亦较难区分，且两者的预后相似，因此严格区分两者并不重要，故本节将两者一并讲述。

埃布斯坦畸形与三尖瓣发育不良都是因三尖瓣发育异常所致的先天性心脏畸形，都可表现为三尖瓣的冗长、增厚或短小及明显增大的右心房等，都可合并心脏其他畸形如室间隔缺损、肺动脉狭窄等，也可合并心外畸形或染色体畸形。埃布斯坦畸形的主要特点在于三尖瓣部分或全部下移至右心室，下移的瓣叶常发育不全，表现为瓣叶短小或缺如，隔叶与室间隔紧密粘连而使瓣叶游离部显著下移，或隔叶起始部虽近于瓣环，但体部与室间隔粘连而使瓣尖下移。房化右室与原有右心房共同构成巨大的右心房，而三尖瓣叶远端的右室腔则变小。三尖瓣发育不良的主要特点是三尖瓣的明显增厚、结节状改变、三尖瓣附着点无明显下移，由于三尖瓣严重关闭不全导致右房右室明显增大。

1. 声像图特点　四腔心切面图像上显示心脏明显增大，尤以右心房扩大为甚，三尖瓣下移至右心室（图33-11-8），下移的程度可各不相同。三尖瓣发育不良时，三尖瓣附着点无明显下移，仅表现为三尖瓣的明显增厚、结节状、回声增强。彩色多普勒超声与频谱多普勒超声

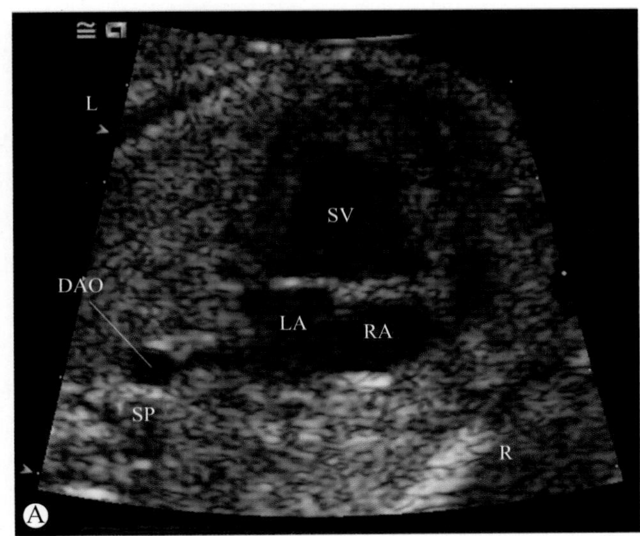

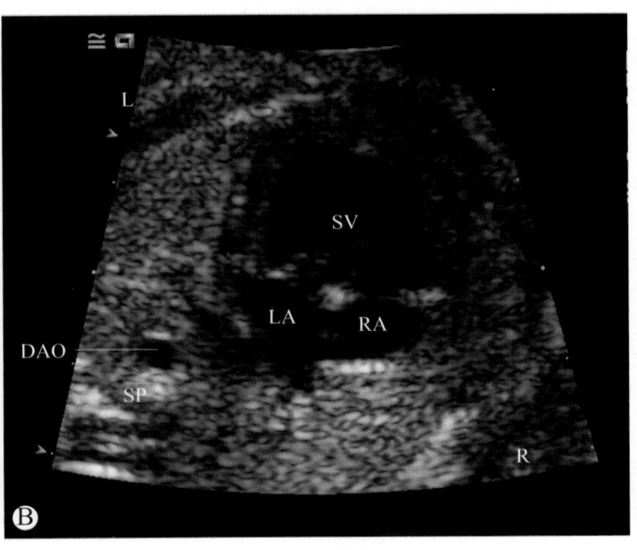

图33-11-7　24周胎儿单心室，心室双流入道

四腔心切面收缩期（A）及舒张期（B）显示单一心室和心室双流入道。SV. 单心室；RA. 右心房；LA. 左心房；SP. 脊柱；DAO. 降主动脉；L. 左侧；R. 右侧

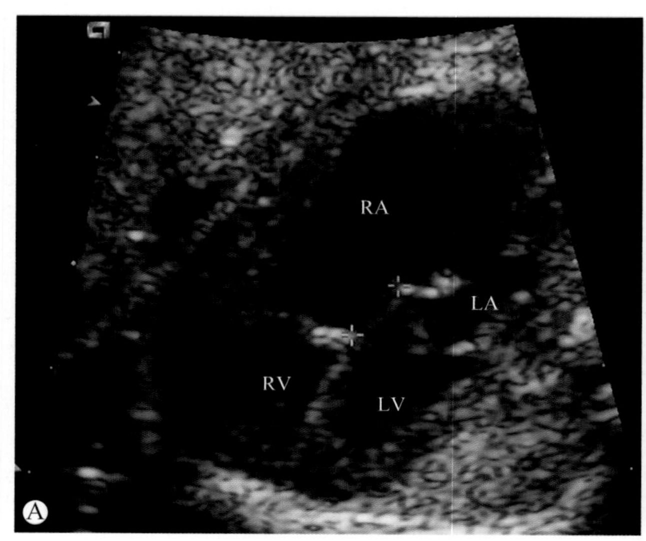

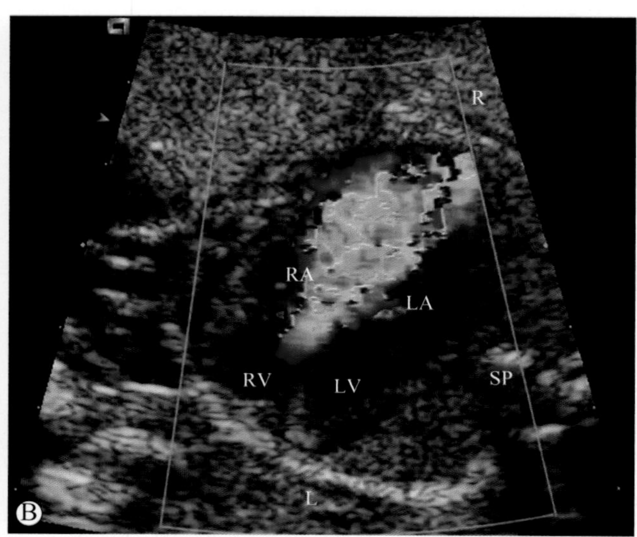

图33-11-8 24周胎儿三尖瓣下移畸形，经解剖证实

A.四腔心切面图像显示三尖瓣隔瓣附着点下移，实时超声显示隔瓣粘连，瓣膜回声增强、增厚，收缩期三尖瓣前瓣和隔瓣结合点明显下移，右心房明显增大。B.四腔心切面收缩期图像显示三尖瓣重度反流，反流加速点位置极低。LA.左心房；LV.左心室；RA.右心房；RV.右心室；SP.脊柱；L.左侧；R.右侧

常显示出三尖瓣严重反流，反流血流束宽大、明亮，常达右心房底部。心胸比例明显增大，心脏增大可导致严重肺发育不良。常伴发肺动脉闭锁和右心室流出道梗阻而出现相应征象。心脏无明显扩大的埃布斯坦畸形时产前诊断较困难。

2.临床意义　预后取决于三尖瓣下移的严重程度，产前检出此两种畸形，严重者出生后多数不能存活，死亡的主要原因是心脏扩大导致肺发育不良。轻者预后良好，产前常漏诊。临床上有些病例到成年才被发现，这说明产前检出的这些畸形比儿童期或成人期检出者严重得多。

八、肺动脉闭锁不伴室间隔缺损

肺动脉闭锁不伴室间隔缺损（pulmonaryatresiawithintact ventricular septum）的特征性改变是肺动脉瓣闭锁而室间隔完整，右心室与主肺动脉之间无交通，血液不能从右心室腔射入主肺动脉，从右心房经三尖瓣进入右心室的血液，由于室间隔连续完整，唯一出路是再经三尖瓣反流入右心房。右心室壁常肥厚，而右心室腔却偏小，伴有严重三尖瓣反流时，右心室可扩张。回流入右心房的血流则只有经过卵圆孔到左心房，再经左心室到主动脉，最后分布到全身，因此左心系统承担了整个心脏的输出负荷，左心房、左心室增大，主动脉也因此增宽。肺动脉的灌注则来自动脉导管的倒流。

1.声像图特点　四腔心切面图像上“十”字交叉存在，但左、右心室不对称，右心室壁明显增厚而心腔缩小，左心室增大。伴有明显三尖瓣反流时，右心室腔可扩张，右心房可明显增大（图33-11-9）。实时超声下，三尖瓣活动受限，幅度较小，而增厚的右心室壁搏动幅度很小。主动脉与肺动脉不成比例，主动脉较肺动脉为宽，部分病例肺动脉极小而显示不清。本病多为肺动脉瓣闭锁，在右心室流出道及肺动脉长轴切面上，可显示肺动脉瓣呈膜状光带，实时超声检查无启闭运动。彩色多普勒超声与频谱多普勒超声不能检出右心室至肺动脉的血流信号，但可显示由动脉导管内反流入肺动脉的血流信号。左、右房室瓣血流明显不对称，左侧血流束粗大，右侧则细小。如有三尖瓣反流，则可显示收缩期右心室经三尖瓣反流入右心房，血流束反流速度一般很高。

2.临床意义　预后的好坏取决于右心室发育不良的程度，轻度者，手术预后好，严重者，预后差。

九、肺动脉闭锁伴室间隔缺损

肺动脉闭锁伴室间隔缺损（pulmonary atresia with ventricular septal defect）的特征性改变是主肺动脉干闭锁，室间隔缺损（多为流出道缺损），主动脉前移并骑跨。常有较大分支直接从主动脉分出供应肺，左、右肺动脉可存在。

1.声像图特点　五腔心切面图像上可显示主动脉增宽、骑跨、流出道型室间隔缺损（图33-11-10）。如能显示胸骨旁左心长轴切面，则上述表现更为清楚。本病在四腔心切面图像上房室大小可表现正常，伴右心室发育不良者，可表现为右心明显缩小。可伴有三尖瓣闭锁。不能显示主肺动脉，有时可显示出左、右肺动脉。彩色多普勒超声可显示动脉导管内和肺动脉内反向血流，三血管平面显示动脉导管内与主动脉内血流方向相反。产

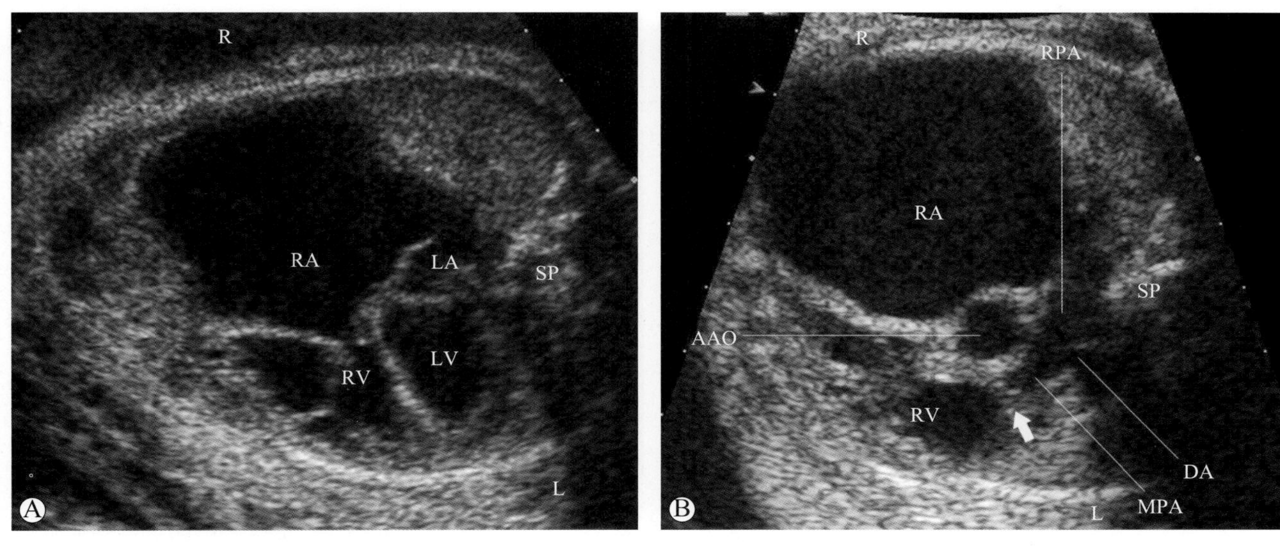

图33-11-9　肺动脉闭锁不伴室间隔缺损，伴三尖瓣发育不良与单心房

A.四腔心切面，室间隔连续，右心房及右心室明显增大，三尖瓣回声增强、增厚。B.心底短轴切面显示肺动脉瓣呈膜状光带（箭头），无启闭运动。LV.左心室；RV.右心室；LA.左心房；RA.右心房；AAO.升主动脉；MPA.主肺动脉；DA.动脉导管；RPA.右肺动脉；SP.脊柱；R.右侧；L.左侧

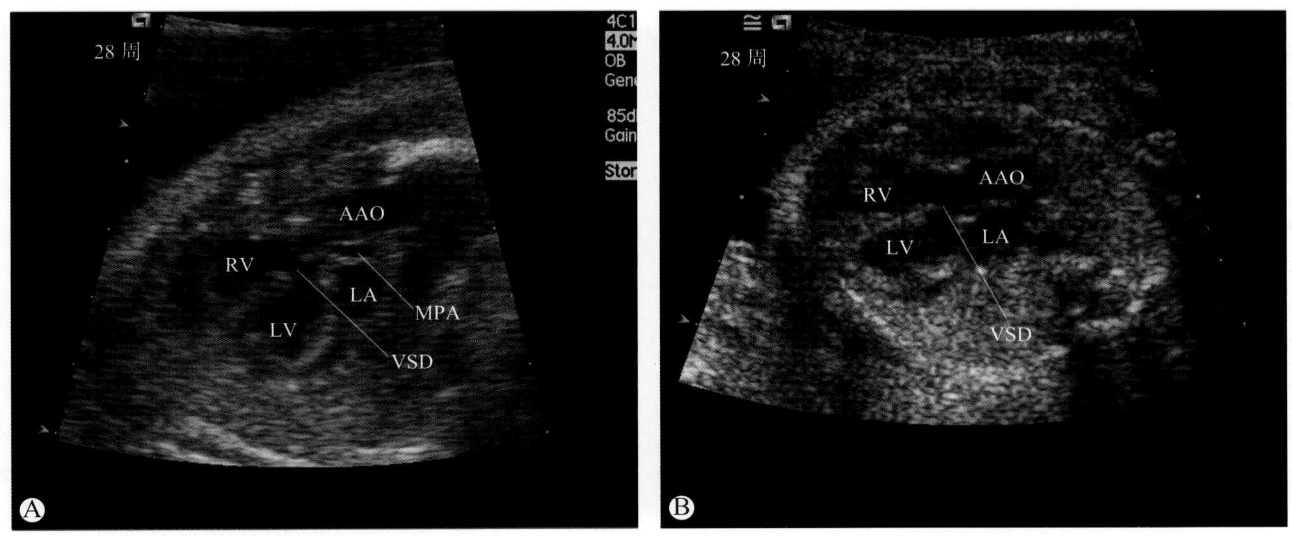

图33-11-10　28周胎儿肺动脉闭锁，伴室间隔缺损、主动脉骑跨

A.非标准右心室流出道长轴切面图像显示右心室流出道和肺动脉之间为条索状回声，远端肺动脉内径明显小于主动脉内径。B.五腔心切面图像显示主动脉明显增宽并骑跨于室间隔上，主动脉前壁与室间隔连续性回声中断。LA.左心房；LV.左心室；RV.右心室；VSD.室间隔缺损；MPA.主肺动脉；AAO.升主动脉

前超声有时很难将本病与永存动脉干相区别。

2.临床意义　本病可伴发于染色体畸形，有报道22号染色体长臂缺失时可出现此种心脏畸形。

十、肺动脉狭窄

肺动脉狭窄（pulmonary stenosis）的主要特点是肺动脉瓣出现不同程度的狭窄，也可以是其他心脏复杂畸形的一个表现。

1.声像图特点　单纯轻度肺动脉狭窄，产前超声很难检出。由于胎儿时期，肺循环阻力较高，肺动脉轻度狭窄不会出现异常高速血流，因此彩色多普勒超声亦没有明显异常改变。肺动脉狭窄到一定程度时，产前超声才能发现。严重肺动脉狭窄的超声表现有肺动脉瓣增厚，开放受限，可见狭窄后局限性肺动脉扩张（图33-11-11）。部分病例可有肺动脉瓣环或主肺动脉狭窄。右心室肥厚与三尖瓣反流。彩色多普勒超声与频谱多普勒超声可检出肺动脉内五彩血流及湍流频谱。部分病例在发育过程中可由狭窄发展为肺动脉闭锁。

2.临床意义　单纯肺动脉狭窄预后尚好。

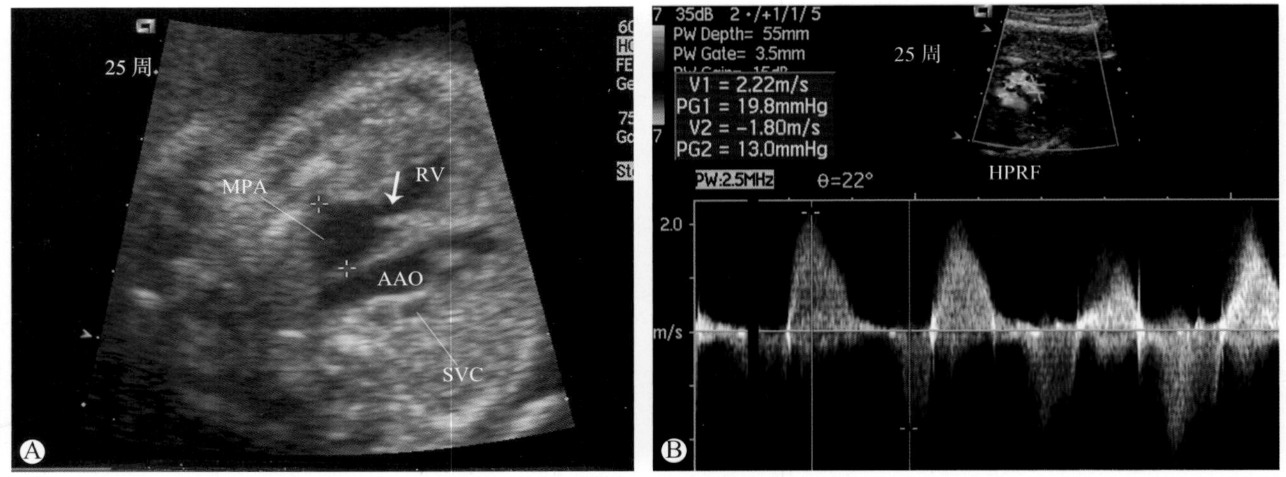

图33-11-11 25周胎儿，双胎之一肺动脉瓣狭窄

A.右心室流出道长轴切面图像显示肺动脉瓣回声增强增厚（箭头），并瓣上窄后扩张，达1.02cm（"＋ ＋"之间）。B.彩色多普勒超声及频谱多普勒超声表现为收缩期的高速血流，流速峰值超过2.22m/s，舒张期明显反流。MPA.主肺动脉；AAO.升主动脉；SVC.上腔静脉；RV.右心室

十一、主动脉闭锁

参见左心发育不良综合征。

十二、主动脉狭窄

主动脉狭窄（aortic stenosis）的病理类型有3种，即瓣上狭窄、瓣膜狭窄、瓣下狭窄。瓣上狭窄可以是主动脉窦上膜性狭窄、升主动脉局限性狭窄或包括主动脉弓及其分支在内的弥漫性狭窄。瓣膜狭窄主要是主动脉瓣不同程度发育不良、瓣膜增厚或瓣叶融合。瓣下狭窄可为纤维膜性狭窄或因室间隔局限性增厚导致左心室流出道梗阻。胎儿期最常见的类型为主动脉瓣狭窄。

1.声像图特点　与肺动脉瓣狭窄相似，轻中度主动脉瓣狭窄很难在产前做出诊断。严重主动脉瓣狭窄的超声表现有主动脉瓣回声增强，增厚，开放受限。升主动脉出现狭窄后扩张。左心室大小可正常、缩小或左心室壁轻度肥厚，右心室可增大。因严重狭窄导致左心衰竭时，左心室扩张，舒缩减弱，左心室壁及其内的乳头肌回声增强，二尖瓣开放幅度减小。出现二尖瓣反流时，左心房、左心室进一步扩大。

2.临床意义　本病预后与狭窄的类型、狭窄程度、心脏缺血程度、左心功能好坏有关。瓣上、瓣下狭窄在新生儿期常无明显表现，而瓣膜狭窄常是胎儿或新生儿充血性心力衰竭的重要原因。部分病例在胎儿较早期检出主动脉瓣狭窄后，随着孕周的增大，可发展为重度主动脉瓣狭窄，大部分病例狭窄严重程度不变。如果新生儿期左心功能尚可，可行球囊扩张术，但50%的患者在10岁内须行换瓣手术。如果左心功能不适合行球囊扩张术，则可考虑Norwood修补术。

十三、主动脉缩窄

胎儿主动脉缩窄（coarctation of the aorta）的主要特征是导管前主动脉缩窄，严重者可出现闭锁。最常发生于左锁骨下动脉起始部和动脉导管之间的主动脉峡部。左心房、左心室、主动脉相对发育不全，而右心房、右心室、肺动脉相对增大，导管增粗。儿童及成人主动脉缩窄还可发生于动脉导管的远侧主动脉局限性缩窄。90%的病例伴有心脏其他畸形，主要有主动脉狭窄与关闭不全，房室间隔缺损，大动脉转位，永存动脉干，右室双出口等，也可合并心外畸形，如膈疝、Turner综合征等。

1.声像图特点　主动脉弓缩窄病变过程和病理生理的改变是渐进性的，当狭窄较轻时，胎儿期超声心动图可表现不明显或正常，而婴儿期或成人后才发展为中度或重度主动脉弓缩窄。因此，许多病例产前超声诊断受到限制。许多病例宫内只能疑诊本病，产后新生儿检查才能确诊。四腔心切面图像示左、右心室不对称，左心室偏小，右心室相对较大。三血管切面图像可显示肺动脉较主动脉明显为大。三血管-气管切面图像可完整直观地显示主动脉弓与降主动脉的连接关系，同时可以观察主动脉弓及峡部的管径大小。在此切面上，主动脉弓缩窄表现为主动脉弓内径小，尤其是降主动脉汇合处的主动脉弓（峡部）细小，主动脉弓峡部狭窄。主动脉弓长轴切面显示主动脉弓形态失常（图33-11-12），弯曲度变小并僵直。分段测量主动脉弓的内径，尤其测量主动脉弓峡部内径，有助于本病的诊断。足月胎儿主动脉弓峡部内径应大于0.3cm，其他孕周可与左锁骨下动脉起始部内径相比较，如果峡部内径大于或等于左锁骨下动脉内径，主动脉缩窄的可能性很小。

2.临床意义　出生后因动脉导管关闭，严重主动脉

缩窄可导致新生儿死亡，因此须给予前列腺素以维持动脉导管开放。手术治疗死亡率约为10%，存活者术后再狭窄的发生率约为15%。

十四、主动脉弓离断

主动脉弓离断（interrupted aortic arch）的主要特征是主动脉弓某部位完全缺如或纤维条索状闭锁，主动脉弓和降主动脉之间无直接交通，降主动脉只接受动脉导管来的血液。

1. 声像图特点　四腔心切面图像上左、右心明显不对称，左心室较右心室为小。三血管切面图像可显示肺动脉较主动脉明显为大。三血管-气管切面显示主动脉弓总呈横切面图像，其内径明显较肺动脉内径小，和降主动脉不相连续，这是主动脉中断的特征性超声表现（图33-11-13A）。主动脉弓长轴切面亦表现为升主动脉与降主动脉间的主动脉弓中断，不同类型主动脉弓中断部位不同：A型中断部位在主动脉弓峡部；B型中断部位在主动脉弓的左颈总动脉与左锁骨下动脉间（图33-11-13B）；C型中断部位在主动脉弓的右无名动脉与左颈总动脉间。动脉导管弓长轴切面显示动脉导管粗大。

2. 临床意义　不手术的新生儿平均生存期约4天。前列腺素E治疗维持动脉导管开放很重要。最近文献报道手术后总的生存率可达70%。

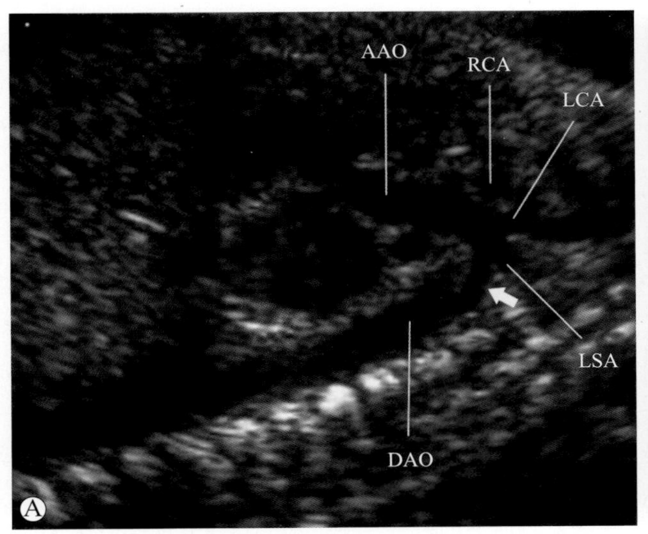

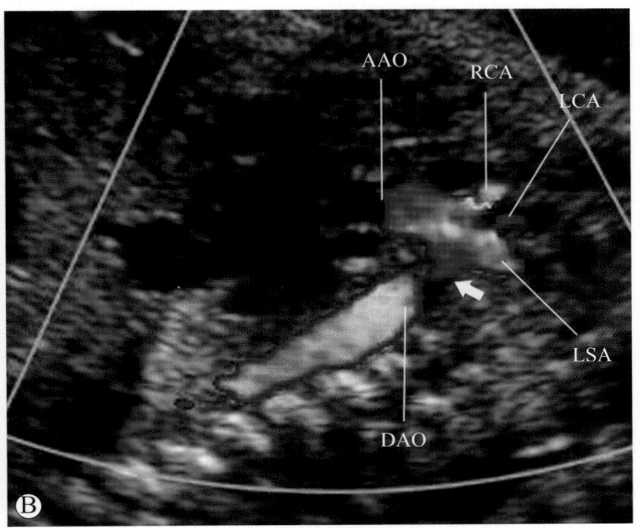

图33-11-12　23周胎儿主动脉弓缩窄、右室双出口、室间隔缺损

主动脉弓长轴切面二维（A）及彩色多普勒（B）超声图像显示主动脉弓峡部明显变窄。AAO.升主动脉；RCA.右颈总动脉；LSA.左锁骨下动脉；DAO.降主动脉；LCA.左颈总动脉

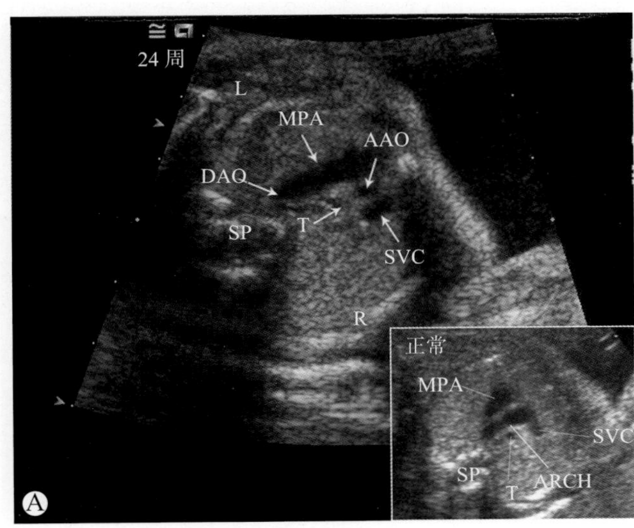

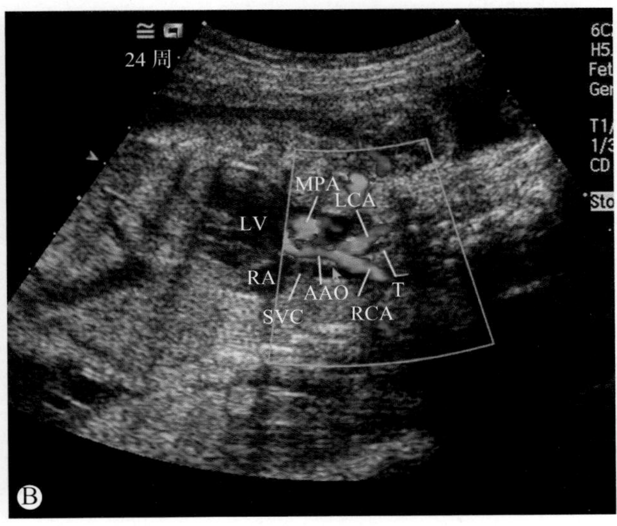

图33-11-13　24周胎儿主动脉弓离断

A.三血管-气管切面图像显示升主动脉与降主动脉间连续性中断，不能显示主动脉弓（右下方小图为正常三血管-气管切面图像显示主动脉弓与降主动脉相延续）。B.彩色多普勒显示升主动脉长轴切面在气管两侧发出左、右颈总动脉，呈“Y”字形。RA.右心房；LV.左心室；MPA.主肺动脉；AAO.升主动脉；SVC.上腔静脉；T.气管；LCA.左颈总动脉；RCA.右颈总动脉；DAO.降主动脉；ARCH.主动脉弓；SP.脊柱；L.胎儿左侧；R.胎儿右侧

十五、左心发育不良综合征

左心发育不良综合征（hypoplastic left heart syndrome）最具特征的改变为左心室很小，伴有二尖瓣和（或）主动脉闭锁或发育不良。头颈部与冠状动脉血流的唯一来源是动脉导管血液反流入主动脉弓与升主动脉。

1.声像图特点　产前超声根据左心室与升主动脉明显缩小，大部分病例诊断较为容易，但对于左心室腔无明显缩小的少数左心发育不良综合征，产前超声困难较大，此时应仔细观察二尖瓣的运动情况、血流情况、心室收缩情况及心内膜回声，以帮助诊断。本病的主要超声特征有四腔心切面图像示左右心腔明显不对称，左心室明显小于正常（图33-11-14A），部分病例几乎显示不出左心室腔，右心房明显大于正常。肺动脉轻度扩张，比正常胎儿易显示。伴二尖瓣闭锁时，二尖瓣显示为一强回声带状结构，无启闭运动。主动脉明显小于正常，主动脉闭锁时，升主动脉难以显示。伴右心室双出口者，主动脉大小可正常或增大，肺动脉狭窄。主动脉弓发育不良，内径小。彩色多普勒超声与脉冲多普勒超声可显示动脉导管内血液反流入主动脉弓及升主动脉内（图33-11-14B），在三血管-气管切面图像上表现为主动脉弓内血流与肺动脉内血流方向相反。左侧房室瓣血流减小或缺如，右侧房室瓣血流增大，血流量明显增多。左心室至主动脉血流很难检出。左心室腔较大者，心室舒缩明显减弱，心内膜面因心内膜纤维化而回声明显增强。

2.临床意义　本病胎儿在宫内能存活，血液从动脉导管反向灌入胎儿颈部及冠状动脉而不至于上述部位缺血，宫内生长可以正常，但出生后常常出现明显的症状，患本病的新生儿预后极差，25%新生儿在出生后1周内死亡。如果不进行有效治疗，几乎所有受累新生儿在出生后6周内死亡。出生后给予前列腺素治疗以维持动脉导管的开放，但仍然可在24小时内出现充血性心力衰竭。因此新生儿期必须进行手术治疗，包括心脏移植及行Norwood修补术。前者5年生存率约为80%，后者2年生存率约为50%，50%存活者常有神经系统发育迟缓。

十六、大动脉转位

大动脉转位（transposition of the great arteries）分为两种类型。

（1）完全型大动脉转位（右型转位）：主动脉起自右心室，肺动脉起自左心室，房室连接正常，心室无转位。完全型大动脉转位根据有无室间隔缺损和肺动脉狭窄，又可分为以下三种类型。

1）单纯完全型大动脉转位，不伴有室间隔缺损，可伴有或不伴有肺动脉狭窄。

2）完全型大动脉转位伴有室间隔缺损而无肺动脉狭窄。

3）完全型大动脉转位伴有室间隔缺损和肺动脉闭锁。

（2）矫正型大动脉转位（左型转位）：大动脉转位的同时，心室亦转位，即左侧的心室为形态学右心室，接受左心房来的血液，与主动脉相连，执行左心室的功能；右侧的心室为形态学左心室，接受右心房来的血液，

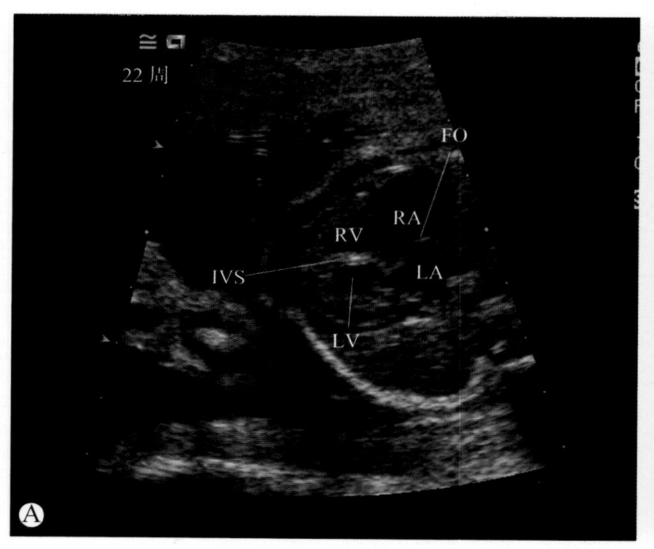

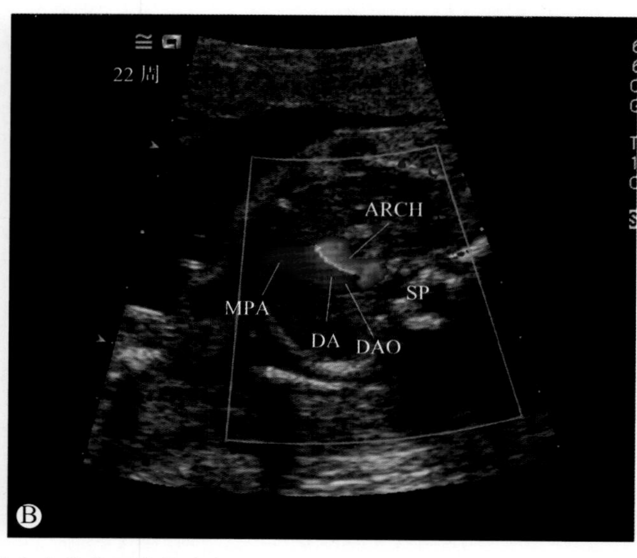

图33-11-14　22周胎儿左心发育不良综合征

A.四腔心切面图像显示左心室腔明显小，二尖瓣极度狭窄，启闭运动明显受限，右心室增大，实时超声及彩色多普勒血流成像可显示卵圆孔瓣突向右心房面，经卵圆孔的血流与正常血流方向相反。B.彩色多普勒血流成像三血管-气管切面图像显示主动脉内反向血流，主动脉内与肺动脉内血流方向相反。LA.左心房；RA.右心房；LV.左心室；RV.右心室；FO.卵圆孔瓣；MPA.主肺动脉；ARCH.主动脉弓；DA.动脉导管；DAO.降主动脉；SP.脊柱；IVS.室间隔

与肺动脉相连，执行右心室的功能。因此，矫正型大动脉转位的血流动力学得以完全矫正。

1.声像图特点　大动脉转位是宫内产前超声最难诊断的心脏畸形之一。多数病例四腔心切面图像正常，且心脏腔室大小正常、对称，大动脉内径亦可正常。最初出现的异常征象是大动脉根部的平行排列关系。因此，诊断本病应对房室连接、心室与大动脉连接关系进行仔细分析后才能做出正确诊断。

（1）完全型大动脉转位：动态观察大动脉根部形成的“十”字交叉消失，而代之以两大动脉平行排列。主动脉起自右心室，主动脉瓣与三尖瓣之间无纤维连接，代之为肌性圆锥；肺动脉起自左心室，肺动脉瓣与二尖瓣前叶相连续。主动脉常位于肺动脉的右前方（图33-11-15）。追踪观察两条大动脉，与右心室相连的主动脉行程长，分出头臂动脉后主干仍存在；而与左心室相连的肺动脉行程短，分出左、右肺动脉后主干消失。主动脉弓较正常跨度大，动脉导管自左心室流出道自然延伸，导管弓较正常跨度小。伴有室间隔缺损者，缺损常较大，位于后方的肺动脉常骑跨在室间隔上。

（2）矫正型大动脉转位：四腔心切面图像示两心室对称，但房室连接不一致。位于左侧的心室为形态学右心室，心室内壁较粗，心尖部可见调节束，房室瓣附着点更靠近心尖，左心房与之相连。位于右侧的心室为形态学左心室，心室内壁较光滑，房室瓣附着点高于对侧，右心房与之相连。主动脉与左侧心室即形态学右心室相连，肺动脉与右侧心室即形态学左心室相连。两大动脉平行排列，动脉起始部的交叉关系消失，主动脉位于肺动脉的左侧。可伴有室间隔缺损、肺动脉狭窄、三尖瓣下移畸形。

2.临床意义　由于胎儿血液循环的特殊性，完全型大动脉转位胎儿在宫内可继续发育。完全型大动脉转位不伴室间隔缺损时，出生后即刻出现青紫并很快恶化，因严重缺氧而死亡。伴有室间隔缺损者，发绀较轻，临床表现可在出生后2～4周才出现，最常出现的表现是心力衰竭。伴有室间隔缺损和严重肺动脉狭窄时，临床与法洛四联症相似。单纯矫正型大动脉转位预后较好，伴发有其他心内畸形时，视伴发畸形的严重程度而定。

十七、法洛四联症

法洛四联症（tetralogy of Fallot）的主要特征有肺动脉口狭窄（主要为瓣下狭窄）、主动脉根部增宽右移骑跨、室间隔缺损、右心室壁肥厚。胎儿时期右心室壁肥厚可不明显，出生后右心室壁才逐渐增厚。

1.声像图特点　在左心长轴切面图像上可显示较大的室间隔缺损，主动脉增宽并骑跨（图33-11-16）。主肺动脉较主动脉小，主肺动脉发育不良的严重程度与肺动脉瓣下流出道梗阻的程度成比例。四腔心切面图像可正常，右心室常无明显肥厚，左、右心室对称，大小基本相等。彩色多普勒超声与频谱多普勒超声在右心室流出道和肺动脉内检出高速血流有助于本病的诊断。伴肺动脉瓣缺如时，肺动脉瓣反流，血液大量反流入右心室而导致右心室扩大，继而出现三尖瓣反流和右心房扩大，肺动脉及其分支显著扩张。

2.临床意义　本病在胎儿期和新生儿期均较少出现心力衰竭，但伴有肺动脉瓣缺如时，常在胎儿期即可出现心力衰竭。右心室流出道有严重梗阻时，出生后可出现发绀，右心室流出道梗阻较轻者，发绀可在1岁左右才

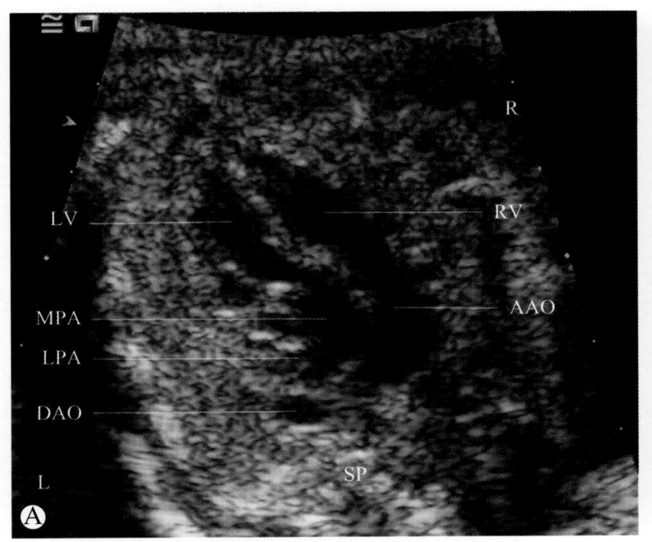

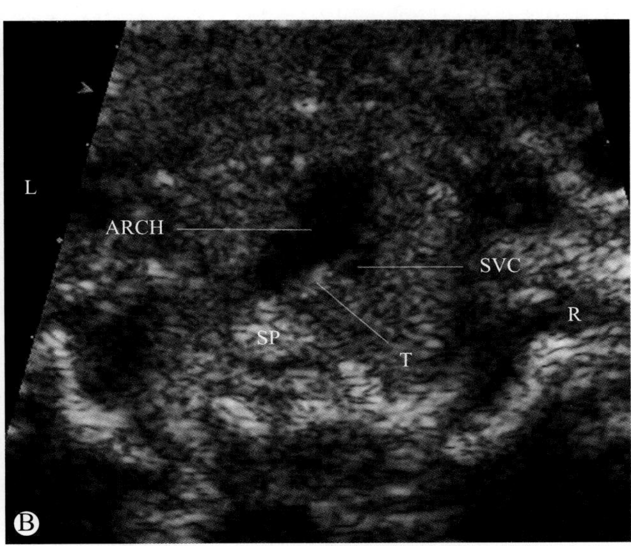

图33-11-15　24周胎儿完全型大动脉转位，不合并室间隔缺损，出生后手术证实

A.心室长轴切面图像显示主动脉发自右心室，肺动脉发自左心室，两者在起始部呈平行排列。B.三血管-气管切面图像显示仅主动脉弓、上腔静脉和气管，肺动脉不能显示，上腔静脉和气管均位于主动脉弓的右侧。LV.左心室；RV.右心室；MPA.主肺动脉；LPA.左肺动脉；AAO.升主动脉；DAO.降主动脉；T.气管；ARCH.主动脉弓；SVC.上腔静脉；SP.脊柱；L.左侧；R.右侧

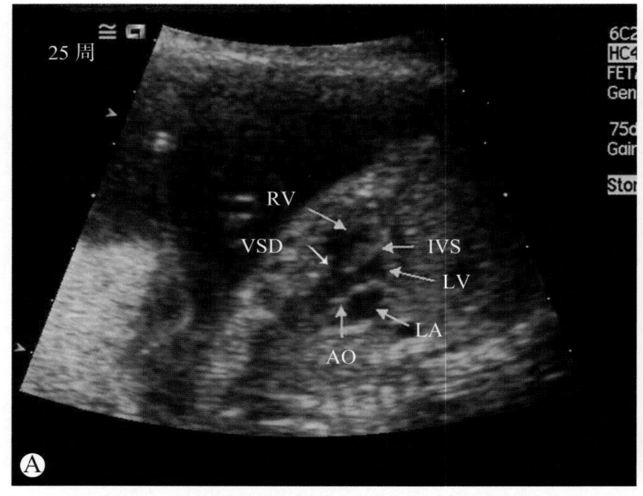

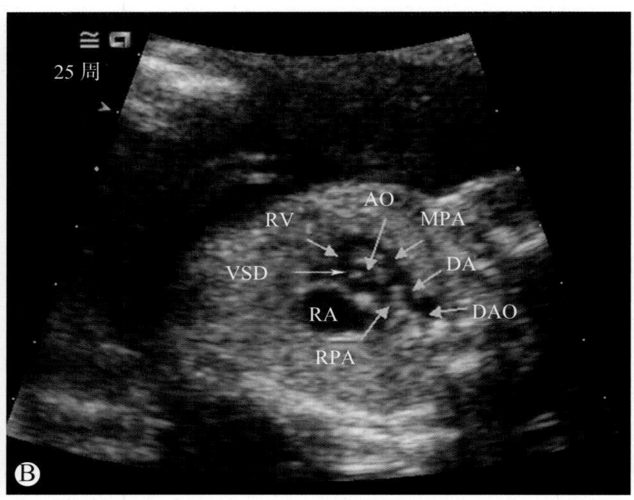

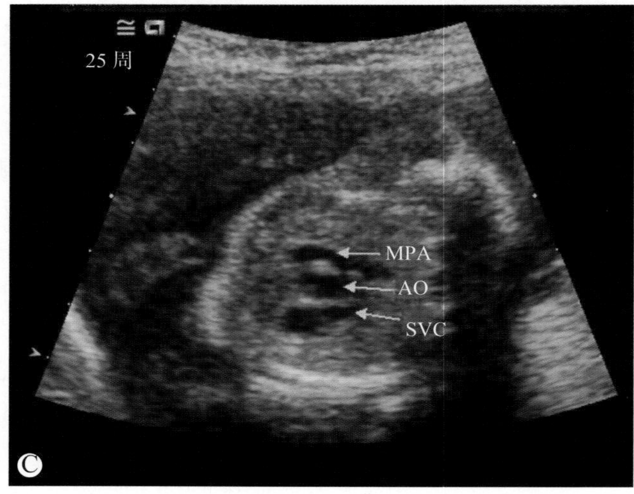

图33-11-16 25周胎儿法洛四联症

左心室长轴切面（A）显示室间隔缺损和主动脉骑跨。心底短轴（B）及三血管切面（C）图像均显示明显的肺动脉狭窄。LV.左心室；RV.右心室；LA.左心房；MPA.主肺动脉；VSD.室间隔缺损；RPA.右肺动脉；AO.主动脉；SVC.上腔静脉；IVS.室间隔；DA.动脉导管；DAO.降主动脉

出现。肺动脉闭锁者，随着动脉导管的闭合，病情可突然加重导致新生儿死亡。手术（出生后3个月手术）生存率在90%以上，约80%的生存者可以耐受正常体力。

法洛四联症常合并有心外畸形，如脐膨出、膈疝，也可伴发于染色体畸形，如21-三体、18-三体、13-三体等，产前检出本症者应行染色体核型分析。

十八、右室双出口

右室双出口（double outlet right ventricle）的主要特征是两条大动脉完全或大部分起源于右心室，几乎所有病例均伴有室间隔缺损。肺动脉狭窄较常见，主动脉狭窄、缩窄、主动脉弓离断相对少见。

1.声像图特点　右室双出口产前超声诊断主要根据大动脉的平行排列关系及两大动脉均起源于右心室（图33-11-17）而得以诊断，由于本病常合并有其他严重心脏畸形，如房室共道、二尖瓣闭锁等，在产前超声检查中常先检出上述合并的畸形。此外，主动脉瓣下及肺动脉瓣下均可见肌性圆锥组织，与二尖瓣前叶的纤维连续性中断亦是本病的特点。

2.临床意义　由于胎儿血循环的特殊性，右室双出口胎儿宫内很少发生心力衰竭。出生后其血流动力学变化取决于右室双出口的类型和伴发畸形的严重程度，预后也与此密切相关。此外，右室双出口常伴有心外畸形和（或）染色体畸形。早期手术死亡率约为10%。

十九、永存动脉干

永存动脉干（persistent arterial trunk）为一种较罕见的先天性心血管畸形，占先天性心脏病的1%～2%，是原始动脉干的分隔发育过程中早期停顿，以致保存了胚胎期从心底部发出一大动脉，心室内血液经一组半月瓣直接供应体循环、肺循环和冠状循环，常合并动脉干下室间隔缺损。

Van Praugh分类法根据肺动脉的起源，永存动脉干可分为4种类型。

A1型：短小的主肺动脉在动脉瓣略上方起自动脉干的后侧壁，主肺动脉随即分为左、右肺动脉，约占47%。

A2型：无肺动脉干，左、右肺动脉分别起自动脉干的后壁或两侧壁，约占28%。

A3型：一侧肺动脉起自动脉干，另一侧肺动脉缺如（多为左肺动脉），该侧肺血供应来源于体循环侧支血管，

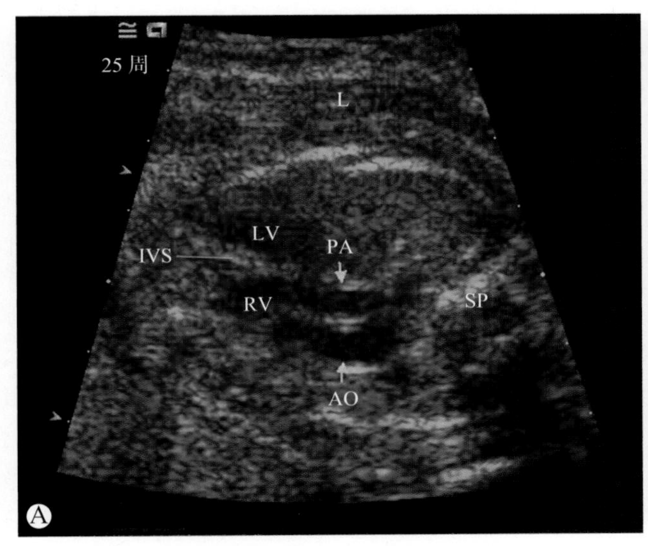

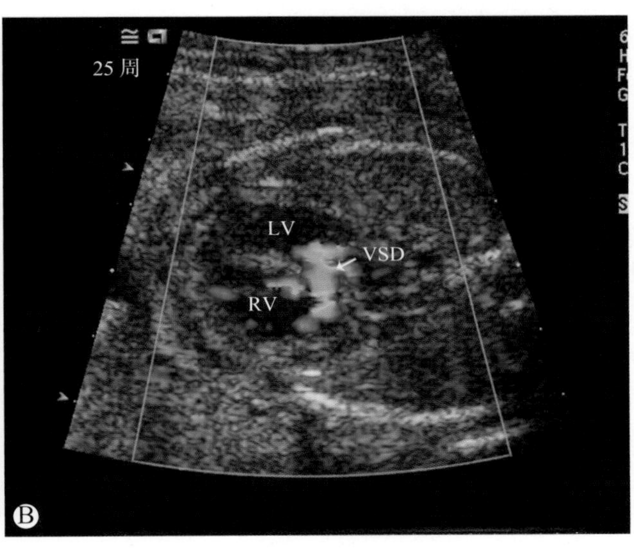

图33-11-17　25周胎儿右室双出口，室间隔缺损

A.右心室流出道切面图像显示主动脉及肺动脉均发自右心室，两大血管在起始部呈平行排列，主动脉位于肺动脉的右前方。B.彩色多普勒超声显示室间隔缺损的左向右分流，室间隔缺损是左心室的唯一出口。LV.左心室；RV.右心室；PA.主肺动脉；VSD.室间隔缺损；AO.主动脉；IVS.室间隔；SP.脊柱；L.左侧；R.右侧

此型最为少见，约占2%。

A4型：动脉干的主动脉成分发育不良，有主动脉缩窄或主动脉弓离断，主肺动脉自主动脉干发出后分为左右肺动脉，粗大的动脉导管支配降主动脉的供血，此型约占23%。

1.声像图特点　四腔心切面图像基本正常，心室与大动脉长轴切面可见一条动脉干骑跨在室间隔上（图33-11-18），动脉干内径明显增粗。各切面检查均只显示一条动脉干，一组半月瓣，常为多瓣叶（4～6个），瓣叶增厚，多伴有关闭不全而出现反流信号，有时可见瓣膜狭窄。正常肺动脉起自右心室的图像消失，正常的动脉导管弓亦消失，不能显示正常走行的肺动脉。可检出主肺动脉或左右直接起自动脉干或不能显示肺动脉。部分永存动脉干可合并单心室。

2.临床意义　胎儿期血流动力学不受影响，出生后却影响严重。患儿常呈进行性心力衰竭，多数患儿出生后1～2周即出现明显心力衰竭。外科手术后90%的患儿可存活，但患儿需接受第二次手术，本病可伴有染色体畸形。

二十、心脏其他畸形

（一）室间隔缺损

室间隔缺损（ventricular septal defect）可分为膜周

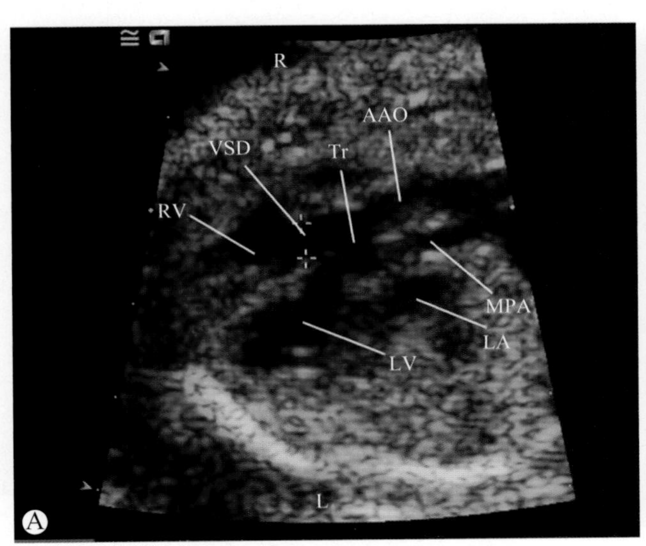

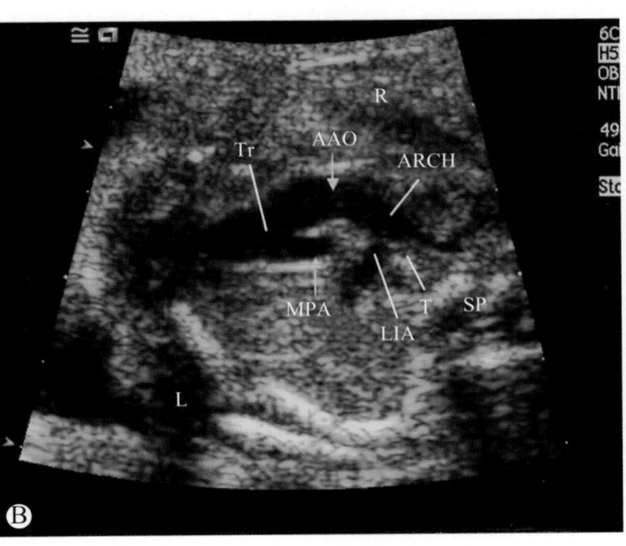

图33-11-18　永存动脉干A1型（合并室间隔缺损）

27周胎儿，心室流出道切面（A）图像显示室间隔上部回声连续性中断（VSD），仅见一组半月瓣，宽大动脉干（Tr）骑跨在室间隔上，骑跨率约为50%，动脉干在半月瓣稍上方立即分出升主动脉（AAO）和主肺动脉（MPA），两者之间仅一壁之隔，且肺动脉小于主动脉；在心室流出道切面上将探头稍向头侧偏斜（B）可更清楚地显示宽大动脉干分出升主动脉和主肺动脉，主动脉弓（ARCH）位于气管（T）的右侧，且主动脉弓在气管前方发出第一分支为左无名动脉（LIA）。LV.左心室；RV.右心室；LA.左心房；SP.脊柱；L.左侧；R.右侧

部、流入道部、肌部、流出道部室间隔缺损。

1.声像图特点 虽然室间隔缺损是最常见的先天性心脏病之一，但胎儿期产前超声检出率明显低于新生儿期。由于胎儿时期动脉导管的交通及肺循环阻力高，左、右心室内压力相近，室间隔缺损处可不产生分流或分流速度较低，心房、心室大小多无异常，四腔心切面图像上房室大小对称，因此，单纯小的室间隔缺损不论在膜周部、流入道部、肌部或流出道部，产前超声检查均较困难。又因为在胎儿期多显示心尖四腔心切面，室间隔与声束平行，有时可出现室间隔回声失落的假象而导致假阳性的诊断。因此，室间隔缺损产前超声诊断可出现假阳性与假阴性诊断，应引起超声医师的注意。

室间隔缺损的特征超声表现是室间隔连续性中断。左心室长轴切面上主动脉下方可显示膜周部或流出道部室间隔缺损（图33-11-19）。四腔心切面图像上可显示流入道部室间隔缺损，三尖瓣附着点位置与二尖瓣附着点平齐。肌部室间隔缺损主要在四腔心切面图像上观察与显示。彩色多普勒超声示心室收缩期血流由左向右分流，舒张期则由右向左分流，分流速度均较低，分流色彩显示暗淡。在心脏四腔心切面图像上，由于分流血流与声束垂直，分流血流显示差或不显示，在胸骨旁长轴四腔心切面图像上，分流血流显示最佳。

2.临床意义 单纯室间隔缺损不影响胎儿血流动力学改变，90%以上的小缺损在出生后1岁内逐渐自然闭合。大的缺损在出生后2～8周可出现心力衰竭而需治疗。少数特大室间隔缺损出现巨大左向右分流，出生后即可出现心力衰竭。外科手术生存率达90%以上，存活者可正常生存，体力耐受亦正常。

（二）房间隔缺损

房间隔缺损（atrial septal defects）可分为继发孔型房间隔缺损、原发孔型房间隔缺损及静脉窦型房间隔缺损。原发孔型房间隔缺损是心内膜垫缺损的一种简单类型，而继发孔型房间隔缺损最多见，常单独存在，但亦可伴发于其他心内畸形如二尖瓣、三尖瓣、主动脉、肺动脉闭锁，也可在其他综合征中出现，如Holt-Oram综合征。

虽然有宫内诊断继发孔型房间隔缺损的报道，但由于胎儿心内血流动力特点及胎心超声检查的局限性，胎儿超声心动图不是发现这种缺损的可靠方法，一般不做出继发孔型房间隔缺损的诊断。对于原发孔型房间隔缺损及巨大房间隔缺损或房间隔缺失，可在产前做出诊断。前者表现为房间隔下部连续性中断，后者表现为一共同心房，无房间隔回声。

（三）心脏外翻

心脏外翻（ectopia cordis）的主要特征是心脏部分或全部位于胸腔之外，胸前壁缺损，胸骨可部分或完全缺如。心脏结构可正常，也可出现心脏结构异常。

超声诊断胎儿此种畸形较容易，在胎儿胸部横切面及纵切面图像上均能较好显示胸壁回声缺损，心脏部分或全部经缺损处达胸腔外，合并有皮肤缺损时，心脏可浸泡于羊水中，可清楚显示心脏在羊水中的收缩与舒张（图33-11-20）。三维超声可显示心脏与胸壁的立体空间关系。合并心内畸形时，可有心内结构异常的相应超声

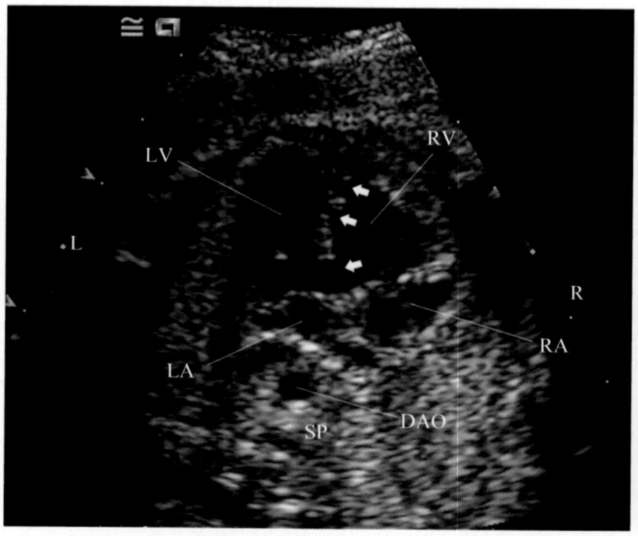

图33-11-19 多发性室间隔缺损（合并主动脉弓缩窄，右锁骨下动脉迷走，染色体核型正常）

24周胎儿，行产前超声检查，四腔心切面图像显示室间隔心尖部、室间隔上部多处回声连续性中断（箭头）。RV.右心室；LV.左心室；LA.左心房；RA.右心房；DAO.降主动脉；L.左侧；R.右侧；SP.脊柱

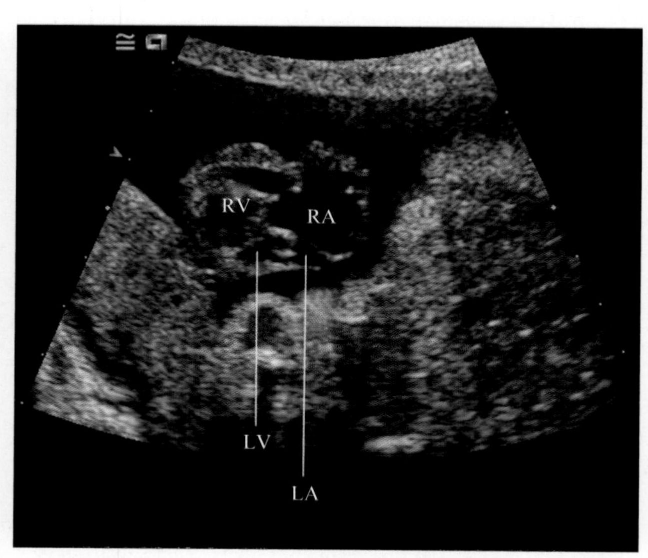

图33-11-20 胎儿心脏外翻合并无脑畸形、唇腭裂

26周胎儿心脏完全位于胸腔外，实时超声可见其在羊水中跳动。心脏结构明显异常，四腔心切面图像显示左、右心明显不对称，左心明显较右心小。RV.右心室；LV.左心室；LA.左心房；RA.右心房

表现。可合并腹壁缺损等。

（四）胎儿心包积液

胎儿心包积液（pericardial effusions）是指胎儿心包腔内液体异常增多。心包积液可由感染引起，也可为其他原因（急性重度贫血、双胎输血综合征）导致的胎儿水肿的一个表现。

大量心包积液（图33-11-21），产前超声诊断并不困难，但单纯少量心包积液时，应与正常心脏内少量液体所形成的暗带相区别。前者所形成的暗带可延伸至房室沟，测量深度常在2mm以上，而后者多局限于心室的周围，且不超过2mm。

值得注意的是，单纯心包积液是胎儿染色体异常的线索，尤其是21-三体。

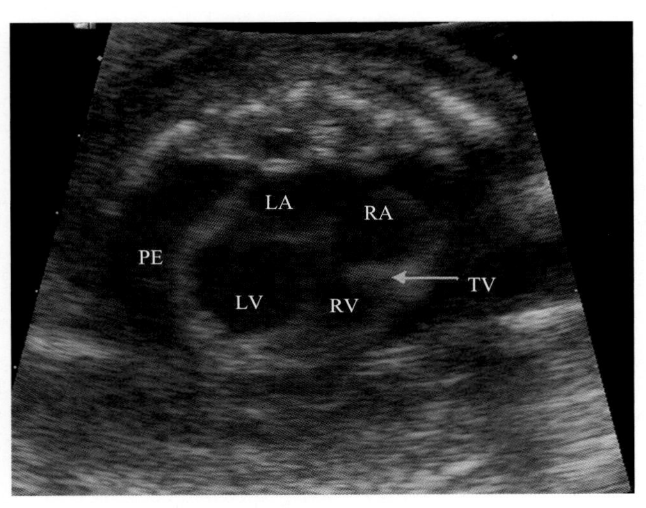

图33-11-21　大量心包积液

PE.心包积液；LA.左心房；LV.左心室；RA.右心房；RV.右心室；TV.三尖瓣

第十二节　胎儿胸部畸形

一、胎儿肺发育不良

胎儿肺发育不良（pulmonary hypoplasia）是指胎儿肺重量和体积较相应孕周绝对减小，妊娠28周前湿肺/胎儿体重≤0.015，妊娠28周后湿肺/胎儿体重≤0.012。组织学特征是肺的细胞数目、气道、肺泡减少导致肺大小和重量降低。

1.声像图特点　羊水过少持续存在、胎儿呼吸运动缺乏及许多生长参数异常均是提示双肺发育不良的重要依据。主要生长参数的异常有胸围减小、胸廓面积减小、心/胸比值增大（图33-12-1）、胸围/腹围比值减小、胸围/股骨长比值减小、肺长度减小、胸部面积－心脏面积减小、（胸部面积－心脏面积）×100/胸部面积值减小等。上述参数中，有学者认为（胸部面积－心脏面积）×100/胸部面积、肺长度、肺面积和胸围/腹围比值对预测肺发育不良较可靠。多普勒超声显示肺动脉血管阻力增高。

2.临床意义　引起肺发育不良的原因不同，其预后也明显不同。严重双侧肺发育不良者，产后可能不能生存；一侧肺发育不良者，产后有可能生存，但新生儿期死亡率可达50%。85%的病例伴有其他畸形，合并严重畸形者预后更差。肺发育不良的预后还取决于引起肺发育不良的原因，新生儿期总死亡率可高达80%。对于羊水过少引起的肺发育不良，一般来说，出现羊水过少的孕周越早，羊水过少持续时间越长，羊水过少越严重，那么肺发育不良越严重，围生期死亡率越高。

二、先天性肺囊腺瘤畸形

先天性肺囊腺瘤畸形（congenital cystic adenomatoid malformation，CCAM）是一种良性的非肿瘤性质的异常肺组织。组织学上以支气管样气道异常增生、缺乏正常肺泡为特征，提示正常肺泡发育受阻。CCAM典型者为单侧，可累及一侧肺或一叶肺，95%以上的仅限于一叶或一段肺。偶尔，CCAM累及双侧肺（不到2%）或一叶以上的肺叶或整侧肺。该组织不能发挥正常的肺功能。

CCAM可分为以下三种类型：

Ⅰ型：大囊型，病变以多个较大囊肿为主，囊肿大小不等，多为2～10cm。

Ⅱ型：中囊型，病变内有多个囊肿，囊肿大小不超过2cm。

Ⅲ型：小囊型，病变内有大量细小囊肿，囊肿大小不超过0.5cm，呈实质性改变，有大量腺瘤样结构，其内有散在的、薄壁的、类似支气管的结构。

1.声像图特点　CCAM超声分型可简单地分为大囊型和微囊型（以实性改变为主）。前者为单个或多个囊泡，囊泡直径＞5mm，以囊性病变为主，呈囊实混合回声（图33-12-2）；后者囊泡直径＜5mm，为实性均质高回声。在大多数CCAM病灶的强回声内至少可检出一个囊肿，尽管这个囊肿很小，尤其能使用现代的高分辨力超声仪器的高频探头和回声差异功能技术，在强回声的实性肿块内部可显示出弥漫分布的筛孔状囊性暗区。CCAM于妊娠16～22周行超声检查即可被发现，病变较大者或出现较大囊肿者，超声检查可更早发现。与其他胸内占位性病变一样，CCAM可对同侧和对侧肺产生明显压迫，使正常肺组织回声极少，从而引起肺发育不良和胎儿水肿。心脏及纵隔可受压移位，偏向对侧。肿块越大，心脏及纵隔移位越明显。肿块明显压迫心脏及胸内血管时，可引起胎儿腹水及全身水肿。可有羊水过多。约6%的病例囊肿发生自发性消退，53%～69%的

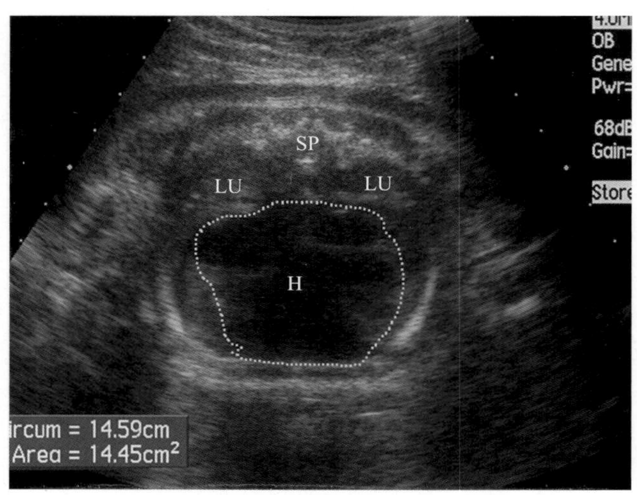

图33-12-1 心脏增大，心/胸比值增大，达0.56，肺明显受压变小，肺面积及肺各径线均明显变小

SP.脊柱；LU.肺；H.心脏

CCAM追踪观察可有不同程度的缩小。

2.临床意义 CCAM大小、纵隔移位程度、是否伴发胎儿水肿和羊水过多等均是判断预后的重要指标。合并胎儿水肿，肺发育不良和（或）羊水增多的病例预后极差。根据肿块大小、心脏纵隔移位的程度及是否伴发其他畸形，胎儿预后可大致分为良好、较差、差。肿块较小、无心脏及纵隔移位、未合并其他畸形者，预后最好，成活率可达100%。如果CCAM随着妊娠的进展逐渐缩小，则预后良好。因此，有必要对CCAM胎儿进行连续动态观察，如果相隔数周复查超声，肿块未继续增大，或未出现其他更坏的临床特征，那么应每隔2～4周对胎儿进行一次超声观察。

据报道，约70%的先天性肺囊腺瘤畸形病例的肿块大小较稳定；约20%的产前明显萎缩或消失；仅10%的是进行性增大。在有症状的新生儿中，手术后生存率达90%，而无症状的新生儿是否需要手术治疗尚不确定。

三、隔离肺

隔离肺（pulmonary sequestration）又称为肺隔离症，是肺的先天畸形之一，它是以血管发育异常为基础的胚胎发育缺陷。隔离肺是由胚胎的前原肠、额外发育的气管和支气管肺芽接受体循环的血液供应而形成的无功能肺组织团块。其可分为叶内型（ILS）隔离肺和叶外型（ELS）隔离肺两大类。胎儿叶内型隔离肺罕见，大多数为叶外型隔离肺。

1.声像图特点 由于绝大多数胎儿期诊断的隔离肺是ELS，下面主要介绍ELS隔离肺的超声特征。典型的ELS隔离肺超声特征是在左肺基底部检出叶状或三角形、边界清晰的高回声团块。团块大小不一，较大者可引起纵隔移位和胎儿水肿。产前发现的隔离肺常较小或中等大小（一般不到一侧胸腔的1/3～2/3），大的肿块也不罕见，绝大多数内部回声均匀，少数内部偶然可以观察到囊肿（即扩张的支气管或与CCAM共存）。如果能显示滋养血管来自胸主动脉或腹主动脉，则强烈提示ELS隔离肺，彩色多普勒超声有助于显示这些血管（图33-12-3）。动态观察ELS隔离肺，大部分（50%～70%）隔离肺随孕周的增加而部分或完全萎缩。同侧胸腔内可出现胸腔积液，少数可出现胎儿水肿。10%～15%的ELS隔离肺位于膈内或膈下（通常在左侧），在纵隔或心包内者极罕见。

2.临床意义 隔离肺预后很好，尤其是逐渐缩小的隔离肺胎儿，预后更佳，出生后可不出现任何呼吸道症状。合并有胸腔积液者，可导致严重肺发育不良和胎儿水肿，从而威胁胎儿生命。因此，有大量胸腔积液者，

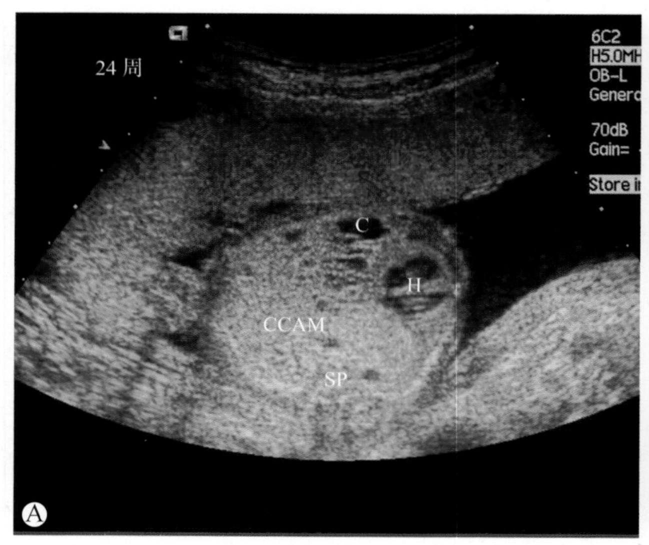

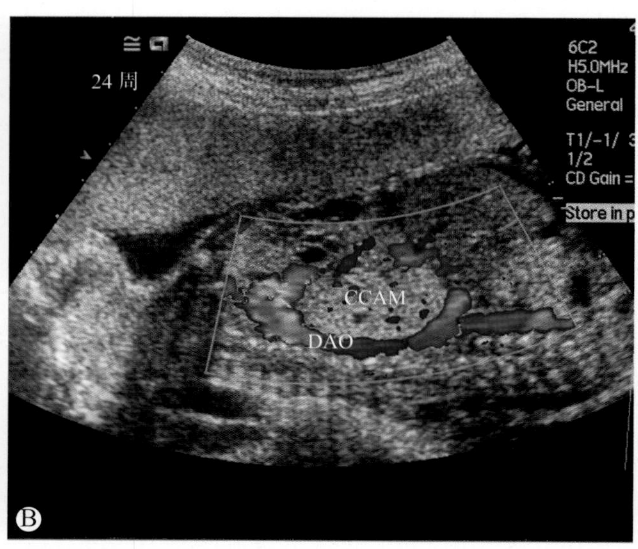

图33-12-2 24周肺囊腺瘤畸形，合并腹水

A.胸腔横切面图像显示右侧胸腔内囊实混合性病变（CCAM），其内可见多个囊性暗区（C），较左侧肺回声明显增强，心脏（H）明显左移。B.彩色多普勒血流成像图像显示强回声区内有血流信号，但未见明显来自体循环血流进入其内。SP.脊柱；DAO.降主动脉

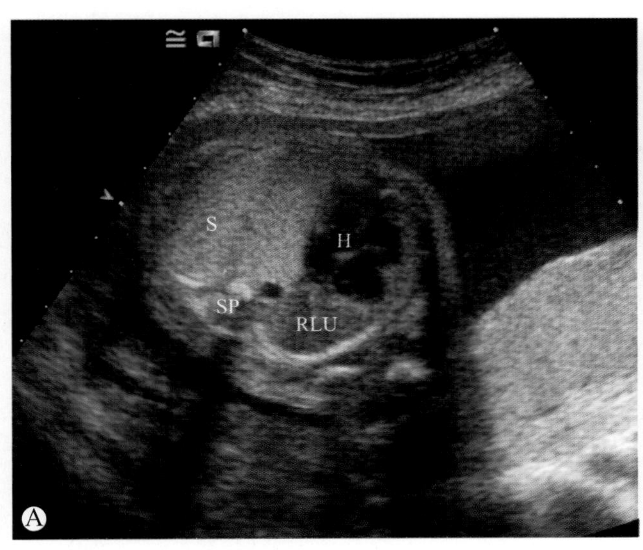

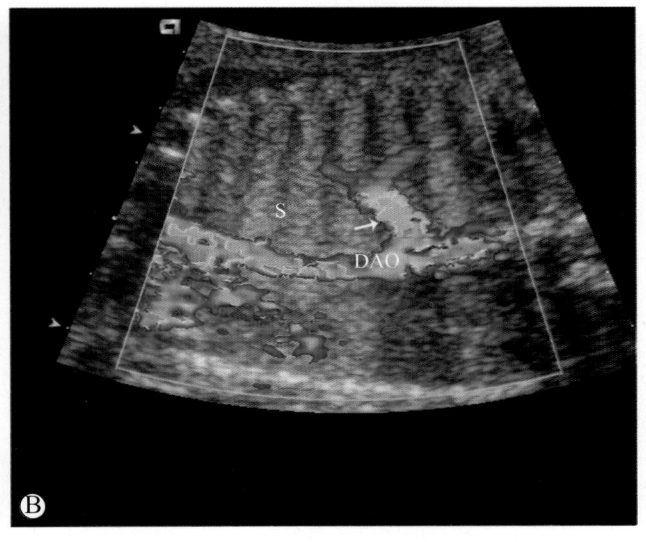

图33-12-3　24周胎儿隔离肺

A.胸腔横切面图像显示左侧胸腔内肺回声明显增强，无正常肺组织回声，心脏（H）明显受压向右侧移位；B.彩色多普勒血流成像可清楚显示其供血动脉（箭头），来源于降主动脉（DAO）。S.隔离肺；SP.脊柱；RLU.右肺

行胎儿胸腔积液羊膜分流术可改善预后。

四、胸腔积液

胸腔积液（pleural effusion）指胸膜腔内液体的异常积聚（又称胸水）。胎儿胸腔积液可以是原发性的（原发性乳糜胸），也可以是其他原因所致胎儿水肿的一个继发性表现。如果继发于胎儿水肿者，通常为双侧。胸腔积液被认为是胎儿水肿最早的征象之一。

1.声像图特点　胎儿胸腔积液的主要超声表现是胎儿胸腔内探及片状无回声区，其外形轮廓正好与胸腔、纵隔及肺表面轮廓相吻合（图33-12-4）。实时超声可显示肺“浸泡”于胸腔积液中，大量胸腔积液时，肺相对较小，呈较高回声与纵隔相连，而其周围则为无回声的胸腔积液所包绕。单侧大量胸腔积液可产生占位效应，出现心脏及纵隔移位，移向对侧，使圆弧形膈顶变为扁平甚至反向，肺明显受压变小。继发于胎儿水肿的胸腔积液多为双侧，胸腔积液量两侧大体相等，很少纵隔移位。此时应注意观察皮肤水肿及腹水情况。

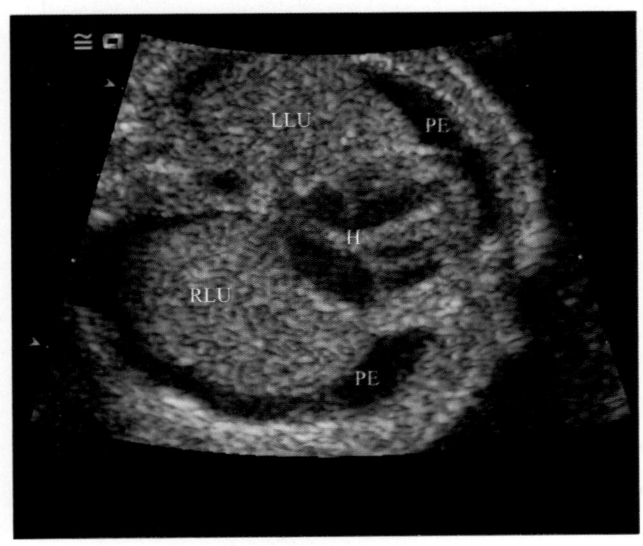

图33-12-4　24周胎儿双侧胸腔积液，全身水肿

胸部横切面图像显示双侧胸腔积液（PE）。RLU.右肺；LLU.左肺；H.心脏

2.临床意义　有些乳糜胸可自然消失，预后好，9%～22%原发性胎儿胸腔积液可自然消失，其生存率几乎100%，然而不能预测哪些积液可自然消失和继续进展。双侧胸腔积液，不自然消失，并发水肿、早产者预后差，水肿是预后最差的指标。胸腔积液发生早，且呈进行性增多者，预后差。当胸腔积液合并其他畸形，如染色体畸形、心脏畸形者，预后差。引起长期慢性肺压迫可导致肺发育不良，从而导致新生儿呼吸困难。单侧胸腔积液无其他明显的合并畸形者预后最好。可采取宫内穿刺抽吸、胸腔积液羊膜腔分流等治疗方法。

五、先天性膈疝

先天性膈疝（congenital diaphragmatic hernia，CDH）是膈的发育缺陷导致腹腔内容物疝入胸腔，疝入胸腔的脏器常为胃、小肠、肝、脾等。左侧CDH进入胸腔内容物常为胃和小肠，其次为结肠和脾脏；右侧CDH多为右肝，其次为结肠和小肠。临床上根据缺损部位不同将CDH分为三种类型：胸腹裂孔疝、胸骨后疝及食管裂孔疝。腹腔内脏疝入胸腔可以是交通性的，根据腹腔内压力的不同，所疝内容物可回复到腹腔。腹腔内容物通过膈肌缺损处疝入胸腔，可压迫肺，引起肺发育不良，同时肺血管分支内径亦缩小，肺小动脉肌层持续为胎儿型，故产后新生儿常出现肺动脉高压。

1.声像图特点　胸腔内显示腹腔内脏器回声，形成胸腔内包块。腹腔内脏器包括胃、小肠、肝、脾等均有可能疝入胸腔内（图33-12-5）。如为左侧CDH，胃疝入胸腔较常见，表现为心脏左侧出现胃泡回声并与左房相邻，而腹腔内胃泡回声消失，这种CDH产前诊断相对较容易。如果为右侧CDH，则疝入胸腔的器官主要为肝右叶，由于肝脏为实质性器官，回声与肺实质回声相近，给诊断带来困难。用彩色多普勒血流成像追踪显示肝门静脉，如果门静脉超过膈肌水平，可确定胸内实质性回声为肝，从而确立诊断。由于内脏疝入胸腔，故腹围缩小。

当疝入胸腔的脏器为小肠或大肠时，诊断CDH也困难。在中孕期，疝入胸腔的肠管多无内容物而塌陷干瘪，这种肠袢在胸腔内很难确认，仅表现为胸腔内包块，包块不规则，回声不均匀，如果能见到肠蠕动，则更支持CDH。

胸腹腔矢状切面及冠状切面显示正常膈肌弧形低回声带中断或消失，理论上此种征象最具有诊断价值，是诊断CDH的直接征象，但实际上大部分病例超声很难确认，只有在右侧较大的膈肌缺损时，此征象才明显。

胎儿呼吸运动时，观察腹内容物与胸内容物的运动，有助于CDH的诊断。在胎儿吸气时，受累侧腹内容物向上（向胸腔方向）运动，而正常侧腹内容物则向下运动。

单侧CDH胸腔脏器、心脏及纵隔受压并移位明显。双侧CDH很罕见，心脏、纵隔很少移位或不移位而诊断困难，但心脏显得更靠前。

CDH可合并羊水过多，部分胎儿可有胸腔积液、腹水、胎儿水肿及颈部透明层明显增厚。

如为交通性CDH，疝入胸腔的腹内容物可随腹内压力的变化而改变，当腹内压力增高时，腹内容物疝入胸腔；当腹内压力降低时，疝入胸腔内容物可回复到腹腔。超声图像上可表现为胸腔包块时大时小，此次检查发现疝出物的内容物和大小与前一次可能不同，这些现象可解释为什么产前根本不能诊断小CDH，或者尽管膈肌缺陷很早期即存在但需到妊娠晚期才能发现。

2.临床意义　产前诊断发现的CDH大多数是比较大的，围生儿死亡率可能高达80%，这主要与肺发育不良有关。CDH可导致肺小动脉中层肌壁肥厚，也可导致新生儿肺动脉高压和持续性肺动脉高压。CDH围生儿死亡与下列因素有关：诊断CDH的孕周、CDH的大小、胸内胃和肝的存在、对侧肺的大小、有关合并畸形的存在等。有学者认为右侧CDH预后更差，双侧CDH几乎均是致死性的。

如果CDH无并发畸形，总的生存率为50%～60%。

第十三节　胎儿消化系统畸形

一、食管闭锁

先天性食管闭锁（esophageal atresia）常与气管食管瘘同时存在，根据胚胎解剖发育特点，一般分为5种类型：

Ⅰ型：单纯食管闭锁。食管上、下两段互不相通，

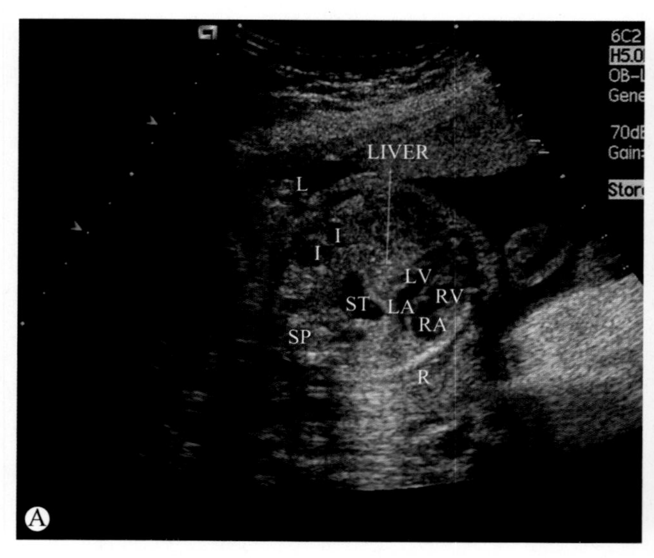

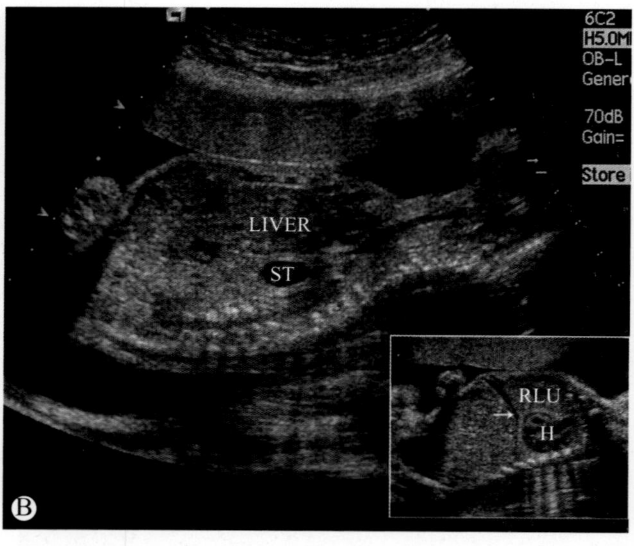

图33-12-5　22周胎儿左侧膈疝，经引产后解剖证实

A.四腔心切面图像，左侧胸腔内大量不规则回声区（肠管、胃泡、肝脏等），心脏明显向右前方移位，胃（ST）位于左心房（LA）的左后方。B.矢状切面图像上左侧膈肌未显示，胃（ST）、部分肝脏（LIVER）及肠管等内容物位于胸腔内，右下方小图为该胎儿右侧胸部矢状切面图像，显示右侧完整膈肌（箭头），右侧胸腔内可见心脏回声（正常心脏在该切面上不能显示）。RA.右心房；RV.右心室；LA.左心房；LV.左心室；I.肠道；SP.脊柱；LIVER.肝脏；H.心脏；RLU.右肺；R.右侧；L.左侧

各成盲端而闭锁。两段之间的距离长短不等，不伴气管食管瘘。胃不充盈。此型占6% ～ 7%。

Ⅱ型：食管闭锁伴上段气管食管瘘。上段食管与气管之间有瘘管相通，下段食管为盲端，两段食管距离较远，胃不充盈。此型占1% ～ 2%。

Ⅲ型：食管闭锁伴下段气管食管瘘。上段食管为盲管，下段食管与气管之间有瘘管相通，两段食管相距1 ～ 3cm，胃充盈良好。此型最多，约占86%。

Ⅳ型：食管闭锁伴上、下段气管食管瘘。上、下段食管与气管之间均有瘘管相通，胃充盈良好。此型占1% ～ 5%。

Ⅴ型：单纯气管食管瘘不伴食管闭锁。胃充盈良好，无食管闭锁，但有不同形态的气管食管瘘形成。此型占4% ～ 6%。

1.声像图特点　由于超声常常不能直接显示闭锁段食管，因此食管闭锁的产前超声诊断是推断性的，而非直接征象，伴有或不伴有气管食管瘘的主要超声表现是胃泡小或胃泡不显示，以及羊水过多。但胃泡小和羊水过多不是食管闭锁的特异征象，许多中枢神经系统畸形（如无脑畸形、脑积水、脑室内出血）及神经肌肉综合征亦表现为胃泡小和羊水过多。而且，食管闭锁（尤其是伴有气管食管瘘）的胎儿，胃泡不一定都缩小，因此胃泡不小不能绝对排除食管闭锁的可能。部分病例偶可显示闭锁以上食管囊状无回声区特征。在胎儿吞咽时羊水吞入闭锁以上食管内，食管扩张而呈囊状无回声区，胎儿不吞咽时，这一囊性结构逐渐变小直至消失，持续时间为3 ～ 60s（图33-13-1）。

2.临床意义　先天性食管闭锁的预后与其是否伴发畸形有关，不伴其他畸形者预后较好，新生儿死亡率低于10%，多发畸形者死亡率可高达85.7%。Stringer等报道产前超声诊断食管闭锁者存活率仅为25%，产前超声表现正常的食管闭锁新生儿存活率可达79%。

二、胎儿胃不显示

14周后，约0.4%的胎儿超声检查不能显示胃的图

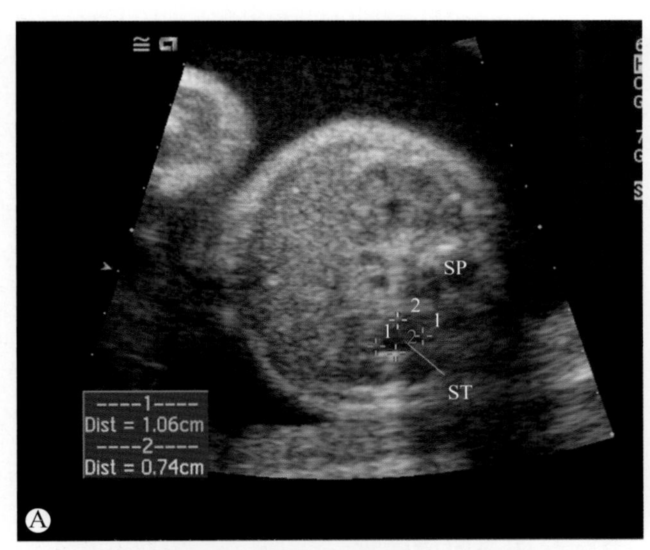

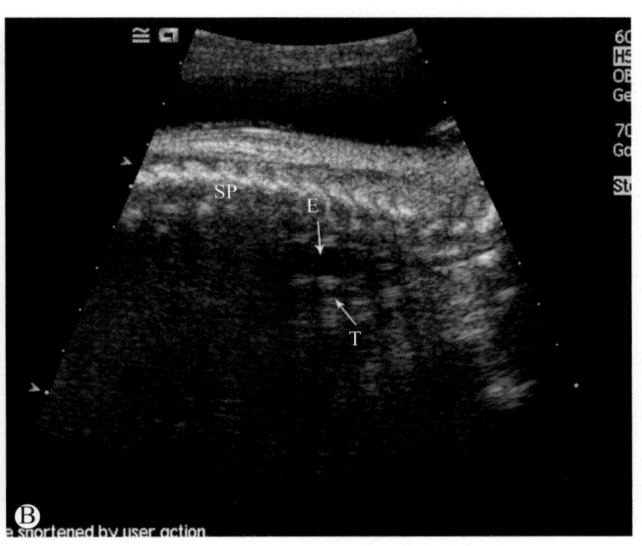

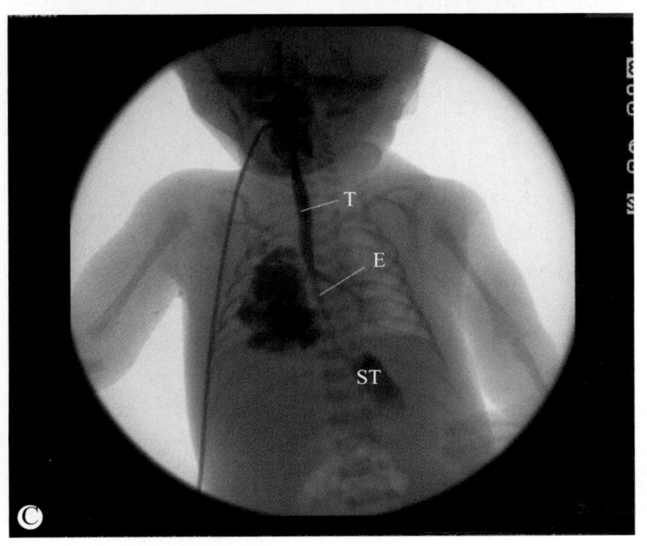

图33-13-1　22周胎儿多发性畸形合并食管闭锁，食管气管瘘

A.腹部横切面图像显示胃泡小。B.产前超声胸腔矢状切面在气管后方显示囊袋状无回声区（扩张食管）。C.引产后气管内插管X线造影显示食管上段闭锁，食管下段连接于左、右支气管分叉处，肺显影。E.食管；ST.胃泡；T.气管；SP.脊柱

像，其中部分病例1周后再检查可发现正常胃的图像。羊水过少时，由于没有羊水吞咽或吞咽羊水较少，约17%的胎儿不能显示胃。

如果胎儿胃多次重复检查均不显示，提示可能有胎儿畸形存在，如胎儿食管闭锁、受压，以及影响胎儿中枢神经系统及胎儿肌肉骨骼系统的先天畸形等，导致胎儿胃不充盈而不能显示出无回声的胃泡图像。

妊娠19周以后，如果胎儿胃持续不显示，应首先考虑食管闭锁可能。但如果仅在晚孕期不显示胎儿胃或胃特别小但羊水正常时，胎儿食管闭锁的推断性诊断可能是不正确的，不能除外检查时胃刚好排空及先天性小胃畸形，应嘱患者1～2小时后再重复检查，而先天性小胃畸形极其罕见，此种畸形是由于胃未旋转且胃大、小弯均未发育而形成一小胃。

超声检查胎儿胃不显示（nonvisualization of the fetal stomach），据文献报道，出现胎儿先天畸形的发生率为45%～66%。

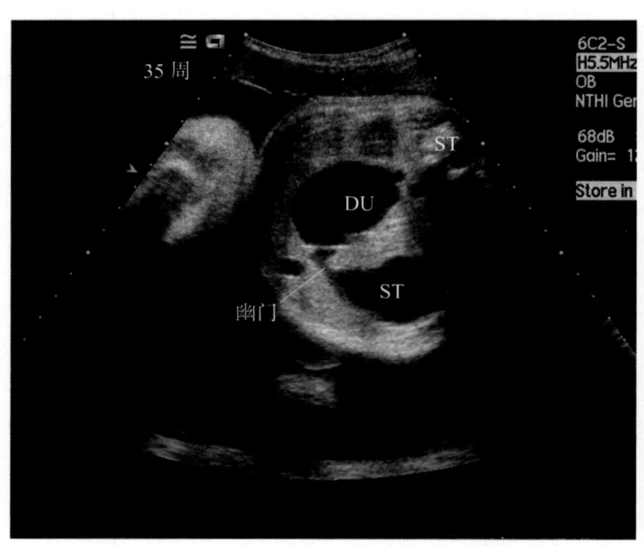

图33-13-2 孕妇38岁，35周胎儿十二指肠闭锁合并完全型心内膜垫缺损。染色体核型为21-三体

胎儿上腹部横切面图像显示典型“双泡征”，双泡在幽门处相通，实时超声显示胃（ST）及十二指肠（DU）内可见大量光点随胃的蠕动翻滚，胃蠕动明显增强并可见逆蠕动

三、先天性胃出口梗阻

先天性胃出口梗阻（congenital gastric outlet obstruction）是由于幽门狭窄或闭锁所致，可发生于幽门部和幽门窦部，病理类型主要有以下两型。

（1）隔膜型：此型较常见，隔膜可为完全性，也可为不完全性。

（2）盲端型：远近两端完全离断呈盲端，个别为两端之间发育不全的纤维索条状相连。

1. 声像图特点　本病产前超声主要表现为无回声的胃泡增大，同时伴有羊水过多。胃蠕动增强，可见逆蠕动。妊娠22周以后即可检出上述超声特征。

2. 临床意义　先天性胃出口梗阻的预后与其是否伴发畸形有关。单纯胃出口梗阻预后较好，手术治愈率较高，患儿长期生存率达95.2%，手术后生长发育和智力发育良好。伴有其他畸形者预后不良。

四、十二指肠闭锁与狭窄

十二指肠闭锁与狭窄（duodenal atresia and stenosis）可发生在十二指肠的任何部位，以十二指肠第二段多见，尤以壶腹部附近最多见。

1. 声像图特点　十二指肠闭锁的典型超声表现为胃及十二指肠近段明显扩张，胎儿上腹横切面图像可见典型的“双泡征”，位于左侧者为胃，右侧者为扩张的十二指肠近段，侧动探头时两泡在幽门管处相通，由于幽门部肌肉肥厚，该处狭小而其两侧膨大（图33-13-2），伴羊水过多。一般来说，典型“双泡征”在中孕晚期或晚孕早期才会出现，因此此时期以前很难对本病做出诊断。

十二指肠闭锁合并有食管闭锁（不伴有气管食管瘘）时，由于近段十二指肠与胃相通，因此其两端均为盲端，胃及十二指肠的分泌物大量积聚于胃与近段十二指肠，使其极度扩张，同时，幽门部亦显著扩张，形成“C”字形，因此，本病扩张的程度远较单纯十二指肠闭锁明显。

由于胎儿在宫内呕吐，胃内容物可通过食管反吐到羊水中，从而使胃暂时表现为正常大小。因此，如果检出胃部声像正常但有羊水过多时，不能完全除外十二指肠闭锁。

2. 临床意义　单纯十二指肠闭锁与狭窄预后较好。伴有严重畸形者，常导致新生儿死亡。伴有染色体畸形（如21-三体）者，预后不良。

五、空肠与回肠闭锁

小肠闭锁或狭窄可发生在小肠的任何部位，发生在空肠者约占50%，发生在回肠者约占43%，两者均闭锁或狭窄者约占7%。

1. 声像图特点　虽然胎儿空肠与回肠产前超声很难区分，但是高分辨率超声仪却能将胎儿肠道与腹内其他结构清楚地区分开来。如果产前超声发现胎儿腹中部有多个无回声的肠管切面图像且持续存在，小肠内径＞7mm时应怀疑有小肠闭锁的可能（图33-13-3）。但是闭锁的确切部位、闭锁类型与导致闭锁的原因，产前超声不能确定。一般来说，显示扩张的肠管越多且扩张越严重，闭锁的部位越低。小肠闭锁一般在晚孕期才能检出，此时期超声检出小肠闭锁的敏感度为100%，阳性预

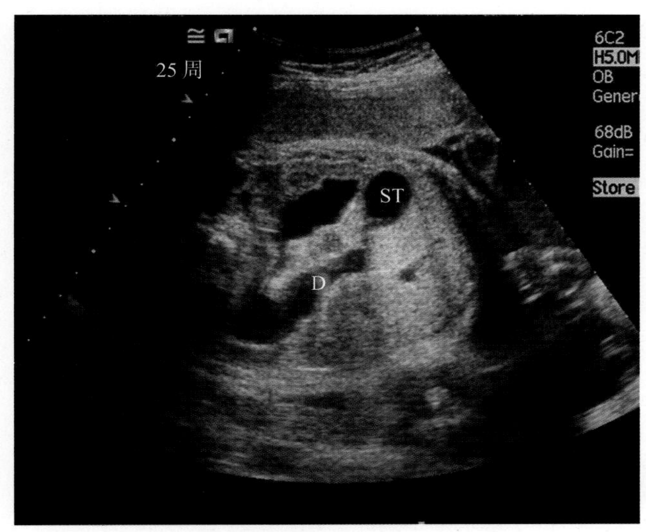

图33-13-3　25周胎儿空肠闭锁，出生后手术证实为近段空肠闭锁

胃泡水平腹部斜横切面显示近端空肠扩张，同时可以追踪显示十二指肠全程（D）有液体充盈，位于左前方的囊性暗区为胃泡（ST）

告值约为72.7%。

本病的其他超声特征有多次超声检查，小肠直径进行性增大；实时超声显示肠蠕动明显增强，可清楚地显示肠蠕动与逆蠕动，胎儿腹腔内钙化，胎儿腹水，羊水过多等。

2.临床意义　本病外科手术治愈率较高，总死亡率低于10%。长期随访资料表明，患儿生长发育和智力发育未见障碍，能正常生活、学习和工作。

六、肛门直肠畸形

肛门直肠畸形（anorectal malformations）也被简称为肛门闭锁，包括肛门、直肠、泌尿生殖道等一系列异常。可单独发生，也可并发尾退化不全、VECTERL联合征、尿直肠隔序列征等。在活产儿中发生率约为1/5000，男女发生率几乎等同。肛门直肠畸形根据畸形累及的范围不同，严重程度不同及预后不一，可以是单发的肛门膜状闭锁，也可以是VECTERL综合征等。

肛门直肠畸形的致病因素不明，但母亲患糖尿病可以增加肛门闭锁的风险。

1970年提出的肛门直肠畸形国际分类，以直肠末端与肛提肌，特别是与耻骨直肠肌的关系为标准，将肛门直肠畸形分为高位、中间位和低位3型，直肠盲端终止于耻骨直肠肌环以上者为高位畸形，位于该肌之中并被其包绕者为中间位畸形，穿过该肌以下者为低位畸形。每型又分为有瘘和无瘘两组，瘘的发生率约占50%，尤以女孩为多。

1.声像图特点　肛门直肠畸形的产前超声检出率较低，据Brantberg等报道该类畸形的产前超声检出率仅为15.9%。主要的可能原因有肛门直肠畸形类型较多，不同的直肠畸形声像表现差异较大，从无明显声像表现至明显声像表现，人们对肛门直肠畸形的产前诊断认识不足等。肛门直肠闭锁的主要超声特征有直肠结肠扩张、肠管内或膀胱内多个强回声团或大量絮状强回声或点状强回声，肛门靶环征消失（图33-13-4C）等，超声表现与是否合并直肠膀胱、尿道或阴道等瘘有关。

（1）无瘘管的单纯肛门直肠闭锁：无瘘管肛门直肠畸形有肛门狭窄、低位肛门闭锁（肛门膜状闭锁）、高位闭锁、肛管（正常直肠下端）闭锁。这种类型产前超声极难发现，由于胎儿吞咽羊水并由肠道吸收这一循环没有障碍，肠道内没有过多的液体积聚，因而不会导致肠管扩张，产前超声也没有肠道扩张的表现，也没有明显羊水过多。

（2）肛门直肠闭锁合并直肠尿道瘘：肛门闭锁合并瘘管形成时，尿液持续从膀胱或尿道经瘘管进入直肠时，当进入直肠的液体量超过大肠的重吸收功能时，可出现液体在肠腔内积聚，从而出现明显的直肠及结肠扩张。又由于胎粪与尿液的混合，则在肠腔内形成钙化灶或肠内结石，或胎粪进入膀胱在膀胱内形成钙化灶或结石，因此，产前超声有明显的特征，表现为肠管明显扩张，肠管内和（或）膀胱内多个强回声光团或强回声点（图33-13-4A、B）。有学者报道，7例有肠内强回声结石者都有大肠梗阻，其中5例产后检出直肠尿道瘘。

（3）肛门直肠闭锁合并会阴瘘，这种类型产前超声诊断也较困难。

2.临床意义　预后取决于肛门闭锁类型，是否合并其他畸形。单纯低位肛门闭锁临床预后良好。

七、肠重复畸形

消化道重复畸形是一种少见的先天畸形，从口腔至直肠的任何部位都可发生，小肠重复畸形最多见。肠重复畸形（intestinal duplication）多数与主肠管关系密切，贴附在其系膜侧，有共同的血液供应，相同的组织结构，相同的浆膜、平滑肌及黏膜。肠重复畸形根据其外观形态可分为以下两种类型。

（1）囊肿型：约占82%，囊肿呈圆形，位于小肠系膜侧，大小不等，多与肠腔不相连，少数可有交通孔。囊肿位于肠壁肌层外者，称为肠外囊肿型，位于肠壁肌间及黏膜下层者，称为肠内囊肿型。

（2）管状型：约占18%，重复肠管呈管状，位于主肠管侧缘，与主肠管平行走行，外观呈平行管状，短者数厘米长，长者可超过100cm。管状重复畸形与主肠管有共壁，多在其远端有共同开口，但也有在近端开口者或两端均有开口者。近端有开口而远端无开口者，其远

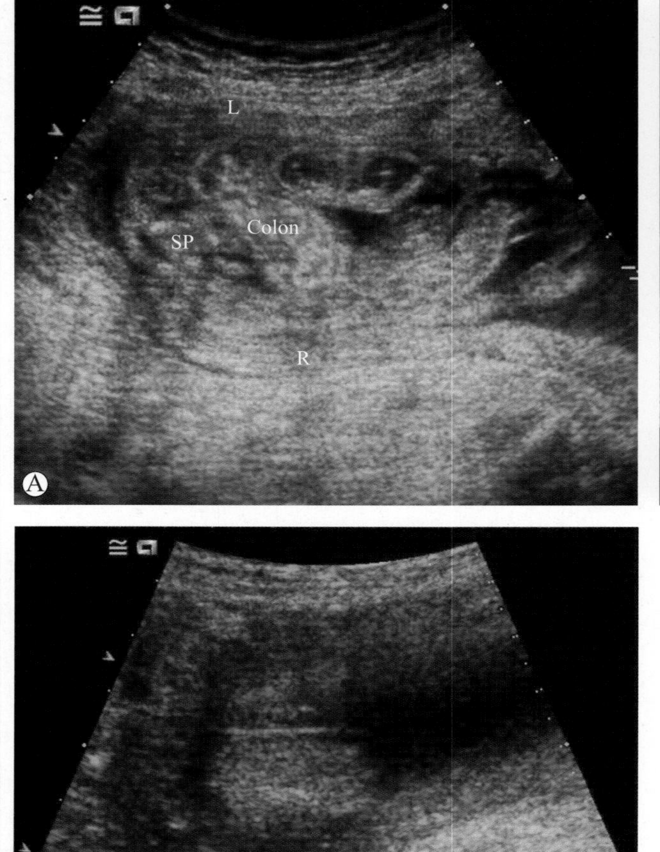

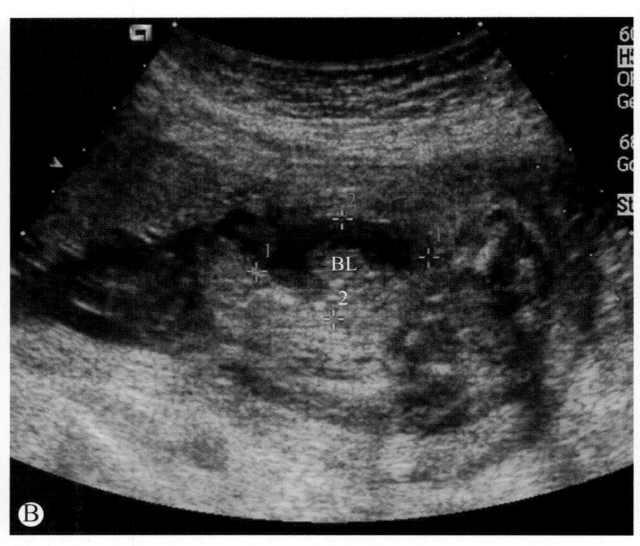

图33-13-4 肛门闭锁合并直肠膀胱瘘

下腹部横切面（A）图像显示腹腔内结肠全程扩张，实时超声下扩张结肠内（Colon）可见较多的絮状物强回声光点在液暗区内流动。盆腔水平膀胱横切面（B）二维图像显示膀胱（BL）内可见较多絮状强回声。胎儿臀部横切面（C）图像显示臀部呈线状回声而无明显靶环征声像。L.左侧；R.右侧；SP.脊柱

端重复肠腔内的潴留液过多，肠腔扩张而形成包块。

1.声像图特点 囊肿型肠重复畸形主要表现为圆形或椭圆形囊性暗区（图33-13-5），位于胎儿腹腔内，根据其发生的肠管不同，具体部位不同。此型很难与腹腔囊肿相鉴别。

管状肠重复畸形由于其多与主肠管相通，超声难以发现。有潴留物积聚者，超声可显示为椭圆形或长条状无回声区，其壁偶可见蠕动波。

食管重复畸形亦为囊性包块，位于后纵隔内，向前压迫气管，食管被压向一侧，重复食管可伸展到颈部或腹部，可与主食管、气管、胃及小肠相通，相通者超声难以检出。

胃重复畸形多表现为胃腔内囊性包块或胃近端的囊性包块。

2.临床意义 肠重复畸形预后良好，手术切除成功率高。新生儿最常见的并发症为肠梗阻、出血及腹膜炎。新生儿死亡率低于4%。

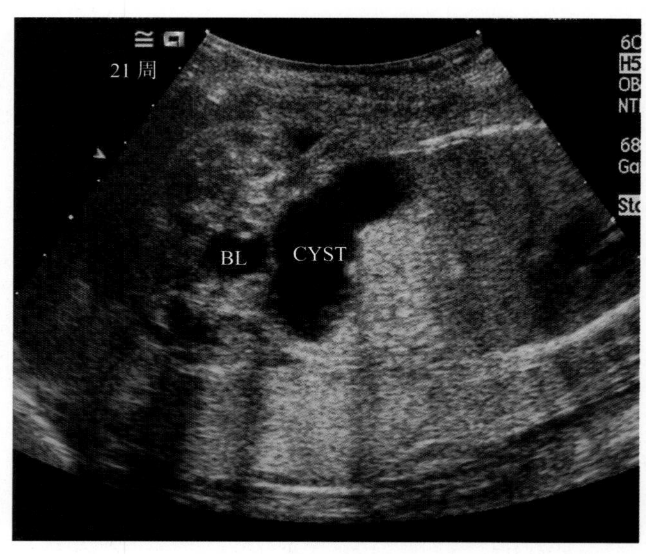

图33-13-5 21周胎儿肠重复畸形，产前超声在膀胱（BL）上方可见一囊性包块（CYST），壁较厚。尸解证实在回肠中段肠系膜侧可见囊性结构，近侧端和肠腔有一很小的通道，病理证实囊壁为肠壁结构

八、胎儿肝脏

胎儿肝脏先天性畸形较少见，常见异常有胎儿肝内钙化病灶、结节性增生（图33-13-6）、肝囊肿、肝肿瘤等。

胎儿肝内钙化灶产前超声表现为肝内点状或团状强回声，较大者伴声影，较小者可无声影。引起钙化的原因不同，钙化灶的大小亦不同。胎儿期检出肝内钙化灶，出生后可在新生儿期自行消失。钙化灶可位于肝脏表面、肝实质内或肝内血管内。位于肝脏表面的钙化灶常与胎粪性腹膜炎有关。肝实质内钙化常与缺血坏死、出血等有关，而肝血管内钙化与肝内静脉或脐静脉内血栓形成有关。肝实质内点状钙化灶则与先天性巨细胞病毒感染、弓形体感染及单纯疱疹感染有关，脐静脉穿刺术可出现肝内钙化灶。

肝囊肿表现为肝内无回声区，有包膜，后场回声增强。

肝肿瘤如肝母细胞瘤、肝畸胎瘤、转移性神经母细胞瘤等表现为肝内实质性或囊实混合性团块回声，内可有不规则钙化灶。

九、胎儿脾脏

（1）脾大（splenomegaly）：正常胎儿脾的长度随孕周的增大而增大，可根据脾的长度来判断胎儿脾脏是否增大。胎儿脾大的原因主要有严重同种免疫反应，慢性感染如弓形体、巨细胞病毒、梅毒、风疹等感染，先天性代谢障碍性疾病如Gaucher病（一种葡糖脑苷脂代谢的遗传病），肿瘤如白血病、淋巴瘤等。如果胎儿仅发生轻度或中度同种免疫反应，胎儿脾脏大小可正常，而发生严重免疫反应时则导致脾脏明显肿大。

（2）无脾（asplenia）和多脾（polysplenia）：此两种畸形与内脏转位有关。内脏转位的发生率约为1/10 000，分为完全型内脏转位和不完全型内脏转位。完全型内脏转位时，胸腔和腹腔脏器全部转位，此时各器官结构可无畸形。不完全型内脏转位时，胸腔内脏器转位，而腹腔内脏器可不转位，偶尔可有腹腔内脏器转位而胸腔内心脏位置正常。无脾和多脾是不完全型内脏转位的两种

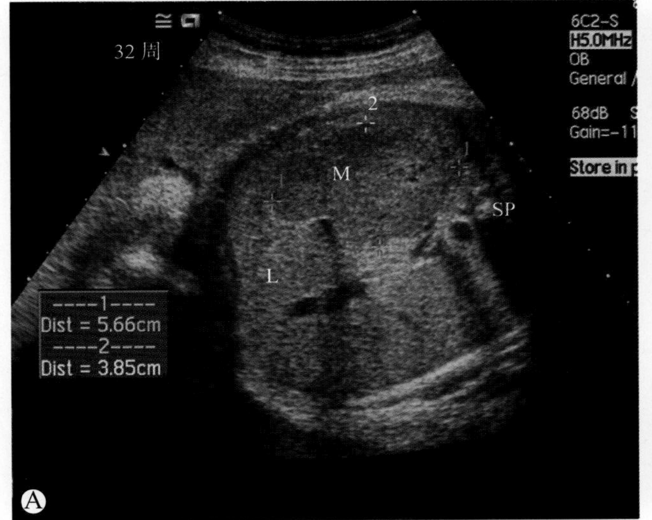

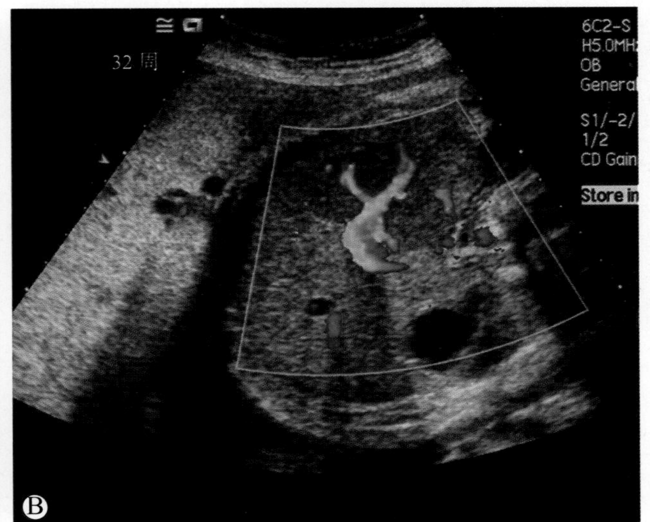

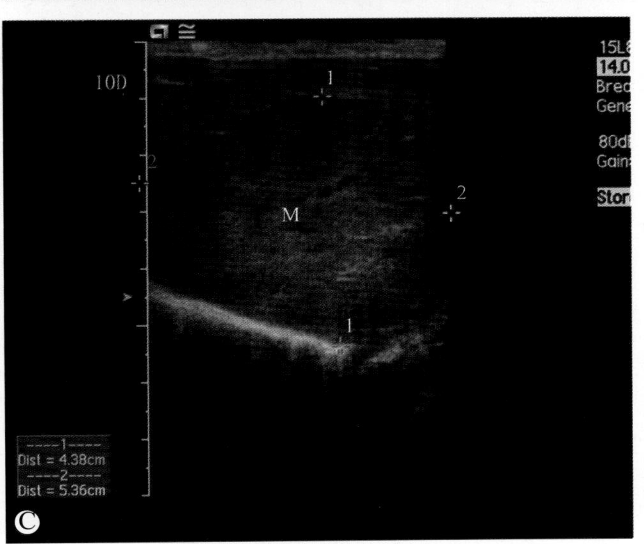

图33-13-6　32周胎儿肝脏结节性增生症，出生后手术及病理证实

A.产前上腹部横切面图像显示右肝内可见一低回声包块（M），边界清晰，无明显包膜回声，占位效应不明显。B.彩色多普勒超声显示右门静脉穿行于其中。C.出生后10天，14MHz高频探头检查显示右肝低回声包块（M）

类型。

1）无脾畸形（图33-13-7）：脾脏完全缺如。胃在近中线处，肝呈中位，胆囊位于正中线，主动脉和下腔静脉在脊柱的同侧，在四腔心平面上，心脏后方仅有一根血管即主动脉。90%的伴有心脏复杂畸形。

2）多脾畸形：脾脏可多达9叶。肝和脾转位，肝位于上腹部左侧，脾位于上腹部右侧，胆囊缺如，下腔静脉中断，55%～90%的胎儿为奇静脉回流。在四腔心平面上，心脏后方可检出两条血管，一条为主动脉，位于胎儿脊柱的左侧；另一条为扩大的奇静脉，位于心脏的正后方，脊柱的前方。70%的伴有心脏复杂畸形。

（3）先天性脾囊肿（congenital splenic cyst）：表现为脾内无回声结构，较大者可占据左上腹，其来源难以做出准确判断。

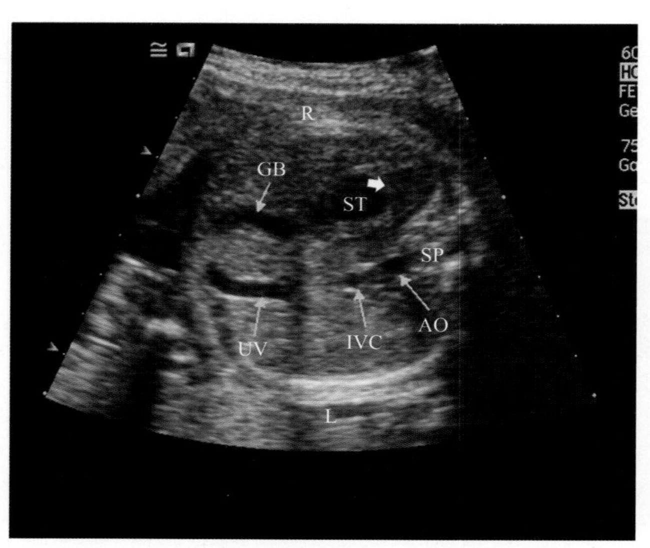

图33-13-7　24周胎儿无脾综合征，合并严重心脏畸形

腹部横切面图像显示胃泡（ST）位于腹腔右侧，胃泡后方（箭头）及腹腔内均未见明显脾脏声像，肝大部分位于右侧，腹主动脉（AO）位于下腔静脉（IVC）的右后方，胆囊（GB）和胃均位于脐静脉（UV）的右侧。SP.脊柱；R.右侧；L.左侧

第十四节　胎儿泌尿生殖系统畸形

一、肾不发育

肾不发育（renal agenesis）又称为肾缺如。由于一侧或双侧输尿管芽不发育，不能诱导后肾原基使其分化为后肾，从而导致一侧或双侧肾缺如。双侧肾缺如是泌尿系统最严重的畸形，双肾完全缺如常导致严重羊水过少。由于羊水过少，胎儿受压及活动受限，进一步导致典型的Potter综合征，如耳低位、眼距过远、小下颌畸形、扁平鼻、内眦上赘、皮肤皱褶、四肢挛缩、足内翻畸形、短头畸形、肺发育不良等。

单侧肾缺如者，肾血管亦缺如，而对侧肾脏代偿性增大。单侧肾缺如可以是VACTERL综合征的一个表现，但大部分单侧肾缺如单独存在，不影响其他器官系统的发育。

1. 声像图特点　使用现代高分辨率实时超声能明显提高对单侧或双侧肾缺如诊断的准确性。产前超声在胎儿腰部未显示一侧或两侧肾脏图像时，不能盲目做出一侧或两侧肾缺如的诊断，应考虑有无肾异位存在，胎位是否适合胎儿肾脏检查，有无其他技术上的问题，是否肾缺如或严重肾发育不全。在这些情况中，只有双侧肾缺如或双侧严重肾发育不全时才有严重的羊水过少。但不幸的是，严重羊水过少明显影响超声图像，从而影响对胎儿各解剖结构的观察，降低检查者的诊断信心。

（1）双肾缺如：双侧肾床区、盆腔、胎儿腹腔其他部位及胸腔内均不能显示胎儿肾脏图像。肾上腺相对增大，出现肾上腺“平卧”征（“lying-down” adrenal sign）。胎儿膀胱长时间不充盈而不显示。严重羊水过少。彩色多普勒血流成像不能显示双侧肾动脉（图33-14-1）。

（2）单侧肾缺如：由于有对侧发育正常的肾脏而不出现羊水过少，胎儿膀胱亦可显示良好，发育正常的肾脏呈代偿性增大。肾脏缺如的一侧超声不能显示肾脏图像，但可显示肾上腺“平卧”征（图33-14-2），彩色多普勒超声可显示该侧肾动脉缺如，而健侧肾动脉存在。

2. 临床意义　双肾缺如是致死性的，出生后不能存活。新生儿主要死于严重肺发育不良。

不合并其他畸形的单侧肾缺如预后好，可正常生存，预期寿命亦不受影响。

再发肾缺如的危险性约为3%。但有家族史者，再发风险高得多，有报道一对夫妇连续四胎均为双侧肾缺如。

二、异位肾

在后肾发育成熟后未达到正常的位置称为异位肾（ectopic kidney）。异位肾分为盆腔异位肾、交叉异位肾、胸腔异位肾。

1. 声像图特点

（1）盆腔异位肾：盆腔内显示异位肾图像或盆腔内一实质性包块。盆腔异位肾发育不良时则超声图像上表现为各径线均小的肾脏图像或低回声包块，有肾积水或多囊性肾发育不良时，有相应的表现（图33-14-3）。在同侧腰部肾床区不能显示肾脏，同侧肾上腺呈“平卧”征，对侧肾脏较大。

（2）交叉异位肾：异位侧肾脏明显增大，常呈分叶状，多为下极融合，也可表现为完全独立的两个肾脏图像。多位于右侧。可显示两组集合系统图像。与盆腔异

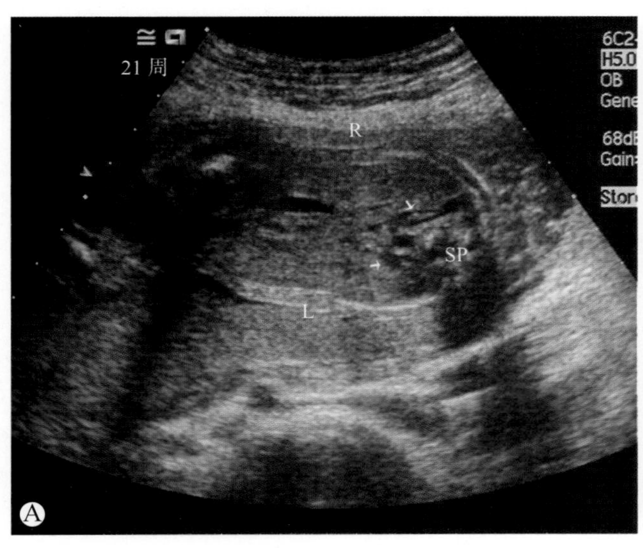

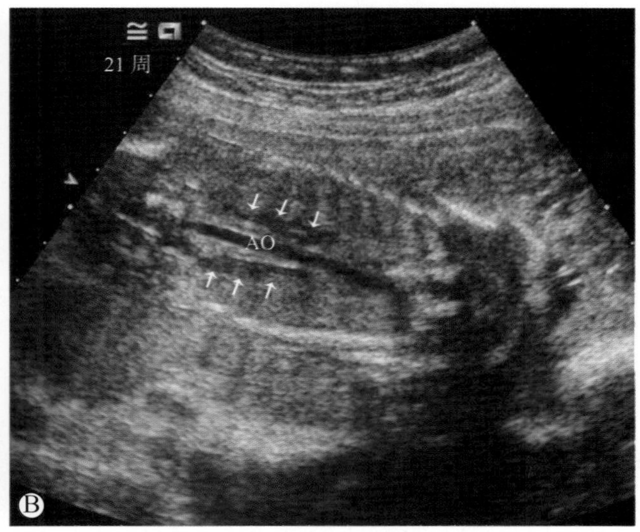

图33-14-1 21周胎儿双肾缺如，无羊水

A.腹部横切面图像，示双侧肾床区未见肾脏图像，仅见双侧肾上腺，在较低水平横切面上仍只见双侧肾上腺（箭头）图像。B.通过肾床区冠状切面图像显示双肾上腺（箭头）呈“平卧”征，无肾脏显示。SP.脊柱；AO.主动脉；L.左侧；R.右侧

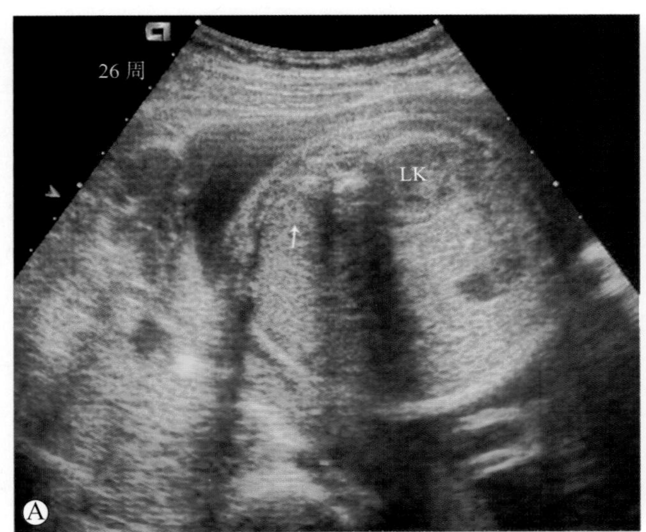

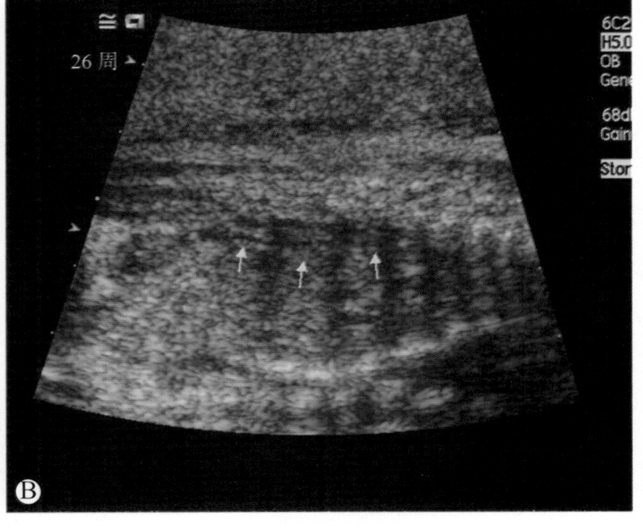

图33-14-2 26周胎儿右肾缺如

A.腹部横切面图像，胎儿左侧肾脏（LK）可显示，右侧肾床区无肾脏（箭头）结构。B.右侧腹部矢状切面图像，显示右侧肾上腺呈“平卧”征（箭头）

位肾相似，在一侧肾床区不能显示肾脏且同侧肾上腺表现为“平卧”征。

（3）胸腔异位肾：本病极少见，在胸腔纵隔内检出肾脏图像时而正常腰部肾床区又无肾脏时，应考虑本病的可能。

2.临床意义 预后较好，多数无症状。但出生后盆腔异位肾和交叉异位肾患儿发生泌尿系统感染的概率明显增加。伴有VACTERL综合征者，预后不良。

三、多囊肾

（一）常染色体隐性遗传性多囊肾

常染色体隐性遗传性多囊肾（autosomal recessive polycystic kidney disease，ARPKD）又称为婴儿型多囊肾，是一种常染色体隐性遗传病。该病少见。切面上，在肾实质内集合管囊状扩张呈放射状排列，类似海绵断面。本病除肾脏受累外，常累及肝脏，表现为不同程度的门静脉周围纤维化和胆管发育不良，且肾与肝受累程度呈典型反比关系。本病发病基因位于6号染色体短臂。

1.声像图特点 早期产前超声将肾脏增大伴有回声增强、囊肿、羊水过少者均认为是婴儿型多囊肾。但现在认为，许多其他疾病亦可表现为肾脏增大、回声增强，可伴有或不伴有明显囊肿及羊水过少。有这些表现的肾脏畸形，最后确诊不是ARPKD，实际上ARPKD是极其罕见的，最终确诊目前可通过基因来诊断。

ARPKD产前超声的主要表现有双侧肾脏对称性、均

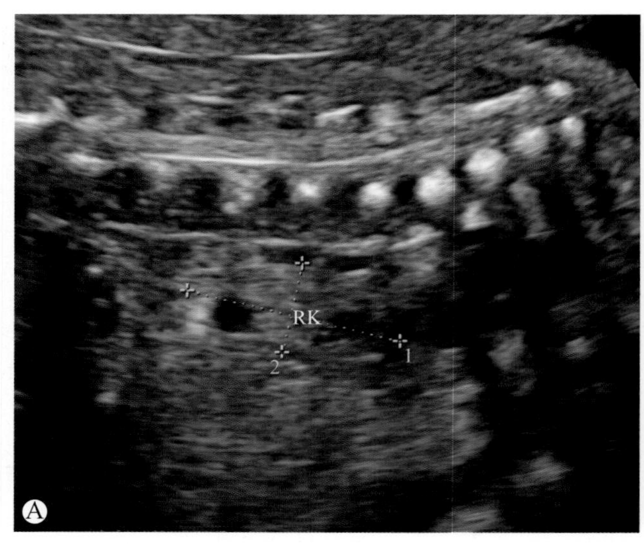

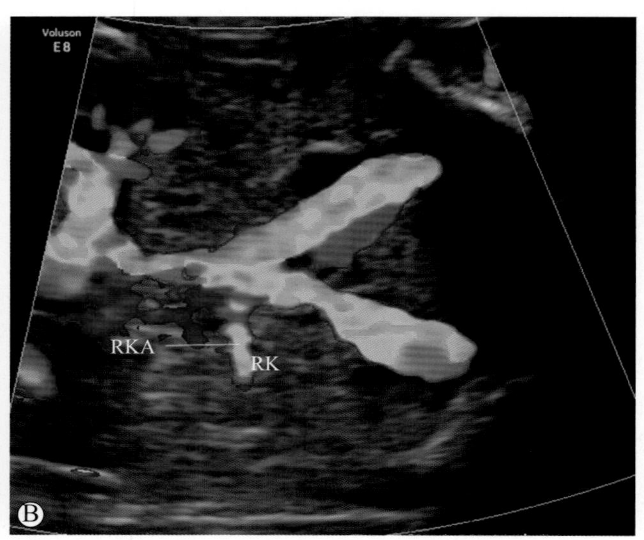

图33-14-3 23周胎儿右侧盆腔异位肾发育不良

右侧床区未见肾脏回声，在盆腔右侧（A）可见一较小肾脏（RK），肾实质回声增强，内有囊性结构。肾动脉彩色多普勒超声（B）显示右肾动脉（RKA）发自右侧髂总动脉起始部

匀性增大。晚孕期胎儿双侧肾脏常显著增大，可达正常肾脏的3～10倍，充满整个腹腔。双侧肾脏回声增强，且回声增强主要在肾髓质部分，而皮质部分则表现为低回声，羊水过少（图33-14-4）。

2. 临床意义 本病预后与肾脏病变的严重程度有关。围生期即表现有严重肾脏病变者，预后最差，多数患儿在新生儿期死亡。随着肾脏病变的减轻，其预后也变好。远期合并症有高血压、尿路感染和门静脉高压。本病的复发危险性为25%。

（二）常染色体显性遗传性多囊肾

常染色体显性遗传性多囊肾（autosomal dominant polycystic kidney disease，ADPKD）又称为成人型多囊肾，是一种常染色体显性遗传病。本病的主要病理特征是肾单位的囊状扩张及肾脏增大。但临床上多在成人期才表现出临床症状，临床开始出现症状的平均年龄约为40岁，主要表现为高血压和肾衰竭。但本病亦可在小儿甚至胎儿期表现出来。ADPKD小儿可仅有轻度肾脏疾病表现（明显与ARPKD小儿不同）。同时ADPKD父母有一方常有此病，因此，当怀疑ADPKD时，应对父母双方均进行检查，如果父母一方患有此病，则对本病的诊断很有帮助；如果父母双方均无此病，则ADPKD可能性不大。

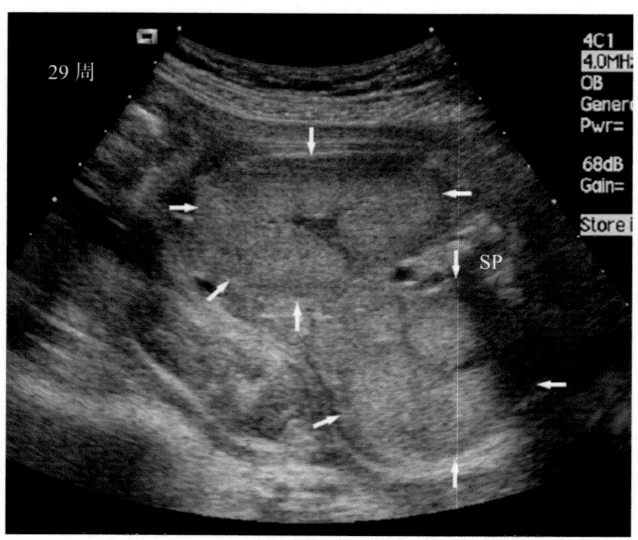

图33-14-4 常染色体隐性遗传性多囊肾

孕妇30岁，29周检查无羊水，膀胱不显示，胎儿腹部横切面可见双侧肾脏明显增大，回声增强（箭头），出生后外观无异常，3天后死亡。SP.脊柱

目前的研究认为，本病的发病基因有3个，90%与位于16号染色体短臂上的*PKD1*基因有关，1%～4%与位于4号染色体的*PKD2*基因有关，此外，*PKD3*基因的确切部位尚不清楚。因此，产前有可能通过基因检测诊断本病。

1. 声像图特点 本病超声表现与ARPKD相似，亦表现肾脏增大，回声增强。但与ARPKD相反的是，ADPKD可较好地显示低回声的肾髓质，且肾髓质无明显增大。由于ADPKD不引起胎儿肾功能不全，因此羊水在正常范围。而ARPKD常在24周后出现羊水中度或严重过少。此外，父母一方有多囊肾超声表现是诊断胎儿ADPKD的有力证据。

2. 临床意义 产前诊断本病者，其预后尚不完全清楚。文献报道的结果亦相差较大。根据本病家族研究报道，产前诊断本病者中约43%的病例在1岁内死亡，存活者中69%的发生高血压，约3%的在3岁内出现严重肾衰竭。多数本病的成人患者在40岁之前可无任何临床症状，50岁后可出现高血压和肾功能不全。本病多发危险性为50%。

四、多囊性发育不良肾

受累肾脏形态明显异常，由大小不等、数量不一的囊腔构成，多像一串葡萄粒。肾蒂血管发育不良，多数变细。输尿管发育不良、闭锁、缺如等，肾盂亦有发育不良、闭锁等改变。

1.声像图特点　病变侧无正常形态的肾脏图像，代之为一多房性囊性包块，包块可大可小，位于脊柱的前方，其内的囊肿大小不等，形态各异，囊与囊之间互不相通，随机分布。周边较大的囊可使肾轮廓扭曲变形为葡萄串样。肾脏中央或囊之间常可见团状或小岛样实质性组织，但肾周围无正常的肾皮质及集合系统回声。如为双侧多囊性发育不良肾（multicystic dysplastic kidney MCDK），则常有羊水过少及膀胱不显示等特征（图33-14-5）。彩色多普勒超声显示肾内肾动脉分支紊乱，主肾动脉难显示，动脉频谱为高阻型频谱。

由于肾小球的残余过滤功能，肾脏超声图像及其大小可在各次检查中出现明显的不同。如果肾单位仍有残存功能时，囊内液体可逐渐增加而囊肿增大；如果这些有残余功能的肾单位被破坏或消失，囊内液体不但不增加，反而会被再吸收。因此，大多数病例在肾单位完全消失之前随孕周的增大而增大，在肾单位完全消失之后，肾脏逐渐缩小，甚至完全消失，即使尸解亦可能检不出肾脏、输尿管及肾动脉。

当梗阻发生于妊娠较晚时期（10周之后，38周之前），多囊性发育不良肾表现为非典型的肾盂积水形态。虽然病理学上的改变与上述典型者极相似，但肾盂及漏斗部不闭锁，肾盂扩张，并与周围囊相通，肾脏形态较典型者扭曲较少，超声上较难与肾盂积水区分。当梗阻或中断过程局限于某一部分时，则可发生罕见的局部或部分多囊性发育不良肾，尤其在重复肾畸形的上极部分和交叉融合肾中形成部分多囊性发育不良肾。

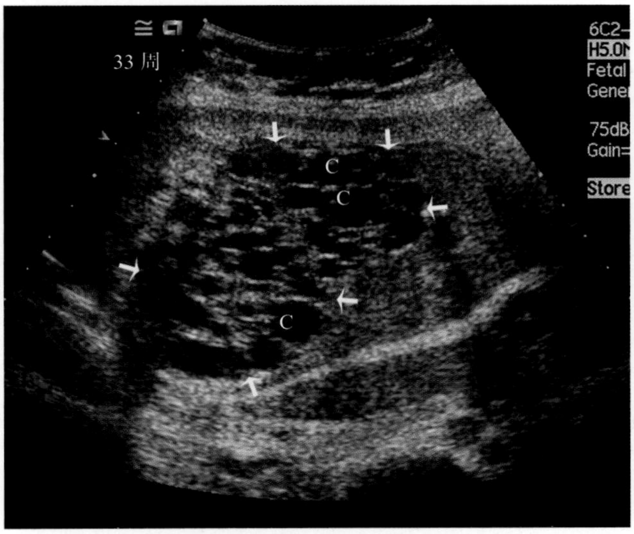

图33-14-5　33周胎儿多囊性发育不良肾合并马蹄肾畸形，经引产后尸体解剖证实

胎儿腹部横切面图像显示肾脏正常形态、轮廓、结构消失，肾脏明显增大，内可见多个大小不等的囊性暗区（箭头），小囊之间可见部分实质回声，两侧肾脏在中线融合在一起，无羊水。C.囊性暗区

2.临床意义　单侧多囊性发育不良肾患者，如果对侧肾脏发育正常，预后好；如果对侧肾脏异常，则预后取决于这个肾脏畸形的严重程度。如果伴有肾外畸形，则预后不良。双侧多囊性发育不良肾预后不良，因常伴羊水过少，引起肺严重发育不良而导致新生儿死亡。

单侧者在出生后应定期随访观察，一般认为1岁内每3个月1次，然后每半年1次，随访至3岁，以后应每年1次超声检查随访。

单侧病变者长期随访结果发现，18%的患者在1岁内病变消失，13%的在随访后2年内消失，23%的在5岁内消失。44%的5岁后维持不变，估计20年后均会消失。

五、肾积水

胎儿肾积水（hydrorephrosis）可由泌尿道梗阻性病变和非梗阻性病变（如膀胱输尿管反流）引起。最常见的原因是肾盂输尿管连接处梗阻、膀胱输尿管反流、膀胱输尿管连接处梗阻、后尿道瓣膜及重复肾中的梗阻。

1.声像图特点　一般认为，＜33周，肾盂前后径＞4mm；＞33周，肾盂前后径＞7mm，应考虑肾盂扩张。肾盂扩张前后径/肾脏前后径之比＞0.28。可有肾盏扩张（图33-14-6）。超声可检出引起肾盂扩张的梗阻性病变并出现相应超声征象。

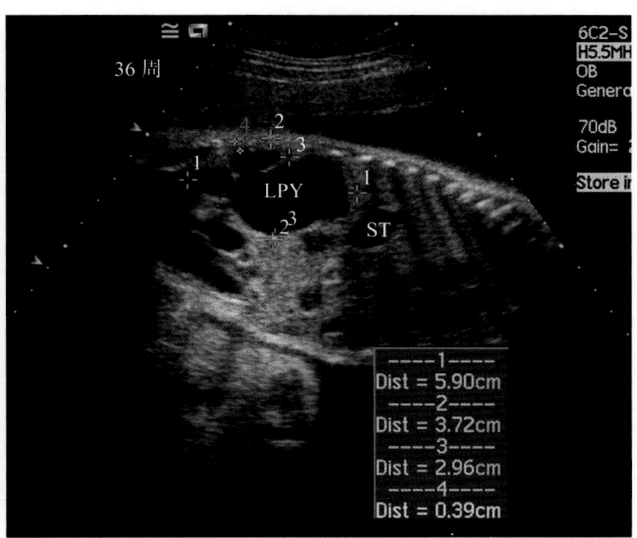

图33-14-6　36周胎儿左肾积水、左侧输尿管全程扩张合并复杂先天性心脏畸形

胎儿腹部矢状切面图像显示左肾盂（LPY）及肾盏均明显扩张，肾皮质明显变薄；ST.胃泡；1～3为测量游标

2. 临床意义　多数学者认为，肾盂扩张前后径大于15mm，高度提示梗阻性病变可能，产后手术率较高。肾盂扩张前后径在10～14mm者，发生肾脏病理情况者亦较高，多数学者建议产后新生儿期随访检查。

肾盂扩张前后径在4～10mm时，许多情况不是病理性的，可能为正常或生理性的，但亦有严重的泌尿系统梗阻仅表现为轻度肾盂扩张者，如后尿道瓣膜梗阻，可以引起明显的膀胱扩张和输尿管扩张，而肾盂扩张则轻微。因此，对于轻度肾盂扩张时，不能简单作为正常或异常来对待。

孕妇肾积水是妊娠过程中的一种最常见表现，其可能的原因是在黄体酮类激素作用下泌尿系统平滑肌松弛。胎儿亦暴露于这种高激素状态下，故胎儿轻度肾盂扩张与此可能不无关系。

产后随访原则：最好于产后5～7天进行，因为此时期新生儿已不再暴露于母体黄体酮类激素影响下的平滑肌松弛状态，由此而引起的轻度肾盂扩张此时已消失，又由于在出生后的前48h内，婴儿有轻度脱水，如果出生后立即行肾脏超声检查可出现假阴性结果。

六、先天性肾盂输尿管连接处梗阻

先天性肾盂输尿管连接处梗阻（congenital uretero-pelvic junction obstruction）是胎儿和新生儿肾积水的最常见原因。本病的主要特征是尿液从肾盂流入输尿管时出现先天性梗阻。本病的梗阻是不完全梗阻。不完全梗阻发生在妊娠较晚时期者，引起肾盂肾盏不同程度的扩张，而无肾发育不良的组织学证据，不完全梗阻发生在妊娠较早时期者，除肾盂、肾盏扩张外，还可出现肾发育不良改变，可伴有或不伴有囊性病变的形成。如果在妊娠8～10周肾盂输尿管连接处完全梗阻，则认为是多囊性发育不良肾的原因。

1. 声像图特点　超声诊断本病主要根据肾盂、肾盏扩张，但输尿管、膀胱等不扩张，超声不能直接显示输尿管狭窄及狭窄后扩张。肾盂、肾盏扩张程度多为轻至中度，且在宫内积水程度相对稳定。肾盂扩张的形态与其他原因所致的肾盂扩张不同，如果在冠状切面上肾盂尾端表现为圆钝或呈子弹头状改变（图33-14-7），则肾盂输尿管连接处梗阻的可能性大；相反，如果肾盂尾端呈尖嘴状指向输尿管，则肾盂输尿管连接处梗阻的可能性小得多。羊水量多正常。严重梗阻可导致肾盏破裂，在肾脏周围形成尿性囊肿，而此时肾脏表现为回声增强。此种肾脏已多无肾功能。随访中应更注意对侧肾脏的情况。肾脏实质回声增强或肾实质内囊肿的检出是某种程度的肾发育不良的表现。

2. 临床意义　本病无论单侧或双侧梗阻，预后均较好。虽然胎儿肾盂扩张的程度与产后婴儿肾功能不总是呈相关关系，但一般来说宫内胎儿肾盂扩张越严重，新生儿肾功能越差。因此，当宫内胎儿检出本病时，应在晚孕期随访监测扩张程度的变化，如果为双侧受累，则应更密切监测其程度的变化。同时羊水量亦是一个重要的监测指标。如果双侧梗阻者出现羊水过少时则预后不良。

产后应常规进行超声与肾功能方面的检查。本病手术治疗效果较好。有肾功能受损者，手术后肾功能及肾实质厚度有一定程度的恢复和增长，术后6个月内恢复较快。

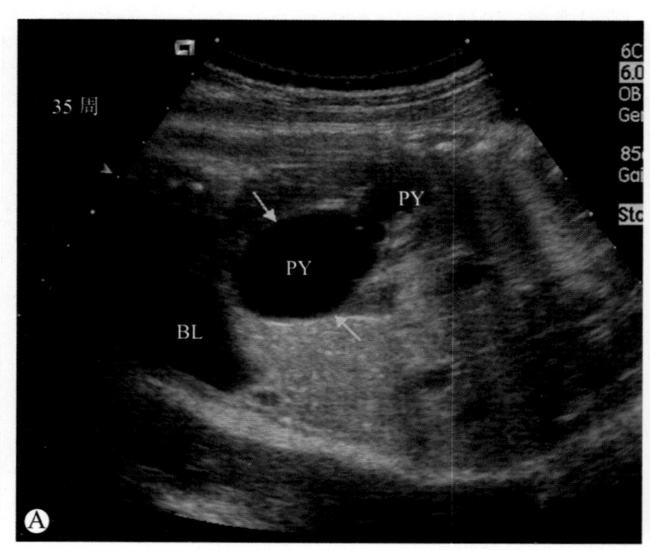

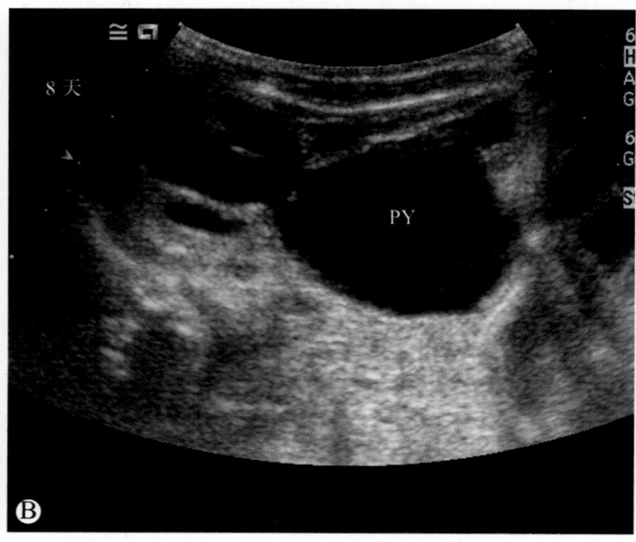

图33-14-7　胎儿重度肾盂肾盏扩张，肾盂尾端圆钝，是肾盂输尿管连接处梗阻的典型形态

产前（A）及产后（B）8天冠状切面图像，手术证实为肾盂输尿管连接处狭窄。PY.扩张的肾盂；BL.膀胱

七、膀胱输尿管连接处梗阻（非反流性输尿管扩张）

膀胱输尿管连接处梗阻（非反流性输尿管扩张）[vesico-ureteric junction obstruction（non-refluxing megaureter）]的主要病理改变是膀胱输尿管连接处狭窄或远段输尿管功能受损，导致狭窄以上输尿管扩张及肾积水。远端输尿管闭锁者少见。本病多为单侧梗阻，双侧梗阻者约占25%，常可合并其他异常如膀胱输尿管反流、肾盂输尿管连接处梗阻、多囊性肾发育不良等。

1.声像图特点　本病的超声表现主要有输尿管呈蛇形弯曲状扩张和肾积水（图33-14-8），扩张的输尿管与肾盂相通，而膀胱和羊水表现为正常。本病产前超声检查不能和膀胱输尿管反流引起的输尿管扩张和肾积水相区别。少数情况下，膀胱出口梗阻可表现为一侧输尿管明显扩张及明显肾积水，而对侧扩张相对较轻，应注意区别。另外，输尿管囊肿亦是输尿管扩张的主要原因之一，在膀胱内检出输尿管囊肿可资鉴别。

2.临床意义　本病预后良好。40%以上病例无须治疗可自行缓解或消失。产前超声检测输尿管内径小于6mm者，产后多不需手术治疗。但是输尿管内径超过10mm以上者，预后相对较差，多需手术治疗。

八、输尿管囊肿与输尿管异位开口

（1）输尿管囊肿（ureterocele）：因输尿管开口狭窄，输尿管入膀胱段肌层薄弱，尿液排出不畅，致使输尿管黏膜下段逐渐膨大，突入膀胱内形成囊肿。囊肿远端有一狭窄的小孔，尿液先流入囊肿内，囊肿增大，然后再从小孔排出，囊肿变小。囊壁外层为膀胱黏膜所覆盖，内层为输尿管黏膜，其间为结缔组织，缺乏肌肉结构。

（2）输尿管异位开口（ectopic ureter）：输尿管没有进入膀胱三角区，开口在膀胱三角区外。对于开口位置，男孩与女孩不同，在男孩，开口可在后尿道、输精管、精囊、射精管、膀胱颈部、直肠等部位，末端有括约肌，无尿淋漓。对于女孩，开口可在尿道、阴道、子宫、直肠等部位，末端无括约肌，常出现尿淋漓。

1.声像图特点

（1）输尿管囊肿（图33-14-9）：表现为突向膀胱内的囊性结构，偶尔可见其有规律地增大和缩小交替变化。当输尿管囊肿特大时，可引起双侧肾积水，或囊肿疝入尿道引起膀胱出口梗阻，导致双侧肾积水。输尿管囊肿亦可双侧发生，膀胱内出现两个囊肿声像。有时，膀胱排空后可将输尿管囊肿误认为膀胱，而当膀胱过度充盈时，输尿管囊肿可压迫而消失，因此输尿管囊肿显示率不高，据报道仅为39%。输尿管不同程度地扩张。

（2）输尿管异位开口：可表现为扩张的输尿管呈蛇形弯曲状从扩张的肾盂达膀胱后方，但不与膀胱相通，于膀胱后方向尿道方向延伸，形成异位开口或为一盲端。

2.临床意义　产前诊断本病者预后良好，产后仅35%的婴儿出现输尿管囊肿或异位开口的临床症状或体征。手术治疗效果良好。如果肾上部功能良好，输尿管囊肿可经尿道进行穿刺治疗，但此法可增加尿液反流的危险。

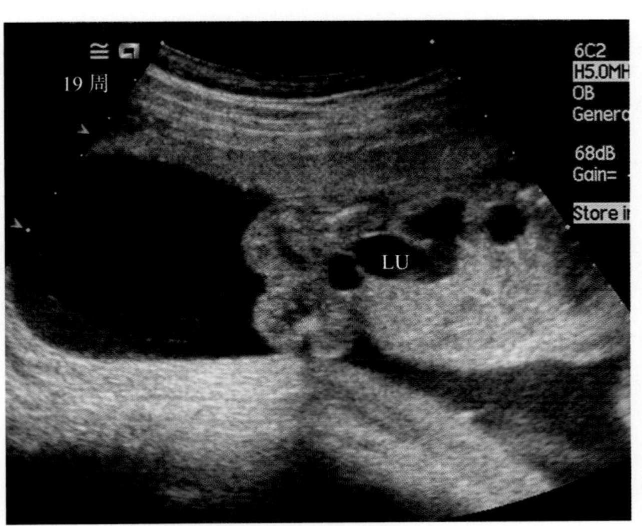

图33-14-8　19周胎儿左侧膀胱输尿管连接处狭窄导致左侧输尿管全程扩张、左肾积水

胎儿腹部斜横切面图像显示左侧输尿管纡曲扩张（LU）

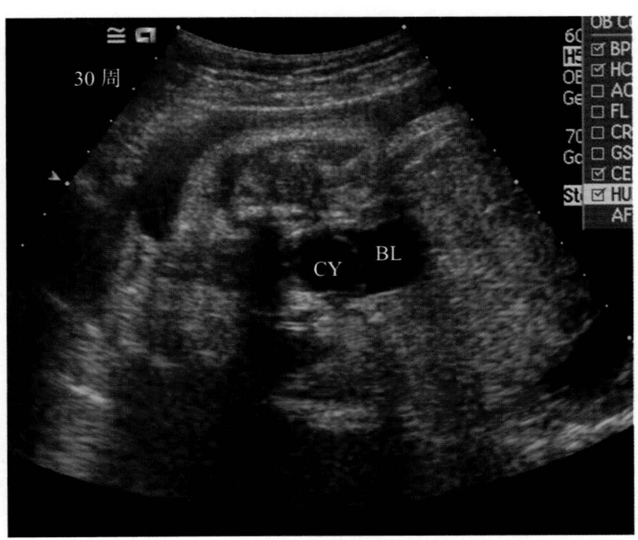

图33-14-9　30周胎儿重复肾、重复输尿管及输尿管末端囊肿

膀胱（BL）内偏左侧可见一囊性结构（CY），实时下可时大时小，追踪观察可显示同侧输尿管扩张，左侧肾脏表现为典型重复肾声像

九、后尿道瓣膜

后尿道瓣膜（posterior urethral valves）是后尿道内一软组织瓣膜导致尿道梗阻，瓣膜可呈双叶状、隔状或仅为黏膜皱襞。仅发生于男性，是先天性下尿路梗阻的最常见原因，约占胎儿尿路梗阻的9%。由于后尿道瓣膜的阻挡，胎儿尿液不能排入羊膜腔而导致羊水过少，从而导致胎儿的一系列严重改变，包括肺发育不良（新生儿期死亡的最常见原因）、Potter面容、四肢挛缩、膀胱极度扩张及膀胱壁增厚、纤维化，膀胱输尿管反流，输尿管扩张、壁增厚及纤维化，最终导致肾积水。

1. 声像图特点　膀胱明显扩张及膀胱壁明显增厚是最常见的、最恒定出现的超声征象。无此特征的轻型病例，产前及儿童期均难以检出。后尿道明显扩张似钥匙孔样与膀胱相通。双侧输尿管扩张及双肾积水，肾积水偶可表现为非对称性。由于本病只发生在男性，因此怀疑本病者检出男性生殖器有助于诊断。肾皮质可有囊肿及肾实质回声增强。当梗阻严重，膀胱内压力较高时，可导致膀胱破裂而引起尿性腹水及腹腔内钙化性强回声灶。肾积水到一定程度后可引起肾盏破裂而形成肾周尿性囊肿。尿性囊肿的形成预示着肾脏严重发育不良。50%以上的病例有羊水过少。

2. 临床意义　本病总的死亡率可高达63%，在幸存者中，30%的在4岁内即可出现终末期肾衰竭。与预后有关的一个重要因素是诊断时孕周大小。超声在妊娠24周以前即能明确诊断者，预后差，围生期死亡的危险性可达53%。妊娠24周以后才被超声诊断者，预后较好，出现不良结局的危险性仅为7%。

如果中孕期即出现严重羊水过少、肾积水及肾实质回声增强，预后极差，围生期死亡率几乎为100%。相反，如果在整个妊娠期羊水正常，肾积水稳定，则预后良好。

十、尿道闭锁

尿道闭锁（urethral atresia）引起尿道完全梗阻，可发生于女性，也可发生于男性。其表现与严重后尿道瓣膜梗阻相似，膀胱极度扩张，可充满整个腹腔。羊水过少在16周后即可发生，由于严重羊水过少或无羊水，胎儿在宫内严重受压。当发生在男性胎儿时，本病很难和后尿道瓣膜区分。

本病预后极差，常为致死性，幸存者多合并有脐尿管瘘或膀胱直肠瘘。

十一、巨膀胱-小结肠-肠蠕动过缓综合征

巨膀胱-小结肠-肠蠕动过缓综合征（megacystis-microcolon-intestinal hypoperistalsis syndrome）是一种常染色体隐性遗传病，女性多于男性，女男比例为4∶1。其特征性改变是小肠梗阻、小结肠和巨大膀胱。由于本病平滑肌功能异常，因此肠道梗阻及泌尿道梗阻均是功能性梗阻而非器质性梗阻。

产前超声特征性表现是膀胱明显扩张，双肾积水，胃扩张，小肠不同程度扩张，蠕动少，羊水量可正常或增加。

本病预后差，为致死性。

十二、梅干腹综合征

梅干腹综合征（prune-belly symdrome）的主要特征是腹壁肌肉完全缺如或由一层薄而无功能的纤维组织代替，也可有单块肌肉缺如或一侧肌肉缺如者，其发病机制可能与胎儿发育早期腹壁肌肉的极度拉伸有关，最常见的原因是早期胎儿膀胱极度扩张，其次为肝大、卵巢囊肿、大量腹水对腹壁的过度拉伸。

1. 声像图特点　本病产前胎儿超声表现与后尿道瓣膜梗阻表现相似，亦表现为膀胱明显扩张、双侧输尿管扩张及双肾积水等下尿路梗阻征象及羊水过少，因羊水过少而继发Potter面容、足内翻、髋关节脱位等。与后尿道瓣膜表现不同的是，本病的尿道扩张可达前尿道，而非后尿道瓣膜的典型“钥匙孔”样扩张。本病与其他下尿路梗阻用超声检查亦难区分。

2. 临床意义　本病预后不良。持续的或早期即发生羊水过少者常因肺发育不良而死亡。存活患儿60%以上在出生后1周内死亡。

十三、膀胱外翻

膀胱外翻（bladder exstrophy）是一综合性的复杂畸形，由泌尿系统畸形、骨骼肌肉畸形、肛门畸形等构成。其主要特征是下腹壁大面积缺损为膀胱后壁代替，膀胱前壁缺损，后壁膨出，其边缘与腹壁皮肤融合，膀胱黏膜长期暴露而肥厚、水肿。耻骨分离，耻骨联合增宽，脐明显下移，低于两髂嵴连线。生殖系统在男性尿道背侧裂开，阴茎海绵体过度分裂，阴茎变短。在女性可见尿道背裂、阴蒂分离。

1. 声像图特点　如果产前超声检出羊水正常，且显示出正常形态的肾脏回声，但不能显示正常充盈的膀胱时应高度怀疑本病的可能。仔细探查有时可发现脐下移及下腹壁缺损征象，但由于膀胱后壁膨出与腹壁皮肤融合，超声有时难以检出腹壁缺损。

2. 临床意义　本病可行外科手术治疗。长期随访结果良好。本病为散发性，复发危险性极低。

第十五节　腹壁缺陷畸形

一、脐膨出

脐膨出（omphalocele）是先天性的前腹壁发育不全，在正中线处脐带周围肌肉、皮肤缺损，致使腹膜及腹腔内器官一起膨出体外，疝出内容物的表面覆盖有一层很薄的膜，为部分羊膜和腹膜，在两层膜之间有华腾胶。病理上根据脐膨出及腹壁缺损大小，将脐膨出分为巨型和小型2种。

1. 声像图特点　前腹壁中线处皮肤强回声中断、缺损，并可见一个向外膨出的包块，包块中内容物依缺损大小而不同，缺损小者包块内仅含肠管，缺损大时，则除了含有肠管外，还有肝脏、脾脏等内容物（图33-15-1）。包块表面有一层线状强回声膜覆盖，即腹膜或羊膜和腹膜共同包绕，且在两层膜之间为华腾腹形成的网条状无回声。脐带入口往往位于包块的表面，可以是中央顶端，也可以偏于一侧，彩色多普勒血流成像有助于显示脐带血管是位于膨出包块中央顶端，还是位于包块一侧。

2. 临床意义　脐膨出的预后很大程度上取决于是否合并畸形及其严重程度，如果存在较大的合并畸形或染色体异常或两者均存在，则围生儿死亡率高达80%～100%，因此仔细地进行超声检查，尽可能发现有关的合并畸形，这对胎儿的预后评估方面很有用。

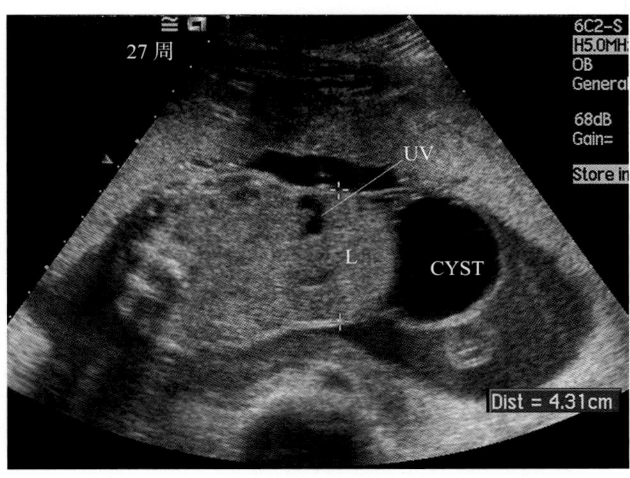

图33-15-1　27周胎儿脐膨出，脐带入口位于表面偏右下部位

腹部横切面图像显示腹壁皮肤回声中断（"＋ ＋"之间），肝脏于中断处向外膨出，在肝脏表面有一囊性包块（CYST）和强回声膜包绕。UV.脐静脉；L.肝脏

二、腹裂

腹裂（gastroschisis）也称为内脏外翻，是先天性的一侧前腹壁全层缺陷。

1. 声像图特点　通常显示脐带入口右侧的腹壁皮肤强回声中断，一般为2～3cm大小，少数腹壁缺损位于脐旁左侧腹壁。胃、肠等腹腔内脏器外翻至胎儿腹壁外，其表面无膜覆盖，在羊水内自由漂浮。腹围小于相应孕周大小。脐带腹壁入口位置正常，通常位于突出内容物的左侧前腹壁（图33-15-2）。外翻的肠管有时可见局部节段性扩张，管壁增厚，蠕动差，肠腔内容物多含致密低回声光点，这与继发的肠畸形有关，如肠闭锁、肠扭转、肠梗阻。伴羊水过多，羊水内较多低回声光点翻动。用彩色多普勒超声可鉴别突出的肠管和脐带。

2. 临床意义　腹裂的预后总体来说是好的，有85%～95%的新生儿生存率，且新生儿结局与进入羊膜腔内的小肠数量无关。据文献报道，腹裂的胎儿宫内死亡率约为10.6%，胎儿窘迫发生率为43%，早产发生率为40%～67%，IUGR的发生率为25%～48%。与腹裂有关的不良神经系统结局亦有报道。腹裂的围生期发病率

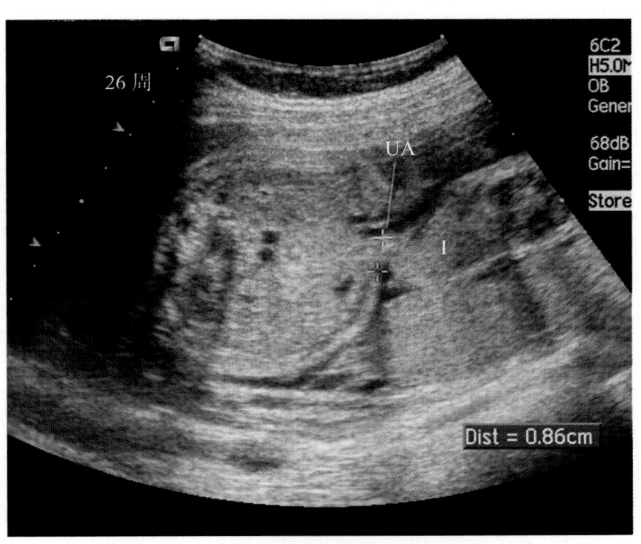

图33-15-2　26周胎儿腹裂畸形

腹部横切面图像显示脐带入口（UA）右侧的腹壁皮肤强回声中断（"＋＋"之间），肠管（I）向缺损处腹腔外突出，漂浮于羊水中

和死亡率不受分娩方式的影响。

三、肢体-体壁综合征

肢体-体壁综合征（limb body wall complex，LBWC）是复杂性的畸形组合，又称为体蒂异常（body stalk anomaly）。该综合征具有广泛前侧腹壁裂、明显的脊柱侧凸、肢体畸形、颜面颅脑畸形、脐带极短等多种畸形。

1. 声像图特点　胎儿腹部区域探测到一个外形怪异、回声复杂的包块，有时包块可达胸前区，由于常伴羊水过少，包块与子宫壁紧贴，腹壁皮肤不显示。由于脐带极短或无脐带，彩色多普勒超声显示很短一段脐带或不能显示

（图33-15-3），腹壁缺损处包块直接与胎盘相连。脊柱侧凸是该综合征的一个特征性改变，见于77%的病例，任何腹壁缺陷畸形合并脊柱侧凸时应考虑为LBWC可能。95%的病例存在肢体畸形，包括足内翻、少指（趾）、骨关节弯曲、肢体缺失（图33-15-3）、单个前臂、裂手、裂足、桡骨和尺骨发育不良等。颜面颅脑畸形主要有唇裂、脑膨出。40%的病例存在露脑畸形。其他合并畸形包括膈肌缺如（74%）、肠道闭锁（22%）、肾脏畸形（65%）。40%的病例可见羊膜带。

2. 临床意义　该综合征预后差，通常是致死性的，无复发的风险。

四、泄殖腔外翻

泄殖腔外翻（cloacal exstrophy）是罕见的畸形组合，主要包括脐膨出（omphalocele）、内脏外翻（exstrophy）、肛门闭锁（imperforate anus）、脊柱畸形（spina bifida），故也称OEIS综合征。

1. 声像图特点　下腹壁皮肤层回声缺损，并于缺损处可见实性低回声包块，盆腔内无膀胱显示，但可见到一个大的由泄殖腔形成的无回声包块。外翻的肠管内可显示有胎粪积聚而成的低回声沉积物。耻骨分离或缺如，膀胱后壁前移与缺损的腹壁边缘相融合。可有脊髓脊膜膨出。

2. 临床意义　该综合征的预后取决于畸形的严重程度，该综合征常是致死性畸形，如果仅有膀胱畸形，则可行外科手术纠正。

五、羊膜带综合征

羊膜带综合征（amniotic band syndrome，ABS）亦称羊膜带破裂并发症，是由于羊膜带缠绕或粘连胎体某一部分引起胎儿变形畸形或肢体截断的一组复合畸形。现代畸形学家也将其命名为ADAM复合畸形，即羊膜变形、粘连、肢体残缺复合畸形（amniotic deformation，adhesion，mutilation complex，ADAM complex）。

1. 声像图特点　羊水中可见一漂浮的带状回声，或由绒毛板发生或黏附于胎儿。羊膜带粘连处的胎儿身体部分可出现畸形，胎头、躯干、肢体可单独受累或合并

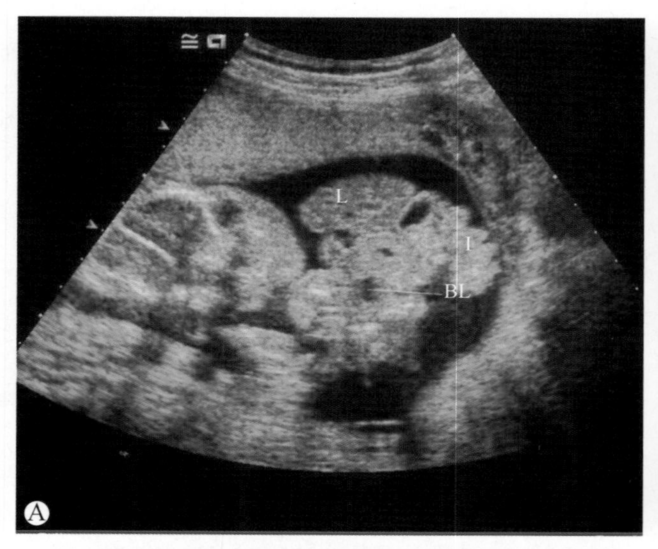

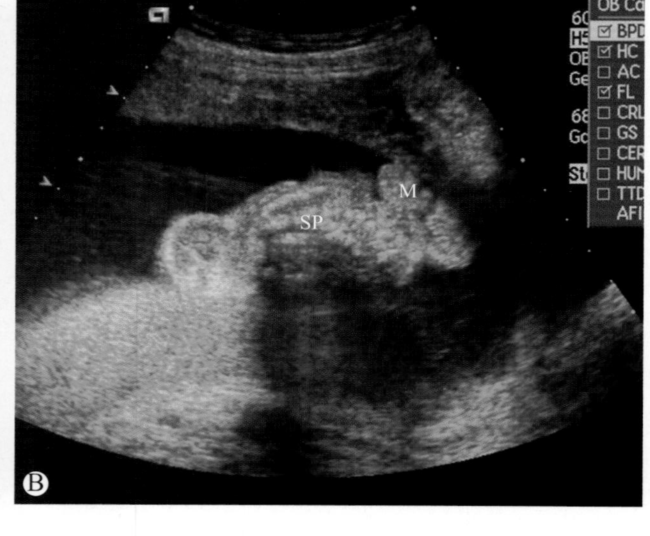

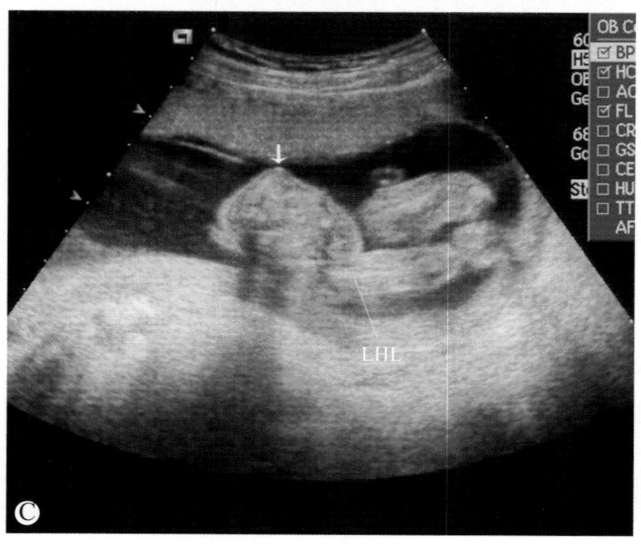

图33-15-3　19周胎儿肢体-体壁综合征

A.胎儿下腹部突出一混合性包块，浸泡于羊水中，包块形态不规则，内部回声杂乱，内有肠管回声和肝脏回声。B.胎儿脊柱冠状切面图像显示脊柱侧凸。C.胎儿肩胛骨水平横切面动态图像仅显示左上肢，右上肢不显示（箭头）。M.包块；SP.脊柱；L.肝脏；I.肠管，LHL.左侧肱骨；BL.膀胱

受累，其特征主要为多发性、不对称性、不规则畸形。头颅畸形以无脑畸形、脑膨出较常见；躯干畸形主要为广泛腹壁皮肤缺损，肝脏、脾脏、胃、肠管、膀胱等脏器和心脏均外翻在少量的羊水内，脊柱呈“V”形向腹侧屈曲；肢体畸形可见肢体的环状缩窄和截断、并指（趾）及足内翻畸形；颜面部畸形常表现为不规则、非常见部位的唇、腭裂，鼻发育异常（图33-15-4）。往往合并羊水过少，胎动多受限制。

2.临床意义　严重畸形者预后差，对于畸形不严重者，可行胎儿镜松解肢体羊膜束带，松解后的肢体可恢复正常。

六、脐膨出-巨舌-巨体综合征

脐膨出-巨舌-巨体综合征（Beckwith-Wiedemann syndrome）也称为Beckwith-Wiedemann综合征，包括脐膨出、巨舌、巨体等，脐膨出是本综合征最突出的畸形，巨舌也是常见的表现，内脏肥大特别是肾、胰腺及肝脏增大也是该综合征的重要表现。

1.声像图特点　本病脐膨出的超声表现与一般脐膨出表现相似。巨舌产前超声检查主要在胎儿颜面矢状切面显示舌巨大，向口腔外突出。巨体主要表现为肾脏和肝脏肥大，胎儿腹围测值明显超过相应孕周，肾脏周长或直径超过腹围的1/3。羊水过多。

2.临床意义　本病新生儿死亡率约21%，主要死于先天性心力衰竭。存活儿的预后通常较好，但尚取决于合并畸形的严重程度和远期合并症。

七、Cantrell五联征

Cantrell五联征（pentalogy of Cantrell）即脐膨出、心脏异位、下部胸骨、前膈及膈心包缺陷5项畸形，该综合征的特征性标志是脐膨出和心脏异位合并存在。

1.声像图特点　腹壁局部皮肤缺损，缺损可以很小，表现为少量的肠管向外膨出；也可以很大，表现为巨大的脐膨出，肠管、肝、心脏均可向外膨出，并且包块略偏向头侧，表面覆盖一层强回声膜。心脏部分向胸腔外膨出，也可表现为整个心脏位于胸腔外，可有胸腔积液、心包积液。

2.临床意义　具有该综合征的畸形胎儿很少能存活，而且其预后取决于腹壁缺损的大小，心脏畸形及其他合并畸形的严重程度，畸形较轻时，则可行外科修补术。

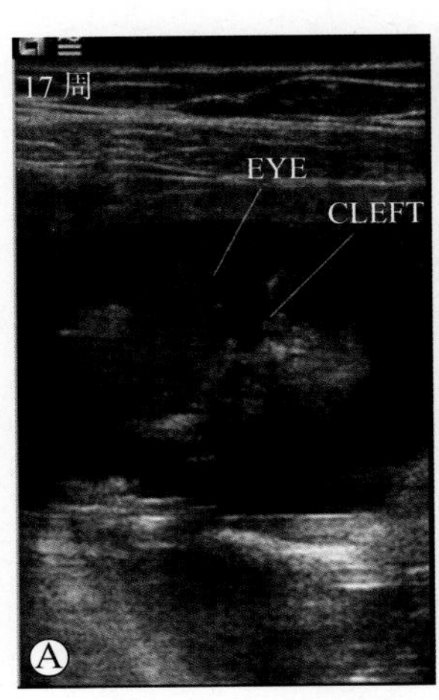

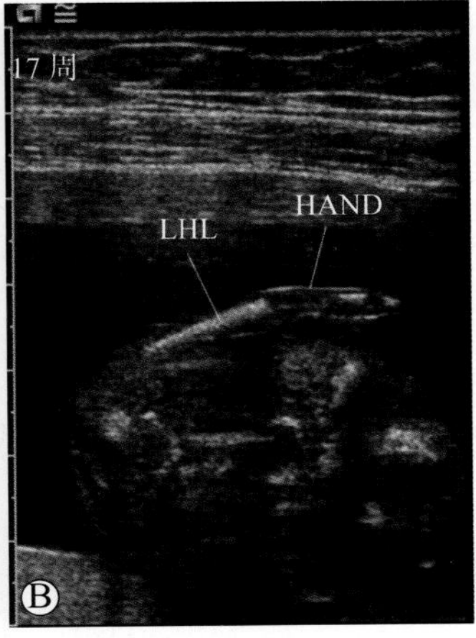

图33-15-4　17周胎儿羊膜带综合征，有面斜裂、腹裂、足内翻、左上肢尺、桡骨缺失等多发畸形

A.14MHz高频探头扫查，胎儿颜面部冠状切面图像显示面斜裂，裂口直达眼眶。B.14MHz高频探头扫查，胎儿左上肢纵切面图像显示左侧肱骨明显缩短，尺、桡骨缺失，手直接与肱骨相连接。EYE.眼内晶状体；CLEFT.裂口；LHL.左侧肱骨；HAND.手

第十六节　骨骼系统及肢体畸形

一、致死性侏儒

致死性侏儒（thanatophoric dysplasia，TD）是最常见的骨骼发育障碍性疾病，为常染色体显性遗传。主要特征为严重短肢、长骨弯曲、窄胸、肋骨短、腹膨隆、头大、前额突出等。根据头颅形态可将其分为2型。

Ⅰ型：长骨短而弯曲，椎骨严重扁平，不伴有三叶草形头颅（clover-leaf skull），约占85%。

Ⅱ型：具有典型三叶草形头颅，长骨短与弯曲，椎骨扁平，较Ⅰ型为轻，约占20%，此型25%的病例伴有胼胝体发育不全。

1.声像图特点　长骨明显缩短，Ⅰ型骨干明显弯曲，股骨干骺端粗大呈电话听筒状（图33-16-1）。Ⅱ型骨干弯曲较Ⅰ型为轻，无典型的电话听筒状股骨。胸腔狭窄，胸围明显缩小，心/胸比值＞60%。腹部明显膨隆，正中矢状切面图像上胸部与腹部相接处有明显分界，胸部向腹部移行时，移行处在腹侧突然增大。头颅大，前额向前突出。Ⅱ型常有典型的三叶草形头颅，Ⅰ型此种征象不明显。其他特征有皮肤增厚、水肿、浆膜腔积液、胎儿在宫内的姿势和运动异常、羊水过多等。

2.临床意义　窄胸导致明显肺发育不良，胎儿出生后不能成活。

二、软骨不发育

软骨不发育（achondrogenesis）是一种较常见的致死性骨骼发育障碍性畸形，常染色体隐性或显性遗传，80%的父母属正常发育，这说明本病是特定基因突变的结果。软骨不发育以严重短肢畸形、窄胸、头大为特征，由于软骨不发育，生长板较薄，缺乏支架，所以骨化差，但骨膜下骨沉积正常，使骨骼能够达到正常的粗度。软骨不发育可分为Ⅰ型和Ⅱ型。

1. 声像图特点　四肢严重短小，四肢长骨极度短小，因骨化差而回声强度减弱，骨后方声影不明显。胸腔狭窄，腹部较膨隆，可有腹水。椎体骨化极差而呈低回声，腰骶部更明显，横切面图像不能显示椎体及两侧椎弓内的三角形骨化中心。头颅增大，双顶径、头围与孕周不符，不成比例（图33-16-2）。Ⅰ型常有肋骨细小，回声减弱，可有多处肋骨骨折。Ⅱ型肋骨较Ⅰ型为粗，无肋骨骨折。30%的胎儿可有全身水肿、浆膜腔积液、颈部水囊瘤等表

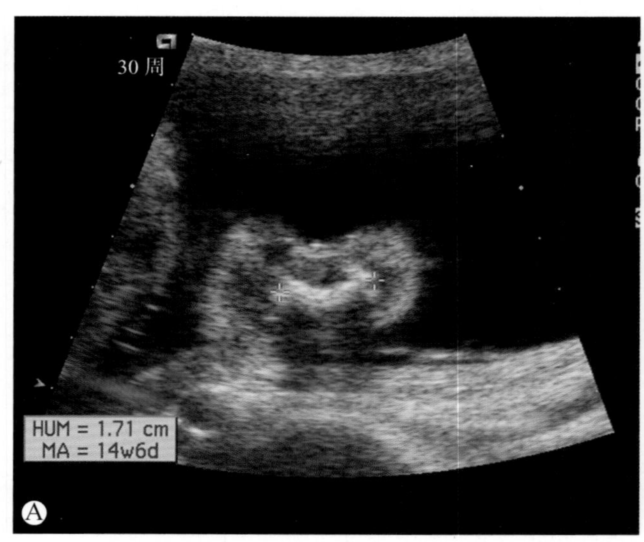

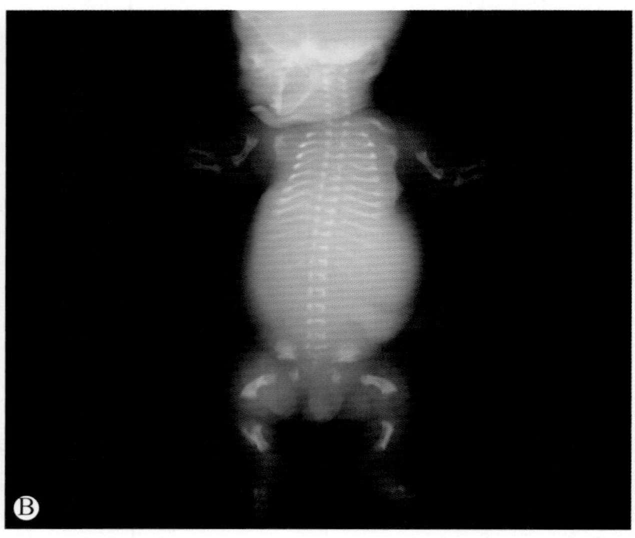

图33-16-1　30周胎儿致死性侏儒Ⅰ型

A.肱骨长轴切面图像，显示长骨明显弯曲，干骺端粗大，呈电话听筒状，肱骨长严重缩短，大小均相当于14^{+6}周。B.产后胎儿标本全身X线片，四肢骨骼明显缩短

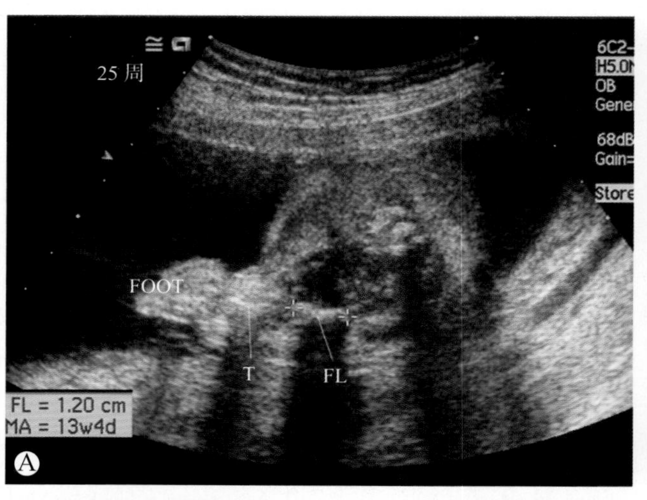

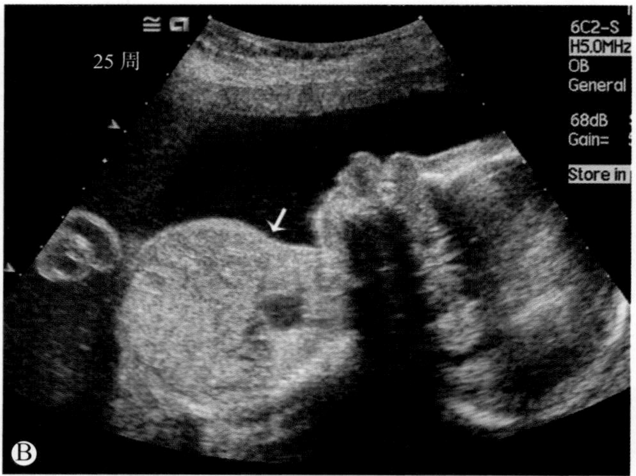

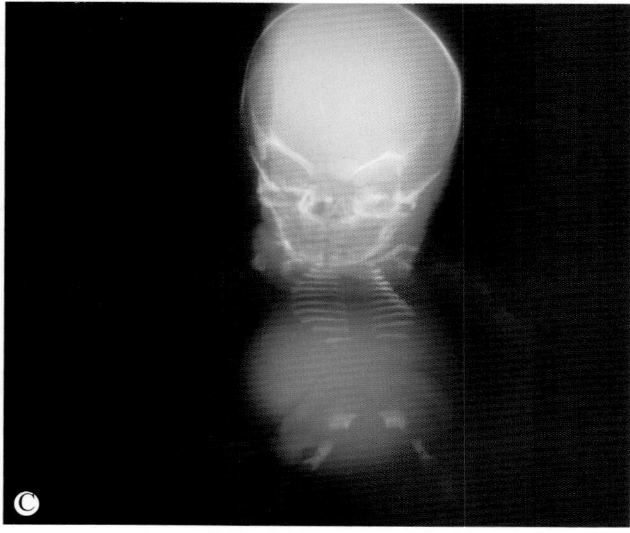

图33-16-2　25周胎儿软骨不发育

肱骨及股骨极短，仅相当于13～14周大小，整个上肢及下肢长度仅5～6cm。下肢长轴切面（A）图像显示股骨和肱骨明显短，但可达到正常的骨粗度。在胸腹部矢状切面（B）图像上因腹部明显膨隆、胸腔狭小而表现为胸部与腹部相接处有明显分界（箭头）。引产后X线照片（C）与产前所见一致。FL.股骨；T.胫骨；FOOT.足

现。50%的病例有羊水过多。

2.临床意义　不能成活。

三、成骨不全

成骨不全（osteogenesis imperfecta，OI）又称为脆骨病或脆骨-蓝巩膜-耳聋综合征，多为常染色体显性遗传，部分病例为常染色体隐性遗传，是由遗传性中胚层发育障碍造成的结缔组织异常而累及巩膜、骨骼、韧带等。非致死性成骨不全常有进行性耳聋、牙齿改变、关节松弛和皮肤异常。

成骨不全有多种分类法。Sillence将其分为四大类型。

Ⅰ型：非致死性成骨不全，为常染色体显性遗传。主要表现为轻度短肢或无明显短肢，胎儿期较少骨折，5%的病例在出生时骨折，多数在出生以后发生骨折。可有长骨弯曲、增粗。骨质脆弱，蓝巩膜。

Ⅱ型：致死型成骨不全，为常染色体显性（新突变）或隐性遗传。主要表现为严重短肢畸形、骨化差，胎儿期即可出现多发性骨折，长骨不规则，弯曲变形，胸腔狭窄，肋骨骨折，蓝巩膜。根据肋骨形态及是否骨折，Ⅱ型又可分为A、B、C三个亚型。

Ⅲ型：非致死性成骨不全，为常染色体显性（新突变）或隐性遗传。主要表现为中度到严重短肢畸形、下肢受累较上肢更多，长骨增粗、弯曲变形，不规则，骨化差。可有多发性骨折。出生后可因多次骨折导致骨骼畸形进行性加重，可出现蓝巩膜，但听力正常。儿童期即需要轮椅。

Ⅳ型：非致死性成骨不全，常染色体显性遗传。主要表现为中度短肢畸形，晚孕期短肢更严重，偶尔有骨折，钙化正常，巩膜和听力正常，但骨质脆弱。

1.声像图特点　成骨不全Ⅱ型在产前超声检查时是最易发现的类型，此型超声表现典型，易诊断，其他3型产前诊断有不同程度的困难。典型成骨不全Ⅱ型的超声特征如下：四肢严重短小，长骨短而粗、弯曲，且有多处骨折声像，骨折后成角、弯曲变形，骨折愈合后局部变粗，钙化差。胸部变形，横切扫描胸腔时因肋骨骨折而导致胸部变形，肋骨可有多处骨折表现。因骨化差或不骨化，胎儿颅骨薄，回声明显低于正常，颅骨回声强度较脑中线回声为低，近探头侧脑组织及侧脑室等结构可显示清晰。实时超声下探头对胎儿头部略加压即可见到胎头变形，颅骨柔软（图33-16-3）。眼眶及面部其他各骨骨化亦差，眼眶可呈低回声，在冠状切面上可清楚显示出对侧眼眶及眼球回声。可伴有羊水过多。

其他类型的成骨不全要在相对较晚孕周才有超声改变，骨折可出现，也可不出现，部分轻型病例产前超声可正常。这些类型的主要超声表现为不同程度的短肢、长骨弯曲、增粗、骨折，对有家族史的胎儿应多次追踪观察。

2.临床意义　成骨不全Ⅱ型为致死性骨骼发育障碍性疾病，出生后不能成活，预后差。成骨不全Ⅰ型、Ⅲ型、Ⅳ型，畸形轻者预后较好，可以正常上学，畸形重者预后差，需长期轮椅生活。智力可不受影响。

四、肢体屈曲症

肢体屈曲症（camplomelic dysplasia，CD）是一种少见的骨骼发育障碍性畸形，因长骨异常弯曲而得名。主要特征是下肢长骨明显弯曲变形，以股骨和胫骨受累较明显，上肢长骨受累较少，肢体长度或长骨长度可轻度或严重缩短，也可在正常范围。胸腔和肩胛骨发育不良，胸腔狭窄（胸腔狭窄上部较下部明显，呈铃状胸廓），多有喉、气管软化，胸椎的椎弓根钙化差，髂骨比正常直

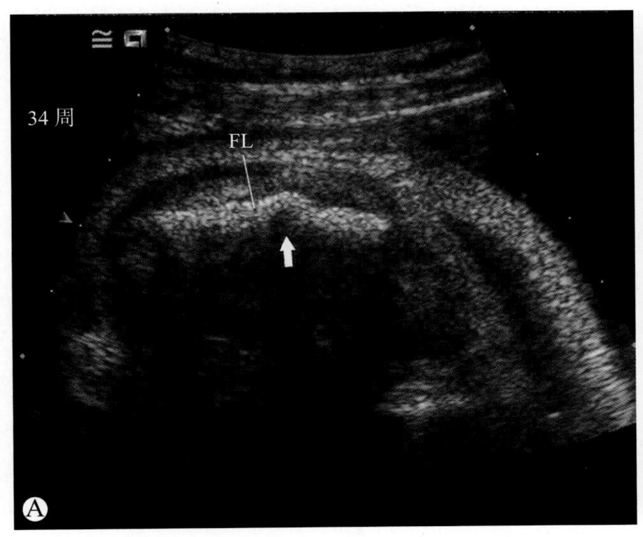

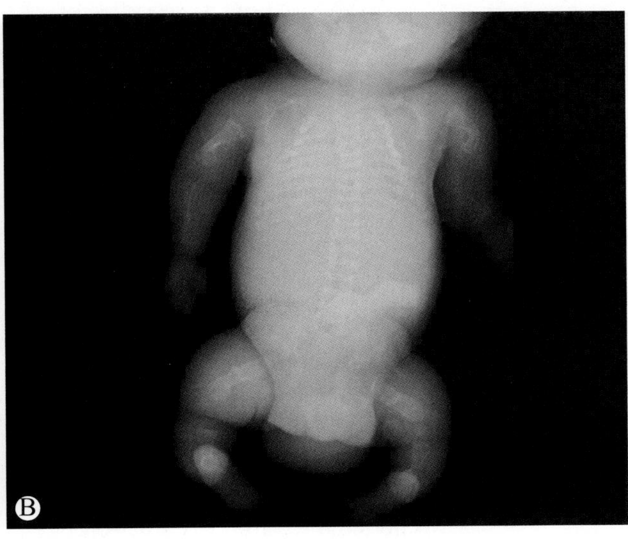

图33-16-3　34周胎儿成骨不全Ⅱ型

A.产前超声显示股骨（FL）增粗、骨折、成角。B.引产后X线片显示四肢长骨增粗、缩短、骨折、窄胸

而窄，常有先天性髋关节脱位。肢体屈曲症可大致分为以下2种类型。

Ⅰ型：轻度短肢，股骨和胫骨向前弯曲，骨宽度正常，上肢受累。

Ⅱ型：明显短肢畸形，长骨弯曲明显，且长骨明显变宽增粗，可伴颅狭小畸形。

1.声像图特点　长骨弯曲是本病的特征性声像图表现。下肢长骨出现弯曲较多见，以股骨和胫骨明显，股骨弯曲常出现在股骨的近段，而胫骨弯曲常出现在胫骨的远段。弯曲的凸面向前，凹面向后，因此超声在显示股骨弯曲时，在股骨的矢状切面图像上才能最清楚显示（图33-16-4），在股骨冠状切面图像上显示可出现假阴性结果。腓骨可发育不良或缺如，腓骨较胫骨明显短小，与胫骨长度不等，缺如时无论纵切扫查或横切扫查小腿均只能显示一根骨（胫骨）而不能显示双骨图像。肢体短小，轻者可以无明显缩短或轻度缩短，重者可为严重短肢畸形，长骨明显缩短。胸腔狭窄以胸腔上部狭窄更明显。肩胛骨发育不良或缺如。常合并足内翻畸形。

2.临床意义　绝大多数因肺发育不良而死亡，极少数病例可存活至儿童期，据报道存活最长者的一例为17岁。

五、先天性桡骨发育不全或缺如

先天性桡骨发育不全或缺如（congenital hypoplasia or aplasia of the radius）又称为轴旁性桡侧半肢畸形（paraxial radial hemimelia），可单侧或双侧发病。本病常出现在许多综合征当中，如Holt-Oram综合征、血小板减少-桡骨缺失综合征（TAR综合征）、VATER联合征、18-三体综合征、Roberts-SC海豹肢畸形等。

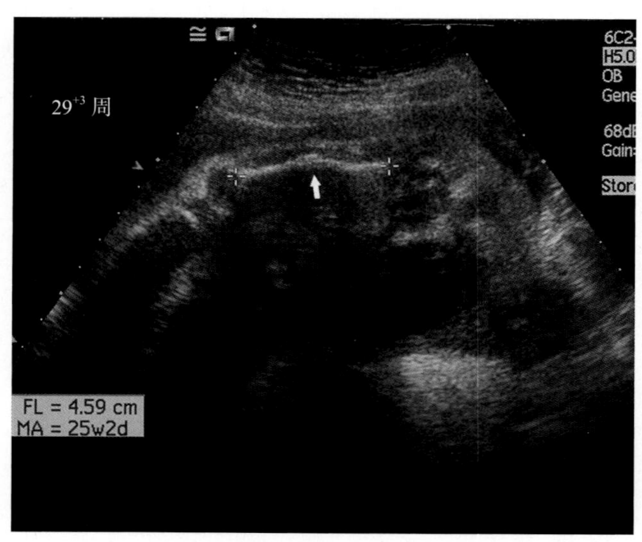

图33-16-4　29^{+3}周胎儿肢体屈曲症

股骨矢状切面显示股骨明显弯曲，超声图像上酷似骨折后成角改变，注意区别。弯曲处位于股骨近段，凸面向前，凹面向后，凸部无明显局限性粗大。引产后X线检查证实

先天性桡骨发育不全或缺如可分为3型：Ⅰ型桡骨完全缺如，Ⅱ型桡骨部分缺如，Ⅲ型桡骨发育不全。

伴有桡骨发育不全的主要畸形综合征特征如下：

（1）Holt-Oram综合征（Holt-Oram syndrome）：是一种常染色体显性遗传病，表现为骨骼系统及心血管系统畸形，主要包括桡骨缺失或发育不全、各种先天性心脏畸形，如继发孔型房间隔缺损、室间隔缺损。其他骨骼畸形可有上臂及肩胛骨发育不良、拇指和示指并指畸形、海豹肢畸形等。肢体畸形与心脏畸形的严重程度无明显关系。

（2）血小板减少-桡骨缺失综合征（thrombocytopenia-absent radius syndrome，TAR综合征）：是一种常染色体隐性遗传病，其特征是桡骨缺失而拇指正常。常伴尺骨发育不全或缺失，可累及肱骨、肩胛骨、腓骨等，1/3的病例可合并有先天性心脏畸形。脐血检验可发现胎儿血小板减少和低血红蛋白。

（3）Roberts-SC海豹肢畸形（Roberts-SC phocomelia）：又称为假反应停综合征（pseudothalidomide syndrome），是一种常染色体隐性遗传病，其特征是肢体畸形和颜面部畸形同时存在，可合并有小头畸形及宫内生长迟缓。肢体畸形为海豹肢样（臂腿缺如，手足直接与躯干相连）或较海豹肢畸形为轻，上肢较下肢更严重。颜面部畸形主要有唇裂、腭裂、切牙骨前凸、眼距增宽、突眼、角膜混浊、小下颌畸形、颜面部毛细血管瘤等。

（4）VATER联合征（VATER association）：是一组合畸形，常有以下畸形联合出现：

椎体和血管畸形（vertebral ard vascular anomalies）70%

肛门直肠闭锁（anal-rectal atresia）80%

气管食管闭锁（tracheo-esophageal atresia）65%

肢体桡侧畸形（radial limb anomalies）53%

“VATER”即为上述畸形的首字母连写。此外，VATER联合征还可出现以下畸形：

先天性心脏畸形（congenital cardiac abnormalities）50%

肾脏畸形（renal abnormalities）53%

单脐动脉（single umbilical artery）35%

肢体其他畸形（limb abnormalities）

因此，也有学者将VATER联合征称为VACTERL联合征。

1.声像图特点　桡骨缺如时，前臂纵切和横切图像上均只能显示一根骨回声，而不能显示双骨回声（图33-16-5）。与小鱼际在同一侧者为尺骨，且手明显向桡侧偏斜，不能显示拇指也可帮助判断前臂内的骨为尺骨而非桡骨。

桡骨发育不全或部分缺如时，可显示桡骨明显缩短，

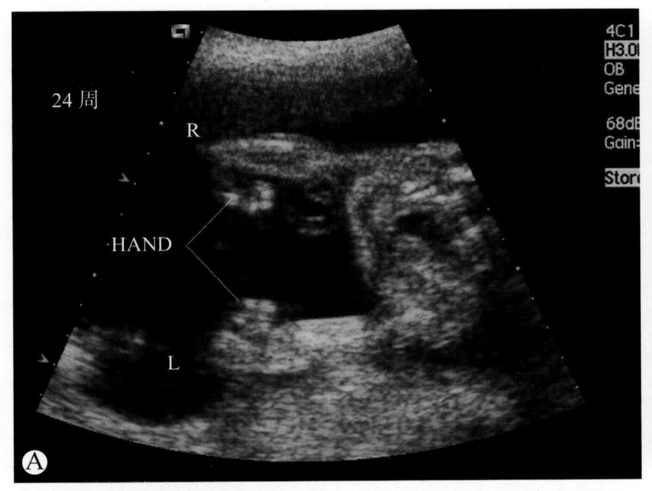

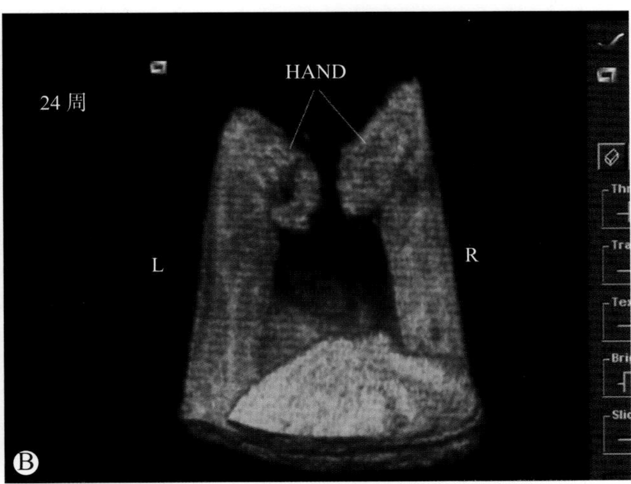

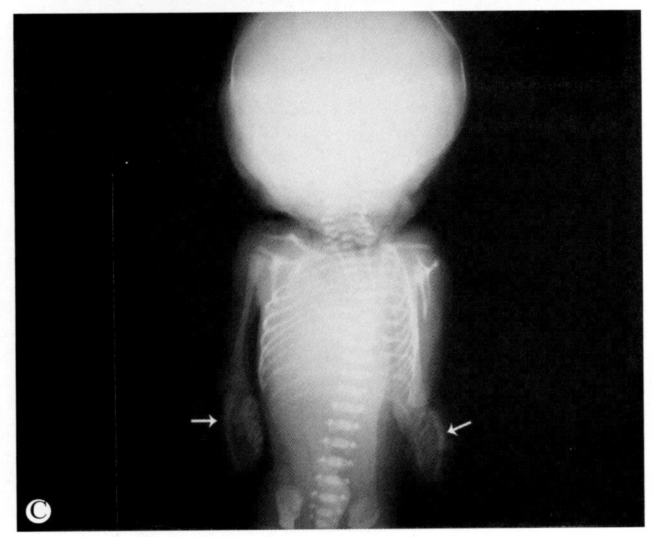

图33-16-5　24周胎儿双侧桡骨缺如、拇指缺如，伴小耳、小下颌、室间隔缺损等多发畸形，染色体核型为18-三体

双侧前臂纵切面二维（A）及三维（B）图像显示双侧桡骨缺失，手呈钩状。引产后尸体X线照片（C）显示双侧桡骨缺如，手呈钩状，偏向桡侧　HAND.手；R.右侧；L.左侧

以远端缩短明显，超声图像上正常尺桡骨远端基本齐平的两骨声像特征消失，而显示桡骨在远端明显短于尺骨，两者在远端不再齐平。

有不同程度的手畸形，多只显示四指，拇指缺如而不能显示。手因缺少桡骨的支持而明显向桡侧偏斜，与前臂成角，呈钩状，可合并部分腕骨缺如、第一掌骨缺如等。如能显示拇指，拇指多不正常，如发育不良、小且形态结构不正常。

可有尺骨缩短、凹面向桡侧弯曲。可有胫骨、肱骨缩短及足内翻畸形。

三维超声在诊断此种畸形时有一定价值，能更直观地显示手与前臂的位置关系及手畸形。

某些伴有桡骨缺如或发育不全的综合征，除上述超声改变外，可有其他相应畸形征象，超声可以根据这些征象做出推断。

（1）Holt-Oram综合征除桡骨缺失或发育不全外，还同时有先天性心脏畸形，常为室间隔缺损或房间隔缺损，也可有其他心脏畸形，但少见。可有其他骨骼异常改变。

（2）TAR综合征最具诊断价值的超声图像特征是桡骨缺如而拇指发育正常。而其他综合征常伴有拇指的异常或缺如。脐血穿刺抽取胎儿脐血检出血小板减少可确诊此综合征。

（3）Roberts-SC海豹肢畸形的特征改变是桡骨缺如伴严重短肢畸形，上肢更明显，同时伴有颜面部畸形，如面部裂畸形、小下颌畸形等。

（4）VATER综合征则除有桡骨缺如或发育不良外，常可出现肛门闭锁、食管闭锁、心脏及肾脏畸形等相应表现。

2.临床意义　桡骨缺如或发育不全可引起严重的手畸形及手的功能障碍，出生后需进行分期、多次手术。严重程度不同，预后也不一。各种综合征随着伴发畸形的严重程度不同，预后也不一。例如，TAR综合征因血小板减少可导致严重出血，婴儿期即有40%死亡，Roberts-SC海豹肢畸形者大部分出生后死亡，死亡者除有严重肢体畸形外，尚有严重的智力低下。

六、先天性手畸形

先天性手畸形（congenital hand malformation）的类型多种多样，如多指、并指、裂手、缺指、巨指、短指、手指弯斜等，畸形可只局限在一个手指，也可累及全手或仅是全身畸形综合征的局部表现，如染色体异常、神经肌肉疾病、羊膜带综合征、骨发育不良性疾病等。可以单侧，也可以双侧，可以对称，也可以不对称出现。

1.声像图特点　产前超声对手畸形的检出与辨认相对较困难，影响超声对手畸形的观察与辨认的主要原因有胎儿体位的影响、胎手的运动、胎儿握拳或半握拳、羊水过少、晚期妊娠胎儿过大等。

多指多为6指，也可为7指或更多，常在小指侧或拇指侧检出额外手指。额外手指可只表现为一指状软组织回声影，可随胎手运动而有漂浮感，也可表现为一根完整的手指回声，其内有完整的各节指骨。

并指在伸指状态下观察表现为各个手指不分开，手指与手指之间有软组织相连，严重者可出现手指间骨性强回声相连，相连的手指只能同步运动，产前超声诊断相当困难。

裂手在羊水衬托良好时，可显示手呈“V”形，“V”形的顶点朝向腕部，手指数目减少（图33-16-6），三维超声显示更直观，似钳样改变。

手指弯斜及手姿势异常，手指明显弯斜时常伴有手指的异常姿势，常为示指、小指向中指方向弯斜并压于中指或环指背侧，形成典型的重叠指声像，这在握拳状态下更易观察。常与18-三体综合征有关。

其他手畸形少见，产前超声诊断相当困难，常检出其他合并畸形而在引产后尸检或出生后新生儿检查时被发现。

2.临床意义　单纯多指预后良好，不影响智力。裂手有明显的家族遗传史，可伴有智力低下。伴有其他畸形时，视伴发畸形的严重程度而定，伴发畸形严重者，预后不良。

七、先天性足畸形

先天性足畸形与手畸形一样，种类繁多，畸形可只局限在一个脚趾，也可累及全足或仅是许多全身畸形综合征的局部表现，如染色体异常、神经肌肉疾病、神经管畸形、肢体缺如及与肢体畸形有关的畸形综合征、骨骼发育不良性疾病等。先天性足畸形主要有多趾、并趾、裂趾、缺趾、巨趾等，其畸形特征、主要超声特征与手畸形相似。这里主要讨论先天性马蹄内翻足的超声诊断。

先天性马蹄内翻足主要是跟骨和其他跗骨之间关系异常，主要受累的跗骨有距骨、跟骨、舟骨及骰骨，从而导致前足内收、跟骨内翻，以及足底和踝跖屈。可单独存在，也可是其他畸形综合征的一种表现，如肌肉骨骼系统疾病、关节弯曲综合征、遗传综合征、中枢神经系统畸形、染色体畸形等。

1.声像图特点　产前超声检查能准确显示跟骨与其他跗骨的相互关系并判断它们之间有无异常是非常困难的，但可以根据本病的特殊前足内收内翻姿势与小腿骨骼的相互关系做出诊断。典型超声特征为前足足底平面和小腿骨骼长轴切面在同一平面显示，且这种关系持续存在，不随胎动而改变（图33-16-7）。内翻严重程度不同，超声表现亦有差异。三维超声可较好地显示小腿、足跟与前足的空间位置关系，对理解足内翻很有意义。

本病产前超声诊断有一定的假阳性，据报道达11.2%或更高。导致产前出现足内翻的假阳性诊断的主要原因是晚孕期孕周过大，羊水相对较少，胎足受子宫的限制与压迫，使足处于一种内翻姿势而不能和真正的足

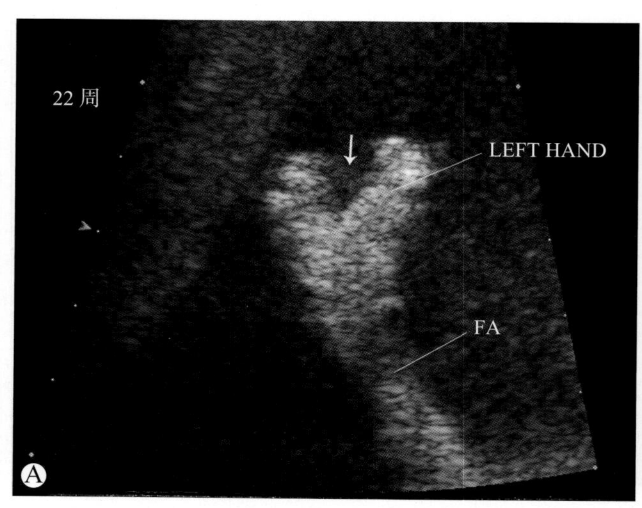

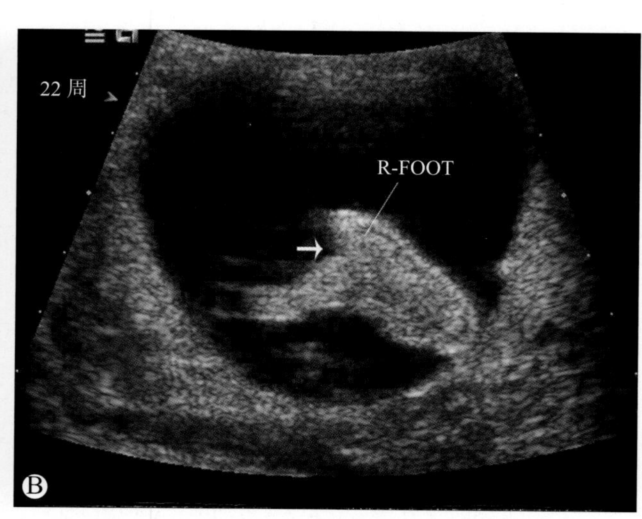

图33-16-6　22周胎儿双侧裂手、双侧裂足畸形，合并双侧唇腭裂，无家族史

A.产前二维超声显示左侧裂手畸形（箭头），手呈“V”形，仅可见二个粗大手指。B.胎儿足底切面图像显示右侧裂足畸形，裂口呈“V”形，裂口达前足足底，仅可见二个粗大足趾。R-FOOT.右足；FA.前臂；LEFT HAND.左手

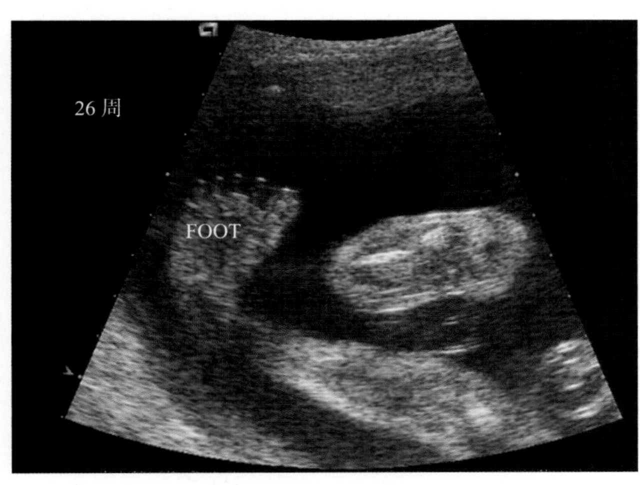

图33-16-7 26周胎儿多发性畸形合并左足内翻

产前超声显示左足足底（FOOT）与小腿在同一切面

内翻畸形相鉴别，此时应等待胎儿足运动后或离开子宫壁的压迫后再观察，可减少假阳性的出现。

2.临床意义 单纯足内翻畸形预后较好，50%可通过石膏固定治愈，效果不佳者，外科手术亦可取得较好效果，伴有其他部位或器官的严重畸形，预后不良。

八、人体鱼序列征

人体鱼序列征（sirenomelia sequence）即并腿畸胎序列征，因其形体与神话中的美人鱼相似而得名。此种畸形的形成可能与血管窃血现象有关，即一条由卵黄动脉衍化而来的粗大畸形血管起自高位腹主动脉，行使脐动脉的功能，将血液从脐带输送到胎盘，而腹主动脉常较小且无分支，粗大畸形的血管将腹主动脉内大量血液“盗走”进入胎盘，致使其起始部以远腹主动脉血液明显减少，胎儿各结构出现严重血液供应不足，从而导致脊柱、下肢、肾脏、下消化道、泌尿生殖道、生殖器官等严重畸形。

人体鱼序列征的主要畸形特征是双下肢融合，足缺如或发育不良，形似鱼尾，双下肢可完全融合、部分融合，可仅有软组织融合，也可有下肢骨性融合、骨盆骨发育不全。腰骶-尾椎骨发育不全或缺如。其他畸形有肛门闭锁，直肠不发育，双肾不发育或双肾多发性囊性发育不良，膀胱、输尿管、子宫缺如，内外生殖器官异常等。偶可伴有先天性心脏病、肺发育不全、桡骨和拇指缺如等。

1.声像图特点 由于肾脏发育不全或缺如，羊水极度减少或没有羊水，给产前超声对双下肢畸形的检出与辨认增加难度，尤其在双下肢仅有软组织融合时，双下肢内的骨骼仍存在，可显示2条股骨，4条小腿骨，易误认为是2条下肢因羊水过少而挤压在一起，此时足畸形亦不易被发现。

本病特征性超声表现有双下肢融合不分开，胎动时双下肢同步运动（图33-16-8）。如果仅有双下肢软组织融合时可显示双下肢骨骼仍存在，但双下肢骨骼相距很近，两骨之间软组织融合而无分界，两下肢总是处于一种恒定的并列姿势。如果双下肢骨骼融合，超声诊断较为容易，仅能检出一个下肢结构，即只检出一根股骨，一根小腿骨或2～3根小腿骨。融合的股骨可增粗增大。双足严重畸形，可表现为足缺如，或双足呈侧-侧融合状，或仅有单一足结构而形态结构不正常。脊柱明显异常，如尾椎缺如、腰椎下部不同程度缺如及脊柱远端节段异常。双肾缺如或多发性囊性肾发育不良，膀胱缺如而不显像，羊水极度过少或几乎测不出羊水。腹部

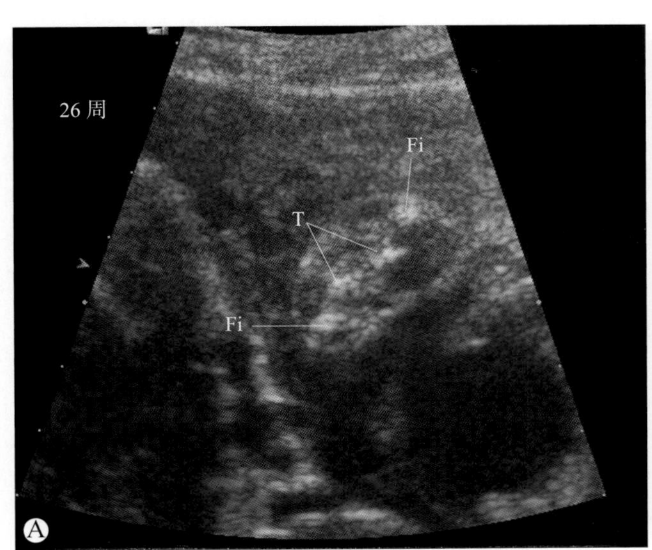

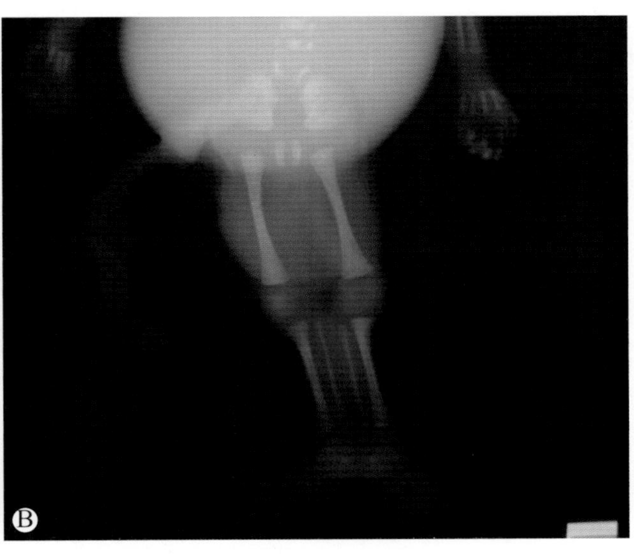

图33-16-8 26周胎儿人体鱼序列征，双侧肾脏多囊性发育不良，无羊水

双下肢融合在一起，大腿内可见两骨回声，小腿横切面（A）图像显示四骨回声，皮肤相延续，胎动时同步运动。引产后标本X线照片（B）可清楚显示双下肢融合，大腿内可见两骨图像，小腿内可见四骨图像。Fi.腓骨；T.胫骨

可检出畸形粗大的“窃血”血管，起自高位腹主动脉，经脐带达胎盘，而腹主动脉的本身明显变细，腹主动脉分支少或无分支。由于畸形血管多为一根，故多为单脐动脉。

2.临床意义　由于严重的羊水过少，肺发育不良，人体鱼序列征常是致死性的，出生后不久即死亡。本病呈散发性，单羊膜囊双胎妊娠发生此种畸形的可能性更大。

九、先天性肢体缺陷和截肢

先天性肢体缺陷和截肢（congenital limb deficiencies and amputations）的分类、命名尚不统一，目前广泛采用的命名分类方法是国际假肢与矫形学会在苏格兰由Kay起草的一个统一命名草案，该草案将此类畸形分为两大类，即横形肢体缺陷（先天性截肢）和纵形肢体缺陷。横形肢体缺陷包括某一肢体完全缺失或部分缺失。纵形肢体缺陷包括近侧纵形、远侧纵形和混合纵形缺陷，如前所述的桡骨缺失即属肢体纵形缺陷的一种。

1.声像图特点

（1）横形肢体缺陷可分为：①完全截肢，上肢或下肢整条肢体完全缺失，在肩关节以外的上臂、前臂、手及其内的骨骼，或髂关节以外的大腿、小腿、足及其内的骨骼均缺失，产前超声只能显示3条完整肢体图像。在缺失侧的肩关节或髂关节，不显示有肱骨头或股骨头参与这些关节的形成，断端一般较平整。一侧下肢完全缺失时，常有同侧髋骨及髂骨发育不全或缺如。②部分截肢，在截肢平面以上的肢体可显示，截断平面以下的肢体不显示（图33-16-9），断端可规则、整齐，也可不规则、不整齐。对上臂中段截肢超声仅显示近段上臂及其内近段肱骨，可显示肱骨头，但肢体远侧不显示。前臂截肢超声可显示完整的上臂及其内的肱骨，但肱骨远处的前臂、手及其内骨骼均缺失。手腕水平截肢超声可显示上臂、前臂及其内骨骼，而手腕、手及其内的骨骼均缺失。下肢部分截肢的表现与上肢一样，在截肢平面以下的肢体缺失而不显示。③羊膜带综合征引起的截肢断端常不整齐、不规则，骨回声可突出于软组织，同时可显示羊膜带及其他畸形，如脑膨出、裂腹等，但羊水过少时给诊断增加难度。④单纯指、趾缺如时，产前超声诊断难度增大，尤其在羊膜带综合征中，手指部分缺如，未缺如部分粘连在一起，与正常胎儿握拳难以区分。单纯趾缺如时，要在显示包括足趾在内的足底平面上显示

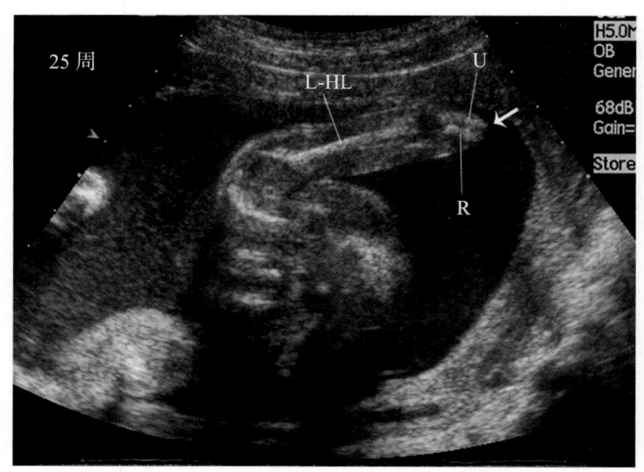

图33-16-9　25周双胎，一胎左侧前臂近端以远肢体缺失，一胎完全正常

胎儿左上肢纵切面图像可显示左侧上臂及其内的肱骨（L-HL），前臂近端可以显示部分尺骨（U）、桡骨（R），其远侧肢体完全缺失（箭头）

才能诊断，但这一平面的显示，由于胎位、足的位置等影响，对多数胎儿显示较困难。因此，产前诊断手指、趾缺如时应小心。

（2）纵形肢体缺陷：①上臂或大腿完全或部分纵形缺陷，上臂或大腿及其内的肱骨或股骨完全或部分缺如而不显示，缺如的远近端肢体仍能正常显示。②前臂纵形缺陷（前述先天性桡骨发育不全或缺如属于此种类型），如果尺骨、桡骨完全缺如，则前臂完全缺如，手直接和上臂远端相连。仅有桡骨或尺骨缺如，前臂软组织回声及手仍显示，前臂内仅显示1根骨回声，桡骨缺如较尺骨缺如多见，可伴有手畸形。③海豹肢畸形（图33-16-10），分为完全性和部分性海豹肢畸形，若正常上臂与前臂或大腿与小腿完全缺如，手或足直接连于躯干上，为完全性海豹肢畸形；若有部分上臂或大腿，手与上臂相连，足与大腿相连，则称为不完全性海豹肢。可有上肢海豹肢畸形或下肢海豹肢畸形，也可有四肢均为海豹肢畸形；可双侧发生，也可只发生在一侧。④小腿纵形缺陷，胫骨和腓骨完全缺如时，小腿完全缺如而不显示，足直接与大腿远端相连。仅有胫骨或腓骨缺如时，只显示1根骨回声，以腓骨缺如多见，常伴有足畸形。

2.临床意义　肢体缺陷的严重程度不同，预后不同。完全截肢、羊膜带综合征引起的截肢断端、完全性海豹肢畸形预后不良。其他肢体缺陷可导致患儿不同程度的残疾。

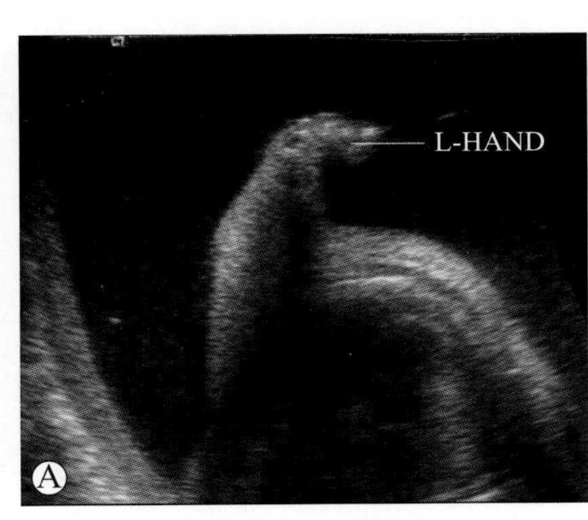

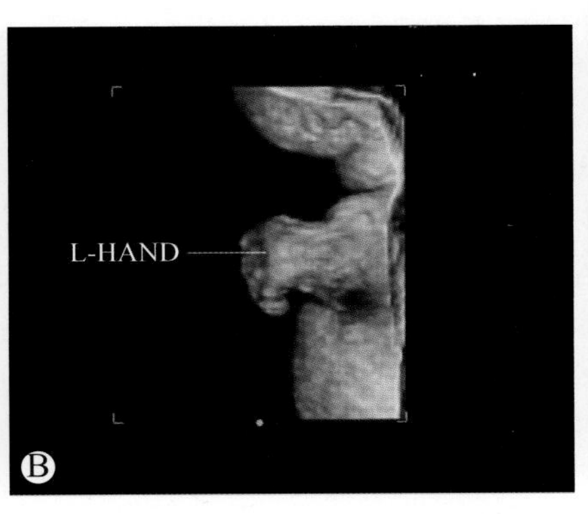

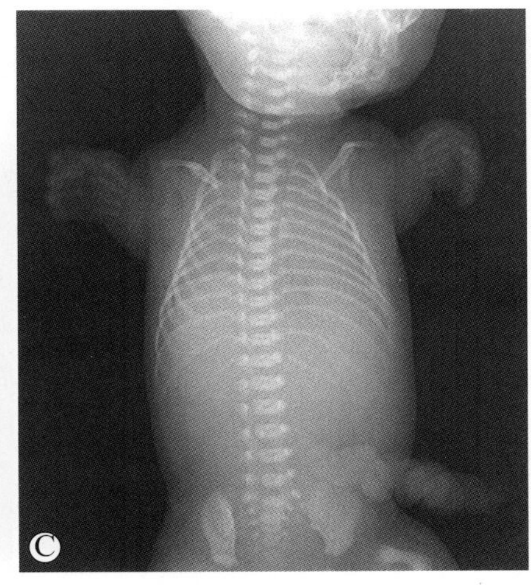

图33-16-10　双上肢完全性海豹肢畸形

27岁孕妇，妊娠32周，右上肢长轴切面（A）图像显示上肢上臂及前臂均缺失，手直接连于躯干。三维超声成像（B）能更直观地显示手直接连于躯干。X线片（C）显示双上肢完全性海豹肢畸形。L-HAND.左手

第十七节　双胎及多胎妊娠与胎儿畸形

一、一般畸形

双胎及多胎妊娠时，胎儿先天性畸形的发生率较单胎妊娠高，单卵双胎妊娠者发生率更高。在双胎及多胎妊娠时，各种类型的胎儿畸形均可能发生。在同一次妊娠中，两胎儿可能均有畸形，所发生的畸形可以相同，也可以完全不同；可以出现一胎儿完全正常，而另一胎儿却有严重的畸形，即使是单卵双胎妊娠也不例外。

双胎及多胎妊娠中常见的中枢神经系统畸形主要有神经管缺陷（无脑畸形、露脑畸形、脊柱裂和脑积水等）。神经管缺陷在双胎及多胎妊娠中的发生率较单胎为高，尤其是无脑畸形的发生率明显高于单胎妊娠，但据报道，脊柱裂的发生率却较单胎时为低。双胎妊娠中，一胎为无脑畸形时，另一胎常完全正常。

先天性心脏缺损在单卵双胎妊娠中更常见。双胎或多胎妊娠中，各种类型的先天性心脏畸形均有可能发生，主要先天性心脏畸形有左心发育不良综合征、大动脉转位、右室双出口、单心室、无心畸胎等。因此，双胎或多胎妊娠时，仔细检查每个胎儿的心脏显得尤为重要。

双胎妊娠时，食管闭锁（伴有或不伴有气管食管瘘）较单胎妊娠更常见，是单胎妊娠时的5倍，且95%不会同时在两胎中发生。因此，在进行双胎检查时，注意每个胎儿的胃泡大小及颈部食管声像特征，对产前检出此种畸形有帮助。

二、单绒毛膜囊双胎特有的畸形

（一）连体双胎

连体双胎（conjoined twins）只发生在单绒毛膜囊单羊膜囊（即单卵）双胎妊娠中。在受精第13天后胚盘不完全分离则形成连体双胎。胚盘不分离的时间早晚不同，不分离的程度不同，双胎融合的部位和程度也不同。根据胚盘两部分分离的均等或不均等性，连体双胎可分为相等连胎（对称性连胎）和不相等连胎（不对称性连胎），后者两胎大小不一，排列不一，小的一胎又称为寄生胎。

对称性连胎有多种类型，常根据两胎相连融合的解剖部位来命名，其命名一般在相连融合的解剖部位后加上“连胎”即为某种连胎畸形。例如，头部连胎指头与头相连，胸部连胎指胸与胸相连，腹部连胎指腹与腹相连等。此类连胎一般为前后相连的连胎，相连融合的范围一般较局限，仅为身体的某一部分相连。如果为侧侧相连融合的连胎，相连融合的范围一般较广泛，常从头或臀开始向下或向上出现身体侧侧广泛融合，且常融合至胸部，这种大范围、多部位的连胎习惯用未融合的解剖结构来命名，如双头畸形，指胸、腹部广泛相连而头部未相连，有两个完整的头。Guttmacher和Nichols将连体双胎进行了分类，见表33-17-1。连体双胎中，以胸部连胎最常见，约占74%，其次为臀部连胎，约占24%，颅部连胎约占1%，脐部连胎或剑突连胎约占0.5%，其他类型的连体双胎极少见。

1.声像图特点　连体双胎的类型不同，超声表现亦不同，其超声特征如下：

表 33-17-1　连体双胎的类型

类型	表现
身体下部分融合连胎	下部身体仅一个或部分融合
双面连胎（diprosopus）	一个胎体，一个胎头，但有两个面部
双头连胎（dicephalus）	一个胎体，两个胎头
坐骨连胎（ischiopagus）	骶尾部下部分相连
臀部连胎（pygopagus）	骶尾部后侧部分相连
身体上部分融合连胎	上部身体仅一个或部分融合
双臀连胎（dipygus）	仅有一个头、胸、腹，但有两个臀部及四个下肢
并头连胎（syncephalus）	面部融合，可伴有或不伴有胸部融合
颅部连胎（craniopagus）	头部相连
身体中部融合连胎	身体的中部相连，上、下不融合，完全分离
胸部连胎（thoracopagus）	胸部融合
脐部连胎（omphalopagus）或剑突连胎（xiphopagus）	从脐到剑突软骨之间的腹部融合
胸脐连胎（thoraco-omphalopagus）	胸、腹部均融合
脊柱连胎（rachipagus）	骶骨以上脊柱融合在一起

两胎胎体的某一部位相连在一起不能分开，相连处皮肤相互延续（图33-17-1）。胎儿在宫内的相对位置无改变，总是处于同一相对位置，胎动时亦不会发生改变。两胎头总是在同一水平，出现胎动后亦不会发生胎头相对位置的明显改变。仅有一条脐带，但脐带内的血管数增多，有3条以上血管（图33-17-1）。

大多数连体双胎在腹侧融合，面部表现为面对面，颈部则各自向后仰伸。最常见的类型为胸部连胎、脐部连胎、胸脐连胎。胸部连胎90%有共同心包，75%有广泛的心脏共用。脐部连胎81%有肝脏共用，常合并有胃肠道畸形、脐膨出、先天性心脏畸形等。胸脐连胎则可表现为心脏、肝脏或其他器官不同程度相连。心脏相连者常表现有严重心脏畸形。

双头连胎时，常为侧侧融合，其融合范围广泛，可在颈以下完全融合在一起。

颅部连胎可分为部分性颅部连胎和完全性颅部连胎。部分性颅部连胎：脑由骨骼或硬脑膜分开，每个脑有独立的软脑膜。完全性颅部连胎：脑是共同的可仅有一张脸，也可有面部不同程度的融合。

寄生胎为不对称性连胎，表现为两胎大小不一、排

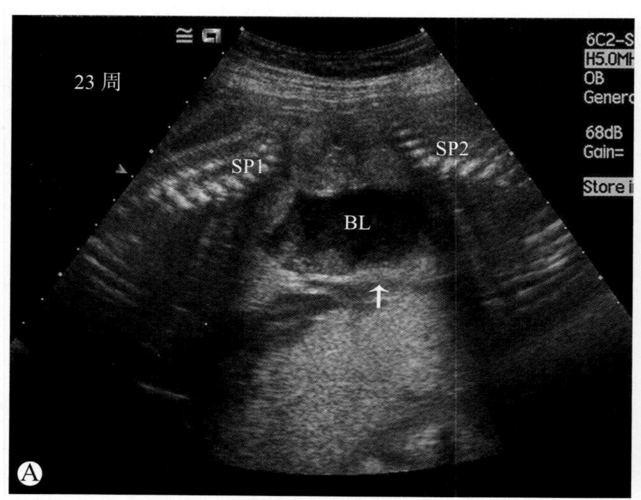

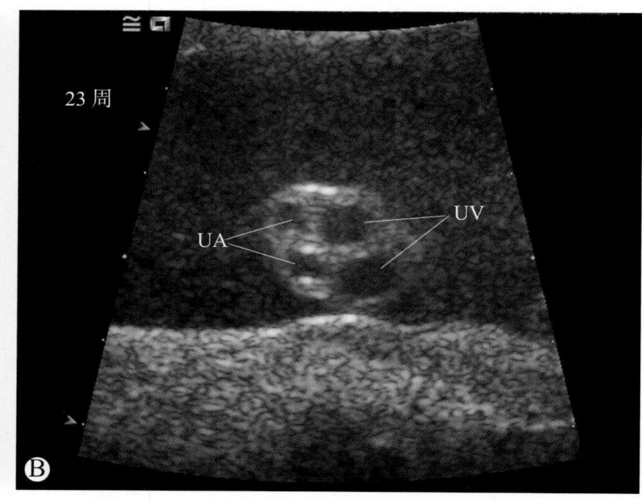

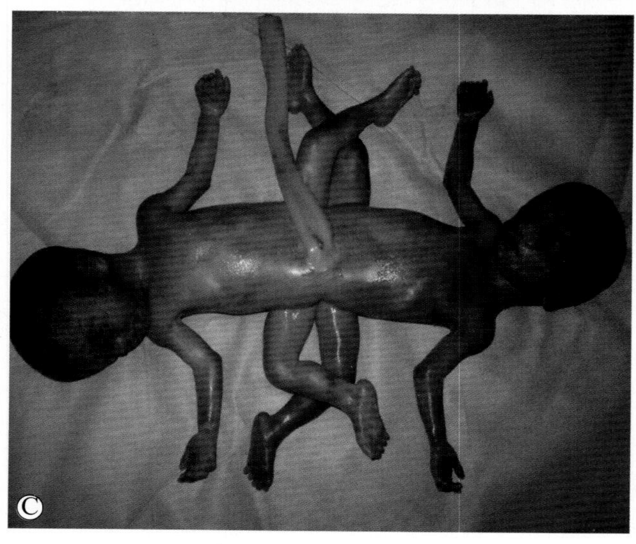

图 33-17-1　23 周胎儿下腹连体畸形

A.双胎脐孔水平以下腹侧及臀部融合（箭头），盆腔内脏器融合，仅可见一个大膀胱，膀胱可见絮状物回声，提示有膀胱直肠瘘；B.脐带横切面图像显示其内两根脐静脉和两根脐动脉回声；C.引产后标本照片示解剖结构和产前超声所见一致；BL.膀胱；SP1、SP2.连体双胎的两个脊柱；UA.脐动脉；UV.脐静脉

列不一,一个胎儿各器官可正常发育，而另一个较小的寄生胎则未能发育成形，声像图上有时类似一肿物样图像。有时在正常发育的胎体的某一个部位形成另一胎儿的部分胎体，但不形成有完整器官的胎儿。例如，腹部或背部寄生胎表现为在发育完整的一胎的腹部或背部生长出另一不完整的胎儿，这一胎儿可有肢体、部分躯干等结构，明显小于发育正常的胎儿。

2.临床意义　大多数连体双胎会早产，约40%的为死胎，约35%的在出生后24h内死亡。存活者连体的具体部位及是否合并其他畸形不同，其预后也不同。胎儿产后生存能力取决于连体的器官及该器官的融合程度，以及是否能进行外科分离手术。如颅部连胎取决于脑的融合程度，如果仅为颅骨相连，那么成功分离可能性大；如果脑组织完全融合，手术分离的希望不大，生存可能性不大。胸部融合取决于胸部器官尤其是心脏融合程度，90%的胸部连胎为共同的心包，其最简单的形式为两个完整的、独立的心脏，使分离手术成为可能，但这只是少数，大多数（75%以上）胸部连胎的心脏不完全分开，多为一个共同畸形的心脏，这种畸形心脏最多见的形式是有两个或三个心室，心房数目不等，室间隔缺损等，这种情况要进行外科分离手术几乎是不可能的。即使只保存一个胎儿，分离手术亦不能改善预后。脐部连胎较胸部连胎预后为佳，生存概率较大，有可能成功手术分离，但如果合并有脐膨出等畸形时，预后差。臀部连胎预后最佳，此种类型没有威胁生命的融合器官，手术分离主要为泌尿生殖器及肠道的分离，生存的希望最大。

（二）无心畸胎序列征

无心畸胎序列征（acardiac twins sequence）又称为双胎反向动脉灌注序列征（twins reversed arterial perfusion sequence），有多种名称，包括无头畸形（acephalus）、无头无心畸胎（acephalus acardius）、无心寄生胎畸胎（holoacardius）等。无心畸胎序列征只发生在单卵双胎妊娠中。一胎发育正常，一胎为无心畸形或仅有心脏痕迹或为无功能的心脏。发育正常的胎儿称为泵血儿，泵血儿不仅要负责其自身的血液循环，而且还要负责无心畸胎的血液供应，因此，无心畸胎又是受血儿。泵血儿与受血儿之间的血管交通非常复杂，但两者之间至少必须具备动脉-动脉及静脉-静脉两大血管交通才能完成上述循环过程。目前“动脉反向灌注”理论解释这种无心畸胎得到了广泛的认同。这一理论认为，在早期胚胎发生过程当中，两胚胎之间形成了较大的血管吻合，导致两胚胎之间的血液循环出现明显的交通，当两胚胎之间的动脉压出现不平衡时，即一胎的动脉压明显高于另一胎时，动脉压高的一胎（泵血胎儿）将血液反向灌注到动脉压低的胎儿（受血胎儿），后者在形态结构发生上出现继发性阻断畸形及器官与组织等结构形成减少，最终形成无心畸胎。无心畸胎的血管不直接与胎盘血管连接，其发育所需的氧与营养成分则完全来自发育正常的泵血儿。

虽然上述反向动脉灌注理论得到了广泛的支持，但亦有学者认为无心畸胎的最根本、最重要的缺陷是一胎的心脏胚胎发生异常，心脏因某种原因未发生或仅存在无功能的心脏残腔或痕迹，而血管吻合并不能完全解释无心畸胎的心脏表现。

由于无心畸胎血液供应来源于泵血胎儿脐动脉血液（静脉血），这种含氧量相对丰富的静脉血（与无心畸胎的脐静脉血相比）首先通过髂内动脉供应无心畸胎的下部身体，使下部身体发育相对较好，而上部身体由于严重缺血缺氧而出现各种不同的严重畸形。

无心无脑畸形是最常见的一种类型，主要表现为颅脑缺如，双上肢缺如，心脏缺如，胸腹腔内其他器官严重发育不全，双下肢可见，发育相对较好。当有头颅发育时，此种无心畸胎的头颅及脑发育可表现为部分发育或严重畸形，如全前脑或其他严重脑畸形，面部亦有严重畸形，可出现无眼、小眼、独眼畸形等。可有完整的躯干形成，双上肢可有，但发育不良，常有严重的水肿及水囊瘤形成。另一种严重情况是无心畸胎仅表现为一不规则形的组织团块，不能区分为身体的何种结构，有学者将此称为不定形无心畸胎（acardius amorphous）。

对于解剖结构正常的泵血儿可出现高心排血量心力衰竭，羊水过多及胎儿水肿。此种双胎常因羊水过多而早产。

据报道，50%的无心畸胎有染色体畸形，而发育正常的胎儿染色体核型多正常，从而导致两胎儿的生长不平衡。

1.声像图特点　无心畸胎体主要表现为双胎中一胎形态、结构发育正常，另一胎出现严重畸形，以上部身体严重畸形为主，可有下部身体如双下肢等结构。上部身体严重畸形可表现为无头、无双上肢、胸腔发育极差；有头部发育者，常有头部严重畸形，如全前脑、无眼畸形等；有上肢发育者，上肢常表现为发育不全或上肢被包绕在水肿的躯干组织内，仅有双手露于躯干之外，手亦常有畸形，多为少指或发育不良。胎体内常无心脏及心脏搏动，但少数无心畸胎有心脏残腔或心脏遗迹，此时可显示心脏搏动（图33-17-2）。部分无心畸胎上部身体结构难辨，仅表现为一不规则实质性团块组织回声，内部无内脏器官结构的声像特征。

无心畸胎常有广泛的皮下水肿声像改变，在上部身体常有明显的水囊瘤。

频谱及彩色多普勒超声可显示无心畸胎脐动脉及脐静脉内血流方向与正常胎儿者相反，无心畸胎脐动脉血流从胎盘流向胎儿髂内动脉达胎儿全身，脐静脉血流从

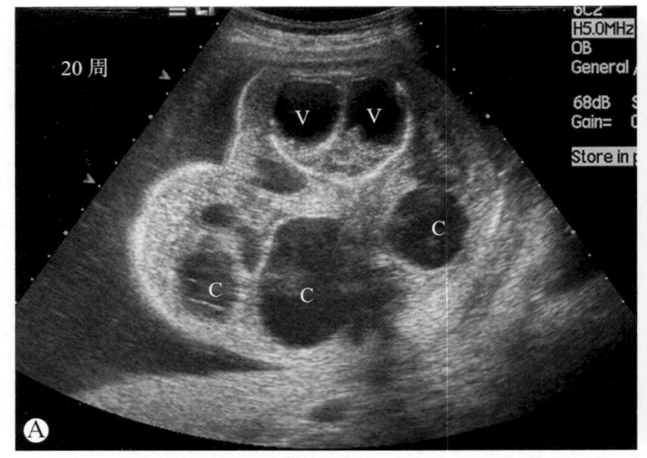

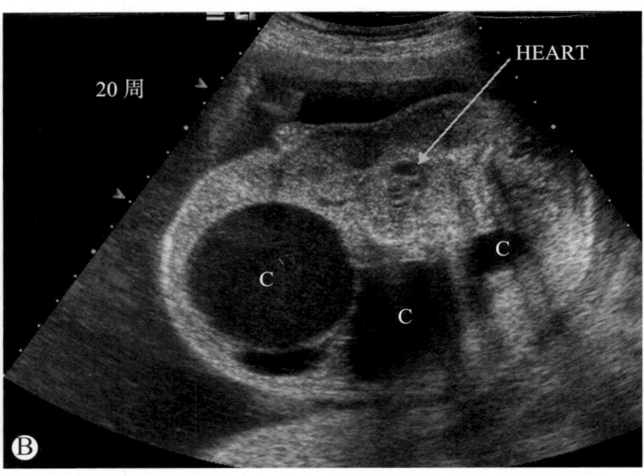

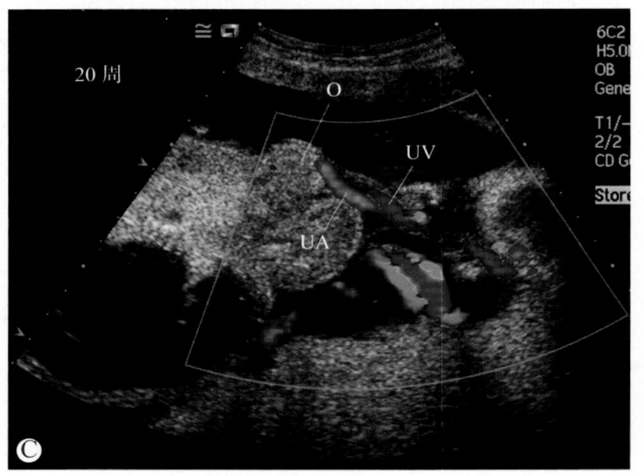

图33-17-2 20周无心畸胎序列征

产前超声可检出一极小的心脏，并有搏动，但无正常心脏结构，心内血流方向与正常相反，脐动、静脉内血流反向，由于存在这一异常发育的心脏，胎儿头部及上肢发育相对完全无心畸形要好，可显示胎头、上肢，双下肢发育更完善。此外，胎儿全身水肿、颈部巨大水囊瘤、脐膨出、无眼、颅内结构发育异常。头部横切面（图A）与胸腔心脏水平横切面（图B）图像显示畸形心脏（HEART）、水肿、水囊瘤。彩色多普勒血流成像显示心脏内血流反向，脐动、静脉内血流反向（图C）。供血儿出现心脏增大。HEART.心脏；V.血管；C.水囊瘤；O.脐膨出；UA.脐动脉；UV.脐静脉

胎儿脐部流向胎盘，正好与正常胎儿脐动、静脉血流方向相反。

2.临床意义　无心畸胎的死亡率为100%，结构正常的泵血儿死亡率可达50%，后者死亡的主要原因是早产及充血性心力衰竭。本病为散发性，家族遗传倾向尚未见报道。

泵血儿出现充血性心力衰竭常提示预后不良。无心畸胎与泵血儿之间的体重比可作为泵血儿预后好坏的指标。有学者报道，体重比大于70%的泵血儿早产、羊水过多、心力衰竭的发生率明显高于体重比小于70%者。

本病的治疗方面，无心畸胎体重/泵血儿体重＞70%或者无心畸胎腹围/泵血儿腹围≥50%，建议直接进行宫内干预，妊娠16周前进行手术较佳。干预措施包括脐带电凝、脐带结扎、射频消融和激光治疗，使用这些方式治疗后泵血儿的存活率约为80%。

（三）双胎输血综合征

双胎输血综合征（twin-twin transfusion syndrome，TTTS）是指两个胎儿循环之间通过胎盘的血管吻合进行血液输注，从而引起一系列病理生理变化及临床症状，是单绒毛膜囊双胎的一种严重并发症。单绒毛膜囊三胎妊娠亦有可能发生类似的变化。

单绒毛膜囊双胎妊娠只有一个共同的胎盘，病理发现其内有多种形式的血管吻合，包括动脉-动脉吻合、静脉-静脉吻合、动脉-静脉吻合，也可同时存在上述三种血管吻合形式，使胎儿之间发生血液输注。据报道，单绒毛膜囊双胎妊娠胎盘血管吻合发生率高达85%～100%，但并不是所有有胎盘血管吻合者均发生TTTS。多数单绒毛膜囊双胎妊娠双胎间血流平衡，羊水量相同，两胎大小相等，不出现TTTS。但亦高达35%的出现明显双胎之间的不平衡性生长，表现为一胎羊水过多，胎儿较大，另一胎羊水严重过少或无羊水而“贴附”于子宫壁上，胎儿生长发育迟缓，此种情况亦称为一胎羊水过少/一胎羊水过多序列征（twin oligohydramnios/polyhydramnios sequence，TOPS）。有些TOPS病例（但不是所有TOPS），其胎盘深部出现明显的动静脉分流导致两胎间血液循环的不平衡而形成真正的TTTS。故目前许多学者认为，只有存在不同压力的动脉静脉吻合时才会导致双胎之间发生严重的血液灌注，形成双胎输血综合征。

此外，胎盘形成异常、滋养胎盘血液分布不等在TTTS及TOPS的发生中起重要作用。

目前产后最常用的TTTS的临床诊断标准为两胎儿出生时体重相差＞20%，产后两新生儿血红蛋白相差＞5g/dl，产后胎盘检查肯定为单绒毛膜囊双胎、单一胎盘。

1.声像图特点　TTTS可以在妊娠的任何时候发生，但多在中孕期。早孕期发现单绒毛膜妊娠和颈背透明层增厚及异常的静脉导管血流应该提高警惕。

中孕期可出现典型的TOPS改变（受血儿羊水过多≥8cm，供血儿羊水过少≤2cm）而缺乏其他引起羊水异常的原因，羊水过少胎儿“贴附”在子宫壁上，胎动明显受限。

两胎儿性别相同，只有一个胎盘、一个绒毛膜囊，隔膜与胎盘连接处无双胎峰，两胎间分隔膜薄。

两胎儿大小明显不一致，大胎在羊水增多的囊内，小胎粘在子宫壁上（两胎儿间体重估计相差＞20%，或腹围相差＞20mm，两胎股骨长相差＞5mm）。供血胎膀胱不可见，受血胎膀胱增大。受血儿水肿或有充血性心力衰竭。

多普勒改变：供血儿脐动脉舒张末期血流消失或反向血流，大脑中动脉血流阻力减低；受血儿脐静脉血流呈搏动性，静脉导管心房收缩期反流（D波反向）、三尖瓣反流等。

根据双胎输血综合征超声表现，将TTTS疾病分为Ⅰ～Ⅴ级。

Ⅰ级：出现典型的TOPS改变（受血儿羊水过多≥8cm，供血儿羊水过少≤2cm），供血儿的膀胱仍然可以显示（图33-17-3），多普勒血流参数无明显异常。

Ⅱ级：供血儿的膀胱不显示（经过60min后的再次复查确定）（图33-17-4），胎儿肾衰竭，多普勒血流参数无明显异常。

Ⅲ级：供血儿膀胱不显示，任何一个胎儿出现上述特征性多普勒频谱异常（供血儿脐动脉舒张末期血流消失或反向血流，大脑中动脉血流阻力减低；受血儿脐静脉血流呈搏动性，静脉导管心房收缩期反流（D波反向）、三尖瓣反流等（图33-17-5）。

Ⅳ级：双胎之一或两个均水肿（图33-17-6）。

Ⅴ级：双胎之一或两个均死亡。

2.临床意义　双胎输血综合征的严重程度取决于吻合血管的大小、范围、部位及分流发生的时间。如果发生在妊娠12～20周，可能成为双胎之一死亡，一胎形成纸样胎儿。如果发生在妊娠20周以后，可能发生典型的TTTS。据报道，发生在妊娠28周以前未治疗的TTTS，其围生期死亡率可高达90%～100%。妊娠28周后发生TTTS者，其围生儿死亡率亦可达40%～80%。两羊膜腔羊水相差严重者，预后差，生存率低于20%。围生儿死亡的主要原因为早产和宫内胎儿发育迟缓。供血儿可因营养缺乏而死亡，受血儿因血量过多而在产后24小时死于先天性心力衰竭。围生儿一胎宫内死亡则可造成存活儿的大脑、肾、肝等血管梗死，存活儿中27%有神经系统后遗症。

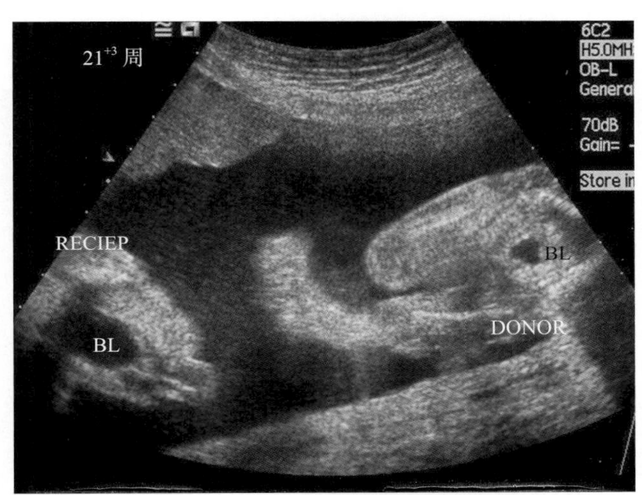

图33-17-3　21^{+3}周双胎输血综合征Ⅰ级

双羊膜囊单绒毛膜双胎，出现供血儿（DONOR）膀胱小和羊水少，受血儿（RECIEP）膀胱大和羊水多。BL.膀胱

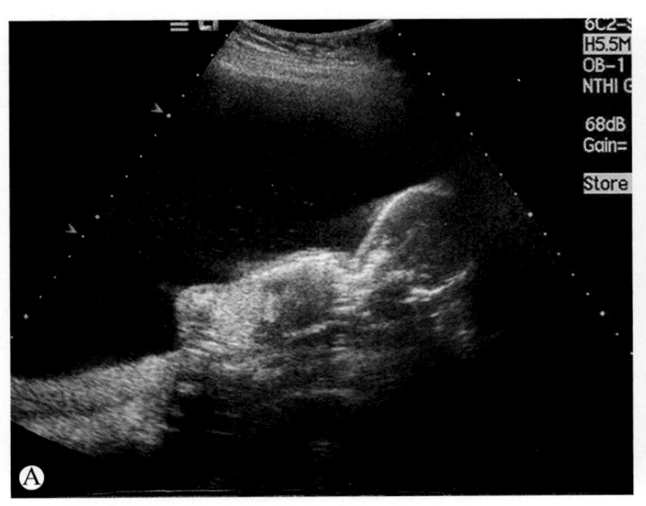

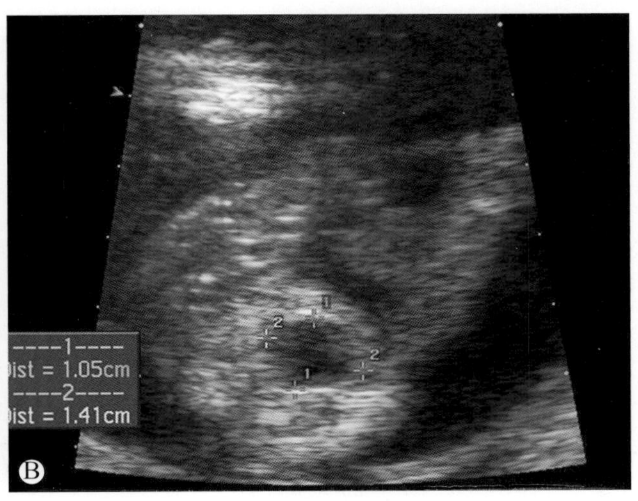

图33-17-4　19周双胎输血综合征Ⅱ级

A.供血儿的膀胱不显示（经过60min后的再次复查确定）；B.受血儿膀胱增大

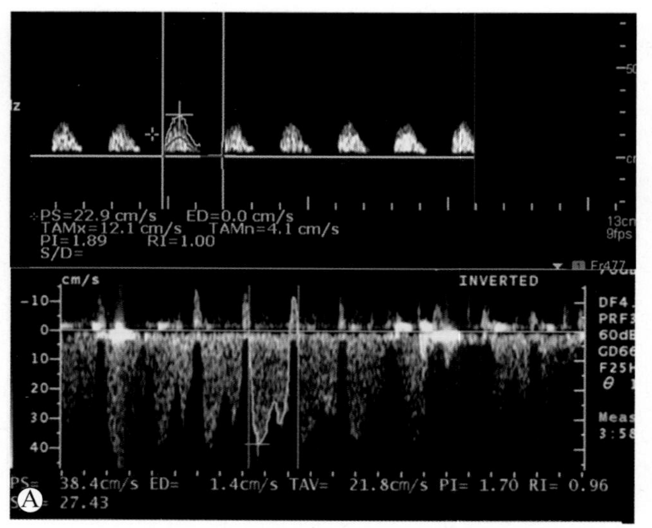

图 33-17-5 22 周胎儿双胎输血综合征 Ⅲ 级

供血儿膀胱不显示，脐动脉频谱出现舒张末期血流消失（上图）。供血儿静脉导管心房收缩期反流（D波反向）（下图）

三、双胎之一死亡

早孕期双胎之一死亡（fetal death of one twin，demise of co-twin）对孕母和存活胎儿影响极小，但是，中、晚孕期双胎之一死亡可明显增加存活胎儿的发病率和死亡率，尤其在单绒毛膜囊双胎妊娠中发病率更高。存活胎儿中出现的病变主要有脑、肝、肾等器官的梗死或坏死病灶，从而导致存活儿严重的神经系统和肾脏等功能受损。出现这种情况的原因主要有死胎内血凝块或坏死物进入存活胎儿体内导致其血管栓塞或弥散性血管内凝血，如果这些物质进入母体血液循环，可导致母体发生弥散性血管内凝血等严重并发症。

1. 声像图特点　早孕期双胎之一死亡者，宫腔内可见两个孕囊回声，但只能显示一个孕囊内有发育正常的胚胎、心管搏动及卵黄囊，而另一个孕囊内胚胎组织少、无心管搏动，且卵黄囊明显增大或消失。此种情况发育

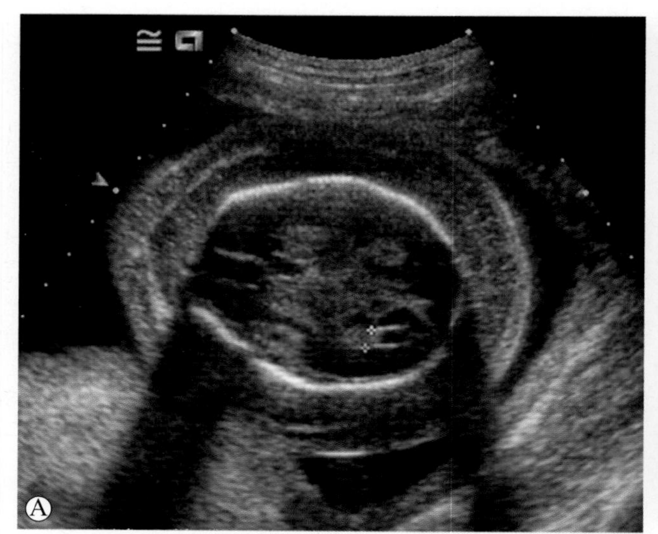

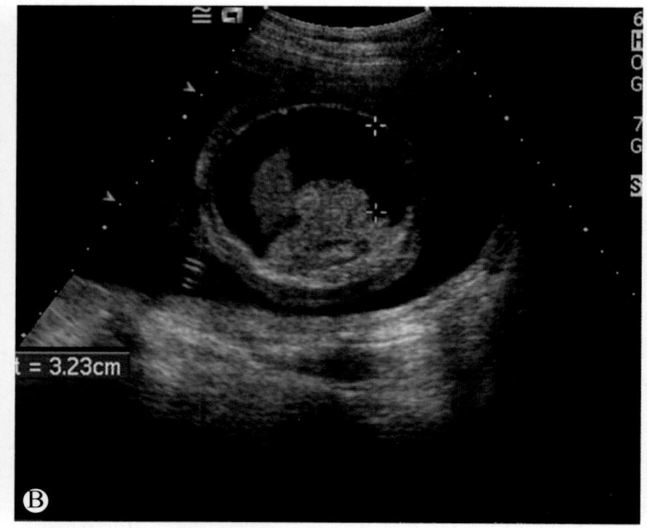

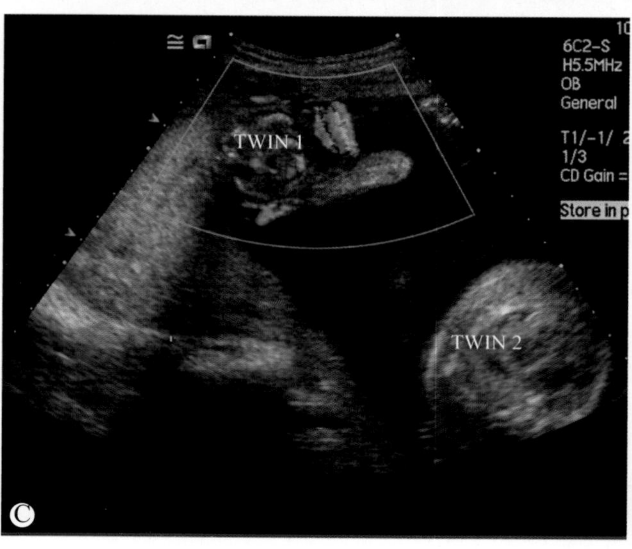

图 33-17-6 23 周胎儿双胎输血综合征Ⅳ级

A. 受血儿出现全身水肿，显示头皮明显水肿增厚，呈双线状改变；B. 胎儿腹腔大量积液；C. 供血儿（TWIN 1）无羊水而“贴附”于子宫壁上，受血儿（TWIN 2）羊水过多，全身水肿

到中晚期时仅能显示一个存活的胎儿，而死亡胎儿很难显示（纸样儿）。

早孕晚期或中孕早期双胎之一死亡者，死亡胎儿可有人形，但内部结构难辨，有时可有少量羊水、较细的脐带回声；有时仅能见到一个空囊，内可不具有人形的胎儿结构而表现为杂乱回声，亦不能显示羊水、胎盘等结构。

中孕中晚期及晚孕期双胎儿之一死亡者，可以显示出一个死亡胎儿的图像，表现为颅骨严重变形、重叠，形态小，头皮或全身皮肤水肿，内脏器官结构模糊，羊水少，无心脏搏动等死胎的特点。由于死亡时间距超声探查时间的不同，超声表现可各不相同。如能显示股骨或肱骨，可根据其测量数值来估计胎儿死亡时间。

2.临床意义　本病预后在单绒毛膜囊及双绒毛膜囊双胎妊娠中，存活胎儿的发病率和死亡率有明显差异。双绒毛膜囊双胎妊娠绝大部分活胎出生后无明显并发症。但约26%的单绒毛膜囊双胎妊娠的活胎出生后有某种程度的神经功能受损。另有学者认为，双胎之一死亡后7周以上者，活胎出生后严重并发症发生率较高，因此建议在胎儿出生后能够生存又无明显早产并发症的情况下尽可能早分娩可能对存活胎儿更有利。

第十八节　胎儿水肿与胎儿肿瘤

一、胎儿水肿

过多的液体在胎儿组织间隙或体腔内积聚称为胎儿水肿（hydrops fetalis）。水肿不是独立的疾病，而是一种重要的病理过程。发生在皮肤皮下组织者，表现为四肢、躯干、颜面和会阴部等全身皮下组织水肿。发生于体腔内者，则一般称为积液，如心包积液、腹水、胸腔积液等。

胎儿水肿分为免疫性、非免疫性、特发性胎儿水肿。免疫性胎儿水肿是由于母婴血型不合所致。在我国，ABO血型不合虽然较常见，但一般病情较轻，危害性较小，不引起胎儿水肿；Rh血型不合虽然病情重，危害大，但在我国较为少见，且产前的预防、监测、治疗手段都有很大的进展，现也极少出现胎儿水肿。故因血型不合导致的免疫性胎儿水肿在本节不作为主要原因讨论。特发性胎儿水肿主要指在晚期妊娠超声检查发现的胎儿水肿，特别是腹水，在出生时腹水可能消失，胎儿正常，本节亦不讨论。本节主要讨论非免疫性胎儿水肿（nonimmune and hydrops fetalis，NIHF）。

引起非免疫性胎儿水肿的原因很多，最常见的有胎儿发育异常，包括水囊瘤、心脏畸形及复合畸形。各种原因导致胎儿水肿的确切机制尚不清楚，在不同地区和人种中原因不同，在东南亚，胎儿水肿的主要原因是纯合子α-地中海贫血；相反，在白种人中主要是心血管、感染、染色体等原因引起的胎儿水肿。在我国华南及西南各省，较多的非免疫性胎儿水肿也常由地中海贫血、G6PG缺乏等原因引起。

1.声像图特点　一般来说，超声至少探及胎儿两处或两处以上液体积聚或一处浆膜腔积液且伴全身皮肤水肿才诊断胎儿水肿（图33-18-1），但在早期也可能仅存在一个部位的液体积聚，对某些已经明确能产生胎儿水肿的疾病，如动静脉畸形，如发现一处液体积聚即可足以诊断胎儿水肿。胎儿水肿主要声像特征如下：

胎儿局部和全身皮下回声低，明显增厚（>0.5cm），横切扫查躯干和四肢时，水肿增厚的低回声皮下组织如茧样包绕内部结构。颅骨强回声带与头皮强回声线明显分开，两者之间出现环状低回声带。可出现浆膜腔积液，

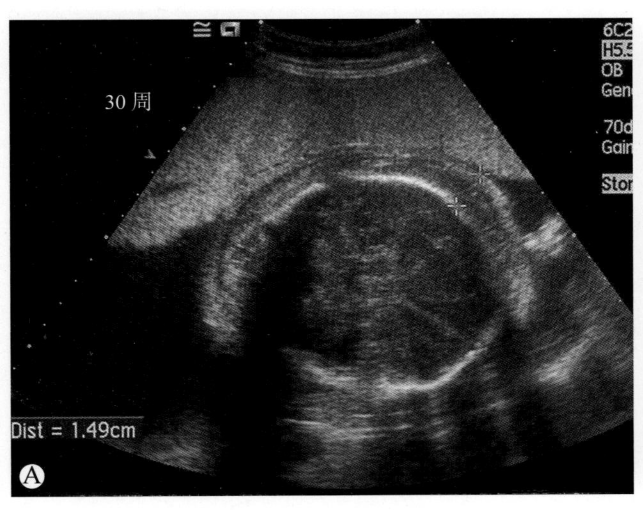

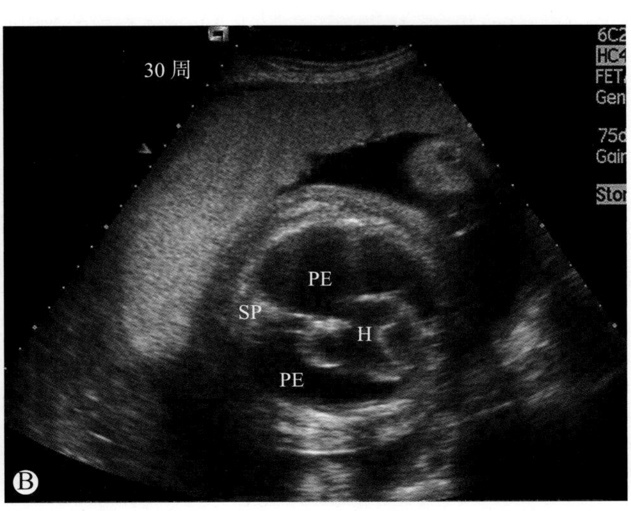

图33-18-1　30周胎儿全身水肿，大量胸腔积液、腹水

A.颅脑横切面图像显示皮肤明显水肿增厚（"＋ ＋"之间），呈双线状；B.双侧胸腔大量积液。PE.胸腔积液；SP.脊柱；H.心脏

包括胸腔积液、腹水、心包积液。

可有胎儿肝脾增大，腹围增大，腹围/双顶径、腹围/头围、腹围/股骨长等比值异常增大。胎盘增厚（＞5.0cm）。可有胎儿心功能不全声像改变。30% ～ 75%的非免疫性胎儿水肿伴有羊水过多，晚期往往羊水过少。可检出引起水肿的原发病灶，如肿瘤、胎儿畸形、胎盘病灶等。

2.临床意义　与胎儿水肿有关的病变常最终导致胎儿或新生儿死亡，通常预后较差。也有些胎儿水肿可以行宫内治疗，但宫内处理方法要依水肿的原因而定，所以了解导致水肿的原因对决定分娩方式至关重要。

二、胎儿肿瘤

（一）颅内肿瘤

小儿颅内肿瘤（intracranial tumor）罕见，胎儿颅内肿瘤更罕见，仅5%的颅内肿瘤发生在胎儿期，颅内肿瘤最常见的组织类型为畸胎瘤，其次为神经外胚层肿瘤及星形细胞瘤，此外，胚胎组织肿瘤、成神经管细胞瘤、脑膜瘤、胼胝体脂肪瘤、脉络丛乳头状瘤等非常少见。

1.声像图特点　胎儿颅内肿瘤多发生在小脑幕上（占69%），超声表现各种各样。共同的超声特征有肿瘤较大，常位于颅脑的一侧，因肿瘤的占位效应而导致颅内正常结构的受压移位，如脑中线明显移向健侧、脑室系统受压出现明显的脑积水声像等（图33-18-2）。肿瘤本身内部回声可表现为无回声、低回声、强回声，甚至不均质回声，如为畸胎瘤，则有畸胎瘤的各种超声表现。颅内畸胎瘤明显增大时，可向口咽部突出。大部分脑内肿瘤要到中孕后期及晚孕期才能被超声发现，早期超声很难发现并诊断。

2.临床意义　胎儿颅内肿瘤预后极差。从小儿及新生儿颅内肿瘤文献资料来看，颅内畸胎瘤常为致死性的，平均生存期约为3周，原发性神经外胚层肿瘤约为5个月，星形细胞瘤约为26个月。脉络丛肿瘤可以为良性肿瘤（乳头状瘤），也可为恶性肿瘤（乳头状癌），由于该肿瘤亦不能完全切除且常复发，其预后亦不良。

（二）面部与颈部畸胎瘤

面部畸胎瘤罕见，但它是胎儿面部最常见的肿瘤类型。发生在面部及颈部的畸胎瘤约占所有胎儿畸胎瘤的5%。面部畸胎瘤常见的发生部位有眼眶周围、鼻部、腭、咽部及口腔其他部位等。

1.声像图特点　声像图上主要表现为面部及颈部囊性或实质性肿块回声，以实质性肿块回声为主，肿块内可有钙化性强回声团伴后方声影，有些则表现为囊性混合性回声。咽部受压者可引起羊水过多、胃泡小或胃不显示。

（1）上颌寄生胎（epignathus）：本病发生于蝶骨者最多，其次为硬腭及软腭、咽、舌、颌骨、扁桃体等部位。超声表现为肿块充满口腔，较大时肿块从口腔内突向口外，口处于极度张口状态，不能闭合，此时下唇、下颌显示困难。面部正中矢状切面图像可很好地显示肿块与上唇、上颌、鼻及下唇、下颌的相互关系，鼻唇部的横切面及冠切面可作为辅助切面对上述结构进行进一步的确认。

（2）颈部畸胎瘤（cervical teratoma）：在胎儿期及新生儿期颈部畸胎瘤常为良性，多起源于胚胎的甲状腺组织，肿瘤常较大而压迫气管引起呼吸道阻塞。颈部畸胎瘤多位于颈前方或颈前外侧部，肿瘤基底部较宽，位于一侧者常越过中线到对侧，当肿瘤较大时，常引起颈部

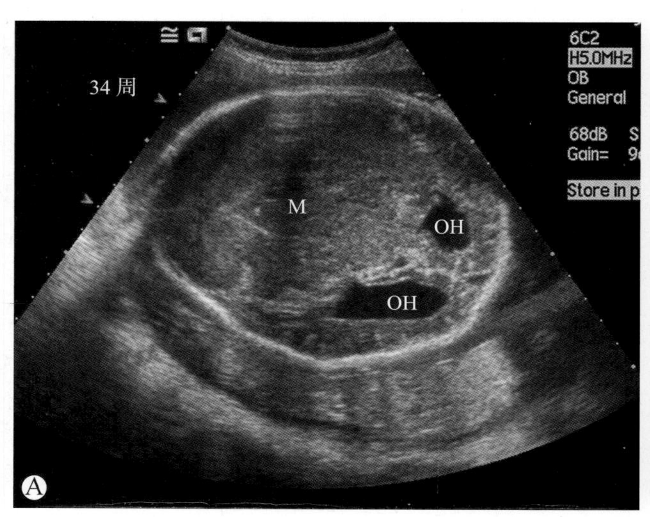

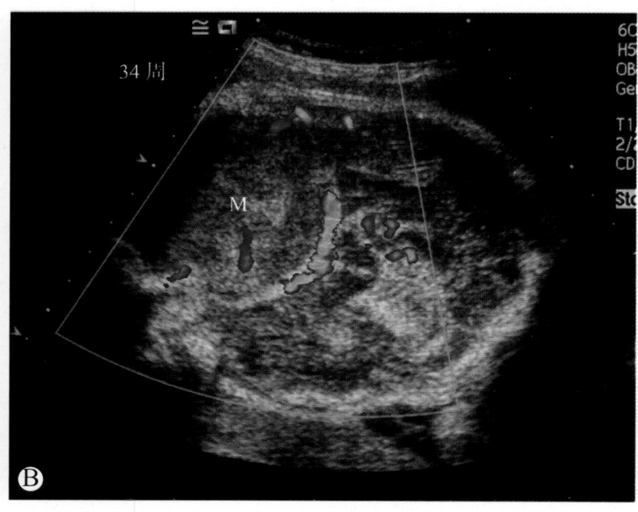

图33-18-2　34周胎儿大脑星形细胞瘤

A.胎儿颅脑横切面图像显示左侧额顶叶低回声包块，占位效应明显，脑中线明显受压并向右侧移位，侧脑室受压扩张。B.彩色多普勒超声显示该包块内及周边的血流信号。病理诊断为星形细胞瘤。M.肿块；OH.侧脑室后角

过度仰伸。肿块常向上延伸达面部，压迫面部各结构使之移位，向下可达胸腔。

2.临床意义　面部及颈部畸胎瘤大多为良性肿瘤，但其预后却取决于肿瘤的大小、所在部位及是否伴有其他畸形。肿瘤较小且能为外科手术完整切除者，其预后良好。肿瘤较大者，预后不良，尤其肿瘤压迫呼吸道者，预后更差。羊水过多及胎儿胃泡减小者，常提示预后不良。

（三）颈部水囊状淋巴管瘤

颈部水囊状淋巴管瘤（cystic hygroma of the neck）又称为颈部淋巴水囊瘤，是颈部最常见的异常。它是一种淋巴系统的发育异常，表现为厚壁囊肿，内部常有多个分隔带，多位于头、颈的背侧，也可出现在颈部前方、两侧及腋下。无分隔水囊瘤常较小，多位于颈部两侧，内部无分隔。

1.声像图特点　超声可根据囊内有无分隔，将水囊瘤分为无分隔水囊瘤和有分隔水囊瘤两种类型。

（1）无分隔水囊瘤（non-septated hygromas）：主要表现为单房囊性包块，多位于颈前部两侧，体积多较小，易漏诊。

（2）有分隔水囊瘤（septated cystic hygromas）：典型超声表现为多房囊性肿块，内有明显的分隔光带（图33-18-3），有时仅可见中央单一分隔光带将囊分为左、右两半。囊肿一般较大，最多见于颈背部，偶可位于颈前部、腋窝及纵隔内。

2.临床意义　有分隔水囊瘤常合并染色体畸形、心血管畸形及胎儿水肿。最常见的染色体畸形为Turner综合征（45，XO）（占75%），其次为18-三体（占5%）及21-三体（占5%），其余15%的水囊瘤胎儿染色体则正常。伴有胎儿水肿者，预后极差，其总的死亡率估计高达80%～90%。单纯水囊瘤不伴其他异常且染色体核型正常者，预后较好，可在新生儿期手术切除后治愈。如果水囊瘤发生时间较晚，在晚孕期才表现出来，则预后较好。

位于颈部前方水囊瘤，可压迫呼吸道，在新生儿期可导致呼吸困难，因此产时应对新生儿进行严密监护。

（四）胎儿心脏肿瘤

胎儿心脏肿瘤（fetal cardiac tumor）在心脏疾病中占极少数，但胎儿期心脏肿瘤相对常见，组织学类型主要为横纹肌瘤（rhabdomyoma），肿瘤可多发，也可单发。多发肿瘤者伴结节性硬化症的可能性更大。肿瘤可阻碍心脏血流而引起胎儿水肿甚至宫内死亡。此外，胎

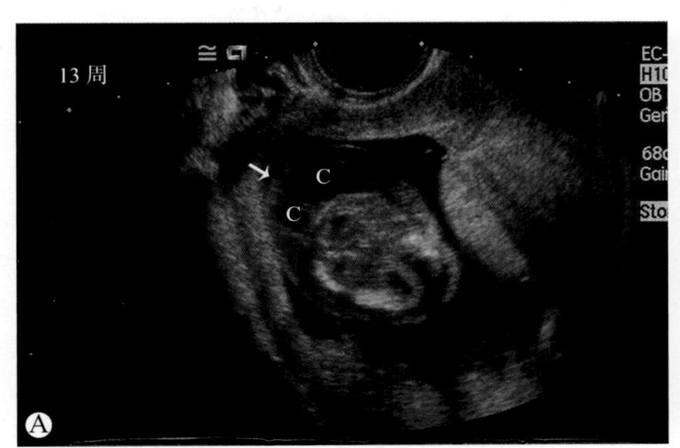

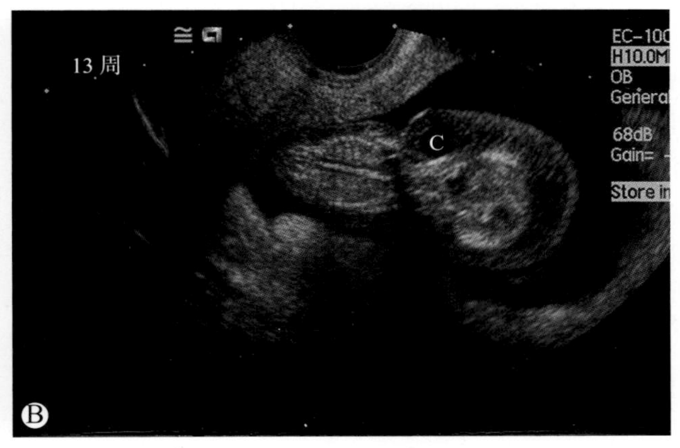

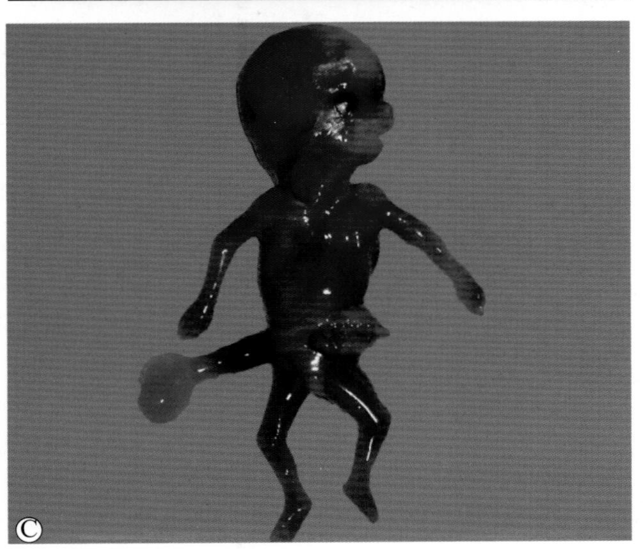

图33-18-3　13周胎儿颈部水囊瘤、腹裂畸形

经阴道超声检查，颅脑横切面（图A）及纵切面（图B）图像显示背侧头颈部可见一多房囊性（C）包块，并可见较厚分隔光带（箭头）。同时胎儿可见腹裂声像。C.引产后胎儿照片

儿心包肿瘤极罕见，主要为囊性畸胎瘤，位于右侧心包者多见，其大小可达心脏大小的2～3倍，肿瘤破裂时，可引起心包积液，可明显压迫心脏导致胎儿水肿和死亡。

1.声像图特点 心腔内出现实质性强回声肿块，边界清楚，回声均匀，随心脏的舒缩运动，肿块有一定的运动幅度。肿块可单发，也可多发（图33-18-4）。心脏的每个腔室内均可能发生，但发生于心室及室间隔者更常见。彩色多普勒血流成像可显示肿块内血流及肿块阻塞心脏流入道或流出道血流情况，阻塞处血流束细小，血流速增高而呈五彩血流及湍流信号。

2.临床意义 本病预后与肿瘤的大小、数目及发生部位有关。肿瘤较小者临床上可完全无症状，较大、数目较多、影响心脏血流动力学者，临床症状可极其严重。1岁内手术切除死亡率为30%。伴有结节性硬化症者，80%以上可出现癫痫发作和脑发育迟缓，这是本病最严重的长期并发症。

（五）胎儿肝脏肿瘤

胎儿原发性肝脏肿瘤极罕见，文献报道的胎儿肝脏肿瘤（fetal hepatic tumors）有肝囊肿、肝血管瘤、肝母细胞瘤、肝腺瘤、错构瘤、肝转移性肿瘤等。

1.声像图特点 胎儿肝脏肿瘤的共同声像特点是肝实质内出现囊性、实性或混合性回声肿块，肿块边界一般清楚，边缘规则整齐，囊肿性肿块内部无回声，实质性肿块多呈强回声，肿瘤有出血、坏死、钙化时，出现相应的超声图像特征。较大的胎儿肝血管瘤及肝母细胞瘤可导致肝脏增大，多为混合性回声肿块。较大的胎儿肝血管瘤可出现广泛的动静脉瘘而导致胎儿高心排血量性心力衰竭，进一步发展为胎儿水肿。

2.临床意义 肝肿瘤较大伴胎儿水肿者，预后不良。肝母细胞瘤及转移性肝肿瘤预后不良。单纯肝囊肿预后良好，但合并胎儿多囊肾者预后不良。

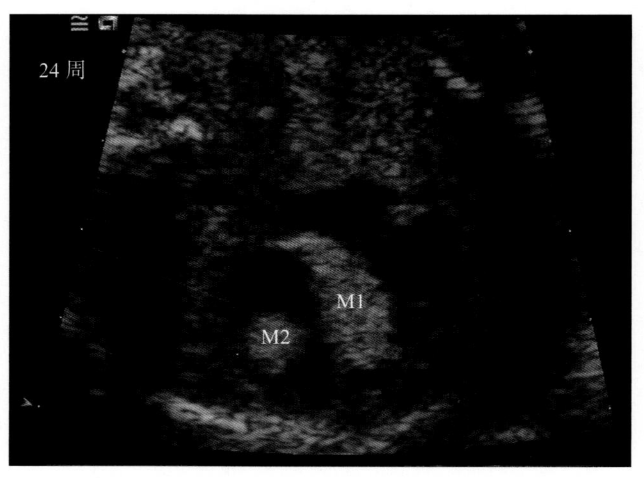

图33-18-4 24周胎儿心脏多发肿瘤，病理结果为横纹肌瘤
四腔心切面图像显示心脏内多个强回声团块（M_1和M_2）

（六）胎儿肾肿瘤

胎儿肾肿瘤（fetal renal tumor）罕见，最常见的胎儿肾肿瘤为肾中胚层瘤（mesoblastic nephroma），病理学上以中胚层组织为主，有完整包膜，与错构瘤表现类似，是一种良性肿瘤。胎儿肾母细胞瘤极罕见。

胎儿肾肿瘤产前超声特征是在胎儿肾内检出实质性均匀低回声肿块，边界清楚，边缘整齐，与肾组织及其他组织分界清楚，受累肾脏轮廓失常，肿瘤常压迫肠管，将肠管挤向对侧。彩色多普勒超声可显示肿块内血流丰富，有动静脉瘘形成者，可检出典型的高速低阻血流频谱及五彩血流信号，可出现心力衰竭而发生胎儿水肿。本病70%以上者伴羊水过多。

本病为良性肿瘤，出生后可手术切除，手术成功率高，预后良好。

（七）胎儿腹腔内囊肿

胎儿腹腔内囊肿（fetal intra-abdominal cyst）较常见，发生的部位包括肝、肾、肾上腺、肠管、卵巢、子宫、阴道等。

1.声像图特点 胎儿腹腔内很多正常结构超声表现为囊性回声，这些结构主要有胎儿胃、胆囊、膀胱、十二指肠、小肠、大肠及腹膜后大血管、肝内脐静脉等。在诊断胎儿腹腔内囊肿之前，首先应确认这些正常结构，以免将正常结构误认为腹腔内囊肿。这里主要讨论胎儿卵巢囊肿及肠系膜囊肿。

（1）胎儿卵巢囊肿（fetal ovarian cyst）：仅发生在女性胎儿，绝大多数为卵泡囊肿，常在晚孕期才能被超声发现。它可出现在腹腔内任何部位，文献报道其直径可达10cm以上。超声图像为典型薄壁的无回声肿块，可活动，在整个妊娠期绝大多数囊肿大小维持相对不变。极少数情况下，囊肿较大可充满整个腹腔而导致膈膨升，从而使肺受压。

囊肿直径达5cm以上者，胎儿期可发生囊肿扭转（据报道40%以上可发生扭转），超声可探及囊内实性回声或沉渣样回声。

（2）胎儿肠系膜囊肿（fetal mesenteric cyst）：常为囊性淋巴管瘤，超声表现为多房囊性肿块，囊肿大小不一，内部可见多个分隔光带，将囊肿分隔成各个大小不等的小囊肿，肿块与肾、肝、脾等实质性器无关，肿块周围可显示肠管回声，且与肠管不相连通。

2.临床意义 胎儿卵巢囊肿预后良好。文献报道极少数巨大卵巢囊肿可在超声引导下行宫内胎儿囊肿抽吸术治疗。囊肿大于5cm者或疑有囊肿扭转者，产后新生儿期可考虑手术治疗。不手术者应追踪观察。

胎儿肠系膜囊肿常需在产后手术治疗，且常不能完整切除。

（八）胎儿骶尾部畸胎瘤

胎儿骶尾部畸胎瘤（sacrococcygeal teratoma）是最常见胎儿先天性肿瘤，女孩发病率是男孩的4倍。本病为散发性，但亦有遗传类型的报道。

根据肿瘤的部位及肿瘤伸向腹腔内的程度，骶尾部畸胎瘤可分为4种类型。

Ⅰ型：肿瘤瘤体主要突于体腔外，仅小部分位于骶骨前方。

Ⅱ型：肿瘤瘤体显著突于体腔外，但亦明显向盆腔内生长、伸展。

Ⅲ型：肿瘤瘤体突于体腔外，但肿瘤的主要部分位于盆腔和腹腔内。

Ⅳ型：肿瘤仅位于骶骨前方，不向体腔外突出。

骶尾部畸胎瘤在宫内常可生长得很大。组织学上绝大部分为良性（约占80%），恶性者约占12%，但恶性者中肿瘤完全位于腹腔内者（Ⅳ型）比Ⅰ型高。

1.声像图特点　由于骶尾部畸胎瘤组织成分由3个胚层发育而来，组织成分复杂，回声亦复杂多样，可表现为实质性、囊实混合性及以囊性为主的肿块图像。肿瘤常较大，从骶尾部突向体外，在臀部形成较大肿块（图33-18-5），位于盆腔内、骶尾部前方的部分有时显示困难。以囊性为主的畸胎瘤超声不易漏诊，囊内容物主要为出血、坏死液化，亦有部分含清亮囊液的囊肿，囊液常为脑脊液，由肿瘤内脉络丛组织产生。较小的以实质为主的畸胎瘤易漏诊。如为单纯囊性畸胎瘤，应特别注意与脊膜膨出相鉴别，仔细检查脊柱的完整性及脊柱位于肿块的后方可资区别，同时脑内无异常亦是鉴别的要点之一。

彩色多普勒血流成像可显示肿块内血液丰富，伴有动静脉瘘者，血流速度明显增加而出现五彩血流信号，频谱多普勒图像上可出现典型高速低阻频谱。由于肿瘤血液供应丰富，生长迅速，肿瘤内出血，动静脉瘘形成可导致高心排血量心力衰竭，可出现胎儿水肿、羊水过多、胎盘增大。

肿块可压迫膀胱，使膀胱向前移位。压迫膀胱流出道可导致膀胱出口梗阻而出现相应表现，压迫泌尿系统其他部位亦可导致泌尿系统慢性梗阻表现，严重者可导致肾发育不良，压迫肠道时可致肠道梗阻改变。

2.临床意义　肿瘤较小者预后良好，出生后手术切除成功率高。肿瘤较大者，预后较差。据报道，本病宫内死亡率约为19%，早产率约为50%。实质性肿瘤预后最差，宫内死亡率可达67%。本病围生期总的死亡率约为50%（主要由早产所致）。肿瘤明显突入腹腔者，手术难度加大，可引起神经损伤而导致患儿大小便失禁。肿瘤虽然多为良性，但随着婴儿年龄的增长，肿瘤有恶性倾向，最终可转为恶性而出现转移。因此，应在出生后尽早完整切除，手术延后或切除不完全均有恶变的可能。据报道，出生后2个月内恶变转移者约为20%，4个月后达80%。

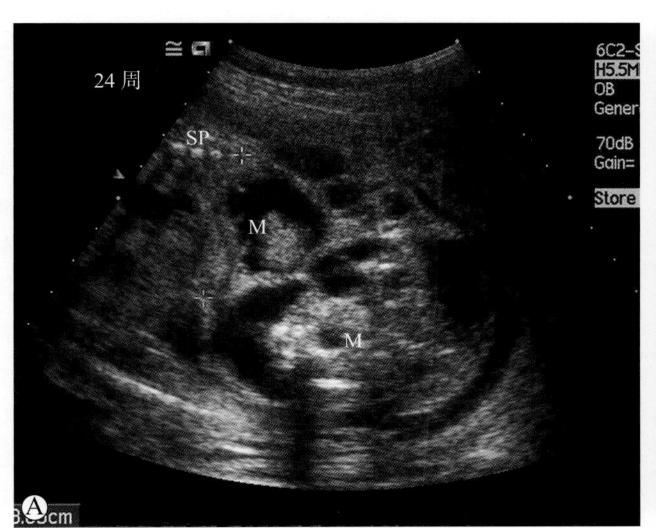

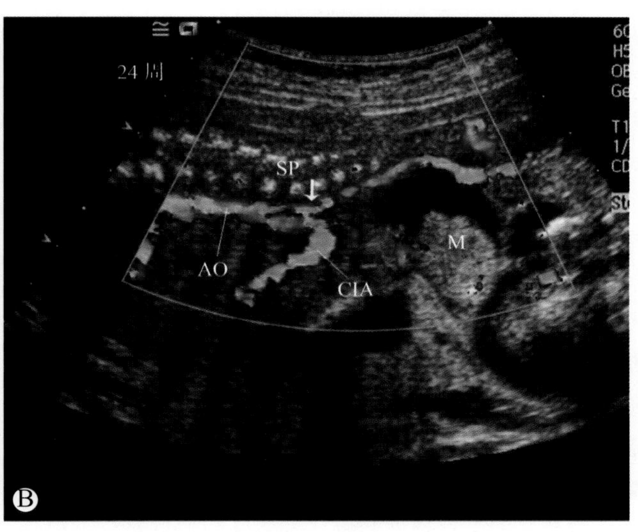

图33-18-5　24周胎儿骶尾部畸胎瘤，病理证实为畸胎瘤

A.胎儿矢状切面图像显示骶尾部巨大混合性包块明显向外突出，大部分位于体外，仅小部分位于盆腔内；B.彩色多普勒超声显示包块内供应动脉来自髂总动脉分叉处（箭头）。SP.脊柱；CIA.髂总动脉；AO.主动脉；M.肿块

（李胜利　文华轩）

第34章 34

肌肉骨骼系统疾病

在我国肌肉骨骼系统超声显像诊断的临床应用研究始于20世纪70年代末，经历了双稳态显像、静态灰阶显像、实时灰阶显像、实时灰阶＋彩色多普勒血流成像及高频显像等一系列的发展阶段。并在1989年出版的《超声医学》一书内以“骨骼及关节疾病的超声诊断”为题，首次展示了国内早期肌肉骨骼系统超声成像临床应用成果。1992年曹海根、王金锐等以《肌肉骨骼系统超声诊断》冠名，翻译出版了《北美放射学临床》1988年第26卷1期*Ultrasonography of the Musculoskeletal Sysem*专辑，使肌肉骨骼系统超声诊断得到了关注，推动了超声在这一领域的临床应用，此后，有关肌肉骨骼超声诊断临床应用经验的报道增多，涉及的范围和诊断水平得到了逐步扩展和提高。为进一步提高超声技术在肌肉骨骼系统诊断的应用，2007年中国超声医学工程学会召开了第一届全国肌肉骨骼系统超声诊断专题学术交流会，同时成立了肌肉骨骼系统超声专业委员会。同年王金锐、刘吉斌等集多位专家编辑出版了《肌肉骨骼系统超声影像学》一书，进一步规范超声检查方法。由于高分辨率超声仪、高频探头和超声新技术的开发应用，肌肉骨骼系统超声图像质量和诊断作用得到了很大提升，应用范围不断扩展。9～13MHz高频显像的轴向分辨率可达到200～450μm，切面厚度达到0.5～1.0mm，能清晰显示皮肤、皮下组织、肌肉、肌腱、韧带、筋膜、腱膜、腱鞘、滑囊、周围神经、血管等软组织结构，甚至可显示单个神经分支，超声对这些组织所发生的病变，如炎症、肿瘤、损伤、畸形、寄生虫病、异物及血流异常等，有很高的显示能力，多由典型的声像图表现，结合病史及临床表现，大部分可得到病变的物理定性和明确的定位诊断，对软组织病变的显示能力与MRI相似，已成为影像学诊断的初选方法。由于声束能穿过软骨，经过骨间隙进入关节，所以超声能对关节的透明软骨和纤维软骨进行观测；声束穿透椎间盘和椎板间隙的韧带，可得到相对应部位椎管内结构及其病变的声像图（特别是婴幼儿）。对于正常骨骼，由于超声波的吸收衰减过大，难以穿透，故得不到满意的完整图像，显像效果不如其他影像学检查。然而在病理情况下，如骨皮质遭到肿瘤、外伤或炎症破坏，病灶一侧骨皮质变薄、断裂、溶解破坏出现声束可通过的继发声窗，则超声可能显示骨的病变和位于骨深层的组织结构；当手术切除椎板形成了人工声窗，则有条件在术中判定及术后监测椎管内的病变。对于骨表面的异常，如骨膜增厚、抬高，表层骨皮质异常，骨外凸肿瘤，骨赘等，超声是可以显示的，如有阳性发现，可提供有参考价值的诊断信息。临床实践证明超声在肌肉骨骼系统的诊断是X线检查、CT和MRI的重要“伙伴”，可优势互补。在我国超声已成为肌肉骨骼系统疾病常规影像学检查方法。超声检查与其他影像学检查方法相比，具有以下优势：①超声仪器（特别是便携机）可被带到床旁、手术室、急诊室及灾害现场进行检查。②无须特殊准备，不受患者状态限制，小儿多不需用镇静药，操作简便，检查时间短，能迅速获得结果（及时性）。③其对肌肉、肌腱、韧带、滑囊、腱鞘、神经、血管和皮肤、皮下组织等软组织及其病变，特别是对表浅病变的显示和囊实性的区别，具有高分辨率。④可根据患者的主诉直接对靶区或靶点如最大的痛点、肿胀部位进行定点探测（针对性）；可随时进行两侧对比及围绕肢体多方向多平面探测；并可随意从一个部位转向另一个部位，从患侧转向健侧；快捷地从纵切面向横切面转换（不限于三个正交切面）；对不同部位的多发病灶容易转换探测。⑤可实时动态扫查，在检查中配合被动和自主肌肉舒缩或关节运动，观察软组织和关节内解剖结构及相关病变的动态变化，有助于发现和观测只有在运动或特殊体位时才出现的异常或病变，如肌腱和神经脱位、不完全性肌肉和肌腱撕裂伤、肌疝和关节游离体等。⑥ CDFI、PDI和超微血流成像（SMI）可在不用造影剂的条件下，与二维图像一起实时观测病变的血流变化、肿瘤内新生血管、病灶（包括肿瘤）对毗邻血管的影响，诊断血管性肿瘤、四肢大血管的病变（如动脉瘤、动静脉瘘、动静脉血栓）等，方法简单易行，是其他影像学方法所不及的。⑦能准确引导病灶定位穿刺，取检验和病理标本；引导治疗性抽液、病灶冲洗和注药；引导神经封闭和阻滞麻醉、监控体外震波和高强度聚焦超声定位治疗。⑧检查费用相对低廉，检查无痛苦，易被患者所接受；无辐射损害，操作简便，多次检查重复性强，是理想的随访手段（特别是小儿）；体内有心脏起搏器及铁磁性金属移植物者检查不受限制。近年来，由于数字化、智能化高性能超声仪器、高频探头及扩展视野成像（extended field of-view imaging，EFOV）、组织谐波成像、超声弹性成像（ultrasonic elastography）、三维成像、超声造影、超声骨密度定量等新技术的开发应用，进一步扩展了超声的应用范围。由于EFOV的应用，一次扫描即可获得较长的解剖结构图像，可扩展较大病灶及其毗邻组织的显示范围，能更准确测定其大小，判定病变与周围组织的关系。组织谐波成像技术能改善轴向分辨率和组织对比度，降低近区图像伪差，使图像及微小病变的显示更加清晰。超声弹性成像可提供组织或病变硬度变化信息。超声骨密度定量技术的应用，可为骨的密度及矿化改变（如骨质疏松）提供数字化定量指标，在某些部位用水浸法（water-bath immersion technique）更易显示表浅病变。超声与关节造影（arthrography）结合提高了关节内病变如滑膜肿物、软骨病变（包括膝半月板）、交叉韧带损伤、游离体等的显示能力。但超声因受其自身物理特性的限制，受肌肉骨骼系统结构内诸多穿透“屏障”的限制得不到完整的骨和关节图像；受探测窗口的限制，关节软骨也有观测盲区（如关节中心部的软骨表面、髌骨后面软骨等）。目前各种人体组织的声学数字化尚未实现，超声诊断的准确度取决于检查者的技术水平、肌肉骨骼系统疾病知识掌握程度和临床经验及仪器性能等因素，但随着超声技术的创新和开发应用，临床应用研究的深入和经验的积累，肌肉骨骼系统超声诊断在运动医学、外伤急诊、灾害医学、疼痛医学、创伤医学、手外科、骨外科和风湿病学等学科领域的应用范围和作用将会日益扩大。

第一节　检查方法

一、仪器与探头选择

现代高分辨率实时超声诊断仪均可使用，配置小口径高频探头，具有彩色多普勒、扩展视野成像（EFOV）/超声弹性成像及Graf法髋关节测量功能的超声诊断仪更适用。

诊断骨质疏松需选用低频宽带超声骨密度仪。探头以线阵为首选，有时在关节屈侧或特殊部位需要换用凸阵探头。对于骶骨骨盆侧病变，有时还需要用腔内（直肠、阴道）探头。各种频率探头通常联合应用，即先用3.5～5.0MHz探头观察病区全貌，定病灶位置，然后根据需要换用7.5～15MHz或频率更高的探头。体胖患者、深部大关节（如髋关节）及深部软组织较大的病变，多选用5.0～7.5MHz探头；皮肤、皮下组织、筋膜、肌腱、韧带、血管、神经等表浅软组织，膝半月板、关节软骨、婴幼儿及手术中探测可选用7.5～14MHz探头；对于指（趾）小关节探测，最好选用13～15MHz，动态范围40～50dB，单点聚焦的线阵“曲棍球棒形”小探头。体积较大或较长的解剖结构和病灶，采用EFOV，更能显示其全貌，准确判定其大小和部位。仪器的调节，以能清晰显示所要观察部位的解剖和病变的结构为原则。对于输出功率，应调节至无噪声和混响伪差。总增益及时间增益补偿（TGC）调节不应过大。宜用较宽的动态范围，以便能清晰显示出满意的肌腱、神经和关节内部结构回声。聚焦区调至重点观察区，根据病变的大小和部位调整探测深度。CDFI和PDI增益和帧频的设置，应使血管内血流充盈完全且不外溢，血流信号亮度适当为准。

二、探测方法

（一）检查前准备

一般无须特殊准备。对于骨、关节和脊椎疾病的患者，应提供已检查过的影像学资料，以便参考印证。超声检查应在关节造影和关节镜检查前进行。骶骨和扩展到骨盆内的肿瘤或其他病变，经腹部扫查时，应充盈膀胱；准备经直肠扫查时应预先灌肠。拟进行介入性操作或术中探测者，按介入性超声常规准备，并对探头及附加装置进行消毒处理。开放性外伤要注意保护伤口；对怀疑有外科特殊感染者，探头需要用消毒隔离套，所用物品须进行特殊处理，以免交叉感染。

（二）体位和肢体位置

根据病变部位和观察病变的需要，便于医生操作和患者感到舒适，取不同体位和肢体位置。由于观察病变的需要，必要时肢体应进行不同角度的屈伸、内收、外展或内、外旋（翻）以配合检查。如在膝关节，膝前区探测可取仰卧位或坐位，屈膝30°，内、外侧区探测取仰卧位或侧卧位，伸或轻度屈膝，膝后区取伸膝俯卧位；髋关节探测取轻度屈曲内或外旋位。探测肩袖时，肩胛下肌腱，取上臂外旋位；冈上肌腱，上臂后伸，屈肘，手掌置于髂骨翼上缘或后裤袋上；冈下肌腱和小圆肌腱经后面探测，患者前臂放松，手旋后，放在自身大腿上。其他部位类推。探测关节和指（趾）屈侧时，一般取伸直位更便于纵向扫查和EFOV。颈后及背部检查取俯卧位或坐位。在采取CDFI和PDI进行血流检测时被检部位肢体应保持松弛状态。

（三）扫查方法

探测上、下肢肌肉等软组织病变，检查长骨、椎管及髋关节、膝关节和肘关节屈侧，可采用接触探测法，探头与皮肤间涂耦合剂；对有骨突及边缘隆起的部位、指（趾）、表浅肌腱或欲观察病变与皮肤及皮下组织的关系，宜采用间接探测法，探头与皮肤间用超声耦合块或脱水水囊耦合，以保证探头与皮肤充分接触。根据病变部位选择纵切面、横切面、冠状切面或矢状切面扫查，围绕病变由内侧（或外侧）向外侧（或内侧），自上而下（或自下而上），有序地进行全面扫查。有时还需要采用探头压放试验，在探测过程中相关肢体做自主或被动运动、肌肉收缩舒张运动进行动态观察，则更易发现异常和进行病变定位。在检查肌腱、韧带、肌肉或神经时，应随时调整探头的角度，使之始终保持垂直于所探测结构的长轴，以免发生各向异性伪像（anisotropic artifact）。采用EFOV方式成像时，探头运行要匀速稳定，保持与病灶垂直，这样才能得到结构清晰、连续性良好的图像。特殊部位的扫查方法参见本章相关内容。

三、注意事项

（1）检查前要详细询问病史，包括发病原因、时间，主要症状及发生、发展过程；要仔细阅读患者的X线、CT或MRI片；复诊患者要参考前期超声检查报告；术后患者要了解手术情况和病理诊断结果。典型或特殊的病史有助于病因和定性诊断，务必要重视病史采集。

（2）根据申请超声检查的目的，患者的症状和体征，选择探测部位。发现病灶后，进行纵、横或轴向扫查，判断其所在深度和组织来源，并观察病灶的形态、尺寸、边缘及内部回声类型，以及对邻近其他组织结构的影响。例如，骨、关节的病变，要注意毗邻的肌肉、肌腱、韧带、滑囊、血管、神经、皮下组织、皮肤等软组织结构有无异常；软组织的病变注意邻近骨、关节有无异常。必要时尚需要对全身其他器官进行探测，以确定肌肉骨骼系统改变是否继发于全身疾病，或有无其他并发症。对于较大的病变，进行宽扩展视野成像，或双幅拼接宽景成像，以扩大观察视野，观测超出探头宽度的大病灶的整体情况。如有穿刺需要，在发现病灶后应在皮肤上标定最佳穿刺点，即距皮肤最近，又能避开重要血管和神经的部位，并说明进针方向和深度，以便临床穿刺时参考。

（3）在探测过程中，探头应保持轻柔滑动，观察细节时探头须保持不动，在CDFI及PDI时，探头应涂上足够的耦合剂，探测过程中探头不宜用力压（特别是观察滑膜血流时）。但有时需采用探头加压或压放试验操作，有利于观察：①病灶的硬度、移动性和压缩性及进行超声弹性成像；②肌肉、肌腱损伤程度及断端的异常活动和断裂宽度；③呈类实质性回声的囊性肿物与实质性肿物鉴别（前者探头加压时，内容物有漂动或浮动）；④单纯关节和滑膜腔积液与低回声滑膜增厚的鉴别（前者探头加压时液体被压以重新分布，探头下液体的厚径明显变小或消失，邻近部位则相对增宽；单纯滑膜增厚则不变）；⑤观察血管瘤内血流的变动，探头加压时血流减少，放开后再充盈，血流增加，有利于证实诊断；⑥组织间隙积液与充盈静脉的鉴别等。

（4）实时动态扫查：在探测过程中，进行相关关节主动或被动运动、肌肉收缩和舒张运动下实时动态扫查，是重要的，有时是不可缺少的。经常用于：①判定和区别某些解剖结构，如神经和并行肌腱的鉴别；②判定肌肉功能；③判定肌肉、肌腱损伤程度，更容易找到小的肌肉、肌腱撕裂处，观察肌肉断端的异常活动及腱鞘的狭窄状况；④观察肌疝的显、复变动情况；⑤观察膝半月板囊肿的显没过程、关节游离体的移动、软组织异物的位移；⑥必要时也可观察骨折断端的异常活动（不要轻易应用）；⑦诊断肌腱和神经脱位及弹响综合征等。

（5）在检查时，对称肢体或对称部位，特别是病变侧与正常侧，应进行两侧分别扫查及双幅显示，对比回声的不同更容易发现异常，其是确定病变部位的有效方法，特别对小病灶或主诉有症状部位的隐匿性病变的发现极为有效。

（6）探测过程中，探头应保持垂直于所要检查的组织，特别是肌腱、韧带、神经，以防止发生各向异性伪像。必要时运用探头加压、侧动探头改变入射角度、增加耦合垫、屈伸动作使肌腱拉直，或重叠分段扫查，可以消除或减少不利的伪像。

（7）关节扫查应注意：关节腔的宽度，滑膜、关节软骨的厚度，软骨下骨皮质、相邻滑囊、肌腱及腱鞘有无异常，关节内有无积液和其他异常回声等。必要时可向关节内注射生理盐水后检查。

（8）骨扫查应注意：骨皮质完整性，有无破坏、缺损或变薄及其范围；骨膜有无增厚、抬高，骨膜下及骨周围有无异常回声及范围；相邻的关节结构、软组织内有无与之相关的异常。

（9）CDFI血流的判定：参考D.D. Adler等的分级标准，具体如下。0级，无血流信号；Ⅰ级，少量血流，有1～2处点状或细棒状血流信号；Ⅱ级，中等量血流信号，有3～4处点状信号或1条重要血管，其长度接近或超过病变半径面积1/2；Ⅲ级，丰富血流信号，有5个以上点状或2条以上树枝状血管或血流信号呈网状分布，超过病变一半面积。高血流多见于血管瘤、急性炎症，以及富含血流的肿瘤，特别是恶性肿瘤。

（10）肌肉骨骼系统组织回声强度的判定及分级，以肌肉及骨皮质为参照物：①强回声，等于或高于骨皮质并伴后方声影，除正常骨皮质外，见于软组织骨化、钙化、异物（包括死骨）、关节游离体等；②高回声，回声高于肌肉，低于骨皮质，后方无声影，见于肌腱、筋膜、腱膜、骨膜、纤维结缔组织增生、胶原组织及瘢痕等；③中等回声，稍高于肌肉回声，如正常的半月板、关节盘等；④等回声，回声与肌肉相同，或与邻近背景组织回声强度相同，不易发现病灶的存在；⑤低回声，低于肌肉，或低于原有正常组织的回声，见于透明软骨、黏液组织、软组织的炎症、水肿、结构均匀软组织肿瘤及病变和未机化血栓；⑥无回声，见于含清澈液体的囊肿和病变、液化的血肿和脓肿、关节和体腔积液等。

（11）超声弹性成像的判定：超声弹性成像包括应变弹性成像（SE）、剪切波弹性成像（SWE）和声触诊组织定量技术测量剪切波速度（SWV），用于检测组织的硬度。结果的判定：①SE是以彩色编码表示所测区域组织的相对硬度。红色表示组织硬度较软；蓝色表示组织较硬；黄色或绿色介于上述两者之间。可将其分为5级：0级，红蓝绿三色相间混合，为囊性；Ⅰ级，显示为均匀绿色；Ⅱ级，显示蓝绿混合，以绿色为主，绿色所占面积在50%以上，以上两级分别表示质地软和较软；Ⅲ级，显示以蓝色为主，所占面积为50%～90%，或中心部为蓝色，周边部为绿色；Ⅳ级，几乎全显示为蓝色，包括中心部和周边部，面积＞90%，以上两级分别表示质地硬，分级越高，质地越硬。②SWE以弹性模量值“kPa”表示相对硬度，数值越大，弹性越小，硬度越大，也可用彩色编码表示，但不同于SE，红色表示质地硬，蓝色表示质地软。③SWV用“m/s”表示硬度，速度较大者质地较硬，速度较小者质地较软。

（12）超声结果的判定：对检查发现的诸多异常进行归纳分析，根据病变的回声性质、发生的部位及解剖组织来源、发病年龄、临床表现、化验检查结果，结合准确或特殊病史等，进行综合判断，提出合乎本质的结论，给出“确定诊断”“可能性诊断”“不能除外诊断”或“否定诊断”意见。一时难以做出诊断者，也可只描述阳性所见，提出进一步检查意见。因声像图的改变大多为非特异性的，所以对其病理及病因诊断必须慎重，有时从准确的病史可得到有关病因的证据。熟悉疾病的临床知识可提高鉴别诊断能力。

第二节　正常解剖结构及声像图

肌肉骨骼系统各组织结构的正常声像图表现有各自特点，并有一定的层次规律，即由浅及深依次分别显示为皮肤高回声、皮下脂肪组织低回声（夹杂线条状高回声）、深筋膜及肌外膜带状或线状高回声、不同厚度和不同形状的肌肉层回声及骨皮质强回声。在关节部位，依次显示为皮肤-皮下组织-深筋膜-韧带-关节囊-关节腔-骨端关节面等结构。根据病灶发生在哪一个部位和组织层面及其回声特点，即可判断其组织结构来源；根据肌肉、关节活动时的动态变化，判断病灶与毗邻肌肉、肌腱、骨及关节的关系。因此，掌握肌肉骨骼系统各组织结构的正常回声表现是辨认和诊断回声异常及进行解剖组织定位的重要基础。

一、皮肤

皮肤位于人体最表层，包括表皮、真皮和皮下组织3层结构，用高频探头探测，真皮显示为平滑带状高或强回声，其厚度为0.5～4.0mm（或5.0mm），背部肩胛间处最厚，可达6.0mm。皮下组织浅层富含脂肪组织，深层为膜状筋膜，一般不含脂肪，两层之间有浅动脉、皮下静脉、皮神经、淋巴管等，有的部位有淋巴结。声像图显示为一层较厚的实质回声，回声强度低于真皮，回声不均匀，其中脂肪组织显示为低回声，疏松结缔组织呈不规则相互连接弯曲线状高回声，深筋膜为一平整带状高回声（图34-2-1），脂肪组织内的血管呈管状无或低回声，CDFI和PDI可有彩色血流信号。皮下组织厚度因部位和营养状态不同而不同，颈项部、肩胛间、腰背部、手掌、臀部及足跟较厚，手背、足背、肢体屈侧和小腿胫骨前较薄，范围为5～20mm，且与年龄有关。表皮与真皮不易分开，真皮中的皮肤附件（汗腺、皮脂腺和毛囊）和皮下组织内的淋巴管不能被显示，皮神经不易分辨。在皮肤与探头间用水囊或超声耦合块耦合，皮肤和皮下组织显像能更清晰。

二、骨骼肌

骨骼肌主要分布于躯体和四肢，四肢骨骼肌多为长肌，每块骨骼肌由肌腹和肌腱构成。肌腹呈梭形，肌腱呈扁带状，两端附着于骨，每块肌肉中间跨过一或两个关节。位于躯干部的肌肉，其肌性和腱性部分均呈薄片

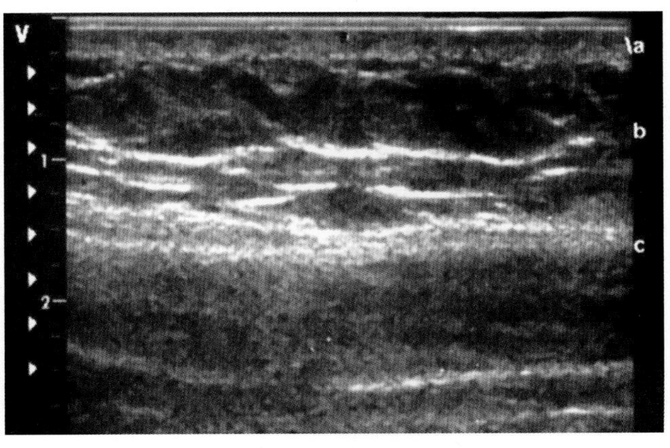

图34-2-1　正常皮肤声像图

a.真皮层；b.皮下组织层；c.筋膜层

状，腱性部分称腱膜。肌腹具有收缩及舒张功能，肌肉收缩时以关节为支点，在两端间直线牵引骨，产生关节运动和保持一定姿势。关节周围的短肌起稳定关节的作用。肌肉按其外形可分为长肌、短肌、阔肌、轮匝肌四类。按其肌束排列与肌长轴的关系，分为梭（带）状肌，如缝匠肌，肌束与肌长轴平行；半羽肌，如半膜肌，肌束与肌长轴相交成锐角，并排列在一侧；排列在两侧者为羽状肌，如股直肌、腓骨长肌；多羽肌，如三角肌，由若干羽状肌集合而成。通常肌肉的近端为起点，远端为止点。肌腹由众多肌束组成，整个肌腹外面包有结缔组织肌外膜，由肌外膜发出纤维中隔进入肌腹内，将其分隔为较小的肌束，包在肌束外的结缔组织称肌束膜，内含神经、血管和淋巴管，组成肌束的每条肌纤维外面还包有一薄层结缔组织膜，为肌内膜。穿插在肌群之间的深筋膜，与肌间隔和骨膜共同构成的骨纤维鞘称骨筋膜室（compartment），分隔各肌和（或）肌群，以保证肌或肌群单独活动。肌肉声像图：纵切面（图34-2-2A，图34-2-2B），每块骨骼肌的肌束显示为低回声（因探头频率而异），以中心腱或腱膜为中心排列，每条肌束周围的肌束膜或结缔组织与肌束平行呈线状高回声，相互平行，排列自然有序，呈羽状、半羽状、带状或梭形。肌外膜、中心腱和腱膜比肌束膜厚，呈束状或线状高回声，肌肉和肌群间的肌间隔、骨间膜显示为较粗的线状高回声。肌间的结缔组织筋膜内有供应血管、神经和脂肪组织回声。横切面（图34-2-2C），每条肌肉呈圆形、类圆形或不规则形，肌束呈点片状低回声，肌束膜、肌外膜和肌间隔显示为点线状高回声，相互连接呈筛网状。肌肉收缩时，肌肉的厚度增加，长度缩短，线条状高回声斜度增加。持续运动时肌肉内血流增加（可达20倍），肌肉体积增大（可增大10%～15%）及回声减低，与之毗连的筋膜层也随之偏位。探头加压时肌肉组织可被轻度压缩，肌肉回声会增强。总体上肌肉回声低于肌腱和皮下脂肪组织。肌肉间的血管呈管状无回声，动脉有搏动，CDFI和PDI可显示彩色血流信号；肌间的神经边界清楚，纵切面内含低回声细线状高回声，多与血管并行。

副肌（accessory muscle）是一种先天性解剖变异，尸检发生率为10%～22%，主要见于小腿末端和内踝区前面。副肌肌腹细小，内部回声与正常肌肉相似，可由外伤等引起慢性疼痛和肿块，有的因产生神经卡压症状而就诊。在踝部有副比目鱼肌、副趾长屈肌和腓外侧副肌（第三腓骨肌）。在上肢肘内侧约11%的人有副肌，起于鹰嘴和肱三头肌内缘，止于上髁。腕部有副指浅屈肌。副比目鱼肌，起始于比目鱼肌下端前面，或腓骨、胫骨下端前表面，止于跟骨上方跟腱的前内侧或跟骨的后内侧，该肌的肌腱很短，肌腹伸展于内踝后方，容易误诊为小腿末端或内踝区软组织肿块，超声在跟腱深面可探测到，表现为正常的肌肉结构，充填在跟腱前间隙（Kager三角）内。副趾长屈肌，在内踝下缘位于趾长屈肌腱旁，并随趾长屈肌腱穿过踝管（屈肌支持带深面），肿大时可引起肿块效应产生踝管综合征。腓外侧副肌，（图34-2-3）起始于腓骨外侧的腓骨短肌腹，止于跟骨的腓结节，该肌腹位于外踝后沟内，腓骨肌上支持带深面。以上副肌异常均是引起踝部慢性疼痛的原因。

三、肌腱、韧带

肌腱呈扁带状，近端与肌腹相连，末端附着于骨。

肌腱分无腱鞘和有腱鞘两种。肱二头肌长头肌腱上段、腕掌侧屈肌腱、腕背侧伸肌腱，踝部的胫骨前后肌腱、腓骨长短肌腱、趾长伸肌腱、趾长屈肌腱、手指及足趾屈肌腱等有腱鞘包裹。而肩袖、肘部的肱三头肌腱、肱二头肌腱末端，髋部的髂腰肌腱，膝部的股四头肌腱、髌腱、股二头肌腱、髂胫束及跟腱等大肌腱无腱鞘，仅由疏松结缔组织和脂肪组织包被。腱鞘是套在长

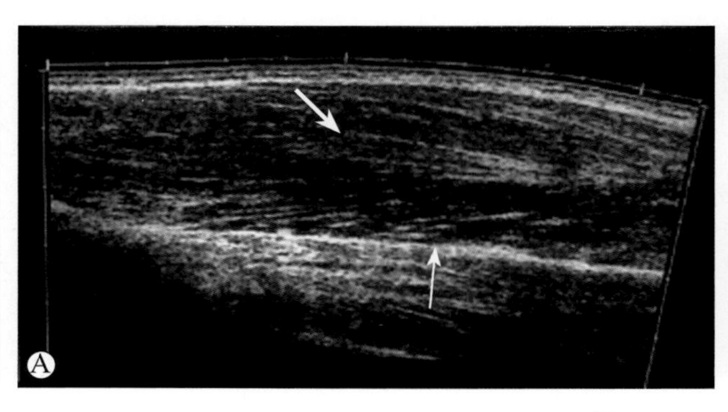

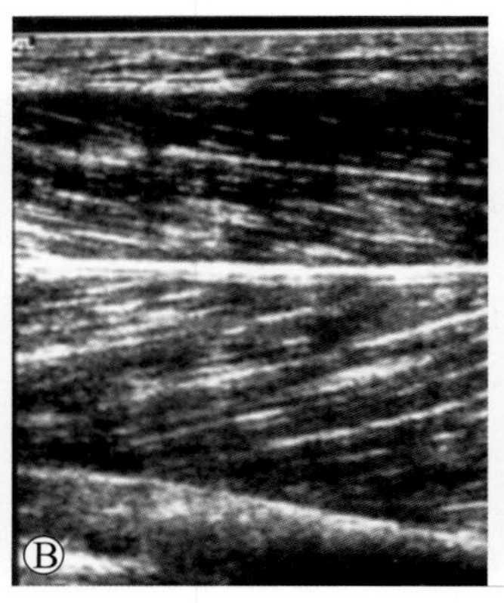

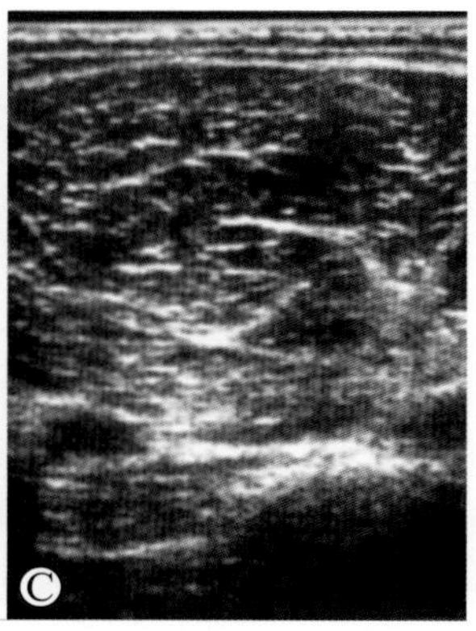

图34-2-2 肌肉声像图

A.肌腹回声，粗箭头示中心腱，细箭头示肌外膜；B、C.肌肉组织纵切面及横切面

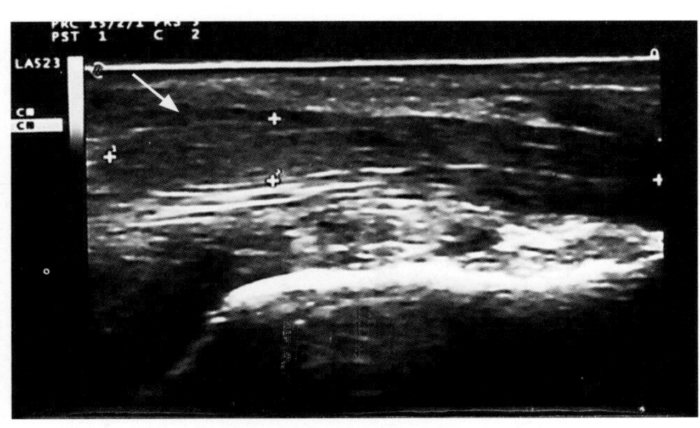

图34-2-3 腓外侧副肌声像图

外踝前外侧纵切面，箭头示副肌

肌腱周围的由深筋膜构成的鞘管，在指（趾）由脏、壁两层滑膜鞘（在内面）和纤维鞘（在外面）构成，纤维鞘为半环形坚韧的结缔组织膜，两侧附于指（趾）骨的边缘，与骨面共同形成骨纤维鞘，将滑膜鞘和肌腱包于其中。滑膜鞘内含少量滑液，脏壁两层在骨面反折部称腱系膜，其中有肌腱的供应血管通过。其余肌腱只有滑膜鞘包裹。肌腱主要由坚韧的互相平行排列的胶原纤维束和梭形细胞组成，不具有收缩能力，但抗张强度较大。故当肌肉强力收缩时肌腱不致断裂，而肌腹可被拉断，或在肌腹-肌腱连接处发生断裂，甚或肌腱的骨附着处发生撕脱骨折。临床上肌腱断裂通常是肌腱已有病变（如退行性变）而变脆弱之故。人体四肢肌腱的尺寸不同，最大的为跟腱；最细的肌腱为跖肌腱，然而后者是最长的肌腱。肌腱的止端或称腱末端（enthesis）与骨质之间有长约1.0cm腱纤维、纤维软骨、潮线、钙化软骨层及骨等应力缓冲结构相连接，反复过度牵拉、折屈可使其变性、损伤，而发生腱末端病（enthesiopathy）。除腱鞘外，与肌腱有关的辅助结构还有滑囊、腱滑车和籽骨。因应用高频探头探测，肌腱易于出现各向异性伪像，扫查时应确保探头面与肌腱平行和垂直。从肌肉-肌腱连接处开始，向肌腱的骨附着处进行纵、横扫查。由于肌腱与周围的肌肉、脂肪、神经和血管、结缔组织间有较大声阻抗差，故很容易分辨显示。肌腱的声像图共同表现如下：纵切面（图34-2-4A）为束带形，内部由均匀分布的平行、连续、纤细线状高回声构成。腱外的纤维鞘或腱周的脂肪纤维结缔组织呈线状高回声，有滑膜鞘的肌腱周围可见一薄层边界清晰的线状低回声（更易见于肌腱的深面），厚度1～2mm。肌腱在相关肌肉或关节运动时，可见肌腱沿纵轴随之滑动。腱末端（enthesis）的纤维软骨带为均匀带状低回声，边界清晰，厚度较肌腱主体为薄，纵切面略呈三角形，骨面回声完整平滑（图34-2-4B），腱末端异常包括增厚、变薄、钙化、内部回声不均，以及相连的骨面回声不规则等。正常肌腱横切面呈圆形、椭圆形或扁平矩形，内部呈中-高回声，内见分布均匀的细点状高回声。正常掌、跖腱膜及肱二头肌腱膜，为一薄层平滑束状或线状高回声。韧带包括腱支持带，由致密结缔组织构成，胶原纤维互相交织，主要存在于关节周围，因为结构较薄且多较表浅，需用10～14MHz或更高频的探头探测，在较大关节周围有时需用超声耦合块才能清晰显像。声像图表现：韧带轴向呈带状高回声，两端与骨皮质紧密连接，与肌腱不同（除髌韧带），内部呈无规则线状回声，结构稍显不规则。横切面较薄的韧带不易与周围的纤维脂肪组织区别开，故较少应用。膝关节内侧副韧带与其他韧带不同，宽而平滑，有深、浅两层，外层为带状致密结缔组织，连接股骨内髁和胫骨近端内面；内层则将内侧半月板连接于股骨及胫骨上，高频声像图显示为3层结构，内、外两层为高回声，中间为一线状低回声（疏松结缔组织和潜在滑囊腔）。膝关节的交叉韧带位于关节囊内滑膜外，呈束带状低回声。正常的肌腱、韧带和腱末端CDFI无血流信号。正常两侧同名肌腱和韧带的形态、回声及厚度相同。成人肌腱正常参考值：髌韧带（腱）厚4～6mm，宽12～15mm；跟腱厚4～6mm，宽12～16mm；肱二头肌长头肌腱厚3～5mm（平均

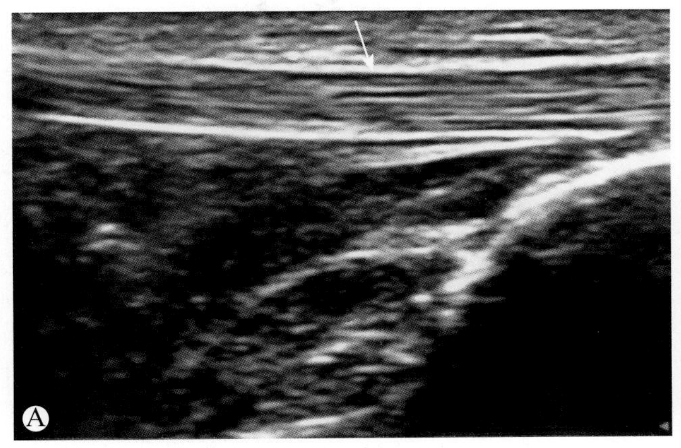

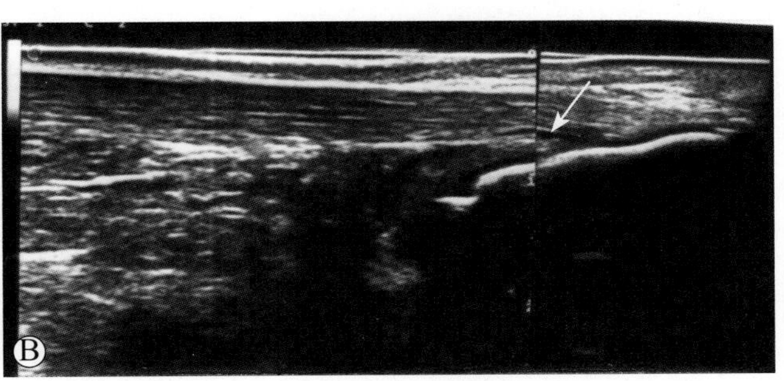

图34-2-4 正常肌腱、腱末端声像图

A.正常髌腱（箭头）；B.正常跟腱和腱末端（箭头）

3mm）；冈上肌腱厚4～7mm，平均6mm；股四头肌腱平均厚3mm；膝关节内侧副韧带长约9cm，平均厚近端3.8mm、远端2.3mm；正常跖腱膜厚度为2.5～3.3mm；韧带的厚度通常为2～3mm。肌腱回声减低通常表明肌腱异常，但在某些部位则属于例外，如肌腱的起始和止部、扇形展开的部位或与其他肌腱合并的部位，正常也可呈低回声。肌腱增厚和变薄也是肌腱异常的重要诊断依据。

四、滑囊

滑囊是由结缔组织（外层）和滑膜（内层）构成的潜在封闭腔隙，形扁壁薄，囊内滑膜腔含有少量滑液。固有滑囊解剖位置恒定，多位于肌腱、韧带、肌肉与骨面等紧密接触而又互相滑动处，或位于腱与韧带、腱与腱之间互相运动部位，亦可位于皮肤与骨突间（常在浅筋膜内）。位于关节附近与关节腔相通的称为交通性滑囊，如髌上滑囊、髂腰肌滑囊、半膜肌滑囊、肩胛下肌滑囊、喙突下滑囊等。多数表浅滑囊不与关节相通。除人体固有滑囊外，在经常摩擦的部位还可产生偶发性滑囊，无内衬滑膜。人体主要固有滑囊，深部的有髂腰肌滑囊、三角肌下滑囊、鹅足滑囊、半膜肌滑囊、跟后滑囊、髌上和髌下深滑囊及跖趾关节间滑囊等；位于皮下的表浅滑囊有股骨大转子滑囊、尺骨鹰嘴滑囊、髌前滑囊、肱骨内外上踝及坐骨滑囊等。正常滑囊是一个潜在的间隙，仅含有微量滑液，多数滑囊因隐藏在周围组织中，囊壁很薄，滑液甚少，所以不易被显示。正常滑囊宽度均在2mm以下，有的滑囊如跟后滑囊宽，可有＜2.5mm的积液，而无任何症状。正常髌上滑囊有时可以看到，滑囊腔呈线状低回声，周围囊壁呈线状高回声（纤维层）（图34-2-5）。滑囊内有较多积液是滑囊异常的直接证据。熟知固有滑囊的部位才能准确定名（表34-2-1）。

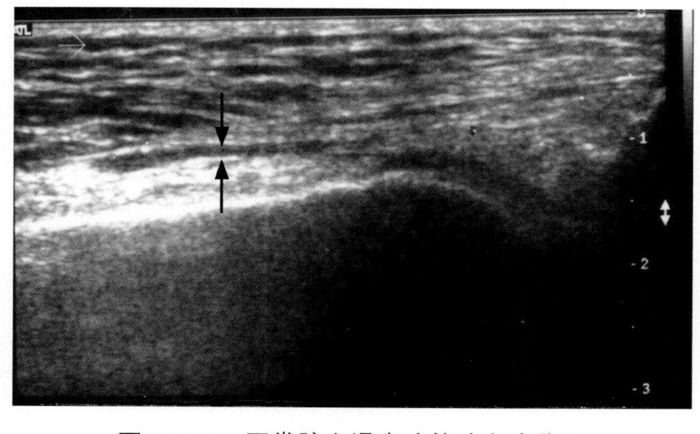

图34-2-5 正常髌上滑囊（箭头）声像图

表34-2-1 常见固有滑囊部位

滑囊名称	部 位
1.髌上滑囊	髌骨上方股四头肌深面
2.髌下深滑囊	髌韧带末端后方与胫骨骨皮质之间
3.髌下浅滑囊	髌韧带或胫骨粗隆与皮肤之间
4.髌前滑囊	髌骨前与皮下组织之间
5.鹅足滑囊	胫骨上端内面骨皮质与鹅足腱之间
6.内侧副韧带滑囊	内侧副韧带深浅层之间
7.半膜肌腱-内侧副韧带滑囊	半膜肌腱与内侧副韧带之间
8.外侧副韧带-股二头肌腱滑囊	外侧副韧带末端与股二头肌腱之间
9.髂胫束滑囊	膝外侧髂胫束末端与胫骨外侧髁之间
10.腓肠肌内（外）侧头滑囊	膝后腓肠肌内（外）侧肌腱旁
11.髂腰肌（髂耻）滑囊	髂腰肌腱、腹股沟韧带中部后方
12.股骨大转子滑囊	大转子外和后外侧上部髂胫束深面
13.坐骨皮下滑囊	坐骨结节皮下
14.臀中肌下滑囊	臀中肌下大转子尖前下方
15.臀大肌下滑囊	臀大肌下大转子尖上方
16.梨状肌滑囊	梨状肌上方或下方大转子后方
17.肩胛下肌滑囊	肩部前内侧肩胛下肌腱与关节囊间
18.胸大肌滑囊	胸大肌止端深面与肱二头肌腱之间
19.肩胛胸滑囊	肩胛骨下角与胸壁之间
20.三角肌下-肩峰下滑囊	肩部外侧三角肌下和肩峰下
21.喙突下滑囊	肩前喙突和关节囊间
22.肱二头肌桡骨滑囊（肱桡滑囊）	肱二头肌腱止端桡骨粗隆前
23.肱三头肌腱深囊	肱三头肌腱与鹰嘴尖之间
24.鹰嘴皮下滑囊	尺骨鹰嘴皮下
25.肱骨内、外上髁滑囊	肱骨的内、外上髁部位
26.跟腱前滑囊	跟腱末端前与跟骨之间
27.跟后滑囊	跟腱后皮下

五、滑膜

滑膜是一薄的光滑膜，外观光亮，呈粉红色，有微小的皱褶和隆起，内层为细胞层，深层（滑膜下）含有毛细血管、静脉、疏松结缔组织和脂肪组织。滑膜分泌清亮无色或浅黄色滑液。滑膜衬覆于关节囊的内面、附着于关节软骨和（或）纤维软骨板（盘）的边缘，衬附于滑囊、腱鞘和关节脂肪垫的内面及构成肌腱滑膜鞘。正常滑膜太薄，正常厚度＜2mm，不能被超声单独显示，一旦发现滑膜增厚，即为异常（炎症、增生、血管翳、肿瘤等）。其增厚程度判定，按Walther标准：厚度＜2mm为正常；2～5mm为轻度增厚；5mm≤厚度≤9mm为中度增厚；＞9mm为高度增厚。

六、筋膜

筋膜分浅筋膜和深筋膜两种。浅筋膜由疏松结缔组织构成，有浅、深两层，浅层富含脂肪组织，深层为膜状，一般不含脂肪。深筋膜由胶原纤维构成，穿插在肌肉、神经、血管之间，并包被于这些结构之外，含有脂肪组织。深筋膜插入肌群之间，附着于骨，形成肌间隔，在一些部位较厚，称为腱膜（如掌腱膜、跖腱膜）。肌间隔、深筋膜和骨膜或骨间膜共同形成的纤维鞘，称为骨筋膜室，内含肌肉、血管、淋巴管和神经等结构。筋膜超声显示为厚薄不等的平滑线状或带状高回声。

七、周围神经

四肢周围神经分别由臂丛、腰丛和骶丛发出，每根神经都由许多神经纤维集结成束而成，被神经外膜（epineurium）捆包在一起，神经外膜中含有微小血管、淋巴管和脂肪组织，并伸入神经束之间。每一条神经束含有许多传入神经纤维和传出神经纤维，各束外的致密结缔组织膜称为神经束膜（perineurium），伸入神经纤维之间，并包裹神经纤维的疏松结缔组织膜为神经内膜（endoneurium），神经束膜间亦有营养血管。有髓神经纤维，由位于中央的神经轴索和包在轴索外面的筒状髓鞘及施万细胞（Schwann cell）组成。四肢神经多与血管并行，在到达最后支配的肌肉和感觉区域前，走行于肌肉和（或）肌腱之间，并穿过一个或两个纤维性或骨纤维性通道。周围神经超声扫查：一般用7.5～15MHz线阵探头。较浅在的神经如正中神经、股神经、内踝后方胫神经和腓总神经、尺神经、上臂段桡神经、跖间神经和较大的皮神经等，用10MHz或以上高频频探头；坐骨神经等部位深在的神经，宜用7.5～10MHz或更低频率的探头。扫查过程中探头应与神经保持垂直，探头压力要恒定一致（尤其两侧对比扫查时）。患侧与健侧对比双幅显示，有利于神经定位、判定神经尺寸和回声异常，结合主动、被动运动可有助于神经与毗邻肌腱、肌肉筋膜、腱膜鉴别及判定瘫痪肌肉肌腹有无收缩功能。先横向扫查更易找到神经，然后旋转探头进行纵向扫查。以CDFI和PDI所显示的血管为标志，可有助于识别与血管并行的神经。超声可显示臂丛的上、中、下干及内、外、后束，但因周围的解剖关系复杂，三个束的分支交错，准确识别和定位较其他神经有一定难度，可参考临床症状和肌电图。

声像图表现（图34-2-6A，图34-2-6B）：正常神经纵切面呈束条状高或中等回声，内含多数平行不连续的线状低回声（神经束回声），神经边缘光滑，包有线状高回声（神经外膜回声）。神经随着向远端延伸至末梢逐渐变细；横切面呈结节状、圆形或卵圆形高回声，内含细

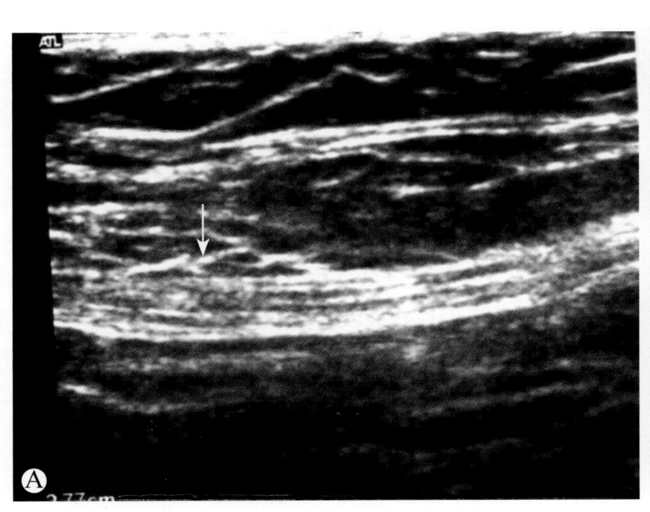

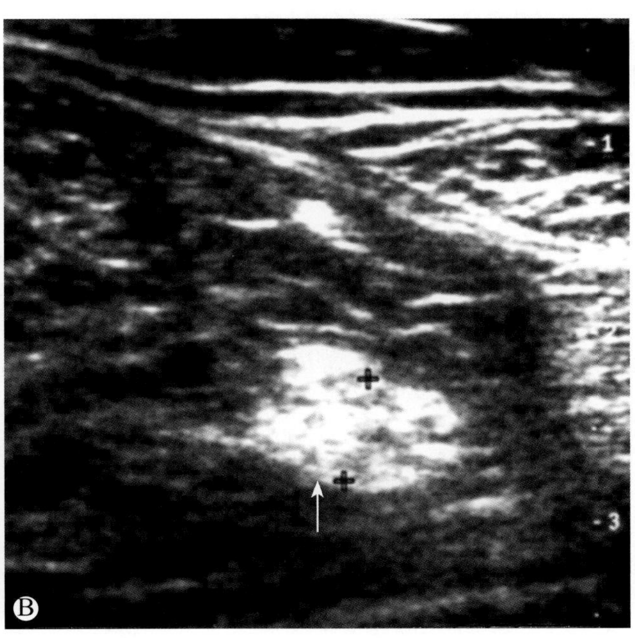

图34-2-6　正常神经声像图

A.坐骨神经纵切面；B.坐骨神经横切面。箭头示神经

点状低回声，呈筛网状。3层神经膜分辨不开。神经的回声强度决定于周围结构，不是恒定的，走行于骨纤维管内及进出管的前、后部，回声变弱呈较低回声，但总体上高于肌肉，低于肌腱。正常神经的厚度、宽度和横断面积因各条神经及其所测的平面不同而不同。神经识别是神经病变超声诊断的关键，除了了解神经回声的特点外，还应熟悉神经的解剖部位和走行、纤维管或骨纤维管的部位及结构。须与毗邻的肌腱、肌肉腱膜、筋膜及韧带鉴别。四肢神经回声易与肌腱混淆，但应用同一频率探头时，肌腱是以低回声为背景，内含细密平行连续的高回声线，有腱鞘的肌腱外周包绕线状低回声，肌腱近端与肌腹相连，从近端到远端厚度基本一致。动态扫查，肌腱可见明显的上下滑动，神经则不动或稍有移动等，有助于与神经鉴别。当四肢神经在神经血管束内与血管并行时，借助血管的CDFI，可有助于识别神经，特别是横切面。对2mm以下的细小神经分支的识别较难，需要依赖深谙神经解剖的有经验的检查者识别。神经横断面积（CSA）测量，在横切面上，可用描迹法或用神经的前后径（D_1）和横径（D_2）计算，即面积＝π×（$D_1 \times D_{2/4}$）。对神经异常的检查，先根据临床症状和体征、神经-肌肉电生理检查结果所提供的线索确定损伤神经，再沿这一神经走行进行纵向和横向超声扫查，仔细观察神经及其邻近组织结构有无异常改变及其性质，尤应特别注意纤维管和骨纤维管区。

八、关节

关节分为纤维关节、软骨关节及滑膜关节。四肢关节、脊柱小面关节和下部骶髂关节属于滑膜关节。

1.滑膜关节　又称可动关节，基本结构包括骨端关节面、关节囊及关节腔三部分。关节面覆盖透明软骨，关节囊附着于关节面的周缘及其附近骨面上，与关节的骨面共同围成密闭的腔隙，即关节腔。关节囊的外层为纤维层，厚而致密，富于血管和神经，其增厚部分形成囊韧带及支持带以加强关节的联系和稳定。关节囊内层为滑膜，薄而光滑，紧贴衬于纤维层内面、关节表面的边缘和关节纤维软骨的周围，略有皱褶和隆起，并包绕关节内的韧带、肌腱、脂肪垫或形成皱襞。在某些部位，滑膜层凸出于关节囊外，呈袋状膨出形成滑囊或隐窝。滑膜分泌滑液，以减少关节磨损、维持关节软骨正常代谢。关节的辅助结构还有以下几种。①支持带和韧带，关节外的韧带较宽，位于关节周围，是一薄的较表浅的结构，由致密结缔组织组成，连接关节两端；关节内韧带如膝交叉韧带、股骨头韧带呈圆柱状。②关节盘，介于两关节面之间的纤维软骨板，多呈圆形，将关节腔分成两部分，在膝关节呈半月形，称半月板，其外缘附着于关节囊内面。有关节盘的关节还有胸锁关节、桡尺关节、颞下颌关节、椎间关节和桡腕关节。③关节唇，是附着于关节窝周缘的纤维软骨环。④关节脂肪垫，位于关节内滑膜外，如髌下、髌上和肱三头肌腱深面脂肪垫等。

2.软骨关节　两骨之间借软骨相连结，没有滑膜。根据连结软骨种类的不同，将其分为透明骨连结和纤维软骨连结，前者如蝶枕连结；后者如椎间盘间的连结。根据软骨存留的时间，又可分为暂时性软骨连结和永久性软骨连结，前者只存在于少儿时期，后者的软骨连结可保持终生，如第1肋骨与胸骨之间。

3.纤维关节　两骨间只有纤维结缔组织连接，如颅缝和骶髂关节上部。超声对多数关节的探测并不困难，对临床检查有困难的深在关节如髋关节、肩关节更有价值。各关节形态不同，但有其共同的声像图表现：骨骺表面被覆的透明软骨为薄层光滑连续的低回声或接近无回声，厚度一致，成人其厚度在膝关节、髋关节等大关节为2～3mm，指间关节0.3～0.4mm，儿童期则较之厚得多。骨端骨皮质薄而光滑，位于关节软骨深面呈线状强回声，其形态各关节不同，其后方结构因出现声影而不能显示。关节盂唇横切面呈三角形高回声（图34-5-10A），关节囊为带状高回声，连接上下骨端，封闭关节；关节滑膜甚薄，不易单独显示，关节间隙有少量液体，为无回声。关节的脂肪垫位于关节囊纤维层的深面与滑膜层之间（即位于关节内、滑膜外），位于髌上、髌下和肘后部，纵切面多呈三角形高回声。关节盘或半月板为均匀中高回声。关节内韧带如膝交叉韧带为带状均匀低回声。关节囊周围有韧带、肌腱和肌肉包绕，有的可有滑囊或腱鞘，其中有的与关节腔相通。

（一）膝关节及腘窝

膝关节由股骨髁与胫骨髁间关节、髌骨与股骨髌面间关节两部分构成。经膝关节前方从髌骨上方正中矢状切面可见股四头肌腱带状回声，其分3层，浅层来自股直肌，最深层来自股中间肌，两者之间的结缔组织来自股内、外侧肌。股直肌腱向下延伸并覆盖髌骨，接续向下形成髌腱止于胫骨粗隆。位于股四头肌腱深面的髌上脂肪垫及髌腱后方的髌下脂肪垫均呈三角形高回声（图34-2-7A～图34-2-7C），关节囊位于脂肪垫前和髌腱后，呈束状高回声，股骨髌面及髁部关节透明软骨面光滑呈均匀低回声，髁间沟略凹陷（图34-2-7D），该处的关节间隙宽度小于3mm。腘窝正中矢状切面（图34-2-8），在皮肤、皮下脂肪及筋膜的深部关节外，见胫神经及腘动脉、腘静脉回声，胫神经与血管并行。

在深层上部为股骨的腘面，向下可见腘斜韧带及关节囊共同形成的强回声带和关节腔，两侧股骨髁呈半圆

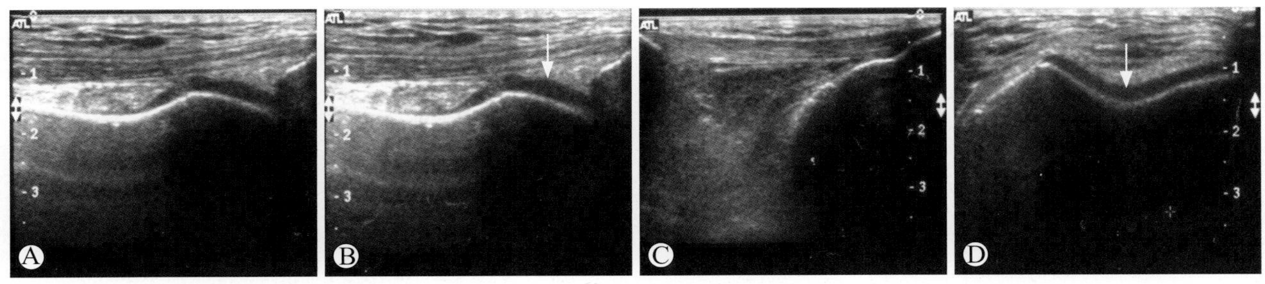

图34-2-7　膝关节前面扫查声像图

A.显示纵切面股四头肌腱、髌上脂肪垫、髌上关节间隙；B.膑上关节间隙纵切面（箭头）；C.显示纵切面髌腱及髌下脂肪垫；D.股骨滑车处软骨横切面（箭头）

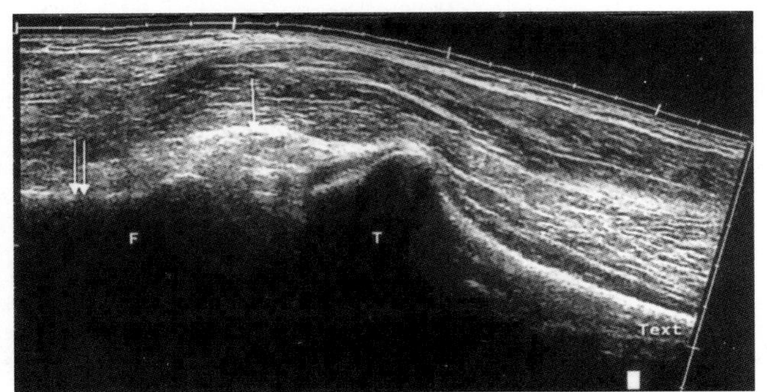

图34-2-8　腘窝矢状切面声像图

F.股骨；T.胫骨；单箭头示关节囊；双箭头示股骨腘面

形，表面被覆薄层低回声透明软骨，厚度为2～3mm（成人）。胫骨上端关节面，因有半月板（纤维软骨）覆盖，关节软骨层较薄不易显示。正常情况下，腘窝区除血管和滑囊外，没有其他大的无回声结构。从膝关节前方经髌腱斜矢状切面探测，可见前交叉韧带，其起于股骨髁间凹和外侧髁内面，斜向前、内、下止于胫骨髁间隆起的前面，内外窄，前后宽，通常只能看到其胫侧部分1/2～2/3；从腘窝侧斜矢状切面探测，可见后交叉韧带（图34-2-9A），从股骨髁间凹及内髁外面起始，斜向后、外、下止于胫骨髁间后窝，横切面略呈圆形，超声下可以大部分被显示。两者均呈带状均匀低回声，并有明显的边缘，有时可呈相对较高回声。向前牵拉胫骨上端时，前交叉韧带呈拉紧状态。后交叉韧带只在屈膝时被拉紧。前、后交叉韧带的股骨附着部较难显示。经髌腱两侧矢状及冠状扫查，可见半月板回声，显示为尖端向关节腔的楔形或三角形结构，位于股骨髁与胫骨平台之间，边缘光整，呈均匀中等回声，回声强度高于邻近的关节透明软骨，由外向内逐渐变薄，底边（外缘）与关节囊韧带及侧副韧带结构相连（图34-2-10A，图34-2-10B）。内侧半月板后角大于前角；外侧半月板的前后角基本相等。横向扫查时，探头平行于关节面，从胫骨近端向上滑行移动至胫骨平台水平，以髌腱为中心向内或外横向扫查，正常半月板呈凹面向内的宽弧形结构，周边部回声较强且光滑，中心缘回声较弱，隐约可见，边缘光滑，曲度自然（图34-2-10C）。正常半月板体部宽9～12mm，外缘厚（高）3～5mm。各平面均不能显示髌骨内侧面的软骨回声。膝关节周围韧带、肌腱和肌肉：内侧和内后侧有内（胫）侧副韧带、鹅足腱（包括半腱肌腱、缝匠肌腱、股薄肌腱）、半膜肌腱、后斜韧带、腘斜韧带；前部有股四头肌腱、髌韧带（腱）及髌内、外侧支持带；外侧有髂胫束、股二头肌腱、外（腓）侧副韧带及外侧

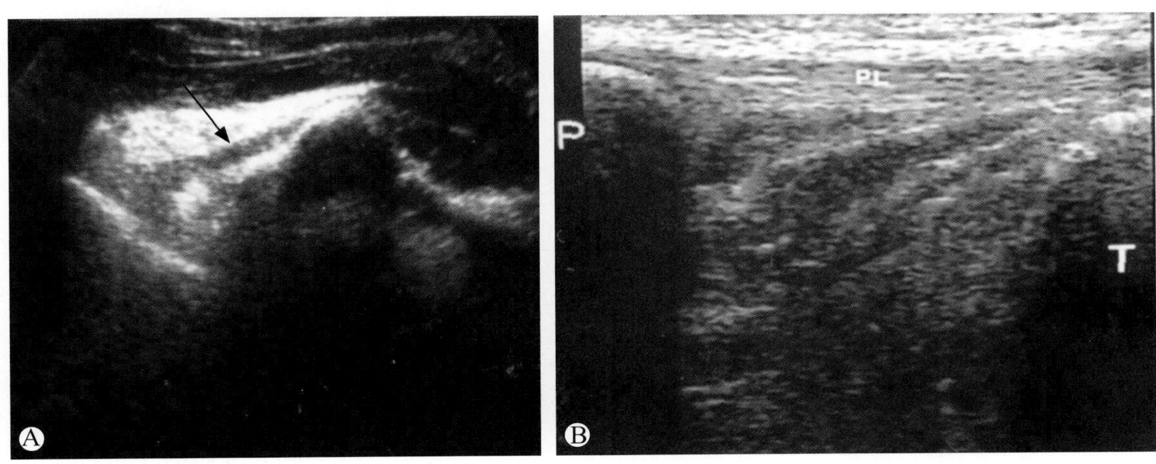

图34-2-9　膝交叉韧带声像图

A.后交叉韧带（箭头）；B.前交叉韧带。P.髌骨；T.胫骨上端；PL.髌腱

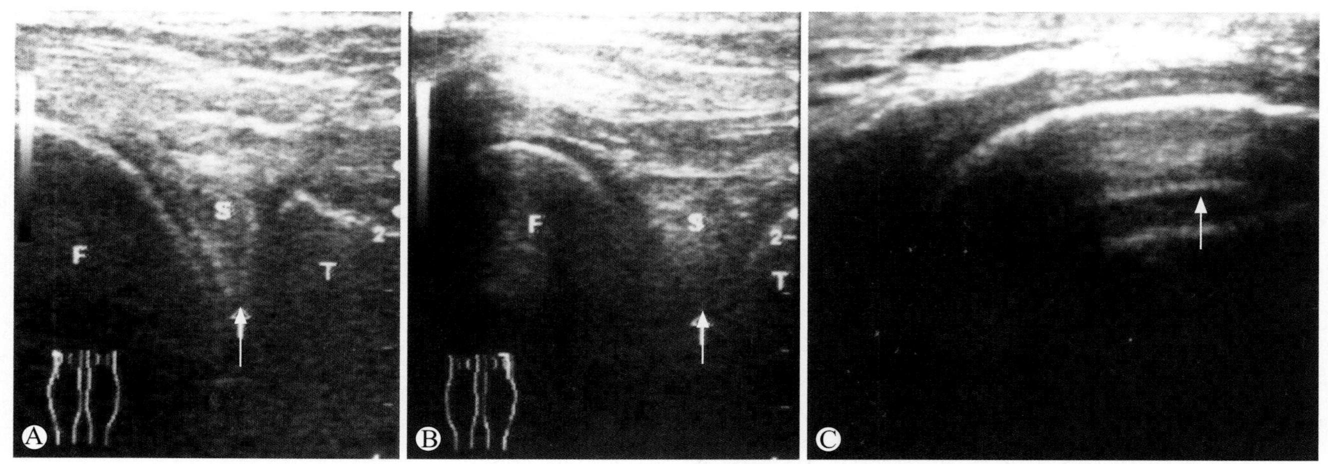

图34-2-10 半月板声像图

A、B.半月板横切面显示为三角形；C.半月板纵切面。箭头示半月板的内缘。F.股骨髁；T.胫骨近端；S.半月板

关节囊韧带；后部有腓肠肌内外侧头、比目鱼肌、跖肌及其肌腱；后外侧有腘肌及其肌腱、弓状韧带等。以上均显示为纤维带状或束条状高回声。腘窝区的脂肪组织则显示为不规则高回声。膝关节周围的滑囊：前有髌上滑囊、髌前滑囊、髌下深滑囊及髌下浅滑囊；后有腓肠肌滑囊，半膜肌滑囊及腘窝囊；外有外侧副韧带-股二头肌腱间滑囊和髂胫束滑囊；内有内侧副韧带滑囊、鹅足滑囊、半膜肌腱-内侧副韧带间滑囊等。其中髌上滑囊、半膜肌滑囊、腓肠肌滑囊与膝关节相通。正常均为潜在的腔隙，不易分辨显示。膝关节上、膝关节下及膝关节内侧的滑膜皱襞如能探测到，则多显示为较高回声。

（二）髋关节

髋关节由股骨头和髋臼构成，并被纤维软骨盂唇加深，髋臼下缘切迹被髋臼横韧带封闭，股骨头韧带起于髋臼切迹，止于股骨头凹。关节囊近侧附着于髋臼缘和髋臼横韧带上；远侧前面附着于转子间线、大小转子的基底部，后面附着于转子间嵴。经前方扫查，患者取仰卧位，大腿自然位，探头平行股骨颈扫查时，声像图除显示皮肤、皮下组织、肌肉（阔筋膜张肌、股直肌及缝匠肌近端）、股神经和血管外，髋关节的前关节囊及其前方的髂股韧带呈平滑束状高回声，轮匝带较厚，股骨头、髋臼盂唇、股骨颈等结构分别呈高或强回声，从关节盂缘起始延续到大转子，大部分股骨颈在关节囊内，关节囊的前方为髂腰肌及其肌腱，显示为带状低或中等回声（图34-2-11）。关节囊回声带下沿至股骨颈骨皮质回声带间的低或无回声带为关节腔前间隙，正常多显示为低回声。成人正常宽度＜6mm；2～16岁儿童平均宽度加两个标准差为5.1～7.3mm。4岁以下不超过5mm，8岁以上不超过7mm。两侧差＜2mm。大腿轻度屈曲和内旋，

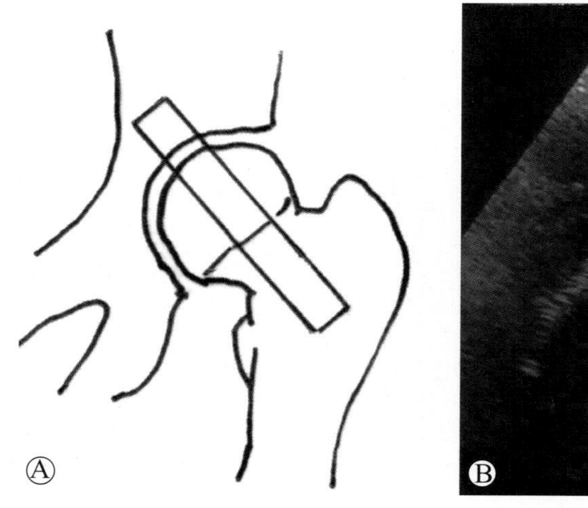

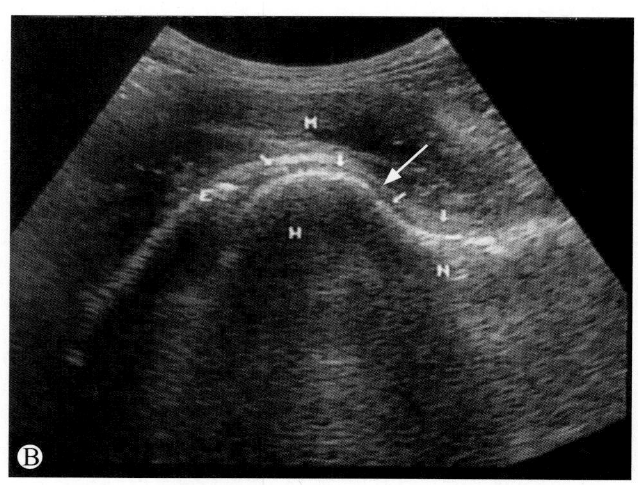

图34-2-11 髋关节声像图

H.股骨头；N.股骨颈；E.髋臼缘；M.髂腰肌。长箭头示前关节间隙；短箭头示关节囊

可使少量关节积液更易显示，而伸直外旋时关节囊被拉紧，即使有少量积液，因其向后方流动，也不易显示。股骨头呈规整半球形，表面软骨为薄层低回声（儿童期较厚）。髋臼盂唇呈三角形高回声。新生儿及婴儿股骨头呈均匀低回声，骨化中心为强回声。婴幼儿髋关节冠状切面扫查方法及声像图表现详见本章第四节中的"发育性髋关节异常"。在探测髋关节时，还应注意髋部周围其他组织结构有无异常改变，包括前侧的髂腰肌及其肌腱、髂腰肌滑囊、大收肌、耻骨肌及其前方的股血管、肌神经；外侧的股骨大转子，臀大、中、小肌及其肌腱，还有大转子滑囊、臀中肌滑囊、臀小肌滑囊；后侧的梨状肌、腘绳肌近端、坐骨神经（出梨状肌下孔，位于臀大肌深面，沿坐骨结节与大转子之间下行）及坐骨滑囊等结构。可根据需要在侧卧位或俯卧位下进行探测。

（三）肘关节

肘关节由肱尺关节、肱桡关节和尺桡近侧关节组成（图34-2-12），由关节囊围成一个关节腔。关节囊的前后较薄，内外两侧较厚，深层为滑膜层，浅层为纤维层。肘关节有3个脂肪垫，位于关节内滑膜层外，后面一个在鹰嘴窝肱三头肌深面，两个在前面，分别位于肱骨小头和滑车窝处。屈侧纵切面上，肱桡关节（在桡侧）可见：肱骨小头、桡骨头强回声带及其低回声的关节透明软骨层，关节囊呈细带状高回声，关节腔间隙及其周围的肌群为低回声。肌肉回声中最浅层为肱桡肌，其下依次可见前臂指总伸肌群和桡侧腕伸肌群（桡侧腕伸长、短肌）、小指固有伸肌等（图34-2-12A）。肱尺关节（在尺侧），可见肱骨滑车和尺骨滑车切迹、部分尺骨和肱骨干及其关节间隙，还有前内侧的肘部肌肉，如旋前圆肌、4个浅屈肌（桡侧腕屈肌、尺侧腕屈肌、指浅屈肌及掌长肌）共同形成指屈总肌腱，起始于肱骨内上髁。肘正中纵切面可见肱骨滑车、尺骨冠状突、关节间隙及脂肪垫回声（图34-2-12C），其前面可见肱二头肌和肌腱止部（桡骨粗隆）及肱肌回声。肘关节屈曲，经后方横向探测，可显示肘关节后面，肱骨下端滑车骨皮质为强回声，关节软骨面及关节间隙为凹面向上线状低回声，其浅层为肱三头肌（止于尺骨鹰嘴）和肘肌的横断面，呈较低回声，肱三头肌与关节间隙之间可见高回声脂肪垫（图34-2-12B），探头横向稍上移，可见肱骨内、外上髁的后表面呈高回声（内、外上髁位于关节外），此切面最适宜探测肘关节积液和肱骨内、外上髁部异常。关节囊外的肘内、外侧副韧带与关节囊紧密相连，内侧副韧带起于肱骨内上髁，向前的部分止于尺骨冠状突，向后的部分止于鹰嘴后内侧；外侧副韧带起自肱骨外上髁，向后止于桡骨近端并与环状韧带融合，正常两者呈均匀细带状高回声，厚度<2.0mm。肘部滑囊前面有肱桡滑囊（位

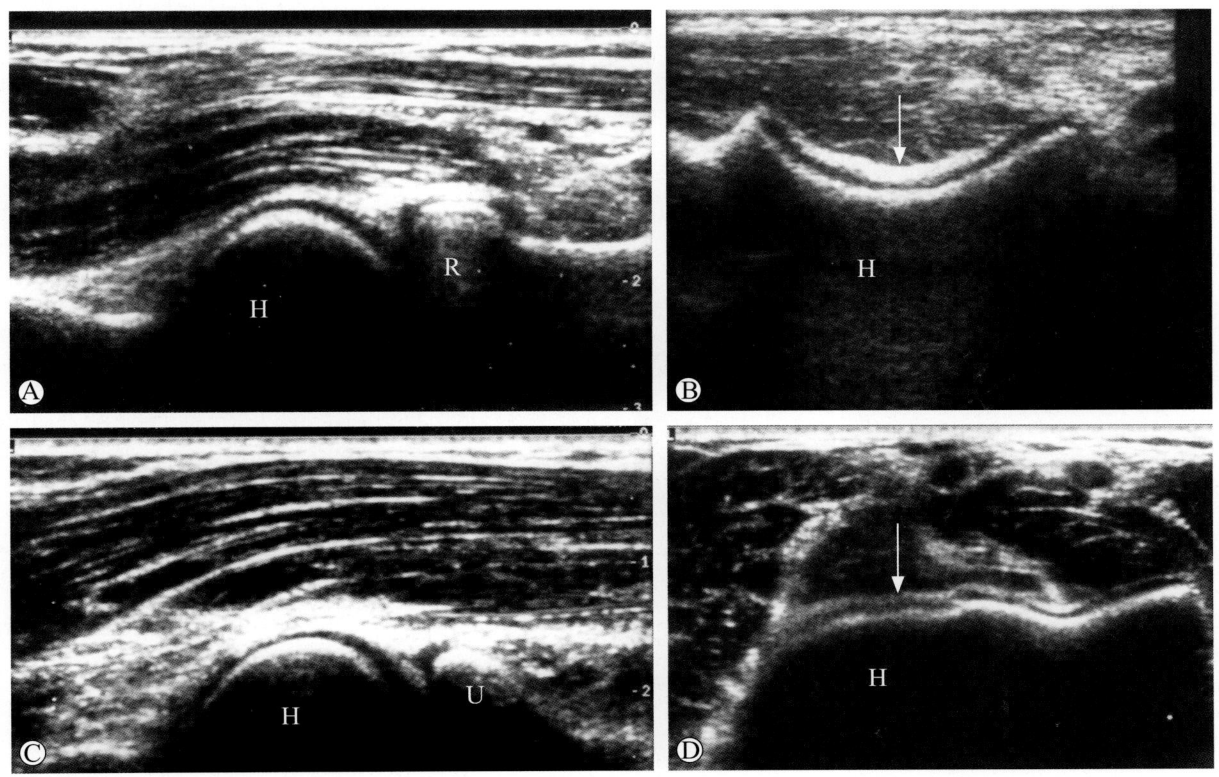

图34-2-12　肘关节声像图

A.肱桡关节纵切面；B.肘前关节横切面，箭头示关节间隙；C.肱尺关节纵切面；D.肘前部横切面显示关节软骨（箭头）呈薄的带状低回声覆盖软骨下骨。U.尺骨；H.肱骨小头或肱骨滑车；R.桡骨小头

于桡骨粗隆前面）、骨间滑囊（位于肘窝前内侧尺、桡骨粗隆间，即肱二头肌腱与肱肌腱之间）；后面有鹰嘴皮下滑囊、肱三头肌腱内深囊、肱三头肌腱下深囊（鹰嘴尖部与肱三头肌腱深面），此外少见的还有内、外上髁皮下滑囊及肘下滑囊等。内上髁后方可见肘管及尺神经，肘管在内上髁后方，是以弓状韧带为顶（有25%的人无弓状韧带），尺侧副韧带为底形成的纤维-骨性通路，由两部分组成，第一部分在肱骨内上髁与尺骨鹰嘴之间，第二部分位于尺侧腕屈肌的肱骨头与尺骨间。肘管内有尺神经、尺侧返动脉后支通过，尺神经周围有脂肪组织包绕。正常尺神经直径3～4.4mm，平均3.5mm；横断面积为$6.9mm^2 \pm 1.4mm^2$。内上髁水平短轴径平均为0.198cm，面积为$0.068cm^2$。

（四）肩关节

肩关节又称盂肱关节，是球窝关节，由较大的肱骨头和较小而浅的肩胛骨关节盂及软骨性关节盂唇构成。关节囊附着于关节盂和肱骨头的骺线周围。盂肱关节声像图（图34-2-13）：肱骨头呈圆形，骨皮质为光滑线状强回声，表面透明软骨为厚度一致的均匀低回声，关节盂唇纤维软骨横切面

正常肩关节囊的厚度＜4mm。关节周围除下面外由肩袖（rotator cuff）包绕，其由起始于肩胛骨的冈上肌、冈下肌、小圆肌和肩胛下肌腱组成，覆盖在关节囊外并与之紧密相连。除肩袖外还有肱二头肌长头肌腱（长约9cm）。以上这些结构均对稳定肩关节起重要作用，并帮助肩部内、外旋和外展。冈上肌是肩的最上方的肌肉，起始于肩胛骨冈上肌窝，向外穿过肩峰下，聚集形成单一大腱，横过肱骨头上方，止于肱骨大结节的最前面（前上方），大部分在肩峰下，仅借肩峰下滑囊与之分开。

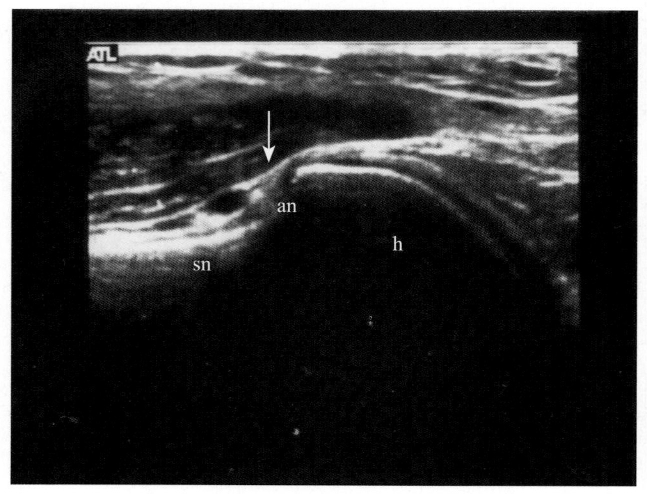

图34-2-13 盂肱关节声像图

经腋窝冠状切面。an.解剖颈；h.肱骨头；sn.外科颈。箭头示关节盂为中等或高回声，呈三角形或圆钝形

冈下肌起始于肩胛骨冈下窝，小圆肌起始于肩胛骨的外缘，两个肌腱常融合在一起，位于盂肱关节后方，向外上止于大结节冈上肌腱的后下方。肩胛下肌位于肩袖的最前方，是一大三角形多羽状肌，起于肩胛下窝的内侧2/3，肌纤维向外伸展横过盂肱关节前方，并聚集形成一短腱（长1～1.5cm，宽2cm），于肱二头肌长头肌腱的内侧，止于肱骨小结节。肱二头肌长头肌腱起于盂唇或盂上粗隆的后上面，经关节内跨过肱骨头前上面，下降至肱骨结节间沟内（有腱鞘包裹），于结节间沟的末端穿出下行，其近端将肩胛下肌腱和冈上肌腱分开。肩袖探测，患者取坐位，检查者面对患者或在患者的后方，检查冈上肌时患者上肢屈肘后伸，手掌放于髂骨翼或后裤袋上方（肘后伸，叉腰姿势）；检查冈下肌、小圆肌、肱二头肌长头和肩胛下肌腱时，患者前臂旋后手掌向上放于大腿上，探测肩胛下肌腱时还需要尽量外旋上臂。各肌腱纵切面探测时，探头平行于肌腱的长轴；横切面探测时，探头与肌腱的长轴正交。在探测过程中，实时摆动探头以保持声束与肌腱垂直。肩袖及肱二头肌腱超声检查应包括8个标准切面：肱二头肌长头肌腱沟横切面、纵切面；肩胛下肌切面；冈上肌腱横切面（包括游离缘和中部）和冠状切面；关节后冈下肌及小圆肌的横切面和冈下肌腱冠状切面。肱二头肌长头肌腱探测，先横置探头于肩关节前内方，肱骨前面的肌腱沟显示为一光滑的骨性凹陷，其内的肱二头肌长头肌腱为一卵圆形高回声结构（图34-2-14A）；然后探头旋转90°，该肌腱纵切面显示为纤维带状高回声，上端腱周滑膜鞘内可有少于1.5mm的液体，腱厚3～5mm（图34-2-14B）。肩胛下肌腱探测时，探头横置，从肱二头肌腱沟水平向前内移动，该肌腱恰好位于肱二头肌腱长头肌腱的内侧，止于小结节和肱二头肌腱沟的内缘，该肌腱在肱骨头水平，横切面呈卵圆形中高回声，纵切面呈带状结构（图34-2-15D），向下可显示肩胛下肌的矢状切面，呈羽状。冈上肌腱，冠状切面由内向外逐渐变薄，腱端呈圆锥形高回声，覆盖在肱骨头的外侧面，止于大结节（偶尔该处可出现各向异性低回声伪像），腱的内侧部分被肩峰外侧缘的声影掩盖（图34-2-14B）；横切面，冈上肌腱与冈下肌腱及小圆肌腱在大结节止处，呈弧形均匀高回声（图34-2-15A），相互融合不易分清，如区分定位，大体上从肱二头肌长头肌腱边缘向后15mm范围内为冈上肌腱，再向后宽15mm的范围为冈下肌腱，冈上肌腱近大结节1cm处最易发生撕裂。位于肱二头肌腱外侧的冈上肌腱的前缘呈舌形，其最前端即为冈上肌腱的游离缘。探头从上述位置再向后外移动，可显示冈上肌腱中部结构，位于肱骨头与三角肌（其下方可见三角肌下滑囊）之间，呈宽带圆弧状，表面光滑，中等水平回声，厚4～7mm，其后缘与冈下肌腱前缘相连。探头继续沿肩关节环形扫查

至肩关节后方，较瘦人群中可见关节的后盂唇，上有冈下肌腱，下有小圆肌腱覆盖，纵切面其末端常呈喙状高回声（图34-2-15C），比冈上肌腱薄（此处是探测关节积液和穿刺的好部位）。在肩袖的外层有三角肌，其由三角肌下滑囊包绕，后者呈光滑弧形线状低或无回声。正常肩袖下方与关节囊紧密相连。肩关节周围滑囊可分为交通性和非交通性滑囊，前者有喙突下滑囊、肩胛下肌滑囊和肱二头肌长头肌腱腱周隐窝，后者包括肩峰下-三角肌下滑囊、冈下肌滑囊、肩锁关节上囊和肩胛骨下角滑囊等。以上这些滑囊在正常时仅为一潜在腔隙，超声不易分辨。肩关节周围的韧带尚有喙锁韧带、喙肩韧带、喙肱韧带、肩锁韧带及肩胛上横韧带。肩关节下方为腋窝，其前壁由胸大肌、胸小肌构成，后壁由肩胛下肌、大圆肌和背阔肌构成，内侧为胸廓和前锯肌上部，外侧为肱骨的近段，内含下行至上肢的神经、血管及淋巴结等。

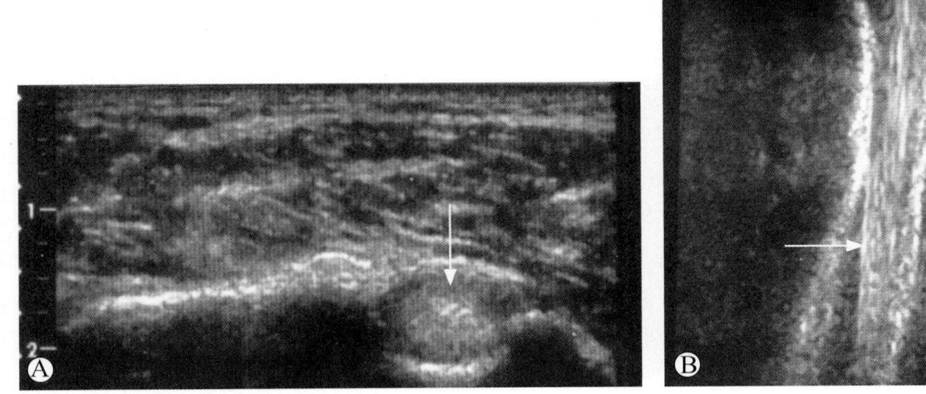

图34-2-14　肩部肱二头肌长头肌腱声像图

A.横切面；B.纵切面。箭头示肌腱

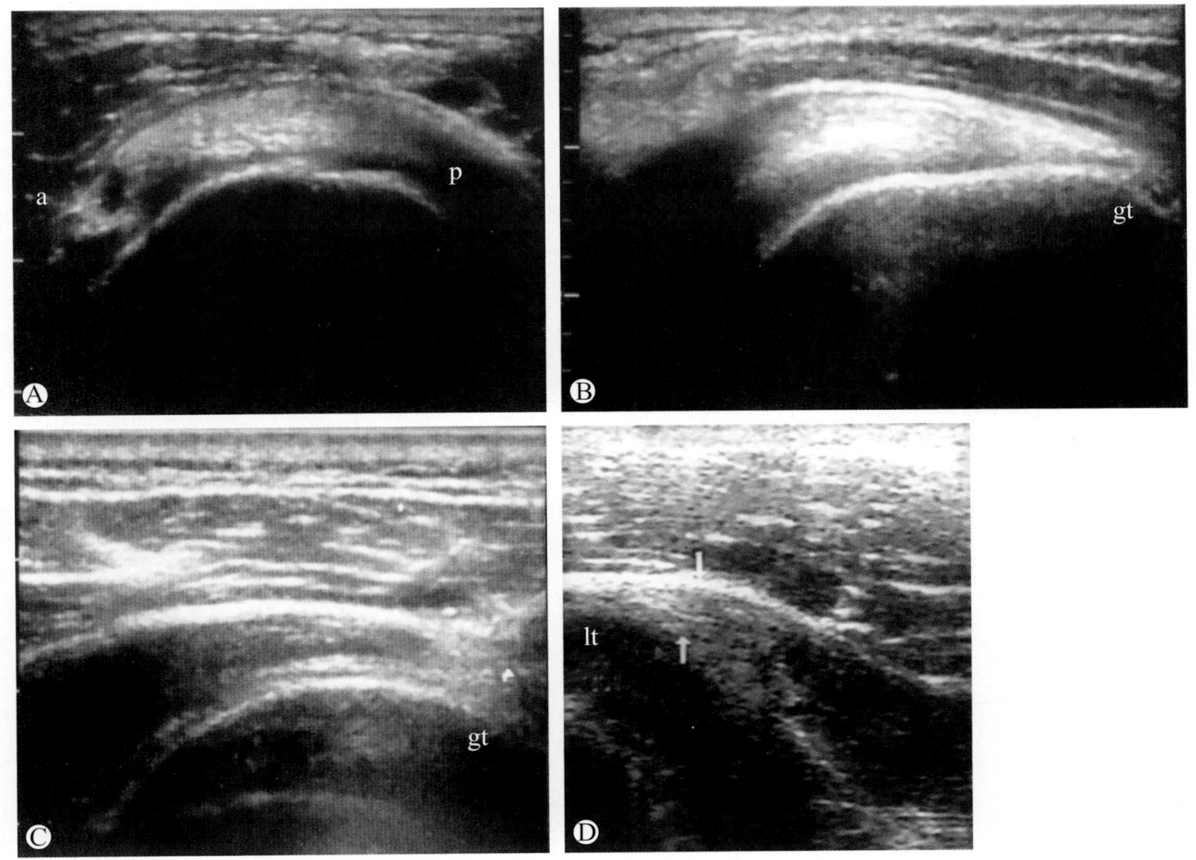

图34-2-15　肩袖肌腱声像图

A.冈上肌腱横切面；B.冈上肌腱冠状切面；C.冈下肌腱；D.肩胛下肌腱。a.前侧；p.后侧；gt.肱骨大结节；lt.肱骨小结节。箭头示肌腱

（五）腕关节和腕管

腕关节以桡腕关节最重要，它为髁状关节，是由桡骨下端的关节面及桡尺骨远侧的关节盘共同形成的关节窝，与舟骨、月骨和三角骨共同组成的关节头构成。腕管（carpal tunnel）位于腕部掌侧，是在腕骨沟与屈肌支持带之间，形成的骨纤维通路。内含有正中神经、拇长屈肌腱及浅、深两层8条指屈肌腱，彼此靠拢，周围分别包有拇长屈肌腱滑膜鞘（桡侧囊）、指总屈肌腱滑膜鞘（尺侧囊）。屈肌支持带（或称腕横韧带）位于腕掌侧韧带的远侧，厚而坚韧，连接于舟骨结节、大多角骨嵴与豌豆骨和钩骨钩之间，构成腕管的前壁，厚1～3mm。腕骨沟为腕管后壁。腕的前内侧屈肌支持带与腕掌侧韧带间形成腕尺管（Guyon canal），位于豌豆骨的桡侧，内有尺动脉、尺静脉和尺神经分支。腕管外侧有桡动脉、桡静脉。在腕关节两侧有腕桡侧和腕尺侧副韧带，前臂肌肉（掌侧9块，背侧11块）在腕部几乎全部延续为肌腱，掌侧还有掌长肌腱、桡侧屈肌腱、尺侧腕屈肌腱、桡腕掌侧和尺腕掌侧韧带。背侧有伸肌腱支持带，将9条伸肌腱分在6个腔室内，深面为桡腕背侧韧带。腕管探测，患者取坐位，手放在自己前方的检查床上，下方垫一软垫，掌面向上（手背面检查，掌面向下），腕关节自然平放，轻度伸腕或弯曲。屈肌支持带呈横向束带状高回声，平直或略向下凹，厚度＜3mm。正中神经位于腕管的桡侧支持带后方，2～3指浅屈肌腱的前方，纵切面为束条状，横切面呈圆形或卵圆形筛网状，回声强度受周围背景回声和神经束分布状态影响，一般低于毗邻肌腱和韧带，神经的边缘光滑，回声较高（图34-2-16）。正中神经偶有变异的返支，在腕管入口处可能探测到2个并存的神经干。正常正中神经的横径和横断面积在豌豆骨水平最大。正常横径文献报道为3.7～5.6mm，平均4.5mm；或3.0mm±0.4mm。

正常腕管的前后径，男性为10.9mm±2.1mm；女性为10.3mm±1.6mm。正中神经后方紧贴指屈浅肌腱、指屈深肌腱及拇长屈肌腱，这些肌腱纵切面呈束带状高回声，内部有排列有序的细纤维状回声；横切面呈圆形高回声，腱周围的滑膜鞘为低回声。拇长屈肌腱及指屈浅肌腱、指屈深肌腱厚度为2～3mm（中位值2.5mm），宽2.0～2.5mm（中位值2mm）；指伸肌腱厚1～1.5mm。动态观察，在屈伸手指时，肌腱可见上下滑动，而正中神经只随肌腱轻微被动活动。腕管后壁的腕骨沟呈骨性强回声，各个腕骨互相重叠不易分开显示。腕背侧肌腱是分散的，回声特点与屈侧的相似。腕管近端正中神经截面积正常平均值：Buchberger报道为$7.9mm^2 \pm 1.1mm^2$；Lee报道男性$8.3mm^2 \pm 1.9mm^2$、女性$9.3mm^2 \pm 2.3mm^2$；Duncan报道$7.0mm^2 \pm 1.6mm^2$；Nakamich报道$7.9mm^2 \pm 1.7mm^2$。腕尺侧关节盘经掌侧探测显示为窄三角形高回声。

（六）掌指关节、指间关节

手指掌侧纵切面（图34-2-17），各节指骨表面呈强回声，指间关节及掌指关节间隙呈低回声，掌骨头软骨厚度平均为0.8mm（0.4～1.4mm）。指屈肌腱位于掌侧指骨体及掌指关节、指间关节间隙前方，呈束状中高回声，肌腱倾斜的部分可出现低回声伪像。横切面，肌腱呈扁圆形高回声，腱周可见线状低回声腱鞘，腱鞘厚度0.5～1mm（中位值0.5mm）。冠状切面，指两侧指动脉，CDFI显示搏动血流。在第1掌指关节掌侧肌腱内，有时可见籽骨强回声。

（七）踝关节和足部

踝关节又称距小腿关节，是屈戌关节，是由胫距关节、距下关节和远端胫腓关节组成。胫距关节由内、外踝和胫骨下端的关节凹与距骨滑车关节面构成，均有透明软骨覆盖，关节囊附着于关节面的边缘，内侧和外侧有侧副韧带加强，内侧为三角韧带（包括胫距韧带、胫跟韧带、胫舟韧带），上起内踝，向下散开分别止于距骨、跟骨、舟骨。外侧有3条独立的韧带，即距腓前韧

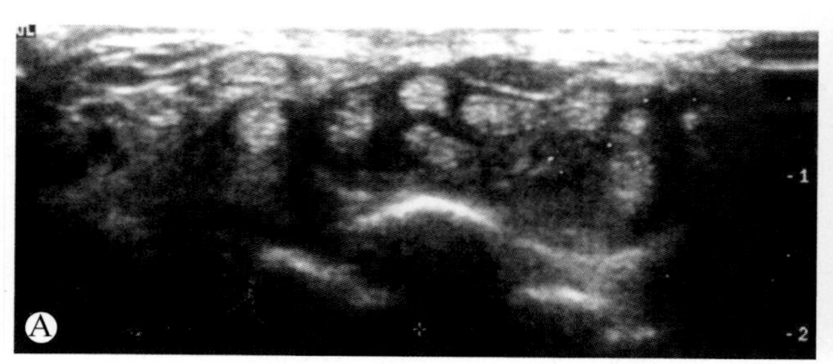

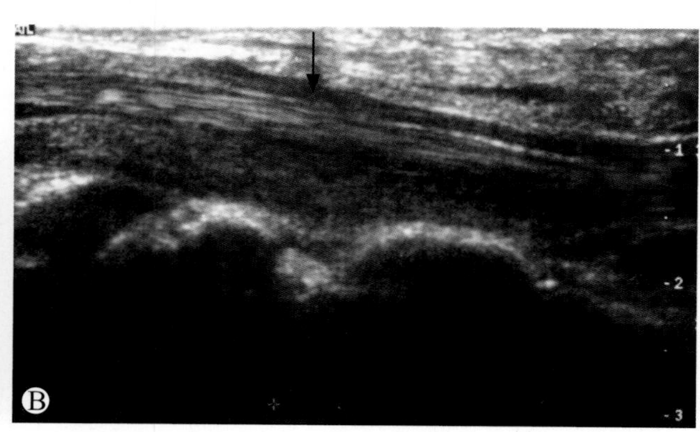

图34-2-16　腕管及正中神经声像图

A.横切面；B.纵切面。箭头示正中神经

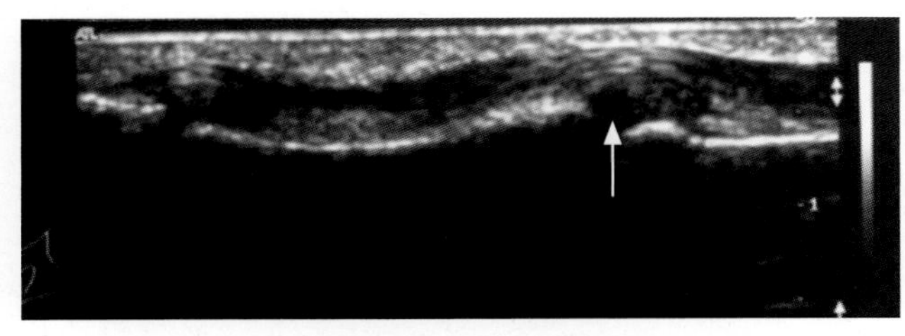

图34-2-17 手指掌侧声像图

箭头示掌指关节；前方可见指屈肌腱

带、距腓后韧带及跟腓韧带，连接于外踝与距骨、跟骨之间。踝关节前面还有胫骨前肌腱、趾长伸肌腱和拇长伸肌腱；后外侧有腓骨长肌腱、腓骨短肌腱。关节囊的前后壁较薄，易于探测，前胫距关节前后径正常≤3mm。距下关节和远端胫腓关节主要由韧带连接。踝关节内侧屈肌支持带下的纤维-骨性通路称踝（跗）管（tarsal tunnel），其内由前向后依次有胫骨后肌腱、趾长屈肌腱、胫后动静脉、胫神经和拇长屈肌腱通过，肌腱均有滑膜鞘，并与三角韧带紧密融合在一起。踝关节的后侧有跟腱、跖肌腱、跟后滑囊和脂肪组织。跟腱是人体最大的肌腱，由腓肠肌腱和比目鱼肌腱合并而成，其内侧有跖肌腱并行，末端止于跟骨的后侧，长约15cm，宽径明显大于前后径，从上而下逐渐增厚变窄。跟腱对负重、奔跑、跳跃活动及站立时固定踝关节起重要作用。因为位置表浅，体积最大，超声容易显示，其呈宽带状纤维性高回声。足底跖腱膜是一深筋膜结构，后端附着于跟骨结节；前端分开与5个足趾的纤维性屈肌腱鞘相连，位置表浅在皮下组织深面。正常跖腱膜声像图，在矢状切面上，与其他韧带一样，呈束条形纤维状高或中等回声，跟端厚3～4mm，从跟骨下表面起延及整个足的跖面，向前分叉与跖骨头下深筋膜融合。踝关节前、内及外侧探测，患者取仰卧位，屈膝，足底平放在检查床上，踝关节后侧检查，患者取俯卧位，足置于检查床尾。足的跗骨、跖趾骨及跗跖关节、跖趾关节和趾骨间关节的声像图表现，与手部的相关结构相类似。在踝关节外侧背面，距骨下方和跟骨上方，有一楔形骨性间隙，称跗骨窦（sinus tarsi），内含距跟韧带、跟腓韧带，距跟骨间韧带，距下关节囊及其滑膜，以及脂肪等软组织。当踝部内翻扭伤导致窦内组织损伤时，局部肿胀疼痛，称跗骨窦综合征（tarsal sinus syndrome），超声可有阳性发现。踝部偶尔可有副比目鱼肌、副趾长屈肌和副腓骨短肌，呈短小肌性回声。

九、骨及软骨

骨分颅骨、躯干骨和四肢骨三大部分，根据形态又分为长骨、短骨、扁骨及不规则骨四类。长骨的中间部分较细，称为骨干，两端膨大，称为骨端，在长骨发育未成熟时，骨端未完全骨化，又称为骺。骨干与骺相邻部分为干骺端，骺或骨端的光滑面即关节面，覆有关节透明软骨短骨一般呈立方形，除表面有薄层骨密质外，内部全部为骨松质。扁平骨宽扁呈板状，多位于人体中轴和四肢肢带部，组成容纳重要器官的腔壁。每个扁平骨由内板、外板及板障构成。不规则骨形状不规则，具有多种功能。骨的结构主要由骨质、骨膜及骨髓构成。骨质可分为骨密质和骨松质。骨密质分布于长骨的骨干、扁骨的内外板、短骨和长骨端表层，在长骨它厚而致密，由规则排列的骨板和骨细胞组成；骨松质由交织成网的杆状或片状骨小梁构成，主要见于长骨骨骺、干骺端和其他骨的内部。

骨膜由致密结缔组织构成。骨外膜被覆于除关节以外的骨表面，富有血管、淋巴管和神经；骨内膜甚薄衬覆于骨髓腔面及骨松质的腔隙。骨膜参与骨的生长、再生及修复过程。骨髓：充满于骨髓腔和骨松质的网眼内，主要由多种类型细胞和网状结缔组织构成，血液应丰富。骨髓可分为红骨髓和黄骨髓，胎儿和幼儿期全部为红骨髓，随年龄增长部分红骨髓变为黄骨髓，但扁骨、不规则骨和部分骨的骨松质中红骨髓可保留终生。骨的主要成分为骨基质（骨胶原纤维）和矿物质。前者使骨具有韧性和弹性；后者主要为磷酸钙、碳酸钙、氟化钙等骨盐，大部分以羟基磷灰石微小结晶形式沉积在骨基质内，保证了骨的坚硬度。由于骨具有较高的密度及声速，声阻抗比其他软组织高得多，因此超声波在骨表面绝大部分被反射和吸收，难以穿透骨骼，所以得不到完整的超声图像。在成人仅可见来自探头侧骨皮质表面的回声，显示为连续性良好、平直光滑、致密的强回声带，其后方为声影（图34-2-18），向骨的骺端连续扫查逐渐变薄。正常骨膜与骨皮质紧密相连不能分开显示，一旦出现骨膜增厚或其与骨皮质分离即为异常。

软骨由软骨细胞及细胞间质构成，后者由凝胶状态的基质和丰富的纤维组织组成。根据基质成分的不同，软骨分为纤维软骨、透明软骨和弹性软骨。运动系统无弹性软骨。透明软骨基质中只含少量胶原纤维网，超声显示为均匀低回声或近似无回声（图34-2-19），分布于滑膜关节表面，肋软骨、小儿骨骺和干骺端生长板、新生儿髋关节的“Y”形软骨等处。关节透明软骨覆盖于骨端，为一薄层低回声，厚度均匀一致，表面光滑，与来自软骨下骨皮质的强回声线平行。超声下关节软骨与正常关节液不易分开；有较多关节积液时才可被分别显示为线状低回声和无回声。超声对球形关节软骨面的整体显示不如MRI。小儿的骺软骨和骺生长板，软骨厚度随年龄增长而减小，新生儿软骨较厚，基质丰富，软骨内纤维分布松散；成人软骨较薄，基质相对少，纤维排列致密。骨化中心为高或强回声。纤维软骨基质中有大量排列规则的胶原纤维，呈中等

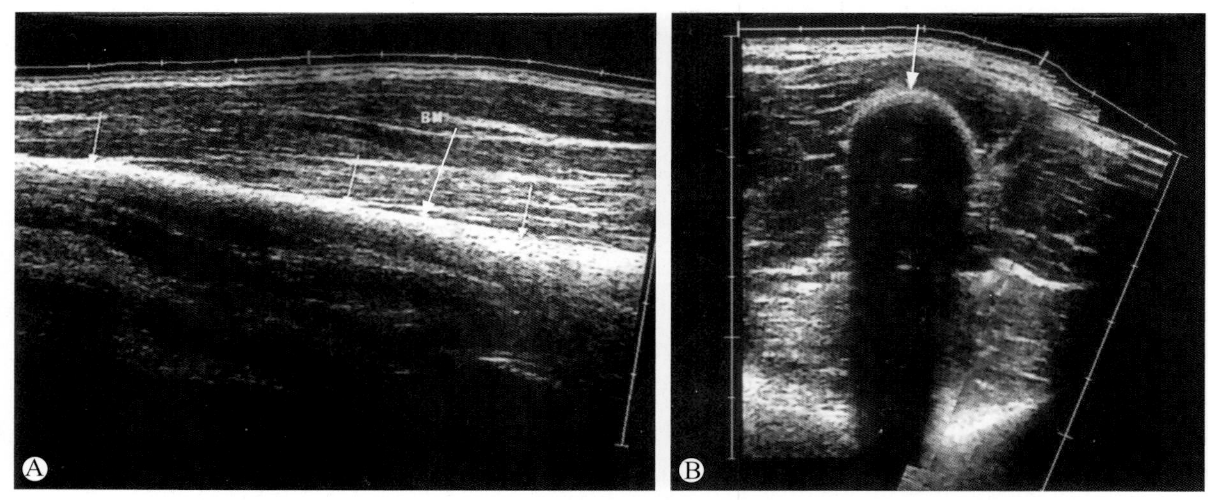

图34-2-18　骨声像图

A. 纵切面；B. 横切面。箭头示骨皮质

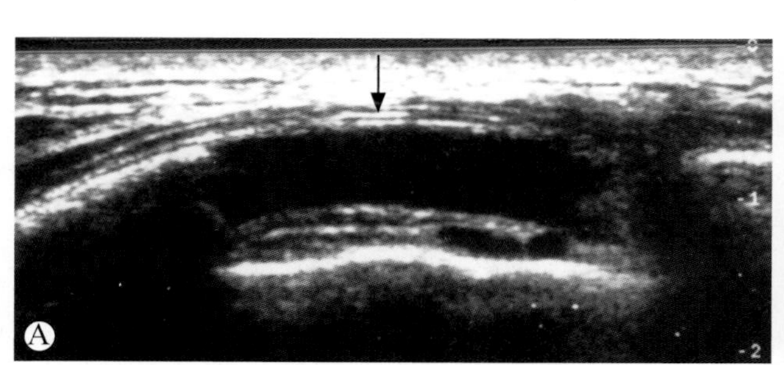

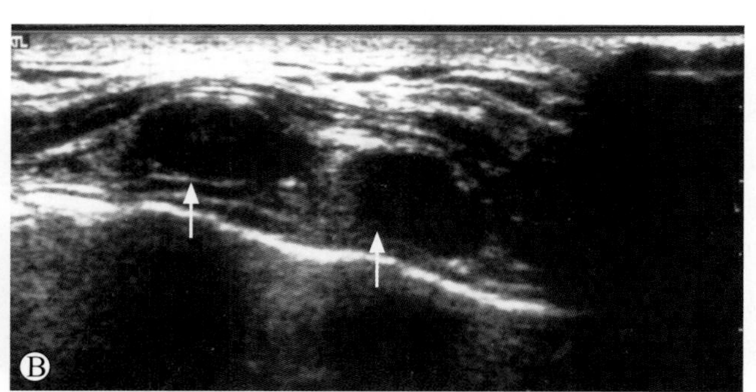

图34-2-19　肋软骨声像图

A. 纵切面；B. 横切面。肋软骨（箭头）呈均匀低回声

或较高回声，见于关节盂唇、关节盘、半月板、椎间盘、耻骨联合、胸锁联合、骶髂联合、胸骨柄体联合及一些肌腱和韧带末端附着部骨表面。半月板是位于股骨两髁与胫骨平台之间的扁平状软骨，外缘附着于胫骨两髁的边缘，上凹下平，周边较厚，中心较薄，横切面呈楔形。每侧膝关节都有内、外侧半月板，每侧半月板又分为前角、后角和体部。内侧半月板呈"C"字形，前后角距离较大，开口向内，比外侧半月板大而薄，有较宽的后角，覆盖50%胫骨内侧平台表面。前角附着于前交叉韧带之前的胫骨平台上，与外侧前角间有半月板横韧带相连；后角附着于后交叉韧带前的胫骨平台上。其周缘与关节囊的纤维层、板股韧带、板胫韧带及内侧副韧带相连。外侧半月板比内侧半月板小而略厚，中部较宽，前后角距离较近，近似环形，覆盖70%胫骨外侧髁平台表面。盘状半月板是一种半月板的变异，发生率为0.4%～16.6%。软骨具有弹性和抗压性能，但再生能力较弱，损伤后常由纤维结缔组织修补。

籽骨（sesamoid bone）常位于与关节面密切相关的肌腱内，或位于肌腱呈锐角绕过骨面处，籽骨与其邻近骨的接触面覆有关节软骨，并可在其表面滑动。籽骨的形态不同，常为卵圆形结节状，直径小至数毫米，最大的籽骨为髌骨。它们含有致密结缔组织、软骨及不同比例的骨组织，大部分籽骨只有部分骨化，常在肌腱与骨之间孤立存在，部分或全部包埋在相邻肌腱内。声像图呈结节状，当探测到骨化的一面，表面为高或强回声，其后方出现声影；只含软骨和结缔组织的籽骨，可显示为边缘光滑低回声结节，常见于手掌的拇收肌腱、拇短屈肌腱内，以及示指和小指的掌侧指间关节韧带内。在下肢除髌骨外，籽骨可出现在股四头肌与关节囊间，足短肌腱内，第1跖趾关节跖面，股骨外侧髁后方，臀大肌腱越过大转子上方，在腓肠肌内者又称腓肠豆（fabella）。副骨不常见，是一种单独、完整的小骨，它与母骨有平滑的纤维性连接，多见于足踝部。

十、脊柱

脊柱由24块椎骨、1块骶骨和1块尾骨组成，典型的椎骨由1个椎体和围着椎孔的椎弓构成，椎弓有椎弓根、椎弓板、棘突和横突。邻位椎骨的上下椎弓根切迹形成椎间孔，椎间孔有脊神经通过。颈椎横突有横突孔，有椎动、椎静脉从中通过。各椎骨的椎孔连接起来构成容纳脊髓及马尾的脊椎管。椎骨间借椎间盘和5条主要纵行韧带（前纵韧带、后纵韧带、黄韧带、棘间韧带和棘上韧带）相连结。椎间盘是连接相邻两个椎体的纤维软骨盘，其中央有髓核由胶状物质构成，柔软而富有弹性；椎间盘的周围是同心圆排列的纤维软骨环。椎弓间借黄韧带、棘上韧带、棘间韧带和关节突关节连结。上述椎间盘、髓核、黄韧带、后纵韧带等结构，超声波均能穿过，成为可利用的声窗，用于探测椎管内结构。腰椎经背侧斜矢状切面声像图，由两条相平行、各由5个节段性短强回声带构成（图34-2-20C）；后方一列为椎弓板反射，前方一列为椎体后表面反射所产生。两条回声带间的无回声区为椎管。宽度由于探头倾斜的角度不同而略异，但一般应＞10mm。经腹侧矢状切面声像图（34-2-20A），脊柱形态呈“竹节”状，椎体前缘高度一致，由椎间盘和前纵韧带连接，前缘光滑，曲度自然，其左前方可见腹主动脉，右前方可见下腔静脉，CDFI分别可见彩色血流信号。椎旁两侧可见纵向腰大肌回声，向下与髂肌合并并一直延续到腹股沟韧带后方。横切面（图34-2-20B），椎体前缘骨皮质呈半圆形强回声，两侧后方可见侧后声影，在左、右前方亦分别可见腹主动脉和下腔静脉横断面回声，椎旁两侧可见腰大肌横断像。经椎间探测，可见完整的椎间盘纤维环为环状高回声，中心部髓核多呈低中等回声。椎管内硬膜及硬膜外脂肪呈环形高回声，其中硬膜外静脉丛处则相应出现点状回声缺损，硬膜囊横切面为圆形或椭圆形无回声结构，其中有时可见多条马尾神经呈高回声。硬膜囊两侧有时可见低回声神经根管，直径不应＜5mm。正常腰椎管前后径1.5～1.8cm，横径1.8～2.2cm，L_5～S_1前后径1.2～1.5cm。腰椎的定位一般以腰骶关节为标志，向上依次为L_5～L_1椎体及其间的椎间隙。颈椎横切面声像图，椎间盘和椎管回声基本上与腰椎管相同，不同的是在椎管内，可见到类椭圆形脊髓结构呈低弱回声，在其中心部或稍偏前处可见点状高回声，其为脊髓中央管，实时扫查时脊髓可见搏动。婴幼儿更容易显示椎管内的结构（图34-2-21）。

术中椎板切除后探测，后硬脊膜呈高回声，其下方的蛛网膜下腔为无回声，其由齿状韧带分为后前两部分，中心部可见脊髓呈低或弱回声，周边脊膜为线状高回声，中央管偏于腹侧，一般为高回声，实时观察脊髓有搏动，CDFI可观察到脊髓前动脉和周边部动脉血流信号。马尾神经为中等或高回声。椎管腹侧的椎体和椎间盘后缘呈强回声。

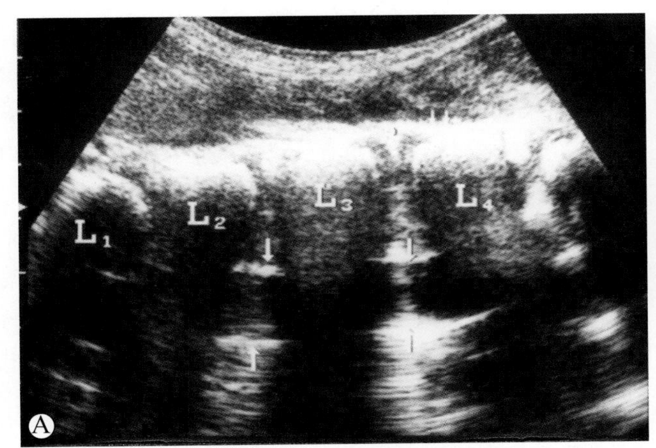

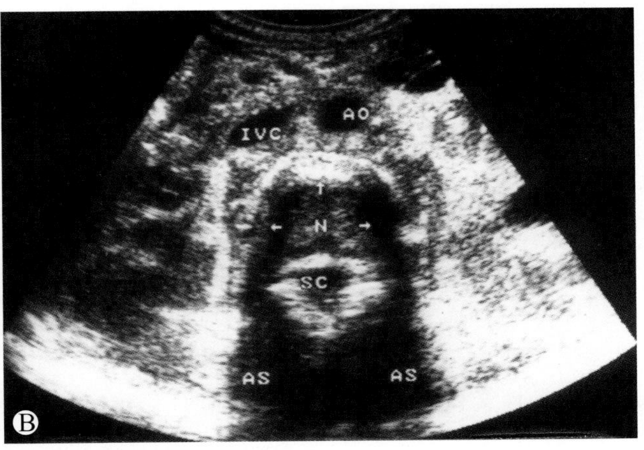

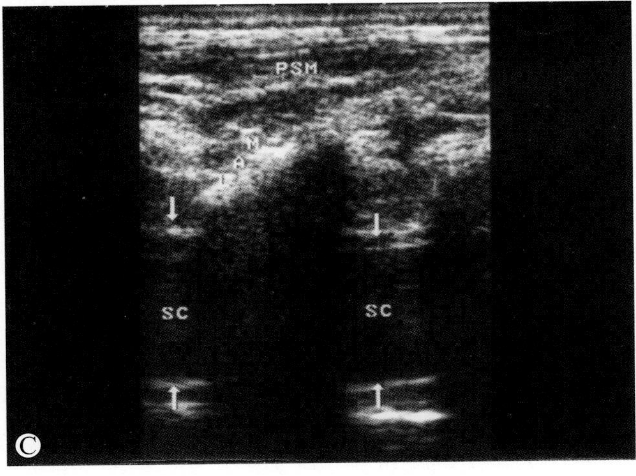

图34-2-20　腰椎声像图

A.经腹侧纵切面；B.经腹横切面；C.经背侧斜矢状切面。L_1～L_4.第1～4腰椎体；AO.腹主动脉；IVC.下腔静脉；SC.椎管；AS.声影；N.神经；PSM.腰大肌。箭头间为椎管

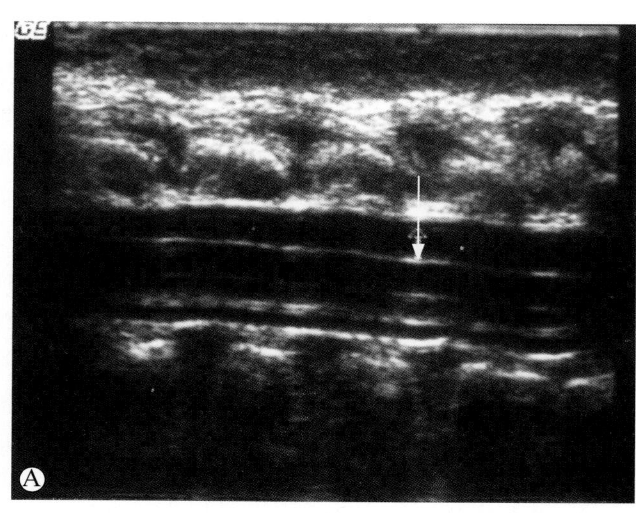

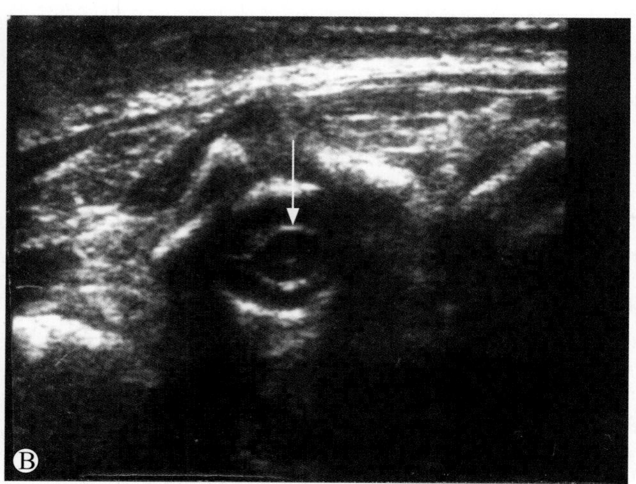

图34-2-21 婴儿颈椎经背侧扫查声像图
A.纵切面；B.横切面。箭头示脊髓回声

第三节 骨、骨膜疾病

一、骨折

（一）创伤性骨折

创伤性骨折是由直接或间接暴力所引起。按其程度分为完全性和不完全性骨折。完全性骨折按骨折线方向又可分为横折、斜折、螺旋折、粉碎性骨折及嵌插性骨折，此外还有压缩性骨折和骨骺分离等。骨折后骨折端可发生各种形式移位、错位，骨髓、骨膜及周围软组织内血管破裂出血，形成局部血肿及软组织水肿，严重时阻碍静脉回流，可使骨筋膜室容积减少，内压力升高，引起骨-筋膜室综合征。临床表现：单纯四肢闭合性骨折，伤后肢体疼痛、肿胀、有皮肤瘀斑。完全性骨折，可出现异常活动，骨擦音及功能丧失，骨折断端有移位时，可致肢体变形和短缩。开放性骨折时周围软组织有严重挫伤，创口出血。严重时出现休克。同时有内脏损伤者则出现相关的症状和体征。

声像图表现：对于长骨干骨折，无论是横折、斜折或螺旋折，无明显移位时（如青枝骨折），在长骨纵切面声像图上，仅见骨皮质破裂回声中断（图34-3-1B）；当有成角、侧方及分离移位时，骨皮质强回声中断处可显示出部分错位分离，出现不同形态的“台阶”状变形，骨折端周围及骨膜下血肿可呈低或无回声区，抬高的骨膜呈线状高回声（图34-3-1A）。长骨干骨折伴缩短移位时，骨折断端纵轴互相重叠，纵切面上，可见近探头侧骨折断端与另一端重叠，后方出现声影；在横切面上，重叠的断端显示为双骨横断面强回声带，其后伴有声影。粉碎性骨折，在骨折断端间，可见两端不连接孤立的条状或块状骨折片强回声（图34-3-2），常伴有声影。嵌插性骨折发生于干骺端或骨的头-颈交界处（如股骨颈、粗隆间等），在骨折端处，骨皮质回声中断，无明显分离，

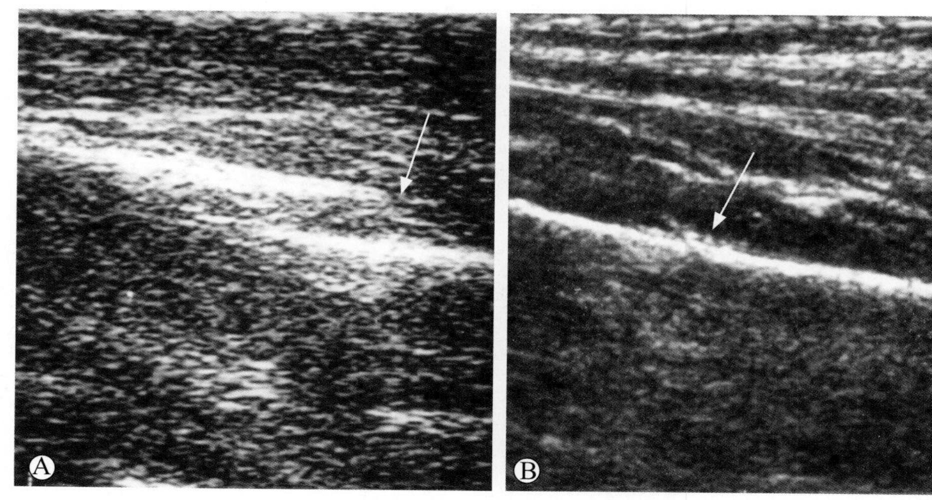

图34-3-1 骨折声像图（一）
A.股骨斜折，轻度纵向错位（箭头）；B.青枝骨折（箭头）

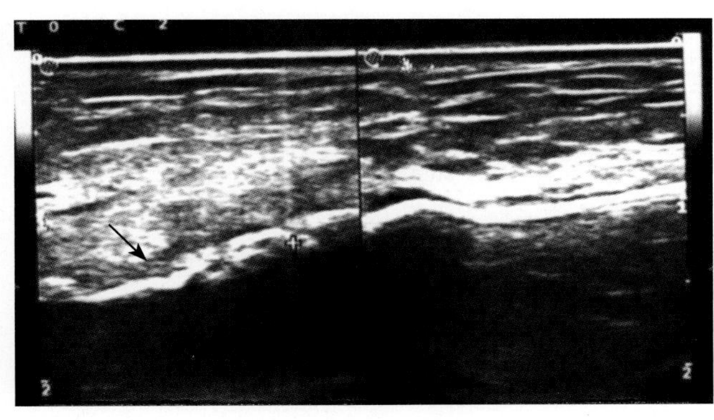

图34-3-2 骨折声像图（二）
粉碎性骨折（箭头）

但常不光滑，成角状变形，或出现骨皮质回声不规则增强。撕脱骨折见于肌腱或韧带骨的附着处，骨折片连同肌腱或韧带从附着处分离，周围积血呈低回声，所在骨的骨折处骨皮质回声缺损，好发部位为喙突、肱骨大结节、股骨大小转子、髌骨下端等处。关节内骨折时，关节面不光滑，出现断裂或缺损，关节内出现脂血性积液，关节腔扩大，显示脂肪-血清-血细胞双平面回声，有时可探测到游离的骨-软骨碎片。经过超过9周治疗，骨折断端间硬骨痂形成不良，仍呈低回声者称骨折延迟愈合；骨折后至少9个月，仍没有愈合或没有进一步愈合倾向，断端完全分离不连接，无骨痂形成者称骨不连（图34-3-3）。病理性骨折指除上述骨折改变外能见到相关的病变回声。

骨折愈合过程的声像图表现：早期（血肿炎症期），断端出血，形成血肿，接着肉芽组织形成并产生纤维性骨痂（肉芽组织修复期），此时超声表现为断端间隙及骨皮质表面呈低或无回声，骨折线及断端处髓内针回声（如果有内固定）清晰可见，局部骨膜隆起，这一时期自伤后持续1～2周。原始骨痂形成期，断端间的纤维性骨痂转化为软骨组织，充填于骨折端和骨膜下，此时

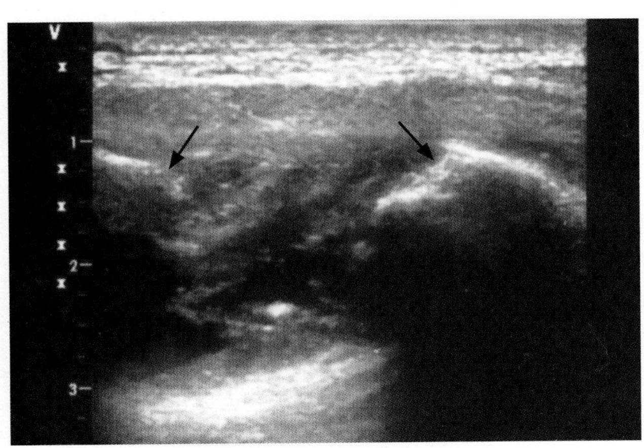

图34-3-3 骨折骨不连声像图
箭头示骨折断端间无骨痂形成，有软组织嵌入

于骨折断端周围出现环形拱桥状高回声，向外隆起，其下方的软骨组织仍为低回声，此阶段由于声束能穿过骨痂，仍能看到骨折线及髓内针的回声，此期持续3～4周（图34-3-2）。硬骨痂形成期，断端内外软骨痂钙化成骨（编织骨），与骨膜形成的骨痂相连，回声进一步增强，断端间呈高或强回声，低回声区消失，骨折线模糊不清，并逐渐消失，髓内针回声被掩蔽不能显示，骨痂后方出现声影，此期自伤后3～4周一直延续到骨愈合。这一过程在成人长骨骨折大多需要2～3个月，青少年略短。成熟骨痂重塑期，编织骨逐渐变成成熟的板层骨，拱桥形外骨痂体积缩小变平，骨折线消失，骨髓腔重新形成，此期需要更长的时间，此时主要靠X线检查。骨痂的超声观察还可用于肢体延长术和治疗性截骨术后的观察。

CDFI和PDI在骨折早期断端周围可有较多血流信号，当骨痂形成正常，局部血流信号进行性增加，直到骨痂塑形期。阻力指数在外科复位后数周内减小，然后轻度增大。而骨痂延迟愈合时，缺乏血流信号，阻力指数持续增大。

（二）疲劳性骨折

疲劳性骨折（fatigue fracture）又称应力性骨折（stress fracture），是正常骨在长时间强力活动下，持续反复受力，被拉张、挤压或剪切力作用（非一次性暴力），超出了骨的应变阈值，而产生的细微隐性骨损伤。一般为微小不完全性骨折，骨皮质只出现微小裂纹，无变形和移位，但可有骨膜下出血，骨膜增厚，较晚（约6周）有骨膜新骨形成。其常见于体育运动员及军人，如发生于反复超负荷运动、负重长途徒步行军训练和紧急救灾时。老年人和衰弱的患者，可在长时间非习惯性紧张活动后发生，骨折前多有骨结构异常如骨质疏松、代谢性骨病或有皮质激素治疗史等，由此引起者，称为病理性应力骨折。疲劳性骨折可发生于全身各持重骨，但以下肢特别是胫骨中下段、腓骨的近端和远端、第2跖骨、第3跖骨、足舟骨、跟骨后部及股骨颈和股骨下端较常见，多发生于骨干，骨骺区少见。其中胫骨（包括内踝）在全部疲劳性骨折中高达73%。行军训练的新兵，多发生在胫骨近端后内侧、跖骨近端与中段1/3交界处；中长跑运动员多发生在胫骨中下段后侧；芭蕾舞演员多发生于胫骨中段前侧。病理性应力骨折多发生在骨盆、股骨近端和椎体。疼痛是疲劳性骨折的主要临床表现，疼痛与活动有关，轻者休息时缓解，运动后又开始疼痛，严重者休息时也不缓解。患者可出现局限性压痛、肿胀，但表面皮肤无明显异常。在胫骨前面发生者，较晚期可触到局限性疼痛性骨隆起。

声像图表现：早期可显示局限性骨膜反应性增厚和

抬高，抬高的骨膜沿骨皮质呈带状高回声；骨折处骨膜下积血呈带状低回声；有的可出现骨皮质微小低回声骨折线（宽度不超过4mm），一般为横折或斜折；骨折部位周围组织充血时CDFI及PDI可出现较多血流信号，探头加压病灶处出现疼痛。2～4周后骨折线愈合，骨痂形成，骨折局部骨膜及骨皮质逐渐增厚隆起，回声增强。少年运动员发生膝部疲劳性骨折，有时可引起胫骨骺端生长板增宽，回声模糊。这些改变甚至在X线片出现阳性改变前即可看到，并可判断患者的疼痛与异常回声间的关系。MRI和SPECT检查对疲劳性骨折的诊断更为有效。小腿疲劳性骨折应与胫骨内侧应力综合征和胫前骨-筋膜室综合征鉴别。胫骨内侧应力综合征常见于长跑运动员，引起小腿下1/3段沿胫骨前或后缘疼痛和弥漫性压痛，超声或可显示毗邻胫骨前肌或趾长屈肌起始部出现弥漫性线状增厚，回声减低，或有骨膜反应性增厚（牵引性骨膜炎），但无骨质改变。

（三）临床意义

骨折诊断主要靠X线片，但超声对骨折的诊断可起补充作用。

1.超声对骨折的诊断价值：①便携式超声仪可于第一时间被带到灾害、事故或急诊现场以诊断有无骨折，为及时合理救治提供依据；可判定骨折的部位、移位方向和对位情况及骨折部位骨膜的完整性，及时为骨折的手法复位提供信息。③有助于判定同时有无血管、神经、肌肉、肌腱、韧带及内脏损伤等合并症，判断骨折断端内和周围血肿形成情况。④辅助诊断外伤性骨-筋膜室综合征。⑤监测骨折愈合（包括Ilizarow截骨延长术后，截骨延伸区骨愈合）过程。通过CDFI及PDI观察骨痂血流改变，有助于评估和预测骨折延迟愈合。⑥应用CDFI和PDI对骨折后肢体明显肿胀者判断深静脉有无血栓形成（别是下肢骨折）；对于骨折后发生肺梗死的患者，其可帮助寻找血栓来源并定位。超声对长骨干骨折诊断的敏感度为93%，特异度为83%。可显示＜1mm骨皮质骨折线。但超声对骨折全貌的了解、骨折愈合后坚固程度的判断还不如X线检查。

2.因高频超声可显示小儿的软骨性骨骺和生长板，所以其对X线检查不能显示的骨骺生长板分离性骨折，如Salter Ⅱ型骨骺骨折（部分骺板断裂）及未骨化的髁部骨折有重要诊断价值。

3.超声可直接对疑有疲劳性骨折及肋骨、肋软骨骨折等的压痛点和症状区进行直接探测，比较容易显示其骨折，是疲劳性骨折、肋骨及肋软骨骨折简单有效的诊断手段，特别是骨痂形成前的早期X线片尚未出现阳性改变，或因肋骨相互重叠X线片显示不清的骨折。

二、化脓性骨髓炎

化脓性骨髓炎（suppurative osteomyelitis）是由化脓性细菌引起的骨髓、骨质和骨膜炎症。致病菌多为金黄色葡萄球菌（约占75%）和B族链球菌，偶为流感嗜血杆菌、产气荚膜杆菌、大肠埃希菌和肺炎球菌等。感染途径多是身体其他部位化脓病灶，经血行传播到骨骼，或邻近的皮肤、软组织、关节感染蔓延，或外伤（如穿通伤、开放骨折）、穿刺、手术直接感染所引起。经血道感染者称血源性骨髓炎，多发生于2～10岁儿童。其多侵犯长骨干骺端，约25%侵犯扁平骨或不规则骨。血源性骨髓炎的急性期，首先干骺端骨质破坏形成脓肿，脓肿不断扩大，脓腔内压力升高，脓液沿哈佛管蔓延至骨膜下，将骨膜掀起形成骨膜下脓肿，破坏了外层骨密质的血供引起骨坏死，脓液再穿破骨膜进入软组织，形成深部软组织脓肿，沿着筋膜间隙扩散，然后脓汁穿破皮肤，排出体外，形成窦道，急性炎症逐渐消失，转入慢性骨髓炎阶段。如果脓液同时在骨髓腔内蔓延，则会发生大片骨坏死。慢性期（一般＞6周），在骨病灶周围形成反应性骨膜新骨包壳，并将死骨、感染性肉芽组织和脓液包围于其中，包壳上有孔与软组织窦道和皮肤瘘孔相通。因骨包壳内死骨的存在和骨瘘孔小，死骨不易排出，脓液引流不畅，从而长期不愈。

临床表现：急性骨髓炎，起病急，有全身高热、寒战，肢体剧痛，局部红肿，皮温升高，干骺端有压痛和指压性水肿。患儿常哭叫不止，患肢半屈曲位拒动。血白细胞计数增高，中性粒细胞可达90%或以上。脓液穿破骨膜达软组织和皮下时，皮肤发亮变紫红色，脓液穿破皮肤排出体外后，全身及局部急性炎症症状随之消失。转为慢性后，以局部症状为主，从窦道和瘘孔不断排出脓液和小死骨，经过一段时间瘘孔自行封闭，炎症再继续发展，不久又在原患处发生红、肿、热、痛，再破溃，如此反复发作，长期不愈，直至死骨和病灶彻底清除为止。持续数年或更长时间的慢性骨髓炎，有的局部皮肤可继发鳞状细胞癌，并可沿窦道向深部扩展形成肿块。化脓性骨髓炎发生于四肢骨，但好发于下肢，以胫骨上段和股骨下段最常见，其次为肱骨和髂骨。

（一）声像图表现

1.急性骨髓炎　早期，受累肢体软组织弥漫性肿胀，回声减低。最易探到的具有诊断价值的超声征象是出现骨膜下脓肿带状无回声区，骨膜被掀起呈拱形抬高并增厚（一般＞2mm），或在骨周出现脓肿无回声区，这种改变比X线片出现骨内破坏病变早7～10天，最早可在症状出现后24小时内出现（图34-3-4）。当出现骨质破坏时（约2周后），声像图上在病灶部（干骺端）可见骨皮质回声中断，骨的正常结构消失，有时骨质中可见边缘不清低回声区，并夹杂较强的回声。进展期，病骨周围软组织炎症肿胀、回声减低，软组织充血，CDFI和PDI显示血流信号增多。部分扁平骨如肩胛骨慢性骨髓炎时，骨质破坏后炎症及坏死组织形成局限性炎症肿块，骨质反应性增生不明显，病变区呈不均匀混合性回声，夹杂低回声和无回声区（图34-3-5），CDFI显示局部血流增多，易与肿瘤相混淆。软组织内也可探到脓肿呈均匀或不均匀低或无回声区，60%邻近的关节可发生积液。

2.慢性骨髓炎　患处骨皮质回声带呈不规则浓密强回声，表面凹凸不平，骨瘘孔处，骨皮质局限性回声中断或缺损，死骨形成并分离时，呈孤立性点状、片状或块状强回声，死骨后常出现声影，周围被低回声肉芽组织及高回声新骨包壳包绕（图34-4-6）。周围软组织回声层次不清，窦道内可有脓液潴留，探头加压可见脓液移动。在骨瘘孔和皮肤瘘孔间，可探及不规则低回声窦道，通过瘘孔注入双氧水可进一步了解窦道的分布范围、骨瘘孔的部位。长期拖延治疗的慢性骨髓炎（通常在10年以上）皮肤瘘孔周围可继发鳞状细胞癌，并可经瘘孔进入窦道内，显示为不均匀实质性低回声。

（二）鉴别诊断

急性骨髓炎有典型病史、症状和声像图改变，不难诊断，只是在早期仅有软组织肿胀时，应与急性蜂窝织炎和单纯软组织炎症鉴别，后者声像图表现只有软组织厚度增加，而无骨膜增厚及骨膜下或骨周脓肿。慢性骨髓炎需要注意与骨结核鉴别。

（三）临床意义

虽然超声不能直接显示骨髓异常，但可发现骨膜下和（或）骨周软组织内脓肿病灶和进行定位，是早期诊断急性化脓性骨髓炎的重要检查。对于怀疑急性骨髓炎的患者，一旦超声探测到骨膜增厚和抬起、骨膜下或骨周脓肿无回声区；CDFI显示局部血流信号增多；并有局部和全身急性炎症表现，即可做出定性诊断。其能及时正确定位引导诊断性和治疗性脓肿穿刺或切开引流。其对慢性骨髓炎也有助于感染性死腔和软组织内死骨的定位。因超声波不能穿透骨，要进一步全面了解骨皮质破坏和骨内死骨等详情，须结合X线查检。对于发生在干骺端的骨髓炎（Brodie骨脓肿），因无有效声窗，不能被超声显示。

三、骨结核

骨结核多继发于肺结核、淋巴结结核或肠道结核。结核杆菌经血行、淋巴播散到骨；或由胸膜结核病灶直接侵蚀胸骨、肋骨引起慢性骨炎症。骨结核占肺外结核10%左右。青少年特别是10岁以下儿童多见。

源于血行传播者，发生部位以脊柱最多（占50%左右），骨结核还可波及邻近的关节、腱鞘、滑囊及软组织。单纯性骨结核，在骨松质的中心或边缘引起骨质破坏，死骨形成，排出后遗留空洞或出现局限性骨缺损；骨皮质结核产生局限性溶骨性破坏，并形成骨膜下脓肿和骨膜葱皮样增殖；干骺端结核具有以上两种病理改变。骨结核脓肿穿破骨皮质和骨膜后，形成周围软组织脓肿，并可向周围扩散或流注，若再穿破皮肤，则形成窦道和瘘孔。如侵犯邻近关节，则继发关节结核。脊柱结核，

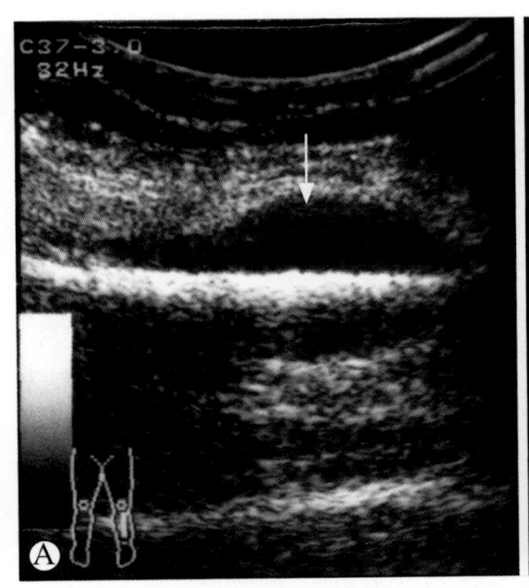

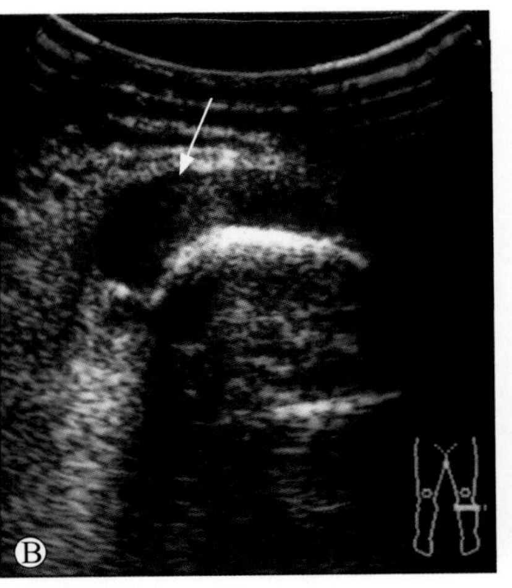

图34-3-4　急性骨髓炎声像图

A.纵切面；B.横切面。骨膜分离抬起（箭头），骨膜下脓肿形成

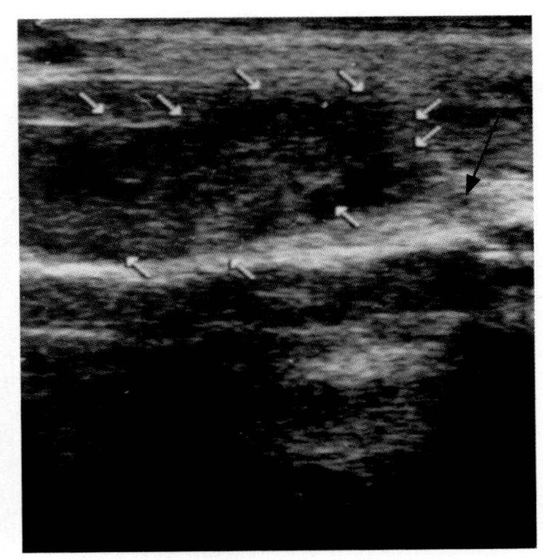

图34-3-5　肩胛骨急性骨髓炎（白箭头）声像图

黑箭头示骨破坏

以腰椎结核最多见，绝大多数为椎体结核，表现为椎体骨溶解破坏，骨坏死，产生死骨和脓肿，排出后形成空洞，使椎体塌陷变形。脓肿向前外方穿破，在椎旁形成冷脓肿，并沿筋膜间隙向远处流注，最后穿破皮肤形成窦道和瘘孔（老年人很少形成流注脓肿）；病变组织向椎管内扩展时，可压迫脊髓或马尾，引起不同程度的截瘫。骨结核一般多为单病灶，隐袭发病，进展缓慢，早期症状轻微，可有低热、盗汗、乏力、体重减轻、贫血等全身症状。病灶位置表浅者，局部有疼痛、肿胀，出现冷脓肿肿块，脓肿破溃后产生窦道和瘘孔。腰痛及髂窝、腹股沟和（或）大腿内侧等部位出现脓肿包块可能是腰椎结核患者就诊的主要症状。严重的脊柱结核可有神经刺激症状及脊髓、马尾压迫症状和体征。

（一）声像图表现

1.单纯性骨结核　病变部骨皮质破坏，回声连续性中断或缺损，骨膜增厚，骨膜下出现冷脓肿无回声区，病灶区呈梭形肿大。有死骨形成时，其间可见游离斑点状强回声。脓肿穿破骨膜达软组织内，可见低或无回声病灶及窦道，有时其内也可见斑点状死骨强回声（图34-3-7）。指（趾）短骨结核时，指（趾）骨常呈梭形肿大，骨质透声性增加，骨皮质破坏，回声不规则或缺损，骨膜增厚，软组织肿胀，多并发腱鞘结核。

2.脊柱结核（tuberculous spondylitis/Pott disease）儿童最常见于胸椎，成年人常见于腰椎。腰椎椎体前部首先受累，经腹探测（图34-3-8）显示椎体破坏，椎体骨皮质强回声带变薄、变形，前缘高度变小，椎体排列及正常弧度失常，有时可见成角变形。病变区为低回声，其内部可见不规则斑点状高或强回声；冷脓肿形成并穿破椎体时，骨皮质出现回声中断，使前纵韧带向前凸出，与椎体间出现带状低或无回声区（脓肿）；在椎体前外方的一侧或两侧椎旁出现冷脓肿无或低回声病灶，在适当的平面上，可见该脓腔与病变椎体相通的窦道。腰椎结核的脓肿可沿腰大肌向下流注，出现在腰大肌前、髂窝、腹股沟及股三角区，也可沿腰大肌，或绕股骨颈之后至臀部。第5腰椎结核可沿腰大肌至腰骶部，再沿髂腰韧带向后，穿过骶髂骨间韧带至臀部皮下。流注脓肿为无回声或混合性回声，有壁大的脓肿内部静止状态下常出现清浊分层，泥沙样回声（干酪样坏死组织和死骨碎片），在脓肿的重力方向一侧，显示为不规则密集斑点状强回声，后方伴有弱声影，并随体位变动而移动。如果沿脓肿从下向上寻踪扫查，脓肿直径逐渐变小，并终止于有病的椎体。当脓肿、死骨、干酪肉芽组织和（或）椎间盘组织向后突入椎管时，椎管内出现斑点状高或强回声，压迫硬膜囊，使之出现压迹，相应节段的椎管变形、变窄（图34-3-9）。较大的髂窝脓肿，特别是右侧，有时压迫输尿管，可出现同侧肾积水。CDFI及PDI显示病灶区一般无明显血流信号。当发生化脓性混合感染，引起软

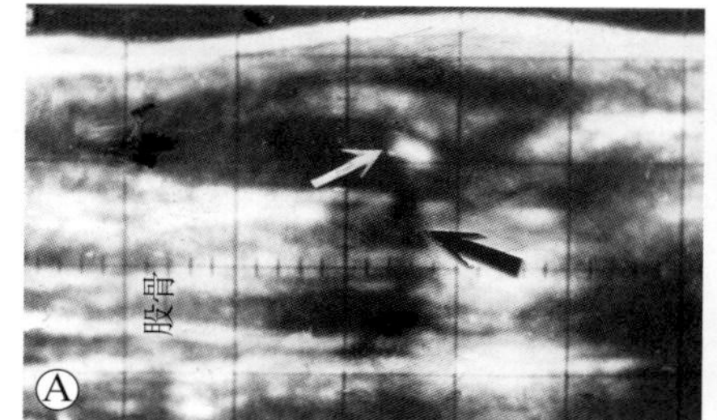

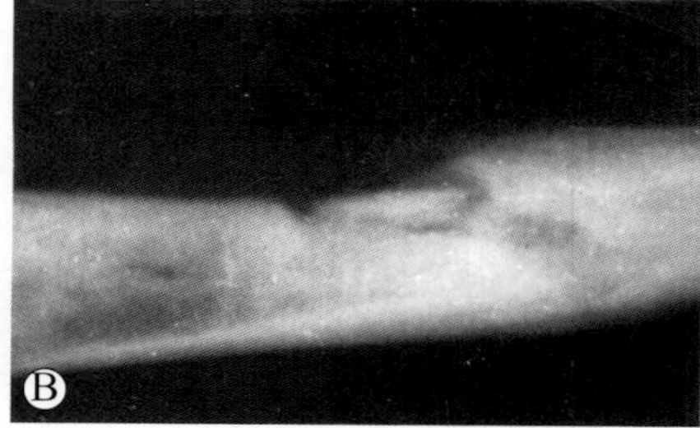
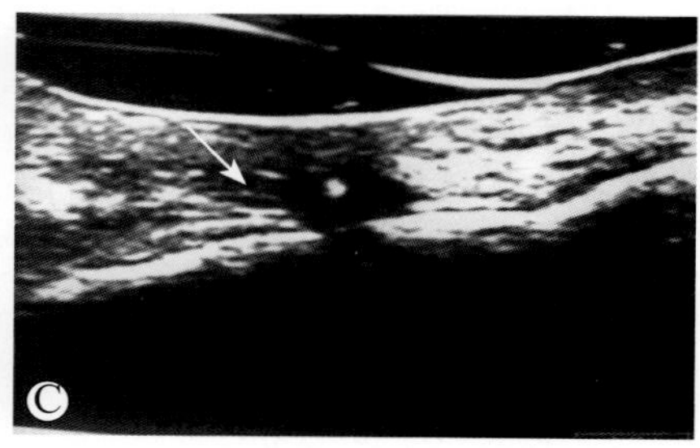

图34-3-6　慢性骨髓炎声像图

A.股骨慢性骨髓炎；B.X线片；C.胫骨骨折后并发局限性慢性骨髓炎。白箭头示死骨；黑箭头示骨瘘孔

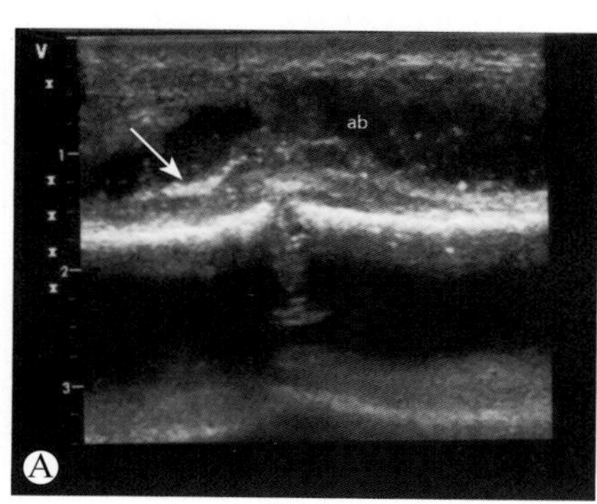

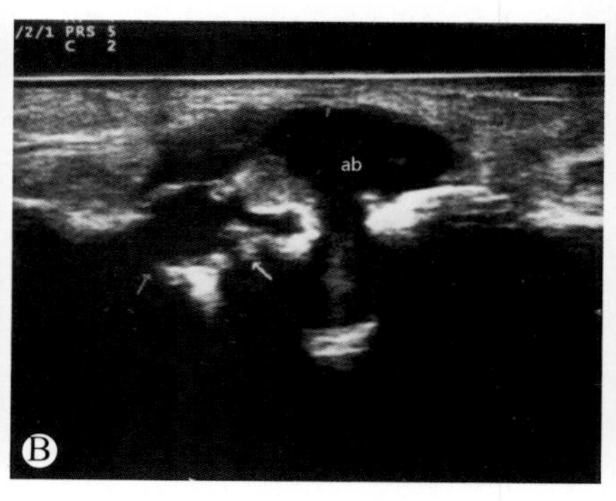

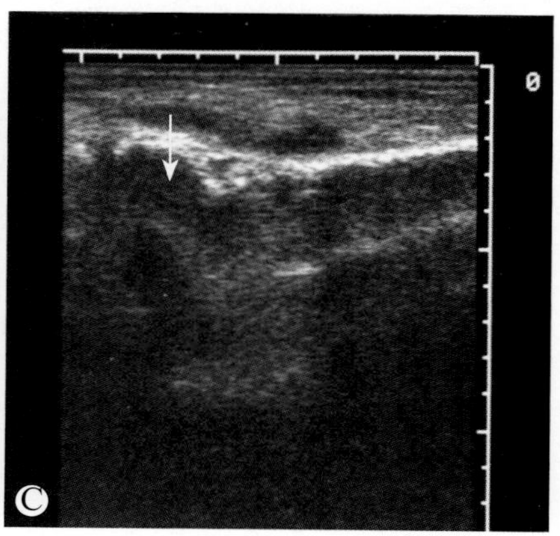

图34-3-7　骨结核声像图

A、B.桡骨结核；C.胸骨结核。以上均显示骨皮质破坏缺损、骨周冷脓肿形成（ab）和死骨回声（箭头）

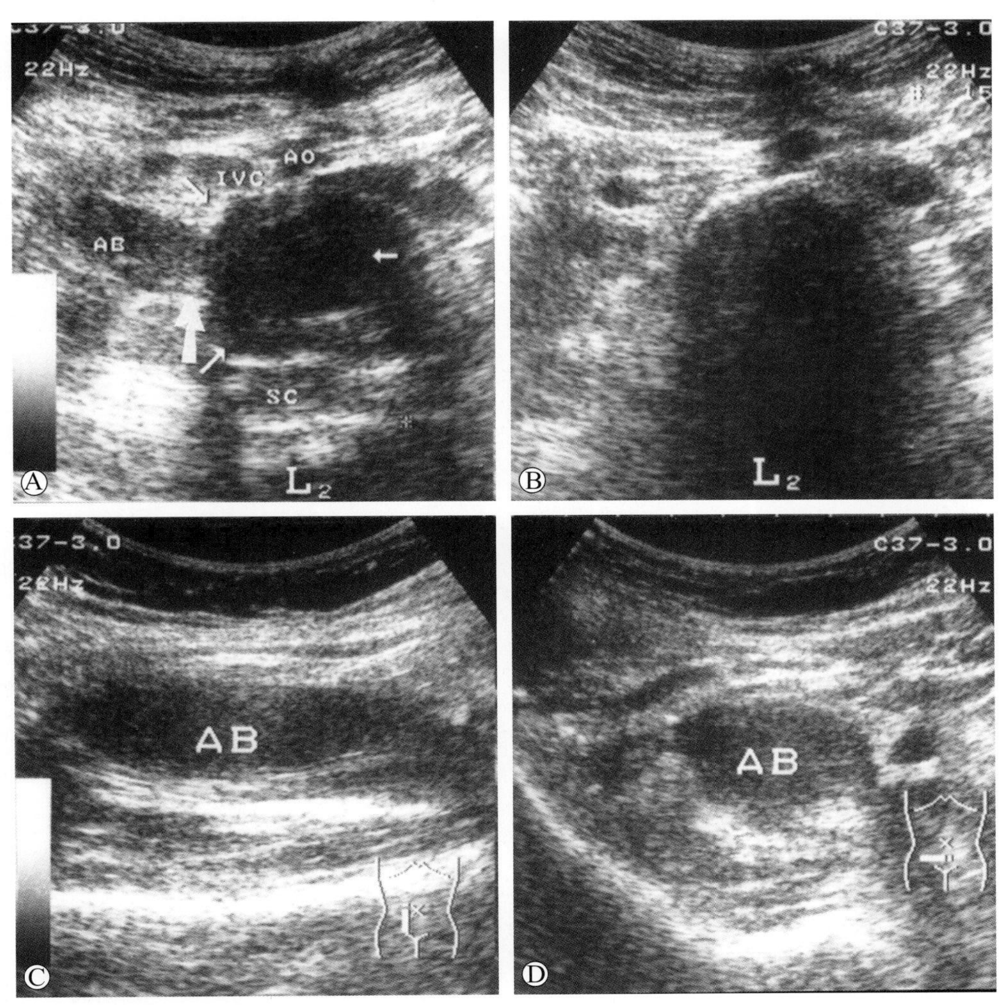

图34-3-8 腰椎结核声像图

A.椎体破坏变形空洞形成（小箭头）、椎旁冷脓肿形成（AB），粗箭头示窦道；B.正常椎体对照；C、D.椎旁及髂窝流注脓肿（AB）。AO.腹主动脉；IVC.下腔静脉；SC.椎管；L_2.第2腰椎椎体

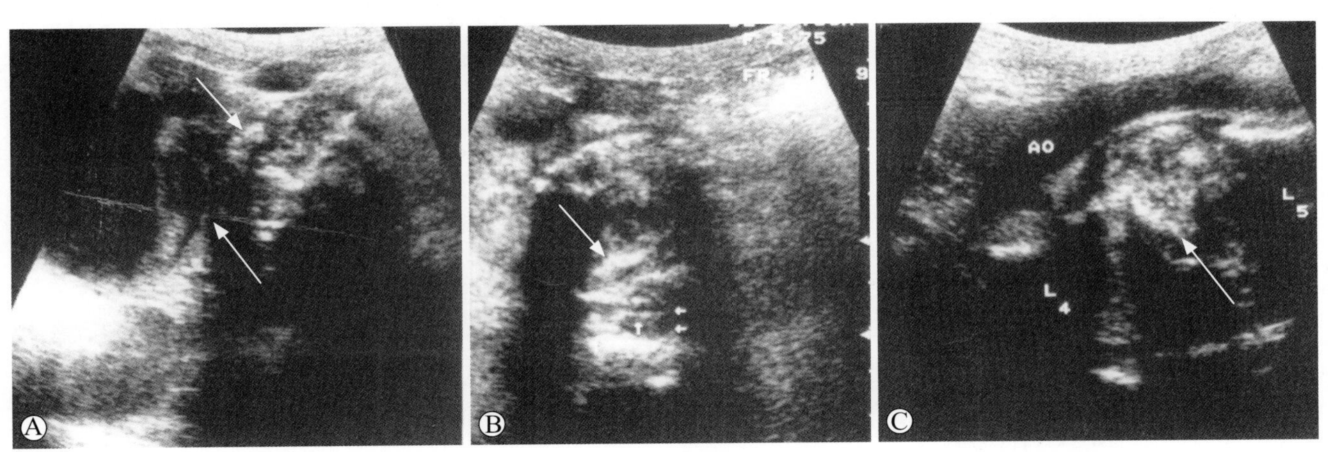

图34-3-9 腰椎结核合并神经压迫症状声像图

A.椎体严重破坏，椎旁脓肿形成；B.横切面；C.纵切面。以上均显现椎体坏死组织和死骨，向后突出移位至椎管内（箭头）。AO.腹主动脉；L_4.第4腰椎椎体；L_5.第5腰椎椎体

组织肿胀时，周围软组织可见非特征性血流增加。有时较大脓肿压迫邻近血管，可见血管移位及血流异常。胸段椎体结核因声窗狭小，声束不易穿过，显示较为困难。

3.胸壁结核（tuberculosis of chest wall） 是以形成冷脓肿肿块为主要特征的胸壁疾病。其多由胸膜结核直接蔓延或肺结核经淋巴道传播而引起，较多见于青年。临床表现：多以胸壁出现无热性肿块为主要症状求诊，肿块从肋间向外凸起，无移动性，可有轻度压痛和波动，

但皮肤表面正常。少数患者可有瘘孔形成，有稀薄脓汁流出，长久不愈合。全身可有低热、乏力及红细胞沉降率增快等改变。不及时治疗可导致肋骨、胸骨破坏。

声像图表现：胸壁肿块呈不规则低回声，或周围低回声中心无回声，沿肋间长轴呈梭形或椭圆形，内壁不光滑。脓肿较大时，穿破肋间内、外肌在皮下形成脓肿，并向胸腔内膨出，内外则呈“哑铃”形，毗邻的肋骨被包绕于脓肿中心，呈“拱桥”形强回声（图34-3-10）。肋骨初期完整，晚期骨板遭破坏，出现局限性回声中断或缺损；有死骨形成时，脓肿中可见游离的不规则点片状强回声，有的后方可出现声影。有的皮下组织内可见与脓肿相连的不规则窦道回声。当病灶向胸壁深层扩展蔓延时，正常胸膜线状回声消失，胸膜不规则增厚。由胸膜结核直接侵犯而来者，在胸壁内面可探到与之相连的胸腔积液（或脓胸）区，脏胸膜、壁胸膜均增厚，日久有胸膜钙化者，可见不规则强回声。早期较小病灶仅在肋间呈不均匀实质低回声（多为干酪化病变），胸膜及肋骨无异常。

（二）鉴别诊断

本病应与胸壁的骨及软组织肿瘤（包括转移瘤）、肋软骨炎鉴别，在女性乳腺区发生的病灶应与乳腺肿瘤鉴别。前两者肿块均呈实质性，骨肿瘤首先发生骨溶解破坏，然后向外发展形成软组织肿块；软组织肿瘤，主要向胸外生长。两者均无脓肿液性回声及不形成死骨。肋软骨炎主要表现为肋软骨肿大，不形成脓肿。乳腺肿瘤在胸大肌外。根据隐匿发病、病程缓慢、胸壁出现冷脓肿，伴有骨破坏和死骨形成等声像图改变，可做出胸壁结核的明确诊断。超声不仅可以显示病灶的大小、深度，并可准确提供病灶向胸腔内蔓延的深度和范围信息。特别当病灶较小，胸壁肿块不明显，X线检查又无异常发现时，超声检查更有意义。此外，超声引导下可准确进行穿刺诊断和治疗，掌握进针方向和深度。

（三）临床意义

超声检查对早期骨中心型结核病灶难以显示，但对已发生骨质破坏、缺损，有病灶周围、骨膜下冷脓肿的单纯性骨结核和脊柱结核的流注脓肿容易显示，如有阳性发现，结合慢性病史，无急性炎症临床表现，能明确诊断。超声对结核性冷脓肿，比X线检查更容易发现。此外，超声可准确引导穿刺抽脓及局部药物注射治疗，对手术治疗切口部位的选择也有一定帮助。对于晚期结核，其便于判定有无肝、肾及淋巴结等其他器官并发症。若想全面了解病灶的骨、软骨受累情况，以及其与邻近组织结构的关系，应进一步做X线、CT或MRI检查。

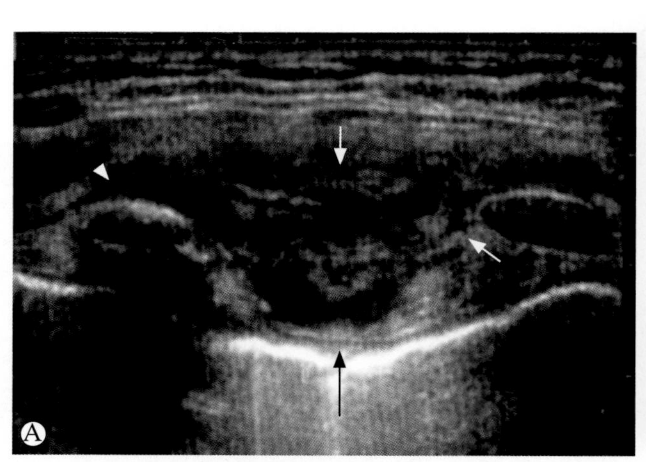

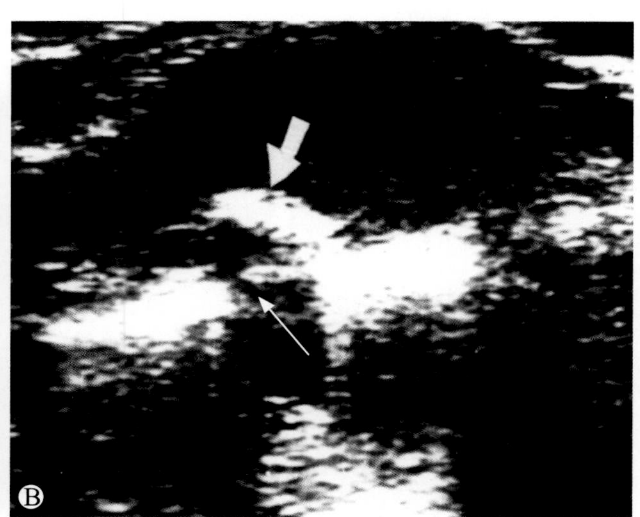

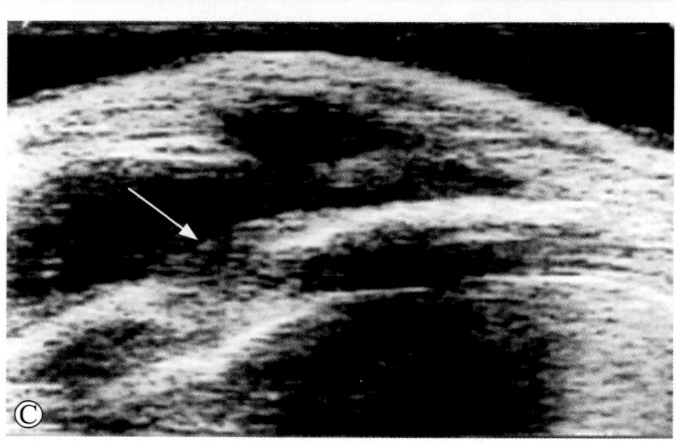

图34-3-10 胸壁结核声像图

A.早期胸壁结核，肋间结核肉芽肿病灶（箭头）；B.冷脓肿向胸壁内外扩展，包绕肋骨，肋骨破坏回声中断（长箭头），死骨形成（粗箭头）；C.肋骨破坏死骨形成（箭头）

四、梅毒所致骨关节病变

梅毒对骨与关节的侵害，多见于二期梅毒（自下疳出现后4年内）及先天性梅毒早期（＜4岁）。前者骨膜炎最多见，关节炎次之，骨膜炎好发于长骨，尤以胫骨最多，其次为尺骨、肱骨和桡骨，股骨与腓骨较少见；后者约90%侵犯骨骼，以骨软骨炎和骨膜炎最常见，亦多见于长骨，尤好发于胫骨。先天性骨梅毒早发型主要临床表现：患儿对称性肢体肿胀，触痛，烦躁哭闹，肢体活动受限，并常伴有梅毒性眼、皮肤、黏膜损害及肝脾增大等表现。

（一）声像图表现

先天性骨梅毒，可出现皮下软组织水肿增厚，对称性或多发性干骺端软骨不规则增宽，表面回声不规则（干骺端骨软骨炎），或出现暂时性钙化带，显示为高或强回声及骨皮质增厚，长骨干曲度异常（如胫骨呈弓形弯曲）和骨膜增厚（骨膜炎），膝关节等大关节出现积液等改变。患者同时可有肝脾增大、非持续性肠梗阻、浆膜腔积液等表现。在后天第二期梅毒，以骨膜炎为多见，病骨骨膜增厚，骨膜下形成梅毒性肉芽肿，呈低回声。

（二）鉴别诊断

只要对梅毒有警惕性，对有怀疑的患者进行梅毒螺旋体血细胞凝集试验（TPTA），即可与其他疾病鉴别。

（三）临床意义

超声对骨梅毒诊断虽不是特异性的，但它可为临床提供诊断线索，特别是先天性骨梅毒。

五、骨膜炎

单纯性骨膜炎以疲劳性骨膜炎最为常见，多发生于过负荷体育运动及军事训练中，是一种常见的运动性损伤。此外，其也可发生于直接外伤（如打击、碰撞）后。旺炽性反应性骨膜炎是一种特殊种类骨膜炎。

（一）疲劳性骨膜炎

疲劳性骨膜炎是骨膜反复受力特别是撕脱性损伤（avulsive injuries）引起的慢性骨膜损伤，或者与疲劳性骨折并存，最常发生于下肢小腿胫骨。主要临床表现为胫前疼痛和局部隆起，但皮肤表面无异常。声像图：在早期显示程度不等的局限性骨膜增厚，回声高于周围正常骨膜，有炎性渗出或出血时，在骨膜与骨皮质之间可见线状低回声（图34-3-11A），PDI显示增厚骨膜及其周围可见较多血流信号；中、晚期骨膜回声进一步增强，骨膜下的无回声消失，如无再损伤，增厚的骨膜可逐渐吸收消失。如合并疲劳性骨折，骨皮质可见微小线状回声中断，骨膜增厚抬高更明显，随病程发展可见外骨痂形成。以上超声改变可在X线片出现异常前看到。本病应与骨-筋膜室综合征、轻度肌肉拉伤等鉴别，但后两者均无骨膜异常。同样的改变也可发生于大腿收肌止部。

（二）旺炽性反应性骨膜炎

此病又称纤维骨性假瘤（fibroosseous pseudotumor）、骨旁筋膜炎（parosteal fascitis）、骨化性骨膜炎（periostitis ossificans），是一种与感染、创伤或昆虫叮咬过敏有关的骨膜反应性疾病。其病变为骨膜局部反应性纤维组织、成骨组织和软骨组织增生。最多侵犯指骨（91%）和趾骨（9%），以第1指节多发，其次为第2指节，其也可发生于掌骨。发病年龄范围较宽，好发于青少年，女性多发。典型症状为指（趾）疼痛，受累部位呈梭形肿大。声像图表现（图34-3-11B）：患部软组织增厚，受累骨骨膜增厚为其主要表现，CDFI和PDI显示病变区有较多的血流信号。本病应与指骨骨髓炎（瘭疽）、指骨结核、非特异性骨膜炎、外伤性骨膜增生、疲劳性骨折、骨及软组织肿瘤等鉴别。

（三）外伤性骨膜炎

外伤性骨膜炎多发生于直接磕碰、扑打和撞击伤。声像图表现：在早期出现局限性骨膜下积血，骨膜隆起，同时有软组织肿胀和损伤（图34-3-12A）；中、晚期，骨膜下血肿消失，骨膜增生增厚甚至骨化（图34-3-12B）。

（四）皮肤增厚骨膜增生症

皮肤增厚骨膜增生症又称Touraine-Solente-Gole综合征，临床特征为四肢皮肤和骨膜同时或先后显著增生肥厚。缺乏病原，机制尚不清楚，此病主要见于男性，疾病一般从青春期开始，进展缓慢，面、额和头部皮肤逐渐变粗糙和肥厚，出现皱褶，鼻颊沟加深，趾（指）、前臂及小腿粗大等。当声像图出现面、额和手足皮肤增厚，特别足踝和腕部皮肤对称性粗厚，并有四肢长骨特别是尺桡骨近端骨膜增厚，腱末端骨膜下出现不规则钙化灶时，应想到此病。踝关节、膝关节可出现积液。

六、纤维囊性骨炎

本病多继发于甲状旁腺疾病，如甲状旁腺腺瘤、增生、腺癌，少数可由慢性肾衰竭，长期血液透析引起。在甲状旁腺功能亢进后期，可发生弥漫性严重骨质疏松、脱钙，骨质破坏吸收，形成大小不等囊腔，常累及长骨干、

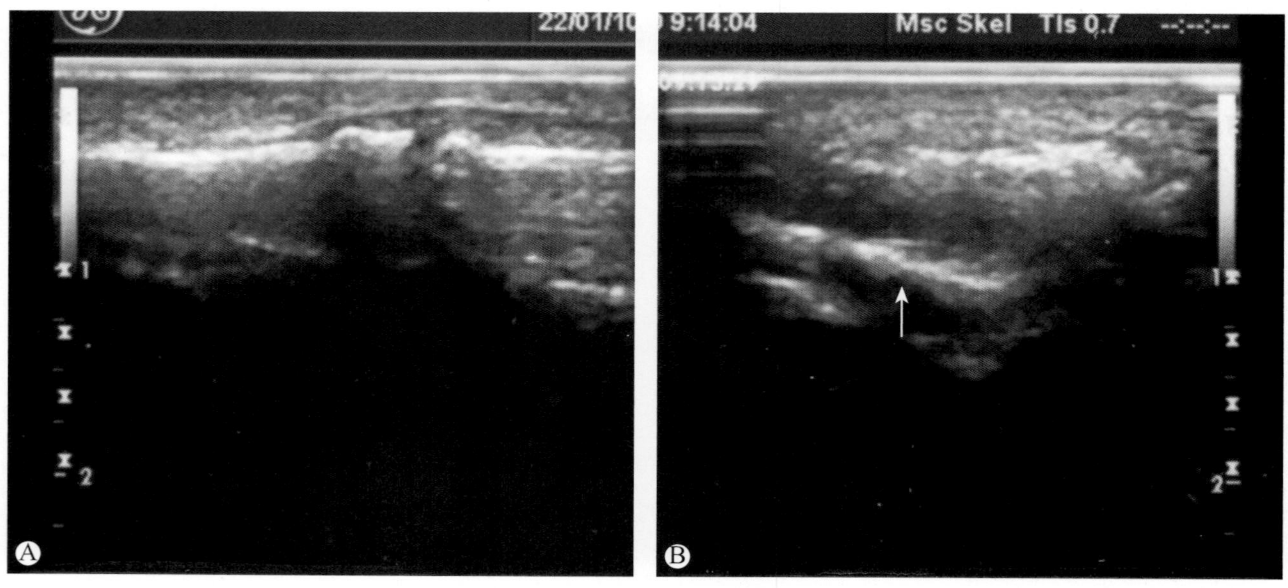

图34-3-11 骨膜炎声像图

A.疲劳性骨膜炎，骨膜抬起，骨膜下血肿形成；B.旺炽性反应性骨膜炎，左为健侧，右为患侧指骨骨膜和软组织增厚，指骨皮质被侵蚀变薄（箭头）

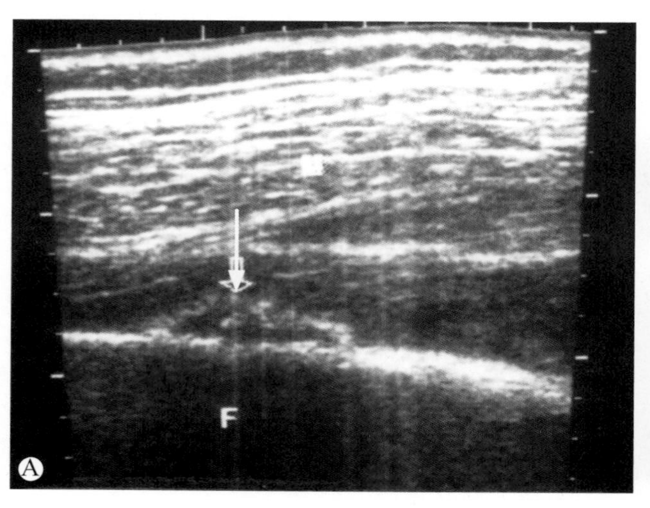

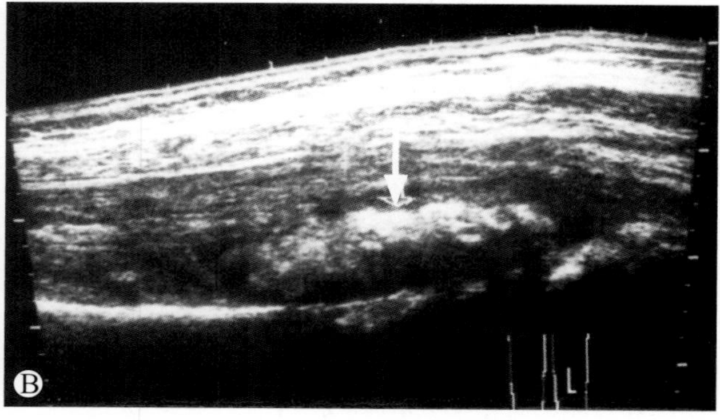

图34-3-12 外伤性骨膜炎声像图

A.早期骨膜抬起增厚，骨膜下血肿呈低回声；B.晚期增厚骨膜钙化

骨盆、肋骨、下颌骨。临床表现有骨痛、骨向外凸出变形，有的并发骨折。

超声表现：由于广泛性骨量减少、骨矿物质丢失过多，骨声衰减低，骨皮质不规则变薄，透声性增加，正常的有的骨声影消失，骨囊肿呈低或无回声（图34-3-13）。并发骨折时骨皮质回声中断移位。有的肌肉、关节及关节周围软组织可发生钙化。由甲状旁腺增生、肿瘤引起者，甲旁腺探测可见双侧甲状旁腺慢性肿大或甲状旁腺内出现实质性肿瘤回声。

七、骨包虫病

包虫病是由细粒棘球蚴在骨内寄生引起。发病以畜牧区为多，我国西北地区多见。包虫病可发生于全身各个部位，以肝包虫病最多见，其次为肺，骨包虫病极为少见，占全部包虫病的0.5%～2%，以骨盆骨最常见，其次为脊柱，少数可发生于股骨、肱骨、桡骨及胫骨干骺端。

棘球蚴被血流带至骨骼发育，病变从骨松质或骨髓腔开始，发生溶骨性破坏，骨内形成小包囊，沿骨髓腔或骨质薄弱部发展，并逐渐增大。骨皮质受压萎缩变薄，髓腔变宽，向外膨大变形，最后穿破皮质形成软组织包囊，并可继发病理性骨折。当骨皮质变薄或被破坏时，可用超声探测。临床主要表现为局部疼痛、包块及病理性骨折。发生于脊柱者，晚期可出现截瘫。实验室特异性检查包虫三项试验（包虫皮内试验、对流免疫电泳试验、Weinberg试验）阳性，血嗜酸性粒细胞升高。声像图表现：病骨溶骨性破坏，膨胀变形，骨皮质变薄或回声连续性中断，骨内出现囊腔，呈大小不等的圆形或类

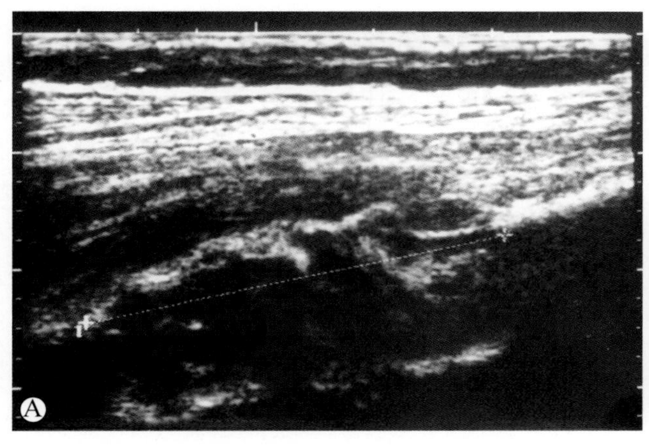

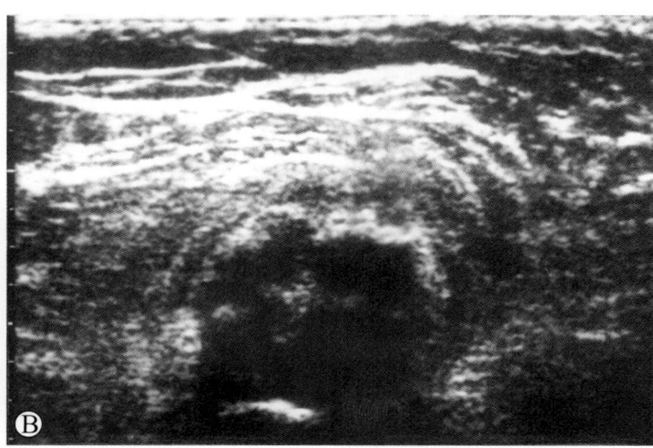

图34-3-13 尺骨纤维囊性骨炎声像图

纵切面（A）、横切面（B）显示骨皮质变薄、变形，透声增强，囊性变，囊肿形成

圆形无回声，囊腔内可有分隔，病灶边界清晰，无骨膜反应性增厚，常同时有肺、肝等处病灶。

鉴别诊断：本病应与溶骨性肿瘤、骨囊肿、动脉瘤样骨囊肿、骨转移瘤、纤维囊性骨炎等鉴别。首先应对此病有一定的警惕性，特别在非疫情区，应注意流行病史的询问，结合血清学检查进行鉴别。

临床意义：超声可为此病诊断提供依据，存在典型的超声征象，并有流行病史和阳性血清学检查，才可诊断。如果同时发现有其他内脏包虫病灶，更可确诊，并有一定鉴别诊断意义。

八、先天性髌骨畸形

先天性髌骨畸形（congenital malformation of patella）包括先天性小髌骨或缺如及髌骨外侧脱位，为少见的新生儿先天性畸形，前者无髌骨或只有很小的髌骨，常合并拇指甲异常，与遗传有关，故又称甲髌综合征（nail-patella syndrome）；后者出生时髌骨已向外旋转移位。移位于股骨外侧髁的外侧，不能自行复位。常为双侧性及合并股四头肌发育异常。

1.临床表现　膝关节呈固定的屈曲位，不能主动伸膝，被动伸膝受阻，髌骨很小并向外侧移位，常不易触及。髌骨缺如时，股骨髁前面空虚，膝关节变形，功能受限，行走时呈趾向外的步态。已有文献报道可利用超声诊断。

2.声像图表现　在膝关节纵切面、横切面上，髌骨发育不良变小，无骨化核，屈伸膝时髌骨均在股骨外侧髁外侧。或髌骨发育正常，但因韧带过度牵拉髌骨向上回缩，在大腿内可找到髌骨肿块。膝关节前方向后凹陷，股四头肌下段肌腹移向外侧。髌骨缺如者，在股骨髁间沟的伸肌腱正常，但无髌骨显示。对于轻型髌骨脱位患者，屈膝时髌骨位于股骨外侧髁外侧，伸膝时可复位。膝关节前内侧关节囊增厚。

3.临床意义　髌骨的骨化中心出现常在2岁以后，致使X线检查在此前常不易判定，超声可显示髌骨及其周围结构。因此凡出现膝关节屈曲畸形者，应进行超声检查。而且超声有助排除先天性关节挛缩及先天性肌肉挛缩等，且小儿不需要用镇静药，易于动态观察伸膝装置有无异常，便于双侧膝关节比较。

九、先天性髌骨二分畸形

先天性髌骨二分畸形（congenital bipartite patella）是由于髌骨的副骨化中心未与主髌骨正常融合，而只有纤维或纤维软骨连接，形成两半髌骨。副髌骨较小，位于主髌骨的外上方（占75%）、外侧（占20%）和下级（占5%）。一般无症状。超声显示髌骨由主、副两部分构成，中间纤维或纤维软骨连接部呈不规则线状低或高回声（图34-3-14）。当外伤引起连接部破裂时主副髌骨间隙增宽。确定诊断需要除外骨折。

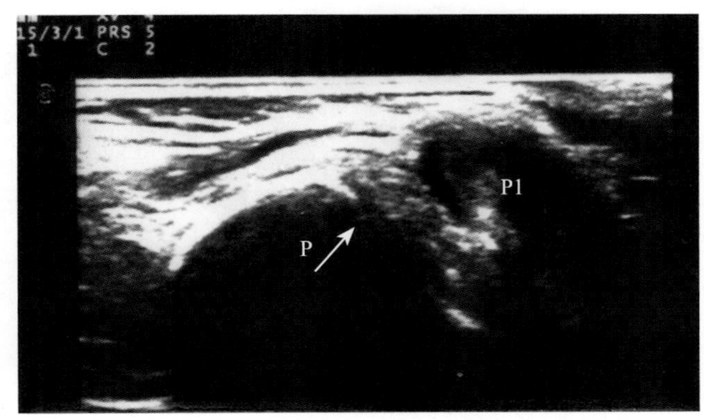

图34-3-14　先天性髌骨二分畸形声像图

患者，男孩，出生后28个月，无特殊症状，髌骨由副髌骨（P1）和主髌骨（P）两部分构成，两者间有纤维性连接（箭头），骨质无异常

十、婴儿骨皮质增生症

婴儿骨皮质增生症（infantile cortical hyperostosis）又称卡菲病（Caffey disease），极少见，常于出生后不久即发病，本病多以骨膜软骨和新骨形成引起骨皮质增生为特征，病因不明。一般先上、下肢，后下颌骨肿胀，肢体可有疼痛及活动受限，患儿均因长骨或下颌骨局部出现明显肿块就诊，但皮肤表面无异常，一般状态良好。新生骨可逐渐吸收，最后恢复到正常形态。超声显示患部骨的外层出现增厚的强弱混合性回声，而邻近的骨质、软骨及关节回声无异常（图34-3-15）。

十一、足菌种

足菌种（mycetoma）又称足分支菌病和马杜拉足菌病，是由真菌和需氧放线菌经皮肤感染引起的慢性炎性疾病，多发生于野外赤足劳作和放牧的农牧民，常见于热带非洲、中南美洲国家，在我国仅见个案报道，但中国援非医疗队会常遇到此病病例。其主要发生于足部，其他部位极少见，故称足菌肿。病菌经外伤（如树的木刺扎伤）侵入足的皮下组织或深部软组织，起初在伤处出现硬韧炎性结节或肿块，不经及时有效治疗则逐渐增多，互相融合成较大肿块（化脓性肉芽肿），然后肿块表面变软，破溃后产生瘘管和窦道（一个或多个），致病菌种类不同，流出含黑、黄、红或白不同颜色颗粒（菌丝集团）的黏稠带血脓液，颗粒直径为0.5～2.0mm；结节和瘘管逐渐增多，局部肿胀皮肤凹凸不平，久不治病变侵犯破坏足的筋膜、肌肉、肌腱、跗跖骨和关节，向深部蔓延甚至波及整个足部。此病一般呈慢性发展过程，就诊时多已持续数年或十余年。除非继发化脓性感染，一般无全身症状，疼痛不明显。

声像图表现：有关此病的超声诊断报道很少，早期足部（多在足底）软组织肿胀，病灶呈不均匀低回声，大小不等，边缘不清；内含多发散在微小点状高回声（图34-3-16），液化的浓液呈不规则低或无回声，如有异物存在（多为木刺），可见伴有声影的高或强回声；晚期整个足部被波及，并可见骨质被破坏，显示不同程度和形态骨回声缺损。本病应与骨结核和慢性骨髓炎等鉴别，在流行地域足部受累、足部病灶破溃后形成瘘孔，并排出含有色颗粒的浓液等，可与之鉴别。超声检查可判断病变的范围和侵犯深度，有无足骨侵蚀破坏及其程度，可为制订治疗方案提供依据。

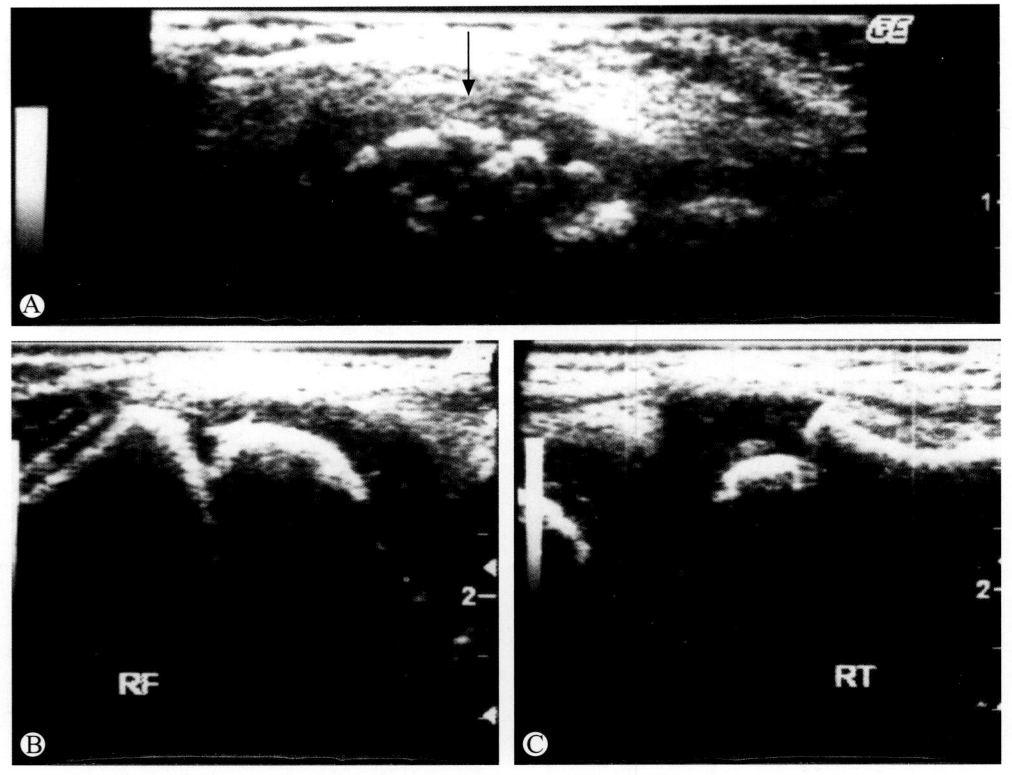

图34-3-15　婴儿骨皮质增生症声像图

患儿，女性，3岁。A.股骨内侧髁骨皮质外表层增厚，呈密集点片状强回声（箭头）；B、C.邻近骨骺骨质、关节软骨无异常，病理检查，增厚部分显示为软骨组织增生，基底部见骨小梁形成，未见组织异型

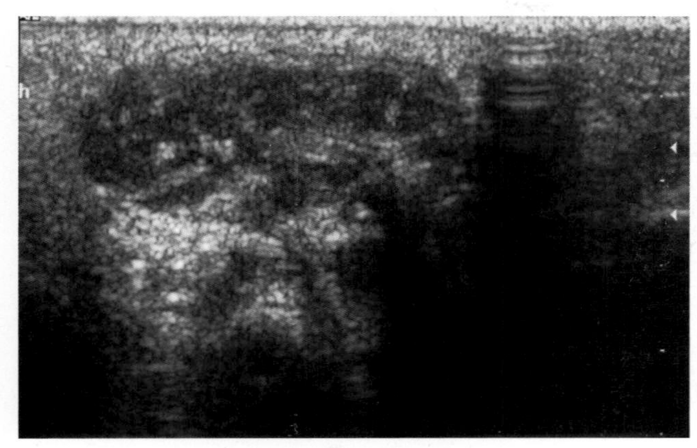

图34-3-16 足菌肿声像图

第四节 关节疾病

一、关节积液

关节积液（joint effusion）是各种关节滑膜炎症的共同症状和诊断关节疾病的最重要证据之一。积液的性质可分为脓性、浆液性、血性、脂血性及晶体性。脓性积液多由化脓性细菌感染或结核杆菌感染引起；浆液性积液，多由非化脓性急、慢性关节疾病，如暂时性滑膜炎、风湿及类风湿关节炎、色素沉着绒毛结节性滑膜炎、骨关节炎、滑膜性软骨瘤病、布鲁氏菌病早期、银屑病及Reiter综合征等引起；血性积液多为外伤（关节或毗邻韧带损伤）引起，有时由血友病等凝血因子缺乏疾病或关节滑膜血管瘤破裂引起；脂血性积液是指血液和脂质化骨髓进入关节腔，多来源于关节内骨折，称为关节积脂血症（lipohemarthrosis），有时脂血性积液原因为关节内脂肪垫、交叉韧带损伤。晶体性积液主要见于痛风和假痛风。关节积液最常发生于大关节，尤以膝关节、髋关节、肘关节多见。不论哪种原因，均有过多的液体积聚在关节腔内，并同时伴有不同程度和形态的滑膜增厚，而且多伴有毗邻的滑囊积液。日久可发生关节囊增厚，关节软骨破坏，软骨剥脱形成游离体，骨质增生形成骨赘等继发性改变。

（一）声像图表现

大量关节积液时，关节囊扩张外凸，关节腔明显增宽，如果液体为单纯浆液性的，则呈无回声，关节软骨回声线明显可见，当探头加压时，无回声的液体随之从加压区散开，液体内的有形成分回声出现漂动。关节出血引起血性积液时，出现密集的漂浮细点状回声，静止状态下可出现液-液平面回声（血清与血细胞分层），血凝块形成时，液体内出现块状高回声。关节内骨折引起脂血性积液时，关节静止不动数分钟后，可出现脂质-血液平面回声，上层为脂质化骨髓高回声，下层为低回声血液；再静止10min以上，血液层再分为血清和血细胞两层，出现脂质-血清-血细胞三层双平面回声，一旦出现，则对诊断关节内骨折有重要意义。脓性积液中因蛋白质、纤维素和炎性细胞渗出，出现不均匀粗大斑点状、线条状或碎屑样回声。含有晶体的积液，晶体沉积于软骨表面，呈线状高回声，与关节骨皮质高回声形成互为平行的两条高回声线，低回声的软骨夹在两者之间，称“双边征”或“双轨征”，若晶体结块或形成晶体包囊，则显示为斑块状高或强回声。

少量积液时只在关节隐窝处出现无回声，在扫查时，关节进行主动或被动活动，可使液体重新分布，有助于液体进入超声视野。关节积液内CDFI和PDI未见血流信号；当周围滑膜组织和关节囊有炎症充血或炎性增生时，可显现较丰富血流信号。有脂肪垫的关节如肘关节、膝关节内如有积液，则可见脂肪垫移位。因病因不同，还可有关节内、外其他声像图表现，如滑膜增厚，有的出现单发或多发结节状隆起或肿物，突向关节腔；关节囊增厚和关节软骨面变薄、凹凸不平或缺损；关节游离体及毗邻关节的滑囊（特别是与关节相通的）伴有积液等。关节积液诊断标准（液体厚度）：膝关节＞3mm；髋关节＞5mm，＞健侧2mm，术后＞10mm；盂肱关节外展90°在腋下测定，≥3.5mm，或＞键侧1mm；踝前胫距关节＞3mm。超声下关节积液量的判定尚无统一的客观标准，大的滑膜关节积液，Pascoli等用的分级评定法可作参考：0级为无积液；1级为少量积液，＜50%关节间隙；2级为中度积液，液体充满关节间隙；3级为大量积液，关节囊随积液向外凸出。

关节滑膜血管瘤（罕见），出现的非创伤性关节积血，微小的肿瘤不易被超声探测到，肿物较大时在关节滑膜上可见类似体表血管瘤样的回声结构，但难以早期诊断和定性。

（二）临床意义

关节积液是关节疾病的提示指标。超声对关节积液甚至少量积液的早期诊断极有价值，并能准确引导诊断性和治疗性穿刺，方法简便快捷（一次检查仅需15min左右），优于其他影像学方法。但其对关节疾病种类的诊断并不具特异性，病因的诊断需要根据多项声像改变，结合临床病史、临床表现和关节液检查综合判定。二维声像图与CDFI和PDI结合，有助于区分积液与滑膜增厚。容易探测到关节积液的部位：髋关节前隐窝（股骨头颈前方）；膝关节在髌骨上方；盂肱关节在肩后或腋下隐窝；踝关节前隐窝（在胫距关节前方）；肘关节在鹰嘴窝（后方）或冠状窝（前方）；腕关节在桡骨茎突前方。

二、化脓性关节炎

化脓性关节炎（pyogenic arthritis）包括淋病性和非淋病性，后者致病菌在新生儿及婴幼儿多为金黄色葡萄球菌和B族链球菌；较大儿童和成人多为金黄色葡萄球菌和流感嗜血杆菌感染引起。感染途径与前述骨髓炎基本相同，可由血行传播引起，有时为骨骺端骨髓炎或邻近骨和软组织的感染病灶直接蔓延所致，也可由穿透伤、手术、关节镜或穿刺感染引起。本病可发生于任何年龄，但多见于儿童。由淋球菌感染引起者见于成年人，并多累及膝关节。化脓性关节炎，常单一关节发病，好发于髋关节和膝关节，其次为肩关节、肘关节；偶见多关节发生。主要病理改变为关节滑膜发炎充血、水肿，渗出产生关节积液，初为稀薄浑浊液体，继而变为脓性。滑膜及关节囊增厚，周围软组织发炎肿胀，数天后炎症得不到控制，可进一步腐蚀破坏关节软骨，使软骨下骨质裸露甚至破坏，最后可导致关节纤维性或骨性强直，功能丧失（高达25%～50%），儿童可因此出现骨生长障碍。

临床表现：发病急，有高热、间歇性寒战，不同程度的全身毒血症状。经数日前驱期后，受累关节发生红、肿、热、痛及功能障碍等急性炎症症状。血中性粒细胞增多，核左移。

（一）声像图表现

关节积液时，关节囊扩张外凸，关节腔间隙增宽，滑膜增厚，积液一般为带状低回声，其内可见间隔及混有较多的点状高回声，仅少数显示为无回声（图34-4-1）。约0.5%的患者发病开始可无积液，因此如有持续关节疼痛和发热，应反复检查。此外，均可见关节囊及滑膜增厚回声增强，内壁不光滑；关节周围软组织肿胀，厚度增加，探头加压有明显压痛。CDFI和PDI于急性炎症期显示关节囊、滑膜及周围软组织充血，血流信号增多。但单据此来鉴别化脓性与非化脓性是不可靠的。此外，可有区域性淋巴结肿大。严重的病例可继发关节软骨和软骨下骨皮质破坏，显示软骨面凹凸不平或局部断裂、缺损，软骨下骨皮质回声缺损凹陷。坏死的软骨、骨碎片进入关节腔，显示为点片状高回声。邻近关节的滑囊被波及时，多同时有积液并扩张，囊壁增厚。由于严重程度和病期不同，在上述超声征象中，可出现一种或多种。值得注意的是，约有1/3病例，由于脓液黏稠，可无典型关节积液回声表现。

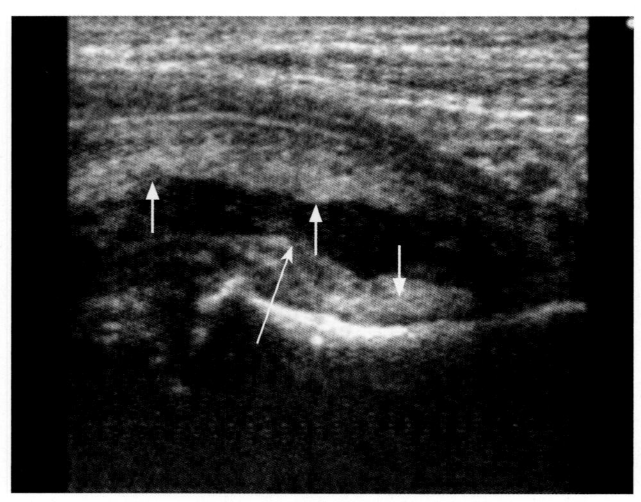

图34-4-1 髋关节化脓性关节炎声像图
滑膜不规则增厚（短箭头）、关节积液（长箭头）

（二）鉴别诊断

儿童化脓性关节炎，常需要与化脓性髂窝脓肿鉴别，有时需要与非感染性关节炎如暂时性滑炎、少年性类风湿关节炎，创伤性关节炎、血友病性关节病、Perthe病及关节周围软组织化脓感染等鉴别。根据超声阳性表现，结合急性炎症病史和临床表现，诊断性穿刺抽出脓液，即可明确诊断。

（三）临床意义

超声检查对化脓性关节炎引起的关节积液、滑膜及关节囊增厚（尤其是深部大关节）、关节外软组织炎症改变等的判定敏感可靠，并能准确引导定位穿刺排脓和注射药物。但对病原的诊断需要依据关节液的检验和培养。与其他影像学方法结合，特别是MRI，则能更进一步全面地了解有关骨和软骨的改变情况。

注：化脓性髂窝脓肿

化脓性髂窝脓肿是髂窝淋巴结及其周围疏松结缔组织发生的化脓性感染，脓液向后浸润或穿破髂肌筋膜引起急性炎症。通常感染来源于下肢、会阴、肛门等处的金黄色葡萄球菌感染病灶，也可经血行感染。患者有全身和局部急性炎症症状，如高热、畏寒、全身不适及腹股沟上方疼痛，因疼痛髋关节屈曲，不敢伸直，血白细胞计数升高等，与化脓性髋关节炎、股骨近端化脓性骨髓炎相似。但声像图只在髂窝髂腰肌前出现肿大的化脓性淋巴结炎和（或）脓肿（图34-4-2），而髋关节无异常，可与之鉴别

三、关节结核

关节结核（tuberculosis of joint）分单纯性滑膜结核和全关节结核。单纯性滑膜结核以髋关节、膝关节、肘关节和踝关节发生率较高。关节滑膜受累后发炎充血、出现浆液性或浆液纤维蛋白性渗出，产生关节积液，其中可见纤维线状高回声，或米粒状小体（图34-4-3），如

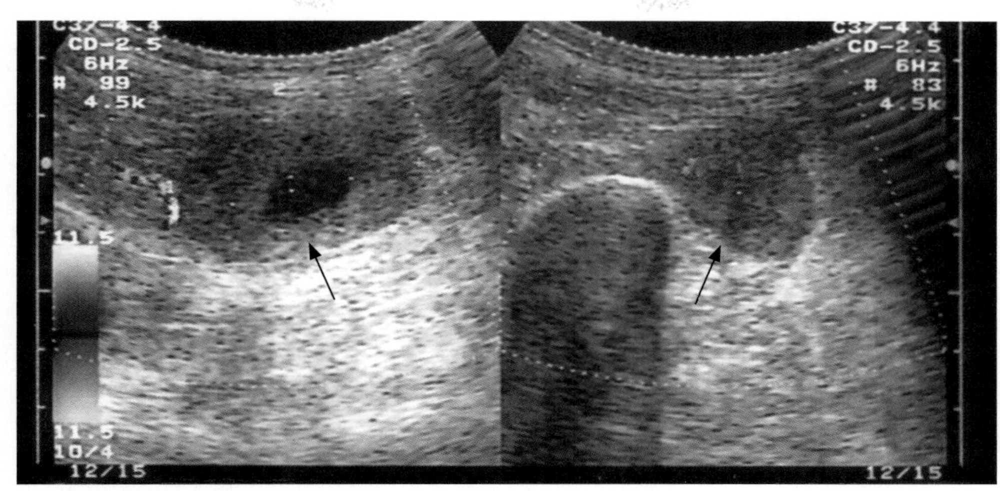

图34-4-2 髂窝脓肿（箭头）声像图

病情进展或未及时有效治疗，则关节积液逐渐变为脓性。晚期滑膜和关节囊增生肥厚，侵蚀破坏关节软骨及软骨下骨质，形成全关节结核。最后导致关节变形，关节活动受限或功能丧失。声像图表现：单纯性滑膜结核只出现关节积液、关节间隙增宽，滑膜不规则增厚，回声增强，关节腔无回声区内，沉积的纤维蛋白或干酪样物质，显示为斑点状或线状高回声；有的纤维蛋白形成米粒状小体，显示为多发散在中高回声（图34-4-3）。发展为全关节结核时，同时可见关节软骨及骨破坏，出现回声缺损；向外破溃在软组织内形成冷脓肿无回声，并可见与关节相通的窦道。其内的坏死组织显示为不均匀高回声，死骨呈斑点状高或强回声（图34-4-4，图34-4-5），晚期关节间隙变窄，关节囊不规则增厚。有的周围腱鞘和滑囊也可被波及，出现滑膜增厚和积液。

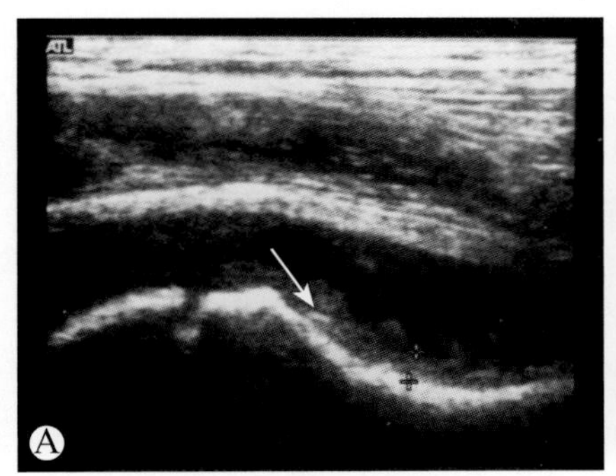

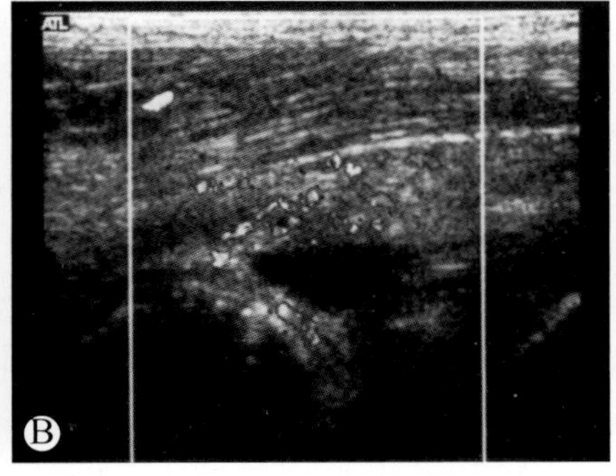

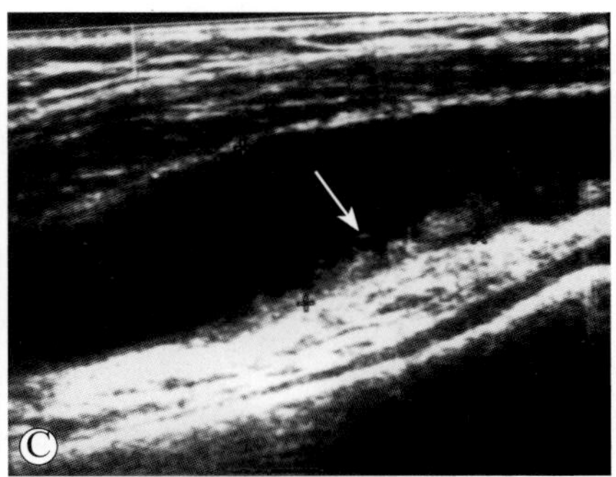

图34-4-3 膝关节滑膜结核声像图

患儿，男性，6岁。A、膝关节；B.PDI血流增多；C.髌上滑囊，积液，滑膜增厚，并可见米粒小体形成（箭头）

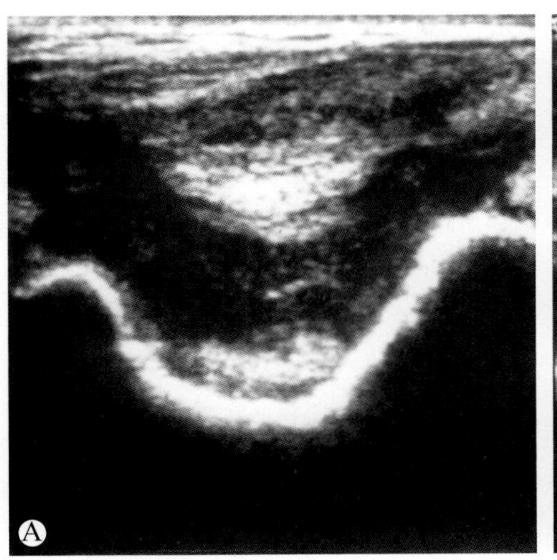

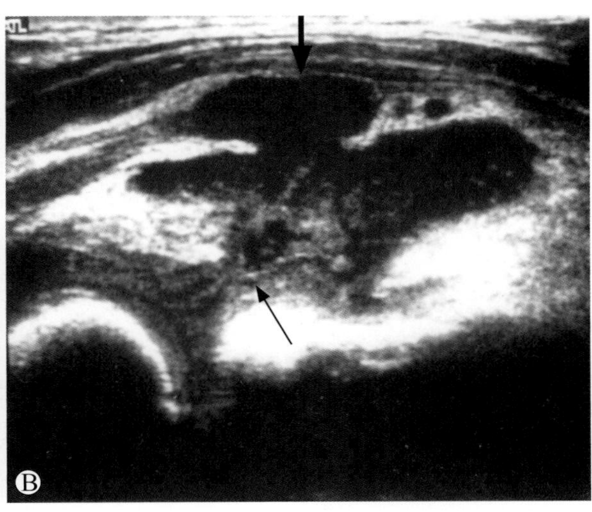

图34-4-4 肘关节全关节结核声像图

A.关节积液；B.关节周围软组织冷脓肿（粗箭头）及与关节腔间窦道形成（细箭头）

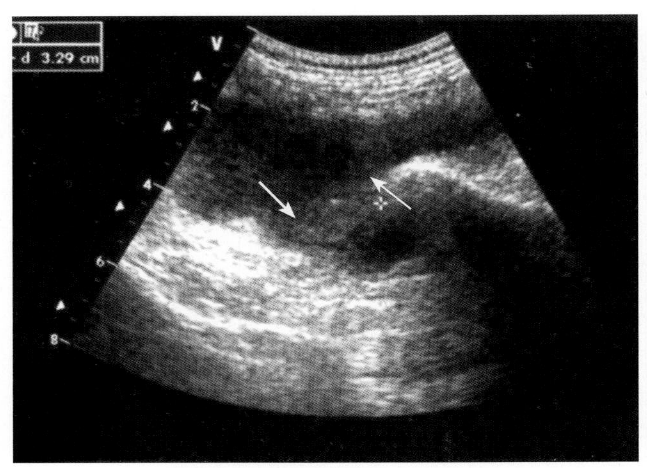

图34-4-5 骶髂关节结核声像图

冷脓肿。右箭头示髂后上棘；左箭头示瘘孔

四、骨关节炎

骨（性）关节炎（osteoarthritis，OA）又称变形性关节病、增生性关节炎、软骨退化性关节炎等，是最常见的关节退行性疾病，是中老年人常见的原发慢性进行性骨关节疾病，其特点是先发生关节软骨病损，然后累及软骨下骨质、滑膜、关节囊及其周围支持组织。原发性病因尚不清楚，与年龄、体胖、职业、外伤、遗传等诸多因素有关。80%发生于50岁以上，女性多于男性。其在老年关节病中占30% ～ 50%。年轻人大多为继发性。膝关节易发，高于其他任何关节，其次为脊柱、髋关节及指间关节等。本病病程长，发展缓慢，可累及所有关节结构。基本病理变化：早期关节软骨软化变薄，表面凹凸不平，负重部位软骨破裂缺损，关节间隙变窄，继之软骨下骨质外露，增生硬化；病程中期，关节边缘区软骨骨化，骨质增生，形成骨赘，可因轻微外伤骨赘脱落形成关节游离体；后期可有多发大小不一的软骨下骨囊肿形成，与关节毗邻的滑囊出现积液，大多数受累关节并有关节囊、关节滑膜增厚和纤维化。主要临床表现：早期为非对称性关节疼痛、晨僵，活动过多时加重，休息后减轻。有骨赘形成时，关节活动受限。继发关节和邻近滑囊积液时出现关节肿胀。有关节游离体时，可发生关节交锁症状。红细胞沉降率、血细胞和血清免疫学检查正常，类风湿因子阴性。

（一）声像图表现

以膝关节为例，轻者关节软骨表面不光滑，凹凸不平，局限性变薄（图34-4-6A），尤以负重较大的股骨内侧髁和髌股关节明显；重者局部软骨断裂缺损，软骨下骨质外露硬化，回声增强并突出，胫骨平台和（或）股骨髁关节边缘处骨质增生，骨赘（osteophyte）形成，呈唇样隆起（图34-4-6B），并常合并半月板向外突出，甚者可发生半月板水平断裂，骨皮质下囊肿形成时，或可在骨端骨质内检出不均匀低或无回声灶，周围有高回声环（但超声的检出率较低，不如MRI）。病程长者，可有关节及髌上滑囊滑膜增厚，最常见于髌上髁间窝区和邻近髌下脂肪垫部，并有少量积液（图34-4-6C），也可并发腘窝囊肿。关节游离体形成时，关节腔内可见点、片状强回声，并随关节活动而变位（图34-4-6D）。关节内有较多积液或注入生理盐水后，更有助于判断关节软骨的改变及关节游离体。合并肌腱或韧带炎症时，肌腱和韧带增厚，回声减低甚至钙化（特别是在腱端骨赘区）。较重的患者，同时可见腰椎椎体边缘唇样骨质增生，有时椎体间骨赘形成桥状连接。肩关节OA时肱骨头边缘发生不规则骨质增生和骨赘形成，关节和肩峰下滑囊积液，肩袖变薄甚至断裂。手及足小关节OA时，指（趾）关节腔变窄，骨端周围骨质增生，骨赘形成。主要应与类风湿关节炎、滑膜骨软骨瘤病、晶体性关节炎等鉴别。

（二）临床意义

超声虽不能诊断早期OA，但出现上述阳性超声改变，可为本病诊断及鉴别诊断提供依据。MRI和关节造影CT对观察关节软骨缺损的部位和程度，软骨下骨质水肿、硬化和囊肿形成更为准确可靠。

五、类风湿关节炎

类风湿关节炎（rheumatoid arthritis，RA）是以滑膜为主要靶组织的慢性、进展性炎症性关节疾病。滑膜炎是RA最早的病理改变，并继发软骨和骨侵蚀性破坏。早期滑膜充血水肿、渗出，关节腔内出现积液；继之滑膜慢性炎症性增生，滑膜血管翳形成，侵蚀破坏关节软骨，使之变性、变薄或消失，并进一步侵蚀破坏软骨下骨质和骨囊肿形成。后期导致关节间隙变窄、关节畸形或强直。并常伴有关节周围滑囊、腱鞘、肌腱炎症。无关节边缘骨质增生和骨赘形成是本病另一重要特征。大小关节均可发病，但以双手关节（尤其掌指关节和近端指间关节）、腕关节、膝关节、跖趾关节最为多见，其次为肘、踝、肩、髋等关节，并有多发和对称性发生的特点。本病可发生于任何年龄，发病高峰为40 ～ 50岁。

（一）临床表现

本病起病隐匿，病程缓慢。早期症状轻微，随疾病进展，受累关节疼痛、肿胀、晨僵（至少持续1小时，病程6周以上）及活动受限，关节附近肌肉萎缩。并可有食欲缺乏、肌肉酸痛、低热、乏力等全身症状。后期出现

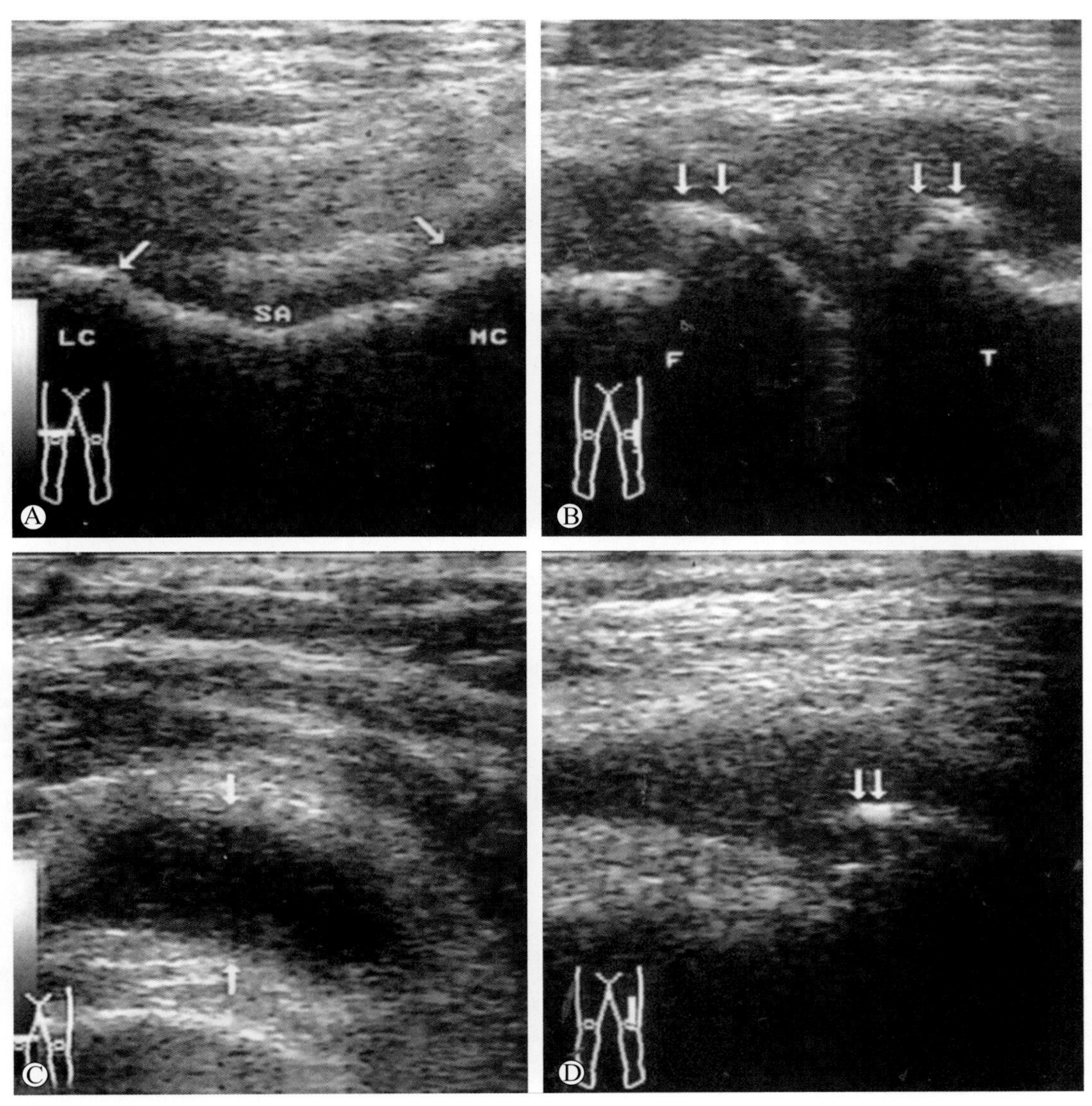

图34-4-6　膝关节骨关节炎声像图

A.关节软骨变薄、消失（箭头）；B.股骨和胫骨边缘骨赘形成（箭头）；C.髌上滑囊积液（箭头）；D.关节游离体形成（箭头）。F.股骨；T.胫骨；MC.股骨内侧髁；LC.股骨外侧髁

关节变形，最常见的是掌指关节半脱位和手指向尺侧偏斜，近端指间关节过度伸展，手呈“天鹅颈”畸形。多数患者红细胞沉降率增快，类风湿因子（RF）、抗环瓜氨酸肽抗体（CCP）检测阳性，滴度增高；C-反应蛋白（CRP）增高。症状常从一个关节扩展到另一个关节。发生在腕部者则可引起正中神经压迫症状（腕管综合征）。踝关节受累可发生胫神经压迫症状（踝管综合征）。

【附】 1987年美国风湿病学会类风湿关节炎临床诊断标准

①晨僵至少1小时，病程≥6周；②3个或3个以上关节肿胀，≥6周；③腕关节、掌指关节、近端指间关节肿胀，≥6周；④对称性关节炎≥6周；⑤皮下类风湿结节；⑥RF阳性；⑦手关节或腕关节X线改变，应包括侵蚀或脱钙。以上标准中4项或3项以上阳性者可诊断RF。

（二）声像图表现

1.关节内超声表现　最重要的是滑膜增生、滑膜增厚和滑膜血管翳形成，其是疾病早期的主要改变，一般呈低或较高回声，不规则毛刺状或结节状向关节内突出，关节腔间隙增宽，无或仅有少量关节积液，滑膜的外边缘回声不清。在掌指关节，关节的掌侧和背侧隐窝处滑膜肿胀突出，关节间隙增宽，＞3mm，或大于正常关节1mm（图34-4-7～图34-4-9）。增厚的滑膜炎症充血，PDI及造影PDI显示血流信号增多，多呈阻力较低的低速血流，并说明疾病处于活动期。血流信号多少和阻力指数的变动可反映病情的变化和药物治疗的效果。借此可区别增厚的滑膜是高血管性滑膜翳，还是纤维性滑膜翳；区别滑膜增厚是炎性的还是非炎性的；是破坏性的（如RA）还是非破坏性的（如OA）。PDI对掌指关节RA炎症活动的判定是可靠的，其敏感度及特异度分别为

88.8%和97.9%，造影PDI对血流的显示率更高。疾病继续发展，关节透明软骨被侵蚀变薄，关节腔与软骨间的正常高回声线消失，是最早软骨损伤的征象（在手部掌骨头软骨易被显示，正常平均厚度为0.8mm）。此外，尚可见骨表面回声不光滑、断裂，软骨下骨组织被侵蚀破坏，回声缺损、凹陷或骨囊肿形成和关节半脱位（图34-4-8A，图34-4-9B），但与AO不同，不发生软骨下骨质硬化。晚期关节间隙变窄。在掌指关节，掌骨头破坏比掌骨底更常见，并可致指骨短缩（图34-4-8B），尤其第2掌骨头的桡侧，此种改变显现率可达92%。在腕关节最常见的病变部位是舟骨、三角骨和头状骨，其次为尺骨茎突。RA仅有少量关节积液。

2.关节外超声表现　包括肌腱炎、腱鞘炎、腱末端炎、肌腱断裂、滑囊炎和类风湿结节等。腕部腱鞘滑膜炎是RA常见的病理改变，对诊断RA有重要意义，常发生于尺侧和（或）桡侧腕伸肌和指伸肌腱滑膜鞘，超声显示为腱鞘滑膜增厚（增生性腱鞘炎）和腱鞘积液（渗出性腱鞘炎），增厚的滑膜呈低回声，严重病例厚度可达13mm或以上。重症RA病例也可发生相关的肌腱炎（发生率为55%～60%），表现为肌腱的纤维状结构回声疏松或消失、腱肿大，腱边缘回声模糊甚至腱断裂。偶尔可发生相关腱末端炎。类风湿因子阳性患者中20%～30%的患者出现类风湿结节（rheumatoid nodules），其更常见于较重症的女性患者。类风湿结节一般为卵圆形低回声，边缘清楚，无包膜，多单发，也可多发，直径＜1cm，可发生在关节周围的肌腱本体中或附着在肌腱或韧带的边缘，也可发生在皮下组织内。膝关节RA（图34-4-7），多并发腘窝囊肿及髌上滑囊滑膜增厚和积液，髌下脂肪垫变性和缩小。慢性膝关节RA积液内可见游离的点片状中高回声（纤维

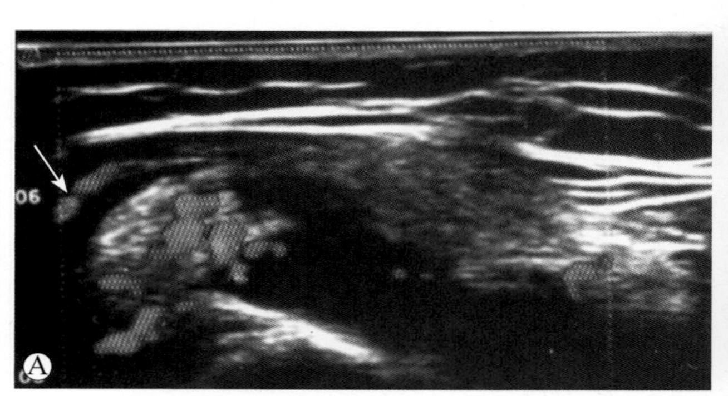

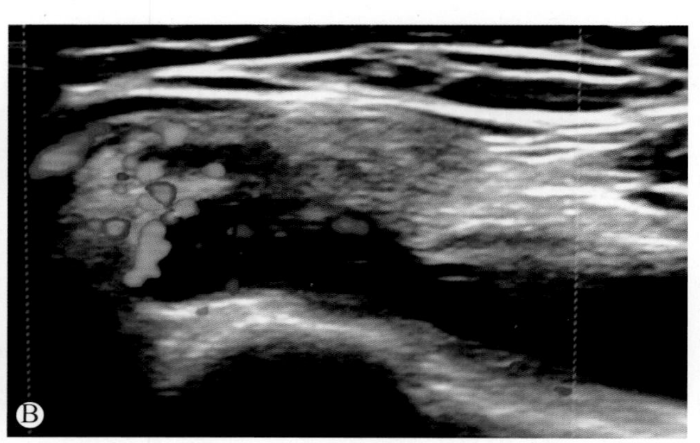

图34-4-7　类风湿关节炎声像图（一）

膝关节髌上滑囊积液及滑膜增厚，血管翳形成（箭头）；PDI显示血流丰富

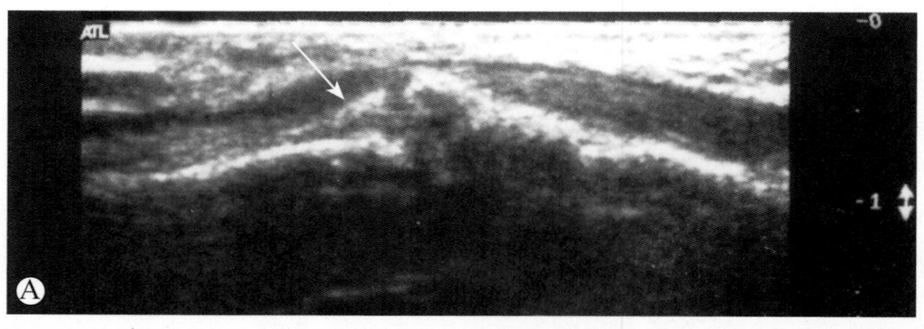

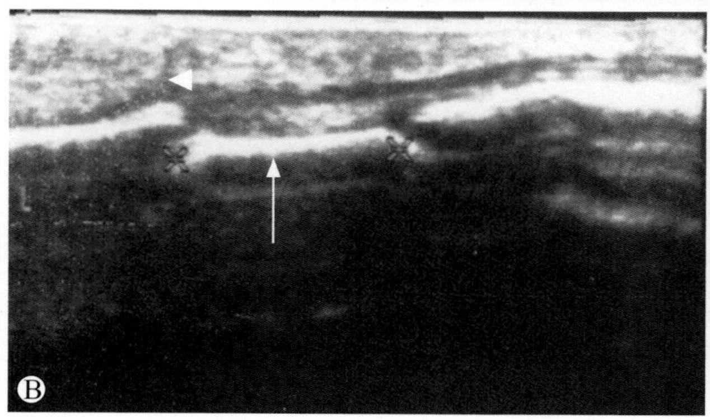

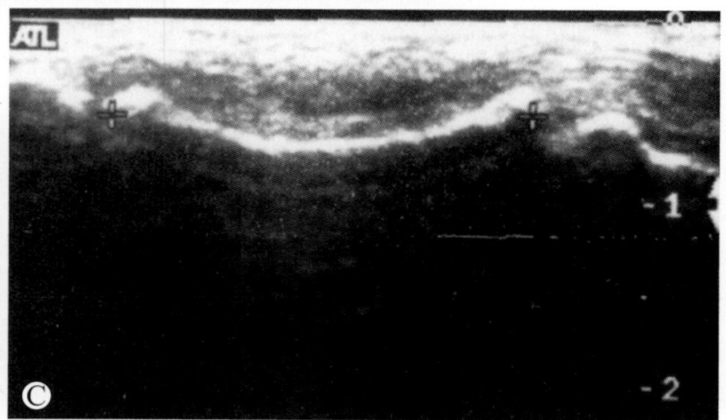

图34-4-8　类风湿关节炎声像图（二）

A.掌指关节骨质破坏（箭头）；B.指间关节破坏，指骨短缩（箭头）；C.健侧对比

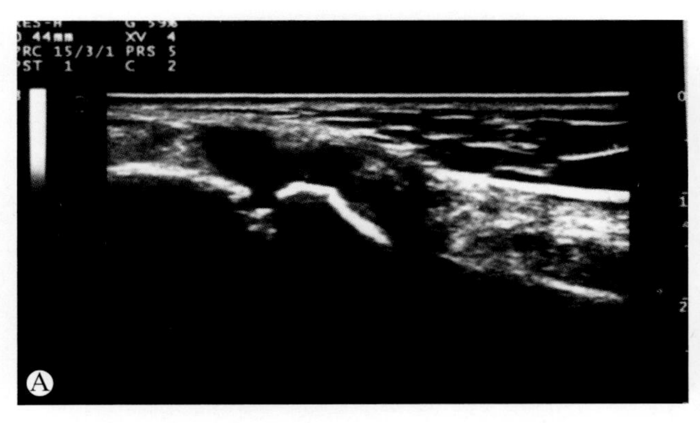
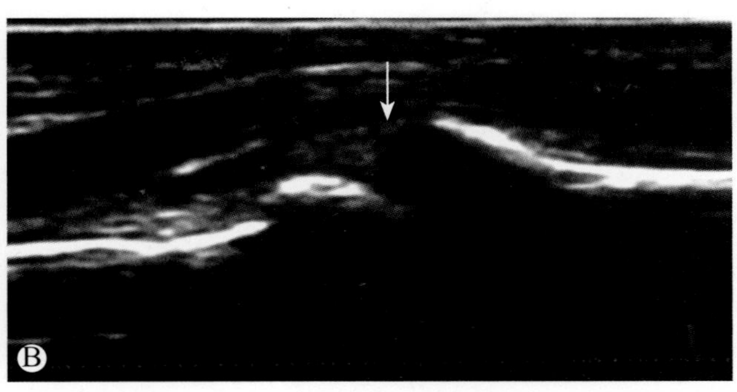

图34-4-9 类风湿关节炎声像图（三）
A.指间关节滑膜增厚，少量积液；B.指间关节半脱位（箭头）

米粒小体）。发生在近侧指间关节的RA，由于关节端的骨-软骨破坏，指骨短缩变形，有的仅见指骨体回声。有症状的肩关节RA，出现关节积液和滑膜增厚，经腋下探测肱骨头与关节囊间距＞3.5mm，两侧差＞1mm；肩峰下-三角肌肌下滑囊积液；肱二头肌长头肌腱炎、腱鞘积液和滑膜增厚，严重者可发生冈上肌腱及肱二头肌腱断裂。发生在其他关节如髋关节、肘关节的RA，有相似的改变。对于上述超声改变，在疾病的不同时期，可以出现一项或多项，项目越多，诊断越准确。

（三）鉴别诊断

上述声像图改变是非特异性的，本病主要应与骨性关节炎、色素沉着绒毛结节性滑膜炎等鉴别。前者发病以关节软骨变性、破坏开始，继发骨质增生为主，而RA则以滑膜增生开始，继发骨质破坏为特征。后者是以滑膜局限性或弥漫性瘤样增生为特点。结合RF及CRP检查可以与之鉴别。

（四）临床意义

二维超声、CDFI和PDI对RA的关节滑膜和软组织病理改变容易显示，并可提供客观诊断证据，CDFI和PDI对滑膜血流连续观察，可判定滑膜炎症的活动性和对治疗的反应（PDI更为有效），ARA 2009年已将超声列为判定RA滑膜炎症的指标。

但诊断时上述的超声征象需要结合病史、临床表现和实验室检查等资料综合判定。MRI在显示骨、软骨侵蚀破坏方面优于超声。

六、痛风性关节炎

痛风性关节炎（gouty arthritis）是常见的晶体性关节病，是因高尿酸血症，尿酸盐（MSU）结晶沉着于关节内及其周围软组织所引起的炎症性疾病。其可累及关节的软骨、骨、关节囊及其周围的肌肉、肌腱、韧带和皮下组织。早期常为单关节发病，慢性期可多关节先后受累。首先发生在下肢，开始约50%发生在第1跖趾关节，其他常被累及的部位为跖趾、趾间、踝、膝、肘、腕等关节，中轴骨少见。痛风的发病高峰年龄为40～50岁，偶尔＜30岁。男性多于女性约5倍，其可发生于绝经后的女性，仅占5%左右。临床分为无症状高尿酸血症期、急性关节炎期、急性发作间歇期和慢性关节炎期。急性关节炎期，尿酸盐结晶落入关节内引起急性炎症，滑膜增厚，关节积液（一般为少量），关节周围软组织肿胀，突发关节剧痛、红肿、发热和压痛，可有血白细胞增多和红细胞沉降率增快。早期一年仅发作1～2次，持续1～2天，多至1～2周，症状自然缓解消失。急性发作间歇期，急性临床症状消失，病变暂时缓解，但仍有高尿酸血症，滑液中可查出尿酸盐结晶，其间常因外伤、手术、感染、饮酒、饥饿、受寒、劳累（如剧烈运动、长途步行、狩猎）及饮食不节（进食富含嘌呤的食物）等因素诱发，再度急性发作，间歇期的持续时间长短不一，数月乃至数年。慢性关节炎期，因急性关节炎多次反复发作，或未经有效治疗，数年后病变逐渐加重，痛风石形成，累及关节增多，关节周围的肌腱、腱鞘、滑囊和皮下软组织等同时受累。痛风石是进入慢性期的标志，它由单钠尿酸盐结晶、蛋白基质、炎性细胞、异物巨噬细胞和纤维组织构成，属透X线结石，见于病变关节内及其周围组织。发生在关节内，可造成关节软骨及骨质侵蚀破坏，而导致关节变形，称为痛风石性关节炎。痛风石在关节外隆起于皮下，呈大小不等结节，破溃后排出白色粉末状或糊状物。有的合并尿酸盐性肾结石或痛风性肾病，可有泌尿系统症状。

（一）声像图表现

急性关节炎期（图34-4-10），多首发于第1跖趾关节、跗骨、踝关节或膝关节。受累关节及周围软组织肿胀，滑膜增厚，关节积液。同时累及周围肌腱和腱鞘时，肌腱肿大增厚，肌腱周围出现回声减低区，CDFI显示局部血流增多。关节软骨尿酸盐沉积时可出现“双边征”，表现为软骨表面尿酸盐沉积出现的线状高回声，与关节骨皮质高回声形成双层平行线状高回声，软骨低回声夹在两层高回声线之间的征象，这一征象具有定性诊断价值。邻近关节的滑囊滑膜增厚，积液，扩张，积液内可见不规则沉积状高回声。慢性关节炎期（图34-4-12），痛风石出现在关节内或关节旁骨的突出部或边缘部，多见于手足小关节，有时也可发生于耳廓、腕关

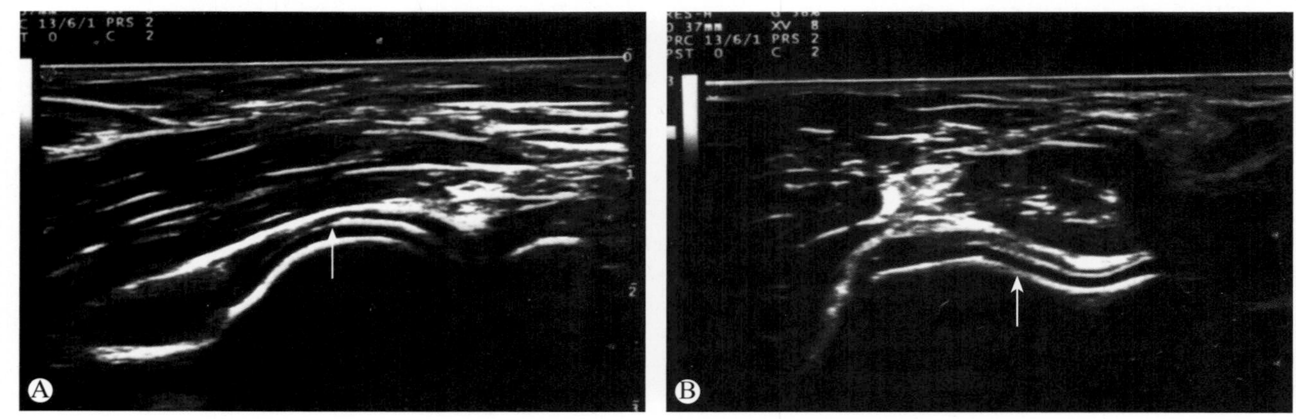

图34-4-10 痛风性关节炎（急性关节炎期）声像图

肘关节前部纵切面、肘后横切面均显示“双边征”（箭头）

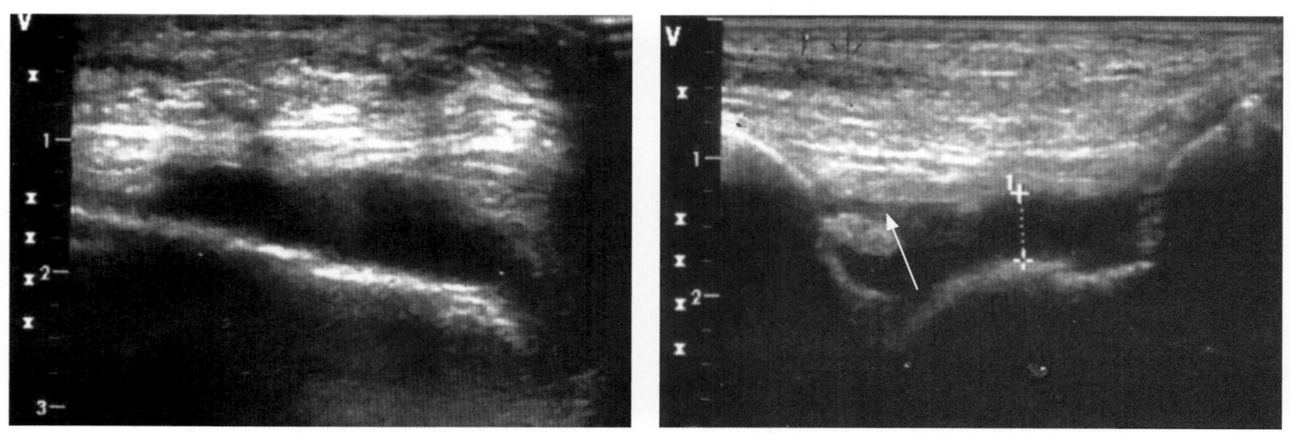

图34-4-11 痛风性关节炎（急性发作间歇期）声像图

胫距关节积液，滑膜痛风石形成（箭头）

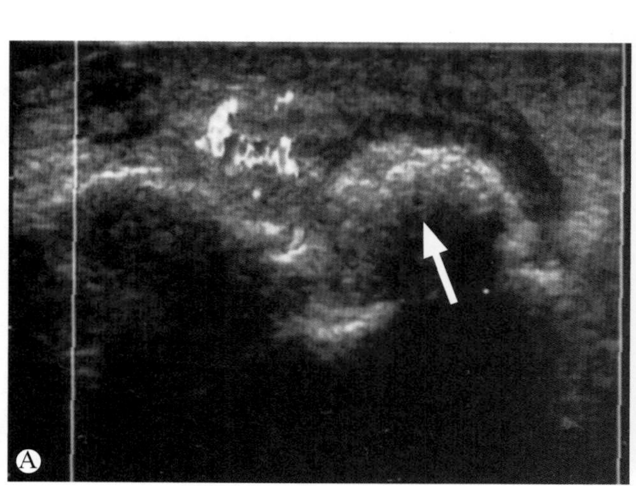

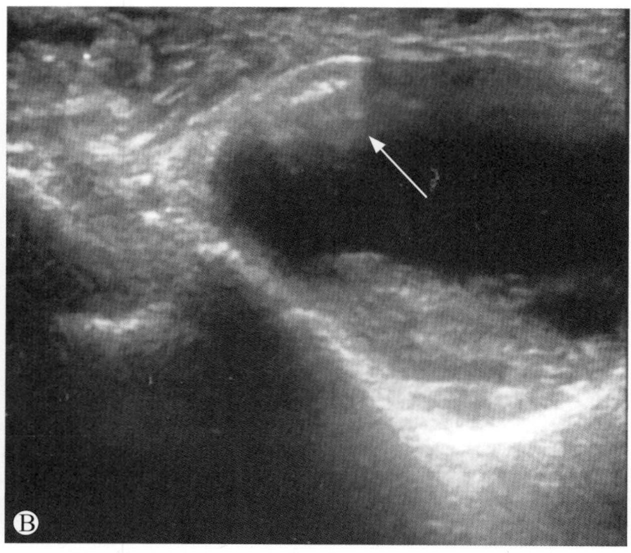

图34-4-12 痛风性关节炎（慢性关节炎期）声像图

A.软组织内钙化痛风石形成（箭头）；B.滑囊滑膜痛风石（箭头）

节、踝关节、肘关节及其周围软组织（包括滑囊和其他滑膜腔、肌腱、韧带及关节旁皮下组织）等处，可因痛风石压迫而发生骨、软骨非对称性侵蚀破坏，出现边缘清楚的低回声缺损凹陷，疾病晚期可致关节畸形和功能障碍。

痛风石通常显示为边缘清楚的圆形或卵圆形低中等回声结节，回声强度高于肌肉，低于骨；发生钙化时则显示不均匀高回声，多无声影，直径从1mm到数厘米，关节旁软组织痛风石沉积，则出现非对称性软组织肿胀，毛刺状回声增高；有时出现细小的骨膜新骨形成。发生于腕部可引起腕管综合征，出现正中神经压迫症状和其他相应的声像图改变。

（二）鉴别诊断

本病应与类风湿关节炎、骨关节炎、焦磷酸钙沉积关节病、滑膜软骨瘤病等鉴别。准确的病史和关节液检查对鉴别诊断至关重要，关节液检出尿酸盐结晶即可确诊，偏光显微镜下尿酸盐结晶为长15～20μm，针状或柱状（多为针状）负性双折光结晶。血尿酸浓度检查可辅助确诊。

（三）临床意义

X线检查在痛风性关节炎诊断中的应用较多，但敏感度较低（尤其早期诊断），超声对本病的急、慢性关节炎期和痛风石具重要诊断价值，能提供诊断证据，准确引导关节、滑囊积液和痛风石穿刺化验取材。

七、焦磷酸钙沉积关节病

焦磷酸钙盐沉积关节病（calcium pyrophosphate dehydrate crystal deposition disease）又称假痛风（pseudogout）和软骨钙沉着症（以下简称CPPD关节病），不常见，多是由双水焦磷酸钙（CPPD）结晶或钙磷灰石结晶在关节滑膜、软骨（透明软骨和纤维软骨）及其周围肌腱、韧带、关节囊、滑囊上沉积所引起的一种急性、慢性关节炎症。病因不明。其可发生于任何关节，但最常侵犯膝关节、腕关节及第2、3掌指关节。多为中老年发病。早期发生关节透明软骨及纤维软骨钙盐沉着和关节积液，有时焦磷酸钙结晶沉积甚多，在关节和邻近滑囊内积聚形成凝块或包囊结节。在关节炎的不同阶段，有不同的临床表现。多数（35%～60%）呈慢性渐进性关节炎表现（类似骨关节炎），起病时间不清，只有程度不等的关节疼痛；10%～20%自发或因关节直接创伤、外科手术、输血、输液、甲状腺素代替疗法等触发急性、亚急性关节炎发作（类似痛风发作），出现关节红肿、疼痛、积液和压痛，关节活动受限，但很少有发热和红细胞沉降率增快。症状是自限性的，持续1天到数周不等。间歇期急性症状消失，而关节病理改变持续并逐渐加重，反复发作可发生关节骨、软骨破坏，关节间隙变窄，关节变形及半脱位。但10%～20%轻型患者可无症状，很少就医。

（一）声像图表现

1.关节软骨改变　CPPD结晶沉积在骺端透明软骨的中层，而呈线状薄层强回声，与邻近软骨下骨皮质平行，当软骨被腐蚀破坏，CPPD结晶沉积在透明软骨表面，强回声带增宽，这种透明软骨的改变，最常见于腕关节、膝关节、肘关节和髋关节。在膝关节，后部的透明软骨钙化比前部更常见。在腕部最常见于舟骨与月骨之间，并常合并桡腕关节间隙变窄。纤维软骨CPPD结晶沉积，最常见于膝半月板、腕尺关节盘、髋关节盂缘，使此等结构回声增强。膝关节半月板钙化比透明软骨钙化更常见，外侧半月板比内侧半月板多见。在膝的髌股关节、桡腕关节和第2、3掌指关节可见关节间隙变窄，在老年人单独出现髌股关节间隙狭窄，在除外其他病因，即使尚没有关节钙化改变，应考虑CPPD关节病。本病也可产生关节内骨软骨小体，游离于关节腔内成为游离体，或包埋于软骨或滑膜之中。

2.滑膜改变　CPPD结晶沉积可广泛分布于整个关节腔滑膜，显示急性或慢性炎症改变，日久可出现大小不等的结节状或不定形滑膜"肿物"，呈中等或高回声，边缘较清楚，CPPD沉积较多或浓缩形成包囊结节时，关节内可见广泛不规则斑片或团块状强回声（图34-4-13A，图34-4-14），毗邻的滑囊也可有相似的改变。波及关节囊时，关节囊周边部出现线状强回声，但早期不易与滑膜钙化区别。

3.肌腱、韧带改变　肌腱CPPD沉积钙化有报道发生率为13.5%，声像图显示肌腱内出现线状或点状强回声，钙磷灰石结晶沉积，则呈孤立结节状强回声，常见受累的肌腱有冈上肌腱、股四头肌腱、腓肠肌腱、跟腱、腘绳肌腱等。

（二）鉴别诊断

本病常需与痛风性关节炎、骨关节炎、类风湿关节炎、滑膜骨软骨瘤病、碱性磷酸钙沉积关节病及肿瘤样钙质沉着症等疾病鉴别，除参考临床表现、病史外，确诊靠关节液内检出焦磷酸钙结晶，在偏光显微镜下，呈柱状或菱形正性双折光结晶，长2～3μm。有时呈针形。

（三）临床意义

MRI对此病诊断较为准确，超声能查出关节滑膜、软骨及滑囊钙化，较X线片敏感，但不具特异性，可作为筛选性检查及引导穿刺化验取材。

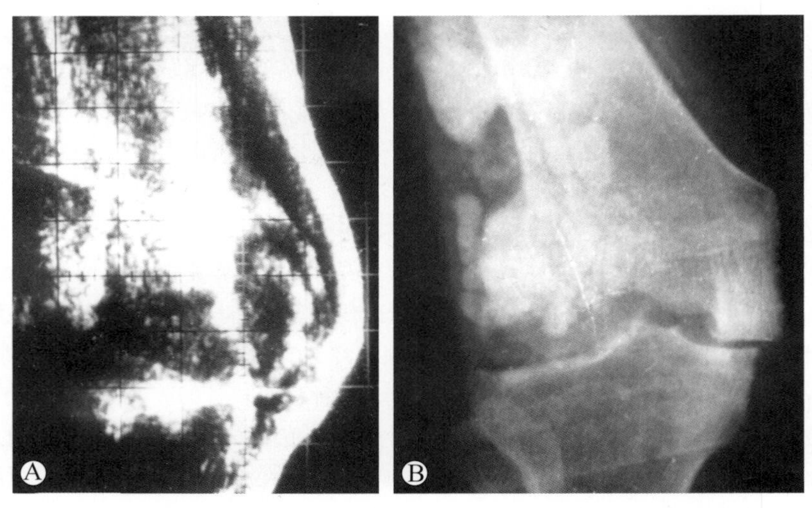

图34-4-13　焦磷酸盐沉积关节病声像图（一）

A.膝关节声像图；B. X线片

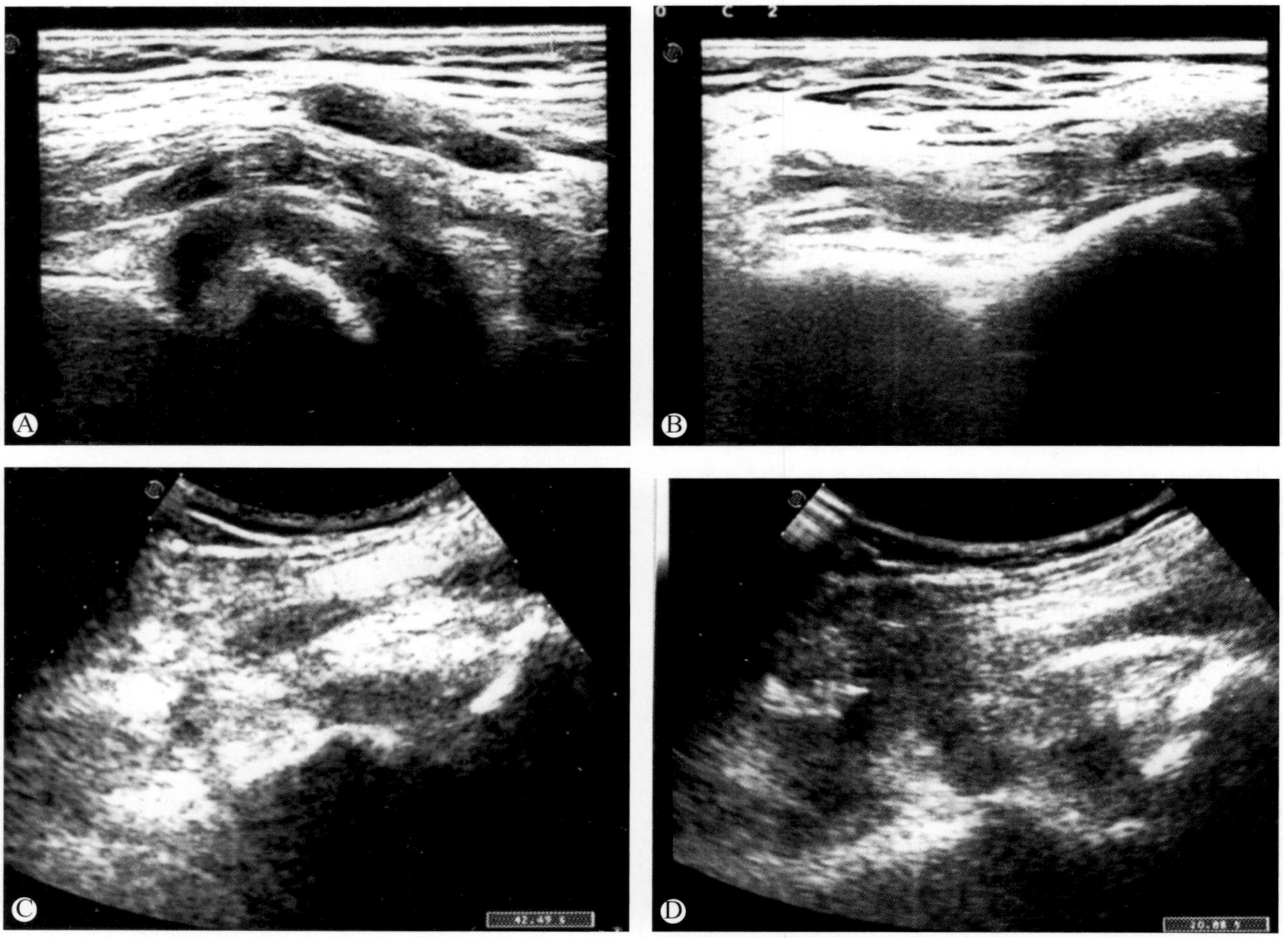

图34-4-14　焦磷酸盐沉积关节病声像图（二）

患者，女性，64岁，双侧肘关节、双侧膝关节受累，关节变形，运动受限。声像图显示双水焦磷酸钙结晶广泛沉积于关节滑膜及软骨表面，呈不规则弥漫性高强回声

A、B.肘关节；C、D.膝关节

八、关节游离体

关节游离体（intra-articular loose body）是不附着于关节内结构的骨性、软骨性、骨软骨性碎片，俗称关节鼠。其可继发于急性损伤，如关节内骨软骨骨折、半月板损伤；更多继发于其他慢性关节疾病，如骨关节炎、剥脱性骨软骨炎、关节滑膜骨软骨瘤病和神经性关节病等。

游离体源自滑膜关节表面的骨、软骨破坏及骨赘断裂和滑膜软骨瘤小体脱落，进入关节腔并随关节运动不断移位，卡在两个关节面之间时，引起间歇性关节交锁。

其常发生于大关节，尤以膝关节多见。在肩关节、膝关节因关节腔较大，游离体位置不稳定，可以自由移动于不同的滑膜间隙或隐窝内，因此也常发生交锁。反之发生于肘关节、踝关节、髋等关节，游离体移动空间较小，存留处相对较为稳定，随关节运动的移位范围较小。临床表现：位置稳定的游离体，平时可无明显症状，或仅有原发病症状；发生关节交锁时，突然发生剧烈疼痛，运动受限，一时不能活动，有时可触及游离体肿物，经适当运动解除关节交锁后，产生关节弹响，随后症状暂时消失，肿物也随之隐匿不显。日久可继发关节及邻近滑囊积液，引起关节肿胀；因活动受限常发生相关肌肉萎缩。只有钙化或骨性游离体X线检查才是有用的。

（一）声像图表现

游离体在关节腔内，显示为强回声小体，大小不等，呈点片状、圆形、椭圆形或不规则形，其后方可有声影，不与关节骨结构相连，可移动（图34-4-15），最常存留的关节滑膜间隙或隐窝区为髌上窝、肩胛下窝、腋窝、喙突下窝、冠突窝和鹰嘴窝、踝部的前胫距窝及后胫距窝，有时可在腘窝囊肿、肱二头肌腱鞘内。关节游离体常合并关节积液，有积液时，游离体周围被关节液包绕，更易被探测到，特别是体积小的游离体（关节造影样效应）。当无关节积液时，游离体贴附在相对应的骨端表面，或游离体微小不易分清时，向关节内注射消毒生理盐水则有助于诊断和定位。游离体具有活动性，动态扫查，探头加压滑膜窝处，在关节进行屈、伸运动时，游离体可随之发生位移，同时能观察到患者的突发交锁症状、关节弹响与游离体位置的关系，并有助于骨赘、关节囊和滑膜钙化鉴别（后者是不移动的）。如果体外能触到游离体肿物，在扫查过程中，指压肿物，出现游离体移位也可证实诊断。关节滑膜增生肥厚、邻近滑囊（特别是与关节相通的滑囊）积液也是重要的辅助诊断征象。有时游离体仅发生于滑囊（如髌上滑囊、腘窝囊肿）和腱鞘（如肱二头肌长头腱鞘）内，呈点片状或团块状强回声。除此之外，还可见到关节原发病的其他声像图改变。

（二）鉴别诊断

本病常需要与引起关节交锁的疾病如半月板损伤、半月板囊肿、滑膜骨软骨瘤病和滑膜肿瘤等鉴别，参考本章有关内容。

（三）临床意义

关节游离体缺乏特异的临床表现，临床常与其他关节疾病混淆，影像学检查是重要的辅助诊断手段。超声是可供选择的检查方法，它能够显示游离体，判定其大小的敏感度、特异度和准确度分别为100%，95%和97%（Frankel DA，et al，1998）。特别是肘关节、踝关节、髋关节、肩关节游离体的超声定位，对手术、关节镜下摘除游离体方法和入路的选择具有重要价值。超声比CT、MRI操作灵活、简便、价廉，且无X线辐射，诊断价值优于X线检查（仅不透光骨性和钙化的软骨性游离体有用）。值得注意的是，关节游离体位置是不稳定的，在不同的时间可出现在不同的部位，搜索的范围应包括相关关节所有的滑膜隐窝和滑囊，以免漏诊。

九、银屑病关节病

银屑病关节病（psoriatic arthritis，PsA）是与银屑病相关的慢性炎症性关节病，在银屑病中占1.96%（国外为6%～39%）。PsA有银屑病皮疹或病史，兼有骨、关节及其周围软组织的炎症改变，部分病例可有骶髂关节和（或）脊柱炎，晚期引起关节强直而致残。大多数（约75%）皮疹出现在关节炎之前，两者同时发生的约占15%，皮疹发生于关节炎之后的约占10%。本病可发生于任何年龄，但高峰年龄为30～50岁，儿童高峰年龄为

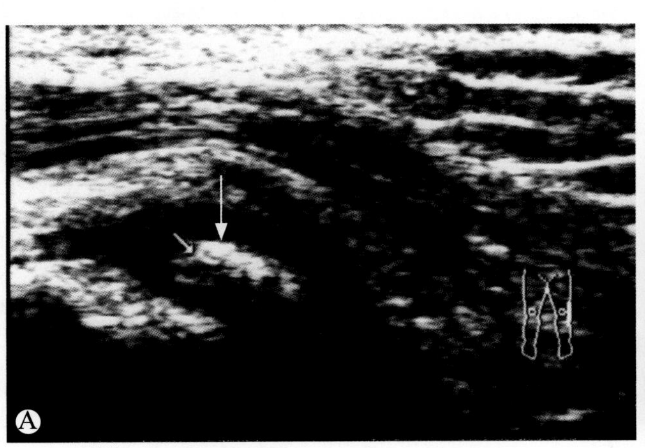

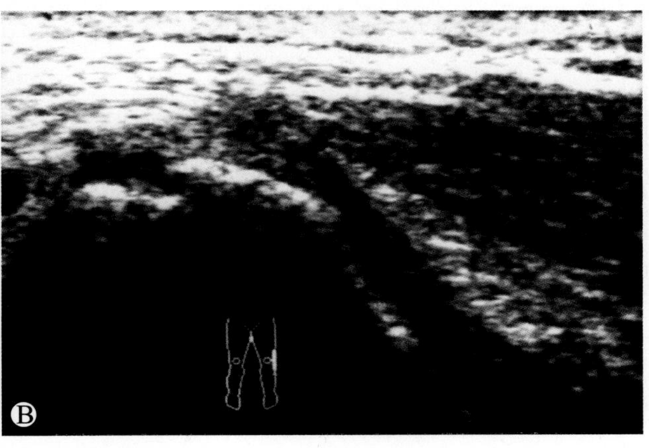

图34-4-15　膝关节游离体声像图

A.游离体（箭头）；B.活动后游离体回声移位消失

6～11岁，无性别差异。

Mollh和Wrightj依临床表现将PsA分为以下几型：①少（单）关节型，约占70%，以累及膝、踝、髋等大关节为主；②远侧指（趾）间受累型，占5%～10%，发生关节滑膜炎、腱鞘炎和腱末端炎并伴有指（趾）甲病变；③多关节炎型，约占15%，病变以近端指（趾）间关节为主；④残毁关节炎型，约占5%，多发生在手足小关节，掌指和跖趾骨侵蚀破坏，致关节强直和变形，皮肤病变亦严重；⑤脊柱关节炎型，约占5%，大龄男性多见以脊柱和骶髂关节病变为主，常为单侧发病。PsA典型的皮肤病表现：出现丘疹或板块，圆形或不规则形，表面有丰富白色鳞屑，去屑后为发亮的薄膜，去薄膜后可见点状出血（Auspitz征）。丘疹常见于膝、躯干、头皮和臀间，后两者易被忽略。80%的PsA患者有指甲病变，表现为指甲增厚变色、凹陷及出现纵横沟嵴。HLA-B16或HLA-B17表达阳性，RF阴性。

声像图表现：少节炎节型，大滑膜关节非对称性受累，早期以出现滑膜不规则增厚和积液为主，增厚的滑膜呈中或高回声，表面呈绒毛状，CDFI显示血流较丰富，毗邻的滑囊有相类似的改变。病情较重或病程较长者，可出现关节软骨破坏和骨赘形成（图34-4-16）；指（趾）间关节型，指间关节滑膜增厚、指屈肌腱鞘炎和腱末端炎，显示指（趾）屈肌腱增厚和回声减低，腱鞘增宽，软组组织增厚，使整个指（趾）呈弥漫性肿大（“香肠指”）。严重的可发生指（趾）骨端破坏甚至关节腔变窄和强直，骨膜增生和细小骨膜新骨形成，呈高回声隆起。脊柱关节炎型，可显示脊椎韧带钙化和椎旁骨赘形成。有银屑病皮损或病史，超声出现上述关节炎改变，即应考虑PsA的可能，因有部分患者皮肤改变轻微或发生在隐匿部位，易误诊为其他关节病，如有怀疑，应追问病史和家族史，检查隐匿部位，如头皮、腋窝、臀沟乳房下或肛周有无皮肤病变。本病需要与类风湿关节炎、骨关节炎等鉴别，本病有银屑病病史HLA-B16或HLA-B17阳性，以及特殊指（趾）甲改变等，可与之鉴别。

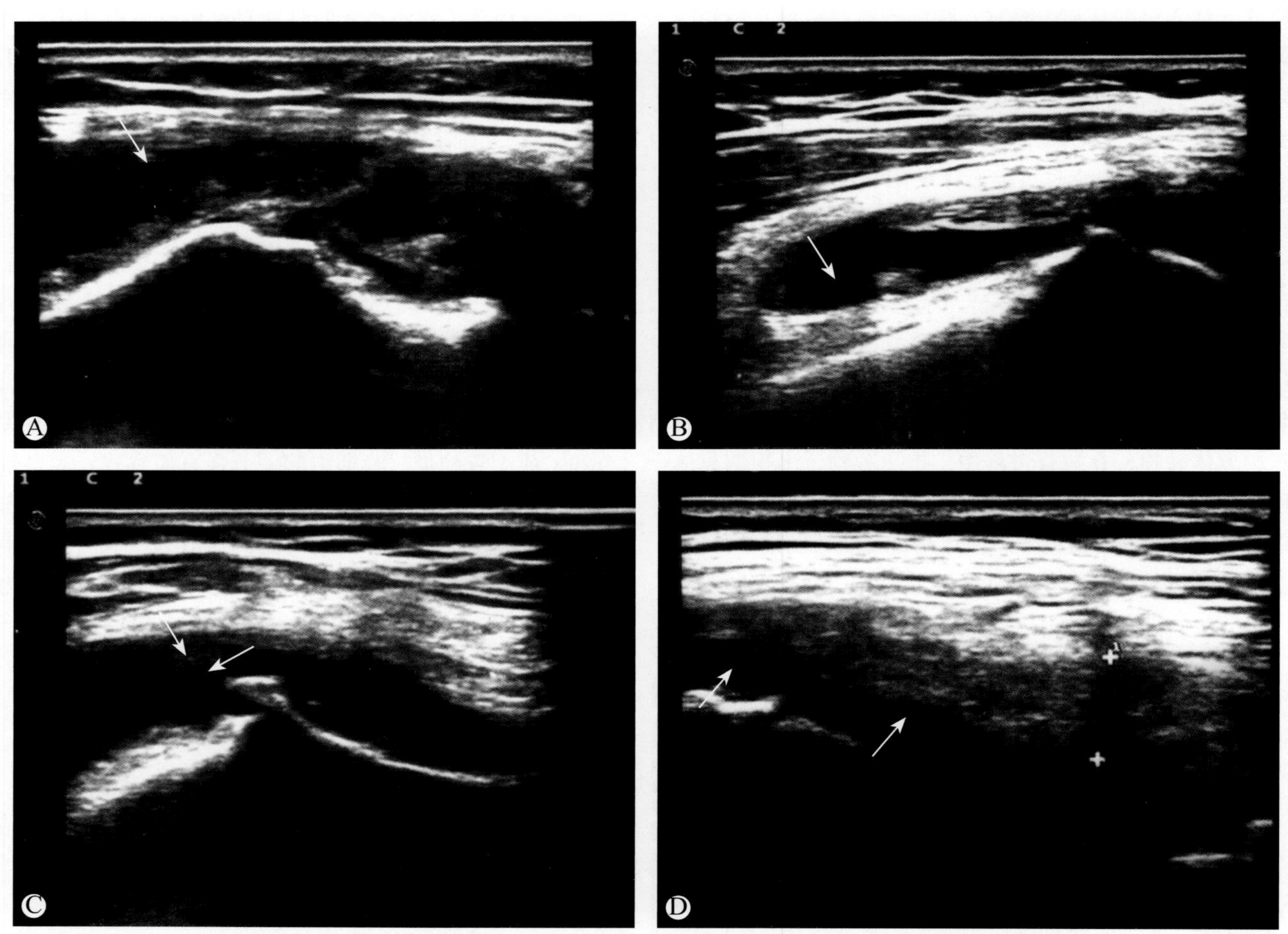

图34-4-16 银屑病性关节病

患者，男性，24岁，银屑病病史10余年。A.膝关节积液，米粒体形成（箭头）；B.髌上滑囊积液及米粒体回声（箭头）；C.胫骨边缘骨赘形成（箭头）；D.膝髌内侧滑膜皱襞增厚（箭头）

十、发育性髋关节异常

发育性髋关节异常（developmental dysplasia-of the hip，DDH）是婴儿出生时即存在或者出生后继续发育才表现的一系列髋关节异常的总称，其中包括髋关节发育不良、半脱位和全脱位。发育不良性髋关节脱位1992年前称先天性髋关节脱位（congenital hip dislocation）。女孩较多，我国男女比例为1∶4.75，左侧比右侧多。主要病理改变为骨性髋臼缘发育不良、髋臼变浅，不能完全覆盖股骨头，半脱位或脱位时，股骨头与髋臼分离，向关节外移位，关节囊松弛，臼内纤维脂肪组织增多，圆韧带肥厚，如反复脱位，在髋臼后上方髂骨翼处形成假臼。临床表现：站立前患儿髋关节活动受限，常呈屈曲位，牵拉时虽可伸直，但松手后又呈屈曲状。患侧肢体因向上脱位短缩，臀部及腹股沟皮肤皱褶加深与健侧不对称，股骨大转子上移，Barlow试验和Ortolani征阳性。开始行走时间推迟，站立负重后单侧脱位，步态一侧摇摆跛行，双侧者站立时骨盆前倾，臀部后翘，腰部过度前凸，步行时呈鸭步，单足独站试验阳性。

（一）声像图表现

新生儿及婴儿期髋关节探测，取真正冠状切面，按Graf方法，患儿侧卧屈髋90°，内旋10°，探头置于大转子上，平行人体长轴，使大转子、股骨颈和髋臼盂唇在同一平面上，扫查时探头不应倾斜，一旦探头方向向前或向后倾斜，即可使髋臼分别出现人为的变浅或加深。从图像上判定标准冠状切面：髂骨回声平直并与探头平行，并使“Y”形软骨、股骨头、髋臼顶及高回声的髋臼盂唇尖均能在同一切面上清楚显示出来。如果髂骨回声弯曲呈弧形，髋臼深面看不到“Y”形软骨回声，则不是正确的冠状切面。冠状切面髋关节声像图所显示出的软骨性股骨头（骺）、大转子及“Y”形软骨为低回声或近似无回声；髂骨、骨性髋臼顶、关节囊、坐骨、股骨颈及股骨干显示为高或强回声，软骨盂唇为中等或高回声（图34-4-17）。其中主要解剖标志点有盂唇、软骨髋臼顶、髂骨下缘及骨性髋臼凸。沿髂骨回声到骨性髋臼凸画一垂直线，称基线（baseline）；从骨性髋臼凸至盂唇并通过它的纤维软骨末端连线，称软骨顶线（cartilaginous roof line）或髋臼盂唇线，与基线间相交夹角称为软骨顶角（β角），正常$\beta<55°$，此角代表髋臼唇的位置及软骨性髋臼顶覆盖股骨头的程度，增大说明股骨头向外侧移位，但此角临床较少应用。髋臼窝内的髂骨下缘与骨性髋臼凸外侧缘连线，称骨顶线（bony roof line）。其与基线间相交夹角为骨顶角（α角），代表髋臼的斜度，用来判定骨性髋臼的深度和形态，骨性髋臼覆盖股骨头的程度，α角正常$>60°$，此角变小，表示骨性髋臼发育不良和变浅（图34-4-18）。正常小儿软骨性股骨头在各个切面均显示为一圆形低回声结构，其中可见微细的点状回声，出生后至6个月前其直径为1.2～2.1cm，随年龄增长（出生后3～4个月开始）可出现骨化中心呈强回声，并伴有声影。髋臼在外侧横切面上，为一“U”字形较强回声结构，中心部的“Y”形软骨显示为一垂直的低回声带，其是判定髋臼的标志。股骨头与髋臼窝紧密贴合，呈同心圆关系，活动关节时，头在臼内转动。骨化中心出现后，其远侧形成声影，易误诊为三角软骨回声，并影响髋臼的显像，是值得注意的。Graf髋关节不良分型及判定标准参见表34-4-1。

另外，按Morin法：沿髂骨侧缘画一直线（与Graf的基线相同）；再沿股骨头最内侧和最外侧各画一条垂直平行切线，并使之与髂骨侧缘线平行，股骨头的两平行切线间的距离设为D；内侧切线与髂骨外侧缘线间距设

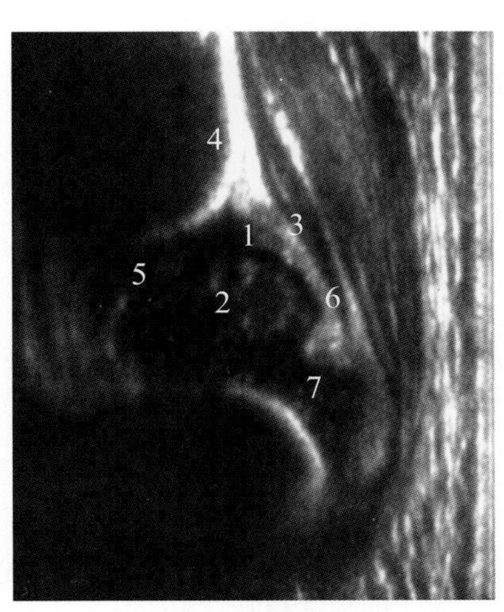

图34-4-17 正常婴幼儿髋关节冠状切面结构声像图

1.骨性髋臼顶；2.股骨头；3.软骨性髋臼顶；4.髂骨；5.“Y”形软骨；6.关节囊；7.大转子

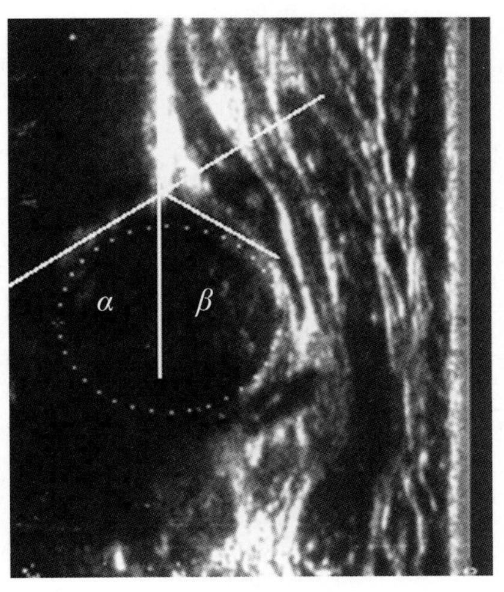

图34-4-18 髋关节冠状切面声像图

骨顶角、软骨顶角测定

表34-4-1 Graf髋关节发育异常超声分型

超声分型	骨顶发育	骨性髋臼缘形态	软骨顶	骨顶角（°）
Ⅰ型，正常	良好	锐利	窄长盖过股骨头	≥60
Ⅱa型，＜3个月，生理性骨化延迟	有缺陷	变圆	覆盖股骨头	50～59
Ⅱb型，＞3个月，生理性骨化延迟	有缺陷	变圆	覆盖股骨头	50～59
Ⅱc型，发育不良	有缺陷	变圆或扁平	部分覆盖股骨头	43～49
Ⅱd型，严重发育不良、半脱位	严重缺陷	变圆或扁平	受压移位	43～49
Ⅲa型，脱位	显示不清	扁平	向上移位和显示不清	＜43
Ⅲb型，脱位可复位	显示不清	扁平	上翻移位越过股骨头	＜43
Ⅳ型，严重脱位不能复位	显示不清	扁平	插入股骨头与髋臼间	无法测量

为d时，$d/D\times 100\%$为股骨头覆盖率（HCR），代表骨性髋臼顶覆盖股骨头的程度和股骨头向外移位程度（图34-4-19），正常应＞52%。

动态扫查是借助运动或加压判定隐性不稳定或使脱位再现的方法。按Harcke方法在髋关节冠状切面和外侧横切面，与临床Balrlow和Ortolani手法结合，检查时患儿取斜卧位，髋关节从自然位到屈曲位，从外展位到内收位扫查，探头置于髋关节的后外侧，垂直于髋臼中部，取标准冠状切面声像图（即正确地显示股骨头、髂骨、“Y”形软骨和髋臼盂唇尖在同一切面上）。在屈曲－内收位，手握患儿大腿（股骨）向后轻柔用力推（不使骨盆动摇）时，可观察股骨头活动的范围，从轻度松弛到半脱位或股骨头从髋臼完全脱出的过程；再改外展动作，又可观察股骨头是否能复位。向后滑动探头，当探头对着“Y”形软骨时，正常不应看到股骨头，如能看到，则表明股骨头位置不正常，然后手法推拉膝关节，如果看到股骨头向后移动超过“Y”形软骨后唇，则表明关节是不稳定的。在横切面，患儿斜侧卧屈髋90°扫查，出现“U”字形髋臼强回声结构，正常股骨头位于其中心，当股骨头不在髋臼中心，或轻柔向后压膝，如果股骨头被推出或与髋臼间隙的距离增大超过1mm，即可能为关节不稳定或脱位，当髋外展轻拉膝，脱位的股骨头又可复位至髋臼内。超声诊断DDH须将髋臼的形态改变和动态扫查相结合判定。

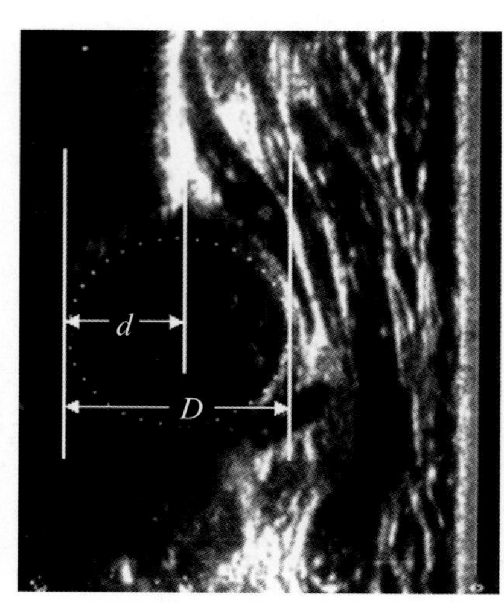

图34-4-19 髋关节冠状切面声像图

股骨头覆盖率（HCR）测定，HCR＝$d/D\times 100\%$

1.完全脱位（Graf Ⅳ型） 股骨头与髋臼完全分离，股骨头向后或后上方移位，可位于髋臼水平、髋臼外上缘或髂骨翼软组织内，髋臼内空虚且变浅或模糊不清。骨性髋臼缘平坦，软骨顶插入股骨头与髋臼之间。HCR＜10%。

2.半脱位（Graf Ⅱ D型、Ⅲ型） 骨性髋臼及股骨头发育不良，股骨头不断地从髋臼向外移位，但股骨头未完全脱出髋臼，与髋臼间出现较宽的间隙，股骨头与髋臼不能完全嵌合，由于股骨头向外上方移位，骨性髋臼凸受压变扁平。软骨顶的盂唇向上偏离，HCR为10%～39%。α角＜43°（Ⅱ D型43°～49°）。屈曲位动态扫查，可直接看到股骨头被部分推出髋臼外，外展位又回位到髋臼内。

3.骨性髋臼发育不良（Graf Ⅱ c型） 骨性髋臼缘变圆或扁平，α角为43°～49°，HCR为49%～40%，屈曲位双切面动态扫查，股骨头沿坐骨向外移动，内侧软组织回声增强，股骨头与髋臼间隙增宽。

（二）临床意义

在婴幼儿，由于超声易于显示和准确测量非骨化的股骨头、髋臼骨顶缘、髋臼盂唇、髋臼深度、股骨头与髋臼的相对位置，是新生儿和婴儿早期DDH诊断有效方法和治疗随访手段，特别是在骨化中心出现前（出生后4～6个月），更有价值，具有不受体位影响、无X线辐射伤害、不需要镇静药、方法简单，可重复和动态观察等优点，是目前国内外公认的DDH有效的诊断和高危新生儿筛查的手段。对于有危险因素（如有遗传和家族史、臀位产、肌性斜颈、下肢畸形和母婴期羊水过少等）和DDH可疑症状的婴幼儿，应尽早进行超声检查，以便早期发现患者，早期治疗，提高治愈率，但也应避免在无指征的情况下过度检查，对于Graf Ⅱ c和Ⅱ d型，应紧密结合临床慎重判断。超声诊断的准确性尚取决于检查者的技术和经验水平。

十一、血友病性关节病

血友病性关节病（hemophilic arthropathy，HA）是由家族遗传性凝血因子缺乏所引起的骨、关节、软组织反复出血性疾病。A、B型多见，由凝血因子Ⅷ和Ⅸ缺乏引起，两者均为性连锁隐性遗传，女性携带遗传基因，男性发病。C型为凝血因子Ⅺ缺乏引起，男女均可发病。血友病出血85%发生在负重大关节，依次为膝关节、踝关节、髋关节、肘关节和肩关节。常为非对称性或单发。血友病性关节病，包括急性或慢性反复关节出血，同一关节反复出血，继发关节慢性炎症、滑膜增生、滑膜内血铁黄素沉着，关节囊肥厚，继发软骨破坏。肌肉出血产生肌肉血肿。也可同时发生骨膜下、骨皮质和骨髓腔内出血。出血局部出现坚硬疼痛性肿块，称血友病性假肿瘤（hemophilic pseudotumor）。假肿瘤是由骨膜下及骨旁肌肉和软组织血肿及组织增生所构成的慢性进行性血囊肿，常有骨质破坏、新骨形成和骨膜反应性增厚。有时发生病理性骨折。因此易误诊为骨肿瘤、骨结核及骨髓炎，贸然采用不适当的侵入性检查或手术治疗，常造成术后出血不止。血友病性关节积血多发生于学龄期，假肿瘤发病年龄较大。临床表现取决于出血部位和严重程度，常无原因或因轻微外伤而反复引起关节或软组织出血肿胀及运动受限。严重时关节变形挛缩，皮肤发亮、皮温升高，发生病理性骨折时可有骨擦音、失用性肌萎缩。有假性肿瘤形成时，可触及硬韧肿块，并有波动，较大的肿块有血管或神经压迫症状。

（一）声像图表现

1.肌肉内出血形成单纯性血肿，没有骨质变化者，只出现局限性无回声区，边缘清楚，内壁较光滑，血肿后部回声增强（图34-4-20）。其常发生于腓肠肌、大腿和臀肌。位于肌肉和肌腱附着部位的血肿，可致骨膜血液供应障碍，常有骨质局限性破坏及不规则性骨膜反应性增厚和骨化。声像图常以血肿无回声为主要表现，有的可同时兼有骨皮质局限性回声缺损中断及骨膜增厚（图34-4-21）。

2.单纯关节内出血急性期关节腔间隙明显增宽，出现无回声区，关节囊膨胀外突，并可见滑膜普遍性增厚、回声较高，关节囊增厚，关节骨、软骨结构基本保持正常。反复出血刺激滑膜引起慢性炎症增生，血铁黄素沉着，进而侵蚀破坏关节软骨，则使软骨面粗糙不平或缺损，回声中断（全关节炎期）。

3.血友病性假肿瘤发生率为1% ～ 2%，最常见于大腿，有大小不等的肌肉、骨及骨膜下血肿无回声区，骨皮质破坏缺损，骨膜抬高增厚，软组织纤维组织增生及新骨形成等共同形成的囊实混合性肿块，假肿瘤内回声极不规则（图34-4-21）。发生病理性骨折时，于血囊肿内可见到骨质回声连续性中断和错位，一般断端距离较大。

4. CDFI显示在血肿周围、假肿瘤边缘区和肿块的实质部分内可见较多血流信号。

（二）鉴别诊断

血友病性假肿瘤应与骨肉瘤、巨细胞瘤、动脉瘤样骨囊肿、骨结核及骨髓炎等进行鉴别。关节出血应与由其他原因引起的关节积液鉴别。此病只要注意其遗传病史、男性发病、自幼有轻微外伤出血史，再结合声像图

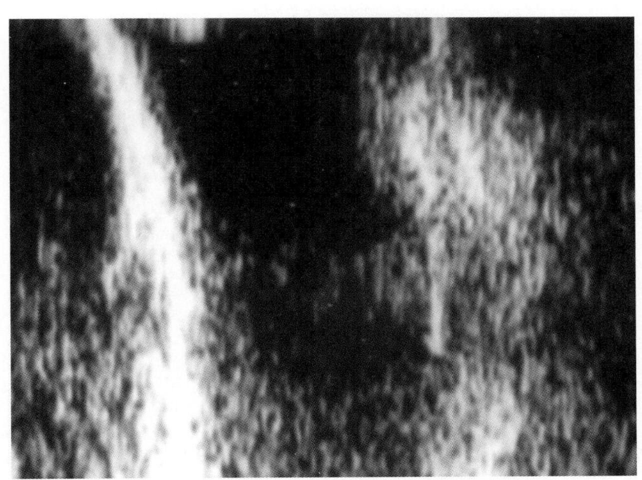

图34-4-20　血友病声像图

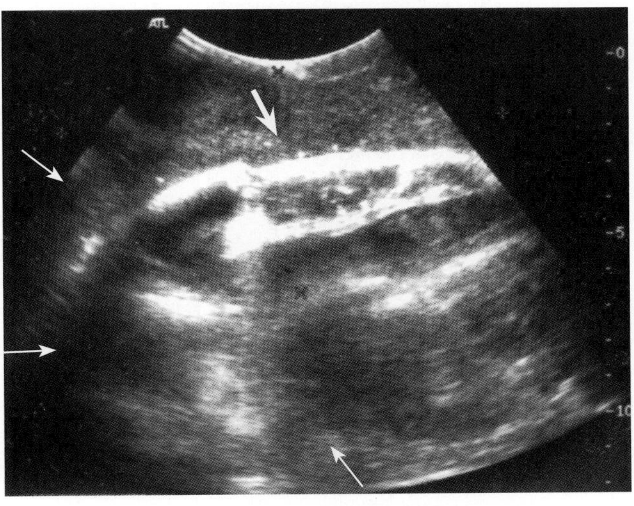

图34-4-21　血友病性假肿瘤声像图
粗箭头示骨侵蚀破坏，细箭头示肿块边界

肿块以无回声为主，兼有骨质破坏和骨膜增厚，有关凝血因子缺乏及凝血试验阳性等不难鉴别。对怀疑此病的病例，不宜轻易进行穿刺检查。

（三）临床意义

超声检查操作简单，较X线易于发现和确定关节内积血和软组织内血肿。根据假肿瘤肿块内的回声性质，有助于其他病变的鉴别。

第五节 软骨及骨骺疾病

一、膝关节半月板损伤

半月板断裂（meniscal tears）常见于运动损伤。损伤部位可在前角、体部和后角（尤以内侧后角最常见）。其分为垂直断裂、水平断裂和半月板关节囊分离（meniscocapsular separation）。前者裂口垂直于胫骨平台，从半月板上沿延伸至下沿。细分为纵裂（分内外两部分）、放射状裂或横裂（裂口从外缘到内缘横或斜过半月板）、鹦鹉嘴状裂（仅波及半月板内缘的纵裂）和桶柄形裂（图34-5-1A，图34-5-1B）。有时仅为半月板外边缘等距离撕裂（边缘裂伤）。水平断裂为半月板上、下分层劈裂，裂口平行于胫骨平台（图34-5-1C）。复合裂伤指同时有两种或两种以上形态的裂伤，或者不容易分类属于哪一种类型的损伤。急性损伤多由间接暴力引起，如膝半屈状态下，小腿强力内（外）旋转或内外翻，或突然膝强力过伸运动，致使半月板在股骨髁和胫骨平台间发生剧烈研磨致伤，或在上述姿势下的意外扭伤或摔伤，常见于篮球、体操、摔跤、足球或排球运动员，通常发生纵裂和放射裂。由长期蹲、跪位作业反复微小创伤，长期磨损引起退行性变，在正常力的作用下产生，通常为水平裂，并常发生于半月板的后半部。内侧半月板比外侧半月板更容易损伤（在我国外侧半月板损伤比内侧多）。裂伤的范围，可波及整个半月板，或只累及后角、前角或体部。多半发生在内后角，单独前2/3半月板损伤是不常见的（内侧仅有2%，外侧仅16%）。

（一）临床表现

急性半月板损伤，外伤后，膝关节肿胀、疼痛、运动受限。沿关节间隙有固定压痛点。合并韧带损伤者症状更为明显，并有相应的体征。进行回旋挤压试验时疼痛加剧。经休息、保守治疗转为慢性者，可出现关节绞锁、关节弹响、McMurray征阳性。当合并半月板囊肿时，可触及肿物。日久患侧肢体可发生股四头肌、股内侧肌失用性萎缩。

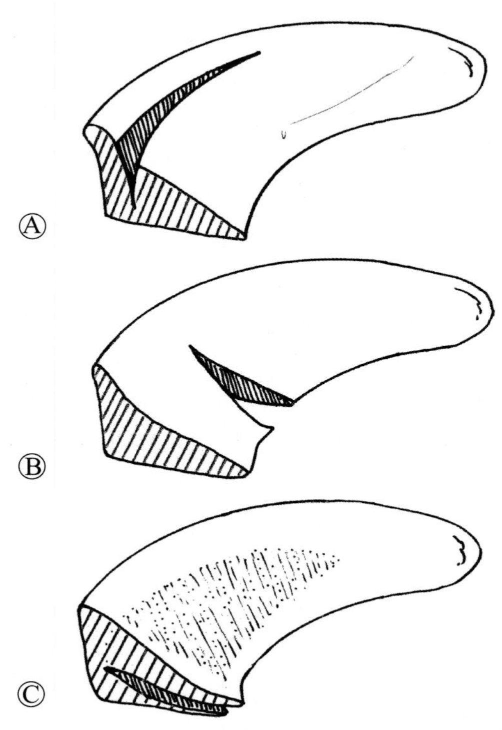

图34-5-1 半月板损伤类型示意图
A.垂直纵裂；B.垂直放射状裂；C.水平裂

（二）声像图表现

半月板断裂后，出现病理性界面，半月板的楔状结构，断裂处回声中断，由于裂口方向、损伤及分离程度不同，可产生不同类型的回声。垂直纵裂裂口垂直于探头，沿膝关节纵向、横向探测，可见内、外横向两个较强回声界面，其间呈线状低回声（图34-5-2A），裂口较大，累及半月板的前角、后角和体部，窄而长的内侧断裂片，向内移位距离较大时，进入股骨髁间切迹楔尖回声消失或破裂成瓣状，或可在髁间切迹内见到此异常回声。接近半月板外缘的纵裂有时合并半月板突出，半月板外缘向外突出，超出股骨髁与胫骨平台外或内缘连线≥3mm。垂直放射状裂裂口平行于探头（垂直于半月板长轴），纵向、横向探测，裂口内、外方向横过半月板，裂隙呈线状低回声（图34-5-2B），大多数发生在后角，占79%。小的不完全分离的裂伤，可只显示为线状低回声而无裂口。完全性放射状裂常合并半月板外缘移位，超出胫骨平台外缘至少3mm。水平型断裂，纵向探测裂口平行于半月板短轴（或胫骨平台）；撕裂处分上下两部分，中间为低回声，但一般较难显示与分辨。半月板发生黏液性变或微囊肿形成时，则出现不规则低无回声区，常发生在半月板中间部（图34-5-3）。经实验证实垂直纵裂至少2mm，水平裂至少4mm，垂直横裂至少5mm以上，才能被超声显示。半月板与关节囊分离声像图表现（图34-5-2C）：半月板外边缘部断裂，与关节囊附着部分离，分离部出现低或无回声裂隙（不要与正常含液的关节囊-半月板窝混淆，特别是外侧半月板的后角和后体部与关节囊之间），或外周部回声不规则、凹陷或局限性回声增强，多见于内侧，并常合并其他损伤。半月板损伤的其他征象：内侧半月板的后角与前角大小相等（正常后角大于前角）；半月板内缘变钝；在连续的切面上半月板回声均匀性减低；膝关节和（或）髌上滑囊积液；游离体形成，半月板钙化和半月板突出等。当证实有半月板损伤后，还应注意有无其他合并损伤征象。

（三）鉴别诊断

半月板损伤应与髌下脂肪垫损伤及钙化、侧副韧带损伤、滑膜皱襞综合征、关节滑膜炎、滑膜软骨瘤病等鉴别。上述疾病症状虽有相似之处，半月板回声均保持完整且无损伤征象，但有各自的声像表现。

（四）临床意义

超声诊断半月板损伤文献报道，其手术符合率为79%～95%，定位诊断的准确率为69%～85%。国内一则文献报道的诊断准确率为91.2%，敏感度为82.6%，特异度为95.1%。虽诊断准确率不如关节镜和MRI，但可作为重要筛选检查，优势互补，协助鉴别诊断。但其诊断准确率受检查者的技术水平和经验影响，或因合并其他损伤而误判或漏判。超声对放射状裂、无明显分离的裂伤、内缘断裂及分离较大的桶柄形断裂的判断仍较难。

注：半月板突出症

半月板突出症又称半月板周缘移位、半月板半脱位，指半月板体部外缘向外移位突出，超过股骨髁和胫骨平台外缘连线，在内侧≥3mm；在外侧≥1mm。可见

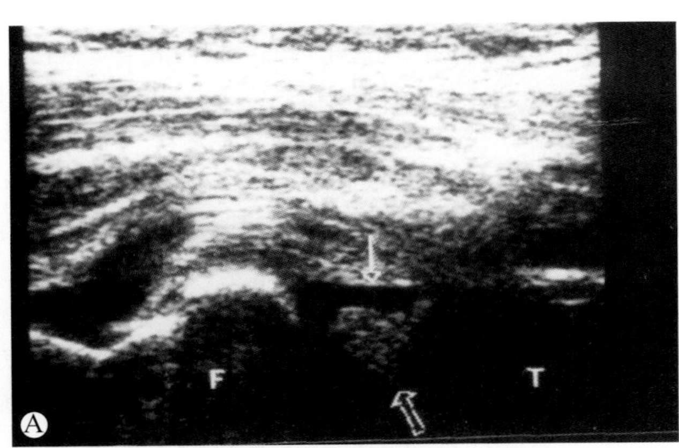

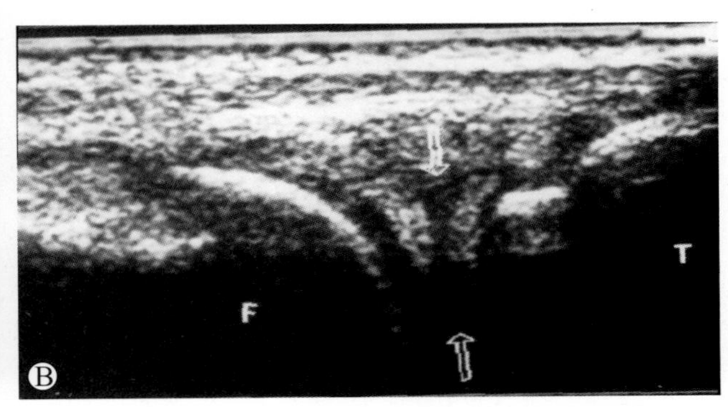

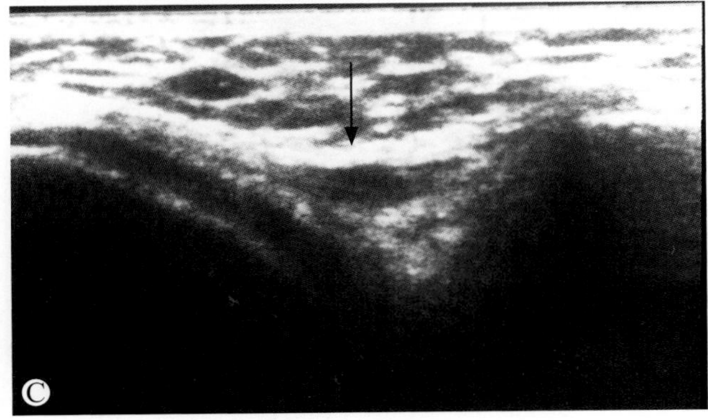

图34-5-2　半月板损伤声像图

A.垂直纵裂（箭头）；B.垂直放射状裂（箭头）；C.半月板边缘分离（箭头）。F.腓骨；T.胫骨

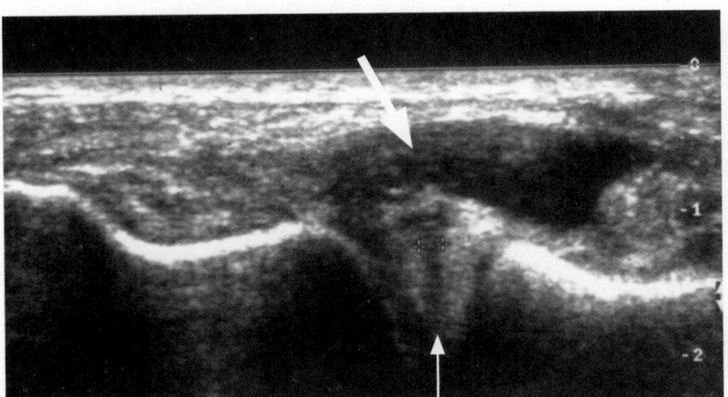

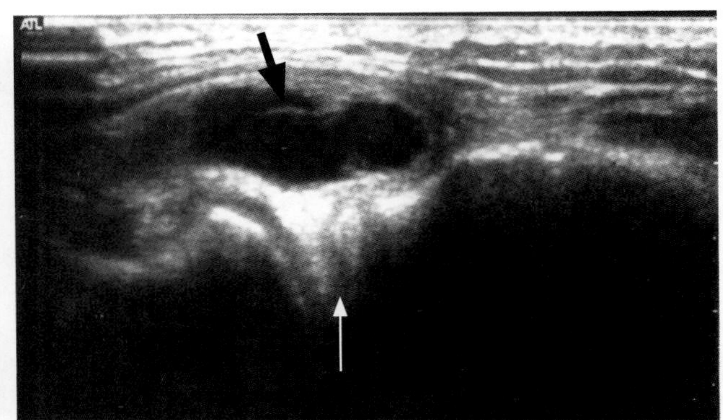

图34-5-3　半月板撕裂伴囊肿声像图

粗箭头示囊肿；细箭头示半月板裂

于半月板损伤（特别与半月板的后根部撕裂有关）、骨关节炎、胫侧副韧带损伤和银屑病关节炎等，尤其多见于膝骨关节炎有骨赘形成的患者，大多发生于内侧半月板，以前角和体部多见（图34-5-4A）。

二、半月板囊肿

半月板囊肿（meniscal cyst，parameniscal cyst）是半月板内和毗连半月板的局限性积液，其病因尚无定论，被广泛接受的说法是由关节液积聚在损伤或变性的半月板内，并经过半月板的损伤处流出至周围软组织内而形成半月板旁囊肿。大多数是半月板损伤（特别是放射状纵裂和水平断裂）的并发症。半月板囊肿好发于20～30岁中青年，男性较多，发病率为4%～6%。囊肿内含有黏液样液体，囊肿较小，多在关节内，体积较大或边缘部囊肿，可从关节内经半月板裂伤处突向关节外。多数的研究显示，外侧半月板囊肿更多见，是内侧的2～4倍，多发生于其前外侧。但根据K.Campbell的MRI检查结果显示2/3半月板囊肿位于内侧，1/3在外侧。也有两者发病率相同的报道。

（一）临床表现

关节线周围疼痛、肿胀和触及肿物为主要症状。肿块大小不一，从数毫米至数厘米不等，多呈圆形或类圆形，或较软有波动，或有弹性，质硬。有的肿物随膝关节活动而变动，屈（伸）膝时明显，伸（屈）膝时变小或消失。外侧半月板的前角及内侧的后角两处是最常发生的部位。外侧的囊肿可突向髂胫束深面和腓侧副韧带后外侧；内侧的囊肿可经胫侧副韧带边缘向前突至该韧带浅面。大多患者有半月板损伤病史。

（二）声像图表现

沿膝关节线出现囊性肿物是本病的共同特点。外侧的半月板囊体积较大，半数左右毗连前角，并可追踪到髂胫束深面，约1/3毗连后角，可伸展至腓侧副韧带深面，约16%毗连体部，腓侧副韧带前方，可呈游离状态。内侧的囊肿较小，常位于后1/3，胫侧副韧带的后方，毗连后角或毗连前角。有时可出现在髌下脂肪垫内。囊肿显示为与半月板相连的单房、多房圆形或椭圆形低回声或无回声肿物（图34-5-5），囊肿的外侧壁回声较强，探头加压可见囊肿内缘在关节内并与损伤的半月板相连，借此点可与其他滑膜囊肿或腱鞘囊肿鉴别（后两者无半月板损伤）。动态观察，随关节伸、屈运动，可见其显没过程，即伸（或屈）膝囊肿出现或明显增大，屈（或伸）膝时肿物变小或消失于关节内，可进一步证实囊肿与半月板的关系。大而时间久的囊肿，有时可引起邻近胫骨皮质侵蚀破坏，可出现骨皮质凹陷。囊肿穿刺内容为透明黏液样液体。半月板变性形成的囊肿，体积较小，只在半月板内，无突出（图34-5-5）。CDFI显示囊肿内无血

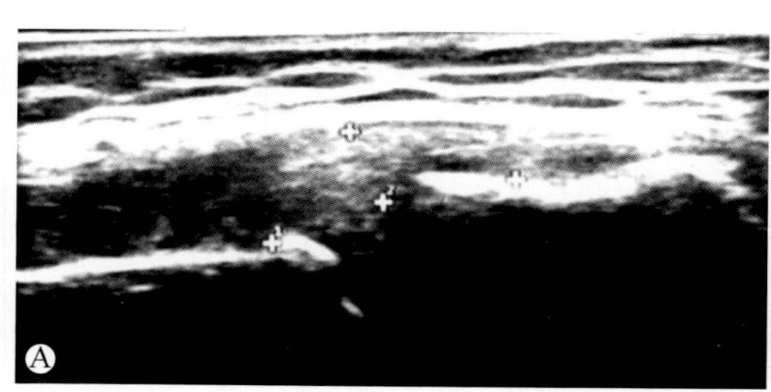

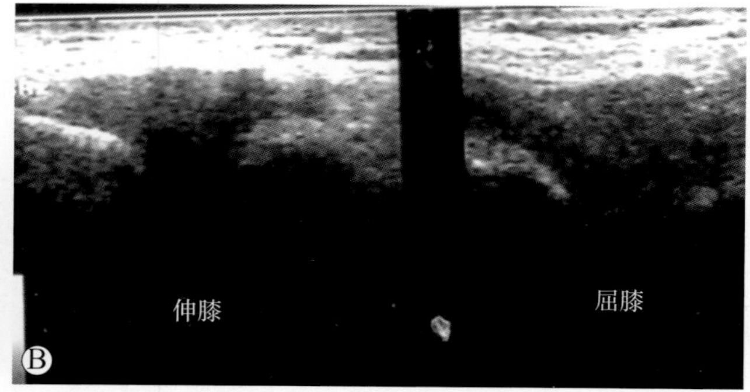

图34-5-4　半月板突出症声像图（A），盘状半月板（B），左为伸膝，右为屈膝

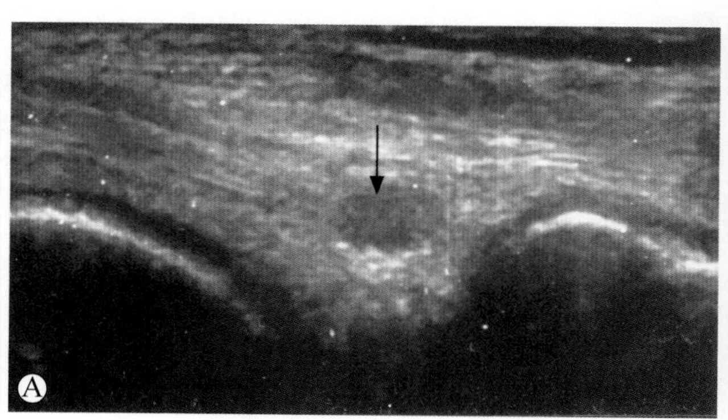

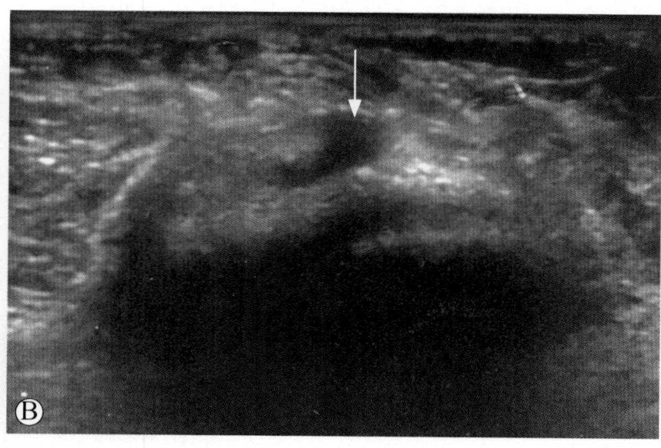

图34-5-5　半月板变性囊肿（箭头）声像图

流信号。个别囊肿合并出血，囊腔内充满均匀细密点状回声。日久的囊肿因囊液淤积变浓稠，可呈类实质性回声。此外，还可见关节及毗邻滑囊积液、关节软骨异常等继发征象。

（三）鉴别诊断

半月板囊肿应注意与邻近膝关节的腱鞘囊肿、交叉韧带腱鞘囊肿、滑囊囊肿、局部包裹性关节积液等鉴别。根据这些囊性病变内缘不直接与半月板相连可以区别。此外，某些回声均匀的软组织肿瘤（如滑膜肉瘤、脂肪肉瘤、纤维肉瘤）、局限性色素沉着绒毛结节性滑膜炎滑膜疝也易与之混淆，以上根据其超声均显示为实质性，肿物均与关节内半月板无关，穿刺抽不出液体，有的病变CDFI血流信号丰富等可以鉴别。

（四）临床意义

超声诊断半月板囊肿准确可靠，并较易确定囊肿的大小，高频超声诊断的敏感度、特异度和准确率，单纯性囊肿分别为97%、86%及94%，囊肿合并半月板损伤分别为89%、83%及88%。超声探测的重要作用是可实时动态观察囊肿与半月板的关系，两者同时显没的过程，从而提供定性诊断依据。

三、盘状半月板

盘状半月板（discoid meniscus）在我国相当常见，在切除半月板中占25%～46%。其是由于半月板发育异常，半月板的厚度和宽度增大，形如盘状，而不是正常的外厚内薄的“C”字形。Smile根据形状特点将其分为硕大型、中间型和类正常型。硕大型完全呈盘状，厚而大，边缘厚钝，将整个股骨髁和胫骨平台隔开，临床最多见。中间型呈不完全盘状，较硕大型小，游离缘薄，在游离缘偏前和偏后部各有一切迹，两切迹间有一横向隆起；类正常型接近正常半月板，只是体部明显增宽。盘状半月板多见于外侧，内侧极少，内、外侧发生率之比为1∶7，常为单侧。半月板的这种变化，使之对膝关节的协调性、载荷传递、维护关节稳定、减少接触应力及吸收震动等方面的作用失常，易发生变性，并常引起水平型裂伤。当膝关节伸屈和旋转运动时，由于盘状半月板使股骨髁与胫骨平台间完全或部分隔开，盘的两面分别受股骨髁和胫骨髁的作用而随之运动，所以在膝关节自主屈伸过程中，在某一位置，如屈位伸膝至20°～30°时，出现弹响、关节弹跳，膝外侧关节间隙疼痛和压痛等症状。有的不出现弹响和弹跳，只出现膝伸直受限、运动失灵、腿打软，有时出现交锁。日久可发生股四头肌萎缩。此病可发生于各年龄段，但以儿童和青年期多见。超声检查对硕大型和中间型有一定价值。

声像图表现（图34-5-5B）：超声探测应仔细与正常侧对比。盘状半月板绝大多数发生于外侧，纵向扫查（半月板横切面）盘状半月板不呈正常的楔形，楔尖（内缘）回声消失，代之以宽厚形半月板回声，体部宽度冠状切面＞15mm（正常9～12mm），外缘厚度＞5mm或＞对侧2mm。除非合并破裂，其内部回声仍较均匀。

四、关节透明软骨损伤

关节透明软骨损伤除创伤外常继发于关节疾病，如类风湿关节炎、骨关节炎、化脓性关节炎、晶体性关节炎、剥脱性关节病、滑膜骨软骨瘤病和半月板损伤等。损伤范围大小不一，深度可限于软骨或同时波及软骨下骨皮质。声像图表现：软骨面回声不光滑、凹凸不平、变薄或局部断裂缺损，软骨下骨皮质裸露、硬化回声增高（类风湿关节炎除外）。有的继发关节滑膜增厚和积液。脱落的软骨碎片进入关节腔，形成关节游离体。晶体性关节炎，晶体沉积于软骨表面，轻者显示为“双边征”或“双轨征”；晶体集聚成团破坏软骨甚至软骨下骨皮质。短时间内弥漫性关节软骨消失，罕见于急性软骨溶解症，最常发生于髋关节外伤和手术后。

五、胫骨粗隆骨软骨病

胫骨粗隆骨软骨病又称牵拉性骨突炎或Osgood-Schlatter病，是以胫骨粗隆骨骺部软骨肿大并发慢性髌腱末端炎为特点的疾病。正常胫骨粗隆骨骺，呈光滑舌状，与胫骨上端骨骺相连，髌腱附着于其尖端。当股四头肌长期反复强力收缩（如足球、体操运动员），通过髌腱牵拉作用于髌腱胫骨的止端及胫骨粗隆骨骺，可产生慢性应力性损伤，乃至缺血坏死。本病多在8～16岁青少年期发病，男性多于女性，起病缓慢，多单侧发病（双侧仅占33%）。本病属于自限性疾病，多无须特殊治疗，随着骺板闭合，骨骺骨化，疼痛消失而自愈。临床表现为患侧胫骨粗隆部肿大向前隆起，腱端疼痛和压痛，伸膝乏力，上、下楼梯及阻力下伸膝时疼痛加剧。股四头肌可有轻度萎缩，急性活动期可有软组织肿胀，皮温升高，但皮肤表面无异常。

（一）声像图表现

声像图表现（图34-5-6）：急性活动期，患膝胫骨粗隆处髌腱末端组织及软骨层增厚，回声减低，透声性增加，腱内部纤维状回声不连续或消失，周围软组织炎性渗出，增厚。胫骨粗隆以骨化核为中心骺软骨增宽并隆起，呈低回声；有时髌腱末端毗连的骨化核回声“碎

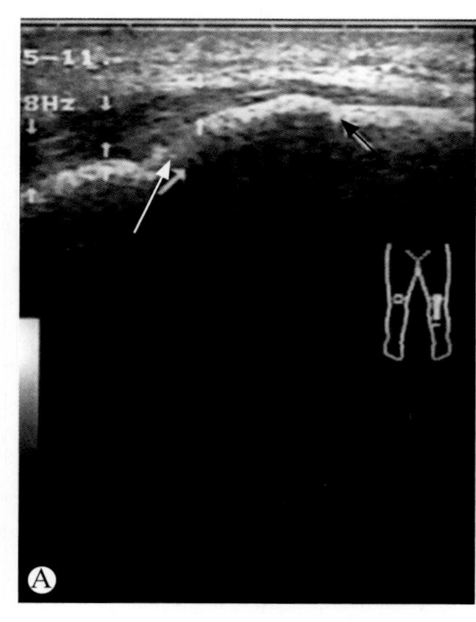
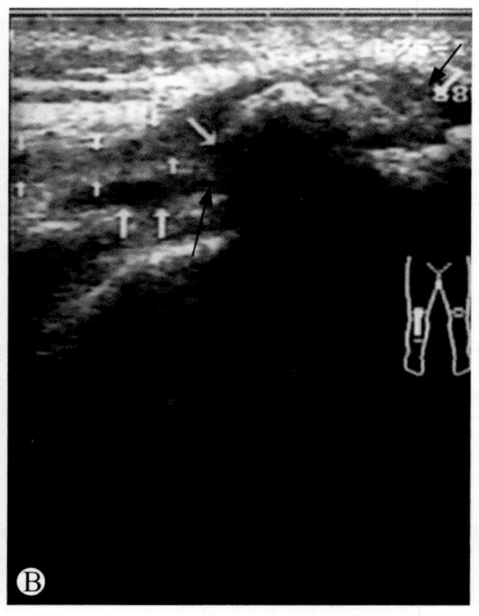

图34-5-6 胫骨粗隆骨软骨病声像图

A.健侧，小箭头示髌腱，大箭头示胫骨粗隆；B.患侧胫骨粗隆肿大隆起（长箭头），髌下深滑囊积液（小箭头）

裂"，有17%病例合并髌下深滑囊积液，于髌腱后，胫骨粗隆上方出现局限性无或低回声。有时髌下脂肪垫回声增强。CDFI及PDI：腱内及滑囊壁有炎性充血时，可见血流信号增加。晚期骨骺愈合，腱端炎症消失，但胫骨粗隆部肿大仍持续存在一定时间。

（二）鉴别诊断

本病应与单纯性髌下滑囊炎、骨肿瘤、胫骨纤维结构不良及骨膜炎等鉴别。根据本病仅见胫骨粗隆增大，呈实质性回声，骨内无异常，骨膜无增厚等，可与之鉴别。

（三）临床意义

超声可为本病提供诊断依据，并帮助与骨肿瘤、单纯髌下滑囊炎等鉴别。

六、非特异性肋软骨炎

非特异性肋软骨炎（nonspecific costal chondritis）又称蒂策病（Tietze disease），是一种自限性非化脓性软骨炎性疾病。原因不明。其好发于第2～4肋软骨，多见于20～30岁女性。临床表现：受累肋软骨部疼痛，局部肿大压痛，一般为多发，单发者多见于第2肋软骨。疼痛程度不一，每于深吸气、咳嗽和挤压胸壁时加重，重者夜间不能入睡。体征除病变处肿大、压痛外，皮肤无炎症表现及其他异常。随时间推移局部疼痛可逐渐减轻或消失，但局部肿大可持续一段时间。同样的病变也可发生于胸锁关节和剑突。

（一）声像图表现

病变肋软骨肿大，变形向前突出，局部回声减低，透声性较健侧增强（图34-5-7）；有时呈断裂状并回声增强。周边部回声减低，但无大的液性无回声区。探头加压有明显疼痛。邻近的肋骨及胸骨无异常。高分辨率超声可显示增厚抬高的软骨膜。急性期病灶及周围有较多血流信号。发生于胸锁关节者有相似的表现，称胸锁关节骨软骨炎。

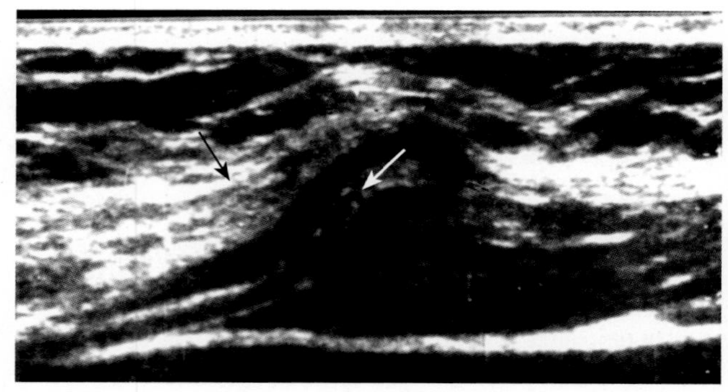

图34-5-7 肋软骨炎声像图

患者，女性，26岁，左侧第2肋软骨横切面，肋软骨肿大（白箭头），软骨膜增厚，周围积液（黑箭头）

（二）鉴别诊断

此病应与胸壁结核、胸壁骨肿瘤鉴别。前者主要出现冷脓肿，晚期可有骨破坏回声中断和死骨形成。后者均有软骨或肋（胸）骨破坏。只要对此病病理特点有所了解不难鉴别。

（三）临床意义

超声的优点是可直接对患区软骨进行探测，容易显示软骨的病变，可为此病提供诊断依据，并有助于除外相似疾病和症状（如冠心病和反流性食管炎等）。

七、髌骨下极骨软骨病

髌骨下极骨软骨病又称Sinding-Larson-Johansen病，发生于髌骨下极和髌腱近端起始部。声像图表现：以片状骨化强回声为中心的软骨肿大，外形不规则，回声减低。邻近的髌腱起始部及软组织、髌下脂肪垫水肿增厚，偶尔可发生部分性髌腱断裂和分离。

八、坐骨-耻骨骨软骨炎

本病又称坐骨-耻骨骨骺病或Van Neck病，多见于少儿期（5～11岁），常有剧烈运动史，主要临床表现为大腿根部疼痛和（或）会阴部疼痛，单腿站立、屈髋伸膝时加重，有不同程度下肢活动受限，坐骨耻骨结合处压痛。但局部无红肿等炎症改变。声像图表现：坐骨与耻骨结合部肿胀，骺板增宽，局部骨皮质隆起，而髋关节及下肢各关节的结构、功能无异常。

九、耻骨联合骨软骨炎

耻骨联合骨软骨炎（pubic symphysis osteochondritis）临床表现与上述相似，但声像图上仅出现耻骨联合间隙增宽，一侧或两侧耻骨边缘不光滑，骨膜可有不同程度增厚等改变。

十、跟骨结节骨软骨病

本病又称跟骨结节骨骺坏死症、Haglund-Sever病，多发生于8～14岁儿童，女性多发，主要临床表现为跟骨后疼痛肿胀。声像图表现：跟骨结节的跟腱末端软组织肿胀增厚，跟骨体与骺的间隙增宽，形态失常。

十一、股骨头骨骺滑脱症

股骨头骨骺滑脱症（slipped capital femoral epi physis，SCFE；slipped upper femoral epiphysis，SUFE），是一种原因不明股骨上端骺板软骨薄弱，因轻微外伤引起的股骨头向后下方剪切滑脱移位，并进行性加重，是引起股骨髋臼撞击综合征的原因之一，最后可导致髋内翻及骨关节病。我国的发病率较低。发病年龄较暂时性滑膜炎和Perthes病为大，好发于儿童生长旺盛期（11～16岁）。文献报道，平均年龄为11岁。特别多见于肥胖儿童。常单侧发病，约20%为双侧。此病临床分急性和慢性两种，慢性较常见，隐袭发病，早期髋部疼痛及跛行，屈曲内旋和外展运动受限；晚期逐渐出现髋内收、外旋畸形，大转子上移；严重者可导致股骨头坏死，关节纤维性强直。急性滑脱少见，常由急性外伤引起，与慢性相比，预后不良。

（一）声像图表现

1.股骨头（骺）与干骺端分离向后下方移位，干骺端向前上方移位，髋臼盂唇与干骺端距离变小。骨骺与干骺端间的外（前）轮廓线出现“台阶”状变形（图34-5-8B），前滑脱距离（anterior physeal slip，APS）≥2mm即可诊断。根据APS距离将急性期分为：轻度滑脱，＜7mm；中度滑脱，7～11mm；重度滑脱，＞11mm。但慢性期因为干骺端重塑变形通常是不准确的。

2.髋关节积液。髋关节前间隙增宽，关节囊变平或向外凸出，中间为无回声带。与健侧对比相差2～3mm即有意义。其主要见于急性期、慢性期急性复发和闭式复位术后，并说明骨骺是不稳定的，病情有新的进展和恶化。应减少牵引，选择手术固定，及时穿刺抽液，以减少股骨头坏死的潜在危险。

3.干骺端重塑（remodlling）：滑脱后3周即可出现干骺端骨皮质吸收变形，表面不光滑粗糙的“台阶”状变形逐渐消失，APS变小，这是慢性期的标志（图34-5-8C）。

4.股骨前倾角（FAV）变小，常＜10°，这一改变可导致骺板区切变应力增加，更加重骨骺滑脱的危险。

根据有否关节积液和干骺端变形，将SCFE为三型：①急性型，有积液和“台阶”出现，干骺端无吸收变形，发病＜3周；②慢性型，无关节积液，但干骺端有吸收变形，发病超过3周（图34-5-9）；③慢性-急性型，既有积液，又有干骺端变形。常见于慢性期急性发展、病情恶化时。将近一半（至少20%）SCFE是两侧性的，对于单侧发病的患者，应连续随访，直至骨骼成熟为止。骨骼延迟骨化、Perthes病、先天性髋脱位及很小儿童可出现假性APS。因此，熟悉不同年龄的正常声像图表现和两侧对比

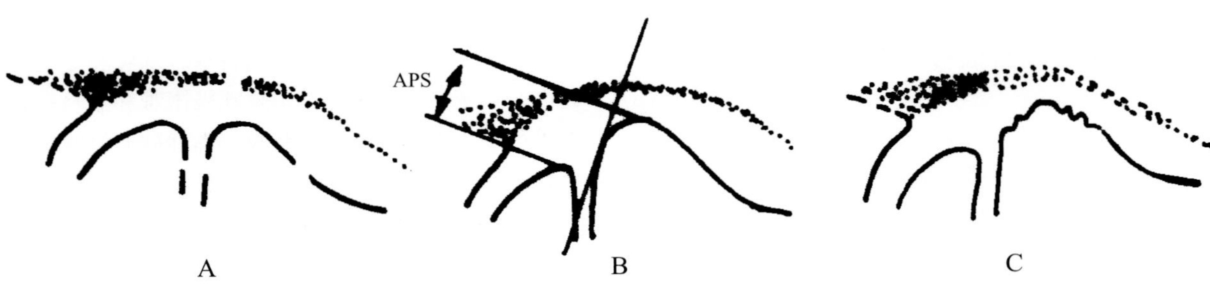

图34-5-8　股骨头骨骺滑脱症声像示意图

A.正常；B.急性期；C.慢性期

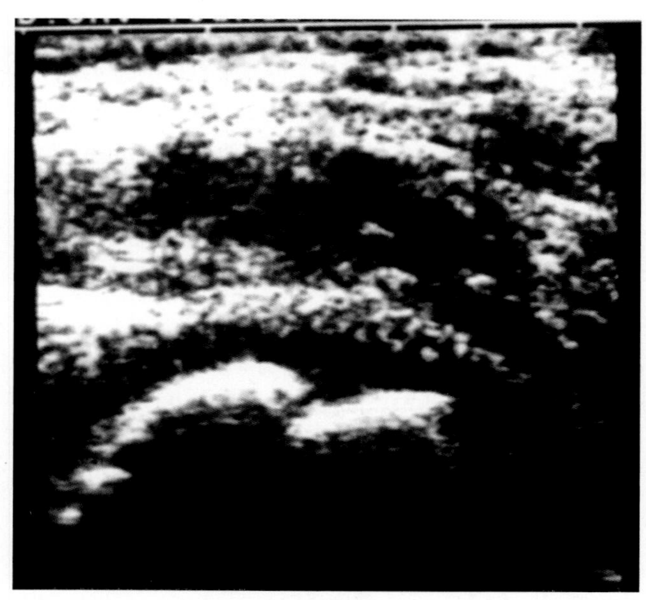

图34-5-9 慢性期SCFE声像图

是至关重要的；在探测髋关节积液时，患者侧与健侧髋关节应尽量处于同一位置；滑脱距离＜2mm者，超声容易遗漏，此时应注意观察干骺端的改变。

（二）鉴别诊断

此病应与暂时性髋关节滑膜炎、Perthes病、先天性髋内翻及髋关节结核鉴别。

（三）临床意义

X线检查、CT、MRI是本病诊断、鉴别诊断的重要检查方法。超声诊断虽非首选，但价廉、简单快捷、无放射损伤，能更准确显示和测量急性期骨骺与干骺端间前轮廓线前移程度，便于随访观察病情的演变。特别对于中度和大多数轻度滑脱患者，其比X线检查更敏感。

十二、佝偻病

佝偻病超声表现：骨骺增大、干骺端小于正常、继发骨化中心至干骺端距离增大（桡骨下端＞1.5mm），干骺端生长板软骨增宽。骨膜-软骨膜连接处断裂，骨皮质翘起，临时钙化带钙化不全出现断裂状低回声。

十三、股骨头骨骺缺血性坏死

股骨头骨骺缺血性坏死又称Legg-Calve-Perthes病。此病早期因缺血引起股骨头骨骺坏死、破裂，伴有关节滑膜炎，如不及时治疗，最后导致股骨头变扁和变形；治愈期股骨头再血管化和再骨化，新骨形成，骨密度增加。其多发生于5～12岁，男性更常见，男女比例为5∶1。临床隐匿发病，主要临床表现为髋关节疼痛和跛行。

声像图表现：出现髋关节积液，是疾病早期最常见的征象，并且持续时间较长，多超过2周或更长；股骨头软骨增厚＞0.5mm（正常阈值为0.5mm）、两侧差＞0.3mm即有诊断意义。进一步发生股骨头骨骺破坏，则出现股骨头变形，回声不规则。股骨头前面因不被关节盂唇掩盖容易观测到。超声可早期发现关节积液及滑膜增厚，但不能依此做出诊断，有怀疑时应及时做MRI检查。引起股骨头坏死的其他常见原因还有外伤（股骨颈骨折）、酒精中毒、皮质类固醇应用不当，多见于成年人，参考病史不难鉴别。

十四、关节盂唇囊肿

关节盂唇囊肿（glenoid labral cyst）以肩关节盂唇旁囊肿较多见，由盂唇损伤或囊性变引起。其发生部位有三角肌与肩胛下肌腱间、三角肌与肱二头肌腱间、喙肩韧带下和肩胛上切迹区。肩胛上切迹盂唇旁囊肿是肩胛上神经卡压综合征的常见病因，通常自诉肩胛上切迹区疼痛，出现冈上肌和（或）冈下肌无力、肌萎缩乃至瘫痪，穿刺后症状可明显减轻（有报道超声引导穿刺成功率为86%）。超声表现为盂唇增厚变形，显现无回声或低回声肿物，有时囊肿可以出现较高的回声，其直径为3～30mm。类似的囊肿可发生于髋关节盂唇（图34-5-10）、膝关节的半月板外缘。

十五、复发性多软骨炎

复发性多软骨炎（relapsing polychondritis，RPC）是一种少见的以软骨结构炎症性损害为特征的多系统疾病，病因不清。病理学特征：软骨及软骨周围反复发生炎症性肿胀，甚至导致软骨破坏变形和钙化，可发生于耳、呼吸道软骨（包括鼻、喉、气管和支气管）及周围关节软骨（包括肋软骨），更常见于耳、鼻、喉、气管和支气管。其可发生于任何年龄，文献报道多见于40～50岁，无性别差异。

临床表现：关节受累则引起非侵蚀性、非变形性多关节炎和肋软骨炎，局部红肿和疼痛；在耳部引起双侧耳软骨炎，急性期耳红肿、疼痛，晚期耳软骨变形成“菜花耳”和听力障碍；发生在鼻，早期鼻软骨肿胀疼痛，晚期鼻呈鞍状变形；发生在喉、气管和支气管，引起声音嘶哑、软骨塌陷，出现呼吸困难和喘鸣；也有报道尚可发生主动脉瘤、血管炎、动静脉血栓的。因对此病缺乏认知和临床症状多样，常易误诊和漏诊。声像图表现：无特异性，图34-5-11显示病变所在部位的软骨肿胀增厚，回声减低近似无回声，软骨周围组织发炎肿胀，急性期PDI显示血流增多。发生于喉和气管者，除软骨外，喉、气管的黏膜层同时炎性肿胀增厚，或软骨塌陷，

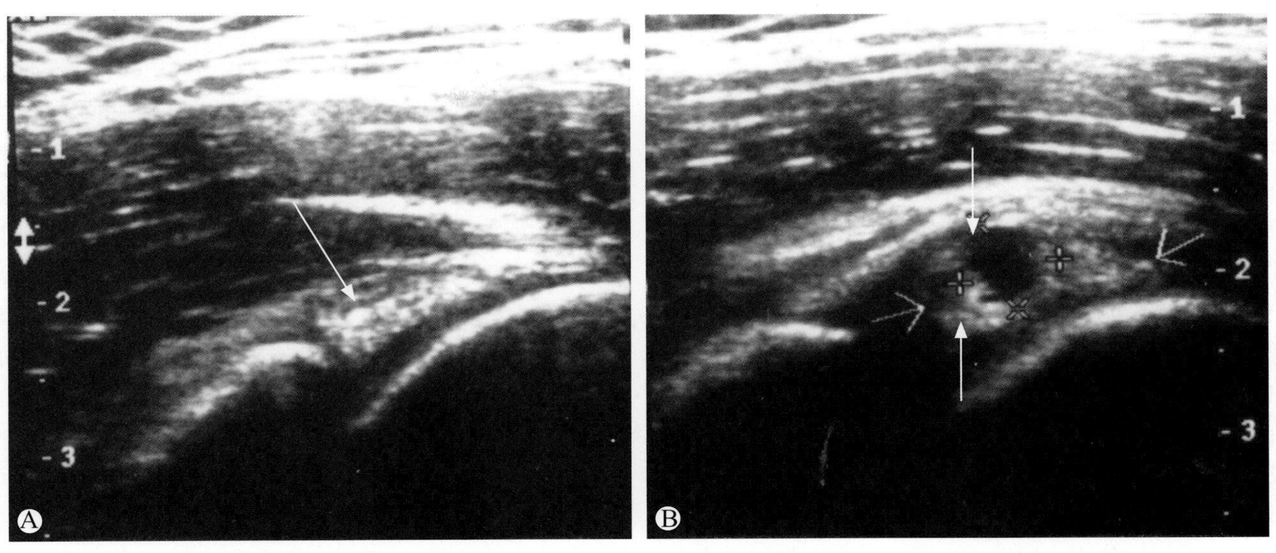

图34-5-10　髋关节盂唇囊肿声像图

A.健侧盂唇（箭头）；B.患侧，盂唇囊肿（箭头）

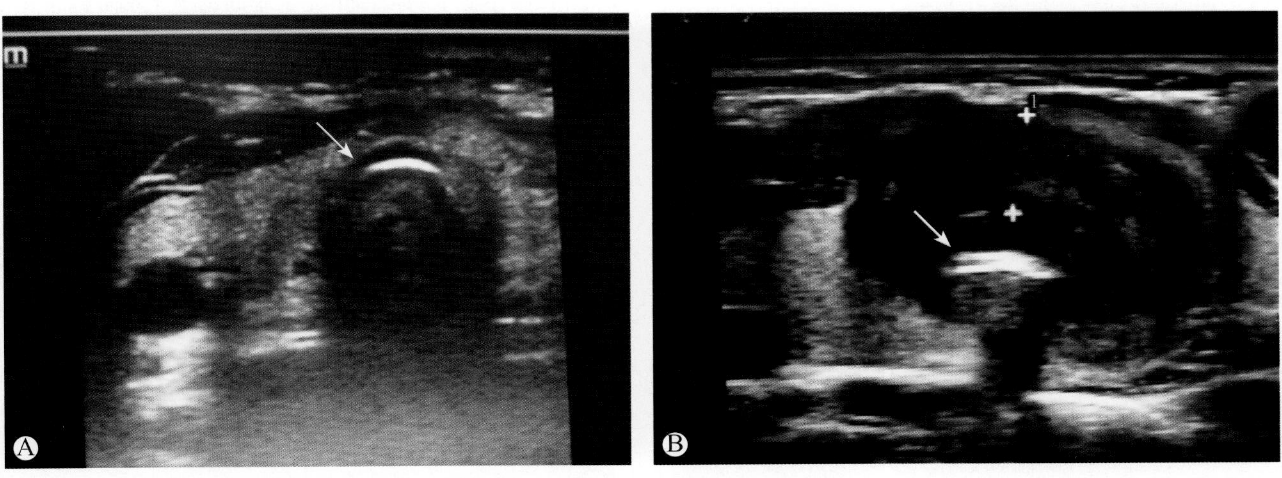

图34-5-11　复发性多软骨炎声像图

患者，女性，12岁，呼吸困难、喘鸣月余。A.甲状腺峡部水平以下健康部，箭头示气管腔回声；B.患部气管环状软骨及气管黏膜增厚，箭头示气管内腔回声变形移位

向内腔凸起，可见程度不同的内腔狭窄。因本病少见，无特异性超声表现，对本病的认知，诊断时结合病史和临床症状十分重要。

【附】髌股关节疼痛综合征（patello-femoral pain symdrome）

本病是引起膝关节蹲痛的主要原因之一。其主要由髌股关节软骨损伤引起，包括髌骨软骨软化和单纯股骨髌面软骨损伤。临床表现：蹲位时，髌后或髌周疼痛，间歇性出现或加重，屈膝和跑步时尤为显著，有时打软腿（giving way），但很难明确定位疼痛点。查体可见髌骨活动受限或活动度过大，有时伴有关节内弹响和摩擦感，但很少发生交锁。超声无特异表现，但具有鉴别诊断价值，当超声检查膝关节、周围肌腱、韧带和髌骨没有其他疾病阳性所见时，应想到此病的可能。单纯股骨髌面软骨损伤时，超声可显示股骨髌面软骨不光滑、断裂或缺损。髌骨软骨软化则不能显示（因为在髌骨的后面，无声窗可进入）。

第六节　肌肉疾病

一、肌肉损伤

（一）肌肉拉伤

肌肉拉伤是常见的运动性损伤。由于肌肉强力收缩、过度伸展或牵拉，超过肌纤维和肌束的生理弹性适应范围，肌纤维、筋膜及其血管发生断裂。除肌肉外，可并发肌腱、韧带或韧带附着处的骨骼损伤。肌肉拉伤倾向发生横过两个关节的肌肉。最常发生在长收肌、股直肌和腓肠肌内侧头，其次为肱二头肌远端，半膜肌、半腱肌近端。就一块肌肉而言，肌内中心腱占整个肌肉长度60%最容易受伤；其次为肌肉与肌腱连接部的肌纤维和肌外膜。急性肌肉拉伤程度可分为一度、二度和三度拉伤。

1.一度拉伤 属于肌肉微小损伤，撕裂尺寸小于肌肉体积的5%，断裂面直径为0.2～1cm，合并的血肿＜1cm。临床受伤肢体活动范围不受限制或轻度受限（功能损失＜5%），短时间（通常5～7天）可恢复。病理学：损伤部位肌肉水肿、少量出血并可沿局部肌束间隙和（或）筋膜间扩散，周围筋膜水肿。声像图表现：肌肉回声可正常，或损伤部位肌肉肿胀，回声减低，无或仅有微小回声中断，损伤出血部位肌纹理回声失常，出现不规则低或无回声区，肌膜周围可见线状无回声（图34-6-1）。在肌肉实质内的拉伤（间质部拉伤），出现肌肉肿胀，无回声中断，只在肌肉中间劈裂，可见大小不一的血肿高或低回声（图34-6-2）。

2.二度拉伤（部分性断裂） 部分肌肉断裂，部分肌肉仍保持连续性。根据损伤程度又可分三级。断裂肌肉占横断面积＜1/3的为轻度；1/3～2/3为中度；2/3以上但尚未波及整个肌腹者为重度。临床表现为肢体活动受限，但尚保留一定功能。

声像图表现：受损部肌肉出现回声中断，损伤区出现出血-血肿是其重要表现（图34-6-3）。血肿开始呈高回声，或高低混合性回声，24小时后回声减低，或呈相对无回声，接着发生血肿机化，显示为高回声。此等改变可持续6～8周。较重的拉伤合并肌肉、筋膜和肌外膜撕裂时，出血沿筋膜扩散，在肌肉内、筋膜和肌腹间可见到低或无回声血肿。较大的断裂，损伤部肌肉的断端周围被血肿包绕。动态观察，随着肌肉的收缩或探头加压断端间可与血肿分开。同时可探测到保持回声连续的未断裂肌肉，其是二度拉伤的重要证据。图34-6-4为腹直肌二度拉伤声像图。

3.三度拉伤（完全性断裂） 整块肌肉完全断裂并伴有回缩，断裂口出现较大的血肿（多＞3cm）。临床表现肢体功能完全丧失，偶尔可触及肌腹断裂处凹陷。声像图表现为整个肌肉回声完全中断，上下端分离，被出血-血肿充填，肌肉断端卷曲呈较高回声，被周围血肿低或无回声包绕，出现“钟舌征”（bell-clapper sign）（图34-6-5）。动态扫查，相关体活动时，肌肉断端可见异常活动，探头压放试验可见断端间的液体（出血），经

图34-6-1 一度肌肉拉伤声像图
黑箭头示撕裂累及腓肠肌内侧头；白箭头示血肿

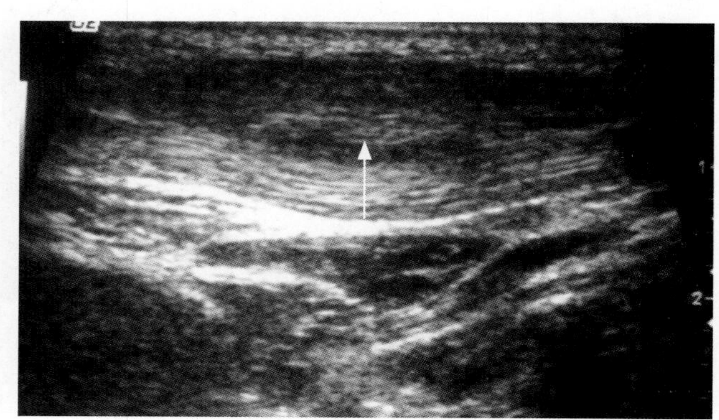

图34-6-2 肌肉间质部拉伤声像图
箭头示纵向劈裂

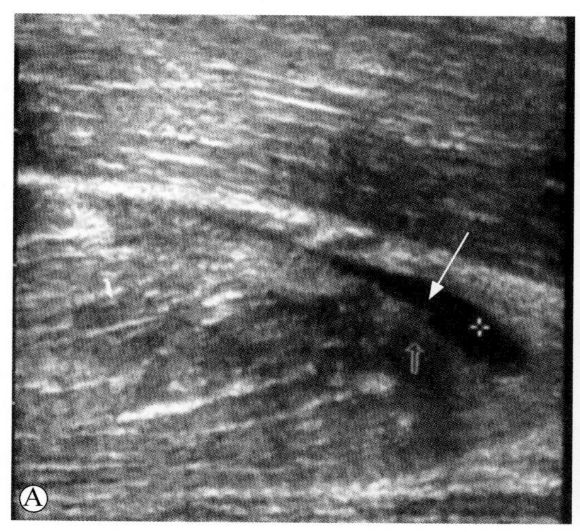

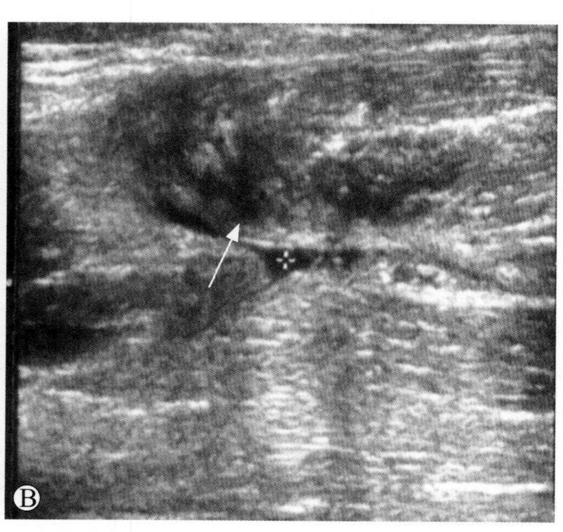

图34-6-3 二度肌肉拉伤声像图
A.纵切面；B.横切面。*号示积液，短箭头示肌肉断裂位置

过断裂的肌肉-筋膜裂口，沿肌外膜和神经-血管束扩散。

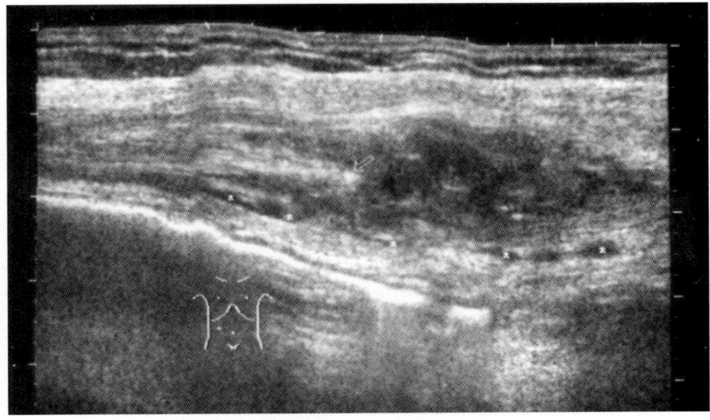

图34-6-4 腹直肌鞘内二度拉伤声像图

患者，女性，26岁，剧烈咳嗽10天，引起腹直肌重二度拉伤

（二）肌肉挫伤

肌肉挫伤由钝性物体直接撞击或挤压引起，急性期受伤肌肉内间质水肿、出血或形成血肿甚至肌肉坏死，同时有皮肤和皮下等软组织挫伤，严重者可并发骨折和继发筋膜室综合征。声像图表现：受累肌肉弥漫性肿胀，回声减低，纹理结构失常，出血区因损伤后的时间不同而异，开始可为不规则（星状）高回声，边界不规则，开始机化的较大血肿，中心部呈低或无回声，边缘部表现为高回声。急性期，肌肉外的软组织也肿胀增厚，出现皮下出血或血肿，但皮肤完整。较晚期有的可发生肌外膜、深筋膜、肌肉中心腱增生增厚甚至钙化或骨化（图34-6-6）。轻度挤压伤可无血肿形成，只显示肌肉肿大，回声减低，肌腹厚度明显增加，肌肉内部结构形态仍保持原状。

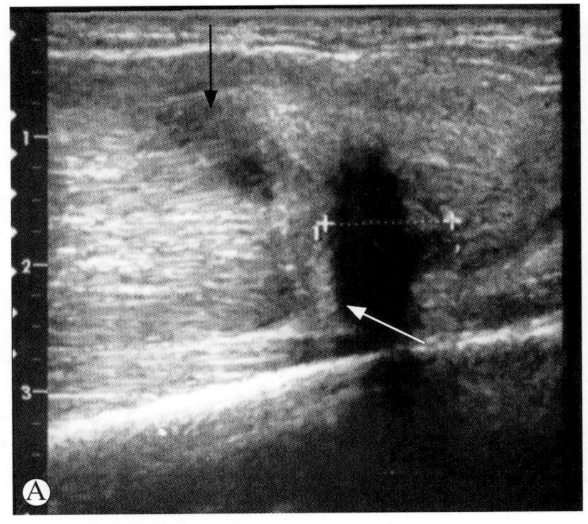

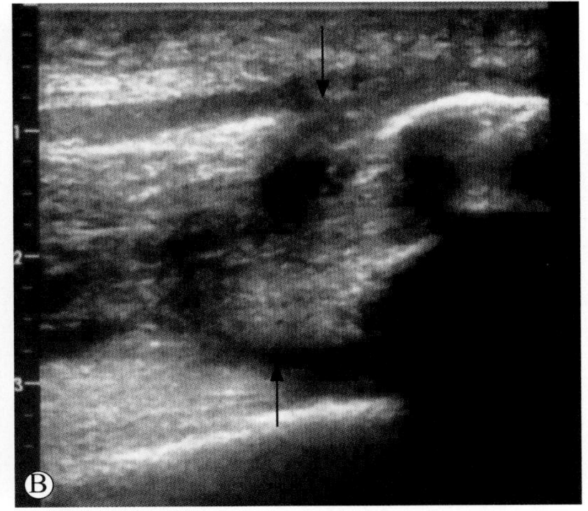

图34-6-5 三度肌肉拉伤声像图

白箭头示血肿；黑箭头示肌肉回缩

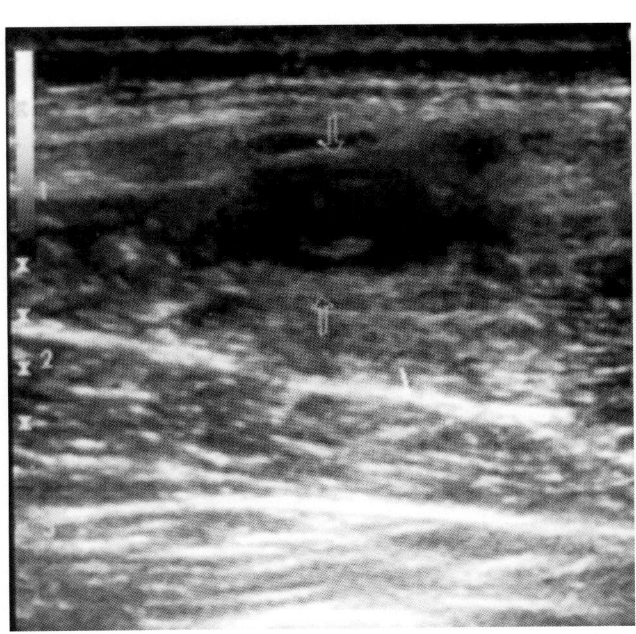

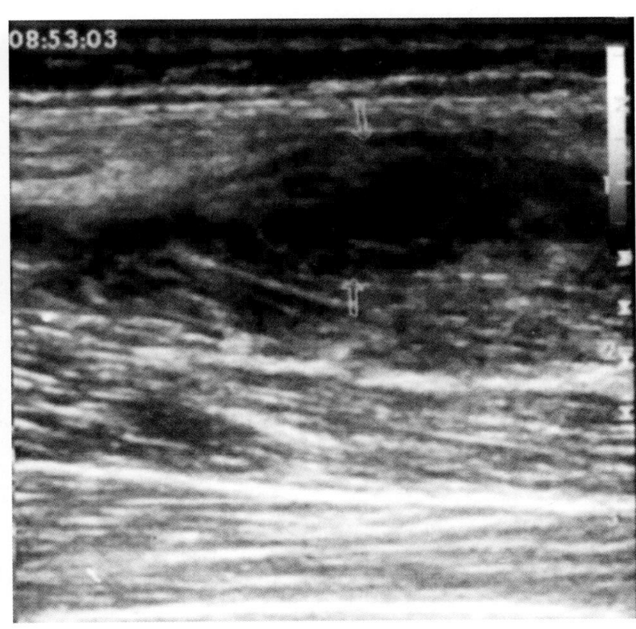

图34-6-6 肌肉挫伤声像图

患者，男性，20岁，股四头肌被重物砸伤。箭头示血肿

（三）肌肉刺伤

肌肉刺伤常为锐利物体刺入肌肉引起，伤口是开放的，以伤口为中心探测，可见受累肌肉断裂分离，断端的宽度和形状与致伤的物体的形状、大小及刺入深度有关，断端间可见大小不等的出血灶或血肿（图34-6-7），如有异物带入则显示为高回声。此类损伤一般多不需要超声诊断，只在需要判定伤口深度和怀疑伤口内有异物存在时才需要做超声检查。

肌肉损伤愈合后纤维瘢痕（muscular fibrous scarring）可在伤后2周即开始形成。肌肉瘢痕形成后，肌肉的收缩强度减弱，使肌肉功能恢复受限，并且更容易再损伤，较大的瘢痕，可波及邻近神经，产生相应的神经症状。

声像图表现：病变显示为大小不等的高回声，其形态与损伤类型、程度和断端形态有关，一度拉伤愈后可不留瘢痕；二度拉伤的瘢痕可呈线状或束带状；挫伤、挤压伤轻者可呈星状或结节状，大的瘢痕可不定形，常

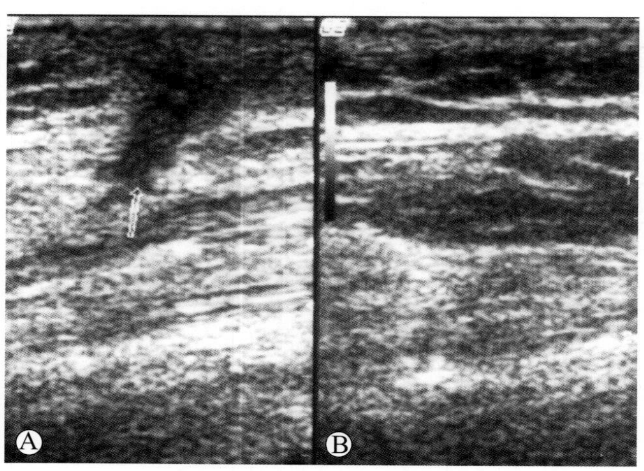

图34-6-7 肌肉刺伤声像图

A.刃器刺伤处；B.健侧

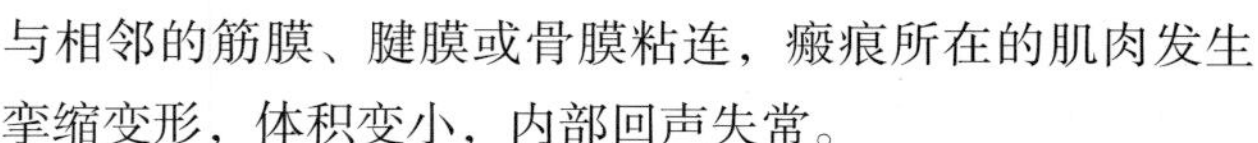

与相邻的筋膜、腱膜或骨膜粘连，瘢痕所在的肌肉发生挛缩变形，体积变小，内部回声失常。

（四）常见的肌肉损伤

1.小腿三头肌损伤　是腓肠肌内侧头、外侧头及比目鱼肌，有时包括跖肌间接损伤的统称。它们可以单独或联合损伤，但最常见的还是单独腓肠肌内侧头损伤，其占66.7%，单独跖肌损伤仅占1.4%。其多由于小腿瞬间过度伸展（有时见于小腿肌肉强力收缩）被拉伤，而造成急性或反复慢性腓肠肌内侧头、外侧头或跖肌拉伤（单独或合并损伤），导致小腿的急性或慢性疼痛、压痛、小腿肿胀和功能障碍。因常发生于网球运动员，故又称“网球腿”（tennis leg）。也可发生于羽毛球、乒乓球、滑雪、体操、跳高、跳远等田径运动员。腓肠肌内侧头损伤绝大多数发生于末端的肌肉-肌腱连接部（并入跟腱之前）。部分性拉伤更多见。声像图表现：急性部分断裂，断裂处的正常肌肉-肌腱连接部，结构回声失常，变细或回声中断，断端出血，出现低或无回声裂隙，有血肿形成时可呈高或低回声（图34-6-8），完全性断裂时，近端回缩，断裂处回声缺失凹陷，伴有积血时出现无回声，并沿腓肠肌内侧头和比目鱼肌之间向上、下扩展，形成管状低或无回声。单独跖肌损伤位置较高，多发生在腓肠肌外侧头的近端水平，在腓肠肌外侧头与比目鱼肌之间，可见增厚的回缩跖肌肌腹和血肿回声，积血沿腓肠肌内侧头及比目鱼肌肌腹间（跖肌腱床）沿跖肌腱向内下方扩展，出现管状无回声，而腓肠肌则无异常。如果腓肠肌内侧头和跖肌同时损伤，两者的超声表现同时存在。单独腓肠肌或比目鱼肌拉伤，跖肌肌腱是完整的，在血肿中间可见到连续条状高回声（如果此条状回声中断或消失，说明同时合并跖肌腱断裂）。轻微的损伤可仅有局部肌肉肿胀，腱膜肥厚，在其周围可见线状

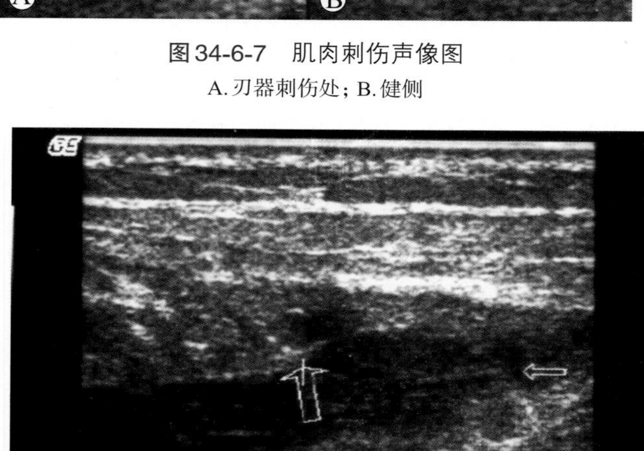

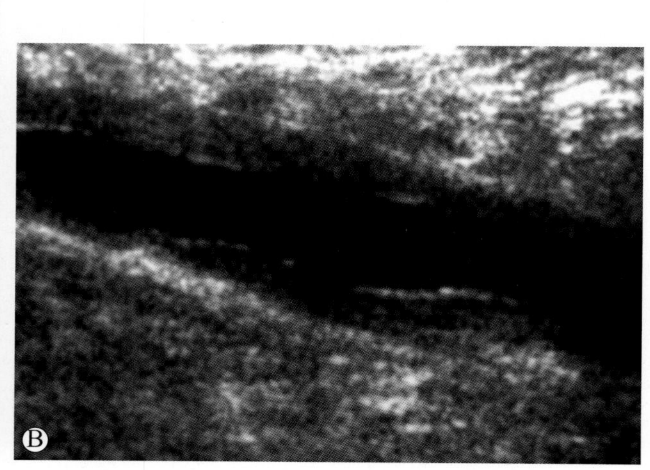

图34-6-8 腓肠肌内侧头重二度拉伤声像图

患者，男性，52岁。A.肌肉与肌腱连接部断裂（箭头）；B.血肿在腓肠肌与比目鱼肌间扩展

低或无回声区，而无肌肉断裂表现。慢性损伤在断裂处纤维组织增生而呈高回声，或肉芽组织形成而显示为较均匀低回声肿块。此病应与腿筋膜室综合征、小腿疲劳性骨折、筋膜疝、深静脉血栓，特别是腘窝囊肿破裂等鉴别。

2.大腿收肌损伤 大腿收肌由长收肌、短收肌、大收肌和股薄肌组成，它们起始于耻骨上、下支和耻骨结节，止于股骨和胫骨，主要作用为使大腿内收、稍外旋和屈髋，在经常需要改变方向的运动中（如足球、冰球、滑雪和击剑）起重要作用。超声探测时，患者取仰卧位，大腿外展、外旋，屈膝位，最突出隆起的肌肉即是长收肌，探头放在此肌肉上，从耻骨联合的肌腱部沿肌肉向下扫查。向内后方移动探头，即可探测到短收肌、大收肌和股薄肌回声。短收肌只能看到其近端的肌腱和肌肉。一般人发生严重收肌损伤者相当少见。急性损伤常发生于成年运动员。最易损伤的是长收肌的末端；慢性损伤和肌腱病多发生于近端（耻骨端）。长收肌近端慢性肌腱病患者可出现腹股沟区疼痛和压痛，超声显示肌腱端肿大，内部结构回声失常。慢性再损伤者，出现腱内血肿或水肿，回声减低，耻骨皮质回声不规则，有时可见撕脱骨折高回声。本病应与引起慢性腹股沟疼痛的其他病因鉴别，如收肌腱炎、耻骨炎、疝前综合征、耻骨联合骨软骨炎等。

3.胸部肌撕裂 胸大肌是前胸壁最大浅层肌肉，有3个头，以宽扇形肌起始于锁骨、胸骨和上6个肋软骨，以一薄腱（约宽5cm，厚5mm）止于肱骨大结节嵴，其可使肱骨内收、屈曲和内旋。胸大肌内侧构成腋窝的前壁。胸大肌损伤多为部分性的，易发生于肌肉与腱的连接部，特别是腋窝内缘区和锁骨头。胸大肌撕裂伤常为运动性损伤（如举重），或为直接剧烈碰撞所致。临床表现：急性期，腋窝前壁和胸壁局部疼痛、肿胀，胸壁和上臂出现瘀斑，CDFI显示血流增多，上肢内收、内旋无力。胸大肌损伤的超声表现：腋窝前臂肌肉和软组织增厚，可见血肿回声，肌肉撕裂部回声中断，肱骨肌腱止部撕脱时，可见游离高或强回声，骨皮质局部回声缺损。

二、肌肉血肿

肌肉血肿见于各种外伤，是肌肉损伤的共同表现，如肌肉断裂伤、暴力撞击伤、砸伤、钝挫伤、锐利物体或刃器刺伤及火器穿透伤等。因血管破裂，产生肌肉内、肌肉间及周围软组织血肿。非外伤引起的血肿可由凝血因子缺乏（如血友病）、长期应用抗凝药（如华法林、拜阿司匹林）等引起。外伤性血肿可发生于任何肌肉；抗凝药自发引起的血肿，起病缓慢，易发生于腹直肌、腰大肌和骨旁的深部肌肉。

（一）临床表现

急性损伤性血肿，肌肉肿胀和疼痛，或触及肿物。轻者肌肉无力，功能受限，在下肢出现跛行，重者不能行走。合并肌肉断裂时，在断裂处出现沟状凹陷。损伤部肌肉硬韧，有明显压痛，可触到疼痛性肿块，皮下有瘀斑等。大的肌肉血肿，发生筋膜室综合征时，有肢体肿胀，疼痛剧烈、脉搏减弱、肢体苍白和感觉障碍。腰大肌血肿可有背痛，股神经和股外侧皮神经刺激或受压症状。

（二）声像图表现

声像图表现决定于血肿的部位、大小和时期及有无肌肉破裂。小的局限性血肿呈圆形或卵圆形，长轴平行于肌束。位于肌腹之间者，血肿使筋膜平面分离，则多呈纺锤形。肌腹周围的血肿，无回声区则包绕肌肉。血肿的内部回声表现决定于损伤的部位和时间，刚发生的新鲜血肿，数小时内，呈实质性高或高低混合性回声；数小时后开始溶解；数天后血块破碎，出现液-实混合性回声（图34-6-9A），可有不规则高回声壁；数周后整个血肿完全溶解液化，变为无回声（图34-6-9A），有时血肿内出现液平面回声（图34-6-9B）或间隔。血肿边界较清楚或稍不规则，一般无明显包膜。如无再出血，6～8周血肿可自行逐渐吸收，肿块缩小消失。凝血因子缺乏或抗凝治疗引起的血肿，一开始即可呈低或无回声。除血肿本身回声，受累肌肉的体积呈局限性或弥漫性增大，厚度增加；合并肌肉断裂时，肌肉的连续性部分或完全中断，后者肌肉回缩断端呈强回声被血肿包绕。小部分肌肉撕裂合并出血，肌肉回声失常，局部出现不规则低回声或无回声区。急性期动态检查（肌肉收缩运动时）对区别单纯血肿或合并肌肉撕裂的血肿有一定价值，有肌肉撕裂时，断端发生回缩，病灶增大。腰大肌血肿常发生于坠落伤，急性期在肿大的腰大肌内出现低或无回声灶，晚期可转变为骨化性肌炎（图34-6-9）。大血管旁的血肿并发假性动脉瘤时，肿块呈混合性回声，CDFI显示在肿块内可见旋转搏动性血流信号，从与之相通的动脉血管破口进入。

（三）鉴别诊断

只有血友病和抗凝药引起的慢性肌肉血肿需要继发坏死、出血的肌肉内肿瘤鉴别。准确的病史可帮助定性诊断和鉴别。

（四）临床意义

超声对肌肉断裂及血肿的诊断简单可靠，结合CDFI可观察与邻近血管的关系，对大的已液化的血肿可引导

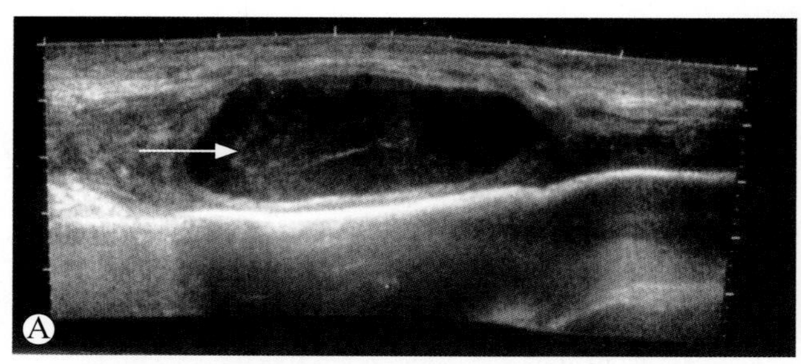

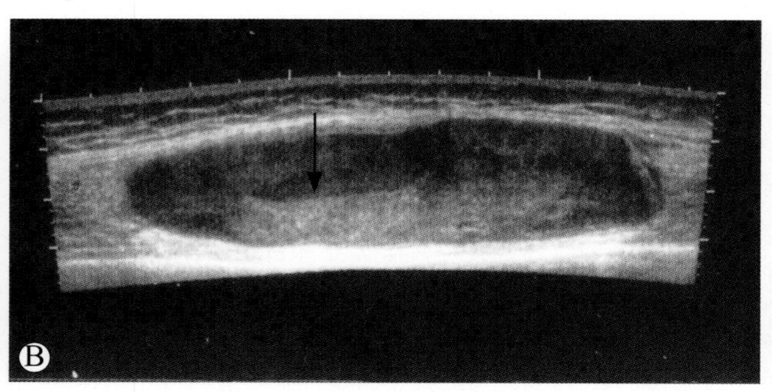

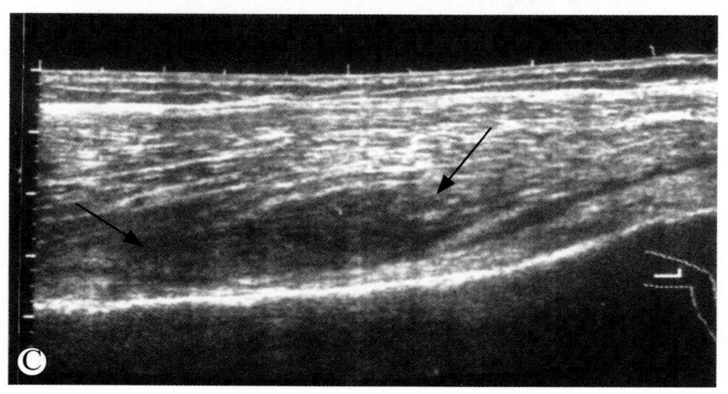

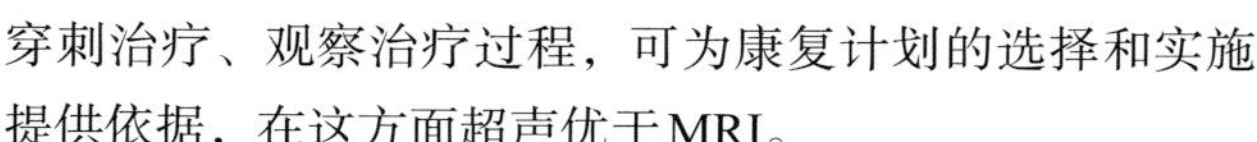

图34-6-9 肌肉血肿声像图

A.血肿无回声伴血栓形成；B.血肿内血液分层；C.骨旁肌肉血肿（抗凝药引起）

穿刺治疗、观察治疗过程，可为康复计划的选择和实施提供依据，在这方面超声优于MRI。

三、横纹肌溶解症

横纹肌溶解症（rhabdomyolysis）并不罕见，是由于骨骼肌损伤，横纹肌溶解坏死，或细胞膜的完整性受损而使细胞内容物（包括肌球蛋白和肌酸激酶）逸出到细胞外所引起的肌肉疾病。大面积横纹肌溶解症可产生肌红蛋白尿和并发短暂肾衰竭。此病可由不同原因引起：①过度超负荷运动如马拉松、新兵训练、癫痫大发作等；②直接外伤如挤压伤、大面积挫伤；③海洛因、可卡因、抗精神病药、降脂药、苯丙胺、乙醇滥用和一氧化碳中毒及食源性致病；④脑卒中等昏迷或意识不清的患者，肢体肌肉长时间受压缺血；⑤感染、炎症及结缔组织疾病等。大体病理学改变为受累肌肉苍白及坚实肿大，组织学表现为肌肉细胞肿胀变性乃至坏死，间质炎症及渗出等改变。本病分局限性（一块肌肉受累）和弥漫性（多块肌肉受累），易发生于小腿、大腿和臀部。大多数经过适当治疗可恢复，预后良好。主要临床表现：除病史外，受累肌肉肿痛，运动时加重，运动受限。肢体出现局限性肿块或弥漫性肿胀，局部压痛，血清肌红蛋白、肌酐、肌酸激酶、乳酸脱氢酶、钾、磷增高及酱油色肌红蛋白尿等。约半数可无明显症状，30%左右患者发生急性肾衰竭，短暂无尿。

（一）声像图表现

肌溶解病灶较小者，在正常肌肉中，表现为局限性梭形均匀低或无回声病灶，周边回声较强且清楚，周围肌肉纹理正常，病灶穿刺抽出清澈无血、无菌液体，依此可与外伤性血肿及肌肉脓肿鉴别（图34-6-10A），常见于过度运动性损伤。病灶较大者，整个肌腹肿大，肌肉内纹理结构回声消失，回声强弱不均，或回声强度普遍增高，肌束膜及纤维间隔周围因渗出和水肿，显示为网状低回声（图34-6-10B）。有时在损伤急性阶段，由于肌纤维过度收缩，或发生坏死，肌肉内可出现灶状高回声。CDFI和PDI显示病灶内多无血流信号；病灶周围可出现多少不等的血流信号。

（二）鉴别诊断

本病超声表现是非特异性的，超声诊断应结合病史、血尿检查综合判断。本病应与肌肉外伤性血肿、脓肿鉴别，准确的病史有助于和其他肌肉损伤鉴别。确诊需要结合穿刺和实验室检查（血肌红蛋白和肌酸激酶增高及出现肌红蛋白尿）。

（三）临床意义

超声有助于判定病变范围，随访观察疗效和引导穿刺。

四、局限性骨化性肌炎

局限性骨化性肌炎（localized myositis ossificans）是主要发生于肌肉内，局限性非肿瘤性异位骨化性疾病。60%的病例与损伤有关，常发生于有较大血肿的肌肉损伤或挫伤之后，但是30%～40%的患者回忆不起有任何外伤病史，外伤引起者，又称创伤性骨化性肌炎（myositis ossificans traumatics）。病理改变：早期（外伤后6周内）以肌肉组织出血机化及结缔组织增生为主，形

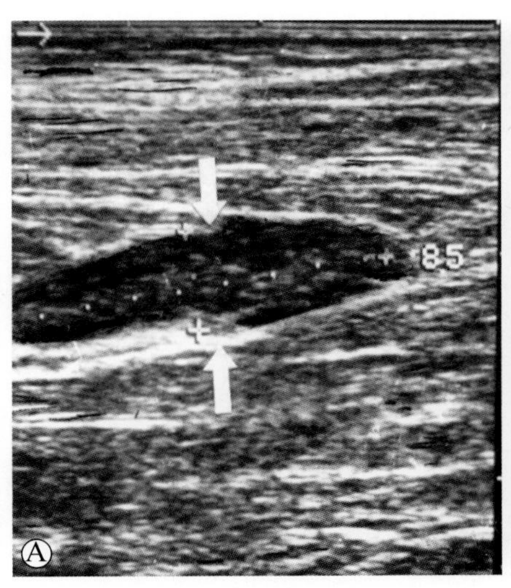
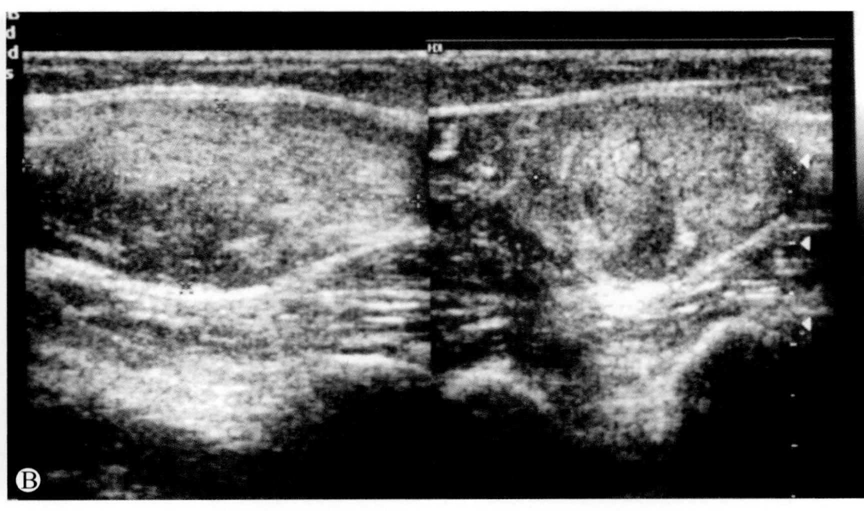

图34-6-10 横纹肌溶解症声像图

A.局限小灶性肌溶解症（箭头），穿刺只抽出橙色液体；B.整块肌腹溶解症，左为纵切面，右为横切面

成局限性肿块（假炎症期）；中期（或假肿瘤期），伤后6～8周，在原有肿块的周边开始出现壳状或薄层骨（钙）化；晚期（或成熟期），伤后数月（至少6个月），形成不规则骨化性肿块，成熟的骨化肿块由不同数量的骨质和纤维软骨成分构成。创伤性骨化性肌炎大多见于20～30岁青年男性。10岁以下极少见。一般为单发，偶可见多发或双侧发病（非进行性多肌肉受累）。80%发生于四肢大肌肉如大腿的股四头肌（最容易受挫伤）、臀部和上肢肌肉。文献报道除肌肉外，其还可发生于与肌肉相连的肌腱、筋膜、骨外膜甚至皮下，发生皮下者有人称为骨化性筋膜炎。临床表现：多因肌肉内触到痛性肿块就诊，肿块如骨样质硬，无移动性，可有压痛。发生于关节周围或肿块较大者，可出现关节和肢体功能障碍。成熟期X线片可显示为钙化或骨化性肿块。其他少见的原因尚有肌炎、严重烧伤、手术后及神经损伤晚期等。

（一）声像图表现

早期，声像图无特异性，与机化血肿相似，受累肌肉肿胀，肿块呈均匀或不均匀低回声，边界较清楚，但不光滑；中期（假肿瘤期），肿块中心区大部仍为低回声，有时可见散在点状高回声；外层周边，出现具有特征性意义的凹凸不平薄层壳状骨化强回声带（图34-6-11A），后部伴有声影，肿块边缘回声不清；成熟期，肿块完全骨化或钙化，呈不规则多层密集强回声团，其后有明显声影（图34-6-11B，图34-6-12），以上声像图改变，如能连续观察，3个阶段是渐进性发展过程，随着时间推移体积可逐渐缩小。CDFI和PDI在早期病灶周围可有血流信号显示。

（二）鉴别诊断

早期本病需要与血肿、脓肿、软组织肉瘤及纤维瘤病等鉴别，主要靠穿刺活检鉴别。中期和成熟期，本病应与软组织内出现强回声的一些疾病（表34-6-1）鉴别，如骨软骨瘤、骨旁骨肉瘤、关节外滑膜软骨瘤病、假瘤样钙质沉着症及钙化痛风石等。本病位于肌肉内，骨（钙）化灶主要分布于肿块的周边，与毗邻骨无关，肿块体积可随时间推移而缩小等，可与钙化肿瘤相区别。如怀疑骨化性肌炎，隔期3～4周复查是必要的。此外，本病还应与遗传性进行性骨化性肌炎鉴别

表34-6-1 软组织内出现强回声伴声影的疾病

肌腱、韧带、筋膜、腱膜钙化	骨化性肌炎
肿瘤钙化	骨外骨肉瘤
静脉曲张及血管瘤内静脉石	滑膜骨软骨瘤病
肿瘤样钙质沉着症	囊虫钙化
麻风指神经钙化	脓肿钙化
结缔组织疾病（硬皮病、皮肌炎）	动脉硬化
肉芽肿（结核、布鲁菌病、球孢子菌病）	甲状旁腺功能亢进症
异物	死骨
钙化痛风石	CPPD关节病

（三）临床意义

超声显像对骨化性肌炎、肿块周围钙化和骨化的显示早于X线检查或MRI，便于观察病灶的演变过程，对选择最佳手术时机有指导作用，并便于术后随访。

五、肿瘤样钙质沉着症

肿瘤样钙质沉着症（tumoral calcinosis）少见，是由多种原因引起的软组织团块状钙盐沉着病，病因及发病机制不清。沉积的钙盐为无定形磷酸钙或钙磷灰石结晶。其多发生于关节附近软组织，包括皮肤、皮下组织、筋

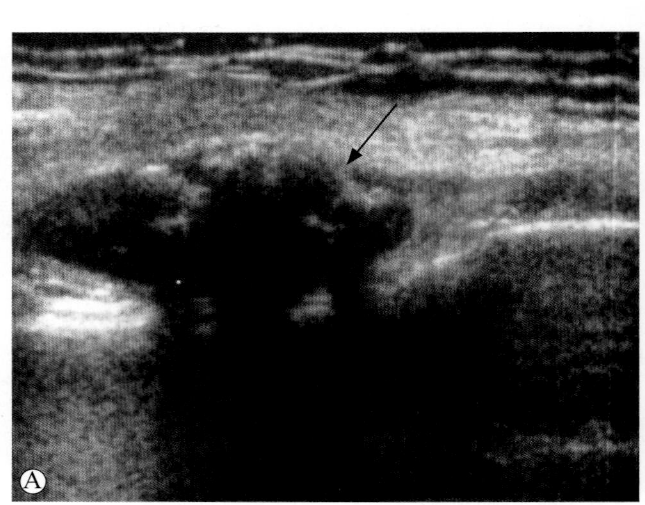

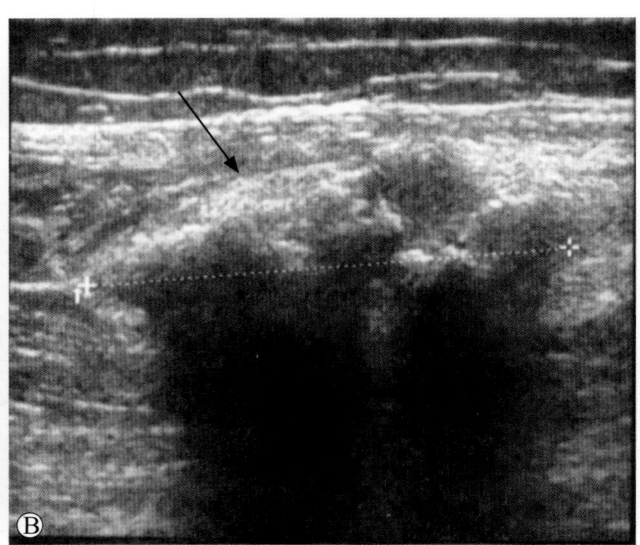

图34-6-11 骨化性肌炎（箭头）声像图

A.中期；B.成熟期

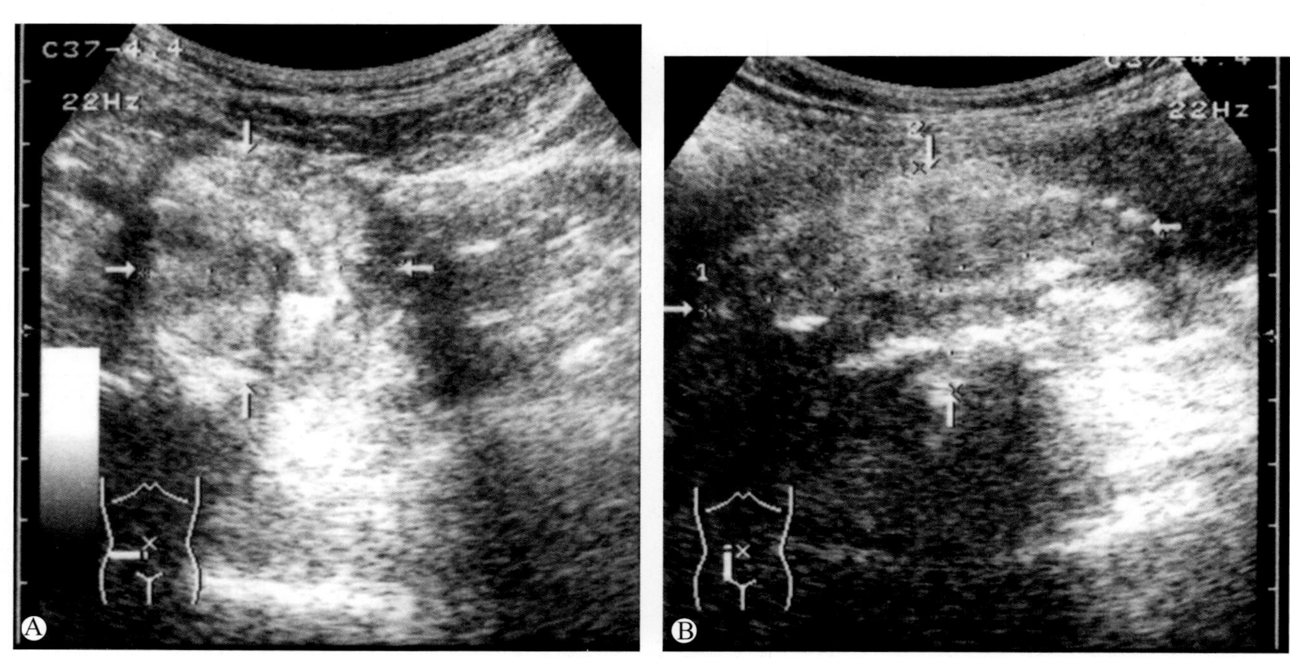

图34-6-12 腰大肌骨化性肌炎声像图

患者，男性，59岁，10年前高空坠落伤，髋关节屈曲畸形，腰大肌区显示7.2cm×3.7cm×4.5cm强回声肿块。A..横切面；B.纵切面。箭头示骨化性肌炎肿块，腰大肌回声不清

膜、肌腱、韧带及关节囊，尤以髋关节的大转子和臀部常见，其他也可见于肩关节、肘关节、膝关节和骶尾部。一般为单发，亦可多发或两侧对称发生，此病可发生于任何年龄，更多见于10～30岁年龄段，并较常见家族性发病（如姊妹、姐弟、兄妹），病变呈大小不等的结节状或团块状，直径多数＞5cm，大多有完整或不完整包膜，内部由包括硬质固态钙化部分和软质液态钙化部分构成，后者可形成不规则囊腔，中间可有致密结缔组织分隔，其内的钙化物呈稠度不等的乳白色糊状液体，少数病例可破溃形成瘘孔，有白色粥状物排出体外。本病初期多隐匿发病，无明显症状，多因偶尔发现肿物就诊，常因对此病缺乏认知，而被误诊为肿瘤或骨化性肌炎等其他疾病。

声像图表现（图34-6-13）：肿物呈类圆形或不定形，边界较清晰，内部显示为不规则高强回声（固态钙化部分）与低中等回声（液态钙化部分）相间存在，其后方可见不规则淡声影，液态部分探头压放可见漂浮或翻动，其间混有密集斑点回声，囊腔分隔显示为不规则条索状低回声，并可见血流信号。破溃有瘘孔者可见窦道回声。但毗邻的骨和关节结构无异常。鉴别诊断：本病主要应与骨化性肌炎、钙化痛风石、关节外滑膜骨软骨瘤病及伴有钙化的软组织肿瘤鉴别。

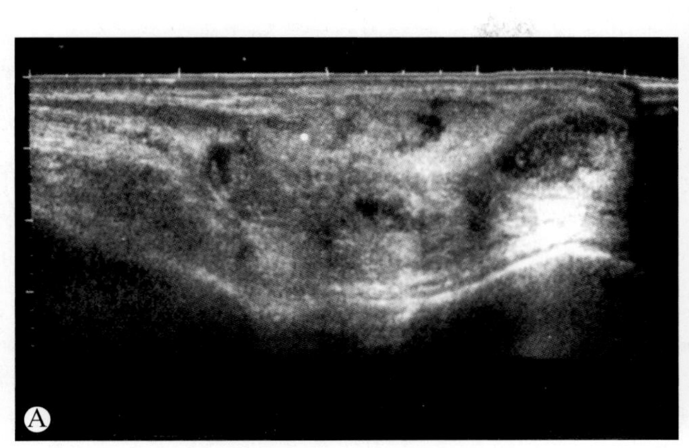
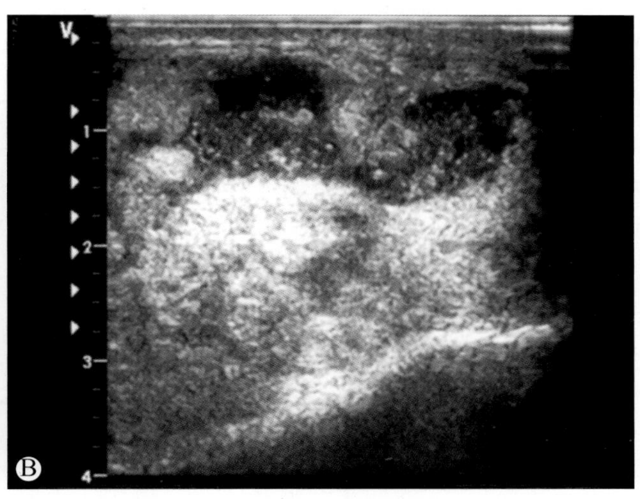

图34-6-13 肿瘤样钙质沉着症声像图

患者，男，63岁，双膝外侧肿物。A.纵切面；B.横切面

六、先天性肌性斜颈

先天性肌性斜颈（congenital muscular torticollis）又称颈肌损伤性斜颈，亦有学者称纤维瘤病性斜颈（fibromatosis torticollis），是新生儿因单侧胸锁乳突肌内出现肿块并引起歪头的一种疾病。真正原因还不十分清楚，可能与胎儿子宫内位置不良，引起胸锁乳突肌局部缺血，或分娩过程中牵拉、旋转或钳夹致胸锁乳突肌损伤有关。臀位分娩更常见。主要病变在胸锁乳突肌，基本病理改变为肌肉损伤，早期出现血肿、肌肉局限性或弥漫性肿大、肌紧张，以后相继发生肌肉纤维化和挛缩变短。75%发生于右侧。

（一）临床表现

患儿出生时或出生后2～3周出现歪头，一侧颈前部沿胸锁乳突肌可触到硬韧无痛性肿物，头向患侧歪斜，下颌转向健侧，颈部活动受限。90%的患儿于4～6个月肿物可逐渐消退，变成硬韧索条状。患部皮肤正常，无全身症状。

（二）声像图表现

正常胸锁乳突肌起自胸骨柄和锁骨的胸骨端，止于乳突，长4～5cm，前后径0.4～0.8cm，内部呈较均匀带状回声。本病患侧胸锁乳突肌多呈梭形肿大，厚度增加，病变部位内部结构模糊，肌束纹理紊乱或消失，呈不均匀高、低混合性回声（图34-6-14），但肌外膜尚保持连续，肿块多在胸锁乳突肌的上部及中部。CDFI：早期肿块内血流较丰富（低阻低速），随病程延长血流信号逐渐减少至消失。毗邻的血管可受肿块压迫变形或移位。年长儿童来诊者，病区可无肿块，仅见肌肉回声增强、内部回声不均匀及胸锁乳突肌长度较健侧明显缩短等改变。

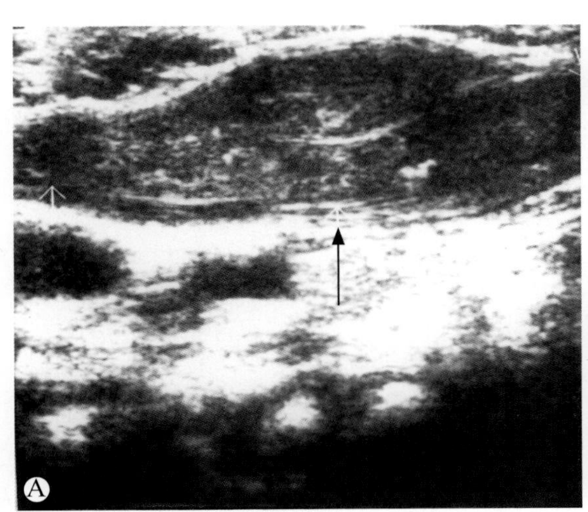
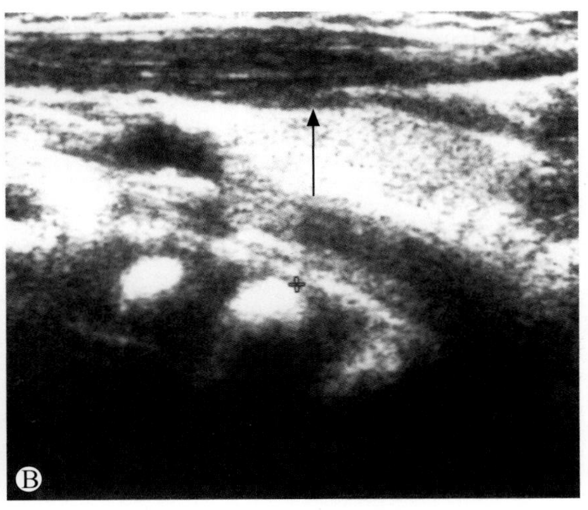

图34-6-14 先天性肌性斜颈

出生后4个月婴儿。A.右侧胸锁乳突肌肿大，直径3.9cm，回声不均；B.健侧直径1.8cm

（三）鉴别诊断

本病应与颈部淋巴结肿大、软组织肿瘤（如淋巴瘤、横纹肌肉瘤、神经母细胞瘤等）等鉴别，此等情况均与胸锁乳突肌无关，肌肉回声正常，并有各自的声像图特点，不难鉴别。

（四）临床意义

本病是一种可治愈性疾病，及时诊断、早期及时合理治疗是关键。超声检查可证实胸锁乳突肌内的肿块及其改变，可为此病诊断提供重要依据，并可避免不必要的侵入性检查。超声可为除外骨性斜颈、视力性及习惯性斜颈等提供依据。后三者均无胸锁乳突肌异常改变。

七、肌疝

肌疝（muscle hernia）又称筋膜疝，是肌肉的一部分，通过先天性或后天性（外伤或手术后）肌外膜及筋膜缺损处或潜在薄弱部分（如神经、血管穿出处），向外突出至皮下或邻近的肌间隙（内疝）。肌肉肥厚或筋膜室内压升高时，更易于薄弱处疝出。其多见于小腿胫前外侧肌组，特别是胫前肌，也可发生在股直肌和腘绳肌、股二头肌肌、半膜、半腱肌。其他偶可见于趾长伸肌、腓骨长短肌、腓肠肌及上臂肱二头肌，前臂则罕见。术后发生者多见于腹壁。临床表现：皮下出现局限性有弹性的肿块，有的只在运动时或下肢站立时出现，随病程延长而逐渐增大，具有可复位性是另一特点。大多数肌疝是无症状的，有的可出现疼痛、肌肉痉挛和压痛，有时发生嵌顿和引起神经卡压症状，如小腿肌疝可引起腓深神经压迫；腓肠肌肌疝可引起腓总神经或胫神经压迫。偶尔肌疝可多发或两侧发生。与手术有关的肌疝又称切口疝。

（一）声像图表现

肌肉经筋膜缺损处疝出时，在筋膜外皮下出现实质性肿块，一般呈半圆形，内侧与肌肉相连无边缘，外侧可见规则或轻度不规则边界回声，两端可探测到变薄的高回声筋膜，裂口处回声缺损，缺损裂隙呈低回声。超声可准确识别筋膜缺损边缘及裂口宽度。无并发症时，肌肉疝出部分回声与邻近肌肉相似，纹理和结构正常（图34-6-15A）；急性肌疝由于筋膜裂口平面的压迫，肌纤维及筋膜聚拢可呈较高回声；慢性反复疝出时，因为有不同程度的水肿，疝出的肌肉则多呈较低回声。肌疝可在某种肢体位置、松弛状态或加压时复位消失（图34-6-15B）。如来诊时肌疝已经复位，可通过肌肉收缩和舒张状态下动态观察，如肢体屈伸，或在某种姿势下，如下肢在站立时可使肌疝再出现。发生在小腿的肌疝，当足背屈时疝出的肌肉体积增大；跖屈时变小。较大的肌疝复位后，可看到筋膜裂口及两端的边缘，较小的肌疝复位后，多不易探测到筋膜裂口。肌疝应与表浅肿瘤鉴别。

（二）临床意义

超声检查能动态观察肌肉疝出和复位的过程，较MRI更有效，特别是无外突出的内疝。

八、先天性肌强直

先天性肌强直（myotonia congenita）又称利特尔病（Little disease），是一种常染色体显性遗传病，以肌收缩异常及肌肥大为主要临床表现。自幼发病，肌肉从静息状态进入收缩状态后，不能主动放松，肌肉僵硬，张力增高，持续时间过长（5～30s）后才能弛缓下来，易疲劳无力，日久可致肢体变形（如足内翻），运动受限。体格检查可见受累肌肉肥大，硬韧，机械刺激后出现痉挛性强直，出现肌丘或局部肌肉凹陷。肌电图检查呈强直性放电。声像图表现：受累肌肉增厚，肌肉纹理紊乱，肌束回声粗大，受刺激后肌肉强直收缩时更明显，肌腹隆起，回声减低。可只限于某一肌群，或两侧对称出现（图34-6-16）。强直收缩时CDFI显示肌肉内无血流信号。除受累肌群外，其他肌肉无异常。声弹性成像可判断强

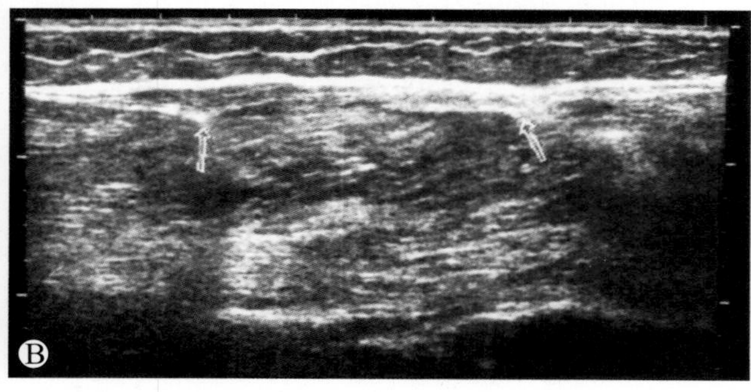

图34-6-15　股二头肌肌疝声像图

A.肌肉疝出（黑箭头）；B.肌疝复位后。白箭头示筋膜裂边缘

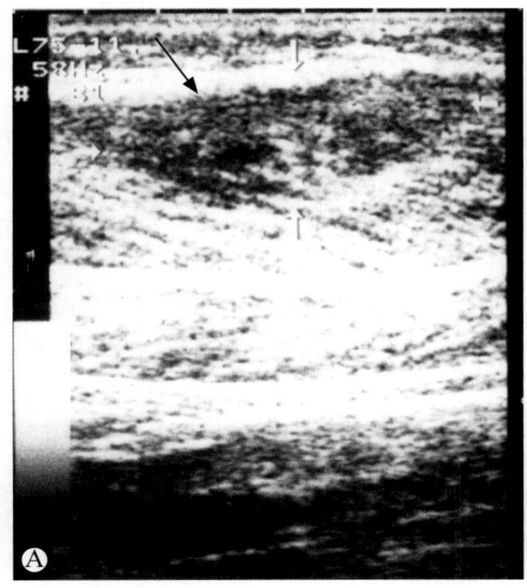
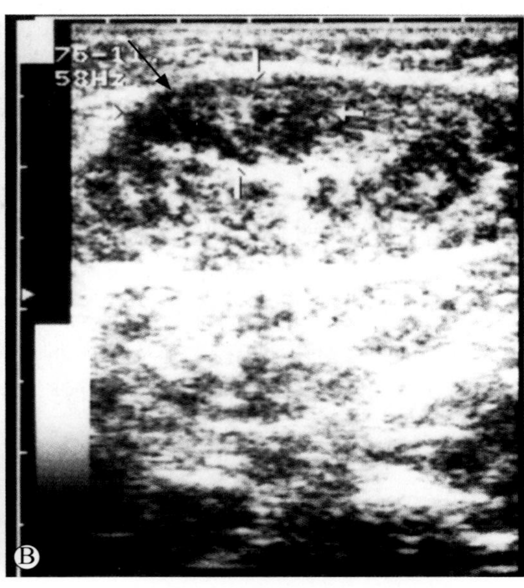

图34-6-16　先天性肌强直声像图

7岁女孩，双侧腓肠肌阵发性痉挛，足内翻畸形。超声纵切面（A）和横切面（B）显示肌肉内可见低侧声区（箭头）

直肌群的硬度和痉挛肌群的范围。

九、肌营养不良

肌营养不良（muscular dystrophy）是一组与遗传有关的骨骼肌进行性肌肉变性疾病，表现为不同分布和程度的肌肉无力和萎缩。常于儿童及青春期发病，并逐渐加重，最后完全丧失运动功能。根据发病年龄、遗传方式、受累部位不同分为多种亚型，但各型的病理改变大致相似：①肌纤维大小、形态不均；②肌纤维退行性变、萎缩、坏死和消失；③肌纤维束间结缔组织增生，假性肥大区脂肪沉积。早期肌纤维可有再生现象，既有进行性肌萎缩，又伴肌假性肥大为本病的特点。声像图表现：早期病变肌肉萎缩，肌纤维变细，肌腹体积变小；晚期肌纤维消失，受累肌肉肌纹理回声紊乱或消失，因脂肪沉积于肌束和肌束间，以及结缔组织增生，回声明显增强，与筋膜回声相等，声衰减增大，并使毗邻骨皮质回声显示不清，但病变肌肉与尚正常的肌肉间的界限尚明显。超声诊断应结合病史，按受累肌肉分布特点和发病年龄分型。超声对本病有辅助诊断价值，如判定病变部位和范围，提高活检的准确性，随访和监测治疗效果和病变的进展状况。

十、骨-筋膜室综合征

骨筋膜室（以下简称间室）是由骨、骨间膜、肌间隔和深筋膜所围成的相对封闭的空间，内含肌肉和神经，并有穿入的营养血管。间室壁坚韧，当间室内容物体积剧增（如肌肉肿大、血肿）或间室容积骤减（如骨折）时，间室内压力急剧升高，超过15mmHg（正常为0～8mmHg），使其中的肌肉和神经的血液循环及功能遭到损害而产生一系列症状，称为骨-筋膜室综合征（osteofascial compartment syndrome）。如不及时减压治疗，则可发生缺血-水肿恶性循环，导致横纹肌坏死溶解，神经功能丧失，甚至因肌红蛋白尿引起肾功能不全。其分为急性和慢性两种，前者多见于外伤骨折（特别是胫骨）、严重软组织创伤（如挤压伤）、血管损伤及栓塞或肌肉拉伤血肿时，有时可因骨科外固定器械使用不当引起。慢性骨-筋膜室综合征常由长时间剧烈运动和超强度训练引起，如多发生于长途行军、竞走、马拉松、足球、曲棍球、橄榄球运动员及舞蹈演员等，系肌肉内血流增加、体积异常增大（运动时肌肉体积比静态增加约20%）使间室内压升高所引起，多发生于小腿和前臂筋膜室。有时其可由非运动因素如肿瘤、感染引起。

（一）临床表现

急性病例受累肢体出现疼痛、肿胀、局部压痛、肢体被动牵拉痛、皮肤苍白，有时皮肤出现张力性水疱、感觉异常和受累肌肉肌力减弱，严重者出现运动瘫痪和脉搏消失，有的血中肌酸激酶（CK）和乳酸脱氢酶（LDH）升高。早期正确诊断及治疗能防止病变进一步发展，其效果取决于深筋膜减压切开的时间和范围。慢性型则在运动后，相关部位发生疼痛和感觉异常。超声显像及血流测定已用于诊断此病，同时可以显示潜在的局部病因。

（二）声像图表现

急性骨-筋膜室综合征可显示受累的肢体明显肿胀，皮肤及皮下组织增厚，筋膜室内肌肉肿胀增厚，早期回声减低，肌束周围可见线状低回声，横切面通常呈网状分布，肌肉与深筋膜间可见渗液无回声；继之肌肉回声不均匀增强；发生肌肉坏死时，肌纹理模糊或消失，呈云雾状或磨玻璃样。由血管损伤或骨折血肿引起者，间室内可见血肿，呈局限性低或无回声。深筋膜张力增加，但连续性仍保持完整。CDFI和PDI显示早期仅见静脉受压管腔变细，血流消失，动脉血流速度增快，RI增大，进而动脉血流信号减少甚至消失。慢性骨-筋膜室综合征的声像图，两侧对比探测，常显示筋膜室内肌肉横断面积增加（运动后更明显），回声减低或回声不均。运动后CDFI可显示动脉、静脉血流异常。梁峭嵘等对小腿急性骨-筋膜室综合征，通过测量小腿前间室内压，并与超声测量计算的间室横切面积扩大率及胫前动脉中段管径缩小率对比研究，结果显示两者呈线性相关。并认为前者≥20%，后者≥40%可以作为手术切开治疗的指标。

（三）鉴别诊断

急性骨-筋膜室综合征应与血栓性静脉炎、动静脉血栓、蜂窝织炎等鉴别。根据声像图改变，准确的病史、临床表现及CDFI血流改变不难与之鉴别。

（四）临床意义

骨-筋膜室综合征的超声表现是非特异的，但超声能直接探测间室宽度，间室内肌肉回声状况及血流改变，可为本病诊断提供有价值的参考信息，并可监测受累肌肉及血流的演变，为相似疾病的鉴别提供依据。慢性型诊断较为困难，需要根据病史、症状和声像图所见综合判定。

【附】 手筋膜室综合征

手筋膜室综合征（compartment syndrome of the hand）可发生于手外伤、毒蛇（虫）咬伤、异物刺入感染、电击伤、动脉损伤、血友病等。临床表现为手部肿胀、疼痛、感觉异常、麻痹和苍白。指关节被动伸屈，手内、外旋可诱发疼痛。超声表现为手部软组织及掌中间隙肿胀增厚，指总屈肌腱鞘和（或）拇长屈肌腱鞘积液。尚可出现不同病因的回声改变，如异物回声、脓肿或血肿无回声，骨折引起者可有骨皮质回声中断等。CDFI和PDI显示病区血流稀少或无血流。

十一、肌炎

（一）化脓性肌炎

化脓性肌炎可由穿透伤、穿刺或经血行感染引起。致病菌90%为金黄色葡萄球菌，除热带性肌炎为多发外，大多数为单发。受累肌肉以大腿和躯干肌肉常见，早期局部肌纤维水肿，明显肿大增厚，中心区肌纹理回声消失，脓肿形成早期无液化时，可只显示为实质性等或低回声，偶尔呈高回声；液化后出现脓腔，显示为液-实混合性回声，大多数为单腔，有时为多腔，中心无回声，脓肿内稠厚的脓液或组织碎片呈较高回声（与周围组织比较），也可有厚薄不等的间隔回声。周围的脓肿壁呈较厚而不规则的环形低回声。轻压探头，脓肿不变形，但可见脓肿内脓液浮动，并有明显压痛。CDFI及PDI显示中心区无血流信号，脓肿壁及周围软组织内，则有较多血流信号。合并蜂窝织炎时相邻的筋膜、皮下组织增厚，脂肪层回声增高。位于肌腹筋膜面间的脓肿，边界与两侧肌肉外缘一致，纵切面呈纺锤形，含气脓肿（产气杆菌感染），探头面对气-液平面时，因气体表面产生的全反射，则不能显示出脓液的无回声区，此时需要变换探头位置和方向，才能探测到脓液回声。合并异物的脓肿，在低或无回声区内，可见到异物强回声及其后方的声影。脓肿可同时有区域性淋巴结肿大。真菌感染只出现实质性炎症肿块，呈多发孤立的高回声灶，周围的炎症组织为低回声。邻近骨的脓肿，可产生反应性骨膜和骨皮质增厚。

（二）热带性肌炎

热带性肌炎是由金黄色葡萄球菌引起的原发性肌肉脓肿，主要发生在热带。但从20世纪80年代以来，在北美和温带国家的发病率增加，主要见于HIV感染、AIDS患者和静脉吸毒的人。疾病开始（第一期）临床表现为受累肌肉疼痛、痉挛、触之轻度变硬。其难与HIV有关的多发性肌炎、AIDS治疗药——叠氮胸苷（azidothymidine）毒性引起的肌病鉴别；深部肌肉受累可能类似肌肉肿瘤。化脓期脓肿形成。如不及时有效治疗，可发展为以感染性休克为特点的扩散期。超声表现据文献报道，第一期，在一块或一块以上肌肉内，出现局限性边界不清的低回声区；第二期则出现脓肿回声，呈局限性低或无回声；或显示为弥漫性低回声肿块，有时病灶只显示为无肿块效应的高或等回声（与周围组织比）。病灶的边缘可清晰或不清。CDFI显示病灶的周边可见血流信号增多，而病灶内则无血流信号。

（三）结核性肌炎

结核性肌炎继发于邻近骨、关节、淋巴结、胸膜结核等，直接扩展而来者常见，原发性（血源性）的罕见。主要病变为肌肉内形成结核性肉芽肿或结核性冷脓肿，最常发生于四肢、躯干，胸腹壁次之，其中以腓肠肌多见，发生于股四头肌、胸肌、肱三头肌、旋后肌、指伸肌和拇展肌等也有报道，常侵犯一块肌肉（占70%）。主要临床表现为局部肌肉肿胀和疼痛，常为慢性经过，缓慢进展。声像图表现：原发性肌肉结核，受累肌肉肿胀，出现周围低回声，中心无回声，或整体为不均匀高回声，呈类似“大理石”纹状（marble-like pattern），边界不清，并向周围浸润。或出现局限性边缘不清的低或低高混合性回声灶（图34-6-17），发生纤维化和钙化后，则显示

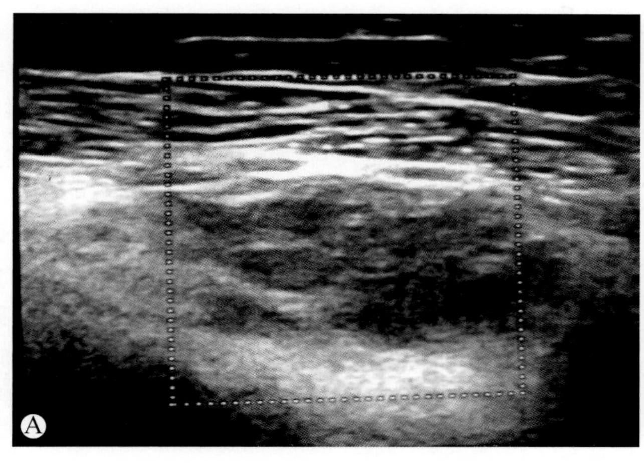

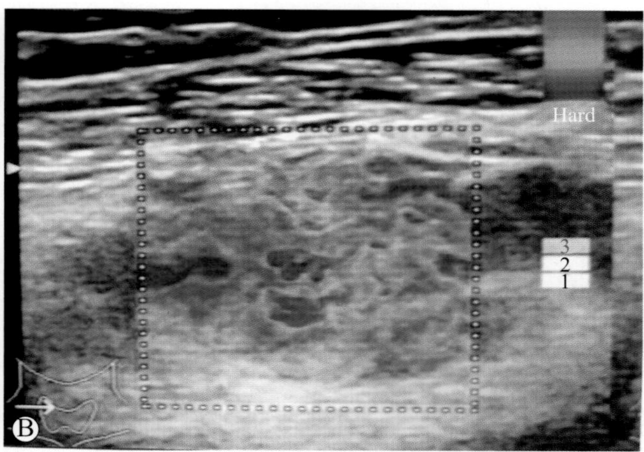

图34-6-17 肌肉结核性肉芽肿声像图
A.二维超声及CDFI；B.超声弹性成像

为不均匀高回声（图34-6-18）。但邻近骨及关节无异常。继发性者，多出现冷脓肿，体积较大，并有窦道与原发灶相连，脓肿内可有碎屑状、死骨沉积于底部。同时可见相邻骨、关节及胸、腹膜结核性病灶。原发性肌肉结核骨关节无异常，并因临床少见，常被误诊为其他疾病，如肌肉肿瘤、囊虫肉芽肿、慢性化脓性脓肿等。最后定性诊断，需要进行穿刺活检和排除相邻骨、关节结核的存在。

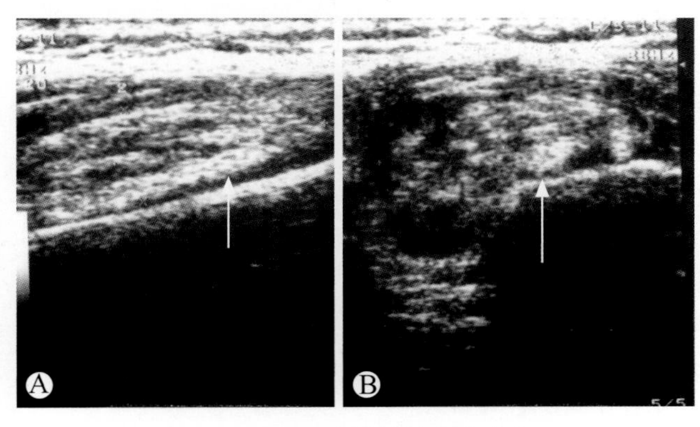

图34-6-18 肌肉结核灶钙化声像图
A.纵切面；B.横切面

（四）增生性肌炎

增生性肌炎（proliferative myositis）是一种少见的纤维结缔组织瘤样增生性疾病，病因不明。主要病理改变：构成肌肉基质的成纤维细胞和纤维结缔组织增生浸润，肌束被增生的结缔组织分开。该病具有生长快速、病程短、弥漫性浸润的特点。其多见于40～50岁，以躯干、四肢和肩胛等处多见。临床多以肌肉内快速出现无痛性硬韧肿块，并在短时间内增大为主要症状就诊。声像图表现（图34-6-19）：病变肌肉肌腹肿大增厚，纵切面呈梭形或椭圆形，正常肌肉的纹理回声模糊不清；横切面，增生的成纤维细胞和结缔组织呈粗线状低回声，互相连接成网状，肌纤维束被分开，形似“龟裂纹”状。肌外膜肿胀增厚，但光滑无周围浸润。CDFI显示在线状低回声区内可见与正常肌肉血流相似的高阻力指数动脉血流。上述声像图改变与横纹肌溶解症相似，但病史、临床表现及血尿检查明显不同，易与之鉴别。

（五）局灶性肌炎

临床表现：患者无明确原因肌肉内出现疼痛性肿块，生长较快，好发生在大腿和小腿，多单发，发病年龄多

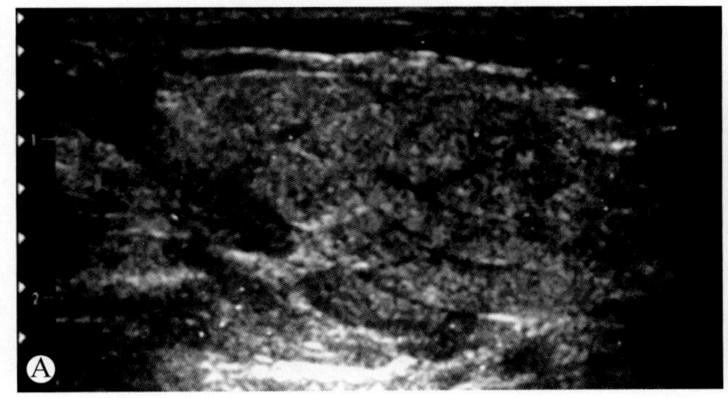

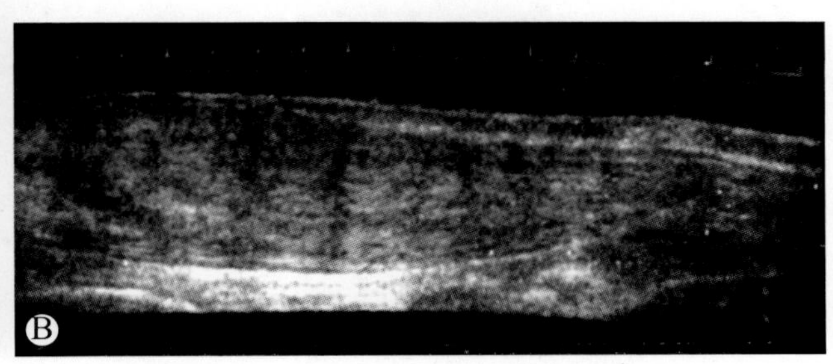

图34-6-19 增生性肌炎声像图
A.纵切面；B.横切面

在20岁以下，无明显外伤史，无明显全身症状，具有自限性，可自愈。声像图表现：肌肉内的肿块呈类圆形或梭形实质性低回声，大小为2.5～10cm，边缘清晰，内部肌束肿大增宽，不累及筋膜和肌腱，CDFI显示血流丰富（图34-6-20）。本病需要与一度肌肉撕裂伤、肌肉内型结节性筋膜炎鉴别。

十二、肌肉萎缩

肌肉萎缩多由周围神经疾病如神经卡压、脊髓灰质炎及神经损伤后肌肉失神经支配（muscle denervation）引起。去神经后肌肉发生运动功能丧失、肌肉萎缩是慢性卡压性神经疾病的最终结果。诊断主要依赖神经-肌肉电生理检查。超声所提供的失神经支配肌肉的声像图改变是诊断卡压性神经疾病的影像学依据之一。声像图表现：早期，失神经支配2～4周后肌肉肌纤维皱缩和细胞水分增加（肌肉水肿），而使其回声强度轻度增加或减低，肌肉纹理结构失常（变形），但周围筋膜回声无变化。长期失神经支配（数周至数月后），肌肉萎缩，肌腹体积缩小，肌束变细，肌束膜集聚，肌束间结缔组织增生，脂肪浸润，肌肉回声强度进一步增加，使正常肌肉纹理结构回声的不均匀性消失，结构回声混沌（图34-6-21B）。动态观察，在受累肌肉肌腹横切面上做主动/被动收缩，失神经支配的肌肉则无有效收缩，厚度不增厚（正常的肌肉肌腹厚度是增加的）。剪切波超声弹性模量值，可以判定萎缩肌肉的收缩功能动态。观察CDFI和PDI肌肉血流改变也有助于失神经支配肌肉的判定，当相关肢体进行反复运动（主动或被动的）后，正常肌肉内血流增加，而失神经支配的肌肉则不增加。肌肉回声强度增加最早可在神经轴索中断后10天左右出现，其改变程度与卡压程度、时间和症状的轻重成正比。上述改变是卡压性神经疾病的共有表现，仅发生于受累神经所辖的肌肉或肌组。肌肉失用性萎缩有与上述相似的改变，但病因和受累范围不同，程度较轻，是可逆的。长期大量使用皮质类固醇激素也可引起肌肉萎缩（由于肌内脂肪消耗），特别是躯干和四肢近端肌肉。超声对探明肌肉病变程度，判断预后，以及与其他肌肉和肌腱疾病的鉴别是有用的。

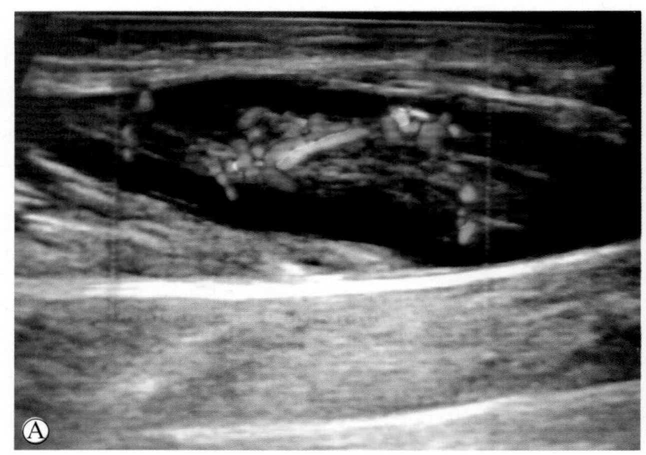

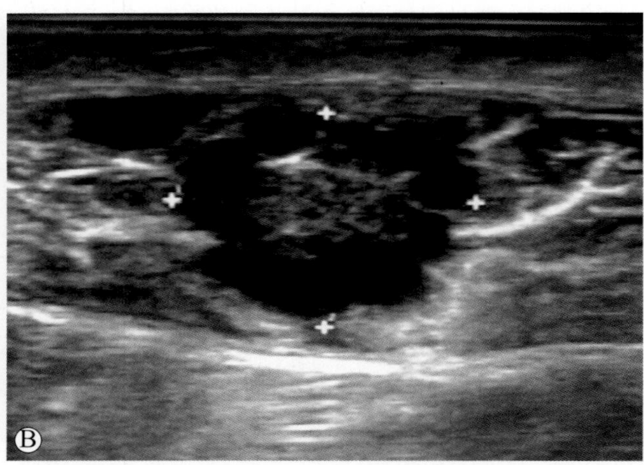

图34-6-20　局灶性肌炎声像图

患者，女性，55岁。A.纵切面CDFI；B.横切面二维图

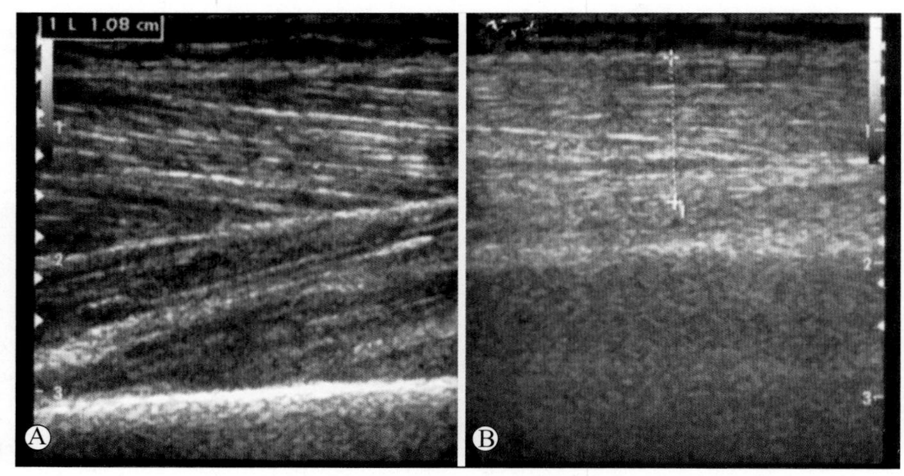

图34-6-21　肌肉萎缩声像图

A.健侧；B.患侧，萎缩肌肉变薄，肌纹理回声模糊不清

十三、肌肉寄生虫病

（一）囊虫病

囊虫病又称猪囊尾蚴病，是人误食了猪肉绦虫虫卵污染的食物，或猪肉绦虫患者自身感染而引起。囊尾蚴在人体内形成囊尾蚴结节（以下简称囊虫），数目不等，从数个到数百数千个，大小5～7mm，主要分布于皮下及肌肉，其次为脑、眼及其他器官。根据寄生年限，可以是活囊虫（潜伏期平均4～5年）、死囊虫、钙化囊虫。皮下或肌肉的囊虫结节主要分布于躯干、头部及上、下肢。腕关节、踝关节以下很少见。临床以出现皮下囊虫结节为首发症状，结节呈圆形或卵圆形，直径1cm左右，无压痛，与周围组织无粘连，皮肤除隆起外无其他异常。皮下结节可分批出现。严重病例可有脑、眼部症状。声像图表现：在皮下和肌肉内可见散在或多发小囊状低回声结节，有时可见活囊虫伸出头节蠕动现象；死囊虫由于囊虫抗原漏出引起周围组织炎症反应，结节周围呈环状低回声；钙化的囊虫结节呈米粒状强或高回声（图34-6-22）；囊虫合并感染或周围肉芽肿形成时，病灶较大，周围有厚而不规则低回声壁包绕。诊断时须结合病史，一旦怀疑囊虫病，应粪检虫卵及进行囊虫抗体测定。虽无明显脑、眼部症状，但也应进行头部CT或MRI检查。

（二）包虫病

包虫病又称棘球蚴病（hydatid disease），单纯肌肉包虫病少见。

国外文献报道在全部包虫病中单纯肌肉包虫病仅占1%～4%。声像图表现：一般为单发性囊性肿物，单房或多房，大小不一，边界清楚，有包膜，囊壁较厚。囊内可见头节、间隔或子孙囊回声。在其他器官（特别是肝）可同时有相似病灶。诊断须结合病史及卡松尼试验、聚合酶链反应。

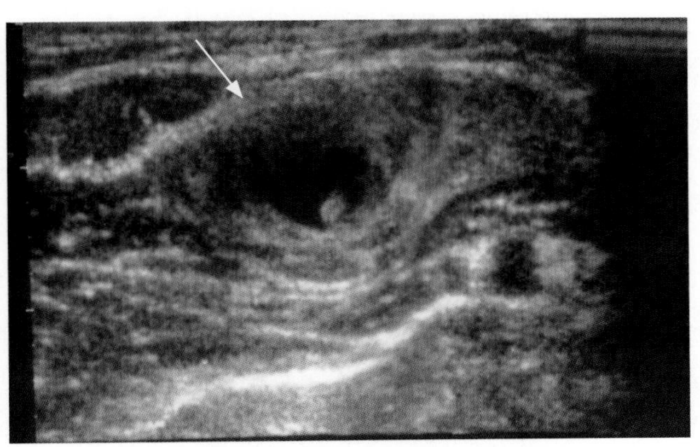

图34-6-22　肌肉囊虫病声像图

（三）旋毛虫病

肌肉旋毛虫病是全身旋毛虫病的一部分，是因食入未煮熟的含有活的旋毛虫蚴虫的肉类食物引起。在我国的云南、西藏和东北地区均有报道。其可侵犯全身任何肌肉，尤以腓肠肌和咬肌多见，也可发生于胸大肌和肋间肌等处。旋毛虫蚴虫寄生于肌肉内引起嗜酸性肉芽肿，肌纤维变性肿胀乃至破坏消失。典型的临床表现：全身肌肉疼痛，尤其腓肠肌，血嗜酸性粒细胞增高，＞600/mm^3，特异性IgM增高。声像图表现：肌肉内出现囊性为中心的混合性肿块，有时包囊内的虫体可见蠕动，周围的肌肉呈梭形肿胀。诊断须结合病史及寄生虫学检查。

（四）异位肺吸虫病

异位肺吸虫病（ectopic paragonimiasis）由卫氏并殖吸虫童虫、成虫或斯氏狸殖吸虫的幼虫引起的疾病，通过生吃石蟹、蝲蛄（第二中间宿主），后饮用含囊蚴的水而患病。除寄生在肺引起肺吸虫病外，肺外可累及脑、脊髓、腹腔器官、肌肉和皮下组织等器官和组织，称异位肺吸虫病。其中斯氏肺吸虫皮下和肌肉结节性病变的发生率很高，可达50%～80%，结节内的虫体均为未成熟的童虫，游走性很大，可至剑突下、腹部、胸背部、腹股沟、阴囊及下肢等处的皮下，有时深入肌肉内，甚至侵犯关节和滑囊。虫体结节可相连成串或集聚成团，结节周围发生炎症浸润、组织坏死分解，形成含有虫体和虫卵的脓肿，虫体死亡形成肉芽肿，最后形成纤维性瘢痕或钙化。声像图表现：皮下和肌肉虫体结节所在处组织炎性肿胀增厚，结节内呈不均匀低回声，并伴有不规则无回声区，结节边缘不清，CDFI在早中期可有数量不等的血流信号。本病超声表现不具特异性，诊断时应注意流行病史，有怀疑时应做肺吸虫皮试和粪检。

十四、其他肌病

（一）肌肉梗死

肌肉梗死（muscle infarction）常见于晚期或未控制的胰岛素依赖性糖尿病，由末端小动脉血栓引起，多累及下肢，常为两侧性。超声显示肌肉肿大增厚，回声减低，肌肉内脂肪间隔消失，筋膜、筋膜下及皮下水肿增厚，发生坏死后肌肉内出现无回声灶。

（二）运动后延迟性肌肉酸痛

运动后延迟性肌肉酸痛（delayed onset muscle soreness, DOMS）多发生于非习惯性超常量运动后（如登山、长途步行等），多见于下肢，是发生在显微镜水平的肌纤维破裂，弥漫性水肿，特别是肌肉-肌腱连接部，损伤是可逆性的。其症状多在运动后12～24小时后出现，2～3天达到高峰，离心收缩时疼痛加重，并常伴有暂时性肌力减弱等症状。不进行特殊治疗1周内消失。声像图表现：疼痛肌肉的回声通常是正常的，但肌肉-肌腱连接部可显示受累肌肉厚径增加，回声减低（肌肉间质水肿），但无回声中断和积液。超声的作用更在于除外肌肉拉伤或撕裂，后者伤后立即出现局限性疼痛，向心性收缩时加重，受损肌肉出现不同程度的回声中断和血肿回声。本病应与疲劳性骨膜炎、小腿胫前筋膜室综合征、胫内侧应力综合征等鉴别。

（三）肌肉结节病

结节病是原因不明的多系统肉芽肿性疾病，一般为良性。在肌肉主要产生非干酪性肉芽肿，形成多发结节性肿块，常为双侧性，好发于下肢的肌肉-肌腱连接部。主要临床症状为肌肉和关节疼痛，并常伴有肺、肝异常，如肺门淋巴结肿大、肺浸润、肺尖肺大疱及肝脾增大等。声像图表现：肌肉内出现低回声结节或肿块，可同时伴有四肢近端、躯干和颈部肌肉萎缩，以及其他组织（如骨、关节）和器官（如眼、肺、肝、脾、腮腺）内相似病变。对此病应有一定的认知和警惕性，诊断时需要排除其他产生肉芽肿的疾病，如结核、布鲁菌病、梅毒、寄生虫病、软组织肿瘤等。此病的骨关节改变需要结合MRI检查。

（四）肌肉淋巴瘤

原发性肌肉淋巴瘤（PLM）极少见，Samuel报道，在6000例非霍奇金淋巴瘤中，只发现8例，PLM常发生于60岁以上的患者，HIV感染和AIDS患者更常见。大腿、上臂及胸部是最常见的发病部位。声像图表现：受累肌肉出现弥漫性或局限性肿大；在一块肌肉或多个肌肉内发生浸润性或局限性肿块，呈实质不均匀性低回声，边界清晰或不清，CDFI和PDI出现多血流信号。肿瘤可以扩散到筋膜室和筋膜层之外。以上声像图改变不是特异的。本病需要与原发性软组织肉瘤、转移瘤、血肿、肌炎等鉴别。有时T淋巴细胞型和B淋巴细胞型淋巴瘤在皮肤和皮下组织发生蕈状肉芽肿，显示为结节状低回声。

（五）肌肉转移瘤

骨骼肌转移瘤少见，多发生于肿瘤晚期或恶性程度较高的肿瘤，而且多无明显临床症状，在癌症患者尸检中发生率低于1%。原发肿瘤依次为生殖器官肿瘤、胃肠道肿瘤、泌尿系统肿瘤及黑色素瘤。其次较少见于乳腺癌和肺癌，也有发生于淋巴瘤、肾癌的报道。发生部位以头颈、躯干肌和眼外肌多见。声像图表现（图34-6-23）：肌肉内出现大小不等的不均匀低回声肿块，一般边界较清楚，无包膜。CDFI和PDI有的可见血流信号。发

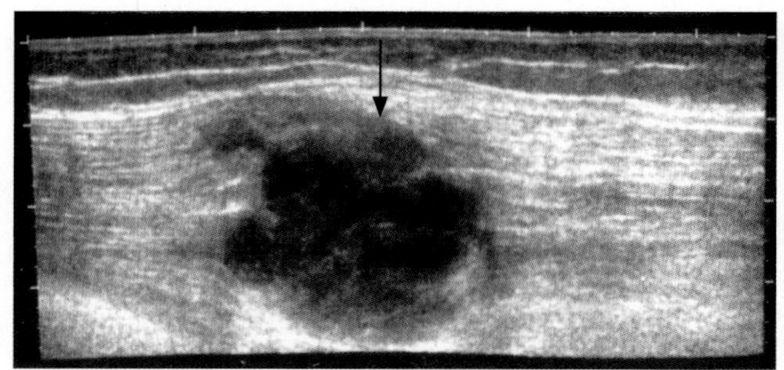

图34-6-23 肺癌肌肉内转移（箭头）声像图

生钙化的转移瘤以黏性结肠癌常见。肌肉转移常有体内其他部位转移证据，如伴有骨和内脏转移。本病需要与原发性肌肉肿瘤、炎性肿块鉴别。

第七节 肌腱、韧带、筋膜疾病

超声对正常肌腱、韧带、腱膜和筋膜及其异常具有较高的分辨率，方法简便快速，已成为临床诊断、治疗随访的重要影像学检查方法。

一、肌腱、韧带损伤

直接损伤常由刃器或锐器直接切割或打击所引起，常为开放性，较少见，易诊断。间接性损伤多由间接暴力引起，常为相关肌肉或肌腱在某种姿势下强力收缩扭转或强力牵拉，超过肌腱或韧带所能承受的生理限度所致，多见于运动损伤。老年人常发生于长期超负荷劳作时，或在全身疾病如红斑狼疮、痛风、糖尿病、慢性肾衰竭、慢性阻塞性肺疾病、家族性高胆固醇血症、类风湿关节炎及某些喹诺酮类药物作用下，肌腱先发生炎症和（或）变性致肌腱脆弱，因轻微外力而损伤断裂。暴力所致的肌腱和韧带损伤常为复合伤。临床表现：开放性损伤，可见伤口及断裂的肌腱、局部出血，易于诊断，常不需要超声检查。闭合性全层撕裂损伤，常于断裂当时可听到异常“砰”的响声，随即发生肌肉无力、运动丧失、疼痛、局部肿胀、淤血及压痛。由于肌腹回缩，断裂处可出现凹陷。严重损伤可伴有关节损伤和撕脱性骨折。部分性损伤则以局部肿胀、疼痛、功能受限为主要症状。肌腱超声探测，应包括从肌肉-肌腱的结合部到肌腱-骨的止处全程（包括长轴和短轴），常规扫查和EFOV扫查相结合，能更准确地判定损伤的部位和范围。

（一）闭合性肌腱撕裂分类及声像图表现

1.急性完全性（全层、全腱）撕裂 肌腱横向回声完全中断，近端回缩，在断裂水平看不到腱回声，断端间渗液和血肿充填呈低或无回声（低于肌腱本身回声），相关肌肉，在关节屈伸运动或探头加压时，局部变形，

断端距离增大，断端出现异常活动。探头加压有明显疼痛说明是新近的腱断裂。当腱断端向上卷曲和血肿形成时，断端裂隙显示不清，局部呈不均匀高回声，只有动态探测才可显现分离的断端而明确诊断。有腱鞘的肌腱，腱断端与滑膜鞘间可有少量积液；如果滑膜鞘也同时断裂，因有更广泛血管破裂，局部则出现较大血肿回声，使腱的边缘回声模糊不清。

2.急性不完全（全层、部分）撕裂　肌腱横向超过50%的断裂，才可显示部分肌腱回声中断，同时可见完整无断裂部分；另一类型是在肌腱间质内出现沿肌腱长轴腱纤维劈裂，显示不出回声中断，只在断裂的裂隙处回声减低，局部增厚，腱纤维状纹理紊乱；有出血或液体渗出，出现线状低或无回声。实践证明在横切面声像图上更易显示出部分撕裂，但仅有少量腱纤维断裂或微小劈裂，腱的回声中断和劈裂裂隙也不会被显示出来。只能出现局部增厚，回声减低或增强。

3.慢性撕裂　断端间有肉芽组织充填，显示为无纤维状结构的低回声增厚，瘢痕愈合局部变薄呈高回声，有的发生钙化呈强回声伴声影。

（二）肩袖撕裂

大多数肩袖撕裂（rotator cuff tear）发生于肱骨大结节止端，绝大多数发生于冈上肌腱，严重的可向后波及冈下肌腱和小圆肌腱（后两者很少单独发生断裂）。肩胛下肌腱损伤不常见，可单独发生，但多成为巨大肩袖撕裂伤或复发性肩关节前脱位的一部分。冈上肌腱损伤大部分发生在慢性撞击和机械性磨损引起的肌腱变性的基础上。分为全厚度断裂和部分厚度断裂（表34-7-1），前者按发生部位和断裂程度又分为3种类型，即前游离缘断裂（最常见）、中间部断裂及整腱断裂。部分厚度断裂可分为肌腱的实质内（中层）、滑囊层面或关节层面断裂3个亚型，以关节面断裂更为常见。前游离缘全厚度断裂在横切面和冠状切面上（图34-7-2）表现为肌腱的前游离缘回声中断，断端向中心端回缩，与肱二头肌腱间的间隙增宽，腱附着部的骨和软骨裸露（横切面更易看到），肩峰下-三角肌下滑囊塌陷至断裂间隙内，滑囊至肱骨头间距变小，肱骨头更接近于肩峰。中间部全厚度断裂时，腱断裂部分和前、后未损伤部分共存，在横切面上，全层断裂部出现肌腱回声中断，可有少量液体填充，显示为低或无回声；其前、后可见完整的未损伤的腱回声，三角肌及三角肌下滑囊可向下凹陷。探头平行上移显示喙肩韧带，可见肱骨头软骨面紧贴该韧带。整腱全厚度断裂，或完全从大结节撕脱，腱回声连续性完全中断，近端回缩到肩峰下，看不到腱的回声，只有三角肌覆盖在肱骨头及其软骨面上（图34-7-1A）；断端不回缩的，可看到断端回声，如其间充满渗液，则出现低或无回声裂隙；裂隙间无液体，可有三角肌和滑囊周围的脂肪纤维壁塌陷充填于裂隙内，看不到断端回声时，探头经三角肌对着肩袖加压，可使断端分开，而出现回声缺损。较大的缺损，可使滑囊周围脂肪层回声变平（正常呈弧形）。肩峰下-三角肌下滑囊积液是肩袖断裂的重要间接征象，并更容易显示腱的全层断裂灶（图34-7-1A）。有时滑囊与关节相通，出现关节积液，关节运动和（或）探头加压时，液体可进入肌腱的断裂区。严重的整腱全层损伤可波及冈下肌腱，出现相应的声像图改变。部分厚度断裂更常见，是全厚度断裂的2倍，但较难诊断。急性多由运动性损伤引起，多见于肩袖的深层（关节囊侧），相对容易探测；慢性常由肌腱病引起。超声表现：在肩袖的关节囊侧或滑囊侧出现低回声或低-高混

表34-7-1　冈上肌腱损伤分类

全厚度断裂	部分厚度断裂
部分腱断裂	滑囊侧（上面）
前部（缘）	间质部
中间部（间质部）	关节侧（下面）
后部（缘）	
全腱断裂	

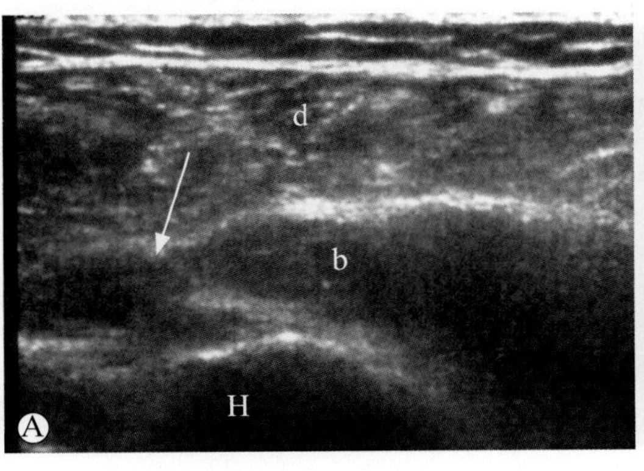

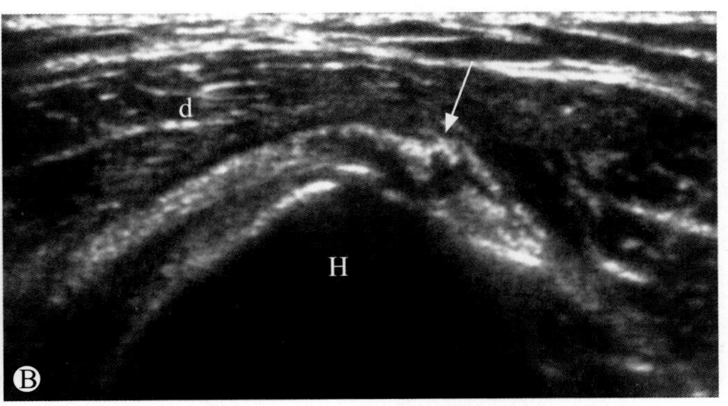

图34-7-1　冈上肌腱全层完全断裂声像图

A.急性断裂，肌腱回缩（箭头）；B.陈旧断裂合并钙化（箭头）。d.三角肌；b.三角肌下滑囊积液；H.肱骨头

合性回声，无回声中断；或显示肌腱增厚、变薄或回声不均匀，探头加压三角肌时也不产生局部回声中断，有三角肌下滑囊积液时，容易发现冈上肌腱滑囊层面的断裂灶及确定其边缘。单独冈下肌腱及小圆肌腱断裂少见。陈旧性肩袖断裂，内部纤维状结构消失，肌腱断端瘢痕化，出现弥漫性或局限性回声增强，边界不清；发生钙化时则出现灶性高回声，可伴有声影（图34-7-1B）。Wohlwend对40例肩袖断裂进行观察，其中36例（90%）肱骨大结节肌腱附着部骨皮质有明显不规则变形或凹陷，并认为这是一项准确的判定指标。Wallny经对正常人与有肩痛3个月以上临床诊断为肩袖病变患者进行对比，观察肱二头肌长头肌腱厚径与冈上肌腱厚径的比值，结果发现在慢性腱袖损伤时，肱二头肌长头肌腱增厚，此厚径比值增大，认为＞0.8为阳性，对诊断慢性肩袖损伤有价值。当冈上肌腱在肩峰下断裂、任何大小的纵行劈裂、断裂伤＜2mm时，均不易被超声探及。超声与关节镜对比，肩袖全厚度断裂，Teefey报道的诊断敏感度为100%，特异度为85%；Wiener报道的敏感度≥94%，特异度≥93%。部分厚度断裂的诊断敏感度为93%，特异度为94%。但也有个别报道，甚至认为既不敏感，也不可靠。超声应为临床提供断裂的程度（部分厚度还是全厚度，断裂的宽度）；测量近端回缩量（在纵切面上）；测量断裂的宽度，注明其部位（在横切面上）。肩袖断裂需要与颈椎病、钙化性肌腱炎、肩撞击综合征、急性臂神经炎（Parsonage-Turner综合征）及肺沟部肿瘤等鉴别。超声诊断的准确性受检查者对检查技术掌握的熟练程度和经验的限制。

（三）跟腱断裂

跟腱断裂多由间接暴力引起，如踝关节极度背伸，再突然蹬地发力牵拉，多见于网球、羽毛球、篮球和体操运动员，有慢性肌腱炎、糖尿病、类风湿关节炎病史者和用过皮质类固醇者（口服、腱周或腱内注射）及肥胖者更易发生。跟腱的中段（近端下2～6cm）是运动损伤最常发生的部位，此外肌肉-肌腱连接部和跟腱的跟骨端也是好发部位。超声表现：急性完全性断裂，肌腱回声中断，因为近端回缩，出现裂隙，近端呈毛刷状向裂隙端逐渐变细（锥形），远端多向前，跟腱前脂肪垫可疝出到断端间隙内，因渗出和出血，其间可呈低或无回声。在非急性期，断端裂隙中，可因血肿机化，不易看到断端回声，此时，轻柔足背屈或向近端挤压小腿肌肉进行动态探测，因损伤部位的肌腱断端不能平移，有助于证实肌腱断裂的诊断，并可与不完全断裂区别。肌肉-肌腱连接部断裂，出血较多并沿腓肠肌与比目鱼肌筋膜间扩展，会出现较大面积无回声区。在探测跟腱损伤时要注意跖肌腱，它如无损伤，在低或无回声血肿区内可见到正常跖肌腱，呈边界清晰的束状高回声（在横切面上更清楚）紧贴在跟腱的内侧，可误认为未断的跟腱纤维，可将完全性断裂误判为不完全性（图34-7-3）。不完全断裂时，可见部分肌腱纤维回声中断，出现＞5mm的线状无或低回声裂隙，腱周可见厚薄不等的无回声带（积液）。有的无明显回声中断，更多表现为肌腱损伤部梭形肿胀，回声减低，前后径增大，＞10mm（正常为5～6mm），回声减低，腱内结构回声明显失常。急性期断裂区周围CDFI及PDI：血流信号可增多。慢性跟腱断裂表现为断端纤维增生、瘢痕形成，近端常呈圆锥形，远端残留部呈球状，断端间充满结缔组织，厚的瘢痕组织桥接于断裂处，均呈不均匀较高回声，局部肿大或凹陷变薄。有的发生钙化，偶尔发生肌腱骨化，其通常发生于接近跟骨的附着部，两者均可出现灶状强回声伴声影；有的在断端有肉芽织形成，出现低回声肿块。跟腱断裂常伴跟腱后及跟腱前滑囊积液扩张。跟腱断裂末端肿大增厚，同时伴跟腱后、跟腱前滑囊积液扩张及跟骨后上方骨刺形成者，称为黑格隆德病（Haglund disease）。

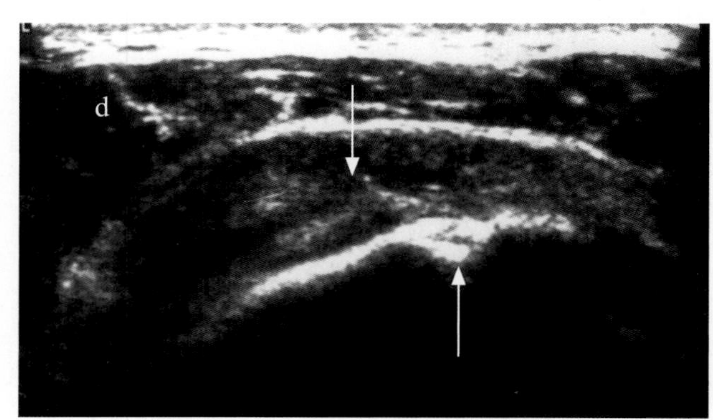

图34-7-2 冈上肌前缘全层断裂声像图

d.三角肌。上箭头示肱骨大结节表面不规则；下箭头示断裂处

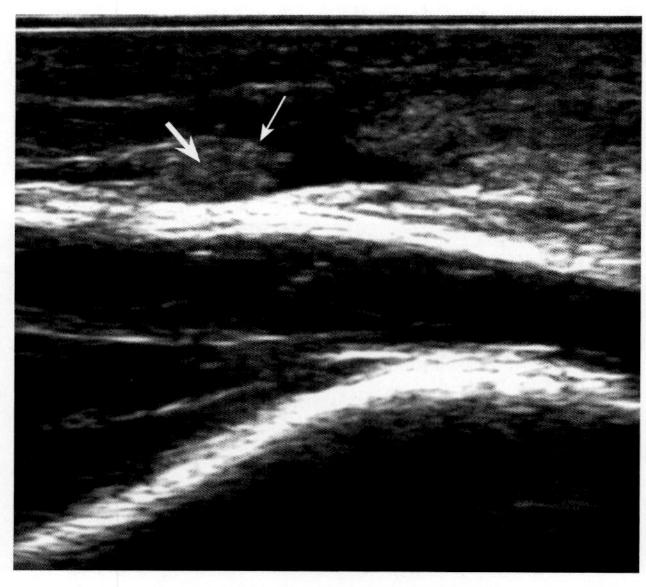

图34-7-3 跟腱完全断裂声像图

细箭头示断端局部血肿；粗箭头示回缩的断端

有文献报道，跟腱断裂时SWE的弹性模量值明显降低，跟腱断裂超声诊断的敏感度和特异度分别可达98%和97%，手术符合率为97.8%。

（四）髌腱撕裂

髌腱撕裂又称“弹跳膝”（jumper knee），本病多发生于30岁以下的年轻运动员，如篮球、举重、体操和足球运动员。大多数有反复慢性微小损伤引起的肌腱病或肌腱炎病史，突然暴力引起，偶尔发生于老年人，多发生于有糖尿病、痛风、结缔组织疾病或其他全身疾病时。大多数为部分撕裂，完全撕裂少见，多发生于髌腱近端髌骨下极处。声像图表现：急性期，肌腱损伤处深层（后面）肌腱肿胀增厚，回声减低，部分肌腱纤维结构回声中断。断端周围出血和渗出，呈低或无回声。严重的损伤可同时发生髌骨下极撕脱骨折，骨折片与肌腱断端相连呈高或强回声；反复慢性损伤，除肌腱增厚，回声增强，还可存在钙化或骨刺形成，常有腱周滑囊积液。

（五）股四头肌腱撕裂

股四头肌腱由股直肌、股中间肌、股内侧肌、股外侧肌筋（肌）膜组成，在远端融合为一腱。损伤部位常在肌腱与髌骨尖连接区，距髌骨上极约2cm处，或肌腱肌肉连接部。大多为不完全性撕裂，多起自股直肌腱，或横向扩展到膝内外侧支持带。其多继发于痛风、类风湿、糖尿病、慢性肾衰竭、甲状旁腺功能亢进、长期服用皮质类固醇和自身免疫性疾病。很少发生于健康人。声像图表现：完全断裂急性期断端分离、肌腱回声中断，因断端回缩出现低或无回声裂隙（图34-7-4）；或被较大血肿掩盖而看不到肌腱的回声。轻轻向下牵拉髌骨，可使断端距离增大或有异常活动。断端间的积血和渗出液可沿腱周扩展，可出现带状或线状无回声。部分性断裂时仅见部分肌腱的纤维断裂，回声中断，出现小的线状或不规则灶状低或无回声裂隙（＞5mm），仍有部分完整连续的肌腱纤维存在。损伤部肌腱结构回声失常，回声减低，厚度增加，有时可达1.2～1.5cm（正常＜6mm），腱周的一侧或两侧可见少量积液（线状无或低回声）。毗邻的膝关节和髌上滑囊可同时出现积液。急性损伤区CDFI和PDI：血流信号增多。慢性陈旧性损伤表现为肌腱损伤区回声增高，厚度变薄。

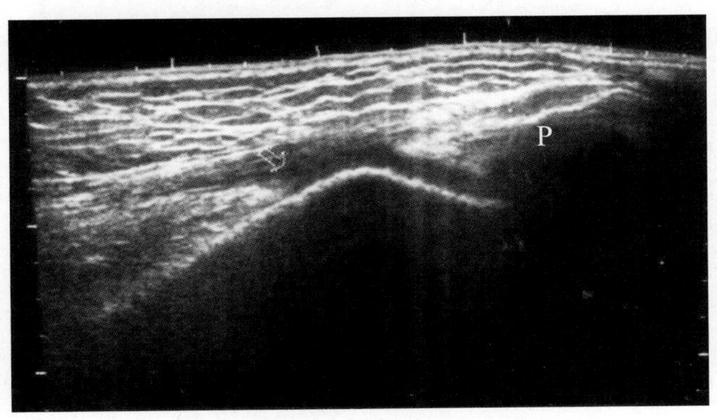

图34-7-4　股四头肌腱完全断裂声像图
P.髌骨

（六）膝关节内侧副韧带

膝关节内侧副韧带（MCL）损伤是关节外韧带损伤中最多见的一种，常发生于股骨髁水平，临床十分常见。其多为过度屈膝及小腿外翻、外旋位受反向暴力扭伤，或直接跌打、撞击引起。前者多见于滑雪、冰球、足球等运动员；后者多见于交通事故和意外。严重的完全性断裂常合并前交叉韧带及半月板损伤。膝关节疼痛，局部肿胀压痛，尤以膝外展及外翻时疼痛加重为主要临床表现。超声可提供快速诊断，准确判断损伤的程度（深度、厚度）和范围（长度）。

声像图表现：正常内侧副韧带是一层薄而均匀的高回声带，略呈弧形，从股骨内侧髁表面起始延伸至胫骨近端内侧表面。分浅、深两层，浅层为内侧副韧带本体，起于股骨内收肌结节的远端，向下止于胫骨内侧结节，关节线下5cm处，鹅足腱之后，较宽长；深层较薄，与内侧半月板相连，关节线以上称股板韧带，以下部分称板胫韧带，较短。在深浅两层之间可见裂隙状滑囊回声（内侧副韧带滑囊）；韧带的最浅层为筋膜。内侧副韧带撕裂，可发生在韧带的浅层或深层，尤以深层更为常见。损伤程度通常可分为三度：Ⅰ度，少量纤维撕裂，无明显回声中断，仅显示韧带整体肿胀增厚，回声减低，边界及内部回声模糊不清（图34-7-5B），有时伴有该韧带滑囊积液，内侧副韧带内出现大小、形状不一的低或无回声区（图34-7-6B）；Ⅱ度，部分纤维断裂，部分韧带可见不规则回声中断，包括韧带的股骨端和胫骨端增厚，回声减低，进行外翻应力试验有剧烈疼痛，韧带纤维仍具有一定张力；Ⅲ度，韧带的深、浅两层回声完全中断，断端回缩呈锯齿形，之间出现不规则低回声裂隙，有血肿和炎性渗出液充填时或呈无回声，断裂的两端肿胀增厚（图34-7-5A）。进行外翻应力试验时，见断端距离增宽韧带无张力（松弛），并有剧烈疼痛。CDFI和PDI显示损伤区血流信号增多。单独深层的股板-板胫韧带撕裂，浅层内侧副韧带仍可保持完整。严重损伤，并发半月板、前交叉韧带损伤及引起韧带附着部撕脱骨折时，可见相对应的异常声像图征象。慢性部分断裂时，韧带的纤维状结构回声消失，无回声中断，仅出现局限性或弥漫性低或高回声。偶尔慢性内侧副韧带损伤时在韧带上端可发生钙化甚至骨化，其后方伴有声影者，称为佩莱格利尼-施提达病（Pellegrini-Stieda病）（图34-7-6A）。外侧副韧带损伤少见，而且很少单独发生。

（七）膝交叉韧带撕裂

前交叉韧带断裂，由强力过伸，屈膝强力外翻、外旋，或暴力从后方向前方作用于胫骨上端所引起，常发生于滑雪、足球等运动员；后交叉韧带是膝关节最结实的韧带，一般很少单独发生断裂，发生于屈膝位，暴力从前方冲撞胫骨上端，使之向后过度移位，或由强力过伸所致，一旦发生，多为复合伤。前交叉韧带可合并内侧副韧带和半月板损伤。声像图表现：完全性断裂时韧带回声不连续，牵拉试验或屈膝时无张力（不被拉紧）；或韧带回声缺失，或断端屈曲呈波浪状或卷曲状（图34-7-7）。急性损伤时关节内积血，关节间隙增宽，滑膜增厚，常同时伴有关节内骨折或半月板损伤；急性前交叉韧带断裂时，90%可在股骨外侧髁内面出现血肿低回声（图34-7-7B）。不完全性前交叉韧带撕裂诊断比较困难，一般无回声中断，只出现前交叉韧带变形、增粗，回声减低（图34-7-8）。慢性撕裂时，伤后6～8周韧带变细或不完全看到，或出现不均匀高回声（图34-7-9）；有的陈旧性损伤可在韧带滑膜发生滑膜囊肿。虽然有文献报道，超声诊断与关节镜和手术结果对比，认为超声有较高的诊断敏感度和准确度，但仍远不如MRI敏感和准确。超声仅可作为筛选检查应用。

（八）髌支持带损伤

髌支持带由斜行的层状纤维结缔组织构成，正常

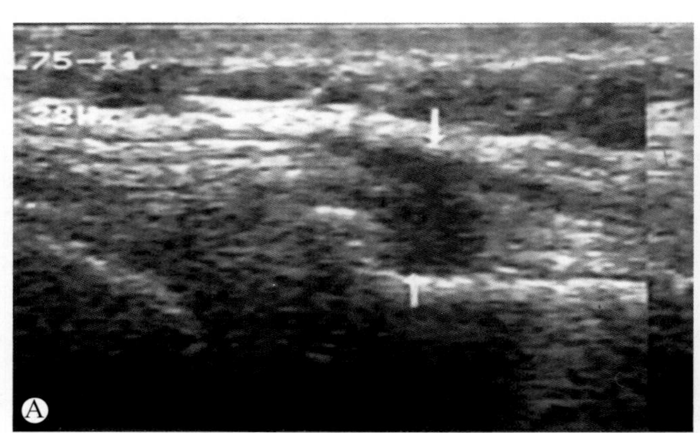

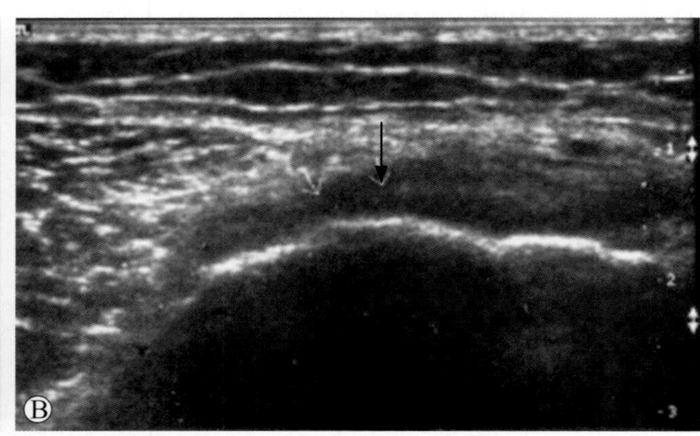

图34-7-5　膝关节内侧副韧带损伤声像图（一）
A.完全性断裂（箭头）；B.部分断裂，韧带肿胀增厚，回声减低

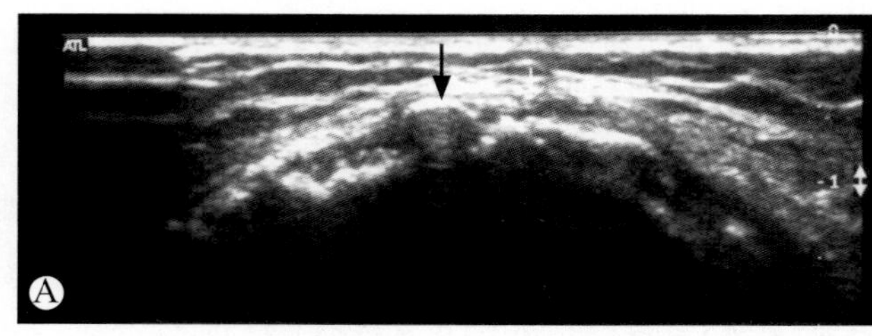

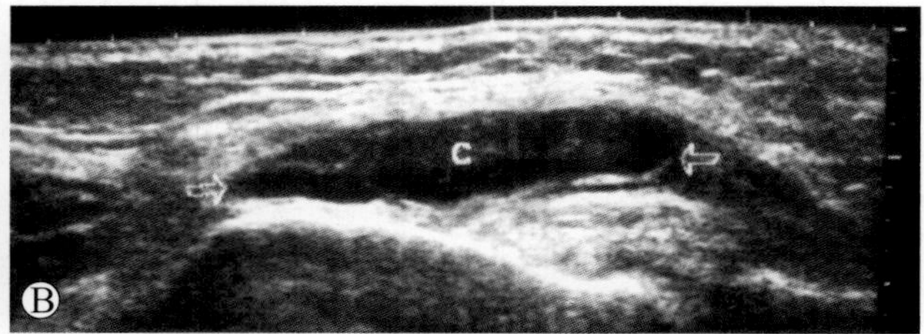

图34-7-6　膝关节内侧副韧带损伤声像图（二）
A.慢性损伤伴钙化（Pellegrini-Stieda病）；B.创伤性内侧副韧带滑囊炎积液（c）

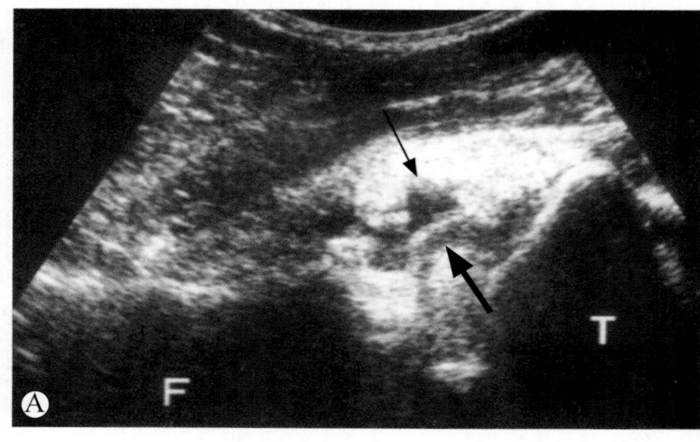

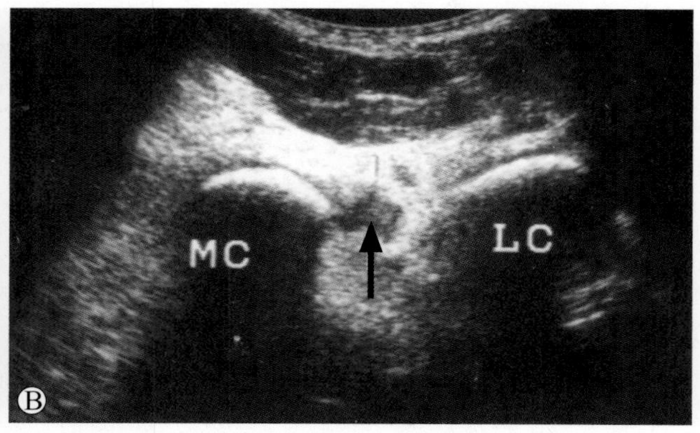

图34-7-7　后交叉韧带急性损伤声像图
A.韧带断裂卷曲（粗箭头）及出血（细箭头）；B.股骨髁间窝血肿（箭头）。T.胫骨；F.股骨；MC.股骨内侧髁；LC.股骨外侧髁

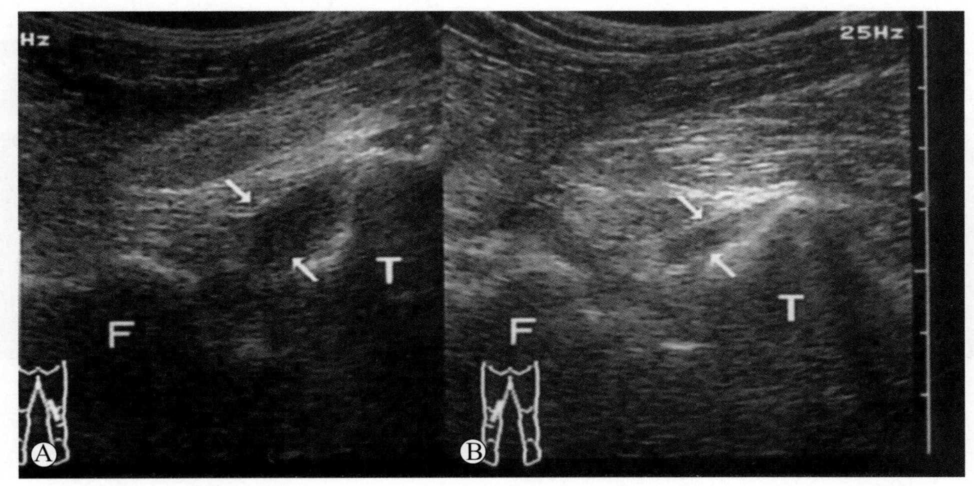

图34-7-8 前交叉韧带急性损伤（箭头）声像图

A.患侧，韧带肿胀，回声减低，但无中断；B.健侧。F.股骨远端；T.胫骨近端

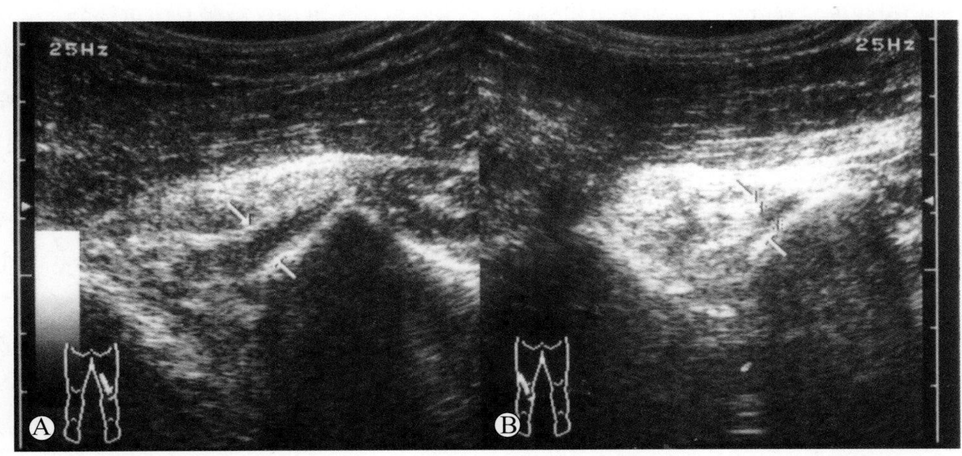

图34-7-9 前交叉韧带陈旧性损伤声像图

A.健侧；B.患侧，韧带显示不完整，胫骨端变细

超声显示为均匀一致，薄层高回声结构。髌支持带损伤是膝部髌内、外侧疼痛的原因之一。内侧支持带损伤多见（占94%）。髌内侧支持带位于髌骨及髌韧带的前内侧，附着于髌骨的内缘，上2/3与髌股韧带一起起于股骨内髁或内收结节上，并斜向下与股内侧肌筋膜融合，下方随缝匠肌筋膜附着于胫骨内上方，内面紧贴关节囊。髌内侧支持带断裂常由髌骨外侧脱位引起（高达41%～96%）。大多数是部分断裂，常发生于髌骨的附着部，出现局限性增厚，回声减低；有40%为完全性的，其出现较大范围回声中断和低或无回声血肿，而且常同时合并内侧髌股韧带断裂和膝关节积液。此外，由髌骨外侧脱位引起者，股内侧肌向外倾斜。有的还可合并前交叉韧带、内侧副韧带和半月板损伤。

（九）踝部肌腱、韧带损伤

踝部的肌腱和韧带急性损伤，多由足踝突然强力内外翻引起，在运动损伤中最为常见。足内翻扭伤患者易发生跟腓韧带、距腓前韧带和胫腓前韧带、胫腓后韧带、距下关节等单一或复合损伤，以及发生跗骨窦综合征；足外翻扭伤患者易发生胫后肌腱、三角韧带（包括深部的胫距前后韧带、浅部的胫跟韧带和胫舟韧带）和距腓前韧带损伤，其中只有胫后肌腱、距腓前韧带、胫跟韧带和跟腓韧带容易被超声显示。这些韧带损伤多发生在一次足踝部严重扭伤或崴伤，80%以上由反向力作用引起，多见于球类、田径等运动员及芭蕾舞演员。主要临床表现：损伤部位疼痛、肿胀和压痛，尤以负重、足反向内或外翻时加重，并引起关节不稳定。声像图表现（图34-7-10）：急性损伤时可见相关韧带增厚，韧带有断裂时，回声连续性中断（距腓韧带断裂，足前拉时更容易显示）。有撕脱骨折时可见灶状强回声伴声影，对应的骨皮质缺损或回声不规则。严重扭伤患者还会发生内、外踝撕脱骨折。此外，也可见到踝关节和毗邻的腱鞘积液、软组织肿胀等继发性改变。慢性损伤患者可仅有韧带增厚或变薄，或拉长呈不规则波浪形。踝部肌腱包括腓骨长肌腱、腓骨短肌腱、胫后肌腱和趾长屈肌腱损伤时，出现局限性或弥漫性回声减低（水肿、出血），内部纤维状回声模糊或消失。超声诊断的

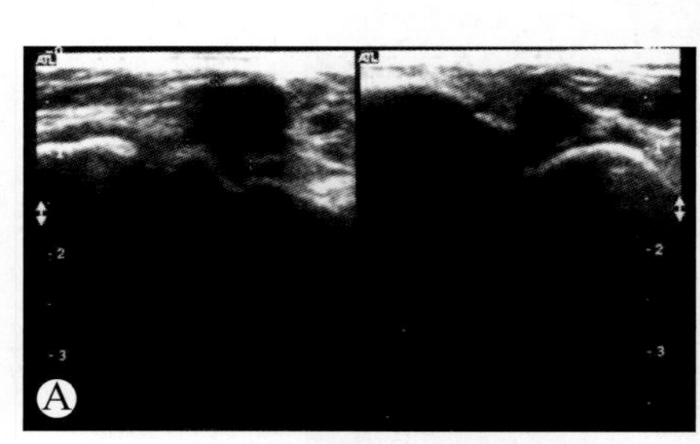
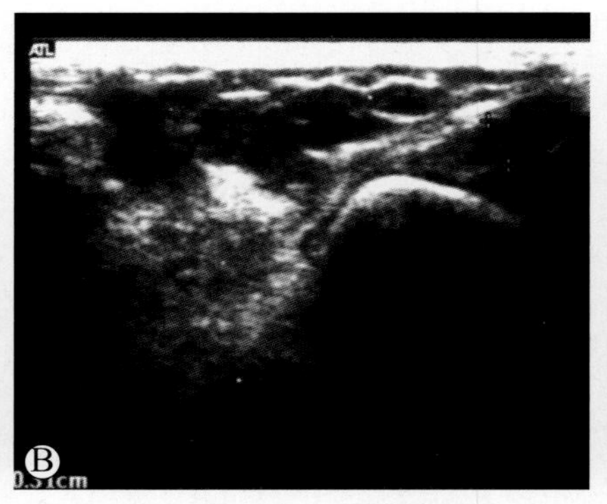
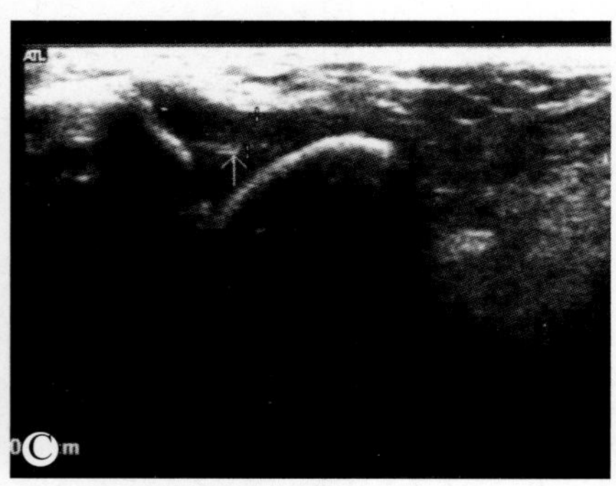

图34-7-10 足内翻扭伤声像图

A.跟距关节囊及滑膜增厚；B.跟腓韧带增厚，回声减低；C.跟腓前韧带增厚，回声减低

敏感度和特异度分别为100%和88%。踝部肌腱和韧带损伤，超声诊断的准确性很大程度决定于检查者对足踝部肌腱和韧带解剖学的把握程度。踝部反复性慢性扭伤、受压、冲击和牵拉引起，踝关节及其邻近软组织，包括关节囊、滑膜、肌腱和韧带的局部炎症、损伤和症状，称踝撞击综合征（ankle impingement syndrome）。

【附】 跗骨窦综合征（tarsal sinus syndrome）

跗骨窦是位于踝关节外侧足的背面，距骨下和跟骨上面的楔形骨性间隙，内含距跟骨间韧带、距跟外侧韧带、跟距关节和其关节囊滑膜及韧带间的脂肪、血管和神经组织。跗骨窦综合征70%以上发生于踝内翻扭伤（特别是踝外侧副韧带撕裂伤）时，是引起踝外侧疼痛原因之一。跗骨窦综合征病理：窦内骨间韧带损伤、脂肪组织肥厚、跟距关节炎或滑膜炎，并可同时伴有跟腓韧带、距腓韧带及距跟骨间韧带损伤。严重的可发生软骨下囊肿、骨髓水肿等改变。临床表现：踝关节扭伤或崴伤后，踝后外侧疼痛，足内翻和足外侧负重时加重，跗骨窦处肿胀和压痛，行走在不平地面上关节不稳定。超声能显示窦外相关韧带的变化、窦内积液、骨间韧带和脂肪组织增厚等改变，如有阳性发现，则具有提示诊断价值（图34-7-10）。

二、肌腱病、肌腱炎

肌腱病（tendinopathy）几乎都与创伤和慢性劳损有关。急性肌腱炎好发于剧烈运动者，如跳远、篮球、足球及排球运动员。慢性肌腱病大多数继发于反复创伤、过度劳作（overuse），也可继发于异物感染、邻近关节炎症及骨摩擦。有糖尿病、类风湿、痛风及狼疮等病史者更易发生。肌腱的过度反复牵拉或撞击，使肌腱胶原纤维发生反复微小撕裂和修复，反应性成纤维细胞增生导致肌腱肿胀，并引起肌腱实质纤维黏液变性，葡糖胺聚糖（GAG）增加，或肌腱发生黄-褐色破坏。以变性为主，无炎性细胞出现者，一般称为肌腱病。肌腱肿胀，并有炎性细胞浸润者（但不是感染）称肌腱炎。两者在临床上准确区分常是不可能的，所以常统称肌腱病（tendinopathy）。慢性肌腱病可发生肌腱粘连、钙化。肌腱病最常发生于髌腱的近端，其次为跟腱和肱二头肌长头肌腱，有时发生于肩袖、股四头肌腱、腓骨短肌腱、胫后肌腱、腘绳肌腱及鹅足肌腱等。临床表现为运动中或运动后肌腱部疼痛、肿胀，屈、伸无力，运动受限。声像图表现：二维声像图上，肌腱炎和肌腱病表现相似，均以肌腱低回声肿大增厚为主要表现，受累肌腱直径＞6mm或大于健侧2mm，横切面肌腱变圆。内部纤维状回声失常或消失，呈均匀或不均匀低回声（图34-7-11）。合并断裂时部分肌腱回声不连续，或出现局限性低或无回声灶。肌腱边缘回声不清或不规则，或腱周出现积液低或无回声。有腱鞘者腱鞘滑膜增厚并积液，或肌腱在腱鞘内活动受限，其也是肌腱病的重要超声表现。上述改变绝大多数为局限性，弥漫性累及全腱者少见。对于慢性病例，由于反复的微小损伤和修复，正常肌腱胶原纤维被黏液组织、肉芽组织或纤维组织所代替，肌腱内正常的纤维状结构回声不清或消失，内部回声不均匀。发生纤维化（瘢痕）病区变薄，回声增强；黏液变性及肉芽组织区，出现灶状低回声，外形呈梭形。肌腱内羟基钙磷灰石（calcium hydroxyapatite）结晶沉着时，称钙化性肌腱炎（calcific tendinosis/tendinitis），最常发生在肩袖，尤其是冈上肌腱，其中80%在冈上肌腱大结节止点的近侧约1cm处，其次为冈下肌腱（占15%）及肩胛下肌腱（占5%）。钙化的形成期和静止期，钙化灶坚硬，呈现局限性强回声团，或钙化灶呈分散状分布，边界清楚，伴有明显声影；吸收期，钙化灶软化呈黏稠泥浆状，破裂后钙盐结晶流出进入毗邻的软组织或肩峰下-三角肌下滑囊时，可引起剧烈肩痛和活动障碍，此时钙化灶的边界回声模糊不清，声影变弱或消失，同时可见滑囊积液和周围软组织回声减低。当上臂外展，探头在钙化灶处加压，接触到钙化灶时疼痛明显。超声可探测到钙化

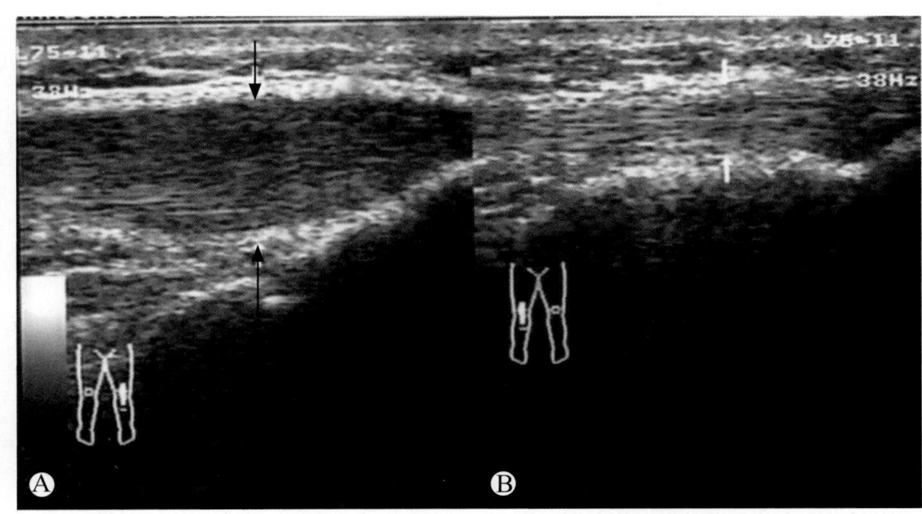

图34-7-11　急性髌腱炎声像图

A.髌腱肿大增厚（厚度0.82cm），回声减低；B.健侧，厚度0.31cm

灶，准确定位和引导经皮穿刺，对钙化灶进行抽吸和冲洗治疗，吸收期更容易。其诊断价值优于X线检查。钙化性肌腱炎，偶尔也可发生于其他肌腱（图34-7-11）。CDFI和PDI检查可有助于肌腱炎和肌腱病的鉴别。肌腱炎，回声减低增厚的肌腱内充血，血流信号增多，血流速度增加，肌腱周围也有较多血流并侵入肌腱内，依此可确定肌腱炎有活动性；而肌腱病则无血流信号显示。

（一）髌腱病

髌腱病多发生于髌腱近端附着部，主要为局限性肌腱炎及腱周炎，大多数与运动损伤有关，为髌腱持续或反复被牵拉引起，多见于年轻运动员。超声显示髌腱近端局限性增厚，均匀或不均匀回声减低，肌腱内和腱周有较多血流信号。当病变范围较大，还继续进行超常运动时，则可发生撕裂或撕脱。慢性期腱内回声不均匀，腱周边缘回声不清，但不增厚。少儿期（10～14岁），膝前髌骨下极处疼痛，声像图出现髌骨下极副骨化中心形成，同时伴有邻近髌腱和髌下脂肪垫水肿增厚，回声减低，或有部分腱撕裂，有或无钙化者称为Sinding-Larsen-Johansson病。

（二）跟腱病

跟腱病是慢性后跟痛最主要病因之一，但比髌腱病少见，常与过度运动损伤和某些职业有关。典型呈梭形肿大，肌腱内出现不同样式的低或无回声区。弥漫性跟腱病，跟腱呈梭形肿大，严重的其前后径可＞1cm，呈低回声，肌腱内纤维状回声模糊或消失，外伤引起者常伴有部分肌腱断裂，毗邻的滑囊积液及滑膜增厚，急性期PDI腱内可有较多血流信号，有报道声弹性成像（SEL）一半病例弹性（硬度）明显减低，显示为软质彩色编码，而正常则93%显示为硬质结构彩色编码。局限性跟腱病可发生在近端或远端，只显示为肌腱的局部增厚，导致肌腱的外形改变，病变部位呈低或无回声。慢性跟腱病，可由力学因素或炎性因素引起，前者多见，并常见于运动创伤，跟腱的近段2/3区内侧多发；炎性的少见，多发生于肌腱的下段1/3，可继发于银屑病、赖特综合征、强直性脊柱炎和腱末端炎。慢性跟腱病可发生部分撕裂和钙化。得值得注意的是，高达1/3的病例，特别是老年人，出现跟腱内纤维状回声异常，患者并不参与运动或无其他剧烈运动史，是否属于异常还不清楚，可能与其他因素如体重、体型、踝部异常等因素有关，有时可见于使用喹诺酮类抗生素时。

（三）钙化性肌腱炎

钙化性肌腱炎（calcific tendinosis/tendinitis）是肌腱内发生羟基钙磷灰石或碱基磷酸钙、碳酸盐磷灰石结晶沉着引起的肌腱病，最常见于肩袖，尤其冈上肌腱，其中80%发生在冈上肌腱肱骨大结节止点的近侧约1.0cm处，其次为冈下肌腱（占15%）及肩胛下肌腱（占5%），亦可发生在肱二头肌长头肌腱近端，偶尔见于其他肌腱如髌腱近端。钙化形成及静止期（formative/resting phase），钙化灶坚硬，显示为局限性簇状或散在强回声，其后方伴明显声影（图34-7-12，图34-7-14A），此时临床不一定有明显症状；吸收期（resorptive phase），钙化灶软化呈黏稠泥浆状，破裂后钙盐结晶进入邻近软组织和滑囊或腱鞘时，引起剧烈疼痛、软组织肿胀和运动障

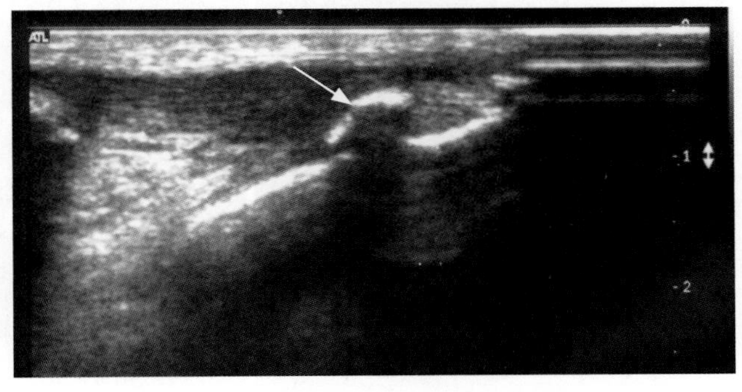

图34-7-12　髌腱钙化声像图

碍，此时，钙化灶回声减低，边界不清或消失，其后方声影变弱甚至消失，所在肌腱回声模糊不清，同时邻近的滑囊积液和周围软组织肿胀。当探头在钙化区加压，碰到钙化灶可引起明显疼痛。吸收期更适合对钙化灶进行抽吸-冲洗治疗。超声引导对准确定位穿刺有重要价值。

三、肌腱末端病

肌腱末端是肌腱、腱膜和韧带与骨之间的连接点，这个部位发生的慢性损伤、变性或非化脓性炎症称为肌腱末端病（enthesiopathy）或肌腱末端炎（enthesitis），前者多见于运动损伤；后者是血清阴性脊椎关节病（SpA）的一项特殊表现，有症状的SpA发生率可达78%。其也可见由痛风、直接机械性损伤和炎性关节病引起。跖腱膜、跟腱和髌腱的肌腱末端病是报道最多的。声像图（图34-7-13A，图34-7-14B）：典型的肌腱末端病（炎）的肌腱和毗连骨两部分均有异常。早期肌腱纤维破裂，糖蛋白基质量增加、成纤维细胞和肌腱细胞增生，并有新生血管形成。肌腱末端呈梭形肿大、增厚，回声不均匀减低；后期可有附着处肌腱末端变薄、回声不规则或钙化；肌腱末端骨表面受侵蚀、新骨或骨赘形成。以上改变常见于下肢肌腱，也可能多处发生。肌腱末端周围新生血管形成时，CDFI及PDI显示血流信号增加。日久的肌腱末端病，可发生钙化，显示灶状强回声伴声影（图34-7-14A）。SpA的肌腱末端炎，常发生在跟腱和髌腱，并常合并髌下、跟腱前或跟后滑囊炎积液。

此外，发生在鹰嘴的肱三头肌腱和桡骨近端肱二头肌止部肌腱肿胀、肱骨上髁炎、髌尖型髌腱腱周炎（jumper's knee）也属于肌腱末端病。

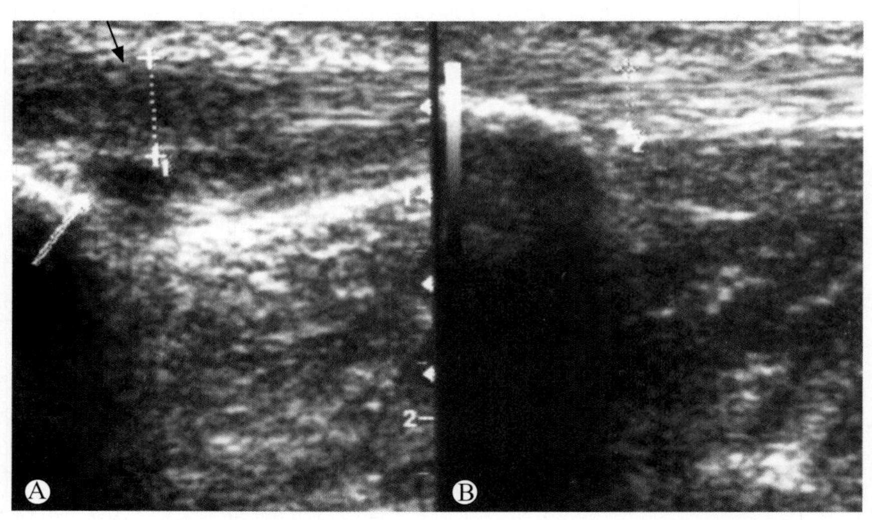

图34-7-13 急性髌腱末端炎声像图

A.患侧髌腱末端肿大增厚，回声减低，腱周炎症渗出；B.健侧

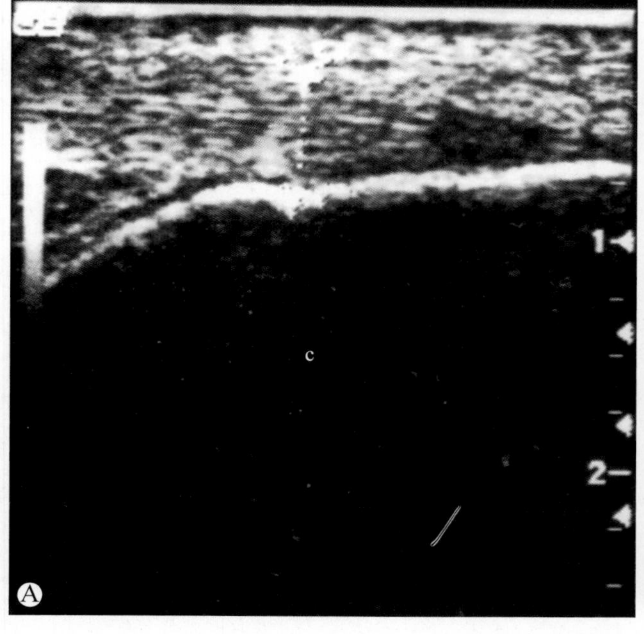

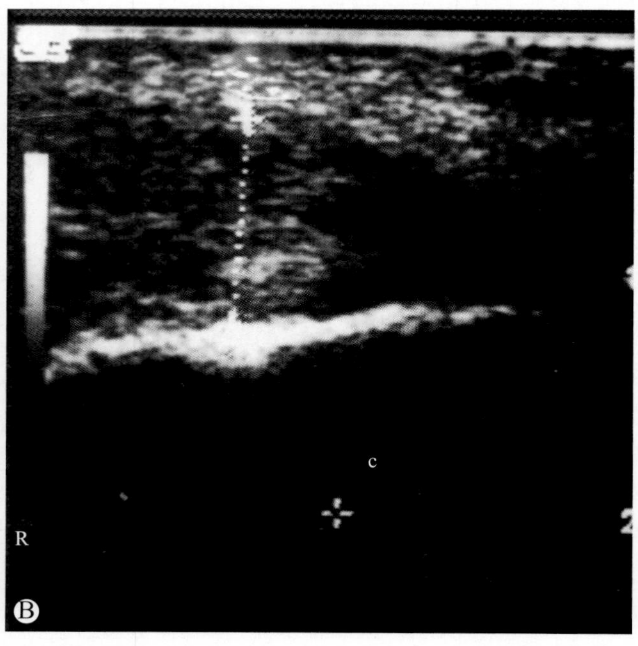

图34-7-14 肌腱末端炎声像图

A.健侧；B.患侧。c.跟骨

四、肱骨上髁炎

肱骨上髁炎（humeral epicondylitis）包括外上髁炎及内上髁炎两种。肱骨外上髁炎（lateral epicondylitis）是起始于肱骨外上髁部的伸肌总腱，特别是其中的桡侧腕短伸肌腱末端，发生的慢性损伤性肌腱末端或筋膜病，表现为肘部外侧疼痛，肱骨外上髁处压痛，伸腕功能受影响，常见于网球、羽毛球及乒乓球等运动员，通常也称“网球肘”（tennis elbow）。肱骨内上髁炎（medial epicondylitis）是源于肱骨内上髁部的旋前圆肌、桡侧腕屈肌、掌长肌、指浅肌融合的总腱发生的损伤性肌腱或筋膜病，其可引起肘部内侧疼痛，又称“高尔夫球肘”（golfer elbow），外侧更常见。两者均属于过劳性损伤，由肘关节长期负重及过度劳损，肘部的伸屈肌主动收缩或被动牵拉超过适应能力，使伸（屈）肌总腱及其筋膜反复慢性损伤，导致的肌腱末端筋膜病。病理学显示血管和成纤维细胞增生，肌腱末端肿胀，多无炎性细胞浸润。其常见于网球、高尔夫球、羽毛球、投掷运动员，以及瓦工、木工、搬运工等。主要临床表现：肱骨内上髁炎，肘关节内侧疼痛，在屈腕和前臂旋前（后）时加剧，肱骨内上髁局限性压痛，握物无力；肱骨外上髁炎，肘外侧疼痛，阻力下伸腕、用力屈腕时加重，肱骨外上髁局部压痛。声像图表现：正常伸肌或屈肌总腱为纤维带状回声，起于肱骨外上髁或肱骨内上髁，回声连续均匀一致，屈肌总腱比伸肌总腱短且厚，髁部骨表面光整（图34-7-15B，图34-7-16）。肱骨上髁炎的急性期在外（内）上髁伸（屈）肌总腱起始部的深部纤维出现局限性回声减低，重叠在正常肌腱中（肌腱局部变性），腱周积液（图34-7-15B）。弥漫性肌腱病期，总肌腱肿胀增厚，弥漫性回声减低，内部正常的纤维结构回声消失，腱周特别是深面出现低或无回声（腱周积液）。发生肌腱断裂时，肌腱回声不连续，可出现局限性线状或灶状低回声，探头加压引起明显疼痛。

PDI在低回声区内可见较多血流信号。慢性期肌腱或筋膜内可出现钙化灶，肌腱附着处的骨皮质增厚或回声不规则，有时可见新生骨（骨赘）形成。严重的病例可同时伴有桡侧副韧带（位于伸肌总腱的深面）和尺侧副韧带增厚、断裂或钙化。以上改变可出现一种或一种以上。有症状的肱骨外上髁炎，超声诊断敏感度为72%～88%，特异度可达67%～100%。本病应与引起肘部疼痛的其他疾病鉴别，如神经卡压、韧带损伤及肘部滑膜皱襞综合征等。有报道肱骨外上髁炎时，超声弹性成像于外上髁伸肌总腱部位67%显示为不规则软质彩色编码，33%显示为硬质彩色编码（正常显示为均匀蓝色到绿色硬质结构），其诊断敏感度为100%，特异度为89%，准确度为94%。

五、撞击综合征

撞击（impingement）是用于表述关节内和邻近关节的软组织受病理性压迫或冲击，引起局部疼痛和导致更严重损伤的潜在原因。

（一）肩峰下撞击综合征

肩峰下撞击综合征（subacromial impingement syndrome）是肩关节反复过度外展活动（如过头顶运动）时，肩峰下及喙突下间隙内结构，包括肩峰下滑囊、盂肱韧带、肱二头肌长头肌腱、肩胛下肌腱、肩袖（特别是冈上肌腱），喙肱韧带（连接喙突与大结节）、喙肩韧带（在喙肩弓与肱骨头和肱骨大结节间，或喙突与肱骨小结节间），长期磨损与撞击引起的肩痛和功能障碍的总称。早期上述结构发生炎症、水肿、增厚，继之发生退行性变。日久可继发肌腱断裂，晚期可发生钙化。上臂外展或抬高引起疼痛。任何年龄均可发生，以中老年人居多。声像图表现（静态探测可见）：①冈上肌腱端水肿，回声减低，发生退行变后，回声不规则，发生肩袖肌腱断裂时，可见其回声

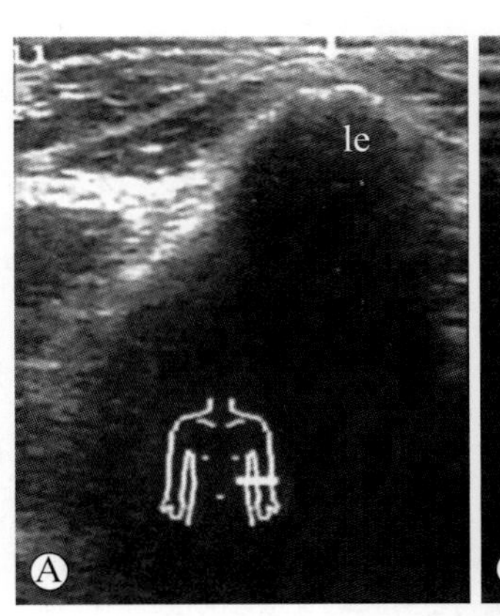

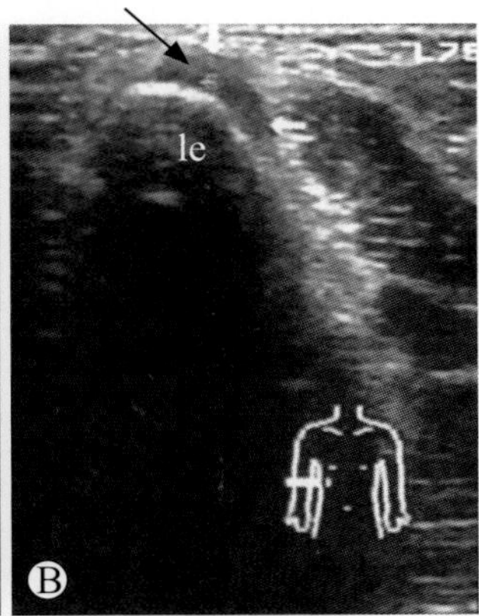

图34-7-15　肱骨外上髁炎声像图
A.健侧；B.患侧。le.肱骨外上髁

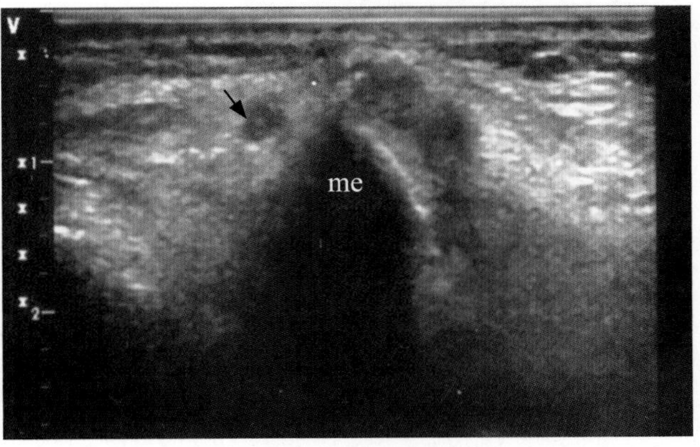

图34-7-16　肱骨内上髁炎声像图
箭头示尺神经；me.肱骨内上髁

中断，晚期发生钙化，肌腱内可见强回声，较大的钙化灶伴声影；②肩峰下－三角肌下滑囊，滑膜增厚和纤维化，并有多少不等量的积液，积液量取决于疾病的活动性和检查时上臂的位置；③肱二头肌长头肌腱发炎增厚，肌腱内纤维状回声消失，回声减低，腱鞘内积液；④肩峰下间隙骨性距离（肩峰与肱骨头间，锁骨外端与肱骨头间）变窄＜10mm（正常10～15mm）；⑤喙肩韧带肥厚；⑥肩峰外侧缘回声呈毛刺状，肱骨大结节骨表面回声不规则，或有肩峰下和肱骨大结节骨赘形成，突向喙肩韧带等改变，但后者超声不易显示；⑦发生于少儿运动员者，有时肱骨头骺间生长板增宽，回声不规则。

（二）踝撞击综合征

踝撞击综合征（ankle impingement syndrome）根据解剖和临床分为踝前、踝后、踝前外侧、踝前内侧及胫腓远端撞击综合征，常由反复反向力足踝扭伤引起，尤其多见于反复强力（或过度）背屈或跖屈的运动员，如足球和短跑运动员，主要临床表现为踝部慢性疼痛、局部压痛和肿胀。

1.踝前撞击综合征　包括中心区、踝前外侧和踝前内侧撞击综合征，后两者较少单独发生，是引起慢性踝前疼痛相对常见的原因，多见于短跑和足球运动员、舞蹈演员及梯上作业者。踝部反复强力背屈，或直接碰撞踝前区，损伤踝关节前缘软骨，可导致胫骨、距骨前缘新生骨（骨赘）形成。超声表现：中心区撞击，经踝前关节窝矢状切面显示踝关节积液，滑膜增厚，距腓前韧带和胫腓前韧带增厚，回声减低，使充填在胫距关节前方的三角形脂肪垫向前移位，并可见胫骨前下缘伸出的骨赘回声（图34-7-17）。前外侧撞击，前胫距窝滑膜呈肿块状，或不规则增厚，厚度＞4mm，血流信号增多，关节积液，关节囊增厚和源于关节囊的小腱鞘囊肿形成，距腓前韧带和胫腓前韧带增厚回声减低。Cochet等报道，踝前撞击综合征超声诊断的敏感度、特异度和准确度分别为76%、57%和73%。踝内侧撞击，踝前内侧窝显示关节囊及其滑膜增厚，回声减低。

2.踝后撞击综合征　常发生于芭蕾舞演员和体操运动员，也有学者称为距骨压迫综合征（talar compression syndrome）、三角骨综合征（os trigonum syndrome）和踝后封闭综合征（posterior block syndrome），在跖屈时踝后疼痛为主要症状。由于足反复强力跖屈，压迫距骨后部和跟骨与胫骨之间的软组织，导致后踝间韧带、距腓后韧带和胫距后韧带、后关节囊、踇长屈肌腱鞘及距下关节后部滑膜组织慢性损伤。声像图表现：胫踝后窝探测显示距骨边缘向后突出、胫骨后唇向下隆起；跟骨结节向上形成隔板状隆起，踇长屈肌腱鞘积液，距骨下和胫距关节后窝滑膜，长屈肌肌腹、踝间韧带（踝后韧带的正常变异）及距腓后韧带等的炎性增厚，严重时发生纤维化。踝后撞击综合征引起的软组织异常可用超声检查。本病需要与跟腱和长屈肌腱病、跟后滑囊炎及踝管综合征等鉴别。

3.踝后内侧撞击综合征　较常见，是由踝关节反复内翻，跖屈和内旋损伤，引起距腓前韧带损伤和后内侧关节囊炎症增厚，胫距后韧带及踝管内的屈肌腱炎症肿胀、增厚，后内侧滑膜肥厚及距骨内侧结节骨化等改变。

4.踝内侧撞击综合征　单独发生者少见，常并发内侧和外侧其他韧带损伤。严重足外翻损伤，牵拉胫距前韧带；或严重足背屈和内翻，使三角韧带的前或后纤维在内踝和距骨之间被挤压损伤，导致其慢性炎症和纤维化，而出现胫距前韧带或胫距后韧带不规则增厚，胫距关节囊增厚，胫距窝出现滑膜增厚。

踝部撞击综合征发生的骨异常主要靠X线诊断。踝关节有些部位的韧带、滑膜或关节囊等软组织在踝关节骨突间或关节窝处撞击损伤、引起炎症肿胀、增厚，可用超声检查，其有时可起关键作用。从整体而言踝部撞击综合征主要靠MRI诊断，尤其是关节造影MRI（MRI arthrography）更有价值。

六、髂胫束综合征

髂胫束综合征［iliotibial band（friction）syndrome］又称跑步膝。髂胫束上起髂嵴，由臀大肌、臀中肌筋膜构

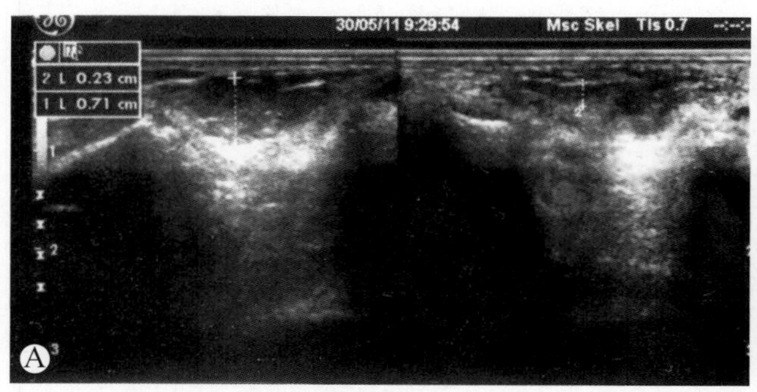

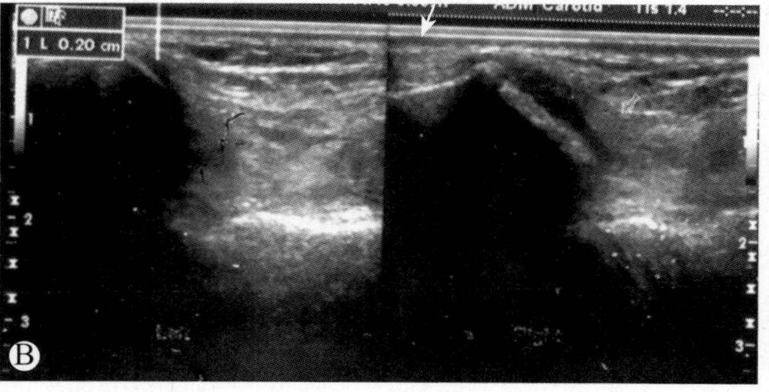

图34-7-17　踝前中心区撞击综合征声像图

患者，女性，70岁，左足前关节凹部肿痛。A.胫距关节滑膜增厚（左图）胫舟韧带增厚（右图）；B.距骨前缘骨赘形成。左图健侧，右图患侧

成，上1/3有阔筋膜张肌与之融合，向下延伸越过股骨大转子和股骨外髁下端，止于胫骨外侧髁，中、下2/3位于股外侧肌浅面，膝关节和外（腓）侧副韧带的外侧，股二头肌腱前方。髂胫束综合征是髂胫束与突出的股骨外髁和膝关节外侧隐窝接触处摩擦，引起的炎症肿胀撕裂或钙化所产生的一系列症状，如大腿末端外侧或膝外侧邻近关节线处疼痛、压痛及发热感，早期，运动后休息症状可以缓解，病程久的可在正常活动时仍可持续存在，触诊在髂胫束处可引出摩擦和弹响，Noble试验（膝屈曲90°，试验者手握患部，然后患者逐渐伸膝，在屈膝30°时出现症状）阳性。上部髂胫束异常在大转子处引起弹响。其易发生于长跑、滑雪、自行车、足球、棒球和举重等运动员及长途快速行军的士兵。超声最好在运动后即刻检查。声像图表现：膝部股骨外髁水平髂胫束肿胀增厚，回声减低（图34-7-18A）。急性期，在股骨外髁水平，髂胫束的深面与股骨外髁间的滑囊出现积液扩张（插入性滑囊炎）。本病应与髌外侧窝膝关节积液、外侧副韧带及外侧半月板损伤、股二头肌腱附着部损伤等鉴别。

七、弹响综合征

弹响综合征（snapping syndrome）是在关节运动时听到及触到声响和引起疼痛的疾病，可分为生理性和病理性。其可由关节内和关节外两种原因引起，前者可发生在关节游离体、滑膜骨软骨瘤病、盘状半月板、关节盂唇断裂移位及盂唇囊肿时，多为病理性。后者多与肌腱和韧带有关，常由肌腱越过骨突或骨隆起处，通过狭窄的腱鞘或腱系膜而引起。如弹响髋发生于髂腰肌腱与髂耻隆突间，可用屈髋和外展、外旋引出；上部髂胫束或臀大肌腱与股骨大转子之间，在髋外展和屈伸活动时出现；由髂胫束末端引起者，称髂胫束摩擦综合征；股二头肌长头肌腱与坐骨结节间；髂股韧带与前关节囊间摩擦等引起者，大多数为生理性的，也可为病理性如肌腱肿胀。其他易发生弹响的部位和原因还有：肩部肱二头肌长头肌腱脱位；肘部尺神经或肱三头肌长头肌腱脱位；手指狭窄性腱鞘炎（扳机指）；膝关节屈、伸活动间，半膜肌腱和半腱肌腱之间的突然弹跳，半膜肌腱钙化或骨化与股骨外髁摩擦弹跳；肩胛胸壁间综合征（弹响肩）；腓骨肌腱弹响（腓骨长、短肌腱半脱位及腱鞘炎）等。声像图表现：根据患者所述的发生弹响时的动作和部位进行动态扫查，可直接显示，在关节屈、伸、旋、展运动时，上述肌腱或韧带突然发生位置平移，越过骨突或骨隆起的异常弹跳活动，可听到或触到声响，并可显示肌腱炎（病）性增厚（图34-7-19A，图34-7-19B，图34-7-20）；或者肌腱突然通过腱鞘狭窄部与声响的关系，而证实诊断（由关节内病因引起者还有其他相应的声像图表现）。

八、肌腱脱位

肌腱脱位（tendon subluxation/dislocation）指肌腱从正常的解剖沟凹或骨纤维通道内不完全或完全性向外滑脱，并引起疼痛和功能障碍。其常由急、慢性损伤使肌腱的支持带破裂、松弛减弱引起。容易发生的肌腱和部位有肱二头肌长头肌腱，外踝部的腓骨长、短肌腱，尺骨茎突部的尺侧腕伸肌腱和内踝部的胫后肌腱（均有滑膜鞘）。可一过性发生或连续反复脱位，后者可引起慢性肌腱炎或肌腱病，肌腱变性、断裂，以及腱周滑膜炎。声像图表现：于横切面上，在正常位置外看到移位的肌腱回声，动态扫查，适当活动或推拿又可回到原位。

肱二头肌长头肌腱脱位，在上肢外旋时，该肌腱移位至肱骨肌腱沟的前内侧壁肱骨小结节表面，而内旋后又回到中心位，并伴有弹响，称为内侧半脱位；如果肌腱完全移位到肌腱沟外称为内侧脱位，是由二头肌腱沟横韧带破裂引起。此时肌腱沟是空虚的，常伴有积液，

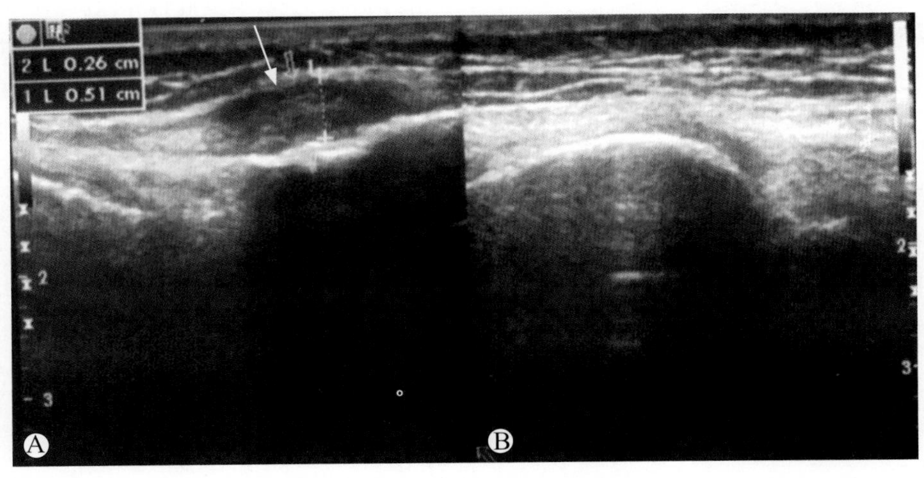

图34-7-18　髂胫束综合征声像图

A.患侧，髂胫束末端肿大，回声减低；B.健侧

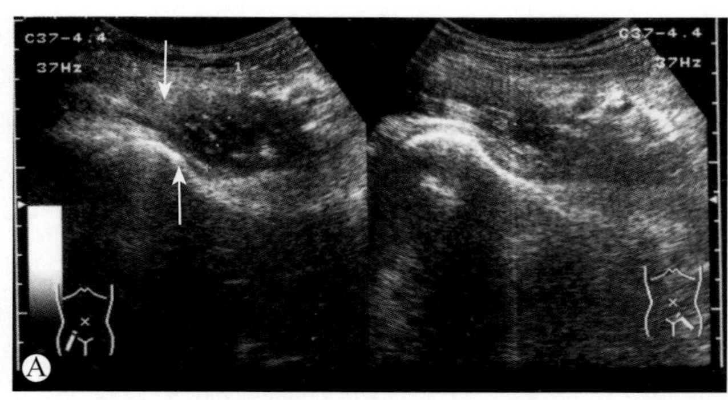
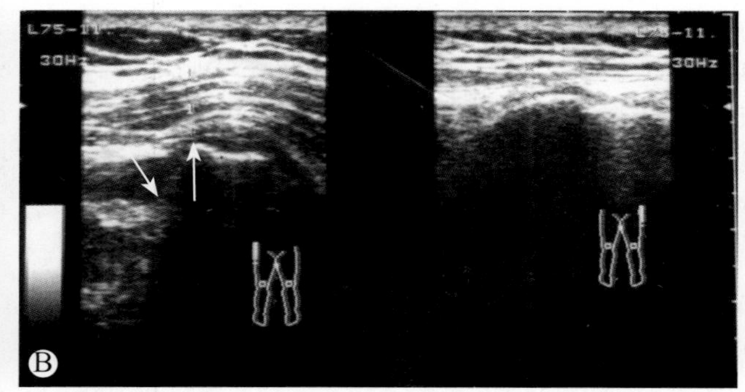

图34-7-19　弹响髋声像图

A.髂腰肌腱肿大（箭头）；B.上部髂胫束肥厚，股骨大转子滑囊少量积液（箭头），左图患侧，右图健侧

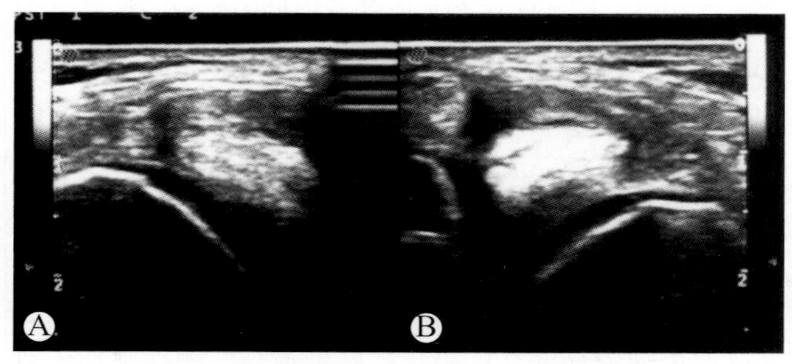

图34-7-20　弹响膝声像图

男性，48岁，病史6～7年，左膝内后方触及肿物，膝活动时发生弹响　A.健侧；B左侧.半膜肌腱钙化

易误判为肱二头肌长头肌腱完全断裂合并回缩。肱二头肌腱的半脱位和脱位大多数与肩胛下肌腱撕裂同时存在，可有3种类型。①向内移位至肩胛下肌腱的前（浅）面，最常见；②肱二头肌腱沟横韧带破裂，向内移位到肩胛下肌腱深面，同时有肩胛下肌腱与肱骨小结节的撕裂骨折；③内移至肩胛下肌腱的基质内，极少见。腓骨长、短肌腱位于足外踝后沟总滑膜鞘内，由腓骨上支持带保持其位置，常发生于踝部扭伤和腓骨上支持带破裂或松弛，可见于芭蕾舞演员及足球、篮球、滑冰、网球、体操运动员。超声动态扫查，当足背屈-外翻时，可见腓骨肌腱从外踝后方向前滑脱至外踝外侧面，并突然发生疼痛性弹响，这一操作有助于发现间歇性半脱位，有报道其阳性预计值为100%。当肌腱反复脱位引起慢性肌腱病、腱周滑膜炎、肌腱断裂时，则有肌腱增厚、回声减低或中断、腱周积液等声像图表现。超声是诊断肌腱脱位的有效方法，并能显示相伴随的病变，动态扫查更有利于发现间歇性半脱位，判断是否能自动复位。肌腱卡压（tendo entrapment）多发生于邻近骨折处的肌腱。

九、腱黄瘤

腱黄瘤是由胆固醇在肌腱细胞内外堆积而成，多并发高脂血症，一般为多发性，见于肘、臂、膝及指的皮下，也可发生于肌腱，特别是跟腱，后者常见于家族性高胆固醇血症（familial hypercholestero lemia）。声像图表现：跟腱明显肿大，腱周回声不清，前后径增大（多在7mm以上），由于游离和脂化胆固醇沉积于肌腱胶原纤维及其周围脂肪组织，肿大的肌腱内回声不均匀，出现大小不等的结节状低回声灶，或弥漫性回声不均，内部结构回声模糊，SWE弹性模量值低于正常，一旦发现上述改变，对家族性高胆固醇血症的诊断有重要价值。

十、淀粉样变

淀粉样变（amyloidosis）是长期接受血液透析治疗患者较重要的并发症，是一种多器官、多系统疾病，常发生于透析10年以上的患者，很少在透析5年以下发生。最常发生于肩部，其次为膝关节、腕关节、髋关节和脊柱等部位。淀粉样蛋白（amyloid）沉积于不同的组织中，如关节及关节周围的滑膜、肌腱、腱鞘，而引起肌腱炎、腱鞘炎、微结晶性关节病、关节周围和软组织钙化及无菌性坏死、腕管综合征等。超声对淀粉样变诊断相当敏感，且具有高度特异性。超声表现：在肩部出现肱二头肌长头腱鞘炎、滑囊炎、肩袖和关节囊滑膜增厚，肩峰下-三角肌下滑囊增宽，囊壁增厚，回声增强。在腕部掌侧腕韧带明显增厚，腕管深度增加，指屈肌腱移位远离桡骨，其间并出现积液和低回声肿物。有时骨被侵蚀破坏，约21%的患者发生腕骨囊性变。膝关节虽不常见，但也可发生关节积液、滑膜增生和腘窝囊肿。

十一、筋膜炎/肌筋膜炎

（一）结节性筋膜炎

病变组织由增生活跃的成纤维细胞和黏液基质构成，并含有新生毛细血管，是相当常见的软组织纤维瘤样病变。根据病程和病变成分的不同，可分为3个亚型：黏液瘤型，属于早期；肉芽肿型，属中期；纤维瘤型，属晚期。按部位分为皮下型、筋膜下型和肌间型。病因不明，其可能与慢性损伤、劳损、感染、寒冷刺激和风湿等因素有关。各年龄段均可发生，更常见于30～40岁；老年人和儿童罕见，无性别差异。约半数发生于上肢，尤其是前臂屈侧，其次为躯干，特别是胸壁、背部和头颈部，几乎不发生于手及足踝部。皮下型最常见，病变主体在皮下组织深层，呈结节状或条索状，质地硬韧，可推动，直径一般为1～2cm，多为单发，少数可多发。临床表现：以快速出现疼痛性结节为特点，病程短，多在1～2周增大（来诊时多不能说出准确的发病时间），50%的患者有持续性或间歇性疼痛和压痛，可触及肿物。发生在肌肉内或肌肉间的（少见），则触不到肿物。声像图表现：皮下结节多表浅，自筋膜发生向皮下脂肪组织内生长，一般为单发，呈类圆形、卵圆形或条索状实质性，无包膜，边界较清楚，内部回声高于邻近肌肉和皮下组织，回声均匀或轻度不均匀，因病变易发生黏液变性，可出现小的不规则低回声区（图34-7-21A），也可多发（图34-7-22），CDFI显示无或可有少许点状血流信号。筋膜下型及肌肉间型，病灶较大且深在，形态不规则，沿肌纤维束间生长，回声表现与皮下型类似，更需要与其他软组织肿瘤鉴别。

（二）增生性筋膜炎

增生性筋膜炎（proliferative fasciitis）是一种瘤样纤维结缔组织增生性疾病，其性质、大体解剖及临床表现与结节性筋膜炎相似，但不发生黏液变。此病多发于40～70岁，发生部位以四肢尤其前臂和大腿为常见，有时发生于颈项部和腰骶部。病变多在皮下深层，呈卵圆形或条索状，质硬韧，推之深部有活动性和弹动感。

声像图表现（图34-7-21B）：病变结节位于皮下深面或脂肪层内，多呈卵圆形，内部呈较均匀低、中或高回声，边缘回声较清楚，病变与浅筋膜深层相连，有时筋膜回声不完整。CDFI：结节内无明显血流信号，应与结节性筋膜炎、早期骨化性肌炎及其他软组织肿瘤鉴别。本病不发生黏液变是唯一可与结节性筋膜炎鉴别的特征。增生性筋膜炎也可发生于肌内筋膜，显示为低回声增厚（图34-7-23）。

（三）坏死性筋膜炎

坏死性筋膜炎（necrotizing fasciitis）又称Meleney坏疽，是一种少见的相当凶险的感染性疾病。主要致病菌为厌氧菌和兼性厌氧菌。其多为一些基础疾病的并发症，最常发生于糖尿病患者，其他可见于酗酒者及白血病、透析患者，HIV感染和AIDS患者的发病率更高（机会性感染）。其可发生于任何部位，但最常见于阴囊、会阴部、臀部和下肢。早期发生皮肤、表浅筋膜炎症水肿，如不有效治疗，很快潜行扩散引起周围皮肤、皮下脂肪组织、筋膜层坏死，并可累及深筋膜和肌肉层。伴全身中毒症状，早期诊断意义重大。声像图表现：开始呈弥漫性蜂窝织炎表现，病灶部皮肤、皮下组织、筋膜等软组织肿胀增厚，回声减低且不均匀；皮肤、皮下脂肪和筋膜间层次不清，回声模糊，坏死区可出现不规则无回声，坏死的脂肪组织呈高回声，梭状芽孢杆菌感染产生的气体呈游离点状或不规则高回声，沿筋膜面分布，探头加压可见气泡游动。邻近的肌肉水肿，增厚，回声减低，边界不清。CDFI及PDI：病灶周边血流信号增多，而中心则无血流信号显示。及时而准确地与一般蜂窝织炎鉴别是很重要的，病变区含有气体回声是与一般蜂窝织炎区别的最有用的证据。

十二、跖腱膜炎

跖腱（筋）膜炎属于非特异性炎症，是引起足跟跖侧疼痛最常见的原因之一（表34-7-2）。其最多发生于跖腱膜的跟骨端，由长期过度负重、跑跳或肥胖，跖腱膜

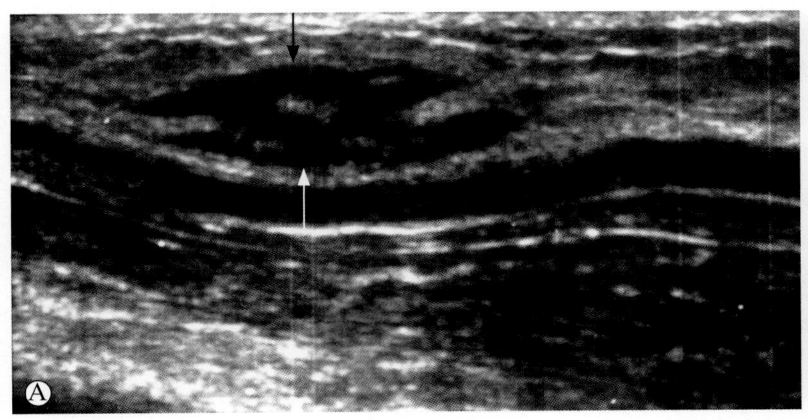

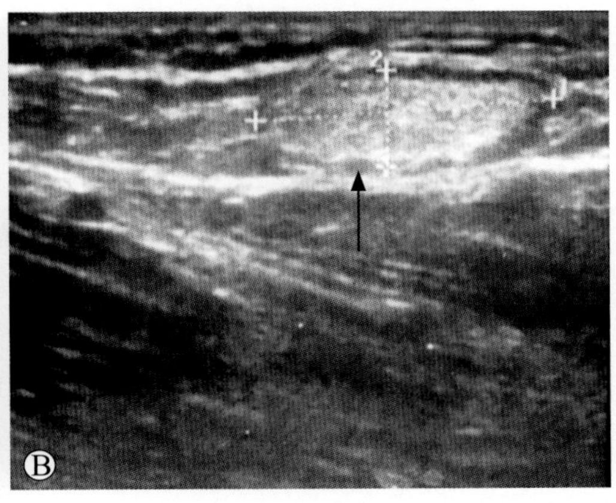

图34-7-21　筋膜炎声像图

A.结节性筋膜炎（箭头）；B.增生性筋膜炎（箭头）

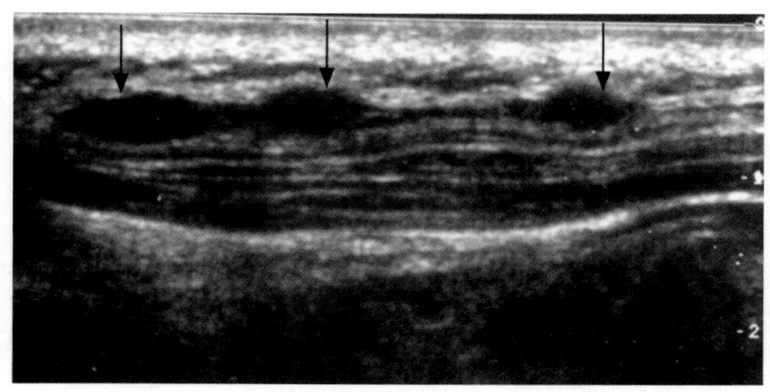

图34-7-22　多发性筋膜炎（箭头）声像图

表34-7-2　跖痛症的病因

跖筋（腱）膜炎	足底血管球瘤
莫顿神经瘤	第2跖骨骨软骨炎
跖骨疲劳性骨折	腱鞘囊肿
足底腱鞘炎	足底异物
跖腱膜末端病	痛风
跖趾关节滑膜炎	足底籽骨滑囊炎
弗莱伯不全骨折	跟骨骨刺

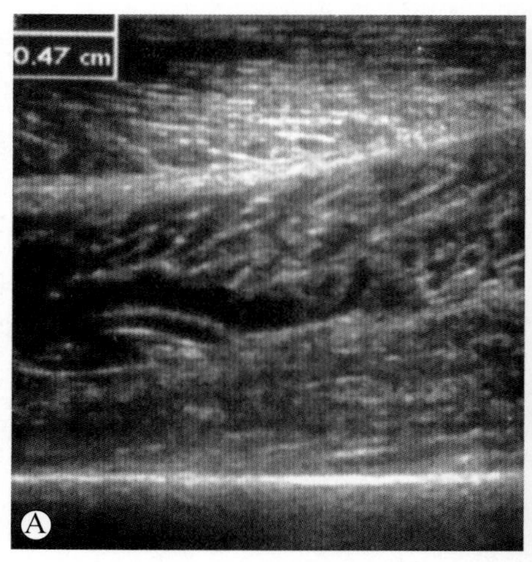

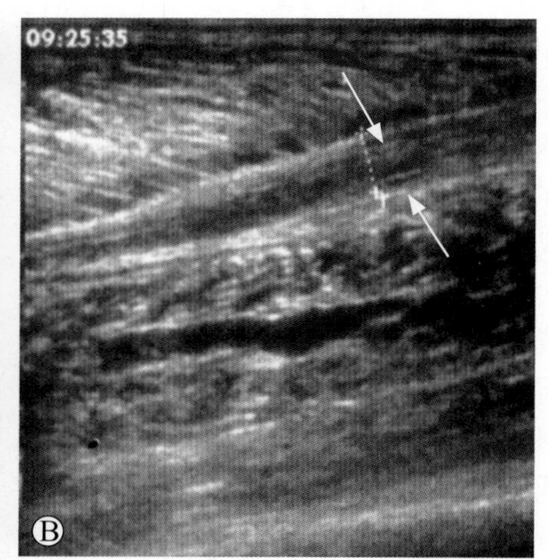

图34-7-23　肌内筋膜增生性筋膜炎声像图

A.健侧；B.患侧（箭头）

过度受力牵拉或因骨刺（约1/3跟骨骨刺患者合并跖筋膜炎）的夹压、磨损等引起，可见于年轻运动员和肥胖老年人。主要临床表现为足跟跖面疼痛及压痛，晨起负重活动后及足背屈时加重。声像图表现（图34-7-24）：包括跖腱膜增厚，跟骨端厚度＞5mm，回声减低，内部纤维状回声模糊或消失，严重者腱膜周围可见异常积液，腱周软组织水肿增厚。有时腱膜附着部骨膜、跟骨表面回声不规则，或有新生骨形成。慢性跖腱膜炎发生纤维化或钙化时，肌腱内出现高回声纤维结节或灶状强回声伴声影。发生断裂时少见（有时与类固醇皮质激素注射有关），常发生于跟骨附着部的近段或中部，腱膜回声中断，出现低回声裂隙。有时并发毗邻滑囊或腱鞘积液。在严重病例或炎症活动期，CDFI、PDI：肌腱病区血流信号增多。本病结合临床表现、超声可做出明确诊断，并可判定病变的范围。本病需要与跖腱膜纤维瘤病鉴别，后者多发生于腱膜的中部或末端，单发或多发。超声对本病诊断是有用的，特别是慢性病例。超声诊断的敏感度和特异度分别为80%和89%（Sabir N，et al，2005），与MRI联合应用会更好。

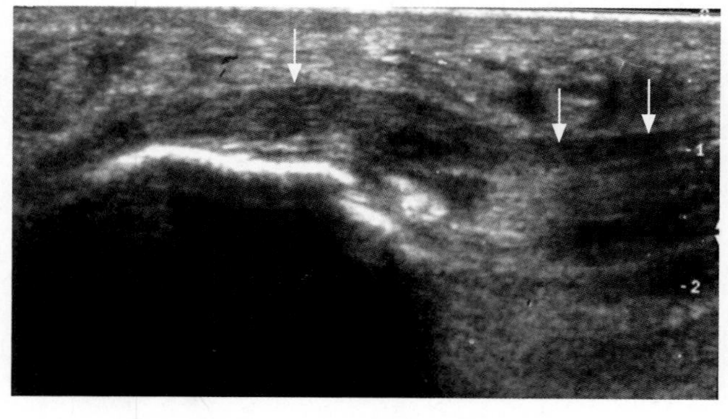

图34-7-24　跖腱膜炎声像图

跖腱膜跟骨端增厚（厚度10.2mm），回声减低（箭头）

【附】头部筋膜炎

头部筋膜炎仅发生于婴幼儿头颅骨，男婴多见，平均发病年龄为18个月。声像图表现：在头皮深层出现局限性低中等回声肿物，生长快速，病灶可向深部侵犯颅骨外板，引起局限性骨缺损。本病常需要与婴幼儿颅骨嗜酸细胞肉芽肿鉴别。

十三、肩关节周围炎

肩关节周围炎简称肩周炎，又称冻结肩、肩凝症或五十肩，是临床对肩部关节囊、韧带、肌腱、腱鞘和滑囊等组织结构甚至骨和关节，因劳损性、炎症性、慢性退行性变或撞击损伤，所引起的肩部疼痛、肩关节僵硬及运动障碍等临床症状笼统称谓。其可由多种病因引起，好发于50岁以上中老年女性。多单侧发病，多无或仅有轻微外伤史。临床表现：缓慢发病，开始仅有肩部钝痛和局部压痛，重者肩痛甚为剧烈，不敢侧卧，夜间影响睡眠。肩外展、内外旋，上肢上举及后伸时疼痛加剧，并可向下放射至前臂。严重时上肢和手臂出现肿胀，因此活动受限，有时常需他人帮助穿上衣和梳头。慢性期出现肩关节挛缩性功能障碍，肩部和患侧上肢肌肉（如三角肌、冈上肌、冈下肌）失用性萎缩。肩部前后、肩峰下、喙突等处或肱二头肌长肌腱沟有剧烈压痛。除钙化性肌腱炎，X线摄片很少能发现异常。

（一）声像图表现

由于病因不同声像图可显示：①肱二头肌长头肌腱炎，显示腱体肿胀，边缘模糊，肌腱内部出现局限性低回声或回声不均，多见于关节盂区或肱横韧带区。②肱二头肌长头腱鞘炎，肌腱周围出现明显无回声区，该肌腱高回声结构悬浮于中央或偏于一侧，肌腱与腱鞘界限有时模糊不清；或腱鞘增厚，回声增强；病变范围局限于局部或波及整个腱鞘（图34-7-25）。日久的腱鞘炎可以发生钙化。以上两者是引起肩部疼痛的最常见原因。③肩部肌腱病特别是冈上肌腱和肩胛下肌腱，肌腱肿大呈低回声；发生钙化性肌腱炎时，肌腱内可见大小不等点状、斑块状强回声（图34-7-26），其后方可有或无声影；肩袖变性断裂，则出现肌腱回声中断或消失。④肱二头肌长头肌腱脱位，肩关节外旋位横切面上，动态观察可见该肌腱从肌腱沟脱出向内移位，移至结节间沟内侧缘上，结节间沟内空虚。⑤肩峰下-三角肌下滑囊炎，在冈上肌区冠状切面和横切面，在冈上肌腱与三角肌之间，出现液性无回声区，厚度＞2mm，肩峰至肱骨头间距增大。⑥粘连性肩关节囊炎，胫腋下探测关节囊隐窝缩小或消失，上臂外展上举时关节囊窝也不随之展开；冈上肌腱冠状切面上，冈上肌腱滑动回缩受限，或不能滑动回缩，反而向上外膨出，在上肢抬高超过90°时，在肱骨头与三角肌下滑囊间仍可见到冈上肌腱回声（正常滑进肩峰下看不到），此种征象经与关节造影对比，其诊断敏感度为91%，特异度为100%，准确度为92%。大多数病例可同时见到肱二头肌长头肌腱腱鞘积液。⑦肩峰下撞击综合征及其改变等。

（二）鉴别诊断

本病需要与引起肩关节疼痛的其他原因鉴别，如肩袖损伤、颈椎病、类风湿肩关节炎、反射性神经血管营

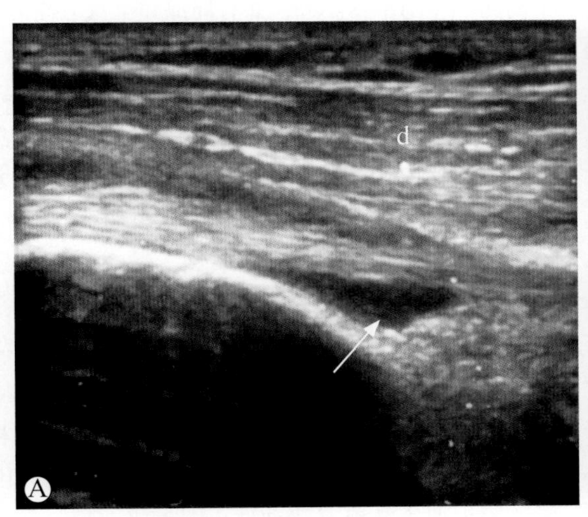

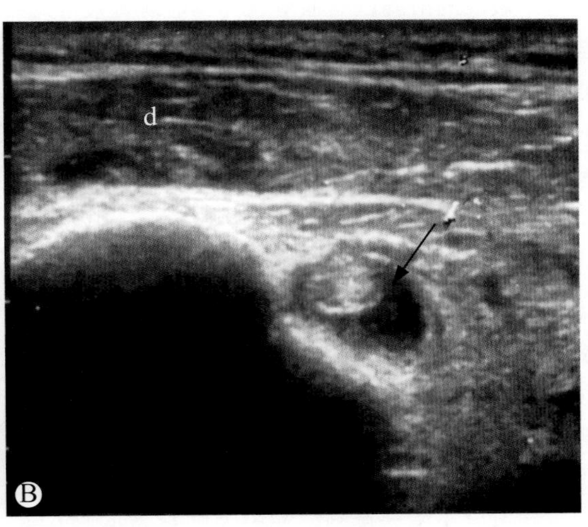

图34-7-25　肱二头肌长头腱鞘炎声像图

d.三角肌；腱鞘内积液（箭头）

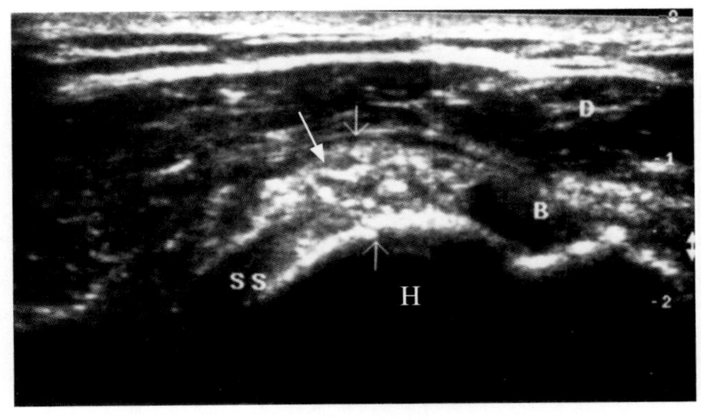

图34-7-26　冈上肌钙化性肌腱炎声像图

D.三角肌；B.肱骨二头肌腱沟；H.肱骨头；SS.冈上肌腱。箭头示钙化区

养不良（肩手综合征）、Pancoast综合征（肺尖部肿瘤累及臂丛神经）及肩部骨转移瘤等鉴别。

（三）临床意义

超声检查可为肩周炎提供具体的病因诊断，引导治疗和随访治疗经过。

第八节 滑膜、滑囊、腱鞘疾病

一、滑囊炎和滑囊囊肿

正常人体固有的滑囊，位置恒定，正常是一个潜在腔，内衬滑膜细胞，平时囊内仅有少许滑液。滑囊积液或囊肿形成是滑囊滑膜炎症的重要表现。其常为外伤、局部反复摩擦刺激、邻近关节或肌腱疾病和局部软组织感染波及引起。滑囊炎可分为创伤性和非创伤性，前者，为滑囊毗邻组织直接外伤、滑囊与邻近骨的不规则表面和肥大的肌腱端互相摩擦所引起者；后者，多继发于邻近的关节和软组织疾病，有的是全身疾病的一部分，如血友病、风湿、类风湿等。感染性滑囊炎（septic bursitis）常由穿透伤、不洁穿刺、菌血症、邻近化脓性关节炎引起。表浅的滑囊以鹰嘴滑囊和髌前滑囊最常见；深部滑囊则少见得多，滑囊积液分为浆液性、黏液性、血性、脂血性和脓性。滑囊炎初期只发生积液，并会逐渐增多，滑囊随之扩张，同时滑膜增厚，持久存在形成囊状增大称滑囊囊肿（bursal cyst）。

（一）临床表现

在关节、肌腱及骨突附近出现圆形、类圆形或不规则形肿物；外伤出血性滑囊炎，滑囊多突然发生肿大，并伴明显疼痛。感染引起的化脓性滑囊炎，肿物硬韧，局部可出现红、肿、热、痛急性炎症表现，并有剧烈压痛。皮下表浅滑囊炎或囊肿，向外凸出明显可有波动。腘窝囊肿可发生突然破裂，会引起腘窝和小腿上部剧烈疼痛，小腿弥漫性肿胀。较大的滑囊囊肿邻近关节运动受限。特殊部位较大的滑液囊肿可有神经、血管压迫症状。

（二）声像图表现

正常滑囊常看不到或仅能显示出一细线状低回声间隙。当滑囊积液扩张时，在固有滑囊解剖部位显示大小、形态不定的局限性无回声，滑囊囊肿囊内液体较多时，多呈圆形、圆形或不定形无回声肿物，探头加压不易变形；液体较少时，多呈双凸扁平形或宽裂隙状，压之可变形。除非与关节或腱鞘相通，通常不能被压缩，囊肿边界清楚，有壁，无搏动，后方回声增强。有时囊内有间隔或呈多房。有的囊肿如髌上滑囊一端有一窄长通道与关节腔相通，并可同时有关节积液（图34-8-1A）。滑囊外伤出血后，突然增大，出现疼痛性肿物，腔内可呈均匀细密点状回声（图34-8-1E），静止状态下有时可见液-液分层的水平面回声，探头加压囊内的回声，可随之出现漂动或翻转，贴近动脉血管的囊肿，探头保持不动，可观察到肿物内悬浮微粒低速跳跃运动，有血块形成者，囊内液体中可见游离的团块回声，并随重力移位（图34-8-1F）。囊壁回声视病因和病程不同而异，急性滑囊炎滑囊壁均匀性增厚；慢性滑囊疾病，如类风湿关节炎、色素沉着绒毛结节性滑膜炎、痛风及滑膜血管瘤等，囊壁滑膜增生，出现低、中或高回声结节状或绒毛状隆起。滑膜骨软骨瘤病可见高回声悬垂体或软骨小体（图34-8-1D）。对于滑囊内滑膜病变，三维超声可显示病变的立体形态，能直观地反映滑膜的受累程度（杜国庆，等，2004）。偶发性滑囊炎和滑膜囊肿，可见于踇趾外翻处、骨软骨瘤表面、截肢残端、籽骨表面、指（趾）变形处及经常摩擦的骨突部。继发于附近组织病变者，可有其他相应声像图改变，应仔细辨识，以免漏诊。化脓性滑囊炎，积液呈不均匀无或混合性回声，其中的脓性固形物呈不规则点片状高或强回声，滑囊壁不规则增厚，多呈高回声（图34-8-1C），并有局部和全身急性炎症表现。

【附】米粒体滑囊炎

米粒体滑囊炎（rice body bursitis）是一种表现形式特殊的滑囊炎。“米粒体”又称纤维小体，是由无细胞及软骨成分的纤维素及胶原物质组成的非结晶性结节，体积小，形似米粒，生长在滑囊内（散在或密集分布）称米粒体滑囊炎。发病机制不清，其可见于外伤、非特异性感染、类风湿及结核性关节炎。临床表现非特异，可仅出现无痛性滑囊肿胀，或伴有慢性关节炎症状。声像图表现：滑囊积液内部可见大小较一致，多发米粒状低中等回声结节，回声强度高于肌肉，不发生钙化，无声影。探头加压结节有活动性（图34-8-1G），本病主要应与滑膜软骨瘤病和色素沉着绒毛结节性滑膜炎鉴别。

（三）鉴别诊断

滑囊炎和滑囊囊肿具有典型的超声表现和恒定的解剖部位，容易诊断，但须与均质性软组织肿瘤、动脉瘤、血肿、半月板囊肿、腱鞘囊肿等鉴别。髂腰肌滑囊炎还应与精索鞘膜积液、子宫圆韧带囊肿（女性）、流注脓肿、淋巴囊肿、淋巴瘤和神经源性肿瘤等鉴别。超声诊断此病准确可靠，敏感度及特异度都很高。在体育活动后，跟后滑囊常出现少量积液，没有临床症状的不一定视为异常。熟知固有滑囊的解剖位置是诊断定名的基础

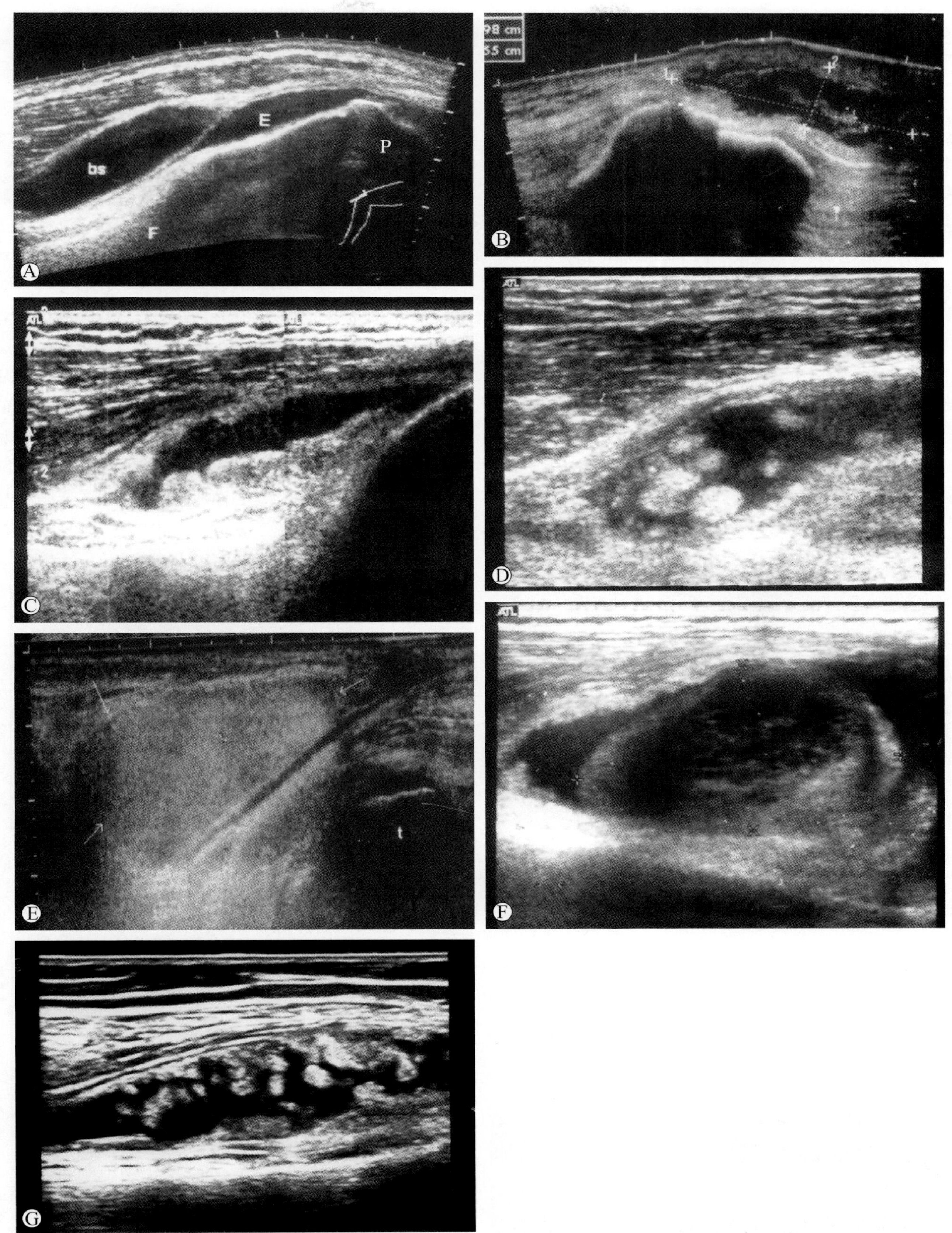

图34-8-1　滑囊疾病声像图

A.髌上滑囊炎伴膝关节积液；B.髌前皮下滑囊炎；C.化脓性滑囊炎；D.滑囊滑膜软骨瘤病；E.滑囊出血；F.滑囊出血血块形成；G.米粒体滑囊炎。bs.髌上囊；E.积液；P.髌骨；F.股骨

（见表34-2-1），还应对偶发性滑囊炎积液有所认知。

二、腘窝囊肿

腘窝囊肿（popliteal cyst）又称贝克囊肿（Baker cyst），是膝部最常见的滑膜囊肿（synovial cyst）之一。其是由于膝关节积液，关节滑膜经腘肌腱向外突出，进入腓肠肌-半膜肌滑囊使之异常扩张，或经一窄颈突向腓肠肌后形成。任何引起膝关节积液的疾病都可能引起腘窝囊肿。在成人大多数继发于膝关节疾病，如类风湿关节炎、慢性损伤、骨关节炎、半月板损伤及其他慢性关节疾病。儿童少见，多为原发性，由连续轻微外伤引起，少数继发于幼年型特发性关节炎。囊肿有完整囊壁，内衬滑膜，腔内充满滑液，多与膝关节相通。主要临床表现：在腘窝内后方出现大小不等硬韧包块或肿胀，可有腘窝部胀感、屈膝不便等不适，合并感染（少见）则出现红、肿、热、痛炎症反应及膝关节功能障碍。囊肿破裂可突然引起小腿急性疼痛和肿胀，类似深静脉血栓和肌肉损伤。自从McDonald首先应用超声诊断此病以来，其已成为首选诊断方法。

（一）声像图表现

囊肿位于腘窝区后内方，一般位于腓肠肌腱和半膜肌腱的后内缘，股骨内侧髁的后上部，边缘清晰光滑，囊肿多呈圆形、椭圆形或不定形无回声结构（图34-8-2）。无搏动。有时其中可见间隔，将囊肿分为半膜肌滑囊部和腓肠肌滑囊部。当有炎症、感染、出血、游离体或晶体沉积时，囊壁增厚，囊肿内可见细密点状（出血）、多发性碎屑样回声；骨、软骨游离体斑点状高或强回声伴声影，并有随重性。在横切面上，经常（50%以上）在腓肠肌内侧头和半膜肌腱之间有一锥形管道与关节腔相通。囊肿较大时，可伸延至腓肠肌内侧头和半膜肌深面，并可延伸至小腿上部。囊肿出血在下垂部位可见液平面回声。囊肿破裂时（图34-8-3），囊肿下部的圆形边缘消失，而向下逐渐变细，囊液向下流注，出现在腓肠肌与深筋膜或腓肠肌与比目鱼肌之间，或进入腓肠肌内

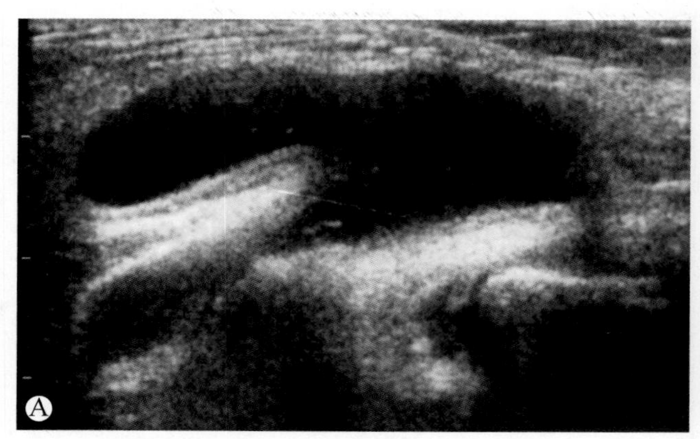
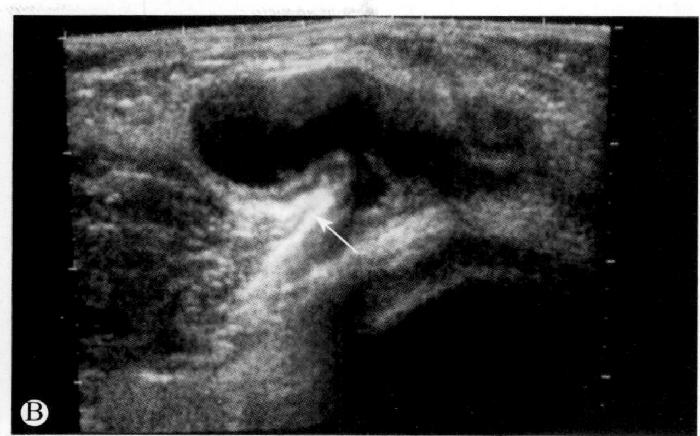

图34-8-2　腘窝囊肿声像图（一）

A.腘窝囊肿；B.腘窝囊肿与膝关节间的锥形通道（箭头）

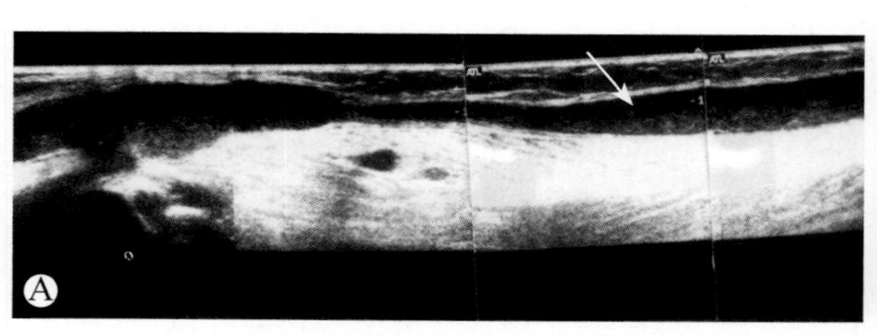
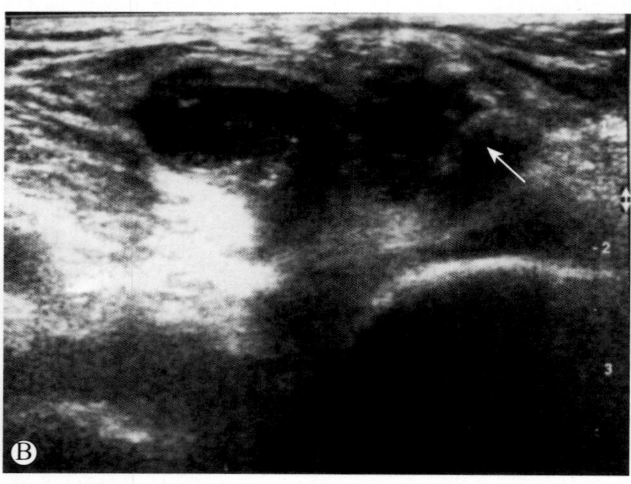

图34-8-3　腘窝囊肿破裂声像图（二）

A.宽景成像图，囊液沿腓肠肌与深筋膜间扩展，延续到小腿后方（箭头）；B.上端破裂处（箭头）放大截图

侧头内，偶尔向上破入股内侧肌内，并有剧烈压痛。原发性腘窝囊肿，膝关节内无异常改变；继发性囊肿，膝关节内可见其他相关异常声像图征象。偶尔腘窝囊肿内发生结石时，可见大小不等的游离移动的强回声，并伴有声影。囊肿与关节相通时，持续屈伸膝活动后探测，或可发现囊肿大小变化。

（二）鉴别诊断

本病应与腘窝区的骨及软组织肿瘤鉴别；囊肿破裂时需与下肢血栓性静脉炎、肌肉拉伤和深静脉血栓鉴别。前者均为实质性，且位置较深；后者由于软组织水肿，只出现各层结构回声平行间距增加，而无局限性无回声肿物，深静脉内可见血栓回声，血栓部位CDFI显示血流信号变细或消失。

（三）临床意义

超声诊断此病准确可靠，其诊断敏感度及特异度极高，并可准确引导穿刺治疗和观察疗效，较关节造影简便、安全、快速，可反复检查，并有助于本病与深静脉血栓、血栓性静脉炎、肌肉拉伤和腘窝区软组织肿瘤鉴别。

三、腱鞘囊肿

腱鞘囊肿是一种常见的软组织瘤样病变，多为结缔组织黏液变性液化后形成，周围包有致密结缔组织，囊内充满含高浓度透明质酸，无色透明浓厚胶冻状或黏稠液体，故又称黏液囊肿。囊肿壁为结缔组织，无滑膜细胞内衬，不与关节和滑膜鞘相通，多发生在关节囊和肌腱周围，有时在肌腱内。滑膜囊肿（synovial cyst）（不是滑囊），囊壁内衬滑膜细胞，内含滑液，多发生在有滑膜组织的部位，如肌腱及关节旁，偶发于关节脂肪垫。邻近关节的可能由关节滑膜疝引起。虽然两者的囊肿壁组织成分和内容物不同，但临床和超声表现相似，在临床实践中难以区分，一般将发生于与滑膜组织无关部位的囊肿称为腱鞘囊肿。腱鞘囊肿按部位可分为关节外腱鞘囊肿和关节内腱鞘囊肿两大类，前者包括关节旁、肌腱内或腱旁；偶尔发生于骨膜、肌肉和神经鞘内。关节旁和肌腱旁腱鞘囊肿十分常见，多发生于腕部周围，尤其是腕背侧的舟、月骨关节浅面及桡腕关节囊的背侧，向上可扩展到指伸肌腱和拇长伸肌腱与皮下组织之间，囊肿与关节囊或腱鞘紧密相连。其次常发生于腕掌面桡侧，源于桡骨-舟骨或舟骨-大多角骨间关节，位于桡侧腕屈肌腱和肱桡肌腱与皮下组织之间。再次为手掌远端和指间关节掌侧指屈腱鞘上，第4手指似乎更多见。在足、踝部其可发生于胫距关节、肌腱与腱鞘周围（后者以胫后肌腱最常见）。在滑雪和曲棍球运动员，可在内踝处发生囊肿。膝关节旁的腱鞘囊肿可发生于任何部位的软组织内，但以腓肠肌内、外侧头，近端胫腓关节处常见（后者可压迫腓总神经引起腓管综合征）。盂肱关节盂旁腱鞘囊肿可有带与关节相连，并会压迫肩胛上神经。关节内腱鞘囊肿不常见，多见于膝关节，关节镜检查的发现率仅为0.8%～1.1%，可发生于膝关节的前、后交叉韧带内或韧带旁（前交叉韧带更常见，最多见于韧带的胫骨端）、髌下脂肪垫、翼状襞和后关节囊，以及半月板的边缘。发生于周围神经鞘膜上的称为神经内腱鞘囊肿（intraneural ganglion cyst），少见，半数发生于腓总神经，其次为尺神经、坐骨神经和肩胛上神经。骨膜及骨内腱鞘囊肿更少见，文献仅见个案报道，半数发生于40～50岁男性，常见于胫骨上端内侧，其他则多见于长骨端。腱鞘囊肿一般不发生于跟腱和髌腱。出现肿块为主要临床症状，多呈圆形突出于皮下，大小不一，但一般不超过2cm，弹性硬，无移动性，除非发生感染、外伤，一般无痛或仅轻度不适。囊肿可间歇性增大和缩小。对于腕背的隐匿性腱鞘囊肿，体积小可无明显肿块，只出现桡神经终末感觉支压迫症状，腕向背侧或掌侧屈曲时疼痛。发生于胫腓关节近端、肘关节内侧和肩胛喙突旁冈盂切迹等处的腱鞘囊肿，可分别出现腓总神经、尺神经、肩胛上神经压迫症状（称为神经卡压综合征），或本身就是神经内腱鞘囊肿。腕掌侧的腱鞘囊肿可压迫正中神经或尺神经而出现相应的神经卡压症状。关节内腱鞘囊肿可引起运动受限（ACL前的囊肿，伸膝受限；PCL后的囊肿屈膝受限）。

（一）声像图表现

声像图表现取决于发生的时间和部位，典型的新近发生的囊肿显示为无回声，一般呈圆形、卵圆形或分叶状，单房或多房（内部有分隔），边界清晰，光滑有壁，无压缩性，探头加压不变形，直径多在2.0cm左右，较大的囊肿后方可有回声增强（图34-8-4A，图34-8-4B）。陈旧性囊肿常含有点状或斑块状高回声，并可有较厚的间隔回声。手指的腱鞘囊肿较小，一般为2～5mm，囊肿部位表浅，大多囊壁薄而光滑，呈中或较高回声，厚度通常为1～2mm。如发生出血、感染，囊壁可增厚，内部可显示为不规则回声。屈、伸手指动态观察，肌腱活动时，囊肿可微动而不消失。有的囊肿末端可见有蒂与关节囊相连（不相通）。腕掌面桡侧与桡动脉相邻的囊肿可有传导性搏动，但其内无血流信号。在肌肉内发生者少见（图34-8-4C），但通常体积较大，有报道直径可达9.0cm者，后方有回声增强效应，囊肿毗邻的肌腱、骨及关节无异常。CDFI：肿物内无血流信号。膝前交叉韧带的腱鞘囊肿，囊肿通常在韧带的胫骨端（图34-8-4D）；

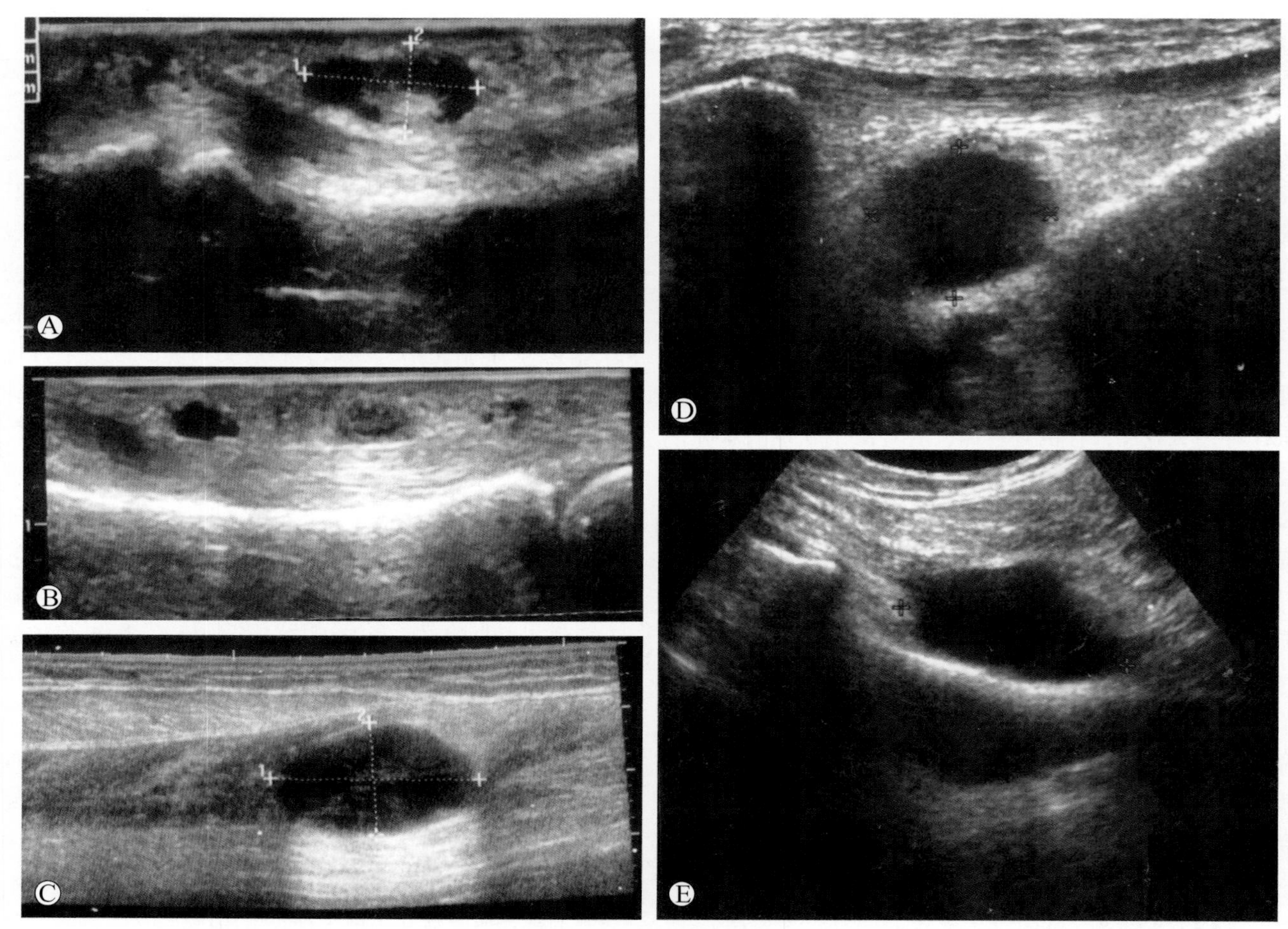

图34-8-4 腱鞘囊肿声像图

A.手指掌侧腱鞘囊肿；B.多发性腱鞘囊肿；C.肌肉内腱鞘囊肿；D.前交叉韧带腱鞘囊肿；E.骨旁腱鞘囊肿

后交叉韧带的腱鞘囊肿，位于韧带表面，有时可发生于股骨髁间窝内或交叉韧带旁。对腕背只有疼痛而摸不到肿物的隐匿性腱鞘囊肿，用力屈腕容易探测到囊肿，多显示为低回声。骨膜或骨旁发生的囊肿，可见骨膜光滑抬高，边界清晰，邻近的骨和软组织无异常（图34-8-4E），穿刺抽出的为清澈液体。

（二）鉴别诊断

一般不存在与肿瘤相鉴别的问题。但有时本病应与腱鞘肿瘤如腱鞘巨细胞瘤、滑囊囊肿和半月板囊肿等鉴别。不管哪种腱鞘肿瘤均显示为实质性回声，肿瘤内CDFI多有血流显示。滑囊囊肿和滑囊炎扩张，均有特定的部位，而且体积较大。交叉韧带腱鞘囊肿需要与半月板囊肿鉴别，后者有半月板断裂，囊肿与断裂的半月板相连或交通，囊肿位置邻近交叉韧带的后部或中部；而交叉韧带腱鞘囊肿主要位于肌腱的股骨或胫骨的附着部。

（三）临床意义

超声对本病诊断简单、准确、可靠，可用来证实囊肿的存在，判定其大小及其与周围组织结构的关系。其能准确定位和引导穿刺，抽液和注射皮质类固醇治疗。其对隐匿性腱鞘囊肿的诊断同样有效。

四、髋关节暂时性滑膜炎

髋关节暂时性滑膜炎（transient synovitis of hip, TSH）又称一过性或单纯性髋关节滑膜炎、应激髋（irritable hip），是一种自限性非创伤性关节炎症，是小儿髋部的较常见的疾病。病因尚未明确，发病前可有上呼吸道感染或病毒感染病史，但关节液培养不出细菌。多单侧受累，约1/4为双侧性。其多发于5～8岁儿童，男女比例为2.5∶1，偶见于成年人。临床表现：起病较急，70%患者表现为急性患侧髋关节疼痛，不能负重，活动受限，常取被动屈曲、内收和内旋位，旋转关节或过度伸髋时疼痛加剧，行走时出现疼痛性跛行。但全身症状较轻，有时可有发热和血白细胞轻度增高。病程短多在2周内（最长不超过4周），可自愈，不遗留后遗症。右侧发病者可有右下腹疼痛。

（一）声像图表现

本病有70%～75%发生髋关节积液，关节囊外凸，关节间隙增宽，呈低或无回声，股骨颈骨皮质强回声带与关节囊回声带间距＞5mm，（≥10mm特异性更高）或大于健侧2mm，探头加压有压痛（图34-8-5，图34-8-6）。积液较多时，无回声带并可延续到股骨头前方。有时关节积液较少，不易与关节囊分开，此时髋关节轻度屈曲和内旋位，对少量积液更容易显示。有的主要出现滑膜炎症增厚，而无积液，仅表现为关节前隐窝增宽，此时CDFI和PDI检查有助于与积液鉴别，如有血流信号显示，可肯定为单纯滑膜增厚而无积液。本病绝无股骨头及股骨颈骨皮质和周围软组织回声异常。经过休息和对症治疗，积液可在短时间内（通常为2周，最长不超过4周）逐渐吸收消失，但前隐窝前后径仍可较正常为宽，显示为低回声。因为正常关节囊可随年龄增长膨出，因此，髋前关节腔的前后径，有时＜4岁达5mm，＞8岁达7mm，无任何临床症状时可视为正常。

（二）鉴别诊断

本病超声征象是非特异性的，如果关节积液不吸收持续＞4周，应考虑其他疾病如Perthes病、幼年型特发性关节炎、滑膜结核、少年型类风湿关节炎或股骨头骨骺滑脱症等。

（三）临床意义

超声是早期诊断此病的重要方法，具有高敏感度，可以探测出＜1mm的积液，并易于观察积液的吸收情况和引导穿刺。在儿童发生髋部疼痛，X线片又无异常改变时，应首先选用超声检查。

五、色素沉着绒毛结节性滑膜炎

色素沉着绒毛结节性滑膜炎（pigmented villonodular synovitis，PVNS）是一种发生于关节、滑囊和腱鞘滑膜的炎性瘤样增生，伴有含铁血黄素（hemosiderin）沉着，较少见。确切的病因机制未明，有人认为是一种慢性炎症反应，而另一些人认为是源于纤维组织细胞的良

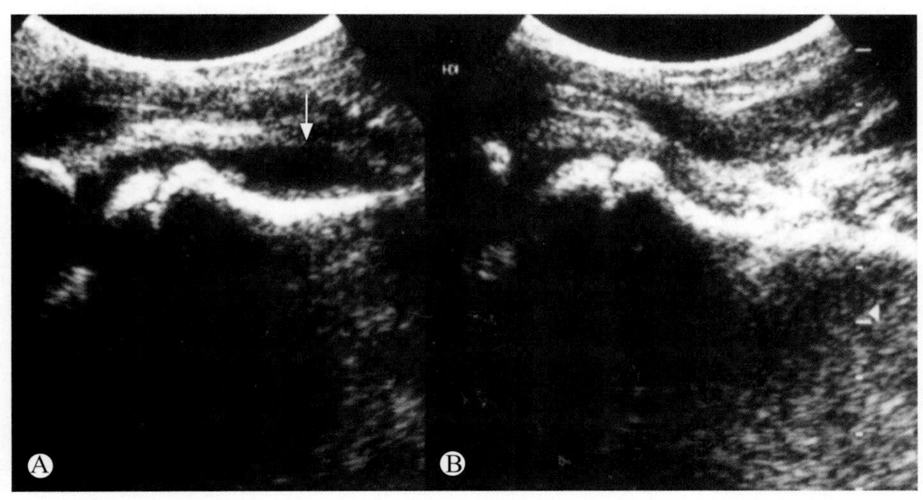

图34-8-5　少儿髋关节暂时性滑膜炎（箭头）声像图

A.患侧；B.健侧

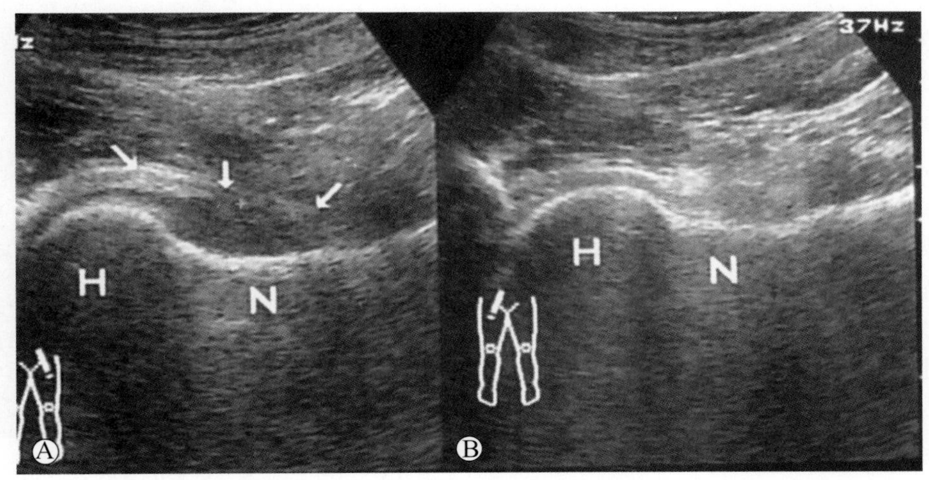

图34-8-6　成人髋关节暂时性滑膜炎（箭头）声像图

A.患侧；B.健侧。H.股骨头；N.股骨颈

性赘生物。组织学显示增厚滑膜含有多核巨细胞和组织细胞，细胞内外有大量含铁血黄素沉着。临床分为关节内型和关节外型，又分为局限型和弥漫型。关节内型绝大多数为单一关节发生，80%发生于膝关节，且多为弥漫型，其余的关节依次为髋关节、踝关节、肘关节、足关节（约占16%）及肩关节。关节外型常发生于腱鞘、滑囊或关节周围的筋膜板上，被称为腱鞘巨细胞瘤，手、足小关节多见。发生于关节内的PVNS早期仅发生滑膜增厚和少量关节积液；病程较久者（慢性期），则滑膜增生增厚，并伴有纤维化、慢性炎症和含铁血黄素（hemosiderin）沉着。局限型，滑膜病变表现为孤立带蒂肿块，呈息肉状或结节状，多在关节滑膜某处出现，突向关节腔，在膝关节常见的部位为髌上滑囊、髌下脂肪垫和后交叉韧带。弥漫型，大量棕黄色绒毛状突起，波及全关节腔或互相融合成较大的肿块，充满关节腔并向外膨出。增厚的关节滑膜，也可从关节间隙伸展到毗邻的滑囊，如髌上滑囊，腘窝囊肿内和沿肌腱腱鞘至关节外。PVNS虽可发生纤维化，但极少发生钙化。病变可压迫侵蚀邻近骨质使关节间隙变窄，有时在骨内形成囊样破坏（多发生于弥漫型）。PVNS多发于30～40岁，偶见于20岁以下，无性别差异；而腱鞘的局限型PVNS则以中老年女性多见。主要临床表现为进行性关节肿胀，疼痛，活动时加重，休息后减轻，有运动受限，起病缓慢，病程较长，可达数年，而无严重功能障碍。有时带蒂的结节突然嵌顿，可发生关节交锁，疼痛则较剧烈。关节周围可触及肿块。关节穿刺可抽出棕黄色、棕红色或陈旧血性液体，有辅助诊断意义。弥漫型容易手术切除不净而复发（可高达50%以上），但极少恶变。

（一）声像图表现

发生于关节内者，关节滑膜不规则性增厚，关节腔增宽，有单个或多个实质性结节突入关节腔，肿物呈较均匀低回声（等或低于肌肉回声），或呈不均匀较高回声（多见于含铁血黄素沉着过多者，或多次外伤出血时），探头加压时绒毛状结节表面呈漂浮状。一般不发生钙化（有钙化的肿物应考虑为其他疾病如滑膜肉瘤）。关节腔内一般仅有少量积液。弥漫型多发性绒毛结节充满关节腔，外边缘呈圆形、半圆形团块状或分叶状向外突出，并侵犯关节囊，关节骨的一侧边界清楚，回声略增强（图34-8-7）。病程较长或病情较严重者，关节软骨、骨皮质被侵蚀，软骨面回声凹凸不平，骨皮质局限性缺损、骨内出现囊性侵蚀灶（可高达50%）。在膝关节发生的PVNS，几乎所有患者的髌上滑囊同时受侵犯，可扩展至髌下脂肪垫内，并与关节内的病变相连，其声像图表现两者相似。CDFI和PDI检查：肿块内及其周围组织有较多血流信号（图34-8-8）。本病可有少量关节积液。

（二）鉴别诊断

本病应与类风湿关节炎及滑膜骨软骨瘤病等单关节疾病鉴别。

（三）临床意义

超声检查在关节周围发现不规则低回声滑膜增厚或肿块，血流丰富，结合病史和临床表现，关节穿刺抽出棕红色或陈旧性血性液体，可以做出PVNS的初步定性诊断。超声在确定关节滑膜的厚度及病变范围、随访病变的发展、观察关节内放射核素治疗效果、监测外科手术后复发和指导定位穿刺活检等方面更为简便准确。但其声像图不具特异性，最后定性诊断需要病理组织学检查。拟在关节镜下进行病灶切除前，特别是局限性PVNS，进行超声检查，对了解病灶的分布和定位是必要的。特别是对关节镜下不易发现的隐匿区（如沿髌腱区和腘窝囊肿内的）。对骨内的囊性变的显示和判定，超声不如MRI。

六、滑膜软骨瘤病

滑膜软骨瘤病（synovial chondromatosis）又称Henderson-Jones病，是一种少见的良性滑膜软骨化生性疾病，是以滑膜增生，形成多发透明软骨性或骨软骨性小体或结节，并可脱落至关节内，形成游离体为特点的疾病。原发性的确切病因尚不明了；继发性的多见于外伤后。开始透明软骨小体或结节发生于滑膜中，呈沙砾状，大小不等（多为数毫米），少则几个，多则数十个或更多，随着病程和病情进展，软骨小体可带蒂生长（悬垂体），向关节腔内突出，手术所见结节呈乳白色，质硬表

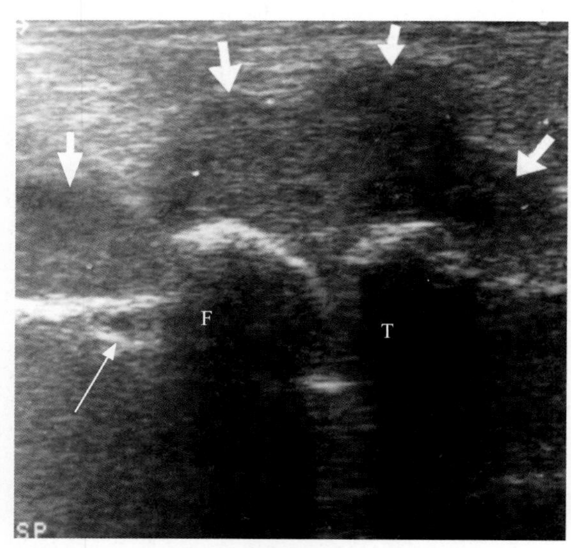

图34-8-7　膝关节色素沉着绒毛结节性滑膜炎声像图

F.股骨；T.胫骨；长箭头示骨皮质凹陷缺损，粗箭头示弥漫型多发性绒毛结节

面光滑。有的可脱落进入关节腔内，成为游离体。脱落的游离体可互相集聚，或者再附着于滑膜上继续逐渐长大，可形成较大肿块。后期软骨结节可发生钙化或骨化，故又称滑膜骨软骨瘤病（synovial osteochondromatosis）。此病可发生于任何有滑膜的部位，包括关节内滑膜和关节外的腱鞘及滑囊。其多发生于大关节，尤以膝关节最多见（约占＞50%），其次为肘、髋、肩、踝等关节，手足小关节则少见，多发生于手指。约10%为两侧性。偶尔发生于关节外的滑囊、腱鞘及肌腱旁的滑膜组织者，称关节外滑膜软骨瘤病。本病可发生于任何年龄，但常见于中年人（40～50岁），几乎不发生在青春期前。男性多发，为女性的2～4倍。病程较长者可继发骨关节炎。临床表现：隐匿缓慢发病，受累关节慢性疼痛、肿胀，活动受限，并进行性加重，有游离体形成时，可出现关节弹响和交锁。表浅的结节可触及肿块。

（一）声像图表现

声像图表现取决于病期、软骨结节是否钙化或骨化及其范围。发生于关节内者，关节滑膜增厚，表面凹凸不平，或出现广泛的与滑膜相连的肿物（滑膜软骨小体），突向关节腔和（或）滑囊腔，无钙化（骨化）的滑膜肿物，呈不均匀低或中等回声（图34-8-10C）；有钙（骨）化者，肿物呈高或强回声，或伴有声影（图34-8-9，图34-8-10A、B）。肿物可只有一个或数个，大小不等，直径较大者可达数厘米，常呈小球形，表面光滑，体积较大者多呈椭圆形或桑葚形，位置较固定。肿物脱落成为关节游离体时，呈游离状态，体积较小的游离体，可随关节运动而位。有关节积液，或向关节内注入消毒生理盐水后探测，更容易显示滑膜结节和判定其分布。继发骨关节炎时关节面不光滑，关节软骨回声增强或断裂缺损。发生在膝关节的，毗邻的髌上滑囊常同时发生相似的肿物和积液。发生在关节外的滑膜软骨瘤病，肿物在软组织内，呈高或混合性回声，无移动性（图34-8-11，图34-8-12）。在肘关节滑膜小体一般发生在冠突窝、鹰嘴窝或环状隐窝中。

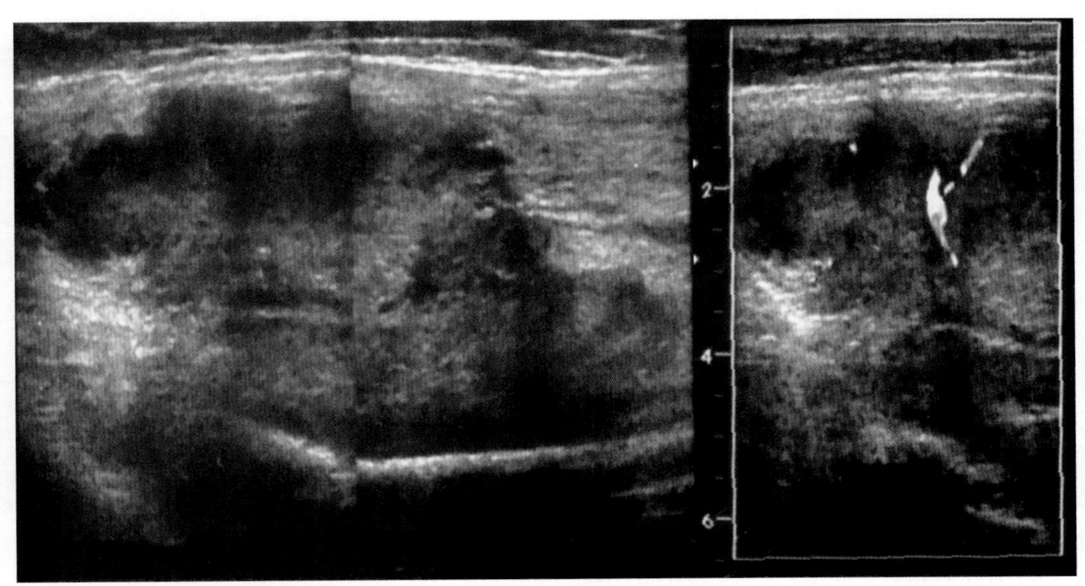

图34-8-8　踝关节色素沉着绒毛结节性滑膜炎声像图

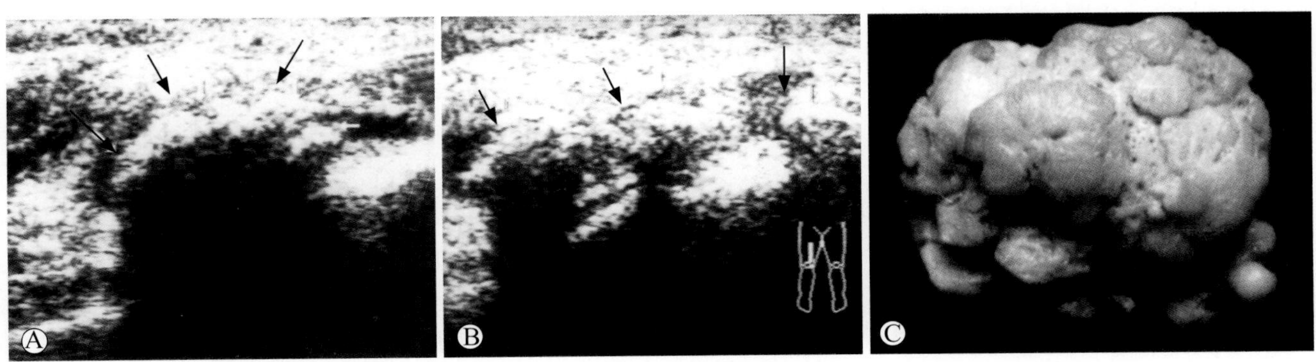

图34-8-9　膝关节滑膜骨软骨瘤病声像图

A.髌上区声像图；B.腘窝区；C.切除标本。箭头示强回声软骨结节，后伴声影

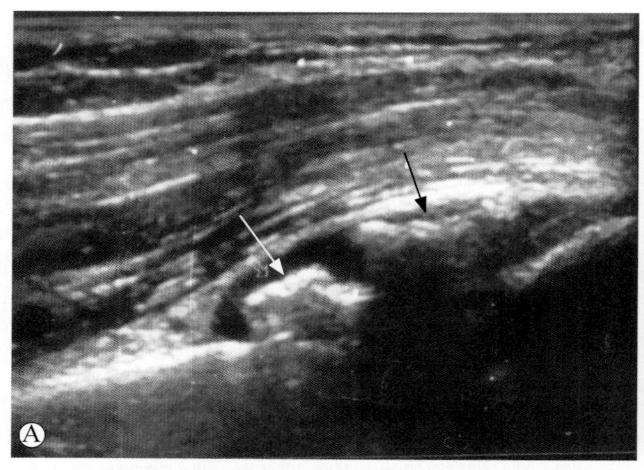

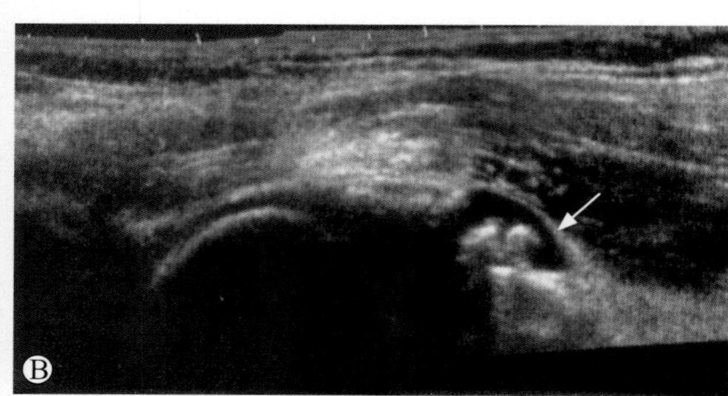

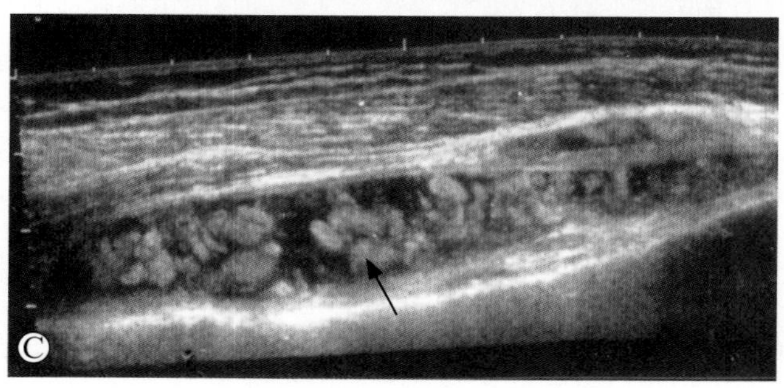

图34-8-10 关节内滑膜骨软骨瘤病声像图

A、B.关节内多发软骨结节；C.滑囊内多发软骨小体。白色箭头示强回声软骨结节；黑色箭头示中等回声软骨小体

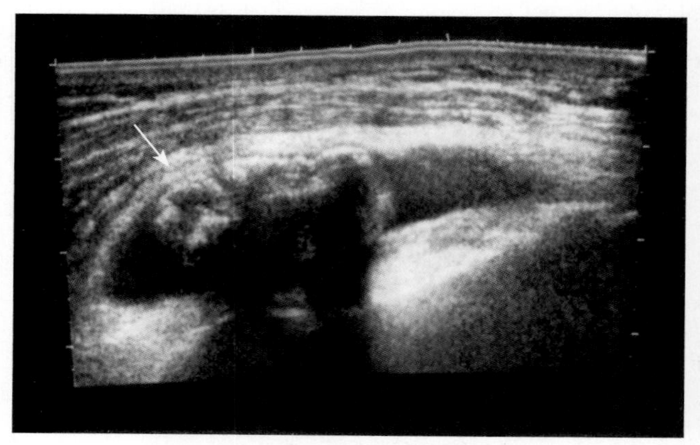

图34-8-11 膝髌上滑囊软骨瘤病声像图

患者，男性，85岁，双膝患病，病史10余年。箭头示混合回声肿物

图34-8-12 关节外滑膜软骨瘤病声像图

患者，女性，20岁，发生于股二头肌滑囊

（二）鉴别诊断

需与引起关节游离体的其他疾病和关节周围钙化性疾病鉴别。

（三）临床意义

有钙化或骨化的滑膜骨软骨瘤病可用X线或非增强CT诊断，其中关节造影CT（CT arthrography）和MRI是对本病最好的影像诊断法。超声可为滑膜软骨瘤病提供重要诊断线索，（特别是未发生钙化和骨化的）证实临床诊断和对游离体定位。

七、腱鞘炎

腱鞘炎（tenosynovitis），无腱鞘的称腱周炎（paratenonitis），可由外伤、局部感染、邻近的关节炎（如类风湿关节炎）、邻近骨异常（如骨折、骨赘）、异物、晶体沉着（如痛风）及手和腕长期反复超负荷劳作引起。其多见于腕、足、指、趾有腱鞘和滑膜鞘的肌腱，如肱二头肌长头肌腱、拇展长肌腱及拇短伸肌腱、尺侧腕屈肌腱、指屈肌腱及拇屈肌腱等肌腱的腱鞘。超声表现：急性腱鞘炎，腱鞘内液体增多增宽，显示为无回声；腱鞘增厚呈低回声，有时肌腱也肿大。在横切面上肌腱的周围出现环形低或无回声（图34-8-13）。PDI：腱鞘周围可有较多血流信号。值得注意的是，在休闲体育活动后，有时踝部的肌腱腱周常发生小量积液，如胫后肌腱鞘≤4mm；腓肌总腱鞘腓骨末端处≤3mm，积聚在肌腱的下垂部和内、外踝水平，无症状时不一定视为异常。肱二头肌长头腱鞘炎多由创伤、慢性磨损、腱鞘组织变性及慢性炎症引起，是常见的肩痛、活动受限的病因之一。狭窄性腱鞘炎（stenosing tenosynovitis）的基本病理改变是腱鞘增厚狭窄，肌腱在腱鞘内受卡压活动受限，最常见于腕部桡骨茎突部，拇短伸肌腱鞘和拇长展肌腱鞘，在伸肌支持带下的纤维-骨性管道处狭窄者，称为桡骨茎突部狭窄性腱鞘炎或De Quervain病。其常见于长期从事拇指握持劳动的从业者。主要症状为腕桡骨茎突部疼痛，严重的可放射至臂部和肩部。拇指活动或腕向尺侧屈时疼痛加剧，局部肿胀、压痛。声像图表现：伸肌支持带及其深面的拇短伸肌腱鞘和拇长展肌腱鞘增厚，出现局限性囊袋状积液，急性期肌腱肿大，回声减低；慢性期回声常是正常的，但肌腱活动受限。手指屈肌腱狭窄性腱鞘炎或称扳机指（trigger finger），是指屈肌腱鞘狭窄或肌腱增厚变粗，导致屈肌腱被夹住，伸指时发生疼痛性弹响，或卡在屈曲或伸直位。拇指及中指、环指多见。其多发生于掌侧纤维鞘管起始处。声像图表现：受累屈肌腱鞘局限性或弥漫性增厚，急性病例腱鞘内可有积液；指屈肌腱增厚或肌腱表面在掌指关节腱滑车近端出现低回声结节；或肌腱周围小囊肿形成。手指被动运动时，可看到肌腱在出入腱鞘狭窄处发生卡压和通过狭窄时产生弹响。结核性腱鞘炎或称腱鞘滑膜结核，多见于中年人。起病缓慢，无急性炎症症状。原发性者血源性感染可能性大；其他常继发于骨关节结核，最常见于腕部，易累及屈侧。由于腱鞘滑膜充血，浆液渗出，以及表面结核结节和肉芽肿形成，腱鞘滑膜明显增厚，显示为不规则低回声；病变干酪样坏死，脓肿形成，腱鞘内出现无回声并含有不规则碎屑回声，探头压放可见内容物来回移动。严重的肌腱被侵犯，增粗变脆可导致肌腱断裂。化脓性腱鞘炎，多见于糖尿病、刺伤和异物局部感染，或由皮下感染侵入腱鞘引起。糖尿病常累及手、足屈肌腱。临床有局部和全身急性炎症表现。超声表现：腱鞘扩张增宽，边缘模糊，腱鞘内的脓液呈低或无回声；肌腱肿大，回声减低。当腕掌部屈肌总腱鞘（尺侧囊或桡侧囊）被波及时整个手掌肿胀，并可扩展至腕部。腕掌侧屈肌腱鞘水肿增厚，肌腱间距离增大，有脓肿形成则出现局限性低或无回声。手指化脓性腱鞘炎累及周围软组织和波及指骨，可演变成脓性指头炎，超声表现：指腹肿胀，组织回声紊乱；脓肿形成后可见边界不清的低或无回声区；严重者可破坏指骨，出现骨皮质回声模糊或缺损。炎症区周边部CDFI和PDI：血流增多。超声对脓肿定位，手术引流切口的选择有一定意义。

八、膝关节滑膜皱襞综合征

膝关节有髌内、髌上和髌下3个滑膜皱襞（图34-8-14），其是膝关节囊滑膜向内折叠所形成的皱褶，是正常胎生发育的隔膜残迹，其中髌上滑膜皱襞最常见，髌上滑膜皱襞在髌骨上方的关节腔内，将髌上滑囊与关节腔横向分开（图34-8-15A），在中央部位有孔与关节腔相通，更多的情况是其内侧或外侧遗留一半月形皱襞（翼状襞）；髌内侧皱襞多沿髌骨的内侧壁斜行，上端靠近髌上滑膜皱襞，下端连于髌下脂肪垫的滑膜上；髌下滑膜皱襞一端起于股骨髁间窝（与ACL相贴），然后下行经膝关节腔之前止于髌下脂肪垫的中下部，整个皱襞上窄下宽呈带状。当膝关节滑膜皱襞由于膝关节过度超常运动、直接外伤或关节内扰乱致创伤性滑膜炎时，则发生水肿，增厚，产生膝前疼痛、弹响、交锁等症状，称为滑膜皱襞综合征（plicae syndrome）或滑膜皱襞嵌顿症。常是单

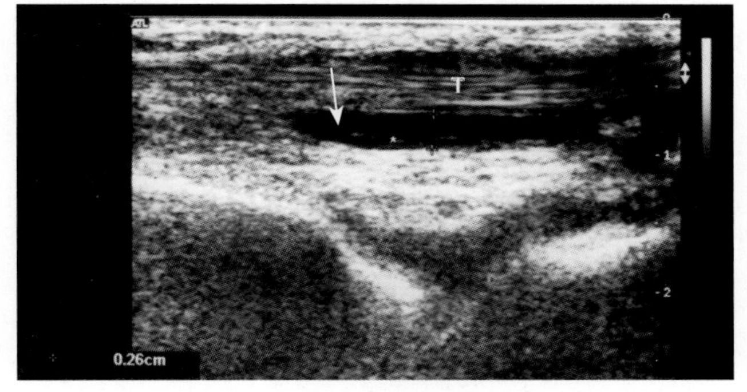

图34-8-13　腱鞘炎声像图

腓骨长肌腱（T）纵切面；腱周积液，滑膜增厚（箭头）

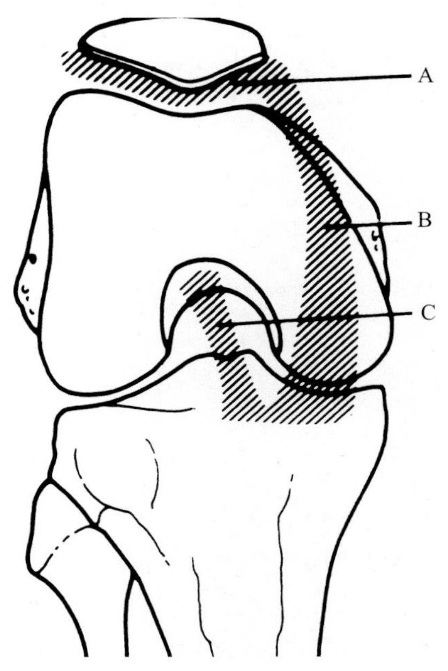

图34-8-14　滑膜皱襞解剖示意图

A.髌上滑膜皱襞；B.髌内侧滑膜皱襞；C.髌下滑膜皱襞

侧发病，尤以髌内侧皱襞最多见。临床表现：多有膝部跌打伤、碰撞或扭伤等外伤史，伤后膝关节前内侧疼痛、膝伸屈活动在其内侧出现弹响并伴有疼痛；有的在膝伸屈过程中，出现髌骨突然卡住的感觉，以及活动受限、腿打软等症状。尤以半蹲、跳跃、上下楼梯时更为明显。体格检查：膝前内侧有肿胀、压痛，有时在髌骨内缘可触到结节状痛性索条（增厚的膝内侧皱襞），随膝关节伸屈在股骨内髁上滑动，但皮肤表面无异常。日久股四头肌可发生失用性萎缩。

（一）声像图表现

髌内侧滑膜皱襞综合征临床最常见（图34-8-15）。正常滑膜襞呈细带状中等或低回声，在股骨髁软骨的前方。当患者仰卧伸膝，股四头肌放松，探头横置于膝关节前内方，使之同时显示髌骨内缘及其软骨、股骨内髁隆起面和膝内侧支持带回声，在髌骨内缘或内下方，沿髌内侧支持带，在关节囊内面、股骨内髁前，可见到肿胀的类三角形或索带状隆起物，呈较高或中等回声，探头加压可有疼痛，当向内或外推动髌骨时，可见其在股骨内髁表面滑动，向内推动髌骨，皱襞可进入髌骨下方，有时关节在适当位置，可见肿大的内侧皱襞超出髌骨内缘突向髌骨与股骨髁之间。髌下滑膜皱襞综合征，经腘窝矢状面扫查，可见肿大的髌下滑膜皱襞呈低中回声，位于股骨髁间窝，向前与髌下脂肪垫相连；或显示为滑膜囊肿，充满腘窝（图34-8-16）。髌上滑膜皱襞综合征，肿大的髌上滑膜皱襞呈不完全水平位，呈低中等或高回声，将关节与髌上滑囊分开，有时可阻塞髌上滑囊与关节的通道，产生髌上囊积液（图34-8-17B）。膝外伤引起的髌内、髌下滑膜皱襞肿胀，可同时有髌下脂肪垫增厚，回声失常或钙化。轻症关节软骨、软骨下骨皮质、半月板无异常。该病可继发膝关节积液，一般为少量。

（二）鉴别诊断

本病常易与半月板损伤、类风湿关节炎、骨关节炎、内侧副韧带损伤、鹅足滑囊炎及髌下脂肪垫损伤等混淆。本病发生于关节内，但关节软骨、软骨下骨质、半月板及内侧副韧带一般无异常，可以鉴别。

（三）临床意义

此病的超声征象是非特异性的，阳性率较低。然而超声作为初选检查，一旦出现阳性改变，则有助于诊断。超声的另外价值是除外其他相似疾病。确诊靠关节镜检查，X线检查意义不大。

注：在肘的外侧肱桡关节水平，滑膜有一较厚隆起的边缘（synovial fringe）凸向肱骨小头桡骨头之间，是一种特殊的滑膜皱襞，正常呈高回声，易被误诊为关节内游离体。当肘关节在臂旋前，反复屈、伸运动（如做俯卧撑）或局部直接受碰撞，使其在桡骨头与肱骨小头间撞击和摩擦发炎肿胀，可产生疼痛和交锁感。声像图：局部显示为低回声肿胀增厚。

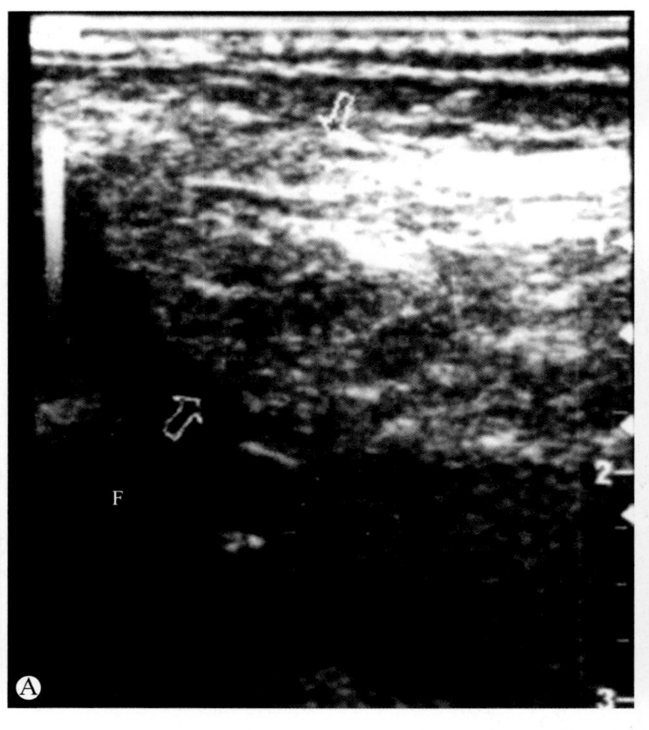

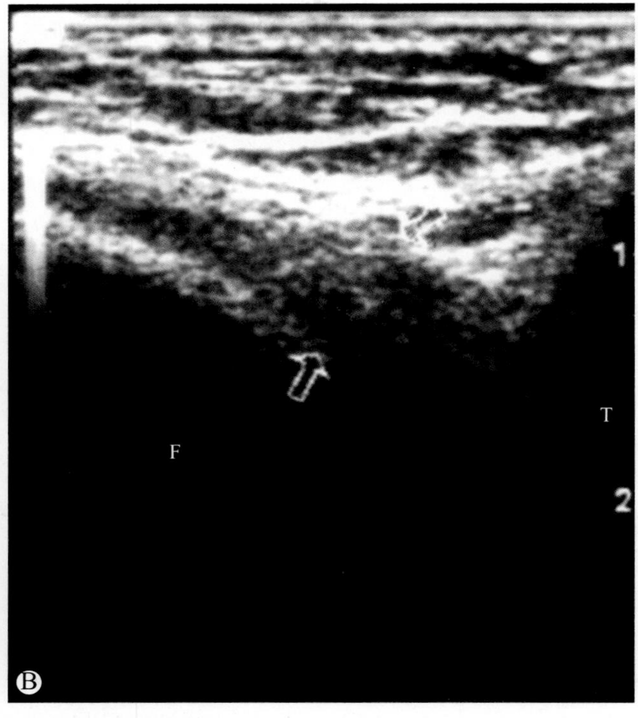

图34-8-15 髌内侧滑膜皱襞综合征声像图

A.患侧，滑膜皱襞增厚，位于髌骨内缘与股骨髁间（箭头）；B.健侧。F.股骨；T.胫骨

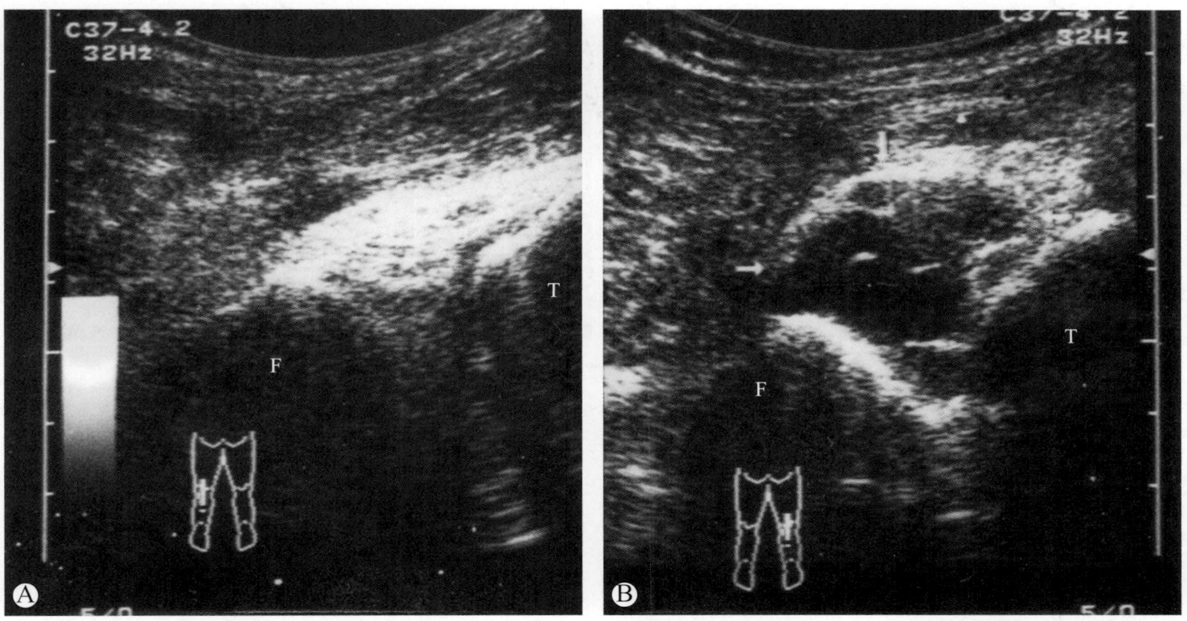

图34-8-16 髌下滑膜皱襞囊肿声像图

腘窝纵切面。A.正常腘窝；B.髌下滑膜皱襞囊肿。F.股骨；T.胫骨

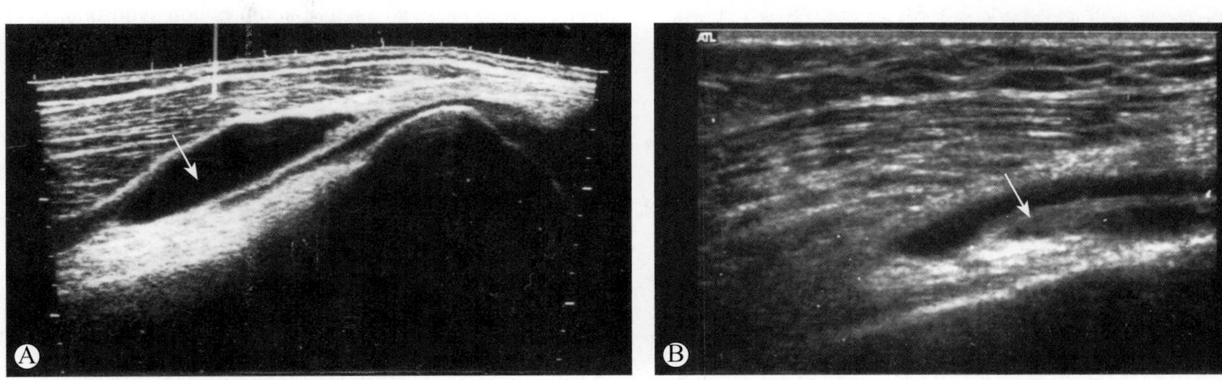

图34-8-17 髌上滑膜皱襞声像图

A.正常髌上滑膜皱襞（箭头）；B.髌上滑膜皱襞增厚（箭头）

九、髌下脂肪垫损伤

膝关节髌下脂肪垫（infrapatellar fat pad）位于髌骨下髌韧带的深面，充填于髌骨、股骨髁下部、胫骨髁前上缘和髌韧带之间，向两侧延伸并逐渐变薄，关节侧表面全被关节滑膜覆盖。其常由于剧烈过伸活动、局部跌打、撞击发生急性损伤，或因反复跳跃，下蹲运动的慢性损伤，导致脂肪垫出血、炎症、肿胀，而产生膝部肿胀、疼痛和运动受限等症状，日久发生脂肪垫纤维增生、钙化和骨化者临床称霍法病（Hoffa disease）。髌下脂肪垫损伤多见于球类和跳跃运动员。临床表现：髌腱的一侧或两侧肿胀，疼痛、压痛，膝过伸运动加重及运动受限。声像图表现：患侧髌韧带深面的脂肪垫肿胀，增厚，内部回声减低或回声不规则；急性损伤出血，可见局限性无或低回声灶。其常并发髌下深滑囊和膝关节积液。陈旧性损伤，脂肪垫内可见钙化强回声并有声影。单纯性脂肪垫损伤，膝关节软骨、半月板及髌腱无明显异常。本病常与滑膜皱襞综合征、半月板损伤、风湿性关节炎和类风湿关节炎混淆，但本病仅见髌腱后脂肪垫回声异常，而无其他结构异常，可以鉴别。临床意义：超声可对本病提供诊断信息，并有助于与其他相似疾病鉴别。

十、腱鞘巨细胞瘤

腱鞘巨细胞瘤（giant cell tumor of the tendon sheath GCTTS）又称腱鞘纤维黄色瘤，是腱鞘滑膜的良性肿块。确切病因不清，一般认为是关节外局限性色素沉着绒毛结节性滑膜炎。中老年人特别是30～50岁多见。其多发生于手掌侧指间关节周围，其次为腕、足踝，其是手部第二位常见肿瘤，也有报道只发生在膝交叉韧带（Sheppard DG，et al，1998；周谋望，2002）。肿物无痛，进行性缓慢增大，质地较硬，外形不定，表面光滑。大多位于拇指、示指和中指的指间关节远端掌侧面。声像图表现（图34-8-18，图34-8-19）：肿物呈均匀或不

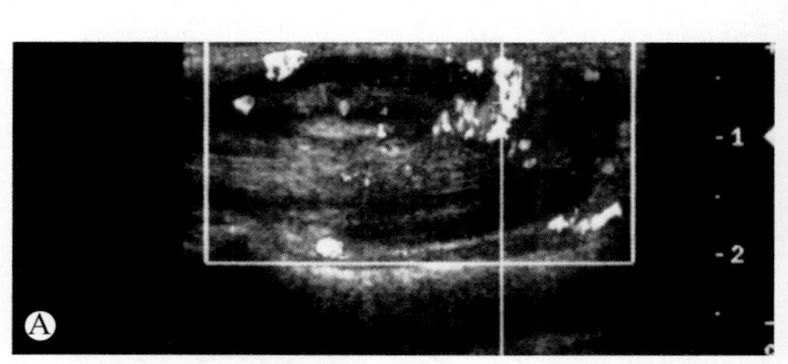
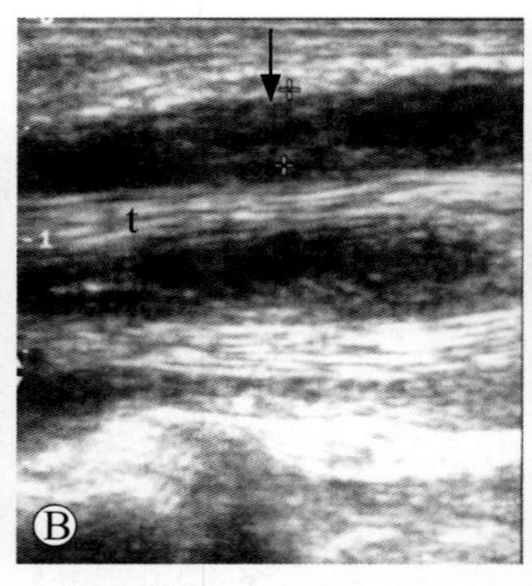
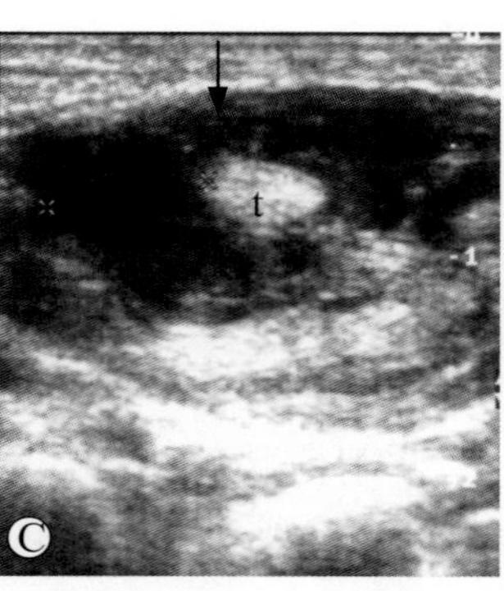

图34-8-18 踝部腱鞘巨细胞瘤声像图

A.瘤体内血流丰富；B.瘤体包绕肌腱生长（纵切面）；C.瘤体包绕肌腱生长（横切面）。t.肌腱；箭头示瘤体

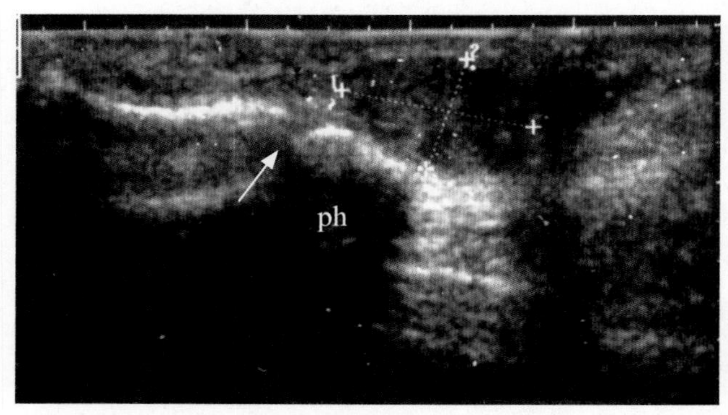

图34-8-19 手指掌侧腱鞘巨细胞瘤声像图

箭头示指间关节。Ph.指骨

均匀实质性低回声，边缘清晰，其大小、形态不一。其多位于指间关节周围或肌腱旁，沿腱鞘或包绕肌腱生长（图34-8-18），然而邻近的肌腱形态和内部结构多无改变，或仅可使之移位。CDFI、PDI：肿物内可见较多血流信号。约10%压迫侵蚀邻近骨皮质，出现骨质破坏凹陷。本病应与腱鞘囊肿、表皮样囊肿和腱鞘纤维瘤鉴别。

第九节 四肢周围神经疾病

超声作为周围神经疾病诊断的新方法，可用于神经肿瘤的诊断和定位；判定神经卡压疾病局部病因和定位；判定卡压性神经病的神经回声异常；了解失神经支配肌肉的结构改变。超声可为周围神经疾病诊断和进一步的外科治疗提供不可或缺的资料；也是神经-肌肉电生理检查不可或缺的影像学的补充和验证。此外，超声还可用于神经封闭治疗和神经阻滞麻醉的定位。超声对周围神经及其疾病的显示优于CT，与MRI相比具有某些独特的优势，如能直接沿神经进行实时动态扫查、易多方向定点探测，可实时显示血管，便于判定与之并行的神经。但对神经的准确判断仍更多依赖检查者的知识和经验。

一、神经卡压疾病声像图

（一）被卡压神经的声像图表现

周围神经走行路径上，周围组织结构的各种局部病因压迫造成的神经损害引起的感觉和（或）运动障碍，称为神经卡压综合征（nerve entrapment syndrome）或神经压迫综合征（nerve compression syndrome）。它可在一个神经的一个部位受压，也可在一个神经先后发生2个部位受压，后者称为双卡压综合征（double pinch syndrome）。卡压性神经病（entrapment neuropathy）又称卡压性神经炎，指由于周围神经受压所引起的神经结构损害和功能障碍。当神经受压，神经的滋养血管血流受阻，血管屏障破坏和静脉充血，进而导致神经膜水肿，神经肿大，并发生神经传导功能障碍。严重或持久压迫时，神经膜水肿进行性加重，进而引起神经膜纤维性增厚和鞘膜损伤，最终发生轴突断伤（axonotmesis）及远侧神经Waller变性，神经功能持久丧失和发生肌肉萎缩（不可逆损伤的时间阈值为8小时）。早期变化是可逆的，及时除去病因，积极治疗，可恢复正常。卡压性神经病，临床表现为受累神经支配区域的运动、感觉和自主神经功能的单独或合并损害，此改变视被卡压的神经性质而定。单纯为运动神经纤维者，如肩胛上神经和骨间背侧神经，仅表现为所支配的肌肉无力或瘫痪，反射消失，严重者发生肌肉萎缩；单纯为感觉神经者，如股外侧皮神经，只表现为所属皮区刺激性疼痛，感觉迟钝或消失；若为感觉和运动混合性神经，则表现为感觉和运动功能共同障碍，并可发生自主神经功能损害，出现血管运动功能障碍和皮肤营养改变。卡压性神经病的上述改变具有不对称性，一般为单侧单神经受损。全面诊断应包括定性和定位诊断，除根据临床病史和表现、神经-肌肉电生理检查外，影像学方法包括MRI和超声对诊断也具有重要价值。超声可以显示受压神经的形态和回声结构的改变。受累神经声像图的共同表现：受压的近端显示节段性或弥漫性肿大，直径及横断面积增加，神经内部呈不均匀回声减低，内部纤维状回声消失；受压部位神经变扁变薄、移位；受压部位的远侧，因Waller变性而变细，但神经连续性无异常。神经外膜血流信号可增多。应用超声弹性成像观测受压神经弹性模量值的改变，可提供神经的硬度变化。

（二）去神经肌肉声像图表现

受累神经所支配的肌肉发生萎缩，其改变程度与神经受压的程度、时间和病因有关（声像图表现参见本章第六节）。受累神经及对应的应检查的肌肉见表34-9-1。应用超声弹性成像，动态测定肌肉收缩过程的弹性模量值，与健侧对比可定量分析肌肉收缩强度。

表34-9-1　卡压的神经应检查的肌肉

卡压神经	检查支配的肌肉	探测部位
肩胛上神经	冈上肌、冈下肌	肩部
正中神经	旋前圆肌、桡侧腕屈肌、指浅屈肌、拇长屈肌、大鱼际	前臂近端掌面桡侧
尺神经	尺侧腕屈肌	前臂掌面尺侧
桡神经深支	肱三头肌、肱桡肌、桡侧腕伸肌	上臂及前臂背侧
股神经	股四头肌、缝匠肌	大腿前侧
坐骨神经	股二头肌、半膜-半腱肌	大腿后侧
胫神经	腓肠肌、比目鱼肌、蹞长屈肌、趾长屈肌、胫骨后肌	小腿后部
腓总神经	胫骨前肌、趾长伸肌、蹞长伸肌、腓骨长肌、腓骨短肌	小腿前侧（腓深神经）
		小腿外侧（腓浅神经）
腋神经	三角肌、小圆肌	肩部

（三）神经卡压局部病因

探明神经卡压的局部病因和定位，是神经卡压疾病治疗的前提，是超声诊断的关键。在神经的行经中，任何部位均可受到异常解剖结构或病变的压迫，但更常见于纤维性或骨-纤维性通道（管）内、外的压迫，这些通道均有固定的解剖部位，有固定的神经通过，根据临床和肌电图检查，一旦怀疑某一神经受压，超声可直接沿这一神经的走行仔细探测，对探明卡压局部病因，如骨-纤维管狭窄，横过神经的异常纤维带，并行血管的异常，异常肌肉（如副肌），毗邻的肌腱、韧带肿大增厚，腱鞘异常，骨异常（骨折、骨刺、骨痂、外生性骨疣），软组织占位病变（肿瘤、囊肿、滑囊炎、血肿）等对神经的压迫，以及神经本身的病变和定位是很有用的（表34-9-2）。

表34-9-2　常见的周围神经卡压综合征受累神经和部位

受压神经	部　位	名　称
正中神经	腕部	腕管综合征
骨间掌侧神经	前臂近端	旋前圆肌综合征
桡神经	前臂近端	骨间背侧神经压迫综合征
尺神经	肘部	肘管综合征
	腕部	腕尺管（Guyon管）综合征
腋神经	腋部	四边孔综合征
肩胛上神经	肩胛上切迹	肩胛上切迹综合征
胫神经	踝部	踝管综合征
坐骨神经	臀部梨状肌下孔	梨状肌综合征
股外侧皮神经	髂骨翼前部	感觉异常性股痛
腓总神经	腓骨头	腓管综合征
腓深神经	踝前	前踝管综合征

二、常见的神经卡压疾病

（一）腕管综合征

腕管综合征（carpal tunnel syndrome，CTS）是临床最常见的周围神经卡压综合征，是造成误工、致残的职业性疾病。有很多原因导致腕管内压力增加，致使正中神经受压，引起正中神经功能障碍，如腕部损伤出血，腕骨及桡骨末端骨折，屈肌支持带炎症增厚，腕管内屈肌肌腱炎、滑膜炎及腱鞘炎、腱鞘囊肿、软组织肿物，桡腕关节类风湿关节炎，手部感染，长期血液透析（形成透析性淀粉样变肿块），腕部职业性过度劳作或慢性损伤（如打字员、乐师、凿岩机手、木匠、长期手拎重物工人等），妊娠及多种全身疾病（如痛风、糖尿病、酒精中毒、系统性红斑狼疮等），解剖变异如永存正中动脉、副指浅屈肌肌腹异常压迫等，无原因可查者称特发性CTS(idiopathic CTS)。CTS女性多发，为男性的2～5倍。一般为单侧，也可双侧发病。临床表现：腕掌侧及正中神经支配区疼痛，腕部压痛及叩击痛（Tinel征阳性），有时可因此从睡眠中痛醒。桡侧三个半手指掌侧麻木，皮肤感觉迟钝，因疼痛活动受限，有时拇指外展及对指无力，可有大鱼际肌萎缩及肌电图异常。

1. 声像图表现　超声诊断本病（图34-9-1）由Buchberger首先报道。最重要的改变为，正中神经在豌豆骨水平肿大，回声减低，内部束状回声显示不清，屈肌支持带近端的横断面积增大，边缘描迹法＞9mm^2，或前后径和横径计算法＞10mm^2（Duncan，1999）；神经在钩骨钩或桡骨末端水平变扁、变形，宽径增大＞4.9mm，宽径与前后径比值增大。其诊断标准各家报道不一，见表34-9-3。有人用正中神经在屈肌支持带近端、远端及

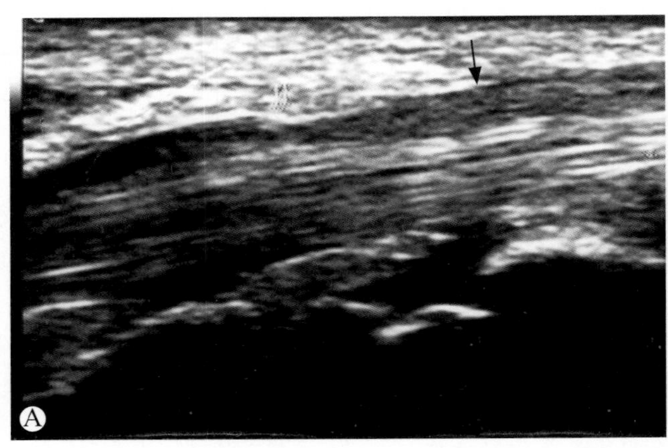

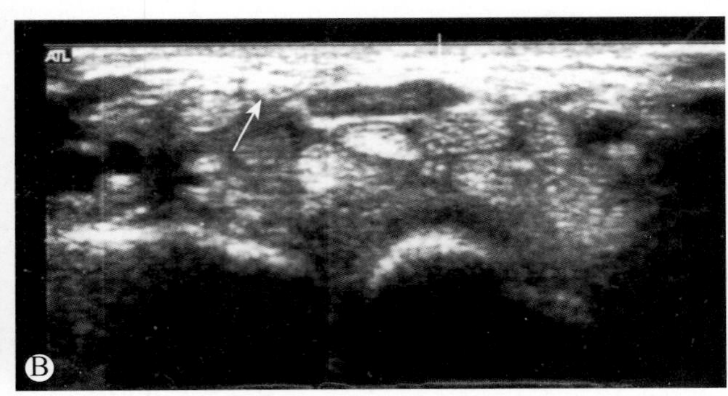

图34-9-1 腕管综合征声像图（一）

A.屈肌支持带肥厚（黑箭头）；B.正中神经受压变扁（白箭头）

钩骨钩水平三者横断面积的平均值＞13mm^{2}作为诊断标准，其敏感度为94%，特异度为97%，均高于各单项指标（Nakamichi，2003）。

表34-9-3 腕管综合征正中神经肿大诊断标准及敏感度、特异度

报道者	横断面积（mm^2）	敏感度（%）	特异度（%）
Lee（1999）	＞15	88	96
Duncan（1999）	＞9	82	97
Sara（2000）	＞11	73.4	57.1
Swen（2001）	＞10	70	63
Wong（2004）	＞9.8	89	83
Nakamich（2003）	＞14	80	97
Chen（1997）	＞11	80.3	88.4

EI Miedany，按横断面积将压迫程度分为轻度（10mm^2）、中度（13mm^2）、重度（15mm^2）。较严重的病例正中神经内可检测到血流信号，且峰值流速增高。腕屈肌支持带由于腕管内占位，可向掌侧凸出（正常是平的或轻度下凹），在腕管末端测量，钩骨钩尖端到大多角骨结节间连线与屈肌支持带之间的最大距离＞4mm。屈肌支持带肥厚＞2.5mm（正常＜3mm）呈高或低回声。有时在屈肌支持带最厚处可见神经被压扁或出现切迹（图34-9-2）。由于病因不同，腕管内可出现引起正中神经受压变扁移位的病变，如急性指屈肌腱鞘炎，最常见（图34-9-3），腱周滑膜增厚，横切面在肌腱周围出现环状低或无回声，在活动期，增厚的滑膜内CDFI显示有较多血流信号；腱鞘囊肿亦常见，显示为局限性无回声；外伤出血灶呈局限性低或无回声；腱鞘巨细胞瘤或淀粉样变，则表现为低回声实质性肿物；先天性正中动脉血栓形成，可见异常血管及其血栓回声；肿大的副肌则显示具有典型肌肉回声的实质性结构，动态扫查可见滑动的副肌腱。由痛风等全身疾病引起者，多显示正中神经、腕管内屈肌腱肿大增粗及腱滑膜鞘增厚等复合性异常。源于正中神经的肿瘤（如神经鞘瘤）与神经干相连，多呈卵圆形或梭形，慢性卡压大鱼际肌可出现去神经性萎缩。

2.鉴别诊断 本病应与颈椎病、旋前圆肌综合征

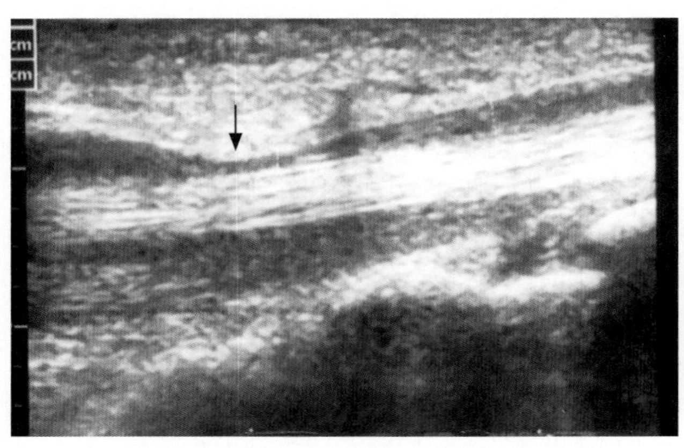

图34-9-2 腕管综合征声像图（二）

屈肌支持带明显增厚（前后径3.8mm），正中神经受压凹陷变形（箭头）

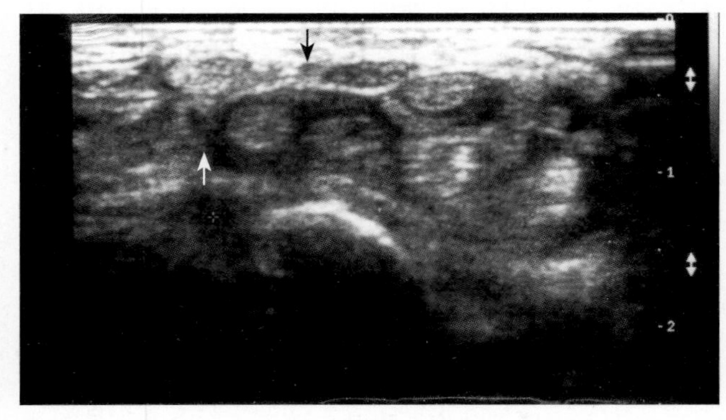

图34-9-3 腕管综合征声像图（三）

指屈肌腱鞘炎（白箭头）致正中神经受压（黑箭头）

及骨间掌侧神经压迫综合征等鉴别，以上疾病可引起与CTS相似的症状，但均无正中神经及腕管内异常，可与本病鉴别。

3.临床意义　超声是评价腕管解剖结构有无异常的有效检查方法。横切面显像最为有用，可直接用于正中神经定位，判定正中神经受压的程度，明确局部病因，对临床治疗方案的选择和手术后随诊及术后复发原因的判定，均有重要价值。

（二）腓管综合征

腓管为腓骨长肌近端肌纤维筋膜与腓骨颈之间的骨-纤维间隙，腓总神经在腘窝上端起于坐骨神经，向前外方走行，沿股二头肌腱后缘下行并绕腓骨小头，在腓骨上端表面进入腓管，并分出腓深神经、腓浅神经两支。腓深神经在腓管内受压，产生的腓总神经病症，称为腓管综合征（peroneal tunnel syndrome）。腓总神经支配胫骨前肌、踇长伸肌和趾长伸肌；腓浅神经支配腓骨长肌、腓骨短肌二肌。其局部病因有腓骨颈骨折，腓骨近端骨肿瘤（如骨软骨瘤），腱鞘囊肿，软组织肿瘤，外侧半月板囊肿，肌疝，腓骨长肌近端和肌纤维桥异常，股二头肌腱外伤出血、炎症和滑囊炎，神经内腱鞘囊肿，腓肠肌外侧头籽骨异常，以及邻近的血管病变等压迫。其亦可见于长期从事反复足内、外翻和反复膝屈伸动作的作业者，如脚踏缝纫机工人及竞走、自行车运动员等。主要临床表现：初期出现沿腓管区疼痛和压痛，足跖屈和强力内翻时加重，继而出现足背屈无力或垂足，小腿前外侧及足背外侧皮肤感觉障碍。

声像图表现（图34-9-4）：超声能显示从腘窝外侧到腓骨颈一段的腓总神经。此病腓总神经肿大增厚、回声减低，或受压移位，小腿前胫骨前肌、踇长伸肌及趾长伸肌（腓深神经支配）及小腿外侧的腓骨长、短肌（腓浅神经支配）出现去神经改变。并可探测到局部病因如骨和软组织肿瘤，不同来源的囊肿，邻近的肌腱、韧带和滑囊等异常声像图改变。

（三）踝管综合征

踝（跗）管位于内踝后下方，长2.0～2.5cm，是由屈肌支持带（正常厚0.1cm）和胫骨末端、距骨和跟骨内面、载距突及关节囊围成的骨-纤维通道（图34-9-5）。踝管内从前向后，依次有胫后肌腱、趾长屈肌腱、胫神经-胫后血管束、踇长屈肌腱通过，上述肌腱均有滑膜鞘包裹，并被屈肌支持带的纤维隔分开，踝管后方毗邻跟后脂肪垫和滑囊。踝管综合征（tarsal tunnel syndrome）是足部最常见的卡压综合征，是由踝管内、外组织结构病变，直接或间接压迫踝部胫神经而产生的神经病症。其局部病因如下：踝关节扭伤（包括运动损伤）血肿、屈肌支持带炎症肿胀、踝管内肌腱炎、腱鞘滑膜炎、副趾长屈肌异常、占位病变（软组织肿瘤、腱鞘囊肿等）、静脉曲张、跟后滑囊炎、周围骨赘压迫等。其亦可由全身疾病如类风湿关节炎、痛风和糖尿病引起。卡压部位通常在邻近跟骨内侧粗隆处。临床表现：内踝后下方、足和足趾跖面疼痛、麻木，重者常有夜间痛，足过度背屈或外翻、久站和步行后加重；足内翻、休息后减轻。踝管区压痛，叩击痛（Tinel征阳性），趾外展、屈曲内收及趾屈功能障碍，足内侧及足底感觉异常等。声像图表现：超声可以显示踝管及邻近解剖结构异常，如屈肌支持带肥厚、肌腱炎、腱鞘炎、腱鞘囊肿、副趾长屈肌肿大（图34-9-6）和实质性占位病变等，对内踝后的胫神经压迫和移位（图34-9-7）；受压神经肿大和回声减低；踇展肌及趾短屈肌出现失神经改变。

（四）前踝管综合征

前踝管位于踝前方，内外踝与小腿十字韧带之间，内含腓深神经，它与胫前动脉、胫前静脉并行，在踇长伸肌腱和胫骨前肌腱之间下行至足背，分布于小腿

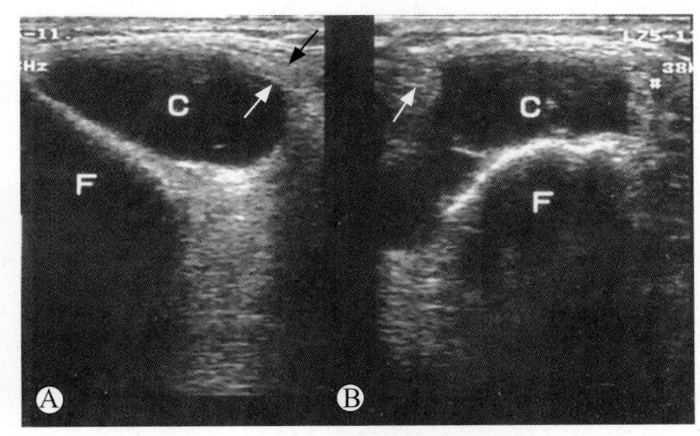

图34-9-4　腓管综合征声像图

A.纵切面；B.横切面。腓骨头外后方囊性肿物（C）向前压迫腓总神经（箭头）。F.腓骨头

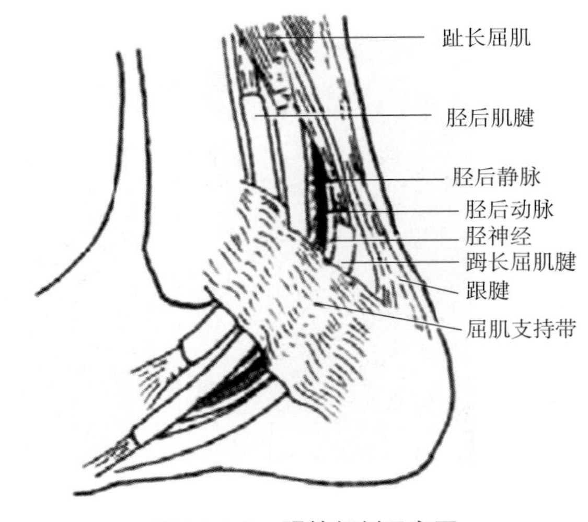

图34-9-5　踝管解剖示意图

前肌群、足背肌及第1趾间背面皮肤。前踝管综合征（anterior tarsal tunnel syndrome）又称腓深神经卡压综合征，是邻近组织病变压迫腓深神经所引起的神经病症。其多见于田径、滑雪及足球运动损伤，另外可因𧿹长伸肌腱鞘炎、肌腱炎、腱鞘囊肿，小腿末端前部软组织肿瘤、胫距关节PVNS、前胫距关节骨赘等，压迫、刺激或撞击导致腓深神经受损，从而引起部疼痛和伸趾功能障碍。其是运动员踝部疼痛的常见原因之一。声像图表现：超声可显示压迫腓深神经的局部病因和部位，如小腿横韧带和十字韧带增厚回声减低、𧿹长伸肌腱鞘炎和肌腱炎、腱鞘囊肿及其他实质性占位等病变，并可显示腓深神经肿大，回声减低或受压移位。本病应与踝前撞击综合征鉴别。

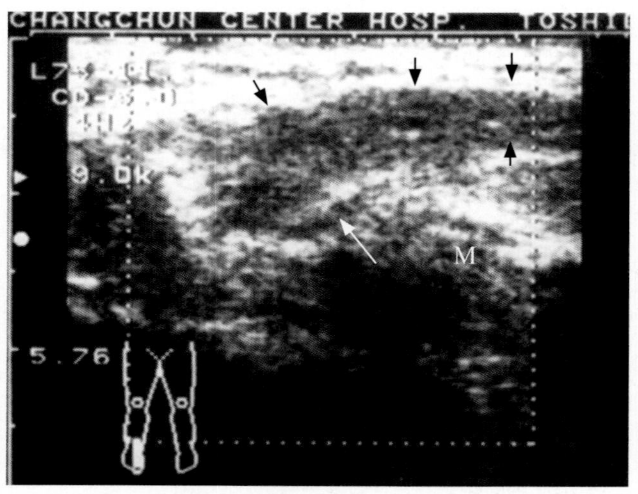

图34-9-6 踝管综合征声像图（一）

黑箭头示肿大的副趾长屈肌（M）压迫胫神经移位（白箭头）

（五）肘管综合征

肘管综合征（cubital tunnel syndrome，CuTS）是尺神经在肘管内受压引起的神经病症，为上肢第二个常见神经卡压疾病。肘管狭窄容积减少，内压升高，以及尺神经反复被牵拉等因素，均可导致肘部尺神经卡压损伤。其可由邻近的解剖结构异常，如内上髁骨赘、骨折，尺侧副韧带、弓状韧带、尺侧腕屈肌两个头间的纤维束带增厚及肘内侧的腱鞘囊肿、滑囊炎、肿瘤等压迫引起。因正常屈肘时弓状韧带更接近肘管的底部，所以某些反复过度屈肘的职业，如木匠、缝纫工、油漆工、绘画师、乐器演奏者，也会引起肘管综合征。其他原因还有肘关节疾病（多见于类风湿关节炎）、尺神经反复脱位等。临床表现：肘内侧疼痛，尺神经刺激和瘫痪症状，即小鱼际及第5指和第4指尺侧疼痛和麻刺感，尺神经支配的内在肌和小鱼际肌无力或瘫痪，小鱼际萎缩，屈指障碍，掌指关节过度伸直呈爪形手，小指及第4指尺侧感觉迟钝或消失等。声像图表现（图34-9-8）：横切面，肘管位于尺侧腕屈肌两个头、屈肌总腱和内侧副韧带后束之间，其中可见尺神经和周围

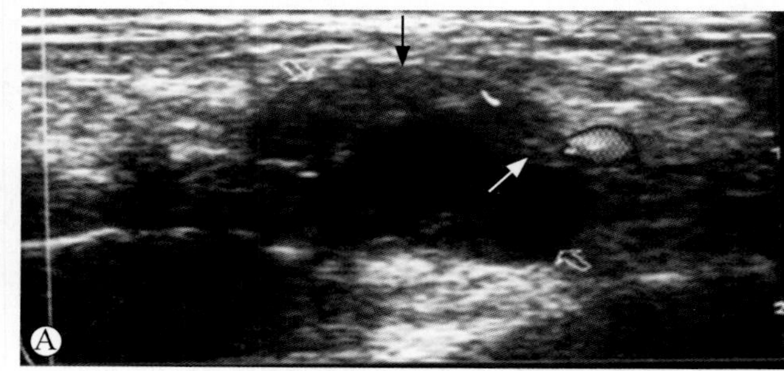

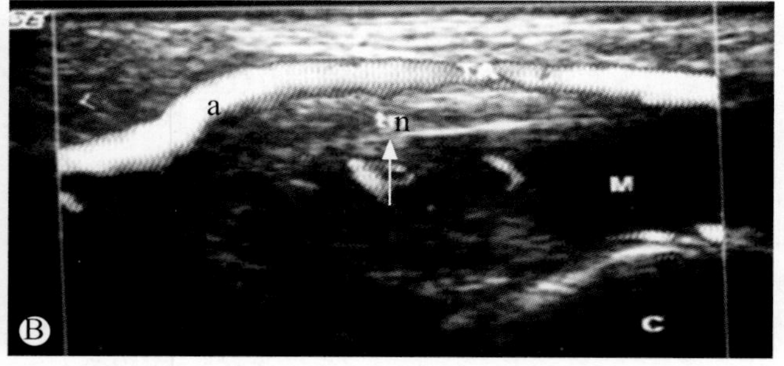

图34-9-7 踝管综合征声像图（二）

因踝管内实质性肿瘤（黑箭头），胫神经（白箭头）受压移位回声变低。A.横切面；B.纵切面。M.肿瘤；C.跟骨内面；n.胫神经；a.胫后动脉

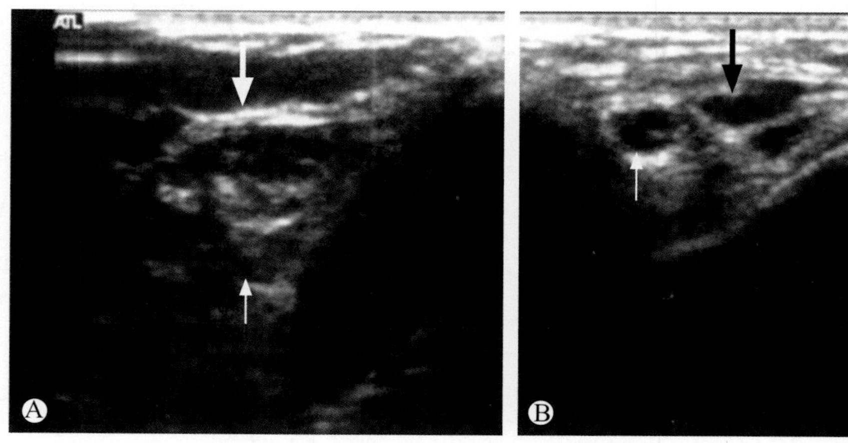

图34-9-8 肘管综合征声像图

A.纵切面；B.横切面，囊性肿物（粗箭头），尺神经受压并肿大，直径3.2mm（细箭头）

包绕的脂肪组织，与之并行的有尺侧后返血管，顶部为纤细带状高回声。正常尺神经横切面呈卵圆形或斑点状，呈较低回声。肘管综合征时，肘管横断面积减小。屈肘时，肱三头肌内侧头膨出，肘管突然变窄和变形，使肘管内尺神经变扁移位。邻近结构由于病因不同可有不同的发现：肘管区实质性肿瘤压迫；腱鞘囊肿（包括尺神经本身的腱鞘囊肿）、血肿、滑囊炎压迫显示为无回声；毗邻的肌腱、韧带、纤维带异常引起者，这些结构可见肿大增厚及回声异常及异常肘肌或骨赘回声。尺神经近端肿大，直径＞0.25mm（Beekman，2004），横断面积＞0.075cm^2（Chiou HJ，1998）或≥0.1cm^2（Ethan，2006），回声减低，内部的正常结构回声模糊；受压部位变扁，神经肿大处横断面积与上臂中间段的尺神经横断面积比值＞1.5作为诊断标准，其敏感度为100%，特异度为96.7%（Yoon）。发生卡压性神经病时，小鱼际肌出现失神经性萎缩。由类风湿关节炎引起者，可见关节滑膜增厚和关节积液。CDFI可显示尺侧返动脉后支与尺神经的关系。本病应与肱骨内上髁炎鉴别。超声检查对CuTS的局部病因诊断具有重要价值。

（六）腕尺管综合征

腕尺管又称Guyon管，是位于腕掌面尺侧的骨-纤维性通道，浅面为腕掌韧带，深面为豆钩韧带和屈肌支持带，尺侧为豌豆骨及尺侧腕屈肌腱，桡侧为钩骨钩，长约4cm。尺神经远端与尺动脉、尺静脉并行于其中通过，并分为深（运动）支和浅（感觉）支。腕尺管综合征（ulnar tunnel syndrome）又称Guyon管综合征（Guyon tunnel syndrome），是尺神经远端在管内受压所引起的神经病症。病因有肿瘤，外伤出血、血肿、肌腱炎、腱鞘炎，第4掌骨、第5掌骨、钩骨钩和豌豆骨骨折压迫等。其中尤以腱鞘囊肿、管内异常副肌和尺动脉血栓引起者最多见，还可发生于长久握持把柄者的慢性损伤，如自行车、棒球、高尔夫球运动员，长期拄拐者。临床表现与肘管综合征相似。声像图表现：尺管内尺动脉在外侧，有搏动，尺神经在内侧与之并行，在尺管的近端，受压的尺神经肿大增厚、回声减低，内部纤维状回声模糊。管区由于病因不同，可见囊性或实质性肿物；肌腱、韧带肿大；软组织肿胀及腕部腱鞘囊肿，异常副肌等。尺动脉血栓时血管增宽，腔内可见高回声血栓，内部无血流信号。腱鞘囊肿显示为无或低回声。尺神经和动脉受压移位。压迫较久者失神经支配的小鱼际肌萎缩变薄，回声增加等。本病应与小鱼际锤击综合征鉴别，它是由于腕部尺动脉栓塞、缺血引起。

（七）梨状肌综合征

梨状肌起自骶骨前面，经坐骨大孔向外，止于股骨大转子内、后上方，坐骨神经一般从梨状肌下孔出骨盆（图34-9-9），与其一起出下孔的还有股后皮神经、臀下神经、臀下动脉、阴部内动静脉和阴部神经。梨状肌综合征（pyriformis syndrome）指由梨状肌外伤出血、炎症水肿、肥厚，梨状肌下孔或坐骨大孔周围发生囊肿、肿瘤、局限性骨化肌炎等刺激或压迫坐骨神经，或梨状肌与坐骨神经的解剖关系发生异常，所引起的臀后部和坐骨神经痛的总称。临床出现臀部及大腿后部疼痛，可放射至整个下肢，髋内旋、内收，伸膝抬腿时疼痛加重，并使运动受限，股后、小腿及踝部肌肉肌力减弱，有时俯卧位在臀中部可触到条索状梨状肌或肿物，并有明显的局部压痛。声像图表现：沿髂后上棘与股骨大转子连线扫查，正常梨状肌纵切面呈宽带状，轮廓清楚，肌纹理清晰，肌外膜平滑，上缘或外上方与臀中肌相邻，浅层为臀大肌，梨状肌下缘下方不规则的低回声裂隙为梨状肌下孔，其间可见横切面的坐骨神经，呈结节状高回声，直径4～5mm。梨状肌横切面呈半圆形或三角形，内部呈细小均匀点状回声，与其延续的纵切面坐骨神经为束状高回声。梨状肌综合征病因不同，声像图可见梨状肌炎症性肿大时，横断面各径线及面积增大，肿大的梨状肌内部呈低回声或不规则回声；梨状肌厚度与健侧的差＞2.0mm；梨状肌外膜增厚或与邻近的臀中肌和臀上肌间的边界回声模糊不清（图34-9-10），肌肉内出血、血肿形成时，出现无或低回声灶。梨状肌周围特别是梨状肌下孔有腱鞘囊肿发生时，出现无回声肿物（图34-9-11）；发生肿瘤时可见实质性肿块；坐骨神经受压显示移位、变形、回声减低或被包裹浸润。本病需要与腰椎间盘突出、腰椎管狭窄所引起的坐骨神经痛鉴别。两者梨状肌及其周围均无异常。当有坐骨神经痛，而又查不出腰椎间盘突出、腰椎管狭窄及腰椎其他异常时，应想到梨状肌综合征，不妨做超声检查，其能提供有价值的诊断信息。

（八）骨间背侧神经压迫综合征

骨间背侧神经压迫综合征（posterior interrosseous nerve syndrome，PINS）：骨间背侧神经为桡神经的运动

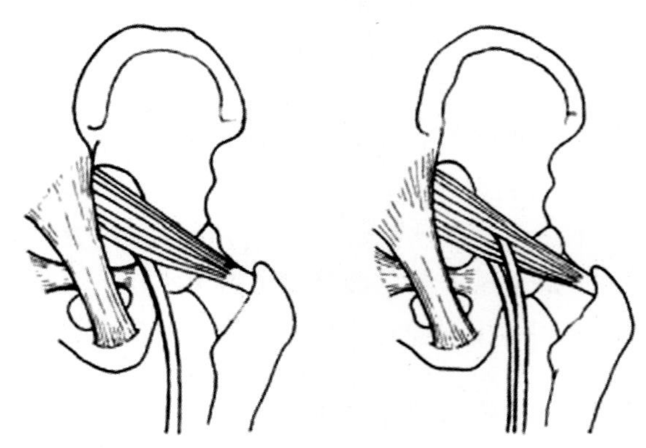

图34-9-9　梨状肌与坐骨神经解剖关系示意图

性深支，穿过旋后肌Frohse弓（由旋后肌浅头近端边缘纤维带构成的腱性弓），通过旋后肌浅、深两个头之间的脂肪间隙（又称旋后肌管），下行并穿过骨间膜至前臂背侧，支配前臂伸肌、旋后肌、手的伸肌和拇长展肌，发生神经压迫的原因有滑囊炎，肌肉、肌腱外伤肿胀，腱鞘炎，腱鞘囊肿，软组织肿瘤，骨折、脱位，类风湿性肘关节炎等。此外，其也可发生于手或上肢反复上下转动的运动员和从业者。临床表现：早期肘外侧或前臂近端疼痛，随后发生所支配肌肉无力和瘫痪，手的掌指关节不能伸指，直至垂腕、垂指，拇指不能外展，前臂伸肌萎缩，一般无感觉异常。

声像图表现：桡侧腕伸肌、肱桡肌、旋后肌及其他前臂伸肌去神经萎缩；受卡压的神经，如果能探测到，可见其受压肿大，回声减低。对肘周围及前臂近端局部可显示的病因有软组织肿块（囊性或实质性），肌肉、肌腱、筋（或腱）膜肥厚、肿大及回声异常，邻近的骨皮质和关节回声异常等。

（九）骨间掌侧神经压迫综合征

骨间掌侧神经压迫综合征（AINS）又称旋前圆肌综合征（pronator teres syndrome）、Kiloh-Nevin综合征。骨间掌侧神经（AIN）是正中神经的运动分支，在前臂近端肘关节下5～8cm从正中神经分出，走行于旋前圆肌肱、尺两个头和指长屈肌与指深屈肌肌腹之间，终止于前臂末端深部旋前方肌。其分出多个分支支配旋前方肌、拇长屈肌、指深屈肌尺侧半和鱼际肌，AIN受压最常见于前臂起始端。卡压的原因：肿瘤、近端毗邻的肌腱炎、外伤、肱二头肌腱腱膜炎和肱桡滑囊囊肿等，其他也可见于擦窗清洁工、锻工、举重运动员、投掷运动员及长期用力的击球运动员。AINS临床表现：前臂掌面肘内侧疼痛和压痛，前臂旋前屈腕加重，手运动特别是1～3屈指，拇指对功能网络或瘫痪，前臂旋前及屈腕功能障碍。单独AIN受损时手部感觉无异常。声像图表现：AIN受压移位，回声减低（图34-9-12），旋前方肌、拇长屈肌萎缩，肌腹变薄，手指反复屈伸运动（主动/被动）去神经肌肉无收缩。运动后CDFI和PDI探测相关肌肉无血流增多。

（十）股神经及胫神经压迫综合征

股神经受压多发生于腹股沟和髂窝；胫神经压迫多发生于腘窝和踝管。声像图多可显示与股动、静脉或腘窝动、静脉血管并行的股神经（图34-9-13）或胫神经（图34-9-14）受压移位，以及导致压迫的局部病因。

（十一）感觉异常性股痛

感觉异常性股痛（meralgia paresthetica）为股外侧皮神经受压或刺激所引起，表现为大腿外侧区域刺激性疼痛和感觉异常。股外侧皮神经来源于L_2～L_3，在腹内从腰大肌外缘穿出，斜越髂肌达距髂前上棘内侧约2.5cm处，从腹股沟上端深面穿出，分布于大腿外侧皮

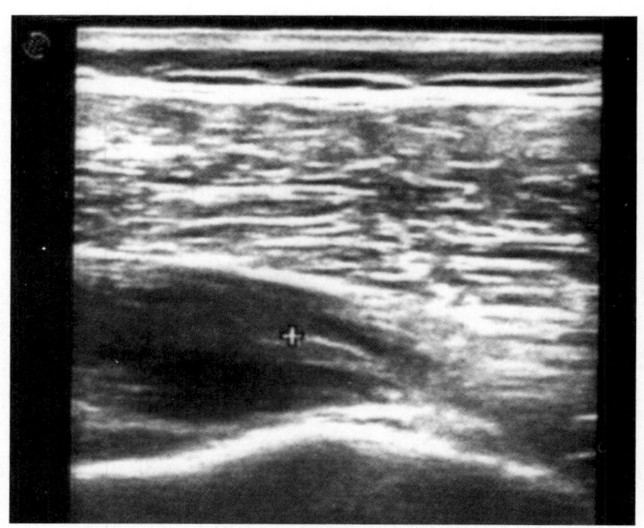

图34-9-10 梨状肌综合征声像图（一）

患者，男性，41岁，右侧坐骨神经痛，梨状肌肥大，回声减低

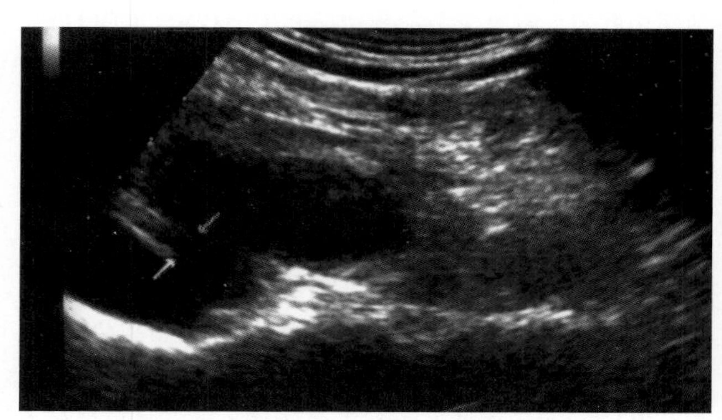

图34-9-11 梨状肌综合征声像图（二）

患者，男性，55岁，左侧梨状肌拉伤血肿压迫坐骨神经（箭头）

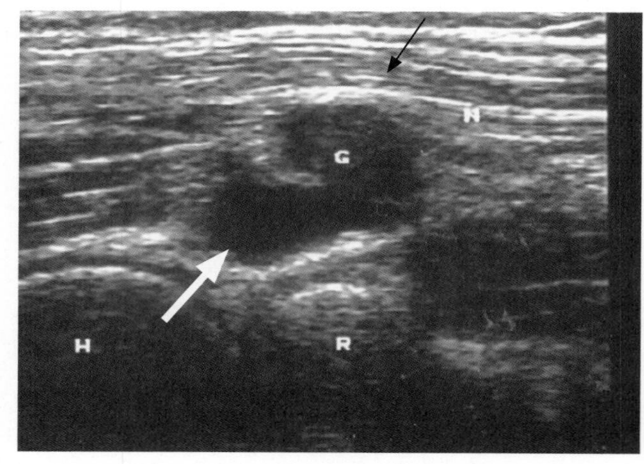

图34-9-12 前臂骨间掌侧神经压迫综合征声像图

肱桡滑囊囊肿（G）导致骨间掌侧神经（N）受压移位。H.肱骨小头；R.桡骨头。白箭头示肱桡滑囊囊肿；黑箭头示肱二头肌腱长轴

肤。股外侧皮神经受压和刺激可发生于腹股沟上部及髂前上棘局部外伤、骨折炎症和肿瘤压迫，妊娠晚期胎儿头先露压迫，偶可发生于穿紧围腰或紧身裤者。临床表现：大腿外侧阵发性烧灼或针刺样疼痛，感觉过敏，髂前上棘内或下方疼痛及压痛，站立和行走时加重。声像图表现（图34-9-15）：股外侧皮神经肿大增厚（正常宽4.44mm±1.4mm、厚0.88mm±0.28mm），回声减低，病因不同，或可探测到炎性肿块、外伤血肿、囊肿和肿瘤及邻近的骨异常。

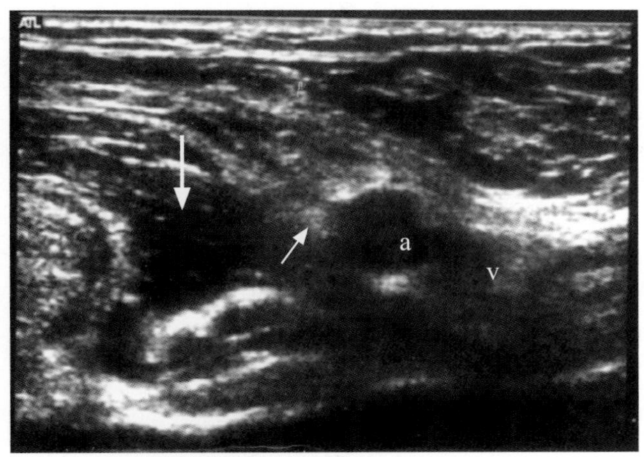

图34-9-13　股神经压迫综合征声像图

髂腰肌囊肿（大箭头）压迫腹股沟处股神经，使其移位（小箭头）；a.股动脉；v.股静脉

（十二）肩胛上切迹综合征

肩胛上切迹综合征（suprascapular notch syndrome）是肩胛上神经在肩胛上切迹或冈盂切迹内受压，引起的运动和感觉功能障碍。肩胛上神经起于臂丛上干，与斜方肌深面平行，沿肩胛舌骨肌后行，通过肩胛上横韧带下方进入冈上窝，在冈上肌下分出冈上神经及冈下神经，冈上神经运动支支配冈上肌，感觉支至肩锁关节和盂肱关节；冈下神经向外绕冈盂切迹通过冈盂韧带深面至冈下窝，运动支支配冈下肌，感觉支至肩关节。肩部牵拉伤、冈上切迹及冈盂切迹周围骨及软组织肿瘤、盂唇囊肿、肩胛上神经腱鞘囊肿等压迫均可引起本病。其他原

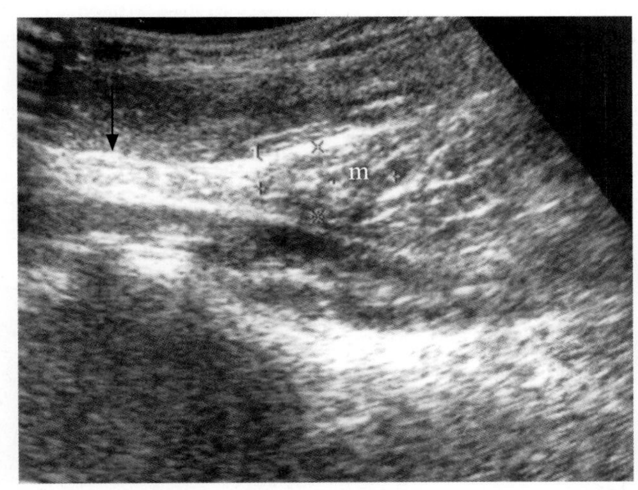

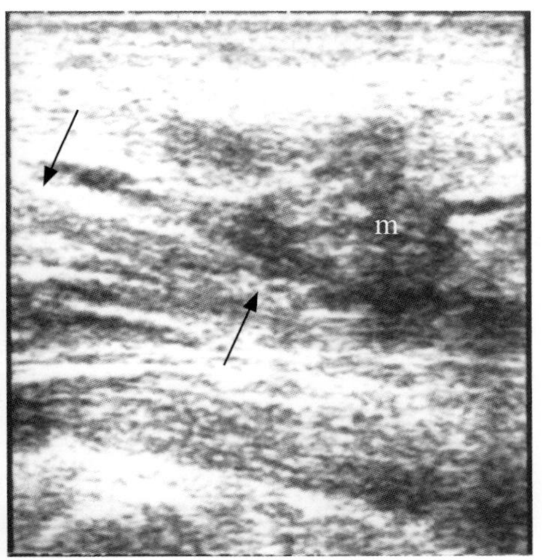

图34-9-14　胫神经压迫综合征声像图

纤维脂肪瘤（m）；被压胫神经（黑箭头）；右图为局部放大图

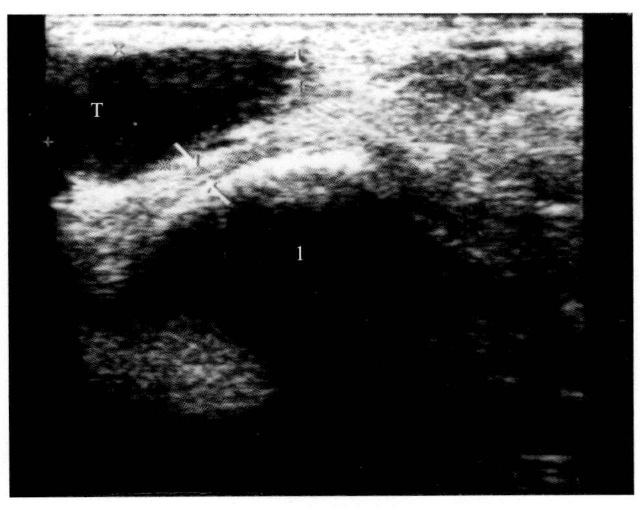

图34-9-15　感觉异常性股痛股外侧皮神经受压声像图

1：髂前上棘　T：肿瘤；箭头示受压股外侧皮神经

因见于长期从事过顶工作或运动的人，如油漆工及举重、排球、网球或体操运动员。临床表现：肩痛、冈上肌及冈下肌无力甚至瘫痪，肩外展、外旋运动障碍，最后导致肌肉萎缩。声像图表现：超声可显示上述的局部病因，冈上肌或冈下肌回声减低，晚期肌萎缩，肌肉变薄呈高回声，肩胛上神经不易探测到。

（十三）四边孔综合征

四边孔综合征（quadrilateral space syndrome）：四边孔位于肩的后方，由肱三头肌长头（内侧边）、小圆肌（上边）、大圆肌（下边）及肱骨近端外缘构成。腋神经从臂丛后束发出，经肩胛下肌前与旋后动脉一起通过四边孔绕肱骨外科颈后面，支配三角肌和小圆肌，并司肩外侧和上臂后上方皮肤感觉。腋神经在此处受损的病因如下：复发性肩关节脱位、肱骨及肩胛骨近端骨折、软组织外伤血肿、腋窝肿瘤（包括囊肿）和上肢反复强力外展（如投掷运动员）等。临床表现：肩部疼痛，上肢外展上举无力，常在小圆肌止处有压痛，三角肌和小圆肌萎缩，肩部后外侧感觉异常。声像图表现：三角肌及小圆肌在疾病的早期无明显改变，晚期肌肉发生萎缩，回声增强，厚度变薄。超声对四边孔区域软组织的病变较易显示，但对腋神经的探测较难。

临床意义：临床医师对周围神经卡压疾病，根据症状、体征和神经-肌肉电生理检查，诊断是哪一个神经损伤并不难，关键在于明确卡压病因和定位，这对治疗方案的选择至关重要。超声可直接沿神经径路或特定部位搜寻病因和定位，优于其他影像学方法。但准确性也需要依赖经过培训有经验的检查者。

三、周围神经肿瘤

（一）神经鞘瘤

神经鞘瘤（neurilemmoma/schwannoma）源自神经髓鞘Schwann细胞的良性肿瘤，是周围神经性肿瘤中最常见的一种，可发生于任何有神经的部位，更多见于四肢屈侧较大的神经干，上肢多于下肢，其次为头颈部，少数发生于后纵隔和腹膜后。其可见于任何年龄，以青壮年（20～50岁）居多。无性别差异。90%为单发，偶可见同一神经或不同神经多发。肿瘤多沿神经干的一侧偏心生长，大小不一，直径多＜5cm，肿瘤生长缓慢，有包膜，较大的肿瘤（如腹膜后的）易继发黏液性变、囊性变和坏死出血，但极少恶变。可长期无症状，患者常因神经走行部位出现肿物，受累神经支配区麻痛、无力为主要症状就医。发生在距体表较近的四肢和颈部者，可触及肿物，并可沿其长轴向两侧推动、叩击或按压肿物，可有剧烈疼痛或放射性感觉异常（Tinel征阳性）。发生于坐骨神经者，以坐骨神经痛为主要症状。恶性神经鞘瘤常出现明显疼痛或神经症状。声像图表现（图34-9-16～图34-9-19）：肿瘤发生部位与神经走行的部位有关，多单发，偶尔可在同一神经或不同神经上多发（图

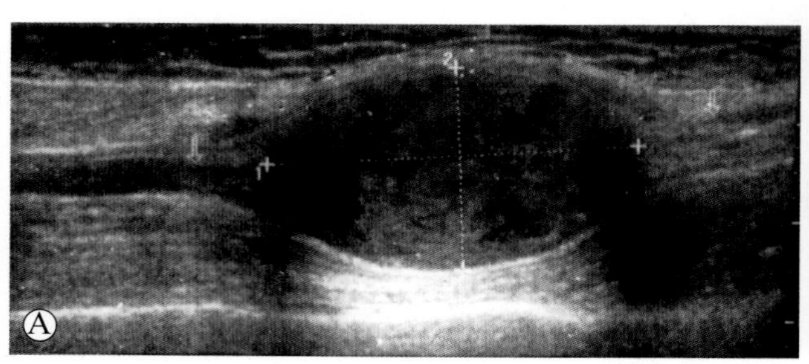

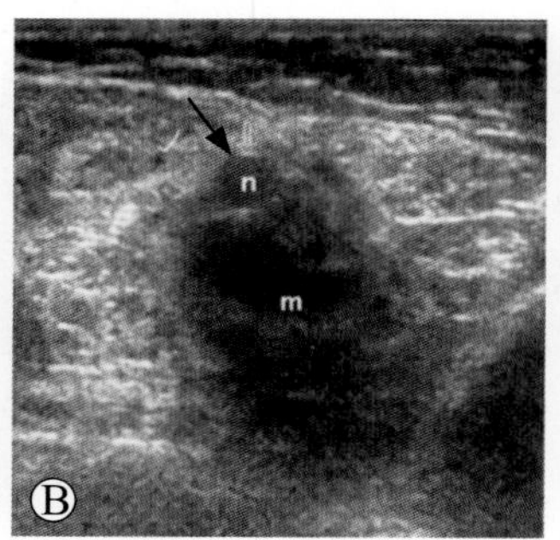

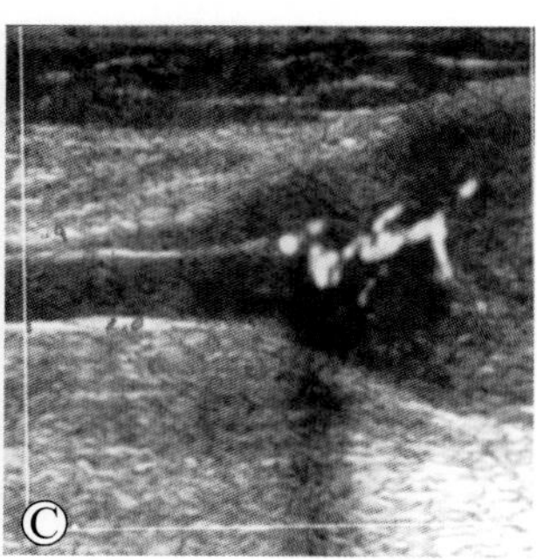

图34-9-16 神经鞘瘤声像图（一）

A.纵切面；B.横切面显示肿瘤（m）与神经（n）偏心关系；C.CDFI血流图

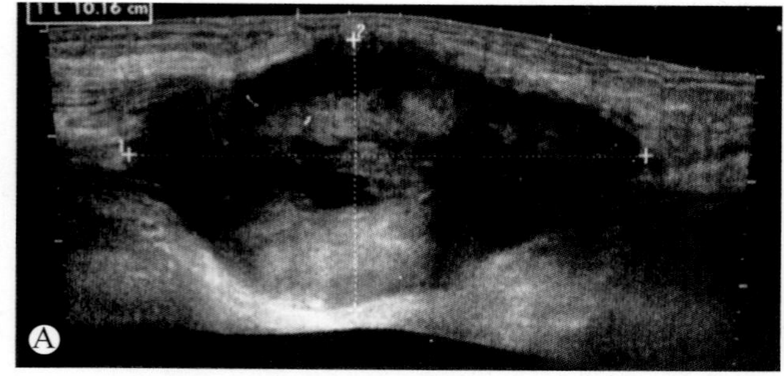

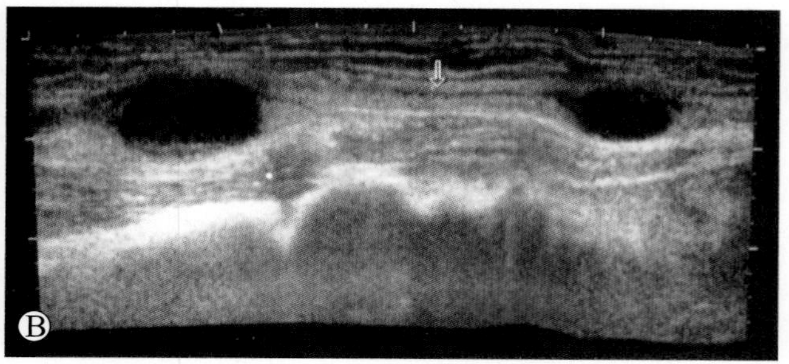

图34-9-17 神经鞘瘤声像图（二）

A.恶性神经鞘瘤；B.同一神经多发孤立性神经纤维瘤，女，42岁

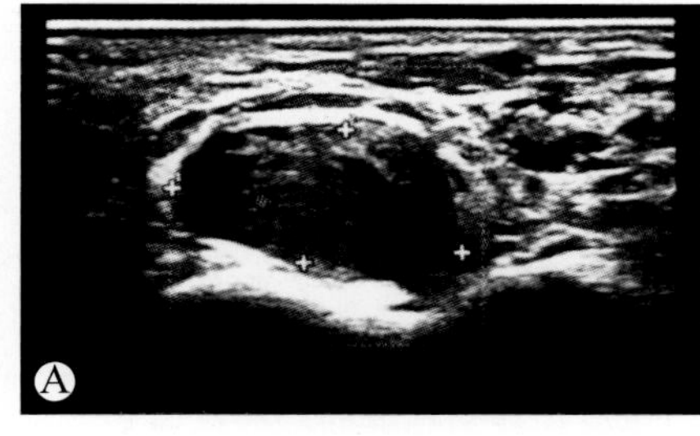
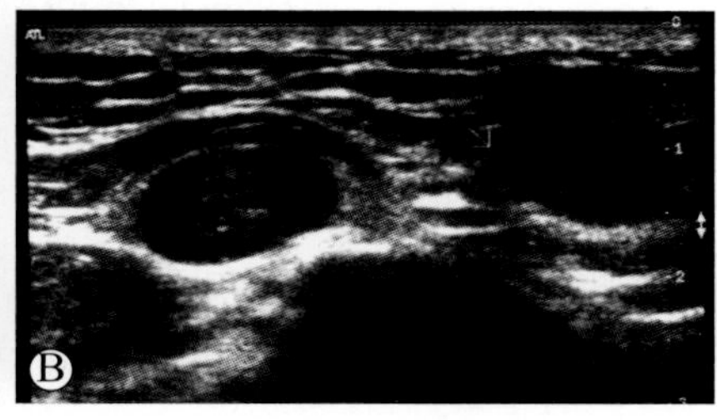
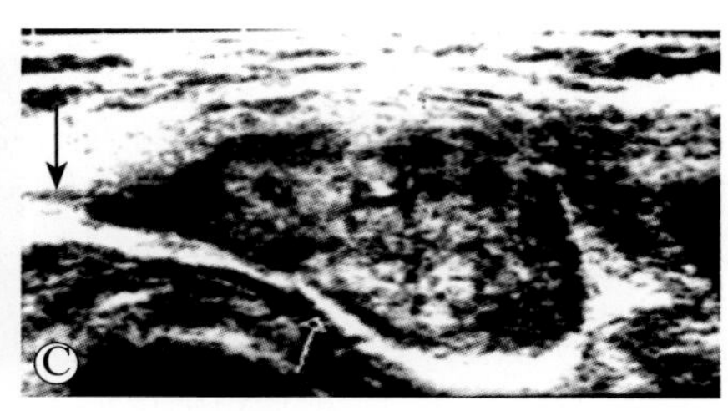

图34-9-18　神经鞘瘤声像图（三）

A.神经鞘瘤包膜钙化；B.同一神经多发性神经鞘瘤，男，48岁；C.尺神经鞘瘤钙化，男，70岁，病史20余年。黑箭头示尺神经；白箭头示尺神经鞘瘤

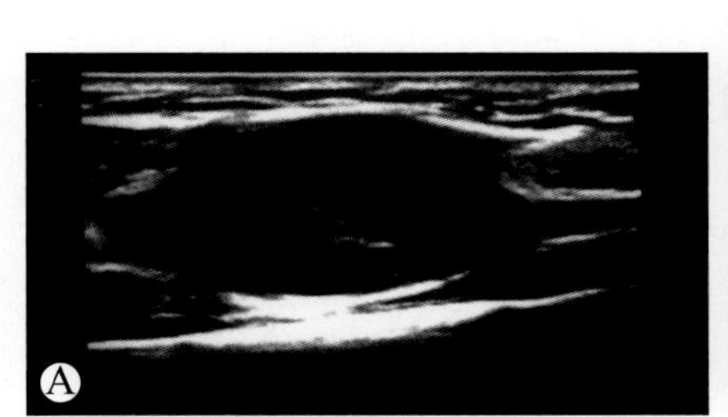
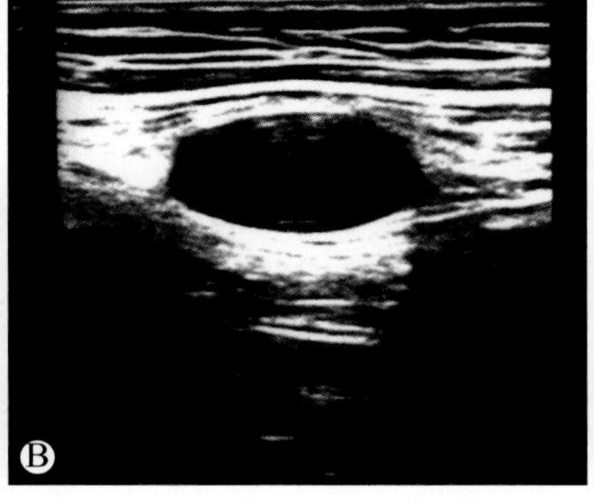
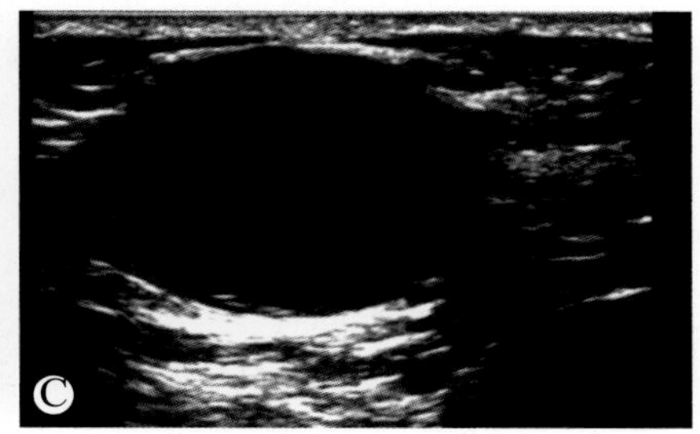

图34-9-19　多发性神经鞘瘤声像图

患者，男性，75岁，病史20余年，相继发生于左侧尺神经（A）、右侧股神经（B）、左侧坐骨神经（C）

34-9-18B，图34-9-19）。肿瘤呈梭形、卵圆形或球形，边界清晰，光滑，多有包膜，内部多呈较均匀低回声，少数回声可不均匀，发生囊性变或出血时，肿瘤内呈混合性回声，肿瘤内可见大小不一的无回声区。年久的肿瘤包膜钙化（图34-9-18A）和瘤体内钙化而呈不规则高回声，或出现斑点状或团块状强回声（钙化）伴声影。一般肿瘤的后方回声不减弱或轻中度增强，肿瘤的两侧边缘可见侧边声影，探头加压有的可引出末端支配区麻痛感，仔细探测，在肿瘤长轴的一端或两端可找到与之相连的进或出瘤体的神经干细尾状低回声，神经干偏于肿瘤的一侧（图34-9-16B），这是确定肿瘤来源于神经的重要佐证。CDFI或PDI显示肿瘤内有无血流是不定的，多数无或仅见少量血流信号；仅少数肿瘤可有较多血流信号。较大的肿瘤，可见与之并行的血管受压移位、变窄，有的生长在动脉、静脉之间。恶性神经鞘瘤，最常发生在坐骨神经、臂丛和骶丛等大神经干。约一半患者伴有NF-1型神经纤维瘤病，一般瘤体较大（＞5cm），生长快速，无包膜，边界不规则，或与周围有粘连，内部回声不均匀（图34-9-17A），有较丰富血流信号，并可有钙化和区域性淋巴结肿大等，但这些都不是特异的。超声对四肢神经鞘瘤容易定位和判定神经来源，颈部神经鞘瘤神经来源的判定须依赖检查者能否准确分辨肿瘤与神经干、神经束的解剖关系。本病应与孤立结节性神经纤维瘤、肿大淋巴结、有血栓形成的动脉瘤及其他软组织肿瘤鉴别。后三者均与神经无起源连接关系，可与之鉴别。神经纤维瘤一般无包膜，多呈不均匀较高回声或中心高回声周边低回声靶征（target sign），包绕神经干生长等，不同于神经鞘瘤。但仅根据声像图表现两者的区别常是不容易的。

（二）神经纤维瘤

神经纤维瘤（neurofibroma）起源于神经膜的局限性或弥漫性增生所形成的良性肿瘤，内含神经鞘细胞、成纤维细胞、网状纤维、胶原纤维及疏松黏液基质。其分为NF-1和NF-2两型，前者主要累及皮肤或皮下神经组织，为一种常染色体显性遗传疾病；后者主要累及中枢神经系统。NF-1型可发生于身体各处，好发于躯干、头颈、四肢的皮肤和皮下，也可发生在纵隔和腹膜后。其可分为单发和多发两种，前者，呈孤立性结节状，又称孤立性神经纤维瘤，起源于神经干，肿瘤沿神经束生长，神经轴索在肿瘤中心穿过，多发生于肢体和躯干的深部，多无包膜，瘤体尺寸多为1～2cm；后者，自幼发病，多见儿童和青少年，可发生于身体各部位，常与NF-1型神经纤维瘤病共存，又有丛状型及弥漫型之分。皮肤可见大小不一，多数孤立性或串珠状瘤结节，可有蒂，或者呈象皮病样弥漫性隆起，质地较软，边界不清，皮肤伴有暗棕色斑状色素沉着，肿瘤随年龄增长逐渐缓慢增大。50%左右有骨骼异常，如脊柱侧凸或侧后凸，胫骨弯曲、胫骨假关节、骨囊肿、骨膜下骨质增生等。声像图表现：单发结节型（孤立性神经纤维瘤），与神经鞘瘤相似，多呈梭形、卵圆形结节状，边界回声清晰，一般无包膜，与之相连的神经从肿瘤中心穿过。肿瘤呈均匀或不均匀低回声（图34-9-20A）；也可多发（图34-9-17B），回声不均匀者可见不规则线条状高回声，肿瘤内也可有环状或不规则高回声。CDFI显示肿瘤内仅有少量低速低阻血流信号。肿瘤的后部回声不减弱或轻度增强，少数深在的单发神经纤维瘤，可发生钙化（甚至多发），呈不规则线状或环状高或强回声。另外约有58%患者可显示"靶征"，即瘤的中心部呈高回声，外周呈低回声。多发性丛状型（图34-9-20B），肿瘤多位于皮内或皮下，可沿一条神经发生多个结节，或在全身散在发生，由皮肤长出，呈结节形、椭圆形、梭形或多结节形相连的肿块，肿瘤柔软，探头加压容易变形；多发弥漫型（图34-9-20C）肿瘤所在的皮下组织层明显增厚，回声较强，呈不规则网状或梳状，内可见条状或小团块状低回声区，CDFI显示弥漫型肿瘤内可有较丰富血流信号。表浅的神经纤维瘤常不能找到其来源神经。单发结节型应与神经鞘瘤、脂肪瘤、脂肪肉瘤、淋巴结等鉴别。

（三）原始神经外胚叶肿瘤

原始神经外胚叶肿瘤（primitive neuroectodermal tumor，PNET）是一种少见、来源未明的小圆形细胞类恶性肿瘤，可能来源于神经嵴细胞，类似胚胎中的外胚层细胞故名。其约占青少年恶性肿瘤第2位，分外周型（pPNET）及中枢型（cPNET）。pPNET较多见，任何部位均可发生，但文献报道以椎旁、躯干及下肢近段多见，肿瘤可发生于腹腔、盆腔、胸壁、头颈甚至内脏等。该肿瘤恶性程度高，生长快速，并易迅速发生远处转移。手术切除后易复发，患者生存率低。临床起病隐匿，多因短期内发现肿瘤并迅速增大，出现局部占位效应及神经压迫症状而就诊。主要症状为局部间歇性疼痛和放射痛，压迫神经时甚为剧烈，发生在椎旁者可有脊髓压迫症状。位置较浅、体积又较大者能触及肿物。其可发生于任何年龄，发病高峰在青春期，男性略多于女性。声像图表现：无特征性，肿瘤大小不等，多呈结节状或分叶状，呈浸润性生长，无包膜，肿瘤内部显示为均匀或不均匀实质性低回声（图34-9-21），质地较软，探头加压略可变形，发生囊性变、坏死或出血时，呈混合性回声。邻近骨可有溶骨性破坏，但无骨膜反应和钙化及瘤骨形成。CDFI和PDI显示瘤内及其周边有较丰富血流信号。确诊靠穿刺病理学检查。

（四）莫顿神经瘤

莫顿神经瘤（Morton neuroma）又称足底神经瘤、跖部神经瘤（plantar neuroma）、足底趾神经卡压综合征、Morton跖痛症等，是前足跖侧疼痛的常见原因之一。其是趾间神经反复受跖骨头压迫，或在拉紧的跖骨间深横韧带处反复摩擦和撞击等慢性损伤，导致反应性

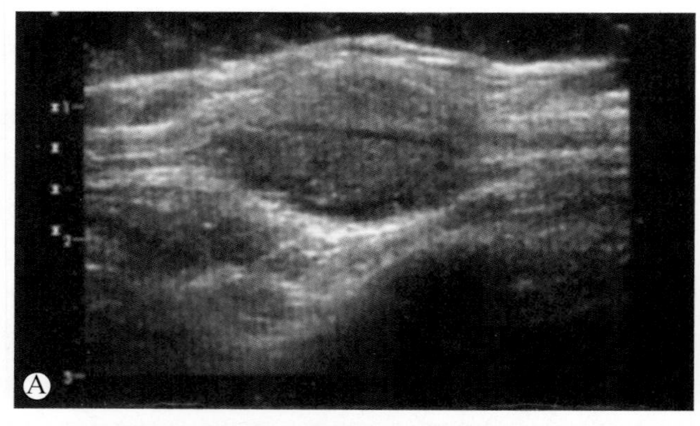

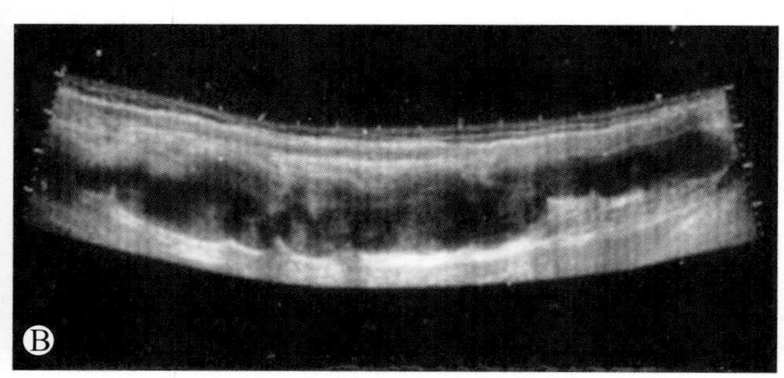

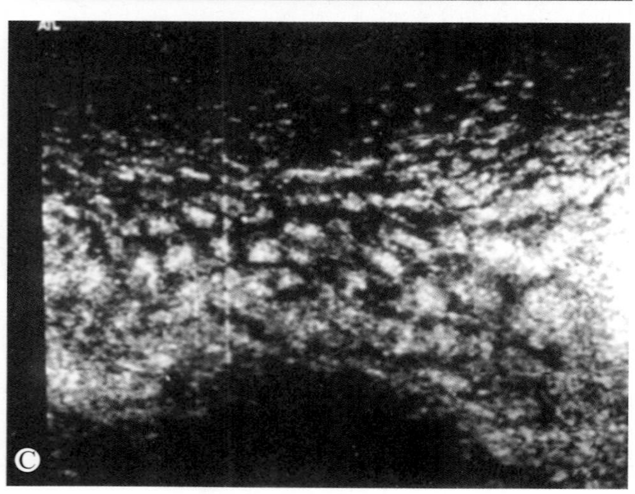

图34-9-20 神经纤维瘤声像图

A.单发结节型，神经从其中心通过；B.多发丛状型；C.皮下弥漫型

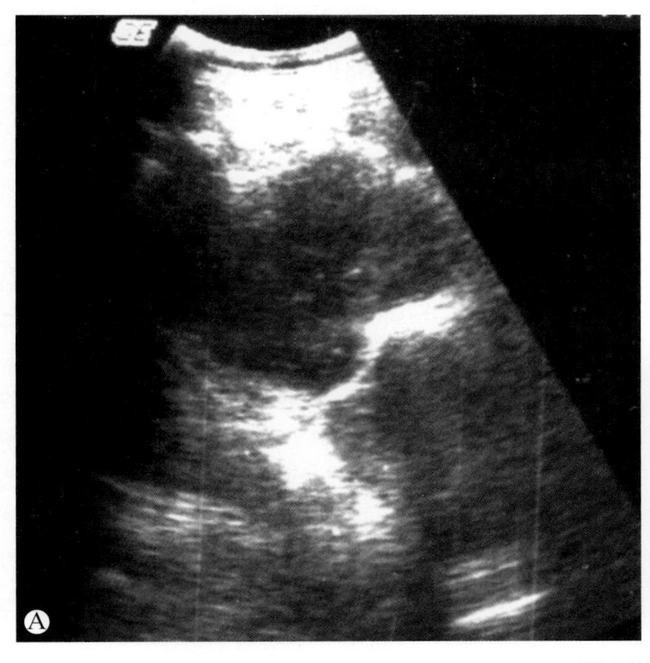
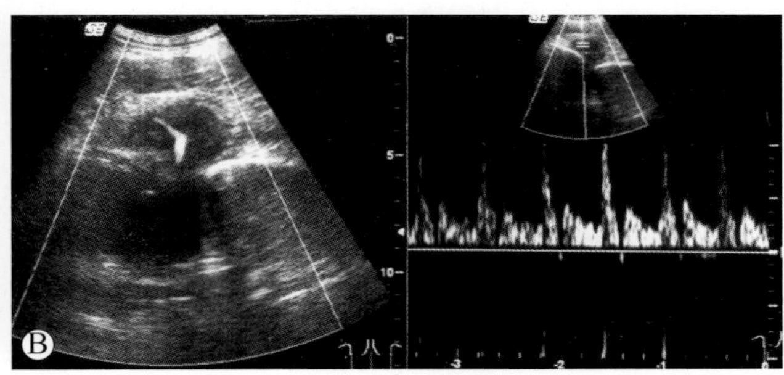

图34-9-21　原始神经外胚叶肿瘤声像图

患者，男性，15岁，臀部及下肢阵发性剧痛，肿瘤位于坐骨大孔，并扩展至梨状肌，A.二维图瘤体大小6.9cm×7.7cm×3.8cm；B.CDFI血流图，血流丰富，频谱图示动脉频谱

神经支的束膜和外膜及其周围纤维组织增生所形成的疼痛性肿块。其可发生黏液性变。90%发生于第2、3趾蹼跖侧，好发于长期穿高跟鞋或穿不合脚鞋的中年妇女，并多见于职业运动员和舞蹈演员、足弓扁平者。肿物横径＞5mm即可产生临床症状，表现为前足底部，特别是第3或第2跖趾间隙下方疼痛，行走、跑跳及穿紧鞋时加重；脱掉鞋或休息后缓解。局部有剧烈压痛并向足趾放射，足趾麻木，走路时鞋内有异物感等；但约30%患者无症状。其肿瘤体积平均＜5mm（Zaneti，et al，1997）。声像图表现：经足底在压痛最明显处，沿跖（趾）骨间隙矢状切面扫查（在足背侧蹼间隙同时对应按压，更容易探测到）。在跖骨头水平，跖间横韧带深部，尤其在3、4或2、3跖骨头间，可找到平行于跖骨的卵圆形或梭形实质性低回声肿物（图34-9-22），边界较清楚，体积较小，直径5～10mm，95%为5mm左右（正常趾神经直径为1～2mm，不易辨认），探头加压有剧烈疼痛，但不变形。纵向探测偶尔能看到肿物与趾间神经支相连续，并与足底趾动脉并行，更支持这一诊断。

CDFI：肿物内多无血流信号。

鉴别诊断：本病应与其他前足疼痛原因如跖前端的神经源性肿瘤、腱鞘囊肿、腱鞘炎、跖骨疲劳性骨折、外生性骨疣、异物肉芽肿、非钙化性痛风石及类风湿关节炎等鉴别。超声对本病可准确判定病灶的部位和大小，并有助于与血管瘤、神经鞘瘤和腱鞘囊肿等区别。超声诊断的敏感度为95%～100%，特异度为83%，准确度为95%（Sobiesk GA，et al，1997；Reed RA，et al，1989）。

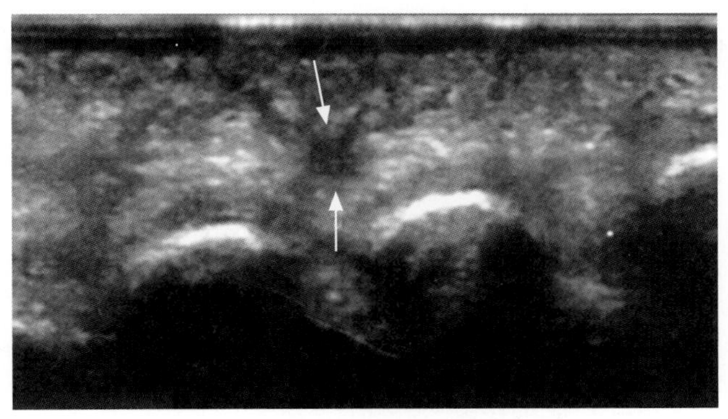

图34-9-22　莫顿神经瘤声像图

箭头示低回声莫顿神经瘤

可在超声引导下对肿瘤进行皮质类固醇和酒精硬化治疗，并可用于术后症状复发原因的监测。

（五）神经纤维脂肪瘤

神经纤维脂肪瘤（neural fibrolipoma）又称神经纤维脂肪瘤性错构瘤，可发生于神经内和神经周围，纤维脂肪瘤组织包绕并浸润神经干或分支，可压迫和刺激该神经，引起疼痛和功能障碍。一般瘤体较小，多发于儿童和青少年，好发生于腕部和膝部。声像图表现（图34-9-14）：瘤体显示为不均匀低回声，形状不一，呈结节状或橄榄形，边缘欠清晰且不光滑，CDFI和PDI多无血流信号。

临床意义：超声诊断四肢神经肿瘤方法简单易行，对术前定位及确定肿瘤的大小、形态、物理性质和判定与毗邻血管的关系与切除的可能性等方面，对指导外科治疗有重要价值。诊断价值不亚于MRI。

四、尺神经脱位

尺神经脱位（ulnar nerve subluxation/dislocation）通常发生于肘部，是尺神经在屈肘时产生位置异常，从尺神经沟脱出，向前内方移位至肱骨内上髁尖上和屈肌总腱起点后方，或向肘管内后方边缘移位。其是引起肘内侧疼痛和尺神经病症的原因之一。其可单独发生，或同时合并肱三头肌内侧头脱位。主要临床表现为肘内侧疼痛，屈肘时局部可触到弹响，以及由于与肱骨内上髁的反复摩擦刺激，而尺神经功能障碍。

（一）声像图表现

探头横置于肱骨内上髁与鹰嘴之间，正常尺神经走行在肱骨内上髁尖的后方尺神经沟内，尺神经的横断面显示为卵圆形斑点状高或低回声，探头放置于内上髁的位置不动，在主动屈肘的整个过程动态观察，尺神经位置不变。尺神经脱位者，屈肘过程中尺神经离开尺神经沟，移位至肱骨内上髁尖部和腕屈肌总腱起点的前方（图34-9-23A），并可引起尺神经变形或扁平化；伸肘时复位（图34-9-23B）。动态观察，可感觉到脱位的尺神经，在探头与内上髁之间滚动弹跳（snapping）。如果同时合并肱三头肌内侧头脱位，肌腹与尺神经一起移至内上髁尖上，单独尺神经脱位时两者是分开的（Jacobson J，2001）。并发神经炎（ulnar neuropathy）时，尺神经肿大，回声减低，内上髁水平尺神经直径及横断面积增大。

（二）鉴别诊断

本病需要与单纯肱三头肌内侧头脱位、肱骨内上髁炎、其他原因引起的肘管综合征等鉴别。值得注意的是，约有20%正常人屈肘时尺神经也可显示向内移位，但无症状。

（三）临床意义

超声是诊断本病的理想方法，可动态观察屈肘、伸肘时尺神经脱位的全过程，观察弹响与声像图的关系，可为鉴别诊断提供依据。但因为有10%～16%的健康人尺神经有半脱位，故诊断时需要结合临床症状。

五、神经内腱鞘囊肿

神经内腱鞘囊肿（intraneural ganglioncyst）又称神经鞘膜囊肿（nerve sheath ganglion），是继发于神经鞘膜退行性黏液样性变产生的黏液囊肿，也是发生神经卡压的原因之一。最常发生于膝部近端胫腓关节处的腓总神经或它的第一分支（胫外侧神经），其他可见于肘部尺神经、肩胛上神经和坐骨神经。临床症状：出现肿块并伴有疼痛，受累神经支配的肌肉无力或瘫痪，皮肤感觉异常，这些症状可单一或联合出现。发生于腓总神经小的腱鞘囊肿，大约一半可自动消退。声像图表现：肿物显示为典型囊肿，无回声，边界清晰，有包膜，与神经干相连，后部回声增强，有时囊内含有碎屑样回声，有的可见神经干被囊肿劈开。超声可明确诊断并引导穿刺抽液，解除神经压迫。

六、神经创伤及创伤性神经瘤

急性闭合性损伤，因多合并其他组织损伤，特别是比较严重的创伤，均有出血、血肿、神经改变而常不易准确判断，是超声诊断的难点。不完全性神经撕裂可表现为部分回声中断，损伤部位神经呈梭形肿大，回声减低，结构模糊，周围可见血肿低或无回声灶；神经完全性断裂表现为连续性中断，断端回缩与周围损伤的组织掺杂在一起，更增加了识别的困难。开放性新损伤均需马上手术，大多不需要超声探测定位。反复慢性损伤发生的创伤性神经瘤，是神经损伤后神经纤维再生修复异常引起的瘤样病变，一般体积较小，但可引起灼痛。声像图表现：瘤体呈类圆形或梭形，与神经干相连，内部呈低或中高回声，有纤维性假包膜时边缘较清楚；当与周围组织发生粘连或瘢痕形成时边缘回声不清。

术后神经吻合部多呈梭形，上下两端可见神经束状

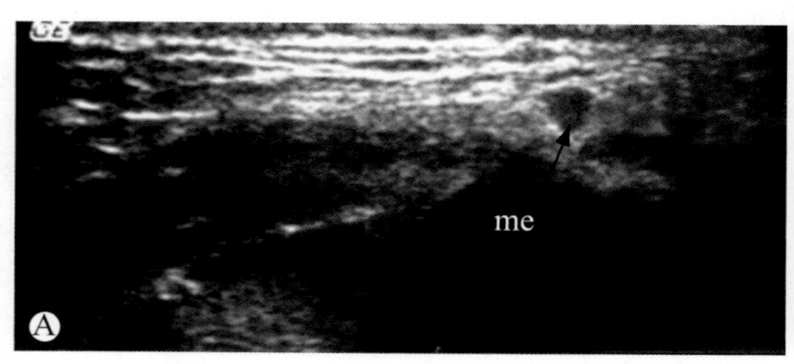

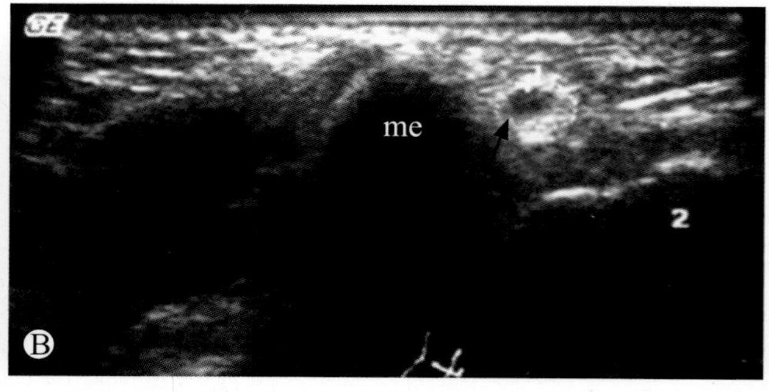

图34-9-23 尺神经脱位声像图

A.屈肘时；B.伸肘时。me.肱骨内上髁，箭头示尺神经

高回声（图34-9-24）；截肢断端神经瘤，超声显示为实质性球形肿块，回声低于邻近组织，边界多模糊不清，其近端与神经干相连，探头加压可引起疼痛。

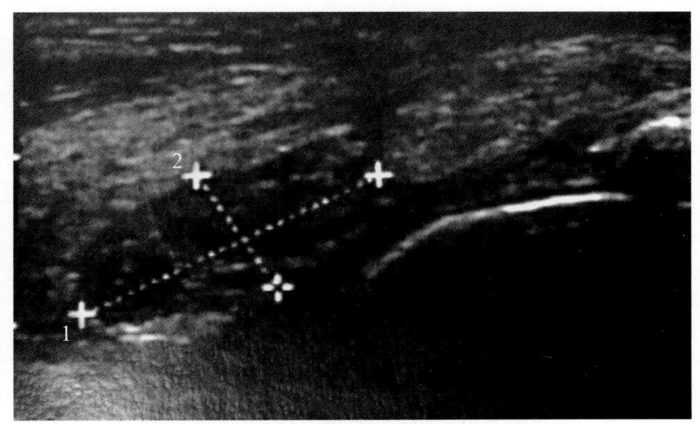

图34-9-24　神经吻合术后声像图

第十节　皮肤、皮下组织疾病

一、蜂窝织炎

蜂窝织炎（cellulitis）是皮肤、皮下组织的急性感染性疾病，可分为原发性或继发性，前者由脓血症经血道感染而引起；后者为骨、关节或其他化脓性感染（如骨髓炎、化脓性关节炎、疖、淋巴结炎等）扩散而来。其也可由外伤血肿、局部刺伤（包括注射）、寄生虫和异物等外源性感染引起。糖尿病、HIV感染者、久用皮质类固醇者更易发生。临床表现：病区局部有明显的红、肿、热、痛炎症症状，脓肿形成时可有波动，并伴有发热、不适等全身症状及血白细胞增高。声像图表现（图34-10-1）：蜂窝织炎在形成皮下脓肿前，仅为病区皮肤、皮下脂肪层弥漫性水肿增厚，回声增高，皮下组织与其深面肌层间的界限消失，或在筋膜面出现条状积液无回声，平行于皮肤表面，有时可伴有深筋膜增厚。病区外周无明显边界，从水肿区逐渐向正常组织移行；脓肿形成后，可见孤立的或带有间隔的无回声区，脓腔内回声不均匀，有不规则的脓肿壁，其深度不超过浅筋膜面。CDFI及PDI：病区血流信号增多（图34-10-1B），可引起区域性淋巴结肿大。急性蜂窝织炎需要与深部血栓性静脉炎引起的软组织水肿鉴别，后者无急性炎症表现，受累部位皮肤弥漫性肿胀，皮下脂肪间疏松结缔组织从筋膜层起始呈网状或栅栏状低回声，包围高回声脂肪小叶。受累静脉内可见血栓回声、CDFI血流信号消失。

二、皮脂腺囊肿

皮脂腺囊肿（sebaceous cyst）又称粉瘤，临床多见，是毛囊皮脂腺开口堵塞和（或）破裂引起的潴留性囊肿。发生于真皮，向皮下生长，囊内含有皮脂和表皮角化物混合成的豆渣样物质，可发生于身体的任何部位，但多见于皮脂腺分布密集的部位，有的皮肤表面可见凹陷小孔。声像图表现（图34-10-2）：肿物表浅，发生于真皮一侧，向内凸向皮下，向外凸向表皮，大小不一，小如米粒，大如鸡蛋，表皮一侧的囊壁甚薄，并与之紧密相连，基底部可移动。肿块边缘清楚，有包膜，可有侧后声影。内部回声表现多样，大多数呈不均匀密集点状高回声（图34-10-2C），亦可呈低或囊状回声（图34-10-2A）。较大无张力的囊肿探头加压可变形，并可见内部点状回声旋转浮动。大多数后部回声增强。CDFI和PDI无血流显示。日久囊肿可发生钙化，出现不规则斑点状强回声并伴声影（图34-10-2D）。合并感染后肿物突然增大，内部呈不规则混合性回声（图34-10-2B），囊肿周边血流信号增加。本病应与表皮样囊肿、皮样囊肿等鉴别。

三、皮肤型结节性脂膜炎

本病又称特发性小叶性脂膜炎、Weber-Christian病。其只侵犯皮下脂肪组织，不累及内脏。临床以反复出现

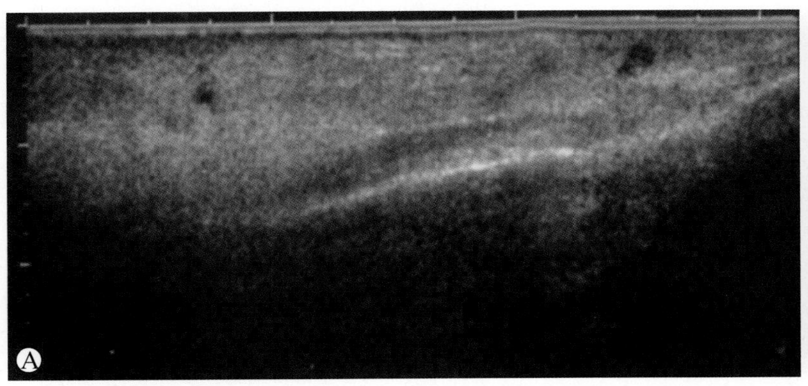

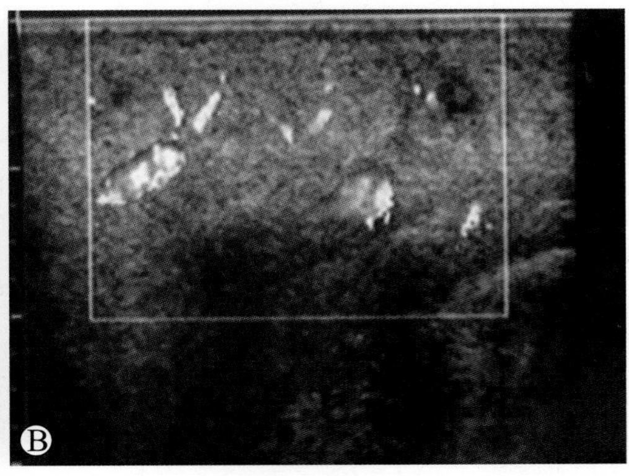

图34-10-1　蜂窝织炎声像图

A.二维超声图像；B.CDFI图，血流信号增多

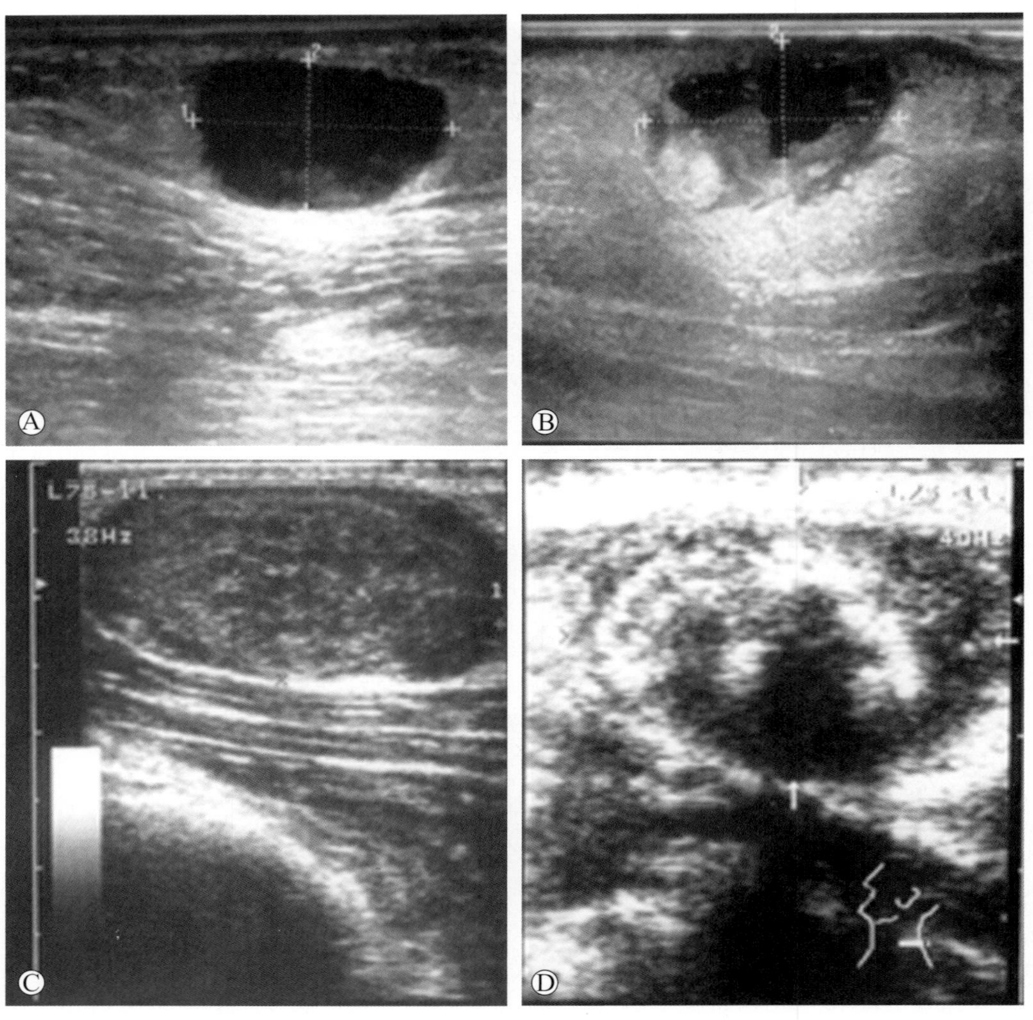

图34-10-2 皮脂腺囊肿声像图

A.低（无）回声型；B.囊肿合并感染；C.类实质型；D.合并钙化的皮脂腺囊肿

皮下结节为特征，急性和亚急性过程，可有全身不适、关节痛、发热。病因不明。本病好发于女性（占75%），可见于任何年龄，但以30～50岁为最多。急性炎症期，局限性脂肪细胞变性坏死、炎性细胞浸润，形成大小不等的皮下结节，结节直径一般为1～4cm，呈对称或散在分布，结节略高于皮面，皮肤表面呈暗红色或正常。有自发痛或触痛。结节消退后，因皮下脂肪萎缩和纤维化，局部皮肤出现程度不等的凹陷和色素沉着。本病好发于股部和小腿，亦可累及上臂，偶见于躯干和面部。

声像图表现：急性炎症期，在皮下脂肪层内出现回声高于脂肪的实质性结节，边缘不清（图34-10-3），单发或多发，或对称分布，大小不一，浅面多与皮肤相连，深面不超过浅筋膜。CDFI或PDI：急性期结节内可见血流信号。纤维化期，结节消失，皮下脂肪组织变薄，相连的皮肤凹陷。在同一时间检查，不同部位有不同阶段的结节存在。偶尔发生骨化出现灶状高或强回声，称骨化性脂膜炎。

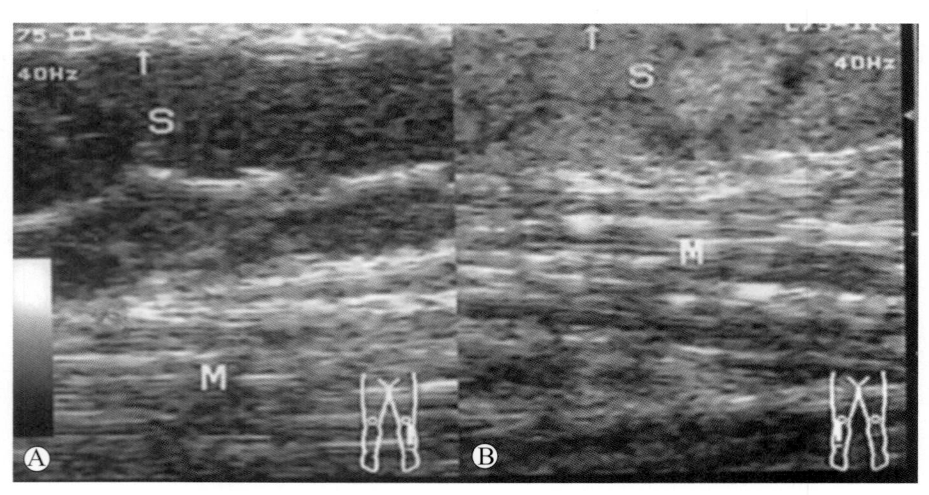

图34-10-3 皮肤型结节性脂膜炎声像图

A.健侧；B.患侧。S.皮下组织；M.肌层

四、脂肪坏死

脂肪坏死（fat necrosis）多发生于外伤后，多见于乳腺、胫前、臀部等处；有时可发生于急性胰腺炎时。声像图表现：病灶位于皮下脂肪层，出现局限性大小不等实质肿块，呈高回声或混合性回声，边界欠清，无包膜，后部回声可有衰减，内部无血流信号。中心部溶解坏死区呈低回声；脂肪液化油囊肿（oil cyst）形成后，变为局限性无回声，其后部回声增强（图34-10-4）。病灶吸收后（病灶大小不同，一般需数周到半年），皮下组织萎缩，皮肤向下凹陷。

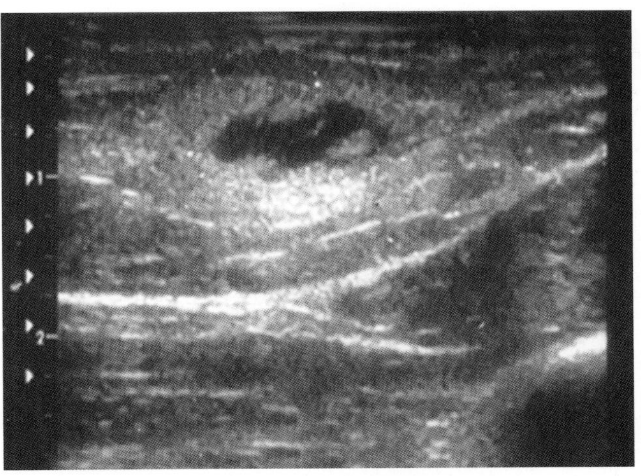

图34-10-4　脂肪坏死声像图

五、毛母质瘤

毛母质瘤（pilomatricoma）又称钙化上皮瘤（calcifying epithelioma），是发生于真皮内毛囊根的良性肿瘤，是起源于向毛母质细胞分化的原始上皮胚芽细胞，活毛囊毛母质细胞的基因突变增殖。肿瘤由嗜碱性细胞、影细胞两者间的过渡细胞及纤维结缔组织构成，易发生钙化（发生率高达69%～85%），该肿瘤临床不罕见，但易误诊。从婴儿到老年均可发生，以青少年多见，10～30岁为发病高峰，女性偏多，可发生于任何有毛发生长的皮肤，最常见于头面部和上肢，多单发，偶见多发，肿瘤的直径一般为0.5～3.0cm，文献报道最大直径可达18cm（Hwang JY，2005）。肿瘤位于真皮深层与皮下脂肪层之间，并可扩展皮下，质硬，前面与表皮粘连，基底部可推动。临床表现：多样，多因发生凸出皮肤硬韧肿物就诊，肿物较大或合并感染时可有疼痛，个别肿物破溃，有豆渣样物流出。声像图表现（图34-10-5）：肿瘤多呈卵圆形或类圆形，边缘较清晰，有完整或部分包膜。瘤内部可呈不均匀实质性低回声、实质性低强混合性回声或单纯强回声伴声影。CDFI和PDI显示瘤内大多无血流信号。超声检查大多数可做出正确诊断。

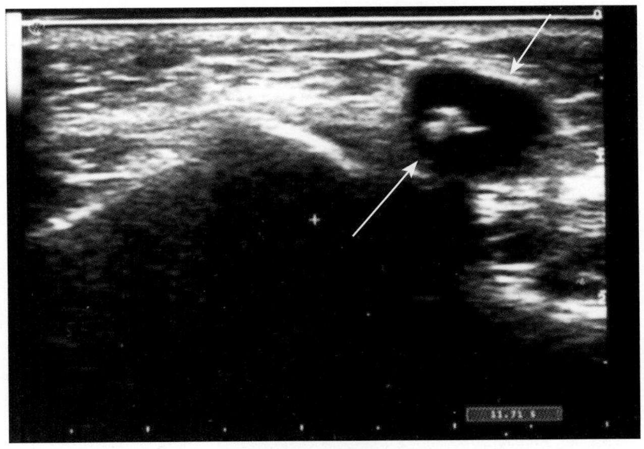

图34-10-5　毛母质瘤（箭头）声像图

患者，女性，55岁，左面颊部，瘤体大小为1.09cm×0.71cm

六、表皮样囊肿

表皮样囊肿（epidermoid cyst）又称包涵囊肿、植入性囊肿和角质囊肿。后天性由于皮肤外伤或手术，将皮肤上皮组织植入皮下引起，多发于足趾的跖侧和手指的掌侧，或为胚胎发育时上皮残留，并逐渐增殖发育而形成。其具有完整包膜，内壁为鳞状上皮，囊腔内充满表皮角化物或颗粒状脱屑物，多见于头皮、面部、颈背、会阴和骶尾等部位。生长缓慢，大小不一，与皮肤略有粘连，基底侧可推动。在指末节的肿物，可生长于骨内或压迫骨皮质，导致骨皮质局部破坏。声像图表现：一般为圆形或卵圆形，边界较清晰，内部呈均匀或不均匀低回声，部分呈囊性；有的可显示为类实质性，内部呈高或高低混合性回声。CDFI和PDI：无血流信号。指骨被侵犯时，可见骨皮质凹陷或缺损。准确的病史可有助于定性诊断。

七、皮样囊肿

皮样囊肿（dermoid cyst）是一种错构瘤，囊肿壁除衬有表皮细胞，还含有毛囊、汗腺、皮脂腺等组织，内容物为脱落的上皮细胞、角化物质、皮脂腺的粥样分泌物、胆固醇结晶等。肿物位于皮下组织，生长缓慢，病史较长，体积不大（骶尾部发生的体积较大），较柔软，有波动感，好发于眼眶四周、鼻根部、头枕部和骶尾部。声像图表现（图34-10-6）：肿物多为圆形、卵圆形，瘤内为均匀或不均匀细密点状高回声，边缘清晰，有包膜，基底部无移动。探头加压可变形，压放过程中可见内容物翻转或飘动。CDFI显示肿物内无血流信号。年久的囊肿壁可发生钙化而呈强回声。

八、皮下肉芽肿

1.环状肉芽肿（granuloma annulare）不常见，是一种良性炎性皮肤病，以出现局限性或全身丘疹为特征，因常融合排列成环状故得名。此病女性多见，分皮下型、全身型和穿破型。皮下型出现非特异性皮下肿物，边界清楚，深面可推动，声像图显示为皮下结节状低回声肿物，并累及皮下脂肪组织，边界一般较清楚。

2.感染性肉芽肿、异物肉芽肿和寄生虫肉芽肿等均由慢性炎症引起。声像图（图34-10-7）：均显示为局限性低回声肿物，边缘较清楚，但无包膜，中心部液化并可见虫体、异物产生的高或强回声伴声影。

3.结核性肉芽肿（图34-10-8）中心部脓性液体呈不规则无回声，并含有坏死组织碎屑回声。以上肉芽肿CDFI及PDI：除急性感染外，一般无明显血流信号。

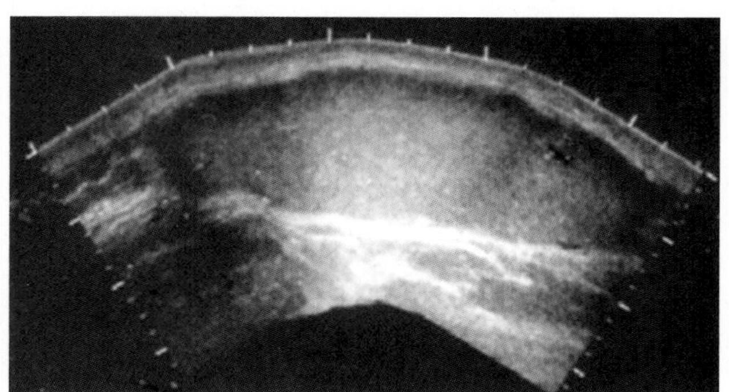

图34-10-6 骶尾部皮样囊肿声像图

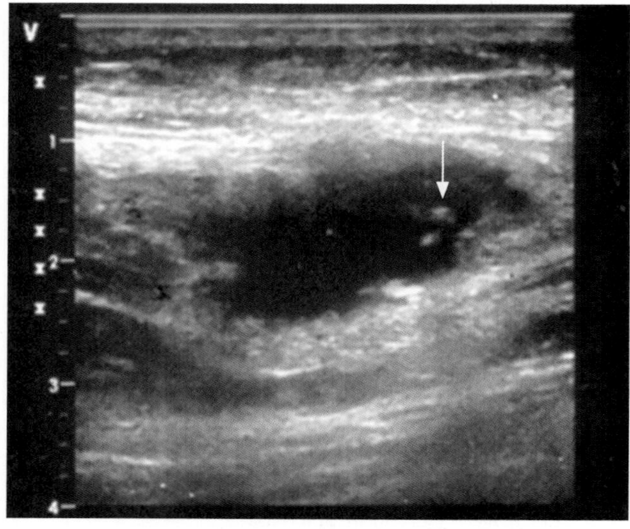

图34-10-7 异物性肉芽肿声像图

箭头示外科线结

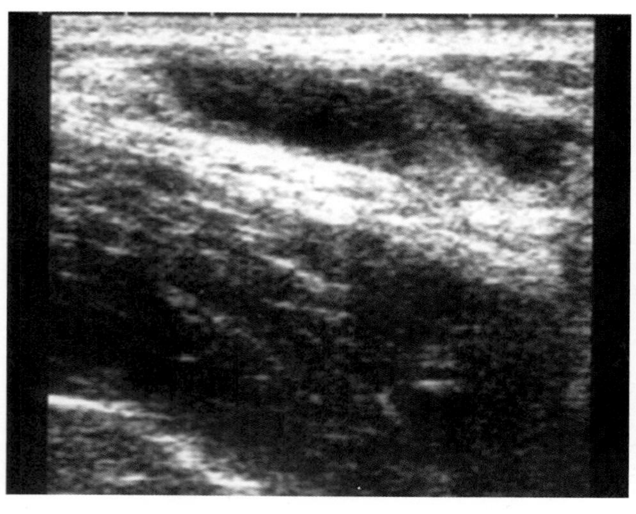

图34-10-8 皮下结核性肉芽肿声像图

九、皮下子宫内膜异位症

本病是妇女剖宫术后的并发症，发生于腹壁切口周围皮下，出现与月经周期有关的疼痛性肿物。声像图（图34-10-9）：显示为边缘清楚均匀或不均匀的混合性低回声肿物，大小不定，随月经周期有所变动。CDFI显示有较多血流信号。

十、先天性背部皮窦

先天性背部皮窦（congenital dorsal dermal sinus）又称藏（潜）毛窦（pilonidal sinus），主要见于婴幼儿腰骶，并多发生于青少年，据文献报道在德国军队士兵中的发病为0.3/1000，男性多于女性。其主要发生于下背部、上臀裂、腰骶或骶尾部的中线区（少数在正中旁）皮下，为内衬上皮的囊状或管状窦道，长短不一，大多数为短盲管，不与椎管相连；约半数管道末端可并发皮样或表皮样囊肿，有的经隐性脊椎裂深达椎管内（图34-10-10B）。窦口可在脊柱下部或臀沟处，患部皮肤凹陷，可伴有多毛斑、血管瘤或皮肤增厚、色素沉着，按压可有皮脂样物流出。经此管道继发感染，可引起局部皮下脓肿、脊膜炎或椎管内脓肿。超声能探测到窦道回声，无合并感染时，一般显示为低或混合性回声管道，管壁较薄，位置表浅，与周围界线清或不清（图34-10-10）；合并感染或感染性肉芽肿形成时，管道增宽，呈不规则混合性回声。有的管道甚细，须仔细探测，否则容易遗漏。并应注意判断是否与椎管相连，有无并发症（囊肿、脓肿）。

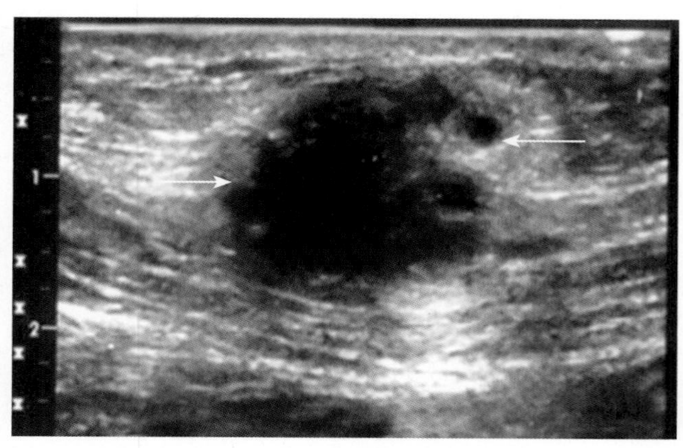

图34-10-9 皮下子宫内膜异位症声像图

箭头示不均匀低回声肿物

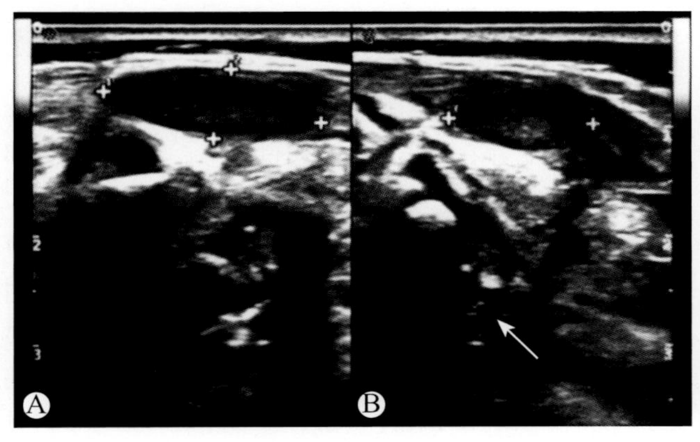
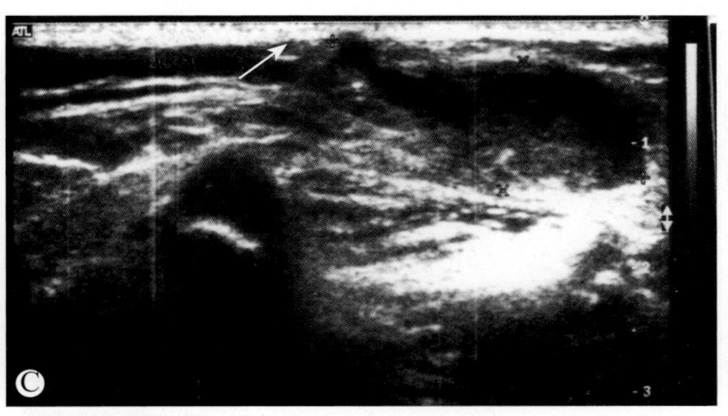

图34-10-10　先天性背部皮窦声像图

A.男，21岁。腰骶部管状窦道，箭头示窦开口处。B.女孩，出生后17个月。第4腰椎旁囊状窦道，大小1.2cm×0.7cm。无窦口下端与骶椎管相连（箭头）。C.男孩，出生后9个月。腰骶部囊状，大小2.6cm×1.1cm，无窦口上端凸出皮肤（箭头），下端与骶骨相连

十一、皮肤钙质沉着症

皮肤钙质沉着症（calcinosis cutis）是由无定形磷酸钙或羟磷灰石沉着于皮肤引起的疾病，少见，可以泛发或局部发生，任何部位均可发生。临床表现多样，皮肤和皮下组织出现坚硬丘疹、结节或肿块，位置表浅，可以看到和摸到，有的破溃排出乳白色带砂粒的浆状物。声像图表现：皮肤和皮下组织内显示散在多结节或簇状高或强回声肿物，并伴有声影（图34-10-11）。

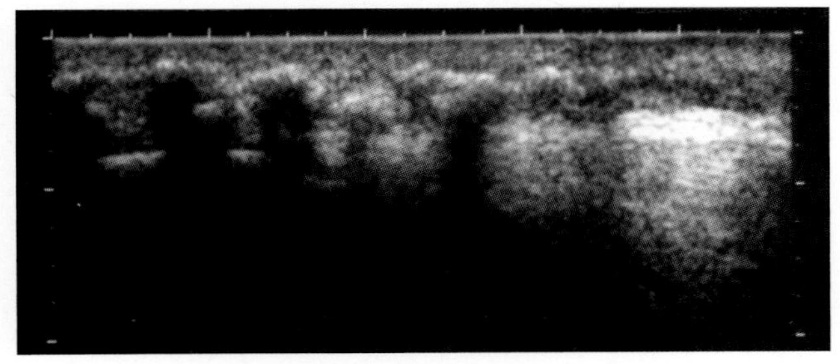

图34-10-11　皮肤钙质沉着症声像图

第十一节　软组织异物

软组织异物（soft tissue foreign body）见于软组织的火器射伤、物体的爆炸或爆裂等所致的盲管伤，亦见于缝针误刺，注射针、带刺的动植物刺伤折断，手术后组织内的线结、遗留的纱布，手术的移植物等，异物分金属性和非金属性，后者包括玻璃、瓷片、塑料、木竹、砂石等。临床表现：新鲜外伤伤口有出血，局部疼痛使运动受限，创面可有泥沙、木屑、弹片等异物存留。此时，超声可判定深部组织内有无异物。合并感染的异物局部肿胀、疼痛或有瘘孔经久不愈。伤口愈合的软组织内异物，较小的异物，可无明显症状；较表浅的异物，有时可触及硬结。

一、声像图表现

不管是何种材质的异物，均显示为高或强回声（图34-11-1），因形态、大小不同呈短带状、点状或团块状，其后方可出现强度不同的声影。表面光滑的玻璃、金属及瓷质碎片后方可出现明亮的“彗星尾征”（或声影），并随声场深度而有递减趋势（图34-11-2），其亮度与异物表面形态及声束是否与异物表面垂直有关。木竹、塑料及砂石等异物回声较金属等回声略低。微小异物、细的竹木也可不出现明显声影（图34-11-3）。靠近骨皮质或韧带的小异物、被气体隐蔽的异物或与声束平行的小异物，可因回声不明显，出现假阴性；异物后方声影和“彗星尾征”不明显时，注意尤其异物小时难以判断，易漏诊。异物周围组织炎症反应较轻者，可无明显异常；有软组织水肿和明显炎症者，异物周围有不规则低回声晕环包绕；当合并出血、渗液、脓肿、肉芽组织及人工植入体降解物包绕时，异物强回声周围呈低或不均匀无回声，并更容易显示异物。有瘘孔形成时，则可探测到与皮肤相连的不规则形窦道，多呈低回声，内端与异物相连。异物周围有炎症充血，PDI可见较多血流信号。还应及时探测有无其他合并症，如肌腱、神经、血管损伤及邻近骨-关节的改变。术前或术中异物的标定：在超声监视下，选择异物距皮肤最近点，避开大血管和神经，用注射针穿刺异物，针尖到达异物表面时，注射亚甲蓝或靛胭紫溶液，便于术中寻找异物（尤其是肌肉内的小异物）。有伤口及伤道者，在无禁忌的情况下，从伤口注射3%过氧化氢可判断异物与伤道的关系。在有些部位术前用CDFI探清异物与毗邻大血管的关系是很重要的。

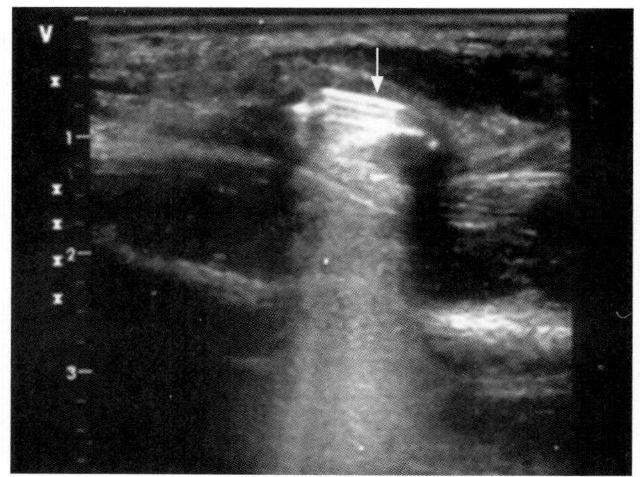

图34-11-1 玻璃异物声像图

箭头示玻璃异物

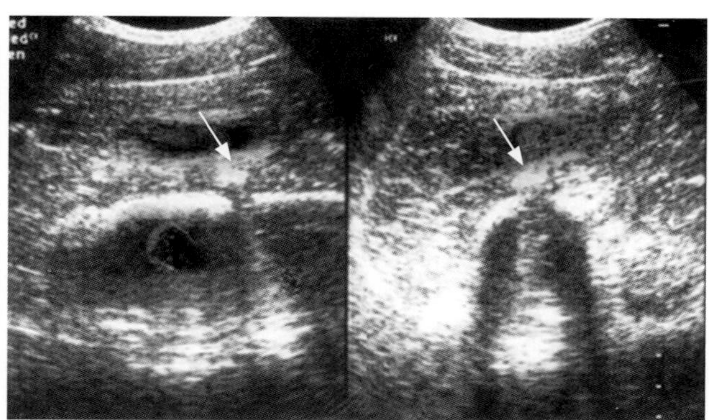

图34-11-2 脊柱旁金属异物声像图

箭头示金属异物

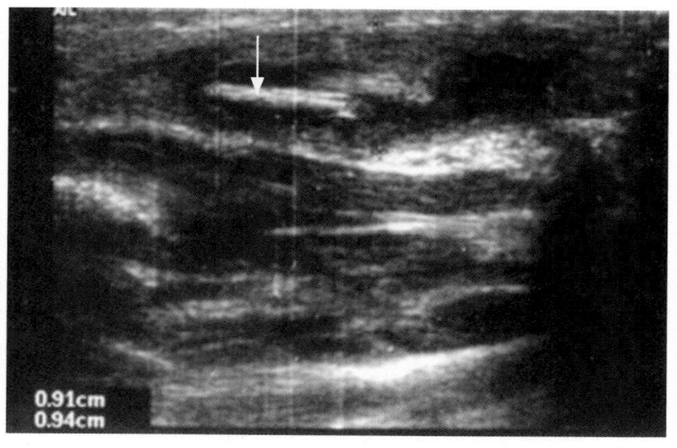

图34-11-3 木质异物声像图

箭头示木质异物

二、鉴别诊断

本病需与引起相似改变的其他原因如穿通伤进入软组织的空气泡、软组织内瘢痕、钙化灶、静脉石、滑膜软骨瘤病和骨化性肌炎等进行鉴别。准确的病史有助于鉴别。

三、临床意义

软组织内异物是不能吸收的，并可导致持续性疼痛和局部感染，存在化学侵蚀、伤口不愈、异物游走及邻近神经血管损伤等危险。一旦有异物存留，应尽早取出，正确定位诊断是手术成功的前提。除X线及CT外，超声显像是准确而有效的定位诊断方法。与X线、CT和MRI比较超声有：①不受异物物理性质限制，特别有利于对X线透光异物（如木、竹异物）的探测；②可显示标准MRI难以检出的表浅微小异物；③对异物可进行不同方向定位深度，便于选择距皮肤最近，能避开大血管等重要组织器官的手术途径，如果需要，可到手术现场随时跟踪定位；④价格低廉等优点。其诊断的敏感度、特异度和准确度均在90%以上。可以探出小到0.5mm的异物（Fsilla JM，et al，1995）。对软组织异物的诊断应首选超声检查。但超声尚且不能准确显示异物的全轮廓和形状，异物材质定性还须结合临床病史。

第十二节 脊椎疾病

脊柱的解剖结构复杂，超声可直接对脊柱背侧的椎骨和周围韧带进行探测和显示；对于椎体及其周围韧带，颈椎可经颈部的前方或侧方直接探测，腰椎经腹前壁探测。椎管内结构因超声波能穿过的解剖声窗有限，仅能经椎间盘得到与之相对应的部分椎管内结构回声图像，胸椎则不可能。但当脊柱骨发生病变，遭到破坏出现“病理性”声窗时，即有可能。脊椎手术所形成的声窗为术中椎管内病变的超声探测和明确诊断提供了可能，并便于术后随诊。

一、腰椎间盘突出

经背侧纵切面，在与椎板间隙相对应的节段，病变处出现局限性椎管变窄，前后径变小，小于正常10%以上，除椎板和椎体强回声带外，在靠近椎体侧椎管内，或可见到进入硬膜外腔的椎间盘碎片和髓核组织，呈形态各异的较强回声和低回声，突出的椎间盘，回声低于周围的脂肪和骨组织，形成所谓“三重密度”回声征象，Engel认为这一特征的诊断敏感度为89%，特异度为100%。经腹探测，突出的椎间盘使硬膜腔前方或前外侧受压变形，出现压迹，破裂突出的椎间盘碎片呈点状、片状高回声，压迫邻近的脊髓的马尾或神经根（图34-12-1）。尤以腰$L_{4\sim5}$和$L_5\sim S_1$椎间隙多见。但超声诊断椎间盘突出的敏感度及特异度不高，远不如CT和MRI，但术中超声探测对突出椎间盘的定位神经受压的状况和椎管狭窄程度的判定更直观准确。

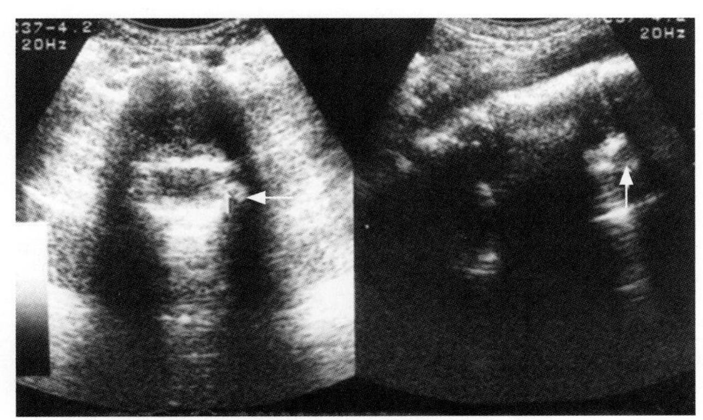

图34-12-1　腰椎间盘突出声像图
箭头示突出的椎间盘碎片

二、椎管内肿瘤

经体表探测诊断困难。有时经腹扫查，在面对椎间隙的层面，硬膜外肿瘤在椎管内可见边缘较清楚的实质性高或低回声病灶，或出现局限性无回声。在横切面上，患侧硬膜及硬膜外脂肪形成的环形回声结构，受压变形，出现压迹。但不能显示整体图像，只能用于筛选检查。在脊椎手术中则不同，切除椎弓后，用10～15MHz探头术中探测，可显示肿瘤的全貌，并能区分是髓内或髓外肿瘤，更便于术后观察疗效及随诊。髓外硬膜下肿瘤，椎管的强回声环增大，神经鞘瘤及神经纤维瘤，呈均匀中等回声或低回声；脊膜瘤则呈高回声。可有脊髓受压变形或马尾神经移位，动脉性搏动消失。髓内肿瘤如神经胶质瘤，则显示脊髓局限性肿大，中央管回声消失，内部回声紊乱，增强或减弱。室管膜瘤和星形细胞瘤，有时可见中央管扩张。

三、脊膜膨出、脊膜脊髓膨出

经先天性脊椎裂凸出的脊膜膨出（meningocele）呈囊状无回声，神经根和脊髓位置正常。脊膜囊内含有脊髓或马尾神经者称脊膜脊髓膨出。两者均好发于腰骶部、颈后部。肿物呈圆形、椭圆形或不定形低或无回声，有较光整的壁，突向皮下，基底部可见低回声管状结构，通过脊柱裂与椎管相通，不同的时间肿物大小可有变化。单纯性脊膜膨出，内部无其他异常回声，表面有皮肤覆盖（图34-12-2）；囊内含有脊髓及神经时，可见回声较高的神经组织回声，表面皮肤变薄或无皮肤覆盖，仅见一层脊膜。

四、脊柱结核

脊柱结核详见本章第三节。

五、脊椎手术中超声监测

脊柱手术切除椎板提供了新的声窗，能清晰显示脊椎管内解剖结构和病变，可判定脊髓的位置、脊髓搏动是否正常。脊椎手术中超声监测结果可为术者决策即时提供有决定意义的信息。应用频率为7.0～13MHz的手术专用探头。椎板切除后，手术野用消毒生理盐水充满，消毒的探头置于手术区内的硬膜外或脊髓上；或探头浸于水囊中进行探测。正常脊髓为一均匀低回声结构，脊髓灰质、白质不能区分；中央管纵切面为一细线状高回声，横切面为点状高回声；硬膜及蛛网膜层呈线形高回声，在脊髓的边缘，蛛网膜下腔内的脑脊液为薄层无回声，能看到神经根回声。脊髓前、后动脉及脑脊液有搏动，CDFI可显示相应的血管结构。脊椎手术中超声监测（intraoperative spinal sonography，IOSS）可应用于：①诊断脊髓的先天性异常，如脊髓拴系综合征（又称低位脊髓症）、脊髓纵裂。声像图表现：前者，脊髓末端位于L_2～L_3椎间隙以下（正常在L_1～L_2水平）；脊髓末端失去逐渐变细的改变，被束缚的脊髓节段搏动消失；有的可见与之相连的实质性或囊性肿块，硬脊膜囊增宽。后者，可显示被骨嵴或纤维软骨中隔劈开的脊髓部位和波及的范围。②椎管内肿瘤、炎症肿块和积液的定位（髓内、髓外或硬膜外、硬膜内），判定肿瘤的物理性质、大小、数量，肿瘤与正常脊髓的边界及观察肿瘤的血供和脊髓受压情况。③对外伤性脊髓压迫，可判定压迫物性质如异物、外伤性血肿或骨折片的位置，脊髓、马尾或神经根受压情况和程度，判定脊髓搏动状况，为决定手术方案提供信息，并可随时监控术中变化，协助评估手术减压的效果。④术后经皮探测，可帮助判定椎管内肿瘤术后症状复发的原因，是原发瘤复发，还是脊髓软化及髓内囊肿形成所引起，以避免为诊断不必要的再次手术探查。⑤诊断脊髓术后脊髓内囊肿或蛛网膜下腔囊肿，并指导囊肿穿刺引流定位。髓内肿瘤一般显示为均匀较

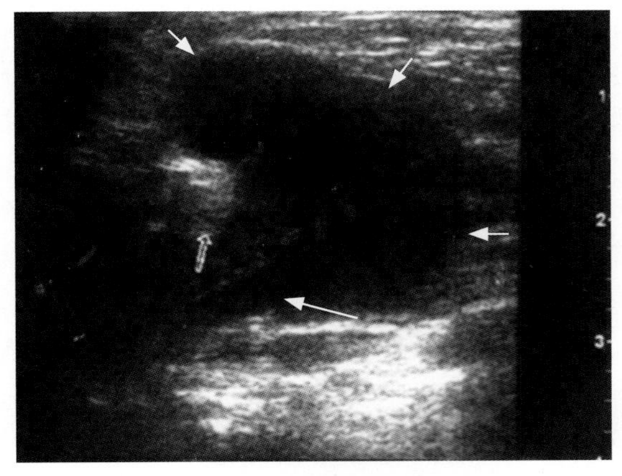

图34-12-2　腰脊膜膨出声像图
箭头示脊椎裂孔

高回声，边缘清晰，中央管受压变形甚至闭塞。室管膜瘤、星形细胞瘤发生钙化时，肿瘤的回声更强。脊髓软化、坏死性脊髓炎、脊髓水肿、中心型血肿等，肿物呈无回声，与正常结构界线模糊不清，难以确定其轮廓，只有中央管闭塞引起的扩张、蛛网膜下腔变窄是判定其存在的线索。髓外病变如脑膜瘤、神经鞘瘤、神经纤维瘤、脂肪瘤、皮样囊肿回声均相对比脊髓的回声高；骨折碎片、骨刺呈明显强回声并可伴有声影。囊肿和脓肿显示为无回声。

多年来，椎管造影被认为是诊断脊椎和椎管内疾病的最好方法，但其是侵入性方法，对患者有一定的痛苦，不能多次检查。CT和MRI是目前脊椎疾病最有价值的影像学诊断方法，但价格较昂贵。经体表超声探测虽然所能提供的诊断信息有限，但作为一种筛查方法，对先天性脊椎裂及脊髓膜膨出、腰椎结核、腰椎间盘突出症、腰骶部脊索瘤及囊性肿瘤（如皮样囊肿、畸胎瘤）的诊断，还是可以提供有重要价值的诊断信息的。手术中应用，可直接对着病区进行探测，实时快速判定病变的部位和范围；判定脊髓的搏动和血供状况等，对手术决策具有重要价值，后者是目前其他影像学方法不可及的。

第十三节　软组织肿瘤

四肢和躯干软组织肿瘤十分常见，涉及普外科、骨科、手外科、小儿外科及皮肤科等多个学科，主要来源于纤维、脂肪、骨骼肌、平滑肌、血管、淋巴和滑膜等组织。软组织肿瘤分为良性、恶性和交界性。恶性肿瘤主要为肉瘤，癌罕见，且多为转移性。软组织肿瘤种类繁多，除囊性淋巴管瘤，均为实质性，分布广、可发生于全身各个部位。成人多发生于四肢、躯干和腹膜后；儿童期，除上述部位外，还常见于头、颈及尿生殖系统。软组织肉瘤以恶性纤维组织细胞瘤、纤维肉瘤、滑膜肉瘤、脂肪肉瘤、横纹肌肉瘤最常见。其大体病理组织结构相似，可继发坏死和（或）出血。早期肿瘤较小，不侵犯骨及关节；巨大肿瘤及毗邻骨关节的肉瘤可侵蚀和压迫骨，使之变形、破坏。肿瘤压迫血管可使之移位、变窄或血栓形成。压迫神经产生运动、感觉功能障碍（compression neuropathy）。肉瘤晚期可经血供和淋巴系统转移。由于软组织肿瘤类型和发生部位不同，可有不同的临床表现，其共同的症状为软组织内出现大小不等的肿块，呈圆球形、椭圆形、扁平形、分叶状或不规则形。多数为单发，也可多发。有包膜者边界清晰；无包膜者，呈弥漫性或侵袭性生长，边界多不清晰。肿瘤质地的软硬由组织成分和血供情况决定，一般而言，肿瘤内含上皮样细胞或圆形细胞多，以及血管较丰富者，质地较柔软；内含梭形细胞多，或发生钙化或骨化者，质地较硬韧。表浅良性肿瘤活动性较好；在肌肉内，累及筋膜、侵犯骨膜或骨质的肿瘤，较为固定。较小的肌肉内肿瘤，可仅有沿肌肉垂直方向轻度活动。肿瘤表面皮肤颜色和温度，一般无明显改变，仅有某些表浅肉瘤如多形性和圆形细胞型脂肪肉瘤、腺泡状软组织肉瘤，表面温度较高。血管瘤皮肤可有颜色改变。含有平滑肌组织及神经源性肿瘤，或体积较大压迫或累及周围神经的肿瘤，可有不同程度的疼痛和触痛。血管球瘤则有剧烈疼痛和压痛。软组织恶性肿瘤晚期可有血道转移或区域性淋巴结转移。超声检查发现肿物后应判断和记录：①解剖位置和组织的来源关系；②肿物的边缘、形态、3个轴向的尺寸；③肿物内部的回声性质（实质性、囊性、混合性）、回声强度（等、低、中等、高或强回声）、均匀性；④肿物与皮肤间距离；⑤探头加压后肿物形态、大小、内部结构回声改变，应用声弹性成像判断肿瘤的硬度；⑥肿物内有无新生血管形成，CDFI、PDI血流信号类型及其分布状况；⑦肿瘤与毗邻神经、大血管、骨、关节的关系及其影响；⑧参考病史判定其生长快慢等。

一、脂肪瘤

脂肪瘤（lipoma）是最常见的软组织良性肿瘤，是由成熟的脂肪细胞和数量不等的非脂肪成分组成，可发生于任何有脂肪存在的部位。表浅脂肪瘤多发生于皮下组织内和筋膜层，多发于四肢近端，尤其上肢肩胛带区最常见。其次为背部和颈部。深部比浅部少见，可发生于筋膜下、肌肉内和肌肉间，肌肉内脂肪瘤多见于下肢（占45%），其他部位依次为躯干（占17%）、肩部（占12%）、上肢（占10%）（Murphe MD，2004），因部位较深，多在体积较大时才被发现。在躯干可发生于胸壁、腹膜后、胸腔和纵隔。脂肪瘤多见于中年以上的人，高发年龄为40～70岁，10岁以下儿童少见，无明显性别差异。大多数为单发，5%～8%为多发性，后者多为散在发生于皮下，一般体积较小，称多发性脂肪瘤（multipol lipoma），其中两侧对称部位弥漫性多发者，称多发性对称性脂肪瘤病，又称Madelung病（图34-13-1），较少见，多发生于颈部和下颌部，并可扩展到耳前、颈项区，也可发生于四肢近端。一般瘤体较大，在颈颌对称性肿大，外观似“河马脖”状。其多见于30～60岁男性（女性罕见），发病原因不明，但大多数人长期嗜酒或并发高脂血症、糖尿病。因肿瘤较大，颈部有压迫感，睡眠时打鼾或同时伴有阻塞性睡眠呼吸暂停综合征。

声像图表现：位于皮下的脂肪瘤常为椭圆形或扁盘形，大小不等，长轴与皮肤表面平行，长径大于厚径（图34-13-2B）；肿瘤较柔软，探头加压轻度变形；瘤内部回声表现多样，呈均匀低或较高回声，一般高于邻近的脂肪组织回声，并含有与皮肤平行的短条纹状高回声。头颈部脂肪瘤高回声多于低回声和等回声，60%以上回声均匀，回声不均匀者可见点状或线状高回声；60%边缘回声清晰，其中1/4有高回声包膜，余40%边缘回声不清。90%以上后部回声不减弱，有时可见增强。偶尔肿瘤内部结构与毗连的皮下脂肪相似时（等回声），可能难以辨认。深部脂肪瘤多沿肌肉间生长，其形态不定，与周围组织结构特点有关，可呈分叶状、梭形或椭圆形，长轴与肌肉平行。内部回声一般是恒定的，多为均匀高回声，并高于邻近的肌肉组织（图34-13-2A）。有的肌肉内脂肪瘤，由于脂肪组织与肌纤维交错，边界可以不清。有的深部脂肪瘤邻近骨膜（骨旁脂肪瘤），但很少侵犯邻近的骨骼，不论是深部还是浅部的，CDFI和PDI显示肿瘤内多无血流显示。大的脂肪瘤有时可以继发坏死；年久的脂肪瘤可发生钙化，后者瘤内出现伴有声影的强回声（图34-13-3A）。

其他良性脂肪瘤声像图表现如下。

1.成脂细胞瘤（lipoblastoma） 或称脂肪母细胞瘤，是一种少见的良性脂肪瘤，由成熟脂肪细胞和不同发育阶段的脂肪母细胞构成，间质内含有数量不等的黏液基质。其分为有包膜的表浅型和无包膜深在浸润型，后者并可向邻近的肌肉层扩展。几乎全部发生于婴幼儿（特别是3岁以前），男孩多于女孩。声像图表现：肿瘤呈类圆形、椭圆形或分叶状，瘤内部呈均匀实质性低或较高回声，或呈不均匀高回声，其间可含有囊性区和纤维间隔，边界清晰，但无包膜，CDFI无或少血流（图34-13-4）。

2.血管脂肪瘤（angiolipoma） 多位于皮下，是成熟脂肪组织与丰富的血管组织混合形成的特殊类型脂肪瘤，两种组织的比例各例不同，该瘤多发生于15～20岁青少年，好发生于男性，肿瘤小，很少超过2cm，常多发，好发部位为上肢的前臂和躯干，少数发生于上臂。此型肿瘤临床表现与其他脂肪瘤不同之处为有自发性疼痛和压痛症状，尤其是在肿瘤早期生长阶段。声像图：肿瘤多显示不均匀实质性低回声为主；或高-低混合回声（图34-13-5），边界较清，无包膜，CDFI显示瘤内有丰富血流信号为其特点。但有的瘤体较小，血管含量也较少，或血管内有微栓形成，血流信号不多或无血流信号，只显示为较高回声，定性较难。

3.纤维脂肪瘤（fibrolipoma） 因含有丰富的纤维组织，肿瘤内部呈高回声，并混有丰富的纤维线状回声（图34-13-3B）。CDFI无血流信号。

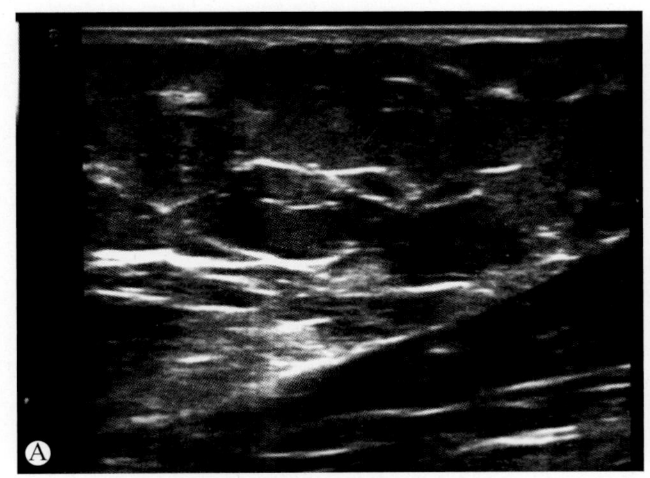
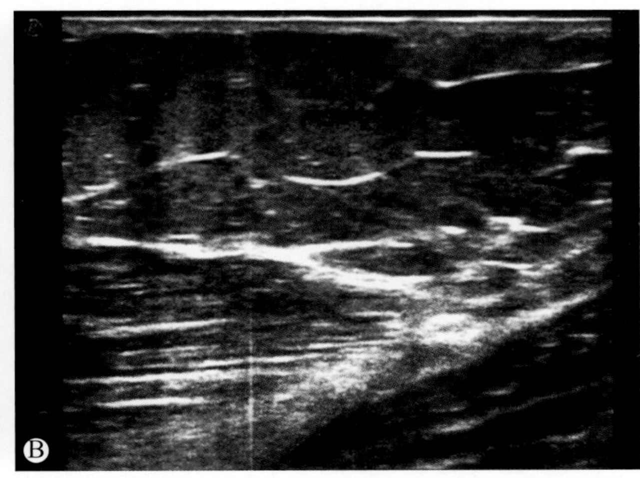

图34-13-1 对称性脂肪瘤病（Madelung病）声像图

A.右颈部；B.左颈部

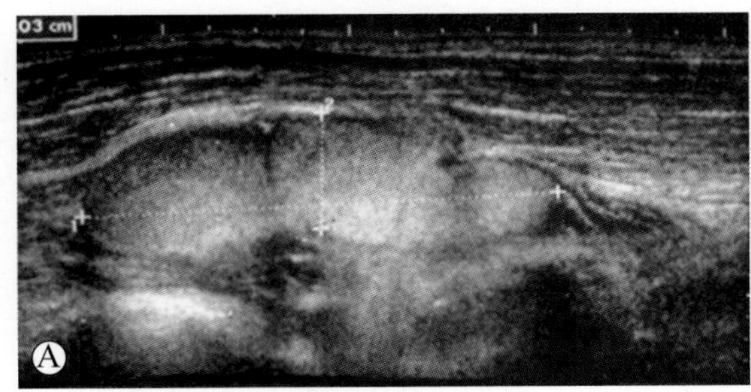
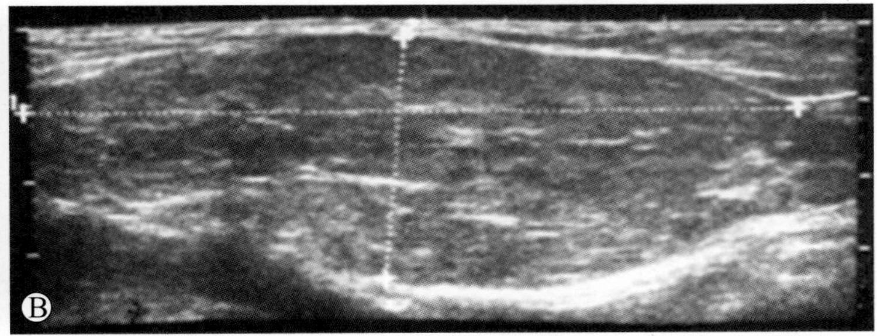

图34-13-2 脂肪瘤声像图（一）

A.肌间脂肪瘤；B.皮下脂肪瘤

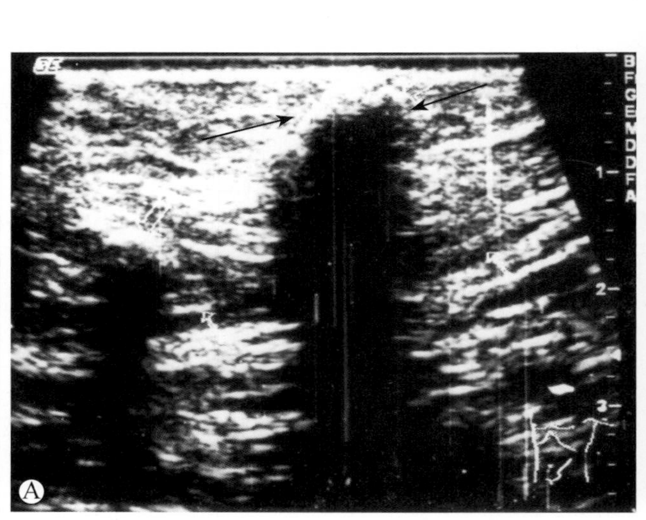

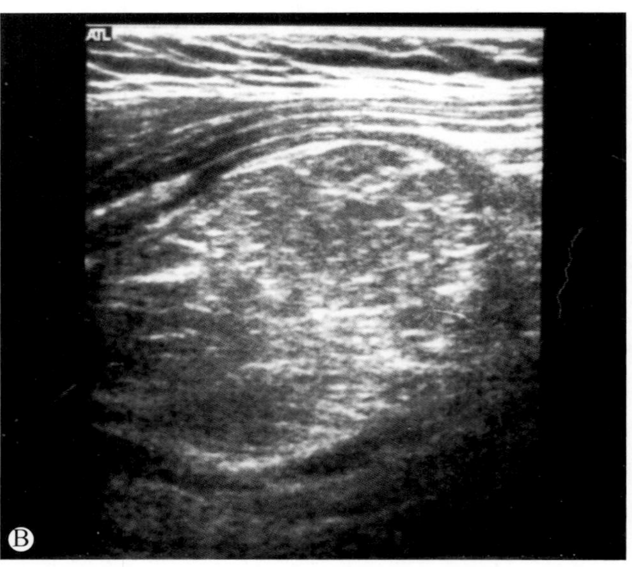

图34-13-3 脂肪瘤声像图（二）

A.脂肪瘤钙化，箭头示钙化强回声，后伴声影；B.纤维脂肪瘤

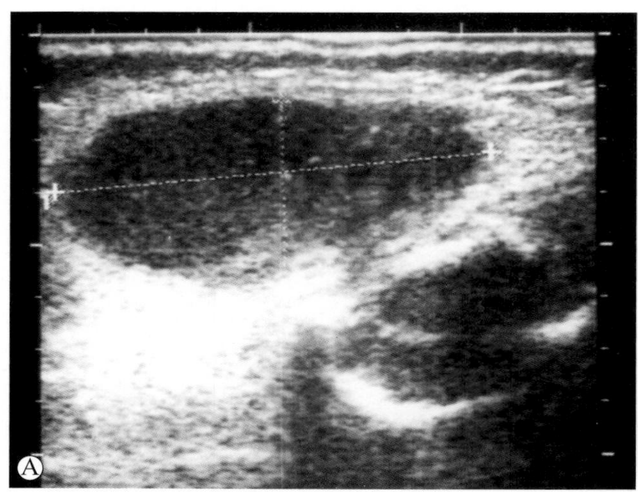

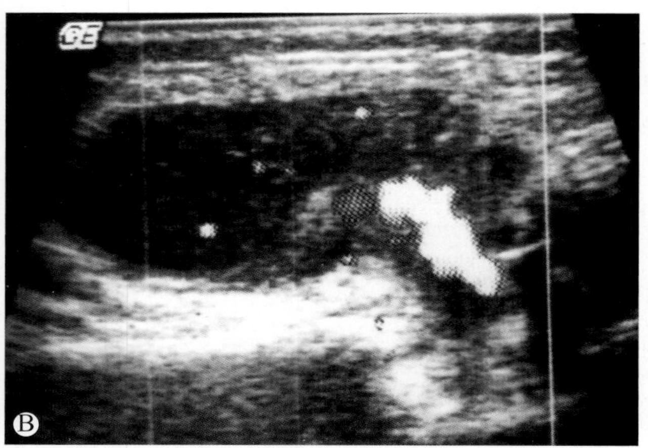

图34-13-4 成脂细胞瘤声像图

患儿，女孩，12个月，左大腿成脂细胞瘤。A.二维灰阶图像，瘤体大小为4.1cm×1.8cm；B.CDFI血流图，少许血流

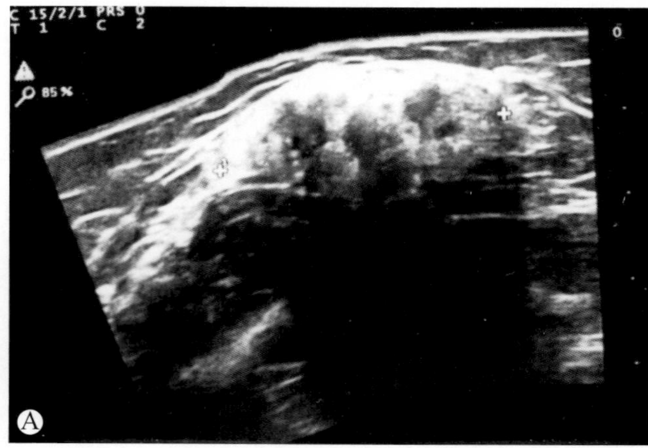

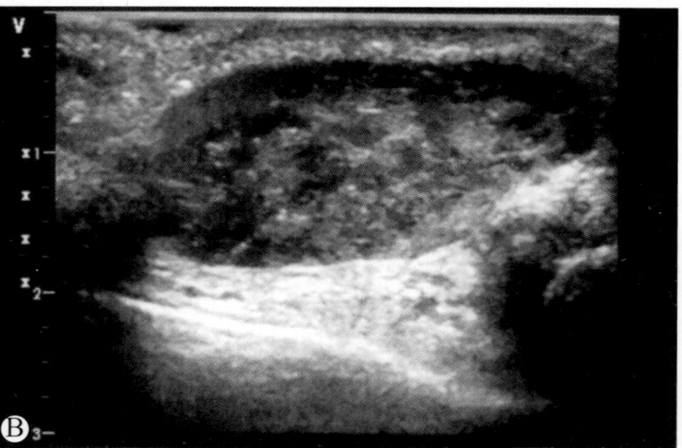

图34-13-5 脂肪瘤声像图（三）

A.男，17岁，右上臂；高回声为主；B.男，18岁，低回声为主

4.棕色脂肪瘤（brown lipoma） 又称冬眠瘤（hibernoma），罕见，因目视肿瘤组织呈棕黄色故称。其是少见的良性脂肪瘤，好发生于大腿，也可发生于上胸壁和肩胛间区、腋窝和腹股沟区皮下。肿瘤直径一般为5～15cm。其多发于40～50岁。声像图表现：肿瘤呈圆形或卵圆形，边缘清晰，有包膜，内部多呈较均匀实质低回声，多沿肌间隙生长，有比普通脂肪瘤更多的血流信号。有报道该肿瘤超声表现呈多血管高回声（Anderson SE，et al，2001）。

5.滑膜脂肪瘤 或称滑膜树状脂肪瘤（arborescent lipoma），少见，是关节滑膜脂肪组织良性弥漫性绒毛状增生，最常见于膝关节，病因不清，但事前可有创伤性或慢性关节疾病，也可无任何病史。临床表现：缓慢关节肿胀。超声显示膝关节滑膜和髌骨上窝周围滑膜增厚，出现团块状、结节状或葡萄状中高回声，可并发关节积液和退行性关节炎改变。一般无血流信号。

6.肌肉内或肌肉间脂肪瘤（intramuscular/intermuscular lipoma） 肌肉内脂肪瘤因多呈浸润性生长，又称浸润性脂肪瘤（i9nfiltrating lipoma），是一种特殊类型良性脂肪瘤，较常见，好发年龄为30～60岁，主要发生于肢体大肌肉，肿瘤生长缓慢，体积大小不等。肌肉间发生的最大直径可达20cm以上，无包膜，边界回声清晰，且较光滑，瘤内部多呈较均匀高回声，有的肌肉收缩时向外凸出；发生于肌肉内的脂肪瘤，边界多不清，内部呈均匀或不均匀低或较高回声，所在肌肉肿大变形，并可波及邻近肌腱、关节甚至骨膜。

7.骨旁脂肪瘤（parosteal lipoma） 指肿瘤毗邻骨干或干骺端，多见于股骨和肱骨旁，患者多为中老年，肿瘤回声与一般脂肪瘤相似，只是有的可发生毗邻骨骨膜增厚（图34-13-6）；有的有骨赘形成并伸入瘤体内（Bui-Mansfield LT，2000）。

二、脂肪肉瘤

脂肪肉瘤（liposarcoma）是成人软组织肿瘤中较常见肿瘤之一。发生率仅次于恶性纤维组织细胞瘤和滑膜肉瘤，占恶性软组织肿瘤16%～18%。此肿瘤是由不同分化阶段，大小、形态不一的脂肪细胞，梭形细胞和少量脂肪母细胞构成。WHO（2002）将其分为高分化脂肪肉瘤（约占30%）、黏液样脂肪肉瘤、多形性脂肪肉瘤（约占20%）、去分化脂肪肉瘤和混合型脂肪肉瘤。①黏液样脂肪肉瘤（myxoid liposarcoma），是一种中高恶性肿瘤，含有丰富的黏液样基质，占脂肪肉瘤的30%～40%、占软组织肉瘤10%左右，好发于四肢深部，尤其多见于大腿中部和腘窝区，有时发生于腹膜后，少见于皮下，一般瘤体较大，发病年龄多在40～60岁。②高分化脂肪肉瘤（well-differentiated liposarcoma），低度恶性，是最常见的脂肪肉瘤，约占30%，发病高峰年龄为60～70岁，好发于四肢近端深层，其中下肢占50%，上肢占14%，腹膜后占20%～33%，躯干占12%（Murphey，2005）。有报道也可发生于腹股沟、精索及其他部位。肿瘤组织由成熟脂肪细胞样"印戒状"细胞组成。其多发生于肌肉内，也可发生于肌间和皮下。腹膜后的瘤体较大（可超过20cm），手术切除后局部复发率较高。高分化脂肪肉瘤，一般不发生转移，完全切除预后极好。③多形性脂肪瘤（pleomorphic liposarcoma），为高度未分化型，在脂肪肉瘤中占5%～10%，肿瘤细胞多形性显著，由各发育阶段异型脂肪母细胞构成，核分裂象多，出血、坏死显著。④去分化型脂肪肉瘤，病理学特点为高分化和低分化瘤组织共存，多发生于腹膜后。各型脂肪肉瘤，无包膜或有假包膜，呈类圆形、团块形或分叶状。患者年龄较大（50～60岁最多），儿童极少见（10岁以下主要为脂肪母细胞瘤）。临床表现：以出现无痛性肿物为主要症状，仅10%～15%有不同程度的疼痛。声像图表现：因组织类型和分化程度不同，声像表现不一，高分化脂肪肉瘤，因含成熟脂肪组织，回声与深部良性脂肪瘤近似，肿瘤形态多为团块状或分叶状，边界较清晰，内部呈较均匀高回声，高于毗邻的肌肉，所不同的是肿瘤内可有相对低回声区和较多的血流信号（图34-13-7）。

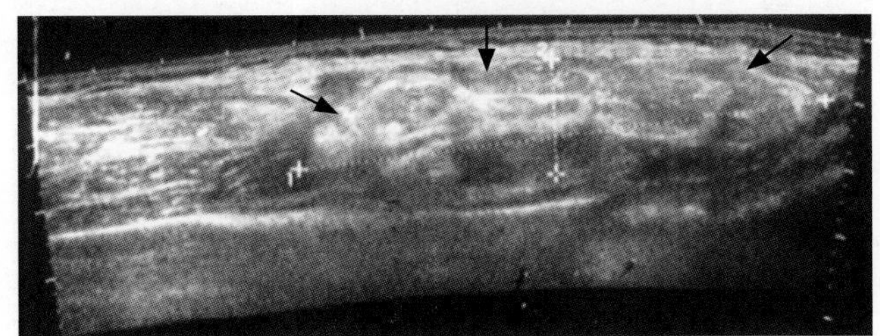

图34-13-6 骨旁脂肪瘤（箭头）声像图

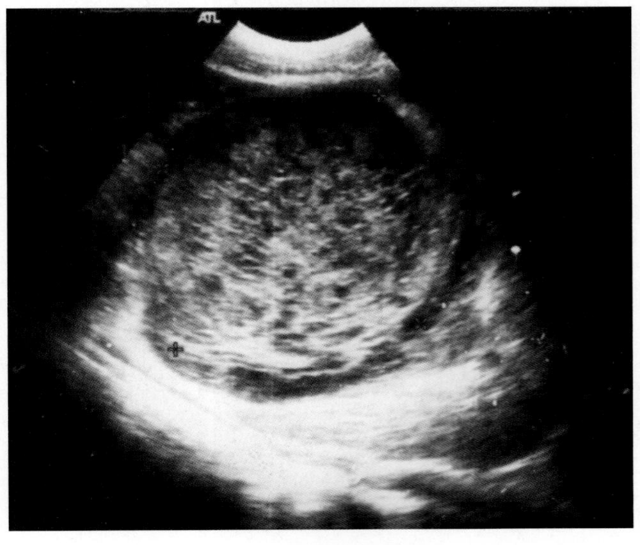

图34-13-7 高分化脂肪肉瘤声像图

黏液样脂肪肉瘤是肢体软组织中最常见的脂肪肉瘤，肿瘤内由不同分化阶段的脂肪母细胞组成，并含有大量黏液基质和为数众多的丛状血管。声像图表现为较均匀的低回声，纯黏液性的回声会很均匀一致，可能被误诊为囊性病变（图34-13-8）。多形性脂肪肉瘤高度恶性（图34-13-9）。声像图表现：多呈强弱不等混合性回声，高度不均匀，CDFI有较丰富血流信号。包绕肌腱、神经生长的肉瘤，瘤内可见索条状高回声；继发出血、坏死，出现不规则低或无回声灶。较小的脂肪肉瘤后部回声不减弱。毗邻骨的多形性脂肪肉瘤易侵犯骨骼或发生骨转移，可见反应性骨膜增厚，骨皮质破坏回声中断和缺损。

三、纤维瘤病

纤维瘤病（fibromatosis）是良性纤维组织增生性病变，富含胶原纤维，以出现无痛性软组织肿块或结节为主要临床表现。病变呈浸润性生长，切除不净易复发。在成人通常在18岁前发病。根据部位可分为表浅和深在两种类型，表浅型侵犯皮下或浅筋（腱）膜，如掌、跖腱膜纤维瘤病；深在型累及深部结构，特别是躯干和四肢筋（腱）膜，称侵袭性纤维瘤病（aggressive fibromatosis），病变体积较大者，更具侵袭性。婴幼儿纤维瘤病并不十分少见，可发生于出生时，或在3岁前发现，或称为小儿加德纳（Gardner）综合征的肠外表现（其他包括结肠息肉、骨瘤、头颅纤维结构不良、皮脂腺囊肿等）。

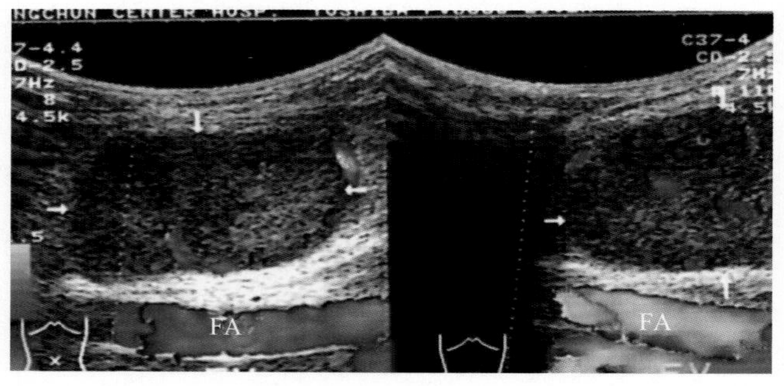

图34-13-8 黏液样脂肪肉瘤（箭头）声像图

患者，男性，56岁，双大腿上部。FA.股动脉；FV.股静脉

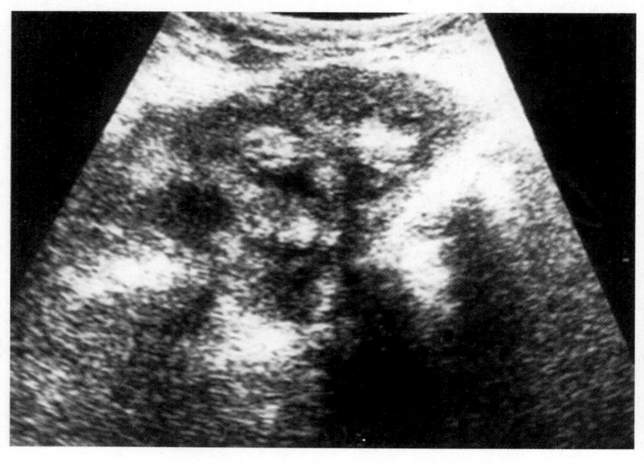

图34-13-9 多形性脂肪肉瘤声像图

（一）跖腱膜纤维瘤病

跖腱膜纤维瘤病（plantar fibromatosis）又称Ledderhose病，原因不明，是起源于跖腱膜并沿跖腱膜生长的结节性纤维增生，一般发生于腱膜的非承重区，通常位于腱膜的中部或末端。结节内含有成纤维细胞及胶原纤维，具有局部侵袭性，并可与皮肤粘连，切除不彻底易复发。大多在20岁以前发病，多见于男性。肿瘤呈结节状，质硬韧，无包膜，生长缓慢，单侧或在不同时间两侧发病（后者占20%～50%），有的掌、跖腱膜同时发病。结节小者仅数毫米，有时可达1.0cm以上。临床表现：在足底中部皮下出现肿块，一般无痛，瘤体较大向深部发展波及神经，或久站行走可发生跖痛，但不发生挛缩，不影响足趾屈伸活动。病程较久者可发生钙化。

1.声像图表现（图34-13-10） 跖腱膜局限性增厚，典型的呈梭形或呈拉长的卵圆形或结节状，边界较清楚，多呈低回声，小的病灶回声较均匀；大于1.0cm的病灶，回声可不均匀，多呈低高混合性回声。但回声强度低于肌腱，略高于肌肉。与邻近的皮下脂肪组织界限较清楚；但与毗邻肌肉的界限不清。CDFI显示肿块内无明显血流信号。

2.鉴别诊断 本病应与外伤性跟痛症、跖腱膜炎鉴别，前者为跟骨下脂肪垫和跟骨下滑囊外伤发炎、肿胀或积液所致，多见于运动员，跖腱膜炎多发生于腱膜的跟骨附着部。还应除外Morton神经瘤、跖趾关节滑膜炎、跖骨疲劳性骨折和痛风等疾病。

（二）婴幼儿纤维瘤病

婴幼儿纤维瘤病（infantile fibromatosis）根据发病年龄、部位不同有以下几种。

1.婴幼儿指（趾）纤维瘤病（infantile digital fibromatosis） 少见，可于出生时或出生后数个月内发

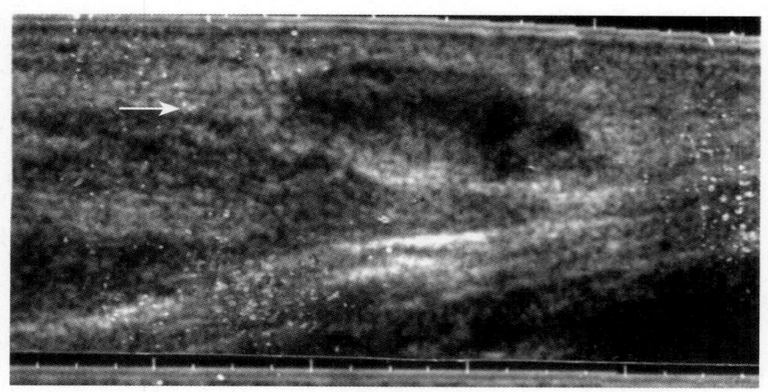

图34-13-10 跖腱膜纤维瘤病（箭头）声像图

病，病变几乎只局限于手指或足趾，尤其第2或第3节伸肌腱附着部，肿瘤由交织排列的成纤维细胞和致密胶原基质构成，质地较硬韧，呈小结节状（多小于1.0cm），单发或多发，有时可累及一个以上指（趾），或手足同时发生，肿瘤主要发生于皮下，多与皮肤及骨面粘连。瘤体较大可致指（趾）变形。因皮肤表面可呈粉红色，常在皮肤科就诊。声像图：受累指、趾肿物呈均匀性低回声，边缘清晰，无血流信号。

2.婴幼儿纤维错构瘤（fibrous hamartoma of infancy）或称先天性纤维错构瘤，良性，不常见，多在2岁以前发病。发生部位多在腋、肩、上臂，有时见于大腿、腹股沟和背部，也可发生于其他部位，但绝不发生于手足。肿瘤由丰富的胶原纤维、成纤维细胞和肌成纤维细胞构成，并含有黏液基质和数量不等的成熟脂肪组织。病变局限于皮下，可波及真皮，但皮肤表面无异常，几乎不累及肌肉。多单发，边缘清晰，无痛，瘤体生长较快速，随患儿身体成长而增大，就诊时多在2.5～5.0cm，文献报道最大直径可达15cm。声像图表现（图34-13-11）：上述肿瘤多呈均匀低回声或高低混合回声，无包膜，边较清晰，CDFI显示瘤内多无血流信号。预后良好，切除后不复发。

3.婴幼儿肌纤维瘤病（infantile myofibromatosis）是一种良性疾病，可于出生时或出生后1个月左右发现，很少发生在2岁以后，约60%有家族倾向，肿瘤大小为0.5～7.0cm，单发性者称肌纤维瘤，多发生于皮肤、皮下、肌肉和肌腱（约占一半），少数可同时累及骨骼（特别是颅骨），好发于头、颈、肩和躯干，具有侵袭性，易复发；多发性者称肌纤维瘤病，可发生于深部软组织和骨，其中15%～20%可累及内脏（如肠道、肺和胸膜），内脏受累者预后不良，死亡率可高达75%。表浅的肿瘤皮肤可呈红紫色。声像图表现：肿瘤为实质性，有的呈低或等回声；有的显示中心部为无回声，外周低回声；有的中心区发生钙盐沉着呈高或强回声。肿瘤的边缘较清晰，但无包膜，CDFI多无血流信号（Navarro CM，2009；Koujok K，2005）。

4.幼年型腱膜纤维瘤病（juvenile aponeurotic fibromatosis）在婴幼儿或18岁以前发病，多发生于手足、前臂、小腿皮下，可单发或多发，肿块较深在者可侵犯肌肉，并可与骨膜和关节囊粘连，质地硬韧，生长缓慢，可发生钙化。

5.颅骨肌纤维病　分孤立性和多中心性，前者好发于男性，预后良好，后者多见于女性，预后较差。多发生于2岁以内。临床表现：头颅部出现局限性无痛性肿物，声像图显示肿瘤位于颅骨内，呈均匀低回声，边界清晰，颅骨局部缺损，回声不连续，一般体积较小，CDFI无血流信号。本病应与颅骨嗜酸性肉芽肿和颅骨筋膜炎（cranial fascitis）相鉴别。

（三）侵袭性纤维瘤病

侵袭性纤维瘤病（aggressive fibromatosis）又称韧带样瘤（desmoid tumor），为深部纤维瘤病。临床不常见。其属于纤维组织瘤样增生，由大量胶原纤维、少许成纤维细胞和纤维细胞构成。组织学属良性，生物行为介于纤维瘤与纤维肉瘤之间，具有局部侵袭性，可侵蚀邻近的肌腱、肌肉、关节、神经和血管。按发生部位分为腹壁型、腹壁外型和腹内型，其中腹壁外型占50%～60%。腹壁型最常见于年轻经产妇（特别是剖宫术后），好发于腹壁的肌腱膜，特别是腹直肌腱膜和腹内、外斜肌腱膜。腹壁外型好发部位依次为肩背部、上臂、胸壁、大腿及前臂。多单发，偶有多发。本病可在任何年龄发病，但以40岁以下多见，儿童和老年人罕见。常在深部软组织沿肌肉、筋膜扩展，有时可深达骨骼。腹内型少见，常发生于骨盆、髂窝和肠系膜，偶有报道发生于结肠和胰腺者，1%～2%合并家族性肠息肉病（Gardner综合征）。不论何种类型，肿瘤质地均致密无包膜，一般不发生骨化和钙化。手术切不净易复发（复发率为25%～80%），但不转移、不恶变。临床表现：出现无痛性肿块，生长较慢，肿物质地硬韧。有的可在短时间内快速生长，部分病例因肿瘤浸润或包绕邻近神经，可有明显疼痛、感觉障碍和肌肉无力，甚至出现所支配的肌肉瘫痪。

声像图表现（图34-13-12）：肿瘤形态不一，边界较清晰（约占78%）或不清，肿瘤后方回声不减弱。肿瘤

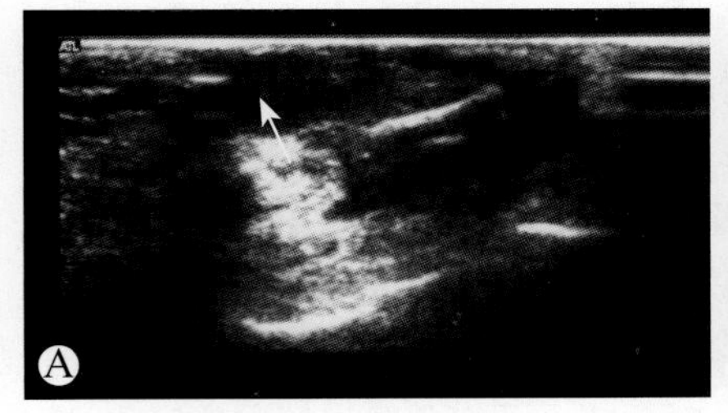

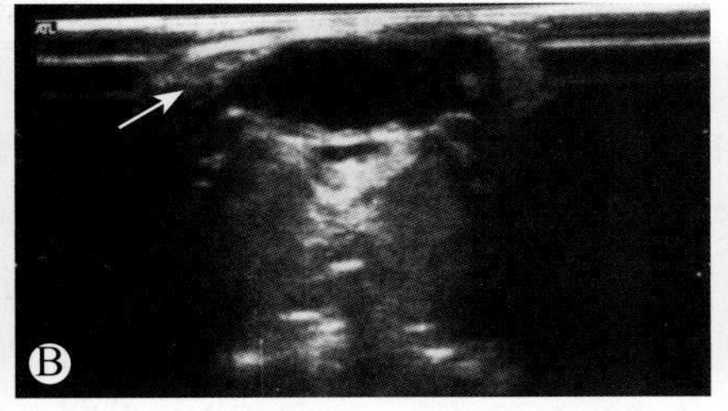

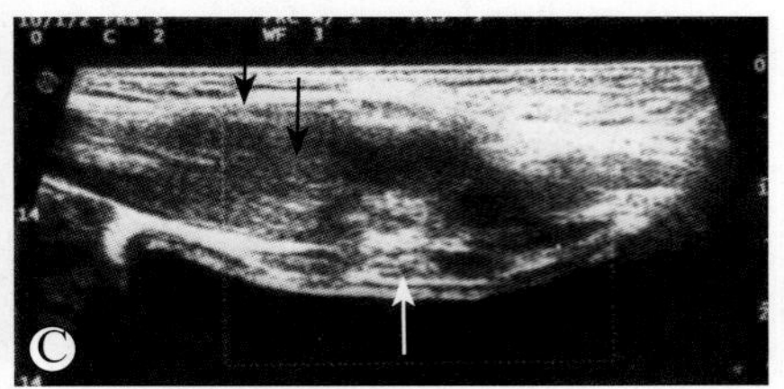

图34-13-11　婴幼儿纤维瘤病声像图

A.手指纤维瘤，女孩，出生后41天，瘤体大小为2.2cm×0.9cm（箭头）；B.颏下纤维瘤（箭头），男孩，出生后7个月；C.腹直肌鞘内纤维瘤，男孩，2岁，瘤体大小3.3cm×1.2cm，瘤的下极后方部分已穿过后鞘（白箭头），黑箭头示病灶

内部回声强度决定于肿瘤中的胶原纤维成分多少，一般比邻近肌肉组织低，呈均匀或不均匀低或中等回声，有的呈强弱混合性回声。肿瘤硬韧，探头加压不变形；侵犯邻近骨皮质时，则可出现局部骨膜增厚，或虫蚀状骨皮质缺损；部分肿瘤包绕肌腱或神经干生长，肿瘤内可见条状高回声。CDFI：肿瘤周边部可见较多血流信号。当肿瘤富含成纤维细胞，胶原化不明显时，肿瘤内可有较多血流信号；毗邻的血管受压可见移位、绕行或管腔变细。超声能准确判定肿瘤边缘，对指导手术切除范围、降低术后复发有重要意义。本病需与其他软组织肿瘤鉴别。女性在剖宫产术后腹壁发生者，需与腹壁子宫内膜异位症鉴别，后者肿块多呈液-实混合性回声，并有随月经期大小变动。

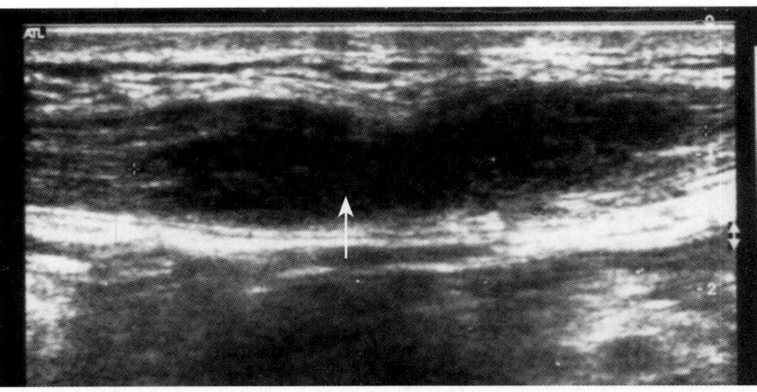

图34-13-12　腹壁侵袭性纤维瘤病声像图

患者，女性，25岁，肿瘤（箭头）纵切面

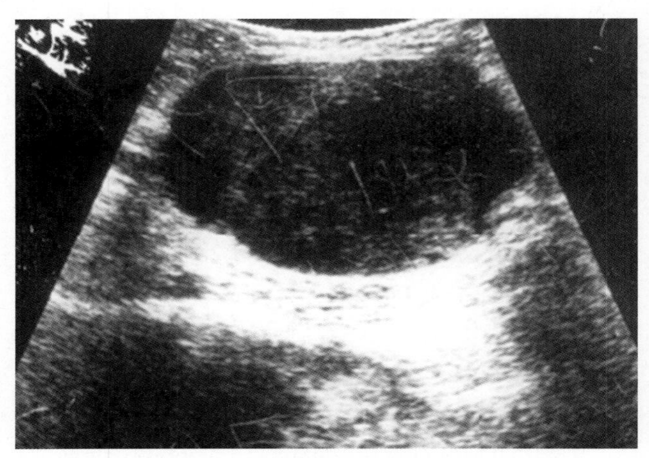

图34-13-13　纤维肉瘤声像图

四、纤维肉瘤

纤维肉瘤（fibrosarcoma）是纤维组织的恶性肿瘤，以成纤维细胞为主，并含有胶原纤维的恶性肿瘤，较常见，占软组织肉瘤12%，发病数仅次于脂肪肉瘤和横纹肌肉瘤。成人型多发于30～50岁；儿童型15～20岁多发，是1岁以下儿童最常见的软组织肉瘤。其可发生于任何部位，四肢多于躯干，并好发于下肢，其次为上肢。肿瘤位置一般较深在，生长较缓慢，多侵犯肌肉和肌腱，较深的可达骨骼。肿瘤组织，质地因胶原含量而异或致密硬韧，或较软呈鱼肉样，常有假包膜。声像图表现（图34-13-13）：肿瘤形态不一，多呈团块状或结节状，向深部发展常为分叶状，边缘回声清晰，内部呈均匀或不均匀实质性低回声，侵犯邻近骨骼时可见骨皮质破坏。CDFI显示肿瘤内可有较多血流信号，尤以隆凸性皮肤纤维肉瘤更明显。

五、隆凸性皮肤纤维肉瘤

隆凸性皮肤纤维肉瘤（dermatofibrosarcoma protuberans, DFSP），是一种罕见的起源于真皮或皮下间叶组织的低度恶性肿瘤，约占恶性软组织肿瘤0.1%，瘤体向外凸出于皮肤表面，多发生于中青年，儿童罕见。其好发于躯干的胸、腹部和四肢的近端，约占80%，躯干的腹侧多于背侧，多单发，质地较硬，生长缓慢，可长达数年。早期除仅见逐渐增大隆起于皮肤的结节状或乳头状肿物外，无其他症状，皮肤表面可呈暗红色或暗紫色；晚期瘤体逐渐增大，并可扩展到皮下组织，出现疼痛。很少发生转移。但常因误诊为其他软组织肿瘤，只做了简单切除手术而复发。声像图表现：肿瘤位于真皮深层，隆起于皮肤表面，多为圆形或卵圆形，长轴平行于皮肤，纵横比＜1，瘤体大小不一，较大者可扩展至皮下，但多不侵及肌层，边缘较清晰或不清，无包膜，肿瘤内呈均匀或不均匀低回声或混合性回声。CDFI显示肿瘤内及周边可有较丰富低速低阻血流信号（图34-13-14）。本病需与血管瘤、血管脂肪瘤、脂肪肉瘤、纤维肉瘤等鉴别。

六、滑膜肉瘤

滑膜肉瘤（synovial sarcoma）较常见，是组织起源尚未确定的软组织恶性肿瘤，一般被认为来源于原始间充质细胞。发病率仅次于恶性纤维组织细胞瘤、占恶性软组织肿瘤5%～10%；国内方志伟等报道为18.8%，是中青年（20～40岁）最常见的软组织肉瘤，很少在10岁前和60岁以后发病。60%～70%发生于下肢靠近关节的周围和大腿远端；特别是膝部腘窝区，其次为足踝和肘部，90%与关节滑膜无关，也有发生于内脏的报道。其是6～35岁足踝部最常见的恶性软组织肿瘤（Kransdorf MJ，1995）。其他部位较少见，可发生远离有滑膜的部位，如小腿和腹壁等处。肿瘤一般发生于筋膜下，在关节旁发生者常与关节囊粘连，并累及肌腱、筋膜与滑囊。发生于组织深部者，在肌肉和筋膜间扩展，并可与骨相连。肿瘤生长较缓慢，可有包膜。好发生钙化（占20%～30%），有钙化的肿瘤预后相对较好。仅10%左右的病例发生于关节内。

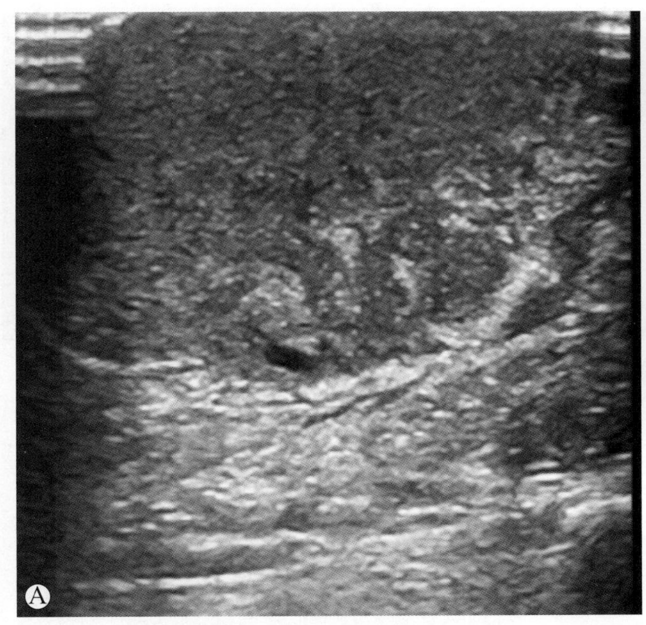

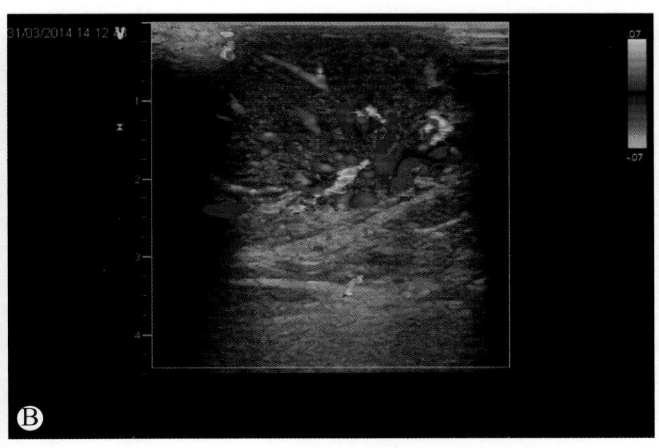

图34-13-14 隆凸性皮肤纤维肉瘤声像图
A.二维图；B.CDFI血流图

声像图表现（图34-13-15）：肿瘤一般呈卵圆形，有时为分叶状，内部呈较均匀低回声，肿瘤边界回声清晰且较光滑，后部回声不减弱，肿瘤内继发出血可见无回声区。此肿瘤常见钙化，在瘤内出现点片状、团块状强回声。早期毗邻的骨、关节无异常。晚期可见骨皮质侵蚀破坏。CDFI：肿瘤内及其周边可有较多血流信号。部分病例瘤内可见纡曲新生血管。该肿瘤的低分化型回声极低，会误判为囊性，借助CDFI和超声弹性成像可以鉴别。

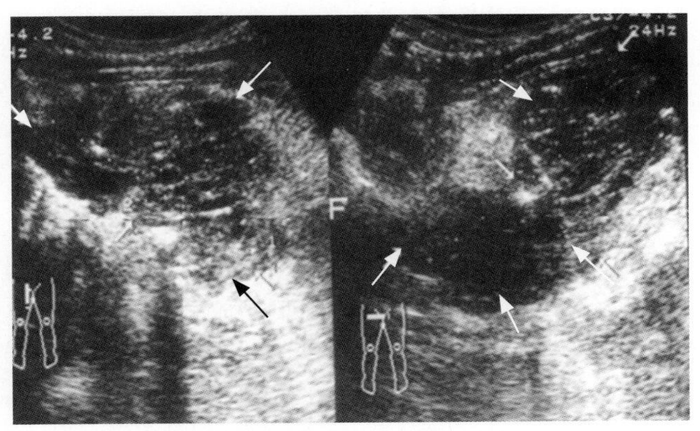

图34-13-15 滑膜肉瘤（白箭头）声像图
黑箭头示钙化

七、横纹肌肉瘤

横纹肌肉瘤（rhabdomyosarcoma）由未分化的小圆形细胞和不同分化阶段的横纹肌母细胞构成，较常见，占全部软组织肿瘤20%左右。其是20岁以下儿童和青少年期最常见的软质肿瘤（约占2/3）。根据病理组织学分为胚胎性、腺泡状和多形性3种亚型。胚胎性最常见，约占60%，大多发生于5岁以下儿童，成年人罕见，发生部位多见于头颈部和泌尿生殖系统、腹盆腔和腹膜后，四肢少见（不到9%）。腺泡状次之，多见于青少年，好发于下肢，特别是前臂和大腿近端（足部少见），其次为头颈和躯干，预后不如胚胎性。多形性少见，主要发生于40～70岁成年及老年人，儿童少见，好发生于四肢，尤以下肢多见，通常发生于肌肉内；也有报道发生于胸腹壁、背部、胆道甚至心脏等处。因为发生部位不同，患者可在不同相关科室首诊。较大的肿瘤常有坏死、出血和黏液样变。

声像图表现（图34-13-16）：肿瘤多呈椭圆形，边界回声较清晰，光滑或不光滑，肿瘤内部呈不均匀低回声，中心部易继发出血、坏死，而出现不规则无回声区，后部回声一般不减弱，CDFI和PDI显示肿瘤周边及肿瘤内可有较丰富血流信号。

八、恶性纤维组织细胞瘤

恶性纤维组织细胞瘤（malignant fibrous histiocytoma，MFH），来源于原始间叶细胞，是主要由组织细胞和成纤维细胞组成的高度恶性肿瘤。各种细胞均有不同程度的异型性。它是临床最常见的软组织恶性肿瘤，占软组织肉瘤20%～30%（方志伟等报道为31.5%）。其多见于50～70岁男性，高峰年龄段为50～60岁，也可发生于6～15岁儿童。其发病率仅次于滑膜肉瘤和横纹肌肉瘤。其好发生于四肢（占70%～80%）和腹膜后，尤以大腿、臀部、上臂近端（如肩周围）为多见（占50%）。病变较深在，多发生于肌肉内，偶尔发生于皮下，一般体积较大，直径5～10cm。易向周围浸润，复发率和转移率高。多以出现快速增长、疼痛性肿物为主要临床症状就诊。

声像图表现（图34-13-17）：无特异性。肿瘤呈圆

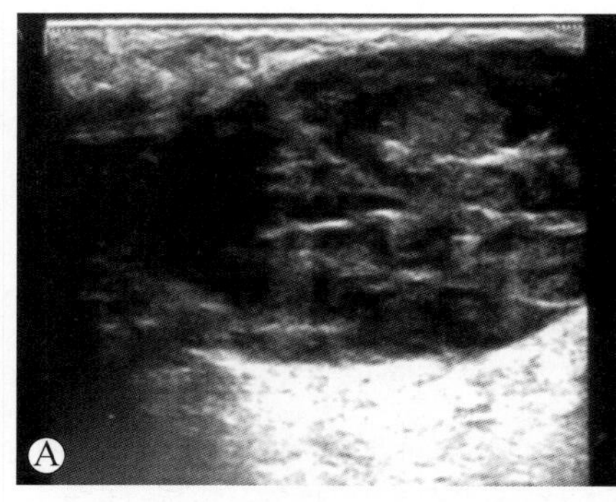

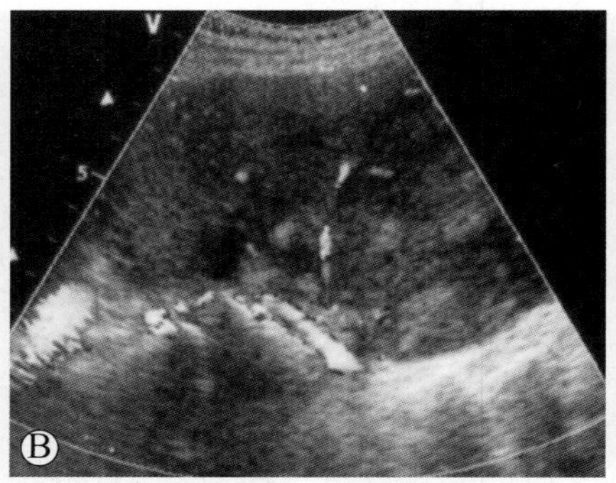

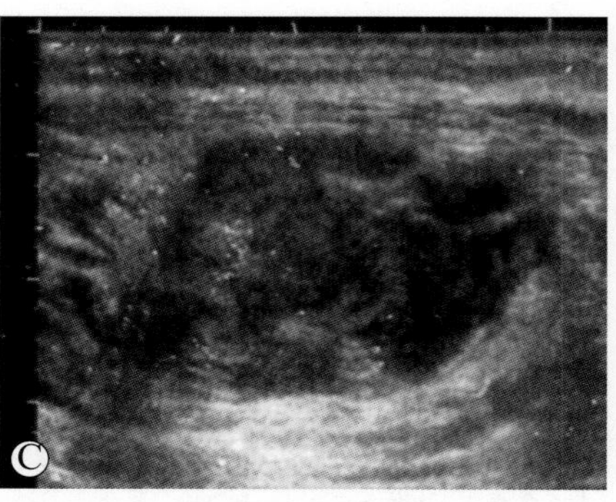

图34-13-16 横纹肌肉瘤声像图

A.胚胎性亚型，女性，12岁，左足部，伴有腘窝转移；B.多形性亚型，男性，85岁，髂窝部，瘤体大小为16.5cm×8.4cm×6.2cm；C.腺泡状亚型，男性，33岁，瘤体位于小腿腓肠肌内侧头

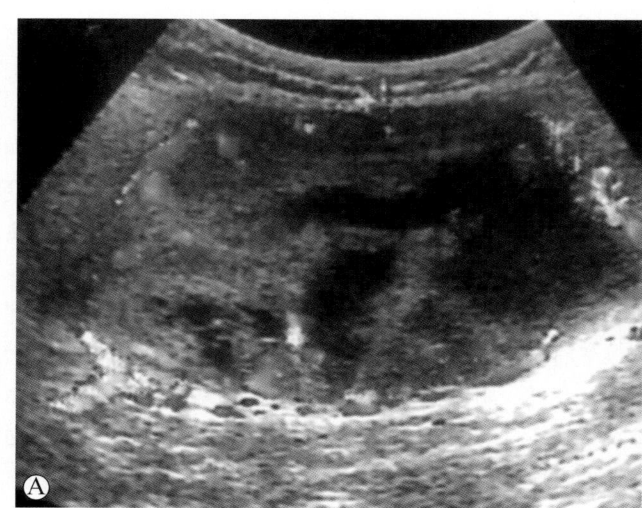

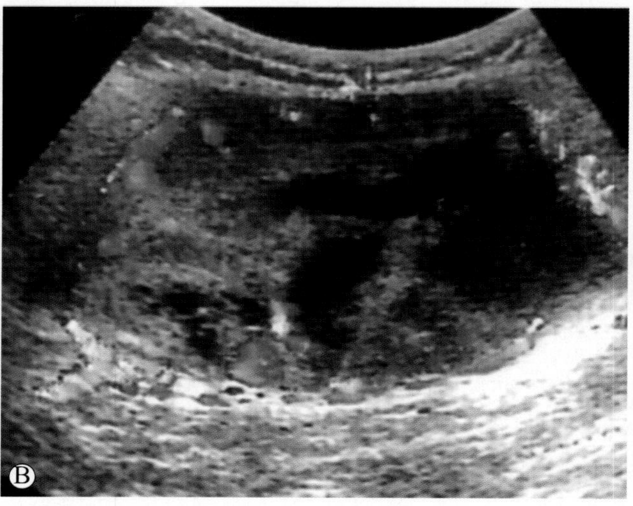

图34-13-17 恶性纤维组织细胞瘤合并坏死声像图

患者，男性，95岁，小腿后部。A.二维图；B.CDFI血流图

形、椭圆形或不规则团块状，因病理组织结构不同，肿瘤内部回声各异，多数呈较均匀低回声，边界较清楚，有时混有点片状高回声。易继发坏死、出血，肿瘤内出现不规则无回声区。肿瘤后部底面回声多不减弱。CDFI：肿瘤内和周边血流较丰富（出血和坏死区除外），较大的肿瘤可见邻近血管受压和移位及其血流异常。

九、血管瘤

血管瘤（hemangioma）来源于血管组织的良性软组织肿瘤（约占7%左右），是婴幼儿最常见的良性肿瘤，均为先天性，女性多发，女∶男为（3～5）∶1，可单独发生或与血管畸形（vascular malformation）并存。传统上将其分为毛细血管瘤、海绵状血管瘤及蔓状血管瘤。Mulliken依据血管内皮细胞特征，将其分为两大类，即血管瘤和血管畸形，前者是以血管内皮细胞活跃增殖为特征的胚胎性良性肿瘤，包括草莓状血管瘤、海绵状血管瘤和混合性血管瘤，多可在儿童期自然凋亡消退；后者是毛细血管、小动脉、小静脉的异常扩张，无血管内皮细胞异常增生，多不能自然消退，传统的蔓状血管瘤和小部分海绵状血管瘤属于此类，两者可单独发生或并存。①毛细血管瘤（capillary hemangioma）又称草莓状血管瘤，由增生活跃的毛细血管网构成，主要发生于真皮的浅层，肿物扁平或略高出皮肤，边界清晰，病处皮色鲜红或暗红，多见于头面部和颈部，少数发生于躯干和四肢。多在出生时或出生后3个月内被发现，初期增长较快，随身体发育而增大，约1年后肿瘤增长静止并缓慢变小，其中约50%可在5年后消失，消退率为75%～98%。皮肤毛细血管瘤多不需要超声检查。②海绵状血管瘤（cavernous hemangioma）是由众多大小不一，充满血液的腔隙和血窦构成，腔壁上衬覆单层内皮细胞，腔隙间有纤维组织或平滑肌纤维分隔成海绵状，边界多不清，呈潜袭性生长，质地柔软，有压缩性。其可发生于身体的任何部位，70%发生于头颈及面部，其他也可发生于四肢和躯干。除多发生于表浅的皮肤和皮下外，单发局限性深部血管瘤，多发生在肌肉间（约占

70%），或手足的腱膜、肌肉和肌腱之间，但发生在肌肉内者少见，仅占血管瘤总数的0.3%。多在儿童到青春期发病就诊（很少在出生时发病）。单发扩展型的血管瘤，形体较大，可较广泛扩展到肌肉和其他组织。前面的两种血管瘤均可伴有动静脉畸形（AV malformation）。海绵状血管瘤和毛细血管瘤同时存在时，称混合性血管瘤。③静脉型血管瘤（venous hemangioma），又称丛状血管瘤，是由大小不等的厚壁静脉血管构成。常伴有机化和钙化血栓形成，并可兼有毛细血管-静脉畸形（capillary-venous malformation，CVM）。可发生于四肢和躯干深部软组织。静脉型血管瘤与手足多发性内生软骨瘤同时存在，称马富奇综合征（Maffucci syndrome）。除皮肤、皮下外，还侵犯邻近的筋膜、肌肉、神经血管束甚至骨和关节。④蔓状血管瘤（racemose hemangioma），属于血管畸形，由畸形发育扩张的毛细血管和小动静脉构成，多在出生后发现，瘤体常在儿童到青春期达最大，并较广泛向深部扩展，伴有动-静脉间交通（瘘）者可导致肢体粗大变形，皮温升高，局部可触到血管搏动和震颤。

声像图表现：肿瘤只由毛细血管组成者，一般呈较均匀高回声，边界较清楚，肿瘤大小不等，形态不一，呈团块状、分叶状或不规则形。海绵状血管瘤（图34-13-18～图34-13-22），则呈混合性回声，高回声中伴有低回声，或夹杂有匍行无回声管腔（扩张的血管），随肿瘤增大，管状无回声增多增宽。肿瘤形体在探头加压时，由于扩张血管内血液被压流向中心端而变小（可压缩性），放开后又回复。CDFI和PDI可见不同程度血流信号。有的由于血管瘤内的血流速度极低，故在静止状态下可无明显血流信号，但可在探头压放操作时出现。发生于肌肉内者，肌肉肿大，正常肌肉纹理紊乱，瘤体以低回声为主，内含不规则纡曲管状无回声，或呈蜂窝状，肌

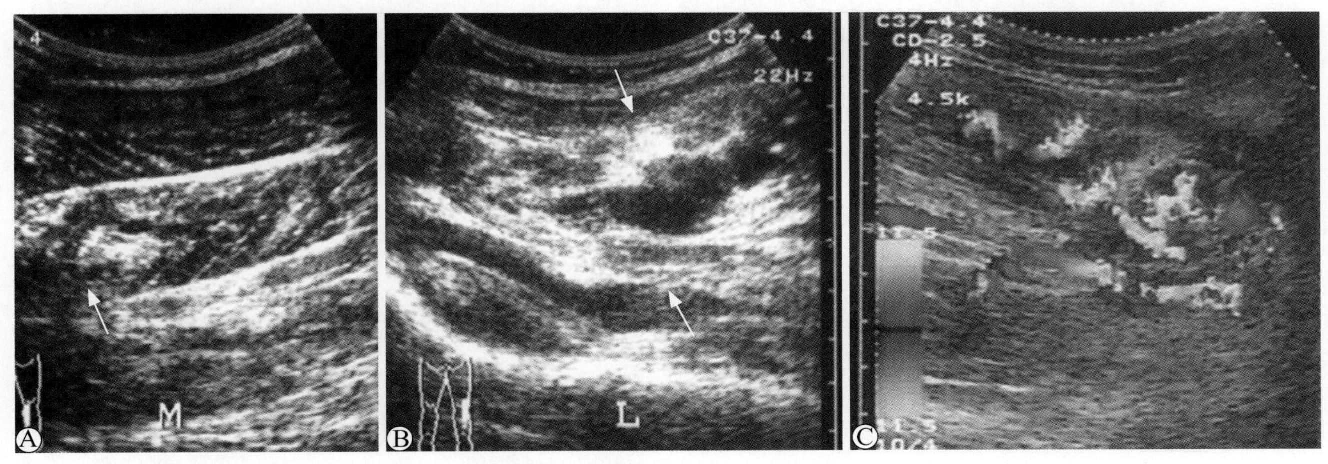

图34-13-18　肌肉间海绵状血管瘤声像图

A、B.箭头示血管瘤；C.CDFI血流图，瘤体内显示丰富血流信号

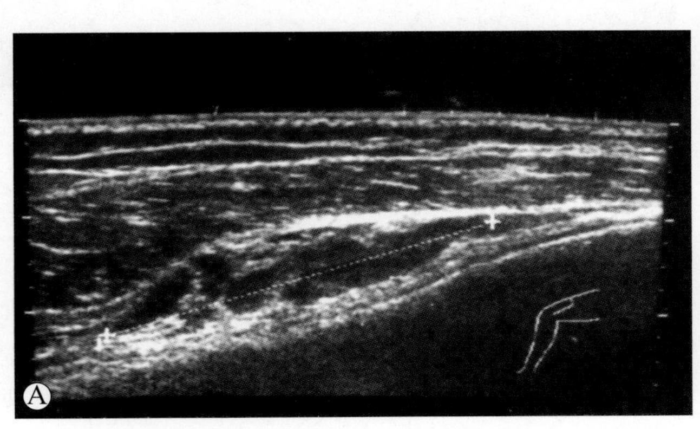

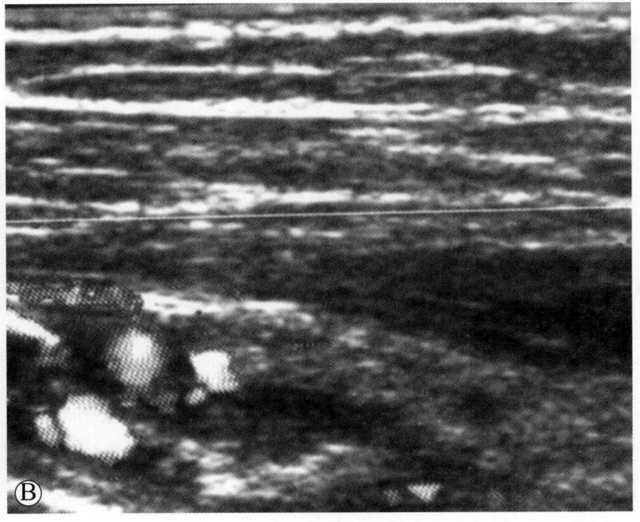

图34-13-19　股直肌内海绵状血管瘤声像图

患者，女性，14岁。A.二维图；B.CDFI血流图

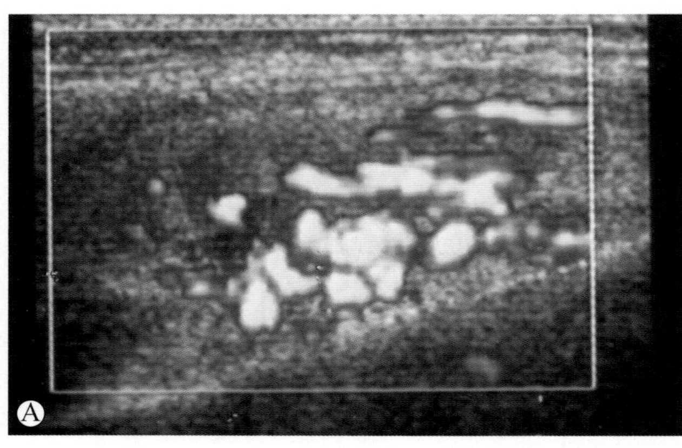

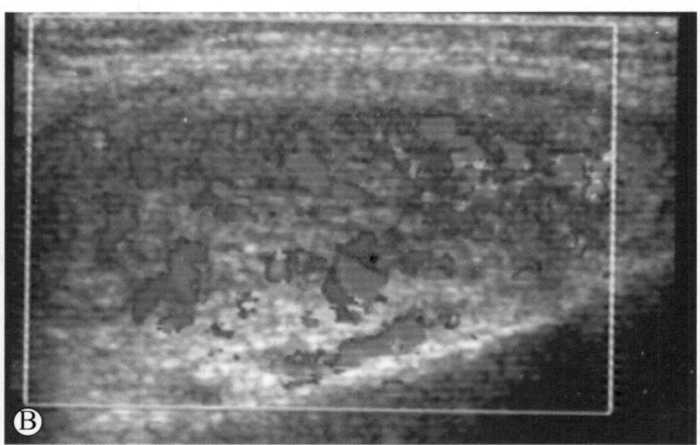

图34-13-20 咬肌内血管瘤声像图

A.肌肉松弛时血流丰富；B.肌肉收缩时（咬合）血流减少

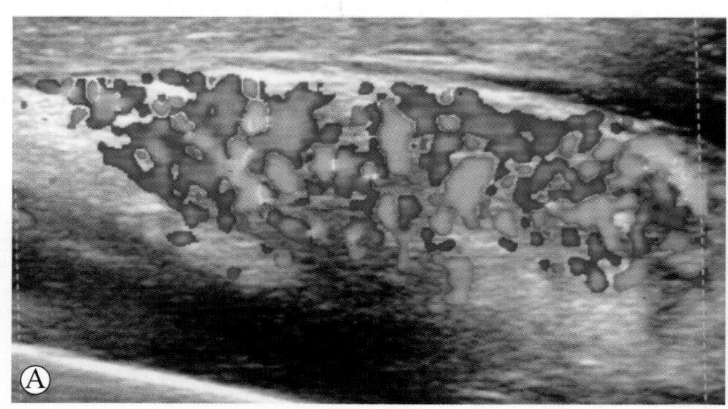

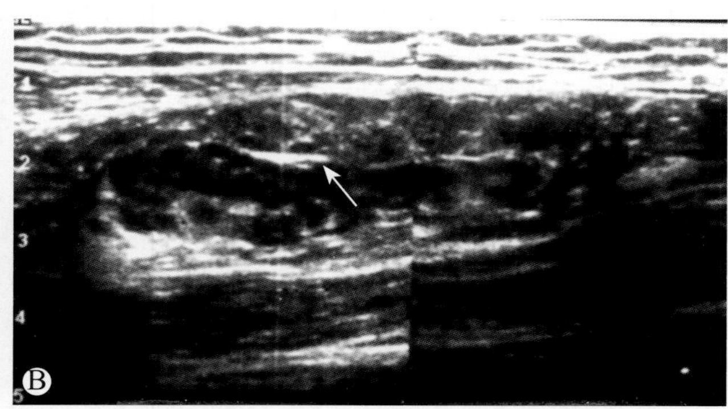

图34-13-21 静脉型血管瘤声像图

A.CDFI血流图；B.静脉型血管瘤二维图。箭头示血栓形成

肉舒展时血流较多，肌肉收缩时明显减少或消失（图34-13-20）；合并动静脉畸形（小动静脉瘘）时，多表现为边界不清的混合性回声，肿瘤内血流则极为丰富，其中可有直径较大的血管和扩张的血窦，呈纡曲管状回声，相互交通，仔细探测可找到与之相连的动脉支（不止一支）呈搏动性高速动脉或动静脉瘘血流信号，PWD显示单向或双向搏动性流速曲线。静脉型血管瘤常与静脉畸形（venous malformations）并存，与周围组织对比，瘤体的血管腔大多数呈低或无回声，有的呈较大的囊状，少数可呈不均匀高回声或等回声，血管与血管间呈网状高回声；表浅的病灶具有压缩性。管状结构内可显示无搏动低速血流信号，少数（约10%）可无血流信号。肿瘤血管内机化和钙化血栓或静脉石呈斑点状或团块状高回声或强回声，有的伴有声影（图34-13-21A），合并血管畸形则血流丰富（图34-13-21B）。有皮肤草莓状色斑的血管瘤，同时伴有浅静脉扩张和软组织肥大者称Klippel-Trenaunay综合征。滑膜血管瘤罕见，几乎总是累及膝关节，特别是髌上窝，无特异性超声表现，体积小的甚难诊断。只有发生原因不明的血性节积液时，才能想到此病的可能，仔细探测在关节内或关节旁，可以发现实质性息肉状肿物，带蒂或呈弥漫性生长，当同时有皮肤表浅血管瘤和静脉网存在时才能初步确定诊断。

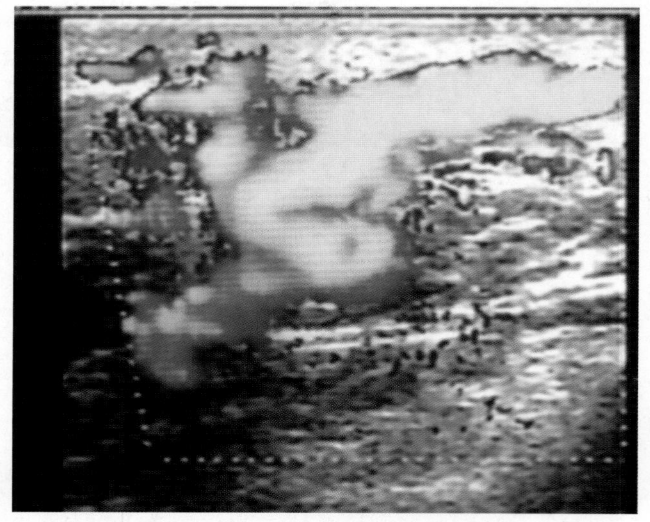

图34-13-22 血管畸形（蔓状血管瘤）声像图

十、淋巴管瘤

淋巴管瘤（lymphangioma）主要分为囊状淋巴管瘤（lymphocele）[又称水囊瘤（cystic hygroma）]和海绵状淋巴管瘤。囊状淋巴管瘤好发于头颈部和腋窝（两者占95%），特别是颈后三角区（占75%）、胸锁乳突肌后面和锁骨上区，部分可向锁骨后扩展甚至进入胸腔或

前纵隔，也可发生于腹股沟和腹膜后间隙。海绵状淋巴管瘤多见于上肢、颈部、腋窝、面颊、口腔、唇、舌、臀，也可发生于纵隔、腹膜后和盆腔，偶尔发生于大腿上部。淋巴管瘤是婴幼儿多见的良性肿瘤。在出生时即发现者占65%，1岁以前发现者占80%，2岁以后发现者占90%，很少始发于成人。有的淋巴管瘤可兼有动静脉畸形（AVM），称淋巴血管瘤。声像图表现（图34-13-23）：囊状淋巴管瘤呈椭圆形、扁平形或不规则形，囊性，内有薄的间隔，呈互不交通多囊腔。混有海绵状淋巴管瘤组织成分者可出现囊、实混合性回声。肿瘤质地柔软，探头加压易变形，囊腔穿刺抽出澄清无色液体。CDFI：肿物内无血流信号。偶尔因感染或出血突然增大，肿块可呈较高回声或在无回声区内有漂动的细密点状回声。海绵状淋巴管瘤声像图表现：呈大小不等多发性“葡萄”状囊腔。CDFI和PDI：无血流信号。伴有动静脉畸形的淋巴管瘤，可见动静脉血管结构及其血流信号。发生于头颈部的囊状淋巴管瘤应与甲状舌囊肿、舌下囊肿、鳃裂囊肿、异位胸腺囊肿等鉴别。

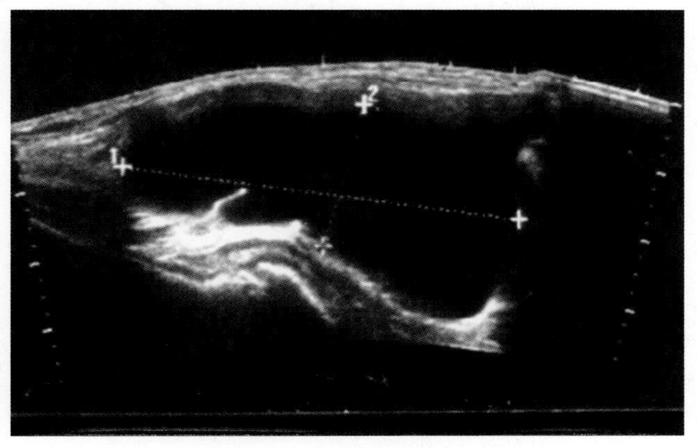

图34-13-23　囊状淋巴管瘤声像图

十一、血管球瘤

血管球瘤（glomus tumor）是起源于小动静脉间直接吻合处血管球的疼痛性良性肿瘤，并不罕见，占软组织肿瘤1%～5%。病因不明，可能与外伤有关。病理分型：黏液型（Ⅰ型）在黏液样基质内，以含有散在岛状血管球细胞为特点；实质型（Ⅱ型）团块状血管球有变形的平滑肌细胞、类上皮细胞，少量血管和结缔组织等成分构成，是临床最常见的一种；血管瘤型（Ⅲ型）除血管球还含有丰富的海绵状血管腔隙，以上分型可能代表肿瘤的不同发展阶段，好发于20～40岁，女性多。多单发，有完整纤维组织包膜，质地软硬不一。肿瘤直径较小，一般为数毫米（多为2～6mm），偶可＞1cm。60%以上发生于手指末端甲床下（因为指甲下血管球体数量多）。其也可发生于指甲床外其他部位如手指、手掌、腕部、前臂、膝、腋、肘、足底、腹股沟、会阴等部位，可存在于皮下组织、筋膜、肌腱、韧带、肌肉、关节囊、关节脂肪垫、骨膜。发生于骨内者罕见。也偶见报道发生于胃壁、肾、子宫、阴道、阴茎等内脏器官者。因为血管球壁含有无髓鞘感觉神经纤维及交感神经纤维（P反应神经纤维），所以有局部间歇性或持续性自发剧烈疼痛（刺痛或灼痛）及压痛，可因轻微点压、摩擦、温度变化（特别是遇冷）及外伤而诱发或加重，故又称“血管神经瘤”。因肿瘤病灶体积较小、位置隐匿，一般触不到肿物。有的甲床下的肿瘤可透过指甲显示蓝色斑点。

声像图表现（图34-13-24）：最好用10MHz以上小口径高频探头，在指（趾）或其他有症状部位容易找到肿

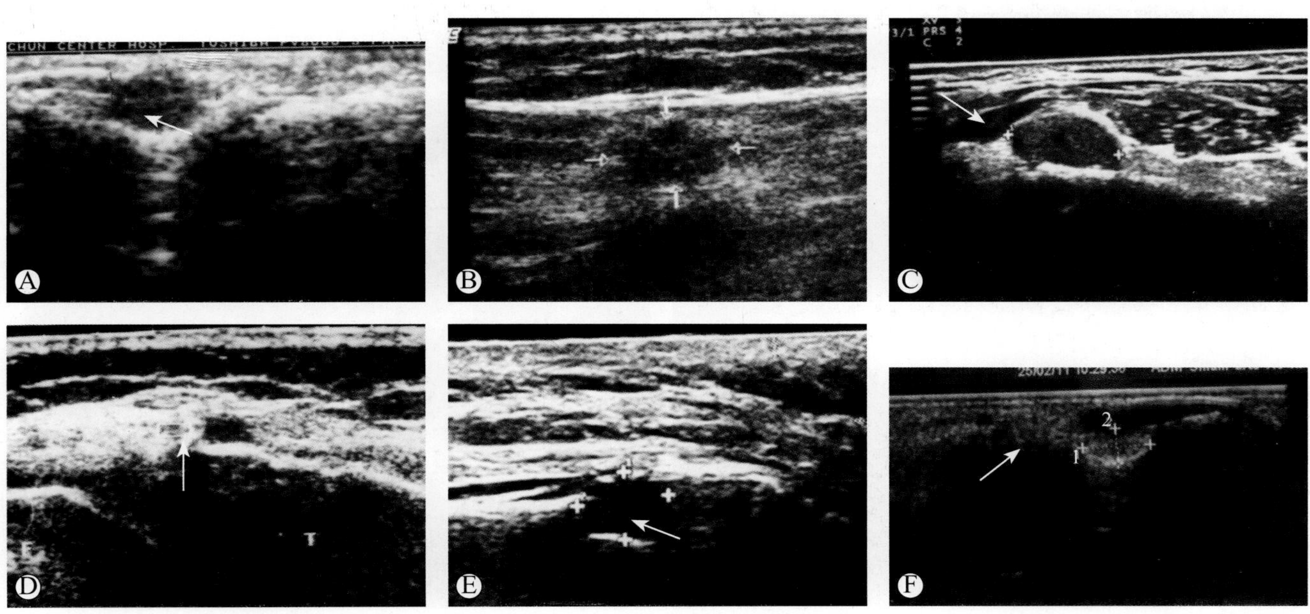

图34-13-24　血管球瘤声像图

A.指端甲下；B.胫前肌内；C.筋膜内；D.膝关节内侧副韧带内；E.股骨内侧髁骨膜下，骨皮质被侵蚀缺损；F.足底。箭头示血管球瘤

瘤，手指肿物多位于甲床与指骨之间，呈均匀实质性低回声，通常为圆形或椭圆形，边界清楚，多有包膜，直径通常为数毫米（＜1cm），探头加压有剧痛。如含有较多海绵状血管结构（glomangioma），CDFI和PDI：肿瘤内有丰富血流信号，呈彩球状或火球状。PWD：通常呈高速低阻血流曲线。邻近指骨或其他骨的较大骨旁血管球瘤，可侵蚀其下方的骨皮质，出现局限性凹陷、缺损（图34-13-24E）。超声诊断有重要价值，虽不能准确定性，但可准确定位和判定肿瘤大小。本病应与表皮样囊肿、外源性肉芽肿等鉴别，两者瘤体较大，均无明显疼痛和疼痛发作史。

十二、平滑肌肉瘤

平滑肌肉瘤（leiomyosarcoma）起源于血管壁的平滑肌，多见于内脏（如胃、肠）；发生于四肢软组织者少见，占软组织肉瘤5%～10%，表浅者多局限于皮下，常发生于腕、踝部，其中真皮型瘤体较小，直径一般不超过2cm；皮下型瘤体较大。仅少数发生于四肢深部，多见于下肢特别是大腿，均在深部的筋膜和肌肉间生长，也可发生于腹膜后。该瘤可发生在任何年龄，50～70岁多见。中年女性多见。瘤体质地较软，富含血管，可发生黏液性变、出血、坏死。最常见的症状为出现疼痛性肿块，位于深部者侵犯压迫静脉可引起肢体水肿，可有体重下降。声像图表现（图34-13-25）：肿瘤大小不一，常呈圆形均匀或不均匀低回声，边界较清晰，但无包膜，肿瘤内有丰富血流信号。

十三、弹性纤维瘤

弹性纤维瘤（elastofibroma）是临床罕见的软组织良性肿瘤样病变，由致密的胶原纤维和粗大弹性纤维构成，细胞成分较少。仅有散在成熟纤维细胞。学界普遍认为此瘤并非真性肿瘤，而是一种增生性瘤样病变。因最常在胸背部，又称背部弹性纤维瘤（elastofibroma dorsi）。绝大多数发生在肩胛下角区与胸壁之间，深达背阔肌、前锯肌和菱形肌的深部，并与骨性胸壁紧密相连，其他部位少见，偶有报道发生于前胸壁、腋窝、前臂、坐骨结节、股骨大转子和尺骨鹰嘴下部者。肿瘤大小不等，最大直径可达10cm。几乎均发生于老年人，发病高峰年龄为50～70岁，40岁以下者少见。文献报道最大年龄为98岁，多见于女性和从事繁重的手工劳动者，多单侧发生，也可同时或相继双侧发生。Nagamine 报道32%有家族史。肿瘤生长缓慢，多偶然发现局部肿物就诊。声像图表现：肿瘤显示为扁圆或扁丘形，无包膜，边缘多不清晰，内部回声不均，显示高低回声相间（高回声部分为脂肪组织），部分高低回声呈条索状，略与皮肤平行相间排列，肿瘤深面可与肋骨骨膜和筋膜粘连，探头加压不变形。CDFI显示瘤内无明显血流信号。

十四、黏液瘤

黏液瘤（myxoma）是不常见的良性肿瘤，罕见，通常发生于肌肉内、关节旁的皮下脂肪、关节囊、肌腱等软组织内，由丰富的黏液样基质和少量梭形细胞构成。年龄多＞40岁，女性多发。肌肉内黏液瘤多发生于肢体较大的肌肉内，关节旁黏液瘤84%～88%发生于膝关节，亦可见于肩、肘、髋、足踝及腕部。多单发，也可多发，大小不等，无包膜，生长缓慢，病程较长。以出现逐渐增大的肿块，有时可有局部疼痛为主要临床表现。预后良好，切除后不复发。

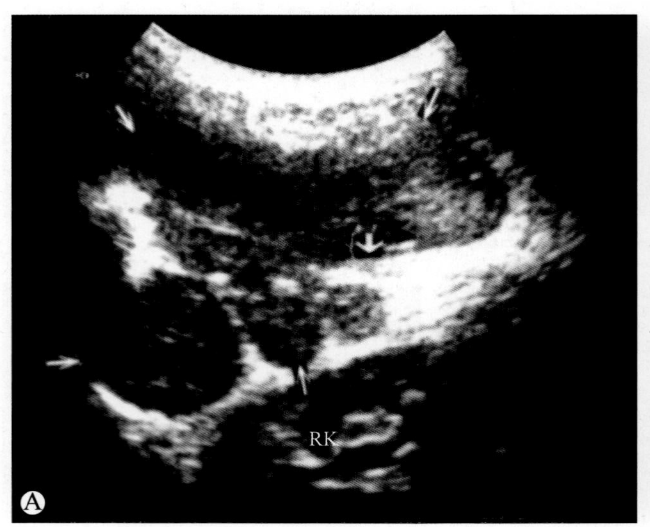

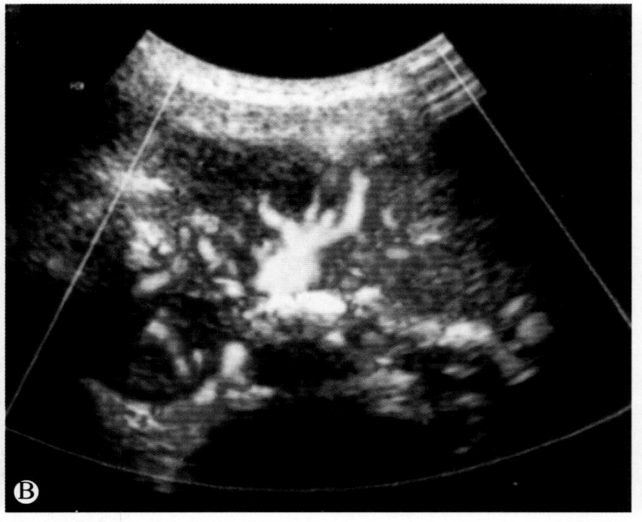

图34-13-25　平滑肌肉瘤声像图
A.二维图；B.CDFI血流图。RK.右肾

声像图表现（图34-13-26）：肿瘤呈圆形或椭圆形，体积较大时可呈不规则形，因肿瘤内黏液样基质富含水分，肿瘤内呈低或近似无回声，回声均匀或轻度不均匀，边缘较清晰，65%～89%在瘤的两端，可见特征性脂肪边缘，呈较高回声，有“脂肪帽”或“亮帽征”（bright cup signs），另外有70%以上肿瘤周围的肌肉回声减低（因水肿）。肿瘤柔软，探头加压可轻度变形。关节旁的黏液瘤除上述表现外，常可见部分毗邻的皮下脂肪组织，被包裹在瘤体内呈高回声。CDFI显示瘤内一般无异常血流信号，较大肿瘤可见邻近血管受压移位。本病应与腱鞘囊肿、神经鞘瘤、黏液型脂肪肉瘤、恶性纤维组织细胞瘤等鉴别。多发性同时合并邻近骨纤维结构不良者，称为Mazabraud综合征。

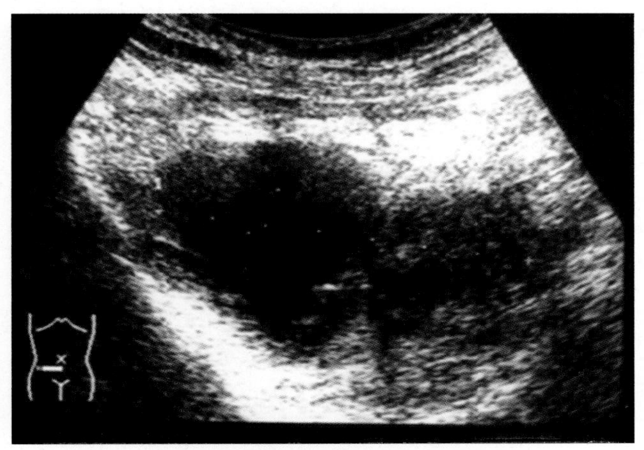

图34-13-26 肌肉内黏液瘤声像图

十五、恶性黑色素瘤

恶性黑色素瘤（malignant melanoma/clear cell sarcoma）：原发于皮肤之外的恶性黑色素瘤少见，据上海的资料，该瘤占全部恶性肿瘤的1%～2%。约占软组织肉瘤1%，好发于四肢远端，如足踝、足底、手和肘膝，偶见于头、颈和躯干。其可发生于韧带、肌腱、筋膜和腱膜周围，可见于任何年龄，但更多见于20～40岁，女性偏多。肿瘤多呈结节状，大小为2～12cm，质硬韧，有的因外伤皮肤破溃形成经久不愈溃疡，早期肿瘤体积较小，生长缓慢，可达数年，无特异性症状，常因对该肿瘤缺乏认知，被诊断为其他肿瘤，多因治疗不当，发生局部扩散和转移，手术后易复发，预后不良。

声像图表现（图34-13-27）：无特异性。瘤体可显示为不均匀低回声，或不规则高低混合性回声，边缘较清晰，但无包膜，主病灶周围可发生卫星结节，CDFI显示瘤体内血流不多。局部转移可见区域淋巴结肿大。本病需要与腱鞘巨细胞瘤、滑膜肉瘤、深部纤维瘤和色素沉着绒毛结节性滑膜炎等鉴别。准确定性诊断靠病理学检查。超声对该肿瘤的诊断价值还在于精准确定肿瘤的厚度和边缘，为手术切除范围提供参考，表浅的肿瘤，厚度＜1.0mm，切缘须距瘤体缘1.0cm；厚度1～4mm，切缘须距瘤体缘2.0cm；厚度＞4mm，切缘须距瘤体缘3～5cm。

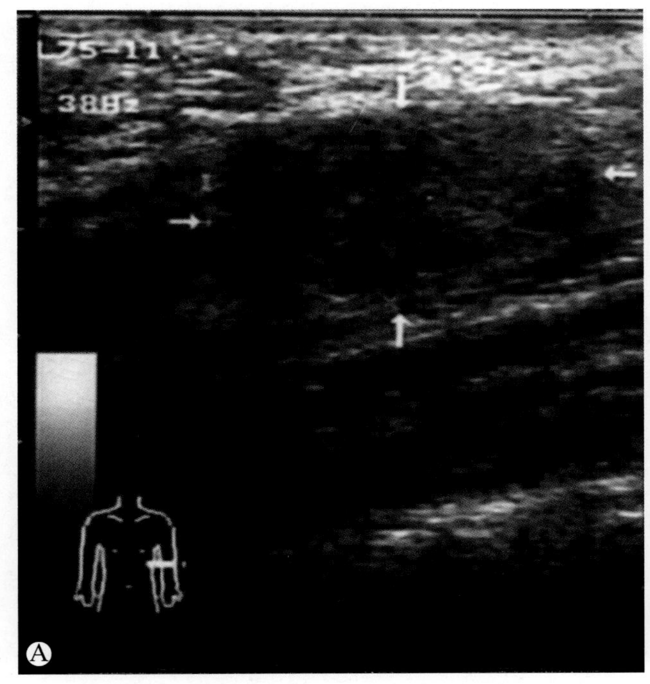

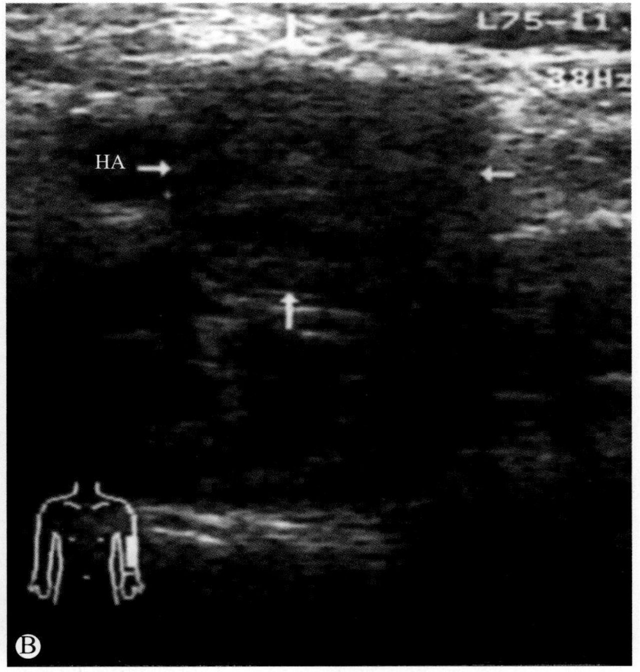

图34-13-27 黑色素瘤声像图

患者，男性，28岁，黑色素瘤累及肱二头肌腱膜。A.纵切面；B.横切面。HA.肱动脉

十六、骶尾部畸胎瘤

骶尾部畸胎瘤（sacrococcygeal teratoma）是新生儿最常见的肿瘤之一，畸胎瘤一般含有3个胚层组织，包括皮肤、牙齿或神经组织（源自外胚层）；结缔组织、血管（源自中胚层）；呼吸道和消化道上皮（源自内胚层）。大部分为良性，且多为囊性或囊实性，囊性常呈多房性，囊内容为透明液体或皮脂样物质。肿瘤几乎全部发生于骶骨前盆腔内；或大部分凸出于骶尾外，仅少部分位于盆腔内骶骨前；或全部位于盆腔外，有的经盆腔扩展至腹腔。肿瘤早期体积较小，无明显症状，随着瘤体逐渐增大，向前扩展压迫直肠、子宫、阴道、输尿管和膀胱，可出现不同的症状。该肿瘤多见于女性，为男性的4倍。

声像图表现（图34-14-28）：肿瘤位于骶（尾）骨前，多显示为圆形或椭圆形，囊性或囊实性，少数为实质性。边缘清晰，多有包膜，囊内呈液-液分层平面回声；或显示为均匀细密点状高回声，压放探头试验显示液体部分出现浮动或翻动现象，有的囊液中含有毛发团（常与脂质样物混合）、软骨和牙齿等，呈斑（团）块状高或强回声伴声影。囊实性畸胎瘤的囊性和实质性混杂分布，附着囊壁的部分呈结节状或团块状隆起，多为均匀或不均匀高回声，并有数量不等的血流信号。恶性畸胎瘤多显示以实质性为主，回声不规则，有丰富血流信号。较大的肿瘤可侵蚀破坏后方的骶骨；前方的器官如直肠、子宫、阴道和膀胱被压移位和变形。经阴道或直肠腔内探测，使全面观察和判断肿瘤与周围关系更容易。此瘤应与骶前脊膜膨出、脊索瘤、尾肠囊肿、性腺外卵黄囊瘤及骶髂关节结核产生的骶前脓肿等鉴别，在女性特别应与卵巢畸胎瘤区别。

【注】 尾肠囊肿（tailgut cyst）

本病罕见，是先天性尾肠遗留物发育而来，发生于骶骨前直肠后间隙，多见于中年女性，临床表现多样，取决于发生的部位和大小，发生包括直肠、尿道和阴道受压症状。超声显示为囊性。

十七、软组织转移瘤

软组织转移瘤较少见，肌肉内转移者尤为少见，在尸检中不到1%。其可源于恶性黑色素瘤、恶性淋巴瘤、肺癌、乳腺癌、结肠癌、前列腺癌、白血病、宫颈癌及肾上腺癌等。

声像图表现：转移瘤病灶可发生于皮下或肌肉内，呈圆形或椭圆形，边界清楚，但不光滑，内部回声多呈低回声，较均匀或不均匀。肿瘤后部回声不减弱或轻度增强（见图34-6-23）。来自乳腺癌者常为多灶性。合并坏死或有分泌功能的腺癌，肿瘤内可出现无回声区或呈囊性。

临床诊断价值：超声与MRI一直是软组织肿瘤的最重要的影像学检查方法，两者可互补。超声对证实肿瘤的存在及判定肿瘤囊实性是敏感可靠的，可较准确提供所在的解剖部位、解剖组织来源、大小和形态，与邻近血管、神经、关节和肌腱的关系，以及内部血流等信息。对于实质性肿瘤定性的判定，因其大体组织结构相近似，每种肿瘤的超声表现缺乏特异性，不能做出准确组织学诊断和不能准确判定良、恶性。但根据声像图的诸多表现，如肿瘤发生的部位、形态、尺寸、边界及内部回声、压缩性、有无供养血管及血流类型、有无钙化等信息，再结合病史、临床表现、生长速度、好发部位、好发年龄段等情况，可以帮助缩小鉴别的范围。超声引导下穿刺，可以准确对穿刺针定位，判定进针深度，避开重要神经、血管和选择最佳取样部位有重要价值。此外，在判断肿瘤与周围组织器官的解剖关系，有无邻近大血管、神经侵犯，以及有无内脏和淋巴转移，监测肿瘤复发等方面具有优势，简单易行。欲判定确切的骨侵犯情况，

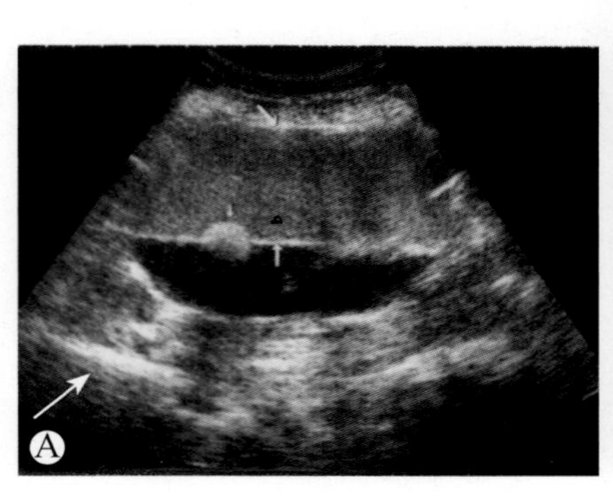

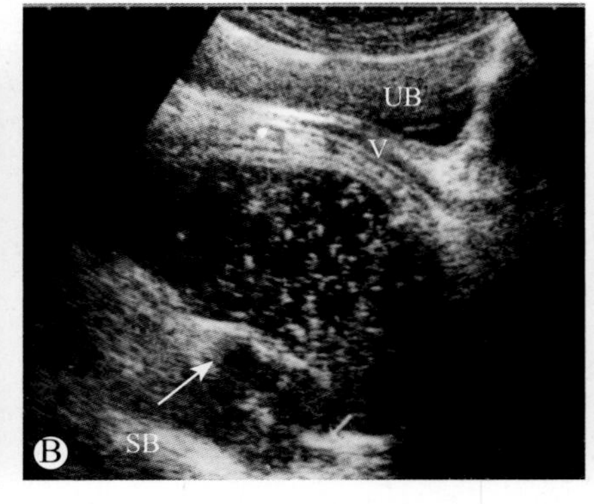

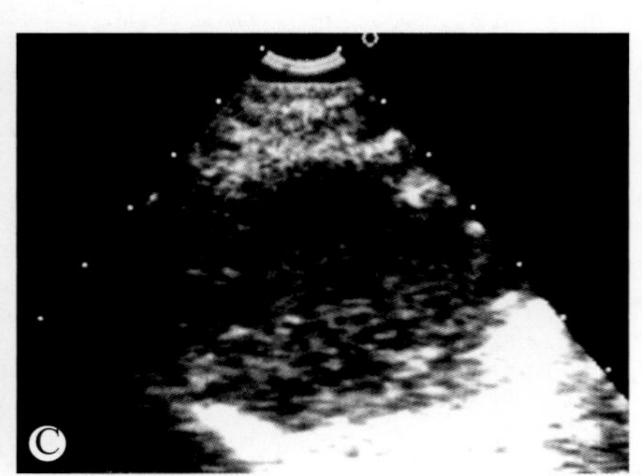

图34-13-28 骶尾部畸胎瘤声像图

A.患者，女性，35岁，肿瘤位于骶前；B.患者，女性，49岁，肿瘤位于骶尾前。箭头示骶骨前缘破坏缺损。V.阴道；UB.膀胱；SB.骶骨。C.女孩，出生后13个月，肿瘤位于骶尾前

应该借助X线检查和CT。有些肿瘤根据超声表现可判定为良性，如血管瘤、表浅脂瘤、血管球瘤、囊性淋巴管瘤、典型的神经鞘瘤等。但大多数实质性肿瘤，特别是深部的肿瘤，良、恶性判定并不容易。在术前对恶性肿瘤分级，MRI检查较超声更准确有效。恶性软组织肿瘤的共同超声特点：体积较大，位置多深在，生长快，边界回声不清，典型的肉瘤呈不均匀低回声，常继发坏死，偶尔可见卫星病灶，肿瘤内有新生血管形成等。这些有助于与非肉瘤的鉴别。但最后确诊仍需靠穿刺活检病理学检查。

第十四节 骨肿瘤和瘤样病变

骨肿瘤和瘤样病变来源于不同组织。能被超声所显示并能提供诊断信息的可有以下几种：①从骨皮质表面向外生长的肿瘤，如骨软骨瘤、骨瘤、外生软骨瘤及皮质旁骨肉瘤；②骨被溶解破坏，一侧或双侧骨皮质变薄或消失的骨内实质性肿瘤，如巨细胞瘤、非骨化性纤维瘤、内生软骨瘤、软骨黏液纤维瘤及转移瘤；③骨的囊性病变如孤立性骨囊肿、动脉瘤样骨囊肿；④骨质溶解破坏并穿破骨皮质，在软组织内形成肿块的恶性肿瘤，如骨肉瘤、软骨肉瘤、纤维肉瘤、滑膜肉瘤及脊索瘤等。出现肿块和疼痛是骨肿瘤的主要临床症状。表浅部位的良性肿瘤如骨软骨瘤的肿块，易被早期发现；位于骨内的肿瘤，早期无肿块，随着骨内肿瘤生长，骨质膨胀变形，肿瘤部位出现肿胀；肿瘤穿破骨皮质，在软组织内形成大小不等的肿块时，更容易被触及。骨肿瘤的肿块，质地均较坚硬。良性肿瘤皮肤表面正常；巨大恶性肿瘤可致皮肤表面紧张发亮，皮温升高，皮下静脉怒张。疼痛是另一主要症状，或仅有轻微疼痛；或有剧烈的局部疼痛、放射痛和一侧肢体传导痛，常需服镇痛药。良性肿瘤疼痛较轻，恶性的较重，并且进行性加重。恶性肿瘤可引起乏力、消瘦、贫血、发热等全身症状。溶骨型骨肿瘤可因轻微外伤发生病理性骨折。转移性者大部分有原发癌症状。实验室检查，在良性肿瘤和发展缓慢的低度恶性肿瘤，可无异常发现；发展快速的恶性肿瘤，可有贫血、红细胞沉降率增快；发展活跃时，血碱性磷酸酶增高；有广泛骨破坏的肿瘤，可暂时性血钙、血磷增高。骨髓瘤血浆球蛋白增多，尿本周蛋白阳性。

一、常见的骨肿瘤及瘤样病变声像图

（一）骨软骨瘤

骨软骨瘤（osteochondroma）是临床最常见的良性骨肿瘤之一，约占良性骨肿瘤的35%。肿瘤组织由纤维性软骨膜、透明软骨帽及成熟的骨松质性肿块（肿瘤主体）所构成。肿瘤好发于干骺端，以宽基底或细长柄自骨表面向骨外生长，无蒂肿瘤的皮质与受累骨皮质相连续。有单发及多发性两种，前者多见，后者两侧对称常引起骨骼发育异常。此病多发于青少年。主要发生于四肢长管状骨，其中以股骨远端和胫骨近端最多；其他依次为肱骨近端、桡骨和胫骨远端，扁骨主要见于肩胛骨和髂骨。生长缓慢，病期较长，常无症状或仅有无痛性肿块。当肿瘤较大压迫邻近血管、神经，或瘤骨继发骨折时，可出现相关症状和体征。

声像图表现（图34-14-1）：骨软骨瘤显示为边界明显的骨性隆起，从骨的干骺区突出于骨表面向外生长，肿瘤的基底部为正常骨组织，肿瘤主体为海绵状骨松质，回声强度及内部结构与其相连的正常骨相同。广基型的皮质光滑，与正常骨皮质相移行。有蒂及体积较大的骨软骨瘤，肿瘤基底部与正常骨皮质连续部常因出现侧后声影，而显示不清。肿瘤表面的透明软骨帽呈低或与肌肉相等的回声，其形态不一，边缘清楚，覆盖于肿瘤表面，其厚度与年龄有关，年龄越小，越厚，越光滑，一般成人＜2mm，儿童＜3mm（超过时应考虑恶变）。肿瘤可呈宽底半圆形、丘状、长柄蕈形。体积较大肿瘤，其表面常凹凸不平。有时肿瘤软骨帽与软组织之间偶发滑液囊并扩张显示为无回声，并使软骨帽回声更加明显。有时肿瘤压迫邻近血管，可见血管移位，血管壁损伤，血栓形成或产生假性动脉瘤，而出现相应的声像图和CDFI改变。肿瘤本身无血流显示。骨软骨瘤的诊断主要依靠X线检查，超声有助于排除其他相关疾病及判定对周围组织的影响。

（二）巨细胞瘤

巨细胞瘤（giant cell tumor，GCT）是相对常见的

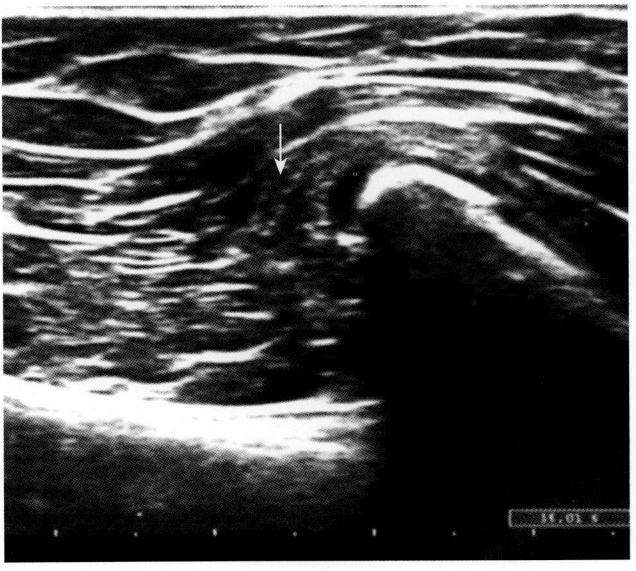

图34-14-1 骨软骨瘤（箭头）声像图

骨肿瘤，占原发良性骨肿瘤10%～15%。肿瘤组织由梭形、卵圆形单核基质细胞和多核巨细胞及破骨细胞构成。组织形态属于良性，但肿瘤的生长较为活跃，局部侵蚀破坏性较大，手术后易复发（可高达25%）。肿瘤组织质地松脆，常有出血、坏死和囊性变，易发生病理性骨折。有14%的GCT并发或继发动脉瘤样骨囊肿（Murphy，2001）。GCT病理学根据巨细胞数量和基质细胞分化程度分3级：Ⅰ级，多见，属良性；Ⅱ级，为交界性，生长活跃，发展较快，低度恶性易复发；Ⅲ级，为恶性（中华医学会骨肿瘤分类）。GCT发生的高峰年龄为30～40岁，仅1%～3%发生于12岁以下未成人。其好发于长骨骨骺和干骺端，50%～65%发生于膝部的股骨远端和胫骨近端，下肢3倍于上肢，发生于脊柱者，国内报道占全部GCT的4%～8%，以骶椎最为常见。

声像图表现（图34-14-2）：肿瘤50%～65%发生于膝部，最常见于股骨远端和胫骨近端，其次为桡骨的远端、骶骨、股骨及肱骨近端，下肢3倍于上肢。肿瘤在骨端多呈偏心性生长，溶解破坏骨骺端骨松质，局部呈膨胀性肿大，轻度变形，肿瘤区多呈较均匀低回声，肿瘤坏死、出血区为不规则无回声，有时可见液平面回声。接近肿瘤一侧的骨皮质明显变薄，有时薄如蛋壳；肿瘤与正常骨质间界线清楚，多较光整，有时可见凹凸不平的残留骨嵴回声，如无病理性骨折，骨外形保持完整。肿瘤的透声性良好，肿瘤后部回声不减弱或略增强。发生病理性骨折时，可见骨皮质回声中断及轴线错位变形，或者骨折端相嵌插，此时常于骨折端处出现不规则的斑点状强回声，局部骨膜可有反应性增厚。除非发生恶变，否则邻近的关节软骨不受影响。CDFI：Ⅰ级偶见少许点状血流信号，Ⅱ、Ⅲ级及复发恶变者，其周边可见较丰富的血流信号。本病应与孤立性骨囊肿、动脉瘤样骨囊肿、非骨化性纤维瘤、软骨母细胞瘤及转移瘤等鉴别。

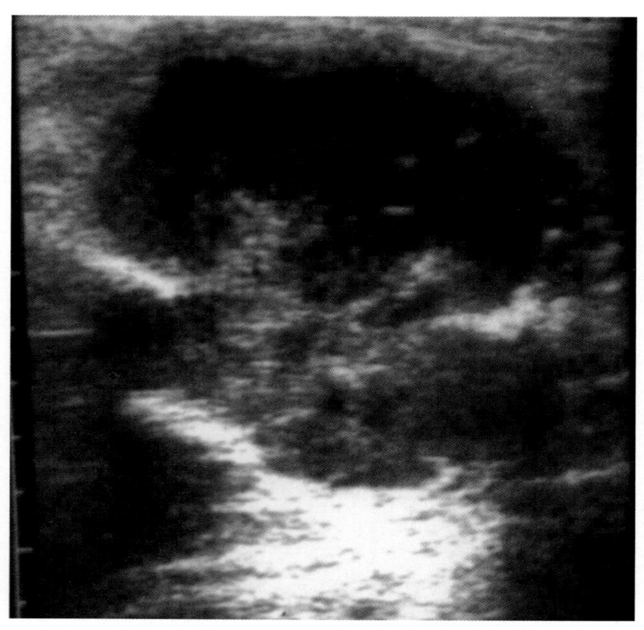

图34-14-2 骨巨细胞瘤声像图

（三）软骨瘤

软骨瘤（chondroma）是源于软骨的良性骨肿瘤，由分化好的软骨细胞和软骨基质构成，肿瘤内常发生黏液样变、钙化和骨化。在良性骨肿瘤中，发病率仅次于骨软骨瘤。其中以单发性内生软骨瘤（enchondroma）较常见；多发性及皮质旁软骨瘤少见。内生软骨瘤多发生于管状骨干骺端的中心部，好发于手、足部各小管状骨，也可见于四肢长骨如肱骨、股骨、胫骨、腓骨。肿瘤生长缓慢，病程较长。其可发生在任何年龄，高发年龄为20～40岁。多发性内生软骨瘤又称奥利尔病（Ollier disease），若同时合并软组织海绵状血管瘤或静脉畸形，称为马富奇综合征（Maffucci syndrome）。声像图表现：内生性软骨瘤在骨内呈膨胀性生长，使掌、指骨或趾、跖骨骨质被溶解破坏，呈梭形肿大，肿瘤内部多为较均匀低回声，发生钙化和骨化时，在肿瘤内部和周围可出现散在点状强回声；当肿瘤发生黏液变性或出血时，局部出现无回声区。肿瘤边缘回声较清晰，但不一定规则，肿瘤区的骨皮质膨胀变薄（特别在手的小骨）。肿瘤的后部一般无回声衰减。发生病理性骨折时，可见骨皮质回声中断和移位，骨折断端嵌插区回声增强。

（四）软骨黏液纤维瘤

软骨黏液纤维瘤（chondromyxoid fibroma）是一种很少见的良性骨肿瘤，占原发骨肿瘤＜1%，好发于青少年（10～30岁）；50～70岁为另一个发病高峰。男性稍多见。60%～70%发生于下肢胫骨、股骨和腓骨的干骺端，扁骨以髂骨多见。该肿瘤由互相交错的纤维软骨样组织、黏液基质、梭形细胞或星形细胞等多种成分构成，很少发生钙化。声像图表现：肿瘤在骨端偏心性生长，呈圆形、卵圆形，肿瘤内出现大小不等多房低回声病灶，中间可见网状高回声，肿瘤边缘清晰，病区骨皮质明显变薄或缺损，透声性良好，后部回声不减弱。CDFI和PDI可有较多血管信号。声像图表现与动脉瘤样骨囊肿相似，需注意两者的鉴别。

（五）骨肉瘤

骨肉瘤（osteosarcoma）又称成骨肉瘤（osteogenic sarcoma），是原发性恶性骨肿瘤中发病率最高（占第一位）、恶性程度最大的肿瘤。临床病程短，发展快。普通型中央性骨肉瘤好发生于青少年，发病高峰年龄为10～20岁，6岁以前和25岁以上少见，男性是女性的2倍。最常发生于四肢长骨，下肢多于上肢，80%位于膝关节周围，即股骨远端和胫骨近端，其次为肱骨、股骨近端和胫骨远端，其他部位较少见。骨肉瘤来源于间叶组织，肿瘤细胞具有形成骨质或肿瘤样类骨质能力，破坏骨质并刺激骨膜产生反应性增厚。初发于干骺端骨髓内产生溶骨破坏，继而破坏骨皮质快速向周围软组织生长，形成软组织肿块。在每个病例中溶骨区和成骨区的分布不尽相同。骨旁骨肉瘤起源于骨表面或骨膜，在骨皮质外生长，一般预后较好。声像图表现如下。

1.普通型中心性骨肉瘤　肿瘤区正常骨质和骨皮质被破坏，骨皮质回声连续性中断或出现较大的缺损。瘤区内部回声极不均匀，其中成骨区，肿瘤骨呈不规则斑块状强回声；溶骨区肿瘤组织呈均匀或不均匀低回声，两者在病灶区相间存在，参差不齐（图34-14-3～图34-14-5）。强回声与低回声区两者比例决定于肿瘤类型。若成骨占优势，肿瘤骨较多，声像图上则以强回声为主；如溶骨占优势，肿瘤回声则以低回声为主。通常情况下肿瘤的低回声区往往围绕高或强回声区，或者分布于肿瘤的周边部及骨膜下。肿瘤与正常骨组织的界线模糊不清。肿瘤的后部回声衰减较强，底面回声不易显示。衰减程度与肿瘤大小、形状、瘤骨成分多少及生长部位有关。肿瘤穿出骨皮质向骨外发展，在骨外形成的肿块，外侧边缘清晰，与骨相连的一侧边缘不清，常以肿瘤为中心，呈较强的放射条纹状或不规则强回声。骨膜被掀起并增厚是骨肉瘤常见而又具特征的声像图表现，增厚的骨膜在肿瘤边缘部，与正常骨干相连处常呈“三角形”，与X线的Codman三角相吻合。CDFI及PWD：在肿瘤边缘及软组织肿瘤内（腓坏死区），可见较粗大的异常肿瘤血管，分布密集，相互交通，血流极为丰富（图34-14-5）；PWD显示动脉、静脉流速曲线共存。有时可见来自骨缺损处的喷射状血流。邻近的较大血管受压移位或变窄。肿瘤内发生坏死和出血时，可出现大片无回声区，并使瘤区回声更不规则，无血流信号显示。

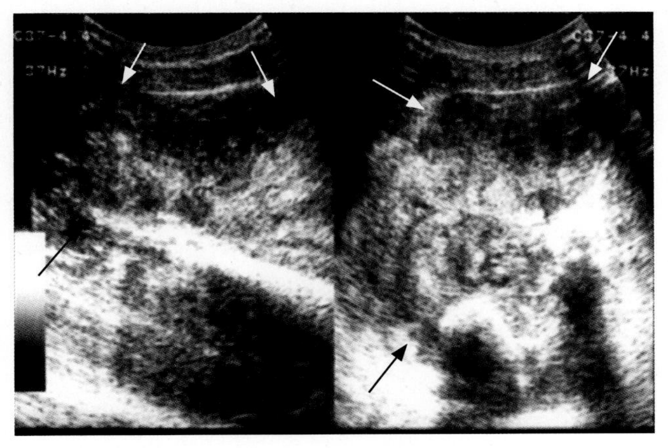

图34-14-3　骨肉瘤声像图（一）

胫骨上端，男性，19岁，左图为纵切面；右图为横切面，黑箭头示骨破坏处；白箭头示软组织肿块

2.骨旁性骨肉瘤　发生于骨皮质外的骨肉瘤，较少见占所有骨肉瘤4%～10%。肿瘤组织分化较好，恶性程度较低，生长较缓慢。其常见于20～50岁成年人，好发于长管状骨，70%发生于股骨远端后侧，其次为胫骨上端，其他见于肱骨、股骨上端、腓骨和前臂骨。肿瘤贴附于骨干骺区表面生长，突向软组织，与早期骨皮质间可有缝隙，骨皮质无改变；肿瘤较大可侵犯破坏邻近骨质。

声像图表现（图34-14-6）：肿瘤表面较光滑，肿瘤内呈不均匀高或强回声，肿瘤边缘回声较清晰且完整，肿瘤与相邻骨皮质间有明显界线，髓质无异常，但有时因肿瘤内部出现的声影掩盖而不易被显示。肿瘤的两端容易出现侧后声影。晚期40%～50%有骨皮质侵犯，可有放射状骨膜反应。诊断时应与骨化性肌炎等鉴别。

（六）软骨肉瘤

软骨肉瘤（chondrosarcoma）是由分化程度不同的肉瘤性成软骨细胞及软骨基质构成的肿瘤，并有向软骨分

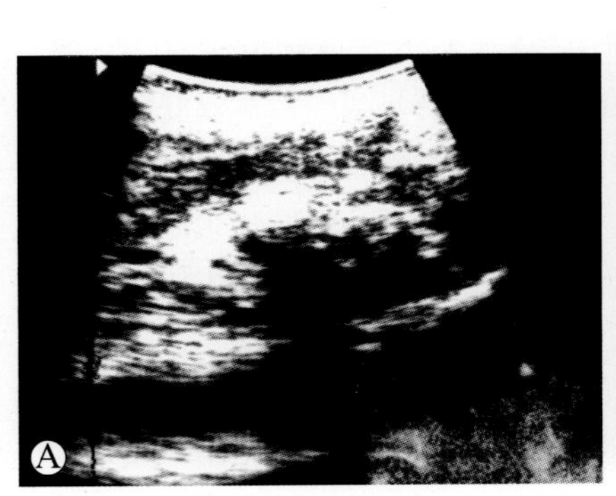

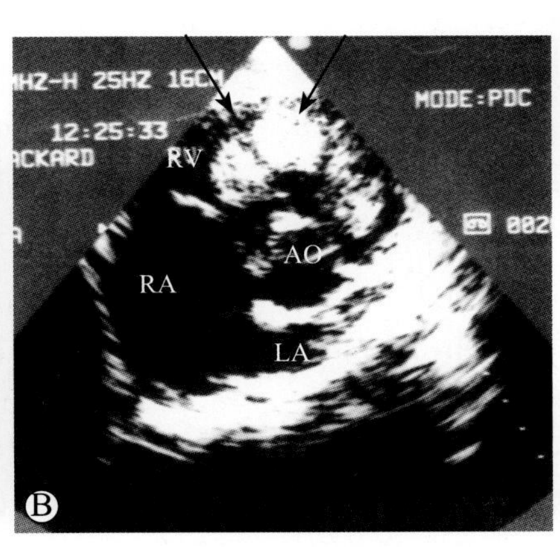

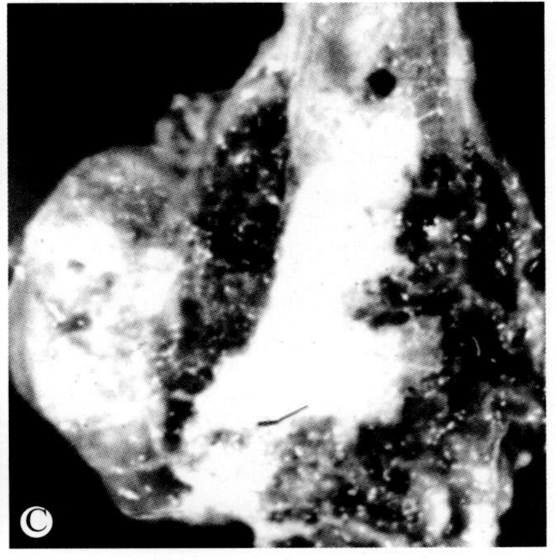

图34-14-4　骨肉瘤声像图（二）

胫骨上端，男性，14岁。A.骨肉瘤声像图（纵切面）；B.右心室转移（箭头）；C.骨肉瘤的病理标本。RA.右心房；RV.右心室；LA.左心房；AO.主动脉

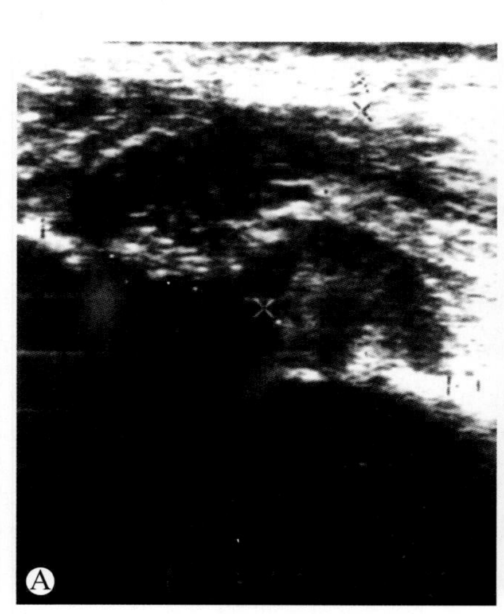
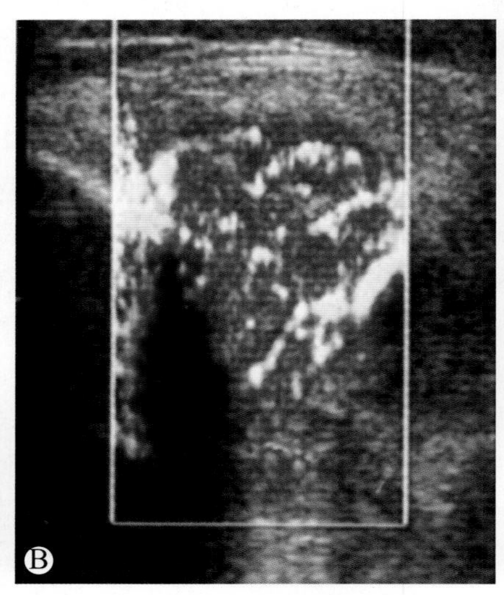
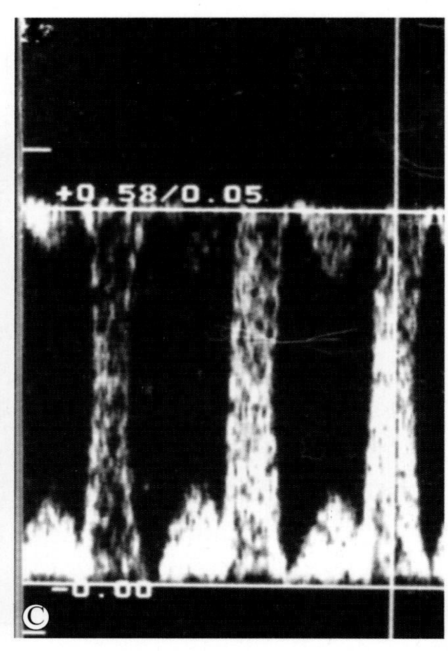

图34-14-5 骨肉瘤声像图（三）
胫骨上端，女性，16岁。A.二维声像图；B.CDFI血流图；C.频谱图示动脉血流

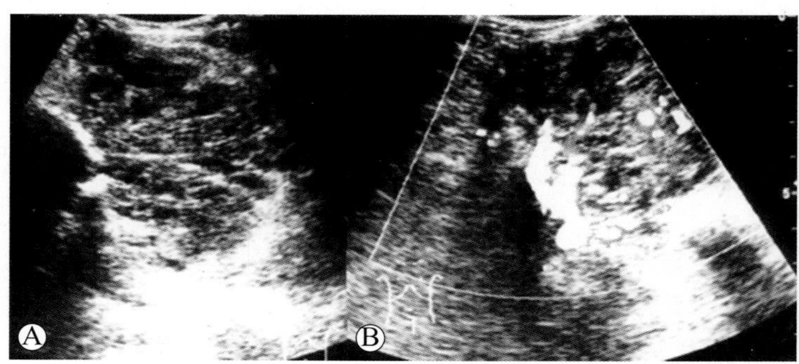
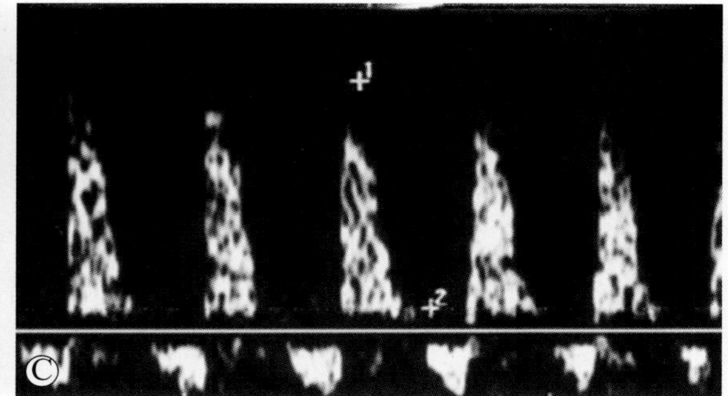

图34-14-6 髂骨软骨肉瘤声像图
A.二维图；B.CDFI血流图；C.频谱图

化的趋势。软骨肉瘤发生率仅次于骨肉瘤，占原发性恶性骨肿瘤的20%～27%，多见于40岁以上中老年人，平均年龄40～50岁，＜20岁少见。其分中央型和周围型。中央型多见，肿瘤发生于骨的软骨连接处或干骺端骨松质，发生部位以骨盆骨、肩胛骨、胫骨、肱骨近端及胸骨等多见，其他部位少见。肿瘤内易发生钙化和骨化。病程长短及发展快慢，决定于组织分化程度。

声像图表现：中央软骨肉瘤（图34-14-6）瘤区骨皮质变薄或被破坏缺损，回声中断，肿瘤内多呈不均匀低回声，可见散在钙化或骨化斑点状强回声；高分化的软骨肉瘤可发生大片钙化或象牙样瘤骨形成，则出现大块边缘较锐利的强回声伴声影。肿瘤边缘回声初期较清晰。晚期肿瘤穿破骨皮质，在软组织内形成肿块，为不均匀低回声。CDFI可见少许散在血流信号，较大的软组织肿块压迫邻近大血管使之移位变形或变窄。一般骨膜无异常，当病理性骨折时，在骨折处可出现局限性反应性骨膜增厚。软骨肉瘤合并黏液性变和坏死出血时，肿瘤内则出现大小不等的囊腔。

（七）纤维肉瘤

原发性骨纤维肉瘤（fibrosarcoma of the bone）源于骨内或骨膜的原始成纤维组织细胞的恶性骨肿瘤，多发生于四肢长骨干骺端，以股骨远端、胫骨近端及骨盆尤为常见。有时发生于骨干。好发年龄为30～60岁。高分化的肿瘤细胞形成大量胶原纤维组织呈旋涡状或束状排列；高度恶性的纤维肉瘤，异形性肿瘤细胞含量多，并有大量有丝分裂，很少形成胶原，使肿瘤组织质软而呈鱼肉状，有较多出血、坏死区。易穿破骨皮质侵入软组织，形成软组织肿块。不发生钙化和骨化。

声像图表现（图34-14-7）：瘤区骨质被破坏，骨皮质变薄或缺损，回声连续性中断，瘤体呈结节状均匀低回声，边缘回声清晰，透声性良好，肿瘤后部回声不减弱。干骺端的肿瘤可向骺端或骨干扩展。肿瘤穿破骨皮质在软组织中形成的肿块亦呈均匀低回声。CDFI显示肿瘤内有较丰富的血流信号。一般无反应性骨膜增厚。骨膜型纤维肉瘤，主要出现附着于骨旁的软组织肿块，为均匀性低回声，边缘回声清晰锐利，当肿瘤侵犯邻近骨质，则可见骨皮质不规则变薄，或局限性骨破坏缺损，回声中断，但肿瘤的大部分在软组织内。骨纤维肉瘤应与巨细胞瘤、滑膜肉瘤、恶性纤维组织细胞瘤、孤立性骨髓瘤及骨转移性瘤鉴别。

（八）骶尾部脊索瘤

脊索瘤（chordoma）是一种较为少见的骨肿瘤，尸检发现率为0.5%～2%，占原发恶性骨肿瘤的3%～4%，是脊柱最为常见的原发性恶性肿瘤，起源于残留或异位的胚胎性脊索组织，生长缓慢。80%～85%发生于50岁以上，30岁以前少见。男性多见，是女性的2倍。发生部位以骶尾区最多，其次为蝶枕部。骶尾部的肿瘤向前后膨胀性生长，向前穿破骶尾骨，或经骶孔向骨外发展至骶骨前，在盆腔内形成巨大肿块，并产生直肠、膀胱、子宫、阴道及骶神经根压迫症状。肿瘤的体积较大，可同时向背侧生长至骶尾骨后方，突出于皮下出现隆起性肿块。肿瘤体积绝大多数为2～5cm，有时可＞10cm。质地较软，有不完整包膜，部分组织呈半透明胶冻样，常由纤维组织分隔成小叶状，可发生灶状出血、坏死、囊性变或钙化。肿瘤内含黏液基质较多者倾向于良性；质硬钙化较多者，恶性倾向较大。较少发生转移，手术切除不净易复发（复发率40%～60%）。早期病变隐匿，症状仅有骶尾部疼痛，无特异性症状，不易想到此病。多在持续数月至数年后出现肿块，或出现排便、排尿障碍和神经性体征等压迫症状时，才来就诊被发现。

声像图表现（图34-14-8）：骶尾部脊索瘤，经会阴部、下腹部和后骶部联合多方向探测容易被发现，体积较小时有时需要经直肠或阴道腔内探测。肿瘤区可见骶、尾椎骨局限性溶骨性破坏缺损，肿瘤呈不均匀实质性低回声，边缘清晰，较光滑，肿瘤内常可见不规则无回声区，有时可见伴有声影的点片状强回声。体积较大的肿瘤可越过中线向对侧生长，穿过骶尾骨后壁向骶后生长，肿瘤的声衰减较小，底面回声多不减弱。CDFI显示多数肿瘤内无或仅见少量血流信号，有时复发性肿瘤可有较多血流信号。本病需要与软骨肉瘤、纤维肉瘤、巨细胞瘤及转移瘤等鉴别。

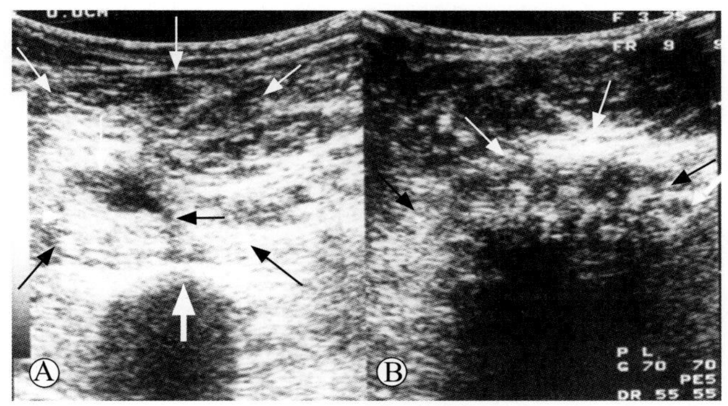

图34-14-7　骨旁骨肉瘤声像图

股骨干旁，男性，25岁，肿瘤在骨外（细箭头），骨质无破坏（粗箭头）。A.横切面；B.纵切面

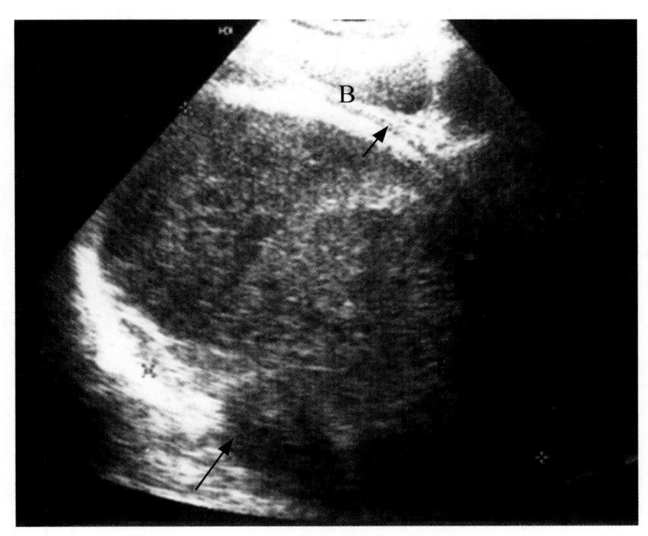

图34-14-8　脊索瘤声像图

长箭头示骶骨破坏，短箭头示阴道受压移位；B.膀胱

（九）转移性骨肿瘤

在转移瘤（skeletal metastase）中骨骼是仅次于肺和肝的恶性肿瘤转移的好发部位。几乎所有恶性肿瘤均可发生骨转移，最常见的为肺癌、前列腺癌、乳腺癌和肾癌，亦可发生甲状腺癌、胰腺癌、子宫癌和胃肠道癌等骨转移。其中除神经母细胞瘤发生于儿童外，其他多见于40岁以上中老年人，大部分为癌转移，极少数为肉瘤。骨骼本身的恶性肿瘤骨内转移，以骨肉瘤和尤因肉瘤常见。骨转移瘤多发生于躯干骨，如脊椎骨（以腰椎和胸椎常见）、骨盆骨、肋骨及胸骨，其次为股骨、胫骨和肱骨。确诊原发器官肿瘤，骨转移瘤定性诊断并不难；无原发肿瘤病史者，超声可帮助搜寻原发病灶，如乳腺、前列腺、肾脏、甲状腺、膀胱、子宫、胰腺和肝等处。但约30%的骨转移瘤找不到原发灶。

声像图表现（图34-14-9，图34-14-10）：大部分病例显示为局限性溶骨性破坏。肿瘤内部回声多样，多呈较均匀或不均匀低回声（甲状腺癌的转移瘤可呈无回声）；有的呈高低兼备混合性回声。肿瘤的边缘轮廓清晰，但不光滑，肿瘤的透声性良好，肿瘤的后部回声多不减弱。边界不清的溶骨性病灶，说明肿瘤生长较快；边界清晰有高回声边缘者说明肿瘤进展缓慢。晚期的转移瘤也会穿破骨皮质，在软组织内出现局限性肿块；发生病理性骨折后，可见骨断端移位，发生于椎骨者可见椎体塌陷变形。CDFI可有数量不等的血流信号。除骨肉

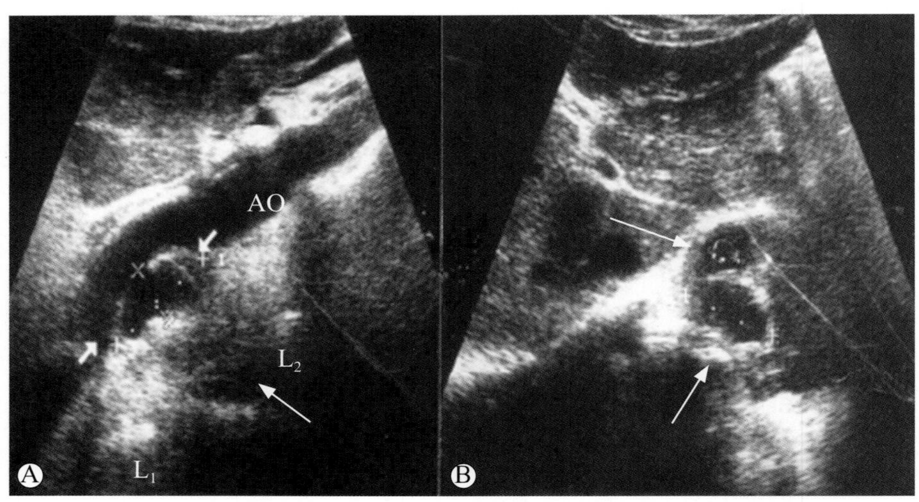

图34-14-9 乳腺癌脊柱转移声像图

A.纵切面；B.横切面。箭头示转移瘤；AO.腹主动脉；L_1.第1腰椎；L_2.第2腰椎

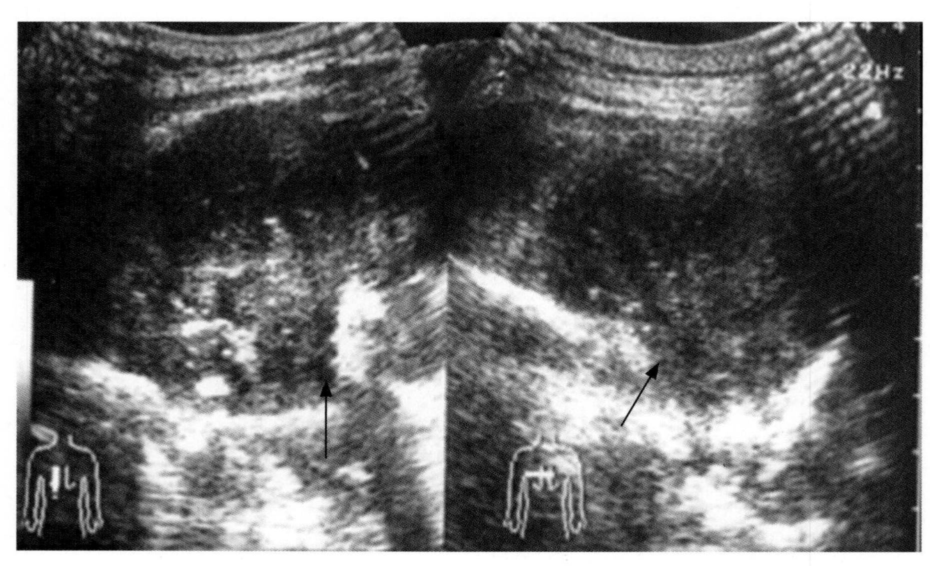

图34-14-10 肾上腺癌肋骨转移（箭头）声像图

瘤及神经母细胞瘤外，其他肿瘤骨转移很少发生骨膜反应性增厚。早期一般为单发，晚期常同时或先后多处骨出现回声性质相同的病灶。本病应与巨细胞瘤、纤维肉瘤、骨髓瘤及霍奇金淋巴瘤等鉴别。早期骨转移瘤放射性核素骨显像检查极为敏感，通过全身扫描（PET/CT）易发现“潜伏”性转移病灶。超声可用于病灶的筛查，发现和证实肿瘤存在。

（十）尤因肉瘤

尤因肉瘤（Ewing sarcoma）是一种高度恶性原发性骨肿瘤，由未分化小圆形细胞构成，组织来源尚不明，较少见，占原发性恶性骨肿瘤的6%～8%，是儿童期第二位常见恶性骨肿瘤。大多数发生于30岁以下，发病高峰年龄为10～20岁。好发部位是盆骨，其次为上、下肢长骨骨干或干骺端（依次为股骨、肱骨、胫骨和肋骨）。临床表现：局部疼痛和肿胀，有的可触及肿物，常伴有发热、乏力、贫血和红细胞沉降率增快等全身症状。

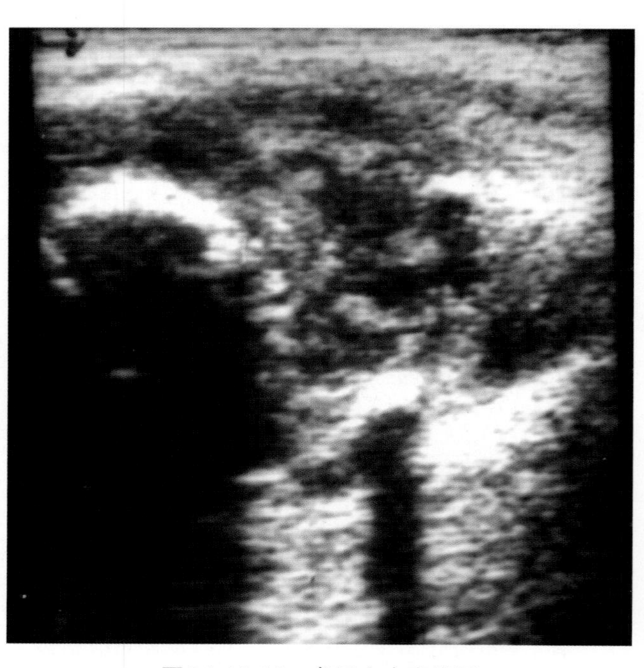

图34-14-11 尤因肉瘤声像图

声像图表现（图34-14-11）：瘤体中心呈不规则低至

高回声，肿瘤区骨皮质表面粗糙可见虫蚀状小缺损，合并坏死时肿瘤内可见边界不清的无回声区；另一特征是周边部骨膜发生反应性增厚并抬高，显示为不规则层状或垂直于骨皮质针状高回声或强回声。肿瘤向骨外扩展形成的软组织肿块，包绕病骨呈不均匀低回声。CDFI显示肿瘤内血流丰富。常发生肺转移。本病应注意与骨肉瘤、骨髓瘤、急性骨髓炎鉴别。

（十一）孤立性骨囊肿

孤立性骨囊肿（solitary bone cyst）较常见，多发生于青少年，发展较慢，病程长，症状轻。囊腔内壁常覆以薄层纤维组织，内含橙黄色或无色稀薄浆液性液体。其多发生于长骨的干骺区髓内，以肱骨及股骨近端最多见，其次为股骨远端、胫腓骨近端及跟骨。骨皮质变薄的较大囊肿易被超声发现。

声像图表现（图34-14-12）：骨囊肿多为单房性，均显示为局限性，圆形或椭圆形无回声，肿瘤与正常骨质间边界清楚，囊肿壁完整，多较光滑，较大的囊肿外侧骨皮质变薄，透声性良好，后方回声不减弱。有时内壁可见凹凸不平残存骨嵴回声。一般骨膨胀较轻。合并出血时，囊肿内可出现液-液分层回声。病灶区的骨膜及软组织回声无异常。CDFI显示肿瘤内无血流信号。本病应与软骨母细胞瘤、巨细胞瘤、非骨化性纤维瘤等鉴别。

（十二）动脉瘤样骨囊肿

动脉瘤样骨囊肿（aneurysmal bone cyst，ABC）是一种少见的良性骨囊性病变，肿瘤呈膨胀性生长，肿瘤内由纤维结缔组织和骨样组织构成，并含有成纤维细胞、破骨样巨细胞、编织骨和网状花边形软骨样物质，并形成充满血液的扩张海绵状囊腔，囊腔间壁无内皮，囊腔内的血液不凝固，静止状态下血浆和血细胞分层。骨皮质被破坏变薄，形成厚度不一的骨包壳。约80%发生于20岁以下。所有的骨均可受累，半数以上发生于长骨中的股骨、胫骨及桡骨干骺端。其次为脊椎骨（12%～30%），其中腰椎最多。

声像图表现（图34-14-13）：肿瘤区骨组织被溶解破坏，显示为蜂房状无或低回声囊腔，骨呈膨胀性肿大，肿瘤侧骨皮质变薄或消失，囊腔内常有血液分层平面（fluid-fluid level）回声。囊腔间可见不规则的反射较强的间隔回声，病变区透声性良好，后部回声不减弱，与正常骨组织间界线较清晰，但不规则。一般不产生新生骨及钙化，无骨膜异常及软组织肿块。发生病理性骨折后，于骨折端嵌插处可见不规则的点片状强回声，并可见局部骨膜增厚。CDFI显示囊腔内血流较少，周边部可有较多血流信号。本病需要与巨细胞瘤、孤立性骨囊肿等鉴别。

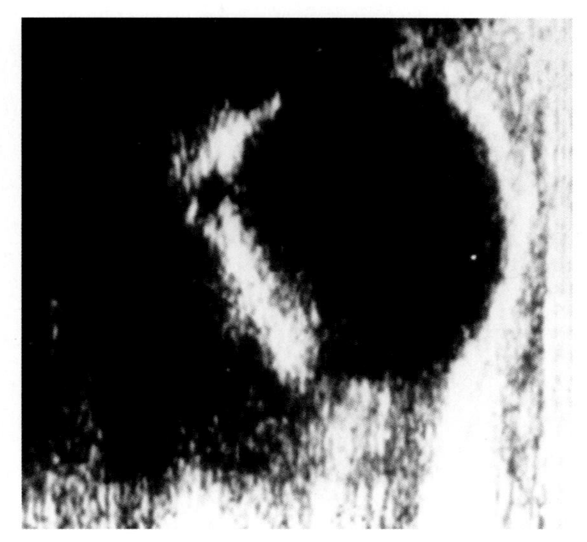

图34-14-12　肱骨上端孤立性骨囊肿声像图

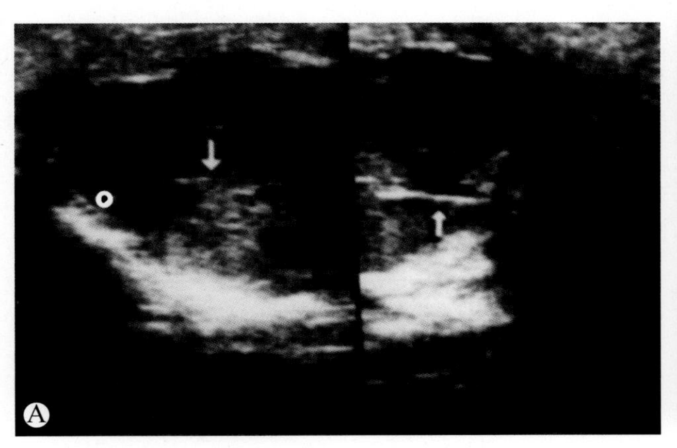

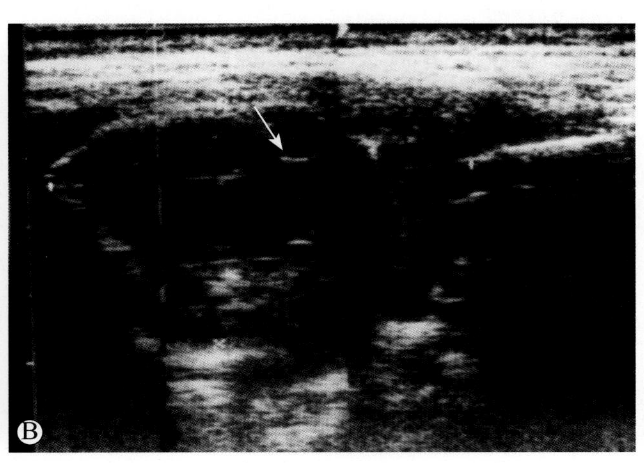

图34-14-13　动脉瘤样骨囊肿声像图

A.股骨下端，男性，19岁；B.胸壁肋骨，女孩，16岁，箭头示囊肿内血液分层平面回声

（十三）骨嗜酸细胞肉芽肿

骨嗜酸性肉芽肿（eosinophilic granuloma of bone，EGB）与汉-许-克病（Hand-Schuller-Christian disease）和累-赛病（Letterer-Siwe disease）三者共称组织细胞增生症X，嗜酸性肉芽肿，又称局限性组织细胞增生症，是组织细胞增生症X中最轻和最常见的一种。病因未明。属于骨的良性瘤样病变，长期预后良好，病灶位于骨髓腔，基本病理改变为大量组织细胞增生和嗜酸性细胞浸润，并含有巨噬细胞，多见于儿童和青年（尤其4～7岁），半数以上发生在颅骨（尤其额骨、顶骨和颞骨），其次为下颌骨、盆骨、肋骨和长骨的干骺端，呈溶骨性破坏，并向骨皮质扩展，骨皮质破坏后向骨外软组织凸出，可单发或多发。病变质软而脆，夹杂有出血和囊性变。晚期肉芽肿可发生纤维化和新骨形成。

声像图表现（图34-14-14）：嗜酸性肉芽肿，病变区骨质溶骨性破坏，骨皮质缺损，病灶显示为均匀或不均匀低回声，边缘较清楚，病灶内残留骨质呈散在性较强点状回声，穿破骨皮质向骨外生长时，软组织内可见边缘较清晰的实质性低回声肿块，骨膜和帽状腱膜被顶起，但多无骨膜反应性增厚。CDFI和PDI显示病灶内可有较多血流信号。在婴幼儿发生的应注意与头部肌纤维瘤病（cranial myofibromatosis）、头部筋膜炎（cranial fasciitis）和颅骨骨膜窦鉴别。

（十四）骨纤维结构不良

骨纤维结构不良（fibrous dysplasia of bone）又称纤维异样增殖症，是骨内局限性或广泛性纤维组织异常增生，伴有不同程度纤维化骨（编织骨），取代了正常骨组织和骨髓，使局部骨质软化、变形甚至发生病理性骨折为特征的骨病。可单骨发生或多骨同时受累，以前者多见。病变多发生于长管状骨的骨干和干骺端，最常见于股骨、胫骨及肱骨，亦可发生于肋骨和颅骨（小儿常在股骨的近端）。其多见于青少年（30岁以下占70%），男女相等。接近骨皮质的病灶，可被超声显示。

声像图表现（图34-14-15）：病变区正常骨结构回声失常，边界模糊不清，出现散在虫蚀样弱回声区；或显示为边缘较清楚，形态不整，较均匀的低回声区，病灶较大者，骨皮质变薄，骨变形，但骨膜及软组织无异常。发生病理性骨折者，可见局部骨皮质回声缺损中断或轴线移位等改变。阳性的超声表现对诊断有一定参考价值。

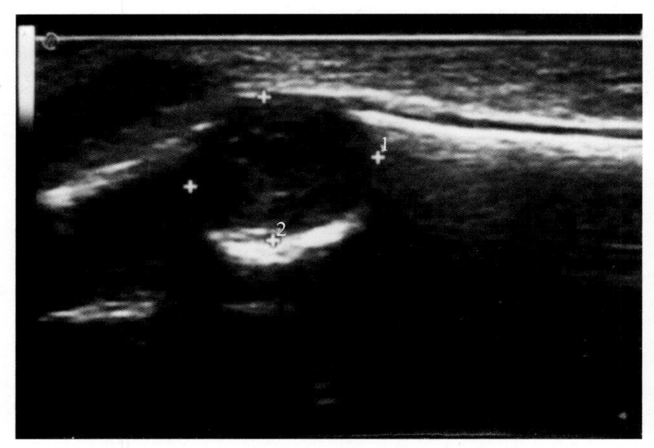

图34-14-14　额骨嗜酸细胞肉芽肿声像图

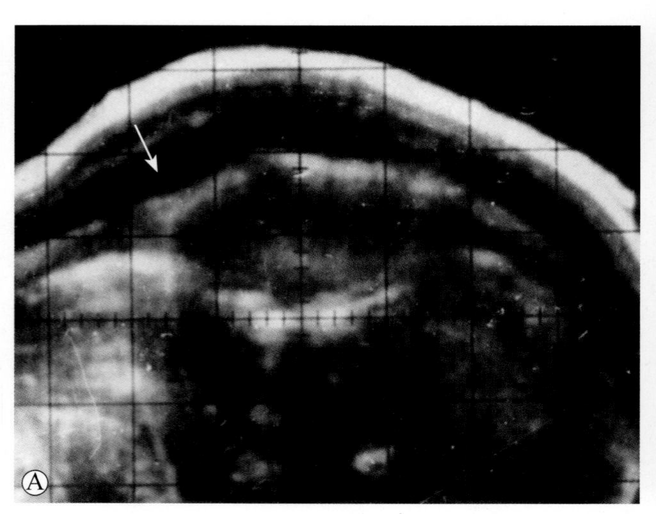

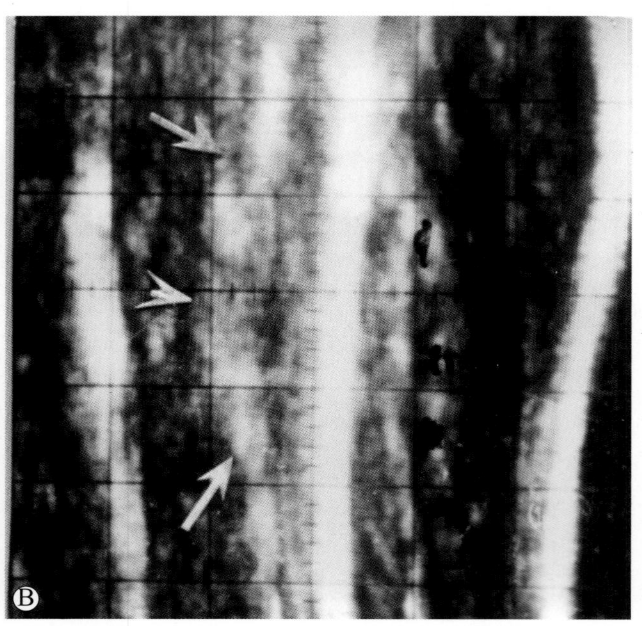

图34-14-15　骨纤维结构不良

A.肋骨病灶（箭头）；B.腓骨病灶（箭头）

二、鉴别诊断

骨肿瘤单凭超声进行定性诊断和判定良性、恶性很难。声像图所见必须结合临床病史、体征、肿瘤的好发年龄和部位综合分析判定。从超声的角度看凡无骨皮质破坏，骨的大体结构仍保持完整，无软组织继发肿块形成，CDFI和PDI显示肿瘤内无或仅有少许血流信号者，可能为良性；反之有骨皮质破坏，并在软组织内形成肿块，有特征性骨膜反应增厚，CDFI和PDI见有丰富血流信号，特别是动脉型或动静脉瘘型血流者，可能为恶性。准确的定性诊断须依赖穿刺病理学检查。

三、临床应用价值

X线片结合CT及MRI是目前骨肿瘤最主要的影像学诊断手段。有些肿瘤根据典型X线表现即可确诊；有时不同肿瘤有相似的X线改变，也需要结合临床和病理学检查确诊。超声诊断骨肿瘤可起辅助和补充作用。①骨皮质被肿瘤溶解破坏、缺损或变薄，可发现肿瘤病灶及其范围，区别囊、实性；②判定恶性骨肿瘤向骨外发展，所形成软组织肿块的大小及有无邻近重要血管、神经侵犯（这是能否进行手术治疗的重要依据）；③用CDFI和PDI所提供的肿瘤内及周边部的血流信息（包括血管的分布、血流多少及类型），可有助于判定良、恶性；④对肿瘤病灶进行随访，动态观测和评估化疗、放疗疗效及术后复发；⑤判定恶性骨肿瘤有无远处器官及淋巴结转移，对来源不明的骨转移瘤辅助搜寻原发灶；⑥超声引导定位进行肿瘤穿刺活检，使之更容易避开邻近主要血管、神经、肿瘤的坏死区及确定皮肤与肿瘤外缘的距离。监控恶性骨肿瘤HIFU治疗

第十五节　定量骨超声测量

定量骨超声测定（QUS）是应用穿透式宽频带低频超声波，通过测定跟骨、髌骨及桡骨远端的骨松质和胫骨、桡骨等骨皮质的超声波传导速度（SOS）、超声波衰减（broadband ultrasound attenuation，BUA）和硬度指数（stiffness index，SI）等指标。定量衡量及判定骨量、骨密度和骨结构等改变，用于诊断骨质疏松症（包括骨质稀少症）和预测发生骨折的警戒点。经体内和体外与单、双光子吸收法（SPA和DPA）、双能X线吸收法（DXA）和定量CT（QCT）等不同部位骨密度（BMD）对比研究证明，两者有良好的相关性。现用于临床的仪器测定精度CV值分别为：SOS＜1%、BUA 0.93%～2.5%、SI 0.85%～1.8%。超声测定操作简单、移动方便、无辐射、价格便宜，适用于团体普查，是一种好的筛选检查方法。

一、测定方法

应用超声骨密度仪或超声骨分析仪，频率为100～600kHz，采用穿透式探测法，一个探头发射超声波，另一探头接收回声。间接探测法，两只探头相对固定在水槽上，被测部位浸于水槽中的两探头之间，主要用于跟骨。直接探测法，探头放在被测部位两侧的皮肤上，两只探头在有数字游标尺的支架上滑动，分开的距离由游标尺标示出来。以上所测数据由计算机进行分析计算，得出三项参数。

二、测定的指标及意义

（一）骨超声传导速度

SOS是被测骨的宽度或长度与超声传播时间（Δt）之比，单位以“m/s”表示。这一参数主要反映骨的密度和弹性模量（或称弹性），并受骨量、骨小梁和骨皮质分布状况的影响。密度（P）决定于骨矿含量（BMC），骨的弹性（E）为$E=KP2$。

而声速（V）为$V=(EP)/2=(KP)/2$，K为常数。因此，由SOS可推测骨密度和骨量的改变及其程度。离体骨的SOS值：骨松质为1400～2300m/s；骨皮质为3000～3600m/s。一般讲超声在高密度的物质中，传导速度快，SOS越高，说明骨密度和含量越高。骨质疏松症时，骨皮质变薄、骨小梁减少、孔隙变大、骨密度和弹性变小，因此SOS值变低。健康女性跟骨的正常值各家报道基本相似，佐野伦生所测为（1534±23.3）m/s；Gnudi报道为（1570.5±43.3）m/s；健康青年女性胫骨的SOS伍贤平报道为（3976±73）m/s。

（二）宽带超声衰减

BUA是以不同频率超声穿过跟骨测定净衰减值，因为衰减几乎是频率的线性函数，其回归线的斜度即为BUA值，单位以“dB/MHz”表示。BUA除与超声频率有密切关系外，超声衰减是超声在介质中反射、散射及吸收的总和，就骨本身而言，它主要受骨密度和骨结构的影响，后者包括骨小梁的数目、走向和空间分布状态。骨的衰减是骨的吸收和散射所造成的，骨密度高，声吸收大；骨松质内骨小梁网分布致密，与其网眼间骨髓的界面多，反射、散射增加，使之衰减大。当发生骨质疏松症时，由于骨量和骨密度减少，骨小梁网稀疏，间隙增宽，骨皮质变薄等，声吸收和折射减少，因此，BUA值变小。正常女性跟骨BUA值：Funk报道为（75.1±0.8）dB/MHz，Rossman报道（65.4±10.6）dB/

MHz，Rosch报道为（62.6±29）dB/MHz。

（三）硬度指数

SI是由SOS和BUA测值计算得来的参数，即Stiffness＝（0.67×BUA）＋（0.28×SOS）－420，它近似力学指标，但不等于生物机械性硬度。通常用占年轻健康人的峰值的百分比（%）表示。它是影响骨强度的因素之一。健康女性跟骨测值为79.2%±10.2%。

三、应用价值

正常人三项指标数值，20岁达最高，30岁以后随年龄增大缓慢降低，50岁以后明显下降。据研究，健康人、骨质疏松症无骨折和骨质疏松症伴骨折三组间，三项指标是递减的，并有明显差异（$P<0.001$），说明有助于诊断骨质疏松症，并能预测骨折发生的危险性。如将跟骨的SOS值小于1 485m/s作为诊断骨疏松症的标准，其真阳性为75%，假阴性为25%，如果SOS低于健康人平均值一个以上标准差，2年以后脊柱压缩性骨折的发生危险率增加3～5倍。BUA＜50dB/MHz作为诊断骨质疏松症的标准时，其诊断的敏感度可达80%。SI＜68%，其预测骨折的敏感度为90%。三项指标T值＜-2.5时即可诊断骨质疏松症，但直至目前还没有大家公认的诊断标准。WHO用SOS提出的诊断标准：T值不低于同性别正常年轻人群平均值一个标准差（即-1.0≤T）为正常；低于一个标准差但不超过2.5个标准差（即-2.5＜T＜-1.0）为骨量减少；低于2.5个标准差（即T＜2.5）即可诊断骨质疏松症，T＜2.5并有骨折者为严重骨质疏松症。中国老年学会骨质疏松委员会是以峰值骨量为依据的诊断标准：T值低于同性别健康人均值一个标准差之内为正常；T值低于1～2个标准差为骨量减少；T值低于2个标准差以上为骨质疏松症，同时伴有骨折者为严重骨质疏松症。Wear和Garra及Giatt等报道了用测定跟骨的超声背向散射定量评价骨的强度，认为这一指标可反映骨微结构的声阻抗（声速与密度的乘积）改变。能提供骨结构和密度的信息。随年龄增加，骨小梁数目和尺寸减少，骨的背向散射也会减少。经10例健康人与QCT密度测值对比，两者高度相关（$r=0.87$，$P<0.001$）。并认为骨松质的背散射测定可补充或辅助SOS、BUA和X线骨密度测定，用于评价骨的结构状况。

第十六节 介入超声在肌肉骨骼系统的应用

介入超声是肌肉骨骼系统疾病进一步定性诊断和参与治疗的简便有效的影像引导方法。由于肌肉骨骼系统疾病大多数部位相对比较表浅，无重要器官覆盖，特别是四肢，更容易从不同方向选择合适的靶点和径路，避开神经血管及骨生长板。应用高频小口径探头对表浅的软组织和手、足小关节定位更准确可靠。超声介入的方法、基本原则、器具、药品、术前准备、麻醉和操作方法等详见本书第一篇第九章。本节只简述肌肉骨骼系统的应用原则和有关的注意事项。

一、肌肉骨骼系统的介入超声应用范围

肌肉骨骼系统介入超声应用范围见表34-16-1。

表34-16-1 肌肉骨骼系统介入超声应用范围

诊断性应用	治疗性应用
引导穿刺进行检验及病理取材	引导囊肿穿刺抽液及硬化治疗
引导关节及慢性窦道造影	引导血肿、脓肿、积液穿刺抽液注药
软组织异物定位	引导钙化性肌腱炎抽吸治疗
引导神经阻滞麻醉定位	引导神经封闭治疗
神经外科术中检测	引导软组织粒子植入
	监控中医小针刀治疗过程

二、应用原则和注意事项

1.引导肿瘤穿刺活检　是对肿瘤的定性，特别是良、恶性鉴别，治疗方案选择是必不可少的。穿刺时应选择肿瘤存活的部位（即非无回声区、远离中心区及CDFI血流较多的区域）；针道最好只经过一个筋膜室，不要穿透肌间隔；远离血管神经束及骨的生长板。对骨转移活检，要有组织预防层，肾癌和甲状腺癌转移容易出血，宜用细针。软组织肿瘤活检，应在不同部位用活检枪多点取材。神经病变应用区域性麻醉。

2.关节内超声介入　引导关节穿刺抽液化验取材；向关节内注射抗感染药物、镇痛药和透明质酸钠等药物治疗相关的关节疾病；向关节内注射无菌生理盐水辅助诊断关节游离体。关节镇痛可用利多卡因（2%）和布比卡因（0.25%～0.75%）等量溶液或皮质类固醇与局部麻醉药混合液注射，利多卡因显效快，持续时间短（2小时）；布比卡因显效慢，持续时间可达12小时以上，两者混合用于镇痛效果更好。

3.类固醇皮质激素的应用　因有强力的抗炎作用，可产生短-中期的症状改善，可用于肌腱、滑囊及腱鞘疾病的治疗。但因能引起无菌性滑膜炎、关节软骨破裂、肌腱断裂、软组织萎缩、脂肪坏死、皮肤脱色等局部并发症，应用需要慎重。合并肌腱病的腱鞘炎和腱鞘囊肿，

腱周注射应当勿注入肌腱和邻近关节内。如有特殊指征，需关节内注射激素，注射针不要伤及关节软骨，采用小剂量，长间隔（至少3个月），每年不超过3次。软组织和关节一般用甲泼尼龙。腱周和关节注射后至少休息2周，避免过重运动6周。同一部位注射不宜超过3次。疼痛封闭有学者推荐用1%利多卡因0.5ml、0.5%柴胡醇0.5ml、曲安西龙（曲安西龙）1ml（40mg）混合液注射。类固醇皮质激素注射量以关节大小而不同，如髋关节、肩关节、膝关节用2～4ml；手足小关节只能用1ml。

4.超声引导肩袖钙化性肌腱炎穿刺抽吸-冲洗（barbotege）治疗　最好在溶解期。一般用双针（15～25G）经皮穿刺，一个针用于盐水冲洗，另一个针用于排液，方法简单，损伤小，效果好（有效率可达90%）。此外在超声引导下可对钙化灶进行醋酸离子透入，体外震波治疗，文献报道震波疗法的症状完全改善者可达66%～91%。

5.超声引导骨旁及软组织囊肿、脓肿、血肿穿刺抽液诊断和治疗　方法简便准确。对于血友病患者，应在有准备的条件下进行。对深部滑囊炎积液、滑囊囊肿穿刺抽液后，一般不应注射硬化剂，特别是与关节相通的滑囊，如髂耻滑囊、髌上滑囊、腘窝囊肿、肩胛下肌腱滑囊。

6.超声引导关节穿刺　肩关节时取坐位，体弱或过于紧张者可侧卧，手放在对侧肩上。最好从后径路进针，探头置于肩后，在显现肱骨头大部、后关节盂唇和关节囊处进针。肘关节时取坐位或卧位，屈肘前臂放在对侧胸部，从后上方显现肱三头肌腱、后脂肪垫及肱骨滑车处进针。膝关节时取仰卧位，轻度屈膝（膝下放一小枕或海绵垫）。有积液时，纵向探测显现股四头肌腱后，探头轻度向内或外移动，直到股四头肌腱回声消失，从该肌腱的一侧进针。无积液时，经髌股关节间隙进针。髋关节时取仰卧位，显现股骨头和股骨颈、前关节囊后，从其前外方进针，避开血管和神经，针尖停留在股骨头下方。踝关节时取仰卧位，足背屈或跖屈，经前胫距关节从下方进针，避开足背动脉和伸肌腱。关节穿刺一般用22～25G脊髓穿刺针，化脓性关节炎或黏稠液体需用18G穿刺针；滑膜活检用22G Wastcott活检针。

（王　牧）

第35章

腹膜后疾病

第一节 解剖概要

腹膜是薄而透明、表面光滑湿润的浆膜，根据覆盖的部位不同，分为壁腹膜和脏腹膜。壁腹膜衬于腹腔和盆腔壁的内面，脏腹膜覆盖于腹腔内器官的表面。腹膜后间隙是指腹后壁和后腹膜之间的间隙，也称腹膜后，上至横膈，向下与盆腔腹膜外间隙相通，侧界相当于双侧第12肋间至髂嵴的垂直线（图35-1-1，图35-1-2）。

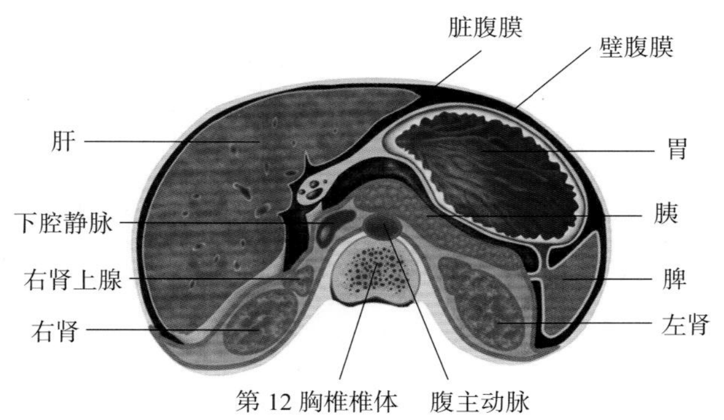

图35-1-1 腹膜后解剖（横断面）
图中绿色所示为腹膜分布，红色区域为腹膜后间隙及内容物

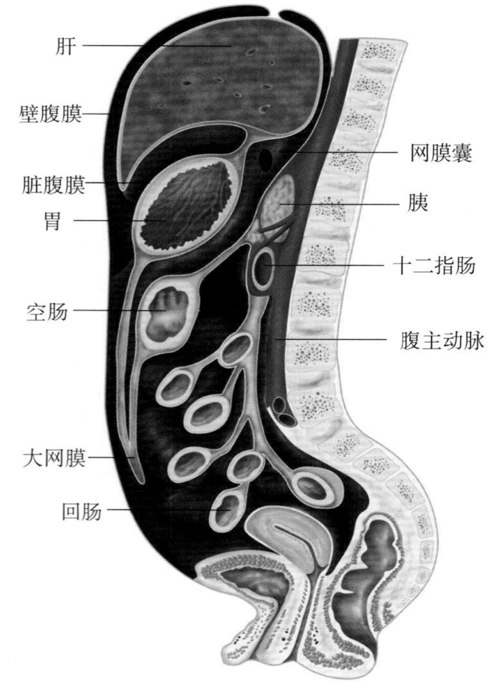

图35-1-2 腹膜后解剖（矢状面）
图中绿色所示为腹膜分布，红色区域为腹膜后间隙及内容物

腹膜后间隙内容物大多数来自中胚层，间隙内含有肾、肾上腺、胰腺、大部分十二指肠、输尿管、腹主动脉、下腔静脉、交感神经、脊神经、淋巴结及纤维结缔组织等重要结构。腹膜后间隙的前方为腹腔，阻力小，出血和感染容易大面积扩散，发生于此处的肿瘤可快速生长。发生于腹膜后间隙的疾病称为腹膜后疾病，本章主要讲述腹膜后间隙内占位性病变及其他常见疾病。

第二节 超声检查方法

一、患者准备

一般应在空腹、排便后检查。检查前禁食、禁水10小时以上，肠胀气者可大量饮水充盈胃作为声窗使图像显示更清晰，胀气严重者可进行清洁灌肠。充盈膀胱适用于发生在盆腔腹膜后的病变。

二、超声仪器选择及参数调节

选择具有实时线阵及凸阵探头的高分辨率超声诊断仪。探头一般选用3.5MHz的凸阵探头，对于体形偏胖、皮下脂肪较厚的患者，适当降低探头频率至2MHz，对于儿童、体形偏瘦或者位置较前的肿块可增加频率至5MHz，或选用高频线阵探头。对于距离直肠位置较近的肿物，可增加选用经直肠腔内探头观察。适当调节图像深度、增益、聚焦点等参数至图像显示最清晰。彩色多普勒超声检查则需要选择合适的量程、彩色增益等，使血流显示清晰，同时不出现杂波。

三、适应证

1.腹膜后肿瘤：包括原发性肿瘤（各种来源的腹膜后肿瘤）和继发性肿瘤（肾癌、胰腺癌等转移来的腹膜后肿瘤）。

2.腹膜后肿大的淋巴结。

3.腹膜后脓肿、血肿、结核，术后积血、积液。

4.超声引导介入性操作：超声引导下腹膜后穿刺活检、抽液、置管引流、注药治疗等。

四、检查方法

腹膜后超声检查需要依靠腹膜后血管和器官的毗邻位置来进行定位，在腹部自上而下扫查。

检查常采用仰卧位、侧卧位、半卧位等。检查时，常先纵向扫查显示下腔静脉和腹主动脉长轴切面，然后自上向下多角度进行横断面和纵断面扫查，观察有无异常肿物回声或肿大的淋巴结。对于可触及的肿块，可在肿块区横向、纵向多方位连续扫查。与腹腔内肿物鉴别时，常需要用探头或另一只手对肿物进行加压，观察肿物的位置变化，同时结合呼吸运动和体位变化等综合判断。值得注意的是，对于怀疑嗜铬细胞瘤的患者，应注意避免加压，以免诱发高血压危象，此时应轻柔操作，同时注意观察患者的反应。

五、观察内容

对于腹膜后肿物，超声检查应重点观察以下内容。

1.肿物的位置、大小　仔细观察肿物的位置、与周围器官和血管的位置关系，测量肿物的大小。

2.肿物的活动度　与腹腔内占位相比，腹膜后肿物位置相对固定，随呼吸而移动的幅度小。

3.肿物的超声特征　包括肿物的回声特点，如高回声、等回声、低回声、无回声、混合回声等；肿物的性质，如囊性、实性、囊实混合性，有无液化坏死区；肿物的形态，如圆形、椭圆形、分叶状、不规则等；肿物的边界、有无包膜，一般良性肿物多膨胀性生长，边界清楚、包膜清晰，而恶性肿物常浸润性生长，与周围分界不清；有无后方回声增强或侧方声影；内部有无强回声区，强回声区后方是否伴有声影。

4.肿物的血流情况　应用彩色多普勒超声观察肿物内部与周边的血流情况，应用脉冲多普勒超声观察血流频谱，了解肿物与周围大血管的关系。

5.肿物与邻近组织器官的关系　观察邻近组织器官有无变形、移位、破坏等。腹膜后肿瘤较大时压迫腹腔器官可引起肾积水、梗阻性黄疸、肠梗阻等。

六、正常超声声像图

正常情况下，腹膜后间隙在超声图像上难以显示，只能通过显示腹膜后器官与大血管作为解剖标志显示其与腹膜后肿物的位置关系。在超声声像图上，通常通过以下几个基本超声断面图认识腹膜后间隙。

1.经胰腺长轴横断面（图35-2-1）　肾旁前间隙相当于胰腺、十二指肠降部、胆总管下段、门静脉、脾静脉及肠系膜上动脉所在的区域。

2.经肾门横断面（图35-2-2）　肾、输尿管、肾动脉、肾静脉和下腔静脉位于肾周围间隙。肝和肾之间的分隔包括4层筋膜和3层间隙。4层筋膜即肝表面的脏腹膜、后腹膜、肾前筋膜和肾固有膜。3层间隙即腹腔右肝下间隙、肾旁前间隙和肾周围间隙。

3.经腹主动脉长轴纵断面（图35-2-3）　肾周围间隙相当于腹主动脉和下腔静脉所在的区域。

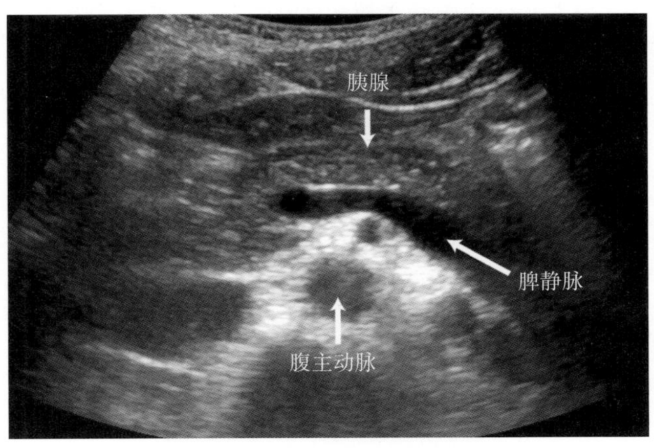

图35-2-1　正常超声声像图
胰腺长轴横断面

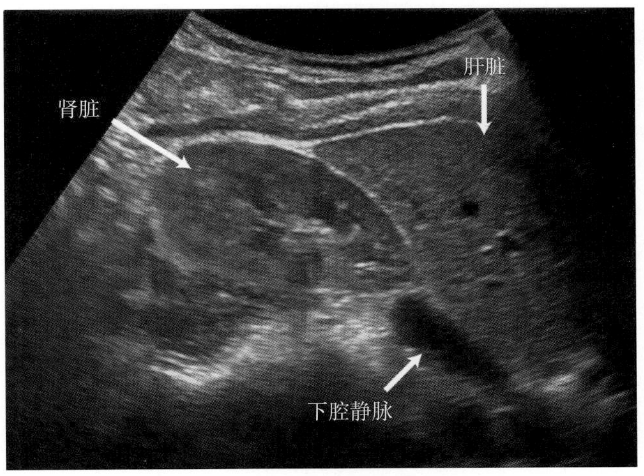

图35-2-2　正常超声声像图
经肾门横断面

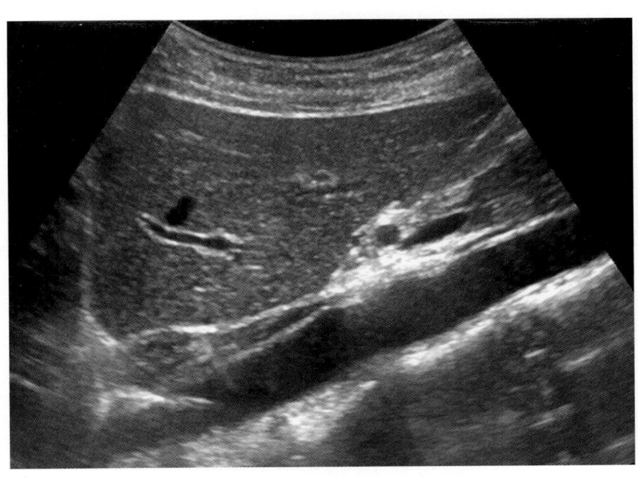

图35-2-3　正常超声声像图
经腹主动脉长轴纵断面

第三节 腹膜后肿物来源的判断

腹膜后肿物通常是指发生于腹膜后间隙的肿物，不包括腹膜后器官如肾脏和胰腺等来源的肿物。因此，腹膜后肿物需要与腹腔肿物、肾脏来源的肿物、胰腺来源的肿物等鉴别。

1.与腹腔肿物的鉴别（表35-3-1） 腹膜后肿物一般位置较深，位于腹腔器官的后方，随呼吸、肠蠕动、手动推挤等变化的活动度小，深呼吸或改变体位时与腹腔器官的相对位置变化较大。肿物前方或两侧有来源于胃肠的活跃的气体强回声，后方没有气体强回声。可见腹膜后大血管受压、移位、被包绕等。

表35-3-1 腹膜后肿物与腹腔肿物的鉴别要点

鉴别点	腹膜后肿物	腹腔肿物
位置	位于腹膜后间隙，相对较深	位于腹腔，相对较浅
距前腹壁的距离	大	小
活动度	随呼吸、肠蠕动活动度小	随呼吸、肠蠕动活动度大
用手推或探头推动	不移动	移动
肿物体积	较大	较小
与肠道关系	位于肠道后方，肿物前方或两侧见气体强回声	位于肠道前方
腹膜后大血管	常受压、移位或被包绕	无明显变化
周围器官分离现象	肝肾分离，脾肾分离，胰腺远离脊柱	无

2.与胰腺来源的肿物鉴别 胰腺肿瘤发生于胰腺，超声图像显示胰腺内低回声肿块，胰腺体积增大、形态不规则，部分可见胆总管、胰管扩张。而对于胰腺外的腹膜后肿物，胰腺的大小、形态、内部回声正常，胰腺常受压被向上推移或挤向一侧，使胰腺和脊柱的距离增大。

3.与肾脏来源的肿物鉴别 肾脏肿瘤位于肾实质内或部分突出肾包膜，受累肾脏体积增大，形态失常，肾内结构被破坏，呼吸时肾脏肿物随肾脏上下移动。而腹膜后肿物与肾脏分界清楚，肾脏大小、形态、内部结构正常，肿物可将肾脏挤压推向腹侧或外侧，呼吸时肿物不随肾脏上下移动，有时肿物可压迫输尿管致同侧肾积水。

4.与肾上腺来源的肿物鉴别 根据正常肾上腺区的解剖标志做出定位诊断。一般情况下，肾上腺来源的肿瘤位于肾上腺解剖三角内。右侧肾上腺三角区的内侧界、外侧界、上界分别为下腔静脉、右肾上缘、肝右叶；左侧肾上腺三角区的内侧界、外侧界、上界分别为腹主动脉、左肾上缘、脾内缘。

第四节 原发性腹膜后肿瘤

原发性腹膜后肿瘤是指来源于腹膜后间隙和大血管的肿瘤，不包括肝、十二指肠、胰腺、脾、肾、肾上腺、输尿管、骨骼等器官的肿瘤，以及来源于其他部位的转移性肿瘤。原发性腹膜后肿瘤种类多样，表现复杂，根据来源可对其进行分类（表35-4-1）。

表35-4-1 原发性腹膜后肿瘤分类

来源	良性	恶性
一、间叶组织		
脂肪组织	脂肪瘤	脂肪肉瘤
平滑肌	平滑肌瘤	平滑肌肉瘤
横纹肌	横纹肌瘤	横纹肌肉瘤
纤维组织	纤维瘤	纤维肉瘤
淋巴管	淋巴管瘤	淋巴管肉瘤
淋巴网状组织	假性淋巴瘤	恶性淋巴瘤
血管	血管瘤、血管外皮瘤	血管内皮肉瘤、血管外皮肉瘤
原始间叶	黏液瘤	黏液肉瘤
多成分间叶组织	间叶瘤	间叶肉瘤
二、神经组织		
神经鞘、神经束	神经鞘瘤、神经纤维瘤	恶性神经鞘瘤、神经纤维肉瘤
交感神经	神经节细胞瘤	神经母细胞瘤
副神经节	嗜铬细胞瘤	恶性嗜铬细胞瘤
化学感受器	非嗜铬性副神经节瘤	恶性非嗜铬性副神经节瘤
三、胚胎残余组织		
	单纯性囊肿	-
	良性畸胎瘤	恶性畸胎瘤、精原细胞瘤、滋养细胞癌、胚胎性癌
	脊索瘤	恶性脊索瘤
四、来源不明或不能分类		
	囊肿、其他良性肿瘤	未分化癌、未分化肉瘤、其他恶性肿瘤

原发性腹膜后肿瘤可发生于任何年龄，好发于中老年人，男女发病比例为（1～1.3）：1。其中恶性肿

瘤多见，占所有原发性腹膜后肿瘤的60%～85%，其余为良性或交界性肿瘤。原发性腹膜后肿瘤恶性肿瘤中以肉瘤为常见，包括纤维肉瘤、神经纤维肉瘤、脂肪肉瘤，其他以恶性神经鞘瘤、恶性淋巴瘤居多；良性肿瘤常见的是纤维瘤、脂肪瘤、神经纤维瘤、良性畸胎瘤等。

除一些特异性肿瘤如嗜铬细胞瘤等，临床症状、体征一般无特异性表现，与腹膜后肿瘤的病理类型、大小、位置、浸润程度等相关。常见的症状和体征如下。

（1）压迫症状：是肿瘤增大、位置变化等对周围组织器官造成压迫而引起的症状，最常见的是对器官压迫而产生的刺激症状。压迫膀胱可引起尿频、尿急等膀胱刺激症状；压迫肾脏可引起肾积水，双侧压迫甚至可引起肾衰竭；压迫肠道可引起腹胀、腹痛、肠梗阻，压迫直肠可引起里急后重感；压迫神经可引起腰背痛、会阴痛。

（2）全身症状：腹膜后肿瘤全身表现包括体重减轻、发热、乏力等。恶性肿瘤出现症状较早，有些恶性肿瘤甚至会出现恶病质。

（3）体征：最常见的体征是腹部可触及的包块。良性肿瘤一般除触及包块外体征较少，一般无压痛。而恶性腹膜后肿瘤患者可出现压痛、肌紧张、腹水等体征。

腹膜后肿瘤的组织来源多样，病理结构复杂，超声声像图缺乏特异性，超声主要用于来源部位、囊实性和良恶性的初步鉴别，一般难以准确判定肿瘤的组织来源。也可以根据超声声像图上的一些特点，对腹膜后肿瘤进行鉴别诊断。

（1）腹膜后肿物与腹腔肿物的鉴别：与腹腔肿物相比，腹膜后肿物位置较深、活动度小，贴近后腹壁的脊柱、腰大肌、腹主动脉、下腔静脉等，不随呼吸、肠蠕动而移动，肿物前方或两侧有气体强回声，腹膜后器官和血管可受压而移位。

（2）肿物性质：超声图像上肿物的性质对肿物的鉴别具有重要的意义。囊性肿物常见于囊肿、皮样囊肿、囊性淋巴管瘤、囊性畸胎瘤等；囊实混合性肿物常见于畸胎瘤、神经鞘瘤等；实性均质性肿物常见于恶性淋巴瘤等；实性非均质性肿物常见于脂肪肉瘤、纤维肉瘤、平滑肌肉瘤、神经纤维瘤等。

（3）腹膜后肿物良恶性鉴别：原发性腹膜后肿瘤约70%为恶性肿瘤，其余为良性肿瘤和交界性肿瘤。一般来说，良性肿瘤生长较慢，内部回声相对均匀；而大部分恶性肿瘤为不均匀实性肿物，可侵犯周围血管、器官，晚期患者可出现恶病质。为取得病理诊断，可在超声引导下进行肿物穿刺活检，但是要注意避开重要器官、大血管及肿物内血流丰富和液化坏死的部分。

一、来源于间叶组织的肿瘤

来源于间叶组织的肿瘤多数是恶性肿瘤，最常见的是脂肪肉瘤，其次是平滑肌肉瘤、纤维肉瘤等。

（一）脂肪瘤和脂肪肉瘤

腹膜后脂肪瘤是腹膜后间隙局限性脂肪组织增生形成的肿瘤，较少见，一般无特异性临床表现，常因腹部触及肿块就诊，生长缓慢，组织学上属良性肿瘤。脂肪肉瘤是最常见的腹膜后肿瘤，好发于老年男性，发病年龄常在60～70岁。多数脂肪肉瘤生长缓慢，早期患者一般无症状、体征，因此不易被发现，常因肿块较大时引起腹痛、腹胀或触及包块而被发现。

超声表现：腹膜后脂肪瘤因脂肪含量和分布不同而在超声图像上有不同表现，可呈低回声、等回声、高回声或混合回声。脂肪瘤大小不一，呈圆形、椭圆形或分叶状，包膜完整，彩色多普勒超声显示肿瘤内部无血流信号或有稀疏血流信号。

腹膜后脂肪肉瘤由于脂肪含量及其分布不同被分为实质型、假囊肿型和混合型。脂肪肉瘤体积一般较大，常大于20cm，甚至充满腹腔、盆腔，边界较清楚，呈圆形、椭圆形或分叶状，不均质，低到中等回声，质软，有包膜（图35-4-1A）。合并出血、坏死或囊性变时，可出现不规则无回声区。彩色多普勒超声可测及内部血流信号（图35-4-1B）。

脂肪瘤和脂肪肉瘤在超声图像上有时难以鉴别，可行超声引导下穿刺活检以明确肿瘤性质。

（二）平滑肌瘤和平滑肌肉瘤

平滑肌瘤和平滑肌肉瘤在腹膜后肿瘤中较常见，好发于中年女性，好发年龄为40～50岁，常伴有腹痛。平滑肌瘤虽然组织学上为良性肿瘤，但临床上平滑肌瘤切除后复发比平滑肌肉瘤更为常见。平滑肌瘤和平滑肌肉瘤瘤体常较大，呈球形或椭球形，无包膜，并向周边浸润生长，切面呈鱼肉样，多数伴有出血、坏死、囊性变。

超声表现：平滑肌肿瘤一般呈圆形、椭圆形、分叶状或不规则状，边界较清晰，有类似包膜的回声，内部为均匀的低回声（图35-4-2A）。肿瘤较大伴出血坏死时，内部出现无回声区；内部有钙化灶形成时可出现内部强回声区，并伴有后方声影。彩色多普勒超声可探及肿瘤内部血流信号（图35-4-2B）。

平滑肌瘤和平滑肌肉瘤在超声图像上鉴别困难，有学者认为，肿瘤直径大于5cm时偏向恶性；肿瘤内部出现片状或不规则无回声区时，提示恶性肿瘤。

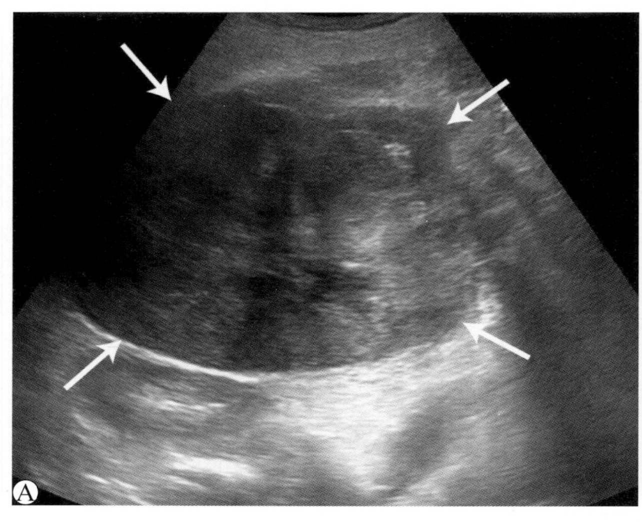
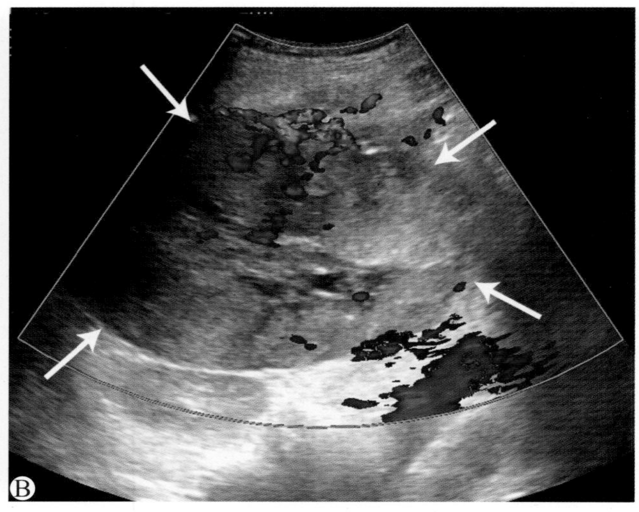

图35-4-1 脂肪肉瘤超声表现

患者，男性，80岁，超声检查发现左侧腹膜后肿物，大小为115mm×93mm，呈混合回声，以不均匀低回声为主，边界清楚，形态欠规则，彩色多普勒超声发现肿物内部血流信号较丰富。手术病理结果：(腹膜后)多形性脂肪肉瘤

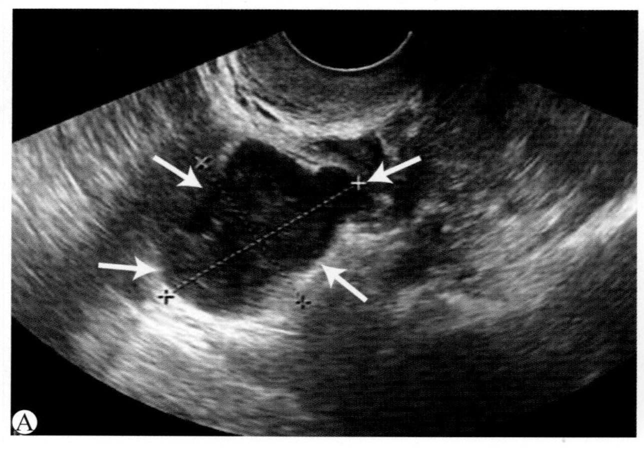
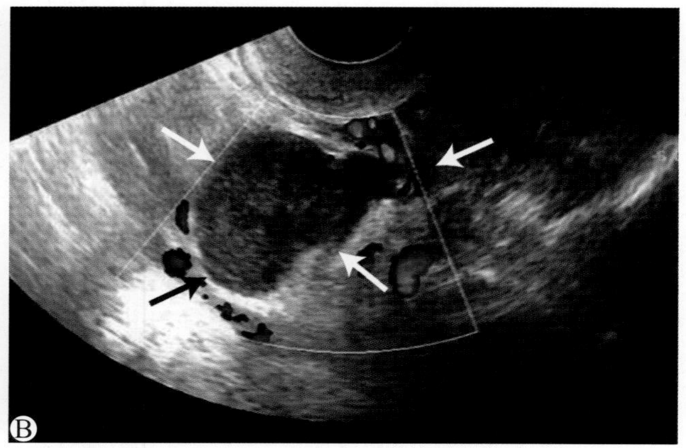

图35-4-2 平滑肌肿瘤声像图

患者，女性，56岁，超声检查发现左侧腹膜后低回声肿物，大小为40mm×31mm，内部回声均匀，边界清楚，呈分叶状，彩色多普勒超声发现肿物周边血流信号。手术病理结果：(腹膜后)平滑肌肿瘤，符合平滑肌肉瘤

(三)横纹肌肉瘤

横纹肌肉瘤是起源于横纹肌细胞或向横纹肌细胞分化的间叶细胞的一种恶性肿瘤，分为胚胎型、腺泡型、多形型等，其中以胚胎型横纹肌肉瘤最常见。胚胎型横纹肌肉瘤多数发生于婴幼儿，可生长在任何部位。成人横纹肌肉瘤好发于躯干、四肢。腹膜后横纹肌肉瘤较少见。腹膜后横纹肌肉瘤是中度到高度恶性肿瘤，无特异性临床表现，可伴有腹痛，可向下肢放射。肿瘤切面呈鱼肉样，可伴出血、坏死、囊性变。

超声表现：超声图像上表现为不规则或分叶状的不均质性肿块，边界尚清楚，无包膜回声，内部回声强弱不等，可伴有团块或点状强回声。伴出血、坏死或囊性变时，呈囊实混合性，见不规则低回声区。彩色多普勒超声显示肿瘤内稀疏血流信号，肿瘤周边血流信号丰富。

(四)纤维肉瘤

腹膜后纤维肉瘤是腹膜后肿瘤中较常见的一种，是胰腺外引起低血糖最常见的病因，好发于20～50岁男性，生长一般较缓慢，无痛性生长，伴有假包膜。切面呈编织样改变，分化程度较低的肿瘤可呈鱼肉样，常伴出血、坏死、囊性变。

超声表现：腹膜纤维肉瘤多呈圆形或椭圆形，边界清楚，有包膜样回声，内部多呈不均匀的低回声，并可伴有囊性无回声区。肿瘤常较大，可压迫肾脏或输尿管引起肾积水，压迫肠道引起肠梗阻。

(五)淋巴管瘤

淋巴管瘤是指淋巴管先天发育畸形或某些原因引起局部淋巴液排出障碍造成淋巴液潴留，导致淋巴管扩张、增生而形成的淋巴系统良性肿瘤，发生于腹膜后的较少见，仅占1%。淋巴管瘤的发病机制目前尚未明确，多数学者认为其是胚胎发育时部分淋巴管未能与淋巴系统沟通而形成的囊性改变，实际上是一种淋巴管畸形。腹膜后淋巴管瘤的临床表现缺乏特异性，常见临床表现为上腹部不适、腹胀、腹痛、腹部包块等。

超声表现：腹膜后淋巴管瘤多数为囊性结构，一般体积较大，边界清楚，呈多房性，囊腔大小不一，囊壁薄，内可见较多细、高回声分隔带，厚薄尚均匀（图35-4-3A）。单纯淋巴管瘤内透声尚可，合并感染或出血时囊内透声差，部分囊腔内可见点状强回声漂浮。彩色多普勒超声囊腔、囊壁及分隔带彩色血流信号无或稀少（图35-4-3B）。

（六）恶性淋巴瘤

恶性淋巴瘤可发生于全身多处部位，发生于腹膜后的较少见，仅占2%。腹膜后恶性淋巴瘤是腹膜后发生于淋巴结和淋巴结以外及单核巨噬细胞系统的肿瘤，好发于腹主动脉旁淋巴结、髂血管旁淋巴结，临床上分为非霍奇金淋巴瘤和霍奇金淋巴瘤，常见的症状包括发热、消瘦、乏力等。受累淋巴结切面呈鱼肉样，有时可见小坏死灶。

超声表现：受累淋巴结多位于腹腔大血管的周边，超声表现为圆形或椭圆形低回声肿块，大小不等，边界欠清楚（图35-4-4），当数个淋巴瘤融合时可呈串珠样或分叶状改变。彩色多普勒超声显示病灶内部血流信号较丰富。

肿瘤较大时，腹主动脉、下腔静脉及其分支常被挤压、移位，压迫肾脏或输尿管时引起肾积水。腹膜后恶性淋巴瘤在超声上诊断较困难，常被误诊为腹部其他肿瘤，超声引导下穿刺活检可明确肿瘤性质。

二、来源于神经组织的肿瘤

（一）神经鞘瘤和恶性神经鞘瘤

神经鞘瘤起源于周围神经外膜的施万细胞，好发于脊柱旁、肾脏周围，病因不明。中老年人多见，女性多于男性。生长缓慢，初期一般无症状，多因肿瘤较大时压迫神经出现感觉异常或疼痛而被发现。神经鞘瘤多数为良性，恶性神经鞘瘤少见。肿瘤生长缓慢，常有小囊性结构，包膜厚而完整，瘤体较大时可发生出血、液化坏死、囊性变。常见临床表现包括腹部胀痛、腹部不适、腹部包块，偶见胃肠道压迫症状。

超声表现：神经鞘瘤多呈圆形或椭圆形，边界清楚，有高回声包膜，瘤体以低回声为主，后方回声增强，伴有多个大小不等的小囊样无回声区（图35-4-5A）。

彩色多普勒超声显示病灶内部无血流信号或稀疏的点状血流信号（图35-4-5B）。恶性神经鞘瘤呈类圆形或不规则形，边界不清楚，瘤体较大，内部呈不均匀的低回声，可伴有囊性变。

（二）神经纤维瘤

腹膜后神经纤维瘤是一种少见的腹膜后良性肿瘤，好发于肾脏附近，内含丰富的纤维组织成分，神经从瘤体中心穿过。肿瘤无包膜，但常有纤维性假包膜，常呈多发性，大小不一，切面呈漩涡状或半透明状。无特异性临床表现，患者常因腹部肿块就诊。

超声表现：腹膜后神经纤维瘤多呈圆形或椭圆形，多发生于肾脏附近、两侧髂静脉汇合处等，内部呈不均匀的低回声或中等回声，后方回声不增强，边界清楚，有包膜样回声。

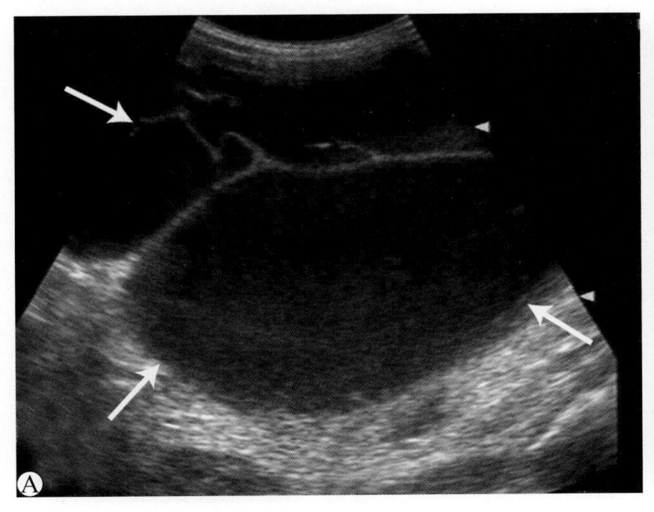

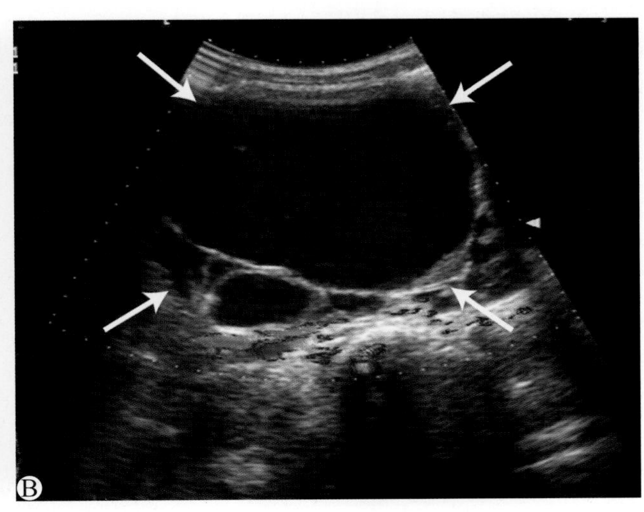

图35-4-3　淋巴管瘤超声表现

患者，女性，10岁，超声检查发现腹膜后占位，边界清楚，大小为134mm×133mm，囊性为主，囊壁薄，内见较多细高回声分隔带，彩色多普勒超声提示肿块内部及分隔未见血流信号。手术病理结果：（腹膜后）淋巴管瘤

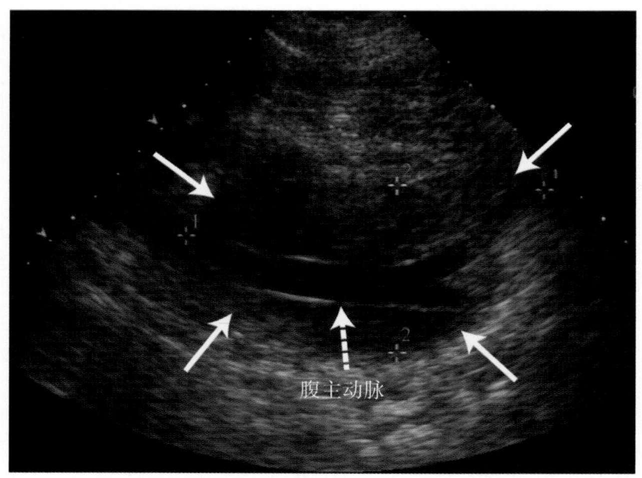

图35-4-4 恶性淋巴瘤超声表现

患者，女性，51岁，超声检查发现腹膜后低回声占位，大小为115mm×53mm，边界欠清楚，形态不规则，包绕腹主动脉（虚线箭头）。穿刺病理结果：非霍奇金淋巴瘤

（三）神经节细胞瘤

神经节细胞瘤是起源于周围交感神经节的罕见良性神经源性肿瘤，好发于后纵隔，其次是腹膜后。50%以上病例发生于儿童，女性多于男性。本病早期无腹痛、腹胀等腹部不适，无贫血、消瘦等常见肿瘤表现，一般发现时肿瘤较大，多以腹部无痛性包块就诊。

超声表现：超声表现为圆形或类圆形低回声肿块（图35-4-6A），包膜完整，轮廓光滑完整。肿瘤内部可见分布不均匀的点状强回声，可伴有不规则的无回声区。彩色多普勒超声可见肿瘤内部稀疏血流信号（图35-4-6B）。肿瘤包绕腹主动脉和下腔静脉，可引起肾脏、脾脏、肠管等移位。

（四）神经母细胞瘤

腹膜后神经母细胞瘤多发生于幼儿，常发生于肾上

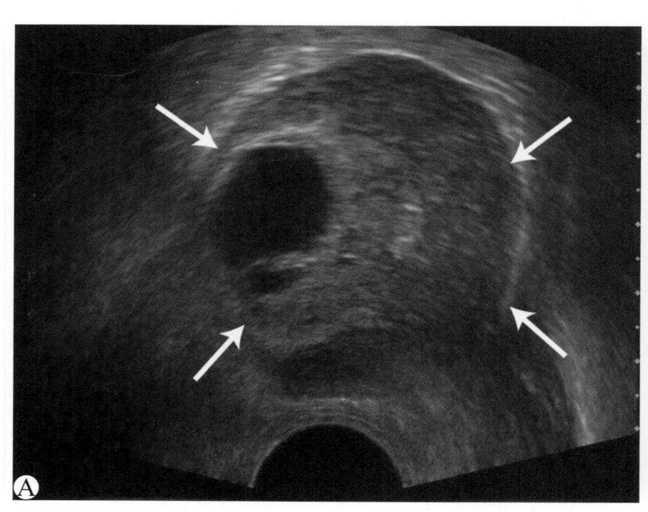

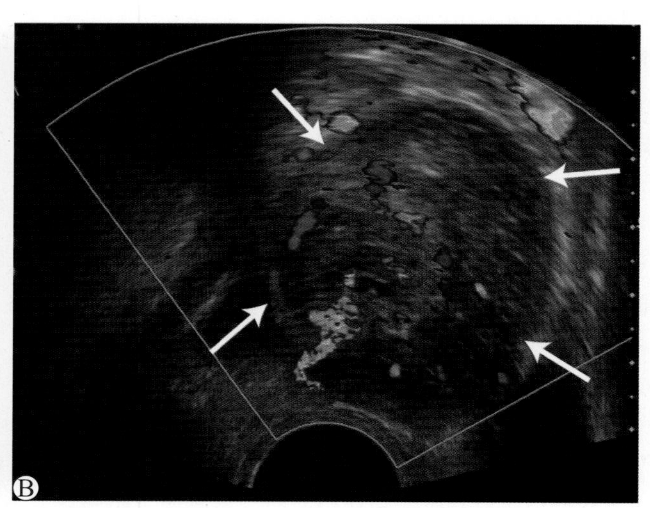

图35-4-5 神经鞘瘤超声表现

患者，男性，50岁，经直肠超声检查发现左侧腹膜后囊实混合性肿物，大小为58mm×61mm，肿物边界清楚，形态为椭圆形，囊实混合性回声，以实性为主，实性部分呈均匀低回声。彩色多普勒超声提示肿物内部稀疏血流信号。手术病理结果：（腹膜后）神经鞘瘤伴部分囊性变

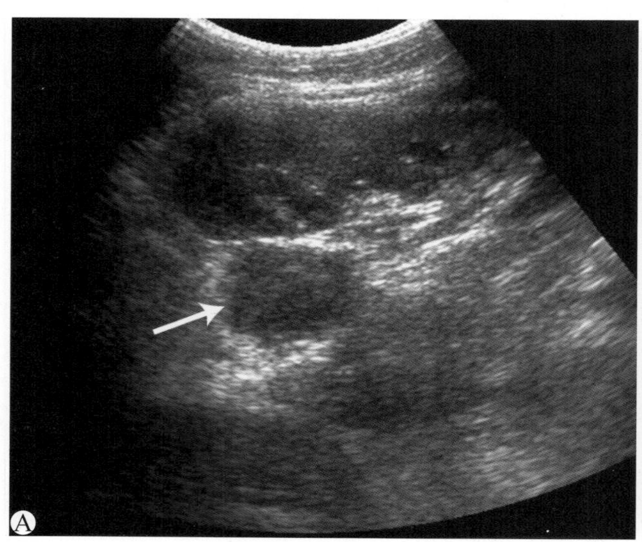

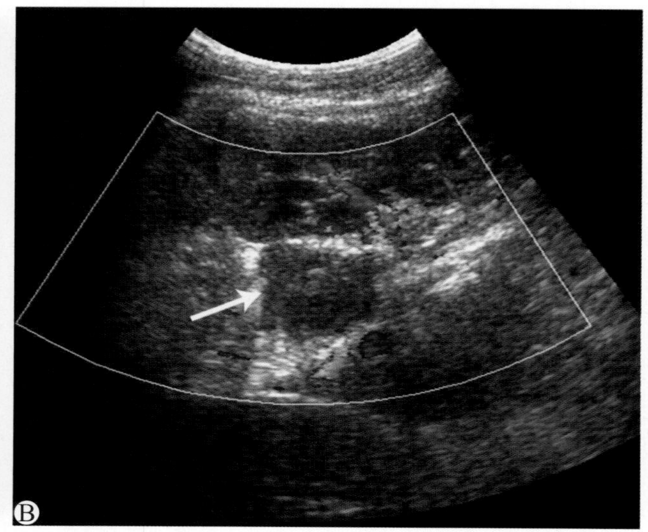

图35-4-6 神经节细胞瘤超声表现

患者，男性，13岁，超声检查发现左侧腹膜后肿物，大小为31mm×25mm，均匀低回声，边界清楚，圆形，位于左肾内上方。彩色多普勒超声提示内部稀疏血流信号。手术病理结果：（腹膜后）神经节细胞瘤

腺内、肾脏周围，一般出生即存在。肿瘤生长迅速，质地较软，包膜不完整。切面可见多个纤维小梁，并见出血、坏死、囊性变。预后与患者的年龄有关系，年龄越小，预后越好。

超声表现：瘤体一般较大，常大于10cm，呈不规则形或分叶状。内部呈不均匀的低回声，边界一般较清楚（图35-4-7A）。如果肿瘤向周边组织呈浸润性生长，则边界不清楚或不规则。肿瘤内伴有出血、坏死或囊性变时，伴有不规则无回声区。肿瘤内如有钙化灶，则伴有强回声区并伴有后方声影。彩色多普勒超声显示肿瘤内部散在的血流信号，周边可见较丰富的血流信号（图35-4-7B）。

（五）嗜铬细胞瘤

嗜铬细胞瘤是由神经内胚层组织发生分化而来的肿瘤，约90%发生于肾上腺，其余10%发生于腹主动脉旁、肾门等的交感神经节处。约10%肾上腺的嗜铬细胞瘤为恶性肿瘤，而肾上腺外的嗜铬细胞瘤中约40%为恶性。高血压是嗜铬细胞瘤的主要临床表现，受肿瘤间歇性或持续性分泌可作用于肾上腺素能受体的儿茶酚胺的影响，病情发作时血压可高达200/150mmHg，以及伴随高血压危象的症状如头痛、心悸、恶心、呕吐、视物模糊等。

超声表现：嗜铬细胞瘤超声图像表现为圆形或椭圆形均匀低回声区。肿瘤直径多为3～5cm，边界清楚，有完整包膜，轮廓清楚（图35-4-8A）。肿瘤内部发生液化、坏死、囊性变时，瘤体内可见大小不一的无回声区。彩色多普勒超声显示肿瘤内部多无血流信号（图35-4-8B）。值得注意的是，当临床高度怀疑嗜铬细胞瘤时，应避免对肿瘤进行过度加压以免引起高血压危象。

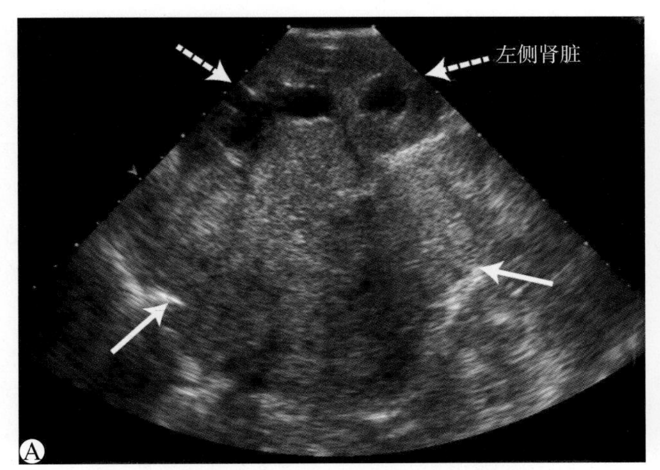

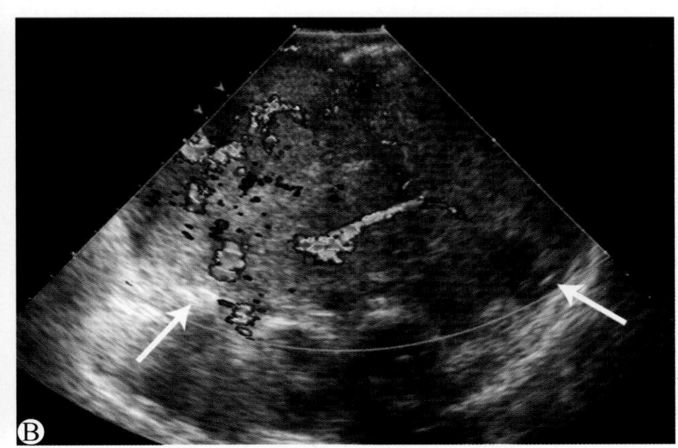

图35-4-7　神经母细胞瘤超声表现

患者，男性，2岁，超声检查发现左侧腹膜后占位，大小为148mm×97mm，呈不均匀实性回声，边界欠清楚，肿块与左侧肾脏分界不清，并可见轻度肾积水。彩色多普勒超声显示肿块内部丰富血流信号。手术病理结果：（腹膜后）神经母细胞瘤

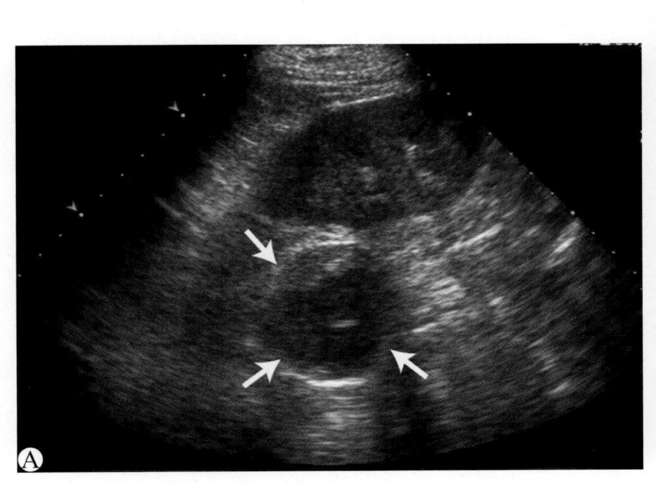

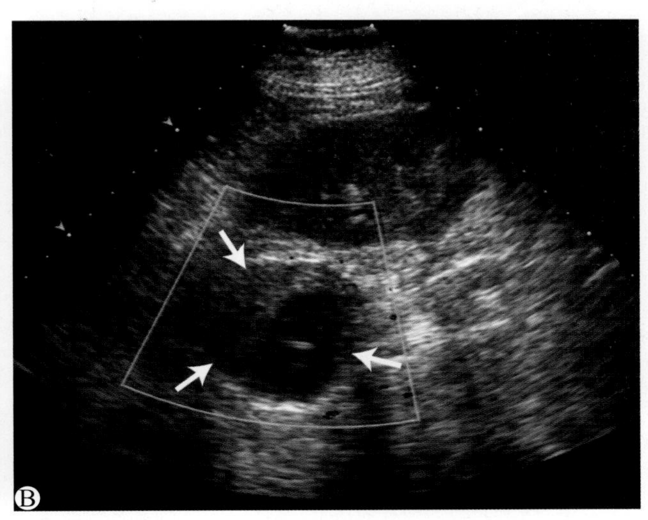

图35-4-8　嗜铬细胞瘤超声表现

患者，男性，38岁，超声检查发现左侧腹膜后占位，大小为47mm×51mm，类圆形，均匀低回声，边界尚清楚，彩色多普勒超声显示肿块内部未见血流信号。手术病理结果：嗜铬细胞瘤

三、来源于胚胎残余组织的肿瘤

（一）畸胎瘤

畸胎瘤是由3个胚层中的一种或多种分化的胚胎组织形成的肿瘤，好发于女性卵巢，腹膜后畸胎瘤较少见。腹膜后畸胎瘤常见于儿童，分为良性和恶性畸胎瘤，恶性畸胎瘤约占25%。良性畸胎瘤为单房或多房的囊性包块，少数为实性，囊壁较厚，囊内常含有油脂状物质，并混有毛发、骨骼、牙齿等。恶性畸胎瘤又称畸胎癌，是由3个胚层的不成熟组织构成的恶性生殖细胞肿瘤，是可以肝外产生甲胎蛋白的肿瘤，因此血清甲胎蛋白测定是重要的诊断参考指标。恶性畸胎瘤多为实性肿瘤，边界清楚，伴有包膜，内含小的出血、坏死灶。

超声表现：畸胎瘤多为以囊性为主的混合性包块，呈圆形或椭圆形，单房或多房，边界清楚，轮廓规整，囊壁稍厚，呈强回声。肿瘤内部回声因结构不同而有不同表现，多为囊实相间，囊壁粗糙不平，可有不规则高回声小结节突入囊腔。囊内含油脂、毛发、牙齿、骨骼等，油脂表现为液性暗区中的光点漂浮，毛发表现为无声影的团块状强回声或短小平行光带，牙齿或骨骼呈带声影的强回声（图35-4-9）。

恶性畸胎瘤多呈不均质性实性肿块，形态不规则，边界不清楚，与周围组织器官分界欠清。肿瘤内部一般为不均匀的混合回声，回声粗大，强弱不等，可见粗大的强回声并伴后方声影，部分可见散在的无回声区。

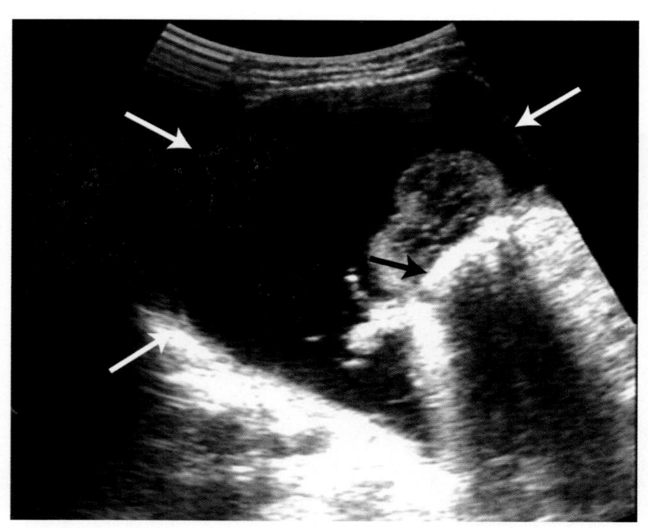

图35-4-9 畸胎瘤超声表现

患者，女性，8个月，超声检查发现右侧腹膜后混合性占位，大小为104mm×63mm，边界尚清楚，囊性为主，内见实性部分，内见强回声区，后方伴声影。彩色多普勒超声病灶未见内部血流信号。手术病理结果：（腹膜后）成熟畸胎瘤，内见成熟神经组织

（二）精原细胞瘤

精原细胞瘤起源于睾丸原始生殖细胞，为睾丸最常见的肿瘤。腹膜后精原细胞瘤是隐睾在腹膜后恶变形成的。由于睾丸白膜系致密结缔组织，肿瘤难以突破，因此精原细胞瘤多呈膨胀性生长，好发于中年男性，好发部位为下腹部。

超声表现：超声表现为下腹部腹膜后类圆形肿块，边界清楚，包膜光滑完整，内部呈不均质的中等回声，彩色多普勒超声可见肿块内部丰富血流信号。患者多伴有隐睾病史，如隐睾患者同时伴有下腹部低回声肿块，应高度怀疑精原细胞瘤。

第五节 继发性腹膜后肿瘤

继发性腹膜后肿瘤即腹膜后转移癌，为原发于其他部位的肿瘤直接蔓延或经淋巴转移至腹膜后间隙，表现为腹膜后肿块或肿大淋巴结。直接蔓延转移至腹膜后间隙的肿瘤包括来源于腹膜后器官（肾脏、肾上腺、胰腺）或附着于后腹膜器官（结肠、直肠）的恶性肿瘤，而经淋巴系统转移的肿瘤多为原发于消化道或生殖系统的恶性肿瘤，不同原发部位的肿瘤淋巴结转移途径不尽相同。例如，胃癌的腹膜后转移途径是首先到达脾动脉淋巴结和胃左动脉淋巴结，然后侵犯腹腔动脉旁淋巴结；结肠癌首先累及肠系膜血管周围淋巴结和肠系膜根部淋巴结，然后侵犯腹主动脉旁淋巴结；宫颈癌和卵巢癌则易向髂血管旁淋巴结和腹主动脉旁淋巴结转移。肿瘤合并腹膜后转移时，病程多已发展到晚期，患者常伴有消瘦、腹水、恶病质等表现。

（一）超声表现

腹膜后转移性淋巴结肿大是腹膜后转移性肿瘤最常见的表现，超声图像常表现为腹膜后大小不一的低回声团块，常位于脊柱旁、腹部大血管旁，多数边界清楚，形态为圆形或椭圆形；多个肿大的淋巴结可相互融合成分叶状，发生坏死时可表现为强回声、弱回声或无回声混合性改变。彩色多普勒超声表现为自肿块周边深入淋巴结内的杂乱血流信号。

其他部位肿瘤也可直接蔓延至腹膜后间隙生长，胃癌可侵犯胰腺和周围组织引起黄疸，结肠癌侵犯输尿管引起肾积水。腹膜后转移性肿瘤多与原发性肿瘤连为一体，移动度小，发现腹膜后肿瘤后，可结合患者病史或进一步检查明确肿瘤病史。

（二）诊断与鉴别诊断

原发性腹膜后肿瘤较少见，腹膜后肿瘤多为其他部位的肿瘤转移所致。结合患者肿瘤病史，以及超声图像

发现腹膜后淋巴结肿大，一般不难做出诊断。发现腹膜后肿瘤后，鉴别诊断主要集中于判断是原发性还是继发性腹膜后肿瘤，必要时进行穿刺活检明确性质。

（三）临床价值

对于多数腹部肿瘤，手术切除是首选治疗方法，超声检查有无腹膜后淋巴结肿大，对判断肿瘤分期及选择治疗方式、评估预后有重要临床意义。

第六节　其他腹膜后疾病

一、腹膜后间隙感染

腹膜后间隙是一个疏松，具有潜在腔隙的解剖结构，腹膜后间隙感染和化脓容易扩散。有报道未经治疗的腹膜后脓肿的死亡率几乎为100%，即使应用抗生素、进行外科干预等，死亡率仍高达45%。腹膜后间隙感染的来源主要为腹腔器官炎症或损伤穿孔，其中肾脏和结肠来源最为常见，如结肠癌、阑尾穿孔、肾脓肿手术等导致。临床表现有发热、畏寒、头痛、腰背部及髂窝疼痛，感染部位疼痛、压痛、叩击痛，实验室检查发现血白细胞明显升高。

（一）超声表现

腹膜后间隙感染常引起腹膜后脓肿，常见的部位有肾周间隙、肾旁前间隙、肾旁后间隙、双侧下腹部腹膜后等。超声图像表现为腹膜后间隙出现圆形、椭圆形或不规则形含液性包块，可向同侧髂窝处延伸。无回声区内可见细小光点样回声或片状回声，可随体位改变移动（图35-6-1）。

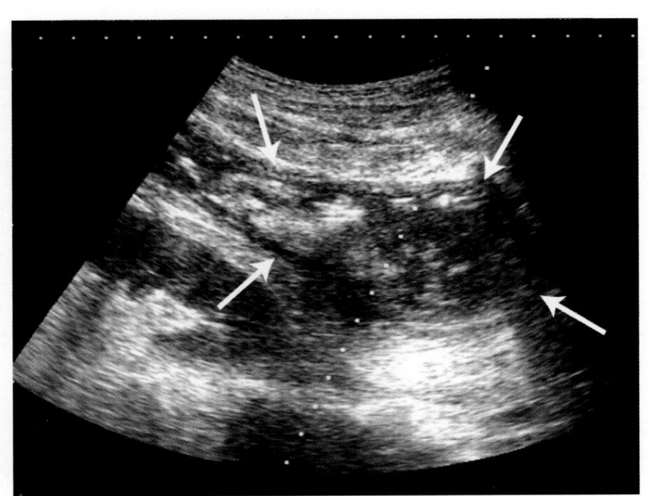

图35-6-1　腹膜后胰周脓肿超声表现

患者，男性，42岁，临床诊断为“急性重症胰腺炎”，高热，体温39℃，超声检查发现左侧腹膜后一混合回声区，范围为105mm×49mm，边界欠清，回声不均匀，呈囊实混合性，超声引导下穿刺抽出脓性液体，考虑腹膜后胰周脓肿

（二）诊断与鉴别诊断

对于腹膜后间隙感染，结合临床表现、病史、实验室检查、超声表现，一般不难诊断。感染病灶较小或临床症状不典型时，其应与血肿、畸胎瘤等疾病鉴别，必要时可联合其他影像学检查方法或穿刺活检明确。

（三）临床价值

超声检查可较准确地诊断腹膜后间隙感染病灶的部位及范围，同时可在超声引导下进行穿刺抽液、注药治疗等。

二、腹膜后间隙积液

腹膜后间隙积液最常见的原因是骨盆骨折及腰椎骨折，约占2/3，其他较常见引腹膜后间隙积液的病因包括腹膜后器官破裂出血、腹主动脉瘤破裂出血、背部软组织损伤出血、医源性损伤等。临床表现不典型，根据积液量的多少而不同。多数患者出现腹痛或后背痛，血肿区有压痛并可扪及肿胀。血肿压迫神经可引起神经疼痛，血液流入腹腔可有压痛、反跳痛，盆腔腹膜后血肿可压迫直肠引起直肠刺激症状，出血量大时引起休克症状。

（一）超声表现

超声检查发现腹膜后低回声或无回声团块，无回声区后方回声增强。血肿常表现为形态不规则，新鲜血肿因含有血凝块而呈低回声，数日后液化呈无回声。血肿较大时可引起腹腔器官移位。

（二）诊断与鉴别诊断

根据患者的病史，有无骨盆骨折、腰椎骨折，有无腹部外伤及手术史，结合超声图像上腹膜后的无回声或低回声包块、腹腔器官移位等改变可做出诊断。腹膜后血肿需要与腹膜后脓肿鉴别，一般超声图像难以鉴别，可根据患者的病史、临床症状和体征鉴别，必要时穿刺抽液明确性质。

（三）临床价值

对于存在骨盆骨折、腰椎骨折、腹部外伤、手术损伤等的患者，应高度怀疑是否有腹膜后积液。超声检查可了解腹膜后积液的位置及范围，同时可在超声引导下穿刺抽液。

三、腹膜后纤维化

腹膜后纤维化是由于腹膜后纤维脂肪组织非特异性、非化脓性炎症引起腹膜后广泛纤维化，腹膜后空腔器官受压而发生梗阻的疾病，较为罕见，其发病率为1/200万～1/50万，1948年由Ormond报道后引起人们关注，因此称为Ormond病。该病好发年龄为50～60岁，男女比例约为2∶1。本病病因未明，除与自身免疫性反应相关外，还与感染、恶性肿瘤、放疗、职业性石棉接触等有关。

目前认为本病是一种自身免疫性疾病，是机体对薄壁小动脉漏出的动脉硬化斑块中含有的不溶性脂质产生的自身免疫反应。早期临床症状多不典型，大量纤维组织增生后引起腹膜后空腔器官梗阻时才开始出现症状。主要临床表现包括腰背腹痛、体重减轻、恶心呕吐、尿异常等，常以腹部包块或腹水就诊。压迫泌尿系统可引起肾功能不全，压迫淋巴管可引起下肢水肿。

（一）超声表现

超声表现为腹膜后广泛的均匀低回声团块，以包绕腹主动脉及下腔静脉周围为多见，边界清楚、光滑，并可向两侧累及，压迫输尿管引起不同程度的肾积水。低回声团块内部一般无血流信号，彩色多普勒超声可帮助显示腹主动脉、下腔静脉的血流信号及狭窄程度。

（二）诊断与鉴别诊断

如超声发现腹膜后腹主动脉旁、下腔静脉旁低回声团块，同时伴有不明原因的腹痛、肾积水，则应怀疑该病。腹膜后纤维化形成的腹膜后血管旁低回声团块主要与腹主动脉瘤伴发血栓形成、腹膜后淋巴结转移鉴别。本病腹主动脉内膜尚光滑，低回声区常包绕腹主动脉且难以区分边界，而腹主动脉瘤时腹主动脉内膜不光整，动脉壁局限性膨出，动脉瘤边界清晰。本病也应与腹膜后转移性肿大淋巴结鉴别，后者多有恶性肿瘤病史，可呈融合状或分叶状，多发低回声团块，边界清楚。必要时可在超声引导下穿刺活检以取得病理鉴别诊断。

（三）临床价值

腹膜后纤维化早期无特异性临床表现，常因不明原因腹痛、肾积水就诊，超声检查发现腹膜后腹主动脉旁、下腔静脉旁、髂血管旁低回声团块有助于诊断，同时彩色多普勒超声可判断腹主动脉、髂动脉是否存在狭窄及评估狭窄程度。

（徐辉雄　刘博姬）

第36章 小儿疾病

第一节　总论

小儿时期是人生的基础阶段。小儿时期的特点是全身组织器官逐步成长，体格、心理和精神行为均在不断发育，遗传性、先天性疾病最为多见，感染性和其他后天性疾病也容易发生，环境因素对机体的影响也很明显，儿童意外伤害也在逐年上升。如何使儿童先天性及后天性的疾病得到早期治疗，早期诊断是一个非常关键的问题。随着超声诊断仪的不断改进和超声诊断技术的不断提高，超声诊断在儿科疾病诊断中的作用越来越大，而且诊断范围在不断向各个系统延伸，包括骨关节、周围神经及肺部疾病等。因此，掌握好小儿各个时期的生理特点及各种疾病的超声声像特点，对一名超声医师来说也是非常重要的。

一、儿科超声的范围和任务

儿科超声的对象是从新生儿期到青春期儿童，由于这类人群的组织器官处于一个不断生长发育的动态过程中，从而其在每个不同时期都有不同的生理特点，儿童在不同的时期常容易发生一些特有的疾病。对于超声医务人员来说，必须了解儿童每个时期的各器官组织的正常超声声像图特征，组织器官发育是否正常，在哪个时期容易发生哪些疾病，这是首要任务。超声医务人员只有掌握了这些知识，才能很好地为临床提供有力的诊断依据。

二、小儿病理生理特点

在医学上小儿和成人不同之处较多，年龄越小，与成人的差别越大。年长儿与成人则区别较少，但在诊断方面其实践经验却有各自的特点。解剖方面：小儿体格与成人显然不同，如婴儿期肝脏由于胸廓发育不完善，常在肋缘下可被触及；婴幼儿期骨化中心没有完全出现；新生儿期右心系统较大；新生儿期肾脏表面呈波浪状等。生理方面：由于小儿体内器官的许多功能不完善，如一些酶或其他物质的缺乏，而易出现新生儿颅内出血、肾上腺出血等。病理方面：由于先天发育不良，儿童常易出现一些先天性疾病，如先天性心脏病、先天性消化系统疾病、先天性泌尿系统疾病等。由于患儿年龄较小，其疾病的病理变化也较快，常在24小时内，病情出现很大的变化。诊断方面：不少疾病的临床表现，可因年龄差别而大不相同，婴幼儿患者往往起病急、病情变化快；当患儿情况不好时，临床症状表现不典型；腹腔胀气时常易出现误诊。因此，我们对小儿的疾病要有正确的认识，不能因为儿童的特殊情况影响而漏诊。

三、儿科超声的特点

儿科超声诊断几乎包括所有成人超声检查的内容，由于小儿的组织器官较小，结构没有成人那么清晰，因此要求超声医务人员应掌握更为全面的医学知识和具有更为细致检查的能力。由于儿童时期是一个生长发育的过程，其躯体和器官发育上与成人有一定的差别，也造成了超声诊断的区别。这一点年龄越小表现得越为突出。例如，婴幼儿骨骼含钙较少，对超声的衰减没那么明显，使我们能利用超声对婴幼儿骨关节的一些疾病进行诊断；由于婴儿前囟未闭，从而能通过该处进行颅脑超声诊断等。由于不同年龄组的发育情况与对检查的态度不同，而形成操作上的不同，给检查者带来一定的困难，需要我们用其他的方法解决。随着精准医疗的提出，加上儿科超声的特点，对超声医务工作者的专业知识、专业技能及仪器设备提出更高的要求。

四、儿科超声的检查方法

新生儿及婴儿期，由于其体格及器官较小，常采用5～7.5MHz超声探头，以便更为清晰地显示细小的组织结构，操作时需要动作轻柔；对于新生儿的心脏检查，最好配备专门的心脏探头。幼儿期，患儿多不能主动配合检查，在检查前需要家长给患儿准备玩具、奶瓶或零食等，在较为安静的状态下检查。1～4岁年龄组是最不配合检查的时期，在检查前，家长要做好患儿的思想工作，准备一些玩具或零食，如果实在不配合，则需用适量镇静药，在患儿睡眠状态下进行检查。4岁以后，绝大多数能配合检查。

本章主要描述具有儿童特点的儿科常见病、多发病的超声诊断内容，对一些与成人相似的疾病如结石、腹股沟斜疝、实质器官外伤等不作阐述，另外小儿眼科疾病、先天性心脏病、发育性髋关节脱位等内容请参考本书相关章节。

第二节 颅脑疾病

由于颅脑超声检查具有操作简便、重复性好、无创及可在床边开展等优点，近年来其已广泛应用于新生儿，尤其是重症监护病房的高危新生儿颅脑损伤的检测与随访。

一、颅脑解剖

颅脑由头皮、颅骨、脑膜、大脑、小脑、脑干等构成。18个月以内的婴幼儿颅盖骨以膜连接形成颅囟，由于前囟较大，其常为超声检查的主要窗口。脑膜由外向内分别为硬脑膜、蛛网膜及软脑膜。硬脑膜在大脑纵裂内形成大脑镰，位于颅腔正中，将大脑分隔成左右半球；在后方形成小脑幕，分隔大脑枕叶和小脑。蛛网膜薄而透明，位于硬脑膜和软脑膜之间，硬脑膜与蛛网膜之间为硬膜下腔，蛛网膜和软脑膜之间为蛛网膜下腔，其内充满脑脊液。软脑膜富含血管，紧贴脑表面，并深入脑沟裂之中。一些软脑膜突入侧脑室，被覆脑室膜与其上的血管共同形成脑室内的脉络丛。脉络丛是分泌脑脊液的主要结构。

脑位于颅腔内，由端脑、间脑、中脑、脑桥、延髓和小脑组成。端脑主要由两侧大脑半球构成，大脑半球分为额叶、顶叶、枕叶、颞叶和岛叶。外侧沟（裂）以上、中央沟以前为额叶，外侧沟以上、中央沟以后、顶枕沟以前为顶叶，外侧沟以下为颞叶，顶枕沟以后为枕叶，岛叶位于外侧沟深面，被额顶颞叶覆盖（图36-2-1）。大脑表层为大脑皮质，又称灰质，大脑深部为髓质，又称白质。髓质内有尾状核、豆状核、屏状核和杏仁核（称为基底节）及丘脑。尾状核分为头、体、尾3个部分。胼胝体位于大脑纵裂底部，下面与侧脑室的顶相邻，由连接左右大脑半球皮质的纤维构成，在正中矢状面上呈弓形，由前向后分为嘴、膝、干、压四部。

脑室系统主要由左右侧脑室、第三脑室、第四脑室组成。侧脑室是脑室系统中最大的脑室，位于大脑半球内，正常情况下两侧对称。侧脑室体部位于顶叶内，为一狭窄的水平裂隙，并由此发出3个角。前角，又称额角，向前深入额叶内；后角，深入枕叶，又称枕角；下角，在颞叶内伸向前方，又称颞角。侧脑室体部、后角及下角的汇合处称为三角区。脉络丛位于侧脑室体部的下1/3及下角处。侧脑室借室间孔与第三脑室相通，第三脑室位于两侧丘脑之间，为一狭小的腔隙。第三脑室通过中脑导水管与第四脑室相通，第四脑室位于延髓和脑桥的背侧与小脑之间，通过正中孔和两侧的外侧孔与蛛网膜下腔相通，脑脊液在其内循环（图36-2-2，图36-2-3）。

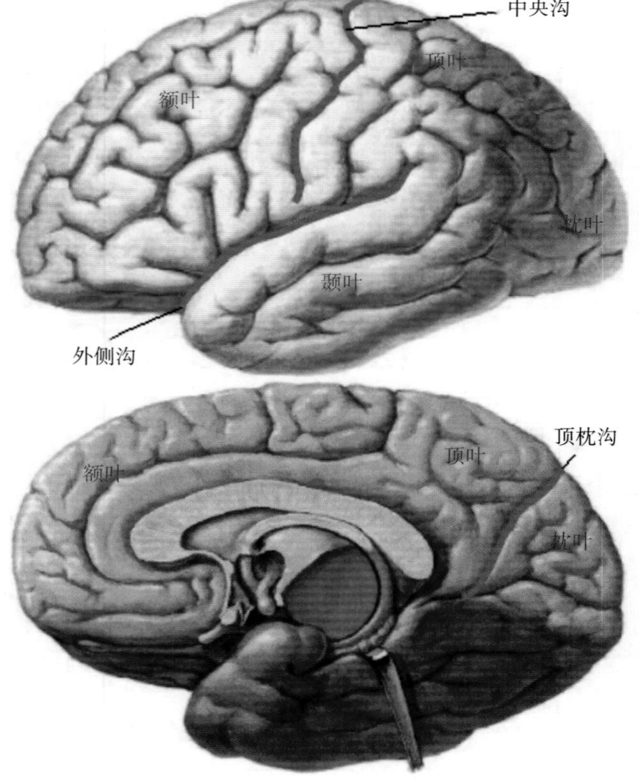

图36-2-1 大脑半球沟回与分叶

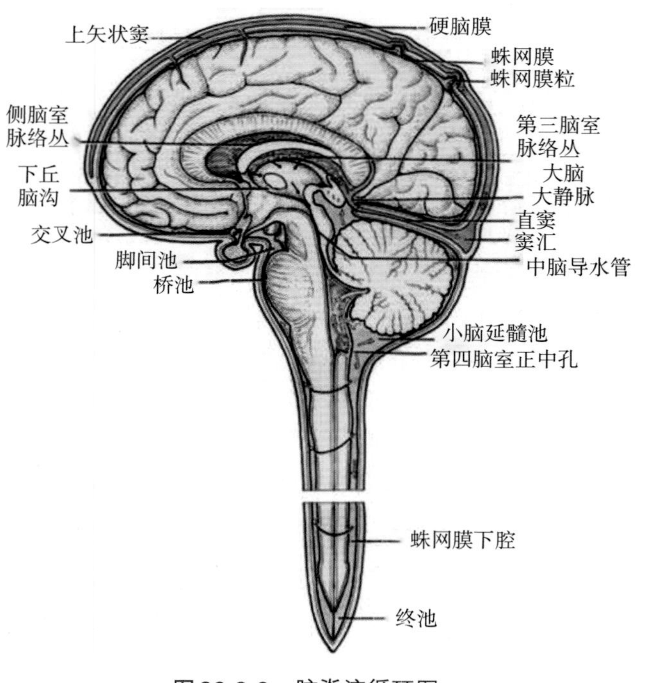

图36-2-2 脑脊液循环图

脑动脉源于颈内动脉和椎动脉。大脑半球前2/3和部分间脑由颈内动脉供血，大脑半球后1/3及部分间脑、脑干和小脑由椎动脉供血。颈内动脉的主要分支：①大脑前动脉（anterior cerebral artery），两侧大脑前动脉借前交通动脉相连，沿胼胝体沟后行，皮质支分布于顶枕沟以前的内侧面、额叶底面一部分及额叶、顶叶背外侧面上部；②大脑中动脉（middle cerebral artery），是颈内动脉的直接延续，向外侧走行进入外侧沟内，皮质支供应大脑半球的背外侧面和岛叶，中央支垂直发出后向上穿入脑实质供应尾状核、豆状核及内囊；③后交通动脉（posterior communicating artery），与大脑后动脉吻合；④脉络丛前动脉（choroidal artery），供应脉络丛、内囊和尾状核等结构。椎动脉在脑桥延髓交界处汇合成基底动脉。基底动脉的主要分支：①大脑后动脉（posterior cerebral artery），分布于大脑半球枕叶及颞叶的内侧面和底面；②小脑下前动脉（inferior cerebellar artery），分布于小脑下面前部；③小脑上动脉（superior cerebellar artery），供应小脑上面；④脑桥动脉（pontine artery），供应脑桥基底部（图36-2-4，图36-2-5）。大脑动脉环（cerebral arterial circle）又称Willis环，由两侧颈内动脉末端、大脑前动脉起始端、前交通动脉、后交通动脉及大脑后动脉共同组成。

脑静脉不与动脉伴行，分深浅两部，相互交通。深静脉收集大脑深部的静脉血，最后汇成大脑大静脉（又称Galen静脉），于胼胝体压部后下方注入直窦。浅静脉收集皮质及皮质下浅层髓质的静脉血，直接注入邻近的硬脑膜窦（图36-2-6）。

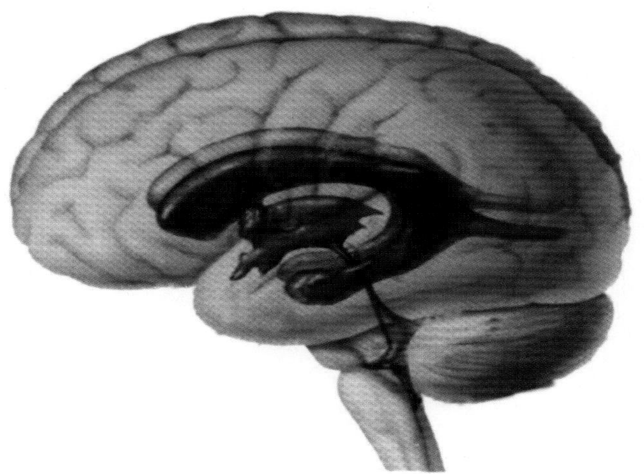

图36-2-3　脑室系统在脑内位置的投影

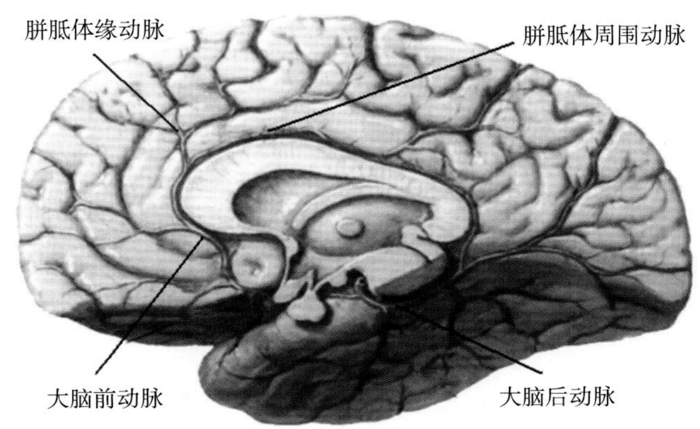

图36-2-4　大脑前动脉及其分支

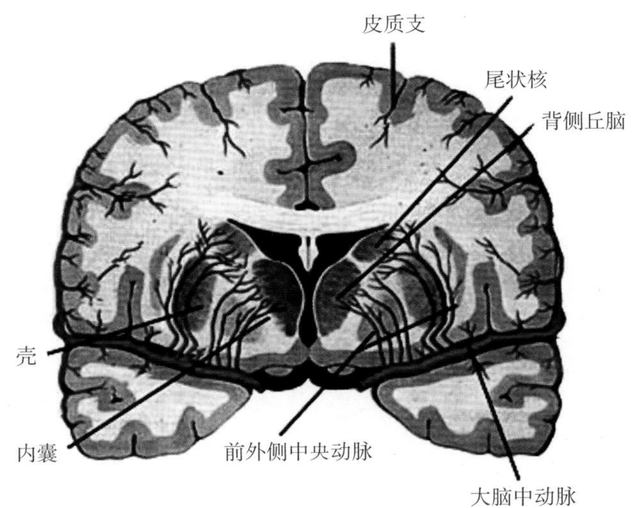

图36-2-5　大脑中动脉及其分支

二、小儿颅脑超声检查

（一）仪器和探头

尽量选用分辨率较高、图像质量较清晰的仪器。选用扇扫、相控阵或小凸阵探头，探头直径越小、扇扫角度越大，所获取图像的信息量越多；探头的频率以5～7.5MHz较为适宜；新生儿或早产儿宜选用频率较高的探头，月龄较大的婴幼儿由于前囟逐渐缩小，声窗随之变小，探头频率可适当调低，使其穿透力增加。

（二）检查方法

1.经前囟（tran anterior fontanelle）超声检查　前囟是小儿颅脑超声最常用的声窗，通过前囟分别进行冠状或矢状切面的连续扫查，分别获得不同切面、不同方位的颅脑声像图。

冠状切面扫查：将探头置于前囟表面，使探头扫描平面与头部左右径平行，将探头偏向前侧，尽量将额叶显示清晰，再通过颅脑中部逐渐向后扫查，尽量显示顶枕部的大脑组织结构，观察侧脑室、第三脑室及脑实质（图36-2-7）。

矢状切面扫查：使探头扫查面与头部前后径平行，从正中线开始逐渐向两侧扫查，观察脑中线结构、侧脑室、第三脑室、第四脑室及脑实质（图36-2-8）。

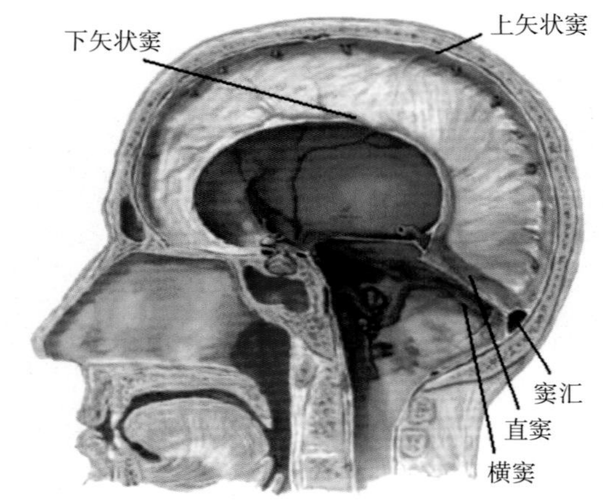

图36-2-6 硬脑膜窦（侧面观）

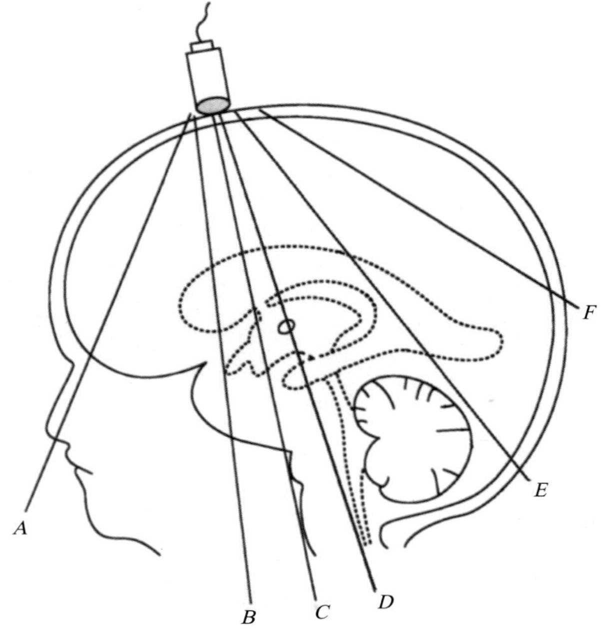

图36-2-7 经前囟冠状切面扫查

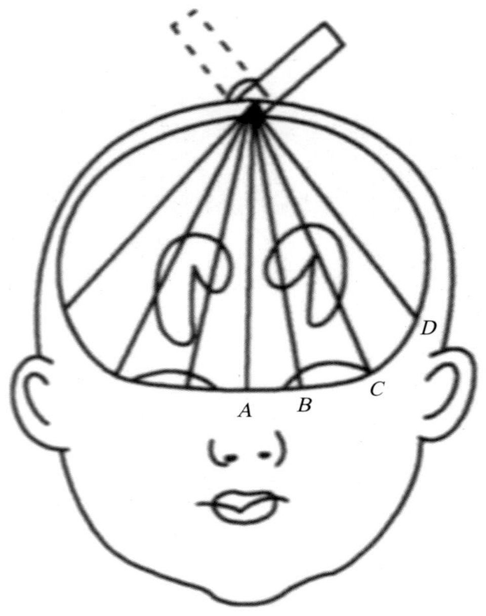

图36-2-8 经前囟矢状切面扫查

2.经颞囟（tran sphenoidal fontanelle）超声检查 该声窗应用相对较少，主要用于观察对侧硬膜下积液、侧脑室内径与大脑半球直径的比例及检测大脑中动脉的血流动力学情况。

检查时注意手卫生，探头应用专用消毒纸巾擦拭，如局部皮肤有破损或头皮针位于前囟附近，应对探头进行消毒再检查，以避免交叉感染。如果头发过密影响超声波穿透，应先将局部头发剃除。

（三）新生儿颅脑常规超声切面图

正常时大脑实质回声为低回声，其中皮质回声相对更低，髓质回声稍高，小脑则表现为较均匀高回声。脑表面的沟回、裂隙由富于血管和结缔组织的软脑膜覆盖，与脑脊液之间有着较大的声阻抗差，形成明显对比，故在声像图上呈现出清晰结构轮廓。由于小儿颅脑超声多在前囟处扫查，故超声冠状切面及矢状切面与断层解剖学上的冠状切面和矢状切面并不完全一致。在正常情况下，脑中线并不一定完全居中，可向一侧偏移2～3mm，而大脑半球结构两侧基本对称。

1.冠状切面 常规冠状切面扫查从侧脑室前角前方的额叶开始向后连续扫查。

（1）经双侧额叶切面：为第一冠状切面，将探头置于前囟，使声束向眼眶方向倾斜，图36-2-7中*A*线，可显示大脑额叶实质回声，纡曲分布的强回声光带为脑沟，低回声为脑回，正中为大脑纵裂结构，以及颅前窝底部的颅骨及眼眶强回声（图36-2-9，图36-2-10）。

（2）经双侧侧脑室前角切面：为第二冠状切面，声束向后倾斜，通过侧脑室前角，图36-2-7中*B*线。此时可显示以下结构：①脑中线结构，如大脑镰、半球间裂等。②胼胝体膝部，为两侧侧脑室前角前上方连接左右大脑半球的层状低回声带。③侧脑室前角，正常呈较锐利的小羊角状。④尾状核头部，为位于侧脑室前角外下方的低回声结构。⑤透明隔腔，又称第五脑室，为位于左右侧脑室中间的无回声结构。部分足月儿在出生时探及不清，早产儿常见，应注意与第六脑室（Vergae腔）鉴别。⑥大脑部分额叶、颞叶及岛叶脑实质回声。⑦外侧裂，位于额叶、颞叶及岛叶之间，呈横向“Y”字形（图36-2-11，图36-2-12）。

（3）经第三脑室、大脑脚切面：将声束继续向后倾斜，通过第三脑室及大脑脚，图36-2-7中*C*线。此时可显示以下结构：①大脑纵裂；②胼胝体干；③侧脑室前角；④透明隔腔；⑤尾状核头、丘脑；⑥第三脑室，位于透明隔腔下方、两侧丘脑之间；⑦大脑脚，位于第三脑室下方；⑧脑桥，位于大脑脚下方，呈稍低回声；⑨额叶、颞叶、岛叶脑实质及外侧裂（图36-2-13，图36-2-14）。

（4）经脑干、小脑中脚切面：声束继续稍向后扫查，通过脑干及小脑中脚，图36-2-7中*D*线。此时可显

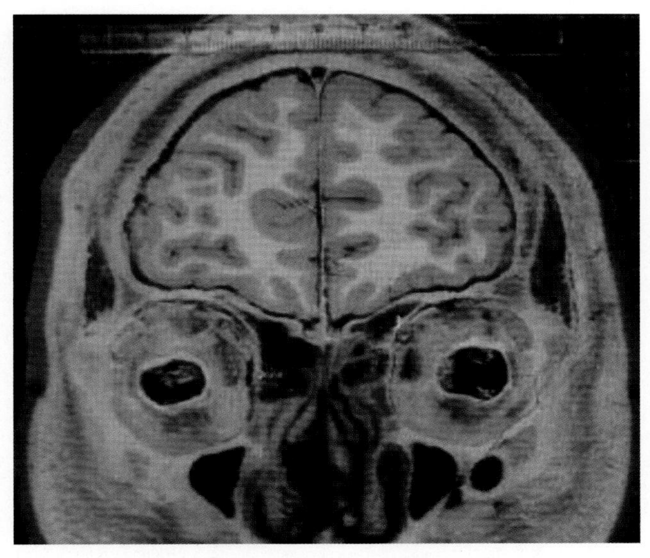

图36-2-9　经额叶冠状断层解剖图

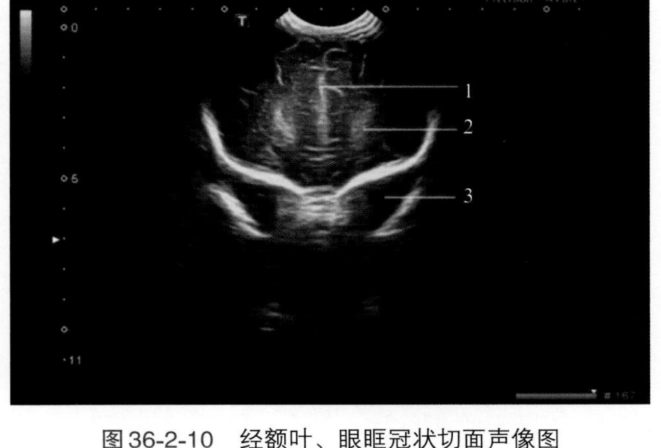

图36-2-10　经额叶、眼眶冠状切面声像图

1.脑中线；2.额叶；3.眼眶

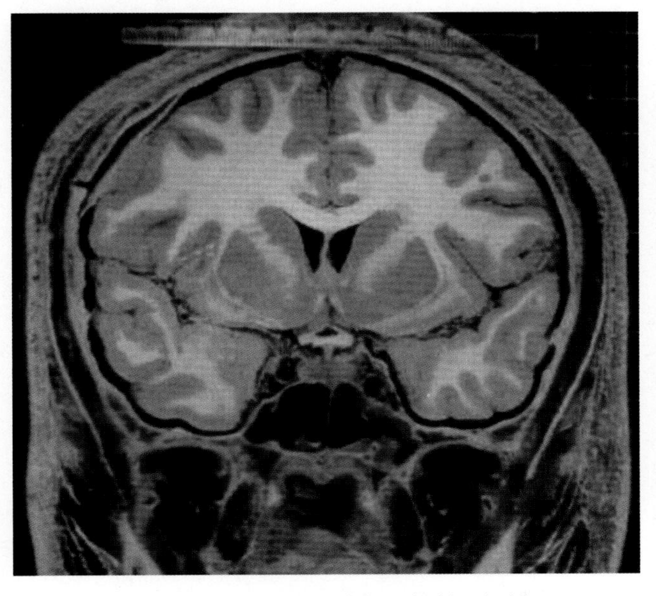

图36-2-11　经侧脑室前角冠状断层解剖图

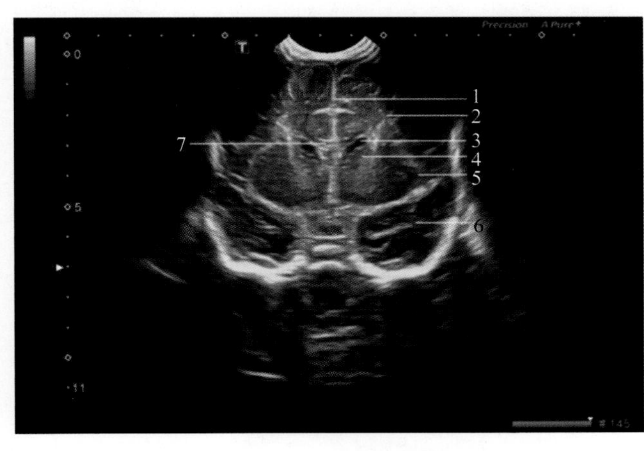

图36-2-12　经侧脑室前角冠状切面声像图

1.脑中线；2.额叶；3.侧脑室前角；4.尾状核头部；5.岛叶；6.颞叶；7.胼胝体膝部

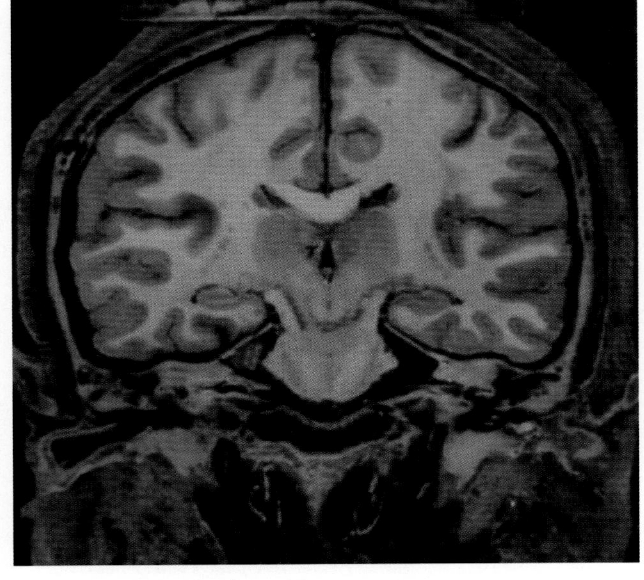

图36-2-13　经第三脑室、大脑脚冠状断层解剖图

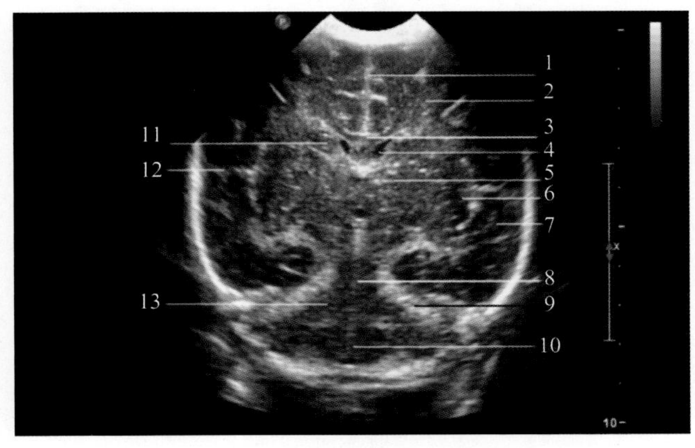

图36-2-14　经第三脑室、大脑脚冠状切面声像图

1.大脑纵裂；2.额叶；3.胼胝体；4.侧脑室；5.第三脑室；6.岛叶；7.颞叶；8.大脑脚；9.脑桥；10.尾状核头部；11.透明隔腔；12.外侧裂；13.丘脑

示以下结构：①大脑纵裂；②胼胝体干；③侧脑室体部；④透明隔腔；⑤尾状核、丘脑；⑥脑干，为位于丘脑下方的低回声区，其中部两侧为小脑中脚；⑦小脑幕，位于脑干外侧，呈“八”字形高回声；⑧额叶、颞叶、岛叶及之间的外侧裂（图36-2-15）。可在该切面测量脑中线距颅骨侧壁距离。声束继续稍向后扫查，可显示高回声小脑声像（图36-2-16）。

（5）经双侧侧脑室体部-后角切面：将声束继续向后倾斜，通过侧脑室体部、后角，图36-2-7中E线。此时可显示以下结构：①大脑纵裂；②侧脑室体部、后角及其内“八”字形高回声脉络丛；③少许额叶脑实质；④顶叶脑实质；⑤枕叶脑实质（图36-2-17，图36-2-18）。

（6）经侧脑室体部上方切面：声束继续向后扫查，通过侧脑室体部上方切面，图36-2-7中F线，主要为大脑顶叶脑实质回声，其前方有少许额叶脑实质，后方为少许枕叶实质回声（图36-2-19，图36-2-20）。

2.矢状切面　在冠状切面扫查后将探头旋转90°，进行矢状切面扫查，从中线开始分别向左右两侧进行连续扫查。

（1）正中矢状切面：使声束平行正中矢状面，图36-2-8中A线，可见胼胝体呈弧形低回声结构，向深层为无

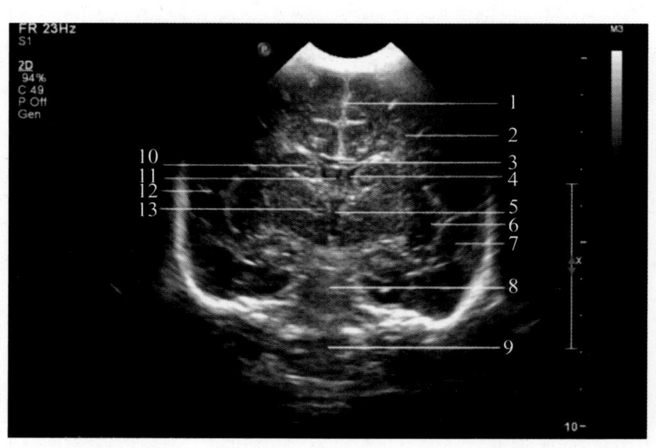

图36-2-15　经脑干、小脑中脚冠状切面声像图

1.大脑纵裂；2.额叶；3.胼胝体；4.侧脑室；5.丘脑；6.岛叶；7.颞叶；8.中脑；9.小脑幕；10.延髓；11.尾状核头部；12.外侧裂；13.小脑中脚

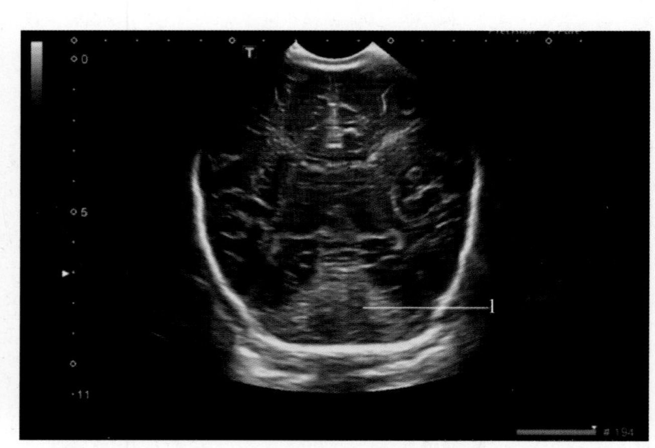

图36-2-16　经小脑冠状切面声像图

1.小脑

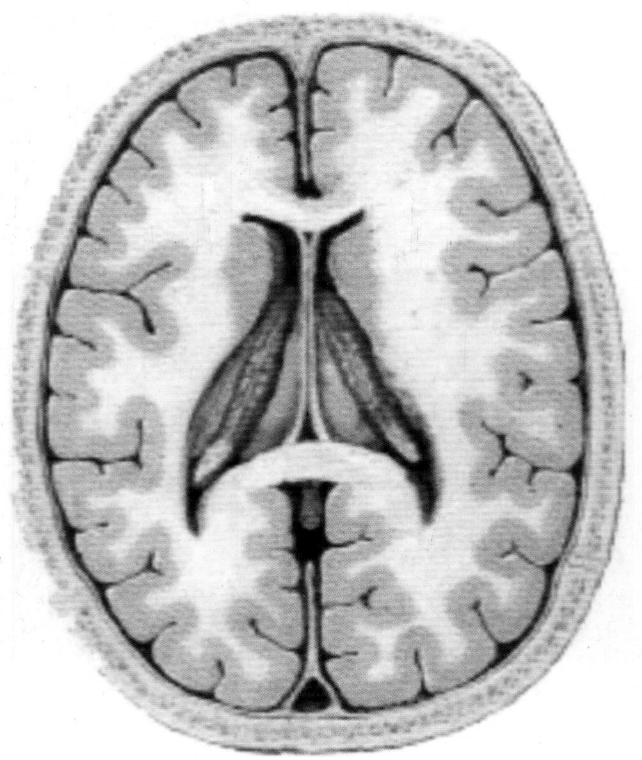

图36-2-17　经侧脑室体部断层解剖图

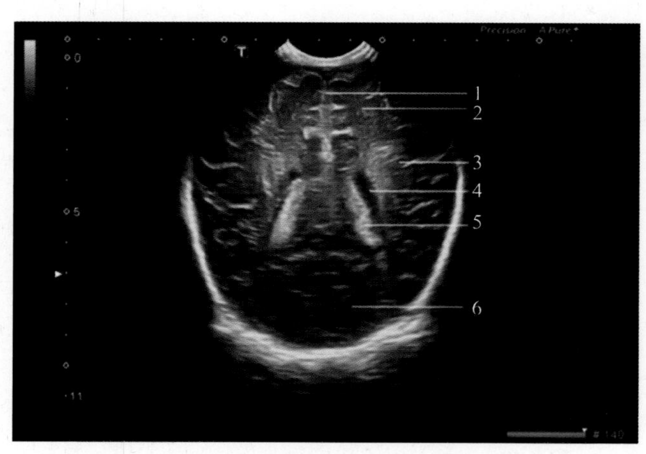

图36-2-18　经侧脑室体部-后角冠状切面声像图

1.大脑纵裂；2.额叶；3.顶叶；4.侧脑室；5.脉络丛；6.枕叶

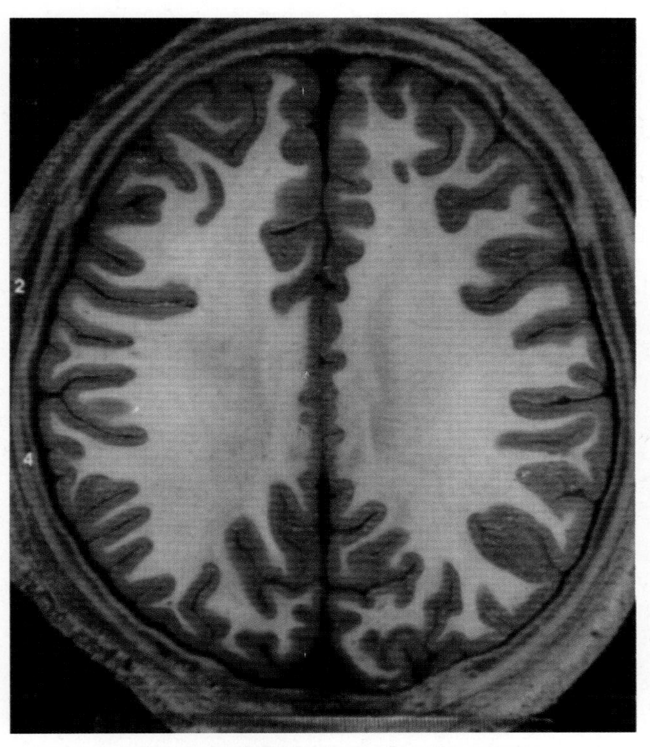

图36-2-19　经侧脑室体部上方断层解剖图

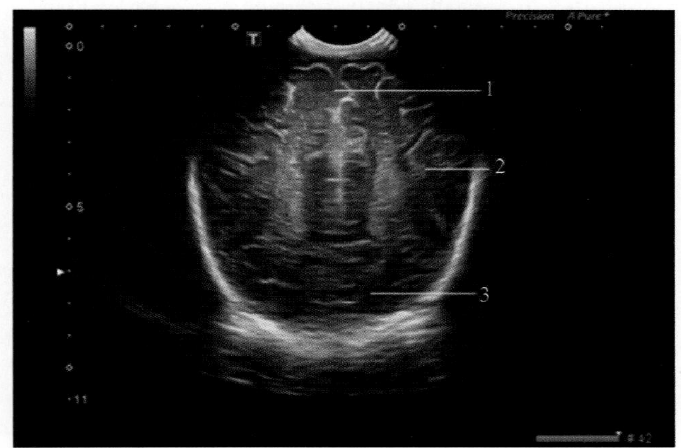

图36-2-20　经侧脑室体部上方切面声像图

1.大脑纵裂；2.顶叶；3.枕叶

回声的透明隔腔，向下依次为第三脑室、第四脑室、脑干及高回声的小脑。胼胝体浅层为沟回清晰的脑实质（额叶、顶叶及枕叶）。在该切面测量胼胝体膝部至压部长度，正常足月儿胼胝体长度平均为43.44mm±2.20mm，早产儿胼胝体长度平均为39.16mm±3.02mm（图36-2-21，图36-2-22）。

（2）经侧脑室前角旁矢状切面：将探头置于正中矢状切面处稍向两侧侧动，图36-2-8中*B*线，清晰显示侧脑室前角，前角下方为稍低回声的尾状核头部，紧邻尾状核头部的为丘脑，尾状核与丘脑交界处切迹状凹陷为丘脑尾状核沟，紧贴侧脑室上方为较薄的胼胝体回声，胼胝体浅层被低回声的扣带回包绕，扣带回与胼胝体平行走行。还可见稍强回声的小脑及大脑顶叶、枕叶（图36-2-23）。

（3）经侧脑室后角旁矢状切面：声束稍向外侧侧动，图36-2-8中*C*线，清晰显示侧脑室后角。此时所示结构与上一切面相似：侧脑室前角的小部分，侧脑室体部、后角（枕角）及三角区、下角（颞角）的无回声结构，稍高回声的尾状核头部、丘脑。在侧脑室体部及枕角内可见强回声的脉络丛结构，脉络丛附着于侧脑室体部的

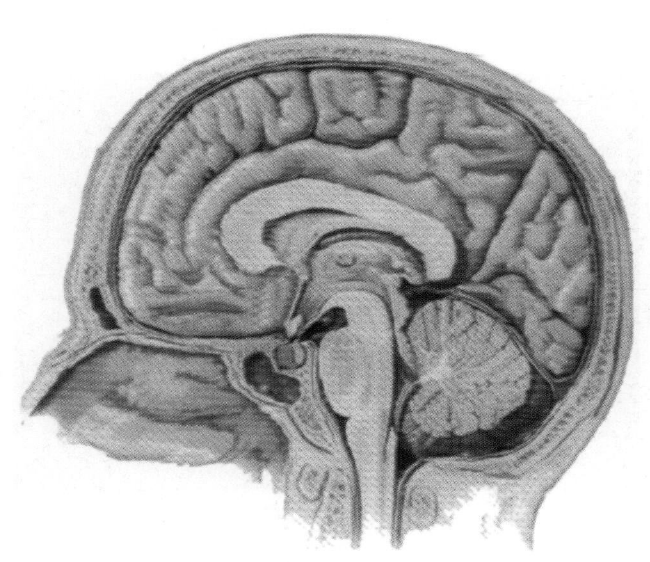

图36-2-21　颅脑正中矢状位解剖图

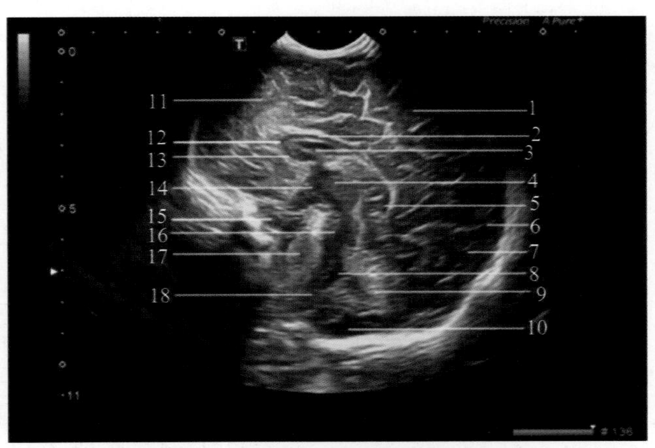

图36-2-22　正中矢状切面声像图

1.顶叶；2.胼胝体干部；3.透明隔腔；4.丘脑；5.胼胝体压部；6.顶枕沟；7.枕叶；8.第四脑室；9.小脑；10.小脑延髓池；11.额叶；12.胼胝体膝部；13.胼胝体嘴；14.第三脑室；15.垂体；16.中脑；17.脑桥；18.延髓

下1/3及侧脑室后角三角区（图36-2-24）。

（4）经岛叶及颞叶旁矢状切面：声束继续向外侧倾斜，图36-2-8中D线，可显示岛叶沟回及部分颞叶脑实质（图36-2-25）。

（5）脑动脉彩色多普勒超声：经前囟冠状切面可显示大脑动脉环，矢状切面可显示大脑前动脉及其分支（图36-2-26），经颞囟可显示大脑动脉环及大脑中动脉。

3.脑室声像（ultrasound image of ventricle） 脑室壁为细而光滑的线样回声，边缘锐利，脑室腔内为无回声，侧脑室内的脉络丛为长条状较粗的弧形结构，表现为不规则的强回声，依附于侧脑室体部的内下方，向后延伸到外下方进入侧脑室颞角。侧脑室的前角、体部、枕角（后角）、颞角（下角）分别位于大脑的额叶、顶叶、枕叶及颞叶内。但正常新生儿侧脑室可显示不清或呈裂隙状，有学者报道，约15%的新生儿侧脑室不显示或呈裂隙状，约40%的足月儿及60%的早产儿侧脑室两侧不对称。侧脑室的大小与出生时的胎龄及出生时的体重有关。有学者认为，胎儿侧脑室随着胎龄增大而增大。出生后1周内脑室较小，1周后逐渐增大，6个月后脑室增大速度减慢。因此不同月龄婴幼儿的侧脑室测量值是不相同的（表36-2-1）。

正常侧脑室前角呈“小羊角”，有专家认为，如侧脑室前角呈“兔耳状”，则提示有侧脑室扩张存在。超声测量侧脑室径线的方法很多，较常用的有以下几种：①侧脑室体部的深度，在旁正中矢状切面（侧脑室后角层面），丘脑尾状核沟与侧脑室交点的垂直距离；正常新生儿侧脑室体部宽1～3mm，平均1.9mm，＞3mm为增宽，脑室扩张分为3度。Ⅰ度（轻度），侧脑室体部宽4～6mm；Ⅱ度（中度），侧脑室体部宽7～10mm；Ⅲ度（重度），侧脑室体部宽＞10mm。②侧脑室外侧壁至中线的距离，正常为7～11mm，平均8mm，＞11mm为异常。③脑室指数（ventricular index），侧脑室外侧壁至中线的距离与同侧大脑半球直径之比，正常＜1/3，7/20提示脑室增宽。④侧脑室后角或三角区，脑积水易沉积

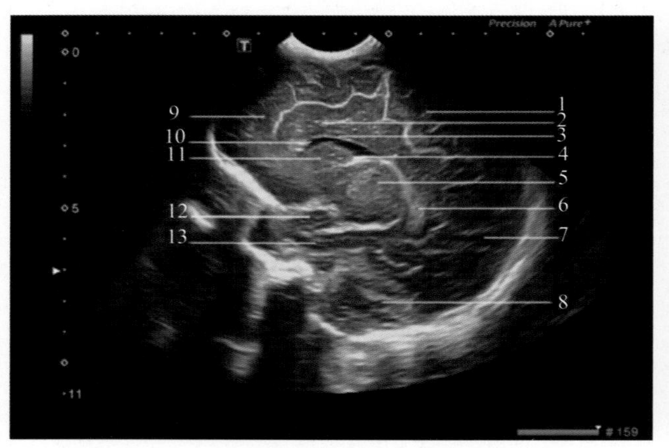

图36-2-23 经侧脑室前角旁矢状切面声像图

1.顶叶；2.扣带回；3.胼胝体干部；4.丘脑尾状核沟；5.丘脑；6.脉络丛；7.枕叶；8.小脑；9.额叶；10.侧脑室前角；11.尾状核头部；12.海马旁回钩；13.海马旁回

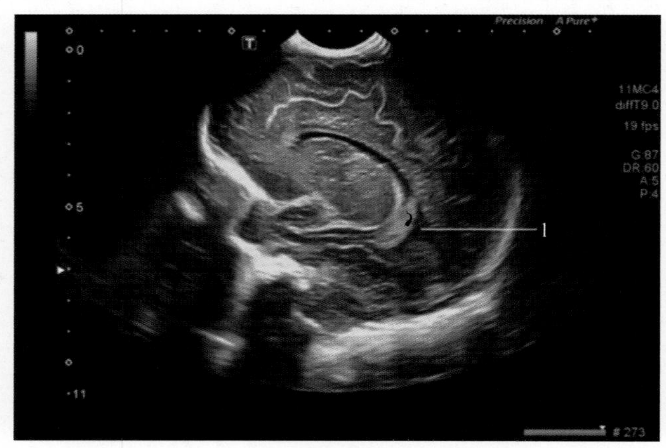

图36-2-24 经侧脑室后角旁矢状切面声像图

1.侧脑室后角

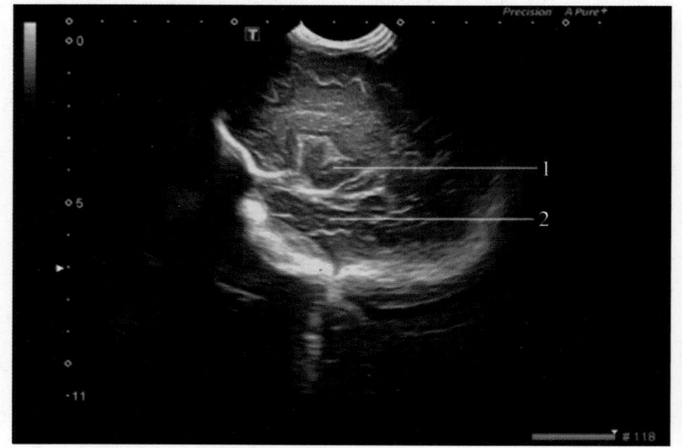

图36-2-25 经岛叶及颞叶旁矢状切面声像图

1.岛叶；2.颞叶

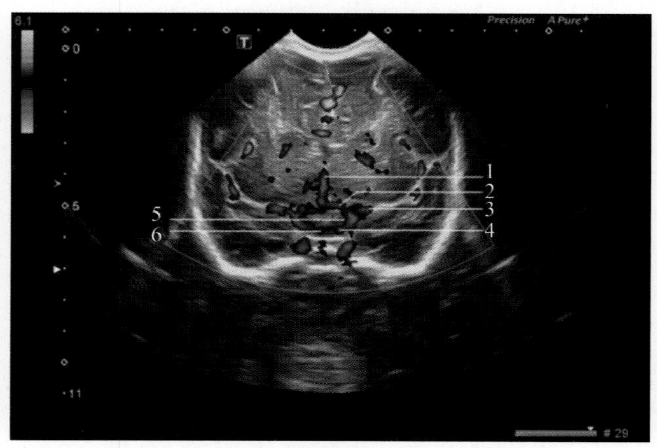

图36-2-26 经前囟大脑动脉环声像图

1.大脑前动脉；2.前交通动脉；3.大脑中动脉；4.后交通动脉；5.颈内动脉末端；6.大脑后动脉

表36-2-1　不同月龄婴幼儿脑室测量值

部位	新生儿（$n=120$）	3个月（$n=65$）	6个月（$n=50$）	12个月（$n=20$）
侧脑室宽度（cm）	0.23±0.07	0.50±0.09	0.57±0.11	0.62±0.16
第三脑室宽度（cm）	0.23±0.06	0.41±0.14	0.45±0.13	0.49±0.12
脑室指数	1.05±0.22	1.54±0.30	1.67±0.30	1.80±0.32
大脑半球宽度（cm）	4.21±0.18	5.26±0.34	5.45±0.37	5.88±0.36
侧脑室比值	0.25±0.05	0.29±0.05	0.31±0.05	0.31±0.05
矢状位侧脑室宽度（cm）	0.25±0.07	0.42±0.11	0.47±0.15	0.56±0.17
侧脑室体面积（cm^2）	0.11±0.06	0.38±0.38	0.44±0.27	0.56±0.34

引自张伟力.婴儿脑室测量.新生儿科杂志，1995，10：167

在此，而致此处先行扩张，因此，测量侧脑室后角或三角部宽度对观察脑室有无进行性扩张及判断治疗效果有意义，注意每次测量时所取部位应相同。第三脑室在正中矢状切面显示为不规则的三角星状无回声结构，一旦变为类圆形结构，要考虑第三脑室扩张，在冠状切面上正常时其宽度≤4mm，若＞4mm，提示第三脑室扩张。第四脑室在正中矢状切面显示为小脑与脑干之间的不规则三角形无回声结构，正中矢状切面上深度＜4mm。正常情况下，三层脑膜超声显示不能完全分清，硬膜下腔或蛛网膜下腔液体增多时可以显示。通过前囟行冠状切面扫查时，以脑回最突出处至蛛网膜的距离为蛛网膜下腔的深度，正常新生儿额顶部蛛网膜下腔的深度＜3mm。大脑镰两侧大脑半球间的距离称半球间裂，正常新生儿半球间裂＜5mm。正常脉络丛位于侧脑室内，呈密集的强回声，两侧基本对称，表面欠光滑，边缘欠规整，附着于侧脑室体部下1/3及枕角三角区，不延伸到侧脑室前角及颞角，不充满整个侧脑室。

（四）小儿颅脑超声检查的应用范围

小儿颅脑超声检查可用于早产儿的常规筛查及新生儿窒息、新生儿缺氧缺血性脑病、颅内出血、颅内感染、颅内占位性病变、脑积水、颅内畸形等的检查。

（五）小儿颅脑超声检查主要观察内容

主要观察内容颅内结构是否清晰，脑中线结构是否移位，脑组织局部回声是否异常，脑室是否有改变，脉络丛形态回声是否有改变，大脑半球间裂及硬膜下腔、蛛网膜下腔是否增宽。

三、小儿颅脑疾病的超声诊断

（一）新生儿缺氧缺血性脑病

新生儿缺氧缺血性脑病（hypoxic ischemic encephalopathy，HIE）是指围生期窒息导致脑的缺氧缺血性损害，临床出现一系列中枢神经系统异常的表现，并持续24小时以上。这里的缺氧是指血液中氧含量低，缺血是指脑组织血液灌注减少。当缺氧缺血不完全时，为保证丘脑、脑干、小脑等生命中枢的血流灌注，脑内血流二次分配，使大脑前动脉、大脑中动脉、大脑后动脉灌注的边缘带的大脑皮质矢状旁区及其下白质的血流量首先减少而最先受损。缺氧缺血为急性完全性时，脑损伤常发生于代谢最旺盛的部位，即丘脑、脑干神经核。

1.超声声像图改变

（1）脑水肿（cerebral edema）：在足月儿超声表现为脑实质回声弥漫性或局灶性增强，脑室系统变窄，呈裂隙状或消失；脑实质回声结构不清，脑沟裂变浅或消失；严重的脑动脉搏动减弱（图36-2-27）。局限性脑水肿主要表现为侧脑室前角旁、三角区及矢状旁区脑实质呈斑片状回声增强（图36-2-28）。有学者将回声增强区的回声强弱与脉络丛回声比较进行分度，低于脉络丛回声为轻度，等于脉络丛回声为中度，高于脉络丛回声为

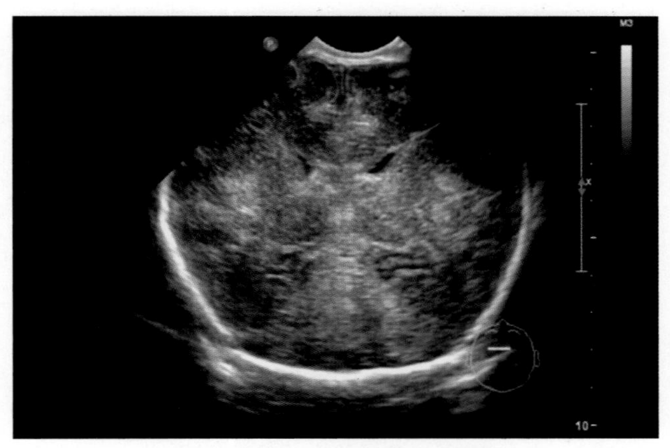

图36-2-27　弥漫性脑水肿声像图

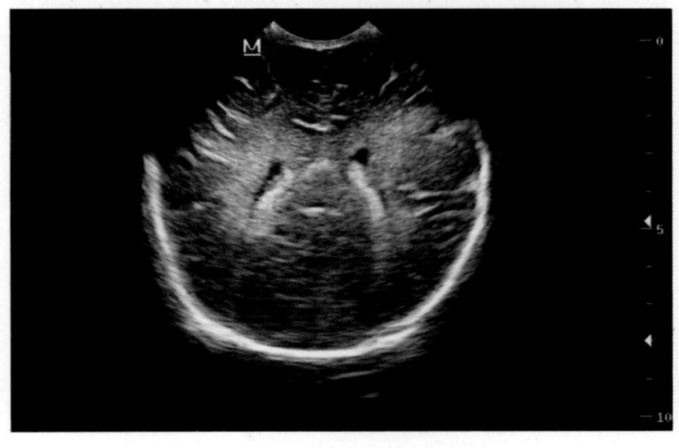

图36-2-28　局限性脑水肿声像图

重度。但笔者认为脉络丛出血时不易直接使用该方法。值得注意的是，部分正常的新生儿侧脑室也可呈裂隙状，须结合脑实质回声改变确定是否是由脑水肿所致脑室变窄。

（2）脑室周围白质软化（periventricular leukomalacia，PVL）：指脑实质周围深部脑白质缺血性凝固性坏死，并最终导致脑实质容积减少、脑室扩张、髓鞘形成减少、多囊脑软化甚至脑穿通畸形。缺氧缺血和宫内感染是PVL两大主要致病因素。PVL主要发生于早产儿，也可见于足月儿（约占10%）。PVL主要好发部位是侧脑室前角外侧和侧脑室体部的脑室周围白质区（大脑前动脉与大脑中动脉中央支供血末梢区）、邻近侧脑室三角区和枕角的视放射区（大脑中动脉与大脑后动脉中央支的供血末梢区）、侧脑室下角周围的听放射区（大脑中动脉中央支供血末梢区）。

超声表现：冠状切面上侧脑室前角外上方白质内对称性分布的倒三角形高回声区、侧脑室体部外上方白质内对称性扁椭圆形高回声区，在矢状切面上侧脑室体部外上方及三角区不规则分布的高回声区。根据脑室周围回声增强（periventricular echoenhance，PVE）的程度将其分为3度。PVE Ⅰ度：脑室周围脑实质回声增强，但低于脉络丛回声；PVE Ⅱ度：脑室周围脑实质回声增强，

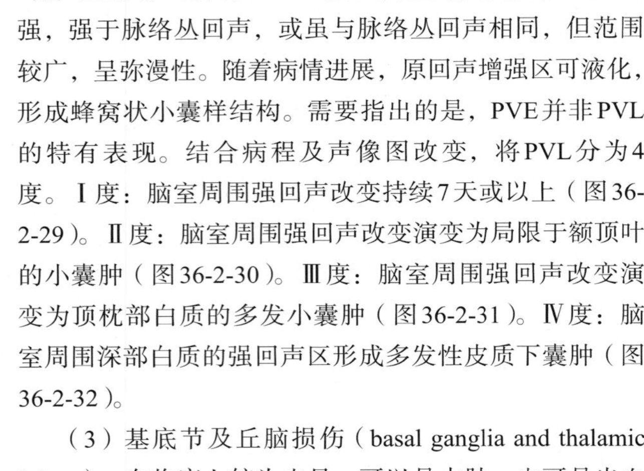

与脉络丛回声相同；PVE Ⅲ度：脑室周围脑实质回声增强，强于脉络丛回声，或虽与脉络丛回声相同，但范围较广，呈弥漫性。随着病情进展，原回声增强区可液化，形成蜂窝状小囊样结构。需要指出的是，PVE并非PVL的特有表现。结合病程及声像图改变，将PVL分为4度。Ⅰ度：脑室周围强回声改变持续7天或以上（图36-2-29）。Ⅱ度：脑室周围强回声改变演变为局限于额顶叶的小囊肿（图36-2-30）。Ⅲ度：脑室周围强回声改变演变为顶枕部白质的多发小囊肿（图36-2-31）。Ⅳ度：脑室周围深部白质的强回声区形成多发性皮质下囊肿（图36-2-32）。

（3）基底节及丘脑损伤（basal ganglia and thalamic injury）：在临床上较为少见，可以是水肿，也可是出血或梗死。超声主要表现为丘脑、尾状核、豆状核、壳核弥漫性回声增强（图36-2-33），严重者可出现出血。

（4）颅内出血（intracranial hemorrhage，ICH）：是HIE最常见的并发症，有学者报道在早产儿可高达65%，其声像图改变见相关章节。

（5）脑梗死（cerebral infarction）：是HIE重要的，也是严重的并发症之一，通常分为出血性梗死和缺血性梗死。出血性梗死多发生于脑室周围脑实质内，其本质是室管膜下区域终末静脉阻塞导致脑室周围白质出血性

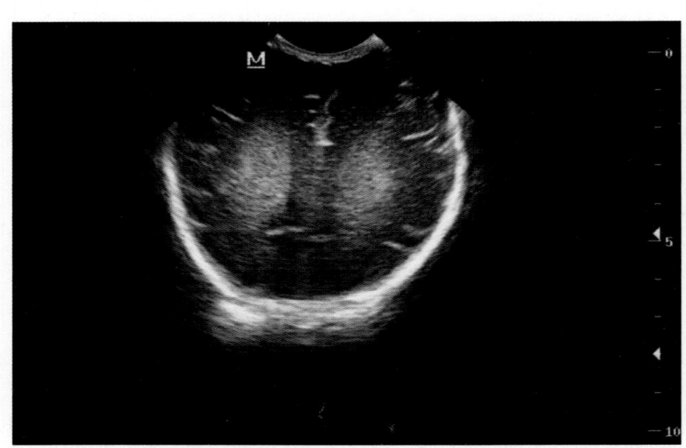

图36-2-29 PVL Ⅰ度声像图

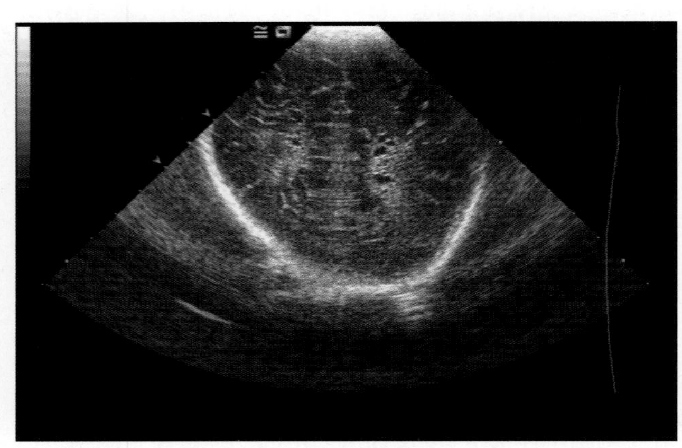

图36-2-30 PVL Ⅱ度声像图

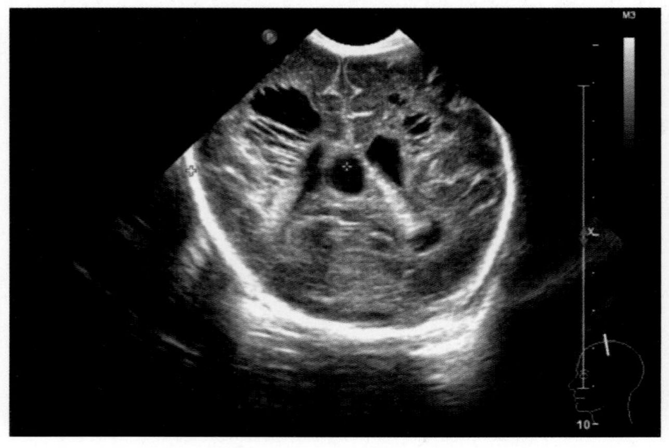

图36-2-31 PVL Ⅲ度声像图

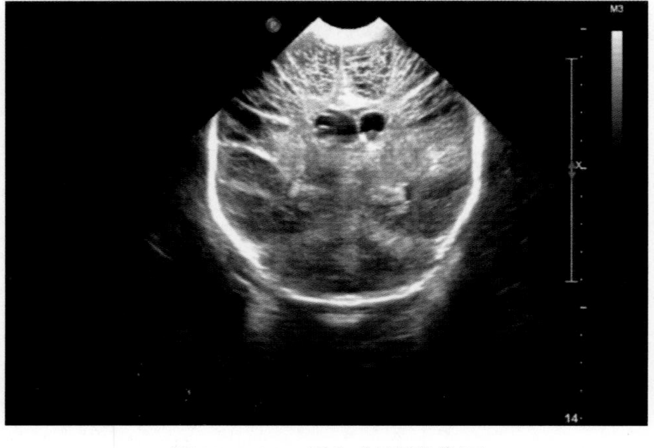

图36-2-32 PVL Ⅳ度声像图

坏死，多见于早产儿，最常见的梗死部位是侧脑室前角的背侧与体部外侧的脑实质。缺血性脑梗死约占新生儿脑梗死的55%，主要发生于大脑皮质，多由大血管及其分支阻塞所致，以大脑中动脉供血区最多见。

超声表现：早期可表现为单侧或双侧局灶性非对称性不规则回声增强，增强区与周围组织分界清晰，呈截断样、楔形、三角扇形改变，尖端指向脑中心部位。彩色多普勒超声显示梗死区内血流信号减弱、消失，但病变周围脑动脉搏动增强。后期梗死灶液化坏死形成囊腔，常为单个较大囊腔。梗死原因为大脑动脉皮质支末梢阻塞时超声表现为大脑表面皮质回声增强，皮髓质分界清晰（图36-2-34，图36-2-35）。此时与低血糖性脑损伤超声表现相似（图36-2-36），因两者均为神经元能量代谢障碍，线粒体肿胀，故超声难以鉴别，需要结合病史鉴别。

2. 多普勒超声在HIE中的价值　正常情况下，虽然新生儿大脑前动脉、大脑中动脉、大脑后动脉的血流速度可不同，但其搏动指数（PI）和阻力指数（RI）基本一致，正常足月新生儿脑动脉RI在0.60左右或＜0.73，亦有文献指出正常足月新生儿大脑各主要动脉的RI均在0.60～0.80，因此国内专家建议RI≥0.8为增高，RI≤0.55为减低。HIE时脑血流动力学发生紊乱，可以存在以下变化。

（1）脑血流速度减慢：是轻中度HIE的常见表现，以舒张期血流速度减慢更为明显。血流速度低于正常对照2个标准差时为减慢，低于正常对照3个标准差时常为重度HIE。

（2）舒张期无血流灌注：舒张期血流频谱消失、血流速度下降至零。此时RI为1，为脑血流速度减慢的严重类型，常见于中重度HIE。

（3）脑血流过度灌注：脑血流速度高于正常对照2个标准差提示脑血流过度灌注，表现为收缩期峰值流速、舒张末期血流速度与时间平均流速均显著增快，常见于中度以上HIE；脑血流过度灌注出现越早、程度越重、持续时间越长，预后越差。

（4）脑死亡：以下表现常提示脑死亡。①舒张期逆灌注：舒张期血流频谱呈反向；②无效脑血流：收缩期峰值血流速度极低，频谱几近消失，存在时限极短，舒张期则缺乏血供；③脑血流信号消失。RI增大与脑组织缺氧、酸中毒及脑血管痉挛、脑血流阻力增大有关。但是，RI减低可以有不同的病理意义，需要结合脑血流速度进行判断，若RI≤0.5，血流速度也明显减慢，则提示低灌注；若RI≤0.5，而血流速度显著增快，则提示高灌注。

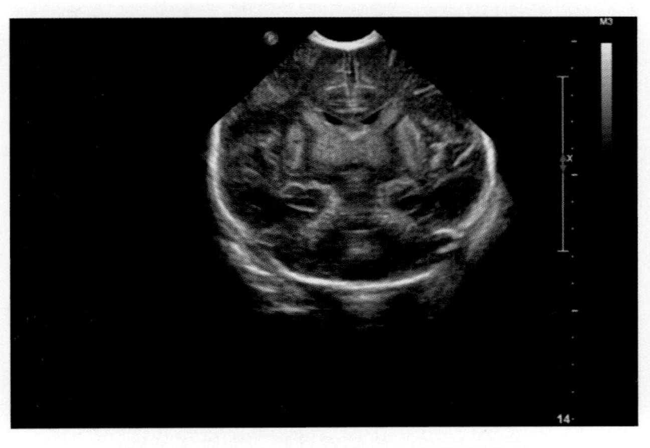

图36-2-33　HIE丘脑基底节损伤声像图

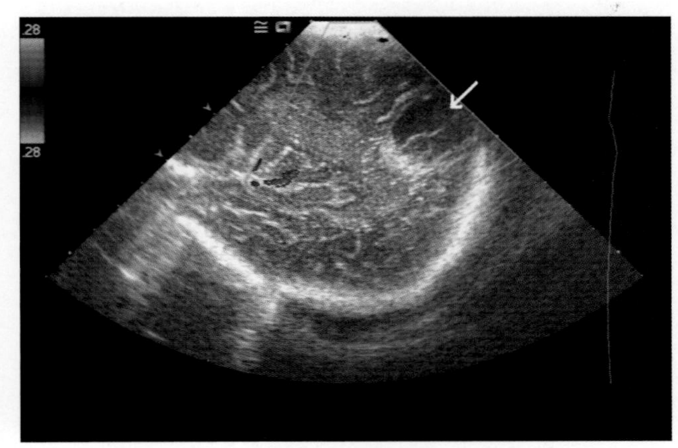

图36-2-34　脑梗死CDFI图

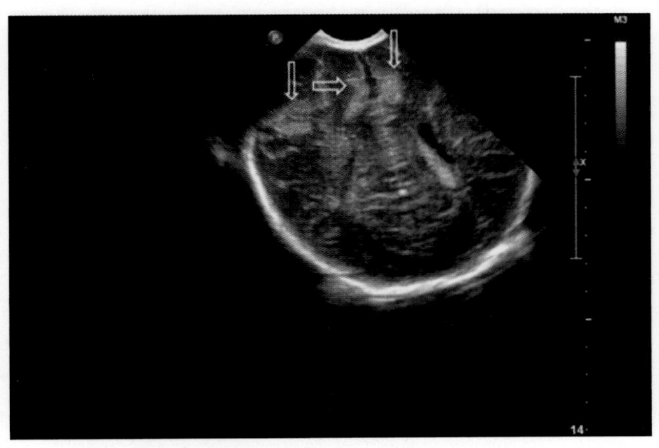

图36-2-35　脑动脉皮质支末梢阻塞引起梗死声像图

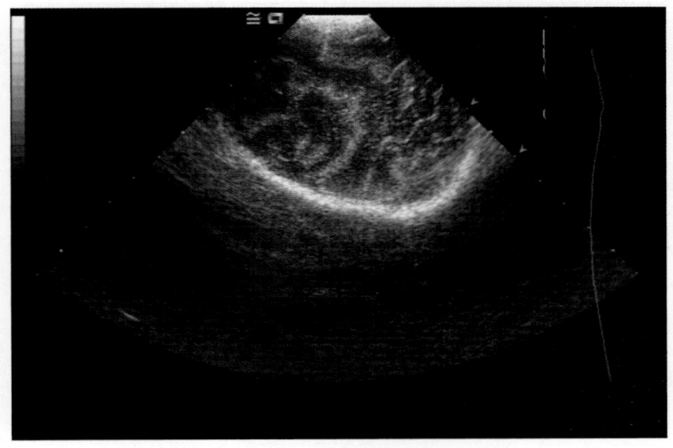

图36-2-36　低血糖性脑损伤声像图

（二）颅内出血

颅内出血（intracranial hemorrhage，ICH）为新生儿的常见疾病，其中尤以早产儿多见，严重时常可留下神经系统后遗症甚至死亡。常见病因主要为产伤、宫内或产程缺氧及出血性疾病等。轻度颅内出血可没有任何症状或出现吸吮力弱、嗜睡、反应低下等表现，重症患儿在短时间内出现严重的意识障碍，多数死亡或留下神经系统后遗症。根据出血的部位将其分为室管膜下出血、脑室内出血、脑实质出血、小脑出血、硬脑膜下出血及蛛网膜下腔出血。

1.室管膜下出血（subependymal hemorrhage，SEH） 又称室管膜下生发基质出血，多见于早产儿，胎龄＜32周、出生体重＜1500g者发生率为25%～40%。生发基质是一种富含未成熟幼稚毛细血管的、由原始神经元和胶质细胞组成的神经组织，主要位于侧脑室底部的室管膜下，其中最为明显处为尾状核头部，侧脑室前角、颞角及第三脑室和第四脑室顶部也可见，但是该处的生发基质在胚胎32周后逐渐萎缩，到出生时仅在丘脑尾状核沟处有少量残存。因为生发基质对缺氧极为敏感，所以该处最易出血。

超声表现：一侧或双侧室管膜下区域出现强回声光团，随着血液被吸收，强回声光团回声减低，逐渐液化形成小囊性病变。囊壁相对较厚，回声增强。部分患儿无回声区可完全吸收（图36-2-37，图36-2-38）。

2.脑室内出血（intraventricular hemorrhage，IVH） 部分可由于室管膜下出血穿破脑室壁进入脑室内或由脉络丛出血直接引起。因此，脑室内出血可伴有或不伴有室管膜下出血，同时也可伴有或不伴有脑室扩张。

超声表现：一侧或双侧侧脑室内可见强回声光团，强回声光团可位于脉络丛内，或表现为脉络丛增宽，范围扩大，向上可延伸到侧脑室前角内，回声增强，边缘不规整，呈浇铸状；位于脉络丛旁的脑室内，强回声光团高于脉络丛回声，形态不规则，与脉络丛分界较清；两者均可伴有或不伴有一侧或双侧脑室扩张。随着病情进展，强回声光团回声逐渐减低、液化、吸收（图36-2-39～图36-2-42）。

3.脑实质出血（intraparenchymal hemorrhage，IPH） 临床上相对较少见，是新生儿颅内出血最严重的一种，其中以早产儿多见。IPH可由室管膜下出血和（或）脑室内出血破入邻近脑实质所致，也可由缺氧、产伤及出血性疾病引起。临床表现主要与出血的部位有关。脑实质出血常预后较差，死亡率较高。

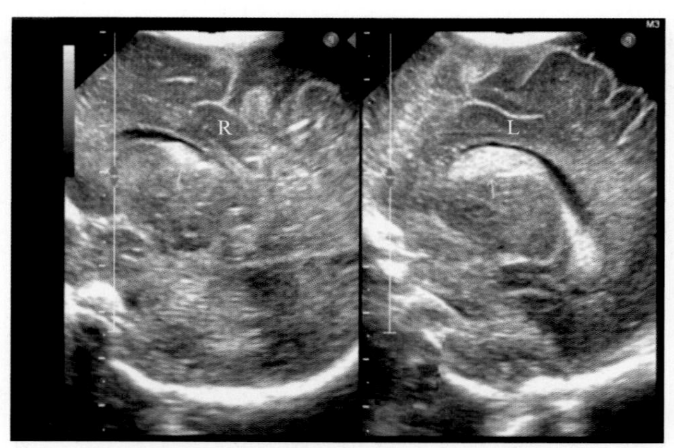

图36-2-37 双侧室管膜下出血（箭头）声像图（矢状位）

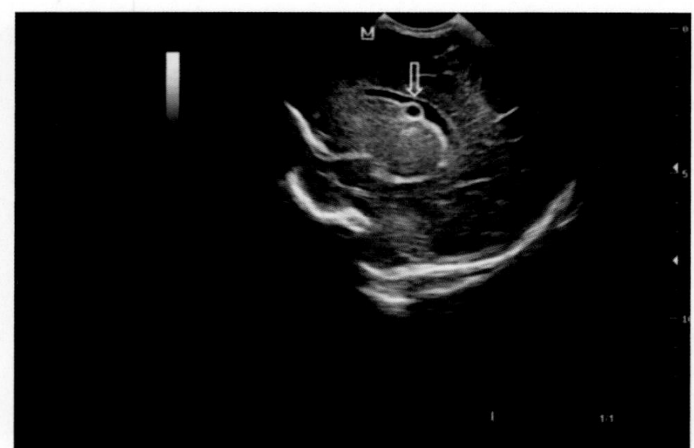

图36-2-38 单侧室管膜下囊肿声像图

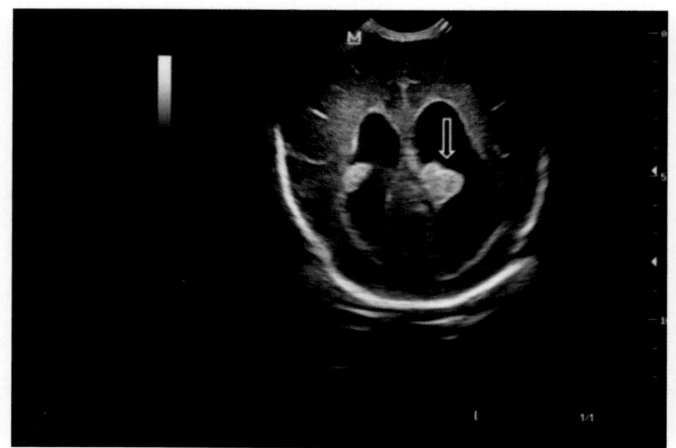

图36-2-39 左侧脉络丛出血（箭头）声像图（团块状）

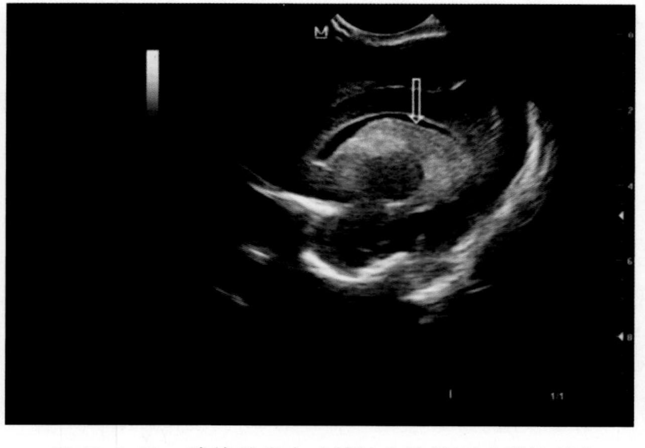

图36-2-40 脉络丛出血（箭头）声像图（浇铸状）

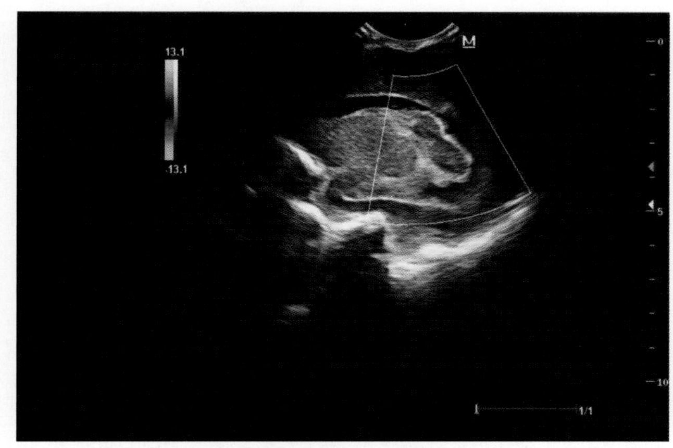

图36-2-41 脉络丛出血液化CDFI图

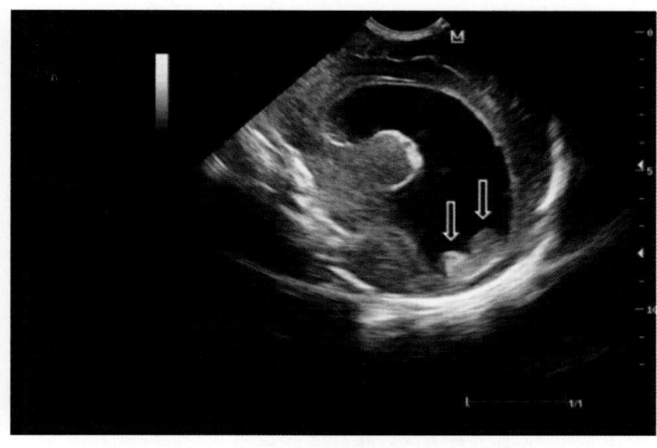

图36-2-42 侧脑室内出血声像图

超声表现：脑实质内出现局灶性团块状强回声或混合回声区，形态不规则，边界清晰，常为单个病灶，部分病例有多个病灶，病灶范围较大的可引起脑中线偏移，1～2周后逐渐液化；3～4周后逐渐缩小，开始吸收，最后形成囊肿，囊壁界线清楚，部分病例与侧脑室相通形成穿通性脑囊肿（图36-2-43～图36-2-45）。

4.小脑出血（interior cerebellar hemorrhage，ICEH）可以是原发于小脑内的出血，也可由其他部位出血发展而来。早产儿小脑出血预后极差，多数死亡。由于正常小脑即为强回声，故检查时需要根据小脑形态是否正常，两侧对比，是否有异常强回声区，小脑幕位置是否改变，颅后窝池是否有异常回声等征象判断。尽管如此，超声对小脑出血仍不敏感，准确率较低，且易与小脑幕下硬膜下血肿混淆。血肿液化、回声减低后相对易辨认（图36-2-46，图36-2-47）。

5.硬脑膜下出血（subdural hemorrhage，SDH）多由产伤所致，故多见于初产、难产的足月儿和巨大儿，早产儿少见。

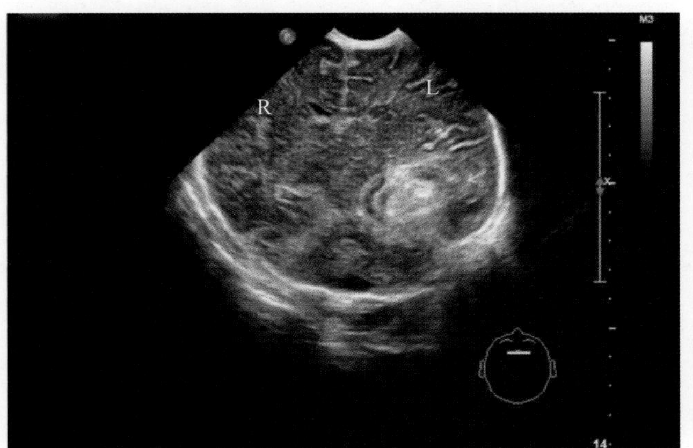

图36-2-43 左侧颞叶脑出血声像图

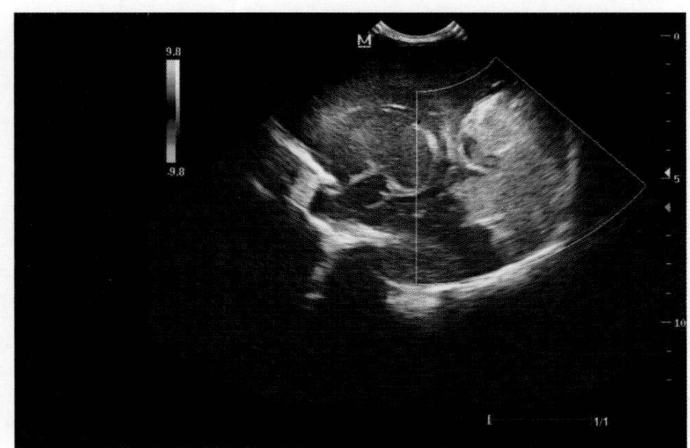

图36-2-44 顶枕叶脑出血CDFI图

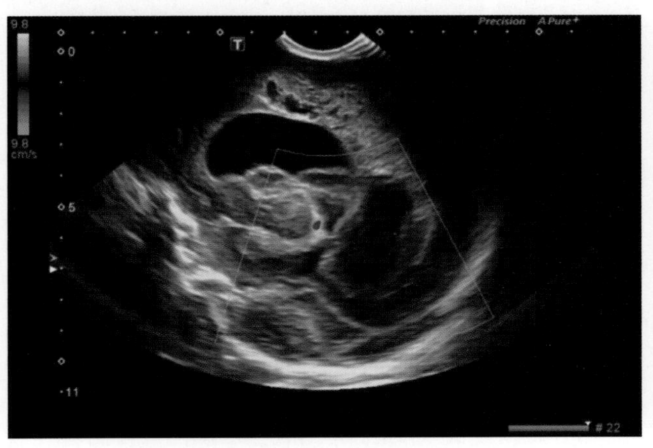

图36-2-45 脑实质出血液化声像图

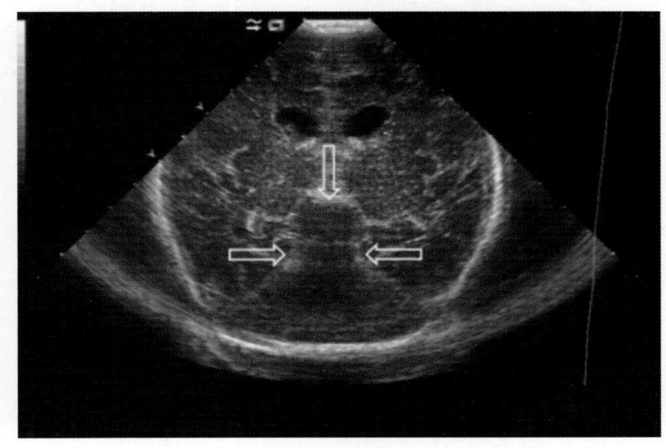

图36-2-46 小脑及幕下出血液化冠状面声像图

超声表现：小范围的SDH超声容易漏诊；较大范围的超声可表现为脑表面与颅骨内板之间新月形强回声区，跨或不跨越颅缝，不向脑沟裂延伸，随时间推移，血肿可液化呈无回声（图36-2-48，图36-2-49）。

6.蛛网膜下腔出血（subarachnoid hemorrhage，SAH）是新生儿常见的颅内出血类型，但多为少量出血，大量出血少见，早产儿多于足月儿。超声诊断SAH有一定局限性，易漏诊，CT优于超声，超声检查时需用高频探头，主要依据蛛网膜下腔增宽伴细小光点判断。

超声表现：局限性或广泛性脑沟裂增宽、回声增强，高频下蛛网膜下腔内见细小高回声光点或光团漂浮（图36-2-50）。

（三）颅内感染

颅内感染（intracranial infection）分为宫内感染和产后感染，包括脑膜炎、脑炎、脑室炎或者三者合并存在。

超声表现：典型颅内感染者存在脑实质局限性或弥漫性回声增强，脑沟增宽，结构不清，模糊；脑室或脑实质出现钙化，表现为脑室或脑实质有强回声光斑伴或不伴声影（以宫内感染为主）；各类颅内感染均可引起脑室扩张，并有脑室内强回声点或强回声带、脑室周围腔隙、室管膜表面不规则、脑室内产生囊腔或脑实质内出现脓肿；部分病例合并硬脑膜下积液（图36-2-51，图36-2-52）。

1.脑膜脑炎（meningoencephalitis）超声表现：病变早期表现为脑实质不均匀强回声，随着病情进展，动态观察强回声不断聚集，最终形成大小不等的无回声囊腔，其囊壁较厚。

2.脑室炎（ventriculitis）超声表现：脑室壁增厚，回声增强，边缘不规整，脑室内透声差，可见细小点状回声。严重者可发展为脑室积脓，表现为脑室扩张，透声差，充满细小光点（图36-2-53，图36-2-54）。

3.宫内感染（intrauterine infection）患儿常有各种先天性宫内感染，包括梅毒、风疹、弓形体病和巨细胞病毒感染，部分患儿合并染色体畸形。

超声表现：侧脑室边缘及脑实质内钙化灶、室管膜下囊肿、豆纹血管回声增强等（图36-2-55，图36-2-56）。

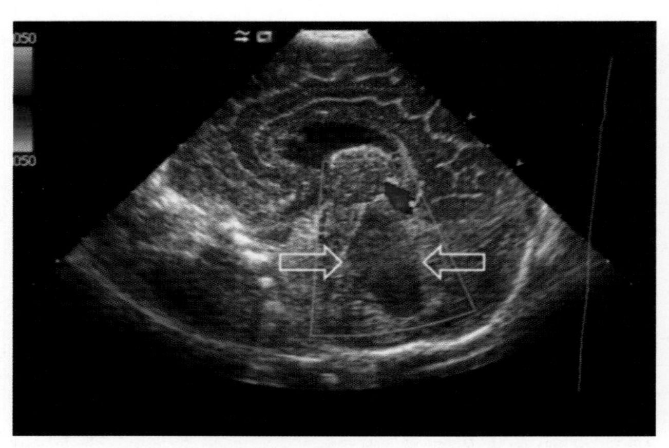

图36-2-47 小脑及幕下出血液化CDFI图

与图36-2-46同一患儿

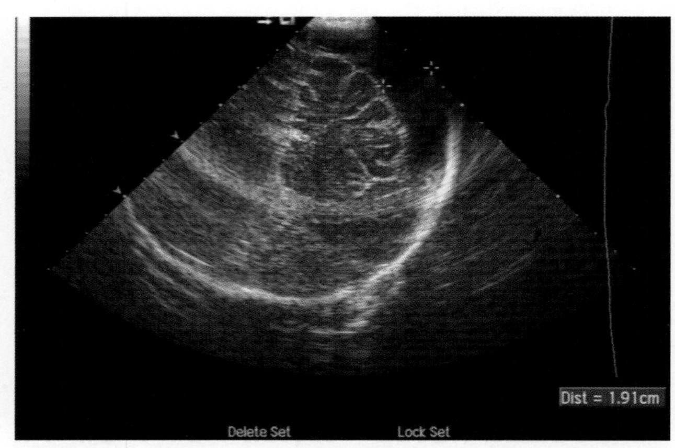

图36-2-48 硬脑膜下积液声像图

无回声区呈新月形，不向脑沟裂延伸

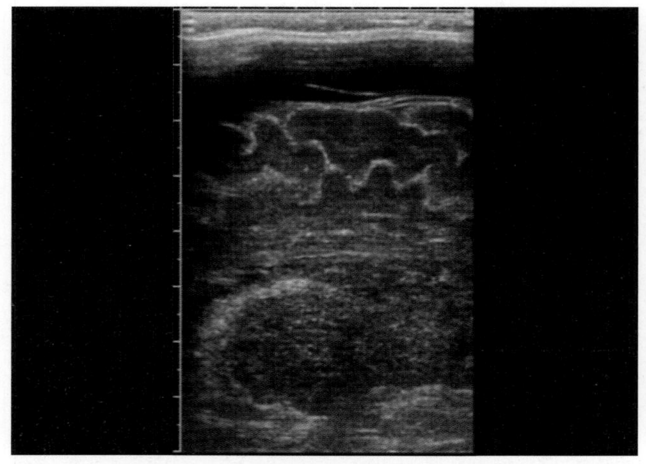

图36-2-49 硬脑膜下积液高频声像图

与图36-2-48同一患儿，无回声区不向脑沟延伸

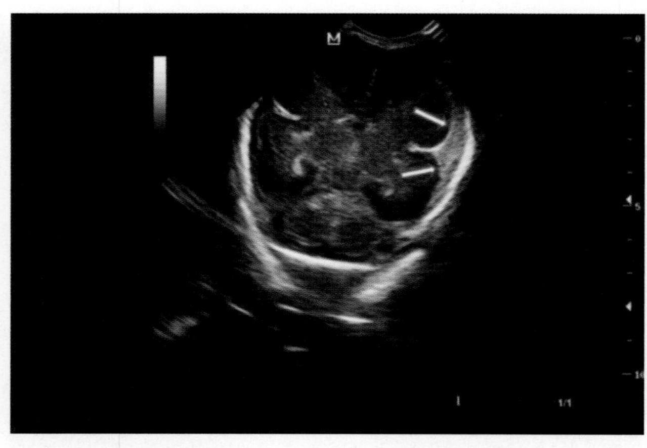

图36-2-50 蛛网膜下腔出血声像图

孕27周早产，出生体重890g，出生后2小时，左侧蛛网膜下腔增宽伴细小高回声光点，并向脑沟裂延伸

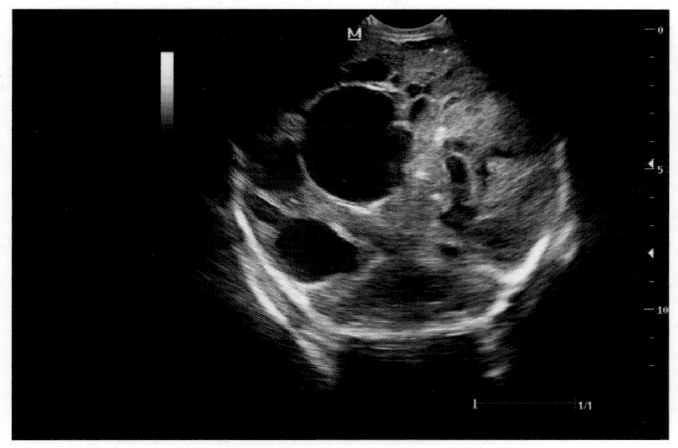
图36-2-51 脑膜脑室脑炎声像图（冠状位）

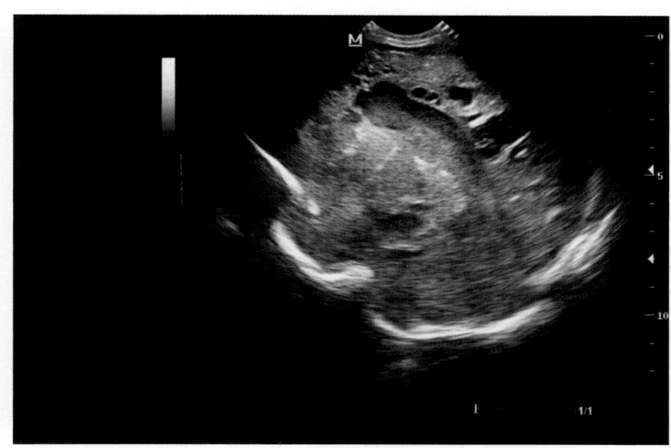
图36-2-52 脑膜脑室脑炎声像图（矢状位）

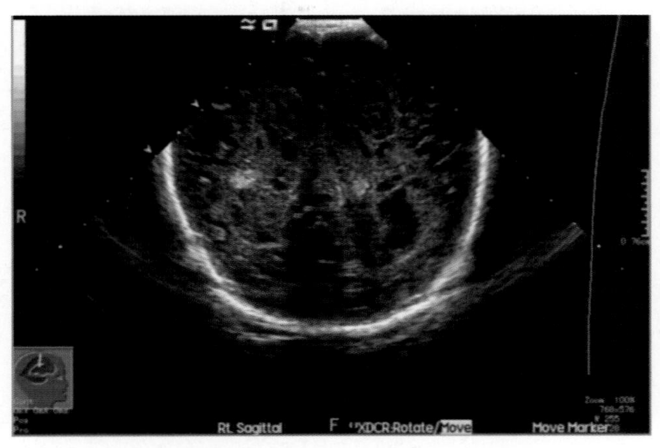
图36-2-53 脑室积脓声像图（冠状位）

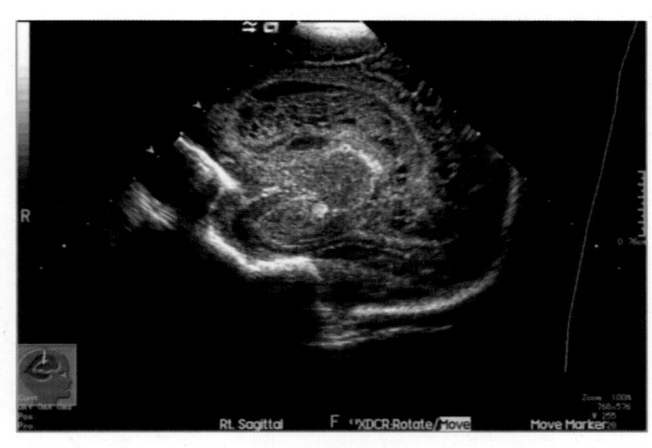
图36-2-54 脑室积脓声像图（矢状位）

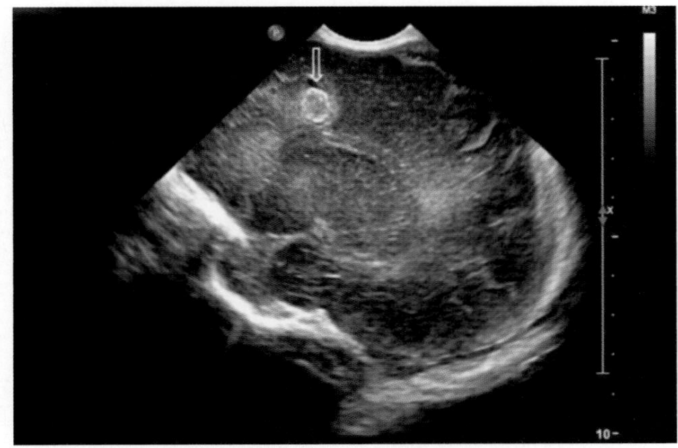
图36-2-55 宫内真菌感染声像图

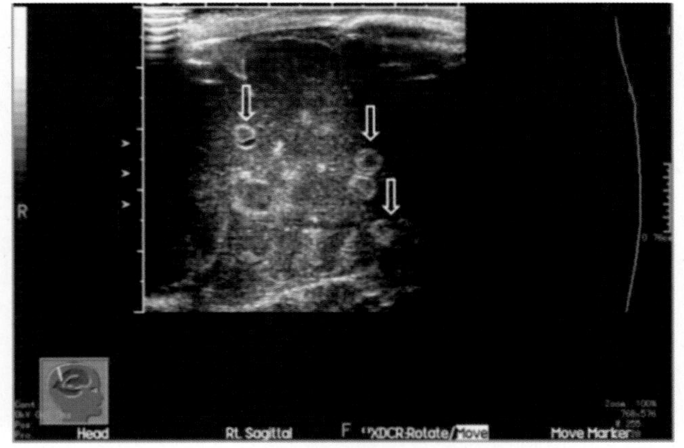
图36-2-56 宫内真菌感染高频声像图

（四）脑积水

脑室扩张，但不伴头围增大，或脑室进行性扩张并引起头围增大提示脑积水（hydrocephalus）。由梗阻引起的脑脊液聚集而发生脑积水最多见，称为梗阻性脑积水，又称非交通性脑积水。由脑脊液产生过多或吸收减少所致的脑积水称为非梗阻性脑积水或交通性脑积水。

梗阻性脑积水超声表现：梗阻部位以上脑室系统扩张，梗阻以下部位脑室系统内径正常或缩小，严重时脑实质受压变薄（图36-2-57～图36-2-59）。而以大脑半球间裂增宽（≥5mm）、额顶部蛛网膜下腔增宽（＞3mm）、脑萎缩为主要表现的称为外部性脑积水（图36-2-60）。

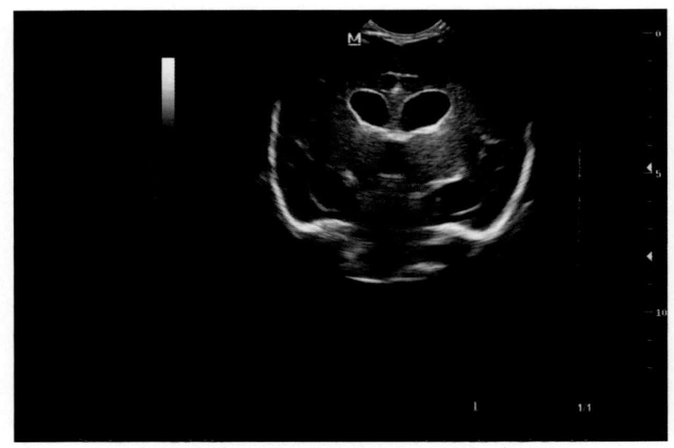

图36-2-57 轻度脑积水声像图

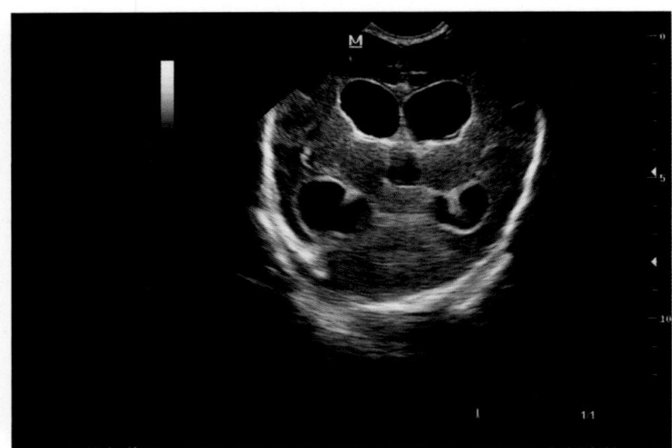

图36-2-58 中度脑积水声像图

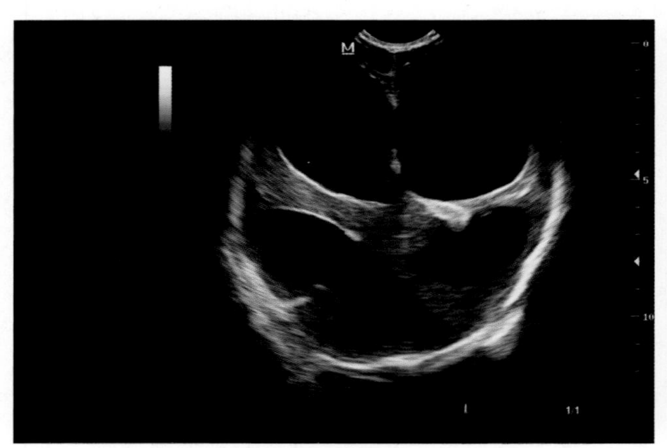

图36-2-59 重度脑积水声像图

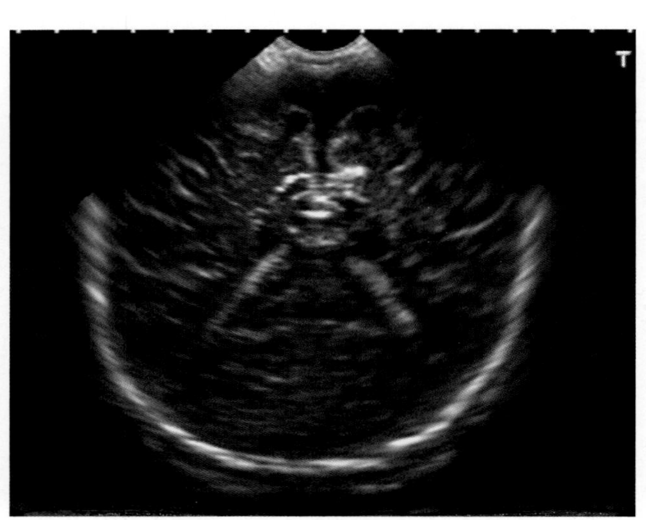

图36-2-60 外部性脑积水声像图

（五）先天性脑发育异常

目前，由于产前超声筛查广泛开展，很多颅脑畸形在胎儿时期就已确诊并及时终止妊娠，故新生儿颅脑畸形相对少见，详细内容参考本书产前超声相关章节。新生儿期可见的颅脑畸形主要有Dandy-Walker畸形、胼胝体缺如/发育不良、透明隔缺如、蛛网膜囊肿、全前脑畸形等。

1.蛛网膜囊肿（arachnoid cyst） 分先天性和继发性，一般多为先天性，囊肿位于蛛网膜下腔，内含脑脊液，病变好发于外侧裂、大脑纵裂、颞叶及颅后窝中线附近，可压迫周围脑实质及脑室系统。

超声表现：颅内圆形、类圆形无回声区，可大可小，边界清，壁薄光滑，内透声好，可压迫周围脑实质或脑室系统出现相应表现（图36-2-61）。

2.Dandy-Walker畸形（Dandy-Walker malformation，DWM） 又称Dandy-Walker综合征或Dandy-Walker囊肿，是由于第四脑室正中孔及外侧孔阻塞，第四脑室呈囊状扩张，并占据颅后窝大部分，小脑幕及静脉窦被推移抬高，小脑蚓部缺如或发育不良，小脑半球被扩张的第四脑室向两侧分离，伴有不同程度第三脑室和侧脑室扩张，50%以上伴有其他脑部畸形。DWM可以是独立畸形，也可以是其他畸形综合征的表现之一。

超声表现：典型DWM矢状切面上第四脑室呈囊状扩张占据颅后窝，向上经导水管与第三脑室相通，小脑幕被向上推移，小脑半球移位至扩张的第四脑室前外方，小脑蚓部完全或部分缺如；冠状切面上也可见颅后窝巨大无回声区，小脑半球向两侧分离，小脑蚓部部分或完全缺如；伴或不伴侧脑室及第三脑室扩张（图36-2-62）。

3.胼胝体发育不良（缺如） 胼胝体发育不良是指完全性或部分性胼胝体缺失的脑部畸形，新生儿发生率约为5‰。单纯胼胝体发育不良通常无明显临床症状，但常合并大脑和小脑畸形，其中大脑畸形率高达80%。

超声表现：矢状切面上胼胝体完全或部分显示不清，侧脑室不同程度扩大，第三脑室上移，大脑半球脑沟回走行异常，呈放射状向脑室周围聚集，称为日光放射征。冠状切面上侧脑室前角变窄、距离增宽，后角扩张，呈泪滴状，第三脑室向上移位至两侧脑室体部之间（图36-2-63，图36-2-64）。

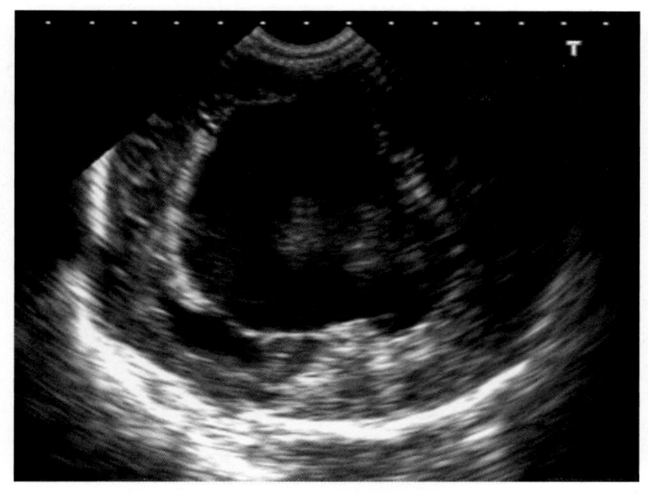

图36-2-61　蛛网膜囊肿声像图

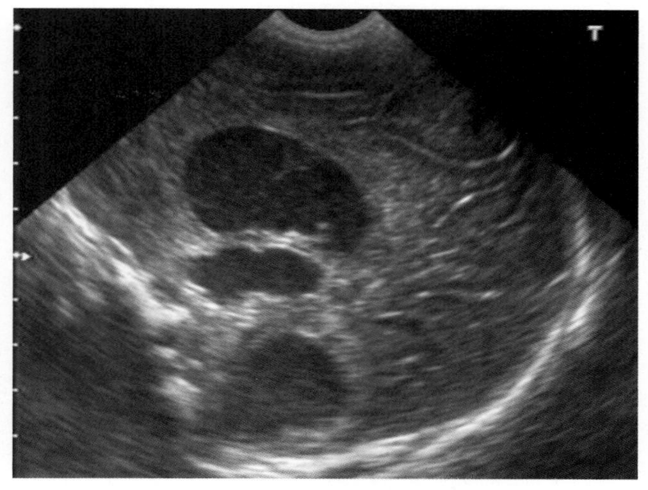

图36-2-62　Dandy-Walker畸形声像图

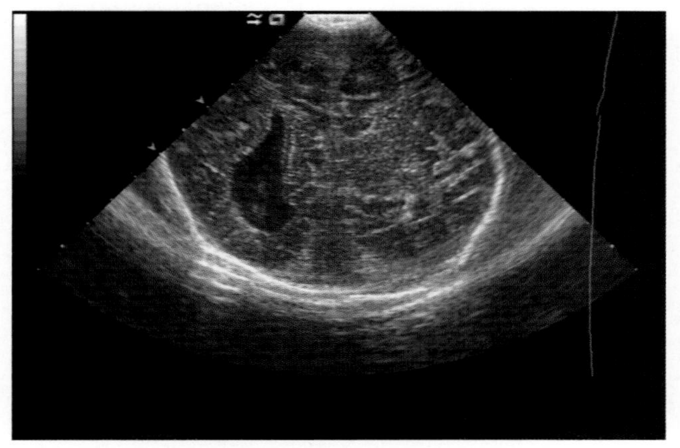

图36-2-63　胼胝体缺如冠状位声像图

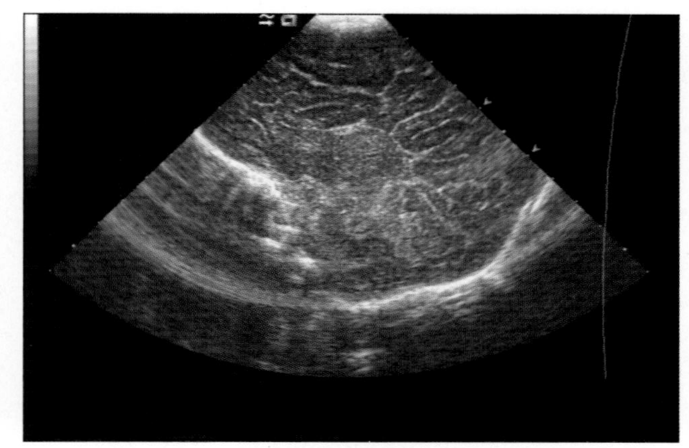

图36-2-64　胼胝体缺如矢状位声像图

第三节　颈部疾病

一、先天性肌性斜颈

先天性肌性斜颈（congenital muscular torticollis，CMT）是小儿较常见的畸形，病变在胸锁乳突肌。临床表现：本病患儿在出生后数天内即可出现异常，临床表现为一侧颈部可触及肿块，数月后肿块逐渐缩小，但颈部活动受限，头偏向一侧；部分患儿因面部发育不对称而就诊。

超声表现：小婴儿常表现为胸锁乳突肌肌纤维走向紊乱，局限性增厚，呈梭形，边界欠清，内部回声欠均匀，可为低回声或等回声（图36-3-1），CDFI显示其内见点条状血流信号。随着时间推移，增厚范围逐渐缩小，肌纤维逐渐清晰，回声接近正常肌纤维回声；部分患儿后期仅表现为患侧胸锁乳突肌较健侧稍厚、回声增强（图36-3-2）。值得注意的是，除了胸锁乳突肌病变可导致新生儿和婴幼儿斜颈外，颈椎畸形或眼部异常如先天性麻痹性斜视也可导致斜颈，另外睡姿不当如长期向一侧侧卧同样也可导致斜颈；而较大儿童或青少年斜颈通常属获得性，常继发于外伤、感染或肿瘤，超声检查时需注意鉴别。

二、小儿甲状腺疾病

正常儿童甲状腺大小：一般新生儿甲状腺上下径＜20mm，前后径＜7mm，左右径＜7mm；青春前期上下径＜40mm，前后径＜12mm，左右径＜12mm；青春期接近成人大小（表36-3-1）。

有学者应用甲状腺左右侧叶最大横径之和与气管横径之比来衡量儿童甲状腺大小，其结果得到肯定。方法如下：患儿仰卧，探头频率为6～13MHz，颈部甲状腺水平横切显示右侧甲状腺最大宽度（a），左侧甲状腺最大宽度（b），在同一个切面测量气管横径（c）定为Tr。将左右叶最大径线相加（$a+b$）定为Th。正常组Th/Tr平均为2.09±0.19，甲状腺缩小组Th/Tr平均为1.25±0.19，增大组Th/Tr平均为4.10±1.21。

（一）先天性甲状腺畸形

先天性甲状腺畸形包括先天性甲状腺异位、甲状腺完

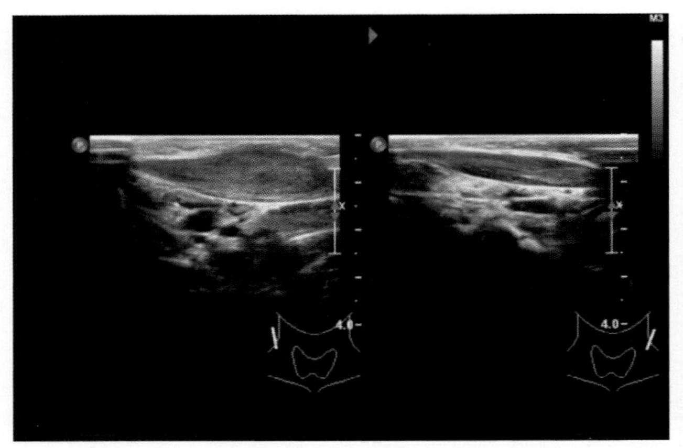

图36-3-1 先天性肌性斜颈声像图（一）
一侧胸锁乳突肌梭形增厚、肌纤维走向紊乱

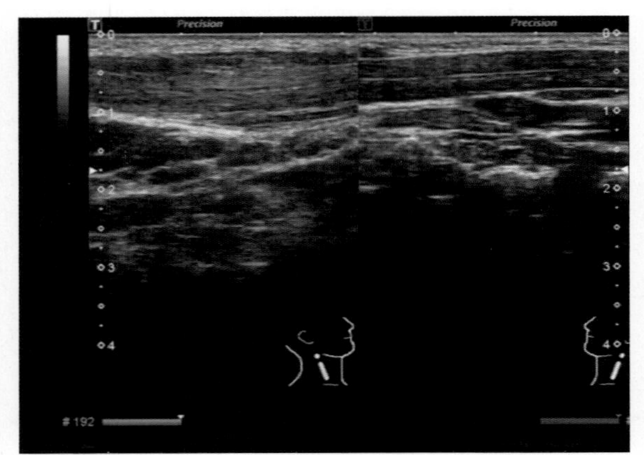

图36-3-2 先天性肌性斜颈声像图（二）
一侧胸锁乳突肌增厚、回声增强

表36-3-1 正常学龄儿童甲状腺大小（$\bar{x}\pm s$）

年龄（岁）	例数	左侧叶（mm）			峡部厚度（mm）	右侧叶（mm）		
		前后径	左右径	上下径		前后径	左右径	上下径
6～9	101	9.65±1.64	10.76±1.27	27.98±6.03	1.97±0.57	10.28±1.82	9.96±1.41	28.36±5.29
10～12	127	10.93±2.85	12.09±2.23	33.26±3.70	2.06±0.64	12.02±2.46	11.69±2.13	33.54±7.61

引自：于诗香.正常学龄儿童甲状腺的超声测量.中国超声医学杂志，2001，17（3）：232-233

全或部分缺如、甲状腺发育不良。甲状腺异位是胚胎期原基下降障碍所致，下降可终止于舌底与正常甲状腺部位之间的任何位置，其中90%异位于舌底部。舌底异位甲状腺儿童常以颈部正中肿块就诊，肿块可随吞咽而上下移动，而在正常甲状腺部位触及不到甲状腺。部分甲状腺异位儿童可有甲状腺功能减退或亢进的表现。甲状腺发育不良、部分或完全缺如者多表现为甲状腺功能减退。

超声表现：甲状腺异位者在颈前甲状腺正常位置多扫查不到甲状腺组织，而在异位区可探及实质均质性团块，大小不一，形态不规则，边界清晰，包膜完整，回声类似正常甲状腺回声，可随吞咽而移动（图36-3-3）。甲状腺发育不良者在颈前可见甲状腺声像，形态与正常甲状腺相似，体积缩小，回声较强或减低，部分呈网状，严重者，体积明显缩小，边界不清，仅可见疑似甲状腺的不规则高回声区。甲状腺完全缺如者颈前探查不到甲状腺组织声像，部分缺如者可为一侧叶缺如，也可为峡部缺如。

（二）新生儿甲状腺功能减退

90%是因为甲状腺发育不良或异位，10%因为先天性酶缺陷以致甲状腺激素合成不足、下视丘-垂体性甲状腺功能减退及暂时性甲状腺功能减退。

超声表现：甲状腺轮廓欠清，体积减小，边缘不光整，回声分布不均匀，实质回声减低，部分可见多个不规则无回声区，呈网格状改变。CDFI：实质内彩色血流稀少（图36-3-4）。少部分甲状腺体积增大，形态饱满，彩色血流信号丰富。

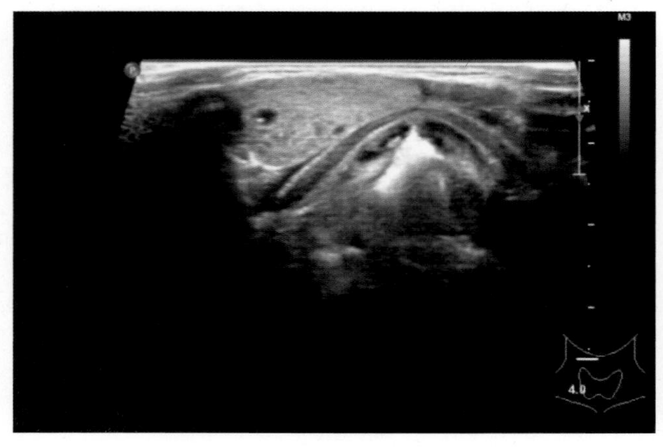

图36-3-3 异位甲状腺声像图

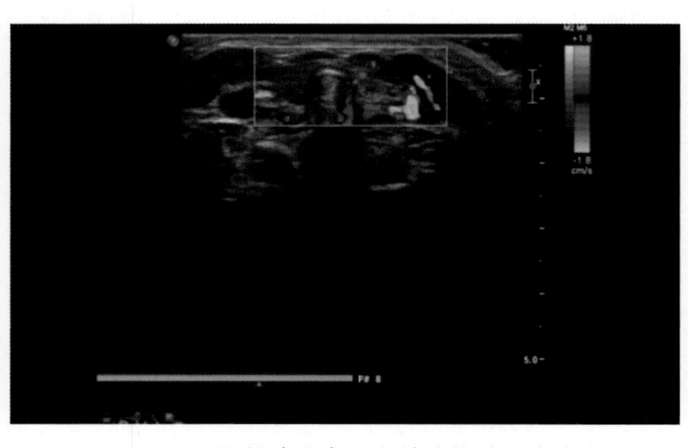

图36-3-4 甲状腺发育不良并功能减退声像图

（三）甲状腺功能亢进

儿童甲状腺功能亢进（hyperthyroidism）占甲状腺疾病的1%～5%，女:男约为5:1，高峰年龄为12～13岁。由于促甲状腺激素分泌过多，甲状腺腺体增生、血流增多。临床表现为患儿心率增快、脉压增大、烦躁不安、易激动等高代谢综合征，突眼较常见。血清T_3、T_4增高。

超声表现：甲状腺对称性弥漫性增大，内部回声增粗，分布不均匀，彩色多普勒超声显示甲状腺上动脉血流速度增快，收缩期峰值增高，甲状腺内血流信号明显增多，呈“火海征”（图36-3-5）。

三、甲状舌管囊肿

甲状舌管囊肿（thyroglossal duct cyst）是由甲状舌管退化不全所致，可发生于甲状腺与舌盲孔之间的任何部位。

超声表现：颈前软组织内见一类圆形无回声区，边界清晰，有包膜，后方效应增强，吞咽时可见囊肿上下移动，部分可见分隔；当囊肿合并感染时囊壁可增厚，内壁不光滑，囊内透声差。值得注意的是，甲状舌管囊肿应与异位甲状腺囊肿进行鉴别，仔细探查囊肿周围有无甲状腺腺体组织（图36-3-6）。

四、鳃裂囊肿

鳃裂囊肿（branchial cleft cyst）由先天性鳃裂退化不全所致。病理上其分为3型。Ⅰ型，又称耳前窦道或先天性耳颈瘘管，是第一对鳃裂残留所致，位于外耳道与下颌角之间；Ⅱ型，为第二对鳃裂退化不全所形成的囊肿，常位于胸锁乳突肌前缘；Ⅲ型，为第三对鳃裂残留所致，多表现为胸骨柄上方窦道为主。Ⅱ型最常见。

超声表现：胸锁乳突肌前缘可见无回声区，一般包膜完整，边界清，呈单房，张力较低，内部透声好，后方回声增强，与甲状腺分界清晰，感染时囊壁增厚，囊内充满细弱光点，并可通过瘘管排出脓性分泌物，小瘘管或皮肤窦道超声仅显示为长条状低回声区。CDFI显示其内无血流信号，当合并感染时，增厚的囊壁上可见彩色血流分布（图36-3-7～图36-3-9）。

五、梨状窝瘘

梨状窝瘘（pyriform sinus fistula，PSF）是一种少见的颈部鳃源性疾病，是胚胎发育过程中，鳃沟与咽囊发生异常穿破或不完全闭合所致，包括先天性第三鳃裂畸形和第四鳃裂畸形。约80%的PSF发生于儿童期，约97.3%发病年龄＜10岁，男女比为1.6:1。83%～93%发生于左侧颈部。PSF可以形成窦道，也可以是不完全性瘘管，外瘘口通常位于胸锁乳突肌中下1/3交界处。临床主要表现为儿童急性化脓性甲状腺炎、颈侧部反复脓肿形成及感染前期颈部肿块，新生儿期颈部逐渐增大的炎性肿块，可伴呼吸困难；PSF还表现为颈部蜂窝织炎、吞咽疼痛、喘鸣。

超声表现：典型PSF表现为左侧颈部软组织内可见一囊性包块，形态欠规则，边界欠清晰，壁厚，囊内一般透声差，可见大量细小光点（图36-3-10），有时可见气体强回声漂浮并贴于前壁（图36-3-11），包块位置相对较深，后外侧多与左颈总动脉及颈内静脉相邻，内侧与甲状腺左侧叶紧邻，后内侧紧邻食管，气管可受压向对侧偏移，深部瘘管多显示不清，通过吞咽或饮水有时可见气液回声进入包块内，CDFI显示包块内无血流信号，壁上及周边可见较丰富血流信号。PSF反复感染、破溃可表现为颈部软组织内片状低回声区，形态不规则，边界不清，可沿颈部肌间隙蔓延，与甲状腺左侧叶分界不清，甚至可累及甲状腺形成化脓性甲状腺炎（图36-3-12），加压时低回声区内可见细弱光点移动，左侧胸锁乳突肌局部回声增强，CDFI

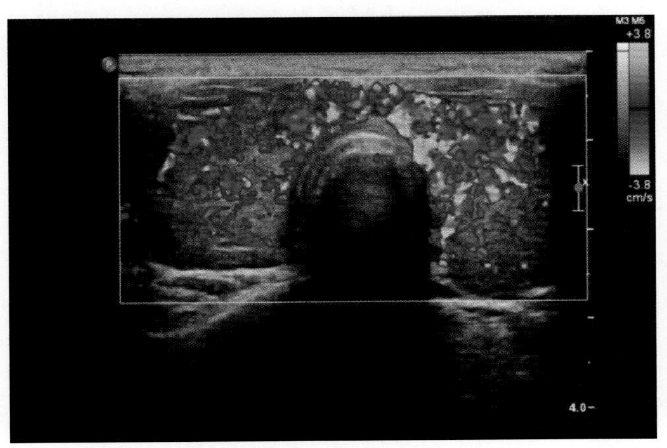

图36-3-5　甲状腺功能亢进CDFI图

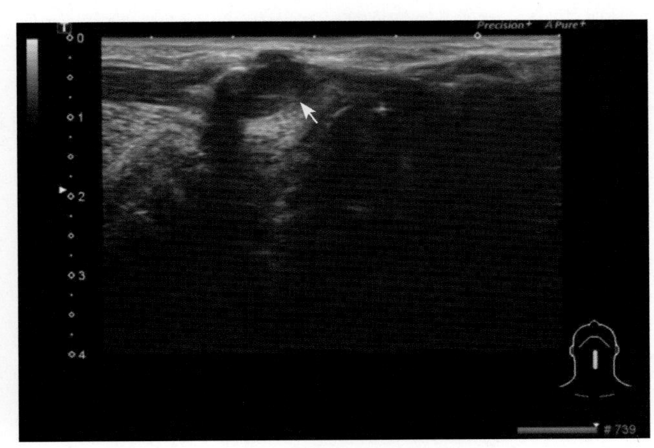

图36-3-6　甲状舌管囊肿纵切面声像图

囊肿（箭头）位于舌骨下方

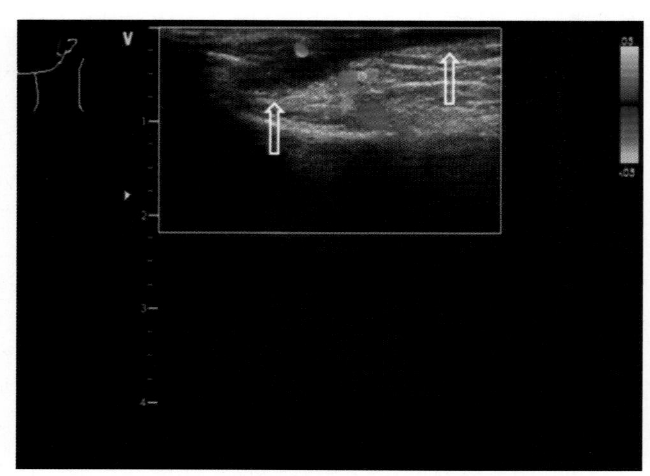
图36-3-7　Ⅰ型鳃裂囊肿声像图

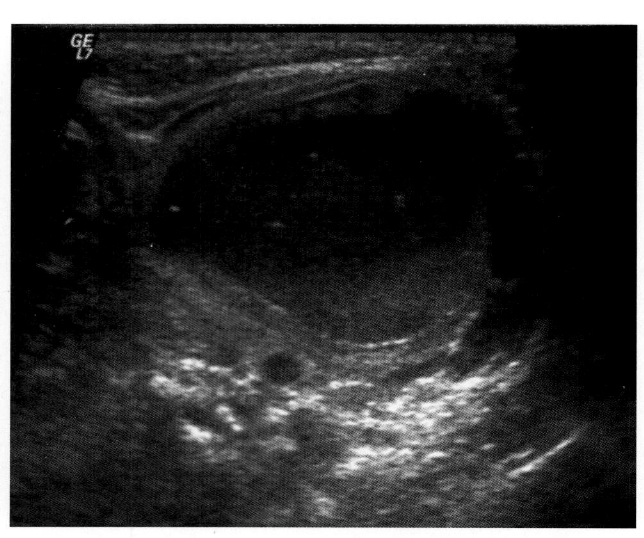

图36-3-8　Ⅱ型鳃裂囊肿声像图

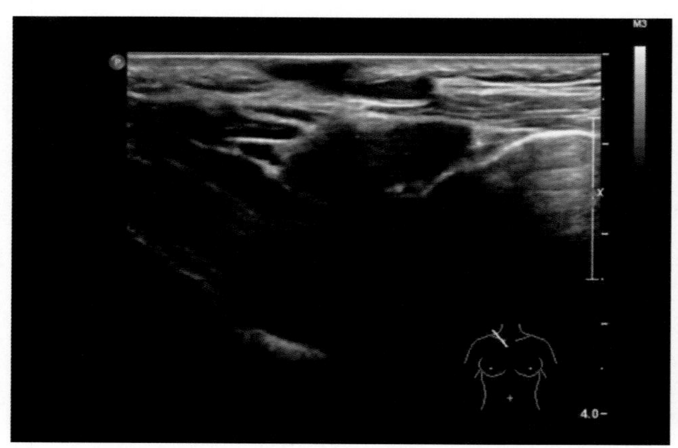
图36-3-9　Ⅲ型鳃裂囊肿声像图

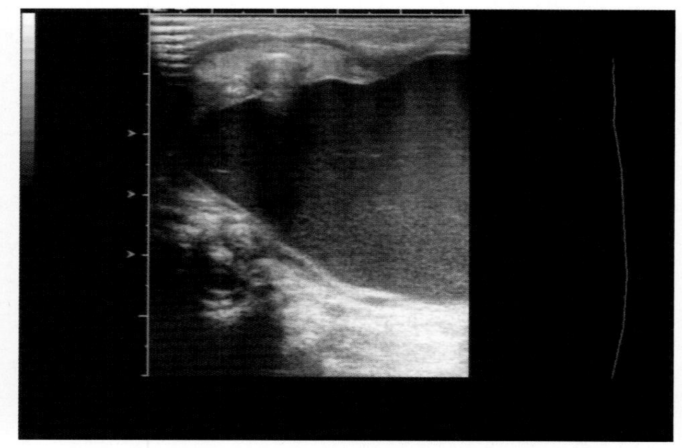
图36-3-10　梨状窝瘘声像图（一）

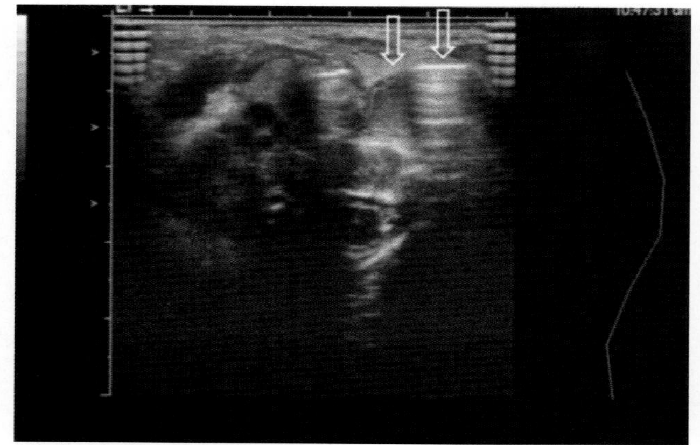
图36-3-11　含气梨状窝瘘声像图

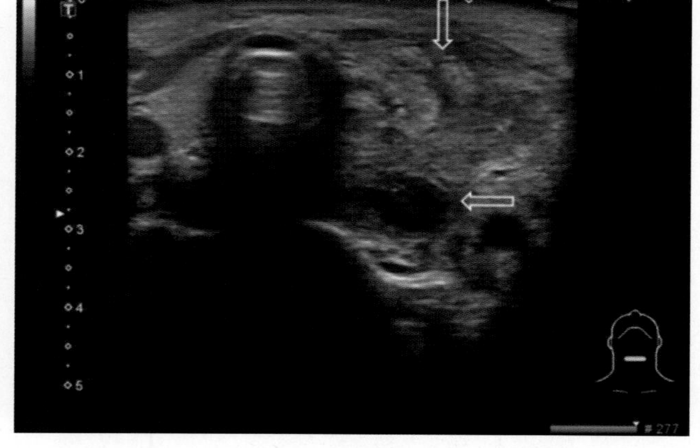
图36-3-12　梨状窝瘘声像图（二）
反复感染累及甲状腺左侧叶及颈前软组织

显示低回声区内可见较丰富血流信号。

第四节　肝脏疾病

由于新生儿胸廓发育不完善，婴幼儿肝脏下缘在锁骨中线右肋缘下1～3cm，剑突下可触及肝脏，3岁以内大部分在右肋缘下1～2cm可触及；随着年龄增长，4岁以后肝脏逐渐缩至肋弓下缘，一般不能触及。肝上界一般位于右锁骨中线第6肋间。正常儿童肝脏大小及门静脉内径见表36-4-1、表36-4-2。

表36-4-1　儿童肝脏超声正常测值

组别	左叶（cm）		右叶（cm）	
	前后径	上下径	前后径	上下径
新生儿	2.85±0.30	4.12±0.62	5.51±0.95	6.46±1.01
＞1个月至1岁	3.17±0.29	4.71±0.74	6.25±1.14	7.44±0.88
＞1～3岁	3.81±0.24	5.50±0.40	6.62±0.49	8.83±0.38
＞3～7岁	4.37±0.38	5.97±0.47	7.14±0.64	9.52±0.80
＞7～12岁	4.53±0.54	6.55±0.69	8.05±1.11	10.33±1.07

表36-4-2　儿童门静脉超声正常内径测值

	主干（cm）	左支矢状段（cm）	右支（cm）
新生儿	3.23±0.42	3.69±0.48	2.98±0.46
＞1个月至1岁	3.53±0.44	3.99±0.33	3.16±0.40
＞1～3岁	4.50±0.64	4.82±0.61	4.14±0.71
＞3～7岁	5.39±0.83	6.18±0.86	4.79±0.89
＞7～12岁	7.77±1.76	8.30±1.87	7.22±1.61

一、儿童肝脏弥漫性病变

儿童肝实质弥漫性病变的原因很多，包括炎症（如各种病毒性肝炎）、由肝内外胆管阻塞所致的肝内胆汁淤积、肝淤血及遗传代谢性疾病（如肝糖原贮积症、肝豆状核变性、先天性肝纤维化）等。

（一）新生儿肝炎综合征

新生儿肝炎综合征（neonatal hepatitis syndrome）是新生儿常见病之一，由各种病毒、细菌或弓形虫等经胎盘或产道传给新生儿。临床表现为肝大、黄疸及腹胀、贫血等。血液生化检查表现为血清总胆红素、直接胆红素、转氨酶升高。

超声表现：肝大，肝实质光点细密，回声弥漫性增强，胆囊壁可增厚，呈双层。超声表现缺乏特异性，但需要尽快排除先天性胆道闭锁。

（二）肝糖原贮积症

肝糖原贮积症（glycogen storage disease）是常染色体隐性遗传病，是葡萄糖-6-磷酸酶缺乏导致大量糖原贮积于肝肾等器官中。肝细胞糖原贮积和脂肪变性使肝脏增大，肾小管糖原贮积使双肾增大。临床最常见的为Ⅰ型糖原贮积症，表现为患儿生长缓慢，肝脾大，血糖过低，血乳酸升高等。

超声表现：肝脏弥漫性均匀性增大，表面光整，实质光点密集，回声明显增强，远场侧回声衰减，肝内管系显示欠清。双肾体积增大，但形态尚规则，肾皮质回声增强，皮髓质分界尚清（图36-4-1）。

（三）肝豆状核变性

肝豆状核变性（hepatolenticular degeneration）又称Wilson病，本病是隐性遗传病，与铜代谢障碍有关，大量铜沉积于肝、脑致使肝脑功能损害。本病临床特征性表现为眼角膜出现K-F环及血清铜蓝蛋白降低。

超声表现：肝大、回声增强、分布不均，肝门旁出现树枝状强回声沿门静脉分支走行。晚期可出现肝硬化、门静脉高压表现。

（四）先天性肝纤维化

先天性肝纤维化（congenital hepatic fibrosis）系常染色体隐性遗传病，胚胎期小胆管塑形障碍或终止，导致原始胆管上皮持续生成并堆积，以及肝内小叶间胆管发育异常，形成排列紊乱、形态异常的胆管结构；肝内纤维组织堆积，最终形成肝脏弥漫性纤维化、门静脉高压。20%的患者合并常染色体隐性遗传性多囊肾，部分合并Caroli病。儿童时期主要临床表现为肝脾大及门静脉高压等。

超声表现：肝脏弥漫性增大，表面光滑或呈细波浪状，肝实质光点增粗，回声增强，不均匀，肝内管道结构分布紊乱，门静脉增宽，亦可出现门静脉海绵样变，脾大，脾静脉增宽（图36-4-2）。

二、肝脏肿瘤

小儿肝脏肿瘤（hepatic tumor）占儿童肿瘤的0.5%～2.0%，占实体肿瘤的1%～4%。小儿肝脏肿瘤种类较多，最常见的良性肿瘤有血管瘤、错构瘤和畸胎瘤；最常见的恶性肿瘤有肝母细胞瘤和肝细胞癌。

（一）肝母细胞瘤

肝母细胞瘤（hepatoblastoma，HB）是小儿最常见的肝恶性肿瘤，多发生于3岁以前，男女比例为3∶（1～2）。病因尚不完全清楚。肿瘤常为单发，亦可多发，多为内生性，在肝内生长，少数呈外生性，向肝外凸出，一般瘤体较大，有假包膜，浅分叶状，瘤内可出血或坏死液化、钙化，可累及肝内血管。临床表现：患儿多以腹部包块就诊，时有腹痛，患儿食欲缺乏、体重减轻、进行性贫血，晚期出现黄疸、腹水。90%以上血清AFP升高。

超声表现：肝大，肝内见单个或多个不均质包块，呈浅分叶状，部分边界清晰，多呈高回声，若有坏死、液化，则可见小片无回声区，也可见骨化或钙化所致强

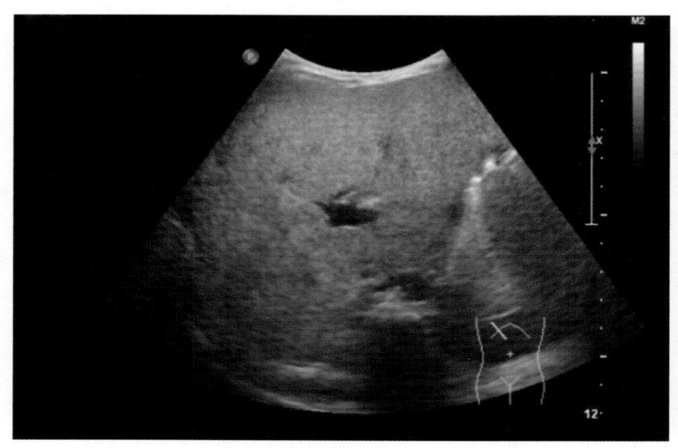
图36-4-1 肝糖原贮积症声像图

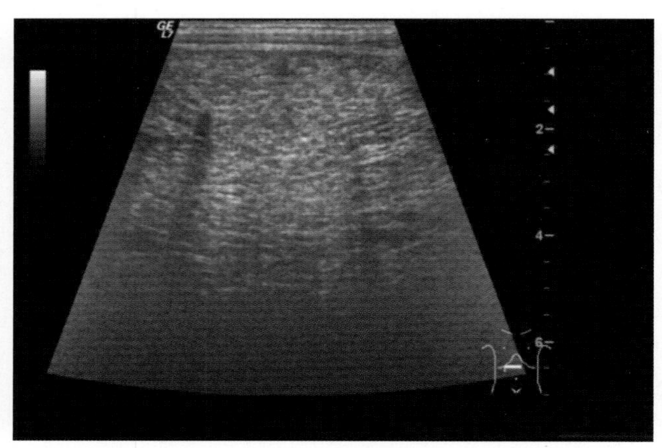
图36-4-2 先天性肝纤维化声像图

光团伴声影。门静脉、肝静脉、下腔静脉内可有瘤栓回声。CDFI显示瘤体内可见较丰富血流信号，瘤周有血管绕行（图36-4-3，图36-4-4）。

（二）肝细胞癌

小儿肝癌少见，常发生于5岁以上，小儿肝脏的恶性肿瘤在9岁以上约半数为肝细胞癌（hepatocellular carcinoma），成人80%来源于肝硬化，而儿童仅5%来源于肝硬化。小儿发生肝细胞癌多与先天性发育异常如先天性胆道闭锁、家族性胆汁性肝硬化、高氨酸血症有关。

超声表现：肿块分巨块型、结节型、弥漫型，以前两者多见。肿瘤内部回声特点与成人肝癌相似。

（三）肝血管内皮瘤

超声表现：肝血管内皮瘤为单个或多个结节，大小不等，形态不定，内部回声多样，可呈囊性、实性或囊实混合性，可有静脉石或钙化形成。CDFI：瘤内血管扩张，可有动静脉瘘，周边可见纡曲扩张的供血及引流血管与之相通，腹腔干及以上腹主动脉增宽，腹腔干以下腹主动脉内径相对细小（图36-4-5，图36-4-6）。

三、肝血管病变

（一）门静脉海绵样变

门静脉海绵样变（cavernous transformation of portal vein）是指门静脉系统先天发育异常造成门静脉狭窄或闭塞或门静脉系统炎症导致门静脉慢性阻塞，使入肝血流受阻，造成门静脉内压力升高及侧支循环建立，最终使门静脉呈蜂窝状或海绵样改变。

超声表现：肝门部或肝内门静脉正常结构消失，被蜂窝状或串珠状无回声所取代，或为多条弯曲的管状结构，管壁回声增强。彩色多普勒超声显示蜂窝状无回声区内有丰富的彩色血流信号，血流方向不一。多普勒频谱为连续低速的门静脉样血流频谱（图36-4-7）。

（二）静脉导管未闭

静脉导管未闭（patent ductus venosus）是指出生后静脉导管未能及时关闭所致的疾病。静脉导管是脐静脉的延续，是胎儿独有的循环通路，位于门静脉左支与下腔静脉之间。约50%新生儿的静脉导管在出生后1周内关闭，约90%于出生后3周内关闭，关闭后逐渐纤维化形成静脉韧带。若出生后未能及时关闭，则形成先天性门体分流，进

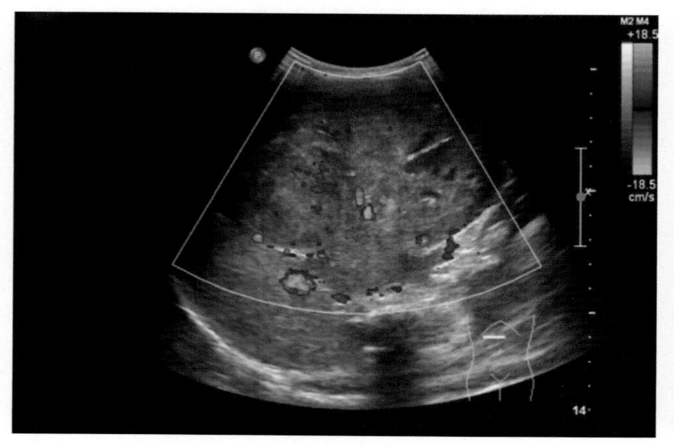
图36-4-3 肝母细胞瘤声像图（一）

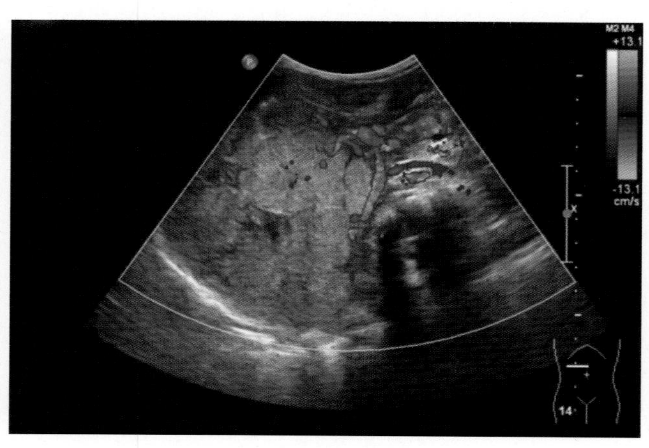
图36-4-4 肝母细胞瘤声像图（二）

而导致肝功能不全、肝硬化甚至肝性脑病。

超声表现：门静脉左支与下腔静脉之间可见一较短的异常血管通路，CDFI显示其内血流方向由门静脉流向下腔静脉，而门静脉主干及右支内血流方向正常。肝脏可增大，肝实质回声可增强（图36-4-8）。

（三）先天性肝内门静脉-肝静脉瘘

先天性肝内门静脉-肝静脉瘘是小儿罕见的肝内血管畸形。小瘘患者一般无明显临床症状，较大的瘘患者则可因门体分流较大而出现肝功能异常甚至肝性脑病。

超声表现：肝内门静脉与肝静脉之间可见一至数条纡曲管状无回声结构相连通，相应门静脉及肝静脉属支内径增宽，大的瘘可形成囊性无回声区。肝实质回声可增强。CDFI显示无回声区内为静脉频谱血彩充填，血流方向为门静脉流向肝静脉，瘘口可探及高速血流频谱（图36-4-9，图36-4-10）。

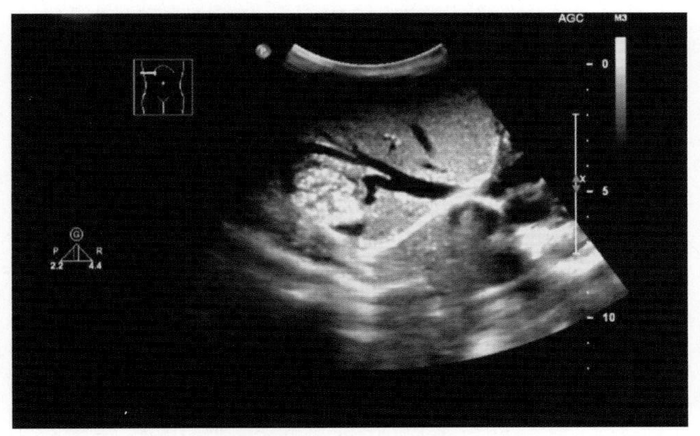

图36-4-5　肝血管内皮瘤声像图

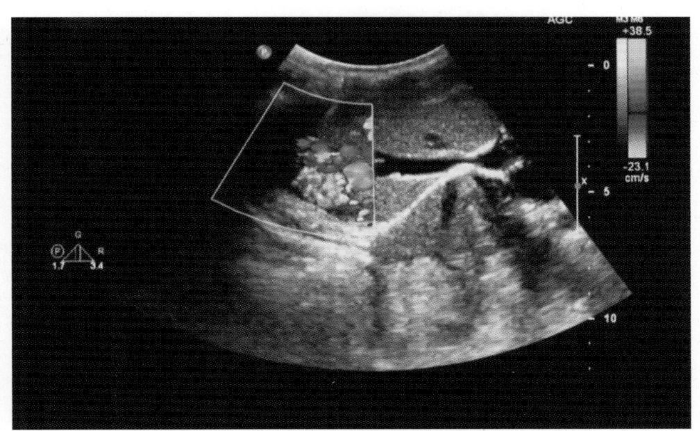

图36-4-6　肝血管内皮瘤CDFI图

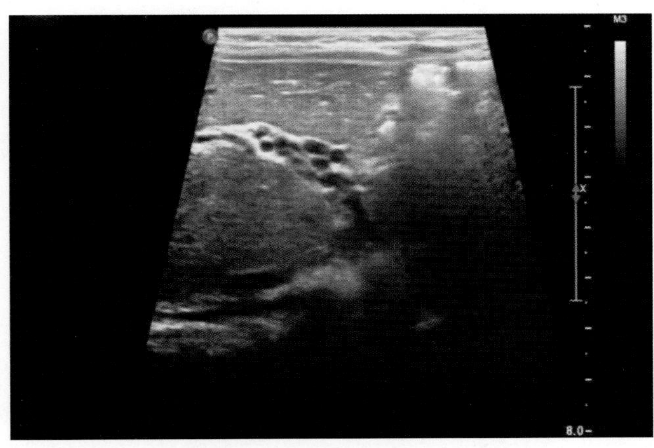

图36-4-7　门静脉海绵样变声像图

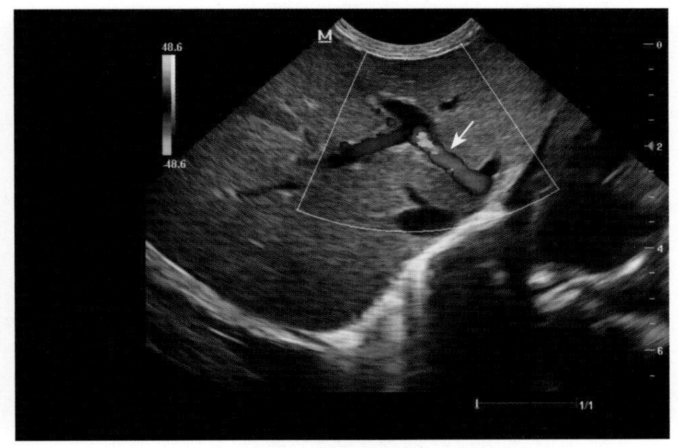

图36-4-8　静脉导管未闭声像图

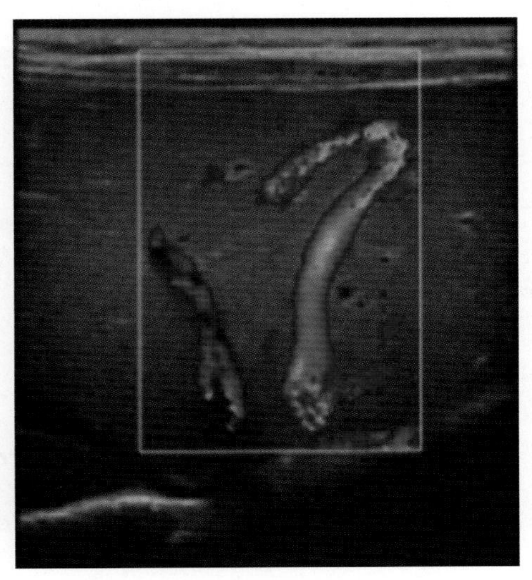

图36-4-9　肝门静脉-肝静脉瘘声像图

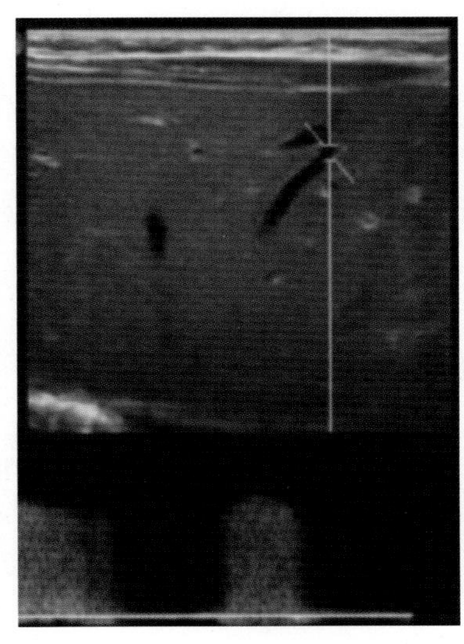

图36-4-10　肝门静脉-肝静脉瘘频谱图

第五节 胆道疾病

儿童胆囊大小个体差异大，与年龄有关，年长儿胆囊的大小测量值没有太大的临床意义，而婴幼儿胆囊的大小对判断黄疸的性质有着重要意义。

一、胆道闭锁

胆道闭锁（biliary atresia，BA）是新生儿病理性黄疸主要原因之一，我国发病率居世界之首，男女比例约为1∶3。其病因尚不十分明确。临床表现：患儿出生后出现黄疸，并进行性加重，大便浅黄色、陶土色，小便深黄。血清总胆红素、直接胆红素及间接胆红素升高，以直接胆红素升高为主。如不治疗，多数患儿在1岁左右因肝硬化、门静脉高压、肝性脑病而死亡。

超声表现：主要特征如下。①三角条索征：为肝门部纤维块征象，超声表现为门静脉前方三角形或片状高回声区，厚度≥4mm（图36-5-1），此征象特异度高，而敏感度较低，特异度为96%～100%，敏感度为23.3%～73%，笔者一项研究结果显示，其特异度和敏感度分别为99.6%、48.8%；②胆囊形态异常：包括胆囊长度＜15mm、宽度＜5mm，胆囊黏膜层回声不光整，胆囊壁不清晰，小胆囊及胆囊僵硬、不规则，有小憩室样改变（图36-5-2）；③胆囊收缩功能：餐后胆囊收缩率＜50%，胆囊收缩率＝1-［（餐后胆囊长×宽）/（餐前胆囊长×宽）］×100%（图36-5-3）；④胆总管显示不清，有时于第一肝门区见一小囊状无回声结构，为闭锁近端囊状扩张而形成的胆汁湖。次要特征：①肝、脾增大；②肝右动脉增宽（＞1.5mm），肝右动脉与门静脉右支内径比值＞0.45；③肝包膜下血流阳性，为肝硬化肝表面毛细血管扩张所致，超声评估方法如下，剑突下横扫肝脏，将肝镰状韧带显示于屏幕中间，脉冲重复频率为1200～1500Hz，能量增益率为82%～92%，适当速度量程（0.5cm/s），适当壁滤波，彩色取样框高1cm、宽4cm，若彩色血流信号直达肝包膜下，则认为肝包膜下血流阳性（图36-5-4）。以上超声征象越多，超声诊断BA越可靠。

二、先天性胆总管囊肿

先天性胆总管囊肿（congenital cyst of choledochus）是小儿较常见的胆道畸形，是指胆总管部分或全程呈囊状扩张，男女比例约为4∶1。本病与胆胰管合流异常、遗传、感染及胆总管远端神经肌肉发育异常有关。囊肿可继发感染、出血、破裂穿孔，可并发胰腺炎，部分可合并肝内胆管扩张，也可合并结石甚至癌变。典型临床表现为腹痛、腹部包块、黄疸。如胆总管囊肿穿孔破裂，则可出现弥漫性腹膜炎等表现。

超声表现：第一肝门区可见一囊性肿块，呈椭圆形或纺锤形，壁薄，向上与左右肝管及肝内胆管相通，向下延伸至胰头区，囊内透声好，CDFI显示其内无血流信号。合并感染时，囊壁增厚毛糙，囊内可见细弱光点，亦可见结石回声。部分反复感染的病例，在扩张的胆管内可见较多的胆泥形成，严重者胆泥似肿块样回声位于

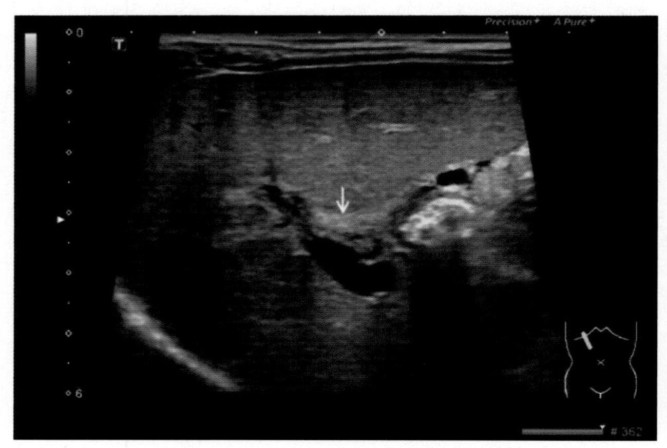

图36-5-1 三角条索征声像图

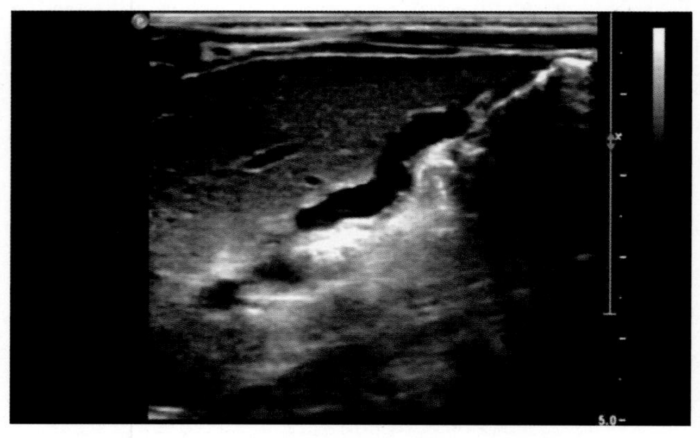

图36-5-2 胆囊形态异常声像图

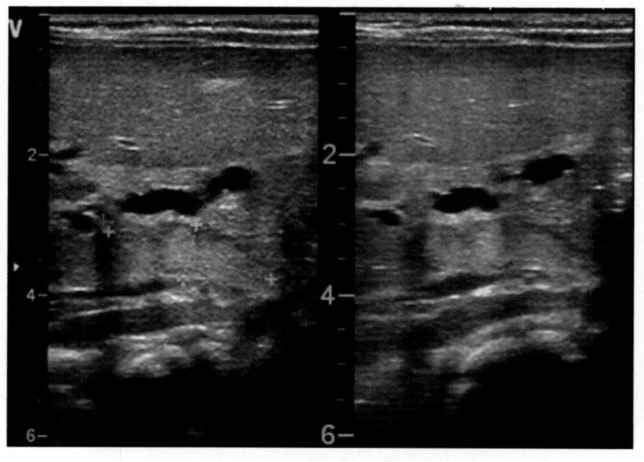

图36-5-3 胆囊收缩率声像图

胆囊形态不规则，餐前（左）、餐后（右）无明显变化

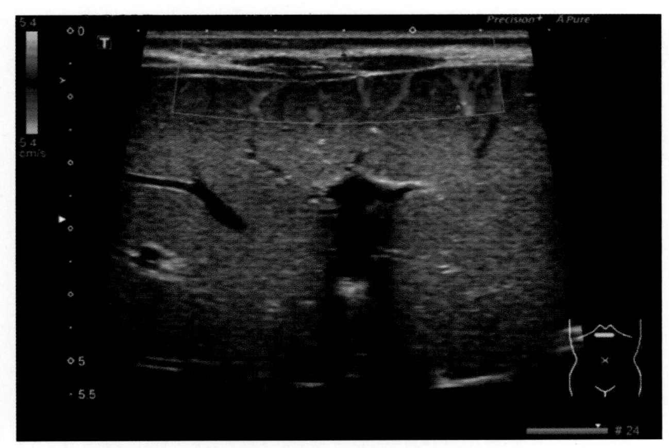

图36-5-4 肝包膜下血流阳性声像图
彩色血流信号直达肝包膜下

胆总管下段和（或）胰管内引起梗阻致胰管扩张，但彩色多普勒超声显示胆管或胰管内肿块样回声内未见明显彩色血流信号。巨大的胆总管囊肿可占据整个右上腹甚至可达盆腔，此时需要与腹腔其他囊性包块鉴别，鉴别要点是囊肿上端与左右肝管相通，其他腹腔囊性包块无此特征（图36-5-5）。

三、卡罗利病

卡罗利病（Caroli disease）即先天性非梗阻性肝内胆管囊状扩张，是常染色体隐性遗传病，典型病理改变为肝内胆管呈交通性囊状扩张。其常伴有先天性肝纤维化、婴儿型多囊肾、髓质海绵肾等。病变可局限于某一肝叶，也可累及全肝。早期可无明显临床症状，也可反复出现腹痛、发热、黄疸等症状，可逐渐出现门静脉高压表现，合并肾脏病变时可出现相应表现。

超声表现：肝内出现大小不一的囊状或柱状无回声区，沿门静脉分支伴行，并向第一肝门区汇聚，囊肿多少和大小视病变范围及扩张程度而异；门静脉分支部分或全部被包绕在扩张的胆管腔内，可见管状结构穿越其中或从囊壁上突入囊内，彩色多普勒超声显示囊内管道及囊壁处彩色血流信号，称“囊腔内门静脉征”。肝脏可增大，形态正常，可有脾大，合并肾脏病变时有相应肾脏声像图改变（图36-5-6）。

第六节 胰腺及脾脏疾病

小儿常见胰腺疾病主要有胰腺先天发育异常、胰腺炎、胰腺假性囊肿、胰母细胞瘤及外伤所致的胰腺损伤等。

一、环状胰腺

环状胰腺（annular pancreas）是指胰腺组织以环状或半环状包绕十二指肠致其梗阻的一种罕见先天性畸形，占十二指肠梗阻病因的10% ～ 30%。病因尚未完全清楚，大多数学者认为其是由于胰腺的腹侧始基末端在向十二指肠右后旋转时发生固定，并与十二指肠融合，也有学者认为其是胰腺腹侧始基左叶萎缩不全所致。根据包绕程度，环状胰腺可分为完全型和不完全型，其中前者约占25%，后者约占75%。新生儿型环状胰腺多在出生后1周内发病，主要临床表现为急性十二指肠梗阻，少数可延至成年后出现症状，极少数终生无症状。

超声表现：完全型环状胰腺超声表现为胰腺组织呈360°包绕十二指肠（图36-6-1）。不完全型环状胰腺超声表现：胰头形态失常，部分向外延伸呈钳样半包绕十二指肠降部（图36-6-2），而胰体及胰尾形态正常。胰头与十二指肠肠壁分界不清。十二指肠局部受压、管腔突然变细，梗阻不全时可见少量内容物通过，完全梗阻时内容物不能通过；梗阻近段肠管及胃扩张、胃潴留，形成“双泡征”或“单泡征”，梗阻远段肠腔充盈差，仅见少量肠气及肠内容物回声，完全梗阻时远段肠管空虚，无肠气及肠内容物回声。

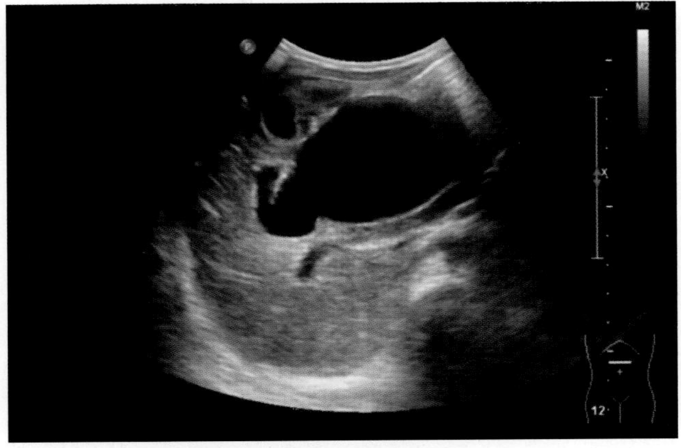

图36-5-5 胆总管囊肿声像图

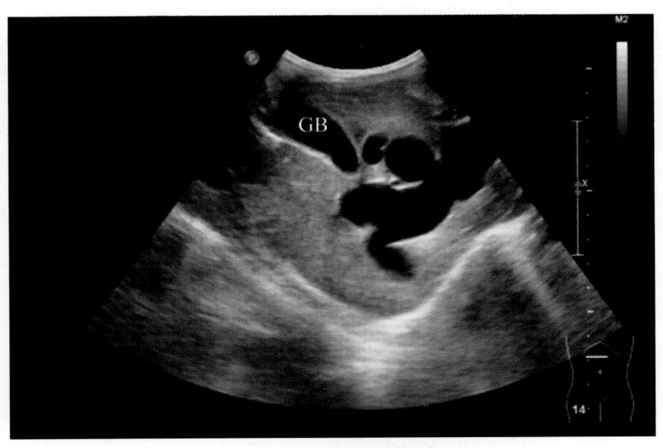

图36-5-6 卡罗利病声像图
GB.胆囊

二、急性胰腺炎

小儿急性胰腺炎（acute pancreatitis）可发生于任何年龄，病因复杂，主要包括感染（如流行性腮腺炎等）、损伤、先天畸形等，其超声表现与成人相似。

三、胰腺损伤

小儿胰腺损伤多见于腹部钝伤。胰腺虽然位于腹膜后，受到周围器官的保护，但不同于成人的是，小儿腹壁较软、腹肌不够发达，一旦受暴力冲击，胰腺容易被挤压在脊柱上而发生挫裂伤甚至断裂，因此发病率远较成人高。单纯胰腺挫伤时胰腺充血水肿，合并胰液外渗时可有出血坏死性胰腺炎表现，病情较严重。3～4周后部分患儿可发生胰瘘、胰腺假性囊肿等并发症。

超声表现：如胰腺轻微挫伤，则超声可无明显变化，或仅显示胰腺增大，回声尚均匀。挫裂伤时，胰腺增大、回声不均匀，局部胰腺连续性中断，可见不规则低回声区，周边见无回声区包绕；可有胰管断裂、小网膜囊积血、腹腔游离积液等声像（图36-6-3，图36-6-4）。部分形成胰腺假性囊肿（图36-6-5，图36-6-6）。值得注意的是，胰腺损伤在早期，超声检查可能无异常发现，第2～3天随着病情进展损伤部位才得以清楚显示。因此，外伤当天检查虽正常，必须追踪复查。

四、胰母细胞瘤

胰母细胞瘤（pancreatoblastoma，PB）依据起源不同分为背侧、腹侧两类，源自腹侧始基者肿块多位于胰头部，有完整的包膜，无钙化，临床经过较好；源自背侧始基者，肿块多位于胰体尾部，无包膜，呈浸润性生长，伴有钙化，预后不良。本病主要发生于10岁以下的儿童，临床表现主要为腹部包块、腹痛、食欲减退等。

超声表现：胰腺局限性增大，瘤体呈分叶状或结节状，呈低回声或等回声，回声不均匀，可见散在细小点状或斑片状钙化，发生坏死时可见不规则无回声区；当瘤体较大时，仅可见肿块回声，而不见胰腺声像，肠系膜上动静脉、腹腔干、脾静脉受压移位；彩色多普勒超声显示肿块周边可见条状彩色血流信号，内部可见穿支血流信号，并可检测到动脉血流频谱（图36-6-7，图36-6-8）。

正常小儿脾脏平静呼吸时肋下探及不到。早产儿和

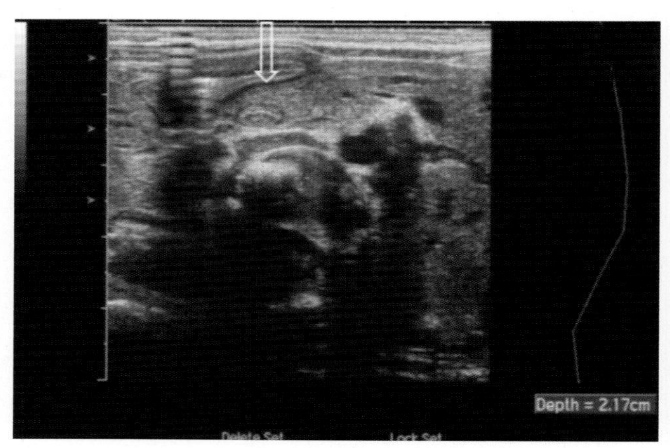

图36-6-1　完全型环状胰腺声像图

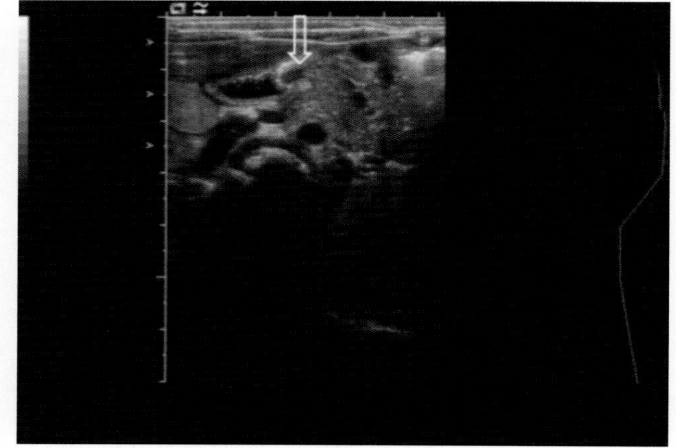

图36-6-2　不完全型环状胰腺声像图

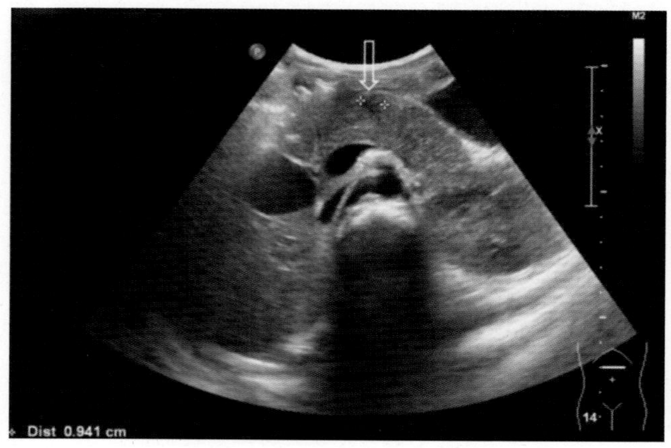

图36-6-3　胰腺挫裂伤声像图

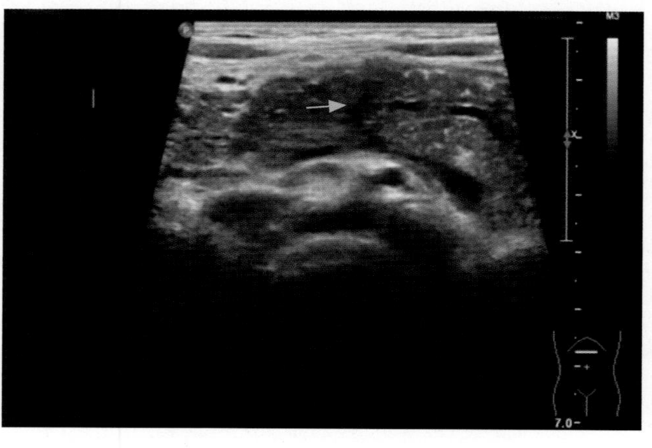

图36-6-4　胰腺挫裂伤高频声像图

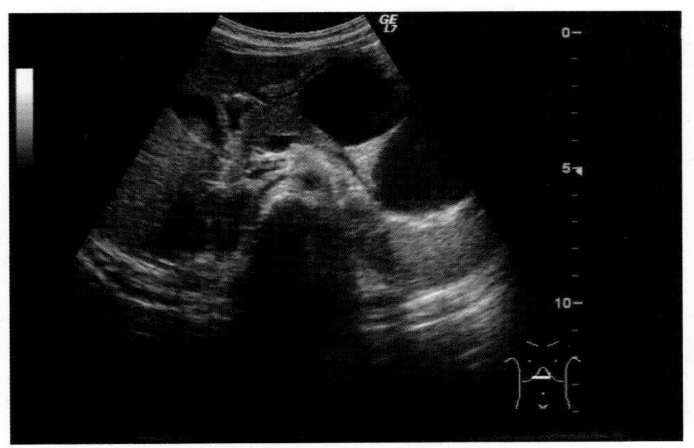

图36-6-5　胰腺假性囊肿声像图

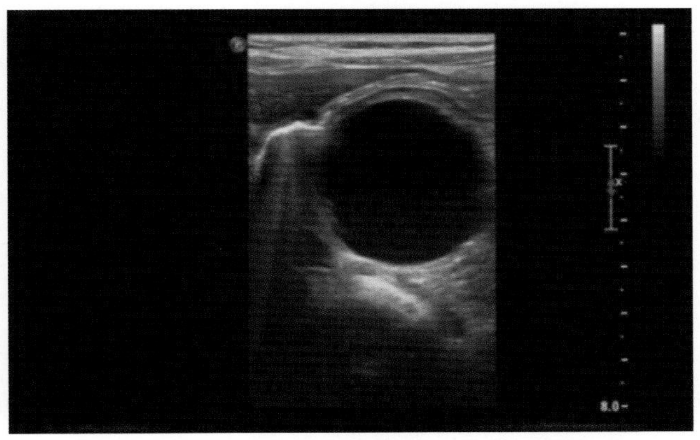

图36-6-6　胰腺假性囊肿高频声像图

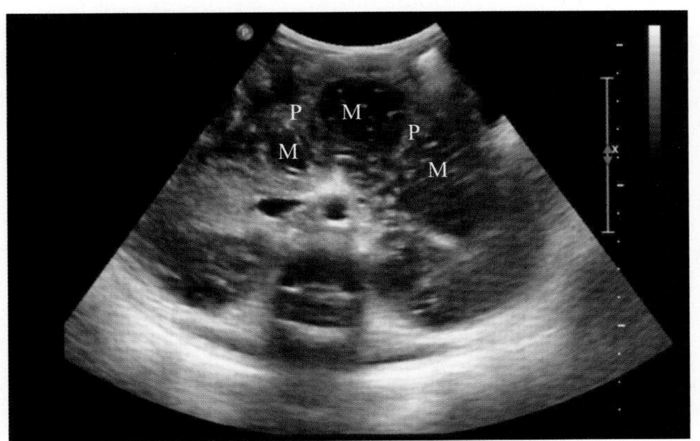

图36-6-7　胰母细胞瘤声像图

P. 胰腺；M. 肿块

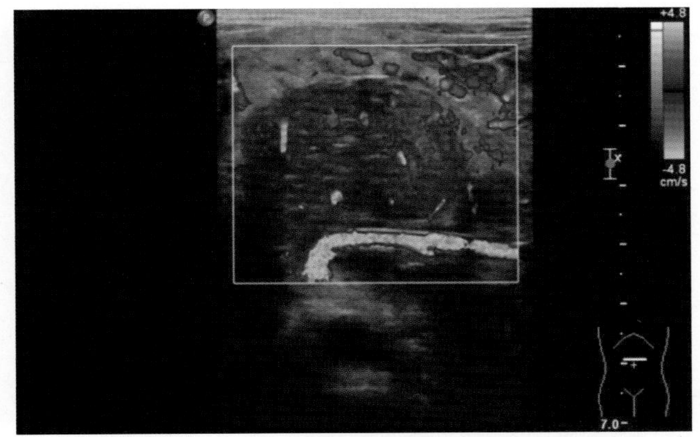

图36-6-8　胰母细胞瘤高频CDFI图

少数足月新生儿可在左锁骨中线肋下探及10～20mm。新生儿脾脏长度＜60mm，新生儿及婴儿脾脏厚度＜20mm，学龄前＜30mm。

五、脾脏肿瘤

小儿脾脏肿瘤（spleen tumor）极为少见，可来源于脾脏的任何组织。脾脏良性肿瘤有错构瘤、淋巴管瘤、血管瘤；恶性肿瘤有淋巴瘤、纤维肉瘤、淋巴肉瘤和网状细胞瘤及转移性肿瘤。

超声表现：脾脏不同程度增大，形态失常，表面不光整，脾脏实质内可见单个或多个实质回声，以低回声为主，内部回声分布不均匀；恶性肿瘤时脾脏周围及腹腔内可见肿大的淋巴结，部分可见腹水，彩色多普勒超声显示实质性肿瘤内可见丰富的彩色血流信号（图36-6-9，图36-6-10）。

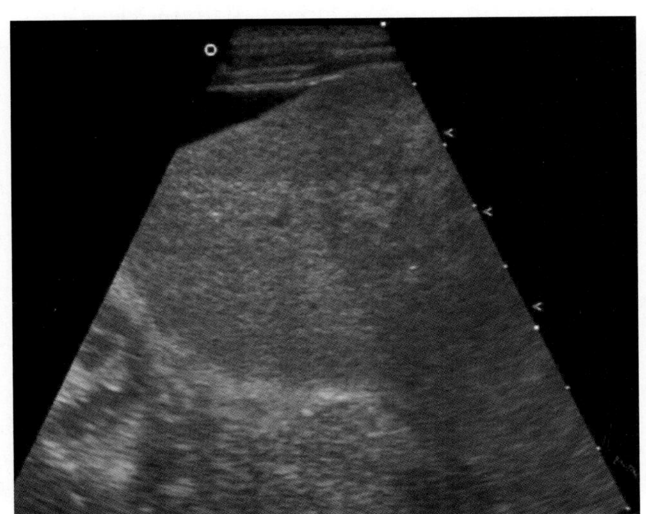

图36-6-9　脾脏淋巴瘤声像图

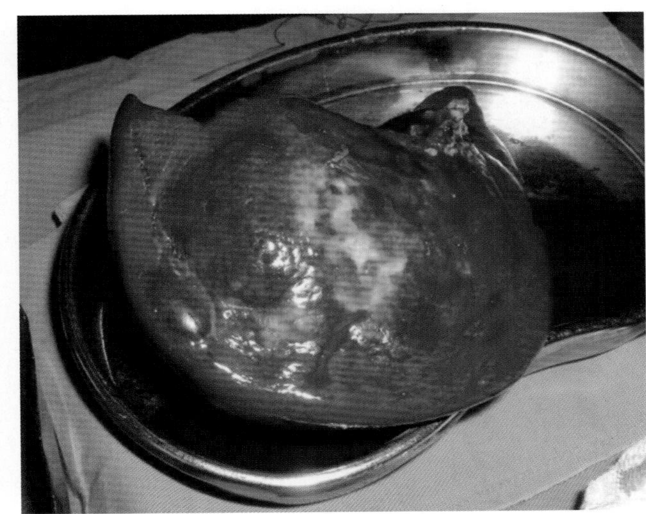

图36-6-10　脾脏淋巴瘤手术对照图

第七节 胃肠疾病

在进行胃肠检查时，婴幼儿需要禁食3～4小时，儿童禁食7～8小时。由于胃肠道内气体较多，在检查过程中应使用缓慢加压法，先使用普通探头扫查，然后改用高频探头缓慢加压扫查。检查过程中为了将肠道内结构显示得较为清晰，必要时需要在饮用适量水的过程中或20～30min后检查

一、先天性膈疝

（一）食管裂孔疝

腹腔内容物经食管裂孔疝入胸腔，疝内容物多为胃及小肠。临床最常见症状是呕吐，以平卧位或夜间明显，呕吐物可含胆汁或血液。主要超声表现为食管裂孔增宽（＞12mm），腹腔内容物经食管裂孔疝入胸腔，胸腔内见胃肠回声，蠕动明显。当疝回纳后超声可无异常发现，此时易漏诊（图36-7-1，图36-7-2）。

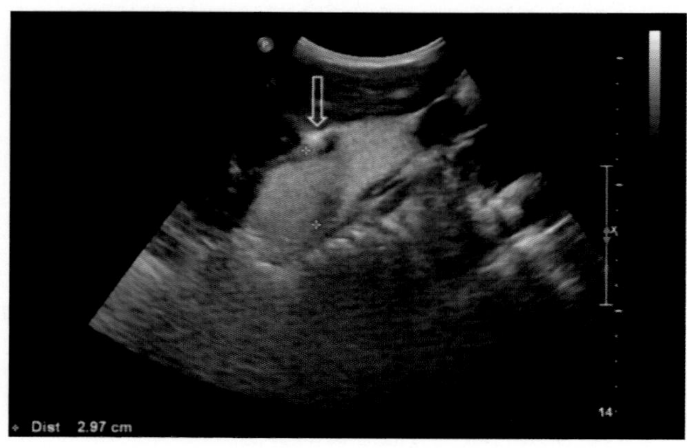

图36-7-1 食管裂孔疝声像图（一）

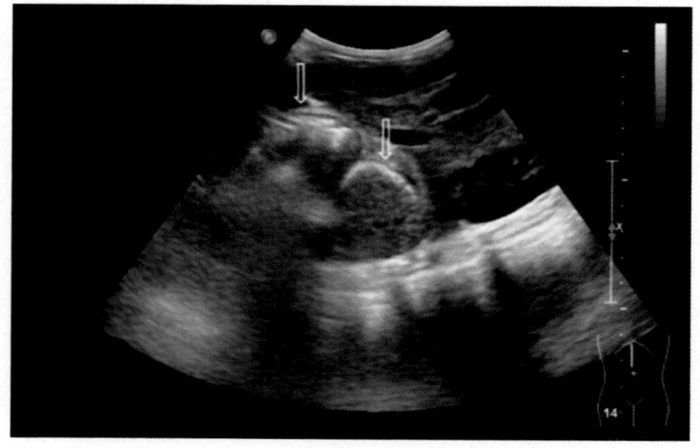

图36-7-2 食管裂孔疝声像图（二）

（二）胸腹裂孔疝

胸腹裂孔疝又称后外膈疝或Bochdalek疝，为膈肌腰部与肋部结合不全所致，左侧多见，疝内容物主要为小肠，也可含胃、结肠及脾。临床表现多以呼吸道症状为主，而消化道症状并不突出。超声表现：食管裂孔正常，一侧膈肌回声中断或显示不清，肋间、肋下斜切扫查显示局部膈上胸腔内可见肠管、肠气回声，肠蠕动频繁，肠内气液回声随肠蠕动游走不定。心脏可受压移位。

（三）胸骨后疝

胸骨后疝又称Morgagni疝，为膈肌的胸骨部与肋骨部未融合，在剑突两侧存在间隙所致，以右侧多见，疝内容物多为结肠、大网膜等，此型少见。

二、先天性肥厚性幽门狭窄

先天性肥厚性幽门狭窄（congenital hypertrophic pyloric stenosis，HPS）是指幽门管壁肥厚、增生使幽门管腔狭窄引起不完全性机械性梗阻，是新生儿常见病，占消化道畸形的第三位，其发病率约为1/3000，男女比例约5∶1，其病因尚不完全明确。临床患儿以呕吐为主要表现，最早可在出生后第1天发生，进行性加重，多为喷射性，呕吐物不含胆汁，严重时可因胃黏膜出血使呕吐物呈咖啡色。体格检查：右上腹可扪及橄榄形肿块。

超声表现：幽门呈实性低回声团块，横切呈“靶环征”，中央高回声为黏膜层，周边低回声环为肌层，纵切呈“子宫颈征”；幽门管长度≥16mm，直径≥14mm，肌层厚度≥4mm，黏膜厚度＞2mm；动态观察时幽门开放幅度≤2mm，可有少量内容物通过幽门管，胃腔扩张、蠕动增强，可见逆蠕动，梗阻严重时无内容物通过。CDFI显示低回声的幽门肌层内可见丰富的彩色血流信号，最大的血流速度（V_{max}）均大于25cm/s，其中最高的达45cm/s，阻力指数均＞0.57，最高达0.72（图36-7-3，图36-7-4）。

三、小儿先天性十二指肠梗阻

小儿先天性十二指肠梗阻（duodenal obstruction）是婴幼儿尤其是新生儿常见的急腹症，多由消化系统畸形所致，其梗阻原因主要包括肠旋转不良、十二指肠闭锁或狭窄及环状胰腺，还有肠系膜上动脉压迫综合征、十二指肠前门静脉等。小儿先天性十二指肠梗阻主要的共同临床表现是出生后即可出现顽固性呕吐，少数梗阻较轻者症状出现较晚。小儿先天性十二指肠梗阻的共同超声表现为梗阻近段肠管扩张、幽门管持续开放、胃潴留，呈“双泡征”或“单泡征”，梗阻远段肠管充盈差，

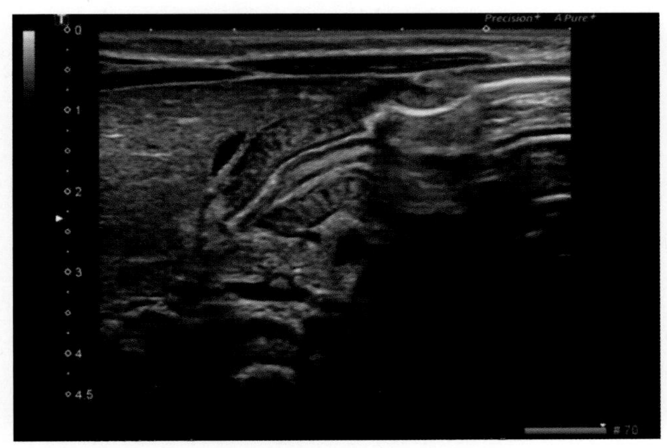
图36-7-3 肥厚性幽门狭窄纵切声像图（一）

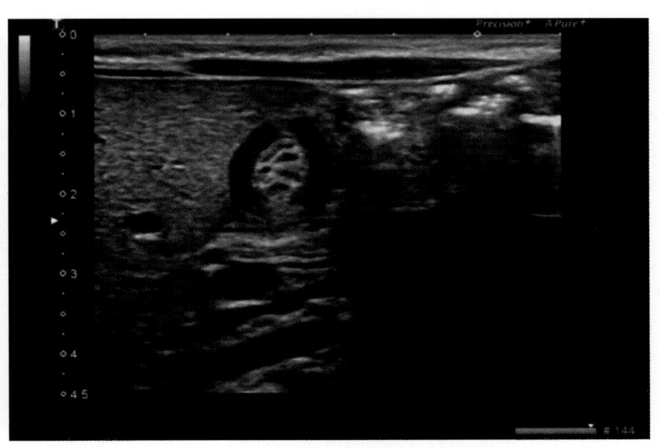
图36-7-4 肥厚性幽门狭窄横切声像图（二）

肠气、肠内容物较少甚至肠腔空虚瘪小。

（一）先天性肠旋转不良

先天性肠旋转不良（congenital malrotation of intestine）是胚胎期肠道以肠系膜上动脉为轴心的旋转运动异常或不完全，使肠管位置发生变异和肠系膜附着不全而引起肠梗阻的先天性畸形，它在新生儿高位肠梗阻中占第一位，包括十二指肠束带压迫、中肠扭转、中肠位置异常及空肠上段膜状束带压迫等一系列病变。主要临床表现是高位肠梗阻，如出生后3～5天出现胆汁性呕吐；当系膜血管梗阻，发生肠缺血性坏死时，临床表现多伴有暗红血便。

超声表现：先天性肠旋转不良主要包括肠扭转与肠梗阻两类超声表现。肠扭转声像图上表现为中上腹混合回声团块伴不同程度的肠系膜血管位置关系及走行异常。正常时肠系膜上动脉（superior mesenteric artery，SMA）位于肠系膜上静脉（superior mesenteric vein，SMV）的左后方。肠旋转不良时失去这种正常位置关系，表现为SMV围绕SMA呈螺旋状走行或两者并行盘旋（图36-7-5，图36-7-6），横切呈“漩涡征”或“靶环征”，彩色多普勒超声显示中央为SMA的圆点状搏动性彩色血流信号，周边为SMV的环状彩色血流信号，红蓝相间。纵切

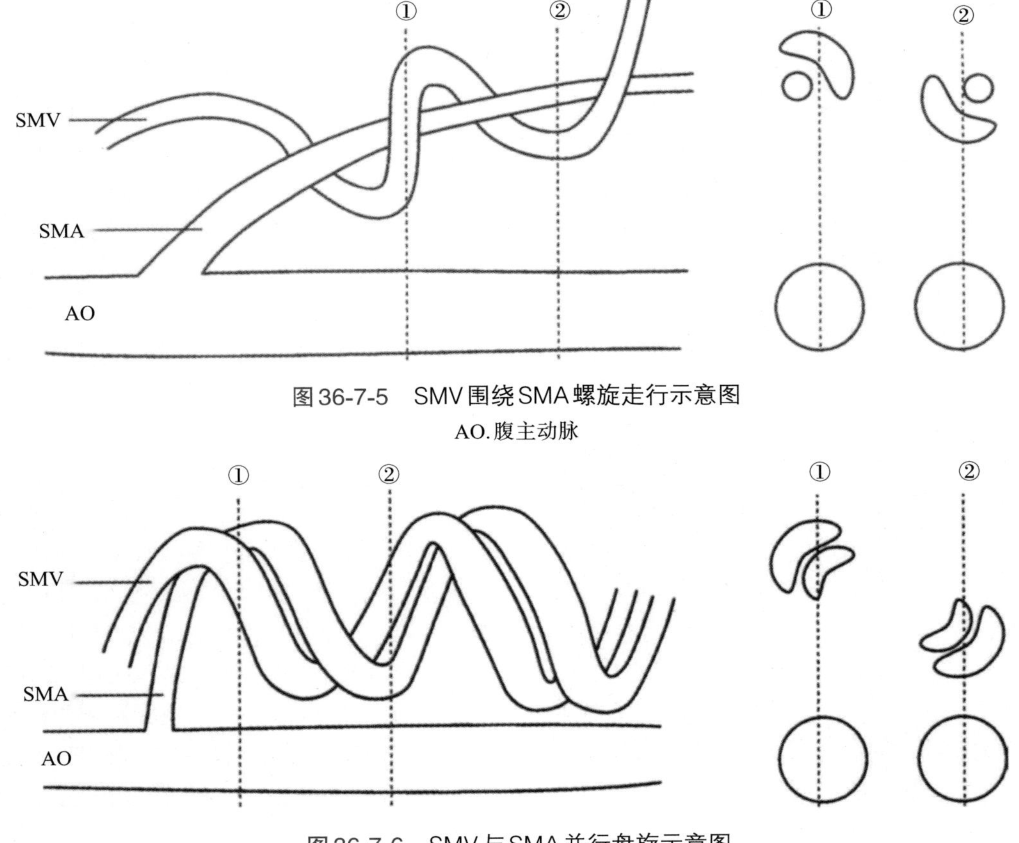

图36-7-5 SMV围绕SMA螺旋走行示意图

AO.腹主动脉

图36-7-6 SMV与SMA并行盘旋示意图

AO.腹主动脉

可显示SMA长轴，但无法显示SMV长轴，而是在SMA前后跳跃时显示SMV节段（图36-7-7，图36-7-8）。并发梗阻时表现为梗阻近段胃、十二指肠扩张，内容物潴留，在胃与十二指肠之间移动，梗阻远段肠管空虚、瘪小。当并发肠管缺血坏死时，局部肠蠕动消失，肠管扩张，肠壁增厚，层次不清，黏膜皱襞消失，肠壁积气，肠间见透声差积液，血流信号减少甚至消失。并发穿孔时超声则表现为局部肠壁连续性中断，肠间、右肝前、膈下积气，肠间见透声差积液。先天性肠旋转不良常与其他消化道畸形、先天性心脏病并存，故进行超声检查时需要耐心仔细，以全面评估。

（二）十二指肠闭锁与狭窄

十二指肠闭锁与狭窄（congenital atresia and stenosis of the duodenum）可出现于十二指肠任何部位，根据病理其可分为两类七型。闭锁Ⅰ型：十二指肠隔膜型闭锁，肠管连续性不中断；闭锁Ⅱ型：十二指肠闭锁，两端由纤维索带连接；闭锁Ⅲ型：十二指肠闭锁，两端分离；闭锁Ⅳ型：隔膜型闭锁，隔膜脱垂到远段肠腔内形成"风袋型"；狭窄Ⅰ型：十二指肠隔膜型狭窄，中央有开口；狭窄Ⅱ型：十二指肠风袋型隔膜，中央有小孔；狭窄Ⅲ型：十二指肠某段肠管缩窄。

超声表现：超声对其病理分型诊断价值有限，但可粗略区分隔膜型与非隔膜型十二指肠闭锁或狭窄，若隔膜有孔，则归为狭窄，无孔则归为闭锁。十二指肠隔膜超声表现为肠腔内见膜性光带，光带由中间线样低回声肌层及两侧高回声黏膜层组成，胃肠充盈时纵切部分呈"风袋征"，隔膜有孔隙时可见少量液体通过进入远段肠腔，回抽内容物后，隔膜可皱缩并漂于肠腔内。梗阻近段胃十二指肠扩张，幽门持续开放，远段肠管细小甚至空虚，无肠内容物及肠气回声（图36-7-9～图36-7-11）。

四、肠重复畸形

肠重复畸形（duplication of intestine）又称肠重复囊肿，是在原肠发育过程中肠管重复、永存胚胎性憩室或迷走肠管再通所致的先天性畸形。从食管到肛管的任何一部分均可发生重复畸形，常为单发，也可多发。重复的肠管附着于邻近正常肠管的系膜侧，大多不与肠腔相通，其壁与邻近正常肠壁结构相似，由黏膜、肌层及浆膜层组成，内含异位的胰腺组织或胃黏膜等。其可分为囊肿型和管状型。部分患儿可无明显症状，多为偶然发现，部分患儿因其并发症检查而发现，如肠套叠、肠梗阻、便血等。

超声表现：典型肠重复畸形超声表现为病变处见一囊性包块，大多呈椭圆形、类圆形，也可呈管形；囊壁较厚，与正常肠壁相似，从内至外由黏膜层、肌层、浆

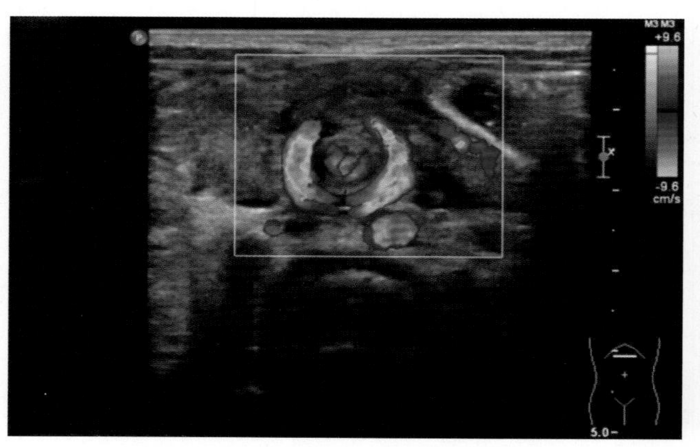

图36-7-7 肠旋转不良横切CDFI图

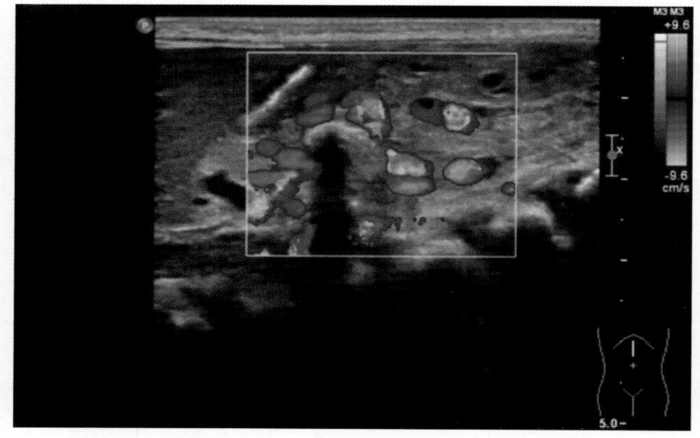

图36-7-8 肠旋转不良纵切CDFI图

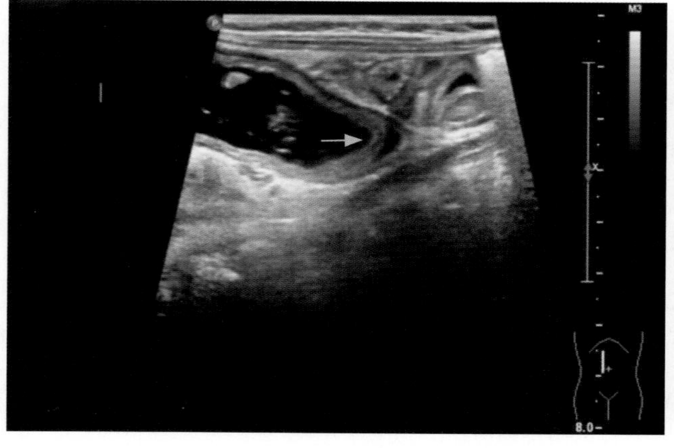

图36-7-9 十二指肠隔膜型闭锁声像图

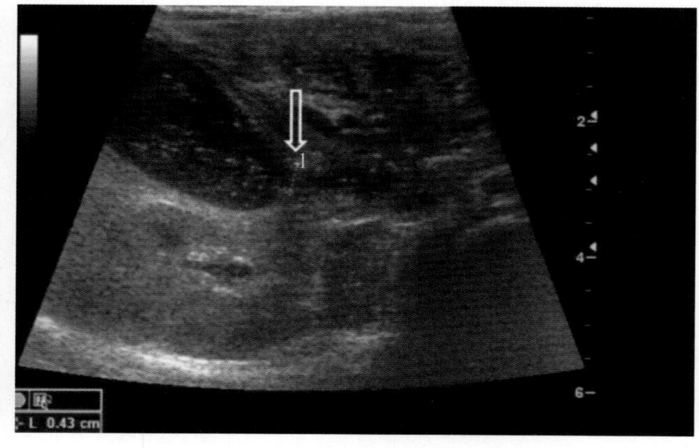

图36-7-10 十二指肠隔膜型狭窄声像图

膜层组成，呈“高-低-高”分层特点；囊内透声好，一般不与肠腔相通，当合并感染或出血时，囊内透声差，可见细弱光点或絮状低回声团；位置可随周边肠蠕动而变化；CDFI显示囊壁上可见点条状血流信号（图36-7-12）。

五、梅克尔憩室

梅克尔憩室（Meckel diverticulum）是卵黄管退化不全在肠端残留所致。梅克尔憩室位于肠系膜对侧缘，距回盲瓣20～100mm处，与回肠相通。30%～50%含有异位胃黏膜和胰腺组织，易导致出血、炎症、溃疡甚至穿孔，并出现相应症状与体征；梅克尔憩室也可翻转、扭转导致肠梗阻，可诱发肠套叠，可使异物嵌顿。临床可无明显症状，多偶然发现，症状多为腹痛、便血、呕吐、腹胀等。

超声表现：梅克尔憩室的超声表现多样，视其病理变化及并发症而异。单纯梅克尔憩室可呈囊状或囊袋状，边界清晰，壁厚，层次清楚，内可见粗大黏膜高回声；囊内一般呈无回声，与邻近肠腔相通，若交通口较大，囊内张力较低，塌陷、瘪萎；憩室本身不蠕动，但其形态可随周边肠管蠕动而变化。憩室炎或出血时囊壁增厚、黏膜增粗更明显，囊腔相对较小，常偏于一侧（图36-7-13，图36-7-14）；憩室可内翻、扭转，常致肠梗阻，此时多表现为肠梗阻声像，而憩室本身容易漏诊；憩室可诱发肠套叠，此时需要在“同心圆”包块内及其两端仔细辨认；当憩室坏死穿孔形成脓肿时，本病易与阑尾炎所致阑尾周围脓肿混淆。

六、先天性巨结肠

先天性巨结肠（congenital megacolon）又称无神经节细胞症，为先天性结肠发育异常性疾病，由各种原因导致结肠内神经节细胞发育异常所致。由于病变段神经节细胞缺失，从而其失去正常推进式蠕动，经常处于痉挛状态而形成功能性肠梗阻。巨结肠可分为3部分：①痉挛段，为真正病变处，局部无神经节细胞，呈功能性狭窄；②移行段，为病变处与正常处移行部分，呈漏斗状；③扩张段，在近端结肠，为相对正常部分，肠管被动扩张，肠壁常出现肥厚。临床表现：胎便排除延迟，顽固性便秘、腹胀，患儿食欲下降、营养不良、发育迟缓。

超声表现：扩张段结肠明显扩张，内充满大量强回声内容物，以致深部结构显示不清；结肠袋变浅、消失，结肠壁可增厚，也可变薄；向远端扫查有时可显示痉挛段肠管，表现为扩张结肠逐渐变窄；小肠一般无扩张

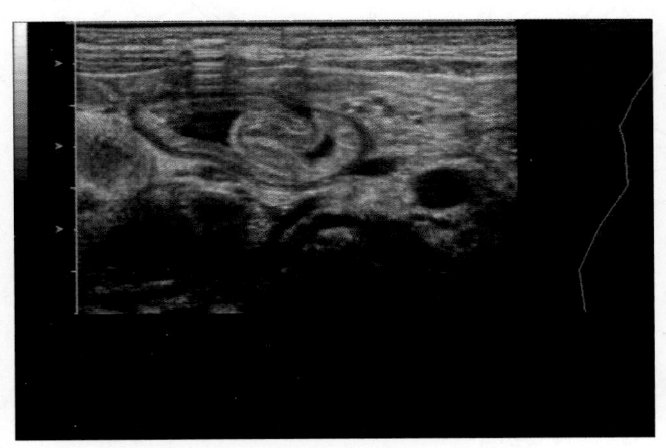

图36-7-11　十二指肠隔膜声像图

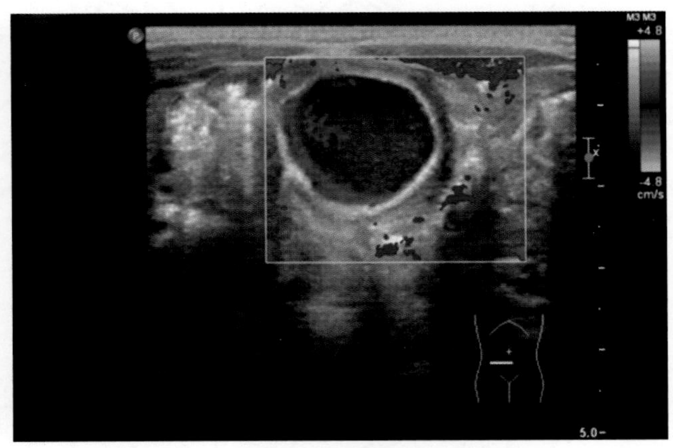

图36-7-12　肠重复畸形声像图

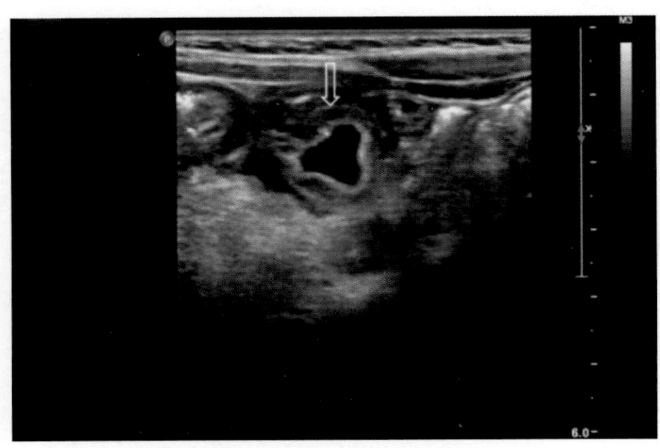

图36-7-13　梅克尔憩室声像图（一）

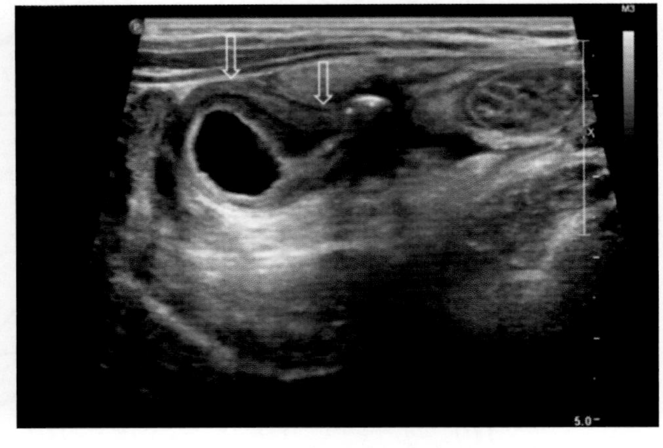

图36-7-14　梅克尔憩室声像图（二）

（图36-7-15，图36-7-16）。全结肠型巨结肠时，整个大肠细小、瘪萎，直径约5mm，而小肠明显扩张，此时需要与低位小肠闭锁鉴别。

七、先天性肛门直肠畸形

先天性肛门直肠畸形是新生儿最常见的消化道畸形，畸形的种类繁多，病理改变复杂，其中以肛门直肠闭锁最常见。以直肠末端与肛提肌特别是耻骨直肠肌的关系为基础其分为3型。高位型：直肠末端位于肛提肌以上；中间位型：直肠末端位于肛提肌水平，被该肌环绕；低位型：直肠末端位于肛提肌以下。各型还可合并不同部位瘘管（图36-7-17，图36-7-18）。术前超声检查目的不是诊断该病，而是准确测量肛门闭锁位置与肛门隐窝的

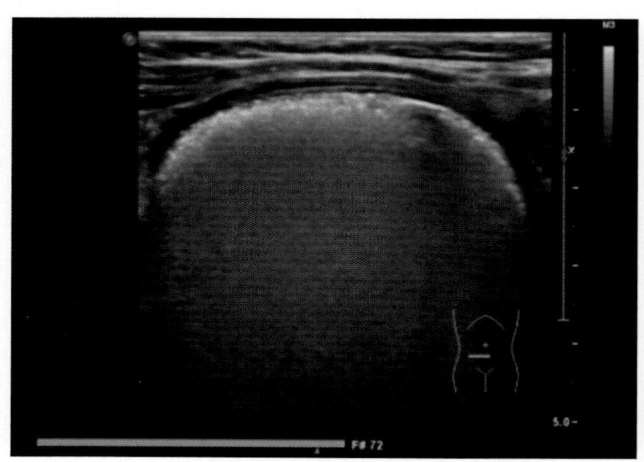

图36-7-15 巨结肠扩张段声像图

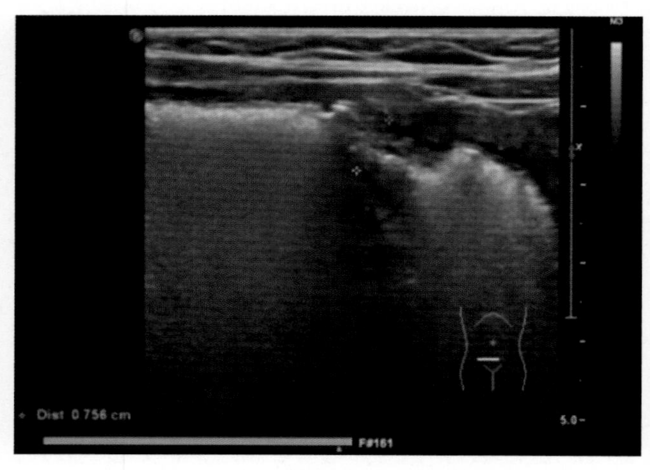

图36-7-16 巨结肠痉挛段声像图

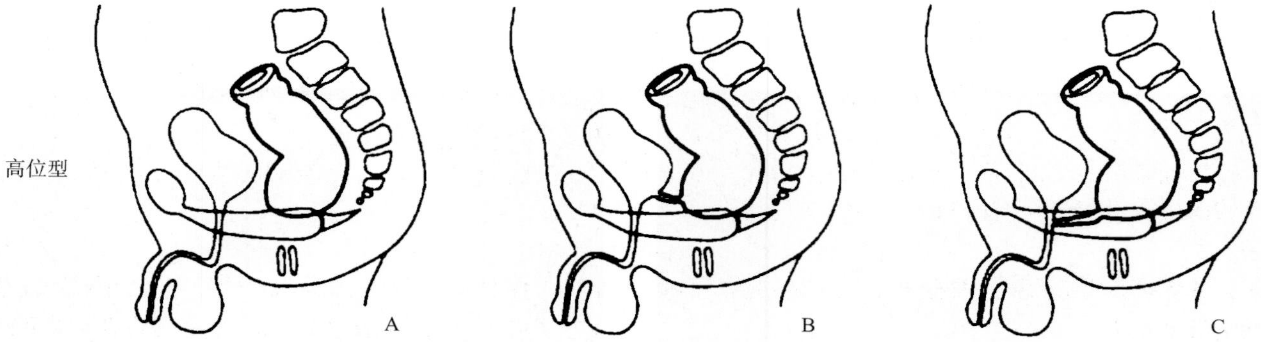

高位型 A B C

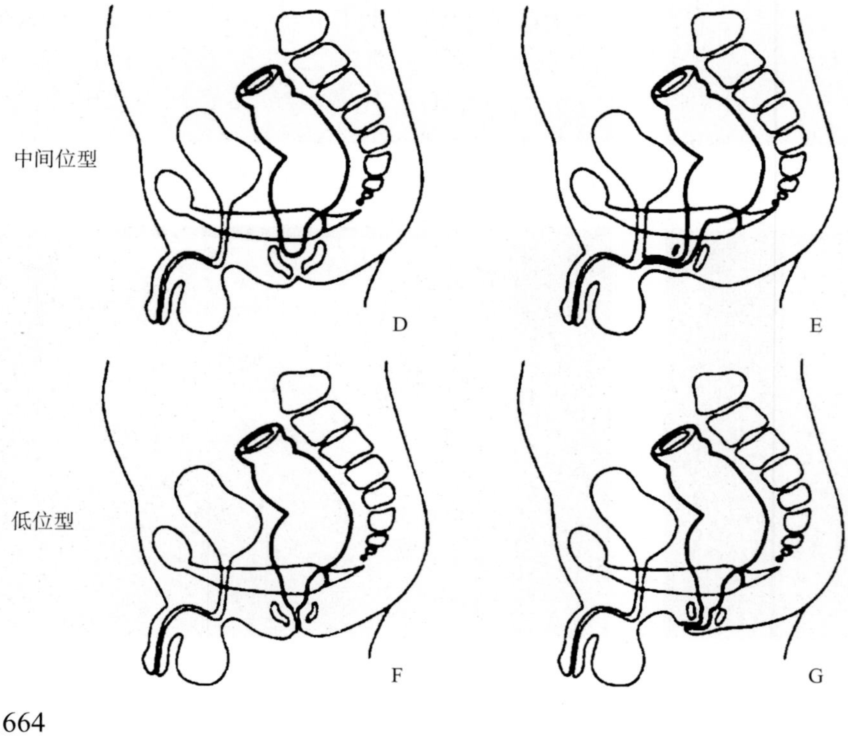

中间位型 D E

低位型 F G

图36-7-17 男性肛门直肠闭锁分型示意图

A.高位闭锁；B.直肠膀胱瘘；C.直肠尿道瘘；D.中间位闭锁；E.直肠尿道球部瘘；F.低位闭锁；G.直肠会阴瘘（引自夏焙.小儿超声诊断学.2版.北京：人民卫生出版社，2013）

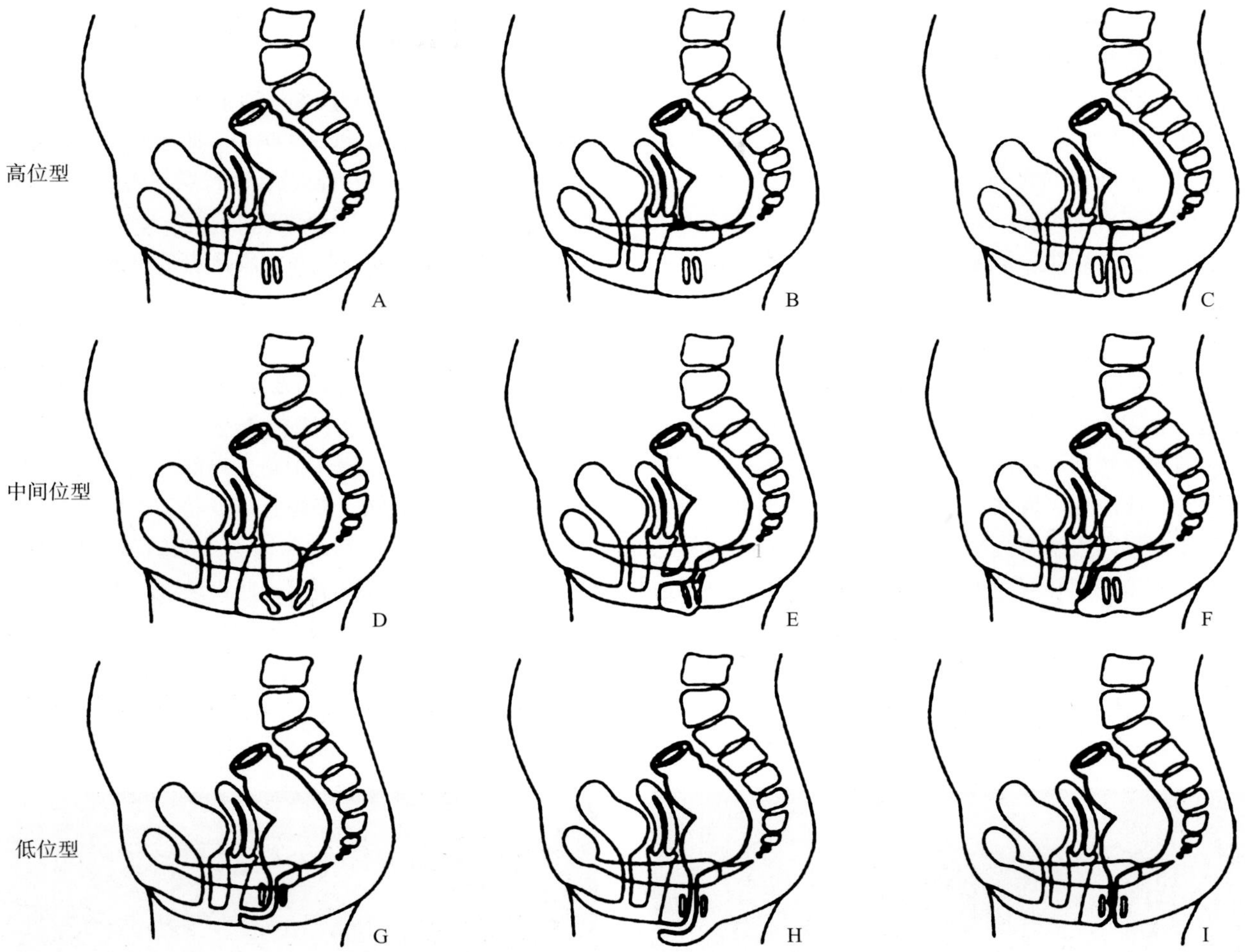

高位型

A B C

中间位型

D E F

低位型

G H I

图36-7-18 女性肛门直肠闭锁分型示意图

A.高位闭锁；B.直肠阴道瘘；C.直肠前庭瘘；D.中间位闭锁；E.直肠阴道中段瘘；F.直肠前庭瘘；G.低位闭锁；H.直肠前庭瘘；I.直肠会阴瘘（引自夏焙.小儿超声诊断学.2版.北京：人民卫生出版社，2013）

距离，并评价肛门括约肌的发育情况，为临床选择手术方案提供参考。

超声表现：高位肛门闭锁，经盆腔扫查显示直肠管腔扩张，其末端呈圆弧状，经会阴部扫查显示直肠末端距肛门隐窝＞2cm，无肛门括约肌声像。中间位肛门闭锁，经会阴部扫查显示直肠末端距肛门隐窝1.5～2cm，肛门括约肌可有可无。低位肛门闭锁，经会阴部扫查显示直肠末端距肛门隐窝＜1.5cm，肛门括约肌回声可见。合并瘘管者表现为末端前壁回声连续性中断，可见管状低回声带向前下延伸与邻近器官相通；高位者多与膀胱、尿道、阴道上段相通，中位者多与尿道球部、阴道中段相通，低位者多与会阴部、前庭相通（图36-7-19，图36-7-20）。

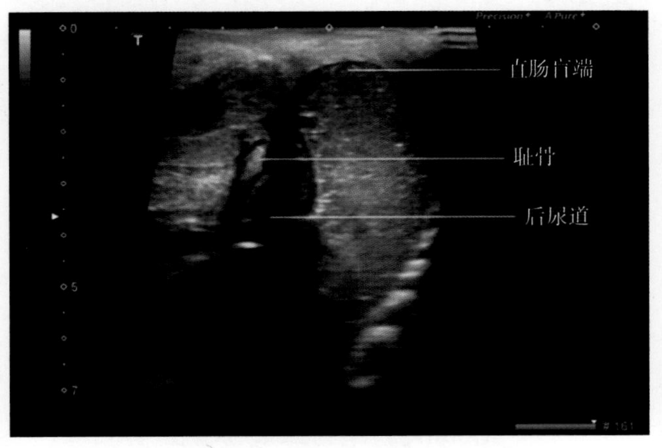

图36-7-19 低位肛门直肠闭锁声像图

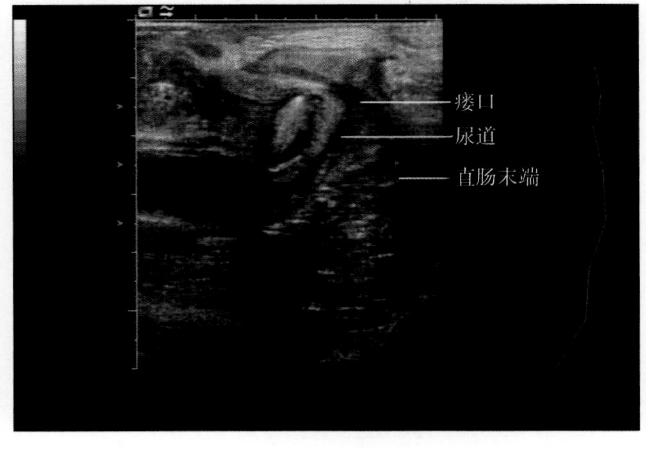

图36-7-20 肛门直肠闭锁并直肠尿道瘘声像图

八、胃内异物与胃内结块症

原因：①胃内异物主要为误吞的物品，甚至是在医疗操作过程中断裂的胃管、鼻饲管等，异物可损伤或刺激胃黏膜引起胃壁炎症。异食症患儿胃内异物常为毛发等，毛发与食物缠绕形成团块状物。②空腹时大量食入柿子或黑枣，果胶鞣酸等与胃酸结合形成胃结石。③消化道出血所致的胃内血凝块，尤以新生儿维生素K依赖凝血因子缺乏所致消化道出血多见。

超声表现：胃内异物表现为与其外形相近的异物回声，并随体位转动而移动；尖锐异物可穿透胃壁导致穿孔，继发相应改变。胃结石：于胃腔内见弧形强回声光团，后伴声影，边缘不光滑，转动体位时可移动，彩色多普勒超声未见明显彩色血流。胃内血凝块：可见胃内不规则低回声区，边界清，中间回声稍低，周边回声稍增强，可随体位转动而移动。彩色多普勒超声低回声区内未见明显彩色血流信号（图36-7-21 ～图36-7-24）。

九、消化性溃疡

消化性溃疡包括胃溃疡（gastric ulcer，GU）及十二指肠溃疡（duodenal ulcer，DU），儿童以DU为主，而GU相对较少。其发病机制及病理特点与成人消化性溃疡相似。DU好发于十二指肠球部前壁与大弯侧，GU好发于胃体下部、胃小弯及胃角。临床表现可因患儿年龄不同而不同，婴幼儿以呕血、黑粪为主，少儿以腹痛为主，大龄儿童表现与成人相似，呈一定的周期性和节律性。其主要并发症是出血、梗阻及穿孔。

超声表现：病变处胃壁、肠壁局限性增厚，多呈低回声；病变处黏膜连续性中断，局部凹陷呈陷坑状，凹陷处底部平整、柔软，表面有斑点状、斑块状强回声附着，强回声不随胃肠蠕动而消失，凹陷周边黏膜增厚、隆起；局部系膜、网膜增厚，回声增强，可有肿大淋巴结声像。DU并发穿孔者缺乏上述典型表现，而表现为球部变形，局部肠壁不连续，层次不清，周边网膜增厚、回声增强，内包裹透声差的无回声及点状气体强回声。

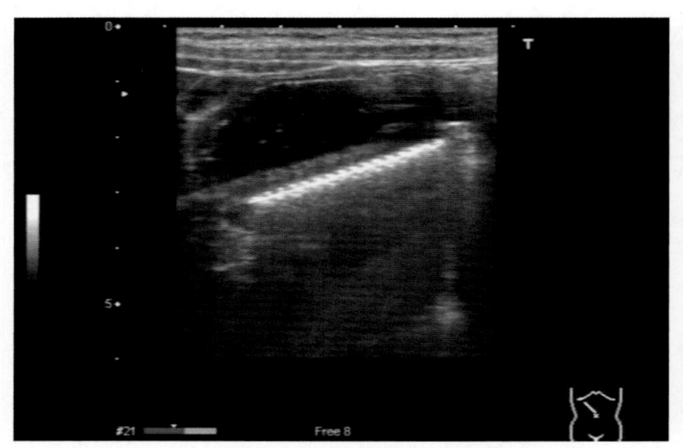

图36-7-21 胃内螺丝钉异物声像图

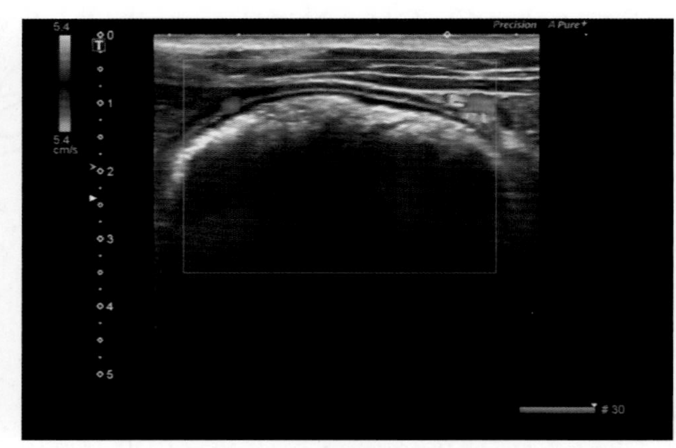

图36-7-22 胃结石声像图

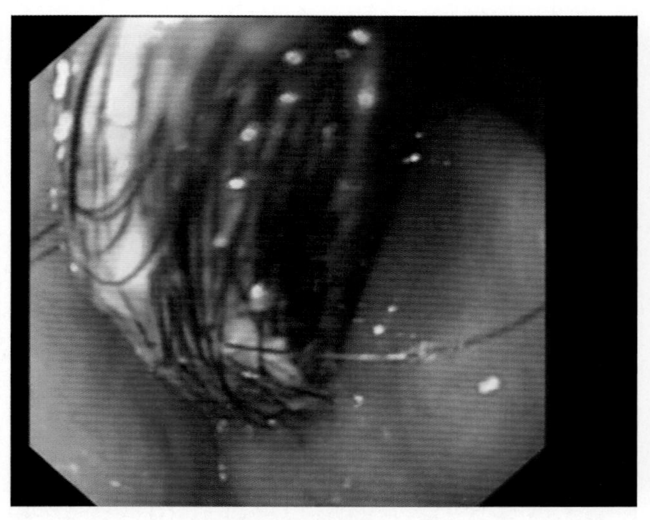

图36-7-23 胃结石胃镜图

与图36-7-22同一患儿

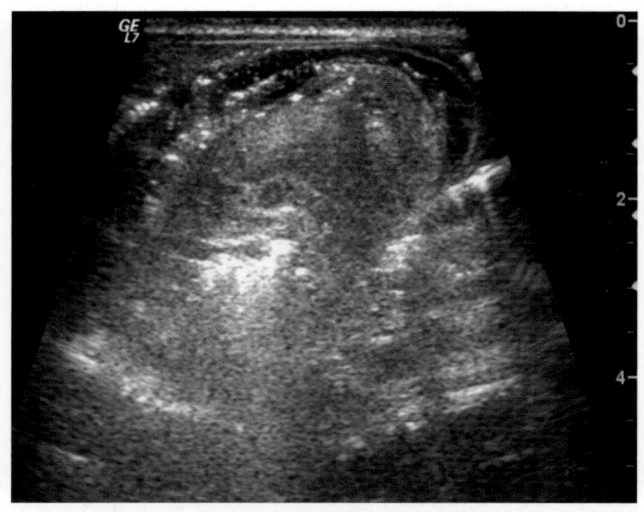

图36-7-24 胃内血凝块声像图

当溃疡直径＜5mm、深度＜3mm时超声诊断准确率较低（图36-7-25，图36-7-26）。

十、腹型过敏性紫癜

过敏性紫癜是较常见的微血管变态反应性全身性血管疾病，主要病理改变为全身小血管炎性病变。主要临床表现为非血小板减少性紫癜，即皮下出血点，腹痛、胃肠道出血、关节肿痛及紫癜性肾炎等。以腹痛为首发症状者称为腹型过敏性紫癜，其肠壁出血、水肿、增厚，可并发肠套叠、肠梗阻等。

超声表现：肠壁呈节段性均匀性增厚，层次清晰，增厚的肠壁以黏膜及黏膜下层为主，横切呈“面包圈征”；增厚肠壁具有易变性，即出现快，消失亦快，或在不同时间病变部位不一致；肠腔可因肠壁增厚而轻度狭窄，肠间常有游离积液；CDFI显示增厚肠壁上可见丰富血流信号，呈环状（图36-7-27，图36-7-28）。当合并胆囊内出血时，于胆囊内可见散在的强回声光点或光团，并随体位转动而移动。

十一、肠套叠

肠套叠（intussusception）是指肠管的一部分及其相应肠系膜套入相连接的另一段肠管内引起肠梗阻。它是婴幼儿急诊外科最常见的原因之一。男性多于女性，2岁以内发病率为80%，3岁以上患儿多存在原发病变。肠套叠分原发性和继发性，其中原发性肠套叠占95%，主要由肠管蠕动功能紊乱所致，或由婴儿回盲部系膜固定不完善，回盲部活动度过大引起；后者继发于肠管器质性病变，如梅克尔憩室、肠重复畸形、肠壁淋巴瘤、息肉、过敏性紫癜等。按病理解剖部位肠套叠可分为以下几类。①回盲型：套头为回盲瓣，带领回肠末端、阑尾、盲肠及淋巴结等套入升结肠；②回结型：回肠末端穿过回盲瓣进入升结肠，而阑尾及盲肠不套入；③回回结型：回肠先套入远端回肠内，然后一起套入结肠内；④小肠型：小肠套入小肠；⑤结肠型：结肠套入结肠；⑥多发型：在不同区域内有分开的≥2个的套叠；⑦胃十二指肠套叠：极少见。临床表现：典型肠套叠临床表现为阵发性腹痛（婴儿则为阵发性哭吵）、顽固性胆汁

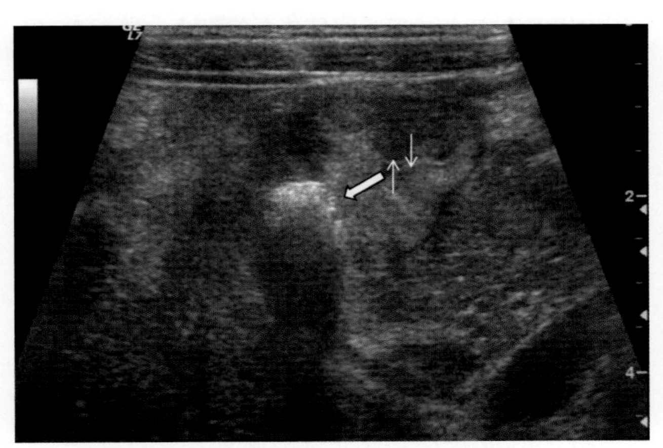

图36-7-25　十二指肠溃疡横切声像图

粗箭头示溃疡处肠黏膜中断、凹陷，强回声光斑附着；细箭头示周边黏膜水肿增厚

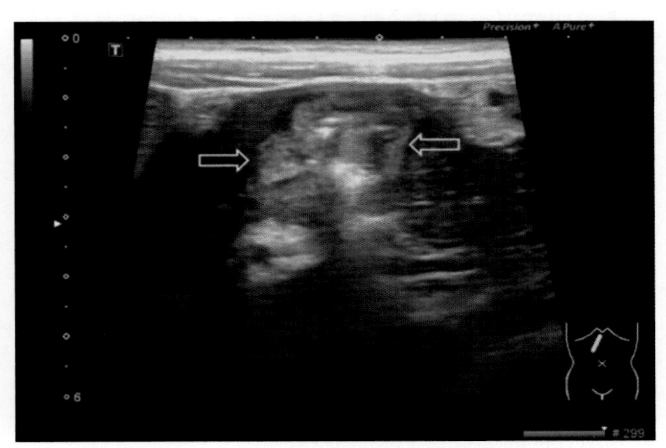

图36-7-26　十二指肠球部变形（箭头）声像图

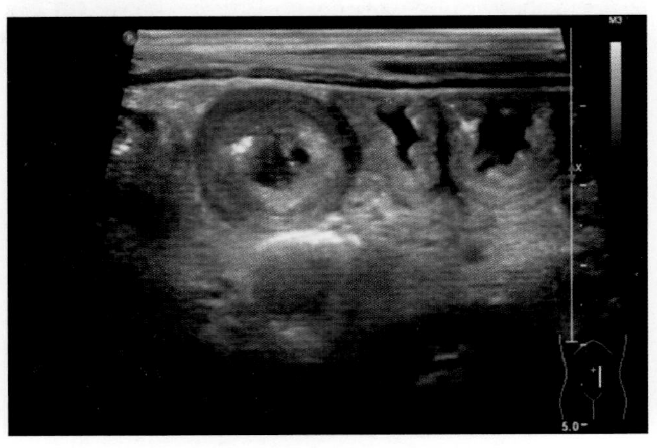

图36-7-27　腹型过敏性紫癜声像图

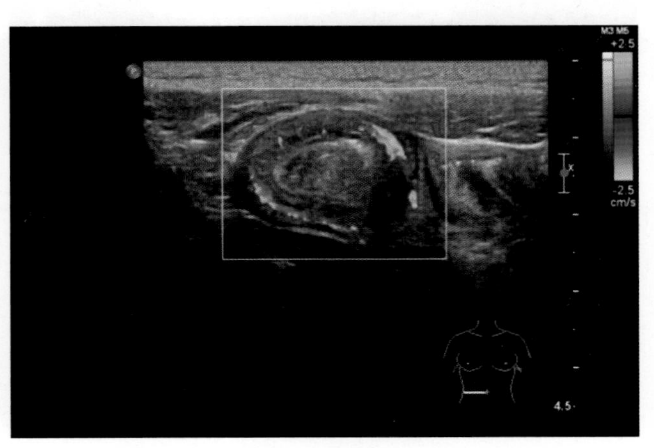

图36-7-28　腹型过敏性紫癜CDFI图

性呕吐、果酱样血便、腹部包块，患儿常因脱水而精神萎靡。

超声表现：肠套叠包块以右上腹多见。典型肠套叠声像表现为边界清楚的以低回声为主的混合回声包块，横切呈“同心圆征”或“靶环征”，外圆为套鞘肠壁回声，中环为反折壁，内圆为套入肠壁，内圆与中环之间可见高回声系膜及低回声淋巴结声像；纵切为多条纵行低回声带平行排列，呈“套筒征”；斜切面呈“假肾征”。当套入肠管明显水肿时，肠壁明显增厚，回声减低，局部肠腔及周围肠间常有较多游离液体回声；肠壁坏死时可表现为局部肠壁回声减低、层次不清、肠壁积气、血流信号减少甚至消失；继发性肠套叠可在套头部或套入肠管内及附近发现相应器质性病变（图36-7-29，图36-7-30）。

肠套叠超声诊断相对容易，若能准确判断套叠肠壁的活性及其保守治疗或灌肠复位成功率，对临床选择合理治疗方案具有较大的指导意义。有研究显示，若超声发现存在肠壁内或浆膜下积气的肠套叠，则保守治疗或灌肠复位的成功率较低；套叠包块血流信号1级伴中毒症状的患儿应采用手术复位，1级或2级且病程超过48h者应先采用低压试灌肠；若超声提示套入肠壁血流信号消失或局部肠壁血流阻力指数增高（阻力指数＞0.8），则提示局部缺血坏死可能，需要及时手术治疗。

超声监视下水灌肠复位：肛门插入止血气囊导尿管（Foley管），注气将充气气囊堵塞肛门，将T形管一端接Foley管，侧管接血压计监视注水压力，另一端为注水口，将37～40℃等渗盐水均匀灌入肠管内。超声可清晰显示注入肠管内的盐水的走向及盐水所到达的部位。长轴切面上可见“套筒征”随着肠管内水压推动逐渐退至回盲部，可见“半岛征”由大变小，最后消失。此时诊断和治疗同时完成。

十二、急性阑尾炎

阑尾炎按病理过程分为单纯性阑尾炎、化脓性阑尾炎、坏疽性阑尾炎及阑尾周围脓肿。临床表现：大龄儿童阑尾炎表现与成人相似，为转移性右下腹痛，右下腹压痛、反跳痛等，伴有呕吐、发热，婴幼儿多为哭闹不安，右下腹压痛、反跳痛及腹肌紧张等。部分患儿在就诊前应用过抗生素或镇痛药，反而症状、体征不明显。

超声表现：正常阑尾超声下不易显示，经验丰富者显示率较高，阑尾外径常＜4mm（图36-7-31）。超声不能准确区分阑尾炎的病理类型，但不同病理类型的阑尾炎超声表现有所不同。

①单纯性阑尾炎：阑尾肿胀、增粗，纵切呈长管状或腊肠样，横切呈环状，外径＞6mm，壁厚≥2mm，边界清晰，一端与盲肠相通，另一端呈盲端（图36-7-32）。②化脓性阑尾炎：阑尾腔明显增大，张力高，外径可＞10mm，腔内充满透声差液性暗区，壁厚，层次不清，但浆膜层尚清，周围网膜包裹明显（图36-7-33）。③坏疽性阑尾炎：阑尾增大，阑尾腔塌陷，管壁层次不清、不完整，管壁或浆膜外见点状气体强回声，边界不清，与周围组织粘连，局部肠间见透声差积液（图36-7-34）。④阑尾周围脓肿：右下腹、盆腔等处可见大小不等的混合回声包块，形态不规则，边界不清，内为透声差液性暗区，周围网膜增厚、回声增强（图36-7-35）。阑尾炎并粪石嵌顿时表现为阑尾腔内见一强光团后伴声影，远段管腔内充满透声差液性暗区（图36-7-36）。阑尾炎穿孔时见局部管壁连续性中断，可见液体从管腔内通过缺损处进入周围肠间，或透声差液性暗区内见点状气体强回声漂浮。异位阑尾炎：在常规位置显示不到阑尾炎征象而临床怀疑阑尾炎时，应想到异位阑尾炎的可能，异位阑尾多见于肠旋转不良与内脏反位者。

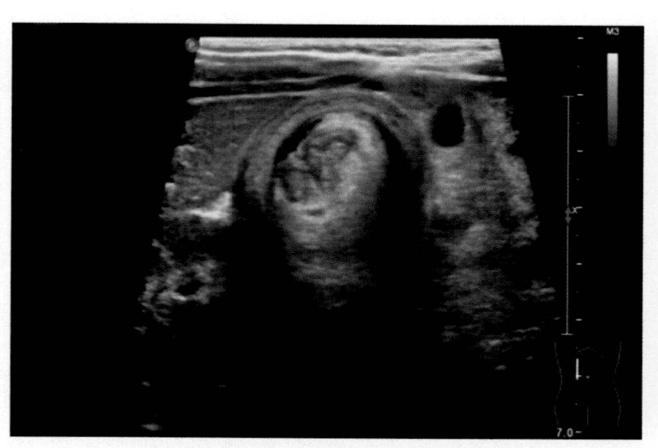

图36-7-29 肠套叠横切声像图

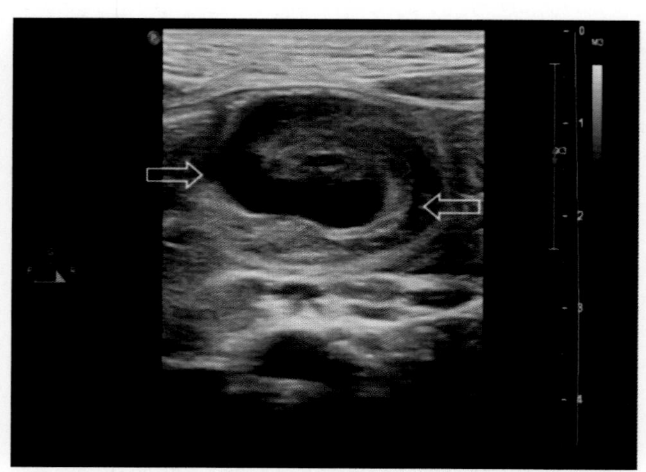

图36-7-30 淋巴瘤继发肠套叠（箭头）声像图

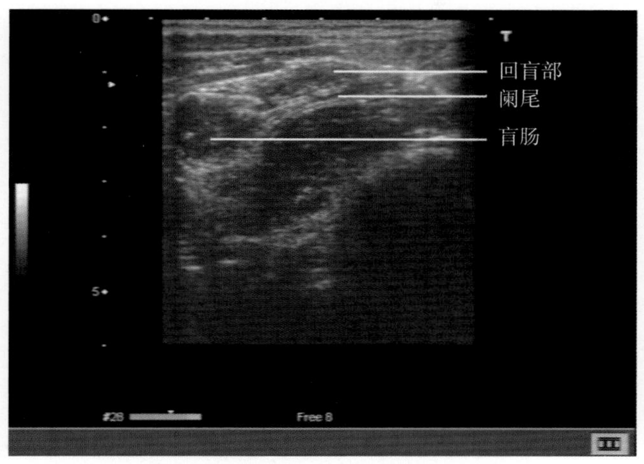

图36-7-31　正常阑尾声像图

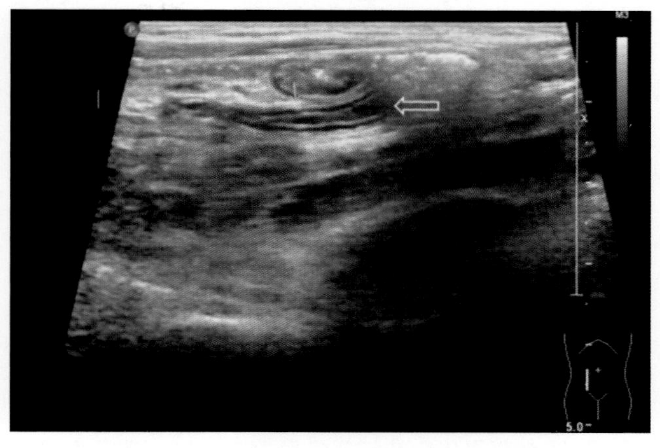
图36-7-32　单纯性阑尾炎（箭头）声像图

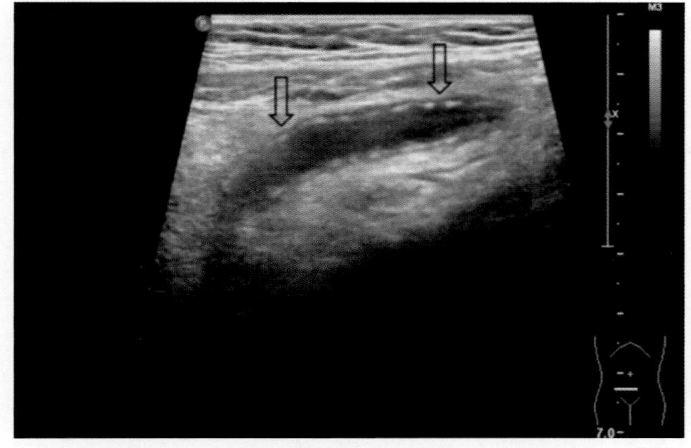
图36-7-33　化脓性阑尾炎（箭头）声像图

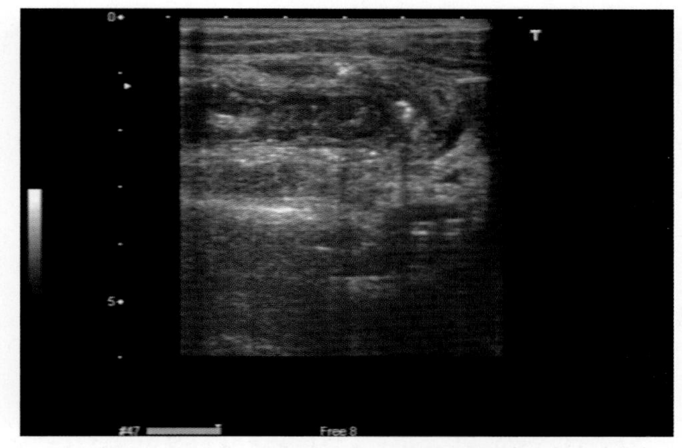
图36-7-34　坏疽性阑尾炎声像图

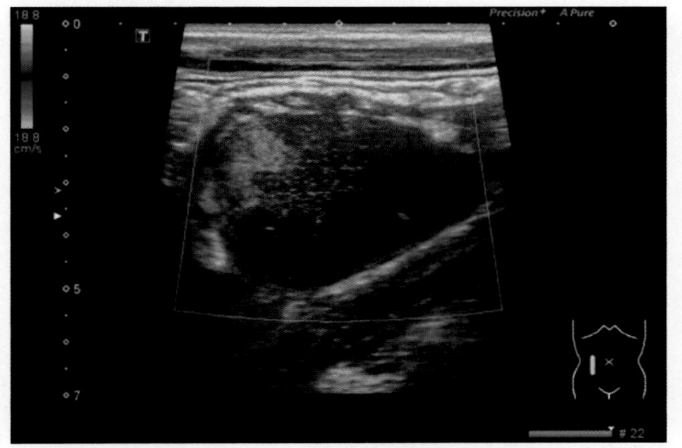
图36-7-35　阑尾周围脓肿声像图

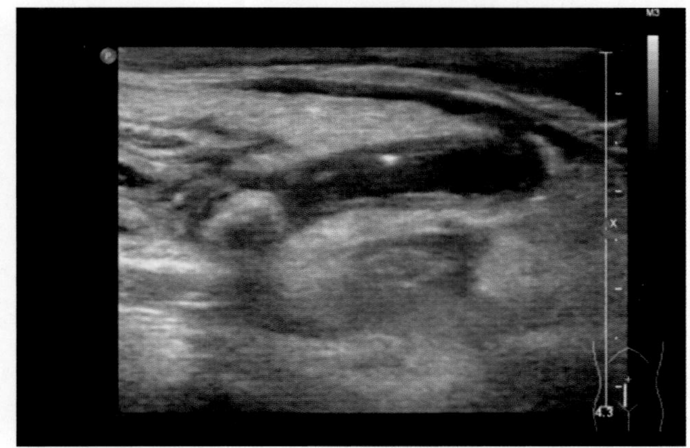
图36-7-36　阑尾炎并粪石嵌顿声像图

十三、肠梗阻

肠梗阻（intestinal obstruction）是儿科常见急腹症之一，其病因与成人有诸多不同，小儿以先天性畸形多见，尤其是新生儿肠梗阻，后天性主要有肠粘连、肠套叠、肠扭转、异物等原因。腹痛、腹胀、呕吐、肛门停止排便排气是肠梗阻四大典型症状。

超声表现：不同原因导致的肠梗阻超声表现不全相同。典型完全性机械性肠梗阻超声表现为梗阻近段肠蠕动亢进，肠管扩张、肠腔积气，可见大量肠内容物充填；纵切时小肠呈"琴键征"，斜切呈"弹簧征"，相邻肠袢黏膜皱襞靠拢呈"鱼肋征"；肠间可见不同程度的游离积液；由扩张肠管向远段追踪扫查，远段肠管瘪萎，两者交界处即为梗阻点（图36-7-37，图36-7-38），有时可发现梗阻原因，如索带、粘连带、扭转、隔膜、梅克尔憩室、肠重复畸形、肠套叠、肿块、异物、粪石等。声像图或临床上出现以下征象时说明发生肠管绞窄，需要及时手术：①肠蠕动消失，肠腔内充满无回声内容物，肠壁明显水肿、增厚，层次不清，呈“双层”或“多重”回声，肠壁血流信号消失；②短期内腹腔积液迅速增多，腹穿抽出血性液体，呕吐物或肛门排出物为血性；③急骤发生剧烈腹痛，持续不减；④腹部压痛、反跳痛明显，腹肌强直，但腹胀不明显；⑤患儿病情急剧恶化，甚至出现休克。

十四、新生儿坏死性小肠结肠炎

新生儿坏死性小肠结肠炎（necrotizing enterocolitis，NEC）是新生儿期较常见的一种肠道炎症性疾病，以小肠结肠缺血性坏死为特征，常导致肠坏死、穿孔而需紧急手术治疗。病变可发生于消化道任何部位，但以回肠末端、盲肠、升结肠多见。NEC多发生于早产儿和低体重儿，多于出生后1～7天发病，多数患儿有缺氧史。临床表现为烦躁不安、精神萎靡、腹胀、呕吐、便血、发热或体温不升等，并很快出现严重的中毒症状。

超声表现：典型NEC患儿腹胀明显，大量肠胀气；病变肠管蠕动消失、肠管扩张，肠壁增厚，回声减低，层次不清；肠壁积气，门静脉积气，肠间积液。肠壁及门静脉积气的病理基础为肠壁缺血缺氧导致肠黏膜坏死、破裂，使气体及细菌进入黏膜下层、肌层甚至浆膜下层，同时肠壁静脉扩张、破裂，气体进入血管内，进而导致门静脉积气。合并穿孔时，肠间、肝前、膈下均可见游离气体回声。CDFI显示病变肠壁内血流信号消失（图36-7-39～图36-7-42）。

十五、克罗恩病

克罗恩病（Crohn disease，CD）特征性病理表现是裂隙样溃疡、瘘管、非干酪样肉芽肿。临床表现为反复腹痛、腹泻、黏液血便，甚至出现各种全身并发症如视物模糊、关节疼痛、皮疹等，较易出现肠梗阻、肠瘘，形成炎性包块。

超声表现：本病病变多见于回肠末端和右半结肠，病变肠壁增厚明显，可超过10mm，呈“跳跃”或“节段”式分布，非均匀性增厚，呈结节状、铺路石状，病变累及肠壁全层，肠壁层次不清，回声减低或呈高回声，部分可见裂隙溃疡，周围系膜脂肪可显著增厚、回声增强，呈“爬行脂肪征”，肠间可有游离积液，肠间常可见肿大淋巴结回声，约30%的患者可出现肠瘘，CDFI显示病变肠壁血流信号增多，严重者肠壁血流进入邻近肠系

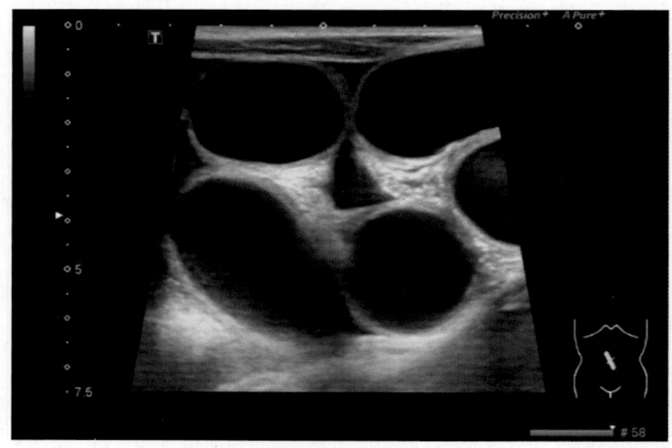

图36-7-37 肠梗阻声像图

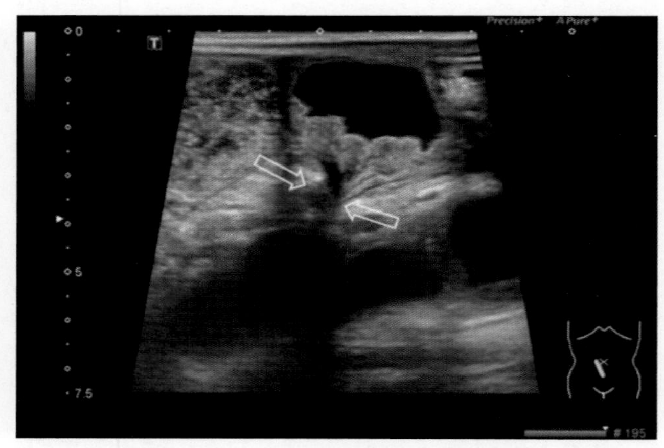

图36-7-38 肠梗阻梗阻点（箭头）声像图

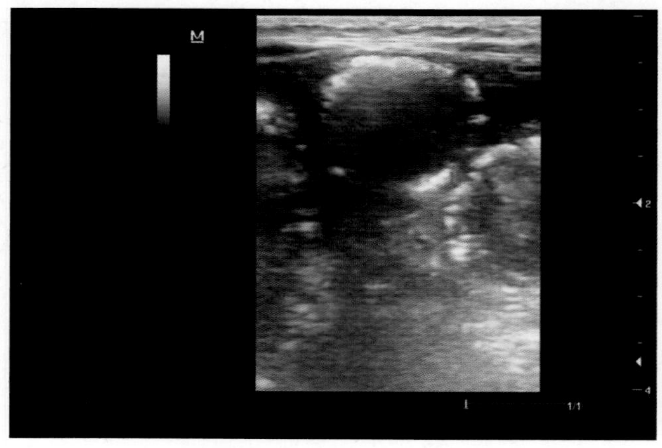

图36-7-39 NEC肠壁积气声像图

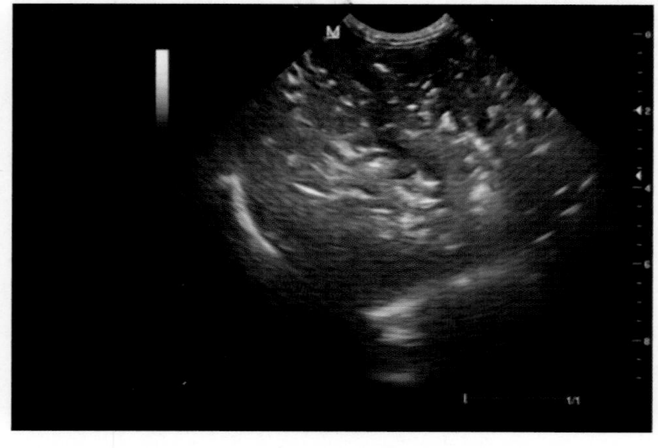

图36-7-40 NEC门静脉积气声像图

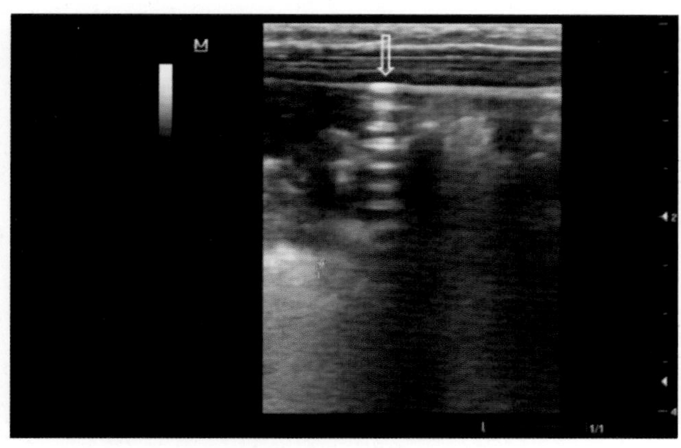

图36-7-41　NEC肠间积气（箭头）声像图

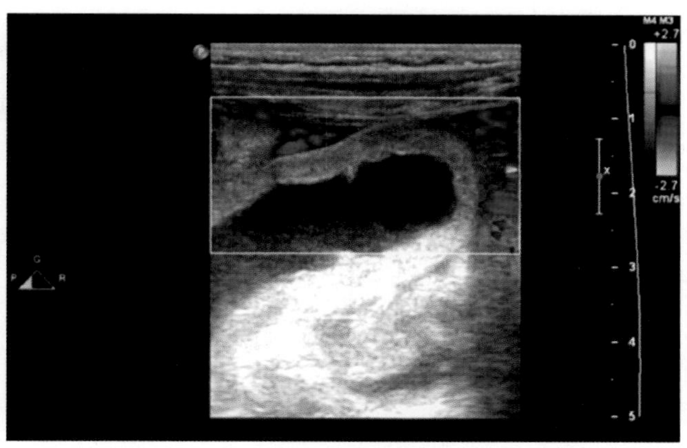

图36-7-42　NEC肠壁缺血坏死CDFI图

膜，呈“梳齿征”（图36-7-43，图36-7-44）。

十六、溃疡性结肠炎

溃疡性结肠炎（ulcerative colitis，UC）病变早期以连续性结肠黏膜浅表炎症为主，主要表现为黏膜充血水肿、糜烂和表面覆盖脓性分泌物，病变多局限于黏膜和黏膜下层，表现为固有膜全层弥漫而严重的炎性细胞浸润、严重而广泛的黏膜结构异常、隐窝及隐窝内脓肿形成，进而形成溃疡；进一步可见毛细血管扩张、充血及血管壁肿胀；仅1/3的外科切除标本可累及肠壁深层，随病变进展，肠管逐渐出现纤维化，结肠袋囊变浅、变钝或消失，呈铅管状。

超声表现：左半结肠多见，病变肠壁弥漫性均匀性增厚，病变以黏膜、黏膜下层为主，肠壁层次尚可分辨，严重者层次不清，肠腔变窄，内容物通过迅速、无存留，腹腔系膜脂肪可轻度增厚，肠间游离性积液透声好，肠间淋巴结肿大，CDFI显示病变肠壁内血流信号增多，以黏膜下层为甚（图36-7-45，图36-7-46）。

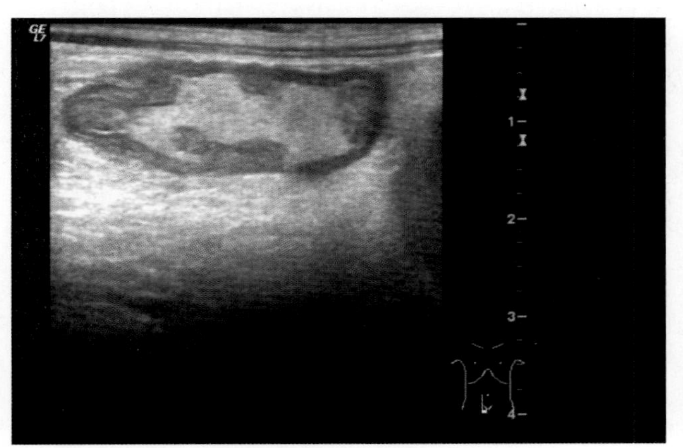

图36-7-43　克罗恩病声像图

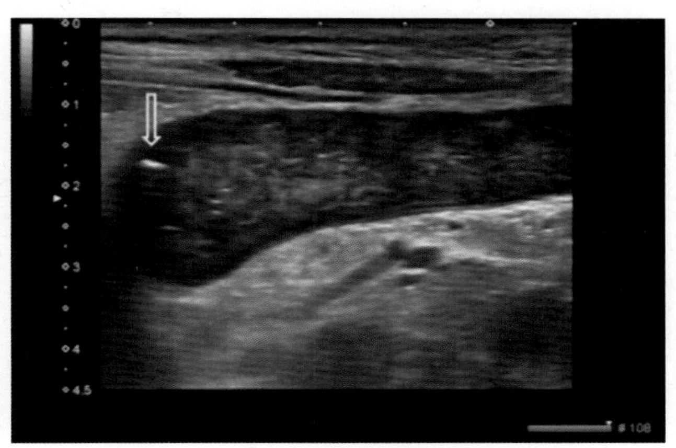

图36-7-44　克罗恩病裂隙溃疡声像图

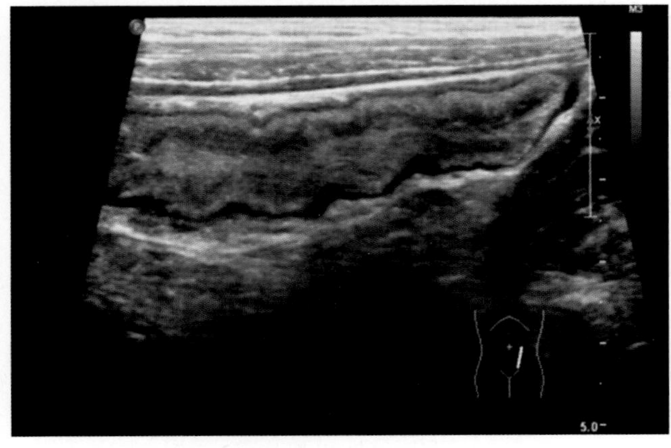

图36-7-45　溃疡性结肠炎声像图（降结肠）

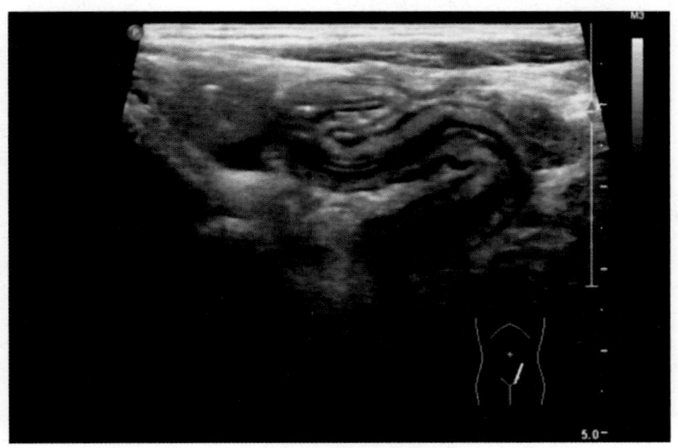

图36-7-46　溃疡性结肠炎声像图（乙状结肠）

十七、肠道息肉

小儿肠道息肉主要为幼年性息肉、黑斑息肉综合征及家族性息肉样腺瘤等。幼年性息肉与黑斑息肉综合征为非肿瘤性组织错构，属错构瘤性息肉；家族性息肉样腺瘤为真正肿瘤，具有恶变倾向。

（一）幼年性息肉

幼年性息肉（juvenile polyp）又称青少年性息肉，多见于10岁以下儿童，3～5岁高发，好发于直肠、乙状结肠、降结肠，75%为单发，25%为多发。临床多表现为鲜红血便，与大便不混，可诱发肠套叠。

超声表现：肠腔内可见一稍低回声团，大小不一，边界清晰，可见蒂，内部回声不均匀，可见细小不规则无回声区分布。CDFI显示其内可见丰富血流信号呈树枝状分布（图36-7-47～图36-7-49）。

（二）黑斑息肉综合征

黑斑息肉综合征又称P-J综合征（Peutz-Jeghers syndrome，PJS），为常染色体显性遗传病，常在10岁前起病，表现为黏膜、皮肤色素沉着，胃肠道多发息肉病变；色素沉着多见于口唇及其周围、面颊部，呈黑色、灰蓝色（图36-7-50）；息肉多见于小肠，常引起腹痛、肠套叠、肠梗阻等急腹症，息肉多为错构瘤，但可与腺瘤并存，恶变率约为2%，而肠外恶性肿瘤的发病率高达10%～30%。

超声表现：胃肠道内可见多个稍低回声团，大小不一，边界清晰，有蒂，内部回声欠均匀，可见放射状分布的低回声。CDFI显示其内可见树枝状血流信号（图36-7-51，图36-7-52）。

十八、肠壁淋巴瘤

原发性肠壁淋巴瘤（lymphoma）是起源于肠壁黏膜

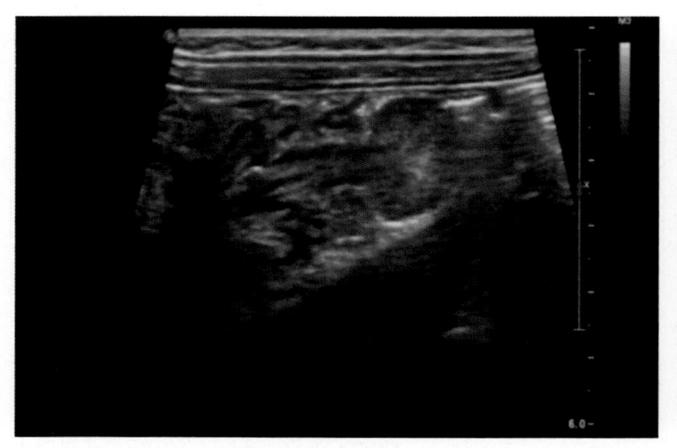

图36-7-47 幼年性息肉声像图（一）

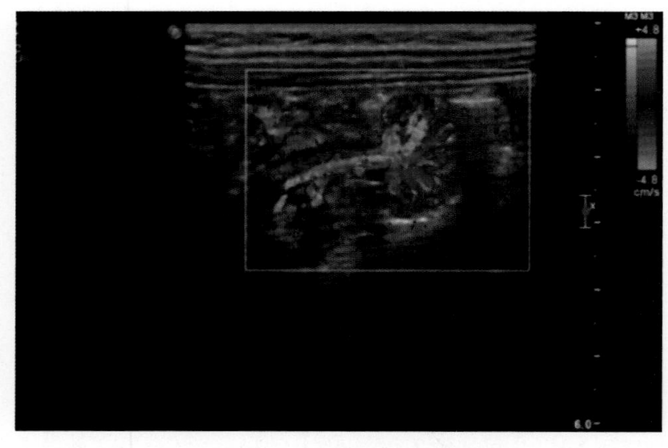

图36-7-48 幼年性息肉CDFI图

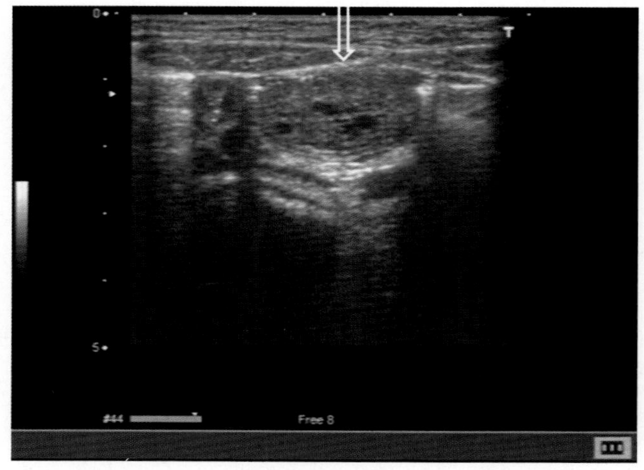

图36-7-49 幼年性息肉（箭头）声像图（二）

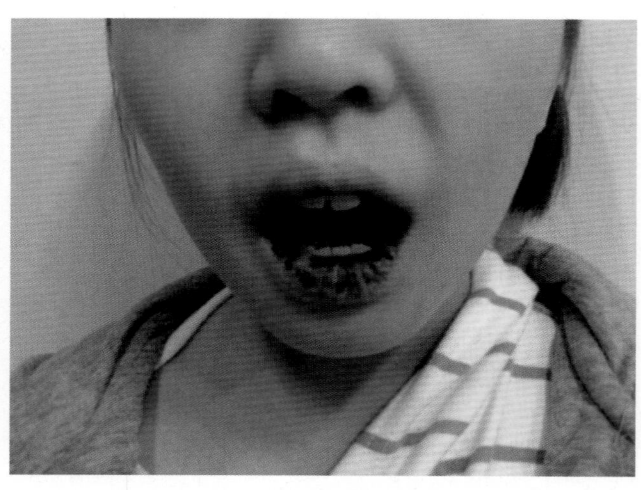

图36-7-50 PJS口唇色素沉着图

下淋巴组织的结外型淋巴瘤，多为非霍奇金淋巴瘤，好发于儿童，回肠末端和盲肠多见，其次为右半结肠，多向腹腔及腹膜后淋巴结转移，很少向肝内转移。早期临床表现隐匿，缺乏特异性，多因继发肠套叠、肠梗阻、腹痛而就诊。

超声表现：单发者多呈局限性肠壁增厚，结节状；多发者常累及相邻肠段及系膜，呈弥漫性增厚，团块状；病变累及肠壁全层，回声极低，无法辨认肠壁层次，肠腔偏心性狭窄，多有内容物及肠气残留；可有多器官受累及腹腔淋巴结肿大、融合；受累网膜、系膜可不均匀性增厚，回声强弱不等，高低相间呈"云朵"状；可并发肠套叠及肠梗阻，并出现相应声像表现。CDFI：部分病例病变区可见较丰富穿支血流信号，低速高阻，部分病例血流信号不丰富（图36-7-53～图36-7-58）。

十九、肠系膜囊肿及网膜囊肿

小儿原发性肠系膜囊肿（mesenteric cys）及网膜囊

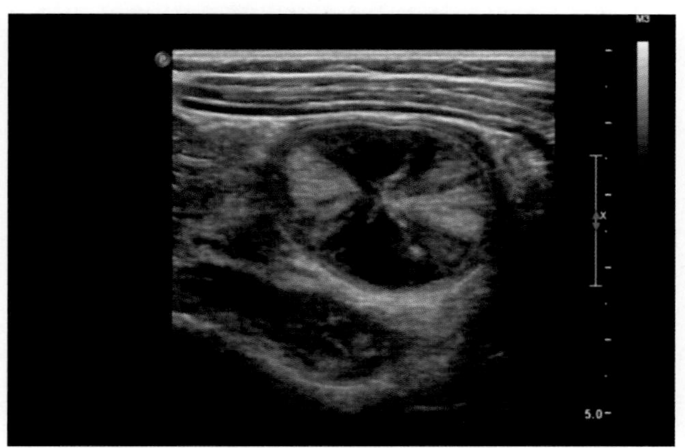

图36-7-51　PJS肠道息肉声像图

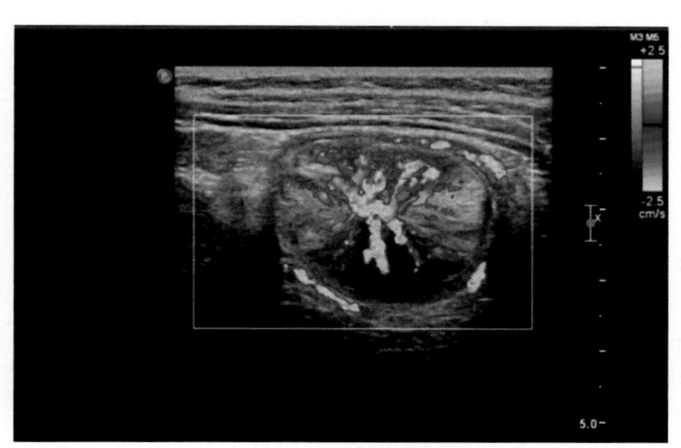

图36-7-52　PJS肠道息肉CDFI图

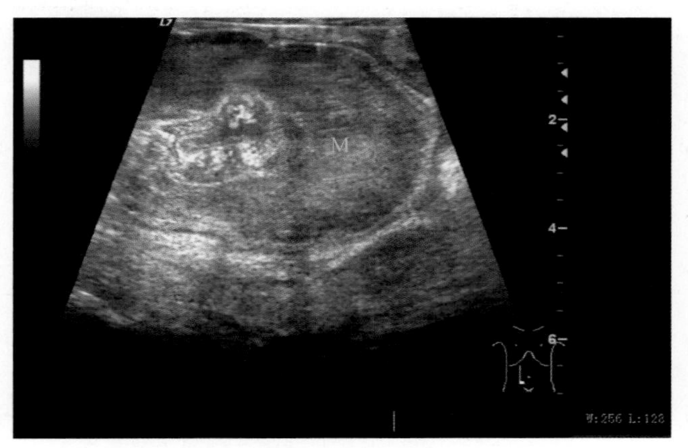

图36-7-53　肠壁淋巴瘤声像图

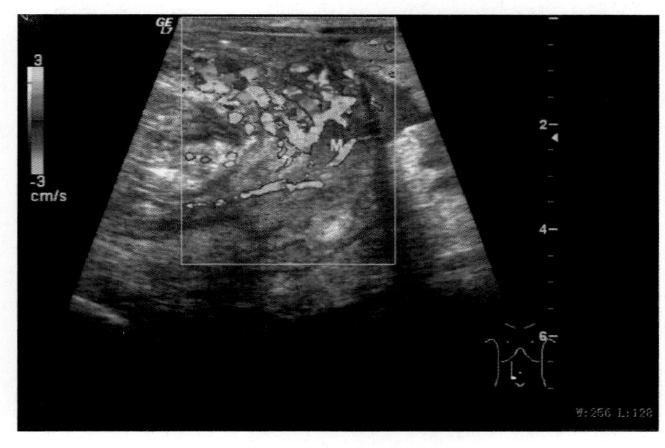

图36-7-54　肠壁淋巴瘤CDFI图

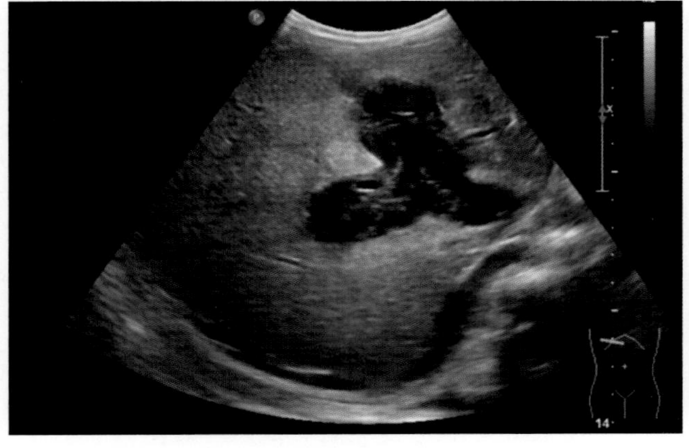

图36-7-55　淋巴瘤累及肝脏声像图

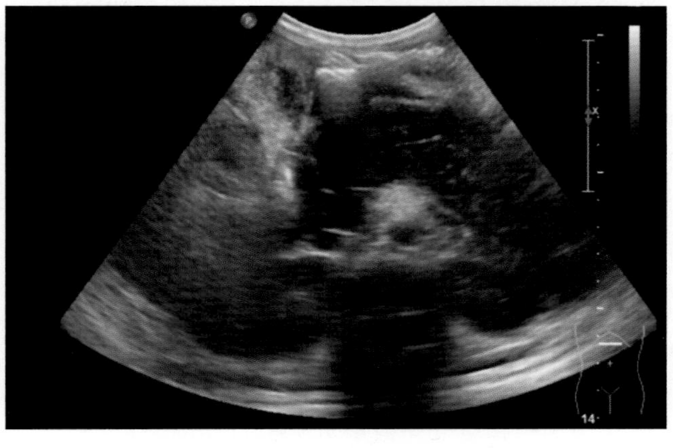

图36-7-56　淋巴瘤累及胰腺声像图

肿（omental cyst）是肠系膜及网膜淋巴管先天发育畸形使淋巴回流受阻淋巴液聚集所致的淋巴管瘤。前者更多见，比后者多3～10倍。肠系膜囊肿位于其两层浆膜之间的任何部位，以回肠系膜多见，囊肿多为单房，也可为多房，可单发，也可多发。网膜囊肿多位于大网膜任何部位，也可位于小网膜，多为单发多房性囊肿，少数为多发囊肿。两者囊肿大小不一，小者如米粒，大者可占据绝大部分盆腹腔；囊壁均菲薄，由结缔组织和单层内皮细胞构成，囊内张力低；若有出血或感染，则囊壁增厚、张力增高。临床表现：小囊肿一般无明显症状，囊肿较大时表现为腹部膨隆；囊肿出血时则表现为腹痛伴腹部突然膨隆；囊肿也可因感染、扭转等出现相应表现。

超声表现：肠系膜囊肿及网膜囊肿声像表现相似，有时难以鉴别。两者共同超声表现为腹部囊性包块，形态不规则，壁菲薄，张力低，加压可变形，囊内呈无回声，可有多条纤细分隔光带；合并出血时部分无回声区内充满细小光点，囊肿张力高；彩色多普勒超声显示分隔光带及囊壁上可见点条状血流信号，而囊腔内无血流信号。肠系膜囊肿多位于肠间，沿肠系膜延伸，肠管受压向周边移位；而网膜囊肿多位于肠管前方，囊肿前壁紧贴前腹壁，肠管受压向后移位（图36-7-59，图36-7-60）。

第八节　泌尿系统疾病

小儿泌尿系统有其自身特点，如新生儿肾脏表面凹凸不平，呈波浪状或浅分叶状，1岁以后逐渐平滑；新生儿肾脏皮质回声较高，与肝脏回声相近，甚至高于肝脏回声，早产儿更明显，6个月后皮质回声逐渐降小，低于正常肝脾回声；新生儿肾脏锥体呈明显低回声；部分新生儿肾脏髓质回声可增强，以乳头处明显，为一过性肾钙质沉着，1～2周后消失；新生儿肾窦范围较少，回声较低。部分正常婴幼儿肾盂内可有少量液体回声，其前后径≤10mm，肾盏不扩张。正常输尿管超声多显示不清。小儿膀胱壁在充盈状态下厚度不超过3mm，排空后不超过4mm。小儿膀胱残余尿量正常小于其容量的10%。排尿时男婴尿道内径≤6mm。儿童肾脏随年龄增长而增大，多左肾＞右肾，在婴幼儿期双肾长度相差不超过5mm，在青春前期不超过10mm。

一、先天性肾脏畸形

先天性肾脏畸形（kidney malformation）包括：①位

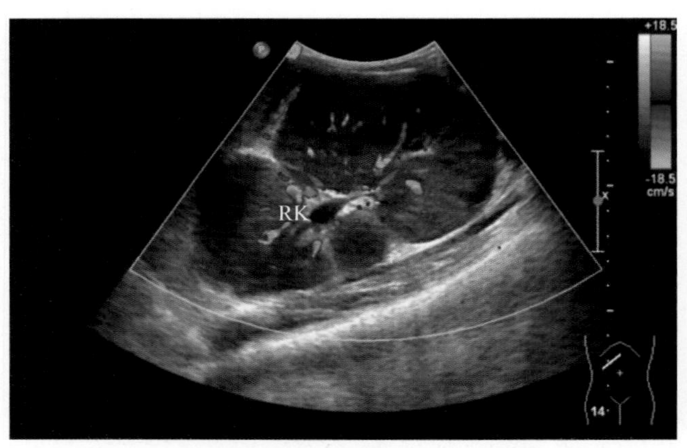

图36-7-57　淋巴瘤累及肾脏声像图

RK.右肾

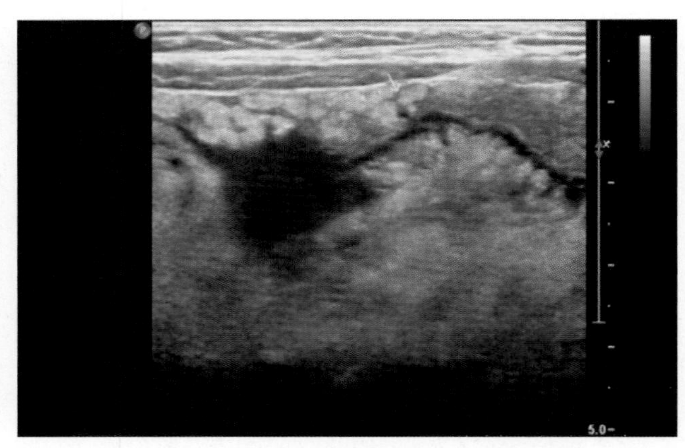

图36-7-58　淋巴瘤累及网膜、系膜声像图

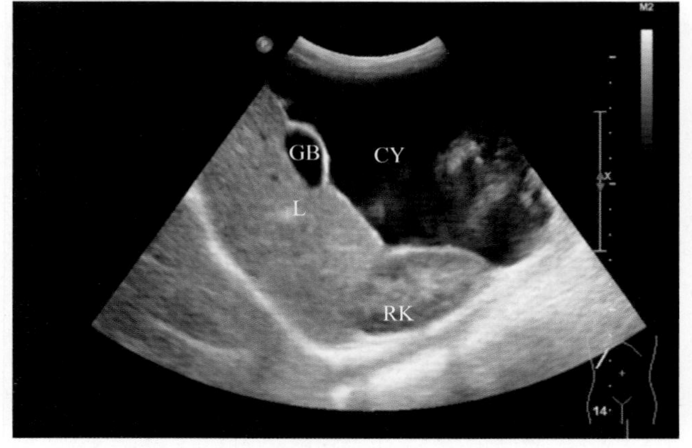

图36-7-59　肠系膜囊肿声像图

GB.胆囊；L.肝；CY.囊性包块；RK.右肾

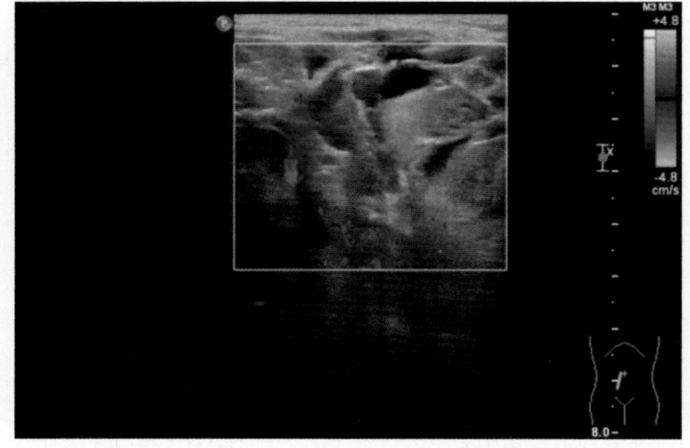

图36-7-60　网膜囊肿并出血声像图

置异常，如盆腔肾、胸腔肾、游走肾等；②数目异常，如孤立肾、重复肾等；③大小异常，如肾发育不良等；④形态结构异常，如多囊肾、融合肾等。

（一）孤立肾

胚胎期一侧中肾管未长出输尿管芽，从而不能诱导出生后肾原基分化为后肾，导致患侧肾脏完全不发育或缺如，而另一侧为孤立肾（solitary kidney）。发病率为1/1500～1/1000。临床多无症状，约25%患儿合并生殖系统畸形。

超声表现：一侧肾脏体积较正常同龄儿稍增大，肾脏结构未见明显异常；对侧肾区及盆腹腔内未见明显肾脏声像，但肾上腺位置无异常。超声诊断时需要排除异位肾、严重肾发育不良等（图36-8-1，图36-8-2）。

（二）肾发育不良

肾在胚胎发育过程中出现停滞，肾单位数目减少，肾脏体积减小，小于同龄儿正常肾脏50%以下者为肾发育不良（renal dysplasia），其占所有先天性泌尿系统畸形的2.5%。单侧发病多无明显症状，双侧发病者表现为患儿生长发育迟缓、肾功能不全。

超声表现：单双侧均可发病。单侧发病者健侧肾脏体积增大或大小正常，内部结构未见明显异常；患侧肾脏体积＜正常同龄儿肾脏体积50%，肾脏结构基本正常；肾脏发育极差时超声下常探及不清或于盆腔、腹膜后探及结构不清、发育不良的肾脏声像（图36-8-3）。

（三）融合肾

肾脏在发育过程中出现异常，双侧肾脏部分区域相互融合形成融合肾（fused kidney）。根据融合的部位不同将其分为马蹄肾、盘状肾或块状肾、乙状肾等。其中以马蹄肾最为多见。约1/3的患儿合并其他畸形。孤立性马蹄肾多无明显症状。迷走输尿管经马蹄肾峡部前方下行，易使局部受压而导致梗阻。

超声表现：马蹄肾为双侧肾脏的上极或下极跨越脊柱或腹部大血管的前方相互融合，形成马蹄状，融合部分为肾实质或结缔组织，称为峡部（图36-8-4）。当患儿

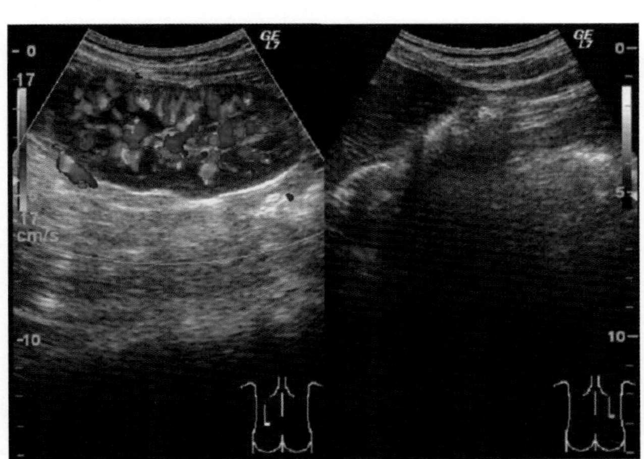

图36-8-1　左侧孤立肾声像图

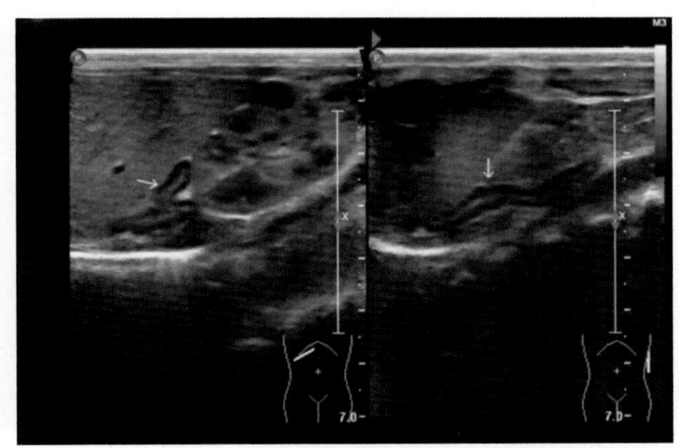

图36-8-2　右侧孤立肾、肾上腺（箭头）声像图

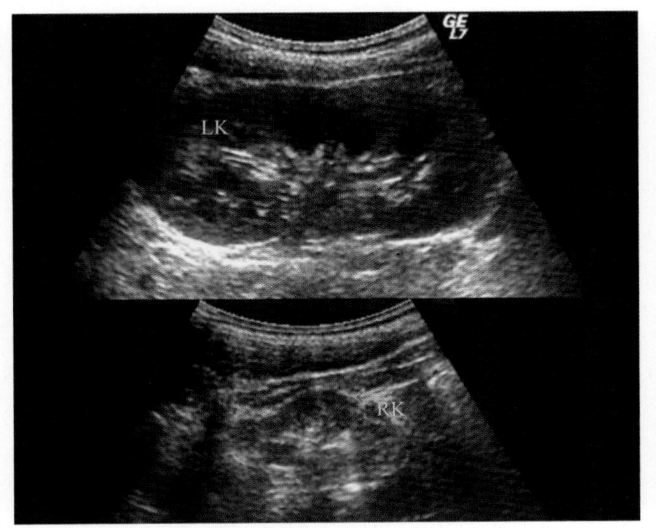

图36-8-3　右侧肾发育不良声像图
LK.左肾；RK.右肾

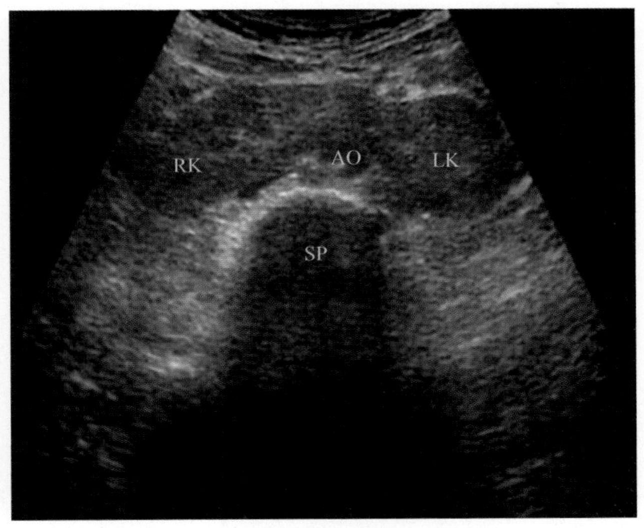

图36-8-4　马蹄肾声像图
RK.右肾；AO.主动脉；LK.左肾；SP.脊柱

在俯卧或侧卧位检查时，一旦发现双侧肾脏下极或上极边界不清，或向对侧延伸，一定要让其取仰卧位，然后仔细扫查双肾上下极是否相连，以免漏诊。

（四）异位肾

肾脏在上升过程中出现定位异常，位于肾窝以外部位，称为异位肾（ectopic kidney）。肾脏源自盆腔，如未能上升，则滞留于盆腔，也可交叉异位，也可过度上升进入胸腔，称胸腔肾。以盆腔异位肾最多见，交叉异位肾多伴融合畸形，胸腔异位肾罕见。异位肾多无临床症状，但可导致尿路梗阻、感染或结石等泌尿系统疾病。

超声表现：患侧肾窝内未见正常肾脏声像，于其他部位可见肾脏声像，形态规则，体积小于正常，肾内结构清晰（图36-8-5，图36-8-6），注意与游走肾、肾下垂鉴别。

（五）重复肾

重复肾（duplex kidney）又称肾输尿管重复畸形，指在一个肾被膜内有两个肾段、两套集合系统。重复肾是胚胎期输尿管芽顶部分化即将完成时，其主干出现分裂所致，故重复肾与重复输尿管同时存在。重复肾以单侧多见，双侧发病者占10%～20%，女性发病率高于男性。95%以上是上段肾小于下段肾，两段肾有各自的肾盂和输尿管；上段肾常伴有发育不良或肾积水，上肾输尿管往往粗大、壁厚，常合并开口异位或输尿管末端囊肿。

超声表现：患肾体积增大，肾脏表面可见一凹陷切迹将其分为两部分，集合系统也分为上下两部分，上部肾段常较小，当合并肾积水时，可见肾盂分离扩张；两条输尿管分别移行于各自的肾盂，重复输尿管可为完全型或部分型；部分患者输尿管上段或全程扩张，向下延伸部分可发现一根输尿管异位开口于膀胱之外，男性可异位开口于后尿道、精囊、输精管等处，女性可开口于尿道、阴道外阴前庭、子宫颈等处；在寻找输尿管开口时，可应用彩色多普勒超声观察输尿管排尿过程以确定输尿管开口部位；部分病例合并输尿管末端囊肿，并出现相应的声像改变。彩色多普勒超声可见两段肾有各自的肾血管（图36-8-7，图36-8-8）。

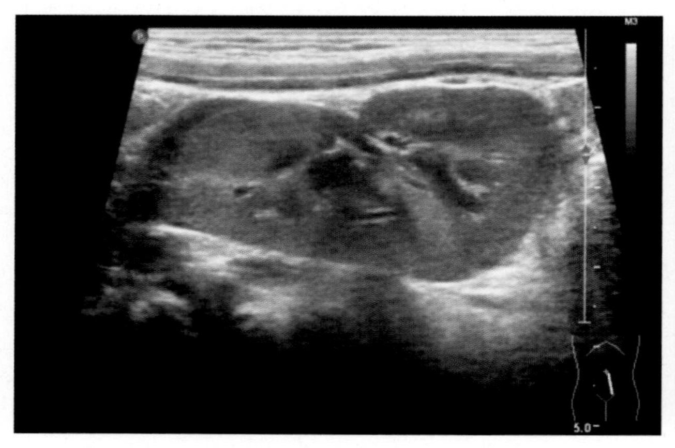

图36-8-5 左侧异位肾声像图（位于骶前）

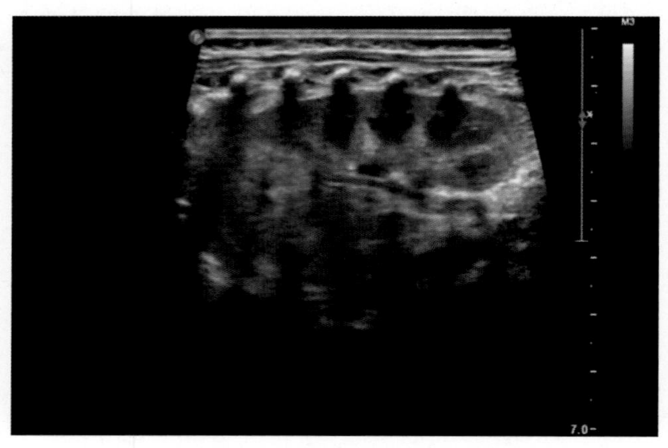

图36-8-6 胸腔异位肾声像图

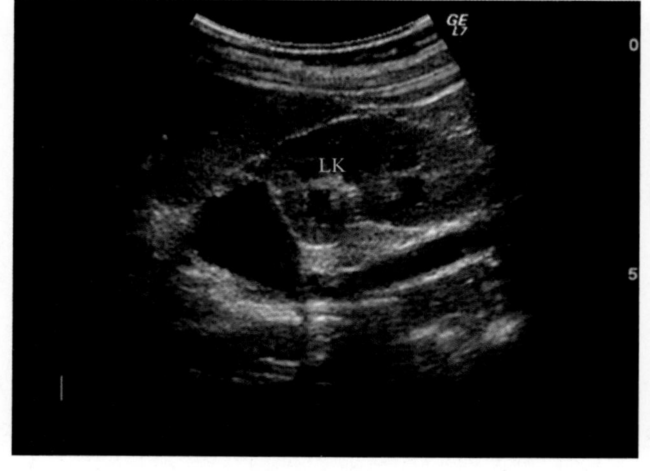

图36-8-7 左侧重复肾并上部肾积水声像图

LK.左肾

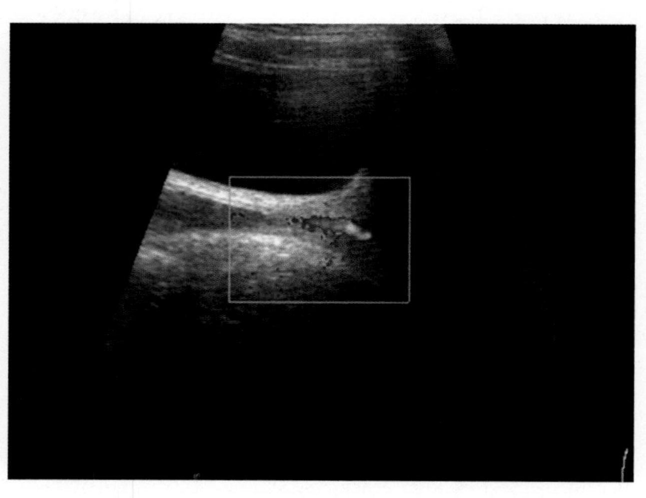

图36-8-8 左上部肾输尿管开口异位声像图

（六）肾脏囊性病变

小儿先天性肾脏囊性病变（renal cystic disease）为一组不同源的先天性发育异常疾病，形态表现多样，主要包括常染色体隐性遗传多囊肾病、常染色体显性遗传多囊肾病、多囊性肾发育不良、单纯性肾囊肿、肾多房性囊肿及髓质海绵肾等（图36-8-9）。小儿单纯肾囊肿及多房性肾囊肿与成人表现相似，本节不再赘述。

1.常染色体隐性遗传多囊肾病（autosomal recessive polycystic kidney disease，ARPKD） 以往称为婴儿型多囊肾，新生儿中发病率约为1/10 000，男女比例约为2∶1，常伴有肝胆系统异常，主要为肝纤维化及先天性非梗阻性肝内胆管扩张，也可单独发病。病理上双肾显著增大，外形保持正常，表面光滑，实质内分布无数大小不等的囊肿，囊肿多为1～2mm，极少数可达10mm左右，剖面呈海绵状、蜂窝状。镜下囊肿实为扩张的集合管，在被膜下尚存少量正常肾小球及肾小管。膀胱及输尿管发育正常。临床表现：不同年龄段发病儿童的临床表现不尽相同，新生儿发病者主要表现为少尿、水肿、进行性肾功能不全等，大龄儿童主要以门静脉高压表现为主。

超声表现：肾脏体积显著增大，形态可保持蚕豆形，表面光滑，实质回声明显增强，皮髓质分界不清，低频下可见点状强回声后伴声尾弥漫分布，高频下内可见无数细小、微小无回声区弥漫分布，液性暗区大小基本相近，有时肾被膜下可见带状低回声肾实质声像。彩色血流明显减少，走行异常（图36-8-10～图36-8-12）。合并肝纤维化者超声表现为门静脉壁增厚，周围肝实质回声增强。部分可合并肝内胆管扩张（图36-8-13～图36-8-15）。

2.常染色体显性遗传多囊肾病（autosomal dominant polycystic kidney disease，ADPKD） 以往称为成人型多囊肾。囊肿源自肾单位或集合管，为发育过程中肾小管与集合管连接障碍，导致尿液排出受阻，形成尿液潴留性囊肿。囊肿早期多分布于肾皮质区，进而累及髓质，囊肿大小显著不同，数目随年龄增长而逐年增多。该病多在成人期出现症状，如腰痛、血尿、高血压、腹部肿块和肾功能不全，2%～5%的患者在新生儿期出现症状，且死亡率较高。本病具有明显家族史，且常合并多囊肝、多囊脾等。

超声表现：肾体积明显增大，肾内有多个大小不等的囊肿，囊肿间互不相通；早期，囊肿间可见少量肾实质回声，随着囊肿增大、增多，晚期囊肿间肾实质受压

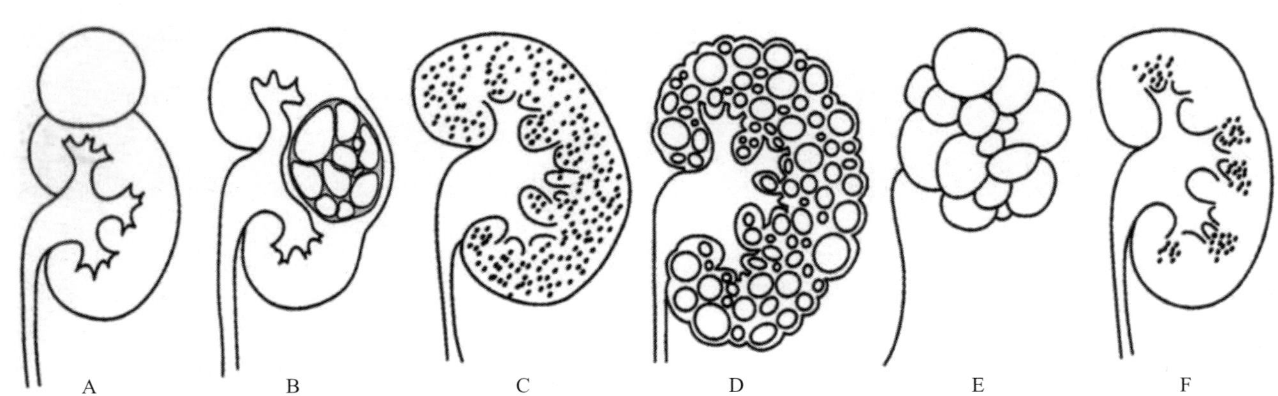

图36-8-9　肾脏囊性病变示意图

A.单纯肾囊肿；B.肾多房性囊肿；C.常染色体隐性遗传多囊肾病；D.常染色体显性遗传多囊肾病；E.多囊性肾发育不良；F.髓质海绵肾（引自夏焙.小儿超声诊断学.2版.北京：人民卫生出版社，2013）

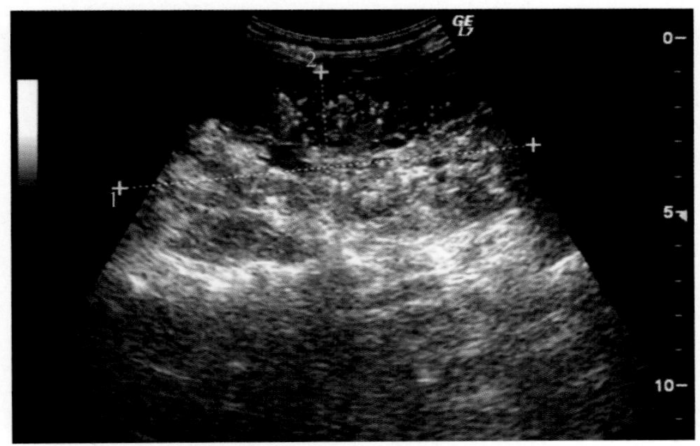

图36-8-10　ARPKD低频声像图

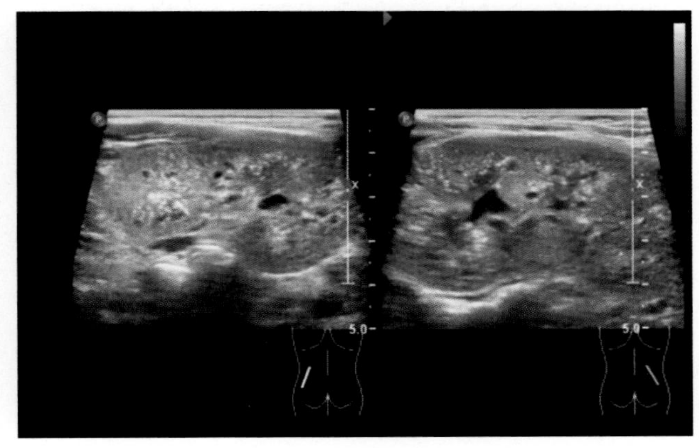

图36-8-11　ARPKD声像图

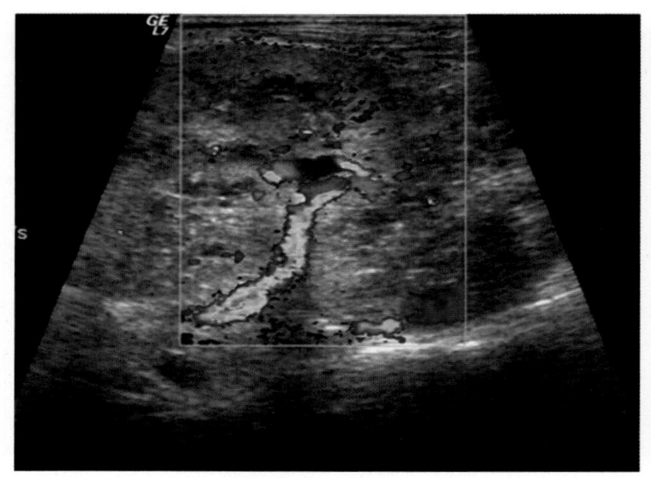

图36-8-12 ARPKD CDFI图

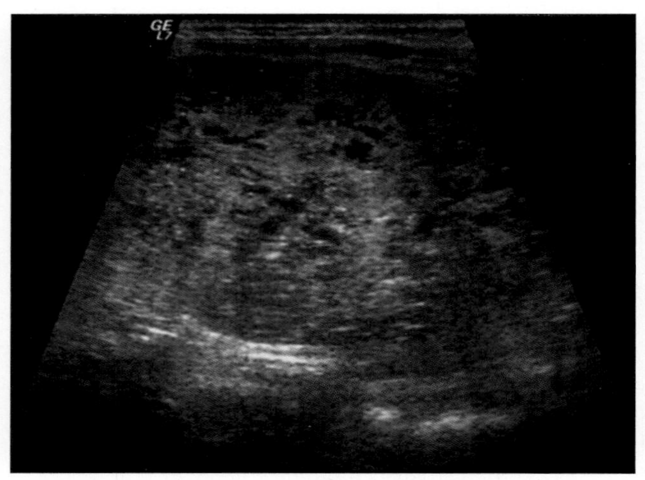

图36-8-13 ARPKD高频声像图

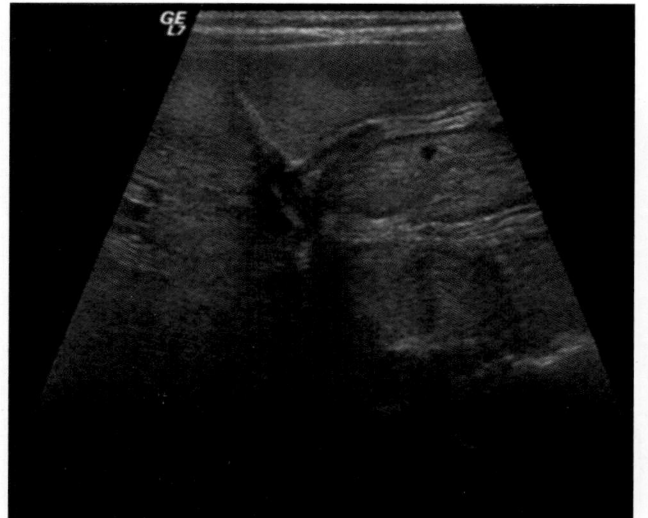

图36-8-14 ARPKD合并门静脉周围纤维化声像图

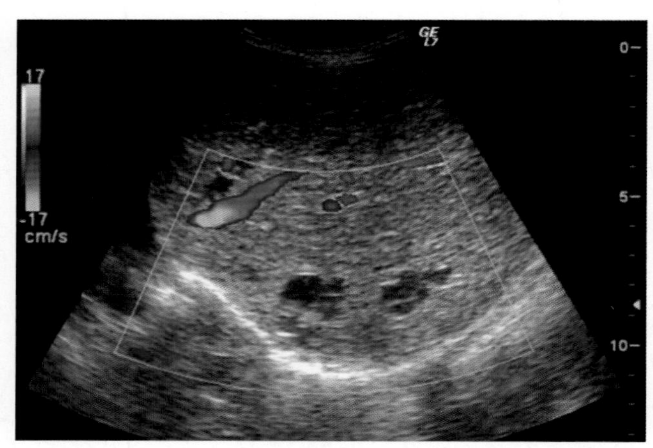

图36-8-15 ARPKD合并肝内胆管扩张声像图

而显示不清；集合系统紊乱或分不清集合系统界线；囊肿可向外凸，导致肾脏形态异常。CDFI显示肾血流量减少，阻力指数升高。

3.多囊性肾发育不良（multicystic renal dysplasia） 大多由肾小球及肾小管发育不成熟及分化异常所致，也可能与胎儿早期输尿管发育过程中梗阻有关。多数为单侧，无遗传倾向，无性别差异。本病多无明显临床症状。

超声表现：患侧无正常形态的肾脏图像，代之为多房性囊性包块，包块可大可小，其内囊肿大小不等，形态各异，互不相通，周边较大的囊肿可使肾轮廓扭曲变形。囊肿与囊肿之间见小片状实性组织，但肾周围无正常的肾皮质，也无正常的集合系统回声（图36-8-16）。CDFI显示肾动脉常较细小甚至缺如。

4.髓质海绵肾（medullary sponge kidney） 原因为肾乳头管先天性发育异常，乳头管进入肾小盏部位有类似括约肌的作用，这种结构组织肥厚、收缩，导致乳头管和集合管梗阻而出现小囊状扩张。多为双侧肾病变。病变位于肾髓质及乳头部，常累及多个锥体。早期多无明显临床症状，患者多因合并结石或继发感染而就诊。

超声表现：肾脏大小正常或略大，其皮质回声均匀，肾锥体回声增强围绕肾窦呈放射状排列，高频下可见多个微小无回声区，似海绵状（图36-8-17）。声像上该病不易与肾钙沉着症鉴别。

（七）先天性肾积水

先天性肾积水是小儿较常见的泌尿系统畸形。男性多于女性，左侧多于右侧，90%为单侧发病。引起梗阻的常见原因有肾盂输尿管连接处狭窄、迷走血管压迫及肾盂输尿管连接处瓣膜、息肉等。其中以肾盂输尿管连接处狭窄最常见，其占85%～90%以上。早期临床上常无明显症状，多以发现腹部肿块就诊。

超声表现：一侧或双侧肾脏体积增大，一侧或双侧肾集合系统不同程度扩张，肾皮质变薄，多切面扫查未见输尿管扩张，输尿管及肾门处未见明显结石回声，输尿管上段周围也未见肿块声像。

二、肾母细胞瘤

肾母细胞瘤（nephroblastoma，renal embryoma）又称肾胚胎瘤或Wilms瘤，是小儿最常见的肾脏肿瘤，约占97%。其发病年龄段多为婴幼儿期，集中在6个月至3岁。男女发病相近，约95%为单侧发病。临床常以家长突然发现患儿腹部包块来就诊，少部分病例以血尿为首发症状。

超声表现：肾母细胞瘤在超声上主要分为两种类型。一类是以实质为主，主要表现为一侧肾脏体积增大，形态失常，肾上极或下极肾实质内可见一形态较规则的圆形或类圆形肿块回声区，边界清，与肝、脾组织分界清楚；内部以实质为主，回声强弱不等，分布不均匀（图36-8-18，图36-8-19）；肿瘤合并出血坏死时实质内可见不规则的液性暗区；肿瘤累及肾盂时，肾盂内可见不规则实质回声并合并肾积水。另一类是以囊性为主，又称为囊性肾胚瘤（图36-8-20，图36-8-21），其恶性程度较前者稍低，细胞分化较好。主要表现为一侧肾脏体积增大，形态失常，肾上极或下极肾实质内可见一形态较规则混合性肿块回声，边界清，与肝、脾组织分界清楚，内部以无回声为主，内可见多条稍强回声光带分隔的大小不等的液性暗区，部分呈蜂窝状改变，其内夹杂部分实质回声。混合性肿块占据肾组织，见残留的肾组织呈杯口状或新月形被挤向一侧。彩色多普勒超声显示残存的肾组织内可见正常分布的肾血流信号，肿瘤周围及内部可见丰富的彩色血流信号，并可见与正常肾组织血流相延续；多普勒血流频谱为动静脉血流频谱，以高阻力的动脉血流频谱为主，肿块周围血管受挤压沿肿瘤绕行。肿瘤合并转移时，可见肾静脉、下腔静脉内瘤栓，腹膜后及肾门淋巴结肿大，肝内转移结节等相应的声像改变（图36-8-22，图36-8-23）。

三、先天性输尿管畸形

（一）重复输尿管畸形

胚胎期若输尿管芽分支过早或异常则形成重复输尿管畸形。重复输尿管畸形伴重复肾。

超声表现：与重复肾超声声像基本一致（图36-8-24，图36-8-25）。

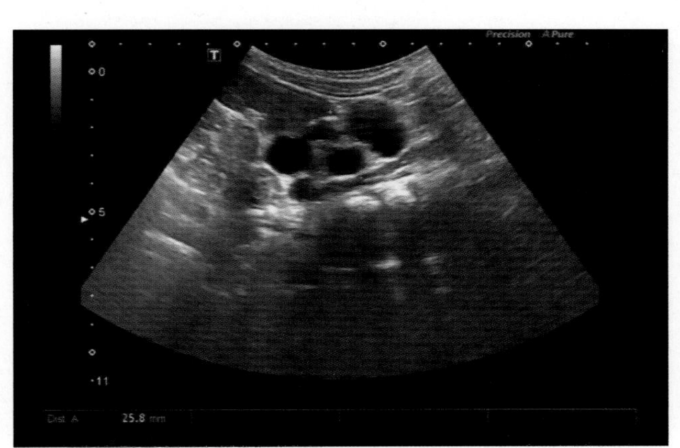

图36-8-16　单侧多囊性肾发育不良声像图

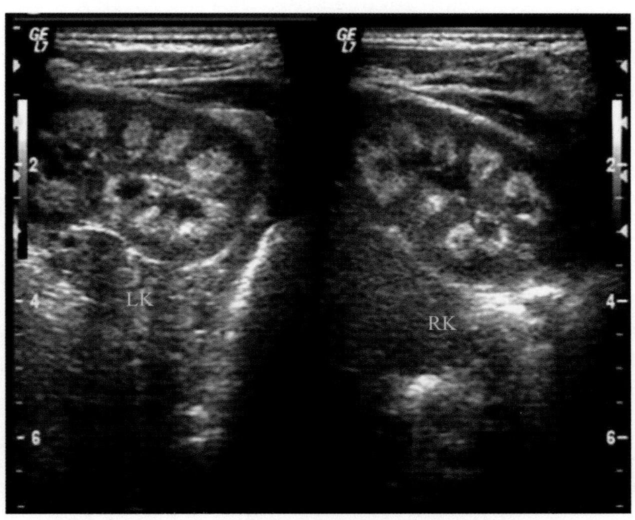

图36-8-17　双侧髓质海绵肾声像图
LK.左肾；RK.右肾

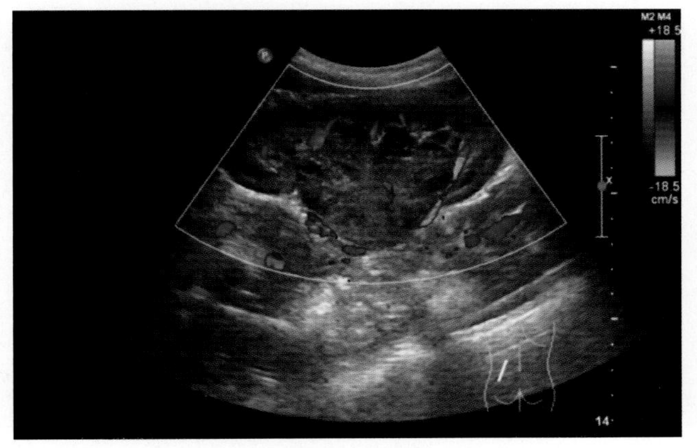

图36-8-18　实性肾母细胞瘤声像图（一）

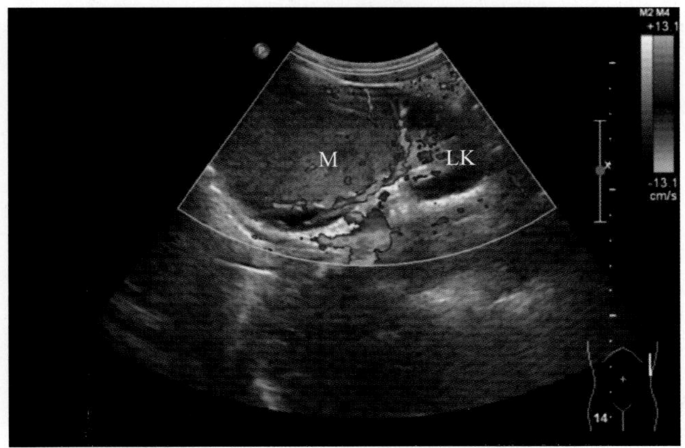

图36-8-19　实性肾母细胞瘤声像图（二）
M.肿瘤；LK.左肾

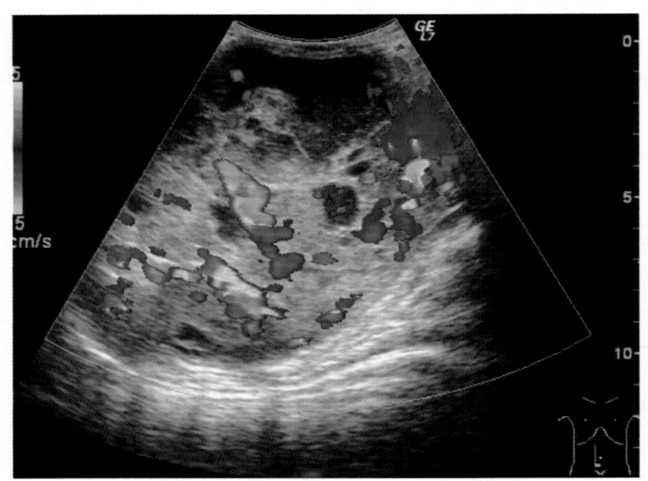

图36-8-20 囊性肾母细胞瘤声像图

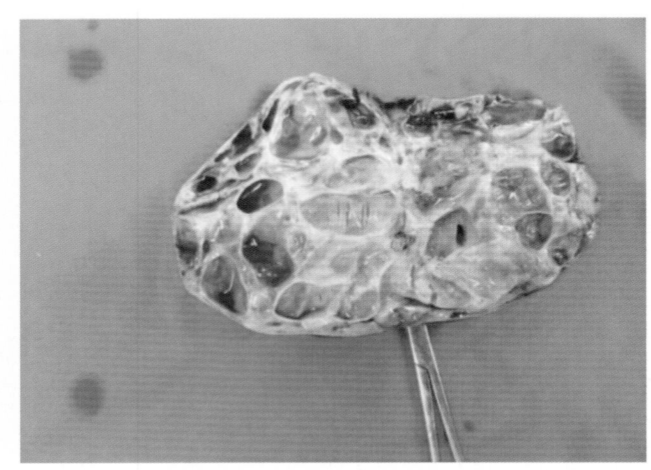

图36-8-21 囊性肾母细胞瘤手术标本图

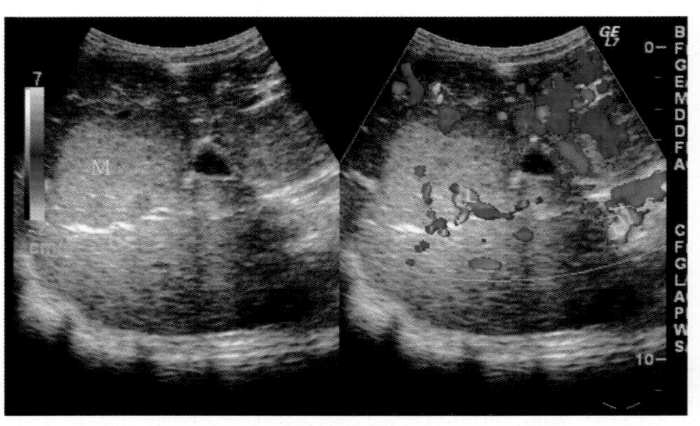

图36-8-22 肾母细胞瘤肝转移声像图

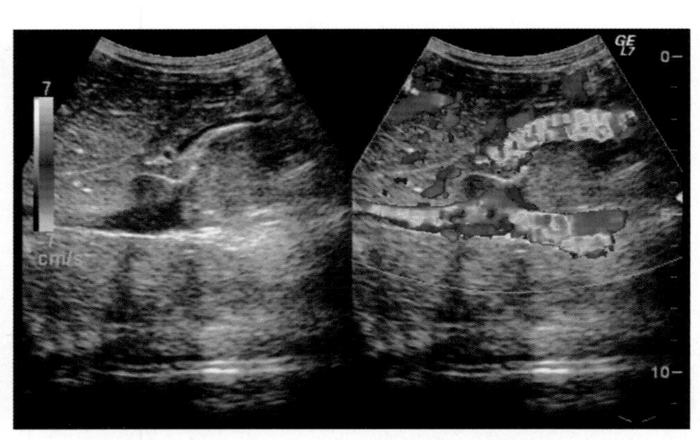

图36-8-23 肾母细胞瘤下腔静脉瘤栓声像图

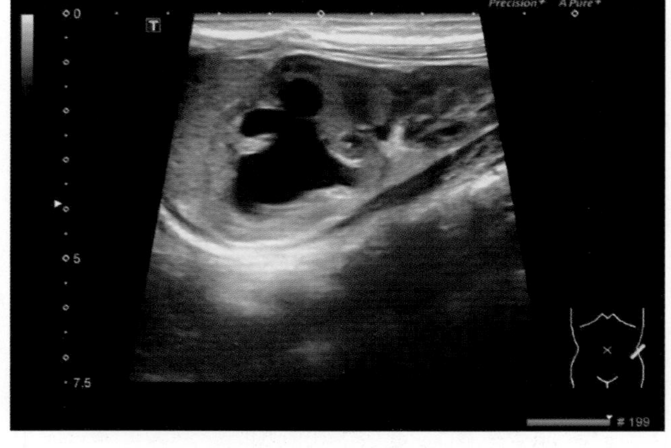

图36-8-24 左侧重复肾声像图

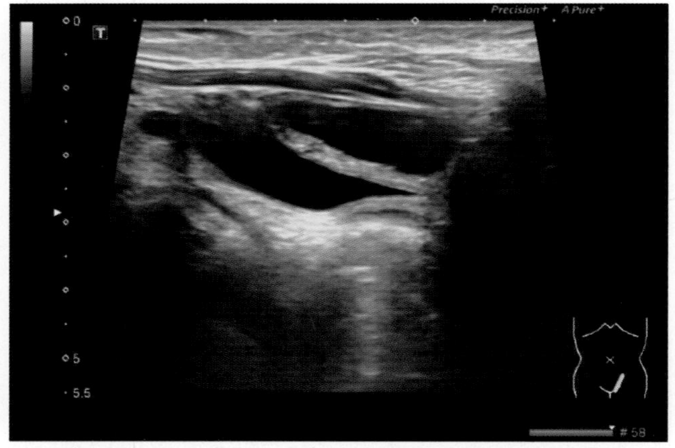

图36-8-25 左侧重复输尿管开口异位声像图

（二）先天性巨输尿管

先天性巨输尿管（congenital megaureter）是由于原发性输尿管、神经和肌肉发育不良，输尿管蠕动减慢而呈巨大扩张，而输尿管远端未发现任何器质性梗阻。本病多为单侧发病，男孩多于女孩，发病年龄多在2～5岁，也有婴儿期发病者。

超声表现：肾脏体积增大，肾盂分离扩张，肾皮质变薄，输尿管全程扩张、增粗、纡曲，致输尿管远端开始变细。输尿管增粗、纡曲是先天性巨输尿管的特征性改变（图36-8-26，图36-8-27）。

（三）输尿管囊肿

输尿管囊肿（ureterocele）又称膀胱内输尿管囊肿、

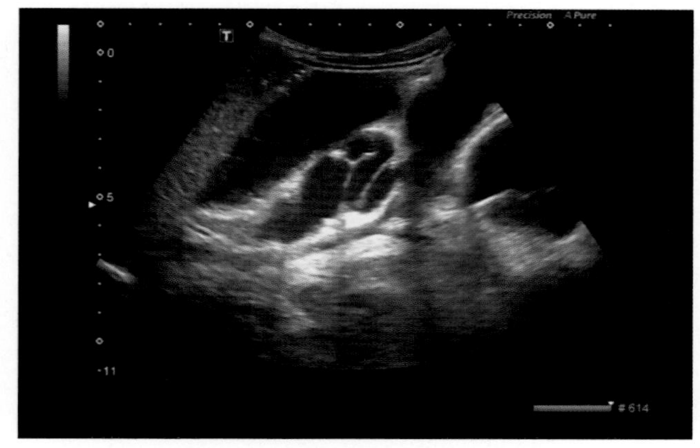
图36-8-26　先天性巨输尿管低频声像图

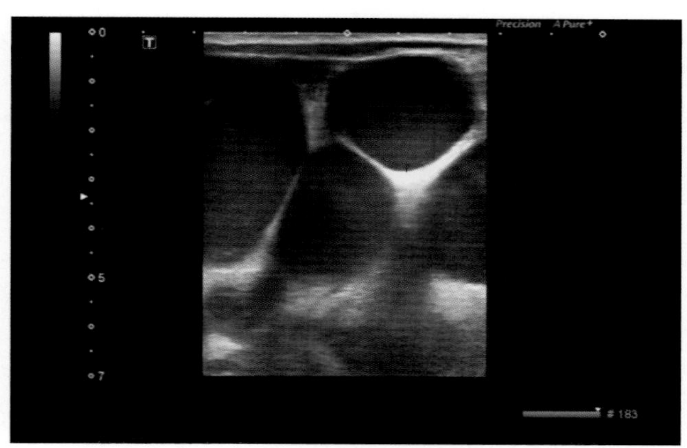
图36-8-27　先天性巨输尿管高频声像图

输尿管口囊肿、输尿管下端囊性扩张，是因为输尿管开口狭窄，输尿管入膀胱段肌层薄弱，尿液排出不畅，致使输尿管黏膜下段逐渐膨大，突入膀胱内形成囊肿。本病常单侧发病，女性多于男性，以3～7岁多见，＞80%来自重复肾。

超声表现：膀胱充盈时，于一侧输尿管开口处见薄壁的无回声区向膀胱内突出，无回声区随着膀胱内尿液增多逐渐增大，当膀胱充盈欠佳而输尿管没有排尿时，囊壁可紧贴膀胱壁，囊肿不易被发现；部分囊肿内可见一个或多个强回声光团后伴声影；合并感染时，囊壁增厚，囊内可见细小光点回声。患侧见肾盂、输尿管不同程度扩张；囊肿较大时，有时堵塞尿道内口或脱出到尿道外口（主要见于女性）造成排尿困难引起尿潴留（图36-8-28，图36-8-29）。

四、尿道疾病

（一）先天性尿道瓣膜症

尿道瓣膜症是尿道黏膜皱襞肥大、粘连或发育异常，突入尿道腔内所致的尿液排出障碍性疾病，分前尿道瓣膜与后尿道瓣膜，以后尿道瓣膜较为常见。以男性婴幼儿多见。患者主要以排尿困难，尿流细、射程近、不成线及持续性尿频就诊。

超声表现：若尿道不扩张，一般很难显示尿道内的瓣膜。典型病理超声表现为排尿时，尿道内可见膜状物致局部梗阻，近段尿道扩张，膀胱残余尿量增加，膀胱壁增厚，内壁不光整，尿潴留可引起双侧输尿管扩张、双肾积水（图36-8-30）。

（二）尿道憩室

小儿尿道憩室（urethral diverticulum）较少见，分先天性和后天性，先天性常与前尿道瓣膜并存，后天性可为医源性。憩室常单发，呈椭圆形。尿道憩室可继发感染、结石。临床可表现为排尿困难、尿滴沥、尿频、尿痛等。

超声表现：高频探头扫查，尿道腹侧见一囊性结构，大小不一，排尿时可增大，排尿后，囊性结构内仍有无回声充填（图36-8-31）。

五、前列腺囊

前列腺囊（prostatic utricle）是男性胚胎期副中肾管

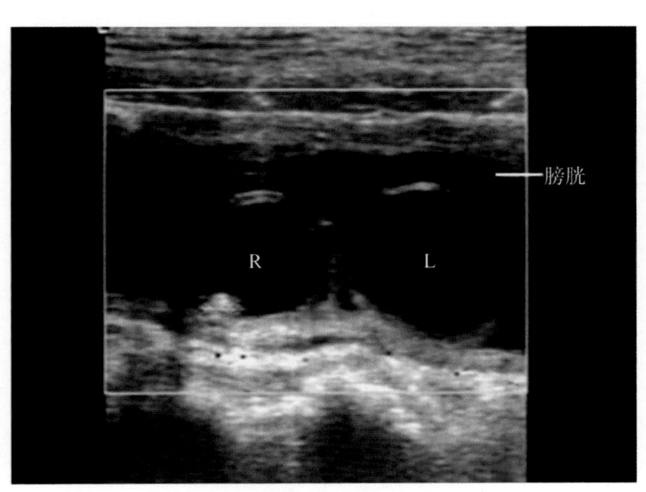

图36-8-28　双侧输尿管囊肿声像图

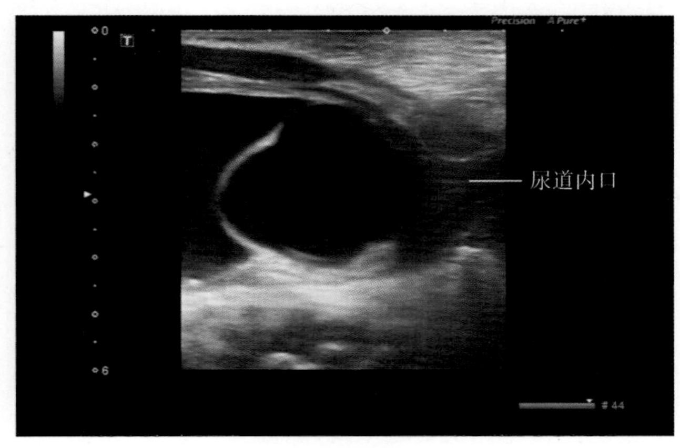

图36-8-29　输尿管囊肿堵塞尿道内口声像图

退化不全所致。前列腺囊位于膀胱颈后方，呈囊袋状，开口于后尿道。前列腺囊常合并尿道下裂、隐睾等泌尿生殖系统畸形，也可单独存在。尿道下裂患儿若反复出现睾丸附睾炎，则需要高度警惕前列腺囊的存在。

超声表现：经盆腔扫查，于膀胱后下方可见一囊状无回声结构，横切呈类圆形，纵切呈椭圆形，其上端呈盲端，下端变尖与后尿道相连，囊壁较光滑，合并感染时囊壁增厚、毛糙，囊内透声差，可见较多细小光点（图36-8-32，图36-8-33）。

六、膀胱输尿管反流

膀胱输尿管反流（vesicoureteral reflux，VUR）是指尿液由膀胱逆流入输尿管甚至肾内，分为继发性与原发性两种，前者多由尿道瓣膜、神经源性膀胱等引起的下尿路梗阻所致，后者多为输尿管膀胱连接处先天发育异常所致。排尿后，由于部分逆流入输尿管的尿液仍然停留在尿路内，故患儿易发生尿路逆行感染。临床表现与反流程度及是否感染有关，可表现为腰痛、尿频、遗尿等，合并感染者可出现寒战、高热、肾区疼痛等。

超声表现：多数轻度VUR超声可无明显异常发现。膀胱充盈时，可见患侧输尿管开口处内径增宽，常超过2mm以上，输尿管不同程度扩张，CDFI显示尿液由膀胱流入输尿管反流信号。轻度VUR的患侧肾脏可无明显声像改变，严重者可有肾积水表现。国内外学者参照X线排泄性尿路造影法，运用声学造影剂行膀胱尿路声学造影，并参照X线检查分级判断反流程度。Ⅰ级：造影剂反流限于输尿管；Ⅱ级：造影剂反流达肾盂肾盏，但无输尿管扩张；Ⅲ级：造影剂达肾盂肾盏，伴输尿管肾盂轻度扩张；Ⅳ级：造影剂达肾盏，伴输尿管中度扩张与弯曲，肾盂肾盏中度扩张，但多数肾盏维持正常形态；Ⅴ级：造影剂充满输尿管肾盂肾盏，且输尿管严重纡曲、扩张，肾盂肾盏严重扩张（图36-8-34，图36-8-35）。

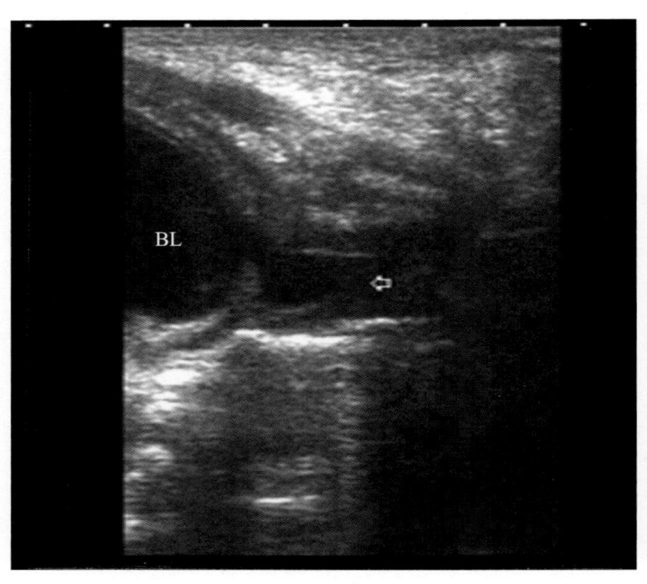

图36-8-30 后尿道瓣膜（箭头）声像图

BL.膀胱

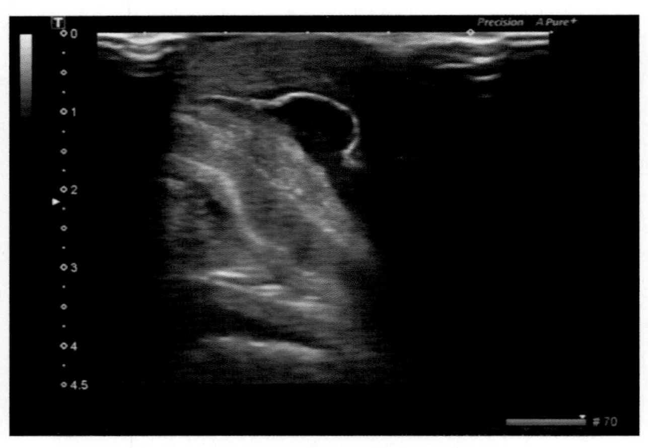

图36-8-31 尿道憩室声像图

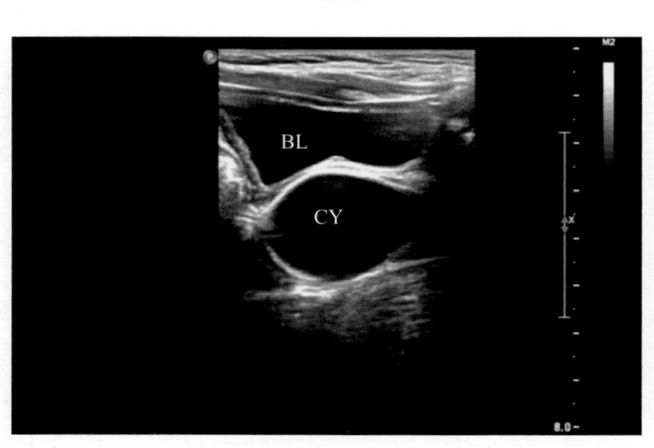

图36-8-32 前列腺囊声像图

BL.膀胱；CY.囊性包块

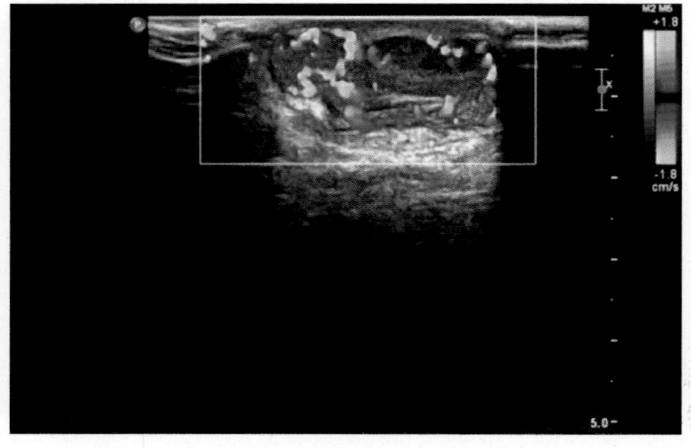

图36-8-33 附睾炎声像图

与图36-8-32同一患者

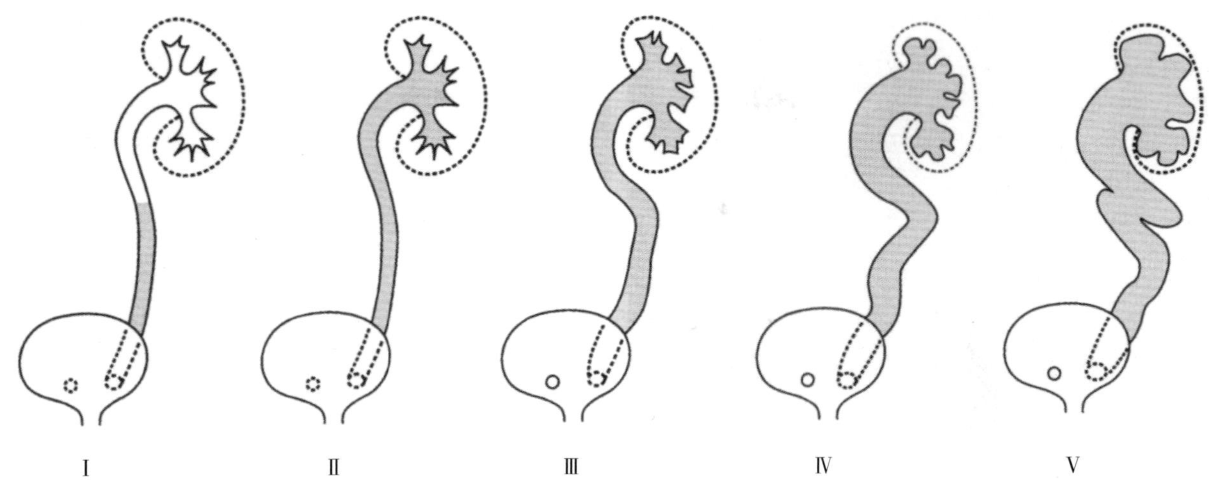

图36-8-34　膀胱输尿管反流分级示意图

引自夏焙.小儿超声诊断学.2版.北京：人民卫生出版社，2013

七、膀胱占位性病变

小儿膀胱占位性病变在临床上较为少见，其中又以膀胱壁炎性增生性病变相对多见，而恶性肿瘤则发病率较低，主要为膀胱横纹肌肉瘤。由于两者在早期临床表现极为相似，常难以鉴别。因两种疾病的治疗方法完全不同，前者可以通过药物治疗，而后者则需要手术治疗，因此，如何早期明确诊断极为重要。

（一）膀胱横纹肌肉瘤

儿童横纹肌肉瘤是一种较为少见的恶性肿瘤，其中15%～20%发生于泌尿系统，多发生于5岁以下的婴幼儿。其生长迅速，局部浸润明显，转移较早，恶性程度较高。病变常发生于膀胱颈部、膀胱三角区，最后可蔓延至整个膀胱及发生远处转移，病变累及膀胱输尿管开口处时可出现肾盂积水和肾功能损害。

超声表现：膀胱内可见低回声结节，表面不光滑，凹凸不平，呈葡萄样改变；病变基底部常位于膀胱颈部及三角区，最后可蔓延至整个膀胱及发生远处转移；基底部与膀胱壁部分分界不清，就诊时肿块常较大，常＞20mm；病变发生于膀胱肌层并可向膀胱外壁浸润，超声显示部分病例膀胱外膜连续性中断并向膀胱周围浸润。病变发展至输尿管开口处时，可见患侧输尿管扩张并肾盂积水；CDFI显示肿块内可见较粗的动脉血管，呈树枝状向肿块内延伸，彩色血流较丰富，常V_{max}＞14cm/s（图36-8-36）。

（二）膀胱炎性增生性结节

膀胱炎性增生性结节（nodular hyperplasia bladder inflammatory）主要是膀胱急慢性炎症所致，部分患儿是对某些食物过敏而引起的，多以尿频、尿急就诊，临床上较为常见。

超声表现：膀胱壁上乳头状隆起，表面光滑，回声稍强，内部回声分布均匀，结节大小常在10mm左右，常不侵犯膀胱肌层（图36-8-37）。部分病例周边膀胱壁可见较为广泛的增厚。增生的结节及增厚的膀胱壁上可见较丰富的彩色血流信号，但以静脉血流频谱为主。抗感染治疗后可恢复正常。

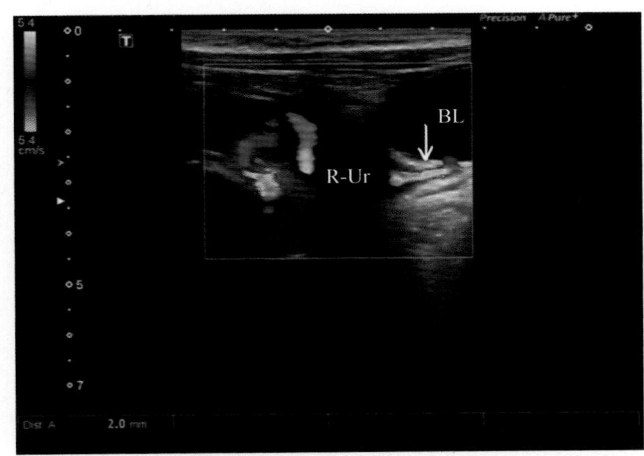

图36-8-35　膀胱输尿管反流CDFI图

BL.膀胱；R-Ur.右输尿管

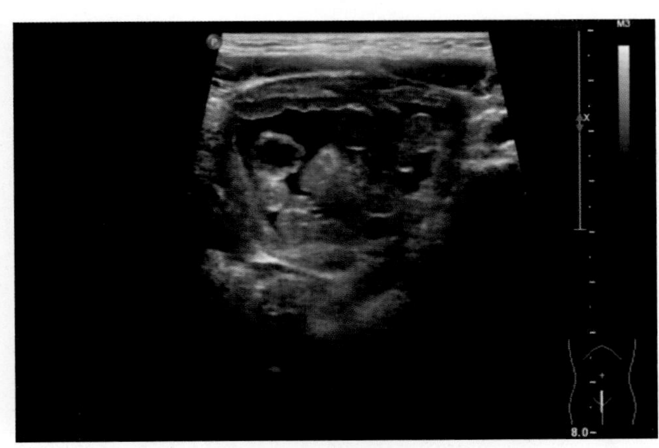

图36-8-36　膀胱横纹肌肉瘤声像图

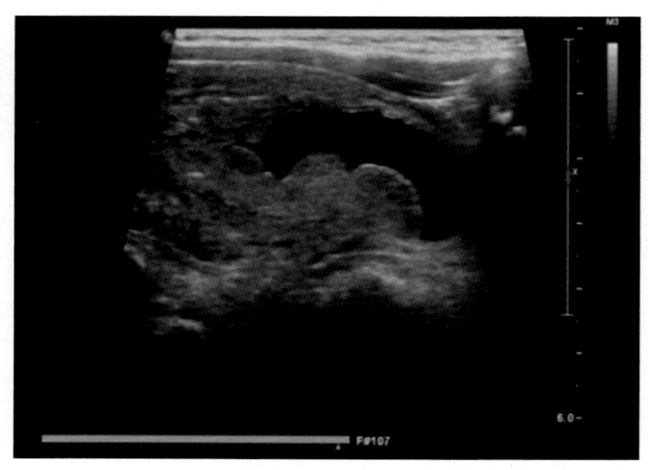

图36-8-37 膀胱炎性增生性结节声像图

第九节 腹膜后疾病及其他小儿常见肿瘤

一、新生儿肾上腺出血

新生儿肾上腺出血（adrenal hemorrhage）多在出生后数天内发病，发病率约为1%，男性多于女性，右侧多于左侧。其主要与围生期窒息缺氧、应激反应、产伤、巨大儿、凝血机制障碍及维生素K缺乏等有关。临床表现：少量出血可无明显症状，若出血较多，可出现黄疸、贫血及低血压等，严重者可出现休克、肾上腺危象等。

超声表现：病变肾上腺失去正常形态，局部出现类圆形或不规则形包块，边界清晰；其内回声随时间推移而变化，新鲜出血呈无回声，内见絮状低回声；凝血块回缩吸收过程中，病变区逐渐缩小，回声增强或呈混合回声；少量出血可完全吸收、消失，肾上腺恢复原来形态，出血较多而吸收不完全时可出现肾上腺区钙化。CDFI显示包块内无血流信号（图36-9-1，图36-9-2）。

二、神经母细胞瘤

神经母细胞瘤（neuroblastoma）好发于婴幼儿，5岁以内占90%。神经母细胞瘤来源于未分化的交感神经节细胞，因此，凡有胚胎性交感神经节细胞的部位都可有原发瘤，75%以上位于腹膜后，其余位于盆腔、颈部及纵隔。神经母细胞瘤发展迅速，早期转移，2岁以上小儿就诊时约70%已有转移，小于2岁的40%～50%有转移。若原发肿瘤较小，但合并肝、皮肤软组织转移和（或）＜10%骨髓转移，且患儿年龄＜1岁，称为神经母细胞瘤特殊Ⅳ期（ⅣS期），ⅣS期患者通常预后良好，约50%可自愈。本肿瘤是恶性肿瘤中最常见的可自行消退的肿瘤，其自行消退的机制目前尚不清楚。

超声表现：肿瘤常位于腹膜后，体积大者多呈分叶状或多结节融合状，部分边界清晰，内回声不均匀，多呈中低回声，钙化相对多见，呈多个点状、沙砾状、团块状或不规则钙化，液化相对少见，肿块常包绕腹部大血管及其分支，并可造成邻近器官受压变形移位，部分肿块突破包膜形成卫星病灶；CDFI显示肿块周围及内部可见丰富的彩色血流信号，部分可见大血管在肿瘤内穿行（图36-9-3～图36-9-5），多普勒频谱为动静脉血流频谱，以动脉血流频谱为主，晚期可见下腔静脉、门静脉瘤栓，超声下主要需要与肾胚瘤相鉴别；体积较小者形态相对规则或呈浅分叶状，边界清晰，可有包膜，内部回声均匀或不均匀，可见多个点状或沙砾状钙化，彩色多普勒超声显示肿块内见点条状血流信号，此时超声下与神经节细胞瘤难以鉴别（图36-9-6）。

三、腹膜后畸胎瘤

腹膜后畸胎瘤（retroperitoneal teratoma）是婴幼儿时期较常见的肿瘤，因肿瘤早期没有任何临床症状，常不易被发现。一般于肿瘤发展到腹部能被扪及肿块时患者才到医院就诊。腹膜后畸胎瘤多为良性，极少部分为恶性。

超声表现：腹膜后可见一不规则囊实混合性回声区，边界清，边缘不规则，有包膜，多呈分叶状，部分向盆

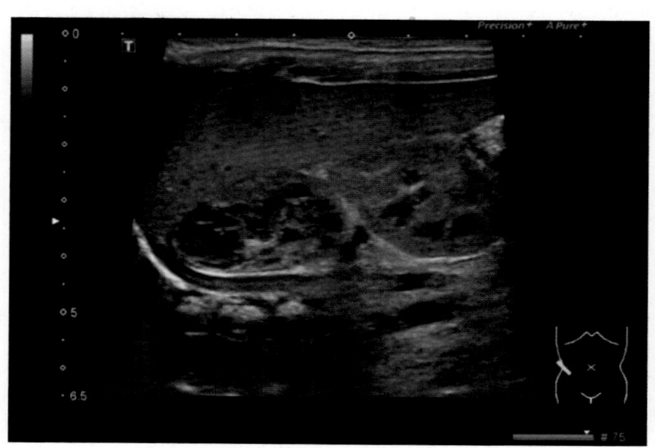

图36-9-1 右侧肾上腺出血声像图

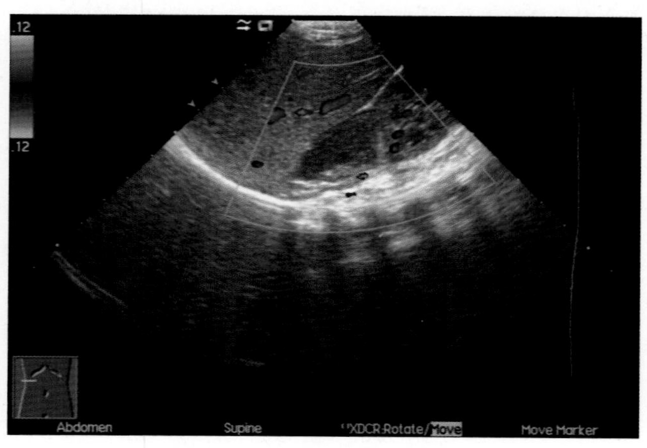

图36-9-2 右侧肾上腺出血CDFI图

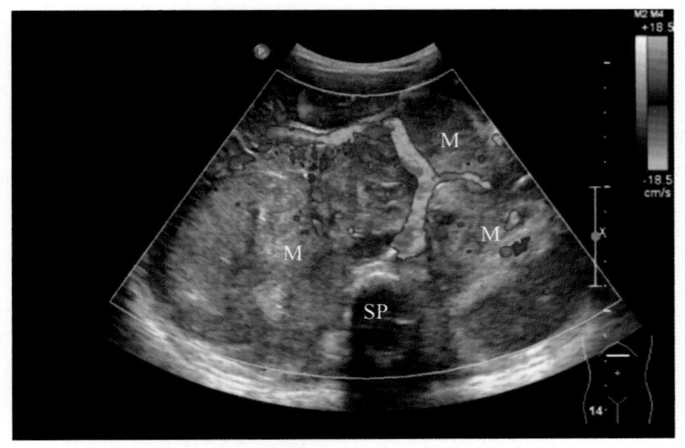

图36-9-3　腹膜后神经母细胞瘤CDFI图

M.肿块；SP.脾

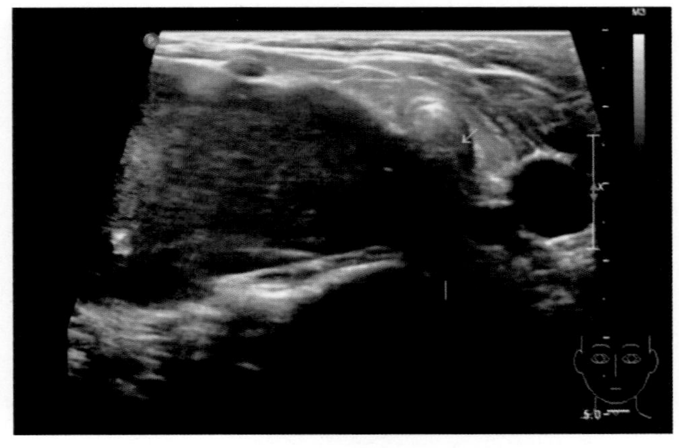

图36-9-4　右颈部神经母细胞瘤声像图

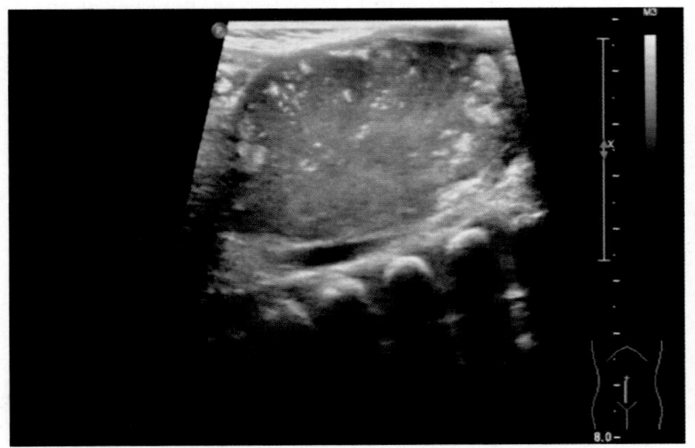

图36-9-5　神经母细胞瘤高频声像图

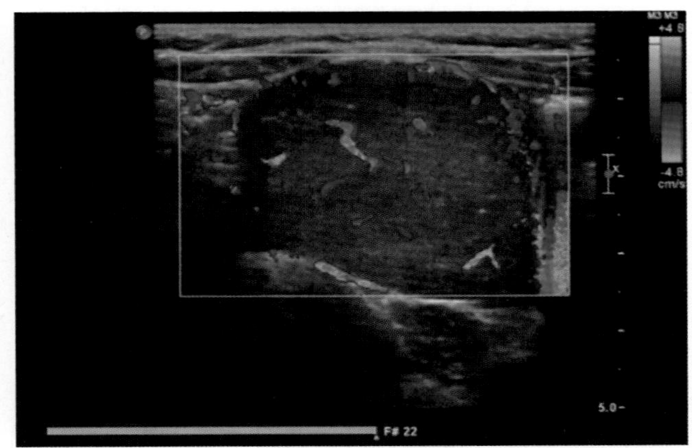

图36-9-6　神经节细胞瘤高频声像图

腔内延伸。内部回声强弱不等，分布不均匀，部分呈实质回声，内可见骨骼样强回声，后伴声影，或为中等回声；部分呈无回声，或于无回声区内可见细小低回声光点，探头加压或随体位转动细小光点可移动，有时可见脂液分层现象。以囊性为主的肿瘤良性可能性较大；以实性为主的肿瘤组织分化程度较差，彩色血流增多时，恶性可能性较大；CDFI：肿块周围可见彩色血流绕行，其内彩色血流稀少（图36-9-7，图36-9-8）。部分病例肿块内彩色血流丰富，可见大血管在肿瘤内穿行，彩色多普勒超声见动静脉血流频谱，此时要考虑恶变可能。

四、骶尾部畸胎瘤

骶尾部畸胎瘤（sacrococcygeal teratoma，SCT）根据肿瘤所在位置分为显性、隐性和混合性3种类型。

超声表现：显性畸胎瘤，肿瘤一般较大，可见尾骨尖背侧向臀部方向隆起的稍强回声区，呈圆形、类圆形，或边缘不规则，基底部较宽，可见包膜，内部回声强弱

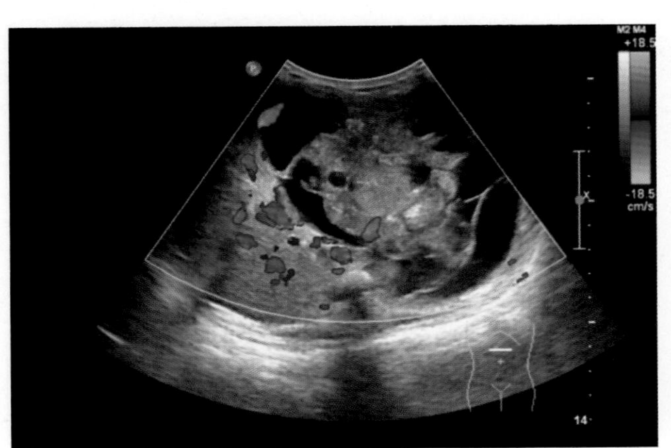

图36-9-7　腹膜后畸胎瘤声像图

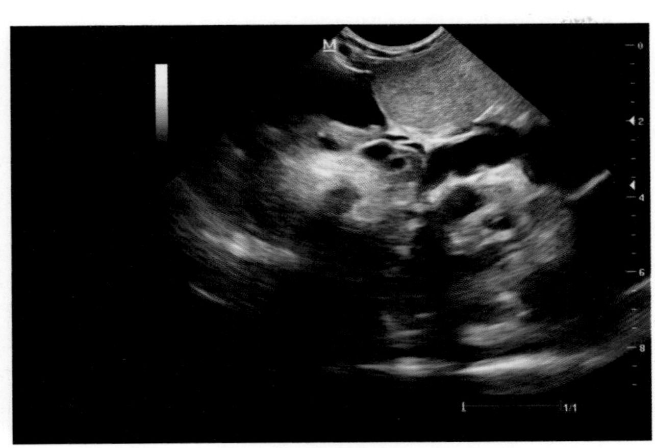

图36-9-8　纵隔及腹膜后畸胎瘤声像图

不等，与臀部软组织及尾骨关系密切，部分病例肿瘤组织与婴儿躯体间有皮肤和疏松结缔组织相连，呈细蒂状垂于两侧臀部之间（图36-9-9）。隐性畸胎瘤，肿瘤位于直肠与骶骨之间，向盆腔内生长，压迫直肠和尿道，肿瘤内部特征与显性畸胎瘤相同（图36-9-10）。混合性畸胎瘤，兼有上述2种畸胎瘤的特征。CDFI：当肿瘤为良性时，肿瘤周围及内部可见少量的条棒状血流，当肿瘤组织恶变时，可见肿瘤周围及内部丰富的彩色血流，以动脉血流为主。

五、小儿脂肪母细胞瘤

脂肪母细胞瘤（lipoblastoma）是一种较为少见的良性肿瘤，属于错构瘤，仅见于婴儿和年幼儿童。其分为局限性和弥漫性，局限性肿块常位于皮下浅表部位，边界较清，占脂肪母细胞瘤的大多数，临床一般无特殊症状，常因家长发现局部肿大就诊；弥漫性也称脂肪母细胞瘤病，位置较深，边界不清，较易漏诊。

超声表现：肿块边界欠清，边缘欠规则，包膜显示欠清，内部回声分布均匀或欠均匀，以稍中低回声为主，内可见稍强回声的条状结构，部分表面呈分叶状（图36-9-11，图36-9-12）。CDFI：肿块内或周边可见少量条状彩色血流分布，血流速度较慢。位于腹腔、阴囊内的肿瘤常边界显示不清，肿块常向组织间隙内延伸。在检查时应与海绵状淋巴管瘤、蔓状血管瘤进行鉴别。

六、血管瘤与血管畸形

血管瘤可以发生于身体任何部位，目前多采用基于组织学结构及临床体征的形态学分类法将其分为毛细血管瘤、海绵状血管瘤及蔓状血管瘤。但这种分类方法易引起临床诸多困惑。1982年Mulliken提出血管瘤的细胞生物学分类法并得到业界广泛认可。根据细胞生物学分类法将传统血管瘤划分为血管瘤与血管畸形两大类。血管瘤是指以血管内皮细胞增殖为特征的血管源性肿瘤；血管畸形是指先天性脉管结构发育异常而内皮细胞无异常。细胞生物学分类中的血管瘤实际可称为毛细血管瘤或增殖性血管瘤。细胞生物学分类中的血管畸形可进一步分为低流量血管畸形与高流量血管畸形。低流量血管畸形包括毛细血管畸形、静脉畸形、淋巴管畸形等，高

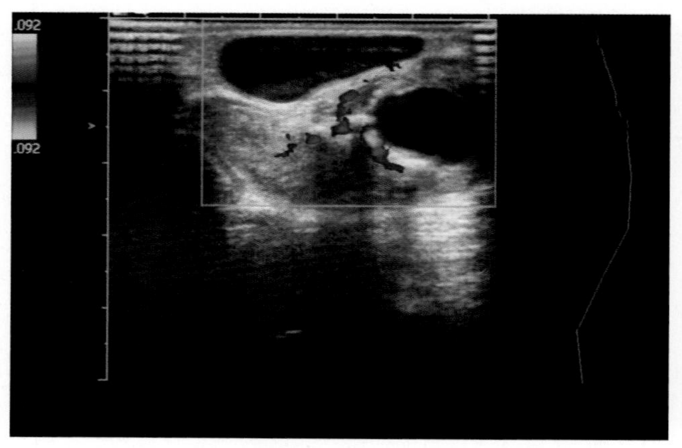

图36-9-9　显性骶尾部畸胎瘤声像图

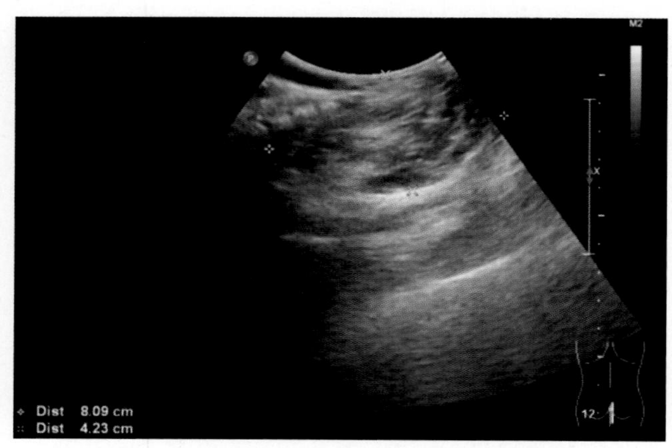

图36-9-10　隐性骶尾部畸胎瘤声像图

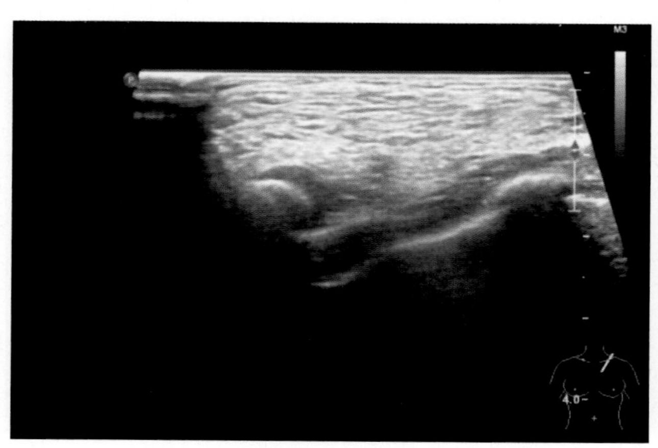

图36-9-11　左上胸壁脂肪母细胞瘤声像图

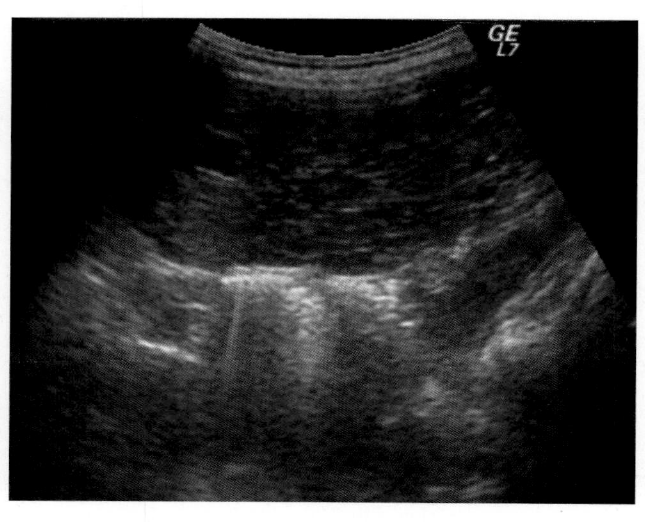

图36-9-12　腹腔脂肪母细胞瘤声像图

流量血管畸形包括动静脉畸形、动静脉瘘、动脉畸形等。但上述血管畸形常混合存在。以下将按照细胞生物学分类对典型的常见类型分别描述。

（一）毛细血管瘤

毛细血管瘤（capillary hemangioma）是婴幼儿最常见的血管瘤，女性多于男性，比例为（3～5）：1，出生就存在。自然消退是此类血管瘤自然病程的重要特征，多数病例在9岁时完全消退，其中7岁时自行消退者占75%～80%。

超声表现：增生期毛细血管瘤典型超声表现为局部软组织内见一不规则低回声或高回声区，边界不清，回声欠均匀，CDFI显示其内血流信号丰富，以静脉频谱为主，可有低速动脉频谱（图36-9-13）。

（二）海绵状静脉畸形

海绵状静脉畸形（venous malformation，VM）又称低血流量血管畸形，相当于传统形态学分类的海绵状血管瘤，是由充满血液的血窦和薄壁的静脉构成。常出生时即存在，发病率男女无差异，最常见于头颈部，占40%～50%，局部皮肤呈暗红色、蓝色或紫色，在生长发育过程中病灶随身体发育成比例增大，不自行消退。

超声表现：局部软组织内见大小不一的蜂窝状无回声区，形态不规则，边界不清，加压可变瘪；部分无回声区内可有低回声血栓形成，也可有静脉石声像；CDFI显示部分无回声区内可见低速静脉血流充填，加压或放松时血流信号增多（图36-9-14）。

（三）先天性动静脉畸形

先天性动静脉畸形（congenital arteriovenous malformations，AVM）又称高流量血管畸形，相当于传统形态学分类中的蔓状血管瘤。其特指小动脉和小静脉相互吻合成纡曲搏动性血管性肿块，其结构特点是不同程度的静脉畸形或毛细血管畸形合并先天性动静脉瘘。临床表现为病变区见纡曲粗大而具搏动性血管，局部温度高于周边正常皮肤。

超声表现：局部软组织内见纡曲扩张的管状无回声结构，CDFI显示其内见丰富血流信号充盈，血彩发花处常为瘘口所在，在AVM的静脉端见高速低阻搏动性血流信号（图36-9-15～图36-9-17）。

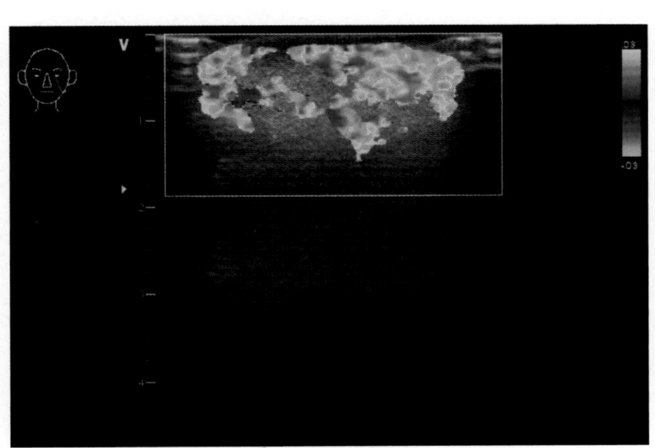

图36-9-13　左侧面颊部毛细血管瘤CDFI图

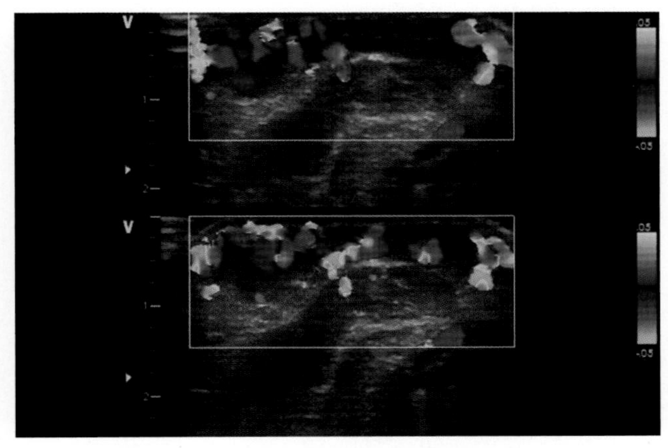

图36-9-14　海绵状静脉畸形CDFI图

上.部分无回声区内彩色血流充填；下.加压时彩色血流增多

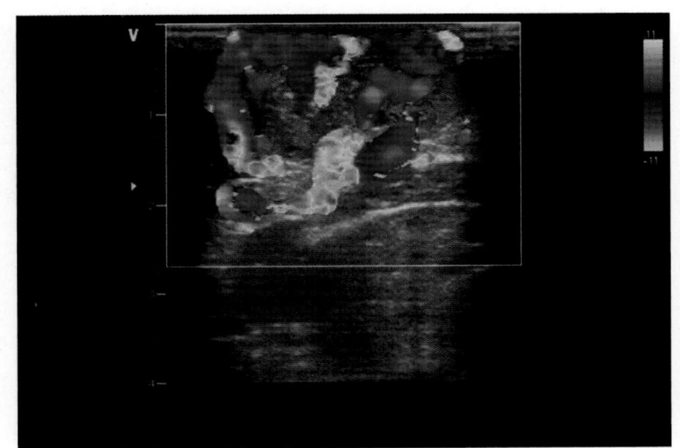

图36-9-15　动静脉畸形CDFI图

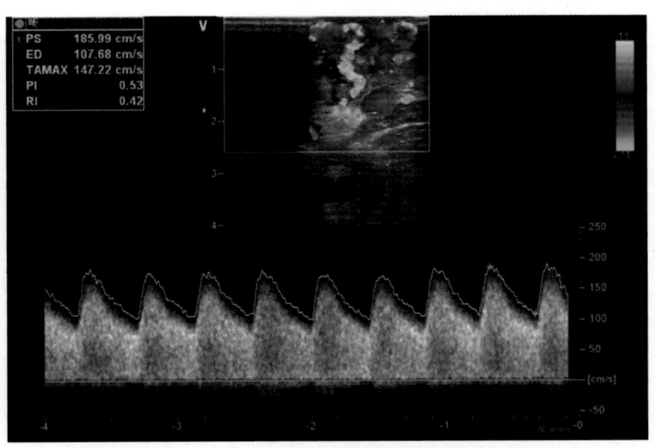

图36-9-16　动静脉畸形动脉端频谱图

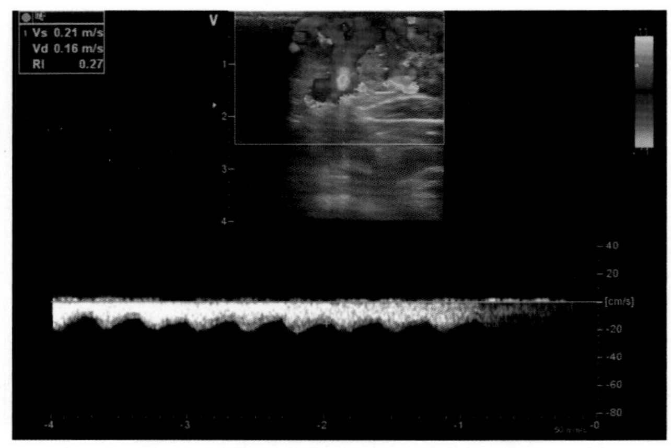

图36-9-17　动静脉畸形静脉端频谱图

七、淋巴管瘤

多数学者认为淋巴管瘤（lymphangioma）实际是淋巴管畸形，可发生于任何年龄，90%的病例在3岁内起病，淋巴管瘤可发生于身体各部位，但大部分见于头、颈、腋窝等浅表部位，发生于网膜及肠系膜者又称网膜囊肿及系膜囊肿（详见相关内容）。按照病变淋巴管腔的大小习惯将其分为三型，即毛细淋巴管瘤、海绵状淋巴管瘤及囊状淋巴管瘤（即囊状水瘤）。其临床表现根据病变部位、累及范围不同而异。位置表浅者多表现为局部软组织隆起，触之有波动感，位于气管附近者可压迫气道导致呼吸困难，合并出血者可突然增大、疼痛。

超声表现：包块大小不一，形态不规则，边界不清；毛细淋巴管瘤因囊腔细小，使反射界面增多，超声下病灶呈高回声；海绵状淋巴管瘤囊腔大小不一，呈蜂窝状改变；囊状淋巴管瘤呈含多条分隔光带的无回声大囊腔改变；合并出血者，部分囊腔内充满细小光点而呈高回声改变；CDFI显示囊内无回声，未见血流信号，分隔光带上可见条状血流信号（图36-9-18，图36-9-19）。

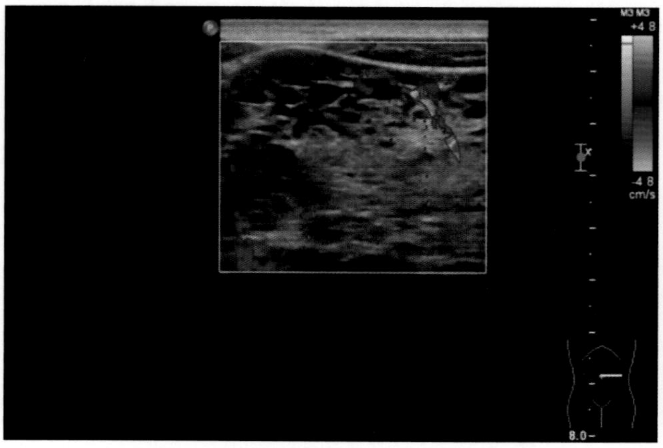

第十节　生殖系统疾病

一、睾丸扭转

睾丸扭转（testicular torsion）是儿童阴囊急性肿痛的重要原因之一。剧烈运动、暴力损伤、剧烈变换体位、提睾肌强烈收缩等均可导致睾丸扭转。根据扭转发生的部位可将其分为鞘膜外型和鞘膜内型。鞘膜外型睾丸扭转又称精索扭转，睾丸、附睾及其鞘膜一同扭转，多见于新生儿及胎儿期。鞘膜内型睾丸扭转较鞘膜外型多见，好发于青春期前，其扭转部位在鞘膜内，可分为单纯睾丸扭转及睾丸附睾扭转。部分患儿睾丸扭转后可自行复位或间歇性扭转。睾丸扭转后睾丸组织的存活率与缺血时间及程度有关。发病6小时内手术复位者睾丸的成活率达100%，扭转6～12小时者术后睾丸成活的概率约为70%，扭转超过24小时者术后睾丸存活的概率极低。临床表现：突然起病，患儿阴囊红肿，持续性剧痛，并向腹股沟区或下腹部放射，部分患儿伴恶心呕吐、低热；新生儿表现为哭闹不止，阴囊红肿、质硬。

超声表现：声像图改变与睾丸扭转的时间长短有关。扭转早期，睾丸结构与回声可无明显变化，或仅表现为睾丸血流信号较正常侧稍减少；在扭转4～6小时后，因睾丸缺血、水肿，可表现为睾丸增大，回声减低，血流信号减少、消失；24小时后，睾丸缺血、出血和梗死，睾丸回声分布不均匀，坏死后见小片状无回声区散在分布，血流信号完全消失。病变睾丸位置异常，如位置抬高或呈横位，睾丸鞘膜腔内可有少量清亮积液回声，患侧阴囊壁常水肿增厚。鞘膜外型睾丸扭转者有时可见扭曲呈漩涡状的精索，其近段血流信号增多，而睾丸及附睾无明显血流信号（图36-10-1，图36-10-2）；鞘膜内型睾丸扭转者较难显示扭转部位，CDFI表现为睾丸及附睾血流信号减少、消失，而鞘膜血流信号增多；单纯睾丸

图36-9-18　腹腔海绵状淋巴管瘤CDFI图

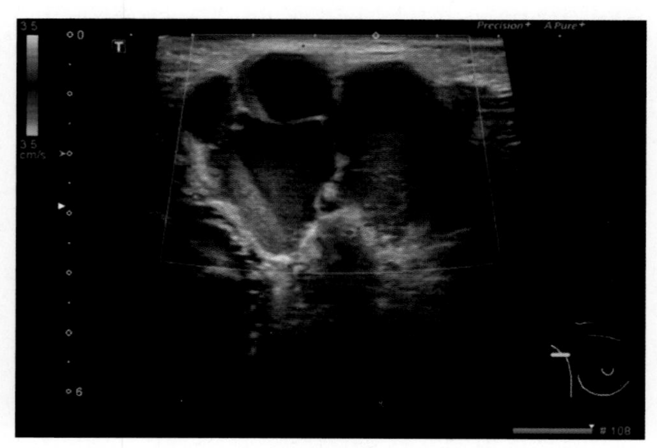

图36-9-19　右腋下囊状淋巴管瘤并出血声像图

扭转者，睾丸内无明显血流信号，而睾丸鞘膜及附睾血流信号丰富（图36-10-3）。慢性睾丸扭转可见睾丸变小，回声减低或增强，部分可见钙化的强回声。睾丸扭转主要需与腹股沟嵌顿疝压迫精索所致睾丸缺血及睾丸附件扭转鉴别。

二、睾丸附件扭转

睾丸附件是中肾管或副中肾管残留结构，包括睾丸附件、附睾附件、精索附件及输精管附件。睾丸附件扭转是儿童阴囊急诊的主要原因之一。临床表现可与睾丸扭转一致，表现为患侧阴囊红肿、疼痛等。

超声表现：多于睾丸与附睾头之间见一高回声结节，形态各异，边界清晰，内回声可不均匀，部分呈网状，其内无明显血流信号；附睾头常增大，附睾内血流信号增多；睾丸大小形态正常，血流信号正常；睾丸鞘膜腔内可见少量积液声像，阴囊壁可稍增厚（图36-10-4）。

三、急性附睾炎和睾丸炎

因解剖位置紧密相关，附睾炎与睾丸炎常相伴而发，好发于青春期，多为非特异性感染所致。流行性腮腺炎引起的睾丸炎、附睾炎可发生于任何年龄。临床表现主要为阴囊肿胀、疼痛和阴囊皮肤发红。

超声表现：急性附睾炎可见附睾增大，以附睾头为主，回声增强或减低，阴囊壁水肿增厚，回声减低，常伴有鞘膜腔积液；合并睾丸炎时，可见睾丸增大，回声增强或减低，分布可不均匀，可见局灶性强回声或低回声区，边界欠清，与周围组织没有明显分界（图36-10-5，图36-10-6）。CDFI显示睾丸或附睾彩色血流信号明显增加，多普勒血流频谱表现为低阻血流，附睾的RI＜0.7，而睾丸的RI＜0.5。部分病例睾丸或附睾增大不明显，仅表现为血流信号明显增加。少数病例可形成脓肿。

四、睾丸肿瘤

小儿睾丸肿瘤较少见，主要发生于婴幼儿时期，80%以上为恶性肿瘤，其中最为常见的为生殖细胞瘤如畸胎瘤、卵黄囊瘤，而精原细胞瘤在小儿极为罕见。临床上常以家长发现睾丸无痛性肿块而就诊。

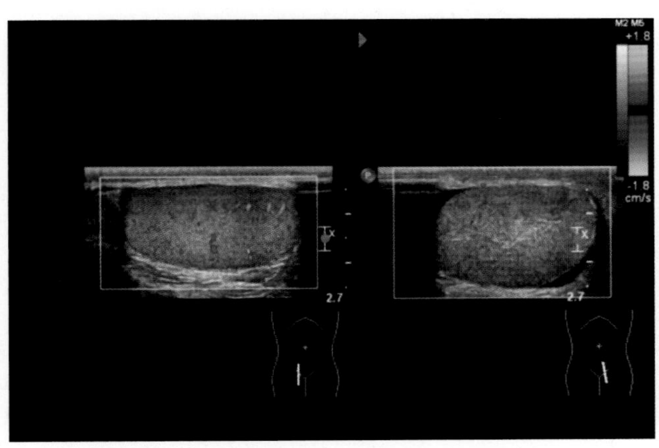

图36-10-1　左侧鞘膜外型睾丸扭转睾丸声像图

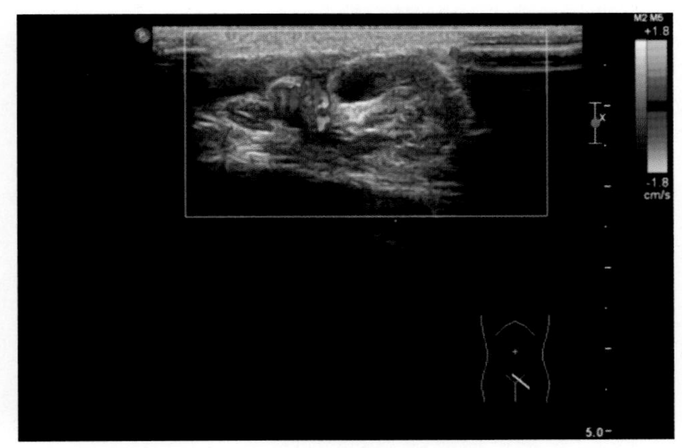

图36-10-2　左侧鞘膜外型睾丸扭转精索声像图

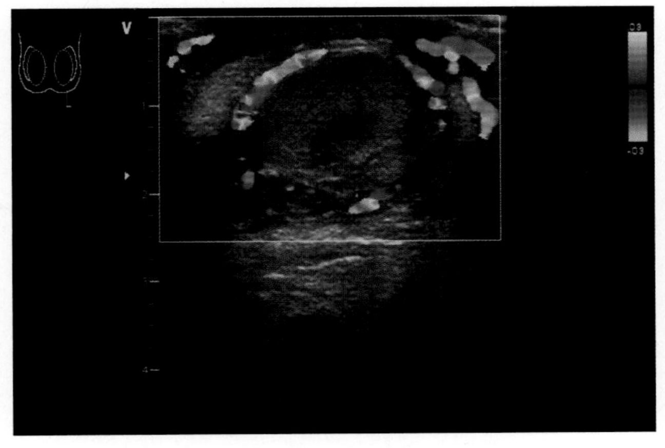

图36-10-3　左侧鞘膜内型睾丸扭转声像图

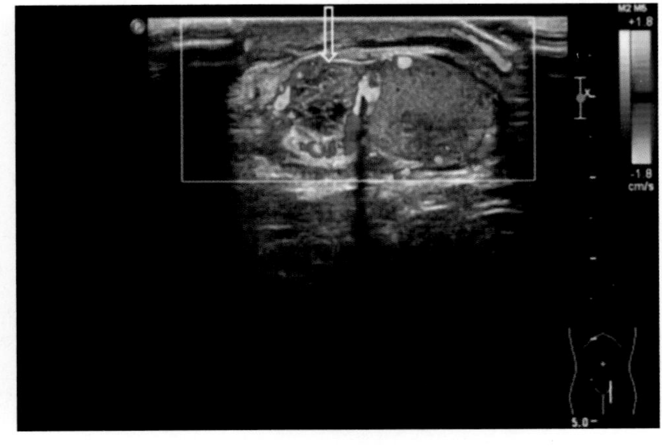

图36-10-4　左侧睾丸附件扭转声像图

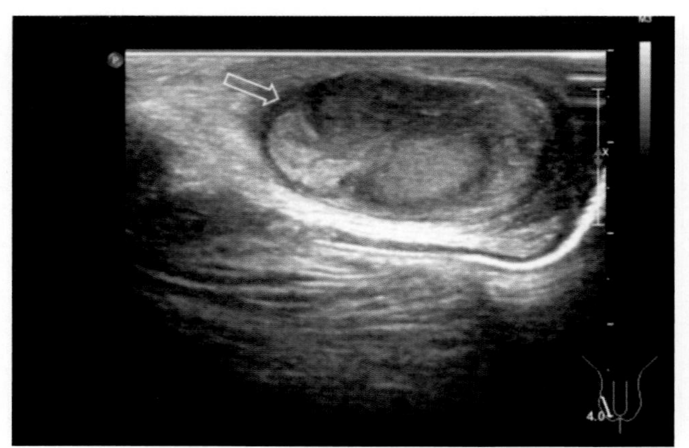

图36-10-5　右侧睾丸附睾炎声像图

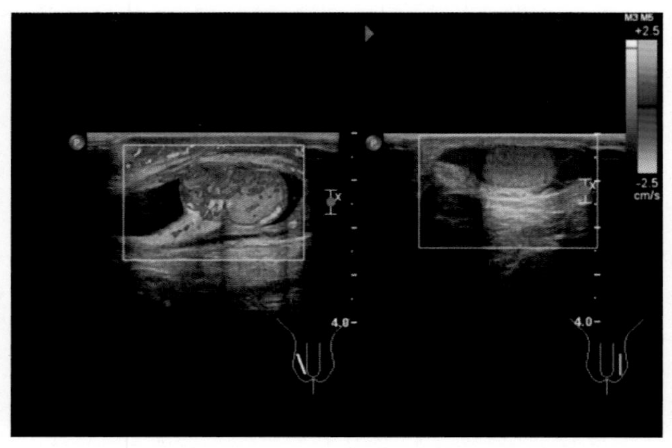

图36-10-6　右侧睾丸附睾炎CDFI图

（一）睾丸卵黄囊瘤

卵黄囊瘤以前称内胚窦瘤，多发生于3岁以前，也是婴幼儿最常见的生殖细胞恶性肿瘤，90%的患儿血清甲胎蛋白（AFP）升高。

超声表现：睾丸体积增大，其内见稍低回声或等回声结节，边界欠清，未见明显包膜，与正常睾丸组织无明显分界，内部回声分布不均匀，易出血及囊性变；患侧正常的睾丸组织常呈新月状或完全消失，多合并鞘膜积液。转移时可见腹股沟、腹膜后淋巴结肿大，晚期可转移至肝，肝实质内可见转移性结节。彩色多普勒超声显示睾丸肿瘤内可见丰富的彩色血流信号，频谱多普勒以动脉血流信号为主（图36-10-7，图36-10-8）。

（二）睾丸畸胎瘤

睾丸畸胎瘤（testicular teratoma）是发生于小儿睾丸，肿瘤病理类型中另一种较常见的生殖细胞肿瘤，约占30%，根据成熟度可分为良性畸胎瘤和恶性畸胎瘤，全部成熟者为良性，多呈囊性或以囊性为主，部分或完全不成熟者为恶性，多呈实性，睾丸畸胎瘤＜5岁小儿多见，由于肿瘤组织成分包括3个胚层，故声像图改变复杂，具一定特点。

超声表现：患侧睾丸肿大，形态饱满，与健侧睾丸不对称；睾丸纵隔声像扭曲偏移或消失；睾丸内见实质性肿块或囊实性混合回声肿块，回声杂乱，内可见实质回声、无回声或强回声后伴声影；当内部合并出血、坏死时，内部呈低回声或无回声；良性畸胎瘤彩色多普勒超声显示肿瘤内血流稀少，以静脉血流为主。恶性畸胎瘤内部彩色血流增多，可探及动脉血流频谱（图36-10-9，图36-10-10）。

五、先天性卵巢发育不全

先天性卵巢发育不全即特纳综合征（Turner syndrome，TS），是X染色体部分或完全缺失或结构异常所致，是小儿较常见的染色体疾病，小儿发病率约为1/2500，其染色体畸形有多种，其中典型核型为45，XO，约占55%，该型TS卵巢可不发育或呈条索状，几乎不形成卵泡，输卵管细狭，子宫幼稚。临床表现：典型表现为身材矮小，躯干短且横宽，颈粗短有蹼，外阴呈幼女状，原发性闭经、不孕不育，常合并先天性心脏病、泌尿系统畸形等。

超声表现：典型TS双侧卵巢均极小，难以显示，子

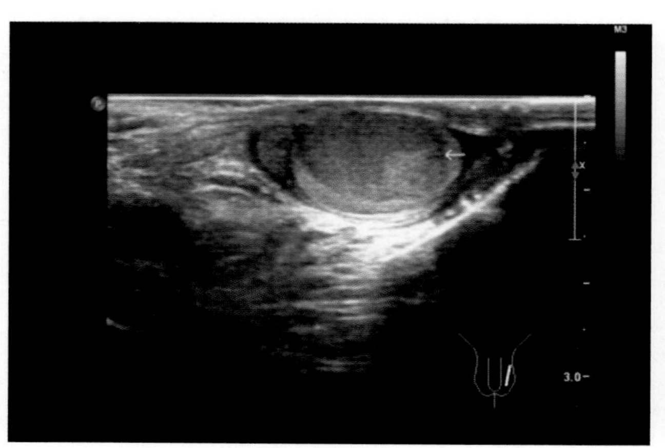

图36-10-7　左侧睾丸卵黄囊瘤声像图

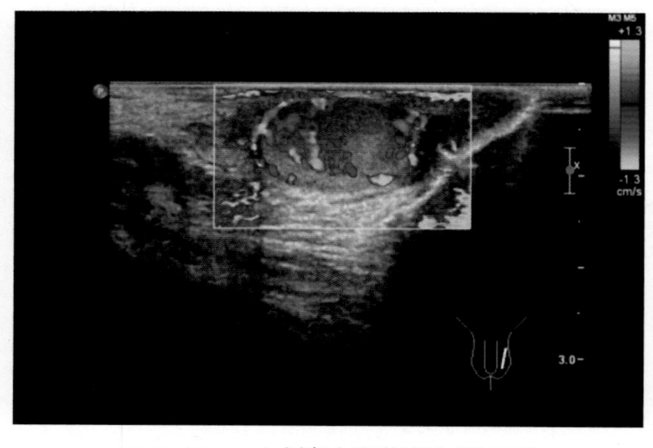

图36-10-8　左侧睾丸卵黄囊瘤CDFI图

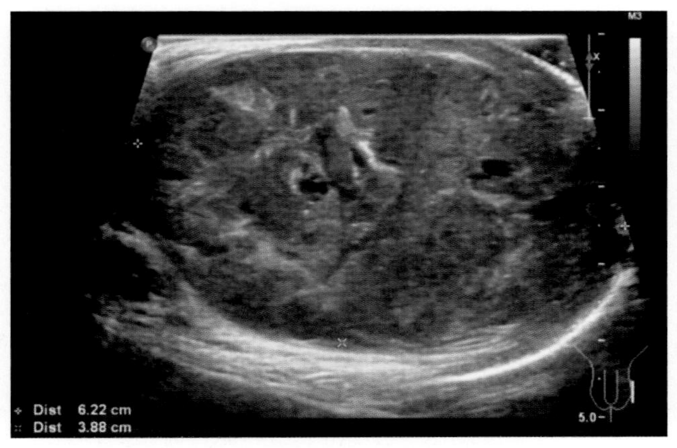

图36-10-9　左侧睾丸畸胎瘤声像图

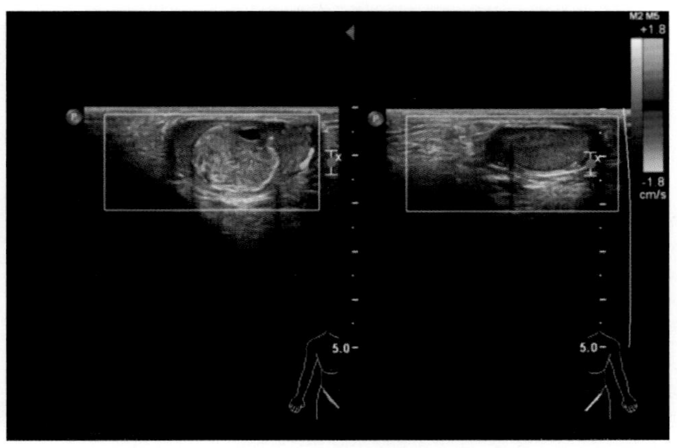

图36-10-10　右侧睾丸畸胎瘤CDFI图

宫极小，呈条索状，始基子宫或幼稚子宫。

六、女性性早熟

女性性早熟（precocious puberty）是指女孩8岁前出现第二性征或10岁前出现月经初潮。性早熟主要分为真性性早熟和假性性早熟。真性性早熟又称中枢性性早熟或促性腺激素依赖的性早熟；假性性早熟又称外周性性早熟或非促性腺激素依赖的性早熟，患儿仅有部分第二性征出现，而无卵巢增大。

超声表现：患儿子宫较正常同龄儿增大，宫体与宫颈之比接近成年女性［（1.5～2）：1］，内膜线清晰可见；乳腺增大，乳腺导管及腺体组织增多；真性性早熟者卵巢体积增大，卵泡直径增大，＞4mm，数目≥4个以上；假性性早熟者不伴卵巢增大及卵泡直径增大、数目增多（图36-10-11～图36-10-13）。

七、多囊卵巢综合征

多囊卵巢综合征（polycystic ovary syndrome，PCOS）是由雄激素过多和慢性无排卵或稀发排卵导致的一种综合征，为下丘脑-垂体-卵巢轴功能失常。临床表现为月经不规律、月经稀发、原发闭经，肥胖、多毛，高雄激素、高胰岛素、高雌激素、低孕激素等。诊断标准尚未统一，至少要满足以下5条中的4条才能确诊：①临床表现为高雄激素；②生化检查为高雄激素血症；③胰岛素抵抗及高胰岛素血症；④月经稀发持续2年以上；⑤超声显示多囊卵巢改变。

超声表现：双侧卵巢均匀性增大，为正常2～3倍，卵巢体积＞10ml，≥12个卵泡，卵泡直径为2～9mm，分布在卵巢包膜下，呈“车轮状”。

八、卵巢肿瘤

小儿卵巢肿瘤80%为良性，恶性肿瘤较少见。良性肿瘤临床早期常无明显症状，多以偶然发现下腹部肿物就诊。恶性肿瘤生长迅速，约50%发现时已有转移。部分肿瘤可分泌性激素，如颗粒细胞瘤和卵巢泡膜细胞瘤均可分泌雌激素，间质细胞癌可分泌雄激素，卵黄囊瘤可分泌AFP，无性细胞瘤LDH升高。

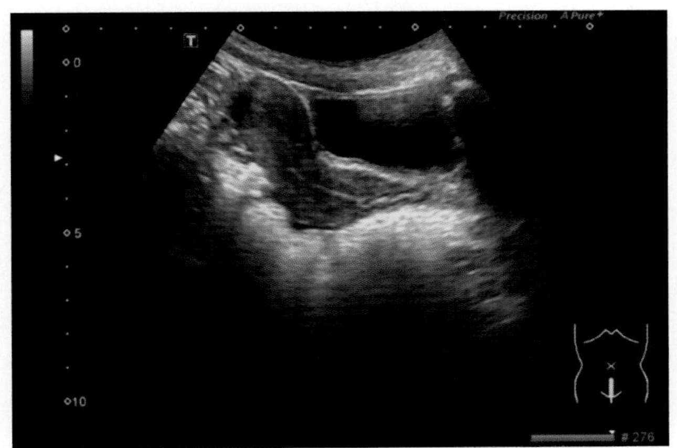

图36-10-11　假性性早熟子宫声像图

患儿，女性，4岁，因食用保健品后乳腺增大、发黑就诊

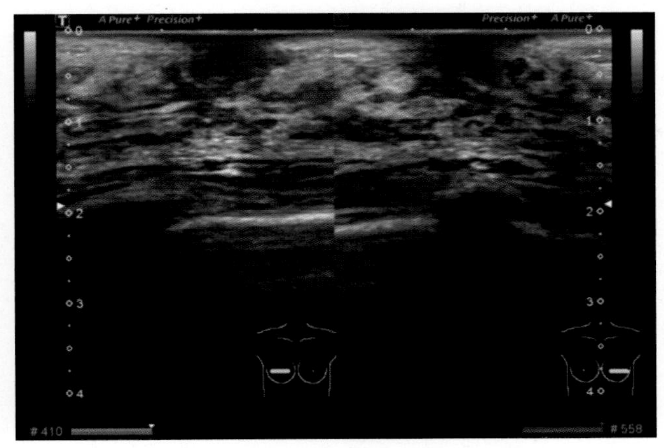

图36-10-12　假性性早熟乳腺声像图

与图36-10-11同一患儿

超声表现：单纯性卵巢囊肿表现为盆腔内一侧圆形或类圆形无回声区，壁薄，与同侧卵巢关系密切，分界不清，常不能见到正常的卵巢回声，囊肿可为单房或多房；当合并出血时囊肿内可见低回声光点；当合并卵巢囊肿扭转时，彩色多普勒超声不能于肿瘤内探及彩色血流信号。卵巢良性畸胎瘤表现为附件区囊性为主的包块，内见低回声光团、强回声钙化或骨化灶后伴声影及脂液分层等声像改变（图36-10-14）。良恶性肿瘤早期超声较难进行鉴别，但以实性成分为主者多为恶性，在检查时应注意盆腔淋巴结有无肿大、腹腔及腹膜后淋巴结有无转移、对侧卵巢有无肿瘤、腹水等。

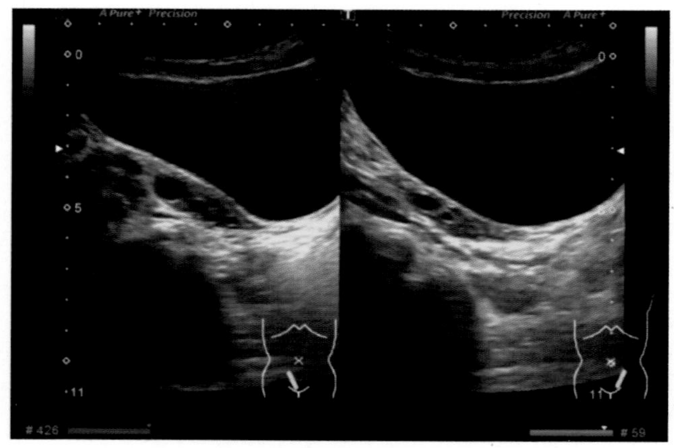

图36-10-13　真性性早熟卵巢声像图

患儿，女性，4岁，因双侧乳腺增大就诊

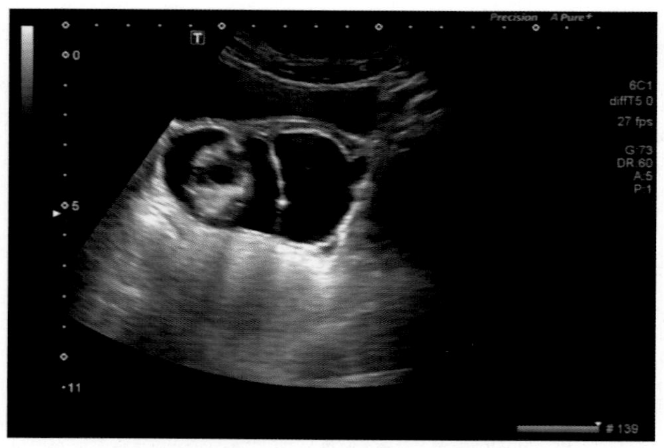

图36-10-14　卵巢畸胎瘤声像图

第十一节　神经管闭合不全

神经管闭合不全是小儿最常见的先天性神经系统发育畸形。根据发生部位不同，其分为颅裂和脊柱裂。其中又以脊柱裂最为多见。颅裂包括：①隐性颅裂，只有简单的颅骨缺损，面积小，分布在鼻根部至枕外粗隆上，极少见。②显性颅裂，除有颅骨缺损外，还有脑内容物膨出。其分为脑膜膨出、脑膨出、脑膜脑膨出、脑囊状膨出、脑膜脑囊状膨出。脊柱裂包括：①隐性脊柱裂，常累及第5腰椎和第1骶椎。大部分患者无临床症状，有的在腰骶部有皮肤色素沉着，一撮毛发、潜毛窦，或合并脂肪瘤、血管瘤。根据病理类型其又可分为背部皮下窦道和脊柱纵裂。②显性脊柱裂，脊膜膨出（分为背部单纯脊膜膨出和骶前脊膜膨出）、脊膜脊髓膨出、脂肪脊髓脊膜膨出、脊髓囊状突出。

超声表现如下。

1.颅裂　可见颅骨连续性不完整，缺损外有脑内容物膨出。

（1）脑膜膨出：囊状物从颅骨缺损处向外隆起，头皮完整，其内可见强回声的脑膜和无回声的脑脊液。

（2）脑膨出（encephalocele）：膨出物内可见边缘锐利的脑膜回声及低回声的脑组织，无脑脊液声像。

（3）脑膜脑膨出（meningoencephalocele）：膨出物内可见边缘锐利的脑膜回声、低回声的脑组织及无回声的脑脊液（图36-11-1，图36-11-2）。

（4）脑囊状膨出：膨出物内可见边缘锐利的脑膜回声及低回声的脑组织，在脑实质内还可见部分不规则的无回声区与颅内的脑室相连；在脑实质与脑膜之间没有无回声的脑脊液。

（5）脑膜脑囊状膨出：膨出物内可见边缘锐利的脑膜回声及低回声的脑组织，在脑实质内还可见部分不规则的无回声区与颅内的脑室相连；在脑实质与脑膜之间可见无回声的脑脊液。

2.脊柱裂（spina bifida）

（1）脊膜膨出：椎管不连续，脊膜自缺损处向外膨出，可见完整的囊壁，内为无回声的脑脊液。囊肿向脊柱背侧膨出——背部单纯脊膜膨出；囊肿向骶骨腹侧膨出——骶前脊膜膨出（罕见）。

（2）脊膜脊髓膨出：外观上有一背部肿块，表面有一菲薄囊壁，部分病例有不正常皮肤与囊壁粘连；好发于腰、胸段。椎管缺损，由硬脊膜、蛛网膜、软脊膜及发育畸形的脊髓组成的囊状物通过椎管缺损处突出到皮肤外；囊内可见稍低回声的棒状物，并与椎管内的脊髓相连，周围见无回声脑脊液（图36-11-3，图36-11-4）。

（3）脂肪脊髓脊膜膨出：可见呈管状的椎管腔局部膨大，其通过椎管缺损向背侧突出，形成一高出皮肤表面的肿块。肿块表面皮肤完整，内可见无回声的脑脊液、低回声的脊髓和（或）呈强回声光带的马尾神经，畸形神经分支也可突入囊肿内并与囊壁发生粘连。部分病例膨出物表面可合并脂肪瘤或血管瘤样回声出现。

（4）脊髓囊状突出：可见脊柱裂开，中央管呈囊性

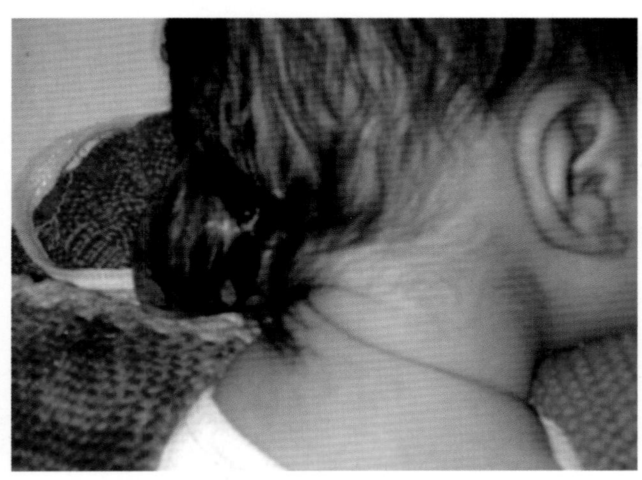

图36-11-1　脑膜脑膨出外观图

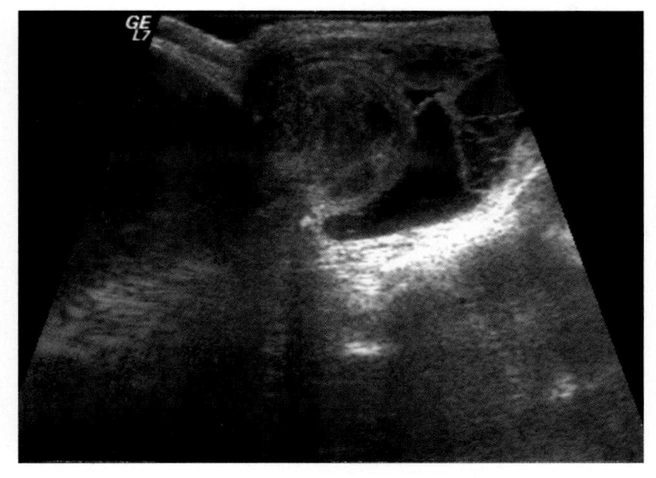

图36-11-2　脑膜脑膨出声像图

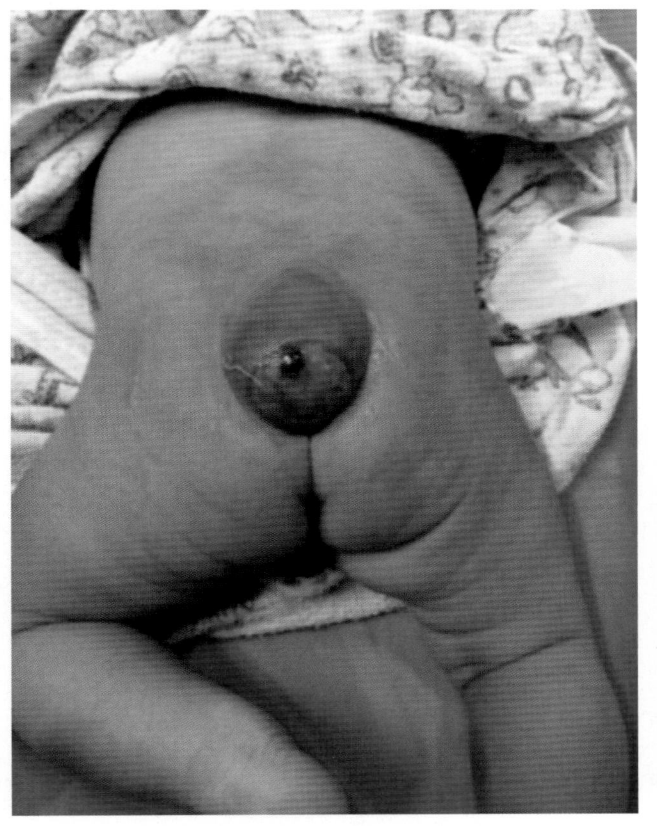

图36-11-3　脊膜脊髓膨出外观图

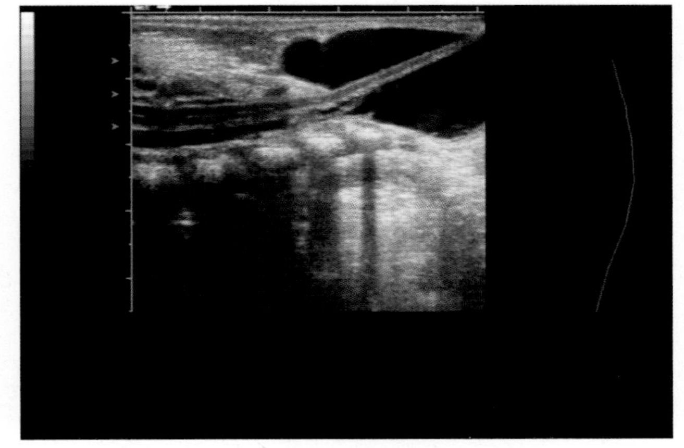

图36-11-4　脊膜脊髓膨出声像图

扩大，通过椎管缺损向背侧膨出，好发于骶尾部，表面皮肤完整，其内可见硬脊膜、室管膜、脑脊液和发育不良的脊髓。

彩色多普勒超声可见脊髓内血管随着脊髓进入膨出物内的彩色血流。

（何静波　段星星）

参考文献（第二篇）

毕静茹，李胜利，刘菊玲，2005．超声诊断人体鱼序列征1例报告．中国超声医学杂志，21（7）：558.

毕静茹，李胜利，刘菊玲，等，2005．三平面正交超声扫查诊断胎儿唇腭裂的价值．中国妇幼保健，20（16）：2082-2083.

薛卫成，冷希圣，阚秀，2000．纤维板层型肝细胞癌的临床及病理特征．中华普通外科杂志，15（1）：57-58.

蔡丽萍，方平，王捍平，2006．超声检测血管内皮功能的方法学及观测指标．临床超声医学杂志，8（12）：751-753.

曹海根，王金锐，1994．实用腹部超声诊断学．北京：人民卫生出版社.

曹海根，王金锐，2006．实用腹部超声诊断学．2版．北京：人民卫生出版社：133-147.

曹洪艳，陈定章，丛锐，等，2008．高频超声在肘管综合征诊断中的应用．中国超声医学杂志，24（6）：546-548.

曹少曼，1995．超声显像诊断胎儿唇裂畸形．中国超声医学杂志，（10）：770-772.

曹泽毅，2000．中华妇产科学．北京：人民卫生出版社.

曾涛，张丹，周果，2013．彩色多普勒超声在慢性肝炎肝纤维化分期诊断中的价值．中国医药指南，11（14）：37，39.

曾燕，赵建农，吴伟，等，2009．家兔肝纤维化模型的建立及三维全肝动态磁共振灌注成像对纤维化分期的量化价值．中华肝脏病杂志，17（5）：350-353.

查月琴，陈尔齐，沈卫东，等，2007．正常臂丛神经超声断面方法研究．中华超声影像学杂志，16（9）：783-785.

柴君杰，焦伟，伊斯拉音，等，2005．囊型包虫病综合性防治试点研究初报．热带病与寄生虫学，（2）：72-76.

柴君杰，孟贺巴特，叶尔江・苏里唐，等，2003．肝囊型包虫病药物治疗中B超影像动态观察及分类建议．中国寄生虫学与寄生虫病杂志，21（3）：134-139.

常洪波，刘金凤，王洪霞，等，1999．胎儿唇腭裂畸形的超声诊断价值．中国超声医学杂志，15（6）：468-470.

陈常佩，陆兆龄，2002．围生期超声多普勒诊断学．北京：人民卫生出版社.

陈琮瑛，李胜利，刘菊玲，等，2003．胎儿足内翻畸形的产前超声诊断．中华超声影像学杂志，12（1）：35-37.

陈琮瑛，李胜利，刘菊玲，等，2004．连续顺序追踪超声法检测胎儿桡骨畸形．中华超声影像学杂志，（8）：33-35.

陈琮瑛，李胜利，刘菊玲，等，2005．超声诊断双侧桡骨及拇指缺失并多种畸形1例．中华医学超声杂志，2（4）：205-207.

陈琮瑛，李胜利，欧阳淑媛，等，2004．胎儿眼畸形的产前超声诊断．中国超声医学杂志，6（2）：89-91.

陈琮瑛，李胜利，欧阳淑媛，等，2004．胎儿小颌畸形的产前超声诊断．中华超声影像学杂志，（12）：38-40.

陈定章，周晓东，丛锐，等，2006．高频超声在正常臂丛神经检查中的应用．中华超声影像学杂志，15（4）：307-308.

陈定章，周晓东，朱永胜，等，2006．超声在诊断闭合性上肢神经卡压症中的应用．中国超声医学杂志，22（6）：458-460.

陈红燕，龚新环，吴春云，等，2007．高频超声在浅表及四肢非金属微小异物嵌入伤中的诊断价值．上海医学影像，16（2）：130-131.

陈洪亮，葛薇，2010．肝脓肿的诊断与治疗体会．中国医药指南，8（15）：72-73.

陈建慧，杜燕，赵立翌，等，2008．单纯性肝肾囊肿发病特点分析．江苏医药，34（11）：1179-1180.

陈金亮，周顺林，李建军，等，2003．高频超声对Duchenne型肌营养不良症的诊断价值．中华超声影像学杂志，（9）：35-38.

陈良川，曾国良，张忠栋，等，2009．超声引导下压迫修复介入术后假性动脉瘤10例．实用医学杂志，25（10）：1643-1644.

陈秋莉，马华梅，苏喆，等，2008．肾上腺神经母细胞瘤73例．实用儿科临床杂志，23（20）：1625-1627.

陈冉，唐力，任卫东，等，2008．实时三维超声技术评价下肢动脉粥样硬化病变：与64层螺旋CT三维重建技术对比观察．中国医学影像技术，24（11）：1757-1759.

陈爽，李春伶，高永艳，2010．彩色多普勒超声对肝小静脉闭塞症的诊断价值．中国医学影像学杂志，18（2）：154-156.

陈涛，袁珍，2003．肢体侵袭性纤维瘤的高频声像图表现及彩色多普勒血流显像分析．中国超声医学杂志，19（9）：703-705.

陈涛，袁珍，李淳，等，2007．高频超声及彩色多普勒血流显像对肢体血管球瘤的诊断价值．中国超声医学杂志，23（7）：3.

陈文，贾建文，张华斌，等，2008．高频超声对外周神经纤维瘤的诊断价值．中国超声医学杂志，24（1）：86-89.

陈文娟，张雪华，段星星，等，2014．儿童美克尔憩室超声检查61例．临床小儿外科杂志，13（3）：208-210.

程迅生，张仁品，罗福成，等，2000．超声在跖腱膜炎诊断中的价值．中华超声影像学杂志，9（7）：430-432.

崔爱平，王伟敏，孙红，2002．胎儿先天性缺陷的超声诊断价值．上海医学影像杂志，（3）206-207.

崔春吉，2009．肝动脉瘤的诊断与治疗进展．现代医药卫生，25（2）：244-245.

崔凤荣，孙红，彭心宇，2005．两种肝包虫病外科治疗术后超声随访结果分析．临床超声医学杂志，（2）：108-109.

丁国成，王杰，黄淑琴，2006．肝包虫病的CT诊断及介入治疗．中国介入影像与治疗学，3（6）：445-447.

董辉，李强，2008．纤维板层型肝癌的治疗及预后分析．中华普通外科杂志，23（2）：88-90.

董蒨，2005．小儿肝胆外科学．北京：人民卫生出版社.

杜国庆，王学梅，董宪普，等，2004．三维超声在髌上囊滑膜病变的应用价值．中国医学影像技术，（8）：1237-1239.
杜国庆，王学梅，董宪普，等，2004．膝关节滑膜病变的高频超声与关节镜对照研究．中国超声医学杂志，（10）：64-67.
段德溥，秦文瀚，2001．现代纵隔外科学．北京：人民军医出版社：253.
段星星，陈文娟，何静波，等，2013．高频彩色多普勒超声对3个月以内婴儿胆道闭锁的诊断价值．临床小儿外科杂志，12（5）：410-413.
段星星，李皓，陈文娟，等，2014．高频超声对新生儿环状胰腺的诊断价值．中国超声医学杂志，30（8）：760-762.
段星星，李皓，何静波，等，2015．经腹超声对儿童结肠壁增厚性疾病的诊断价值．中国超声医学杂志，31（4）：332-335.
段星星，李皓，夏清蓉，等，2016．高频超声联合胃肠充盈法诊断小儿先天性十二指肠梗阻．中华超声影像学杂志，25（2）：146-149.
费洪文，田家玮，2001．颈动脉三维超声重建的研究进展．中国医学影像技术，17（3）：276-277.
冯海艳，刘庆鑫，宋军，等，2009．超声引导穿刺活检在关节滑膜病变中的临床应用．中国实验诊断杂志，13（11）1614-1615.
傅娟，李胜利，刘菊玲，等，2004．胎儿肢体中部畸形的产前超声诊断．中国超声医学杂志，（6）：92-94.
傅绢，李胜利，陈琮瑛，等，2005．胎儿颜面部少见畸形的产前超声诊断．中华医学超声杂志（电子版），2（2）：77-79.
傅绢，李胜利，文华轩，等，2005．胎儿鼻畸形的产前超声诊断．中国妇幼保健，20（12）：1509-1511.
傅先水，林发俭，王金悦，等，2007．网球腿的超声诊断．中华超声影像学杂志，16（8）：703-705.
高上达，何以敉，林晓东，等，2003．胰头癌与壶腹癌的超声鉴别诊断及其临床评价．中国超声医学杂志，19（5）：378-381.
高孝斌，余永强，2011．布-加综合征的影像学研究进展．安徽医学，32（6）：853-856.
高岩，翁磊，袁珍，等，2005．小儿急性骨髓炎超声诊断和X-线、CT对照分析．中国超声医学杂志，21（9）：709-711.
顾胜利，徐斐燕，邹韧，2008．医源性股动脉假性动脉瘤的超声诊断与治疗．中国介入影像与治疗学，5（2）：123-125.
顾章愉，竺涵光，余优成，等，2001．超声检查在腓骨肌（皮）瓣修复下颌骨缺损中的作用．口腔颌面外科杂志，11（1）：8-10，34.
关欣，喻晓娜，吕增诚，等，2003．冠心病患者胸廓内动脉的超声检测．中华超声影像学杂志，12（1）：49-50.
官勇，李胜利，2003．胎儿骶尾部巨大恶性畸胎瘤1例的超声所见．中国超声医学杂志，（11）：24.
郭欢庆，李任飞，杨坡，等，2015．多囊肝病的治疗及进展．现代生物医学进展，15（3）：590-593.
郭瑞军，王明花，张文云，等，2004．高频超声在足踝部软组织急慢性损伤中的应用．中国超声医学杂志，20（3）：213-216.
郭瑞军，于亚军，邵新中，等，2000．肘管、腕管的超声解剖及其临床应用．中华超声影像学杂志，（2）：117-119.
韩宏伟，田建荣，2014．药物性肝损害的病因及临床特点研究．检验医学与临床，11（19）：2730-2731.
韩兴权，程天江，2005．彩色多普勒超声诊断闭合性肾损伤的价值．中国超声医学杂志，21（4）：287-289.
何跟山，艾红，王冰，等，2006．血栓靶向超声造影剂对犬股静脉急性栓塞后血栓增强效果研究．中华超声影像学杂志，15（5）：384-386.
何培根，2004．银屑病关节炎诊治指南．中华风湿病学杂志，8（3）：181-183.
何琼，罗建文，2014．超高速超声成像的研究进展．中国医学影像技术，30（8）：1251-1255.
何亚乐，费洪文，候跃双，等，2016．组织应变成像技术对缩窄性心包炎的临床研究．中华超声影像学杂志，15（3）：176-178.
胡莉君，吕清，王新房，等，2009．超声弹性成像评价2型糖尿病患者颈动脉和肱动脉血管壁弹性．中国医学影像技术，25（3）：427-430.
华扬，2015．颈动脉超声临床研究与应用进展．中华医学超声杂志（电子版），（4）：256-259.
黄福光，黄品同，2008．胎儿与小儿超声诊断学．北京：人民卫生出版社.
黄洁夫，2001．腹部外科学．北京：人民卫生出版社：1432-1448.
黄品同，林苗，田新桥，等，2007．超声造影对脑梗死患者颈动脉软斑块内新生血管的评价．中华超声影像学杂志，16（12）：1045-1047.
黄瑛，吕夕明，孙海燕，等，2005．微泡型多囊肝的超声诊断．中国超声诊断杂志，6（4）：263-266.
黄志强，2011．肝胆管外科的发展方向．外科理论与实践，16（4）：329-331.
纪芳，卢祖能，2006．高频超声在诊断腕管综合征中的应用．中华超声影像杂志，（8）：627-628.
加尔肯，热合本拜，吐尔逊别克，2004．肝包虫破入胆道的诊断与治疗．地方病通报，19（3）：37.
贾凤菊，高凤林，王维真，等，2000．B超在包虫病诊断及疗效评价中的应用研究．中国寄生虫病防治杂志，13（2）：88.
贾立群，王晓曼，2009．实用儿科腹部超声诊断学．北京：人民卫生出版社.
江凌，崔立刚，王金锐，等，2008．弹力纤维瘤的声像图表现及病理基础．中国医学影像技术，24（9）：1442-1444.
姜露莹，杨亚汝，邢晋放，等，2011．超声造影诊断肝移植术后肝动脉并发症．中国医学影像技术，27（10）：2071-2074.
姜玉新，李建初，2007．血管和浅表器官彩色多普勒超声诊断图谱. 南昌：江西科学技术出版社.
蒋次鹏，2002. 我国包虫病流行近况. 地方病通报，(3)：77-79.
蒋天安，赵君康，2002. 超声经脾胰尾扫查法的探讨. 中华超声影像学杂志，11（6）：376-378.
敬基刚，赵玉兰，罗燕，等，2009. 超声诊断隆突性皮肤纤维肉瘤. 中国医学影像技术，25（10）：1830-1832.
静淼，陈涛，2015. 超声在发育性髋关节发育不良诊疗中的临床应用. 中华医学超声杂志（电子版），(1)：6-10.
柯传庆，彭秋平，2012. 17例纤维板层型肝癌临床分析. 现代肿瘤医学，20（10）：2111-2113.
赖仁胜，2005. 甲状腺肿//周庚寅，觉道健一. 甲状腺病理与临床. 北京：人民卫生出版社：87-98.
李传红，史少华，张忠英，等，2009. 膝关节积血脂症的超声表现与相关技术因素关系探讨. 中国医学影像技术，25（10）：1827-1829.
李凤山，刘荣，李志伟，等，2003. 肝巨大囊肿致梗阻性黄疸1例. 肝胆外科杂志，11（2）：97.
李国瑞，2003. 先天性肌性斜颈的超声显像. 中国超声医学杂志，19（9）：713-714.
李建初，袁光华，柳文仪，等，1999. 血管和浅表器官彩色多普勒超声诊断学. 北京：北京医科大学中国协和医科大学联合出版社：173-186.
李杰，陈静静，李强，等，2015. 肝母细胞瘤CT与彩色多普勒超声诊断价值比较. 中国临床医学影像学杂志，26（2）：88-90.
李进，肖海鹏，2005. 甲状旁腺癌研究进展. 国外医学：内科学分册，32（6）：243-246，273.
李军，丁小玲，吕冰梅，等，2014. 血友病性膝关节病的超声特征. 中华血液学杂志，35（5）：434-437.
李胜利，2003. 胎儿畸形产前超声诊断图谱（CD-ROM）. 广州：广东省语言音像出版社.
李胜利，2004. 胎儿畸形产前超声诊断学. 北京：人民军医出版社.
李胜利，2004. 胎儿肢体畸形诊断思维方法及各种肢体畸形产前超声诊断. 中国医学超声杂志，5：131-135.
李胜利，2005. 胎儿畸形的产前超声检查. 中华医学超声杂志（电子版）（续），2（2）：70-73.
李胜利，2005. 胎儿畸形的产前超声检查. 中华医学超声杂志（电子版），2（1）：5-9.
李胜利，陈琮瑛，刘菊玲，等，2003. 胎儿颜面部超声解剖成像研究. 临床超声医学杂志，5（6）：321-326.
李胜利，陈琮瑛，刘菊玲，等，2004. Ultrasonographic features of normal fetal face in vitro study. 中华超声影像学杂志英文版，17（3）：361-365.
李胜利，官勇，杨晓东，等，2004. 就“超声诊断胎儿‘海豹儿’畸形综合征一例”与作者及编者商榷. 中华医学超声杂志（电子版），(5)：235-236.
李胜利，黄季春，2005. 超声检查在基层医院胎儿畸形筛查中的困扰与思考. 中华医学超声杂志电子版，2（4）：193-196.
李胜利，刘菊玲，陈琮瑛，等，2003. 颜面部畸形胎儿尸体超声研究. 中华超声影像学杂志，12（5）：316-317.
李胜利，欧阳淑媛，陈琮瑛，等，2003. 胎儿颜面部的产前超声研究. 中华超声影像学杂志，12（6）：355-358.
李胜利，欧阳淑媛，陈琮瑛，等，2005. 四腔心平面头侧偏斜法快速筛查胎儿先天性心脏畸形. 中华超声影像学杂志，14（8）：594-596.
李胜利，欧阳淑媛，陈琮瑛，等，2003. 连续顺序追踪超声法检测胎儿肢体畸形. 中华妇产科学杂志，38（5）267-269.
李胜利，欧阳淑媛，陈琮瑛，等，2004. 全前脑面部畸形的产前超声诊断. 中华超声影像学杂志，13（11）：841-843.
李拾林，肖进益，吕国荣，等，2005. 高频超声在诊断类风湿关节炎患者指关节病变中的应用. 中华风湿病学杂志，9（10）：600-602.
李淑清，山岗志，郭应禄，1996. 经腹壁超声在膀胱肿瘤诊断与分期中的意义. 中华泌尿外科杂志，17（6）：362-363.
李彤，李覃，闫秀荣，等，2000. 细粒棘球蚴病的超声检查与分类. 中国医学影像学杂志，8（5）：363-365.
李彤，严秀荣，黄加启，等，1996. 肝泡状棘球蚴病的超声图像分析. 中华超声影像学杂志，(4)：157-158，204.
李文刚，于殿绅，郑培惠，等，2005. CTA和超声多普勒在腓骨瓣血供检测中的应用. 口腔颌面外科杂志，15（2）：163-165.
李艳宁，李智贤，杨红，等，2005. 二维及彩色多普勒超声对亚急性甲状腺炎急性期的诊断价值. 中国超声医学杂志，21（7）：544-545.
李玉林，文继舫，唐建武，等，2015. 病理学. 8版. 北京：人民卫生出版社.
李悦，郭燕丽，何晓红，等，2008. 高频超声在类风湿性关节炎诊断中应用. 中国超声医学杂志，(7)：73-75.
李正，王慧贞，吉士俊，2000. 先天畸形学. 北京：人民卫生出版社.
李正，王慧贞，吉士俊，2001. 实用小儿外科学. 北京：人民卫生出版社.
李志艳，田江克，冯卉，等，2014. 超声造影快速诊断肝癌出血的临床应用研究. 中华医学超声杂志，(2)：114-119.
李治安，2003. 临床超声影像学. 北京：人民卫生出版社：1001-1002.
李竹，钱宇平，1984. 出生缺陷监测. 北京：人民卫生出版社.
梁东，李桂萍，毛明慧，等，2013. 肝切除联合射频消融治疗肝泡球蚴病12例. 西北国防医学杂志，34（4）：370-371.
梁莉，简文豪，2005. 肝脏超声造影. 中华超声医学杂志（电子版），2（3）：182-185.
梁峭嵘，梁彤，黄春燕，等，2006. 超声造影在肝脏外伤鉴别诊断中的应用价值. 中国超声医学杂志，22（10）：760-763.

梁燕，李树森，刘金模，等，2000．慢性膀胱炎声像图分析及其超声诊断价值．中国超声医学杂志，16（3）：187-188．

廖松林，2000．甲状腺常见疾病的病理诊断及鉴别诊断．临床与实验病理学杂志，16（6）：510-512．

林发俭，崔国庆，张武，2001，等．肩袖撕裂的超声诊断．中国超声医学杂志，17（3）：224-226．

林惠洪，童小清，2011．超声定量诊断慢性乙型肝炎肝纤维化的临床分析．医学影像学杂志，21（10）：1586-1588．

林建军，覃美瑛，黄培隽，等，2011．儿童不完全型梨状窝瘘的超声诊断价值．中华超声影像学杂志，20（11）：1009-1010．

林振湖，林礼务，薛恩生，等，2006．彩色多普勒超声对肾上腺肿瘤的诊断价值．中华医学超声杂志（电子版），3（6）：339-341．

刘芳，肖萤，2010．超声弹性应变率值在甲状腺良恶性结节诊断中的应用．中华医学超声杂志（电子版），7（4）：671-678．

刘赫，姜玉新，张缙熙，2004．甲状旁腺癌的声像图表现．中国医学影像技术，20（12）：1860-1861．

刘吉斌，王金锐，2010．超声造影显像．北京：科学技术文献出版社：226-228．

刘健，黄道中，张青萍，等，2006．高频及多普勒超声诊断甲状旁腺腺瘤及其并发症的价值．中国临床医学影像杂志，17（2）：76-78．

刘敬，曹海英，2005．新生儿脑损伤的超声诊断与临床．北京：中国医药科技出版社．

刘菊玲，李胜利，陈琮瑛，等，2004．胎儿肢体缺失的产前超声诊断．中国医学影像技术，20（9）：1413-1415．

刘菊玲，李胜利，陈琮瑛，等，2005．产前超声诊断胎儿裂手裂足畸形1例．中华超声影像学杂志，14（3）：228．

刘菊玲，李胜利，陈琮瑛，等，2005．胎儿肢体畸形的产后超声研究．中华超声影像学杂志，14（1）：42-44．

刘菊玲，李胜利，陈琮瑛，等，2004．引产后的胎儿正常肢体的体外超声检查．中国医学影像技术，（9）：1413-1415．

刘丽文，张军，段云燕，等，2008．超声引导下凝血酶注射法治疗假性动脉瘤．中国超声医学杂志，24（11）：1039-1041．

刘连新，梁英健，2015．非寄生虫性肝脏囊性疾病的诊断与治疗．中华消化外科杂志，14（2）：99-101．

刘彤华，2006．内分泌系统//刘彤华．诊断病理学．2版．北京：人民卫生出版社：339-383．

刘昕，王建华，梁慧青，等，2013．实时三维超声斑点追踪成像评价冠心病患者左心室整体收缩功能的临床研究．中华超声影像学杂志，22（4）：282-285．

刘旭林，李淑玲，孙庆举，等，2008．超声诊断创伤性关节（脂）血症．中华超声影像学杂志：7272-274．

刘延玲，熊鉴然，2014．临床超声心动图学．3版．北京：科学出版社．

刘英，1995．B超诊断胎儿短肢畸形（海豹儿）一例．中华物理医学杂志，（4）：240．

刘照宏，梁峭嵘，石星，等，2005．腱鞘巨细胞瘤的高频彩色多普勒超声表现特征．中国超声诊断杂志，6（2）：124-127．

刘志红，2006．人体包虫病的超声诊断．医药产业资讯，3（18）：157．

卢灿荣，黄志强，董家鸿，等，2006．闭合性肝外伤的治疗决策．解放军医学杂志，31（8）：815-817．

陆恩祥，1999．胸廓出口综合征彩色多普勒的诊断．中国超声医学杂志，11（15）：59-61．

陆伦根，曾民德，2014．胆汁淤积和自身免疫性肝病．北京：人民卫生出版社：9．

陆文明，2004．临床胃肠疾病超声诊断学．西安：第四军医大学出版社．

罗月秀，程国祚，1992．超声诊断下肢深静脉瓣膜功能不全初步探讨．中华物理医学杂志，（3）：137-138．

吕发勤，唐杰，2008．超声造影在腹部实脏器外伤诊断及治疗中的价值．中国医学影像技术，24（5）：797-799．

吕发勤，唐杰，张惠琴，等，2008．超声造影引导经皮注射治疗严重脾破裂出血．中华超声影像学杂志，17（7）：598-600．

吕珂，姜玉新，2005．正常肩袖及肩袖撕裂的超声检查．中华超声影像学杂志，14（2）：154-155．

马波，韩新巍，史大鹏，等，2009．布-加综合征肝脏病理学与肝静脉和下腔静脉阻塞类型的相关性研究．中华实用诊断与治疗杂志，23（6）：571-573．

马继东，张玉琳，马强，2005．发育性髋关节发育不良的超声诊断．中华小儿外科杂志，26（8）：442-443．

毛驰，彭歆，俞光岩，等，2001．超声多普勒血流仪在游离腓骨瓣皮岛设计中的应用．现代口腔医学杂志，15（6）：442-444．

苗英，张希平，2005．彩超诊断心脏包虫1例．中国超声诊断杂志，6（11）：829．

倪子俞，2009．慢性阻塞性肺疾病与慢性肺源性心脏病．北京：中国医药科技出版社．

牛静，2013．超声对外伤性肝脏破裂的诊断价值．中国医疗前沿，（16）：80-81．

牛克松．肖萤，潘瑞喆，2005．半月板损伤超声诊断价值的探讨．中华超声影像学杂志，14（5）：373-376．

农红，王冠玲，2004．肝包虫囊肿破入腹腔的B超检查．中国超声诊断杂志，5（11）：839-840．

彭巧英，陈自励，1999．双胎输血综合征发病机制研究．临床儿科杂志，17（5）：2．

彭淑牖，刘颖斌，2003．要重视肝脏良性占位性病变的诊断与治疗．中国实用外科杂志，23（11）：641-643．

祁长生，马继生，周萍，等，2003．介入性超声腔内给药加硬化治疗肝包虫病．中国医学影像学杂志，4（1）：39-40．

曲妮娜，李杰，时丹丹，等，2011．高频超声诊断新生儿十二指肠梗阻性疾病．中华超声影像学杂志，20（6）：502-504．

任杰，苏中振，王天宝，2013．普通外科超声解剖与诊断图谱．广州：广东科技出版社．

任卫东，唐力，2005．血管超声诊断基础与临床．北京：人民军医出版社：262-267．

任永芳，蒋杰，夏迎洪，等，2008．肝脓肿的CT表现及MRI扩散成像分析．中国临床医学影像杂志，19（7）：516-518．

任永芳，夏建洪，亚力坤，等，2009．肝脏细粒棘球蚴病的影像学表现及ADC值分析．新疆医学，39（1）：15-19．

桑玉顺，姥义，于晓华，等，2007．高频超声在疲劳性骨膜炎诊断中的应用价值．上海医学影像，16（3）：239-240．

闪海霞，吴爱华，侯金林，等，2008．自身免疫性肝病的临床与病理学特点分析．临床肝胆病杂志，24（2）：111-113．

申志扬，郭琦，秦志平，等，2014．肝纤维化超声实时组织弹性成像定量分析研究．中国超声医学杂志，30（3）：235-238．

沈文佳，刘艳萍，陈卉，等，2013．隆突性皮肤纤维肉瘤的超声表现．中国超声医学杂志，29（10）：947-950．

施红，蒋天安，2013．实用超声造影诊断学．北京：人民军医出版社．

石颖，雷成功，卢涌洁，等，2004．三维超声成像在诊断外周血管动脉粥样硬化方面的临床应用．中国超声诊断杂志，5（9）：646-649．

史鹏丽，国兰兰，马灵芝，2015．儿童肾上腺神经母细胞瘤的超声诊断价值．实用肿瘤杂志，30（4）：349-351．

舒先红，黄国倩，潘翠珍，等，2004．正常人心肌应变及应变率定量分析．中华超声影像学杂志，13（11）：805-807．

瞬时弹性成像技术（TE）临床应用共识专家委员会，2015．瞬时弹性成像技术（TE）临床应用专家共识（2015年）．中国肝脏病杂志（电子版），7（2）：7．

宋兵杰，2004．腹腔包虫病诊断与治疗体会．实用医学杂志，（6）：656．

宋宏萍，周晓东，任小龙，等，2011．超声造影鉴别单纯肝血肿与肝血肿伴活动性出血实验研究．生物医学工程与临床，15（2）：116-120，封2．

孙欢，杨晓英，孙玉秀，等，2008．血管回声跟踪技术评价妊娠期高血压疾病患者血管内皮功能．中国超声医学杂志，24（2）：149-151．

孙世杰，孙广荣，周先亭，2003．肝囊肿并发梗阻性黄疸3例分析．山东医药，43（29）：42-43．

孙文英，1998．胎儿水肿研究现状和诊断进展．国外医学计划生育分册，（3）：129-133．

孙秀英，杨继金，陈宁宁，等，2003．应用彩超评价甲状腺动脉栓塞术后治疗甲状腺功能亢进的疗效．介入放射学杂志，12（2）：108-111．

孙绪荣，2005．心脏、心包细粒、泡状棘球蚴病的影像学表现．中国医学影像技术，21（5）：715-717．

孙颖，邹正升，尚丽丹，等，2014．非感染性肝病在传染病医院中的分布特征．肝脏，（10）：719-721，729．

谭洪亮，孙金成，张宽岗，等，2005．腰部肌肉包虫病1例，中国医学影像技术，21（3）：357．

汤善宏，曾维政，吴晓玲，等，2014．肝淀粉样变性的临床特点及随访．世界华人消化杂志，22（30）：4634-4637．

唐杰，董宝玮，1999．腹部和外周血管彩色多普勒诊断学．2版．北京：人民卫生出版社：154-174．

唐杰，张惠琴，吕发勤，等，2007．超声造影在腹部实质脏器外伤治疗中的应用．中华超声影像学杂志，16（11）：966．

唐少珊，刘守君，蔡爱露，等，2003．三维超声在检测血管结构及血管病变中的应用价值．中华超声影像学杂志，12（3）：140-142．

唐永庆，杨莉，丁春贤，2008．超声诊断肝包虫32例分析．中国误诊学杂志，（1）：201-202．

腾剑波，史森，王延宙，等，2007．超声在发育性髋关节脱位诊断中的应用研究．中华超声影像学杂志，（9）：790-794．

滕光菊，孙颖，常彬霞，等，2013．418例药物性肝损害临床特征及预后分析．肝脏，（1）：4．

田凤，韩东江，2015．实时超声造影在肝脏肿瘤诊断中的应用价值分析．中外医学研究，13（12）：75-76．

田焕，王学梅，刘延君，等，2008．三维彩色多普勒能量图在骨肿瘤诊断中的应用．中国临床医学影像杂志，19（12）：876-878．

田家玮，2002．心肌疾病超声诊断．北京：人民卫生出版社．

田津，李治安，杨娅，等，2005．冠状动脉血流显像评价冠状动脉搭桥术后胸廓内动脉桥通畅性的研究．中华超声影像学杂志，14（1）：9-13．

田志云，詹姆斯·休塔，1994．胎儿超声心动图手册．上海：同济大学出版社．

王春喜，蔡相军，徐文通，等，2007．甲状旁腺癌11例诊治分析．临床外科杂志，15（3）：165-166．

王凤兰，2000．中国出生缺陷监测畸形图谱．北京：北京医科大学，中国协和医科大学联合出版社．

王虎，柴君杰，刘凤洁，等．2002．青海省包虫病的生态流行病学研究．中国寄生虫病防治杂志，（5）：32-35．

王虎，柴俊杰，刘凤，等，2002．青海省包虫病的生态流行病学研究，中国寄生虫病防治杂志，15（5）：284-287．

王虎，赵海龙，马淑梅，等，2000．青海动物棘球绦虫感染调查研究．地方病通报，（3）：29-33．

王建华，王金锐，杨敬英，等，2002．高频超声对浅表神经鞘瘤的诊断价值．中华超声影像杂志，（4）：224，228．

王金锐，刘吉斌，Chhem RK，等，2007．肌肉骨骼系统超声影像学．北京：科学技术文献出版社．

王立，曹红梅，王长梅，等，2005．甲状腺上动脉流速与甲状腺素及腺体增生关系的超声研究．中国医学影像学杂志，13（5）：328-331．

王茂强，崔志鹏，于国，1999．纤维板层型肝癌的影像学表现．中华肿瘤杂志，（2）：128．

王芹芹，2015．多囊肝的病因、诊断及治疗的研究进展．同济大学学报：医学版，36（2）：129-132．

王天赟，罗菊霞，周新梅，等，2001．肝包虫囊肿的介入治疗．中国临床医学影像杂志，12（3）：220-222．
王文平，丁红，黄备建，2012．实用肝脏疾病超声造影图谱．北京：人民卫生出版社．
王湘辉，2005．肝棘蚴球病的治疗现状．西北国防医学杂志，36（10）：678-682．
王新房，2009．超声心动图学．4版．北京：人民卫生出版社．
王新房，李治安，1991．彩色多普勒诊断学．北京：人民卫生出版社．
王艳，林礼务，2006．壶腹周围癌的影像学诊断方法．中国医学影像技术，22（3）：471-474．
王艳君，王牧，牛远图，等，1990．B型超声诊断纵隔畸胎瘤的探讨．中华物理医学杂志，12（1）：1-4，C1．
王迎，2001．肝泡状棘球蚴病．中国寄生虫学与寄生虫病杂志，19（5）：2．
王玉琦，叶建荣，2003．血管外科学．上海：上海科学技术出版社：202-215．
王振宇，周玉华，腾永亮，等，2014．婴儿纤维性错构瘤2例并文献复习．中国实验诊断学，18（1）：147-148．
王峥嵘，张玉林，苏英姿，等，2014．超声在先天性肠旋转不良及中肠扭转诊断中的价值．中华超声影像学杂志，23（3）：243-246．
王正滨，张春华，王建红，等，2004．肾上腺恶性肿瘤的超声显像定位与定性诊断价值．中华超声影像学杂志，13（9）：693-695．
魏立亚，何文，项东英，等，2008．超声造影在血管疾病中的应用．中国医学影像技术，24（10）：1586-1589．
魏志杰，2009．超声探讨肝囊肿随时间的变化规律．现代中西医结合杂志，18（28）：3478-3479．
温朝阳，范春芝，安力春，等，2011．实时定量超声弹性成像技术检测肱二头肌松弛和紧张状态下弹性模量值差异．中华医学超声杂志（电子版），8（1）：129-134．
温浩，徐明谦，2007.实用包虫病学．北京：科学出版社：205-211．
温浩，姚秉礼，邹培范，等，1990．丙硫苯咪唑治疗肝腹部囊型包虫病的研究．中华医学杂志，（1）：47-49．
吴道珠，徐旭仲，李挺，等，2006．高频超声对臂丛神经显像和定位的价值．中华超声影像学杂志，15（6）：449-452．
吴建生，2001．足菌肿的诊断和治疗．实用骨科杂志，7（1）：18-19．
吴孟超，2000．肝脏外科学．2版．上海：上海科技教育出版社：382-384．
吴孟超，2012．原发性肝癌在中国的治疗和研究现状．成都医学院学报，7（2）：161-162．
吴乃森，2009．腹部超声诊断与鉴别诊断学．北京：科学技术文献出版社．
吴强，张茂惠，2003．超声对小儿先天性肌性斜颈的诊断价值．中国超声医学杂志，19（7）：550-551．
伍瑛，杜联芳，李凡，等，2008．超声造影在肾上腺肿瘤的应用价值．临床超声医学杂志，10（1）：16-18．
夏焙，2013．小儿超声诊断学．2版．北京：人民卫生出版社．
夏耀林，廖平川，何凌风，2005．急性膀胱炎超声表现特点．中国超声医学杂志，21（12）：930-932．
肖沪生，任亚娟，徐智章，等，2012．肱二头肌收缩的剪切波声弹性成像动态测定及其生理学意义探讨．肿瘤影像学，21（2：）81-83．
谢潇，刘艳萍，马一博，2013．可疑放线菌性足菌肿超声表现一例．中国超声医学杂志，29（3）：210．
邢晋放，曹铁生，段云友，2004．老年颈动脉粥样硬化三维超声成像与二维超声成像的比较．第四军医大学学报，25（13）：1244-1246．
邢晋放，王新房，刘望彭，等，2002．三维彩色多普勒超声成像在诊断颈动脉粥样硬化中的应用研究．中华超声影像学杂志，11（5）：279-281．
徐光，彭禹，杨扬，等，2001．二维彩色多普勒超声筛选冠状动脉搭桥术桥血管的价值．中华超声影像学杂志，10（11）：645-647．
徐克，有慧，苏洪英，等．Budd-Chiari综合征血管病变的分型与临床研究．中华放射学杂志，2003，37（10）：896-900．
徐明谦，柴君杰，谭家忠，等．1993．第二届包虫病防治专题座谈会纪要．中华医学杂志，（8）：496-501．
徐明谦，哈德尔·库尔班，孔长青，等，2002．肝囊性包虫病的影像学诊断与分型．中华医学杂志，82（3）：176-179．
徐庆华，谭咏韶，朱广兴，等，2009．三维超声成像技术在膀胱肿瘤定性诊断中的应用价值．中华医学超声杂志（电子版），6（3）：512-516．
徐秋华，周辉红，2015．颌面颈部超声诊断学．北京：军事医学科学出版社．
徐燕，李桂明，薛芳，等，2014．瞬时弹性成像对慢性乙肝肝纤维化诊断的研究．现代生物医学进展，14（7）：1279-1282，1290．
徐智章，2001．现代腹部超声诊断学．北京：科学出版社：377-390．
徐智章，2008．现代腹部超声诊断学．2版．北京：科学出版社．
徐智章，张爱宏，2002．外周血管超声彩色血流成像．北京：人民卫生出版社：47-154．
徐钟慧，姜玉新，李建初，等，2005．肾上腺髓样脂肪瘤的超声诊断．中华超声影像学杂志，14（10）：761-763．
许祖德，陈增良，2003．病理学．上海：复旦大学出版社．
轩维锋，张红环，陈祎，2007．皮脂腺囊肿的超声诊断．临床超声医学杂志，9（8）：498-500．
薛社普，俞慧，黄玉苓，等，2000．中国人胚胎发生发育实例图谱．北京：北京医科大学中国协和医科大学联合出版社．
严英榴，杨秀雄，2003．产前超声诊断学．北京：人民卫生出版社．
阎京京，王美华，2003．甲状腺腺瘤及结节性甲状腺肿484例的再认识．中国误诊学杂志，3（2）：194-195．

燕山，詹维伟，周建桥，2009．甲状腺与甲状旁腺超声影像学．北京：科学技术文献出版社．
杨兼辉，2009．原发性肝癌规范化诊治专家共识．临床肿瘤学杂志，14（3）：11．
杨晓东，李胜利，2005．胎儿左冠状动脉右心室壁内瘘超声表现一例．中华医学超声杂志（电子版），2（2）：126．
杨亚汝，杜联芳，李凡，2009．超声造影在膀胱疾病中的应用价值．临床超声医学杂志，11（7）：447-449．
杨一林，段云友，赵柏山，等，2000．彩色及能量多普勒超声在原发性骨肿瘤的应用．中国超声医学杂志，16（9）：3．
姚苓，陈焰，王喜立，1999．超声诊断胎儿肺囊性腺瘤样畸形．中国超声医学杂志，（4）：308-310．
姚远，李胜利，刘菊玲，等，2005．四腔心切面在产前超声诊断先天性心脏畸形中的作用．中国妇幼保健，（13）：1621-1622．
姚远，李胜利，刘菊玲，等，2005．胎儿腭裂产前超声诊断研究．中华超声影像学杂志，14（8）：597-600．
姚远，李胜利，欧阳淑媛，等，2005．先天性房室间隔缺损的产前超声诊断．临床超声医学杂志，7（3）：161-163．
姚远，梁志敏，李胜利，2004．超声诊断胎儿全前脑并独眼畸形1例．中国超声医学杂志，（6）：62．
殷伟洪，刘丰春，2006．胸廓内动脉的解剖及超声研究进展．解剖与临床，11（4）：288-290．
勇强，张武，李选，等，1999．多普勒超声判断静脉反流程度与X线造影对比研究．中国医学影像技术，（3）：161．
于明安，许祖闪，汤钟娟，等，2002．高频超声对诊断婴幼儿早期佝偻病的价值．中华放射学杂志，36（3）：249-253．
余玲，肖蓉，2015．腋窝包虫病超声表现1例．中国超声医学杂志，31（12）：1092．
俞天麟，1989．现代泌尿外科．兰州：甘肃科学技术出版社：419．
袁光华，张武，简文豪，等，2005．超声诊断基础与临床检查规范．北京：科学技术文献出版社：352-355．
岳林先，2011．实用浅表器官和软组织超声诊断学．北京：人民卫生出版社．
昝星有，周卫平，赵新美，等，2013．毛母质瘤的超声表现及其分型．中国医学影像技术，29（11）：1864-1866．
臧丽，窦京涛，王殿军，等，2005．甲状旁腺腺瘤内出血．中华内分泌代谢杂志，21（6）：579-581．
臧晓红，郑建勋，赵小华，2000．脂肪坏死的声像图表现．中国医学影像技术，16（7）：592．
张辰晨，胡晴晴，2015．超声在肝囊肿诊疗中的应用．中国医药指南，13（29）：292-293．
张号绒，何静波，陈文娟，等，2010．彩色多普勒超声对儿童原发性肠淋巴瘤的诊断价值．医学临床研究，27（4）：621-623．
张晖，季正标，王文平，等，2003．超声对纵隔肿瘤的诊断价值．中国医学影像技术，19（6）：674-675．
张缙熙，1983．B型超声显像在肾上腺疾病中的应用．中华物理医学杂志，5（4）：193-195．
张静漪，邱逦，Parajuly SS，等，2011．结节性筋膜炎的组织病理学分类及其超声表现．中国医学影像技术，27（4）：818-821．
张梅，2013．超声标准切面图解．北京：人民军医出版社．
张鹏飞，张运，姚桂华，等，2005．实时三维超声测量动脉粥样硬化斑块体积－仿体实验．中华超声影像学杂志，14（8）：614-617．
张琪，周晓东，陈定章，等，2006．正常四肢神经干的超声测量及其意义．临床超声医学杂志，8（5）：261-263．
张文花，丁红宇，王慧，等，2014．高频超声诊断新生儿环状胰腺的价值．中华超声影像学杂志，23（5）：423-426．
张武，2008．现代超声诊断学．北京：科学技术文献出版社：200-201．
张武，周跃兴，2001．超声引导穿刺硬化治疗肝包虫囊肿进展．中国医学影像技术，17（9）：858-859．
张喜锦，刘纯红，张玉霞，2005．8例肝包虫囊肿破裂的B超诊断．新疆医科大学学报，（9）：905．
张亚平，1999．骶尾部脊索瘤超声所见．中国超声医学杂志，11（11）：854．
张尧，李士星，任卫东，等，2011．小肠套叠合并壁内或浆膜下积气是手术指征．中国医学影像技术，27（8）：1614-1616．
张亿倬，杨敬英，王金锐，2009．超声造影评价股浅静脉瓣膜功能的初步应用．现代生物医学进展，9（1）：91-93．
张韵华，刘利民，夏罕生，等，2004．外周神经鞘瘤的超声诊断．上海医学影像，13（1）：61-63．
章仁安，张元芳，1994．泌尿外科治疗学．上海：上海科学技术出版社：130．
仉晓红，李迎新，单淑香，等，2009．胸壁结核53例超声影像学表现及临床分析．中国超声医学杂志，25（5）：458-461．
赵瑾，陆文明，2007．超声诊断小儿消化性溃疡的临床价值．中华超声影像学杂志，16（10）：885，897．
赵俊岭，刘艳玲，王欣，2005．腓管综合征2例超声表现．中国超声医学杂志，21（4）：319-320．
赵齐羽，蒋天安，陈芬，等，2014．肝内胆管细胞癌的超声造影表现分析．肿瘤影像学，（1）：5-7．
赵夏夏，苗英，孟颖，等，2006．盆腹腔棘球蚴病超声图像特征分析．中国临床医学影像杂志．
赵夏夏，苗英，孟颖，等，2007．藏族高海拔地区超声检查包虫病的分析．内蒙古中医药，9：75．
郑坚，Philip WA，2001．结节性筋膜炎201例临床病理分析．诊断病理学杂志，8（1）：10-13．
郑荣琴，吕明德，2007．超声造影新技术临床应用．广州：广东科技出版社：225-227．
郑笑娟，黄雪兰，王洪梅，等，2009．超声造影与DSA诊断颅外段颈动脉狭窄的对比研究．医学影像学杂志，19（4）：399-401．
郑云慧，张凤岗，陈焕新，等，2009．超声造影在肝泡型包虫病与肝实性占位性病变的鉴别诊断的研究．中国超声医学杂志，25（12）：1147-1149.

中国抗癌协会肝癌专业委员会，2015. 原发性肝癌规范化病理诊断指南（2015年版）. 中华肝胆外科杂志，21（3）：145-151.

中国医师协会超声医师分会，2011. 血管和浅表器官超声检查指南. 北京：人民军医出版社.

中国医师协会超声医师分会，2013. 腹部超声检查指南. 北京：人民军医出版社.

中国医师协会新生儿专业委员会神经专家委员会，2012. 新生儿缺氧缺血脑病超声诊断建议. 中华神经医学杂志，11（4）：413-415.

中华医学会超声医学分会超声心动图学组，2015. 2015中国心血管超声造影增强检查专家共识. 中华医学超声杂志（电子版），12（9）：667-680.

中华医学会风湿病学分会，2010. 类风湿关节炎诊断和治疗指南. 中华风湿病学杂志，14（4），265-270.

中华医学会肝病学分会，中华医学会感染病学分会，2011. 慢性乙型肝炎防治指南（2010年版）. 中国肝脏病杂志（电子版），（1）：66-82.

钟晓红，李胜利，陈琮瑛，等，2005. 法洛氏四联症的胎儿期超声心动图特征. 中国超声医学杂志，21（7）：552-554.

仲从兵，张亦哲，胡智亮，等，2011. 高频超声对藏毛窦的诊断价值. 中华超声影像学杂志，20（6）：550-551.

周丛乐，汤泽中，2020. 新生儿颅脑超声诊断学. 2版. 北京：北京大学医学出版社.

周庚寅，覚道健一，2005. 甲状腺病理与临床. 北京：人民卫生出版社.

周海昱，姜文学，张涛，等，2011. 肩关节米粒体滑囊炎一例报告. 中华骨科杂志，31（8）：913-914.

周建桥，詹维伟，燕山，2005. 第八章甲状旁腺疾病的超声诊断//燕山，詹维伟. 浅表器官超声诊断学，南京：东南大学出版社.

周柳英，陈琮瑛，李胜利，等，2004. 超声诊断胎儿双侧桡骨缺失并多种畸形两例. 职业卫生与病伤，19（2）：1.

周微微，曹铁生，段云友，1998. 经胸和经食管超声诊断纵隔肿瘤的对比研究. 中华超声影像学杂志，7（5）：304-306.

周永昌，郭万学，2003. 超声医学. 4版. 北京：科学技术文献出版社.

周永昌，郭万学，2006. 超声医学. 5版. 北京：科学技术文献出版社.

周永昌，郭万学，2010. 腹部超声. 北京：人民军医出版社.

周永昌，郭万学，2011. 超声医学. 6版. 北京：人民军医出版社，805-824.

朱宏毅，季福，2010. 肝内胆管癌的诊治现状. 肝胆胰外科杂志，22（5）：432-435.

朱家安，胡兵，翟伟韬，等，2003. 肩峰下撞击综合征的超声评价. 中国超声医学杂志，19（9）：684-687.

朱文晖，欧阳茂，唐水娟，等，2008. 探讨颈动脉粥样斑块超声造影显像特征及血浆髓过氧化物酶水平与脑梗死的关系. 中国超声医学杂志，24（8）：696-699.

朱晓丹，王志远，赵君康，2008. 血管回声跟踪技术评价2型糖尿病患者外周大血管内皮功能. 临床超声医学杂志，10（6）：371-373.

朱鹰，李秀英，朱晓琳，等，1999. 纵隔肿瘤B超引导下穿刺活检及其临床应用价值. 中国肿瘤临床，26（6）：458.

藤本研治，加藤道夫，外村明子，等，2010. Real-time Tissue Elastography を用いた肝線維化の非侵襲的評価法-Liver fibrosis index（LF index）による stage判定. 肝臓，51（9）：539-541.

Abbas MA，Fowl RJ，Stone WM，et al，2003. Hepatic artery aneurysm：factors that predict complications. J Vasc Surg，38（1）：41-45.

Abdelmoneim SS，Bernier M，Dhoble A，et al，2008. Assessment of the vascularity of a left atrial mass using myocardialperfusion contrast echocardiography. Echocardiography，25（5）：517-520.

Abrams HL，Siegelman SS，Adams DF，et al，1982. Computed tomography versus ultrasound of the adrenal gland：a prospective study. Radiology，143（1）：121-128.

Ahlberg NE，Calissendorff B，Wijkström H，1982. Computed tomography in staging of bladder carcinoma. Acta Radiol Diagn，23（1）：47-53.

Ahuja A，Chick W，King W，et al，1996. Clinical significance of the comet-tail artifact in thyroid ultrasound. J Clin Ultrasound，24（3）：129-133.

Alehossein M，Abdi S，Pourgholami M，et al，2012. Diagnostic accuracy of ultrasound in determining the cause of bilious vomiting in neonates. Iran J Radiol，9（4）：190-194.

Allan LD，Apfel HD，Printz BF，1998，Outcome after prenatal diagnosis of the hypoplastic left heart syndrome. Heart，79（4）：371-373.

Alvaro D，Mancino MG，Onori P，et al，2006. Estrogens and the pathophysiology of the biliary tree. Word J Gastroenterol，12（22）：3537-3545.

American Institute of Ultrasound in Medicine，2003. AIUM Practice Guideline for the performance of thyroid and parathyroid ultrasound examination. J Ultrasound Med，22（10）：1126-1130.

American Joint Committee on Cancer，2006. Introduction to head and neck sites//Greene FL，Compton CC，Fritz AG，et al. AJCC cancer staging atlas. New York：Springer：13-18.

Andreu J，Cáceres J，Pallisa E，et al，2004. Radiological manifestations of pulmonary tuberculosis. Eur J Radiol，51（2）：139-149.

Angeli A，Osella G，Alì A，et al，1997. Adrenal incidentaloma：an overview of clinical and epidemiological data from the National Italian Study Group. Horm Res，47（4-6）：279-283.

Appetecchia M，Bacaro D，Brigida R，et al，2006. Second

generation ultrasonographic contrast agents in the diagnosis of neoplastic thyroid nodules. J Exp Clin Cancer Res, 25 (3): 325-330.

Appetecchia M, Solivetti FM, 2006. The association of colour flow Doppler sonography and conventional ultrasonography improves the diagnosis of thyroid carcinoma. Horm Res, 66 (5): 249-256.

Arbustini E, Narula N, Dec GW, et al, 2013. The MOGE (S) classification for a phenotype-genotype nomenclature of cardiomyopathy: endorsed by the world Heart Federation. J Am Coll Cardiol, 62 (22): 2046-2072.

Arbustini E, Narula N, Tavazzi L, et al, 2014. The MOGE (S) classification of cardiomyopathy for clinicians. J Am Coll Cardiol, 64 (3): 304-318.

Arnold MF, Voigt JU, Kukulski T, et al, 2001. Does atrioventricular ring motion always distinguish constriction from restriction? A Doppler myocardial imaging study. J Am Soc Echocardiogr, 14 (5): 391-395.

Asher CR, Klein AL, 2002. Diastolic heart failure: restrictive cardiomyopathy, constrictive pericarditis, and cardiac tamponade: clinical and echocardiographic evaluation. Cardiol Rev, 10 (4): 218-229.

Asteria C, Giovanardi A, Pizzocaro A, et al, 2008. US-elastography in the differential diagnosis of benign and malignant thyroid nodules. Thyroid, 18 (5): 523-531.

Aubé C, Racineux PX, Lebigot J, et al, 2004. J Radiol. Diagnosis and quantification of hepatic fibrosis with diffusion weighted MR imaging: preliminary results. J Radiol, 85(3): 301-306.

Baarslag HJ, van Beek EJR, Koopman MMW, et al, 2002. Prospective study of color duplex ultrasonography compared with contrast venography in patients suspected of having deep venous thrombosis of the upper extremities. Ann Intern Med, 136 (12): 865-872.

Babcook CJ, McGanan JP, Chong BW, et al, 1996. Evaluation of fetal midface anatomy related to facial clefts: use of ultrasound. Radiology, 201 (1): 113-118.

Baldini M, Orsatti A, Bonfanti MT, et al, 2005. Relationship between the sonographic appearance of the thyroid and the clinical course and autoimmune activity of Graves' disease. J Clin Ultrasound, 33 (8): 381-385.

Baloch ZW, LiVolsi VA, Asa SL, et al, 2008. Diagnostic terminology and morphologic criteria for cytologic diagnosis of thyroid lesions: a synopsis of the National Cancer Institute Thyroid Fine-Needle Aspiration State of the Science Conference. Diagn Cytopathol, 36 (6): 425-437.

Bamt F, Onak Kandemir N, Karakaya K, et al, 2011. Primary intestinal diffuse large B-cell lymphoma forming multiple lymphomatous polyposis. Turk J Gastroenterol, 22 (3): 324-328.

Bancroft LW, Peterson JJ, Kransdorf MJ, et al, 2002. Soft tissue tumors of the lower extremities. RdioClin North Am, 40 (5): 991-1011.

Barberà JA, Peinado VI, Santos S, 2003. Pulmonary hypertension in chronic obstructive pulmonary disease. Eur Respir J, 21 (5): 892-905.

Barksdale EM J, Obokhare I, 2009. Teratomas in infants and childen. Curr Opin Pediatr, 21 (3): 344-349.

Baronciani D, Scaglia C, Corchia C, et al, 1995. Ultrasonography in pregnancy and fetal abnormalities: screening or diagnostic test. Prenat Diagn, 15 (12): 1101-1108.

Bartolotta TV, Midiri M, Galia M, et al, 2006. Qualitative and quantitative evaluation of solitary thyroid nodules with contrast-enhanced ultrasound: initial results. Eur Radiol, 16 (10): 2234-2241.

Baxter GM, 1999. Postcatheterization arteriovenous fistula// Baxter GM, Allan PP, Morley P. Clinical Diagnostic Ultrasound (second edition). London: Blackwell Science Ltd: 270.

Bedi DG, Davidson DM, 2001. Plantar fibromatosis: Most common sonographic appearance and variations. J Clin Ultrasund, 29 (9): 499-505.

Bednarek-Tupikowska G, Tupikowski K, Akinpelumi BF, 2005. Adrenal myelolipma. Pol Merkur Lekarski, 18(103): 107-110.

Bellah R, 2001. Ultrasound in pediatric musculoskeletal disease: techniques and applications, Radiol Clin North Am, 39 (4): 597-618.

Benker G, Olbricht T, Windeck R, et al, 1988. The sonographical and functional sequelae of de Quervain's subacute thyroiditis: long-term follow-up. Acta Endocrinol(Copenh), 117 (4): 435-441.

Bernardi E, Camporese G, Büller HR, et al, 2008. Serial 2-point ultrasonography plus D-dimer vs whole-leg color-coded Doppler ultrasonography for diagnosing suspected symptomatic deep vein thrombosis: a randomized controlled trial. JAMA, 300 (14): 1653-1659.

Berzigotti A, Zappoli P, Magalotti D, et al, 2008. Spleen enlargement on follow-up evaluation: a noninvasive predictor of complications of portal hypertension in cirrhosis. Clin Gastroenterol Hepatol, 6 (10): 1129-1134.

Bhattacharyya N, 2003. A population-based analysis of survival factors in differentiated and medullary thyroid carcinoma. Otolaryngol Head Neck Surg, 128 (1): 115-123.

Bluth EI, Sunshine JH, Lyons JB, et al, 2000. Power Doppler imaging: initial evaluation as a screening examination for carotid artery stenosis. Radiology, 215 (3): 791-800.

Bodily KD, Takahashi M, Fletcher JG, et al, 2009. Autoimmune pancreatitis: pancreatic and extrapancreatic imaging findings. Am J Roentgenol, 192 (2): 431-437.

Bogazzi F, Bartalena L, Brogioni S, et al, 1999. Thyroid vascularity and blood flow are not dependent on serum thyroid hormone levels: studies in vivo by color flow doppler sonography. Eur J Endocrinol, 140 (5): 452-456.

Bonatti M, Vezzali N, Lombardo F, et al, 2017. Gallbladder adenomyomatosis: imaging findings, tricks and pitfalls. Insights Imaging, 8 (2): 243-253.

Borrell A, Costa D, Martinez JM, et al, 1996. Early mid trimester fetal nuchal thickness: effectiveness as a marker of Down syndrome. Am Jobster Gynecol, 175 (1): 45-49.

Bosman F, Carneiro F, Hruban R, et al, 2010. World Health Organization classification of tumors. Pathology and genetics of tumors of the digestive system. 4th ed. Lyon: IARC Press: 196-250.

Bossone E, Bodini BD, Mazza A, et al, 2005. Pulmonary arterial hypertension: the key role of echocardiography. Chest, 127 (5): 1836-1843.

Bota S, Sporea I, Sirli R, et al, 2015. How useful are ARFI elastography cut-off values proposed by meta-analysis for predicting the significant fibrosis and compensated liver cirrhosis. Med Ultrason, 17 (2): 200-205.

Boutin RD, Tritz RC, Steinbach LS, 2002. Imaging of sports-related muscle injuries. Radial Clin North Am, 40 (2): 333-362.

Bradbury A, Evans CJ, Allan P, et al, 2000. The relationship between lower limb symptoms and superficial and deep venous reflux on duplex ultrasonography: the edinburgh vein study. J Vasc Surg, 32 (5): 921-931.

Brillantino A, Iacobellis F, Robustelli U, et al, 2016. Non operative management of blunt splenic trauma: a prospective evaluation of a standardized treatment protocol. Eur J Trauma Emerg Surg, 42 (5): 593-598.

Brugge WR, Lauwers GY, Sahani D, et al, 2004. Cystic neoplasms of the pancreas. N Engl J Med, 351 (12): 1218-1226.

Bruix J, Sherman M, 2011. Management of hepatocellular carcinoma: an update. Hepatology, 53: 1020-1022.

Brunese L, Romeo A, Iorio S, et al, 2008. A new marker for diagnosis of thyroid papillary cancer: B-flow twinkling sign. J Ultrasound Med, 27 (8): 1187-1194.

Brunese L, Romeo A, Iorio S, et al, 2008. Thyroid B-flow twinkling sign: a new feature of papillary cancer. Eur J Endocrinol, 159 (4): 447-451.

Brunetti E, Kern P, Vuitton DA, 2010. Expert consensus for the diagnosis and treatment of cystic and alveolar echi-nococcosis in humans. Acta Trop, 114 (1): 1-16.

Burke EC, Jarnigan WR, Hochwald SN, et al, 1998. Hilar cholangiocarcinoma. Ann Surg, 228 (3): 385-394.

Burks DW, Mirvis SE, Shanmuganathan K, 1992. Acute adrenal injury after blunt abdominal trauma: CT findings. AJR Am J Roentgenol, 158 (3): 503-507.

Burks JB, DeHeer PA, 2001. Tarsal tunnl syndrome secondary to an accessory muscle: a case report. J Foot Ankle Surg, 40 (6): 401-403.

Burnand K, Featherstone N, Tsang T, 2011. Acute scrotal pain in boys at a single paediatric centre with a questionnaire to assess patient awareness of the acute scrotum. Child Health Care, 5 (4): 329-333.

CallenPW, 2000. Ultrasonography in Obstetrics and Gynecology. 4th ed. Philadelphia: WB Saunders.

Cammarotaa T, Samo A, Robotti D, et al, 2009. US evaluation of patients affected by IBD: How to do it. Eu J Radiol, 69 (3): 429-437.

Canciglia A, Mandolfino T, 2008. Infrainguinal endovascular procedures based upon the results of duplex scanning. Int Angiol, 27 (4): 291-295.

Cappelli C, Pirola I, Cumetti D, et al, 2005. Is the anteroposterior and transverse diameter ratio of nonpalpable thyroid nodules a sonographic criteria for recommending fine-needle aspiration cytology? Clin Endocrinol (Oxf), 63 (6): 689-693.

Carcangiu ML, Zampi G, Pupi A, et al, 1985. Papillary carcinoma of the thyroid. A clinicopathologic study of 241 cases treated at the University of Florence, Italy. Cancer, 55 (4): 805-828.

Cardinal E, Bureau NJ, Aubin B, et al, 2001. Role of ultrasound in musculoskeletal infections. Radiol Clin North Am, 39 (2): 191-201.

Cardinal E, Bureau NJ, Aubin B, et al, 2001. Role of ultrasound in musculoskeletal infections. Radiol Clin North Am, 39 (2): 191-201.

Cassinotto C, Boursier J, De Lédinghen V, et al, 2016. Liver stiffness in nonalcoholic fatty liver disease: a comparison of supersonic shear imaging, FibroScan and ARFI with liver biopsy. Hepatology, 63 (6): 1817-1827.

Castéra L, Foucher J, Bernard PH, et al, 2010. Pitfalls of liver stiffness measurement: a 5-year prospective study of 13, 369 examinations. Hepatology, 51 (3): 828-835.

Catalano O, Lobianco R, Raso MM, et al, 2005. Blunt hepatic trauma: evaluation with contrast-enhanced sonography: sonographic findings and clinical application. J Ultrasound Med, 24 (3): 299-310.

Cauduro SA, Moder KG, Luthra HS, et al, 2006. Echocardiographically guided pericardiocentesis for treatment of clinically significant pericardial effusion in rheumatoid arthritis. J Rheumatol, 33 (11): 2173-2177.

Cerqueira MD, Weissman NJ, Dilsizian V, et al, 2002. Standardized myocardial segmentation and nomenclature for tomographic imaging of the heart: a statement for healthcare professionals from the cardiac imaging committee of the council on clinical cardiology of the American Heart Association. Circulation, 105 (4): 539-542.

Cesur M, Corapcioglu D, Bulut S, et al, 2006. Comparison of palpation-guided fine-needle aspiration biopsy to ultrasound-guided fine-needle aspiration biopsy in the evaluation of thyroid nodules. Thyroid, 16（6）: 555-561.

Chammas MC, Gerhard R, de Oliveira IR, et al, 2005. Thyroid nodules: evaluation with power Doppler and duplex Doppler ultrasound. Otolaryngol Head Neck Surg, 132（6）: 874-882.

Chan BK, Desser TS, McDougall IR, et al, 2003. Common and uncommon sonographic features of papillary thyroid carcinoma. J Ultrasound Med, 22（10）: 1083-1090.

Chavez M A, Shams N, Ellington L E, et al, 2014. Lung ultrasound for the diagnosis of pneumonia in adults: a systematic review and meta-analysis. Respir Res, 15（1）: 50.

Chen AY, Jemal A, Ward EM, 2009. Increasing incidence of differentiated thyroid cancer in the United States, 1988-2005. Cancer, 115（16）: 3801-3807.

Chen F, Liang JY, Zhao QY, et al, 2014. Differentiation of branch duct intraductal papillary mucinous neoplasms from serous cystadenomas of the pancreas using contrast-enhanced sonography. J Ultrasound Med, 33（3）: 449-455.

Chen SH, Chen YL, Cheng MH, et al, 2003. The use of ultrasonography in preoperative localization of digital glomus tumor. Plast Reconstr Surg, 112（1）: 115-119.

Chen W, Zheng R, Baade PD, et al. Cancer statistics in China, 2015. CA Cancer J Clin. 2016 Jan 25. Doi: 10. 3322/caac. 21338.

Cheng KL, Choi YJ, Shim WH, et al, 2016. Virtual Touch Tissue Imaging Quantification Shear Wave Elastography: Prospective Assessment of Cervical Lymph Nodes. Ultrasound Med Biol, 42（2）: 378-836.

Chinnaiyan KM, Leff CB, Marsalese DL, 2004. Constrictive pericarditis versus restrictive cardiomyopathy: challenges in diagnosis and management. Cardiol Rev, 12（6）: 314-320.

Chiorean L, Dietrich DS, Braden B, et al, 2014. Transabdominal ultrasound for standardized measurement of bowel wall thickness in normal children and those with Crohn's disease. Med Ultrason, 16（4）: 319-324.

Chitty CS, Hunt GH, Moore J, et al, 1991. Effectiveness of routine ultrasonography in detecting fetal abnormalities in a low risk population. BMJ, 303（6811）: 1165-1169.

Chitty LS, Goodman, Seller M, Maxwell D. Oesophageal and duodenal ateresia in a fetus with Down's syndrome. Ultrasound Obstet Gynecol 1996; 7: 301-309.

Cho KH, Li DC, Chhem RK, et al, 2001. Normal and acutely torn PCL of the knee at US evaluation: preliminary experience. Radiology, 219（2）: 375-380.

Cho YH, Schaff HV, 2013. Surgery for pericardial disease. Heart Fail Rev, 18（3）: 375-387.

Choi BY, Nguyen MH, 2005. The diagnosis and management of benign hepatic tumors. J Clin Gastroenterol, 39（5）: 401-412.

Choi JY, Kim MJ, Lee JY, et al, 2009. Typical and atypical manifestations of serous cystadenoma of the pancreas: imaging findings with pathologic correlation. Am J Roentgenol, 193（1）: 136-142.

Choi WJ, Jeong WK, Kim Y, et al, 2012. MR imaging of hepatic lymphangioma. Korean J Hepatol, 18（1）: 101-104.

Choi YJ, Lee JH, Lim HK, et al, 2013. Quantitative shear wave elastography in the evaluation of metastatic cervical lymph nodes. Ultrasound Med Biol, 39（6）: 935-940.

Chon YE, Choi EH, Song KJ, et al, 2012. Performance of transient elastography for the staging of liver fibrosis in patients with chronic hepatitis B: a meta-analysis. PLoS One, 7（9）: e44930.

Chow KU, Luxembourg B, Seifried E, et al, 2016. Spleen size is significantly influenced by body height and sex: establishment of normal values for spleen size at US with a cohort of 1200 healthy individuals. Radiology, 279（1）: 306-313.

Chow SM, Chan JK, Law SC, et al, 2003. Diffuse sclerosing variant of papillary thyroid carcinoma--clinical features and outcome. Eur J Surg Oncol, 29（5）: 446-449.

Chu C Y, Hsu W H, Hsu J Y, et al, 1994. Ultrasound-guided biopsy of thoracic masses. Zhonghua Yi Xue Za Zhi, 54（5）: 336-342.

Civardi G, Vallisa D, Bertè R, et al, 2001. Ultrasound-guided fine needle biopsy of the spleen: high clinical efficacy and low risk in a multicenter Italian study. Am J Hematol, 67（2）: 93-99.

Civitelli F, Nardo GD, Oliva S, et al, 2014. Ultrasonography of the colon in pediatric ulcerative colitis: a prospective, blind, comparative study with colonoscopy. J Pediatr, 165（1）: 78-84. e2.

Clarke SEM, Rankin SC. The thyroid gland. Imaging, 14（2）: 103-114.

Claudon M, Dietrich CF, Choi BI, et al, 2013. Guidelines and good clinical practice recommendations for contrast enhanced ultrasound（CEUS）in the liver-update 2012: a WFUMB-EFSUMB initiative in cooperation with representatives of AFSUMB, AIUM, ASUM, FLAUS and ICUS. Ultrasound Med Biol, 39（2）: 187-210.

Claudon M, Dietrich CF, Choi BI, et al. Guidlines and good clinical practice recommendations for contrast enhanced ultrasound（CEUS）in the liver-update 2012: a WFUMB-EFSUMB initiative in cooperation with representatives of AFSUMB, AIUM, ASUM, FLAUS and ICUS. Ultraschall Med. 2013, 34（1）: 11-29.

Cleemann L, Holm K, Fallentin E, et al, 2011. Uterus and ovaries in girls and young women with turner syndrome evaluated by ultrasound and magnetic resonance imaging. Clin Endocrinol, 74（6）: 756-761.

Cochet H, Pelé E, Amoretti N, et al, 2010. Anterolateral ankle impingement syndrome: diagnostic performance of MDCT arthrography and sonography. AJR Am J Rontgenol, 194（6）: 1575-1580.

Connell D, Burke F, Coombes P, et al, 2001. Sonographic examination of lateral epicondylitis. Am J Roentgenol, 176（3）: 777-782.

Cooper DS, Doherty GM, Haugen BR, et al, 2009. Revised American Thyroid Association management guidelines for patients with thyroid nodules and differentiated thyroid cancer. Thyroid, 19（11）: 1167-1214.

Correas JM, Low G, Needleman L, et al, 2011. Contrast enhanced ultrasound in the detection of liver metastases: a prospective multi-centre dose testing study using a perfluorobutane microbubble contrast agent（NC100100）. Eur Radiol, 21（8）: 1739-1746.

D' Ayala M, Smith R, Zanieski G, et al, 2008. Acute arterial occlusion after ultrasound-guided thrombin injection of a common femoral artery pseudoaneurysm with a wide, short neck. Ann Vasc Surg, 22（3）: 473-475.

Daniels LB, Krummen DE, Blanchard DG, 2004. Echocardiography in pulmonary vascular disease. Cardiol Clin, 22(3): 383-399.

Dănilă M, Popescu A, Sirli R, et al, 2010. Contrast enhanced ultrasound（CEUS）in the evaluation of liver metastases. Med Ultrason, 12（3）: 233-237.

Darge K, Anupindi S, Keener H, et al, 2010. Ultrasound of the bowel in children: how we do it. Pediatr Radiol, 40（4）: 528-536.

Davies L, Welch HG, 2006. Increasing incidence of thyroid cancer in the United States, 1973-2002. JAMA, 295（18）: 2164-2167.

de Buy Wenniger LM, Terpstra V, Beuers U, et al, 2010. Focal nodular hyperplasia and hepatic adenoma: epidemiology and pathology. Dig Surg, 27（1）: 24-31.

de Nicola H, Szejnfeld J, Logullo AF, et al, 2005. Flow pattern and vascular resistive index as predictors of malignancy risk in thyroid follicular neoplasms. J Ultrasound Med, 24（7）: 897-904.

de Paepe A, Devereux RB, Dietz HC, et al, 1996. Revised diagnostic criteria for the Marfan syndrome. Am J Med Genet, 6214: 417-426.

de Ruiter-Derksen GL, Bruijnen RCG, Joosten F, et al, 2010. Endovascular treatment of a hepatic artery aneurysm causing chronic pain; a case report. Ann hepatol, 9（1）: 104-106.

Delellis RA, LIoyd RV, Heitz PU, 等, 2006. 世界卫生组织肿瘤分类及诊断标准系列：内分泌器官肿瘤病理学和遗传学. 江昌新，谭郁彬，译. 北京：人民卫生出版社.

Delis KT, Gloviczki P, Wennberg PW, et al, 2007. Hemodynamic impairment, venous segmental disease, and clinical severity scoring in limbs with Klippel-Trenaunay syndrome. J Vasc Surg, 45（3）: 561-567.

Demirel N, Ba § AY, Zenciroğlu A, et al, 2011. Adrenal bleeding in neonates: report of 37 cases. Turk J Pediatr, 53（1）: 43-47.

Deng FT, Li YX, Ye L, et al, 2010. Hilar inflammatory pseudotumor mimicking hilar cholangiocarcinoma. Hepatobiliary Pancreat Dis Int, 9（2）: 219-221.

Derdeyn CP, Powers WJ, Moran CJ, et al, 1995. Role of Doppler ultrasound in screening for carotid atherosclerotic disease. Radiology, 197（3）: 635-643.

Desmots F, Fakhry N, Mancini J, et al, 2016. Shear wave elastography in head and neck lymph node assessment: image quality and diagnostic impact compared with B-mode and doppler ultrasonography. Ultrasound Med Biol, 42（2）: 387-398.

Dietrich CF, Leuschner MS, Zeuzem S, et al, 1999. Peri-hepatic iymphadenopathy in primary biliary cirrhosis reflects progression of the disease. Eur J Gastroenterol Hepatol, 11（7）: 747-754.

Dietrich CF, Mertens JC, Braden B, et al, 2007. Contrast-enhanced ultrasound of histologically proven liver hemangiomas. Hepatology,（45）5: 1139-1145.

Dietrich CF, Wehrmann T, Hoffmann C, et al, 1997. Detection of the adrenal glands by endoscopic or transabdominal ultrasound. Endoscopy, 29（9）: 859-864.

Diez-Delhoyo F, Gutiérrez-Ibañes E, Loughlin G, et al, 2015. Coronary physiology assessment in the catheterization laboratory. World J Cardiol, 7（9）: 525-538.

Dimmick S, Linklater J, 2013. Ankle impingement syndrome. Radiol Clin North Am, 51（3）: 479-510.

Douglas-Escobar M, Weiss MD, 2015. Hypoxic-ischemic encephalopathy: a review for the clinician. JAMA Pediatr, 169（4）: 397-403.

Drozd VM, Lyshchik AP, Demidchik EP, et al, 2002. Ultrasound diagnosis of radiation-induced childhood thyroid cancer in Belarus: 10 years of practical experience. International Congress Series, 1234（2）: 221-229.

Dudau C, Hameed S, Gibson D, et al, 2014. Can contrast-enhanced ultrasound distinguish malignant from reactive lymph nodes in patients with head and neck cancers? Ultrasound Med Biol, 40（4）: 747-754.

Dumba M, Jawad N, McHugh K, 2015. Neuroblastoma and nephroblastoma: a radiological review. Cancer Imaging, 15（1）: 5.

Eguehi A, Nakashlma O, Okudalra S, et al, 1992. Adenomatous hyperplasia in vicinity of small hepatoeellular careinoma. Hepatology, 15（5）: 843-848.

El-Serag HB, Davila JA, 2004. Is fibrolamellar carcinoma

different from hepatocellular carcinoma? a population-based study. Hepatology, 39 (3): 798-803.

Elliott P, Andersson B, Arbustini E, et al, 2008. Classification of the cardiomyopathies: a position statement from the european society of cardiology working group on myocardial and pericardial diseases. Eur Heart J, 29 (2): 270-276.

Eugene G, McNally, Practical Musculoskeletal Ultrasound. Philadelphia: Elsevier.

Everson GT, Helmke SM, Doctor B, 2008. Advances in management of polycystic liver disease. Expert Rev Gastroenterol Hepatol, 2 (4), 563-576.

Falvo L, Giacomelli L, D' Andrea V, et al, 2006. Prognostic importance of sclerosing variant in papillary thyroid carcinoma. Am Surg, 72 (5): 438-444.

Fassnacht M, Kenn W, Allolio B, 2004. Adrenal tumors: how to establish malignancy . J Endocrinol Invest, 27 (4): 387-399.

Ferring M, Henderson J, Wilmink T, 2014. Accuracy of early postoperative clinical and ultrasound examination of arteriovenous fistulae to predict dialysis use. J Vasc Access, 15 (4): 291-297.

Fessell DP, Jacobson JA, 2008. Ultrasound of the hindfoot and midfoot. Radio Clin North Am, 46 (6): 1027-1043.

Finkelstein A, Bazan S, Halkin A, et al, 2008. Treatment of post-catheterization femoral artery pseudo-aneurysm with para-aneurysmal saline injection. Am J Cardiol, 101 (10): 1418-1422.

Fleg JL, Stone GW, Fayad ZA, et al, 2012. Detection of high-risk atherosclerotic plaque: Report of the NHLBI Working Group on current status and future directions. JACC Cardiovasc Imaging, 5 (9): 941-955.

Foschini MP, Papotti M, Parmeggiani A, et al, 2004. Three-dimensional reconstruction of vessel distribution in benign and malignant lesions of thyroid. Virchows Arch, 445 (2): 189-198.

Foucher J, Chanteloup E, Vergniol J, et al, 2006. Diagnosis of cirrhosis by transient elastography (FibroScan): a prospective study. Gut, 55 (3): 403-408.

Franchi C, Di Vico B, Teggi A, 1999. Long-term evaluation ofpatients with hydatidosis treated with benzimidazolecarbamates. Clin Infect Dis, 29 (2): 304-309.

Frates MC, Benson CB, Doubilet PM, et al, 2006. Prevalence and distribution of carcinoma in patients with solitary and multiple thyroid nodules on sonography. J Clin Endocrinol Metab, 91 (9): 3411-3417.

Friedrich-Rust M, Schneider G, Bohle RM, et al, 2008. Contrast-enhanced sonography of adrenal masses: differentiation of adenomas and nonadenomatous lesions. AJR Am J Roentgenol, 191 (6): 1852-1860.

Friedrich-Rust M, Sperber A, Holzer K, et al, 2010. Real-time elastography and contrast-enhanced ultrasound for the assessment of thyroid nodules. Exp Clin Endocrinol Diabetes, 118 (9): 602-609.

Fukuhara T, Matsuda E, Fujiwara K, et al, 2014. Phantom experiment and clinical utility of quantitative shear wave elastography for differentiating thyroid nodules. Endocr J,61(6): 615-621.

Fukunari N, Nagahama M, Sugino K, et al, 2004. Clinical evaluation of color Doppler imaging for the differential diagnosis of thyroid follicular lesions. World J Surg, 28 (12): 1261-1265.

Gabata T, Kadoya M, Matsui O, et al, 2001. Dynamic CT of hepatic abscesses: significance of transient segmental enhancement. AJR Am J Roentgenol, 176 (3): 675-679.

Gaitini D, 2006. Current approaches and controversial issues in the diagnosis of deep vein thrombosis via duplex Doppler ultrasound. J Clin Ultrasound, 34 (6): 289-297.

Garcia ND, Morasch MD, Ebaugh JL, et al, 2001. Is bilateral ultrasound scanning of the legs necessary for patients with unilateral symptoms of deep vein thrombosis. J Vasc Surg, 34 (5): 792-779.

Garra BS, 2007. Imaging and estimation of tissue elasticity by ultrasound. Ultrasound Q, 23 (4): 255-268.

Gaudino M, Anselmi A, Pavone N, et al, 2013. Constrictive pericarditis after cardiac surgery. Ann Thorac Surg, 95 (2): 731-736.

Ge L, Shi BM, Song YE, et al, 2015. Clinical value of real-time elastography quantitative parameters in evaluating the stage of liver fibrosis and cirrhosis. Exp Ther Med, 10 (3): 983-990.

Geleijnse ML, Krenning BJ, Nemes A, et al, 2010. Incidence, pathophysiology, and treatment of complications during dobutamine-atropine stress echocardiography. Circulation, 121 (15): 1756-1767

Gerstenmaier JF, Hoang KN, Gibson RN, 2016. Contrast-enhanced ultrasound in gallbladder disease: a pictorial review. Abdom Radiol (NY), 41 (8): 1640-1652.

Gharib H, Goellner JR, 1993. Fine-needle aspiration biopsy of the thyroid: an appraisal. Ann Intern Med, 118 (4): 282-289.

Gharib H, Papini E, Garber JR, et al, 2016. American Association of Clinical Endocrinologists, American College of Endocrinology, and Associazione Medici endocrinologi Medical Guidelines for Clinical Practice for the Diagnosis and Management of Thyroid Nodules-2016 update. Endocr Pract, 22 (5): 622-639.

Gigot JF, Jadoul P, Que F, et al, 1997. Adult polycystic liver disease is fenestration the most adequate operation for long-term management?. Ann surg, 225 (3): 286-294.

Gilliland FD, Hunt WC, Morris DM, et al, 1997. Prognostic factors for thyroid carcinoma. A population-based study of 15，698 cases from the Surveillance，Epidemiology and End Results（SEER）program 1973-1991. Cancer，79（3）：564-573.

Giorgio A，de Stefano G，Esposito V，et al，2008. Long-term results of percutaneous treatment of hydatid liver cysts：a single center 17 years experience. Infection，36（3）：256-261.

Goldman JH，Foster E，2000. Transesophageal echocardiographic（TEE）evaluationof intracardiac and pericardial masses. Cardiol Clin，18（4）：849-860.

Goldstein JA，2004. Cardiac tamponade，constrictive pericarditis，and restrictive cardiomyopathy. Curr Probl Cardiol，29（9）：503-567.

Gondi S，Dokainish H，2007. Right ventricular tissue Doppler and strain imaging：ready for clinical use?. Echocardiography，24（5）：522-532.

González-Huezo MS，Villela LM，Zepeda-Florencio MD C，et a1，2006. Nodular regenerative hyperplasia associated to aplasfic anemia：a case report andliterature review. Ann Hepatol，5（3）：166-169.

Görg C，2007. The forgotten organ：contrast enhanced sonography of the spleen. Eur J Radiol，64（2）：189-201.

Gorman B，Charboneau JW，James EM，et al，1987. Medullary thyroid carcinoma：role of high-resolution US. Radiology，162（1 Pt 1）：147-150.

Grant EG，Benson CB，Moneta GL，et al，2003. Carotid artery stenosis：gray-scale and Doppler US diagnosis—Society of Radiologists in Ultrasound Consensus Conference. Radiology，229（2）：340-346.

Grant EG，Tessler FN，Hoang JK，et al，2015. Thyroid ultrasound reporting lexicon：white paper of the ACR Thyroid Imaging，Reporting and Data System（TIRADS）Committee. J Am Coll Radiol，12（12 Pt A）：1272-1279.

Greene JN，1971. Subacute thyroiditis. Am J Med，51（1）：97-108.

Gritzmann N，Koischwitz D，Rettenbacher T，2000. Sonography of the thyroid and parathyroid glands. Radiol Clin North Am，38（5）：1131-1145，xii.

Grodski S，Brown T，Sidhu S，et al，2008. Increasing incidence of thyroid cancer is due to increased pathologic detection. Surgery，144（6）：1038-1043.

Groves AMM，Allan LD，Rosenthal E，1995. Therapleutic trial of sympathomimetics in three cases of complete heart block in the fetus. Circulation，92（12）：3394-3396.

Groves AMM，Allan LD，Rosenthal E，1996. Outcome of isolated congerital compelte heart block diagnosed iv utero. Heart，75：190-194.

Guis F，Ville Y，Vincent Y，et al，1995. Ultrasound examination of the length of the fetal nasal bones throughout gestation. Ultrasound Obster Gynecol，5（5）：304-307.

Ha SK，Park CH，Kim KW，1995. Use of pulsed Doppler ultrasound in detecting renal arteriovenous fistula. Nephrol Dial Transplant，10（1）：2150-2152.

Hagiwara M，Rusinek H，Lee VS，et al，2008. Advanced liver fibrosis：diagnosis with 3D whole-liver perfusion MR imaging-initial experience. Radiology，246（3）：926-934.

Haider MA，Farhadi FA，Milot L，2010. Hepatic perfusion imaging：concepts and application. Magn Reson Imaging Clin N Am，18（3）：465-475.

Halefoglu AM，Bas N，Yasar A，et al，2010. Differentiation of adrenal adenomas from nonadenomas using CT histogram analysis method：a prospective study. Eur J Radiol，73（3）：643-651.

Hamper U M，Trapanotto V，Sheth S，et al，1994. Three-dimensional US：preliminary clinical experience. Radiology，191（2）：397-401.

Han KR，Janzen NK，McWhorter VC，et al，2004. Cystic renal cell carcinoma：biology and clinical behavior. Urol Oncol，22（5）：410-414.

Haque S，Shafi BBB，Kaleen M，2012. Imaging of torticollis in children. Radio Graphics，32（2）：557-571.

Hara H，Igarashi A，Yano Y，et al，2001. Ultrasonographic features of parathyroid carcinoma. Endocr J，48（2）：213-217.

Hashimoto I，Li XK，Hejmadi Bhat A，et a1，2003. Myocardial strain rate is a superior method for evaluation of left ventricular subendocardial function compared with tissue Doppler imaging. J Am Coll Cardio1，42（9）：1574-1583.

Hatabu H，Kasagi K，Yamamoto K，et al，1991. Cystic papillary carcinoma of the thyroid gland：a new sonographic sign. Clin Radiol，43（2）：121-124.

Haugen BR，Alexander EK，Bible KC，et al，2016. 2015 American Thyroid Association Management Guidelines for Adult Patients with Thyroid Nodules and Differentiated Thyroid Cancer：The American Thyroid Association Guidelines Task Force on Thyroid Nodules and Differentiated Thyroid Cancer. Thyroid，26（1）：1-133.

Hayashi N，Tamaki N，Konishi J，et al，1986. Sonography of Hashimoto's thyroiditis. J Clin Ultrasound，14（2）：123-126.

Hedinger C，Williams ED，Sobin LH，1989. The WHO histological classification of thyroid tumors：a commentary on the second edition. Cancer，63（5）：908-911.

Heinz-Peer G，Memarsadeghi M，Niederle B，2007. Imaging of adrenal masses. Curr Opin Urol，17（1）：32-38.

Heis HA，Bani-Hani KE，Elheis MA，et al，2008. Post-catheterization femoral artery pseudoaneurysms：therapeutic options—a case-controlled study. Int J Surg，6（3）：214-219.

Hertzberg Barbara S，2016. Middleton William D. Ultrasound：The requisites . Philadelphia，PA：Elsevier.

Hirokawa M, Carney JA, Goellner JR, et al, 2002. Observer variation of encapsulated follicular lesions of the thyroid gland. Am J Surg Pathol, 26 (11): 1508-1514.

Hiromatsu Y, Ishibashi M, Miyake I, et al, 1999. Color Doppler ultrasonography in patients with subacute thyroiditis. Thyroid, 9 (12): 1189-1193.

Hirota M, Kaneko T, Sugimoto H, et al, 2005. Intrahepatic circulatory time analysis of an ultrasound contrast agent in liver cirrhosis. Liver Int, 25 (2): 337-342.

Hochman MG, Zilberfarb JL, 2004. Nerves in a pinch: imaging of nerve compression syndromes. Radiol Clin North Am, 42 (1): 221-245.

Hoeper MM, Barberà JA, Channick RN, et al, 2009. Diagnosis, assessment, and treatment of non-pulmonary arterial hypertension pulmonary hypertension. J Am Coll Cardiol, 54 (1 Suppl): S85-S96.

Hoit BD, 2007. Pericardial disease and pericardial tamponade. Crit Care Med, 35 (8 Suppl): S355-S364.

Hong Y, Liu XM, Li ZY, et al, 2009. Real-time ultrasound elastography in the differential diagnosis of benign and malignant thyroid nodules. J Ultrasound Med, 28 (7): 861-867.

Hong YR, Yan CX, Mo GQ, et al, 2015. Conventional US, elastography, and contrast enhanced US features of papillary thyroid microcarcinoma predict central compartment lymph node metastases. Sci Rep, 5: 7748.

Hopper MA, Robinson P, 2008. Ankle impingement syndromes. Radiol Clin North Am, 45 (6): 957-971.

Horvath E, Majlis S, Rossi R, et al, 2009. An ultrasonogram reporting system for thyroid nodules stratifying cancer risk for clinical management. J Clin Endocrinol Metab, 94(5): 1748-1751.

Hu Y, Gong HY, Lin HJ, 2015. Real-time tissue elastography for assessment of liver stiffness in adults without known liver disease. J Ultrasound Med, 34 (10): 1895-1900.

Huang Y, Wang Z, Liao B, et al, 2016. Assessment of liver fibrosis in chronic hepatitis B using acoustic structure quantification: quantitative morphological ultrasound. Eur Radiol, 26 (7): 2344-2351.

Hulsberg P, Garza-Jordan Jde L, Jordan R, et al, 2011. Hepatic aneurysm: a review. Am surg, 77 (5): 586-591.

Hwang S, 2008. Imaging of lymphoma 0of the musculoskeletal system. Radiol Clin North Am, 46 (2): 379-396.

Iannuccilli JD, Cronan JJ, Monchik JM, 2004. Risk for malignancy of thyroid nodules as assessed by sonographic criteria: the need for biopsy. J Ultrasound Med, 23 (11): 1455-1464.

Ibrahimi P, Jashari F, Johansson E, et al, 2014. Vulnerable plaques in the contralateral carotid arteries in symptomatic patients: a detailed ultrasound analysis. Atherosclerosis, 235 (2): 526-531.

Iitaka M, Miura S, Yamanaka K, et al, 1998. Increased serum vascular endothelial growth factor levels and intrathyroidal vascular area in patients with Graves' disease and Hashimoto's thyroiditis. J Clin Endocrinol Metab, 83 (11): 3908-3912.

Imanieh MH, Dehghani SM, Bagheri MH, et al, 2010. Triangular cord sign in detection of biliary atresia: is it a valuable sign?. Dig Dis Sci, 55 (1): 172-175.

Imazio M, Demichelis B, Parrini I, et al, 2005. Relation of acute pericardial disease to malignancy. Am J Cardiol, 95 (11): 1393-1394.

Ito Y, Kobayashi K, Tomoda C, et al, 2005. Ill-defined edge on ultrasonographic examination can be a marker of aggressive characteristic of papillary thyroid microcarcinoma. World J Surg, 29 (8): 1007-1011; discussion 1011-1012.

Ito Y, Tomoda C, Uruno T, et al, 2004. Papillary microcarcinoma of the thyroid: how should it be treated. World J Surg, 28 (11): 1115-1121.

Ivanac G, Brkljacic B, Ivanac K, et al, 2007. Vascularisation of benign and malignant thyroid nodules: CD US evaluation. Ultraschall Med, 28 (5): 502-506.

Ivens EL, Munt BI, Moss RR, 2007. Pericardial disease: what the general cardiologist needs to know. Heart, 93 (8): 993-1000.

Izquierdo R, Arekat MR, Knudson PE, et al, 2006. Comparison of palpation-guided versus ultrasound-guided fine-needle aspiration biopsies of thyroid nodules in an outpatient endocrinology practice. Endocr Pract, 12 (6): 609-614.

Jacobson JA, 2002. Ultrasound in sports medicine. Radiol Clin North Am, 40 (2): 363-386.

Jegere S, Narbute I, Erglis A, 2014. Use of intravascular imaging in managing coronary artery disease. World J Cardiol, 6 (6): 393-404.

Jeh SK, Jung SL, Kim BS, et al, 2007. Evaluating the degree of conformity of papillary carcinoma and follicular carcinoma to the reported ultrasonographic findings of malignant thyroid tumor. Korean J Radiol, 8 (3): 192-197.

Jones R, Spendiff R, Fareedi S, 2007. The role of ultrasound in the management of nodular thyroid disease. Imaging, 19 (1): 28-38.

Jun P, Chow LC, Jeffrey RB, 2005. The sonographic features of papillary thyroid carcinomas: pictorial essay. Ultrasound Q, 21 (1): 39-45.

Kabaalioğlu A, Ceken K, Alimoglu E, et al, 2006. Percutaneous ima-ging-guided treatment of hy datid liver cysts: do long-term results make it a first choice?. Eur J Radiol, 59 (1): 65-73.

Kai K, Aishima S, Miyazaki K, 2014. Gallbladder cancer: Clinical and pathological approach. World J Clin Cases, 2 (10): 515-521.

Kaneko T, Teshigawaray O, Sugimoto H, et al, 2005. Signal intensity of the liver parenchyma in microbubble contrast agent in the late liver phase reflects advanced fibrosis of the liver. Liver Int, 25, 25（2）: 288-293.

Kang HW, No JH, Chung JH, et al, 2004. Prevalence, clinical and ultrasonographic characteristics of thyroid incidentalomas. Thyroid, 14（1）: 29-33.

Kangarloo H, Diament MJ, Gold RH, et al, 1986. Sonography of adrenal glands in neonates and children: changes in appearance with age. J Clin Ultrasound, 14（1）: 43-47.

Karlas T, Berger J, Garnov N, et al, 2015. Estimating steatosis and fibrosis: comparison of acoustic structure quantification with established techniques. World J Gastroenterol, 21（16）: 4894-4902.

Kearon C, Ginsberg JS, Douketis J, et al, 2005. A randomized trial of diagnostic strategies after normal proximal vein ultrasonography for suspected deep venous thrombosis: d-dimer testing compared with repeated ultrasonography. Ann Intern Med, 142（7）: 490-496.

Keen HI, Conaghan PG, 2009, Ultrasonography in osteoarthritis. Radiol Clin N Am, 47（4）: 581-594.

Keller J, Kaltenbach TEM, Haenle MM, et al, 2015. Comparison of Acoustic Structure Quantification（ASQ）, shearwave elastography and histology in patients with diffuse hepatopathies. BMC Med Imaging, 15: 58.

Kent WDT, Hall SF, Isotalo PA, et al, 2007. Increased incidence of differentiated thyroid carcinoma and detection of subclinical disease. CMAJ, 177（11）: 1357-1361.

Khan SA, Thomas HC, Davidson BR, et al, 2005. Cholangiocarcinoma. Lancet, 366（9493）: 1303-1314.

Khoo MLC, Asa SL, Witterick IJ, et al, 2002. Thyroid calcification and its association with thyroid carcinoma. Head Neck, 24（7）: 651-655.

Kilbride H, Castor C, Andrews W, 2010. Congenital duodenal obstruction: timing of diagnosis during the newborn period. JPerinatol, 30（3）: 197-200.

Kim EK, Park CS, Chung WY, et al, 2002. New sonographic criteria for recommending fine-needle aspiration biopsy of nonpalpable solid nodules of the thyroid. AJR Am J Roentgenol, 178（3）: 687-691.

Kim ESH, Thompson M, Nacion KM, et al, 2010. Radiologic importance of a highresistive vertebral artery Doppler waveform on carotid duplex ultrasonography. J Ultrasound Med, 29（8）: 1161-1165.

Kim HS, Woo JS, Kim BY, et al, 2014. Biochemical and clinical correlation of intraplaque neovascularization using contrast-enhanced ultrasound of the carotid artery. Atherosclerosis, 233（2）: 579-583.

Kim O H, Kim W S, Kim M J, et al, 2000. US in the Diagnosis of Pediatric Chest Diseases 1:（CME Available in print version and on RSNA Link）. Radiographics, 20（3）: 653-671.

Kim SH, Kim BS, Jung SL, et al, 2009. Ultrasonographic findings of medullary thyroid carcinoma: a comparison with papillary thyroid carcinoma. Korean J Radiol, 10（2）: 101-105.

Kim T. Marakami T, Takahshi S, et al, 1999. Optimal phascs of dynamic CT for detecting hepatocellular carcinoma: evaluation of unenhanced and triple-phase images. Abdom Imaging, 24（5）: 473-480.

Kizilkilic O, Oguzkurt L, Tercan F, et al, 2004. Subclavian steal syndrome from the ipsilateral vertebral artery. AJNR Am J Neuroradiol, 25（6）: 1089-1091.

Klauser A, Frauscher F, Schirmer M, 2004. Value of contrast-enhanced power Doppler ultrasonography of the metacarpophalangeal joints on rheumatoid arthritis. Eur Radiol, 14（3）: 545-546.

Klauser AS, Miyamoto H, Bellmann-Weiler R, et al, 2014. Sonoelastography: musculoskeletal applications. Radiology, 272（3）: 622-633.

Kliwer M A, Hertzberg BS, Kim DH, et al, 2000. Vertebral artery Doppler wave form changes indicating subclavian steal physiology. AJR Am J Roentgenol, 174（3）: 815-819.

Kobayashi K, Fukata S, Amino N, et al, 2006. A case with diffuse sclerosing variant of papillary carcinoma of the thyroid: characteristic features on ultrasonography. J Med Ultrasonics, 33（3）: 159-161.

Koike E, Noguchi S, Yamashita H, et al, 2001. Ultrasonographic characteristics of thyroid nodules: prediction of malignancy. Arch Surg, 136（3）: 334-337.

Koike T, Minakami H, Shiraishi H, et al, 1997. Fetal ventricular rate in case of congevital complete heart block is increased by ritodrine. Case report. J Pertnat Med, 25（2）: 216-218.

Komatsu M, Hanamura N, Tsuchiya S, et al, 1994. Preoperative diagnosis of the follicular variant of papillary carcinoma of the thyroid: discrepancy between image and cytologic diagnoses. Radiat Med, 12（6）: 293-299.

Kong WT, Ji ZB, Wang WP, et al, 2016. Evaluation of liver metastases using contrast-enhanced ultrasound: enhancement patterns and influencing factors. Gut Liver, 10（2）: 283-287.

Korobkin M, Brodeur FJ, Francis IR, et al, 1998. CT time-attentuation washout curves of adrenal adenomas and nonadenomas. Am J Roentgenol, 170（3）: 747-752.

Koszka AJ, Ferreira FG, de Aquino CG, et al, 2010. Resection of a rapid-growing 40-cm giant liver hemangioma. World J Hepatol, 2（7）: 292-294.

Krebs TL, Wagner BJ, 1997. The adrenal gland: radiologic-pathologic correlation. Magn Reson Imaging Clin N Am,

5 (1): 127-146.

Kusunose K, Dahiya A, Popović ZB, et al, 2013. Biventricular mechanics in constrictive pericarditis comparison with restrictive cardiomyopathy and impact of pericardiectomy. Circ Cardiovasc Imaging, 6 (3): 399-406.

Kwak JY, Kim EK, Hong SW, et al, 2007. Diffuse sclerosing variant of papillary carcinoma of the thyroid: ultrasound features with histopathological correlation. Clin Radiol, 62 (4): 382-386.

Kwak JY, Kim EK, Son EJ, et al, 2007. Papillary thyroid carcinoma manifested solely as microcalcifications on sonography. AJR Am J Roentgenol, 189 (1): 227-231.

Kwee RM, 2010. Systematic review on the association between calcification in carotid plaques and clinical ischemic symptoms. J Vasc Surg, 51 (4): 1015-1025.

Lam AKY, Lo CY, 2006. Diffuse sclerosing variant of papillary carcinoma of the thyroid: a 35-year comparative study at a single institution. Ann Surg Oncol, 13 (2): 176-181.

Lam KY, Lo CY, 2002. Metastatic tumours of the adrenal glands: a 30-year experience in a teaching hospital. Clin Endocrinol (Oxf), 56 (1): 95-101.

Le Jemtel TH, Padeletti M, Jelic S, 2007. Diagnostic and therapeutic challenges in patients with coexistent chronic obstructive pulmonary disease and chronic heart failure. J Am Coll Cardiol, 49 (2): 171-180.

Lee B, Godfrey M, Vitale E, et al, 1991. Linkage of Marfan syndrome and a phenotypically related disorder to two different fibrillin genes. Nature, 352 (6333): 330-334.

Lepper W, Shivalkar B, Rinkevich D, et al, 2002. Assessment of thevascularity of a left ventricular mass using myocardial contrast echocardiography. J Am Soc Echocardiogr, 15 (11): 1419-1422.

Levin D, Nazarian LN, Miller TT, et al, 2005. Lateral Epicondylitis of the elbow: US findings. Radialogy, 237 (1): 230-234.

Levine RA, 2004. Something old and something new: a brief history of thyroid ultrasound technology. Endocr Pract, 10 (3): 227-233.

Levine RA, 2008. history of thyroid ultrasound//Baskin HJ, Duick DS, Levine RA. Thyroid Ultrasound and Ultrasound-Guided FNA. 2nd ed. New York: Springer: 1-8.

Li JC, Cai S, Jiang YX, et al, 2001. Diagnosis of extrarenal arteriovenous fistula by color Doppler flow imaging. J Ultrasound Med, 20 (10): 1129-1132.

Li JC, Cai S, Jiang YX, et al, 2002. Diagnostic criteria for locating acquired arteriovenous fistulas with color Doppler sonography. J Clinical Ultrasound, 30 (6): 336-342.

Li ZC, Li XP, 2003. Etiological diagnosis of the patients with pericarditis after pericardiectomy. Hunan Yi Ke Da Xue Xue Bao, 28 (2): 155-158.

Lim KE, Hsua WC, Hsu YY, et al, 2004. Deep venous thrombosis: comparison of indirect multidetector CT venography and sonography of lower extremities in 26 patients. J Clin Imaging, 28 (6): 439-444.

Liu BX, Xie XY, Liang JY, et al, 2014. Shear wave elastography versus real-time elastography on evaluation thyroid nodules: a preliminary study. Eur J Radiol, 83 (7): 1135-1143.

Liu HY, Liu YF, Wang LX, et al, 2010. Prevalence of primary biliary cirrhosis in adults referring hospital for annual health check-up in Southern China. BMC Gastroenterol, 10: 100.

Liu J, Cao HY, Huang XH, et al, 2007. The pattern and early diagnostic value of Doppler ultrasound for neonatal hypoxic ischemic encephalopathy. J Trop Pediatr, 53 (5): 351-354.

Liu P, Daneman A, Stringer DA, 1988. Real-time sonography of mediastinal and juxtamediastinal masses in infants and children. Can Assoc Radiol J, 39 (3): 198-203.

Lockhart ME, Smith JK, Kenney PJ, 2002. Imaging of adrenal masses. Eur J Radiol, 41 (2): 95-112.

Loria F, Loria G, Basile S, et al, 2012. Contrast-enhanced ultrasound of hepatocellular carcinoma: correlation between enhancement pattern and cellular differentiation on histopathlogy. Updates Surg, 64 (4): 247-255.

Lu C, Chang TC, Hsiao YL, et al, 1994. Ultrasonographic findings of papillary thyroid carcinoma and their relation to pathologic changes. J Formos Med Assoc, 93 (11-12): 933-938.

Lucey BC, Boland GW, Maher MM, et al, 2002. Percutaneous nonvascular splenic intervention: a 10-year review. AJR Am J Roentgenol, 179 (6): 1591-1596.

Lupattelli T, Clerissi J, Clerici G, et al, 2008. The efficacy and safety of closure of brachial access using the Angio-Seal closure device: experience with 161 interventions in diabetic patients with critical limbischemia. J Vasc Surg, 47 (4): 782-788.

Lyshchik A, Higashi T, Asato R, et al, 2005. Thyroid gland tumor diagnosis at US elastography. Radiology, 237 (1): 202-211.

Ma rtinoli C, Bianchi S, Pugliese F, et al, 2004. Sonography of entrapment neuropathies in the upper limb (wrist excluded). J Clin Ultrasound, 32 (9): 438-450.

Madhani K, Farrell JJ, 2016. Autoimmune Pancreatitis: An Update on Diagnosis and Management. Gastroenterol Clin North Am, 45 (1): 29-43.

Magnusson MB, Nelzén O, Risberg B, et al, 2001. A color Doppler ultrasound study of venous reflux in patients with chronic leg ulcers. Eur J Vasc Endovasc Surg, 21 (4): 353-360.

Mahajan N, Polavaram L, Vankayala H, et al, 2010. Diagnostic accuracy of myocardial perfusion imaging and stress echocardiography for the diagnosis of left main and triple vessel coronary artery disease: a comparative meta-analysis. Heart, 96 (12): 956-966.

Mahmoud MZ, Al-Saadi M, Abuderman A, et al, 2015. "To-and-fro" waveform in the diagnosis of arterial pseudoaneurysms. World J Radiol, 7 (5): 89-99.

Mahmutyazicioğlu K, Turgut M, 2004. Doppler evaluation of the thyroid in pediatric goiter. J Clin Ultrasound, 32 (1): 24-28.

Manning DS, Afdhal NH, 2008. Diagnosis and quantitation of fibrosis. Gastroenterology, 134 (6): 1670-1681.

Marcocci C, Vitti P, Cetani F, et al, 1991. Thyroid ultrasonography helps to identify patients with diffuse lymphocytic thyroiditis who are prone to develop hypothyroidism. J Clin Endocrinol Metab, 72 (1): 209-213.

Mariani PJ, Hsue A, 2011. Adenomyomatosis of the gallbladder: the "good omen" comet. J Emerg Med, 40 (4): 415-418.

Martinoli C, Bianchi S, Dahmane MH, et al, 2002. Ultrasound of tendons and nerves. Eur Radial, 12 (1): 44-55.

Maruyama H, Yokosuka O, 2008. Budd-Chiari syndrome due to hepatic vein obstruction without inferior vena cava obstruction. J Med Ultrasonics, 35 (3): 139-140.

Mc Carville MB, Hoffer FA, Howard SC, et al, 2001. Hepatic venoocclusive disease in children underg oing bone marrow transplantatio n: Usefulness of sonographic findings. Pediatr Radiol, 31 (2): 102-105.

McCall R, Stoodley PW, Richards DA, et al, 2008. Restrictive cardiomyopathy versus constrictive pericarditis: making the distinction using tissue Doppler imaging. Eur J Echocardiogr, 9 (4): 591-594.

McHugo JM, Skeletal A, Twining P, 2000. Textbook of fetal abnormalities. London: Churchill Livingstone: 237-267.

Miller D, Farah MG, Liner A, et al, 2004. The relation between quantitative right ventricular ejection fraction and indices of tricuspid annular motion and myocardial performance. J Am Soc Echocardiogr, 17 (5): 443-447.

Mittal V, Saxena AK, Sodhi KS, et al, 2011. Role of abdominal sonography in the preoperative diagnosis of extrahepatic biliary atresia in infants younger than 90 days. AJR Am J Roentgenol, 196 (4): W438-W445.

Miyakawa M, Onoda N, Etoh M, et al, 2005. Diagnosis of thyroid follicular carcinoma by the vascular pattern and velocimetric parameters using high resolution pulsed and power Doppler ultrasonography. Endocr J, 52 (2): 207-212.

Moon WJ, Jung SL, Lee JH, et al, 2008. Benign and malignant thyroid nodules: US differentiation--multicenter retrospective study. Radiology, 247 (3): 762-770.

Moore KL, Persaud TVN, 1998. The Developing Human: Clinically Oriented Embryology. 6th ed. Philadelphia: WB Saunders.

Morey AF, Mc Aninch JW, 2000. Sonographic staging of anterior urethral strictures. J Urol, 163 (4): 1070-1075.

Mutlu H, Silit E, Pekkafali Z, et al, 2004. Multiple rice body formation in the subacromial-subdeltoid bursa and knee joint. Skeletal Radiol, 33 (9): 531-533.

Nagueh SF, Quiñones MA, 2014. Important advances in technology: echocardiography. Methodist Debakey Cardiovasc J, 10 (3): 146-151.

Nakamichi K, Tachibana S, 2003. Detection of median nerve enlargement for the diagnosis of idiopathic carpal tunnl syndrome: value of multilevel assessment. J Jap Soc Surg Hand, 20 (2): 69-71.

Negle΄n P, Egger JF, Olivier J, et al, 2004. Hemodynamic and clinical impact of ultrasoundderivedvenous reflux parameters. J Vasc Surg, 40 (2): 303-310.

Ng E, Chen T, Lam R, et al, 2004. Three-dimensional ultrasound measurement of thyroid volume in asymptomatic male Chinese. Ultrasound Med Biol, 30 (11): 1427-1433.

Nguyen T, Kumar K, Francis A, et al, 2009. Pseudo cardiac tamponade in the setting of excess pericardial fat. Cardiovasc Ultrasound, 7: 3.

Nighoghossian N, Derex L, Douek P, 2005. The vulnerable carotid artery plaque: current imaging methods and new perspectives. Stroke, 36 (12): 2764-2772.

Nikiforov YE, Seethala RR, Tallini G, et al, 2016. Nomenclature revision for encapsulated follicular variant of papillary thyroid carcinoma: a paradigm shift to reduce overtreatment of indolent tumors. JAMA Oncol, 2 (8): 1023-1029.

Nikolaidis P, Gabriel HA, lamba AR, et al, 2006. Sonographic appearance of nodular fasciitis. JUltrasound Med, 25 (2) 281-285.

Northington FJ, Chavez-Valdez R, Martin LJ, 2011. Neuronal cell death in neonatal hypoxia-ischemia. Ann Neurol, 69 (5): 743-758.

Numata K, Tanaka K, Kiba T, et al, 2001. Contrast enhanced, wideband harmonic gray scale imaging of hepatocellular carcinoma: correlation with helical computed tomographic findings. J Ultrasound Med, 20 (2): 89-98.

O'Brien KM, Stolz LA, Amini R, et al, 2015. Focused assessment with sonography for trauma examination: reexamining the importance of the left upper quadrant view. J Ultrasound Med, 34 (8): 1429-1434.

O'Moore PV, Mueller PR, Simeone J F, et al, 1987. Sonographic guidance in diagnostic and therapeutic interventions in the pleural space. AJR Am J Roentgenol, 149 (1): 1-5.

Odev K, Paksoy Y, Arslan A, et al, 2000. Sonographically guided per-cutaneous treatment of hepatic hydatid cysts: long-term results. J Clin Ultrasound, 28 (9): 469-478.

Omata M, Lesmana LA, Tateishi R, et al, 2010. Asian Pacific Association for the Study of the Liver consensus recommendations on hepatocellular carcinoma. Hepatol Int, 4 (2): 439-474.

Onoda N, Kurihara S, Sakurai Y, et al, 2003. Evaluation of blood supply to the parathyroid glands in secondary hyperparathyroidism compared with histopathology. Nephrol Dial Transplant, 18 (Suppl 3): iii34-iii37.

Otal P, Mezghani S, Hassissene S, et al, 2001. Imaging of retroperitoneal ganglioneuroma. Eur Radiol, 11 (6): 940-945.

Oudjhane K, Azouz EM, 2001. Imaging of osteomyelitis in children. Radiol Clin North Am, 39 (2): 251-266.

Papini E, Bizzarri G, Bianchini A, et al, 2008. Contrast-Enhanced Ultrasound in the Management of Thyroid Nodules//Baskin HJ, Duick DS, Levine RA. Thyroid Ultrasound and Ultrasound-Guided FNA. 2th ed. New York: Springer: 151-171.

Papini E, Guglielmi R, Bianchini A, et al, 2002. Risk of malignancy in nonpalpable thyroid nodules: predictive value of ultrasound and color-Doppler features. J Clin Endocrinol Metab, 87 (5): 1941-1946.

Park JY, Lee HJ, Jang HW, et al, 2009. A proposal for a thyroid imaging reporting and data system for ultrasound features of thyroid carcinoma. Thyroid, 19 (11): 1257-1264.

Park SH, Kim SJ, Kim EK, et al, 2009. Interobserver agreement in assessing the sonographic and elastographic features of malignant thyroid nodules. AJR Am J Roentgenol, 193 (5): W416-W423.

Park Y, Kim SU, Park SY, et al, 2015. A novel model to predict esophageal varices in patients with compensated cirrhosis using acoustic radiation force impulse elastography. PLoS One, 10 (3): e0121009.

Park YH, Kang SJ, Song JK, et al, 2008. Prognostic value of longitudinal strain after primary reperfusion therapy in patients with anterior-wall acute myocardial infarction. J Am Soc Echocardiogr, 21 (3): 262-267.

Parker KM, Clark AP, Goodman NC, et al, 2015. Comparison of quantitative wall-motion analysis and strain for detection of coronary stenosis withthree-dimensional dobutamine stress echocardiography. Echocardiography, 32 (2): 349-360.

Parmar H, Shah J, Shah B, et al, 2000. Imaging findings in a giant hepatic artery aneurysm. J Postgrad Med, 46 (2): 104-105.

Pavlovic D, Tomic Brzac H, 2006. Ultrasonographic evaluation of parathyroid hyperplasia in dialysis patients. ScientificWorldJournal, 6: 1599-1608.

Pedersen OM, Aardal NP, Larssen TB, et al, 2000. The value of ultrasonography in predicting autoimmune thyroid disease. Thyroid, 10 (3): 251-259.

Peebles CR, Shambrook JS, Harden SP, 2011. Pericardial disease--anatomy and function. Br J Radiol, 84 Spec No 3 (Spec Iss 33): S324-S337.

Pellino G, Sciaudone G, Candilio G, et al, 2013. Stepwise approach and surgery for gallbladder adenomyomatosis: a mini-review. Hepatobiliary Pancreat Dis Int, 12 (2): 136-142.

Pelseer V, Cardinal E, Hoyhden R, et al, 2001. Extraarticular snapping hip: sonographic findings. AJR Am J Roentgenol, 176 (1): 67-73.

Pelsser V, Cardinal E, Hobden R, et al, 2001. Extraarticular snapping hip: sonographic findings. AJR Am J Roentgenol, 176: 67-73.

Peng HH, WangTH, Chao AS, et al, 2006. Klippel-Trenaunay-Weber syndrome involving fetal thigh: Prenatal presentations and outcomes. Prenat Diagn, 26 (9): 825-830.

Pepi M, Muratori M, 2006. Echocardiography in the diagnosis and management of pericardial disease. J Cardiovasc Med, 7 (7): 533-544.

Picardi M, Soricelli A, Pane F, et al, 2009. Contrast-enhanced harmonic compound US of the spleen to increase staging accuracy in patients with Hodgkin lymphoma: a prospective study. Radiology, 251 (2): 574-582.

Piersanti M, Ezzat S, Asa SL, 2003. Controversies in papillary microcarcinoma of the thyroid. Endocr Pathol, 14 (3): 183-191.

Pinzani M, 2006. Noninvasive evaluation of hepatic fibrosis: don't count your chickens before they're hatched. Gut, 55 (3): 310-312.

Polak JF, 2004. Peripheral Vascular Sonography: A Practical Guide. 2th ed. Baltimore: Lippincott Williams & Wilkins, 168-220.

Polak JF, 2004. Peripheral Vascular Sonography: A Practical Guide. 2th ed. Baltimore: Lippincott Williams & Wilkins: 221-251.

Polat KY, Balik AA, Oren D, 2002. Percutaneous drainage of hydatid cyst of the liver: long-term results. HPB (Oxford), 4 (4): 163-166.

Polat KY, Balik AA, Oren D, 2002. Percutaneous drainage of hydatid cyst of the liver: long-term results. HPB(Oxford), 4 (4): 163-166.

Poletti PA, Platon A, Becker CD, et al, 2004. Blunt abdominal trauma: does the use of a second-generation sonographic contrast agent help to detect solid organ injuries?. AJR Am J Roentgenol, 183 (5): 1293-1301.

Polyzos SA, Kita M, Avramidis A, 2007. Thyroid nodules-stepwise diagnosis and management. Hormones (Athens), 6 (2): 101-119.

Porcaro AB, Novella G, Ficarra V, et al, 2002. Incidentally discovered adrenal myelolipoma. Report on 3 operated patients and update of the literature. Arch Ital Urol Androl, 74

（3）：146-151.

Prestia S，Di Leo G，Marino G，er al，1998. Urethral ultrasonography：a new diagnostic approach in the evaluation of stenusis of the male urethra. Arch Ital Urol Androl，70（4）：169-171.

Quinn TJ，Jacobson JA，Craig JG，et al，2000. Sonography of Morton's neuromas. Am J Roentgenol，174（6）：1723-1728.

Raggi P，Taylor A，Fayad Z，et al，2005. Atherosclerotic plaque imaging：contemporary role in preventive cardiology. Arch Intern Med，165（20）：2345-2353.

Rago T，Bencivelli W，Scutari M，et al，2006. The newly developed three-dimensional（3D）and two-dimensional（2D）thyroid ultrasound are strongly correlated，but 2D overestimates thyroid volume in the presence of nodules. J Endocrinol Invest，29（5）：423-426.

Rago T，Santini F，Scutari M，et al，2007. Elastography：new developments in ultrasound for predicting malignancy in thyroid nodules. J Clin Endocrinol Metab，92（8）：2917-2922.

Rago T，Santini F，Scutari M，et al，2007. Elastography：new developments in ultrasound for predicting malignancy in thyroid nodules. J Clin Endocrinol Metab，92（8）：2917-2922.

Rago T，Vitti P，Chiovato L，et al，1998. Role of conventional ultrasonography and color flow-doppler sonography in predicting malignancy in "cold" thyroid nodules. Eur J Endocrinol，138（1）：41-46.

Rajagopalan N，Garcia MJ，Rodriguez L，et al，2001. Comparison of new Doppler echocardiographic methods to differentiate constrictive pericardial heart disease and restrictive cardiomyopathy. Am J Cardiol，87（1）：86-94.

Ralls PW，Mayekawa DS，Lee KP，et al，1988. Color-flow Doppler sonography in Graves disease："thyroid inferno". AJR Am J Roentgenol，150（4）：781-784.

Rantanen NW，1986. Diseases of the thorax. Vet Clin North Am Equine Pract，2（1）：49-66.

Rao P，Kenney PJ，Wagner BJ，et al，1997. Imaging and pathologic features of myelolipoma. Radiographics，17（6）：1373-1385.

Reading CC，Charboneau JW，Hay ID，et al，2005. Sonography of thyroid nodules：a "classic pattern" diagnostic approach. Ultrasound Q，21（3）：157-165.

Reeder SB，Desser TS，Weigel RJ，et al，2002. Sonography in primary hyperparathyroidism：review with emphasis on scanning technique. J Ultrasound Med，21（5）：539-552；quiz 553-554.

Rellah R，Ultrasound in pediatric musculoskeletal disease，Radiol Clin North AM 2001，39（4）：597-618.

Retter A，Ardeshna KM，O'Driscoll A，2007. Cardiac tamponade in Hodgkin lymphoma. Br J Haematol，138（1）：2.

Robbin ML，Chamberlain NE，Lockhart ME，et al，2002. Hemodialysis arteriovenous fistula maturity：US evaluation. Radiology，225（1）：59-64.

Robins DB，Ladda RL，Thieme GA，et al，1989. Prenatal detection of Robert-SC phocomelia syndrome：report of 2 sibs characteristic manifestations. Am J Med Genet，32（3）：390-394.

Rose de Bruyn，Pediatric Ultrasound How，Why and When Edinburgh，Elsevier，2005.

Rubin JM，Aglyamov SR，Wakefield TW，et al，2003. Clinical application of sonographic elasticity imaging for aging of deep venous thrombosis：preliminary findings. J Ultrasound Med，22（5）：443-448.

Rubin JM，Xie H，Kim K，et al，2006. Sonographic elasticity imaging of acute and chronic deep venous thrombosis in humans. J Ultrasound Med，25（9）：1179-1186.

Rudski LG，Lai WW，Afilalo J，et al，2010. Guidelines for the echocardiographic assessment of the right heart in adults：a report from the American Society of Echocardiography Endorsed by the European Association of Echocardiography，a registered branch of the European Society of Cardiology，and the Canadian Society of Echocardiography. J Am Soc Echocardiogr，23（7）：685-713.

Rumack C M，Wilson SR，Charboneau JW，et al，2011. Diagnostic Ultrasound. 4th ed. Philadelphia：Mosby，Inc.

Rumack C M，Wilson SR，Charboneau JW，et al. Diagnostic Ultrasound. 2011：208-209.

Rumack CM，Wilson SR，Charboneau JW，et al，2011. Diagnostic Ultrasound. 4th ed. America：Elsevier Mosby.

Săftoiu A，Popescu C，Cazacu S，et al，2006. Power Doppler endoscopic ulrasonography for the differential diagnosis between pancreatic cancer and pseudotumoral chronic pancreatitis. J Ultrasound Med，25（3）：363-372.

Sabir N，Ddemirlenk S，Yagci B，et al，2005. Clinical utility of sonography im diagnosing plantar fascitis. J Ultrasound Med，24（8）：1041-1048.

Salinas JL，Vildozola Gonzales H，Astuvilca J，et al，2011. Long-term albendazole effectiveness for hepatic cysticechinococcosis. Am J Trop Med Hyg，85（6）：1075-1079.

Saller B，Moeller L，Görges R，et al，2002. Role of conventional ultrasound and color Doppler sonography in the diagnosis of medullary thyroid carcinoma. Exp Clin Endocrinol Diabetes，110（8）：403-407.

Sandra L，Hagen-Ansert MS RDNS RDCS，2002. Textbook of Diagnostic ultrasonography. 5th ed. Beijing：Health Science Asia，Elsevier Science：245-307.

Sandrin L，Fourquet B，Hasquenoph JM，et al，2003. Transient elastography：a new noninvasive method for assessment of hepatic fibrosis. Ultrasound Med Biol，29（12）：1705-1713.

Sayek I，Onat D，2001. Diagnosis and treatment of uncomplicated hyda-tid cyst of the liver. World J Surg, 25（1）: 21-27.

Scacchi M, Andrioli M, Carzaniga C, et al, 2009. Elastosonographic evaluation of thyroid nodules in acromegaly. Eur J Endocrinol, 161（4）: 607-613.

Schaar JA, De Korte CL, Mastik F, et al, 2003. Characterizing Vulnerable Plaque Features With Intravascular Elastography. Circulation, 108（2）: 2636-2641.

Schannwell CM, Steiner S, Strauer BE, 2007. Diagnostics in pulmonary hypertension. J Physiol Pharmacol, 58 Suppl 5（Pt 2）: 591-602.

Schiemann U, Avenhaus W, Konturek JW, et al, 2003. Relationship of clinical features and laboratory parameters to thyroid echogenicity measured by standardized grey scale ultrasonography in patients with Hashimoto's thyroiditis. Med Sci Monit, 9（4）: MT13-MT17.

Schiller NB, Shah PM, Crawford M, et al, 1989. Recommendations for quantitation of the left ventricle by two-dimensional echocardiography: American Society of Echocardiography committee on standards, subcommittee on quantitation of two-dimensional echocardiograms. J Am Soc Echocardiogr, 2（5）: 358-367.

Schinkel AF, Bax JJ, Delgado V, et al, 2010. Clinical relevance of hibernating myocardium in ischemic left ventricular dysfunction. Am J Med, 123（11）: 978-986.

Schmidt WA, 2001. Value of sonography in diagnosis of rheumatoid arthritis. Lancet, 357（9262）: 1056-1057.

Schmidt WA, Seifert A, Gromnica-Ihle E, et al, 2008. Ultrasound of proximal upper extremity arteries to increase the diagnostic yield in largevessel giant cell arteritis. Rheumatology（Oxford）, 47（1）: 96-101.

Schneider G, Grazioli L, Saini S, 2010. 肝脏磁共振成像. 2版. 李宏军，译. 北京：人民卫生出版社，118，126-129.

Searle J, Mendelson R, Zelesco M, et al, 2008. Non-invasive prediction of the degree of liver fibrosis in patients with hepatitis C using an ultrasound contrast agent. A pilot study. J Med Imaging Radiat Oncol, 52（2）: 130-133.

Sebastian SO, Gonzalez JM, Paricio PP, et al, 2000. Papillary thyroid carcinoma: prognostic index for survival including the histological variety. Arch Surg, 135（3）: 272-277.

Seiberling KA, Dutra JC, Grant T, et al, 2004. Role of intrathyroidal calcifications detected on ultrasound as a marker of malignancy. Laryngoscope, 114（10）: 1753-1757.

Sengupta PP, Krishnamoorthy VK, Abhayaratna WP, et al, 2008. Comparison of usefulness of tissue Doppler imaging versus brain natriuretic peptide for differentiation of constrictive pericardial disease from restrictive cardiomyopathy. Am J Cardiol, 102（3）: 357-362.

Sengupta PP, Mohan JC, Mehta V, et al, 2004. Accuracy and pitfalls of early diastolic motion of the m itral annulus for diagnosing constrictive pericarditis by tissue Doppler imaging. Am J Cardiol, 93（7）: 886-890.

Sheng QF, Lv ZB, Xiao XM, et al, 2014. Diagnosis and management of pyriform sinus fistula: experience in 48 cases. J Pediatr Surg, 49（3）455-459.

Shin YR, Kim JK, Sung MS, et al, 2008. Sonographic finding of dermato-fibrosacoma protuberans with pathologic Correlation. J Ultrasound Med, 27（2）: 269-274.

Shin YR, Kim JY, Sung MS, et al, 2008. Sonographic findings of dermatofibrosaecomas protuberans with pathologic correlation. JUltrasound Med, 27（2）: 269-274.

Shiraishi A, Hiraoka A, Aibiki T, et al, 2014. Real-time tissue elastography: non-invasive evaluation of liver fibrosis in chronic liver disease due to HCV. Hepatogastroenterology, 61（135）: 2084-2090.

Siddiqui MN, Siddiqui ZA, 2012. Systematic review and metaanalysis of intraoperative versus preoperative endoscopic sphincterotomy in patients with gallbladder and suspected common bile duct stones. Br J Surg, 99（1）: 144.

Simeone JF, Daniels GH, Mueller PR, et al, 1982. High-resolution real-time sonography of the thyroid. Radiology, 145（2）: 431-435.

Singh P, Robbin ML, Lockhart ME, et al, 2008. Clinically immature arteriovenous hemodialysis fistulas: effect of ultrasound on salvage. Radiology, 246（1）: 299-305.

Słapa RZ, Jakubowski WS, Dobruch-Sobczak K, et al, 2015. Standards of ultrasound imaging of the adrenal glands. J Ultrason, 15（63）: 377-387.

Slapa RZ, Slowinska-Srzednicka J, Szopinski KT, et al, 2006. Gray-scale three-dimensional sonography of thyroid nodules: feasibility of the method and preliminary studies. Eur Radiol, 16（2）: 428-436.

Smailyte G, Miseikyte-Kaubriene E, Kurtinaitis J, 2006. Increasing thyroid cancer incidence in Lithuania in 1978-2003. BMC Cancer, 6: 284.

Snider AR, Enderlein MA, Teitel DF, et al, 1984. Isolated ventricular inversion: two-dimensional echocardiographic findings and a review of the literature. Pediatr cardiol, 5（1）: 27-33.

Solbiati L, Osti V, Cova L, et al, 2001. Ultrasound of thyroid, parathyroid glands and neck lymph nodes. Eur Radiol, 11（12）: 2411-2424.

Solbiati L, Volterrani L, Rizzatto G, et al, 1985. The thyroid gland with low uptake lesions: evaluation by ultrasound. Radiology, 155（1）: 187-191.

Son JY, Lee JY, Yi NJ, et al, 2016. Hepatic steatosis: assessment with acoustic structure quantification of US imaging. Radiology, 278（1）: 257-264.

Sporea I, Vlad M, Bota S, et al, 2011. Thyroid stiffness assessment by acoustic radiation force impulse elastography（ARFI）. Ultraschall Med, 32（3）: 281-285.

Srafini G, Sconfieinza LM, Lacelli F, et al, 2009. Rotator

cuff calcific tendonitis：Short-term and 10-year outcomes after two-needle US-guided percutaneous treatment nonrandomized controlled trial. Radiology，252（1）：157-164.

Srivatanakul P，Sriplung H，Deetasamee S，2004. Epidemiology of liver cancer：anoverview. Asian PacJ Cancer Prev，5（2）：118-125.

Stephenson SR，2005. The musculoskeletal system//Rumack CM，Wilson SR，Charboneau JW. Diagnosyic Ultrasound 3th ed. Phiiladelphia:Elsevier Mosby.

Steven M，Kumaran N，Carachi R，et al，2007. Haemangiomas and vascular malformations of the limb in children. Pediatr Surg Int，23（6）：565-569.

Stojkovic M，Zwahlen M，Teggi A，et al，2009. Treatment re-sponse of cystic echinococcosis to benzimidazoles：a sys-tematic review. PLoS Negl Trop Dis，3（9）：e524.

Stonina J，Nienartowicz E，Agrawal AK，et al，2006. The usefulness of contrast-enhanced sonography in the differential diagnostic of adrenal tumors. Endokrynol Pol，57（3）：230-236.

Strandness DE，2002. Duplex Scanning in Vascular Diseases，3th ed. Philadelphia：Lippincott Williams and Wilkins，369-378.

Sugimoto K，Shiraishi J，Moriyasu F，et al，2009. Improved detection of hepatic metastases with contrast-enhanced low mechanical-index pulse inversion ultrasonography during the liver-specific phase of sonazoid. observer performance study with JAFROC analysis. Acad Radiol，16（7）：798-809.

Swen WA，Jacobs JW，Bussemker FE，et al，2001. Carpal tunnel sonography by the rheumatologist versus nerve conduction study by the neulogist. J Rheumatol，28（1）：62-69.

Szkudlarek M，Court-Payen M，Strandberg C，et al，2001. Power Dopler ultrasonography for assessment of synovitis in the metacarpophalangeal joint of patients with rheumatoid arthritis：a comparision with dynamic magnetic resonance imaging. Arthritis Rheum，44（9）：2018-2023.

Szolar DH，Kammerhuber F，1997. Quantitative CT evaluation of adrenal gland masses：a step forward in the differentiation between adenomas and nonadenomas. Radiology，202（2）：517-521.

Tai DI，Tsay PK，Jeng WJ，et al，2015. Differences in liver fibrosis between patients with chronic hepatitis B and C：evaluation by acoustic radiation force impulse measurements at 2 locations. J Ultrasound Med，34（5）：813-821.

Tanaka M，Tominaga Y，Itoh K，et al，2006. Autoinfarction of the parathyroid gland diagnosed by power Doppler ultrasonography in a patient with secondary hyperparathyroidism. Nephrol Dial Transplant，21（4）：1092-1095.

Tanter M，Fink M，2014. Ultrafast imaging in biomedical ultrasound. IEEE Trans Ultrason Ferroelectr Freq Control，61（1）：102-119.

Taouli B，Vilgrain V，Dumont E，et al，2003. Evaluation of liver diffusion isotropy and characterization of focal hepatic lesions with two single-shot echo-planar MR imaging sequences：prospective study in 66 patients. Radiology，226（1）：71-78.

Teng DK，Wang H，Lin YQ，et al，2012. Value of ultrasound elastography in assessment of enlarged cervical lymph nodes. Asian Pac J Cancer Prev. 2012；13（5）：2081-2085.

Thiele M，Detlefsen S，Sevelsted Møller L，et al，2016. Transient and 2-dimensional shear-wave elastography provide comparable assessment of alcoholic liver fibrosis and cirrhosis. Gastroenterology，150（1）：123-133.

Thomas AS，Mehta A，Hughes DA，2014. Gaucher disease：haematological presentations and complications. Br J Haematol，165（4）：427-440.

Thomas B，Shroff M，Forte V，et al，2010. Revisiting imaging features and the embryologic basis of third and fourth branchial anomalies. AJNR Am J Neuroradiol，31（4）：755-760.

Tian W，Hao S，Gao B，et al，2015. Comparison of Diagnostic Accuracy of Real-Time Elastography and Shear Wave Elastography in Differentiation Malignant From Benign Thyroid Nodules. Medicine（Baltimore），94（52）：e2312.

Tinder CN，Chavanpun JP，Bandyk DF，et al，2008. Efficacy of duplex ultrasound surveillance after infrainguinal vein bypass may be enhanced by identification of characteristics predictive of graft stenosis development. J Vasc Surg，48（3）：613-618.

Tingle LE，Molina D，Calvert CW，2007. Acute pericarditis. Am Fam Physician，76（10）：1509-1514.

Tomkowski WZ，Davidson BL，Wisniewska J，et al，2007. Accuracy of compression ultrasound in screening for deep venous thrombosis in acutely ill medical patients. Thromb Haemost，97（2）：191-194.

Toyoda H，Kumada T，Kamiyama N，et al，2009. B-mode ultrasound with algorithm based on statistical analysis of signals：evaluation of liver fibrosis in patients with chronic hepatitis C. AJR Am J Roentgenol，193（4）：1037-1043.

Tranquart F，Bleuzen A，Pierre-Renoult P，et al，2008. Elastosonography of thyroid lesions. J Radiol，89（1 Pt 1）：35-39.

Trenschel GM，Schubert A，Dries V，et a1，2000. Nodular regenerative hyperplasia ofthe liver：case report ofa 13-year-old girl and review ofthe fiterature. Pediatr Radiol，30（1）：64-68.

Trojan J，Schwarz W，Sarrazin C，et al，2002. Role of ultrasonography in the detection of small adrenal masses. Ultraschall Med，23（2）：96-100.

Troughton RW，Asher CR，Klein AL，2004. Pericarditis.

Lancet, 363 (9410): 717-727.

Tsai T H, Yang PC, 2003. Ultrasound in the diagnosis and management of pleural disease. Curr Opin Pulm Med, 9 (4): 282-290.

Tuncali D, Yilmag AC, Terzioglu A, et al, 2005. Multiple occurrence of different histologic types of the glomus tumor. J hand surg Am, 30 (1): 161-164.

Tweet MS, Arruda-Olson AM, Anavekar NS, et al, 2015. Stress echocardiography: what is new and how does it compare with myocardial perfusion imaging and other modalities?. Curr Cardiol Rep, 17 (6): 43.

Twining P, McHugo JM, Pilling DW, 2000. Textbook of fetal abnormalities. New York: Churchill Livingstone.

van Gerven N M F, Verwer B J, Witte B I, et al, 2014. Epidemiology and clinical characteristics of autoimmune hepatitis in the Netherlands. Scand J Gastroenterol, 49 (10): 1245-1254.

Van Holsbeeck M, Introcasco J, 2001. Musculoskeletal ultrasound. 2th. St Louis: Mosby.

Van Praagh R, Van Praagh S, 1966. Isolated ventricular inversion. A consideration of the morphogenesis, definition and diagnosis of nontransposed and transposed great arteries. Am J Cardiol, 17 (3): 395-406.

Varetto G, Gibello L, Castagno C, et al, 2015. Use of contrast-enhanced ultrasound in carotid atherosclerotic disease: limits and perspectives. Biomed Res Int, 2015: 293163.

Veress G, Feng D, Oh JK, 2013. Echocardiography in pericardial diseases: new developments. Heart Fail Rev, 18 (3): 267-275.

Viñals F, Heredia F, Giuliano A, 2003. The role of the three vessels and trachea view (3VT) in the diagnosis congenital heart defecfts. Ultrasound Obstet Gynecol, 22 (4): 358-367.

Volpé R, 1993. The management of subacute (DeQuervain's) thyroiditis. Thyroid, 3 (3): 253-255.

Walker FO, Cartwright MS, Wiesler ER, et al, 2004. Ultrasound of nerve and muscle. Clin Neurophysiol, 115 (3): 495-507.

Wang N, Xu YH, Ge CL, et al, 2006. Association of sonographically detected calcification with thyroid carcinoma. Head Neck, 28 (12): 1077-1083.

Wang QS, Zhang CH, Huang DS, et al, 2015. Evaluation of myocardial infarction size with three dimensional speckle tracking echocardiography: a comparison with single photon emission computed tomography. Int J Cardiovasc Imaging, 31 (8): 1571-581.

Wann S, Passen E, 2008. Echocardiography in Pericardial Disease. J Am Soc Echocardiogr, 21 (1): 7-13.

Wee EWL, Varghese NM, Tung ML, et al, 2012. Endoscopic and endoscopic ultrasound (EUS) features of annular pancreas: duodenal ulceration and adilated bile duct. Endoscopy, 44 Suppl 2 UCTN: E417-E418.

Wei X, Li Y, Zhang S, et al, 2014. Prediction of thyroid extracapsular extension with cervical lymph node metastases (ECE-LN) by CEUS and BRAF expression in papillary thyroid carcinoma. Tumour Biol, 35 (9): 8559-8564.

Weitzel WF, 2008. Preoperative hemodialysis fistula evaluation: angiography, ultrasonography and other studies, are they useful. Contrib Nephrol, 161: 23-29.

Wen HL, Liang ZS, Zhao YF, et al, 2011. Feasibility of detecting early left ventricular systolic dysfunction using global area strain: a novel index derived from three-dimensional speckle tracking echocardiography. Eur J Echocardiogr, 12 (12): 910-916.

Wernecke K, Vassallo P, Peters P E, et al, 1989. Mediastinal tumors: biopsy under US guidance. Radiology, 172 (2): 473-476.

Weskott HP, 2012. Ultrasound in the diagnostic management of malignant lymphomas. Radiologe, 52 (4): 347-359.

Wienke JR, Chong WK, Fielding JR, et al, 2003. Sonographic features of benign thyroid nodules: interobserver reliability and overlap with malignancy. J Ultrasound Med, 22 (10): 1027-1031.

Wiesler ER, Chloros GD, Cartwright MS, et al, 2006. Ultrasound in the diagnosis of ulnar neuropathy at the cubital tunnel. J Hand Surg Am, 31 (7): 1088-1093.

Willatt JM, Francis IR, 2010. Radiologic evaluation of incidentally discovered adrenal masses. Am Fam Physician, 81 (11): 1361-1366.

Wittens C, Davies AH, Bækgaard N, et al, 2015. Editor's choice-management of chronic venous disease: Clinical Practice Guidelines of the European Society for Vascular Surgery (ESVS). Eur J Vasc Endovasc Surg, 49 (6): 678-737.

Wong KT, Ahuja AT, 2005. Ultrasound of thyroid cancer. Cancer Imaging, 5 (1): 157-166.

Wong SM, Griffith JF, Hui ACF, et al, 2004. Carpal tunnel syndrome: diagnostic usefulness of sonography. Radiology, 232 (1): 93-99.

Woo H, Lee JY, Yoon JH, et al, 2015. Comparison of the reliability of acoustic radiation force impulse imaging and supersonic shear imaging in measurement of liver stiffness. Radiology, 277 (3): 881-886.

Woolf PD, 1985. Thyroiditis. Med Clin North Am, 69 (5): 1035-1048.

Xiang DP, Hong YR, Zhang B, et al, 2014. Contrast-enhanced ultrasound (CEUS) facilitated US in detecting lateral neck lymph node metastasis of thyroid cancer patients: diagnosis value and enhancement patterns of malignant lymph nodes. Eur Radiol, 24 (10): 2513-2519.

Xie XH, Xu HX, Xie XY, et al, 2010. Differential diagnosis between benign and malignant gallbladder diseases with real-time contrast-enhanced ultrasound. Eur Radiol, 20 (1):

239-248.

Xu EJ, Zheng RQ, Su ZZ, et al, 2012. intra-biliary contrast-enhanced ultrasound for evaluating biliary obstruction during percutaneous transhepatic biliary drainage: a preliminary study. Eur J Radiol, 81 (12): 3846-3850.

Xu JM, Xu XH, Xu HX, et al, 2014. Conventional US, US elasticity imaging, and acoustic radiation force impulse imaging for prediction of malignancy in thyroid nodules. Radiology, 272 (2): 577-586.

Xu SY, Zhan WW, Wang WH, 2015. Evaluation of thyroid nodules by a scoring and categorizing method based on sonographic features. J Ultrasound Med, 34 (12): 2179-2185.

Yamaki T, Sasaki K, Nozaki M, et al, 2002. Preoperative duplex-derived parameters and angioscopic evidence of valvular incompetence associated with superficial venous insufficiency. J Endovasc Ther, 9 (2): 229-233.

Yamaki, T, Nozaki M, Fujiwara O, et al, 2002. Comparative evaluation of duplex-derived parameters in patients with chronic venous insufficiency: correlation with clinical manifestations. J Am Coll Surg, 195 (6): 822-830.

Yamasaki S, 2003. Intrahepatic cholangiocarcinoma: macroscopic type and stage classificatio. J Hepatobiliary Pancreat Surg, 10 (4): 288-291.

Yang P C, Luh K T, Chang D B, et al, 1992. Value of sonography in determining the nature of pleural effusion: analysis of 320 cases. AJR Am J Roentgenol, 159 (1): 29-33.

Yang W, Chen MH, Yan K, et al, 2007. Differential diagnosis of non-functional islet cell tumor and pancreatic carcinoma with sonography. Eur J Radiol, 62 (3): 342-351.

Yardim H, Erkoc R, Soyoral YU, et al, 2012. Assessment of internal jugular vein thrombosis due to central venous catheter in hemodialysis patients: a retrospective and prospective serial evaluation with ultrasonography. Clin Appl Thromb Hemost, 18 (6): 662-665.

Yesildag A, Kutluhan S, Sengul N, et al, 2004. The role of ultrasonographic measurements of the median nerve in the diagnosis of carpal tunnel syndrome. Clin Radiol, 59 (10): 910-915.

Ying M, Bhatia KSS, Lee YP, et al, 2014. Review of ultrasonography of malignant neck nodes: greyscale, Doppler, contrast enhancement and elastography. Cancer Imaging, 13 (4): 658-669.

Yoon DY, Lee JW, Chang SK, et al, 2007. Peripheral calcification in thyroid nodules: ultrasonographic features and prediction of malignancy. J Ultrasound Med, 26 (10): 1349-1355; quiz 1356-1357.

Yoon JH, Cha SS, Han SS, et al, 2006. Gallbladder adenomyomatosis: imaging findings. Abdom Imaging , 31 (5): 555-563.

Yoon JH, Cha SS, Han SS, et al, 2006. Gallbladder adenomyomatosis: imaging findings. Abdom Imaging, 31 (5): 555-563.

Yoon JH, Kim EK, Hong SW, et al, 2008. Sonographic features of the follicular variant of papillary thyroid carcinoma. J Ultrasound Med, 27 (10): 1431-1437.

Yoon JH, Kwon HJ, Kim EK, et al, 2016. The follicular variant of papillary thyroid carcinoma: characteristics of preoperative ultrasonography and cytology. Ultrasonography, 35 (1): 47-54.

Young WF Jr, 2000. Management approaches to adrenal incidentalomas: a view from Rochester, Minnesota. Endocrinol Metab Clin North Am, 29 (1): 159-185, X.

Young WJ, 2007. Clinical practice. The incidentally discovered adrenal mass. N Engl J Med, 356 (6): 601-610.

Yu MH, Lee JY, Yoon JH, et al, 2012. Color doppler twinkling artifacts from gallbladder adenomyomatosis with 1.8 mhz and 4.0 mhz color doppler frequencies. Ultrasound Med Biol, 38 (7): 1188-1194.

Yu X, Yu J, Liang P, et al, 2012. Real-time contrast-enhanced ultrasound in diagnosing of focal spleen lesions. Eur J Radiol, 81 (3): 430-436.

Yuan WH, Chiou HJ, Chou YH, et al, 2006. Gray-scale and color Doppler ultrasonographic manifestations of papillary thyroid carcinoma: analysis of 51 cases. Clin Imaging, 30(6): 394-401.

Zakarija M, McKenzie JM, 1987. The spectrum and significance of autoantibodies reacting with the thyrotropin receptor. Endocrinol Metab Clin North Am, 16 (2): 343-363.

Zenk J, Bozzato A, Hornung J, et al, 2007. Neck lymph nodes: prediction by computer-assisted contrast medium analysis? Ultrasound Med Biol, 33 (2): 246-253.

Zerem E, Jusufovic R, 2006. Percutaneous treatment of univesicular versus multivesicular hepatic hydatid cysts. Surg Endosc, 20 (10): 1543-1547.

Zhang B, Jiang YX, Liu JB, et al, 2010. Utility of contrast-enhanced ultrasound for evaluation of thyroid nodules. Thyroid, 20 (1): 51-57.

Zhang BH, Yang BH, Tang ZY, 2004. Randomized controlled trial of screening for hepatocellular carcinoma. J Cancer Res Clin Oncol, 130 (7): 417-422.

Zhao SH, Akkadechanunt T, Xue XL, 2008. Quality nursing cares perceived by nurses and patients in a Chinese hospital. Clin Nurs, 18 (12): 1722-1728.

Zhao W, Guo X, Dong J, 2015. Spotaneous rupture of hepatic hamangioma: a case report and literature review. Int J Clin Exp Pathol, 8 (10): 13426-13428.

Zheng RQ, Zhang B, Kudo M, et al, 2005. H em odynamic and morphologic changes of peripheral hepatic vasculature in cirrhotic liver disease A preliminary study using contrast enhanced coded phase inversion harmonic ultrasonography. World J Gastroenterol, 11 (40): 6348-6353.

Zhong L，Wang WJ，Xu JR，2009．Clinical application of hepatic CT perfusion．World J Gastroenterol，15（8）：907-911．

Ziol M，Handra-Luca A，Kettaneh A，et al，2005．Noninvasive assessment of liver fibrosis by measurement of stiffness in patients with chronic hepatitis C．Hepatology，41（1）：48-54．

第三篇

超声治疗

第37章

37

超声疗法

第一节　概述

超声疗法是超声医学的重要组成部分。超声疗法是指应用超声波作用于人体病变部位，产生相应的作用，改变机体的功能与组织状态，以达到以治疗疾病为主要目的的方法。虽然有关超声治疗的方法很多，但按照超声波使用的剂量一般可分为两类，即低强度超声治疗与高强度超声治疗。

低强度超声治疗一般是指输出强度小于3W/cm^2，对人体组织不构成不可逆损害的治疗。高强度超声治疗是指输出强度为3W/cm^{2}至每平方厘米数千瓦，对人体组织会产生不可逆损害的治疗，也可称为有损伤治疗。非损伤超声疗法包括超声理疗、小功率复合超声治疗、超声针灸、超声雾化、超声降脂、超声溶栓、超声洁齿、超声药物透入等。有损伤超声疗法包括超声切割、超声乳化、超声碎石、聚焦超声治疗等。本章所述的超声疗法是以超声理疗为主的低强度超声治疗，有关高强度超声治疗，在其他相应的章节另有阐述。

回顾超声医学的历史，超声治疗早于超声诊断。理疗范畴的超声疗法是一种应用历史较长，涉及治疗范畴广泛，最早应用于临床治疗的方法。

1915年法国科学家Langevin在水中发射超声波之后，1927年R.W. Wood和A.L. Loomis发表了超声波生物效应的文章，1928年Mulwert试用超声波治疗慢性耳聋，1933年R.Pohlman提出超声波可用于多种疾病的治疗，自此超声治疗在欧美逐步应用。

由于早期对超声波的生物学基础研究不足，使用上缺少严格的规范，对超声使用的剂量也掌握不好，一度出现了治疗后组织器官损伤的情况，而被禁用。之后经过大量的生物学与临床医学的实验研究，得出了可靠的实验依据，才逐步改变了人们对合理应用超声波的认识。

1933年，Pohlman指出超声波具有良好的刺激代谢作用，其对组织器官的损害可以通过减小治疗剂量避免。这一结论对此后超声理疗的应用起到了巨大的推动作用。1949年召开了第一届国际超声医学学术会议，总结交流了超声治疗的经验。1956年召开了第二届国际超声医学学术会议，自此超声治疗进入了成熟阶段。

自20世纪50年代起，超声诊断技术进入临床应用。由于计算机技术和科技水平的不断提高，诊断技术发展获得了巨大的技术支持，超声诊断技术发展迅速、日新月异，相比之下，超声治疗技术一时显得有些滞后。然而20世纪90年代高强度聚焦超声（HIFU）无创外科技术和超声结合纳米气泡技术为我们应用超声治疗技术构建起新的平台，为超声治疗技术的发展提供了新的天地。

我国超声治疗起步较晚，1953年开始有仪器和病例记载，以后才开始逐步普及，并且有国产超声治疗仪问世。1955年以后才有关于超声治疗的相关报道，1991年第一届全国超声治疗学术会议在山东泰安召开，并成立了超声治疗学会。低强度超声波用于临床治疗的范围非常广泛，早在1949年第一届国际超声医学学术会议上发表的统计病例就达10万余例，包括数十种疾病。我国在20世纪50年代以后，低强度超声波在理疗科逐步应用。经数十年的使用积累了相当丰富的治疗经验，虽然缩小了与国际上超声治疗存在的差距，但总体来说，不论是基础研究还是临床应用，其发展都滞后于高强度超声波。

事物都是由量变逐渐发展到质变的，超声治疗也同样，随着超声频率、输出功率的改变，超声波对人体组织器官的影响也产生从微观到宏观的本质变化。由于目前基础研究相对不足，低强度超声的临床应用比超声在其他领域的应用相对滞后。由于经济条件的改善和人们对健康的要求不断提高，非损伤性低强度超声在临床上的应用会越来越受人们的认同，我们期待着这一天的到来。

第二节　仪器、设备

超声治疗设备的基本组成包括超声治疗机、辅助设备和耦合剂。

一、超声治疗机

超声治疗机主要由主机（高频振荡发生器）和声头（超声换能器）两部分构成，主机由高频电振荡和电源电路组成，利用逆压电效应，将高频电场作用于声头内的晶体薄片，使其产生相应的振动，从而将电能转变为机械能，结构原理如图37-2-1所示。

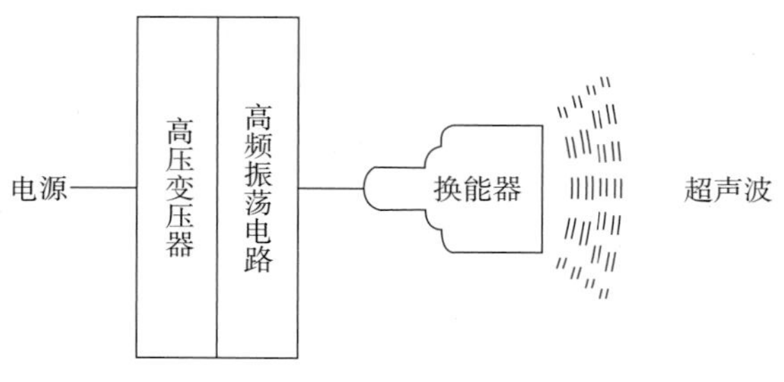

图37-2-1 超声治疗机原理

（一）主机

主机即高频振荡发生器，也就是输入电源的电源电路与高频振荡电路工作产生高频电振荡输出的部分。此外，在机器面板上还装有电源开关、输出功率调节器、指示输出强度的显示装置，有的还装有计时器、脉冲调制装置、振荡频率调节器、脉冲频率调节器等。

（二）声头

声头即超声换能器。超声治疗机换能器的作用是发出超声波，即将电磁震荡变成超声波。医用超声换能器一般由3部分组成，按从换能器表面向内的顺序依次是面材、压电材料和背材。

1.面材 声头在使用时是不能将压电材料的电极暴露在外表面的，因此在声头表面必须加上保护层。其可保护压电材料表面电极不与外面接触而免受磨损和氧化；更重要的是因为压电材料和人体两者之间的声阻抗相差很大，这种阻抗的严重失配将造成声头内耗急剧增加。所以压电材料表面的保护层实际上是一个阻抗转换层或阻抗匹配层。面材的选择要满足特定阻抗匹配的要求，而且要求自身损耗小，还要注意材料的柔顺性、抗老化性、可黏性等，如可用超硬铝、金属粉和塑料的混合物等。

2.压电材料 是换能器的核心器件，它决定了电能和声能互换的能力。早期超声换能器多采用天然石英制成的晶片作为压电材料，但由于天然石英来源少、价格高，目前多采用压电陶瓷材料。压电陶瓷具有较高的机电转换能力，且易加工成需要的形状，价格比较低。使用最普遍的压电陶瓷材料为锆钛酸铅（PZT），通过添加不同的杂质可衍生多种材料而具有不同的性能。

3.背材 即压电材料背面加上的阻尼材料。当高频电振荡结束时，压电材料仍有较长时间的余振，背衬阻尼材料可使超声脉冲的余振缩短，这对提高超声诊断机对超声波反射波的响应敏感度有重要意义；而对于超声治疗机，声头的背材选择主要考虑其对声头的有效电声效率及声头的重量、体积和坚固性等方面的影响。

（三）超声治疗机的类型

超声治疗机有多种类型，以输出方式划分，有连续输出型、脉冲输出型、连续-脉冲输出型等。连续超声波即超声射束不间断地连续发射，声波振幅相等，这种超声波的温热效应显著（图37-2-2A）；脉冲超声波即超声射束规律地间断发射，每一脉冲持续时间与其间歇时间相比，相对较短，恰与前者形成鲜明对照，因此可显著减少温热效应。由于后者所输出的毫秒时限的脉冲足可产生超声振荡，故使用脉冲超声波既可减少治疗强度上限所可能引起的危险的组织过热，又可保持超声波振荡的有益作用，充分发挥其机械效应。

脉冲超声波的每秒脉冲出现次数称为脉冲频率，两个脉冲的起点相距的时间称为脉冲周期。每一脉冲持续时间与脉冲周期之比称为脉冲通断比。以通常的脉冲频率为每秒100次的脉冲超声波为例，它的通断比有1∶2、1∶5、1∶10、1∶20等（图37-2-2B，图37-2-2C）。如治疗中为消除热积累，通断比需要在1∶5以上。

超声治疗机按频率不同可分为以下3种类型：①高频率常规超声治疗机；②低频率超声治疗机；③效应超声治疗机。理疗科常用第1、2种，前者频率有0.4MHz、0.5MHz、0.8MHz、1.0MHz、2.5MHz、3.0MHz及更高频率等多种，后者常用20～80kHz。至于第3种效应超声的频率则为20～40kHz，其多用于外科、矫形外科的组织分离等手术。同机可输出多种频率时，应配备相应探头。

近年来，随着超声治疗学的研究深入，在标准超声声头的基础上，发展了一些新型的声头，如一种辐射面较小的声头，其可用于穴位超声治疗、小部位（如面部）治疗等；还有一种体腔专用声头，其可插入直肠腔内用于前列腺疾病治疗等；有的声头上还装有超温报警、接触不佳报警等安全装置等；还有一种多频超声治疗头，其在主机高频电振荡频率变换时无须更换声头，而能发射相应频率的超声波等。

二、辅助设备

超声辅助设备供特殊超声治疗或为方便操作而设计配备，主要有以下几种。

1.水槽 用于水下法超声治疗。水槽的容积以能容纳受治肢体和声头的放置为宜，其可用木材、塑料、陶瓷、金属等材料制作。金属水槽（多为不锈钢或铝合金）不仅轻便、不生锈、坚固耐用，而且由于其声阻抗小，可将声头借助耦合剂贴紧于水槽外壁进行治疗，对于无

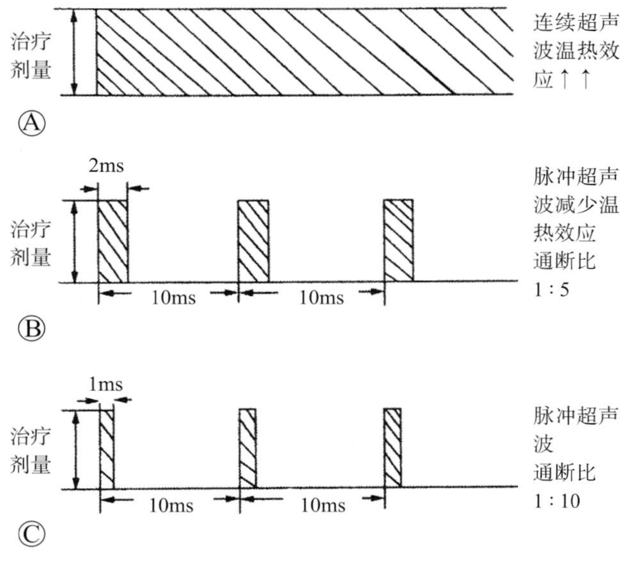

图37-2-2 连续超声波与脉冲超声波

防水性能的声头尤为适用（图37-2-3A，图37-2-3B）。

2.水枕或水袋 是用薄橡皮膜制成的袋，灌入经煮沸而驱除气体的凉水，密封时注意袋中不能残留空气，以免造成超声能量反射损耗。超声治疗时水袋置于声头和皮肤之间，应始终贴紧，在手腕、足腕、四肢小关节等体表不平部位，或肌肉、脂肪较少，而骨骼较凸出的部位进行超声治疗时，由于接触面凹凸不平，声头辐射面只有一小部分与体表接触，超声能量进入机体内的很少，大部分被空气层反射损耗，不仅降低疗效，而且会导致声头过热受损。如果在治疗部位放置一大小合适的水袋，就可解决上述问题而且显著提高疗效（图37-2-4）。

3.漏斗 用塑料等坚实材料制成，治疗时漏斗小口置于受治疗部位，其开口处应使用橡皮圈封固，起到与受治部位紧密接触而不致漏水的作用。漏斗中盛入不含气体的水，声头放入大口内，声头辐射面浸于水中，利用漏斗中水的耦合作用，可将超声波很好地导入体内。这种方法适用于较小部位或腔内超声治疗，可根据治疗部位的大小选择相应口径的漏斗（图37-2-5）。

4.声头接管 是用与声头外壳相同的材料制作的上大下小漏斗，即圆筒状接管，治疗时上接声头，下接受治的较小部位。这种声头接管制作简便、应用方便，但也应注意接管可能会发生自身共振，影响超声能量传递。

5.反射器 水下治疗时，可用反射器改变声束投射

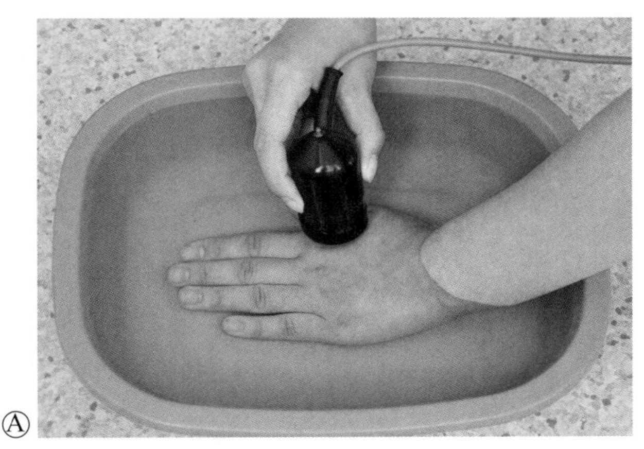

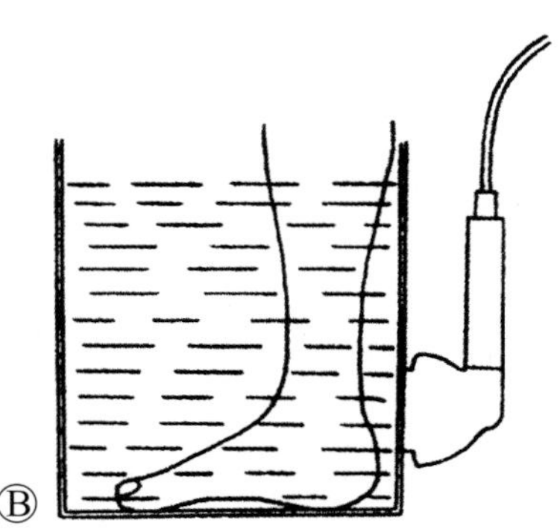

图37-2-3 水下法超声治疗的水槽

A.水下法超声治疗；B.用于超声治疗的金属水槽

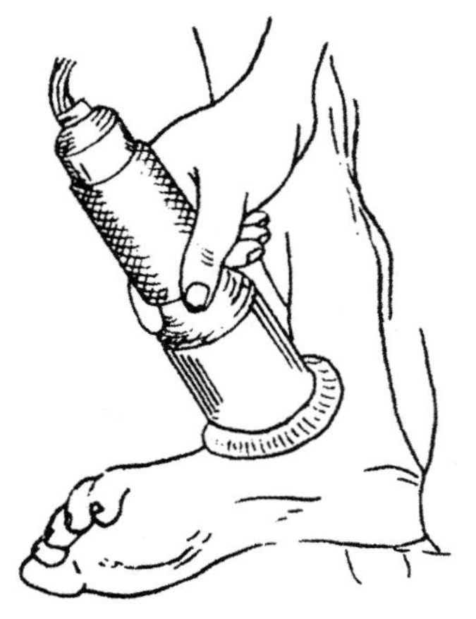

图37-2-4 水枕法超声治疗

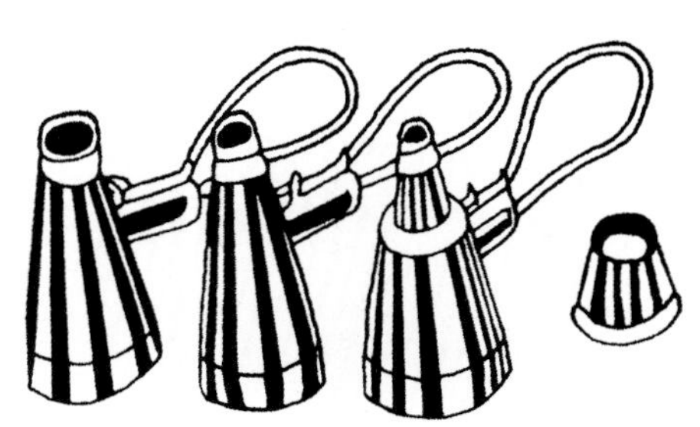

图37-2-5 各种口径的水漏斗

方向，以作用于声头不易直接投射的部位。反射器有平面的（图37-2-6），也有凹面的，后者不仅可以改变射束方向，且有聚焦功能。

6. 支架　用于支撑声头，保持声头位置固定。其常用于超声的固定疗法、水下疗法等（图37-2-6）。另有一种机械式自动旋转声头，其由一部小型电动机提供动力，经过机械传动装置，使固定在旋转架上的声头在一定范围内做圆周和（或）曲线、直线运动，模仿慢移法超声治疗，可以代替治疗师繁重的手工操作。

7. 凹镜和透镜　可将超声能量集中于某一部位，聚焦焦点处能量巨大，可用于肿瘤治疗或其他特殊治疗。

三、耦合剂

耦合剂是耦合在声头与皮肤之间，有利于充填空隙，防止有空气层而产生界面反射，以利于超声能量通过的一种物质，又称接触剂（图37-2-7）。它可以减少声头与治疗部位之间超声能量的损失，以及消除空气隔离和界面反射，是超声处理的必需物质。耦合剂应有良好的超声传导功能，其声阻抗值与人体组织接近，易清理。常用的耦合剂有以下几种。

1. 水　对超声波吸收极少，约为空气的1/1000，是非常理想的耦合剂。但在使用前应煮沸，以驱除溶于水中的气体，待冷却后再用。由于水的黏滞性小，不易在体表存留，故其不宜用于直接接触法超声治疗，多用于水下法、充填水袋和漏斗等。

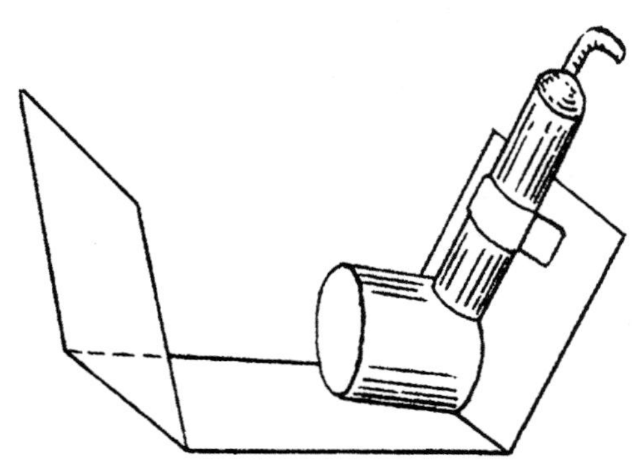

图37-2-6　带声头支架的水下平面反射器

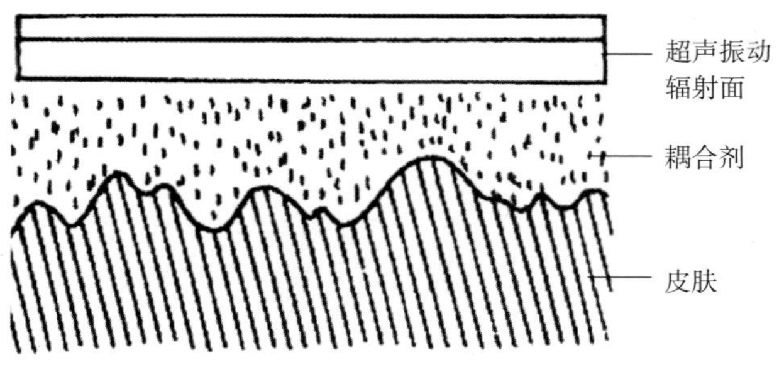

图37-2-7　使用耦合剂略图

2. 蓖麻油　与人体软组织的声阻抗较接近，但太黏稠，不便操作和清洗。

3. 液状石蜡　具有黏滞性好、润滑易移动、易清洗的优点，但超声波能量损耗大。

4. 甘油　黏滞性和超声波能量损耗都大于液状石蜡。

5. 凡士林　黏滞性大，声阻抗较大，使用时易在其中产生热积聚，但可黏附于体表，为治疗带来一定便利。

此外，耦合剂还有液体凝胶、5%单硬脂酸铝及按不同用途配制的各种乳剂（油、水、胶的混合物）、溶胶（如用羧甲基纤维素钠50g，甘油50g，甲基对羟基苯甲酸1g，加蒸馏水至1000ml配成的耦合剂，其声阻抗接近于人体，干后形成薄膜，易清洗）等。也有报道用硅胶作为超声耦合剂的，有人通过测量驻波比确定不同耦合剂与声头之间的近场阻抗匹配度表明，在矿物油或水中，它们与声头的声阻匹配差，功率衰减大，而在硅胶中，声阻抗匹配较佳，超声波功率衰减小，因此认为硅胶的柔韧性好、操作简易、治疗方便，最适用于机体凹凸不平的表面及超声波不易直接投射的部位，如溃疡或疼痛的皮肤局部等处的治疗，是一种较好的实用性耦合剂。

第三节　超声治疗作用基础

目前公认的超声治疗作用基础有以下3种效应：机械效应、热效应和空化效应。

一、机械效应

超声波是机械波，机械效应是超声波最基本的原发效应，不管超声波强度大小均产生此种效应。热效应和空化效应都是机械作用而产生的。机械效应有两种，一是行波场中的机械效应，二是驻波场中的机械效应。

（一）行波场中的机械效应

行波场中的机械效应是超声波在介质中前进时所产生的机械效应。它是以超声波传播行程中能量转变成介质质点的运动能为特征的，即由于介质中各点正压和负压在超声振动影响下不断变化而产生的压力能。一般治疗强度时，人体组织内的压力变化约为±304kPa（3个大气压），如此时超声频率为1MHz，则每一细胞所承受的压力变化为0.4～0.8Pa（4～8mg），这种压力变化将能使组织细胞产生容积运动变化，这种细微的变化称为“细胞按摩”或“微按摩”。对于行波的机械效应，有学者认为频率越高，每一瞬时的最高压力（波腹）所在之处彼此越接近，由此引起的生物学效应也越显著，即使是较低强度的超声波作用于机体，由于交变振幅压力的变化，也能产生机械效应。

（二）驻波场中的机械效应

驻波场中的机械效应是由前进波和反射波的干涉形成的，可影响人体组织张力、压力，使机体质点获得更为巨大的加速度，使解离的液体内不同质量的质子（离子）获得不同的运动速度。质点大的质子落后于质点小的质子，质子之间便发生相对运动，产生摩擦而形成能量。已知驻波场中的机械效应主要是由运动速度差引起的，它在机械效应中甚至比压力变化所起的作用还要大。

超声波的机械振动产生的压力变化可以看作对细胞中的物质及细胞结构的按摩作用。超声波的微细按摩作用可以改变细胞膜的通透性，使通透性增强，弥散过程加速，从而影响细胞的物质代谢过程，加速代谢产物排出，改善细胞缺血、缺氧状态，改善组织的营养状态，提高细胞组织的再生能力。有学者将超声波看作弥散过程和新陈代谢的加速剂。临床上其常用于治疗某些循环障碍性疾病，如营养不良性溃疡等。还有学者观察到在超声波的机械作用下，脊髓反射幅度降低，反射传递受抑制，神经组织的生物电活动性降低，因此超声波有明显的镇痛作用。

超声驻波场中质点摩擦而产生的能量还可引起细胞质的运动，原浆颗粒旋转，从而改变细胞内结构，引起细胞活动能力的变化。超声波的机械作用还可以使坚硬的结缔组织延长变软、粘连的组织松解，也可促进组织再生、血管形成。

所以超声波在修复伤口、软化瘢痕、松解粘连、增加渗透、促进组织代谢、改善血液循环和刺激神经系统功能等方面有重要的治疗意义。

二、热效应

超声波产生热是一种组织内生热的过程，它是一种声波振动的机械能转变为热能的过程。超声波的热作用具有重要的治疗意义，因此超声波治疗曾被称为超声透热疗法。20世纪50～60年代的文献报道超声治疗的作用主要是热作用，而近年才比较强调超声波的非热作用。

（一）超声波产热的主要原理

1.超声波通过组织时，声能被组织吸收，转变为热能。

2.超声波通过机体组织时，由于正负压力的变化而产生热能。

3.超声波通过不同组织的界面时，因波的反射、干涉、驻波形成而产生热。两种不同组织的交界处产热较多，如皮下组织与肌肉交界处、肌肉与骨骼交界处。有实验证明，利用频率为1MHz、强度为1W/cm^{2}的超声波作用于大腿前下部，骨骼与肌肉界面1cm内，治疗时间内温度上升5～7℃。

4.在超声波作用下，液体中由于空化作用而释放出高热。

（二）影响超声波产热的相关因素

超声波产热的多少与超声频率、超声剂量、介质的物理特性（声阻抗、导热性、介质界面的情况等）及治疗方法等有关。

1.超声剂量　单位时间内的超声强度越大，受作用组织内的产热量越大（表37-3-1）。采用脉冲超声波治疗，由于其时间平均声强相对较小，可减弱作用部位的温升。

表37-3-1　不同强度超声作用下组织温度升高情况

组织	超声强度	
	5W/cm^2，1.5min	10W/cm^2，1.5min
肌　肉	＋1.1℃	＋2.2℃
骨皮质	＋5.9℃	＋10.5℃
骨　髓	＋5.4℃	＋10.3℃

2.超声频率　不同频率的超声波在介质内穿透深度不同，即超声频率与介质吸收超声波能力密切相关。频率越高，穿透越浅，吸收越多，产热越高。例如，3MHz超声波较1MHz超声波的吸收率大3～4倍（表37-3-2，表37-3-3）。

表37-3-2　不同频率超声波在肌肉与脂肪中吸收比

频率（MHz）	肌肉	脂肪
1	0.12	0.04
2	0.24	0.10
3	0.36	0.16
4	0.48	0.30

表37-3-3　不同频率超声波在血液中的吸收比

	频率（MHz）						
	0.7	1	2	3	5	7	10
吸收比	0.12	0.18	0.40	0.58	1.25	2.00	3.00

3.介质的性质　作为超声传播介质的各种生物组织对超声波能量的吸收不等，因而产热也不同。生物组织

的介质黏滞性越高或半价层（半吸收层）越小，组织吸收超声波能量后产热就越多。一般超声波产生的热作用在骨和结缔组织最为显著，脂肪和血液最少（表37-3-4，表37-3-5）。

表37-3-4　不同组织对1MHz超声波的吸收比

组　织	吸收比
水	1
血　浆	23
全　血	60
脂　肪	390
肌　肉	663
周围神经	1 193

表37-3-5　不同频率超声波通过肌肉、脂肪时的半价层

频率（MHz）	组　织	半价层（cm）
0.2	肌肉	5.5
0.8	肌肉	3.6
0.8	脂肪	6.8
0.8	脂肪＋肌肉	4.8
2.4	脂肪＋肌肉	1.5
2.5	肌肉	约0.5

4. 治疗方法　不同的治疗方法引起局部组织升温也不同，如频率0.8MHz，强度4W/cm^2，采用固定法，则20s后2～3cm深度升温3～4℃；如果频率、强度、时间不变，改用移动法时，2cm深度升温只有0.5℃，3cm深度则仅升高0.1℃。超声强度1.2W/cm^2，5min，分别以固定法和移动法作用于正常皮肤，结果前者比后者升温高1.5℃。可见固定法较移动法产热多。这主要是因为使用移动法时，作用区面积明显大于固定法，即单位时间内、单位面积上所接收的总能量小的缘故。并且有研究表明，在频率相同时，升温作用只与单位时间内、单位面积所接收的能量有关，而与移动速度无关。因此，在常规超声治疗过程中，要经常移动声头辐射位置，以防止局部作用时间过长、剂量过大，导致升温过高。

直接接触法较水下法产热多，这是因为：①直接接触法治疗时需要耦合剂，探头、耦合剂、组织三者声阻抗差异大，在两个界面间超声波被来回反射，探头与皮肤的界面易产生驻波，故产热多；②水下法因水与组织的声阻抗相近，两个界面间很少有声波反射，仅有少部分声波被组织反射到周围水中被水吸收，因此水下很少有驻波形成，故直接接触法较水下法产热多。

5. 连续输出较脉冲输出产热多　脉冲输出所产生的总热量明显低于连续输出，尤其脉冲间歇期长时更为显著。

6. 耦合剂种类　超声治疗时使用不同的耦合剂，引起局部温升也不相同。如有人对自来水、甘油和矿物油3种不同的耦合剂传递超声波能量及温度变化进行研究，结果发现，超声波作用后，自来水温度变化比甘油和矿物油小得多。矿物油温升高可达9℃（平均2.43℃），甘油高达19℃（平均2.67℃），而自来水仅升高不到2.5℃（平均0.53℃）。由此可知，在用不含水的耦合剂进行超声治疗时，除了超声波本身的作用外，还同时伴随着红外线作用，因此，在超声治疗时，可适当考虑选择使用不同的耦合剂。

（三）超声波产热的特点

超声波产热的特点是局限性。用圆盘探头治疗时，产热是以探头作用处的皮肤为底面，向组织深处延伸呈圆柱形，产热强度近探头处大于远探头处，中心部位大于周围区域。

（四）热的传导与散失

超声波在组织中所产生的热量是通过组织传导和血流而散失。虽然超声波内生热较多，但由于人体内神经系统的调节，不会使局部过热。有学者认为在局部有80%的热量由血流带走，只有20%的热量靠组织传导而散失。因此当超声波作用于循环旺盛的组织器官时，如肝、脾、肾等，实际上温度并不会有明显上升，只是开始时温升较快，随后温升逐渐缓慢，甚至温升低于邻近组织，当作用于缺少血流循环，界面层次多的组织时，如角膜、玻璃体、睾丸等，超声波的热作用则将加强，可产生局部热聚积，导致不良后果。超声波作用下局部血管扩张，血流加速，有利于热散失。有实验表明，800kHz的超声波，强度4W/cm^{2}连续作用于尸体20s后，局部2mm处温度升高5.6℃，30mm处温度升高2.8℃；同样强度作用于活体，则在2mm处温度只升高0.5℃，30mm处温度升高0.1℃。故超声波作用于人体组织不会引起深部组织过热而烫伤。但用固定法作用于骨骼处，易形成驻波，故应注意超声波的剂量，不宜太大，以免出现局部烫伤。

超声波在组织内的产热不均，在不同组织的交界处产热较多，如皮下组织与肌肉组织交界处。因此机体内的肌腱、韧带附着处及关节的软骨面和骨皮质、骨膜等处产热较多；接近骨组织的软组织比远离骨组织的软组织产热多。这在运动创伤的治疗上有重要实际意义。

超声波的热效应可使组织局部血管扩张，血流加快，代谢旺盛，肌肉张力下降，疼痛减轻，结缔组织的延展

性增加，对某些疾病可起到很好的治疗作用。

三、空化效应

超声波作用下的空化是指超声波所致介质中气体或充气空隙形成、发展和波动的动力学过程。它可在体液、细胞悬浮液或组织中发生。

通常，按气（汽）泡不同的动力学表现行为，空化效应可分为稳态空化与瞬态空化两种。

（一）稳态空化

当液体介质内的声场中存在适当大小的气泡时，气泡太大会漂浮至液面而逸去；反之，气泡太小时，因表面张力很大，会溶解在液体中，气泡会在声波的交变声压作用下进入振动状态。当声波频率接近气泡共振的特征频率时，气泡进入共振状态，使脉动的幅度达到极大。气泡的这种动力学表现称为稳态空化。

气泡处在共振状态时，会伴随发生一系列二阶现象，如辐射力及微声流。微声流可使脉动气泡表面附近呈现出很高的速度梯度和黏滞力，足以使处于该处的细胞和生物大分子产生生物效应。

这种稳态空化现象，对于水中平面行波的情况下，在声强为0.3W/cm^{2}的超声波作用下即可发生。不久前，Miller等进行了如下实验：将气泡引入红细胞悬浮液，随后用2MHz的超声波进行辐照，结果在空间峰值的时间平均声强（I_{SPTA}）＝6mW/cm^{2}时，发现有腺苷三磷酸（ATP）从红细胞内释放出来，这表明发生了细胞效应。

一个演示单一震动气泡的微声流造成细胞破坏的实验，按下述方法进行：在一个小容器中装有0.2ml红细胞悬浮液（悬浮液体为生理盐水），再将一个很细的金属管的一端插入悬浮液中，在压力的控制下使下管口处形成一个直径为250μm的半球形气泡，然后用频率为20kHz的超声波辐照悬浮液，使其中形成的半气泡进入振动状态，则伴有微声流发生。当超声振动强度达到一定阈值时，微声流即可导致细胞溶解，并伴有血红蛋白释放出来。

实验表明，气泡振幅达18μm是使细胞溶解的最佳条件。而声学理论可以证明，为了产生这样幅度的气泡振动，并不要求太高的声强。对于频率为20kHz的平面超声波，为使气泡的振幅达到18μm，其理论声强值仅为1mW/cm^2。

（二）瞬态空化

用强度较高的超声波辐照液体时，声场中气泡的动力学过程变得更为复杂和激烈。在声波的负压半周期内，空化核（微小气泡）迅速膨胀，随后又在声波正半周期内气泡被压缩以至崩溃，这一过程称为瞬态空化。气泡被压缩至崩溃前的短暂时间内（可能为1ms以下），气泡内的温度可高达数千摄氏度，压力可高达几百个大气压。气泡内的水蒸气在这种极端物理条件下可以裂解为H^+和OH^-自由基，它们因具有高度化学活性而迅速与其他组分相互作用而发生化学反应。这正是20世纪80年代中期崛起的声化学（sonochemistry）的物理基础。

此外，瞬态空化发生时还常伴有声致发光、冲击波及高速射流等现象。因此处在空化泡附近的细胞等生物体将会受到严重损伤乃至破坏。

冯若及其助手的一系列研究表明，在行波场中，用频率为800kHz的理疗级连续超声波辐照水溶液时，声强为0.7W/cm^{2}时即可发生瞬态空化；如在小尺度混响场中，产生瞬态空化的阈值声强下降到0.4W/cm^2。

从以上讨论可知，对于两种类型的空化现象，空化核（即存在于液体中的微小气泡）都是必要的。液体中空化核的存在及其分布取决于诸多因素，并且有较大的随机性，因此在实验上通过某种空化效应（物理的、化学的或生物的）定量研究超声空化规律时，每次测量的数据之间常会有一定起伏波动。

四、超声波的作用机制

1.局部作用　超声波作用于人体局部，即产生了直接的局部作用，通过以机械作用为主，继发热作用及其他理化作用，产生局部组织的生理或病理变化，如组织温度升高、血流加速、代谢旺盛、组织状态改善、酸碱度变化、组织间生化反应加速、酶系统活性增强等。

2.神经体液作用　超声波作用于人体局部组织，包括周围神经、自主神经末梢，其所产生的影响不仅限于局部，还可以波及远离部位或人的整体。在超声波作用下，局部组织的代谢产物和理化作用产生的物质，尤其是乙酰胆碱、组胺等活性物质和激素，可以通过人体体液系统作用于靶器官，对机体产生效应。

3.神经反射作用　在超声理疗中尤为重要，体内器官、机体血管的治疗均依赖于神经反射作用完成。许多实验研究与临床反应例证均可证明神经反射作用的存在。

例如，用超声波作用于家兔的一侧耳朵，对侧耳朵同时出现同样的持续性血管扩张、血管壁渗透性增强及耳血中白细胞增多。又如，应用超声波治疗腰椎神经炎和坐骨神经炎时，探头作用区的对侧相应区域皮肤温度也有升高，升高程度最大的时间为治疗后5～15min。

这种神经反射的机制是以超声波作为一种刺激动因，作用于神经末梢感受器，产生神经冲动，引起各级神经反射活动。神经反射作用和神经系统参与的反应中，自主神经系统的影响非常重要，因为它关系到人的生长、代谢、循环、呼吸、体温调节、激素反应及应激能力等重要生理功能。

超声治疗综合上述作用产生治疗效果。针对鼠的实验显示，超声波作用于腹壁，发现脑皮质组织氧代谢有变化。说明由于超声治疗的综合作用，远端器官也产生了反应。

4.细胞分子学水平的作用　近年来随着医学、生物学的飞速发展，各种物理治疗作用机制的研究进入了细胞分子学水平，超声也不例外。有学者研究不同强度的超声对细胞组织的影响发现如下现象。

（1）高强度的超声波可使组织液电离成自由基·OH、·H等，这类自由基有极强的活性，即有非常强的氧化还原作用。高强度超声可在极短的时间内引起一系列的连锁反应，继而产生生化反应。

（2）中强度的超声波作用下，产生较强的细胞原浆微流，促进细胞内容物移动，改变细胞内部结构间的相互位置。细胞超微结构中线粒体对超声波最敏感，而线粒体是细胞内产生能量的重要单位，并参与脂肪酸的氧化及谷氨酸、天冬氨酸的结合，因此超声波对物质代谢有重要作用。另外超声波还能影响细胞膜对K^{+}、Ca^{2+}的通透性，改变细胞膜内外离子浓度的比例和改变膜电位，从而产生治疗作用。

（3）低强度的超声波能刺激细胞内蛋白质复合物的合成过程，加速组织修复。超声波作用下组织蛋白质的巯基增加，进而使巯基化合物增加，而巯基化合物对体内许多活性物质如酵素、酶、维生素、激素、神经递质等有显著的还原作用。

超声波还能改变铜、锌等微量元素在不同组织中的分布，而微量元素与细胞膜、核糖、蛋白质、酶、DNA、RNA等都有关系。

由于人体是个极复杂的有机体，超声波参数较多，不同参数作用于不同组织反应不一，所以超声波对人体的作用机制有待进一步研究。

5.穴位、经络学说　中医学的经络、穴位学说在超声治疗上应用很广，也有一定临床疗效，但多数为经验医学，原理与机制更应深度发掘。目前已有穴位治疗的超声设备。

第四节　超声生物效应

超声波通过人体组织时，组织吸收声波后将声波转化为热能，使组织自身温度升高。当作用于人体的超声波达到一定剂量时，它就会通过超声波与人体组织之间一定的作用使人体组织或器官产生某种生化的、免疫的、功能的或结构的可逆或不可逆变化，即发生超声生物效应。超声的生物效应与声强、频率及生物组织本身的性质相关。由于超声的生物效应，在应用超声进行检查和治疗时，就必须充分重视超声的安全剂量。

近半个世纪以来，人们分别在分子生物水平、细胞水平和组织器官等各个层次对超声生物效应进行了大量的研究。本节将分活体研究和离体研究两部分对上述研究工作进行综述。活体研究包括超声波辐照哺乳动物整体及其各个组织器官产生的生物效应；离体研究则主要是对细胞和大分子悬浮液超声生物效应的研究。

一、活体研究

（一）哺乳动物整体的超声生物效应

由于超声场作用范围的局限性，超声辐照哺乳动物整体只能在少数情况下实现，其中最重要的是对动物胚胎的研究，这方面已积累了很多数据。

用频率为2.5MHz、强度为40mW/cm^{2}的超声波辐照妊娠4天的小白鼠胚胎5小时，胎鼠畸变率与死亡率均显著增加。

用频率为1MHz、强度为0.35W/cm^{2}的超声波辐照胎鼠3min，观察到新生鼠死亡率明显增加。

用5MHz的脉冲诊断超声波（空间峰值时间平均声强即$I_{SPTA}=24mW/cm^2$）分别辐照妊龄15天、17天、19天的11只孕鼠，辐照时间为35min，生出新生鼠83只，在新生鼠出生后的5周内，对它们进行5项反射试验及4种生理参数测试，结果表明，与未经超声波辐照的相比，它们生长明显迟缓，若干反射与发育指征出现了具有统计学意义的变化。

用B型扇扫超声诊断仪对30只妊娠猕猴从妊娠起到足月间隔一定时间进行多次辐照，而后对新生猴的血液学、发育及行为学进行分析，并与未经超声波辐照的猕猴比较。结果表明，受超声波辐照的婴猴呈以下几种情况。

1.出生2～16天的血液分析显示，中性粒细胞与单核细胞明显下降。

2.出生3个月内体重发育下降。

3.出生第1年内，它们在休息时的行为活性增大。

4.一系列情景试验表明，它们完成设定任务的能力下降。

（二）组织器官的超声生物效应

从超声的治疗作用出发，人们通常更关心超声波辐照具体特定器官时，所产生生物效应的表现形式及相应的超声阈值剂量。下面，我们介绍超声波对脑、肝、睾丸、卵巢及肿瘤等组织进行辐照，所获得的若干研究结果。

1.肝组织　对于治疗级剂量超声辐照组，辐照24小时后取材分析发现，肝组织超微结构呈明显致伤效应，且再经过20天和40天后观察，均未能完全恢复。对于诊断级超声剂量辐照组，虽已观察到肝组织的超微结构发生一定改变，如肝细胞内粗面内质网脱粒和线粒体肿胀等，但40天之后，其已恢复正常状态。

由此可认为，对于肝组织来说，诊断超声剂量引起的效应是可逆的，过长时间理疗超声剂量辐射引起的效应是不可逆的。

2.睾丸组织　超声波辐照是否会对睾丸产生精子的功能及生殖能力造成影响，是关系到超声作为一种物理手段可否用于节育领域的重要问题，国内外学者都进行过若干研究。虽然报道的研究结果不完全一致，有的甚至相互矛盾，但总体看来，理疗级超声剂量辐照会影响睾丸产生精子的功能，这点是可以肯定的。有一篇代表性的报道表明，用1～2W/cm^{2}连续超声波辐照家兔睾丸可使精液中的精子数目明显下降，4～6个月之后又重新回升复原，且未发现精原细胞、支持细胞及间质细胞发生变化。

还有研究报道，用1MHz、25W/cm^{2}超声波辐照小白鼠睾丸，时间30s，在其后10天内的不同时间中进行组织学检查，发现在同样辐照条件下，不同种类小白鼠输精管呈现出不同程度的损伤，还观察到精母细胞损伤早于精原细胞，这一点恰好与电离辐照观察到的结果相反。在另一篇报道中，研究了超声波辐照子宫中胎鼠睾丸引起的效应，使用频率为1MHz、超声声强为0.5～1.0W/cm^{2}的连续超声波，在母鼠分别妊娠9天、12天、15天后进行辐照30～40s，结果出现了两种细微却相当重要的损伤效应：①支持细胞数目下降；②性腺细胞有丝分裂的终止时间显著延迟。此外，还观察到，超声辐射组中的胎吸收（resorption）和死胎数量增多。由于睾丸重量下降正比于体重下降，且支持细胞数量减少并不因哪天辐照而异，从而睾丸的细胞效应可能反映了总的生长延迟。

3.卵巢组织　有学者报道，用1MHz、5～100W/cm^{2}超声波辐照小白鼠卵巢15～300s，于辐照之后7天内的不同时间进行组织切片光学显微镜检查，结果发现，超声波辐照剂量不同，引起的损伤也不同，且卵巢的不同部位对同一辐照剂量的反应也不同。

4.组织的再生　有研究报道，用3.6MHz、0.1W/cm^{2}的超声波对兔耳上面积为10mm^{2}的伤口进行辐照，每周3次，每次5min，结果使伤口的愈合速度显著加快。还有学者报道，用3MHz、1W/cm^{2}的超声波辐照静脉曲张的溃疡部位，每周3次，每次10min，连续辐照4周，取得了良好疗效。

5.肿瘤组织　对于肿瘤组织超声效应的研究，因与肿瘤临床治疗有密切关系，一直受到较多重视。基础研究与临床试验都已证明，当温度上升到43℃时，肿瘤细胞就开始无法生存。事实上，采用热疗法医治肿瘤已有较长的历史，20世纪70年代后，超声波作为对人体深部肿瘤进行热疗的有效手段受到极大重视，有关基础研究也明显加强。

研究发现，用1MHz、1.5W/cm^{2}的超声波辐照大白鼠皮下移植的肾母细胞瘤，可使肿瘤体积与重量缩减，患鼠的生存时间延长。

有研究报道，对试验肿瘤进行X线辐照的同时，配合使用1MHz、8.4W/cm^{2}超声波进行照射，结果表明，使肿瘤退化所需的X线剂量显著减少。用1MHz、0.5～2.5W/cm^{2}超声波辐照小白鼠的移植肉瘤1～5min，肿瘤对γ射线的敏感性显著增强。

还有学者研究超声辐照与药物治疗的协同作用，对恶性脑肿瘤患者进行化疗（服药）的同时，配合使用1MHz、3W/cm^{2}超声波进行治疗，通过颅盖骨对肿瘤进行该超声波辐照，结果表明超声波辐照增强了化疗效果。自20世纪80年代初，国外相继有多聚焦探头的超声肿瘤热疗机问世，临床应用也取得了有效进展。

6.推荐的超声安全阈值　1978年美国医学超声学会（AIUM）声明，对于低频超声波，只要非聚焦的超声强度＜100mW/cm^2，或聚焦强度＜1W/cm^2，或声强与辐射时间之积＜50J/cm^2，则对活体哺乳动物组织不会产生明显的生物学效应。1982年AIUM超声生物委员会又重申了I_{SPTA}＜100mW/cm^{2}的安全阈值，我国规定超声仪器的空间平均时间平均声强（I_{SATA}）＜10mW/cm^2。现国际公认的标准见表37-4-1。

表37-4-1　美国食品药品监督管理局（FDA）发布的超声声强最大值

项目		I_{SPTA}（mW/cm^2）	I_{SPPA}（mW/cm^2）
胎儿，新生儿		94	350
成人	外周血管	720	350
	心脏	430	350
	眼	17	110
	腹部，小器官，头部	180	350
连续波（CW）监测胎心，限制I_{SPTA}为20mW/cm^2，如用脉冲波，I_{SATA}≤20mW/cm^2，与CW安全相同			

注：I_{SPTA}.空间峰值时间平均声强；I_{SPPA}.空间峰值脉冲平均声强；I_{SATA}.空间平均时间平均声强

二、离体研究

从离体细胞超声效应的研究数据出发考虑医学超声

临床应用的安全性问题时，需要充分注意离体细胞与活体细胞所处环境条件的差异。离体细胞分散在悬浮液中，而活体细胞则总是紧紧地聚集在一起（仅血管及羊膜表面等细胞除外）。此外，各自环境内的含气情况也大不相同，在离体细胞悬浮液中常会含有大量空化核，而在哺乳动物活体组织中，虽已有若干报道表明也存在气核，但有关这方面的知识还阐述不多。了解这些，对研究超声效应的空化机制至关重要。

此外，比较不同学者获得的有关超声细胞效应的实验结果时，还应特别注意他们各自的具体实验条件与方案。例如，细胞样品情况，容器结构，以及接受超声辐照时的状态，是静止的还是旋转的，超声波引入样品的方式，超声波频率、波形及声场分布等，因为其中的每一项因素都会与超声的细胞效应有关。

下面将针对各种超声细胞效应的表现形式予以分别讨论。

（一）细胞的表面效应

超声波辐照可导致多种细胞表面效应，如改变细胞膜的离子与分子通透性，改变其电泳迁移率（它是细胞表面上的电荷量度），改变白细胞的吞噬活性，引起细胞形态学变化，造成细胞表层脱落及细胞内含物泄漏等。Chapmanq使用频率为0.7～3.0MHz、强度为0.4～3.0W/cm^{2}的连续超声波辐照大白鼠的胸腺细胞，在3MHz、1.0W/cm^{2}的条件下（不发生细胞溶解），观测到细胞内的钾含量下降，这表明细胞膜的离子通透性发生了变化。钾的吸入量减小，而放出量增大。

Repachol等以频率为1MHz、I_{SPTA}为10W/cm^2、1∶9的脉冲超声波辐照Ehrlich腹水细胞，发现其电泳迁移率发生了变化。

Joshi等以频率为2MHz、I_{SPTA}为10W/cm^2、脉宽为1ms的脉冲超声波辐照Ehrlich腹水细胞20s，观测到细胞发生溶解及电泳活性下降。但当脉宽减小至0.1ms时，即使辐照时间增加到120s，细胞也不再发生溶解。同样，脉宽保持为1ms而使环境压力增大，细胞溶解现象也会消失。这表明，细胞溶解是与气泡活性密切相关的。

Taylor等报道，在确信不发生空化的条件下，也观察到Ehrlich腹水细胞的电泳活性下降。这种电泳活性的变化不因增大环境压力而消除，且与脉冲宽度无关（占空比为1∶9），但当频率提高时，电泳活性变化减少，笔者认为，此时超声效应的作用机制应归结于细胞周围的声流与切变力的作用。

Siegel等以频率为2.5MHz、I_{SATA}为0.5W/cm^{2}的脉冲超声波辐照，观察到人体细胞的分离（detachment），且细胞分离随辐照时间的对数值增加而增加，但当辐照时间短于0.18min时，细胞分离则不再发生。

Miller等用可俘获气核的多孔膜浸入研究液体样品中，以频率为2.1MHz、强度为10～32W/cm^{2}的连续超声波进行辐照，结果观察到血小板聚集状态发生变化，并认为这是由稳态空化机制引起的。稳态空化气泡的振荡会导致流体涡流运动，即微声流，由此伴生的黏滞作用足以改变细胞膜功能。这已在Rooney的早期研究工作中得到证实，他观察到，在单振动气泡（频率为20Hz）的周围可形成很强的微声流，它产生的黏性应力足以使红细胞破坏。Chaster等使用频率为250kHz的连续超声波进行辐照，发现在辐照时间为300s的情况下，引起血小板形状改变的阈值声强为1W/cm^2。

Corwell等用钨丝以20kHz的横向振动作为声源辐照白细胞，发现金属丝产生了如同气泡振动一样的微声流，微声流引起的细胞表面效应与金属丝振动幅度有关。当微声流产生的切变压强达5×10^{-3}N/cm^2（对应振动幅度＞8μm，1N＝10^{5}dyn）时，白细胞发生溶解；当切变压强为30×10^{-5}N/cm^2（对应振幅为4μm）时，白细胞的吞噬能力改变。Williams等报道，用频率为1MHz、强度为0.22～0.66W/cm^{2}的连续超声波进行辐照，可使血小板的功能与形态均发生变化，并伴有少量的细胞膨胀和溶解。

Sacks等以1MHz、1～5W/cm^{2}的连续超声波辐照哺乳动物肉瘤的多细胞球，辐照时旋转试管，辐照时间为1～5min，结果发现细胞表面效应，如正常的细胞形态被破坏，细胞膜上出现孔洞等。

Holmer等以频率为1MHz、强度为0.4W/cm^{2}的超声波辐照阿米巴细胞，观察到阿米巴呈现收缩、旋转及聚集等现象，同时其表面受损伤。

（二）细胞的溶解效应

细胞溶解指通过细胞点数装置观测，如发现细胞被裂解成不再是一个完整的细胞时，就认为该细胞已被溶解（lysis）。

超声波对细胞可产生溶解效应，这一事实早已得到证明。特别是低频率高强度超声波的空化机制，其对产生细胞溶解效应尤为有效。

Johnson等在历史上首次报道了超声波辐照原生动物（protozoa）细胞并导致其溶解的实验结果，但对声场的辐照参数未予以详细说明。

Hughes等报道了细菌在20kHz的超声波辐照下溶解的研究结果，并就他们所采用的实验条件得到如下结论：溶解是超声空化机制作用的直接结果，而不是化学反应。

Fu等以0.75～1.1MHz频率的连续超声波辐照人工培养的哺乳动物细胞，发现发生细胞溶解的阈值声强为I_{SPTA}＝1W/cm^2。

Wong等以频率为0.75MHz、强度为0.5W/cm^{2}的连续超声波辐照5min，即可导致细胞溶解，且几乎在同一声强下，超声空化现象也随之发生。

Coakley等以1MHz的聚焦连续超声波辐照，同样观察到了悬浮液中的阿米巴溶解与空化现象之间的相互关系。

综合上述各研究结果，可以认为，超声空化机制是产生细胞溶解效应的物理原因。超声波在生物体内传播，使液体中的微小气核（空化核）生长、震荡、压缩、闭合及崩溃，这就是空化效应所特有的物理过程。空化效应具有稳态空化和瞬态空化两种形式。空化核在崩溃的瞬间产生高温、高压、自由基、发光及冲击波等极端的理化现象，导致生物体细胞发生化学反应和毒性反应，如细胞变性、溶解、酶活力改变、代谢障碍等，使生物体被破坏。

（三）细胞的增殖效应

对于细胞的增殖效应，分单细胞与多细胞球两种情况进行讨论。

1.单细胞　对经超声波辐照的存活细胞及其生长情况进行研究，可以获得有关导致细胞效应的超声波辐照条件的某些信息，在这一研究领域中，已有若干有关超声波辐照剂量与效应之间关系的研究报道。

（1）存活与生长：存活是广义的术语，其含义即指细胞未被溶解，或细胞拒绝活体染料（vital dyes）进入，或在集落形成实验中产生细胞群体，生长则指细胞的数目随时间增加而增多。Fu等使试管旋转，以1MHz的连续超声波辐照V-19细胞和Hela细胞，发现使集落形成率下降（这是细胞溶解增多的反应）的阈值声强为1W/cm^2。Clarke等使用类似容器，也发现小白鼠L细胞存活的阈值声强约为1W/cm^2。

Kremkau等以频率为1.9MHz、强度为17W/cm^{2}的连续超声波辐照小白鼠的L细胞，没发现对细胞存活率有任何影响。Armour也用同样容器，以频率为1MHz、强度为1W/cm^{2}的连续超声波在37℃下辐照CHO细胞，未发现有任何效应，但在3℃及1～3W/cm^{2}声强辐照下，却观察到细胞存活率明显降低。研究人员指出，3℃时悬浮液中的气泡含量应比37℃时大得多，从而增强了超声空化机制的作用。这些结果表明，细胞存活率下降是由超声空化机制引起的。

Liebeskind等使用I_{SATA}＝15W/cm^{2}的脉冲超声波（频率未注明，脉宽3μs脉冲重复频率200Hz）辐照大白鼠的膜腔内液体及BALB/C 3T3细胞，辐照后立刻发现细胞的超微结构及细胞的运动性（motility）发生了变化；而且在辐照后的5～7天，细胞的表面特征也发生改变。类似的细胞运动性的变化及细胞表面特征的变化，在经过X线（0.029～0.29Gy）或紫外线（10J/m^2，1s）照射后也同样观察到。

Chapman等研究超声波辐照胸腺细胞的情况，发现在同样超声强度下，750kHz的超声波比3MHz的超声波可对细胞生存及生长产生更大的影响，即超声效应与超声频率高低成反比，这与产生效应的超声空化机制是相一致的。此外，他们还发现，在同样声强下，3MHz的超声波比1.5MHz的超声波辐照引起细胞内钾含量减少得更多。而且这种情况与液体内的含气情况无关。这表明，在此引起细胞内钾含量减少的机制不是超声空化，而是其他机制。超声空化过程常会伴随产生自由基，自由基在气相产生后即向周围液体中扩散，研究表明，当有自由基清除剂加入时，超声波辐照导致的细胞死亡率会下降，但却不能减少细胞溶解。这些结果表明，超声空化产生的自由基是使细胞死亡的一个生物学原因。

Mortin等将中国仓鼠M3-1和V-79细胞附于Petri器皿底内表面上，使用1MHz的连续超声波从器皿底由下而上辐照，发现破坏细胞集群形成的阈值声强值约为0.125W/cm^2。但Todd等在类似的实验中，直到声强达1.5W/cm^{2}时，仍未发现对细胞集群形成的能力有任何影响。在这里，是以集群形成能力作为细胞存活判断依据的。Kondo等的实验则表明，破坏细胞存活（仍以集群形成能力为判断依据）的阈值声强为0.3W/cm^2，但却没有具体说明换能器在Petri器皿底部的位置。

Toombs用2.25MHz的脉冲超声波从上方辐照，声头浸入液体中，脉冲波的通断比为1μs/891μs，I_{SATA}＝15～30W/cm^2，辐照时间为1小时，被辐照的CHO细胞附于Petri器皿底内表面上，结果未发现对细胞生长速度产生任何影响。

Loch等以频率为0.87MHz的连续超声波辐照人工培养的人体细胞，研究结果表明，声强为50mW/cm^{2}时，其对细胞增殖尚无影响，但当增大到100mW/cm^{2}时，即观察到影响。

综合上述各研究结果可形成一个基本的认识，即超声波影响细胞系统存活率的主要作用机制应该是超声空化。

（2）对细胞周期的影响：许多研究者发现，处于不同周期（G_1、S、G_2与M）的细胞，对超声波辐照具有不同的敏感度。但对于在哪些周期中反应敏感，在哪些周期中反应迟钝，各位学者的研究报道结果不尽相同。

Clarke等报道，超声波辐照对处于M期的细胞具有选择性溶解效应。

Fu与Martins等分别研究单层细胞，均发现细胞在有丝分裂之后，对超声波辐照反应迟钝。但是，他们对其他周期中细胞对超声波辐照敏感度的研究结果则出现差异，Fu报道G_1与G_2期反应敏感，而S期反应迟钝；

Martins等则报道G_1、S期敏感，G_2期迟钝。据分析，辐照条件上的差异与计数技术不同可能是造成这种矛盾的原因。

2.多细胞球　为研究工作提供了模拟三维空间的离体组织培养系统，在多细胞球内，细胞之间的空间情况类似于组织内部结构。因此，多细胞球就其结构而言，给出了介于细胞与组织的中间媒介，用增大尺度的办法，多细胞球均可进行功能单元的分析。有关离体多细胞球系统对超声波辐照敏感度的研究，已有若干文献报道。

Conger等不旋转试管，以频率为1～3MHz、强度为12～15W/cm^{2}的连续超声波辐照较大的多细胞球（约含6 000个细胞），结果表明，对存活率没有产生影响，但却出现少量细胞分离（detachment）。

Sackes等使用类似装置，发现较小的细胞球对1MHz连续超声波辐照反应敏感，得到使集落形成率下降和完整细胞减少的阈值超声辐照剂量，即声强为1W/cm^2，辐照时间为1min。

由于分离开的单个细胞比多细胞球对超声辐照反应敏感得多，所以多细胞球内细胞之间的接触效应（contact effect）被用于解释多细胞球存活率增高的原因。Sackes等的研究则进一步表明，多细胞球对超声波辐照反应的迟钝性随其尺寸增大而增大。

（四）遗传与DNA的效应

迄今为止已积累的大量研究数据表明，超声波辐照不会对遗传产生影响。

下面从4个方面的研究结果进行讨论。

1.酵母与果蝇的变异　有关研究表明，常规超声波辐照不会导致相应的变异。

Thacker曾使用不同的装置，以不同频率的超声波，对酵母遗传系统的一系列因子，如线粒体、细胞核及复合遗传变化等进行了研究评价。其中的一个实验是使用超声细胞粉碎机，声头直接浸入试管内的研究样品中，确信超声波辐照肯定会引发空化现象；另一个实验则用1～2MHz的连续超声波或脉冲超声波进行辐照，连续超声波强度为10W/cm^2，脉冲超声波的I_{SPPA}为10W/cm^2，结果均未发现任何效应。

Thacker与Baker还报道，用频率为1MHz、I_{SATA}为0.05～2.0W/cm^{2}的连续超声波辐照果蝇，结果也未发现对遗传产生任何效应，即使是声强增加到足以杀死果蝇的程度，也是如此。

2.染色体畸变　有关研究表明，常规超声波辐照不会导致染色体经典损伤，如碎片形成、环状染色体形成等。

20世纪70年代初期，Maantoch等曾报道，诊断剂量的超声波可以引起染色体畸变，但这一在当时引起医学超声界极大重视的说法，并没有被其后的一系列相关实验研究结果所证实，其中甚至包括原学者的重复实验。

Hedges等报道，在人的离体淋巴细胞经1.5W/cm^{2}的超声波辐照后，发现浓缩核的表象发生了变化。此外，Woeber等也曾报道，动物组织经过超声波辐照之后，其核外观呈现异常，但这些均属非经典损伤，它们与经典损伤无关。

3.姊妹染色单体交换（SCE）　在细胞进行有丝分裂的前期与中期，一个染色体包含2个染色单体，即姊妹染色单体。2个单体之间的交换通常发生在同一位置上，这可以用适当的染色体标定技术予以检测。已知一定的药物与紫外线作用可导致SCE的频率增加，并且有学者认为，它可能会与遗传变异有关，但是有更多的学者相继指出，这种关系好像不能成立。

超声波辐照能否影响SCE，这个问题一直为医学超声界所关注，至今已进行了较多的有关研究，其中多数得到否定结果，但也有一部分研究报道为肯定结果。

Liebeskind等使用聚乙烯试管，从轴向方向用2.5MHz的脉冲超声波辐照哺乳动物的Hela细胞，脉冲波的I_{SATA}为6.6mW/cm^2，结果发现非预期的DNA合成细胞变形及相关免疫反应均有所增强，但未发现对DNA单链破裂及SCE产生任何影响。

Zheng等曾分析研究了许多例患者的羊膜细胞，其中一些患者接受过诊断剂量超声波辐照，另外一些则没有。结果表明，两种情况下的SCE没有任何差异。

Miller等用2MHz的脉冲超声波辐照人的离体全血，结果也未发现辐照组与对照组之间的SCE有任何差别。

Barnett等研究了经诊断剂量脉冲超声波辐照的健康妇女淋巴细胞的SCE，他们详细考查了淋巴细胞发育的各个阶段，在有丝分裂周期内还增加了辐照时间。结果表明，辐照5min甚至更长时间，都未发现SCE频率的改变。

反之，Liebeskind等报道，他们使用2.5MHz的脉冲超声波辐照人的离体淋巴细胞，I_{SATA}为2.7mW/cm^2，结果导致SCE频率增大。

Ehlinger等报道，他们从经过超声波辐照的活体胎盘血液中取出20个淋巴细胞，研究其中染色体的SCE，结果表明其频率增高。

4.DNA及其他大分子效应　已有许多研究证明，超声波辐照DNA大分子溶液可使DNA大分子被机械地打断。Peacock等在易于产生稳态空化的特制装置中，用20kHz的超声波辐照，发现DNA分子量越大，它响应切应力而降解的敏感度越大。但Thacker指出，足以使溶液中DNA大分子降解的切应力不大可能会损伤染色体中的DNA分子。

Galperim-Lemaitre等以870kHz、$0.2W/cm^2$的连续超声波辐照DNA大分子溶液，观察到辐照30～90min后，DNA的分子量下降为原来的1/3。

McKee以1MHz的超声波辐照，使DNA大分子解体的阈值声强为$0.51W/cm^2$，但Coakley等采用类似的装置，以1MHz的聚焦连续超声波辐照，却发现DNA分子断裂发生在288～$515W/cm^2$的较高声强下，在$72W/cm^2$时尚无明显的断裂发生。因此，DNA大分子断裂可能与瞬态空化过程相联系。

超声波也可以通过化学方法改变DNA。核酸溶液通过0.8MHz、$5W/cm^2$的超声波辐照，就可形成乙二醇，这类似于经过X线或γ射线辐照后所发生的情况。McKee等提出了引起尿嘧啶水溶液变化的声化学机制，即声场致羟自由基通过两步过程使C_5C_6双键饱和，对于各种声场辐照碱溶液核苷酸溶液所做的紫外吸收与高压液体层析法分析结果比较表明，胸腺嘧啶和胸腺嘧啶核苷最活跃。

Wang等的研究表明，对于3～$5W/cm^2$的超声波辐照，核酸反应活性的次序为胸腺嘧啶＞尿嘧啶＞胞嘧啶＞鸟嘌呤＞腺嘌呤。当反应是在充气环境下进行时，气体的效率呈如下次序：Ar＞O_2＞空气＞N_2＞He＞H_2。

但是，若有自由基清除剂（如N_2O）参与，则观察不到声辐照导致解体的现象发生。这一结果则有力地证明，自由基是声辐照致核酸反应的中间产物，而自由基的产生正是超声瞬态空化的结果。

综上所述，大量有关离体超声生物效应的研究结果，大体上可得到这样的看法，即非热机制，特别是空化机制，是产生离体超声生物效应的主要原因。为此，稳定的气泡或空化核是必不可少的。如果在超声波辐照的系统中不存在合适的气泡，那么辐照声压小于一个大气压（对应平面行波声强为$0.3W/cm^2$）时，几乎不大可能对离体细胞产生任何效应。

第五节　超声波对组织器官的影响

目前的研究表明，超声波作用于机体的组织和器官，对其产生不同程度的影响，同时与使用的剂量、频率有关。现将主要的研究结果介绍如下。

一、皮肤

皮肤是利用超声波治疗疾病时直接接触和首先作用的部位。皮肤对超声波作用的反应直接影响治疗的实施。皮肤对超声波作用的耐受程度已经形成了一种临床治疗的标准，对所用剂量的阈值也起到重要的参考作用。这一方面决定于超声波投射的剂量，另一方面决定于皮肤的状态。人体各部位的皮肤对超声波的敏感度不同，一般来说，腹侧面较背侧面敏感，面部最敏感，其次为胸、腹部，最后为四肢，而肢体的上肢又高于下肢。皮下脂肪组织在超声波作用下温度上升。因脂肪导热能力低，局部温度升高较肌肉明显，可造成局部脂肪组织过热。

小剂量适量的超声波作用于皮肤时，产生柔和刺激作用，皮肤稍有温感，可引起皮肤毛囊根部和皮肤附属腺组织扩张，血管扩张，代谢增强，分泌增多，汗腺分泌增强，促进真皮再生。有实验表明，超声作用于青蛙皮肤后，其更易被亚甲蓝着色。

较大剂量的超声波对皮肤的刺激作用增强，局部可有刺痛、温热。皮肤血流、代谢、营养增强，在无明显疼痛的情况下，组织状态可以恢复正常，可取得治疗作用。

大剂量的超声波投射时，患者可出现皮肤灼热、疼痛感，难以耐受。疼痛说明超声波剂量超过阈值，表现为皮肤肿胀，血管充血，组织渗出，水肿，产生渗出性炎症，有时可见皮肤红肿，局部出现浆液性水疱。如用强度为$0.5W/cm^2$连续超声波，采用固定法，多次作用于家兔皮肤后引起轻度渗出性炎症，剂量增至$2.5W/cm^2$，多次作用后则可引起明显的渗出性炎症。

因此，适当的治疗剂量可以改善皮肤的营养、代谢，有助于创面愈合、伤口恢复、瘢痕软化。

二、神经系统

神经系统对超声波非常敏感，其中中枢神经敏感度远高于周围神经。而神经细胞的敏感度高于神经纤维和胶质细胞。超声波对各种神经组织的生理效应分述如下。

（一）中枢神经

适量超声波对中枢神经的作用因作用部位不同，反应各异。脑组织对超声波非常敏感，脑灰质较脑白质更易受到超声波的影响。临床上有报道，超声波作用于颞部，出现一侧瞳孔变化。实验研究证明，适量的超声波作用于垂体，可引起动物生长方面的改变。超声波作用于间脑时有脉搏和呼吸方面的变化，如心搏加快、血压升高。超声波对平衡器官的影响表现为眩晕、眼球震颤。

如果用超声波直接投射脑组织，仅需$0.1W/cm^2$，即可造成不可逆的形态学改变。Jozef Jankswiak用兔的头部进行实验，应用$3W/cm^2$的超声波10～15min，测定尿中5-羟基吲哚乙酸含量，结果说明其对部分脑组织代谢与分泌功能有影响。同样用兔的头部进行实验，用$2W/cm^2$的超声波投射10min或$4W/cm^2$的超声波投射5min，超声波的频率为1MHz，隔天1次，共5次。结束疗程后，第3、6、9、12、14天分别取脑组织进行检查，发现第9天的兔脑标本的皮质已有小的脱髓鞘病灶，第12天发现坏死灶，第14天标本的皮质与髓质均有空泡、软化、坏死。

除强度因素以外，超声频率对脑组织的作用也有影响，也应加以重视。用0.8MHz或1.2MHz、1～2W/cm^{2}的连续超声波作用于脑部，发现沿大脑半球表面有均匀的退行性改变，继续增加超声波强度，即可出现楔形软化灶和坏死灶；如将频率改为0.175MHz，则对脑组织无损害。低频率超声波在脑组织中易于穿透，在脑组织中传播比较均匀，能量吸收不大，介质中声能吸收少，对脑组织损害也轻。高频率超声波在相似条件下，更易引起脑组织损伤，对开窗的动物颅脑应用超声波辐照，大剂量2周后即有脑组织膨出、出血，基质粗糙，细胞与血管周围空腔增大，可见许多出血性坏死灶。当然，大剂量低频率超声波空化效应对组织的危害也极为严重，易导致脑组织坏死。因此，在相当长的一段时期内，脑部被认为是超声治疗的禁区。

高强度超声波对脑组织的破坏作用无可置疑，20世纪50年代即有聚焦高强度（1000W/cm^2）超声波选择性破坏动物或人脑局部组织用于神经功能研究与实验治疗。但是，自20世纪70年代开始，国内不少单位通过实验研究和临床观察证实，使用强度为1.5W/cm^{2}以下（常用0.6～1.2W/cm^2）的脉冲超声波，采用移动法作用于头部不会引起脑实质损害，用于治疗脑血管疾病、脑外伤及其他中枢神经系统疾病取得一定疗效。这主要是由于在实际应用超声治疗中，治疗脑部疾病时面对的是覆盖毛发、头皮、肌肉的颅骨，上述这些组织对超声波有不同的反射和吸收，必然使能量有较大的衰减。关于衰减量，各研究报道不同，有研究认为超声波作用于颅骨时，35%的能量被反射，30%被吸收；也有报道认为，被吸收可达70%～80%；还有报道认为超声波作用于枕骨时，透入量只有其总量的1/40。近来国内用尸体颅骨进行的实验结果表明，超声波只能透过总量的3%～1.72%。曾有实验和临床观察指出，用0.8MHz、1W/cm^{2}的连续超声波或1.25W/cm^2、占空比为1∶2的脉冲超声波，采用移动法作用于头部时未见引起脑实质损害。因此，目前国内采用的治疗剂量超声波经颅进行的脑部治疗被认为是安全的；但同时应强调指出，由于脑组织对超声波异常敏感，故对脑部进行治疗时绝对不可用固定法，并应严格控制剂量。但是，如此微小强度是否具有治疗意义仍有待研究。

对脊髓的超声波作用也同样遵守剂量大小的原则。如0.75W/cm^{2}小剂量的超声波作用于猫的暴露脊髓，在短于7min时，脊髓神经组织的功能和形态学改变都是可逆的，但超过11min，损伤则不可恢复，脊髓前角细胞较后角细胞更为敏感。

（二）周围神经

早在1929年即有Harvey关于应用超声波作用于蛙的坐骨神经腓肠肌标本引起所属肌肉收缩的报道，而此现象在箭毒处理后的标本中不发生，说明超声波的刺激作用位于神经。此后，Anderson等对蛙及哺乳动物用临床治疗剂量的超声波辐照，发现对动作电位产生可逆与不可逆的变化，影响神经兴奋性，以至神经传导丧失。用1MHz、0.75W/cm^{2}的超声波辐照暴露的猫坐骨神经，短时间产生的是功能与形态的可逆性变化，20min以后，神经纤维损伤，功能与形态的改变不可恢复。

治疗剂量的超声波能引起周围神经兴奋性和传导速度等方面的可逆性变化，具体改变是加快感觉神经的传导速度，而对运动神经的传导速度则既能加快又能减慢。有学者研究了1MHz、1.5W/cm^{2}的连续超声波对15名健康受试者的桡神经外侧皮支的影响，超声声头作用于右前臂感觉神经分布区，采用慢移法治疗5min后进行观察：神经动作电位的振幅、时限和波形均无变化，但逆向传导潜伏期均缩短。又有学者测定了频率为0.87MHz超声波对人体尺神经运动传导速度的影响，分为三组。第1组：连续超声波，1.5W/cm^2，5min；第2组：脉冲超声波（1∶5），1.5W/cm^2，25min；第3组：安慰超声波，0W/cm^2，25min。超声声头以慢移法作用于尺神经的上臂肱骨远段。作用后结果显示，连续超声波加快神经传导速度3.75m/s，脉冲超声波和安慰超声波引起神经传导速度减慢，探讨其原因，认为连续超声波引起传导速度加快是由于温热效应，脉冲超声波和安慰超声波引起神经传导速度减慢是由于耦合剂凝胶的冷却作用。临床疗效观察显示，治疗剂量超声波能提高神经痛阈，因此对周围神经疾病，如神经炎、神经痛等，可产生明显镇痛效果。超声对于活体细胞是一种刺激动因，作用于周围神经感受器，可以产生复杂的神经反射活动而影响治疗作用。

大剂量超声波作用于末梢神经可引起血管麻痹，组织细胞缺氧，以至发生坏死。大剂量超声波直接作用于动物神经干，可造成神经纤维损伤，其功能和组织形态呈现不可逆的变化；对脊髓的损害也是显著的，前角细胞较后角细胞更为敏感。

超声波作用时有一现象称“超声麻痹”，超声波对暴露的神经纤维的作用，开始时表现为神经兴奋性增高，以后又明显下降，当局部升温至30℃左右时，神经突然陷入麻痹状态，这种麻痹尚可恢复，称初级超声麻痹，继续进行超声波辐照，长时间可使神经传导功能破坏，麻痹不能再度恢复，此种情况称为第二级超声麻痹。

总之，超声波作用于周围神经时，在适当剂量内，神经兴奋性和传导速度呈现功能上的可逆变化；超过一定剂量时，对周围神经组织将产生损害，导致功能和形态的不可逆改变。

（三）自主神经

超声波对自主神经有明显的作用，临床应用超声波刺激交感神经治疗雷诺现象、血栓闭塞性脉管炎等肢体血管病已很普遍。实验证明，治疗条件的超声波作用于腹交感神经节，可使下肢远端的血液循环加快、皮肤温度升高；作用于星状神经节10min后，可见手指皮温上升3℃。以上表明超声波对自主神经的直接作用。

超声波作用于动物体后，可有血液与淋巴液中钙、钾含量及白细胞数、心功能的变化，表现类似刺激交感神经所出现的兴奋状态。这种变化可能是超声波直接作用于交感神经的一次反应，也可能是通过体液机制完成的二次反应。可使超声波作用于胸椎旁交感神经链，通过自主神经反射作用治疗支气管哮喘、胃及十二指肠溃疡等疾病。

三、心脏、血管

（一）心脏

心脏对超声波的反应因使用的剂量不同，差别甚大。大剂量超声波辐照可引起心功能与心脏组织形态的不可逆变化。房室束对超声波最为敏感，超声波作用下最先出现的是心脏活动功能的变化，表现为心搏节律的变化。支配心脏的神经和冠状动脉也因超声波作用影响心脏。在大剂量超声波作用下，先出现心脏活动能力的变化和心脏活动节律的改变，可发生心搏减慢，继而出现心律失常，最后导致心搏停止。大剂量超声波还可引起心脏组织学改变：心包膜下出血、心肌组织点状坏死、肉芽组织增生、瘢痕形成。固定法、较大剂量超声波可致缺血性坏死，心肌纤维萎缩、变性、组织空泡化。

小剂量超声波作用时心脏无明显组织学改变，表现为心脏毛细血管扩张、充血，间质细胞增多。一般认为治疗剂量的超声波对心电图无影响，如果剂量合适，还可改善心脏的血液循环。国内也曾有应用超声波治疗冠心病取得良好疗效的报道，认为用1W/cm^{2}以下的脉冲超声波作用于心脏，可有扩张冠状动脉及解除血管痉挛的作用，对冠状动脉供血不足的患者有一定疗效。

国内有关于治疗剂量的超声波作用于心脏的报道，对2名志愿者进行的人体试验也证明：1.25W/cm^{2}作用5min，每天1次，20次的治疗对心脏均无异常反应。

国内关于超声波对冠状动脉舒缩活动影响的研究证明，用0.75W/cm^2、1.0W/cm^2、1.5W/cm^2、2.0W/cm^2、2.5W/cm^{2}的超声波直接作用于家兔离体心脏左心室侧壁，结果所用5种超声强度均引起冠状动脉血流量减少，停止超声波作用后15～18min，流量仍未恢复。表明上述强度超声波对冠状动脉的直接作用是使其收缩。超声波对离体标本的直接作用与经体表间接辐照的超声波作用的结果相差甚远。这一点是因为超声波辐照的规律与组织接受超声波的状态不同。实验者认为超声波作用于心前区治疗冠心病有着复杂的神经体液因素参与，它与超声波直接作用于心脏引起的效应可能大不相同。国外有学者对犬进行超声波治疗实验，经心导管将声头直接接触心室壁，进行异位起搏点超声波消融手术，取得较满意的效果，但存在的问题是超声波治疗过程中有血凝块产生。

因此，超声波治疗冠心病并取得疗效的作用机制目前尚难定论。如何在临床治疗中针对不同个体选用最佳剂量和方法，还需要进一步加强基础研究。

（二）血管

血管对超声波的反应，也因超声波的作用剂量不同而有差别。

治疗剂量超声波对血管无损害作用，通常可见血管扩张，血液循环加速，这些反应已通过实验观察证实。根据病理组织学研究的结果，认为在低强度超声波作用下，血管以舒张神经反应为主，因此周围血管反应性扩张；在较大剂量超声波作用下，血管以收缩神经反应占优势，故血管收缩；更大剂量的超声波作用时，血管运动神经可麻痹，从而造成血液在血管中流动减慢或停滞。大剂量超声波作用还可直接引起血管内皮肿胀，血液循环障碍，甚至发生血管破裂。除此之外，由于个体反应的不同，血管对超声波作用的反应也会不尽相同。如有学者对30名健康受试者用1.0W/cm^{2}的超声波剂量连续作用1min，观察毛细血管的血液循环，在作用后毛细血管襻立即扩张者有24名，另有6名不仅不扩张，反而收缩，2小时后发现所有受试者的毛细血管襻全部扩张。

超声波治疗自体血管栓塞的研究也有报道，但治疗必须采用较高的功率密度才能见效，因此在经皮超声波治疗中容易造成皮肤和皮下软组织热损伤，使治疗受到限制；有学者在治疗声头加装一冷却装置，对兔髂动脉栓塞进行治疗，治疗中超声波输出功率以保持皮肤温度在25～33℃为标准，治疗后栓塞血管的再通率达到100%，而且未造成皮肤和软组织损伤。国内对实验犬股动脉栓塞的治疗研究也发现，体外治疗性超声波能促进血栓溶解，缩短再通时间，提高溶栓的成功率。目前已有日本科学家通过动物实验证实，用超声波击碎血管中的血栓能有效消除血栓，诊断和治疗可一并完成，但目前尚未见到有关该研究的临床效果报道。

采用超声溶栓治疗方法治疗血栓很有发展前途。国内外对超声溶栓的研究与临床工作均有报道。超声溶栓可分为体外溶栓与血管内溶栓（血管成形术）两种。后者需要精密的超声器械与复杂的操作技术，须由专业人员进行治疗。

关于超声波的溶栓作用由多方面证实。国内有学者采用频率为800kHz、通断比为1∶1的脉冲超声波进行溶栓实验，超声强度为2.7W/cm^2，作用时间为30min。标本分为单纯超声组、单纯尿激酶组与超声加尿激酶组3组。结果超声加尿激酶组效果最佳，超声组效果也明显优于单纯尿激酶组。结果证明超声波具有溶栓作用，并且有增强尿激酶溶栓的作用。Simon等的研究显示，超声波频率与溶栓效果成反比关系。低频超声波较高频超声波对血栓有更强的破坏力，更少被组织吸收，从而能减小热效应造成的组织损伤，更易于获得较好的溶栓效果。高强度超声波有更高的溶栓率，但也可能产生更严重的不良反应，如组织损伤等。照射模式可采用连续式或脉冲式，脉冲超声波更利于减轻不良反应。

应该注意的是，用超声波治疗血管疾病时，必须严格掌握治疗剂量、超声频率和操作规程，同时应注意患者的个体差异。

四、血液

血液的成分相当复杂，因此对超声波作用的反应也很复杂，而且涉及各个成分，种类繁多，这里只分别简单叙述。

超声波作用下，红细胞沉降率加快，2～3小时后最为明显，3～4小时后恢复正常。血红蛋白立即增加（达10%），4～5小时后恢复正常，血红素氧化，血液氢离子浓度降低而偏碱性。在活体肢体上超声波作用于静脉后，血浆蛋白发生改变，但在试管中，同等条件下血浆蛋白则无变化。

超声波作用下可见异型及大小不等的红细胞增加，可出现各型不成熟红细胞，淋巴细胞减少，嗜酸性粒细胞减少，作用开始于辐照2～3小时后，停止辐照后5～10小时恢复正常。变化过程中出现各型不成熟红细胞、淋巴母细胞、幼稚淋巴细胞及大量的分叶髓细胞。

超声波对血液生化方面也有较大影响，可引起血液中抗坏血酸氧化增强，血液pH增加（碱性化），血糖、尿酸、乳酸、胆固醇减少，钾离子浓度增加，血浆白蛋白减少，球蛋白和其他蛋白成分也有改变。

超声波作用下，出血时间可以缩短至1min或30s，停止辐照后恢复正常。超声波作用下凝血酶原与血小板并不增加，但超声波可以很快地溶解血小板，加速血液凝固。超声波作用于肢体时，血液呈红褐色，有溶血现象。未被超声波辐照的肢体，血液呈鲜红色，未见溶血。对于超声波的溶血作用，低频超声波较高频超声波作用更大。

超声波作用于脾时，其立即出现充血现象。长时间作用后可发现发绀、充血、包膜松软。大剂量可致破坏性损伤。经腹壁投射超声波，在皮肤未发生损害时，脾已发生损害。

近年来，超声波降血脂作用备受重视，并且已应用于临床实践。

超声波降血脂的作用可能是由于超声波增强了血脂的氧化与排泄，以及抑制肠道吸收与肝对胆固醇的合成。也有学者将超声波降血脂机制描述为，超声波的机械振动作用引起细胞原浆微流、细胞容积运动、细胞膜渗透性增强和细胞粒子高频振动，促进了细胞内容物转移、高分子化合物分离和生物学活性物质释放。上述作用机制也可解释超声波对动脉粥样硬化的治疗作用。国内有学者研究发现，高脂血症患者在超声治疗后，血清胆固醇及三酰甘油均有明显下降，而药物治疗的对照组则变化不明显。该学者的动物实验也证明，超声波作用下，主动脉与冠状动脉的病变均有明显的改变。

五、肌肉、结缔组织

横纹肌对超声波异常敏感，但中小剂量不会引起形态学变化，只对功能产生影响。治疗剂量的超声波可降低挛缩肌肉的张力，使肌纤维松弛而解除痉挛。有学者用青蛙的横纹肌进行实验，在0.75W/cm^{2}的超声剂量辐照下，发现肌张力增加，持续作用5～10min后，肌张力降至正常水平以下，继续作用则温度上升，肌质蛋白、肌球蛋白因热变性。肌肉的磷酸肌酸减少。

超声波作用于鲜肌肉标本，可以见到4个阶段的变化。

1. 肌原纤维呈波纹状，但仍有横纹。
2. 纤维粗细不匀，横纹消失。
3. 肌纤维出现空泡带、肌原纤维凝集带。
4. 形成肌纤维的崩溃带，仅保存肌鞘及少量肌质。

上述超声波作用的变化与热作用的情况十分相似，变化的程度与超声波剂量的大小有直接关系。大剂量超声波作用下，肌肉的变化如下：肌肉失去弹性，肌纤维变硬，颜色转向灰白色，似煮沸后的改变。显微镜下肌肉组织有空泡，纤维变碎，核浓缩，缺乏染色体，有时核变长。结缔组织对超声波敏感性较差。对于有组织缺损的伤口，超声波有刺激结缔组织增生、肉芽组织生长的作用。一项关于兔髌骨部分切除模型的超声治疗的研究表明，低强度脉冲超声波刺激（200μs脉冲，1.5Hz和30.0mW/cm^2±5.0mW/cm^2）可促进腱-骨结合部愈合，组织学观察显示于第6周时，骨-肌腱结合部成纤维细胞、成骨细胞增生较对照组活跃，于12周后出现软骨带，部分胶原纤维长入新生的骨质中。当结缔组织过度增生时，超声波又有软化消散作用，特别对凝缩的纤维结缔组织作用尤为显著。用青蛙肌腱进行的实验表现为超声波使肌腱内水分含量变化，肌腱伸展性增加。因此超声波对瘢痕及增生性骨关节病可起到治疗作用。

六、骨骼

骨骼对超声波能量吸收能力很强，其吸收系数随超声波频率增加而增加，频率越高，吸收越多，同时与温度也有关系，当温度自0℃上升至66℃时，吸收增加25%。

在超声波作用下，骨、软骨、骨膜、骨内膜、软骨膜、骨髓等各层结构，因界面反射而产生局部高温，当剂量过大时超声波可引起骨膜疼痛。治疗剂量的超声波不影响骨痂生长，小剂量（连续式0.1～0.4W/cm^2，脉冲式0.4～1W/cm^2）、多次作用可刺激骨痂生长。有学者通过超声波对兔腓骨骨折的治疗进行了研究，实验采用0.1W/cm^{2}的超声波，在骨折部位作用2min，隔天1次，共4次，治疗后病理学观察发现，超声波具有明显的促进骨折愈合的作用，与直流电治疗骨折的疗效比较，发现两者间无显著性差异。大剂量（1～2W/cm^2）超声波则使骨愈合迟缓；若作用于未骨化的骨骼，可阻碍骨生长，导致骨发育不全，青少年期尤其敏感，故幼儿骨骺部位禁用超声波。超声波作用时间对骨骼有影响，有实验显示，1～3W/cm^{2}的超声波，作用5min，未发现对骨骼生长有任何抑制，但作用10min，则有明显抑制。大剂量超声波对骨髓有破坏作用，可引起骨髓细胞破溃死亡，甚至无法分清骨髓的结构。

七、消化系统

超声波对消化系统的作用表现为使胃酸分泌增加，胃肠蠕动增强。大剂量超声波直接作用于胃肠壁，可导致血液循环紊乱、淤血、水肿、血管扩张，血管壁细胞肿胀、变脆，有局部出血。更大剂量超声波辐照可引起胃肠溃疡甚至胃肠壁坏死、穿孔。临床上理疗的超声治疗均经腹壁作用于胃肠，不会产生上述有害结果。

肝在大剂量超声波作用下也呈损害性反应，表现为肝被膜下明显充血，被膜松软，肝组织呈暗红色，如同加热后反应。用4W/cm^{2}的超声波强度辐照肝5min，可见肝细胞变化，首先为明显丧失糖原储存能力，40min后肝细胞死亡，库普弗（Kupffer）细胞同样死亡。犬的动物实验表现为，较高强度的超声波作用后，肝的较老细胞敏感性低，无明显变化，而幼稚肝细胞易发生变化，随之发生再生。低强度超声波则无影响。

治疗剂量超声波作用于胆囊后，可引起胆囊收缩加强，胆汁分泌增多。

八、内分泌

超声波对内分泌的影响非常复杂，中枢神经系统与自主神经系统在其中均起重要作用。超声波辐照家兔脑组织造成肾上腺改变的实验证明脑-垂体-肾上腺系统的作用，也说明了中枢神经与内分泌的密切关系。超声波作用于内分泌器官，也能直接影响内分泌器官的功能与形态的变化。动物实验用超声波作用于垂体，可见动物脱毛，有时达半身。

用放射性核素碘对家兔做的实验表明，2W/cm^{2}强度超声波投射于甲状腺区，可导致甲状腺吸收碘的数值下降，组织学与组织自动放射摄影方法均证明，甲状腺滤泡上皮浓缩能力部分丧失。大剂量超声波不仅可使内分泌器官的功能受到影响，也会造成组织学上不可逆转的损害。

国内有学者分别用0.3W/cm^2、0.6W/cm^2、0.9W/cm^2、1.2W/cm^{2}强度的超声波作用于糖尿病大鼠左上腹及左背部的胰腺投影区，每个部位分别作用5min，每天1次，经10天治疗后分别测定空腹血糖，结果发现，0.9～1.2W/cm^{2}强度的超声波对糖尿病大鼠具有较好的降糖作用。

九、泌尿系统

肾对超声波的敏感性各个部位均不同，肾皮质近曲小管最为敏感，髓襻升支、远曲小管次之，髓襻降支再次之，髓质的集合管和细尿管的结缔组织基底膜最不敏感。输尿管、膀胱等以结缔组织构成的器官对超声波作用很不敏感。

小剂量超声波直接作用于肾，有促进肾组织细胞再生的作用；治疗剂量的超声波作用于肾区，有扩张肾血管、促进肾血液循环的作用。

大剂量超声波可使肾细胞变性、坏死，毛细血管和小静脉充血、渗出、出血，甚至引起严重的尿毒症和酸中毒。动物实验发现，用5W/cm^{2}的超声波作用于雄鼠肾5min，可引起肾组织功能和形状学方面的改变，导致重症无尿直到死亡。超声波的作用也表现为肾和肾上腺处毛细血管和小静脉血管扩张、充血，部分动物有渗出和出血。

十、生殖系统

（一）超声波对雌性生殖器官的影响

超声波对器官功能与组织形态的影响取决于该器官

实际接受的超声剂量（强度与时间），在实验条件下，超声波对雌性生殖器官的影响因剂量不同而异，理疗应用的超声波治疗剂量可以说是安全无害的。

小剂量超声波辐照鼠卵巢的实验证明其不会造成鼠卵巢组织损害，并可促进卵泡形成，使子宫内膜蜕变周期提前。国内有报道，采用小剂量超声波治疗盆腔炎，可使患者的疼痛迅速缓解，还能防止附件组织内渗出物机化，促进输卵管通畅，减少粘连，软化瘢痕；其可用于治疗由于上述原因引起的不孕症。

大剂量超声波辐照可致破坏性损伤，对鼠的实验表明，用2.4～2.6W/cm^{2}强度的超声波辐照卵巢5min，24小时后肉眼未见改变，但显微镜下已有卵泡表皮的变性现象，核浓缩、玻璃样变；黄体细胞未能确定有无变化。大剂量超声波还可造成流产、畸胎或死胎。曾有许多关于白鼠、豚鼠超声波造成流产的报道，3W/cm^{2}强度投射10min，2～3次后，凡妊娠前半期者全部流产，而后半期者则无明显影响。更大剂量的超声波作用于动物卵巢，可使动物卵巢及其周围的器官普遍损伤而致死亡。故孕妇以慎用超声治疗为宜。

（二）超声波对雄性生殖器官的影响

超声波对雄性生殖系统的作用与雌性相似，也取决于器官、组织实际接受超声波辐照的剂量大小及动物的种类。较大剂量的超声波处理动物睾丸，发现有精子进行性萎缩的现象，细胞核与细胞质均有明显变性，核浓缩，出现巨细胞。

但目前各个研究没有定论。用1MHz、2W/cm^{2}的超声波辐照小鼠阴囊，发现睾丸中精细胞有许多不正常分裂，而精原细胞分裂较少。另一实验应用6W/cm^{2}强度超声波采用固定法投射3～11min，每天1次，不仅睾丸发生变化，而且波及垂体。另有研究应用1MHz、4W/cm^{2}超声波投射牛精子稀释液15～30min，不仅对精子未产生破坏作用，反而增加精子活动性，移行精子的数目增加，有利于增加受孕率。利用超声波对精子的影响，控制适当剂量，可用于节育。

十一、眼

由于眼球的球体形状、眼球多层次界面及自然的凹镜聚焦作用、液性成分多与特殊的血液循环结构，对超声波的作用敏感，易于热量聚集而造成损伤。

小剂量超声波对眼无损害，已为动物实验所证实，且早已应用于眼科多种疾病的治疗。小剂量超声波可以改善血液循环，促进吸收，可用于治疗玻璃体混浊与眼内出血。

大剂量超声波因热作用或空化作用可损伤眼。损害分为可逆与不可逆两种。家兔的动物实验证明，轻度的超声损害使结膜充血，角膜水肿，角膜上皮少量缺损，眼底血管纡曲，重度的超声损害可致角膜、结膜糜烂，眼底血管扩张、淤血及血细胞渗出，视神经盘边缘不清，视网膜局限性剥离，神经层的神经纤维萎缩，视神经纤维脱髓鞘变。超声波对眼的损害与交感性眼炎相似，即一侧超声波辐照造成损害后对侧也可出现病变。此外，还观察到超声波辐照对眼造成损害后，除眼的改变外，其大脑皮质视觉中枢部分也有脱髓鞘病变。

不同频率的超声波对晶状体的作用不同，高频率超声波穿透性不强，表浅热作用强，损害晶状体，可致热性白内障。低频率超声波，穿透作用深，表浅热作用不强，但机械作用强，空化作用明显，可致空泡性白内障。

国内有不少关于眼底疾病超声治疗的临床实践，虽疗效尚待进一步总结，但理疗治疗的超声波剂量，未发现眼损伤。因此，眼虽然是对超声波很敏感的器官，但超声波对其有无损害取决于投射剂量。

第六节 治疗方法

一、常规剂量治疗法

常规剂量超声治疗所用超声波强度一般为3W/cm^{2}以下，可分为直接治疗法（直接接触法）与间接治疗法（间接接触法）两种。前者又可分为固定法与移动法两种方法；后者可分为水下法与辅助器治疗法等不同形式。

（一）直接治疗法

直接治疗法即直接将声头放于治疗部位进行治疗的方法。施用此法时，为使声头与皮肤密切接触、不留气泡，应在声头与皮肤之间涂以相应的耦合剂，如专用超声耦合剂、液状石蜡、凡士林等。

1.固定法 用适当压力将声头固定于受治部位，以往多用于神经根或较小的病灶及痛点等的治疗。此法治疗即使应用较小剂量（＜0.5W/cm^2），仍有局部过热、骨膜疼痛的可能；此外，固定法治疗时，超声波的峰值强度有可能形成驻波，从而引起血细胞停滞、血管内皮细胞损伤及促使凝块形成。因此，治疗时超声波剂量宜小，常用强度为0.2～0.5W/cm^2，每次治疗时间3～5min。

2.移动法 轻压声头，均匀移动于受治部位，适用于范围较广的病灶治疗，为超声治疗中最常用的方法。此法可应用较大剂量，常用强度为0.5～1.5W/cm^2，但在治疗中不得停止声头的移动，移动速度1～2cm/s为宜。

（二）间接治疗法

1.水下法 系在水中进行超声治疗的一种方法，声头应有防水装置。其适用于体表不平或有局部剧痛而不宜直接接触的部位，如手指、足趾、腕关节、肘关节、踝关节及有开放性创伤、溃疡部位等。治疗时将声头和治疗肢体一起浸入36～38℃的温水中，声头与体表相距1～5cm。可用稍大于移动法的剂量，治疗声头对准受治部位，固定或缓慢地进行小范围移动。此法优点是声波不仅能垂直且能倾斜地成束投射于受治部位，且可达最高传递效率。

2.辅助器治疗法　前面已介绍过的各式各样附件，是为了特殊治疗需要及方便操作而制备的。它适用于以下情况：①不规则或不平的体表，如面部、颈部、脊柱、关节等；②特殊的治疗部位，如眼、牙齿、阴道、前列腺等。借助辅助器治疗的优点是可以使超声能量高度集中于受治的病灶。

（三）其他治疗法

除上述两类较常用的基本的治疗方法以外，还有以下几种疗法。

1.聚集治疗法　20世纪70年代初，国外开始将聚焦超声用于治疗和诊断方面的实践。经过20余年的探索，现已发展并形成了独特的医学聚焦超声在临床各科的应用。请参见其他相关章节。

2.穴位治疗法　将超声波经特制的微型声头作用于人体穴位以进行治疗的方法，称为超声穴位疗法或超声针疗法（简称声针疗法）。这是将现代物理因子与我国传统医学相结合的一种治疗方法。早在20世纪70年代，国外已有应用超声穴位治疗替代针刺穴位治疗，并取得良好疗效的报道。国内公开报道始见于20世纪80年代初期，目前已有少数厂家研制生产出可供穴位治疗用的微型声头，与整机配套。

疗法特点：超声波作用于穴位，起到调节经络的特异作用。国内实验证明，作用当时，皮肤电阻降低，皮温平均上升1.5℃，且可持续2小时之久，可同时影响上下穴位，具有循经传导的特点。

具体方法：采用上述超声治疗机所配备的微型声头（直径为0.5～1.2cm），参照针灸取穴原则，一般以2～6穴点为宜。声头涂以耦合剂，用适当压力紧密贴在穴位上，通常采用连续输出0.25～0.5W/cm^2，每穴0.5～2min；或采用脉冲输出0.5～1.5W/cm^2，每穴2～3min，每天治疗1次，急性病一般3～7次为1个疗程，慢性病7～12次为1个疗程。

应用可同时输出超声和电刺激的仪器，配备大小不同、用途各异的超声治疗头，如标准体表声头、耳穴声头、直肠和阴道声头及可滚动的声头等。治疗时按规定的剂量和时间透过穴位输入超声能量，能量的大小与多数病例的疗效有直接的关系。通常每一穴位作用0.5～2min，声强0.25～0.5W/cm^2，适当加压将声头固定于穴位进行治疗。根据积累数年治疗15 000人次的经验，认为按规定的剂量进行操作治疗，不会引起有害的作用。有文献介绍了循经取穴超声治疗特别有效的疾病：①过敏性疾病，支气管哮喘、局限性婴儿湿疹、过敏性鼻炎、过敏性结膜炎、胃肠道过敏症；②心血管疾病，心绞痛；③口腔科疾病，颞颌关节痛、牙痛、口腔科术后痛；④局部皮肤病；⑤内分泌疾病，脱发（特别是圆形脱发）、低血糖；⑥消化系统疾病，胰腺炎、腹泻、呕吐、结肠炎、狭窄性直肠炎、痔、肛裂；⑦泌尿生殖系统疾病，前列腺炎、良性前列腺增生；⑧妇科病，阴道炎（滴虫性、真菌性或非特异性）、痛经；⑨肌肉骨骼疾病，网球肘、肌肉关节疼痛等。穴位超声完全无痛，无针刺引起的不适，患者乐于接受，为缺乏经验的针灸医师带来方便，且减少了找不到穴位的可能性。

近年来，国内期刊报道了对健康成人及急慢性腹泻患者进行超声穴位治疗对肠功能影响的实验研究结果。采用德制SONOSTAT733型超声治疗机，小圆形声头（直径1.2cm），连续式0.7～1W/cm^2，取穴足三里（双）或天枢（双），每穴2min。利用B超检查心音部分测定肠蠕动频率及听取肠鸣音。实验分3组：①健康成人18名，经注射甲氧氯普胺10mg后，18名中的16名肠蠕动增快，肠鸣音亢进，音响增大，频率增加，呈水泡音或断续的爆破音，平均每分钟47.3次。与注射前每分钟30.9次比较，变化非常显著（$P<0.01$）。超声穴位治疗后观察1～15min，见原亢进的肠鸣音减弱，逐渐恢复到注射前状态。与注射后肠鸣音47.3次比较，差异非常显著（$P<0.01$）。②急慢性腹泻患者15名，肠鸣音亢进13名，超声穴位治疗后肠鸣音减弱，前后差值经统计学处理，有非常显著的统计学意义（$P<0.01$）。③对照组，13名健康者，治疗前后差异无显著性意义（$P>0.05$）。实验证明，超声穴位治疗对亢进的肠蠕动有抑制作用，使部分腹痛患者症状迅速缓解，表明超声波作用于穴位同时有解除肠痉挛等作用。此外，对于蠕动度减弱的2名肠功能紊乱患者，治疗后稍有增强，提示超声穴位治疗具有调节肠蠕动功能的作用。

20世纪80年代以后，国内陆续有超声穴位治疗急慢性细菌性痢疾及胃肠炎导致腹泻的报道，采用国产穴位超声治疗机，脉冲式，0.75～1W/cm^2，固定法，声头直径5mm及直径7.5mm，主穴为神阙、止泻、天枢、水道；配穴为足三里、关元、气海、中脘、下脘。每次取主穴、配穴各1～2（双）穴，每天治疗1～2次，每穴4～5min，7～10次为1个疗程，2个疗程间隔3天。结果：痊愈92例，症状、体征消失，粪便检查正常；好转5例，症状、体征及粪便检查均好转；无效3例，症状、体征无变化或加重。应用穴位超声治疗神经性头痛疗效较好，国内期刊介绍本症50例（男19例，女31例），12～63岁，病程8个月至30年。采用国产超声治疗机，连续式，0.75～1.25W/cm²，主穴为太阳、印堂、风池，每穴2～3min，每天1次，12次为1个疗程。结果：治愈32例，1年以上未复发；显效9例，症状明显减轻，复发间隔期延长或少复发；好转5例，症状减轻，但仍有复发；无效4例，经1个疗程治疗，症状无改变。

3.低频超声治疗法　低频超声波是一种波长较长的机械波，强度高（0～40W，功率密度0～8W/cm²，可调），频率低（20～80kHz），其主要能量在碰到介质（如皮肤）时被反射。本法通常应在煮沸过后冷却的去气水中进行。仪器工作时即见水中有水泡，此时皮肤有麻感，它对皮肤的高强度机械作用类似按摩。它不会损伤组织，因其98%以上的能量被反射，仅有一小部分进入组织内。作用机制除上述对皮肤产生规律的按摩机械作用外，它在水中产生的空化作用不可忽视，此作用逐渐在皮肤表面增强，可以破坏细菌和真菌细胞，清除坏死的创面组织和增生的角质，促进溃疡伤口肉芽组织生长及维护皮肤健康等。此外，低频超声波对深部组织作用与高频超声波类似。低频超声疗法适用于除内源性湿疹外的多种皮肤疾病，其中对手足真菌病疗效特殊。

20世纪90年代初期，北京航天部二部研制出国内第一台25.9kHz低频超声治疗仪。据国内期刊报道，应用此治疗仪同时透入药物，治疗手足癣效果较好。以上的临床研究有一些为临床观察，一般缺少严格对照组，其结果有待进一步证实，在此仅供参考。

二、超声综合治疗法

该法是将超声治疗技术与其他治疗方法（包括其他物理因子和化学治疗等）结合作用于机体以治疗疾病，可以取得较单一治疗更好的疗效。这种联合治疗称为超声综合治疗法，包括超声雾化吸入疗法、超声-电疗法、超声药物透入疗法。

此外，尚有超声与其他疗法的联合应用。超声与某些物理疗法、外用药物或其他疗法联合应用，可以相辅相成，较单独使用其中的任何一种疗法疗效更好。

1.超声可与多种温热疗法协同应用，如蜡疗、泥疗及热敷等。

2.超声可与几种光疗配合应用，如红外线、二氧化碳激光等。

3.超声可与几种高频透热疗法（中波、短波、微波）联合应用。

4.超声可与直流电与脉动电药物导入，弱直流电、间动电、中频电联合应用。

5.超声可与牵引、按摩及医疗体育等联合应用。

6.超声还可与X线并用，加强治疗表浅癌的效果等。

第七节　超声剂量学

随着超声医学的发展，有关超声生物学效应的研究逐步由定性研究过渡到定量研究，从而产生了超声剂量学。超声剂量学的主要任务就是研究超声声场与其所引起的生物学效应之间的定量关系。

一、剂量的测量

超声剂量从物理学角度而言，是指受超声波作用的物体，按其体积在单位时间内吸收的超声能量。这一剂量纯粹是物理剂量，实际上在生物体上是不可能进行此种测量的。

实用的测量方法是借助仪表计算超声波的辐射强度。通常超声波治疗机上附带功率计，虽然可直接读出辐射强度，但它所测定的是电压数值而非超声强度，它是由高频电压数值换算过来的，只能间接反映治疗机的超声功率。通过实际工作中用超声功率计测定超声波治疗机的功率，发现声头的实际输出功率与治疗机上标示的数值有一定差距（少10%～20%）。因此，超声波治疗机上的功率计读数只能作为间接参考。

目前普遍采用较为方便且相对准确的辐射压力计方法，即超声功率计（声天平）测量法。功率计为机械结构，声能接收器为一凹面密封金属盘，即天平盘，浮于水中，它借杠杆臂与仪表指针相连。测量时，声头放入功率计顶部的水槽，超声能量通过水辐射至天平上的薄膜，作用到天平盘，引起天平盘倾斜。倾斜度与声能辐射压力成正比，声压的变化即引起天平盘倾斜度改变，通过杠杆使仪表指针摆动，从而可以读出声能的强度。近来也有学者在传统声天平的基础上加装一特殊的声衰减装置，选择性地将无关区域的超声波屏蔽掉，只对有效辐射区域（effective radiation area，AER）的声场进行测量，从而提高了测量精度。

由于超声波治疗机的型号、使用情况不同，其实际输出功率与治疗机上读数的差异是变化着的，因此，必须定期用功率计对超声波治疗机的输出强度进行校正。

另一种应用声压作用原理的声功率测量是系链浮动超声辐射测量仪。其可测量超声波治疗机的输出总功率。在圆形水容器中放置一靶，其上系有3根轻的银链，用以保证正确的位置，银链各自以120°的间距固定于容器壁上。靶的上部由张角为120°的金属圆锥体构成，其下为空气。垂直辐射到靶上的超声波束被反射后到达固定在容器壁上的吸收材料。靶体由有机玻璃制成，其下附一硬杆，杆的末端加有一定重量，以便稳准地固定靶于水中确定的方向。总重量的调整使靶在不系银链时恰好浮于水面。3根银链中2根的重量在系到靶体上之后，使之刚好足以克服阻力。如3根全部系上，则足以将靶沉于水容器中，任何附加在靶上的力，将使靶下沉。仪器的灵敏度调到每瓦特移动5mm（5mm/W）。当银链长度为每根100mm时，其重量为1.2g。仪器现用的银链每根长200mm，3根银链在靶体上的固定点，其水平距离约为20mm。靶的下移可由指针指示，标尺设置在易于识别的位置。

这种测量装置与超声功率计（声天平）相比，具有以下优点。

1.仪器内除充填新鲜蒸馏水或其他不含气体的水以外，无须其他液体。

2.系链位置易调节，能保证靶浮动于容器的中心。

3.受温度影响较小，无常用仪器中由液体/空气或液体/液体的表面张力所引起的误差。

英国国家物理实验室用该仪器作为测量超声的常规仪器，使用方便，其精密度误差在±5%。

在没有超声测量仪器的情况下，也可以采用简易的方法推测超声声强的近似值：在打开超声治疗机的电源之前，手握声头，将声头发射平面朝上端平，放入3～5ml的水，要保持水珠不流下，然后开机，缓慢调大输出功率，当出现声头上的水珠向上涌动时，其输出强度约为0.5W/cm^2，继续调大输出功率，声头面上的水呈喷柱状，以至呈散射雾化，当喷柱有1cm高时，其输出功率约为1.4W/cm^2。当输出功率达到2W/cm^{2}时，声头平面的水基本上都呈雾状。

二、治疗剂量

超声治疗剂量，应包括每次治疗的强度、时间，总的治疗次数、疗程，还应考虑治疗的频度，也就是治疗的连续性等。

（一）强度

强度是由声头的辐射面单位面积上发射出来的声功率大小决定的，是超声治疗剂量诸因素中的首要因素。目前根据机体组织反应的规律将治疗强度分为以下3类。

1.弱刺激　抑制血管收缩，刺激毛细血管扩张，促进血液循环，导致局部主动充血。所需超声强度不超过1W/cm^2。

2.中刺激　引起血管收缩，毛细血管变细，血液循环速度减慢，造成局部组织缺血，最终形成贫血。所需超声强度为1～2W/cm^2。

3.强刺激　血管收缩波及动脉，毛细血管床部分麻痹，使毛细血管极度扩张，动脉收缩严重影响血液循环，出现淤血。所需强度为2～4W/cm^2。

以上是在连续超声波固定法，2～5min作用下出现的反应。如改用移动法或脉冲超声波，剂量即使达到4W/cm^2，也不致造成缺血或淤血等后果。在实际工作中通常不可能用到3W/cm^{2}这样的大剂量。人体感受超声波的耐受强度形成了一个自然的强度标准。2W/cm^{2}以上的强度，人常因疼痛而不能耐受，这可以限制强度增加，防止组织损伤。业已证实，超过3W/cm^{2}的剂量对人体有害。目前多认为用较小剂量即可达治疗目的，一般来说超声治疗剂量以0.5～1.5W/cm^{2}为宜，可参考表37-7-1。

剂量选择还应考虑选用超声波的种类，如脉冲超声波由于其本身具有的特点，即在两个脉冲之间有较长的间歇时间，决定了它在局部积聚热量少。超声波的输出总功率可以通过脉冲的通断比推算，如通断比为1:5的脉冲超声波，其总功率只相当于连续超声波的1/5。因此，脉冲超声波的治疗剂量可以稍大于连续超声波。具体可参考表37-7-2。

临床工作中选择超声波剂量时也应考虑治疗部位、

表37-7-1　连续超声波治疗剂量的划分

	固定法			移动法		
	弱	中	强	弱	中	强
强度（W/cm^2）	0.1～0.2	0.3～0.4	0.5～0.8	0.6～0.8	0.9～1.2	1.3～2.0

表37-7-2　脉冲超声波治疗剂量的划分

	固定法			移动法		
	弱	中	强	弱	中	强
强度（W/cm^2）	0.3～0.4	0.5～0.7	0.8～1.0	1.0～1.5	1.5～2.0	2.0～2.5

组织器官对超声波能量的吸收和敏感性有所不同，各种组织的半价层不同，以及超声靶组织所处的部位等因素。

此外，在不同的年龄阶段，机体的组织成分有所不同，如含水量及蛋白、脂肪的含量不同等。这些差异也应作为选择治疗超声波剂量的参考。

（二）时间

机体对超声治疗的反应不仅取决于治疗所用剂量，即强度因素，而且还取决于作用时间，即构成超声治疗剂量的另一要素即时间因素。作用时间的长短与超声治疗强度同等重要。如应用同样强度的超声波进行治疗，长时间与短时间的作用效果不同。治疗时间还因治疗方法、受治部位等不同而有差别，通常固定法治疗的时间为1～5min，移动法为5～10min，如移动法治疗的部位面积较大，且用脉冲超声波输出时，治疗时间可适当延长至15～30min。有学者认为，不论受治面积多大，在一名患者身上一次治疗时间不得超过40min。在此应特别强调的是，绝不可用增大强度来代替治疗时间的缩短，同样也不能用延长治疗时间去抵消强度的降低，因超声波作用的强度不同，其各自引起的生物学效应不同。例如，$1W/cm^2$、10min的超声波和$2W/cm^2$、5min的超声波，总的能量虽然相同，但其各自引起的生物学效应却是不同的。人体各组织对超声波的强度与时间均有一定的安全阈值，有的相近，有的差别较大。一些对超声波敏感的组织器官，如果用高强度，即使极短的时间，也能引起严重的损害。

总结超声治疗剂量的强度和时间因素，可以归纳为如下的基本规律：高强度、大剂量的超声波可起抑制或破坏作用，有可能造成组织形态学上的不可逆变化；低强度、中小剂量超声波可起刺激、调整作用，不引起或仅引起轻微的可逆组织形态学方面的变化。

（三）疗程

超声治疗的疗程包括总的治疗次数及重复使用的规律，它也是超声治疗剂量的一个组成部分。疗程也应根据患者的病情来决定。通常治疗次数为6～8次，慢性病需要10～15次或更多。一般为每天或隔天治疗1次，有时亦可每周治疗2次。个别病例如在超声治疗2～3次后，病情有加剧表现时，可降低超声强度并适当延长治疗间隔时间。2个疗程之间的间隔以1～2周为宜。因患者病情需要较长时间治疗，如达3～4个疗程者，则自第2个疗程以后，其间隔时间应再适当延长。

三、超声治疗剂量的选择

在超声治疗中，掌握好合适的治疗剂量是达到预期治疗目的的关键。尽管在一些文献资料中提到一些参考治疗剂量标准或引用一些实验数据，但由于在各个具体治疗中存在着许多不同的条件，如仪器的型号和新旧程度、耦合剂的种类、治疗部位、受治对象的个体差异等，因此切忌简单地生搬硬套，而应具体情况具体对待，对各种影响因素进行综合考虑。

治疗剂量的选择应该考虑以下有关的因素。

（一）患者情况

1.体质情况，精神状态。

2.病变的性质、特点及其治疗的需要，如局部软化瘢痕剂量需大，而神经反射疗法所需剂量有时仅$0.1W/cm^2$即可。

3.治疗部位，声束作用范围内所包括的组织与器官及其深浅。

4.受治局部组织学特性，不同的组织器官甚至细胞内的不同的超微结构对超声波的敏感性可不同，在选择超声剂量时均应考虑。

（二）超声治疗机的性能

1.频率越高，作用越浅，反之亦然。

2.超声波输出的形式包括连续式或脉冲式输出。

3.声头的面积、形状等，如面积为$10cm^2$的声头辐射出2W能量的超声波与$5cm^2$声头辐射出1W能量的超声波并无区别。

（三）治疗技术

1.治疗方法　如用接触固定法，超声剂量应小于移动法；水下法时声头与体表的距离越大，所需超声治疗剂量越大。

2.治疗操作　如声头入射角不同，深部组织对超声能量的吸收将有很大不同，倾斜入射时，声波行程长，所需治疗剂量将比垂直入射要大。

3.耦合剂的物理特性　阻抗匹配性、黏滞性、温度等。

4.其他　治疗次数与重复使用规律。

此外，不同的组织器官、不同的组织细胞甚至细胞内不同的超微结构对超声波的敏感性可不同，在选择剂量时均应考虑。

第八节　治疗操作与注意事项

一、准备工作

1.为确保超声治疗剂量准确，应定期用功率计校正超声治疗机输出强度。

2.熟悉机器性能，细读机器使用说明，按照规定程序操作。

3.备好耦合剂和清洁皮肤用的软纸，如进行水下治疗，须先准备经过煮沸的温水。

4.检查机器仪表开关旋钮、仪表指针是否处于零位，水冷式机器的水管是否畅通。

5.充分了解患者的病情，熟记理疗处方和有关医嘱，明确治疗目的。

二、治疗操作

1.嘱患者取适当体位，显露受治部位，涂以耦合剂。

2.先将声头贴于患部或浸入水中，然后才能开启机器。应用水冷式机器时，先接通水冷装置，使冷水流经声头。水流速度约为每分钟500ml。

3.接通电源，待机器稳定后，拨动计时旋钮至所需的时间位置，再旋转功率调节键至所需剂量处。

4.移动法治疗时，声头紧贴治疗部位并进行缓慢往返或回旋移动，速度因声头面积与治疗面积大小不同而有所不同，一般为1～2cm/s，常用强度为0.5～2.5W/cm^2。

5.水下法治疗时，声头与受治部位之间应保持适当距离，通常为1～5cm，水温为36～38℃。治疗剂量、时间及疗程与移动法相同。

6.治疗过程中应密切观察患者的反应及机器的工作状态。

7.治疗结束时，将超声输出调回“0”位，关闭电源，将声头移开，用纸拭净，并清洁患者的治疗部位。

8.将治疗条件及患者反应逐一记录于治疗记录单上。

三、注意事项

1.注意保护声头　切忌碰撞与空载，否则易引起晶片破裂或过热损坏。

2.保护导线　治疗过程中，注意导线不得卷曲或扭转。

3.避免患者被烧伤　治疗过程中患者如感觉局部有烧灼、疼痛或其他不适，应立即关闭机器，在未查明原因之前，不得继续治疗。

4.不得直接手持声头　声头握柄应有橡胶或塑料外套保护，应戴好双层手套后再开始操作。

5.注意机器散热　机器连续工作1小时后，可根据季节、室温及机器散热情况，暂停一段时间后再继续使用。

第九节　适应证与治疗方法

由于超声波对人体各组织器官都有不同的影响，其在临床应用相当广泛。经过半个多世纪的临床应用，总结了大量的临床研究病例，但是从循证医学的角度来看，进行符合随机对照试验（randomized controlled trial，RCT）研究的病例很少，特别是国内的许多研究更是如此。本节总结至今的研究结果供大家参考。

一、内科

（一）呼吸系统

国内外曾有应用超声波治疗多种呼吸系统疾病的报道，但其中有的疗效尚未能重复或被承认，近几年超声波治疗呼吸系统疾病的研究多集中于超声雾化方面，现仅介绍传统的超声治疗中应用较多、疗效尚好的几种疾病。

1.支气管哮喘　发作期或发作前间歇期均可采用超声治疗，其可起到缓解症状，改善呼吸功能的作用，有助于改变肺部体征，控制哮鸣音。

治疗方法：①用连续式0.6～0.8W/cm^{2}或脉冲式1.0～1.5W/cm^2，移动法，作用于前胸部（心区除外）及两外侧部，每次10min；②脉冲式0.6～1.0W/cm^2，移动法，作用于背部T_1～T_6脊椎旁，两侧各4～6min；③脉冲式0.3～0.8W/cm^2，固定法，作用于星状神经节，每次5min；④0.5～0.8W/cm^2，固定法，视病情选取天突、定喘、膻中、中府、肺俞、合谷等穴，每次选用2～3个穴位，每穴5min。以上4种治疗方法，可酌情选用。病程稍长者每天1次，可做15～20次。

另据国外报道，用特制的小型声头刺激定喘等穴及用耳针声头刺激肾上腺、垂体等耳穴，连续式0.5W/cm^2，固定法，每个穴位30s，均获得较好疗效。考虑到肺组织充气的特点，超声治疗支气管哮喘的作用机制应从神经反射这一角度理解。

2.慢性支气管炎　高频（880kHz）超声波对支气管肺部病变具有良好作用，促进炎症消退，减轻细支气管阻塞，改善肺部血流动力学。低频（44kHz）超声波的穿透深度是880kHz高频超声波的20倍，在空气介质中也能传播相当长的距离，故对充满气体的肺组织具有更高的疗效，因为它对病变组织除反射性作用外还有直接作用。国外有学者研究了低频超声波对慢性支气管炎患者呼吸和心血管系统功能状态、免疫状态及炎症病变的影响，用44kHz、振幅2μm的低频超声治疗仪，脉冲式，输出2s，间歇5s，作用于肺门投影区（T_2～T_6），沿第6～7肋和第7～8肋间自椎旁至腋中线及胸廓后下部，移动法，以导电胶为耦合剂，每天1次，每次12～15min，共10～12次。结果：综合评估低频超声波对慢性支气管炎患者的疗效达90.2%；低频超声波具有明显的抗炎、抗过敏和免疫调节作用，并能使支气管阻塞减轻和肺血流动力学改善。

国内也有应用超声波治疗慢性支气管炎并取得一定效果的报道。认为超声波能改善肺的微循环，经核素扫描表明，在肺血供障碍情况下，超声波作用后局部血供得到改善，并随着治疗次数增多，血供改善的范围也扩大。超声波作用后经放射显影法测定肺源性心脏病患者血液内皮质酮的含量，也证明有上升的趋势，这表明超声波对肾上腺皮质功能也有一定的刺激作用。

治疗方法：用脉冲式，1.25W/cm^2，移动法，声头在两侧胸壁及背部沿肋间滑行，重点对准肺扫描显示血供障碍的部位。治疗时间稍长于通常的超声治疗，每侧可作用15min，总共不超过30min。每周治疗2次，10～15次为1个疗程。若合并支气管扩张，治疗应慎重，以免引起咯血。如患者有严重肺气肿，则不宜采用超声治疗。

3.结核性胸膜炎　对结核性胸膜炎患者的X线正、侧位片和透视进行分析发现，23%的患者有胸腔粘连，其粘连程度与渗出液持续时间有直接的相关性。考虑到超声波可促进结缔组织消散，国外有学者采用超声综合治疗方法治疗结核性胸膜炎。将93例胸腔残留性改变相同，呼吸功能中等至显著性障碍，肺活量2500～3000ml的患者分为两组。第1组33例，按下列方法治疗4～6个月：充分抽出胸腔渗出液，注入氢化可的松75mg，在全身应用泼尼松龙、多种维生素和抗过敏药物的基础上，同时应用链霉素、异烟肼、对氨基水杨酸等抗结核药。第2组60例，从第3个月末开始在整个粘连区进行超声氢化可的松透入（5次）和超声治疗（12～15次），其中12例休息2周后进行第2个疗程。超声治疗机频率830kHz，声头面积4cm^2，连续式，移动法，每天1次，逐渐增加剂量（0.2～0.8W/cm^2）和时间（4～10min），声头严格沿肋间隙从椎旁至腋中线往返移动。在1～2ml液状石蜡内加1～2ml氢化可的松混成乳剂作为耦合剂。结果：第1组治疗至4个月末，17例患者胸膜包裹显著缩小，16例胸膜粘连仍很明显，其中4例至6个月初行胸膜剥除术；第2组绝大多数患者临床症状明显改善，肺活量增至4500ml，54例胸膜粘连或增厚全部或几乎全部消散，4例胸腔纤维化患者胸膜增厚粘连部分消散。

（二）消化系统

1.胃、十二指肠溃疡　胃酸减少或缺乏且无出血倾向者，适于超声治疗；其对慢性溃疡伴粘连者疗效更好。超声波可缓解疼痛，改善消化不良症状。

近年国内有学者用低强度非聚集脉冲超声波作用于大鼠的腹部的胃体表投影处，定点辐照，治疗5天和11天分别观察疗效，证明低强度非聚集脉冲超声波能够促进鼠胃溃疡愈合，效果优于雷尼替丁治疗。

针对胃十二指肠溃疡目前常采取的治疗方法：最好在空腹时施行，取坐位，治疗前先饮温开水300～500ml充填胃腔，以利于超声能量传递。超声采用连续式，0.6～1.0W/cm^2，移动法，作用于上腹部的溃疡投影区，每次6～10min；或用固定法，0.3～0.5W/cm^2，作用于背部T_5～T_{10}脊椎旁，两侧各3min，每天1次；或采用上述两法间日交替进行，12～15次为1个疗程。

2.慢性胃炎　超声可镇痛、解痉及消炎，使消化不良症状改善。治疗方法基本同上。

3.肝脏　肝脏较其他器官对超声波有较大耐受性，有学者用4W/cm^{2}的超声波作用于豚鼠肝区5min后，发现肝充血，肝细胞出现肿胀，并且发现空泡形成，丧失糖原储存能力，继而出现肝细胞死亡。更大剂量的超声波作用于肝脏后，肝脏包膜下明显充血，肝组织呈暗红色，被膜松软，所产生的变化与辐射热作用基本相同。小剂量至中剂量的超声波（10～2.5W/cm^2）对肝脏无损害。

4.胃肠神经官能症　主要表现为胃肠分泌与运动功能的紊乱。对于有嗳气、上腹不适或疼痛及消化不良等胃部症状者，治疗方法与上述胃部疾病基本相同。对于有痉挛性结肠或黏液性结肠炎症状者，超声治疗可解除痉挛，减轻症状。治疗方法：脉冲式，1.0～2.0W/cm^2，移动法，声头作用于腹部的结肠投影区，8～15min；然后在下背部T_9～L_2脊椎旁移动，剂量0.6～1.0W/cm^2，两侧各4～6min，每天1次，10～15次为1个疗程。

5.习惯性便秘　由结肠功能紊乱引起，超声波可调整结肠功能，促进正常排便。治疗方法：脉冲式，1.0～2.0W/cm^2，声头先沿腹部降结肠、乙状结肠投影区移动，每次6～10min；然后在下背部T_9～L_4脊椎旁移动，0.6～1.0W/cm^2，两侧5～8min，每天1次，15次为1个疗程。

6.胆囊炎　急性炎症控制后可用超声治疗，可缓解痉挛及镇痛。用连续式，1.0～1.2W/cm^2，移动于右肋弓与右锁骨中线交点的胆囊投影区，每次4～6min；然后在背部T_7～T_{11}脊椎旁移动，0.6～0.8W/cm^2，两侧各4～6min，每天1次，10～15次为1个疗程。国外对慢性胆囊炎应用超声治疗的研究表明，超声波对胆囊炎患者的肝血流动力学有良好影响，主要影响小血管的血液循环，使肝血液充盈中的动脉成分增加。

（三）循环系统

以往心前区被认为是超声禁区。但自20世纪70年代以来，国内通过心前区超声治疗冠心病、高血压等取得了一定疗效。研究表明，超声波具有增加心肌收缩力、促进侧支循环建立、促使代谢废物排出、促进损伤心肌修复、减小瘢痕灶、降血压、降低心脏后负荷等多种作用。

心前区治疗部位分为两区：Ⅰ区，自第3肋骨下缘，由胸骨右缘经胸骨向左平行至锁骨中线，长约10cm，该区投影下有左右冠状动脉主干；Ⅱ区，自胸骨左缘外2cm开始，由第3肋骨下缘至心尖部，长约8cm，此区投影下有前降支和左心室前支。

1.缺血性心脏病　国外有学者用0.2W/cm^2、880kHz超声波作用于裸露的实验性心肌梗死犬的心脏，发现可使心室内压升高速度加快，每搏输出量平均增加55%，心功能提高63%，治疗结束时回流血量平均增加61%；可使其节律恢复正常，期外收缩减少；可使犬心肌细胞内环磷腺苷（cAMP）升高而环磷鸟苷（cGMP）下降。

1995年，国外有学者研究超声药物透入治疗对心肌梗死患者的影响。将130例发病后20～30天处于亚急性期的35～65岁的男性患者分为4组：对照组1，有毛细血管营养不良，给予抗心绞痛药和抗凝药；对照组2，有梗死后胸壁综合征，给予非甾体抗炎药；观察组1，有毛细血管营养不良，用曲克芦丁膏超声透入；观察组2，有梗死后胸壁综合征，予以硝酸甘油膏超声透入。注：所有患者均检查微循环，球结膜毛细血管壁、血流及其周围改变；安静时12导联心电图；分级踏车试验测体力负荷耐力；测尿中羟脯氨酸观察坏死心肌区胶原形成活性。

超声治疗方法：声头移动于胸骨左侧第2、3肋间心脏投影区，连续式，0.4W/cm^2，每次10min。治疗期间可见微循环改善而无不良反应。结果：对照组1在恢复过程中临床和心电图无改善；观察组1可见小动脉扩张，血流加速，血管周围水肿减轻，病灶周围区心电波幅增高，梗死后瘢痕区心电无明显变化，体力负荷耐力显著高于对照组1（$P<0.001$），羟脯氨酸日排出量两组均增加，组间差别无显著性。表明曲克芦丁膏超声透入对心肌修复过程的良好影响基本上是由于梗死周围区供血改善，而坏死区的瘢痕化过程并未加快。观察组2的疗效比对照组2好，与曲克芦丁不同，硝酸甘油对微血管壁的通透性及血管周围改变无显著影响。对照组2羟脯氨酸日排出量增加，但不如观察组2增加明显，治疗前组间无差异，治疗后有显著性差异（$P<0.01$）。研究认为，硝酸甘油膏超声透入疗效是由于超声的镇痛、抗炎作用和经皮透入的硝酸甘油的抗血管痛作用及其对微循环的综合作用。

2001年国内有学者研究超声波治疗冠心病的疗效及心电图变化。将60例冠心病患者随机分为超声综合治疗组（超声组，30例）和单纯药物治疗组（对照组，30例），两组药物治疗方案基本相同，超声组在接受药物治疗的同时，接受心前区超声波治疗。方法：800kHz，1W/cm^2，连续式输出，声头于第3肋骨下缘，胸骨右缘向左平行至锁骨中线及胸骨左缘外2cm，第3肋骨下缘至心尖部相当于左右冠状动脉主干及冠状动脉前降支、左心室前支的体表投影区，以每秒1～2cm的速度缓慢移动，每次治疗25min，每天1次，7次为1个疗程，连续3个疗程。疗效评价：显效，心绞痛或心前区不适症状消失，心电图大致正常，基本停用异山梨酯（消心痛）；改善，心绞痛或心前区不适症状缓解，心电图提示心肌缺血好转，异山梨酯减量1/2；无效，治疗后症状及心电图无明显变化，用药量与前相同。

结果：超声组显效21例，改善7例，无效2例。对照组显效10例，改善11例，无效9例。超声组总有效率和显效率分别达93.3%、70%，而对照组分别为70%和33.3%，与对照组比较有显著性差异（$P<0.05$）。结论：超声联合药物治疗冠心病，能迅速改善冠心病患者心肌缺血的症状，并有利于心肌功能恢复。此外，国内也有学者用超声波刺激虚里穴配合服用单硝酸异山梨酯治疗心绞痛取得了较好的效果。

冠心病的治疗：超声采用0.75～1.0W/cm^2，移动于Ⅰ、Ⅱ区，10min，每天1次，7次为1个疗程，疗程间歇3～5天，一般需3个疗程。

2.高脂血症　有学者用高脂饮食喂养兔建立高脂血症模型后，将800kHz、1.0W/cm^{2}超声波于心前区行加压移动法照射，每次作用15～25min，治疗中不服用降脂药物。4周后可见动物血胆固醇、三酰甘油水平显著下降（$P<0.01$），并使实验动物动脉粥样病变减轻。相同强度超声波作用于患者心前区，4周后可见血总胆固醇、三酰甘油水平下降，高密度脂蛋白胆固醇升高。其机制可能与超声波增强血脂氧化、抑制胆固醇合成有关。

此外，也有学者利用超声波刺激期门穴，观察对血脑的影响，取得了较满意的效果。

3.高血压　对此病应用超声治疗的报道寥寥，国内倾向对原发性高血压经药物治疗效果不显著者试用超声治疗。

国内有学者将800kHz、1.0W/cm^{2}超声波作用于患者心前区，4周后可见高血压患者血压下降。

国外也有用小剂量超声波治疗Ⅰ期高血压收到良好效果的报道。观察Ⅰ期高血压38例，40～65岁，病程3～15年，入院时全都有头痛、头晕、头部沉重感、睡眠差、易激动等主诉，部分患者有心绞痛。用频率为880kHz，声头面积为4cm^{2}的超声波作用颈区（C_4～T_2椎旁及肩上部），连续式，0.2～0.4W/cm^2，移动法，每次6～12min，每天1次，12～18次为1个疗程。治疗6～8次，症状开始好转，每次治疗后血压均有下降，单次治疗后平均收缩压下降10.5mmHg，舒张压下降6.5mmHg，10～12次后血压即稳定于较低水平。为巩固疗效继续治疗3～5次。1个疗程后收缩压由170mmHg

降至134mmHg，舒张压由98mmHg降至83mmHg，总有效率为74%。对患者行脑阻抗血流图检查及血液流变学测定，根据检查结果推测，作用机制可能是超声波直接影响交感神经节反射性地影响脑血管张力，从而改善血流动力学及交感-肾上腺系统功能状态，使中枢调节机制正常化，改善脑部循环，产生降压效果。

高血压的治疗：作用于Ⅰ区，方法同冠心病治疗，还可加用穴位超声疗法。

4.其他　现代心脏超声治疗技术获得重大突破，国内外在循环系统疾病的防治上也不断取得新的进展。

（1）超声血管成形术和超声血栓消融

1）血管成形术：20世纪80年代中期，国外首次报道在动物和尸体上用超声波消除粥样斑块的“超声血管成形术”，使完全闭塞的血管再通。进入20世纪90年代后，国外已将以上实验研究经验成功地应用于临床。据报道，无论是周围血管的经皮超声血管成形术，还是冠状动脉的经皮超声血管成形术，均取得良好效果。Siegel等在冠状动脉造影导管顶端缚以超声声头，以频率为19.5kHz、强度为16～20W/cm^{2}的断续超声波进行体外溶栓和体内冠状血管成形术，得到了肯定的结果，体外试验再通率达100%，包括钙化血栓；临床应用于19例患者，其中3例为不稳定型心绞痛，16例为运动诱发心肌缺血，全部达到再通，平均冠状动脉狭窄率从80%±12%降至60%±18%，与球囊扩张联合应用可明显降低所需压力，从而减少并发症发生。其他学者在应用中还发现，低频高能超声能扩张血管，解除血管痉挛，并选择性地作用于栓子而对血管壁损伤较小，可有效地再通应用传统方法无效的血管。经观察，采用超声血管成形术造成远端栓塞的危险性不高于其他成形术。

2）超声血栓消融：体内、体外试验都证明，超声波能促进尿激酶、链激酶及组织型纤溶酶原激活物所诱导的溶栓，减少药物用量，缩短溶栓所需时间，从而防止或减少药物并发症发生，且动物实验中未见到超声所致不良反应。目前，国内外学者在超声溶栓方面开展了许多研究，根据超声波作用特点，超声溶栓技术主要应用于以下两方面：一是已较成熟的导管介入超声溶栓术，低频高能超声波通过导管的能量传送直接在血管内消融血栓；另一方面是体外治疗超声辅助溶栓，将超声探头置于血栓形成处相对应的体表部位，超声探头不接触血栓，经皮发射超声，经过水囊、机体组织或骨骼等媒介传递，聚焦于血管内血栓，同时聚合溶栓酶和（或）微泡声学造影剂介导消融血栓，目前认为可以增强药效并减少并发症。国外用20kHz、8～23W/cm^{2}的脉冲超声波消融，结果表明血栓可全部溶解，平均溶解时间为2～4min，输出强度越大，溶解时间越短，但对人的皮肤无损伤作用，消融后的血栓颗粒99%直径小于10μm。其促进溶栓的原理可能为超声波所致声学微流和稳定空化作用，造成作用区，尤其是血栓头尾部物质运动，使血栓溶解碎片迅速移除，并加速药物进入栓子，促进了药物与作用底物的结合。关于溶栓后的再阻塞问题，有学者认为，超声波虽能促进溶栓，但同时由于吸引血小板局部聚集，增加再栓塞的危险。有的学者持相反意见，认为应用超声波可防止犬股动脉血栓溶解后的再阻塞。在各实验中学者们用的超声波频率及强度虽在治疗用范围内，但相差极大，结果也不尽相同，仍需进一步研究。

（2）超声起搏和除颤：众所周知，超声碎石过程中可诱发心律失常，Bonner在激光血管成形术中发现脉冲超声波产生的声学振荡能引起心脏起搏，有学者用0.5MHz、10W/cm^{2}的连续超声波作用于犬心脏，可使心室颤动转复，进一步研究提示超声波可延长心肌不应期。

（3）超声滤过：对于来自心肺旁路的有害微气泡，现有的滤过技术对它束手无策，但却能被超声波滤过。心肺旁路手术中常见的神经科并发症是难以察觉的“泵性脑病”。此病的病因较复杂，但最主要的是直径8～40μm的微气泡引起脑微栓塞。一种非机械的声学滤过器能消除心肺旁路产生的直径大于35μm的微气泡，而不引起溶血或阻力增加。此滤过器采用低频、高强度超声波，能清除血流中具有辐射力（“声风”）的微气泡，它能预防“泵性脑病”。

（4）超声控释药物：超声波可控制储藏于皮下的药物释放。国外近期报道，应用体外超声波作用于皮下包埋药物的部位，经分子示踪证实，药物释放速度可提高10～20倍，释放速度与超声强度呈比例增加。大鼠实验表明，超声波（1MHz，0.25W/cm^2，0.5W/cm^2，0.75W/cm^2）可促进吲哚美辛（消炎痛）经皮释放入血，用心脏穿刺法取血，4小时后平均浓度-时间曲线下面积较对照增加3.4倍，对超声波作用参数的进一步研究发现以0.75W/cm^{2}效果最好，但能造成鼠皮肤升温、损伤，建议以0.5W/cm^{2}作用10min为最佳选择。最近的文献提示，超声波能用于药物的体外控释，并认为其作用与温热效应和机械效应都有关。因此当频率、强度、作用时间选择恰当时，超声波完全能有效地应用于临床，但具体应用参数尚需进一步研究，包括更合理的仪器设计。体外用药可避免静脉用药的危险和不适，易于控制药量和及时终止用药，尤其适用于长期少量维持用药者。

二、外科

（一）损伤

1.软组织扭伤、挫伤　研究表明，受伤后及早治疗，效果更好。选用脉冲超声波，脉冲频率为100Hz，波宽0.5ms，开始0.5W/cm^2，伤处治疗3min后波宽增至1ms，剂量增至1W/cm^2，5min，每天1次，多数10次以内可以治愈。有学者对急性软组织损伤患者使用超声治疗与各类热疗进行疗效比较，患者分为2组，超声组36例，用1.5MHz，脉冲式，表浅组织0.5～1.0W/cm^2，深部组织1～2W/cm^2，第1次4min，以后每次增加1min，至10min为止。热疗组用红外线、短波或蜡浴，治疗时间皆为15min。所有患者经随机选择上述热疗中之一，每天治疗1次，每周5次，共12次。根据5项指标评定疗效：局部自发性疼痛、按压痛、红斑、肿胀和主动运动受限。在治疗第5天和第12天检查。结果：第5天检查时，超声组36例中12例（33.3%），热疗组35例中10例（28.6%）症状完全消失。超声组其余的24例中，21例（87.5%）在损伤2周内症状逐渐消失，余下3例无改善；热疗组25例中11例（44%）在上述期间症状消失，另14例则未见减轻。5项指标评定表明，超声治疗对软组织损伤的疗效优于热疗，尤其在2周后，超声组36例中33例（91.7%）、热疗组35例中21例（60%）症状完全消失，有非常显著性差异（$P<0.01$）。

2.神经挫伤　在受伤出血停止后即进行超声治疗，可起到镇痛、消肿、预防粘连及促进神经再生的作用。用脉冲式，0.6～0.8W/cm^2，移动于受伤神经体表投影区，5～8min，每天1次，10～15次为1个疗程。

3.瘢痕组织　小剂量超声波有刺激结缔组织增生的作用，对于过度增生的结缔组织如瘢痕及增生性骨关节病，中等剂量超声波可使胶原纤维束分离，对瘢痕组织有软化和消散作用，特别是对于凝缩的纤维结缔组织，作用尤为明显。不同情况所致的瘢痕如表浅性瘢痕、增生性瘢痕、萎缩性瘢痕、瘢痕疙瘩、瘢痕挛缩及瘢痕粘连等均可应用。用连续式、1～1.5W/cm^2、移动法作用于瘢痕局部5～10min，每天或隔天1次，10～20次为1个疗程。瘢痕如在肢端，适用水下法治疗。为了防止瘢痕增生或挛缩，提倡对新近形成的瘢痕早期采用超声治疗，如颜面部瘢痕于手术拆线后，其他部位于手术拆线后1周，广泛性深度烧伤于植皮后即可开始治疗。用直接接触法或水下法，脉冲通断比为1∶10，0.25W/cm^2，缓慢移动3～5min，每周治疗2次，10～12次为1个疗程。近年来，国内有学者比较3.2MHz与800kHz超声波治疗瘢痕组织的效果，结果前者疗效优于后者，两组有显著性差异（$P<0.05$）。对其中11例患者随访半年，疗效仍巩固，无复发并无其他不良反应。国内还有学者观察对比了碘离子直流电导入和碘离子直流电导入加超声治疗对瘢痕硬结和血肿机化的疗效，结果前者治愈率12.5%、显效率31.5%，后者治愈率30%、显效率60%。说明加超声治疗远比不加超声治疗为好。

4.注射后局部反应及吸收不良　因药物不纯或有刺激成分，或因感染而引起局部反应，更多见的是由于长期注射药物而组织吸收不良，引起局部炎性反应，日久形成纤维结节，或因细菌感染而致化脓。临床对此症的有效治疗办法不多，而超声治疗通常能奏效，特别针对已形成结节者。用脉冲式，0.8～1.2W/cm^2，或连续式，0.5～1.0W/cm^2，移动法，5～10min，每天1次，10～15次为1个疗程。近年来有报道用脉冲1.25～1.75W/cm^2，时间长至20min，治疗＞1.5cm硬结18例，取得硬结消失15例的良好疗效。

5.冻伤及冻疮　冻伤部位可发生红肿与水疱，严重时皮肤可出现破溃、坏死。超声波主要治疗Ⅰ、Ⅱ度冻伤。用连续式0.4～0.6W/cm^2，移动法，5～8min，每天1次，10～12次为1个疗程。冻疮治疗方法基本同上。如在冬季到来之前，冻疮尚未发作或刚轻微发作，可用脉冲式，1.5～2.0W/cm^2，移动于好发部位或瘙痒红肿区，6～10min，每天1次，连续7～10次，可以阻止冻疮发展甚至预防冻疮发生。

（二）劳损

1.腰肌劳损　是最常见的一种腰痛，反复发作，经久不愈。患者常表现为腰部酸胀、沉重感，或有腰肌痉挛。超声波可降低神经组织的生物电活动性及松弛肌肉纤维，因此超声波可以镇痛、解痉，加强腰肌、韧带的支持力量。用连续式，0.5～1.0W/cm^2，或脉冲式，1.0～2.0W/cm^2，移动法，6～10min，每天1次，疼痛症状较剧烈者，可每天治疗2次。10～15次为1个疗程。

2.腰骶劳损与骶髂劳损　多与腰肌劳损、棘间韧带损伤并发。超声扳机点治疗，可迅速镇痛、消肿、解痉及促进损伤韧带修复。其可用连续式，0.6～1W/cm^2，6～8min；或脉冲式，1.5～2W/cm^2，8～10min。治疗前仔细找出明显压痛点，并标记。以压痛点为中心，缓慢移动声头。如有两个或更多的痛点，则每一个痛点治疗5min，每天1次，12～15次为1个疗程。

（三）感染

皮肤及皮下组织感染病种较多，各有其独特的症状与体征，但红、肿、痛、热或功能障碍则是其共有的局部表现。

1.急性乳腺炎　在产妇中发病率约为1%，几乎都在哺乳期，绝大多数为初产妇。可用脉冲或连续超声波治疗，剂量分别为0.5～1.25W/cm^{2}及0.4～0.8W/cm^2，声头直接移动于患部，每次5～10min，每天1次，3～5次为1个疗程。国内有用此法加抗菌药物治疗乳腺大于9cm^{2}炎性肿块24例，结果无一例恶化切开排脓者，而药物治疗大于9cm^{2}炎性肿块17例，结果均切开排脓。说明超声药物综合组比单纯用药组疗效优越。但也有主张超声只能用于哺乳期乳腺增殖早期治疗，对于浸润期接近化脓者不宜采用。

2.肢体溃疡　多由感染、创伤及局部血液循环障碍等引起。对于静脉曲张性溃疡和硬皮病所致的溃疡，超声波可起到一定的作用；对于瘢痕性溃疡，超声波既可软化瘢痕，又可改善局部的血液循环和营养状况。采用脉冲超声波或连续超声波，分别用0.5～1.5W/cm^{2}及0.4～0.8W/cm^2，声头在溃疡剖面及其边缘处缓慢移动，每次3～5min，每天1次，12～15次为1个疗程。如溃疡位于四肢远端，特别是小腿中、下段，适于水下法治疗，此时可用稍大于以上的剂量，时间也适当延至10min或更长。另有介绍采用超声药物透入疗法治疗，认为除超声波及药物本身的作用外，超声波还使药物更易透入局部组织及细菌体内，从而进一步发挥作用。方法：局部清洁处理后，用1∶6 000呋喃西林溶液浸透的纱布6～8层覆盖溃疡部位，声头置于其上，小溃疡采用固定法2～4min，大溃疡采用移动法5～10min，0.5W/cm^{2}左右（固定法应低于此剂量）。每天1次，8～10次为1个疗程。

（四）颈、肩、腰、腿痛

1.颈肩痛　是一种常见的症状，致病原因很多，临床症状大致相同，较多见的有肩袖损伤（即冈上肌、冈下肌、小圆肌、肩胛下肌损伤、肱二头肌长头肌腱鞘炎、肩关节周围炎、颈椎病及落枕等。超声治疗方法也大致相似，只是侧重点有所不同，如肩袖损伤重点在冈上肌及肱骨大结节处，肱二头肌腱鞘炎重点为沿长头肌腱走行方向，肩关节炎与落枕的重点则在各自的痛点等。其均用连续式，移动法，0.5～1.5W/cm^2，视病情选用，5～10min，每天1次，12次左右为1个疗程。

肩痛较为常见，且可表现为全身和局部症状，如肩周炎和关节炎，甚至可暂时丧失劳动能力。而实验及临床经验证明，超声治疗对疼痛、纤维性变和瘢痕形成等症状的缓解均有效果，对关节周围组织的瘢痕所引起的关节挛缩的治疗也具有价值。国外有用超声波治疗肩痛的报道，病例选择的标准如下：①肩部疼痛；②肩部的主动和被动运动障碍；③明确诊断，排除局部的其他病变。共观察20例患者，多为中年人，病程在6个月以上。超声组11例，对照组9例。用1.5MHz，连续式，0.5W/cm^2，声头在肩关节的前、后和下部缓慢环形移动，开始时每部位治疗3min，以后逐日增加至5min止。治疗3周，第1周每天1次，共5次，第2周隔天1次，共3次，第3周2次，第4周与对照组相同仅进行锻炼。结果：超声组的大多数患者治疗2周后疼痛减轻，4周后疼痛完全解除。而对照组同时期疼痛解除者仅为11%。治疗表明超声治疗对肩痛时间的缩短和关节活动范围的增加均比对照组效果好。证明超声波能使痛阈升高，使纤维组织易于延伸，改善神经肌肉活动，从而降低了肌肉张力。

2.腰腿痛　在外科门诊，特别是骨科门诊中，可经常见到此类患者。其发病原因复杂，原发因素为腰部、腿部各种组织损伤、劳损、炎症及机械刺激压迫；继发因素为反射性肌紧张或肌痉挛、受凉、受潮等。超声治疗的目的在于缓解疼痛、解除肌肉痉挛和粘连。临床通常将梨状肌综合征、坐骨神经痛及腰腿痛综合征等统称为腰腿痛，超声治疗方法基本相同。以下着重介绍其中之一。

梨状肌综合征：由于上述的原发和继发因素累及梨状肌后，局部充血、水肿、痉挛、肥厚，挤压肌肉内或坐骨神经的营养血管，引起局部循环障碍，继而产生一侧腰臀或腿部深在性酸胀伴下肢屈侧放射性疼痛或小腿发麻等。超声治疗可用连续超声波或脉冲超声波，前者0.6～1.5W/cm^2，后者1.25～2.5W/cm^2，首先寻找最敏感的痛点，以该点为中心，声头进行小范围的环形移动，每一个痛点治疗5min，每次可治疗1～4个点。每天1次，12～15次为1个疗程。如病情需要，可间隔2周再开始下一个疗程。根据国内治疗的经验，认为由外伤引起的梨状肌综合征采用脉冲超声波为好，由受潮、风寒引起的及不明原因的以连续超声波为好。

应用超声治疗腰腿痛，现有资料表明，无论是近期抑或远期疗效均较满意，分析其疗效较以往提高的原因有2个：一是在对腰腿痛的认识上，二是在具体治疗方法上均有所提高。前者是对发病原因的了解更加透彻，后者是将以往在一个面上进行超声治疗改为在几个点上有所侧重地施行治疗。同时又掌握了以下要点：①找准痛点，实践表明，患者对超声波的敏感点比医师触诊的压痛点更易察觉且更准确；②剂量恰当，目前多在能耐受情况下达最大剂量。通常压痛越明显，对超声也越敏感，故剂量在开始时宜稍小，但随着疼痛减轻，剂量即随之增大。具体剂量则因人、因部位而异，不可强求一致。

此外，近年有学者应用超声疗法治疗椎动脉型颈椎病，取得了很好的效果。

（五）腱鞘疾病

1.狭窄性腱鞘炎　以桡骨茎突部疼痛最为多见，这是由于经常过度使用腕部及拇指，引起不断摩擦，拇长展肌与拇短伸肌的腱鞘发生纤维性变，形成腱鞘狭窄。用连续式，1～1.5W/cm^2，直接接触移动法，但水下法更为适用，声头对准桡骨茎突部或痛点，距离2～4cm，进行小范围移动，5～8min，每天1次，15次为1个疗程。

2.腱鞘囊肿　病因尚不明，好发于腕关节。超声波可减轻疼痛，缩小囊肿。用连续式，接触法，或用水下法，1.5～2W/cm^2，缓慢移动，6～10min，每天1次，

15～20次为1个疗程。

（六）周围血管疾病

血栓闭塞性脉管炎是一种发展缓慢，周期性加剧的动脉和静脉同时受累的血管疾病。疼痛及间歇性跛行是本病最突出的症状。超声波的作用在于解除或减轻血管痉挛，改善血液循环，缓解疼痛等。用连续式，0.5～0.8W/cm^2，沿病变血管缓慢移动，5～8min。或用水下法，每天1次，15次为1个疗程。1978年，国内曾有报道用超声中药导入治疗血栓闭塞性脉管炎12例。中药制备：莪术、益母草、赤芍各50g，共煎煮2次，每次加水7000ml，煮沸15min，用纱布过滤，取滤液。将两次滤液混合，作为一次治疗用量。治疗时将中药滤液放入塑料桶内，然后浸入患肢。药液温度：坏疽期38～39℃；贫血期、营养障碍期40℃。超声波采用连续式，0.5～2W/cm^2，水中声头距患肢体表1～2cm，以每分钟10cm的速度沿患肢受累血管走行移动。每次10～30min，每天1次，20次为1个疗程。结果12例中痊愈7例，显效3例，进步2例。治疗有效次数，最短10次，最长100次，平均50次。

（七）骨、关节疾病

1.慢性营养不良性骨关节病　早期表现为软骨损伤，随后在关节内发生反应性增生。为比较低频超声波与通常的高频超声波的治疗效果，有研究将115例骨关节疾病患者（其中膝关节、髋关节、踝关节受累者分别为69例、27例、19例）分成2组，观察临床症状（关节疼痛，在主、被动活动时和步行及上下楼梯时疼痛加重），检查下肢血液循环状态（血管血流描记、热像图）及一系列生化指标。Ⅰ组65例，用44kHz低频超声波，声头于患处用固定法，3～5min，每天1次，10次为1个疗程。Ⅱ组50例，用880kHz高频超声波，患部接触移动法，0.4～0.6W/cm^2，3～5min，每天1次，10次为1个疗程。结果：两组患者临床症状均有缓解，疼痛消失或减轻，关节活动功能改善。Ⅰ组大多数患者在疗程早期即有镇痛作用，Ⅱ组多数在疗程接近结束时才出现上述相同效果。血管血流描记两组均显示下肢血液循环改善，热像图显示热的不对称现象消失或减轻。生化指标改善Ⅰ组较Ⅱ组显著。治疗有效率，Ⅰ组为88.3%，Ⅱ组为72%，有显著性差异（$P<0.05$）。经3～12个月的随访，表明低频超声波组的远期效果也明显优于高频超声波组。

2.四肢慢性关节炎　包括上下肢近端、远端，病程迁延，为非特异性关节疾病。超声波可在关节部位或在相应节段的脊柱旁辐照，多用连续式，移动法，0.5～1.5W/cm^2，8～10min，每天1次，15～20次为1个疗程。位于四肢远端的小关节适宜用水下法治疗。近端关节炎如疼痛范围局限或痛点明显，适宜用辅助器治疗（水枕、水袋或漏斗法），可使超声能量均匀透过表面不平的关节部位，而不致引起凸出的关节处灼热疼痛。

3.脊椎、脊柱炎　如为单发的或少数几个脊椎病变，适宜用水枕、水袋等辅助器治疗；如为范围较广的脊柱病变，则适宜用直接接触移动法治疗。采用连续式或脉冲式，分别为0.6～1.2W/cm^{2}及1～2W/cm^2，作用于病变部位及腰背肌，5～15min，视病变范围而异，每天1次，12～15次为1个疗程。

4.腰椎间盘突出症　首先找出痛点或借助超声波找出对其敏感的一点或多点，并加标志。治疗时声头以此及肌肉紧张部为重点，缓慢移动。多用连续式，视患者耐受情况可用0.5～1.5W/cm^{2}或更大剂量；如痛点局限且数目不多，可用固定法，剂量不超过0.5W/ cm^2，脉冲式有时也可应用，剂量可根据患者反应酌情增大。每次5～12min，每天1次，12～20次为1个疗程。

国外对超声治疗椎间盘突出症所致的腰背痛近期也见报道，但疗效不尽相同，评价差异很大。

5.半月板损伤　膝关节的急性损伤中以本症较多见，常引起膝关节功能障碍。局部多有明显的压痛点。超声治疗可用直接接触法或用水枕、水袋或漏斗等辅助器治疗法。采用连续超声波或脉冲超声波，分别为0.5～1.0W/cm^{2}及1～2W/cm^2，每次5～8min，每天1次，12～20次为1个疗程。

6.髌骨软化症　膝关节慢性损伤中多见本症。但有时新旧损伤与劳损交错并存，临床治疗甚感棘手。早期症状较轻并在减少活动量的情况下，可用超声治疗。方法与条件同半月板损伤。

7.骨折　多在骨折病理过程第4阶段采用超声治疗，即在骨折后若干时间，预期已临床愈合，而实际上骨痂却形成迟缓或延迟愈合时，采用超声治疗可以促进骨痂形成。小剂量脉冲超声波（0.1～0.4W/cm^2）多次治疗，可促进骨痂生长；大剂量则使骨折愈合迟缓；如骨折在四肢远端，也可用水下法。在临床研究中，有3项随机对照临床试验证明了，低强度脉冲超声波有加速骨折愈合的作用，Heckman、Kristiansen、Mayr分别报道使用低强度脉冲超声波可使胫骨、桡骨和舟状骨骨折的愈合速度提高30%～38%。基础研究和四级临床证据得出：低强度脉冲超声波作为无损害非侵入性治疗更适宜于最少有1次手术介入的骨不连。2000年2月美国FDA对低强度脉冲超声波在促进骨不连愈合的作用予以认可。并且目前在研究超声波对骨的治疗作用时，主要是使用空间和时间平均强度（I_{SATA}）低于0.1W/cm^{2}的超声波，最常使用的I_{SATA}为0.03W/cm^2，可以忽略其造成组织损伤的危险性。

（八）泌尿生殖系统疾病

1.前列腺疾病　前列腺炎和前列腺增生是常见的前列腺疾病，病因均不甚明确。前者多见于青壮年男性，可能与会阴部长期充血而易感染有关，或与身体慢性感染病灶有关；后者则多见于老年男性，可能与增生腺体内双氢睾酮积聚和5α-还原酶活性增高有关，此外前列腺生长因子、雌激素等也可能为本症的发病因素。前者迄今在临床上尚无满意疗法，后者则以手术切除作为根治疗法。近年来应用超声或超声药物透入治疗，效果较好。超声波可用连续式或脉冲式，分别为0.6 ～ 1W/cm² 及1 ～ 2W/cm²，缓慢移动于会阴部位，每次5 ～ 8min，每天1次，10 ～ 12次为1个疗程。还可用特制的水槽和配套的座椅，患者坐于座椅上使会阴部浸于水中，声头固定在水中，直接将超声波或借反射器将超声波反射于前列腺部位。另有小圆形专用腔内声头插入直肠，稍用力压向前列腺部位，采用脉冲式，0.5W/cm²，每次5min，每天1次，10次为1个疗程。

20世纪90年代以来，国外有关超声治疗前列腺增生时有报道，文献介绍用高强度聚焦超声经直肠聚焦治疗前列腺增生，治疗前清洁灌肠、硬膜外麻醉或静脉注射镇静药。超声声头润滑后置入直肠内，定位于前列腺部。治疗中按一定程序转动声头，达到多点聚焦。高强度聚焦超声治疗前列腺增生的主要机制为热效应，可使聚焦区组织温度骤升至80℃以上。另一机制为空化作用，后者在使用频率较低的超声波时尤为显著。在聚焦区组织内形成气泡，瞬时振动破裂，局部形成高温、高压，致空洞样组织损伤。治疗后6周行膀胱镜检，尿道梗阻明显减轻，治疗后直肠镜检查未发现直肠损伤。

国外还有用能被超声激活的高弥散性药物合剂的直肠超声透入综合治疗慢性前列腺炎，根据每一患者病变特性配制由抗菌药物（抗生素、磺胺类、呋喃妥因）、刺激剂、抗组胺药、免疫调制药、抗氧化剂等组成的合剂。此合剂先经22 ～ 44kHz亚空化至空化强度的超声波辐照，使之乳化，声透时使用840 ～ 890kHz脉冲超声波，0.4W/cm²，每次12ml药物合剂。大多数患者于第2次治疗后即显著好转，不仅疼痛消除，而且性功能改善。此法的突出优点是可使前列腺组织内药物浓度增高，从而可免除口服或注射抗菌药物，缺点为经全身血液循环后才可到达局部且易产生不良反应。

近年来国内有学者通过特制的超声直肠辐射器透入药物治疗慢性前列腺炎及前列腺增生。治疗前嘱患者排空二便，将庆大霉素8万U/5ml加入耦合剂内，患者侧卧屈膝，将涂有耦合剂的特制的辐射器插入直肠内8 ～ 10cm，辐射面对准前列腺体，然后仰卧。采用800kHz连续超声波，0.5 ～ 0.75W/cm²，10 ～ 15min，每天1次，15次为1个疗程。需要第2个疗程时，应间隔5 ～ 7天。结果：前列腺炎96例中治愈50例，显效40例，好转4例，无效2例，治愈及显效率达93.8%；前列腺增生34例，显效14例，好转20例，显效率为41.2%。

此外，国外尚有应用超声波直肠导入抗生素治疗慢性前列腺炎合并精子发生障碍的报道，27例患者超声治疗前均经临床多种抗生素和激素长期治疗无效。选择细菌敏感的抗生素制成乳剂，用导管灌入直肠，声头作用面积2cm²，在直肠内前列腺部位纵横缓慢移动，用脉冲超声波（脉冲时间10ms），0.2 ～ 0.4W/cm²，每次10min，每天1次，10 ～ 12次为1个疗程。治疗前后查精液成分的四项平均指标：精子数，活动性强的、弱的和不活动的精子的百分率，形态正常精子的百分率，以及病态精子的百分率。治疗后4项指标均有好转（$P < 0.01$），精子生成恢复者有22例，无变化3例，恶化2例，后者与炎症过程的发展有关。本法已证明对慢性细菌性前列腺炎伴精子发生紊乱具有疗效。

2.上尿路结石　国内用超声波治疗尿路结石已取得较好效果。在超声治疗过程中，平均26 ～ 28天（最短1天，最长68天）结石多数可排出，一部分结石在X线片复查中，可见位置向下移动。治疗方法：①肾结石，取健侧卧位，头低足高，用脉冲式，1 ～ 2W/cm²，在结石投影的相应的腰部，进行环形移动；②输尿管结石，取坐位，剂量同上，在结石投影的相应的腹部，进行由上向下移动。每次10 ～ 15min，每天1次，1个疗程20次。间隔1周后可进入下一疗程。

近年来，服用中药排石汤合并超声治疗，疗效比单用超声治疗效果好。超声治疗前30 ～ 60min，服中药排石汤300 ～ 500ml，然后按常规进行超声治疗。曾有报道，在输尿管结石27例中，治疗后结石排出体外13例；症状消除，X线片阴影消失4例；治疗后结石位置下移6例，无效4例。认为超声治疗上尿路结石的机制是超声波作用下组织生热，使痉挛的平滑肌松弛，结石周围组织水肿消散，为结石下降与排出创造条件，并可促进和增强肾盂、输尿管蠕动，促使结石下降。

用高强度超声波击碎人体内结石，是近几十年来医学领域迅速发展的一个重要方面，具体请参考其他章节。

3.阴茎硬结　多发生于阴茎背侧近冠状沟处。用直接接触法或水枕、水袋法，脉冲式或连续式，前者1 ～ 2W/cm²，后者0.5 ～ 1W/cm²，每次5 ～ 8min，每天1次，12 ～ 15次为1个疗程。

4.尿潴留　膀胱被尿液充满而不能自行排出，称为尿潴留。病因可有神经精神因素与尿道狭窄、前列腺肥大、结石等导致阻塞的机械因素等。前者可应用超声治疗，连续式或脉冲式，分别为0.75 ～ 1W/cm² 及

1～1.5W/cm^2，耻骨上部缓慢环形移动，8～10min，每天1～2次，1个疗程为1～2次至3～5次，一般多能在短期内见效。

三、儿科

1.支气管肺炎　是严重威胁小儿健康甚至生命的常见病之一。鉴于近年来抗菌药物的广泛应用与耐药菌株的不断出现，治疗效果呈下降趋势。为探索新的治疗途径，国内曾有学者用超声治疗支气管肺炎78例并取得良好效果的报道。78例均为住院患儿，年龄3个月至3岁，病程2天至6周。为便于观察疗效，将同时期基本条件相近而未进行超声治疗的72例患儿作为对照组。用脉冲式，0.75W/cm^2，移动法，声头紧贴背部啰音明显处，进行均匀缓慢的小圆形移动，每天1次，10～15min，4～7次为1个疗程。治疗期间继续给予抗生素，用法及剂量同对照组。结果：超声组/对照组，痊愈58例/42例，1周内体温降至正常，症状、体征消失，白细胞计数恢复正常，X线片所见肺部阴影消失；显效18例/21例，病情迅速好转，但症状、体征消失超过1周；无效2例/9例，治疗3～5天后，病情不见好转或有发展趋势。两组有效率分别为97.4%、87.5%，有非常显著性差异（$P<0.01$）。平均住院天数为5.4天/7.6天，咳嗽、喘憋、肺部啰音消失天数平均分别为5.1天/6.8天、4.6天/6天、5.3天/7.1天，两组比较差异也均非常显著（$P<0.01$）。说明超声治疗能提高疗效，缩短病程，较单用抗生素效果要好。

超声雾化吸入药物治疗也可用于缓解痉挛性咳嗽。国内学者根据麻醉呼吸道黏膜可以切断咳嗽反射弧的原理，利用利多卡因超声雾化吸入治疗本症患儿26例。药物制备及使用方法：利多卡因20～30mg、庆大霉素2万～4万U、α-糜蛋白酶2～4mg及生理盐水10～30ml，每天吸入2次，每次10～15ml。结果：吸入1次咳嗽停止16例，2次8例，3次2例。报道认为，超声雾化吸入利多卡因优点有3个：使用时不用做皮试，对局部组织无刺激性，疗效迅速可靠。

2.消化不良　超声适用于小儿单纯性消化不良，可缓解胃肠痉挛，控制呕吐和腹泻等症状。国内曾报道超声治疗138例小儿单纯性消化不良，其中59例曾用过止泻助消化药，3例用过抗生素，15例用过针灸等治疗无效。超声治疗中未用其他治疗。治疗方法：连续式，2岁以下用1W/cm^2，2岁以上用1.25W/cm^2，以石门穴为中心，声头环形移动，每次3～5min，每天1次。结果：治愈111例，治疗1～5次；好转26例，治疗2～6次；无效1例。

3.遗尿症、夜尿症　可发生于不同年龄的儿童，超声治疗对膀胱括约肌功能障碍、精神刺激等病因引起的遗尿症有一定的功效。用脉冲式，0.5～2W/cm^2，在耻骨上膀胱区缓慢移动，每次5～10min，每天1次。其还可作用于T_{12}～S_3脊椎旁，两侧各4～6min。此外，尚可应用超声穴位治疗，选取中极、关元、三阴交、阴陵泉、膀胱俞、肾俞等穴，每次作用2～4个穴位，各3～5min，以上疗程可为7～8次至12～15次。

4.小儿斜颈　一般在分娩时外伤、出血后未被完全吸收而形成血肿，时间久后，血肿中纤维组织增生而机化，压迫颈部胸锁乳突肌，而使颈部偏向一侧，形成斜颈。有学者应用超声波治疗小儿斜颈48例，收到了较好的效果。经超声波治疗的小儿先天性斜颈48例，痊愈27例，显效15例，无效6例；并与按摩治疗组42例比较，按摩治疗组42例中，痊愈8例，显效12例，无效22例；两种治疗方法，疗效有显著性差异（$P<0.01$）。超声治疗组的疗效明显优于按摩治疗组。治疗时，在小儿斜颈侧胸锁乳突肌处涂上耦合剂，声头轻压紧贴皮肤，沿胸锁乳突肌方向做往返移动，声强0.5～0.75W/cm^2，每次治疗5～7min，每天治疗1次。10次为1个疗程。超声波能使病变处血液循环改善，促进血肿吸收与消散。

四、神经科

（一）中枢神经系统疾病

1.脑血管意外后偏瘫　应用超声波治疗本症，国内期刊报道较多，其中也不乏疗效较好者，但对其作用机制看法很不一致，至今仍存有争论。这里仅引用报道中所介绍的治疗方法。根据临床表现及神经系统检查和CT检查结果，做出受损血管的定位诊断，然后将超声探头放置于病灶的头皮反射区进行治疗。标定区划分如下：从眉间经头顶与枕外隆凸连接成一线。将头部分为左右两半；将此连线分为四等份，分别标定为1、2、3、4、5，后发际正中标定为6，耳廓根部上缘标定为7；1～6分别与7连接虚1-7线、2-7线、3-7线、4-7线、5-7线、6-7线（图37-9-1A）。

大脑前动脉治疗区域为1-2-3-7区（前区）（图37-9-1B）。

大脑中动脉治疗区域为2-3-4-7区（中区）（图37-9-1C）。

椎基底动脉系统治疗区域为4-5-6-7区（后区）（图37-9-1D）。

超声治疗方法：①在头部患侧超声投射区域均匀涂抹液状石蜡或液状石蜡加凡士林调成的稀糊，为了使声头与头皮之间不含空气，头发厚者应剪薄，最好能剃去。每次治疗中，还应随时加涂。②声头在治疗区域进行小圆圈移动，速度1～2cm/s，移动时注意声头中心与头皮应紧密接触，并适当加压。超声治疗剂量和时间如表37-9-1所示。每天治疗1次，5～7天为1个疗程。休息3天，

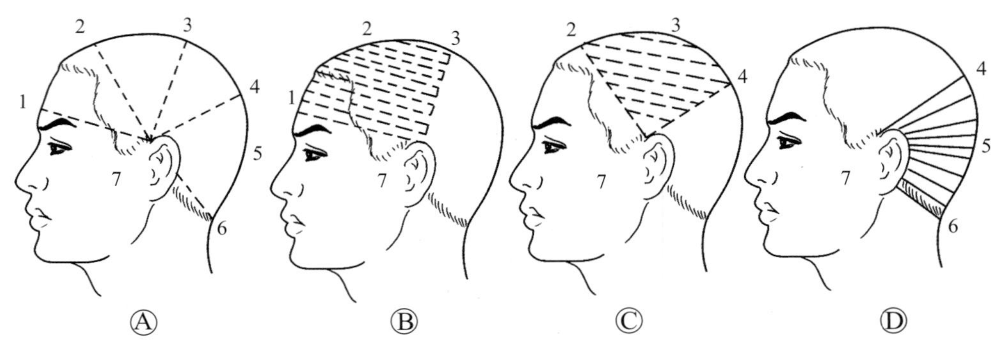

图37-9-1　头部治疗区域的划分

表37-9-1　超声治疗剂量和时间

年龄（岁）	功率（W/cm^2）（脉冲式）	时间（min）
＜10	0.2 ～ 0.5	5 ～ 10
10 ～ 20	0.5 ～ 0.75	10 ～ 15
20 ～ 60	0.75 ～ 1.25	15 ～ 20
60 ～ 70	0.75 ～ 1	15 ～ 20
＞70	0.5 ～ 0.75	15

开始第2个疗程。超声治疗期间，同时配合瘫痪肢体的按摩及针刺疗法，鼓励患者主动活动患侧肢体。

2.癫痫　超声波可对原发性与症状性癫痫进行治疗，对原发性癫痫的治疗效果稍好。如在癫痫发病早期尽早治疗，可控制或减少发作次数及持续时间。治疗方法：一般在头部两侧大脑投影区交替治疗，但如有局灶性癫痫或脑电图有局灶癫痫波，则应着重治疗病灶一侧。采用连续超声波及脉冲超声波，分别为0.75 ～ 1.25W/cm^{2}及1 ～ 2W/cm^2，每次10 ～ 20min，每天1次，12 ～ 20次为1个疗程。超声治疗期间可照常应用抗癫痫药物或适当减量。

3.痴呆综合征　是由各种病因所致的器质性痴呆，包括脑变性病、脑血管疾病、代谢性疾病、颅内感染、颅内占位性病变、低氧血症和缺氧血症、营养缺乏性脑病、中毒等后遗症状。根据临床症状定位，在头部两侧大脑体表投影区交替治疗，应用连续或脉冲（通断比1∶1或1∶2）超声波，0.5 ～ 1.5W/cm^2，每次10 ～ 20min，每天1次，1个疗程15 ～ 20次。

4.脑外伤　头部受暴力撞击可造成脑震荡、脑挫裂伤。超声波可改善脑组织血液循环，促进残余血肿消散，减少瘢痕形成与粘连，减轻后遗症。治疗方法：首先根据颅部受伤情况及患者的症状，标定出受损伤部位，然后在病变相应的投影区进行治疗，应用连续超声波或脉冲超声波，剂量基本同痴呆综合征，但疗程可适当延长。

5.蛛网膜炎　是一种慢性局限性炎症，病变主要为蛛网膜与脑膜粘连，超声波对脊髓蛛网膜炎引起的脊髓蛛网膜粘连有吸收消散作用。于炎症早期应用，可防止粘连；已发生粘连时其可促使粘连松解。用脉冲超声波1 ～ 1.5W/cm^2，在病变相应部位的脊柱区缓慢移动，每次10 ～ 20min，每天1次，每个疗程15 ～ 20次，可连用几个疗程。

6.急性脊髓炎　脊髓灰质炎和脊髓损伤的治疗方法基本相同，可根据各自的病变部位在脊柱的投影区有所侧重地施行。同时可对瘫痪的肢体进行局部治疗。对于脊髓灰质炎后遗肢体瘫痪的患儿，尤其适用水下法治疗。

（二）周围神经系统疾病

1.三叉神经痛　是三叉神经分布区发生的阵发性剧痛，超声治疗可以缓解症状，应用脉冲超声波，0.5 ～ 1W/cm^2，可选用直接接触法或水枕法、水袋法，先将声头作用于三叉神经半月节的体表投影区（外耳门与眉弓外缘连线中、后1/3交界处），然后作用于痛点。每次各3 ～ 5min。每天1次，10 ～ 15次为1个疗程。

2.肋间神经痛　是一个或数个肋间神经走行分布区的经常性疼痛，并伴有发作性加剧。应用脉冲超声波，0.75 ～ 1.25W/ cm^2，缓慢移动于肋间疼痛区，每次治疗时间，一个肋间疼痛区为5min，两个或两个以上为10 ～ 12min，8 ～ 15次为1个疗程。

3.坐骨神经痛　是指沿坐骨神经路径及其分布区内（腰、臀部、大腿后、小腿后外侧和足外侧）的疼痛。本症临床多见，针对此症的理疗方法比较多，但超声治疗是较为有效的方法之一。急性发作期及慢性缓解期均可应用。应用连续超声波或脉冲超声波，分别为0.5 ～ 1W/cm^{2}及1 ～ 2.5W/cm^2，声头在病变一侧相应的脊椎旁、臀部及神经痛分布区移动，尤其在敏感的痛点，声头着重在该处缓慢地环形移动，每次8 ～ 15min，每天1次，10 ～ 15次为1个疗程。

4.灼性神经痛、幻肢痛　是周围神经损伤后出现的烧灼样疼痛综合征。应用脉冲超声波，0.8 ～ 1.25W/cm^2，作用于病变相应脊髓节段的神经根或疼痛局部，前者用直接接触移动法，后者除上述方法外，还可用水枕法、水袋法及水下法（用30 ～ 35℃的稍低于一般水下法的水温），每次5～10min，每天1次，10～20次为1个疗程。

以上各型周围神经疼痛，可通过超声治疗升高痛阈，起到明显的镇痛效果。

5.面神经炎　是以周围性面肌瘫痪为特点的一种非化脓性炎症。超声波可改善神经、肌肉营养状况，有助于功能恢复，对面神经炎后遗面肌痉挛也有一定的效果。应用脉冲超声波或连续超声波，分别为0.75～1.25W/cm^{2}及0.5～0.75W/cm^2，声头沿面神经干及其分支走向移动，每次5～10min，每天1次，10～15次为1个疗程。

6.神经压迫综合征　以腕管综合征较常见，肘管综合征发病率较前者低。临床上对本症采用非手术治疗效果并不理想，据统计，局部封闭的有效率为12%～25%，且针刺易损伤神经。夹板固定对腕管综合征效果较好，但会影响日常活动及工作。近年来，国外应用超声波治疗效果较好，超声波频率1.5MHz，脉冲式或连续式，分别应用1～1.5W/cm^{2}及0.8～1.2W/cm^2。腕管综合征以腕部掌侧为中心沿正中神经进行回旋滑动，肘管综合征以肘部尺神经沟为中心沿尺神经进行回旋滑动，每次10min，每天1次，10次为1个疗程。

（三）自主神经系统疾病

1.雷诺现象　是由间歇性小动脉痉挛引起的以疼痛为主要症状的肢端病变。超声治疗通常能缓解症状。应用脉冲超声波，0.5～1.25W/cm^2，作用于交感神经节部位，上肢受累可在颈交感神经节（自下颌角后延伸至锁骨上窝，包括双侧上、中、下神经节），下肢受累在腰交感神经节（双侧第2腰椎棘突旁开3cm，上下延伸两个脊椎）部位，声头缓慢移动，每次一侧治疗5～8min，每天1次，10～15次为1个疗程。近年来，国内曾有超声治疗本症取得较好效果的报道，治疗方法除与上述基本相同外，另每次在交感神经节部位治疗后，加肢端水下法治疗，双手（足）放入盛有35～45℃水的塑料盆中，声头距离患肢体表1～3cm，缓慢移动，8～12min。结果：7例中的3例经10～30次治疗获显效，症状基本消失，遇冷或精神刺激后无复发或发作时症状明显减轻；4例经10次以下治疗均有好转，发作时症状减轻。

2.红斑性肢痛症　与雷诺现象的病理恰恰相反，是肢体远端血管阵发性扩张所引起的肢端灼痛综合征。超声治疗的作用在于调整血管舒缩功能。治疗除在交感神经节部位外，如病变在下肢还应在腹股沟的股动脉部位治疗。治疗方法基本同雷诺现象，但超声波剂量宜小，主要起刺激作用；另水下法的水温宜低于雷诺现象的用水，应在35℃以下。

五、皮肤科

1.带状疱疹　是由水痘-带状疱疹病毒引起的急性炎症性皮肤病，以神经痛为主要特点。20世纪80年代以来，超声波治疗带状疱疹已有不少报道，但疗效却有很大差别，甚至效果截然相反。分析其原因，可能与应用剂量不同有关。但超声治疗仍是目前有效的治疗方法之一。应用连续超声波或脉冲超声波，作用于患侧病变的相应的脊髓后根，声头在该处缓慢移动，剂量分别应用0.5～1.5W/cm^{2}及1～2.25W/cm^2，视病变范围大小可治疗5～15min，每天1次，疗程通常为5～15次，需要时可延长至20次。发生在面部的带状疱疹有两种情况：①三叉神经带状疱疹，可在半月神经节体表投影区（见前面的“三叉神经痛”）移动治疗；②面神经带状疱疹，可在膝状神经节体表投影区，即外耳门处治疗，声头可在此处及耳垂下与耳后乳突部移动，或用水枕法、水袋法。宜用脉冲超声波，剂量稍低于躯干部治疗剂量。

2.瘙痒症、荨麻疹　病因较复杂，药物治疗效果有限，应用超声波治疗可较快缓解症状，应用连续超声波或脉冲超声波，分别为0.5～1W/cm^{2}及1～2W/cm^2，移动法，作用于瘙痒局部。如荨麻疹范围广泛或全身性瘙痒，可自颈部至骶部沿脊柱两侧行全身节段反射治疗，连续超声波0.5W/cm^2，脉冲超声波小于1W/cm^2。以上可治疗5～10min，每天1次，10～15次为1个疗程。

3.手足癣　为皮肤科门诊一种常见病。以往临床治疗方法多着眼于抗真菌药物外涂或内服，前者虽能获得一定的症状改善，但收效缓慢；至于口服药物，通常会产生不良反应，效果并不理想，肝肾功能有问题者尤不适宜。1996年，国内有用低频超声波透入碘化钾治疗复发性手足癣的报道，130例确诊为此症患者随机平均分为超声药透组和对照组，两组病史及病情均相似。药透组用25.9kHz低频超声仪，功率0～20W，可调，圆形声头，直径5mm，辐射面积0.196cm^2，水下法。治疗时将患部浸入1%碘化钾溶液中，声头距病灶3～5mm，垂直或略倾斜对准靶部位缓慢移动。如病变范围大，可分区辐射，每区5～10min，每天1次，5～10次为1个疗程。对照组用2%酮康唑霜（康特霜）涂手足癣患部，2～6周为1个疗程。结果：近期痊愈率超声药透组与对照组分别为92.3%和40%；获得1年随访者，药透组大部分痊愈（81.5%），对照组大部分复发，仅16.95%痊愈，两组有非常显著性差异（$P<0.001$）。

4.硬皮病　有关的报道不少，对其治疗评价不大一致。但较为肯定的是对局限性硬皮病的治疗。应用连续超声波，0.75～1.75W/cm^2，直接接触移动法；如病变在肢体远端，适用水下法。每次5～10min，每天1次，

15～30次为1个疗程。此外，可同时应用脉冲超声波，0.5～1W/cm²，声头移动于病变的相应节段的脊柱旁，两侧各5min左右。近年来，有用超声透入氢化可的松治疗本症取得良好效果的报道。

5.疣　国内曾有报道超声波治愈各类疣（寻常疣、扁平疣、跖疣），应用0.8MHz连续超声波，直接接触移动法，1～1.5W/cm²，5～15min，每周2次。在2～12次治疗后，全部6例患者在不知不觉中疣全部消失，不留瘢痕。追踪观察0.5～11年，均未复发。早在20世纪60年代即有类似的报道，其中以治疗跖疣疗效最为满意。20世纪80年代以来，认为应用超声波治疗运动员跖疣特别具有价值，因本治疗不引起疼痛，不形成瘢痕，不会致残，加之费用低，治疗期间运动员仍可以参加比赛，所有这些优点使超声治疗可作为运动员跖疣的首选治疗方法。报道中介绍治疗剂量为0.6～1.5W/cm²，每次15min，1周只做1次。

六、眼科

1.青光眼　无论是急性闭角型青光眼发作期的角膜水肿，还是继发性青光眼的前房炎性渗出和玻璃体积血等，超声波均可促进消散和吸收。国内用洛阳生产的超声治疗机，800kHz，脉冲超声波，0.5～0.75W/cm²，直接接触法，5min，每天1次治疗，3例外伤性前房积血继发性青光眼，治疗前曾予以一般治疗及前房放水，仍未能控制眼压。经超声波治疗5～7次后，视力恢复至1.0～1.5，眼压由6.29～9.23kPa降至1.6～2.4kPa。国外用聚焦超声治疗212例220只青光眼，其中顽固性青光眼196只眼，小梁切除术失败24只眼。治疗前眼压3.19～9.59kPa，平均4.79kPa。治疗以眼压低于2.66kPa作为成功标准。结果：开角型青光眼疗效最佳，追踪观察半年，成功率为81%；新生血管性青光眼最差，半年观察成功率仅为35%。24只小梁切除术失败的青光眼，经超声波治疗后再形成滤泡7只眼。报道介绍超声机输出直径0.4mm、轴长3mm的聚焦波束，强度1.0W/cm²，应用水槽接触法，在距巩膜缘2～3mm或小梁切除术后未形成滤泡的部位，一次投射只需5s。应用聚焦超声治疗青光眼的实践表明，眼压的高低与照射点的多少呈正相关，通常为6～8个点。研究认为此法简便易行，疗效优于睫状体冷凝术。最新研究显示，超声技术能通过测量角膜对不同频率声波的反应诊断青光眼。

2.白内障　为人类致盲的首位疾病，手术是目前最为有效的方法之一。但以往采用的白内障囊内摘除加人工晶状体植入术，因晶状体体积较大，手术切口较大。目前可采用超声疗法，除晚期青光眼性白内障不适宜采用本法外，其他如老年性白内障、先天性白内障及外伤性白内障均适用本法治疗。超声疗法可分为超声乳化吸出法及超声乳化冲洗法两种，前者只需在超声机上多装一个进出液系统即可，而后者则可省略。超声频率有40kHz、38kHz或25kHz，振动头为钛合金或不锈钢针管，内径0.5～1mm，外径为2mm，连接超声换能器。治疗前先在角膜缘12点钟处切开2.5～4mm切口，由此插入针管。为形成注水通路及减少对毗邻组织的损伤，针管外配有外套管，治疗时通过外套管连续向眼内注入生理盐水或林格液，利用超声波将乳化物随同溶液吸出体外。吸出的最佳流速为25ml/min，使眼压维持在3.33kPa左右。此种流速现已应用计算机或电磁开关予以控制。本疗法优点：①创口小；②手术简短；③术中边乳化边将乳化后物质吸出或冲洗出眼外，不致发生玻璃体脱出；④术中损伤轻微，术后基本不会发生角膜散光，视力恢复较快。一般来说，凡适合进行囊外白内障摘除术的病例，均可行超声乳化吸除术。有极硬度核（黑色核或部分深棕色核）白内障及脱位或半脱位的白内障不适合行超声乳化吸除术。

3.玻璃体混浊　外伤出血、炎症及高度近视是造成玻璃体混浊的主要原因。超声波可促使积血消散，混浊吸收。治疗方法：可用直接接触法，患者取坐位或卧位，眼轻闭，将液状石蜡与凡士林混合的耦合剂涂于眼睑，声头在眼部环形移动，或用水枕法、水袋法，患者取仰卧位，以上均用脉冲超声波，0.5～0.75W/cm²，每次5～8min，每天1次，10～12次为1个疗程。

4.中心性浆液性脉络膜视网膜病变（中心性视网膜炎）是常见的眼底病之一，发病多与感染产生的过敏反应或血管痉挛有关。治疗方法基本同上。近年见国内有用不与眼睑接触的方法治疗本症的报道，患者取健侧卧位，患侧向上，闭目，颞部涂液状石蜡，声头对准眼球，轻压颞部并缓慢行圈形移动，应用脉冲超声波，1～1.5W/cm²，每次5～7min，每天1次，7～10次为1个疗程。疗程间隔3～5天。治疗7例9只眼，全部病例于治疗过程中停用其他治疗，经4～17次治疗后全部患眼视力均有提高。其中3例经3～6个月追踪，病情仍在逐步好转。

5.视网膜震荡　眼球受钝器伤后，引起眼底部位包括黄斑区发生云雾状乳白色混浊，称为视网膜震荡。其通常于伤后2～3小时出现，24小时达高峰。如不及时治疗，可遗留视网膜萎缩或坏死，造成视力障碍。国内报道，超声波治疗本症10例（10只眼）与相同例（眼）数的药物治疗组对照。超声频率800kHz，脉冲超声波，0.75～1W/cm²，直接接触法，10min，每天1次，10次为1个疗程。结果：视力恢复至1.0以上5只眼，另5只眼恢复至0.4～0.8，平均治疗1.5个疗程。国内报道称应用超声波治疗5～6次时，80%的病例出现疗效；而对照组疗效出现较迟，74%的病例需10～20天。

6.外伤性眼肌麻痹　眼科门诊较为常见。临床治疗方法不多，疗效多不理想，一般恢复较慢。超声治疗效果较好，采用800kHz超声波，脉冲超声波，0.5～0.75W/cm^2，移动法，治疗时患者取仰卧位，轻闭双眼，声头均匀涂布耦合剂后，将其轻柔紧贴眼睑部，进行缓慢往返移动，5min，每天1次，10次为1个疗程，2个疗程间应隔5～7天。应用超声波治疗无论是单独动眼神经损伤、展神经损伤、滑车神经损伤所致麻痹或三种神经均损伤所致的麻痹，均可取得较满意效果。

7.球结膜下出血　多为外伤所致。采用800kHz超声波，脉冲式，0.5W/cm^2，水袋法，将声头紧贴患眼睑部，5～8min，每天1次，7～10次为1个疗程。本疗法较其他理疗如冷敷法或临床用药、滴眼液等吸收更快。

七、耳鼻喉科

1.鼻炎　近年来，国内用超声雾化经鼻吸入治疗效果较好，其中以慢性单纯性鼻炎疗效最佳，急性鼻炎次之，慢性鼻炎伴上颌窦炎疗效虽不及上述两者，但患者经雾化吸入后会出现鼻涕由稠变稀，头胀痛及伴有的咽喉炎症状减轻。雾化吸入药物可选用中药如苍耳子、辛夷各200g，防风、金银花、薄荷各100g。加水5000ml，煎成50ml药液，静置后用纱布过滤2次后使用，每次约25ml用超声雾化器经鼻吸入，5～10min，每天1～2次，8～10次为1个疗程。治疗中应注意药液的浓度，过于浓缩则雾化不充分，宜用生理盐水稀释。每次药液量成人不得少于25ml，儿童以10～15ml为宜。

2.鼻窦炎　是最常见的鼻部疾病之一，其中以上颌窦炎较为多见，可分急性与慢性两种，超声波适用于慢性鼻窦炎。用连续超声波或脉冲超声波，分别为0.5～1W/cm^{2}及1～2W/cm^2，将涂有耦合剂的小型声头（直径1.5cm）或特别声头紧贴局部，徐缓移动。也可用固定法，但连续超声波剂量不得超过0.5W/cm^2，脉冲超声波则多在1W/cm^{2}以内。

3.扁桃体炎　研究表明，扁桃体对于机体防卫系统的形成至关重要。扁桃体摘除，特别是小儿更应慎重。运用保守方法治疗慢性扁桃体炎近年来备受重视，而超声治疗是其中有效的方法之一。国外报道，用低频超声波，治疗前先用1∶5 000呋喃西林1000ml加3%过氧化氢溶液5ml灌洗与吸引扁桃体陷窝，然后开通超声治疗机，频率26.5kHz，作用1min，待扁桃体陷窝内容物清洗以后，借助一种作用端为凹面的波导管，由超声向扁桃体内导入干扰素水溶液，将浸透干扰素水溶液的无菌纱条置于波导管作用端凹面并紧贴扁桃体，沿扁桃体表面进行轻微按摩运动，超声波导入15s，除咽反射特别敏感的病例外，均不需要麻醉。每3天治疗1次，6～8次为1个疗程。共治疗慢性扁桃体炎140例（代偿型34例，失代偿型106例），年龄14～52岁。失代偿型主诉关节痛16例，咽部不适、干燥、发痒46例，体温轻度升高24例，局部淋巴结肿大66例，腭弓淤血水肿101例。治疗1次症状即减轻，3～5次后局部淋巴结缩小，扁桃体和腭弓淤血减轻，扁桃体陷窝开口清晰。咽镜检查：恢复正常92例。疗程结束时，扁桃体缩小87例，腭弓淤血水肿消失76例，局部淋巴结缩小46例。此外，自觉症状好转61例，关节痛消失6例，体温轻度升高恢复正常者19例。另有国外研究表明，对于慢性扁桃体炎的治疗，目前治疗扁桃体炎最好的方法是聚焦靶向超声刀治疗。该技术可保留正常的扁桃体，对病变组织急性消融，不破坏扁桃体自身的免疫功能。愈后不复发。

4.乳突炎、咽喉炎及耳鸣、耳聋、耳硬化症等　均有应用超声波治疗的记载。

5.喉头水肿　应用超声波吸入疗法治疗喉头水肿可取得良好的效果。

八、口腔科

1.颞下颌关节功能紊乱综合征　是口腔科常见的病症之一，表现为开口受限，开闭口及咀嚼时关节区疼痛或弹响。应用连续超声波，0.75～1W/cm^2，声头在患侧关节部进行环形移动，或用固定法，小于0.5W/cm^2。每次5min，每天1次，12～20次为1个疗程。如患者面部消瘦，为避免关节部位不平，声头接触不良，可用水枕法、水袋法。近年来，国内应用超声波联合超短波治疗颞颌关节功能紊乱疗效明确，超声透入药物治疗本症也有一定的疗效。

2.牙周病　超声波可治疗各型和不同阶段的牙周病。研究表明，低强度超声波对牙周微循环有良好影响，使血管壁弹性增高，周围血管阻力降低，静脉回流改善。研究认为，此与血液中有形成分的积聚性和血管活性多肽酶被激活有关。由于超声波可使本症已明显增高的血管和组织的渗透性进一步增高，故超声波主要适用于增殖型牙周炎症的治疗，而不适用于渗出型牙周病。此外，有用超声波治疗牙髓炎及拔牙后肿痛的记载。

口腔超声治疗方法：用一种特殊接管直接接触牙齿法；或用特制的小声头（直径1～1.5cm）置于患牙相应的颊或唇部法。前者适用固定法；后者多采取移动法，牙龈部以甘油，皮肤以液状石蜡作为耦合剂。以上两种方法治疗前均需要以清水漱口，然后按常规进行操作。目前超声治疗已经取代了传统清理牙结石的刮勺，由高密度的振动，配合流水清洗，可以轻易地将牙结石清除，去掉皮下坏死组织和增生的肉芽组织，减少患者的不适应时间。有研究指出，超声牙周治疗对牙齿的伤害是所有牙周治疗中最小的。

九、妇科

1.外阴瘙痒症　致病因素较多，首先应去除病因。超声治疗在于调整神经功能，缓解症状。应用连续超声波或脉冲超声波，分别为0.5～0.8W/cm^2及1～1.75W/cm^2，直接接触瘙痒局部，应用移动法或应用水枕法、水袋法，每次5～10min；另可在$S_{2\sim5}$脊椎旁，用0.5～0.8W/cm^2移动法，两侧各5min。以上可间日交替进行，12～15次为1个疗程。

2.慢性盆腔炎　多由各种感染引起，是妇科常见病。应用连续超声波或脉冲超声波，分别为0.5～1W/cm^2及1～2W/cm^2，声头缓慢移动于下腹部及T_{10}～L_2脊椎旁，每次前后各5～8min。

3.输卵管闭塞　对于炎症或手术后粘连引起的闭塞，超声治疗可使粘连松解软化，促进消散、吸收。应用脉冲超声波1.25～2W/cm^2，也可用连续超声波，0.8～1W/cm^2，在输卵管闭塞一侧或两侧的腹部投影区，直接接触移动，每次每侧5～8min，每天1次，15次为1个疗程。

4.痛经　是月经来潮过程中的一种自觉症状。发病原因难以确定的称为原发性或功能性痛经。超声治疗对此种痛经有一定功效，特别对剧烈发作痉挛性疼痛，超声波可缓解痉挛，迅速镇痛。应用脉冲超声波，1～1.5W/cm^2，声头在腹部疼痛区缓慢移动，作用5～10min，每天1～2次。另可在T_{10}～L_2脊椎旁，用较小剂量（0.3～0.5W/cm^2），两侧各5min。于预计月经来潮之前1～2天开始行预防性治疗，每天1次，有时可以阻止痛经发生，或发生时症状较以往减轻。

5.手术伤口　应用超声波治疗妇产科术后伤口已取得较好疗效。治疗于术后1～2天进行。为防止感染，每次治疗前对声头先进行清洗消毒，再用消毒药棉浸以耦合剂置于声头与皮肤之间。采用1MHz超声，脉冲超声波（1∶5），0.5W/cm^2，3min。次日可重复治疗1次。治疗后1小时内患者即感疼痛减轻，伤口青紫、血肿多在3～4天消散。于治疗的各个阶段曾取6次棉拭子送细菌培养，结果无1例发生交叉感染。此种超声治疗手术伤口的经验，在外科手术伤口或其他伤口治疗中，同样亦可应用。

十、肿瘤

高强度聚焦超声可使聚焦点的超声波强度高达每平方厘米数千瓦甚至上万瓦，使位于焦域的病变组织在短时间内温度迅速上升至70℃以上，发生凝固性坏死，但病灶周围的正常组织不受损伤。

第十节　不良反应及禁忌证

通常超声治疗在一定的治疗剂量范围内，且按正规操作时，对人体完全无害。偶尔发生的个别的不良反应是由于滥用超声波，如剂量过大、时间过长、疗程过久等；或患者机体的过敏因素所造成。

一、不良反应

据文献资料记载，以往曾出现过下列不良反应。

1.红细胞、白细胞数减少。

2.血糖降低。

3.胃部疼痛及肢体灼痛。

4.出现疲乏无力、失眠、多梦，在个别患者中甚至有情绪不稳的现象等。

二、禁忌证

1.活动性肺结核、严重支气管扩张患者。

2.化脓性炎症、急性败血症、持续高热者。

3.出血倾向、消化道大面积溃疡、血栓性静脉炎患者。

4.冠心病患者的左肩部，中枢神经系统，交感神经节及迷走神经部位，安装有心脏起搏器者。

5.X线、镭及核素治疗期间及随后的半年内。

6.恶性肿瘤患者（为治疗癌症特殊设计的聚焦超声例外）。

7.孕妇的腹部、高度近视患者的眼部及其邻近区。

此外，近期文献中还主张对下列部位慎用或不用：疼痛或对热过敏区域，感觉迟钝区域，血液循环不良区域，性腺部位，儿童的生长带区。

第十一节　聚焦超声在脑神经调控中的应用进展

目前，聚焦超声（focused ultrasound，FUS）在中枢神经系统疾病中的应用也已经成为研究热点。

低强度聚集超声主要用于药物递送。由于血脑屏障是脑部疾病药物治疗的一个重要障碍，聚焦超声结合微泡可以局部和短暂地打开血脑屏障，为药物通过血脑屏障进入大脑提供了一种潜在的策略。如今，利用这项技术，许多治疗，如抗体、生长因子和纳米药物，被深入研究，通过血脑屏障进入特定的大脑区域，以治疗各种脑部疾病。几项初步临床试验也证明了其安全性和患者良好的耐受性。关于这方面的医学应用主要集中在治疗胶质母细胞瘤、阿尔茨海默病和帕金森病中。

高强度聚焦超声的应用，目前多集中在磁共振引导聚集超声的临床和动物实验上。目前磁共振引导聚集超声靶向丘脑腹中间核热消融治疗药物难治性震颤、帕金森病震颤已被认可，并已在美国、日本等国家用于临床治疗。与传统外科治疗方式相比，磁共振引导聚集超声治疗具有过程简单、术后住院周期短的优点。

此外，相关动物实验结果表明，磁共振引导聚焦超声介导的血脑屏障开放可能改善颅内肿瘤、阿尔茨海默病等疾病的治疗效果，因此在常规应用磁共振引导聚集超声开放人类血脑屏障之前需要将现有的动物数据积极转化为有意义的人类研究。而磁共振引导聚焦超声在强迫症、神经病理性疼痛中的有效治疗及在癫痫和神经调控等中枢神经系统疾病方面的广泛应用前景让我们看到了脑部疾病治疗新时代的到来。

（张志强　姜　雪）

第38章

超声碎石

超声碎石是利用电能转变为声波，声波在超声转换器内产生机械振动能，通过超声电极传递到超声探杆上，使其顶端发生纵向振动，当与坚硬的结石接触时产生碎石效应，但对柔软的组织并不造成损伤。超声波传递进结石，在结石的表面产生反射波，结石表面会受压而破裂；当超声波完全穿过结石时，在界面被再次反射，这一反射产生张力波，当张力波的强度大于结石的扩张强度时，结石破裂。将超声波用于碎石的首次实验是Mulvaney于1953年进行的，他将结石标本放于水槽内的金属网上，然后用超声波投射，1min后结石表面即出现了碎屑。1956年H.Lamport等应用25kHz频率的超声波对尸体输尿管中的结石进行粉碎，击碎的结石碎粒用特殊的吸引装置吸出，这已具有今日接触式碎石后处理的雏形。1980年，联邦德国研制的体外冲击波碎石机首次用于临床；20世纪80年代后期聚焦超声体外碎石机陆续研制出来。近些年来随着腔镜技术的发展，微创腔内超声碎石技术广泛应用于临床，收到较好的效果。

超声碎石按其作用方式可分为接触式超声碎石与体外超声碎石。

第一节　接触式超声碎石

接触式超声碎石主要应用于治疗泌尿系统结石，超声探头直接作用于结石，利用超声波振动的能量粉碎结石，这是经过泌尿内腔镜在尿道、膀胱、输尿管和肾内进行碎石的常用治疗手段。超声碎石机由超声波发生装置、换能装置、碎石头及负压吸引泵组成。接触结石的碎石头需要用金属管，不能弯曲，只能从直视镜的目镜口进入，因此配合超声碎石的内镜需要用带旁视镜的硬镜，而且需要与泌尿系内镜技术相结合进行。

超声波的产生是应用具有压电效应的晶体制成的超声转换器，利用逆电压效应，将高频电能转换成高频机械振动波。超声波碎石是通过内镜，经过金属探头直接抵到结石并将超声能量传导到结石上，利用强的高频振动粉碎结石（图38-1-1）。早期超声碎石头全是中空性的，粗细达8F，以至需要移走内镜才能用输尿管镜操作，现在使用的中空碎石头粗细为4.5F，可在普通输尿管镜直视下操作。高频振动会产生大量的热量，可对周围组织造成热损伤，所以工作时需用大量循环水冷却探头，中空碎石头不仅可用作水循环通路，还可用来抽吸结石碎片。

具体操作步骤：做好术前准备，通过B超、X线检查确定结石部位；将内镜逆行通过泌尿系腔道放置于结石部位，直视下看清结石后，放入碎石头，使之触及结石，此时开动超声仪器，调节频率，同时开始负压吸引，即可见结石在碎石头前抖动并碎裂，结石碎屑由碎石头腔中吸出，直至结石全部粉碎。

接触式超声碎石适用于治疗肾盂结石、肾盏结石、输尿管结石及膀胱结石，要求超声碎石头和结石直接接触，由于通过振动效应（频率20～30kHz，振幅15～20μm）发挥作用，对正常有弹性的组织损伤极小，因而相当安全。该方法特别适合于治疗体外震波碎石后的“石街”，因为此时结石被周围组织严密包裹，其他碎石方式极易造成输尿管穿孔，而只要设法扩开输尿管口，将输尿管镜插到结石部位，就可以用超声碎石头粉碎结石，安全性高，且结石碎片可由吸引器吸出，视野清晰。

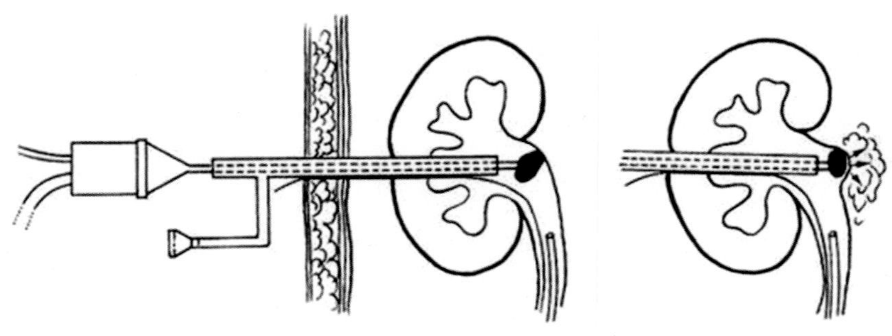

图38-1-1　接触式超声碎石模式图

接触式超声碎石禁忌证为严重感染及凝血功能障碍的患者，而且只能在硬性内镜下使用，碎石力较小，对较硬的一水草酸钙结石效果不佳。

第二节　体外超声碎石

体外超声碎石又称非接触式超声碎石，也称体外聚焦超声碎石。体外聚焦冲击波碎石是20世纪80年代尿路结石治疗技术的一次革命性变化，即利用不同方式，在人体外产生冲击波能量，经过人体组织传入人体内并予以汇聚，使之在结石处形成能量焦点，结石局部发生一系列物理学效应（应力效应、裂解效应、空化效应、挤压效应等），从而达到粉碎结石的目的。产生冲击波的能源很多，有液电效应、电磁波、微爆炸、激光等，超声波是其中的一种。

体外超声碎石机由振波发生器、治疗与定位声头、控制台及定位系统组成。利用许多压电晶体排列成弧形盘状，各晶片振动时发射的声束汇聚于焦点上产生强大的能量，形成较强的振动波，也就是超声波在体外分散进入体内，在结石处聚焦，将结石粉碎（图38-2-1）。

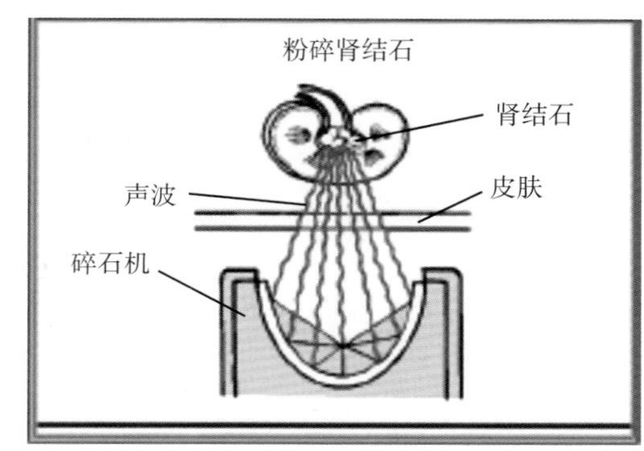

图38-2-1　体外超声碎石模式图

结石常采用B超定位：一种是将B超探头固定在压电晶体阵列轴上，探头可伸缩，可清楚地观察结石部位并在焦点上定位；另一种是多关节臂定位，即B超探头的臂由多个关节组成，探头可以任意方向活动，使结石定位于焦点上。此外还有X线定位系统。治疗声头的表面被导声性能良好的橡胶敷盖密封，其中以水充填作为导声介质，密封的治疗头可在支架上做各方向移动。控制台用于控制治疗声头及定位探头的位置，控制声波的发射（振波的产生），调节振波的峰值振幅及重复频率，并显示轰击次数及治疗能量等数值（图38-2-2）。

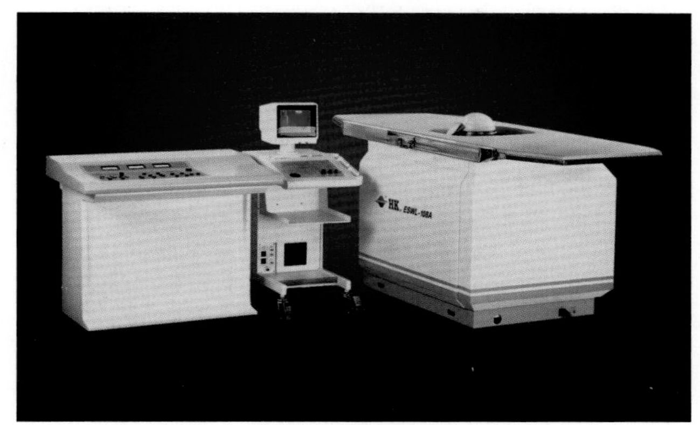

图38-2-2　体外超声碎石设备图

体外超声碎石治疗前，患者一般不需要做特殊术前准备，不需要麻醉，给予适当镇静、镇痛即可，故可在门诊、急诊进行治疗。注意事项如下。

1.体位

（1）肾及近段输尿管结石取仰卧位。

（2）远端输尿管结石取俯卧位。

（3）膀胱结石取俯卧位或半坐位。

（4）尿道结石取半坐位。

（5）儿童患者，麻醉后妥善固定，尽量采用B超定位。

2.定位：阳性结石采用X线或B超定位，阴性结石采用B超定位。

3.工作电位及轰击次数：根据机器的波源、型号及结石的部位、大小、数目、成分等情况综合决定。一般电压8～14kV，轰击次数＜3000次。结石粉碎后即停止治疗，治疗时间每次不应超过1小时。

4.实时间断采用X线或B超显示器观察碎石情况，随时校正焦点。术中监测患者的生命体征，观察患者的反应，并及时给予相应的处理。

5.体外超声碎石治疗适用于单个肾结石≤2cm的患者及输尿管结石＜1cm的患者，简便安全，可反复多次治疗（2次治疗需间隔10～14天）。其禁忌证如下。

（1）结石远端尿路梗阻。

（2）肥胖者（体重超过标准体重1倍以上）。

（3）患者伴有脊椎畸形或肢体挛缩不能按要求摆体位。

（4）肾盏憩室结石及结石嵌顿。

（5）伴有严重的出血性疾病。

（6）心、肝功能严重不全。

（7）血肌酐≥265μmol/L。

（8）传染性疾病活动期。

（9）严重糖尿病及尿路感染未控制。

（10）妊娠期。

（11）育龄人群输尿管末端结石行体外超声碎石：女性应避开经期，排除大的卵巢囊肿或子宫肌瘤；部分男性精液质量有所下降，但3个月后可恢复正常。

6.体外超声碎石治疗后患者需要大量饮水，观察排石情况，部分患者可能并发体温升高、血肿、肾挫伤，碎屑导致尿路梗阻、消化道刺激症状等。

（王　伟）

第39章

其他超声疗法

第一节　超声-电疗法

超声-电疗法又称超声电复合疗法或超声电混合疗法。它是用超声波和电疗两种不同的物理因子同时进行治疗的方法。它有两种物理因子治疗“叠加”的作用，较单一治疗效果好。

一、超声-低频电疗法

在超声波探头上通以间动电流作为主电极，间动电电极为副电极，将它固定在身体某一部位，超声探头在治疗部位移动，这时有超声波和间动电流同时输入人体。

（一）治疗设备

超声间动电治疗仪能够同时或分别输出超声波与间动电流。其附件包括探头、间动电电极、导电耦合剂、固定带、软纸等。超声波强度一般为0.5W/cm^2，脉冲频率为50Hz，通断比1∶1。间动电主要用密波，不用直流电。

（二）治疗作用

1.镇痛作用　是超声-间动电的主要作用。其主要原因如下：超声波的机械作用、温热效应及理化作用，使组织血液循环加速，促进组织和神经水肿消除；超声波使组织的氢离子浓度降低而趋向碱性，从而消除致痛病因；间动电的密波抑制神经反应，解除交感神经紧张状态，使痛阈上升。镇痛作用因两种物理因子的综合而加强，显效快；探头在病变区移动时，常出现局限的感觉过敏区和特征性条带状皮肤发红区，沿此区治疗，可获得较好疗效。

2.促进血液循环　超声-间动电治疗可扩张局部血管，从而促进血液循环。

（三）治疗方法

探头接间动电的阴极，在患处移动，阳极50～100cm^2，置于适当部位，一般治疗上肢时置于肩胛间区，治疗下肢时置于腰骶区。时间10～15min，每天1次，10～20次为1个疗程。治疗参数选择按病情决定。治疗坐骨神经痛，超声波强度取0.8～1.2W/cm^2，密波，耐受量。治疗软组织损伤，超声波强度取0.5～1W/cm^2，密波，耐受量。治疗闭塞性脉管炎，超声波强度取0.5～0.8W/cm^2，密波4min，疏密波4min，急性期间动电量宜小，随着病情好转逐渐加大电量。

（四）适应证与禁忌证

1.适应证　各种神经痛（枕大神经、三叉神经、肋间神经、坐骨神经等）、周围神经炎、颈椎病、肩周炎、骨关节病、肌肉劳损、扭挫伤、网球肘、脉管炎、雷诺现象等。

2.禁忌证　同超声波治疗和间动电治疗禁忌证。

二、超声-中频电疗法

该疗法是将超声波和调制中频电同时作用于人体，从而达到治疗疾病的目的。

（一）治疗设备

国产的超声-正弦调制中频电治疗机，由超声波和调制中频电两部分组成。超声波频率800kHz，最大功率2.5W/cm^2，探头直径15mm、30mm、60mm，中频载波3000Hz，调制频率10～150Hz，调制波幅25%、50%、75%、100%，可输出连续调制波、交替调制波、断续调制波和交变调制波的全波、正半波、负半波共12种波组。

（二）治疗作用

1.镇痛。

2.促进血液循环。

3.改善静脉和淋巴回流。

4.软化瘢痕、松解粘连。

（三）治疗方法

探头在治疗部位移动，阳极100～200cm^2，固定在适当部位，一般治疗上肢时置于肩胛间区，治疗下肢时置于腰骶区。治疗时先调节超声波输出强度，再调节调制中频电所需的波形、调制方式、电流强度、耐受感觉波、运动阈。时间10～15min，每天1次，10～20次为1个疗程。结束后先关中频电，后关超声波。治疗参数选择按病情而定，如镇痛为主的疾病治疗，用75～100Hz，调幅度75%～100%，强度0.2～0.6mA，超声波强度取0.75～1.5W/cm²。治疗硬结、瘢痕，用50Hz，调幅度100%，固定法时电量5～10mA，移动法时电量10～20mA，超声波强度取0.75～1.5W/cm²，治疗时患者多有震颤、压迫、温热感。

（四）适应证与禁忌证

1.适应证　颈椎病、肩周炎、网球肘、劳损、肌纤维组织炎、滑囊炎、血肿机化、瘢痕粘连、硬结、慢性盆腔炎等。

2.禁忌证　同超声波治疗和中频脉冲电治疗禁忌证。

（王志刚　虞乐华）

第二节　超声药物透入疗法

将药物加入耦合剂中，通过超声波作用，使药物经皮肤或黏膜透入人体内的一种治疗方法，称为超声药物透入疗法，简称声透疗法。比较研究证明，利用低频超声波能够促进具有生物活性的大分子渗透，明确了频率是超声波促渗的一个主要参数。

一、作用基础

（一）空化反应

空化反应也称空化作用，在超声波的作用下，介质和细胞内气体分子、气泡振动及气泡破裂形成的空隙和空囊称为空化反应。能产生空化作用的最小超声波强度称为空化阈值。在皮肤内由于细胞间、细胞内部都存在着气核，角化细胞内含有较多量的水，水中气泡多，从而其都可产生空化作用。这样形成的通道，显著增加了药物经皮透过。也有学者认为空化反应改变角质层脂质有序排列，使药物穿透入无序化的脂质区域形成通道。有学者用电子镜观察到，皮肤角质层可能由空化效应引起明显空隙，大小约为4μm，许多文献支持这一假说，认为空化反应是超声波促渗的主要机制。

利用高黏滞度的偶联介质选择性地抑制空化，发现皮肤表面的空化对低频超声波引起皮肤渗透性增加起关键作用，其中又以瞬态空化的作用为主，因此空化作用也是低频超声波促渗的关键机制。

（二）致热作用

致热作用也称热效应，超声波在传播过程中，药物介质、皮肤、皮下组织能将超声能量变为热能，导致这些部位血管扩张，皮肤毛孔、汗腺导管口径扩大，影响皮肤细胞膜的通透性，因而增加药物吸收。皮肤表面温度升高有利于药物吸收，有报道皮肤温度每升高10℃，雌二醇渗透性提高2倍。但用超声波导入雌二醇时，温度仅升高7℃，渗透系数增加了13倍，由此说明热效应不是促渗的主要作用。

（三）对流运输

对流运输也称声微流作用。一个多孔介质，在超声波作用下，会使周围微粒和液体产生旋转和流动，称声微流。这种声微流能促使药物向皮肤、汗腺、毛囊通透流动和转运。这种声微流能产生切变力，降低皮肤屏障功能，增加药物的扩散性。

（四）机械作用

机械作用也称机械影响、辐射压作用。超声波高速振动改变皮肤层结构，使角质层脂质双分子层在这种应力下变得无序，增加渗透性。另有理论认为介质和其他粒子在吸收超声波能量的同时产生辐射压力。药物分子在辐射压力作用下被推动穿过皮肤，也可能药物分子与细胞膜在高速振动中产生冲击波，导致药物分子增渗。机械效应对增加皮肤的渗透性具有一定的作用。

二、疗法特点

1.所有药物来源广阔，不限于水溶性及电离物质。

2.药物浓度不受离解度限制，药物一般不被电解产物或超声作用所破坏。

3.不存在影响作用强度与时间的极化电场问题。

4.无电刺激及电解产物刺激现象，也不会发生电灼伤。

三、仪器设备

（一）主要仪器

通常使用的800kHz超声治疗机即可作为透入药物之用。文献介绍有用较低频率如20kHz、90kHz的超声波者，他们认为效果更好。

（二）辅助设备

采用直接接触法治疗时，治疗局部只需要涂布加入药物的耦合剂即可，不需要其他设备。如用水溶性药物或用中药浸液、煎剂，根据治疗需要，可配备水槽或漏斗等。

（三）耦合剂

超声药物透入疗法取得成功，在很大程度上取决于所使用的耦合剂。耦合剂的选择，除需要不影响超声波输出强度外，还要有利于药物透入人体。通常应用的药物可分为水溶性及脂溶性两类，常用水、羊毛脂分别作为混合上述两类药物的耦合剂，能更好地促进某些药物透入体内。实验及研究结果证明，临床常用凡士林作为耦合剂，其性能不及羊毛脂。有学者推荐用吸水性较好的甲基纤维素，其与药物溶液混合成浆状，再加入35%硫酸镁、30%二甲基亚砜，可提高皮肤的通透性。

四、药物制备

将透入的药物按其特性分别加入相应的耦合剂中，搅拌均匀即可应用。例如，脂溶性药物加入羊毛脂中，配制成油膏或冷霜；水溶性药物溶于水中；中药可制成浸液或煎剂等。超声药物透入疗法常用以下药物。

1.维生素类　烟酸。

2.拟胆碱类　乙酰胆碱。

3.激素类　氢化可的松、氟化肾上腺皮质固酮。

4.抗菌类药物　呋喃西林、磺胺。

5.解热镇痛药物　水杨酸。

6.局部麻醉药　布比卡因、利多卡因。

7.局部刺激药　松节油、斑蝥素。

8.中药　莪术、益母草、赤芍、丹参、郁金、红花、板蓝根、跌打膏等。

9.抗肿瘤药物　环磷酰胺、长春新碱、沙可来新（溶肉瘤素）等。

10.其他　肝素、干扰素、番木瓜酶等。

五、操作常规

1.将已制备的含药物的耦合剂涂布于受治局部。

2.按超声治疗中规定的程序进行操作。

3.采用直接接触法。超声强度：固定法＜0.5W/cm^2，移动法0.5～1.5W/cm^2。治疗时间多为5～10min。

六、注意事项

1.首先要针对病情及药物特性恰当选择，如超声波治疗剂量下不会被破坏的药物，易进入体内且和超声波产生协同作用的药物，纯度高、有效成分高的药物。

2.强烈的皮肤刺激药及可能引起过敏的药物不可应用。

3.在超声波作用下性能可能会被改变的药物，如维生素C、普鲁卡因、氨茶碱等宜慎用。

七、临床应用

（一）防治瘢痕

在瘢痕的不同阶段，用超声波导入不同性质的药物有利于瘢痕的康复。在创伤愈合早期（6～12天），用超声波导入肝素，能明显改善局部血流、预防瘢痕增生，在瘢痕组织已经形成后，用超声波导入纤维蛋白溶解性物质，能缩短瘢痕康复时间。国内也有不少超声波导入中药治疗瘢痕的文献记载。

（二）局部皮肤病变

利用低频超声波导入抗氧化剂如8-胡萝卜素和维生素E及抗过敏药物能够有效治疗神经性皮炎。使治疗时间平均缩短4.4天，疗效提高了30%。利用超声波导入烟酸、肝素、普鲁卡因，使血栓性静脉炎患者纤溶酶活性增强、纤维蛋白溶解增加，症状明显改善。临床研究发现超声波促渗技术对顽固性皮肤结节病也有良好效果。

（三）肌肉骨骼系统疾病

通过超声波导入非甾体抗炎药、糖皮质激素被广泛用于治疗骨关节炎、风湿病、钙化性肌腱炎、网球肘等。

（四）皮肤美容

20世纪80年代超声波促渗技术被引入美容界，以其治疗范围广、见效快、治愈率高、操作简便而受到普遍关注、普及和推广，其主要用于除斑、防皱除皱、改善肤质、去除痤疮等方面。

（五）其他领域

空化现象可能在细胞和组织间存在，并对细胞和组织造成一定的破坏作用，利用这种现象可抑制肿瘤生长。动物实验表明，利用超声波经皮导入胰岛素降低动物的血糖也是可行的。

（王志刚）

第三节　超声雾化吸入疗法

超声雾化吸入疗法是通过雾化吸入器利用超声波的空化作用，使药物在气相中分散成细微的雾状颗粒（气溶胶），通过患者吸入呼吸道而直接作用于病灶局部的一种治疗方法，因而具有作用迅速、疗效可靠、用药剂量小、副作用少等优点。

一、基本原理

超声波属疏密机械波，当声波在液体中传播时，交变的声压使液体不断被压缩与牵张。液体通常能够承受巨大的压力，但却不能承受较大的牵拉力，当声波达到一定强度，对液体的牵拉力超过其内聚力时，液体就会被分裂成微小雾粒。

由于解剖和组织学结构特点，人体呼吸道末端管径纤细，防御能力薄弱，细菌等微生物容易在此处沉积，引起下呼吸道感染。超声雾化器产生的药物气雾具有雾量大、粒径小（1 ～ 8μm）的特点，可以进入细支气管、肺泡管甚至肺泡内，直接作用于病灶局部。由于局部药物浓度高，通过雾化吸入，可迅速达到控制感染、解除支气管痉挛、消除黏膜水肿、化痰止咳、改善通气的目的。

超声雾化器由高频振荡器、压电晶体换能器、雾化罐及电源组成。工作时其声振频率通常为1.3 ～ 2.5MHz，通过以水为媒质的耦合槽传递至雾化罐的底部，借助凹面聚焦于罐内液体，使之形成细微的雾粒，供患者吸入。

二、雾化吸入常用药物

1.抗生素　青霉素、庆大霉素、链霉素、卡那霉素、新霉素、红霉素、制霉菌素、两性霉素B等。多黏菌素易引起支气管痉挛，属禁用。每次用量为每天肌内注射用量的1/8 ～ 1/4。

2.平喘药　氨茶碱每次25 ～ 50mg；特布他林（间羟舒喘灵）每次5mg；曲托喹酚（喘速宁）每次0.5 ～ 1mg；异丙托溴铵（溴化异丙阿托品）每次0.5mg；异丙肾上腺素每次0.5 ～ 1mg；奥西那林（间羟异丙肾上腺素）每次1 ～ 2mg。

3.激素　氢化可的松，每次25 ～ 50mg；地塞米松，每次2.5mg。

4.祛痰药　3%盐水或4%碳酸氢钠溶液；α-糜蛋白酶，每次5mg，用生理盐水稀释；5% ～ 20%乙酰半胱氨酸，每次5 ～ 10ml；溴己新（必嗽平），每次4 ～ 8mg。

5.其他　根据病情，可选用抗结核药物如10%异烟肼、5% ～ 10%对氨基水杨酸钠、链霉素及卡那霉素；板蓝根、鱼腥草、穿心莲、野菊花等中药提取液及吗啉胍（病毒灵）、甲硝唑（灭滴灵）、利多卡因等。

三、药物选择原则

1.无毒性和刺激性，不引起过敏反应。

2.有效成分为水溶液。

3.制剂溶液pH接近中性。

4.具有较好的雾化效果和稳定性。

四、适应证

1.各种急慢性呼吸道感染，如咽炎、咽峡炎、喉炎、气管炎、支气管炎、毛细支气管炎、肺炎。

2.慢性阻塞性肺疾病。

3.急慢性鼻炎、鼻窦炎、扁桃体炎。

4.其他原因引起的肺部并发症，如肺不张、肺部感染等。

5.喉结核、支气管内膜结核、肺结核、硅沉着病（矽肺）等肺部疾病的局部给药治疗。

6.各种原因引起的肺部真菌感染。

7.哮喘持续状态、痉挛性咳嗽、痰液黏稠、排痰不畅、呼吸道湿化不足等的对症治疗。

8.咽喉部手术后、气管插管和气管切开术后、胸外科手术后及呼吸道烧伤等呼吸道并发症的预防和治疗。

五、操作方法

1.检查超声雾化吸入装置是否完好，根据患者具体情况选定吸入治疗的药物、配方和剂量。

2.将所选药物用适量生理盐水或蒸馏水稀释，然后加入雾化杯中，溶液总量成人通常为30ml，儿童为15 ～ 20ml。

3.吸入方式通常有3种。①面罩吸入式：将面罩置于患者口鼻前方或将口含管置于患者口内，为开放式吸入，是临床上最常采用的方式；②呼吸器吸入式：将雾化器直接与呼吸机的送气管连接；③加压吸入式：将雾化器与带有口含吸入管、呼吸阀门及手控开关的加压吸入装置相连，通过手动控制完成间歇正压吸入。

六、注意事项

1.了解患者有无药物过敏史，避免药物过敏。

2.雾化液必须新鲜配制。

3.雾化吸入面罩或口含管必须事先清洁、消毒。

4.开始吸入治疗时应密切观察患者有无呛咳、支气管痉挛或其他不适反应。有些雾化液可刺激支气管而引起反射性支气管痉挛，特别是乙酰半胱氨酸（痰易净）、溴己新（必嗽平）、α-糜蛋白酶、高渗盐水及蒸馏水等，支气管哮喘患者尤易发生，必要时可事先或同时吸入支气管扩张药，特别是哮喘持续状态的患者，给予雾化治疗要慎重，并应严密观察。要防止药物吸收后所引起的不良反应或毒性，如异丙肾上腺素及肾上腺皮质激素等。

要注意某些药物（如氨茶碱及庆大霉素等）在全身治疗和雾化吸入同时进行时可能造成药物过量。

5.治疗时间一般为10～20min，每天1～3次，7～10天为1个疗程。雾化量以开放式吸入计，每分钟耗水应控制在1～3ml，儿童不能超过1ml。如果治疗时间过长、雾量过大，可能导致患者出现头晕、胸闷、气短等不良反应。长期持续雾化治疗的患者，雾化量必须适中，如湿化过度，可致痰液过度稀释和痰量过多，突然增加痰量，在危重患者神志不清或咳嗽反射减弱时，常可因痰不能及时咳出而造成病情恶化甚至死亡。过多且长期吸入盐水，会因过多的钠自支气管吸收而诱发或加重心力衰竭。

6.治疗前和治疗结束后应鼓励患者咳嗽排痰，吸入治疗过程中患者应做深而满的呼吸，以利于药物进入和沉积。

7.应注意雾化吸入疗法的呼吸道交叉感染。要有严格消毒制度，包括：①雾化器在使用前必须严格消毒，并每天更换1次；②不使用时整个系统内不应有液体存留，以免细菌滋生；③雾化治疗时应使用无菌溶液。

（冉海涛）

第四节　超声美容与超声减肥疗法

一、超声美容

（一）超声促渗

超声促渗是指运用超声波产生的空化效应、热效应等，促使皮肤表面的美容品透过皮肤的疏水屏障。超声波的空化效应使表皮角化细胞的类脂质双分子层形成空穴，导致其结构无序和通透性增加。

表面应用药物如α-羟基酸和β-羟基酸的渗透性取决于载体、浓度和产品pH。但是产品的效能则可能取决于其穿透表皮的能力。认识到超声波空化作用能打破表皮类脂双分子层，在局部使用药物后进行超声波处理将会促进表面药物更多穿透入真皮层，从而更加有效地刺激胶原。

（二）超声除皱

目前已研发出的多种非侵袭性设备用于治疗面部皱纹。这种设备可分为两类：剥脱性表面重建（ablative skin resurfacing，ASR）设备和非剥脱性年轻化（non-ablative skin rejuvenation，NSR）设备。

ASR方法（包括微晶磨削、化学剥脱、二氧化碳激光、Er：YAG激光）通过去除表皮浅层和在真皮产生热损伤发挥作用。所有ASR方法在治疗颜面老化改变的表浅皱纹方面都非常有效。但是由于去除了表皮，接受ASR的患者有长期皮肤红斑、感染和色素改变的可能。

NSR设备（包括强化脉冲光和发光二极管，射频，Nd：YAG激光和脉冲染料激光）用于在真皮中选择性产生热损伤，不损伤表皮。受控加热引起"创伤-修复"反应，若干细胞因子释放刺激成纤维细胞合成和沉积新胶原。NSR技术没有表皮损伤，可显著降低由ASR引起的治疗相关副作用。然而总体的治疗效果较ASR还不够理想，尤其是针对皮肤表浅皱纹的治疗。

超声波的作用是通过加热和非加热的原理来实现的。已经证实超声波产生的热能能够增加胶原组织的伸展性，改变局部组织血流，增加酶活性。超声能量的许多作用也可以归因于非热能机制。

超声波的非热能机制包括声冲流、超声促渗、超声空化，由于超声能量加速流体波冲击细胞产生的组织和体液快速振荡，这在理论上会导致细胞膜通透性和细胞膜内外离子浓度改变，这样可能激发细胞内级联，导致成纤维细胞活性和胶原生成增加。

热凝超声（intense ultrasound，IUS）是一种非常有前景的技术，目前已进行了Ⅰ期临床试验。IUS的能量模式是通过组织传导，在声波聚焦区产生选择性热凝固改变，而不影响其他区域。超声波导致组织的复合分子产生震动，分子之间摩擦产生热。经皮指向整个器官的IUS声场主要由热机制导致组织凝固性坏死。在过去10年，聚焦IUS在临床多用作非切除性外科工具，治疗器官肿瘤，如肝、乳腺和子宫肿瘤。

IUS设备能形成热损伤区（thermal injury zone，TIZ），深度达6mm。聚焦能量形成长25mm、间隔0.5～5mm的不连续的线性TIZ。成像监测和能量聚焦照射由一个手柄完成。在皮下组织和深层肌下腱膜系统（SMAS）可靠地形成小的、界限清楚的TIZ，同时很好地保护非常接近的组织和结构。

设备由中央动力单元、计算机、传输手柄组成。同一手柄能够连续进行图像监测（评估层次结构和治疗瞄准）和传导超声能量。控制面板可控制多种设置，如输出功率、照射时间、照射线长、照射区间距、照射后延迟时间。

与传统高能聚焦超声（HIFU）治疗不同的是，用于皮肤治疗实验研究的超声设备产生的是短脉冲强化聚焦超声（IFUS），脉冲范围为50～200ms。为了避免空化效应，探头频率在兆赫范围，而不是HIFU使用的千赫范围。额定能量水平较HIFU的100J/cm^{2}也非常低，为0.5～10J/cm^2，属于低强度超声波。

关于IUS系统照射后皮肤组织反应的前瞻性，Ⅰ期人体试验和尸体面部组织试验的研究结果显示，0.5～2.1J/cm^{2}照射水平IUS可以在真皮和皮下组织SMAS中形成定向的、精确的、稳定的TIZ，产生均匀明确的聚焦区域胶原变性，同时不损伤表皮。高能量设置和高密度线性照射产生更大程度组织收缩，增加声源功率，不会增加TIZ的中心深度。患者仅有暂时表皮红斑，轻微不适，耐受良好，安全。

大部分用于美容目的的能量传输设备都是在皮肤组织中产生受控热损伤，这种损伤直接导致胶原组织收缩和启动组织修复过程，新的胶原基质在皮下沉积，具有提升收紧面部皮肤、去除面部皱纹等作用，在面部美容年轻化过程中具有显著临床意义。IUS设备能在选择区域皮下形成热凝固改变的同时不改变表皮，因此这项技术具有全面的安全性。

二、超声减肥

（一）超声辅助吸脂

自1977年开始采用吸脂减肥术以来，经历了单纯机械抽吸法、肿胀技术、体内超声和体外超声等技术的不断发展。

1.超声吸脂术的作用原理　超声波被广泛应用于医学领域，如内科诊断、物理治疗、外科手术，近年来被整形外科用于辅助抽脂。超声波作用于组织产生3种效应，即微空化效应、热效应和微机械效应。

（1）微空化效应：有研究认为其是体外超声乳化脂肪的最主要效应。在液体和活组织中有许多小泡，小泡中有许多溶解的气体。超声波在一个周期内产生扩张波和收缩波，收缩波产生正压，扩张波产生负压，足够强度的超声扩张波产生的负压能克服组织内分子间黏附力使组织内产生微腔，这些微腔进一步降低组织的亲和力，使在超声波作用下，微腔中的气体不断膨胀，直至产生一个气泡。微腔的增大与超声波的强度有关，扩张波使微腔增大，收缩波使微腔缩小。一旦在扩张周期中形成的微小气泡略大一些，其将会达到一个临界体积，当达到临界体积时，气泡呈现一种机械共振，振动得到加强与放大，同时产生小范围的液体流动，即微流，对液体表面产生压力并破坏亚细胞结构，这种效应称“稳定的空化效应”。该效应发生于声学上不均一介质的界面周围，到达这种临界点的时间与声波的频率及组织的密度有关。在液体中，超声波频率为4MHz、强度为0.2～5.0W/cm^{2}时即可产生这种现象。在体外超声作用下产生的空泡及传播介质的振荡使分子产生直线运动，肿胀液注入脂肪层后，体外超声的作用使细胞间的液体发生振荡，从而使脂细胞分离。组织中存在很少量的稳定气体，在超声波的作用下形成稳定的气泡，当气泡振荡时产生剪切力使细胞破坏。空泡的机械共振随着振动幅度加大及微流产生导致高剪切力，破坏亚细胞结构；体外超声产生的微流使细胞间的连接疏松，并使脂肪小叶的纤维隔断裂，由此减少了手术创伤。在高幅的超声波作用下，液体的扩张达到很高的速率，使一小部分液体气化，形成小气泡。在此过程中气液交界处发生了剧烈的局部加速、组织加热伴剪切力及体积改变。脂肪细胞对这些变化非常敏感，因此比其他组织对超声波的反应大得多。空泡使细胞疏松、组织黏附力减弱，因此抽脂术中抽吸管可不费力地使组织分开，进而减少手术创伤。

（2）热效应：超声波的热效应主要被用于物理治疗，组织温度升高与超声波的作用时间、介质的吸收能力、组织的散热能力有关。此外，连续波产热大于脉冲波。组织吸收被传播或反射的声波能量后转化为热能，不同介质对超声波的吸收度不同，吸收度最高的是肺组织，最低的是脂肪组织。在超声吸脂术中，应当避免热效应，因其会导致皮肤及组织热损伤。但鉴于密度低的结构产热的能力较差，并且探头是在不停移动的，另外在超声波作用前局部注入大量肿胀液，可使热能迅速被扩散吸收，一般不会造成组织热损伤。有报道对体外超声抽吸物进行组织学分析，并未观察到任何热损伤的迹象，也没有发现皮下温度弥漫性升高。在体外超声作用中，热力学能量增加可克服细胞间水的表面张力，使细胞间及细胞与毛细血管间连接结构松解，从而使脂肪易于去除。

（3）微机械效应：超声波对组织的直接损伤导致细胞破坏，致使细胞内大分子结构及染色体断裂。对非吸脂用体外超声的研究表明，体外超声的长时间作用可致红细胞膜破裂。超声波的机械压力可使具有触变特性（摇溶）的结构液化。当受到剪切力的作用时，这种介质由固态转变为液态。当超声波遇到两种不同组织界面时，一部分波会发生反射，反射波与入射波叠加形成双重波，双重波的强度要大于没有反射的波，这样也会导致组织破坏。

2.体外超声吸脂机　由放大器、扬声器、连接器组成，配有5cm^{2}及10cm^{2}两种探头。10cm^{2}探头可用于绝大多数部位，5cm^{2}探头仅适用于面颈部或其他小部位。另外，尚配有皮温探测器及灌注泵。超声频率为1～3MHz（连续超声波或脉冲超声波），最大功率为30W，相当于3W/cm^2。

3.体内超声吸脂机　体内超声吸脂设备由将电能转换为超声能的手柄和将超声能传递给组织的钛金属探头组成。探头尖端以2～3.5MHz的频率往复运动，幅度超过100μm。探头分空心和实心两种。空心探头可以吸出部分液化的脂肪。技术原因限制了探头的开口和内管径的大小，因此，脂肪吸出速度慢且不完全。超声抽吸完后还需要用普通吸脂管抽吸残余脂肪。

VASER是另一种超声吸脂系统的名称，它可以提供间断或连续爆发式超声能量。该系统使用直径较细的钛金属实心探头（如2.9mm和3.7mm），创新设计的探头前端有环形开槽，使探头尖端超声能量部分转移至邻近尖端的部位并向四周释放，故使用较以前设备更小的能量就能使照射的脂肪组织快速破裂，作用范围更广，器械也轻便了许多。超声能量爆发式释放，减少了热量产生，避免了皮肤灼伤的危险，因此较安全。

4.适应证　超声吸脂术尤其适用于脂肪致密、纤维隔多的部位（如背部、男性乳房），以及二次抽脂的患者。

5.肿胀液的配制及其作用原理　目前多采用超湿肿胀技术，即肿胀液的量与预计的脂肪抽吸量相等。肿胀液配方如下。

全身麻醉或硬膜外麻醉：林格液＋1∶1 000 000肾上腺素＋0.05%利多卡因。

局部麻醉：林格液＋1∶500 000肾上腺素＋0.2%～0.3%利多卡因，另外每升林格液中加3%碳酸氢钠溶液10ml。肿胀液可先在微波炉内加热2min，这样可使其作用更加有效。肿胀液可由泵注入，皮肤发白表明肿胀液的量已足够。注入肿胀液过多（皮肤非常硬）会限制超声波的作用，肿胀液太少则影响超声波的效果。Silberg主张灌注至皮肤发硬。实际注入肿胀液的量与作用部位有关，大腿、膝部、臀部、手臂、颈部脂肪致密，注入肿胀液后很快就观察到皮肤发硬；而腹部，则需要注入大量的肿胀液才可达到要求。注入肿胀液除了发挥减少出血、减轻创伤等作用外，能使超声波有效传播，更促进空化效应产生，增强外超声对脂肪的选择性作用，增加脂肪层对超声能量的吸收，削减到达深层组织的能量，增加了使用的安全性。

6.手术操作

（1）体内超声吸脂：术前设计及麻醉。安装超声探头时，注意手柄与超声探头拧紧，以免松脱影响传导效果及损坏机件。开机后先在水中测试超声波作用是否有效（可见水波振动为有效），注意开机后需将超声探头置于水环境中，以免损坏超声头。术区肿胀麻醉后，将超声探头自皮肤小切口插入吸脂部位，注意保护切口处皮肤，超声探头在组织中前后轴向移动，切忌向上下或两侧撬动。保持移动，不要在一个部位。放射状更换部位，作用时间按部位大小由数分钟至30min，以分区完成效果更好（如下腹部可分为两半侧进行）。从切口放入负压吸引管吸出经超声波作用乳化的脂肪液，浅层部位及边缘等处仍需要借助机械力量使抽吸彻底，并使抽吸部位平整。切口留置或不留橡皮引流条，缝合伤口，应用厚棉垫及弹性绷带加压包扎。

（2）体外超声吸脂：肿胀液注入术区皮下后，除面部取强度为2.6W/cm^{2}的连续波外，其余部位均取3.0W/cm^{2}的连续波，脉冲波可用于较瘦的不能耐受连续波的患者。超声探头外包无菌塑料套，分别均匀涂抹耦合剂于探头表面及治疗部位皮肤后（若将探头直接与涂以耦合剂的皮肤接触效果不佳，则将探头置于治疗部位，其面积至少为探头面积的2～3倍），保持其缓慢、持续旋转运动，作用后用抽吸管先行浅层抽吸，再行深层抽吸。在探头运动时要适当施压，使超声能量进入深层组织。同时，探头在局部停留时间不宜过长，否则将导致皮肤烧伤并引发疼痛（产生空化效应导致）；而移动太快则达不到预期的效果。另外在骨组织较表浅部位如肋骨表面（胸部）超声波作用时间不宜过长，超声探头不可直接作用于颈动脉表面，尤其老年患者。超声治疗在肿胀液注入后立即进行。考虑超声波作用时间与脂肪层的厚度、注入肿胀液的量及治疗部位有关。各部位平均作用时间如下：颈部2～5min，手臂3～5min，侧面1～2min，乳房5～7min，上背3～4min，1/4全腹5～10min，臀部5～10min，大腿侧面5～10min，大腿中部4～7min。在体外超声作用过程中，可见治疗部位变软、发热，患者有温暖、舒适的感觉；同时，皮温探测系统可防止皮肤过热并间接监测深层组织的温度。如耦合剂不够，机器将自动报警，此时应增加耦合剂。需注意不可将超声探头久置于同一部位，以免发生烫伤。体表皮温及腔内温度监测系统可以控制术区保持在正常温度。超声波作用至预定时间自行停止。自切开部位置入负压吸引管吸出乳化的脂肪液，并修平抽吸平面。

7.术后并发症

（1）全身并发症

1）毒性休克综合征：是一种少见的由葡萄球菌毒素引起的进行性组织损伤和多器官衰竭。毒性休克综合征是超声波辅助吸脂术后少见而有着潜在致命性危险的并发症之一。其和术后伤口感染金黄色葡萄球菌有关，它可发生于任何性别的成人和儿童。对毒性休克综合征这一疾病的认识是治疗的关键，一旦诊断明确，应及时、彻底地进行清创，应用大剂量抗生素及给予必要的支持治疗。避免这种有潜在极大危险性并发症的关键在于预防，而严格无菌操作是预防的关键。

2）脂肪栓塞综合征：超声波辅助吸脂术后所致的脂肪栓塞并不多见。脂肪栓塞综合征或ARDS属于由脂肪抽吸术产生的循环系统中的脂肪形成栓子所引起。从理论上讲，当切除大量组织或大量失血且没有及时纠正时均有可能发生ARDS。

3）术后贫血：脂肪抽吸术皮肤切口虽小，但皮下创伤范围很广，术中出血颇多。原因主要是术中短时间内失血量过多未能及时输血。超声波辅助吸脂术是一种大手术，应该重视失血问题，如果抽吸范围较大，一次抽吸量较多，术中和术后应给予适当输血。

4）死亡：同其他整形手术相比，超声波辅助吸脂术的死亡率较低，死亡常由肺栓塞、感染、呼吸系统疾病引起。

5）其他：心律失常、深静脉栓塞等都是超声波辅助吸脂术后少见而严重的并发症。

（2）局部并发症

1）坏死性筋膜炎：是一种广泛的软组织感染，且以快速进行性浅筋膜坏死并伴随大量周围组织逐渐损害为特征，另外还可出现大疱和坏疽。临床表现为弥散性皮肤瘀斑、血性大疱及进行性皮肤坏死。坏死性筋膜炎明确地分为2型：Ⅰ型，是由非A族链球菌属、厌氧菌包括肠杆菌混合感染引起的；Ⅱ型，是由A族B型溶血性链球菌和葡萄球菌引起的。Ⅰ型坏死性筋膜炎发展迅速，超声波辅助吸脂术后出现坏死性筋膜炎的患者发生中毒性休克综合征的可能性很大。诊断通常根据症状确定，确诊后必须及时进行清创，应用广谱抗生素和给予支持治疗。避免患者术后发生坏死性筋膜炎的关键是术前充分准备，铺单要严密，术中严格无菌操作，术后使用抗生素预防感染。

2）血肿及血清肿：关键在于预防，术后3天内弹性加压服不能随意松脱；若弹力不足，可以用软敷料垫于其下。术后48小时内常规留置引流管持续负压引流也是有效预防血肿的措施。

3）皮肤坏死：超声波辅助吸脂术所致的皮肤坏死不多见，主要原因是抽吸过浅及超声探头角度不良损伤真皮下血管网。预防：尽量保护真皮下血管网完整，一般应保留真皮下1～2cm厚的脂肪层，抽吸时吸头切忌面向皮面反复抽吸。

4）暂时性感觉减退：为抽吸术中损伤皮肤感觉神经末梢所致，一般不需要任何处理，3～6个月可自行恢复。

5）切口感染或延期愈合：为吸头反复摩擦及负压直接吸引严重损伤切口边缘所致，因此手术操作过程中，吸管进出皮肤切口时应关闭负压。如果发生皮肤挫伤，应将切口边缘0.5cm宽的皮肤组织切除后再缝合。

6）皮肤凹凸不平和不对称：几乎难以避免，只是轻重程度不同而已。其原因是抽吸量不均、隧道深浅不一，另外还与局部皮肤弹性好坏有关。故在操作中应掌握抽吸的层次，使其在同一平面，随时注意左右侧对比。对于皮肤弹性差者，应采取抽吸与切除相结合的方法。

7）皮肤瘀斑：多于术后当天或次日出现，可自行消退。活血化瘀治疗效果好。

8）其他：抽吸术后包扎过紧或穿弹性加压服加压过大造成局部皮肤过敏、皮炎、皮肤溃疡、溃疡后色素沉着等，此外还可并发脂质性肉芽肿，其形成大概与脂肪组织挫伤后坏死液化有关，表现为可触及但无痛的皮下肿物，如伴发脂膜炎，可有疼痛，肿物较大时多需要手术切除。

8.超声吸脂的优点及缺点

（1）超声辅助吸脂具有以下优点：①抽吸时移动导管阻力小，术者不费力；②患者术中不适感减轻，故镇静剂需要量减少；③更快去除脂肪；④抽吸物中出血量少，能抽吸大量脂肪；⑤抽吸物中脂肪与水的比例增大；⑥更加安全有效地抽吸浅层脂肪；⑦抽吸均一，使皮肤更加平整；⑧促进皮肤收缩；⑨术后淤血、肿胀轻，术后不适感减轻；⑩术后恢复快，无其他并发症。

（2）超声吸脂的缺点：无法注射移植脂肪细胞。体内超声作用存在的一些潜在危险，如皮肤烧伤、深层组织烧伤、作用于不平坦部位时探头末端损伤组织、较长的切口、术后感觉异常（由于探头与神经直接接触使神经脱髓鞘），还有一些超声波导致的尚未知的效应，如自由基的大量产生、对术者手的损伤、蛋白质变性、产生自身免疫性疾病等，在体外超声吸脂术中均被避免了。体外超声吸脂术的主要缺点是仪器价格高及手术时间较长。

超声波辅助吸脂术是当前国内外比较流行的一项形体整形手术，国内已有不少医院相继引进并开展此项技术，疗效可靠，术后并发症的发生率分别为1.0%，后遗症和二次手术发生率为4.7%。统计学数字表明超声波辅助吸脂术后并发症，尤其是严重并发症的发生率很低，因此超声波辅助吸脂术作为一种塑形手术有着较高的安全性和有效性，为越来越多的整形外科医师和患者所接受。

（二）非侵袭性超声脂肪雕塑

脂肪抽吸技术经历数十年发展，使用安全，可在局部麻醉或保持意识清醒的镇静下完成，并且可在门诊条件下进行。尽管吸脂技术有很多优点，但由于其是有创操作，还是有一定危险和不适的，术后恢复需要更多脱产休息和使用弹力收缩服。虽然手术的临床耐受很好，但手术后马上就有可能出现血流动力学和代谢的变化。

2005年超声波辅助吸脂手术占美国吸脂手术的21%。体内超声波辅助震碎脂肪组织，改良了吸脂技术。这些优点某种程度上伴随技术技能要求高及当探头和皮肤直接接触时探头释放能量的热效应会损伤接触点皮肤等缺点。

现有无创和微创的皮肤和皮下脂肪整形技术（如深部身体按摩、射频技术和光治疗）变得流行，是由于相对安全、脂肪看上去减少的短期美容效果。但是对体形改变不够理想，由于它们只能提供轻微和暂时的身体周径减少，要多重治疗才有效，效果持续时间短，可能需要维持治疗，因此它们的应用仅限于表浅皮下脂肪层短时的外观改善。此外，不像吸脂术，它们的目的不是去除多余皮下脂肪，而是紧缩上层皮肤或改善循环，理论上的作用还有减少水肿和诱导完整脂肪细胞内生化脂肪分解作用而活化细胞内脂肪。

一种效果更加持久的技术应运而生，这种技术将超声能量传递到脂肪，不会在皮肤形成明显的声能聚集，能更加安全地使脂肪破碎。另外，这种理想的无创能量传递方法将会减少围手术期并发症的发病率，如感染、瘢痕形成、麻醉相关并发症和其他手术风险。

采用该项新技术的无创体形修复设备通过了多中心对照Ⅱ期临床试验对安全和效果的评估。该项设备使用聚焦超声技术，在一定距离上经换能器释放有限量声能达到无创身体塑形的目的。超声波能从半球形换能器发射。靠近换能器表面能量低，能量在远处的焦点汇集累加。换能器直接放置在皮肤表面，将能量聚集于深部的皮下脂肪。能量通过皮肤传递后在皮下脂肪形成高密度能量，而在表皮和真皮能量密度则很低。它使用脉冲超声波，参数设计针对皮下脂肪产生非热效应。高能超声波作用于皮下脂肪，能将脂肪组织安全有效地粉碎，就像超声波辅助吸脂。

实验证实聚焦超声手术能够减少治疗区的周长，单次治疗安全有效。手术耐受良好，术后无痛，无须休息，无须穿弹力加压服；术后肝功能监测无异常，肝脏B超无异常；各种脂肪代谢途径监测（脂肪肝、血浆三酰甘油、脂蛋白类脂水平、游离脂肪酸）无异常；无血肿、血清肿、瘀斑；无色素沉着或色素减退；治疗区脂肪质地平滑，无突起或不规则。

聚焦超声体形塑造对要求一次或分多次去除小量或中量脂肪的患者，或者因其他情况不能做大量吸脂手术的患者，多次治疗或结合多种体形塑造方法能获得更好的效果。

（王志刚）

第40章

40

颅面部超声疗法

第一节　眼、耳鼻喉及口腔科超声疗法

一、眼科超声疗法

（一）概述

超声治疗眼科疾病始于1938年，但由于眼球解剖结构特殊，对超声非常敏感，加上眼球富有液体成分，而玻璃体血液循环较差等组织学特点，超声波的热作用不易消散，容易引起白内障等并发症，因此曾一度将其列为超声治疗的禁区，以致多年来超声治疗在眼科领域进展缓慢。但随着超声治疗器械和方法的改进，近年来通过动物实验和临床观察，发现超声波对眼组织有独特的效应。大量的研究发现，适当的超声波作用可以改善眼的体液循环、增进代谢、提高渗透性能和促进吸收，又具有治疗作用。随着超声仪器的发展，适当慎重地选择病例，正确掌握剂量与投用方法，超声波仍能广泛地用于眼科治疗。

随着超声治疗仪器的不断改进，超声波用于眼科疾病的治疗得到了迅速发展。1967年，Kelman应用世界上第一台超声乳化仪在人眼完成了第一例超声乳化手术，而今随着超声乳化仪器设备的改进和技术的更新，超声乳化手术已成为治疗白内障的主要方式，这也使超声疗法在眼科的应用日益广泛。此外还可利用超声波的物理效应促进玻璃体混浊与积血吸收，治疗眼底疾病，利用高强度聚焦超声仪治疗恶性青光眼，超声药浴治疗眼表疾病，超声透入治疗眼后段疾病等。而目前国内有学者正在开展利用超声微泡造影剂携带基因治疗眼底疾病的研究，期望为眼科疾病的治疗提供一条新的途径。

（二）临床运用

1.眼科疾病的超声理疗　超声波对眼的损伤与能量强度和时间密切相关。已证实，强度为2.5～3W/cm^{2}的超声波只需30s即可造成不可逆的损伤，甚至影响视神经组织；1.5～2W/cm^2、5min可致可逆的病理改变；0.25W/cm^2、5min和1W/cm^2、3min时未见损害。当前临床应用的参数多倾向强度不超过0.5W/cm^2，时间不超过5min。但也有学者用量达1W/cm^{2}以上，时间3～10min。

超声理疗的投射技术包括直接接触法、浴槽接触法、水囊接触法、穴位刺激法。有些方法已经被淘汰，直接接触法尽管易造成角膜损伤，但由于超声脉冲技术的发展，可严格掌握输出功率，目前仍为人们采用；另外浴槽接触法现在也仍在使用。

（1）青光眼：超声治疗对急性闭角型青光眼发作期的角膜水肿、继发性青光眼前房炎性渗出和玻璃体积血具有促进消散与吸收的作用。一般采用脉冲超声波，频率为800kHz，强度为0.5～0.75W/cm^2，每天1次，每次治疗时间为5min。对3例经一般治疗与前房放水等治疗而未能控制眼压的外伤性前房积血继发青光眼患者，采用上述方式治疗5～7次后视力恢复至1.0～1.5，眼压由6.29～9.23kPa降至1.6～2.4kPa。国内有学者通过动物实验发现低强度超声波使兔眼压下降可能与低强度脉冲超声波细微的机械振荡作用下小梁网异常堆积的细胞外基质减少，结缔组织疏松、延伸，小梁网空隙增大，房水外流阻力降低等有关。

（2）玻璃体混浊：常见于外伤后玻璃体积血、炎症、高度近视等病变。超声波对其有促进积血消散、混浊吸收的作用。患者取坐位或仰卧位，闭目，眼睑涂耦合剂（多用液状石蜡和凡士林混合的较黏稠的耦合剂），探头在眼部缓慢地做环形运动，也有用水囊接触法；采用脉冲超声波，频率800kHz，强度0.5～0.7W/cm^2，治疗时间为5～8min，每天1次，10～12次为1个疗程。

（3）外伤性眼外肌麻痹：采用药物治疗效果较差，但超声治疗效果较好。患者取仰卧位，闭目，眼睑涂耦合剂，探头在患眼眶部及眼睑上做缓慢环形移动；采用脉冲超声波，频率为800kHz，强度为0.5～0.75W/cm^2，治疗时间5min，每天1次，10次为1个疗程，疗程间隔5～7天。有报道总有效率可达98%以上，对照药物组仅38%。

（4）中心性视网膜炎：为常见眼底疾病。超声治疗方式有两种，一种与上述方法相似，探头于眼部做环形接触移动，采用脉冲超声波，频率800kHz，强度0.5～0.75W/cm^2，治疗时间5～8min，每天1次；另一种治疗方式不直接接触眼，患者取侧卧位，患侧在上，探头放置在涂好耦合剂的颞部，向眼球方向投射，探头

轻压颞部并缓慢环形移动。采用脉冲超声波，频率为800kHz，强度为1～1.5W/cm^2，治疗时间5～7min，每天1次，7～10次为1个疗程，疗程间隔3～5天。

（5）视网膜静脉周围炎：又称Eales病，或青少年复发性玻璃体出血，反复发作可致盲。采用间接接触法，移动式治疗，应用脉冲超声波，频率800kHz，强度0.75～1W/cm^2，治疗10～15min，每天1次，15次为1个疗程，疗程间隔10天，共6个疗程；并辅以眼垫法局部离子透入治疗，其有效率明显高于单纯口服和肌内注射药物的全身用药组。

（6）视网膜震荡：钝器击伤眼球后引致眼底部位包括黄斑区发生乳白色云雾状混浊，伤后24小时达高峰，治疗不及时可遗留视网膜萎缩或坏死。采用直接接触法，脉冲超声波，频率为800kHz，强度为0.75～1W/cm^2，治疗10min，每天1次，10次为1个疗程。有报道经超声治疗5～6次后80%显效，对照药物治疗组显效较迟。

（7）球结膜下出血与眼底出血：均为常见眼病，超声治疗须在出血停止后才可进行。采用直接接触法或水囊接触法，应用脉冲超声波，频率为800kHz，强度为0.5W/cm^2，治疗5～8min，每天1次，7～10次为1个疗程。

2.眼科疾病的超声药浴　超声药浴是指用超声雾化器将治疗药物雾化喷洒组织，其细小雾滴呈连续洗浴状态，有别于“雾化吸入”治疗呼吸系统疾病。其治疗优点在于超声波能雾化破坏药液的表面张力，击碎液体产生直径小于5μm的雾粒携带药物，连续洗浴眼部组织；因药粒非常细小，更利于皮肤黏膜组织吸收及细胞间弥散透过血眼屏障而影响患部组织的生理代谢，达到治疗效果；避免了滴眼液在结膜囊内存留时间过短、被泪液稀释排出的不良影响，提高生物利用度，起效快、药量小、全身副作用小。

治疗方法：根据不同的眼病，雾化杯内置不同的治疗药物，将药液置于超声雾化器小雾化杯内，送雾管接咬嘴，患者取坐位低头或侧卧位（头下垫塑料纸，上置治疗巾），手持咬嘴，开放中等雾量，距患眼睑裂2～10cm开放送雾（也可采用专用眼罩雾化），每次雾化10～20min，每天1次，急性或严重者可增加每天雾化次数。

适应证：超声药浴尤其适用于眼表疾病的治疗，避免了反复点药、局部不易达到药物浓度的缺点。目前超声药浴多用于角膜炎、结膜炎、眼睑炎、干眼病的治疗，也有报道用于脉络膜视网膜炎的治疗，均取得了较好的疗效。目前临床上多将鱼腥草、双黄连等中成药及庆大霉素等广谱抗生素和抗病毒药物配伍后用于超声药浴治疗。

3.眼科疾病的超声透入治疗　超声药物透入指药物在超声波作用下不经血液而直接透入组织，并在局部保持较高浓度，维持较长时间，在眼科主要用于眼后段疾病的治疗。其治疗原理主要是超声波使细胞结构发生变化，酶的催化过程发生改变，提高细胞对药物的敏感性；机械和温热作用又可使细胞渗透性增加，局部组织血管扩张，血流增加；脉冲超声波对细胞还有按摩作用，提高代谢功能，增强细胞活力，细胞膜的通透性增加。超声透入药物无极性之分，不会使药物电解电离，从而有效发挥药效。其常用于治疗出血性玻璃体混浊、视网膜中央静脉阻塞等。

4.白内障超声乳化手术　白内障是全球第一位致盲眼病，随着全球人口的老龄化，其发病率及患病人口总数都在不断上升。白内障治疗方式目前以超声乳化吸除、现代囊外摘除、小切口非超声乳化摘除为主。自Kelman将超声乳化用于白内障手术，经过40年设备的改进和技术的完善及超声乳化技术的普及，超声乳化以其切口小、愈合快、散光小、术后视力恢复快、手术损伤小、术后炎症轻、手术时间短，并有降低眼内炎发病率的特点而成为目前治疗白内障最主要的方式。尤其在发达国家，白内障超声乳化手术率几乎在90%以上，在我国其也日益成为治疗白内障的主要术式。

5.高强度聚焦超声治疗眼科疾病　高强度聚焦超声（HIFU）是利用超声波的可聚焦性等物理特点，将体外低能量超声波聚焦在体内病灶处，通过焦点区高能量超声使靶组织发生凝固性坏死，从而起到治疗作用。HIFU治疗作为一种“非侵入”的治疗技术在眼病治疗方面有着不可替代的优势：①借助诊断性超声换能器，可以精确定位于眼球表面或眼内任何深度和部位，且可以穿透不透明的介质；②不依赖组织的特殊光学性质如色素含量等吸收能量。尽管如此，HIFU在眼科的广泛应用仍受到一定的限制，原因在于眼部组织解剖结构特殊，对超声波敏感，HIFU易造成角膜、晶状体等屈光介质和视网膜损害，难治性青光眼和眼内肿瘤均是特殊的“恶性”眼病，因此成了HIFU的最佳适应证。

6.超声微泡在眼科的治疗学研究　近年来，超声领域出现的新型载体——超声微泡造影剂在靶向治疗方面取得了可喜的效果，使其越来越受到医学各界的关注。超声微泡造影剂可携带基因，在适当超声能量的作用下，微泡可增强超声波的“空化效应”，这一效应可使组织细胞产生可修复性声孔效应，导致局部毛细血管和邻近组织细胞膜的通透性增加，从而使目的基因容易进入组织细胞内，实现并增强基因的转染和表达。随着超声微泡造影剂在基因转染和基因治疗的广泛研究，众多学者也将超声微泡造影剂引入眼科，并且进行了初步的探索。

眼球是局部基因治疗的一个理想器官，它的组织操作空间小，所需要的药物治疗浓度相对较低，通过眼球弥散到眼外器官的有效药物能减少到最低。同时，眼球处于一个相对免疫赦免的状态，因此眼内注射外源抗体能最低程度地引发潜在的免疫反应和炎症反应。目前，超声微泡造影剂在眼科的研究主要集中于角膜和眼底疾病方面。

（1）角膜疾病的基因治疗：在日本，Sonoda等使用超声＋微泡造影剂介导绿色荧光蛋白（green fluorescent protein，GFP）基因转染兔眼角膜上皮细胞，并进一步进行体内实验，均发现超声＋微泡造影剂＋质粒组的转染效率明显高于质粒＋超声组；而超声微泡＋质粒组和裸质粒组几乎无GFP表达；并筛选出超声微泡转染的辐照最佳条件，实验观察到不同声强（0.5～3W/cm^2）超声波对组织细胞均未产生损伤。

（2）眼底疾病的基因治疗：目前利用超声微泡造影剂携基因治疗眼底疾病主要集中于脉络膜新生血管（choroidal neovascularization，CNV）、慢性高眼压的神经细胞损伤等方面的研究。

1）脉络膜新生血管（CNV）：具有渗漏的特性，Idetaa等发现它和有丰富血供的肿瘤组织一样，对血管中大分子物质具有"高渗透滞留效应"，即大分子物质在CNV这类组织局部会发生聚集，大分子物质的量和停留时间都高于周围正常组织，而超声微泡造影剂正是这类大分子物质，这为利用微泡造影剂携带基因治疗脉络膜病变，特别是CNV提供了契机。周希瑗等采用超声微泡造影剂介导*PEDF*基因转染视网膜色素上皮细胞，发现*PEDF*基因在细胞内有较高的表达率，而*PEDF*基因具有很强的抑制新生血管的作用，这一研究为眼底新生血管疾病的治疗提供了新途径。同时许燕等在体内利用超声微泡造影剂介导增强GFP质粒转染Long-Evens大鼠视网膜、脉络膜，研究结果表明其在各组大鼠视网膜上均有表达，主要集中于色素上皮层，其中超声＋微泡造影剂＋质粒组表达最强。

2）视网膜神经节细胞（retinal ganglion cell，RGC）：刘苏等体外培养RGC，利用超声微泡造影剂介导*GFP*基因转染RGC，研究结果表明，超声＋微泡造影剂＋质粒组的转染效率明显高于超声＋质粒组（约5倍）。同时利用治疗性*bcl-xl*基因转染RGC，研究表明，超声微泡能介导*bcl-xl*基因转染RGC，并且在抗RGC凋亡方面有一定作用。Fischer等成功利用超声微泡造影剂介导*pCAX-EGFP*转染视神经节细胞、感光细胞、双极细胞在内的鸡胚视网膜神经元细胞，研究证实超声＋微泡造影剂＋质粒组有较高的存活率和转染效率。

（3）眼部肿瘤的基因治疗：周希瑗等在体外成功培养视网膜母细胞瘤（retinoblastoma，RB）细胞，利用超声微泡造影剂介导*EGFP*基因转染RB细胞，具有较高的转染效率，并进一步将超声微泡造影剂介导*EGFP*质粒转染RB细胞与传统转染方法对比。研究结果表明，利用超声微泡造影剂介导的DNA质粒对RB细胞的转染效率与脂质体介导的质粒转染效率相似，明显高于其他实验组。一定能量和时间的超声波辐照及适当浓度的微泡造影剂，对RB细胞的活性无明显抑制。后期又采用同样的方法将*p53*基因转染RB细胞，发现超声微泡造影剂能介导*p53*基因转染RB细胞，并能引起RB细胞凋亡，为RB的治疗提供了一个新途径。

虽然目前超声微泡造影剂在眼科基因治疗的研究仅处于起步阶段，但以上研究结果证明利用超声微泡造影剂介导基因治疗为视网膜母细胞瘤、年龄相关性黄斑变性、青光眼等眼科疾病提供了新的治疗方向。相信随着超声医学、分子生物学和眼科的发展，超声微泡造影剂在眼科疾病基因治疗方面将会有广阔的应用前景，这需要众多学者共同努力。

二、耳鼻喉科超声疗法

超声医学已广泛应用于耳鼻喉科，如在耳鼻咽喉围手术期应用超声波振动原理将适当的药物局部渗透入术区，使手术后恢复得更为显著；高频超声雾化可以将药物分子振动释放于鼻、咽、喉及与中耳密切相关的咽鼓管等组织结构，起到消炎、消肿的目的等。临床上甚至尝试用高频超声雾化的方式将凝血酶分子振动入咽部起到帮助白血病患者咽部弥漫性出血止血的目的。除了雾化治疗作用，其实超声在耳鼻喉科还有更重要的作用。

（一）超声在耳部的治疗应用

超声在耳部的治疗应用还处于实验研究阶段，尚未在临床广泛推广。

1.突发性耳聋　是耳鼻喉科常见的急症之一，发病率较高，据Byl统计为10.7/10万，国内报道突发性耳聋占感音神经性耳聋的4.86%，且发病率有增高的趋势。由于至今病因不明，发病机制不清，因此，临床治疗方案较多，但疗效不确定。目前国内外主要有2种病因推测：一是内耳供血障碍学说，二是病毒感染学说。目前多倾向于内耳供血障碍学说。由于供应内耳血液的迷路动脉多数直接从基底动脉发出，仅少数起于小脑后下动脉或椎动脉，且内耳供血动脉为终末分支，缺乏侧支循环。与耳聋常伴随出现的是耳鸣。耳鸣在临床中常见，是患者在耳部的一种声音感觉，但外界并无相应的声源存在。耳鸣可分为主观性耳鸣和客观性耳鸣。主观性耳鸣仅患者能听到耳鸣声音；客观性耳鸣不仅患者能听到声音，他人也能听到声音，但客观性耳鸣较少见。耳鸣是大脑听觉皮质对蜗神经末梢放电活动的反应，与耳蜗功能有关。耳蜗功能异常是耳鸣症状的主要病因。耳蜗血供主要来自耳蜗总动脉，而耳蜗总动脉是迷路动脉的分支。因此，当各种原因导致椎基底动脉或小脑后下动脉痉挛时，必然出现内耳供血不足，引起局部组织缺血、缺氧、水肿、酸碱代谢紊乱，最终使内耳神经末梢感受器受损而导致耳聋、耳鸣。经颅多普勒超声（TCD）是近十年来迅速发展起来的新技术，可直接检测椎基底动脉和小脑后下动脉痉挛或收缩，故TCD使突发性耳聋耳鸣的病因检测成为可能。TCD通过对颅内动脉血流速度变化、频谱改变、脉动指数和阻力指数改变的检测，可准确、快速地反映颅内动脉血流动力学变化和血管痉挛程度，给临床诊断、治疗和预后判断提供依据。更加有意义的是，近年来Lenhardt等发现超声可抑制可听频谱范围内耳鸣，较窄带超声频谱可抑制较宽可听频谱的耳鸣。

2.慢性化脓性中耳炎　是常见疾病，听小骨破坏是其常见并发症之一。多年来，均利用X线检查诊断听小骨破坏。近几年，临床上尝试应用高频换能器探查中耳结构，诊查听小骨破坏，效果显著。常规条件下，超声波通过外耳道探测中耳时，气体干扰使声波全部被反射，慢性化脓性中耳炎伴有鼓膜穿孔，通过液体的灌入，使气腔变为液腔，利用外耳道透声窗探测可见：①听小骨正常声像图。听小骨似“C”字形强回声，头端强回声小光团为锤骨，边界欠光滑，颈部为锤砧关节回声，垂直部为砧骨外缘粗糙强回声，底端为镫骨回声，垂直部内无回声暗区为锤骨衰区，听小骨对应后上方可见咽鼓管，呈弯曲管状无回声暗区，嘱患者捏鼻鼓气可见管内回声向前移动。②听小骨破坏声像图。“C”字形强回声形态消失，可见略粗大条索状强回声，中间呈不均等点状低回声，两端回声增强。听小骨破坏声像图与听小骨破坏程度密切相关。严重者听小骨呈黄豆粒大小不均等强回声光团。受检者鼓室内有滞留的脓汁和脱屑物占据中耳腔，包绕听小骨，使介质进入的容量少，直接影响图像的清晰度。克服的办法是嘱患者捏住鼻孔，反复做鼓气动作，必要时，将滴入的介质排出，重新反复滴入。由于透声窗小，外耳道弯曲，听小骨回声图像受限，可将耳廓向外上方提拉，使外耳道生理弯曲消失。超声图像清晰度与超声诊断仪探头的频率有直接关系。进行多角度探查，声像图的清晰度会有所改善。在同一介质中，波长与频率成反比，频率越高，分辨率越高，而穿透力低。听小骨破坏均经手术及病理证实诊断，符合率明显优于X线检查。超声有操作简单、图像动态直观、迅速报告等特点，故此项诊查技术易应用于临床。超声波同样可以应用于慢性化脓性中耳炎的治疗，如药水滴耳加低频（25～27kHz）超声波治疗。低频超声波可促使周围组织的微循环正常化，有杀菌作用，更可促进药水进入鼓室为鼓室黏膜吸收，可减少炎症破坏，降低鼓室粘连或瘢痕形成的风险，并促进上皮化。

（二）超声在鼻部的治疗应用

1.鼻炎　近年来，国内利用超声将药液变成微细雾滴经鼻吸入疗效较好，其中以慢性单纯性鼻炎疗效最佳，急性鼻炎次之，慢性鼻炎伴上颌窦炎疗效虽不及上述两者，但患者经雾化吸入后会出现鼻涕由稠变稀，头胀痛及伴有的咽喉炎症状减轻。雾化吸入药物可选用中药如苍耳子、辛夷各200g，防风、金银花、薄荷各100g。加水5000ml，煎成50ml药液，静置后用纱布过滤2次后使用。每次25ml用超声雾化器经鼻吸入，5～10min，每天1～2次，8～10次为1个疗程。治疗中应注意药液的浓度，过于浓缩则雾化不充分，宜用生理盐水稀释。每次药液量成人不得少于25ml，儿童以10～15ml为宜。

2.变应性鼻炎　是由全身多种细胞因子、炎症介质和免疫细胞参与的与鼻黏膜局部血管、神经和腺体功能紊乱相关的疾病。各种细胞因子、炎症介质不仅可直接刺激血管扩张、血管通透性增加及腺体分泌，还可通过神经反射导致血管扩张、腺体分泌和喷嚏发作，并使鼻黏膜敏感性增加。因此，变应性鼻炎的治疗靶点是鼻黏膜下层过度反应的血管、神经、腺体及局部浸润的免疫细胞。鼻黏膜上皮纤毛黏液系统在维护鼻腔正常的生理微环境和生物学功能中具有重要作用，保留鼻腔解剖和黏膜上皮的完整性可避免出现鼻腔干燥、鼻涕倒流等后遗症。目前，无论是传统手术还是采用微波、激光、射频替代手术治疗变应性鼻炎主要均是针对下鼻甲黏膜、鼻腔感觉和副交感神经分布区进行减容，以对鼻黏膜组织减容为目的，这些治疗方式不同程度上均对鼻黏膜上皮层造成损伤。此外，如果鼻黏膜组织减容的体积小，可能难以达到治疗的目的或疗效维持时间短；体积过大则会破坏鼻腔解剖结构和正常的生物学环境，造成鼻腔干燥、鼻黏膜萎缩、鼻涕倒流等后遗症。同时，手术创面一旦修复，症状又可能复发，这也是这类治疗长期疗效欠佳的原因。因此，理想的目标是既能适度减弱鼻黏膜下腺体和免疫细胞功能，降低鼻黏膜下血管、神经的反应性，同时又能保持鼻腔解剖结构和生理功能的完整性，具有可重复性的优点。

聚焦超声具有的渗透性和聚焦性的特点，使其能量可穿透鼻黏膜上皮层和基底膜层，定向聚集在含有大量免疫细胞、浆液性及浆液黏液性腺体、神经和丰富血管网的鼻黏膜下层，在该层面形成散在的点状凝固性坏死。炎性细胞、代谢旺盛的细胞对超声波敏感。聚焦超声可直接破坏局部浸润的免疫细胞（如嗜酸性粒细胞、淋巴细胞和肥大细胞），使其数量明显减少，从而减弱这些细胞所释放的细胞因子和炎症介质的作用；同时，超声波还可诱导肥大细胞完全脱颗粒，相当于免疫治疗。聚焦超声不仅可直接使治疗区部分腺体或腺体的部分细胞凝固坏死以减少腺体分泌，还可通过破坏鼻黏膜深层的副交感微神经节细胞及SP神经纤维等，降低胆碱能神经的兴奋性，减少血管活性肽的释放，使血管舒张减轻，腺体分泌减少，相当于抗胆碱药物治疗。聚焦超声可直接使血管闭锁，或通过损伤血管内皮细胞，导致血栓形成，使血管部分或完全阻塞，两者均使血浆渗出物减少，鼻黏膜水肿减轻，相当于减充血剂治疗。

由我国原创研发的“CZB型超声波鼻炎治疗仪”正是利用聚焦超声的上述作用机制治疗变应性鼻炎。通过在大量动物实验中获取了聚焦超声在鼻黏膜中运用的安全剂量，并在大量临床试验中证实其治疗变应性鼻炎的1年有效率在80%以上。目前，该设备作为成熟的医疗设备将在国内外展开临床多中心应用。聚焦超声在变应性鼻炎治疗中的运用既达到了治疗变应性鼻炎的目的，同时又保存了鼻黏膜表面组织的完整性，不会影响鼻黏膜上皮中杯状细胞的分泌功能和鼻黏膜纤毛的转运功能，鼻腔干燥、鼻涕倒流等后遗症发生率极小。这既是聚焦超声安全、有效治疗变应性鼻炎的理论基础，也为患者在症状复发后再次治疗以获得长期肯定的疗效提供了保障。

3. 鼻窦炎　是最常见的鼻部疾病之一，其中以上颌窦炎较为多见，可分为急性与慢性两种，超声治疗适用于慢性鼻窦炎。应用连续超声波或脉冲超声波，分别为0.5～1W/cm^{2}及1～2W/cm^2，将涂有耦合剂的小型探头（直径1.5cm）或特制探头紧贴局部，徐缓移动。也可用固定法，但连续超声波剂量不得超过0.5W/cm^2，脉冲超声波则多在1W/cm^{2}以内。

（三）超声在喉部的治疗应用

1. 急性喉炎　是上呼吸道黏膜急性卡他性普通炎症，多由病毒和细菌混合感染所致。近年来，研究者采用药物超声雾化吸入法治疗急性喉炎，该方法的优点为药物在超声波的作用下形成药物离子，直接作用于病变黏膜被吸收，有效药物浓度高，作用快而直接，抗菌消炎作用彻底，故而在短期内疗效突出。

2. 慢性喉炎　一般由于在急性喉炎时期未治愈而转变为慢性。慢性喉炎时常见声带充血、水肿、声音嘶哑等，超声波通过作用于喉部，改善喉部的血液循环，促进渗出物吸收与消散，减轻或消除声带充血、水肿，减轻或消除声带肥厚，从而有较好的治疗作用。

三、口腔科超声疗法

（一）概述

超声疗法用于口腔科始于20世纪50年代。最早的应用研究是利用超声波的机械振动而切割牙体组织。在超声波用于牙结石的清除，即超声波洁牙术方面，随着超声波洁牙机工作头（尖）的改进发展，扩展到对牙周病的牙周袋和根面平整治疗，清除牙面上的牙菌斑以预防龋病。同时出现了应用于牙髓病治疗的超声根管治疗技术。目前超声治疗在牙体牙髓病和牙周病的治疗中已经成为简便、高效的主要手段。近年来，随着超声治疗仪等器械和相关产品的研发，超声治疗在口腔颌面外科的应用有了新的拓展。一种体现超声骨切割技术的超声骨刀在牙槽外科、牙修复前外科和种植外科的应用，取得了良好的效果，使口腔科中的骨切割进入了一个新的时代。超声介质的研究和超声介导使超声治疗应用于口腔颌面部肿瘤治疗取得了突破。

（二）临床应用

1. 超声波洁治术　牙周病与龋病是口腔疾病中最常见的两大类疾病，其发病率在世界各国统计的资料中显示居人类所患疾病的前三位。它们都与口腔卫生和口腔内的细菌密切相关，保持良好的口腔卫生，是口腔疾病预防保健的基本要求。

牙周病是指由致病因子导致牙周组织即牙龈、牙周膜、牙槽骨组织发生病理改变的疾病。它主要有牙龈炎、牙周炎及𬌗创伤。牙面上和龈沟内细菌聚集形成菌斑，导致牙龈炎。牙龈炎的特点是牙龈红肿，刷牙或探诊时牙龈出血。去除菌斑和由其钙化形成的牙石可以逆转炎症反应，恢复牙龈健康。牙周炎是菌斑尤其龈下菌斑聚集引起的炎症反应。炎症不仅位于牙龈，还累及了更深在的牙周组织，如牙龈结缔组织、牙周膜和支持的牙槽骨。炎症破坏了这些组织及它们和牙面的附着，导致龈沟变深，牙周袋形成。温暖潮湿的袋内环境促进了革兰氏阴性厌氧菌增殖生长。一些细菌附着于牙根表面的生物膜上，随时间推移，这个龈下细菌微生态体系变得复杂而具有致病性，并且不能被个人口腔卫生措施清除。有学者认为牙周炎是一种低度感染，因为龈下细菌及其毒不良反应可能自发或由于治疗进入血液循环。

牙周治疗的基本原则：控制菌斑，消除炎症，防止复发；重建牙周组织结构-牙周组织再生；修复与美观的考虑。控制菌斑仍然是牙周治疗成功的关键，是牙周治疗的核心，机械的洁治和根面平整配合口腔卫生措施仍是目前牙周治疗的金标准。局部和全身使用抗菌药物可以作为控制菌斑的辅助治疗。局部洁治包括龈上洁治和龈下刮治。龈上洁治主要就是指清除由唾液菌斑在牙面上矿化形成的龈上结石，俗称洁牙或洗牙。龈下刮治主要是指清除由龈沟液菌斑或牙周袋菌斑在牙根面上矿化形成的龈下结石，而传统牙周治疗方法包括机械性洁刮治、根面平整及手术。局部洁治所用的器械目前有手工器械和超声波洁治器。超声波洁治器是一种高效的洁治器，它利用高频震荡能量清除牙石和菌斑，特别对牙面附着的牙石软垢及色素更有效。超声波应用于牙周治疗由于其工作头（尖）的不断改进，主要形成了超声波洁牙术和非手术治疗的牙周超声治疗术。下面重点介绍这两项临床常用技术。

（1）超声波洁牙术：超声波洁牙（ultrasonic scaling）是超声波最早用于口腔科临床的治疗技术。随着超声波洁牙机和工作头（尖）的不断发展，设备成本下降。超声洁牙已是目前临床应用最广和最基本的口腔卫生保健及牙周治疗的超声治疗手段。其高效、操作简便和相对于手工洁牙省时省力是最大特点。而正规操作、合理使用超声洁牙机对取得良好的治疗效果十分重要。反之，操作不当会对牙体甚至牙髓、牙周组织产生损伤，也会使工作头过早磨损，功率丧失。目前超声波洁牙机有国产和进口机型，国产机已基本达到临床洁牙要求。

（2）牙周超声治疗术：对于牙周炎患者，机械菌斑控制能达到减轻炎症、降低牙周袋、增加附着水平的效果，降低牙周袋的效果在深牙周袋较浅牙周袋明显。在浅牙周袋（3mm），机械菌斑控制治疗会引起少量的附着丧失。龈下结石由于其表面存在大量的凹陷，使微生物容易积存，因此必须清除。对于牙周病患者，其非手术的治疗手段就是减少牙石的龈下刮治术和控制菌斑为主的根面平整术。

1）龈下刮治术：因牙石黏附于牙根表面的方式不同和牙周袋比较深及牙邻面与根分叉的阻碍，牙石不能彻底清除，牙石残留一般在3%～80%。在深牙周袋、邻面和根分叉部位牙石残留较多。研究表明，牙石通过以下形式黏附：通过一层薄膜黏附；或在牙根表面形成硬壳；或穿过牙骨质的裂隙；或寄生于牙骨质或牙质吸收所产生的腔隙中。此外，牙石不仅会黏附在容易被清除的光滑和凸起的表面，还会黏附在较难清除的牙根凹陷或分叉上。从临床上看，乳白色以至暗黄色的龈上结石比棕黑色的硬块状龈下结石更容易清除。因此在行龈下刮治时，必须应用特殊手工器械和纤细的超声工作头。临床观察显示手工和超声波龈下刮治去除龈下牙石效果是相似的。操作者的经验是影响效果的重要因素。就牙周临床指标的改善，包括减轻炎症、降低牙周袋、增加附着水平，手工和超声波龈下刮治的效果是类似的。对于窄而深的牙周袋、Ⅱ度和Ⅲ度根分叉病变，超声波龈下刮治的效果优于手工龈下刮治的效果。

2）根面平整术：是一种用来从暴露于牙周袋内的牙根上清除结合紧密的残留牙石和一层牙骨质的技术，以使牙根表面光滑、坚固和清洁，以利于牙周附着重新建立。牙根平整应当去除游离的菌斑、游离的内毒素，减少牙石，而不必过多去除感染的牙骨质，也不可能去除软组织和牙本质小管内的细菌。根面平整手工器械无法达到其要求，而超声波的机械振动和孔穴作用正好能满足其治疗要求。

2.超声根管治疗术　根管治疗是针对口腔疾病中一大类牙髓病的最基本、最常用的治疗方法。它的主要治疗步骤有根管预备、根管消毒和根管充填，其中又以根管预备最为重要，它关系到根管治疗的成败。因此，发展简便、高效的根管预备方法和设备器械一直是人们追求的目标。

超声波用于根管治疗术中与超声波用于清除牙石是在同一时期。1957年，Richman在超声探头上安装一根拔髓针，并在超声波手柄上装上了冲水装置，描述了应用超声波扩大根管的方法，首次将超声波引入根管治疗中。以后在20世纪70年代，人们对超声波的根管清理杀菌作用进行了深入研究，使临床医师逐步认识到超声波在根管治疗中的有效性。这方面的研究报道尤以Martin等的报道最为突出。他们从多方面对超声波的根管清理能力做了较为全面的研究，并将其命名为“根管超声协同系统”（the ultrasonic synergistic system），从而确立了超声根管治疗术的理论基础，并较为广泛地应用于临床。我国的超声根管治疗研究和临床应用开始于20世纪80年代中期，早期主要应用对象是手动器械扩大根管困难者，进而应用于干髓术，塑化术治疗失败后的根管再治疗和后牙弯曲细小根管的根管预备。在获得成功的基础上，还扩大了超声波在临床治疗中的应用范围，应用超声波取出根管内堵塞物，包括折断于根管内的扩大针、桩钉及自行进入根管的异物，解决了临床医师一直颇感棘手的临床难题。还应用超声波成功拆除烤瓷冠桥。这不仅显著提高了根管治疗的质量，还使许多过去难以进行的治疗变为可能，而且使原先的治疗方法变得简便、省力，将根管治疗水平提高到一个新的高度。

3.超声骨刀的应用　超声骨刀（ultrasonic osteotomy）是近十年来得到快速发展的一种用于骨切割的医疗设备。它与超声洁牙机的工作原理一样，是由压电式超声波发生器产生超声频电振荡，换能器则利用压电效应原理将超声频电振荡转换为超声频机械振动，产生超声波。所以超声骨刀又称压电骨刀（piezoelectric osteotomy）。但超声骨刀的工作频率和工作头（尖）的材质、形状与超声洁牙机完全不同，因此它的产生和临床应用经历了相对于超声洁牙机来说更漫长的过程。20世纪60年代出现用超声刀样器械直接切割骨组织的实验，20世纪70年代有将产生超声机械振动的骨刀与标准外科凿及传统钻切骨的愈合情况进行组织学比较研究，发现超声频率下振动的骨刀可以有效切割骨组织，并且骨缺损愈合的速度明显提高。但直到20世纪90年代末期，口腔颌面外科医师VerceUotti与Mectron公司的合作才取得了突破性进展，他们采用25～29kHz振动频率、60～200μm振幅的钛工作刀头，可以有效切割骨组织，切割的深度和速度基本达到临床要求。而在此之前的研究和很少的临床报道中显示，当时超声骨刀切割的深度未能超过1mm，且切割速度慢。2003年我国将此设备引入国内，2006年将此技术命名为超声骨切割技术。因为超声骨切割技术实现了安全有效的骨切割，应用范围不断扩大，很快被应用于口腔科的其他切骨术及手外科、颅脑外科、骨外科和脊柱外科等手术中。

（王志刚　周希瑗　骆文龙　高　志）

第二节　颅脑超声疗法

一、概述

近半个世纪，超声诊断因具有实时、无创和操作简便等优点，已在临床上得到广泛的应用和推广，其治疗性作用也在肿瘤、美容和外科手术等领域中得到长足发展。无论是诊断性超声，还是治疗性超声，作用越来越受到人们的重视和关注。然而，由于颅骨高阻抗、散射效应和颅骨异质性、结构厚薄不均等因素，声束在穿过颅骨时存在巨大的衰减，严重阻碍超声波在颅内的有效传导，此外超声波声束所经路径（颅与脑）面临不同的声学特性，如声能吸收所致的热效应，使颅骨所致声束衰减、畸变和脑组织损伤一直是超声无创颅脑疾病诊断和治疗的“瓶颈”。因此，探索如何将超声技术应用于颅脑疾病的诊治一直是研究的热点和难点。

近年随着超声换能器、放大器、医学影像学和计算机技术的迅猛发展，以及对超声波的物理特性、产生的多种生物学效应和不同聚焦方法的深入研究，根据治疗对象的不同，分别设计和研制出针对不同用途的超声治疗仪，特别是针对超声波经颅的问题，已经或逐步解决了超声波穿颅、校正因颅骨存在引起的散焦问题，并已通过理论模拟计算和经颅实验（离体）得以验证，特别是利用高分辨率CT扫描所获得的颅骨信息，可以精确计算出穿颅聚焦所需的相位纠正参数，并通过利用大型的、高功率相位阵列和放大器驱动技术，纠正人颅骨所导致的超声波畸变和衰减，做到在脑内的精确聚焦。越来越多的研究证明聚焦超声能够穿过颅骨，并能在脑内形成精确的焦斑，而焦斑周围脑组织损伤极小，使超声无创外科经颅治疗获得一线希望。

目前在神经科学领域，根据临床上不同需求，将超声波用于颅脑疾病的治疗主要在以下几方面：①主要用于颅内肿瘤、血管畸形手术切除的超声吸引（刀）；②超声溶栓治疗；③超声开放血脑屏障的研究。

二、临床应用

（一）超声吸引（刀）

1.背景与历史　利用超声波进行碎吸和乳化的技术已广泛应用于医学、生物化学的灭菌、溶液的匀化和焊接等。最早将超声吸引用于临床始于1947年，主要用于牙菌斑的清除，1967年用于眼外科手术，如晶状体乳化。1978年首次将超声吸引用于神经外科手术，随着超声吸引器的不断改进和发展，目前超声吸引器已成为神经外科手术中必不可少的仪器，广泛用于颅内、椎管内肿瘤的手术治疗（图40-2-1，图40-2-2），如脑膜瘤、胶质瘤、神经纤维瘤的手术治疗。超声吸引（刀）也随着显微外科技术的发展，功能和设计得到了不断完善和改进。

2.原理　超声吸引刀是利用磁控超声振荡器将电能转换为机械运动，即通过改变电磁场的电流，产生极高速的振动，一般为23 000次/秒。这种极高速的振动通过连接体放大，传导至手术探头（钛管），使刀尖产生相应的纵向运动，手术探头尖端接触到肿瘤组织，高速的超声振荡作用于肿瘤组织产生粉碎效应和空化效应，将肿瘤组织粉碎，再通过刀尖周围适量的冲洗液与肿瘤碎屑混合乳化并经负压吸除，从而达到切除病变的目的。因此超声吸引刀具有振荡粉碎、冲洗乳化和吸引排出3种

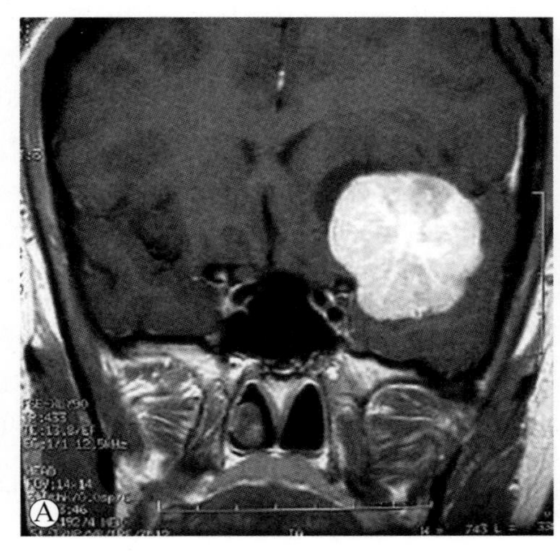

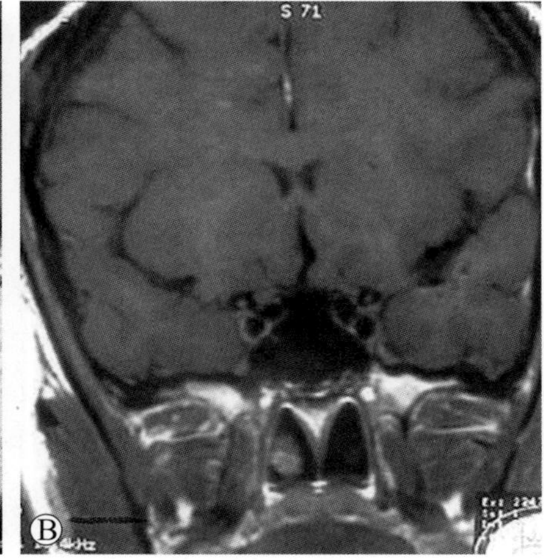

图40-2-1　超声吸引器用于颅内肿瘤手术治疗

A．术前增强MRIT_1加权像可见左侧蝶骨嵴脑膜瘤，6cm×4cm；B．术后5个月复查增强MRI显示肿瘤被切除

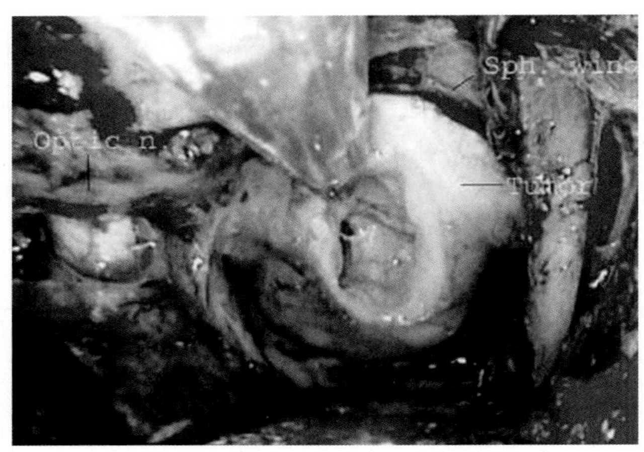

图40-2-2 术中内镜下观察，超声吸引刀切除肿瘤过程

功能。

超声吸引刀与其他手术技术完全不同，该刀尖纵向振动的振幅仅为0.1 ～ 0.3mm，对病变周围组织的影响极小，这种技术明显优于普通吸引器或取瘤钳等切除肿瘤的方法，它能选择性地分离和粉碎软组织或钙化的硬组织，而留下重要的弹性组织，如神经和血管，从而保留颅内病变周围重要结构，保证了脑神经功能不受损害，并能避免手术导致脑血管破裂而引起大出血发生，因此超声吸引刀适用于切除邻近或粘连于重要组织的病灶，尤其是颅底、脑干、脑深部及颅内其他任何部位的各种实质性肿瘤。应用超声吸引刀时，应根据肿瘤的质地、血供及周围有无重要的结构，对超声振荡强度进行调节。振荡过强不利于选择性保留血管和神经，且对周围组织易造成损伤，振荡过弱则难以达到碎吸肿瘤的目的。

3.超声外科手术器械的原理　频率超过20 000Hz的声波称为超声波，它的特性由振幅、波长和频率决定，由于超声波的波长很短，它的很多特性更适合应用光学规律来研究。超声波目前已广泛应用于医学诊断领域。在超声外科手术中应用超声器械将纵向的超声能量传递给组织，可利用不同组织对超声的反应不同进行切割、止血及精细分离。其主要原理是瞬时冲击加速度、微声流及声空化。

（1）瞬时冲击加速度：研究证明，将质点加速度为5×10 000*g*的机械振动作用于活体生物组织时，被作用部位即可迅即被切开，而不会伤及其周围的组织，从而可达到切割的目的。

（2）微声流作用：超声刀在切割组织时，很容易使组织液化，液化原因之一是超声振动使组织变成匀浆，其次是刀头切割时升温会使组织中脂肪逸出，液化组织在刀头振动产生的单向力作用下可在刀头附近形成微声流，微声流伴随发生的切应力使组织细胞破坏。因刀头形状不同，可产生形式不同的微声流。

（3）声空化作用：在液化的生物组织中，会充入许多微气泡（空化核），这些空化核在强大的超声波作用下被激活，或进行持续的非线性振荡，或扩大后迅即被压缩至崩溃，即发生空化过程。空化过程伴随发生的切向力、局部高温高压、冲击波反射流等，都可以破坏组织，完成切割任务。

从以上的原理中可以看出，不同的超声外科器械临床表现不尽相同。超声吸引刀在破坏和吸除高含水量的组织细胞同时，可以使弹性较强的高胶原含量组织完好无损，从而使手术在安全、少出血或无出血条件下进行。

4.超声吸引刀优点

（1）不出血或少出血，在切割脑组织时，只将脑组织细胞粉碎吸除，而使其中的血管、神经纤维等保存完好，因而可做到不出血或少出血。

（2）速度快且省力，在切除已蔓延到脊髓内或脑内的脊椎星形细胞瘤时，手术可完成得迅速而干净，且不会影响周围神经及脊髓功能。

（3）组织的破坏面小且创缘整齐，切除生长在紧靠运动神经元的转移性旁矢状肿瘤时，只需开一小段皮质，对周围组织略施牵引，即可完整地摘除肿瘤，使患者偏瘫得以康复。

（4）可层层剥落且随时冲洗吸除，视野清晰，便于手术进行。切除脑干星形细胞肿瘤时，可采用一层一层地平滑剥落技术，将不要的组织准确地粉碎吸除，整个手术进行得比任何其他手术方法都要快，且对周围组织无影响。切除包含有荚膜的肿瘤时，只粉碎与吸除肿瘤组织，而荚膜却保持完好，但它变得松弛，极易与周围组织分离等。

（二）超声溶栓

1.背景与历史　脑卒中是成年人主要死亡及致残原因，在我国，每年新发患者250万，死亡约150万。其中85%为缺血性脑卒中，15%为出血性脑卒中，2/3的患者因此留下残疾。临床上，无论是脑血栓形成后血管的及时再通，还是高血压脑出血的早期清除，都直接影响患者的预后。脑卒中治疗方法和疗效一直未能取得明显进步，其中重要原因包括脑卒中治疗的“时间窗”很短及治疗措施能否在短时间内达到溶解血栓、再通血管（脑梗死）和清除血肿、解除脑受压（脑出血）的目的。但是，在临床上，大剂量溶栓药物的使用会引起致死性脑和消化道等器官出血；而介入性脑血管灌注措施因其导管技术准备烦琐而耗时，这些治疗技术并非适应或惠及所有患者；微创血肿碎吸术，虽然创伤小、操作简单，但术中常遇到血栓未溶解的情况，使术者束手无策。

近年随着影像学、显微外科、生物科学技术的发展，卒中的早期诊断方法、靶向给药技术、微创技术不断进步，国内外学者在超声溶栓这方面开展了许多研究。目前，根据超声波作用特点，超声溶栓技术主要应用于以下两个方面：一是已较成熟的导管介入超声溶栓术，低频高能超声波通过导管的能量传送直接在血管内消融血栓，主要用于冠状动脉栓塞；另一方面是体外治疗性超声（ETUS）辅助溶栓，将超声探头置于血栓形成处相对应的体表部位，探头不接触血栓，经皮发射超声波，再经过水囊、机体组织或骨骼等媒介传递，聚焦于血管内血栓，同时联合溶栓酶和（或）微泡声学造影剂介导消融血栓。由于超声微导管技术的限制，目前用于脑卒中的研究主要集中于体外治疗性超声（ETUS）辅助溶栓方面。研究的重点仍然是如何实现靶向药物溶栓，以及避免不必要的副作用发生。因此，探讨无创、快速、安全而有效的治疗方法和途径，一直是神经科学研究的热点。

1989年，Kudo等首次在犬股动脉血栓模型溶栓实验中发现，体外治疗性超声（external therapeutic ultrasound，ETUS）能增强溶栓酶的作用，由此开创了体外治疗性超声应用神经科学的先河。此后，相继有实验报道超声波能增强纤维蛋白的溶解作用。1990年，Hong等在体外实验中发现超声波能促进人血栓裂解，其作用机制除机械效应和空化作用外，还与血栓时龄、链激酶浓度因素有关。1998年，Akiyama等研究证明，超声波能使纤维蛋白分解产物D-二聚体增加，增强纤维蛋白溶解作用。2002年，Nedelmann等在实验室通过观察血块失重情况，评估超声波对血块的溶解作用。实验利用低频（20kHz）持续超声波在不同强度（0.15～1.2W/cm^2）和不同作用时间（5min、10min、20min）对新形成的人血栓进行溶栓，与对照组相比，单用超声组的溶栓作用明显增强，持续超声波强度为0.15W/cm^{2}时，单用低频超声波不加溶栓药物即可产生溶栓作用，所有实验组的溶栓效果均取决于血栓形成时间，对新生成的血栓消融效果最好。因此，研究认为对于急性脑血管梗死患者来说，超声治疗是更有益的。

2.原理　超声波具有直接溶解血栓和增强溶栓药物溶栓效果的特殊生物学作用，这一结果已在离体实验、动物模型和临床研究中被证实。直接溶栓效果取决于超声波的频率、强度及作用时间。关于超声波频率，当在强度为0.2W/cm^{2}的连续超声波中暴露10min，20kHz超声波作用下的平均血栓重量流失为52.4%（与对照组自发性血栓重量流失18.5%相比，$P<0.001$），这种效应随超声波频率升高而降低，40kHz超声波为49.4%，而60kHz超声波仅为21.4%（与对照组相比，$P=0.371$）。另外，超声波频率固定时，不同超声波强度作用下的平均血栓重量流失差异也有显著统计学意义（$P<0.001$），并且血栓重量流失的程度与超声波强度的增加成正比。这些结果显示在缺乏溶栓药物的情况下，超声波单独的溶栓治疗作用呈频率和强度依赖性。越来越多的证据显示超声波可以增强溶栓药物的溶栓作用。

1993年，Blinc等认为超声波有增强溶栓药物的作用，这是由于超声波的空化作用加速了溶栓药物转运。Nedelmann等在观察血块失重情况时还发现，与单用静脉内血栓溶解剂［组织型纤溶酶原激活剂（rt-PA）］或超声波相比，超声波并用rt-PA者溶栓作用增强最显著（$P<0.01$），所以他们认为超声波与rt-PA是相加作用而不是协同作用。1999年，Behrens等发现使用两种低频率（33.3kHz和71.4kHz）超声波与单用组织型纤溶酶原激活物（t-PA）的对照组相比，t-PA与超声波联合应用3小时以上，能显著增加溶栓作用，33.3kHz组增加21%，71.4kHz组增加7%。

超声波溶解血栓的作用机制可归纳如下：机械效应、空化效应、热效应、声化学反应及超声透入作用。①超声波的机械振动作用虽然不直接破坏血栓，但可将紧密的纤维蛋白结构改变成较松散的结构，使纤溶酶的作用位点充分暴露，从而促进生物酶与纤维蛋白结合，增强了酶的溶解作用。②热效应是使局部温度升高，导致分子运动速度加快，有利于纤溶酶发挥其溶解作用。Pieter等研究认为溶栓作用的增强与温度升高相关，更与超声波增加了溶栓药物对血栓的穿透性相关。③超声的空化效应是人们研究最多且较深入的效应之一。超声空化是指在超声压力场的作用下液体中气（汽）泡的形成和爆裂，使溶液产生大量微小空泡，这种空泡的稳定性较差，产生后即迅速崩溃，在其产生与崩溃的瞬间会在溶液中产生一种压力，促使溶液中的液体形成微流，增加了溶栓药物的流动性。此外，空化现象通常被归类为两种类型：稳态空化，主要激发次谐波发射，可以诱导泡相关的微流；瞬态空化，也称惯性空化，以宽带噪声发射为特征，可以引起固体表面微喷射和蚀损斑。稳态空化的超声波强度阈值低于惯性空化。当超声波强度高于稳态空化阈值时，稳态空化几乎在整个超声暴露期间持续存在；而当超声波强度高于惯性空化阈值时，惯性空化呈散在零星出现。研究证实，空化现象与超声波溶栓作用强烈相关。而且，单独出现稳态空化时的血栓溶解程度显著高于稳态空化和惯性空化同时出现时。稳态空化增强溶栓作用可归结为稳态空化的活性在较长的时间段内持续存在的事实，而惯性空化气泡的宽大截面可能遮蔽血栓表面并降低该处的空化活性。

研究还发现，在超声波助溶的同时，在溶液中加入某些特定的微泡，如白蛋白微泡，可明显提高血栓溶解率，表明超声波与微泡的联合运用能显著增强血栓溶解剂的效能。其机制可能是超声波与微泡相互作用时，大量微泡开始振动或共鸣，最终微泡空化和塌陷产生微流，后者促进溶栓酶进入纤维蛋白网状结构的内部，增强溶栓酶的生物利用度，从而增强超声介导的纤维蛋白溶解。微泡还能降低超声空化的阈值，使较低能量的超声波就能达到较好的空化效应，有效地促进了纤维蛋白的溶解。这也从某种意义上进一步证明超声波助溶的主要机制与空化效应有关。

关于超声波是否能穿过颅骨，以往认为，超声波不能穿透颅骨。其主要原因是超声波经颅骨后的透射比小，特别是对于高频高强度超声波，虽能较好地促进纤维蛋白溶解，但其穿过颅骨的透射比非常有限，限制了其在颅脑疾病治疗中的应用。因此，若要进行脑部超声治疗，必须先行颅骨开窗术，使超声探头直接接触脑组织，超声波才能进入脑组织。近年来，随着研究的深入，逐渐否定了这一概念，认为适当频率的超声波可以穿透颅骨进入脑组织。1998年，Hynynen等以0.559MHz超声波对动物（兔）进行的实验证实，超声波能穿透完整的颅骨，因此认为经颅骨进行超声治疗是可行的，无须摘除颅骨。有实验表明，200kHz以内的低频超声波具有很好的组织穿透性，即使穿透颅骨后有部分能量衰减，仍能有效地促进血栓溶解。Akiyama等比较了1.03MHz和211.5kHz两种频率超声波穿颅后的透射比，认为低频超声波的透射比高出高频超声波4倍之多。研究还发现，穿颅后的低频超声波联合尿激酶对老龄血栓作用一段时间后，其溶解率比穿颅后高频超声波联合或单用尿激酶都高得多。而且，用低频超声波作用4小时后溶液中的纤维蛋白降解产物—D-二聚体浓度测定值与单用尿激酶作用8小时的测定值相当。这项实验表明，穿颅后的超声能量不仅足以使纤维蛋白溶解剂对颅内血栓的溶解增加，而且还可缩短血栓溶解所需的时间。超声波穿颅后助溶的效果与超声波的频率、穿过颅骨的部位和作用时间等因素密切相关。Behrens等测定了超声波穿过颅骨3个不同点（顶部、眶部、枕部）的衰减值，认为低频超声波穿颅后的能量衰减因透过颅骨部位的不同而不同，但都能较好地促进血栓溶解，而且频率越低，穿颅后的衰减率越低，作用时间越长，其血栓溶解率也越高。

此外，动物模型研究发现，低频低强度超声波穿颅后不仅能显著促进纤维蛋白溶解，还能纠正局部缺血后的酸血症。超声波甚至还可以改变无动脉灌注肌肉组织的局部缺血症状。尽管这种作用的结果是可逆的，并在超声波停止作用后即开始下降，但这对在缺血性卒中治疗中保护缺血脑组织无疑是有益的。Ishlbashi等为了验证体外超声波穿颅后的助溶效果，通过限制血流量或损伤血管内皮产生凝血块的方法建立兔股动脉闭塞的动物模型。研究证实，股动脉闭塞稳定后，在栓塞处覆盖一块颞骨，然后用低频低强度超声波照射，同时监测股动脉栓塞处远端的血流量，并以此来判定穿颅超声波的助溶效果。结果发现，低频低强度超声波穿颅后能明显促进血栓溶解，提高栓塞血管远端的净增血流量率（减去溶栓前的基础流量后净增加的流量，可视为再通率）。由此可见，低频低强度超声波穿颅后确实能促进纤溶酶溶解血栓，而这对缺血性卒中的治疗具有重要的意义。

3.应用　体外实验研究提示，超声波经颅骨后的透射比大小是影响体外超声波对颅内血栓治疗的关键因素。高频高强度超声波虽能较好地促进纤维蛋白溶解，但其穿过颅骨的透射比非常有限，限制了其在脑梗死治疗中的应用。

关于临床研究，国内外已有不少报道。在一份缺血性脑卒中患者应用经颅超声和静脉t-PA联合溶栓的Ⅲ期临床试验中，脑卒中发生后3小时内静脉使用t-PA 0.9mg/kg联合2MHz超声波治疗，36%（20/55）的患者在治疗后2小时出现MCA完全再通，出血率为9%，与单独静脉t-PA治疗的出血发生率相似。Eggers等也观察到接受TCD＋t-PA联合治疗组的血管再通和神经功能恢复优于单纯t-PA治疗组。特别是以Alexandrov为首的卒中治疗小组对此做了大量连续工作，制定了TCD对脑血流图的诊断标准，对卒中患者的治疗进行实时观察。研究者认为早期增加脑血流灌注、血管完全再通和早期迅速恢复，是评估超声波增强溶栓效果的可行性标志。对126例MCA闭塞引起的急性缺血性脑卒中患者在发病3小时内静脉给予t-PA溶栓。患者被随机分配至目标组（接受持续2小时的TCD监测，$n=63$）和对照组（$n=63$）。静脉注射t-PA后2小时检测，38%（24/63）的目标组患者和13%（8/63）的对照组患者显示病变血管再通（$P=0.002$），而且在治疗后2小时、24小时和3个月随访，目标组显示有获得良好预后的趋势。2000年，Alexandrov等以rt-PA溶栓治疗急性缺血性卒中患者50例，年龄70岁±16岁，NIHSS评分为18.6分±6.2分。其中大脑中动脉阻塞30例、颈内动脉阻塞11例、基底动脉阻塞3例、多支动脉阻塞6例。在TCD监护下进行，rt-PA用量为0.9mg/kg体重（10%静脉注射，90%静脉滴注1小时）；rt-PA静脉注射后45min±20min的结果是血管完全再通者12例（30%），部分再通者16例（40%）；早期迅速恢复者20%。24小时的病情好转，NIHSS评分≥10分者40%（单用rt-PA者为27%，给安慰剂者为12%），＞4分者62.5%。该研究者认为疗效是显著的，其疗效与超声波促使rt-PA更多地接触血块表面纤溶酶原，促进其溶解有关。2002年另一研究小组的前瞻性研究对急性大脑中动脉阻塞所致的卒中患者53例采用超声联合rt-PA的治疗，并通过TCD观察治疗全过程，rt-PA静脉给药结束后，早期迅速恢复者22%，NIHSS评分为0～16分，中位数为2分；而无早期迅速恢复者，其NIHSS评分为6～35分，中位数为17分，两者差异有显著意义（$P<0.01$），24小

时的NIHSS评分差异有显著意义。他们认为，临床早期迅速恢复是因为超声波增强了t-PA的溶栓作用，使阻塞的血管早期再通和血流恢复的结果。2004年，Alexandrov等报道了对大脑缺血性卒中联合应用超声波和t-PA溶解血栓（CLOT-BUST）研究课题的Ⅰ期临床试验结果，非随机地观察了55例急性缺血卒中患者，治疗前TCD证实有大脑中动脉近端阻塞，2小时完全再通率为36%，早期迅速恢复者2小时为20%，24小时为24%；但是在血管完全再通的20例患者中，2小时内临床上未见立竿见影的疗效。症状性出血率为5.5%。他们认为2MHz的诊断性超声波持续照射2小时，与t-PA联合应用是安全的，t-PA静脉注射后，即可获得早期迅速恢复与血管完全再通的疗效。最近Molina等研究发现，急性缺血性脑梗死患者在t-PA静脉溶栓联合TCD持续监测的基础上，于溶栓开始后2min、20min、40min注入微气泡可以安全地促进超声波对溶栓的增强作用，引导动脉完全再通，并存在较好的短期及长期预后的趋势。产生这一效应与微气泡降低空化效应所需的能量阈值，直接破坏血栓表面，降低穿透阻力和剪应力等相关。气泡的大小、气泡在血流中的稳定性及气泡在血栓退化前的聚集均影响微气泡超声溶栓的效果。研究认为，超声波的稳态空化效应在血栓表面形成微流，增加了血栓对溶栓药物的暴露面。

4.超声溶栓的安全性研究　自超声波应用临床诊断以来，关于超声波对人体有无损害，一直存在争议。经过几十年的临床观察，现已证实在诊断学剂量范围内超声波使用是安全的。然而，关于治疗性超声，至今无令人信服的剂量学范围。在早期研究中，经皮超声可增强动物体内生物酶对血栓的溶解作用，但超声波诱导血栓溶解的同时也对人体组织和细胞造成损害，这已成为这项技术运用于临床受到限制的另一因素。因此，将治疗性超声用于急性卒中的临床试验之前，应首先确认穿颅照射对脑的可行性和安全性。目前已有动物实验表明，$2W/cm^2$的超声波对脑组织、脑血管和血脑屏障没有损害作用，也无全身性热灼伤的迹象。病理学检查也未发现低频超声波对人体组织有继发性损伤的作用。组织吸收超声波后的产热与超声波频率和强度有关。Blinc等实验测得最大强度的低频超声波作用于人体组织时温度最高也只上升了6.5℃，而用于助溶的低频超声波强度远低于此值。超声波无论在体内或体外均可加速纤维蛋白溶解，其机制是增加了降解能力而不是使纤维蛋白破碎，因而并不会造成血管远端栓塞。迄今为止，尚无研究报道低频低强度超声波在临床应用中出现重大不良反应，其可能受影响的因素非常有限，仅有少量血小板聚集、温度轻微升高及较轻微的内皮细胞变化。

5.展望　尽管各家的研究方法与途径各不相同，但都已证实超声波具有促进纤维蛋白溶解的作用。目前，超声波在脑血管病治疗中运用的最大障碍仍然是颅骨对超声波的阻挡，超声波所经路径被吸收并产热及对神经细胞的损伤，但新近研究结果显示，低频超声波具有组织穿透性好、产热少和不良反应小的优点，且能有效地穿透颅骨使血块溶解。超声波溶解血栓主要是通过超声波的机械效应、空化作用、热效应、声化学反应及超声透入作用实现超声波增强溶栓药物对血栓和血块的溶解，在超声治疗中，同时增加超声微泡可提高超声波的溶栓作用。研究还认为，超声波的稳态空化效应在血栓表面形成微流，也增加了血栓对溶栓药物的暴露面。

总之，在未来的研究中，无论是对脑血栓形成的溶栓治疗中辅以超声治疗促使闭塞血管再通，还是对自发性脑出血，能否利用微创穿刺技术局部注入血栓溶栓剂，结合体外治疗超声促进血肿溶解，这些结果给治疗脑梗死、颅内血肿带来了新的思路与途径。

（三）超声开放血脑屏障

1.背景与历史　1885年，德国细菌学家Paul Ehrlich为了研究给细胞染色的方法，将水溶性染料苯胺注射到大鼠的循环系统中，结果几乎所有的器官都被染了色，而唯独脑和脊髓例外，丝毫未受到影响，由此揭开了人们发现和认识血脑屏障（BBB）的序幕。

现在认为，BBB是由分布于脑内的、缺少收缩蛋白和窗孔的毛细血管内皮细胞与细胞间紧密连接、基底膜、周细胞及星形胶质细胞的足突所共同组成的连接复合体。这种精巧结构的存在，避免了血流中有害物质的侵袭，但它不单纯是一个被动的保护性屏障，还能选择性地将脑内有害或过剩物质泵出脑外，很好地保持着中枢神经系统（CNS）的内环境稳定，从而保障了其功能的正常发挥。但当中枢神经系统发生疾病时，这种屏障结构的存在也阻挡了绝大多数（98%以上）治疗性药物进入CNS，使得人们在治疗诸如脑肿瘤、脑膜炎、帕金森病、阿尔茨海默病和多发性硬化等疾病时常一筹莫展。影响药物能否通过BBB的主要因素有脂溶性、分子大小、电离程度和载体类型，如分子量大于180Da的离子型水溶性分子很难通过BBB。围绕这些特征，人们进行了大量的尝试，如增加药物的脂溶性、研发对BBB的天然载体（氨基酸、肽类）有高度亲和力的水溶性药物等，其他的方法还包括经静脉注射或动脉插管灌注甘露醇等高渗性液体，使内皮细胞脱水皱缩，能够可逆性地打开几小时的紧密连接，以及通过立体定向技术于病灶靶向给药或者安置植入性给药系统。这些方法，不仅造成病灶外正常脑组织的BBB弥散性开放，药物大量吸收引起过大的不良反应，而且对靶区脑组织可能造成直接损伤、出血和感染。可见，开放BBB最理想的方法应该是无创、可逆、靶向和局部性的。迄今为止，唯一有可能真正满足这些条件的就是聚焦超声联合微泡开放的方法。

2.原理 1990年Partick即发现超声辐射可开放BBB，但是无法做到无创，辐射区脑组织常被损伤，1995年，Vykhodteseva发现短的脉冲高能聚焦超声辐射有时能局部开放兔的BBB，而不会对脑实质造成明显损伤，但是，由于找不出一个恒定的超声功率、脉冲串长度等参数，无法保证在不损伤脑组织时恒定地开放BBB，因此超声在这方面的应用受到限制。直到2001年，Hynynen提出，如果在超声照射前引入微泡注射到血液中，在一定条件下BBB可被短暂地开放而不引起明显的急性神经损伤。后续研究发现，同样条件下进行超声辐射，也不会引起延迟的缺血和凋亡等神经损伤。近年来，应用聚焦超声联合微泡开放BBB的研究越来越引起人们的重视。

不论是单独以超声还是以微泡开放BBB的机制目前均不明确。研究发现，单用超声照射其他器官同样可以增加血管壁的通透性，令大分子得以通过，由此猜测单用超声开放BBB的机制要么是其热效应破坏了BBB，要么是高压力条件下的超声波空化效应所致。另外，2MHz较高频率的超声辐射也可导致紧密连接增宽、开放，这些情况都会损伤脑组织，因此在一定程度上解释了单用超声波无法恒定而且无创地开放BBB。同样的，单用微泡有时也能够开放BBB，但也不能做到恒定而无创。由于微泡溶液是高渗的，这似乎是其增加BBB渗透性的原因，但是给大鼠注射同样高渗的脂肪乳溶液，不论大鼠有无合并脑损伤，结果都没看到渗透性增加，那么另外的原因就在于超声微泡独特的构成包括了辛酸和软脂酸，这类脂肪酸的毒副作用可以破坏BBB内皮细胞的磷脂双层，如油酸就能够可逆地开放老鼠的BBB。在Mychsakiw的实验中，采用的微泡剂量是近似毒理学研究才会使用的，故推断单用微泡开放BBB是氟碳气体对细胞膜的直接效应所致。

超声波联合微泡是如何开放BBB的，其确切机制至今也还未能阐明，现认为是基于超声波与微泡相互作用的结果，其中最主要的是瞬态空化效应，即在强度较高的声场中，微泡造影剂中的微气泡构成了液体中的空化核，它于声场负压相会迅速膨胀，又在随即到来的正压相突然收缩、崩溃。采用脉冲激光光学系统，可观察到微泡膨胀到最大与收缩到最小时的直径之比超过10。这个过程中常伴有高温、高压甚至发光、放电、冲击波及高速微射流等现象，会引发众多的生物学效应。具体解释如下：第一，超声波引起微泡在毛细血管中膨胀和碰撞，较大的膨胀微泡填满了整个血管腔，导致血管壁机械性扩张，从而撑开了紧密连接；第二，毛细血管压力的改变会诱发生物化学反应，结果触发了BBB开放，这就如同我们所熟知的血压的改变会影响BBB一样；第三，微泡的振动减少了局部血流，导致局部短暂性缺血，也触发了BBB的开放；第四，超声辐射过程中微泡崩解破裂将引起局部的高度震荡和液射。这些机械效应可能是BBB开放的原因，即高压力幅度引起的组织血管损伤起到了重要作用。Hynynen观察到在超声联合微泡辐射后的兔脑微血管周围有少许红细胞渗出，支持BBB开放的原因是其血管组成部分的物理损伤，但由于同时还观察到分子的主动转运也增强了，那么开放的机制可能还包括由微泡和超声导致的生物生理效应。另外，近期McDannold发现这个过程中空化并不明显，提出超声联合微泡开放BBB的机制还有待进一步探讨。

需要补充的是，尽管机制未明，这个过程中大分子通过BBB的途径除了紧密连接的开放以外，还有以下3个：①胞吞转运增加；②内皮细胞胞质开放——开窗和通道形成；③内皮细胞损伤处的自由转运。这些在国内的动物实验也获得了证实（图40-2-3，图40-2-4）。

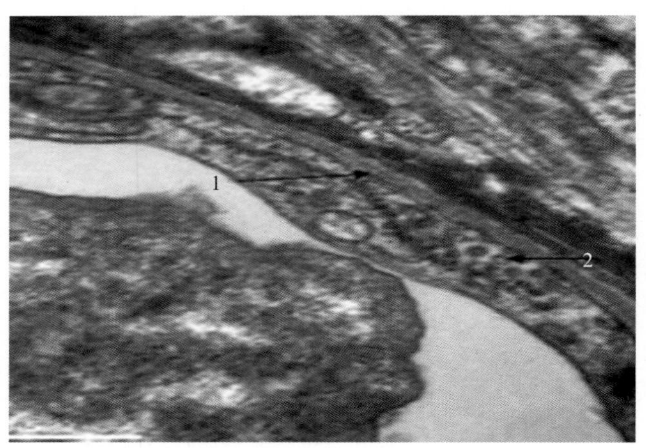

图40-2-3 照射后2小时（一）

箭头1为增厚基底膜，箭头2为增多的囊泡（电镜，×40 000）

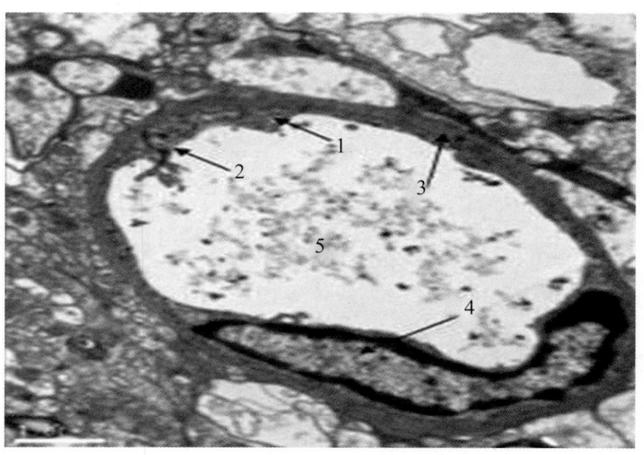

图40-2-4 照射后2小时（二）

1.内皮内陷；2.紧密连接；3.增宽的基底膜；4.毛细血管内皮细胞核；5.毛细血管内腔（电镜，×40 000）

3. 研究现状

（1）聚焦超声联合微泡开放BBB的范围、时间和量效关系

1）聚焦超声联合微泡开放BBB的范围与安全性：聚焦超声之所以能够局限而微创地开放BBB，是因为声能可被聚焦到几毫米直径的焦点上，如Kinoshita所用到的聚焦超声焦点切面为椭圆形，最大压力幅度时的半横径和长径分别为2.3mm和14mm。另外，静脉注射微泡后，其作用除可以降低超声波开放BBB所需的强度以外，微泡的循环总是局限于微血管内，在与超声波相互作用的效应局限于照射靶区血管壁内，可见超声照射区的范围是局限的，对周围脑组织损伤也就达到最小。

在MRI影像设备的定位下，将超声能量聚焦到所要的靶点区，治疗性药物就能够精确地靶向给药了，周围的脑组织却不受影响，最大限度地减少了药物的毒副作用。更重要的是，在适宜的参数下，聚焦超声联合微泡所引起BBB的开放是暂时和可逆的，也就是说，可以多次、重复地应用这项技术给药，其安全性在照射当时及之后1个月的动物实验中已得到了验证。

2）聚焦超声联合微泡开放BBB的时程：不同的方法都可以监测到BBB的开放情况，采用经典的BBB示踪剂伊文思蓝（分子量为961Da），于超声照射动物15min后行静脉注射，伊文思蓝入血后立即与血浆白蛋白结合，形成伊文思蓝-白蛋白复合物（ESA），并持续数小时存在于血液中。由于ESA分子量大，不能通过正常的BBB，当超声使BBB完整性破坏时，ESA就能通过BBB进入脑实质并使其染色，而且ESA的渗出量与BBB的开放程度呈正相关。4小时后处死动物，应用分光光度计在最大吸收光谱635nm处检测脑组织中的伊文思蓝含量，就能判断并定量监测BBB开放的程度。这种方法说明了超声开放BBB的时间在15min至几小时以内。而迄今用增强MRI方法则能迅速便捷地监测到BBB开放情况。在超声照射后立即以MRI增强扫描（T_1加权像），绝大多数（92%）的照射开放区得以强化，相比对照区（未照射的对侧大脑相同结构区），信号强度要增强15%～20%，并且信号强度在超声照射后即刻的改变最为明显。电镜下观察超声照射5min后的标本，可以看到一些毛细血管壁的紧密连接已经开放，辣根过氧化物酶（HRP）可通过细胞间隙，并穿透基底膜和血管周隙。可见虽然所用方法不同，大多数结论是超声开放BBB的速度非常快，几乎是即时开放的。

超声联合微泡照射所致BBB的开放持续时间的长短因各种检测开放方法的不同而不尽相同，以光镜显示BBB开放区脑组织损伤情况和电镜检查毛细血管内皮细胞紧密连接的开闭提示BBB可开放72小时，而Hynynen以MRI增强显影的方法报道开放持续的时间长度不一，一般照射当时的信号增强最大，之后即开始衰减，至3小时后所测得的信号强度只有最初的10%～20%，说明BBB的完整性已开始恢复，至5小时后再次扫描就未能看到BBB的开放增强，可以认为照射后5小时BBB就已经完全恢复；但他另一组的研究报道在6小时后还可见得到MRI强化，至24小时后才看不到强化。McDannold进行了更长时间的监测，发现72小时乃至4周后都没有强化，这些研究说明了这种持续开放最长时间应该在24～72小时。

3）聚焦超声联合微泡开放BBB的量效关系：聚焦超声联合微泡开放BBB的最主要的参数包括超声频率、声压和微泡的浓度及量，其中，选用声压而不是功率是因为后者通常不易直接测得，要根据测到的声压换算求得。由于超声波场的频率对微泡的生物学效应影响极大，表现为相同微泡条件下，频率越低，开放BBB所需的声压值越低，如在0.69MHz，最低只用0.4MPa的声压幅值就可以开放BBB，而同等动物模型同样的超声微泡，在1.63MHz却要0.7MPa才行。目前研究的方向已开始向不开颅条件下的超声照射转化，现在的实验证实，最佳的穿颅超声波需要在1MHz频率以下，如鼠动物实验中，在0.69MHz聚焦超声无创性开放BBB的最适合声压范围是0.6～0.8MPa，该范围能将声束穿透颅骨时所引起的超声波衰减明显降低，比实际辐射到鼠脑的声压值还要低，这个阈值在同等频率条件下，接近去颅骨研究的范围（0.5～1.4MPa），因为在0.69MHz、0.5～1.4MPa既可以保证照射区BBB最大范围的开放，又可确保神经元损伤是可逆的，如果再增加，凋亡细胞数就会增加，超过2.3MPa时，照射区将会出现成倍的凋亡细胞，脑组织损伤必然发生，其周围组织也会散见凋亡细胞。

在频率固定的前提下，微泡和超声声压与BBB的关系如何呢？如前所述原理，利用静脉注射伊文思蓝研究超声照射后其在脑内的分布和含量就可反映BBB开放的范围和程度。实验发现在频率为1MHz，声压幅度不论固定为0.9MPa还是1.2MPa时，随着微泡剂量的增加，照射区脑伊文思蓝染色的范围和含量都增加了，因为在血管内循环的微泡增多了，和超声相互作用空化效应产生的能量也增加了，并且能量集中分布在照射区微血管系统，所以聚焦BBB开放的范围和程度也随之增加了；但如继续增加微泡的量，聚焦区脑组织就会出现损伤而且呈进行性加重。反过来，频率固定，在同样微泡剂量下，声压幅度越大，聚焦区脑组织染色的范围和含量越大，可以认为，声压越大，开放BBB的程度范围越大。Choi还发现，注射微泡的时间离超声照射越近，随微泡量增加，开放BBB所需的声压幅度阈值可降低。除此之外，F.Y.Yang研究了微泡及声压对焦点邻近周围组织的影响情况，声压值为0.9MPa时随微泡浓度增加并没有改变，而声压增大到1.2MPa时，30μl/kg低剂量微泡对周围组织

没有影响，增加剂量到60μl/kg和90μl/kg后，就明显地出现了红细胞渗出增加。因此，可以认为对聚焦区邻近组织的影响不仅仅取决于超声微泡的剂量，还取决于超声压力幅度的大小。

由于不同微泡的直径、浓度和类型均不相同，因此想高水平地、无创地开放BBB，必须在实验的基础上针对具体的微泡和超声设备探讨声压、频率和微泡剂量之间适宜的参数。

（2）MRI在聚焦超声联合微泡开放BBB中的应用：时至今日，得益于影像学、声学和计算机技术的迅猛发展，MRI已经成为聚焦超声联合微泡开放BBB过程中必不可少的一环，通过MRI常规图像及温度图像可对整个治疗过程实施实时监测，形成了定位规划、超声照射、能量传递、检测效果等各种信息的反馈闭合襻，使我们有可能真正做到靶向、局部、微创和实时给药。

1）MRI的靶向定位作用（图40-2-5，图40-2-6）：由于MRI具有软组织分辨率高、可多方位多参数成像、对温度变化敏感，能够无创地监控组织内的温度变化，并且无辐射、无骨性伪影等独特的优势，因此相比CT，近年来MRI在聚焦超声开放BBB方面得到了很大进展。通过计算机技术，可以利用MRI的图像功能对聚焦超声进行靶点定位，现在常利用T_2加权快速自旋回波成像，

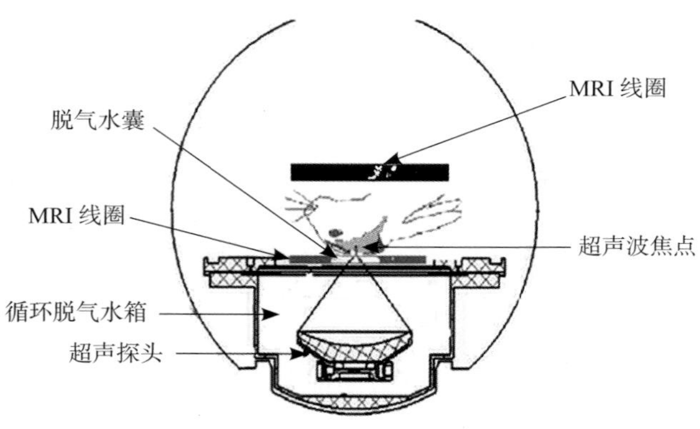

图40-2-5 聚焦超声照射

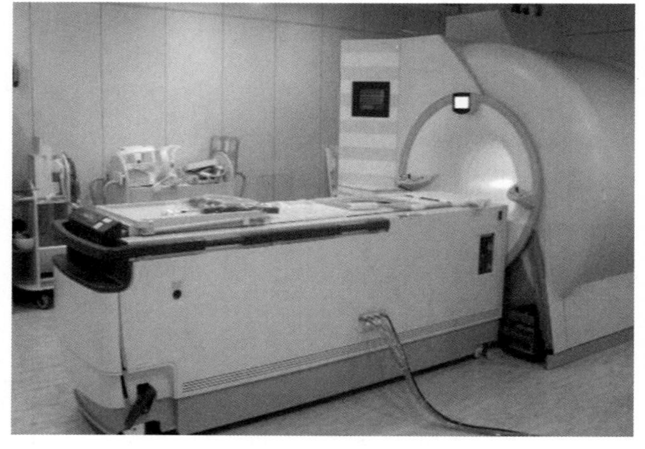

图40-2-6 聚焦超声-MRI治疗系统

规划照射靶点的部位、大小、深度等。

2）MRI温度图像实时监控：虽然聚焦超声开放BBB可能的机制主要与微泡间的机械作用而并非热效应相关，但是过程中仍然会引起温度的变化，据此不仅可用MRI在超声照射前规划和定位靶点，更能利用MRI温度图像验证靶点的准确性并且实时监测、调整超声照射的全过程，保证其精确、安全和有效。

相比其他温度成像技术，MRI是唯一能将直观选择层面的实时解剖像与温度图结合的，即它是一种无损伤性的、能够在提供手术定位所需要的高分辨率解剖图像的同时，还能够提供精确温度信息的技术。基于不同的原理，其具体应用方式有以下3种：①基于水质子T_1弛豫时间的MRI温度测量。组织温度升高时，质子与环境的能量交换过程会发生变化，导致自旋-晶格弛豫变慢，即T_1时间变长，测量T_1可测得相对温度变化，在一定范围内，两者有线性关系。②基于分子弥散加权的MRI温度测量。磁共振弥散成像实际上是测量水分子之间的运动，这种布朗运动产生于分子能并与温度有关。分子的热布朗运动可以用弥散系数来描述，温度升高时分子扩散加快导致弥散系数增大，两者呈指数关系，从而可测得相对温度变化。③基于质子频移（proton resonance frequency shift，PRFS）或核磁波谱（magnetic resonance spectroscopy，MRS）理论的温度测量。两者的原理基本相同，都是通过测量水质子共振频率随温度变化的改变来获取温度图，唯一的差别在于PRFS测量的是相对组织温度，而MRS测量的是绝对温度。在这些方法中，由于PRFS法具有良好的温度线性关系和敏感性，而且温度系数与组织种类无关，即组织相关性弱，在选择最优的回波时间（TE）的情况下，温度误差可达到0.1℃，因此PRFS是目前在MRI温度成像中应用最广泛、最有前途的测温方法（图40-2-7）。

在聚焦超声热疗外科的研究中发现，MRI温度测量可与超声治疗同步进行而互不干扰，MRI的温度分辨率优于1℃，成像时间约为3s，可近似看作“实时”。同时，在不引起组织损伤的较低温度下，声速的改变和热膨胀与温度具有某种线性关系，MRI可进行比较精确的成像。这样，在聚焦超声照射前可以先进行低剂量的辐照，使温度略有上升而不致组织损伤，就能够利用MRI温度成像进行超声治疗前引导焦区定位。笔者的研究中也证明了利用MRI温度成像引导聚焦超声治疗的可行性。

同样的，在超声开放BBB正式照射之前（一般在注射微泡前），先用比正式辐照时还低的声压值短时照射，让焦点脑温略略增加，再行MRI温度敏感序列（如快速梯度回波序列）扫描温度分布图，就能够检测到焦点位置并调整与预设的靶点相吻合。另外，临床上期望BBB的开放是无创的，那么就必须掌控好各种参数，不能损

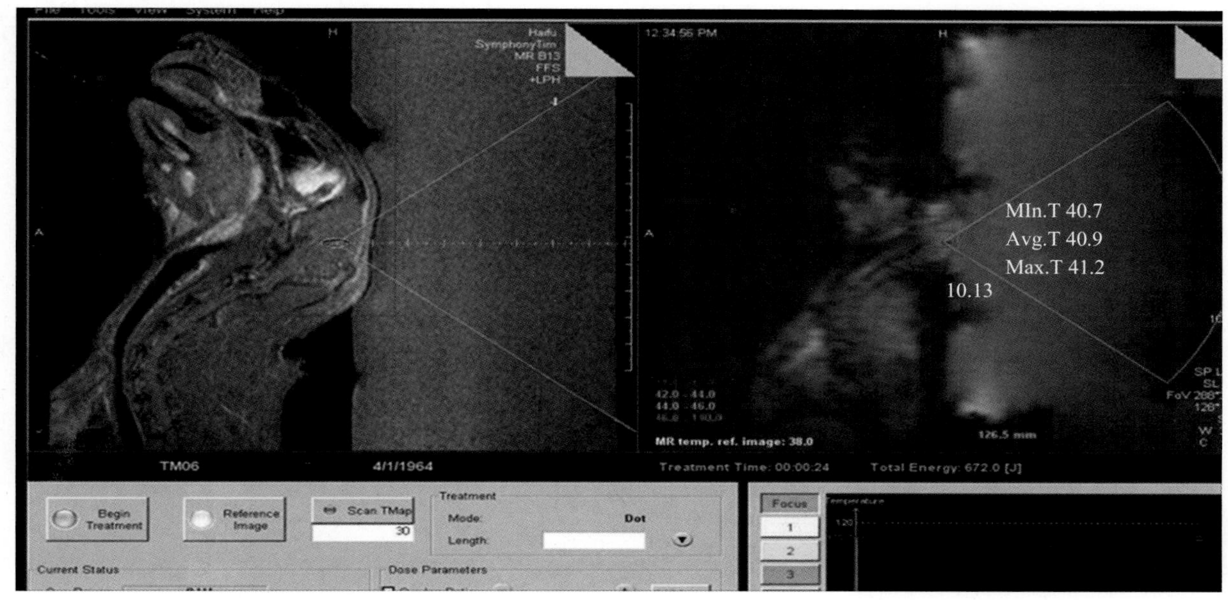

图40-2-7 聚焦超声照射定位及MRT Map实图

左侧为聚焦超声照射定位图，图中央为焦点位置；右侧即为温度图，其中峰值温度显示为41.2℃

伤脑组织，通过MRI温度监测可以实现这个目的。研究证明，脑组织温度升高到40.5～43℃时，BBB就会开放，如继续升到43℃以上，脑组织坏死就开始伴随着出现了。Vykhodtseva发现随着脑温度升高，MRI测得的脑峰温度值与脑损伤的严重程度具有很好的相关性，提示MRI测温技术可以用于监测脑组织损伤，这为非侵入性脑热疗外科提供了强有力的监控工具。Hynynen的研究也证实，聚焦超声照射过程中，MRI不仅能够监测到可导致脑组织损伤的温度阈值，还可测到损伤阈值水平以下的焦点区脑温。可见，MRI温度成像监控技术能够为BBB的开放提供精确和安全的保障。

3）增强MRI监测BBB开放的效果：聚焦超声微创甚至是无创地开放BBB，要求对脑组织的损伤小到可以忽略不计神经系统，所以靶点BBB的开放在普通MRI扫描图像上是看不到变化的，但以钆离子造影剂增强扫描即能够实现有效监测BBB开放。其原理如下：以常用的中枢神经系统造影剂钆喷酸葡胺（马根维显）为例，它是一种水溶性顺磁钆离子螯合物，分子量较大，为938Da，在BBB完整时局限于血管内，脑组织不会被强化；当BBB被超声波开放以后，血液的液体成分和马根维显会由开放处漏出血管，前者使管周脑组织内含水量增加，引起局部血管性脑水肿，而马根维显则在细胞外液中潴留，外漏的量与BBB损害的范围和程度正相关。在MRI图像上，这种钆增强所引起的信号强度改变不同于CT增强扫描，它并不是线性的，但对血管性脑水肿表现更为敏感，靶区的强化T_1加权像表现为点状或斑片状异常高信号影，增强率与漏出到BBB开放区的造影剂的量正相关，并随时间减弱、消退；在T_2加权像则表现为与T_1加权像增强部位吻合的低信号影，这与静脉注射伊文思蓝或抗体标记靶区染色及最终的病理结果有很好的一致性，因此通过增强MRI能够准确直观地观察到BBB开放的部位、范围、程度和时间过程，MRI增强扫描信号强度能反映照射靶点脑组织BBB通透性，可以作为判断BBB开放的临床指标（图40-2-8～图40-2-10）。

不仅如此，最近James应用9.4T高分辨率MRI经腹腔注射造影剂监测聚焦超声开放鼠海马的BBB，发现脑血管的密度和大小在造影剂穿透BBB的过程中起到了重要的作用。按时间顺序行T_1加权增强扫描，显示最初造影剂仅出现在大脑后动脉及其周围区域，然后慢慢渗透出来，直至最后弥散至整个海马靶点，据此可获得更为详细的BBB开放时间和空间信息，并能精确地测量出开放的区域、范围。因此利用高分辨率MRI，有助于研究BBB开放的机制。另外，虽然超声波的靶点范围是在海马，但是最初的增强显影仅局限于大脑后动脉，在其他低强度超声波照射中，BBB开放最初也是如此，只存在于与超声波声束轴平行的分支血管，利用造影剂的这个弥散特点也许可以决定未来药物的给药途径和分布。

4.展望　聚焦超声在神经科的应用研究起始于60余年以前Lynn和Putnam的动物实验，时至今日虽然已经取得了很大进展，但总体说来仍处于动物实验阶段，要无创性地开放BBB，将其作为中枢性给药手段应用到临床，还有较长的一段路要走。一个无法回避的问题仍然是颅骨形状和厚度的不均匀性变异，使超声波在穿过时严重衰减和畸变，以致在脑内无法获得精确聚焦，所以一度普遍认为要进行聚焦超声脑外科手术，必须先行颅骨切除术，即先要为超声波建立起一个骨窗通路，这也是目

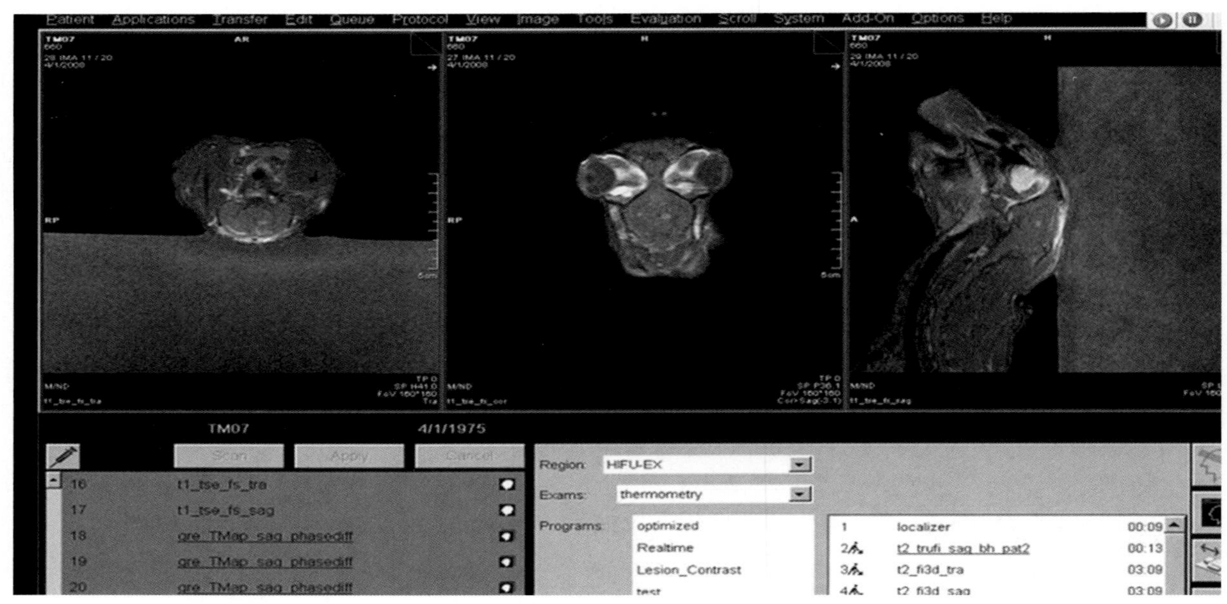

图40-2-8　MRI增强扫描图像

图中分别为同一照射点水平位、冠状位、矢状位增强图像

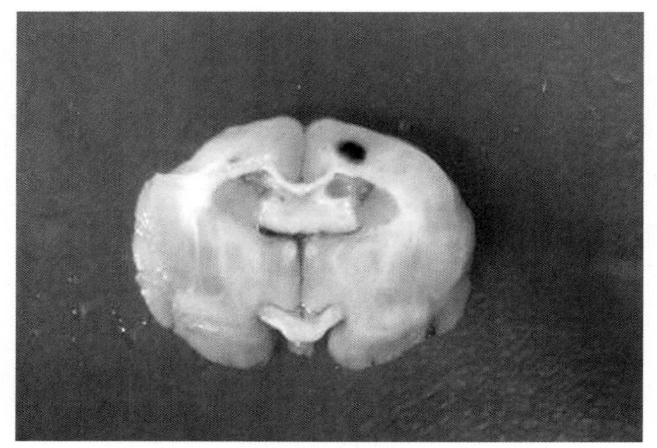

图40-2-9　家兔脑组织灌注固定后横切面

右侧蓝色点即为照射点，与周围组织区别明显

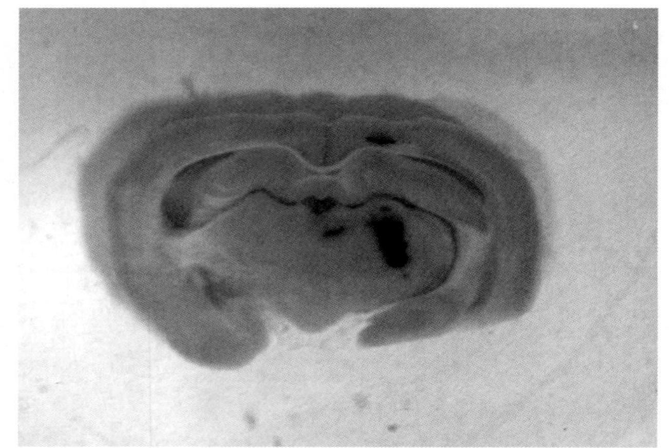

图40-2-10　超声波辐照后大体标本

右侧蓝色点即为照射点，与周围组织区别明显

前绝大多数动物实验都需要去除颅骨的原因。另有少数研究者考虑到鼠类动物的颅骨很薄，甚至比1.5MHz的超声波波长1mm还薄，有可能不开颅也不会引起明显的超声衰减和畸变，而且他们的鼠实验不仅成功地做到了穿颅聚焦开放BBB，甚至还能在MRI引导下将大分子抗体靶向释放至预定的部位，但是，这些方法距离无创性开放人类BBB仍有较大差距。

所幸的是，近年来超声换能器和放大器、医学影像技术及微泡研究的迅猛发展，让我们距离这一目标越来越近。如前所述，微泡的应用降低了开放BBB所需的声压值，一定程度上减少了穿颅过程中超声波的高度吸收和产热；MRI温度成像定位和监控技术，极大地保障了超声聚焦的精确性；而利用高分辨率CT扫描人颅骨形状和密度信息建立起来的超声波穿颅传播模型，可以计算出精确聚焦所需的相位纠正参数，这样，就有可能用大型的、高功率相位阵列和放大器驱动技术，纠正穿颅时的超声波畸变，同时这些大型的几何学增益阵列还可弥补超声能量衰减，也就保证了超声波穿颅后能在脑内精确聚焦。Hynynen于MRI引导下成功地完成超声波穿透离体人颅骨并准确聚焦于其内的兔脑组织，证实了这项技术的可行性。

然而，实际应用这些纠正和补偿技术是十分困难的，因为对每一个患者都需要以非常复杂的设备和规划系统来调整、实施。研究发现，超声波穿透颅骨的衰减程度与其频率密切相关，低频率者衰减小、更容易穿透，具体来说，最佳的穿颅频率应在1MHz以下，250kHz的超声波就可以穿透人颅骨，聚焦到预定的部位而畸变较小。这样的频率并不适于热疗消融，但可能适合开放BBB，因其对超声功率的要求相对低得多。由此可见，频率低超声波穿颅所需的矫正条件也相对简单，简化的超声波穿颅纠正系统更容易获得。另外，低频率超声波的能量在脑组织中传播比较均匀，声能吸收少，脑损伤小；而且微泡在低频率超声波作用下，可进一步降低开放BBB所需的声压值，因此可以预见，未来的研究将会更多地集中于低频率超声波方面。

有理由相信，随着聚焦超声联合微泡开放BBB机制的进一步明确，相应技术的不断发展，各种理想参数获得及其安全性和效率的肯定，这种瞬时、可逆、靶向开放BBB的方法必将成为未来中枢神经系统给药及分子成像的有力武器。

（王志刚　程　远）

第41章 41

高强度聚焦超声治疗

第一节 概述

一、高强度聚焦超声治疗的原理

高强度聚焦超声（high-intensity focused ultrasound，HIFU）治疗是近年来新兴的一种无创治疗肿瘤技术，目前已经在临床上应用于肝癌、肾癌、胰腺癌、前列腺癌、骨肿瘤、子宫肌瘤的治疗。HIFU是一种高频机械波，具有可聚焦性、组织穿透性和能量沉积性，HIFU正是利用超声波的组织穿透性和能量沉积性，将体外发射的超声波聚焦到生物体内的病变组织（治疗靶区），通过超声的热效应、空化效应和机械效应等达到治疗疾病的目的。

HIFU治疗的物理原理：通过超声聚焦换能器，将超声波聚焦于靶组织，在1s内使靶组织迅速升温至60℃以上，导致蛋白变性，而使靶组织发生不可逆的凝固性坏死，其显著的特点是对靶组织起直接杀伤破坏作用，而不损伤周围正常组织，从而达到无创治疗的目的。其原理如图41-1-1所示。

二、高强度聚焦超声的发展史

20世纪40年代，美国科学家Lynn、Fry等提出能否用聚焦超声波从体外对患者进行无创性治疗呢？1958年，Fry在去除颅盖骨的前提下，用超声波产生选择性损伤的方法治疗了18例帕金森病（parkinsonism）患者。此后，由于影像监控等关键技术的制约，超声治疗技术发展缓慢，其研究大部分涉及基础理论，并没有真正应用于临床。直到20世纪90年代，随着计算机、影像学等学科的重大突破，聚焦超声治疗技术才获得了飞跃性发展。20世纪90年代初，聚焦超声被用于经直肠治疗前列腺增生，此后发展为治疗前列腺癌。1997年，聚焦超声在中国率先用于骨肿瘤、乳腺癌、肝癌、肾癌的治疗。2001年，首届“高强度聚焦超声在医学中应用国际研讨会”在中国重庆召开，会上成立了“国际治疗超声学会”，此后形成年会。2004年2月，美国科学促进会邀请30位世界顶尖科学家讨论未来前沿科学，治疗超声更被列为全球科技的重要前沿问题，随后以“Silent sound zaps cancer”为题发表评述（Nature News.February 17, 2004）。2005年*Nature Reviews Cancer*首次综述了聚焦超声治疗肝癌、乳腺癌、肾癌、骨肿瘤、子宫肌瘤的全球应用情况，展示出良好的有效性和安全性，2009年3月美国*NIH Challenge Grants in Health and Science Research*（*RC1*）明确指出：“非侵入高强度聚焦超声技术具有不用侵入性手术就摧毁肿瘤的潜力，因而，鼓励开展聚焦超声无创治疗肿瘤和有创或微创技术治疗效果的比较研究。同时鼓励评价无创组织消融技术”。目前，聚焦超声治疗设备既有超声监控的体外治疗设备，如中国以重庆海扶为代表生产的JC型聚焦超声肿瘤治疗系统（2005年获CE认证），又有以色列InSightec公司和美国GE公司合作研制的磁共振监控的体外治疗设备ExAblate 2000（2004年获美国FDA批准）。此外，治疗前列腺癌的设备有美国的Focus Surgery公司推出的Sonablate500（2001年获CE认证），也有法国EDAP公司生产的Ablatherm（2000年获CE认证）。相对而言，国外的聚焦超声治疗设备多为针对前列腺癌、子宫肌瘤等疾病的专业系统，而我国研制的为大型、多功能的聚焦超声肿瘤治疗系统，并已经积累了大量的临床应用数据和工程研发经验。目前，我国有包括上海交通大学、中国科学院声学研究所、西安交通大学、南京大学声学研究所、重庆医科大学、超声医疗国家工程研究中心等多个高校和研究机构，以及重

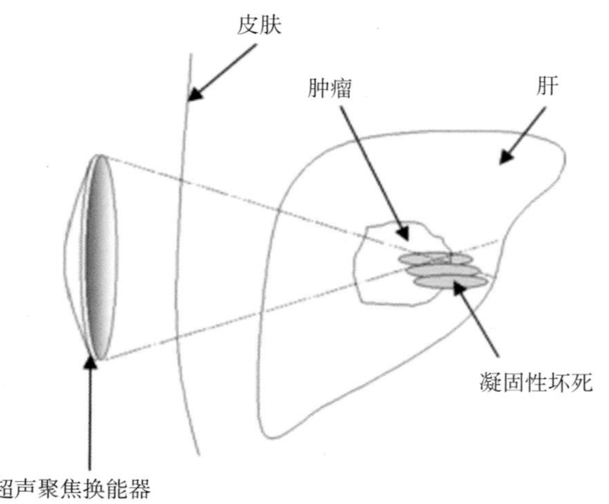

图41-1-1 HIFU治疗肿瘤示意图

庆海扶技术有限公司、上海爱申科技发展股份有限公司、上海交大新地实业公司、绵阳索尼克电子有限责任公司、无锡海鹰电子医疗系统有限公司等多个公司正在进行相关研究，国外有英国牛津大学、美国哈佛大学、美国华盛顿州立大学等世界一流大学和机构及GE、Siemens、Philips等医疗器械巨头投身到该领域的研究当中，聚焦超声已在肿瘤治疗和新兴医疗设备研制方面形成了蓬勃的发展态势和激烈的竞争格局。

（李发琪）

第二节　高强度聚焦超声治疗的基础

一、超声波与组织的相互作用

超声波透过不同的传播媒介时，会在组织界面发生折射、反射、衍射、散射等。这些现象的发生取决于超声波在组织中传播的频率、速度及媒质中的散射体分布和组织密度等。当一束超声波以一定的角度通过两种不同的媒质时，超声波的能量一部分被反射，一部分透过组织继续传播。被反射和透过的能量多少取决于界面两边媒质的密度和超声波在两种媒质中的传播速度。

当超声波在组织中传播时，由于声吸收、散射、反射等，超声波的强度降低。图41-2-1给出了频率为4MHz的超声波在不同组织的声吸收系数下的声强衰减情况。从图41-2-1可知，当组织深度或声吸收增加时，声强会迅速减小。所以，如果组织深度、组织的声吸收系数、超声波频率和进入组织处的声强都已知，就可以估计出组织中某一特定点的声强。声吸收系数和超声波频率存在线性关系，超声波频率越高，则声吸收系数也越高。在一定深度进行治疗的最佳频率需要兼顾两个方面：一方面频率要尽量低，这样超声衰减低，超声束才能有足够的能量到达靶区；另一方面频率又要尽量高，这样在焦域处才有足够的能量被吸收。例如，在治疗肝部和脑部肿瘤时，选择较低的频率；而在治疗身体表浅肿瘤时，选择较高的频率。

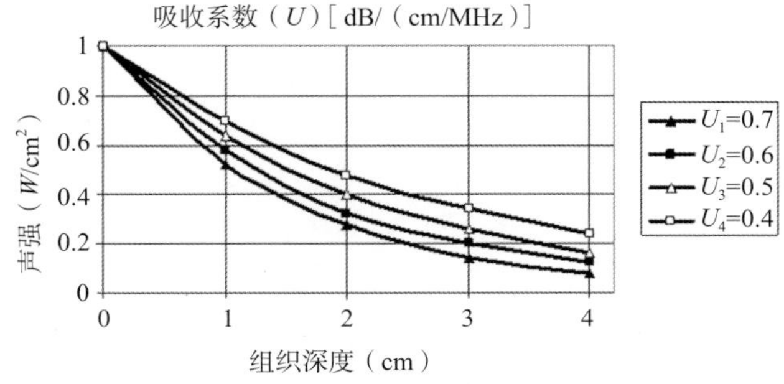

图41-2-1　4MHz的超声波在不同组织的声吸收系数下声强衰减情况

二、超声波的生物学效应

超声波对人体组织产生作用后，会对人体组织的状态、功能或结构造成一定的影响，其发生变化以至破坏。超声波生物学效应是超声治疗的基础，高强度聚焦超声的生物效应主要包括机械效应、热效应、空化效应和其他效应。

（一）机械效应

超声波是机械振动的传播过程。超声波作用于生物组织时，不论其强度大小都产生机械振动。传声媒质的质点位移、振动速度、加速度及声压都与生物效应有关。例如，频率27kHz的超声波，刀头输出振幅为70μm，其切割加速度约为200 000g，能够轻易将任何骨头粉碎。超声切骨主要利用超声波的机械效应。

（二）热效应

我们知道，人体组织对超声能量有比较大的吸收本领，当超声波在人体组织中传播时，其能量不断被组织吸收转换成热能，其结果是组织的自身温度升高。我们对此可做简单的定量讨论。

例如，当强度为I（W/cm^2）的超声平面行波在声吸收系数为α_a（Np/cm）的媒质中传播时，单位媒质体积于t秒时间内所产生的热量Q可示如下。

$$Q = 2\alpha_a It\ J/cm^3$$

当超声治疗头通过耦合剂向人体内辐射超声波时，由于人体组织有较高的超声衰减系数，则此超声波可近似地看成行波而满足上式条件。从已获得的有关超声吸收的数据出发，可以认为，动物软组织的超声吸收系数α_a与超声频率f(单位取MHz）的关系大体上可用下式描述。

$$\alpha_a = 0.026f^{1.1}Np/cm$$

如假设软组织的质量密度$\rho = 1g/cm^3$，比热与水相同，即$C_m = 4.14J/(cm^3 \cdot ℃)$，且声能转换成的热能不失散，那么经超声波辐照$t$秒之后，软组织的升温$\triangle T$应如下。

$$\triangle T = 0.026 \times 2/\rho C_m \cdot I \cdot t \cdot f^{1.1}\ ℃$$

如果取$f = 1MHz$，$I = 1W/cm^2$，则超声波辐照1s引起的温升为0.012℃，辐照1min温升为0.7℃，5min为3.5℃；倘若取$I = 10\ 000W/cm^2$，为了获得30℃的温升，只需要0.25s。由此可见，组织温升取决于超声波的频率、声强、组织吸收系数等因素。声强越大、频率越高、组织吸收系数越大，超声能量越容易转化为热量，组织温度上升就越快。

随着HIFU辐照加热，组织温度快速升高，沸腾泡随之出现并不断增多，当温度接近沸点时，沸腾泡的增加尤为剧烈。组织中的沸腾泡对超声波有显著的散射作用，屏蔽超声波的传播，构成"声屏障"。声屏障使其后方的组织很难进一步获得声能量，而其前方组织获得的声能量显著增加，构成了声能量的再分配。非线性效应和空化效应对能量的再分配具有相同的效果，即能量向热坏死体元靠近换能器一侧集中。紧靠声屏障的组织升温加剧，于是在该区域又形成新的声屏障。声屏障不断向换能器方向移动，热坏死体元纵剖面则不再呈椭圆形，而是"蝌蚪"形，如图41-2-2所示。

此外，当用较强的超声波辐照人体时，由于组织的非线性特性，导致声波的非线性畸变，产生高次谐波成分，从而使超声吸收系数增大，导致附加的升温。这种附加的升温贡献常也是不可忽视的。

（三）空化效应

超声空化是超声波作用于生物组织的一个特有性质，当声强足够大时，声压幅值很大，在声压正负交替出现的负压区间，作用于物质微元间的拉力会将组织撕破，

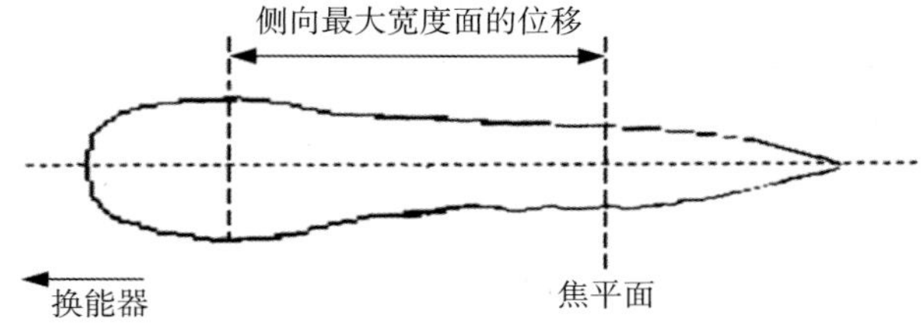

图41-2-2 "蝌蚪"形热坏死体元

造成空腔。在正压区间由于空腔惯性回缩力和声波正压力使形成的空腔回缩压而使之崩溃。在气泡聚集的能量迅速释放，致使在空化发生的微小空间内呈现出5000K以上的高温、10^7Pa以上的高压、冲击波和射流等极端的物理条件。根据气泡不同的动力学行为，可将其分为稳态空化和瞬态空化两种。空化形成过程如图41-2-3所示。

超声空化是指声致气泡各种形式的活性。这些气泡的活性表现，在一些情况下是有规律可循的，而在另外一些情况下又是相当激烈而难以预测的。但不论是哪种形式，它们都是可以通过一定的方法予以检测的。目前的空化检测方法主要分为声学检测、光学检测和声化学检测等，其中最常用的是声学检测中的主动空化检测（ACD）和被动空化检测（PCD）。

ACD技术是通过发射并接收脉冲信号来探测空化活动，而PCD技术是利用宽带换能器被动接收空化泡产生的次谐波、谐波、超谐波、高次谐波和宽带噪声等声信号。Rabkin等采用PCD技术检测空化活动，检测到的次谐波噪声信号频率为1.66MHz，宽带噪声信号频带范围为0.5～1.5MHz。Chen等认为瞬态空化是宽带噪声产生的唯一原因。Khokhlova等认为频带为1～20kHz的可听声是沸腾气泡产生的特征信号。这些研究表明，HIFU作用于组织时确实有空化现象发生，不同类型的空化产生的特征信号不同。目前普遍认为次谐波和宽带噪声分别是稳态空化和瞬态空化发生的标志，可听声是气泡沸腾产生的特征信号。

目前，关于HIFU空化效应研究的另一个重要的问题是空化效应与热效应发生的先后顺序及因果关系、相互作用和机制。虽然热效应和空化效应是通过超声波

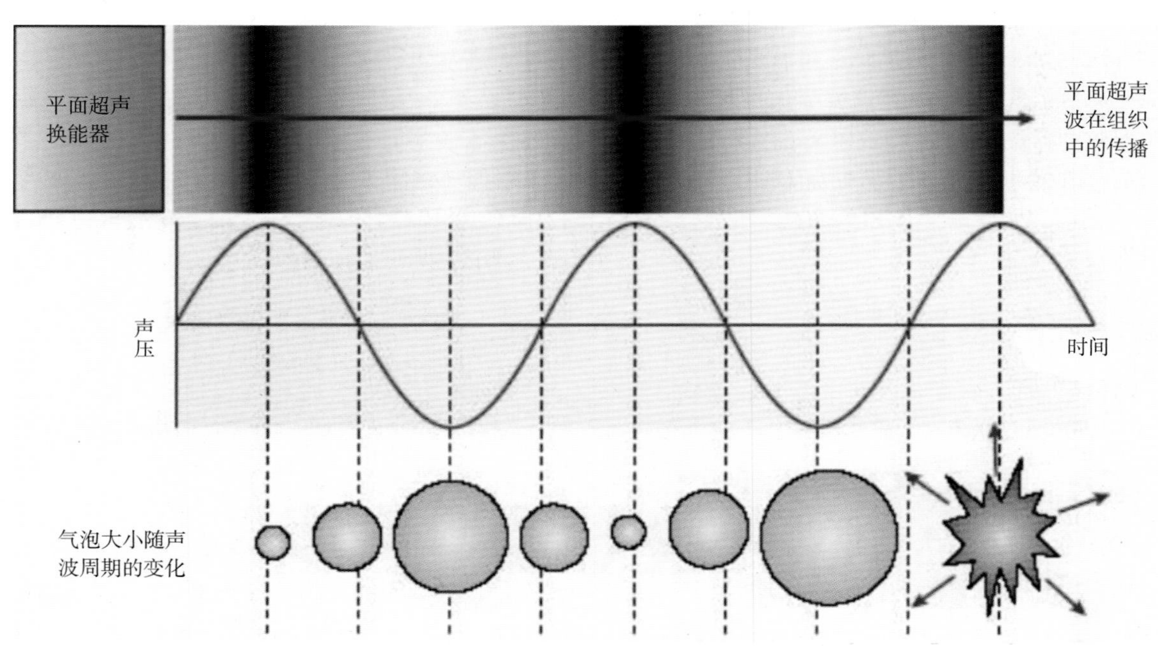

图41-2-3 空化形成过程

对人体组织作用而诱发的次级机制，但空化泡的机械与热聚能作用又会反过来加强热效应和机械效应。所以，研究空化效应的发生机制、作用机制、对热效应的贡献及如何利用空化效应提高治疗效率等，就显得尤为重要。

针对空化效应与热效应发生的先后顺序。Crum等在用HIFU治疗前列腺增生时发现HIFU的热效应引发了空化效应发生，他们认为高强度超声使焦域内靶组织的水分过热汽化而形成微泡，继而产生空化效应。Ter Haar等也认为，HIFU治疗肿瘤的原发机制是热效应，在HIFU的焦域中形成高热致靶组织凝固性坏死，若声强过高，焦域内组织过热而汽化形成微小气泡，诱发超声空化发生，导致空化损伤。但与此同时，有研究表明，当用3328W超声波辐照膀胱癌细胞珠悬浮液6s，当悬浮液内的温度为44.7℃时，活细胞存活率仅为0.7%，因此有学者提示HIFU致肿瘤细胞死亡的机制主要不是热效应，而是空化效应，而且空化效应的作用强大，能直接将肿瘤细胞撕裂成碎片，使其失去增殖、浸润、转移的能力，促进恶性肿瘤良性化，最后被机体逐步吸收，这验证了空化发生在温升中的假设和空化的存在。

无论空化效应与热效应发生的顺序怎样，一些重要的试验数据已经证实HIFU治疗中空化效应对热效应及凝固性坏死的形成均有较大的影响。Ter Haar等对切除的猪肝进行声辐照，发现损伤大多形成于焦平面之前，且这种现象随着强度增加而更加明显。Madersbacher等在使用经直肠换能器治疗人体前列腺时发现在预期治疗点前8mm处形成。还有研究表明在活体或离体的试验中，HIFU辐照过程中的快速温升和导致HIFU辐照过程中不可预测的损伤形状均与超声空化发生有关系。目前，研究者普遍认为，产生上述结果的主要原因是在HIFU损伤过程中，由于空化和汽化都会导致微泡云团形成。微泡一旦形成，将增大超声的衰减，封锁到达焦点后方区域的超声通道，形成“声屏障”，造成组织向声源方向扩展。从而使损伤形成于预期位置之前，导致损伤扩散和位置不可预测。例如，在切除组织块时产生的“损伤-损伤干涉效应”。

Fry认为，一般说来，所有聚焦超声治疗系统都在非线性声学范围内进行手术。因此，研究HIFU治疗中的空化效应对提高HIFU治疗的精确性、讨论HIFU治疗的机制及如何进一步控制和利用空化是非常重要的。

（四）其他效应

1.超声与药物的协同作用　许多研究都证实，超声可以改变细胞膜的通透性，可以使局部药物浓度显著增加，从而明显增强治疗效果。其机制可能如下：既能使肿瘤组织局部药物浓度增加，又减少肿瘤组织内血流对药物浓度的稀释。其他研究表明超声辐照时在组织内注射一定的药物或液体时可以明显提高聚焦的准确性和加热的效果。这在Yang的负荷神经母细胞肿瘤C1300小鼠实验中得到了证明。Chen等用碘油与HIFU照射相结合明显提高了治疗效果。

2.超声辐照对机体免疫增强作用　已有许多实验证实了HIFU治疗肿瘤可以诱发机体的免疫反应。Burov曾报道用HIFU治疗兔睾丸肿瘤，发现随原发灶愈合，转移灶也自行消退，这提示HIFU治疗肿瘤可能有特殊的异位免疫效应。Kaketa等指出用HIFU治疗的老鼠对肿瘤复发有很强的抵抗能力，再次接种Hone's肉瘤也没有肉瘤产生。Yang等采用“免疫-切除-激惹”分析发现采用4MHz、550W/cm^{2}的HIFU治疗负荷神经母细胞瘤C1300小鼠，完全治愈者再接种肿瘤，肿瘤增殖显著低于虽接受HIFU治疗却未彻底愈合者，提示超声治疗肿瘤可以起主动免疫作用，同时提示用HIFU初次治疗肿瘤必须彻底的重要性。这些研究结果提示HIFU治疗肿瘤可能存在免疫诱发的特殊异位效应，另外也说明HIFU治疗肿瘤不会促进肿瘤转移。

3.超声对肿瘤血管的破坏作用　肿瘤血管是肿瘤快速生长和转移的必要条件；阻断或破坏肿瘤血管，可以抑制肿瘤增长和转移。TACE治疗是目前应用较多的一种阻断方法，但此方法会给患者带来创伤，且栓塞剂会随血流运行或时间延长造成异位栓塞和降低效应。Hynynen等认为HIFU对血管的作用及其机制与血管管径、血流速度和超声特性（频率、声强辐照时间）有关。Chen等在低频HIFU致兔肌肉种植VX_2肿瘤血管栓塞的研究中发现，频率为0.4MHz的HIFU可诱导肿瘤血管栓塞，阻断肿瘤血供，引起肿瘤组织坏死，从而延缓肿瘤生长。Wu等报道频率在0.8～1.6MHz时，HIFU可以破坏肿瘤的小血管和毛细血管，治疗后肿瘤血管出现栓塞、血管内皮细胞有不可逆性损伤表现。由于癌灶内滋养血管和毛细血管网的大量破坏，肿瘤组织出现缺血性坏死，加强了HIFU破坏肿瘤的生物学效应。

总之，HIFU技术作用于机体是一个综合的、复杂的过程，几种机制可能同时作用，也可能以一两种机制为主，其他机制为辅，其中热作用机制最为明显，空化对其也有贡献。

三、高强度聚焦超声治疗的剂量学研究

（一）高强度聚焦超声热消融与热疗

在过去的20年中，新的热治疗方法已经发展成微创消融实体肿瘤。因为这样的治疗比开放式手术的损伤小，它已得到了患者和生理学家的共同关注。然而，这种方式却要求经皮肤插入的治疗装置到达目标肿瘤，并且通

常只能用于直径小于4cm的肿瘤。而影像引导下无创的H原位消融肿瘤被认为是治疗局部实体肿瘤最有希望的方法，越来越受到大家的关注。

HIFU热消融和传统的热疗是不同的，不能将两者混淆。热疗是用加热方式治疗肿瘤的一种方法，即利用能量在组织中的沉积而产生热效应，使肿瘤组织温度上升到有效治疗温度（42 ～ 46℃），持续30 ～ 60min，引起肿瘤细胞生长受阻与损伤。传统的热疗的加热途径有微波、射频、激光加热等物理手段，但均存在一定的不足。由于高热治疗技术热扩散的不可控制，还要在一个狭窄的治疗区域保持均衡的温度分布，这就要求将热电偶植入目标组织。适时温度监控及与能量源相关的反馈非常重要，因为血管的存在可能导致局部冷区，在这些区域内达不到治疗的必需温度。肿瘤可以从残存的活组织中再生，所以要进行成功的肿瘤治疗就得杀灭所有的恶性细胞。这影响了该类设备的有效性和安全性的统一，使之只能成为肿瘤治疗的辅助设备。

HIFU热消融治疗肿瘤时，焦点温度被提升到56℃以上，持续1 ～ 3s。快速的热量沉积引发峰值温升使组织凝固，就没有必要再将热电偶插入目标组织。用治疗头的扫描来带动组织内凝固性坏死移动，达到切除肿瘤块的目的。HIFU治疗的生物物理基础是超声一次性辐照致靶点组织单点损伤。损伤在此指的是急性坏死，以达到热切除或热消融的治疗目的。因此，超声致组织温升能否达到热切除的程度是至关重要的，也是HIFU无创外科区别于传统热疗法的本质特征。HIFU热消融通常只需要对靶区目标进行一次性治疗，而热疗则需要多次治疗。HIFU靶区温度瞬间上升能有效减小血供状况等对能量在靶区沉积的影响。通过影像学技术可观察到组织凝固性坏死，准确地指导聚焦超声束到达靶组织，同时监控HIFU治疗肿瘤过程中的变化实时调整治疗剂量，不需要像热疗一样精确测温；有HIFU温场研究表明，在空间上，从凝固性坏死中心向外，温度梯度十分陡峭。组织病理学观察发现：凝固性坏死区与正常组织间有一条清楚的过渡带，且过渡区域不超过50μm，仅含有5 ～ 7层细胞，说明HIFU对组织的损伤具有很高的精确性和可控性，具有“刀”的特征。

由于热疗过程中不同物理量引起的生物学效应和效果差别很大，加上活体组织的不均一性、成分和结构错综复杂、体液循环、不同组织的热敏度不同等问题，我们不能简单地区分HIFU热消融和传统热疗。1996年Larson等报道在靶区温度46℃时，辐照人体前列腺组织发生不可逆性损伤需要60min；与此同时，Goldberg等报道在靶区温度为52℃时，辐照人体肝脏组织发生不可逆性损伤只需4min；而在1984年ter Haar等报道了在靶区温度为60℃时，辐照牛肝组织发生不可逆性损伤仅需1 ～ 3s。这表明不同组织或细胞在不同温度辐照下，发生热损伤所需的时间有很大的差异，并且不同生物组织对热的敏感度也不同，它们在相同温度时造成热损伤所需的时间有很大的差异，这给临床治疗带来了很大的难度。所以，要定量评价热疗的效果，需要确定一个热治疗参数与生物学效应或疗效相对应的剂量单位，即“热剂量”，以便总结肿瘤热疗的临床经验并得到规范的临床治疗方案。

Sapareto与Dewey根据大量细胞学实验结果，提出了“等效热剂量”概念，即把不同温度/时间换成43℃/min当量。选择43℃不同辐照时间产生的效果作为参考标准，以估计其他不同温度下产生相同效果所需的治疗时间。其估算公式如下。

$$t_{43}=\sum_{t=0}^{t=t_{总}} R^{(43-t)}\Delta t$$

t_{43}是43℃时的等效热剂量时间，T是在△t时间内的平均温度，当需换算的温度高于43℃时，R值为0.5，当需换算温度低于43℃时，R值为0.25。他们在研究中发现，在44℃时治疗30min达到的治疗效果，换成43℃时则需要60min，而在45℃时仅需要15min。他们还在中国仓鼠卵巢细胞的实验中，将不同热剂量换算成等效43℃治疗时间，做了不同温度下等效热剂量时间与活细胞存活率曲线。从图41-2-4中可以看出41.5℃、42.0℃和42.5℃时拟合的细胞生存曲线出现了分支（如图41-2-4中虚线所示），在高于40℃时，细胞对温度增加变得非常敏感，表现为细胞存活率的显著变化。Sapareto等认为出现这种现象的原因是，随着温度升高，细胞的热耐受性也发生了变化，最终影响了细胞的存活率。

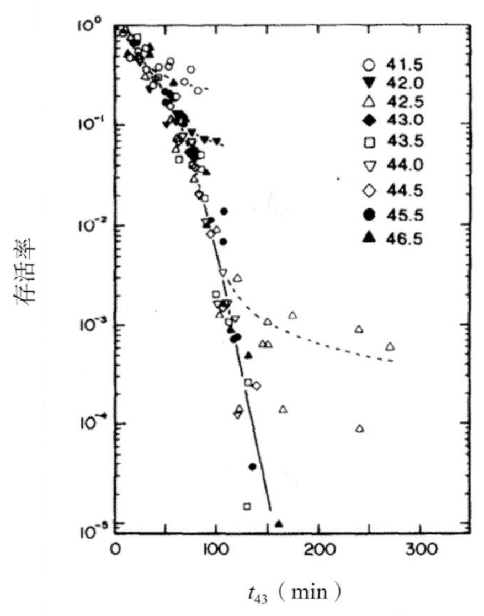

图41-2-4 不同温度下等效t_{43}剂量与仓鼠卵巢细胞存活率曲线

（二）高强度聚焦超声完整切除肿瘤的治疗剂量学研究

声焦域是描述聚焦超声换能器聚焦性能的参数，一旦换能器设计制造完成，其声焦域的形状和大小亦随之确定。而HIFU一次性辐照致靶点组织单点损伤则是声焦域内的声能量与靶组织相互作用的直接结果，它的形状和大小取决于声辐照剂量及靶点组织的生物物理性质、状态等诸多因素。因此从实验和理论上研究清楚单点损伤与这些诸多因素的关系是研究HIFU技术应用头等重要的基础问题。为了特别地强调这点，王智彪教授曾于1997年在英国“第五届欧洲声化学国际学术会议”上将HIFU辐照产生的单点损伤称为“生物学焦域”，即HIFU单次辐照后，能量在生物组织中沉积所形成的点状凝固性坏死，以此来强调它是声焦域与生物组织相互作用的结果。随后，他们课题组对HIFU单点损伤及HIFU临床剂量学进行了大量而富有成效的实验和理论研究。

在实验研究中，以不同超声辐照剂量（水中行波场焦域平均声强为7000～25 400W/cm^2；辐照时间为0～20s）的1.6MHz聚焦超声辐照新鲜离体牛肝2cm深处进行了一系列研究，其结果如图41-2-5A所示。

随后，他们在理论上，利用Pennes方程和O′nell积分等对单点损伤体积进行了与上述实验辐照剂量相应的模拟计算，得出了HIFU单点损伤体积随理论辐照剂量变化的模拟曲线，如图41-2-5B所示。通过对比可得出在4种不同辐照剂量下的共同规律，辐照剂量较小时，计算值和实验值符合较好，实验值略小于计算值；辐照剂量较大时，实验值突然增大，超过计算值，而呈现非线性增长。对于这种现象，给出了可能的解释：非线性效应随辐照剂量增加，使超声波的能量向高次谐波转移，组织对高次谐波的能量吸收大于对基波能量的吸收，从而加速温升；空化事件增多，形成“声屏障”，增强对超声波的散射，使得声能更多地沉积在“声屏”之前，加速了温升；温度升高使组织的声吸收系数增大，也导致温升增大；空化作用本身也使损伤体积增大。

此外，他们还对影响生物学焦域的因素进行了大量的研究。研究结果表明，对于一个具体的聚焦超声换能器，生物学焦域（BFR）与声强、辐照时间、辐照深度、组织结构、组织功能状态有关（表41-2-1，图41-2-6）。得出了BFR的函数。

$$\mathrm{BFR}=f(\mathrm{AFR},\ I,\ t,\ D,\ Ts,\ Tf)$$

式中，BFR为生物学焦域，AFR为声学焦域，I为辐照声强，t为辐照时间，D为辐照组织深度，Ts为组织结构，Tf为组织功能状态。

如何确定HIFU治疗肿瘤的剂量呢？Wang等提出对于一个固定的聚焦超声换能器，将超声能量与其相应

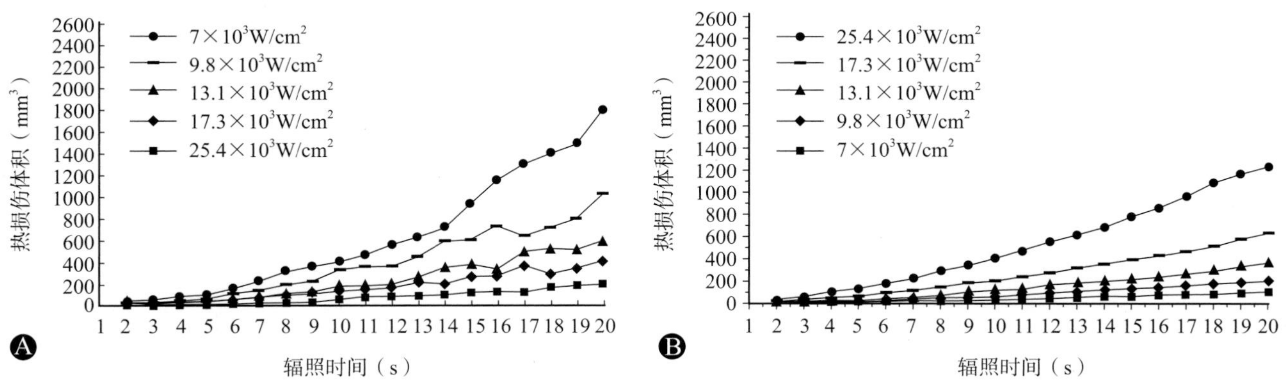

图41-2-5　单点损伤体积随HIFU辐照剂量变化的实验与理论曲线（牛肝、深度2cm）

表41-2-1　频率1.6MHz，声压245W，不同辐照时间、不同深度的BFR体积

辐照时间（s）	20mm（$\bar{X}\pm S$）（mm^3）	30mm（$\bar{X}\pm S$）（mm^3）	40mm（$\bar{X}\pm S$）（mm^3）	50mm（$\bar{X}\pm S$）（mm^3）	60mm（$\bar{X}\pm S$）（mm^3）
1	13.62±1.0	8.74±0.94			
5	55.12±8.91	28.01±3.67	9.36±2.12		
20	805.98±136.18	551.84±22.34	436.49±65.82	352.47±68.94	145.56±15.25
40	3431.82±308.49	1947.03±69.93	1486.46±248.06	982.29±215.69	586.49±154.87
60	7069.46±345.22	5091.2±309.53	3198.23±406.21	1870.66±222.74	1233.41±197.44

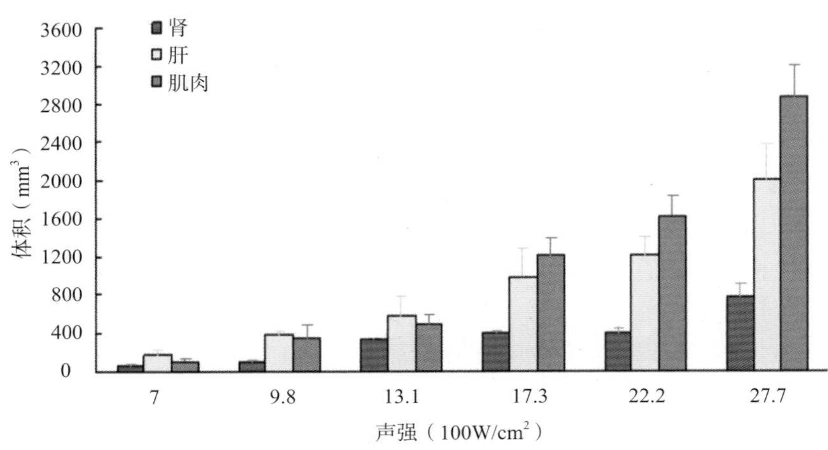

图41-2-6 频率1.6MHz、声压245W、辐照时间25s时，不同离体组织（肝脏、肾脏、肌肉）的BFR体积

形成的凝固性坏死相联系，并提出了能效因子（energy-efficiency factor，EEF）的概念，即损伤单位体积的肿瘤/组织所需的超声能量，用EEF来量化HIFU生物学效应以进行HIFU治疗剂量学研究。

$$\mathrm{EEF}=\frac{\eta Pt}{V}$$

其中，η表示HIFU换能器聚焦系数，它反映HIFU换能器对超声能量汇聚的能力，取$\eta=0.7$；P表示HIFU源声功率（W）；t表示治疗总时间（s）；V表示损伤体积（mm^3）。研究结果表明，对于相同的换能器，影响EEF的因素如下：病灶深面到皮肤表面的距离、靶组织的结构和功能状态、扫描方式、辅助治疗等。

在实验研究中，采用离体牛肝，使用HIFU按单点损伤→束→片→块的方式热切除组织块，从而对EEF量值进行研究，结果如表41-2-2中所示。

表41-2-2 离体牛肝组织中形成束损伤、片损伤、块损伤的能效因子

损伤类型	辐照深度	EEF（J/mm³）	
		多脉冲震荡	线性扫描
束损伤	20mm	14.36±6.55	8.41±4.77
	30mm	17.31±6.34	10.83±5.85
	40mm	18.73±6.63	11.96±5.17
片损伤	起始辐照深度为40mm		2.71±0.85
块损伤	起始辐照深度为40mm		1.73±0.39

表41-2-2中数据表明：①多点辐照形成束损伤的EEF值大于连续扫描形成束损伤的EEF值。②不同组织深度形成束损伤的EEF不同，它随深度增大而增大。这是由于组织对超声波的衰减作用。③片损伤及块损伤的EEF均远小于不同深度束损伤的EEF，而片损伤的EEF值又大于块损伤的EEF值。④片损伤虽由不同深度的束损伤叠加而成，但其EEF值小于不同深度束损伤EEF值之和。同样，块损伤的EEF值也小于不同深度片损伤EEF值之和。这表明，组织损伤EEF值与组织声环境有关。提示我们可以通过改变组织声环境来改变EEF。⑤此外，对不同组织的研究还表明，它们的EEF值不同的。例如，山羊肾的块损伤EEF值明显大于肝的块损伤EEF值，而相比之下，肌肉的块损伤EEF值最小。表明，不同的组织器官对HIFU热切除肿瘤的所需剂量是不同的。

研究EEF的目的是希望通过总结临床数据并进行验证得到相应的剂量学数据库，通过EEF预测临床治疗一定体积的肿瘤所需的声功率或辐照时间。通过大量的实验研究建立运用HIFU技术切除各种组织块的EEF数据库，这对指导HIFU的临床应用具有重要意义。

（三）如何利用生物学焦域切除大肿瘤——三维适形扫描技术

在利用HIFU“热切除”肿瘤时，首先要制订治疗计划（TPS），相对于一个大体积的肿瘤，HIFU单次辐照在生物组织中所产生的BFR是很小的，要完整地“切除”一个大肿瘤必须遵循外科原则，通过体外治疗头的运动带动体内BFR按照一定的组合方式（像外科手术一样）覆盖整个肿瘤。Chen等采用使“lesion”相互融合成阵列的方式来切除肿瘤块，但其关键是要选择一个合适的损伤间隔包括时间、空间间隔，使其达到可以完全覆盖所要治疗的区域，以避免“lesion”之间残留正常组织，但均未能得到一个完整切除肿瘤的方案。结果发现，当企图连续切除一块组织时，损伤所含有的空化效应会出现重叠现象，导致损伤消失和损伤向组织表面迁移，从而使靶组织不能被彻底破坏，也就是有一个已存在的“lesion”似乎影响着下一个“lesion”的

形成。Ter Hear等将这种现象称为“损伤-损伤干涉效应”。大量的研究表明，根据需要利用BFR的组合即BFR→束→片→块的组合方式可以实现组织块的切除（图41-2-7A），即通过BFR-BFR叠加或扫描形成一个束损伤，再将间隔一定距离的不同深度的束损伤由深至浅叠加起来形成一个片损伤，多个片损伤组合形成一个完整的三维（3D）组织块损伤，而其中的关键就是形成束损伤，形成束损伤的关键又在于根据单个凝固性坏死灶的大小确定点——点叠加的范围或扫描速度。临床上根据治疗目的和肿瘤类型不同，选择的“切除”范围不同，加之肿瘤的形状千差万别，因此，临床上必须根据治疗计划系统（treatment planning system，TPS），按照BFR→束→片→块的组合方式采用3D适形扫描技术“切除”大肿瘤（图41-2-7B），这要求有足够的运动系统。

研究表明，可用图41-2-7表示运用HIFU生物学焦域“切除”肿瘤的方法。

研究结果显示，按照这样的组合方式可以在牛肝中

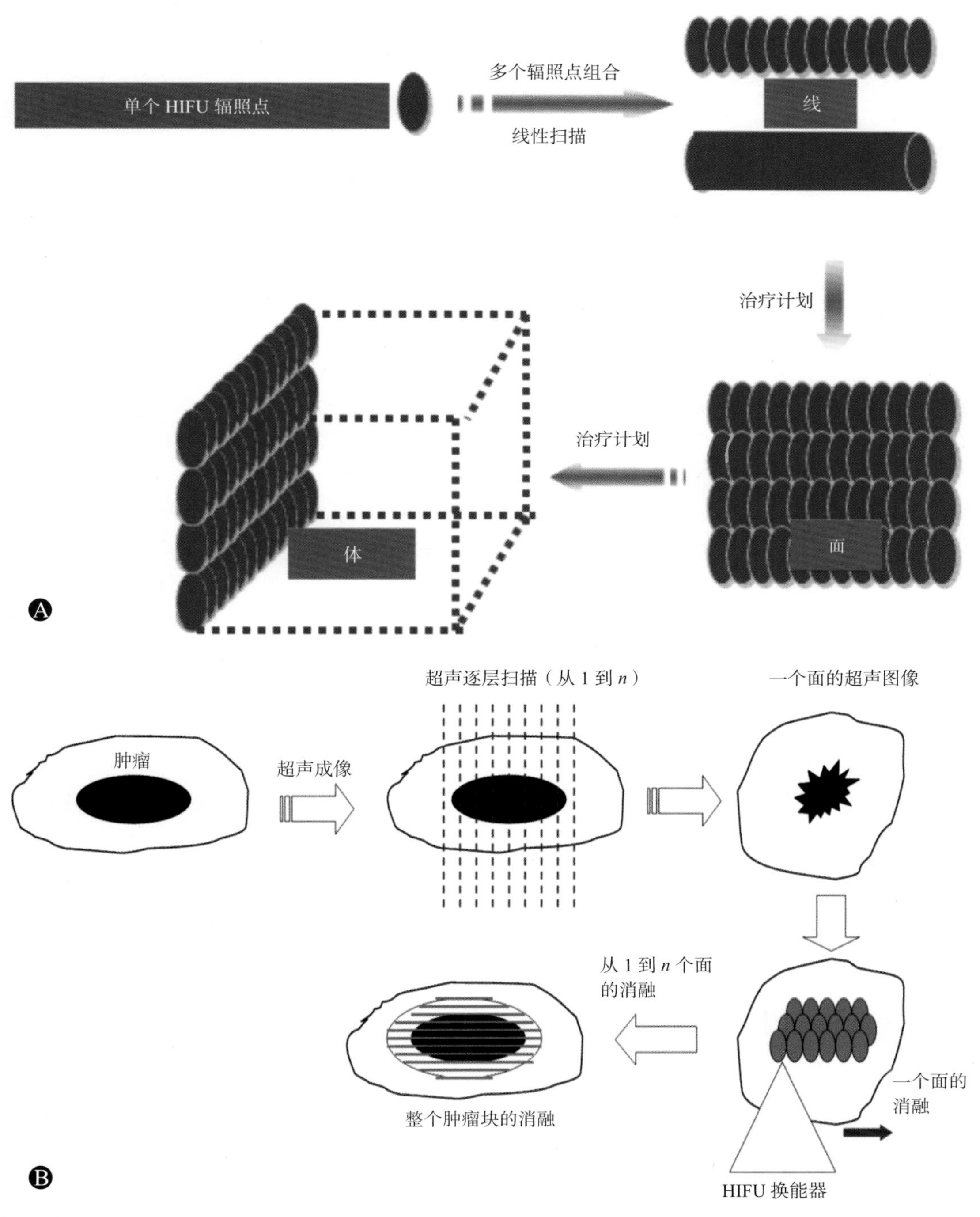

图41-2-7　三维适形扫描技术

A.按照点→线→面→体的组合方式形成块损伤的组合示意图；B.3D适形扫描技术示意图

形成束损伤、片损伤和块损伤，剖开后可见凝固性坏死与周围正常组织分界清楚，而且中间无正常组织残留。同样，按照束损伤→片损伤→块损伤的组合方式能在山羊肝脏、肾脏、肌肉中形成一个与周围正常组织分界清楚、完整的凝固性坏死块，且中间没有正常组织残留，避免了损伤-损伤干涉效应的存在。这种通过体外治疗头的运动带动体内BFR的移动来增加热切除的体积替代小点热扩散增大破坏体积的方法，是HIFU技术与微波、射频等方法的不同点，也是HIFU技术能做到无创性热切除肿瘤的原因所在。

（李发琪）

第三节　高强度聚焦超声治疗设备

1942年Lynn等用石英晶体凹球壳聚焦换能器对活体动物脑部进行试验，发表了此领域有史以来的第一份报道。20世纪50年代Fry兄弟设计了多聚焦治疗头的组合头，治疗了18例帕金森病患者。20世纪90年代中期，法国EDAP公司和美国Focus Surgery公司分别研制出经直肠治疗局灶性前列腺癌的HIFU治疗设备Ablatherm和Sonablate 500，目前已治疗了数千例前列腺癌患者。2004年以色列Insightec公司生产的Exablate 2000获得美国FDA认证，用来治疗子宫肌瘤和乳腺纤维瘤。荷兰Philips公司研制出了MRI引导的HIFU治疗设备。

中国的HIFU研究起步较晚，但20世纪90年代后期中国的HIFU发展迅速。重庆海扶（Haifu）技术有限公司、上海爱申（Aishen）科技发展股份有限公司等7家企业生产的HIFU设备获得原国家食品药品监督管理总局的批准。重庆海扶（Haifu）技术有限公司研发的JC型高强度聚焦超声肿瘤治疗系统还通过了欧洲CE认证。中国在HIFU治疗设备生产方面及其临床应用方面已经走在了世界前列。

一、高强度聚焦超声治疗设备的特性与组成

（一）高强度聚焦超声治疗设备的特性

在HIFU治疗设备的研发过程中，由于研究者或各厂商对HIFU生物学和临床方面客观上存在着认识上的差异。因此，各个研究机构、生产厂商研发出的HIFU治疗肿瘤系统是有较大差别的。但是，临床上对治疗设备是有要求的，即治疗设备必须同时具有二性——有效性和安全性。基于以上两点，HIFU专家们认为，任何一个HIFU治疗系统都应具备下述特性。

（1）超声波聚焦或超声波声束会聚能在生物组织中形成良好的组织凝固性坏死点。

（2）超声波具有适当的频率和强度，加热范围能限于靶组织，避免周围正常组织过热。

（3）能量应尽可能分布在整个靶组织上，扫描速度和聚焦能量要确保靶组织温度迅速升高到要求的指标。

（4）方便可调的扫描轨迹，加热不同形态的靶组织，获得理想的凝固性坏死点组合形式。

（5）对靶组织进行准确的选择性治疗，并实时监控治疗效果。

（6）由于覆盖野组织的厚度各异，需要调整强度补偿，能保护辐照野附近对温度特别敏感的正常组织。

（二）高强度聚焦超声治疗设备的组成

HIFU治疗设备按照与人体接触的方式可以分为经直肠HIFU治疗设备和体外HIFU治疗设备；按照影像学监控方式可以分为超声监控的HIFU治疗设备和MRI监控的HIFU治疗设备。HIFU治疗系统十分复杂，从总体上讲，任何一个HIFU治疗系统必须包括：HIFU发生及其运动装置、影像引导单元、机械控制单元、计算机智能控制单元、水处理单元及其驱动电源6个部分。

1. HIFU发生及运动装置　是HIFU治疗系统的关键技术部分，主要用于产生聚焦超声，并且由机械运动装置带动HIFU换能器的运动来达到“热切除”肿瘤的目的。其中HIFU发生是由聚焦超声换能器实现的。HIFU发生装置直接产生足够功率和相应频率及尺寸的高强度聚焦超声焦域，作用于病灶以达到治疗的目的。

2. 影像引导单元　HIFU治疗是使靶组织瞬间升温而致凝固性坏死，对靶组织的术前精确定位和术中实时监控要求很高，这就要求在治疗过程中随时了解治疗部位的情况，以便在必要时修改调整治疗方案，所以影像引导单元就起着术前定位、术中监控和术后疗效评价的作用。

3. 机械控制单元　机械控制系统主要完成HIFU发生装置的位移、发射频率、时间，以及影像引导单元的位移等控制。

4. 计算机智能控制单元　HIFU治疗设备的控制和操作都是由计算机完成的，计算机智能控制单元是HIFU治疗设备的中心单元，与HIFU治疗系统的每一个单元紧密联系着，用于实现各个单元的计算机操作控制。

5. 水处理单元　作为超声波传播介质的水必须经过纯化、去离子、脱气等处理后才能使用，水处理单元便是用于对普通水进行处理的系统。

6. 驱动电源　对整个治疗系统进行能源供应，维持正常工作。

图41-3-1为重庆医科大学研制并且投入临床使用的JC型高强度聚焦超声（HIFU）肿瘤治疗系统。

目前，全球有多家研发机构和厂商在进行HIFU治疗设备的研发制造，表41-3-1为部分HIFU治疗设备概况，供读者参考。

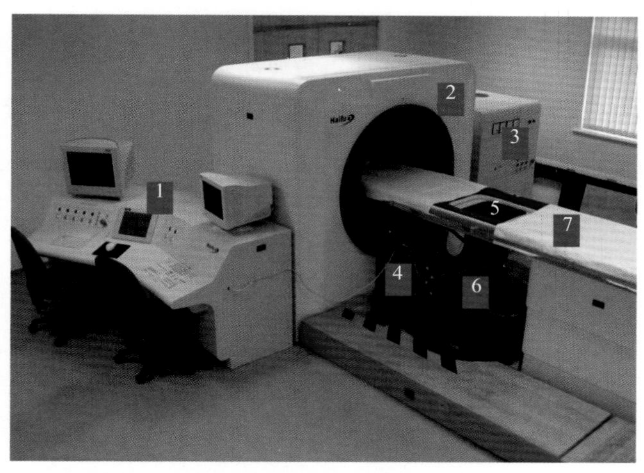

图41-3-1 JC型高强度聚焦超声肿瘤治疗系统外观图

1.显像定位监视装置及计算机自动控制和处理装置；2.立柱；3.功率源；4.运动装置；5.水囊；6.3+1维扫描运动装置；7.治疗床

二、聚焦超声换能器

（一）聚焦超声换能器概况

聚焦超声换能器是HIFU治疗设备中的一个核心部件，其作用是将电信号转换为超声波信号，并通过一定的方式使超声能量高度集中于病灶部位，形成很高的聚焦超声能量以达到消除病灶治疗肿瘤的目的。因此，换能器的设计是HIFU治疗的关键。

按照与体表接触与否，聚焦超声换能器可分为两大类：一类是腔内聚焦超声换能器，目前多用于治疗泌尿系统疾病。该类换能器的特点是体积小、焦距短。另一类是体外聚焦换能器，目前主要用于治疗肿瘤等疾病。该类换能器的特点是直径大、焦距长、聚能比高。

按照聚焦方式，聚焦超声换能器又可以分为以下四类。

1.声透镜聚焦超声换能器　声透镜聚焦是常用的声聚焦方式之一。其原理是利用声波在弯曲界面上的折射达到汇聚声波的目的，与光学中透镜聚焦相类似。常用的声透镜材料有铝、有机玻璃、聚苯乙烯等。该类聚焦超声换能器的优点是制造加工及控制系统实现方便，技术成熟，而且通过更换合适的声透镜，很容易做到聚焦的调整。其局限性是声透镜本身对超声波的衰减，使效率会比较低，而且声透镜本身对超声波的吸收也容易使透镜本身发生形变。在大功率情况下，换能器在强烈振动下产生高温，则需要既能承受高温，又不易因换能器强烈振动而导致换能器脱落，且声阻抗匹配、衰减系数

表41-3-1 全球HIFU治疗设备概况（部分）

公司	型号	治疗疾病	监控方式	认证
以色列Insightec公司	ExAblate 2000	子宫肌瘤	MRI	美国FDA，CE
	ExAblate	骨转移、乳腺癌、前列腺癌、神经外科疾病	MRI	
美国focus surgery公司	Sonablate 500	前列腺癌、良性前列腺增生	超声	CE，美国FDA
DKFZ/SIEMENS	MR-compatible HIFU	肿瘤	MRI	
荷兰PHILIPS公司	MR-HIFU	胰腺癌，骨肿瘤转移	MRI	
法国EDAP公司	Ablatherm HIFU	局部前列腺癌	超声	CE
法国Theraclion公司	Thyros	甲状腺瘤	超声	CE
重庆海扶技术有限公司	JC型聚焦超声肿瘤治疗系统	肿瘤	超声	原国家食品药品监督管理总局，CE
	JM15L100型磁共振导航高强度聚焦超声治疗系统	子宫肌瘤、子宫腺肌症	MRI	
	CZF型超声波治疗仪	慢性宫颈炎、外阴白色病变、尖锐湿疣		
	CZB型超声鼻炎治疗仪	变应性鼻炎		
	阿是超声波治疗仪	慢性软组织损伤性疼痛		
上海爱申科技发展股份有限公司	HIFUNIT9000P	盆腔、腹腔、妇科良恶性实体肿瘤	超声	原国家食品药品监督管理总局
北京源德生物医学工程有限公司	FEP-BY系列高能聚焦超声肿瘤治疗机	乳腺肿瘤，四肢及表浅组织肿瘤或骨肉瘤，肝脏（左叶）、肾脏及盆腔实体肿瘤	彩色多普勒超声	
四川省绵阳索尼克电子有限责任公司	CZ901型高强度聚焦超声肿瘤治疗系统	四肢、躯干的骨和软组织肿瘤；乳腺肿瘤和肝肿瘤（肝减少移动及无肋骨障碍）	彩超多普勒超声观察，水下摄像头	
	CZ180、CZ181型超声治疗仪	外阴瘙痒、慢性宫颈炎、外阴白色病变、神经性皮炎、皮肤痣、瘢痕、尖锐湿疣、鸡眼	电子阴道镜	

低的透镜材料，但目前常用的材料中，铝容易脱落，而有机玻璃又不耐高温。图41-3-2是平面压电陶瓷晶片加声透镜聚焦超声换能器的结构示意图，图中r表示声透镜凹球面的曲率半径，F表示声焦距。a_1、a_2分别为换能器的内、外半径。

2.球面自聚焦超声换能器　是将压电陶瓷磨成球面，然后经极化、镀银而制成，其辐射具有聚焦特征。该类换能器可根据不同深度需要选取尺寸，工作时一般采用机械扫描方式。球面自聚焦超声换能器的优点是解决了声透镜聚焦换能器在大功率情况下的高温及脱落问题，并在理论分析和功率放大器等控制系统设计上相对较为简单，有着成熟的分析和设计方法，容易实现理想形状的焦域。其局限性是大尺寸大功率凹面球壳压电晶体容易破碎，焦点焦距由几何形状所决定而不能调节，因而在治疗大病灶时，需要借助精密而多维的机械调节装置，对治疗部位进行扫描。图41-3-3表示为球面自聚焦超声换能器的结构示意图。图中r表示球壳的曲率半径，F表示声焦距。

3.多元自聚焦超声换能器　通常由不多于10个的单元换能器组成。该类换能器一般将多个压电陶瓷片排布在一个几十厘米直径的球形凹面上，采用特种三维曲面自聚焦方式，让每个单元换能器的焦点汇聚到同一点。该类换能器的优点是材料烧制、加工方便、易于制作。阵元数及与之配套的发射电路通道不多，同相激励，电路简单，电声效率较高。其局限性是聚焦效果受阵元性能一致性、安装几何公差及电路同步性能影响。所以，没有严格工艺，难以达到理想焦斑。图41-3-4为多元自聚焦超声换能器的结构示意图。

4.电子相控阵聚焦超声换能器　设计基于惠更斯原理，由多个相互独立的压电晶片在空间按一定方式排列成一个阵列，每个晶片称为一个阵元。当各阵元以同一频率的信号进行激励时，它们所发出的声波是相干的，这些声波在空间干涉后就形成特定的指向性或聚焦特性。该类换能器的主要优点是扫描速度快、精确度高，而且可以根据病灶的大小和位置来设定聚焦方式，通过电路来控制焦点，根据需要预先设定好加热图，并且可以一次形成多焦点。对于较大体积的治疗区域，不仅可以减少治疗时间，提高治疗效率，而且对比单焦点扫描方式可以获得更好的声场分布，达到较好的治疗效果；在实际治疗中，相控方式还可以通过调节发射时间，补偿由于移动或组织的非均匀而造成的畸变。但该类换能器电路结构复杂、焦域控制复杂等诸多因素给其带来了局限性，许多工程技术问题尚待解决。图41-3-5为两种电子相控阵聚焦超声换能器的机构示意图。

从临床应用的需求出发，HIFU在深部组织产生凝固性坏死要求安全、有效、可控（形态和大小）和精确，这对HIFU换能器提出了要求。从发展趋势来看，电子相控阵列聚焦具有良好的应用前景，但从现实应用及实现

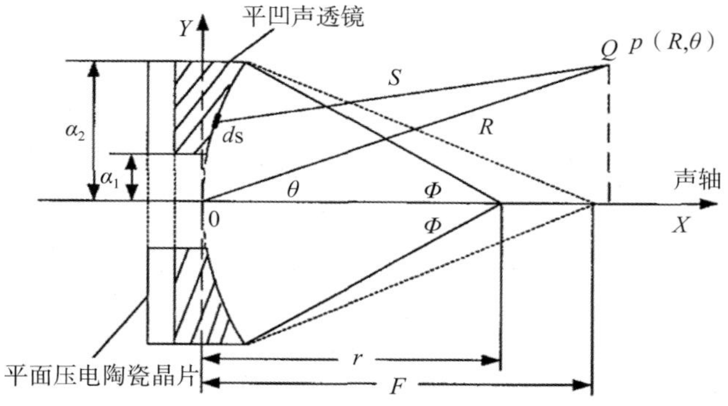

图41-3-2　声透镜聚焦超声换能器结构及坐标示意图

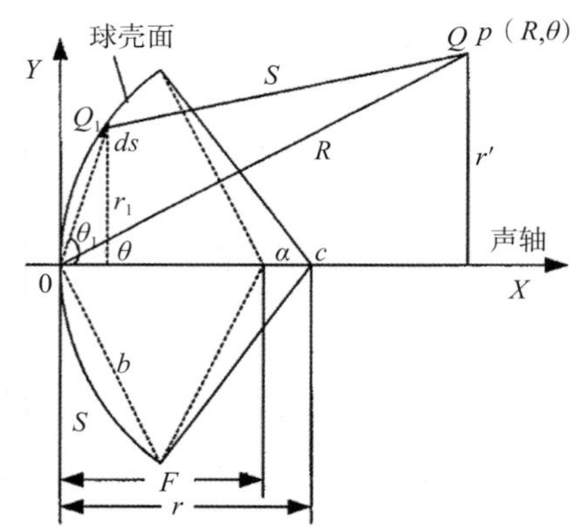

图41-3-3　球面自聚焦超声换能器结构及球坐标示意图

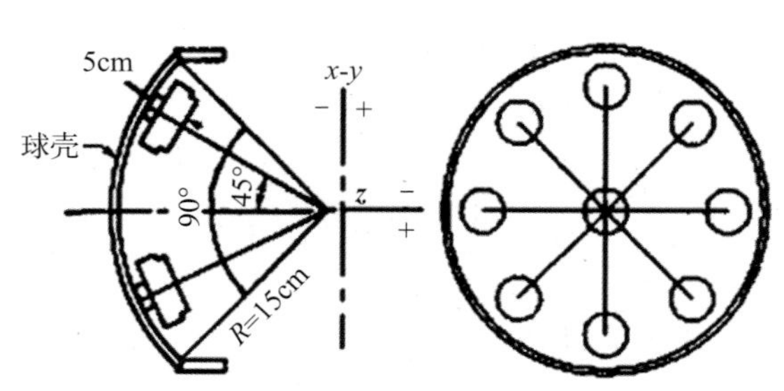

图41-3-4　多元自聚焦超声换能器结构示意图

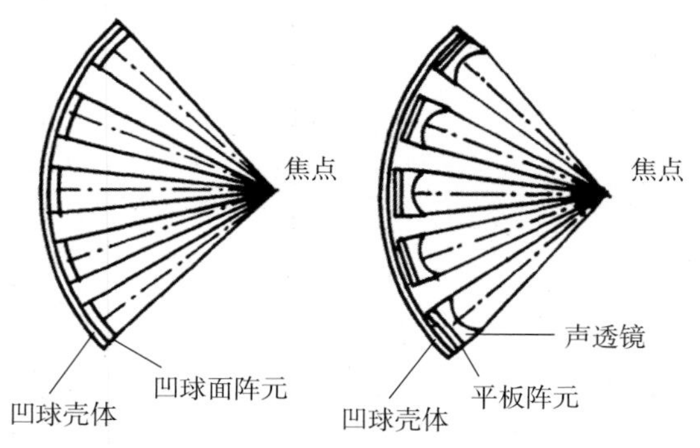

图41-3-5　电子相控阵聚焦超声换能器结构示意图

的难易程度来讲，球面自聚焦换能器在临床应用上更具有优势。

（二）新型聚焦超声换能器

聚焦超声换能器性能的好坏、治疗效果的优劣与聚焦声场分布有着密不可分的关系。声场分布参数包括焦距、焦域形态、声场声压分布情况、旁瓣等，这些参数相互关联，共同决定了HIFU的临床治疗效果。焦距决定了HIFU的有效治疗深度。HIFU的治疗深度是指HIFU声系统辐射面至其在人体内形成焦点的最大深度。焦域形态对于HIFU治疗设备而言很重要，HIFU强调的是焦点处的声强一定要高，这就要求聚焦声场的焦斑要小。如果焦斑太大，即使声功率足够大，焦域处的声强也达不到要求，就不能使焦域组织温度瞬间升至65℃以上。声场声压分布情况与旁瓣也是HIFU的重要参数。在垂直于声轴的平面内，声压的分布类似于活塞声源的指向性，即在声轴上出现一个极大值，周围是许多个次极大值，或称为旁瓣。中间的一个极大值的宽度决定了焦域的直径。通过衡量聚焦系统的声压分布和焦域大小，可以判断聚焦超声换能器的性能。要保证焦域处的高声强和HIFU的治疗效果，就必须对聚焦声场进行控制，要求旁瓣尽可能低，且要均匀分布，这样能量才能高度集中于主瓣，否则过高的旁瓣势必损伤病灶区域以外的组织，造成不良影响，这也是对HIFU声场的安全性要求。因此对其声场的研究是有实际价值的，有利于换能器的设计，提高治疗效果，同时有利于提高对治疗超声剂量的安全保证。按照《高强度超声聚焦治疗机产品标准中必须包含的技术要求》的规定，高强度聚焦超声治疗中采用的超声换能器/治疗头，其工作频率为0.5 ～ 5MHz，治疗头旁瓣幅度比主瓣低-8dB以上，声焦域横截面积以声压降-6dB为界。

鉴于对HIFU治疗有效性和安全性考虑，国内外学者对聚焦超声换能器的研发提出了一些新的思路和想法。例如，有研究者提出用多换能器轮流发射的方式进行辐照。还有研究者提出了引入具有双频工作模式和单频工作模式的HIFU换能器，实验结果表明，在相同的辐照条件下，双频模式HIFU产生的损伤明显大于单频模式时的损伤。有文献指出，在凹球面双频换能器中，适当选择频差和面积比，双频声场的损伤声焦域比单频明显扩大，且焦域内声压分布更为均匀。这将有利于提高HIFU治疗的效率，并防止焦点处温度过高引起组织碳化。但同时，声焦域长短轴之比增大也可能带来治疗的安全性影响。

人体有很多器官都在骨骼下，对于这些组织的治疗，就要解决骨骼对声波的吸收、反射问题。有学者提出使用分片发射换能器，当肿瘤位于肋骨后方且接近肋骨时，通过关闭对应的换能器片可以避免肋骨损伤和其他组织损伤。国外有学者指出，应用时间反转技术可以将超声波在非均匀介质中聚焦，该技术是先用超声波阵列中的一部分在体内产生一个气泡，由于空化效应，这个气泡会产生一个沿非均匀介质传播到超声波阵列的球面波，时间反转技术就用在被阵列接收到的超声波。除上面所介绍的一些方法外，一些研究者对超声波在声波导管中的传播进行了研究。用声波导管将声能绕过骨骼或空气直接送入组织，可以显著提高超声治疗范围。研究表明，声波导管确实可以将超声波送入目标组织，使被加热组织温度达到80℃，照射组织被有效破坏。

国外有学者指出，用分散束换能器（split beam transducer，SBT）进行前列腺癌治疗试验时，其产生的损伤体积（广度和深度）比单束聚焦换能器要大，因为SBT可以分解成多束来同时对病灶组织进行治疗。这样，要达到相同的治疗效果，使用SBT比单束换能器所用时间要短。另有文献指出，在用SBT对犬前列腺癌进行治疗试验时，可以准确消融病灶部位而对周围正常组织不造成损伤。所以，SBT对HIFU在临床治疗上的安全性和有效性有很好的发展前景。美国Focus Surgery公司开发的Sonablate 500HIFU治疗系统就将SBT和单束聚焦换能器相结合，用于治疗靶组织。

国内有学者指出，一些HIFU治疗设备中治疗头和B超探头相结合会导致雾状伪像出现，造成误诊，从而会影响HIFU治疗的安全性和有效性。随着超声技术和工程技术的发展，我们期待治疗和诊断一体的HIFU治疗设备出现，改变这种状况，并减小由于B超探头的安装而对聚焦超声换能器效率的影响。

随着研究的深入，更加安全、有效的聚焦超声换能器将会不断出现，进而推动HIFU治疗设备的发展。

三、聚焦超声治疗的影像学监控

（一）聚焦超声治疗的影像学监控概况

HIFU技术作为一种主要利用热机制来消融病灶组织的治疗技术，要求做到适形消融，既要完全消融欲治疗的组织，又不能损伤其他正常组织，这是医疗器械必须具有的安全性和有效性所要求的。所以，治疗的成功依赖于靶区的快速定位、温度变化的实时监测和生物学活性的实时判断，为实现精确治疗，多采取不同的影像学引导方式。

目前，临床上常用的影像学手段有超声（US）、CT及MRI等。理想的HIFU监控方式应具有以下特点：对人体无伤害；成像质量高，准确定位靶组织；能实时监控靶组织凝固性坏死的情况；能够反映靶组织温度的变化，并精确控制能量在整个靶组织的积累剂量；价格便宜，易于实现等。但目前没有任何一种影像学设备能够同时具有以上特点，已应用于设备中的监控技术有超声和MRI。

在HIFU治疗设备中，CT也可用于HIFU治疗的监控，对于分辨率要求较高，而又不能使用MRI的患者，CT提供了一种成像方式的选择。其原理是组织对X线的吸收值正比于组织的密度，温度的改变由于热膨胀而引起组织密度的改变，故可以通过测量组织密度进行温度估计。研究发现CT值（HU）与组织温度近似为线性反比关系。HIFU低剂量辐照时图像上产生可逆的亮度变化，高剂量时，则产生不可逆的亮度变化，认为与组织损伤有关。CT相对于超声定位准确、图像清晰，相对于MRI实时效果好，而且对体内置有金属器械等患者无禁忌。但是由于CT存在射线辐射损伤，不宜长期暴露，因而不推荐使用。所以，采用CT成像方式进行HIFU监控成像的研究目前还比较少。

另外，医学图像融合技术在HIFU治疗中的应用也处于研究之中。医学图像融合是将几种医学成像设备获取的图像，经过必要的变换处理，达到空间坐标上的匹配，叠加后获取互补信息，改善单模成像提供的图像信息的不足。Penney报道将图像融合技术用于肝转移性肿瘤热切除术的定位。使用Polaris光跟踪系统的示踪探头获取超声图像层面间的空间关系。假定为刚性转换，通过选择两种模态的单个特征点实现初始配准，以转化MRI和超声图像的像素值。采用靶区融合误差的均方根（金标准15.4mm）进行评价，运行像素特征算法后误差仅为3.6mm。图像融合的方式多样，未来的发展将会使其在临床诊断和治疗等方面发挥更加重要的作用。

（二）超声监控的高强度聚焦超声治疗设备

超声诊断作为临床上的辅助检查手段之一，其技术已经非常成熟。现在HIFU治疗设备中所用监控超声主要为B超，在术前定位、寻求靶组织、术中实时监控、术后疗效评价中发挥着很大作用。

1.二维超声　B超显像是最早应用的一种方法，现在仍广泛使用。主要评价指标是回声强度，如图41-3-6所示。大量实验和临床资料表明经超声消融后，靶区局部回声增强，则可认为发生了凝固性坏死。由于回声强度增强缺乏量化标准，又引入了灰度变化值，利用软件将靶区像素分成多个小格，计算各小格的像素，并平均后得到靶区灰度变化值。研究认为靶区回声明显增强，灰度值增加5以上有凝固性坏死发生。但有两种情况要引起注意：①存在已经发生凝固性坏死而灰度不增强的情况，继续给予能量有可能造成不必要的损伤。这与辐照所用能量较低、空化效应不明显及局部温度低于65℃有关。②由于空化效应等原因，靶区回声明显增强，且范围超过实际损伤范围，导致误判而给予的治疗剂量不足，肿瘤残留。

2.彩色多普勒超声　在B超成像的基础上增加了血流成像，术前检查时可以清楚地辨识病灶及其周围的血管，能更准确地了解病灶血供状况。术中可有效指导治疗进行，可避免对病灶周围正常组织中大血管的不必要损伤。在术后随访时，可以根据病灶组织内彩色血流信号消失、周边血供减少判断治疗的有效性和彻底性。

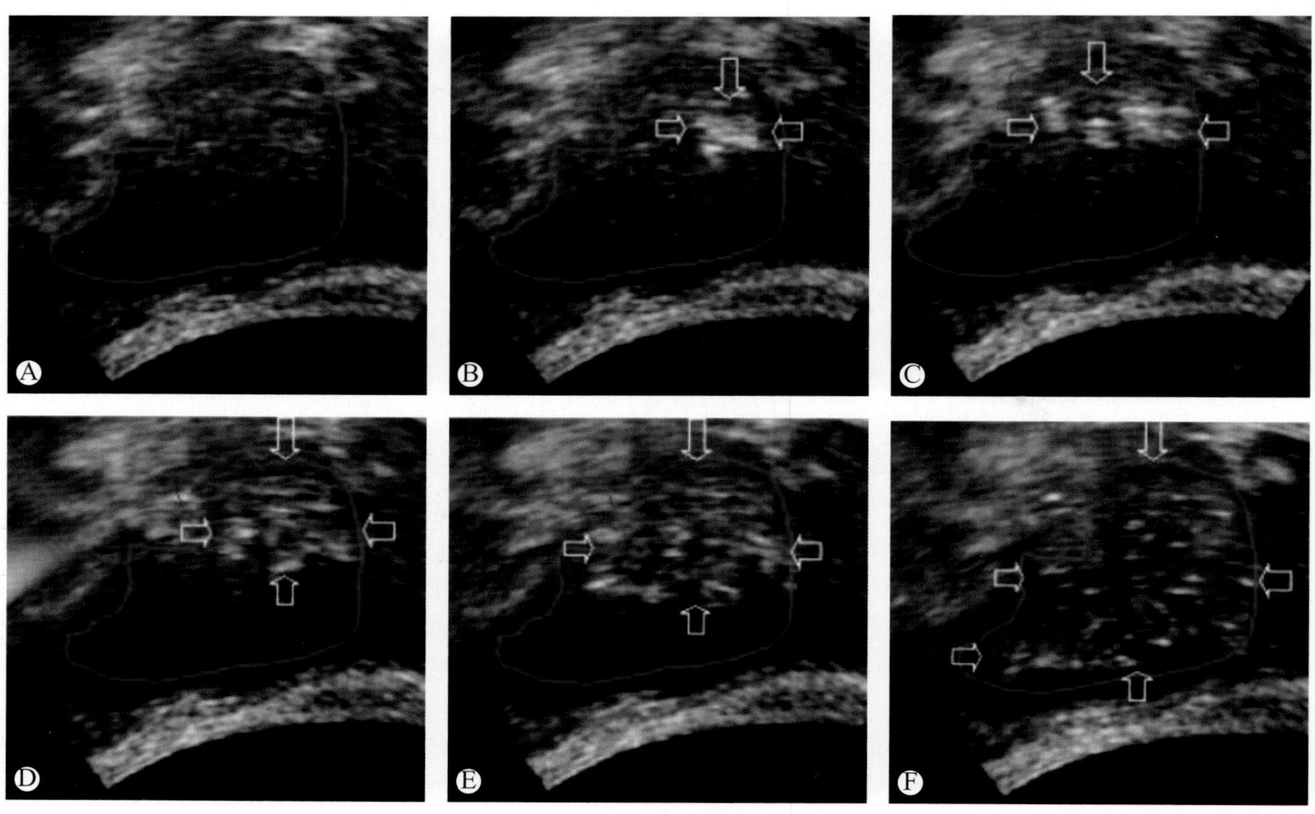

图41-3-6　HIFU治疗原发性肝癌过程中的实时超声监控

3.超声造影　超声造影剂种类颇多，直径小于数微米，可以到达微循环。超声造影结合彩色多普勒超声有助于判断瘤体内和周边血供状况，可以立体观察、测量瘤体大小及肿瘤血管分布，可量化分析肿瘤血流灌注情况，目前临床用于占位性病变鉴别诊断。周向东等应用超声造影技术评价HIFU治疗子宫肌瘤疗效，报道中发现残余灶比例为4.7%，于是增加能量，再次超声造影达到完全切除，所有病例均经病理检查证实。Kennedy报道一例超声造影用于评价HIFU治疗转移性肝癌疗效，HIFU治疗后手术切除，超声造影判断坏死区域非常准确。于廷和、罗文等用超声造影剂作为HIFU切除过程中增加能量沉积从而提高HIFU效能的报道。于廷和研究超声造影剂用于HIFU术中，监控到的高回声区作为组织发生凝固性坏死的指示作用的敏感性、特异性和预测值。研究认为对于不同组织（肝、肾），肝组织增加了敏感性，肾组织增加了阳性预测值，特异性和阴性预测值则没有增加，因此认为造影剂只适用于某些组织，可以用高回声作为发生凝固性坏死的指示。

超声造影能更准确地反映坏死区域（血供消失），避免了二维超声监控过程中出现的两种情况。超声造影用于术后疗效评价有独特优势，操作简单，无特殊禁忌证，还有增加HIFU能量沉积的潜力，现在临床开始在HIFU术后即刻造影检查，发现残余病灶则补充消融能量，同时也将其用于术后随访。

4.三维成像技术　美国应用物理实验室正在研究用实时三维（也称四维超声）监控HIFU治疗的方法，三维探头与治疗头同步，不影响观察感兴趣区图像。目前实时三维超声仅作为一种研究方法使用。

超声作为HIFU治疗中的监控手段，造价低，对人体没有伤害，且实时性好。但仍有一定的局限性。由于其显示的是二维切面图像，不能清晰地显示器官和病灶的空间构型和位置，而且其分辨率远远低于CT和MRI。目前，HIFU临床治疗的监控就采用的常规B超，实际得到的是组织背向散射信息，而一些研究发现，常规B超观测到的实际是空化气泡的散射信息，而这一信息也随着时间的推移而逐渐消失。所以，常规B超并不能反映实际的损伤情况。

将超声组织定征的一些方法用于HIFU治疗前后的组织参数定征，则是对HIFU损伤进行监控、评价的一条较好途径。这些方法包括估计组织声学参数（散射、衰减、声速、非线性等）的改变和力学参数（黏弹性等）的改变等。利用这些参数进行超声测温技术的研究正在进行中。有报道指出，声散射、声速和声衰减随着温度变化而变化，如果可以对体内这些声参数进行测量，则可以间接测温。在没有气泡的情况下，声散射随着温升变化的幅度不明显。声速和声衰减系数在一定范围内随温度上升而变大，所以，通过测定超声波在组织内的声速和声衰减，可以间接得到超声焦域处的温度值，温度从70℃下降而衰减系数没有变化，则意味着组织的永久性损伤。但是声散射在有气泡时则会明显变化，所以用此方法可以测定组织内发生的空化效应。国内有学者指出，利用超声背向散射积分（IB）参量成像与数字减影法相结合是一种相对于B超较好的方法，在具有高回声组织中，前者对比度要大于后者。背向散射积分减影图像还能检测到B超成像不能检测到的非空化性组织损伤。

由于换能器移位，低频振动或高幅信号的辐射力，会对组织产生压力，而使组织发生形变。由于超声对组织弹性系数的变化非常敏感，从弹力图像上可以推测不同的组织损伤机制，如凝固性坏死、组织炎症等，所以基于超声的弹性成像法成为可能，弹性成像法可以准确地估计产生损伤的范围，计算治疗体积。弹性成像法显示的组织损伤范围比声像图中的要小，但与病理测量结果一致性好。弹性成像法的可检测性高，克服了标准声像图在评价组织坏死边缘时的缺点。初步研究结果表明，弹性成像法可作为一种有效的手段用于检测组织热损伤情况，而且随着超声技术的不断发展，有可能出现完全以超声诊断、治疗为基础的外科治疗系统。

另有文献指出，在70℃以下的温度范围内，基于超声减影图像感兴趣区域（region of interest，ROI）纹理参数的多元线性回归方程可以很好地估计温度（精度为3℃）。有关超声在HIFU治疗过程中的监控，还需要做进一步的研究。

（三）磁共振成像监控的高强度聚焦超声治疗设备

磁共振成像（MRI）是目前医学诊断中获得广泛应用的方法之一，成像质量高、对人体无损伤，可以无创测温。在HIFU热切除病灶组织的过程中，MRI可以用于HIFU术前定位、术中焦域引导、凝固性坏死的评价和术后疗效随访等多个方面。重庆医科大学海扶技术有限公司与西门子公司合作研发的肿瘤治疗系统便由MRI进行监控。Insightec-Txsonics公司与GE Medical Systems公司合作研制的Exablate系统也采用MRI引导监控。

MRI用于HIFU监控手段的原理如下：MRI的T_1弛豫时间对温度比较敏感，它与温度呈正比关系，其信号强度则和温度呈近似反比关系，即温度越高的区域，在MRI图像上的亮度越低。通常可采用T_1加权像对组织温度的改变进行间接成像。因此，MRI可以对组织进行无创测温，其应用于术中监控，主要是在凝固性坏死之前观察病灶处所达到的温度值，以确定HIFU焦域处组织是否已达到目标温度，进而确定该处组织是否已经凝固性坏死。Hynynen等发现，MRI的T_2加权像和质子密度加权像均可以比较清晰地显示坏死组织与健康组织的区别（亮度增强）。在目前的影像监控方式中，MRI被认为是比较理想的成像方式，T_1加权像可用于较为精确的温度成像，T_2加权像可清晰分辨坏死组织和健康组织的界限。且MRI的T_2加权像可检测到空化气泡，气泡比损伤组织在图像上显得更亮。

MRI成像方式的优点是图像对比度鲜明，MRI图像的软组织对比度明显高于B超和CT，能够清晰地分辨各种不同的组织，反映组织器官的详细解剖学细节。MRI成像方式空间分辨率高，可进行损伤尺寸的定量分析，且不影响HIFU治疗声场。但MRI也有其不易克服的缺点，MRI成像断面比较固定，不够灵活，且成像时间较长，达不到“实时”要求。对于在腹腔中伴随呼吸而运动的器官则不能很好地成像。另外，MRI比较昂贵，对于某些人群不适合，如带有心脏起搏器者、孕妇、儿童及肥胖者。

随着MRI快速成像和超高速成像技术的发展，其对HIFU治疗过程进行实时监控已基本能实现。MRI与聚焦超声治疗系统整合仪器的出现，必将显著地促进HIFU技术的发展应用。随着磁共振快速成像激射和磁共振温度测量法的成熟，对HIFU治疗过程的实时成像监控及疗效评价已经实现。利用MRI相移成像可以快速观测到准确的温度输出，并且很容易观察到整个监控路径，对焦斑处的多平面可以进行监测。Turbo Flash类GRE快速成像序列的成像速度已达到亚秒级，在HIFU作用于组织的几秒至十几秒时间内已经可以得到数幅图像，虽不能实现“实时监控”，但已可满足对术中监控和疗效评价的需求。EPI技术是真正的超高速成像技术，每秒获取的图像达20幅。我们相信，随着计算机技术的发展，EPI技术在HIFU治疗术中监控和实时疗效评价中的运用将会更加成熟和普及。另外，用MRI的弹性图像来进行HIFU损伤评价也有报道。Jan M.Boese等提出用MR弹性图检测HIFU形成的损伤，并发现MR弹性图与T_1、T_2加权像具有一定的相关性，而对比度则明显大于T_1、T_2加权像。该研究有待进一步深入。Kim等于2008年研发了一种经直肠的磁共振线圈，专门用于前列腺显像。斯坦福大学研究一种与传统压电效应不同的电容式微型电机超声探头（capacitive micromachined ultrasonic transducer，CMUT）与MRI整合，认为与电子元件更易组合，容易装配，提高工作效率的同时减少自身产热，具有竞争优势。

随着新材料的发现、电子技术及计算机技术的发展，MRI的价格会大幅下降，这将显著加速MRI扫描仪的普及。自然，由MRI担任实时监控的疗效评价任务的磁共振图像和高强度聚焦超声整合治疗仪也必将得到更广泛的应用，使HIFU治疗的有效性和安全性得到更有力的保障，并将开拓HIFU治疗技术的新领域，使之得到更广泛的临床应用。

（李发琪）

第四节 聚焦超声消融治疗的临床应用

一、聚焦超声消融治疗临床应用概述

（一）肿瘤消融治疗的概念及临床意义

肿瘤消融治疗是指将某种物理的或化学的致伤因子直接作用于肿瘤局部，在短时间内使局部肿瘤组织发生整块坏死或灭活的治疗，包括化学消融和物理消融，酒精消融是常用的化学消融技术，物理消融主要通过使组织局部产生快速的温度变化（高温或低温）诱导组织发生凝固性坏死，已获得临床应用的物理消融治疗技术包括射频、激光、微波、超声和冷冻等。

消融治疗的应用途径主要包括手术直视下、腔镜引导下和影像引导下进行，得益于现代医学影像学技术的迅猛发展，当前影像学引导尤其是超声影像学引导下的消融技术在肿瘤治疗领域应用较为广泛。

肿瘤消融治疗是对肿瘤外科切除技术的一种补充和发展，不断有循证医学证据表明，规范应用消融技术治疗肿瘤，可以使患者获得与手术切除肿瘤相似的预后，而消融治疗具有创伤较小、恢复较快等优势，容易被患者接受。

（二）聚焦超声消融治疗的基本原理及特点

聚焦超声消融治疗的基本原理是利用超声波在生物组织内良好的穿透性和可聚焦性，将超声波聚焦于生物体内的靶区，形成一个高强度超声汇聚的焦域区（通常为椭球形小点），高强度超声产生的生物学效应（主要是高温热效应）使焦域区组织在短时间（通常为数秒内）发生凝固性坏死（消融），焦域区以外的组织由于接受超声波的声强小，并不出现显著的损伤，在影像学技术的定位和监视下，通过控制在靶组织内所形成焦域的三维组合运动，达到消融特定体积（整块）靶组织的目的。

与临床其他消融技术比较，超声消融具有的较明显的特点。

1.非侵入性的消融　超声消融治疗过程不需要穿刺，是目前唯一临床在用的非侵入性消融技术，没有穿刺过程带来的出血及肿瘤种植转移的风险。

2.相对适形的消融　超声消融治疗过程中，依靠影像学监控下对焦点区产生的较小的效应点的三维组合运动控制，最终完成对较大目标的消融，焦点的运动轨迹可以依据治疗靶区的不同形状而进行相应的控制，故其消融范围较少受靶区的大小和形态的限制，是一种适形的治疗。采用穿刺技术的消融治疗其单针消融范围多为直径3～5cm，而超声消融治疗通过焦点的组合运动，

一次完成的消融区域可以高达十多厘米甚至20cm的范围。

（三）聚焦超声消融治疗与聚焦超声热疗的区别

在聚焦超声治疗的临床应用中，有必要将聚焦超声消融治疗和聚焦超声热疗严格区分开，以避免出现将这两种不同性质的治疗混淆，都称为HIFU治疗的现象，实际上，只有聚焦超声消融治疗才是HIFU治疗，聚焦超声消融和聚焦超声热疗虽然都是从体外将超声波聚焦到体内的靶区以产生治疗效应，但在治疗性质、适应证、疗效评估等多个方面都有明显的不同，其主要差别见表41-4-1。

表41-4-1 聚焦超声消融治疗和聚焦超声热疗的区别

	聚焦超声消融治疗	聚焦超声热疗
治疗原理	焦点区聚焦超声产生的热效应，使靶区组织即刻产生凝固性坏死，靶区组织温度大于60℃。治疗效应直接通过靶组织的凝固性坏死表现	通过焦点区聚焦超声产生的热效应不足以使靶区组织产生凝固性坏死，靶区组织温度小于60℃。治疗效应通过靶组织的热变性或辅助增强化疗、放疗的效应来表现
靶区焦点	焦点小，声强高	焦点大，声强低
治疗性质	新的外科治疗，又称热切除治疗	辅助治疗，是一种放疗、化疗的增敏方式
应用方式	可作为独立治疗手段，单独应用可获得确切疗效	通常需要与其他治疗技术联合应用，单独应用难以获得确切疗效
治疗次数	一个靶区通常为一次性治疗	一个靶区需要采用多次、多疗程治疗
治疗中影像学监控和剂量控制	治疗中二维超声能够显示治疗靶区即刻显著的灰度变化，MRI序列能够监测到有效的温升变化，根据灰度变化或温升变化调节和控制治疗剂量	治疗中靶区不能产生二维超声影像能够显示的灰度变化，治疗剂量的控制和调节根据操作者的经验及患者对疼痛的耐受性
疗效评估方式	治疗后早期增强影像评估，评估凝固性坏死产生的范围及完整性	治疗后早期增强影像评估无凝固性坏死区，主要通过治疗数个疗程后用影像评估靶区的大小变化及症状变化
适用范围	主要适用于实质器官的实体肿瘤、骨肿瘤，空腔器官肿瘤通常属于治疗禁忌	治疗适用范围包括实质器官和空腔器官的肿瘤

（四）聚焦超声消融治疗临床应用的基本要点

1.严格超声消融治疗的适应范围　要实现从体外对体内靶区安全有效的超声消融，必须具备如下基本条件。

首先，应该具有可行的供超声波穿越及聚焦的声通道，使靶区内能够形成形态良好的高强度超声汇聚的焦点区。因此，适宜超声消融治疗的肿瘤至少应该是超声影像能够很好显示的肿瘤，在治疗超声穿行的声通道区域不宜有强烈的声反射界面或吸声组织，如气体、骨骼、粗大钙化灶、显著的瘢痕组织等，声通道经过的皮肤区域不宜有溃疡、明确的感染、显著的纤维化（如接收过大剂量放疗等）等。

其次，靶区的组织特征能够对高强度超声产生良好的热效应。高强度超声能否在焦点区产生良好的温升热效应，不仅与局部的声波强度、频率等声学参数有关，而且还取决于局部组织本身的声学特征，包括组织的声阻抗、吸声性能、血流灌注等，如一些显著含液的囊实性肿瘤、黏液性或浆液性肿瘤等，由于肿瘤本身的吸声性差，高强度超声在其内产生的温升效应不良，一般并不适宜用超声消融治疗。

消融治疗主要适用范围是实质器官的实体肿瘤，因超声波在骨骼组织内具有良好的热效应，骨肿瘤也是超声消融的适应范围。由于顾忌器官穿孔的风险，空腔器官的肿瘤通常不适宜消融治疗，含气空腔器官的肿瘤被列为超声消融治疗的禁忌证。

作为一种新兴的肿瘤局部治疗技术，超声消融治疗对于不同疾病确切的适应证，有待临床研究的筛选和较强的循证医学证据的证实。理论上，超声消融的疗效目标应该使患者获得等同于或优于传统创伤性治疗的疗效，在缺乏足够的循证医学的依据之前，超声消融的临床应用范围应该限制于已不适宜于传统外科手术切除的患者。

2.遵循肿瘤治疗的基本原则　消融技术在肿瘤治疗中的应用初期，多局限于一些不能手术切除的中晚期肿瘤患者，但仍然应该遵循肿瘤治疗的基本原则，如肿瘤的综合治疗原则，消融治疗只是一种局部肿瘤的“切除”方式，需要针对不同的肿瘤类型制订局部、全身的综合治疗方案及合理的治疗顺序；对于恶性肿瘤的局部完整消融，应该遵循肿瘤外科的原则获得足够的消融范围及边界，并追求一次性消融治疗。由于超声消融治疗的非侵入性特点，对于一些较大肿瘤的姑息性减瘤治疗，为安全起见，可以考虑分次消融。

3.及时准确评估超声消融治疗的疗效　消融治疗后需要尽早获得的信息是：病灶是否被有效消融（产生凝固性坏死），实际获得的消融范围，局部病灶是否被完整消融。

与传统手术切除的显著区别在于：消融治疗后既无法获得类似于手术切除后病灶的切缘病理信息，也不能得到病灶是否被完整切除的解剖影像学信息。因此，消融疗效的评估不能依靠单纯的解剖影像，必须依赖功能影像技术，目前主要采用的是反映组织灌注信息的增强影像和反映组织代谢变化的核医学影像。动态增强的磁共振影像是公认较为准确可靠的评估消融治疗疗效的影像学技术，低机械指数微泡超声造影可以在消融治疗后的即刻评估中发挥重要作用。

消融疗效的影像学评估应该重视治疗前后的影像学对照，治疗前后选用的影像学技术和参数应该尽可能一致。

消融治疗前后患者的症状、体征、肿瘤标志物等化验指标的变化，局部病灶的穿刺病理结果等，是评估消融治疗局部疗效的辅助指标。

（五）聚焦超声消融治疗的安全性

虽然聚焦超声消融是一种非侵入性治疗技术，但不应该把超声消融治疗理解为无创伤、无伤害风险的治疗。

1.超声消融治疗风险的主要因素

（1）超声消融治疗是一种要求在短时间内对靶区产生强烈致伤效应的高能量治疗，因此，一旦发生治疗脱靶，则存在对靶区外组织造成强烈伤害的治疗风险。

（2）超声消融治疗高度依赖现代影像技术的监控和指导，以实现从体外对体内靶区的精确定位和精准治疗，实际上，现有的监控技术无论是超声影像学技术还是MRI影像学技术都存在缺陷，尤其是对消融效应的实时监控上，现有的监控指标无论从敏感性还是特异性上尚不能完全满足安全、精确监控消融效应的要求，客观上导致现有治疗存在一定的不够精准和精确的风险。

（3）超声消融治疗的剂量学极为复杂，影响超声消融治疗剂量的因素多、变化快，表现为不同部位、不同种类肿瘤组织甚至同一肿瘤组织内不同的治疗时相，超声消融的有效剂量和安全剂量都可存在较大的差异，因此，治疗剂量的复杂性无疑增加了精确控制治疗效应的风险。

（4）当前超声消融治疗的临床应用范围主要集中于已经不适宜外科手术切除治疗的肿瘤患者，接受治疗的患者病情相对较晚、治疗的肿瘤体积较大、病情更为复杂，这些因素必然带来治疗难度的提高和医疗风险的增大。

2.超声消融治疗面临的主要医疗风险及其应对措施

（1）靶区周围重要组织结构的热损伤甚至误消融风险：当靶组织周围存在对超声敏感的组织结构时，如腹盆腔的空腔器官，胃、肠管、胆囊、胆管，钙化的血管、周围神经、脊髓等，尤其当这些结构与靶区病灶紧邻或存在粘连时，容易发生这些周围组织的热损伤，这是所有消融治疗技术都面临的一类风险。一旦发生消融靶区外组织的显著损伤，则可能出现相应的并发症或功能障碍。减少和避免此类风险的主要措施依赖于通过消融设备和技术的改善，提高消融技术的精准性，对消融效应的更加敏感和可靠的监控，治疗中要注意获取准确、清晰的影像学定位和监控，治疗焦点与靶区周围重要结构应该保持足够的距离，并控制治疗剂量，以安全治疗为优先。

（2）超声通道组织的累积热损伤风险：是超声消融治疗特有的一类风险。依靠控制小焦点的运动来治疗大肿瘤的超声消融，产生单点消融效应时，穿过声通道的超声波产生的能量沉积并不会导致通道区域组织的明显损伤，然而，在焦点不断运动以产生靶区内多点消融效应的过程中，产生不同单点效应时的声通道区域组织大部分都相互重叠，因此，多点消融过程中声通道重叠区域组织内沉积能量的累积，则可能导致组织发生热损伤，尤其当声通道内阻抗不均匀、存在强的声反射界面或吸声组织时容易发生，常见的高风险状况有声通道中存在骨骼反射界面、气体反射界面、粗大钙化、显著的瘢痕等。声通道组织累积的热损伤，轻者为局部疼痛、水肿，重时可出现组织的热凝固坏死。声通道的累积损伤，不仅可以发生在焦点前场的声通道组织，也可出现在焦点后场的声通道组织。避免声通道显著损伤的措施：①选择合理的声通道，避开高危声通道。②改善声通道，改善靶区声环境，降低治疗剂量，对于预计需要较大治疗剂量方能有效消融的病灶，可以考虑应用一些改善声环境的辅助治疗措施，以降低治疗剂量，提高治疗的安全性。③治疗中需根据声通道组织的监控影像结果，及时调整治疗剂量，包括控制治疗的辐照时间和冷却时间。④合理安排及控制治疗总剂量。预计治疗需要的时间较长、剂量大时，为保护声通道，可以考虑分次治疗。⑤如果声通道内有明显的声反射界面（如骨反射界面）或吸声组织（如宽大质硬的瘢痕）存在，治疗时需要密切观察这些组织本身及前方软组织的监控影像变化，一旦出现声通道组织热损伤的征象，应及时终止治疗，避免出现严重的声通道累积热损伤。

（3）组织消融后的继发和迟发不良反应：肿瘤组织或器官接受消融治疗后，局部凝固性坏死组织的转归通常为缓慢吸收和（或）纤维化，较大的肿瘤病灶发生凝固性坏死后，吸收或纤维化的过程较长甚至可达数年，在这期间，存在一定的继发和迟发不良反应的风险。常见的组织或器官内肿瘤消融后的继发不良反应如下：重要器官的病灶消融治疗后出现的器官功能衰竭，较大病灶消融治疗后出现显著的局部及全身的炎症反应，如高热、显著的肿胀、疼痛等；病灶坏死后继发感染，尤其是较大病灶坏死后可能出现的迟发感染。骨肿瘤及声通道中存在的骨组织在接受超声消融治疗后可以发生迟发的病理性骨折等。

减少和避免组织消融后继发和迟发不良反应的主要措施包括：严格判断治疗适应证，治疗前应仔细评估肿瘤相关器官及机体重要器官的功能状态包括储备功能，尤其对于重要器官内的较大体积肿瘤的消融，可以考虑分次消融；对于局部及全身反应重的患者，应积极对症治疗；对于抵抗力差的患者，可以预防性应用抗生素；对于涉及骨性病灶的超声消融治疗，应全盘考虑后续的保护性措施，减少和避免病理性骨折发生。

虽然存在上述种种医疗风险因素，临床实践表明，通过严格选择治疗适应范围，认真的治疗前准备，详尽的治疗前的风险告知，规范化的消融治疗，治疗后的严密观察和及时处置，可以有效地提高超声消融治疗的安全性，使消融治疗医疗风险处于可预见、可控制、可被接受的状况，实践表明，超声消融治疗的医疗风险的发生率及严重程度明显低于传统开放性或创伤性大的治疗操作技术。

（六）聚焦超声消融治疗的临床应用发展状况及展望

20世纪80年代经直肠的超声消融治疗系统最早应用于前列腺增生的临床治疗，后来陆续尝试应用于前列腺癌的治疗。将体外聚焦超声消融技术应用于肿瘤治疗的临床研究始于中国。1997年中国重庆医科大学的研究人员采用自行研制的体外聚焦超声治疗系统先后用于骨肉瘤、晚期肝癌、乳腺癌等肿瘤的临床研究，1999年通过国家药品监督管理局的评审认证后，由中国研制的超声影像监控的体外聚焦超声肿瘤治疗系统获准在国内临床应用于恶性肿瘤的治疗；2004年底由以色列一家公司研发的磁共振影像监控的体外聚焦超声治疗系统被美国FDA批准应用于子宫肌瘤的消融治疗；2013年磁共振影像引导下透过颅骨聚焦到脑内实施的丘脑功能毁损治疗获得初步的临床疗效，使人们期待的不开颅消融颅内病灶的梦想可能成为现实。目前，不同种类的聚焦超声肿瘤治疗系统分别在国际和国内进行着多种疾病的临床研究和应用，其中中国研制的聚焦超声治疗系统已经在欧洲多个发达国家进行了临床验证及应用，并取得肯定的临床疗效；在国内聚焦超声治疗临床应用的初期，存在着将超声消融与超声热疗概念混淆的情况，随着国家药监局于2003年颁布“高强度聚焦超声肿瘤治疗设备临床研究有关技术要求”的文件，2005年由原卫生部组织制定颁布《高强度聚焦超声肿瘤治疗临床应用指南（试行）》，国内的聚焦超声消融治疗的临床研究和应用逐步趋向规范。

回顾十余年来体外聚焦超声肿瘤消融治疗的临床研究及应用历程，一方面，大批接受超声治疗临床病例的影像学检查结果表明，超声消融技术能够从体外安全地对体内的靶区肿瘤产生肯定的消融疗效，并可以取得局部完整消融；已经累积了一批未接受传统外科手术切除的恶性肿瘤病例，通过以体外超声消融治疗为主的综合性治疗，获得长期无瘤生存，最长的已超过15年；同时，超声消融治疗以其创伤小、全新的保留器官治疗的特色（如保留乳房、肢体、子宫等）受到患者的欢迎，这些结果充分展示了聚焦超声消融治疗技术未来广阔的临床应用前景。另一方面，超声消融治疗作为全新的肿瘤局部治疗技术，仍然处于需要发展和完善的应用阶段，无论治疗设备本身还是治疗技术，均需要经历逐步发展、成熟、完善和规范的过程，也亟待具有较强说服力的循证医学证据以确立其在肿瘤治疗中的地位，尤其需要以患者生存预后为终点的临床对照研究。由于临床研究所受的制约和影响因素复杂，超声消融技术临床应用价值的确立尚面临一系列的基础和临床研究的挑战，如超声治疗的剂量学研究，超声消融治疗中的精准定位及效应监控的影像技术研究，超声消融治疗不同疾病的适应证筛选研究，不同肿瘤超声消融治疗方案及其与综合治疗措施结合的研究，超声消融治疗技术与经典治疗技术的对照研究等。我国“十二·五”时期在国家科技支撑计划的支持下开展了子宫肌瘤的超声消融与手术治疗平行对照的全国性多中心临床研究，其结果值得期待。

二、聚焦超声消融治疗恶性肿瘤的临床应用

对于恶性肿瘤的局部消融治疗，通常分为局部完整消融治疗和局部姑息性减瘤治疗，显然，如果肿瘤获得局部完整消融，其临床意义或许可能与传统的切除手术相媲美，应该是消融治疗追求的重要目标，只要有可能获得局部完整消融，或许就可以考虑积极尝试。如果局部病灶已失去完整消融的机会，因姑息性消融治疗的临床意义有限，此时，应该综合平衡治疗风险、患者获益大小及治疗成本等因素，慎重实施消融治疗。

（一）聚焦超声消融治疗肝癌

肝脏恶性肿瘤临床常见，无论是原发性肝癌还是肝转移癌，常在获得诊断时已失去手术切除的机会，不能手术切除的原因主要包括肿瘤的大小、个数、部位，基础肝功能储备或其他的合并症等。影像引导下的消融治疗创伤较小，对患者全身的影响小，可能应用于一些不宜手术切除肝肿瘤的局部治疗，近年来陆续有研究表明，一些直径小于3cm，个数小于3个的原发或转移性肝肿

瘤，经规范的射频消融治疗，可获得与局部手术切除相似的预后。

由于超声消融具有非侵入性治疗和较少受靶区肿瘤大小形态限制的特点，在超声消融治疗进入临床研究的初期，即尝试应用于不能手术切除同时体积又较大的肝脏恶性肿瘤的治疗。中国香港一组单独应用超声消融治疗不能手术切除的肝癌，与单独应用栓塞化疗（TACE）组比较的长期随访结果，超声消融组的1年、3年、5年存活率分别为84.6%、49.2%、32.3%，而TACE组的存活率分别为69.2%、29.8%、2.3%，两组间差别显著，显示出超声消融治疗比TACE治疗在生存预后上的优势。

超声消融治疗肝肿瘤遭遇的最大挑战是声通道障碍，即超声波从体外聚焦到体内肝肿瘤区时，大多都要经过包括肋骨、胸骨剑突、膈上肺气、胃肠气体等强烈的声反射界面，强烈的声反射界面不仅对肝内靶区所形成焦点的形态和声强造成显著影响，而且容易对反射界面周围的声通道组织造成显著损伤，尤其当消融大肿瘤时，因治疗时间长，声通道累积的剂量大，声通道损伤的风险较大。

为保证获得安全有效的肝脏肿瘤的超声消融治疗，消除声通道中的强反射界面，改善肝肿瘤患者的声通道条件显得尤为重要，主要措施如下。

1.治疗前进行充分的胃肠道准备，减少或消除胃肠道气体。

2.治疗前在患侧胸腔注入一定量的生理盐水，造成人工液胸，上抬含气肺脏。

3.治疗前先行部分肋骨或剑突切除术，消除声通道区域的骨性强反射界面。

提高超声消融效率，缩短消融治疗时间，是减少声通道累积损伤的另一重要途径，其主要措施是将超声消融治疗与其他有效的抗肿瘤措施有机结合。目前常见的方法如下：对于动脉血供丰富的肝肿瘤，在超声消融治疗前，先实施选择性肿瘤动脉栓塞治疗或动脉栓塞化疗，通过栓塞治疗，可以直接造成肿瘤缺血性坏死，减少需要消融的肿瘤体积；肿瘤动脉栓塞后，肿瘤血供减少，使热消融过程中因组织血流灌注导致的热流失减少，消融效率提高；栓塞治疗中组织内栓塞材料的沉积（如碘油），可以改变组织的声学性能，使超声在组织内的热转换效率提高，继而降低产生消融所需声强阈值。其他的联合治疗措施包括有效的化疗、放疗后，肿瘤缩小，血供减低，从而缩短局部消融治疗的时间。

临床研究表明，对于不能手术切除的晚期原发性肝癌，将超声消融与肝动脉栓塞治疗联合应用。结果：联合治疗组的中位生存期显著高于单纯栓塞治疗组。Kim等比较了一组直径小于5cm的非晚期原发性肝癌，接受超声消融和肝动脉栓塞化疗联合治疗组与单纯接受肝动脉栓塞化疗组之间的生存情况，结果联合治疗组的中位生存期为57个月，显著高于单纯栓塞治疗组的36个月。影像学检查对比也显示（图41-4-1），在肝动脉栓塞治疗的基础上，联合超声消融治疗，可以提高肿瘤局部坏死的完整性，尤其对于一些较大的肿瘤，还可能形成局部肿瘤的超范围坏死，后者是单纯应用栓塞治疗难以产生的疗效。另外，有临床应用结果显示，一些特殊部位的肝脏肿瘤病灶，如邻近肝内大血管的肿瘤，通过超声消融可以获得有效的治疗，同时并没有造成邻近血管的显著损伤。肝内邻近膈肌、胆囊、胃肠的一些肿瘤病灶，也可以通过超声消融获得较为安全有效的消融，其原因主要在于超声消融依靠小焦点产热发挥疗效，单点产生的消融灶范围小，疗效范围容易控制，加之通过实时的影像监控，使这一技术可以对某些较高危结构周围的病灶进行安全的消融治疗。

将超声消融应用于一些肝脏内较大肿瘤或特殊部位肿瘤的治疗，获得了一些其他治疗难以产生的独特的疗效，显示出超声消融的特点和优势，S.Wang等报道了一组不能手术切除的肝母细胞瘤接受超声消融和肝动脉栓塞化疗联合治疗的疗效，显示了较轻的副作用，接受治疗的病灶有83.3%获得完整消融，显示出良好的局部病灶控制效果。同时，必须承认这一类肿瘤本身就处于分

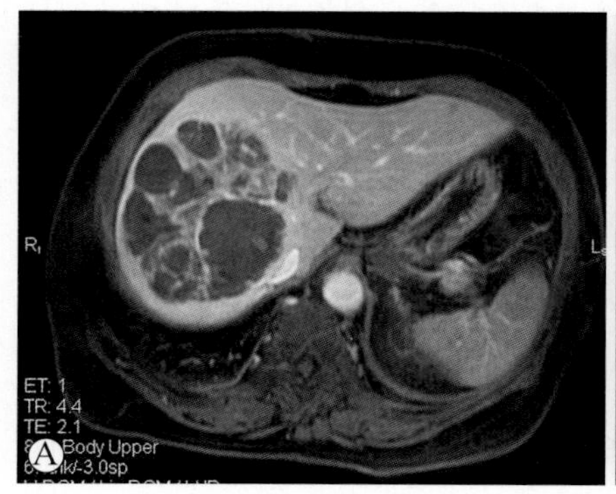

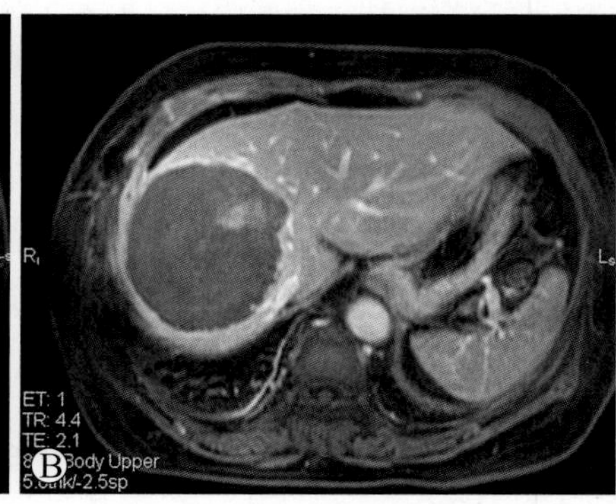

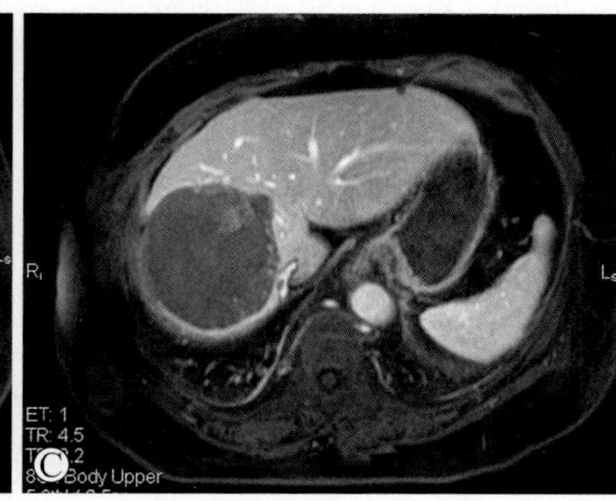

图41-4-1 肝右叶巨块型原发性肝癌超声消融治疗前后增强MRI的表现（T_1WI）

A.肝动脉栓塞治疗后，超声消融治疗前，可见病灶内坏死不完全，内有较多不规则残余存活（有增强）的肿瘤组织；B.超声消融治疗后1个月，肝癌病灶坏死完整，内部完全无增强；C.超声消融后1年余，病灶体积吸收缩小，内部仍然无增强，未见肿瘤复发迹象

期更晚、治疗难度更大、更复杂的状态，其蕴藏的治疗风险也较大，因此超声消融的应用应该更加谨慎，尤其注意病例的选择、多种治疗手段的联合应用、对治疗风险的准确预测和预防，对于评估超声消融治疗肝脏肿瘤的临床意义，开展前瞻性的与传统治疗方法对照的临床研究显得尤为重要。Chan等比较了超声消融和射频消融用于复发的原发性肝癌的治疗，结果两组患者在1～3年的无瘤生存率和总体生存率方面均无显著差别。

（二）聚焦超声消融治疗恶性骨肿瘤

超声波在体内传导中遇到骨表面会产生强烈的反射，导致二维诊断超声无法显示骨反射界面后方的结构，容易使人误认为超声波无法穿过骨表面。事实上，超声波遭遇骨表面时不仅产生强反射界面，同时有部分超声波可有效穿入骨组织内，并在骨内产生良好的热效应，其结果是将聚焦超声应用于恶性骨肿瘤的治疗获得了显著的消融疗效。

原发恶性骨肿瘤好发于青少年，转移早，预后差，常不得不采用截肢手段治疗，近年来得益于诊断的提前及全身治疗（主要是化疗）的进展，越来越多较早期的恶性骨肿瘤患者获得保肢治疗的机会，其中主要的技术手段是人工假体的置入。我国重庆医科大学的学者在离体骨组织标本及动物实验的基础上，从1997年即开始将聚焦超声用于原发恶性骨肿瘤的消融治疗的临床研究，通过多年来的逐步摸索，已将超声消融有效应用于全身除脊柱和颅骨以外的多数部位的骨组织的肿瘤的治疗，增强MRI和骨扫描影像的结果表明，超声消融不仅可以获得局部肿瘤的完整消融，还可能依照骨肿瘤切除治疗的原则进行骨肿瘤的超范围消融，如图41-4-2所示；通过骨扫描可以显示，被消融的骨组织在治疗后早期骨代谢完全消失，半年以后，消融的骨组织从边缘开始逐渐显示出骨组织代谢的恢复，表明消融后的骨组织可以逐步重建，如图41-4-3所示。

2010年陈文直等报道了应用超声消融治疗一组原发恶性骨肿瘤的中长期临床随访结果：1997～2004年应用超声消融治疗了80例原发恶性骨肿瘤，其中78%的患者为典型骨肉瘤，结果，69例患者获得了局部完整消融，其余11例患者局部肿瘤体积消融率均大于50%，全组患者中位随访期超过5年，总的5年生存率为50.5%，其中60例Ⅱb期（治疗前无远处转移）的患者，5年生存率达63.7%，这其中30例既接受了局部完整超声消融又完成了9个周期化疗的患者，5年生存率接近80%；获得局部完成消融的患者，5年随访局部复发率仅11%，该组患者长期随访出现的不良反应事件和并发症累积40个。就长期随访的生存率来看，不低于传统的手术保肢的结果，而从局部复发率及并发症的发生数量看，超声消融显示了不低于甚至优于传统手术保肢的疗效。尽管本组病例的样本数量较少，但获得的结果是令人鼓舞的。超声消融治疗作为一种新的骨肿瘤保肢治疗技术，与传统手术保肢技术比较，其显著的优点可能在于非侵入性的保肢技术对骨肿瘤周围软组织的条件低于开放性的手术保肢，使部分没有手术保肢条件的患者可能获得成功的保肢治疗，同时，非侵入性治疗消除了手术中局部牵拉、挤压等导致种植转移的风险。与人工假体置入的保肢方式相比，超声消融治疗的原位灭活肿瘤的保肢方式，不仅医疗费用显著降低，而且自体骨重建后的功能及使用的年限可能都较人工假体具有优势，存在的问题是承重骨消融后自身强度的恢复时间较长，恢复后的骨质的承重强度也难以达到正常骨的水平，如何在治疗后尽早恢复灭活骨质的强度和承重能力是超声消融治疗恶性骨肿瘤的

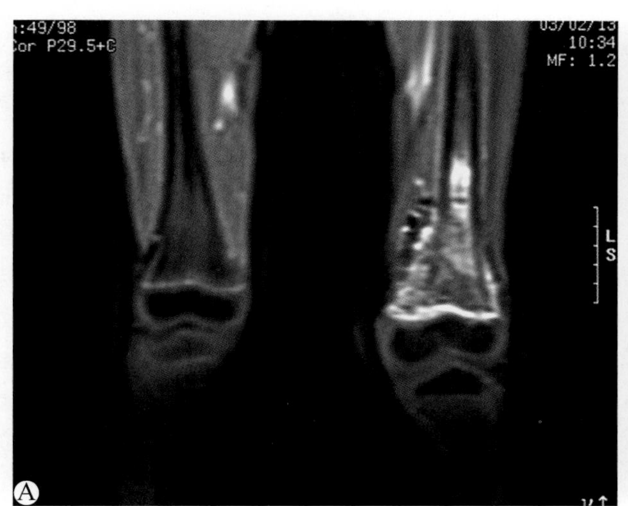

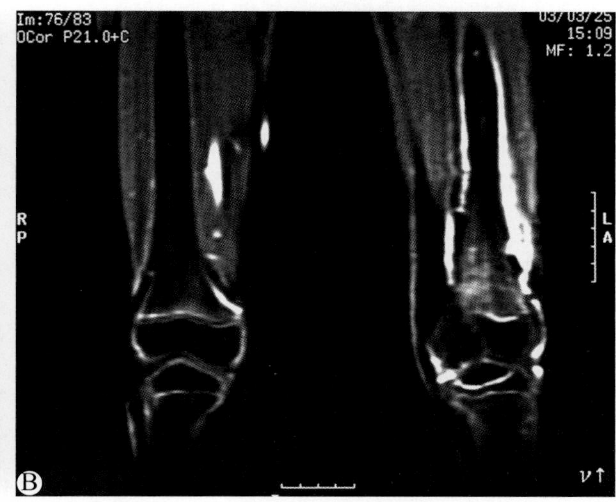

图41-4-2　左侧股骨远端骨肉瘤超声消融前后增强MRI（T_1WI）变化

A.超声消融前，可见左侧股骨远端瘤内有明显强化；B.超声消融后6周，可见左侧股骨远端瘤内无强化、沿股骨周围可见薄层强化带，为消融区边界的反应带，与治疗前病灶范围比较，提示原病灶获得超范围消融

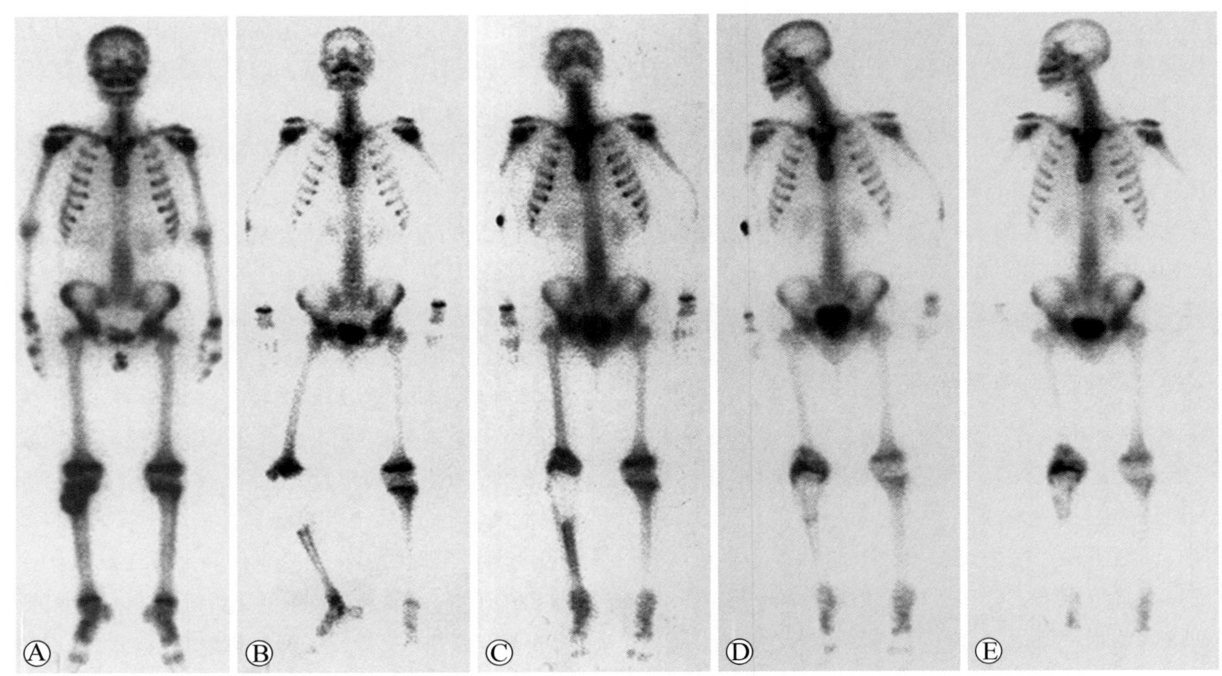

图41-4-3　右侧胫骨近端骨肉瘤超声消融治疗前后的骨扫描变化

A.超声消融前，显示病灶有异常放射性浓聚；B.超声消融后3个月，病灶区放射性浓聚缺失，提示该区域完全灭活；C～E.超声消融后10个月、23个月、33个月，消融后的病灶内从边缘开始逐渐出现放射性显影，提示灭活骨质的逐步重建和恢复代谢

一个重要研究课题。

Y.Wang等报道了一组骨盆原发恶性骨肿瘤患者接受超声消融治疗的结果，依据骨盆病灶的不同，局部均获得了大部分或完全的消融，而超声消融技术在骨盆肿瘤中的创伤轻微，与传统骨盆手术的巨创和显著致残等并发症相比，显示出明显的优越性。

超声消融同样可以应用于除脊柱以外的骨转移肿瘤的治疗，作为一种转移肿瘤的局部治疗技术，超声消融通常为一次性治疗，既可显著减轻局部疼痛，还可以有效灭活局部肿瘤的特点，与常用的放疗存在明显不同。

（三）聚焦超声消融治疗其他恶性肿瘤

超声消融近年来也陆续在其他多种实体恶性肿瘤中尝试临床应用，主要目标包括寻求新的保留器官的方法、减少治疗的创伤或为已无法手术切除的患者寻求新的类似切除效果的治疗，尝试过应用超声消融治疗的主要病种如下。

1.乳腺癌　乳腺癌外科保乳治疗的价值和临床地位已经确立，在临床中已获得越来越广泛的应用。由于乳房组织具有良好的超声通道，聚焦超声可能精确地对乳房内的实体肿瘤实施消融治疗，使聚焦超声治疗技术可能作为乳腺癌的一种全新的非侵入性保乳治疗方法而应用于临床，在中国及欧洲都已开展了将超声消融应用于乳腺癌保乳治疗的相关研究。通过将超声消融治疗后再切除下来的乳腺癌的手术标本进行病理检查发现：局部乳腺癌组织可以获得完整的消融，利用MRI也可以观察到超声消融治疗使局部病灶产生超范围坏死。应用超声消融技术实施保乳治疗，需要解决的重要问题在于超声消融治疗如何与乳腺癌的其他综合治疗有机地结合起来，如前哨淋巴结是否有转移的判断，腋窝淋巴结的处理方案及时机，局部放疗的实施方案和时机，以及如何与全身治疗结合等。另外，在临床上还观察到，部分乳腺肿瘤局部消融后，坏死的肿物吸收很慢，可以在数年后仍能触及局部坏死的肿物，这应该与乳腺周围组织血供少、脂肪多等结构特点有关。当然，要准确评估超声消融在乳腺癌保乳治疗中的价值，仍然要等待未来开展超声消融保乳与传统外科手术保乳的临床对照研究。

2.胰腺癌　预后很差，主要治愈手段是手术切除，但临床上胰腺癌的手术切除率低，不能获得手术切除的一个常见的原因是当胰腺癌确诊时肿瘤往往已经邻近或侵犯了周围的重要血管，如腹腔动脉干及其分支、肠系膜上动脉等。超声消融非侵入性治疗的特点，使其在消融胰腺肿瘤中无须穿刺，因而没有穿刺损伤胰腺周围大血管的风险，另外，邻近大血管周围的肿瘤组织在接受热消融时，传导到血管的热能可能由于血流的冷却效应而使得血管壁不容易损伤。基于上述特点，超声消融在局部晚期胰腺癌的治疗中，显示了有效消融肿瘤，显著缓解肿瘤性疼痛，而对肿瘤周围的大血管相对安全的特点，在目前临床针对无法手术的胰腺癌没有太多有效治疗手段的情况下，超声消融无疑提供了一种可能改善患者的生活质量、延缓肿瘤进展的新治疗手段。由于胰腺周围重要的组织结构多，尤其是紧邻一些空腔器官，如胃、肠道、胆囊及肝外胆管等，这些结构在消融治疗中需要谨慎对待、避免误损伤，因此，超声消融在胰腺肿瘤的局部治疗中通常难以达到超范围消融的疗效，多是局部姑息性减瘤治疗，如何将超声消融治疗与胰腺癌的其他治疗手段有效结合，以期改善晚期胰腺癌患者的生活质量和预后，这应该是一个值得积极探索的课题。一组来自西班牙的报道应用超声消融治疗43例Ⅲ期和Ⅳ期的胰腺癌，随访结果该组患者的中位生存期为13个月（6个月至2.7年），显示出一定的生存获益。

3.软组织肉瘤　无论是肢体还是躯干的软组织肉瘤，临床主要的治愈手段仍然是手术切除。有些肿瘤在获得诊断时已经失去了切除的机会，另外，即使获得手术切除的软组织肉瘤通常也有较高的局部复发率，因此，近年在临床上常遇见不能切除的或术后复发的软组织肉瘤患者寻求局部超声消融治疗。理论上，只要聚焦超声能在该肿瘤内有效产热，并且治疗区域存在适宜的声通道，聚焦超声多可以获得局部肿瘤的有效消融，能否获得局部肿瘤的完整消融，取决于肿瘤的部位、大小及肿瘤是否紧邻或侵及周围的重要组织结构如胃肠道、重要的神经血管等。四肢或浅表部位的复发性肉瘤在接受超声消融治疗中，必须重视声通道的保护，尤其当接受过多次手术后再复发，局部形成较多瘢痕，或接受过较大剂量的放疗，局部软组织纤维化明显时，超声消融治疗容易产生声通道的热损伤等并发症。对于复发的体积较大肿瘤的消融治疗，应该警惕大体积肿瘤消融坏死后的继发感染等并发症的风险。

4.转移肿瘤　超声消融也可以有效用于一些浅表或深部转移性实体肿瘤的局部治疗，如胸腹壁的转移癌、腹盆腔或腹膜后的转移癌，如果存在有效的全身治疗，局部转移肿瘤的消融治疗宜在有效全身治疗的基础上实施；位于腹盆腔或腹膜后区的转移肿瘤的消融，常因为顾忌损伤肿瘤周围紧邻的胃肠道，不容易获得完整消融治疗，而姑息性消融治疗，首先要把握治疗的安全性，同时认真评估和预测治疗的临床意义，如能否缓解肿瘤相关的症状、改善患者的生活质量等，对于消融治疗风险大而临床意义受限的转移性肿瘤，不应盲目实施局部肿瘤的消融治疗。

三、聚焦超声消融治疗良性疾病的临床应用

良性病灶的局部消融治疗并不一定追求局部完整或超范围的消融疗效，而应该将安全的消融治疗理念放在首位，在安全有效消融的基础上，超声消融治疗具有的创伤小、恢复快甚至无须麻醉、可以门诊实施、易于重复治疗等特点，应该成为超声消融用于良性病灶治疗的优势所在。

（一）聚焦超声消融治疗子宫肌瘤

子宫肌瘤是育龄期女性的常见病和多发病，并非所有的子宫肌瘤都需要治疗，只有肌瘤导致了明显的症状时才可能需要治疗，肌瘤对人体的危害主要表现为一定体积或部位的肌瘤产生的占位压迫症状、月经量过多产生贫血，以及可能继发的不孕或流产等。

长期以来，子宫切除术是症状性子宫肌瘤的主要治愈手段，研究表明，育龄期女性子宫切除后，丧失的绝不仅仅是生育能力，子宫切除后造成女性盆腔主要解剖结构的改变、对盆腔神经网络及性腺内分泌轴的影响等，使子宫切除后可能产生的多种生理和心理上的副作用。由于多数子宫肌瘤在绝经期后将逐渐缩小，相关的症状多可自限或自愈；至今的病理学研究并无依据表明发生率极低的子宫肉瘤是由子宫肌瘤演变而来，因此，即使对症状性子宫肌瘤，是否有必要为缓解症状而切除子宫也受到质疑，临床上因良性肌瘤而实施子宫切除术越来越不容易被患者所接受。因此，努力寻求既能有效缓解子宫肌瘤的症状，又能保留子宫的治疗技术，一直是临床研究的重要方向。

临床上应用的多种保留子宫的肌瘤治疗技术均存在一定的局限。例如，肌瘤剔除术，不论采用开腹、经阴或在腔镜下的切除，均存在适宜治疗的肌瘤种类受限，创伤较大，治疗风险和并发症高于子宫切除术，剔除后肌瘤复发率高，不易重复治疗等局限。子宫动脉栓塞治疗通常需要栓塞双侧子宫动脉，存在显著的栓塞后症状，对肌瘤周围宫体组织损伤大，易累及附件，影响内分泌及生育功能等。现有的药物治疗子宫肌瘤的方法多存在对内分泌的干扰和显著的副作用，不能作为一种长期的治疗手段。

影像学介导的消融治疗技术近年来在肿瘤治疗中获广泛应用，一些微创的消融治疗手段也开始用于肌瘤的消融，如射频消融、激光消融、冷冻消融等，由于消融治疗的疗效与肌瘤消融的体积密切相关，而症状性子宫肌瘤患者的肌瘤体积往往较大、数量较多，上述微创消融技术因为需要穿刺、产生的消融范围受限，故其适应证和疗效均受影响。

超声消融治疗技术一进入临床应用即开始了用于子宫肌瘤治疗的探索，通过离体组织标本、活体动物实验等临床前研究，先后证实了体外超声消融治疗能准确定位消融子宫壁的肌瘤组织，凝固性坏死后的肌瘤组织可逐渐吸收变小或纤维化，而消融治疗并未干扰影响活体动物的内分泌功能及生殖功能。早年的临床应用研究也表明症状性子宫肌瘤经超声消融治疗后出现肌瘤体积缩小，肌瘤相关的症状显著减轻或缓解。在肌瘤消融过程中，因焦点远场的声束在盆腔的骶骨面形成强反射，可

能在局部产生较高的温度而出现骶骨面的骶丛神经损伤，因此硬膜外麻醉下超声消融治疗肌瘤存在较大的神经损伤风险，为此，曾先后尝试过感觉运动分离麻醉、控制最大治疗声功率、非麻醉镇静镇痛下治疗等多种方案，但并未能解决治疗安全性和疗效的统一，因为如果在麻醉下控制治疗剂量，则出现相当一部分肌瘤因血供和位置等原因不能有效产生消融疗效，而国外报道的非麻醉镇静镇痛下的超声消融治疗肌瘤，虽然安全性高，但获得的消融效率低（平均每例治疗时间3小时，获得的肌瘤体积消融率仅30%左右），对临床症状的缓解及维持时间均不满意。

近十年来我国在超声消融治疗肌瘤的临床应用中获得了显著的进展，治疗设备和技术已广泛应用于国内外从大型综合性医院到专科医院和诊所，取得显著的临床疗效，年治疗病例数超万人，疗效处于国际领先水平，主要表现如下。

1.肌瘤消融的效率高、治疗的适应范围广　通过提高超声治疗换能器性能，优化消融治疗方案，包括扫描方式和治疗剂量的改进，治疗中辅助应用缩宫素、推挤水囊等安全增效措施，目前，我国的超声消融技术应用于子宫肌瘤的治疗显示了较高的消融效率，一次消融，平均治疗时间为60～90min，目标肌瘤获得的平均体积消融率可高达80%～90%，治疗后能有效和持续地缓解肌瘤相关症状，2年内再干预率低。治疗适应范围较广泛：对于引起临床症状的子宫肌瘤，无论是黏膜下肌瘤、肌壁间肌瘤还是浆膜下肌瘤，无论是单发肌瘤、多发肌瘤甚至弥漫性的子宫肌瘤病，无论是小肌瘤还是大肌瘤（可消融肌瘤的最大径为2～20cm），均获得了很高的技术成功率（对治疗靶区产生有效消融疗效的比率达95%～99%），以及显著的肌瘤相关症状的改善（见图41-4-4的典型病例介绍）。

2.肌瘤消融治疗的安全性较高　为保证子宫周围肠管及声通道区域软组织、周围神经等安全，通过一系列的措施，如治疗前的饮食和肠道准备、非麻醉治疗下术中对患者感知的及时交流沟通、应用缩宫素等增效措施降低超声治疗剂量提高消融效率、应用体外水囊推挤提高声通道的安全、术后保护性饮食措施等，达到有效提高超声消融治疗肌瘤的安全性，降低不良事件的比例和程度。Chen等回顾性分析了国内16家临床中心治疗9988例子宫肌瘤和腺肌病的安全性和并发症，结果显示总的不良事件发生率为10.6%，其中SIR不良事件分级如下，A级（无须处置，无不良后果）占94.1%，B级（轻微处置，或仅需观察，无不良后果）占3.4%，C级（需要处置，留院观察小于48小时）占1.8%，D级（需要治疗，导致提高护理级别，延长住院时间48小时以上）占0.6%，出现过的D级不良事件包括周围神经损伤、肠穿孔和急性肾功能不全，没有出现更高级别的不良事件（遗留永久性后遗症或致死性并发症）。

3.能有效改善肌瘤相关的生育障碍　肌瘤的位置、大小和数量导致的生育异常并不少见，表现为不孕、胚

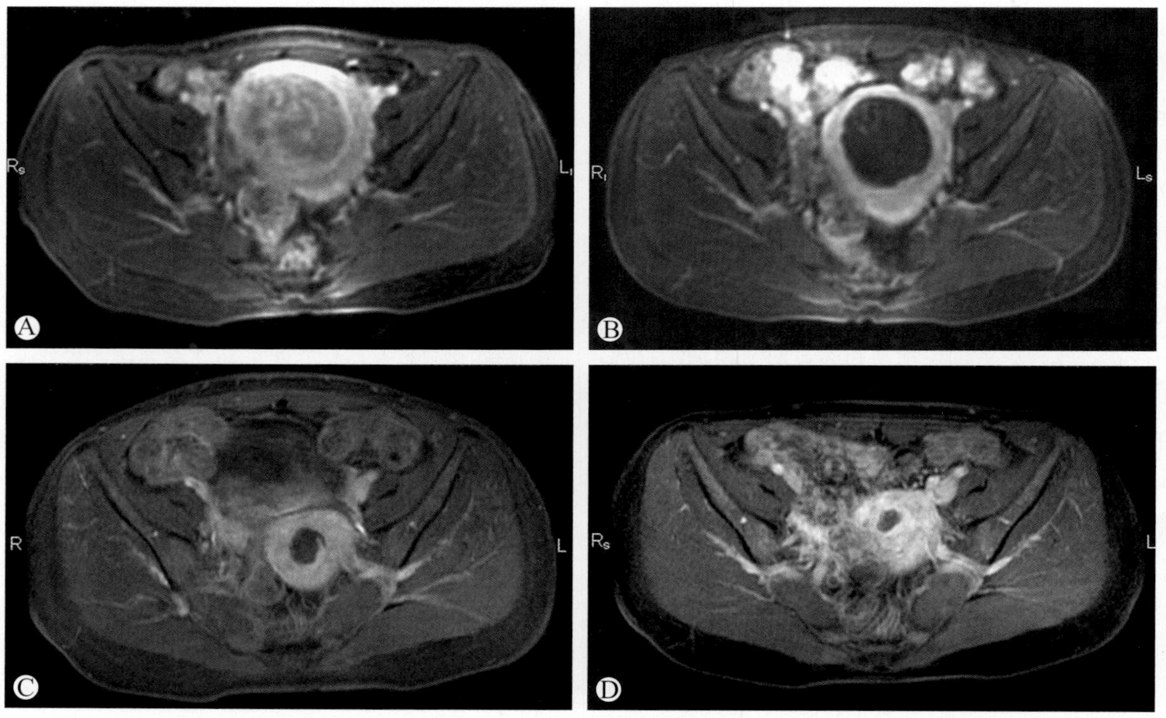

图41-4-4　后壁肌壁间肌瘤（最大径8cm）伴月经多、中度贫血患者超声消融前后增强核磁（T_1WI）的变化

A～D.分别为治疗前、治疗后2周、4个月、10个月的，显示超声消融前肌瘤有强化，超声消融治疗后肌瘤坏死完整，逐渐缩小，到治疗后10个月时肌瘤体积较治疗前缩小90%，患者治疗后第3个月时月经已完全正常，贫血纠正

胎停育等，传统的肌瘤剔除手术在改善肌瘤相关的子宫生育障碍的同时，也伴随着不同程度的生育风险，如肌壁损伤、盆腔及宫腔炎症和粘连等，尤其是对于体积较大的肌壁间肌瘤或多发肌瘤，剔除术后子宫生育功能的恢复时间长，肌瘤复发率也高。自超声消融应用于子宫肌瘤治疗以来，已经出现一大批肌瘤消融治疗后妊娠和生产的患者，其中包括治疗前存在肯定生育障碍的肌瘤患者，尤其对于较大的肌壁间肌瘤和多发肌壁间肌瘤，超声消融后可以较早备孕，并有一批患者安全顺产，推测与超声消融治疗对肌瘤周围的肌壁损伤不显著，尤其是没有切断肌壁的肌纤维组织有关，对于较大的肌瘤，即使肌瘤大部分消融后早期的肌瘤体积缩小并不充分，但从临床实践看，此类患者仍可能较早备孕并生产。肌瘤消融对肌瘤相关生育障碍的改善效果，已显示出较好的前景，临床上有生育要求的子宫肌瘤患者接受超声消融治疗的比例越来越大，但仍然需要系统的随访和总结。

4.肌瘤的超声消融治疗与手术治疗的对照研究获得初步结果　由重庆医科大学附属第一医院、解放军总医院等20余家国内不同类型医院共同完成了一项前瞻性多中心平行对照临床研究，该研究由方法学家（中国循证医学中心）和临床研究者共同设计和监控，在统一入选标准情况下对子宫肌瘤的超声消融治疗与手术治疗的安全性、有效性进行了比较研究，本研究共入选病例2411例症状性子宫肌瘤患者，其中1353例接受了超声消融治疗，本组子宫肌瘤的体积消融率（NPV）为87.2%（69.8%～96.6%），1年随访期内再干预率为1.0%。比较研究显示：

（1）采用超声消融和手术治疗子宫肌瘤均可改善症状，提高生活质量。治疗后6个月、12个月、18个月评价，子宫肌瘤相关症状与生活质量（UFS-QoL）评分系统显示，超声消融组与肌瘤剔除组患者子宫肌瘤相关症状均明显降低、健康相关生活质量评分改善；SF-36量表评价结果显示，超声消融组、子宫切除组和肌瘤剔除组三组各项指标均明显改善，子宫肌瘤患者接受超声消融后1年及1.5年随访症状和生活质量改善情况与手术相当，部分指标优于手术。

（2）超声消融组不良事件明显低于手术组。超声消融组和手术组一般不良反应（SIR不良事件分级A～B级）发生率分别为25%（338/1353）和68%（719/1058），主要表现为腹痛、乏力、恶心、头晕、皮肤灼伤等，不需要延长住院时间，仅需要观察或一般治疗。超声消融组无重要不良事件发生，而手术组需要临床干预或延长住院时间及需要术后输血的患者133例（12.57%），包括术中大出血（1.04%）、阴道断端出血（0.09%）、发热（0.28%）、感染（1.03%）、深静脉血栓（0.19%）、膀胱损伤（0.09%）等。

（3）超声消融治疗较手术治疗住院时间更短、恢复更快。超声消融组术后恢复时间明显短于手术。超声消融组住院时间3.6天±3.2天，明显短于子宫切除组（10.5天±3.2天）和肌瘤剔除组（9.0天±3.1天）；超声消融组术后恢复时间0.5天±0.4天，明显短于子宫切除组（3.5天±2.7天）和肌瘤剔除组（2.8天±2.7天）；超声消融组术后恢复工作时间（4.1天±3.1天）明显短于子宫切除组（29.5天±17.0天）和肌瘤剔除组（24.0天±11.7天）。

总之，聚焦超声消融技术用于症状性子宫肌瘤的消融，表现出了创伤小（非侵入性治疗，无出血）、效率高（治疗时间短、肌瘤体积消融比率高、症状缓解率高）、适应证广（不同类型肌瘤多可显著改善肌瘤相关症状，有效改善肌瘤相关的子宫生育障碍）、安全性高（不良反应少）、治疗方便快捷经济（可门诊一次性治疗、无须麻醉、康复快）、易于重复治疗（针对肌瘤易复发）等特点，在子宫肌瘤的保守治疗中展示了广阔的应用前景。

（二）聚焦超声消融治疗其他良性病变

1.子宫腺肌病　作为育龄期妇女的一种常见良性疾病，常引起逐渐加重的痛经、月经增多，显著影响患者的生活质量，也可导致不育。妇科除切除子宫外，现有的保守治疗方法有的因显著干扰内分泌的不良反应而不宜长期应用，有的治疗创伤大、疗效较差且复发率高，因此，寻求新的保守治疗技术一直是妇科感兴趣的课题。受到超声消融有效治疗子宫肌瘤的启发，临床上尝试将聚焦超声应用于症状性子宫腺肌病的治疗，通过初步研究显示，超声消融可以安全有效地消融腺肌症病灶，同时伴随痛经等相关症状有效减轻或缓解；在治疗中静脉应用缩宫素能够有效缩短消融治疗时间，提高消融效率。

由于腺肌病病灶没有包膜，病灶范围界限不清，甚至弥漫性分布于前后肌壁，因此，消融范围的确定和精确控制应该是腺肌病超声消融治疗的难点，如果病灶消融范围不足，可能导致症状控制不理想，痛经等症状容易复发。要有效控制腺肌病相关症状，在安全的基础上应该尽量获得较高的体积消融比例，已有的几个单中心的中长期观察结果均表明，超声引导下的超声消融治疗腺肌症病灶，可以一次性达到病灶体积平均57%～72%的消融率，治疗后3个月随访，85%左右的患者出现显著的痛经减轻或基本缓解，无论是局灶性腺肌病还是弥漫性腺肌病，均可获得很好的疗效，但局限病灶者获得症状完全缓解的比例高些，随访3年时，70%左右的患者仍可保持稳定的疗效，但有26%左右的患者治疗1年左右出现症状复发，治疗病灶的获得的体积消融率越高，症状控制得越满意，复发率越低，症状复发的患者，再次接受超声消融治疗大多仍可获得有效的症状控制。因此，与现有其他保守的腺肌病治疗手段比较，超声消融作为非侵入性保留子宫的治疗技术，控制痛经等腺肌病相关症状疗效确切，症状控制维持时间比较长，也容易重复治疗，是一种有希望的腺肌病保守治疗方法，值得进一步研究和推广。

超声消融用于腺肌病治疗的安全性与超声消融治疗子宫肌瘤的结果相似，尚没有出现过高级别的严重不良反应，但偶有大块子宫肌壁坏死后出现迟发感染的病例，因此，对于体积显著增多的腺肌病的子宫，一次性消融大块病灶可能增加继发感染的风险，可以考虑分次治疗。尽管陆续有腺肌病患者接受消融后妊娠生产的病例出现，但腺肌病灶的肌壁大块消融坏死后，理论上其带来的子宫生育风险难以完全避免，如子宫继发穿孔、子宫内膜消融破坏等，因此，超声消融治疗腺肌病的病例选择仍应该限制在已完成生育或放弃生育要求的症状性腺肌病患者，避免消融治疗给生育带来的不利影响。

2.硬纤维瘤病　又称侵袭性纤维瘤，本病临床并不少见，发生的部位从肢体到躯干，从体表到腹膜后，通常本病没有远处转移迹象，传统的手术治疗需要对病灶行超范围切除，否则手术切除后局部复发率较高，患者常因反复多次复发，多次手术切除后，最终陷入无法局部切除的状态。此类肿瘤对超声波敏感，聚焦超声在瘤内产热多，超声治疗剂量不大，产生的消融疗效好，这种非侵入性消融治疗避免了肿瘤沿手术创面播散复发的风险，通过合理控制超声消融的治疗剂量，多可对局部肿瘤产生安全和有效的控制，如果肿瘤周边的组织结构安全，也可以获得超范围完整消融的疗效，目前超声消融治疗的多是手术后复发或无法手术切除的病例，其远期疗效应值得期待。

3.其他良性病变　近年来，陆续在临床上遇到有些实体的良性病变或肿瘤，因不接受或不能手术切除而寻求超声消融治疗，理论上讲，只要病灶本身对超声波敏感，且具备良好的超声通道，就可能采用超声消融治疗获得类似手术切除的治疗效果。例如，妇产科并不少见的因子宫手术后出现的腹壁子宫内膜异位症，因出现逐渐加重的经期疼痛，传统的治疗方法是手术切除，尝试应用超声消融治疗，其治疗过程简洁、快速，无须住院，已有治疗和随访病例显示：超声消融能有效缓解病灶引起的疼痛，病灶消融后逐渐吸收消失，长期随访未见明确复发病例。育龄期女性常见的乳腺纤维腺瘤，尽管手术切除并不复杂，但因病灶容易多发或美容的要求等，一些患者更愿意采用微创或无创的方式治疗，乳房组织通常具备良好的声通道，应用超声消融治疗乳腺纤维腺瘤不失为一种新的选择。剖宫产瘢痕妊娠近年在临床也不少见，有学者尝试先应用超声消融灭活子宫瘢痕处的胚胎组织，治疗1～3天后再行宫腔镜下清宫术，结果显示新的方法出血少，患者恢复快，值得进一步研究。

（汪　伟）

第42章

42

超声造影剂治疗研究

第一节　超声微泡造影剂在疾病治疗中的应用研究

一、机制

自Gramiak等首先将超声造影技术应用于临床后，超声造影剂的研制不断发展。超声微泡造影剂是内含气体的微球，其通过静脉输入后，随血流到达特定组织，经超声监控其显影，增强组织的超声显像，提高对疾病的超声诊断率。超声造影剂已广泛用于对炎症、血栓、肿瘤等显影的实验与临床研究中，进口超声微泡造影剂SonoVue已经进入国内市场，并已证实在一些实质性器官的显像中有良好的效果。超声微泡造影剂在诊断上的应用日益广泛，近来的研究表明，它在治疗方面亦有很大的潜力。

（一）超声微泡造影剂用于治疗疾病的机制

超声波可产生空化效应，超声微泡造影剂可作为一种空化核，在超声波的作用下发生压缩和膨胀，当声能达到一定强度时，微泡可被瞬间击碎，引起一系列生物学效应。"声孔效应"是声空化伴随发生的冲击波、射流对细胞作用的结果，是"超声增强药物释放""超声基因疗法"和"低功率超声辐射微泡治疗肿瘤"的重要机制。

将基因或药物黏附于微泡造影剂外、嵌合于其壁上或包裹于其内，经静脉注射，基因或药物可随微泡到达局部组织。通过超声监控，并用一定能量的超声波在局部靶组织内击碎微泡，使基因或药物定位释放，增强其靶向性（图42-1-1），其是超声微泡造影剂携基因或药物治疗疾病的理论基础。

超声波辐照微泡破裂，可致"声孔效应"，其形成的微流、冲击波、射流可将周围组织细胞壁和质膜击穿，产生可逆性或不可逆性小孔。超声微泡造影剂作为空化核，可降低空化阈值，提高其声空化作用。

研究表明，在输入微泡前，超声波辐照并不引起微血管破坏；同样，输入微泡不使用超声波辐照也不引起微血管破坏。而在输入造影剂并进行超声波辐照后，可引起直径≤7μm的微血管损伤。超声微泡在治疗中的作用主要是利用其空化效应的结果。

体外实验发现，超声波破坏微泡可使体外培养的平滑肌细胞出现可逆性小孔（图42-1-2），这可能是微泡增强体外培养细胞基因转染的机制。在体内实验中，采用超声波破坏微泡可使心肌毛细血管和心肌细胞膜通透性增加（图42-1-3），这可能是超声微泡造影剂用于基因或药物局部定位释放的机制之一。

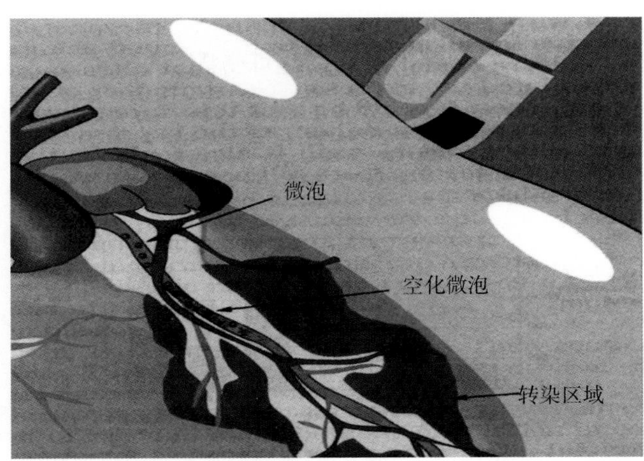

图42-1-1　二维超声经胸引导、监控，并用一定能量超声波辐照心脏血管内携基因或药物的微泡造影剂，使微泡破裂，释放基因或药物，经过毛细血管床进入病变区

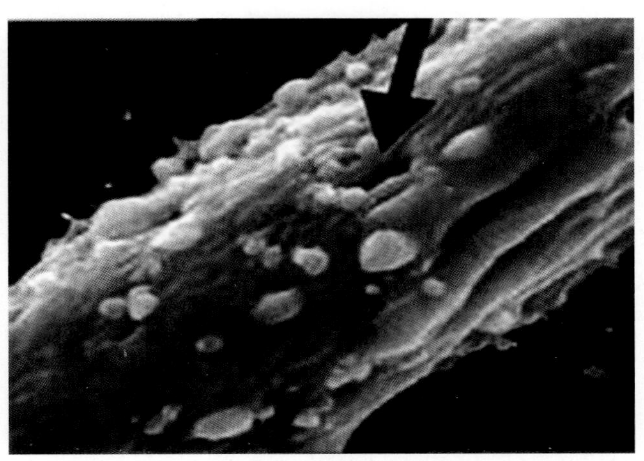

图42-1-2　超声波破坏微泡后体外培养的平滑肌细胞膜上出现可逆性小孔（箭头）

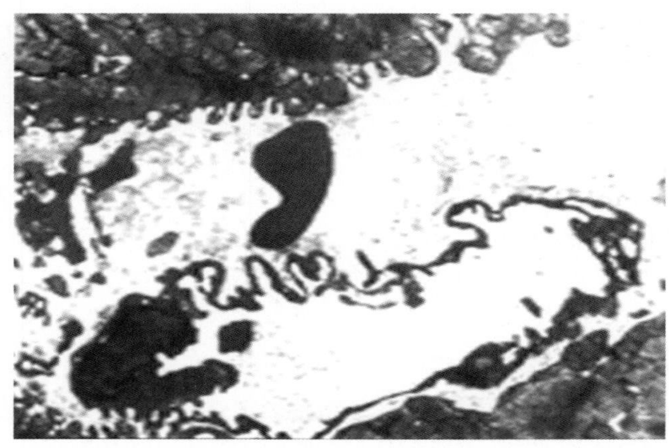

图42-1-3 静脉注射微泡，超声辐照后可见心肌内毛细血管内皮间隙增宽，红细胞漏出毛细血管外

（二）微泡与有治疗作用的生物活性物质的结合方式

主要有3种结合方式（图42-1-4）。

1．生物活性物质与成泡物质混合，然后经震荡或声振处理制成微泡，生物活性物质可结合于微泡壁上或嵌入微泡膜中间；疏水的药物可混合在一层油脂层内，形成一层薄膜包绕气泡，其外包被着一层稳定的膜，在这种结合方式下，微泡可连接抗体，用于靶向释放药物。

2．生物活性物质与制成的微泡一起孵育，可能存在的静电或非共价键的相互作用，可使其黏附在微泡壁上；DNA可以以非共价键结合在微泡表面。

3．高分子成膜材料与基因或药物经双乳化法制成微泡，基因或药物可被包裹在微泡内。

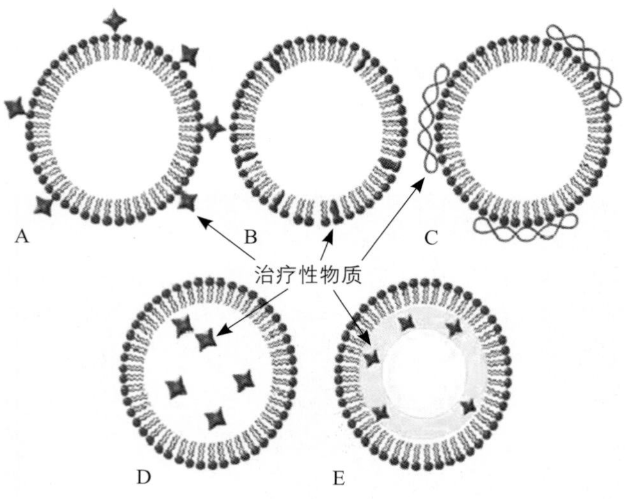

图42-1-4 微泡与治疗性物质结合的不同方式

A.药物或基因直接黏附在微泡表面（静电吸附）；B.药物或基因嵌入微泡膜中间；C.某些物质，如DNA 可以以非共价键结合在微泡表面；D.某些药物可与气体一起被脂质包被在微泡的内部；E.疏水的药物可混合在一层油脂层内，形成一层薄膜包绕气泡，其外包被着一层稳定的膜，在这种结合方式下，微泡可连接抗体，用于靶向释放药物

（三）超声破坏微泡直接的治疗作用

单纯超声破坏微泡（ultrasound-targeted microbubble destruction，UTMD）即使不结合药物或基因亦有一定的治疗作用。研究发现，单用UTMD可以使急性动静脉血管移植物引起的血栓溶解；此外，其在治疗性血管生成中也有一定的应用，UTMD可刺激动脉生成，因而可用于治疗一些缺血性疾病。

当组织内有超声微泡造影剂时，低功率超声即可诱导声孔效应，可用于加强血栓消融。空化效应可致微血管壁破裂、部分周围组织损伤，激活内源性或外源性凝血，诱发大面积毛细血管血栓形成，可阻断其作用区域的直接血液供给途径，从而用于肿瘤的治疗。

二、应用研究

（一）超声微泡造影剂携带基因治疗

新近研究发现，超声微泡造影剂可为基因治疗提供一种安全、高效的新型载体。其基本原理如下：声场内的超声波破坏携基因的微泡造影剂后，其空化效应和机械效应可使细胞膜通透性增加，导致直径≤7μm的微血管破裂、内皮细胞间隙增宽，靶基因可通过破裂的微血管和增宽的内皮细胞间隙到达组织细胞内。

同时，利用超声波在特定时间和空间内击碎靶组织内微泡，可提高治疗的靶向性。在基因转运时，由于与内源性血浆核酸内切酶和电荷相关的肝的清除作用，使裸DNA和其他载体在血管内的稳定性差，很快被代谢。以微泡造影剂作为载体携带基因可保持基因的活性，避免它们在血液循环中被清除。超声波破坏微泡为基因转移提供了一种无创、简便、有效、可以实时监控的转移技术，用一定能量的超声波辐照破坏微泡后，微泡所携带的基因可通过破裂的微血管和增宽的内皮间隙进入组织间隙，提高了局部基因浓度。

研究表明，超声波破坏微泡可使基因的转染和表达率明显提高，可使裸DNA的转染率提高3000倍。目前，对超声微泡介导的基因转染涉及心、血管、肝、肾、神经系统等众多领域，特别是在心血管疾病的基因治疗中，针对基因治疗中常用心肌直接注射法的有创性和现有载体的有限性，采用超声波破坏微泡方法介导基因转染心肌组织，实现了心肌中基因的高效表达，促进了缺血心肌血管的新生（图42-1-5）；针对骨骼肌局部输入质粒转染率低的缺陷，用超声波破坏微泡的方法介导VEGF质粒转染，进行兔下肢血管闭塞治疗，促进了下肢血管新生（图42-1-6）。上述结果显示，超声波破坏微泡介导基因转染为基因治疗提供了一种新型、无创、高效的基因转移技术。用此基因转移技术同样实现了体外对肿瘤细

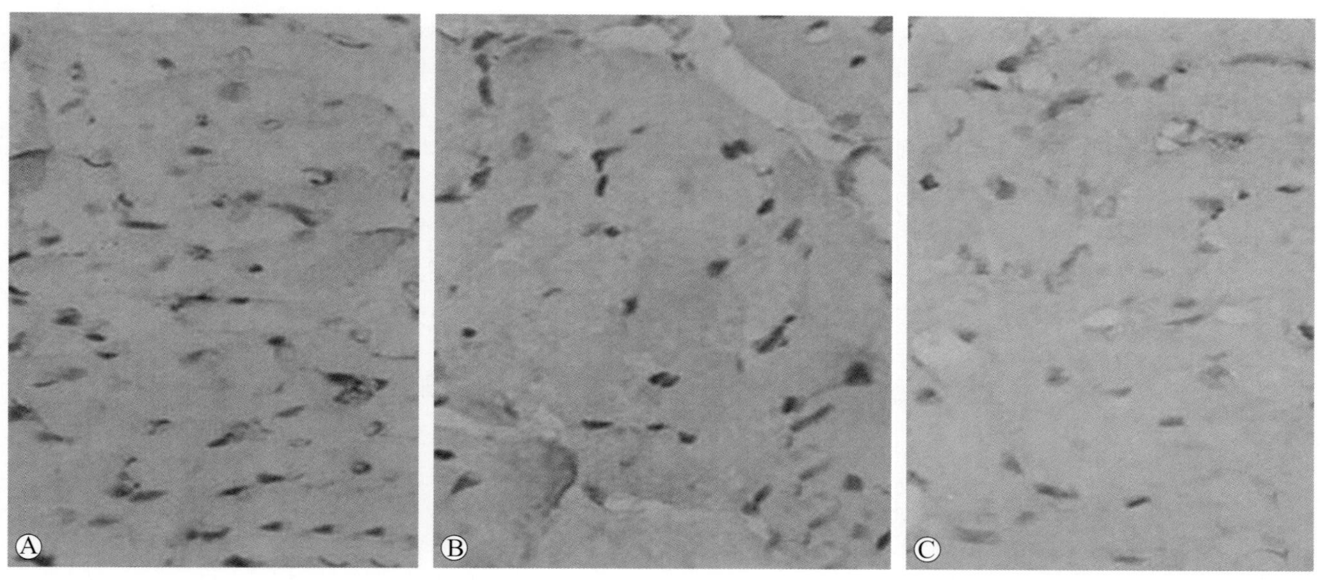

图42-1-5　心肌组织CD34免疫组织化学染色结果

A.超声波破坏微泡组可见有较多的新生血管生成；B.单纯微泡组新生血管较少；C.对照组中无新生血管生成

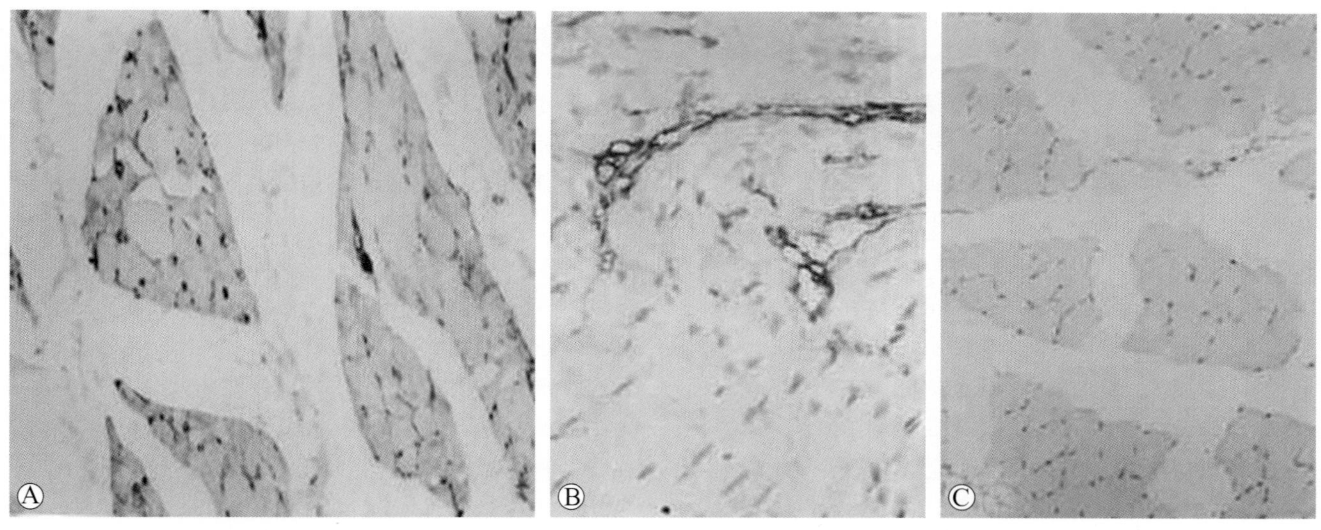

图42-1-6　骨骼肌组织VEGF免疫组织化学染色结果

A.超声波破坏微泡组可见较多VEGF表达；B.单纯超声波作用组VEGF表达较少；C.对照组中无VEGF表达

胞的基因转染，可为肿瘤的基因治疗提供一种新方法。同样，采用超声波破坏微泡的方法也实现了质粒载体和腺病毒载体在肝的高效表达。

影响超声微泡造影剂介导基因转染率的因素较多，除不同组织和基因种类的影响外，超声能量、辐照时间、基因与微泡比例等众多因素均可对转染效率产生影响。其中，超声能量是较重要的因素。研究发现，在体外采用一定能量的超声波破坏微泡后，对微泡所携带的质粒结构无明显损伤，而当改变超声波强度后，对局部组织的作用随强度增加而逐渐明显。强度过大可对组织产生损伤。且研究发现，基因转染效率与超声波的频率大小成反比，频率越低，转染效率越高。因此有必要对基因转染的超声波辐照条件进行优化。

（二）超声微泡造影剂携带药物治疗

研究显示，超声波破坏微泡可实现蛋白在心的定向转移。采用在体内能生物降解的新型人工合成的高分子聚合物乳酸/羟基乙酸共聚物（PLGA）作为成膜材料，利用双乳化法（乳化溶剂蒸发法）和冷冻干燥技术，制备了包裹常用抗肿瘤药物多柔比星和氟碳气体的高分子聚合材料微泡声学造影剂（图42-1-7），结合超声波破坏微泡技术，证实能在体外定向释放。而且具有免疫靶向的微泡造影剂携带药物在靶区释放，可望取得更好的治疗效果。

UTMD介导蛋白或药物转移是基于保持低浓度的全身用药而提高局部组织内药物浓度的目的，从而减轻药物的全身副作用。

有研究证实，在UTMD介导的VEGF在心肌内的转移研究中，心肌内VEGF的浓度比单纯系统用药的心肌提高13倍；脂质微泡结合荧光素酶在心肌内转移的荧光素酶活性同样可比单纯系统用药的心肌提高6～7倍；超声微泡造影剂也可以用于结合抗生素、化疗药物、尿激酶等而提高相应药物的疗效，减少副作用。

在UTMD治疗实验性兔关节炎的模型中，于关节腔内注射结合甲氨蝶呤的微泡。结果发现，超声波破坏微泡可促进甲氨蝶呤向滑膜细胞转移，从而增强其抗炎效果，提高甲氨蝶呤治疗关节炎的疗效。

（三）溶栓治疗

血栓形成和栓塞是许多临床紧急事件如急性心肌梗死、脑卒中和肺栓塞的关键因素。及时、恰当的溶栓治疗常能挽救患者生命，但由于大剂量纤溶剂会引起出血等并发症，静脉溶栓治疗的应用存在局限性。自1976年Trubestein首次使用血管内高频超声波溶解血栓获得成功后，利用超声波进行溶栓治疗受到广泛关注。随着超声微泡造影剂的发展，微泡在血栓治疗中显示出巨大优势。

20世纪80年代有学者提出可以使用微泡与超声波联合溶栓，但直到1995年Porter才进行了真正有实际意义的微泡联合超声波助溶的实验。此后，不少研究证实，在理想的条件下，微泡与超声波合用可以很好地溶解血栓，并且不会引起出血等并发症。

目前，对血栓靶向超声造影剂的研究也得到发展，将有助于提高其溶栓效果。不仅可利用超声波联合微泡造影剂进行溶栓治疗，而且研究发现，超声微泡造影剂可提高溶栓药物的作用，将溶栓药物与微泡结合有助于增强局部的溶栓效果，降低并发症。研究还发现，低频超声波联合白蛋白微泡可促进尿激酶溶解体外血栓。Wu等在体外实验中，将尿激酶结合在MRX-408微泡的外壳上，当微泡与血栓结合后，用超声波照射引起微泡破裂，释放出药物，从而使血栓软化、溶解。研究证实，治疗性超声波、超声造影剂和溶栓药物联合应用于溶栓的效果明显好于超声波与药物联合应用或单独使用药物溶栓，不仅更有效、快速，而且能减少溶栓药物剂量，减轻或避免其不良反应。

溶栓治疗已成为超声微泡携药物治疗的有前景的研究、应用课题。

（四）抗肿瘤治疗

恶性肿瘤的治疗一直是临床研究的重点和难点。利用超声微泡造影剂运送化疗药物治疗肿瘤的设想，来源于20年前开始的有关脂质体运送抗肿瘤药物的研究。然而，尽管采取了各种方法，由于过度的肝摄取，免疫脂质体在活体动物中的应用一直十分局限。而采用微泡运送细胞毒性药物，并在超声介导下破坏微泡，以在局部释放药物，可在提高局部药物浓度的同时，降低药物对全身的毒副作用。目前，载药超声造影剂的研制也已取得进展，所研制的包裹多柔比星的高分子材料超声造影剂，通过体内外实验，取得了良好的造影效果，为应用超声波和微泡造影剂进行体内药物定位释放打下了基础。

肿瘤滋养血管在恶性肿瘤的生长和转移中起着重要的作用，而用低功率超声波破坏微泡可引起肿瘤血管栓塞，在体外实验中也发现超声波破坏微泡可使肿瘤细胞发生溶解和凋亡，这有可能为恶性肿瘤治疗提供一种无须加入基因或药物，只用超声波破坏微泡的简便、无创、有效的方法。研究发现，用超声波破坏微泡可使肿瘤新生血管发生明显的超微结构改变，引起内皮细胞线粒体肿胀、髓样变、细胞质空化（图42-1-8）等，为超声微泡造影剂直接治疗肿瘤提供了理论依据。

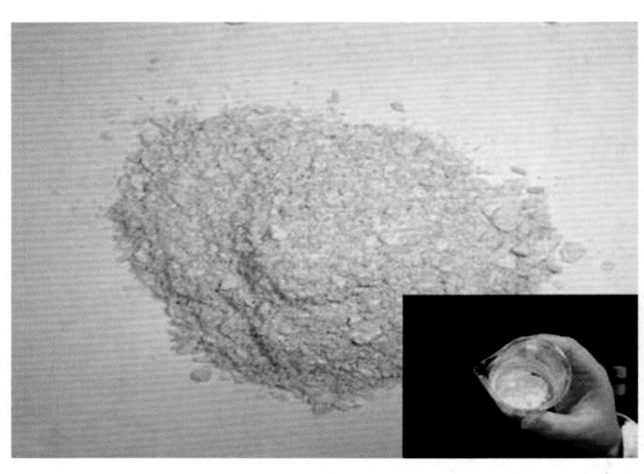

图42-1-7 ADM-PLGA微泡声学造影剂外观，为橘红色粉末状

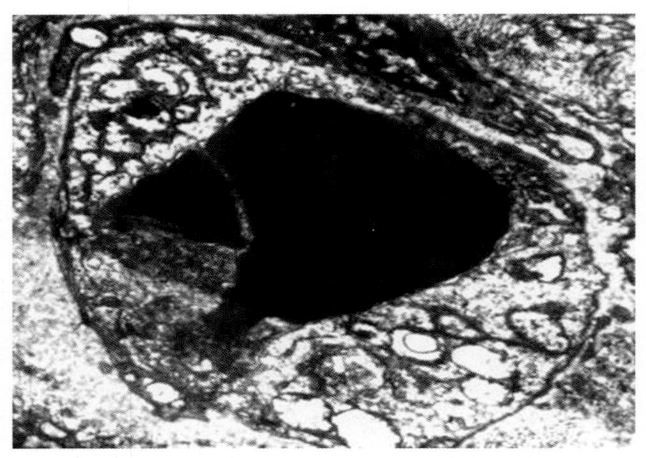

图42-1-8 肝肿瘤处理组（注射微泡造影剂组）

毛细血管可见明显超微结构破坏，如线粒体肿胀、髓样变，细胞质局部空化等（TEM，×8000）

（五）声像图和超声组织定征监控

超声作为一种无创检查和诊断技术，可用于各种疾病的诊断，而微泡造影剂则可提高超声对疾病的诊断率，声像图可以引导、监控微泡到达靶器官，用一定能量超声波击碎微泡后，可在靶组织进行基因转染或药物释放，将会出现组织特性改变。临床可用市售超声诊断仪、国产DFY型超声图像定量分析诊断仪和超声背向散射积分技术等进行引导、监控，观察其声像图回声强度变化，对治疗效果做出客观评价。此方法无创、简便，可反复使用。

（六）相关仪器

近几年，在超声波破坏微泡所用仪器的应用方面取得了进展，重庆医科大学超声影像学研究所研制的“低功率超声辐照微泡肿瘤治疗系统”“超声微泡造影剂携基因治疗系统”（已获国家发明专利受理），已成功地进行了动物实验。可集监控及定向破坏微泡于一体，并对超声波辐照时间、能量可控（图42-1-9），有利于超声波破坏微泡实现基因或药物定向转移研究、应用的深入开展。

（七）存在的问题

利用超声波破坏微泡实现基因或药物的定向转移这一技术同样也可产生一定的有害的生物学效应。超声波破坏微泡有引起组织出血、血管内溶血及体外培养细胞和含气组织、器官（如肺和肠）损伤的报道，亦有资料证实其可引起心室收缩功能可逆、短暂性的降低、冠状动脉灌注压升高和心肌组织内乳酸盐过量沉积。此外，光学显微镜检测显示靶组织内毛细血管破裂，红细胞外渗和内皮细胞破坏，这一系列的副作用可能直接归因于超声波破坏微泡所引起的机械作用，虽然高能量超声波辐照可增加内皮细胞间隙和细胞膜的通透性，但同时也可能引起组织损伤，因此，有必要对超声波破坏微泡的各种相关参数进行更深入的优化，同时改进超声微泡的制作工艺及微泡与基因或药物结合的方式。

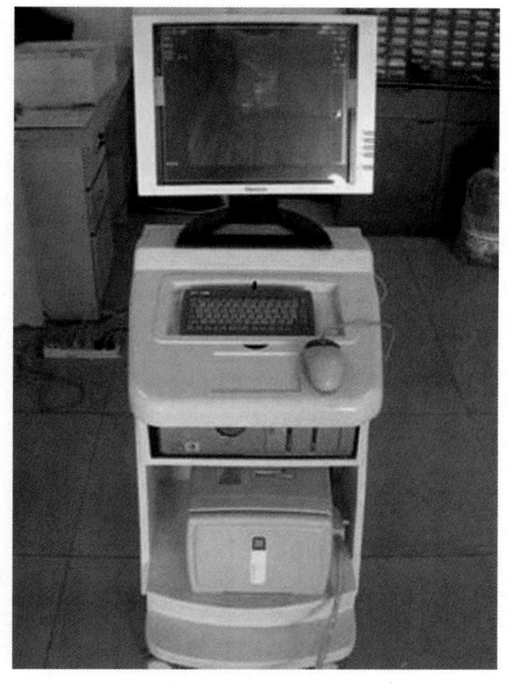

图42-1-9 “超声基因转染及低功率超声辐照微泡肿瘤治疗系统”集显影、治疗及监控于一体

超声微泡造影剂具有广阔的发展前景，随着将分子生物学、物理、化学及材料学（包括纳米技术）等与超声相结合的“超声分子影像学”的诞生和不断发展，超声造影剂将在疾病的诊断和治疗中发挥更大的作用。

第二节 超声分子成像与治疗

一、概述

分子影像学是运用影像学手段显示组织水平、细胞和亚细胞水平的特定分子，反映活体状态下分子水平的变化，对其生物学行为在影像学方面进行定性和定量研究的科学。王志刚团队于2004年首次提出“超声分子影像学的概念”。超声分子成像技术，系将超声分子探针（靶向超声造影剂），从静脉注入体内，通过血液循环特异性地积聚于靶组织，观察靶组织在分子或细胞水平的特异性显像，反映其病变组织在分子基础上的变化。其优点包括：①无创、无毒、无放射污染。②超声对解剖结构观察有明显优势，图像分辨率好，纵侧向探测深度较大。随着高频超声技术的发展，超声显微镜已能对细胞结构进行活组织观察，分辨率达到了与病理显微镜相媲美的水平。③能实时、动态、多次重复地对靶组织进行观察。④可设计单靶点、多靶点和多模式的超声分子探针。⑤最近研究发现的敏感粒子声学定量（SPAQ）技术，能实现对肿瘤表达受体水平的在体、动态、实时定量。⑥超声分子探针不仅可用于诊断，还可载基因或药物进行治疗，十分有利于多学科的交叉、合作、发展。⑦敏感度高。随着超声探测技术的发展，已经可以探测到单个超声微泡的信号，微泡直径为1 ～ 3μm，明显小于大多数细胞的直径，表明超声可以探测到单个细胞甚至比单个细胞更微小的结构的信号。⑧可用于直接测量微血管或大血管内的血流速度。

分子成像研究的重点和先决条件是分子探针的设计。分子探针是指能与靶组织特异性结合的物质（如配体或抗体等），与能产生影像学信号的物质（如核素、荧光素或顺磁性原子）以特定方法相结合而构成的一种复合物（图42-2-1，图42-2-2）。借助分子探针，通过靶向结合或酶学激活的原理，以及适当的扩增策略放大信号后，高

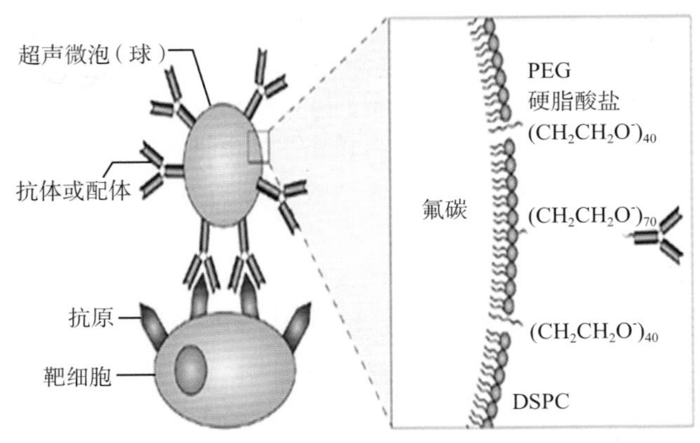

图42-2-1 超声分子探针与靶细胞结合

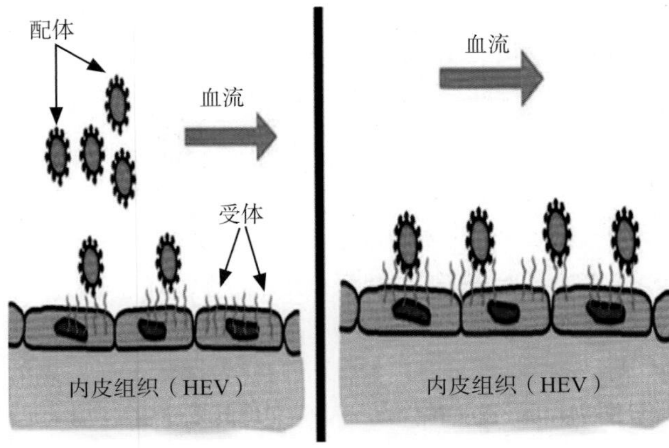

图42-2-2 超声分子探针血管内靶向过程

分辨率的成像系统即可检测到这些信号的改变，从而间接反映分子或基因的信息。目前所使用的超声分子探针是连接有特异性配体或抗体的、小于红细胞的超声微泡（球）造影剂或者纳米级超声造影剂。

二、超声分子探针的种类

1. 按探针构成成分种类分类

（1）磷脂微泡（球）造影剂：脂类造影剂具有靶向性、稳定性好、使用安全等优势，如以磷脂为成膜材料的造影剂SonoVue。研究发现，含有这种类脂类的造影剂在低机械指数条件下能显著增加造影效果，但存在有效增强显影时间较短的问题。

（2）高分子（聚合物）微泡（球）造影剂：外壳为可生物降解的高分子聚合物及其共聚体。能根据需要设计不同的声学特性，改变其降解速度和持续时间。目前，高分子造影剂处于实验研究阶段，如德国Schering公司研制的SHU563A，Acusphere公司的AI-700。由于此种造影剂对压力的耐受性好，均可使心腔显像，但正因为如此，需要较高的声学输出才能引起微泡的非线性共振，可能会导致组织损伤。

（3）液态氟碳纳米粒：该类造影剂具有如下独特的优势。①其成像原理为聚集显像；②特有的小尺寸具有更强的组织穿透力；③固有的稳定性使其在体内具有更长的半衰期，便于延迟显像或重复检查；④具有天然的同时增强超声和CT显像的内在属性，是良好的多模态造影剂；⑤易于靶向修饰，还可作为基因或药物的载体。在前期研究的基础上，我们研究所制备出了包裹全氟戊烷（PFP）或全氟己烷（PFH）的液态氟碳相变纳米粒，并通过超声（ADV）、光声（ODV）、磁致相变（MDV）等手段激发纳米粒发生相变以增强超声显像（图42-2-3）。

2. 按探针粒径大小分类

（1）微米级超声造影剂：为常规超声造影剂，平均直径为2～4μm，小于红细胞，可以自由通过肺循环，但不能穿过血管，是一种血池显像剂。

（2）纳米级超声造影剂：是指粒径在纳米尺度范围内的造影剂，通常是粒径小于1000nm的造影剂，较常规造影剂有极强的穿透力，能穿越血管内皮进入组织间隙，使血管外靶组织显像成为可能，推动超声分子显像与靶向治疗向血管外领域的拓展。

3. 按探针功能分类

（1）单功能：只用于超声分子成像。

（2）多模态：不仅可用于超声分子成像，还可同时增强其他影像学方式成像，如同时增强荧光分子成像、CT分子成像等（图42-2-4）；敖梦等成功制备了既可增强超声显像又可增强MRI显像的多模态造影剂，并发现静脉注射该造影剂5min后肝实质的回声信号达到峰值强度，MRI信号较之前明显增强。Yang等制备出包裹超顺磁性物质Fe_3O_4的微泡，通过体内外实验，证实其不仅可以增强MRI显像，同时具有增强超声显像的能力。Chow和他的团队对包裹氧化铁纳米粒的超声微泡作为磁共振造影剂做了系列研究，证实在磁场强度为7T的磁域中此种微泡具有增加T_2加权像的能力，使MRI引导微泡或纳米粒载药治疗成为可能。笔者所在中心zhou等用磷脂作为壳膜制备的叶酸受体靶向液态氟碳纳米粒具有特异靶向裸鼠卵巢癌增强超声和荧光显像的功能。载Fe_3O_4高分子微球（泡）在增强超声显像的同时也增强了MRI显像，是一种阴性造影剂。此外液态氟碳纳米粒也是一种多模态超声造影剂。

（3）多功能：不仅用于成像，还可用于载药、载基因治疗。Zhou等制备的载穿膜肽的多功能超声造影剂并体内实验证明基因的转染效率明显增强。载10-羟基喜树碱的脂质微泡在增强裸鼠皮下移植瘤显影的同时具有明显的抑瘤效果。Niu等制备的载多柔比星高分子微泡不仅增强了淋巴结超声、MRI显像，并且介导了肿瘤治疗。

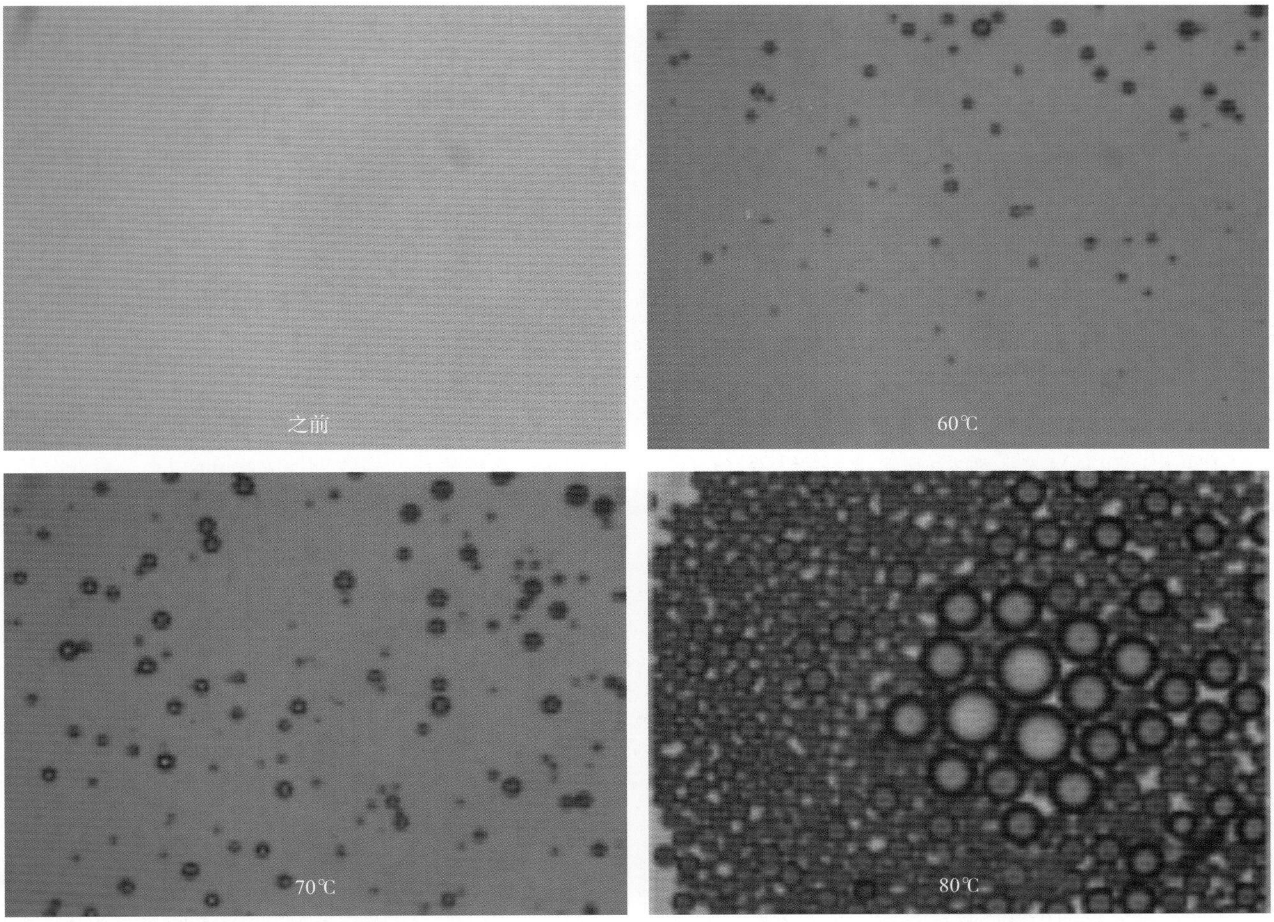

图42-2-3 PLGA包裹的相变型液态氟碳（PFH）纳米粒在体外随温度变化发生相变

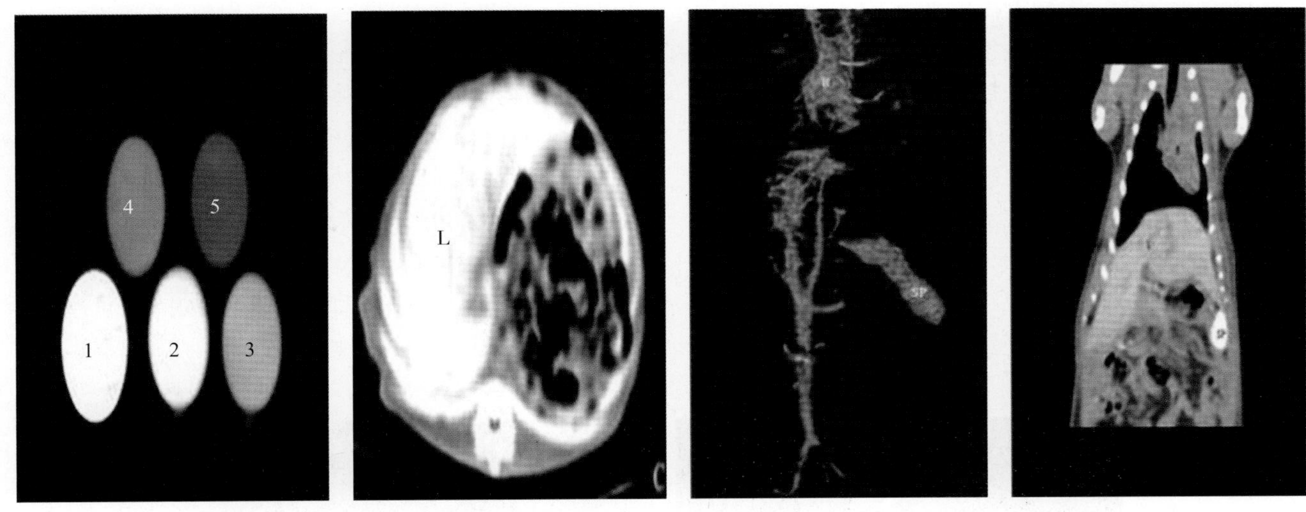

图42-2-4 多模态超声造影剂增强CT显像

三、在诊断方面的应用

（一）炎症

炎症的病理生理过程为炎症反应启动后产生一连串分子信号，导致白细胞聚集血管壁，自血管内皮间隙游出血管壁，并向炎症部位趋化聚集。以上过程，均发生在超声造影剂所在的微循环中，故可用靶向超声造影剂评价炎症过程。

景香香等将自制超声造影剂"表活显"（surfactant fluorocarbon-filled microbubbles，SFCMB）与磷脂酰丝氨酸（phosphatidylserine，PS）结合，制备成对白细胞具有靶向性的超声造影剂（SFCMB-PS），将该靶向造影剂用于兔肾缺血再灌注模型。结果发现，该部位的造影剂回声较其余正常肾脏部位的造影剂回声明显增强。这是由于"表活显"经PS修饰后，能大量黏附在激活的白细胞表面，并被完整吞噬。两者的结合，可被Mac-1 mAb和补体灭活血清明显抑制。说明，SFCMB2PS是通过β_2整合素中的Mac-1和补体介导途径与激活的白细胞结合，并进入细胞内。刘兴钊等采用“生物素-亲和素”桥接法制备携抗P-selectin靶向超声造影剂，建立犬心肌缺血再灌注模型，行心肌声学造影检查，结果表明应用携抗P-selectin靶向超声造影剂行心肌声学造影检查能准确检测再灌注治疗后的心肌缺血再灌注损伤（图42-2-5）。

动脉粥样硬化是一系列的炎症反应过程。炎症反应时产生大量分子，如内皮细胞除表达P-选择素外还可表达E-选择素，白细胞可表达L-选择素，还包括细胞间黏附分子1（ICAM-1）、血管内皮细胞间黏附分子1（VCAM-1）等。Kaufmann等在不同切应力条件下，评估VCAM-1靶向超声造影剂的黏附能力，并建立不同程度动脉粥样硬化动物模型。将携带单克隆抗体VCAM-1的超声造影剂注射到血管中，发现，有大量造影剂黏附在血管内膜表面；声像图显示粥样斑块的显影增强。李馨等建立了动脉粥样硬化的兔模型，推注靶向超声造影剂行腹主动脉超声造影。结果显示，使用普通及靶向造影剂两组间的血管内膜、斑块峰值视频密度差异有显著统计学意义（$P<0.01$）。而且，腹主动脉壁上携CD54单克隆抗体的微泡免疫组化染色呈强阳性，普通微泡为弱阳性。超声造影剂与动脉粥样硬化的结合力取决于血管内皮的炎症病变程度及血管功能的异常。Weller等发现，随着炎症程度加重，黏附在病变部位的超声造影剂数量也越多。这给早期诊断带来一定的难度，因此将单克隆抗体或其他配体共价结合于造影剂表面，通过识别巨噬细胞表达的特异性抗原，在两者黏附力方面加大研究，不仅可以提高疾病诊断的准确性和敏感性，还可监测粥样硬化斑块的病变进程。

（二）血栓

含有RGD序列的六氨基多肽可以作为超声造影剂结合血栓的靶向配体。急性血栓血小板上含有大量GPⅡb/Ⅲa受体，该受体可选择性地与肽或含有RGD序列的仿肽类物质结合。为靶向超声造影剂在靶标吸附、聚集，增强其显像提供了客观条件。有学者建立犬双侧股静脉急性血栓模型，注射靶向超声造影剂后，血栓回声明显增强，与管腔无回声背景分界清晰，图像质量明显改善。而且，在连接肽类配体的脂质体氟烷超声造影剂体外实验中发现，造影剂不仅被血栓周边或表面摄取，而且渗入团块的深面。有学者在连接有经荧光标记的肽类配体的白蛋白血栓靶向超声造影剂体外寻靶实验中，亦有相似的发现。并采用三氯化铁（$FeCl_3$）溶液，诱发兔腹主动脉非梗阻性新鲜血栓形成。经兔耳缘静脉注射白蛋白靶向造影剂后，血栓显影增强效果持续10min以上，视频分析血栓灰阶值显著升高。荧光显微镜检测，血栓内可见散在分布的造影剂。再次表明该靶向超声造影剂已渗入血栓团块的深面。另一种是通过亲和素-生物素作为桥梁，使氟碳脂质微泡（含有生物素磷脂）在亲和素的作用下，附着于血栓。

（三）肿瘤和新生血管

肿瘤的生长有赖于丰富的氧和其他营养物质。为此，肿瘤通过新生血管来增加血液供应，以满足肿瘤迅速生长的需要。新生血管内皮表达大量的生长因子受体，如VEGF、αvβ3等。Howard等将抗αvβ3整合素的单克隆抗体，通过生物素桥结合到脂质体超声造影剂表面，制备出能与αvβ3整合素特异性结合的造影剂，在肿瘤血管模型中实现了靶向显影。Zhuo等建立人前列腺癌裸鼠动物模型，推注携带VEGF抗体的靶向造影剂，行能量多普勒显像，可见前列腺癌组织能量多普勒信号显著增强。其免疫组化结果显示，荷人前列腺癌裸鼠肿瘤新生血管内皮细胞中VEGF表达呈强阳性。Jürgen等将抗VEGFR2（endothelial growth factor receptor type 2）连接到超声造影剂表面，建立裸鼠血管肉瘤SVR细胞模型，推注靶向造影剂后发现，超声造影显像明显增强，免疫组化分析结果显示VEGFR2高表达于肿瘤血管内皮细胞。因此，

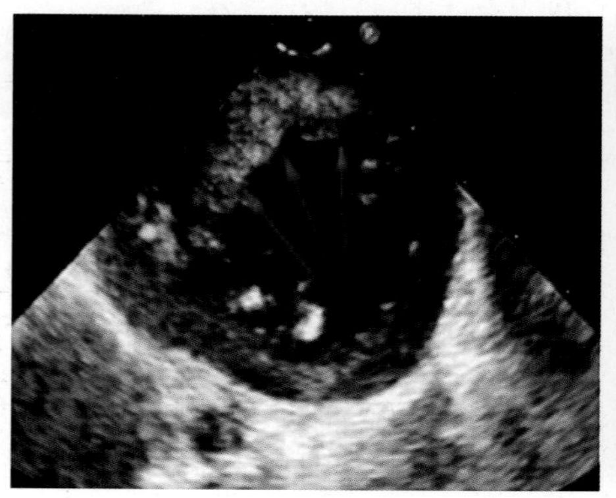
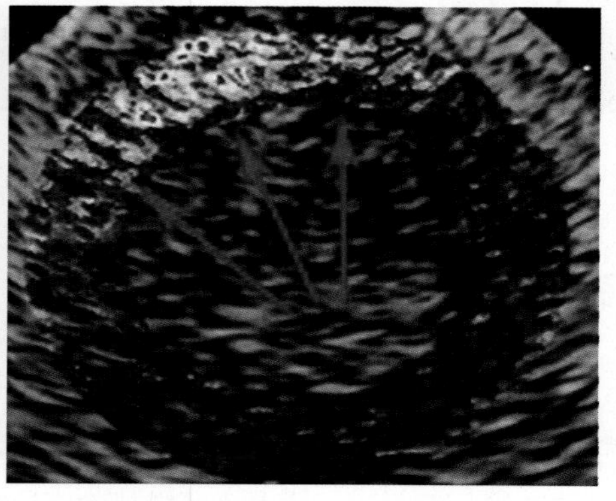

图42-2-5 心肌缺血再灌注后靶向造影

成功建立缺血再灌注模型后注入靶向超声造影剂显示心肌缺血再灌注区2D模式有造影剂存留（左图）；彩色编码显示缺血再灌注区回声强度明显增高（右图）

Palmowski等使用靶向超声造影剂行肿瘤特异性显像，结合定量容积超声扫描技术，评价治疗肿瘤的疗效。Weller利用能与肿瘤新生血管内皮细胞高度结合的三肽精氨酸-精氨酸-亮氨酸（arginine-arginine-leucine，RRL），作为配体与微泡连接，显像小鼠PC3肿瘤。

有学者认为，位点靶向超声造影剂的敏感性和特异性较血池造影剂高，因此，近年来直接针对肿瘤细胞的靶向超声成像研究成为热点。Wheatley等通过共价连接将GRGDS配体与多聚体造影剂结合，结果显示，其可以靶向结合MDA-MB-231人乳腺癌细胞，而对于正常乳腺细胞（MCF-10A），靶向造影剂并不结合。

研究发现，肿瘤细胞表达的众多受体中，叶酸受体在肿瘤表面表达程度最高，肿瘤细胞摄取叶酸的能力非常强，而正常组织中叶酸受体的表达高度保守或几乎不能被探及。叶酸受体的配体叶酸与肿瘤靶向研究中常用的其他类配体比较，有显著的内在属性优点。因而可以成为一种研究肿瘤超声分子成像的理想靶标。伍星等成功制备出偶联叶酸的靶向超声造影剂，该造影剂在体外对高表达叶酸受体的卵巢癌SKOV3细胞具有较强的特异性亲和力（图42-2-6），使载紫杉醇超声造影剂靶向治疗卵巢癌成为可能。

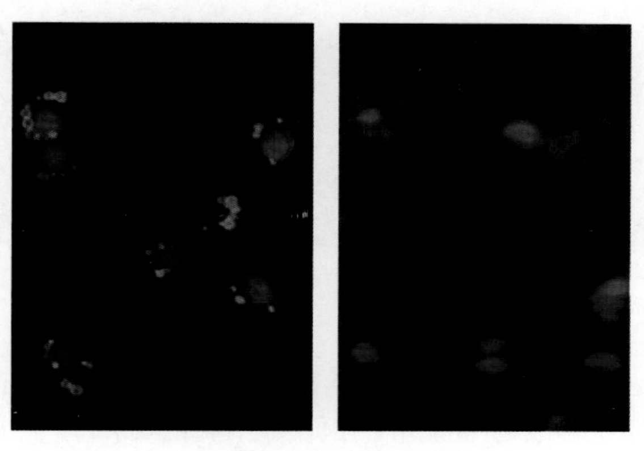

图42-2-6　叶酸靶向超声微泡体外细胞实验

荧光标记的叶酸靶向微泡聚集在卵巢癌细胞上（左图）；对照组无微泡聚集（右图）（荧光显微镜，×400）。蓝色为细胞核；红色为微泡

随着纳米技术与分子生物学的发展，另一类纳米级靶向超声造影剂正日渐崛起。其分子小、穿透力强的突出特性，将有力地推动超声分子成像与靶向治疗向血管外领域拓展。朱叶锋等用生物素-亲和素系统，使超声造影剂与抗体牢固结合，制备出靶向纳米脂质超声造影剂，在体外寻靶实验中，该造影剂可与乳腺癌细胞特异性结合（图42-2-7）。有学者制备一种可生物降解聚合物的纳米造影剂PLA(polylactic acid)，其表面连接抗HER-2抗体，该抗体能特异性结合到过度表达HER-2受体的乳腺癌细胞，流式细胞仪与共聚焦显像证实，该纳米造影剂与细胞结合，超声显像增强。这使通过靶向癌生物标记物进行位点特异性超声显像成为可能（图42-2-8）。

然而纳米级超声造影剂显像效果较差，针对这种缺点，笔者进行了液气相变的相关研究，笔者以磷脂或高分子作为膜材，将液态氟碳装载于微球（泡）内，通过超声或激光来触发使液态氟碳由液体转变为气体发生相变增强超声显像（图42-2-9）。Rapport等证实在低频超声波的作用下容易发生相变且相变后明显增强组织的超声信号。载金棒的液态氟碳纳米粒在激光的触发下发生相变并且增强组织超声显像。

四、在治疗方面的应用

靶向超声造影剂不仅可用于分子成像诊断，还可载药物或基因用于治疗。研究证明，超声造影剂在高超声压力波的作用下发生爆破并产生一系列的生物学效应如溶血、微血管渗漏及毛细血管破裂、点状皮下出血等，然而这些生物学作用的产生为疾病治疗提供了新的思路。有学者发现超声造影剂无论是否携带纤维溶解

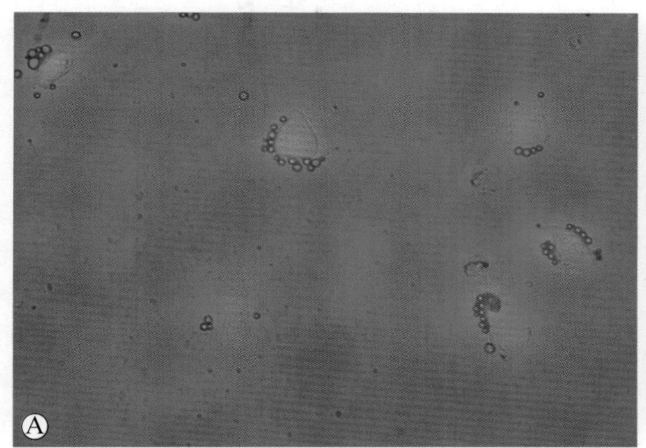

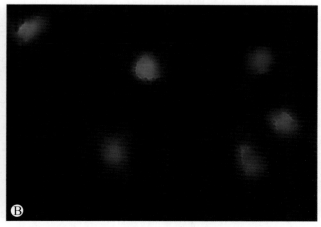

图42-2-7　乳腺癌细胞与靶向造影剂结合情况图（×400）

A.光镜；B.荧光显微镜

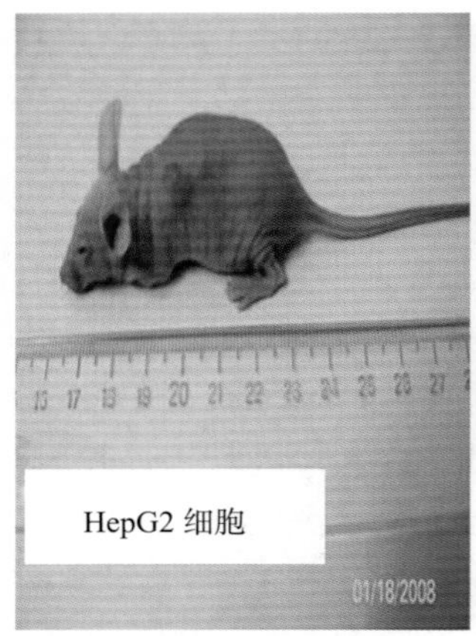

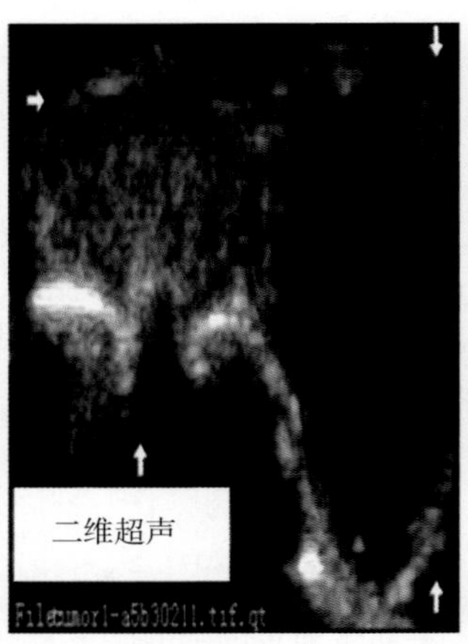

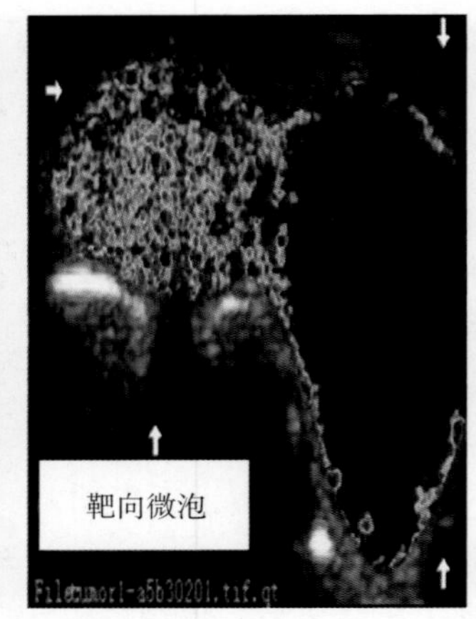

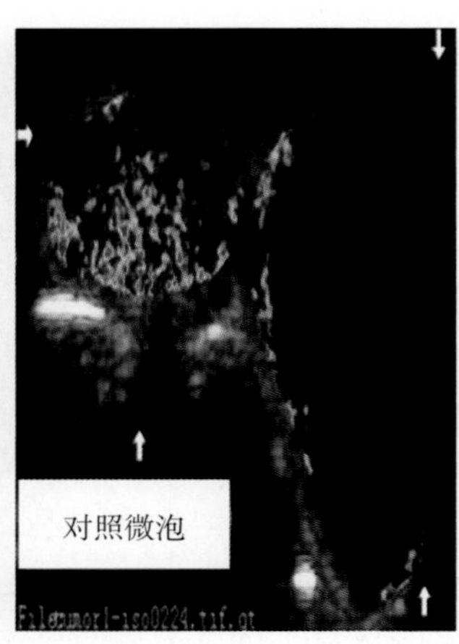

图42-2-8 肿瘤新生血管超声分子成像

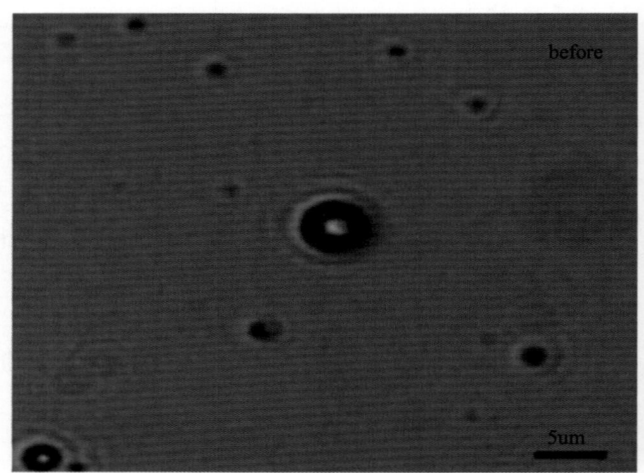

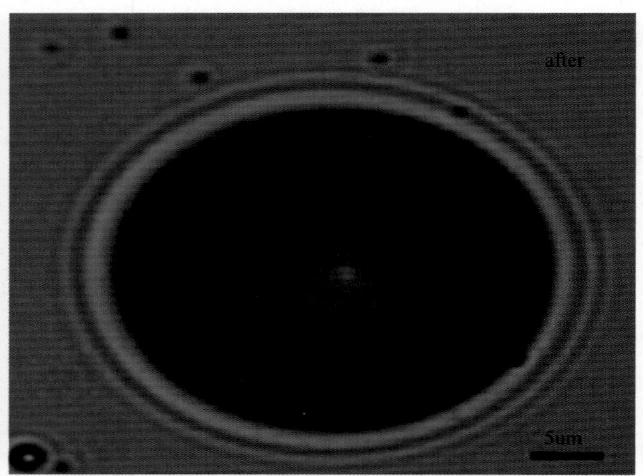

图42-2-9 光镜下观察，经激光激发后APP微球发生相变；相变前为微球(左图)，相变后形成微泡（右图）

剂，在超声波的作用下都会促进血栓溶解，这种现象可解释为超声造影剂降低了空化阈值。Skyba等通过体内观察超声爆破造影剂现象发现在造影剂部位的红细胞溢出血管外。超声波作用于超声造影剂产生的“声孔效应”可增强细胞膜的通透性，从而有助于药物或基因扩散。张群霞等通过超声靶向破坏微泡介导骨骼肌血管新生研究，证实超声靶向破坏微泡技术为基因治疗提供了一种新的有效的无创技术（图42-2-10）。王志刚等于2004年在国内率先报道了应用超声微泡造影剂增强骨骼肌*VEGF*基因转染，从而促进新生血管生成的研究成果。这些研究结果表明，该技术可介导*VEGF*基因与*HGF*基因在缺血心肌内的高效转染并促进血管新生，为心肌梗死的基因治疗提供新途径打下理论基础。Zhou等研究发现，超声造影剂联合穿膜肽能够介导*HGF*基因在缺血心肌内的高效转染，并促进血管新生和改善纤维化，为缺血性心脏病的基因治疗提供一种新的基因转移途径（图42-2-11）。

有学者将靶向GP Ⅱ b/ Ⅲ a超声造影剂联合诊断超声，用于促进急性冠状动脉血栓的血管重塑及微血管愈合。在溶栓方面，通过血栓靶向超声造影剂的应用证实其不仅能溶栓，亦能用于评价溶栓治疗的效果。

五、存在的问题与发展

光声成像技术是近年来快速发展起来的，基于生物组织内部光学吸收差异特性，以超声波作为信息载体的无损生物光子成像方法。光声学成像技术有机结合了纯光学成像的高对比度特性和纯声学成像的高穿透深度特性的优点，以超声仪检测光声信号代替光学成像中的光子检测，光声信号的本质是超声波，其在组织中具有低散射、低耗优点，从根本上避免了生物组织对光子的强烈散射影响，进而可以获取深处组织的高分辨率影像（图42-2-12）。借助内源性及外源性光声对比剂的光声学成像为研究生物组织的形态结构、生理病理特征、代谢功能等提供了重要手段，在生物医学领域具有广泛的应用前景。光声效应产生时于组织局部会激发高温，局部产生的高温可以诱导液态氟碳类材料发生液-气相转变，相变后的微泡可用于超声显像及治疗，是目前研究热点。

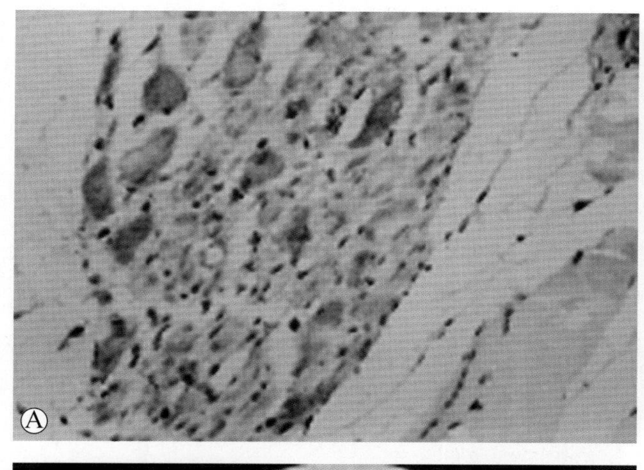

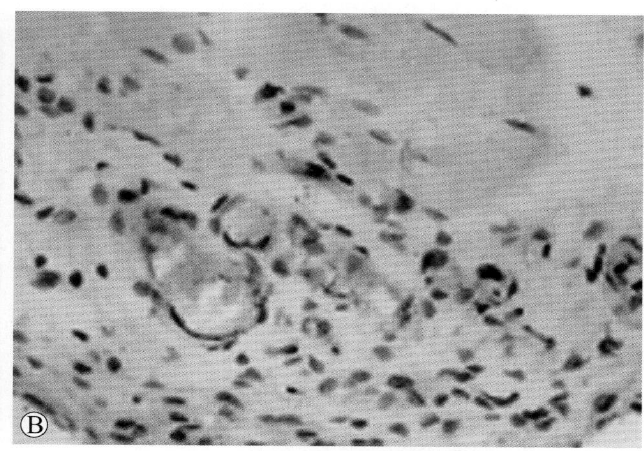

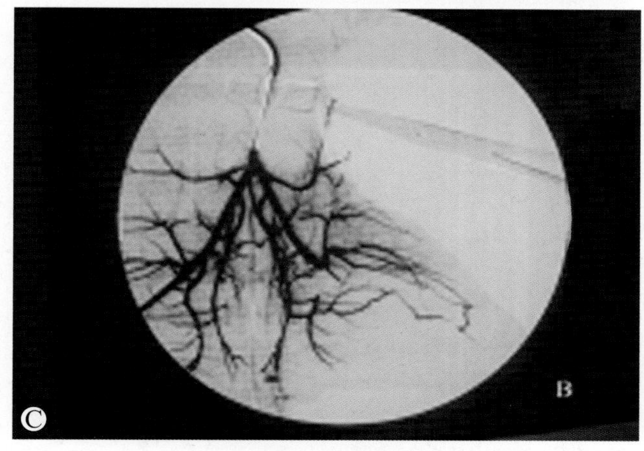

图42-2-10　超声微泡造影剂介导*VEGF*基因（质粒）转染缺血骨骼肌

A.治疗后*VEGF*表达增加；B.治疗后Ⅷ因子免疫组化染色显示新生血管生成；C.治疗后DSA检测侧支循环较多

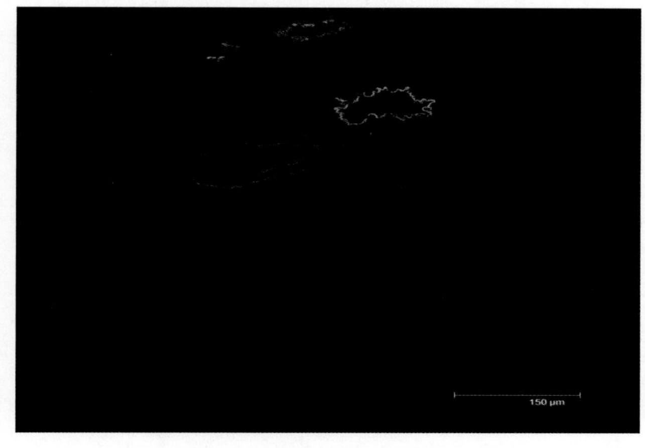

图42-2-11　pIRES2-EGFP-HGF在大鼠心肌中的表达情况（激光共聚焦显微镜，×400）

进一步了解、研究光声学成像技术理论基础、光声成像仪器、技术和方法及光致相变技术对光声学成像研究具有重要意义。

六、超声分子成像相关设备研究

目前用于超声分子显像与治疗的设备主要是市售的超声诊断仪，超声诊断仪虽可实时监控超声造影剂在病变部位的灌注情况，实现对造影剂靶向定位，却不能实现监控造影剂破裂靶向释放，因为超声诊断仪所发射的是高频超声波，高频超声波可以提高组织的灰阶显像，但其破坏造影剂产生空化效应的能力却明显不足，因为空化效应的产生与所用超声频率大小成反比，超声频率越高，产生空化效应的阈值就越大；诊断超声仪所发出的波为连续波，连续波的发射不利于靶组织内造影剂的再灌注；由于造影剂成膜材料的不同，爆破造影剂所需的超声能量亦有所不同，而诊断超声无法根据造影剂材料特性调节超声辐照强度；超声诊断仪发出的超声波为平面波，不能靶向定位，超声波束辐照范围内的造影剂均可能被击碎，现有超声造影剂控释体系无法实现对靶区造影剂的量化，在超声波束下进行的药物基本处于“胡乱释放”的状态，不能实现精细、适形、定位、定量

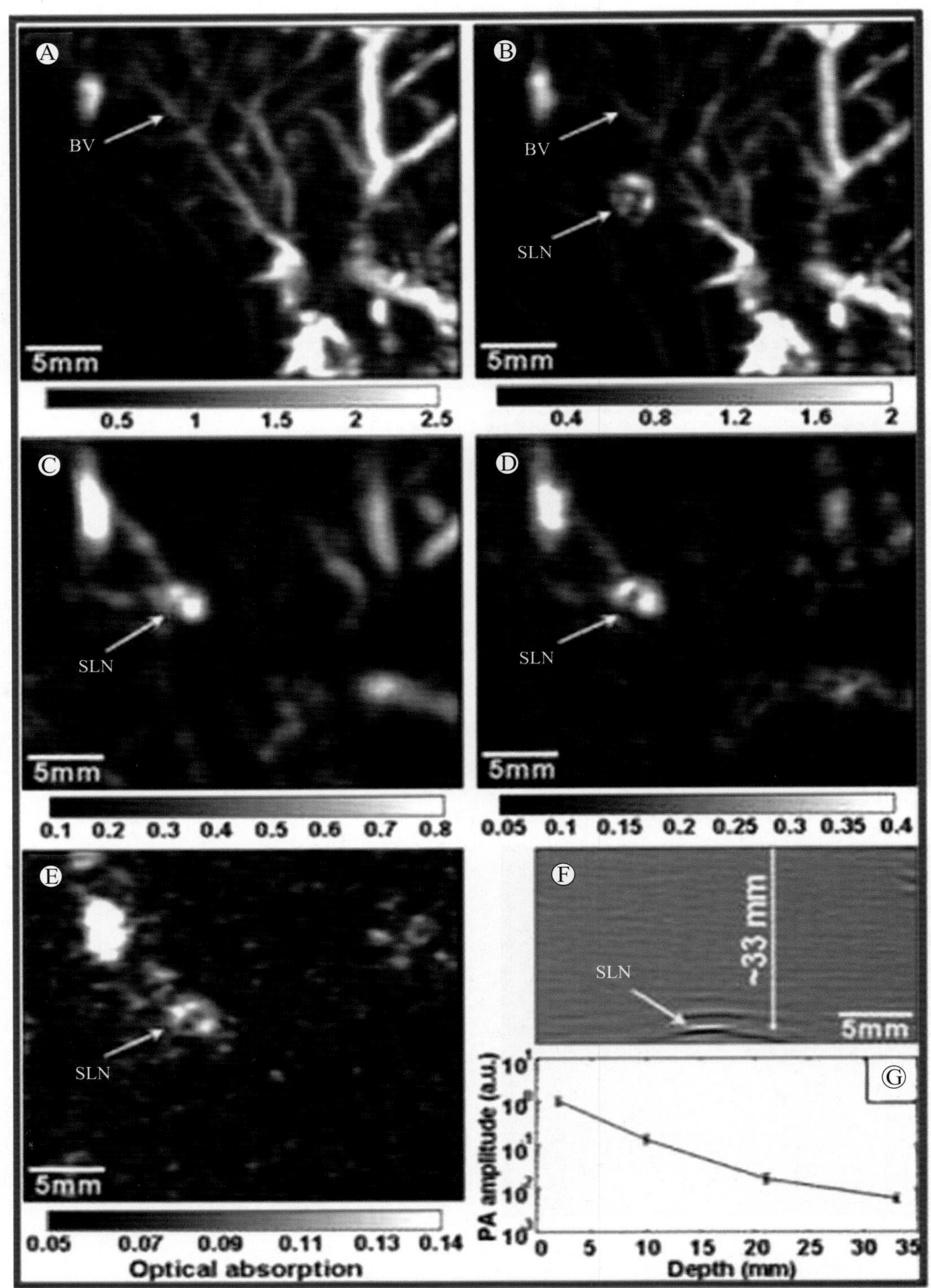

图42-2-12 不同深度淋巴结光声成像

BV.血管；SLN.前哨淋巴结

控释药物或基因达到靶向治疗的目的。

因此，要实现高效超声分子成像与治疗，亟需一套专门应用于超声分子成像、治疗和监控的系统装置。针对以上问题，重庆医科大学超声影像学研究所科研团队研发了国内第一台用于药物/基因微泡控释的“UGT”型低频低强度超声基因转染仪（图42-2-13），并获得国家发明专利授权。该团队还创制了集超声诊断、治疗与监控为一体的“低功率聚焦超声（LIFU）分子显像与治疗系统”（图42-2-14），该系统填补了国内外此领域的空白，有望为多学科的疾病诊断与治疗提供新的科研平台。我所还设计制备了“高频交变磁感应加热纳米粒”设备，能够将纳米粒的温度从22.1℃提高到62.8℃。在此基础上，我所提出了磁致相变理论（MDV理论），有望实现患者像在MRI机器上做检查那样进行肿瘤显像与治疗，

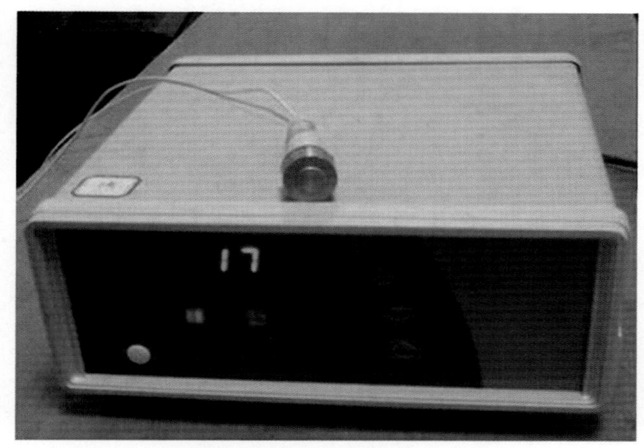

图42-2-13 “UGT”型低频低强度超声基因转染仪

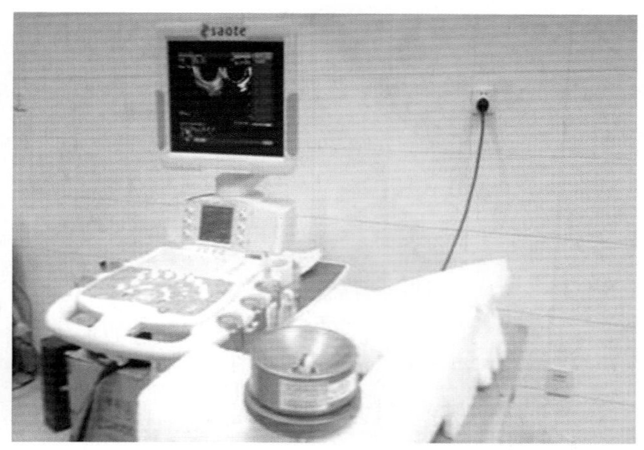

图42-2-14 低功率聚焦超声（LIFU）分子显像与治疗系统

从而建立一种新型的、高效的肿瘤超声分子显像诊断与物理治疗模式。

七、存在的问题与发展

靶向超声造影剂的研发促进了超声分子影像学的发展，虽取得了一定的研究成果，但仍然存在一些问题有待深入研究：①目前，以单克隆抗体修饰的靶向超声造影剂存在其局限性，如单克隆抗体存在免疫原性，单克隆抗体-微粒复合物分子量大，组织穿透力弱，静脉注射后实际到达靶区的浓度较低，显像效果不理想，限制了靶向显像的临床应用。因此，有必要寻找一种更高效、穿透力强的新型超声分子探针，如使用人源性抗体的小分子活性片段及其他小分子物质。②尽量选择稳定的成膜材料，尤其是高分子材料超声造影剂的研发。③配体与超声造影剂外壳间最好有如PEG的多聚物连接子，可增大配体与靶组织受体的接触机会，并延长接触时间，以使造影剂高浓度地聚集于靶点。④在图像后处理融合方面应实现多学科融合。

随着分子生物学、超声医学及与其他影像学技术的进一步结合、发展，有必要在这一领域进行更加深入、严谨的研究，使超声分子探针具有“一探针多模态”的功能，即在相同的时间点采取多模态图像进行融合，将各种分子影像学的优点相结合，使超声分子影像学得到更好的发展。随超声分子成像的深入研究，以及光声成像、光磁成像和光热成像等领域的拓展研究，相信超声分子成像将会有新的突破，拥有更加广阔的研究、应用前景。

（冉海涛　王志刚）

参考文献（第三篇）

常淑芳，伍烽，白晋，等，2001．高强度聚焦超声定位损伤离体人子宫肌瘤的研究．中国超声医学杂志，17（2）：97-100．

陈文直，王智彪，伍峰，等，2002．高强度聚焦超声治疗原发恶性骨肿瘤．中华肿瘤杂志，24（6）：612-615．

冯若，张樯，李发琪，等，2004．靶区温度对高强度聚焦超声辐照剂量与组织热坏死体元影响的理论预测．中国超声医学杂志，20（6）：401-404．

冯若，张樯，李发琪，等，2004．靶区温度对高强度聚焦超声辐照剂量与组织热坏死体元之间的关系．自然科学进展，14（7）：819-821．

冯艳玲，陈真诚，何继善，等，2009．基于图像纹理主成分分析的组织温度无损监控研究．北京生物医学工程，28（2）：126-130．

付丽媛，李发琪，2008．高强度聚焦超声换能器．生物医学工程学杂志，26（3）：667-670．

何培忠，寿文德，段世梅，等，2006．双频HIFU及其对组织焦斑的影响．中国生物医学工程学报，25（6）：704-707．

贺雪梅，熊欣，邹建中，等，2008．高强度聚焦超声辐照靶区回声强度与温度的相关性实验研究．临床超声医学杂志，10（4）：217-219．

李发琪，杜永洪，王智彪，等，2005．HIFU体外块“切除”动物肝脏、肾脏和肌肉的剂量学研究．中国超声医学杂志，21（4）：252-255．

李发琪，王智彪，杜永洪，等，2003．高强度聚焦超声生物学焦域温场研究．中国生物医学工程学报，22（4）：321-325．

李全义，董琦，黄曦，等，2009．凹球面双频聚焦超声声场的线性声学分析．压电与声光，（31）4：604-607．

刘爱红，孙康宁，李爱民，2006．肿瘤热疗机制与方法的研究进展．现代生物医学进展，16（11）：105-108．

刘焱，闰向宏，蔡小庆，2008．多阵元锥面声透镜聚焦声场与温度场的研究．科学技术与工程，8（9）：2310-2314．

任德宏，汪伟，王旸，等，2014．肌壁间、黏膜下与浆膜下子宫肌瘤超声消融疗效比较及12个月随访结果．南方医科大学学报，34（7）：978-982．

孙俊霞，寿文德，2003．高强度聚焦超声换能器的新型设计．声学技术，22（2）：80-82．

汪伟，陈文直，周洁敏，等，2004．高强度聚焦超声治疗骨肿瘤的影像评估．中华医学超声杂志（电子版），1（1）：22．

汪伟，刘文英，周洁敏，等，2002．高强度聚焦超声治疗症状性子宫肌瘤的初步临床研究．中华超声影像学杂志，11（3）：161-163．

汪伟，唐杰，叶慧义，等，2007．高强度聚焦超声消融胰腺癌安全性及疗效研究．中国超声医学杂志，23（1）：76-79．

王晓东，王君琳，李平，2007．相控阵高强度聚焦超声的研究进展．物理，（36）10：758-763．

王智彪，白晋，李发琪，等，2002．高强度聚焦超声的生物学焦域研究．自然科学进展，12（4）：423-425．

王智彪，李发琪，冯若，等，2008．治疗超声原理与运用．南京：南京大学出版社：172-173．

熊正爱，杜永洪，邹建中，等，2003．高强度聚焦超声照射猴子宫对卵巢功能的影响研究．中华超声影像学杂志，12（11）：687-689．

徐颖，李平，文玉梅，等，2005．HIFU治疗系统超声成像中的雾状伪像分析．生物医学工程研究，（24）4：237-241．

杨竹，胡丽娜，王智彪，等，2003．高强度聚焦超声治疗子宫肌瘤的病理学研究．中华超声影像学杂志，12（11）：674-676．

叶慧义，汪伟，陈文治，等，2005．MRI对高强度聚焦超声治疗骨肉瘤疗效的随访．中华放射学杂志，39（7）：726-730．

张德俊，2000．高强度聚焦超声换能器．中国超声诊断杂志，1（2）：1-4．

张婷，李发琪，2007．HIFU治疗中空化效应及其应用．中国影像技术，23（7）：1097-1099．

中华医学会，2005．高强度聚焦超声肿瘤治疗系统临床应用指南（试行）．中华医学杂志，85（12）：796-797．

钟徽，江一峰，万明习，等，2006．高强度聚焦超声软组织损伤背向散射积分减影监控成像．航天医学与医学工程，19（3）：217-221．

邹建中，伍烽，廖翠蓉，等，2001．彩色多普勒超声监控高强度聚焦超声治疗乳腺癌及其疗效评价研究．中国超声医学杂志，17（1）：24-25．

Ao M，Wang ZG，Ran HT，et al，2010．Gd-DTPA-loaded PLGA microbubbles as both ultrasound contrast agent and MRI contrast agent--a feasibility research．J Biomed Mater Res B Appl Biomater，93（2）：551-556．

Chan ACY，Cheung TT，Fan ST，et al，2013．Survival analysis of high-intensity focused ultrasound therapy versus radiofrequency ablation in the treatment of recurrent hepatocellular carcinoma．Ann Surg，257（4）：686-692．

Chen JY，Chen WZ，Zhang L，et al，2015．Safety of ultrasound-guided ultrasound ablation for uterine fibroids and adenomyosis：a review of 9988 cases．Ultrason Sonochem，27：671-676．

Chen WS，Brayman AA，Matula TJ，et a1，2003．Inertial cavitation dose and hemolysis produced in vitro with or without Optison．Ultrasound Med Biol，29（5）：725-737．

Chen WZ，Zhou K，2006．High-intensity focused ultrasound ablation：a new strategy to manage primary bone tumors．

Curr Opin Orthop, 16: 494-500.

Chen WZ, Zhu H, Zhang L, et al, 2010. Primary bone malignancy: effective treatment with high-intensity focused ultrasound ablation. Radiology, 255 (3): 967-978.

Cheung TT, Poon RTP, Jenkins CR, et al, 2014. Survival analysis of high-intensity focused ultrasound therapy vs. transarterial chemoembolization for unresectable hepatocellular carcinomas. Liver Int, 34 (6): e136-e143.

Civale J, Clarke R, Rivens I, et al, 2006. The use of a segmented transducer for rib sparing in HIFU treatment. Ultrasound Med Biol, 32 (11): 1753-1761.

Elias WJ, Huss D, Voss T, et al, 2013. A pilot study of focused ultrasound thalamotomy for essential tremor. N Engl J Med, 369 (7): 640-648.

Goldberg SN, Grassi CJ, Cardella JF, et al, 2005. Image-guided tumor ablation: standardization of terminology and reporting criteria. J Vasc Interv Radiol, 235 (6): 728-739.

Hindley J, Gedroyc WM, Regan L, et al, 2004. MRI guidance of focused ultrasound therapy of uterine fibroids: early results. AJR Am J Roentgenol, 183 (6): 1713-1719.

Holt RG, Roy RA, Thomas CR, et al. Therapeutic bubble: basicpinciples of cavitation in therapeutic ultrasound. 5th International Symposium on Therapeutic Ultrasound. AIP Conference Proceedings, 2006, 829 (1): 13-17.

Illing RO, Kennedy JE, Wu F, et al, 2005. The safety and feasibility of extracorporeal high-intensity focused ultrasound (HIFU) for the treatment of liver and kidney tumours in a Western population. Br J Cancer, 93 (8): 890-895.

Kennedy JE, 2005. High intensity focused ultrasound in the treatment of solid tumours. Nat Rev Cancer, 5 (4): 321-327.

Kennedy JE, Haar GRT, Wu F, et al, 2004. Contrast-enhanced ultrasound assessment of tissue response to high-intensity focused ultrasound. Ultrasound Med Biol, 30 (6): 851-854.

Kennedy JE, ter Haar GR, Cranston D, 2003. High intensity focused ultrasound: surgery of the future. Br J Radiol, 76 (909): 590-599.

Khokhlova VA, Bailey MR, Reed JA, et al, 2005. Effects of nonlinea propagation, cavitation, and boiling in lesion formation by high intensity focused ultr asound in a gelphantom. J Acoust Soc Am, 119 (3): 1834-1848.

Kim DY, Schnall MD, Rosen MA, et al, 2008. Prostate MR imaging at 3T with a longitudinal array endorectal surface coil and phased array body coil. J Magn Reson Imaging, 27 (6): 1327-1330.

Kim J, Chung DJ, Jung SE, et al, 2012. Therapeutic effect of high-intensity focused ultrasound combined with transarterial chemoembolisation for hepatocellular carcinoma, 5 cm: comparison with transarterial chemoembolisation monotherapy—preliminary observations. Br J Radiol, 85 (1018): e940-e946.

Li P, Zheng YY, Ran HT, et al, 2012. Ultrasound triggered drug release from 10-hydroxycamptothecin-loaded phospholipid microbubbles for targeted tumor therapy in mice. Journal of Controlled Release, 162: 349-354.

Liu HL, Chen WS, Chen JS, et al, 2006. Cavitation enhanced ultrasound thermaltherapy by combined low and high frequencyultrasound expouse. Ultrasound Med Biol, 32 (5): 759-767.

Liu X, Wang W, Wang Y, et al, 2016. Clinical predictors of long-term success in ultrasound-guided high intensity focused ultrasound ablation treatment for adenomyosis: a retrospective study. Medicine, 95 (3): e2443.

Lynn JG, Zwemer RL, Chick AJ, et al, 1942. A new method for the generation and use of focused ultrasound in experimental biology. J Gen Physiol, 26 (2): 179-193.

Niu CC, Wang ZG, Lu GM, et al, 2013. Doxorubicin loaded sup erparamagnetic PLGA-iron oxide multifunctional mic robub bles for du al-mode US/MR imaging and therapy of metastasis in lymph nodes. Biomaterials, 34: 2307-2317.

Orsi F, Zhang L, Arnone P, et al, 2010. High intensity focused ultrasound (HIFU) ablation: effective and safe therapy for solid tumors at difficult locations. AJR Am J Roentgenol, 195 (3): W245-W252.

Pernot M, Montaldo G, Tanter M, et al, 2006. "Ultrasonic stars" for time-reversal focusing using induced cavitation bubbles. AIP Conference Proceedings, (829): 223-227.

Qin J, Chen JY, Zhao WP, et al, 2012. Outcome of unintended pregnancy after ultrasound-guided high-intensity focused ultrasound ablation of uterine fibroids. Int J Gynecol Obstet, 117 (3): 273-277.

Ruo F, Qing Z, Faqi L, et al, 2004. Relationgship between the expouse does of high intensity focused ultrasound and the heated necrosis element. progress in Nature Science, 14 (8): 710-712.

Shui L, Mao SH, Wu QR, et al, 2015. High-intensity focused ultrasound (HIFU) for adenomyosis: two-year follow-up results. Ultrason Sonochem, 27: 677-681.

Sun Y, Zheng YY, Ran HT, et al, 2012. Superparamagnetic PLGA-iron oxide microcapsules for dual-modality US/MR imaging and high intensity focused US breast cancer ablation. Biomaterials, 33: 5854-5864.

Vidal-Jove J, Perich E, Manuel Alvarez del Castillo MAD, 2015. Ultrasound guided high intensity focused Ultrasound for malignant tumors: the Spanish experience of survival advantage in stage III and IV pancreatic cancer. Ultrason Sonochem, 27: 703-706.

Wang F, Tang LD, Wang L, et al, 2014. Ultrasound-guided high-intensity focused ultrasound vs laparoscopic myomectomy for symptomatic uterine myomas. J Minim Invasive Gynecol, 21（2）: 279-284.

Wang S, Yang C, Zhang J, et al, 2014. First experience of high-intensity focused ultrasound combined with transcatheter arterial embolization as local control for hepatoblastoma. Hepatology, 59（1）: 170-177.

Wang W, Wang Y, Wang T, et al, 2012. Safety and efficacy of US-guided high-intensity focused ultrasound for treatment of submucosal fibroids. Eur Radiol, 22（11）: 2553-2558.

Wang W, Wang YX, Tang J, 2009. Safety and efficacy of high intensity focused ultrasound ablation therapy for adenomyosis . Acad Radiol, 16（11）: 1416-1423.

Wang Y, Ren D, Wang W, 2016. The influence of oxytocin on the blood perfusion of ulterine fibroids: contrast-enhanced ultrasonography evaluation. J Med Ultrasound, 24（1）: 13-17.

Wang Y, Wang W , Tang J, 2011. Ultrasound-guided high intensity focused ultrasound treatment for extra-abdominal desmoid tumours: preliminary results. Int J Hyperthermia, 27（7）: 648-653.

Wang Y, Wang W, Tang J, 2013. Primary malignant tumours of the bony pelvis: US-guided high intensity focused ultrasound ablation. Int J Hyperthermia, 29（7）: 683-687.

Wang Y, Wang W, Wang LX, et al, 2011. Ultrasound-guided high-intensity focused ultrasound treatment for abdominal wall endometriosis: preliminary results. Eur J Radiol, 79（1）: 56-59.

Wang Y, Wang W, Wang YX, et al, 2010. Ultrasound-guided high-intensity focused ultrasound treatment for needle-track seeding of hepatocellular carcinoma: Preliminary results. Int J Hyperthermia, 26（5）: 441-447.

Wang Y, Wang W, Ye H, 2014. Contrast-enhanced ultrasonography assessment of therapeutic efficacy for US-guided high-intensity focused ultrasound ablation of uterine fibroids: comparison with contrast-enhanced MR. J Med Ultras, 22（1）: 22-28.

Wang ZB, Bai J, Li FQ, et al, 2003. study of a "biological focal regin" of high-inensity focused ultrasound. Ultrasound Med Biol, 29（5）: 749-754.

Wang ZB, Li FQ, Bai J. Study on energy efficiency factor of Ultrasound therapy. 2rd International symposium on therapeutic ultrasound. 29 July to 2 August 2002. Seattle, Washington USA, Conference Proceeding, 49-56.

Wong SH, Watkins RD, Kupnik M, et al, 2008. Feasibility of MR-temperature mapping of ultrasonic heating from a CMUT. IEEE Trans Ultrason Ferroelectr Freq Control, 55（4）: 811-818.

Wu F, Chen WZ, Bai J, et al, 2002. Tumor vessl destruction resulting from High-intensity focused ultrasound in patients with solid malignancies. Ultrasound Med Biol, 28（4）: 535-542.

Wu F, Wang ZB, Cao YD, et al, 2003. Changes in biologic characteristics of breast cancer treated with high-intensity focused ultrasound. Ultrasound Med Biol, 29（10）: 1487-1492.

Wu F, Wang ZB, Chen WZ, et al, 2004. Extracorporeal high intensity focused ultrasound ablation in the treatment of 1038 patients with solid carcinomas in China: an overview . Ultrason Sonochem, 11（3-4）: 149-154.

Wu F, Wang ZB, Zhu H, et al, 2005. Extracorporeal high intensity focused ultrasound treatment for patients with breast cancer. Breast Cancer Res Treat, 92（1）: 51-60.

Wu F, Wang ZB, Zhu H, et al, 2005. Feasibility of US-guided high-Intensity focused ultrasound treatment in patients with advanced pancreatic cancer: initial experiencel. Radiology, 236（3）: 1034-1040.

Zhang L, Chen WZ, Liu YJ, et al, 2010. Feasibility of magnetic resonance imaging-guided high intensity focused ultrasound therapy for ablating uterine fibroids in patients with bowel lies anterior to uterus . Eur J Radiol, 73（2）: 396-403.

Zhang L, Zhu H, Jin CB, et al, 2009. High-intensity focused ultrasound（HIFU）: effective and safe therapy for hepatocellular carcinoma adjacent to major hepatic veins . Eur Radiol, 19（2）: 437-445.

Zhang X, Li KQ, Xie B, et al, 2014. Effective ablation therapy of adenomyosis with ultrasound-guided high-intensity focused ultrasound. Int J Gynecol Obstet, 124（3）: 207-211.

Zhang X, Zou M, Zhang C, et al, 2014. Effects of oxytocin on high intensity focused ultrasound（HIFU）ablation of adenomysis: a prospective study. Eur J Radiol, 83（9）: 1607-1611.

Zhou M, Chen JY, Tang LD, et al, 2011. Ultrasound-guided high-intensity focused ultrasound ablation for adenomyosis: the clinical experience of a single center. Fertil Steril, 95（3）: 900-905.

Zhou Y, Wang ZG, Chen Y, et al, 2013. Microbubbles from gas-generating perfluorohexane nanoemulsions for targeted temperature-sensitive ultrasonography and synergistic HIFU ablation of tumors. Advanced Materials, 25: 4123-4130.

Zhou ZY, Zhang P, Ran JL, et al, 2013. Synergistic effects of ultrasound-targeted microbubble destruction and TAT peptide on gene transfection: An experimental study in vitro and in vivo. Journal of Controlled Release, 170: 437-444.

Zhu XG, Deng XL, Wan YJ, et al, 2015. High-intensity

focused ultrasound combined with suction curettage for the treatment of cesarean scar pregnancy. Medicine, 94 (18): e854.

Ziadloo A, Vaezy S, 2008. Real-time 3D image-guided HIFU therapy. Annu Int Conf IEEE Eng Med Biol Soc, 2008: 4459-4462.

附录一

超声常用名词

一、扫查

Arc scan　弧形扫查

Axial scan　轴向扫查

Biplane scan　双切面扫查

Dynamic frequency scanning　动态频率扫查

Electric scan　电子扫查

Intracardiac echogenic focus　心腔内扫查

Intracavitary scan　体腔内扫查

Intercostal scan　肋间扫查

Intraluminal scan　体腔内内扫查

Intrauterine scan　子宫腔内扫查

Long axis scan　长轴扫查

Longitudinal scan　纵向扫查

Linear scan　线性扫查

Manual scanning　手动扫查

Mechnical scanning　机械扫查

Prone scan　俯卧位扫查

Radial scan　径向扫查（用于直肠、阴道、尿道）

Sagittal scan　矢状位扫查

Scanning　扫查

Scan on lateral position　侧卧位扫查

Sector scan　扇形扫查

Supine scan　仰卧位扫查

Subcostal scan　肋缘下扫查

Trans-esophageal scan　经食管扫查

Trans-abdominal scan　经腹壁检查

Trans-rectal scan　经直肠扫查

Trans-ureteral scan　经输尿管扫查

Trans-urethral scan　经尿道扫查

Trans-vaginal scan　经阴道扫查

Trans-perineal　经会阴扫查

Transverse scan　横切扫查

Transgastric scan　经胃扫查

Transperineal scan　经会阴扫查

Transrectal scan　经直肠扫查

Transsplenic scan　经脾扫查

Transureteral scan　经尿道扫查

Transvaginal scan　经阴道扫查

二、回声

Abnormal echo　异常回声

Anechoic area　无回声区

Bladder wall echo　膀胱壁回声

Bottom echo　底部回声

Debris echo　（液体样）泥沙样回声

Echocardiography　超声心动图（法）

Echo level　回声强度

Echo of jet phenomenon　膀胱内输尿管口喷尿现象

Echo of bladder trabeculation　膀胱小梁回声

Echo free space　无回声间隙

Echogenic　回声源的，回声增多

Echo drop-out　（边缘）回声失落

Echo dynamic filter　回波动态滤波器

Echoes of renal medulla　肾髓质回声

Echoes of renal parenchyma　肾实质回声

Echoes of renal pyramid　肾锥体回声

Echoes of renal cortex　肾皮质回声

Echoes of external gland of prostate　前列腺外腺回声

Echoes of internal gland of prostate　前列腺内腺回声

Echoes of transition zone of prostate　前列腺移行区回声

Echoencephalogram　脑回声图，脑声像图

Echoencephalography　脑回声法，脑声像法

End echo　底面回声

Equal echo　等回声

Far side echo　后面回声

Gas echo　气体回声

Hypoechoic area　低回声区

High echo area　高回声区

Hypoechoic plaque　低回声斑块

Isoechoic　等回声

Internal echo　内部回声

Isoechoic area　等回声区

Intensity of the echo　回声强度

Low echo area　低回声区

Liquid anechoic area　液性无回声区

Latteral wall echo　侧壁回声
Latteral echoes　侧方回声
Moya-moya echo　烟雾样回声（发生于血流淤滞时）
Margin echo　边缘回声
Marginal strong echo　边缘强回声
Multiple echo　多次回声
Midline echo　中线回声
Moya-moya echo　模糊回声
Near side echo　前面回声
Normal echo　正常回声
Posterior echo　后方回声
Parenchymal echo　实质性回声
Parasternal hypoechoic area　胸骨旁低回声区
Peripotal hypoechoic layer　腹腔内低回声层
Renal cortex echo　肾皮质回声
Renal parenchymal echo　肾实质回声
Renal medulla echo　肾髓质回声
Renal pyramid echo　肾锥体回声
Renal certral echo　肾中心回声
Reverberation echo　多重回声
Septum echo　中隔回声
Smoke-like echo　烟雾样回声
Sludge echo　泥沙样回声
Sludge echo　泥浆样回声，碎屑样回声
Synovial fold echo　滑囊皱襞回声（股关节股骨头的高回声，位于股骨头下方，分泌滑液）
Wall echo of bladder　膀胱壁回声

三、解剖、疾病

Abdominal vessel　腹部血管
Axillary lymph node，ALN　腋窝淋巴结
Axillary lymph node metastasis，ALNM　腋窝淋巴结转移
Aspiration biopsy　抽吸活检
Aanterior mitral valve，AMV　二尖瓣前瓣
Anterior papillary muscle，APM　前乳头肌
Aortic stenosis，AS　主动脉瓣狭窄
Aortic regurgitation，AR　主动脉瓣关闭不全
Aortic valve prolapse，AVP　主动脉瓣脱垂
Atrial septal defect，ASD　房间隔缺损
Asymmetric septal hypertrophy，ASH　非对称性室间隔肥大
Aortic valve open extent，AVOE　主动脉瓣开放幅度
Aorta，AO　主动脉
Aortic dimension，AOD　主动脉径
Anterior aortic valve，AAV　主动脉前瓣
Adenoma　腺瘤
Ascites　腹水
Ascariasis　蛔虫病
Accessory spleen　副脾
Atrophia　萎缩
Abortion　流产
Amniotic cavity，AMC　羊膜腔
Asynergy　壁运动异常
Abdominal cirrumference，AC　（胎儿）腹围
Anterior chamber depth　前房深度
Bile duct，BD　胆管
Breast conserving therapy，BCT　保乳治疗
Bertin's column　Bertin肾柱
Bertin's sludge　胆泥
Biparietal diametex，BPD　（胎儿）双顶径
Bright liver　亮肝
Brighted ovum　枯萎卵
Carotid artery　颈动脉
Cardiac output　心输出量
Clinical target volume，CTV　临床靶区容量
Common bile duct，CBD　胆总管
Choroidal excavation　脉络膜凹陷
Choroids plexus cyst　脉络丛囊肿
Ciliary body length　睫状体长度
Crown-rump length，CRL　顶臀径、头臀长
CTAR　心胸廓面积比
Cross-sectional average velocity　横切面平均血流速度
Cor-pulmonale，C-P　肺源性心脏病
Chronic renal failure　慢性肾衰竭
Courvoisier's gallballder　库氏胆囊
Ductal carcinoma in situ，DCIS　导管内原位癌
Dead fetus　死胎
Deformed fetus　畸形胎儿
Estimated fetal (body) weight，EFW　估计胎儿体重
Eddy flow (turbulent flow)　湍流
Endothelial function　（血管）内皮功能
Endocrine therapy　内分泌治疗
Elasticity　弹性
Elastic modulus　弹性率
Feeding vessel　营养血管
Full bladder technique　膀胱充盈法
Frontal window　额（声）窗
Fetal breathing movement，FBN　胎儿呼吸样运动
Fluid-fluid level　液-液界面
Fatty liver　脂肪肝
Fetal malformation　胎儿畸形
Flow convergence　血流汇聚

Flow separation　血流（层）分离
Femur length，FL　胎儿股骨长度
Flow propagation velocity　血流传播速度
Gestational sca，GS　妊娠囊、孕囊、胎囊
Gallbladder，GB　胆囊
Hamatoma　错构瘤
Hemangioma of the liver　肝血管瘤
Heart rate，HR　心率
Hepatitis　肝炎
Hepatocarcinoma　肝癌
Hepatolithiasis　肝内胆管结石
Horse shoe kidney　马蹄肾
Hydatidiform mole　葡萄胎，水泡状胎块
Hydronephrosis　肾积水
Hypertrophic cardiomyopathy，HCM　肥厚型心肌病
Hypertrophic pyrolic stenosis　肥厚性幽门狭窄
Irregular fatty infiltration of liver　肝不规则脂肪浸润
Intussusception　肠套叠
Internal mammary lymph node，IMLN　内乳淋巴结
Liver abscess　肝脓肿
Liver cirrhosis，LC　肝硬化
Liver cyst　肝囊肿
Liver hydatid disease　肝包虫病
Myxoma　黏液瘤
Myoma of uterus　子宫肌瘤
Mamma　乳腺、乳房
Mitral valve prolapse，MVP　二尖瓣脱垂
Multicystic kidney　多囊肾
Multiple reflection　多重反射
Polypoid lesion　息肉样病变
Polyhydramnios　羊水过多
Pnemobilia　胆道积气
Pancreas　胰腺
Pocket of amniotic fluid　羊水囊
Parapalvic cyst　肾盂旁囊肿
Pararena pseudocyst　肾旁假性囊肿

四、其他

Absorption　吸收
Absorbent（=backing material）　吸收材料
Acoustic middle shadow　AMS中间声影，中心声影
Acoustic shadow　AS声影
Acoustic window　AW声窗
Acoustic lens　声透镜
Acoustic field，sound field　声场
Acoustic diffraction　声衍射，声绕射
Acoustic absorption　声吸收
Acoustic cavitation effect　声空化效应
Acoustic dispersion　声频散
Acoustic characteristic　声特性阻抗（率）
Acoustic coupling　声耦合
Acoustic coupler　超声耦合器
Acoustic pressure　声压
Acoustic stand off　声离
Acoustic aperture　声孔径
Acoustic microscope　声学显微镜
Acoustic bone window　骨声窗
Acoustic distance　声距（体内）
Acoustic vacule　声空泡
Acoustic energy　声能
Acoustic frame rate　声帧频
Acoustic matching layer　声整合层
Acoustic coupler　声耦合器、音频调制-解调器
Adjacent zone　周边
Angle correction　角度校正
Attenuation　衰减
Attenuation constant　衰减常数
Artifact　伪象，伪差
Axial resolution　轴向分辨率
Aliasing　混叠
Amplitude　振幅
Annular array probe　环阵探头
Array probe　阵列探头
Backscattering　背向散射
Band width　带宽
Beam　波束，声束
Beam profile　声束标绘
Beam width，BW　声束宽度
Beam select　声束线移动
Blanking　消隐，清除，匿影，熄灭
Border　边界
Bordary layer separation　边界层分离
Blooking　阻塞
Calibration　校正，定标
CDFI guided transplanted kidney biopsy，CDFI-TPKb　经皮彩超引导移植肾穿刺活检
Costal shadow　CS肋骨声影
Concealed disappearance　掩盖性失视
Contrast hepatosonography　肝脏声学造影法
Color Doppler flow imaging，CDFI　CFI超声（多普勒）血流成像，CDFI，CFI
Color Doppler flow mapping，CDFM　CFM超声（多普勒）

血流图，CDFM，CFM
Contrast enhanced ultrasonography　超声造影声像图法
Contrast medium　超声造影剂
Contrast harmonic imaging　超声谐波成像
Contrast enhanced ultrasonography　造影超声声像图法
Contrast echocardiography　造影超声心动图法
Contrast echo method　造影超声图法
Contrast　造影，对比
Chemotherapy Schemes　化疗方案
Coded ultrasound　编码超声
Coded harmonics　编码谐波
Cutsor　光标
Circumference　周长
Contour　轮廓
Clockwise handling　顺时钟操作
Center frequency　中心频率
Contact area　（探头）接触区
Carriage return　输送返回（键）
Continuous wave，CW　连续波
Continuous wave doppler method　连续波多普勒法
Conex scanner　凸形探头
Conex array probe　凸阵探头
Coupling medium　耦合剂
Contact medium　耦合介质
Damper　阻尼器，消音器
Damping　阻尼
Dark area　暗区
Dark circle　暗环，暗圈
Dark spec　暗斑
Dark zone　暗带
Dark dots　暗点
Degassed water　去气水、除气水
Depth of focus　焦点长度
Depth width ratio，DW ratio　纵横比，L/T（用于肿瘤）
Decibel，dB　分贝
Density　密度
Detect　探测，检测
Diffraction　绕射，衍射
Digital image processing，DIP　数字图像处理
Digital scan converter，DSC　数字扫查变换器
Digital scan processing，DSP　数字扫描处理系统
Distance　距离
Directivity　指向性
Display　显示
Distortion　畸变
Dispersion　弥散，扩散
Doppler trace，D-trace　多普勒示踪
Dynamic imaging　动态成像
Dynamic range，DR　动态范围
Dynamic focus　动态聚焦，分段聚焦
Dynamic range　动态范围（单位：dB）
Ectopic　异位
Effective intensity　有效声强
Efficiency　效率
Element　阵元
Elemental device　元件
Endoscopic color Doppler　内镜下彩色 Doppler
Endoscopic ultrasonography，EUS　内镜下声像图法 EUS
Endosonography，ESG　内镜超声检查法
Enhanced velocity map　流速增强显示
Envelop signal　包绕线信号
Energy output　能量输出
Enhance（key）　增强（键）
Enhancement　增强
Energising pulse　激励脉冲
Exam　检查
Extracorporeal shock ware lithotripsy　体外冲击波碎石术
Elimination　消除
Electronic focusing　电子聚焦
Electronic ceramics　压电陶土材料
False shadow　假性声影，非衰减声影
False shift　假移位
Far field　远场
Far gain　远场增益
（Fresnels）interference zone　近距离干涉带
Fundanmental wave　基本波
Fast fourier transform，FFT　快速傅里叶变换
Fast time constant circuit，FTC circuit，FTC circuit　快速时间常数回路
File formats　文件格式
Field rate　场频，半频率
Flicker　闪烁
Flow volume　血流量
Focusing　聚焦
Focal area　焦点面积
Focal length　焦距，焦点长度
Focal region　焦域
Focal surface　焦平面
Focal zone　焦区
Foot point　（探头）接触点
Frame freezing　停帧，图像冻结
Frame rate　帧频，帧率

Freeze function　冻结功能
Frequency　频率，周波数
Frequency analysis　频率分析，周波数分析
Frequency shift　频移
Frequency band width　频率带宽，周波数带域
Function　功能
Gain　增益
Gamma（γ）correction　伽马（γ）校正
Giga hertz，GHz　京赫（1GH＝10^9Hz）
Grey scal（Gray）　灰阶
Grey scal display　灰阶显示
Gasless water　去气水、除气水
Ground glass　磨玻璃样
Hard copy　硬复印，硬拷贝记录
Halo　晕环，晕圈
Halation　光晕，晕光
Hard plague　硬斑
Harmonic frequency　谐频，倍频
Harmonic imaging　谐频成像
Hertg，Hz　赫，赫兹
Heterogeneity　不均质，非均质的
Heterogeneous　不均匀
Histogram　直方图
High intensity transient signal，HITS　瞬间高强度信号
Hole　空穴
Holographic imaging　全息成像
Homogeneity　均匀性，均质
Homogeneous　均匀的
Homogeneous plague　均匀的斑块
Horizontal resolution　水平分辨率
Hue map　色彩显示
Hysterosonography　子宫镜超声技术
Intensity　声强
Intensity map　色强显示，流向显示，速度显示
Interaction　相互作用
Interface　分界面
Image quality　图像质量
Inflammatory mass　炎性包块
Insulinoma　胰岛素瘤
Intima media complex，IMC　（颈动脉的）内膜-中膜复合体
Intima media thickness，IMT　内膜-中膜厚度
Image guided radio therapy，IGRT　图像引导放疗
Intensity modulated radiation therapy，IMRT　调强放疗
Invasive echocardiography　介入性超声心动图法
Intrauterine contraceptive devices，IUCD　宫内节育器
Intraductal ultrasonography，IDUS　腔内声像图法
Interventional ultrasound　介入性超声
Intermittent contrast imaging　间歇性超声造影成像法
Intraoperative ultrasound　术中超声（法）
Intraureteral ultrasound，IU-US　尿道内超声（法）
Impedance matching　阻抗匹配
Interference　干涉
Interference wave　干涉波
Identification，ID　识别（病号）
Illumination　照射
Image　图像
Initial pulse　始脉冲
Impedance（rate）　特性声阻抗（率）
Invasive ductal carcinoma，IDC　（乳腺）浸润性导管癌
Invasive lobular carcinoma，ILC　（乳腺）浸润性小叶癌
Joy stick　操纵手柄，操作杆
Kilo-hertz，kHz　千赫
Live image　活动图像
Longitudinal wave　纵波
Lineaity　线性
Laminar flow　层流
Lateral resolution　侧向分辨率
Lobulated　分叶状
Labeling of image　声像图方位，图像标志
Lateral acoustic shadow　侧方声影
Large-bore cuting needle　粗切割针
Liquefied area　液化区
Linear array probe　线阵探头
Mamma carcinoma　乳腺癌
Mega hertz，MHz　兆赫
Menu　（功能）项目单
Mirror phenomenon　镜面现象
Meridian　径线，子午线
Myocardial contrast echocardiography　心肌造影超声心动图法
Molecular imaging，MI　分子成像
MRI-guided focused ultrasonography　磁共振指引下超声聚焦照射法
Multibeam forming　多声束形成（法）
Mean frequency　平均频率
Milking　乳化
Main lobe　主瓣
Magnification　放大比率
Multifocusing　多段聚焦法
Multiplane transesophageal transdncer　多平面食管探头
Multifrequecy probe　多频探头

Multiplane transeophageal transducer　多平面经食管探头
Wide view field probe　广视野探头
Negative-contrast　负性造影
Near field　近场
Near suppression　近场抑制
Near-Gain control　近场增益调节
Neurosonology　神经超声学
Nonlinearity parameter　非线性参数
No reflow phenomenon　无反流现象
Noise　噪声
Nyquist frequency　尼奎斯特频率
Ovarian tumor　卵巢肿瘤
Ophthalmic artery Doppler ultrasonography　眼动脉多普勒声像图法
Ocular axial length　眼轴长度
Omaiplane transesophageal transdncer　多平面食管探头
Probe　探头
Pancreas cystadenoma　胰囊腺瘤
Pancreatitis　胰腺炎
Percutaneous bile drainage　经皮胆汁引流
Patent duct arterious，PDA　动脉导管未闭
Pericardial disease　心包疾病
Pericardial effusion　心包积液
Pixel　像素
Piezoelectric ceramic　压电陶瓷
Piezoelectric crystal　压电晶体
Piezoelectric effect　压电效果
Picturer ecording　图像记录
Plane wave　平面波
Pulse peak power　脉冲峰值功率
Pulse power　脉冲功率
Pure tone　纯音
Prosthetic　人工瓣
Prostatal targeted biopsy　前列腺靶活检
Prenatal diagmosis　产前诊断
Penetration　穿透（深）度
Penetrating vessel　贯穿（肿瘤的）血管
Placenta　胎盘
Percutaneous transhepatic cholangio-cholecystography，PTC　经皮肝胆管，胆囊造影法
Picture archiving & Communication system　图像储存系统
Phantom　伪像
Phased array method　相控阵法
Parabolic profile　抛物线型剖面
Polyvinylidence fluorid　氟化聚乙烯
Propagation velocity　传播速度，传导速度
Pascal，Pa　帕，帕斯卡 Pa
Pulstile flow　搏动性血流
Power display　能量显示
Pulse width，Pulse length　脉冲宽度
Pulse Dopple method　脉冲多普勒法
Persistence　余辉
Phantom　（测试）模块
Phase velocity　相位速度
Phonophonsis therapy　超声药物透入疗法，声透疗法
Physiological signal display　生理信号显示
Power display　（超声）功率显示
Piezoelectric transducer　压电换能器
Pediatric probe　儿科探头
Puncture probe　穿刺探头
Puncture guide line　穿刺导向线
Pulse repetition frequency，PRF　脉冲重复频率
Percutaneous transhepatic portography，PTP　经皮经肝门脉造影（法）
Percutaneous pancreatic ductography　经皮的胰管造影（法）
Panorame ultrasound image　全景超声成像
Pediatric transcranial color flow imaging　儿科经颅彩色血流成像
Pulsatile echocephalography　脑（血流）回声图法
Pulsatile flow　搏动性血流
Pulse Doppler echography　脉冲多普勒回声图法
Real-time display　实时显示
Regional cerebral blood flow　区域性脑血流
Regurgitate flow　反流
Renal pyelectasis　肾盂扩大
Rupture of chordae tendineae　腱索断裂
Real-time 2D Doppler color Flow imaging，CDFI　实时二维多普勒彩色血流显像
Real-time Doppler echocardiography，DECG　实时多普勒超声心动图法
Real-time　实时
Recd-time 3D　实时三维
Rectosonography　直肠镜超声扫查术
Resolution　分辨力，分辨率
Reflection angle　反射角
Reflection coefficient　反射角
Reflection method　反射率
Refraction angle　折射角
Refraction coefficient　折射率
Reference signal　参数信号
Rejection　拒绝（反应）

Range resolution　距离分辨率
Rapid viewing　快速观察
Region of interest，ROI　感兴趣区
Resolution　分辨率
Resolution volume　分辨容积
Reverberation　混响
Resonance frequency　谐振频率
Recovery time　复原时间
Scan　扫查
Schistomiasis　血吸虫病
Space occupying lesion，SOL　占位性病变
Secondary hepatocarcinoma　继发性肝癌
Sound pressure　声压
Sound speed　声速
Scattering　散射
Side lobe　旁瓣
Silent zone　暗带，无回声区，低回声带
Surround marginal artery　环绕边缘的动脉
Scan converter　扫查变换器
Spectral display　频谱显示
Systolic spikes　收缩期波峰
Systolic anterior motion of mitral valve，SAM　二尖瓣收缩向前运动
Sonochemical effect　声化学效应
Steady flow　（流速）稳定态的血流，稳流
Soft plague　软斑
Systolic diastoric ratio，S D ratio，S/D　收缩期/舒张期，S/D
Scattering cross section　散射横切面
Sample volume　取样容积
Sonogram　声像图
Slice thickness　切面图像厚度
Safety threshod　安全阈值
Scaner　扫描仪
Split electrode type probe　分开（组合）电极探头
Spectrum　频谱
Transmitted pulse　反射脉冲
Transrectal probe　直肠探头
Tranvaginal probe　阴道探头
Transducer　换能器
Turbulent flow　湍流
Transposition of great arteries　大血管转位
Tetralogy of Fallot，T/F　法洛四联症
Tumor embolus　瘤栓
Tissue characterization　组织特征
Three dimension confomal radio therapy，3D-CRT　三维造影放疗
Transesophageal echocardiography，TEE　经食管超声心动图法
Time、Gain、Compensation　时间、增益、补偿
Transrectal ultrasound　经直肠超声（法）
Transtemporal inconation　经颞骨超声照射法
Texture　质地，特征
Umbilical portion　脐部
Uterus，UT　子宫
Ultrasonography，ECDUS　声像图法 ECDUS
US field，field　超声场，场
Ultrasonic miniature probe　细径超声探头
Valsalva atrum　乏氏窦
Valvula heart disease，VHD　心瓣膜病
Video display　视频显示
Video signal　视频信号
Video tape record，VTR　磁带录像机
VTR memory，VTR-Me　录像存储
Vegetation/Verruca　疣，赘生物
Vascularity　血管分布状态
Vena contracts　静脉缩短，静脉感染
Velocity display　速度显示
Viability of myoca　心肌存活力
View　观（用于心脏）
Variable scan technique　可变孔径技术

（燕　山）

附录二

名词解释

一、指数

1.加速度指数（acceleration index，AI；加速度计数，AI），AI用于鉴别血管狭窄和病灶性质。即从舒张末期血流速度（Vd）上升至收缩期最大血流速度的早期加速度＝［（Vs-Vd）/ΔT］/Vs。

2.羊水指数（amniotic fluid index，AFI），AFI是定量测量羊水量的方法之一，将超声探头置于孕妇体轴垂直位，将子宫划分为4个象限（分别作纵切和横切）测得其羊水最大深度，相加得其总和，即AFI；正常AFI为5～24cm。

3.温度指数（thermal index，TI；温热指标，TI），TI为最新超声剂量参数之一，超声波的声输出标准的指标，有关人体内超声波的热作用指标。

TI＝探头输出实际声功率/受检测界面组织升温1℃所需的声功率。

可分为：TIs（软组织TI）、TIc（颅骨TI）以及TI_B（骨TI）三类。

例如：TI＝2则表示人体内温度有上升2℃的可能性。

4.机械指数（mechnical index，MI），最新超声剂量参数之一，MI＝P［（MPa）/fc（MHz）］$^{1/2}$式中MI为机械指数；P为在体内断层面内衰减的最大负声压值即声压负峰值，MPa＝10^6Pa；fc为发射超声中心脉冲频率数（MHz）；Pa为帕。

MI为决定声功率指标，有关对人体的超声波的机械作用的指标。

5.负荷指数（preload index，PLI），PLI是用超声Doppler测量胎儿下腔静脉血流流速曲线，从此曲线取得反流波峰/收缩期波峰的比值；此指数的高值反映左房压的上升。

6.Tei指数（Tei index，Tei），Tei I是心脏收缩功能和舒张功能的心肌功能的综合指标。

Tei I＝（a-b）/b＝（ICT＋IRT）/ET

其中，a为左、右两心室在脉冲多普勒超声测量时其波形从上一次血流急速流入心室终点的时间至下一次急速流入心室开始的时间，为等容收缩期（ICT）、射血时间（ET）、等容舒张期（IRT）之和。

b为射血时间；（$a-b$）为（ICT＋IRT）；然后除以ET即Tei I。

7.脾指数（spleen index，SI），SI为评估脾有无肿大时应用之，在脾最大的切面上的两个相互垂直交叉的径线上取其最大径线的乘积。

8.搏动指数（pulsatility index，PI；又称Gosling index），在Doppler超声流速曲线上，收缩期最高流血速度即时间峰值流速（V_{TP}）与舒张末期血流速度即时间谷值流速（V_{TL}）之间的差值，再与时间平均流速相比，此比值基本上不受θ角的影响；即PI＝（V_{TP}-V_{TL}）/V_{TA}＝（P-P）/mean。

PI用于评估四肢动脉流速以及胎儿疾病、胎儿假死、胎儿发育延迟等。

9.阻力指数（resistance index，RI，亦称Pourcelot index），RI为计算动脉血流速度的指标，用以反映末梢血管床的阻力。用于颈部、四肢以及内脏动脉（肾动脉等）狭窄段的近端，RI＝（V_{TP}-V_{ED}）V_{TP}＝（S-D）/S，即（收缩期最高血流速度—舒张期末期血流速度）/收缩期最高血流速度，亦即在Doppler超声流速曲线上收缩期时间峰值流速（V_{TP}）与舒张末期流速（V_{ED}）相差值，再与收缩期时间峰值流速（V_{TP}）之间的比值，单位为cm/s，不受θ角的影响。

10.预（先）加载指数（preload index，PLI），用于多普勒检测法，在胎儿下腔静脉所在部位记录血流波形类型，反流波高/收缩期流入波高，以获得此指数，指数的高值反映左房压的上升。

11.衰减指数（damping index，DI），应用于多普勒频谱图。DI＝最小速度频移/最大速度频移；如门静脉衰减指数下降和肝静脉指数升高对诊断急性排异反应的敏感度为95%，特异度为91%。

二、征

1.靶环征（target sign），又称牛眼征（Bull's eye sign），为肝转移性肿瘤的超声特征之一，肿块内部呈高回声，而外周为一较宽的低回声-无回声带所围绕。

2.变色龙征（chameleon sign），为肝海绵状血管瘤的超声特征之一，指随体位改变，血管瘤内的声像图也发生改变的现象。

3. 盈亏征（wax/wane sign），为肝海绵状血管瘤的超声特征之一，指血管瘤内部声像随时间变化而可见其呈月亮盈亏样变化现象。

4. 消失征（disappearing sign），为肝海绵状血管瘤的超声特征之一，其回声声像可随压力变化而改变，甚至产生基本消失的征象。

5. 罗伯特征（Robert sign），指在胎儿死于宫内后其腹部气体的征象。

6. 厚鞘征（thick sheath sign），见于主动脉或下腔静脉被其周围融合性淋巴结包绕的横切声像，形似厚鞘所包绕，以致大血管分支受压和移位。

7. 远端渐粗征（Reverse tapering sign），见于连接胸壁的肿瘤样阴影，在声像图中肿瘤远端逐渐变粗的征象，此征象长提示为肺内病变。

8. 蛋壳征（shell sign），胆囊内充满结石时，超声显像显示恰似声影直接来自胆囊壁以致胆囊壁形似蛋壳的声像。

9. 继发性血管征（secondary blood vessel sign），为大血管及其分支因肿瘤而被推移、挤压，因而使其走向发生改变的征象，常指腹膜后发生肿瘤或淋巴结肿时出现的周围血管绕行的改变。

10. 蝌蚪尾征（tadpole-tail sign），指液性暗区，尤其是囊肿或较均质的实性肿物的后方所呈内收型强回声，形似蝌蚪尾的征象，如乳腺肿物。

11. 囊壁-强回声-声影三联征（wall-echo-shadow sign），指在胆囊结石时声像图所示特征性的声像。

12. 双管征（double duct sign），又称平行管征（Parallel channel sign），双管猎枪征（Shotgun sign），此征可见于：①阻塞性黄疸，胆道阻塞-狭窄引起胆管扩张时肝内扩张的胆管、肝总管与门脉主干分支内径相接近的平行双管图像称之；②肝动脉扩张时，也可表现此征；两者的鉴别：可应用脉冲Doppler和CDFI鉴别之。

13. 双泡征（double bubble sign），指宫内胎儿腹部见有两个充盈的液性暗区的声像，为含有羊水而扩张的胃和十二指肠第一部所形成。

14. 双囊征（double cysts sign），在胎儿腹腔内检测有两个囊泡，见于胎儿十二指肠下端闭锁时，为胃泡和近端扩张的十二指肠所致。

15. 双环征（double ring sign）。①见于胎儿水肿或胎儿死亡时，宫内胎儿头颅与头皮回声分离而形成的双层光环的声像，提示胎儿头皮水肿；②见于早孕（5～9孕周）出现在原始胎盘对侧妊娠囊外的三角形或环形暗区，以往认为是早孕着床过程中发生少量出血以致包蜕膜与壁蜕膜分离所致，故又称双蜕膜征（double decidual sign）；现今被认为是子宫螺旋动脉向包绒膜囊局部供血的有血液流动的血池以满足妊娠囊生长发育营养物质的需要，因其可测到动、静脉频谱和彩色血流（陈常佩等1991年用阴道CDFI探查30例早孕）。

16. 双壁征（double wall sign），又称双层回声（double layer echo）、双边征（double edge sign）、双边影（double edge shadow），最早由Joseph等（1983）提出，指急性胆囊炎时胆囊壁内出现弱回声带的征象，并证明系胆囊浆膜下水肿；此外还可见于腹水中的胆囊壁等；建议统一为双壁征。

17. 三层征（three-layer sign），见于弥漫性脂肪肝，整个肝受累于脂肪浸润，而呈依次序为强、中、低三层回声，即肝内前半为密集而亮的犹似一片云雾状，从前向后，渐次衰减，至深部减弱、低、稀，底部则回声消失，三层之间无明显分界，肝内管道回声尤其是分枝则不清或消失。

18. 三角征（triangle sign），指胆囊体部或颈部三角形、类三角形或半圆形隆起，为分节状或轮状胆囊壁增厚，内有小囊肿；本征见于分节状或轮状胆囊腺肌症。

19. 三明治征（sandwich sign），指肿大的肠系膜淋巴结包围了肠系膜动、静脉所形成的“三明治”样声像图，此征提示恶性淋巴瘤的可能性最大。

20. 门静脉三明治征（portal sandwish sign），又称门静脉夹心征，为肝先天性静脉窦状扩张，声像图表现为肝静脉走行部位（2～3级分支）单个或多个小的圆形或椭圆形无-低回声区，与肝静脉连通，CDFI可显示其内彩色血流，并见其与肝静脉相通。

21. 海鸥征（sea-gull sign），又称海鸥样回声（sea gull-like echo），指在对腹腔动脉（celiae artery，CeA）横切扫描时，可见其起始部及其分支肝动脉（hepatic artery，HA）、脾动脉（splenic artery，SpA）所组成的声像恰似海鸥样故称之。

22. 通心面征（macaroni sign），见于胆道内蛔虫的虫体体腔和虫体形成的超声征象。

23. 米老鼠征（mickey sign），“米老鼠”的“右耳”为肝外胆管，“左耳”为肝动脉，“头和体”为门静脉和下腔静脉，此征见于在右肋缘下斜切或横切扫查时，有助于肝外胆管与肝动脉鉴别。

24. 胰管贯穿征（pentrating duct sign），又称管道穿通征，见于肿瘤形成型胰腺炎，声像图上胰管显示于“肿瘤”内扩张且贯通征象，而癌瘤则不能显示此征，因此可借以鉴别之。

25. 多（层）同心环（圆）征[multiple concentric ring（circle）sign]，又称多同心层（layer）征，多见于肠套叠的短轴像（横切面），可见高回声和低回声形成的多层同心圆结构，为肠套叠特征。

26. 多囊征（multiple cysts sign）。①见于多囊病：多囊肝、多囊肾、卵巢多发性囊肿，囊性畸胎瘤，肝包虫病等，在肝、肾、卵巢或瘤体内见有多个或大量囊肿，还可见囊内有囊，即囊中囊征（cyst in cyst sign）；②也可见于胎儿腹腔内下消化道闭锁，此时胃泡和闭锁部口端的小肠则扩张。

27. 镶嵌征（mosaic pattern），又称结中结征（nodule in nodule sign），指肿瘤内部的小结节呈镶嵌状排列形成的回声，可见于原发性肝细胞癌的声像特征。

28. 挖空征（excavation sign），见于脉络膜黑色素瘤，肿瘤前部强回声而其后方衰减呈无回声暗区而出现脉络膜凹陷挖空声像，见之则为脉络膜黑色素瘤阳性。

29. 边缘血管征（edge blood-vessel sign），见于肝肿瘤，为肿瘤边缘的小静脉分支断面似小的“=”、“-”短杆状即受挤压的圆形血管的断面所形成的声像征。

30. 尾叶悬浮征（floating caudate sign），见于网膜囊内腹水无回声区包绕肝尾叶的声像征，同时可见肝左叶间裂内的小强回声带。

31. 手套征（graves sign），又称“8”字征，指中度肾积水时，通过肾盂、肾盏切面时见肾窦中有扩大的无回声区所呈“手套”样或“8字手势”样声像。

32. 重力转移征（gravity transfer sign），指回声源（echogenic）因重力的作用，随体位改变而移动下沉的征象，见于胆囊结石症。

33. 键盘征（keyboard sign），为肠梗阻时间隔排列的细小乳头状的空肠黏膜的环形皱襞所形成的声像特征，同时可见扩张的肠管和充盈的肠内容物及其前后移动，而回肠是光滑的；在空肠肠管坏死时则形成皱襞不清并有浑浊的腹水。

34. 面团征（dough sign），形似面团样的声像，见于囊性畸胎瘤。

35. 面包圈征（doughnut sign），又称轮胎征，在肠套叠时，由水肿、增厚的肠壁的低回声环所形成的同心圆声像。

36. 豹纹征（mottled sign），见于乳腺小叶增生，在乳腺内部见有散在性的低回声，类似豹皮的花纹，故称之。

37. 假肾征（pseudo kidney sign），由不整齐、全周性肥厚的消化道肿瘤管壁及其内容物、粪便、气体组成类似肾的低回声声像，此时务必要检测两侧正常肾的存在与否，以鉴别和排除游离肾的可能性。

38. 成簇征（cluster sign），指多个小结节聚集在一起的声像，多见于转移性肿瘤。

39. 驼峰征（hump sign），在实质性器官的肿瘤可观察到其部分突出表面，诸如在肝肿瘤在肝表面可呈弧形隆起，肝内深部肿瘤靠近膈肌者可使膈肌向外突出；在超声横切时亦可自底面边缘向下呈圆形突起者称之，较常见于肝右叶转移性肿瘤。

40. 发团征（hair ball sign），聚集在肿瘤内的毛发与脂肪成分混合团块的声像，为卵巢皮样囊肿（dermoid cyst）的特征，呈线状高回声聚集状，可随体位改变而移动。

41. 血管绕行征（blood-vessel moves round sign），血管改变正常的走向，从肿瘤边缘绕过的征象，如肝肿瘤时肝静脉可从其边缘绕过。

42. 脂-液分层征（fat-fluid level sign），见于囊性畸胎瘤、乳腺积乳囊肿，瘤内见有一强回声分界线，其上方为油脂脂质所形成的密度，均质的光点，下方为液性暗区的囊液。

43. 彗星征（comet sign），又称彗星尾征（comet tail sign），是在强回声的后方有一彗星尾样的回声称之，为声像伪差之一；声尾（acoustic tail）多见于玻璃体内金属和玻璃碎屑异物时；胆囊壁内胆固醇小结石、子宫内节育环、肾实质内钙化灶等，均因其声阻抗小，而不易产生声影，而显示为其后方的多次反射所致。

44. 结肠袋征（colon-bag sign），指结肠内充盈液体的袋状声像，尤以升结肠、横结肠为明显，如肠腔扩大＞5cm则提示结肠梗阻。

45. 拱桥征（arch bridge sign），指在主动脉后溶合性淋巴结肿，使主动脉抬高而与脊柱分离的声像，表明腹膜后转移性淋巴结肿大，是大血管受压和移位的间接征象之一。

46. 香蕉征（banana sign），指在患有脊椎裂（spinal dysraphism）的胎儿小脑半球前方弯曲消失，可见到香蕉状的征象。

47. B-flow闪烁征（B-flow flicker sign），指在应用B-flow技术可发现灰阶超声因其分辨率所限不易发现的较小沙粒体，而沙粒体的存在是甲状腺乳头状癌的重要特征；B-flow闪烁征是由于沙粒体具有稀少反射体形成粗糙界面可导致超声束的不规则折射形成类似运动的结果；但此征亦可见于良性结节的胶质结晶的多重界面，应予以鉴别：两者均可有4个或＞4个，但沙粒体的点间距＞2mm，而胶质结晶的点间距＜2mm，按此标准，B-flow技术诊断敏感度99.6%，特异度65.2%，阳性预测值95.5%，阴性预测值90.1%。

48. “囊内钙化结节”征（calcified nodule in cystsign），为诊断甲状腺囊性乳头性癌非常特异的指标，表现为不规则的实质部分突向囊腔的结节，在此实质部分上见有点状钙化的强回声的声像图。

49. 集合体征（cluster sign），转移性肝癌声像特征之一，可见多个形态、大小不一的异状团块聚集一起，或相融合或互重叠的征象。

50. 扣环征（buckle sign），在肩关节外伤时因腱鞘与肩峰冲突可显示波动的声像。

51. 咖啡豆征（coffee bean sign），见于小肠形成闭襻，充满液体时的声像表现。

52. 同心圆征（concentric circle sign），在肠套叠的肠管横切面时所呈的声像特征。

53. 越峰征（cross peak sign），见于腹膜后肿物犹似山峰，腹腔脏器则有若云雾，在进行腹式深呼吸时，后者有来回越过山峰的征象，此乃腹膜后肿瘤与腹腔肿瘤的可靠鉴别方法。

54. 钟舌征（clock tongue sign），见于肌肉损伤血肿，在大的肌肉断裂时，肌纤维连续性中断，回缩的肌肉呈强回声，被血肿包绕的征象称之，血肿的回声则因超声探头的频率与血肿时间而不同，通常回声在2.5～3MHz时呈无回声，5～7MHz呈强回声，有不规则的壁，96小时内随血块溶解而内部回声逐渐消失，4～6天呈无回声有时可见有分隔。

三、综合征

1. 锁骨下动脉窃血综合征（subclavian artery steal syndrome），指在锁骨下动脉或无名动脉近心端发生狭窄或闭塞时引发同侧椎动脉血流逆行流向锁骨下动脉远端，以致椎基底动脉供血不足所产生的症状。

2. 腕管综合征（carpal tunnel syndrome），指因腕管容积改变，内压增高引起正中神经受压而产生一系列的症状；正中神经增粗或局段肿胀，尤以腕管入口处为主。

3. 肘管综合征（cubital tunnel syndrome），指尺神经在肘管受压而产生一系列症状；受压段外膜回声增强，神经受压近端、远端或全程肿胀。

4. 布-加综合征（Budd-Chiari syndrome），在肝静脉和（或）肝段下腔静脉的完全性或不完全性阻塞产生的临床综合征；此时CDFI可在其阻塞段内显示彩色血流中断或部分缺如。

5. 双胎间输血综合征（twin transfusion syndrome，TTFS；twin dligohydramnio polydramnio sequence，TDPS） 指双胎孕妇的一方胎儿羊水过多，另一方则呈羊水过少的状态下两者之间发生输血的症状。

四、其他

1. 特性阻抗（characteristic impedance），在平面进行波的声场内的一点声压P和粒子速度V之比，即P/V＝PC。

2. 脑血管CO_2反应性（cerebrovascular CO_2 reactivity），为对应脑血管中CO_2浓度变化的调节血管舒张或收缩的反应程度的血管能力称之。

3. 图片法（disk method），是利用心尖部1～2个切面，假定其各图片为椭圆圆柱，求其容积相加，求得心腔容积的方法。

4. 动态聚焦法（dynamic focusing），是采用电子集束可移动地调节改变焦点距离的方法。

5. 混叠（aliasing），是指在UCG上表现为波峰的返折现象。

6. A波（atrial filling velocity of mitral flow），是指用脉冲多普勒法记录的二尖瓣血流速度的心房收缩期波。

7. 声空泡（acoustic vaouk），是指在眼内肿瘤内存在的几乎看不见回声的空泡。

8. 高热疗法，高温疗法（hyperthemia），是基于癌组织不适应热的环境而利用超声波等加温的治疗方法。

9. 水中听声法（hydrophone method），是基于声压波形的检测来测定超声波功率的方法。

10. 子宫镜超声技术（hysterosonography），是用频率1～10MHz超声来观察子宫内膜有无病变及其大小性质。

11. 动态试验（dynamic），是在超声检查时，在肿瘤的外部加压观察其有无变形，可动性，观察其与周围组织粘连情况的方法。

12. 多普勒频移（dopple shift），是指因多普勒效应而产生的超声波频率变化。即发射频率与运动目标反射波或散射波信号频率之间的频差。fd＝（$2v\cos\theta/c$）fs。式中fd为反射体引起的多普勒频移，fs为发射频率，v为反射体的运动速度，c为声速，θ为反射体运动方向与声束指向之间的夹角。

13.（胎儿）生物物理评分（biophysical profile score，BPS），是根据超声检查所获胎儿呼吸样运动（FBM）、胎动（FM）、胎头（FH）、胎儿肌张力（FT）、羊水量（AF）以及无应力试验（NST）、胎心搏数（FHR）、胎盘成熟度（PL）予以评分，来评价胎儿的状态。

14. 体积弹性率（bulk modulus），是对物体一样加以压力，因而产生与物体的体积变化之比，在人体、液体中的声速，可用如下公式确定之，即C＝（K/ρ）式中C为声速，K为体积弹性率，ρ为介质的密度。

15. 插入（interpolation），指加上在示波屏上画面的数据。

16. 脑池内超声图法（intracisternal echography），指在脑动脉瘤蔓延及留置在脑池内的血管内超声导管，用以观察血管径变化的方法。

17. 入射角（incident angle），指入射超声波波束与射向界面的法线之间形成的夹角。

18. 空化作用（cavitation），指强声波射入液体，因声波的作用可使生成溶解在液体中的气体，液态蒸汽的气泡成长，破坏的现象，发生气泡破裂产生局部较大的压力。

19. 匹配层（matching layer），为用于超声换能器前部的一层层状介质，由于探头换能器与人体之间的声阻抗不同，差异较大，因而必须采用一种声阻抗较小的介质；声学材料层使超声波换能器元件包括线圈高效率地发射超声波在传播过程中能量不致过多损耗，以提高超声波的发收效率。

20. 背衬（吸声）材料（backing material），贴在超声波振动晶体（换能器）的背面吸收声波的材料，用以增大阻尼，改进距离（轴向）分辨率。

21. 载波频率（carrier frequency），指传播电信号的超声波频率。

22. 瑞丽散射（rayleigh scattering），反射体界面尺寸较入射超声波波长更小时只产生以反射体为中心向四方散射；散射波声压（p）依入射超声频率的二次方和反射体的体积比例而增大，依与反射体的距离成反比而缩小；散射波强度（i）与入射超声波频率的四次方和反射体体积的二次方成正比，与离反射体的距离的二次方成反比（$i=po^2/2z$，z为声阻抗率，po为声压最高值），同频率的四次方呈比例的现象，称瑞丽散射法则）。

23. 顺-逆流运动（to and fro movement），指血流速度波型，收缩期为顺流，舒张期为逆流，见于远端动脉闭塞或高度狭窄时。

24. 经囟门声像图法（transfontanel ultrasono-graphy），本法用于新生儿和婴儿通过颅骨囟门对其脑部作超声声像图检查。

25. 渐次消失的双胎（vanishing twin），指双胎孕妇的妊娠初期，二月妊娠囊肿的一个渐次消失的状态。

26. 瓦氏操作（法）（Valsava maneuver），指用力呼气致声门关闭以增加胸腔内压上升时的一种配合超声检查方法：①本法可诱发阻塞性肥大型的心肌病的左心室流出道狭窄；②用来观察蔓状静脉丛的变化，用以诊断有无精索静脉曲张；③可观察子宫口的开大，子宫颈长度的变化。

27. 罗阿氏窦（Rokitansky-Aschoff′s sinus，R-AS），指在胆囊腺肌症或壁内结石中发生多次反射的胆囊壁“冰溜”状回声或彗星征。

28.（超声）斑点追踪技术（speckle tracking imaging，STI），本技术可追踪心肌回声斑点的空间运动，反映心肌组织实时运动和形态变化，操作简便，重复性高，为评估局部心肌功能提供一种新方法。

29. 信噪比（signal to noise ratio，S/N），是指测定信号中有效信号成分与杂音成分之比。

30. 吞噬试验（swallowing test），是通过做吞噬动作时用超声来观察口腔、颈部脏器的检查方法。

31. 声强（sound intensity）是在单位时间通过介质内的单位面积的超声波能量，其单位为W/m^2或W/cm^2。

32. 量热法，热量计算法（calorimetric method），是将超声波能换成热能，用热能检测来测定超声波功率的测定方法。

33. 相关法（correlation methed），是指有关手法来获得频率、频谱等的方法。

34. 同一平面法（coplaner method），是指在超声波指导下作穿刺时，穿刺针沿同一超声切面作穿刺的方法。

35. 栓子检出法（embolus detection），是指应用经颅超声Doppler法来检出微小栓子信号的方法。

36. 肺动脉压估计法（estimation of pulmonary artery pressure），是用连续Doppler法记录二尖瓣反流的最高血流速度。

37. 高脉冲重复频率法（high pulse repetition fre-quency method, HPPF Method），是用脉冲Doppler法来提高测定血流流速上限高度的方法。

38. 冠状血流储备（coronary flow reserve），是指用药物来扩张冠状血管，增加其血流或流速。

39. 振动运动（swing motion），又称摆动运动（pendular motion）指在心包大量积液时，因心搏导致整个心的振动或摆动的运动称之。

40. 婴儿股关节标准切面（standard plane of the infant hip joint），此切面从髂骨外壁起垂直扫描，用于诊断婴儿股关节脱臼的诊断。

41. 单一脐动脉（single umbilical artery，SUA），正常胎儿的脐动脉有二支，如超声检查发现缺少一支时，要考虑胎儿形态有无异常问题。

42. 散射系数（scattering coefficent）是用作相当于对应单位体积的散射切面面积，相当于血液$1m^2$散射面积，单位为$1/m$（$=m^2/m^3$）。

43. 声化学效应（sonochemical effect），又称声化学作用，指因声能减弱导致化学的现象。

44. “眩晕”心肌（stunned myocardium），是指短时间内高度心肌缺血的现象。

45. 肝不规则脂肪浸润（irregular fatty infiltration of liver），在高回声的肝实质内见有散在性不规则的巢状区域性低回声。

46. 羊水过少（oligohydramnios），指羊水量少于正常范围的状态，羊水量＜300ml，国内闫恽报告：超声探测羊水深度（不包括胎儿肢体）＜2cm为可疑，＜1cm为过少，日本超声波学会规定：羊水＜20mm，AFT（羊水指数）＜5cm则提示之。

47. 羊水过多（polyhydramnios），指羊水量增加超过正常范围的状态，羊水量＞2000ml，国内闫恽报告：超声探测羊水深度（不包括胎儿肢体）＞8cm为可疑，＞10cm为过多，日本超声波学会规定：羊水＞80mm，AFT（羊水指数）＞24cm则提示之。

48. 羊水指数（amniotic fluid index，AFI），参见index项。

49. 肝肾对比法（hepato renal echo contrast），是采用观察肝实质回声＞肾实质回声，作为阳性，来提示肝脂肪浸润的对比方法。

50. 频率相关衰减（frequency-dependent attenuation），指超声波频率依存在介质内距离而衰减，衰减单位为dB/cm/MHz。

51. 额窗，前头骨窗（frontal window），指超声入射额部的声窗，用于评价大脑前动脉A2部的血流。

52. 血流分离（flow separation），指在颈动脉球部狭窄部的远端血流离关闭的现象。

53. 调制波（modulated wave），指用其他信号成分改变发射波信号的波。

54. 微小栓子信号（microembolic signals，MES），指用超声经颅Doppler法可使血流中的微小栓子呈伴有特征性的时间持续的高亮度信号。

55. 抛物线血流波型（parabolic flow pattern），指血管内的中心部流速最快，近管壁流速慢的血流波形，见于末梢动脉。

56.（肿瘤的）周边[periphery（of tumor）]，指肿瘤与脏器等的边界内侧部分。

57. 帕斯卡（Pa：Pascal），是声压等压力的国际单位，1Pa = $1N/m^2$。

58. 脑血流回声图法（pulsatility echoencephalogra-phy），指采用曲线记录脑内回声时间变化：第三脑室、侧脑室以及颈内动脉等的血流搏动。

59. 项背半透明体（nuchal translucency，NT），是在妊娠初期胎儿项部可见一无回声间隙，与胎儿染色体异常、形态异常有关。

60. 非线性效应（nonlinear effect），又称非线性作用（nonlinearity effect），指超声波在传播过程中因声学性质而产生偏斜的高频波。

61. 乳头-肿瘤间距（nipple-tumor distance），指从乳头基底部起至肿瘤的乳头侧边界止的距离。

62. 无显影肾（non-visualizing renal），指静脉造影不显影的肾，常因肾积水所致，宜取俯卧位，从患者背部作在超声指引下肾盂穿刺造影。

63. 柱形血流型（plug flow pattern），指血管壁旁与中心部的流速几乎相等的流速的血流，见于主动脉等大血管。

64. 斑块（plaque），指因动脉硬化，血管壁的内面隆起的病变。

65. PSA密度（prostate specific antigen density；PSA density），即前列腺特异抗原测定，由Benson等（1992）提出血清PAS（SPSA）测值除以前列腺体积（V）而得到的值，即PSAD = SPSA/V，其中V = 上下径×前后径×左右径×0.52，如将PSAD的临界值设在0.15，在保持前列腺癌诊断敏感性不变的前提下，可减少约20%的前列腺穿刺活检，在DRE和其他影像学检查均呈阴性的患者在PSA测值为4.0～10.0μg/ml时，建议根据PSAD值来决定是否穿刺活检。

66. 雨效应（rain effect，RE），指因换能器和界面之间的多次反射形成的散布在液体聚集区的前方呈雨滴状的回声征象，常出现在膀胱的前方。

67. 脉络丛囊肿（choroid plexus cyst），是指见于胎儿侧脑室内的脉络丛的囊肿样回声像，提示有关胎儿染色体异常和形态异常的问题。

（燕　山）

1～6版序 前言

第1版序

超声医学是一门新兴的学科，近些年来发展较快，尤其是超声诊断，它已成为现代临床医学中不可缺少的诊断方法。

超声诊断的优点：受检者无痛苦、无损害，方法简单，显像清晰，诊断准确率逐步较高。因而容易普及推广，并深受医师和患者欢迎！

20世纪80年代以来，四大影像诊断技术发展十分迅速，在临床诊断方面各有优势，互为补充，共同提高。不仅大大提高了临床医学诊断水平，而且解决了种种疑难疾病的诊断问题，为人类健康作出了巨大贡献。

超声医学在现代医学四大影像诊断技术中比较突出，仪器不断改进。超声诊断成像原理是利用超声波在人体不同组织中传播的特性和差异，通过静态和动态图像显示进行诊断的，因而，诊断正确率高，在熟练医师操作下有其独特的优越性。所以，使用的范围日益广泛，超声诊断队伍日益壮大。《超声医学》一书，是顺应这种需要和新技术发展形势而编写的，由中国超声医学工程学会会长郭万学和副会长周永昌主任医师任主编，吸收了国内30余位超声医学专家共同执笔的专著，共计100多万字，千余幅图，总结了我国超声临床诊断的丰富经验，吸取了国外先进技术，是临床医师有益的参考书。

《超声医学》以临床实用为目的，理论与实践结合，内容新颖，图文并茂，反映了我国当前先进的技术水平。我相信它将有利于我国影像诊断技术的发展，有利于超声医学工程发展，有利于人民健康事业的发展，必将受到广大超声界的欢迎，特为之序。

钱信忠

1988年11月1日

第 1 版前言

超声医学是医、理、工相结合的一门新兴科学，已被应用于医学的许多领域，主要包括超声诊断、超声治疗和超声工程技术。尤其超声诊断，以其无放射性、无损伤、无痛苦著称。对许多疾病可以早期发现、早期诊断，是可取代某些操作复杂并损伤机体的传统检查法。

但至今我国尚缺一本权威性的、完整的专著。应广大超声医学专业人员的要求，中国超声医学工程学会于1986年初，发起和组织《超声医学》的编著，历时一年完成初稿，至1988年5月最后定稿。

本书有以下特点。

一、编著者是经过推荐产生的，推荐者包括中国超声医学工程学会的委员和出席本会1985年召开第一届全国学术会议的主要代表。另两位被主编特别邀请执笔的，也是卓有成就的专家。所以，12个省市的36位著者均是超声医学界享有盛名的人士。因而本书的内容较全，水平也较高。

二、全书分概论、基础、诊断和治疗等共四篇。为了术语、章节、数据、资料的完整统一，先后在绵阳、广州和北京召开了三次全体编著者会议，进行反复讨论，制定了写作规范，除学术观点外，在写作上达到前后一致，全书统一。

三、本书的重点是超声诊断，力求理论与实践相结合，内容包括了最新的方法和资料。而对治疗学中近年兴起的超声加热治癌、超声体外碎石、超声手术刀等也扼要地作了介绍。

本书的编著得到中央顾问委员会委员、中国超声医学工程学会名誉会长钱信忠老前辈的关怀，并为本书题写书名、作序，在此表示衷心感谢。

在编著过程中，我们也感到我国的超声诊断资料丰富，方法先进，病例很多，具有国际先进水平，而基础理论研究和我国自己的科技数据尚嫌不足。在治疗方面，近年国际上已有一些突破性进展，我国的差距较大，这些均有待我们再接再厉，为超声医学的现代化而努力。

超声医学的发展很快，而我们的水平有限，不当或错误之处在所难免，敬请广大读者批评指正。

郭万学　周永昌

1988年11月1日

第2版前言

超声医学近年来迅速发展，尤其超声诊断，在各种影像诊断学中，以其仪器体积小、便于移动、价格相对便宜、对人体无创伤以及可以重复检查等优点，受到医学界的高度重视。由于各种电子探头相继问世，计算机前处理和后处理能力不断增强，以及数字化处理的实现，使影像质量、储存、编辑、转录的能力有了极大提高。现在超声探查的途径已从体外进入到腔内、血管内。超声诊断仪已从超声诊断室进入了手术室、监护室、急诊室。目前，胎儿超声、经颅超声、血管内超声、心内超声、体内超声、介入超声已取得或正在取得惊人的进步。

迄今，我国从事超声医学的医务工作者和工程技术人员已达数万人，超声医学的教育、普及与提高已成为当前我国非常紧迫的任务。

由中国超声医学工程学会发起和组织编著的《超声医学》一书，自1989年出版以来，深受广大超声医学界同仁的欢迎，先后印刷三次。鉴于超声仪器和操作技术的迅速发展，应广大读者的建议和要求，我们邀请原有作者对第1版《超声医学》作了全面的修改和补充。

第2版《超声医学》保持了第1版的优点，删去了多处过时、缺乏实用价值和重复的章节，增添了经食管超声、胎儿超声等新章节，补充了近年来国内外新进展的内容，全书共180多万字，附图1144幅，并增添了统一名词和名词解释附录，编写了索引，以便读者查阅。

第2版《超声医学》增订的指导思想是内容广博完整，实用新颖，既包括系统基础理论，又能反映近年来发展的新技术、新成果；普及与提高并举，既能作为高等医学院校的教材和广大基层超声医学工作者的教科书，又能作为高层次超声工作者的重要参考书。全书语言力求简练，各章名词力求统一，图文并茂，深入浅出。

在第2版《超声医学》增订改写过程中，中国超声医学工程学会各位领导和工作人员付出了辛勤劳动，得到了名誉会长钱信忠老前辈的悉心指导、殷勤鼓励和广大读者的支持。第2版作者增补了副主编徐南图教授，担任超声心动图学部分编审工作。姜楞教授出访美国，她执笔的彩色血流显像检查和经食管超声心动图等章节，由上海中山医院心血管研究所沈学东副教授代为整理。全书最后定稿时周永昌主编呕心沥血、废寝忘食，奋战近20个昼夜，在此一并表示衷心的感谢！

我们主观上希望本书成为我国超声界同仁的良师益友，但由于34位作者分散在全国各地，都是身兼重任、工作繁忙，挤出时间编写，不足之处，在所难免，欢迎广大读者指正。为了适应超声医学的迅速发展，满足我国广大超声医学工作者的需要，我们计划今后每4年左右增订再版一次，届时将增聘新的专家参与，共同执笔，以期本书成为始终保持有权威影响的巨型专著。

郭万学

1994年1月20日于北京

第3版前言

《超声医学》第2版1994年6月问世以后，深受好评，1997年获卫生部颁发的科技进步二等奖。第二次印刷，又将销售一空；但超声医学学科至90年代中期，进展更为迅速，为了不失时机地将前沿科技介绍给读者，保持本书内容的先进性，作者们不遗余力，抓紧笔耕，第3版《超声医学》于1998年春与广大读者见面了。

1998年是中国超声医学界具有历史意义的一年，中国超声医学工程学会主办、上海市第六人民医院和上海超声医学工程学会协办的“庆祝中国超声诊断创建40年学术交流大会”将于4月在上海召开。大会的内容绚丽多彩，超声医学苑地，满园春色，在此大好时光，我们奉上第3版《超声医学》，可谓是锦上添花，也作为庆祝我国超声创建40年的一份贺礼！

本书第3版，增添了新技术、新的科研成果，由第2版的49章增加到55章，新介绍了多普勒超声能量图法、彩色多普勒成像法、超声显微镜及新开展的三维超声、超声组织定征，以及介入超声、心内血管内超声新技术、高强度超声新疗法。关于我国超声医学发展史，曾向全体理事们作了书面调查，并翻阅了大量历史文献，着重叙述了开拓、首创的事迹，均有文字报道可查，对于同时或略早开始研究探索，但未能报道推广者，概予以略。

作者由第2版的34名增加到57名，新作者多是有卓越成就的中、青年专家，写出了高水平的章节，原有章节也大多重写或增补，增加或更新了超声图像。

在第2版前言中曾表示“为了适应超声医学的发展，满足我国广大超声医学作者的需要，我们计划今后每4年左右增订再版一次，届时将增聘新的专家参与，共同执笔”。而今恰好时隔4年，面目一新、内容一新的第3版开始发行了。

为编著本书，中国超声医学工程学会付出大量人力物力。“开拓、奉献、高新、严谨”的学会会风也贯穿于本书的编著过程中。原作者有5人，谦虚地让位于后起之秀。副主编徐南图教授着重审阅修补超声心动图各章，付出了艰辛劳动，超声医学界的老英模周永昌教授一如既往，一字一句、一丝不苟审编全书，又一次默默地做出了奉献！一并向他们表示敬意！

但本书篇幅巨大，作者众多，难免有力所不及，疏漏之处，欢迎广大读者不吝指正，让我们共同努力，始终保持本书为不失权威性的巨型专著。

郭万学

1997年12月28日于北京

第4版前言

本书第2版在1997年获卫生部颁发的“科技进步二等奖”，1998年出的第3版被定为“全国超声医师上岗培训指定教材”，并被当年在上海召开的“庆祝中国超声诊断创建40年学术交流大会”授予“突出贡献奖”。本版在保持内容新颖、全面等特点的基础上，本着精益求精的精神，作了很大改进，可谓面目一新。

一、增加了近五年的新技术、新方法，例如二次谐波成像法、新的超声介入，尤其是高强度聚焦超声疗法的临床应用，是首次全面介绍，以便推广。

二、除了发展史和基础物理外，大多重新改写，尤其是新作者，更是文字新、内容新。删去了重复、过时的内容，并注意通俗易懂、深入浅出、言简意赅。

三、依然在多方面注意节约成本，做到朴实无华，不刊登作者简历与照片，精简篇幅，仅按字数、价格比较，远低于同类书刊的定价，以利广大读者购阅。

四、本书的编著者，始终体现着奉献精神。为了我国超声医学的发展和交流学术、培养人才，不计名利，奋力笔耕。有些被誉为超声医学界的“老黄牛”，从事超声诊断创建已40余年，不仅学识过人，经验可贵，更是情操高尚。记得在1973年，当时超声医学没有杂志、没有书籍出版，更无学术会议，超声诊断专业人员十分需要学习资料。我恢复工作伊始，在同道鼓励下邀请一些老朋友编书。于1974年由北京军区总医院内部出版《超声诊断学》，发行1万册，只收印刷成本费，很快被索购一空。此书1978年由科学出版社正式出版。1984年又增加作者，重新编著，1985年由贵州人民出版社出版了《实用超声诊断学》，首次署有主编名字。1988年由于“中国超声医学工程学会”的大力支持，增聘作者，增加篇幅，著成高级参考书《超声医学》，由科学技术文献出版社出版。之后，随着超声医学的发展，每4～5年再版一次。

在此谨向从1973年一直与我一起艰辛笔耕，先后出版四本专著，共近千万字的同道表示感谢，对我国超声医学第一代老专家、“老黄牛”，如周永昌、朱世亮、潘永辉、闻恽、张青萍、王新房等，以及让贤予其他作者的老朋友们表示敬意。1998年4月在上海召开“庆祝中国超声诊断创建40年学术交流大会”期间，感慨之余成诗四首，其中一首为《颂先驱者》，是歌颂以周永昌教授为代表的“老黄牛”们，特附录于此，以示赞扬。

勤奋耕耘甘为牛，开拓奉献度春秋；
礼贤育新团结好，情操高尚美名留。

第4版作者共53名，另有7人协助执笔，首先交来初稿的张岐山主任医师，书稿是在病中写成，他已于2001年不幸逝世，特表哀悼。该部分稿件的审校等后续工作，儿科诊断一章请何静波主任、超声治疗一章请周万松主任代为完成，此外，张桂珍主任协助初审心血管部分稿件，谨致谢意。

今后无论何人担任主编和写作，都应继承和发扬本书内容新颖全面、形式朴实无华、文字简练、售价低廉等特点，更应继承和发扬不计名利、不畏艰险的奉献精神，使本书永远成为实用的教材和读者的良师益友。

《超声医学》一书，由全体作者们多年的汗水心血铸成，再一次奉献给广大读者，还希不吝指教！

郭万学

2002年7月

第 5 版前言

《超声医学》第5版以崭新的面目与读者见面了，本版是2005年4月初在青岛召开作者会议确定了编写分工和计划，2006年3月在合肥作者会议上最后定稿，写作过程恰好一年。

本书第1版于1989年，第2版于1994年，第3版于1998年，第4版于2003年1月出版。第2版于1997年获卫生部颁发的“科技进步二等奖”；第3版被定为“全国超声医师上岗培训指定教材”。每版均多次印刷，所以超声专业人士几乎人手一册。但超声医学发展很快，除了基础理论、发展历史以及正常声像图等之外，不断有新技术产生。为了使超声医务工作者知识更新，作者决定在第4版的基础上，第5版重点写近四年来的新理论、新观点、新技术、新方法和新病种。

本版共44章，基础部分4章，超声诊断39章，超声治疗1章，另附超声医学新术语。至于超声诊断基本知识、超声治疗基础理论以及未列入的病种，请参见本书第4版。所以说本版是在第4版的基础上的新进展版，为了避免内容重复，各版的序和前言也均从略。

除了内容新之外，本版的版面新、纸张新、图像新，作者也增加了新人，均为后起之秀。本版著者共43人。另有多人协助写作。

本版除新字当头之外，仍保持本书的形式朴实无华、文字简练、售价低廉等风格和特点。

特向来信提出建议的热心读者们和几位退出写作的前4版书的著作者们表示感谢！

本版是又一次超声医学专家们汗水心血劳动的结晶，奉献给读者，不妥之处，尚希不吝指教。

郭万学

2006年4月

第 6 版序

我国超声医学起始于20世纪50年代，是理、工、医相结合的一门新兴学科。

1975年，我接受国家科委科技成果管理办公室的任务，调查国内、国外超声技术应用现状和发展趋势。应邀参与调研的有时任中华医学会理疗学会主任委员郭万学及原中国科学院声学研究所研究员刘忠齐、张守玉等。为推进我国超声科技的发展，中国科技情报研究所于1976年12月，在广州召开了全国超声检测技术交流会，参会代表共200余人，其中医学方面的参会人员共66人。这次会议对我国超声医学的发展做出了历史性贡献。会上成立了“全国超声诊断技术通讯中心”。1982年11月27日，由中国科技情报研究所批准成立“中国超声诊断情报中心”。嗣后，又相继组建成了“中国超声医学工程学会”，出版《中国超声医学杂志》，组织编著书籍。

1989—2006年，由周永昌、郭万学主编的《超声医学》一书，出版发行共5版，颇受好评。我有幸参与了该书的策划及校正工作，从中学习到很多新的知识，感受颇深。

《超声医学》第6版是一部巨著，更是水平领先的高级参考书，由国内17个省市53名知名专家参与执笔，其中有10多名著者为我国第一代超声医学专家，有的著者从第1版开始，直到第6版，将其多年积累的宝贵临床经验及科研成果写进该书，他们的无私奉献精神，值得学习，更值得发扬。

该书的出版，将有助于超声医学的发展，对进一步提高我国超声诊断和治疗水平将起到积极的推动作用。

王建勋

2011年5月26日

第6版前言

《超声医学》第6版与读者见面了，第5版是新进展的论述，第6版是在第4版、第5版的基础上，加上近年的新技术而写成的，因超声诊断的方法和应用范围的拓展，本版字数也大为增加。分三篇43章，分上、下两册出版。

超声医学（ultrasonic medicine, ultrasound in medicine）一词是指超声在基础医学、临床医学、卫生学及其他各医学领域中的研究与应用。本版重点是超声在临床上的应用，第一篇是超声医学基础，第二篇是超声诊断，第三篇是超声治疗。各章参考文献，多有重复，故统一列在各篇之后。

医学超声（medical ultrasonics）是研究超声波在人体组织中传播、接收和效应及其在生物学与医学中的应用科学。在第一篇中，涉及其部分内容，称为医学超声。

本版各章节的第一著者共53名，其中多人是我国第一代超声医学开拓者，他们将半个世纪来的临床实践经验、科研成果写入书内，是十分可贵的。其他执笔人也是各有专长、颇有造诣的专家，有的是国内外知名学者。所以本版应当是内容丰富，水平领先，既有超声医学基本知识，又有最新进展，可作为高级参考书。

在编著本版书之前，有人建议写一本基本教材。于是召开编著者会议，决定先出一部普及读物，名为《超声医师培训丛书》，2009年开始，2011年1月已出版完毕，共计10本，是基础读物。《超声医学》是高级参考书，两者相辅相成，从普及到提高，成为系列专科著作。

《超声医学》从第1版开始，就得到钱信忠老前辈的大力支持，题写书名，并且作序，在此再次表示衷心感谢和永远怀念。周永昌主任因故不能再审稿，坚持不肯挂名主编，但还是为本版出谋划策，这种不计名利、默默奉献的精神，令人敬佩。1998年我曾在第4版前言中赋诗一首赞扬他。为加强本版的主审工作，邀请了4位副主编，他们是伍于添教授，主审第一篇，基础部分，燕山教授主审超声诊断，杨浣宜教授主审心血管部分，王志刚教授主审超声治疗，均圆满完成了初审任务。尤其是燕山教授，承担的内容最多，认真仔细，修改加工，付出的精力最大。封面上按主审字数多寡排列。

本书的编著宗旨第一是为读者服务，为超声医学的发展作贡献。周永昌主任堪称模范，他80寿辰时，我提议在书中做一简介，他坚决反对。于是我们商定，本书不写任何个人简介，不登照片，做到了朴实无华。

第二是民主作风，选贤任能。第1版的著者是1985年5月在中国超声医学会理事会上民主讨论推荐的，时至今日，重大问题均由正、副主编与全体著者商讨决定。

第三是内容丰富，全面新颖，文字简练，形式朴实无华，价格低廉等，体现了本书的风格特点。

我们有的已是耄耋之年，发挥余热著成此书，今后第7版、第8版还将继续下去，不管谁来接班，都应以服务奉献为宗旨，上述的思想作风，本书的风格特点，希望永远继承和发扬下去。

本版的字数颇多，难免有遗漏之处，请不吝指教。

郭万学

2011年4月26日